Tecklin의

소아물리치료

Pediatric Physical Therapy

SIXTH EDITION

옮김 대한소아통합수기물리치료학회
송승혁 외 16인

Elena McKeogh Spearing, PT, DPT
Board-Certified Pediatric Clinical Specialist
Owner
Dynamic Physical Therapy Solutions, LLC
Hartsville, Pennsylvania
Adjunct Faculty
Arcadia University
Physical Therapy Program
Former Manager of Physical Therapy
The Children's Hospital of Philadelphia
Philadelphia, Pennsylvania

Eric S. Pelletier, PT, DPT
Board-Certified Pediatric Clinical Specialist
Department of Physical Therapy
Assistant Professor of Physical Therapy
University of the Sciences
Philadelphia, Pennsylvania

Mark Drnach, PT, DPT, MBA
Board-Certified Pediatric Clinical Specialist
Department of Physical Therapy
Clinical Professor of Physical Therapy
Wheeling University
Wheeling, West Virginia

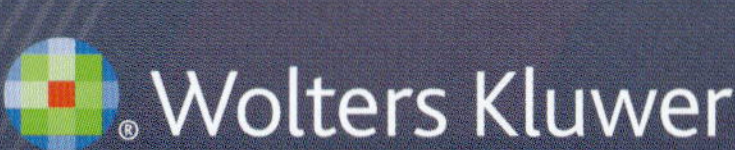

Philadelphia • Baltimore • New York • London
Buenos Aires • Hong Kong • Sydney • Tokyo

Tecklin의 소아물리치료 [6판]

첫째판 1쇄 인쇄 | 2025년 2월 17일
첫째판 1쇄 발행 | 2025년 2월 26일

지 은 이 Elena McKeogh Spearing, Eric S. Pelletier, Mark Drnach
옮 긴 이 대한소아통합수기물리치료학회, 송승혁 외 16인
발 행 인 장주연
출 판 기 획 임경수
책 임 편 집 이연성
편집디자인 조원배
표지디자인 김재욱
제 작 담 당 황인우
발 행 처 군자출판사(주)
등록 제4-139호(1991. 6. 24)
본사 (10881) **파주출판단지** 경기도 파주시 회동길 338(서패동 474-1)
전화 (031) 943-1888 팩스 (031) 955-9545
홈페이지 | www.koonja.co.kr

ISBN 979-11-7068-221-9 (93510)

정가 59,000원

Tecklin의

소아물리치료

Pediatric Physical Therapy

SIXTH EDITION

옮김 대한소아통합수기물리치료학회
송승혁 외 16인

Tecklin의 소아물리치료 6판

이 여섯 번째 에디션을 Jan Stephen Tecklin에게 바칩니다.

우리를 믿고 맡겨주신 Jan의 열정에도 감사드립니다.

그가 우리에게 보인 믿음과 신뢰는 우리에게 큰 책임감을 주었습니다.

우리에겐 그 믿음이 무엇보다 중요한 원동력이었습니다.

Jan, 이 노력이 당신을 자랑스럽게 만들었기를 바랍니다.

또한 이 에디션을 90년 동안 함께한 수많은 어린이와 그 가족들에게 바칩니다.

우리에게 헤아릴 수 없이 수많은 것들을 가르쳐 주셨습니다.

역자 명단

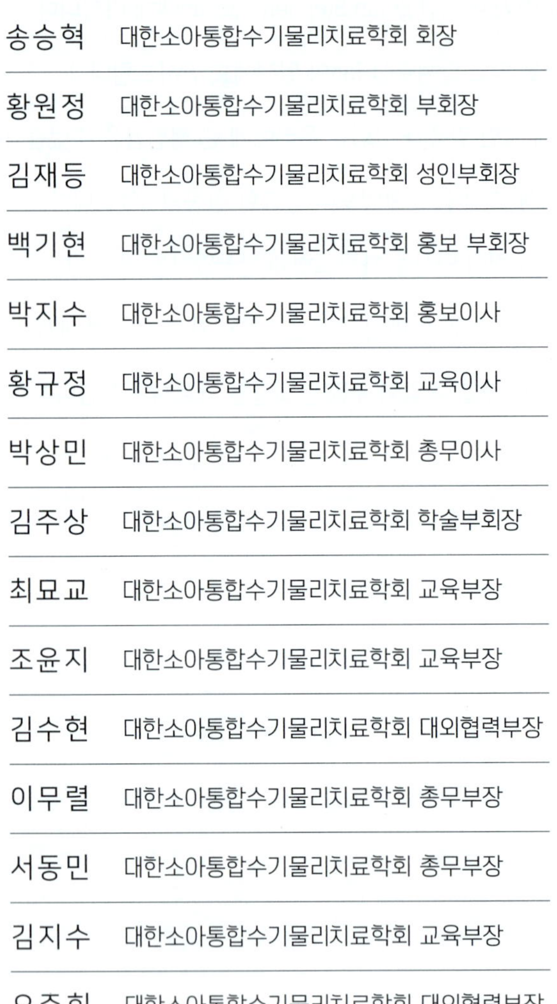

송승혁	대한소아통합수기물리치료학회 회장
황원정	대한소아통합수기물리치료학회 부회장
김재등	대한소아통합수기물리치료학회 성인부회장
백기현	대한소아통합수기물리치료학회 홍보 부회장
박지수	대한소아통합수기물리치료학회 홍보이사
황규정	대한소아통합수기물리치료학회 교육이사
박상민	대한소아통합수기물리치료학회 총무이사
김주상	대한소아통합수기물리치료학회 학술부회장
최묘교	대한소아통합수기물리치료학회 교육부장
조윤지	대한소아통합수기물리치료학회 교육부장
김수현	대한소아통합수기물리치료학회 대외협력부장
이무렬	대한소아통합수기물리치료학회 총무부장
서동민	대한소아통합수기물리치료학회 총무부장
김지수	대한소아통합수기물리치료학회 교육부장
오주희	대한소아통합수기물리치료학회 대외협력부장
차효정	대한소아통합수기물리치료학회 학술부장
이민지	대한소아통합수기물리치료학회 총무부장

도와주신 분들

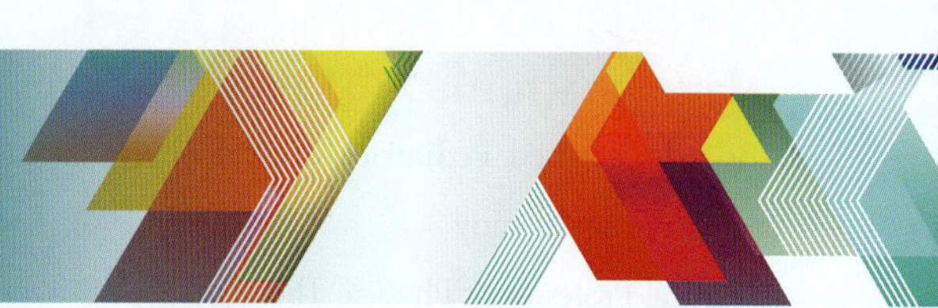

Joseph Ableman, PT, DPT
Physical Therapist
Acute Care Therapy Services
Legacy Emanuel Medical Center—Oregon Burn Center Portland, Oregon

Karl Barner, CPO/L
Certified Prosthetist Orthotist
Department of Orthotics and Prosthetics
Children's Healthcare of Atlanta
Atlanta, Georgia

Jason Beaman, PT
Cerebral Palsy Team Lead Therapist
Therapeutic and Rehabilitation Services
Nemours/Alfred I. duPont Hospital for Children
Wilmington, Delaware

Anjana Bhat, PT, PhD
Assistant Professor in Kinesiology
Physical Therapy Program
University of Connecticut
Storrs, Connecticut

Jamie Bradford, PT, DPT
Physical Therapist III
Department of Physical Therapy
The Children's Hospital of Philadelphia
Philadelphia, Pennsylvania

Heather Lever Brossman, PT, DHSc(c), DPT, MS
Board-Certified Cardiovascular and Pulmonary Clinical Specialist
Board-Certified Pediatric Clinical Specialist
Physical Therapist
GRIT Physical Therapy, LLC
Richboro, Pennsylvania
Bucks County Intermediate Unit #22
Doylestown, Pennsylvania

Deborah Bubela, PT, PhD
Board-Certified Clinical Specialist in Pediatric Physical Therapy
Associate Professor in Residence
Doctor of Physical Therapy Program Kinesiology Department
University of Connecticut
Storrs, Connecticut

Jill Cannoy, PT, DPT
Board-Certified Pediatric Clinical Specialist Children's Healthcare of Atlanta
Atlanta, Georgia

Stacey DiBiaso Caviston, PT, DPT
Board-Certified Pediatric Clinical Specialist
Education and Development Coordinator
The Children's Hospital of Philadelphia
Philadelphia, Pennsylvania

Kathleen Coultes, PT, MSPT
Board-Certified Pediatric Clinical Specialist
Trinity Health Mid-Atlantic MCMC
Mercy Fitzgerald Campus
Darby, Pennsylvania

Mark Drnach, PT, DPT, MBA

Board-Certified Pediatric Clinical Specialist Department of Physical Therapy

Clinical Professor of Physical Therapy

Wheeling University

Wheeling, West Virginia

Brian P. Emling, MSPO, CPO, LPO

Certified Prosthetist Orthotist

Orthotics and Prosthetics Department

Children's Healthcare of Atlanta

Atlanta, Georgia

Jean M. Flickinger, PT, MPT

Board-Certified Pediatric Clinical Specialist

Physical Therapist III

Department of Physical Therapy

The Children's Hospital of Philadelphia

Philadelphia, Pennsylvania

Rita Geddes, PT, MEd, DPT

Physical Therapist

Department of Early Childhood Education

Bucks County Intermediate Unit

Doylestown, Pennsylvania

Bensalem Township School District

Bensalem, Pennsylvania

Courtney L. Ginter, PT, DPT

Physical Therapist

Department of Physical Therapy

Seattle Children's Hospital

Seattle, Washington

Allan M. Glanzman, PT, DPT

Board-Certified Pediatric Clinical Specialist

Co-Chair, Research and Scientific Review Committees Department of Physical Therapy

The Children's Hospital of Philadelphia Philadelphia, Pennsylvania

Elliot M. Greenberg, PT, PhD, DPT

Board-Certified Orthopedic Clinical Specialist

Physical Therapist/Clinical Research Scientist

The Children's Hospital of Philadelphia Sports Medicine and Performance Center

Philadelphia, Pennsylvania

Eric T. Greenberg, PT, DPT

Board-Certified Sports Clinical Specialist Assistant Professor

Department of Physical Therapy

New York Institute of Technology

Old Westbury, New York

Alison Hayward, PT, DPT

Lead Acute Physical Therapist

Acute Care Therapy Services

Legacy Emanuel Medical Center

Oregon Burn Center

Portland, Oregon

Rebecca Hernandez, CPO, LPO

Certified/Licensed Prosthetist/Orthotist Clinical Supervisor

Orthotics and Prosthetics Department

Children's Healthcare of Atlanta

Atlanta, Georgia

Jennifer Jones, PT, DPT

Board Certified Clinical Specialist

Department of Physical Therapy

Children's Hospital of Philadelphia

Philadelphia, Pennsylvania

Karen A. Josefyk, PT, MSR

Board-Certified Pediatric Clinical Specialist

Staff Physical Therapist

Outpatient Therapy Services

Nemours/Alfred I. duPont Hospital for Children Wilmington, Delaware

Faithe R. Kalisperis, PT, MPT, DPT, C/NDT
Pediatric Physical Therapist
Gait Lab Clinical Specialist
Nemours/Alfred I. duPont Hospital for Children Wilmington, Delaware

Lori Kile, PTA
Physical Therapist Assistant III Department of Physical Therapy
The Children's Hospital of Philadelphia Philadelphia, Pennsylvania

Alison Kreger, PT, EdD, DPT
Board-Certified Pediatric Clinical Specialist Associate Clinical Professor
Department of Physical Therapy Wheeling University
Wheeling, West Virginia

Rebecca Landa, PhD, CCC-SLP
Founder and Executive Director, Center for Autism and Related Disorders
Vice President
Kennedy Krieger Institute
Professor
Department of Psychiatry and Behavioral Science John's Hopkins School of Medicine
Baltimore, Maryland

Jessica Laniak, PT, DPT
Board-Certified Orthopedic Clinical Specialist
Site Manager
Good Shepherd Penn Partners
Penn Therapy & Fitness
Philadelphia, Pennsylvania

Kirsten H. Malerba, PT, DPT
Board-Certified Pediatric Clinical Specialist Department of Rehabilitation
Center for Advanced Pediatrics
Children's Healthcare of Atlanta
Atlanta, Georgia

Kathleen Miller-Skomorucha, OTR/L, C/NDT
Occupational Therapist
Department of Therapeutic and Rehabilitative Services Nemours/Alfred I. duPont Hospital for Children Wilmington, Delaware

Christine G. Paris, PT, MS
Board-Certified Pediatric Clinical Specialist Outpatient Therapy and Medical Clinics Manager Easterseals Eastern Pennsylvania
Reading, Pennsylvania

Eric S. Pelletier, PT, DPT
Board-Certified Pediatric Clinical Specialist Department of Physical Therapy Assistant Professor of Physical Therapy University of the Sciences
Philadelphia, Pennsylvania

Megan Ryninger, PT, DPT
Board Certified Pediatric Clinical Specialist Physical Therapist
Department of Physical Therapy Children's Hospital of Philadelphia Philadelphia, Pennsylvania

Elena McKeogh Spearing, PT, DPT
Board-Certified Pediatric Clinical Specialist Owner
Dynamic Physical Therapy Solutions, LLC Hartsville, Pennsylvania
Adjunct Faculty
Arcadia University
Physical Therapy Program
Former Manager of Physical Therapy The Children's Hospital of Philadelphia Philadelphia, Pennsylvania

Meg Stanger, MS, PT
Board-Certified Pediatric Clinical Specialist
Manager of Physical Therapy and Occupational Therapy UPMC Children's Hospital of Pittsburgh
Pittsburgh, Pennsylvania

Gerald Stark, PhD, MSEM, CPO/L, FAAOP(D)

Senior Clinical Specialist
Adjunct Instructor
Ottobock Healthcare
Northwestern University
University of Tennessee at Chattanooga
Signal Mountain, Tennessee

Elena Tappit-Emas, PT, MHS

Private Practice, Early Intervention
Philadelphia, Pennsylvania
Former Senior Staff
Myelomeningocele Clinic
Lurie Children's Hospital
Chicago, Illinois

Diane Versaw-Barnes, PT, MS, DPT

Board-Certified Pediatric Clinical Specialist
Physical Therapy Supervisor, Newborn/Infant Intensive Care Unit Director, Physical Therapy Neonatology Fellowship Program The Children's Hospital of Philadelphia
Philadelphia, Pennsylvania

Leslie F. Vogel, PT, MSPT

Clinical Therapist/Researcher at Seattle Children's Hospital Clinical Faculty Appointment
Rehabilitation Medicine Department at the University of Washington
Seattle, Washington

Lauren B. Ward, PT, MSPT

Board-Certified Pediatric Clinical Specialist Certified Lymphedema Therapist Physical Therapist III
The Children's Hospital of Philadelphia Philadelphia, Pennsylvania

Richard Welling, Jr., MSPO, CPO

Lead Prosthetist
Limb Deficiency Team
Orthotics & Prosthetics Department Children's Healthcare of Atlanta
Atlanta, Georgia

Terri Wonsettler, OTR/L

Assistive Technology Professional
Senior Occupational Therapist
UPMC Children's Hospital of Pittsburgh Pittsburgh, Pennsylvania

Audrey Wood, PT, MS, DPT

Board-Certified Pediatric Clinical Specialist Physical Therapist III
Newborn/Infant Intensive Care Unit The Children's Hospital of Philadelphia Philadelphia, Pennsylvania

감사의 글

1987년, Jan Stephen Tecklin은 초급 및 신규 개원의를 위한 종합적인 소아과 교과서를 만들기 시작했습니다. 그로부터 34년이 지난 지금, Tecklin의 소아물리치료 6판을 선보이게 되어 영광스럽게 생각합니다. 겸허한 마음으로 이 책을 집필하는 과정은 깨달음과 보람을 주는 모험이었습니다. 함께하는 작업은 즐거웠고 멋진 양분이 되어 주었습니다.

이번 6판에 챕터를 기고해 주신 저자들의 기술, 창의성, 지식, 결단력, 관대함에 감사의 말씀을 전합니다. 우리가 길을 찾아가는 동안 기고자들이 보여준 지원과 인내심에도 감사드립니다.

이전 판에 참여하여 이번 판에도 계속해서 전문 지식을 제공해 주신 Kirsten H. Malerba, Diane Versaw-Barnes, Audrey Wood, Rita Geddes, Jason Beaman, Faithe R. Kalisperis, Kathleen Miller-Skomorucha, Elena Tappit-Emas, Allan M. Glanzman, Jean M. Flickinger, Jennifer Jones, Elliot M. Greenberg, Eric T. Greenberg, Kathleen Coultes, Heather Lever Brossman, Anjana Bhat, Deborah Bubela, Rebecca Landa, Meg Stanger, Christine G. Paris에게 감사의 인사를 전합니다. Terri Wonsettler, Jill Cannoy, Brian P. Emling, Gerald Stark, Karl Barner, Rebecca Hernandez, Richard Welling, Jr., Alison Kreger, Lori Kile, Jamie Bradford, Jessica Laniak, Karen A. Josefyk, Courtney L. Ginter, Leslie F. Vogel, Megan Ryninger, Stacey DiBiaso Caviston, Lauren B. Ward, Alison Hayward, Joseph Ableman 등 새로운 기여자 분들께도 환영과 감사를 표합니다. 여러분은 콘텐츠에 새로운 차원의 에너지와 신선한 정보를 더해 주셨습니다. 이 책에는 정말 뛰어난 임상의, 멘토, 학자, 그리고 보육자들이 포함되어 있다고 생각합니다.

지금까지 최고의 에디션을 만들기 위해 많은 노력을 기울인 저자들에게 깊은 감사를 드립니다. 마지막 순간에 이메일을 보내고 마감 기한을 요청하는 데 인내심을 갖고 응해 주신 점에 대해 감사드립니다. 모두가 얼마나 바쁜지 잘 알고 있지만, 여러분은 항상 저희가 필요로 하는 것을 정확하게 제공해 주셨습니다. 진심으로 감사드립니다.

Wolters Kluwer 직원들의 지원에 감사드립니다. 무엇보다도 이 책의 발간을 가능하게 한 원동력이 되어 주신 인수 편집자 Mr. Matt Hauber에게 감사드립니다. 그의 지도와 격려 덕분에 저희의 생각과 아이디어를 현실로 만들 수 있었습니다. 이 책을 제작하기 위해 부지런하고 인내심을 가지고 일해 주신 편집 코디네이터 Ashley Pfeiffer와 Nancy Antony에게도 감사드립니다. 마지막으로, 모든 것이 원활하게 진행되도록 끊임없이 노력했을 뿐 아니라, 어느 때든 조언을 아끼지 않았던 선임 개발 편집자 Amy Millholen에게 감사의 마음을 전합니다. 이 책의 제작에 관여한 모든 분들께 진심으로 감사와 감사의 마음을 전합니다.

끝으로, 저희 가족들에게 감사의 말씀을 전하고 싶습니다. Spearing, Pelletier, 그리고 Drnach가족들은 이 모든 과정을 통해 저희에게 지속적인 지원과 힘을 주었습니다. 그분들이 없었다면 이 모든 것을 해낼 수 없었을 것입니다.

Elena McKeogh Spearing
Eric S. Pelletier
Mark Drnach

역자 감사의 글

대한소아통합수기물리치료학회(Korea Pediatric Integrative Manual Therapy Association)에서 소아물리치료학문의 발전을 위하여 Tecklin의 소아물리치료 6판을 번역하는 과정에는 많은 어려움이 있었지만 그럼에도 애써주신 모든 임원 및 역자분들에게 다시 한번 감사의 말씀 올립니다.

본 학회에서 역자를 맡아주신 황원정 부회장님, 김재등 이사님, 박지수 이사님, 백기현 이사님, 이무렬 부장님, 김지수 부장님, 황규정 부장님, 조윤지 부장님, 최묘교 부장님, 김수현 부장님, 서동민 부장님, 이민지 부장님, 박상민 이사님, 오주희 부장님, 차효정 부장님께도 더불어 감사의 말씀을 드립니다. 또한 책 번역에 도움을 주신 대한정형도수치료학회 박현식 회장님께도 감사의 말씀을 드립니다.

또한 이 책이 세상의 빛을 보게 되기까지 함께 해주신 많은 분들께 진심으로 감사드립니다. 이 책을 집필하는 동안 아낌없는 사랑과 격려를 보내준 가족들에게도 깊은 감사를 드립니다. 가족들의 응원이 있었기에 어려운 시간에도 끝까지 포기하지 않고 작업을 이어갈 수 있었습니다. 또한 책을 낼 수 있도록 기회를 주신 출판사분들에게도 감사의 말씀을 드립니다.

책을 준비하는 동안 함께 고민하고 의견을 나누며 힘이 되어 준 KPIMT 학회 임원분들, 그리고 임상 현장에서 소중한 경험을 나누어 준 환자분들께도 진심으로 감사드립니다. 여러분의 노력으로 이 책이 빛을 볼 수 있었습니다.

대한소아통합수기물리치료학회는 소아물리치료에서 치료 관리의 새로운 기준을 열어가고자 많은 노력을 하고 있습니다. 이번 출판은 여러 학회 관계자분들의 오랜 열정과 헌신이 맺어낸 결실이라고 생각하며, 한국의 소아물리치료가 다시 한번 비약적 발전을 이룰 것으로 확신합니다. 아직 많은 이들에게 낯선 영역이긴 하지만, 보다 많은 분들에게 이 책이 소아물리치료 학문의 인식 개선과 지식 확산의 시발점이 될 수 있기를 바랍니다.

마지막으로, 이 책이 소아 물리치료를 공부하고 있는 모든 선생님들과 관련 선생님들을 포함하여 소아물리치료 학문을 공부하는 이들에게 작은 도움의 씨앗이 되기를 희망하며, 앞으로도 학문과 임상의 발전에 조금이나마 기여할 수 있도록 한자리에서 머물지 않고, 지속가능성이란 목표를 가지고 걸어나갈 수 있도록 노력하겠습니다.

감사합니다.

역자 송승혁

서문

Tecklin의 소아물리치료 6판은 이전 판과 동일한 수준의 수준 높은 최신 정보를 제공합니다.

이 책의 목적은 초급 학생과 초보 실무자를 위해 소아 물리치료의 주요 진료 영역에 대한 최신 설명을 제공하는 것입니다. 이전 판에서와 마찬가지로 초급 학생과 신입 실무자가 소아 물리치료에서 실천할 수 있도록 증거 기반의 내용을 준비하고, 특정 진단 범주 내에서 지식과 통찰력을 제공하며, 어린이와 청소년을 위한 치료를 시작하고 건전한 임상 결정을 내릴 수 있는 도구를 제공합니다.

책의 구성

이 책은 소아물리치료의 실제와 영유아에게 나타나는 보다 일반적인 장애 그룹을 기반으로 여러 섹션으로 구성되어 있습니다.

제1부, 소아물리치료의 기초에서는 모든 장애를 가진 아동을 치료하는 데 있어 가장 중요한 주제를 설명합니다. Eric S. Pelletier가 수정한 1장에서는 총체적 운동 발달의 생역학적 측면에 중점을 두고 연대기적 운동 발달의 기초에 중점을 둡니다. 2장에서는 소아 인구에서 가장 많이 활용되는 검사 및 발달 측정에 대한 설명이 업데이트되었습니다(Kirsten H. Malerba 집필). Elena McKeogh Spearing이 업데이트한 3장에서는 소아물리치료 제공에 매우 중요한 가족 중심 치료의 검토합니다.

제2부, 소아 치료 연속체에 따른 검사 및 중재에서는 신생아 치료실부터 소아 급성기 치료 및 재활실, 외래 환자 및 학령기 진료 환경에 이르기까지 소아물리치료 제공에 대해 설명합니다. 이 섹션에서는 물리 치료사가 치료를 제공하는 환경에 대한 포괄적인 설명을 제공합니다. 4장에서는 Diane Versaw-Barnes와 Audrey Wood의 전문 지식을 다시 한 번 확인할 수 있습니다. 5장에서는 Meg Stanger가 의료 환경에서의 물리 치료(급성 치료, 입원 및 외래 환자 재활)에 대한 중요한 업데이트를 추가합니다. 6장에서는 이러한 소아과 진료 영역에 대해 논의하며, Rita Geddes가 다시 한 번 집필했습니다. Terri Wonsettler가 7장, 적응형 장비의 제목을 수정했습니다. 또한 이 책에는 Jill Cannoy, Karl Barner, Brian P. Emling, Rebecca Hernandez, Gerald Stark, Richard Welling, Jr.와 같은 전문가 팀이 집필한 소아 및 보철에 관한 장이 새롭게 추가되었습니다.

제3부 소아 신경 근육 장애는 제9장 뇌성마비를 비롯한 여러 장의 내용을 정리한 것으로, Jason Beaman, Faithe R. Kalisperis, Kathleen Miller-Skomorucha가 집필했습니다. 10장, 척추 비피다는 초판부터 이 책에 기여해 온 Elena Tappit-Emas가 집필했습니다. Alison Kreger가 11장 외상성 뇌 손상과 12장 척수 손상을 업데이트했습니다. Allan M. Glanzman, Jennifer Jones, Jean M. Flickinger는 13장에서 다시 한 번 근이영양증에 대한 포괄적인 설명을 추가했습니다. 14장에서는 Lori Kile, Jamie Bradford가 집필한 흥미롭고 새로운 장인 통증 및 국소 통증 장애를 소개합니다.

제4부, 소아 근골격계 장애에서는 이 분야의 최신 정보를 제공합니다. 15장, 정형외과적 질환은 Karen A. Josefyk와 Jessica Laniak이 수정했습니다. Elliot M. Greenberg, Eric T Greenberg가 16장, 스포츠 부상을 집필했습니다. 17장, 소아 특발성 관절염 및 기타 류마티스 질환은 Courtney L. Ginter, Leslie F. Vogel의 수고로 업데이트 및 확장되었습니다.

제5부, 소아 심혈관 및 폐 질환에 중요한 업데이트가 있었습니다. 헤더 레버 브로스먼이 18장 심장 질환과 19장, 폐 및 호흡기 질환을 업데이트했습니다. 20장, '피트니스와 예방'도 캐슬린 콜츠가 다시 한 번 수정했습니다.

제6부 기타 의학적/외과적 장애에는 여러 중요하고 다양한 장애 그룹에 대한 장이 포함되어 있습니다. Stacey DiBiaso Caviston, Megan Ryninger, Lauren B가 21장, 종양학 장애를 업데이트했습니다. 22장, 화상 부상은 Alison Hayward,

Joseph Ableman이 수정했습니다. Anjana Bhat, Deborah Bubela, Rebecca Landa가 23장, 자폐스펙트럼장애의 정보와 토론을 업데이트했습니다. 24장에서는 다운증후군과 지적 장애에 대한 정보를 Christine G. Paris가 강조했습니다.

Mark Drnach가 집필한 제7장, 소아 물리 치료 서비스 제공 시 고려 사항(25장)에서는 성인으로의 전환에 대한 논의로 이 책을 마무리합니다. 이 책은 성인이 된 고객을 위한 권장 사항과 관련하여 모든 물리 치료사에게 중요한 정보를 제공합니다.

책의 특성

학생과 교수가 챕터의 특정 정보에 집중할 수 있도록 광범위한 **챕터 개요**가 제공됩니다. 챕터의 본문을 불필요하게 길게 늘리지 않고 보다 포괄적인 정보와 더 깊이 있는 지식을 제공하기 위해 노력하였습니다. 각 챕터의 **요약**은 각 챕터에 제시된 정보의 주요 요점을 제시합니다. **사례 연구**는 학생들이 실제 상황에서 임상 의사 결정을 향상하는 데 도움이 됩니다.

보조 도구

이 버전에는 대화형 웹 사이트도 포함되어 있습니다. Tecklin의 소아물리치료 6판 강사는 이미지 뱅크 및 PowerPoint 강의 개요에 액세스할 수 있습니다. 모든 리소스는 https://thepoint.lww.com/Spearing6e에서 사용할 수 있습니다.

Tecklin의 소아 물리치료 6판은 시기적으로 업데이트된 것 그 이상입니다. 완전히 새로운 4개의 챕터와 거의 모든 챕터에 대한 주요 업데이트가 포함되어 있습니다. 업데이트 외에도 이 개정판의 모든 저자는 임상 치료 분야에서 폭넓은 경험을 가지고 있을 뿐 아니라, 전임 교수진 또는 관련 교수진으로 정기적으로 강의하고 있으며 대부분 임상 연구에 참여했습니다. 이번 개정판의 저자들은 소아물리치료 분야의 최고 전문가들입니다.

목차

역자 명단 vi

도와주신 분들 vii

감사의 글 xi

역자 감사의 글 xii

서문 xiii

PART I 소아물리치료의 기초

1 전형적 운동발달 3
Eric S. Pelletier

2 소아 평가 도구 59
Kirsten H. Malerba

3 가족 중심 돌봄 93
Elena McKeogh Spearing

PART II 소아과 진료 연속체에 따른 검사 및 중재

4 신생아 집중치료실의 물리치료 111
Diane Versaw-Barnes and Audrey Wood

5 의료 환경에서의 물리 치료 211
Meg Stanger

6 교육현장에서의 물리치료 243
Rita Geddes

7 적응형 장비 257
Terri Wonsettler

8 보조기 및 의지 309
Jill Cannoy, Karl Barner, Brian P. Emling, Rebecca Hernandez, Gerald Stark, and Richard Welling, Jr.

PART III 소아 신경 근육 장애

9 뇌성마비 329
Jason Beaman, Faithe R. Kalisperis, and Kathleen Miller-Skomorucha

10 척추이분증 417
Elena Tappit-Emas

11 외상성 뇌손상 483
Alison Kreger

12 척수손상 517
Alison Kreger

13 근이영양증 545
Allan M. Glanzman, Jennifer Jones, and Jean M. Flickinger

14 복합 및 국소 통증장애 581
Lori Kile and Jamie Bradford

PART IV
소아 근골격계 질환

15 정형외과 질환 605
Karen A. Josefyk and Jessica Laniak

16 스포츠 부상 649
Elliot M. Greenberg and Eric T. Greenberg

17 어린이 특발성 관절염 및 기타 류마티스 질환 699
Courtney L. Ginter and Leslie F. Vogel

PART V
소아 심혈관 및 폐 질환

18 심장 질환 761
Heather Lever Brossman

19 폐 및 호흡기 질환 787
Heather Lever Brossman

20 피트니스 및 예방 831
Kathleen Coultes

PART VI
기타 의학적/외과적 장애

21 종양학 장애 851
Stacey DiBiaso Caviston, Megan Ryninger, and Lauren B. Ward

22 화상부상 883
Alison Hayward and Joseph Ableman

23 자폐스펙트럼장애 921
Anjana Bhat, Deborah Bubela, and Rebecca Landa

24 다운증후군 및 지적장애 945
Christine G. Paris

PART VII
소아 물리치료 서비스 제공 시 고려 사항

25 성인기로의 전환 977
Mark Drnach

Index 1002

PART

I

소아물리치료의 기초

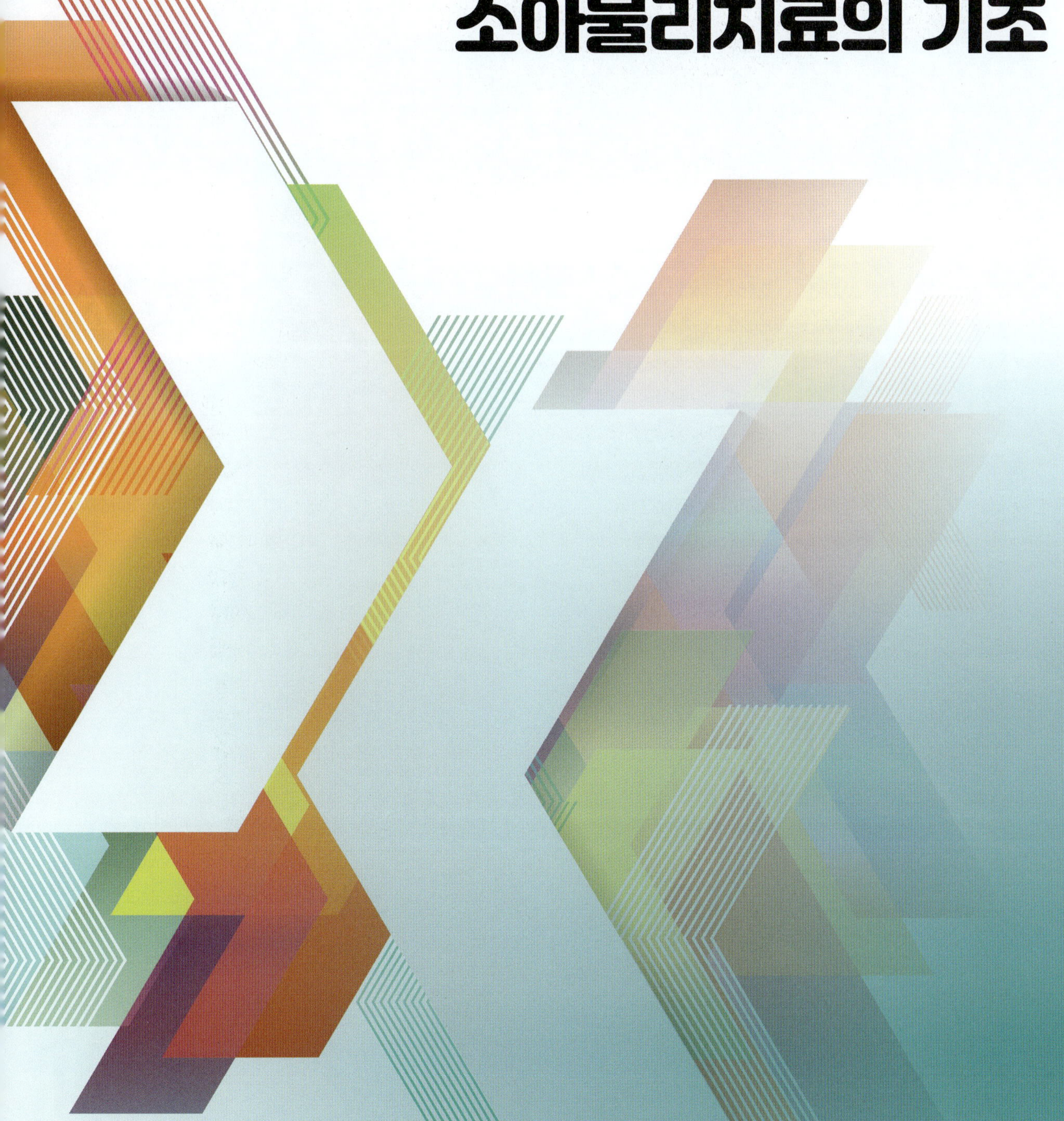

CHAPTER 1

전형적 운동 발달

Eric S. Pelletier

챕터 개요

소개
인간 성장과 발달의 가변성
발달이론
성숙 이론
행동 이론
동적 체계 이론
중추유형 발생기
어느 발달 이론이 맞는가?
조산아
발달 방향
신생아
운동 발달 목표
발달의 진행
엎드려 누운 자세
바로 누운 자세
뒤집기 발달
앉기 발달
바로 서기 발달
계단 오르기
균형
소근육 운동 발달
잡기
놓기
2세-7세 아동
요약

소개

인간의 전형적 발달능력과 발달기술은 임신 순간부터 시작된다. 정상수정 및 임신과정에서 배아(임신 3-8주)와 태아(임신 9주부터 출생까지)는 모든 인간에게 공통된 순서와 시기에 따라 발달한다.[1] 출산은 일반적으로 임신 40주 또는 임신 후 음력 10개월에 2주를 더하거나 덜한 시점에 이루어진다.[2,3] 만삭으로 간주되는 영유아의 임신 기간은 38-42주이다.[2,3] 출생 후 인간행동의 발달은 임신 시부터 진행된 연장선이다. 인간의 발달은 일생 동안 신체가 변화를 겪으면서 이루어진다. 인간의 발달은 전 생애에 걸쳐 계속되는 지속적인 과정이다.

아이가 태어난 후에는 성인기에 일어나는 많은 변화에 비해 상대적으로 빠른 속도로 변화가 일어난다. 생후 첫 24개월 동안 특히 주목할 만한 변화는 대근육 및 소근육 운동 능력의 습득과 변화이다.

새로운 대근육 및 소근육 운동 기술은 2세 이후에 학습되고 개선되지만, 새롭고 정교한 운동 행동의 대부분은 아동이나 성인이 놀이, 스포츠 또는 일에 필요한 새로운 기술을 배우면서 발생한다. 또한 개인에게 연령에 맞는 특정 기능적 요구 사항이 있을 때 필요에 따라 새로운 운동 기술을 습득하고 정교해진다. Milani-Comparetti는 이를 기능적 약속이라고 불렀다.[4] 기능적 약속 중 일부는 다음과 같다.

유치원 입학에 맞춰 자켓을 입고 벗는 법을 배우거나, 가능한 나이가 됐을 때 운전을 배우거나, 대학 진학을 위해 집을 떠나거나, 스스로 넥타이를 매는 법을 배우는 등 비교적 전형적인 시기를 기준으로 한다. 운동 행동과 기술을 성취하는 생활 연령은 기능적 약속과 함께 산전 및 산후에 발생하는 수많은 내재적 및 외재적 요인에 의해 영향을 받는다.[5]

임신 중이나 생후의 운동 발달은 일반적으로 전형적인 순서, 양상 및 시기에 따라 발생한다. 그러나 기술을 배우고 연습할 기회, 환경 오염 물질에 대한 노출, 부적절한 양육 및 애착, 부모 및 그 문화적 아동 양육 스타일과 같은 외적 요인은 기술 습득 연령과 운동 행동에 영향을 받고 순서 및 양상

표 1.1. 운동 발달에 영향을 미치는 외적 요인의 예

요인	예
기회	계단 오르기가 허용되지 않는 아동에 비해 집에서 계단을 오르내려야 하는 아동이 계단활동이 일찍 발달한다.
환경 오염	담배 연기가 나는 환경에서 자란 아동은 운동능력 발달을 지연시키고 성장에 지장을 줄 수 있다.
부적절한 양육과 애착	수유를 하지 않는 영유아는 운동 지연과 성장 장애를 경험할 수 있다.
부모와 그 문화의 양육방식	바로 누워서 잠을 자는 아이는 엎드린 자세, 곧게 세운 자세, 팔꿈치로 지지해서 엎드린 자세, 엎드린 자세에서 바로 누운 자세로 뒤집기에서 머리 조절 능력이 느릴 수 있다.

에도 영향을 받을 수 있다. 아동이 성장함에 따라 다양하고 많은 외적 요인으로 인한 발달의 차이가 나타나는 것을 이해하여야 한다(표 1.1).

인간의 발달 행동에는 대근육, 소근육, 인지, 언어, 개인-사회적 행동이 포함된다. 이 장에서는 연령에 따른 운동 발달에 중점을 두었지만, 아동의 발달에 대한 총체적 이해는 근력 및 관절가동범위와 같은 성장지표뿐만 아니라 모든 발달 영역에 대한 지식에서 비롯된다. 또한 신체의 다양한 시스템의 발달과 변화는 기술 습득 시기에 영향을 미친다.

이러한 모든 영역은 아이가 성숙하고 성장하고 발달함에 따라 서로 상호작용한다.

이 장의 초점은 영유아 및 아동의 전형적인 대근육 및 소근육 발달에 맞춰져 있다. 운동 발달 순서는 물리치료사에게 전형적인 발달뿐만 아니라 아동의 비정상적 또는 비전형적 발달을 연구하고 이해하는 기초를 제공한다. 이 발달 순서는 아동과 성인 모두의 운동 지연 및 결함을 검사, 진단, 평가 및 치료하는 데 기초로 사용할 수 있다. 특히 운동 행동의 식별 가능한 구성 요소가 특정 시기에 발달을 때문에 이 순서는 모든 연령대의 사람들을 평가하고 치료하는 데 중요한 역할을 할 수 있다. 예를 들어, 생후 4개월 영유아에게 흔히 나타나는 팔꿈치 또는 아래팔로 지지한 엎드린 자세의 경우, 아이가 그 자세를 취할 수 있게 되면 이 자세를 유지하면서 체중을 이동하기 시작한다. 엎드린 자세에서 체중 이동은 체중이 많이 실리는 쪽(즉, 체중이 이동된 쪽)의 몸통이 길어지고, 시각적으로 손을 뻗을 수 있도록 팔에 일방적으로 체중이 실리며, 엎드린 자세에서 바로 누운 자세로 조기에 우연히 뒤집는 등의 운동 구성 요소가 나타난다. 팔꿈치로 엎드린 자세가 이루어지지 않거나 지연되면 일부 움직임의 발달이 지연되거나 전혀 발달하지 않을 수 있다.

운동 발달 순서의 각 단계에는 목적이 있으며 아동의 전반적인 발달에 기여한다. 따라서 성인과 아동을 위한 치료에서 이 순서의 다양한 측면을 통해 여러 운동 구성 요소의 발달을 촉진할 수 있다. 아동의 진단 및 평가에서 특정 운동 기술을 습득하는 일반적인 시기는 운동 발달 연령의 결정과 관련이 있다. 이상적으로는 영유아가 발달함에 따라 평가된 운동 발달 연령이 아동의 생활 연령과 일치하는 것이 좋다. 기술 연령 또는 운동발달지표에 대해 확립된 표준에 따라 평가된 아동의 생활 연령과 운동 발달 연령 사이의 차이는 바람직하지 않다.[6-9]

생활 연령과 운동 발달 연령 사이의 차이가 클수록 아동에게 발달 문제가 있을 가능성이 높다.

발달 중인 아동의 훈련(habilitation)에서 운동 행동의 순서, 시기 및 양상이 설정된 표준에서 아동을 진단하고 평가할 뿐만 아니라 치료 목표를 설정하고 치료 계획을 세우는 데에도 사용할 수 있다. 그렇다고 해서 아동이나 성인의 훈련(habilitation) 또는 재활(rehabilitation)을 할 때 반드시 일반적인 순서를 엄격하게 따라야 한다는 의미는 아니다. 오히려 이 순서를 지침으로 사용할 수 있으며, 특정 기능적 운동 기술을 발달시키고 개선하기 위해 특정 운동 구성 요소의 필요성에 대한 치료사의 이해를 도울 수 있다.

아동의 운동 발달, 특히 발달 지표 습득 연령에 대해 이야기할 때 '정상' 및 '전형적'이라는 용어를 사용할 때는 주의해야 한다. 정상은 인간에 대해 정해진 표준에 부합하는 것으로 정의된다.[10] 전형적은 특정 그룹(이 경우 인간 영유아)의 특성을 완전히 갖추고 있어 해당 그룹을 대표할 수 있는 것으로 정의된다.[10] 다양한 연령대의 인간의 정상 또는 전형적인 운동 행동은 일반적으로 범위로 설명된다는 점을 염두에 두어야 한다. 범위가 존재하는 이유는 운동 발달과 개별 운동 능력 모두 인간의 본질적인 생물학적 특성 외에도 신경학적 요인에 의해 영향을 받기 때문이다. 인간은 해부학적 그리고 생리학적 기능이 공통으로 존재하지만 자신 고유한 것을 지니고 있기도 한다. 이 장의 목적상 정상과 전형적이라는 용어는 동의어로 사용된다.

기술 습득 연령에 대한 규범적 가치는 정의된 규정에 따라 선정된 대상자에 기반하여 수많은 규범 참조 발달 도구에 명시되어 있다.[6-9,11-14] 규범은 대규모이기는 하지만 제한된

표 1.2. 전형적인 만삭아의 운동 발달지표의 습득연령

발달지표	전형적 연령	연령범위
생리적 굽힘	출생	N/A
엎드린 상태에서 고개를 좌우로 돌리기	출생	N/A
중앙에서 머리를 들어 올리려는 시도	1개월	1-2개월
자동보행	출생	N/A
펜싱자세	2개월	1-4개월
못섬증(Astasia)	2개월	N/A
못걸음증(Abasia)	2개월	N/A
바로 누운 자세에서 옆으로 눕는 비 분절적 뒤집기	3개월	2-4개월
중립자세로 머리 조절 시작	3개월	2-3개월
팔꿈치로 지지하여 엎드린 자세, 머리는 90도 들고 턱은 약간 숙임	4개월	3-5개월
손을 몸 중앙으로 모음	4개월	3-5개월
팔꿈치로 지지하여 엎드린 상태에서 한 손 뻗기	5개월	4-6개월
팔을 뻗은 상태에서 엎드려 누운 자세	5개월	4-6개월
지렛대 엎드려 누운 자세	5개월	4-6개월
몸의 축 회전을 시작함	5개월	4-5개월
엎드려 누운 자세에서 바로 누운 자세로 뒤집기, 분절적	5개월	4-6개월
바로 누운 상태에서 머리 들기	5개월	4-6개월
바로 누운 자세, 손으로 무릎, 발을 잡음	5개월	4-6개월
바로 누운 자세, 손으로 발을 잡음	5개월	4-6개월
바로 누운 자세, 발을 입으로 가져감	5개월	4-6개월
손을 앞으로 짚고 앉기	5개월	5-6개월
바로 누운 자세에서 허리들기 자세	5개월	5-7개월
바로 누운 자세에서 엎드린 자세로 분절적 뒤집기	6개월	5-7개월
다리를 둥글게 하고 허리를 완전히 펴서 앉기, 어깨는 올라가 있음	6개월	5-7개월
손에서 다른 손으로 물건 옮기기	6개월	5-7개월
이차 척추 곡선의 변화가 나오며 독립적 앉기	8개월	7-9개월
네발자세 시작	8개월	7-9개월
붙잡고 서기 시작	8개월	7-9개월
네발기기(Creeping)	10개월	9-11개월
곰 자세	10개월	10-12개월
곰 자세로 기기	10개월	10-12개월
붙잡고 서고 다시 앉음	10개월	9-12개월
붙잡고 옆으로 이동	10개월	9-11개월
반무릎 자세로 붙잡고 서기	12개월	10-13개월
독립 보행	12개월	10-15개월
계단 기어오르기*	15개월	14-18개월
난간을 잡거나 도움받아 계단 걸어오르기	18개월	16-20개월

*계단을 오르고 내리기의 습득 연령은 동기부여, 기회 그리고 경험에 따라 매우 다르다.

대상 그룹을 기반으로 하고 특정 문화적 편견을 가지고 설정되었기 때문에 문화적 관습, 부모의 양육 방식, 기술 학습 기회와 같은 외적 요인이 아동의 점수를 떨어뜨리거나 향상시킬 수 있다.[15-24] 따라서 이 교과서에서는 여러 표준을 참조한 진단 및 평가 도구를 바탕으로 다소 넓은 범위의 습득 연령을 강조한다. 또한 전형적인 습득 연령은 일반적으로 인간의 만삭 임신 기간(40주)을 기준으로 한다는 점에 유의해야 한다.[2,3] 표 1.2는 만삭 영유아의 특정 운동 지표의 습득 예상 연령을 대략적으로 보여준다.

인간의 성장과 발달의 가변성

인간의 출생, 성장, 발달은 오랜 역사를 가지고 있다. 이러한 과정에 대한 우리의 이해는 시간이 지남에 따라 발전하고 정교해졌다. 인간 발달 연구에서 시간의 흐름에 따라 분명하게 드러나는 한 가지 특성이 있다. 인간 발달은 가변성이라는 특징이 있다. 실제로 한 개인 내에서 또는 교과서적 기준에 따라 개인을 비교할 때 가변성이 부족하다는 것은 위험 신호이다. 아이의 움직임이 비가변적이고 고정관념적일수록 아이의 발달과 움직임이 비전형적일 가능성이 높다.[25-27]

운동 발달과 운동 행동은 수많은 내재적(내인성) 및 외재적(외인성) 요인의 영향으로 다양하며, 그중 상당수는 영향을 미치거나 통제하기 어렵거나 불가능할 수 있다. 하지만 많은 태아 및 영유아 발달을 최적화하기 위해 내재적 및 외재적 요인을 조절하고 조작할 수 있다. 예를 들어, 태아가 알 수 없는 양의 알코올에 노출되면 태아 알코올 증후군(FAS), 알코올 관련 신경 발달 장애(ARND) 또는 알코올 관련 선천적 결함(ARBD)을 가진 아이가 태어날 수 있는 것으로 알려져 있다.[28-33] 태내에서 알코올이나 불법 약물에 노출된 아동은 생후 1, 4, 12, 18개월과 2, 3, 5세 때 일반 아동에 비해 인지, 운동, 행동 발달이 지연되는 것으로 나타났다.[34-41] 또한 산전 알코올이 태아, 영유아 및 아동 발달에 미치는 영향은 완전히 알려져 있지 않으며, 출산 전, 다른 산전 산후 위험 요인에 의해 그 영향이 복합적으로 작용할 수 있다.[35,40,42-45] 임신 중 태아의 알코올 노출을 조절(즉, 제거)하면 성장과 발달에 미치는 알코올의 잠재적 악영향을 효과적으로 제거할 수 있다. 반대로 임신 중에 엄마에게 예상치 못한 질병이 발생하면 태아와 아이에게 부정적인 영향을 미칠 수 있다. 그러나 배아나 태아에 대한 이러한 영향은 예방하지 못할 수도 있다.

인간의 운동 발달의 가변성은 많은 연구의 대상이 되어 왔다. 과학자들과 치료사들은 사람마다 운동 발달의 개인 차이를 설명하고자 노력해 왔으며, 건강한 운동 행동을 유발하는 요인을 최적화하고 부정적인 영향을 미치는 요인을 최소화하는 방법을 찾기 위해 노력해 왔다.

인간이 운동 및 기타 행동을 발달시키는 방법에 대한 여러 가지 이론이 제시되었다. 다음은 이론 중 일부에 대한 간략한 설명이다. 모든 사람이 똑같이 발달하지 않는 것처럼, 발달의 과정을 설명할 수 있는 이론은 하나로만 설명할 수 없다는 점을 독자들은 명심해야 한다.

발달 이론

발달 이론은 신체, 심리, 인지 등 영유아 및 아동 발달의 모든 측면에 적용되어 왔다. 아동들을 효과적으로 다루기 위해 물리치료사는 영유아 및 아동 발달의 모든 영역에 대한 폭넓은 이해가 필요하다. 하지만 물리치료사는 성장과 발달 및 신체적 측면에서도 폭넓고 깊은 이해가 가장 필요하다. 따라서 아동의 신체 발달을 적절히 다루는 발달 이론이 물리치료에 가장 쉽게 적용될 수 있다. 해당 이론들에 대해 간략히 살펴보자.

성숙 이론(Maturational theories)

계층적 이론이라고도 불리는 성숙 이론은 1900년대 초부터 Piaget, Gesell, Bayley, and McGraw와 같은 연구자들에 의해 개발되고 발전되어 왔다. 발달 이론가들의 연구는 오늘날에도 아동 발달에 대한 이해에 큰 기여를 하고 있다.[6,29,46-50] 그들의 이론은 세계에 분포하는 클리닉에서 볼 수 있다.

예를 들어, 1930년대 Nancy Bayley의 초기 연구는 인지 및 운동 발달을 위한 표준화된 척도를 만들었다.[51-53] 그녀의 연구는 아동의 인지 및 운동 발달을 평가하는 임상 도구로 계속 사용되고 있으며, 여러 판의 Bayley 영유아 발달 척도(Bayley Scales of Infant Development)가 출판되었다.[6]

성숙 이론은 모든 태아, 영유아, 아동의 인지 및 운동 발달에 공통적으로 적용되는 정상 발달 순서를 강조한다. 성숙론자들에 따르면 정상 발달 순서는 중추신경계(CNS)가 성숙함에 따라 진화하며, 이것이 발달의 주요 원동력이다.[50,53-56] 계층적 이론은 모든 정상 아동에게 엄격하고 불변하는 발달 순서를 제시하는 것으로 해석되기도 한다.[50,51] 그러나 1970년대부터 물리치료를 해온 많은 물리치료사들은 운동 능력의 계층 발달이 단지 일관된 로드맵일 뿐이라고 이해하는 등, 계층적 발달을 덜 엄격하게 해석하는 사람들도 있다. 그럼에도 불구하고 치료사 중 상당수는 발달 순서와 시기를 결정하는 데 있어 중추신경계의 우선순위를 믿는다.

행동 이론(Behavioral theories)

행동주의 발달 이론은 Pavlov, Skinner, and Bandura의 연구에 뿌리를 두고 있으며, 자극-반응 접근법을 사용하여 행동을 조절하는 데 중점을 두고 있다.[51,54] 행동 이론은 환경의 자극을 조작하여 특정 행동을 긍정적으로 또는 부정적으로 강화하는 반응을 만들어 행동을 수정하는 것을 시사한다.[51,57,58] 이러한 유형의 이론은 물리치료사가 환경을 통제하여 예상 행동을 유도할 때 사용한다. 예를 들어, 치료사는 산만한 아동을 물리치료실에서 조용한 방으로 옮겨 아동의 과제 수행 능력을 통제하거나 개선할 수 있다. 또한 치료사는 특정 치료 방식의 강도, 비율 및 적용 빈도와 같은 매개 변수를 조작할 때 자극-반응 접근법을 사용한다.[59] 운동 발달과 관련하여 아동의 일부 운동 행동(반응)은 특정 행동에 대한 긍정 또는 부정 피드백에 의해 조절된다.[60,61] 예를 들어, 아동은 손과 무릎을 사용하여 기는 전형적인 양상보다 손과 발을 사용하여 기는 비전형적인 양상을 선호하는 것을 치료사에게 암시할 수 있다. 비전형 양상에 대한 선호도의 조건화 측면은 기술을 배우는 동안 아동에게 제시된 환경적 요인에 의해 결정되었다. 이러한 요인에는 반바지를 입은 채로 거친 콘크리트 표면에서 기어가는 기술을 배우는 것이 포함된다. 아동의 정강이 피부에 닿는 표면의 불편함 때문에 아동은 손과 발 자세로 이동하여 비전형적인 방식으로 기술을 배우면서도 여전히 환경을 탐색하고 움직일 수 있었다.

동적 체계 이론(Dynamic systems theories)

동적 체계 이론은 1967년 Bernstein의 독창적인 연구를 기반으로 하며, 최근에는 Thelen 등, Horak, Herriza, Shumway-Cook과 Woollacott 등 수많은 다른 사람들에 의해 수정되었다.[5,50,51,53,54,62]

CNS를 주로 보고 수평적 구조로 조직화하여 조절하는 기관으로 계층적 성숙 이론과 달리 동적 체계 이론에서는 영유아와 아동발달은 비선형적이며 태아와 아동의 발달에 영향을 미치는 내재적 및 외재적 요인의 결과라고 본다. 동적 체계 이론에 따르면, 성숙 이론의 중추신경계와 같은 하나의 체계가 발달을 주도하는 것은 아니다. 대신, 각 태아와 아동은 여러 요인이 복합적으로 작용하여 특정 특성과 기술을 발달시킨다.[5,50,51,53-55,62-64] 태아, 영아 그리고 유아의 운동 행동은 기본적인 계획에 따라 발달하는 것처럼 보이지만, 발달 단계의 순서, 시기, 운동 발달의 질은 태아나 아동의 다양한 요인에 따라 달라질 수 있다.

인간의 운동 발달에 영향을 미치는 요인으로는 유전, 유전자 전달의 오류 및 돌연변이, 산모/태아 및 아동 영양, 태아 및 영유아의 독소 및 기타 화학 물질 노출, 인종, 민족, 양질의 산전 관리 유무, 육아 경험, 사회 경제적 수준(여기에 언급한 다른 여러 요인에 큰 영향을 미칠 수 있음), 질병 과정 및 외상 등이 있다. 또한 기회, 인지 능력, 자극 수준, 동기 부여는 아동과 성인의 새로운 운동 기술 학습에 영향을 미치며, 당면한 운동 과제, 원하는 기능적 결과, 특정 운동 기술을 사용하는 내용에도 영향을 미친다.[5,15,19-21,28,29,34,34,42,46,49-51,65-77]

성장과 발달에 대한 동적체계이론 관점에서 CNS는 중요하고 영향력 있는 하나의 시스템일 뿐이다. 순전히 계층적 또는 성숙 이론의 관점과는 달리, 동적체계이론은 태아와 아동(유기체)의 해부학적, 생리적, 행동적 특성에 대한 다른 신체 시스템의 영향을 고려한다. 이러한 다른 시스템에는 말초 신경계, 근골격계, 심폐계 및 내분비계가 포함된다.

중추유형 발생기(Central pattern generators)

"오늘날 많은 척추동물에서 의식적인 노력이나 말초 구심성 피드백의 도움 없이도 특정 리듬의 움직임을 만들어내는 신경 세포 네트워크가 존재한다는 것은 논란의 여지가 없다. 이러한 특수 신경 회로를 '신경 발전기' 또는 '중추 유형 발생기'(CPG)라고 한다."[78] 뇌간에는 씹기, 호흡, 삼키기 등의 리듬 기능을 위한 CPG가 있는 것으로 알려져 있다.[50,78-80] 척수에는 기능적 운동에 대한 CPG가 있다.[78,81]

구심성 입력이 없는 경우에도 CPG는 보행과 같은 상동적이고 리드미컬한 움직임을 유도할 수 있다. 그렇다고 감각 피드백이 정상적인 운동에 중요한 요소가 아니라는 것은 아닙니다.[78] 그러나 감각 입력 없이도 운동 출력이 발생할 수 있다는 생각은 이 분야의 초기 사고와 상반된다.[59]

어느 발달 이론이 맞는가?

인간의 운동 발달과 운동 행동은 상부척추 구조, 척추 구조, 말초 감각정보, 중추유형발생기, 동적 환경 특징 및 신경 조절 인자의 영향을 받는 것으로 나타났다. 척추 상부 중추에는 감각 운동 피질, 소뇌, 바닥핵 등 인간의 보행을 조절하는 중추가 있다.[78] 말초의 구심성 감각정보는 동작의 중요한 조절자로서 중추에서 생성된 양상을 수정된 동작이 환경, 작업 및 작업 맥락에 지속적으로 적응할 수 있도록 돕는다.[78] serotonin과 dopamine 같은 신경전달물질도 일부 척추동물에서의 중추에서 만들어진 보행양상에 영향을 미치는 것으로 생각되지만, 그 역할은 아직 완전히 근거되지 않았다.[78]

운동 발달에 영향을 미치는 이론을 포함한 많은 발달 이론 중에서 단 하나의 이론이 유일하고 올바른 이론으로 간주될 수는 없다. 오히려 태아와 아동의 운동 발달을 설명하고 예측하기 위해 다양한 이론을 활용할 수 있다. 여러 이론의 원리를 결합하여 운동 발달을 분석하고, 상호 비교하고, 심지어 예측할 수 있다. 동적 체계 이론의 여러 측면은 그 자체로 인간 생물학적 시스템의 생성, 성장 및 발달에 대한 많은 변수의 영향을 고려하기 때문에 21세기 물리치료사가 사용하는 운동 발달의 지배적인 이론에 가장 근접해 있다. 그러나 아이들이 시간이 지남에 따라 성장하고 발달하는 다양한 환경을 고려할 때, 영유아 및 아동의 정상적인 발달 순서와 운동발달지표의 유사성을 무시할 수 없다.

>> 조산아

조산으로 인해 재태 주수가 38주 미만으로 정의되는 미숙아 또는 조산아는 생활연령과 일치하는 운동 능력을 보이지 않을 수 있다.[3] 너무 일찍 태어난 아이는 조산기간만큼의 운동 지연을 보일 수 있다.[82,83] 자궁 안에서 시간이 충분하지 않아 생기는 자연스러운 결과인 지연과 비정상적인 생리학적 병리로 인한 지연을 구별하기 위해 조산아는 교정 연령에 따라 진단되고 평가된다. 교정 연령은 40주에서 아이의 재태 연령, 자궁 내 주수 및 일수를 빼서 결정된다. 그런 다음 이 나머지를 아이의 출생일로부터 계산되는 실제 생활 연령

보기 1.1. 조산아를 위한 교정 연령 계산하기

생년월일(DOB): 2019년 4월 21일
재태 연령(GA): 31주 6일
평가일(날짜): 2019년 12월 28일
자녀의 재태 연령 또는 출생 후 연령 = 8개월 1주 = 33주 재태 주수 = 32주
(40-32)주 = 8주 조산에 대한 교정
(33-8)주 = 25주 교정연령(6개월 1주)**
운동 발달을 평가하기 위해 더 이상 교정연령을 적용하지 않을 시기가 언제인지에 대해 여러 의견이 있다(12-18개월 사이). 필요하면 각 클리닉마다 제시된 사례에 따라 다양성과 함께 표준값을 사용한다.

*영유아의 운동 발달에 대한 임상 평가를 위해 이 아기의 연령을 6개월로 교정해야 한다. 연구 목적의 경우 교정 연령은 월, 주, 일 단위로 정확하게 계산해야 한다. 컴퓨터 공식을 사용하는 경우가 많다. 표준화 검사를 시행할 때는 표준화 검사마다 공식이 다르므로 특정 표준화 도구에 주어진 공식을 사용하여 교정 연령도 정확하게 계산해야 한다.

에서 뺀다.[82,83] 교정 연령 계산법은 보기 1.1에 나와 있다.

발달 방향

운동 발달의 일반적인 순서를 연구하면 예외가 있기는 하지만 대부분의 발달에 적용되는 발달 방향이 드러난다. 적절한 예외는 다음 논의에서 언급된다. 표 1.3에는 발달 방향의 10가지 순서가 나열되어 있으며, 정상 발달에서 어떻게 발달 방향이 드러나는지에 대한 예시가 나와 있다. 원칙 중 몇 가지는 인간의 전형적인 운동 능력의 출현에 대한 이해를 돕기 위해 추가로 주목할 필요가 있다.

인간의 운동 행동은 처음에는 반사적으로 이루어진다. 기관이 성숙함에 따라 운동 행동은 복잡해지고 결국 피질의 조절 또는 의지적 조절하에 놓이게 된다. 이것은 피질 발달 방향에 대한 반사 반응의 예이다. 또한 원시 반사 반응은 국소적인 반응이라기보다는 전신적인 경향이 있다. 신체의 특정 부위에서 국소적인 움직임이 발달하기 전에 전신적인 혹은 전체적인 움직임이 나타나는 것도 발달 방향의 또 다른 예이다. 전신적인 반응의 좋은 예는 굽힘회피 반사에서 볼 수 있는 반응이다. 이 반사는 태어날 때부터 존재하는 원시 반사이며, 손이나 발이 유해하거나 통각 자극에 노출될 때 팔 또는 다리의 팔다리에 전체 굽힘 반응을 일으킨다(그림

표 1.3. 발달 방향의 원칙을 보여주는 예시

원칙	초기 조절/반응	성숙에 따른 조절/반응
피질 조절 이전의 반사조절	비대칭성 긴장성 목반사로 인해 머리위치에 대한 반응으로 사지를 움직인다.	머리 위치와 상관없이 팔다리를 자발적으로 움직인다.
국소반응에 앞서 전체반응	신생아는 팔을 크게 불규칙하게 흔든다.	개별 관절을 조절하여 어깨를 안정화시켜 시각적으로 정확하게 손을 뻗고 잡을 수 있다.
먼쪽부에 앞서 몸쪽부 조절	어깨와 엉덩관절의 안정성을 발달시킨다.	손목보다 팔꿈치, 발목보다 무릎관절의 안정성이 먼저 발달한다.
꼬리쪽 조절에 앞서 머리쪽 조절	어깨에서 조절과 안정성이 발달한다.	엉덩관절에서 조절력과 안정성을 발달시킨다.
바깥쪽 조절에 앞서 안쪽 조절	초기 잡기는 자뼈쪽 세 손가락으로 잡는다.	pincer grasp에서 엄지와 검지가 우세하다. 집게 손가락이 우세하게 발달한다.
입쪽 조절에 앞서 목 조절	출생 시 구강운동조절 능력이 있다.	눈을 고정하고 주시하는 능력이 발달한다.
소근육 조절에 앞서 대근육 조절	아이가 어깨를 안정시키고 양손으로 젖병을 잡는다.	작은 알갱이를 집어 작은 병에 넣는다.
폄근긴장도에 앞서 굽힘근긴장도	신생아는 생리적 굽힘이 지배적이다.	굽힘근긴장도의 우세함이 사라지고 폄근긴장도가 뚜렷하게 나타나 긴장도의 균형을 맞춘다.
항중력 굽힘근에 앞서 항중력 폄근 발달	4개월에 엎드린 자세로 머리를 들 수 있다	5개월에 누운 자세로 머리를 들 수 있다.
편 사지로 체중지지에 앞서 굽힘된 사지로 체중지지	팔꿈치에 지지하여 엎드린 자세에서 팔을 구부린 상태로 체중을 지지한다.	팔을 뻗고 엎드려 누운 자세와 네발기기 자세에서 팔꿈치를 펴고 체중을 지지한다.

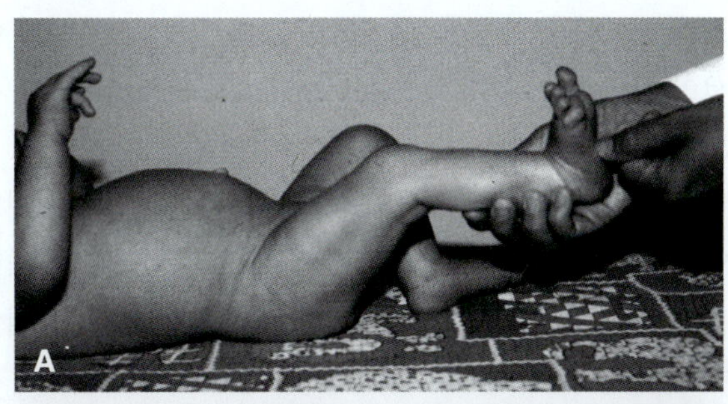

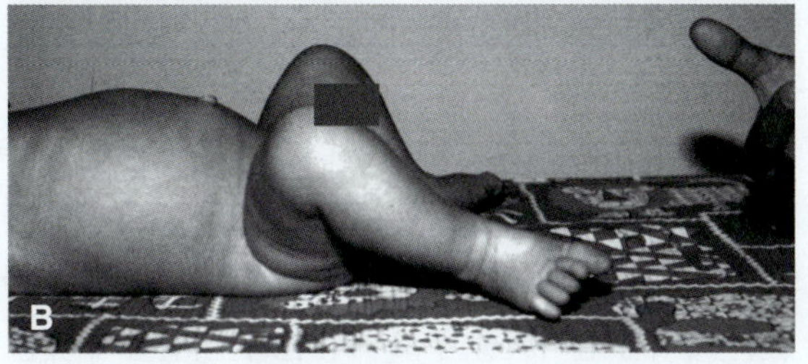

그림 1.1. 굽힘 회피 반사. A: 발바닥에 통각 자극을 가한다. B: 굽힘 회피 반사로 다리를 전체적으로 굽힘한다.

1.1). 이 반사의 자극에 대한 반응은 원시적이고 전신화되어 있기 때문에 자극이 유발될 때 팔다리의 여러 관절에서 분리적이거나 개별적인 움직임을 허용하지 않는다. 굽힘회피 반사는 태어날 때부터 존재하며 생후 2개월이 되면 부분적으로 통합된다.[46] 그러나 이 반사의 흔적은 손과 발을 보호하는 메커니즘으로 일생 동안 남아 있다. 굽힘회피 반사는 중추신경계의 척수 수준에서 조절된다.[46] 대부분의 초기 또는 원시 반사는 척수 반사인 반면, 성숙한 자세 및 균형 반응은 중뇌와 뇌의 피질을 통해 통합된다.[5]

외부 수용성 자극에 대한 수용체는 "피부나 점막에 있는 구심성 신경의 말초 말단 기관으로, 외부 물질에 의한 자극에 반응한다."이다.[1,5,84,85] 국소 반응보다 먼저 발달하는 전체 반응의 또 다른 예로는 신생아 발차기가 있다. 처음 태어났을 때 아기는 불규칙하게 발을 차는 듯이 보인다.

실제로 만삭아는 조산아와 비교할 때 빈도, 교차적 양상 및 팔다리 관절 내 동시 비 교차 양상 등의 차이가 있는 다양한 신생아 발차기 양상을 보인다.[86-88] Heathcock 등은 Coupling을 같은 팔다리 내의 관절 간 움직임이 비슷한 타이밍에 이루어지는 것으로 정의한다.[86] Heathcock 등은 또한 만삭아가 조산아 집단과 비교하여 과제지향적이고 목적있는 조절형태를 나타낼 수 있음을 발견했다.[86] 일부 신생아는 발차기를 할 때 양쪽 다리가 함께 움직이는 경우가 많으며, 영유아는 한쪽 다리와 다른 쪽 다리를 일관되게 분리하지 못한다. 또한, 발차기를 할 때 골반이 다리와 함께 움직이는 경우가 많은데, 이는 분리동작 부족의 또 다른 예이다. 이 경우 분리동작 부족은 엉덩이와 골반 사이에 있다. 영유아가 성숙함에 따라 골반을 안정적으로 유지하면서 다리를 지속적으로 움직일 수 있고, 오른발과 왼발이 서로 독립적으로 움직일 수 있을 뿐만 아니라 상호적으로도 움직일 수 있는 등 모든 분리의 예가 나타난다. 다리를 서로 독립적으로 움직일 수 있는 능력은 다리의 교차적 발차기, 왕복 발차기를 가능하게 한다. 이 시점에서 영유아는 다른 쪽 다리를 움직이지 않고 한쪽 하지만 움직일 수 있으며, 다리의 다른 관절과 독립적으로 한 팔다리 내의 관절을 움직일 수 있다. 발달 방향의 세 번째 원칙은 머리에서 꼬리쪽으로 발달한다는 것이다. 일반적으로 이 원리는 머리, 상체, 팔이 하체와 다리보다 먼저 운동 조절 능력이 발달한다는 점에서 운동 조절 능력의 발달에서 잘 드러난다.

예를 들어 운동 조절의 머리-꼬리쪽 발달은 네발기기자세에 필요한 골반과 엉덩관절의 안정성이 발달하기 전에 엎

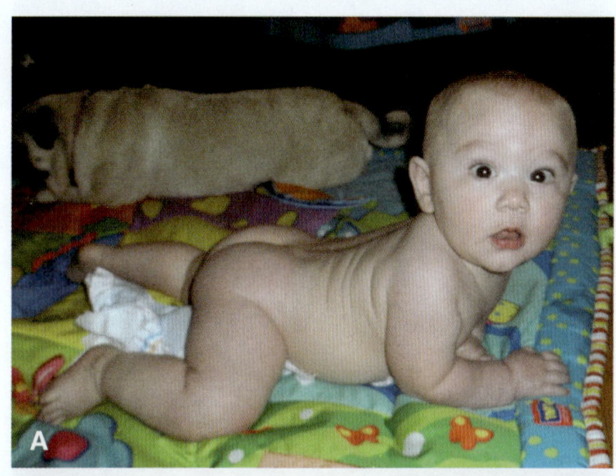

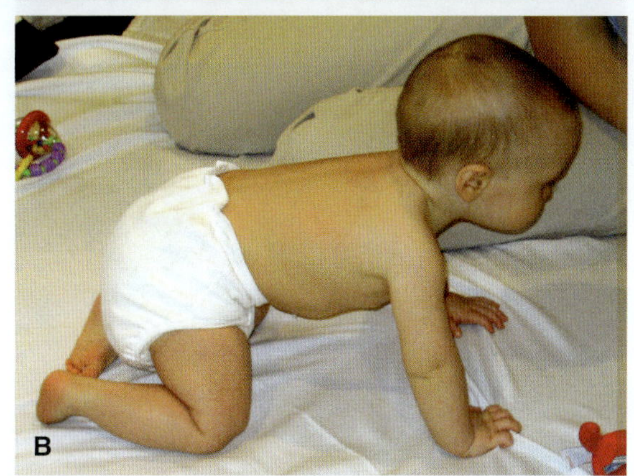

그림 1.2. 엎드린 자세에서의 머리-꼬리쪽으로 발달. A: 하지의 자세가 안정된 엎드린 자세에서 팔꿈치를 지지한 자세; 머리쪽에 가까운 어깨관절이 안정되어 있다. B: 네발기기자세; 꼬리쪽인 엉덩관절이 안정적으로 나타난다.

드려 팔꿈치를 편 자세를 유지하기 위해 어깨뼈와 어깨관절의 안정성이 발달하는 것을 말한다(그림 1.2). 머리-꼬리쪽 발달의 예외는 태아의 근긴장도 발달이다. 조산아를 대상으로 한 연구에 따르면 팔과 상부몸통의 근긴장이 발달하기 전에 다리와 하부몸통에서 근긴장이 먼저 발달하는 것으로 나타났다.[89]

운동 조절은 또한 안쪽에서 바깥쪽으로 발달한다. 즉, 몸의 중앙선 또는 정중선 근처에서 조절이 발달한 후 가쪽으로 발달한다. 목과 몸통의 정중선 안정성은 어깨와 엉덩관절의 안정성이 측면으로 발달하기 전에 먼저 발달한다. 생후 첫 몇 주 동안은 엎드린 자세와 누운 자세에서 한쪽으로 돌아가는 머리를 제외하고는 비교적 대칭을 이룬다. 생후 2-4개월은 반사 활동, 특히 비대칭성 긴장성 목반사(ATNR)[90] (그림 1.3)의 영향으로 인해 전형적인 영유아기의 비대칭이 특징이다. 첫 몇 달 동안 ATNR의 영향은 감소하여 반사 지배력이 감소하고 자발적 조절이 발달할 수 있다. 자발적 조절과 안정성의 발달은 정중앙 지향활동(midline activity)이라고 불리는 것에서 시작된다.

ATNR이 사라지면서 생후 4개월이 되면 아이는 비대칭적인 목의 폄 양상 대신 머리를 정중선으로 가져와서 유지할 수 있게 된다. 또한, 아이는 새로 발달한 어깨 안정성에 의존하여 손을 정중선으로 가져와서 손을 정중선으로 모으기 시작한다(그림 1.4). 따라서 생후 6개월이 되면 아이는 좋은 대칭을 보여준다.

안쪽에서 바깥쪽으로의 발달의 또 다른 예는 쥐기 능력의 발달이다. 표준 해부학적 위치에서 신체를 고려하고 시각화해서 볼 때 손으로 물체를 잡고 조작하는 능력은 안쪽에 있는 자뼈쪽 손가락을 주로 사용한 후 바깥쪽에 있는 검지와 엄지 손가락(노뼈쪽 손가락)을 사용하는 것으로 시작된다.[91]

굽힘근과 폄근의 조절 또한 특정 발달 방향으로 발달하며 일반적인 순서에 따라 발생한다. 굽힘근과 폄근의 발달은 영유아의 근긴장도, 항중력 조절 또는 체중 지지 기능의 발달 여부에 따라 다르다.

생리적 굽힘을 가지고 태어난 만삭아에서 쉽게 볼 수 있듯이 몸 전체적으로 두드러진 근긴장도는 폄근보다 굽힘근에서 먼저 발달한다.[47,48,92] 이 생리적 굽힘은 휴식 중일 때나 수동적 또는 능동적 움직임 등 모든 자세에서 우세한 굽힘근의 긴장도이다. 조산아에서 볼 수 있듯이 생리적 굽힘이 없는 경우에도 폄근의 긴장은 상대적으로 낮다.

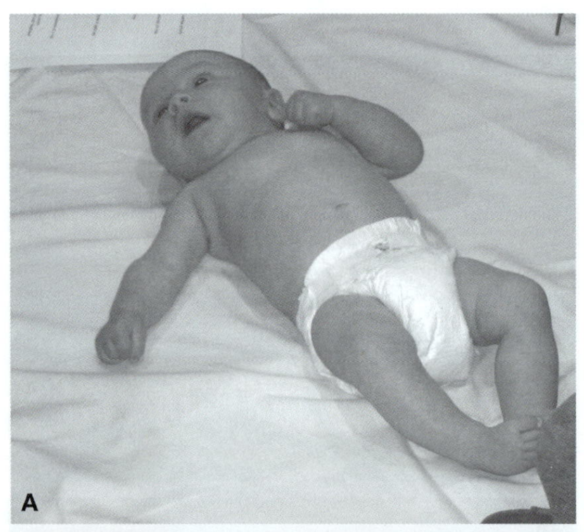

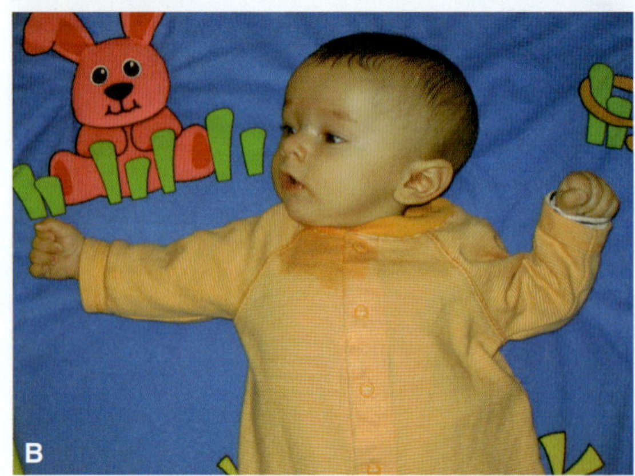

그림 1.3. 고개를 오른쪽으로 돌린 비대칭성 긴장성 목 반사(펜싱 자세), 얼굴 쪽 팔다리의 폄과 뒤통수 쪽 팔다리의 굽힘. A: 생후 2개월 영유아의 펜싱 자세. B: 펜싱 자세가 약해지는 모습.

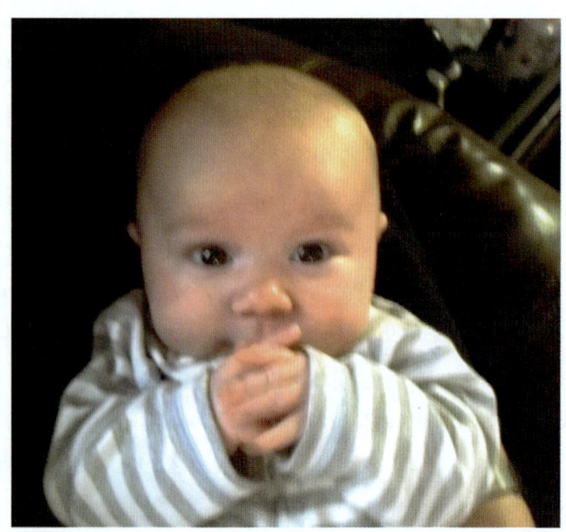

그림 1.4. 머리와 손이 중앙선에서 안정된 영유아의 대칭성이 두드러진다.

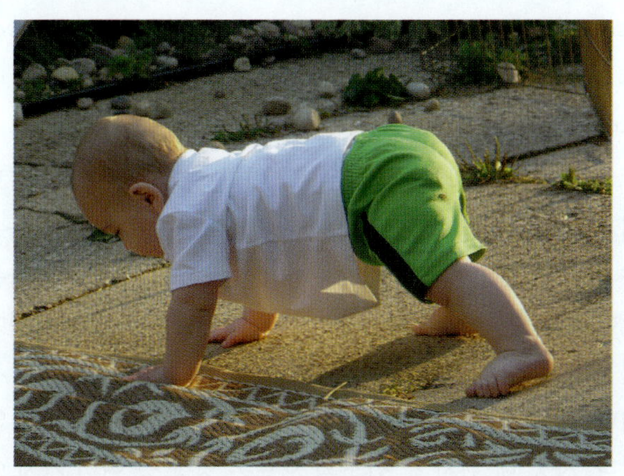

그림 1.5. 손바닥과 발바닥에 체중을 지지하는 곰자세; 바닥에 있는 자세에서 바로 서기 자세 사이의 전환하는 자세로, 곰자세 기기라고 하는 기관차 자세로도 사용할 수 있다.

각 자세에서 항중력 운동 및 조절의 발달은 해당 관절의 길항 굽힘근이 발달하기 전에 특정 관절의 폄근에서 먼저 발생한다. 예를 들어, 영유아는 항중력 굽힘근 조절이 필요한 누운 상태에서 중력에 대항하여 머리를 들어올리는 단계 이전에 엎드린 상태에서 머리를 들어 올리는 항중력 운동에서 목 폄근을 사용하는 방법을 배운다. 그러나 관절에서 완전하고 균형 잡힌 조절의 발달을 하려면 항중력 폄근과 항중력 굽힘근이 모두 필요하다. 항중력 작업을 위한 머리 폄근은 몸통 굽힘근보다 먼저 발달한다. 따라서 아이는 생후 4개월이 되면 정중선 항중력 폄근을 사용하여 팔꿈치로 엎드린 자세를 취할 수 있으며, 생후 5개월이 되면 누운 상태에서 발을 입으로 가져갈 수 있게 된다. 발을 입으로 가져가는 활동을 하려면 몸통의 항중력 굽힘근을 조절해야 한다.

팔다리의 체중 지지 기능은 구부러진 팔다리에서 먼저 발생하고, 그 다음에 펴진 팔다리에서 체중 지지가 이루어진다. 팔꿈치로 엎드린 자세에서 영유아는 구부러진 팔에 체중을 지지하고 다리는 상대적으로 수동적으로 체중을 싣는다. 팔꿈치로 엎드린 자세는 네발기기 전에 발생하며, 체중은 폄한 팔(팔꿈치)과 구부러진 다리(무릎과 엉덩이)에 지지된다(그림 1.2). 곰자세 기기는 편 손과 발바닥에 체중을 지지해야 한다(그림 1.5). 이 자세는 편 팔(팔꿈치)과 편 다리(무릎)에 체중을 지지하는 자세의 예이다. 팔꿈치로 엎드린 자세에서 곰자세 전환으로의 진행은 체중 지지의 규칙을 예시하는 것 외에도 머리-발쪽으로의 발달 방향의 예시이기도 하다.

대근육 운동은 소근육 운동보다 먼저 발달하며, 영유아는 손가락과 손의 작은 근육을 조절하여 소근육 운동을 하기 전에 어깨의 큰 근육으로 어깨를 안정화할 수 있다. 이 예는 발달 방향의 대근육-소근육 원칙뿐만 아니라 몸쪽-먼쪽 원칙도 설명한다. 몸쪽이란 신체의 중앙선에 가장 가까운 팔다리의 위쪽 또는 아래쪽 부분을 말한다. 먼 쪽은 중앙선에서 가장 먼 팔다리 부분을 의미한다.

목과 몸통 근육과 팔다리의 모든 주요 관절(예: 어깨, 팔꿈치, 손목, 엉덩이, 무릎, 발목)은 운동 조절의 특정 단계에 따라 발달한다. Sullivan 등이 설명한 대로 이동성, 안정성, 조절된 움직임 및 기술이 발달한다.[85] 이 순서는 1960년대 초 Margaret Rood에 의해 다른 용어로 처음 설명되었다.[59] 팔에서 이 순서는 다음과 같은 방식으로 전개된다. 어깨는 먼저 이동성, 즉 말단인 손이 자유로운 상태에서 팔을 공간에서 움직일 수 있는 능력을 발달시시킨다. 이를 열린 사슬(open-chain) 운동이라고 한다.[93] 영유아의 초기 움직임은 무작위적이고 처음에는 제대로 조절되지 않지만 생후 첫 몇 주 동안 진화한다. 열린 사슬 운동에서 어깨의 팔을 움직이는 것에 성공하면 팔꿈치와 팔에 지지하여 엎드리는 닫힌 사슬(closed-chain) 운동에서 어깨가 안정화될 수 있는 길을 열게 된다.[93] 팔다리의 말단 부분(즉, 아래팔, 손, 손가락)은 공간에서 자유롭지 않다. 오히려 팔다리는 체중을 지지하는 기능을 수행하며, Rood는 이를 운동 행동의 안정성 측면이라고 설명한다. 다음으로, 영유아는 팔다리가 닫힌 사슬에 있는 동안 몸쪽 관절(이 예에서는 어깨)을 먼쪽 팔다리 위로 움직일 수 있는 능력을 발달시킨다. 이 움직임은 팔의 다양한 체중을 지지하는 위치에서 체중 이동이 발달하는 것으로 볼 수 있다. Rood와 다른 학자들은 이 단계를 통제된 이동성이라고 설명했다.[59,85] 결국, 아이는 일방적인 체중을 한쪽 또는 다른 쪽 팔로 완전히 옮길 수 있다.

그런 다음 영유아는 그림 1.6에서 보는 것처럼 손가락을 움직여 물체를 잡고 조작하면서 손을 자유롭게 하여 체중을 지지하지 않는 어깨를 안정화(열린 사슬 활동)하기 시작한다. 이는 Rood로 의미한 기술 수준을 나타낸다.[59,85]

다리는 이동성, 안정성, 조절된 이동성 및 먼 쪽을 기능적으로 잘 조절을 위해 동일한 순서를 따른다. 이 순서는 팔과 다리 모두에 대해 팔꿈치로 지지하여 엎드린 자세, 팔을 뻗은 자세, 앉기, 네발기기, 바로 서기의 각 발달 자세에서 반복적으로 진행된다. 지지하지 않고 앉아 상체를 똑바로 세우는 경우, 팔은 체중을 지지하는 기능을 수행하지 않더라도 상체의 안정성을 유지하는 데 중요한 역할을 한다.

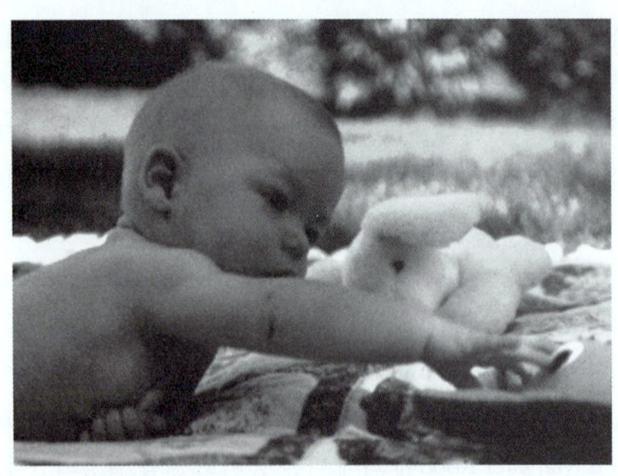

그림 1.6. 엎드린 자세에서 뒤통수쪽의 팔꿈치에만 체중을 지지하고 다른 한쪽 상지를 자유롭게 뻗을 수 있다.

신생아

신생아는 생후 첫 28일을 말한다.[3] 만삭아는 앞서 설명한 바와 같이 폄근보다 굽힘근의 긴장도가 먼저 발달하는 대표적인 예인 생리적 굽힘을 가지고 태어난다. 이로 인해 신생아는 엎드린 자세, 누운 자세, 지지하여 앉은 자세, 겨드랑이를 잡아 선 자세 또는 수평으로 매달린 자세, 잡아서 서 있는 자세 등 모든 자세에서 일반적으로 중간 정도의 굽힘을 보인다.[47,48,91,92] 굽힘근의 긴장도는 만삭아의 경우 생후 첫 한 달 동안 점차 감소한다.

조산아는 아기의 재태 주수에 따라 생리적 굽힘이 덜 보이거나 굽힘이 없는 경우가 많다.[94,95] 조산한 주수가 많을수록 생리적 굽힘이 나타날 가능성이 낮아진다. 대신 조산아는 팔다리와 몸통이 상대적으로 늘어난 상태로 태어난다. 폄은 폄근이 우세한 것이 아니라 굽힘근이 부족하거나 감소한 것이다. 조산아에게 굽힘근이 부족한 이유는 아직 밝혀지지 않았다. 자궁 내 위치 및 산모의 호르몬 영향 등 여러 가지 이론이 제시되고 있다.

조산아의 생리적 굽힘 부족 외에도 만삭아와 조산아는 출생 시 다른 차이점이 나타난다. 차이점은 Dubowitz 등이 잘 설명했으며, 주요 차이점 중 몇 가지는 표 1.4에 나와 있다.[2]

운동 발달 목표

일반적인 운동 발달의 목표 중 하나는 중력에 대항하여

표 1.4. 만삭 신생아와 조산 신생아의 차이점

자세	완전 폄	생리적 굽힘(완전 굽힘)
스카프 징후: 머리를 중앙에 둔 바로 누운 자세에서 아이의 가슴을 가로질러 팔을 수동적으로 움직인다.	수동적 움직임에 저항이 없다.	중앙에 도달하기 전 수동적 움직임에 대한 저항이 있다.
무릎뼈 각도: 수동적으로 무릎을 가슴으로 움직이고, 무릎을 편다.	아래 다리와 허벅지 사이의 폄 각도는 135-180도	아래 다리와 허벅지 사이의 폄 각도는 60-90도
발목 등쪽굽힘: 영유아는 누운 자세에서 발을 수동적으로 구부린다.	아래 다리와 발 사이의 각도는 60-90도	아래 다리와 발 사이의 각도는 30도 이하
미끄러져 내림: 겨드랑이 아래를 잡고 수직으로 매달린 영유아	손을 통해 완전히 미끄러지고 어깨의 안정성이 없다.	어깨를 안정시키고 미끄러지지 않는다.
끌어당겨 앉히기: 아이가 누운 상태에서 양쪽 상지를 부드럽게 당겨서 앉힌다.	머리가 완전히 뒤로 처진다.	머리가 몸통과 일직선이 되도록 유지한다.
먹이찾기 반사: 아이가 중앙에 누워 입가를 자극한다.	없음	자극 쪽으로 고개를 돌리고 입을 벌린다.
빨기 반사: 젖꼭지나 깨끗한 손가락을 아이의 입에 넣는다.	빨기 반응이 약하거나 없음	강하고 리드미컬하게 빨기
움켜잡기 반사: 손가락을 아이의 손바닥에 수평으로 놓는다.	없음	지속적인 굽힘과 잡아당긴다.
비대칭성 긴장성 목반사: 머리를 중앙에 두고 바로 누운 아이, 수동적으로 고개를 한쪽으로 돌린다.	없음	얼굴 쪽의 사지는 펴지고 뒤통수 쪽의 사지는 굽힘한다.

신체를 조절하는 것이다.[4] 항중력 운동은 머리에서 가장 먼저 발달하고, 몸통(목뼈-등뼈-허리뼈)에서 발달한 다음 다리에서 발달한다. 다리의 항중력 조절은 엉덩관절, 무릎, 발목의 세 가지 주요 관절의 조절을 포함한다. 항중력 조절의 전반적인 발달은 머리 조절, 중간선 몸통 조절, 다리 조절 순으로 나타나지만, 다리의 여러 관절에서의 조절은 동시에 발생하거나 시기가 가깝거나 발목관절이 이 발달을 이끄는 주요 관절이 될 수 있다.

항중력 동작은 폄동작과 굽힘동작 모두에서 발달해야 한다. 그러나 성숙한 바로 선 자세에서 주요 폄근 그룹은 굽힘근인 길항근과 비교하여 항중력 근육이다. 즉, 중심부의 목과 몸통 폄근, 엉덩관절 폄근, 무릎 폄근은 사람이 바로 설 때 중력에 저항성이 떨어지지 않도록 하는 주요 근육 그룹이다.

두 번째 발달 목표는 지지면 내에서 몸의 무게 중심을 유지하는 능력이다.[4] 서 있을 때의 무게 중심은 사람이 키가 자라면서 점차적으로 상승한다. 영유아가 바로잡기 반응, 평형반응, 기울기 반응을 발달시키면서 지지면 내에서 몸의 중심을 유지하는 법을 배우게 된다. 반응이 발달하고 계속 자동으로 활성화되지만, 조절에 대한 내재적 또는 외재적 방해요인이 없는 한, 전형적 발달을 통한 아동은 결국 자동 반응을 자발적으로 조절할 수 있다.

운동 발달의 세 번째 목표는 신체 분절 사이의 개별적 동작과 한 분절내에서 분리되는 개별적 동작의 수행이다.[4] 예를 들어, 팔의 여러 관절이 조화롭게 움직여 팔 기능 기술을 수행하더라도 팔꿉관절과 같은 개별 관절은 다른 팔 관절이 움직이지 않는 동안 독립적으로 움직이는 방법을 배워야 한다. 이를 분절 내 분리 움직임이라고 한다. 팔다리를 움직이지 않고 머리를 움직이거나 한쪽 다리를 굽힘으로 움직이면서 반대쪽 다리를 폄으로 움직이는 것과 같은 분절 간 분리 동작도 발달해야 한다.

발달의 진행

이 글에서는 운동 발달을 연대기적으로 발생하는 과정의 타임라인으로 논의하기보다는 다양한 움직임의 구성 요소가 발달하는 일련의 과정을 제시한다. 이 순서에는 다양한 운동 발달 지표와 자세, 그리고 자세에서의 움직임이 포함된다. 일반적인 영유아에서 각 자세에서 방향 발달 순서로 동작요소가 발달하기 때문에 순서를 진행이라고 한다. 초기 발달학자 중 한 명인 Myrtle McGraw는 진행을 다음과 같이 정의했다.[47] 엎드린 자세, 바로 누운 자세, 뒤집기, 앉은 자세, 바로 선 자세의 진행과 각 진행에서 다양한 형태의 움직임이 제시된다.

다양한 자세에서 안정화되는 것을 정적 자세라고 하며, 정적 자세를 이동을 위한 움직임, 자세 간 변환 및 잡는 자세를 위한 움직임으로 변환하는 동적 자세와 대조된다.[48] 정적 자세와 동적 자세를 흔히 운동발달지표라고 한다. 특정 운동발달지표를 수행하는 데 특히 중요한 연령에 대해 설명한다. 이러한 운동발달지표를 달성할 수 있는 연령대에 대한 자세한 내용은 표 1.2에서 확인할 수 있다. 주의해야 할 중요한 점은 특정 기술의 습득 연령이 발달 아동의 정확한 시점이 아니라 범위 내에 속한다는 것이다. 각 발달 아동은 내재적 요인, 생물학적 구조 및 기능, 발달에 영향을 미치는 외재적 요인 모두에서 개별적으로 특징적이다. 비록 발달의 순차성과 해부학, 생리학, 병리학의 기본적인 공통점이 존재하더라도 각각의 고유성을 기억하고 고려해야 한다.

엎드려 누운 자세(Prone progression)

엎드려 누워있기(Prone lying)

건강한 만삭아는 출생 시 생리적 굽힘이 있어 엎드린 자세가 지배적이다.[96] 엎드린 자세에서는 머리가 한쪽으로 돌아간다(그림 1.7). 이렇게 머리를 한쪽으로 돌리는 것은 두 가지 주요 영향의 결과이다. 첫 번째 영향은 생존 본능으로, 영유아가 엎드린 자세에서 숨을 쉬기 위해 고개를 옆으로 돌려 입과 코로 숨을 쉴 수 있게 하고, 두 번째는 ATNR의 영향이

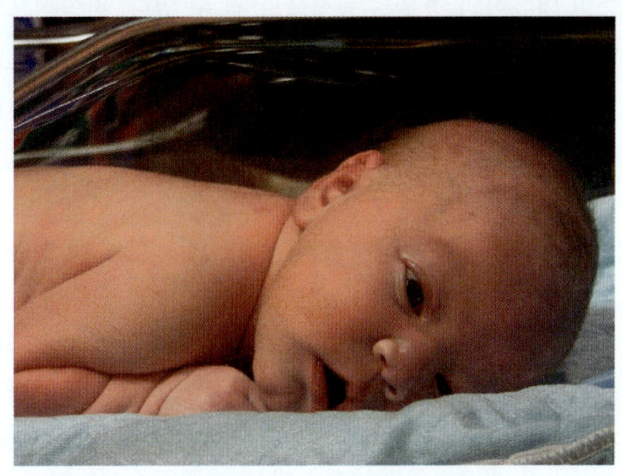

그림 1.7. 엎드린 자세에서의 신생아, 출생 후 2시간이 지난 이 신생아의 팔꿈치가 어깨에 닿은 상태에서 상지의 극심한 어깨뼈 모음에 주목해야 한다.

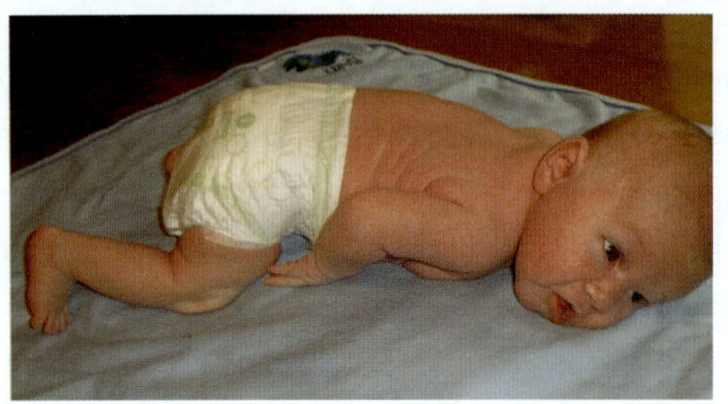

그림 1.8. 생후 3주 된 신생아의 생리적 굽힘; 어깨뼈 모음이 감소하고 엉덩이와 무릎이 여전히 엉덩이를 공중에 올린 채로 구부러져 있음을 알 수 있다.

다.[46,97] 정상적인 아기는 이 자세에서 쉽게 벗어날 수 있지만, ATNR은 생후 약 4개월이 되어서야 그 영향이 완전히 사라질 때까지 엎드린 자세를 포함한 모든 자세에서 머리 위치에 계속 영향을 미친다. ATNR이 지배하는 펜싱자세에서 아이를 움직일 때 상당한 저항을 보인다면 비전형적인 신경 운동 발달의 징후일 수 있다.[98,99]

특히, 엎드려 바로 누운 자세에서는 생리적 굽힘상태의 엉덩관절 굽힘이 강하고 상대적으로 골반이 앞으로 기울어지는 자세가 나온다. 엉덩이를 들고 있는 자세에서 무릎이 앞쪽 기울임으로 인해 골반이 바닥에 편평하게 놓이지 않게 된다(그림 1.8). 영유아의 체중은 가슴 위쪽과 얼굴 쪽으로 앞으로 이동한다. 머리를 한쪽으로 돌리면 머리로 쏠린 체중은 그 쪽의 영유아의 뺨에 체중이 실리게 된다. 팔꿈치를 어깨에 붙이고 상체를 옆구리에 붙인 채로 몸 옆으로 돌린다. 손 파악반사의 강한 영향으로 인해 일반적으로 주먹을 쥐고 있다. 그러나 아기는 손을 자주 자발적으로 펼 것이며 정상 발달중인 영유아의 경우 수동적으로 펼 수 있다. 지속적으로 주먹을 쥔 손이 열리지 않는다면 비정상적인 감각 운동 발달의 지표가 될 수 있다.[98] 엄지손가락을 손바닥 안으로 구부린 채 손가락으로 주먹을 쥔 손을 지속적으로 쥐는 것은 감각운동 발달의 지연의 지표가 될 수 있다.[100-102]

첫 한 달이 지나면서 생리적 굽힘이 감소함에 따라 아기는 엎드린 자세와 바로 누운 자세 모두에서 점점 중력의 영향을 더 많이 받게 된다. 엎드린 자세에서는 엉덩관절 굽힘이 감소하여 엉덩이가 아래로 내려오고 앞쪽 골반이 바닥에 평평하게 놓이게 된다. 체중은 얼굴에서 몸통과 하체 쪽으로 이동한다. 그러나 상대적인 골반 앞쪽 기울임은 감소했지만 여전히 존재한다(그림 1.9A-C). 골반 앞쪽 기울임의 감소는 이 시점에서 골반 뒤쪽 기울임이 활발하게 일어나기 때문이

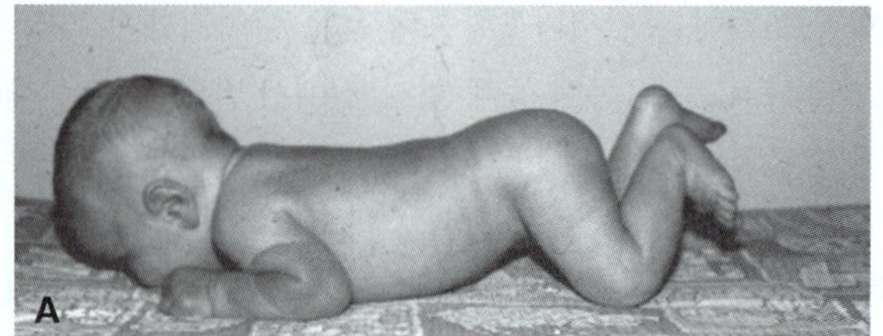

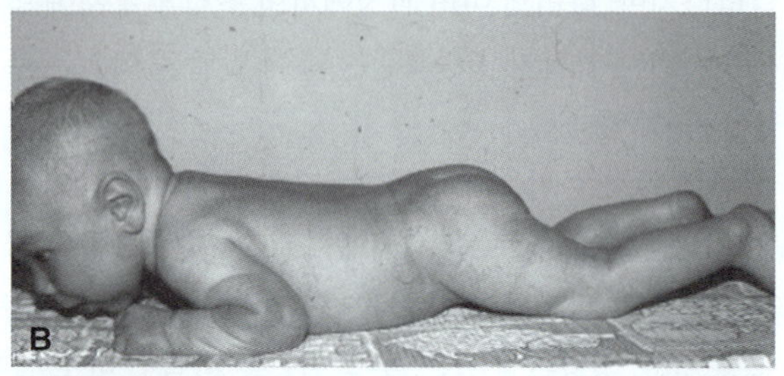

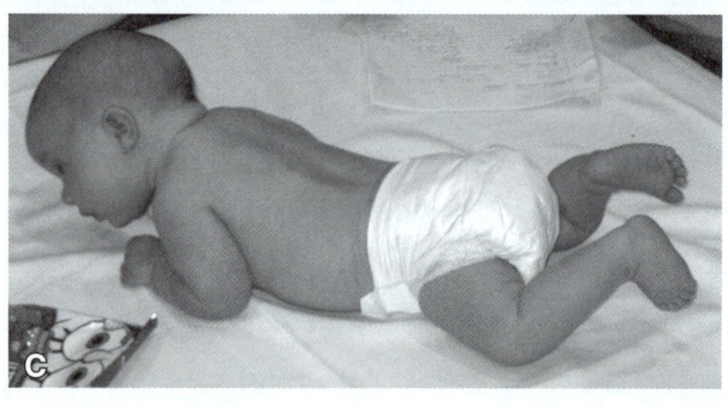

그림 1.9. 엎드린 자세의 신생아 A: 엉덩이가 공중에 떠 있는 상태에서 골반의 앞쪽 기울임과 엉덩관절 굽힘에 유의해야 한다. 이 자세는 바닥에서 머리를 들 수 없게 한다. B: 생리적 굽힘이 감소함에 따라 엉덩관절 굽힘과 골반 앞쪽 기울임이 감소하면서 골반이 바닥 쪽으로 내려오고, 체중 이동이 꼬리쪽으로 진행됨에 따라 골반이 표면에서 평평해져 아이가 엎드린 상태에서 머리를 들기 시작하기 쉬워진다. C: 골반 앞쪽 기울임이 계속 감소함에 따라 체중이 머리와 가슴 위쪽에서 골반과 하지로 계속 꼬리쪽으로 이동하여 머리를 들어 올리고 팔꿈치로 엎드린 자세를 취하려는 시도가 개선되지만 골반은 여전히 상대적으로 앞쪽 기울임 상태이며 상지는 팔꿈치가 체중을 견디기에는 너무 꼬리 쪽에 가깝게 유지된다.

아니라 단순히 영유아의 몸 아래에서 엉덩이와 무릎을 구부린 상태를 유지하던 생리적 굽힘이 사라졌기 때문이다. 생리적 굽힘이 완전히 사라지면 영유아는 엎드린 자세로 바닥에 평평하게 눕게 된다(그림 1.10). 이제 엉덩이는 수동적으로 펴지며 능동적인 뒤 골반 기울기의 시작을 준비하며, 이는 배 근육(몸통 굽힘근)과 엉덩관절 폄근의 활성화와 발달을 나타낸다. 엉덩이를 공중에 띄우지 않으면 영유아의 체중이 더 이상 가슴과 뺨으로 앞으로 이동하지 않고 바닥에 닿는 모든 신체 부위에 전달된다. 이 시점의 영유아는 목의 폄 경우를 제외하고는 능동적인 항중력 조절 기능이 없다.

이어서 엎드린 자세에서 다리는 엉덩관절 벌림, 부분 폄,

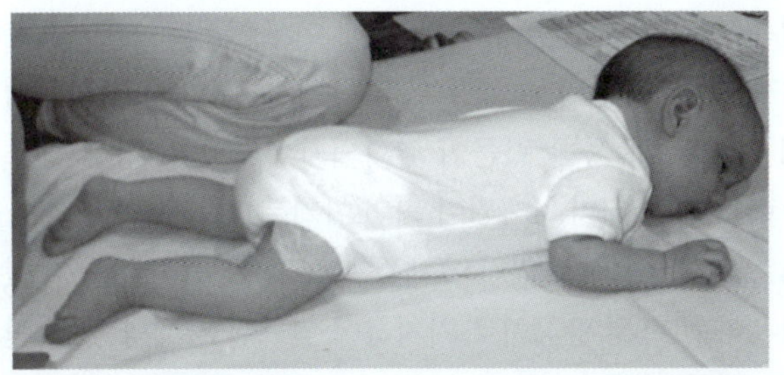

그림 1.10. 생리적 굽힘이 사라지고 영유아는 엉덩관절 굽힘근이 길어지고 골반이 비교적 중립적인 상태로 엎드린 자세를 취한다

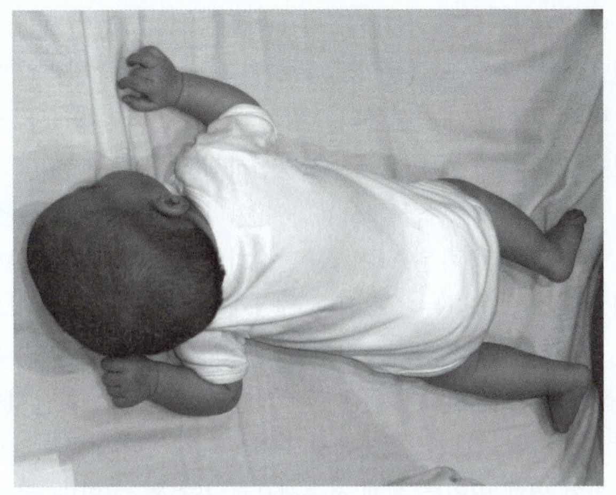

그림 1.11. 생리적 굽힘이 사라지면 하지에서는 엉덩관절 가쪽돌림과 약간의 굽힘 및 벌림, 무릎의 약간의 굽힘, 발목의 등쪽굽힘이 포함된 엎드린 자세를 취하게 된다.

가쪽돌림 자세를 취한다(그림 1.11).

무릎은 약간 굽힘되고 발은 등쪽굽힘으로 구부러진다. 다리의 위치는 초기 서기단계의 다리의 위치의 전 상태라고 할 수 있다. 생후 약 5개월부터 일반적으로 발달하는 영유아는 손을 잡거나 영유아용 침대 난간과 같은 물체를 잡고서 있을 수 있고 엉덩이, 무릎, 발은 엎드린 자세에서 볼 수 있는 초기 다리 자세와 비슷하고 이와 동일한 넓은 지지면을 가지고 서 있을 수 있다.

팔꿈치로 지지해서 엎드린 자세(Prone-on-elbows)

팔꿈치로 지지해서 엎드린 자세 또는 아래팔로 지지해서 엎드린 자세는 엎드린 자세의 다음 단계로 세 가지의 능력이 있어야 수행할 수 있다. (1) 골반의 안정화, (2) 머리-꼬리쪽으로 항중력 폄근 조절을 통해 머리 들어올리기, 그리고 (3) 신생아의 생리적 굽힘의 감소로 인한 위팔의 움직임이다.

엎드린 자세에서의 머리 조절이 가능한 것은 가장 초기 항중력 조절이 발달한 것이다. 영유아가 머리의 조절을 시작

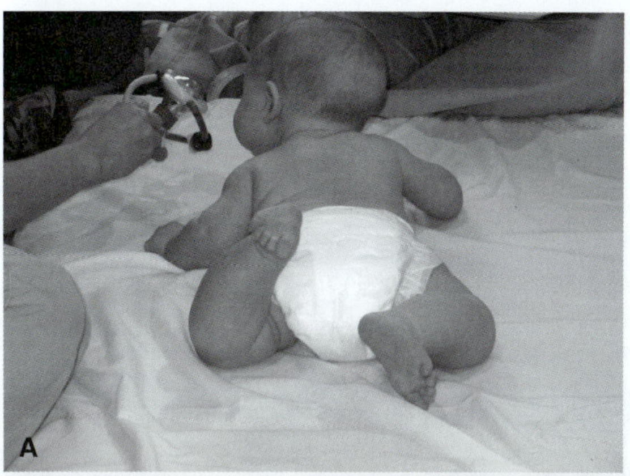

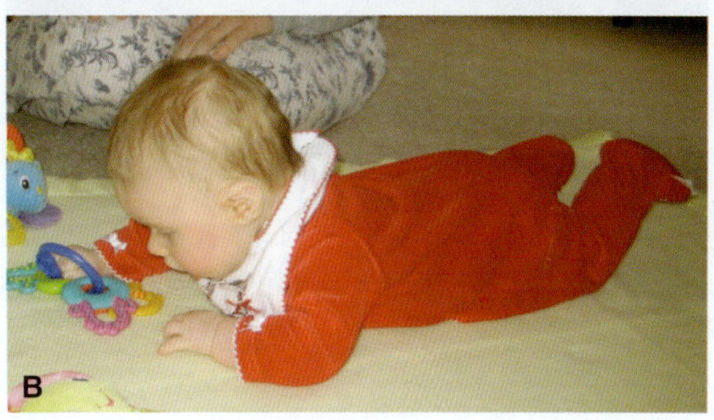

그림 1.12. 영유아는 골반이 상대적으로 뒤쪽으로 기울어져 있어 엎드린 상태에서 머리를 들어 올릴 때 항중력 목 폄근의 사용을 촉진한다. **A:** 상지가 벌림되어 앞쪽으로 향하고 하지가 자세를 취하는 것에 유의한다. **B:** 머리를 들어올려 얼굴이 45도 각도 위치에 있도록 개선했다.

할 때는 바닥면의 지지로부터 멀어지는 자세를 취해야 한다. 머리를 들어 올리려면 영유아는 목 폄근을 능동적으로 수축해야 한다. 출생 시 일반적으로 발달 중인 영유아는 호흡을 위해 고개를 옆으로 돌리기 위해 엎드린 상태에서 잠깐만 고개를 들 수 있었다. 엎드린 상태에서 머리를 들어 올리려는 첫 번째 적극적인 시도는 미약하게만 보인다(그림 1.9 참조). 영유아의 신체 비율은 아동 및 성인의 신체 비율과 다르다. 신생아의 경우 머리가 몸 길이의 약 4분의 1을 차지하므로 머리가 상대적으로 크고 무겁다.[103] 이는 머리가 키의 8분의 1에 불과한 성인의 신체 비율과 비교하였을 때 대단한 크기이다.[103] 머리들기의 발달과 성숙은 연습을 통해 목의 폄근을 강화하여 결국 영유아가 무거운 머리를 들어 올릴 수 있도록 한다(그림 1.12). 머리들기의 발달은 목 굽힘근, 즉 앞쪽 근육이 상반 억제를 통해 늘어나는 것에 달려 있다.

목 폄근의 힘이 증가하더라도 아이는 신체의 다른 부분에서 안정화하지 않고는 머리를 들어 올릴 수 없다. 엉덩이가 올라가고 머리가 내려가면 체중이 머리 쪽으로 이동한다. 머리를 항중력으로 들어 올리려면 엉덩이를 아래로 내리고

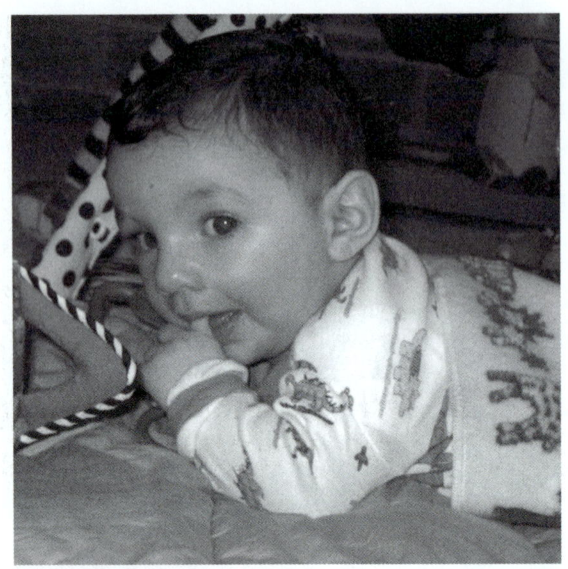

그림 1.13. 생후 3개월이 되면 아이는 머리를 들고 팔꿈치가 90도가 아닌 45도 이상의 각도로 엎드린 상태가 된다. 팔꿈치의 앞쪽 위치에 유의한다.

체중을 꼬리 쪽으로 이동시켜야 하며 골반이 안정되어야 머리와 몸통 중심선 위쪽을 들어 올릴 수 있다.

영유아의 머리와 상체를 지렛대로 생각하면, 이 움직임을 위해 지렛대 회전을 하는 받침대는 골반이므로 골반이 안정화되어야 한다. 골반의 안정화는 배 근육을 사용하여 골반을 뒤쪽으로 기울이고 뒤쪽으로 기울어진 상태에서 안정적으로 유지함으로써 이루어진다. 배 근육의 도움으로 골반을 상대적으로 뒤쪽으로 기울여 안정화시킨 아기는 생후 약 2개월이 되면 머리를 능동적으로 들어올리기 시작한다. 3개월이 되면 목 폄이 충분해져 영유아의 얼굴이 머리와 45도 이상 각도가 되도록 머리를 들어 올릴 수 있으며, 머리 조절은 대부분 항중력 폄근에 의해 이루어진다(그림 1.12B 및 1.13). 척추 폄근의 발달이 머리 쪽에서 꼬리 쪽으로 진행함에 따라 상부 등쪽 폄근이 강화되기 시작하여 항중력 조절 능력을 얻게 된다. 4개월이 되면 아기는 머리를 90도까지 들어 올릴 수 있다. 그러나 고개를 90도까지 들어 올릴 수 있는 영유아의 턱은 팔꿈치로 지지하여 엎드린 자세와 팔을 뻗은 상태에서 엎드린 자세를 조기에 성공할 때 목이 과도하게 펴되면서 약간 앞으로 튀어나오는 경향이 있다(그림 1.14). 영유아는 목 및 상부 등쪽 폄근을 조절하여 머리를 수직 위치로 들어 올릴 수 있다. 신체의 모든 관절에서의 조절은 해당 관절을 둘러싼 협조 근육의 균형에 따라 달라진다. 따라서 항중력 목 굽힘근이 활성화되고 강화되어 항중력 목 폄근의 균형을 맞출 때까지 머리 조절은 완전하지 않다.

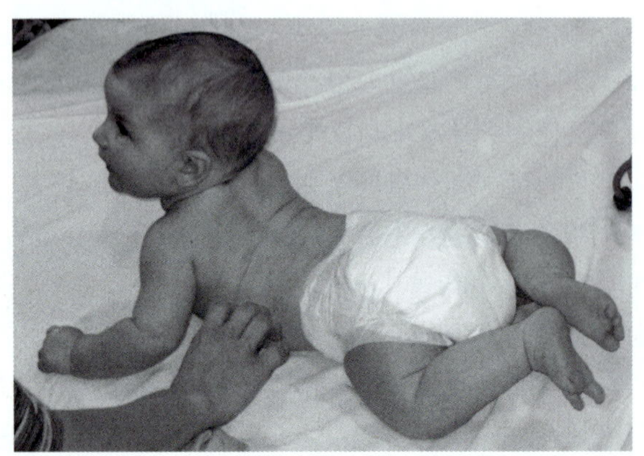

그림 1.14. 엎드린 상태로 팔을 뻗은 아기는 얼굴이 수직(90도)이지만 목 과폄이 경미하고 턱이 젖혀지지 않은 상태이다.

영유아가 목 폄근을 사용하여 머리를 정준선으로 들어 올릴 수 있는 능력은 ATNR이 감소하고 목 굽힘근이 활발하게 발달하고 있다는 신호이다. 첫 4개월 동안 ATNR의 강도는 감소하지만, 약간의 목 비대칭 폄이 지속된다. 아기가 폄근의 균형을 유지하기 위해 활동적인 목 굽힘근을 발달시키기 시작하면, 엎드린 상태에서 중력에 대항하여 머리를 들어 올리기 위해 머리를 쉽게 정중선으로 가져올 수 있다. 목 굽힘근의 지속적인 강화와 함께 엎드린 팔꿈치 자세에서 앞톱니근의 활성화는 머리를 90도까지 들어 올려 얼굴이 수직이 되도록 할 때 Bly가 말하는 턱 집어넣기(chin tuck)를 수행할 수 있다(그림 1.2A).[104]

생후 4개월이고 턱을 집어넣은 상태에서 머리를 90도로 안정적으로 조절할 수 있으며 균형잡힌 목뼈의 폄근과 굽힘근의 발달을 보인다.

이에 비해 머리를 들어 올리는 3개월 된 아이의 머리 조절은 항중력 굽힘근과 균형을 이루지 못하는 폄근이 지배적이어서 집어넣지 않는 턱을 만드는 데 도움이 된다.

따라서 턱 집어넣기는 세 가지 발달 과정의 결과로 나타난다: (1) 목 굽힘근의 활성화 및 강화, (2) ATNR의 감소, (3) 앞톱니근의 활성화 및 강화이다. 영유아는 앞톱니근을 사용하여 어깨를 앞으로 나오게 하고 팔꿈치를 바닥에 대고 지지한다. 이러한 근육의 기능이 없으면 아이는 Bly와 다른 사람들이 TV 어깨라고 부르는 양상을 보일 수 있다.[104] TV 어깨에서는 아이의 팔을 바닥에 대고 지지하지 않는다. 오히려 어깨가 올라가고 목이 과폄되어 영유아의 뒤통수가 목 뒤쪽 연부 조직에 얽혀 턱이 앞으로 튀어나온다. 이 자세에서 얼굴은 90도 또는 수직이 아니며, 아이는 머리를 능동적으로 조절하지 못한다. 어깨가 머리 옆으로 올라가 귀와 가까운 상태에서 머리는 수동적으로 지지된다. 결과적으로 TV 어깨가 계속되면 능동적인 항중력 머리 조절 및 가쪽 머리 바로 세우기의 발달을 방해한다. 또한 TV 어깨는 목 과폄으로 인해 삼키기, 말하기, 호흡하기 등을 어렵게 만든다.

생후 4개월에 아이가 머리뼈의 뒤통수가 등 위쪽에 놓여 있는 목 과긴장 증상을 보이는 경우, 목 굽힘근 또는 앞톱니근이 활성화되지 않았거나 힘이 충분하지 않은 상태이다. 이것은 발달 순서와 운동 구성 요소를 사용하여 치료 계획을 세우는 데 사용할 수 있는 방법의 예이다. 아이가 팔꿈치로 엎드린 상태에서 TV 어깨를 보이는 경우, 앞톱니근과 목 굽힘근 및 폄근의 근력을 검사해야 한다. 이러한 근육의 약화는 적어도 부분적으로 목 과폄을 설명할 수 있다. 목 폄근이 약하면 머리를 똑바로 유지하기에는 약할 수 있으며, 머리를 들어 올리면 영유아는 목을 능동적으로 안정화될 수 없는 것을 보상한다. 중력에 다시 반응하여 머리가 뒤로 과폄 상태로 떨어진다. 이는 뇌성마비나 기타 뇌 질환이 있는 아동과 같이 감각 운동 발달이 지연되거나 비정상적인 아동에게서 자주 볼 수 있는 양상이다. 이러한 경우 물리치료 계획의 한 가지 구성 요소에는 약한 근육을 강화하고 해당 근육을 조절하는 연습이 포함된다.

아이가 팔꿈치를 지지하여 엎드리기 발달 지표를 달성하는 데 필요한 세 번째 요소는 팔꿈치가 앞으로 나간 자세이다. 만삭아의 팔은 몸에 밀착되어 있거나 몸보다 약간 아래에 있고 어깨가 확장되어 있어 상체와 머리를 들어 올리려고 할 때 기계적으로 방해가 된다(그림 1.8 참조). 2개월에 영유아가 처음으로 머리를 들어 올리려고 시도할 때 어깨의 팔 조절이 발달하기 시작한다. 영유아는 점차 어깨를 벌림하고 구부리면서 몸 아래에서 팔꿈치를 앞으로, 어깨 아래 또는 바로 앞쪽에 위치하도록 한다.

이렇게 하면 영유아가 머리를 들어 올릴 때 팔꿈치와 아래팔에 체중을 지지할 수 있다. 그림 1.7-1.9, 그림 1.12-1.13은 이러한 진행 과정을 보여준다. 이 과정에서 발달하기 시작하는 움직임의 중요한 구성 요소 중 하나는 어깨뼈-위팔뼈의 신장이다. 어깨위팔뼈 신장은 위팔뼈가 몸에서 굽힘하거나 벌림되어 어깨뼈에서 멀어지기 때문에 겨드랑이 부위가 신장되는 것을 말한다. 이 부위를 신장시키는 능력이 없으면 영유아는 팔꿈치를 어깨 아래로 가져가 엎드린 자세를 취할 수 없다. 겨드랑이 부위를 신장하지 못하면 아이가 책상에 앉아 물건을 잡기 위해 손을 뻗을 때와 같이 공간에서 손을 뻗는 데도 방해가 된다.

일반적으로 팔은 뻗기 및 잡기 등의 기능을 담당하는 한편, 다리는 서 있기 등 체중을 지지하는 기능을 담당한다고

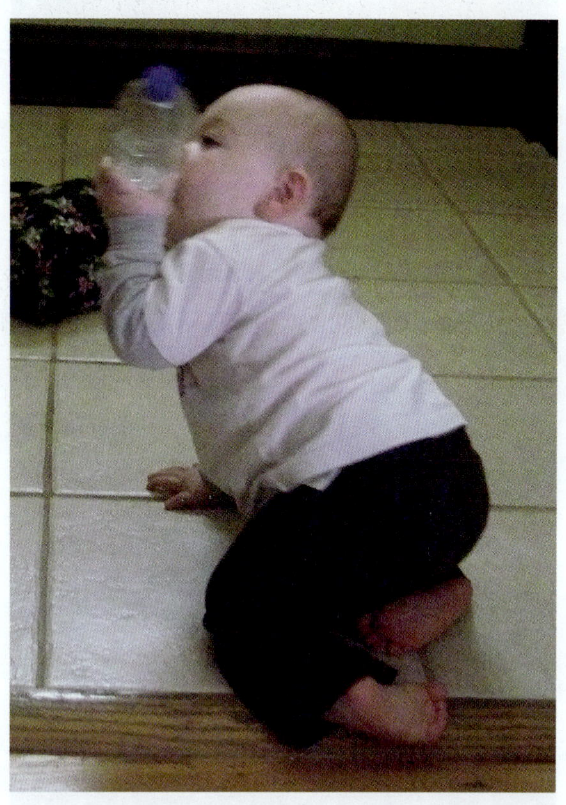

그림 1.15. 네발자세에서 한쪽만 체중을 지지한다. 이때 대부분의 체중이 가장 많이 실리는 쪽의 몸통이 길어지는데 이 아기는 오른쪽이다.

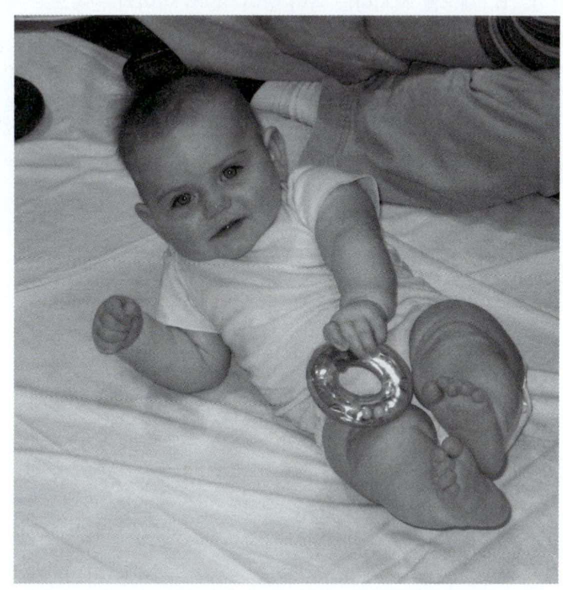

그림 1.16. 오른쪽(체중을 지지하는 쪽)이 길어지면서 옆으로 누운 상태로 체중이 이동한다.

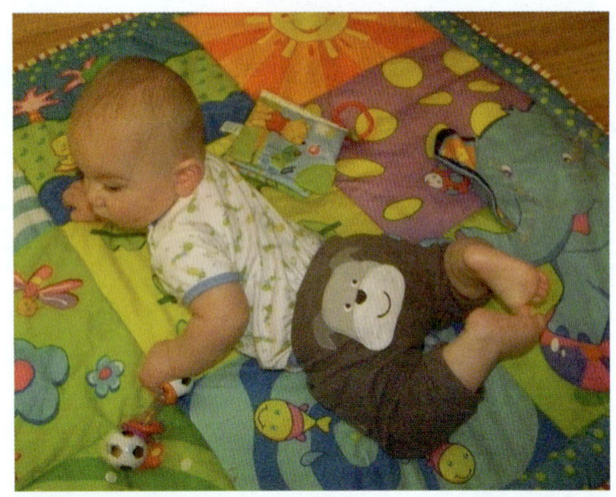

그림 1.17. 팔꿈치 지지하여 엎드린 자세에서 뒤통수 쪽 신체로 체중이 이동하고 지지하는 쪽이 늘어난다.

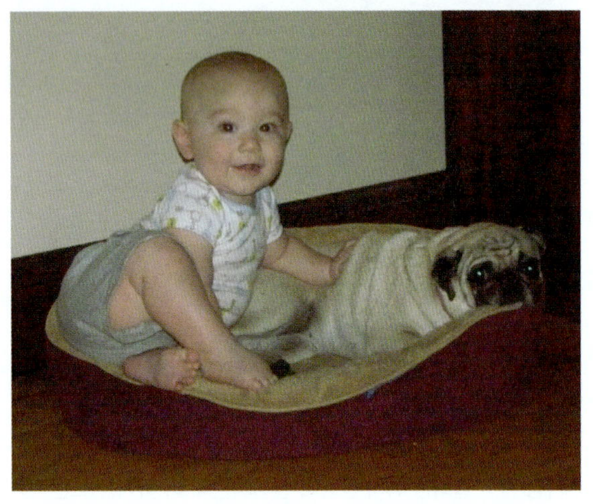

그림 1.18. 체중을 지지하는 쪽이 길어지면서 아이의 왼쪽으로 체중이 이동한 상태로 앉기; 하지와 정중선이 교차하는 것을 확인한다.

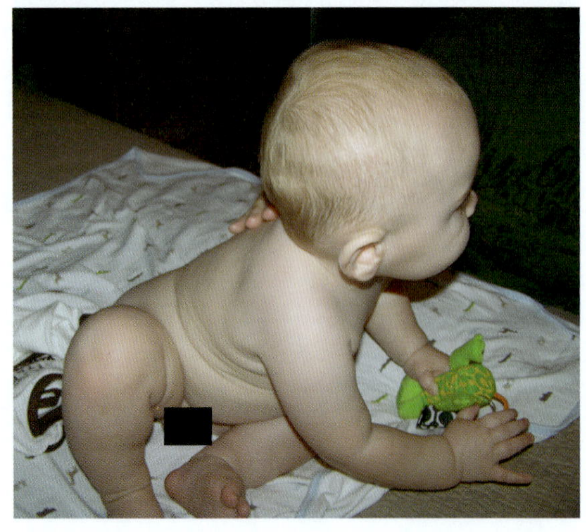

그림 1.19. 앉은 상태에서 체중이 왼쪽으로 이동하면서 오른쪽이 짧아지는 경우, 축 회전이 높은 것을 확인할 수 있다.

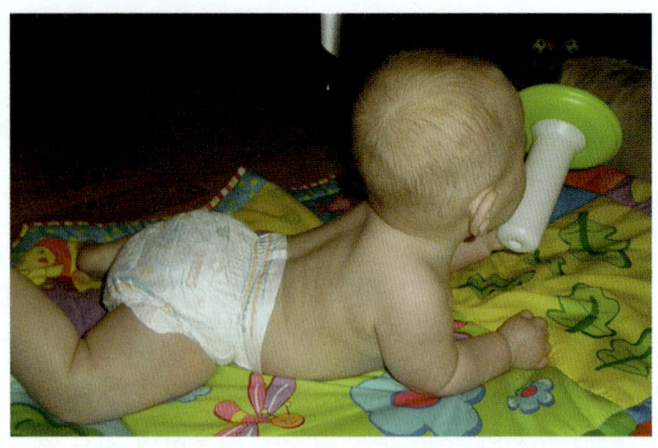

그림 1.20. 팔꿈치로 엎드린 자세, 왼손을 뻗어 아이의 오른쪽을 늘린 자세

말하지만, 모든 팔다리는 체중 지지와 이동성 기능을 모두 수행해야 한다. 팔꿈치로 지지하여 엎드린 자세를 취하기 전에는 팔은 움직임 기능만 나타난다. 팔꿈치로 지지하여 엎드린 자세는 팔이 체중을 지지할 수 있는 첫 번째 자세이다. 아래팔, 팔꿈치, 어깨를 통해 체중을 지지하는 이 능력은 네발기기 자세에서 체중을 지지하는 것은 다음 발달 과정 중 하나의 과정이다. 영유아가 안정적으로 팔꿈치에 지지하여 엎드린 자세를 취한 후에는 몸쪽 관절인 어깨의 안정성을 유지하면서 자세를 전환하여 움직일 수 있어야 한다. 영유아는 체중을 좌우로 이동하기 시작하여 체중이 이동함에 따라 각 팔에 가해지는 체중의 양이 증가한다. 체중을 좌우로 이동하는 것은 앞, 뒤, 대각선 등 모든 방향으로 체중을 이동하는 것으로 바뀐다. 이러한 체중 이동은 각 자세의 안정성이 확립되면 모든 운동발달지표 자세의 특징이다. 이는 팔의 기능적 사용뿐만 아니라 균형을 유지하기 위한 평형반응 및 기울

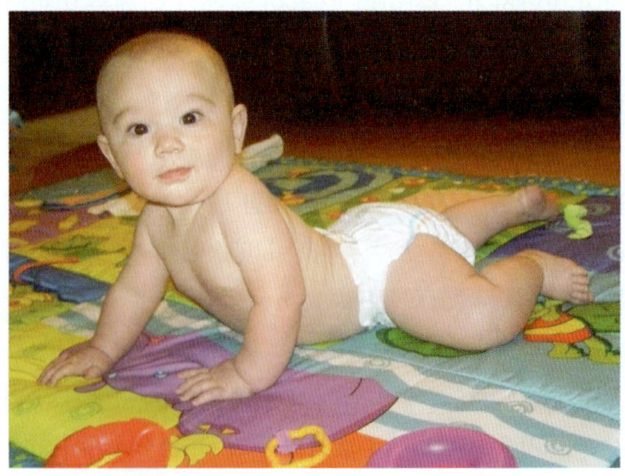

그림 1.21. 체중을 지지하는 앞쪽 몸통, 골반, 하지의 근육이 발달한 상태에서 팔을 쭉 뻗은 자세; 또한 왼쪽 측면 몸통 근육이 짧아지면서 아이의 체중이 오른쪽으로 약간 이동하는 것을 확인할 수 있다.

기 반응의 발달에 중요하다. 팔꿈치로 지지하여 엎드린 자세에서 영유아가 체중 이동을 배우지 못하면 팔의 이동 기능을 조절할 수 없다. 본질적으로 영유아는 움직이지 못하게 된다. 체중 이동의 발달이 이루어지지 않으면 팔을 뻗고(열린 사슬) 팔의 배밀이 동작에 필요한 밀기(닫힌 사슬)의 조절된 동작기능은 발달하지 않을 것이다.[2]

체중 이동은 조절된 이동성을 발달시키고 팔다리의 체중을 줄여 움직이기 위한 것 이외의 여러 이유로 필요하다. 체중 이동은 관절의 한 쪽 근육의 신장을 촉진하는 반면 대항근 쪽은 짧아지게 한다. 일반적인 감각 운동 발달에서 체중 이동 중 신장은 체중을 지지하거나 체중의 대부분을 지지하는 쪽의 측면 몸통 근육에서 발생한다. 예를 들어, 영유아가

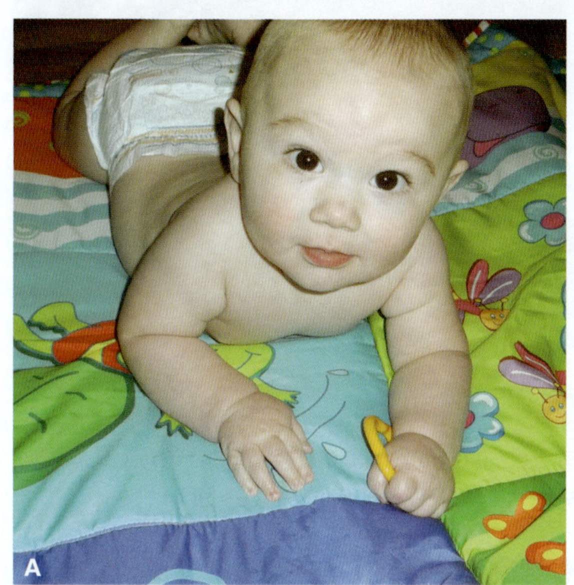

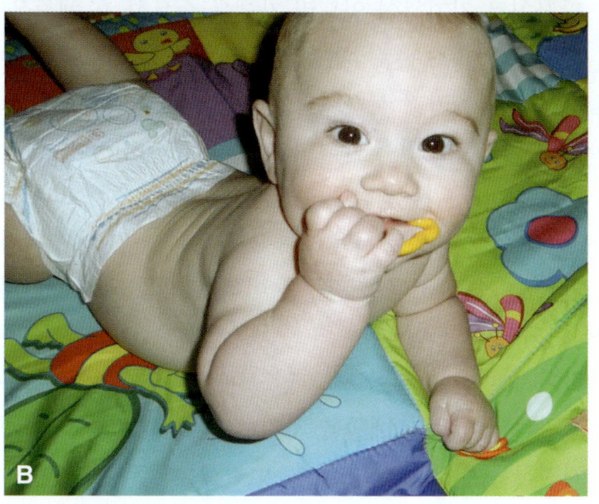

그림 1.22. A: 아래팔이 엎침된 상태에서는 손으로 잡은 장난감을 시각적으로 보는 것이 손등에 의해 가려진다. B: 아래팔 뒤침이 발달하면 물체를 눈으로 확인하고 물체를 입에 쉽게 넣을 수 있다.

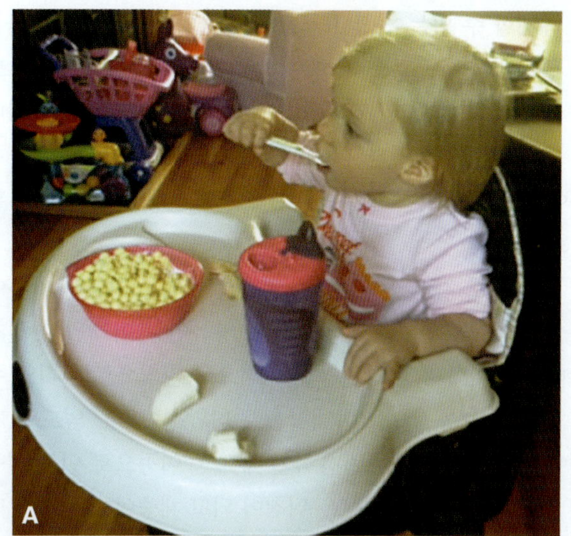

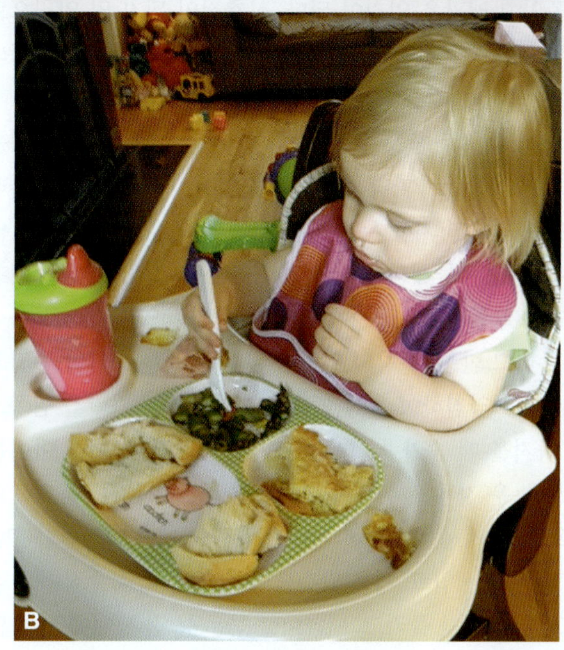

그림 1.23. A: 숟가락을 입에 가져갈 때 아래팔의 뒤침이 부족하면 숟가락을 흘릴 수 있다. B: 아래팔 엎침이 발달하면 아동은 거의 흘리지 않고 숟가락을 사용할 수 있다.

네발자세에서 체중을 이동하여 팔에 일방적으로 체중을 지지하게 되면 체중을 지지하는 쪽의 가쪽 몸통은 신장(이완 및 스트레칭)되는 반면, 자유도가 높은 팔쪽의 몸통의 근육은 옆으로 굽히거나 굽힘과 함께 짧아진다(수축)(그림 1.15). 그림 1.16-1.21은 각각 다른 자세와 다른 연령에서의 체중 이동 시 체중을 지지하는 쪽의 신장을 보여준다.

체중 이동은 또한 다른 사람이나 물체에 의해 움직이거나(흔들 의자) 다른 사람이 물체가 움직이는 것을 보는(영유아용 침대 모빌) 시각적 전정 자극과는 대조적으로 영유아

가 통제할 수 있는 전정 자극을 유발한다. 마지막으로, 체중을 완전히 한쪽으로 지지하는 경우 체중 이동은 특정 쪽 또는 팔다리의 체중과 관절 압박을 정상 체중과 압박의 최대 두 배까지 증가시킨다. 이렇게 한쪽 팔다리 또는 몸통의 한쪽에 체중이 증가하면 수축하는 근육의 운동 단위가 많이 활성화된다.[59,105]

팔꿈치로 지지하여 엎드린 자세에서 체중 이동은 영유아의 발달에 중요한 영향을 미친다. 영유아는 아래팔이 엎침 상태로 태어나며, 아래팔을 수동적으로 엎침으로 움직일 수는 있지만 능동적으로 아래팔을 뒤침할 수 없다. 엎드린 자세에서 팔꿈치가 좌우로 움직일 때 체중 이동으로 인해 체중이 이동하는 쪽의 아래팔은 뒤침이 되고 체중이 이동하는 반대쪽의 아래팔은 엎침이 된다. 상호적인 뒤침 및 엎침으로 인한 고유 수용성 피드백은 새로운 활동적인 아래팔 뒤침의 기초를 마련한다.

아래팔을 뒤침할 수 없으면 영유아는 손을 뻗어 물체를 잡고 시각적으로 파악하는 능력을 발달시키지 못한다. 아래팔을 엎침하면 처음 두 단계는 수행할 수 있지만 손등은 영유아가 잡는 물체의 시야를 가린다(그림 1.22). 아래팔 뒤침 발달이 부족한 아이들이 처음으로 숟가락으로 스스로 음식을 주려고 할 때 흘림의 원인이 된다. 아이는 숟가락을 잡고 아래팔을 엎침하여 음식을 잡는다. 아이가 숟가락을 입쪽으로 가져올 때 숟가락 그릇의 수평을 유지하기 위해 아이는 바로 누운 자세를 취해야 한다. 아이가 완전히 능동적으로 바로 누운 자세를 취할 때까지는 흘림이 계속 발생한다(그림 1.23). 셔츠를 입고, 셔츠 단추를 채우고 풀고, 문손잡이를 돌리고, 운전대를 돌리고, 넥타이를 묶는 등 전 생애에 걸쳐 많은 기능적 활동은 아래팔을 뒤침하는 능력에 의존한다.

영유아가 엎드린 자세로 체중 이동을 연습하면서 팔꿈치에 체중을 싣고 장난감을 잡는 데 관심을 갖기 시작한다. 팔꿈치로 지지하여 엎드린 상태에서 처음 손을 뻗으려는 시도를 실패하는데, 이는 아이가 보고 있는 쪽으로 체중을 이동하기 때문이다(그림 1.24). 결국, 아이는 보이는 장난감을 잡기 위해 필요한 팔다리에서 체중을 이동하는 방법을 배운다. 이 자세에서 체중 이동을 연습하고 시행착오를 거치면서 영유아는 반대 방향을 바라보며 한쪽 팔꿈치와 아래팔로 체중을 이동하여 보는 쪽의 방향으로 뻗을 수 있게 된다(그림 1.25).

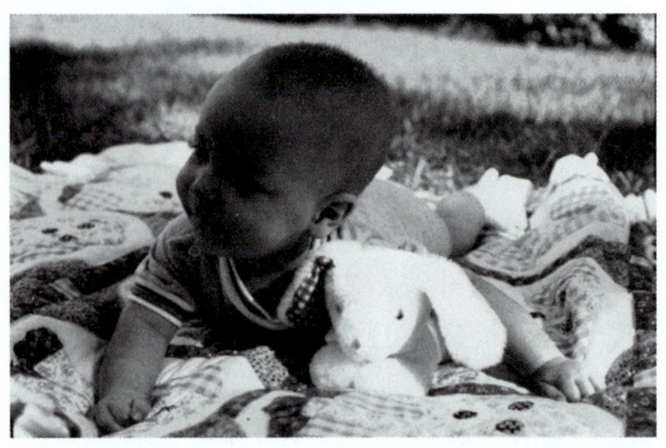

그림 1.24. 엎드린 자세에서 팔꿈치나 팔을 뻗은 상태에서 시각적으로 손을 뻗으려는 첫 번째 시도는 아이가 보고 있는 방향으로 체중이 이동하고 물체에 가장 가까운 팔이 자유롭지 않기 때문에 실패한다.

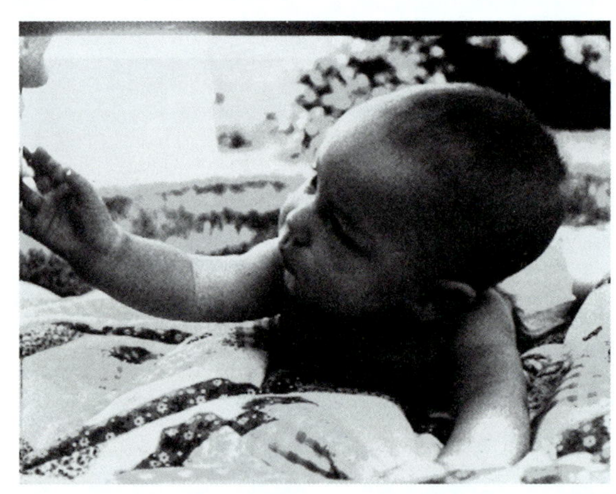

그림 1.25. 아이는 마침내 머리뼈 쪽 팔다리로 체중을 싣고 자신이 바라보는 쪽의 팔을 자유롭게 사용할 수 있게 된다.

팔을 뻗은 상태에서 엎드린 자세

팔꿈치로 지지하여 엎드린 자세를 습득한 후 체중을 여러 방향으로 이동하는 방법을 배운 영유아는 지표면에서 높이 몸을 들어올리기 시작한다. 엎드린 상태에서 팔을 뻗은 자세로 몸을 위로 밀어 올리며, 팔을 펴고 벌린 손을 바닥으로 향하게 하고 위팔세갈래근을 사용하여 팔꿈치를 펴고 앞톱니근을 능동적으로 사용하여 팔이음뼈를 펌하고 안정화시킨다(그림 1.26A). 몸통 폄근은 머리-꼬리쪽 방향으로 계속 활성화되고 강화되어 항중력 운동을 돕는다. 가슴 앞쪽 근육이 길어져야 한다. 팔을 뻗고 엎드린 자세의 팔꿈치는 구부러진 팔다리에 먼저 체중을 지지한 후 펴진 팔다리에 체중을 지지하는 원리를 설명한다. 이 자세는 팔꿈치를 펴는 것 외에도 중심부의 등뼈 폄근을 이용한 항중력 폄, 어깨위팔뼈 폄 증가, 들어올린 머리와 상체를 안정시키기 위해 골반이 여전히 상대적으로 뒤쪽으로 기울어진 상태, 비교적 수동적인 다리 등이 특징이다.

팔꿈치로 지지하여 엎드린 자세와 팔을 뻗은 자세에서 다리는 확실히 수동적이지만, 이러한 자세에서 다리가 취하는 자세는 나중에 다리의 발달과 능동적인 사용을 예측할 수 있다.

이는 생리적 굽힘이 상실된 후 영유아에게 나타나는 다리 자세와 동일하다(그림 1.2A 및 1.26A 참조).

영유아가 팔꿈치를 펴고 엎드린 자세로 팔을 밀어 올리기 시작하면, 팔꿈치를 지지하여 엎드린 자세에서와 마찬가지로 그 자세에서 체중 이동을 시작한다. 체중 이동 시 한쪽 또는 다른 쪽 어깨에 많은 체중이 실리기 때문에 어깨 관절의 안정성이 향상된다. 체중이 옆으로 이동하면 결국 체중을 지지하는 쪽의 몸통이 늘어나면서 손을 뻗어 잡을 수 있는 능력과 함께 일방적인 체중 지지가 이루어진다. 뒤로 체중 이동을 하면 실제로 영유아가 이 자세에서 뒤로 움직이게 하여 어깨위팔뼈 신장을 증가시킬 수 있다. 뒤로 밀면서 영유아는 엉덩이를 바닥에서 들어 올려 무릎 위로 체중을 계속 뒤로 밀고 펴진 손에 체중을 싣고 네발자세를 취할 수 있다. 영유아가 충분한 힘으로 밀면 체중이 구부러진 무릎이 아닌 발가락으로 뒤로 이동하여 "팔 굽혀 펴기" 자세가 될 수 있다(그림 1.26B).

결과적으로 영유아는 손과 무릎으로 체중을 지지할 수 있도록 체중을 무릎으로 뒤쪽으로 옮기는 데 성공한다(네발자세 또는 four-point). 영유아는 이 동작 수행에 즐거움을 갖는다(그림 1.26C).

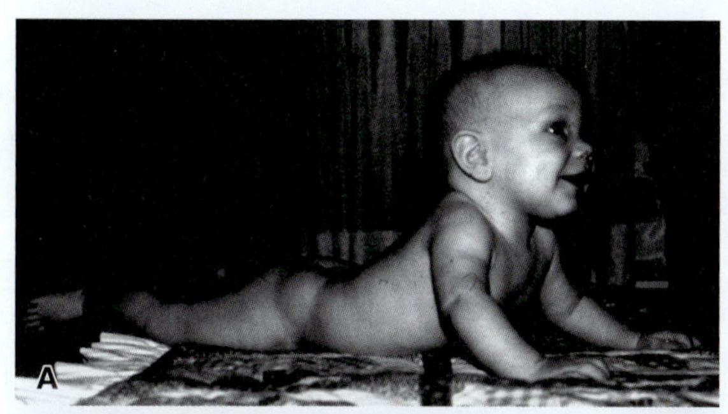

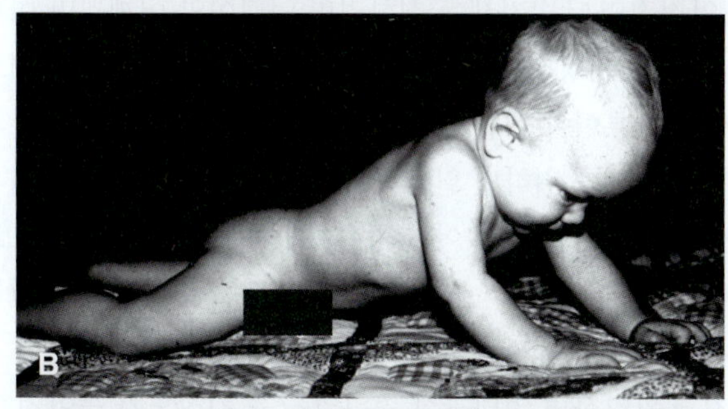

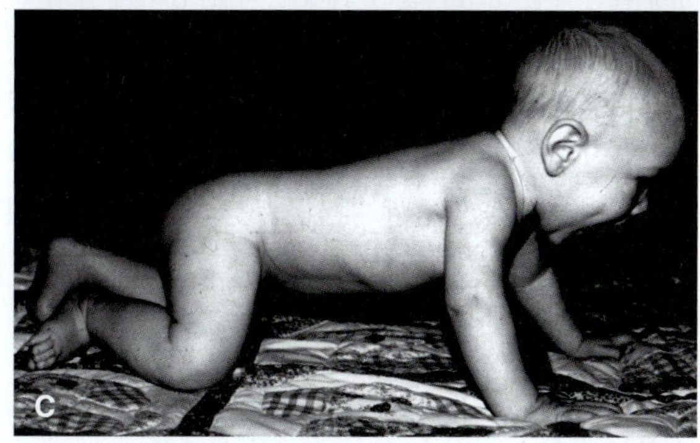

그림 1.26. 엎드려서 팔을 쭉 뻗은 자세에서 네발자세로 전환하기 A: 엎드려서 팔을 뻗은 자세 B: 팔 굽혀 펴기 전환 자세 C: 네발자세

지렛대 엎드린 자세(Pivot prone)

생후 약 5개월이 되면 영유아는 골반과 어깨뼈의 이동성에 기여하는 흥미로운 기술을 발달시킨다. 그림 1.27에서 볼 수 있는 지렛대 엎드린 자세는 양상은 머리-꼬리쪽으로 발달이 진행하고 폄을 이용하여 목, 중심부의 몸통 및 다리의 폄을 사용한다. 골반은 앞쪽으로 기울어져 있고 엉덩이는 과폄되어 있다. 팔은 마름근에 의해 어깨뼈가 모음된 상태에서 높게 올라간(high guard) 자세를 취한다. 팔은 어깨에서 수평으로 벌림되고 팔꿈치에서 구부러진다. 팔다리를 위로 올리는 자세로 팔이음뼈를 다시 뒤당김(retraction)과 함께 몸통의 폄이 향상된다. 지렛대 양상을 취하려면 앞쪽 근육이 길어져야 한다. 영유아가 지렛대 엎드린 자세에서 안정감을 갖게 되면, 영유아는 지렛대 엎드린 자세와 팔꿈치를 폄 자세를 번갈아 가며 장난스럽게 움직이게 된다. 이러한 방식으로 영유아는 어깨뼈와 골반의 움직임을 연습한다. 팔이음뼈는 팔꿈치로 지지하여 엎드린 자세의 폄과 지렛대 엎드린 자세의 내밈(protraction)을 번갈아 가며 변경한다. 다리이음뼈는 팔꿈치로 지지하여 엎드린 자세의 골반 뒤쪽 기울임과 지렛대 엎드린 자세의 골반 앞쪽 기울임 사이에서 움직인다. 아

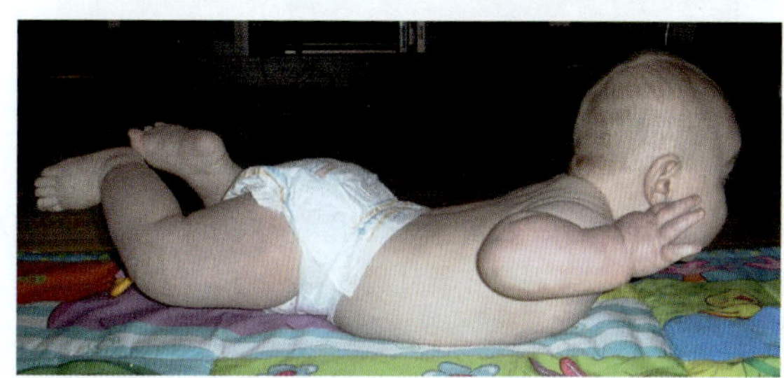

그림 1.27. 앞쪽 몸통과 하지 근육이 늘어나고 팔이음뼈가 수축되는 지렛대 엎드린 자세, 몸통의 중간과 아래쪽만 지지면에 닿는다.

기는 활력이 넘쳐서 실제로 자신의 다리로 버둥거리면서 원을 그리며 돌리거나 두 가지의 자세를 빠르게 번갈아 가며 발로 차기도 한다.

네발자세(Quadruped)

다른 자세와 마찬가지로 손-무릎 자세의 초기 시도는 일반적으로 다리가 체중을 수용하는 최적의 위치가 아니기 때문에 개선되지 않는 경우가 많다(그림 1.28). 그러나 연습을 통해 영유아는 다른 새로운 기술을 습득하게 된다. 그림 1.2B를 다시 참조 바란다. 영유아의 열린 손은 구부린 어깨 아래에 정렬되어 있고 무릎은 구부린 엉덩이 아래에 정렬되어 있다. 네발자세에서 다리의 활발한 움직임은 엉덩관절 근육의 동시수축으로 인한 엉덩관절 주변의 안정성을 필요로 한다. 발달 방향의 원리는 네발자세에서 잘 설명된다. 구부린 팔꿈치에 체중을 지지하던 것이 펴진 팔꿈치에 체중을 지지하는 방식으로 바뀌었다. 머리-꼬리쪽 발달에 따라 팔꿈치에 지지하여 엎드린 자세와 달리 다리가 능동적으로 참여하게 된다. 아이가 네발자세의 체중 이동 단계로 이동함에 따라 엎드려 팔꿈치에 지지한 자세와 엎드려 팔을 뻗은 자세에서와 마찬가지로 네발자세의 안정성이 증가한다. 팔이 닫힌 사슬에 고정된 상태에서 체중이 후방으로 이동하면 어깨위팔뼈 신장이 촉진된다.

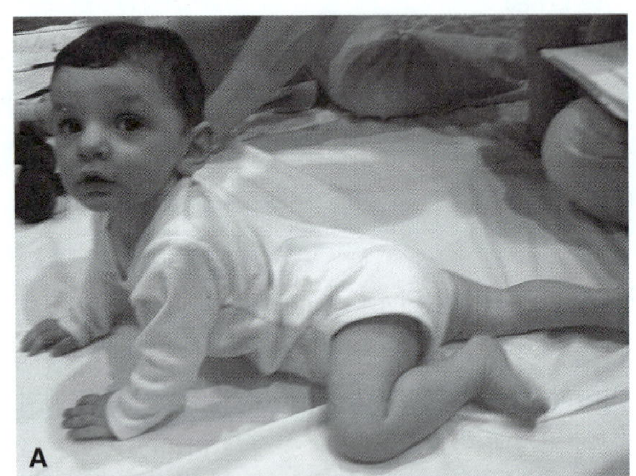

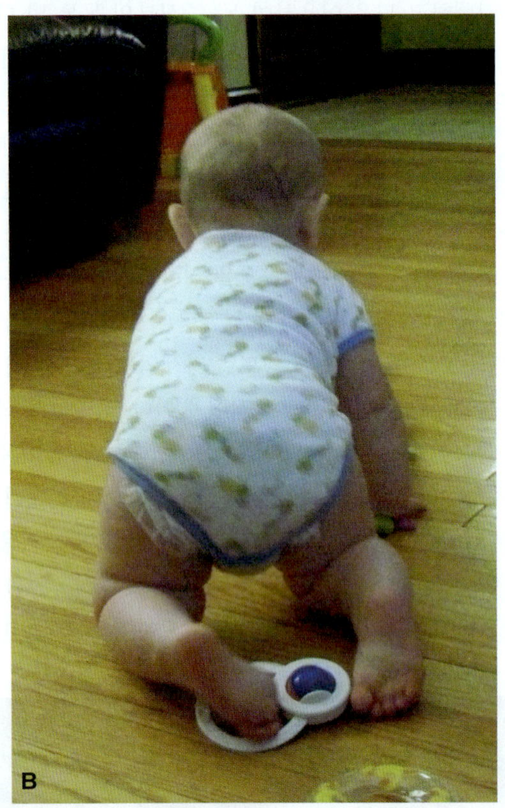

그림 1.28. 엉덩관절 벌림 및 가쪽돌림을 동반한 미성숙한 네발자세, 체중을 지지하는 정렬 상태가 좋지 않은 하지; 팔다리의 역방향 및 반대쪽 움직임.
A: 허리뼈 앞굽음증, 즉 네발자세에서 복부가 약하거나 활성화되지 않았음을 나타내는 징후에 주목하라. B: 네발자세가 개선되었으나 지지면이 넓어 기어갈때 가쪽으로 체중이 이동하는 것을 방해한다.

특히 초기네발자세에서의 시도과정에서는 과도한 다리의 벌림으로 인해 지지면을 넓힌다(그림 1.28B). 이렇게 넓은 지지면은 영유아의 안정에 도움이 된다. 그러나 한쪽으로 체중 지지를 달성하는 데 필요한 적절한 옆으로의 체중 이동을 방해한다. 상체와 하체 모두에서 한쪽 체중을 지지해야 기어서 앞으로 나아갈 때 팔과 다리를 자유롭게 움직일 수 있다.

안정적인 네발자세를 취하려면 엉덩이와 어깨뿐만 아니라 몸통도 안정적이어야 한다. 몸통 굽힘근과 폄근이 서로 균형을 이루어야 네발자세에서 등이 평평해진다. 아이가 처음 네발자세를 취하면 일반적으로 배 근육이 아직 발달하지 않았고 약하기 때문에 어린 영유아의 허리뼈 앞굽음증을 보인다. 이는 배 근육이 덜 발달하고 엉덩관절 굽힘근이 안정화하기 위해 강하게 수축하기 때문이다. 엉덩관절 굽힘이 지나치게 활발하면 엉덩관절 주위의 근육 긴장도가 높아져 안정성이 떨어진다. 엉덩관절 굽힘 자세가 증가하면 허리뼈 앞굽음증이나 골반 앞쪽 기울임이 증가한다. 배의 발달은 영유아가 엎드린 자세에서 머리를 들어 올리는 데 필수적인 골반 뒤쪽 기울임을 처음 습득할 때 시작된다. 배 근육의 활성화로 인한 골반 뒤쪽 기울임으로 안정적인 팔꿈치를 지지한 엎드린 자세를 취하게 되면서 배 근육을 수축하고 강화하기 위해 바로 누운 자세에서 변화가 일어나고 있다. 배 근육은 몸통의 폄근과 균형을 맞추기 위해 계속 발달한다. 허리뼈 굽힘근과 폄근의 균형을 통해 등이 평평한 네발자세가 완성된다(그림 1.2B 참조).

엎드린 자세에서의 이동(Locomotion in prone)

이동은 한 장소에서 다른 장소로의 움직임으로 정의된다.[1] 일반적으로 엎드린 자세에서는 여섯 가지의 이동방식이 발달한다. 발달 순서는 돌진(scooting), 배밀이, 지렛대 엎드린 자세, 뒤집기, 네발기기, 곰 자세로 기기이다. 일부 이동형태는 생후 약 5개월에 배밀이와 지렛대 엎드린 자세가 거의 동시에 발달하여 사용할 수 있다. 또한 특정 아동에게 하나 이상의 운동 방식이 발달하지 않는 것은 흔하다. 이러한 발달 부족으로 인한 장기적인 부정적인 영향은 없다. 그러나 다양한 형태의 엎드린 자세에서 일반적으로 발달하거나 향상되는 운동 구성 요소를 다른 방식으로 발달시키는 것이 어린이에게 중요하다.

생후 며칠이 지나면 아기는 침대에서 몸을 흔들고 돌진하며 움직일 수 있다. 이것이 첫 번째 형태의 이동이다. 낮잠을 자기 위해 영유아용 침대 한가운데에 놓인 영유아는 필수적으로 영유아용 침대 구석으로 가는 길을 찾게 된다. 구석이 제공하는 친밀감과 안정감은 특히 자궁의 좁은 공간에서 40주를 보낸 아이에게 편안함을 주는 것으로 알려져 있다. 영유아는 몸을 흔들고 움직일 수 있으므로 아무리 어린 영유아라도 소파, 성인용 침대, 기저귀 교환대 또는 매트 테이블과 같이 높은 곳에 혼자 방치해서는 안 된다.

처음 2개월 동안 영유아가 엎드린 자세나 바로 누운 자세에 있을 때는 몸을 꿈틀거리고 앞으로 움직이는 것이 주된 이동이다. 영유아가 팔꿈치로 지지하여 엎드린 자세를 완성하고 안정되면, 팔꿈치와 앞 팔을 바닥에 펴고 어깨를 펴서 몸을 앞으로 움직이면서 배밀이의 동작으로 이동할 수 있다. 배밀이는 생후 3개월부터 8-9개월 사이의 영유아가 사용할 수 있는 이동 동작이다. 배밀이는 "바닥을 따라 몸을 끌면서 천천히 움직이는 것"으로 정의된다.[10,47,48,106] 처음 시도는 영유아가 어깨를 펴는 대신 구부리기 때문에 몸이 뒤로 가는 경우가 많다. 영유아가 앞으로 나아갈 수 있게 되면 양쪽 아래팔을 동시에 앞으로 움직여 기어가거나 팔의 교차동작을 사용하여 기어갈 수 있다(그림 1.29). 이 교차 동작은 교차 네발기기, 곰 자세로 기는 동작 및 교차로 팔을 흔들며 걷는 동작의 이전 발달이다.

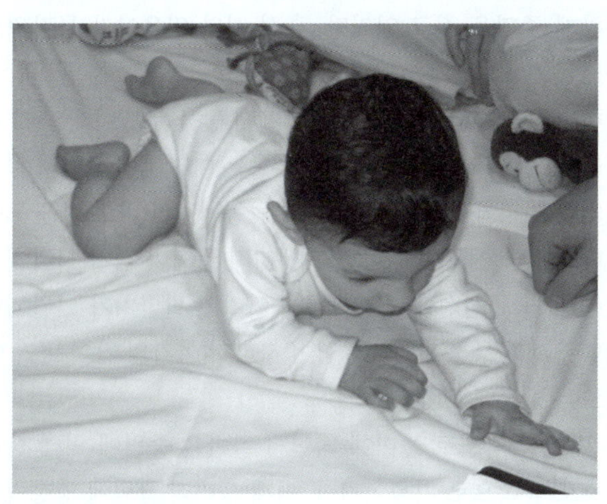

그림 1.29. 상지를 교차하여 사용하는 배밀이

배밀이의 가장 큰 특징은 아기의 배가 바닥에 닿는다는 점이다. 이는 몸통이 얼굴에 직접 닿지 않고 손과 무릎으로 바닥을 가로질러 이동하는 것을 의미하는 네발기기와 비교된다.[10,46-49,106] 구별 요소가 중요하지 않아 보일 수 있지만, 특히 일반 대중이 두 용어를 동의어로 사용하는 경우가 많기 때문에 의료 전문 분야에서는 배밀이와 네발기기를 구분하여 용어를 일관되게 사용함으로써 오해의 여지를 없애는 것이 중요하다.

배밀이에서 다리는 기본적으로 수동적인 반면 팔은 함께 또는 교차적으로 움직인다. 팔을 비교차적으로 사용하는 배밀이는 몸통의 회전이 필요하지 않지만, 교차적 배밀이는 몸통 축에서 회전이 필요하다. 몸통 회전에서는 나머지 부분은 안정된 상태에서 상체 또는 하체가 움직인다. 상부 몸통의 회전은 상부 몸통이 안정적으로 움직이지 않는 하부 몸통 위에서 움직이는 것을 의미한다. 그 반대도 마찬가지다. 팔을 교차적으로 배밀이를 하려면 점점 복잡한 움직임인 역회전이 필요하다. 이 반대 동작에서는 몸통 내에서의 역회전이 필요하다. 역회전은 상부 몸통을 한쪽으로 회전하고 하부 몸통을 반대 방향으로 회전하는 것으로 정의된다. 몸통의 역회전은 몸통의 단순한 회전과는 다른 움직임이다.

앞서 설명한 것처럼 엎드린 자세에서 회전하는 일부 영유아가 특정 방향으로 의도적으로 움직이기 위해 기어가거나 구르는 동작과 함께 사용하는 일종의 이동이다. 예를 들어, 영유아가 자신의 주변 공간에서 벗어난 장난감에 닿고 싶은 경우, 영유아는 이러한 동작을 적절히 조합하여 장난감에 도달한다.

또 다른 이동 수단인 엎드린 자세에서 바로 누운 자세로, 바로 누운 자세에서 엎드린 자세로 뒤집는 동작은 생후 5-6개월이 되면 영유아에게 발달한다. 아직 효율적인 이동 형태가 부족하지만, 영유아가 엎드린 자세에서 바로 누운 자세로, 바로 누운 자세에서 엎드린 자세로 뒤집는 데 성공하면 뒤집기와 기어가기를 함께 사용하여 바닥을 가로질러 특

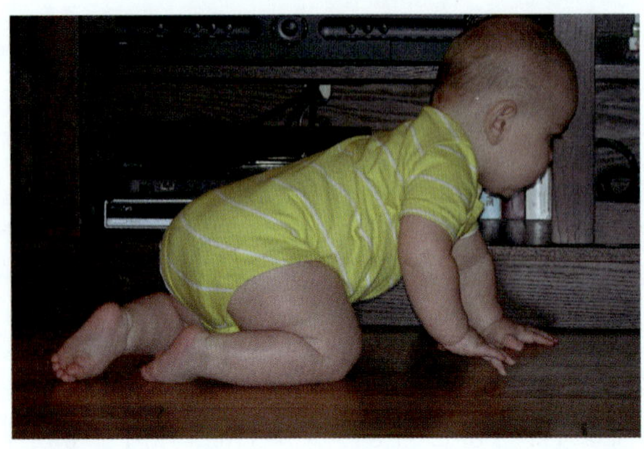

그림 1.30. 상지와 하지의 교차적 사용으로 인한 네발기기; 허리뼈 앞굽음증의 상실에 주목하며, 이는 허리뼈 굽힘근과 폄근이 함께 수축하고 있음을 나타낸다(그림 1.28과 비교).

정 방향으로 이동할 수 있다. 생후 6-7개월이 되면 엎드려서 팔을 뻗은 상태에서 몸을 뒤로 밀고 엉덩이를 공중으로 들어 올려 네발자세(손과 무릎을 꿇은 자세)를 시도하기 시작한다. 네발기기 자세라고도 하는 이 자세는 다음 이동 자세인 네발기기가 발달할 수 있는 자세이다. 팔과 다리 모두 네발기기에 동등하게 참여한다(그림 1.30).

아기가 손과 무릎에 안정되면 다양한 방향으로 체중이 이동하는 일반적인 과정이 발생한다. 체중 이동이 조절되면 아기는 한 번에 한 팔다리를 들어 올릴 수 있으며, 결국 한쪽 팔과 반대쪽 다리를 한 번에 들어 올릴 수 있게 된다. 이러한 움직임은 생후 약 9-11개월에 손과 무릎을 기는 동작으로 이어진다. 정교한 기어가기는 반대측을 상호교차적으로 사용한다. 즉, 아이는 한쪽 팔과 반대쪽 다리를 동시에 앞으로 나가면서(교차성) 다른 쪽 팔과 다리도 함께 움직이는 왕복 운동을 한다. 이 교차성 운동은 몸통의 회전뿐만 아니라 역회

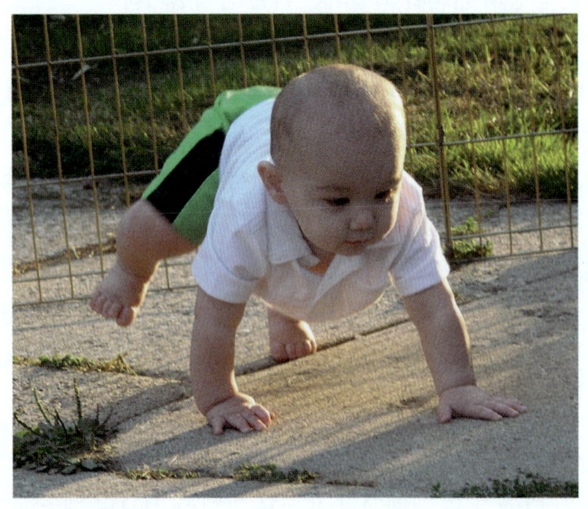

그림 1.31. 곰 걸음이라고도 불리는 곰자세 기기

전도 필요하다. 네발기기의 교차적 활동은 축 회전과 팔다리의 상호 사용을 개선하여 높은 수준의 동작에서 사용할 수 있도록 역회전을 강화하는 데 도움이 된다.

손바닥과 발바닥이 바닥에 닿아있는(plantigrade) 곰 걸음이라고도 불리는 곰 자세 기기는 이동의 한 형태라기보다는 과도기적인 자세에 가깝다. 하지만 일부 아동 손바닥과 발바닥이 바닥에 닿아있는 곰 자세를 사용하여 이동하기도 한다. 대부분의 경우 이러한 유형의 기는 동작은 환경적, 정신적 요인의 결과일 수 있다. 예를 들어, 아동이 맨 무릎이고 콘크리트나 기타 거친 바닥을 기어가야 한다면 네발기기보다 곰 자세 기기를 선택할 수 있다(그림 1.31 참조). 이것은 발달의 동적인 특성을 보여준다. 성숙 외에도 많은 요인이 운동 능력 발달에 영향을 미친다.

과도기적 자세인 곰 자세는 아이가 엎드린 자세에서 일어서기 위한 하나의 수단으로 사용된다. 초기 시도에서 아이는 곰 자세를 거쳐 바로 서기 자세로 일어설 때 가구나 벽에 의지하여 도움을 받을 수 있다.

바로 누운 자세(Supine progression)

바로 누운 자세와 끌어당겨 앉기(Supine Lying and Pull to Sitting)

엎드린 자세에서의 발달과 마찬가지로, 바로 누운 자세에서의 발달은 알려진 순서대로 진행된다. 만삭아는 바로누워있는 자세에서 생리적 굽힘이 지배적이며, 약간의 목 굽힘, 머리가 정중선 쪽으로 유지되고 팔꿈치 굽힘, 골반 뒤기울임, 엉덩관절 모음, 엉덩관절 및 무릎 굽힘 자세를 보인다. 발은 일반적으로 공중에 떠서 바닥에 닿지 않는다. 손은 느슨하게 주먹을 쥐고 있지만, 휴식 시와 영유아가 무작위로 움직일 때 모두 자주 벌린다(그림 1.32). 영유아를 끌어당겨 앉히면 검사자는 영유아의 손목에서 팔을 부드럽게 당기고, 머리는 몸과 수평을 이루며, 영유아는 머리의 움직임이 없는 것처럼 머리가 뒤로 쳐지지 않고 능동적인 머리 조절을 모방한다. 생후 1개월이 지나면서 생리적 굽힘이 점차 사라지면서 머리가 중심선에서 옆으로 돌아가고 팔꿈치가 이완되며 엉덩관절과 무릎관절의 굽힘이 사라져 아기의 발이 바닥 아래로 내려온다(그림 1.33).

발이 바닥으로 놓이게 되면서 골반은 중력에 의해 상대적으로 앞쪽으로 기울어지며, 이제 생리적 굽힘에 영향력에서 사라지게 된다. 엉덩관절 벌림 및 가쪽돌림이 증가하기

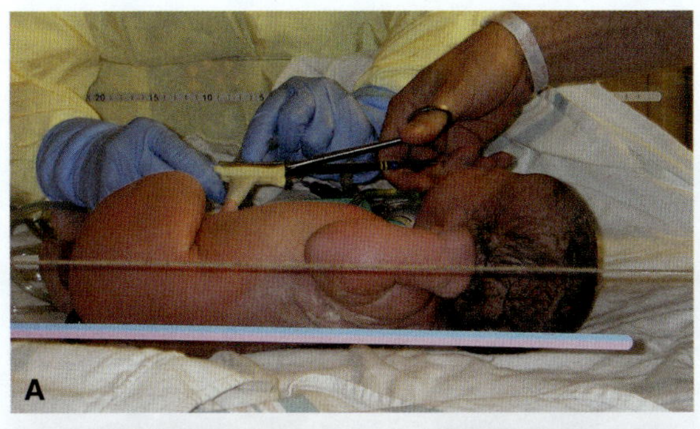

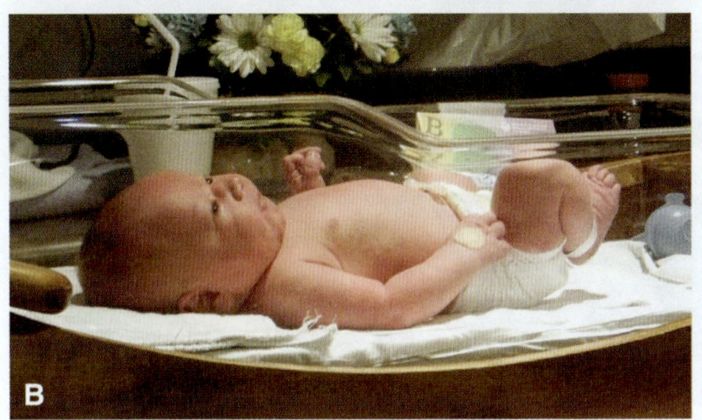

그림 1.32. 만삭아의 바로 누운 자세에서의 생리적 굽힘, 발은 지지면 위에 있고 손과 손가락은 주먹을 쥔 상태로 일관되지 않은 것을 확인할 수 있는다. A: 생후 몇 분 밖에 되지 않은 신생아에서 보이는 생리적 굽힘. B: 생리적 굽힘, 출생 후 24시간이 지난 신생아의 바로 누운 자세이다. A와 B에서 신생아의 손이 일관성 없이 주먹을 쥐고 있는 것을 확인한다.

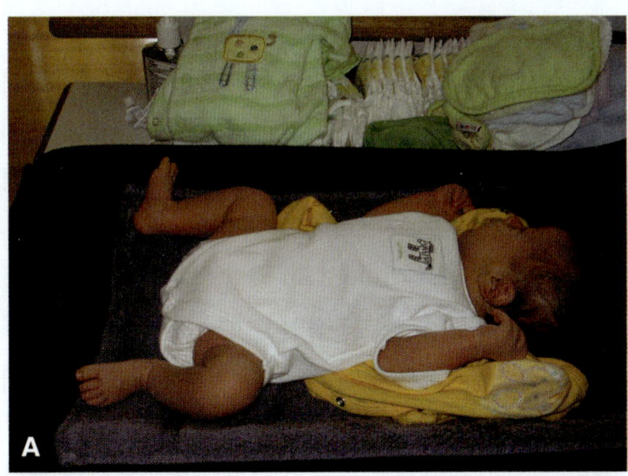

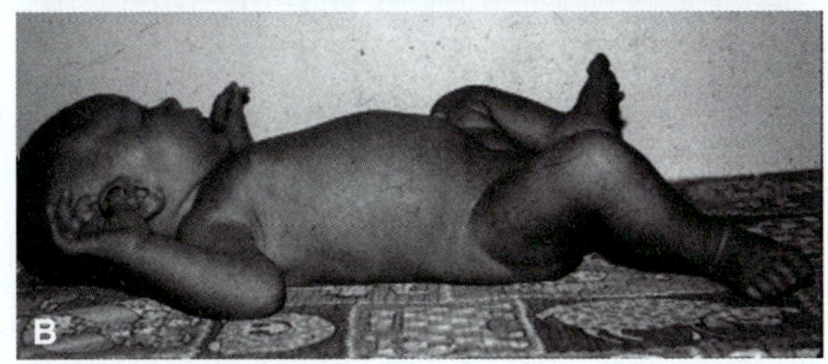

그림 1.33. 생리적 굽힘이 감소함에 따라 엉덩관절과 무릎관절의 굽힘이 점차 감소하여(A) 발이 지지면에 안착할 수 있게 된다(B).

시작한다. 끌어당겨 앉힐 때 머리가 뒤로 쳐진다. 이는 아이가 앉은 자세로 당겨질 때 더 이상 생리적 굽힘으로 받쳐지지 않고, 머리가 나머지 신체를 따라오지 못한다는 것을 의미한다. 항중력 굽힘근은 아직 발달하지 않았다. 머리를 능동적으로 조절하지 않으면 아이가 앉은 자세로 당겨질 때 머리가 중력에 의해 뒤로 떨어진다. 시간이 지남에 따라 항중력 목 굽힘근이 강해지고 능동적인 머리 조절 능력이 발달함에 따라 영유아는 앉은 자세로 당겨질 때 머리가 뒤로 쳐지는 것이 점점 줄어들게 된다. 생리적 굽힘의 상실에 따른 초기 머리 뒤처짐 기간이 지나면 영유아는 머리를 몸과 일직선으로 유지하기 시작한다. 그런 다음 영유아는 앉도록 당겨지는 자극이 발생하자마자 머리를 앞으로 끌어당기는 법을 배운다. 다음 순서로, 끌어당겨 앉히기 동작을 하는 동안 엉덩관절에서 능동적으로 구부러지기 시작한다. 마지막으로 발달하는 것은, 당겨 앉을 때 목 굽힘근, 몸통 굽힘근 및 엉덩관절 굽힘근을 수축한다. 그림 1.34는 당겨 앉기 동작의 순서를 보여준다.

첫 1개월 이후 누운 상태에서 영유아는 머리를 한쪽 또는 다른 쪽으로 돌리는데, 이는 ATNR의 영향을 받는다. 그림 1.3에서 볼 수 있듯이 ATNR은 깨어 있는 동안과 수면 중에 영유아에게 나타나며 시간이 지남에 따라 감소한다. 이 반사는 시작되며 예측 가능한 팔다리 움직임과 함께 목의 비대칭적인 폄을 통해 나타난다. ATNR의 영향으로 머리를 약간 과폄 상태로 한쪽으로 돌리면 목의 고유수용성 감각 수용기가 자극을 받는다. 이로 인해 고개를 돌린 쪽인 얼굴쪽은 팔다리가 펴지고 반대쪽 팔다리인 뒤통수쪽의 팔다리는 구부러진다. ATNR의 영향은 일반적으로 다리보다 팔에서 강하게 나타난다. ATNR은 생후 첫 4개월 동안의 정상적인 영유아에서 볼 수 있으며, 자극할 때마다 동일한 반응이 나오는 강한 반응은 없다. 이 자세를 흔히 펜싱 자세라고 한다(그림 1.3 참조). 이 시기의 거의 모든 영유아에게서 이 펜싱 자세가 나타나고 바로 누운 자세와 지지해서 앉은 자세에서 반복적으로 보이지만, 일반적인 영유아에서는 팔다리나 머리의 자발적 또는 수동적 움직임을 제한할 정도로 ATNR이 강하지 않다. ATNR이 고정적으로 나타나거나, 첫 몇 개월 동안 의무적으로 나타나거나, 팔다리에 강한 굽힘근 또는 폄근을 생성하는 경우 비전형 신경 운동 발달의 징후일 수 있다. 전형적인 영유아의 경우, ATNR 반사의 강도는 시간이 지남에 따라 감소하여 4개월이 되면 일관성 없이 나타나다가 최종적으로 통합되는 것으로 알려져 있다.[96,98,99,107]

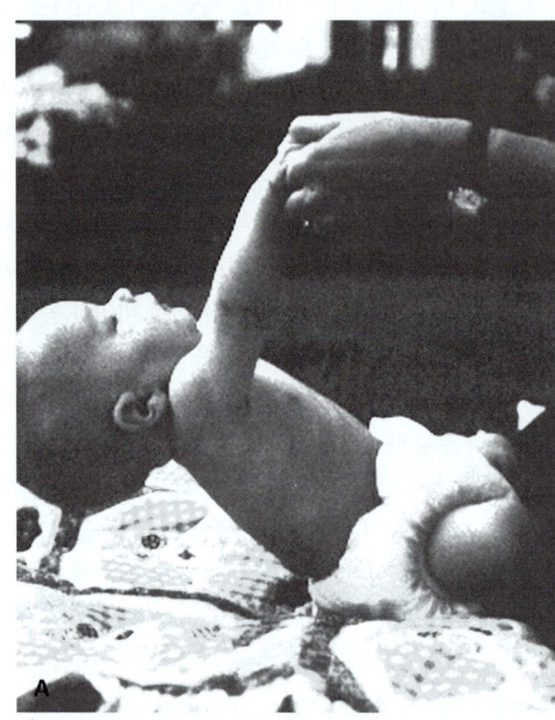
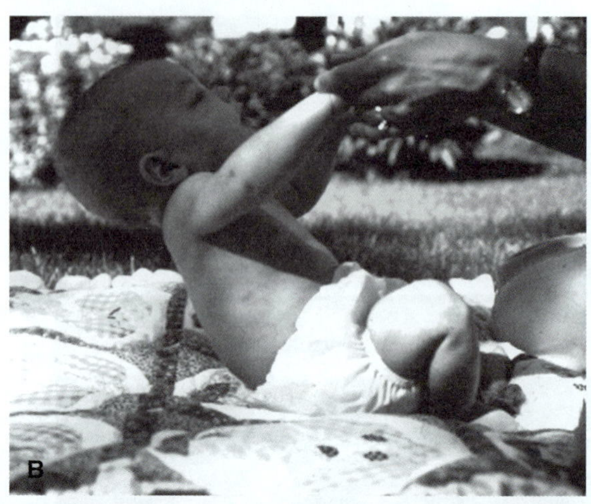
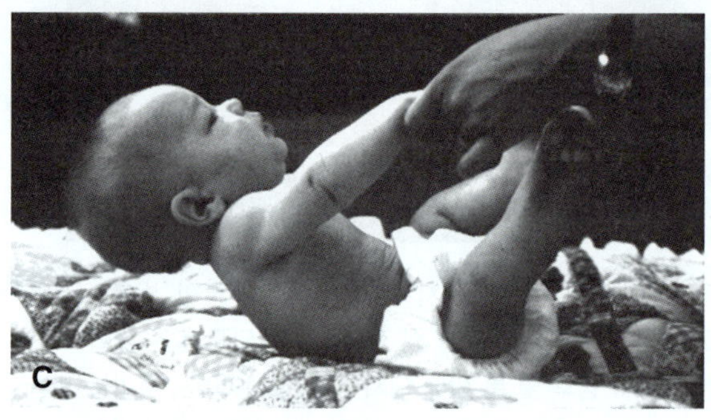

그림 1.34. 끌어당겨 앉기 A: 끌어당겨 앉힐 때 머리가 뒤로 쳐지며, 이는 목 굽힘근의 항중력 조절이 부족함을 나타낸다. B: 당겨서 앉았을 때 머리가 뒤로 쳐지지 않는다; 아이가 성숙하고 항중력 목 굽힘근의 조절이 발달함에 따라 아이가 머리를 몸과 같은 선상에 유지한다. C: 아이가 앉도록 당겨질 때 목, 몸통 및 엉덩관절 굽힘근이 항중력 적으로 능동적인 수축을 한다.

ATNR은 영유아의 분리움직임이 부족하다는 증거이다.

분리움직임이란 인간이 머리와 독립적으로 팔다리를 움직이고, 팔다리를 서로 독립적으로 움직이고, 같은 팔다리 내의 관절을 독립적으로 움직이고, 머리와 독립적으로 몸을 움직일 수 있는 능력을 말한다. ATNR을 보이는 영유아에게 머리와 팔다리의 분리움직임이 부족하다. 목의 고유수용성 감각 수용기는 팔 다리의 위치에 영향을 준다.

영유아가 성숙해질수록 ATNR이 영향력이 줄어들며 팔다리는 더 이상 머리의 위치에 따라 특정 자세를 취하지 않아 개별적으로 움직일 수 있게 된다.

바로 누운 자세와 엎드린 자세에 영향을 미치는 또 다른 반사는 긴장성 미로 반사이다. 전형적인 신경 운동 발달에서 긴장성 미로 반사의 역할은 잘 알려져 있지 않지만, 엎드린 자세에서 굽힘근의 긴장도과 바로 누운 자세에서 폄근의 긴장도에 대한 근본적인 요인을 제공하는 것으로 보인다.[96,98,99,107] 이 반사에 대한 수용체는 귀의 미로에 있으며 지속적인 중력에 반응한다. 엎드린 자세와 바로 누운 자세에서 머리를 들어 올리고 엎드린 자세에서 전신 항중력 폄(지렛대 엎드린 양상)과 바로 누운 자세에서 항중력 굽힘(발에서 입까지 양상)을 수행하는 기본 기능 기술은 일반적인 영유아에서는 움직임 시작 시 안정된 긴장도가 과도하지 않기 때문에 조절되는 동작들이다. 그러나 아기의 운동 발달상에 긴장성 미로 반사에 의해 부정적인 영향을 받아 폄근 또는 굽힘근의 근육과다 긴장증을 나타내어 한쪽 또는 양쪽 자세에서 대항근의 항중력 수축이 발달하지 못할 수 있다. 예를 들어, 바로 누운 자세에서 굽힘근의 긴장도가 과도하면 폄근이 이완되지 않아 대항근이 수축할 수 없다. 작용근이 수축 혹은 수축될 때 대항근이 이완 혹은 신장되는 능력인 상호 억제 기전의 상실이 감각 운동장애를 일으킬 수 있다.

ATNR이 감소함에 따라 영유아는 바로 누운 자세에서 대칭적으로 보이기 시작한다(그림 1.35). 머리를 정중선까지 가져오고 유지할 수 있는 능력은 중요한 발달 지표이다. 두 가지 과정이 상호 작용하여 머리에서 정중선까지 움직일 수 있다.

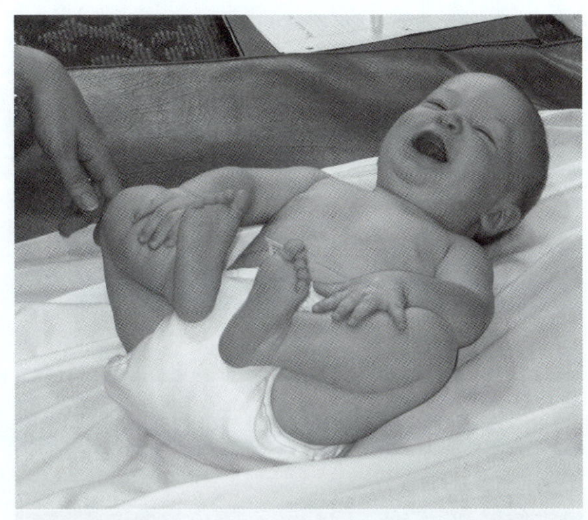

그림 1.35. 생후 6-7개월에 나타나는 대칭적 자세

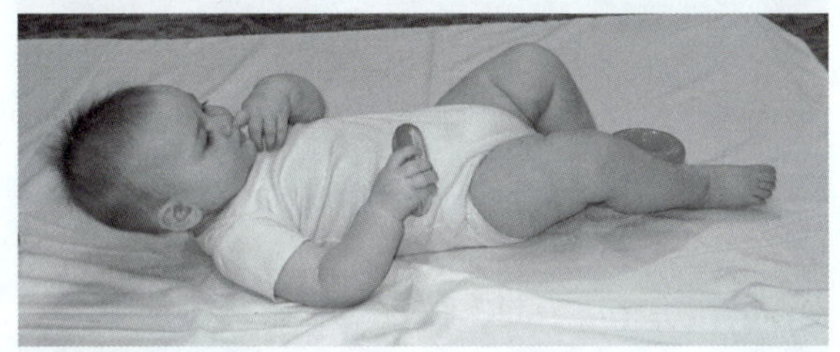

그림 1.36. 항중력 목 굽힘이 잘 발달되었음을 나타내는 바로 누운 자세에서 머리를 들어 올리는 모습

ATNR은 머리의 자세에 비대칭적인 영향을 미치기 때문에 ATNR이 감소하면 목 폄근은 더 이상 반사 반응으로 수축하지 않는다. 오히려 이완되어 더 이상 고개를 한쪽으로 숙이지 않게 된다. 동시에 이 수동적 요인은 누운 상태에서 발생하며, 목 굽힘근은 항중력 근육으로 작용하기 시작하여 머리를 능동적으로 정중선으로 가져오는 데 도움을 준다. 결국, 목 굽힘근은 머리를 정중선으로 가져올 수 있을 만큼 충분히 강해져 누운 상태에서 영유아의 머리를 수면에서 들어 올릴 수 있게 된다(그림 1.36). 바로 누운 자세에서의 발달은 2-4개월 동안 이루어지며, 동시에 목 폄근이 엎드린 자세에서 항중력 근육으로 발달하는 시기이기도 하다. 엎드린 자세에서 머리를 들어 올리는 완전한 발달(4개월)은 바로 누운 자세에서 머리를 완전히 들어올리는 발달(5개월) 직전에 이루어진다. 바로 누운 자세에서 머리를 들어올리기 위해 목 굽힘근이 수축할 때 목 폄근은 늘어나야 한다. 이것은 상호 억제의 또 다른 예이다. 신경 운동 병리가 있는 아동은 목 폄근을 신장하거나 이완하는 능력이 부족할 수 있다.

머리-꼬리쪽 방향의 발달이 누운 상태에서 계속 진행됨에 따라 팔의 조절된 움직임은 의지적 움직임과 그에 따른 어깨 관절의 안정화가 시작된다. 팔꿈치로 지지하여 엎드린 자세에서 체중을 지지한 상태(닫힌 사슬)에서 팔이음뼈의 안정성을 발달시키는 데 도움이 되고, 바로 누운 자세는 체중을 지지하지 않는 상태(열린 사슬)로의 안정성을 얻는다.

생후 첫 3개월 동안 영유아는 팔을 공간에서 멈추거나 잡았던 것을 놓아버리는 동작에 대한 조절을 거의 할 수 없다. 아이는 팔이음뼈의 안정성과 몸에서 떨어진 공간에서 손을 사용할 힘이 부족하기 때문에 손을 몸에 가까이 대고 물체를 잡으려고 시도한다(그림 1.4 참조). 어깨 모음을 사용하면 팔이 영유아의 몸 측면에 고정되어 이 시점에서 영유아가 아는 유일한 방법으로 안정성을 제공한다. 이 과정을 고정(fixing)이라고 한다. 고정은 모든 자세에서 중력을 기준으로 신체를 안정시키려는 첫 번째 시도에서 발생하는 정상적이지 않은 발달 과정이다. 첫 번째 시도는 진정한 항중력 안정성이 아니다. 대신 특정 자세의 적절한 근육이 중력에 대해 안정화하거나 고정하는 법을 배울 때까지(항중력) 중력에 고정하여 안정화시키는 일시적인 수단이다.

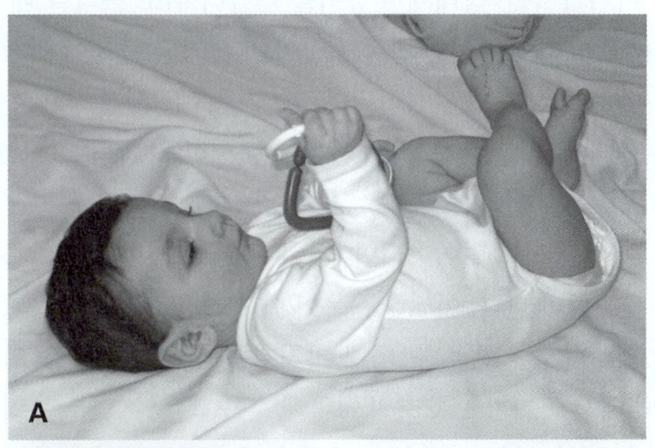

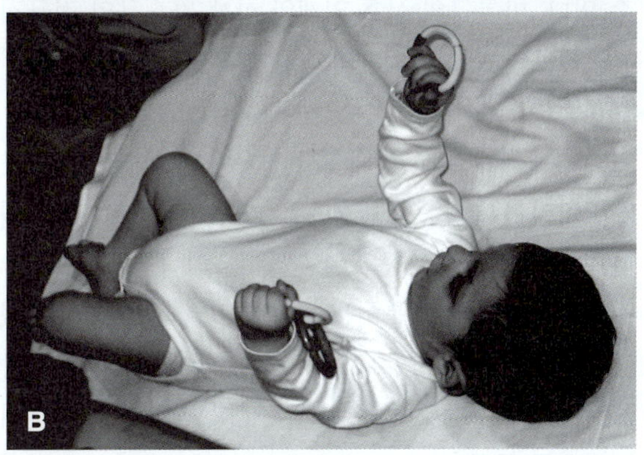

그림 1.37. 팔 뻗기 A: 팔이음뼈에서 안정성이 확보되면 손을 뻗어 장난감을 잡을 수 있으며, 머리와 손의 중앙에 있음에 주목하자. B: 앞톱니근의 항중력 조절을 사용하여 공간으로 손을 뻗을 수 있으며, 누운 자세의 대칭과 동시에 손을 따로 사용하는 것에 주목하십시오.

항중력 근육으로 작용할 수 있을 만큼 강한 근육군이 출현하지 않으면 발달은 지연된다. 근본적으로 항중력 근육 활동은 앉을 때, 무릎을 꿇거나 무릎을 꿇고 서 있을 때, 네발로 기거나 바로 설 때 등 중력에 대항하여 사람을 똑바로 세우는 역할을 한다. 정상적인 성숙한 동작에서 폄근은 항중력 근육이다. 여기에는 척추 세움근, 큰볼기근, 몸쪽 뒤넙다리근 및 넙다리 네갈래근이 포함된다. 그러나 바로 누운 자세에서는 굽힘근이 항중력 근육으로 작용한다. 특정 굽힘근에는 목 굽힘근, 배 근육, 엉덩관절 굽힘근이 포함된다.

영유아가 어깨 관절 주변의 모든 근육의 동시수축을 통해 어깨 안정성을 발달시키면 손을 뻗어 장난감을 잡을 수 있게 되며(그림 1.37A), 잡기 및 조작 기술이 나타나기 시작한다. 이 소근육 발달 과정은 약 18개월이 소요되며 생후 약 30개월이 지나야 완성된다. 잡기 및 쥐기 발달에 대해서는 이 장의 다른 부분에서 설명한다.

손은 무릎과 발을 잡고, 발은 입으로 가져가기(Hands to Knees and Feet, Feet to Mouth)

아기가 누운 상태에서 중력을 거슬러 위로 올라갈 때 또 다른 발달의 획기적인 변화가 일어난다. 가슴 근육이 활성화되면서 배 근육도 활성화된다. 가슴 근육은 부분적으로 누운 상태에서 팔을 천장을 향해 뻗는 역할을 담당한다(그림 1.37B).

이 움직임이 일어나려면 앞톱니근이 활성화되고 마름근이 늘어나야 한다. 이러한 근육이 함께 작용하여 팔이음뼈를 앞으로 나오게 해준다. 이제 기저귀를 채우거나 옷을 입힌 상태에서 아기가 보호자의 얼굴에 손을 뻗을 수 있는 능력을 볼 수 있다. 마름근의 상호 억제와 함께 가슴근의 적극적인 사용은 최근의 ATNR 억제와 함께 영유아가 손을 위로 뻗고 손을 정중선으로 가져올 수 있게 해준다.

생후 5개월에 누운 상태에서 영유아는 대항근인 폄근이 다시 길어지면서 항중력 굽힘근을 계속 조절할 수 있게 되면서 다리를 수면에서 능동적으로 들어올리기 시작하고 이 시기에 발바닥끼리 마주 붙이는 현상을 일반적으로 볼 수 있다(그림 1.38). 다음으로 영유아는 무릎을 향해 손을 뻗은 다음 발을 향해 손을 뻗는다. 처음에는 그림 1.35에서 보는 것처럼 손을 같은쪽 무릎과 발에 뻗었다가 결국에는 팔은 중심선을 넘을 수 있게 되어 반대쪽 무릎 또는 발에 손을 얹을 수 있게 된다(그림 1.39). 영유아의 신체 접촉은 신체 이미지 또는 신체 도식(body scheme)이 발달하는 과정에서 매우 중요하다.[97]

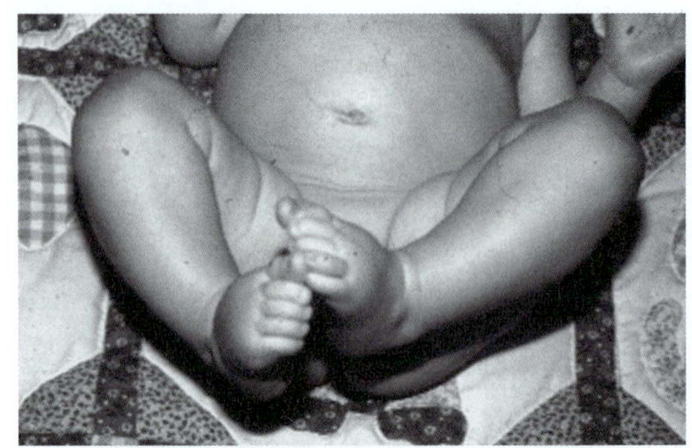

그림 1.38. 5개월에 누운 자세에서 발과 발이 접촉

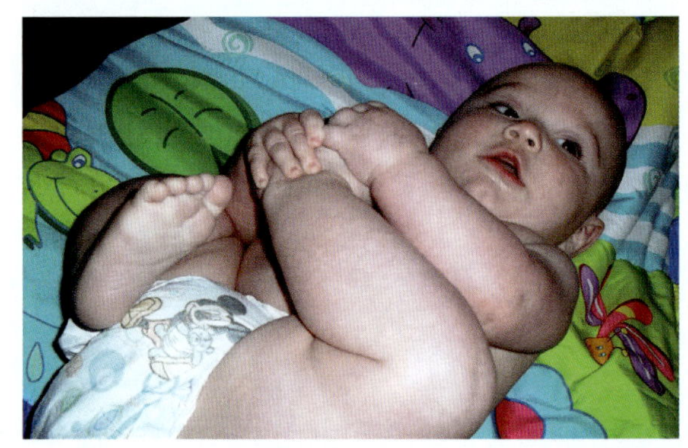

그림 1.39. 바로 누운 자세, 손으로 반대쪽 발잡기

아기가 엉덩이를 구부려 발을 손과 머리 쪽으로 가져가면서 배와 엉덩관절 굽힘근이 힘을 얻게 된다. 배 근육의 활발한 수축으로 골반이 뒤쪽으로 기울어지고 큰볼기근과 몸쪽 뒤넙다리근이 늘어난다. 엉덩이는 적당히 굽힘, 벌림 및 가쪽돌림 상태이다. 무릎은 구부러지고 발은 등쪽굽힘 및 가쪽돌림 상태이다(그림 1.40A).

손이 무릎과 발로 가는 움직임은 자연스럽게 발을 입으로 가져가는 움직임으로 이어진다. 생후 5개월이 되면 영유아는 구강 자극에 흥미를 느낀다. 더 이상 빨기 반사와 먹이 찾기 반사의 영향을 받지 않는 영유아는 먹는 것 이상의 목적으로 입을 사용해 입안 자극을 한다. 영유아가 발을 입 쪽으로 가져가면 발가락을 입에 넣으려는 앞먹임 반응(feed-forward reaction)을 보인다(그림 1.40B). 그림 1.40C에서 볼 수 있듯이 발을 입에 넣는 행동은 신체 이미지를 더욱 발달시킨다. 또한 이러한 활동은 인지 발달에도 도움을 준다. 영유아는 입에 무엇을 넣는 것을 통해 따라오는 촉각(mouthing)을 포함한 접촉을 통하여 사물에 대해 배우게 된다(그림 1.41).

아기가 엎드린 자세에서 머리를 들어 올리려면 골반 뒤

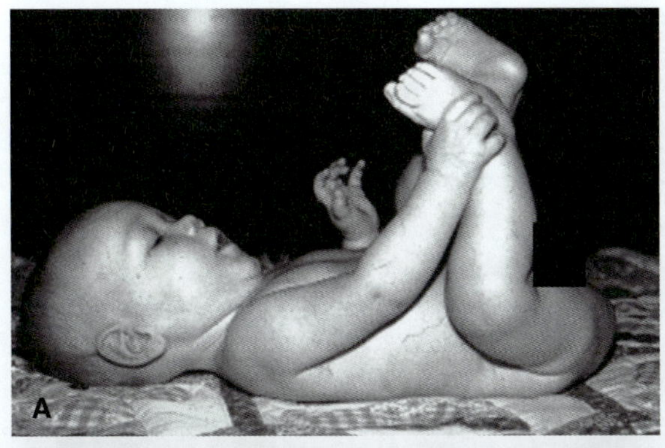

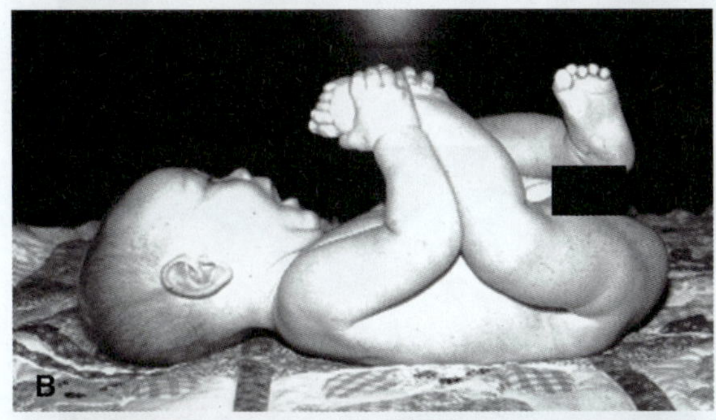

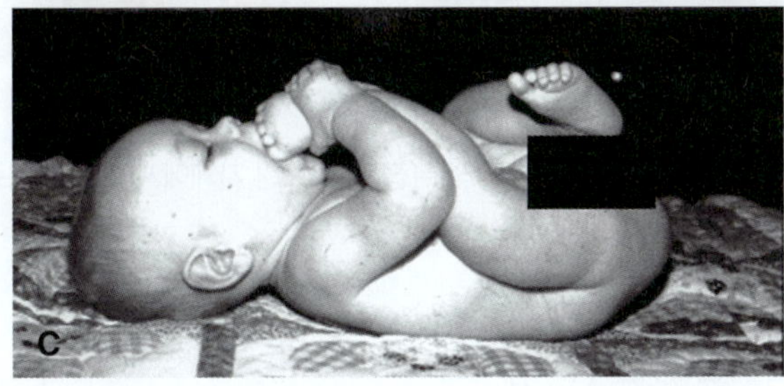

그림 1.40. 생후 5개월에 보이는 발을 입으로 가져가는 협응 동작 A: 등 뒤의 근육의 신장과 발을 보면서 손을 뻗는다. B: 발을 입으로 가져가며 이를 예견하고 입을 벌리고 있다. C: 아이가 신체를 학습하는 한 가지 방법인 발을 입에 넣는 모습

쪽 기울임 상태에서의 골반 안정성이 필요하다. 5개월된 아기는 바로 바로 누운 자세에서 발을 입에 넣고 골반의 뒤쪽 기울임은 더욱 활성화된다. 골반 뒤쪽 기울임이 달성되고 골반근육이 강화되면 아기는 골반 운동성을 발달시키기 시작한다. 즉, 영유아는 누운 상태에서 골반 뒤쪽 기울임과 골반 앞쪽 기울임 사이에서 앞뒤로 움직인다. 이것은 누운 상태에서 자발적인 놀이 중에 관찰되며, 아이들은 골반 뒤쪽 기울임으로 발을 입에 가져온다. 그런 다음 상대적으로 앞쪽으로 기울여 발을 바닥으로 내린다. 때때로 아이들은 발을 바닥으로 내릴 때 상대적인 앞쪽 기울임이 많이 필요한 브릿징(bridging) 자세로 허리를 능동적으로 신장시킨다. 이 과정에서 아이들은 발을 바닥에 대고 움직인다(그림 1.42A 및 B). 바로 누운 자세에서 골반의 움직임을 발달시키면 영유아는 엎드린 자세에서 일어나는 활동과 함께 이 두 자세 사이를 앞뒤로 움직일 수 있다. 이시기의 발달과 거의 동시에 생후 약 5개월이 되면 영유아는 엎드린 자세에서 골반 움직임을 연습한다. 이를 위해서는 앞서 설명한 대로 아래팔을 지지하여 엎드린 자세의 골반 뒤쪽 기울임과 지렛대 엎드린 자세의 골

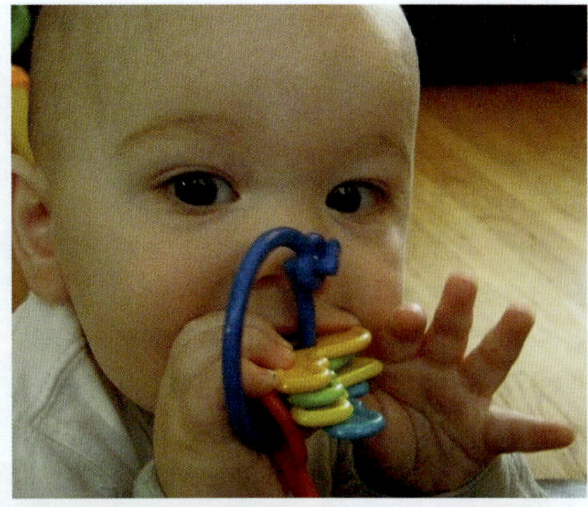

그림 1.41. 구강 활동은 영유아의 신체 이미지뿐만 아니라 형태와 모양에 대한 인식을 발달시키는 데 도움이 된다.

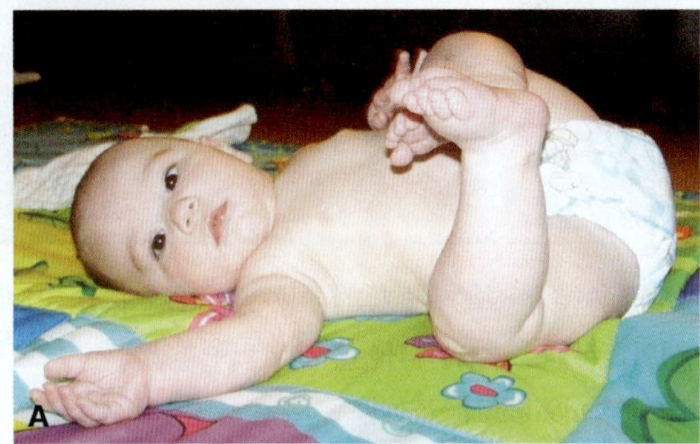

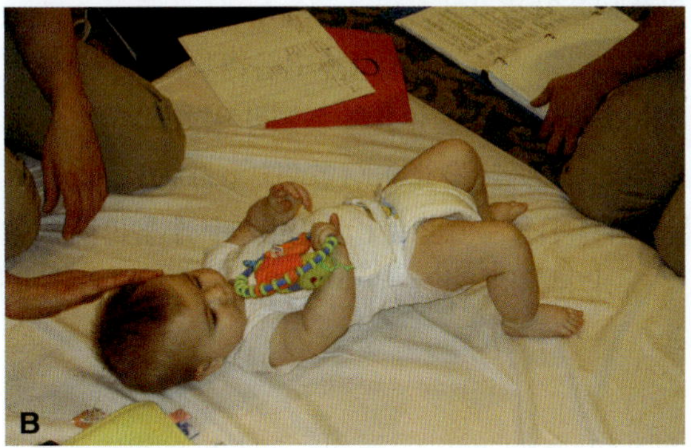

그림 1.42. 누운 자세에서의 골반의 움직임 발달 A: 골반 뒤기울임으로 발을 머리 쪽으로 향하게 한다. B: 골반 앞기울임으로 경사지는 브릿징 자세

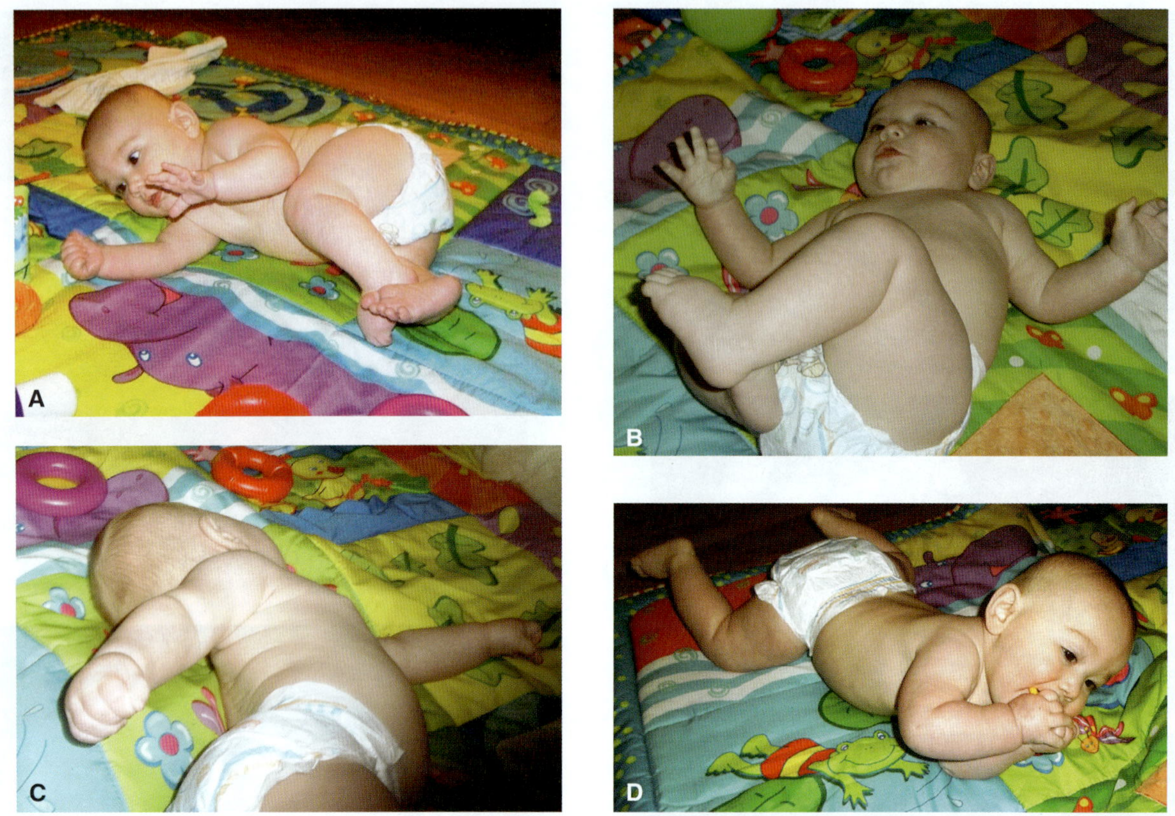

그림 1.43. A: 축 회전은 부분적으로 몸통 반응에 작용하는 몸통 바로세우기의 결과로 발생한다. B: 분적적 뒤집기, 엎드린 자세에서 누운 자세로, 하지가 선행, C: 누운 자세에서 엎드린 자세로, 상지가 선행, D: 누운 자세에서 엎드린 자세로, 머리가 선행

반 앞쪽 기울임 번갈아 가며 취해야 한다.

뒤집기 발달(Rolling progression)

비분절적인 뒤집기(Nonsegmental rolling)

뒤집기 발달은 2단계로 진행된다. 출생부터 생후 6개월까지 영유아는 통으로 뒤집기(nonsegmental rolling)를 수행한다. 분절적 뒤집기는 생후 약 6개월에 발달한다. 통나무 뒤집기(log rolling)라고도 하는 비분절 뒤집기는 영유아가 바로 누운 자세에서 옆으로 바로 누운 자세로 구를 수 있게 해준다. 이 움직임은 영유아의 반사 반응 중 하나인 목 바로잡기반응에 기반한다. 목 바로잡기반응에서는 영유아의 머리가 한쪽으로 능동적으로 또는 수동적으로 회전할 때 목의 고유 감각수용기가 자극을 받으면 몸이 머리를 따라 통으로 움직이게 되는데 이때 척추 내에서 회전은 일어나지 않는다.[46,107] 목 바로잡기반응은 시간이 지남에 따라 다른 반응, 즉 몸에 작용하는 몸 바로세우기 반응(body-righting reaction acting)이 통합함에 따라 점차 감소한다.[46,107]

분절적인 뒤집기(Segmental rolling)

몸통에 대한 몸통 바로세우기 반응은 생후 6개월까지 움직임의 지배적인 요소이다. 머리를 한쪽으로 돌리면 몸은 목에 가해지는 고유 수용성 자극에 반응하여 머리가 돌아가는 방향을 따라 그쪽으로 굴러간다. 이제 척추 내의 움직임은 분절적으로 이루어진다. 즉, 몸통, 팔이음뼈, 다리이음뼈, 그리고 한 쪽의 팔과 다리 등 서로 다른 분절이 하나의 단위로 움직이지 않고 순차적으로 반응하는 것을 볼 수 있다(그림 1.43A). 다양한 신체 분절의 움직임 순서는 모든 영유아에서 동일하지 않으며 개별 영유아에서 항상 동일한 순서를 보이는 것도 아니다. 영유아는 머리에서 시작하여 다리, 팔, 다리이음뼈 또는 팔이음뼈로 주도하는 분절에 따라 돌아간다(그림 1.43B–D). 분절적인 뒤집기는 신체 축인 척추 내에서 회전이 필요하다. 이러한 회전을 축 회전이라고 하며 몸통에 작용하는 몸통 바로잡기반응에 의해 촉진되어 영유아가 엎드린 자세에서 바로 누운 자세로, 바로 누운 자세에서 엎드린 자세로 구를 수 있게 해준다.

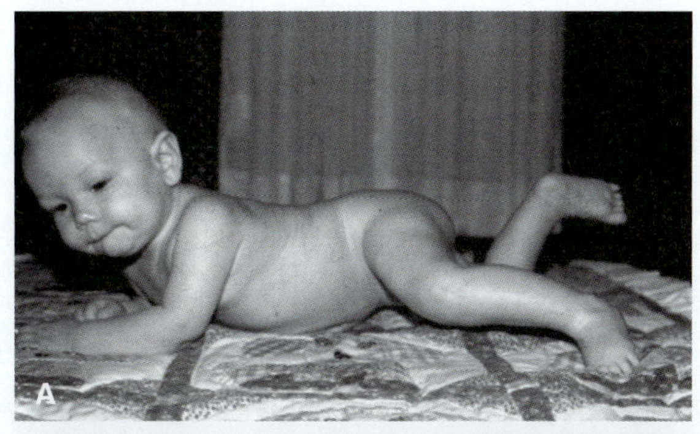

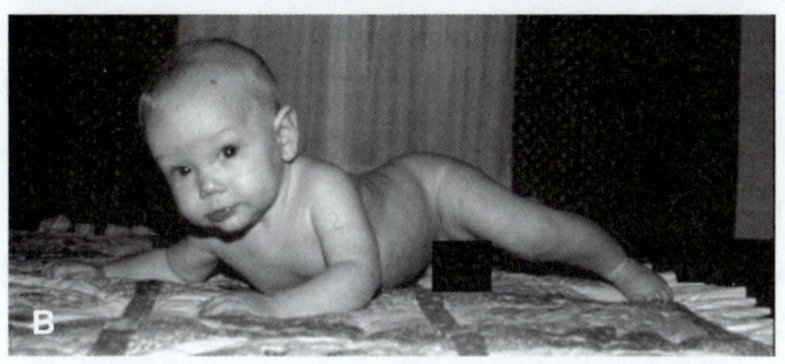

그림 1.44. 엎드린 상태에서 우연히 뒤집는 경우. **A:** 엎드린 자세에서 아기는 엉덩이를 바닥에서 들어 올린다. **B:** 아이가 표면에서 엉덩이를 들어올리고 발로 지지면을 밀어 올리면서 실수로 엎드린 자세로 뒤집을 수 있다.

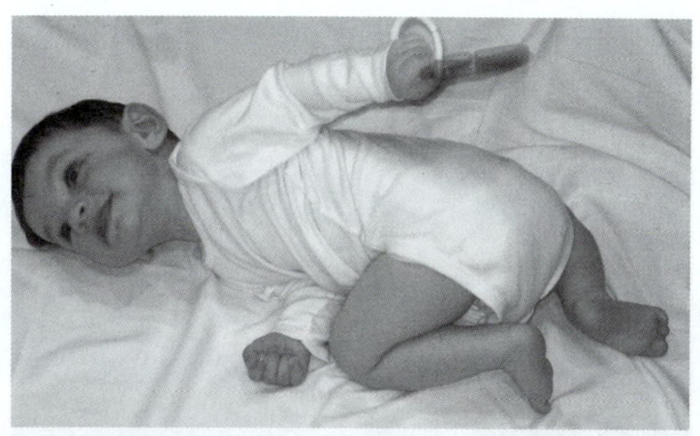

그림 1.45. 엎드린 자세에서 바로 누운 자세로 뒤집기, 상지가 선행

엎드린 자세에서 바로 누운 자세로 및 바로 누운 자세에서 엎드린 자세로 뒤집기

영유아가 자발적으로 뒤집기를 시도하기 전에는 엎드린 자세에서 바로 누운 자세로, 바로 누운 자세에서 엎드린 자세로 구르는 것이 우연하게 발생하는 경우가 많다. 초기에는 아기가 무릎을 밑으로 깔고 엉덩이를 들어올리기 때문에 엎드린 자세에서 바로 누운 자세로 뒤집기도 한다.

들린 엉덩이로 인하여 무게중심이 올라간 결과 영유아가 뒤집을 수 있다(그림 1.44). 하부척추 폄이 서서히 진행되어 영유아가 팔꿈치를 지지하여 엎드린 자세와 팔을 뻗어 엎드린 자세에서 바로 누운 자세로 갑자기 뒤집는 경우도 발생할 수 있다. 이 경우 머리와 상체를 들어올려 무게 중심이 높아진다. 팔꿈치를 지지하여 엎드린 자세와 팔을 뻗고 엎드린 자세를 경험하면, 머리쪽이 다소 무거워져 우연히 바로 누운 자세로 굴러 떨어질 수 있다. 이렇게 엎드린 자세를 취하면 영유아는 이 동작을 따라 하려고 반복을 시도한다. 일단 동작을 따라 반복할 수 있게 되면 영유아는 이 동작을 연습한다. 반복연습을 통해 신체는 강한 몸통 바로세우기 반응을 수행하고 영유아는 생후 5개월이 되면 엎드린 자세에서 바로 누운 자세로 분절적으로 구르는 법을 배운다(그림 1.45).

바로 누운 자세에서 엎드린 자세로 굴러가는 것도 초기에는 무의식적인 움직임으로 나타날 수 있다. 영유아가 생후 4-5개월경에 누운 상태에서 발을 바닥에 대고 발바닥을 구부려 골반을 바닥에서 들어 올릴 수 있다. 브릿지 동작은 무게 중심을 하부몸통을 통하여 들어올려 한쪽으로 회전하게 만들어 강하게 미는 쪽의 발은 아기가 돌아가는 방향의 반대측 발이다.

들린 엉덩이로 인하여 무게중심이 올라간 결과 영유아가 뒤집을 수 있다(그림 1.44). 하부척추 폄이 서서히 진행되어 영유아가 팔꿈치를 지지하여 엎드린 자세와 팔을 뻗어 엎드린 자세에서 바로 누운 자세로 갑자기 뒤집는 경우도 발생할 수 있다. 이 경우 머리와 상체를 들어올려 무게 중심이 높아진다. 팔꿈치를 지지하여 엎드린 자세와 팔을 뻗고 엎드린 자세를 경험하면, 머리쪽이 다소 무거워져 우연히 바로 누운 자세로 굴러 떨어질 수 있다. 이렇게 엎드린 자세를 취하면 영유아는 이 동작을 따라 하려고 반복을 시도한다. 일단 동작을 따라 반복할 수 있게 되면 영유아는 이 동작을 연습한다. 반복연습을 통해 신체는 강한 몸통 바로세우기 반응을 수행하고 영유아는 생후 5개월이 되면 엎드린 자세에서 바로 누운 자세로 분절적으로 뒤집는 법을 배운다(그림 1.45).

바로 누운 자세에서 엎드린 자세로 굴러가는 것도 초기에는 무의식적인 움직임으로 나타날 수 있다. 영유아가 생후 4-5개월경에 누운 상태에서 발을 바닥에 대고 발바닥을 구부려 골반을 바닥에서 들어 올릴 수 있다. 브릿지 동작은 무게 중심을 하부몸통을 통하여 들어올려 한쪽으로 회전하게 만들어 강하게 미는 쪽의 발은 아기가 돌아가는 방향의 반대측 발이다.

시행착오를 통한 연습과 몸통에 작용하는 몸통 바로 세우기 반응은 동기 부여와 같은 다른 요인과 결합하여 생후 6개월이 되면 영유아가 축 회전을 사용하여 자발적으로 바로 누운 자세에서 엎드린 자세로 구를 수 있게 된다(그림 1.46).

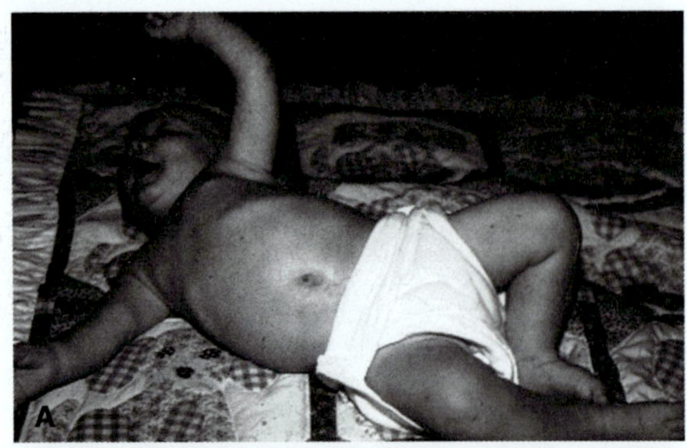

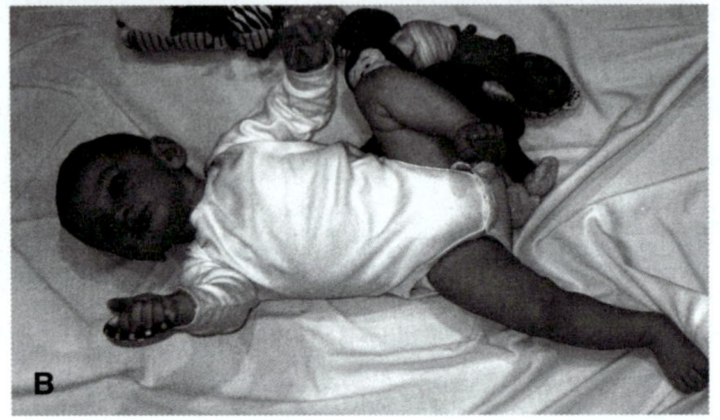

그림 1.46. 축 회전을 사용하여 누운 자세에서 엎드린 자세로 분절적 뒤집기 A: 상지 선행 뒤집기, 어깨위팔뼈 폄에 주목한다. B: 하지 선행 분절적 뒤집기, 몸 중앙을 교차하는 것을 확인한다.

뒤집기 기술을 습득하는 연령은 약간 다를 수 있지만, 자발적으로 바로 누운 자세에서 엎드린 자세로 뒤집는 것이 5개월에 그 반대의 되짚기는 약 6개월에 발달되며 상대적으로 바로 누운 자세에서 엎드린 자세로 먼저 뒤집기가 나타난다.

영유아가 자발적으로 구를 수 있게 되면, 엎드린 자세나 바로 누운 자세에서 왼쪽과 오른쪽으로 구르는 방법을 배우는 것이 중요하다. 영유아가 왼쪽이나 오른쪽으로 구르는데 장애물을 만나지 않는 한 대부분의 경우 자연스럽게 발생한다. 가구, 영유아용 침대의 가장자리, 기타 환경적 장애물이 있으면 영유아는 항상 같은 쪽을 향해 구르는 경향이 있다. 그러나 부모와 다른 보호자는 영유아를 환경적 장애물에서 멀리 떨어뜨리고 놀이 중에 왼쪽과 오른쪽 양쪽으로 구르도록 유도할 수 있다. 환경적 장애물이 없거나 기회가 부족한 상황에서 한쪽 또는 반대쪽으로 구르지 못하는 영유아는 신경 운동 또는 근골격계 병리적 징후를 보일 수 있다. 양방향으로 구르지 못하는 것은 지연 신호로 간주해야 하지만 이 징후 자체가 진단은 아니다.

뒤집기의 기능적 활동은 그 자체로 운동의 여러 구성 요소를 발달하고 확보하는 데 도움이 될 뿐만 아니라 그 자체로 기능적 운동의 발달 지표가 된다. 영유아가 엎드린 자세에서 바로 누운 자세로 부분적 뒤집기를 배우면서, 초기 구르기를 시작할 때 사용하는 비대칭 목 폄은 가쪽 굽힘과 회전을 동반한 목의 폄으로 이어진다. 아기가 바로 누운 자세가 되면 약간의 목 굽힘을 사용하여 뒤집기를 완성한다.

바로 누운 자세에서 엎드린 자세로 뒤집을 때 영유아가 팔로 선행하는 경우, 일반적으로 가슴을 가로질러 구르는 쪽을 향해 한쪽 팔을 뻗게 된다. 이 동작은 선행하는 방향으로 어깨에서 어깨-위팔뼈 폄을 요구하고 촉진한다(그림 1.46A). 축 회전을 사용하여 엎드린 자세로 뒤집기 위해서는 다른 같은쪽 팔다리와 함께 팔 또는 다리도 정중선을 넘어야 한다(그림 1.46A 및 B). 구르는 능력은 팔다리와 머리의 분리뿐만 아니라 오른쪽 및 왼쪽 팔다리의 분리를 보여준다. 팔 또는 다리가 머리의 움직임에 의존하여 기능하는 경우, 분절적인 뒤집기가 발생하지 않을 가능성이 높다. 이러한 경우 ATNR이 팔다리 움직임에 영향을 미칠 수 있다. 즉, 머리를 한쪽으로 돌려 바로 누운 자세에서 엎드린 상태로 구르면 얼굴 쪽 다리보다는 팔에서 뒤집으려는 능력을 막는 병적인 폄 양상이 형성된다. 원시적 ATNR이 지속되면 영유아가 바로 누운 자세에서 엎드린 자세로 뒤집기를 못하는 원인이 될 수 있다. 그러나 이러한 반사 활동은 실제로 비정상적인 아기는 ATNR의 비대칭 폄근의 근긴장을 이용하고 높아진 무게 중심을 사용하여 비정상적인 뒤집기를 한다. 이 또한 비정상적이고 병리적인 양상이며, 특히 영유아가 머리와 팔다리의 분리 또는 축 회전이 없는 경우 또 다른 지연 신호이다.

앉기 발달(Sitting progression)

지지 앉기(Supported sitting)

앉기를 위한 준비는 영유아가 머리에서 꼬리쪽으로 발달하는 척추의 항중력 폄, 골반 움직임, 축 회전, 어깨뼈의 움직임 및 팔의 체중 지지와 같은 선행 요소를 발달시키면서 엎드린 자세와 바로 누운 자세에서 시작된다. 신생아의 앉은 자세에서는 항중력 폄근 조절 부족으로 인해 척추가 극단적으로 굽힘되는 자세를 볼 수 있다. 이 자세에서는 그림 1.47A에서 영유아의 몸통은 완전한 C자 곡선을 나타낸다. 머리는 앞으로 향하고 턱은 가슴에 얹혀 있다. 이때 영유아는 중력의 영향을 받기 때문에 앉을 때 지지를 받아야 하지만, 일반적인 영유아의 골반은 앉은 표면과 수직을 이룬다(그림 1.47A). 즉, 영유아는 궁둥뼈 결절에 체중을 지지하고 있어야 한다. 골반이 바닥과 수직인 경우, 엉덩이의 갈라진 틈의 가

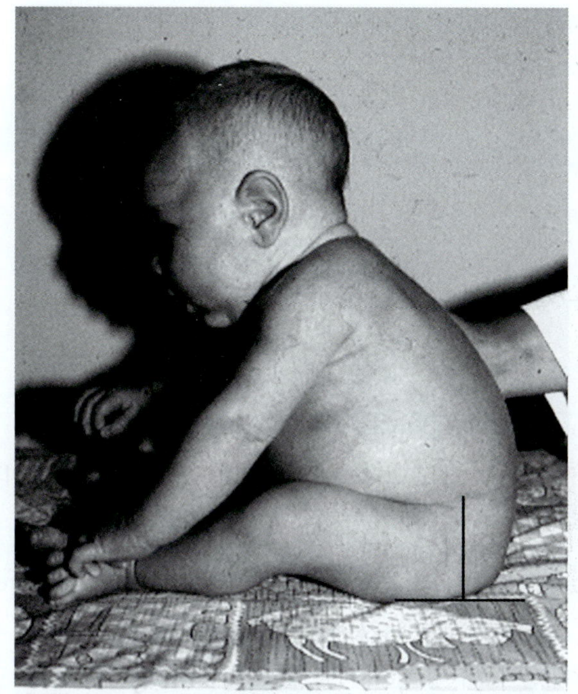

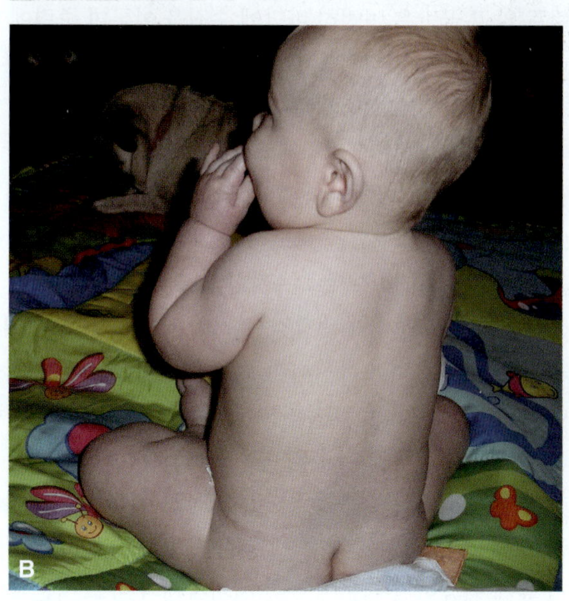

그림 1.47. A: 신생아의 지지된 앉은 자세; 항중력 척추 확장이 없고 골반이 지지면과 수직인 것을 확인할 수 있다. B: 등을 완전히 펴고 앉은 자세, 보이는 엉덩이 갈라짐은 골반이 표면에 수직임을 나타낸다.

장 윗부분이 보인다(그림 1.47B).

아기가 엉치뼈에 체중을 지지하고 있는 경우 골반이 수직이 아니며 엉덩이 갈라짐이 보이지 않는다. 엉치뼈 앉기(sacral sitting)라고 하는 이러한 엉치뼈에 체중이 실리는 것은 위험 신호이며 병리를 나타내는 징후일 수 있다. 영유아의 나이와 발달 단계에 관계없이 척추가 신생아 특유의 미성숙한 C자 곡선 상태일지라도 엉치뼈 앉기에서 나타나는 극단적인 골반 뒤쪽 기울임을 보이는 것은 비정상적인 자세이다. 이 장의 모든 아동 앉은 자세 그림에서 골반의 위치에 주목하라.

영유아가 발달함에 따라 앉았을 때 목과 몸통의 항중력 폄이 나타나기 시작한다. 먼저 목의 항중력 조절 기능이 발달하여 영유아의 고개 숙인 자세에 대한 반대 힘을 주어 머리를 들어 올려 얼굴이 수직이 되고 입이 수평이 되도록 한다. 처음 3-4개월 동안 지지된 앉은 자세에서 머리 조절이 발달함에 따라 영유아는 엎드린 자세에서 항중력 폄도 발달하게 된다. 동시에, 바로 누운 자세에서 영유아는 항중력 굽힘 조절을 발달시킨다. 따라서 목 굽힘근과 폄근의 균형에 의해 제공되는 머리 조절은 앉아있을 때 중력에 대항하여 머리를 똑바로 세울 수 있도록 발달한다. 또한, 엎드린 자세와 바로 누운 자세에서 턱 집어넣기의 발달은 영유아가 앉은 자세를 유지하기 위해 여전히 외부의 지지에 의존하지만 생후 4개월이 되면 앉은 자세에서 머리를 안정적으로 조절한다는 의미이다(그림 1.48).

손을 앞으로 짚고 앉기(Propped sitting)

생후 약 5개월이 되면 아기는 손으로 잡아주거나 등에 기대는 외부의 도움 없이 앉을 수 있는 첫 번째 능력을 발휘하기 시작한다. 아기는 앉을 때 양손으로 앞을 짚으려고 한다. 영유아의 체중이 앞으로 이동하면 손이 바닥에 닿을 수 있다. 손 파악반사는 생후 4개월이 지나면 감소하고 일반적으로 사라져 영유아의 열린 손을 앞쪽으로 바닥에 놓을 수 있

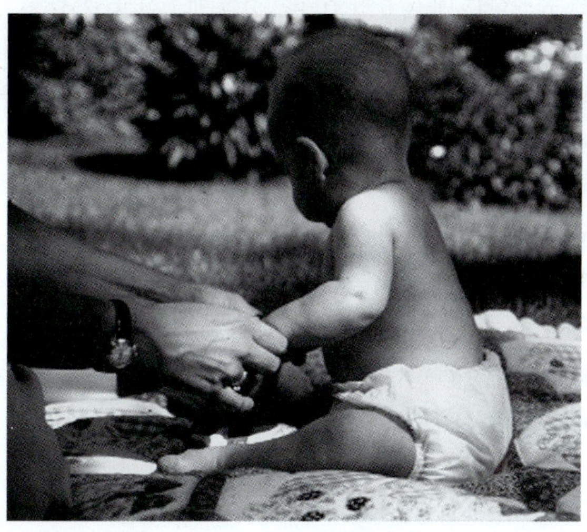

그림 1.48. 척추를 완전히 펴고 앉았을 때 골반의 위치와 머리와 목의 안정된 위치에 유의하십시오.

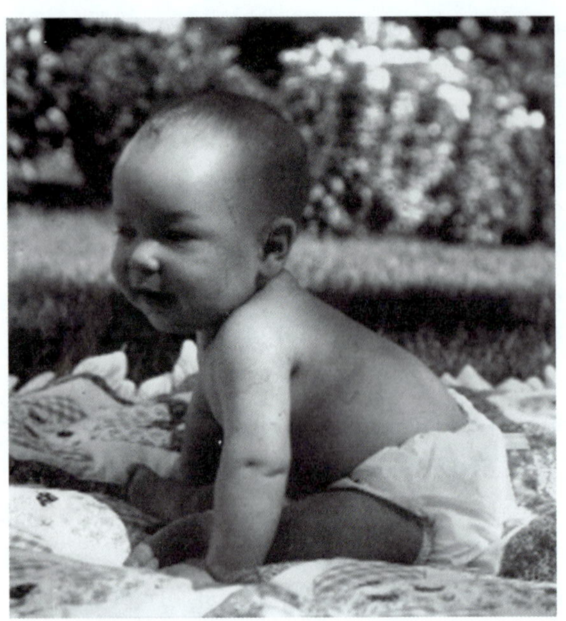

그림 1.49. 상지를 사용하여 큰 지지면을 만들고 골반이 지지면과 수직이 되도록 앉은 자세

게 된다. 따라서 아기는 앉기라는 경험을 시작 할 수 있고 아기 앞쪽에 다리를 놓고 팔은 지지하는 주요 역할을 한다.

두 손과 엉덩이가 세 점을 형성하여 팔을 지지하지 않고 앉을 때보다 기저면이 넓어지며 훨씬 안정적인 기반이 형성된다. 앞으로 짚고 앉기 자세는 생후 5개월의 영유아에게 전형적인 자세이다. 영유아는 이 자세에서 점점 안정감을 느끼면서 목을 돌려 주변을 둘러보기 시작한다(그림 1.49). 이러한 앉기 동안 영유아는 엉덩관절 굽힘근을 강하게 수축하여 안정성을 높인다. 영유아는 아직 항중력 폄근이 바로 선 자세를 유지하는 데 도움이 된다는 것을 배우지 못했다.

앉거나 바로 서 있는 자세와 같은 바로 세우는 자세에서 중력에 대한 성숙한 안정성은 주로 폄근의 활성화와 강화를 통해 습득할 수 있다. 몸통, 엉덩이, 무릎과 같은 이러한 항중력 폄은 다양한 자세에서 시간이 지남에 따라 발달한다. 그러나 바로 선 자세의 초기 안정성은 몸통, 엉덩관절, 무릎 굽힘근의 중력 수축을 통해 얻을 수 있다. 중력 수축을 통한 안정화 운동 동작을 사용하는 것을 중력에 대항하는 고정(fixing against gravity)이 아닌 중력에 대한 고정(fixing into gravity)이라고 한다.

고리 앉기(Ring sitting)

앉은 상태에서 팔로 지지하는 것의 가장 큰 단점은 영유아가 팔을 사용하여 물건을 뻗어 잡을 수 없다는 것이다. 몸통 폄근이 강해지면 영유아는 결국 팔 지지와 넓은 지지면에 덜 의존하게 되고, 마침내 앉은 바닥에서 손을 들어 올릴 수 있게 된다. 이 새로운 앉은 자세는 다리의 모양이 고리와 닮았기 때문에 고리 앉기라고 불린다(그림 1.50). 이제 아기는 똑바로 앉고 골반은 여전히 바닥에 수직을 이루며 중력에 대항하여 똑바로 유지하기 위해 몸통 폄근을 사용한다. 생후 약 6개월이 되면 아기는 앉은 자세에서 중력에 저항할 수 있을 만큼 척추가 충분히 펴지게 되지만, 이 자세에서 불안정성을 느낄 수 있다. 팔을 지지하지 않거나 다른 외부 지지면 없이 앉을 때 몸통의 폄을 확보하기 위해 영유아는 팔을 높게 올리는 high guard 자세로 유지한다(그림 1.50 참조).

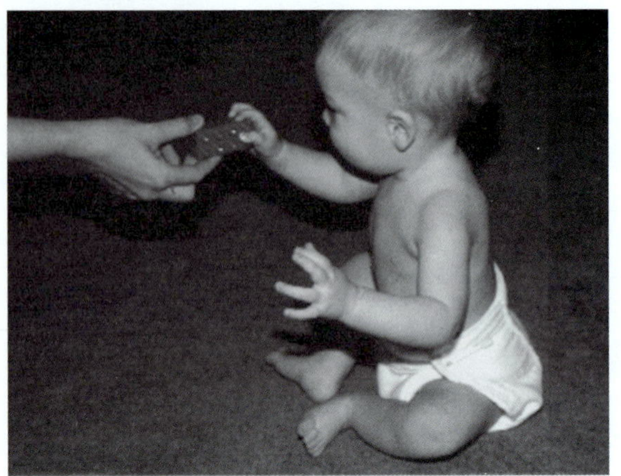

그림 1.50. 독립적인 고리 앉기; 몸통의 안정성을 높이기 위해 아이가 사용하는 상지가 높이 올라갔음에 주목해야 한다.

이 자세에서 어깨의 뒤당김은 지렛대 엎드린 자세에서 팔을 위치시키는 것과 유사하며 척추 폄에 보조적인 역할을 한다. 마름근의 수축은 영유아의 등 뒤의 전반적인 근육 활동을 증가시켜 중력에 대해 영유아를 보호한다. 마름근을 사용하여 중력에 대한 몸통의 정중선 안정성을 높이는 이 팔의 높은 방어 자세는 아이의 무게 중심이 지지면에 비해 공간에서 높게 이동하기 때문에 무릎 서기자세와 바로 서는 초기 수행에서 다시 볼 수 있다. 그러나 high guard자세는 손을 뻗어 물건을 잡거나 조작하는 위팔의 기능을 방해하여 기능적 유용하지 않다.

고리 앉기에서 다리는 엉덩이를 구부리고 바깥쪽으로 회전하며 무릎을 구부린다. 발바닥은 서로 거의 맞닿아 있다. 발목은 표면과 접촉하여 중간 정도의 수동적 뒤침자세로 밀려날 수 있다. 고리 앉기는 엉덩관절을 바깥돌림시켜 하체가 바닥에 닿을 수 있기 때문에 상대적으로 넓은 지지면을 제공한다. 넓은 지지면과 팔의 high guard자세로 인해 영유아는 이 시점에서 외부 지지없이 독립적으로 앉을 수 있지만, 엎드린 자세나 바로 누운 자세에서 독립적으로 앉는 자세를 취할 수 있는 능력은 부족하다. 오히려 앉은 자세에서 영유아는 이 자세에서 균형을 방해할 정도로 크게 움직이지 않는 한 넘어지지 않고 안정된 자세를 유지할 수 있다.

기타 독립적인 앉은 자세(Other Independent Sitting Positions)

아이가 독립적으로 앉을 때 안정성이 증가함에 따라 다리를 고리 앉기 자세에서 벗어나 반 고리 앉기 자세 또는 다리를 뻗고 앉는 자세를 취하기 시작한다(그림 1.51 및 1.52). 한쪽 다리가 상대적으로 중립적인 엉덩관절 회전과 무릎을 편 상태에서 앞쪽으로 배치되고 다른 쪽 엉덩관절은 여전히 구부러지고 무릎은 구부러진 상태에서 가쪽 돌림이 가능한 것은 두 다리 사이의 분리가 발달하고 있다는 신호이다. 아이는 이 자세를 오가며 어느 다리를 뻗는지에 따라 움직이며, 단순히 두 다리를 뻗고 앉아 있기도 한다. 성숙한 다리를 뻗고 앉은 자세에서는 지지면이 양쪽이 좁아져 옆으로 체중 이동이 용이하다.

아이는 고리 앉기, 반 고리 앉기, 다리를 뻗고 앉기, 옆으로 앉기 등 외부의 도움이 필요 없는 일련의 숙련된 앉기 자세를 발달시킨다. 또한 아동용 의자에 짧은 앉기(무릎과 엉덩이를 90도까지 구부린 채 앉기), 아동용 높은 의자와 같은 높은 표면에 올라가 앉기, 성인용 의자에 들어가 앉기 등을 발달시킨다(그림 1.53). 환경과 아동의 동기 및 기회에 따라, 아동이 받침대 앉기에 이어 고리 앉기에 도달하면 이러한 다양하고 성숙한 앉기 자세가 아동마다 다른 시기에, 때로는 거의 동시에 발달할 수 있다. 새로운 앉은 자세를 취할 때마다 아이는 앉았을 때 안정된 자세에서 자세 안팎으로 움직일 수 있게 되고(자세전환), 손을 사용하여 잡기와 물체를 조작하는 일련의 운동 행동을 반복한다.

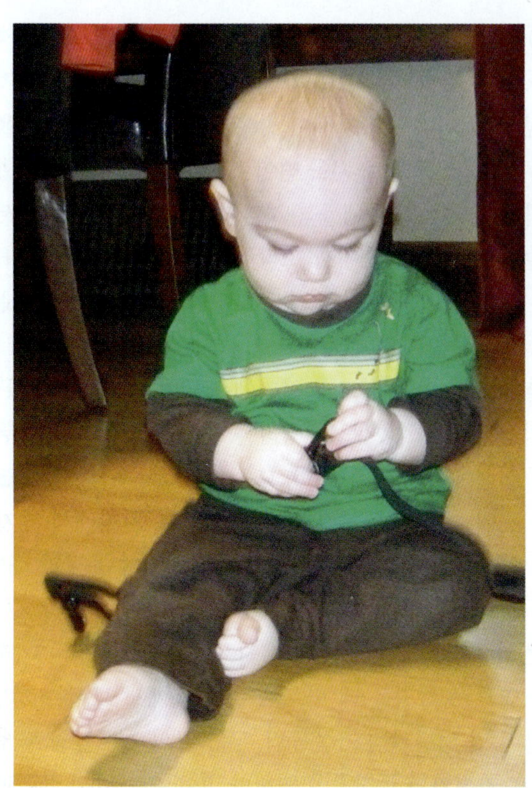

그림 1.51. 반 고리 앉기

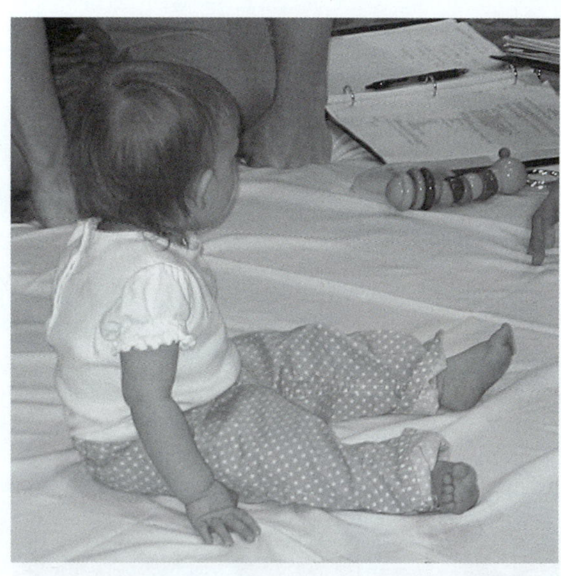

그림 1.52. 안쪽가쪽(mediolateral)의 지지가 좁아진 다리뻗고 앉기

이러한 운동 동작에는 항중력의 기능수행, 항중력의 안정화, 체중 이동, 축 회전 및 자세 간 전환이 포함된다. 각 자세에서 체중 이동은 체중을 지지하는 쪽의 신장을 동반한다.

아이가 고리 앉기에서 안정감을 갖게 되면 점차적으로 마름근을 이완하고 팔을 낮춘다. 더 이상 앉을 때 안정성을 위해 팔에 의존하지 않고 팔이음뼈를 자발적으로 펴고 수축하여 물건을 잡을 수 있게 된다(그림 1.54). 동시에, 아이는 앉아서 머리와 목을 움직여 주위를 둘러보고 시각적으로 지시된 손을 뻗을 수 있을 만큼 자신감을 갖게 된다. 그러나 고리 앉기는 넓은 지지면에서 얻을 수 있는 안정성은 가쪽 체중 이동을 통하여 습득하게 된다. 어떤 자세에서든 지지면이 넓을수록 체중 이동이 어려워진다. 따라서 아이는 고리 앉기를 넘어 좁은 지지면을 가진 앉은 자세로 이동해야 한다.

생후 6개월이 되면 아이의 아래팔이 엎침되어 아이가 물

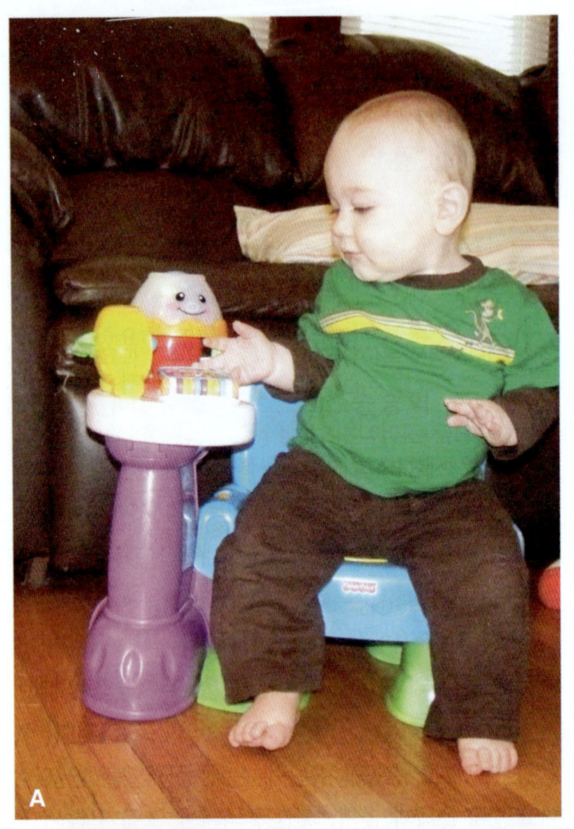

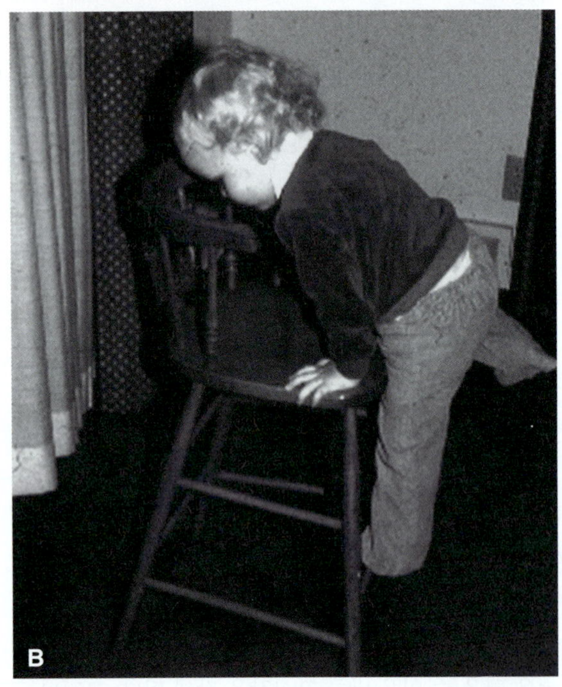

그림 1.53. 다양한 높이의 표면에 앉기 A: 아동용 의자에 짧게 앉기 B: 높은 의자에 올라가기

체를 바라보고 손을 뻗을 때 아래팔이 엎침된 상태로 물체를 잡게 된다. 스스로 아래팔의 뒤침을 취할 수 없기 때문에 아동은 물체가 손에 들어와도 눈으로 탐색할 수 없다(그림 1.50). 또한 입으로 물체를 탐색하는 것도 어렵거나 불가능하다. 생후 8개월이 되면, 아이는 아래팔의 자발적으로 번갈아 엎침 및 뒤침하고 자신이 잡은 물건을 보고 입에 넣을 수 있게 된다. 양쪽 팔로 손을 뻗어 잡고, 뒤침하는 능력이 생기면 아동은 제시된 물체를 가져다가, 탐색하고, 한 손에서 다른 손으로 물체를 옮겨서 조작하고, 입에 넣을 수 있다. 이 양손 활동은 또한 몸의 중심선에서 일어나고 팔, 머리, 눈과 함께 중심선을 가로질러야 한다.

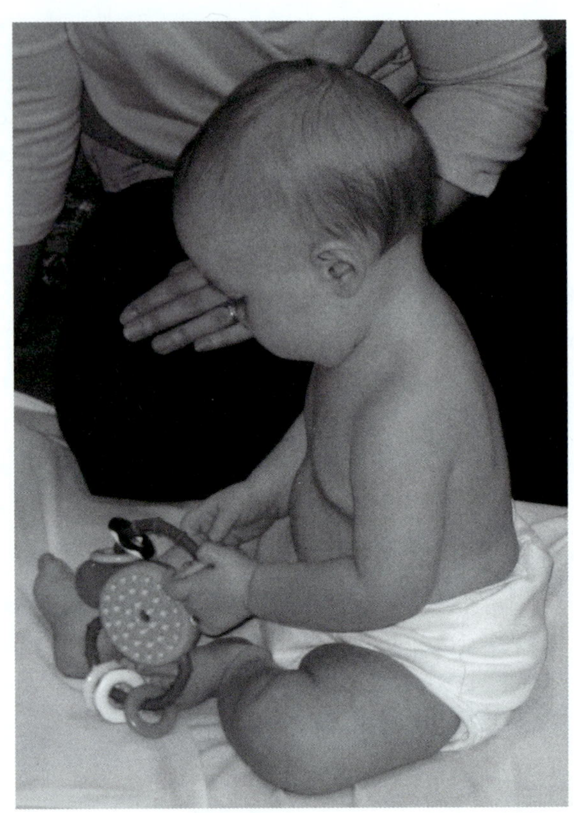

그림 1.54. 상지를 올리지 않은 고리 앉기에서 양손을 중앙에서 사용한다.

일반적인 아이가 고리 앉기에 도달하면 더 이상 ATNR의 영향을 받지 않으므로 머리를 중심선에 유지하고 두 손을 중심선에서 사용하며 머리, 눈, 손으로 중심선을 가로지르는 것이 쉽게 이루어진다. 손을 앞으로 지지해서 앉기 및 고리 앉기에서 발과 발목은 엎침 상태에서 수동적인 자세를 취하는 것이 두드러진다(그림 1.49 및 1.50 참조). 따라서 생후 5개월과 6개월에 이러한 앉은 자세는 아이가 생후 5개월에 발을 입으로 가져올 때 바로 누운 자세에서 보이는 엉덩관절 굽힘 및 엉덩관절 가쪽돌림, 무릎 굽힘으로 엎침 된 발을 입으로 가져가는 동작을 반영한다. 또한 엉덩관절 굽힘과 배 근육을 사용하여 중력을 안정화하려는 아이의 경향은 손을

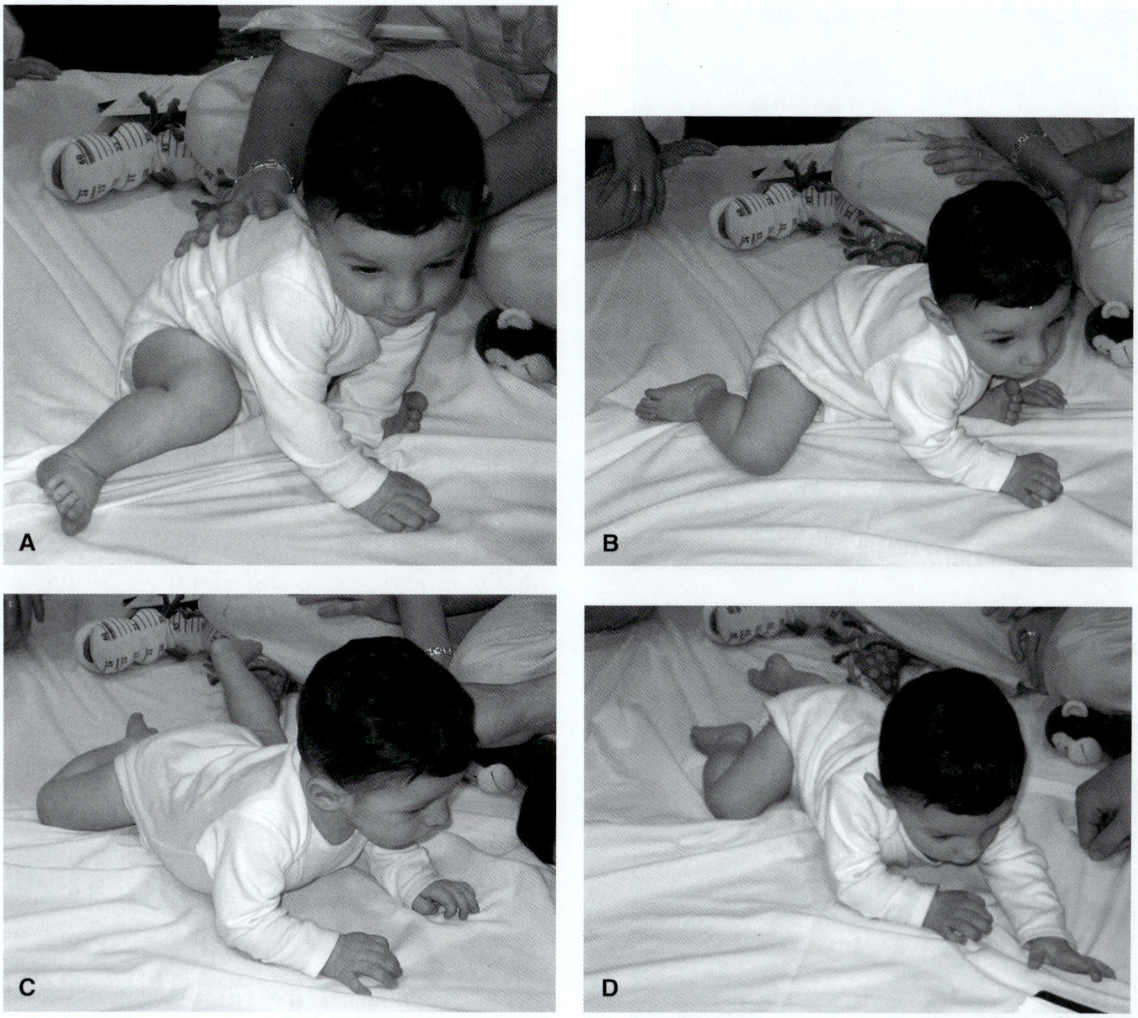

그림 1.55. A-C: 축 회전을 사용하여 앉은 자세에서 팔꿈치로 지지하여 엎드린 자세로 전환하는 순서, D: 상호 교차 배밀이

앞으로 지지해서 앉은 자세와 고리 앉기에서 주목할 만하다.

아이가 고리 앉기에서 안정되고 머리와 팔다리를 움직일 수 있게 되면 앉을 때 축 회전을 사용하기 시작한다. 이 축 회전은 생후 5-7개월이 되면 엎드린 자세와 바로 누운 자세에서 발달하고 강화되어 분절적 뒤집기가 가능해진다. 또한 축 회전을 통해 자세를 전환할 수 있으므로 아이가 축 회전을 사용하여 바로 누운 자세에서 엎드린 자세로, 엎드린 자세에서 앉는 자세로, 또한 상반된 동작들을 배우면서 앉은 자세가 다양해지고 독립성이 증가한다. 앉은 자세에서 엎드린 자세로의 전환의 한 예는 그림 1.55를 통해서 볼 수 있다. 축 회전은 또한 아동 주변 공간의 접근성을 높여 아동이 회전을 사용하여 네발기기 동작으로 전환할 때 많은 환경을 상호작용에 사용할 수 있게 하는 역할을 한다(그림 1.56).

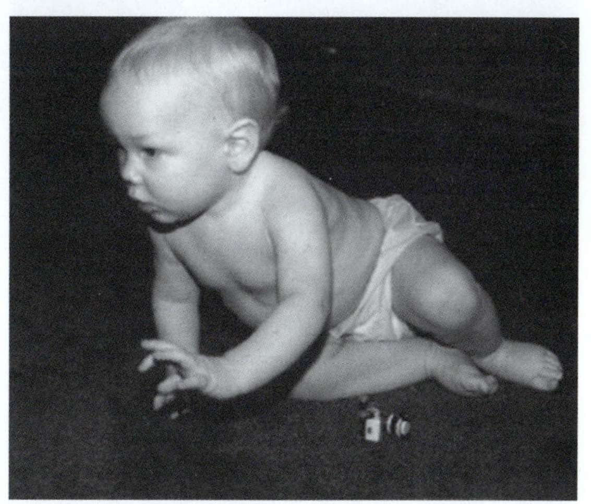

그림 1.56. 축 회전은 또한 아동의 환경 접근성을 높이고 앉기과 네발기기 사이의 전환을 위해 사용된다.

생후 8개월이 되면 아이는 독립적으로 앉을 수 있게 된

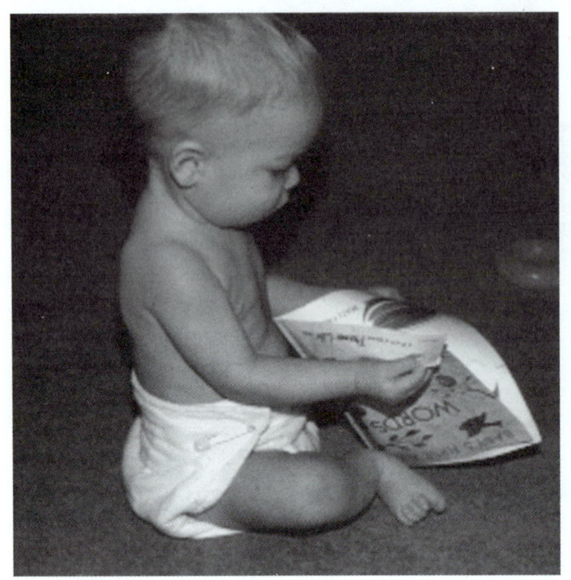

그림 1.57. 목 및 허리뼈 앞굽음증의 이차 곡선의 변화와 함께 독립적으로 앉아 있는 모습

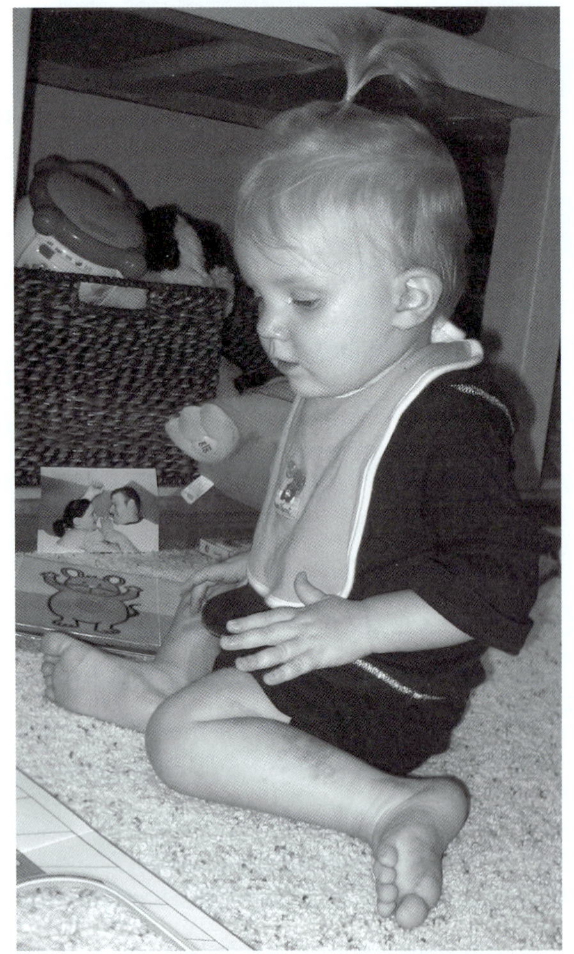

그림 1.58. 옆으로 앉은 자세, 하지의 분리에 유의해야 한다.

다. 아이는 등의 완전한 항중력 폄을 발달시켰을 뿐만 아니라 8개월이 되면 앉은 자세는 척추의 이차 곡선의 변화가 생긴 것을 특징으로 볼 수 있다(그림 1.57).

머리-꼬리쪽 방향으로 발달하는 앞쪽-뒤쪽 곡선의 변화는 곧 목 앞굽음증과 허리뼈 앞굽음증이다. 이제 아이는 엎드리거나 바로 누운 자세에서 앉았다가 다시 엎드리거나 바로 누운 자세로 돌아갈 수 있다. 또한 아이는 축 회전을 사용하여 다양한 앉은 자세를 취하고 일어설 수 있다.

옆으로 앉는 자세는 체중을 지지하는 쪽의 축 회전, 분리, 체중 이동, 몸통 폄 등 다양한 운동 요소와 능력을 필요로 하는 성숙한 앉은 자세이다(그림 1.58). 옆으로 앉으면 한쪽 엉덩관절의 가쪽돌림과 벌림, 다른쪽 엉덩관절의 안쪽돌림 및 모음으로 다리의 분리가 나타난다. 아동용 의자에 앉으려면 아동은 또 다른 운동 요소인 원심성 수축을 사용해야 한다. 넙다리 네갈래근, 몸쪽 뒤넙디리근 및 큰볼기근의 원심성 수축을 통해 아동은 천천히 몸을 낮출 수 있다.

아이가 스스로 앉는 것은 발의 앞부분에서 뒤꿈치 방향으로 체중을 천천히 이동시켜야 한다. 작은 의자에서 일어서려면 체중을 앞쪽으로 이동하고 위와 동일한 근육을 구심성 수축을 해야 한다.

소파와 같은 성인 크기의 의자에 앉는 것은 여러 가지 동작의 조합을 통해 이루어진다. 이 활동은 아이의 발달된 기어오르는 기술을 드러내는 첫 번째 기능이다. 아이가 성인 크기의 의자에 오르기 시작하면 몸통을 한쪽으로 상당히 옆으로 구부리면서 반대쪽 엉덩이를 벌림하고 구부린다. 수개월의 연습이 지나면, 아이는 체중을 지지하는 쪽의 가쪽 몸통 신장과 축 내 역회전, 반대쪽 다리의 엉덩관절 굽힘을 동반하여 한쪽으로 많은 체중 이동을 사용하기 시작한다. 그림 1.59는 아동이 성인용 의자에 앉기 위해 사용하는 일련의 동작을 보여준다.

앉은 자세에서의 이동(Locomotion in sitting)

아이들이 두 다리를 각각 분리하여 움직이고 반 고리 형태의 앉기가 안정되면 일부 아이들은 실제로 앉은 채 이동하는 형태인 엉덩이 이동(hitching)을 발달시킨다. 아이가 바닥에 앉은 상태에서 두 발로 바닥을 파듯이 밀면서 엉덩이를 들썩이면서 앞으로 이동한다. 많은 아이들이 기어가는 것을 효율적으로 배우기 전에 이런 방식으로 주변을 이동하는 수단으로 사용하며, 이러한 형태의 이동에 상당히 능숙해질 수 있다.

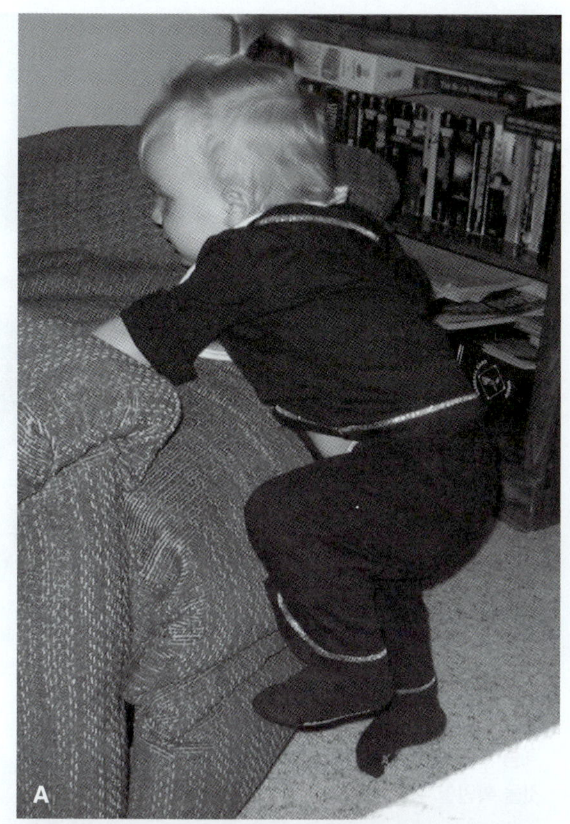

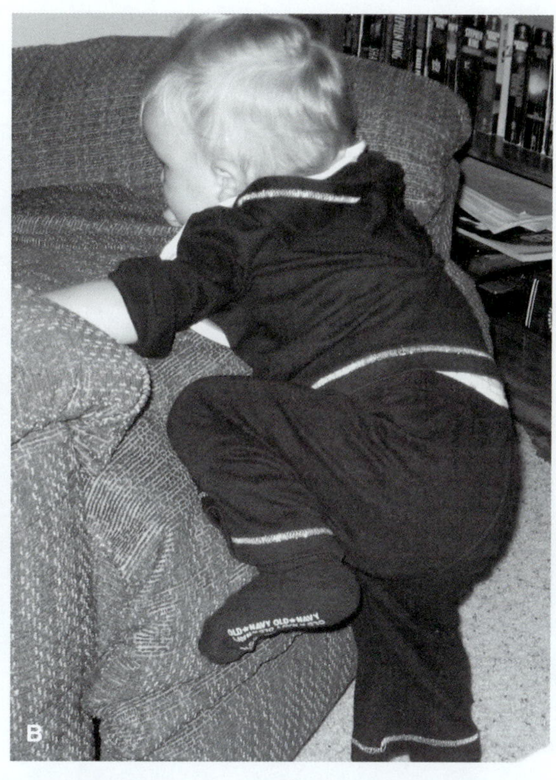

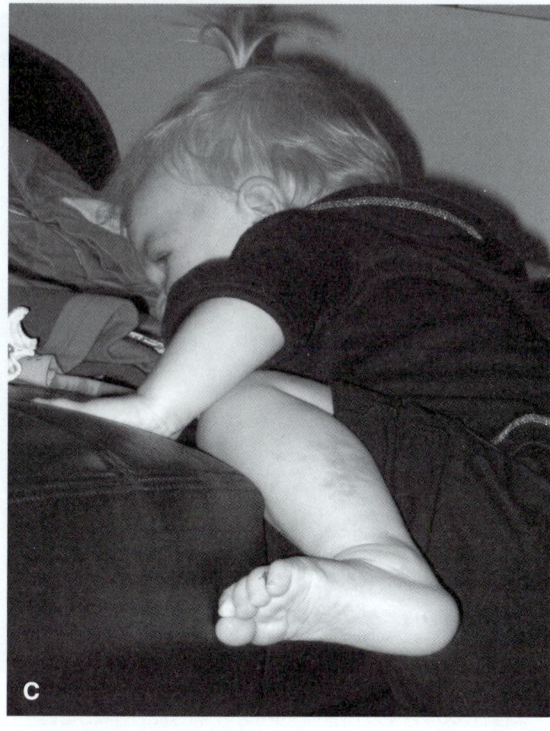

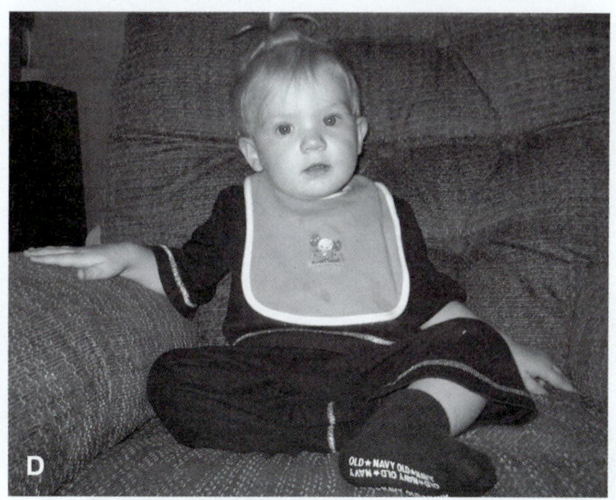

그림 1.59. 성인 크기의 의자에 오르기, 초기 단계 **A–D:** 오른쪽으로 몸통의 가쪽굽힘(체중이 오른쪽으로 이동하면서 왼쪽으로 가쪽몸통이 굽힘된다)과 왼쪽 엉덩이가 극단적으로 벌림되는 것을 확인한다.

바로 서기 발달(Erect standing progression)

지지하여 서기(Supported standing)

신생아 시기에 아기를 세우면 다리에 부분적으로 체중을 지지하며, 근육의 동시수축으로 인해 뻣뻣해 보이고, 지지면은 좁고 발은 뒤침되어 있다. 머리는 조절할 수 없고 목은 구부러져 있으며 턱은 가슴에 얹혀 있다(그림 1.60). 지지면에서 있는 상태에서 앞으로 약간 기울이면 반사적인 보행(자

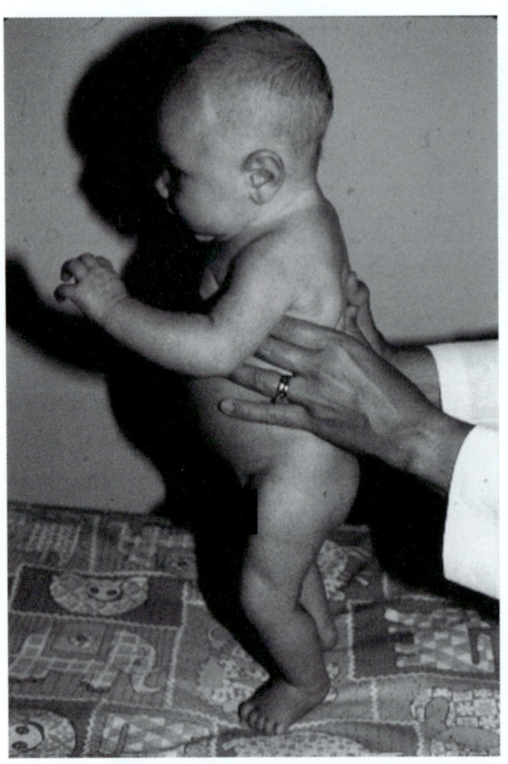

그림 1.60. 신생아를 지지하여 세운 자세

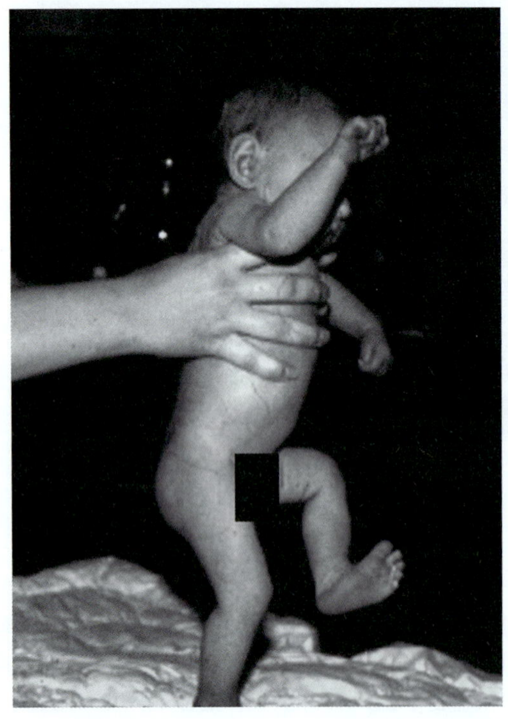

그림 1.61. 신생아의 자동 보행

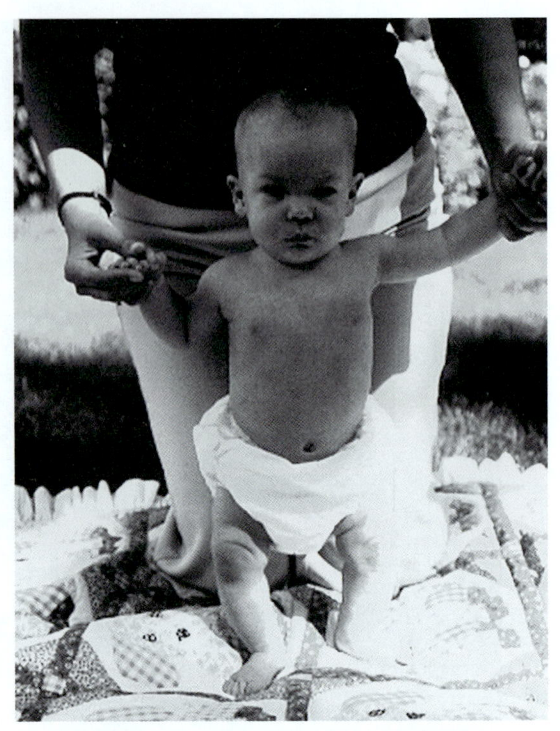

그림 1.62. 생후 5개월에 서 있는 모습, 엉덩관절와 무릎이 구부러진 것을 확인할 수 있다.

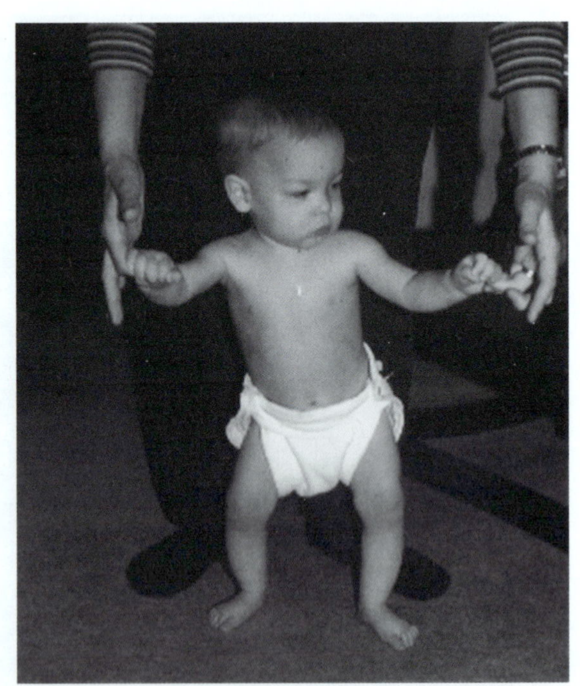

그림 1.63. 생후 7개월에 지지하여 서 있는 자세, 넓은 지지면, 엉덩관절과 무릎은 굽힘, 발의 엎침에 주목하라.

동 보행)이 발생한다(그림 1.61).

생후 2개월이 지나면 대부분의 영유아는 반사적 보행을 상실한다. 초기 발달학자들은 자동보행이 나타나지 않는 것은 단순히 영유아의 중추신경계 발달의 결과라고 믿었다.[107] 그러나 1980년대 초기에 Esther Thelen의 연구에 따르면 인위적으로 다리에 체중을 실은 영유아의 반사적 보행이 감소하는 것으로 나타났다. 물속에 서 있게 한 영유아는 다리의 부력 효과로 인해 보행이 멈추지 않고 오히려 증가했으며, 일반적인 자동보행이 소실되는 연령 이후에도 지속되는 것으로 추정되었다. 이러한 연구를 통해 얻은 결론은 반사적 보행은 일반적으로 생후 약 2개월에 사라지는데, 이는 CNS의 프로그래밍과 성숙 때문이 아니라 영유아의 다리의 무게가 너무 커져서 무거운 다리를 들기가 어려워졌기 때문이라는 것이었다.[108]

자동 보행의 상실을 받아들이는 이론에 관계없이, 일반적인 영유아는 2개월이 지나면 더 이상 반사적인 보행을 하지 않으며 서 있을 때 다리에 체중을 싣지 않는 경우가 많다. 이러한 자동 보행의 소멸을 보행불능증(abasia)이라고 하며, 그리스어에서 '걸음이 없는(without step)'을 의미하는 단어에서 유래했다.

다음 단계의 보행 능력은 자발적이 될 것이다. 일반적으로 3개월과 4개월에 나타나는 다리에 체중을 지지하지 못하는 것은 말 그대로 서지 못하는 것을 의미하는 못섬증(astasia) 단계이다.[1] 이 단계는 정상적인 발달 과정에서 일시적으로 나타나며 모든 아동에게 나타나는 것은 아니다.

첫 4개월 동안, 항중력 목 폄근과 굽힘근의 조절과 균형이 발달함에 따라 모든 자세에서 머리 조절이 발달한다. 생후 5개월이 되면 머리가 공간에 안정적으로 고정되고, 영유아는 지지해 서 있는 동안 자발적으로 다리에 부분적으로 체중을 지지하기 시작한다(그림 1.62). 이러한 발달 지표에서 보는 자세의 특징은 무릎의 굽힘과 발의 엎침과 함께 엉덩관절의 적당한 벌림, 굽힘 및 가쪽돌림이 특징이다. 이 5개월 자세는 생후 7개월이 되면 더욱 강화되는데 이때는 아이가 자발적으로 다리의 체중을 지지하는 시기이다(그림 1.63).

생후 7개월이 되면 아이의 앞뒤 체중 지지 정렬이 좋지 않고 균형 감각이 발달하지 않아 보호자의 도움 없이는 혼자 서 있을 수 없다. 아이는 손을 잡고서는 서고 걸을 수 있다(그림 1.63). 보행은 엉덩관절 가쪽돌림과 중간 정도의 벌림이 특징이며, 아이의 지지면이 넓고 발이 과도하게 엎침되어 있다. 엉덩관절의 벌림 및 가쪽돌림이 클수록 발이 더 많이 엎침된다. 일반적으로 영유아의 경우 발바닥의 지방층이 각 발의 세로 아치를 가려 발의 엎침 모양을 증가시킨다. 엉덩이와 무릎이 구부러져 지지 없이 서 있을 때 여전히 앞쪽-뒤쪽 정렬이 좋지 않다. 체중을 올바르게 지지하는 성숙한 서기 자세에서는 귀, 어깨, 엉덩관절, 무릎, 가쪽 복사뼈를 지나는 가상의 직선을 그릴 수 있어야 한다(그림 1.64A). 미성숙 서기 자세에서 가상의 직선은 귀와 어깨를 통과하지만 엉덩관절보다 앞쪽, 엉덩관절과 무릎의 굽힘으로 인해 무릎관절보다 약간 뒤쪽에 위치한다(그림 1.64B 및 C).

이 시기(7-8개월)가 되면 아이는 영유아용 침대에 앉기 위해 잡아당기기 시작한다. 처음에는 새롭게 발달한 팔의 힘을 이용해 서는 반면, 다리는 기본적으로 수동적인 자세를 유지한다. 하지만 일단 서게 되면, 아이는 침대 레일을 붙잡고 지지하면서 튀어 오르는 등 새롭게 발달한 기립 능력을 경험한다. 영유아용 침대에서 일어서기를 처음 시도하는 동안 아이는 앉은 자세로 돌아가는 것이 어렵다는 사실을 알게 된다. 매트리스로 천천히 내려가려면 엉덩이와 무릎에서 신장이 강하게 조절해야 하는데, 아직 완전히 발달하지 않은 상태이다. 서 있는 것에 좌절하고 지친 아이는 중력 때문에 침대 레일에서 손을 놓아 앉기로 떨어지거나 울기 시작하여 부모에게 도움이 필요하다는 신호를 보낼 수 있다. 부모가 와서 아이를 영유아용 침대에서 꺼내거나 엎드리게 하거나 바로 눕힌다. 이런 일이 발생하면 아이는 이러한 행동이 부모의 관심을 끌었다는 것을 깨닫고 다시 한 번 자세를 잡아당기며 일련의 사건이 반복된다. 이러한 행동을 반복하는 것은 아이에게 즐거운 일이며, 아이는 이러한 행동으로 인해 효과가 발생한다는 것을 알게 되므로 예측 가능한 효과가 나타난다.

독립적 서기(Independent standing)

생후 10개월이 되면 아이는 소파나 낮은 테이블과 같은 가구를 이용하여 몸을 끌어당겨 일어설 수 있다. 그림 1.65의 순서에서 볼 수 있듯이, 아이는 무릎을 꿇고 서는 자세(tall-kneeling)와 반무릎 자세를 통해 서는 데 성공하고, 조절력을 가지고 다시 몸을 낮추는 데 능숙해진다. 무릎을 꿇은 자세에서는 아이의 무게중심이 바닥에서 멀어지기 때문에 지지면이 상대적으로 넓게 유지된다. 반무릎 자세를 취하려면 체중을 한쪽으로 이동하여 그 쪽의 몸통을 길게 늘려 아이가 체중이 실리지 않은 팔다리를 앞으로 가져와 발을 바닥에 평평하게 놓을 수 있도록 해야 한다. 무릎을 꿇은 자세와 서 있는 자세 사이의 전환 동작인 이 동작은 모든 전환 동작과 마찬가지로 축 회전을 필요로 한다.

반무릎 자세에서 아이는 다리 근육, 특히 엉덩관절 폄근과 무릎 폄근을 사용하여 중력에 대항하여 일어난다. 아이는 이전의 팔로 끌어당겨 서기에서와 같이 팔의 힘에 거의 의존하지 않는다. 대신 다리가 대부분의 작업을 수행하고 팔은

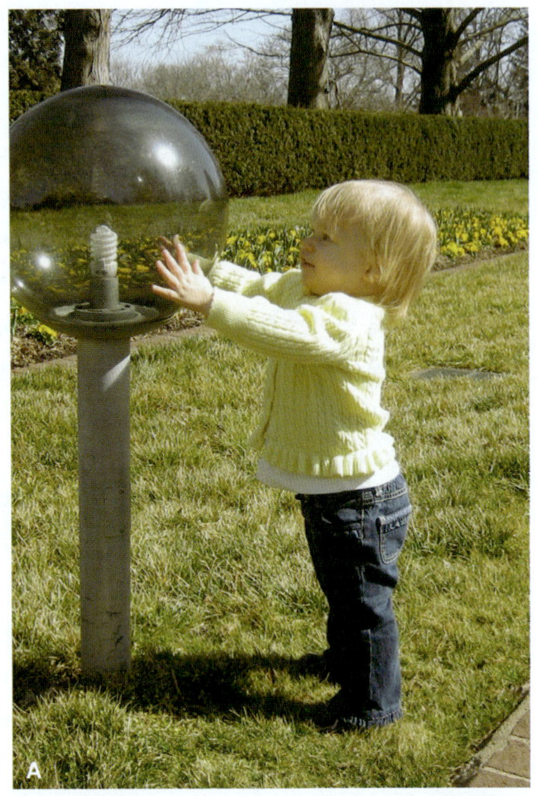

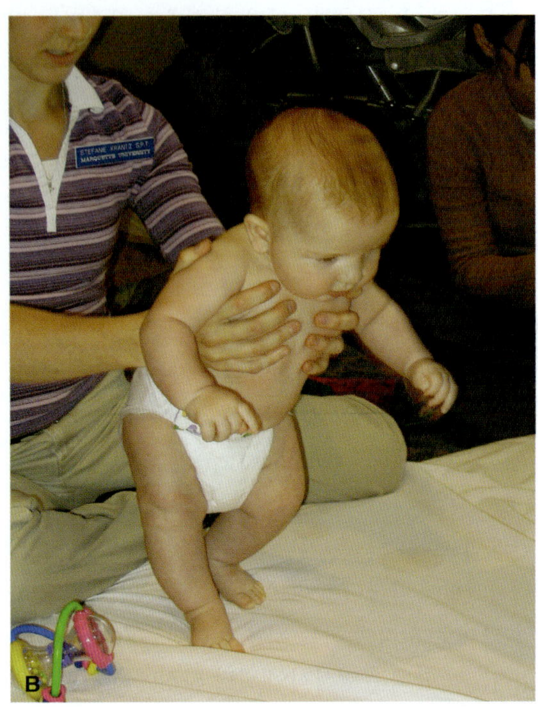

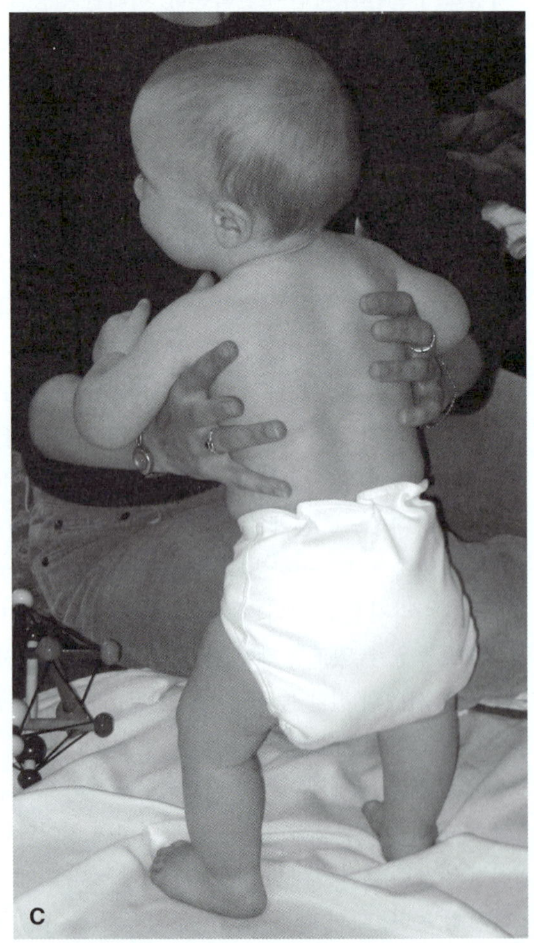

그림 1.64. 서 있을 때의 귀에서 발뒤꿈치까지의 자세 정렬. A: 성숙한 정렬, B: 독립적으로 서기에는 부적절하고 미숙한 체중 지지 정렬, 귀에서 발뒤꿈치까지의 체중 선이 엉덩이 앞쪽과 무릎 뒤쪽으로 떨어지고 발을 엎침된 상태로 지지면이 좁다는 점에 유의한다. C: 자세 정렬이 좋아졌지만 독립적으로 서기에는 여전히 정렬이 불충분하다.

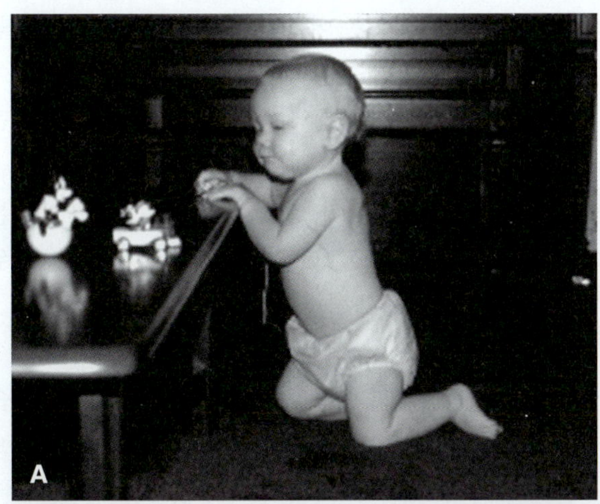

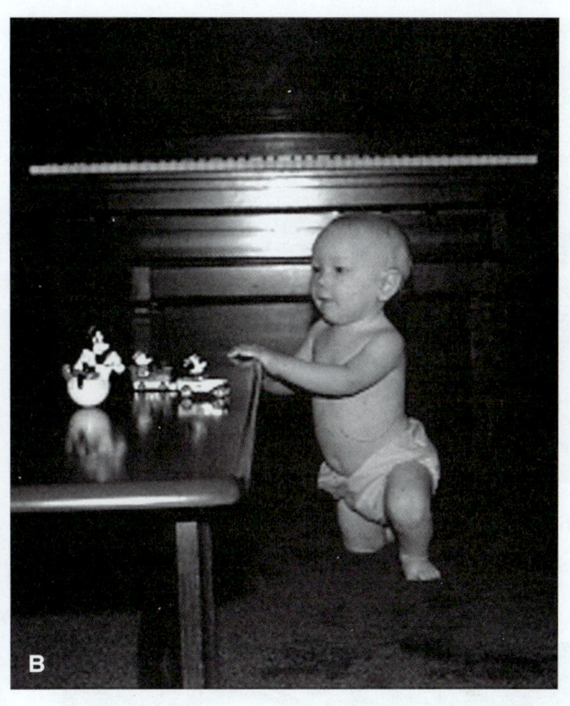

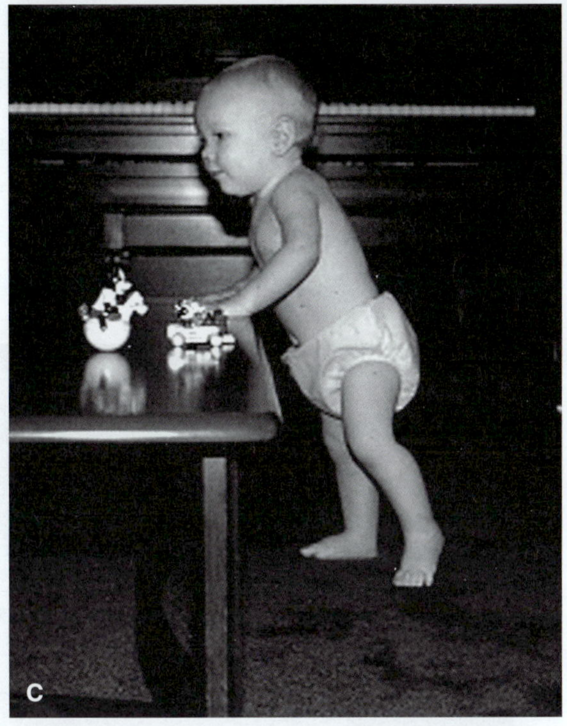

그림 1.65. 가구를 이용하여 일어나는 순서 A: 무릎 서기 자세. B: 반무릎 서기; 축 회전과 하지의 분리에 유의하라. C: 낮은 테이블을 잡고 이동하기.

균형을 잡는 데 도움을 준다. 서 있다가 바닥으로 내려갈 때는 반무릎과 높이 무릎을 꿇는 자세가 동일하게 사용된다. 연습을 통해 이러한 움직임은 조절되고 빨라진다. 때때로 아이는 단순히 지지면에서 손을 떼고 바닥으로 빠르게 떨어질 수 있다.

잡고 이동하기(Cruising)

일단 가구를 잡고 서게 되면, 아이는 바닥과 가구 사이를 왔다 갔다 하고 쪼그리고 앉았다 일어서기를 반복하며 오랫동안 놀게 된다. 아이는 다양한 자세를 오가며 움직인다. 아이는 가구를 붙잡고 옆으로 걷기 시작한다. 생후 10개월에 보이는 지지해서 옆으로 걷는 보행은 cruising이라고 한다(그림 1.65C). 아이는 소파나 테이블을 따라 앞뒤로 움직일 수 있으며, 결국에는 다른 가구에 손을 뻗어 방 안을 돌아다니기 시작한다. 한편, 엉덩관절과 무릎의 굽힘이 감소하면서 아이의 앞뒤 정렬이 개선되고 있다.[97] 가구에 서 있는 동안 아이는 한쪽 또는 다른 손을 지지면에서 들어 올리는 것을 볼 수 있으며, 때로는 균형을 유지하면서 몸통을 한쪽으로 또는 다른쪽으로 회전하는 것을 볼 수 있다. 아이가 가구 주위를 돌아다니다가 다음 가구에 손을 뻗으면 잠시 서 있다가 양쪽 팔에 힘을 주지 않고 한두 걸음 내딛기도 한다. 때때로 아이는 지지하지 않고 잠깐 서 있기도 한다. 그러나 지지할

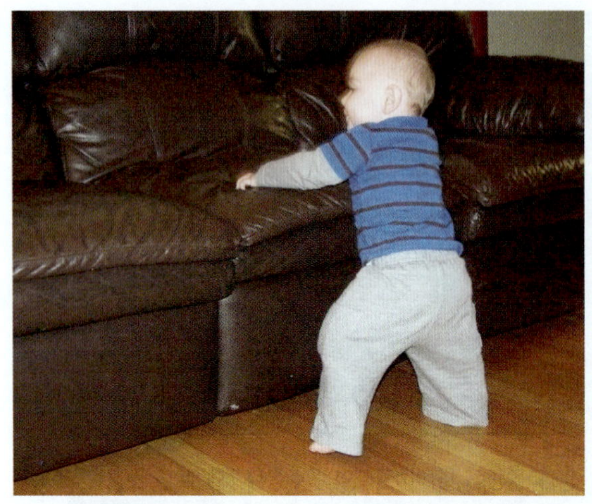

그림 1.66. 잡고 이동하기는 이동성과 안정성(체중지지) 기능 모두를 위한 엉덩관절 벌림 발달에 도움이 된다.

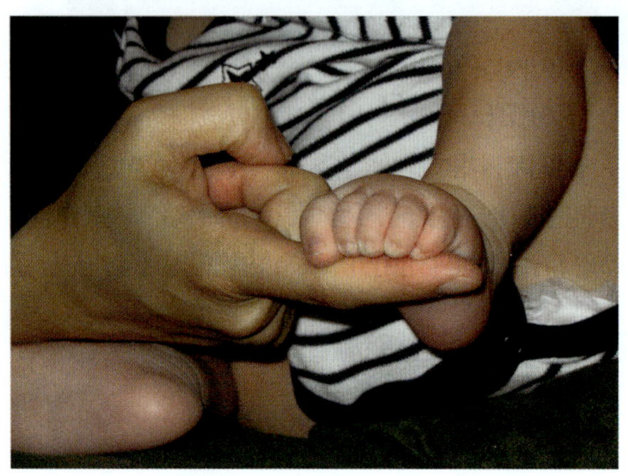

그림 1.67. 발바닥 움켜잡기, 양성 반응.

가구 없이 앞으로 걸을 때는 여전히 누군가가 손을 잡아주어야 하지만, 가구나 누군가의 손을 잡지 않고 앞으로 걸을 날이 머지않았다. 잡고 이동하는 발달 단계에서는 걷기 연습 외에도 아이가 옆으로 걸을 때 엉덩관절 벌림/모음 및 발목의 가쪽돌림/안쪽돌림 동작을 발달시키고 강화하는 데 기여한다(그림 1.66). 아이가 가구나 다른 사람의 손을 잡고 걷는 생후 10개월이 되어도 발 파악반사는 여전히 나타날 수 있지만, 상당히 감소하고 일관성 없이 나타날 수 있다. 발 파악반사는 검사자가 손가락을 발가락 바닥에 수평으로 놓았을 때 발가락이 굽혀지는 반사이다(그림 1.67). 발 파악반사가 양성이면 발가락이 구부러지거나 말린다.[46,107] 이 반사는 아이가 지지하여 서 있을 때에도 발가락이 말리는 것처럼 자연스럽게 관찰될 수도 있다. 일반적으로 이 반사가 완전히 사라져야 지지 없이 독립적으로 걸을 수 있다. 이후 몇 주에 걸쳐 점차적으로 아이는 어른의 손이나 가구에서 손을 놓게 되며, 짧은 시간 동안 독립적으로 서게 된다. 이 때 아이의 팔다리는 일반적으로 몸통의 안정성을 높이기 위해 팔을 올리는 high guard자세를 취한다.

서기, 잡고 이동하기, 걷기가 발달하는 동안 아이는 물건을 집어 들기 위해 쪼그려 앉는 것뿐만 아니라 놀기 위해 쪼그려 앉는 능력도 발달한다(그림 1.68). 소파와 같은 가구에서서 쪼그리고 앉아 장난감을 집어 들고, 일어서서 소파에 장난감을 올려놓고 이 과정을 여러 번 반복하는 모습을 볼 수 있다. 또한, 아이는 놀면서 쪼그리고 앉은 자세로 오랜 시간을 보낼 수 있다. 따라서 쪼그려 앉기는 자세를 전환하는 데 사용되는 동작이자 그 자체로 자세이다. 일부 학자들은 쪼그려 앉기에서 선 자세로, 다시 쪼그려 앉는 자세로 전환하는 동작이 발목 관절을 둘러싼 근육의 동시수축을 촉진하여 안정성을 높인다는 이론을 세웠다. 이 이론은 발목 근육의 근방추들에 대한 장기간의 최대 스트레칭이 일차 및 이차 구심성 수축을 모두 활성화한다는 것이다.[59]

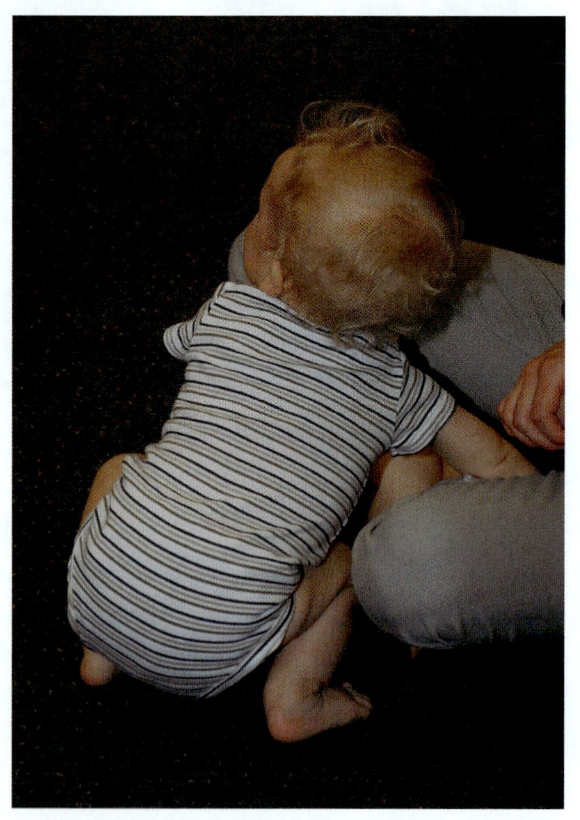

그림 1.68. 쪼그려 앉기. 아이는 일어서기 위해 능동적인 쪼그려 앉기를 자주 수행하고 다시 쪼그려 앉는 동작으로 돌아오며 쪼그려 앉은 자세를 놀이 자세로 사용한다.

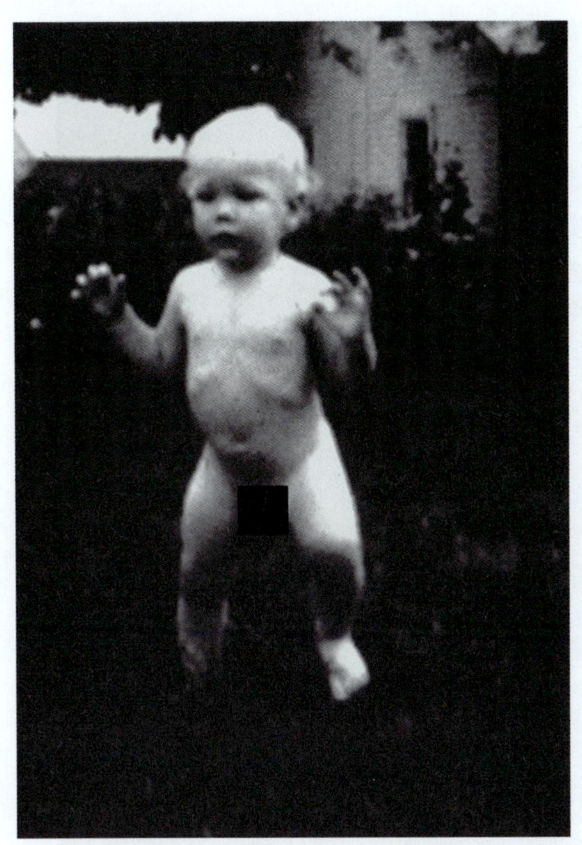

그림 1.69. 팔을 올리고 걷는 처음의 독립적인 보행 자세

양발로 독립보행(Independent bipedal locomotion)

독립적으로 앞으로 나아간다는 것은 일반적으로 생후 10-15개월 사이에 이루어지며, 생후 12개월에 한 달을 더하거나 덜 걷게 된다. 처음에는 어깨뼈를 모음하여 중력에 대한 안정성을 높이기 위해 아이가 처음 의존적으로 앉았을 때 팔을 잡았던 것과 같은 자세인 high guard자세로 팔을 올린다(그림 1.69). 자세는 개선되었지만 엉덩이와 무릎을 구부린 채로 수직 정렬이 되지 않은 상태가 지속되는 것이 특징이다. 엉덩관절 벌림 및 가쪽돌림은 계속해서 넓은 지지면을 제공한다. 아이는 처음에 뒤꿈치 딛기 동작이 없으며 발은 여전히 상당한 엎침 상태이다.

앞으로 몇 달 동안 독립 보행이 진행됨에 따라 팔을 높이 올리는 high guard자세에서 어깨 굽힘이 많이 약해지고 팔꿉관절은 여전히 굽힘 자세이지만 팔이 아래로 많이 내려와서 손이 허리 바로 위쪽에 위치하게 되고 어깨는 모음되고 손가락들은 위를 가르키는 형태이다. 손은 그림 1.70에서 보듯이 몸 옆에 고정되어 있다. 그런 다음 팔은 어깨를 완전히 펴고 아이의 옆구리에 늘어뜨릴 수 있게 이완된다. 이후 몇 주에 걸쳐 보행 중 상호 팔 흔들기가 이루어진다(그림 1.71).

연습을 통해 엉덩관절 및 무릎 폄 증가, 엉덩관절 벌림 감소, 엉덩관절의 가쪽돌림 감소로 앞쪽-뒤쪽 자세 정렬이 지속적으로 개선되고, 지지면이 좁아지면서 엉덩관절 벌림이 감소한다. 결국, 아이는 자세 정렬, 좁은 지지면, 발의 중립 엎침/뒤침, 뒤꿈치 딛기, 밀기, 상호 팔 흔들기 등을 잘하며 걷게 된다. 발바닥 지방층은 약 2세가 될 때까지 완전히 사라지지 않는데 2세쯤에 세로 아치가 보이게 된다.

두 발 보행은 향후 2-4년 동안 계속 개선되고 발달할 것이다. 만 3세 아동의 보행변수는 만 1세의 초기 보행변수와 다르다.[109] 보행변수에는 보행주기의 다양성뿐 아니라, 다리의 정렬이 포함된다.

아이의 보행이 성숙함에 따라 엉덩관절의 안, 가쪽 정렬은 엉덩관절 벌림에서 모음으로 진행되어 발이 대략 어깨 너비만큼 벌어질 때까지 진행된다. 무릎의 정렬은 출생 시 밖굽이 무릎에서 3세가 되면 약 12도의 안굽이무릎이 된다. 그 후 4-7세 사이에는 안굽이무릎이 7-10도까지만 변화한다. 무릎 정렬의 변화는 엉덩이, 발목, 발의 안, 가쪽 정렬에도 영향을 미친다.[109] 성장과 성숙에 따라 변화하는 다른 보행 지표로는 분속수(cadence), 보폭 및 한발짝길이, 속도가 있다.[109] 분당 걸음 수인 분속수는 처음 의존적으로 걷기 시작할 때 높게 시작된다. 1세 아동은 3세 아동과 성인에 비해 한 발로 서 있는 시간이 짧다. 이는 1세 아동은 엉덩관절 근육의 힘과 안정성이 떨어지기 때문이다. 결과적으로 아이는 분당 걸음 수가 많고 한 발로 서 있는 시간을 덜 쓴다.[109]

보행 속도는 지정된 시간 동안 이동하는 거리로, 처음에는 느리다가 아이가 커가면서 빨라진다.[109] 속도는 한 발자국의 길이와 관련이 있다. 보폭(step)은 한쪽 다리의 발뒤꿈치 딛기부터 반대쪽 다리의 발뒤꿈치 딛기까지를 측정한다. 한발짝길이(stride length)는 한쪽 발의 뒤꿈치 딛기부터 같은 발의 뒤꿈치 딛기까지를 측정하며, 보폭 길이의 약 2배이다.[109]

그러나 한쪽 팔다리에만 영향을 미치는 병리로 인해 두 팔다리의 보폭 길이가 현저하게 다른 경우, 정확한 한발짝길이를 계산하려면 보폭 길이에 2배로 한발짝길이를 계산하는 대신 보폭과 한발짝길이 모두 측정해야 한다.

만 1세에서 3세까지 아이의 한발짝길이와 보폭은 증가하며 보행속도와 한발로 서 있는 시간도 증가한다.[109] 한발로 체중을 지지하는 자세는 근력과 균형 능력이 증가함에 따라 증가한다. 한발짝길이 또는 보폭, 따라서 보행 속도는 만 3세 이후에도 아동의 다리 길이가 계속 성장함에 따라 증가한

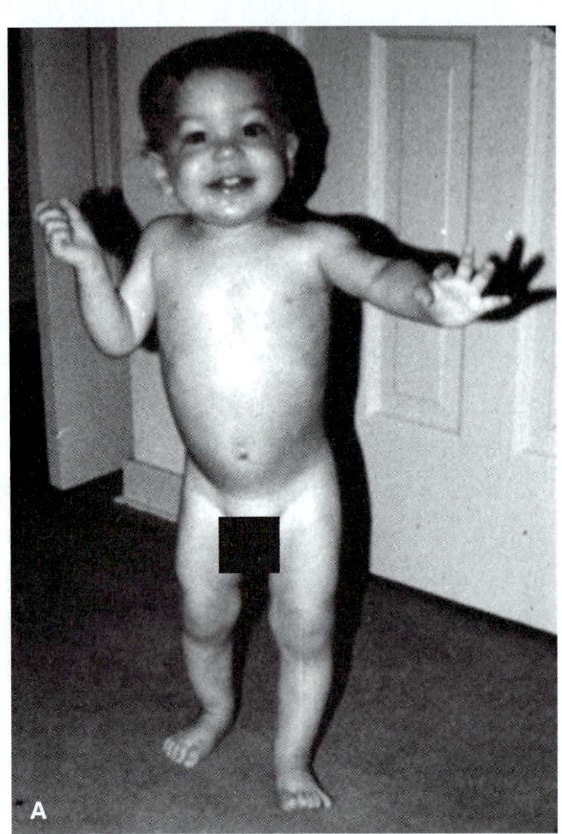

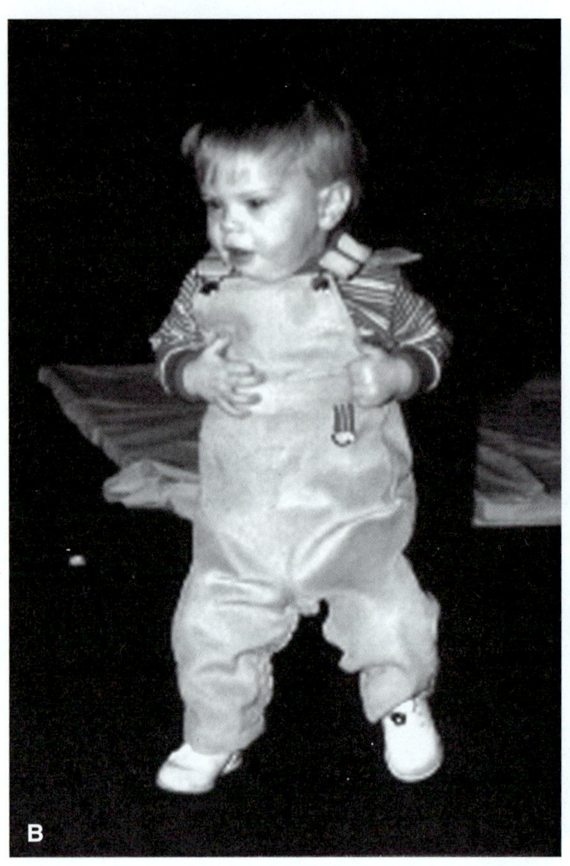

그림 1.70. 독립 보행. A: 오른쪽 상지는 여전히 하이 가드, 왼쪽 상지는 내려와 있고 팔이음뼈는 앞으로 나와있다. B: 몸통의 직립 안정성을 높이기 위해 팔을 내리고 독립적으로 걷는다.

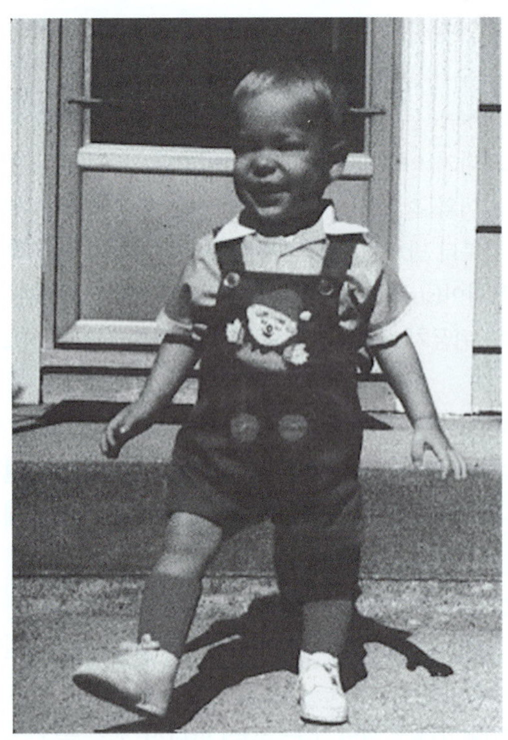

그림 1.71. 뒤꿈치 딛기와 상호 팔 흔들기로 성숙한 독립 보행

다. 그렇지 않으면 만 3세의 보행은 성인과 유사한 보행변수를 가진 것으로 간주된다.[109] 1세와 3세의 다양한 보행변수는 표 1.5에 나와 있다.

영유아가 빨리 걸을 수 있고 부모는 영유아가 달리고 있다고 생각하지만, 성숙된 달리기는 3-4세까지 발달하지 않는다. 성숙된 달리기는 걷기와 달리 동시에 두 발이 땅에서 떨어지는 상태여야 한다. 걷기는 한 발이 땅에서 떨어져 있을 때는 반드시 다른 발은 땅에 닿아있는 상태를 말한다.

계단 오르기(Stair climbin)

계단은 영유아에게 상당한 도전 과제이다. 계단에서 한 계단이 일반적으로 올라가는 높이는 7-8인치이다. 15개월 된 영유아가 똑바로 서서 계단을 오르는 것은 성인이 무릎 높이의 계단을 오르려고 하는 것과 같다(그림 1.72).

계단을 오르고 내리는 능력은 여러 가지 요인, 특히 기회에 의해 영향을 받는다. 따라서 이 발달 지표를 달성하는 연령은 상당한 변동성이 있지만, 달성 순서는 아동마다 거의

표 1.5. 1세 및 3세 아동의 보행변수

보행변수	1세	3세	변화 방향
지지면적(발목관절 간격에 대한 골반동작 범위)	<1	≥1	↓
보폭 길이	20 cm	33 cm	↑
걸음 길이(보행 길이의 두 배)	40 cm	66 cm	↑
한다리 입각기	보행 주기의 32%	보행 주기의 35%	↑
분속수(걸음빈도)	분당 180보	분당 154보	↓
속도(속도)	60 cm/초	105 cm/초	↑

From Long TM, Toscano K. Handbook of Pediatric Physical Therapy. Lippincott Williams & Wilkins; 2001.

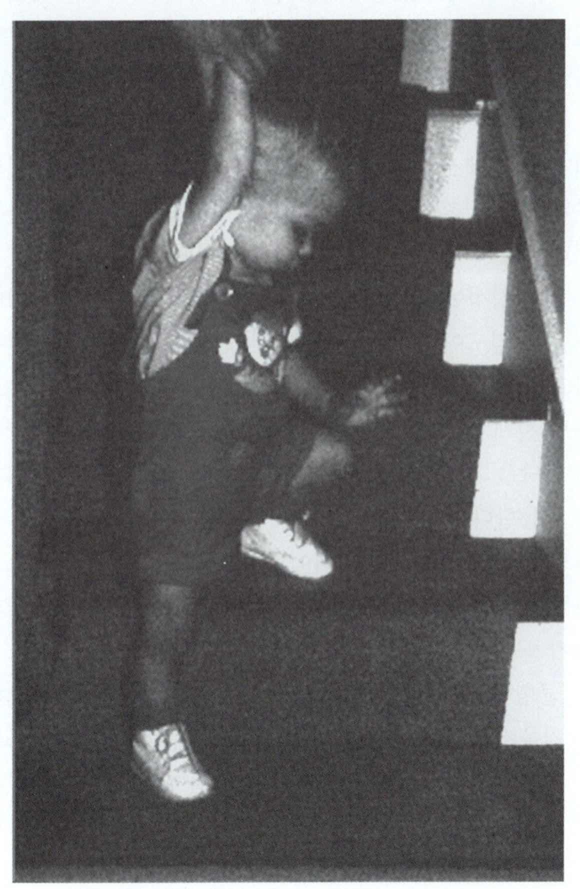

그림 1.72. 손을 잡고 계단 내려가기; 아이의 다리 길이에 비례하여 계단의 높이를 확인한다.

동일하다. 계단이 없거나 적어도 아이가 올라갈 수 있는 계단이 없는 집에서 사는 아이는 침실이나 장난감을 오갈 때 매일 계단을 자주 접하는 아이보다 늦은 나이에 계단 오르기 기술을 발달시키는 경우가 많다.

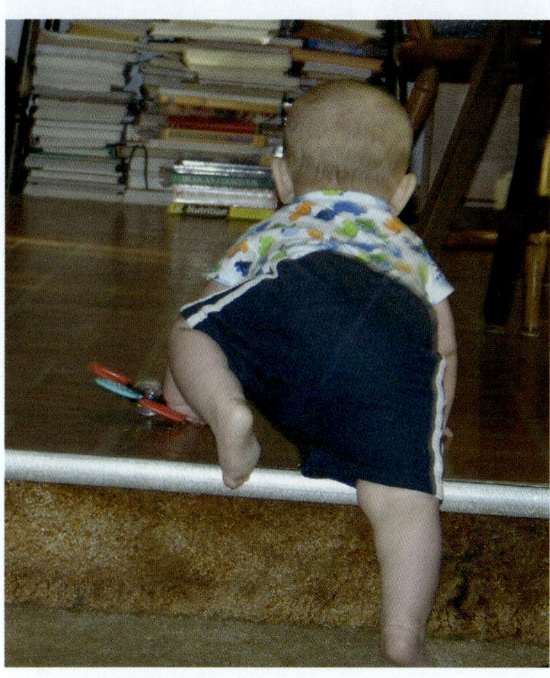

그림 1.73. 네발자세로 계단 오르기

계단을 오르고 내리는 첫 번째 능력은 일반적으로 네발자세로부터 온다(그림 1.73). 아이는 손과 무릎으로 계단을 올라가는 법을 배우고 곧 손과 무릎으로 계단을 뒤로 내려오는 법을 배운다.

때때로 아이들은 계단을 처음 내려갈 때 네 발로 내려가려고 하지만 보호자가 근처에 없으면 머리를 먼저 내리는 위험한 상황을 보인다. 아이는 시행착오를 통해 손과 무릎으로 계단을 뒤로 내려가는 방법을 빠르게 배운다.

계단을 오르는 발달과정 이후에 계단을 내려가는 능력이 오르는 것과 같은 수준으로 발달한다. 아기가 네발자세를 사

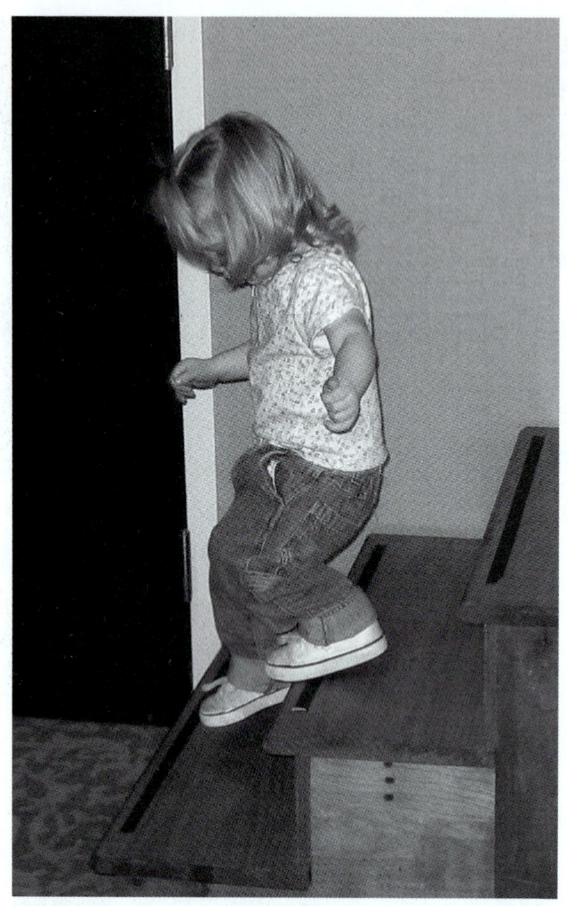

그림 1.74. 상지의 지지 없이 계단 내려가기

용하여 계단을 오르고 내리는 동작이 발달한 이후에 이러한 순서는 그 자체가 일반적으로 양발 직립보행에서 반복된다.

계단 오르기의 또 다른 특징의 발달형태는 아이가 서 있는 상태에서 계단을 오르면서 분명해진다. 기본적으로 양발 보행 계단 오르기는 제자리걸음이라고 하는 방식으로 각 계단에 양발을 올려놓고 수행된다.[48] 일반적으로 계단 오르기에 대한 시행착오와 연습의 정도에 따라 만 3세가 될 때까지는 한 발씩 계단을 오르기 시작하지 않는다(즉, 한 발씩만 계단에 올려놓는 방식). 발 양상은 사용 가능한 팔 지지면의 유형에 따라 달라진다. 계단 오르기는 난간 하나 또는 성인 손을 도움으로 사용하는 단계에서 난간은 필요하지만 성인 손이 필요 없는 단계로, 최종적으로는 아무것도 잡지 않고 계단을 올라가는 단계로 진행된다(그림 1.74). 아동이 점점 숙련된 계단 오르기 능력을 발달시키는 속도는 다양하며, 다른 기술과 마찬가지로 비정상적으로 가파른 계단이나 난간이 없는 등 독특하고 어려운 상황이 발생하면 계단에서 이동하는 능력이 일시적으로 떨어질 수 있다.

균형(Balance)

균형을 유지하는 것, 즉 무게 중심을 지지면 안에 유지하고 불안정성이 생겼을 때 효과적으로 보상하는 것은 새로운 운동 기술을 시도하고 배우면서 발달하는 아동에게 어려운 과제이다. 특정 발달 지표나 발달 단계에 도달하기 위해 아이는 그 자세에서 균형을 유지하는 능력을 향상시켜야 한다. 일반적으로 아동은 다음 발달 단계로 용감하게 이동하면서 가장 최근에 배운 자세를 계속 연습하여 연속적으로 새로운 균형 잡기 기술을 발달시킨다. 균형 발달은 정상적인 자세 반사 기전을 구성한다. 균형 기술은 바로세우기 반응, 기울기 반응, 평형 반응, 보호 반응의 4가지 하위 그룹으로 나눈다. 각 하위 그룹은 담당하는 균형의 정의된 측면을 가지고 있다. 하위 그룹은 연속적으로 작동하므로 신체 균형에 문제가 발생하면 예측 가능한 순서로 반응이 발생한다(보기 1.2).

바로세우기 반응은 공간에서 머리를 고정하는 역할을 하며 모든 면에서 발달해야 한다.[46,107] 어떤 위치에서든 아이의 무게 중심이 흔들리면 미로 바로세우기 반응이라고도 하는 머리 바로세우기 반응이 처음으로 일어난다.

불안정성이 생기거나 지지면 안에서 무게중심이 벗어나지 않을 정도이면 머리 바로세우기 반응은 몸의 균형을 찾는다. 아이의 몸이 어떤 방향으로 기울어지면 머리가 자동으로 바로 서게 되는데, 즉 몸의 위치에 상관없이 머리는 바닥이나 바닥을 기준으로 입이 수평이고 얼굴이 수직인 직립 위치로 이동한다[46,107](그림 1.75). 몸이 기울어져서 무게 중심이 아동의 지지면 가장자리 가까이로 이동하면 머리가 자동으로 바로 서지만 균형을 유지하기에는 충분하지 않는다. 이때 기울기 또는 평형 반응의 도움이 필요하다.

균형에 문제가 생겼을 때 공간에서 신체의 위치를 확보하는 기울기 반응과 평형 반응은 동일한 반응이지만 약간 다른 자극에 의해 유발된다. 기울기 반응은 아이가 앉거나 서 있거나 다른 위치에 있는 표면이 움직여 아이의 무게 중심이 이

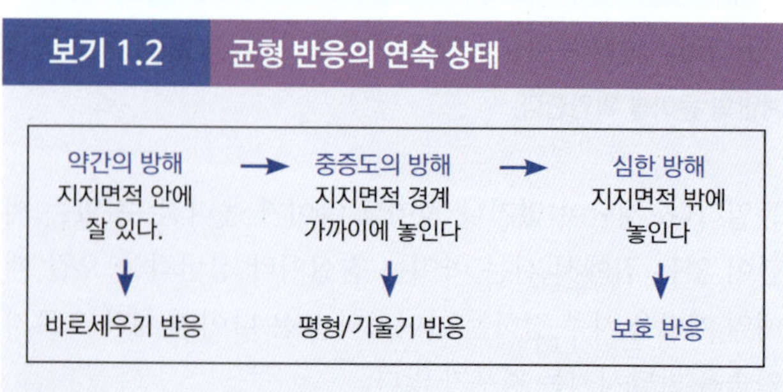

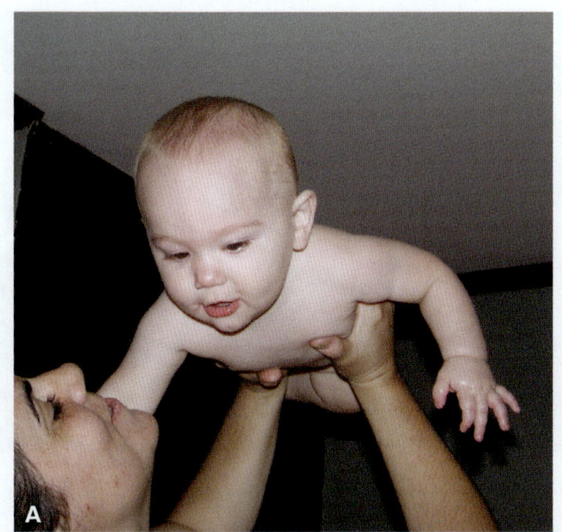

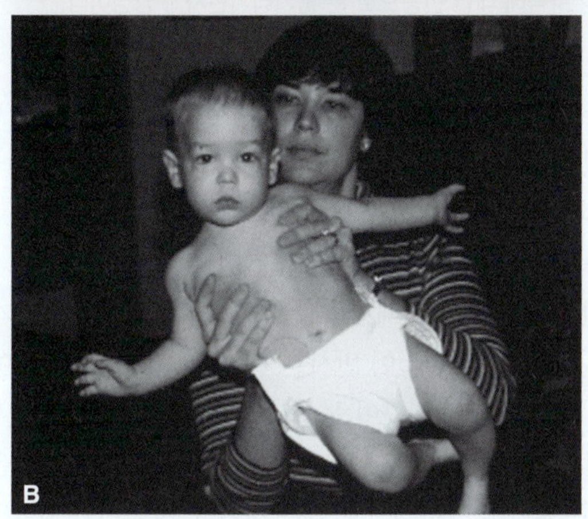

그림 1.75. 양성 미로바로잡기반사(머리 바로잡기); A: 배쪽으로 들어올리기(ventral suspension) B: 아이의 오른쪽 측면 기울임에 반응하여 얼굴이 수직으로 유지되고 입이 수평으로 유지된다.

동하는 경우에 사용하는 것이 올바른 용어이다. 이런 일이 발생하면 즉시 머리가 바로 서게 된다. 신체가 머리 바로 세우기가 불충분하다고 감지하면 기울기 반응이 유발된다. 반응은 다음과 같다. 균형 보드, 공 또는 기타 움직일 수 있는 표면 위에 있을 때 아이가 기울기 반응을 유도할 만큼 왼쪽으로 기울어지면 오른쪽으로 가쪽 굽힘이 발생한다. 척추를 뒤쪽에서 바라보면 척추가 아이가 기울어진 방향에서 벗어나 오른쪽으로 휘어진다(그림 1.76). 이렇게 하면 몸의 무게 중심이 지지면의 중심을 향해 되돌아간다. 자극과 반응이 충분히 강하면 팔다리가 한다. 이 경우 오른쪽 어깨관절과 엉덩관절 벌림되면서 다시 한 번 몸의 무게중심을 지지면 중앙으로 가져오기 위해 노력한다. 평형 반응은 기울임 반응과 동일하지만 아이가 움직이는 바닥이 아닌 고정된 바닥에 있고, 방해의 힘이 바닥이 아닌 아이의 몸을 향한다는 점이다.[46,107]

기울기 및 평형 반응은 아이가 해당 자세에서 안정감을 얻은 직후, 그리고 다음 높은 자세를 실험하고 시도하기 시작하는 동안 각각의 연속적인 자세에서 발생한다.

균형 반응의 마지막 유형은 보호 반응이다. 일반적인 발달에서 보호 반응은 무게 중심이 지지면의 경계를 넘어 밀려났을 때 균형을 회복하는 역할을 한다. 이런 일이 발생하면 고개를 바로 세우고 몸을 기울이거나 평형 반응을 보이지만 조절을 회복하기에는 불충분하다. 자동적으로 아이는 팔 또는 다리의 먼쪽 관절을 뻗음으로써, 피할 수 없는 낙상으로부터 자신을 보호한다(그림 1.77). 이 동작은 지지면의 경계

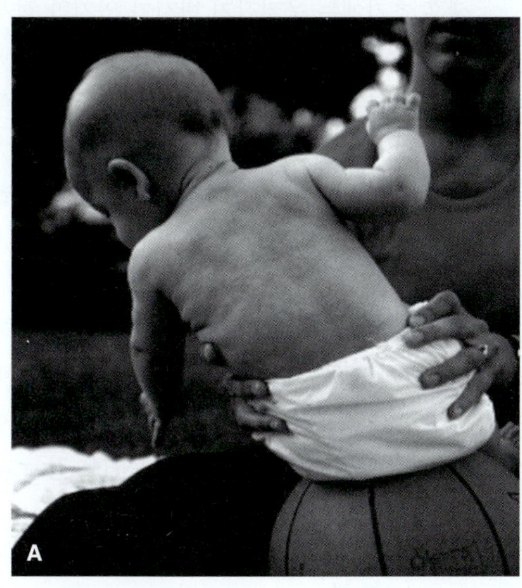

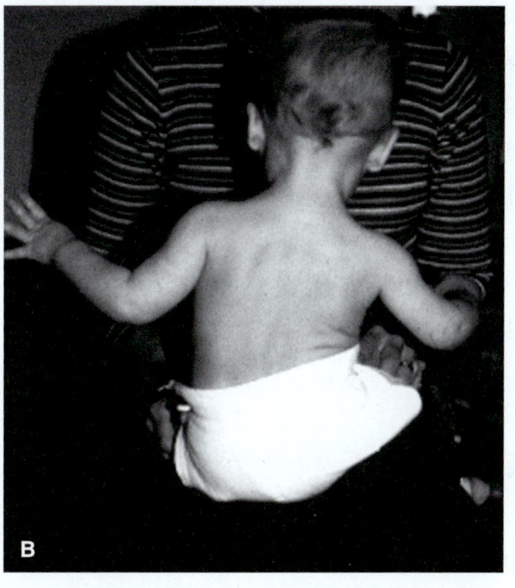

그림 1.76. 앉았을 때 몸을 기울이는 반응을 테스트한다. A: 왼쪽으로 기울일 때 반응은 음성이지만 아이가 몸통을 바로 세우지 않기 때문에 연령에 적합하다. B: 같은 기울기에 대한 반응은 나이가 많은 아동의 경우 양성이며, 기울기 방향에서 몸통을 옆으로 구부린다.

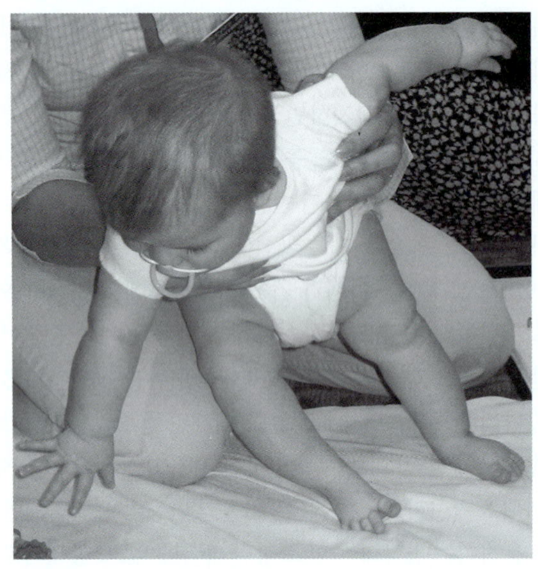

그림 1.77. 한 쪽으로 팔을 뻗는 보호반응

를 바깥쪽으로 효과적으로 이동시켜 지지면을 넓혀준다. 이런 식으로 몸의 무게중심은 다시 지지면 안에 있게 되는데, 이는 기울기/평형 반응에서처럼 몸이 지지면 내부로 돌아갔기 때문이 아니라 지지면이 확대되어 다시 한 번 무게 중심이 그 경계 안에 위치하기 때문이다. 다음 예는 균형을 유지하고 때로는 부상을 예방하기 위해 보호 반응이 두 가지 방법 중 하나로 사용되는 방법을 보여준다. 사람이 달리는 버스의 통로에 서 있는데 운전자가 갑자기 브레이크를 밟았을 때, 먼저 유도된 고개를 바로 세우고 몸을 기울이는 것만으로는 균형을 회복하는 데 충분하지 않은 경우, 사람은 두 가지 중 한 가지 행동을 취할 것이다. 지지면 내에서 균형을 회복할 수 있을 만큼 지지면의 크기를 늘리기 위해 한 발로 한 걸음씩 내딛거나 앞으로 넘어진다. 만약 넘어지면 버스 바닥에 가까워지면서 한쪽 또는 양쪽 팔을 뻗어 넘어지는 것을 막기 위해 새롭고 큰 지지면을 만들어 잠재적인 충격으로부터 머리와 얼굴을 보호할 수 있다. 이 두 번째 반응은 사람들이 넘어지면서 노뼈의 먼쪽부 골절이 자주 발생하는 이유이며, 이를 Colles 골절이라고 한다.

>> 소근육 운동 발달

잡기(Grasp)

운동 발달에 대한 논의는 잡기에 대한 것을 말하지 않으면 완성될 수 없다. 이 장의 앞부분에서는 잡기 및 쥐기 발달에 있어 몸쪽부 안정성의 중요성에 대해 설명했다. 대근육 발달과 마찬가지로 소근육 발달도 대부분의 경우 예측 가능한 순서로 진행된다.

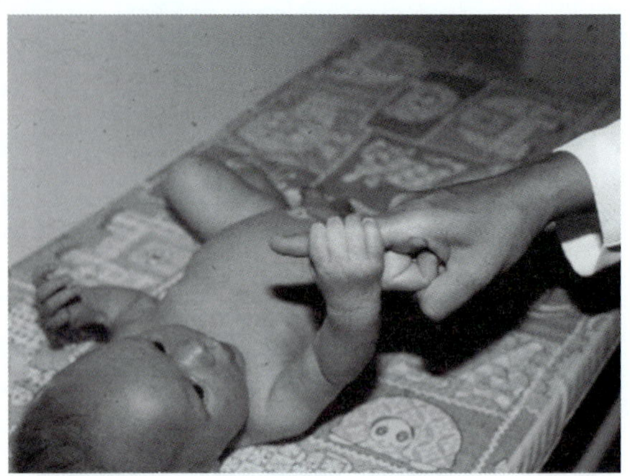

그림 1.78. 검사자의 손가락이 영유아의 손바닥에 닿는 촉각 및 고유수용성 자극에 대한 반응으로 손 움켜잡기반사가 양성이다.

만삭아는 태어날 때 손의 움켜잡기 반사(파악반사)가 있다. 자궁에서 시작된 이 반사는 손바닥 표면에 접촉하여 자극을 주면 손의 내재근이 늘어나면서 손이 반사적으로 닫히는 현상이다. 이 두 부분으로 구성된 자극에 대한 반응은 자극하는 물체를 반사적으로 잡는 것이다. 자극이 신생아의 손과 접촉하는 한 주먹은 닫힌 상태로 유지된다. 움켜잡기 반사는 일반적으로 검사자가 검지 손가락을 신생아의 손바닥에 대고(그림 1.78)[46,107]로 평가한다.

생후 초기에는 움켜잡기 반사가 있지만 점차 약해져 생후 약 4개월이 되면 사라진다. 즉, 시간이 지나면서 반사가 자연적으로 억제되기 전까지는 영유아의 손바닥을 자극하는 모든 것이 반사 행동을 유발한다. 반사적 잡기는 자발적인 물체 잡기를 선점한다. 따라서 영유아의 자발적 잡기 시도는 손 움켜잡기 반사가 줄어들었다가 사라질 때까지는 성공할 수 없다.

이는 아기가 처음 4개월 동안 반사가 사라지지 않아 자발적으로 잡기의 초기 시도를 본능적으로 방해받더라도 않는 것이 거의 없다는 뜻이다. 이는 생후 약 3-4개월이 될 때까지는 영유아가 능숙하게 손을 뻗어 물건을 잡는 데 필요한 어깨 관절의 안정성이 아직 부족하기 때문이다.

그림 1.79에서 젖병을 잡기 시작하는 영유아의 모습에서 볼 수 있듯이, 첫 4개월 동안 영유아의 움켜잡기 반사는 감소하는 반면, 영유아는 점차 자발적으로 물체를 잡는 능력이

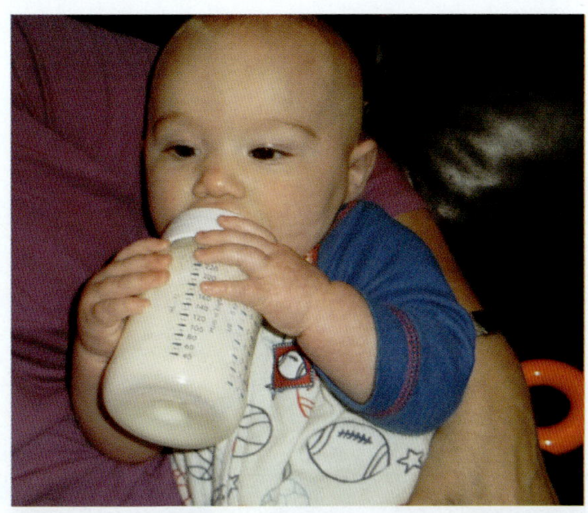

그림 1.79. 병을 잡기 위한 의지적 잡기

발달한다. 영유아는 또한 어깨를 안정화하여 어느 정도 정확하게 물체를 잡을 수 있고 물체를 잡는 동안 팔을 안정적으로 유지하는 능력도 발달한다(그림 1.80A 및 B). 어깨 안정성의 발달에 이어 영유아는 팔다리를 조절하여 물체를 자기 쪽으로 가져와 자세히 보거나 입에 넣거나 두 손으로 물체를 잡고 살펴보는 등의 팔의 조절능력이 발달한다(그림 1.81). 어깨 안정성을 유지하는 능력과 잘 조절하여 손을 뻗는 능력은 영유아가 팔꿈치를 지지하여 엎드린 자세에서 점점 숙련된 체중 지지와 체중 이동을 통해 발생한다. 이는 바로 누운 자세에서 손을 중심선으로 가져가기(ATNR의 억제), 손을 무릎으로 뻗고 결국 손을 발로 뻗기, 옷 입히기 및 수유 활동 중 보호자의 얼굴을 만지기 위해 손을 뻗기 등의 활동으로 완성된다. 엎드린 자세와 바로 누운 자세에서 운동 동작을 수행하려면 큰가슴근과 앞톱니근의 활성화가 필요하며, 동시에 마름근이 길어져 어깨를 뻗을 수 있어야 한다. 운동 행동의 특정 구성 요소가 발달하기 전에는 영유아가 공간에 손을 뻗어 어깨를 안정화하여 잡거나 고정 할 수 없다. 따라서 생후 3개월이 되면 영유아는 딸랑이와 같은 장난감을 2-3인치 이내로 몸 가까이에 놓아야만 잡는다. 이는 영유아가 공간에 손을 뻗을 때 어깨를 안정시킬 수 없기 때문이다.

하지만 팔을 모음하고 몸 안으로 끌어당겨 고정하여 팔을 안정화할 수 있다.

생후 4-5개월이 되면 영유아는 공간에 있는 물체에 능동적으로 손을 뻗어 성공적으로 잡을 수 있으며, 손바닥 전체를 사용하여 마음대로 물체를 잡을 수 있다. 처음에는 엄지손가락을 사용하지 않는다. 영유아가 물체를 잡으면 얼굴 가까이로 가져올 수는 있지만 입에 넣거나 육안으로 탐색할 수

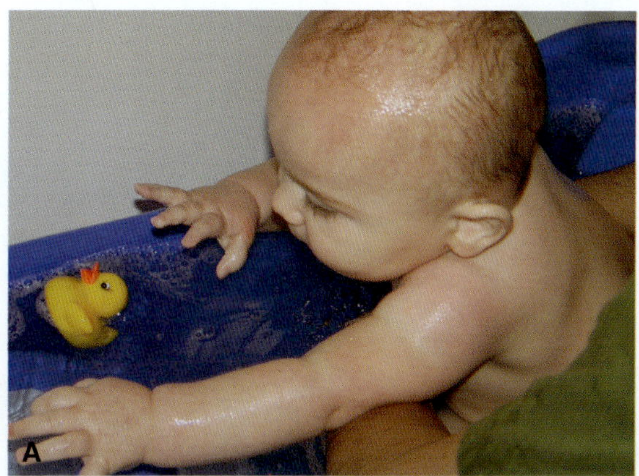

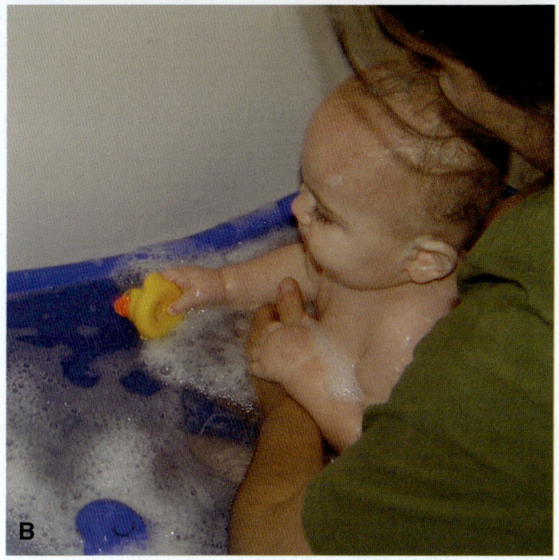

그림 1.80. 어깨가 충분히 안정된 상태 A: 몸에서 손을 뻗어 물체를 잡을 수 있는 상태, B: 아래팔이 엎침되어 있으며 잡기가 미숙한 상태이다.

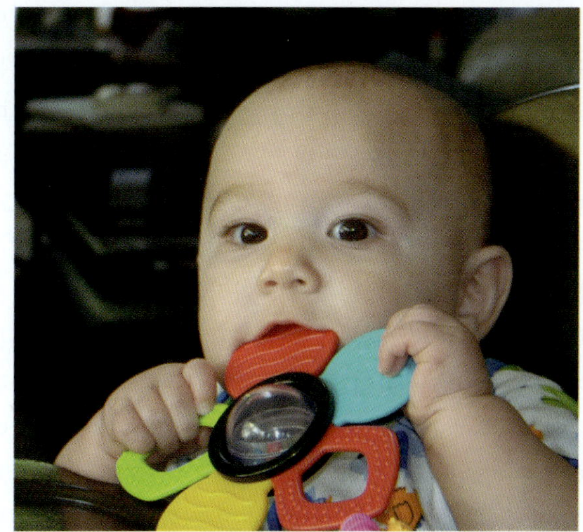

그림 1.81. 양손을 정중앙에 놓고 입을 벌린 상태에서 양손을 사용하며, 아래팔의 뒤침 시작에 유의한다.

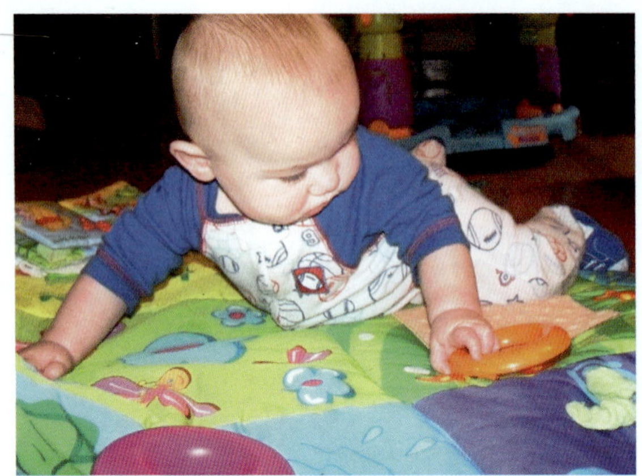

그림 1.82. 아래팔을 엎침하여 손을 뻗어 잡는다.

는 없다. 이는 영유아가 아래팔을 능동적으로 엎침 능력이 발달하지 않았기 때문이다(그림 1.82). 따라서 손등은 입 또는 눈과 물체 사이에 있으며, 물체는 본질적으로 보이지 않는다. 생후 4개월이 되면 팔꿈치에 지지하여 엎드린 안정된 자세로 영유아는 체중 이동이 시작된다. 이 장의 앞부분에서 언급했듯이, 팔꿈치에 지지하여 엎드린 자세에서 체중 이동은 엎침의 시작이며, 아래팔을 왕복으로 엎침하고 뒤침할 수 있는 능력이 시작된다. 능동적이고 통제된 뒤침이 발달하고 향상됨에 따라 영유아는 물체를 눈으로 보고, 손을 뻗어 물체를 잡기 시작한다. 그런 다음 영유아는 물체를 얼굴에 가까이 가져올 때 아래팔을 뒤침한다. 이제 영유아는 물체를 입에 넣고, 눈으로 탐색하고, 양손으로 동시에 만지거나, 한 손에서 다른 손으로 물체를 옮길 수 있다(그림 1.83).

처음에는 자발적인 잡기가 조잡하고 손바닥에 쥐는 정도이지만, 정교한 잡기의 발달은 빠르게 진행된다. 높은 의자에 앉아 의자 트레이에 물건을 올려놓은 아이는 처음에는 자뼈 두 손가락을 주로 사용하여 손가락으로만 손바닥에 대충 긁어서 물건을 집어 올린다.[48,110] 이 자뼈 활동은 엄지 손가락(노뼈 활동)의 능동적 참여가 일어나기 전에 일어나고, 이것은 발달 방향이 안쪽에서 가쪽 원칙을 따르는 좋은 예시이다. 해부학적 위치에서 자뼈 손가락은 안쪽이고 엄지 손가락은 가쪽이다. 잡는 힘이 발달하고 정교해지면서 아이는 손가락을 계속 사용하여 물체를 쥐게 되는데, 자뼈 손가락이 여전히 우세하지만 노뼈 손가락도 참여한다. 엄지는 여전히 참여하지 않는다. 이 유형의 잡기는 엄지와 집게 손가락을 더 우세하게 사용하는 형태로 발전한다. 생후 10개월이 되면 아이는 집게손가락(검지 또는 첫째 손가락)을 능동적으로 사용하기 시작하고 검지로 사물을 탐색한다.[17,51] 이

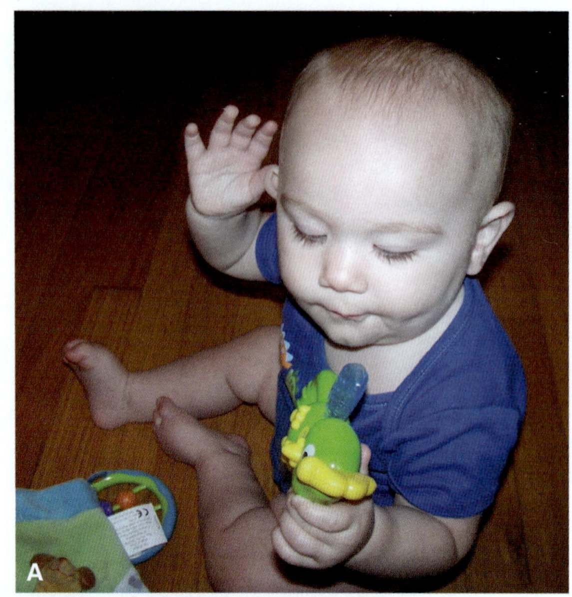

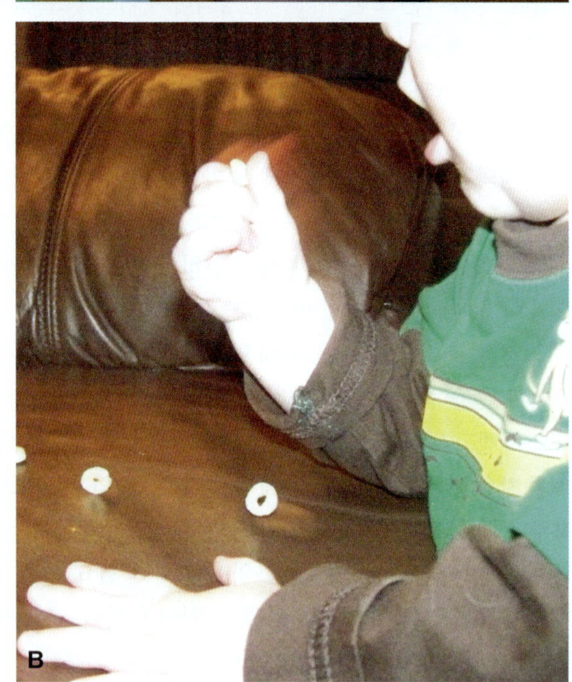

그림 1.83. 아래팔 엎침이 발달하여 A: 물체를 육안으로 검사하고 B: 물체를 입에 쉽게 넣을 수 있게 되었다.

시기는 아이가 손가락으로 코, 눈, 귀를 찌르는 시기이다. 그림 1.84의 15개월 된 아이에서 볼 수 있듯이 집게 손가락으로 찌르는 행동은 수개월 동안 계속해서 소근육 활동을 지배한다. 집게 손가락에 대한 강박적인 찌르기는 엄지 손가락이 활발해지는 시기와 거의 동시에 발생한다. 10개월이 된 아이가 엄지와 첫 번째 손가락 바닥을 사용하여 집게로 잡을 수 있는 나이가 된다.[48,110] 이 시기에는 마른 시리얼 조각을 집어 입에 넣는 능력이 발달하기 때문에 손가락으로 집을

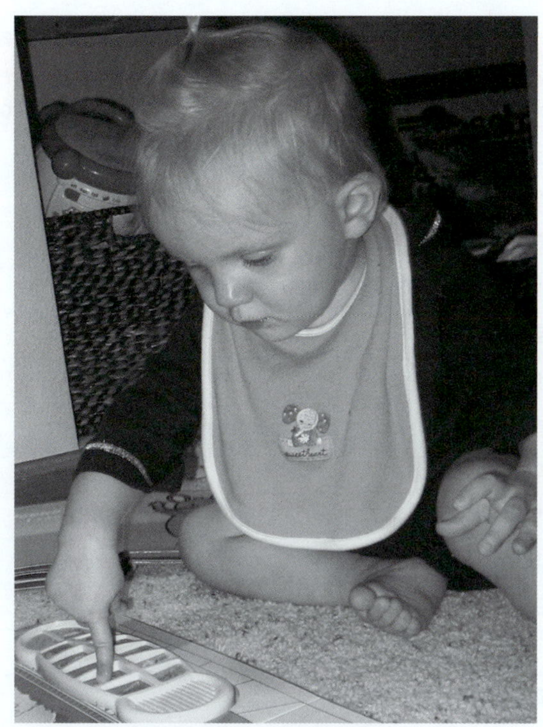

그림 1.84. 집게손가락(검지) 우세, 찔러보고 자극함

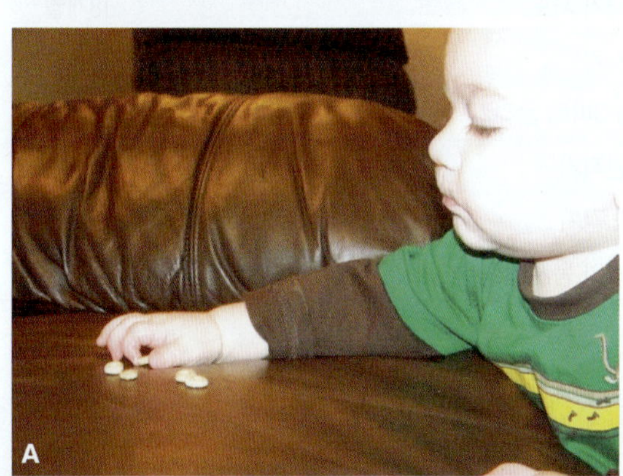

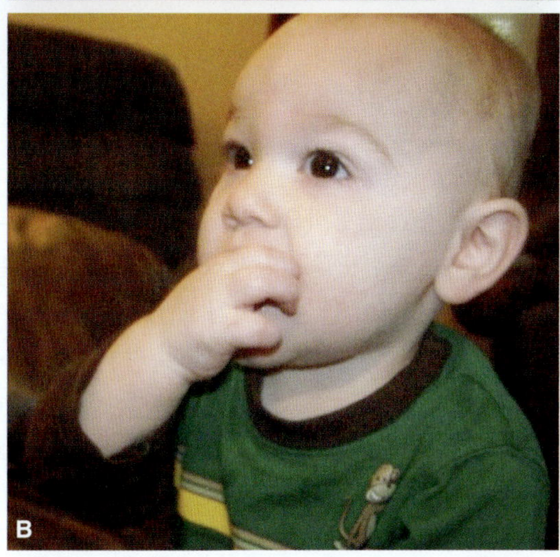

그림 1.85. 집게를 쥐고 A: 마른 시리얼을 집어 B: 입에 넣는다.

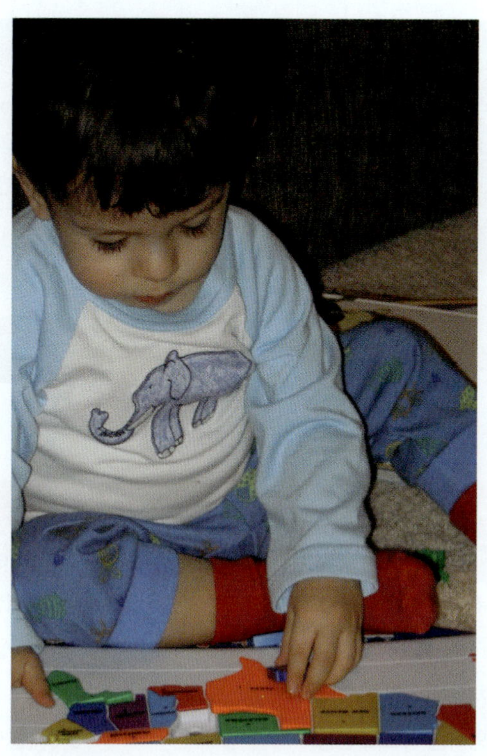

그림 1.86. 엄지, 검지, 중지를 삼각형 양상으로 사용하는 three-jaw chuck 잡기

수 있는 음식은 아이에게 중요하다(그림 1.85). 또한 생후 10개월 무렵에는 엄지, 검지, 중지를 사용하여 큰 물체를 잡는 three-jaw chuck (연필모양잡기) 잡기를 사용하기 시작한다[48,110] (그림 1.86).

놓기(Release)

놓기의 발달은 잡기의 발달보다 다소 뒤처져 있다. 의지적 놓기는 생후 약 11개월에 시작된다. 그 전까지는 아이는 손가락의 굽힘을 이완하는 것만으로 물체를 놓는다. 생후 11개월이 되어서야 아이는 손가락을 능동적으로 펴서 의도적으로 놓기 시작한다.[48] 생후 10-12개월 동안 물체를 능동적이고 정확하게 놓지 못하는 것이 블록 쌓기를 할 때 탑을 쓰러뜨리게 되는 원인이 된다. 아이가 놓기에 대한 조절력을 어느 정도 갖추기 전까지는 한 블록을 다른 블록 위에 올려놓을 수 있지만 손을 빼려고 하면 탑이 무너진다.[48]

생후 18개월이 되면 손바닥을 사용하여 연필을 잡고, 작은 병에 작은 알갱이를 넣고, 세 개의 블록으로 탑을 쌓고, 다른 손으로 종이를 잡고 크레용으로 그리는 흉내를 낼 수

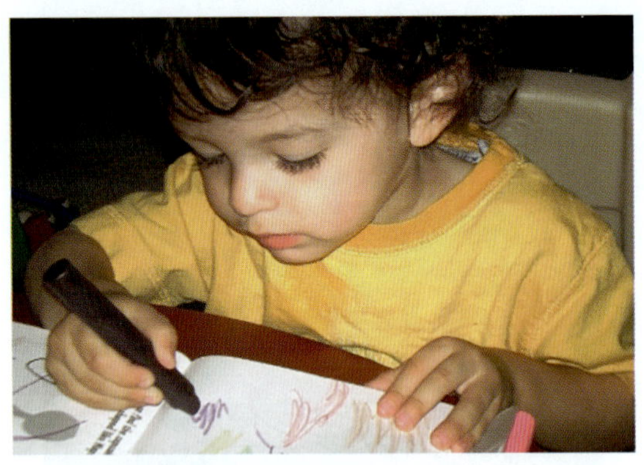

그림 1.87. 반대쪽 손으로 종이를 잡고 크레용을 사용한다.

표 1.6. 소근육 운동 기술의 발달

Skill	Age of Achievement
손 움켜잡기 반사	출생 4-5개월
주시	출생 -2개월
손 전체로 쓸어 담듯이 함	2-3개월
눈이 향하는 쪽으로 뻗음	3-5개월
중앙에서 손이 마주침	2-5개월
물체쪽으로 손을 뻗어 잡기	4-5개월
발로 놀기, 물체를 부딪히기	5개월
자뼈쪽 손가락 우세 사용하여 손바닥으로 물체잡기	5-7개월
한 손에서 다른 손으로 물체를 옮기기	6개월
가위형태로 손가락 옆으로 쥐기	8-9개월
엄지와 집게손가락으로 잡기	10-11개월
집게 손가락 우세 사용: 찌르기 및 자극하기	10-11개월
크레용 쥐기	11개월
자발적 놓기 시작	11개월
단계별 압박 사용, 물체에 따라 다영한 압박 변화, 엄지손가락 끝을 사용, 정교하게 엄지와 검지로 집기	12개월
정교하게 집고 자발적으로 놓기	15개월
종이에 낙서하듯 그리기	15-18개월
그릴 때 다른 손으로 종이를 잡기	18개월
물체를 용기에 넣고 물건을 팽겨치기	18개월
블록 3개 쌓기	18개월
한 번에 두세 장씩 책 페이지 넘기기	21개월
한 번에 한 장씩 책 페이지 넘기기	24개월
병뚜껑을 돌려서 열기	24개월
블록을 8개 쌓기	30개월

표 1.7. 숙련된 운동 기술 및 대략적인 습득 연령

Motor Skill	Age of Acquisition
낮은 평균대에 서기	2세
일직선으로 걷기	3세
원을 따라 걷기	4세
한 발로 3-5초 동안 균형 잡기	5세
뒤로 걷기	18개월
맨 아래계단에서 점프하기	2세
양발로 점프하기	28개월
3번 깡충 뛰기	2세
한 발로 8-10회 깡충 뛰기	5세
50 피트를 깡충 뛰어가기	5세
옆으로 깡충뛰기	4세
양 발로 번갈아 깡충 뛰어가기	6세
몸과 손을 사용하여 공잡기	3세
손만 사용하여 공잡기	5세
공 차기 시도	18개월
공 차기	2-3세
공을 3피트 굴리기	18개월
공 던지기	2-3세
빨리 걷기	18개월
양 발이 동시에 땅에 닿지 않는 달리기	2-3세

있다[6,48,110](그림 1.87). 다양한 소근육 운동 능력의 대략적인 발달 시기는 표 1.6을 참조 바란다.

2-7세 아동

생후 첫 2년 동안 전형적으로 발달하는 아동은 이동과 쥐기에 필요한 운동 숙련도를 발달시킨다. 첫 2년 이후에는 대근육 및 소근육 발달이 더 이루어지지만, 나중에 습득하는 기술은 아동의 놀이에 특화되어 있다. 숙련된 운동 기술은 각 개인이 보다 의도적으로 개발하고 완성한다. 표 1.7에는 숙련된 운동 기술 중 일부와 대략적인 습득 연령이 나와 있다.

요약

인간의 전형적인 운동 발달은 일반적으로 특정 순서와 시기에 따라 이루어진다. 이 순서와 시기는 임상의에게 중요하다.

아동과 성인의 물리치료 평가 및 치료의 지침으로 사용할 수 있다. 전형적인 운동 발달에 대한 철저한 이해는 특히 아동의 비전형 신경 운동 발달 연구에 필수적이다. 모든 인간은 해부학, 생리학 및 발달 순서를 공유하지만, 병리 및 문화를 포함한 많은 내재적 및 외재적 요인이 개인의 운동 발달 순서와 시기에 영향을 미친다.

참고자료

1. Dirckx JH. Stedman's Concise Medical Dictionary for the Health Profes- sions: Illustrated. 4th ed. Lippincott Williams & Wilkins; 2001.
2. Cowlin AF. Women's Fitness Program Development. Human Kinetics; 2002.
3. Bale JR, Stoll BJ, Lucas AO, eds. Improving Birth Outcomes: Meet- ing the Challenge in the Developing World. The National Academies Press; 2003. Accessed January 20, 2021. http://www.nap.edu/ catalog/10841.html
4. VanSant AF. Should the normal motor developmental sequence be used as a theoretical model to progress adult patients? In: *Contempo- rary Management of Motor Control Problems: Proceedings of the II STEP Conference*. Bookcrafters, Inc; 1991:95-97.
5. Shumway-Cook A, Woollacott MH. *Motor Control: Translating Re- search into Clinical Practice*. 5th ed. Wolters Kluwer; 2016.
6. Bayley N. *Bayley Scales of Infant and Toddler Development, Fourth Edi- tion (Bayley-4)*. Pearson; 2019.
7. Stuberg WA, Dehne P, Miedaner J, et al. *The Milani-Comparetti Motor Development Screening Test*. 3rd ed rev. University of Nebraska Medi- cal Center; 1992.
8. Piper MC, Darrah J. *Alberta Infant Motor Scale*. WB Saunders; 1994.
9. Folio MR, Fewell RR. *Peabody Developmental Motor Scales, Second Edi- tion (PDMS-2)*. Pearson; 2000.
10. Friend JH, Guralnik DB, eds. *Webster's New World Dictionary of the American Language. (College ed)*. The World Publishing Company; 1960.
11. Provost B, Heimerl S, McClain C, et al. Concurrent validity of the Bayley Scales of Infant Development II Motor Scale and the Pea- body Developmental Motor Scales-2 in children with developmental delays. *Pediatr Phys Ther*. 2004;16(3):149-156.
12. Connolly BH, McClune NO, Gatlin R. Concurrent validity of the Bayley-III and the Peabody Developmental Motor Scale-2. *Pediatr Phys Ther*. 2012;24(4):345-352.
13. Campbell SK, Kolobe THA, Wright BD, et al. Validity of the Test of Infant Motor Performance for prediction of 6-, 9- and 12-month scores on the Alberta Infant Motor Scale. *Dev Med Child Neurol*. 2002;44(4):263-271.
14. Spittle AJ, Doyle LW, Boyd RN. A systematic review of the clini- metric properties of neuromotor assessments for preterm infants during the first year of life. *Dev Med Child Neurol*. 2008;50(4):254-266.
15. McClain C, Provost B, Crowe TK. Motor development of two-year-old typically developing Native American children on the Bayley scales of infant development II motor scale. *Pediatr Phys Ther*. 2000;12(3):108-113.
16. Valentini NC, Saccani R. Brazilian validation of the Alberta Infant Motor Scale. *Phys Ther*. 2012;92(3):440-447.
17. Jeng S, Yau K, Chen L, et al. Alberta infant motor scale: reliability and validity when used on preterm infants in Taiwan. *Phys Ther*. 2000;80(2):168-178.
18. Sanhueza AD. Psychomotor development, environmental stimula- tion, and socioeconomic level of preschoolers in Temuco, Chile. *Pediatr Phys Ther*. 2006;18:141-147.
19. Mayson TA, Harris SR, Bachman CL. Gross motor development of Asian and European children on four motor assessments: a litera- ture review. *Pediatr Phys Ther*. 2007;19:148-153.
20. Tripathi R, Joshua AM, Kotian MS, et al. Normal motor develop- ment of Indian children on Peabody Developmental Motor Scales-2 (PDMS-2). *Pediatr Phys Ther*. 2008;20:167-172.
21. Santos DCC, Gabbard C, Goncalves VMG. Motor development during the first year: a comparative study. *J Genet Psychol*. 2001;162(2):143-153.
22. Kelly Y, Sacker A, Schoon I, et al. Ethnic differences in achievement of developmental milestones by 9 months of age: the millennium cohort study. *Dev Med Child Neurol*. 2006;48(10):825-830.
23. Keller H, Yovsi RD, Voelker S. The role of motor stimulation in pa- rental ethnotheories: the case of Cameroonian Nso and German women. *J Cross Cult Psychol*. 2002;3:398-414.
24. Kolobe THA. Childrearing practices and developmental expecta- tions for Mexican-American mothers and the developmental status of their infants. *Phys Ther*. 2004;84(5):439-453.

25. Dusing SC, Harbourne RT. Variability in postural control during in- fancy: implications for development, assessment, and intervention. *Phys Ther*. 2010;90:1838-1849.
26. Vereijken B. The complexity of childhood development: variability in perspective. *Phys Ther*. 2010;90:1850-1859.
27. Hadders-Algra M. Variation and variability: key words in human motor development. *Phys Ther*. 2010;90(12):1823-1837.
28. Streissguth AP. *Fetal Alcohol Syndrome: A Guide for Families and Com- munities*. Paul H. Brookes; 1997.
29. Edelman C, Mandle CL. *Health Promotion Throughout the Lifespan*. 5th ed. Mosby, Inc; 2002.
30. Landgren M, Svensson L, Strömland K, et al. Prenatal alcohol ex- posure and neurodevelopmental disorders in children adopted from Eastern Europe. *Pediatrics*. 2010;125(5):e1178-e1185. doi:10.1542/ peds.2009-0712
31. Committee on Substance Abuse and Committee on Children with Disabilities. Fetal alcohol syndrome and alcohol-related neurodevel- opmental disorders. *Pediatrics*. 2000;106(2):358-361.
32. Stratton K, Howe C, Battaglia F, eds. *Fetal Alcohol Syndrome: Diagno- sis, Epidemiology, Prevention and Treatment*. National Academy Press; 1996:4-21.
33. Astley SJ. Comparison of the 4-digit diagnostic code and the Hoyme diagnostic guidelines for fetal alcohol spectrum disorders. *Pediatrics*. 2006;118(4):1532-1545.
34. Kartin D, Grant TM, Streissguth AP, et al. Three-year developmen- tal outcomes in children with prenatal alcohol and drug exposure. *Pediatr Phys Ther*. 2002;14:145-153.
35. U.S. Department of Health and Human Services. *Healthy People 2010*. U.S. Department of Health and Human Services/ Office of Public Health and Science; 1998.
36. Singer LT, Moore DG, Min MO, et al. One-year outcomes of pre- natal exposure to MDMA and other recreational drugs. *Pediatrics*. 2012;130:407-413.
37. Lester BM, Tronick EZ, La Gasse L, et al. The maternal lifestyle study: effects of substance exposure during pregnancy on neu- rodevelopmental outcome in 1-month-old infants. *Pediatrics*. 2002;110(6):1182-1192.
38. Fetters L, Tronick EZ. Neuromotor development of cocaine-exposed and control infants from birth through 15 months: poor and poorer performance. *Pediatrics*. 1996;98(5):938-943.
39. LaGasse LL, Derauf C, Smith LM, et al. Prenatal methamphet- amine exposure and childhood behavior problems at 3 and 5 years of age. *Pediatrics*. 2012;129(4):681-688.
40. Koseck K, Harris SR. Changes in performance over time on the Bayley Scales of Infant Development II when administered to in- fants at high risk of developmental disabilities. *Pediatr Phys Ther*. 2004;16(4):199-205.
41. Simmons RW, Thomas JD, Levy SS, et al. Motor response program- ming and movement time in children with heavy prenatal alcohol exposure. *Alcohol*. 2010;44(4):371-378.
42. LaGasse LL, Seifer R, Lester BM. Interpreting research on prenatal substance exposure in the context of multiple confounding factors. *Clin Perinatol*. 1999;26:39-54.
43. Messinger DS, Bauer CR, Das A, et al. The maternal lifestyle study: cognitive, motor, and behavioral outcomes of cocaine-exposed and opiate-exposed infants through three years of age. *Pediatrics*. 2004;113(6):1677-1685.
44. Arendt R, Angelopoulos J, Salvator A, et al. Motor development of cocaine-exposed children at age two years. Pediatrics. 1999;103(1):86-92.
45. Frank DA, Jacobs RR, Beeghly M, et al. Level of prenatal cocaine exposure and scores on the Bayley scales of infant development: modifying effects of caregiver, early intervention, and birth weight. Pediatrics. 2002;110(6):1143-1152.
46. Illingworth RS. The Development of the Infant and Young Child: Normal and Abnormal. Churchill Livingstone; 1980.
47. McGraw MB. The Neuromuscular Maturation of the Human Infant. Hafner Publishing; 1945.
48. Gesell A, Ilg FL. Infant and Child in the Culture of Today. Harper and Brothers Publishers; 1943.
49. Cech DJ, Martin ST. Functional Movement Development Across the Life Span. 2nd ed. W.B. Saunders; 2002.
50. Keshner EA. How theoretical framework biases evaluation and treatment. In: Lister MJ, ed. Contemporary Management of Motor Con- trol Problems: Proceedings of the II STEP Conference. Bookcrafters, Inc; 1991:37-47.
51. Effgen SK. Meeting the Physical Therapy Needs of Children. 2nd ed. F.A. Davis; 2013.
52. Bayley N. The California Infant Scale of Motor Development. University of California; 1936.
53. Tecklin JS, ed. Pediatric Physical Therapy. 3rd ed. Lippincott Williams & Wilkins; 1998.
54. Horak FB. Assumptions underlying motor control for neurologic rehabilitation. In: Lister MJ, ed. Contemporary Management of Motor Control Problems: Proceedings of the II STEP Conference. Bookcrafters, Inc; 1991:11-27.
55. Sugden D. Current approaches to intervention in children with developmental coordination disorder. Dev Med Child Neurol. 2007;49(6):467-471.
56. Salihagic-Kadic A, Medic M, Kurjak A. Neurophysiology of fetal behavior. Ultrasound Rev Obstet Gynecol. 2004;4(1):2-11.
57. Nader K, Bechara A, van der Kooy D. Neurobiological con-

straints on behavioral models of motivation. Annu Rev Psychol. 1997;48: 85-114.

58. Holland PC. Cognitive versus stimulus–response theories of learn- ing. Learn Behav. 2008;36(3):227-241.

59. Stockmeyer SA. An interpretation of the approach of Rood to the treatment of neuromuscular dysfunction. Am J Phys Med. 1967;46:900-956.

60. Horne PJ, Erjavec M. Do infants show generalized imitation of ges- tures? J Exp Anal Behav. 2007;87(1):63-87.

61. Hauf P, Aschersleben G. Action-effect anticipation in infant action control. Psychol Res. 2008;72(2):203-210.

62. Spence JP, Clearfield M, Corbetta D, et al. Moving toward a grand theory of development: in memory of Esther Thelen. Child Dev. 2006;77(6):1521-1538.

63. Pin T, Eldridge B, Galea MP. A review of the effects of sleep posi- tion, play position, and equipment use on motor development in infants. Dev Med Child Neurol. 2007;49(11):858-867.

64. Bartlett DJ, Fanning JK, Miller L, et al. Development of the daily activities of infants scale: a measure supporting early motor devel- opment. Dev Med Child Neurol. 2008;50(8):613-617.

65. Rose-Jacobs R, Cabral H, Beeghly M, et al. The movement assess- ment of infants (MAI) as a predictor of two-year neurodevelopmen- tal outcome for infants born at term who are at social risk. Pediatr Phys Ther. 2004;16:212-221.

66. Monson RM, Deitz J, Kartin D. The relationship between awake po- sitioning and motor performance among infants who slept supine. Pediatr Phys Ther. 2003;15:196-203.

67. Dudek-Shriber L, Zelazny S. The effects of prone positioning on the quality and acquisition of developmental milestones in four-month-old infants. Pediatr Phys Ther. 2007;19:48-55.

68. Clopton NA, Duvall T, Ellis B, et al. Investigation of trunk and extremity movement associated with passive head turning in new- borns. Phys Ther. 2000;80(2):152-159.

69. Ravenscroft EF, Harris SR. Is maternal education related to infant motor development? Pediatr Phys Ther. 2007;19:56-61.

70. Abbott AL, Bartlett DJ, Fanning JE, et al. Infant motor develop- ment and aspects of the home environment. Pediatr Phys Ther. 2000;12(2):62-67.

71. Nervik D, Martin K, Rundquist P, et al. The relationship between body mass index and gross motor development in children aged 3 to 5 years. Pediatr Phys Ther. 2011;23(2):144-148.

72. Hanson H, Jawad AF, Ryan T, et al. Factors influencing gross motor development in young children in an urban welfare system. Pediatr Phys Ther. 2011;23(4):335-346.

73. Oriel KN, Frazier K, Lebron M, et al. The impact of the back to sleep campaign on gross motor development. Pediatr Phys Ther. 2006;18(1):102.

74. Smith MR, Danoff JV, Parks RA. Motor skill development of chil- dren with HIV infection measured with the Peabody developmental motor scales. Pediatr Phys Ther. 2002;14(2):74-84.

75. Majnemer A, Barr RG. Influence of supine sleep position- ing on early motor milestone acquisition. Dev Med Child Neurol. 2005;47(6):370-376.

76. Marshall J. Infant neurosensory development: considerations for in- fant child care. Early Child Educ J. 2011;39(3):175-181.

77. Rodrigues LP, Saraiva L, Gabbard C. Development and construct validation of an inventory for assessing the home environment for motor development. Res Q Exerc Sport. 2005;76(2):140-148.

78. Bartlett DJ, Palisano RJ. Physical therapists' perceptions of factors influencing the acquisition of motor abilities of children with cerebral palsy: implications for clinical reasoning. Phys Ther. 2002;82(3):237-248.

79. MacKay-Lyons M. Central pattern generation of locomotion: a re- view of the evidence. Phys Ther. 2002;82:69-83.

80. Marder E, Calabrese RL. Principles of rhythmic motor pattern gen- eration. Physiol Rev. 1996;76:687-717.

81. Jordan M, Brownstone RM, Noga BR. Control of functional systems in the brainstem and spinal cord. Curr Opin Neurobiol. 1992;2:794-801.

82. Grillner S. Locomotion in vertebrates: central mechanisms and re- flex integration. Physiol Rev. 1975;55:247-304.

83. D'Agostino J. An evidentiary review regarding the use of chrono- logical and adjusted age in the assessment of preterm infants. J Spec Pediatr Nurs. 2010;15(1):26-32.

84. Palisano RJ. Use of chronological and adjusted ages to compare mo- tor development of healthy preterm and full-term infants. Dev Med Child Neurol. 1986;28(2):180-187.

85. Edwards S, ed. Neurological Physiotherapy. 2nd ed. Churchill Living- stone; 2002.

86. Sullivan PE, Markos PD, Minor MAD. An Integrated Approach to Therapeutic Exercise: Theory & Clinical Application. Reston Publishing Company; 1982.

87. Heathcock JC, Bhat AN, Lobo MA, et al. The relative kicking fre- quency of infants born full-term and preterm during learning and short-term and long-term memory periods of the mobile paradigm. Phys Ther. 2005;85(1):8-18.

88. Piek JP, Carman R. Developmental profiles of spontaneous move- ments in infants. Early Hum Dev. 1994;39:109-126.

89. Thelen E, Ridley-Johnson R, Fisher D. Shifting patterns of bilateral coordination and lateral dominance in the leg move-

ments of young infants. Dev Psychobiol. 1983;16:29-46.

90. Morgan A. Neuro-developmental Approach to the High-risk Neonate. (Notes from a seminar presented in Williamsburg, VA: November 3-4; 1984.) Cited in: Tecklin JS. Pediatr Phys Ther. Lippincott Williams & Wilkins; 1999.
91. Suzanne SD. Neurological Development in the Full Term and Premature Neonate. Elsevier; 1977. Cited in: Bly L. Motor Skills Acquisition in the First Year: An Illustrated Guide to Normal Development. Therapy Skill Builders; 1994.
92. Guzzetta A, Haataja L, Cowan F, et al. Neurological examination in healthy term infants aged 3-10 weeks. Biol Neonate. 2005;87:187-196.
93. Oatis CA. Kinesiology: The Mechanics and Pathomechanics of Human Movement. Lippincott Williams & Wilkins; 2004:106.
94. Piek JP. Infant Motor Development. Human Kinetics; 2006.
95. Dubowitz LMS, Dubowitz V, Mercuri E. The Neurological Assess- ment of the Preterm and Full-Term Newborn Infant. 2nd ed. Mac Keith Press; 1999.
96. Capute AJ. Early neuromotor reflexes in infancy. Pediatr Ann. 1986;15(3):217-222.
97. Bly L. Motor Skills Acquisition in the First Year: An Illustrated Guide to Normal Development. Therapy Skill Builders; 1994.
98. Morgan AM, Aldag JC. Early identification of cerebral palsy using a profile of abnormal motor patterns. Pediatrics. 1996;98(4): 692-697.
99. Kornhaber L, Ridgway E, Kathirithamby R. Occupational and phys- ical therapy approaches to sensory and motor issues. Pediatr Ann. 2007;36(8):484-493.
100. Koman LA, Smith BP, Shilt JS. Cerebral palsy. Lancet. 2004; 363:1619-1631.
101. Erhardt RP. Erhardt Developmental Prehension Assessment. Ramsco Publishing; 1984. Cited in: Bly L. Motor Skills Acquisition in the First Year: An Illustrated Guide to Normal Development. Therapy Skill Builders; 1994.
102. Pooh RK, Ogura T. Normal and abnormal fetal hand positioning and movement in early pregnancy detected by three- and four- dimensional ultrasound. Ultrasound Rev Obstet Gynecol. 2004;4(1): 46-51.
103. Jaffe M, Tal Y, Dabbah H, et al. Infants with a thumb-in-fist posture. Pediatrics. 2000;105:e41. Accessed September 20, 2012. http://www .pediatrics.org/cgi/content/full/105/3/e41
104. Haywood KM, Getchell N. Life Span Motor Development. 3rd ed. Human Kinetics; 2001.
105. Bly L. Normal and Abnormal Components of Movement. Course notes presented in September 1984, Milwaukee, WI.
106. Umphred DA. Neurological Rehabilitation. 4th ed. Mosby, Inc; 2001.
107. Norton ES. Developmental muscular torticollis and brachial plexus injury. In: Campbell SK, Vander Linden DW, Palisano RJ, eds. Physi- cal Therapy for Children. 2nd ed. Saunders; 2000:291.
108. Fiorentino M. Refiex Testing Methods for Evaluating CNS Development. Charles C. Thomas; 1972.
109. Thelen E, Fisher DM. Newborn stepping: an explanation for a "dis- appearing" reflex. Dev Psychol. 1982;18:760-775.
110. Long TM, Toscano K. Handbook of Pediatric Physical Therapy. Lippincott Williams & Wilkins; 2001.

CHAPTER 2

소아 평가 도구

Kirsten H. Malerba

챕터 개요

발달 검사의 목적
검사의 기본 방법
평가 도구
검사의 선택을 위한 지침서
질문을 활용한 지침서
정의
표준화된 평가를 이해하기 위한 용어
검사의 개요
선별 검사
운동 기능 검사
종합 발달 척도
기능적 능력 평가
결과 측정
정보 통합
요약
사례 연구

소아 물리치료사는 어린이가 집, 학교 또는 지역사회 환경에서 기능적 독립성을 최대한 발휘할 수 있도록 지원함으로써 어린이 및 그 가족과 함께 일할 때 적극적인 참여를 장려한다.[1] 물리치료사는 운동, 운동 발달, 신체 기능(예: 근력 및 지구력)에 대한 전문성을 갖추고 있다. 물리치료사는 1차 의료 서비스 제공자로서 가족, 지역사회 및 기타 의료, 교육, 발달, 재활 전문가와 협력하여 건강과 웰빙을 증진하기도 한다. 물리치료사는 어린이, 청소년, 청년을 검사, 평가, 진단, 중재를 하는 동안에 임상적 추론을 활용한다.[1] 이 과정에서 운동 발달에 대한 지식은 소아 물리치료의 핵심이다. 정상적으로 균형 있는 발달의 순서와 통합의 패턴을 이해하는 것은 발달의 편차를 측정하는 기초가 된다.[2] 일반적인 발달에 대한 지식을 바탕으로 치료사는 임상 관찰과 발달 검사를 포함한 객관적인 측정을 통해 아동이 해당 연령에 맞는 표준 발달수준을 하고 있는지 판단할 수 있다.

발달 검사의 목적

발달 검사의 목적에는 발달 지연의 위험 파악, 치료 대상 여부 결정, 중재 계획, 시간 경과 따른 변화 문서화, 시간 경과에 따른 치료 효과 판단 또는 연구 목적 등이 포함된다.

운동 발달 검사는 발달지연 위험이 있는 아동을 위한 조기 중재를 촉진하는 선별 검사로 사용할 수 있다.[3] 미국 소아과학회의 장애 아동 위원회는 모든 건강 아동 방문 시 발달 감시를 통합하고 감시 중에 제기된 우려 사항은 즉시 해결해야 한다고 권고한다.[4] 발달 장애를 조기에 발견하는 것은 아동과 그 가족의 안녕을 위해 매우 중요하다. 조기 중재나 학교 환경에서 치료 서비스 적격 여부를 결정하는 데는 변별력 있는 발달 검사가 사용된다. 조기 중재 또는 학교 환경에서의 발달검사에서 시간 경과에 따른 변화나 중재에 대한 반응을 측정하도록 설계된 평가 측정도 포함된다.[3] 발달 검사는 Battelle 발달 인벤토리 2 (Battelle Developmental Inventory 2, BDI-2)와 같은 커리큘럼에 기반한 평가와 마찬가지로 교육을 계획하고 시간 경과에 따른 진행 상황을 측정하는 데 사용할 수 있다.[5] 마지막으로, 발달 검사는 다른 발달 검사의 신뢰도와 타당도를 평가하거나 프로그램 평가를 위한 임상 연구 도구로 사용된다.

검사의 기본 방법

물리치료사 임상 지침서는 임상 의사 결정에 대한 체계적이고 포괄적인 접근 방식을 통해 환자 결과를 극대화하도록 설계된 환자/고객 관리 모델을 제공한다. 검사, 평가, 진단, 예후, 중재 및 결과의 요소는 물리치료 검사를 의뢰받은 아동을 위해 일하는 치료사의 지침서 역할을 한다. 물리치료 검사는 환자/고객 관리의 첫 번째 요소로, 환자/고객의 병력 파악, 시스템 검토, 검사 및 측정의 선택 및 시행으로 구성된다. 관련 병력을 얻기 위한 면담 과정에는 아동의 발달과 관련된 가족의 우려와 필요사항을 파악하고, 문제에 대한 가족의 인식을 이해하며, 발달 문제가 일상적인 가족 일상에 영향을 미치는지 여부를 묻는 것이 포함된다. 물리치료에 대한 가족의 기대, 목표, 원하는 결과는 면담 과정에서 파악해야 할 중요한 요소이다.

아동의 발달 및 의학적 병력 검사는 귀중한 정보를 제공하며 사례 기록 양식과 같은 설문지 또는 부모/고객 면담을 통해 얻을 수 있다. 병력에서 얻은 정보를 평가할 때는 부모의 신뢰성 부족과 편견 가능성을 고려해야 한다. 가능한 경우, 아동의 의료 기록은 주의 사항, 환자의 건강 상태, 이전 병력, 의심되는 진단, 예후, 약물 및 아동의 건강에 영향을 미치는 기타 요인에 관한 객관적인 정보를 제공할 수 있다. 가족 및 가족력, 아동의 임신, 분만 및 출산, 주산기 및 신생아 관련 사건에 대한 정보를 포함한 기타 관련 병력도 수집해야 한다.

치료사는 상담 과정에서 임상 관찰을 통해 아동에 대한 많은 정보를 수집할 수 있다. 아이가 주변 환경을 탐색하고 움직이려는 동기를 가지고 있는지? 아니면 관찰자이자 적극적인 경청자로서 가족과 가까이 있는 것을 더 선호하는지? 아이가 움직일 수 있다면 움직임의 질과 상징성은 어떤지? 아이의 신체는 중력의 영향에 어떻게 반응하는지? 아동이 부모 및 치료사와 어떻게 의사소통을 하는지?

가족 및 아동과 친밀감을 형성하고, 편안한 환경을 조성하며, 아이의 기질, 행동 또는 특정 요구 사항에 유연하게 대처하는 것은 소아 물리치료사에게 필요한 기술이다.

검사의 목적에 따라 적절한 검사와 중재를 선택한다. Kir- shner와 Guyatt는 검사의 세 가지 목적을 설명한다: (1) 평가 측정은 시간 경과에 따른 변화 또는 중재의 결과로서의 변화를 파악하는 데 사용되며, (2) 예후 측정은 향후 발달 지연이 발생할 아동을 식별하거나 발달 지연의 결과를 예측하는 데 사용된다. (3) 지체, 장애, 기능 제한 또는 비전형적 발달이 있는 아동과 그렇지 않은 아동을 구별하기 위해 변별적 검사가 사용된다.[7,8] 물리치료 검사에 가장 적합한 발달 검사를 결정하는 것은 유효한 발달 평가의 핵심 요소이다.

평가 도구

검사의 선택을 위한 지침서

폭넓은 지식을 통해 신중하게 검사를 선택하는 것은 물리치료 검사에서 매우 중요한 요소이다. 평가자가 사용 중인 검사의 장점, 단점, 한계 및 제한 사항을 알지 못하면 부적절한 검사가 사용될 가능성이 높아 부정확하거나 잘못 해석된 정보가 나올 수 있다.[9] 대부분의 출판된 검사는 특히 개발 및 표준화 대상 연령과 인구에 따라 사용에 몇 가지 제한이나 제약이 있다. 물리치료사는 이러한 다양한 제한과 제약을 주의 깊게 검토하고 고려하여 검사 결과를 의도하지 않게 잘못 해석할 수 있는 부적절한 검사를 선택하지 않아야 한다.

적절한 검사를 선택하기 위해서는 검사를 평가할 수 있는 몇 가지 지침이 필요하다. 스탱글러와 동료들은 모든 평가 검사에 적용할 수 있는 선별 검사를 평가하기 위한 6가지 기준을 제안했다: (1) 수용성, (2) 단순성, (3) 비용, (4) 적절성, (5) 신뢰성, (6) 타당성. 모든 검사가 각 기준을 충족하지 못할 수도 있지만, 치료사가 한계점을 잘 알고 있다면 해당 검사가 유용하게 사용될 수 있다.[10]

수용성은 검사 대상 아동과 가족, 결과 의뢰를 받는 전문가, 지역사회 등 검사의 영향을 받게 될 모든 사람이 받아들일 수 있는 것으로 정의된다. 단순성은 검사를 가르치고, 배우고, 시행할 수 있는 용이성을 의미한다. 선별 검사의 적절성은 선별 대상 문제의 유병률과 특정 집단에 대한 검사의 적용 가능성을 기반으로 한다. 비용에는 실제 장비 비용, 검사 준비 및 인건비, 부정확한 검사 결과 비용, 검사 대상자의 개인 비용, 조기 발견의 장점과 관련된 총 검사 비용이 포함된다. 또한 검사는 측정 간의 신뢰성과 일관성, 타당성(검사가 측정하고자 하는 것을 측정하는 정도)을 모두 보여 주어야 한다.[10]

질문을 활용한 지침서

어떤 발달 평가가 검사에 가장 적합한지 선택하는 것은 다음 질문에 대한 답변에 따라 달라진다[11]:

1. 이 검사는 어떤 용도로 사용되는가?
   - 발달 지연 확인
   - 서비스에 대한 적합성 판단
   - 연구
   - 치료 중재의 효과 측정
2. 자녀의 특성은 무엇인가?
   - 나이
   - 기능적 능력
   - 인지 및 언어 능력
3. 어떤 콘텐츠 영역을 평가해야 하는가?
   - 대근육 운동
   - 소근육 운동
   - 언어
   - 기능적 능력에 대한 종합적인 검사
4. 검사는 어떤 환경에서 진행되는가?
   - 아동의 자연 환경(가정, 어린이집, 학교)
   - 외래 환자 재활 환경
   - 입원 환자 병원 환경
   - 후속 조치 또는 전문 클리닉
5. 검사자의 외부 제약 조건은 무엇인가?
   - 시간
   - 검사자 경험 및 교육
   - 공간 및 장비
   - 구매 비용
   - 이용자의 요구 사항 또는 제한 사항

>> 정의

표준화된 평가를 이해하기 위한 용어

동등 연령 점수는 특정 평가점수로 환산한 평균 생활 연령(CA)을 말한다. 예를 들어, 피바디 발달 운동 척도2 (PDMS-2)의 운동 하위 평가에서 165점의 원 점수는 53개월에 해당하는 연령을 나타낸다. 동등 연령 점수는 의미 있는 발달 지표를 도출하기 어려운 발달 지연 아동에게 특히 유용할 수 있다. 동등 연령 점수는 부모가 이해하기 쉽지만 오해의 소지가 있을 수 있으므로 신중하게 해석해야 한다.

기준 참조 검사는 나머지 정상 그룹이 어떻게 구성되었는지와 같은 상대적 기준이 아닌 절대적 기준(예: 정답을 맞춘 항목 수)에 따라 점수가 해석되는 검사이다. 이러한 검사는 일반적으로 교사 또는 연구자가 개발하며, 표준 참조 검사와 마찬가지로 그룹을 비교하는 연구에 사용할 수 있다. 기준 참조 검사는 일련의 행동 목표에 대한 학생 개개인의 숙련도를 측정하는 데 사용된다. 이 테스트는 해당 목표 집합을 기반으로 콘텐츠의 타당성 또는 적합성을 극대화하려는 것을 나타낸다. 발달지수는 검사에서 아동의 실제 점수(발달 연령)와 아동의 생활연령 사이의 비율이다. 예를 들어 운동 연령/생활연령는 운동 지수(MQ)과 동일하다.

표준 참조 또는 표준화 검사는 개별 검사점수를 해석하는 기준으로 표준 값을 사용한다. 표준화 검사의 목적은 특정 아동과 아동 집단의 "표준" 또는 "평균"을 비교하는 것이다. 표준은 정의된 모집단에서 이미 수집된 대규모 점수와 비교하여 개인의 검사 점수를 설명한다. 표준 참조 검사의 예로는 베이리 영아 발달 척도4 (Bayley Scales of Infant and Toddler Development 4, Bayley-4), 피바디 운동 발달 척도(Peabody Developmental Motor Scales 2, PDMS-2), 브루인크스-오세츠키 운동 능력 검사 2판(Bruininks–Oseretsky Test of Motor Proficiency, BOT-2) 등이 있다.

백분위 점수는 같은 연령 또는 학년(또는 비교 대상)의 아동 중 검사 대상 아동보다 점수가 낮을 것으로 예상되는 아동의 수를 나타낸다. 예를 들어, 표준 참조 검사에서 75번째 백분위수 점수를 받은 아동은 표준 그룹에 속한 아동의 75%보다 더 나은 성적을 거둔 것이다.

원점수는 특정 검사에서 합격 또는 정답을 맞힌 개별 항목의 총합이다. 많은 검사에서 기본 및 상한 점수를 다시 설정해야 한다. 기본 또는 상한 수준에 도달하는 데 필요한 항목의 수는 검사마다 다르다.

신뢰도는 일련의 측정 간의 일관성 또는 반복성을 의미한다. 신뢰도 유형에는 검사자 간 신뢰도와 평가-재평가신뢰도가 있다. 관찰자 간 신뢰도는 두 명의 독립적인 검사자 간의 항목 합격과 불합격 간의 관계 또는 일치 비율을 나타낸다. 간단히 말해, 검사자 간 신뢰도는 서로 다른 두 명의 검사자가 한 검사에서 동일한 점수를 받는지 여부를 나타내는 지표이다. 평가-재평가 신뢰도는 첫 번째 검사에서 받은 점수와 두 번째 검사에서 받은 점수의 관계를 말한다. 간단히 말해, 이러한 유형의 신뢰도는 동일한 조건에서 평가를 반복할 때 동일하거나 유사한 점수를 받을 수 있는지를 판단한다.

표준 측정 오차(SEM)는 개별 평가점수의 정확도를 나타내는 신뢰도의 척도이다. SEM은 특정 평가점수와 관련된 오차 범위의 추정치를 제공하며, 주어진 간격에서 점수를 관찰할 확률과 관련이 있다. SEM은 검사 점수의 정확도를 해석하기 위한 신뢰 구간을 개발하는 데 사용할 수 있다.

표준점수는 그룹의 평균 점수에서 편차 또는 변동으로 표시된다. 표준점수는 표준편차(SD) 단위로 표시된다. 표준점수를 사용할 때는 표준점수의 평균과 표준편차에 관한 정보가 필요하다.

타당도는 검사에 측정하고자 하는 것을 어느 정도 측정하는지를 나타내는 지표이다. 구성 타당도는 검사의 이론 또는 가설이 검사에 얼마나 부합하는지를 검증하는 것이다. 내용 타당도는 검사의 적합성 또는 검사의 내용이 결론을 도출해야 하는 주제 또는 행동 표본을 얼마나 잘 표본화하는지 평가한다. 검사에서 측정된 표본은 표본이 추출된 집합을 대표할 수 있어야 한다. 기준 관련 타당도에는 두 가지 유형이 있다. 동시 타당도는 해당 검사의 성과와 동일한 지식이나 행동을 측정하는 잘 알려져 있고 인정받는 다른 검사와 성과를 연관시킨다. 예측 타당도는 검사에서 아동의 수행력이 실제 행동을 예측한다는 것을 의미한다.

민감도는 실제로 장애가 있는 사람을 정확하게 식별하는 검사의 능력으로 정의할 수 있다. 민감도가 높으면 위음성 점수가 거의 발생하지 않는다.

특이도는 장애가 없는 사람을 정확하게 식별하는 검사의 능력을 말한다. 특이도가 높을수록 위양성 점수가 작다.

검사의 양성 예측값은 양성 결과를 받은 모든 검사자 중 실제 양성 결과를 받은 사람의 비율로 정의된다. 음성 예측값은 검사 결과 음성인 사람 중 실제 음성인 사람의 비율을 말한다.

>> 검사 개요

발달 평가는 크게 몇 가지 범주로 나누어 고려할 수 있다. 선별 검사는 추가 중재의 필요성을 나타내는 아동의 수행 능력 결함을 파악하는 데 사용된다. 구성 요소 기능 평가는 특정 기능 영역(예: 대동작 능력 또는 반사 상태)을 다룬다. 종합 발달 척도는 모든 발달 영역을 평가한다. 기능 평가는 가정과 학교라는 아동의 자연 환경에서 요구되는 필수 기술을 평가한다. 결과 및 건강 관련 삶의 질(HRQOL) 측정은 여러 생활 영역에서 환자의 기능을 평가하는 데 사용된다.

이 장의 나머지 부분에서는 물리치료 평가에 사용할 수 있는 선별 검사를 검토한다. 널리 알려진 표준화된 평가 절차 중 일부는 미리 보내며, 표준화되지는 않았지만 임상에서 유용한 것으로 입증된 일부 검사도 있다. 방금 언급한 범주는 조직화를 위해 사용된다.

선별 검사(Screening tests)

발달 선별검사는 임상적으로 심각한 편차나 발달 지연의 위험이 높은 아동을 식별하기 위해 전체 아동 집단을 대상으로 선제적으로 검사를 실시하는 과정이다.[12] 선별 검사는 보다 집중적인 진단이나 검사가 필요한 아동을 식별하기 위한 간단한 검사로 설계되었다. 선별 검사는 연령 및 발달 단계 설문지(Ages and Stages Questionnaire, ASQ) 또는 부모 발달 상태 평가(Parents' Evaluation of Developmental Status, PEDS)와 같이 부모가 직접 작성하거나 의료진이 직접 시행하는 도구일 수 있다.[13]

해리스 영아 신경 운동 검사

해리스 영아 신경운동 검사(HINT)는 임상 및 연구 환경에서 고위험군과 저위험군 영아 모두의 잠재적 발달 장애를 조기에 선별하기 위해 개발되었다.[14,15] 해리스 영아 신경 운동 검사를 사용한 선별 검사 결과 발달 및 정신 지체 위험이 높은 것으로 나타난 영아는 운동 지연에 대한 더 광범위한 검사를 위해 의뢰된다.[14]

검사 측정 및 검사 대상 해리스 영아 신경 운동 검사(HINT)는 영아의 운동 행동, 행동 상태, 머리 둘레, 영아의 발달에 대한 부모/돌보미의 우려를 측정한다. 해리스 영아 신경 운동 검사의 대상은 생후 2.5개월에서 12.5개월 사이의 영아이며, 지역 보건 간호사, 물리치료사, 작업치료사, 의사, 유아 특수 교육자 등 다양한 의료 전문가가 사용할 수 있도록 고안되었다.[16]

검사 구성 및 표준화 해리스 영아 신경 운동 검사(HINT)는 신경 발달 장애의 조기 식별에 관한 발표된 연구와 영아 운동 평가(MAI) 관련 연구, 그리고 15년 이상의 수석 저자의 임상 경험을 바탕으로 개발되었다.[17] 보행, 자세,

움직임, 정형화된 행동, 행동 상태, 머리 둘레 측정을 평가하는 항목은 이전에 발표된 예측 타당도 연구에서 선정하였다. 부모/보호자 설문지는 부모들의 우려를 해소하기 위해 HINT에 포함되었다. 5개 주에서 412명의 캐나다 영아를 대상으로 성별, 산모의 학력, 인종에 따라 계층화된 표준 데이터를 수집했다.[14]

검사 형식

유형 검사는 기준을 참조하여 신경 운동, 인지, 행동 선별 도구이다.

내용 이 검사는 총 4개의 항목으로 구성되어 있다: 항목 1-영아의 배경 정보, 항목2-영아의 움직임과 놀이에 대한 보호자의 인식을 평가하는 5문항, 항목3-영아의 5가지 자세(누운 자세, 엎드린 자세, 누운 자세에서 엎드린 자세로 전환, 앉기, 서기), 근긴장, 중력에 대한 움직임, 협동, 정형화된 행동, 머리 둘레 등에 대한 영아의 운동 기술을 평가하는 21개 문항, 항목4-영아의 발달에 대한 검사자의 임상 표현[14]은 HINT 검사 항목을 보여준다(표 2.1).

시행 검사는 영아의 행동과 검사자의 숙련도에 따라 대략 15분에서 30분 정도면 시행할 수 있다. 영아를 접촉하는 일은 최소화하며, 이 검사는 주로 관찰을 목적으로 한다.

채점 검사를 시행하는 동안 관찰된 운동 행동과 움직임은 각 항목의 오른쪽에 있는 점수표의 상자에 체크 표시한다. 해당 점수는 행동에 대한 설명이 오른쪽에 있다. 총 점수는 21개 운동 행동 항목 각각에 대한 모든 점수를 합산하여 산출한다.

해석 HINT 총점이 낮을수록 영아의 발달이 더 성숙하거나 최적의 상태임을 나타낸다. HINT 검사의 경우, 총점이 특정 연령 그룹의 평균에서 표준편차(SD) 1 이내이면 정상 범위 내에 있는 것으로 간주한다. 표준편차(SD) 1보다 크지만 평균보다 표준편차(SD) 2 미만인 점수는 의심스러운 것으로 간주된다. 평균보다 표준편차(SD) 2 이상 높은 점수는 비정형 또는 비정상적인 것으로 간주된다.[14]

신뢰도 및 타당도 브리티시컬럼비아주 밴쿠버의 두 고위험 영아를 대상으로 한 연구에서 HINT의 신뢰도와 타당도가 보고되었다.[16] 전체 HINT 점수의 평가자 간, 검사-재검사, 평가자 간 신뢰도는 모두 0.98 이상으로 '기준척도(benchmark)'인 0.80보다 훨씬 높았다. 베이레이 영아 발달 척도(Bay-ley Scales of Infant Development II, BSID-II)와의 동시 타당도는 HINT 총점을 BSID-II 정신 및 운동 척도의

표 2.1. 해리스 영아 신경 운동 검사(Harris Infant Neuromotor Test, HINT) 항목

검사 방법	인지 또는 행동 발달 항목	운동 발달 항목
관찰(영아의 바로누운 자세, 엎드린 자세, 앉은 자세, 서있는 자세에서 관찰함)	• 행동과 협동 • 정형화된 행동의 존재	• 가동성, 바로 누운 자세 • 목 후인, 바로 누운 자세 • 안구 근육 조절 • 머리 위치, 엎드린 자세 • 상지 위치, 엎드린 자세 • 머리 위치, 앉은 자세 • 몸통 위치, 앉은 자세 • 이동 및 전환 기술 • 손의 자세 • 발의 자세 • 움직임의 빈도 및 다양성
검사(영아에게 자극을 제공하거나 검사자가 점수를 결정하기 위해 처리함)	• 머리 둘레	• 시각 추적 • 비대칭성 긴장성 목 반사 • 바로 누운 자세에서 손뻗기 • 바로 누운 자세에서 수동적 관절가동범위 • 바로 누운 자세에서 엎드린 자세로, 엎드린 자세에서 바로 누운 자세로 전환할 때 머리 바로 세우기 • 바로 누운 자세에서 엎드린 자세로, 엎드린 자세에서 바로 누운 자세로 전환할 때 몸통의 가동성 • 엎드린 자세에서 수동적 관절가동범위

해리스 영아 신경 운동 검사에서 검사할 항목. 미국물리치료협회의 허가를 받음

원 점수와 비교하여 평가했다. HINT와 BSID-II 정신 척도 점수 간에 중간 정도의 강력하고 유의미한 관계가 확인되었으며, 이는 HINT가 생후 첫해에 평가되는 초기 인지 행동을 파악할 수 있음을 시사한다. 피어슨 상관관계를 사용한 결과, HINT와 BSID-II 운동 척도는 r = -0.89, $p < 0.01$로 강한 상관관계를 보였다.[16]

HINT와 앨버타 영아 운동 척도(Alberta Infant Motor Scale, AIMS) 간의 동시 타당도는 121명의 일반 영아와 위험군 영아를 대상으로 한 종단 연구에서 보고되었다.

4-6.5개월과 10-12.5개월의 두 시점에 AIMS와 HINT를 동시에 시행했다. HINT 총점은 생후 1년 동안의 두 시점의 위험 영아와 생후 4-6.5개월의 일반 영아에서 AIMS 총점과 밀접한 관련이 있는 것으로 나타났다. 전체 표본의 상관 계수는 두 시점 모두에서 0.80을 초과했다.

HINT와 ASQ 간의 동시 타당도도 연구했다. 52명의 영아를 대상으로 한 두 테스트 점수 간의 피어슨 상관관계는 r = -0.82~-0.84 ($p < 0.05$)였다.[19]

장점/단점 HINT는 건강한 영아를 선별하는 데 자주 관여하는 지역사회 의료 서비스 제공자에게 어필할 수 있는 선별 검사로 설계되었다.[18] 영아의 움직임과 놀이에 대한 관심 수준에 대한 보호자의 의견을 포함시킨 것은 HINT를 가족 중심으로 만드는 장점이다. HINT는 운동 결함뿐만 아니라 조기 인지 지연이나 행동 장애를 식별하는 데 목적이 있으므로 AIMS 또는 영아 운동 능력 검사(test of infant motor performance, TIMP) 선별 항목과 차별화된다.

HINT 표준 표본은 다른 영아 운동 평가에 비해 규모가 작고(캐나다 영아 412명) 연령 범위가 좁아(2.5-12.5개월), 광범위한 연령대의 아동이 있는 소아 환경에서는 그 유용성이 제한될 수 있다.

베일리 영아 신경발달 선별 검사

베일리 영아 신경발달 선별검사(BINS)는 발달 및 신경 발달 지연의 위험이 있는 영아를 식별하기 위해 고안된 선별 검사 도구이다.[20] 주로 발달 추적검사를 진행하는 클리닉이나 대규모 임상 및 연구 프로그램과 같이 고위험군의 영아를 추적 관찰하는 환경에서 사용된다.

검사 측정 및 검사 대상 BINS는 능력의 네 가지 개념 영역을 평가한다: 기본적인 신경학적 기능/손상여부(자세, 근긴장도, 운동 대칭성), 표현 기능(대근육, 소근육, 구강 운동/언어), 수용 기능(시각, 청각, 언어), 인지 과정(대상 지속성, 목표 지향성, 문제 해결).[20] 이 선별 검사는 3-24개월의 영아에게 적합하다.

검사 구성 및 표준화 BINS는 신경학적 상태를 측정하는 항목뿐만 아니라 BSID-II의 일부 항목으로 구성되었다. BINS는 연령, 성별, 인종, 지역 및 부모 교육에 따라 계층화된 600명 이상의 영아를 대상으로 표준화되었다.

검사 형식

유형 검사는 기준을 참조하여 표준화된 선별 도구이다.

내용 BINS는 기본 신경 기능, 수용, 표현, 인지 기능을 평가하는 6가지 항목 세트로 구성되어 있다.

시행/채점 BINS의 각 항목에 "최적(1)" 또는 "비최적(0)" 점수를 매기고 각 세트의 "최적" 항목의 총 개수를 더하여 요약 점수를 산출한다. BINS는 15분에서 20분 내에 실시할 수 있다.

해석 각 항목 세트에 대해 확립된 세 가지 요약 기준 점수로 영아의 발달 지연 위험 수준을 식별하여 저위험, 중간 위험 또는 고위험의 세 가지 위험 그룹을 분류한다. 이 3단계 체계는 모니터링이 필요한 영아(중등도 위험 상태의 영아)와 중재 프로그램에 등록해야 하는 영아(고위험 상태의 영아)를 결정하는 데 사용된다.

신뢰도 및 타당도 아동의 연령에 따라 BINS의 검사-재검사 신뢰도 범위는 0.71에서 0.84이다. 평가자 간 신뢰도는 0.79에서 0.96 사이이며, 중등도에서 강한 내적 일관성을 갖는다.[20] 검사 표준화 과정에서 BINS는 BSID-II와 허용가능한 동시 타당성이 입증됐다.[20]

장점/단점 BINS는 발달 지연 위험이 있는 영아를 위한 몇 안 되는 심리측정학적 선별 검사 중 하나이다. 다양한 배경을 가진 여러 의료 서비스 제공자가 간단하고 쉽게 시행할 수 있다. BINS는 선별 검사에서 중요한 민감도와 특이도(75-86%)가 높으며, 이는 모든 선별 검사에서 중요한 부분이다.[21] 3-24개월 사이의 미숙아 45명을 대상으로 실시한 BINS는 생후 7-10개월의 아동을 대상으로 Wechsler 지능척도-개정판의 언어 및 수행 점수를 통해 7-10세 아동의 신경발달 상태를 예측한 결과, 생후 7-10개월의 신경 발달 상태를 예측했다.[22]

BINS 점수가 3단계 분류 체계의 중간에 해당하는 아동(중등도 위험군)에 대한 종합적인 발달 평가의 필요성을 명확히 하기 어렵고 근긴장도를 포함한 많은 검사 항목의 기준을 명확히 할 필요가 있다는 한계가 있다.

운동 기능 검사(Tests of motor function)

물리치료사는 물리치료 검사의 일부로 운동 발달 평가 도구를 사용하여 운동 발달과 기능을 측정한다. 대근육 및 소근육 기능을 검사하는 수많은 평가 도구를 사용할 수 있다. TIMP, AIMS, 대동작 기능 측정(gross motor function measure, GMFM), 대동작 기능 분류 시스템(gross motor function classification system, GMFCS), PDMS-2 및 BOT-2 등으로 설명할 수 있다.

영아 운동 능력 검사

캠벨과 동료들은 물리 및 작업치료사가 생후 34주부터 교정 나이 4개월까지 영아의 자세와 움직임을 평가할 수 있도록 TIMP를 개발했다.[23,24]

검사 측정 및 검사 대상 TIMP 검사는 운동 발달을 정량적으로 평가하고 조기 중재 서비스의 혜택을 받을 수 있는 영아를 식별하는 데 사용된다. 자세 바꾸기, 중력에 대항하여 움직이기, 핸들링에 적응하기, 스스로 편안하게 하기, 보고, 듣고, 보호자와 상호작용하기 위해 머리와 몸의 방향 맞추기 등 유아기 초기의 움직임과 관련된 연령에 적합한 기능 활동에 필요한 자세 조절과 정렬을 평가한다. TIMP는 집중치료 보육원, 발달 추적 클리닉 및 조기 중재 프로그램에서 영아를 대상으로 사용하기 위한 것이다.[25] 이 검사의 항목은 생후 34주부터 만 4개월까지의 모든 운동 성숙도를 반영하도록 설계되었다.

검사 구성 및 표준화 TIMP 버전 1은 처음에 임신 34주에서 35주 사이의 고위험 미숙아의 자세와 움직임에 대한 신경 발달 치료의 효과를 평가하는 데 사용하기 위해 Girolami에서 개발했다.[26] Rasch 분석을 통해 검사 항목의 수정/삭제, 평가 기간 단축 등 기존 TIMP를 여러 차례 개정하여 42개 항목으로 구성된 TIMP가 탄생했다.[27] 미국 인구의 인종/민족 분포를 반영하여 990명의 미국 영아를 대상으로 개발된 표준화된 연령을 사용할 수 있다.

검사형식

유형 이 검사는 선별되고 관찰된 항목 구성 요소를 사용하여 표준을 참조한다.

내용 TIMP 버전 5.1에는 머리 정중선, 개별 손가락 및 발목 움직임 등 유아의 자발적인 움직임을 검사하는 데 사용되는 13개의 이분법적 점수 항목으로 구성된 관찰 척도가 포함되어 있다. 29개 항목으로 구성된 도출 척도는 다양한 상황, 시각 및 소리에 대한 유아의 움직임 반응을 검사한다.

검사 작성자에 따르면 항목에서 검사하는 과정은 다음과 같다:

1. 누운 자세, 엎드린 자세, 옆으로 누운 자세, 똑바로 선 자세 등의 자세에서 다른 자세로 전환하는 동안 청각 및 시각 자극에 반응하여 공간에서 머리의 방향을 잡고 안정화시키는 능력
2. 머리를 조절할 때 몸 정렬
3. 손가락, 손목, 손, 발목 원위부의 선택적 조절
4. 팔과 다리 움직임의 항중력 조절

시행/채점 이 검사는 아동의 능력, 행동 및 정서 상태, 생리적 안정성, 협력 정도에 따라 25-40분 안에 시행할 수 있다. 검사가 진행되는 동안 자발적으로 표출되는 행동/움직임의 유무는 있음(1) 또는 없음(0)으로 평가한다. 유도 항목은 표준화된 지침에 따라 시행되며 영아를 직접 다루어야 한다. 이러한 항목에 대한 응답은 각 검사 항목에 대해 개별적으로 정의된 대로 덜 성숙하거나 최소한의 반응에서 성숙하거나 완전한 반응에 이르기까지 주목해야 할 특정 행동을 설명하는 3, 4, 5 또는 6점 평가 척도에 따라 채점된다. 총 원점수 범위는 0점부터 142점까지이다.

해석 원점수는 표준점수로 변환되어 해당 연령 그룹의 평균을 기준으로 해석된다. 영아의 점수를 백분위 순위로 표시하는 점수표는 연령에 상응하는 점수를 제공한다. TIMP의 예측 타당성에 대한 이전 연구를 바탕으로 저자는 면밀한 모니터링 및/또는 중재 의뢰가 필요할 수 있는 영아를 식별하는 데 평균보다 -0.5 표준편차가 낮은 수치를 제안한다.[25]

신뢰도 및 타당도 3일 동안의 검사-재검사 신뢰도는 수태나이 34주부터 생후 4개월까지의 영아에 대해 $r = 0.89$로 보고되었다.[28] 평가자 간 신뢰도[집단 내 상관계수(ICC) = 0.98-0.99]와 평가자 간 신뢰도(ICC = 0.95)는 우수하다.[29] 구성 타당도는 연령과 관련된 운동 능력의 변화를 평가하는 검사의 민감도와 발달 위험과의 상관관계를 결정하여 평가했다. 수태나이와 TIMP 수행 측정치 간의 상관관계는 0.83이었다. 위험도와 연령은 TIMP 수행 능력 변화의 72%를 함께 설명했다($r = 0.85$; $p < 0.00001$).[30] 53명의 조산아(재태 기간 중앙값 28주)를 대상으로 재태 시기의 뇌 자기공명영상(MRI)과 재태 후 10-15주 시기의 TIMP 및 일반 운동 평가 사이의 관계를 연구했다. 비정상적인 백질이 있는 영아는 비

정상적인 일반 운동($p = 0.01$)과 비정상적인 TIMP 점수($p = 0.001$)를 모두 가질 가능성이 훨씬 더 높았다. 일반적인 움직임이 비정상적인 영아는TIMP 점수가 낮을 가능성이 유의하게 높았다($p = 0.01$).[31]

장점/단점 TIMP는 검사-재검사 및 평가자 신뢰도가 우수하며 조산아 및 주산기 의학적 상태에 따라 운동 발달이 좋지 않을 위험이 있는 영아를 평가하기 위해 특별히 고안되었다. 3개월에서 12개월 사이의 AIMS 점수 예측 타당도는 0.92의 높은 민감도와 0.76의 특이도를 보여준다.[32] 3개월 시점의 TIMP 점수는 민감도 0.72, 특이도 0.91로 PDMS를 사용한 미취학 아동의 운동 능력에 대한 예측 타당성을 입증했다.[33] 이 검사의 연령 규정으로 인해 임상적 유용성은 특수 보육원, 발달 및 정신 후속 클리닉 또는 조기 중재 서비스와 같은 환경으로 제한된다.

앨버타 유아 운동척도

AIMS는 출생부터 독립 보행까지 영아의 대동작 성숙도를 측정하기 위해 Piper와 Darrah가 개발한 관찰 평가 척도이다.[34] 위험에 처한 영아의 평가와 치료에 필수적인 것으로 간주되는 운동 발달의 구성 요소를 통합하기 위해 개발되었다. AIMS는 (1) 정상 그룹에 비해 운동 수행이 지연되거나 잘못된 영아를 식별하고, (2) 임상의와 부모에게 영아가 숙달한 운동 활동, 현재 발달 중인 활동, 영아의 레퍼토리에 없는 활동에 대한 정보를 제공하기 위해 고안되었다; (3) 시간 경과에 따른 또는 중재 전후의 운동 수행 능력을 측정하고, (4) 매우 작아서 기존의 운동 측정으로는 감지할 수 없는 운동 수행 능력의 변화를 측정하고, (5) 운동장애 영아를 위한 재활 프로그램의 효과를 평가하는 적절한 연구 도구로 사용할 수 있다.

검사 측정 및 검사 대상 이 검사는 임신 기간(임신 후 40주)부터 독립 보행 연령(생후 0-18개월)까지 영아의 운동 발달을 파악하고 평가하기 위해 고안된 대동작 수행력 평가이다. AIMS는 운동 이정표의 달성에 초점을 맞출 뿐만 아니라 이러한 이정표에 도달하는 데 필요한 운동 측면과 메커니즘(예: 체중 지탱, 자세, 항중력 운동)도 평가한다.[35] 누운 자세, 엎드린 자세, 앉은 자세, 서 있는 자세 등 네 가지 자세에 대한 자세 조절의 순차적 발달은 관찰을 통해 평가한다.

검사 구성 및 표준화 AIMS는 세 가지 임상 목적을 달성하기 위해 구성되었다: 다양한 수준의 운동 능력 확인, 성숙 또는 중재를 통한 시간 경과에 따른 운동 능력의 변화 평가, 운동 중재 전략 계획에 유용한 정보를 제공한다.[34] 검사 항목은 기존 도구와 초기 운동 발달에 대한 설명적 서술에 대한 철저한 재검토를 통해 얻었다. 도구의 내용 검증은 캐나다 소아 물리치료사들과의 미팅과 우편 설문조사, 국제 전문가 패널의 자문을 통해 이루어졌다. 신뢰도 및 타당도 검사를 위해 총 58개 항목이 잠정 검사에 포함되었다. AIMS의 기준 수립에는 연령과 성별에 따라 계층화된 2,200명의 앨버타 유아에 대한 데이터 수집이 포함되었다.[36] Darrah 등은 2014년에 2,220명의 유아에 대한 기준 데이터를 650명의 캐나다 영아를 대상으로 한 단면 코호트 연구와 비교하여 영아 운동 발달에 대한 재평가 결과를 발표했다. 원본 데이터와 최신 데이터에 있는 항목의 연령 위치 간의 상관관계 상관계수는 0.99였다. 항목 위치 간의 평균 연령 차이는 0.7주였다. 현대 척도로 변환했을 때 원본 데이터 세트의 연령 값은 1주 미만의 차이를 보였다.

결론: AIMS 항목의 출현 순서와 연령은 20년 동안 유사하게 유지되어 왔으며 현재의 표준값은 여전히 유효하다.[37]

검사 형식

유형 이 검사는 표준 참조형 검사로, 기준 그룹과 비교하여 개인의 운동 능력을 백분위 순위를 제공하여 파악할 수 있다.

내용 이 검사에는 네 가지 자세에서 구성되는 58개의 항목이 포함된다: 엎드린 자세, 누운 자세, 앉은 자세, 서 있는 자세. 이러한 항목의 분포는 다음과 같다: 엎드린 자세 21개, 누운 자세 9개, 앉은 자세 12개, 서 있는 자세 16개이다. 각 항목마다 영아가 항목을 통과하기 위해 관찰해야 하는 특정 핵심 설명자가 식별된다. 각 항목은 운동 능력의 세 가지 측면인 체중 부하, 자세, 항중력 운동에 대해 설명한다(그림 2.1).

시행/채점 이 검사의 시행에는 최소한의 핸들링이 필요한 관찰 평가가 포함된다. 체중을 지탱하는 신체 표면, 자세 및 움직임의 각 항목에 대해 평가한다. 채점은 “관찰됨”/“관찰되지 않음”으로 기록한다. 네 가지 자세 각각의 평가에서 관찰된 가장 덜 성숙한 항목과 가장 성숙한 항목은 “관찰됨”으로 기록되며 영아의 가능한 운동 레퍼토리를 보여주는 “창” 역할을 한다. 각 영역(엎드린 자세, 누운 자세, 앉은 자세, 선 자세)의 점수를 합산하여 총점을 산출한다.

해석 유아의 총 AIMS 점수는 그래프에 표시되어 표준 연령과 일치하는 표본과 비교한 영아의 모방 수행 능력의 백분위 순위를 결정한다. 백분위 순위가 높을수록 영아의 운동 발달이 지연될 가능성이 적다. AIMS는 진단 검사가 아니므로 하위 백분위 순위(10%)의 의미는 확정적이지 않으며, 지속적인 모니터링, 추가 진단 검사를 위한 의뢰 및 운동 지연에 대한 중재 권고와 관련된 결정에는 검사자의 임상적 판단이 필요하다.

신뢰도 및 타당도 원래 표본은 출생부터 18개월까지 연령별로 계층화된 506명(남자 285명, 여자 221명)의 정상 영아로 구성되었다. 동시 타당도 평가를 위해 120명의 영아에게 AIMS, PDMS-2, Bayley 척도를 채점하고, 253명의 영아에게 AIMS를 각각 두세 번 채점하여 평가자 간 및 검사-재검사 신뢰도를 평가했다.[36] 그 결과 평가자 간 신뢰도는 0.99, 검사-재검사 신뢰도는 0.99로 나타났다. 베일리 척도 및 피바디 척도와의 동시 타당도를 반영하는 상관 계수는 각각 r = 0.98 및 r = 0.97로 확인되었다.[36] Pin 등은 재태 29 주 이전에 출생 한 영아에서 4-18개월 CA에서 내적 및 평가자 간 신뢰도를 연구했다.[38]

모든 ICC 값은 0.75보다 컸고 SEM은 1.2보다 작았다. AIMS는 이 영아 집단에서 사용하기에 신뢰할 수 있는 측정 도구이지만, 이 두 가지 극단적인 연령대의 검사 항목 수가 제한되어 있기 때문에 생후 4개월과 18개월에서 하위 점수의 ICC 값이 낮았다. 저자는 이 시점의 제한된 검사 항목 때문에 4개월 미만 영아 또는 영아가 독립 보행을 달성한 이후에는 AIMS를 주의를 기울일 것을 권고한다. 영아의 생후 첫

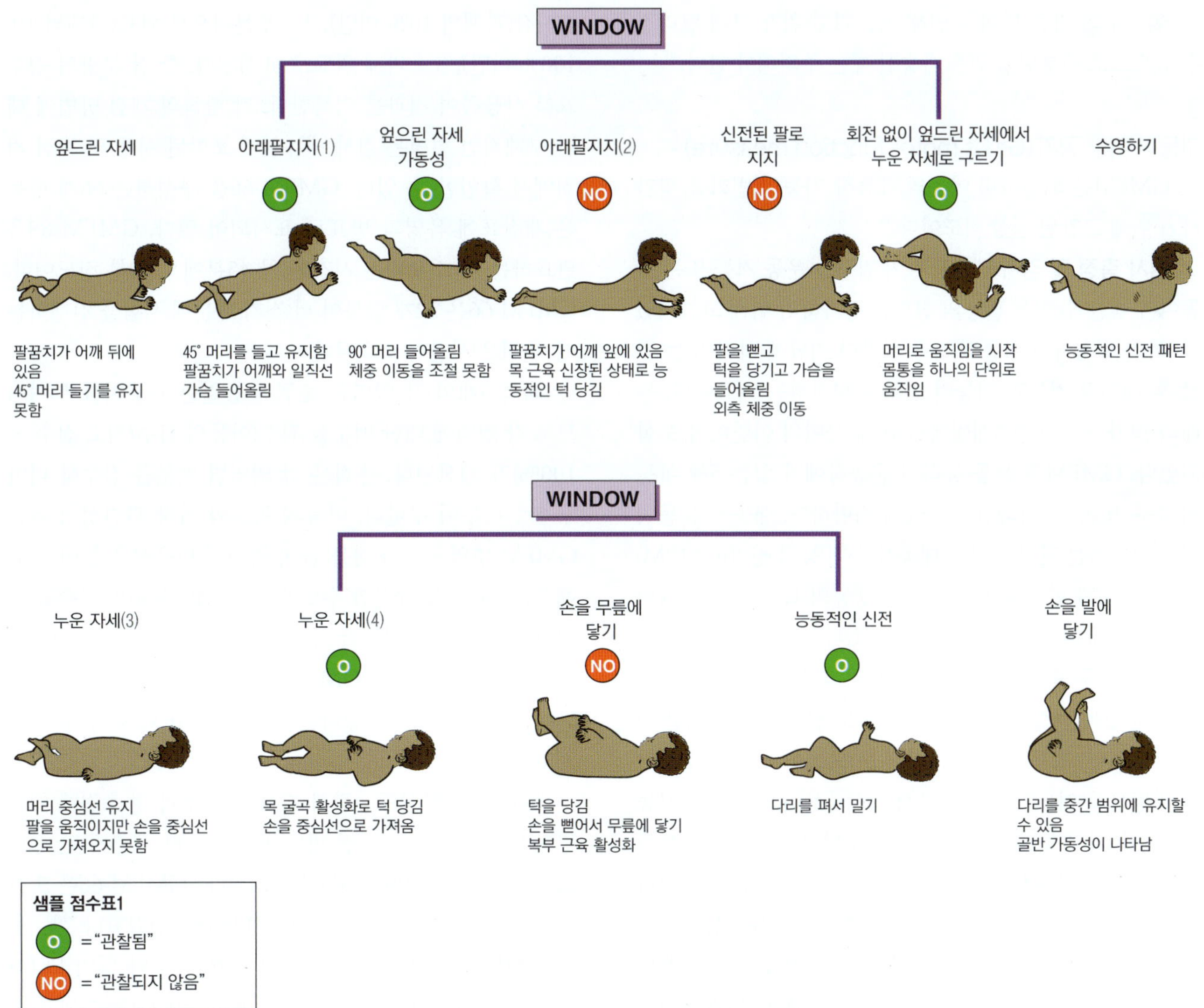

그림 2.1. 앨버타 영아 운동 척도(AIMS)의 샘플 점수표(앨버타 영아 운동 척도의 이 샘플 점수표 사용 권한은 엘스비어 출판사의 AIMS 매뉴얼 그림 4-1에 나와 있다.)

해에 실시된 두 검사 간의 예측 타당도를 비교하기 위해 만 2세와 3세 시점의 BSID 점수를 예측하는 AIMS와 HINT의 능력을 연구했다.[39] 전형적인 발달을 보이는 영아와 위험에 처한 영아는 생후 4-6.5개월과 10-12.5개월에 HINT와 AIMS를, 2세와 3세에는 BSID를 실시했다. 초기(4-6.5개월) HINT는 2세 BSID-II 운동 결과와 3세 BSID-III 대동작 결과에 대해 AIMS보다 예측 상관관계가 더 높았다. 10-12.5개월 HINT 및 AIMS 점수와 3년 BSID-III 대동작(r = 0.58 및 0.58) 및 미세 운동(r = 0.35 및 0.35) 하위 척도 간 상관관계는 동일했다.

장점과 단점 AIMS는 가능한 한 빨리 표준에서 벗어나는 것을 감지할 수 있는 기능을 제공하므로 기능 장애의 영향을 개선하거나 최소화하기 위한 조기중재를 가능하게 한다. 원점수의 작은 변화로 인해 백분위 순위가 크게 달라질 수 있으므로 백분위 순위를 사용할 때는 주의해야 한다.[40]

대동작 기능 평가(Gross motor function measure)

GMFM은 뇌성마비 아동의 대동작 기능의 변화를 평가하기 위해 고안된 임상 척도이다.[41]

검사 측정 및 검사 대상자 이 검사는 운동 기능 또는 아동이 수행할 수 있는 활동의 정도를 평가하기 위해 고안되었다. 특히 뇌성마비 아동의 경우 시간이 지남에 따라 또는 치료 후 대동작 기능과 기능의 변화를 평가하는 지표이다. 원래의 평가 표본에는 5개월에서 16세 사이의 어린이가 포함되었다. GMFM은 운동 능력이 운동장애가 없는 5세 아동의 수준 또는 그 이하인 아동에게 적합하다. 대동작 운동의 질을 평가하는 관찰 도구인 대동작 수행 능력 평가(GMPM)은 GMFM과 함께 사용하여 운동 행동의 특정 질적 특징의 시간 경과에 따른 변화를 평가할 수 있다.[42]

검사의 구성 및 표준화 GMFM는 최신 측정 설계 원칙에 따라 항목 선정, 신뢰도 검사, 타당도 절차를 거쳐 개발 및 검사 되었다. 항목 선정은 문헌 검토와 소아과 의사의 판단을 바탕으로 이루어졌다. 임상적으로 중요하고 측정이 가능하며 아동의 기능 변화를 보여줄 수 있다고 판단되는 항목이 포함되었다. 기존 GMFM에는 88개 항목이 포함되어 있다(GMFM-88). GMFM의 해석 가능성과 임상적 유용성을 개선하기 위한 노력의 일환으로 라쉬 분석이 GMFM-88에 적용되어 GMFM-66이 만들어졌다.[43] 저자들은 GMFM-66이 이전 GMFM-88보다 뇌성마비 아동의 운동 발달을 더 잘 이해할 수 있는 계층적 구조와 구간별 점수를 제공한다고 보고했다.[44]

검사 형식

유형 GMFM은 기준 기반 관찰 측정이다.

내용 이 검사는 5가지 영역에서 운동 기능을 평가하는 88개 항목이 포함되어 있다: (1) 누워서 구르기, (2) 앉기, (3) 기고 무릎 꿇기, (4) 서기, (5) 걷기, 달리기, 점프. 이 평가는 아동의 독립적 기능 잠재력을 극대화하는 데 중점을 두고 다른 사람의 적극적인 도움 없이 혼자서(보조 도구 사용 여부와 관계없이) 과제를 완수할 수 있는지 여부를 측정한다.

시행/채점 시행의 편의를 위해 항목은 검사 위치별로 그룹화되어 있으며 발달 순서에 따라 배열되어 있다. 채점을 위해 항목은 5개의 개별 기능 영역을 나타내기 위해 합산된다. 각 GMFM 항목은 4점 서수 척도로 채점된다. 0, 1, 2, 3의 값이 네 가지 범주에 각각 할당되며, 0 = 시작하지 않음, 1 = 시작(과제의 10% 미만), 2 = 부분적으로 완료(과제의 10-100% 미만), 3 = 과제 완료로 표시된다. 한 장 분량의 점수표를 사용하여 결과를 기록한다. 각 항목의 채점 방법에 대한 구체적인 설명은 검사 매뉴얼에 포함된 시행 및 채점 지침에서 확인할 수 있다. GMFM-66을 구성하는 66개 항목은 채점표에 음영과 별표로 표시되어 있다. GMFM-88을 완료하는 데 소요되는 시간은 약 45분에서 60분 정도이다. GMFM-66은 22개 항목이 더 적기 때문에 시험을 진행하는 데 더 적은 시간이 소요된다.

해석 5개의 각 영역은 총점에 동일한 가중치를 부여하므로 각 영역에 대한 백분율 점수(아동의 점수/최고 점수 × 100%)가 계산된다. 총점은 각 영역별 백분율 점수를 더한 후 5로 나누어 구한다. 아동의 목표와 가장 관련성이 높은 GMFM 영역으로 초점을 좁혀 측정의 반응성을 높이기 위해 '목표 총점'을 계산할 수도 있다. GMFM-66의 점수를 해석하기 위해서는 대동작 능력 추정기(GMAE)라는 컴퓨터 프로그램이 필요하다. GMFM-66 점수는 서수가 아닌 구간(서수) 속성을 가지고 있다는 점에서 GMFM-88 점수와 다르다.

신뢰도 및 타당도 검사 저자는 각 영역 및 총점에 대한 평가자 간 신뢰도와 총점 범위가 0.92-0.99, 평가자 간 신뢰도 범위가 0.87-0.99 (ICC)라고 밝혔다.[3] GMFM-66은 또한 신뢰도가 높으며(ICC = 0.97-0.99) 변화에 민감하다.[44,45]

GMFM-88의 구성 타당도는 보행 속도와 영역 D (서기)(r = 0.91) 및 E (걷기, 뛰기, 점프)(r = 0.93) 사이의 유의미한 선형 관계가 입증되었다.[46] 최근에는 5년 추적 연구에서 세 가지 점수 옵션(GMFM-88, GMFM-88 목표 총점,

GMFM-66)의 종단적 구성 타당도를 평가했다.[47] 선택적 후근 절제술을 받은 뇌성마비 아동 41명을 대상으로 5년 동안 GMFM을 사용하여 모니터링 했다. 5년 동안의 연구에서 세 가지 점수 옵션 모두 큰 종단적 구성 타당도를 보였다. GMFM-88 총점 및 목표 총점은 GMFM-66 점수보다 수술 후 조기에 대동작 운동 기능의 큰 변화를 재확인했다. GMFM-66의 두 가지 축약 버전의 타당도와 신뢰도도 보고되었다.[48] GMFM-66-IS (항목 세트)와 GMFM- 66-B&C (바닥 및 천장 접근법)는 모두 높은 수준의 타당도(ICC 0.99)와 신뢰도(ICC > 0.98)를 보여주며 임상 실습 또는 연구 목적으로 사용할 수 있다.

GMFM의 원래 버전을 검증하는 과정에서 가족과 전문가 간의 의사소통을 개선하고 연구를 위한 아동의 계층화를 위한 건전한 기반을 제공하기 위해 의미 있고 타당하며 신뢰할 수 있는 아동의 기능적 이동성 분류가 필요하다는 것이 분명해졌다.[49] 1997년에 Palisano와 동료들이 개발한 뇌성마비 아동의 운동 기능을 임상적으로 의미 있는 다섯 가지 수준 중 하나로 분류하기 위해 만들어진 뇌성마비용 GMFCS (표 2.2)는 뇌성마비 아동의 운동 기능을 분류하기 위해 만들어졌다.[50]

GMFCS는 아이의 2세 이전부터 만 6세까지 4가지 연령대의 운동 기능을 레벨 I (가장 가능)부터 레벨 V (가장 제한적)까지 설명한다. 운동 기능은 GMFM이나 소아 장애 평가도구(PEDI)와 같은 공식적인 도구로 관찰되는 능력보다는 일반적인 상황에서의 기능에 초점을 맞춘 '단어 그림'으로 설명된다. GMFCS-E&R은 국제 기능, 장애 및 건강 분류(ICF)와 일치하도록 6-12세 연령대를 수정하고 12-18세 연령대를 추가하여 개념적 틀을 확장한 GMFCS의 확장 및 수정 버전이다.[50] 뇌성마비 이외의 인구집단을 대상으로 한 기존 연구에서도 활용되었지만, GMFCS 레벨 분류는 뇌성마비 아동만을 대상으로 개발 및 검증되었다. 또한 1세 미만의 아동에게는 이 연령대에 대한 검증이 이루어지지 않았으므로 GMFCS 레벨을 사용해서는 안 된다.[51]

장점/단점 Debuse와 brace는 뇌성마비 아동의 활동 결과 측정에 대한 체계적인 검토를 완료했다.[52] 뇌성마비 아동의 기능 검사에 가장 적합한 것으로 선정된 세 가지 결과 측정은 GMFM-88, GMFM-66 및 PEDI였다. GMFM-88과 PEDI는 모두 높은 완성도를 보여 이러한 결과 측정이 뇌성마비 아동의 기능적 능력과 관련성이 있음을 확인했다. 오랜 완성 시간과 상대적 일관성(통제된 검사 환경에서 대동작 능력만 검사)이 이 검사의 약점 또는 단점으로 보고되었다. GMFM-66은 검사 항목 수가 22개로 적어 완료 시간이 더 빠르지만, 운동 능력이 낮은 어린이에게는 바닥 효과가 있고 5세 이상의 어린이에게는 천장 효과가 있다.[44] 아동의 운동 능력, 필요한 모든 검사 항목을 완료할 수 있는 능력 및/또는 GMAE를 적절하게 사용할 수 있는 의사의 지식과 능력에

표 2.2. 대동작운동 기능 분류 체계의 각 단계에 대한 일반적인 제목-확장 및 개정(GMFCS-E&R)

각 단계에 대한 일반적인 제목
I 단계 - 제한 없는 걷기 II 단계 - 제한 있는 걷기 III 단계 - 휴대용 이동 장치를 사용하여 걷기 IV 단계 - 제한적인 자가 이동, 전동 이동 수단 사용 가능 V 단계 - 수동 휠체어로 이동 가능
I 단계와 II 단계의 차이점 - 레벨 I 의 아동 및 청소년에 비해 레벨 II 의 아동 및 청소년은 장거리 걷기와 균형 잡기에 제한이 있고, 처음 걷기를 배울 때 휴대용 이동 장치가 필요할 수 있으며, 실외 및 지역사회에서 장거리 이동 시 바퀴 달린 이동 수단을 사용해야 하고, 계단을 오르내릴 때 난간을 이용해야 하며, 달리기와 점프 능력이 떨어지는 경우가 있다. II 단계와 III 단계의 차이점 - 레벨 II에 해당하는 아동과 청소년은 만 4세 이후에는 휴대용 이동 장치 없이 보행할 수 있음(단, 때때로 휴대용 이동 장치를 사용할 수도 있음). 레벨 III에 해당하는 아동과 청소년은 실내에서 걷고 실외 및 지역사회에서 바퀴 달린 이동 수단을 사용하려면 휴대용 이동 장치가 필요하다. **III단계와 IV단계의 차이점** - 레벨 III의 아동과 청소년은 스스로 앉거나 앉을 때 외부의 도움이 제한적으로 필요하며, 서서 이동할 때 보다 독립적이며 휴대용 이동 장치를 사용하여 보행할 수 있다. 레벨 IV의 아동과 청소년은 앉을 수 있지만(일반적으로 지원), 스스로 이동하는 데는 제한적이다. 레벨 4에 해당하는 아동과 청소년은 수동 휠체어를 타고 이동하거나 전동 이동 장치를 사용할 가능성이 높다. IV단계와 V단계의 차이점-레벨 V에 해당하는 아동과 청소년은 머리와 몸통을 조절하는 데 심각한 제한이 있으며 광범위한 보조 기술과 신체적 지원이 필요하다. 아동과 청소년이 전동 휠체어 작동법을 배울 수 있는 경우에만 자가 이동이 가능하다.

캔차일드 웹사이트의 허가. https://canchild.ca/en/resources/42-gross-motor-function-classification-system-expanded-revised-gmfcs-e-r

따라 GMFM-88 또는 GMFM-66을 사용할지 여부를 결정할 때는 신중하게 고려해야 한다.

피바디 발달 운동 척도-제2판

PDMS-2는 기존 PDMS를 개선하기 위한 심사자들의 제안과 피드백을 반영하여 저자들이 10년 넘게 연구한 결과의 결정체이다.[53]

검사 측정 및 검사 대상 PDMS-2는 생애 초기에 발달하는 상호 연관된 대근육 및 소근육 능력을 측정하는 6가지 하위 검사로 구성되어 있다. PDMS-2는 물리 및 작업치료사, 조기 중재 전문가, 특수 체육 교사, 심리학자, 진단 전문가 및 유아의 운동 능력을 검사하는 데 관심이 있는 모든 사람이 사용할 수 있다. 출생부터 6세까지의 아동의 운동 능력을 평가하기 위해 고안되었다.

검사 구성 및 표준화 본래의 PDMS는 운동 평가에 사용되는 기존 도구를 개선하기 위해 개발되었다. 검사 항목은 검증된 운동 척도에서 가져왔으며, 아동의 성장과 발달에 대한 연구를 바탕으로 새로운 항목을 만들었다. PDMS-2의 특징으로는 46개 주와 캐나다 1개 주에 거주하는 연령별로 계층화된 2,003명의 아동으로 구성된 대규모 규범 표본, 성별 및 인종 편향성을 보여주는 연구 추가, 규범 표본의 하위 그룹(예, 운동장애가 있는 개인, 아프리카계 미국인, 히스패닉계 미국인, 여성 및 남성) 및 전체 규범 표본에 대한 신뢰도 연구, 일반 인구뿐만 아니라 다양한 하위 그룹에 대해서도 검사가 유효하다는 것을 보여주는 데 특별한 주의를 기울인 타당도 연구 등이 추가되었다.[53]

검사 형식

유형 PDMS-2는 변별력 있는 척도이며 기준을 참조한다.

내용 PDMS-2는 대동작 운동 척도와 소동작 운동 척도의 두 가지 구성 요소로 나뉜다. 대동작 운동 척도에는 151개 항목이 4개의 하위 검사로 나뉘어져 있다: 반사(출생-11개월), 정지(모든 연령), 운동(모든 연령), 물체 조작(12개월 이상).

소동작 운동 척도에는 98개의 항목이 두 가지 하위 검사로 나뉘어 있다: 잡기(모든 연령) 및 시각 운동 통합(모든 연령). 각 연령대의 각 기술 범주와 총점에 대한 기준이 제공된다.

하위 검사의 결과는 대동작 지수(gross motor quotient, GMQ), 소동작 지수(fine motor quotient, FMQ), 총 운동 지수(total motor quotient, TMQ)라는 세 가지 종합적인 운동 능력 지수를 생성하는 데 사용될 수 있다.

시행 두 척도 모두 약 45-60분 안에 아동에게 제공할 수 있다. 검사 시간을 단축하기 위해 하위 검사 중 하나(반사)를 제외한 모든 검사에서 시작점과 바닥 및 천장을 사용한다. PDMS-2를 시행하고 해석하는 검사자는 검사 통계, 채점 및 해석에 관한 일반적인 절차, 대동작 및 소동작 운동 능력 검사에 대한 구체적인 정보, 일반적으로 진행되지 않는 아동의 발달에 대해 철저히 이해하고 있어야 한다.[53] 아동의 PDMS-2 수행을 정확하게 해석하려면 항목 시행 지침에 명시된 대로 정확하게 시행해야 한다.

검사의 목적이 장애 아동의 적격성 또는 배치, 교육 또는 치료 프로그램인 경우, 검사자는 문항의 의도를 유지하면서 지시에 따라 항목을 시행하거나 아동의 개별적 필요에 맞게 조정해야 한다.

채점 PDMS-2의 각 항목은 0, 1 또는 2로 채점한다. 각 항목에 대한 구체적인 기준은 숫자 점수에 대한 일반적인 기준과 마찬가지로 제공된다. 점수는 다음과 같이 지정된다:

0- 아동이 해당 항목을 시도할 수 없거나 시도하지 않거나 시도해도 해당 기술이 나타나지 않는다.

1- 아동의 성과가 항목 숙달 기준과 분명하게 유사하지만 기준을 완전히 충족하지 못한다(이 값은 새로운 기술을 허용).

2- 아동이 발달에 지정된 기준에 따라 항목을 수행한다.

채점은 서면 요약지를 작성하거나 PDMS-2 온라인 채점 및 보고서 시스템을 사용하여 완료할 수 있다.

해석 PDMS-2는 원점수, 동등한 나이, 백분위, 하위 검사의 표준 점수, 종합 점수 등 다섯 가지 유형의 점수를 산출한다. 각 하위 검사에서 계산된 원점수에서 매뉴얼에 제공된 표준 표를 통해 동등한 나이 및 표준 점수를 얻는다. 소동작, 대동작 및 전체 동작 종합 점수에 대한 지수는 하위 검사 표준 점수를 합산하고 이를 지수로 변환하여 도출된다. 표준 점수와 지수는 운동 발달 프로필에 표시할 수 있다. 이 프로필은 대동작 척도와 소동작 척도, 그리고 각 척도의 기술 범주에 대한 성과를 시각적으로 비교할 수 있는 수단을 제공한다. 그림 2.2는 PDMS-2 채점 예시를 보여준다.

신뢰성 및 타당성 평가 개발자는 PDMS-2의 전반적인 신뢰성을 세 가지 유형의 오차 분산(내부 일관성, 검사-재검사 신뢰성, 검사자 간 신뢰성)에 대해 연구했다. 3개의 종합 및 6개의 하위 검사에 대한 신뢰도 계수(Crohbach's의 a = 0.89-0.97, 검사-재검사 r = 0.82-0.93, 검사자 간 신뢰도 r = 0.96-0.99)는 높은 수준의 신뢰도를 나타낸다. 이러한 계

항목	월 단위 연령	항목 이름, 위치 및 설명	점수 기준		점수
16	7	구르기(등으로 누운 자세) 아동의 12인치 중앙선에서 딸랑이를 흔든다. 아동의 손이 닿지 않는 왼쪽 표면으로 내린다. 반대쪽에서도 이 절차를 반복한다.	2	바로 누운 자세에서 엎드려 누운 자세로 2회 구른다(양쪽 방향으로).	2
			1	바로 누운 자세에서 엎드려 누운 자세로 1회 구른다.	
			0	바로 누운 자세로 있다.	
17	7	구르기(등으로 누운 자세) 장난감을 아이 옆으로 흔들어 아이의 주의를 집중 시킨다. 반대쪽에서도 이 절차를 반복한다.	2	엎드려 누운 자세에서 바로 누운 자세로 구르며 엉덩관절과 넙다리로 이끌고 배가 어깨가 뒤따른다(양쪽 방향으로).	2
			1	바로 누운 자세에서 엎드려 누운 자세로 구른다.	
			0	바로 누운 자세로 있다.	
18	8	앞으로 이동하기(엎드려 누운 자세) 아동의 5피트 앞에 장난감을 놓는다. "장난감을 가져와"라고 말한다.	2	팔을 사용해 앞쪽으로 이동한다.	1
			1	2피트 이상 3피트 미만으로 앞쪽으로 이동한다. 팔을 사용한다.	
			0	2피트 미만으로 이동한다.	
19	9	어깨 및 엉덩이 올리기(엎드려 누운 자세) 아동의 3피트 앞에 앉는다. 아동에게 손을 내밀고 "이리와"라고 말한다.	2	5초 동안 손과 무릎에 체중부하 하고 2주기 동안 앞쪽과 뒤쪽으로 움직인다.	1
			1	손과 무릎으로 체중부하하고 1-5초 동안 들어올린다.	
			0	엎드려 누운자세로 있다.	
20	9	네발기기(손과 무릎) 아동의 6피트 떨어진 바닥에 장난감을 놓는다. 아동에게 "장난감 가져와"라고 말한다. 아동이 다가오면 장난감을 뒤로 이동시킨다.	2	손과 무릎을 대각선 패턴을 사용해서 앞쪽으로 5피트 네발기기를 한다.	0
			1	손과 무릎을 대각선 패턴을 사용해서 앞쪽으로 4피트 네발기기를 하거나 대각선 패턴을 사용하지 않고 5피트를 네발기기 한다.	
			0	정지 상태로 있거나 엎드려 누운 자세로 움직인다.	
21	9	네발기기(앉은 자세) 아동 옆쪽 바닥에 앉는다. "저를 보세요"라고 말한다. 장난감을 가져오기 위해서 손을 사용해 엉덩이를 앞쪽으로 밀어서 신체를 나아가도록 하는 시범을 보인다. 장난감을 아동의 5피트 앞에 놓는다. 아동에게 "나처럼 기어가서 장난감을 가져와"라고 말한다.	2	앉은 자세를 유지하고 손과 다리를 사용해서 앞쪽으로 3피트 엉덩이 밀기를 한다.	0
			1	앉은 자세를 유지하고 앞쪽으로 1-2피트 엉덩이 밀기를 한다.	
			0	앞쪽으로 1피트 미만으로 움직인다.	

그림 2.2. 피바디 발달 운동 척도 2 (PDMS-2) 항목 시행 샘플

수의 크기는 PDMS-2의 검사 오류가 거의 없으며 사용자가 결과에 대한 신뢰를 가질 수 있음을 강력하게 시사한다.[53] 2019년에 발표된 한 연구에서는 PDMS-2의 지침을 수정하는 것이 일반적인 발달을 보이는 아동의 점수에 영향을 미치는지 평가했다. 지침 유형($p = 0.03$)과 지침유형과 지시 간의 상호작용($p = 0.02$)에 대한 효과가 보고 되었다.

이러한 결과는 지침 수정이 점수에 영향을 미칠 수 있으며, 수정된 지침이 수행된 경우 표준값을 보고해서는 안 된다는 것을 시사한다.[54]

저자에 따르면, PDMS-2의 내용 타당도는 정상 아동의 운동 발달에 대한 기존 연구와 운동 발달을 평가하는 다른 검증된 평가를 기반으로 한다. PDMS-2의 구성 타당도는 확인적 요인 분석을 통해 확립되었으며, 그 결과 소동작 운동과 대동작 운동이 일반적인 움직임 내에서 두 개의 개별적인 구성 요소임을 다시 한 번 입증했다. 18개월 아동 184명을 대상으로 BSID-III와 PDMS-2의 동시 타당도를 연구했다. 대동작 운동($r = 0.88$), 소동작 운동 점수($r = 0.79$) 간에 높은 상관관계가 발견되었다. 두 평가 모두 운동장애 분류에 대해

93%의 일치도를 보였으며, 두 평가에서 23명의 아동이 운동장애가 있는 것으로 확인되었지만 12명의 아동은 각 평가에서 다르게 확인되었다(7명은 PDMS-2에서 장애가 있지만 Bayley-III에서는 평균, 5명은 Bayley-III에서 장애가 있지만 PDMS-2에서는 평균). Bayley-III와 PDMS-2는 모두 아동의 운동 지연을 식별하지만, 각 평가에 따라 다른 결과가 나올 수 있으므로 의사는 동시 유효성에 유의해야 한다.[55]

장점/단점 PDMS-2는 영아를 평가하기 위한 광범위한 연령대의 표준화되고 신뢰할 수 있으며 유효한 평가 도구이다. 하위 검사 구성 요소를 개별적으로 채점할 수 있어 시행이 용이하며, 3점 채점 시스템을 통해 검사자가 새로운 기술을 파악하고 새로운 기술 습득이 느린 아동의 진행 상황을 측정할 수 있다. PDMS-2의 단점으로는 유럽 아동에 대한 규범적 데이터가 없다는 점, 어린 아동에게 시행 시간이 오래 걸린다는 점과 짧은 양식이 없다는 점 등이 있다.[56]

브루인크스-오세레츠키 운동 능력 평가-제2판

BOT-2는 Robert H. Bruininks 박사가 개발한 브루인크스-오세레츠키 운동 능력 검사(Bruininks–Oseretsky test of motor proficiency, BOTMP)의 두 번째 개정판이다.[57] BOT-2는 소동작 및 대동작 능력의 차별화된 측정을 포함하여 운동 능력에 대한 종합적인 평가를 제공한다.

검사 측정 및 검사 대상 BOT-2는 아동의 대동작 및 소동작 기능을 평가하기 위해 고안되었으며, 운동장애 진단, 운동 결함 선별, 교육 장소 결정 지원, 다양한 운동 발달 교육과정 계획 및 평가를 위한 수단으로 사용할 수 있다. 이 검사는 4세에서 21세 사이의 아동에게 적합하다.[57]

검사의 구성 및 표준화 2002년에 저자, 검사 책임자, 연구원으로 구성된 개발팀과 함께 BOTMP 개정 작업이 시작되었다. 이 개정판은 최신 기준을 제공하고, 검사 구성과 내용을 개선했으며, 현재 사용자의 요구 사항을 해결했다. BOT-2는 38개 주에서 1,520명의 아동 표본을 대상으로 표준화되었다. 표준화 표본의 11% 이상에는 장애 아동이 포함되었다. 표본 선정은 무작위로 이루어졌으며 성별, 인종/민족에 따라 계층화하였다.

검사 형식

유형 BOT-2는 기준을 참조하며, 구조화된 환경에서 아동을 직접 관찰하고 평가하는 개별적으로 시행되는 과제를 포함한다.

내용 BOT-2는 네 가지 운동 영역의 종합적인 능력을 평가한다: 소동작 수동 조절, 수동 조절, 신체 조절, 근력 및 민첩성이다. 이 네 가지 운동 영역 종합 테스트는 각각 8개의 BOT-2 하위 평가 중 두 가지로 구성된다. 다섯 번째 종합 평가인 종합 운동 능력은 8개의 하위 평가 모두에서 고안되었다.

8개의 하위 검사과 종합 검사의 관계는 그림 2.3에 나와 있다.

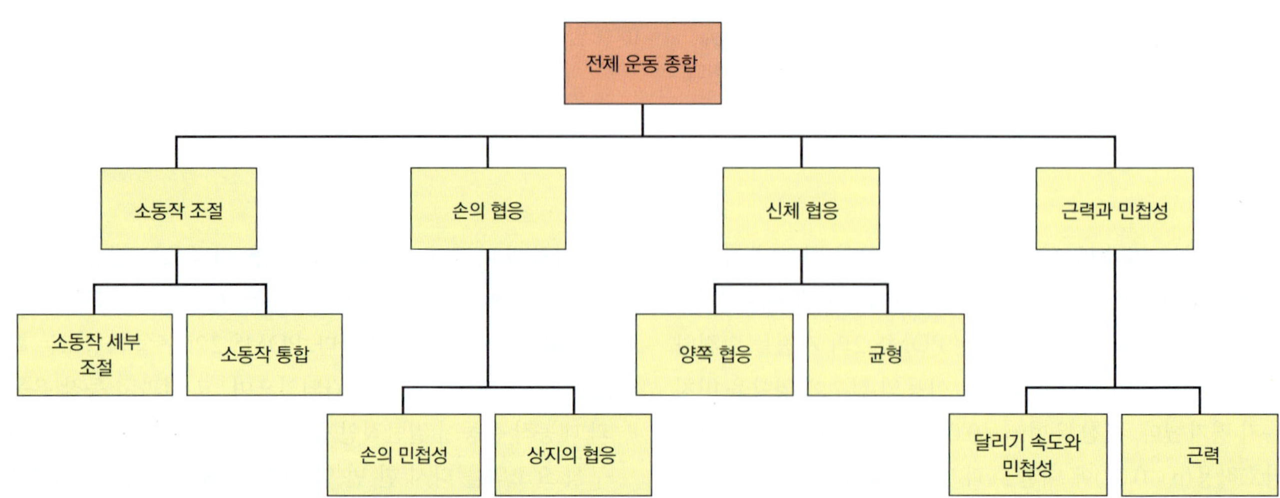

그림 2.3. 브루인크스-오세레츠키 운동 능력 검사(BOT)의 8가지 하위 검사와 BOT-2 구성 요소의 관계[브루인크스-오세레츠키 운동 능력 검사, 제2판(BOT-2)에서 각색한 그림이다. Copyright 2005 NCS Pearson, Inc. 허가를 받아 복제됨. 모든 권리 보유. "BOT"는 미국 및/또는 기타 국가에서 Pearson Education Inc. 또는 그 계열사의 상표이다.

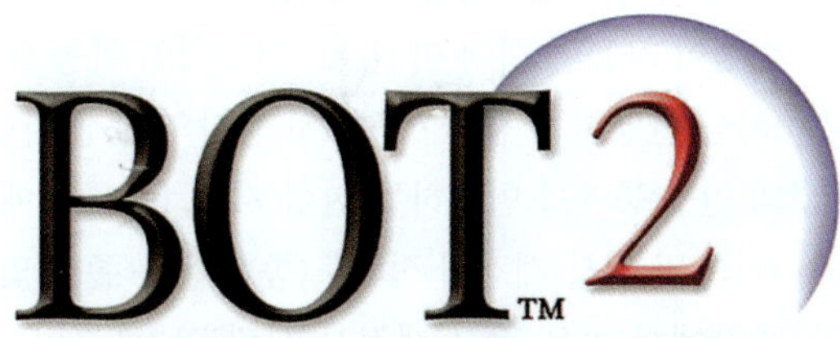

Bruininks-Oseretsky Test of Motor Proficiency, *Second Edition*

Robert H. Bruininks, PhD, & Brett D. Bruininks

Gross Motor Record Form

	Year	Month	Day
Test Date			
Birth Date			
Chronological Age			

Preferred Foot/Leg: Right Left

Norms Used: ☐ Female ☐ Male ☐ Combined

Examinee Name ____ Sex ____ Grade ____

Examiner Name ____ School/Clinic ____

	Total Point Score	Scale Score Mean = 15, *SD* = 5 (Tables B.1–B.3)	Standard Score Mean = 50, *SD* = 10 (Tables B.4–B.6, S.5)	Confidence Interval: 90% *or* 95% (Tables C.1, C.2, S.6) Band	Interval	%ile Rank (Tables B.4–B.6, S.5)	Age Equiv. (Tables B.14–B.16)	Descriptive Category (Table C.13)
4 Bilateral Coordination				±	–			
5 Balance				±	–			
Body Coordination		Sum		±	–			
6 Running Speed and Agility				±	–			
8 Strength Push-up: Knee Full				±	–			
Strength and Agility		Sum		±	–			
Gross Motor Composite		Sum		±	–			

DIRECTIONS

During the testing session, record the examinee's performance on each item.

After the testing session, convert each item raw score to a point score using the conversion table provided. For items needing two trials, convert the better of the two raw scores. Then, record the point score in the appropriate oval in the Point Score column.

For each subtest, add the item point scores, and record the total in the oval labeled Total Point Score and on the appropriate line on the cover page.

PEARSON

PsychCorp is an imprint of Pearson Clinical Assessment.

Pearson Executive Office 5601 Green Valley Drive Bloomington, MN 55437
800.627.7271 www.PearsonClinical.com

Printed in the United States of America.

3 4 5 6 7 8 9 10 11 12 A B C D E

PsychCorp

Product Number 58043

그림 2.4. 브루인크스-오세레츠키 운동 능력 검사의 8가지 하위 검사에 대한 기록 양식[브루인크스-오세레츠키 운동 능력 검사, 제2판(BOT-2)에서 각색한 그림이다. Copyright 2005 NCS Pearson, Inc. 허가를 받아 복제됨. 모든 권리 보유. "BOT"는 미국 및/또는 기타 국가에서 Pearson Education Inc. 또는 그 계열사의 상표이다.

시행 전체 검사는 40-60분 내에 시행할 수 있으며, 검사장 준비에 10분이 추가로 소요된다. 단답형(선별 목적으로 사용되는)은 15-20분 안에 시행할 수 있으며, 영역 설정에 5분이 추가로 필요하다. 단답형은 총 8개의 하위 평가에서 엄선된 14개의 BOT-2 항목으로 구성되며, 전체 운동 능력에 대한 단일 점수를 산출한다. 어린 아동에게는 두 번의 짧은 평가 세션을 권장한다. 검사의 시행 및 채점 절차는 매뉴얼에 잘 설명되어 있다. BOT-2를 시행하는 데 필요한 준비물은 스톱워치와 줄자를 제외한 표준화된 평가 키트에 포함되어 있다.

채점 BOT-2 ASSIST™ 소프트웨어를 사용하거나 수기 채점을 통해 완료할 수 있다. 아동의 원점수는 검사 시행 중에 기록되며, 먼저 점수로 변환된 다음 표준 점수, 대략적인 연령 근사치 및 백분위 순위로 변환된다(BOT-2의 기록 양식 샘플은 그림 2.4 참조). 채점표에는 검사받는 아동, 학부모, 교사에게 검사 결과를 전달하는 데 도움이 되는 5가지 설명 범주도 포함되어 있다.

전체 운동 종합 점수는 네 가지 운동 영역 종합 표준 점수의 합계에서 도출되며, 전반적인 운동 능력을 측정하는 가장 신뢰할 수 있고 선호되는 척도이다.

해석 표준표가 제공되며, 산출된 점수와 표준화 프로그램에서 평가한 피험자의 점수를 비교하여 국가 기준 그룹과 비교하여 아동의 운동 수행 능력을 해석할 수 있다.

신뢰도 및 타당도 하위 검사의 검사-재검사 신뢰도 계수는 4-7세, 8-12세 피험자의 경우 0.70대 초반, 13-21세 피험자의 경우 0.69대 초반이다. 종합 상관계수의 평균은 4-12세 대상자의 경우 0.80대 초반이며, 13-21세 대상자의 경우 0.77이다.[57] 내적 일관성 신뢰도는 높으며, 세 그룹의 연령대 평균 하위 검사 신뢰도는 0.70대 후반에서 0.80대 초반이다.

검사자 간 신뢰도 계수는 손의 협응, 신체 조절, 근력 및 민첩성 종합의 경우 0.98과 0.99로 매우 높다. 소동작 조절 복합 계수도 0.92로 높다.

4-21세 개인의 대동작 및 소동작 운동 능력을 평가하기 위해 BOT-2를 사용하는 것을 뒷받침하는 증거는 검사 내용, 내적 구조, 임상 그룹 차이, 다른 운동 능력 검사와의 관계 등을 통해 제공된다. BOT-2 점수와 BOTMP, PDMS-2 및 개정판 시각 운동 능력 검사(TVMS-R)의 점수를 비교한 내용 및 구성 타당도 연구가 매뉴얼에 보고되어 있다.

장점과 단점 BOT-2에 대한 검토는 이 평가의 장점과 제한점를 다음과 같이 요약하고 있다. 장점은 다음과 같다: (1) 검사 항목에 사진을 제공하여 효율적이고 표준적인 검사 시행이 가능한 시행 이젤, (2) 전형적인 아동 활동(표면 타당도)을 반영하는 검사 항목, (3) 검사의 구성 타당도, (4) 미국의 인구 통계를 반영하는 현행 기준, (5) 중간에서 강한 검사자 간 및 검사-재검사 신뢰도(종합 운동 종합 및 단락 양식의 중간에서 높은 검사-재검사 신뢰도). 보고된 제한점으로는 (1) 일부 연령대의 일부 하위 검사 및 운동 영역 종합에 대한 검사-재검사 신뢰 계수가 약하다는 점, (2) 채점 과정이 시간이 많이 걸리고 지루할 수 있다는 점, (3) 일반적으로 발달하는 4세 아동이나 지연이 있는 5세 아동에게 문항 난이도가 높다는 점 등이 있다.[58]

최근 연구 153명의 신경형 중학생을 대상으로 BOT-2의 전체 버전(BOT-2 CF)과 짧은 버전(BOT-2 SF)의 호환성 및 유용성을 평가했다. 이전 연구에 따르면 BOT-2 SF는 BOT-2 CF보다 훨씬 더 높은 결과를 보여주었다. 이 연구에서 BOT-2 SF는 통계적으로 유의하게 낮은 표준점수인 x = 45.87 (± 5.41)을 제공하여, 중간 효과 크기 값인 Hays'w^2 = 0.09로 BOT-2 CF (x = 47.57 (± 8.29), $p < 0.05$)에 비해 통계적으로 유의하게 낮았다. 두 버전을 비교하기 위해 적절한 척도를 사용했을 때 BOT-2 SF는 BOT-2 CF에 비해 실질적으로 유의미한 차이를 보이지 않는다. 연구 저자들은 BOT-2 SF와 BOT-2 CF의 행동 영역이 동일하지 않을 수 있다고 제안한다.[59]

종합 발달 척도

종합 발달 척도는 영아 및 아동 발달의 모든 영역을 평가하며 다학제 및 영역 평가 팀에 적합하다. 발달 영역은 신체, 인지, 의사소통, 사회 정서 및 적응 언어를 포괄적으로 평가하며, 조기 중재 및 특수 교육 서비스에 대한 서비스 자격에 대한 장애인 교육법(IDEA) C 규정을 준수한다.[60]

영유아 발달에 대한 베일리 척도 - 4판

Bayley-4[61]는 Bayley-III[62]의 개정판이다. Bayley-4의 응용 분야에는 정신 발달 지연이 있는 영아 식별, 중재 계획에 대한 실무자 지원, 중재 후 아동의 진행 상황 모니터링, 연구 수행 등이 포함된다. BSID-III의 변경 사항은 여러 영역에서 발생했다: 시행 및 채점, 내용 업데이트, 규범 및 임상 연구, 시행 시간, 디지털 배달.[61]

검사 측정 및 검사 대상 베일리-4 평가는 다섯 가지 영역에 걸쳐 영아 발달을 평가한다: 인지, 언어, 운동, 사회-정서 및 적응의 다섯 가지 영역이다. 인지, 언어, 운동 영역은 아동에게 직접 항목을 시행하여 평가하는 반면, 사회-정서 및 적응 영역은 보호자 설문지를 통해 평가한다. Bayley-4는 생후 16일에서 42개월 사이의 영아에게 개별적으로 시행된다.

검사의 구성 및 표준화 원래 BSID는 여러 영유아 발달 척도와 광범위한 영유아 연구에서 유래되었다.[63] Bayley-4의 항목은 영유아의 정상적인 발달에 전형적인 행동을 파악하는 발달 연구와 이론을 기반으로 만들어졌다. 네 가지 베일리 척도(BSID, BSID-II, 베일리-III, 베일리-4)의 모든 항목은 수정된 힘의 순서, 즉 일반적으로 난이도에 따라 항목이 순서대로 배열된다.

베일리-4의 표준 정보는 생후 16일에서 42개월 사이의 영아를 대상으로 미국 인구를 대표하는 국가 표준화 표본을 기반으로 한다. 표준 데이터는 2017년부터 2019년까지 수집되었다. 표본에는 인지, 운동 및 언어 표준화 척도의 경우 100명으로 구성된 17개 연령 그룹으로 나뉜 1,700명의 인구 통계학적 대표 아동과 사회-정서 척도의 경우 8개 연령 그룹으로 나뉜 320명의 아동이 포함되었다. 사회-정서 척도의 규범 표본에는 750명의 아동이 포함되었다.

검사형식

유형 이 검사는 기준을 참조한다. 아동을 직접 관찰하고 상호작용을 통해 정보를 얻는다.

내용 Bayley-4에는 다음과 같은 척도가 포함되어 있다: (1) 인지 항목은 감각 운동 발달, 탐색 및 조작, 사물 관련성, 개념 형성, 기억 및 기타 인지 기능의 측면을 평가한다;

(2) 언어 항목은 수용 및 표현적 의사소통을 평가한다; (3) 운동 항목은 소동작 및 대동작 기술을 평가한다; (4) 사회-정서 항목은 그린스펀 사회-정서 성장 차트(Greenspan Social–Emo- tional Growth Chart)에 따라 아동의 사회적-정서적 이정표를 평가한다: 영유아를 위한 선별 설문지; (5) 적응 행동-항목은 Vineland 적응 행동 척도-제3판(Vineland-3)[64,65](보기 2.1)을 기반으로 의사소통, 일상 생활 기술 및 사회화에서 적응 기술 기능을 평가한다.

시행 Bayley-4를 시행하는 데 필요한 시간은 검사에 대한 숙련도, 아동의 특정 강점과 제한, 검사 영역 및 행동에 따라 달라진다. 보고된 완료 시간은 30분에서 70분 사이이다. 시행은 종이와 연필로 작성하거나 Q-global을 통해 디지털

보기 2.1 베이리 영유아 발달 척도 4 검사 대상 항목

적응형 행동
- 의사소통
- 지역사회에서 사용
- 기능적 사전 학습
- 가정 생활
- 건강 및 안전
- 레저
- 자기 관리
- 자기 주도성
- 사회성
- 운동

인지
- 감각 운동 발달
- 탐색 및 조작
- 개체 관련성
- 개념 형성
- 기억
- 습관화
- 시력
- 시각 선호
- 사물 영속성
- 인지 처리의 다른 측면

연령에 적합한 기술을 측정하는 항목은 다음과 같다:
- 계산(일대일 대응 및 카디널리티 포함)
- 시각 및 촉각 탐색
- 사물 조립
- 퍼즐 보드 완성
- 색상 일치
- 질량 비교
- 모방 및 흉내 내기 놀이
- 패턴 식별

언어

표현적 의사소통

다음과 같은 언어적 의사소통을 평가한다:
- 옹알이
- 몸짓
- 공동 참조
- 순서 지키기
- 사물, 그림, 동작 이름 짓기 등의 어휘력 발달
- 두 단어 발화 사용, 복수 및 동사 시제 사용과 같은 형태 구문 발달

(계속)

보기 2.1 베이리 영유아 발달 척도 4 검사 대상 항목

(계속)

수용적 의사소통

다음과 같은 언어적 행동 및 어휘 발달을 평가한다:

- 참조된 개체와 사진을 식별하는 기능
- 대명사, 전치사 등 형태 발달과 관련된 어휘
- 복수형 및 시제 표시와 같은 형태학적 표시의 이해

운동

소동작

관련된 소동작 기술:

- 잡기
- 지각-운동 통합
- 운동 계획
- 운동 속도

항목은 다음과 같은 연령에 적합한 기술을 측정한다:

- 시각 추적
- 뻗기
- 사물 조작
- 잡기
- 아동 움직임의 질
- 기능적 손 기술
- 촉각 정보에 대한 반응(감각 통합)

대동작

항목 평가:

- 정적 자세(예: 머리 조절, 앉기, 서기)
- 이동을 포함한 동적 움직임(기어가기, 걷기, 달리기, 점프, 계단 오르내리기 등)
- 움직임의 질(일어서기, 걷기, 발차기 시 협응력)
- 균형
- 운동 계획
- 지각-운동 통합(예: 자세 모방)

사회-감정적

- 사회적 정서적 성장의 초기 역량에 대한 숙달 여부를 결정한다.
- 건강한 사회적 및 정서적 기능 모니터링
- 조기 중재 프로그램의 진행 상황 모니터링
- 사회적-정서적 능력 발달의 결핍 또는 문제를 발견한다.

Bayley N. Bayley 영유아 발달 척도(Bayley-4)의 평가 영역 영역 및 하위 영역 목록이다. 4th ed. San Antonio, TX: The Psychological Corporation; 2019. "영유아 발달의 Bayley 척도"는 미국 및/또는 기타 국가에서 Pearson Education, Inc. 또는 그 계열사의 상표이다.

방식으로 진행된다. 양식에는 인지, 언어, 운동 기록 양식, 운동 반응 소책자, 사회 정서 및 적응 행동 설문지가 포함된다.

연령별 시작점을 기준으로, 아동은 처음 세 항목에서 연속으로 2점을 받아야 다음 단계(기본 수준)로 넘어갈 수 있다. 아동이 첫 번째 연령별 항목에서 0점을 받으면 검사자는 이전 연령별 항목으로 이동하여 동일한 규칙을 적용한다. 아동이 5개 항목에서 연속으로 0점을 받으면 해당 척도에 대한 검사가 중단된다.

채점 및 해석 Bayley-4는 인지, 언어 및 운동 척도에 다항목 채점을 사용한다. 주어진 검사 항목에 대해 아동의 반응이나 행동이 해당 기술이나 행동이 '없음'을 나타내는 경우 (0), 반응이나 행동이 해당 기술이 '출현'을 나타내는 경우 (1), 반응이나 행동이 '숙달'을 나타내는 경우 (2)로 채점을 한다. 이제 특정 구조화된 검사 항목은 시행과 무관하게 보호자 질문과 연결되며 동일한 점수 값이 부여된다. 각 하위 평가의 원점수는 매뉴얼에 제공된 표 또는 Q-global의 소프트웨어를 통해 척도 점수, 종합 점수, 연령 등가 점수, 백분위 순위 및 신뢰 구간으로 변환된다. 해석 기준은 주마다 다를 수 있지만, 발달 지연을 진단하는 데는 발달 지연 비율, 평균보다 낮은 SD 기준, CA보다 일정 수준 낮은 수행 등 여러 가지 기준이 사용된다.

신뢰도 및 타당도 모든 측정 항목은 높은 수준의 신뢰도를 반영하며, Bayley-4 척도는 발달 수준이 다른 개인이나 다른 임상 진단을 받은 개인을 평가하는 데 똑같이 신뢰할 수 있다: 인지, 언어 및 운동 척도의 내부 일관성, 하위 검사 수준: 0.93-0.95 범위, 종합 수준: 0.95-0.96 범위

특수 집단(자폐스펙트럼장애, 발달 지연, 다운 증후군, 언어 지연, 중등도/후기 미숙아, 운동장애, 산전 약물/알코올 노출, 특정 언어 장애, 매우/극심한 미숙아)에 대한 내부 일관성을 입증하기 위해 412명의 아동을 포함시켰다: 신뢰도 계수는 0.97-0.99, 사회-정서 척도는 0.85-0.91, 적응 행동 척도는 0.91-0.98.[61] 범위이다.

분류 정확도는 Receiver Operator Charactereistic (ROC) 곡선 아래 영역으로 측정하여 적절한 그룹과 일반적으로 발달 중인 또래 그룹을 비교하는 데 사용되었다. ROC 영역 추정치는 0.50 (확률 정확도)에서 1.00 (완벽 정확도)까지 다양하다. 기존 벤치마크에서는 0.90 이상이면 우수, 0.89 이상이면 양호, 0.70-0.79이면 보통, 0.70 미만이면 미흡한 것으로 간주한다. 인지 및 언어 척도의 범위는 0.80-0.89 (양호),

운동 척도의 범위는 0.90 (우수)이다.[61]

장점 Bayley-4는 영유아 발달에 대한 수십 년간의 연구의 결과이다. 다섯 가지 척도는 유아 평가에 대한 연방 및 주정부 지침을 충족하도록 설계되었다. 최신 개정판을 통해 심리측정 품질과 임상적 유용성이 향상되었으며, 이전 Bayley 척도의 기본 특성은 그대로 유지되었다. Bayley-4는 Bayley-III에 비해 관리해야 할 항목 수가 적어 관리 시간이 단축되고 부모 질문이 채점 항목에 통합되었다.

단점 총 항목 수는 줄었지만 평가를 시행하는 데 시간이 오래 걸리고 많은 의료 환경에서 완료하기 어려울 수 있다. Bayley-4의 발달 상태를 추정하는 능력을 평가하기 위해서는 더 많은 연구가 필요하다.

바텔 발달 인벤토리-제2판 규범 업데이트

Battelle 발달 인벤토리-제2판 규범 업데이트(BDI-2NU)는 장애 아동과 비장애 아동의 발달을 측정하고 발달 지연 위험이 있는 아동을 선별하며 개별화된 가족 서비스 계획 및 개별화된 교육 계획 수립을 지원하는 데 사용되는 아동을 위한 종합 발달 평가이다.[66] 의료 전문가로 구성된 팀 또는 개별 제공자가 시행할 수 있다.

검사 측정 및 검사 대상 BDI-2NU는 다섯 가지 영역의 발달을 측정한다: 적응, 개인-사회, 의사소통, 운동, 인지 영역이다. 각 영역에는 연령 또는 아동의 예상 능력에 따라 평가의 진입점이 결정되는 하위 영역이 포함되어 있다. BDI-2NU는 출생부터 7세 11개월까지의 아동에게 적합하다. BDI-2 항목 목록에서 일부 문항으로 구성된 BDI-2 선별 검사도 사용할 수 있다.

검사의 구성 및 표준화 1984년에 개발된 BDI[67]는 아동의 서비스 적격성을 판단하고 프로그램 기반 연구에서 변화를 종단적으로 측정하는 데 사용되었으며, 특히 IDEA의 파트 C에 나열된 5가지 발달 영역에 대한 평가에 사용되었다. BDI-2는 검사 항목 업데이트, 채점 기준 개선, 영역/하위 영역 구조 수정, 새로운 표준화된 표본 등 5년간의 개발 과정을 거쳐 탄생한 결과물이다. 2판은 모든 연령대를 위한 다채로운 항목과 아동 친화적인 조작 도구, 새로운 포괄적 규범, 후속 프로브가 포함된 명확하고 스크립트화된 인터뷰 항목, 컴퓨터 또는 수기 채점, 유연한 시행, 모든 연령대를 위한 확장된 항목 범위가 특징이다. 450개의 검사 항목을 구성하는 기술은 기능적 생활 기술과의 관계 및 교육적 개입에 의해 영향을 받을 수 있는 능력을 기준으로 선정되었다. BDI-2NU는 검사 내용, 항목, 구조는 동일하지만 2015년 미국 인구조사에 기반한 새로운 규범이 추가되었다. 2015년 미국의 인구 통계 변화를 반영하여 출생부터 7세 11개월까지 2,500명의 아동을 대상으로 표준 데이터를 수집했다.

검사형식

유형 BDI-2NU는 규범과 기준을 참조한 종합 발달 평가이다.

내용 하위 항목이 있는 5가지 영역은 다음과 같다. (1) 적응력: 개인적 책임과 자기 관리, (2) 개인적-사회적: 성인 상호 작용, 자아 개념 및 사회적 성장, 또래 상호 작용, (3) 운동: 소동작, 대동작, 지각 운동, (4) 의사소통: 표현 및 수용, (5) 인지: 지각 식별/개념 발달, 추론 및 학업 능력, 주의력 및 기억력

시행 BDI-2NU에는 특별한 도움이 필요하거나 장애가 있는 영아 또는 아동과 함께 사용할 수 있도록 수정된 버전과 다양한 언어 버전이 포함되어 있다. 구조화된 놀이 기반 활동, 관찰, 부모 또는 보호자를 위한 스크립트 인터뷰 등 다양한 시행 옵션이 있다. 단일 제공자 또는 여러 분야로 구성된 팀이 검사를 시행할 수 있다. 스페인어 사용자 가이드는 부록에서 확인할 수 있다. 전체 BDI-2NU는 60-90분, 선별 검사는 10-30분 안에 시행할 수 있다.

채점/해석 BDI-2NU는 수기로 채점하거나 옵션 채점 소프트웨어인 BDI-2 Data Man-ager™로 채점할 수 있다. 아동의 성과는 간단한 3점 채점 시스템을 사용하여 표준화된 기준에 따라 채점된다(2 = 이정표 달성, 1 = 이정표 출현, 0 = 이정표 달성 없음). 하위 영역 수준에서는 표준 참조 점수가 제공된다(평균 10점, SD = 3점, 점수 범위 1-19점). 하위 영역 점수를 합산하여 5개의 BDI-2NU 영역 점수와 전체 BDI-2NU 발달 지수(표준점수 평균 100점, SD = 15점, 점수 범위 40-160점)를 구성한다. 영역 점수와 발달 지수에 대한 백분위와 신뢰 구간이 제공된다. 또한 연령별 표도 제공된다. BDI-2 Dater Manager 소프트웨어는 원 점수 총점과 표준 참조 점수를 결정할 때 일관성을 제공한다. 부모와 전문가를 위한 서술형 보고서와 프로그램 평가 목적의 점수 보고서 및 집계 보고서를 작성할 수 있다.

신뢰도 및 타당도 전체 검사 점수 신뢰도는 매뉴얼에 0.99로 보고되어 있다.[66] 반분법(spilt-half method)을 사용한 내적 일관성은 연령에 따른 신뢰도로 보고된다. 영역에 대한 신뢰도는 평균 0.90-0.96, 하위 영역에 대한 신뢰도는 0.85-

0.95였다. 동시 타당도 및 기준 타당도는 기존 BDI, BSID-II, 우드콕 존슨 III (WJ III), 덴버 II, 프리스쿨 랜게이지 척도-4 (PLS-4), Vineland 사회-정서적 유아 척도(Vineland SEEC), 웩슬러 유치원 및 초등 지능 척도(WPPSI-III)와 함께 얻었다. BDI-2는 민감도 0.83, 특이도 0.85로 검사에 권장되는 정확도 수준(0.75)을 초과한다. Spies 등은 자폐스펙트럼장애의 조기 선별 검사로 BDI-2의 사용을 평가한 결과, 96점(자폐스펙트럼장애 그룹 평균에서 1.5 SD)의 결정된 컷오프 점수로 높은 민감도(0.94)를 보였다(자폐스펙트럼장애 그룹 평균에서 1.5 SD).[68]

장점/단점 BDI-2NU는 정보 수집을 위한 유연한 체계를 갖추고 있으며 여러 제공자가 사용할 수 있다. 발달 장애 아동과 함께 일하는 의료 제공자를 위한 구체적인 지침은 평가 시행에 도움이 되며, 선별 검사를 포함하면 시간 제약이 있는 환경에서 유용하다. 0점, 1점, 2점의 3점 채점 체계는 발달의 출현 및 기술을 고려한다. 전체 항목을 관리하는 데 필요한 시간이 제한되어 있으며, 관찰 데이터와 면담 데이터 간에 불일치가 있는 경우 제공자가 검사 채점에 어려움을 겪을 수 있다.

기능적 능력 평가

기능 평가는 여러 영역에 걸쳐 일상 생활의 맥락에서 아동이 무엇을 하는지를 조사한다. 아동이 실제로 지역사회에서 수행하는 활동은 신체적 능력과 완전히 다를 수 있다. 따라서 기능적 능력뿐만 아니라 기능적 수행도 평가하는 것이 중요하다. 기능 평가는 세계보건기구의 ICF와 유사한 개념적 체계에 기반을 두고 있다.[69] 이 접근 방식은 아동의 일상생활 참여, 활동별 움직임, 아동의 일상 기능에 기여하는 환경적 및 개인적 요인을 평가하는 것이다.

Haley에 따르면 장애 및 기능 평가의 개념에는 다음과 같은 핵심 개념이 포함되어 있다:

1. 아동은 기능적 제한이나 장애의 정도가 항상 반영되지 않는 심각한 운동장애를 가지고 있을 수 있다.
2. 기능적 결함은 사회 활동과 중요한 아동기의 역할에 제한을 초래할 수도 있고 그렇지 않을 수도 있다.
3. 환경적 요인, 가족의 기대, 기능적 과제 요구 사항의 상황적 요소는 아동의 최종 장애 및 장애 수준에 중요한 역할을 한다.[70]

종합적인 기능 평가 도구에는 가동성, 이동, 자기 관리 및 사회적 기능 항목이 포함되어 있다; 보조 및 적응 장비의 측정 차원을 포함하며, 기능적 기술 성취의 발달 단계를 통합한다.[71] 기능 평가는 소아 물리치료사에게 아동의 장애 또는 운동장애가 일상 생활의 작업 요건에 어떤 영향을 미치는지에 대한 정보를 제공한다.

소아 장애 인벤토리 평가-컴퓨터 적응 검사

소아 장애 인벤토리 평가-컴퓨터 적응 검사(PEDI-CAT)는 기존 PEDI에 대한 다년간의 경험과 피드백, 공식적인 연구를 바탕으로 전면 개정된 PEDI이다.[72,73] PEDI-CAT는 기능적 결함이나 지연을 감지하는 도구로, 소아 재활 프로그램의 진행 상황을 모니터링하는 평가 도구로, 또는 소아 재활 환경이나 교육 환경에서 프로그램 평가를 위한 결과 측정으로 사용하도록 고안되었다.

검사 측정 및 검사 대상 PEDI-CAT는 사전 설치된 소프트웨어를 활용하여 254개 활동으로 구성된 항목에서 아동의 능력을 평가하여 (1) 일상 활동, (2) 이동성, (3) 사회/인지, (4) 책임감의 네 가지 영역에서 기능을 측정한다. 기존 PEDI의 개정 사항에는 (1) 자기 관리, 이동성 및 사회적 기능 영역에서 평가하는 기능적 내용을 확장한 항목, (2) 이분법적인 가능/불가능 척도를 대체하는 4점 난이도 척도, (3) 자기 관리 및 이동성 항목의 그림 추가, (4) 간병인 지원 항목을 '책임' 항목으로 대체, (5) 각 영역에서 내용 시행을 위한 CAT 플랫폼 생성 등이 포함된다.[73] PEDI-CAT는 다양한 신체적 및/또는 행동적 조건을 가진 아동 및 청소년(출생부터 20세까지)이 사용할 수 있도록 설계되었다(보기 2.2 참조).

검사 구성 및 표준화 PEDI-CAT의 내용 타당도는 기존의 성인 및 소아 기능 평가에 대한 검토와 실무 임상의, 장애 및 비장애 아동의 부모, 재활 분야 전문가들의 의견을 통해 확립되었다.[74]

PEDI-CAT의 표준화 표본은 온라인 패널을 통해 모집되었으며, 인접한 미국 내 21세 미만 자녀를 둔 부모 2,205명으로 구성된 전국 대표 표본으로 구성되었다.

703명의 장애(행동, 지적, 신체) 아동을 대상으로 한 임상 검증 표본은 온라인 패널과 미국 중서부 및 북동부에 위치한 두 곳의 임상 사이트를 통해 모집했다.[73]

검사형식

유형 PEDI-CAT은 기능 저하를 식별하거나(규범적 점

보기 2.2 소아 장애 인벤토리 평가-컴퓨터 적응 검사 영역(PEDI-CAT Domains)

일상생활 68 항목	사회/인지 60 항목	이동성 75 항목	책임감 51 항목
• 옷입기 • 청결 유지 • 집안 일 • 식사 및 식사시간	• 상호작용 • 의사소통 • 일상 인지 • 자기 관리	• 기본 움직임 및 이동 • 서기 및 걷기 • 계단 및 경사 • 달리기 및 놀이 • 이동 장비별 항목	• 조직 및 계획 • 일상적인 요구 사항 관리 • 건강 관리 • 안전 유지

ICF 활동 차원과 연계된 세 가지 영역: 일상 활동, 사회/인지, 이동성. ICF 참여 차원과 연계된 하나의 도메인: 책임감.
뇌성마비 아동을 위한 소아 장애 인벤토리 컴퓨터 적응 검사(PEDI-CAT) 소개: 일상 활동, 이동성, 사회/인지 및 책임감의 기능을 측정하기 위한 새로운 옵션에서 만든 표이다. 2015년 10월 21-24일, AACPDM 제69차 연례 회의에서 발췌

수 사용), 중재 후 개선을 조사하거나(척도화 점수 사용), 연구 그룹의 진행 상황을 평가하고 모니터링하는 데 사용할 수 있다.

내용 PEDI-CAT은 세 가지 기능 영역의 능력을 측정한다: 일상 활동(68개 항목), 이동성(75개 항목), 사회성/인지(60개 항목). PEDI-CAT의 책임감 영역(51개 항목)은 보호자 또는 아동이 복잡하고 여러 단계로 이루어진 생활 과제를 책임감 있게 관리하는 정도를 측정한다.

시행 CAT 플랫폼에서는 이전 응답을 기반으로 항목을 관리할 수 있으므로 관련 없는 항목이나 아동에게 너무 쉽거나 어려운 항목을 피할 수 있다. 문항 시행은 난이도 또는 책임감의 중간 범위에서 시작되며, 해당 문항에 대한 응답에 따라 다음에 표시될 문항(쉬운 문항 또는 어려운 문항)이 결정된다. 후속 문항을 시행할 때 점수가 재평가되고 '중지' 규칙이 충족되면 평가가 종료되거나 '중지' 규칙이 충족될 때까지 새로운 문항으로 계속 진행된다. 그런 다음 PEDI-CAT 소프트웨어는 항목 지도, 연령 백분위 및 표준 점수를 포함한 결과를 계산하고 표시한다.[73] 기존의 종이와 연필로 작성하는 PEDI와 마찬가지로 PEDI-CAT는 아동에 대해 잘 알고 있는 의사나 교육자의 전문적인 판단 또는 부모의 보고에 따라 시행할 수 있다. PEDI-CAT에는 두 가지 버전이 있다: 각 영역당 15개 이하의 항목만 시행하면 되는 "신속형(Speedy)-CAT"과 각 영역당 약 30개 항목이 포함되며 각 영역 내 항목 내용이 균형 잡힌 "균형 잡힌 내용(Content-Balanced) CAT"이 있다.[73]

채점 PEDI-CAT 각 영역은 독립적으로 구성되어 있으며 개별적으로 또는 아동 평가에 적절하게 조합하여 시행할 수 있다. 각 영역의 난이도는 쉬움, 약간 어려움, 어려움, 불가능함의 4점 척도로 측정된다.

책임감 영역에는 "성인/보호자가 모든 책임을 지고, 아동은 아무런 책임을 지지 않는다."부터 "아동이 성인/보호자의 지시, 감독, 지도 없이 모든 책임을 지고 있다."까지 5점 척도로 응답할 수 있다.

PEDI-CAT 소프트웨어는 문항 반응 이론(item response theory, IRT) 통계 모델을 활용하여 가장 관련성이 높은 최소한의 문항 또는 각 영역 내 정해진 수의 문항을 통해 아동의 능력을 평가한다. 모든 응답자는 각 영역에서 난이도 또는 책임 범위의 중간에 있는 동일한 문항을 보게 되며, 해당 문항에 대한 응답에 따라 다음에 나타날 문항(더 어렵거나 쉬운 문항)이 결정되므로 아동에게 맞게 문항을 조정하고 관련 없는 문항은 피할 수 있다. 그런 다음 CAT 프로그램은 결과를 즉시 표시한다.

21개 연령대(1년 간격)에 대한 표준 점수(연령 백분위 및 T 점수로 제공) 및 척도 점수를 사용할 수 있다.

해석 연령 백분위 및 T 점수로 제공되는 규범 점수는 아동의 CA를 기반으로 하며 의사가 특정 아동의 기능을 같은 연령의 다른 아동과 비교하여 해석하는 데 사용할 수 있도록 고안되었다. 척도 점수는 아동의 현재 기능적 능력과 시간이 지남에 따라 이러한 능력의 향상을 살펴볼 수 있는 방법을 제공한다. 척도 점수는 특히 정상 수준의 기능을 나타내거나 회복할 것으로 예상되지 않는 아동의 기능적 기술 향상을 문서화하는 데 유용하다. 점수는 평가가 완료되면 즉시 표시된다. 세부 점수 보고서와 요약 점수 보고서를 사용할 수 있다. 항목 지도는 아동기 및 청년기에 걸쳐 아동의 기

능 발달과 회복, 성인에서 아동으로의 책임 이양과 일치하는 합리적이고 순차적인 기능적 기술 패턴을 나타낸다.

신뢰도 및 타당도 Duma와 Fragala-Pinkman은 기존 PEDI 기능적 기술 이동성 척도와 PEDI-CAT 이동성 영역의 동시 타당도 및 신뢰도를 조사했다.[75] 척도 점수 간의 강한 상관관계($r = 0.82$; $p < 0.001$)는 PEDI-CAT과 기존 PEDI 간의 강한 일치도를 나타내며 현재의 타당성을 뒷받침한다. ICC 계수는 0.3390에서 1.000 사이였으며, 측정된 8개 항목의 일치도는 60%에서 100%까지 다양했다. 두 평가 도구 모두 기능적 이동성에 제한이 있는 아동을 식별했으며, PEDI-CAT은 기능적 제한이 있는 고령 아동의 비율을 더 많이 식별했다(보기 2.3).

장점과 단점 PEDI-CAT의 장점은 21세 이하의 영아, 아동, 청소년에게 사용할 수 있어 장애 아동의 기능을 장기간 추적할 수 있다는 점이다. 컴퓨터 적응 검사의 장점은 고정된 종이와 연필 형식이 아니기 때문에 소프트웨어를 업데이트하여 보다 쉽게 수정할 수 있다는 점이다. 또한 PEDI-CAT은 20-80점 척도로 개발되어 양쪽 끝에서 항목을 쉽게 추가할 수 있다.[73] 단점으로는 평가하는 기술 수준이 낮은 편이고, 항목이 주로 가정 내 활동에 집중되어 있어 별도의 입력 없이 평가하기 어렵고, 매년 면허 갱신이 필요하다는 점이 있다.

보기 2.3 소아 장애 인벤토리 평가-컴퓨터 적응 검사(PEDI-CAT) 반응 척도

일상 활동, 이동성, 사회성/인지 능력에 적합하다:
- 불가능
- 약간 어려움
- 어려움
- 쉬움
- 모르겠음

책임감: 5점 척도, 범위는 다음과 같다:
- 성인/보호자는 전적인 책임을 지며 아동은 책임을 지지 않는다.
- 성인/보호자의 지시, 감독 또는 지도 없이 아동이 전적으로 책임을 진다.

뇌성마비 아동을 위한 소아 장애 인벤토리 컴퓨터 적응 검사(PEDI-CAT) 소개: 일상 활동, 이동성, 사회/인지 및 책임감의 기능을 측정하기 위한 새로운 옵션이다. 2015년 10월 21-24일, AACPDM 제69차 연례 회의에서 발췌

아동용 기능적 독립성 측정

아동용 기능적 독립성 측정(WeeFIM)은 의료 재활을 위한 통일 데이터 시스템(UDS)의 성인용 기능적 독립성 척도(FIM)를 소아에 맞게 변형한 것이다.[76] WeeFIM은 발달적 맥락에서 기능을 측정하며 장애 아동이 최대 수준의 독립성을 갖춘 성인으로 성장하는 과정을 모니터링하는 데 도움을 주기 위해 고안되었다. WeeFIM-II 시스템은 WeeFIM 도구, WeeFIM 도구 0-3 모듈, 보고서 생성과 분기별 집계 보고서가 포함된 인터넷 기반 소프트웨어 애플리케이션으로 구성되어있다.[77]

검사 측정 및 검사 대상 WeeFIM은 자기 관리, 운동 능력, 인지 등 세 가지 영역의 18개 항목으로 구성되어 있으며 생후 6개월에서 7세 사이의 아동에게 사용하도록 설계되었지만 발달 장애가 있거나 정신 연령이 7세 미만인 아동에게도 사용할 수 있다.[76] WeeFIM은 장애가 아닌 능력을 측정하는 척도이며, WeeFIM은 장애가 아닌 능력을 측정하는 것으로, 장애 아동이 할 수 있어야 하는 일이나 상황이 다르다면 할 수 있는 일이 아니라 실제로 하는 일을 측정하도록 고안되었다. WeeFIM은 최소한의 항목으로 구성되어 있으며 숙련된 의사가 여러 분야에 걸쳐 유용하게 사용할 수 있도록 설계되었다.

검사 구성 및 표준화 WeeFIM은 성인용 FIM의 조직 형식을 기반으로 개발되었으며, 대동작, 소동작 운동, 수용 및 표현 언어, 적응, 인지 및 교육적 지침을 검토한 학제 간 팀 간의 협력으로 개발되었다.[76] 발달 지연이 없는 6개월에서 8세 사이의 아동 417명의 표준 표본을 대상으로 연구한 결과, 아동의 월별 연령과 2-5세 아동의 전체 WeeFIM 점수 간에 유의미한 상관관계가 발견되었다($n = 222$, $r = 0.80$, $p < 0.01$).[78] WeeFIM의 기준값은 3개월 간격으로 매뉴얼에 제시되어 있으며, 첫 번째 그룹은 5개월에서 7개월 사이, 마지막 그룹은 83개월 이상의 아동을 대상으로 한다. WeeFIM 전체 등급은 83개월 이후에는 총 등급이 120점으로 평탄해지는 경향이 있으므로 이 연령대 이후에는 추가 분석이 제공되지 않는다.

검사형식

유형 이 검사는 기준 기반 검사이며 기능적 제한으로 인해 필요한 간병인 및 특수 자원에 대한 설명하는 척도이다.

보기 2.4 아동용 기능적 독립성 측정(WeeFIM) 영역

자기 관리
1. 식사
2. 꾸미기
3. 목욕
4. 옷 입기-상체
5. 옷 입기-하체
6. 화장실
7. 방광 관리
8. 배변 관리

이동성
1. 의자, 휠체어 이동
2. 화장실 이동
3. 욕조/샤워 이동
4. 기기/걷기/휠체어
5. 계단

인지
1. 이해력
2. 표현
3. 사회적 상호 작용
4. 문제 해결
5. 기억

내용 평가는 세 가지 영역으로 구성된다: 자기 관리(8개 항목), 이동성(5개 항목), 인지(5개 항목)(보기 2.4)

시행/채점 WeeFIM을 사용한 평가는 아동을 직접 관찰하는 것을 기반으로 해야 한다. 직접 관찰이 불가능한 경우, 아동의 일상 활동을 잘 알고 있는 부모 또는 보호자와의 면담을 통해 평가를 완료할 수 있다. 아동의 기능을 평가하는 18개 항목은 각각 (1) 완전 의존에서 (7) 완전 독립까지 7단계 서수 척도로 평가된다(그림 2.5 참조).

이 매뉴얼에서는 각 등급에 대한 일반적인 개요와 함께 18개 항목별 등급 척도를 적용하기 위한 구체적인 지침도 제공한다.

해석 WeeFIM은 아동의 다양한 장애 수준과 관련된 기능적능력과 "도움의 필요"를 측정한다. 채점된 점수는 중증도에 대한 기본 설명적 임상 평가로 활용되며, 치료 목표 선택과 치료 평가를 돕고 아동과 가족의 도움 필요성을 파악하는 데 도움이 된다. 미취학 아동과 초등학교 저학년의 기능

보기 2.5 아동용 기능적 독립성 측정(WeeFIM)의 기능수준

도움 없음
7 = 완전한 독립(시기적절하고 안전하게)
6 = 수정된 독립(장치 필요)
도움 있음
수정된 의존
5 = 감독
4 = 최소 도움(아동 = 75-99%)
3 = 중등도 도움(아동 = 50-74%)
완전한 종속성
2 = 최대 도움(아동 = 25-49%)
1 = 완전 도움(아동 = 0-24%)

상태와 결과를 시간 경과에 따라 추적하도록 설계되었다.

신뢰도 및 타당도 전체 WeeFIM에 대한 검사-재검사 및 검사자 간 신뢰도는 각각 0.99와 0.95이다.[79] 구성 및 변별 타당도와 관련된 데이터는 WeeFIM이 기능적 독립성과 관련된 장애의 유효한 척도임을 나타낸다.[80] 자기 관리, 이송/이동, 의사소통/사회적 기능에 대한 스피어만 상관 계수가 0.88보다 큰 것으로 나타나 두 검사가 유사한 구성을 측정한다는 것을 나타내는 WeeFIM과 PEDI 간의 동시 타당도가 Ziviani 등에 의해 보고되었다.[81]

장점과 단점 WeeFIM은 시행 시간이 10분에서 15분으로 짧고 의료진 간에 공통 언어로 아동의 일상 생활 과제에 대처 능력을 의사소통하는 데 유용하다. WeeFIM을 사용하려면 구독료가 필요하며, 기관에서 검사 데이터베이스를 구독하는 경우 사용자 인증이 필요하다. 임상적 의사 결정을 하는데 간병인의 도움 정보만으로 문서화하기 어려울 수 있다.

학교 기능 평가(School function assessment)

학교 기능 평가(SFA)는 초등학교에 재학 중인 아동을 위한 효과적인 기능 수행 측정의 필요성에 따라 Coster, Deeney, Haltiwanger, Haley에 의해 개발되었다.[82] 효과적인 평가와 서비스 계획을 위해서는 학교 환경 내에서 학생의 필요와 능력 및 성과에 특화된 신뢰할 수 있고 유효한 평가 도구가 필요하다.

검사 측정 및 검사 대상 SFA는 유치원부터 6학년까지의 학생을 대상으로 학업 및 사회적 학교 관련 활동 참여를

지원하는 기능적 과제를 수행하는 학생의 능력을 평가한다. SFA는 장애 학생이 기능적 과제를 수행하기 위해 대체 방법을 사용할 수 있도록 허용하며, 기능은 개인이 할 수 있는 것에 의해 우선적으로 정의된다는 점을 인식한다.

검사 구성과 표준화 2002년 Burtner 등은 남서부 주의 학교 시스템에서 가장 자주 사용되는 평가 도구는 소동작 및 대동작 능력만을 측정하도록 고안된 평가 도구라고 보고했다.[83] 실제로 많은 평가 도구는 평가 대상 아동의 학교 관련 능력에 대한 정보를 거의 제공하지 않았다. 따라서 SFA는 학교 환경의 맥락에서 학생의 수행 능력을 효과적으로 평가할 필요성을 충족하기 위해 개발되었다. SFA는 40개 주와 푸에르토리코의 112개 사이트에서 특별한 도움이 필요한 학생 363명과 정규 교육 프로그램에 참여하는 학생 315명의 두 그룹으로 구성된 678명의 학생 표본을 대상으로 표준화되었다.[84]

검사형식

유형 SFA는 표준화되고 기준이 참조된 평가 도구이다.

내용 SFA는 세 가지 영역으로 구성된다: 참여, 과제 지원 및 활동 수행.[82] 참여는 일반 또는 특수 교육 교실, 운동장, 등하교 교통편, 화장실, 수업 전환 및 식사 시간 등 6가지 학교 활동 환경에서 측정된다. 과제 지원 영역에서는 학교 관련 기능 중 개인에게 제공되는 적응 및 지원을 측정한다. 이 영역의 네 가지 척도에는 신체적 과제 지원-도움, 신체적 과제 지원-적응, 인지/행동 과제 지원-도움, 인지/행동 과제 지원-적응이 포함된다. 활동 수행 영역에는 크게 두 가지 범주가 있다: 신체적 과제와 인지/행동 과제로, 학교 규칙 준수, 학교 자료 사용, 요구 사항 전달 등 학교 관련 기능적 활동의 수행도를 측정한다.

시행/채점 참여도 영역에서는 6가지 학교 활동 설정 각각에 대해 6점 척도(1 = 참여가 매우 제한됨에서 6 = 완전 참여)를 사용하여 학생의 참여도가 연령별/학년별 또래와 비슷한지 여부를 나타낸다. 과제 지원 영역에서는 4점 척도(1 = 광범위한 도움/적응 -4 = 도움/적응 없음)를 사용하여 학생에게 제공되는 지원 및 적응의 정도를 조사한다. 활동 수행 영역에서는 수행을 정의하는 특정 기준에 따라 4점 척도(1 = 수행하지 않음 -4 = 일관된 수행)로 평가한다. 각 영역의 원점수는 SFA 매뉴얼에 제공된 채점표를 사용하여 1부터 100까지의 연속선상에서 기준 점수로 변환된다.[82] 그런 다음 기준 점수를 기준 커트라인 점수와 비교한다. 평가 완료에 대한 자세한 지침은 SFA 평가 척도 지침과 기록 양식에 나와 있다(그림 2.5).

해석 기준 점수는 각 특정 척도에 나타난 전반적인 참여도, 서비스 필요성 또는 기능적 성과와 비교하여 학생의 현재 기능적 성과를 측정한 것으로 해석된다. 100점은 특정 영역에서 전 학년에 적합한 기능 수행의 기준을 나타낸다. 학생의 성취도가 같은 학년 또래의 기대치보다 낮은 경우를 파악하기 위해 기준 점수는 기준 컷오프 점수와 비교된다. 기준 컷오프 점수는 정규 교육 프로그램에 참여하는 학생 표본에서 도출되었다. 이 모집단에서 5% 이하의 학생이 이 기준 점수보다 낮은 점수를 받을 것으로 예상된다.[84]

신뢰도 및 타당도 SFA 매뉴얼에 보고된 검사-재검사 신뢰도 계수는 r = 0.90에서 r = 0.98이며, 내적 일관성 측정치(cronbach's a) 추정치는 a = 0.95에서 0.98 범위이다.[82] SFA를 개발하는 동안 일관성을 평가하는 타당도 연구가 수행되었다. SFA는 서로 다른 기능 수준 간에 관련성이 높고 뚜렷한 문항을 포함하고 있으며, 초등학교 장애 학생을 위한 포괄적이고 관련성 있는 검사라고 판단되었다.[84] 황 등은 다음 점수를 비교하여 SFA의 알려진 집단 타당도를 조사했다.

세 그룹(장애가 없는 일반 교육 학생, 학습장애가 있는 학생, 뇌성마비 학생)으로 나누어 연구했다.[85] 세 그룹의 학생들 사이에서 SFA의 모든 부분에서 유의미한 차이가 발견되어 SFA의 타당성을 뒷받침했다. 작업치료사와 SFA를 관리하는 교사 간의 평가자 간 신뢰도는 16명의 학생 평가에 대해 평가되었다. ICC는 교사와 작업치료사의 평가 사이에 중간 정도의 관계(ICC 0.68-0.73)를 보여주었다.[86]

장점/단점 SFA는 현행 기능 및 특수 교육법 모델을 기반으로 하며, 초학문적 초점 및 랜 가이드를 활용하여 초등학교 환경의 기능적 요구 사항을 반영하는 내용을 담고 있다. 기준 참조 척도는 의미 있는 기능적 변화를 측정하며, 별도의 척도는 특정 수행 영역에서 학생의 기능을 설명한다.

SFA는 프로그램 계획, IEP 개발, 중재의 진행 상황 및 효과를 문서화할 때 우선순위를 정하는 데 유용하다. 전체 SFA를 완료하려면 최대 1.5시간의 긴 시간이 필요하지만 개별 척도는 5-10분 안에 완료되는 것으로 보고되고 있다. 6개월 동안 학교 기반 물리치료를 받은 학생의 결과는 2016년에 Effgen 등이 SFA로 측정하여 보고한 바 있다.[87] 많은 학생들의 평가 점수가 안정적이거나(46-59%) 개선되었으며(37-51%), 대부분의 학생들이 참여와 자세 유지/변경 부문에서 개선되었다. 5-7세 학생들은 8-12세 학생들보다 5가지 척도

2 파트 과제 지원

지시 사항: 아래에 제공된 각 과제에 대한 설명을 읽으시오. 그런 다음 평가 척도 안내서에 제공된 2 파트의 평가 기준을 참조로 학교와 관련된 기능적 업무를 수행하기 위한 추가적인 도움이나 수정에 대해 학생의 요구를 가장 잘 나타내는 등급을 결정하시오. 각 과제 옆에 적절한 등급을 표시하시오. 총점을 얻기 위해 각 척도 내에서 등급을 합산하시오. 해당 상자에 각 척도의 전체 원점수를 기록하시오.

신체 과제	도움	적응
여행: 모든 형태의 실내 및 실외 지면에서 이동하기; 혼잡한 좁은 공간이나 장애물 주위를 일렬로 이동하기; 교통편이나 운동장을 포함하여 학교에서 필요한 모든 거리 이동하기; 필요에 따라 건물에서 대피하는 등 모든 학교 상황에서 친구들과 보조를 맞추기.	1 ②3 4	①2 3 4
자세 유지 및 변경: 스스로 이동하기(의자 또는 휠체어, 선 자세, 바닥, 화장실 등); 바닥이나 화장실에 안정적으로 앉은 자세 유지하기; 학급 수업 또는 앉은 자세의 1/2시간 동안 자리에서 기능적인 자세 유지하기; 모든 차량에서 탑승 및 하차하기.	1 ②3 4	①2 3 4
레크레이션 운동: 공놀이 중 던지기, 잡기 등 신체 활동이 동반환 게임하기; 킥볼 놀이; 달리기, 점프, 등산; 낮고 높은 놀이기구 모두에서 놀기.	1 2 ③4	①2 3 4
움직임을 통한 조작: 교실 안팎에서 그리고 식사시간에 물품이나 소지품 운반하기; 깨지기 쉬운 물건이나 내용물이 흘릴 수 있는 용기 운반하기; 크고 작은 물건을 집어 들고 내려놓기; 테이블 수납 공간 또는 바닥에서 물건 찾기; 모든 종류의 문을 열고 닫기.	①2 3 4	1 ②3 4
물건 사용: 연필, 지우개, 스템플러, 테이프, 풀 등 모든 수업 도구를 효과적으로 사용하기; 책을 열고 닫고 페이지 넘기기; 종이접기; 작은 게임 조각 조작하기.	①2 3 4	①2 3 4
준비 및 정리: 급식실에서 음식을 가져오고, 모으고, 버리기; 음식용기 또는 학용품 보관함 열기; 쓰레기 처리; 테이블 위나 책상을 닦거나 정리하기.	①2 3 4	①2 3 4
먹고 마시기: 필요한 모든 도구 사용하기; 컵에 흘리지 않고 마시는 것을 포함하여 일반적인 식사 먹고 마시기; 냅킨을 사용하여 얼굴과 손을 닦기; 허용된 시간 안에 식사/간식 먹기; 학생이 이용할 수 있는 식수대에서 물 마시기.	①2 3 4	1 ②3 4
위생: 배변 관리; 닦기, 물 내리기, 도구 관리 등 화장실 과제 완료하기; 손을 씻고 말리기; 일반적인 시간 안에 과제 완료하기; 코 관리하기; 기침이나 재채기를 할 때 입을 가리기.	①2 3 4	①2 3 4
의류 관리: 잠금장치(작은 단추, 지퍼 등)와 신발을 포함하여 실내 및 실외에서 필요한 옷 입고 벗기; 용변을 위한 의료 관리.	①2 3 4	①2 3 4
DW 응답자 이니셜 　　　　신체 과제	13	11

이 학교의 이 학생에게 해당되는 다음 세 가지 과제 중 하나를 완료하시오. 요약 점수 양식의 선택적 과제 영역에 원점수를 기록하시오. 이 점수는 이 페이지의 총 원점수에 합산하지 마시오.

과제	도움	적응
계단 오르내리기: 전체 계단(최소 12계단) 오르내리기; 계단 오르내리며 물건 옮기기; 계단에서 일정속도 유지하기	①2 3 4	①2 3 4
서면 작업: 허용 가능한 수준의 서면 작업(문자, 단어, 숫자) 작성; 줄, 열 또는 페이지에 항목 정리하기; 교과서 또는 칠판의 내용 필기하기; 서면 과제에 대한 신체적 노력 유지하기; 동료들과 함께 속도 유지하기	1 2 3 4	1 2 3 4
컴퓨터 및 장비 사용: 스위치 조작하기; 키보드 또는 마우스를 사용하여 기본적인 기능 수행, 테이프 또는 디스켓 삽입 또는 제거하기; 적절한 시간에 컴퓨터 작업 완료하기	1 2 ③4	①2 3 4

알림: 등급 정의 및 예시는 등급 정의 지침을 참조하시오.

4

그림 2.5. 학교 기능 평가(School Function Assessment, SFA) 사례 연구 양식(저작권 1998 NCS Pearson, INC. 허가 하에 복제. 모든 권리 보유).

에서 더 큰 변화를 보였다. 대동작 운동 기능이 높은 학생들(GMFCS 레벨 I과 IV/V, II/III과 IV/V)은 9개 척도에서 더 큰 변화를 보였다.

결과 측정(Outcome measures)

소아과 결과 측정 및 HRQOL 측정은 임상에서 환자-제공자 간 의사소통을 개선하고, 환자/부모 만족도를 높이고, 숨겨진 질병을 파악하고, 임상 의사결정을 지원하기 위해 사용된다.[88] 지난 10년 동안 환자 건강을 개선하고 의료 서비스의 가치를 결정하기 위한 노력의 일환으로 HRQOL 측정의 개발과 활용이 증가했다.[89] 임상 진료에 HRQOL 측정을 통합하면 여러 생활 영역에 걸쳐 환자 기능을 종합적으로 평가하고 환자가 인지하는 필요에 따라 중재 대상을 지정하는 데 도움이 될 수 있다.

소아 삶의 질 인벤토리

소아 삶의 질 인벤토리™(Peds-QL)는 건강한 아동과 청소년, 급성 및 만성 질환을 앓고 있는 아동의 HRQOL을 측정하도록 설계된 모듈식 도구이다.[90] 23개 항목으로 구성된 Peds-Q 일반 핵심 척도는 세계보건기구에서 정의한 건강의 핵심 차원과 학교 기능을 측정한다. 천식, 관절염, 암, 심장병, 뇌성마비, 류머티즘, 당뇨병에 대한 Peds-Q 상태별 및 질병별 모듈도 지정된 임상 집단을 위해 사용할 수 있다. 다차원 피로, 겸상 적혈구, 신경 근육 및 줄기 세포 이식 모듈을 포함한 질병별 모듈의 포괄적인 목록은 MAPI Research Trust를 통해 계속 게시될 예정이다.[91]

검사 측정 및 검사 대상 Peds-QL의 일반 핵심 척도는 신체적, 정서적, 사회적, 학교 기능에 관한 HRQOL을 측정하는 다차원 설문지이다. 2-4세, 5-7세, 8-12세, 13-18세 아동을 위한 발달에 적합한 양식을 사용할 수 있다. Peds-QL에는5-18세 아동을 위한 소아 자가 보고서와 2-18세 아동을 위한 부모 대리 보고서가 포함되어 있다.

검사 구성 및 표준화 원래 Peds-QL 1.0은 소아암 데이터베이스를 기반으로 여러 소아 인구집단에서 사용할 수 있는 일반적인 삶의 질 인벤토리로 설계되었다. 추가 구성 및 항목, 아동 및 부모 보고의 연령 범위 확대 등 측정 모델이 더욱 발전함에 따라 추가 개정이 이루어졌으며, 가장 최근의 버전은 Peds-QL 4.0이다. 소아과 의료 환경에서 모집된 1,677 가족(아동 자가 보고 963명, 부모 대리 보고 1,629명)을 대상으로 Peds-QL 일반 핵심 척도에 대한 초기 현장 검사가 시행되었다.[92,93]

검사형식

유형 Peds-QL은 기준을 참조하는 HRQOL 결과 측정 설문지이다.

내용 Peds-QL에는 (1) 신체 기능(8개 항목), (2) 정서 기능(5개 항목), (3) 사회적 기능(5개 항목), (4) 학교 기능(5개 항목)의 네 가지 다차원 척도가 포함되어 있으며 세 가지 요약 점수가 제공된다:

(1) 총 척도 점수(23개 항목), (2) 신체 건강 요약 점수(8개 항목), (3) 심리사회적 건강 요약 점수(15개 항목)(그림 2.6).

시행 Peds-QL 일반 핵심 척도는 환자(자가 보고) 또는 보호자(부모 대리인)가 작성하도록 미리 전송되며, 대략적인 완료 시간은 5분 이내이다. 표준 버전의 지침은 지난 1개월 동안 각 항목이 얼마나 문제가 있었는지 질의한다. 급성 버전은 지난 7일 동안의 시간 간격에 대해 사용할 수 있다.

채점 각 척도의 문항에 대한 응답 선택은 다음과 같다. (0) 전혀 문제가 되지 않는다, (1) 거의 문제가 되지 않는다, (2) 가끔 문제가 된다, (3) 종종 문제가 된다, (4) 항상 문제가 된다. 항목은 역채점되어 0-100점 척도(0 = 100점, 1 = 75점, 2 = 50점, 3 = 75점, 4 = 0점)로 변환되며, 척도 점수가 높을수록 더 나은 HRQOL을 나타낸다. 척도 점수를 산출하기 위해 평균은 응답한 항목 수에 대한 항목의 합으로 계산된다. 심리사회적 건강 요약 점수는 정서, 사회 및 학교 척도에서 응답한 항목 수에 대한 항목의 합으로 계산된 평균값이다. 신체 건강 요약 점수는 신체 기능 척도 점수와 동일하다. 총 척도 점수는 모든 척도에서 응답한 항목 수에 대한 모든 항목의 합을 평균한 값이다.

해석 일반적으로 점수가 높을수록 HRQOL이 좋은 것이다. Peds-QL 저자가 발표한 연구에 따르면, 건강 상태가 양호한 아동은 83점 정도인 반면, 건강 상태가 좋지 않은 아동은 60점대 중반에서 70점대 초반의 점수를 받았다.[94]

신뢰도 및 타당도 총 척도 점수(아동 0.88, 부모 0.90), 신체 건강 요약(아동 0.80, 부모 0.88), 심리사회적 건강 요약 점수(아동 0.83, 부모 0.86)의 내적 일관성 신뢰도는 그룹

간 비교에 적합한 것으로 보고되었다.[94] 구성 타당도는 알려진 그룹 방법을 사용하여 Peds-QL 4.0 일반 핵심 척도와Peds-QL 3.0 암 모듈 간에 입증되었다.[93] Peds-QL 4.0 일

PedsQL™4.0 일반 핵심 척도의 아동 및 부모보고서:
- 어린 아동(5-7세)
- 아동(8-12세)
- 청소년(13-18세)

4가지 영역으로 구성된 23가지 항목으로 구성된다.

설문지에 대한 설명:

영역	항목 수	항목 그룹	역점수	영역 방향
신체적 기능	8	1-8	1-8	점수가 높을수록 HRQOL이 우수함을 나타냄.
감정적 기능	5	1-5	1-5	
사회적 기능	5	1-5	1-5	
학교 기능	5	1-5	1-5	

영역 채점

항목 크기	0 (전혀 없음)에서 4 (거의 항상)까지의 5점 리커트 척도 3점 척도: 0 (전혀 그렇지 않다), 2 (가끔), 4 (많이): 어린 아동(5-7세) 자녀 보고서
항목 가중치	없음
채점 척도의 확장	점수는 0에서 100까지의 척도로 변환된다.
채점 절차	**1단계: 점수 변환** 항목은 역채점되어 다음과 같이 0-100 척도로 선형 변환된다: 0 = 100, 1 = 75, 2 = 50, 3 = 25, 4 = 0 **2단계: 점수 계산** 영역 점수: • 척도 항목의 50% 이상이 누락된 경우 척도 점수를 계산하지 않아야 한다. • 평균 점수= 응답한 항목 수에 대한 항목의 합계이다. 심리사회적 건강 요약 점수 = 정서, 사회 및 학교 기능 척도에서 응답한 항목 수에 대한 항목의 합계이다. 신체 건강 요약 점수 = 신체 기능 척도 점수 **총점:** 모든 척도에서 응답한 항목 수에 대한 항목의 합계이다.
누락 자료의 해석 및 분석	척도 항목의 50% 이상이 누락된 경우, 척도 점수를 계산하지 않아야 한다. 50% 이상의 항목이 완료된 경우: 완료된 항목의 평균을 척도에 대입한다.

그림 2.6. 소아삶의 질 인벤토리(Peds-QL) 버전 4.0 아동보고서의 예(8-12세). (http://PedsQLTM.pedsql .org/about_pedsql.html에서 가져온PedsQL™, 저작권© 1998 JW Varni, Ph.D. 판권소유)

반 핵심 척도는 건강한 어린이와 급성 또는 만성 질환을 앓고 있는 어린이를 구분하고 이환율 및 질병 유병률의 지표와 관련이 있다. (신뢰도, 타당도, 임상 변화에 대한 반응도)

Peds-QL 4.0 일반 척도 및 Peds-QL 천식 모듈 천식 증상 척도에 대해 보고되었다.[95]

장점/단점 Peds-QL은 여러 건강 관련 분야에서 국제적으로 사용되는 간단하고 관리하기 쉬운 결과 측정 도구이다. 부모와 자녀의 관점에서 건강의 여러 차원을 평가하며 여러 연령대에 적용할 수 있다. Peds-QL 측정 도구(일반 및 질환별)는 임상시험, 연구 및 임상 진료에서 HRQOL의 척도로서 결과 측정으로 활용될 수 있다. Peds-QL과 같은 일반적인 삶의 질 측정의 단점으로는 질병 과정과 관련된 기능 영역을 평가할 수 없다는 점과 임상 중재의 결과로 발생하는 작지만 의미 있는 변화에 대한 민감도가 떨어진다는 점을 들 수 있다.[96]

소아과 결과 데이터 수집 도구

북미 소아 정형외과 학회(POSNA) 도구로도 알려진 소아 결과 데이터 수집 도구(PODCI)는 1997년 미국 정형외과 학회(AAOS)와 POSNA가 소아 또는 정형외과적 문제와 관련된 근골격계 결과를 종합적으로 측정하기 위해 만든 도구로 소아 또는 정형외과적 문제와 관련된 근골격계 결과를 종합적으로 측정한다.[97] 정형외과 치료가 영향을 미칠 수 있는 상지 및 하지 운동 능력, 통증 완화, 활동성 회복 등의 결과를 측정하기 위해 만들어졌다.

검사 측정과 검사 대상 PODCI는 청소년 자가 보고 결과 설문지, 청소년 부모 보고 결과 설문지, 소아 결과 설문지로 구성되어 있으며, 전반적인 건강, 통증, 정상적인 일상 활동 및 활발한 신체 활동 참여 능력 등을 측정한다. 소아 결과 설문지는 부모 보고를 통해 2-10세 아동을 대상으로, 청소년 부모 보고 설문지는 11-18세 아동을 대상으로, 청소년 자가 보고 설문지는 독립적으로 양식을 작성할 수 있는 11-18세 청소년 및 아동을 대상으로 사용된다. 이 장에서는 소아 결과 설문지를 검토할 것이다.

검사 구성과 표준화 기존의 POSNA 도구는 1994년 소아 결과 도구 개발 그룹에서 기존 도구와 전문가 패널의 의견, 환자/부모 대상 파일럿 검사를 기반으로 한 결과 설문으로 구성되었다.[97] 추가 파일럿 검사를 통해 소아 및 부모 연구 그룹을 대상으로 소아 기능 건강과 관련된 중요한 개념과 영역을 결정한 후 이 도구를 수정했다. 아동 건강 설문지(CHQ)는 국가 표준에 따라 검증된 신뢰할 수 있는 척도로, 유효성 검사와 변화에 대한 민감도 비교를 위한 벤치마크로 사용되었다. 2002년에 AAOS는 환자 점수와 비교할 수 있는 일반 건강 인구 척도 점수를 제공하기 위해 모든 결과 도구에 대한 표준 데이터 연구를 완료했다.[98] 총 20,631건의 유효한 응답이 연구에 포함되었으며, 95% 신뢰 수준에서 전체 신뢰 구간은 ± 3%이다.

검사형식

유형 PODCI는 기준을 참조하는 기능적 HRQOL 결과 측정 설문지이다.

내용 소아 결과 설문지는 (1) 상지 및 신체 기능 척도, (2) 이동 및 기본 가동성 척도, (3) 스포츠/신체 기능 척도, (4) 통증/불편 척도, (5) 치료 기대 척도, (6) 행복 척도, (7) 증상 만족도 척도, (8) 전반적인 기능 척도 등 8가지로 구성되어 있다. 설문지는 총 86개의 문항으로 구성되어 있다.

시행 소아 결과 설문지는 아동의 상태를 잘 알고 있는 부모/보호자가 작성하며, 대략 10-20분 정도 소요된다. 질문에 대한 응답은 다양한 척도(1부터 4, 5, 6까지)로 평가된다.

채점 각 환자에 대해 표준화 및 기준 점수를 계산할 수 있다. 표준 점수는 각 척도에 포함된 항목의 평균을 기준으로 한다. 척도마다 항목 값이 다를 수 있지만, 채점을 위해 모든 항목은 0-5점 범위로 재조정된다(즉, 0점 = 최저 점수, 5점 = 최고 점수). 그런 다음 주어진 척도를 구성하는 항목의 총 개수에 평균을 내고 20을 곱하여 0에서 100까지의 범위를 갖도록 한다. 그런 다음 최종 수치를 100에서 빼면 환자의 표준화 점수가 산출된다. Excel 워크시트를 통한 계산에는 항목 기록 공식, 누락된 항목의 계산, 알려진 일반 인구 평균 및 SD가 포함된다. 일반 건강한 인구의 0-100점 척도의 실제 평균과 SD를 사용하여 공식을 적용하여 표준 점수를 산출한다.

해석 표준화 점수의 범위는 0에서 100까지이며, 0은 가장 장애가 심하고 100은 가장 장애가 적음을 나타낸다. 건강한 인구 평균을 기준으로 한 측정치인 표준화 점수는 이 인구 대비 장애의 정도를 수치로 보여준다.

신뢰도 및 타당도 내적 신뢰도는 성인용 척도의 경우 0.82-0.95, 청소년용 척도의 경우 0.75-0.92이며, 검사-재검사 신뢰도는 0.71-0.97이다.[97] 이 척도는 구성 타당도를 나타내는 결과 패턴에 따라 의사의 평가 및 CHQ와 상관관계가 있었다. 아동용 활동 척도(ASK: Activity Scales for Kids)와 PODCI 간의 구성 타당도는 r ≥ 0.78[99]로 높은 상관관계를 보였다. 동시 타당도는 CHQ (0.60-0.81), GMFM (0.56-0.94), PEDI (0.50-0.81). 80으로 보고되었다.

장점/단점 결과 측정으로서 PODCI는 부모 및 임상의의 글로벌 신체 기능 등급과 높은 상관관계가 있으며, 서로 다른 질병 또는 서로 다른 수준의 질병 중증도를 구분할 수 있다. 장애 아동의 결과에서 중요한 요소인 통증, 신체 기능, 아동의 정신에 미치는 영향은 다르다. PODCI는 여러 진단

보기 2.6 **발달 검사의 결과에 대한 서술식 보고서를 위한 개요 제안**

1. 신원정보: 아동의 이름, 생년월일, 현재 연령, 평가 날짜
2. 평가 이유 및 추천 출처
3. 병력
   a. 주산기 병력
   b. 중요한 의학적 병력
   c. 부모 또는 다른 임상가가 제시하는 발달 병력
4. 임상 관찰
   a. 신경학적 발달: 반사 발달, 근긴장, 평형 및 보호반응
   b. 근골격계 상태: 관절가동범위, 도수근력검사, 인체 계측 측정
   c. 감각 상태: 감각 검사 결과, 통증 평가, 시각 능력, 청각 능력
   d. 기능적 능력: 일상 활동(예: 수유, 화장실, 옷입기), 보조 장치
5. 발달 평가 결과: 발달 연령 포함
6. 결과 요약
7. 권장 사항

범주에서 정형외과적 결과연구에 광범위하게 사용된다. 길이와 복잡한 채점 알고리즘으로 인해 일부 임상 환경에서는 적용이 불가능할 수 있다. 그러나 정형외과 환자에서 Peds-QL 글로벌 점수와 PODCI 총점 간의 상관관계가 강한 것으로 보고되어, 대규모 클리닉에서 Peds-QL을 대체할 수 있는 적절한 도구가 될 수 있다.[100]

정보 통합

발달 평가의 시행은 물리치료사 진료지침[6]의 환자/고객 관리를 위한 모델에 명시된 대로 물리치료 검사의 한 구성 요소일 뿐이다. 검사에는 병력, 시스템 검토, 검사 및 측정 방법의 선택이 포함된다. 평가는 치료 계획을 세우고 검사를 통해 얻은 정보를 분석하고 종합하여 물리치료사가 임상적으로 판단하는 역동적인 과정이다. 진단 또는 물리치료 진단은 활동 제한 및 참여 제한을 강조한다. 개인 및 가족과 진단 정보를 공유할 때 치료사는 개인을 지지하고 강점 기반의 가족 친화적인 언어를 사용한다. 물리치료 진단을 공식화하면 가장 적절한 중재 전략을 결정하는 데 도움이 된다. 예후는 예상되는 최적의 기능 개선 수준과 관련이 있으며 중재 빈도 및 기간, 치료 계획 및 퇴원 기준을 포함한다. 소아 물리치료사는 최적의 개선 수준과 그 수준에 도달하는 데 필요한 시간을 미리 결정할 때 ICF의 모든 영역에 걸친 촉진 요인과 한계를 고려한다. 장기 및 단기 목표는 달성 기간이 포함된 객관적인 측정치이며, 예후에 포함된 예상 결과는 물리치료 계획을 실행한 결과 예상되는 변화이다. 물리치료사가 환자/고객과 의도적이고 숙련된 상호 작용을 하는 중재는 병원, 임상 및 자연환경 등 여러 환경에서 이루어진다. 치료사는 절차적 중재(치료 운동, 기능 훈련 등)를 포함한 중재 전략을 결정할 때 개인의 자기 결정권과 가족의 자기 효능감이 중요하다는 것을 인식한다. 또한 중재에는 가족이 의료, 교육 및 지역사회 시스템과 협의하고 미래를 계획하는 데 도움이 되는 정보를 제공하는 것도 포함된다. 가정 또는 학교 활동 프로그램은 일상과 활동의 맥락에서 협력적으로 개발된다. 물리치료사 진료 지침에 설명된 결과에는 물리치료 서비스의 결과가 개인과 가족에게 의미 있는 영향을 반영하는지 확인하기 위한 목표 숙달 및 자가 보고 측정이 포함될 수 있다.[6] 재검사는 치료 프로그램의 적절성을 검토하고 아동의 진행 상황을 모니터링하기 위해 검사 및 중재를 사용하여 치료경과를 평가하고 중재를 수정하는 과정으로, 주기적으로 실시할 수 있다. 물리치료 검사 보고서는 일반적으로 서술 형식으로 작성된다. 보고서의 목적은 듣고 관찰한 내용을 명확히 하고, 치료에 대한 권고의 근거가 되는 데이터를 제공하며, 이 정보를 명확하고 이해하기 쉬운 방식으로 다른 사람에게 전달하는 것이다. 모든 아동에 대해 특정 정보가 포함되지만 각 아동의 보고서에는 해당 아동의 고유한 능력과 장애에 대한 구체적인 설명이 포함되어야 한다.[101] 서술형 보고서의 개요는 표 2.6에 나와 있다.

요약

임상적으로 유용하고 일반적으로 사용되는 몇 가지 평가 도구가 설명되어 있으며, 여기에는 선별 검사, 운동 기능 검사, 종합 발달 평가, 기능 평가 및 HRQOL 결과 측정이 포함된다. 이러한 평가에서 얻은 정보는 환자/고객 관리 모델에 설명된 대로 각 아동의 검사를 위한 병력 및 시스템 검토와 결합된다. 특정 검사를 선택하기 위해 제시된 지침은 치료사가 평가 대상 집단에 가장 적합한 검사를 선택하는 데 도움이 된다. 소아 물리치료사는 이 지침의 검사 및 측정에 대한

정보를 사용하여 가정, 학교 및 지역사회에서의 아동의 참여도, 활동 수행 능력, 건강 상태, 개인/환경적 요인, 신체 구조/기능이 수행에 미치는 영향에 대한 정보를 수집하기 위해 ICF 모델에서 분류한 가장 적절한 도구를 선택할 수 있다.[6]

사례 연구

발달 진행 클리닉에서 사용하는 평가 도구

출생 및 의학적 병력:

Taylor는 임신 26주에 제왕절개를 통해 690 g의 조산아로 태어났으며 임신으로 인한 고혈압, 자간전증, 임신성 당뇨병을 앓고 있었다. APGAR 점수는 각각 1분, 5분, 10분에 5점, 5점, 8점이었다. 신생아 과정은 호흡곤란, 역류, 수유 곤란으로 복잡했다. 두개골 초음파 검사 결과 뇌실 비대는 확인되었지만 뇌실내 출혈은 없었다. Taylor는 신생아 집중 치료실(NICU)에서 254일 만에 퇴원했다. 기관지 폐 이형성증으로 인해 기관지 튜브를 삽입하고 산소 공급이 필요했다. 퇴원 후 물리, 작업, 언어 치료 서비스를 의뢰받았고 병원 외래 서비스를 받은 후 고위험 영아를 위한 발달 클리닉에서 평가받기 전에 조기 중재 서비스를 받았다.

발달 진행 클리닉 및 발달 검사:

Taylor는 미숙아로 태어나 발달 지연의 위험이 있는 아기를 위한 전문 클리닉인 발달 진행 클리닉에 의뢰되었다. 교정된 생후 8개월이 되었을 때, 그녀는 늑골 수축이 관찰되는 가운데 비강 캐뉼라를 통해 산소를 계속 공급받아야 했다. 손과 발에 촉각 과민증이 증가했다. 근긴장도는 정상보다 낮았고 전신적으로 근력 약화가 있었다. 강대성 경련은 양측으로 존재했으며, 왼쪽이 오른쪽보다 더 컸다. 움직임의 질은 비대칭적이었으며, 오른손을 왼손보다 더 많이 사용했다. 기능적으로 Taylor는 팔꿈치로 엎드린 자세를 취하고 유지할 수 있었지만 피벗이나 기기는 할 수 없었다. 누운 상태에서 Taylor는 장난감을 정중선에서 잡고 손에서 손으로 물건을 옮길 수 있었지만 발을 손으로 옮길 수는 없었다. 턱을 당겨서 앉는 동작은 잘했지만, 독립적으로 앉을 수 있는 자세 조절 능력이 부족했다. 지지를 받으며 서 있을 때는 엉덩이가 발보다 뒤쪽에 있었고 처음에는 발가락이 위로 올라갔지만 엉덩이를 지지하면 쉽게 발을 편평한 자세를 취할 수 있었다. Taylor는 8개월 17일의 교정 연령에 맞춰 앨버타 영아 운동 척도(AIMS)를 시행했다. 총 점수는 25점으로 5백분위수 순위에 해당했다. 우려되는 점으로는 비대칭적인 움직임과 전신의 약화, 낮은 내성, 엎드린 자세에서 전진의 지연 등이 있었다. Taylor는 매주 물리치료 및 언어/수유 치료 서비스를 받는 조기 중재 서비스를 계속 받았다.

테일러는 교정나이 20개월이 되어 후속 조치와 추가 검사를 위해 발달 진행 클리닉에 방문했다. 묽은 액체만 섭취할 수 있는 G-튜브를 사용하여 수유와 PO 섭취가 잘 진행되고 있었다. 밤에는 ¼ L의 산소를 계속 공급받았다. 호흡이 쉬웠고 호흡음도 정상적이었다. 발목의 근긴장도가 증가했으며 양측으로 심부 힘줄 반사 +3을 나타냈다. 넓은 보폭으로 걸었고 발가락으로 걷는 것을 새로이 선호하게 되었다.

Taylor는 영아 및 유아 발달 척도인 Bayley 척도 3판(Bayley-III)을 시행했다. 부모 인터뷰, 임상 관찰 및 검사 결과를 바탕으로 발달 수준을 측정했다. Taylor의 결과는 다음과 같다.

- 사회적 영역: 나이에 맞는 사회적 및 정서적 기능
- 자조 영역: 15–18개월 범위
- 대동작 검사 수행 능력은 16개월 수준이었다.
- 소동작 검사 수행 능력은 12–15개월 범위였다.
- 표현 언어 검사 수행 능력은 12–15개월 범위였다. 부모 보고서와 임상 관찰에 따르면 이는 특히 비언어적 의사소통과 관련하여 현재 능력을 과대평가한 것일 수 있다.
- 14개월 수준의 수용 언어 검사 수행 능력
- 15개월 수준의 인지 검사 수행 능력

평가 후 지속적인 전신 지연, 비대칭 운동, 빠른 힘줄 반사, 보행 이상(발가락 걷기)으로 인해 신경과 전문의에게 의뢰되었다. 교정 연령 22개월에 신경과 전문의의 평가를 받은 Taylor는 이전 두개골 초음파 검사에서 나타난 것처럼 축외 공간이 확대된 경미한 심실 비대증과 일치하는 MRI 결과를 받았다. Taylor는 뇌성마비 1급인 GMFCS 레벨 1 진단을 받았지만 당시에는 근긴장 관리가 필요하지 않았다. 치료 계획은 조기 중재를 통해 물리치료와 언어 및 수유 치료를 계속하고 만 3세가 되면 특수 유치원으로 전환하는 것이었다.

참고문헌

1. Academy of Pediatric Physical Therapy, American Physical Therapy Association. The ABC's of Pediatric Physical Therapy Fact Sheet. 2019. Accessed January 12, 2021. https://pediatricapta.org/includes/fact-sheets/pdfs/09%20ABCs%20of%20Ped%20PT.pdf?v=1.1
2. Scherzer AL, Tscharnuter I. Early Diagnosis and Therapy in Cerebral Palsy. New York, NY: Marcel Dekker; 1982.
3. Russell DJ, Rosenbaum PL, Avery LM, et al. Gross Motor Function Measure (GMFM-66 and GMFM-88) User's Manual. London, UK: Mac Keith Press; 2002.

4. The Committee on Children with Disabilities of the American Academy of Pediatrics. Identifying infants and young children with developmental disorders in the medical home: an algorithm for developmental surveillance and screening. Pediatrics. 2006;118:405-420.
5. Newborg J. Battelle Developmental Inventory. 2nd ed. Itasca, IL: Riverside; 2005.
6. American Physical Therapy Association. Guide to Physical Therapist Practice. 3rd ed. Alexandria, VA: APTA. Accessed January 12, 2021. http://www.guidetoptpractice.apta.org
7. Kirshner B, Guyatt G. A methodologic framework for assessing health indices. *J Chronic Dis*. 1985;38:27-36.
8. Long T, Toscano K. *Handbook of Pediatric Physical Therapy*. 2nd ed. Philadelphia, PA: Lippincott Williams & Wilkins; 2002.
9. Lewko JH. Current practices in evaluating motor behavior of disabled children. *Am J Occup Ther*. 1976;30:413-419.
10. Stangler SR, Huber CJ, Routh DK. *Screening Growth and Development of Preschool Children: A Guide for Test Selection*. New York, NY: McGraw-Hill; 1980.
11. Tieman BL, Palisano R, Sutlive AC. Assessment of motor development and function in preschool children. *Ment Retard Dev Disabil Res Rev*. 2005;11:189-196.
12. Rydz D, Shevell MI, Majnemer A, et al. Developmental screening. *J Child Neurol*. 2005;20(1):4-21.
13. Mackrides PS, Ryherd SJ. Screening for developmental delay. *Am Fam Physician*. 2011;84(5):544-549.
14. Harris SR, Megens AM, Daniels LE. *Harris Infant Neuromotor Test (HINT) Test User's Manual Version 1.0 Clinical Edition (2009)*. Chicago, IL: Infant Motor Performance Scales LLC; 2010.
15. Harris SR, Daniels LE. Content validity of the Harris Infant Neuromotor Test. *Phys Ther*. 1996;76:727-737.
16. Harris SR, Daniels LE. Reliability and validity of the Harris Infant Neuromotor Test. *J Pediatr*. 2001;139:249-253.
17. Harris SR, Megens AM, Backman CL, et al. Development and standardization of the Harris Infant Neuromotor Test. *Infants Young Child*. 2003;16(2):143-151.
18. Tse L, Mayson TA, Leo S, et al. Concurrent validity of the Harris Infant Neuromotor Test and the Alberta Infant Motor Scale. *J Pediatr Nurs*. 2008;23:28-36.
19. McCoy SW, Bowman A, Smith-Blockley J, et al. Harris Infant Neuromotor Test: comparison of US and Canadian normative data and examination of concurrent validity with the ages and stages questionnaire. *Phys Ther*. 2009;89(2):173-180.
20. Aylward GP. *The Bayley Infant Neurodevelopmental Screener*. San Antonio, TX: The Psychological Corporation; 1995.
21. Aylward GP, Verhulst SJ. Predictive utility of the Bayley Infant Neurodevelopmental Screener (BINS) risk status classifications: clinical interpretation and application. *Dev Med Child Neurol*. 2000;42:25-31.
22. Soysal AS, Gucuyener K, Ergenekon E, et al. The prediction of later neurodevelopmental status of preterm infants at ages 7 to 10 years using the Bayley Infant Neurodevelopmental Screener. *J Child Neurol*. 2014;29(10):1349-1355.
23. Campbell SK, Osten ET, Kolobe THA, et al. Development of the test of infant motor performance. *Phys Med Rehabil Clin N Am*. 1993;4(3):541-550.
24. Campbell SK. *The Test of Infant Motor Performance: Test User's Manual*. Version 2.0. Chicago, IL: Infant Motor Performance Scales, LLC; 2005.
25. Campbell SK, Levy P, Zawacki L, et al. Population-based age standards for interpreting results on the test of infant motor performance. *Pediatr Phys Ther*. 2006;18:119-125.
26. Girolami GL, Campbell SK. Efficacy of a neuro-developmental treatment program to improve motor control in infants born prematurely. *Pediatr Phys Ther*. 1994;6(4):175-184.
27. Campbell SK, Wright BD, Linacre JM. Development of a functional movement scale for infants. *J Appl Meas*. 2002;3(2):190-204.
28. Campbell SK. Test-retest reliability of the Test of Infant Motor Performance. *Pediatr Phys Ther*. 1999;11:60-66.
29. Lekskulchai R, Cole J. Effect of a developmental program on motor performance in infants born preterm. *Aust J Physiother*. 2001;47:169-176.
30. Campbell SK, Kolobe TH, Osten ET, et al. Construct validity of infant motor performance. *Phys Ther*. 1995;75(7):585-596.
31. Peyton C, Yang E, Kocherginsky M, et al. Relationship between white matter pathology and performance on General Movement Assessment and the Test of Infant Motor Performance in very preterm infants. *Early Hum Dev*. 2016;95:23-27.
32. Campbell SK, Kolobe THA, Wright B, et al. Validity of the Test of Infant Motor Performance for prediction of 6-, 9-, and 12-month scores on the Alberta Infant Motor Scale. *Dev Med Child Neurol*. 2002;44:263-272.
33. Kolobe THA, Bulanda M, Susman L. Predicting motor outcomes at preschool age for infants tested at 7, 30, 60, and 90 days after term age using the Test of Infant Motor Performance. *Phys Ther*. 2004;84:1144-1156.
34. Piper MC, Darrah J. *Motor Assessment of the Developing Infant*. Philadelphia, PA: WB Saunders; 1995.
35. Lee LLS, Harris SR. Psychometric properties and standardization of four screening tests for infants and young children: a review. *Pediatr Phys Ther*. 2005;17:140-147.

36. Piper MC, Pinnell LE, Darrah J, et al. Construction and validation of the Alberta Infant Motor Scale (AIMS). *Can J Public Health*. 1992;83(suppl 2):S46-S50.
37. Darrah J, Bartlett D, Maquire TO, et al. Have infant gross motor abilities changed in 20 years? A re-evaluation of the Alberta Infant Motor Scales normative values. *Dev Med Child Neurol*. 2014;56(9):877-881.
38. Pin TW, de Valle K, Eldridge B, et al. Clinimetric properties of the Alberta Infant Motor Scale in infants born preterm. *Pediatr Phys Ther*. 2010;22:278-286.
39. Harris SR, Backman CL, Mayson TA. Comparative predictive validity of the Harris Infant Neuromotor Test and the Alberta Infant Motor Scale. *Dev Med Child Neurol*. 2010;52:462-467.
40. Fetters L, Tronick EZ. Neuromotor development of cocaine-exposed and control infants from birth through 15 months: poor and poorer performance. *Pediatrics*. 1996;98(5):938-943.
41. Russell DJ, Rosenbaum PL, Cadman DT, et al. The Gross Motor Function Measure: a means to evaluate the effects of physical therapy. *Dev Med Child Neurol*. 1989;31:341-352.
42. Can Child—Center for Childhood Disability Research. CanChild Website. Accessed November 15, 2019. http://www.canchild.ca/en/measures/gmpmqualityfm.asp
43. Avery LM, Russell DJ, Raina PS, et al. Rasch analysis of the Gross Motor Function Measure: validating the assumptions of the Rasch model to create an interval-level measure. *Arch Phys Med Rehabil*. 2003;84(5):697-705.
44. Russell DJ, Avery LM, Rosenbaum PL, et al. Improved scaling of the gross motor function measure for children with cerebral palsy: evidence of reliability and validity. *Phys Ther*. 2000;80(9):873-885.
45. Shi W, Wang SJ, Liao YG, et al. Reliability and validity of the GMFM-66 in 0 to 3-year old children with cerebral palsy. *Am J Phys Med Rehabil*. 2006;85(2):141-147.
46. Drouin LM, Malouin F, Richards CL, et al. Correlation between the Gross Motor Function Measure scores and gait spatiotemporal measures in children with neurological impairments. *Dev Med Child Neurol*. 1996;38:1007-1019.
47. Josenby AL, Jarnlo G, Gummesson C, et al. Longitudinal construct validity of the GMFM-88 total score and goal total score and the GMFM-66 score in a 5-year follow up study. *Phys Ther*. 2009;89:342-350.
48. Brunton LK, Bartlett DJ. Validity and reliability of two abbreviated versions of the gross motor function measure. *Phys Ther*. 2011;91:577-588.
49. Rosenbaum PL, Palisano RJ, Bartlett DJ, et al. Development of the Gross Motor Function Classification System for cerebral palsy. *Dev Med Child Neurol*. 2008;50:249-253.
50. Palisano R, Rosenbaum P, Walter S, et al. Gross motor function classification system for cerebral palsy. *Dev Med Child Neurol*. 1997;39:214-223.
51. Towns M, Rosenbaum P, Palisano R, et al. Should the Gross Motor Functional Classification Levels system be used in children without cerebral palsy? *Dev Med Child Neurol*. 2018;60(2):147-154.
52. Debuse D, Brace H. Outcome measures of activity for children with cerebral palsy: a systematic review. *Pediatr Phys Ther*. 2011;23:221-231. Spearing9781451173451
53. Folio MR, Fewell RR. *Peabody Developmental Motor Scales*. 2nd ed. Austin, TX: Pro-Ed; 2000.
54. Fay D, Wilkinson T, Anderson AD, et al. Effects of Modified Instructions on Peabody Developmental Motor Scales, Second Edition, Gross motor scores in children with typical development. *Phys Occup Ther Pediatr*. 2019;39(4):433-445.
55. Gill K, Osiovich A, Synnes A, et al. Concurrent validity of the Bayley-III and Peabody Developmental Motor Scales-2 at 18 months. *Phys Occup Ther Pediatr*. 2019;39(5):514-524.
56. Cools W, De Martelaer K, Samaey C, et al. Movement skill assessment of typically developing preschool children: a review of seven movement skill assessment tools. *J Sports Sci Med*. 2009;8:154-168.
57. Bruininks R, Bruininks B. *Bruininks-Oseretsky Test of Motor Proficiency (BOT-2)*. 2nd ed. Minneapolis, MN: NCS Pearson; 2005.
58. Deitz JC, Kartin D, Kopp K. Review of the Bruininks-Oseretsky Test of Motor Proficiency, second edition (BOT-2). *Phys Occup Ther Pediatr*. 2007;27(4):87-102.
59. Jirovec J, Musalek M, Mess F. Test of Motor Proficiency-Second Edition (BOT-2): compatibility of the complete and short form and its usefulness for middle school aged children. *Front Pediatr*. 2019;7:153.
60. Individuals with Disabilities Education Act Amendments of 1997, Pub L No 105-117, 20 USC, 1400 *et seq*.
61. Bayley N. *Bayley Scales of Infant and Toddler Development (Bayley-4)*. 4th ed. San Antonio, TX: The Psychological Corporation; 2019.
62. Bayley N. *The Bayley Scales of Infant Development-III*. San Antonio, TX: The Psychological Corporation; 2005.
63. Bayley N. *The Bayley Scales of Infant Development*. San Antonio, TX: The Psychological Corporation; 1969.
64. Greenspan S. *Greeenspan Social-Emotional Growth Chart*. San Antonio, TX: The Psychological Corporation; 2004.
65. Sparrow S, Cicchetti D, Saulnier C. *Vineland Adaptive Behavior Scales*. 3rd ed. Bloomington, MN: Pearson; 2016.
66. Newborg J. *Battelle Developmental Inventory, 2nd Edition*

Normative Update. Itasca, IL: Houghton Mifflin Harcourt Publishing Company; 2016.

67. Newborg J, Stock JR, Wnek L, et al. *Battelle Developmental Inventory*. Allen, TX: DLM; 1984.
68. Spies M, Matson JL, Turygin N. The use of the Battelle Developmental Inventory-Second Edition (BDI-2) as an early screener for autism spectrum disorders. *Dev Neurorehabil*. 2011;14(5):310-314.
69. World Health Organization. *International Classification of Functioning, Disability, and Health*. Geneva, Switzerland: WHO; 2001.
70. Hayley SM, Coster W, Kao Y. Lessons from use of the Pediatric Evaluation of Disability Inventory: where do we go from here? *Pediatr Phys Ther*. 2010;22:69-75.
71. Haley SM. Motor assessment tools for infants and young children: a focus on disability assessment. In: Forssberg H, Hirschfeld H, eds. *Movement Disorders in Children*. Basel, Switzerland: S. Karger AG; 1992:278-283.
72. Haley SM, Costern J, Ludlons LH, et al. *Pediatric Evaluation of Disability Inventory (PEDI): Development, Standardization and Administration Manual*. Boston, MA: New England Medical Center Hospitals and PEDI Research Group; 1992.
73. Haley SM, Coster WJ, Dumas HM, et al. *PEDI-CAT: Pediatric Evaluation of Disability Inventory-Computer Adaptive Test: Development, Standardization, and Administration Manual*. Boston, MA: CREcare, LLC; 2012. http://pedicat.com.
74. Dumas HM, Fragala-Pinkman MA, Haley SM, et al. Item bank development for a revised Pediatric Evaluation of Disability Inventory (PEDI). *Phys Occup Ther Pediatr*. 2010;30:168-184.
75. Dumas HM, Fragala-Pinkman M. Concurrent validity and reliability of the pediatric evaluation of disability inventory-computer adaptive test mobility domain. *Pediatr Phys Ther*. 2012;24:171-176.
76. Data Management Service of the Uniform Data System for Medical Rehabilitation and the Center for Functional Assessment Research. *Guide for Use of the Uniform Data System for Medical Rehabilitation, Including the Functional Independence Measure for Children (WeeFIM)*. Version 1.5. Buffalo, NY: State University of New York at Buffalo; 1991.
77. *The WeeFIM II Clinical Guide*. Version 6.0. Buffalo, NY: Uniform Data System for Medical Rehabilitation; 2006.
78. Msall ME, DiGaudio K, Duffy LC, et al. WeeFIM normative sample of an instrument for tracking functional independence in children. *Clin Pediatr (Phila)*. 1994;33:431-438.
79. Ottenbacher KJ, Msall ME, Lyon NR, et al. Interrater agreement and stability of the Functional Independence Measure for Children (WeeFIM): use in children with developmental disabilities. *Arch Phys Med Rehabil*. 1997;78:1309-1315.
80. McCarthy ML, Silberstein CE, Atkins EA, et al. Comparing reliability and validity of pediatric instruments for measuring health and wellbeing of children with spastic cerebral palsy. *Dev Med Child Neurol*. 2002;44:468-476.
81. Ziviani J, Ottenbacher K, Shephard K, et al. Concurrent validity of the Functional Independence Measure for Children (WeeFIM) and the Pediatric Evaluation of Disability Inventory (PEDI) in children with developmental disabilities and acquired brain injuries. *Phys Occup Ther Pediatr*. 2002;21:91-101.
82. Coster W, Deeney TA, Haltiwanger JT, et al. *School Function Assessment*. Boston, MA: Boston University; 1998.
83. Burtner PA, McMain MP, Crowe TK. Survey of occupational therapy practitioners in southwestern schools: assessments used and preparation of students for school-based practice. *Phys Occup Ther Pediatr*. 2002;22(1):25-39.
84. *School Function Assessment Technical Report*. Accessed January 12, 2021. https://images.pearsonassessments.com/images/tmrs/tmrs_rg/SFA_TR_Web.pdf?WT.mc_id=TMRS_School_Function_Assessment
85. Hwang J, Davies PL, Taylor MP, et al. Validation of school function assessment with elementary school children. *OTJR*. 2002; 22(2):1-11.
86. Davies PL, Soon PL, Young M, et al. Validity and reliability of the school function assessment in elementary school students with disabilities. *Phys Occup Ther Pediatr*. 2004;24(3):23-43.
87. Effgen SK, McCoy SW, Chiarello LA, et al. Outcomes for students receiving school-based physical therapy as measured by the school functional assessment. *Pediatr Phys Ther*. 2016;28(4):371-378.
88. Fayers PM, Machin D. *Quality of Life: Assessment, Analysis and Interpretation*. New York, NY: Wiley; 2000.
89. Varni JW, Burwinkle TM, Lane MM. Health-related quality of life measurement in pediatric clinical practice: an appraisal and precept for future research and application. *Health Qual Life Outcomes*. 2005;3. Accessed January 12, 2021. https://hqlo.biomedcentral.com/articles/10.1186/1477-7525-3-34
90. Varni JW, Seid M, Rode CA. The PedsQL™: measurement model for the Pediatric Quality of Life Inventory. *Medical Care*. 1999; 37(2):126-139.
91. MAPI Research Trust. PedsQL (Pediatric Quality of Life Inventory). Accessed January 12, 2021. http://www.pedsql.org/about_pedsql.html.
92. Varni JW, Seid M, Rode CA. The PedsQL™: measurement

model for the Pediatric Quality of Life Inventory. *Med Care*. 1999;37:126-139.

93. Varni JW, Burwinkle TM, Katz ER, et al. The PedsQL™ in pediatric cancer: reliability and validity of the pediatric quality of life inventory generic core scales, multidimensional fatigue scale, and cancer module. *Cancer*. 2002;94:2090-2106.
94. Varni JW, Seid M, Kurtin PS. PedsQL™ 4.0: reliability and validity of the pediatric quality of life inventory version 4.0 generic core scales in healthy and patient populations. *Med Care*. 2001;39:800-812.
95. Seid M, Limbers CA, Drscoll KA, et al. Reliability, validity, and responsiveness of the Pediatric Quality of Life Inventory™ (PedsQL™) Generic Core Scales and Asthma Symptoms Scales in vulnerable children with asthma. *J Asthma*. 2010;47:170-177.
96. Lim CMS. *Pain, Quality of Life, and Coping in Pediatric Sickle Cell Disease* [dissertation]. Psychology Dissertations Paper 54. Atlanta, GA: Georgia State University; 2009.
97. Daltroy LH, Liang MH, Fossel AH, et al. The POSNA Pediatric Musculoskeletal Functional Health Questionnaire: report of reliability, validity, and sensitivity to change. *J Pediatr Orthop*. 1998;18:561-571.
98. Hunsaker FG, Cioffi DA, Amadio PC, et al. The American Academy of Orthopaedic Surgeons Outcomes Instruments. *The Journal of Bone & Joint Surgery*. 2002; 84(2): 208-215.
99. Pencharz J, Young NL, Owen JL, et al. Comparison of three outcomesinstruments in children. *J Pediatr Orthop*. 2001;21:425-432.
100. Mahan ST, Kalish LA, Connell PL, et al. PedsQL correlates to PODCI in pediatric orthopedic outpatient clinic. *J Pediatr Orthop*. 2014;34(6):e22-e26.
101. Knobloch H, Pasamanick B, eds. *Gesell and Amatruda's Developmental Diagnosis: The Evaluation and Management of Normal and Abnormal Neuropsychologic Development in Infancy and Early Childhood*. Hagerstown, MD: Harper & Row; 1974.

CHAPTER 3

가족 중심 돌봄

Elena McKeogh Spearing

챕터 개요

소개
문화와 그 영향에 대한 이해
문화의 다양성과 민감성
문화 정체성에 미치는 영향
문화와 부모의 기대치
질병 및 장애가 있는 자녀를 둔 가족의 역학 관계
의학적 질병 및 장애에 대한 가족의 대응
질병에 대한 문화적 대응
장애에 대한 문화적 대응
죽음과 임종에 대한 문화적 대응
가족 중심의 중재 제공
문화적 욕구
문화적 인식
문화적 지식
문화적 기술
가족 중심 돌봄 제공의 장점
가족 중심 돌봄 제공의 단점
요약
사례 연구

소개

오늘날 사회에서 가족의 정의는 각 가족이 고유한 특성과 다양성을 가지고 있다는 사실을 존중한다. 오늘날 가족은 "오랜 기간 동안 개인의 삶과 건강에 깊은 영향을 미치는 중요한 존재"로 구성된다.[1] 오늘날의 가족은 다양한 구성과 규모로 존재하며, 모든 가족이 결혼한 두 생물학적 부모로 이루어진 전통적인 가족은 아니다. 2010년 미국 인구조사에 따르면 지난 20년 동안 총 가구 수는 증가했지만 남편과 아내가 생물학적 자녀를 둔 가족 가구 수는 감소했다. 한부모 가족, 맞벌이 가족, 입양 가족, 동성 부모 가족, 세대 내 가족의 수는 꾸준히 증가했다.[2] 이러한 증가세는 2020년 미국 인구조사 보고서에서도 확인할 수 있을 것이다.

또한 미국에는 다양한 문화적 정체성의 '용광로'가 존재한다. 미국 인구조사국에 따르면 2012년 미국인의 21.5%가 집 밖에서 영어 이외의 언어를 사용하는 등 소수계 인구가 사상 최고치를 기록했다.[3] 전체 인구의 13.5%가 외국 태생이며, 이 수치는 향후 수십 년 동안 증가할 것으로 예상된다.[3] 가장 빠르게 성장하는 세 가지 인종은 아시아 및 태평양 섬 주민, 히스패닉, "기타"이다.[3] 이러한 문화적 요소는 다양한 문화적, 인종적 배경을 가진 사람들을 돌보는 의료 서비스 제공자에게 추가적인 과제를 제시한다. 이는 어린이에게 물리치료 서비스를 제공할 때 기억해야 할 매우 중요한 사항이다.[4,5]

소아 물리치료에서는 역사적으로 치료사가 돌봄을 제공하는 방식에 대한 발달 이론이 변화해 왔다(보기 3.1). 이러한 변화로 인해 아동이 일련의 원시 반사를 기반으로 발달하는 반사 계층 모델에서 아동의 발달 과정에서 서로 영향을 미치는 다양한 시스템의 역동적인 상호 작용의 결과로 발달하는 모델로 전환이 이루어졌다. 이 역동적 시스템 모델에서는

보기 3.1 소아의 운동학습과 기능 서비스 제공 구조의 변화

반사적 계층 모델 → 시스템 모델
아동 중심 서비스 → 가족 중심 서비스
기관 중심 서비스 → 자연스러운 환경

모든 시스템의 구성 요소가 상호 작용하여 의미 있고 기능적인 행동을 만들어낸다.[6] 아동의 가족도 이러한 시스템 중 하나이다. 마찬가지로 소아 물리치료도 1980년대와 같이 아동 중심에서 현재는 가족 중심으로 변화하고 있다.[7,8] 오늘날 많은 센터 기반 물리치료 서비스 제공 모델이 가정과 학교의 자연스러운 환경에서의 물리치료 서비스로 대체되고 있다. 이러한 변화와 발전은 물리치료사의 가족 중심 돌봄 실천을 촉진하는 데 도움이 된다. 아동은 보호자에게 의존하기 때문에 물리치료를 받는 아동과 상호작용할 때 치료사는 아동과 보호자 모두에 대해 언급해야 한다.

가족 중심의 돌봄은 소아 물리치료의 기본이다.

가족 중심 돌봄의 개념은 1980년대 소아 의료 시설에서 시작되어 의료 정책 분야로 확대되었지만, 그 전까지는 병원 환경에서 가족들이 방문객이나 보호자로 어느 정도 역할을 수행했다. 또한 지적 장애 아동의 가족은 이들을 시설에 수용하도록 권장했다. 병원은 서서히 개방된 면회 시간, 형제자매 면회, 병실 입실, 부모 지원의 중요성을 인식하기 시작했다. 이러한 돌봄 철학은 암, 정신 건강 문제, 산부인과 병동 및 다양한 건강 관리 분야로 확산되어 환자 중심 돌봄이라고 불리는 성인 병동으로도 확산되었다. 가족 중심 돌봄은 가족이 구성원의 건강과 웰빙을 보장하는 데 중요한 역할을 한다는 것을 인식하는 철학이다. 가족 중심 돌봄은 또한 가족이 의료 서비스의 계획, 제공, 평가에 전적으로 참여할 수 있도록 한다. 가족 중심 돌봄은 가족 구성원의 개별적인 장점을 바탕으로 이러한 역할을 수행하는 가족을 지원한다.[1,8,9]

조기 중재 환경에서 치료를 진행하는 물리치료사는 가족의 개별성을 존중하는 돌봄을 제공하도록 법으로 의무화되어 있다. 물리치료사는 1975년 공법 99-142, 1986년 공법 99-457, 1991년 공법 102-119가 제정된 이후 가족 중심 돌봄을 제공해야 하는 의무를 맡아왔다.[8] 2001년 공법 107-110 [공법 107-110, 아동 방치 금지법(NCLB)]과 2004년 PL 108-446 (장애인 개선법)에도 유사한 의무가 명시되어 있다.[7,10] 이 법들은 아동의 재활과 교육에 대한 부모의 참여를 확대하고 강화하는 데 중점을 두었다.[8,11] 초기 연구에 따르면 백인 중산층 가정에서는 이러한 역할을 수행하기 어려웠으며, 사회적 또는 인종적 차이에 대해서는 거의 관심을 기울이지 않았다. 또한 부모의 참여를 강화하는 것은 부모가 공식적인 절차에 참여할 수 있고, 필요한 경우 적법한 법적 절차를 활용할 수 있다는 가정에 기초한다. 가족 중심 돌봄 절차는 조기 중재 및 교육 서비스에 필요한 문서인 개별화된 가족 서비스 계획(IFSP)과 개별화된 교육 프로그램(IEP) 개발의 핵심이다.

의료 기반 입원 및 외래 환자 분야를 포함한 다른 소아과 환경에서 치료를 하는 물리치료사는 가족 중심 돌봄의 중요성을 인정하는 의료 인증 표준에 따라야 한다. 의료기관 인증 공동 위원회에서는 가족의 요구를 충족하기 위한 돌봄 계획 표준을 마련하고 있다.[12] 또한 공동 위원회는 병원이 이러한 기준을 충족하는 데 도움이 되는 간행물을 발간했다.[13,14]

가족 중심 돌봄의 비전에는 아동의 정서적, 발달적 요구에 대한 지원을 강화하는 내용이 포함되어 있다. 이를 위한 전략으로는 입원 전 방문, 수술 전 교육 및 준비, 24시간 부모 방문 및 형제자매 방문 가이드 라인, 재택 간호 서비스 등이 포함된다. 이러한 계획은 아동뿐만 아니라 가족을 중심에 두는 것에서 아동 돌봄 계획으로 전환했다.[15,16] 궁극적으로 이러한 유형의 돌봄은 자녀를 돌보는 최고의 전문가로서 부모를 존중하고 가치 있게 여기는 결과를 낳는다.

가족 중심 돌봄에는 다음 주제가 포함된다[17–19]:

1. 각 아동과 그 가족을 존중한다.
2. 인종, 민족, 문화, 사회경제적 다양성을 존중하고 그것이 가족의 치료 경험과 인식에 미치는 영향을 존중한다.
3. 어렵고 힘든 상황에서도 아동과 가족의 선택을 인정하고 촉진한다.
4. 돌봄 접근 방식에 대한 아동과 가족의 선택을 촉진하고 지원한다.
5. 아동과 가족의 요구, 신념, 문화적 가치에 맞춰 서비스를 제공할 수 있도록 조직 정책, 절차, 서비스 제공자 관행의 유연성을 확보한다.
6. 가족들과 정직하고 편견 없는 정보를 지속적으로 유용하고 긍정적인 방식으로 공유한다.
7. 임신, 출산, 유아기, 아동기, 청소년기, 청년기 동안 아동과 부모 및 보호자를 위한 공식적, 비공식적 지원을 제공하고 보장한다.
8. 전문 교육, 정책 결정, 프로그램 개발 등 모든 수준의 건강 관리에서 개별 아동을 돌보는 가족들과 협력한다.
9. 각 아동과 가족이 자신의 강점을 발견하고 자신감을 키우며 건강 관리에 대한 선택과 결정을 내릴 수 있도록 역량을 강화한다.

이 장의 목적은 물리치료사가 소아과 진료 환경에 관계

없이 가족 중심 돌봄의 원칙을 검사, 평가, 중재 기술에 통합할 수 있도록 가족 중심 돌봄의 원칙을 이해하기 위한 체계를 제공하는 것이다. 가족 중심 돌봄의 주제는 진료 환경뿐만 아니라 연령과 진단에 걸쳐 있다. 이러한 주제는 소아과 진료 전반에 걸친 주제이므로 이 교재의 각 장에서도 다루고 있다.

>> 문화와 그 영향에 대한 이해

아동과 그 가족에게 미치는 문화적 영향을 이해하는 것은 가족 중심의 돌봄을 제공하는 데 있어 핵심이다. 문화는 다른 사람들이 장애를 바라보는 방식, 장애를 가진 사람들이 자신을 바라보는 방식, 장애인을 대하는 방식에도 영향을 미친다. 장애를 인식하는 문화적 맥락은 당사자나 그 가족에게 장애의 의미를 이해시키는 데 중요하다. 또한 장애인과 가족에게 제공되는 서비스의 종류를 파악하는 것도 중요하다.

문화는 여러 가지로 정의할 수 있다. O'Connor는 문화를 "사람들이 경험을 해석하고 사회적 행동을 만들어내는데 사용하는 습득된 지식"이라고 정의한다.[20] 다른 정의로는 "끊임없이 변화하는 가치, 전통, 사회적, 정치적 관계, 공통의 역사, 지리적 위치, 언어, 사회 계층 또는 종교를 포함할 수 있는 여러 요인에 의해 묶인 사람들이 공유하는 세계관"이 있다.[21] 문화에 대한 다양한 연구를 분석해 보면 다양한 유사 주제가 등장한다[20]:

1. 문화는 선천적이거나 생물학적으로 유전되는 것이 아니라 학습된 행동 패턴이다.
2. 문화는 노년층에서 젊은 층으로, 세대에서 세대로 전승된다.
3. 문화는 그룹의 정체성 역할을 하며 그룹의 다른 구성원들과 공유된다.
4. 문화는 개인 또는 그룹 구성원에게 서로 및 주변 환경과 상호작용할 수 있는 효과적인 메커니즘을 제공한다.

문화의 다양성과 민감성

오늘날 문화가 건강 관리에 미치는 영향을 나타내는 데는 많은 용어가 사용된다. 가장 일반적인 두 가지 용어와 그 근본적인 차이점을 설명할 필요가 있다. 문화적 다양성은 조직에 다양한 문화가 존재하는 것을 의미한다. 이는 일반적 인구를 더 대표할 수 있는 인력으로 이어진다. 의료 분야에서 직장의 다양성은 유사한 문화가 대표될 수 있는 가능성을 높인다. 이에 비해 문화적 민감성과 효과성은 문화적 배경에 관계없이 환자, 개인, 가족 또는 지역사회의 문화적 맥락 내에서 효과적으로 일할 수 있는 능력과 가용성을 위해 노력하는 '문화적으로 유능한' 사람이 되는 과정이다.[21]

문화적 민감성이란 문화적 차이가 존재한다는 것을 이해하는 것을 말한다. 이러한 차이는 반드시 더 낫거나 나쁘거나, 옳거나 그르거나, 더 똑똑하거나 덜 똑똑한 것이 아니라 단순한 차이를 나타낼 뿐이다.[22] 건강 관리에 직접적인 영향을 미치는 태도, 행동, 의사소통을 자세히 살펴볼 필요가 있다. 한 문화권 내의 모든 사람은 개별적인 존재이며, 문화적 연관성에 근거하여 그 사람을 특성화하거나 고정관념화해서는 안 된다는 점을 인식하는 것이 중요하다. 일반화를 통해서만 참조의 틀을 얻고 문화적으로 더 잘 인식할 수 있다.

문화 정체성에 미치는 영향

질병과 장애에 대해 사람들이 자신을 바라보는 방식에는 다양한 요소가 영향을 미친다. 여기에는 국적, 인종, 민족이 포함된다. 마찬가지로 사회경제적 지위와 교육 수준도 중요한 역할을 한다. 질병과 장애에 대한 사회적인 시각도 질병과 장애에 대한 인식에 영향을 미친다. 나이, 종교, 과거 경험과 같은 다른 요소들도 신념을 형성한다.

이 외에도 미국 문화에서 자란 의료진은 자신의 의학적 견해가 다른 문화적 배경을 가진 환자의 견해와 상충되는 것을 발견하고 있다. 과거에 제공된 치료는 단일 문화권으로 유럽계 미국인 문화에 적합했다. 또한 의료계에서는 '치료'와 의료 전문가의 전문성을 중시하는 '의료 문화' 아래에서 의료 전문가들이 활동해 왔다.[11]

그러나 이러한 전통적인 모델은 '의료'라는 문화적 정체성이 없는 사람들에게는 적절하지 않다.[11] 이러한 문화적 단절이 발생하면 소수 인종 및 소수 민족이 받는 돌봄의 질에 차이가 발생하는 경우가 많다.[11] 다행히도 이러한 격차는 시간이 지남에 따라 줄어들고 있지만 여전히 존재한다. Guerrero 등은 사회경제적 요인을 조정한 모델에서 흑인 아동이 전반적인 가족 중심 돌봄에 대해 백인 아동과 비슷한 경험을 가지고 있음을 발견했다. 반면, 인터뷰 언어와 다변량 조정에 관계없이 백인 아동과 라틴계 아동 간에는 여전히 전반적인 가족 중심 돌봄의 차원에 차이가 있는 것으로 나타났다.[23]

문화와 부모의 기대치

많은 연구에 따르면 문화와 문화 적응은 인지 및 사회성 발달에 대한 부모의 기대치를 예측하는 강력한 요인으로 밝혀졌다.[11] 대부분의 연구는 인종을 차별화 요인으로 지목한다. 최근의 연구에서는 인종적 출신보다는 서구식 교육과 사회경제적 지위가 차별적 신념을 잘 예측하는 것으로 밝혀졌다. 이는 문화 적응이 양육 스타일과 자녀 발달에 대한 부모의 신념에 강력한 영향을 미친다는 것을 보여준다. 더욱 심각한 것은 부모와 전문가 사이에서 '인지 지연', '행동 장애', '학습장애'라는 용어에 대한 설명에 차이가 있다는 점이다. 심지어 '정신 지체'나 '저 지능'과 같은 부정적인 용어도 경우에 따라서는 여전히 언급되고 있다. 민족지학적 연구에 따르면 문화와 관련된 차이가 있는 것으로 나타났는데, 일부 부모에게는 장애 또는 장애인의 개념을 적용하기 위해 아동의 인지적 및 사회적 기능이 더 제한되어야 한다는 점이 강조되었다. 이러한 진술은 전문가에 의해 가족이 "부정"하는 것으로 해석된다.[22] 특수 교육에서 문화적으로 적절한 서비스에 관한 문헌을 검토한 결과 다음 주제가 나타난다[11]:

1. 장애에 대한 정의와 해석에는 문화적 차이가 있다.
2. 장애 관련 스트레스에 대한 가족의 대처 방식과 반응에는 문화적 차이가 있다.
3. 부모와 소통하는 방식에는 문화적 차이가 있을 뿐만 아니라 참여와 지지에 대한 기대치도 다르다.
4. 정보 및 서비스에 대한 문화 그룹의 접근성에는 차이가 있다.
5. 특수 교육 과정에서 가족의 역할에 대한 부정적인 전문가적 태도와 인식이 존재한다.
6. 교육 프로그램의 문화적 적합성에 부조화가 있다.

» 질병 및 장애가 있는 자녀를 둔 가족의 역학 관계

의학적 질병 및 장애에 대한 가족의 대응

자녀가 질병이나 장애를 앓고 있다는 사실을 알게 되면 부모의 삶은 즉각적으로 변화해야 한다. 이러한 변화에는 가족의 기대치를 재조정하고 재정적 어려움과 의료 시스템 및 전문가에 대처하는 것 등이 포함한다. 가장 흔한 초기 반응은 충격, 불신, 죄책감, 상실감, 부정이다. 부정 기간이 지나면 일부 부모는 의료 문제로 인한 스트레스와 배우자와의 의견 불일치 또는 개인의 잘못과 죄책감으로 인해 분노를 경험할 수 있다.[24]

이러한 반응과 우려로 인해 장애 자녀를 둔 가족은 많은 스트레스를 받는다. 장애 자녀를 양육하는 가족은 각기 다른 반응과 적응 방법을 갖게 된다. 가족의 대응 방식에 영향을 미치는 요인으로는 과거의 삶의 경험, 자녀와 장애에 대한 가족의 반응, 건강 관리 및 지원 시스템에 대한 지식 등이 있다. 지원 방식도 다양할 수 있다. 때로는 가족 외부의 사람들이 의학적 영향에 대한 이해가 부족할 수 있다. 또한 가족이 당혹감을 느낄 수도 있다. 전문가는 문제 해결에 대한 인지적 접근 방식을 사용하여 가족이 자신의 감정을 살펴보고 각자의 필요에 맞는 해결책을 마련하도록 도울 수 있다.

질병이나 장애가 있는 자녀를 둔 경우 부모의 관계에 영향을 미칠 뿐만 아니라 성별, 출생 순서, 성향에 따라 개별적인 욕구를 가진 형제자매에게도 다양한 영향을 미칠 수 있다. 형제자매는 장애를 가진 형제에 대해 엇갈린 감정을 가질 수도 있다.[25] 일부 형제자매는 장애 형제를 돌보는 데 더 많은 책임감을 느끼거나 그럴 것으로 예상할 수 있다. 일부 형제자매는 특별한 도움이 필요한 형제에 대해 질투심을 가질 수 있다.

장애 아동은 장애로 인해 다양한 영향을 경험할 수 있다. 취학 연령이 되면 대부분의 아동은 자신의 장애를 인식하고 학교로 진학하는 과정에서 자신의 감정을 다루는 데 도움이 필요할 수 있다. 장애 아동이 학교에 입학하기 전에 반 친구들을 대상으로 교육을 실시하면 학교로의 진학이 쉬워질 수 있다. 부모와 전문가가 이러한 계획을 세우는 데 도움을 줄 수도 있다. 청소년기에는 장애 아동에게 특별히 새로운 문제가 발생할 수 있다. 자신을 비교하고 또래 집단의 일원이 된다는 느낌은 모든 청소년에게 중요하며, 만성 또는 새로운 장애를 가진 청소년에게는 새로운 도전이 될 수 있다. 청소년도 성적 관심이 있다는 것을 인정해야 한다. 이러한 감정에 대한 교육과 사회적 기술 훈련을 받아야 한다. 또한 춤, 음악 감상, 스포츠 활동 등 연령에 맞는 여가활동을 접할 수 있도록 해야 한다. 포괄적인 프로그램은 아동이 사회화 기술과 긍정적인 자아상을 형성하는 데 도움이 된다.

장애나 질병이 있는 어린이는 자신의 질병 과정이나 장애에 대한 이해 수준도 다양하다.[16] 의학 문헌의 최근 데이터에 따르면 겸상 적혈구 질환을 앓고 있는 아동은 부모에게 자신의 고통에 대한 정보를 제공하고 의사 결정에 도움을 주는 것으로 나타났다. 5세 이하의 어린이도 이점을 염두에 두어야 한다.

성인기로의 전환은 환자와 부모에게 중요하면서도 어려운 시기이다. 청소년기 동안 의존적인 상태를 유지하던 사람들은 성인이 되어서도 의존적인 상태를 유지하는 경향이 있다.[26] 독립할 가능성이 있지만 분리하는 데 어려움을 겪고 있는 청소년은 도움이 필요할 수 있다. 마찬가지로 가족 구성원도 이 어려운 시기에 자녀를 지원하는 것에 대하여 도움이 필요할 수 있다. 전문가는 가족 구성원의 파트너가 되어 그들이 결정을 내릴 수 있도록 힘을 실어주어야 한다.

미국 장애인법에서 정의하는 장애란 "개인의 한 가지 이상의 일상 활동을 실질적으로 제한하는 신체적 또는 정신적 장애, 그러한 장애의 기록 또는 그러한 장애가 있는 것으로 간주되는 것"을 말한다.[27] 의료 기술, 진단 및 치료의 발전으로 생명을 위협하는 질환을 앓는 아동의 사망률이 감소하여 성인이 되어서도 생존할 수 있게 되었다.[26] 만성 질환이나 장애 진단은 가족에게 분명한 영향을 미친다. 진단에 대한 가족의 대응 방식은 적응 능력에 따라 달라진다.[24] Ferguson에 따르면 어떤 가족은 재구성되고 더 강해지는 반면, 어떤 가족은 기능이 저하되고 증상이 나타나며 때로는 해체되기도 하는 이유는 가족 회복탄력성에 달려 있다.[24] 그는 회복탄력성 있는 가족 과정의 8가지 측면을 설명한다. 이는 다음과 같다:

1. 질병과 다른 가족 요구 사항의 균형 맞추기
2. 의사소통 능력 개발
3. 상황에 긍정적인 의미 부여하기
4. 명확한 가족 경계 유지
5. 가족 유연성 유지
6. 적극적인 대처 노력에 참여
7. 사회적 통합 유지
8. 전문가와의 협업 관계 개발

가족의 회복력 또는 회복력의 정도는 주로 사회, 시간, 장소, 문화에 의해 정의된다.[24] 또한 장애를 다루는 연구에서 장애에 대한 반응을 살펴볼 때 보편적으로 간주되는 다음과 같은 세 가지 주제가 있다.[28]:

1. 문화적으로 인식되는 만성 질환 또는 장애의 원인은 개인에 대한 가족 및 지역사회의 태도를 결정하는 데 중요한 역할을 한다.
2. 영유아 또는 만성 장애 아동의 신체적 생존에 대한 기대치는 아동이 받는 돌봄과 향후 돌봄 및 교육 계획에 소요되는 노력의 양에 모두 영향을 미친다.
3. 질병이나 장애가 있는 아동과 성인에게 적절하다고 판단되는 사회적 역할은 가족과 지역사회가 개인에게 제공할 수 있는 자원의 양을 결정하는 데 도움이 된다. 여기에는 교육 및 훈련, 가족 및 사회 생활 참여, 평생동안 개인이 수행하거나 수행해야 할 장기 계획 등의 문제가 포함된다. 장애가 있는 자녀를 둔 가족의 반응에 대한 문헌의 역사에서는 사고의 전환이 있었다. 19세기에는 전문화가 발전하면서 장애에 대한 도덕적 비난이 부모에게로 향했다. 이러한 신념은 대부분 잘못된 판단을 한 안타까운 어머니에게 책임을 돌리는 경우가 많았다. 소년원, 정신병원, 기숙 학교는 모두 19세기에 등장했다. 이 같은 흐름은 세기가 바뀐 후 특수 교육 학교로 이어지기도 했다. '정상'이 아닌 아동들을 다룰 수 있는 유일한 방법은 이러한 시설의 벽 안에서 전문가에게 양육을 맡기는 것이었다.[24,28]

20세기에는 앞서 언급한 가정이 반전시키는 사고의 큰 전환이 있었다. 전문가들은 장애를 가진 아동들이 가족에게 미치는 피해에 초점을 맞추기 시작했다. 의학적 모델은 죄책감, 부정, 슬픔, 역할 붕괴, 결혼 결속력, 사회적 위축과 같은 용어를 사용하여 가족 단위를 분석하기 시작했다.

지난 수십 년 동안 아동의 장애가 가족에 미치는 영향에 대한 새로운 접근 방식이 개발되었다.

최근의 접근 방식에는 스트레스 및 대처(적응) 모델과 가족 생활 과정 발달 모델이 포함된다. 적응적 가족은 잠재적 가족 위기의 X를 세 가지 요소의 상호작용으로 설명한다: (1) 초기 스트레스 사건, (2) 위기 대처를 위한 가족의 자원, (3) 스트레스 요인에 대한 가족의 정의.[24] 이러한 접근 방식을 통해 연구자들은 가족의 회복탄력성과 잠재적인 스트레스를 유발하는 상황에 대처할 수 있는 능력에 집중했다. 오늘날에는 장애가 있는 자녀를 둔 가족이 스트레스 상황에 대처하는 다양한 방식을 파악하는 데 어느 정도 합의가 이루어지고 있다. 장애가 없는 자녀를 둔 가족이 비슷한 문제에 대처하는 방식과 매우 유사하다. 또한 스트레스 요인에 대처하는 방식에 대한 반응도 다양하다. 때로는 스트레스 요인을 유익한 것으로 보는 경우도 있다. 또한 스트레스 요인에 대

한 반응은 주기적이고 누적된다. 각 스트레스 요인에 대한 반응은 다른 사람의 반응에 영향을 미친다.[24]

진화하는 가족 개념은 또한 가족이 시간이 지남에 따라 진화한다는 사실을 인정하고 가족이 발달 과정에서 어디에 있는지 파악하려고 노력한다. 마찬가지로 가족은 돌봄의 연속선상에서 고려되어야 한다. 특히 어린 자녀가 나이가 들어 성인이 될수록 더욱 그렇다. 이러한 사고방식을 통해 연구자들은 일부 가족이 다른 가족보다 회복력이 높은 이유와 방법, 그리고 만성 장애에 대한 장기적인 대처가 시간이 지남에 따라 가족에게 미치는 영향을 살펴볼 수 있었다.

지원을 받는 가족 구성원은 이용할 수 있는 내부 및 외부 자원을 살펴본다. 가족 구성원이 어려움에 대응하는 방식은 지원 대상에 따라 달라진다. 또한 이는 사회적, 문화적 가정에 뿌리를 두고 있다. 가족 적응에 대한 중심 연구는 다음과 같은 주요 주제가 있다.[24]:

- 장애가 있는 자녀와 장애가 없는 자녀를 둔 가족들 간의 적응과 웰빙 패턴이 유사하다는 것을 보여주는 주요 문헌이 있다. 그러나 이것은 가족 생활 과정 전반에 걸쳐 약간의 발달 차이가 있음을 나타낸다.
- 또한, 상당수의 부모가 실제로 장애 자녀 양육과 관련하여 가족에게 많은 혜택과 긍정적인 결과를 가져다준다는 인식과 연구가 증가하고 있다. 여기에는 대처 기술(적응력), 가족 화합(응집력), 정신적인 성장 또는 가치관 공유, 부모 역할 분담, 의사소통 등이 포함된다.
- 장애 자녀를 둔 가정에는 분명 스트레스 요인이 존재한다. 스트레스에 적응하는데 있어 일부 가족이 다른 가족보다 더 잘 적응하는 이유에 대한 이해가 계속해서 연구를 통해 개선되고 있다. 일부 연구에서는 장애 정도나 가족 구조가 다른 요인(소득, 자해 행동 등) 만큼 중요하지 않을 수 있다고 제안하기도 한다. 또한 인종과 문화에 따라 적응하는 패턴도 다양하다.[24]

질병에 대한 문화적 대응

건강, 질병, 죽음을 바라보고 대응하는 방식은 주로 문화적 가치관에 따라 결정된다. 이에 대해 자세히 설명하기 전에 질병(disease)과 질환(illness)을 구분해야 한다. 의사는 질병을 진단하고 치료하는데, 질병(disease)은 신체 기관과 시스템의 구조, 기능에 이상이 있는 것을 의미한다. 반면 질환(illness)은 질병이나 불편함에 대한 문화적 반응과 존재 상태의 변화에 대한 부정적 경험을 의미한다.[29]

사람이 질환을 이해하고 반응하는 방식은 Kleinman이 "설명 모델(explanatory models)"이라고 부르는 것에 의해 결정된다. 설명 모델은 "임상 과정에 종사하는 모든 사람들이 사용하는 질병의 에피소드와 치료에 대한 개념"으로 정의된다.[29] 설명 모델은 다섯 가지 주요 주제를 다룬다:

1. 문제의 원인
2. 발병 시간 및 유형
3. 질환의 병리생리학
4. 질환의 경과 및 정도와 중증도
5. 제공 받아야 하는 치료 유형[29]

"질환은 우리가 질병에 대한 설명, 우리가 속한 사회적 위치에 따른 설명, 우리가 사용하는 의미 체계에 따라 질병을 인식하고 경험하고 대처하는 방식이 문화적으로 형성된다."[29] 전통 의학과 민간 요법의 역할은 문화적 가치에 기반을 두고 있다. 스스로 인지하는 질병의 약 70-90%는 공식적인 의료 시스템 밖에서 관리되는 것으로 추정된다.[29] Kleinman은 "민간요법 치료사는 질병에 대한 인간의 경험을 다룬다"고 말한다. 이들은 질병에 대한 의미 있는 설명을 제공하고 질병을 둘러싼 개인, 가족, 지역사회 문제에 대응하고자 한다.[29] '민간 질병'(즉, 문화 집단 내에서 인정되는 질병)이라고 불리는 질병은 생물의학적 패러다임과 충돌할 수 있다.[29]

"민간 질병"을 경험한 사람들이 의료진이나 "민간요법 치료사"에게 "민간 질병"을 제시할 수 있으므로 민간 질병을 이해하는 것이 중요하다. 또한 일부 '민간요법'은 잠재적으로 위험할 수 있다. 마지막으로, 민간 질병은 의학적 치료가 필요할 수 있는 병리학적 상태에 대한 문화적 해석일 수 있다. 많은 만성 질환의 경우, 환자들은 의사보다 민간요법 치료사를 통해 더 큰 호전을 보인다고 보고했다. Kleinman은 민간요법 치료사가 '설명'에 더 많은 중요성을 두고 있으며 치료사와 환자 간의 계획적인 설명 체계의 일치도가 더 높기 때문에 이러한 개선이 이루어졌다고 설명한다.[29]

더 심각한 질병의 경우, 가치관과 신념은 이해에 더욱 중요한 요소가 된다. 질병의 생물학적 증상은 문화 집단마다 동일하지만, 개인이 질병을 경험하고 해석하고 대응하는 방식은 다르다. 설명 모델과 대처 방식은 질병에 대한 인식에 영향을 미치는 것으로 나타났다.[29] 어떤 사람들은 개인의 대처 스타일, 지식, 신념, 문화적 배경에서 비롯된 특징적인 주제를 사용하여 의미를 부여한다고 제안했다.[29] 질병을 도전으로 보는 관점은 질병을 내면적으로 접근하고 극복해야 할 것으로 간주한다. 관계 당국과 상담하고 조언을 따르며 삶을 이어간다. '신의 뜻'으로서의 질병은 인간이 통제할 수 없는 것으로 인식되어 변화할 수 없는 것을 수동적으로 받아들이고 체념하는 결과를 초래할 수 있다. 이러한 신념은 적극적인 치료에 대한 흥미를 떨어뜨리고 우울증을 유발할 수 있다. '전략'으로서의 질병은 부모, 가족 또는 의료 전문가의 관심이나 돌봄을 확보하기 위해 질병을 이용하는 것을 말한다. '가치'로서의 질병은 질병을 삶의 의미에 대한 중요한 통찰을 얻을 수 있는 기회로 여기는 '가장 높은 형태의 대처'일 수 있다. 의미는 문화에 영향을 받을 수 있지만 문화에 한정된 것은 아니다.[29]

증상에 대한 기대와 인식, 그리고 질병 행동에 붙는 꼬리표는 환경, 가족, 설명 모델의 영향을 받는다. 또한 문제가 전달되는 방식, 증상을 표현하는 방식, 돌봄을 위해 언제 누구를 방문하고, 돌봄을 받는 기간, 돌봄을 평가하는 방식은 모두 문화적 신념의 영향을 받는다.[30,31] 마찬가지로 문화는 어린 시절부터 학습된 고통에 대한 반응과 표현에 큰 영향을 미친다.[32]

장애에 대한 문화적 대응

장애에 대한 정의는 사회적으로 구성된다는 주장은 여러 연구를 통해 강력하게 뒷받침된다.[11,22] 연구에 따르면 장애가 심각한 경우 모든 집단이 발달, 행동 또는 감각 장애를 인식하지만, 그 장애와 관련된 낙인이나 가치의 정도와 마찬가지로 장애에 대한 인식도 크게 다르다고 한다.[11,33] 장애에 대한 반응은 시간, 장소, 문화에 따라 다르다. 역사적으로 사회는 장애 또는 불이익을 구성하는 것과 구성하지 않는 것을 정의해 왔다. 지난 10년 동안 장애의 의미에 대한 개념과 장애가 신체적 불이익이 될 가능성 사이의 상호 작용에 변화가 있었다. 장애인에게 가해지는 신체적 제약보다 더 큰 영향을 미치는 것은 태도적 개념과 이미지이다.

개념과 이미지의 출처는 문학과 예술, 텔레비전과 영화, 종교 서적, 교과서 등에서 찾을 수 있다. 이러한 출처는 모두 문화의 산물이기 때문에 문화를 장애에 대한 태도와 분리하는 것은 불가능하다.[11]

장애 아동의 경우, 문화적으로 인식되는 만성 질환이나 장애의 원인은 해당 아동에 대한 가족 및 지역사회의 태도에 영향을 미친다.[28] 일부 문화권에서는 장애를 일종의 형벌로 간주하기도 한다. 신념 체계에 따라 장애를 가진 개인, 가족 혹은 조상이 죄를 지었거나 금기를 어겼다는 이유로 신의 표적이 되었다고 한다는 것이다.[32]

이와 마찬가지로 유전성 장애는 '혈족 때문'이거나 저주에 의해 발생한다고 여겨지기도 한다.[30,31] 환생에 대한 믿음이 있는 사회에서는 장애를 장애가 있는 자녀의 부모나 자녀가 전생에 저지른 범죄의 결과로 보기도 한다. 일부 신념 체계에서는 장애의 원인으로 신체 내 체액 요소의 불균형을 강조하기도 한다.[28]

이러한 모든 인식의 원인은 장애를 가진 개인을 장애의 책임자로 규정하고 가족 내에서 장애인의 위치에 대한 결과를 보여준다. 또한 장애를 벌받은 것으로 간주하는 경우 장애 아동의 존재는 가족에게 수치심을 줄 수 있다. 고립을 포함한 다양한 유형의 방임이 명백하게 나타날 수 있다. 많은 문화권에서는 조기 중재라는 개념이 의료 및 교육 전문가들의 사고방식에 포함되어 있지 않다.[28] 또한 이러한 경우 가족에게 강력한 사회적 압박이 가해질 수 있다. 가족들은 치료 프로그램이 가족 구성원에 대한 신체적, 지적 한계에 관심을 불러 일으킬 수 있기 때문에 치료 프로그램 참여를 꺼릴 수 있다.[28]

생존에 대한 전통적인 기대치를 이해하는 것도 중요하다. 일부 문화권에서는 중증 장애 아동은 생존하지 못할 것이라는 믿음 때문에 건강한 아동에게 더 많은 의료 및 부모의 관심을 집중하는 모습을 보인다. 장애 아동이 단기간만 살아 있다고 해서 방치하거나 과잉보호하는 것은 의료 서비스와 심리적 발달 모두에 심각한 영향을 미칠 수 있다. 또한, 일부 문화권에서는 "신이 아기를 저절로 낫게 해줄 것"이라는 믿음이 장기적인 계획이나 특별 치료 준비에 영향을 미칠 수 있다.[28]

장애인의 직업적 역할과 사회적 역할을 제한하는 사회는 장애 자녀 교육에 투자되는 시간, 에너지, 비용에 영향을 미칠 수 있다. 또한 일부 문화권에서 흔히 볼 수 있는 성차별은 가족이 의료 서비스를 받기 위해 돈을 지출하는 정도에 영향을 미칠 수 있다. 이러한 문화권에서는 장애가 있는 남성 자녀보다 장애가 있는 여성 자녀에게 막대한 가족 자원을 지출하는 것이 정당하지 않다고 인식될 수도 있다는 것이다.[28]

장애에 대한 문화적 신념과 가치를 완전히 이해하지 못하면 가족이 장애 자녀를 돌보는 가족의 태도에 영향을 미칠 수 있다.

문화적인 신념으로 인해 장애가 있는 자녀를 완전히, 완벽하게 돌보는 것이 자신의 책임이라고 생각하는 가족 구성원을 생각해보자. 이들은 이웃에게 보이지 않도록 실내에서만 아이를 키우는 것을 선호할 수 있다. 이들은 빈곤, 두려움, 언어 장벽, 민간요법에 대한 믿음 등 다양한 이유로 도움이나 조언을 구하는 것을 주저할 수 있다. 문화적 맥락에서 바라보지 않을 경우, 이는 부모가 적절한 양육과 지속적인 교육 및 정서적 지원을 제공하지 않는 방임으로 해석될 수 있다.[22]

죽음과 임종에 대한 문화적 대응

의료와 기술의 발전으로 중증 및 복합 신경 발달 장애와 복합 질환을 앓고 있는 아동의 생존율이 증가하고 있다.[34] 임종 시 완화 치료와 완치 지향적 치료 사이에 갈등이 발생할 수 있다. 죽음과 이를 둘러싼 관습은 문화적 가치의 영향을 많이 받기 때문에 이를 다룰 필요가 있다. 슬픔의 표현과 대처 방식은 사람마다 다르지만 문화적 배경과 관련이 있다.[35] 죽음의 의미, 애도 기간 동안의 가족 역할을 포함한 가족 패턴, 전문적인 의료 서비스에 대한 가족의 기대치를 이해해야 한다. 삶의 질과 치료의 적절성에 대한 전문가의 태도, 예후의 불확실성, 만성 장애 아동의 고유한 역할, 간병인과 아동 간의 상호 의존성 등이 모두 이러한 환자 집단에서 임종 간호의 장벽으로 작용할 수 있다.

만성 장애를 가진 자녀를 잃는다는 것은 자녀뿐만 아니라 라이프 스타일을 잃는다는 것을 의미한다. 자녀에 대한 가족의 전문성을 존중하면 효과적이고 질 좋은 돌봄 계획과 실행에 도움이 된다.[34]

>> 가족 중심의 중재 제공

간호 문헌에서는 문화적으로 유능한 중재를 제공하는 모델을 포함하여 의료 서비스 제공에 있어 문화적 역량의 과정을 탐구해 왔다. 이 문화적 역량 모델에는 문화적 욕구, 문화적 인식, 문화적 지식, 문화적 기술이 포함된다.[36,37]

문화적 욕구(Cultural desire)

문화적 역량의 첫 번째 요건은 "문화적 욕구"이다. 이는 문화를 인식하고, 문화적으로 지식을 쌓고, 문화적으로 숙련되고, 문화적인 만남을 추구하는 과정에 '원해서' 참여하려는 동기이다.[37] 문화적 욕구에는 필요하기 때문에 하는 것이 아니라 개인적으로 원하기 때문에 하는 것이 포함된다. 여기에는 타인에게 개방적이고 유연하며, 차이를 받아들이고 유사점을 기반으로 하며, 문화 정보 제공자로서 타인으로부터 기꺼이 배우고자 하는 진정한 열정이 포함된다.

문화적 인식(Cultural awareness)

문화적 인식은 문화적 역량을 달성하기 위한 다음 단계로, 자신의 문화적 배경에 대한 자기 성찰과 심도 있는 탐구로 설명할 수 있다.[36] 이러한 인식에는 자신의 편향, 편견, 나와 다른 사람에 대한 가정을 인식하는 것이 포함된다. 이러한 자기 인식이 없으면 자신의 신념, 가치관, 행동 패턴을 다른 문화권에서 온 사람에게 강요할 위험이 있다.

문화적 지식(Cultural knowledge)

문화적 지식은 다양한 문화 및 민족에 대한 건전한 교육적 토대를 찾고 획득하는 과정이다.[37] 이러한 정보를 얻는다는 것은 일반화를 학습하는 것이 아니라 개인차를 학습하는 것을 의미한다. 특정 문화권 내의 소수만의 문화를 학습하면 고정관념이 형성될 수 있다. 삶의 경험, 다른 문화에 대한 적응, 문화 내 다양성으로 인해 문화권의 내적 차이와 문화 간 차이가 존재한다는 점을 이해하면 환자와 가족에게 고정관념을 강요하는 것을 방지할 수 있다.

문화적 기술(Cultural skill)

문화적 기술은 환자의 문제와 관련된 문화적 데이터를 수집하고 문화에 기반한 신체 평가를 수행할 수 있는 능력이다.[37] 질문을 통해 이러한 정보를 수집하는 데 도움이 되는 많은 도구가 있다. 또한 환자나 가족에게 불쾌하지 않도록 질문하는 것이 더욱 발전된 기술이라는 점을 기억해야 한다. 내용을 주관적으로 듣거나 판단하지 않는 것은 정보를 효과적이고 세밀하게 얻는 방법이다. 또한 다양한 문화를 접하

보기 3.2 문화 및 언어적으로 적합한 서비스에 대한 국가 표준(CLAS)

CLAS 표준은 주로 의료기관[40]을 대상으로 하지만, 개별 의료기관도 이 표준을 사용하여 문화적, 언어적으로 접근성을 높일 수 있도록 노력할 것을 권장한다. CLAS의 원칙과 활동은 조직 전체에 통합되어야 하며, 서비스를 제공하는 지역사회와 협력하여 수행되어야 한다.

표준 1

의료 기관은 환자/소비자가 모든 직원으로부터 그들의 문화적 건강 신념과 관행에 부합하는 방식으로 선호하는 언어로 효과적이고 이해하기 쉬우며 존중하는 치료를 받을 수 있도록 해야 한다.

표준 2

의료 기관은 조직의 모든 수준에서 서비스 지역의 인구통계학적 특성을 대표하는 다양한 직원과 리더십을 채용, 유지, 승진시키기 위한 전략을 실행해야 한다.

표준 3

의료 기관은 모든 직급과 모든 분야의 직원이 CLAS 제공에 대한 지속적인 교육과 훈련을 받도록 해야 한다.

표준 4

의료 기관은 전반적인 부분에서 영어 능력이 부족한 환자/소비자에게 2개 국어 직원 및 통역 서비스를 포함한 언어 지원 서비스를 모든 운영 시간 동안 적시에 무료로 제공해야 한다.

표준 5

의료 기관은 환자/소비자에게 언어 지원 서비스를 받을 권리가 있음을 알리는 구두 안내와 서면 통지를 모두 해당 언어로 제공해야 한다.

표준 6

의료기관은 통역사 및 2개 국어를 구사하는 직원이 영어가 제한적인 환자/소비자에게 제공하는 언어 지원의 역량을 보장해야 한다. 통역 서비스를 제공하는 데 가족 및 친구를 사용해서는 안 된다(환자/소비자의 요청이 있는 경우 제외).

표준 7

의료기관은 환자 관련 자료를 쉽게 이해할 수 있도록 제공하고 서비스 구역에서 주로 접하는 집단 및 집단의 언어로 된 안내문을 게시해야 한다.

표준 8

의료 기관은 명확한 목표, 정책, 운영 계획, 관리 책임/감독 메커니즘을 설명하는 서면 전략 계획을 개발, 실행 및 홍보하여 CLAS를 제공해야 한다.

표준 9

의료 기관은 CLAS 관련 활동에 대한 초기 및 지속적인 조직 자체 평가를 실시해야 하며, 내부 감사, 성과 개선 프로그램, 환자 만족도 평가, 결과 기반 평가에 문화적 및 언어적 역량 관련 조치를 통합하도록 권장한다.

표준 10

의료 기관은 개별 환자/소비자의 인종, 민족, 구어 및 문어에 대한 데이터를 의료 기록에 수집하고, 조직의 관리 정보 시스템에 통합하며, 주기적으로 업데이트해야 한다.

표준 11

의료 기관은 지역사회의 인구통계, 문화, 역학 현황을 파악하고, 서비스 지역의 문화적, 언어적 특성에 맞는 서비스를 정확하게 계획하고 실행하기 위한 필요성 평가를 실시해야 한다.

표준 12

의료 기관은 지역사회와 참여적이고 협력적인 파트너십을 개발하고 다양한 공식 및 비공식 메커니즘을 활용하여 지역사회와 환자/소비자가 CLAS 관련 활동을 설계하고 실행하는 데 참여할 수 있도록 해야 한다.

표준 13

의료 기관은 갈등 및 고충 해결 프로세스가 문화적, 언어적으로 민감하고 환자/소비자의 문화 간 갈등이나 불만을 식별, 예방 및 해결할 수 있도록 해야 한다.

표준 14

의료 기관은 CLAS 표준 이행의 진행 상황과 성공적인 혁신에 대한 정보를 정기적으로 대중에게 공개하고 이 정보의 가용성에 대해 지역사회에 공지하는 것이 좋다.

는 것은 문화권에 대한 자신의 믿음을 개선하거나 수정하고 고정관념을 갖지 않도록 하는 방법이다. 정확한 의사소통을 위해서는 언어적 평가가 필요하다. 평가 과정에서는 특별히 의학적으로 훈련된 통역사를 사용하는 것이 중요하다. 의학적 교육을 받지 않은 통역사, 가족 구성원, 특히 자녀와 형제자매는 의료 지식이 부족하여 의사소통에 문제가 생길 수 있다.

문해력이 우수할 경우뿐만 아니라, 낮을 경우 또한 고려하여 서비스가 제공되어야 한다. 영어 능력이 부족한 사람들은 의료 서비스를 이용할 때 어려움을 경험하는 것으로 기록되어 있다.[37] 예약이 지연될 수 있으며 예약 시간, 장소, 날짜와 관련하여 오해가 발생할 가능성이 더 높다. 문해력이 낮은 사람은 의료 전문가 및 의료 기관의 직원과 의사소통하는 데 어려움을 겪을 수 있다. 이러한 문제는 적절한 때에 치료나 추적 관찰이 필요한 의학적 문제를 악화시킬 가능성이 높다.[37]

1999년에 미국 보건복지부(HHS)의 소수자 보건국은 이러한 영역에 대한 진료 표준을 개발했다. 이 표준은 2007년에 개정되었다(보기 3.2). 또한, 민권국 및 HHS는 HHS로부터 자금을 지원받는 의료 서비스 제공자의 차별을 금지하는 연방법을 시행하고 있다.

차별 금지법은 1973년 재활법 504조, 1964년 민권법 제6장, 1990년 미국 장애인법 제2장, 힐-버턴 법의 지역사회 서비스 보장 조항, 1975년 연령 차별 금지법에 의해 제정되었다.[38] 이 법률에 따르면 연방 정부 자금을 받는 의료 서비스 제공자는 "영어 능력이 제한된 개인이 의료 서비스에 의미 있게 접근하고 혜택을 받을 수 있도록 보장해야 한다"고 규정하고 있다.[39] 통역사를 사용하고 문해력이 부족한 사람들이 읽을 수 있는 언어와 수준으로 자료를 번역하는 것은 중요한 의무 사항이다.

문해력이 부족한 성인은 자신에게 제공되는 서면 및 구두 자료를 이해하는 데 많은 어려움을 겪는다. 어떤 사람들은 구두 및 서면 정보를 이해하는 데 있어 자신의 한계를 쉽게 인정하지만, 어떤 사람들은 부끄러움을 느끼고 자신의 한계를 숨기기 위한 전략을 사용할 수 있다는 점을 기억하는 것이 중요하다. 이러한 상황에서는 구두 설명과 시범을 사용하는 것이 적절하다. 그림, 사진, 시각적 단서도 정보를 강화하는 데 도움이 된다. 어떤 사람들은 교육 과정에서 중요한 역할을 할 수 있는 가족 구성원의 도움을 받기도 한다.

단서를 찾아보면 문해력이 낮은 사람을 식별할 수 있다. 예를 들어, 무언가를 읽을 수 없다는 핑계를 대거나 제공된 정보를 다시 읽을 수 없는 사람이 있다. 문해력이 낮은 사람들에게 정보를 제공하기 위한 다른 전략은 다음과 같다.[39]

- 비판적 태도 유지
- 환자/가족 참여
- 환자에게 간단한 질문하기
- 지침 간소화
- 정보 여러 번 반복하기
- 같은 메시지를 전달할 수 있는 다양한 방법 찾기
- 가장 중요한 정보가 먼저 제공되도록 정보 구성하기
- 시청각 정보 사용
- 학습 및 정보 강화에 가족 및 친구 참여시키기
- 환자에게 자신의 말로 메시지를 회상하거나 가르치고 있는 기술을 시연하도록 요청하기
- 개인과 가족에게 권한을 부여하고 프로그램에서 독립성 키우기

의료 전문가와 물리치료사는 환자, 가족, 의료진 간의 정보 공유와 협업을 장려해야 한다. 가족 자원 센터와 같은 장소를 제공하면 가족에게 자녀의 필요 사항에 대해 스스로 교육할 수 있는 기회를 제공할 수 있다. 또한 지역사회에서 가족을 지원하는 프로그램을 개발하는 것도 중요한 관련 활동이다.

일부 기관에서는 가족 교수진이나 대표를 임명하고 있다.[40] 이러한 가족들은 비슷한 상황에 처한 적이 있으며 부모와 부모 간의 지원을 장려하고 촉진하는 역할을 할 수 있다.

또한 가족을 위한 네트워크 및 서비스도 제공한다. 의료 서비스 제공자는 가족의 간병과 의사 결정을 지원하고 자신의 선호와 일치하지 않더라도 가족이 그렇게 할 수 있는 방법을 제공하는 것이 중요하다. 의료기관은 의료 서비스의 계획, 제공, 평가에 환자와 가족을 참여시켜야 한다. 가족으로부터 피드백을 받아 이를 프로그램 계획에 반영해야 한다. 또한 아동의 필요뿐만 아니라 가족의 필요도 고려해야 한다. 요약하면, 적절한 질문을 통해 문화적으로 유능한 중재를 제공하는 것이다.[21]

가족 중심 돌봄 제공의 장점

가족 중심 돌봄을 실시하는 의료진은 가족 중심 돌봄이

부모의 역할에 대한 자신감을 높이고, 시간이 지남에 따라 특히 성인으로의 전환을 앞둔 아동과 청소년이 스스로 건강관리를 책임질 수 있는 역량을 높일 수 있다.[41] 가족 중심 돌봄은 환자와 가족의 결과를 개선하고, 환자와 가족의 만족도를 높이고, 아동과 가족의 강점을 기반으로 하며, 전문가 만족도를 높이고, 의료 비용을 줄이고, 의료 자원을 보다 효과적으로 사용할 수 있다[42,43]:

- 의료 시술 중 가족이 함께 있으면 아동과 부모의 불안감이 줄어든다. 연구에 따르면 부모가 준비되어 있으면 시술이 길어지거나 의료진이 더 불안해하지 않는다고 한다.
- 편도절제술 후 어머니가 돌봄에 참여한 아이들은 어머니가 돌봄에 참여하지 않은 아이들보다 더 빨리 회복하고 더 일찍 퇴원했다.
- 일련의 질 개선 연구에 따르면 수술을 받은 어린이는 부모가 함께 통증 평가 및 관리를 도와줄 때 덜 울고, 덜 쉬고, 약물을 덜 필요로 하는 것으로 나타났다.
- 아동 생활 전문의의 치료를 받은 아동과 부모는 정서적 고통, 수술 중 대처, 입원 기간, 퇴원 후 적응, 수술 후 회복 등 모든 면에서 대조군 아동과 부모보다 훨씬 더 나은 결과를 보였다.
- 부모 대 부모 지원의 효과에 대한 다중 사이트 평가에 따르면 일대일 지원이 부모의 자신감과 문제 해결 능력을 향상시키는 것으로 나타났다.
- 가족 간 지원은 만성 질환을 앓고 있는 자녀를 둔 어머니의 정신 건강 상태에 유익한 영향을 미칠 수 있다.
- 가족 중심 돌봄은 전국의 어린이 병원에서 전략적 우선순위로 삼고 있다. 가족들은 새로운 병원의 설계 계획에 참여했으며, 프로그램 계획, 직원 교육, 기타 주요 병원 위원회 및 대책위원회에도 참여하였다.
- 가족 중심 돌봄 계획을 통해 직원 만족도도 향상된다. 다음 사항이 발견되었다[44]:
- 직원들은 소중한 학습 경험을 보고한다.
- 버몬트의 한 프로그램에 따르면 가정 방문과 결합된 가족 교수 프로그램이 인지장애가 있는 아동과 청소년에 대한 의대생들의 인식에 긍정적인 변화를 가져오는 것으로 나타났다.
- 가족 중심 돌봄이 소아 응급실 문화의 기초가 된 경우, 직원들은 가족 중심 돌봄을 강조하지 않는 응급실의 직원들보다 자신의 업무에 대해 더 긍정적인 느낌을 가진다.
- 위스콘신의 한 의료 센터에서 출산 결과가 좋지 않을 위험이 있는 임산부를 위해 가족 중심 원칙에 따라 산전 관리를 조정한 결과 산전 방문 횟수 증가, 임신 중 담배 및 알코올 사용률 감소, 영아 출생률 및 재태 연령 증가, 신생아 중환자실 입원 일수 감소의 결과를 얻었다. 이러한 모든 요인은 의료 비용과 추가 서비스의 필요성을 감소시킨다.
- 오하이오의 한 어린이 병원은 가족을 지원하는 방식으로 전환기 치료 센터를 재설계하고, 가족을 위한 24시간 개방형 면회실을 만들고, 정보 공유를 위해 노력한 결과 영아의 입원 기간이 30-50% 감소했다.
- 코네티컷의 한 HIV 감염 아동을 위한 가족 지원 서비스에서는 프로그램 대상 가족과 비슷한 배경과 삶의 경험을 가진 가족 지원 직원을 고용했다. 이러한 접근 방식을 통해 HIV 관련 병원 입원, 진료 예약 누락, 위탁 가정 배치가 감소했다.
- 워싱턴주 킹 카운티에는 가족 참여 서비스 모델을 기반으로 하는 아동 관리 치료 프로그램이 있다. 가족이 만든 협력 팀에서 서비스를 개발하는 한, 특별한 정신 건강이 필요한 자녀를 위해 지출되는 비용을 가족이 스스로 결정한다. 프로그램 시작 이후 5년 동안 시설 대신 지역사회 가정에서 생활하는 아동의 비율이 24%에서 91%로 증가했다. 지역사회 학교에 다니는 아동의 수는 48%에서 95%로 증가했으며, 아동 또는 가족당 월 평균 돌봄 비용은 약 6,000달러에서 4,100달러로 감소했다.

의료 전문가가 얻는 이점은 다음과 같다[45]:

- 각 아동의 건강과 발달을 촉진하는 데 있어 가족과의 협력 강화
- 더 나은 정보 및 협업 프로세스를 기반으로 임상 의사결정 개선
- 협업 프로세스를 통해 치료 계획을 수립할 때 후속 조치 개선
- 가족의 강점과 돌봄 역량에 대한 이해도 향상
- 전문 시간 및 의료 자원을 보다 효율적이고 효과적으로 사용
- 의료진 간의 의사소통 개선

- 의료 시장에서의 경쟁력 강화
- 미래의 소아과 의사 및 기타 교육 전문가를 위한 향상된 학습 환경
- 전문가 만족도를 높이는 진료 환경
- 자녀와 가족의 건강 관리에 대한 만족도 향상
- 의료 기관의 변화 노력에 환자와 가족을 참여시키면 치료 과정의 개선, 건강 이해력 향상, 보다 효과적인 우선순위 설정은 물론 비용 효율적인 의료 서비스 이용과 더 나은 결과를 얻을 수 있다.[43,44]

가족 중심 돌봄 제공의 단점

가족과 의료 전문가 간의 역할 갈등은 가족 중심 돌봄의 실행을 방해할 수 있다. 이는 급성 치료 환경에서 매우 분명하게 드러나는 경우가 많다. 과거에는 부모가 자녀의 돌봄을 전문가에게 넘기고 아이와 떨어져 있어야 했다. 오늘날 부모는 자녀와 함께 머물면서 자녀의 돌봄에 참여해야 한다. 이러한 예는 부모가 과거에 이용할 수 있었던 임시 돌봄을 제공받지 못하는 가정 돌봄 환경에서도 볼 수 있다.

역할 갈등은 역할 스트레스의 원인이 된다. 역할 스트레스는 "역할의 명확성 부족, 역할 과부하, 역할 갈등 또는 일시적인 역할 압박과 관련된 주관적인 경험"으로 정의된다.[15] 이러한 스트레스는 의료진과 부모 중 한 쪽 또는 다른 쪽이 근본적인 문제가 아닌 스트레스의 원인에 집중하게 함으로써 의료진과 부모 간의 의사소통 과정에 영향을 미칠 수 있다. 부모는 자녀의 질병으로 인해 역할 스트레스를 받을 수 있으며, 이러한 스트레스는 자녀의 입원으로 인해 악화될 수 있다(보기 3.3).[15]

보기 3.3	스트레스 제한 전략

Newton은 의료 서비스 제공자가 가족의 스트레스를 줄이기 위해 사용할 수 있는 전략을 LEARN[15] 이라는 약어를 사용하여 정의한다:

Listen – 상황에 대한 가족의 인식을 공감하고 이해하며 경청한다.
Explain – 상황에 대한 인식을 설명한다.
Acknowledge – 두 인식의 유사점과 차이점을 토론하고 인정한다.
Recommend – 중재를 권장한다.
Negotiate – 중재에 대한 합의를 도출한다.

자녀의 입원은 아무리 잘 구성된 가족이라도 극심한 스트레스를 받을 수 있다. 많은 연구에 따르면 전문가는 부모가 질병에 대한 이해를 돕고, 병원 환경에 친숙함과 편안함을 제공하며, 의료 전문가와 자녀의 치료를 협상하도록 장려함으로써 이러한 스트레스를 완화할 수 있다고 한다.[15] 가족과의 관계를 구축하고 개별 학습 스타일, 정서적 스트레스 및 문화에 맞게 스타일을 조정하면 보다 효과적인 중재로 이어질 수 있다.[6] 이는 또한 신생아 중환자실에 있는 미숙아의 발달 결과를 개선하고 인지 및 사회경제적 발달을 향상시키는 것으로 보고되었다.[6,46]

요약

가족 중심의 문화적으로 유능한 돌봄을 제공하기 위해 의료 서비스 제공자가 자신의 신념 체계를 검토하는 것이 중요하다.

첫째, 가족 구성원의 건강과 안녕을 보장하는 데 있어 가족의 중요한 역할을 인식하는 것이 필요하다. 가족 구성원은 팀의 동등한 구성원이라는 것이다. 둘째, 정서적, 사회적, 발달적 지원이 건강 관리의 필수 요소임을 인정할 필요가 있다. 셋째, 환자와 가족의 선택과 가치관, 신념, 문화적 배경을 재조명할 필요가 있다. 이는 질문을 통해 달성할 수 있다. 마지막으로, 어려운 환경에 처한 가족이라도 의료 서비스 경험에 중요하고 독특한 강점을 가지고 있다는 점을 인정할 필요가 있다. "가족 중심 돌봄은 가족이 파악한 필요성과 일치하는 서비스 제공 방식을 포함하는 서비스 제공 모델이다."[8] 많은 사람들이 가족 중심 돌봄을 실천하고 있지만 널리 퍼져 있지는 않다. 의료 전문가는 새로운 관행과 정책을 채택해야 하며, 가족과 환자는 새로운 기술을 배워야 한다.

오늘날 가족 중심의 돌봄을 중심으로 여러 정부 기관이 설립되었다. 미국 보건의료품질연구소(AHRQ)(www.hhs.gov)와 환자 및 가족 중심 돌봄 연구소(www.ipfcc.org)가 그 예이다. 이러한 기관은 가족 중심 돌봄을 촉진하는 데 있어 전문가들의 역할에 대해 사전 및 사후 전문가를 교육하는 교육 프로그램에 대한 권장 사항을 제공한다. 역사적으로 이러한 기관은 가족 중심 돌봄의 원칙에 대해 전문가를 교육하려는 시도에서 시작되었다. 1998년 당시 앨 고어 부통령은 내

슈빌에서 가족과 건강에 관한 회의를 개최했다. 이 회의는 전국적으로 건강 시스템에서 가족 중심의 돌봄이 가치 있음을 인식하도록 마련했다. 가족 권리 선언서는 원래 클린턴 대통령에 의해 개발되었다. 이 권리 선언서는 의료기관 내 공공장소에 여러 언어로 게시되어 있으며, 필요에 따라 가족들에게 제공된다.[17] 가족 상봉 회의에서 고어 부통령은 가족의 힘을 의료 시스템에 도입하기 위한 5단계 실행 계획도 설명했다. 이 행동 계획은 이 장의 요약본으로 사용할 수 있다. 이 계획은 SMART라고 한다. 그 원칙은 다음과 같다[17]:

Support 정보, 교육, 이해, 리소스를 통해 가족을 지원한다. 가족 자원 센터, 가족 지지 그룹, 가족 교수진 등이 그 예이다.

Measure 프로그램의 효과를 측정한다. 이는 질적 및 양적 결과 측정으로 수행할 수 있다.

Ask 올바른 질문을 한다. 환자와 가족의 개별적인 필요를 파악한다. 이렇게 하면 문화에 따라 일반화하는 경향이 줄어든다.

Respect 개인차가 존재하며 전문가와 다를 수 있다는 점을 존중한다.

Train 의료계 종사 초기에 교육을 받는다. 교육은 평생 지속된다는 점을 인식한다.

가족 중심 돌봄을 촉진하는 데 있어 의료 종사자의 역할에 대해 사전 및 사후에 전문적으로 교육하는 교육 프로그램이 마련되어야 한다. 다문화 진료에 대한 사전 교육이 시급히 필요하다.[17] 특수 교육자 및 의료 전문가를 위한 교육 과정은 전문의 전 교육과정의 일부가 되어야 한다. 특정 문화권에 대한 연구는 많이 발표되었다. 이러한 유형의 접근 방식은 특정 집단과 함께 일하도록 훈련받는 전문가에게 유용하다. 그러나 이러한 교육 방법에는 위험성이 있다. 사실이 아닌 고정관념과 가정을 발전시킬 위험이 있다. 개별 교육 프로그램으로는 그룹 내에서 발생할 수 있는 모든 차이를 해결할 수 없다. 보다 효과적인 문화적 효과 교육 방법에는 훨씬 더 광범위한 개념적 접근을 위한 프로세스가 포함된다. 많은 프로그램에서 자체적인 방법을 개발했다. 모두 자기 평가, 문화적으로 효과적인 언어 지식, 대인 관계 및 시스템 수준에서 지식을 적용할 수 있는 능력이라는 공통된 주제를 가지고 있다. Harry는 문화적으로 구체적인 정보가 많지 않아도 효과적인 부모-전문가 협업으로 이어질 수 있는 성찰적 연습 습관인 접근 방식을 권장한다.[11] 이 접근 방식에는 개방형 질문을 포함하여 문화적으로 적절한 관찰 및 상호 관찰 기술을 개발하는 것이 포함된다. 연방 정부는 계속해서 프로그램에 대한 자금 지원 시스템을 검토하고 원칙이 준수될 수 있도록 법안을 제정할 것이다. 이러한 원칙이 물리치료 검사, 평가, 중재 제공에 적용되면 환자 경험의 모든 측면을 개선하는 데 도움이 될 것이다.[45]

사례 연구

ROSELYN

Roselyn은 뇌성마비를 앓고 있는 8세 여자아이이다. 그녀는 어머니, 아버지, 두 명의 형제, 한 명의 자매, 할머니, 이모, 네 명의 사촌과 함께 도시에 있는 작은 집에서 살고 있다. Roselyn의 부모님은 십대 때 미국으로 이주했다. 영어를 배웠지만 집에서 주로 사용하는 언어는 아니다. Roselyn은 걷지 못하고 학교에 다니지 않는다. 가족들이 Roselyn의 모든 필요를 채워주고 있었다. 그녀는 교회에 갈 때를 제외하고는 거의 집 밖을 나가지 않으며, 또래 친구도 많지 않다. 그녀는 친밀한 가족이 있고 친구와 이웃의 방문을 매우 좋아한다. 그녀의 가족은 그녀의 모든 치료를 위해 정기적으로 의료 센터에 그녀를 데려 간다.

전문가들은 Roselyn에게 모든 교육적 요구와 치료를 받을 수 있는 특수 교육 환경을 추천했다. 가족은 그러한 추천을 거부하고 홈스쿨링을 선호한다. 현재 Roselyn은 어떤 치료도 받지 않고 있다.

Roselyn을 진료한 많은 전문가들이 가족에게 외부의 도움을 받는 데 동의하도록 설득했다. 그들은 Roselyn에게 독립적으로 활동하는 법을 가르치는 것이 중요하다고 강조했다. 가족들은 자신들이 Roselyn을 돌봐줄 테니 아무것도 할 필요가 없다고 주장한다. 그들은 그녀를 돌보는 데 도움이 될 특별한 장비도 원하지 않는다. Roselyn은 심각한 의학적 문제가 없었지만, 팀은 Roselyn이 독립적으로 더 많은 활동을 할 수 있다고 생각한다.

Roselyn의 가족이 수년간 팀의 권고를 따르지 않자, 새로운 물리치료사가 상황을 평가하기 위해 Roselyn의 집을 방문하겠다고 제안했다. 그녀가 도착했을 때, 그녀는 매우 작은 집에서 매우 혼잡한 생활환경을 발견했다. 그녀는 '방문'을 위해 머무르면서 Roselyn의 일상적인 하루를 관찰했다. 그녀는 온 가족이 함께 생활하는 모습을 보고 놀랐다. 한 가족 구성원은 Roselyn을 목욕시키고 옷을 입혔다. 다른 가족 구성원은 다른 가족들과 함께 Roselyn에게 밥을 먹였다. 다른 아이들이 학교에 가면 Roselyn의 어머니는 몇 시간 동안 수학과 독서를 가르치고 Roselyn을 튼튼하게 만들기 위한 '운동'을 했다. 점심 식사 후에는 Roselyn을 밖으로 데리고 나가 동네를 산책하고 아버지와 함께 직접 만든 웨건을 타고 식료품을 사러 가게에 갔다. 아이들이 학교에서 돌아온 후 Roselyn은 베란다에 앉아 아이들이 노는 모습을 지켜보았다. 그녀와 아이들은 모두 놀이에 함께 했다.

물리치료사는 Roselyn의 가족과 이웃이 한 팀으로 Roselyn의 치료를 받아들였다는 사실을 깨달았다. 그들은 Roselyn을 돌보기 위한 전략을 개발했고 Roselyn을 가족의 활동에 포함시켰다. Roselyn의 어머니와 이야기를 나눌 때, 그녀는 Roselyn의 장애에 대해 "부모가 지은 죄에 대한 벌"이라고까지 언급하며 엄청난 책임감을 가지고 있음을 보였다. Roselyn의 가족은 Roselyn을 돌보는 데 큰 자부심을 가지고 있는 것이 분명했다.

물리치료사는 방문을 마치고 돌아와서 팀원들과 자신이 얻은 정보를 공유했다.

그녀는 가족이 사용하는 집과 장비의 사진과 비디오를 촬영했다. 모두들 Roselyn이 돌봄을 받고 있지만 잘못된 방식으로 그녀를 돕고 있는 것 같다는 데 동의했다. 그들은 Roselyn과 같은 인종인 사회복지사에게 도움을 받기로 결정했다.

그룹을 구성하여 장애에 대한 이해를 바꾸기 위해 가족과 함께 노력했다. 팀은 가족이 하는 일을 바꾸는 데 초점을 맞추는 대신 가족이 하는 일을 지원하기 위해 노력했다. 얼마 지나지 않아 가족은 팀의 도움을 받아들였다. 팀은 가족 구성원들이 Roselyn을 더 쉽게 돌볼 수 있는 방법과 Roselyn이 가족과 지역사회에서 더 적극적인 역할을 할 수 있는 방법을 제안할 수 있었다.

팀이 가족에게 추천하는 새로운 접근 방식을 취하면서 기관 방문을 더 이상 거부하지 않게 되었다.

토론 포인트

처음 Roselyn과 그녀의 가족들과 함께 일할 때 팀이 가족 중심적이었는가?

치료사의 방문으로 팀에 대한 인식이 어떻게 바뀌었는가?

가족들이 팀으로 만든 권고에 왜 그렇게 저항했는가?

Roselyn이 나이가 들어감에 따라 팀은 어떻게 권고를 진행해야 하는가?

1. DANIEL

Daniel은 "기침이 심해서" 병원에 입원한 4살짜리 남자아이다. 그의 부모님은 이 나라에서 태어나지 않았고 영어를 거의 할 줄 몰랐다. Daniel과 함께 있는 가족 중 영어를 할 줄 아는 사람이 없었기 때문에 간호사와 의사는 몸짓, 그림, 간단한 영어를 사용하여 진단을 완료하기 위한 정보를 얻어야 했다. 검진 결과 Daniel은 오랫동안 치료를 받지 못한 채 아팠던 것으로 나타났다. 영양실조 상태였고 피가 섞인 가래를 동반한 심한 기침을 하고 있었다. 또한 가슴에는 작은 물체가 문질러서 생긴 것으로 보이는 자국이 있었다. Daniel을 진찰한 전문가들은 신고의무자이기 때문에 방치의 가능성이 있다고 판단하고 적절한 조치에 대해 논의했다. 주치의는 Daniel을 병원에 입원시켜 정밀 검사를 진행하기로 결정했다. 주치의는 가족에 대한 우려로 사회복지국에 전화를 걸어 보호자가 Daniel의 병실까지 동행하는 것을 거부했다. Daniel이 휠체어에 실려 가는 동안 가족은 응급실에 남겨졌고, 사회복지사가 도착할 때까지 보안 요원을 불러 가족을 제지했다.

사회복지사가 현장에 도착한 후 먼저 의사와 이야기를 나누었다. 의사는 부모가 Daniel에 대한 책임을 소홀히 했다고 느꼈고 Daniel의 복지에 대해 매우 걱정하고 있다고 말했다. 그는 Daniel의 가슴에 학대 흔적이 있고 영양실조 상태라고 덧붙였다. 아동 보호 서비스에 전화하는 것이 그의 의무였다. 그 동안 Daniel은 무엇이 문제인지 확인하기 위해 검사를 받고 있었다. 의사는 Daniel을 돌보기 위해 자리를 떠났고, 사회복지사는 응급실로 돌아와 부모와 이야기를 나누었다.

사회복지사는 부모를 만나 다양한 언어가 적힌 카드를 통해 부모가 어떤 언어를 사용하는지 알아냈다. 그런 다음 언어 서비스를 통해 통역사를 구할 수 있었다. 그녀는 소년과 현재 의료 상황에 대한 기본적인 정보를 수집했다. 또한 2개국어를 구사하는 가족 중 한 이웃의 전화번호도 얻을 수 있었다. 그녀는 부모에게 아들이 왜 아픈지, 어떻게 하면 아들을 낫게 할 수 있는지 알아보기 위해 몇 가지 의료 검사를 받을 예정이라는 사실을 전달할 수 있었다.

가족의 이웃이 병원에 와서 가족과의 소통을 도울 수 있었다. 소년은 몇 주 동안 아팠고 가족들은 아들을 돌보기 위해 민간요법을 사용하고 있었다는 것이 밝혀졌다. 어머니는 "기침을 몰아내기 위해" 아픈 신체 부위에 동전을 문지르는 "코이닝"을 실시했다. 또한 가족은 허브와 천연 식품으로 구성된 특별한 식단이 아들의 몸을 깨끗하게 하고 건강을 되찾게 해줄 것이라고 믿었다. 사회복지사에게는 그들이 아들을 매우 사랑하고 아들을 건강하게 만들기 위해 모든 수단을 다하고 있다는 것이 매우 분명했다.

사회복지사는 이 가족이 서양의학과 미국의 의료 시스템에 대한 중요성을 이해하지 못하고 있다고 판단했다. 그녀는 의사와 이야기를 나누고 가족 통역사를 통해 소년에게 약물 치료를 통한 특별한 치료가 필요하다는 사실을 전달했다. 가족은 의료 시스템을 신뢰하지 않았기 때문에 두려움을 느꼈다. 간호사는 통역사의 도움을 받아 가족에게 그림을 이용해 몇 가지 기술을 가르치는 데 시간을 보냈다. 부모는 아들과 함께 있을 수 있었다. 간호사들은 가족들이 '영적 치유'가 일어날 수 있도록 아이의 방을 마련할 수 있도록 허용했다. 또한 간호사는 시간을 내어 가족에게 자신이 하고 있는 모든 일을 설명했다.

가족의 종교 신자가 소년을 방문해서 간호사와 의사와 함께 가족의 전통에 대해 이야기했고, 그들은 모두 병실에서 가족이 수행할 수 있는 몇 가지 방법을 수정하기로 결정했다. 예를 들어, 간호사는 양초를 사용한 기도 대신 전구로 불을 밝히는 배터리로 작동하는 양초를 구했다. 또한 Daniel의 기침을 돕기 위해 동전으로 기도를 확보하는 대신 수동 기도 확보 기술을 가족에게 보여주었다.

의료팀은 Daniel이 입원하는 동안 의료 통역사를 통해 Daniel의 가족과 수시로 회의를 가졌다. 팀과 가족 사이에 상호 신뢰가 형성되었다. Daniel은 건강을 회복하기 시작했고 가족과 함께 집으로 퇴원했다. 이후 외래 환자로 계속 추적 관찰을 받으며 건강하고 행복한 삶을 누리고 있다.

토론 포인트

응급실 상황을 어떻게 다르게 처리할 수 있었을까?

사회복지사의 행동이 상황을 어떻게 변화시켰는가?

Daniel의 가족이 부주의했다고 생각하는가? 왜 그렇게 생각하는가? 의사가 가족 중심의 돌봄을 제공했는가? 왜 그렇게 생각하는가?

만약 당신에게 이 아이를 돌보는 책임이 있다면 어떻게 하겠는가?

참고문헌

1. McGrath JM. Family: essential partner in care. In: Kenner C, Lott JW, eds. Comprehensive Neonatal Care: An Interdisciplinary Approach. 4th ed. Saunders Elsevier; 2007:491-509.
2. Census 2010 Profile. U.S. Department of Commerce, Economics, and Statistics Administration, U.S. Census Bureau; 2012.
3. Vespa J, Medina L, Armstrong D. Demographic turning points for the United States: population projections for 2020 to 2060. Current Population Reports, P25-1144, U.S. Census Bureau, Washington, DC, 2020.
4. Reynolds D. Improving care and interactions with racially and eth- nically diverse populations in healthcare organizations. J Healthc Manag. 2004;49(4):237-249.
5. U.S. Department of Health and Human Services. Health Communica- tion in Healthy People 2010: Understanding and Improving Health. 2nd ed. U.S. Government Printing Office; 2010. Accessed September 1, 2020. https://www.cdc.gov/nchs/data/hpdata2010/hp2010_final_ review.pdf
6. Sweeny J, Heriza CB, Blanchard Y, et al. Neonatal physical therapy. Part II: practice frameworks and evidence-based practice guidelines. Pediatr Phys Ther. 2010;22(1):2-16.
7. Iverson M, Shimmel J, Ciacera S, et al. Creating a family-centered approach in early intervention services—perceptions of parents and professionals. Pediatr Phys Ther. 2003;15:23-31.
8. O'Neil ME, Palisano R. Attitudes toward family centered care and clinical decision making in early intervention among physical thera- pists. Pediatr Phys Ther. 2000;12:173-182.
9. Kau DZ, Houtrow AJ, Arango P, et al. Family centered care: current applications and future directions in pediatric health care. Maternal Child Health. 2012;16:297-305.
10. ED.gov. U.S Department of Education. Accessed September 1, 2020. www.idea.ed.gov
11. Harry B. Trends and issues in serving culturally diverse families of children with disabilities. J Special Educ. 2002;36:131-138. Accessed January 26, 2021. https://clintonwhitehouse4.archives.gov/textonly/ WH/New/html/19980622-11246.html.
12. The Joint Commission on the Accreditation of Healthcare Organizations. Comprehensive Accreditation Manual for Hospitals. Joint Commission Resources, Inc; 2006.
13. Wilson-Stronks A, Lee KK, Cordero CL, et al. One Size Does Not Fit All: Meeting the Health Care Needs of Diverse Populations. The Joint Commission; 2008. http://www.ipfcc.org/about/index.htm
14. The Joint Commission on the Accreditation of Healthcare Orga- nization. Facts about advancing effective communication, cultural competence, and patient and family-centered care. 2010. Accessed September 2, 2020. https://www.jointcommission.org/-/media/ tjc/documents/resources/patient-safety-topics/health-equity/ aroadmapforhospitalsfinalversion727pdf.pdf ?db=web&hash=AC3 AC4BED1D973713C2CA6B2E5ACD01B.
15. Newton M. Family-centered care: current realities in parent partici- pation. Pediatr Nurs. 2000;26:164-169.
16. Mitchell MJ, Lemanmek K, Palermo TM, et al. Parent perspectives on pain management, coping and family functioning in pediatric sickle cell disease. Clin Pediatr (Phila). 2007;46(4):311-319.
17. Harvey J. Proceedings from the Family Re-Union 7 Confer-

ence. Vander- bilt University; 1998. Accessed October 10, 2020. https://govinfo.library.unt.edu/npr/library/speeches/062498.html.

18. The Institute for Family Centered Care. Patient and family-centered care. Accessed September 1, 2020. https://www.ipfcc.org/.
19. Clay A, Parsh B. Patient and family-centered care: it's not just for pediatrics anymore. AMA J Ethics. 2016;18(1):40-44.
20. McMillan A. Relevance of culture on pediatric physical therapy: a Saudi Arabian experience. Pediatr Phys Ther. 1995;7(3): 138-139.
21. Camphina-Bacote J. Many faces: addressing diversity in health care. Online J Issues Nurs. 2003;8(1):3.
22. Anderson PP, Fenichel ES. Serving Culturally Diverse Families of In- fants and Toddlers with Disabilities. National Center for Clinical Infant Programs; 1989.
23. Guerrero AD, Chen J, Inkelas M, et al. Racial and ethnic dispari- ties in pediatric experiences of family-centered care. Med Care. 2012;48(4):388-393.
24. Ferguson P. A place in the family: an historical interpretation of re- search on parental reactions to having a child with a disability. J Spe- cial Educ. 2002;36:124-130.
25. Suris JC, Michaud PA, Viner R. The adolescent with a chronic condition. Part I: developmental issues. Arch Dis Child. 2004;89: 938-942.
26. Blum R. A consensus statement on health care transitions for young adults with special health care needs. Pediatrics. 2002;110: 1304-1307.
27. Americans with Disabilities Act of 1990, Pub L 101-336.
28. Groce E, Irving Z. Multiculturalism, chronic illness and disability. Pediatrics. 1993;91(5):1048-1055.
29. Kleinman A. Patients and Healers in the Context of Culture: An Explora- tion of the Borderline Between Anthropology, Medicine, and Psychiatry. University of California Press; 1980.
30. Parry K. Patient-therapist relations: culture and personal meanings. Phys Ther. 1994;2(10):88-345.
31. Pachtner LM. Culture and clinical care: folk illness beliefs and their implications for health care delivery. JAMA. 1994;271:690-694.
32. Munet-Vilaro F, Vessey JA. Children's explanation of leukemia: a Hispanic perspective. Adv Nurs Sci. 1990;15(2):76-79.
33. Spearing E, Devine J. A qualitative analysis of attitudes towards dis- ability between Hispanic and Anglo-American families of children with chronic disabilities. Pediatr Phys Ther. 2004;16(1):65.
34. Graham RJ, Robinson WM. Integrating palliative care into chronic care for children with severe neurodevelopmental disabilities. J Dev Behav Pediatr. 2005;26(5):361-365.
35. Lawson LV. Culturally sensitive support for grieving parents. MCN Am J Matern Child Nurs. 1990;15(2):76-79.
36. Gartner A, Lipisky D, Turnball A. Supporting Families with a Child with a Disability. Paul H. Brooks Publishing Co; 1991.
37. Camphina-Bacote J. A model and instrument for addressing cultural competence in health care. J Nurs Educ. 1999;38:203-207.
38. Byrd W, Clayton LA. An American Health Dilemma: A Medical History of African Americans and the Problem of Race. Routledge; 2000.
39. National Standards for Culturally Linguistically Appropriate Services in Health Care. U.S. Department of Health and Human Services; 2007.
40. The Office of Minority Health. U.S. Department of Health and Human Services. National Standards on culturally and linguistically appropriate services (CLAS). Accessed October 20, 2020. https:// minorityhealth.hhs.gov/omh/browse.aspx?lvl=2&lvlid=53.
41. McDowell BC, Duffy C, Parkes J. Service use and family centered care in young people with severe cerebral palsy: a population based, cross sectional clinical survey. Disabil Rehabil. 2015; 37(25):2324-2349.
42. Best A, Greenhalgh T, Lewis S, et al. Large-system transformation in health care: a realistic review. Milibank Q. 2012;90(3):421-456.
43. Everhart J, Haskell H, Khan A. Patient and family centered care: le- veraging best practices to improve the care of hospitalized children. Pediatr Clin N Am. 2019;66:775-789.
44. Matthew WR, Theodore CS. Pediatric hospital medicine: where we are, where we are headed: state of specialty, looking forward. Pediatr Clin North Am. 2019;66(4):891-895.
45. Frank LS, O'Brien K. The evolution of family centered care: from supporting parent-delivered interventions to a model of family inte- grated care. Birth Defects Res. 2019;111(15):1044-1059.
46. Klawetter NM, Klawetter S, Greenfield JC, et al. Mothers' experi- ences in the NICU before family-centered care and in NICUS: where it is the standard of care. Adv Neonatal Care. 2020;20(1):68-79.

PART

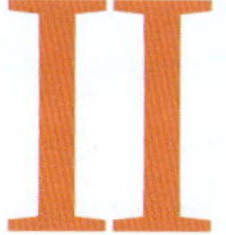

소아과 진료 연속체에 따른 검사 및 중재

CHAPTER 4

신생아 집중치료실의 물리치료

Diane Versaw-Barnes and Audrey Wood

챕터 개요

소개
신생아 집중치료의 수준과 물리치료사의 역할
신생아 집중치료실에서 치료사의 역할과 역량
치료를 안내하는 이론적 프레임워크
- 동적 시스템 이론
- 신경 집단선택 이론
- 국제기능, 장애 및 건강 분류
- 동기화 이론
- 발달 치료
- 외상정보 기반치료
- 가족중심 치료

치료를 안내하는 발달 기초
- 배아 발생 및 신생아 발달
- 긴장도, 반사 및 근골격의 발달의 진화
- 감각 반응의 진전
- 상태 분화의 진화

치료를 안내하는 의학적 기초
- 신생아 집중치료실 용어
- 미숙아의 의학적 문제
- 기관지 폐 이형성증
- 외과적 중재 영아기
- 신경학적 문제가 있는 아기
- 후기 조산아의 의료 문제
- 유아의 의학적 문제

물리치료 검사 및 중재
- 차트 검토
- 간호 인터뷰
- 임상 결정
- 관찰 평가
- 신경 운동 평가
- 뇌성마비의 조기 발견
- 물리치료 중재
- 환경 및 간병 권장 사항
- 캥거루 케어

집으로의 퇴원
신생아 추적관찰 서비스
요약
사례 연구

소개

오늘날 신생아 집중치료실은 조산아 및 생명을 위협하는 질병을 앓고 있는 신생아를 위한 미국 내 표준 치료이다. 영아 사망률이 모니터링조차 되지 않았던 20세기 초에는 그렇지 않았다.[1] 20세기 영유아 건강 관리의 변화는 아기와 어린이에 대한 문화적 태도의 변화, 신생아의 이해에 대한 과학적 발전, 적절한 중재를 제공할 수 있는 기술혁신 등의 상호 발생하는 현상의 결과였다.[2] 신생아 의사와 간호사는 전문지식과 기술이 성공에 필수적이라는 점을 인식함으로써 이 직무[3]를 개척하고 개선해 왔다.

1970년 미국 소아과학회(AAP)는 신생아학을 공인 자격을 갖춘 의학 하위 전문 분야로 추가했으며, 1975년 주산기 건강 위원회는 지역 주산기 센터를 위한 최초의 가이드라인을 발표했다.[4] 미국 물리치료 레지던트 및 펠로우십 교육 위원회(ABPTRFE)는 연약한 신생아 치료에 대한 상위 훈련과 교육을 인정하기 위해 현재까지 미국에서 3개의 신생아 물리치료 펠로우십을 인증했다. 신생아학의 여정이 순탄하지만은 않았다. 처음에는 신생아에게 유익하거나 최소한 양성이라고 여겨졌던 많은 검증되지 않은 실무가 좋지 않은 결과를 초래하기도 했다.[2] 이로 인해 현재 신생아학 진료의 최전선에서 증거 기반 진료에 대한 확고한 노력이 이어졌다. 신생아과 의사들은 아이들의 치료를 개선하고 완벽한 치료를 위해 끊임없이 노력하고 있다. 최근의 계획에는 신생아 검진 확대[5]와 신생아 치료 실무에 대한 다양한 임상시험이 포함된다. 현재 신생아를 대상으로 하는 임상시험을 검색하면 ClinicalTrials.gov 웹 사이트에서 1,589개 이상의 연구가 검색된다.[6]

오늘날 전국의 신생아 집중치료실(NICU)에서 고도로 전문화되고 기술적인 치료를 받은 덕분에 더 많은 신생아가 생존하고 있지만, 뇌성마비, 감각 장애, 지적, 학습, 사회/정서적 문제와 같은 동반 질환이 없는 것은 아니다.[7] 신생아 집중치료는 생명을 구하는 일임에도 불구하고 아이들에게 위험한 독성 스트레스의 원인이 될 수 있고, 이는 의도치 않게 장기적인 신경 발달 문제를 일으킬 수도 있다.[8] 가족 중심의 신경 보호 발달 치료는 아픈 아기를 돌보는 새로운 개념이다. 외상정보 기반치료, 가족중심 치료, 발달 치료의 이론을 통합한 것이다. 외상정보 기반치료는 부모와의 이별, 고통스러운 시술, 수면 장애, 밝은 조명, 시끄러운 소음, 갑작스러운 접촉과 같은 적대적인 환경의 스트레스 등 충격적인 사건이 장기적으로 신체적, 심리적 영향을 미칠 수 있음을 인식한다.[9] 외상정보 기반치료는 가족중심의 치료를 수용한다. 두 접근 방식 모두 가족이 양육 역할을 맡고 영아와 부모 간의 유대감을 형성하도록 지원하고자 한다. 신생아 집중치료는 지속적인 연구 노력과 여러 현장에서 관리되고 수집된 정보로 인해 계속 발전하고 있다.[10]

신생아 전문의, 신생아 전문 간호사 및 가족들과 협력하여 이러한 취약한 신생아에게 최상의 치료를 제공하고, 발달 잠재력을 극대화하고, NICU 치료로 인한 의인성 결과의 위험을 최소화하기 위해서는 신생아학 하위 전문분야에서 교육을 받은 물리치료사가 필수적이다. 이 장에서는 NICU에서 제시하는 치료의 이론적, 발달적, 의학적 프레임워크에 대한 개요를 제공하고, 물리치료 검사 및 중재, 가정으로의 전환, NICU에서 퇴원한 신생아 추적 관찰에 대해 설명한다.

신생아 집중치료의 수준과 물리치료사의 역할

신생아 집중치료의 지역화와 신생아 치료의 통일된 정의 및 수준은 신생아 치료 결과를 개선하기 위한 목적으로 1970년대에 처음 제안되었다. 전국적으로 통일된 치료 정의와 표준을 마련함으로써 대중, 보험 회사 및 의료 전문가가 결과, 자원 및 비용을 비교하는 데 사용할 수 있는 공통의 언어를 만들었고 신생아학 분야에서 포괄적인 벤치마킹의 길을 열었다. 1976년 이후 신생아 치료 수준에 대한 이러한 정의는 신생아 집중치료실에서 수집한 데이터를 바탕으로 두 차례 개정되었다. 가장 최근의 조사는 치료의 탈지역화 추세에 관한 것이다. 이 조사에 따르면 레벨 III 센터에서 초저체중출생아(VLBW)의 출생 비율이 감소하고 레벨 II 센터에서 태어난 VLBW 신생아의 사망률이 증가했다. 신생아 치료 수준은 새로운 데이터를 기반으로 개정되었으며 각 수준에 따른 역량과 필수 제공자가 포함된다(표 4.1).[11]

표 4.1. 신생아 관리수준

레벨 I	신생아 보육원; 다음을 제공한다. • 분만 시 신생아 소생술 • 건강한 만삭 신생아를 위한 산후관리 및 평가 • 임신 35-37주에 태어난 영아 중 안정된 상태를 유지하는 영아를 위한 안정 및 관리 • 이송 전 35주 미만의 아픈 영아 및 유아의 안정화 조치
레벨 II	특별관리 보육원, 레벨 I 기능에 추가하여 다음을 제공한다. • 중환자실 치료 후 회복중인 영아를 위한 치료 • 24시간 미만 동안 기계식 인공호흡기 또는 지속적기도양압(CPAP) 사용 • 임신 32주 이상, 1,500 g 이상으로 출생하여 긴급한 하위 전문 치료가 필요하지 않을 것으로 예상되는 영아를 위한 치료 • 임신 35주 미만, 이송 전 1500 g 미만 영아의 안정화
레벨 III	신생아 집중치료, 레벨 II 역량에 추가하여 다음을 제공한다. • 기존 및 고주파 인공호흡, 흡입된 산화질소를 포함한 모든 범위의 호흡기 지원을 통한 지속적인 생명유지 • 중증질환이 있거나 1,500 g 미만, 재태 기간 32주 미만으로 태어난 신생아를 위한 종합적인 치료 • 소아과 전문의, 외과 전문의, 소아 마취과 전문의 및 안과 전문의의 즉각적인 접근 • 긴급하게 이용 가능한 상위영상 및 판독(CT, MRI 및 심초음파)
레벨 IV	지역 신생아 집중치료, 레벨 III 기능에 추가하여 다음을 제공한다. • 복잡한 선천성 또는 후천성 질환에 대한 수술 • 소아과 전문의, 외과 전문의 및 소아마취과 전문의가 현장에 상주한다. • 봉사교육 및 의료시설로의 이전 촉진

CPAP, 지속적기도양압; CT, 컴퓨터단층촬영; MRI, 자기공명영상.

- 레벨 I: 신생아 보육원
- 레벨 II: 특별 관리 보육원
- 레벨 III: 신생아 집중치료실
- 레벨 IV: 지역 신생아 집중치료실

이 가이드라인에서는 레벨 III 및 IV 신생아 집중치료실에서 치료를 제공하는 데 필요한 신생아 치료 훈련과 전문성을 갖춘 치료사를 명시하지는 않는다. 신생아 치료의 하위 전문 분야는 신생아 집중치료 중 치료의 효능을 입증하는 더 많은 연구가 필요하다.

이러한 영아들에게 최선의 진료를 제공하기 위해서는 신생아 물리치료사를 중환자 집단이 선택한 실무자로 인정하고 고용하는 것이 필수적이다.

신생아 집중치료실에서 치료사의 역할과 역량

신생아 집중치료실에서 근무하는 치료사의 역할은 다른 물리치료 분야와 매우 다르다. 신생아 치료사는 매우 스트레스가 많고 빠르게 진행되는 중환자실 환경에서 극도로 연약한 신생아와 가족에게 상담, 진단, 치료 및 가족 지원을 제공한다. 신생아 치료사는 다양한 신생아의 상태, 의학적 중재 및 향후 발달에 영향을 미칠 수 있는 잠재력을 이해하는 것 외에도 세심한 관찰자, 훌륭한 협력자, 효과적인 의사전달자 역할을 한다.[2,12-14] 물리치료사는 움직임, 자세 조절, 신경발달에 대한 전문성을 바탕으로 NICU 팀의 일원으로서 특별한 역할을 담당 한고 동시에 신생아 치료사는 매우 취약한 신생아 및 그 가족들과 함께 일할 수 있는 전문 지식과 기술도 갖추고 있어야 한다(표 4.2). 영아의 상태가 급변할 수 있으므로 영아의 안정과 외부 지원의 필요성 측면에서 신속하게 결정을 내릴 수 있는 능력이 필요하다. 이러한 환경에서는 긍정적으로 간주되는 치료진 중재가 즉각적이고 광범위한 심각한 결과를 초래할 수도 있다.[2,13,14]

NICU에서의 치료는 교육과 멘토링 임상 실습을 통해 달성해야 하는 상위 수준의 소아 물리치료 실습[2,14-16] 역량에 도달해야 한다. 미국 물리치료사 협회(APTA)는 특정 역할, 역량, 지식 영역 및 사전 임상 교육이 포함된 NICU에서 치료사를 위한 가이드라인[14,17]을 제정했다. 이 임상 진료 지침은 1989년[18]에 처음 발표되었으며, 1999년[19]과 2009년에 다시 업데이트되었다.[15] 가장 최신 버전의 가이드라인은 두 개의 섹션으로 나뉜다: 파트 I에서는 임상 교육 모듈, 임상 교육 역량, 의사 결정 알고리즘을 제시하고, 파트 II에서는 신생아 집중치료실 치료사의 실무를 지원하는 프레임워크와 문헌의 근거에 대해 논의한다. 물리치료 신생아 펠로우십 프로그램은 증거 기반의 가족중심 발달 중재를 제공하는 숙련된 개인을 육성하고 NICU 환경에서 연구를 촉진하는 데 필요한 상위 지식과 멘토링 실습을 제공하기 위해 개발되었다.

표 4.2. 신생아 치료사를 위한 지식 영역

- 일반적인 발달 및 비정형적인 발달
- 태아 및 신생아 발달
- 조산아와 만식 신생아의 감각시스템 발달과 상호작용
- 조산아 및 만삭아 신생아의 건강상태 및 중재
- 라인 및 의료장비에 관한 일반적인 기능 및 안전
- 신생아 조산 및 만식행동과 사회성 발달
- 가족역학, 애도/상실 과정, 애착, 신생아 집중치료실에서의 육아
- 신생아 집중치료실의 생태와 문화
- 신생아 집중치료실의 물리적 환경과 고위험 신생아에게 미치는 영향
- 신생아 집중치료실 치료를 뒷받침하는 이론적 프레임워크
- 신생아 진료 지침
- 신생아 평가결과의 설명, 투여, 심리측정 특성 및 해석
- 발달 결과와 관련된 위험 요소
- 고위험 영아에 대한 위치 선정 및 중재를 위한 증거기반 진료 지침
- 가족 및 간병인을 위한 교육 전략
- 카시트 및 유아용 포지셔닝 장비 관련 안전 사항
- 조기 중재, 지역사회자원, 신생아 발달 후속 프로그램

NICU, 신생아집중치료실.

신생아 물리치료를 위해 연구된 증거 기반 임상 경로도 발표되었다. 신생아 집중치료실에서의 물리치료를 위한 영아 치료 경로에서는 신생아 집중치료실에서 고위험 신생아와 그 가족에게 치료를 제공하는 다양한 분야 간의 관찰 및 평가, 중재, 가족 지원 및 교육, 팀워크에 대해 다룬다.[20-25] 신생아 치료사가 연구 기반 진료를 더욱 발전시키는 데 사용할 수 있는 프레임워크와 지식을 제공한다. 임상 경로는 유용한 도구이지만, 신생아 치료사는 영아, 가족, 신생아 집중치료실 환경에 따라 검사 및 중재를 개별화해야 한다.

>> 치료를 안내하는 이론적 프레임워크

동적 시스템 이론(Dynamic systems theory)

동적 시스템 이론은 많은 하위 시스템의 상호 작용으로 인해 행동이 나타나는 인간 발달 모델을 설명한다.[26-30] 이 프레임워크는 신생아 집중치료실[16]에서 고위험 신생아를 평가하고 치료하는 데 사용할 수 있다(그림 4.1). 영아의 여러 하위체계의 상호작용뿐 아니라 영아와 환경의 상호작용 또한 개별 영아의 건강과 발달에 영향을 미친다. 영아의 하위 시스템에는 신체 구조, 생리학 및 행동이 포함한다. 환경은 보육원의 물리적 환경, 여러 간병인 및 지원 인력, 가족을 포함한다. 내재적 시스템이나 이러한 환경의 변화는 긍정적 또는 부정적 영향을 미칠 수 있다. 이러한 변화는 기능을 지원하는 안정성을 제공하거나 방해하여 혼란과 잠재적으로 부적응적인 행동을 유발할 수 있다. 시스템 구성 요소의 작은 변화가 다른 시스템에 큰 영향을 미쳐 궁극적으로 기능에 영향을 미칠 수 있다.[16,26,31,32]

치료사는 간병/치료가 특정 유아에게 미칠 영향을 고려하여 유아의 병력, 현재 상태 및 환경을 이해해야 한다.[15,27]

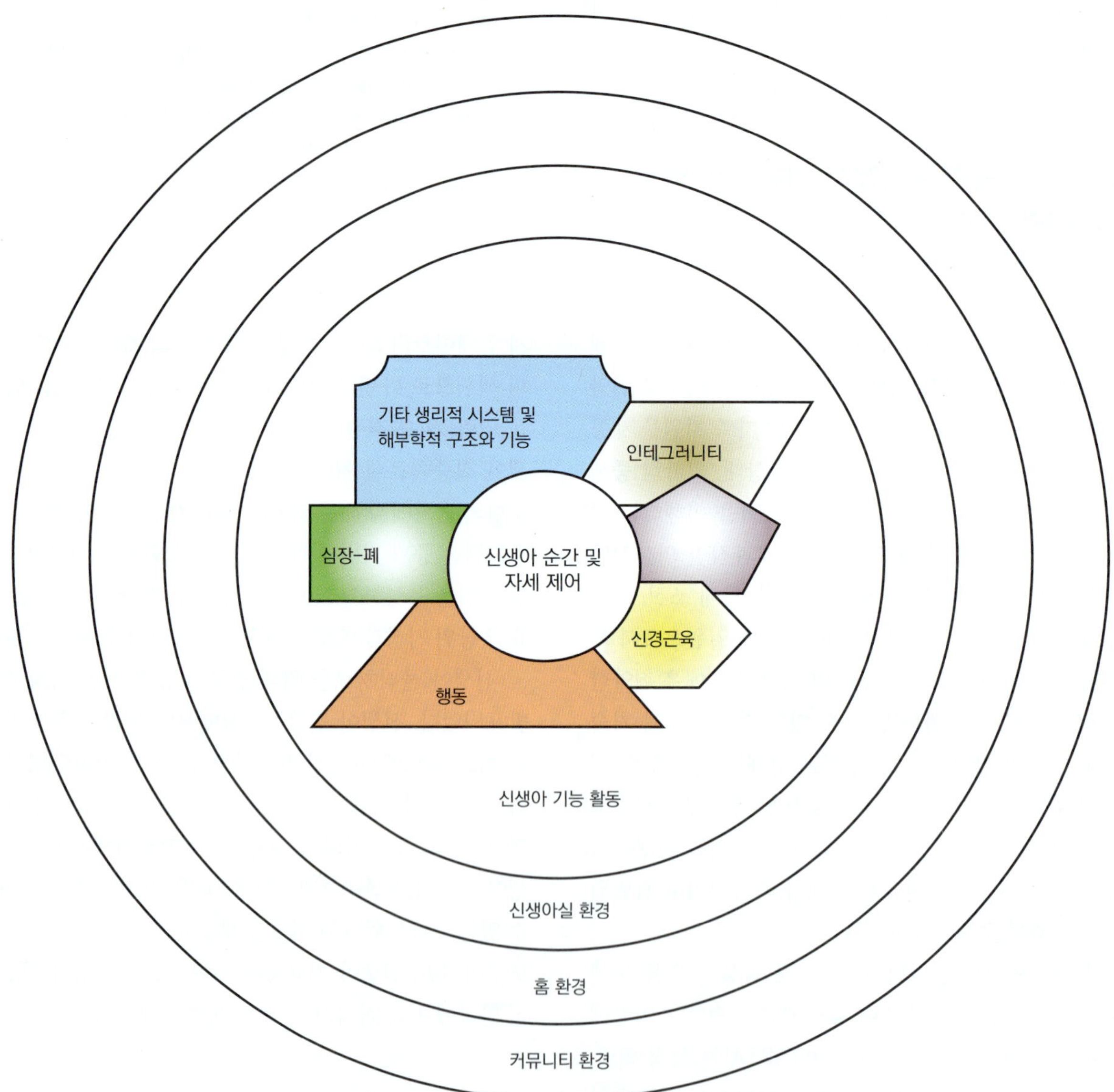

그림 4.1. 신생아집중치료실(NICU)의 동적 시스템 이론(Sweeney JK, Heriza CB, Reilly MA 등의 허가를 받아 재인용) NICU 물리치료사를 위한 진료지침. Pediatr Phys Ther. 1999;11(3):120.

치료사는 반드시 기능적 행동을 발달시키고, 유아의 스트레스를 완화하며, 환경의 영향을 이해할 수 있는 상호작용을 제공해야 한다. 동시에 치료사는 가족 및 기타 보호자가 영아의 건강과 발달에 도움이 될 수 있는 방법을 인식하도록 도와야 한다. 치료사는 발달적 중재를 안전하게 시행할 수 있는 과도기적 시기를 인지하고 가족이 동일한 전략을 활용할 수 있도록 안내해야 한다.

신경 집단선택 이론

신경계가 어떻게 조직화되고 정보를 저장하며 새로운 행동 패턴을 만들어내는지에 대한 이론적 개념은 Gerald Edelman에 의해 개발되었다.[33,34] 신경 집단선택 이론(NGST)이라고 불리는 이 이론에 따르면, 뇌는 다음과 같은 개별적으로 가변적인 네트워크를 포함하는 세포로 구성된 집단이며 동적으로 조직화된다. 이러한 신경 네트워크의 구조와 기능은 진화, 환경, 행동에 의해 선택된다. 선택 단위는 수백에서 수천 개의 강하게 상호 연결된 신경으로 구성되어 기능 단위로 작동하고 신경 그룹으로 재구성된다.[35]

NGST는 동적 시스템 이론과 마찬가지로 운동 발달이 비선형적이고 전이 단계가 있으며 내부 및 외부 요인 모두의 영향을 받는다는 생각에 기반을 두고 있다.[35] 그러나 NGST에서는 유전적 요인이 경험만큼이나 신경계를 형성하는 데 중요한 역할을 한다. 특정 환경과 활동의 맥락에서 유전적 요인과 후성유전적 요인의 상호작용은 한 종의 두뇌 사이에 개인차를 구별한다. 이러한 상호작용은 뇌가 수신하는 구심성 신호에 따라 시간이 지남에 따라 변화할 수 있도록 한다.[33]

뇌의 해부학적 구조가 발달 과정에서 어떻게 형성되는지, 경험이 어떻게 반응의 패턴을 선택하고 강화하는지, 그 결과 뇌 지도가 어떻게 독특한 개별 행동을 일으키는지를 설명하는 세 가지 기본 원칙이 NGST의 핵심이다.[36]

발달 선택은 뇌 형성의 특성적인 신경해부학이 발생하는 과정으로, 이는 Edelman 이론의 첫 번째 원칙이다. 유전적 코드와 세포의 행동(분열, 이동, 사멸)은 뇌의 영역을 형성하지만, 특정한 연결 구조를 형성하지는 않는다. 신경 세포는 다양한 방향으로 뻗어나가며, 거대한 다양하고 가변적인 신경 회로를 만든다. 뉴런은 시냅스를 형성하기 위해 경쟁하며, 이러한 시냅스 연결은 태아와 출생 후 초기 동안 자체적으로 생성된 다양한 움직임에서 얻은 정보를 기반으로 강화되거나 약화된다.[37] Prechtl[38]이 설명한 태아와 신생아의 일반적인 움직임은 이 첫 번째 가변성 단계의 타고난 움직임을 보여준다. 이러한 움직임에 의해 강화되는 연결은 종에 특이하고 고유한 행동의 기본 신경 레퍼토리를 만들어낸다. 발차기 및 발걸음, 손에서 입으로, 빨기, 시각적 방향 찾기 및 따라가기, 물체를 향한 팔의 투사 등이 일차 운동 레퍼토리의 예시이다.[38] 자체 생성 활동에 의해 형성된 초기 시냅스 연결의 과잉 생산과 비활성화된 연결의 가지치기는 종별 행동의 개별적 다양성을 초래한다.

Edelman[36]의 두 번째 원칙은 경험적 선택을 통해 기능적 회로의 2차 레퍼토리를 개발하는 것이다. 유아는 출생 후 새로운 환경 상황과 상호작용하면서 연결이 형성되고 강도가 강화된다. 환경적 제약을 충족하고 성공적이고 목표 지향적인 움직임을 지원하는 기능적 연결의 2차 레퍼토리는 경험, 반복, 탐색을 통해 1차 레퍼토리의 신경세포 집단에서 발생한다.[39] 2차 레퍼토리는 숙련된 기능적 움직임과 기억 및 기타 기능에 필요한 운동 시너지 효과를 포함한다. 2차 레퍼토리 단계에서 개인은 다양한 동작을 탐색하고, 이러한 탐색에서 얻은 감각 피드백을 통해 효과적인 전략을 선택하게 된다. 이 과정은 환경적 제약과 기능적 요구의 변화와 함께 평생 동안 계속된다.[40-43]

NGST의 세 번째 원칙은 처음 두 과정이 어떻게 상호작용하여 신경계 전체의 신경 집단을 연결하는 지도를 형성하는지를 설명한다. 지도 사이의 대규모 병렬 및 상호 연결은 상황적 요구와 개인의 신경계가 감각 입력을 다시 받아들이고 반응을 선택할 수 있는 능력에 정확하게 적응하는 움직임을 만들어낸다. 개인이 환경적 요구와 성장에 따른 신체 구조의 변화와 같은 내부 변화에 적응하거나 대응할 수 있으려면 다양한 행동 레퍼토리가 있어야 한다. 최종 운동 전략은 과제의 요구, 환경, 유사한 과제에 대한 과거 경험에 따라 특정 신경 지도에서 특정 신경 집단을 선택하는 경향이 강화되거나 약화되는 것을 기반으로 한다.[36] Global maps이라고 하는 고차원적인 동적 구조는 이러한 선택의 결과이며 감각 지도와 운동 지도를 연결한다. 이러한 global maps은 local maps와 운동 행동, 새로운 감각 입력, 더 큰 신경 처리 사이의 연결을 가능하게 하므로 발달과 학습에 중요한다. global maps은 개인의 일생 동안 계속 수정된다.[43]

조산과 같은 사건은 뇌 발달 과정을 변화시킬 수 있다. 미숙아는 중추신경계가 덜 발달했을 뿐만 아니라 다양한 환경적, 정신적 제약에 직면하게 된다. 자궁의 보호 환경 대신

NICU 환경의 의료지원 및 모니터링을 위한 장비, 중력, 자세와 움직임에 대한 양수의 지지력 상실, 스트레스와 통증 자극, 양육 접촉 감소, 시끄러운 소음, 밝은 조명, 예측 불가능한 접촉 패턴 등이 포함된다.[17] Edelman의 이론[33]에 따르면 비정상적인 감각 환경에 놓이면 뇌 발달 과정이 변화한다고 한다. 이러한 조건에서는 다른 조건에서는 제거되었을 세포의 보존, 보존되었을 세포의 제거, 신경세포 가지치기의 변형 및 연결성의 변화가 있을 수 있다. 미숙아의 신경세포 변화는 신생아 개별 발달 관리 및 평가 프로그램(NIDCAP)의 중재를 받은 영아와 표준 신생아 집중치료실 치료를 받은 영아를 비교한 연구[44]에서 보고된 바 있다. 영아의 건강 상태, 성장, 신경 행동, 자기공명영상(MRI)을 통한 뇌 구조, 뇌파검사(EEG)를 통한 신경 생리학을 2주 및 9개월 시점에 평가했다. 저자들은 NIDCAP 치료를 받은 영아들의 신경 행동 기능이 더 우수하고 뇌 피질의 섬유 구조가 더 성숙했다고 보고했다.[44]

신생아 물리치료사는 신생아 집중치료실 환경과 간병 실무가 미성숙하고 발달 중인 뇌에 미치는 영향을 고려해야 한다. 뇌 구조와 기능의 형성은 이러한 초기의 비정형적인 감각 및 운동 경험에 의해 영향을 받을 수 있다. 신생아마다 유전적, 이성적, 자궁 내외의 환경이 다르기 때문에 NICU 환경과 실무의 영향은 뇌 발달과 기능에 다른 영향을 미칠 수 있다. 물리치료 평가 및 중재가 뇌 구조와 성숙에 미치는 영향을 고려하고 개별 영아의 필요에 맞게 조정해야 한다.

국제기능, 장애 및 건강 분류

신생아 집중치료실은 물리치료 실습을 위한 독특한 환경이지만, 세계보건기구(WHO)의 국제기능, 장애 및 건강 분류 ICF[45] 모델을 적용하여 검사 및 치료를 제시할 수 있다.[17] 이러한 환경에서 고위험군 영아를 치료하는 소아 물리치료사는 이 프레임워크를 신체 부위의 기능적 및 구조적 완전성과 시스템, 자세 및 운동 활동의 발달을 촉진하고 영아, 물리적 환경 가족, NICU 직원 및 상담사 간의 적절한 상호 작용을 촉진하기 위한 지침으로 사용할 수 있다. 모든 연령의 아동과 마찬가지로 효과적인 중재를 제공하려면 영아, 가족 및 환경의 상황적 요인을 고려해야 한다. 예를 들어, 유아의 기능적 목표는 안고 있는 동안 가족과 정서적으로 상호 작용하는 것일 수 있다. 철저한 검사 후 치료사는 이 활동이 영아와 가족에게 성공하기 위해 필요한 구성 요소와 방해가 될 수 있는 구성 요소를 고려해야 한다. 치료사는 호흡과 같은 생리적 기능을 지원하기 위해 최적의 자세로 영아를 배치하고, 자세를 유지하기 위해 포대기로 감싸도록 가족을 도울 수 있으며, 영아의 안정을 위해 영아의 손을 얼굴로 가져가도록 도울 수 있다. 치료사는 조명을 어둡게 하고, 스트레스를 줄이고 각성을 촉진하기 위해 주변 소리를 줄이고, 영아의 상호작용 신호를 인식하도록 가족을 지원할 수 있다. 치료사, 가족, NICU 직원이 함께 협력하여 영아가 이러한 상호작용에 성공할 수 있는 최적의 시간대를 찾을 수 있다. 영아의 NICU 과정 전반에 걸쳐 소아물리치료사는 신체 구조와 기능, 가족 및 간병인 교육을 지원하고 환경 및 기타 상황적 요인을 해결함으로써 활동과 참여를 촉진하는 목표를 다룰 수 있다. Atkinson과 Nixon-Cave[46]는 ICF를 신생아 집중치료실의 영유아와 가족에게 적용할 수 있는 실천으로 옮기는 데 도움을 주는 반영도구를 발표했다.

동기화 이론(Synactive theory)

심리학자 Heidelise Als[47]가 제안한 영아 발달의 상호작용 이론은 미숙아의 행동을 이해하고 해석하는 모델로, 다양한 영향이 아기의 기능에 기여하고 상호 영향을 준다는 점에서 역동적 시스템 접근법과 유사하다. 태아는 수태 이후부터 자율신경계[기본 생리적 기능을 관장하는 자율신경계, 예: 심박수(심박수), 호흡기(호흡), 심폐소생술(심폐), 심장 박동(심장 박동), 심폐소생술(심폐) 등]의 다섯 가지로 서로 구별되지만 상호 관련된 하위 시스템을 조직화한다. 심박수(심박수), 호흡수(RR), 내장 기능, 운동(자세와 움직임 조절), 상태(수면에서 각성까지의 의식 범위 조절), 주의 집중/상호 작용(보호자에게 주의를 기울이고 상호작용하는 능력 조절), 자기 조절(네 가지 하위 시스템 모두의 균형 있고 편안하며 통합적인 기능 유지 능력 조절)이다. 이러한 하위 시스템은 지속적으로 서로 영향을 미치므로 상호작용이라는 용어를 사용한다.[48-50] 만삭에 태어난 아기는 생리적, 운동적, 상태 하위 시스템의 안정성을 유지하면서 보호자와 짧은 기간 동안 사회적 상호작용을 할 수 있을 정도로 이러한 하위 시스템의 성숙이 완료되었다(그림 4.2). 영아는 부모와의 눈맞춤이 너무 강해지면 하품을 하고, 잠시 다른 곳을 바라보고, 기지개를 켜고, 머리를 몸통에 대고, 손을 모으는 등의 행동(주의/상호 작용 및 운동 하위 시스템으로 대표되는 전략)을 취한 후 다시 부모의 얼굴을 바라보게 되는 등 다양한 하위

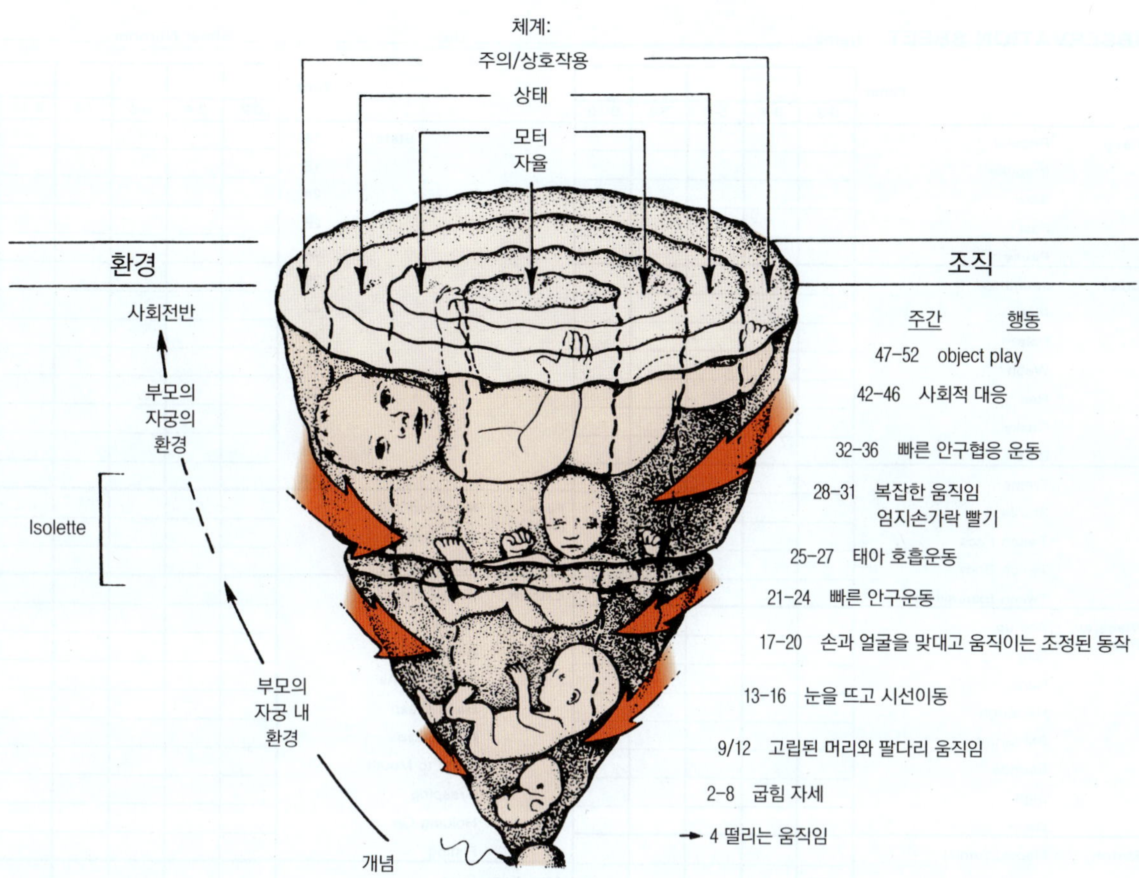

그림 4.2. 행동발달의 상호작용적 조직모델(Als H.의 허가를 받아 재인쇄, 통합적 발달이론을 향하여: 유아개성의 평가와 지원을 위한 약속. 1982;3(4):234.)

시스템을 조절하게 된다.

만삭 전에 태어난 아기의 경우, 다섯 가지 하위 시스템의 성숙이 중단된다. 만삭 전에 태어난 아기는 이러한 하위 시스템에 대한 자궁의 지원(체온 조절, 태반 영양 전달, 노폐물 제거, 산소 전달, 이산화탄소 제거와 같은 자율신경 지원, 자궁벽의 봉쇄 및 양수의 부력과 같은 운동 지원, 엄마의 수면-각성 주기와 같은 상태 지원, 시각 및 청각 입력 감소와 같은 주의/교류 지원)을 잃게 된다. 만삭 전에 태어난 아기는 호흡, 수유, 노폐물 제거, 자세 유지, 중력에 대항하는 움직임보다 독립적인 기능을 수행하는 동시에 밝은 조명, 거친 소음, 잦은 접촉, 복합 자극을 견디면서 각 하위 체계의 성숙을 완료해야 한다. 조산아는 자궁 내에서 기능하도록 적응되어 있지만, 발달의 중요한 시기에 자궁 밖에서 기능해야 하므로 매우 힘든 환경에 직면하게 된다.[47-51]

발달 치료(Developmental care)

아기에 대한 체계적인 연속 관찰을 통해 이러한 영아 발달 이론을 적용하면 아기의 성공적인 대처 영역과 취약한 영역을 파악하는 데 매우 유용하다. 이러한 강점과 취약점을 부모와 보호자에게 전달하고 필요한 집중치료를 받는 아기를 지원하기 위한 전략을 파악하는 것이 중요하다.[47-49,51-53] 체계적인 연속 관찰 과정을 통해 신생아 집중치료실에서의 스트레스를 최소화하고 영아의 내성에 맞게 간병을 개별화하기 위한 다양한 중개가 이루어지고 있다. 이러한 중재에는 소음 및 조명 수준을 줄이고, 영아를 다루는 것을 최소화하고, 영아의 수면 상태를 보호하고, 영아의 행동 단서에 대한 이해를 증진하고, 관계 기반 간병을 촉진하는 전략이 포함된다.[54] 신생아 집중치료에 대한 이러한 접근 방식을 신생아의 개별화된 발달관리 및 평가 프로그램(NIDCAP)이라고 한다.[52,55] 이상적으로는 7-10일마다 NIDCAP 관찰을 실시

OBSERVATION SHEET Name: ______________ Date: ______________ Sheet Number ______________

		Time:	0-2	3-4	5-6	7-8	9-10
Resp:	Regular						
	Irregular						
	Slow						
	Fast						
	Pause						
Color:	Jaundice						
	Pink						
	Pale						
	Webb						
	Red						
	Dusky						
	Blue						
	Tremor						
	Startle						
	Twitch Face						
	Twitch Body						
	Twitch Extremities						
Visceral/ Resp:	Spit up						
	Gag						
	Burp						
	Hiccough						
	BM Grunt						
	Sounds						
	Sigh						
	Gasp						
Motor:	Flaccid Arm(s)						
	Flaccid leg(s)						
	Flexed/ Tucked Arms	Act.					
		Post.					
	Flexed/ Tucked Legs	Act.					
		Post.					
	Extend Arms	Act.					
		Post.					
	Extend Legs	Act.					
		Post.					
	Smooth Mvmt. Arms						
	Smooth Mvmt. Legs						
	Smooth Mvmt. Trunk						
	Stretch/Drown						
	Diffuse Squirm						
	Arch						
	Tuck Trunk						
	Leg Brace						
Face:	Tongue Extension						
	Hand on Face						
	Gape Face						
	Grimace						
	Smile						

	Time:	0-2	3-4	5-6	7-8	9-10
State:	1A					
	1B					
	2A					
	2B					
	3A					
	3B					
	4A					
	4B					
	5A					
	5B					
	6A					
	6B					
	AA					
Face (cont.):	Mouthing					
	Suck Search					
	Sucking					
Extrem.:	Finger Splay					
	Airplane					
	Salute					
	Sitting On Air					
	Hand Clasp					
	Foot Clasp					
	Hand to Mouth					
	Grasping					
	Holding On					
	Fisting					
Attention:	Fuss					
	Yawn					
	Sneeze					
	Face Open					
	Eye Floating					
	Avert					
	Frown					
	Ooh Face					
	Locking					
	Cooing					
	Speech Mvmt.					
Posture:	(Prone, Supine, Side)					
Head:	(Right, Left, Middle)					
Location:	(Crib, Isolette, Held)					
Manipulation:						
	Heart Rate					
	Respiration Rate					
	$TcPO_2$					

그림 4.3. 신생아개별발달관리및평가프로그램(NIDCAP) 관찰지(Als H. 미숙아읽기에서 허락을 받아 재인쇄했다. In: Goldson E, ed. 미숙아양육: 신생아집중치료실에서의발달중재. 옥스포드대학출판부; 1999:37.)

하며, 간호 또는 시술 전, 간호 세션 또는 시술 중, 세션 또는 시술 후 아기가 기준 기능으로 돌아올 때까지 10-20분 동안 기준선에서 아기를 관찰하는 것이 포함된다(그림 4.3). 이 기간 동안 관찰자는 각 하위 시스템(표 4.3)에서 안정과 스트레스의 징후를 관찰하면서 환경적 사건과 돌봄 작업을 기록한다. 그런 다음 성공 여부에 관계없이 자기 조절을 위한 유아의 전략을 기록하고, 유아의 정리 및 자기 진정 시도를 지원하기 위한 권장 사항과 환경 수정, 돌보기, 부모 참여에 대한 권장 사항을 제시한다.[47,48,50-53] NIDCAP를 통한 공식 교육의 신뢰성과 인증을 받으려면 NIDCAP 지역 교육 센터를 통해

표 4.3. 조산아의 불안정 및 스트레스 징후

시스템	안정상태의 징후	스트레스의 징후
자율	원활하고 규칙적 호흡 분홍빛 안정된 피부색 안정된 소화	호흡 정지, 빈호흡, 헐떡거림 창백함, 주변 황혼, 얼룩덜룩함, 청색증, 회색, 홍조, 붉게 됨 딸꾹질, 트림, 트림, 구토, 떨림, 깜짝 놀람, 경련, 기침, 재채기, 하품, 한숨, 헐떡임
모터	부드럽게 조절되는 자세와 근긴장도 사지와 머리의 부드러운 움직임 손/발 쥐기, 다리 부목, 손가락 구부리기, 손을 입으로 가져가기, 잡기, 빨기, 집어넣기, 손잡기	변하는 근긴장도 몸통, 사지 및 얼굴의 처짐 몸통 및 사지의 과긴장
상태	분명하고 잘 구분되는 수면 상태 생동감 있는 표정으로 집중하는 명료함	광란의 확산 활동 경련, 경련성 움직임, 불규칙한 호흡, 윙윙거리는 소리, 찡그리는 소리, 소란스러움을 동반한 확산성 수면 장애 눈이 떠다니고, 유리 같은 눈, 긴장된 모습, 응시, 시선 혐오, 당황, 둔한 표정, 약한 울음으로 확산된 깨어있는 기간

Adapted from Als H. Toward a synactive theory of development: promise for the assessment and support of infant individuality. Infant Ment Health J. 1982;3(4):237-238.

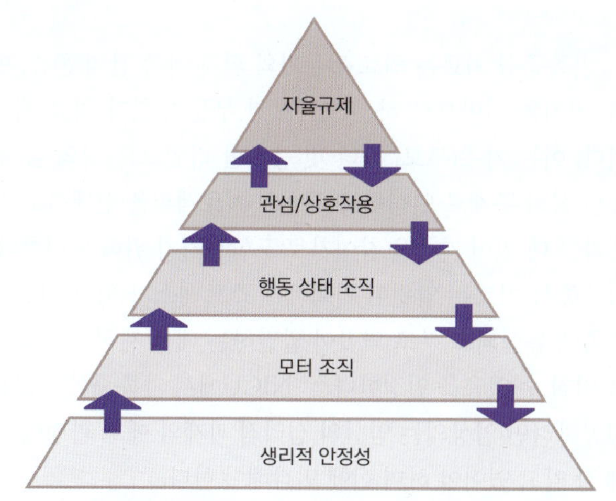

그림 4.4. 생리적 안정성을 기초로 한 유아행동-정서 조직에 대한 동기화이론의 추제로(Sweeney JK, Swanson MW의허가를 받아 사용. 저체중출생아: 신생아관리및후속조치. In: Ump심박수ed DA, ed. 신경논리적재활. 4th ed. Mosby; 2001:205.)

교육을 이수해야 한다. 이 원칙을 사용하고 상호작용 모델을 적용하여 아기의 행동을 이해하면 간병인이 간호 관찰을 통해 발달을 지원하는 중재를 할 때 도움이 될 수 있다.

미숙아 행동의 동기화 모델에서는 자율 하위 시스템과 운동 하위 시스템을 영아의 나머지 기능의 기반이 되는 두 가지 핵심 하위 시스템으로 구분한다(그림 4.4). 이 두 가지 하위 시스템은 아기가 깨어나기(상태 하위 시스템), 부모의 얼굴을 응시하기(주의/동작 하위 시스템)와 같은 더 높은 기능을 달성하기 위한 기초가 된다. 치료사는 체위 위치조절을 통해 운동 시스템을 지원하도록 권장하고 중재할 수 있으며, 이를 통해 각 시스템이 지속적으로 상호작용하고 다른 시스템에 영향을 미치므로 자율 하위 시스템과 상태 및 상호작용 하위 시스템을 지원할 수 있다.[48,49,51,56] 영아를 돌보는 체계적인 개별화는 발달 지원적 돌봄의 근간이다.[54,57] 한 아기가 다른 아기와 어떻게 다른지에 대한 지식과 이해는 환경과의 상호작용에서 아기를 숙련된 관찰을 통해서만 얻을 수 있다. 아기의 강점과 취약점에 대한 이러한 지식을 사용하여 치료 제공을 안내하면 입원 기간 단축으로 인한 치료비용 절감, 인공호흡기 사용 감소, 경구 수유 조기 달성, 성장 개선 등의 단기적인 이점을 얻을 수 있는 것으로 나타났다. 장기적인 혜택으로는 유아기 후반의 신경 행동 기능 향상과 뇌 구조 개선, 3세의 표현 언어 및 신경 조직과 기능의 이점, 8세의 주의력 및 시각/공간 지각력 향상 등이 있다.[44,50,51,53-55,56,58-61] 발달 치료 연구에 대한 비평가들은 연구 결과가 상충되고, 표본 규모가 작으며, 임상적으로 유의미하지 않을 수 있는 결과를 입증한 연구도 있다고 지적한다. 일부 연구는 결과 평가자의 눈을 가리고 대조군과 실험군이 동일한 중재를 받도록 하는 등 설계에 심각한 도덕적 결함이 있다. 발달 치료 비평가들은 NICU에서 발달관리 철학을 적용했을 때 해로운 영향을 발견하지 못했지만, 그 이점이 실제적인지 의문을 제기한다.[62-63] 실질적인 이점이 없는데도 해가 없다고 해서 철학을 도입하는 것은 진정으로 유익할 수 있는 다른 접근법을 배제할 수 있으므로 현명하지 않다. 발달 치료 철학과 관계 기반 돌봄의 추상적인 특성을 고려할 때, 가르치고 실행하는 것은 말할 것도 없고 연구하기도 어렵다는 것은 놀라운 일이 아니다. 저자들은 NIDCAP 관찰을 통해 영아들이 일상적인 돌봄 과정에서 점차 지치고, 절뚝거리며, 수동적으로 변하는 것을 관찰해왔는데, 이는 영아들의 조절하려는 시도가 돌봄 제공자의 우발적인 반응에 의해 지속적으로 좌절되기 때문이다. 반면, 영아는 보호자가 자신의 신호에 주의를 기울이고 반응할 때 행동적, 생리적 안정성을 유지하는 것으로 관찰되었다. 아기를 돌보는 동안 지원하는 몇 가지 특정 기술[예: 촉진된 안아주기 및 비영양적 빨기습관(NNS)]에 대한 연구는 상당히 긍정적인 결과를 보여주었다.[64-72] 영유아기의 특징인 정서적 의존성을 고려할 때 미숙아도 집중치료에 대처하기 위해 추가적이고 특별한 지원이 필요하다.

외상정보 기반치료(Trauma-Informed care)

외상정보 기반치료는 학대나 방임과 같은 외상성 사건이 장기적인 신체적, 심리적 영향을 미칠 수 있으며 의료 서비스가 외상 생존자의 과거 트라우마에 대한 기억을 유발할 수 있음을 인식하는 정신 건강 접근 방식이다. 외상정보 기반치료를 하는 의료진은 환자의 신뢰를 쌓고 고통을 줄이기 위해 노력한다.[73] Mary Cough- lin[74]은 신생아 집중치료실에서 치료를 받는 아기의 경험으로는 부모와의 분리, 수면 장애를 동반한 과도한 자극 환경, 잦은 처치, 유해한 시술 등이 있으며, 이러한 모든 것이 외상성 스트레스로 간주될 수 있음을 인식하여 이러한 접근 방식을 신생아 집중치료실에 적용했다.

신생아 집중치료실 환경에서 외상에 노출될 수 있는 사람은 아기뿐만이 아니다. 부모와 가족은 물론 NICU 직원도 영향을 받을 수 있으며 외상 후 스트레스 증상 또는 대리 외상, 보상 피로/소진을 각각 경험할 수 있다.[75] 외상정보 기반치료의 실무는 NICU에서 진정한 치유 환경을 조성하고 지원하기 위해 NICU 환경을 경험하는 모든 사람들에게 광범위하게 적용되어야 한다.[8]

진정한 치유 환경을 조성하는 것은 외상정보 기반치료의 핵심 목표이다. 부모의 존재, 안아주기, 피부 접촉은 신생아 집중치료실의 부적절하고 가혹한 감각 자극을 완화하는 데 중요하다. 보다 차분한 분위기를 조성하기 위해 환경을 수정하는 것도 치유 환경에 기여하는 또 다른 중요한 방법이다. 외상정보 기반치료의 추가 전략에는 통증과 스트레스 예방, 수면 보호, 일상생활동작(ADL) 촉진이 포함된다. NICU 아기의 '일상생활동작'은 재우기, 기저귀 갈기, 목욕, 피부 관리 등 아기에게 기본적으로 필요한 돌봄 작업과 같다. 이러한 초기 돌봄 작업은 아기와 세상과의 사회적, 정서적 연결고리 역할을 하며 아기가 자신의 요구가 충족될 것이라는 믿음을 배우는 방식이다.[9]

이러한 전략은 치유 환경을 조성할 뿐만 아니라 특히 유아의 발달 중인 뇌를 보호하는 것으로 간주된다. 신경 보호의 필요성은 집중치료가 필요한 아기에게 발생할 수 있는 부작용의 범위가 광범위하다.[7] 스트레스 반응 호르몬은 유아에게 장기간 영향을 미치며 뇌와 장기 발달에 지장을 줄 수 있다. 영아 환자의 외상과 스트레스를 최소화하면 영아의 성장과 발달을 보호할 수 있다. 스트레스 반응은 부모와 가족의 존재와 참여[9]를 통해 완화될 수 있으며, 이는 가족중심 치료의 핵심이다.

가족중심 치료(Family-Centered care)

가족중심 치료는 의료 전문가와 환자 가족 간의 존중, 협력, 지지를 기반으로 하는 모자보건 부문의 환자 치료 제공이다. 이는 가족(부모, 자녀 및 중요한 타인으로 정의)을 아동의 삶의 주체로 인식하고 아동의 치료계획을 선택하고 실행하는 데 있어 가족을 참여자로 포함시키기 위해 노력한다. 가족중심 치료는 입원이 가족에게 스트레스가 되고 아동이 가족에 통합되고 부모 역할이 발달하는 데 잠재적으로 영향을 미칠 수 있음을 인정한다.[9,76] NICU에서 가족중심 치료를 제공하려면 임상의는 임신의 심리적 과제와 애도 과정에 대해 잘 알고 있어야 하며 이에 민감해야 한다.

임신의 심리적 과제

미국 문화에서 임신은 순진하게도 행복한 기대의 시간으로 여겨지지만, 일부일 뿐이며 심리적 혼란을 주는 시기이기도 하다. 40주간의 임신은 예비 부모에게 신체적, 심리적 준비 기간을 제공한다. 이 기간이 짧아지면 임신의 불완전성으로 인해 아기와 부모가 고통을 겪을 수 있다.[77-80] Bibring[81,82]은 세 분기의 임신 기간과 연관된 세 가지 심리적 과제를 확인했다.[79,31] 임신 1분기에 부모는 자신의 삶이 아이에 대한 새로운 책임의 단계(첫 번째 과제)를 시작했다는 사실을 받아들인다. 이 시기에는 행복감, 무력감, 부적절함, 부모의 육아 방식에 대한 평가, 양가감정, 완벽한 아기와 부모에 대한 환상이 특징이다.[79,83-85]

임신 2분기에 산모는 태아의 움직임을 느끼기 시작하면

서 아기와 분리되어 있다는 사실에 직면하게 된다(두 번째 과제). 산모는 아기와 개인적으로 친밀감을 느끼지만, 산모의 신체적 변화와 아기의 활발한 움직임은 아기의 개성을 더욱 현실적이고 분명하게 만든다. 이 기간 동안 엄마는 자신이 부모로서의 적절성에 대해 계속 의문을 품게 된다. 태아의 건강과 태아에게 해를 끼칠 수 있는 가능성에 대한 우려가 두드러진다. 아기에 대한 양가감정은 부모 모두에게 여전히 존재하며, 아버지 역시 분노와 경쟁심에 시달린다.[78,80,83-85]

임신 3분기에는 이름을 정하고 방을 꾸미면서 아기가 의인화되기 시작한다. 임산부는 태아의 행동 패턴을 인식하고 이 행동에 따라 기질이나 성별을 지정한다. 엄마의 음악, 음식 또는 기타 환경 조건에 대한 다양한 반응에서 드러나는 아기의 개성은 능력을 확인하고 부모에게 힘든 분만 과정을 견뎌낼 수 있는 능력을 보여준다.[78] 동시에 산모는 육체적으로 점점 더 불편해진다. 산모는 임신으로 인해 휴식을 취할 수 없으며 이러한 신체적 상태는 세 번째 심리적 과제인 태아를 포기할 준비를 하는 것으로 이어진다.[79-81]

만삭 출산은 산모가 아기가 몸에서 분리되는 충격에 대처하고 부모 모두 아기와 상호 작용하고 유대감을 형성할 수 있도록 준비시킨다. 조산한 부모는 아기가 신체적으로 독립적인 생활을 할 준비가 되어 있지 않은 것과 마찬가지로 심리적으로도 준비가 되어 있지 않다.[78] 임신이나 출산이 예상과 다른 경우, 부모는 임신을 완수하지 못했거나 아기가 겪는 합병증에 대해 죄책감을 느낀다.[79,86] 신생아 집중치료실에서 부모는 불확실한 상황과 예측할 수 없는 상황으로 인해 새로운 가족 구성원을 준비하고 동등한 역할을 맡는 데 집중하지 못할 수 있다.[85]

부모가 신생아와 관계를 형성하고 부모의 역할을 배워야 하는 중요한 시기에 아기가 입원하게 되면 특히 스트레스를 많이 받는다.[87] 이러한 스트레스의 영향은 NICU 경험이 끝난 후에도 몇 달 동안 지속될 수 있으며 부모 개인과 부부에게 심각한 위협이 될 수 있다.[88] 실제로 신생아 집중치료실 치료 경험은 다음을 유발할 만큼 심각한 스트레스 요인이다. 외상 후 스트레스 장애의 증상을 보인다는 사실이 문헌에 보고된 바 있다.[88-93] 이러한 경험에 대해 긍정적인 시각을 가진 가족은 출생 후 몇 년 동안 더 잘 발달하는 자녀를 낳는다. 마찬가지로 부적절한 대처는 아이의 발달에 지속적인 악영향을 미칠 수 있다.[94,95] NICU에서 일하는 임상의는 가족이 겪는 스트레스를 인식하고 개별적인 대처 방식을 지원하는 것이 중요하다. 이를 위해 임상의는 대처 및 애도 과정을 이해해야 한다.

대처 및 애도(Coping and grieving)

대처와 애도 모두 뚜렷한 단계(예: 충격, 부정, 분노, 죄책감, 적응, 수용)를 거쳐 선형적으로 진행되는 것으로 설명되어 왔다. 이러한 선형적 진행은 경험적으로 검증되지 않았다.[93,95] 애도와 대처는 이전의 문제와 상실이 되살아나고 재검토되는 순환적 진행을 포함하는 지속적인 과정으로 이해하는 것이 더 도움이 된다.[94,96] NICU 환경에서 평범한 사회적 지지의 유익한 효과는 과소평가할 수 없다. 애도 기간에 대한 고정관념을 가지고 가족에게 접근하면 가족은 판단 받는다는 느낌을 받게 되고 가족과 직원 간의 지지 관계 형성을 방해하여 궁극적으로 아기에게 해를 끼칠 수 있다.[94]

신생아 집중치료실에서 가족중심 치료 제공

연약한 조산아나 집중적인 의료/수술 치료가 필요한 만삭아를 낳는 등 임신, 분만, 출산이 잘못되었을 때의 충격은 부모에게 한동안 지속될 수 있다. 신생아 집중치료실에 있는 아기의 부모는 위기 상황에 처해 있으므로 세심하게 보살펴야 한다. 가족 배경을 이해하는 것이 중요하다. 사망, 불임, 유산으로 인한 이전의 상실감은 NICU에서 다시 회복될 수 있다. 현재 스트레스 요인에는 보조 생식술의 병력, 재정 상황, 현재 직장 및/또는 학교에서의 책임, 현재 관계 상황도 포함될 수 있다. 이러한 이유로 사회사업 상담서를 읽는 것이 필수적이다. NICU 치료사는 "내가 아기에게 하는 일을 바꾸지 않는다"는 이유로 이러한 사회적 병력을 무시해서는 안 된다. 오히려 이러한 배경 지식은 치료사가 가족과 상호 작용하는 방법을 안내해야 한다.

NICU의 모든 가족은 예상했던 분만/출산의 실패 또는 아이를 잃은 슬픔 등 무언가를 애도하고 있다. 이러한 슬픔은 과거의 상실을 되살리고 부모가 아기와 정서적 유대감을 형성하는 데 제한이 될 수 있다. 아기에게 필요한 집중치료로 인한 상호 작용 박탈은 가족들이 아기에 대해 알고 유대감을 형성하는 데 방해가 될 수 있다. 첨단 기술이 집약되고 위기가 발생하기 쉬운 NICU 환경은 가족들에게 충격을 주고 친밀감을 떨어뜨린다. 가족들은 아기를 만지거나 안을 때뿐만 아니라 병실에 들어가기 위해서도 허가를 받아야 하기 때문에 아기에 대한 소유권을 상실하는 느낌을 갖게 된다. 가족들은 나중에 사망할 수도 있는 연약한 신생아에게 정서적으로 교감하는 위험을 감수하고 싶지 않을 수 있다.

영아의 발달적 돌봄은 영아를 지지하는 양육적인 관계를 구축하는 데서 성장한다. 마찬가지로 가족중심 치료는 가족을 지지하고 힘을 실어주는 관계를 구축하는 데서 성장한다. 가족중심 치료의 중요한 목표는 영아와 가족 간의 유대감 형성을 촉진하고 가족이 영아와 정서적 유대감을 형성할 수 있도록 돕는 것이다.[80,97] 이 목표를 효과적으로 달성하려면 치료사는 자신의 태도와 비언어적 행동에 유의해야 하며 가족의 감정, 대처 방법 및 속도를 비판 없이 수용하고 일관되게 의사소통해야 한다. 치료사는 가족과 영아에게서 관찰한 강점을 반영하면서 가족의 감정을 지지하고 공감함으로써 가족과의 관계를 형성할 책임이 있다. 이를 위한 몇 가지 제안 사항으로는 대화 중에 아기의 이름을 사용하고, 아기의 성취, 강점, 매력에 대해 언급하고, 아기와 가족 간의 긍정적인 상호작용을 언급하는 것이 있다. NICU 치료사는 아기에 대한 부모의 중요성을 강조하고, 아기가 부모를 선호하는 점을 주목하며, 아기의 치료와 관련된 일에 대한 부모의 능력을 칭찬해야 한다.[46,97]

전문가가 틀릴 수도 있지만, 기적이 일어날 수 있다는 미래에 대한 희망을 유지하는 가족의 인간적인 성향은 보존되어야 한다. 희망은 동기를 부여하는 감정으로, 대처하고, 일하고, 노력하고, 유아에게 계속 관여할 수 있는 에너지를 제공한다. 방문과 상호작용을 통해 아기와 정서적 유대감을 유지할 수 있는 원동력이 된다. 희망을 파괴해서는 안 되지만 비현실적인 기대감으로 거짓된 희망을 심어서는 안 된다. 신생아 집중치료실에서 아기와 함께 위기에 처한 가족은 의료진과 치료팀으로부터 정확한 정보를 들을 자격이 있다. 이를 위해서는 섬세함, 외교력, 훌륭한 의사소통 기술이 필요하다.[80]

>> 치료를 안내하는 발달 기초

배아 발생 및 신생아 발달

이 부분에서는 배아 발생과 임신 후반기의 근육 긴장도 및 감각 반응에 대한 현재 이해에 대해 설명한다. 원시 굽힘의 진화는 조산아에게 불필요한 스트레스를 유발할 수 있으므로 치료사가 어떤 이유로든 조산아에게 이러한 반응을 유도하는 것은 올바르지 않으므로 생략한다. 미숙아의 근육 긴장도나 감각 반응을 평가하여 발달이 적절하게 이루어지고 있는지 판단하는 것은 미숙아에게 아무런 도움이 되지 않는다. 오히려 이 정보는 신생아 치료사에게 조산아의 발달의 중요한 시기에 자궁외 환경의 침해성을 재공하기 위해 여기에 포함되었다.

배아 발생은 놀라운 일련의 사건이다. 수정 후 266일 동안 0.1 mm 크기의 단일 대형 세포는 다음과 같이 길이가 5,000배, 표면적이 6,100만 배, 무게가 60억 배 증가했다. 정자에 의해 난자가 수정된 후 처음 2주 동안의 배아 전 기간 동안, 접합체의 세포 분열은 인간 아기의 발달에 필수적인 세 가지 주요 생식기 층을 형성하며, 이 층은 분열과 축 형성에 필수적이다.[98] 외배엽은 피부, 척수, 치아로, 중배엽은 혈관, 근육, 뼈로, 내배엽은 소화기관, 폐, 요로 등으로 진화한다.[99] 배아기(3-8주) 동안 세포 덩어리는 분열하여 신체의 다양한 기관을 구성하는 200여 가지 세포 유형으로 분화한다.[98] 이는 정확한 타이밍에 맞춰 복합적으로 이루어지는 놀랍고 복잡한 과정의 결과이다. 배아기에는 세포가 처음에는 동질적이지만 분화가 증가하면서 각 세포의 정확한 생물학적 기능이 결정된다. 이 시기가 끝나면 배아는 이질적인 구조를 갖게 된다. 이 과정에서 실수가 발생하면 배아가 사멸하거나 심각한 형태학적 기형을 초래할 수 있다.[99] 가장 먼저 발달을 시작하고 출생 후에도 가장 마지막으로 발달을 완료하는 기관인 신경계는 손상에 매우 취약하다. 다른 시스템은 중단이나 모욕이 선천성 기형을 유발할 수 있는 임계 기간이 더 짧다[98](주요/경미한 기형의 발생 시기는 그림 4.5 참조).

수정 후 첫 주에 수정란은 나팔관에서 자궁으로 이동하여 자궁에 도달한다. 둘째 주에 수정란은 여러 번의 유사 분열을 거쳐 배반포기 단계에 도달한 후 자궁의 풍부한 혈관벽에 착상하고 둘째 주 말에는 원시 태반을 형성한다. 3주 말에는 배아의 혈액이 U자형 튜브에서 순환하다가 나중에 하나의 튜브로 융합되고 4-7주 동안 4개의 방으로 분할되며, 4주째에는 배아의 길이가 0.5 cm 미만이 된다. 35일 만에 하나의 세포가 성장하여 10,000개 이상의 다른 세포로 변형된다. 변화의 속도가 빠르고 그 과정이 매우 정확하고 예측 가능하기 때문에 선천성 결함의 발생 시기를 정확히 파악할 수 있다.[99] 배아기의 초음파를 통해 7일 이내에 임신 날짜를 확인할 수 있다.[100]

태아기인 9주부터 36주까지는 태아의 장기와 신체 기관이 정교해지고 커지는 시기이다. 태반은 장벽 역할을 하고 노폐물을 제거하며 성장하는 태아에게 영양을 공급하여 태아의 폐, 신장, 장, 간 등의 기능을 수행한다. 3개월이 되면

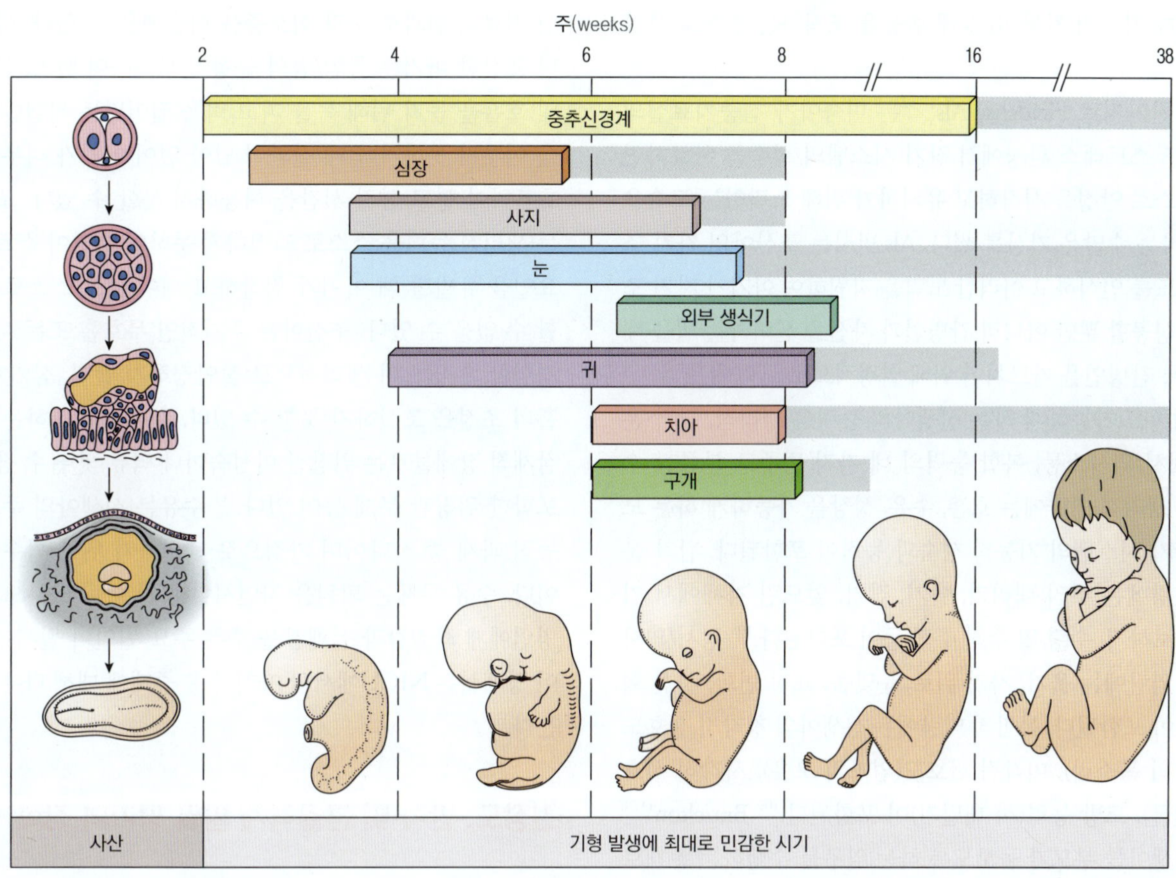

그림 4.5. 배아발생 및 태아발달(Rubin E, Gorstein F, Schwarting R, 외. 병리학에서 수정됨. 4th ed. Lippincott Williams & Wilkins; 2005.)

엄마도 모르는 사이에 태아는 8온스의 양수 속에서 발로 차고 몸을 돌리며 매우 활발하게 움직인다.[99,101] 빨기, 삼키기, 호흡, 탯줄 잡기 등 신생아에게 나타나는 모든 움직임 패턴은 임신 15주부터 시작된다. 자궁 외 자극에 대한 태아의 반응(예: 청각 또는 시각 자극에 대한 반응, 환경 자극에 대한 심박수 변화, 반복 자극에 대한 습관화)은 수십 년 동안 문서화되어 왔다.[102-104] 태아의 활동은 주기적인 변동과 일주기 리듬을 보여준다.[104]

신생아기의 역량

1900년대 이전에는 신생아에 대한 공식적인 구조화된 검사가 없었으며, 신생아는 무질서하고 체계적이지 않으며 감각과 운동 능력이 부족한 존재로 인식되었다. 1900년대 초, 일반적인 셔링 반사 모델에 따라 신생아 반사가 조사되고 신생아를 위한 표준 신경학적 검사가 발표되었다. 1900년대 중반에는 반사 모델이 일반화된 운동 기능을 포함하도록 확장되었다. 연구자들은 영아의 능동적 및 수동적 근육 긴장도를 조사하고 영아가 자신의 행동을 조절할 수 있다고 생각했다. Prechtl과 Beintema[105]는 영아 상태의 개념을 뇌와 관련 생리학의 별개의 조직으로 도입하여 영아가 자극에 반응하는 방식에 영향을 미쳤다. 유아는 능동적으로 반응을 생성하고 수행을 조절하는 것으로 간주되었다. 20세기 후반에는 보다 복잡한 유아의 기능이 인정되었다. 유아는 선호 시선, 소리 차별, 정서적 행동, 움직임과 언어의 조정, 다양한 울음소리 등을 보여주며 "사회적 존재"로 간주되었다.[106] 이러한 새로운 인식으로 영아는 더 이상 수동적인 수혜자나 환경과 아기의 보호자가 쓸 수 있는 백지가 아닌 "유능한" 존재로 인식되었다.[106,107] Comparetti[102]는 분만 유도 및 분만 참여(자동 보행 및 산도에서 아기의 머리를 찾아 산도에 맞추고 자궁에서 배출하는 과정에 협력하기 위한 적극적인 지원) 및 생존을 위한 태아의 역량에 대해 다음과 같이 썼다(수유를 위해 뿌리를 내리고 빨기). Brazelton은 아기가 돌봄을 유도하고 애착 과정을 시작하는 사회적 과제에 적극적으로 참여하며, 자신의 안정을 유지하면서 환경의 자극을 수정하

기 위해 자신의 자동 및 상태 반응을 조직하는 것으로 보았다.[78]

마찬가지로 Heidelise Als[47-52]는 미숙아가 집중치료실의 고강도 스트레스 환경에서 장기 시스템의 성숙을 완료하면서 스스로 안정을 시작하고 유지하기 위해 노력하는 모습을 묘사하는 수많은 기사를 썼다. Als 박사는 조산아의 자기 조절 시도를 인식하고 이러한 노력을 지원하여 아기가 자기 조절에 성공할 뿐만 아니라 간병인과 자신을 신뢰하는 법을 배우도록 간병인을 가르치기 위해 열정적으로 노력해 왔다.

생존을 가능하게 하는 신생아의 능력은 생리적, 감각 운동, 정서/의사소통, 복합 능력의 네 가지 범주로 분류할 수 있다. 생리적 역량에는 호흡, 수유, 성장을 가능하게 하는 모든 장기 시스템의 기능적 성숙과 능력이 포함된다. 감각 운동 역량에는 뿌리 내리기, 빨기, 잡기, 엎드린 자세에서 기도 확보하기, 수평 및 수직 추적 등이 포함된다.[108] 정서/의사소통 역량에는 울기, 자기 위로, 눈맞춤, 표정 변화, 시선 회피 등이 포함된다. 복합적 역량에는 신생아의 청각적 선호도(엄마의 목소리), 미각적 선호도(엄마의 모유), 시각적 선호도(얼굴), 모방 능력(혀 내밀기)이 포함된다.[109] Brazelton[11,78]은 신생아를 부모가 돌보도록 하는 임무를 수행하는 존재로 묘사했다. 건강한 신생아는 보호자와 유대감을 형성하는 작업에서 완전한 파트너이다. 반면에 조산아는 작고 건강하지 않은 것으로 인식되어 반응이 느리고 진정시키기가 더 어려우며, 아기의 울음소리는 보호자에게 부정적인 감정을 불러일으킨다. 미숙아의 어머니는 동기적인 상호작용을 덜 경험하고, 더 적은 게임을 하며, 더 열심히 일하고, 영아로부터 만족감을 덜 얻는다.[110] 미숙아와 그 가족 간의 유대감 형성 과정이 위험에 처하게 된다.

숙련된 수유자(A competent feeder)

수유는 영아의 '주된 일'로 묘사되어 왔으며[12], 빨고 삼키고 호흡하는 데는 상당한 기술뿐만 아니라 에너지가 필요하다.[111] 그럼에도 불구하고 신생아는 매일 성공적으로 수유를 한다. 수유는 신생아의 전형적인 기본 능력으로, 깨어나서 배고픔을 알리기 위해 울고, 수유원을 찾기 위해 뿌리를 내리고, 빨기와 삼키기 및 호흡의 속도를 조절하고, 많은 양의 음식을 소화하고 배설하며, 체중이 증가하고 성장하는 전 과정에서 매우 적극적인 역할을 수행한다. 조산아나 아픈 만삭아의 경우 이러한 영역 중 하나 또는 그 이상에서 수유에 실패할 수 있다. 아프거나 조산한 아기는 신생아 집중치료실 치료의 결과로 구강 혐오증을 학습했을 수 있다. 아프거나 조산한 아기는 굽힘/폄의 균형이 부족하여 빨기, 삼키기 및 호흡을 돕기 위해 목을 펴고 턱을 집어넣는 적절한 정렬을 이루지 못하거나 폐 질환이 남아 있어 아기가 너무 빨리 호흡하여 빨고 삼킬 시간을 허용하지 못할 수 있다. 조산아는 생리적 능력을 스스로 조절하지 못하여 환경이 스트레스 요인을 유발할 때 아기가 침착하고 깨어 있고 스스로 진정할 수 없을 수 있다. 조산아는 주기적인 무호흡 또는 서맥을 경험할 수 있으며 생리적으로 불안정해져 빨기, 삼키기, 호흡의 조정을 조절하지 못할 수 있다. 수유를 방해하는 다른 잠재적 장애물로는 위장관 미성숙이나 역류 및 흡수 장애를 포함한 위장관 문제 등이 있다.[111] 수유는 신생아의 주요 기능적 과제 중 하나이며 가정으로 퇴원하기 위한 필수 요건이다. 수유 문제는 퇴원을 지연시킬 뿐만 아니라 부모와 간병인에게 좌절감과 실패감을 주는 주요 원인이 될 수 있다. 이 장에서는 NICU에서의 아기 수유 중재에 대해 다루지 않는다.

긴장도, 반사 및 근골격계 발달 평가의 진화

기술의 고도화 덕분에 임신 중반을 갓 넘긴 조산아도 생존하고 있다.[112] 이제 조산아의 생존 가능 연령은 임신 23-24주이다. NICU에서 일하는 치료사는 조산아의 행동을 이해하고 중재하고 평가하기 위해 임신 후반기의 태아 발달에 대해 잘 알고 있어야 한다. 1955년 Suzanne Saint-Anne Dargassies[113]는 태아 성숙의 신경학적 특성을 파악하기 위해 임신 20-27주 사이의 생존 불가능한 태아와 생존 가능한 예비 태아 40명을 대상으로 연구했다(당시 생존 가능 임계점은 임신 27주였으며, Dargassies는 이 미숙아들이 사망하기 전까지 연구했다). 그녀는 26주까지는 한 단계와 다른 단계를 구분할 수 있을 만큼 1주일의 기간이 충분히 길었고 그 이후에는 변화 속도가 느려진다는 것을 발견했다. Dargassies는 매우 이른 시기에 자발적인 안면 활동(혀와 입술 제외)이 관찰되었고, 원위 반응이 근위보다 먼저 나타났으며, 20주에는 갈란 반사(몸통 함몰)가 완전히 나타났고, 능동 운동, 유도 운동, 일차 반사가 질, 기간, 완전성 면에서 천천히 향상되는 것을 확인했다. 그녀는 "부종, 경화증, 죽음의 고통"[113]으로 인해 조사하기는 어려웠지만 사지와 몸통에 수동적 근긴장이 완전히 결여된 것을 보았고, 21주부터 촉각과 통증 자극에 다르게 다시 척추를 펴는 아기를 관찰했다.[113]

Dargassies[113]는 임신 28주에서 41주 사이의 생존 가능한 조산아 100명을 연구하고 이 기간 동안 2주 단위로 성숙 단계를 관찰했다. 그녀는 임신 28주, 30주, 32주, 35주, 37주 영아에 대한 '성숙' 기준을 만들고 임신 40주의 만삭아와 이전 조산아 간의 차이를 분석했다. Dipietro[103]에 따르면 임신 28주에서 32주 사이의 기간은 태아에게 과도기적인 시기이다. 심박수, 활동, 상태 조직, 진동 음향 자극에 대한 반응, 태아의 활동과 심박수 간의 결합은 정점과 정체를 반복하며 가변적이다. 임신 31-32주가 되면 변동성이 안정화되고 발달 속도가 느려져 임신 32주의 아기는 놀람 반응이 줄어들고, 정지 기간이 늘어나고, 상태 조직이 증가하고, 진동 음향 반응 수준이 성숙해지고, 자극에 습관화되는 능력이 증가한다. 이러한 패턴은 임신 기간 내내 계속 성숙해지지만, 32주 태아는 어린 태아보다 더 만삭아처럼 행동한다. 이 과도기는 대뇌피질 미주신경 반응과 수초화를 비롯한 신경 발달과 수초화가 급격히 증가하는 시기와 유사하다.[103]

Allen과 Capute[112]는 임신 24주에서 32주 사이에 뇌성마비가 발생하지 않은 조산아 42명을 대상으로 매주 신경 발달 검사를 실시한 결과, 굽힘근, 반동 및 과반사가 상지(35-37주)보다 하지(33-35주)에서 2-3주 일찍 나타났다는 사실을 발견했다. 몸통 긴장도(배측 서스펜션에서 측정)는 36-40주에 나타났다. 목의 긴장도는 좋지 않았으며, 만삭 교정 연령의 아기 중 절반 이상이 앉았다 일어날 때 머리가 뒤로 젖혀지는 지연이 지속되었다. 원시 반사 및 심부 힘줄 반사(DTR)는 상지보다 하지에서 먼저 나타났다[비대칭 강직성 목 반사(ATNR)는 31주에 하지에서, 34주에 상지에서 먼저 발견되었다]. 연구진은 긴장도, DTR, 원시 및 병적 반사의 진화가 질서 정연한 순차적 패턴(즉, 하지에서 상지로, 원위부에서 근위부로)으로 진행됨을 발견했다.[112]

조산아는 앞서 설명한 근긴장저하증 외에도 I형(느린 경련) 근섬유가 만삭아에 비해 II형(빠른 경련)으로 전환된다. 이로 인해 조산아의 근육 피로(특히 호흡기 근육)가 더 심해진다. 미숙아는 만삭아에 비해 뼈의 불완전한 골화, 인대 이완, 결합 조직의 탄력성이 떨어진다. 이러한 조산아의 독특한 특성으로 인해 조산아는 중력과 누워 있는 표면의 영향을 많이 받는다. 태아의 움직임 또는 움직임의 부족이 자궁 내 아기의 관절, 두개골, 척추 곡선 형성에 기여하는 것으로 생각되는 것처럼 미숙아는 NICU에서 위치적으로 유발된 기형의 희생양이 될 수 있다. 여기에는 두개골 모양 이상(두개골의 전후 직경 증가)과 사두증(머리와 목이 한쪽으로 편향되어 두개골이 후외측으로 납작해지는 증상)과 사지 부정렬이 포함된다.[114] 만삭(임신 37-42주)의 조산아와 만삭 신생아를 비교한 연구에 따르면 두 그룹에서 음색과 반응성에서 차이가 있는 것으로 나타났다. 만삭에 태어난 영아와 달리 조산아는 자궁이 꽉 차서 활동 범위가 제한되고 굽힘근의 발달에 도움이 되는 경험을 놓치게 된다. 자궁에 갇혀 있는 만삭아와 달리 조산아는 성숙과 관련된 근긴장 저하 기간 동안 중력뿐만 아니라 정맥주사, 지지대 및 기타 제한을 경험하게 된다. 이러한 이유로 만삭 연령이 되면 조산아와 만삭 신생아는 근긴장도에 차이가 나타난다. 만삭 연령의 조산아는 사지의 굴근 긴장도가 낮고 머리와 목의 굽힘근/신근 균형이 좋지 않으며, 만삭 신생아에 비해 프렌치 앵글의 운동 범위와 활동 운동 범위가 더 넓다.[115,116] 만삭 연령의 조산아는 만삭아에 비해 더 많이 놀라고, 떨고, 반사 신경이 활발하며, 주의 집중 시간이 짧아지는 등 반응성이 더 높다.[113,116] 조산아는 자동 보행 시 발가락으로 걷는 반면 만삭아는 발뒤꿈치부터 발끝까지 걷는 모습을 보일 수 있다.[113]

만삭 전 조산아의 뇌 발달은 만삭으로 태어난 아기의 뇌 발달과 차이가 있다. 신생아 만삭아는 건강한 만삭아보다 자율, 운동, 상태, 주의/상호 작용 하위 시스템의 행동 기능이 더 우수하며, 뇌파 및 광유발 반응의 진폭이 더 크고 회백질/백질 분화 및 골수화가 증가하는 것으로 나타났다. 이러한 차이 중 일부는 조산으로 인한 누적된 합병증으로 설명될 수 있지만, NICU의 발달적으로 부적절한 감각 자극도 조산아의 뇌 발달에 영향을 미칠 수 있다.[117-119]

감각 반응의 진전(Evolution of sensory responses)

연구에 따르면 동물의 신경 감각 발달은 먼저 촉각, 운동, 후각과 미각, 청각, 시각 순으로 순차적인 패턴을 따르는 것으로 나타났다. 발달하는 동안 특정 시스템의 자극은 발달에 필수적이다. 자극이 너무 강하거나 비정형적인 시기에 자극을 받으면 해당 감각 시스템과 다른 감각 시스템의 발달을 방해할 수 있다.[120] 미숙아는 집중치료 환경에 있는 동안 감각 시스템의 발달과 성숙을 완료해야 한다. 이러한 환경이 발달 중인 뇌에 미치는 영향은 완벽하게 이해되지 않았으며 연구가 시작되고 있다.

촉각 시스템(Tactile system)

촉각은 촉각, 온도, 통증, 고유 수용성 감각의 네 가지 감각 능력으로 구성된다. 처음 세 가지 감각 수용체는 피부에 있으며, 마지막 감각 수용체는 피부뿐만 아니라 관절과 근육의 수용체로 구성되어 있다. 피부는 가장 큰 기관이므로 촉각은 가장 큰 감각 기관이자 가장 먼저 발달하는 감각 시스템이다.[121,122]

통증의 문제 THE PROBLEM OF PAIN 신생아(조산아 및 만삭아)가 고통스러운 자극을 감지하고 처리하며 이에 반응한다는 사실은 이제 잘 알려져 있다.[123,124] 조산아와 중환아의 통증과 스트레스를 설명하고 측정하는 것은 여전히 어려운 과제이다. 신생아 치료의 발전에도 불구하고 신생아 및 신생아 집중치료실 영아의 통증을 평가하고 관리하는 데 있어 전 세계적으로 여러 분야, 신생아 집중치료실, 국가 간에 많은 불일치가 존재한다.[125-127] WHO[128]는 관리되지 않거나 관리되지 않는 통증이 장단기 신경 발달에 미치는 영향에 대한 증거가 점점 더 많아지면서 통증을 공중 보건 문제로 인식하고 있다.[129-132]

신생아 집중치료실의 신생아들은 채혈, 라인 삽입, 수술과 같은 고통스럽고 피부에 상처를 내는 시술뿐만 아니라 수유 및 호흡 튜브 삽입과 조작, 기관 내 튜브 석션, 자궁 밖에서 생명을 유지하는 데 필요한 리드 및 모니터링 장치로 인한 고통과 불편함을 경험한다. Roofthooftet al.[133]에 따르면 고위험군 신생아는 하루에 10회 이상의 침습적 시술에 노출된다고 한다. 이 모든 것은 시상하부-뇌하수체-부신(HPA) 축을 통해 스트레스 시스템이 빠르게 발달하고 프로그램화되는 취약한 시기에 발생한다.[134] 신경계 발달의 중요한 시기에는 감각에 대한 신경세포 활성화[135]가 증가하고 하강 억제 입력이 감소하여[136] 영아는 신경계의 구조적 및 기능적 이형성 위험이 증가한다.

통각 경로는 임신 초기인 7주부터 단계적으로 발달하여 임신 40주 이후 일차 체성 감각 피질의 성숙과 함께 임신 기간 내내 계속된다.[137,138,139] 통각 경로의 수초화는 임신 25주경에 시작되어 30주경에 완료된다. 하강하는 통증 조절 경로의 억제 기능은 더 늦게 발달하여 48주 후(PMA)까지 완전히 성숙하지 않다. 물질 P와 같은 통증 신경전달물질은 초기에는 풍부하지만, 도파민과 세로토닌 같은 통증 조절 물질은 40주 이후에 통증 조절에 사용할 수 있다.[140,141]

발달 중인 신경계의 미성숙은 미숙아를 통증 경험에 취약하게 만든다. Fitzgerald와 동료들은 조산아는 조직 손상에 대한 민감도가 높은 넓은 피부 수용체 영역을 가지고 있음을 입증했다.[142-144] 조산아는 척수의 축삭 단자 사이의 일시적인 중첩, 낮은 역치 촉각 입력[145], 및 하강 경로를 통한 저개발된 억제 기능으로 인해 독성 자극과 무독성 자극 사이의 구별이 감소한다.[141,146] 고통스럽고 무해해 보이는 접촉에도 비슷한 반응이 나타날 수 있으며 조산아의 경우 이러한 반응이 더 오래 지속될 수 있다. 신생아 집중치료실 환경은 미숙아에게 높은 수준의 소리, 밝은 조명, 예상치 못한 빈번한 접촉과 취급으로 인한 스트레스를 유발하는 또 다른 스트레스 요인이다.

2015년 옥스퍼드 연구팀[147]은 유아도 성인과 유사한 통증 반응을 보인다는 사실을 입증했다. 기능적 MRI를 사용하여 성인에서 통증을 느끼는 뇌의 20개 영역 중 18개 영역이 유아에게도 활성화되어 있음을 확인했다. 신생아는 성인보다 통증을 더 강렬하게 경험하며, 4분의 1의 강도로 자극을 가해도 동일한 통증 반응을 보인다. 미숙아는 성인보다 통증 역치가 30-50% 낮고 통증 내성도 나이가 많은 영유아보다 낮다.

미숙아는 자궁의 보호 환경에서 급속한 뇌 성장과 조직화가 이루어지는 시기에 NICU에서 치료를 받고 고통스러운 시술을 경험한다. 이 시기는 뇌 발달에 있어 매우 중요한 시기로, 발달 중인 뇌가 외부의 불리한 자극에 대한 민감성과 취약성이 증가한다. 이 시기에는 신경세포의 투영과 세포 이동, 희소돌기아교세포의 성숙, 하판 신경세포의 분화, 시냅스 형성, 소뇌 신경세포의 증식과 이동, 대뇌의 주요 축삭 발달 등의 과정이 일어난다.[148,149] 반복적인 스트레스와 통증에 노출되면 염증성, 세포 외 독성 캐스케이드와 산화 스트레스를 유발하여 세포 사멸, 세포 분화 감소, 연결성 감소, 백질과 회백질의 비정형적 구조 발달을 초래함으로써 이러한 과정을 방해할 수 있다. Smith 등[150]은 전두엽과 두정엽의 뇌 폭 감소, 확산 변화 측정 및 측두엽의 기능적 연결성을 연구했다. 신생아기에 고통스러운 시술을 가장 많이 받은 영아는 출생 후 성장이 감소하고 백질과 회백질의 양이 감소하고[146,151] 소뇌의 크기가 감소하는 등 뇌 발달에 변화가 나타난다.[152-154] Zwicker 등[155]은 통증 및 스트레스 노출과 관련된 피질척수관 발달 장애를 보고했다. 유아기에 여러 번의 고통스러운 시술을 받으면 HPA 축의 프로그래밍이 변경되어 코르티솔 수치가 감소할 수 있다.[134,156]

체성감각 처리, 스트레스 반응, 신경 발달의 차이는 신생아 집중치료실에서 통증과 스트레스에 노출되는 것과 관련이 있다. 신생아기에 반복적인 통증 관련 스트레스 사건과 수술 시술을 경험한 아동을 대상으로 한 연구에 따르면 통증에 대한 민감도와 반응에 차이가 있는 것으로 나타났다.[129,134,156,157] 후속 연구에서 급성 통증에 대한 과민성 및 장기간 통증에 대한 과민성과 같은 변화된 통증 민감도가 노년기의 통증에 대한 과민성과 관련이 있는 것으로 밝혀졌다.[156] 인지 및 운동 지연[130,131,154], 시각 지각 장애[158], 그리고 학령기까지 지속되는 유아기의 행동 및 주의력 문제[132,159-161]도 NICU에서 경험하는 통증 및 통증 관련 스트레스와 관련이 있는 것으로 밝혀졌다.

통증이 성숙하고 발달 중인 신경계에 미칠 수 있는 잠재적인 해로운 영향을 고려할 때 통증과 통증 관련 스트레스를 인식하고 예방하는 것은 필수적이다. AAP는 신생아의 통증 평가 및 관리를 위한 가이드라인을 발표했다.[162] 통증 측정은 고통스럽거나 스트레스가 많은 시술 전, 시술 중, 시술 후에 실시해야 한다. 나이가 많은 어린이와 성인의 통증 평가의 표준은 환자가 통증을 보고하는 것이지만, 신생아중환자실의 신생아는 불편함을 말로 표현할 수 없기 때문에 평가하기가 어렵다. 포괄적이고 타당하며 신뢰할 수 있는 통증 평가를 위해서는 생리적 및 행동적 반응을 모두 파악해야 한다.[162-166] 영아의 통증을 나타내는 지표에는 심박수, RR, 산소포화도, 피부색, 두개 내압, 혈압(BP)의 변화와 같은 생리적 반응과 특정 행동 및 운동 반응이 포함된다(표 4.4).[167]

통증과 스트레스의 행동 징후의 표현은 개별 영아마다 다르며 재태 연령(GA), 출생 후 연령, 질병, 부모의 부재 또는 유무, NICU 입원 기간과 같은 요인에 영향을 받는다. 분만 전 중재 또는 시술의 범위와 시기 통증과 스트레스에 대한 반응에 영향을 미친다.[134] 일반적으로 사용되는 통증 척도에 대해 미숙아 및 중증 영아(표 4.5)의 통증을 측정하기 위한 노력으로 다수의 통증평가가 개발되었다. 대부분의 통증 척도는 급성, 시술 또는 수술 후 통증만을 측정한다. 현재로서는 만성 또는 지속적인 통증을 측정할 수 있는 좋은 척도는 거의 없다.[127,168,169]

고위험 신생아의 통증 관리는 고통스러운 시술 횟수를 가능한 범위 내에서 최대한 줄이는 것부터 시작된다.

고통스럽고 스트레스가 많은 중재가 필요한 경우 비약물적 및 약물적 요법을 시행한다. 통증과 스트레스를 최소화하기 위한 전략을 미리 계획하고 선제적으로 실행하는 것은 고위험 신생아를 돌보는 데 있어 NICU의 필수적인 부분이다. 비약물적 중재는 NICU에서 통증 관리의 기본이며, 고통스러운 시술이나 유해한 접촉에 대해 지속적으로 시행되어야 한다.[125,162] 비약물적 중재에는 NNS, 모유/모유 수유, 자당, 촉진 요법, 포대기, 캥거루 케어 또는 피부 대 피부 접촉이 포함된다.[170,171] 부모의 존재 영아의 통증을 줄이거나 완화하는 것으로 나타났다.[172] 이러한 전략이 약물 요법을 대체해서는 안 되며, 유아의 장기간 또는 중등도에서 중증의 통증에 대해서는 비약물적 통증 지원과 함께 활용해야 한다. 진통제는 잠재적인 부작용, 이상 반응, 신경 발달 장애가 우려되므로 신중하게 고려해야 한다.[173] 약물 요법은 유아의 반응을 주의 깊게 모니터링하면서 단계적으로 투여해야 한다. 비약리학적 및 약리학적 중재와 더불어 환경적 전략은 환자에게 유해한 자극의 수준을 줄임으로써 간접적으로 통증과 스트레스를 감소시킨다. 환경 전략에는 조명을 어둡게 하거나 유아의 눈을 가리고, 호출기를 진동 모드로 유지하고, 알람을 무음으로 설정하고, 서랍과 현관문을 부드럽게 닫고, 침대 옆에서 부드러운 목소리로 이야기하여 유아의 침대 공간 주변의 소음을 줄이는 것이 포함된다. 다른 환경적 전략으로는 취급 빈도와 고통스러운 절차를 줄이는 것이 있다.[64]

표 4.4. 일반적으로 사용되는 신생아 통증 평가도구

통증 평가 도구	평가된 통증 특성	사용 목적
울음, 산소 투여 필요, 활력징후 증가, 표정, 불면증(CRIES)	울음, 포화도 ≥ 95%, 혈압상승, 심박수증가, 표정, 수면상태, 각성상태를 유지하려면 O_2가필요하다.	급성 통증, 수술 후 통증
미숙아통증프로파일(PIPP)	재태연령, 행동상태, 최대심박수, O_2포화도감소율, 눈썹돌출, 눈찡그림, 팔자고랑	급성 통증
신생아안면코딩척도(NFCS)	눈썹내리기, 눈찡그리기, 팔자주름, 입술벌리기, 사각입모양, 혀팽팽함, 턱떨림, 입술쫒기	급성 통증, 장기 통증, 수술 후 통증
신생아영아통증척도(NIPS)	얼굴표정, 울음, 호흡패턴, 팔움직임, 다리움직임, 각성상태	급성 통증, 수술 후 통증

AAP 태아 및 신생아위원회 및 마취및통증의학섹션에서 수정한 내용이다. 신생아의 시술통증 예방 및 관리: 업데이트. Pediatrics. 2016;137(2):e20154271.

표 4.5. 의식과 관련된 행동들

수면 상태	행동
1A 상태	의무적으로 규칙적인 호흡을 하거나 인공호흡기만으로 호흡하는 깊은 수면 상태의 영아; 눈을 감고; 감은 눈꺼풀 아래에서 눈 움직임이 없고; 조용한 표정; 자발적인 활동이 없고; 일반적으로 창백한 색을 보이는 경우
1B 상태	주로 조절된 규칙적인 호흡을 하는 깊은 수면 상태의 유아; 눈을 감고; 감은 눈꺼풀 아래에서 눈 움직임이 없고; 편안한 표정; 고립된 깜짝 놀람을 제외한 자발적인 활동이 없는 경우
2A 상태	눈을 감고 얕은 잠을 자고, 감은 눈꺼풀 아래에서 빠른 눈동자 움직임이 보이고, 진폭이 낮고 무질서한 움직임을 보이며; 호흡이 불규칙하고 빨고 입으로 빠는 움직임이 많으며, 낑낑거림; 얼굴, 몸, 사지 경련, 얼굴을 많이 찡그리며 "시끄러운" 상태라는 인상을 줌; 일반적으로 색이 좋지 않음
2B 상태	눈을 감고 얕은 수면; 감은 눈꺼풀 아래에서 빠른 안구 움직임이 보임; 움직임과 함께 활동 수준이 낮고 놀람이 약해짐; 움직임의 진폭이 낮고 1단계보다 더 잘 관찰됨; 다양한 내부 자극에 놀람이 약해진 상태로 반응함, 영아는 다양한 내부 자극에 반응함. 호흡이 더 규칙적이고, 가벼운 빨기 및 입 벌리기 동작이 가끔씩 나타날 수 있으며; 한두 번의 낑낑거림과 드물게 한숨이나 미소가 관찰될 수 있음
전환(졸음) 상태	
3A 상태	졸음 또는 반졸음; 눈을 뜨거나 감음, 눈꺼풀이 떨리거나 과장되게 깜박임; 눈을 뜨고 있는 경우 유리알처럼 가려짐; 때때로 깜짝 놀라거나 그렇지 않은 활동 수준 변화; 분산된 움직임; 소란스럽거나 발성이 많이 나오거나 끙끙거림; 얼굴 찡그림.
3B 상태	졸음, 위와 동일하지만 발성, 윙윙거림, 얼굴 찡그림 등이 덜함
깨어있는 상태	
4AL 상태	깨어 있고 조용하며 시끄러운 활동이 적고, 눈을 반쯤 뜨거나 떴지만 멍하거나 둔한 표정을 지으며, 관여도가 낮고 거리가 멀다는 인상을 주거나, 집중하지만 대상이나 검사자를 바라보기보다는 들여다보는 것처럼 보이거나, 영아가 분명히 깨어 있고 반응하지만 간헐적으로 눈을 감고 있는 경우
4AH 상태	깨어 있고 조용함; 최소한의 운동 활동; 눈을 크게 뜨거나, "과잉 각성" 또는 공포나 두려움의 인상을 줌; 자극에 매료된 것처럼 보임; 물체에 대한 고정의 강도를 조절하거나 끊거나 물체에서 멀어지는 데 어려움을 겪는 것처럼 보임
4B 상태	밝고 생동감 있는 표정으로 주의력이 있고; 자극의 출처에 주의를 집중하고 정보를 적극적으로 조절하여 처리하는 것처럼 보이며; 운동 활동은 최소임
활발한 상태	
5A 상태	눈을 뜨고 있을 수도 있고 뜨지 않을 수도 있지만, 유아는 운동 각성, 긴장, 불안한 표정, 찡그린 얼굴 또는 기타 불편한 징후에 따라 분명히 각성된 상태. 소란스러움이 있는 경우, 소란스러움이 확산되거나 긴장된 상태임
5B 상태	눈을 뜨고 있거나 뜨지 않을 수도 있지만 유아는 분명히 깨어 있고 각성되어 있으며, 운동 활동이 상당히 뚜렷함. 유아는 분명히 보채지만 심하게 울지는 않음
우는 상태	
6A 상태	심하게 찡그리고 우는 얼굴로 나타나지만 울음소리는 매우 긴장하거나 약하거나 없을 수 있으며, 소란을 피우는 것보다 화가 난 강도가 더 큼
6B 상태	리듬 있고 격렬하며 정열적인 울음소리가 강렬하고 힘차게 울려 퍼짐

[a]4의 경우 4 AL과 4 AH의 두 가지 확산 경보 유형이 구분된다. 체크 표시 대신 L 또는 H가 표시된다.

이러한 상태는 상태자체와 특정 주의력 관련 행동으로 세분화된다. 눈동자 움직임, 눈뜨기 및 얼굴 표정, 총체적인 신체 움직임, 호흡, 긴장도 측면을 포함하는 다양한 행동구성이 서로의 특정 시간적 관계에 따라 다음을 결정하기 위해 사용된다.

특정 시점에 유아의 의식수준이 어느 정도인지 파악할 수 있다. 다양한 가용성 상태와 의식적 반응성에 해당하는 것으로 보이는 다양한 행동구성의 동적변화를 의미있고 체계적으로 구분할 수 있다. 관찰 가능한 상태의 스펙트럼은 다음과 같다. A로 표시된 상태는 "시끄럽고", 불결하며, 확산된 상태이고, B로 표시된 상태는 깨끗하고, 잘 정의된 상태이다.

AA: 유아가 장기간 호흡을 멈추는 경우(예: 8초 이상) AA를 표시해야 한다. 유아가 상태 연속체에서 벗어난 것이다.

유아가 보이는 변화와 행동에 따라 2분 시간 블록당 하나 이상의 상자를 표시할 수 있다. 운영상으로는 일반적으로 2-3초 동안의 행동구성이 뚜렷한 상태로 등록되어야 하지만, 특히 4번과 6번 상태와 같이 더 짧은 시간 동안의 변화도 안정적으로 기록할 수 있다.

Als H.의 허가를 받아 재인쇄 미숙아 읽기. In: Goldson E, ed. 미숙아 양육: 신생아 집중치료실에서의 발달중재. New York, NY: Oxford University Press; 1999: 82-84.

신생아집중치료실에서 근무하는 물리치료사는 신생아의 통증에 대한 신체적, 행동적 평가는 물론 통증을 줄이기 위한 환경적, 비약물적 전략에 대해 잘 알고 있어야 한다. 신생아 집중치료실에서 아기의 통증 발생 가능성을 예측하고 이러한 아기의 통증을 최소화하기 위해 조기에 적극적으로 중재할 수 있도록 주의를 기울여야 한다.[21,167]

전정 시스템(Vestibular system)

전정 기관의 감각 말단 기관인 세반고리관, 이소골은 청각 감각 기관인 달팽이관이 있는 두개강(전정 기관) 내부에 자리 잡고 있다. 청각과 전정 기관 모두 섬모를 통해 자극을 전기 신호로 변환한다. 전정 시스템에서 이러한 신호는 전정 신경을 통해 뇌간으로 전달되고 다양한 영역으로 전달되어 공간에서 아기의 위치에 관한 정보를 해석하고 통합하여 움직임과 기능을 안내하는 데 사용할 수 있다.[122]

전정 기관은 자궁에서 가장 먼저 발달하는 기관 중 하나이며, 전정 신경은 임신 초기에 수초화가 시작되는 최초의 섬유관이다. 임신 20주가 되면 이 신경은 완전한 크기에 도달하고 다른 전정 신경도 수초화되기 시작한다.[122] 전정 기관은 태아가 출생 전 고개를 숙인 자세로 방향을 잡는 데 관여하는 것으로 알려져 있다. 전정 기관은 만삭의 신생아[174]에서 성숙하지만, 전정 경로의 시냅스와 수상돌기의 변화와 성장은 아이가 움직이는 법을 배우고 변화하는 신체 크기와 형태에 적응하면서 사춘기까지 계속된다.[122]

자궁은 태아에게 거의 일정한 전정 자극을 제공하며, 일부는 우발적(태아의 움직임)이고 일부는 비우발적(산모의 움직임)이다.[122,175] 신생아 집중치료실의 조산아는 주로 움직임 제한을 경험하므로 전정 자극이 감소한다. 만삭아가 자궁 내에서 경험하는 지속적인 전정 자극과 조산아의 전정 자극 부족의 결과는 불분명하며 전정 시스템에 대한 중재를 안내할 수 있는 정보가 거의 없다. 조산아에 대한 전정 자극에 대한 연구는 종종 다른 자극 방식과 함께 수행되기 때문에 순수한 전정 자극의 효과를 파악하기 어렵다. 전정 자극은 행동 상태를 개선하는 것으로 알려져 있는데, 예를 들어 느린 리듬의 흔들기는 아기를 진정시키고 조용한 수면을 촉진하며, 빠른 리듬의 전정 자극은 활동성과 동요를 증가시키는 것으로 알려져 있다.[12] 전정 자극은 입원 중인 영아의 수유, 체중 증가, 입원 기간 또는 신경 발달 결과에 영향을 미치는 것으로 입증되지 않았다.[62] 이 분야에 대한 더 많은 연구가 필요하지만, 유아의 내성 수준 내에서 발달적으로 적절한 이유에 따라 NICU에서 부드러운 전정 자극을 시행할 수 있다.[175]

후각 및 미각 발달

미각과 후각은 모두 화학적 감각으로, 주변 환경의 특정 분자에 반응하여 시작되고 뉴런에 의해 전기 신호로 전달된다. 후각 발달은 임신 5주째에 콧구멍이 나타나면서 시작된다. 8주가 되면 후각 전구의 뉴런이 발달하기 시작하여 20주가 되면 성숙한다. 11주가 되면 콧구멍에 후각 상피가 가득 차게 된다. 후각 상피와 뉴런의 생화학적 발달이 완료되는 28주부터 냄새를 맡을 수 있는 능력이 시작된다.

미뢰는 태아가 빨고 삼키기 시작하는 약 13주부터 성숙하기 시작한다. 만삭이 되면 혀, 입천장, 목 윗부분에 약 7,000개의 미뢰가 존재한다.[122] 양수를 빨고 삼키는 행위는 미뢰를 자극하고 시냅스 연결에 영향을 미친다. 양수는 지속적으로 변화하며 산모의 식단과 태아의 배뇨가 혼합된 것을 반영한다. 태아는 자궁에 있는 동안 다양한 맛과 냄새를 경험한다. 마찬가지로 모유는 산모의 식단에 따라 맛이 달라지며, 신생아는 모유의 냄새와 맛이 익숙하기 때문에 엄마의 모유를 인식할 수 있다. 24주부터 만삭까지 태아는 하루에 약 1 L의 양수를 삼킨다. 미숙아는 입에 구강 위관이나 기관내 튜브를 자주 물고 있으며, 얼굴에 테이프가 붙어 있고, 입안에는 고무장갑, 약물 또는 비타민의 맛을 느끼게 된다. 미숙아는 지속적으로 삼키는 연습을 하지 못하기 때문에 빨고, 삼키고, 호흡에 필요한 협응력을 기르는 데 어려움을 겪는다.[122]

청각 시스템(Auditory system)

임신 24주가 되면 달팽이관과 말초 감각 말단 기관의 발달이 완료되고 진동 음향 자극에 대한 첫 번째 눈 깜박임/떨림 반응을 유도할 수 있다. 이러한 반응은 28주까지 일관되게 나타나며, 청각 역치는 약 40 dB이고 42주에는 13.5 dB(성인 수준과 비슷)로 감소하여 청각 경로가 지속적으로 성숙하고 있음을 보여준다. NICU의 미숙아는 청각이 정상적으로 발달하고 성숙하는 동안 NICU의 소음에 노출된다. 이러한 신생아중환자실 소음에 노출되면 달팽이관 손상은 물론 수면 장애를 유발하고 아기의 성장과 발달에 지장을 줄 수 있다.[119,176] 인공호흡기 튜브 내부에 물이 거품을 내거나 인큐베이터 외부를 두드리면 인큐베이터 내부에서 70-80 dB의 소음이 발생할 수 있으며, 인큐베이터 아래의 포트홀문이나 서랍을 닫거나 매트리스 머리를 떨어뜨리면 90-120 dB의 소음이 발생할 수 있다.[176] 인큐베이터 커버는 인큐베이터에 부딪히는 물체의 소음만 줄여준다. 인큐베이터의 대부분의 소음은 모터, 서랍 및 문 닫힘, 그리고 아기의 울음소리에서 발생한다.[177] 그 밖에도 알람, 오버헤드 호출기, 전화, 교통 체증, 통화 소리 등이 신생아 집중치료실에서 흔히 들리는 소음이다. 한 연구에 따르면 최대 소음은 65-75 dB 범위였으며, 대부분의 소음은 사람의 활동으로 인한 것이다.[178] 대화는 60 dB 범위이며 속삭이는 소리는 20-30 dB이다.[176] 자궁 내에서 임신 중에 들리는 소리들(즉, 희미하게 들리는 어머니의 말소리, 어머니의 심박수, 소화기 소리)은 구조화되어 있거나 일정한 패턴을 가지고 있지만, 연속적이거나 고정된 소리는 아니다. 이러한 소리는 산모 또는 태아의 행동에 따라 달라질 수 있으며 하나 이상의 감각 기관에 영향을 미친다.[108] 자궁 내 배경 소음은 산모 말소리의 낮은 주파수를 구별하기 어렵게 한다. 자궁 내에서는 모체 조직이 250 Hz 이상의 소리 주파수를 감쇠시켜 태아를 보호한다. 신생아 집중치료실의 소음 환경은 저주파 및 고주파가 섞여 있어 아기가 산모의 말을 듣는 데 방해가 될 수 있다. 신생아 집중치료실은 태아에게 자궁과 매우 다른 청각적 감각 경험을 제공한다.

AAP[176]는 신생아중환자실의 소음 수준이 45 dB를 넘지 않도록 권장하며, 이를 달성하기 위해서는 직원들의 협조가 필요하고 NICU 설계 및 시공이 이를 뒷받침해야 한다. 사람이나 기계에서 발생하는 소음을 줄이기 위한 전략과 더불어 현재 NICU 설계의 혼잡하고 시끄러운 상태에 대한 새로운 대안이 Evans, Philbin[179-181] 및 White에 의해 제안되었다.[182]

시각 시스템(Visual system)

시각은 인간의 감각 중 가장 복잡한 감각이자 만삭 상태에서는 가장 덜 발달한 감각이다. 임신 23-24주가 되면 눈의 주요 구조와 시각 경로가 제자리를 잡지만, 눈꺼풀이 융합되고 시신경이 혼탁해지며 안구에 배아 조직의 잔재가 남아있게 된다. 몇 개의 미성숙 광수용체 세포가 망막을 차지하고 후망막의 망막 혈관이 발달하기 시작한다. 24주부터 만삭까지 망막과 시각 피질은 광범위한 성숙과 분화를 겪는다. 24-28주에는 눈꺼풀이 분리된다. 눈동자 반사가 없어 밝은 빛에 눈꺼풀이 조여지지만 쉽게 피로해진다. 34주가 되면 동공 반사가 나타나고 밝은 빛에도 피로감 없이 눈꺼풀이 닫힌다. 조명이 낮을 때 잠깐 눈을 뜨고 고대비 형태에 고정하는 현상이 나타날 수 있다. Morante 등[183]은 임신 32주 미숙아 대부분이 12인치에서 1/2인치 줄무늬를 인식할 수 있으며, 35-36주에는 대부분 1/4인치 줄무늬를 인식할 수 있다는 사실을 발견했다. 만삭이 되면 대부분의 영아는 1/8인치 줄무늬를 구별할 수 있었다. 34주부터는 패턴 선호도도 성숙해졌다. Dargassies[113]와 달리, Morante 등[183]은 40주 이전의 미숙아는 만삭아보다 시력 및 패턴 선호도가 낮다는 사실을 발견했다. 36주가 되면 영아는 부드러운 빛을 향해 방향을 잡고 수평 및 수직으로 시차를 두고 시각적 추종을 보인다. 만삭이 되면 영아는 20/400의 시력으로 볼 수 있다. 원시이며 가까이 있는 물체에 초점을 잘 맞추지 못한다.[108]

시각적 성숙은 어두운 자궁에서 이루어지며 빛에 노출될 필요가 없다. 미숙아로 태어난 신생아는 신생아 집중치료실의 가혹한 밝은 조명에 노출되어 동물에게 광독성 효과를 일으키고 잠재적으로 뇌 발달에 영향을 미칠 수 있다. 고빌리루빈혈증 치료를 위한 빌리루빈 조명은 10,000개 이상의 양초에 해당하는 빛을 발산할 수 있다. 미숙아는 시각적 성숙도가 낮기 때문에 주변 광원 및 보조 광원으로부터 보호해야 한다. 자발적으로 눈을 뜨게 하려면 5피트 촛불이 적당하다. 미숙아는 흑백 패턴에 관심을 보이지만, 이는 스트레스가 될 수 있다. 흑백 패턴에 장시간 집중하는 것은 어린 시절의 IQ 저하와 관련이 있다. 시각 자극은 청각 우위를 방해하여 말의 집중력을 떨어뜨리고, 손 사용과 시각적 직관적 도달의 발달을 방해할 수 있다.[12,108,122]

상태 분화의 진화

서로 연결된 일련의 특징적인 변화의 측면에서 진정한 행동 상태는 36-37주 미만의 영아에게는 나타나지 않을 수 있으며[110,184], 36주 미만의 조산아는 각성 상태를 완전히 통제할 수 있는 능력을 갖추지 못한다.[12] Brazelton과 Nugent[185]는 신생아 평가에서 6가지 상태를 정의하고 평가 중에 아기가 나타내는 상태의 범위, 다양성 및 지속 시간에 세심한 주의를 기울인다(표 4.5 참조). Als[186]에서는 이러한 상태를 조산아에 맞게 수정하여 건강한 조산아가 보이는 상태보다 덜 체계적이고 명확하게 정의되어 있다고 설명한다. 조산아의 경우 수면 상태가 우세하며, 각성 단계는 28주 전후로 짧은 기간 동안 나타나다가 30주가 되면 더 많아진다.[113] 조산아의 수면 상태는 수면 중에 더 많은 운동 반응으로 무질서해진다. 미숙아의 각성기는 짧고 산발적이다. 아기가 성장함에 따라 수면과 각성 시간의 비율은 달라진다. 조용한 각성 시간은 만삭에 가까워지고 어느 정도 생리적, 도덕적 안정성을 갖춘 조산아에게 나타난다. 상태 체계는 돌봄과 상호작용의 기초가 되므로 영아가 사용할 수 있는 상태의 범위와 견고성, 상태 간 전환의 용이성을 숙지하고 평가하는 것이 중요하다.[186]

치료를 안내하는 의학적 기초

신생아 집중치료실 용어(Language of the NICU)

신생아 집중치료실의 언어는 이러한 중증 환아에게 필요한 집중치료의 위기 중심적 특성을 반영한다. 많은 복잡한 절차와 진단은 약어로 표현되며, 이 용어가 무엇을 의미하는지 모르는 사람들에게는 어렵게 느껴질 수 있다. 이 장의 마지막에 있는 부록에는 일반적으로 사용되는 약어 목록이 있다. 아래에 몇 가지 주요 용어가 정의되어 있다.

재태 기간은 마지막 생리 첫날부터 분만일 사이의 기간을 말한다.[187] 임신 기간은 37주에서 41주 6-7주이며, 37주 이전에 태어난 아기는 조산으로 간주한다. 42주 이상에 태어난 아기는 만삭으로 간주한다.[188] 재태 연령(CA)은 아기의 생일을 기준으로 한 나이로 정의된다.

월경 후 연령(PMA)은 출생 다음 날부터 몇 주 단위로 표시된다. 주 단위로 GA와 CA를 더한 값이다. 재태 주수 24주, 재태 기간 10주에 태어난 조산아는 34주 PMA가 된다. PMA는 신생아 병원 입원 기간 동안 조산아의 나이를 설명하는 데 선호되는 용어이다.[189]

미숙아로 태어나 신생아 집중치료실에서 퇴원하는 어린이에게는 보정 연령을 사용해야 한다. 연령 보정은 만 3세까지만 사용하는 것이 좋다.[189] 아기의 나이를 수정하는 것은 부모가 이해하고 가르쳐야 할 중요한 기술이다. 임신 40주는 발달에 매우 중요한 시기이므로 조산이 발생했을 때 자궁에서 잃어버린 시간을 무시하는 것은 불공평하다. 치료사와 가족 모두 CA가 아닌 정확한 나이를 기준으로 아기에 대한 기대치를 개발하는 것이 중요하다.

AGA, SGA, LGA는 각각 재태 연령에 적합한, 재태 연령에 작은, 재태 연령에 큰 재태 연령의 약자이다. 이 용어는 출생 시 아기의 몸무게를 나타낸다. 저체중아란 출생 시 몸무게가 연령 대비 10번째와 90번째 백분위수에 속하는 아기를 말한다. 12주 일찍 태어난 아기는 AGA일 수 있고, 만삭에 태어난 아기는 체중이 해당 GA에서 태어난 아기의 평균(10-90번째 백분위수)의 2표준편차 이내인 경우 AGA일 수 있다. SGA인 아기는 출생 시 체중이 연령 대비 10번째 백분위수(또는 평균에서 2표준편차 이하) 미만이고, LGA인 아기는 출생 시 체중이 90번째 백분위수(또는 평균에서 2표준편차 이상)를 넘는다(그림 4.6). SGA 영아는 IUGR 또는 자궁 내 성장 제한이라고도 한다. 원인은 아기의 염색체 이상, 선천성 기형 또는 선천성 감염일 수 있다.[101] LGA는 큰 부모, 산모의 당뇨병 또는 만삭 후(임신 42주 이상)에 발생하거나 아기에게 다른 유전적 증후군이 있는 경우 발생할 수 있다. LGA로 태어난 아기는 출생 시 외상, 특히 상완 신경총 손상이나 주산기 우울증에 걸릴 위험이 있다. 고인슐린증이나 적혈구 감소증이 있을 가능성이 더 높다.[188]

출생 체중과 결과의 상관관계에 대한 연구가 꾸준히 진행되면서 정상 출생 체중(NBW), 저체중 출생아(LBW), 극소저체중 출생아(MLBW), 초극소 저체중 출생아(VLBW), 극소 저체중 출생 체중(ELBW) 등의 추가 약어가 생겨났다(표 4.6). NBW는 2,500-3,999 g (5파운드 8온스-8파운드 13온스)이다. LBW는 2,500 g (5 lb 8 oz) 미만으로 정의된다. MLBW는 1,500-2,500 g (3파운드 5온스-5파운드 8온스)으로 정의된다. VLBW는 1,500 g (3파운드 5온스) 미만으로 정의된다. ELBW는 1,000 g (2파운드 3온스) 미만이다. 몸무게 750 g (1파운드 10온스) 미만의 영아는 저체중아, 몸무게 4,000 g (8파운드 13온스) 이상의 영아는 과체중이다.[12,188]

의료 차트에 어머니가 32세 G5 P1223으로 기재되어 있을 수 있다. G는 gravida, P는 para를 의미한다. 이 용어는 각각 산모의 임신 횟수와 임신 결과를 나타낸다. "플로리다 파워 앤 라이트" 니모닉을 사용하면 P 뒤에 오는 숫자가 무엇을 의미하는지 기억할 수 있다. 첫 번째 숫자는 만삭 출산 횟수, 두 번째 숫자는 조산 횟수, 세 번째 숫자는 낙태 횟수(자연유산 또는 치료적 유산), 네 번째 숫자는 생존아 수를 나타낸다. G5 P1223의 경우 산모는 만삭 1건, 조산 2건, 낙태 2건, 총 3명의 생존 자녀로 총 5번의 임신을 했다. P 뒤에 하나의 숫자만 오는 경우, 이는 생존 자녀의 수를 나타낸다.

분만 후 신생아의 신체 상태를 평가하는 점수 체계는 1953년 버지니아 아프가(190)에 의해 개발되었으며, 아프가라는 이름은 이 척도의 약자로 발전했다. A는 외모, P는 맥박, G는 찡그림, A는 활동, R은 호흡을 나타낸다(표 4.7). 이

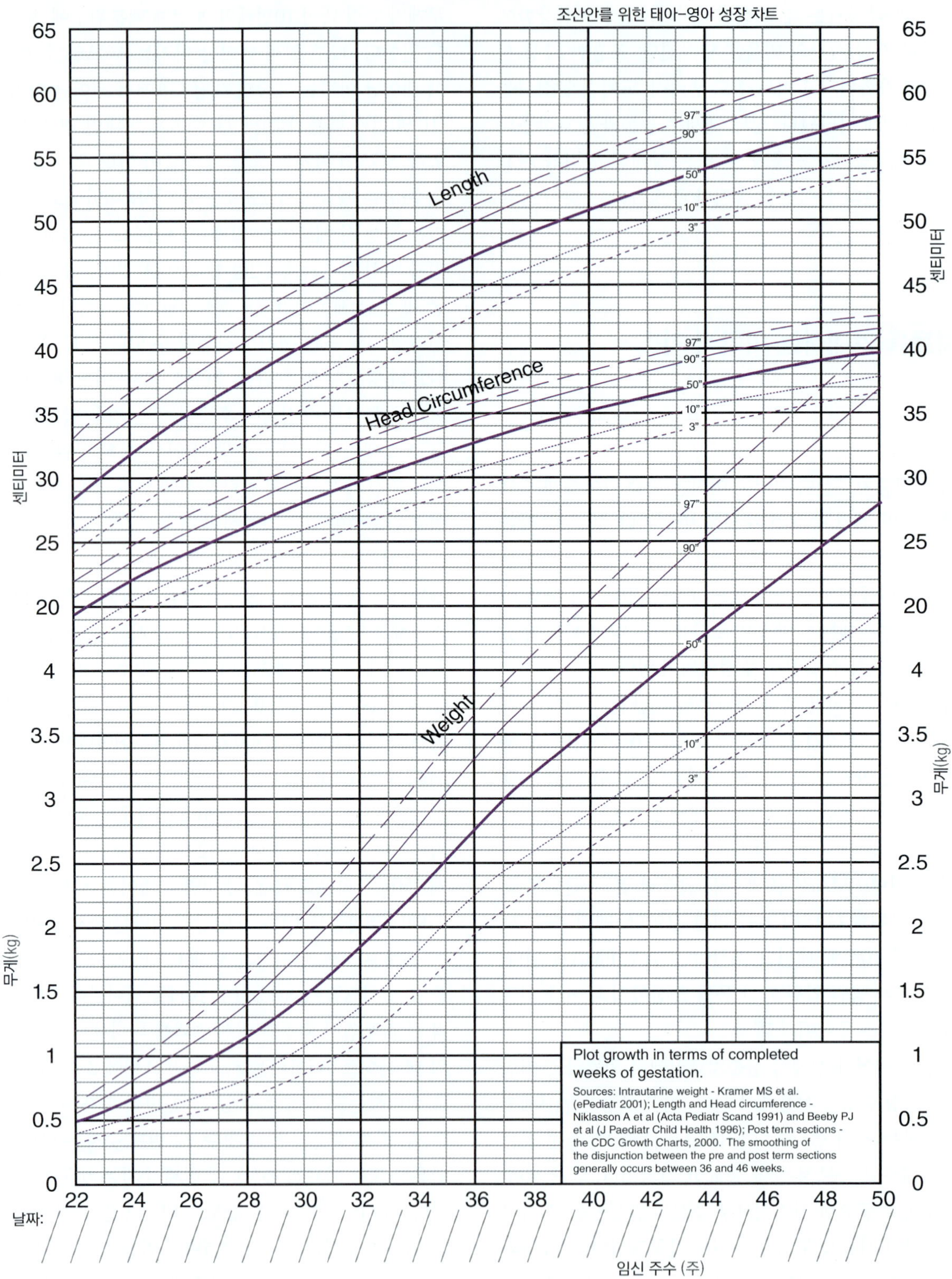

그림 4.6. 펜튼 조산아 성장기록지(남아 및 여아). (Fenton TR, Kim JH. 미숙아를 위한 펜튼성장기록지를 개정하기 위한 체계적 검토 및 메타분석. 2013;13:59. https://doi.org/10.1186/1471-2431-13-59)

표 4.6. 출생체중에 관한 약어

NBW	정상 출생체중	2,500-3,999 g (5파운드 8온스-8파운드 13온스)
LBW	저체중아	<2,500 g 미만(5파운드 8온스)
MLBW	중등도의 저체중아	1,500-2,500 g (3파운드 5온스-5파운드 8온스)
VLBW	극소 저체중아	<1,500 g 미만(3파운드 5온스)
ELBW	초극소 저체중아	<1,000 g 미만(1파운드 10온스)
Micropreemies Macrosomia		<750 g 미만(1파운드 10온스) >4,000 g 초과(8파운드 13온스)

표 4.7. 아프가 점수

	점수		
Sign	0	1	2
심박수	없음	<100 bpm	100-140 bpm
호흡	없음	느리고 얇음	양호, 불규한 울음
반사 과민성	반응 없음	찡그림	기침 또는 재채기
근긴장도	이완성	약간 굽힘된 상태	사지의 능동적인 움직임
피부색	청색	분홍색의 몸통, 청색의 사지	분홍색의 모든 신체

Apgar V.에서 신생아에 대한 새로운 평가방법에 대한 제안. Anesth Analg. 1953;32(4):260-267.

점수는 아기가 연장 소생술이 필요하지 않은 경우 생후 1-5분 동안 부여된다. 점수에서 무호흡 또는 서맥이 나타나고 아프가 점수가 6점 미만이면 소생술이 시작된다. 3-4점 범위의 점수는 백 및 마스크 인공호흡이 필요함을 나타내며, 5-7점은 블로우 바이 산소가 필요하고, 8-10점은 신생아에게 일반적인 것으로 간주되며 소생술이 필요하지 않은 것으로 간주된다.[191] 병력에 기록된 아프가 점수의 예는 8,195이다. 1분 후의 아프가 점수는 영아의 상태 변화와 소생술이 적절한지 또는 더 많은 노력이 필요한지를 나타낸다. 광범위한 소생술이 필요한 영아의 경우, 6점 이상이 될 때까지 5분마다 아프가 점수를 측정할 수 있다(예: 0105210515620).[191,192]

생아 집중치료실은 신생아의 생명을 유지할 수 있는 고도의 기술 지원을 중심으로 구축된다. 이 기술은 20세기 후반에 폭발적으로 발전하여 더 많은 아기가 생존할 수 있게 되었다. 이 기술은 신생아 집중치료실의 기후, 문화, 작업 공간에도 영향을 미쳐 신생아 집중치료실이 매우 어수선하고 차갑고 금속 같은 느낌을 줄 수 있다. 신생아 집중치료실에서 아기를 지원하기 위해 일반적으로 사용되는 장비는 표 4.8에 나와 있다(그림 4.7 및 4.8).

이는 최저 흡기 산소 농도(Fio_2)와 최저 압력 및 조석량에서 가스 교환을 개선하기 위해 노력함으로써 이루어진다. 개별 유아의 상태에 따라 인공호흡기 지원 방법이 결정된다.[193]

지속적기도양압(CPAP)은 영아가 자발적으로 호흡하는 동안 높은 호기 말 폐활량을 유지하기 위해 설정된 압력으로 따뜻하고 가습된 가스를 지속적으로 공급한다.[193-196]

CPAP는 마스크, 코 프롱으로 전달하거나 기관 내 튜브를 통해 덜 자주 전달할 수 있다.

CPAP를 통해 전달되는 가스 혼합물은 연속 흐름이거나 가변 흐름일 수 있으며, 시스템은 유아에게 중단 없이 가스를 공급한다. 거품 또는 수밀 CPAP는 연속 흐름 유형이다. 혼합된 가스는 가열 및 가습된 후 아기에게 전달된다. 원하는 양의 CPAP를 제공하기 위해 튜브의 말단부를 멸균수 또는 아세트산에 특정 레버까지 담군다.[195] 거품 CPAP는 고주파 환기(HFV)에 사용되는 것과 유사한 주파수로 유아의 가슴에 진동을 생성할 수 있다.[197] 가변 흐름 비강 CPAP (NCPAP)는 인젝터 제트를 사용하여 비강 단자를 통해 각 콧구멍에 일정한 압력으로 가스를 전달한다. 아기가 CPAP에 맞서 숨을 내쉴 필요가 없도록 흐름이 바뀔 수 있다.[195]

CPAP는 폐포 및 기도 허탈을 예방하고 기계적 환기로 인한 압력손상을 줄이기 위해 사용된다. CPAP에 대한 적응

표 4.8. 신생아 집중치료실의 일반 의료장비	
복사식 보온기 (Radiant warmer)	머리 위 열원, 온도 모니터, 시술 조명이 있는 높이 및 각도 조절이 가능한 테이블에 낮고 조절 가능한 플렉시 글라스 사이드 레일이 있는 개방형 침대
아이솔레트(Isolette)	밀폐된 인큐베이터. 열 및 습도 조절 기능이 있는 매트리스를 둘러싸는 투명한 플라스틱 장치 또는 상자. 측면 포트 구멍 또는 측면 개구부를 통해 유아에게 접근한다.
오픈 유아용 침대(Open crib)	열원이 없는 소형 요람형 침대 또는 소형 금속 침대
가방 및 마스크(Bag and mask)	유아의 코와 입에 맞는 마스크에 연결된 저장통, 유량계, 압력계가 있는 자가 팽창식 백으로 구성된 환기 시스템.
비관(Nasal cannula)	비강에 맞는 작은 갈래가 있는 유연한 튜브를 통해 가습 가스를 공급한다.
HFNC	비관을 통해 높은 유량으로 전달되는 가습 가스(고가습일 수 있음)
CPAP	CPAP 장치 또는 기계식 인공호흡기에 의해 생성되고 마스크로 전달되는 설정 압력의 가습 가스의 지속적 또는 가변적 흐름
HHHNC	비강을 통해 가스를 공급하는 고가습, 고유량 시스템
CMV	기존의 기계식 인공호흡기. 압력 제한 시간 주기, 체적 주기, 압력 지원 인공호흡 등 다양한 선택사항으로 가스 공급 및 인공호흡기 지원을 정밀하게 제어할 수 있는 신생아 표준 기계식 인공호흡기이다.
HFJV	고주파 제트 인공호흡은 가열되고 가압된 짧은 펄스의 가스를 제트 인젝터를 통해 상기도에 직접 전달한다.
HFOV	고주파 진동 인공호흡기에는 피스톤 펌프 또는 진동 다이어프램이 있어 기도를 통해 폐포까지 전달되는 정현파 압력 파를 생성한다.
iNO	산화질소는 혈관 확장제 및 혈관 평활근 이완제 역할을 하는 기계적 환기와 함께 전달되는 가스이다.
ECMO	체외막산소화술은 정맥혈을 배출하고 산소를 보충하며 막산소화기를 통해 CO_2를 제거한 후 정맥 또는 동맥 순환으로 혈액을 되돌려 보내는 심장 및 폐 우회술로, 정맥혈을 배출하고 산소를 보충한다.
바이탈사인모니터	심박수, 호흡수, 혈압 및 산소포화도의 모니터링을 표시하는 장치
맥박산소측정기	아기의 팔이나 다리에 부착한 밴드형 광센서로 말초 순환의 산소 농도를 측정하여 모니터 화면에 산소포화도를 보여준다.
경피적 산소 및 이산화탄소 모니터	피부를 통해 산소 및 이산화탄소의 농도를 모니터링하는 비침습적 방법
수액 펌프	수액, 지질 내 수액 및 트랜스필러 공급의 흐름과 속도를 제어하는 전기 주입 펌프
광선 요법	고빌리루빈혈증을 줄이기 위해 사용되는 광섬유 또는 오버헤드 뱅크 또는 스팟 조명 또는 광섬유 담요
급식 튜브	구강 또는 비위관으로 위장에 직접 수유하는 데 사용된다. 경관 튜브는 구강 또는 비위관을 견디지 못하거나 심한 위식도역류질환이 있거나 흡인 위험이 있는 유아에게 사용된다.
PIV	수액, 영양 또는 항생제 투여에 사용할 수 있는 말초 정맥주사관
CVL	부모에게 장기간 수유 또는 항생제를 투여하거나 혈액을 채취하는 데 사용되는 중심정맥관
PICC	경피적으로 삽입된 중심 카테터. 길고 유연한 카테터를 말초 제대정맥을 통해 삽입하고 중앙의 상대정맥에 연결한다. PICC 라인은 부모에게 장기간 수유 또는 항생제를 투여하거나 혈액을 채취하는 데 사용된다.
UA	제대 동맥관을 통해 복부 대동맥에 삽입하여 동맥혈 가스 모니터링, 수액 주입 및 지속적인 혈압 모니터링을 위해 생후 5-7일 동안 2곳에서 사용한다.
UV	제대 정맥관은 제대 정맥에 삽입되어 생후 7-14일 동안 2곳에서 초기 정맥 접근, 혈관압박제 주입, 교환 수혈, 중심정맥압 모니터링 및 수액 주입에 사용된다.

BP, 혈압; 뇌성마비AP, 지속적기도양압; GER, 위식도역류; 심박수, 심박수; NICU, 신생아중환자실; RR, 호흡수

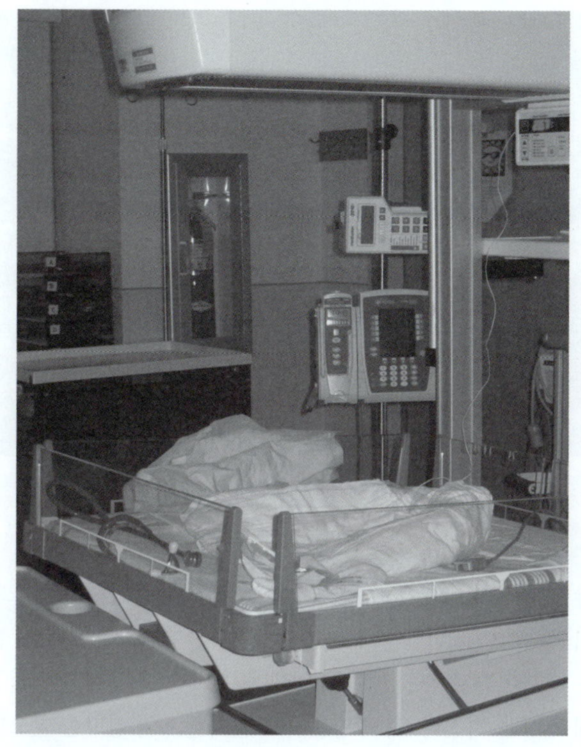

그림 4.7. 신생아중환자실(NICU) 입원을 위한 복사식온열 침대 설치

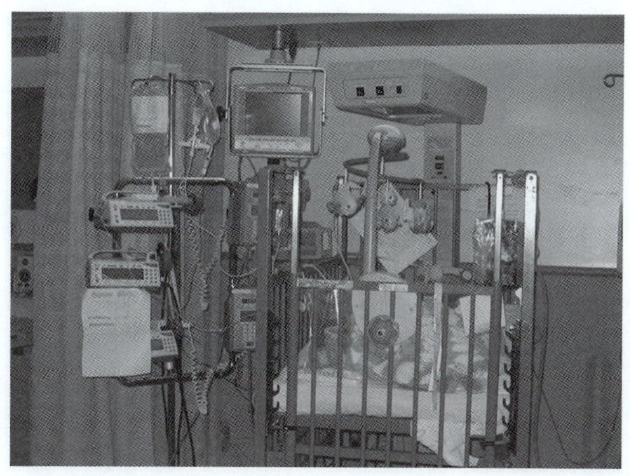

그림 4.8. 복사식온열기, 수액펌프 및 모니터가 있는 유아용 침대

증에는 호흡 곤란 증후군(RDS)의 조기 치료, 중등도로 빈번한 무호흡 발작, 최근 발관, 만성적으로 인공호흡기에 의존하는 영아의 이유, 호흡 곤란이 최소화되고 산소 보충이 최소한으로 필요한 미숙아의 무기폐를 예방하기 위한 조기 치료가 포함된다. NCPAP의 부정적인 측면에는 높은 유량으로 인한 위 팽창과 비강 프롱을 사용할 때 코 중격의 벗겨짐 또는 파손이 포함된다.[194-196]

NICU에서 호흡 부전을 치료하기 위한 미국의 가장 일반적인 접근법은 양압 환기법을 사용하는 것이다.[198,199] 두 가지 유형의 양압 기계식 인공호흡기는 용량 조절식 또는 압력 제한식이다. 용적 조절형 인공호흡기는 필요한 압력의 양에 관계없이 각 호흡마다 동일한 일회 호흡량의 가스를 공급한다. 신생아에게는 거의 사용되지 않지만, 신생아를 위해 특별히 설계된 용적 인공호흡기는 폐 순응도가 빠르게 변화하는 경우 사용할 수 있다.[193] 압력 제한 인공호흡기는 미리 설정된 제한 압력에 도달할 때까지 가스를 공급한다. 기도에 전달되는 최대 압력은 일정하지만 각 호흡 시 일회 호흡량은 가변적이다. 동기화된 간헐적 강제 환기(SIMV), 보조/제어 및 압력 지원은 기존의 압력 제한 인공호흡기를 적용한 것이며 NICU에서도 사용된다.

HFV는 매우 빠른 인공호흡 속도를 활용하여 해부학적 사강과 같거나 작은 일회 호흡량을 제공한다. 빠른 속도로 제공되는 중첩된 일회 호흡량으로 증가된 폐용적을 유지하기 위해 지속적인 압력이 가해진다. 기존 환기에 비해 HFV의 장점은 기압상해 및 음상상해로 이미 손상된 폐의 낮은 근위 기도압에서 적절한 가스 교환을 제공하고 상대적으로 손상되지 않은 폐에서 정상적인 폐 구조를 보존한다는 것이다.[200-203]

NICU에서 사용하는 HFV의 세 가지 유형은 고주파 양압 환기(HFPPV), 고주파 제트 환기(HFJV), 고주파 진동 환기(HFOV)다.[200,203] HFPPV는 기존 인공호흡기 또는 높은 속도로 설정된 수정된 기존 인공호흡기에 의해 발생한다.[202] HFJV는 좁은 캐뉼라 또는 제트 인젝터를 통해 짧은 펄스의 가열되고 가압된 가스를 상부 기도로 직접 전달한다.[202-204] HFJV는 광범위한 폐탄성도와 환자 크기에 맞춰 산소공급과 환기를 유지할 수 있다. HFOV에는 기도를 통해 폐포로 전달되는 정현파 압력파를 생성하는 피스톤 펌프 또는 진동 다이어프램이 있다.[202,203] 높은 RR에서 일정한 기도압에 작은 일회 호흡량이 중첩된다.[205]

HFV는 주로 기존 환기에 실패한 유아에게 사용된다.[192,200] 결과 연구에서는 기존 기계 환기(CMV)에 비해 HFV의 명확한 이점을 입증할 수 없었지만 임상적으로 HFV는 공기 누출 증후군, 폐 간질성 폐기종(PIE), 선천성 횡격막 탈장(CDH) 전/후 복구, 태변 흡인 증후군(MAS) 및 일부 형태의 폐저형성증에 도움이 되었다.[202,203,205] HFV는 중증 호흡 부전이 있는 유아의 체외막 산소 공급(ECMO)에 대한 가교 역할도 할 수 있으며 일부 유아에서는 ECMO가 필요하지 않을 수도 있다.[189]

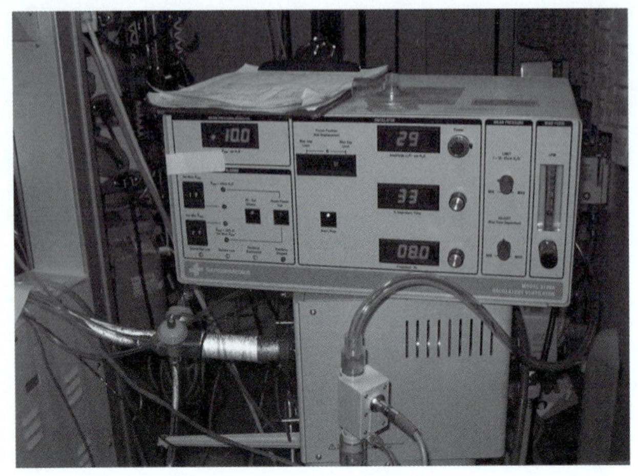

그림 4.9. High-flow oscillating ventilator.

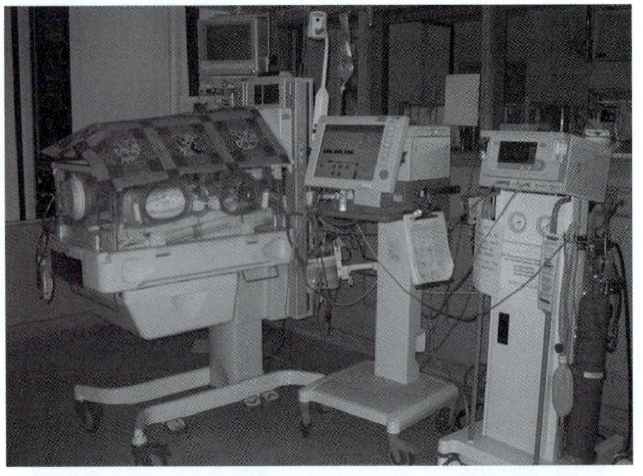

그림 4.10. 산화질소탱크가 있는 기존 인공호흡기

신생아 RDS는 NICU에서 HFV로 치료되는 가장 흔한 폐 질환이다. HFJV는 공기 누출 증후군 치료에 가장 성공적인 것으로 나타났으며, HFOV는 CDH, RDS 및 신생아 지속성 폐고혈압증(PPHN)이 있는 영아에게 더 나은 결과를 보여주었다.[202] HFV의 가장 심각한 부작용은 초기 심실주위 백질연화증(PVL)이나 중증 뇌실내 출혈(IVH)로 인한 장기적인 신경학적 손상의 증가이다.[203] 일부 연구에서는 CMV에 비해 HFV로 치료받은 미숙아에서 중증 IVH가 증가한 것으로 나타났다.[203,206] 다른 연구에서는 GA, 전달 유형, 초기 대형 동맥관 개존증(PDA), 상대정맥 혈류 감소 등 다른 교란 변수를 고려했을 때 차이가 없는 것으로 나타났다(그림 4.9).[193,207]

NICU에서 더 높은 빈도로 사용되기 시작한 또 다른 형태의 인공호흡기는 고유량 비강 캐뉼라(HFNC)이다. 연구에 따르면 HFNC는 경증 호흡기 질환이 있는 일부 유아의 폐에 긍정적인 말단 확장 압력을 제공하는 데 NCPAP만큼 효과적이다. 비강 캐뉼라의 장점은 비강에 대한 자극이 적다.[208-210] 비강 캐뉼라는 마스크나 코 프롱보다 아기가 더 편안하고 가족이나 간호사가 더 쉽게 아기를 안고 돌볼 수 있다. 고습도 HFNC는 비강 캐뉼라의 부작용(예: 높은 습도로 인한 건조, 출혈 또는 비중격 파열) 없이 더 높은 유량의 가스를 공급하는 데 사용된다.[211-215]

1999년 12월, 미국 식품의약국은 저산소성호흡 부전이 있는 단기 및 장기 영아를 치료하기 위해 흡입 산화질소(iNO)의 사용을 승인했다. 저산소성 호흡 부전을 유발할 수 있는 질환으로는 PPHN, RDS, 흡인 증후군, 폐렴, 패혈증 및 CDH가 있다. 산화질소의 주요 작용은 혈관 확장 및 혈관 평활근의 이완으로 폐포로 가는 혈류를 증가시켜 산소와 이산화탄소 교환을 개선하는 것이다. 산화질소는 수명이 짧은 분자이므로 전신 혈관에 영향을 주지 않고 폐혈관 평활근에 영향을 미친다. 기도 평활근도 산화질소의 영향을 받으며 기도와 혈관 평활근 이완의 결합 작용은 환기 기능 이상이 있는 영아의 치료에 효과적이었다(그림 4.10).[216,217]

진행성 저산소성 호흡 부전을 동반한 34주 이상의 생후 첫 주 신생아는 치료적 중재의 보조제로서 iNO를 사용할 수 있는 기준을 충족한다. 산화질소 투여를 시작하기 전에 시도한 치료 방법 및/또는 질병의 정도는 명확하게 밝혀지지 않았다. 산화질소는 심폐 기능이 오른쪽에서 왼쪽으로 션트에 의존하는 선천성 심장질환이 있거나 심한 좌심부전이 있는 영아에게는 금기이다.[218] 다기관 임상 시험에 따르면 iNO는 신생아 저산소성 호흡 부전증(CDH) 치료에 효과적이지는 않지만, PPHN과 같은 다른 질환으로 인해 저산소성 호흡 부전이 있는 단기 및 장기 영아의 산소 공급과 예후를 개선하는 것으로 나타났다. 또한 연구에 따르면 iNO는 신경 발달, 행동 또는 의학적 이상을 증가시키지 않으면서 ECMO의 필요성을 감소시키는 것으로 나타났다.[219-222]

미숙아에 대한 iNO 사용은 논란의 여지가 있으며, 34주 미만의 미숙아에 대한 iNO 치료의 시작 시기, 용량 및 기간에 대한 합의가 이루어지지 않았다. 재태 기간 32주 미만, 체중 1,250 g 미만으로 기계적 정맥 환기가 필요한 영아를 대상으로 한 두 건의 연구에서 iNO를 투여한 영아는 기관지폐이형성증(BPD) 발생률 감소, 중증 폐 질환 감소, 산소 공급이 필요한 기간 감소, 사망 발생률 감소, 뇌 손상 위험 증가가 없는 것으로 나타났다. iNO의 이점은 기도 저항이 감소

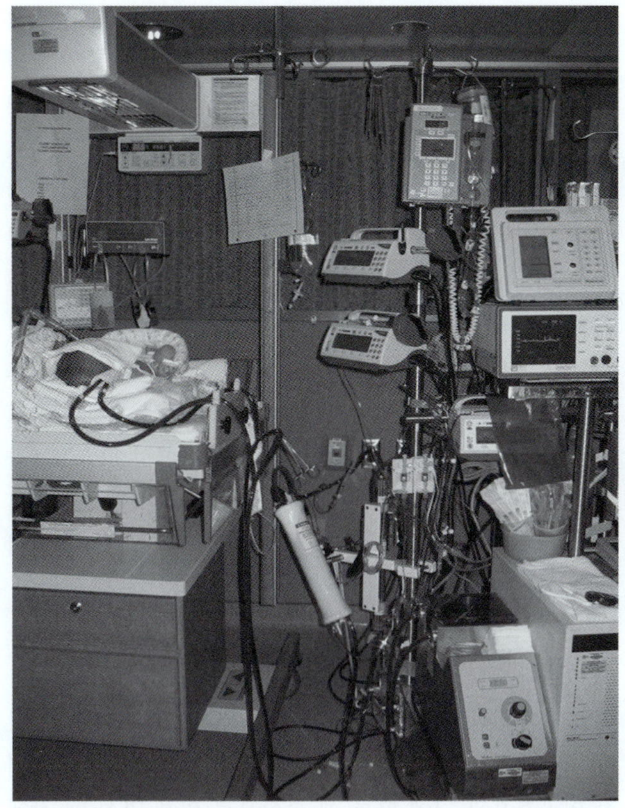

그림 4.11. 체외막산소화장치(ECMO)를 사용하는 영아

하여 보충 산소, 기계적 인공호흡, 산화 스트레스의 필요성이 감소하기 때문일 수 있다.[223,224]

체외막 산소화는 심장-폐 우회 기계와 유사하며 아기의 심장과 폐에 휴식과 지원을 제공한다. ECMO는 저산소증으로 인해 CMV 및HFV와 같은 기존 치료법에 불응하는 심장 및 폐 기능장애 환자에게 사용된다. 지난 10년 동안 표면 처리, iNO 및HFV의 사용은 RDS, MAS 또는 폐고혈압(PH) 환자에게 ECMO를 대체했다. 체외막 산소화는 CDH, PPHN, 패혈증 환자에게도 계속 시행되고 있다(그림 4.11).[225-229]

체외막 산소화 장치를 시작하기 위해 아기의 목 오른쪽에카테터를 삽입하고 "캐뉼레이션"이라고 하는 과정을 통해 심장에 연결한다. 아기의 무산소 혈액은 중력을 통해(아기의 침대가 높아진 상태에서) 카테터를 통해 ECMO 펌프로 배출된다. 체외막 산소화펌프는 막 산소화 장치가 인공폐 역할을 하는 체외막 산소화회로를 통해 아기의 혈액을 밀어내어 이산화탄소를 제거하고 혈액에 산소를 공급한다. 그런 다음 산소가 공급된 혈액은 카테터를 통해 아기에게 되돌아간다. 체외막 산소화치료를 받는 아기는 진정제를 투여하고 마취시킨 다음에 진통제를 투여한다. 오른쪽 목 정맥에 접근할 수 있도록 머리를 왼쪽으로 돌린 채로 누운 자세를 취한다. 혈액이 카테터와 체외막산소화회로에 접촉할 때 혈액이 응고되는 것을 방지하기 위해 다량의 헤파린을 투여받는다.[230] 혈전 형성을 방지하는 데 사용되는 헤파린은 아기에게 ECMO의 가장 심각한 합병증인 출혈을 일으킬 수 있다. 아기는 매일 두부 초음파 검사를 통해 두개내출혈(ICH)이 발생했는지 여부를 평가한다. 두개내출혈이 발생하면 ECMO를 중단해야 하는 이유가 될 수 있다.[231] 체외막 산소화치료를 받은 아기는 비정형적인 자세, 음색, 움직임 패턴이 나타날 위험이 있으므로 면밀한 발달 추적 관찰이 필요하다.[225-229] 체외막 산소화치료 후 아기는 경구 수유에 어려움을 겪는 경우가 많다. 기타 신경 발달 이환율에는 발작, 청력 상실, 과잉 행동, 행동 문제, 뇌성마비, 학교 부적응, 발달 지연 등이 포함된다.[231] 체외막 산소화를 필요로 하는 다양한 일차 진단을 받은 환아들이지만, 체외막산소화치료 후 이러한 영아들은 CDH를 제외하고는 유사한 기능 및 신경 발달 결과를 보인다. CDH가 있는 영아는ECMO를 받은 후 다른 영아보다 생존율이 낮고 특히 호흡기 및 소화기 기능에서 이환율이 높다.[227,232]

미숙아의 의학적 문제

미숙아로 태어난 신생아는 신생아 집중치료실에서 가장 연약한 환아들 중 하나이다. 신체 구조와 기관의미성숙, 감염 및 기형 유발 물질에 대한 노출 가능성, 질병을 최소화하고 생명을 유지하는 데 필요한 의료 전략과 기술의 영향으로 인해 여러 가지 의학적 합병증의 위험에 노출되어 있다. 이 섹션에서는 NICU에서 흔히 발생하는 7가지 의학적 질환과 이를 치료하는 데 사용되는 의료적 중재에 대해 설명한다. 제공된 정보는 간략한 개요일 뿐이며, 보다 자세한 내용은 이 장의 마지막에 인용된 신생아 의학 텍스트, 진료 매뉴얼 및 원본 참고 문헌을 참조하길 바란다.

호흡 곤란 증후군(Respiratory dstress sndrome)

RDS는 폐 미성숙과 폐 계면활성제 부족으로 인해 발생한다. 미숙아는 폐포 모세혈관 발달 불량, 제2형 폐포 세포 부족, 계면활성제 생성 부족 등 구조적 및 생리적 미성숙으로 인해 RDS가 발생할 위험이 높다. 계면활성제는 제2형 폐포 세포에서 생성되는 물질로 폐포와 작은 세기관지를 감싸

는 역할을 한다. 계면활성제가 감소하면 폐포 표면 장력 증가, 폐포 붕괴, 확산성 무기폐, 폐 순응도 감소로 인해 호흡 부전으로 이어진다. 미숙아는 갈비뼈의 연골 성분으로 인한 흉벽의 순응도 증가, 횡격막과 늑간 근육의 제1형 피로 저항성 근섬유 수 감소, 호흡 신경 조절의 불안정성으로 인해 호흡 기능이 더욱 저하된다.[233-235]

산전 위험 요인, 태아 폐 미성숙도 평가, 출생 후 임상 징후를 통해 RDS를 식별할 수 있다. 폐 성숙도에 영향을 미치고 RDS의 소인을 높이는 요인으로는 미숙아(재태 기간 34주 미만), 산모의 당뇨병(인슐린이 계면활성제 생성을 방해하는 것으로 보임), 유전적 요인(백인 인종, RDS 병력이 있는 형제, 남성 성별), 폐 저형성증을 동반한 흉곽 기형 등이 있다.[236] 산전 스테로이드는 태아의 폐 성숙을 촉진하고 계면활성제 생성을 촉진하기 위해 종종 사용된다. 2000년 미국 국립보건원(NIH[237])은 조산 위험이 있는 임신 24-34주의 모든 임산부에게 7일 이내에 산전 스테로이드를 투여할 것을 권고했지만, 사용되는 스테로이드의 종류와 투여 방법에 대한 합의가 부족한 상황이다. 산전 스테로이드 요법에 대한 여러 연구에서 계면활성제 생산 증가, 기계적 인공호흡기 사용 기간 감소, IVH 발생률 감소가 입증되었지만[238] 다른 연구에서는 태아 성장 감소, 사망률 증가, 신경 행동 장애 발생률이 감소한 것으로 나타났다.[239-243]

RDS의 진단은 병력, 임상 증상, 혈액 가스 검사, 흉부 방사선 촬영을 바탕으로 이루어진다. RDS는 폐 미성숙과 주산기 사건에 따라 출생 직후 또는 생후 첫 몇 시간 내에 발생할 수 있다. RDS의 임상적 징후로는 호흡수 증가, 호기성 끙끙거림, 흉골 및 늑간 수축, 코 발적, 청색증, 청진 시 공기 유입 감소, 저산소증 및 고탄산혈증 등이 있다. 흉부 방사선 사진에서 폐는 망상 과립 또는 "갈은 유리" 모양을 보인다.[236]

RDS가 있는 미숙아에 대한 중재는 장애의 중증도에 따라 다르며 산소 공급, 인공호흡 보조, 계면활성제투여 등이 포함된다. 재태 기간 30주 미만의 삽관된 신생아에게 예방적 계면활성제를 투여하면 호흡 상태가 즉각적으로 개선되고 RDS, 기흉, BPD 및 IVH 발생률이 감소하는 것으로 나타났다.[244] 현재 의료계에서는 삽관할 필요가 없는 신생아에게 예방적으로 계면활성제를 투여하는 실무에서 벗어나고 있다.[245-247] 텍사스 신생아 연구 그룹[248]에서는 경증에서 중등도의 RDS를 가진 1,250 g 이상의 영아에게 계면활성제 투여만을 위해 선택적으로 삽관해서는 안 된다고 권고하고 있다.

보조 기계적 인공호흡은 RDS가 있는 영아에게 선택되는 중재 방법이다. 기계적 인공호흡은 기압 외상 및 외상의 형태로 기도 손상을 유발할 수 있다. 폐 손상을 줄이기 위해 기존 인공호흡의 대안으로 HFV가 제안되었다.[200-203] 삽관으로 인한 기압 외상을 제한하면서 호흡 요구를 해결하기 위해 비강 또는 비인두 프롱을 통한 양압 인공호흡도 권장되고 있다.[197] 연구에 따르면 조기 계면활성제 투여와NCPAP의 조합은 RDS의 임상 경과를 개선하고 기계적 정맥 환기의 필요성을 감소시키는 것으로 나타났다.[249] 혼루비아와 스타크[236]에 따르면 RDS가 있는 영아에게 CPAP를 사용하면 무기폐를 예방하고 폐 손상을 최소화하며 계면활성제의 기능적 특성을 보존할 수 있다. 어떤 형태의 인공호흡기를 사용할지 결정하는 것은 개별 영아의 임상 징후와 흉부 방사선 사진에 근거하여 결정한다.

RDS를 앓는 영아의 예후는 원래 폐 침범의 중증도에 따라 다르다. 기계적 인공호흡이 필요하지 않은 영아는 장기적인 후유증이 거의 또는 전혀 없이 RDS가 해결될 가능성이 더 높다. 매우 미성숙한 ELBW 영아는 장기간의 기계적 인공호흡과 그에 따른 폐 손상으로 인해 만성 폐 장애(CLD) 또는 BPD로 진행될 수 있다. 중증 RDS가 있는 영아는 ICH, 미숙아 망막증(ROP), 괴사성 장염(NEC)의 위험이 높다.[235]

RDS의 급성기에는 영아가 의학적으로 불안정하고 무호흡, 서맥, 혈압 변동성, IVH와 같은 합병증의 위험이 있는 것으로 간주된다. 영아의 스트레스를 줄이기 위해 소리, 빛, 취급 등의 환경적, 정신적 자극을 최소화하는 것이 좋다. 치료사는 NI-DCAP를 사용하여 영아에 대한 관찰 평가를 수행하여 치료 제공을 안내하는 정보를 제공할 수 있다. 이 정보를 사용하여 치료사는 의료진 및 부모와 협력하여 전반적인 성장과 발달을 지원하기 위한 치료 계획을 개발한다. 간병에 대한 제안에는 자세, 편안함 및 보호 조치가 포함될 수 있다.

특허 동맥관 개존증(Patent dctus ateriosus)

동맥관 개존증은 혈액이 폐로 우회하여 순환할 수 있도록 하는 태아 심장의 구조이다(그림 4.12). 태아는 혈액에 산소를 공급하는 데 폐가 필요하지 않기 때문에 우심실의 흐름이 왼쪽 폐동맥에서 대동맥으로 전환된다. 동맥관 개존증은 출생 후 10-15시간 이내에 내측 평활근의 수축에 의해 닫힌다. 해부학적 폐쇄는 생후 2-3주까지 완료되며, 폐쇄를 촉진하는 요인으로는 산소, 프로스타글란딘 E_2 수준, 성숙도 등

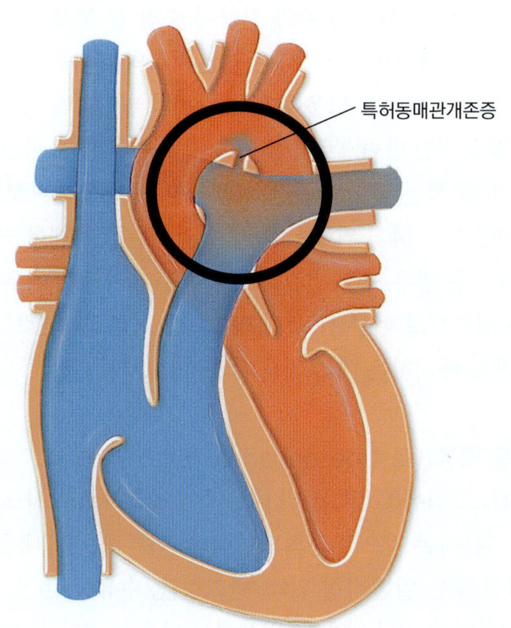

그림 4.12. 특허 동맥관 개존증의 그림(해부학 차트 회사 제공)

이 있다.[250]

산소는 관 폐쇄에 대한 가장 강력한 자극인 것으로 보인다.[251] 산소에 대한 평활근의 반응성은 GA와 관련이 있다. 미숙아는 산소에 의한 근육 수축에 대한 민감도가 감소하고 프로스타글란딘 E 수치가 높기 때문에 환경의 산소에 대한 반응이 적다.[252] 관이 닫히지 않으면 이를 PDA라고 한다. 미숙아의 경우 폐혈관평활근이 잘 발달하지 않아 만삭아보다 폐혈관 저항(PVR)이 더 빠르게 떨어진다. 심장의 왼쪽 혈액이 관을 통해 오른쪽으로 쏠려 저혈압과 관류 저하를 초래하고 심혈관 과부하로 인한 울혈성 심부전을 유발할 수 있다. 낮은 평균 혈압, 대사성 산증, 소변량 감소, 장기 관류 불량으로 인한 황달 악화는 좌측에서 우측으로 전환되는 전신적인 결과이다.

PDA의 임상 증상으로는 심잡음, 심박수증가, 호흡 곤란이 있다. PDA와 관련된 다른 증상으로는 체중 증가 실패, 패혈증, 울혈성 심부전, 폐부종 등이 있다. 진단은 흉부 방사선 촬영과 심장 초음파 검사로 이루어진다. 치료는 PDA의 크기와 임상 증상에 따라 결정된다. 초기에는 인공호흡기 지원, 수액 제한, 이뇨 요법으로 PDA를 치료한다.[252] 교감신경성 영아에서 인도메타신은 비수술적 PDA 폐쇄에 사용되며 약 80%의 사례에서 효과가 있다.[253,254] 무증상영아의 예방을 위해 인도메타신을 사용하는 것은 약물 부작용이 발생할 수 있으므로 논란의 여지가 있다. 2차 인도메타신 치료 후에도

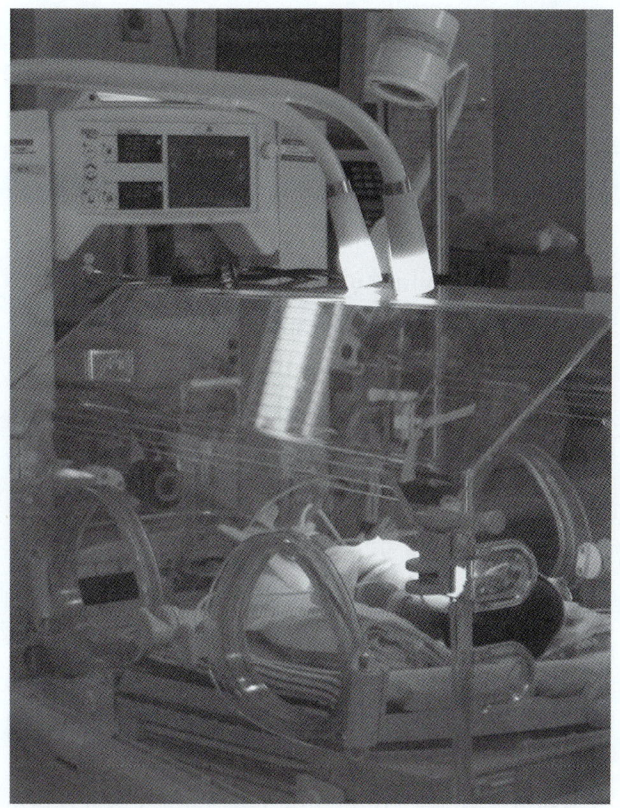

그림 4.13. 고빌리루빈혈증에 대한 광선요법. 경계선 부족으로 인해 유아가 보이는 운동 스트레스 징후에 주목해야 한다.

동맥 판막이 닫히지 않는 증상이 있는 영아 또는 인도메타신이 금기인 영아는 심장초음파 검사 후 외과적 결찰술을 시행한다.

고빌리루빈혈증

생리적 황달 또는 고빌리루빈혈증은 혈액에 과도한 양의 빌리루빈이 축적된 상태를 말한다. 빌리루빈은 적혈구에서 헤모글로빈이 분해되는 산물 중 하나이다. 고빌리루빈혈증은 간 기능 미성숙, 출생 시 손상으로 인한 적혈구 용혈 증가, 다혈구증 가능성으로 인해 미숙아에서 흔히 발생한다(그림 4.13).

고빌리루빈혈증치료의 주요 관심사는 뇌에 신경 손상을 유발하는 커닉터러스 또는 비공액 빌리루빈의 침착을 예방하는 것이다. 가장 흔하게 영향을 받는 뇌 부위는 기저핵, 뇌신경핵, 기타 뇌간 핵, 소뇌, 해마, 척수의 전각 세포이다.[255,256] 만성 빌리루빈 뇌병증이 있는 영아는 무폐증, 부분적 또는 완전한 감각신경성 난청, 상향 시선 제한, 치아 이형성증, 경미한 정신 지체 등의 증상을 보일 수 있다. 케르니케

르스병은 미숙아에서 드물게 발생하지만 여전히 발생하고 있다. 최근 연구에 따르면 ELBW 영아의 신경 발달 장애와 총 혈청 빌리루빈의 완만한 상승 사이에 연관성이 있는 것으로 나타났다.[257]

미숙아는 혈액-뇌 장벽을 열어 신경 조직에 빌리루빈이 침착되는 무산소증, 하이퍼카비아, 패혈증에 더 취약하다. 저체중 출생아의 빌리루빈 독성은 실제 빌리루빈 수치보다는 전반적인 임상 상태를 반영하는 것일 수 있다.[255,258]

고빌리루빈혈증은 혈청 빌리루빈 농도로 진단하고 광선요법이나 교환 요법으로 치료한다. 재태 기간 35주 미만의 영아를 광선 요법이나 교환 수혈로 치료하는 데 대한 합의된 지침은 없다. 광선 요법으로 혈청 빌리루빈 수치를 낮추는 데 효과가 없거나 빌리루빈 수치가 급격히 증가하는 경우 교환 수혈을 실시한다.[259] 광선 요법은 혈청 빌리루빈 수치를 낮추기 위해 사용되며 광섬유 담요와 은행 또는 스팟 조명으로 투여한다. 광선 치료를 받는 유아는 피부 표면적을 최대한 넓게 광선을 조사하기 위해 기저귀와 눈을 보호하기 위한 안대를 제외하고는 알몸 상태이다. 교환 수혈은 부분적으로 용혈되고 항체가 코팅된 적혈구를 제거하고 감작성 항원이 없는 기증자의 적혈구로 대체한다. 혈장에서 빌리루빈이 제거되고 혈관 외 빌리루빈이 교환된 혈액의 알부민과 결합한다. 유아는 교환 수혈 후에도 광선 요법을 계속해서 받는다.[255,260] 교환 수혈의 합병증으로는 저칼슘혈증(심장 부정맥을 유발할 수 있음), 저혈당증, 산-염기 불균형, 고칼륨혈증, 혈관 협착, 색전, 혈관 경련, 혈전증, 경색, 체적 과부하 및 심정지, 혈소판 감소증, 감염, 용혈, 이식편대숙주질환, 고체온증, NEC 등의 심혈관 문제가 발생할 수 있다.[255,256,260] Rh (D) 면역글로불린을 통한 보다 효과적인 광치료와 Rh 용혈성 질환 예방으로 조산아에게 시행되는 교환 수혈 횟수가 급격히 감소했다.[259]

고빌리루빈혈증은 각성 및 활동 수준을 감소시키는 경향이 있다. 유아는 무기력증, 저체온증, 빨기 능력 저하 등의 증상을 보일 수 있다.[259] Paludetto 등[260]과 Mansi 등[261]은 중등도 수준의 고빌리루빈혈증이 있는 영아는 시각, 청각, 사회적 상호작용, 신경 운동 능력에 일시적인 변화를 보인다는 사실을 발견했다. 이러한 결과는 빌리루빈 수치가 증가한 유아의 발달 평가를 수행할 때 중요한 고려 사항이다.[12] 치료를 평가하고 계획을 세울 때 고려해야 할 다른 문제는 광선 치료로 인한 제한 사항이다. 광선 치료를 받을 때 영아는 신체 표면이 빛에 최대한 노출되도록 자세를 취하게 되며, 이로 인해 일부 포지셔닝 장치와 전략이 중첩 및 봉쇄에 사용되는 방식이 제한된다. 치료사는 광선 치료의 효과를 손상시키지 않으면서 발달에 도움이 되는 자세와 편안함을 증진하기 위해 창의적인 방법으로 간병인을 지원해야 한다. 광선 치료 조명 아래 있는 환아의 눈을 보호하고 밝은 조명으로 인한 스트레스를 피하기 위해 눈을 가릴 수 있는 보호대를 착용해야 한다. 두 경우 모두 민감한 고위험군 유아에게 매우 해로울 수 있으므로 너무 꽉 조이거나 너무 느슨하지 않도록 눈가리개를 배치하는 데 주의를 기울여야 한다.

위식도 역류(Gastroesophageal reflux)

위식도 역류(GER)는 위 내용물이 자발적으로 식도 이상으로 역류하는 것으로 정의되어 있다. 역류하는 위 내용물에는 산성 또는 알칼리성 위액, 반고형물, 수유물, 효소, 담즙염, 심지어 울거나 팽창된 위장에서 나온 공기가 포함될 수 있으며, 이는 식도, 비인두, 구인두 또는 기도로 이동할 수 있다.[262-267]

모든 영아는 어느 정도의 역류가 있으며, 영아가 잘 자라고 성숙함에 따라 역류가 해결되는 경우 생리적 또는 무증상 역류로 간주된다. 무증상 위식도 역류가 있는 영아는 작은 구토증상을 보일 수 있으며, 다른 영아는 구토 없이 역류액을 삼킬 수 있다. 생리적 GER이 있는 영아는 적절하게 성장하고 체중이 증가하는 경향이 있다.[268] 더 빈번하게 발생하는 GER (병적 GER)은 GER 질환 또는 GERD라고 하며 식도 내벽을 태워 염증, 운동장애 및 통증을 유발할 수 있다.[268] 이러한 증상으로 인해 구강 수유패턴이 나빠지고, 구강 혐오증이 생기며, 통증으로 인해 과도하게 울게 될 수 있다. 구토로 인한 혈액 손실은 철분 결핍성 빈혈로 이어질 수 있다. 심한 역류의 결과는 구강 섭취 부족, 체중 증가, 영양실조로 이어져 성장 장애로 이어질 수 있다.[269] 위식도 역류질환의 추가 증상으로는 무호흡, 흡인, 재발성 폐렴, CLD 또는 더 큰 기도 염증이 있다.[270]

GER의 메커니즘은 하부 식도 괄약근(LES)의 이완이다.[263] 미숙아는 식도 길이와 복강 내 LES가 더 짧고 위 용량이 더 작다.[271,272] 신생아 GER의 위험 요인으로는 미숙아, 출생 질식, 주산기 스트레스, 신생아 스트레스, 위 배출 장애, 상부 위장관선천성 기형, 상부 장관의 후천성 문제, 횡격막 결손, 호흡기 질환, 신경 발달 및 정신 지연, 체외막산소화, 복부 수술 및 약물 복용 등이 있다. 산성 체액은 식도 염증을 유발하고 역류를 악화시킬 수 있다. 미숙아, 스트레스를 많이 받은 신생아, 선천성 기형이 있는 신생아는 GER 위험이 더 높다. 복벽 근육의 긴장도, 횡격막 활동, 식도 운동 이상, LES 긴장도 및 소화 기능의 생리적 미성숙이 이러한 신생아의 발병률 증가와 관련이 있을 수 있다.[267] 비위관이 있는 경우 역류 발생이 증가하는 것으로 나타났는데, 이는 비위관이 자극제이며 LES의 개통성을 주로 유지하기 때문이다.[273-275]

무호흡, 서맥, GER의 관계는 논란의 여지가 있다. 미숙아에서 무호흡과 서맥은 수유 중 및 수유 후에 자주 발생하며, 이 때 GER도 자주 관찰된다.[273] 이러한 무호흡과 서맥은 식도로 역류하여 기도를 막고 폐쇄성 무호흡과 그에 따른 서맥을 유발하기 때문에 GER과 관련이 있을 수 있다. 무호흡과 서맥의 또 다른 메커니즘으로 제안된 것은 후두 반사 메커니즘과 후두 경련이다.[276] GER이벤트와 무호흡 또는 서맥 사이의 시간적 관계를 입증한 연구는 아직 없다.[273,277,278] DiFiore 등[277]은 무호흡과 GER이 공통된 위험 요인으로 인해 함께 발생하는 것으로 관찰될 수 있다고 제안했다. 신생아의 GER 진단은 병력, 임상 평가, 식도 pH 프로브, 식도 조영술, 형광 투시법 또는 상부 위장관 조영술, 위 신티그래피 또는 우유 스캔, 식도 압력 측정, 내시경 검사 등을 통해 이루어진다. 병력과 임상 평가는 다른 질환을 배제하는 데 중요하다.[279] 역류가 생리적인지 병적인지, 역류를 악화시키는 요인, 역류의 메커니즘, 역류로 인한 합병증의 존재 여부도 파악하는 것이 중요하다.

유아기 GER의 비약물적 관리에는 수유의 종류와 전달 방법, 수유 위치, 침대 머리의 높이를 변경하는 것이 포함된다. 수유의 시기, 양, 성분, 점도를 변경하면 GER을 줄이는 데 도움이 될 수 있다. 수유 방법(연속 수유와 일시적 수유)과 위를 넘어 수유하는 방법도 역류의 빈도를 줄일 수 있다. 지속적인 공장 또는 이중 경장 수유도 흡인 위험을 줄일 수 있다. 만성 비위 또는 비강공장 공급 튜브의 사용으로 인해 GER 발생이 증가할 위험도 있다.[273]

유아를 누운 자세, 오른쪽으로 누운 자세, 환아형 시트에 눕히는 자세는 역류 악화와 관련이 있다. 엎드린 자세, 침대 머리를 30도까지 올린 자세, 왼쪽으로 누운 자세는 역류 발생을 감소시키는 것으로 나타났다.[279-282] Omari 등[283]은 건강한 조산아의 경우 오른쪽으로 눕는 것이 일시적인 위식도 이완과 위 배출을 증가시키는 동시에 GER을 증가시키는 것과 관련이 있다는 사실을 발견했다. 엎드린 자세와 오른쪽으로 누운 자세에서 누운 자세와 왼쪽으로 누운 자세에 비해 위 잔류물이 감소하는 것으로 보고되었다.[284,285] Chen 등[284]은 조산아는 식후 첫 30분 동안 엎드린 자세를 취한 후 행동 단서에 따라 누운 자세로 변경할 것을 제안했다. Van Wijk 등[286]은 역류를 줄이기 위해 식후 첫 시간 이후에는 엎드린 자세에서 왼쪽 옆으로 눕힌 자세로 변경할 것을 권장했다. 엎드린 자세와 옆으로 누운 자세 모두 영아 돌연사 증후군(SIDS)과 관련이 있으므로 심폐 모니터링을 받는 영아에게 이러한 자세를 활용한다.

영아 위식도역류질환 치료 시 약물 치료를 시작하는 경우가 많다. 가장 자주 사전 처방되는 약물은 제산제, 히스타민-2 수용체, 작용제, 양성자 펌프 억제제 및 프로케타민제이다. 이러한 약제는 위산을 중화하거나 억제하고 위 및/또는 식도 운동성을 촉진하는 데 사용된다.[287,288]

다른 위식도역류질환 관리에 실패한 영아 및 흡인으로 인한 폐 증상이 있는 영아의 경우 병적 위식도 역류 질환 수술을 고려할 수 있다.[288] 역류 방지 수술은 자궁저부 절제술이다.[289] 위 내용물의 역류를 감소시키고 위 배출을 촉진하는 판막 메커니즘을 만들기 위해 식도 주위의 상부 위 또는 안저를 부분적으로 또는 전체적으로 감싸는 수술을 시행한다. 장기 튜브 수유가 필요한 영아에게는 위루형성술과 함께 위저부압축술을 시행하는 경우가 많다.[290]

GER 및 관련 식도염이 있는 영아는 행동 상태 조직과 가족 및 보호자와 함께 활동에 참여하는 능력에 영향을 미치는 통증 행동을 보일 수 있다. 관찰되는 운동 패턴은 머리와 몸통의 확장 또는 굽힘이 증가할 수 있다. 사지에서 근긴장도 증가가 관찰될 수 있다. GER의 의학적 문제를 일차적으로 해결해야 하지만, 역류를 최소화하고 편안함을 증진하기 위해 신생아 집중치료실의 치료사에게 자세를 도와달라는 요청을 받을 수도 있다. 역류가 행동에 미치는 영향과 적절한 발달 역량을 촉진하기 위한 중재 방법을 결정하기 위해서는 지속적인 신경 발달 평가가 필요하다.

괴사성 장염(Necrotizing enterocolitis)

신생아 1,000명당 1-3명의 발생률을 보이는 NEC는 신생아실에서 가장 흔하게 발생하는 위장관 응급 상황 중 하나이다.[291,292] 거의 모든 NEC 사례는 경장 수유를 받은 조산아에서 발생하며[293-295], 신생아 집중치료실의 약 1-7.7%가 NEC로 인해 발생한다.[293,294] NEC는 장 점막의 허혈성 괴사로 인해 장 경색이 발생하여 발생한다. 대부분의 경우 말단 회장과 결장의 일부가 영향을 받지만, 심한 경우 위장관 전체에 영향을 미칠 수 있다.[291,293,296,297] 미숙아는 NEC에 걸릴 위험이 가장 높으며, NEC의 발생률은 총 체중 및 출생 체중과 반비례한다.[291,298-300] NEC사례의 13%만이 만삭아에서 재입원하며, 이러한 아기들은 선천성 심장질환, 호흡기 질환, 패혈증, 발작, 주산기 질식, 저혈당증, 자궁 내 성장 지연 등의 기저 질환을 가지고 있는 경우가 많다.[291-304]

NEC의 원인과 발병 기전은 아직 명확하지 않으며, 취약한 아기의 여러 요인이 복합적으로 작용한 결과로 보인다. 미숙아 및 모유 수유는 NEC의 역학 연구에서 확립된 위험 요인이며, 미생물 장 과증식, 위장관 순환 불안정, 장 점막 손상 또는 박테리아 과증식을 증가시키는 약물도 추가적인 위험 요인이다.[293,305-308]

NEC는 단기적으로 급성 질환을 유발하고 생존자에게는 뇌성마비, 시각 결손, 지적 장애 등 장기적인 신경 발달 장애를 유발한다.[293,309] 남아와 여아 신생아 모두 똑같이 감염될 수 있다.[291,310] 조기 발견과 적극적인 치료로 생존자의 예후가 개선되었지만, 전체 사망률은 15%에서 30%에 이르는 것으로 보고되었다.[291,306,311] 신생아 사망률은 출생 체중과 밀접한 관련이 있으며 수술이 필요한 신생아의 사망률이 더 높다.[291,311-316]

신생아 집중치료실은 전신 징후와 복부 징후가 모두 나타난다. 전신 징후로는 무호흡, 호흡 부전, 무기력, 수유 불량, 체온 변화, 저혈압 등이 있다. 복부 징후로는 복부 팽만, 압통, 위 잔류물, 담즙 및/또는 혈액 구토, 혈변 등 수유 내성의 변화가 있다.[291,317-322] NEC가 진행됨에 따라 유아는 장출혈, 괴저, 점막하 가스, 장 천공, 패혈증, 쇼크가 발생할 수 있다. 예후를 결정하는 가장 중요한 요소는 조기 진단과 치료이다. 진단은 신체검사로 이루어지며 장내 기포증(장 벽에 기포가 관찰됨)이 있는 경우 복부 X-레이로 확인할 수 있다; 그러나 방사선 소견은 GA에 따라 다를 수 있으며 미숙아에게는 도움이 되지 않을 수 있다는 증거가 있다.[291] 일반적으로 임상적 의심이 높은 경우 방사선 소견이 확인되지 않은 상태에서 치료를 시작한다. NEC를 정의하는 데 가장 일반적으로 사용되는 통일된 기준은 1978년에 처음 발표된 벨의 병기 기준이며 전신, 장, 방사선 소견을 기반으로 한다. 벨의 병기 기준은 경증 및 중등도 아기를 세 가지 범주 각각에서 설명하도록 수정되었다[312]:

- 1단계: NEC가 의심되는 경우, 영아가 비특이적 전신 징후(체온 불안정, 무호흡, 무기력)를 보이는 경우, 복부 팽만, 위 잔류물, 구토, 혈청 양성 변 등의 복부 징후를 보이는 경우, 방사선 소견이 정상이거나 가벼운 장 확장을 보이는 경우
- 2단계: NEC가 입증된 경우, 영아가 복부 방사선 촬영에서1단계의 증상과 함께 장음 및 폐렴이 없는 증상을 보인다.
- 3기: 진행성 신생아집중치료실, 1기 및 2기 증상 외에 저혈압, 서맥, 심한 무호흡, 복부 압통, 산증, 호중구 감소증 및 파종성 혈관 내 응고를 보이는 중환아. 영아는 복부 방사선 촬영에서 장 천공과 일치하는 소견을 보일 수도 있고 그렇지 않을 수도 있다.[291,296,320,323-325]

NEC가 의심되면 즉시 의료적 관리를 시작하며, 여기에는 배변 휴식, 경장 수유 중단, 장 압박 완화를 위한 위 석션, 총 비경구 영양, 수액 보충, 항생제, 실험실 수치 및 위장관(복부X-선 또는 초음파로 후자의 경우) 정밀 모니터링, 필요한 경우 기계적 환기 등의 지지적인 치료가 포함되며 유아를 지원하기 위해 시행한다. 6-8시간마다 복부 방사선 사진을 촬영하여 장폐색이나 천공의 진행을 감지한다.

방사선 사진의 변화로 NEC가 입증되면 소아외과 전문의와 상의하여 수술의 필요성과 시기에 대한 권장 사항을 제공한다. 수술의 목표는 아기를 위험에 빠뜨리지 않으면서 장의 길이를 보존하는 것이다. 수술 절차에는 탐색적 개복술과 괴사된 장의 절제 또는 일차 복막 배액술(PPD)이 포함된다. 한 가지 절차를 다른 절차보다 권장할 만한 확실한 증거는 없지만, 국소 마취하에 침대 옆에서 시행할 수 있고 재문합 수술이 필요하지 않으므로 PPD가 더 선호될 수 있다. 개복술은 장의 관련 부분을 절제하고 장루와 점액 누공을 삽입하며, 드물게는 장의 길이가 충분히 짧은 경우 장의 관련 부

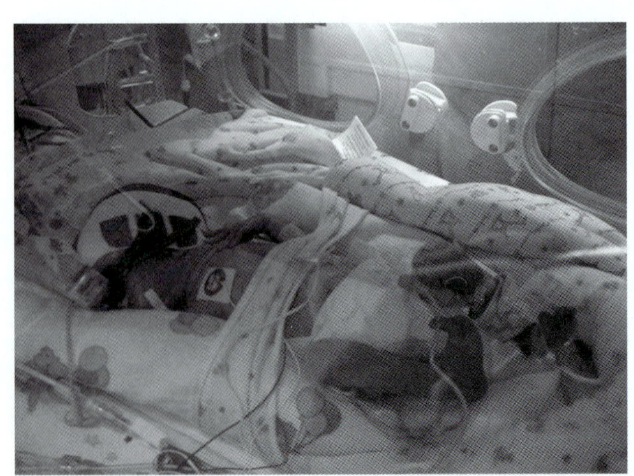

그림 4.14. 장루를 가진 괴사성 장염을 가진 영아

분을 절제하고 일차 문합을 수행할 수 있다[293,307,323,326-332](그림 4.14).

NEC의 합병증으로는 패혈증, 수막염, 농양, 저혈압, 쇼크, 호흡 부전, 파종성 혈관 내 응고가 급성 및 장기적으로 발생하며, 고환내 협착(협착 형성), 단장 증후군 등이 있다. 수술적 절제가 필요한 협착은 신생아 단장 증후군으로 수술을 받은 영아의 9%에서 발생하는 반면, 단장 증후군은 신생아 단장 증후군으로 수술을 받은 영아의 9%에서 발생하는 것으로 보고되고 있다. 단장 증후군은 만성적인 장 흡수 장애와 총 비경구 영양에 대한 의존을 구별한다. 단장 증후군을 가진 아기는 패혈증, 담즙 정체, 간부전의 위험이 있으며 결국 장 및 간 장기 이식이 필요할 수 있다.[307,324,333-336] 단장 증후군을 앓고 있는 아기는 이러한 합병증을 관리하기 위해 장기간 입원을 해야 할 수 있다.

신생아에서 자발적이고 고립된 장 천공도 발생할 수 있으며 NEC와 구별해야 한다. 자연적 고립성 장 천공은 출생 시 체중이 1,500 g 미만인 조산아에서 발생한다. 천공은 말단 회장에 발생하지만 생후 10일 이내에 공장이나 결장에서도 발생할 수 있다. 이러한 위험 요인으로는 융모양막염, 분만 전 또는 분만 시 항생제 노출[336,337], 및 글루코 코르티코이드 조기 투여 등이 있다.[336-340] 자연 장 천공은NEC와 달리 천공의 근위부와 원위부에 정상으로 보이는 장이 국소적인 출혈성 괴사 부위를 가지며, 생후 첫 10일 동안 저혈압과 복부 팽창, 복벽의 청색 변색, 장내 기흉이 없는 상태에서 복막을 보여주는 방사선 사진, 문맥공기 등으로 NEC와 감별할 수 있다. 초기 관리는 NEC의 지지 치료와 유사하다. 수술이 필요하며 NEC와 마찬가지로 장 절제술을 동반한 탐색적 개복술 또는 PPD를 시행할 수 있다. 무작위 대조 시험(RCT)을 통해 어떤 수술이 더 낫다고 추천할 수는 없지만, PPD를 받은 아기는 탐색적 개복술이 필요할 가능성이 적다. 배액이 멈출 때까지 배액관을 그대로 두고 조영 검사를 통해 위장관 개통을 확인하거나 장 기능이 회복된 후 수유를 시작할 수 있다.[331-341]

NEC를 가진 영아의 성장 및 신경 발달 결과의 문제 발생률은 다른 VLBW 영아와의 비교 연구에서 보고된 바 있다.[309,318,320,333,342] NEC 2기 및 3기 영아는 NEC가 없는 또래에 비해 12개월에 머리 둘레와 몸 길이, 12-20개월에 체중이 더 적다.[342] 12개월 및 20개월 보정 연령에 NEC 2기 및 3기가 있는 VLBW 영아와 NEC가 없는 연령 일치 영아를 대상으로 실시한 신경발달 결과 평가에 따르면 12개월과 20개월 모두에서 NEC가 있는 영아의 일반 발달 지수가 현저히 낮은 것으로 나타났다. 3기 NEC와 다발성 장기 침범이 있는 영아에서 중증 정신 운동 지체 발생률이 더 높다.[312,342] 신경발달 결과는 NEC에 비해 고립성 천공이 있는 아기의 경우 더 좋을 수 있지만, 전자의 경우 자연 천공이 없는 아기보다 ROP 및 PVL이 발생할 위험이 더 크다.[338,345-347]

급성기 신생아 집중치료실 영아는 위중한 상태이므로 의사와 간호사의 지속적인 모니터링이 필요하다. 치료사는 신생아 집중치료실의 다른 어떤 전문가보다 현재 순간이 아기의 현재와 미래 발달에 어떤 영향을 미칠지 끊임없이 연구한다. 치료사는 급성 질환 기간 동안 환경 자극과 취급을 최소화하고 동맥이나 정맥이 있는 사지를 추가로 지지하여 자세에 주의를 기울임으로써 영아를 보호할 수 있도록 조언할 수 있다. 치료사는 의료진 및 가족과 협력하여 유아의 스트레스와 편안함의 징후를 평가해야 한다. 이 정보를 사용하여 개별화된 치료를 위한 권장 사항을 만들 수 있다. 이러한 영아는 심각한 발달 및 정신적 지연의 위험이 있으므로 건강 상태가 호전되고 퇴원 후에도 발달 중재 및 발달 추적 관찰을 계속하는 것이 중요하다.

배아기질-뇌실내 출혈

배아기질-뇌실내 출혈(GM-IVH)은 출산 전 영아에서 발견되는 가장 흔한 유형의 뇌 병변으로, 1,500 g 미만, 임신 32주 미만의 영아에서 가장 빈번하게 발생한다. GM-IVH의 발생률은 GA와 반비례하며, 극소미숙아가 가장 위험하다.[149,348-356] 출혈은 주로 배아기질 하층에서 시작하여 측심실 사이의 뇌실 내 공간으로 확장된다(그림 4.15). 태아 발달 과정에서 신경세포가 분열하여 대뇌실질로 이동하는 신경세포 증식 부위이다. 신경세포 증식은 임신 20주까지 완료되는 반면, 신경교세포 증식은 임신 약 32주까지 계속된다. 매트릭스는 33주에서 34주 사이에 크기가 감소하고 임신 36주에는 거의 완전한 침윤이 일어난다.[149,348-350,356,357] 이러한 뇌의 발달 변화는 신생아의 출혈 부위와 정도에 영향을 미친다.

연약하고 원시적인 모세혈관 네트워크는 신진대사가 매우 활발한 이 부위에 혈액을 공급한다. 이 모세혈관 네트워크 내에서 뇌실주위 출혈-뇌실내 출혈(PVH-IVH)이 발생한다. IVH는 대뇌 자가 조절 기능의 상실과 혈류의 급격한 변화로 인한 저산소증 및/또는 모세혈관 출혈로 인해 발생된다.[149,348,356,358,359] 대뇌 순환이 자가 조절에서 압력 수동 순환

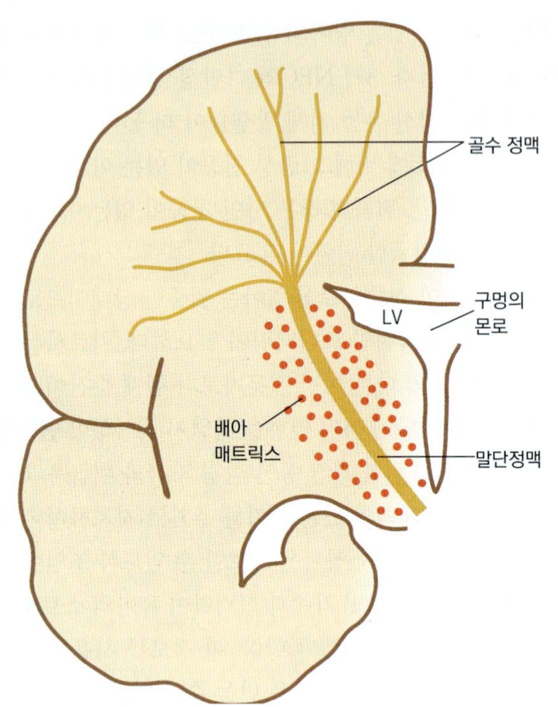

그림 4.15. 배아매트릭스와 정맥의 다이어그램
대뇌백질의 배액. LV, 측실실(Volpe JJ의 허가를 받아 재인쇄 됨. 신생아의신경학. 4th ed. Saunders; 2001:432.)

으로 바뀌는 것이 PVH-IVH의 발병에 중요한 요인으로 밝혀졌다. 뇌혈류와 압력의 변동으로 인해 압력 수동 순환 패턴이 손상되면 출혈이 발생할 수 있다. 자가 조절 상실과 관련된 요인으로는 어린 연령, ELBW, 출생 사건, 자발적 및 기계적 호흡의 비주기성, 기흉, 빠른 체적 팽창, 발작, pH 변화, 파코2, 파오2, 대사 불균형, 기관 석션 및 간병의 유해한 절차가 있다.[149,348,356,360-366]

뇌실질 내 출혈은 두개골 초음파로 진단하고 중증도에 따라 분류한다.[350,356,367] 4단계 등급 시스템은 Papile 등[355]에 의해 개발되었으며 여전히 많은 신경과 전문의, 신경과 전문의, 방사선과 전문의가 사용하고 있다.[276] Volpe는 1995년에 신경 병리학 및 영상 연구를 바탕으로 다른 등급 시스템을 개발했다. 이 척도는 세 가지 레벨을 사용하여 IVH를 등급화한다. 1등급은 IVH가 없거나 최소한의 배아기질 출혈이다. 2등급은 뇌실 팽창 없이 뇌실 내 영역의 10-15%를 차지하는 IVH이다. 3등급은 뇌실 면적의 50% 이상을 차지하는 IVH이며 측뇌실을 확장한다(표 4.9).[149,348]

IVH의 신경병리학적 합병증에는 생식기질 파괴, 뇌실주위 출혈성 경색(PHI), 출혈 후 심실 확장(PVHD)이 포함된다.[149,348,353,359] PVL은 IVH가 있는 영아에서 자주 볼 수 있지만 출혈 자체로 인해 발생하는 것은 아니다.[348,353,356,368] 생식기질 파괴 및 신경교 전구세포의 파괴는 생식기질 출혈의 결과이다. 신경교 전구세포의 파괴는 향후 발달에 부정적인 영향을 미칠 수 있다. IVH 영아의 신경 발달 결과는 출혈의 중증도와 관련이 있다. Vohr 등[359]은 IVH가 있는 LBW 영아가 CP에 걸릴 가능성이 더 높다는 사실을 발견했다. 경련성 이완성 CP는 피질척수관의 해부학적 위치 때문에 IVH와 가장 흔히 연관된다.[149,357,358]

표 4.9. 배아기질-뇌실내출혈(GM-IVH)의 등급

등급	특성
I	IVH가 없거나 최소인 GMH
II	뇌실의 10-15%를 차지하는 IVH
III	뇌실확장이 있고 뇌실의 50% 이상을 차지하는 IVH
뇌실주위 출혈성 경색	뇌실질내 정맥출혈

Adaptedwith permission from VolpeJJ. Neurology oftheNewborn. 4th ed.Philadelphia, PA:Saunders;2001.

PHI는 이전에는 큰 실질 출혈의 연장선 또는 Papile가 4등급 정맥 내 출혈로 설명한 것으로 간주된다. 신경 병리학 및 초음파 연구에 따르면 이 병변은 출혈성 정맥 내출혈을 나타났다.[348,359,369] PHI는 측뇌실 배측에 있는 큰 일측성 또는 비측측성 병변이다. 이 병변은 큰 IVH에 의한 말단 정맥의 폐색으로 인해 발생하는 것이다.[149,348,370] PHI는 더 큰 IVH가 있는 쪽에서 발생하며, 말단 정맥의 흐름이 현저하게 감소하거나 없는 경우가 많다. 연구에 따르면 말단 정맥으로 배액되는 종격 정맥의 분포에도 병변이 있다. 이 부위의 괴사는 시간이 지남에 따라 하나의 큰 뇌실성 낭종으로 발전된다.[348] 신생아기에 PHI는 IVH만 있을 때보다 사망률 증가와 관련이 높다. PHI와 관련된 발달 장애로는 경련성 반신 마비, 비대칭 사지 마비, 인지 결손이 있다. PHI 병력이 있는 어린이는 하지와 상지가 똑같이 영향을 받는다. 광범위한 PHI로 인한 병변은 더 심각한 인지 및 운동 결손을 유발한다.[149,359]

PVD는 최초 IVH 발생 후 며칠에서 몇 주 후에 발생할 수 있다. 진행성 심실 확장은 뇌척수액(CSF)의 재흡수를 방해하거나 입자성 혈전으로 인해CSF 배출을 방해하는 과정으로 인해 발생한다. PVD로 인한 뇌 손상은 저산소증-허혈과 뇌실이 주변 백질로 팽창하기 때문에 발생하며, 초기 출혈의 영향 이후 추가 손상에 더 취약할 수 있다.[149] PVD의 결과는 일반적으로 양측 대뇌 백질 손상이다.[371] 중재 없이 심실비대가 진행되면 심정지가 발생할 확률이 높기 때문에 심실 크기, 머리 둘레, 임상 상태를 면밀히 관찰하면서 PVD를 초기에 관리한다. 지속적인 느린 심실 확장은 다량의 CSF를 제거하기 위해 연속적인 허리천자를 통해 치료한다. 아세타졸아마이드 및 푸로세미드와 같은 약물을 사용하여 CSF 생성을 억제할 수 있다.[149,359] 중등도에서 중증의 심실 확장, 점진적인 두부 성장, 두개 내압 증가를 동반하는 급속히 진행되는 심실 확장은 초기에 연속 허리천자를 통해 관리한 후 외부 심실 카테터 또는 피하 저장소에 연결된 터널형 심실 카테터로 CSF의 심실 배액을 시행한다.[149,359] 심실 배액은 심실복막 션트를 삽입할 수 있을 때까지 일시적인 조치방법이다. 이러한 유형의 션트는 측정맥에서 복막강으로 CSF를 우회시킨다.[149]

더 심각한 IVH의 위험이 더 큰 집단인 ELBW를 가진 극소미숙아에서 PVD 발생률이 더 높다. 임신 주수가 추가될 때마다 PVD 발생률은 감소한다. IVH의 등급이 높아질 때마다 PVD의 발생률이 증가한다.[372] Murphy 등은 IVH의 등급과 도파민 또는 도부타민과 같은 이노트로픽 지원의 필요성이 외과적 중재가 필요한 PVD와 유의미한 관련이 있음을 발견했다. PVD는 신경 운동장애 및 뚜렷한 장애와 관련이 있다.[373-376] 크리슈나무티(Krishnamoorthy) 등[367]은 연구에서 심실비대가 신경 운동 후유증의 중요한 선행 요인이며 심실비대가 있는 소아는 IVH의 등급과 관계없이 뇌성마비 발병 위험이 5배 더 높다는 사실을 입증했다.

최근 산전 및 산후 예방 관리의 개선으로 인해 IVH와 PHI의 발생률이 감소했지만, 이러한 병변은 여전히 ELBW 영아의 신경 발달 장애의 주요 요인이다.[149,353,372,377-383] 산전 관리의 주요 목표는 조산을 예방하거나 지연시키는 것이다. 다른 전략은 분만 및 분만 중 지원, 소생술, 신생아 치료 계획에 중점을 둔다. RDS는 IVH 및 PHI와 관련이 높기 때문에 산전 스테로이드 투여와 같은 RDS를 줄이기 위한 치료가 활용된다. 출생 후 치료는 저산소증이나 전신 및 뇌압의 변동을 예방하는 데 중점을 둔다. 최적의 호흡 및 의료 지원을 제공하는 것 외에도 간병 중 스트레스를 최소화하고 생리적 안정성을 잃을 가능성을 줄이며 IVH의 위험을 줄이기 위해 개별화된 발달 지원 치료의 원칙이 도입된다.[49,358,381,382]

뇌실 주위 백질연화증(Periventricular leukomalacia)

PVL은 측뇌실의 외측 각도에 인접한 특정 백질 괴사 부위를 말한다. 이러한 영역에는 전두골과 몸통, 시신경 및 청각 방사선이 포함된다. PVL의 발생률은 출생 후 며칠 이상 생존하고 심폐 기능 저하가 있는 임신 32주 미만의 영아에서 가장 많이 발생한다.[149,348,383,384] 미숙아의 경우 백질 손상 위험이 가장 큰데, 이는 이 부위가 미성숙한 뇌에서 혈관이 잘 형성되지 않고 허혈과 감염에 매우 민감한 희소돌기아교세포의 전구체를 포함하고 있다.[348,149,357,383-385]

국소 뇌실 주위 괴사와 더 확산된 백질 연화증은 PVL의 병리학적인 특징이다. 국소 괴사는 심각한 허혈과 관련이 있으며 임신 26주 이상의 영아에서 가장 자주 발생한다.[149,348,370,384] 국소 손상의 두 가지 주요 부위는 위뇌실의 삼첨부 근처와 중대뇌동맥의 말단 동맥과 후대뇌동맥 또는 전대뇌동맥 사이의 경계 구역이다. 미만성 백질 연화증은 26주 미만의 영아에서 가장 뚜렷하게 나타나는데, 이 영아들은 위축, 심실 비대, 피질 발달 부전을 보이며 희돌기아교세포의 손실과 골수화에서 짝을 이루지 못한다.[149,348,370,384]

두개골 초음파에서 감지되는 증가된 에코 밀도 영역은 PVL의 첫 번째 증거이다. 이러한 반향밀도는 축삭 변성의 원인이 되는 국소 세포 괴사 부위를 나타낸다. 일부 영아에서는 반향밀도가 일시적이거나 방사선학적 "플레어"일 수 있지만, 다른 영아에서는 여러 개의 낭종으로 발전하는 공동의 형성과 함께 특징적인 진화를 보이는 국소적 PVL을 보일 수 있다. 이 과정은 1-3주에 걸쳐 진행되며[149,348,358,384], 영아에게 시행한 두개골 초음파의 시기와 횟수에 따라 PVL의 진단이 달라진다. 미만성 병변은 낭성 변화를 덜 겪으며 두개골 초음파로 발견되지 않을 수 있다. MRI는 뇌 구조를 더 선명하게 볼 수 있으며 미만성 백질 손상을 문서화하는 데 사용되었다.[370]

PVL에서 보이는 백질 파괴의 병인은 미숙아의 미성숙한 순환 및 혈관 구조, 대뇌 자가 조절 장애, 허혈-재관류에 대한 미성숙한 대뇌 백질신경아교세포의 본질적인 취약성과 관련된 상호 연관된 요인에 기인하는 것으로 알려져 있다.[348,149,368,370,384,386,387] 주산기 감염과 전 염증성 사이토카인의 방출을 포함한 염증 반응도 PVL의 발병에 중요한 역할을 하는 것으로 나타났다.[348,356,384,387-391] 미숙아 합병증을 치료하는 데 사용되는 약물 및 기타 치료법의 효과는 백질 연화증의 발병 기전에 복잡한 영향을 미친다.[392]

PVL은 신생아 사망률 및 장기 이환율과 밀접한 관련이 있다. 신생아기에 PVL이 있는 영아의 사망은 PVL로 인한 것이 아니라 저산소성, 출혈성, 감염성 등 원래의 원인으로 인해 발생한다. 신생아기에 PVL을 앓고 살아남은 영아는 운

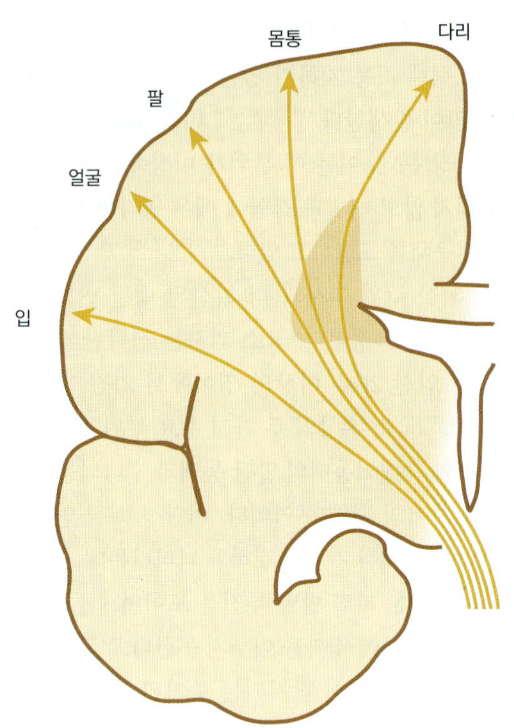

그림 4.16. 뇌실주위 영역과 운동관의 그림(Volpe JJ 의 허가를 받아 재인쇄. Neurology of the Newborn. 4th ed. Saunders; 2001:432.)

동, 인지, 시각 기능에 영향을 미치는 신경 발달 문제가 발생할 위험이 높다.[271,362,380,384,389,390,393] 수두증의 유무에 관계없이 경련성 마비는 PVL의 가장 두드러진 장기 후유증이다. Han 등[380]은 PVL의 존재가 뇌성마비 발병에 대한 "가장 강력하고 독립적인 위험 요인"이라는 사실을 발견했다. 임상적 전조는 하행 운동관의 해부학적 위치로 인해 상지보다 하지의 운동장애가 더 큰 경우이다(그림 4.16). 더 큰 병변이 뇌실 주위 백질로더 확장되면 상지 및 인지 기능에 더 많은 영향을 미친다. 시각, 청각 및 감각 기능과 관련된 운동 기관도 관련될 수 있다.[384,389,390] 극도로 미숙아는 전반적인 운동 및 인지장애의 위험이 가장 큰 것으로 밝혀졌다.[350,351,368,394]

다른 신생아 뇌 손상과 마찬가지로 미숙아, 감염, 저혈압 및 기타 관련 요인을 예방하는 데 중점을 둔다. PVL 진단 후 초기 관리는 추가적인 수포성 허혈성 손상을 예방하는 것과 함께 손상의 주요 원인 및 합병증을 치료하는 것이다. 저산소증, 저혈압, 산증, 무호흡, 서맥, 감염을 예방하거나 최소화하기 위한 관리 전략이 시행된다. 스트레스를 줄이고 발달을 촉진하기 위한 발달 치료 전략을 시행할 수 있다. PVL, 진행 가능성 및 수두증을 모니터링 하기 위해 연속적인 두개골 초음파를 실시한다.

미숙아 망막증(Retinopathy of prematurity)

망막병증은 미성숙 망막의신경혈관 질환이다. 임신 16-40주 사이에 발생하는 혈관 신생 및 혈관 형성으로 인해 조산 위험이 가장 높은 영아는 극조산아로 태어난다.[395,396] ROP의 발생률과 중증도는 출생 시 저체중 및GA와 밀접한 상관관계가 있다. 극심한 미숙아, 장기간의 침습적 인공호흡기 지원, 산소 노출은 ROP의 위험 요인이다.[397]

망막병증의 발병은 눈의 정상적인 혈관 발달의 변화로 표시되며, 이는 두 단계로 진행된다.[398,399] 첫 번째 단계에서는 고산소증, 저산소증 또는 저혈압으로 인해 정상적인 혈관 형성이 중단되고 망막의 미성숙 혈관이 제거된다. 고산소증은 혈관 내피 성장 인자(VEGF)[399]와 인슐린 유사 성장 인자(IGF-1)[400]의 현저한 감소로 이어져 망막 혈관의 성장을 멈추게 한다. 2단계는 허혈성 저산소 망막에서 증가된 혈관 성장 인자가 방출되어 망막을 통해 유리체액으로 새로운 혈관 성장(신생 혈관 형성)을 자극하는 단계이다. 이러한 혈관은 구조가 비정형적이고 망막에 불충분하게 관류하며 출혈과 부종이 발생하기 쉬워 섬유성 흉터가 형성된다. 흉터 조직과 비정형 혈관의 점진적인 견인은 망막 박리로 이어진다.[399]

ROP는 국제 미숙아 망막병증 분류(ICROP) 가이드라인에 따라 병리 생리학적 과정의 위치, 단계 및 정도에 따라 분류된다.[401] 침범 위치는 망막 부위와 질병의 정도를 시계 시간 단위로 설명한다(그림 4.17). 혈관병증의 정도는 중증도 단계로 분류된다. 1기부터 3기까지는 비정상적인 성장이 증가하고 후혈관성 망막과 전방 무혈관성 망막 사이의 경계 융기가 형성되는 단계이다. 3단계에서는 이러한 비정형 혈관이 유리체로 성장한다. 4단계에서는 부분적인 망막 박리가, 5단계에서는 전체 망막 박리가 나타난다. 플러스 질환은 심각한 혈관 비틀림과 정맥 울혈을 의미한다. 플러스 전 질환은 덜 심각한 형태의 혈관 비틀림 및 확장을 말한다. 역치 질환은 영역 I 또는 II에서 연속 5회 또는 누적 8회 이상의 3단계 성장이 있을 때 나타난다. 역치 전 질환은 ROP가 진행성 질환으로 진행될 수 있는 시점으로, 1형(치료가 필요한 고위험군) 또는 2형(면밀한 모니터링이 필요한 저위험군)으로 세분화된다.[402] 미숙아 망막병증 조기 치료(ENTROP) 연구[402]에서는 1형 ROP를 재분류하여 ELBW 영아에게 나타나는 더 심각한 형태의 ROP (공격적, 후방ROP)도 포함시켰는데, 이는 매우 중심부(1 구역)에 신생혈관이 형성되고 질병이 동반되는 형태이다(공격적, 후방ROP).

안과 전문의는 재태 기간 31주부터 GA, 동반 질환, 질병

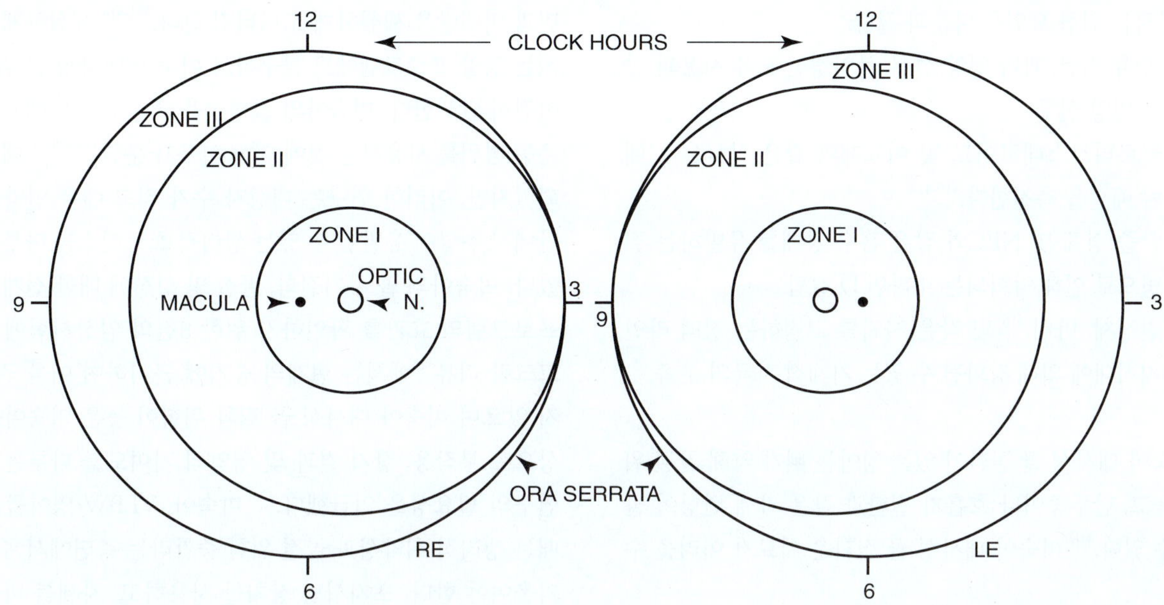

그림 4.17. 미숙아 망막병증(ROP)의 단계와 영역을 보여주는 왼쪽눈과 오른쪽눈의 모식도(ROP 분류위원회의 허가를 받아 재인용. 미숙아망막병증의 국제분류. Arch Oph- thalmol. 1989;102(8):1131.)

중증도에 따라 단계, 구역, 모니터링 일정에 따라 영아를 검사하고 면밀히 관찰한다. 미국 소아과학회(AAP)[403]는 미숙아를 위한 ROP 선별 검사 가이드라인을 개발했다. 이 가이드라인에 따르면 출생 체중이 1,500 g 미만이거나 30주 미만인 영아, 그리고 출생 체중이 1,500-2,000 g이거나 30주 이상이며 기계적 인공호흡 및 산소 보충 등 복잡한 임상 경과를 보이는 영아는 ROP 선별 검사를 받아야 한다. 조기에 발견하면 지시에 따른 조기 중재가 가능하고 시력을 더 많이 보존할 수 있다. 급성 과정이 해결된 후, 영아는 초기 질환의 중증도에 따라 후속 조치를 받을 예정이다. 망막 중재술/절제술을 받은 영아의 경우 망막에 대한 면밀한 관찰이 필요하다.[404]

결과는 질병의 중증도에 따라 다르다. 경증 ROP를 앓는 영아는 만삭아에 비해 근시/원시, 사시, 약시 발생률이 높다. 1형 ROP가 발생하여 망막 절제가 필요한 영아는 중증 근시, 녹내장 및 관련 후유증의 위험이 높다.[404] 잔여 흉터가 남는 유아는 나중에 망막 박리 및 시력 상실의 위험이 있다.[405]

융모양막염(Chorioamnionitis)

양수를 침범하여 발달중인 태아의 막에 염증 반응을 일으키는 자궁 경부 질 박테리아는 융모양막염을 유발한다. 융모양막염은 조기 진통의 가장 흔한 원인이다. 태반이 효율적인 장벽을 제공하기 때문에 대부분의 유아는 출생 시 패혈증이 발생하지 않는다. 산모의 염증 반응과 더불어 태아의 염증 반응이 있는 경우, 아기는 BPD, NEC, 두개골 초음파 이상, 장기적인 신경학적 장애의 위험이 커질 수 있다.[406] 산모의 자궁 내 감염과 태아의 뇌 손상 및 그에 따른 신경학적 결함 사이에 연관성이 있다는 증거가 있으며, 융모양막염과 PVL 사이에는 가장 강력한 연관성이 있는 것으로 나타났다.[391,407]

미숙아 대사성 골 질환

태아 발달의세 번째 임신은 뼈 형성에 매우 중요하다. 이 과정에 필요한 필수 영양소는 아기가 자궁에 있을 때 태반을 통해 가장 효율적으로 공급된다. 태아가 다량의 칼슘, 인, 마그네슘을 흡수하면서 임신 24-40주 사이에 뼈의 약 80%가 생성된다.[408-414] 또한 태아가 체액으로 가득 찬 환경 내에서 활발하게 움직이고 자궁벽을 밀면서 뼈에 기계적 자극이 가해진다. 임신 3기에는 아기가 근육량이 증가하고 비좁은 자궁 공간으로 인해 압박을 받으면서 골격계에 추가적인 기계적 부하가 발생한다.[409-412] 조산아는 이 뼈 형성 및 미네랄 축적 기간의 일부 또는 전부를 놓치게 된다.

미숙아 대사성 골 질환은 "비슷한 재태 연령의 자궁 내 골밀도보다 낮은 출생 후 골 무기질화"로 정의된다.[415] 신생아 집중치료실의 조산아는 미숙아 대사성골 질환의 위험에 노출되어 있으며, 이는 현재 골절의 위험뿐만 아니라 미래의 성장에도 영향을 미칠 수 있다.[416,417] 성숙 전 대사성 골 질환

을 유발하는 위험 요인은 다음과 같다:

- 수유 제한, 과다 영양 섭취, 불안정한 모유 사용과 같은 영양 실무
- 코르티코스테로이드 및 이뇨제와 같은 약물은 미네랄 배설을 촉진한다.[410-414]
- 담즙 정체 및 NEC와 같은 흡수 장애를 유발하는 질병으로 인해 악화되는 비타민 D 결핍
- 진정제, 마비,[416] 및 작은 사지를 고정하는 정맥 라인 지지대에 의해 강화될 수 있는 기계적 자극의 부족

미숙아 대사성 골 질환이 있는 영아는 뼈가 약해 골절 위험이 높고, 단두증이나 호흡기 질환과 같은 자세 변형이 발생할 수 있다.[416] 미숙아 대사성 골 질환은 치료가 어려울 수 있다.

골절이 발생하거나 구루병의 징후가 나타날 때까지 증상이 없을 수 있으므로 진단하기 어렵다. 생화학적 표지자는 해석하기 어려울 수 있고, 골 형성 표지자는 민감도와 특이도가 부족하며, X-레이는 상당한 탈염이 발생할 때까지 골감소증을 입증하지 못한다.[416] 골감소증은 골절이 발생할 때까지 인식되지 않을 수 있으며, 미숙아에서 정맥관 삽입과 일시적으로 연관된 골절에 대한 문헌 보고가 있다.[418] 저자가 근무하는 신생아 집중치료실의 아기들도 예방 접종, 정맥관 삽입, 발뒤꿈치 스틱, 의료 시술 중 사용된 억제 장치와 일시적으로 연관된 골절이 발생했다. 이러한 발전으로 인해 저자는 모든 영아에게 안전한 취급, 특히 라인을 배치하는 동안 팔다리를 비틀거나 잡아당기는 대신 아기의 팔다리가 가능한 한 중립적인 정렬을 유지할 수 있도록 위치를 바꾸는 것을 옹호해야 한다고 주장했다. 다른 안전한 취급 기술로는 겨드랑이 아래나 흉곽 주위를 잡지 않고 한 손은 머리 아래에, 다른 한 손은 엉덩이 아래에 놓아 아기를 들어올리고, 기저귀를 갈 때 아기의 발목을 잡고 들어 올리지 않고 엉덩이 아래로 손을 밀어 들어 올리는 것 등이 있다.[419]

미숙아 대사성 골 질환의 발생률은 재태 체중 및 출생 체중과 반비례한다. 저체중 출생아(1,000 g 미만)의 골감소증 발생률은 50-60%, 저체중 출생아(1,500 g 미만)의 골감소증 발생률은 23%에 달한다.[417] 36주에서 40주 사이에 VLBW 신생아의 약 10%에서 골절이 보고되었다.[417] 신생아중환자실에서는 영양 관리를 통해 미숙아의 골 질환 예방과 치료를 적극적으로 관리하고 있다. 의료진은 비경구 영양제, 모유 강화제 및/또는 조제분유를 통해 아기가 섭취하는 비타민과 미네랄을 세심하게 모니터링 한다.[391-414] 세심하게 관리되는 영양 프로그램에도 불구하고 미숙아 대사성 골 질환은 여전히 발생한다. 미숙아의 골형성을 촉진하기 위해 수동적 운동 범위를 사용하는 것에 대한 연구가 문헌[343,420-422]에 보고되었지만, 이러한 연구는 대상자 수가 적고 매우 연약한 집단에서 취급이 유발할 수 있는 생리적 스트레스를 다루지 않았다. 미숙아의 골 무기질화, 골절 및 성장에 대한 신체 활동 프로그램의 효과를 확인하기 위한 8건의 임상시험에 대한 코크란 리뷰[423]에서는 현재의 증거에 근거하여 이를 권장하지 않으며 미숙아 대사성 골 질환 위험이 높은 미숙아를 대상으로 부작용, 장기 결과 및 영양의 기여도를 다루는 추가 연구의 필요성을 언급했다.[423] 미숙아, VLBW 영아를 다룰 때는 생리적 취약성과 골절 위험 증가라는 측면에서 주의를 기울여야 한다. 포지셔닝 장치를 사용하고, 자세를 바꾸고, 머리 중앙선이 있는 바로누운 자세를 포함하여 두개골 성형에 주의를 기울여야 한다. 신생아 치료사는 영아의 움직임을 제한하지 않고 활발한 움직임을 촉진할 수 있는 자세와 지지대를 사용해야 한다. 약물 투여를 위한 정맥 내 라인과 호흡 지원을 위한 기관 내 튜브는 보호해야 하지만, 아기가 움직일 수 있도록 허용하여 근육 강화의 기회를 제공하고 뼈의 강도에 도움이 될 수 있도록 해야 한다.

기관지폐이형성증

BPD는 미숙아와 관련된 가장 흔한 영아기 만성 폐 질환(CLDI)이다. CLDI는 종종 BPD와 동의어로 사용된다. 발생률은 출생 체중 및 재태 기간과 밀접한 반비례 관계에 있으며, 재태 기간 29주 미만으로 태어난 영아의 약 45%에서 발생한다.[424,425] 신생아 치료의 발전으로 극소미숙아의 사망률은 감소했지만, 생존율이 개선되었음에도 불구하고 BPD의 발생률은 변하지 않았다.[425]

Northway와 동료들[426]은 1967년 기계적 인공호흡과 산소 치료로 인한 손상으로 인해 중등도 미숙아(평균 재태 기간 34주)의 기도와 폐 실질에 영향을 미치는 중증 만성 질환으로 BPD를 처음 설명했다. 이 질환은 기도 손상 및 염증 반응, 폐 실질 섬유화 및 세포 저형성, 과팽창 및 무기폐 부위, 이로 인한 기도 비후 및 과민 반응, 섬유화로 인한 폐 순응도 감소, 기도 저항 증가, 환기-관류 불일치로 인한 가스 교환 장애 및 공기 갇힘이 특징적인 양상을 보였다.[426] 진단은 36주 PMA에서 산소 보충의 필요성과 방사선 사진 변화를 기

반으로 이루어졌다. 시간이 지남에 따라 BPD의 임상 양상과 정의가 변화하여 현재는 주로 초미숙아 또는 극조산아에서 발생하고 있다.[427-429] "새로운" BPD를 가진 미숙아는 섬유화가 적고 팽창 패턴이 더 균일하지만, 폐포 형성 및 폐 혈관 형성의 감소는 여전히 질병 과정의 주요 요인이다. 폐포의 단순화, 폐포 모세혈관 발달, 간질성 섬유증 증가, 비정상적인 폐 혈관 구조가 새로운 형태의 폐 질환의 특징이다.[430]

치료 실무의 변화, 극소 미숙아 생존율, BPD의 발현으로 인해 병인 및 정의에 대한 이해는 계속 발전해 왔다. 환자 집단의 변화를 반영하고 호흡기 결과를 더 잘 예측하기 위해 이 정의는 여러 차례 수정되었다. 현재의 합의 정의는 2001년 미국 국립아동건강 및 인간발달연구소(NICHD)/국립심장-폐-혈액연구소(NHLBI) 워크숍에서 경증, 중등증, 중증으로 분류하는 중증도 기반 BPD 정의를 제안한 워크그룹에 의해 개발되었다.[427] 현재 BPD의 표현형과 현재의 호흡기 치료 실무를 더 잘 반영하고 결과를 예측하기 위한 기준에 따라 BPD의 정의를 개정하기 위한 권고안을 기반으로 한 연구가 진행 중이다.[431-434]

Northway 등[426]은 원래 폐 미성숙, 호흡 부전, 산소 보충, 양압 환기 등 네 가지 주요 발병 요인을 제안했다. 이러한 연구 결과가 뒷받침되면서 염증, 폐 성장 및 신호 경로의 이상, 전사 인자 및 성장 인자의 이상, 산화성 폐 손상, 유전학 등 추가적인 요인들이 밝혀졌다.[435-438]

BPD의 발병에 가장 큰 영향을 미치는 요인 중 하나는 유아의 폐가 미성숙하다는 것이다. 조산은 폐 실질 발달의 후기 또는 초기 낭포 단계에서 발생하는데, 이때 미숙한 폐는 출생 후 감염, 양압 환기로 인한 기계적 외상, 산소 독성, 폐혈류 증가로 인한 폐부종 등 여러 요인으로 인해 손상에 매우 취약해진다. 폐 발달 초기 단계의 손상은 폐포와 폐 미세혈관의 발달을 방해할 수 있다.[427,439-441] BPD의 특징적인 폐의 구조적 및 기능적 변화는 부상, 부상에 대한 반응으로 발생하는 과정 및 지속적인 폐 발달의 결과이다.[429,442]

산전 및 산후 요인이 BPD의 발병에 영향을 미칠 수 있다. 자간전증은 질환의 발병과 관련된 요인 및 산화 스트레스, IUGR, 조산과 같은 신생아에 대한 지속적인 영향 때문에 BPD 발병의 위험 요인으로 지목되어 왔다.[443,444] 태아의 성장 제한은 폐포 및 혈관 성장 장애로 인해 BPD를 예측할 수 있는 가능성이 높은 것으로 나타났다.[445,446] 조산의 주요 원인 중 하나인 융모양막염과 같은 자궁 내 감염 또는 집락화도 BPD의 발병에 기여할 수 있다. 감염으로 인한 염증 과정은 BPD의 발병과 관련이 있다.[441,447] 연구에 따르면 클라미디아트라코마티스와 거대 세포 바이러스는 서서히 진행되는 폐렴을 일으킬 수 있다. 융모양막염은 미숙아 폐에서 기계적 인공호흡기로 인한 손상에 대한 염증 반응을 증가시킬 수 있다.[427,447-449] 출생 후 BPD의 원인으로는 고산소증과 저산소증, 초기 체액 과부하 및 PDA를 통한 지속적인 좌-우 전환, 영양 부족, 가족성 기도 과민성, 유전적 영향, 계면활성제 합성 감소, 아데노바이러스 및 거대세포바이러스와 같은 감염 등이 있다.[450-452] 성별 미숙아의 BPD 감수성 및 질병의 중증도와 연관성이 있는 것으로 밝혀졌다.[450] 계면활성제는 암컷에 비해 수컷 태아의 폐에서 임신 후기에 합성되어 급성 호흡 곤란의 위험을 증가시킨다.[448,453,454]

BPD의 산전 예방을 위한 가장 최적의 방법은 조산을 예방하는 것이다. 조산이 불가피한 경우 산전 스테로이드를 투여하고 저농도의 보충 산소를 이용한 부드러운 소생술을 시행하는 것이 좋다.[426,439,455] 산후 치료 전략은 일련의 병원성 후유증을 유발하는 요인을 예방하거나 제한하는 데 목적이 있다. 호흡기 지원은 필요한 경우에만 적절한 환기를 유지하고 기압 손상을 줄이기 위해 필요한 최소한의 기도 최대 압력에서 사용한다.[456] 폐의 외상을 줄이기 위해 다양한 침습적 및 비침습적 호흡 지원 방식이 시행되고 있다.[439] 체적 표적 인공호흡은 BPD의 발생률을 감소시킨다.[457] 과부하 없이 수분을 공급하고 성장을 촉진하기 위해 세심한 수분 및 영양 관리가 사용된다.[450] 이뇨제 치료는 폐렴, 울혈성 심부전 및 폐부종을 예방하는 데 사용된다.[439] 다른 치료법으로는 세균 및 진균 감염에 대한 주의 깊은 모니터링과 치료를 통한 감염 관리가 있으며, 기관지 경련을 줄이기 위해 기관지 확장제 요법도 사용된다.[456] 코르티코스테로이드 치료는 기관지 경련과 염증 반응을 감소시키는 것으로 밝혀졌지만, 흡입 코르티코스테로이드의 조기 사용은 신경 발달 지연 및 뇌성마비와 관련이 있는 것으로 밝혀졌다.[451,457] Doyle과 동료들의 메타 분석[458]에 따르면 생후 1주 이후에 BPD 발병 위험이 높은 영아에게 코르티코스테로이드 치료를 하면 도움이 될 수 있다. 출생 후 코르티코스테로이드의 정확한 투여 시기와 처방은 계속 평가 중이다. 향후 미숙아의 BPD 발병을 예방하기 위해 사용될 수 있는 전략에는 항산화제, 액체 환기 및 줄기세포 치료가 포함된다.

BPD와 관련된 합병증으로는 전신성 고혈압, 대사 불균형, 청력 손실, ROP, 신장 신증, 골다공증, GER, 조기 성장 부전 등이 있다.[385,392,394] BPD의 발병에 기여하는 동일한 내재적 및 외재적 위험 요인이 폐혈관을 손상시켜 심각한 폐혈관 질환(PVD)을 유발한다. 심한 PVD는 PH의 발병으로 이어진다.[461] BPD와 PH가 있는 영아의 이환율과 사망률은 높다.[461,462]

폐 성장과 기능의 장애는 청소년기와 초기 성인기까지 지속된다.[440,463,464] 발리노티 등[440]은 BPD를 앓는 영유아의 폐포 발달 손상을 보고했다. 호흡기 질환, 호흡기 증상(기침, 천명, 천식), 입원 위험 증가[465], 폐 기능 검사 장애, 운동 능력 저하가 미취학 아동과 학령기 아동, 청소년, 청년층에서 CLDI를 앓은 것으로 나타났다.[433,464,466,467]

문헌에 보고된 발달 결과에는 BPD가 있는 영아의 주의력 결핍, 인지 결함, 언어 지연, 발달 협응 장애 및 시각 운동 기능의 증가가 포함된다.[149,350,351,464,468-476]

BPD 진단을 받은 조산아는 BPD가 없는 조산아보다 신경 발달에 부정적인 결과를 초래할 위험이 더 큰 것으로 나타났다.[457,471,477] Singer 등[471]은 BPD가 3세 시기의 발달 부진에 대한 유의미한 독립적 예측 인자라는 사실을 발견했다. NIH의 합의된 정의에 따르면 BPD의 중증도는 인지, 운동, 행동, 사회-정서, 언어 발달 저하 및 뇌성마비와 독립적으로 부정적인 관계가 있는 것으로 나타났다.[468,475,476,478,479] 뇌성마비의 발생률은 BPD의 중증도에 따라 증가하는 것으로 나타났다.[468,470,476] 총 운동 기능 분류 점수(GMFCS)[480]가 높을수록, 그리고 관련 증상(이완 및 사지 마비)의 분포가 클수록 뇌성마비의 중증도가 높은 것으로 정의되는 뇌성마비는 BPD의 중증도가 증가할수록 더 높은 비율로 발생하는 것으로 밝혀졌다.[481] Van Marter 등[481]은 36주 PMA에 기계적 인공호흡과 산소 보충이 필요한 BPD가 사지 마비 및 사지 마비의 강력한 예측 인자라고 보고했다. 그러나 36주 후 기계적 인공호흡이 필요하지 않은 BPD는 어떤 형태의 CP와도 유의미한 연관성이 없었다. 비 뇌성마비운동장애는 BPD가 없는 아동에 비해 BPD가 있는 아동에서 더 높은 발병률을 보였다. 미세 및 총 운동 천공, 발달 협응 장애, 신경 감각 장애는 모두 BPD 소아에서 더 높은 비율로 보고되고 있다.[464] 작업 및 물리치료를 받는 비율은 BPD 아동에서 더 높은 것으로 보고되고 있다.[469]

외과적 중재 영아기

이 섹션에는 영아기에 외과적 중재가 필요한 몇 가지 태아 기형에 대한 내용이 포함되어 있으며, 여기에는 CDH, 양수 과소증, 위식도 누공 및 기관 식도 누공(TEF) 등이 포함된다. 마지막으로 태아 외과적 중재에 대한 간략한 검토가 포함되어 있다.

선천성 횡격막 탈장(Congenital diaphragmatic hernia)

CDH는 배아 발생 중 호흡기 횡격막형성에 결함이 있는 것으로, 출생아의 1/3,000명에서 발생하는 것으로 추정된다.[482] 폐 기관지와 폐동맥이 한창 발달하는 임신 3-16주 동안에는 흉막강이 닫히지 않는다. 이 결함으로 인해 발달 중인 복부 내장(장, 위, 간)이 횡격막의 구멍을 통해 혈흉으로 돌출될 수 있다. 내장이 동측의 발달 중인 폐를 압박하여 기관지 분지 및 폐 질량 감소(폐동맥 저형성증)[483]; 탈장으로 인해 종격동 이동이 발생하여 반대쪽 폐에 압력이 가해지면 반대쪽 폐도 영향을 받을 수 있다.[484] 폐의 압박은 폐동맥의 과근육화를 촉진하여 PH를 유발한다.[483] 횡격막 결손의 동측에서 그 영향이 가장 심하게 나타난다.[483]

좌측 횡격막이 우측보다 크고 늦게 닫히기 때문에 결손은 좌측에서 더 자주 발생한다. 전체 CDH의 약 75%가 좌측에서 발생하는 반면, 우측 CDH는 25%에서 발생하며 양측성 탈장은 드물게 발생한다.[485] CDH로 인한 폐 저형성증과 PH는 심각도가 다양할 수 있으며 CDH와 관련된 높은 신생아 사망률과 장기 이환율의 원인이 된다.[486]

CDH 사례의 50-60%는 "단독" 또는 관련 이상이 없는 것으로 간주된다. 폐 저형성증, 장내 기형, 심장 위축은 CDH 순서의 일부로 간주되며 관련 기형이 아니다. 나머지 40-50%는 구조적 기형[식도 폐쇄증(EA), 구개열, 구개열]과 18번, 13번, 21번 염색체 이상과 같은 염색체 기형을 가지고 있을 수 있다.[487,488] CDH를 가진 출생아의 대부분은 신경관 결손 및 심장 기형과 같은 관련 기형을 가지고 있다.[489-491]

대부분의 경우, CDH의 진단은 산전 초음파로 이루어지며, 흉막강 내 복강 내 내용물의 존재와 종격동 이동을 보여준다.[487,492] 산전 진단은 GA의 진행과 관련 이상 소견의 존재로 개선된다. 산전 진단 시 평균 연령은 22-24주다.[493] CDH의 산전 진단이 내려지면 산모는 신생아 전문의, 신생아/소아과 전문의, 체외막 산소화 기능을 갖춘 주산기 센터에서 분만하도록 상담 받는다.[484] MRI와 태아 심초음파를 이용한 추가 영상 촬영을 통해 분만 후 생존 가능성과 ECMO 지원의 필요성을 결정한다. 영상을 통해 폐 면적 대 머리 둘레 비율(L심박수)을 측정하여 태아의 폐 크기를 결정한다. 이는 심방 수준에서 반대쪽 폐를 측정하고 이를 태아의 머리 둘레로 나누어 계산한다.[492] MRI를 사용하여 간 대 흉부 용적 비율도 결정된다. 이 두 가지 지표는 폐 저형성증과 신생아 생존의 심각성을 미리 파악할 수 있다. 간 탈장의 부재는 출생 후 생존을 예측하는 가장 신뢰할 수 있는 산전 예후 지표이다.[494] 아기는 임신, 분만, 출산 과정에서 면밀히 관찰된다.[492] 이러한 산전 예측 도구는 태아 수술의 혜택을 받을 수 있는 태아를 식별할 수도 있다.[495] 예후와 관련된 분만 시 선호하는 GA를 조사한 연구에서는 조산 시 이환율이나 사망률의 개선이 명확하게 입증되지 않았다.[496-498] NICU 서비스를 제공하는 전문 소아과 센터에서 39주 전후로 분만 일정을 잡는 것이 목표이다.[499]

출생 후에는 아기의 폐 상태와 폐동맥 고혈압이 안정될 때까지 수술적 치료가 지연되며, 이는 몇 시간, 며칠 또는 몇 주가 걸릴 수 있다. 초기 관리에는 PH의 위험을 증가시킬 수 있는 무산소증과 저산소증을 예방하기 위한 삽관, 저형성폐의 기압 외상 위험을 예방하기 위한 부드러운 환기, 추가 폐 압박을 방지하기 위한 복부 감압이 포함된다. 혈압을 지원하는 약물을 투여하여 오른쪽에서 왼쪽으로 전환되는 것을 방지한다. 아기가 기존의 최대 인공호흡 치료에 반응하지 않는 경우, 체외막 산소화장치(ECMO)를 사용할 수 있다. 체외막 산소화치료를 받든 받지 않든 CDH를 가진 영아는 폐 저형성증과 PH 및 심장 기능 장애 치료를 위한 높은 수준의 호흡기 지원으로 인해 병원 입원이 길어지는 경우가 많다.[484,492]

CDH의 수술적 치료 후에도 아기는 저산소성 호흡 부전 및 이와 연관된 PH 및 심장 기능 장애로 인해 위중한 상태를 유지할 수 있다.[500] 저형성 폐는 기계적 인공호흡으로 인해 추가적인 손상에 대한 취약성이 증가하여 CLD가 발생할 수 있다. CDH를 가진 아기는 종종 다른 장기를 침범하여 입원 과정을 더욱 복잡하게 만들고 연장시킨다. 비정상적인 핵형, 심각한 관련 기형, 우측 결손, 간 탈장, 폐 용적 감소가 있는 아기의 경우 생존 예후가 더 나쁘다.

CDH를 앓고 있는 어린이는 퇴원 후에도 지속적인 의료 및 수술적 후속 조치가 필요하다. 결손을 치료하기 위해 추가 수술이 필요한 재수술을 받아야 할 위험이 있으며, 이는 CDH 아동의 50%에서 발생할 수 있다.[501] 이러한 영아에서 감각신경성 난청, GER, 성장 장애, 수유 문제, 발작, 발달 지연의 발생률이 높기 때문에 면밀한 신경 발달 추적 관찰도 필요하다.[487,492] 최근 연구에 따르면 인지장애, 행동 장애, 주의력 결핍 장애, 자폐증의 위험이 증가하는 것으로 나타났다.[500,502-504] 발달 지연에 대한 평가와 치료 외에도 CDH를 가진 영유아와 함께 일하는 소아물리치료사는 흉벽 결손, 척추 이상으로 인한 척추측만증, 일측 결손으로 인한 몸통 비대칭, 폐 저형성증, 수술 후 흉터와 같은 근골격계 장애에 대해서도 평가해야 한다.[500,505-507]

선천성 복벽 탈장(Ompalocele)

태아의 전복벽에 발생하는 결함은 출생 시 1/2,000명 중 1명꼴로 발생하는 것으로 보고되고 있다. 가장 흔한 두 가지 복벽 결함인 양수 과소증과위 실조증은 아래에 설명되어 있다.[508]

제대탈장은 탯줄 기저부의 복벽 결손으로 장, 위, 간과 같은 복부 내용물이 양막, 와튼제대교질, 복막으로 구성된 주머니로 탈출하거나 돌출되는 것을 말한다. 유병률은 출생 10,000명당 2명이며 20세 미만 또는 40세 이상의 산모에서 더 흔하게 발생한다.[508-510] 태아 이수성 및 구조적 기형에서 더 자주 발생한다.[508,511] 보고된 관련 증후군으로는 13, 15, 16, 18, 21번 삼염색체, 벡위드-비데만 증후군, 칸트렐 정신병, OEIS 증후군(옴-팔로켈, 방광 위축, 항문 구멍, 척추 결손)이 있다.[509,512,513] 보고된 관련 구조적 기형으로는 선천성 심장 결함, 횡격막 및 상중격 결손, 장의 기형, 장폐쇄증, 비뇨생식기 기형 등이 있다.[511,512]

선천성 복벽 탈장의 정확한 병인은 아직 명확하게 밝혀지지 않았다. 복부 내용물의 탈장은 임신 6주경에 복부가 너무 작아져 태아가 자라기에는 너무 작아지는 시기에 발생한다. 장 및 기타 장기가 탯줄 기저부로 일시적으로 생리적 탈장이 발생한다. 생리적 탈장의 완전한 재관류는 12주째에 발생하며 복부 내용물이 배아 복강으로 되돌아간다. 복부 내용물이 배아 복강으로 다시 이동하지 못하면 배아 복벽이 형성된다.[514] 복벽이 닫히지 않으면 간이 배꼽 밑으로 탈출하여 거대 양막류가 생길 수 있다. 간의 75% 이상을 차지하는 거대 선천성 복벽 탈장을 가진 아기는 염색체 이상을 가질 가능성이 더 높다.[515]

산전 진단은 종종 산모 혈청 알파 태아 단백질 검사 및/또는 초음파 검사에서 양성으로 나온 후 이루어진다. 간을 포함하지 않는 양수종 진단은 임신 12주까지 할 수 있다. 간 함유 또는 거대 양막 파수는 임신 9-10주 초에 진단할 수 있다.[516,517] 염색체 이상과 구조적 이상은 양수 과소증이 있는 아기에게 흔히 나타나기 때문에 산과 검사에는 일반적으로 태아 핵형, 심초음파 검사 및 MRI가 포함된다. 산전 진단 후에는 구조적 기형 유무에 따라 소아외과 전문의, 신생아 전문의, 유전 상담사, 산모-태아 의학 전문의, 사회사업 및 기타 전문가에게 의뢰한다. 일상적인 산전 관리와 함께 아기를 모니터링하기 위해 연속적인 초음파 검사를 실시한다. 전문 3차 분만 센터에서 분만하는 것이 좋다.[516]

난원공이 있는 모든 영아는 수술적 관리가 필요하다. 난원공의 크기에 따라 1차 봉합술 또는 지연된 1차 봉합술이 필요한지 여부가 결정된다. 2 cm 미만의 결손이 있는 아기는 일차적으로 직접 폐쇄한다. 2-9 cm의 결손이 있는 아기는 사일로 압박 드레싱으로 단계적 폐쇄를 시행한다. 10 cm 이상의 결손이 있는 아기는 상피화를 촉진하기 위해 에스카르 유도제를 국소 도포하고 다음 몇 주에서 몇 년 내에 계획된 수술적 폐쇄를 다시 받는다.[518,519] 간을 포함하는 매우 큰 선천성 복벽 탈장을 가진 영아는 폐 저형성증과 복부 경쟁으로 인해 병적 상태가 증가된다. 이러한 영아는 여러 번의 재건 수술이 필요할 수 있다.

고립성 선천성 복벽 탈장을 가진 영아의 생존율은 약 90%이다.[509] 거대 선천성 복벽 탈장 및/또는 여러 선천성 기형을 가진 영아의 경우 이환율과 사망률이 더 높다. 수유 불내성으로 인해 전체 비경구 영양을 장기간 사용해야 하고 입원 기간이 길어질 수 있다. 소두증과 관련된 다른 기형도 아기의 발달 결과에 큰 영향을 미친다. 신경발달 연구에 따르면 거대 선천성 복벽 탈장을 가진 소아에서 운동 발달이 80%까지 지연되는 것으로 보고되었다.[513] Danzer 등[520,521]은 코호트의 50% 이상에서 신경학적 장애가 발견되었으며, 지연된 단계적 폐쇄와 관련된 근긴장 저하 및 운동 기능 장애가 발견되었다고 보고했다. 거대 선천성 복벽 탈장을 가진 소아에서 인지 및 언어 장애를 동반한 자폐스펙트럼장애의 비율이 상당히 높은 것으로 보고되었다.[522]

위염(Gastroschisis)

양수 과소증과 달리 위실조증은 보통 배꼽 오른쪽에 있는 전체 두께의 복벽 결손으로, 장과 때로는 위가 양막 공간으로 돌출되어 있다.[523] 위실조증은 배꼽을 포함하지 않으며 복부 내용물이 양막으로 덮여 있지 않는다. 정확한 기전은 밝혀지지 않았지만, 복벽의 측면 주름이 배꼽에서 만나 복강을 닫아야 하는 임신 4주차에 복벽의 전벽이 비정상적으로 닫히면서 복벽에 결함이 생겨 복강 밖으로 복부 내용물이 누출되어 발생된다.[514,524,525] 위염은 장 폐쇄증, 협착증, 천공, 괴사, 말단 기형 또는 장염전의 유무에 따라 단순 또는 복합으로 분류된다. 위실조증은 미숙아 및 성장 제한/LBW와 관련된 고립된 결함이다. 위염은 생활 습관 및 환경 요인과 관련이 있을 수 있는 젊은(20세 미만) 초산 산모에서 유병률이 더 높다.[508,511,526,527] 위염의 발병률은 전 세계적으로 유병률이 증가하면서 3-4/10,000명으로 보고되고 있다.[508,528]

위염증의 진단은 산전 초음파 및 산모 혈청 알파 태아 단백질 평가로 이루어진다. 위염 진단을 받은 임신부는 2-4주마다 연속 초음파 검사를 통해 면밀히 추적 관찰한다. 자궁 내 성장이 불량하면 예후가 좋지 않다.[529] 임신 3기 태아 사망 위험이 증가하므로 30주 이후에는 비스트레스 검사, 생물물리학적 프로파일, 양수 지표를 면밀히 추적한다.[530,531]

난산과 마찬가지로, 3차 의료 센터에서 소아외과 전문의와 함께 분만을 진행하는 것이 가장 좋다. 분만 시 증상에 따라 아기는 출생 직후 일차 근막 봉합술을 받거나 인공 사일로에 장을 배치하여 내장을 점진적으로 축소하면서 지연된 봉합을 하는 단계적 과정을 거치게 된다.[523,532]

위염이 있는 영아의 생존율은 90% 이상이다. 신생아 입원은 경장 수유를 견디기 어렵고 성장 부진으로 인해 장기화되는 경우가 많다. 신경 발달 결과와 지능이 정상 범위에 있는 단순 위염 환아의 경우 좋은 결과가 보고되었다.[531] 아동은 작업 기억 지수가 감소하고 행동 문제의 위험이 높다. 복합 위염이 있는 어린이는 단장 증후군, 성장 부진, 신경 발달 지연의 위험이 높다.[533] 더 나쁜 결과와 신경 운동장애는 출생 시 낮은 출생 시 총체적 자폐증, 출생 시 SGA, 여러 번의 수술, 장기 입원과 관련이 있다.[533,534] 학령기 아동의 언어 지능, 주의력, 반응 속도, 소근육 운동 능력의 장애가 위염증을 가지고 태어난 아동에게서 보고되었다.[535]

기관 식도 누공(Tracheal esophageal fistula)

임신 3주에서 6주 사이에 원시 전장은 호흡기와 소화관으로 분리되는 과정에 있다.[536] 식도 및 기관으로의 전정 측면 격막 결손은 TEF[537-539]를 유발한다. TEF는 출생아 3,500명당 1명꼴로 발생하는 가장 흔한 선천성 호흡기 기형이다.[537-542] TEF의 95%는 EA와 함께 발생하며, 해부학적 구성에 따라 분류되며 근위 식도 주머니와 원위 TEF (C형)가 가장 흔하게 존재(84%)한다(그림 4.18).[537,540,542,543]

TEF를 가진 많은 아기들은 산전 진단을 받지 못한다. 양수과소증이 있는 아기는 자궁 내 다한증[537,544]이 나타나거나 출생 직후 구강 분비물 축적(삼키지 못해서), 호흡 곤란, 기침, 질식, 수유 시 청색증이 나타날 수 있다. 의료진은 튜브

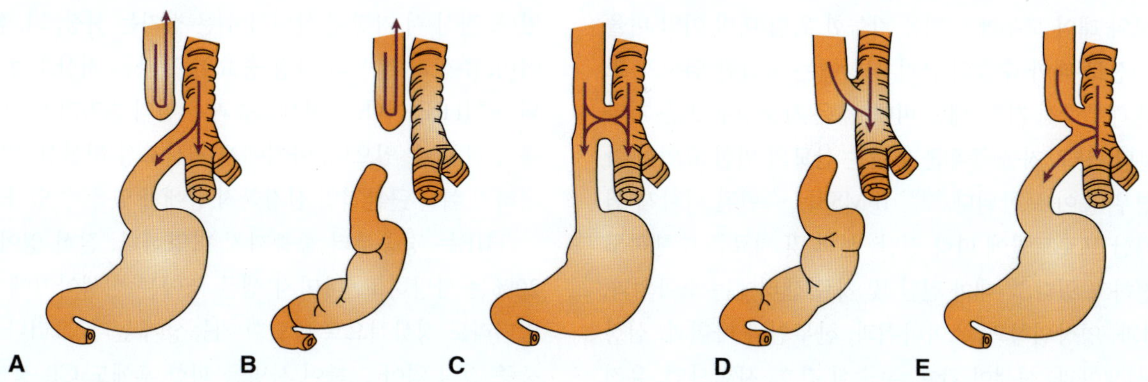

그림 4.18. 식도폐쇄증과 기관식도누공. A: 원위부 TEF를 동반한 EA. B: EA. C: TEF. D: 근위부 TEF가 있는 EA. E: 이중 TEF가 있는 EA. (Pillitteri A. 모성 및 아동간호에서. 4th ed. Philadelphia, PA: Lippincott Williams & Wilkins; 2003.)를 받아 재인용. (미숙아망막병증의국제분류. Arch Oph- thalmol. 1989;102(8):1131.)

를 코를 통해 위장으로 통과시킬 수 없으며, 방사선 사진에서 튜브가 상부 식도 주머니에 감겨 있는 것을 볼 수 있다.

EA가 없는 희귀한 TEF (H형)는 진단이 어렵다. EA가 있는 아기와 달리 H형 TEF가 있는 아기는 출생 시 무증상이거나 수유 시 기침이나 질식을 할 수 있다. 고립된 TEF의 진단은 검사 중 조영 염료가 잘 보이는 상부 위장관 조영술이나 3D 컴퓨터 단층 촬영(CT) 스캔을 통해 이루어진다.[517,525-549] TEF가 있는 아기의 약 절반은 다른 관련 기형(척추 기형, 항문 폐쇄증, 선천성 심장 결함, TEF, EA, 신장 이상, 사지 기형)도 동반하며, 이는 종종 VACTERL의 일부로 나타난다.[538,550] TEF/EA의 치료는 누공의 수술적 결찰과 식도 문합이 필요하지만, 식도의 양 끝을 분리하는 거리가 큰 경우 식도 연장술, 기존 식도의 원형 근절개술, 결손된 식도를 소-대장의 일부로 대체하는 등 단계적 복구가 필요하다.[537,551-563] 아기가 수술에서 회복되는 동안 수유를 할 수 있도록 위루관을 삽입한다. 고립된 TEF의 치료는 덜 어렵다. 누공을 결찰할 수 있고 예후가 좋다.[537,563-565]

TEF/EA의 예후는 확실하지 않으며 다른 관련 이상 유무와 두 식도 주머니 사이의 간격에 따라 달라진다. TEF/EA의 단기 및 장기 합병증은 모두 더 흔하게 발생한다. 단기 합병증으로는 문합부 누출, 식도 협착, 기관연축, 연동 운동장애 등이 있다.

장기적인 합병증으로는 운동장애, 호흡 기능 이상, 식도 편평상피세포암 등이 있다.[537,550,566-572] 장기적인 신경 발달 및 정신적 언어 지연, 인지 및 운동 지연이 보고되었다.[573,574] 이 비율은 TEF/EA의 중증도, 기타 이상, 출생 시 GA, 외과적 중재 및 NICU 입원 기간에 따라 달라진다.[573]

태아 수술(Fetal surgery)

태아 수술의 임상 적용은 1970년대 후반 샌프란시스코 대학의 해리슨과 동료들에 의해 처음 개척되었다.[575,576] 태아 수술은 치료되지 않은 상태의 진행에 대한 이해와 태아기 중재가 발달 기관의 손상을 개선할 수 있다는 믿음에서 비롯되었다.[577-579] 동물 모델 실험 및 임상 실습과 함께 고해상도 영상 및 수술 기술의 발전으로 태아 중재가 개선되었다.[580] 이제 태아 수술로 치료할 수 있는 태아 해부학적 기형이 많이 있다. 여기에는 단융모막성 쌍둥이 임신 합병증(쌍둥이 간 수혈 증후군, 심실 쌍둥이, 고립성 IGR), CDH (기관 내 풍선 배치), 수축성 양막 밴드, 하부 요로 폐색, 골수수막류 등이 포함된다.[581]

태아 수술 기술에는 많은 발전이 있었지만, 이러한 수술은 태아와 산모에게 위험이 없는 것은 아니다. 태아에 대한 위험에는 조산과 그 후유증이 포함된다. 산모의 위험 요인으로는 조산 및 분만, 폐부종, 태반조기박리, 출혈, 융모양막 박리, 융모양막염 및 패혈증, 마취 위험, 향후 임신에 영향을 줄 수 있는 큰 자궁 절개, 제왕절개 분만이 필요한 경우가 있다.[582] 이러한 위험 요소로 인해 1982년 국제 태아의학 및 외과 학회(IFMSS)에서 산모와 태아를 보호하기 위해 태아 수술에 대한 특정 기준[583]을 제정했다. 이러한 사전 요건은 시간이 지남에 따라 약간의 수정을 거쳐 산모-태아 수술에 계속 적용되고 있다. 재요건은 (1) 정확한 산전 진단을 내릴 수 있는 능력, (2) 장애의 자연사를 잘 정의할 수 있는 능력이다; (3) 치료하지 않으면 태아 사망, 출생 전 돌이킬 수 없는 장기 기능 장애 또는 심각한 출생 후 이환으로 이어질 수 있는 교정 가능한 병변의 존재, (4) 심각한 관련 기형이 없는 경우,

(5) 산모와 태아 모두에게 허용 가능한 위험 대비 이익 비율이다.[584] 산모-태아 수술의 금기 사항에는 복잡한 염색체 또는 관련 해부학적 기형, 태반 비대, 짧은 자궁경부 또는 기타 조산 분만, 산모 거울 증후군과 같은 산모의 위험 요인이 확인된 경우 등이 포함된다.[584,585] IFMSS는 숙련된 다학제 팀이 엄격한 프로토콜에 따라 진단, 선택 및 치료를 수행하도록 규정하고 있다.[583] 태아 진단 및 치료 센터에는 소아외과, 산부인과, 영상의학과, 소아마취과, 산부인과 마취과, 심장내과, 신생아과, 신생아 간호, 수술실 간호, 사회사업, 유전상담사, 생명윤리학자 및 기타 사례별 소아외과 전문의를 포함해야 한다.[575,586,587]

산전 진단, 중재 선택 과정, 해부학적 기형을 가진 태아의 치료가 개선되어 IFMSS 설립 이후 산모-태아 수술에 상당한 발전이 있었다. 일부 기형아를 관리하기 위해 태아 외과 수술은 검증되고 인정된 치료법을 제공한다.[588] 산모와 태아 모두에게 덜 침습적이고 안전한 기술을 개발하기 위한 연구가 계속 진행 중이다. 태아경 중재는 특정 기형에 성공적으로 사용되어 왔으며 계속해서 발전하고 개선되고 있다. 산모-태아수술의 발전을 위해서는 여전히 더 많은 연구가 필요하다. 구조적 기형에 대한 지속적인 중재법 개발과 더불어 향후에는 태아 발달 초기에 줄기세포 및 유전자 치료법을 사용하여 세포 및 유전적 장애를 치료할 수 있다.[589,590]

신경학적 문제가 있는 아기

질식이 있는 아기(The baby with asphyxia)

주산기 질식은 산소 부족(저산소증) 및/또는 여러 장기에 대한 관류 부족(허혈)으로 인해 발생한다.[591] 질식의 발생률은 출생 1,000명당 2-6명이다.[376] 미숙아에서 더 자주 발생하며(VLBW 출생의 경우 60%), PVH/IVH[407]와 관련이 있으며 주산기 사망의 20%를 차지한다. 질식은 당뇨병 또는 독성 산모의 만삭아에서 발생할 가능성이 더 높으며 IUGR 및 둔위 발현과도 관련이 있다. 질식사망의 90%는 분만 전 또는 분만 기간 동안 태반 기능 부전으로 인해 발생하는 것으로 추정된다.[591] 태아의 심폐 기능 이상도 질식의 위험 요인이다.[407] 모든 아기는 정상적인 분만 과정에서 저산소증을 경험하지만 손상될 정도는 아니다. 탯줄이나 태아의 두피 pH가 7.0 미만이면 상당한 자궁 내 질식을 나타낼 수 있다. 태변 염색의 존재, 태아 심박동 및 리듬의 이상, 5분 이상 지속되는 3점 이하의 아프가 점수 등이 다른 증거로 제시될 수 있다. 질식 시 가장 손상되기 쉬운 장기는 신장, 뇌, 심장, 폐이며, 주산기 질식의 가장 중요한 결과는 저산소성 허혈성 뇌병증(HIE)이다.[591] 저산소증과 허혈의 증거가 있어야 HIE를 진단할 수 있으며, 아기에게 저산소성 허혈성 질환이 발생하기 쉬운 근본적인 신경학적 장애가 있을 수 있다.[592]

HIE는 경증부터 중증까지 다양하다. 질식 영아의 10-20%는 사망하고, 나머지 생존 영아는 신생아기에 발작이 있더라도 정상적으로 발달할 가능성이 높다. 그러나 소수의 중증 질식 영아 그룹이 사망을 피한 후에도 CP, 정신 지체, 발작 장애[591], 피질 실명, 청각 장애, 소두증 등 주요 신경학적 후유증을 겪을 수 있다.[376] 질식한 아기는 다음 다섯 가지 신경학적 병변 중 하나가 발생할 수 있다:

1. 국소 또는 다초점 대뇌피질 괴사
2. 유역 경색(저혈압 또는 저관류로 혈류가 감소하는 대뇌와 소뇌 동맥 사이의 경계 부위에서 발생)
3. 선택적 신경세포 괴사(소뇌의 뇌간핵 또는 푸르킨예 세포)
4. 상태 마모 라투스(성상 세포 돌기 대 뉴런의 골수화를 동반한 시상 핵 및 기저핵의 괴사)
5. PVL[376,407,591]

더 심한 질식에서는 더 광범위한 병변이 발생한다. 부분적인 질식은 미만성 뇌 괴사를 초래하는 반면, 전체 질식은 대뇌 피질을 살리고 뇌간, 시상 및 기저핵에 영향을 미친다. 사르나트 임상 단계(표 4.10)는 임신 36주 이상의 영아에서 질식의 중증도를 추정하는 데 사용되며 임상 증상과 증상 지속 기간에 근거한다.[591] 미숙아의 질식은 뇌 미성숙, 근긴장 저하 및 미숙한 반사 신경으로 인해 인식하기가 더 어렵다. 미숙아는 질식 당시의 신체가 성숙할수록 뇌 손상을 일으키는 데 필요한 시간이 짧아지므로 미숙아를 HIE로부터 보호할 수 있다.[407] 가장 효과적인 중재는 환기와 관류를 통해 질식을 예방하고 저혈압과 저산소증을 최소화하는 것이다. 아기는 스트레스를 최소화하고 혈압의 변동과 감각 과부하를 피하기 위해 조심스럽게 다루어야 하며 부모도 그렇게 하도록 교육해야 한다(표 4.10).[376]

발작이 있는 아기(The baby with seizures)

신생아기의 발작은 주산기 뇌가 기능적으로나 형태학적으로 미성숙하기 때문에 인식하고 진단하기가 어렵다. 발작의 기저에 있는 전기 방전은 시냅스 연결, 축삭/수지상돌기

표 4.10. 저산소-허혈 뇌병증의 Sarnat와 Sarnat 단계

단계	1단계(경미함)	2단계(중등도)	3단계(심함)
의식수준	과잉각성: 예민함	무기력하거나 둔해 보임	혼미, 혼수
신경근 조절	억제되지 않음, 과반응	자발적 움직임 감소	자발적 움직임 감소 또는 없음
근 긴장도	정상	경미한 저긴장	이완성
자세	원위부 경미한 굽힘	원위부 강한 굽힘	간헐적 제뇌자세
신장 반사	과잉반응	과잉반응, 억제되지 않음	감소 또는 없음
분절적 간대성 근경련증	있거나 없음	있음	없음
복잡 반사	정상	억제됨	없음
빨기	약함	약함	없음
모로 반사	강함, 낮은 역치	약함, 불완전한 높은 역치	없음
눈-전정 반사	정상	과잉반응	약하거나 없음
긴장성 목반사	약간	강함	없음
자율기능	전신성 교감반응	전신성 부교감 반응	두 체계 모두 저하됨
동공	동공 산대	동공 수축	중간 위치, 종종 빛 반사가 좋지 않음
호흡	자발적	자발적: 때로 무호흡	주기적; 무호흡
심박동	빈맥	서맥	다양함
기관지와 침샘 분비	거의 없음	많음	다양함
소화기계 연동	정상 또는 감소	설사 증가	다양함
발작	없음	흔히 국소나 다중 국소적 발작(6-24세)	드뭄(데뇌자세 제외)
뇌파 검사 결과	정상(각성)	초기: 일반적 낮은 진폭의 느린 델타파와 세타파가 지속적으로 나옴 후기: 주기적 패턴(각성): 국소적 다중 국소적 발작; 1.0-1.5 Hz 스파이크와 파형	초기: 등전위 pH의 주기적 패턴 후기: 전체 등전위
증상 기간	〈24시간	2-14일	수시간에서 수주
결과	약 100% 정상	80% 정상; 증상이 5-7일 이상 있으면 비정상	약 50% 사망; 나머지는 심한 후유증

이 표의 단계는 임신 36주 이상 영아의 임상 상태의 스펙트럼을 반영하는 연속체이다.
From Sarnat HB, Sarnat MS.Neonatal encephalopathy following fetal distress: a clinical and electroencephalographic study. Arch Neurol.1976;33:696.

아교화, 골수화에 의존하기 때문에 신생아에서 잘 조직된 운동 패턴을 보이는 발작이 나이가 많은 영아에서는 나타나지 않을 수 있다.[593] 신생아에서 발작의 표현은 씹기, 입술 깨물기, 빨기, 무호흡, 시선 이상으로 나타나는데, 이는 아마도 변연계 구조와 뇌간과의 연결이 상대적으로 성숙하기 때문일 것이다.[594] 발작 패턴에는 다섯 가지 유형이 있다:

1. 미묘한 발작은 만삭 및 미숙아에서 가장 흔하며, 이 집단에서 발생하는 전체 발작의 약 50%를 차지한다. 다른 발작과 함께 가장 흔하게 발생한다. 뇌파 상관관계가 입증되지 않을 수 있으며 항경련제 치료에 불응할 수 있다. 여기에는 눈의 강직성 수평 편위, 구강/구강/언어 운동, 수영/자전거 운동, 무호흡 및 기타 자율신경계 현상이 포함된다.[593,594]
2. 국소 연축 발작은 빠른 수축 단계와 의식 상실과 관련이 없는 느린 이완 단계가 있는 국소 연축경련이 특징이다. 대사 장애, 반대쪽 대뇌 반구의 근본적인 구조적 병변 또는 국소 외상성 손상으로 인해 발생하며 예후가 좋은 편이다.[593,594]
3. 다초점 연축 발작은 한 팔다리의 무작위적인 연축 운동이 다른 팔다리로 이동하는 것으로 구성된다. 신생아에서는 드물게 발생하는데, 이는 신생아의 뇌가 미성숙하여 뇌 전체에 분비물을 전파하지 못하기 때문

이다.[593,594]

4. 강직 발작은 국소적이거나 전신적으로 나타날 수 있으며, 목, 몸통 및 상지의 강직성 굽힘 또는 강직성 하지 확장을 동반하는 고령 아동의 탈대뇌 또는 탈피질 자세와 유사하다. 예후는 다양하나 일반적으로 좋지 않다.[593,594]
5. 근간대성 발작은 하나 또는 여러 신체 부위의 경련이 특징이며, 머리와 몸통도 포함될 수 있다. 근간대성 발작은 속도와 불규칙한 패턴으로 인해 간대성 발작과 구별된다. 미만성 중추신경계(CNS) 병리와 관련이 있으며 예후가 좋지 않다.[593,594]

신생아 발작의 근본적인 원인으로는 중추신경계 외상, 대사 이상, 감염, 뇌 기형, 약물, 다혈구증가증, 국소 경색 등이 있으며 3%에서 25%의 경우 원인을 알 수 없다. 발작이 반복되거나 지속되면 생화학적 영향을 일으켜 뇌 손상을 초래할 수 있다. 의학적 중재의 목표는 항경련제 투여를 통해 발작을 조절하는 것 외에도 발작의 근본적인 원인을 파악하고 치료하는 것이다. 예후는 발작의 지속 시간, 강직성 발작 또는 근간대성 발작 패턴의 유무뿐만 아니라 발작을 유발하는 조건에 따라 달라진다. 아기의 15%는 사망하고, 30%는 장기적인 신경학적 후유증을 겪으며, 55%는 정상적인 결과를 보인다.[593,594]

후기 조산아의 의료 문제

이른둥이는 재태 기간 34-36주, 6-7주 사이에 태어난 신생아를 말하며, 이전에는 이른둥이와 유사한 요구와 돌봄을 의미하는 '이른둥이'라는 용어로 사용된다. 이러한 영아는 더 취약하며 조산아와 더 유사한 요구가 있다는 것이 인식되었다. 미국에서는 지난 30년 동안 조산 발생률이 증가했는데, 이는 의학적으로 조산 징후가 있는 출산의 증가와 보조생식 기술의 사용으로 인한 다태아 분만의 증가와 관련이 있다.[595-600] 조산은 매년 25만 건 이상 발생하고 있다.[595] 다음 섹션에서는 조산아의 의학적 문제에 대해 설명한다.

이른둥이는 일반 조산아에 비해 이환율이 높고, 첫해까지 병원 재입원율이 높으며, 장기적인 신경발달장애의 위험이 더 높을 수 있다.[595,601-605] 이러한 여러 취약점은 이른둥이의 전반적인 미성숙으로 인한 결과이다. 말기 호흡주머니와 폐포는 임신 36주까지 계속 성숙된다. 34주에 발생하는 계면활성제 급증은 이러한 폐성숙을 돕는 역할을 하는데, 조산말기에 태어난 아기는 이 시기를 놓칠 수 있다. 조산아의 호흡기 질환에는 일과성 빈호흡, 지속적인 PH, RDS, 폐렴, 기계적 인공호흡이 필요한 호흡 부전 등이 있다.[595,604,606-608] 임신 주수가 늘어날 때마다 영아의 호흡 중재 필요성과 호흡기 질환에 대한 취약성은 감소한다.[595,601,604,607] 조산아의 미성숙이 취약성에 기여하는 또 다른 예로는 간빌리루빈 접합 경로의 미발달, 수유 및 삼킴조정불량, 혈액-뇌장벽이 완전히 형성되지 않은 것 등이 있다. 이러한 여러 가지 미숙함은 조산아 후기에서 황달과 빌리루빈으로 인한 뇌손상의 위험을 증가시킨다.[595,601,604,609,610] 조산아는 지방 조직이 적고 체중 대비 표면적이 크며 열 발생 능력이 떨어져 저체온증을 유발할 수 있다. 무호흡과 서맥도 조산아 후기에서 더 흔하다.[595,601,609-614] 일부 연구자들은 뇌성마비와 지적장애의 발생률이 모두 증가한다고 보고하는 등이 집단에서 장기적인 신경발달결과에 영향을 미칠 수 있다는 증거가 있지만[595,614-619], 다른 연구자들은 이에 대해 보고하지 않았다.[595,620]

유아의 의학적 문제

미숙아 및 관련 합병증으로 인해 신생아 집중치료실에 있는 많은 신생아들이 우려를 표하지만, 만삭아에게는 집중치료 관리가 필요할 수 있는 여러 가지 질환이 있다. 이러한 신생아는 종종 매우 위중하고 입원 기간이 길며 신생아 물리치료 서비스의 혜택을 받는 경우가 많다.

태변 흡인 증후군(Meconium aspiration syndrome)

급성 또는 만성 저산소증이 있는 경우, 태아는 분만 전에 태변을 양수로 통과시킬 수 있다. 첫 호흡을 위해 헐떡이는 행위는 태아가 태변으로 얼룩진 양수를 폐로 흡인하여 태변입자가 기도를 막고 가스 교환을 방해하여 호흡 곤란을 일으킬 수 있으며, 가벼운 호흡 장애부터 생명을 위협하는 호흡부전까지 다양하다.[621-624] 태변 염색은 출생아의 약 9%에서 발생하는 것으로 보고되고 있다.[621-624]

태변 염색 양수를 통해 출생한 신생아에서 다른 메커니즘으로는 설명할 수 없는 호흡 곤란을 보이는 경우 MAS가 추정된다.[621,625] 태변 염색 양수를 통해 태어난 신생아의 약 2-10%가 MAS를 보인다.[621-623] 태변 흡인의 위험은 미숙아 및 SGA 신생아에서 가장 높다.[621,626-629] 최근 몇 년간 미국에서 산과 치료의 변화, 특히 조산아 출산 감소와 분만 중 태아의 건강 상태 모니터링으로 인해 MAS의 발생률은 감소했다.[621,628-631] 저산소증, 조기 진통, 자궁 내 감염과 같은 장기간의 태아 손상 상태는 태변 흡인과 관련이 있으며 분만 중 급성 질식으로 이어질 수 있다. MAS를 가진 아기의 20-33%는 출생 시 우울증 증세를 보이며 재소생술이 필요하다.[621,628,631-636] 태변은 화학적 폐렴, 감염, 염증, 계면활성제의 비활성화로 인해 폐에 직접적인 독성 영향을 미치거나 기도를 폐쇄하여 폐의 원위부에 공기를 가두어 폐 팽창, 폐포 파열, 기흉을 유발할 수 있다.[621,636-639] 저산소혈증에 반응하는 폐혈관의 혈관 수축은 MAS의 이차적 효과인 PPHN의 발생에 기여할 수 있다.[624,633]

신생아기에 태변 흡인으로 인한 호흡기 영향으로는 현저한 빈호흡, 청색증, 호흡을 위한 보조 근육 사용, 늑간 및 검하수축, 배럴 가슴 모양, 끙끙거리며 코를 내쉬는 역설적인 호흡 패턴 등이 있다.[621] 일부 감염된 영아는 출생 시 무증상일 수 있으며, 태변이 작은 기도로 이동하면서 호흡 곤란이 악화될 수 있다. 분만실에서 신생아의 초기 관리에는 직접 후두경으로 하인두를 석션하고 기관 삽관 및 석션을 한 후 양압 인공호흡을 실시하는 것이 포함된다. MAS가 있는 신생아는 산소를 보충하거나 질환이 심한 경우 기계적 인공호흡이 필요할 수 있다. 호흡 곤란이 진행되면 고압 산소호흡기, 표면 치료, 산화질소 치료가 필요할 수 있다.[621,628,640] 위의 조치에 반응하지 않는 태변 흡인, PPHN, 호흡 부전이 있는 중증 영아에게는 체외막 산소화(ECMO)가 필요할 수 있다.[624] PPHN이 동반된 영아는 오른쪽에서 왼쪽으로 션트되고 기관 내 산소포화도 전후에 차이가 있다. 장기적인 폐 이환율은 MAS가 있는 아기에게 흔하며 기관지 확장제 치료가 필요한 반응성 기도 장애, 기도 폐쇄, 폐 기능 검사에서 11세까지 지속되는 과대팽창과 일치하는 기침 및 천명 증상이 있는 것으로 보고되었다.[322,624,628] 신경 발달 결과는 다양하며 질식으로 인한 중추신경계 손상에 따라 달라진다.[322,624,641]

신생아 지속성 폐고혈압

PPHN은 태아에서 신생아로의 전형적인 순환 전환이 중단된 결과로서 만삭아 또는 조산아에서 가장 흔하게 나타난다. 출생 후 PVR이 떨어지지 않으면 전형적인 태아 순환의 특징인 난원공과 동맥관개존의 오른쪽에서 왼쪽으로의 전환이 계속되어 심각한 저산소혈증을 구별한다. 저산소증과 폐포 폐쇄증은 폐 혈관 수축과 PH[642,643]의 유지로 이어진다.

폐혈관의 세 가지 유형의 비정상으로 인해 PVR이 떨어지지 않을 수 있다. 폐혈관이 발달하지 않아 단면적이 감소하여 PVR이 고정적으로 상승할 수 있다. 이는 CDH와 같은 폐 저형성증과 관련된 진단에서 PPHN의 전형적인 병리생리학이다. 둘째, 폐혈관이 비정상적으로 두껍고 광범위한 근육층으로 발달할 수 있다. 폐혈관의 리모델링은 출생 후 10-14일 내에 발생하며, 이때 폐혈관이 감소한다. 이러한 폐혈관의 이상은 유전적 소인이 있거나 임신 중 비스테로이드성 항염증제 사용으로 인해 유발되거나 MAS와 관련이 있을 수 있다. 마지막으로, 정상적으로 발달한 혈관층이 박테리아 감염이나 주산기 우울증과 같은 주산기 질환으로 인해 출생 후 확장되지 않을 수 있다.[643-647] PPHN은 당뇨병이나 요로 감염과 같은 산모의 요인과도 관련이 있다. 주산기 질식은 PPHN과 가장 흔히 연관되는 진단이다.[643,648]

100% 산소 또는 양압호흡기(뇌성마비AP 또는 정맥 확장술 등)의 투여에 반응하지 않는 중증 저산소혈증이 있는 영아에서는 PPHN이 의심된다. PPHN은 동맥관 및/또는 난원공을 통한 PH 및 우측에서 좌측으로의 분로의 증거와 함께 정상적인 심장 구조 해부학을 보여주는 심장 초음파 검사로 진단된다. PPHN은 응급 상황이므로 진단과 치료가 신속히 이루어져야 한다. 치료의 목표는 적절한 조직 산소 공급을 보장하는 동시에 PVR의 감소를 촉진하는 것이다. 중재에는 산소 보충, 혈관 확장제, 삽관 및 기계적 인공호흡, iNO, 체외막산소화, 대사성 산증 교정, 혈역학적 승압, 대사 이상 및 다혈구증 교정이 포함된다.[642,643,648-650] 동요하면 카테콜아민이 분비되어 PVR을 증가시킬 수 있으므로 이러한 아기는 진정제를 투여하고 약리학적으로 마비시켜야 할 수 있다.[643]

기계식 인공호흡기, iNO, 체외막 산소화치료가 개선되면서 PPHN 신생아의 예후는 크게 개선되었다. 그러나 생존자들은 CLD, ICH, 신경 발달 지연, 감각신경성 청각 장애의 위험에 노출되어 있다.[648] 중등도 및 중증 PPHN 생존자에게서 운동, 인지 및 청각 기능에 심각한 장애가 발견되었다.[221,643,650-656]

PPHN을 가진 영아와 함께 일하는 치료사는 영아의 스트레스와 동요를 증가시키지 않으면서 심폐 기능 손상과 수유 발달의 잠재적 위험을 인식해야 한다. 가족 및 기타 보호자에게는 생리적 안정을 유지하면서 운동, 사회성, 수유 기술을 증진할 수 있는 제안을 제공해야 한다.[12] 치료사는 감각 및 신경 발달과 관련된 위험을 인지하고 적절한 검사, 가족 교육 및 후속 서비스를 제공해야 한다.

태아 알코올 스펙트럼 장애

알코올은 임신 기간 내내 기형 유발 물질로 알려져 있으며, 임신 중 알코올 섭취에 대한 안전한 역치 수준이 정해지지 않았으므로 금주를 권장한다.[657] 현재 연구에 따르면 태아가 알코올에 노출되면 성장 이상, 중추신경계 이상, 안면 이형성증, 선천성 장기 기형 등 다양한 부작용이 발생할 수 있는 것으로 밝혀졌다.[149,658-660] 다양한 결과 때문에 태아 알코올 스펙트럼 장애(FASD)라는 용어를 사용하자는 주장이 제기되었다.[149,661-663] 폭음(3.7%)과 과음(1%)을 포함한 알코올 사용(10.8%)에 대한 보고는 15세에서 44세 사이의 임산부에게서 이루어졌다.[660,664] FASD의 유병률은 출생 1,000명당 0.3-1.5건으로 보고되며, 흑인, 아메리칸 인디언, 알래스카 원주민 사이에서 가장 높은 비율로 보고되고 있다.

가장 심각한 형태의 FASD는 태아 알코올 증후군(FAS)이다. FAS의 기준에는 알코올 섭취 확인 여부에 관계없이 성장 부진, CNS ab- 정상, 뚜렷한 안면 기형이 포함된다[149,658-660,665-669](표 4.11). 1973년 Jones와 Smith에 의해 처음 자세히 설명된[665] FAS는 전 세계적으로 지적 장애의 가장 흔한 원인 중 하나이다. 알코올 노출의 영향은 산모의 알코올 섭취량, 시기 및 패턴뿐만 아니라 산모의 개별 알코올 대사 속도와 관련이 있다.[660,670-673]

자궁 내에서 알코올에 노출된 신생아는 급성 금단 증상, FAS의 특징 또는 정상을 보일 수 있다.[660] 임신 전후와 임신 초기의 과도한 음주는 알코올 관련 선천적 결함, 안면 기형, 성장 결핍과 관련이 있는 것으로 알려져 있지만[657,660,674,675], 적당한 음주는 8세 시점의 IQ에 영향을 미치지 않는 것으로 나타났다.[660,676] 임신 2기 동안의 알코올 노출은 성장 장애 및 학습 결핍과 관련이 있으며, 임신 3기 동안의 노출은 외골격 성장 결핍과 관련이 있다.[148,657,662] 태아 알코올 노출의 특징은 심각한 성장 지연(체중보다 키가 더 큰 영향을 받음)이다. 성장 결핍은 출생 후에도 계속되지만 키보다는 체중이 더 큰 영향을 받는다.[148,666]

표 4.11. 태아 알코올 증후군의 특징

신체적 특징	신경발달학적 우려되는 신체 특징
산전 성장 결핍/IUGR	발달 지연
산후 후 성장 결핍	인지 기능 장애
소두증	언어 장애
짧은 구개열	전도성 청력 손실
후두부 주름	감각 신경성 청력 손실
정중선 안면 저형성증	행동 문제
짧은 매부리코	정신 지체
길거나 매끄러운 인중 저형성	
윗입술의 얇은 주홍색	
귀 이상	
시신경 저형성증	
심장 결함(ASD, VSD)	
수두증	
외부 생식기 이상	
비정상적인 손바닥 주름	
관절 이상(손, 손가락, 발가락)	
피부 혈관종	

ASD, 심방중격결손; IUGR, 자궁내성장제한; VSD, 복실중격결손

FAS의 가장 심각한 특징은 CNS 발달 장애이다. 신경세포 증식, 이동 및 중간선 전뇌 형성 장애는 임신 초기 및 중기 동안 알코올의 기형 유발 효과의 결과로 발생한다.[148] 소두증은 거의 모든 경우에 나타나며, 대부분의 FAS 아동의 경우 신경학적 발달 지연도 나타난다. Kartin과 동료들[676]은 태아기에 알코올과 약물에 노출된 미취학 아동의 발달 능력이 평균보다 낮다는 사실을 발견했다. 지적 기능 저하, 과잉 행동, 주의 산만, 집중력 저하, 언어 및 언어 발달 장애, 학교에서의 시각 기억 기능 장애 등이 나타났다. 심리사회적 기능에 대한 장기적인 영향도 보고되었다.[148,660,661,663,669,676-680]

신생아기에는 FAS를 인지하기 어려울 수 있으며 다른 증후군으로 오인될 수 있다. 유아는 소량의 알코올에 노출되더라도 금단 증상을 보이지 않을 수 있다. 매우 높은 수준의 알코올에 노출된 일부 유아는 불안, 수면 장애, 떨림, 근긴장 저하 또는 위장관 증상의 금단 증상을 보일 수 있다.[148,680,681] 유아가 알코올 외에 다른 물질에 노출되었을 수 있으며 이러한 물질로 인해 더 심한 금단 증상을 보일 수 있다. FAS의 얼굴 및 신체적 특징은 미묘할 수 있고 유아가 금단 증상을 보이지 않을 수 있으므로 부주의, 과잉 행동 및 학습 문제가 더 분명해지는 취학 전 또는 학령기 후반에야 FAS 진단을 내릴 수 있다.[663,681,682] 진단이 늦은 아동은 성장과 발달에 필요한 조기 중재 및 기타 서비스를 놓칠 수 있다. 산전 알코올 노출이 확인되었거나 FAS가 의심되는 영아는 퇴원 후 발달 후속 서비스를 다시 받아야 한다.[660,669]

신생아 금단증후군(Neonatal abstinence syndrome)

신생아 금단증후군(NAS)은 신생아 금단 증후군으로, 자궁 내에서 불법 또는 처방된 약물에 장기간 노출된 신생아에게 나타나는 특정 징후와 증상의 집합을 말한다.[683] 이 용어는 원래 산전 아편유사제에 노출된 신생아를 설명하는 데 사

용되었지만, 다른 약물 노출과 관련된 증상을 설명하는 데도 사용된다.[684] NAS는 산모가 아편유사제 의존성이 있는 신생아에게 더 흔하다. 신생아 아편유사제 금단 증후군(NOWS)은 임신 중 산모의 장기간 아편유사제 사용의 영향을 설명하기 위해 NAS 문헌에서 사용되는 용어이다.[683,684] NAS는 생후 몇 주에서 몇 달 동안 심각한 신생아 이환을 초래할 수 있으며 장기간 입원이 필요할 수 있다.[683,685] 이 섹션에서는 자궁 내 아편유사제 노출과 관련된 NAS에 대해 설명한다.

NAS의 발병률은 지난 두 차례에 걸쳐 아편유사제 사용과 임신 중 아편유사제 사용이 전반적으로 증가함에 따라 증가했다.[683,686] 헤로인과 같은 불법 약물, 펜타닐과 같은 합성 약물, 옥시코돈, 하이드로코돈, 모르핀과 같은 처방 진통제를 포함한 아편유사제는 성분이 비슷한 같은 계열의 약물이다.[687] 2000년과 2014년 사이에 미국에서 NAS 발생률이 최대 7배 증가했으며, 전체 NICU 입원의 3%를 NAS가 차지하면서 의료비용도 증가했다.[688-692] 발병률이 미국 내 지방 지역으로 불균형하게 이동하고 있다.[689]

산전 아편유사제 노출이 있는 영아가 어떤 금단 증상을 보일지 예측하는 것은 어렵다. 특정 약물에 대한 바이오마커가 항상 존재하는 것은 아니며 유아의 발현이 산모의 복용량과 항상 상관관계가 있는 것은 아니다.[684] 아편유사제에 노출된 모든 영아에게 NAS의 징후와 증상이 나타나는 것은 아니다. 금단 증상을 보이는 유아의 경우, 그 증상은 다양하며 금단 증상의 연속선을 따라 나타난다. 태아가 물질 노출에 의해 영향을 받는 정도는 태반에 의한 물질의 생물학적 노출(흡수, 대사 및 분포)과 산모 및 유아 특성을 포함하여 여러 요인에 따라 달라진다. NAS의 중증도와 관련된 산모의 요인에는 약물 종류 및 체내 배출량, 복용량, 가장 최근에 사용한 약물, 신체 습관 등이 있다. 유아 요인으로는 GA, 출생 체중, 대사 이상이 있다.[683,684,687] 만삭아는 조산아보다 탈수 증상이 더 심하게 나타난다. 조기 금단 증상에 대한 인식 부족을 포함하여 이에 대한 몇 가지 잠재적 설명이 있다.[693,694] 약물에 더 오래 노출되고 지방에 약물이 더 많이 저장되어 GA가 증가함에 따라 물질에 대한 의존도가 증가한다.[688]

NAS는 분만 시 신생아에게 갑작스러운 약물 중단으로 발생하며, 그 결과 신생아에게 노르아드레날린이 과도하게 방출된다. 이로 인해 자율신경계, 중추신경계, 위장관에는 아편유사제 수용체가 가장 많이 분포되어 있기 때문에 이들 부위가 과도하게 활성화된다.[683,686] 임상 증상은 생후 첫 24-48시간 동안 나타날 수 있지만, 출생 후부터 2주 말 또는 그 이상까지 지속될 수 있다. NAS의 급성기 및 아급성기는 최대 12개월까지 지속될 수 있다.[688] 아편유사제 금단의 임상적 특징으로는 자율신경 불안정성, 신경학적 흥분성, 위장관 기능 장애가 있으며, 이는 신경행동 조절 장애로 이어져 자율, 운동, 상태, 자기조절 시스템 기능에 영향을 미친다.[683,685,686] 구체적인 증상으로는 과민성 및 고음 울음, 상태 조절 장애, 각성 장애, 과다 긴장, 떨림 및 불안, 발작, 성장 장애, 구강 수유 장애, 조정되지 않은 지속적인 빨기, 구토, 설사, 피부 손상, 딸꾹질, 구토, 피부색 변화, 발한, 빈호흡, 발열 등의 자율 증상 등이 있다.[685,695]

NAS 발병 위험이 있는 유아는 징후와 증상이 있는지 면밀히 관찰해야 한다. AAP는 아편유사제에 노출된 영아를 출생 후 3-7일 동안 면밀히 관찰할 것을 권장한다.[683] 연구에 따르면 아편유사제 의존 산모의 55-94%가 NAS의 징후를 보이며, 이 중 50-75%는 치료가 필요한 것으로 추정된다.[683] NAS의 진단은 객관적인데이터(활력 징후)와 주관적인 평가(과민성, 고조파, 수유 조정)를 결합하여 임상 징후와 증상을 측정하는 점수 시스템을 기반으로 한다.[684] 수정된 피네간 신생아 금욕 점수 도구(M-FNAST)는 AAP에서 권장하며 NAS가 있는 영아를 평가하는 사용된다.[696,697] NICU 네트워크 신경행동 척도는 피네간 척도의 기능을 통합하고 성숙도, 행동 통제력, 자기 조절력도 평가한다.[698] NAS를 가진 영아의 평가 및 치료를 위한 고유 프로그램인 먹고, 자고, 콘솔 방법은 치료에 필요한 약물의 양을 줄이고 입원 기간을 단축하는 것으로 나타났다.[699]

첫 번째 중재는 비약물적, 탈발달적 지원 치료이다. 중재에는 환경적 수정(소리와 빛의 외부 자극 감소)과 포대기/감금, 안아 안기/캥거루 엄마 돌보기, 흔들기, 영양 빨기, NNS를 통한 자기 조절 지원 등이 포함된다.[148,693,700-702] 부모와 아기의 밀접한 접촉과 동침의 이점에 대한 인식이 높아지고 있다.[685,695] 약학적 중재를 시작할지 여부는 신경학적 금욕 점수를 사용하여 기록된 증상을 객관적으로 측정하여 결정한다. NAS 점수는 약물을 늘리거나 끊어야 할 필요성을 결정하는 데 사용된다.[683,693,700,701] McCarty 등[695]의 논문은 NAS가 있는 영아의 평가 및 관리에 대한 요약본이다.

NAS가 있는 영아는 출생 시 체중, 키, 머리 둘레가 작을 수 있다. 우울하거나 일관성 없는 상호작용 행동을 보일 수 있으며, 스스로를 진정시키지 못해 발달에 영향을 미칠 수 있다. NAS 치료에는 몇 주에서 몇 달의 입원이 필요할 수 있으며, 이는 모성 유대감 및 전반적인 발달에 지장을 줄 수 있다.[148,684,701,702-704] NAS를 앓고 있는 영아에 대한 발달 추적 연구에 따르면 과잉행동, 학습 및 행동 장애, 사회적응 장애의 발생률이 더 높은 것으로 나타났다.[684,685,704] 태아기 아편유사제에 노출된 영아에 대한 후속 연구에서 시각적 부작용이 점점 더 많이 보고되고 있다.[684] Kartin등[676]은 산전 알코올 및 약물에 노출된 미취학 아동의 발달 성과가 연령에 비해 예상보다 낮았다고 보고했다. 산모의 특성, 흡연, 다약물 사용, 빈곤, 약물 남용과 관련된 사회적 요인과 같은 환경적 요인이 산전 약물 노출과 관련하여 결과에 어느 정도 영향을 미치는지는 불분명하다.[148,684,685,704] 신생아의 약물 노출과 발달 결과 사이의 직접적인 연관성을 밝히기는 어렵지만, 아동과 그 가족은 사회적, 행동적, 발달적 문제의 위험에 노출되어 있는 것은 분명한다. 조기 중재를 포함한 면밀한 후속 조치와 산모-아동 서비스가 필요하다.

>> 물리치료 검사 및 중재

차트 검토(Chart review)

전체 병력에는 의료 차트, 간호 및 의사 직원, 가족에 대한 정보가 포함되어야 한다. 의료 차트에 있는 관련 정보에는 산전 병력, 출생 병력, 현재 질병의 병력, 가족 사회력이 포함된다. 산전 병력은 산모의 나이, 임신 관련 상황(보조 생식술 사용 여부), 산전 관리 및 검사 결과, 임신 중 합병증, 감염, 질병, 약물 및/또는 약물 사용, 태아/산모 수술과 같은 중재, 산모의 과거 병력, 조기 진통 유무 및 치료 등으로 구성된다. 출산력에는 분만 시 GA, 분만 방식(자연분만 또는 유도 질식분만, 진공 또는 겸자 보조 또는 제왕절개 유무), 체중, 길이, 머리둘레, 아프가 점수(표 4.7 참조), 분만 시 영아의 임상 증상, 소생 노력, 분만실에서 영아의 지속적인 중재 필요성 등이 포함된다.

현재 질병의 병력에는 시스템별 의료 상태에 대한 심층적인 검토가 포함된다. 아기는 여러 가지 이유로 신생아 집중치료가 필요할 수 있다. 의료 차트에 나열된 시스템은 아기의 진단 및 의학적 문제에 따라 신생아 집중치료실에 있는 아기마다 다소 다를 수 있다. 모든 차트에는 다음과 같은 시스템이 포함된다: 수액, 전해질 및 영양(FEN이라고도 함), 호흡기, 심장. 아기의 필요에 따라 포함될 수 있는 다른 시스템으로는 신경계, 위장관계, 비뇨생식기, 내분비계 등이 있다. 차트를 검토할 때 치료사는 출생 이후 호흡 요구 사항, 현재 호흡기 지원, 간호 또는 수유 세션 중에 필요한 수정 사항에 주의를 기울여야 한다. 치료사는 무호흡, 서맥, 산소포화도의 빈도와 심각도, 그리고 아기가 기준선으로 돌아가는 데 필요한 중재를 기록해야 한다. BPD와 같은 호흡기 질환이 있는 아기는 보상 능력이 떨어지고 청색증 에피소드 또는 '주문'[442]이 나타나며 생리적 안정을 회복하기 위해 의학적 중재가 필요할 수 있다. 아기의 심혈관 건강은 아기의 다른 장기 시스템, 특히 중추신경계, 호흡기 및 위장관 시스템에 영향을 미치므로 주의해야 한다. 출생 이후 아기의 영양 섭취 과정은 아기의 전반적인 건강, 기능 및 성장 능력을 파악할 수 있는 창을 제공한다. 수유 내성 및 일정도 소아 물리치료 평가 일정에 영향을 미칠 수 있다.

수술 이력이 있는 아기의 경우 소아물리치료사는 수술 적응증, 수술 절차, 수술 결과, 예방 조치 또는 금기 사항에 대해 각별한 주의를 기울여야 한다. 수술은 아기의 자세와 이동성에 영향을 줄 수 있는 흉터를 만들 수 있다. 마찬가지로 아기가 복용 중인 약물도 주의력과 상호작용에 영향을 미칠 수 있다. 수술 후 의료 관리 또는 통증 완화를 위해 진정제나 마약류가 필요한 유아는 이유식 중에 금단 증상과 징후를 보일 수 있다. 진정제 또는 약물 노출 금단에 대한 유아의 내성은 신생아 금단 점수에 기록된다. 집중치료를 받는 아기에게는 감염, 대사 문제, 고빌리루빈혈증, 유전적 증후군, 선천성 기형 등이 있을 수 있다. 이 모든 것이 아기의 현재 기능 수준과 향후 위험에 영향을 미칠 수 있다.

전문의의 상담도 검토하는 것이 중요하다. 신경과 상담, 신경 방사선 검사(두개골 초음파, MRI, CT 스캔), 뇌파 검사에 특히 주의를 기울여야 한다. 병변의 부위와 크기는 물론 임상 소견도 중요하다. 약물 치료, 뇌척수액 타진, 션트 또는 뇌실 절개술과 같은 의학적/수술적 중재에 유의해야 한다. 항경련제와 같은 약물은 평가 중 아기의 수행 능력에 영향을 줄 수 있으므로 각성 및 근긴장도를 감소시킬 수 있다. 치료사는 신경과 전문의가 내린 예후와 그 예후에 대해 가족과 논의한 적이 있는지, 그리고 그 논의에 대한 가족의 반응을 알고 있어야 한다.

소아물리치료사는 앞서 설명한 대로 철저한 차트 검토로 시작된다. 가족의 심리사회적 병력 및 우려 사항에 관한 정보도 검토하고 적절한 경우 사회복지사와 논의해야 한다. 차트 검토는 필수적이지만, 때로는 아기에 대한 가장 최신 정보는 아기의 수간호사로부터 얻을 수 있다.

간호 인터뷰(Nursing interview)

치료사는 차트를 면밀히 검토한 후, 병상 간호사가 영아의 의료 계획에 대한 최신 변경 사항을 알고 있으므로 영아의 전반적인 상태에 대해 간호 직원과 면담해야 한다. 간호사는 아기의 에너지 수준, 주의력 및 평가에 대한 내성에 영향을 미칠 수 있으므로 아기의 하루 동안의 사건에 대한 중요한 정보를 제공할 수 있다. 간호 인터뷰는 아기의 병력과 집중치료의 필요성에 따라 영향을 받는다. 예를 들어 CLD/BPD가 있는 아기의 경우, 아기가 어떤 활동을 견딜 수 있는지, 어떤 활동이 아기에게 고통, 특히 호흡 불안정 주기에 들어갈 수 있는 고통을 유발하는지에 대해 간호사와 인터뷰하는 것이 필수적이다. 유아에게 발작이 있는 경우, 치료사는 발작 활동의 전형적인 양상과 발작 유발 요인이 있는지 여부를 문의해야 한다. 기타 중요한 정보로는 발작 약물의 투여 시기, 각성 상태의 유무와 질, 관찰된 활동적인 움직임, 비정형적인 자세 등이 있다.

수술 후 회복 중인 아기의 경우, 면담 시 아기의 통증 관리에 대한 질문이 포함되어야 한다. 간호사는 현재 아기의 통증 관리가 휴식 중이거나 간호 중일 때 아기에게 적절하다고 하는가? 외과적 중재가 필요한 아기에게는 기계식 인공호흡기, 흉관, 배액관 또는 위 흡입 장치와 같은 기술적 지원이 필요할 수도 있다. 이러한 지지대는 아기의 불편함을 가중시킬 뿐만 아니라 간호를 위한 자세와 핸들링을 제한한다.

모든 아기의 경우, 개별 환아의 기본 생리적 매개변수를 파악하고 연령 표준과 다를 수 있음을 인식하는 것이 중요하다. 기타 관련 정보에는 의료 서비스의 변화를 초래하는 상태 변화, 간호에 대한 내성, 유아의 고통을 유발하는 간호 절차, 유아가 선호하는 편안함 조치 등이 포함된다.

가족 구성원이 참석하는 경우 치료사는 아기에 대한 대화를 시작하여 가족과의 관계를 형성할 수 있다. 가족 면담의 목표는 아기의 의학적 상태와 예후에 대한 이해, 아기의 행동에 대한 해석, 아기와 상호작용할 때의 편안함 등을 확인하는 것이다. 가족과의 면담은 가족과의 관계를 발전시키고 가족 교육을 포함한 치료 중재를 계획하는 데 도움이 되는 출발점이며 영아에 대한 우려 사항에 대해 가족 구성원과 논의한다.

아기의 침상을 처음 방문하는 동안 치료사는 침상 환경과 빛, 소리, 교통량이 많은 지역과의 근접성, 아기가 신생아 집중치료실 환경에 어떻게 반응하는지 등을 관찰해야 한다.

임상적 결정(Clinical decision)

그런 다음 치료사는 위의 정보를 바탕으로 유아가 치료를 포함하는 평가를 견딜 수 있는지 결정해야 한다. 물리치료사는 환자에게 "무엇보다도 해를 끼치지 않는다."는 유익성의 원칙에 따라 진료하기 위해 노력한다. 고위험군 영아를 대상으로 작업할 때는 어떤 중재나 검사라도 아기에게 해를 끼칠 가능성이 항상 존재한다. 숙련된 치료사는 간호 직원과 협력하여 아기와 직접 접촉하기 전에 아기의 현재 건강 상태, 치료에 대한 내성, 전날의 사건 등을 파악한다. 치료사는 아기의 생리적 상태를 주의 깊고 숙련된 관찰을 통해 아기가 검사를 견딜 수 있는 능력과 검사를 중단할지 또는 계속 진행할지를 결정할 수 있다. 의료기관에서 승인한 신생아 통증 평가를 사용하여 검사 전, 검사 중, 검사 후 통증의 징후가 있는지 평가해야 한다.

관찰 평가(Observational assessments)

이러한 예비 정보 수집 결과 아기가 일상에 쉽게 스트레스를 받거나 매우 조산한 경우(34주 미만)에는 관찰하는 것이 가장 좋은 방법일 수 있다. MAS 또는 PPHN과 같은 의학적 질환에서 회복 중인 영아가 아직 위중한 상태이고 신체 기능 회복을 위해 많은 양의 의료 지원이 필요한 경우에는 직접 진찰을 하지 않을 수 있다. 산전 감염에 노출된 영아도 매우 아파서 취급을 견디지 못할 수 있다. 물질 노출을 피하더라도 유아는 취급에 따른 자극을 견디지 못할 수 있다.

관찰 접근법은 NIDCAP의 원칙을 기반으로 한다.[52] 관찰 접근법을 통해 치료사는 휴식 중일 때와 간호 또는 기타 의료 전문가와 함께 치료 활동을 하는 동안 영아를 관찰한다. 치료사는 기준 심박수, RR 및 호흡 패턴, 산소포화도를 관찰해야 한다. 자세, 움직임, 근긴장도는 물론 아기의 상태와 환경과의 상호작용도 기록한다. 스트레스 또는 상호작용 준비 상태의 징후가 기록된다. 그런 다음 아기가 의료 또는 간호 활동에 참여할 때 위의 모든 사항을 관찰한다. 마지막으로, 치료가 끝나고 아기가 다시 덮을 때 위의 사항을 관찰한다. 관찰한 내용을 검토하여 아기의 강점과 취약점을 기록하여 아기가 간병 활동에 어떻게 참여하고 있는지 확인한다.

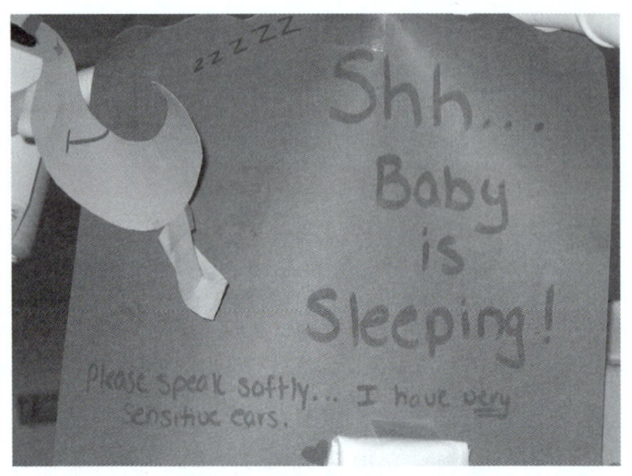

그림 4.19. 뇌실 주위 영역과 운동관의 그림(Volpe JJ 의 허가를 받아 재인쇄. Neurology of the Newborn. 4th ed. Saunders; 2001:432.)

관찰하는 동안 아기는 주변 소리에 민감하게 반응할 수 있다. 그러면 치료사는 소음을 최소화하기 위한 전략으로 직원들에게 미숙아 보육기 위에 글씨를 쓰거나 물건을 올려놓지 않도록 권장하고, 현관문과 침대 옆 카트 서랍을 조용히 닫고, 호출기를 진동 모드로 유지하고, 침대 옆에서 목소리를 낮추고 대화를 최소화하는 등의 방법을 권장할 수 있다. 다른 전략으로는 모든 직원과 방문객이 소음을 최소화해야 한다는 것을 인식할 수 있도록 치유 환경을 조성하기 위해 소음을 낮추라는 표지판(그림 4.19)을 게시하는 것이 있다. 이러한 조치로도 충분하지 않은 경우, 아기의 침대를 싱크대, 쓰레기통 또는 사람들이 많이 다니는 복도에서 떨어진 조용한 공간으로 옮겨야 할 수도 있다. 마찬가지로 아기가 빛에 민감한 경우 가족 및 간병인과 아기의 눈을 보호하기 위한 전략을 논의하는 것이 중요하다. 머리 위 조명을 어둡게 하고 미숙아 보육기를 덮을 수 있다. 아기의 눈을 컵 모양의 손으로 가리거나 텐트처럼 담요를 받쳐 얼굴을 가리거나 유아용 침대 위에 시트를 덮어 밝은 조명을 차단할 수도 있다. NICU의 물리적 환경은 각 침대 공간에 개별 조명을 설치하여 조정해야 한다.[705] 머리 위 조명을 끄고 싱크대나 침대 옆 카트 위의 주변 조명을 더 많이 사용하여 아기 근처의 어두운 공간을 만들 수 있다.

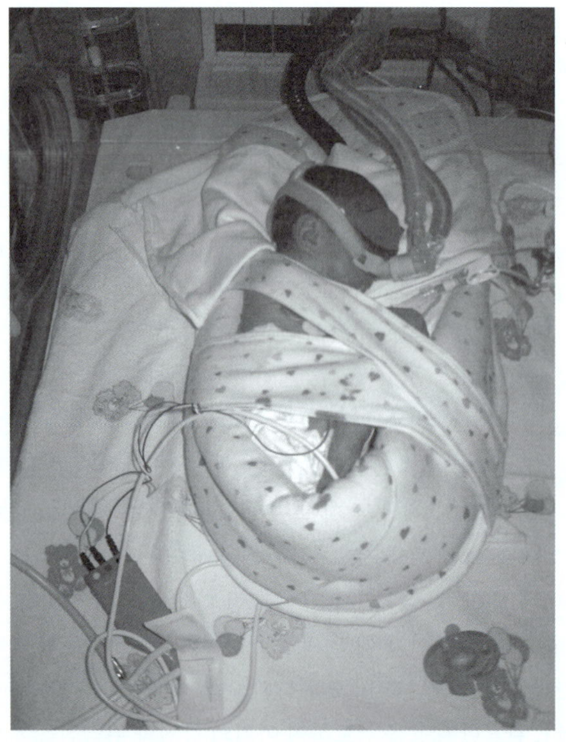

그림 4.20. 어린이용 의료 벤처 스너글 업으로 만든 제품에 위치한 유아

아기는 휴식 중일 때뿐만 아니라 중재 중에도 생리적 및 운동적 스트레스 징후를 자주 보일 수 있다(표 4.3 참조). 자율 및 운동 하위 시스템을 돕기 위해 아기를 체위 보조기구로 감싸는 것이 도움이 될 수 있다. 시판되는 제품이나 담요 롤을 사용하여 자궁의 밀폐된 환경을 모방한 둥지를 제공할 수 있다(그림 4.20).

관찰하는 동안 아기는 스스로 진정하려는 시도가 성공하지 못하는 모습을 보일 수 있다. 아기를 진정시키는 데 실패하면 간병이 끝날 때까지 아기는 지치고, 다리를 절며, 생리적 기능이 저하될 수 있다. 아기의 자가 진정 전략을 돕기 위한 제안 사항으로는 공갈 젖꼭지를 제공하고, 손을 얼굴/입 근처에 두며, 다리를 아기의 몸통 근처에 집어넣는 자세를 취하는 것 등이 있다. 돌봄은 아기가 견딜 수 있는 수준에서 진행해야 하며, 특히 혼란스러운 돌봄(예: 기저귀 교체 또는 흡입) 후에는 아기가 휴식을 취할 수 있도록 자주 휴식을 취하게 해야 한다. 휴식 시간 동안 아기는 안고 있어야 한다. 치료사는 열린 손을 아기 위에 올려놓고 아기의 팔다리를 정중선에 가깝게 감싸 안아 안은 자세를 취하도록 한다. 담요를 사용하여 아기를 감싸고 아기가 탈진하지 않도록 할 수 있다.[67,706-708] 영아 입원 과정의 이 단계에서 치료사는 간호 직원 및 가족과 상의하여 편안함, 생리적 기능, 가능한 경우 향후 발달 과업을 위한 자세 정렬을 촉진하기 위해 자세 및 환경적 수정에 대한 제안을 한다.

산전 물질에 노출된 10세 미만의 영아는 장기 입원이 필요하며 특별한 요구가 있다. 나이가 많고 생리적으로 안정된 신생아들은 행동 조직화, 깊은 수면의 연장, 불안한 수면, 수면과 울음 상태 사이의 흔들림, 당황한 각성 상태를 보이는

표 4.12. 저산소-허혈 뇌병증의 Sarnat와 Sarnat 단계			
이름/저자	**목적**	**설명**	**훈련**
미숙아 및 만삭아의 신경학적 평가 (햄머스미스 신생아 신경학적 검사 HNNE) 저자: Dubowitz V DubowitzL[710,711]	신경계의 기능적 상태를 기록하고 미숙아의 신경학적 성숙과 주산기 손상으로부터의 회복을 기록하기 위함. 연령: 미숙아 및 만삭아	수동적 조작을 통한 행동 상태, 신경 행동, 자세, 움직임, 근긴장도 및 반사 평가 반응 패턴에 중점을 둠. 검사를 정량화하거나 시간에 따른 연령에 대한 규범적 기대치와 비교할 수 없음.수행 시간: 15분	최소한의 교육 또는 경험 필요 발달 치료사의 전문 영역에 속하는 항목
미숙아 신경행동 평가(NAPI) 저자: Korner AF ThomVA[814,815]	영아 성숙도 평가, 진행 상황 모니터링, 발달 지연 및 신경학적으로 의심되는 수행 능력을 파악하기 위함. 연령: 32-42주 PCA	상태, 행동, 반사, 운동 패턴 및 어조 평가 대부분의 항목은 다른 평가와 중복되며 각성에서 진정, 경고에 이르기까지 수행해야 함. 수행 시간: 45분	집중치료실 또는 중환자실에서 미숙아를 돌보거나 연구하는 모든 전문가가 사용할 수 있음.
신생아 행동 평가 척도(NBAS) 저자: BrazeltonTB Nugent J[185,715]	상호작용 과정에 대한 유아의 기여도를 평가하기 위함. 연령: 임신 36-44주	28개의 행동 항목과 18개의 반사 항목으로 구성되어 있음. 수행 순서는 유연하며, 검사자는 유아의 최상의 수행을 이끌어내야 함. 수행 시간: 30-45분, 15-20분 내에 채점 가능	관리 및 채점의 신뢰성을 위한 교육 필요[816] 교육생은 인증 세션을 완료하기 전에 자율 학습, 기술 테스트, 실습(25명의 아기 대상)으로 구성된 4단계 과정을 이수해야 함.
미숙아 행동 평가(APIB) 저자: Als H Lester BM Tronick EZ BrazeltonTB[817,818]	미숙아의 개별 행동 및 도덕적 조직 레퍼토리를 평가하기 위함. 연령: 미숙아	브라스텔튼의 NBAS를 기반으로 하지만 미숙아에 초점을 맞춘 미숙아의 생리적, 운동, 상태, 주의력-상호작용 및 조절 시스템을 살펴봄. 수행 시간: 30-45분 채점은 많은 노력이 필요함.	평가와 인적 개발에 대한 광범위한 교육이 필요함.
신생아집중치료실 네트워크 신경행동 척도(NNNS) 저자: Lester BM TronickEZ[106,698]	고위험군 영유아의 신경학적 완전성과 행동 기능을 평가하기 위함. 위축 증상을 기록하기 위한 스트레스 척도 연령: 34-46주 PCA 만삭아, 건강한 영아 및 고위험 영아(물질 노출 및 미숙아)에게 사용 가능 33주 미만의 영아는 관찰용 항목만 사용	NBAS, NAPI, APIB, 만삭 신생아 신경학적 검사 및 신생아 성숙도 신경학적 검사를 기반으로 함. 항목이 패키지로 그룹화되어 있으며, 영아 상태에 따라 정해진 순서대로 표시된다. 생리적으로 불안정한 미숙아를 위해 수정 가능 수행 시간: 30분	인증된 트레이너와 함께 2일 또는 5일간의 교육 프로그램을 통해 인증을 받아야 하며, 자체 시설에서 영아에게 시험을 시행하는 실습이 필요함. 실습 시간은 경험, 영아를 다루는 편안함, 임상적 통찰력에 따라 달라짐.
일반 이동(GMA) 평가 저자: Einspieler C Pretchl HF Bos AF Ferrari F CioniG[777,778]	질적적 평가를 사용하여 뇌 기능 장애의 초기 징후를 평가하기 위함. 연령: 36주 PCA-4개월 미숙아 및 만삭아 모두에게 사용	영아를 비디오로 촬영하고 다양성, 유동성, 우아함, 복잡성 측면에서 움직임을 관찰 분석함. 비디오 녹화 및 분석은 종단적으로 이루어져야 함. 시간: 1시간의 초기 비디오 테이프와 15분 분량의 후속 비디오 테이프 및 분석 시간	기본 원칙에 2일간의 교육이 필요함. 숙련된 관찰자가 되기 위해 필요한 100회 녹화 연습 필요함. 움직임의 질적 측면을 보여주는 교육용 비디오 테이프 제공[819]
유아 운동 능력 테스트(TIMP) 저자: Campbell SK GirolamiGO Oston ELenke M[820]	교정 연령 4개월 이전의 영아에서 운동 지연을 확인하기 위함. 연령: 임신 34주부터 만 4개월까지	정중선 정렬, 선택적 제어 및 움직임의 질에 초점을 맞춘 13개의 관찰 항목과 유아가 일반적으로 경험하는 핸들링을 통해 유도된 반중력 자세 제어에 초점을 맞춘 29개의 유도 항목으로 구성된다.	워크샵 또는 자율 학습 교육용 CD[493,821]

(계속)

표 4.12. 저산소-허혈 뇌병증의 Sarnat와 Sarnat 단계 (계속)

이름/저자	목적	설명	훈련
Alberta Infant Motor Scale (AIMS) 저자: Piper M Darrah J[822]	운동 지연을 식별하고, 개별 발달을 모니터링하고, 중재를 평가하기 위함. 연령: 0–18개월	누운 자세, 엎드린 자세, 앉은 자세, 서 있는 자세에서 58가지 과도기적 총 운동 패턴 및 자세에 대한 관찰 평가	지정된 교육 요구 사항 없음. 유아 운동 발달에 대한 배경 지식이 있는 전문가라면 누구나 사용할 수 있음
해머스미스 영유아 신경 검사[710,711] 저자: Dubowitz V Dubowitz L	해머스미스 신생아 신경 검사와 동일한 원칙에 기반하여 뇌성마비 위험이 있는 영아의 조기 진단 및 예후에 도움을 줌. 연령: 2–24개월	26개 항목은 뇌신경 기능, 움직임, 반사, 보호 반응 및 행동을 평가함. 또한 대근육 및 소근육 기능과 관련된 일부 발달 항목도 있음. 수행 시간: 15분	미국 뇌성마비 및 발달의학 아카데미(AACPDM) 연례 회의 및 뇌성마비 조기 발견 및 중재 컨퍼런스[823]와 관련된 교육[823]

PCA, 개념 후 연령.

경우가 드물지 않다.[709] 검사에는 앞서 설명한 모든 요소와 신생아 금욕 점수 평가가 포함되어야 한다. 기본적으로 환경 스트레스를 줄이기 위한 환경 수정에 대한 권장 사항과 과도한 자극을 피하기 위한 간병을 간소화하고 체계화하기 위한 간병 권장 사항이 필수적이다. 아기의 자기 조절 행동에 대한 시도를 평가하고 장려하는 것도 중요하다. 유아는 특히 금단 증상 초기에는 편안한 조치만 견딜 수 있다.

유아가 안정성이 개선되는 모습을 보이면, 치료사는 취급과 관련된 검사를 통해 유아에게 내재된 잠재적 비용을 계속 평가해야 한다.

신경 운동 평가(Neuromotor assessments)

취급 및 자세 변경과 관련된 평가에 대한 아기의 준비도를 추가로 평가하는 한 가지 방법은 습관 항목이다.[710,711] 아기가 수면 상태에 있을 때 반복되는 빛(눈을 가로지르는 손전등)과 소리(부드러운 딸랑이)에 대한 연속적인 반응을 통해 아기가 반복적인 자극을 걸러내는 능력을 평가한다. 이는 수면 상태의 안정성에 관한 정보를 제공하고 치료사에게 치료 준비 상태를 판단할 수 있는 기회를 제공한다. 아기가 지나치게 스트레스를 받아 생리적 안정성을 잃으면 치료사는 평가 세션을 종료하고 조절을 위한 지원을 제공할 수 있다. 아기가 각성 상태로 전환하고 생리적 안정성을 유지할 수 있다면 치료사는 부드럽게 다루어야 하는 검사 항목을 천천히 진행할 수 있다. 저자는 하나의 표준화된 평가 도구를 권장하지 않는다. 다양한 표준화된 신생아 평가 도구는 표 4.12를 참조하면 된다. 검사하는 동안 치료사는 아기의 상태 조절 능력(즉, 체계적인 수면 상태를 유지하고 다양한 상태를 보여주는 능력, 상태 관련 행동에 대해서는 표 4.5 참조)을 평가해야 한다. 아기의 생리적 반응(HR, BP, RR)은 세션 내내 면밀히 모니터링 해야 한다.

핸들링을 견딜 수 있는 영아에 대한 평가는 호흡기 지지대의 유형, 중심 또는 주변 라인의 존재 여부, 영양 공급 튜브의 존재 여부를 관찰하는 것으로 시작해야 하는데, 이는 영아의 취약성을 나타낼 뿐만 아니라 영아의 자세와 활동적인 움직임을 제한할 수 있기 때문이다. 치료사는 아기의 부종, 피부 무결성 문제, 수술 절개 부위의 치유 정도 및 흉터 조직의 존재 여부를 확인해야 한다. 의료 환경에서 만연한 의인성 감염과 항생제 내성 박테리아로 인해 치유가 손상될 수 있으며 아기의 입원이 상당히 연장될 수 있다. 장기간의 질병, 고정, 입원은 아기의 발달 단계 습득과 사회화 및 가족과의 유대감을 방해할 수 있으며, 아기가 발달 지연의 위험에 더 많이 노출될 수 있다. 위기에 취약한 환경에서 생활하는 아동은 여러 명의 간병인, 가족과의 제한된 상호작용, 이동, 발달 활동 연습, 감각 경험의 기회가 제한되기 때문에 'NICU에서 성장'하는 데 불리한 점이 있다. 신생아 집중치료실에서는 나이가 많은 신생아에게 적절한 자극을 제공하는 데 어려움을 느낄 수 있다.[712]

BPD/CLD와 같은 호흡기 장애가 있는 영아는 분당 호흡수가 60회 이상인 빈호흡을 자주 보일 수 있다. 아기들은 종종 역설적인 호흡을 보이며 전형적인 복식 호흡을 사용하지 않고 복식 호흡 근육을 사용한다. 아기를 평가하는 동안 흉벽 수축, 콧물, 끙끙거림, 호흡 곤란 등의 징후가 있는지 주의 깊게 평가해야 한다.

아기가 만지고 부드럽게 다루는 것을 견딜 수 있다면 아기의 근력과 긴장도를 평가하기 위해 자세를 바꾸고 항목

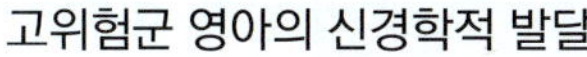

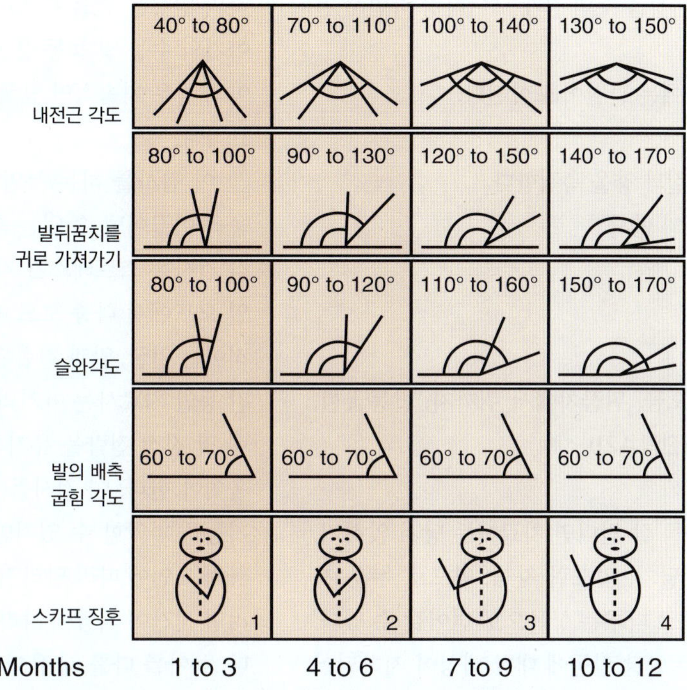

그림 4.21. 이프랑스 각도에서 볼 수 있듯이 유도된 반응의 비대칭성을 보여주는 대칭적 활성움직임.[713](EllisonPH의 허가를 받아 재인쇄 됨. 고위험 영아의 신경학적 발달. Clin Perinatol. 11(1):45 및 Amiel- Tison C. 생후 첫해의 신경학적 평가를 위한 방법에서 각색. 1976;7(1):45.

을 유도하는 평가가 시작될 수 있다. 일부 아기는 침습적 호흡 보조 장치나 탯줄과 같은 의료 중재로 인해 신경 운동 검사에 참여가 제한될 수 있다. 신경 운동 검사는 다른 상태(수면, 울음)가 근긴장도, 운동 범위, 활동적인 움직임에 영향을 미칠 수 있으므로 정확한 검사를 위해서는 아기가 평온하고 깨어 있는 상태여야 한다.[710,711] 신경학적 손상을 입은 영아는 다양성이 부족하고 전환이 원활하지 않으며 상호 작용이 제한되는 비정형적인 상태를 보일 수 있다. 예를 들어, 유아는 수면 상태 또는 과민성 각성 상태만 보일 수 있다. 이 두 가지 상태에서 신경학적 검사를 완료하면 정확도가 제한되지만, 치료사는 몸통과 사지의 활동적인 움직임을 관찰하여 유용한 정보를 얻을 수 있다. 대칭성, 부드러움, 다양성, 복잡성, 고립성 등을 위해 활동적인 움직임을 관찰해야 한다. 영아는 행동 상태 조직과 신경 운동 상태의 변화에 대해 연속적인 방식으로 재평가해야 한다. 적절한 경우 반사, 운동 범위 및 근긴장도를 포함한 신경학적 검사를 완료해야 한다. 대칭적인 활동적인 움직임을 보이지만 유도된 반응에서 비대칭성을 보이는 아기가 있다. 예를 들어, 활발한 갈란트 반응, 한 쪽의 손바닥/발바닥 잡기 반사 및 비대칭 프렌치 앵글 (그림 4.21 참조) 등이 있다. 이와 같은 징후는 미묘한 징후일 수 있으며 신경 운동 결과를 예측할 수 있으므로 모니터링 해야 한다.[595]

의학적으로 안정된 유아를 대상으로 신경 운동 검사를 실시하는 것이 안전하며, 개방된 유아용 침대에서 실시하는 것이 좋다. 이 검사는 유아에게 가장 스트레스를 줄 수 있으므로 치료사는 내성이나 피로의 징후가 있는지 주의하면서 조심스럽게 진행해야 한다.

신경 운동 검사를 시작하기 전에 치료사는 유아에게 과도한 스트레스를 줄 수 있는 검사 항목을 고려하고 그에 따라 검사를 수정해야 한다. 수정된 실습 검사에는 기저귀 착용이 포함될 수 있다.

교환, 위치 변경, 활동적인 움직임의 부드러운 촉진, 일반적인 움직임 관찰, 사지의 반동 반응, 스카프 표시, 잡기 반사 및 자기 조절 전략이 포함될 수 있다.[21] 치료사는 아기의 생리적 반응과 취급에 대한 내성에 세심한 주의를 기울여야 한다. 검사하는 동안 치료사는 아기의 호흡과 산소포화도를 모니터링 해야 한다. BPD 및 호흡기 손상이 있는 영아는 호흡 예비력이 제한되어 있으며, 유해한 검사 항목으로 인해 의료 중재가 필요한 호흡 곤란과 호흡 손상의 사이클이 시작될 수 있다. 신경 운동 검사로 인한 에너지 비용 증가와 피로는 심각한 호흡 기능 저하가 없는 유아에게도 발생할 수 있으므로 유아의 반응과 내성을 주의 깊게 모니터링 하면서 천천히 실시해야 한다.

기본 신경 운동 검사에는 관찰이 포함된다;

- 휴식 중 자세
- 활동적인 움직임의 질과 양을 측정한다.
- 손바닥 및 발바닥 잡기 반사
- 굽힘근 반동
- 견인 응답
- 수동 동작 범위
- French 각도(모음, 오금, 뒤꿈치에서 귀까지, 발등굽힘, scarf sign 각도)[713,714](그림 4.21).

아기가 이러한 절차를 잘 견디면 치료사는 당겨 앉히기, 미끄러뜨리기, 복부 매달기, 엎드린 자세, 옆으로 누운 자세, 앉기 등 더 집중적으로 다루는 항목으로 넘어갈 수 있다. NICU의 많은 신생아는 발달 활동에 대한 내성이 저하되어 있을 수 있다. 치료사는 영아의 내성 수준에 맞게 표준화된 평가 도구의 검사 항목과 검사 흐름을 수정해야 할 수 있다. 호흡은 항상 아기의 최우선 순위이며 다른 모든 것은 부차적인 것이다. 치료사는 수정된 실습 검사로 시작한 다음 아기가 표준화된 검사를 완료하는 데 필요한 취급과 시간을 견딜 수 있게 되면 완전한 실습 검사를 수행해야 할 수 있다.[13,17,21] 아기의 자세 및 근골격계 검사는 아기의 호흡 기능 및 신경운동 발달과 관련된 정보를 제공한다. "미숙아의 대사성 뼈 질환" 섹션에서 설명한 대로 고위험군 아기는 뼈가 약할 수 있다. BPD 또는 기타 호흡기 장애가 있는 아기는 기도와 가슴을 열고 보조 근육을 모집하여 호흡을 돕기 위한 보상 운동 패턴을 발달시킬 수 있다. CLD/BPD와 같은 호흡기 장애가 있는 아기에게 나타나는 전형적인 자세는 머리와 목의 과다폄, 어깨 올리기 및 내리기, 몸통 폄, 골반 앞쪽 기울이기이다. 이와 같은 자세는 호흡 기능의 발달뿐만 아니라 유아의 자가 진정, 수유, 소근육 및 대근육 운동 능력 발달에도 지장을 줄 수 있다. 외피 검사에는 몸통의 흉터, 특히 PDA 결찰, 흉관 및 복부 수술로 인한 흉터의 존재 여부와 무결성이 포함되어야 한다. 이러한 흉터는 몸통의 운동 범위를 제한하고 비대칭적인 몸통 자세를 유발할 수 있다. 피부색과 체온은 몸통과 사지로의 관류를 나타낸다.

검사에는 아기의 호흡 기능에 대한 외과적 중재의 영향도 포함되어야 한다. 아기의 호흡 속도와 패턴은 흉터, 흉부 및 복압 변화, 해부학적 변화, 통증, 부종, 근골격계 지원 부족의 영향을 받을 수 있으므로 검사해야 한다. 위의 사항은 아기의 수동 및 능동 운동 범위에도 영향을 미칠 수 있다. 영아의 경우 지속적인 방식으로 발달 능력을 평가하는 것이 중요하다.

이 검사를 하는 동안 치료사는 유아의 시각 및 청각 반응을 이끌어낼 수 있는 최적의 시간을 관찰해야 한다. 이 감각 검사는 스트레스가 가장 적은 것부터 가장 큰 것까지, 단일 모드에서 다중 모드 자극(예: 움직이는 물체, 빈 얼굴, 움직이는 얼굴, 말과 결합된 얼굴)으로 진행해야 한다.[715] 이 시간 동안 치료사는 아기의 반응과 자율, 상태, 운동 하위 시스템 및 진정 전략을 유지하기 위한 아기의 전략에 주의를 기울여야 한다. 이 검사를 통해 치료사는 한 시점에서 아기의 기능을 파악할 수 있지만, 아기의 반응은 성숙도 수준과 상황적 요인에 따라 달라진다. 아기의 기능을 정확하게 파악하려면 시간이 지남에 따라 아기를 다시 검사하는 것이 현명하다. 유아를 다룰 때 유아의 심폐 상태와 행동 신호를 관찰하고 유아가 또래의 다른 유아만큼 많은 활동을 견디지 못할 수 있다는 점을 가족이 이해하도록 돕는 것이 중요하다.

치료사는 병력, 서비스 및 실습 검사에서 얻은 정보를 사용하여 바이의 강점 및 요구 사항과 가족의 강점, 요구 사항 및 기대치를 결정한다. 확인된 요구 사항의 우선순위에 대한 임상적 의사 결정이 필수적이다. 치료 계획은 아기의 내성 범위 내에서 아기에게 도전하는 중재를 사용하여 개발된다. 이상적인 권장 사항은 아기에게 적절하게 도전하고 일주일 내내 가족과 간병인을 지원한다. 예를 들어, 아기가 과도한 폄 자세와 날개뼈 및 목 폄 근육의 경직을 보였을 수 있다. 그러면 치료사는 일상생활과 가족과의 상호작용에 굽힘 활동을 통합하고 과도한 폄을 촉진하는 활동을 피할 수 있는 방법을 추천한다. 아기의 발달과 변화에 따라 권장 사항을 업데이트해야 한다.

그런 다음 물리치료 중재는 개별 영아의 강점과 우려 사항을 기반으로 이루어진다. 이러한 우려 사항은 유아의 의학적 상태와 NICU 환경에서의 즉각적인 필요에 따라 우선적으로 고려된다. 신생아들은 질병의 특성상 집중치료가 필요하기 때문에 발달 지연과 건강 상태의 변화를 보이는 경우가 많다. NICU 치료사의 역할은 주로 간호사의 치료를 견디는 데 도움이 필요한 영아를 위한 상담에서 영아가 입원하는 동안 보다 전통적인 '실습' 물리치료로 바뀔 수 있다.

뇌성마비의 조기 발견

최근에는 2세 이상에서 뇌성마비 진단을 기다리던 것에서 6개월 이전에 조기 진단을 하고, 임상적으로 뇌성마비가 의심되는 아주 이른 영아에 대해 '뇌성마비 고위험군'이라는 중간 진단을 사용하는 것으로 철학과 실무가 바뀌고 있다.[716] 변화는 부분적으로는 미숙아 및 만삭아의 움직임을 평가하고 3개월 보정 연령에서 안절부절 못하는 움직임을 식별하는 데 있어 Prechtl의 일반 운동 평가(GMA)의 입증된 성공에 의해 설명되었다. 이와 같은 변화는 영아의 신경 가소성을 활용하고 이차적 장애를 예방하는 조기 중재를 제공하고자 하는 열망에 따른 것이다. 조기 진단은 부모에게 스트레스를 덜 주게 된다. 신생아 추적 관찰 클리닉에서 뇌성마비 조기 진단을 시행하기 위한 가이드라인에서는 뇌성마비를 발견하기 위해 GMA, 해머스미스 영아 신경 검사(HINE), 영아 운동 능력 검사(TIMP) 및 신경 영상 촬영을 사용할 것을 권장한다. '뇌성마비 고위험군' 진단을 통해 신경치료사는 뇌성마비 유형에 맞는 중재를 제공할 수 있으며, 표적 중재는 영아 뇌의 신경 가소성을 활용하여 연결을 촉진함으로써 더 일찍 제공할 수 있다.[716] 중재는 나중에 더 자세히 기술된다.

물리치료 중재(Physical therapy intervensions)

소아물리치료사 중재는 검사에서 종합된 정보를 바탕으로 이루어져야 한다. NICU의 모든 아기에 대해 치료사는 부모에게 아기의 상태를 읽고 적절하게 대응하는 방법과 발달을 촉진하기 위한 보다 구체적인 활동을 가르치고자 한다. 이 섹션에서는 중재 시기, 환경 및 간병 권장 사항, 부모/간병인 교육, 자세, 수치료, 캥거루 케어, 흉터 마사지, 뇌성마비 위험이 높은 아기를 위한 중재에 대한 고려 사항에 대한 개요를 제공한다. 아기의 수면은 매우 중요하며 물리치료 중재로 인해 수면을 방해해서는 안 된다. 신생아 집중치료실에 있는 영아는 불편감 및/또는 저산소혈증으로 인해 과민 반응과 안절부절 못하는 증상을 보일 수 있다. 환경이나 간병인의 방해로 인해 수면에 어려움을 겪을 수도 있다. 물리치료 일정을 잡을 때는 아기의 과도한 스트레스와 피로를 피하기 위해 아기의 하루 중 다른 절차 및 이벤트를 고려해야 한다. 아기는 항상 상사이며 아기의 예비 능력과 활동에 대한 내성은 다음과 같은 NICU 물리치료 중재를 안내한다.

숙련된 치료사는 운동 기술과 자세 조절을 촉진하고 수유, 트림, 기저귀 교체, 목욕 등 아기의 일상에 포함될 수 있는 발달 활동을 권장한다.[21] 아기의 신호에 따른 예방 조치와 함께 놀이와 상호작용을 위한 적절한 자세/활동을 아기의 가족 및 돌봄 제공자에게 제공할 수 있다. 장기 삽관이 필요한 신생아의 경우, 신생아 치료사는 다른 치료 팀원들과 협력하여 일상과 발달 놀이활동에 통합될 수 있는 직립 및 엎드린 자세를 지지할 수 있는 기회를 안전하게 제공할 수 있는 창의적인 방법을 찾아야 한다. Shephard 등[717]은 BPD 영아 관리에 대한 종합적인 학제 간 접근을 통해 신경 발달 결과가 개선되고 재입원율이 감소하는 것을 발견했다.

환경 및 간병 권장 사항

신생아 집중치료실 환경은 아기에게 가혹하고 방해가 되는 것으로 악명이 높다. 아기의 생명을 살리기 위해 NICU는 간병인이 작은 환자를 관찰할 수 있도록 밝은 조명을 제공하며, 첨단 기기에서 발생하는 지속적인 배경 소음과 갑자기 울리는 알람과 같은 시끄러운 소음을 제공한다. 아기들은 잦은 취급과 고통스러운 과정을 경험한다. 신생아 치료사는 각 신생아에게 스트레스를 주는 환경에 주의를 기울여야 한다. 환경 수정에는 영아의 주의를 환기할 수 있는 적절한 조명, 영아가 부모의 말, 특히 부모의 말을 들을 수 있는 기회, 즐거운 접촉의 기회 등을 제공하는 것이 포함된다. 치료사는 일상적 및 비일상적 유해 시술 시 비약물적 진통 보조제를 지속적으로 사용하도록 지지해야 한다. NICU에서 가장 아프고 취약한 영아들은 고통스러운 경험에 대해 최소한의 반응만 보이거나 전혀 반응하지 않을 수 있으며, 간병인을 속여 자신에게 영향을 미치지 않는다고 믿게 할 수 있다. 연구에 따르면 이 집단에 대한 통증 치료의 장단기적 영향과 신생아 집중치료실에서의 통증 관리에 관한 지식과 실무의 격차에 대한 설명이 제공된다.[132,718,719] 신생아 치료사는 신생아 집중치료실 아기의 통증 노출과 그 영향에 대해 간과해서는 안 된다.

아기를 돌보는 속도를 변경하면 아기에게도 도움이 될 수 있다. 많은 영아는 간호 또는 의료 시술 과정에서 신체적 안정을 되찾기 위해 휴식 시간이 필요하다. 치료사는 아기의 내성을 모니터링하고, 휴식 시간을 요청하고, 아기가 생리적 안정을 되찾을 때까지 편안하게 안아줄 수 있는 두 번째 간병인을 지지할 수 있다. 치료사는 부모에게 이 두 번째 간병인이 될 수 있도록 교육할 수 있다. 간호사 교육은 간호사들 사이에서 빠르고 효율적인 자가 간호 문화를 조성할 수 있지만, 신생아 집중치료실의 아기들은 자신의 신호에 반응하여 제공되는 간호의 혜택을 받을 수 있다.

환경 변경 및 돌봄에 대한 권장 사항은 아기의 스트레스와 에너지 소비를 줄이고 수면을 촉진하는 데 도움이 된다. 많은 아기가 신생아집중치료실에서 수개월을 보내므로 아기의 치유와 회복을 촉진하고 수면을 보호할 수 있는 환경과 돌봄을 제공하는 것이 필수적이다. 캥거루 케어는 이와 같은 목적을 달성하기 위한 권장 사항 중 하나이다.

캥거루 케어(Kangaroo care)

캥거루 케어는 인큐베이터가 부족하던 시절 콜롬비아 보고타에서 우연한 기회에 발견되었다.[720] 기저귀를 차고 벌거벗은 아기를 엄마의 맨가슴에 눕혀 피부와 피부를 맞대고 담요로 덮었다.[721] 인큐베이터에 넣지 않았음에도 불구하고 아기들은 체온을 유지하고 활력 징후가 안정적이며 체중이 증가했다. 그 이후로 캥거루 케어(스킨십 안기라고도 함)는 아기와 보호자 모두에게 도움이 되는 것으로 연구 및 입증되었으며, 미국에서는 신생아 집중치료실에서 사용하기 위해 널리 받아들여지고 있다.

앞서 언급한 바와 같이 아기의 생리적 지표가 개선되는 것 외에도 다양한 이점이 있다는 사실이 여러 연구를 통해 입증되었다. 다른 이점으로는 모유 생산 및 모유 수유 증가, 영아와의 긍정적인 상호작용 기회, 영아의 고통스러운 시술 중 진통 효과, 입원 기간 단축 등이 있다.[722-731] Feldman과 동료들[731]은 미숙아의 부모가 스킨십을 통해 아기의 신호에 더 민감하게 반응하고 퇴원 후 더 나은 가정 환경을 제공한다는 사실을 발견했다. 이 연구에 참여한 영아들은 스킨십을 하지 않은 또래에 비해 6개월 후 신경 발달 평가가 개선되었다. 최근 Feldman 등[732]은 이 실험을 10년 동안 추적 관찰한 결과, 5년과 10년 후 두 그룹 간에 유의미한 차이가 있음을 발견했다. 캥거루 케어를 받은 아이들은 대조군에 비해 스트레스 반응이 약화되고, 호흡기 부정맥이 개선되었으며, 수면이 더 체계적이고, 인지 조절과 모자 상호성이 더 좋았다.[732]

스킨십의 시작 시기는 기관마다 다르며 신생아의 GA, 체중, 예민함에 따라 결정된다. 영아 입원 초기에 물리치료사는 가족에게 스킨십의 이점에 대해 교육하고 의료진이 이를 승인하는 즉시 가족이 스킨십에 참여하도록 독려하는 데 도움을 줄 수 있다. 물리치료사는 스킨십을 하는 동안 편안함, 생리적 안정성, 행동 조직화를 촉진하기 위해 최적의 자세를 취할 수 있도록 도움을 줄 수 있다.

부모 교육(Parent education)

치료사는 환아에게 가장 적합한 학습 스타일을 평가하고 입원 중 및 가정으로 전환한 후 발달 중재를 통해 자립을 지원하기 위한 부모 교육을 제공해야 한다.[733,734] 부모 교육은 모든 신생아 물리치료 계획의 핵심이다. Scales 등[733]은 조기 중재 서비스를 받는 부모가 직접적인 물리치료 서비스보다 영아 운동 발달을 지원하는 방법에 대한 부모 교육이 더 효과적이라고 보고했다. Dusing[734]은 데모, 평가 관찰, 서면 자료, 질문 기회 등 부모 교육에 대한 접근 방식을 조합하는 것이 가장 효과적이라는 사실을 발견했다. 효과적인 부모 교육을 위해서는 입원 초기에 부모 교육을 시작하고, 입원 기간 동안 정기적으로 실시하며, 다학제적으로 진행해야 한다.[735]

부모가 육아라는 어려운 역할을 잘 수행하려면 돌 전 아기의 행동 및 발달 과정과 향후 예상되는 사항을 이해해야 한다. 부모는 아기를 '읽고' 아기에게 도움이 되도록 반응할 수 있어야 한다. 부모는 아기의 상호작용 및 발달 능력에 대한 인식을 높이고 이에 적절하게 대응함으로써 장단기 적으로 이득을 얻을 수 있다.[736-739] 이는 부모의 자신감과 역량을 지원하고 아기와의 관계를 촉진한다. NICU 치료사는 부모가 아기를 양육하는 데 도움을 주는 특별한 역할을 한다.

치료사는 "아기가 어떻게 지내고 있다고 생각하세요?"라고 질문하여 부모와 대화를 시작한 다음, 아기의 행동에 대한 부모의 우려와 해석을 들어볼 수 있다. 상호작용을 통해 치료사는 아기에 대한 부모의 이해를 파악할 수 있다. 치료사는 부모에게 아기를 함께 보도록 초대할 수 있으며, 치료사는 이 기회를 통해 아기의 고유한 능력, 자기 조절 전략, 환경 및 의료 치료에 대한 민감성 및 취약성을 주목할 수 있다. 치료사는 부모에게 영아의 촉각 체계의 초기 발달과 집중적인 의료 치료에 수반되는 의료적 접촉(갑작스러운, 정리되지 않은, 온/오프 접촉)과 대조되는 즐거운 접촉의 중요성에 대해 교육할 수 있다. 많은 부모가 아기를 만지거나 안아주는 것을 두려워하고, 아기가 생명을 구하는 치료를 받아야 할 때 부모가 아기에게 줄 수 있는 편안함과 역할의 중요성을 과소평가할 수 있다. 부모의 존재와 아기를 안아주는 것은 신생아에게 친숙한 편안함을 가져다주며, 이는 NICU 환경의 가혹하고 낯선 경험과는 대조적이다.

NICU 치료사는 부모에게 미숙아 감각 발달의 순서에 대해 교육하고 미숙아와 가장 잘 유대감을 형성하고 상호작용하는 방법을 지도할 수 있다. 후각과 청각 능력은 시각보다 먼저 발달한다.[740] 많은 부모가 아기와 직접 눈을 마주치기를 열망하지만 미숙아가 자신의 냄새나 목소리로 부모를 알아본다는 사실을 깨닫지 못하고 아직 눈을 맞추고 얼굴을 맞대고 상호작용할 준비가 되지 않을 수 있다. 치료사는 부모와 함께 발달 치료 계획을 세우고 대화를 통해 부모의 지식과 인식을 평가하고 교육할 수 있다. 치료사는 부모에게 아기의 강점, NICU 치료 또는 환경에 대한 어려움, 선호하는 위로 방법, 아기를 지원하기 위한 권장 사항을 말하도록 요청함으로써 부모의 관찰을 더욱 구체화할 수 있다. 치료사는 산전 및 산후 운동 및 감각 발달에 대해 잘 알고 있기 때문에 NICU에 머무는 동안 아기에게 적합한 활동으로 부모를 안내할 수 있다.

신생아 치료사는 환상 내 운동 발달을 지원할 수 있는 최고의 선생님이기도 하다. 신생아 집중치료실 치료가 필요한 아기는 고정과 체위 변경을 경험할 수 있다. 호흡 및 영양 공급 튜브와 같은 필수 의료 중재를 보호하기 위해 아기를 감독하는 동안 가족에게 최적의 자세와 활동적인 움직임의 중요성을 가르치는 것이 중요하다. 부모에게 아기의 굽힘과 장력의 균형을 맞추고 NICU 치료로 인한 의인성 결과로부터 아기를 보호하기 위해 아기를 다루고 자세를 취하는 방법을 가르치는 것도 필수적이다.[114] Byrne등[741]의 연구에 따르면 직접 교육과 동영상 교육 모두 서면 지침보다 취급 기술을 가르치는 데 더 효과적이라고 한다.

부모 교육 전략에 관한 추가 방안은 Lowman 외[738]의 신생아 집중치료실에서의 발달 상담 활용을 통한 가족 역량 강화 기사를 참조한다. 부모 역할은 아이의 발달 단계에 관계없이 어려운 일이지만, 특히 아이가 자신의 필요와 욕구를 표현할 수 없는 유아기에는 더욱 어렵다. 부모 교육은 입원 기간 내내 이루어져야 하며 퇴원 시기가 다가오면 마무리되어야 한다. 가정에서 활동에 지속적으로 참여할 수 있도록 부모가 발달 중재에 대해 편안함을 느끼는 것이 중요하다.[733,735]

편안함과 발달을 위한 위치

조산아는 특히 호흡기 근육의 근육 피로를 경험할 가능성이 더 높다.[114] 근력 저하, 중력, 자궁 압박의 상실로 인해 유아는 불편함과 굽힘 및 폄의 불균형을 초래할 수 있는 확장된 자세를 취하게 된다. 최적의 자세는 호흡기 및 근골격계를 지원하고 아기의 편안함을 증진한다. 최적의 자세에는 턱을 집어넣은 중립적인 머리와 목의 위치, 상지 굽힘과 손의 정중선을 촉진하는 견갑골 돌출, 골반 후방을 기울인 몸통의 굽힘, 중립적인 벌림/모음 및 엉덩이 돌림을 통한 하지의 굽힘이 포함된다(그림 4.22). 유아가 최적의 자세를 유지하도록 돕는 지지대는 blanket roll 또는 시중에서 쉽게 구할 수 있는 장치를 사용하여 제작할 수 있다.

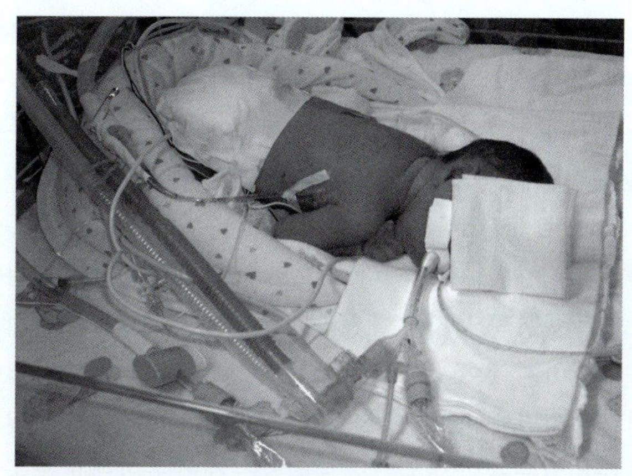

그림 4.22. 가슴 아래 midline roll을 사용하여 엎드린 자세로 누운 영아. 둥지는 몸통, 팔, 다리의 굽힘을 촉진하는 데 도움이 된다.

미숙아는 편안함을 증진하고 피부 파괴를 방지하며 근골격계의 발달을 촉진하고 모든 폐 영역에서 가스 교환을 촉진하며 머리 모양을 유지하기 위해 규칙적인 자세 변화가 필요하다.[114,742-745]

의학적으로 허용되는 경우, 조산아는 엎드린 자세를 취하는 것이 도움이 된다. 연구에 따르면 엎드린 자세는 산소 공급과 환기를 개선하고, GER을 감소시키며, 뇌정맥 복귀를 개선하고, 두개 내압을 낮추고, 수면 상태와 자기 조절을 촉진하는 것으로 나타났다.[746-751] Grenier 등[751]의 연구에 따르면 엎드려 재운 영아는 옆으로 눕히거나 누운 영아에 비해 스트레스 행동이 가장 적은 것으로 나타났다. 일부 보육원에서는 탯줄이 있거나 기관 삽관을 한 아기의 경우 엎드려 재우는 것을 권장하지 않는 정책을 시행하고 있다. 영아에게 엎드린 자세를 권장하기 전에 엎드린 자세에 대한 보육원 정책을 알아두는 것이 가장 좋다.

지지대가 없는 엎드린 자세는 어깨 재 견인, 목 과다폄, 목뼈 편평함, 고관절 벌림/바깥돌림을 촉진한다. 자세는 불편하며 교정하지 않고 방치하면 향후 운동 발달에 방해가 될 수 있다.[114,655] 엎드린 자세로 누운 유아는 가슴 아래에 복부 지지대를 두어 가슴을 얼굴에서 들어 올려 어깨를 펴고 목이 중립적으로 정렬되도록 해야 한다. 유아의 엉덩이 아래에 롤을 배치하여 하지 굽힘을 촉진하고 유아의 옆구리와 발 주위에 더 큰 롤을 배치하여 경계를 제공해야 한다.

옆으로 눕힌 유아는 누운 자세에 비해 스트레스 행동이 완화되는 것으로 나타났다. 옆으로 누운 자세의 다른 최적의 효과는 몸통과 사지의 대칭과 정중선 또는 입과 손의 접촉을 촉진하는 것이다. 옆으로 누우면 호흡기 횡격막이 중력이 제거된 평면에 위치하여 호흡 작업이 줄어든다.[235,263,746] 옆으로 누워있는 유아가 옆으로 누워있는 것이 유아에게 도움이 되려면 담요 롤을 사용하여 옆으로 누워있는 유아를 지지해야 한다. 지지대가 없는 옆으로 눕기는 아기에게 스트레스를 줄 수 있으며 최소한의 자세 지지만 제공하므로 미숙아가 스스로 자세를 유지하고 자기 조직화를 할 수 있도록 도와준다.[235,746,751] 조산아는 자세 조절의 경계를 찾기 위해 목과 몸통을 끝까지 뻗을 가능성이 높다. 몸을 집어넣고, 구부리고, 손을 얼굴에 대는 자세는 편안함, 진정, 자기 조절을 촉진하는 자세이므로 과도하게 뻗은 자세는 비생산적이다.[751]

옆으로 누워 자는 자세는 성인의 역류 증상을 개선하는 것으로 나타났지만, 유아의 역류 증상에는 일관성 없는 영향을 미친다. 옆으로 누워 자는 자세는 유아에게 SIDS의 위험을 증가시킨다.[752]

누운 자세는 간병인이 아기를 최대한 관찰하고 접근할 수 있게 해준다. 엎드린 자세나 옆으로 누운 자세와 비교했을 때, 누운 자세는 아기에게 가장 어려운 점이 많다. 누운 자세에서는 중력의 힘으로 인해 아기의 목 폄, 몸통 폄, 날개뼈 모음, 골반 앞쪽 기울기, 엉덩관절 바깥돌림, 벌림 등이 일어난다. 이 자세는 진정과 자기 조절을 촉진하지 않는다. 누운 자세에서 영아는 수면 시간이 짧고, 호흡이 힘들고, 호흡 조절이 잘 되지 않으며, 수면 중 수면무호흡증(GER) 에피소드가 더 많이 발생한다.[753-755] 누운 자세는 미숙아에게 가장 어려운 자세이다; 유아는 머리와 몸통은 정중앙에, 손은 입이나 얼굴 근처에, 다리는 몸에 가깝게 붙이고 엉덩이는 중립 자세로 대칭적인 정중선 자세를 취하도록 롤로 받쳐야 한다(그림 4.23). 지지된 바로누운 자세의 장점으로는 후두개골에 체중을 지탱할 수 있는 독특한 잠재력, 즉 사두증에 대한 해독제가 있다. 나이가 많은 아기의 경우, 누운 자세는 환경에 대한 시각적 탐색과 대면 상호작용을 증가시킨다. 생후 첫 며칠 동안의 소두증의 경우, 누운 자세는 대뇌 정맥 배수의 방해와 뇌 혈류의 증가를 방지한다.[756] 1992년, 미국

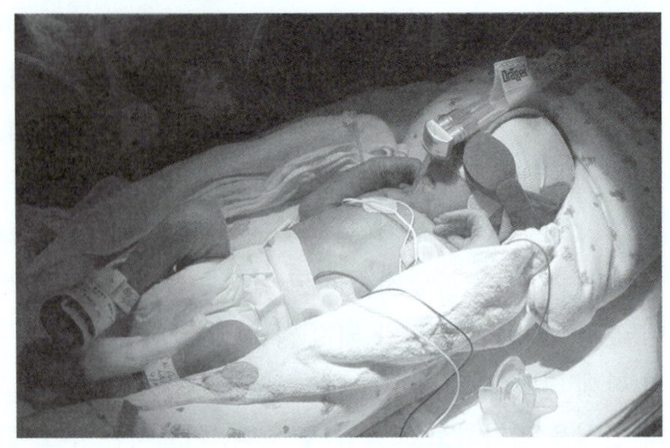

그림 4.23. 누운 자세의 영아가 다리와 몸통 주위에 Children's Medical Ventures Snuggle에서 만든 둥지를 사용하고, 머리와 목 주위에 프레드릭 T 개구리 자세 보조기를 사용하여 정중선 굽힘을 촉진한다.

소아과 학회(AAP)[757]는 SIDS 예방을 위해 바로 누운 수면을 권장하는 "Back-to-Sleep" 프로그램을 시작했다. 미숙아는 SIDS에 걸릴 위험이 더 높으므로 퇴원 시까지 바로 누운 수면에 적응할 수 있도록 재태 기간 32주에 바로 누운 수면으로 전환해야 한다.[757]

의학적으로 매우 연약한 신생아는 기술적인 지원과 의학적 조건으로 인해 포지셔닝 선택사항이 제한될 수 있다. 신생아 치료사는 가능한 가장 최적의 자세를 취하기 위해 노력한다. 목표는 완벽한 생체역학적 정렬보다는 생리적 안정성과 신생아의 편안함을 증진하는 것이다. 영아의 상태가 개선됨에 따라 더 나은 정렬과 다른 자세에 대한 내성을 평가한다.

조산아에게 시간이 지남에 따라 정렬이 제대로 이루어지지 않으면 목 폄근, 날개뼈 모음근, 허리 폄근 및 고관절 벌림근이 조여지는 근골격계 결과가 나타날 수 있다. 근육이 뭉치면 유아는 특정 운동 패턴을 강화하는 동시에 다른 운동 패턴은 억제하는 경향이 있다. 운동 패턴을 반복적으로 사용하면 우세한 대뇌 운동 경로가 형성되고 덜 자주 사용되는 패턴은 퇴행할 수 있다. 근육 불균형, 정렬 불량, 우세한 운동 경로는 중요한 발달 기술을 습득하는 데 방해가 될 수 있다. 턱을 괴는 정중선 머리 조절, 눈과 손 마주치기, 손 뻗기, 체중 이동, 구르기 등의 기본적인 동작은 영아에게 어려운 과제이다.[746,758,759] 소근육 및 대근육 운동 지연은 놀이와 탐험을 방해하고 인지 발달을 지연시킨다.[758] 연구에 따르면 4-6세 아동의 경우 발끝으로 걷는 걸음걸이가 지속되고, 조산아의 경우 18개월까지 발끝으로 걷는 걸음걸이가 지속되는 것으로 나타났다.[114,760,761]

자세는 두개골 형태와 머리 모양에도 영향을 미칠 수 있다. 미숙아의 두개골은 만삭아보다 부드럽고 얇기 때문에 두개골 변형의 위험이 더 높다.[762-764] 머리 모양은 영아의 매력에 대한 부모의 인식에 영향을 미칠 수 있으며 애착 형성에 방해가 될 수 있다.[765,766] 조산아가 누운 자세에서 정중선 머리 자세를 유지할 수 없는 경우, 아기의 두개골이 매트리스에 의해 기형적으로 변형될 수 있다. 앞뒤 직경이 길고 내측측면 직경이 짧은 머리 모양을 두부 두개골이라고 하며, 누운 자세에서 머리의 정중선 위치 발달을 방해할 수 있다. 사두증 또는 일측성 후두부 편평증은 고개를 반대쪽으로 돌리지 않고 머리를 편향된 자세로 장시간 누운 자세를 취하는 경우 발생할 수 있다. 흉쇄유돌근(SCM)의 일측성 단축인 사경은 사두증으로 인해 발생할 수 있으며 동측 머리 기울임과 반대쪽 머리 회전이 특징이다. 사경은 유아의 머리뿐만 아니라 몸통의 자세에도 영향을 미쳐 운동 기술 습득을 지연시키고 양안 시력 및 시각 융합의 발달을 방해한다. 두개골 기형과 사경을 예방하기 위해 시중에서 판매되는 젤 베개를 사용하여 두개골에 가해지는 압력을 분산시킨다.[744,767-770] 하루 종일 머리 위치를 규칙적으로 바꾸고 누운 상태에서 머리를 정중선으로 정렬하면 두개골 변형과 사경증을 최소화하는 데 도움이 된다.

흉터 마사지(Scar massage)

수술 후 유아는 흉터 마사지를 통해 흉터 조직의 유연성을 높이고 몸통과 팔다리의 유연성과 정렬을 개선하는 데 도움이 될 수 있다. 구체적인 치료 전략은 Byrne과 Garber가 개발한 치료 경로에 자세히 설명되어 있다.[22] 흉부 또는 복부 부위에 외과적 중재가 필요한 영아가 비대칭 자세를 취하는 것은 드문 일이 아니다. 이는 근본적인 해부학적 병변 때문이거나 수술 후 흉터 및 자세 제한으로 인한 결과일 수 있다. 자세 교정 프로그램을 만들고 간병인에게 일상생활에 동작을 통합할 수 있는 기술을 보여줘야 한다.

유아 수치료(Infant hydrotherapy)

Jane Sweeney[771]는 1983년 신생아 집중치료실에서 영아를 대상으로 처음 시범적인 수치료를 실시했다. 그 이후로 다른 연구자들도 수중 치료가 유아의 통증과 스트레스 감소, 체중 증가 개선, 수면 증진에 도움이 된다는 사실을 발견했다.[771-775] 아기는 옷을 벗고 물에 담그기 때문에 열 손실의 위험이 증가하며, 영아의 체온을 유지하기 위해 물의 온도와 타이밍에 주의를 기울여야 한다. 신생아 집중치료실의 중증도에 따라 일부 영아만 영아 수치료 기준을 충족할 수 있다. 그럼에도 불구하고 신생아 집중치료실에서 스트레스를 받고 있는 신생아에게 쾌적하고 긍정적인 경험을 선사할 수 있는 치료법이다. 의학적으로 안정된 유아는 37°-38°C의 물에 10-15분 동안 포대기에 싸서 담그고 있다. 유아의 내성과 반응에 따라 포대기를 풀고 골반과 몸통을 굽힘과 회전을 강조하는 움직임과 아기를 물속에서 미끄러뜨리는 동작을 할 수 있다.[771-775]

신생아 집중치료실에 수치료 프로그램을 도입하려면 체계적인 계획과 다른 신생아 집중치료실 직원과의 협업을 통해 제외 기준과 의학적으로 안정된 신생아의 정의를 결정해야 한다.

뇌성마비에 대한 조기 중재

뇌성마비가 있거나 고위험군에 속하는 신생아를 조기에 발견하는 방식으로 진료가 변화함에 따라 신생아 치료사는 최신 치료법으로 신생아의 운동 발달을 지원할 준비가 되어 있어야 한다. 뇌성마비를 조기에 발견하면 아기의 신경가소성을 극대화하기 위해 증거에 기반한 표적 중재를 조기에 시행할 수 있다. 뇌성마비를 가진 영아를 위한 중재는 영아의 뇌성마비 유형과 지형에 따라 이루어져야 하며 영아의 임상 양상에 따라 개별화되어야 한다.[776] Novak 등[716]은 5가지 유형의 뇌성마비에 대한 운동 유형과 병변 지형을 나타내는 영아기 임상 징후 표를 발표했다. 이 표에는 Prechtl의 GMA[777,778], MRI 결과, HINE 점수 및 운동 행동에 대한 설명이 포함되어 있다(표 4.13). 뇌성마비는 운동장애 외에도 무수히 많은 동반 질환과 관련이 있다. 동반 질환에는 통증, 지적 장애, 고관절 변위, 표현 언어 장애, 발작 장애, 행동 문제, 요실금, 수면 장애, 실명, 수유 장애, 청각 장애 등이 있으며 빈도가 감소하는 순서대로 나열된다.[779] 뇌성마비 조기 중재의 목표는 세 가지이다. (1) 신경 경로를 확립하고 운동 기능과 학습을 촉진하여 유아의 활동 의존적 신경 가소성을 극대화한다, (2) 근력 약화 및 단축과 같은 이차 장애의 발생을 최소화하고, (3) 보호자의 대처 능력과 정신 건강을 증진하여 참여를 강화하여 아이에게 긍정적인 환경을 제공하는 것이다.[779] 연구는 제한적이지만, 전문가들은 운동 중재가 효과적이려면 운동 학습의 원칙, 특히 반복적인 과제별 훈련을 기반으로 하며 기능적 활동에서 아기의 자발적인 움직임을 이끌어내야 한다는 데 동의하고 있다. 환경적 강화와 보호자

표 4.13. 영아기 뇌성마비 운동 유형/유형의 임상징후

경직성 편마비	경직성 양마비	경직성 사지마비	운동장애	운동실조증
미숙아 또는 만삭 시기의 일반적 움직임 평가				
레퍼토리 부족 또는 알아보기 힘든 동기화 움직임	알아보기 힘든 동기화 동작	일찍 시작되고 오래 지속되고 알아보기 힘든 동기식 움직임	저하된 레퍼토리 동작	알 수 없음
52-60주 PMA에서 일반적 움직임 평가				
안절부절 못함과 분절 움직임의 비대칭성	안절부절 못함	안절부절 못함	안절부절 못함과 원형의 팔 움직임 및 손가락 벌리기 없음	
자기공명영상(MRI)				
국소 혈관 손상, 기형; 뇌출혈을 동반한 4등급 편측성 출혈; 삼지골과 관련된 정수리 백질 병변; 중대뇌동맥 뇌졸중	백질 손상; 낭성 PVL; 중등도에서 중증의 백질 손상	회백질 손상; 기형; 낭포성 PVL; 중증 백질 손상	회백질 손상(시상 및 렌티폼 핵)	정상 영상; 기형; 소뇌 손상
해머스미스 영유아 신경학 검사 점수				
50 – 73	<50	<50 <40 GMFCS Level IV – V	<50	알 수 없음
운동 테스트				
비대칭 손 선호도; 바닥에 앉은 자세에서 벗어나지 못함; 같은 다리를 앞세우고 크루징/스텝하기; 움직임의 다양성 감소	손 기능이 하지 기능이 과도하고; 바닥에 앉는 것을 싫어하며; 발가락에 체중이 실리고; 움직임의 다양성이 감소함.	머리 지체; 앉아서 지지할 때 등이 계속 둥글어짐; 주먹을 쥔 손; 느린 손 뻗기 및 잡기; 움직임의 다양성 감소함.	자발적인 움직임으로 팔이나 목의 자세가 비틀어짐; 정중선으로 손 사용의 어려움; 손을 뻗는 동안 손을 바꾸기; 움직임의 느린 시작; 자발적인 움직임과 감정으로 자세가 악화됨, 움직임의 다양성 감소함.	비특이적

GMFCS, 총운동기능분류점수; PVL, 뇌실주위백질연화증
Novak I, Morgan C, Adde L. 외738 뇌성마비의 조기 정확한 진단 및 조기중재에서 발췌. 진단 및 치료의 발전. 2017 자마소아과. July 17, 2017:e 1-11.

의 참여도 필수적이다.[776,779,780]

일부 운동 중재는 문헌에 근거가 있다. 예를 들어, 상지의 음색과 움직임이 비대칭인 아기는 아기 제약유도 운동 치료(CIMT)를 통해 도움을 받을 수 있다. 아기의 CIMT는 양말이나 벙어리 장갑과 같은 탈착식 제약을 덜 사용하는 손에 착용하는 제약 유도 운동 훈련의 원리를 응용한 것이다. 모든 팔다리의 운동 능력이 발달하는 유아의 경우, 아기가 깨어 있고 충분히 휴식을 취하고 안정된 상태에서 유아용 카시트나 높은 의자에 작은 베개가 있는 자세로 앉은 상태에서 매일 짧은 시간(30분) 동안 사용하며 필요에 따라 추가적인 안정성을 위해 추가적으로 사용할 수 있다. 아기가 독립적으로 앉을 수 있으면 바닥에 앉힐 수 있다. 간병인이 아기 앞에 서서 아기의 능력에 맞고 흥미를 끌 수 있는 장난감을 제시한다. 이 중재의 성공을 위해서는 장난감 선택과 제시가 중요하다. 아기가 스스로 손을 뻗어 만질 수 있도록 장난감을 손이 닿는 곳에 배치한다. 아기가 잡을 준비가 되면 잡기 쉬운 다양한 장난감을 손 가까이에 배치하여 아기가 다양한 잡기 패턴을 연습할 수 있도록 한다. 그런 다음 더 작은 물체를 제시하여 아기가 물체를 잡고 조작하는 방법을 더 세분화할 수 있도록 한다.[781] 생후 3-8개월 영아를 대상으로 한 아동 CIMT는 영아 마사지와 비교했을 때 18개월과 24개월에 손 사용 능력이 향상되는 것으로 나타났다.[782,783] 뻗기 훈련 중 '끈적끈적한 장갑'을 사용하는 것도 시도되고 있지만, 뇌성마비가 있거나 뇌성마비 진단 위험이 높은 영아에게는 아직 시험되지 않았다.[784-787] 모든 중재의 실행은 영아의 중요한 발달 기간 동안 피질 척수의 활동 의존적 재구성을 촉진하기

위해 영아의 자기 주도적 운동 활동을 위한 반복적인 기회를 제공하는 것을 기반으로 한다.[788-790]

신생아 치료사는 영아의 활발한 움직임을 보호하고 장려하기 위해 창의적이고 능동적인 자세로 임해야 한다. 신생아 집중치료의 문화는 신생아의 생명을 보존하기 위한 의학적 중재와 호흡기 지원의 통합성을 우선시하는 것이다. 건강한 아기의 움직임과 아기의 움직임은 건강의 표현이다. 간호사와 부모는 이러한 사실을 인지하고 아기가 스스로 움직일 수 있도록 포대기를 풀어주면서 실수로 줄이나 튜브가 제거되지 않도록 아기를 감독해야 한다. 신경 운동 질환이 있는 영아에게 사용하는 것과 같은 롤, 슬링, 스프링을 다양한 자세로 배치하여 약한 영아의 움직임을 지원하고, 장난감을 활동적인 팔다리에 묶어 인과 관계의 경험을 제공하는 것도 스스로 생성된 움직임을 장려하는 방법이다. 놀이 아이디어는 가족과 간호사에게 전달하여 아기가 깨어 있을 때 매일 스스로 움직일 수 있는 기회가 생길 수 있도록 해야 한다. 유아의 자발적인 움직임을 지원하고 매일 반복적으로 움직임과 놀이에 대한 인센티브를 제공하는 활동 체육관을 침대 옆에 두어 자세를 잡는 방법을 알려줄 수 있다.

집으로의 퇴원

퇴원 계획은 병원 입원 첫날부터 시작하지만, 생존이 확실하지 않은 의학적으로 취약한 고위험군 영아를 돌보는 경우에는 이 시기가 빠를 수 있다. 정확한 퇴원 날짜를 예측할 수는 없지만, 영아가 보다 지속적인 생리적 안정을 보이기 시작하면 퇴원 계획을 위한 단계를 시작할 수 있다. 신생아 집중치료실을 퇴원하는 영아는 종종 특별한 장기 건강관리 후속 조치가 필요하며, 가족은 관리 방법을 익히는 데 시간이 필요하다. 조기 퇴원을 위한 건강관리의 현재 추세는 가족이 더 어리고 덜 안정적인 영아를 돌봐야 한다는 것을 의미하므로 가능한 한 빨리 퇴원 절차에 가족을 포함시켜야 한다.

좋은 퇴원 계획은 영아와 가족 모두에게 개별적으로 맞춤화되어 있으며 명확한 목표가 설정되어 있어야 한다. 목표는 가족과 의료진에게 전달되어 가족 교육 및 후속 치료의 중복과 단편성을 없애고, 의료 서비스 접근성 저하를 방지하며, 지역사회의 건강 및 발달을 위한 자원에 대한 링크를 구축하고, 가정에서 영아와 가족의 성공을 촉진할 수 있도록 해야 한다.[791-794] 의료진은 돌봄 능력, 자원 요구 사항, 사회적 지원, 가정 내 물리적 시설 등 영아 가족의 특정 강점과 필요 사항을 평가해야 한다. AAP[791]에서는 최소 두 명의 가족 간병인이 영아를 돌볼 수 있는 능력과 자원을 갖추고 있으며, 영아를 돌보는 데 전념할 것을 권장한다. 미숙아로 태어난 아이와 산전 약물 노출 경험이 있는 아이의 경우 애착 장애 및 학대 위험이 증가하는 것으로 확인되었다. 유아를 위험에 빠뜨리는 가족 문제로는 낮은 교육 수준, 사회적 지원 부족, 결혼 불안정, 산전 관리 방문 횟수 감소, 약물 사용, 입원 중 가족 방문 횟수 감소 등이 있다. 부모의 적극적인 참여와 퇴원 후 간호에 대한 준비는 가족이 가정에서 영아를 돌볼 준비가 되어 있음을 보여준다.[791,793]

신생아 집중치료실 퇴원을 위한 의학적 요건으로 확인되는 요소로는 지속적인 체중 증가 패턴, 개방된 환경에서 정상 체온 유지, 성공적인 수유 방식(경구 또는 튜브 수유), 5일 동안 무호흡 및 서맥이 없는 경우 등이 있다.[791,793] 일부 레벨 II 및 레벨 III 보육원에는 총산소량과 체중에 따른 퇴원 요건이 있을 수 있다. 수유와 투약은 가정에서의 일상을 위해 간소화해야 한다. 퇴원 교육은 가족이 정보를 처리하고 숙련도를 입증할 수 있도록 조기에 시작해야 한다. 가족에게 아기를 돌볼 수 있는 시간을 제공해야 하며, 퇴원 전 '룸인'(부모가 병원에서 밤을 보내며 아기를 혼자 돌보는 것)을 권장한다.[791,793] 물리치료 요법도 가정에서 시행할 수 있도록 수정하여 부모가 과도한 피로 없이 영아의 모든 돌봄을 수행할 수 있도록 해야 한다. 치료사는 적절한 감각 경험 및 발달 활동을 제공하고 자세를 잡아주는 측면에서 가정환경으로 전환하는 가족을 도울 수 있다. 포지셔닝 지지대는 NICU에서 흔히 볼 수 있다; 그러나 AAP[757]에서는 영아를 등을 대고 눕혀서 재울 것을 강력히 권장하고 있으며, 수면 환경에는 영아의 기도를 막을 수 있는 부드럽거나 느슨한 침구류, 인형이나 동물이 없어야 한다. 치료사는 필요에 따라 영아를 자세 지지대에서 떼어내고 엎드려 자도록 전환하는 계획을 수립할 수 있다.[795] 일부 영아에게는 깨어 있는 동안의 놀이와 활동을 위해 체위 지지대를 사용할 수 있으며 매우 중요할 수 있다. 유아가 유아용 시트에 앉은 상태에서 담요 롤을 유아의 어깨 뒤와 허벅지를 따라 배치하여 교감 및 손과 중앙선을 촉진할 수 있다. 유아가 깨어 있을 때는 다시 잠들기 권장 사항을 잊어버릴 수 있으므로 치료사는 가족에게 안전한 엎드린 자세로 놀 수 있도록 교육하는 것이 중요하다. 영아가 깨어 있는 동안 감독 하에 엎드린 자세로 놀이를 하면 어깨, 목, 몸통 근육을 강화하여 대근육 운동 능력 발달에 대비할 수 있는 기회를 제공한다.

집중치료가 필요했던 영아는 퇴원 후에도 빛과 소리에 계속 민감하게 반응할 수 있다. 영아가 가정환경으로 성공적으로 전환할 수 있도록 치료사는 부모가 영아의 취약성을 파악하고 적절한 환경 조성을 위해 집을 수정하고 권장할 수 있도록 도울 수 있다. 부모는 조절을 지원하고 각성 및 상호작용을 촉진하기 위해 밝은 조명을 어둡게 하거나 그늘을 만들고 영아 주변의 소리를 최소화해야 할 수 있다. 치료사는 문제 해결과 유아의 변화하는 신호에 대한 지속적인 적응을 역할 모델로 삼아야 한다.

발달 활동도 유아가 성숙함에 따라 시간이 지남에 따라 변화한다. 예를 들어 퇴원 시 유아의 CA가 4개월인데 조정 연령이 1개월인 경우 부모는 정확한 기대치의 틀을 갖기 위해 계속해서 유아의 연령을 미숙아로 수정해야 한다. 장난감과 놀이 경험은 조정된 연령에 맞춰야 한다. 활동 권장 사항은 각 환아에 따라 다르지만, 대부분의 영아기 아기에게 공통적인 요소가 있다. 첨단 호흡기 지원, 호흡량 증가, GER을 받은 아기, 의학적 상태로 인해 누운 자세를 취해야 하는 아기, 자궁 경련과 밀집 경험을 놓친 조산아는 머리, 몸통, 팔다리의 굽힘을 시작하는 데 어려움을 겪을 수 있다. 가족은 영아의 허용 범위 내에서 굽힘을 촉진할 수 있는 자세와 기술에 대해 교육을 받아야 한다. 예를 들어, 부모는 영아를 무릎에 눕히고 허벅지로 받쳐서 머리 정중선, 턱 집기, 어깨 펴기를 촉진한다. 유아는 다리를 부모의 복부에 대고 구부리도록 자세를 취해야 한다. 이 자세에서 유아는 부모의 얼굴을 응시하여 아래쪽으로 수렴하는 시선과 턱을 집어넣을 수 있다(그림 4.24). 가족의 일상에 맞는 다른 활동도 제공할 수 있다. 연령 또는 조정 연령이 만삭 또는 가까운 영아의 경우, 활동은 대칭, 굽힘 및 정중선 방향을 촉진해야 한다.

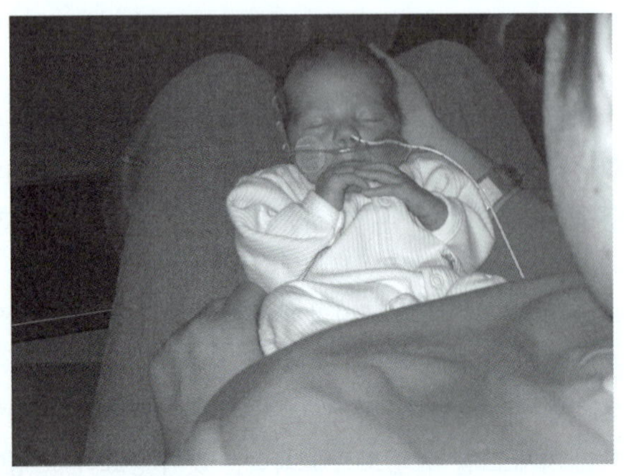

그림 4.24. 부모 무릎에 누운 영아와의 상호작용

가족에게 가정 프로그램을 제공하는 것 외에도 조기 중재과 같은 지역사회 자원에 의뢰해야 한다. 조기 중재 서비스는 미국 전역과 그 영토에서 연방 및 지방 정부가 자금을 지원하는 프로그램으로, 장애인 교육법(IDEA)에 의해 의무화되어 있다. 조기 중재 서비스는 아동과 그 가족을 위한 발달 서비스를 제공한다. 프로그램은 발달 지연 또는 문서화된 지연의 위험에 처한 영유아와 그 가족에게 다양한 치료 및 교육 서비스를 제공할 수 있다. 프로그램 의뢰와 서비스 개시 사이의 기간은 45일 이상 걸릴 수 있다.[796] 조기 치료 서비스를 시작할 수 있을 때까지 외래 또는 개인 가정 기반치료사가 제공하는 임시 서비스를 설정해야 할 수도 있다. 임시 서비스는 특히 상완 신경총 손상과 같은 부목이나 말초신경 손상에 대한 빈번한 모니터링이 필요한 아동의 경우 필요하다.

신생아 추적관찰 서비스

신생아 집중치료가 필요한 신생아는 크고 작은 장애를 겪을 위험이 높다. 고위험군 영아의 48%는 저긴장증 또는 고긴장증으로 구성된 일시적인 신경학적 이상을 보이며, 10%는 뇌성마비, 수두증, 실명, 발작 장애, 청각 장애와 같은 주요 신경학적 후유증을 보인다.[375,391,797-802] 경미한 신경발달 및 신경 행동 장애에는 만삭의 형제보다 현저히 낮은 IQ, "기질 문제, 언어 지연, 미세 운동 결함, 시각-운동 결함, 감각 통합 기능 장애, 사회적 무능력, 정서적 불완전성, 주의력 결핍, 학습장애, 궁극적으로 학교 성적 저하" 등이 있다.[803] 장애는 생존자들 사이에서 널리 퍼져 있으며 나이가 들면서 점점 더 뚜렷해진다.[65,350,366,394,802-808] 집중치료가 필요한 저체중 출생아 및 중환아들은 잦은 재입원, 션트 합병증, 정형외과 및 안과 수술, CLD, 성장 장애와 같은 장기적인 건강 문제를 겪게 된다.[391,463,797,805,809,810] 이러한 이유로 NICU 졸업생에게는 전문적인 장기 추적관찰 서비스가 필요하다. AAP는 발달 문제뿐만 아니라 퇴원 후 체계적인 추적과 집단에 대한 결과 관련 정보 제공을 위해 후속 서비스를 권장한다.[791,798] 대부분의 신생아 집중치료실은 고위험 신생아의 결과를 모니터링하고 신생아 중재가 결과에 미치는 영향을 파악하기 위해 신생아 추적 관찰 프로그램과 연계되어 있다.

프로그램은 결과 데이터베이스를 유지하고, 단일 센터 연구를 수행하며, 대규모 다기관 연구에 참여한다. 추적 정보에는 시간 경과에 따른 성장 매개변수(머리둘레, 키, 체중), 수유 및 영양, 약물 사용, 질병 및 입원, 통증, 가정 기술 사용(산소, 무호흡 모니터, 공급 튜브/펌프), 수면 자세 및 수면 패턴, 카시트 사용, 다른 전문가와의 후속 조치, 가정환경, 돌봄 계획, 부모의 우려, 의료 및 신경학적 검진 등이 포함된다. 추적관찰 프로그램의 일환으로 표준화된 발달 평가가 시행된다. 선택할 수 있는 평가는 여러 가지가 있으며, 0-42개월 사이의 영유아 발달을 측정하기 위한 표준으로 인정받고 있는 베이리 영유아 발달 척도(BSID III)가 있다. 많은 후속 프로그램에서는 사회성 및 정서 발달, 대근육 및 소근육 발달, 언어 및 행동 발달, 가족 기능에 대한 다른 영역별 평가와 함께 BSID III를 시행한다.[798,797] 퇴원 팀, 물리치료사, 지역사회 소아과 의사, 가정 방문 간호사 또는 간병인이 조기 후속 조치가 필요하다고 판단하는 경우가 아니라면 아기는 생후 3개월에 추적관철 프로그램(퇴원 후 첫 주에 실시하는 첫 소아과 방문과 혼동하지 않는다)에서 진찰을 받아야 한다. 기관절개술, 보충 산소, 무호흡 모니터, 영양 공급 튜브와 같은 기술적 지원을 받고 퇴원한 아기는 퇴원 후 첫 달 이내에 진찰을 받는다. 신생아는 첫해에는 3개월마다, 두 번째 해에는 6개월마다, 만 3세부터 취학 연령까지는 매년 신생아 추적 관찰을 위해 방문한다. 더 구체적인 문제가 모니터링 되는 경우 이 일정은 더 자주 추적 관찰하는 것으로 변경될 수 있다. 연구의 일부로 추적 관찰되는 유아의 경우 해당 연구의 프로토콜에 따라 빈도가 결정될 수 있다.

추적관찰 팀은 여러 분야의 전문가로 구성되며 발달 소아과 의사, 신생아 전문의, 소아 전문 간호사, 사회복지사, 심리학자, 영양사, 물리, 작업, 언어 치료사 등이 포함될 수 있다. 행정 지원 직원으로는 클리닉 코디네이터, 데이터 관리자, 비서 등이 있다. 후속 클리닉의 다학제적 특성으로 인해 방문은 고위험 영유아와 그 가족의 요구 사항을 해결하고 효율성을 위해 고도로 조율된다. 가족들은 종종 클리닉 직원을 아기 돌봄의 '전문가'로 인식하고 이들을 자원으로 활용하고 외부 의료 전문가의 권고를 확인한다. 후속 조치 팀의 일부 구성원은 신생아 집중치료실에 입원하는 동안 아기와 그 가족을 돌본 경험이 있어 가족에게 편안함과 친숙함을 제공할 수 있다. 이러한 방식으로 입원 중에 확인된 가족의 요구 사항을 보다 효과적으로 따를 수 있으며, 가족은 새로운 우려 사항에 대해 더 편안하게 논의할 수 있다. 사회복지사는 영아의 건강과 발달에 추가적인 위험을 초래할 수 있는 빈곤, 주거, 약물 남용, 교육 부족과 같은 사회적 위험 요인과 재정 문제를 파악하고 해결할 수 있다. 연구에 따르면 산모의 교육 기간 및 사회경제적 지위와 같은 환경적 요인이 신생아 집중치료와 연관된 생물학적 위험 요인을 완화하거나 악화시킬 수 있는 것으로 나타났다.[65,366,811-813]

물리치료사는 운동학 및 발달에 대한 배경 지식을 바탕으로 영아 움직임의 질적 측면을 살펴볼 수 있기 때문에 고위험군 영아를 추적 관찰하는 데 특별한 강점을 가지고 있다. 움직임 패턴의 기본 구성 요소를 이해하면 치료사는 유아가 발달 진행에 필요한 균형 잡힌 움직임 패턴 레퍼토리를 개발하고 있는지, 진행을 방해하는 부적응 패턴을 재사용하고 있는지를 판단할 수 있다. 물리치료사는 고위험군 영아의 발달 지연과 장기적인 결과에 대한 이해를 위해 신생아 추적 클리닉에 참여하는 것이 도움이 된다. 신생아 집중치료실에서 보이는 '위험 신호' 중 일부는 일시적일 수 있으며, 영아가 발달하면서 일반적인 움직임 패턴으로 대체될 수 있으므로 치료사는 시간이 지남에 따라 영아의 변화를 관찰하는 것이 중요하다. 겉보기에는 아무 문제없이 NICU를 떠난 아기가 비정형 신경 발달 평가를 위해 후속 클리닉을 다시 방문하는 것을 보는 것은 슬프지만 좋은 학습 경험이 될 수 있다. 이는 냉정하지만 치료사에게 다른 평가 도구를 찾고 영아의 미묘한 차이를 더 면밀히 살펴보도록 도전하는 역할을 할 수 있다. 후속 클리닉에 참여하는 동안 치료사는 지역사회 자원의 반응성이나 한계를 확인하고 효과가 입증될 수 있는 새로운 자원을 알게 될 수 있다. 신생아 추적 관찰 프로그램에 참여하는 치료사는 가족의 회복력과 신생아 집중치료실에서 시작된 여정에서 가족이 직면할 수 있는 어려움을 볼 수 있는 기회를 갖게 된다. 신생아 후속 치료의 경험은 신생아 집중치료실에서 영아를 돌보는 치료사에게 풍부한 정보를 제공하며, 이는 신생아집중치료실에서 영아에게 중재하고 퇴원 권고를 제공하고 향후 결과에 관해 가족과 소통할 때 활용해야 한다.

요약

지난 세기 동안 신생아학의 하위 분야가 발전해 왔으며, 시간이 지남에 따라 실무가 변화함에 따라 신생아 집중치료실에서의 소아 물리치료사의 역할도 변화했다.

미숙아 발달에 대한 이해와 환경, 신생아 치료 및 가족 참여가 진화하는 영아 시스템에 미치는 영향에 대한 이해가 증가함에 따라 치료사가 NICU 환경에서 발달 전문가로서 활동할 수 있는 독특하고 전문적인 기회가 생겼다. 이러한 요구를 효과적이고 적절하게 충족하기 위해 치료사는 의학적 상태와 중재에 대한 심도 있는 이해와 지식이 필요하다; 태아 및 유아의 행동과 발달; 임신, 출산, 신생아 집중치료실 내 부모로의 전환과 관련된 가족 스트레스; 위험 요소 및 장기적인 결과. 치료사는 NICU 환경 내에서 멘토링 실습을 하고 신생아 후속 프로그램에 참여해야 한다. 치료사는 고위험 아기와 그 가족을 돌보는 팀의 통합된 일원이어야 한다. 소아 물리치료사는 빠르게 변화하는 기술과 관리, 그리고 그것이 영아의 건강과 발달에 미치는 영향을 파악하기 위해 주도적으로 노력해야 한다. 이를 위해서는 물리치료와 신생아 관련 문헌을 꾸준히 읽어야 한다.

신생아 집중치료실에서 실습하는 치료사는 앞서 설명한 대로 상위지식과 기술이 필요하며, 영아에게 적합한 최고 수준의 실습을 위해 시간, 훈련 및 멘토링이 필요하다. NICU에서 소아 물리치료사가 되는 것은 의미 있고 보람 있는 역할이며 시간과 교육을 받을 만한 가치가 있다.

사례 연구

KAYLA

Kayla는 산전 관리를 잘한 30세의 기혼 G2P2 산모에게서 임신 23주 3/7주에 출생 체중 570 g (1파운드 4온스)으로 태어났다(그림 4.25). 산모의 합병증으로는 B군 연쇄상구균, 22주에 출혈, 23주 3/7주에 조기 진통이 있었으며, 이때 산모는 자궁이 확장되고 수축했다. 아기는 질식 제왕절개 분만을 통해 1분 4점, 5분 7점의 아프가 점수로 태어났다. 분만실에서는 삽관, 양압 환기, 계면활성제 투여 등 소생술을 시행했다. Kayla는 신생아 집중치료실로 이송되어 일반 인공호흡기를 부착하고 제대 동맥과 제대 정맥 라인을 배치했다. 멍이 들어 광선 치료가 시작되었다.

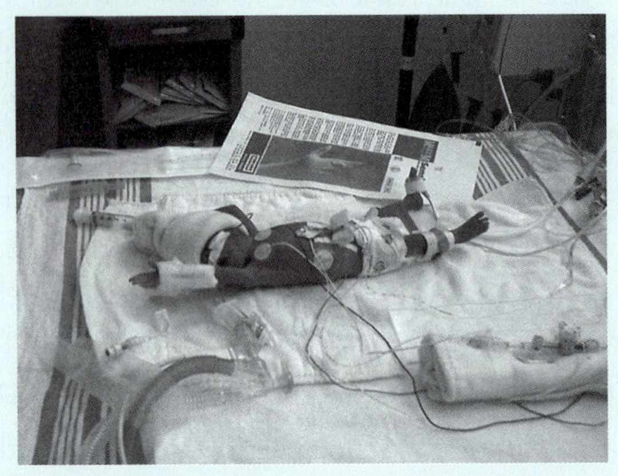

그림 4.25. 출생 후 안정된 Kayla. 아기의 크기와 장갑 포장지의 크기를 비교해 보자.

호흡기 상태가 악화되어 Kayla는 33일 동안 HFOV를 받았고, 그 후 CMV를 끊을 수 있었다. 기존 인공호흡기를 사용한 지 2개월 만에 발관을 제거하고 CPAP를 장착할 수 있었다. 2주간 CPAP를 사용한 후 Kayla는 비강 캐뉼라를 떼었지만 패혈증으로 인해 2주 후에 다시 삽관을 하고 기계식 인공호흡기를 사용해야 했다. Kayla는 2주 후에 비강 캐뉼라를 발관하고 다시 삽관했다. 마침내 생후 143일 만에 모든 호흡기를 떼어냈다.

Kayla의 입원 과정은 중증 BPD, PIE, 수술적 결찰이 필요한 큰 PDA, 고빌리루빈혈증, 경증 판막상 폐동맥 협착증, 수막염, 슈도모나스 기관염, 메티실린 내성 황색 포도상구균(MRSA) 및 폐렴을 포함한 여러 번의 패혈증으로 인해 복잡하게 진행되었다.

통증관리

Kayla의 생후 첫날부터 모르핀 투여를 통한 통증 관리가 시작되었다. 생후 34일째까지 모르핀을 계속 투여 받았고, 점차 이유식이 완료될 때까지 모르핀을 투여했다. 재삽관 및 기계식 인공호흡기가 필요했던 생후 120일째에 모르핀 투여를 재개했다. Kayla는 생후 133일부터 생후 143일에 걸쳐 천천히 모르핀을 끊었다. Kayla는 이 단유 과정을 잘 견뎌냈고, 금단 증상에 대한 부작용이 있는지 신생아 금단 점수를 면밀히 추적 관찰했다. 입원 기간 동안 Kayla는 모든 직원으로부터 통증 평가를 받았다. 통증 평가는 물리치료사도 수행했으며 치료사와의 각 상호 작용 후 차트에 기록했다.

물리치료 서비스

Kayla는 생후 2주(임신 후 25주)에 물리치료 서비스를 의뢰받았다. 물리치료사는 의료 차트를 꼼꼼히 읽고 간호사와 Kayla의 상태에 대해 논의하면서 Kayla의 병력을 검토했다. Kayla의 간호사는 Kayla가 매우 안절부절못하고 직접 간호할 때 짜증을 낸다고 보고했다. PT는 간병 활동 전, 도중, 후에 Kayla가 침대에 누워 있는 모습을 관찰했다. 당시 Kayla는 기도삽관이 필요해 고주파 산소포화도 측정이 필요했고 광선 치료를 받고 있었다. Kayla는 간병 전 머리, 몸통, 사지의 신전 자세와 불안한 움직임이 증가했다. 소리와 빛에 대한 민감성 또한 두드러졌다. Kayla는 치료 중 핸들링과 자세 변경에 대한 내성이 매우 낮았다. 그녀의 스트레스 징후로는 피부색 변화, 심박수 증가, 산소포화도 증가, 머리와 몸통이 굽어지고 사지가 신전되는 운동 스트레스 징후가 있었다. Kayla는 스스로 진정하는 행동을 효과적으로 활용하지 못했고 외부의 도움으로도 진정하기 어려웠다. 긴장을 풀고 자세를 안정시킬 수 있을 만큼 충분히 안아주고 단단하게 만져주면 반응했다. 치료 후에는 창백하고 지쳐 있었다.

물리치료 목표

당시 물리치료 목표는 다음과 같다:

1. 환경 스트레스를 줄이기
2. 차분한 행동을 촉진하기
3. 근골격계 발달을 위한 굽힘된 자세와 최적의 신체 정렬을 촉진하기
4. 가족 및 간병인이 Kayla의 신호를 식별하고 이에 대응할 수 있도록 돕와주기
5. 가족에게 발달 지원 치료에 관한 교육을 제공하기

다음과 같은 제안 사항이 포함되었다:

1. 이불을 덮고 밝은 빛으로부터 눈을 가려 환경 자극을 최소화하고, 표지판을 통해 침대 옆의 소음 수준을 낮추도록 사람들에게 경고하고 교육하기
2. 간호 활동의 속도를 조절하고, 느린 움직임과 부드러운 촉감으로 안아주고 휴식 시간을 제공하기
3. 깊은 둥지에 몸을 구부린 자세로 눕히고, 허용되는 한 엎드린 자세, 옆으로 누운 자세, 누운 자세 등 다양한 자세를 취하게 하기
4. 손을 머리에 대고 잡을 수 있도록 허용하고 스스로 진정할 수 있도록 공갈 젖꼭지를 제공하기

Kayla의 어머니는 매일 방문했고 물리치료사는 어머니와 만나 Kayla의 상태와 발달을 지원하기 위한 제안을 논의할 수 있었다. 두 사람은 함께 Kayla의 신호를 살펴보고 진정과 유대감을 위한 전략을 논의했다. 저녁에는 Kayla의 아버지가 방문했고, 어머니는 아버지와 함께 발달 지원 치료를 위한 제안을 공유했다.

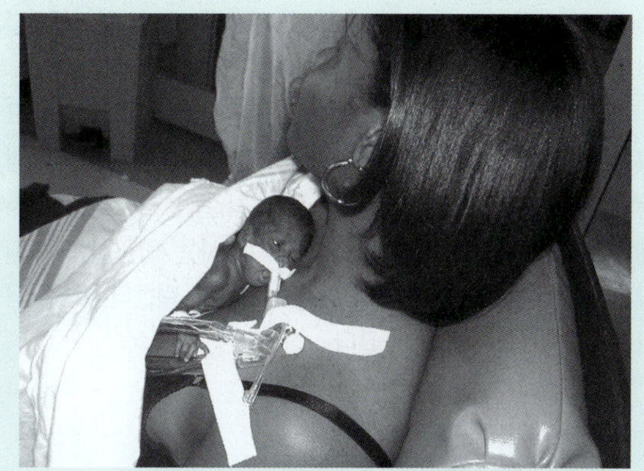

그림 4.26. 캥거루 케어 또는 스킨십을 연습하는 Kayla와 그녀의 어머니

Kayla는 의학적으로 더디게 호전되었고, 36주 PCA에서도 여전히 기계 호흡이 필요했다. 취급과 체위 변경에 대한 내성은 개선되고 있었다. 공갈 젖꼭지와 억제기를 사용하여 조용하고 각성된 상태를 유지할 수 있었다. 외부 지지대를 사용하더라도 시각적 또는 사회적 자극에 대한 내성은 제한적이었다. Kayla는 주변 환경의 빛과 소리에 매우 민감했다.

물리치료 검사 결과, 하지의 굽힘 자세가 증가하여 수동적 운동 범위가 완전히 제한되었다. 그녀는 견갑골 뒤당김, 어깨 외전 및 외회전 상태에서 상지를 유지했다. Kayla는 사지의 운동 범위가 제한적이고 움직임의 질이 떨리는 반중력 운동을 보였다. 그녀는 여전히 굽힘보다는 신전으로 자주 움직였다. 젤 베개를 사용했음에도 불구하고, Kayla는 머리 옆쪽이 납작해지는 두부 만곡증을 앓고 있었다. Kayla는 머리와 목의 신전근이 짧아져 고개를 신전 상태로 유지했다. 흉부, 허리뼈, 천골 관절의 경직도 관찰되었다. Kayla의 목표는 다음과 같다.

1. 더 오랜 시간 동안 조용한 깨어있는 상태 유지
2. 자기 진정 능력 향상
3. 경추의 단축의 감소로 중립적인 머리 정렬
4. 요천추의 유연성 증가
5. 견갑골과 어깨의 긴장감 감소
6. 항중력 굽힘 운동 증가
7. 추가적인 목표는 Kayla의 가족과 간병인이 독립적으로 자세를 취하고 발달을 지원하는 활동을 할 수 있도록 하는 것이었다.

치료사는 Kayla의 가족 및 간호사와 함께 Kayla의 신호를 읽고 Kayla의 내성에 맞게 취급 및 사회적 상호 작용을 진행하기 위해 계속 노력했다. 치료사는 또한 정중선 정렬, 굽힘 및 어깨 신전을 촉진하기 위한 자세 제안을 제공했다.

Kayla의 반응에 따라 허리뼈부터 시작하여 몇 주에 걸쳐 천천히 근위부로 이동하면서 척추를 부드럽게 움직였다.

그 후 한 달이 지나면서 Kayla는 인공호흡기를 떼고 CPAP를 사용하다가 비강 캐뉼라를 사용하게 되었다. 패혈증으로 인해 호흡 안정성에 한 차례 차질이 있었지만 43주째에 모든 지원을 끊을 수 있었다. 치료사는 퇴원할 때까지 앞서 언급한 목표를 달성하기 위해 계속 노력했다. 퇴원 당시의 우려 사항은 다음과 같다.

1. 빛과 소리에 대한 감도
2. 핸들링에 대한 제한된 내성
3. 경추와 어깨의 제한된 운동 범위
4. 자세 반응 지연

아기의 강점은 견고하고 명확한 행동 상태, 향상된 자기 진정 능력, 사회적 상호 작용에 대한 더 큰 가용성이었다.

시각적으로 물체에 초점을 맞추고 좌우로 추적할 수 있었다. 부모님은 Kayla의 행동 신호를 읽고 적절하게 대응할 수 있었다. 이러한 활동을 독립적으로 수행할 수 있게 된 부모님에게 가정에서 할 수 있는 제안이 제공되었다. Kayla는 호흡기 지원 없이 젖병으로 모든 수유를 한 채 45주 만에 집으로 퇴원했다. 후속 서비스에는 안과, 특수 신생아 클리닉(신생아 추적 관찰), 심장내과, 조기 중재 서비스가 포함되었다(그림 4.27).

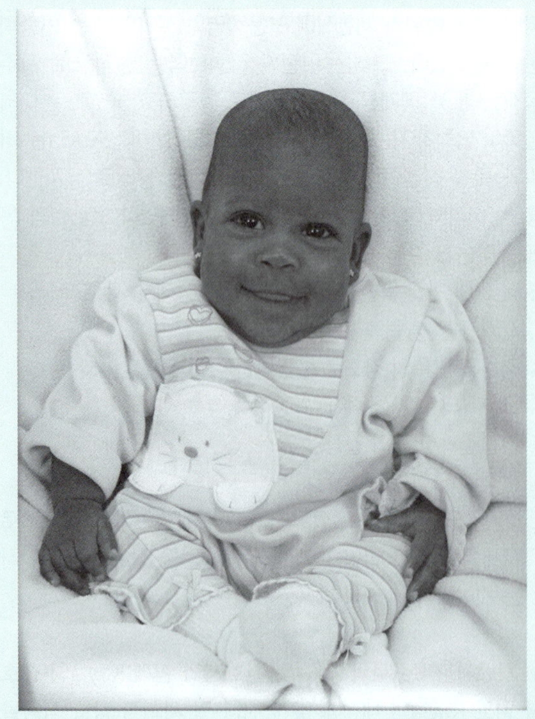

그림 4.27. 연대기적 연령 7.5개월 또는 교정연령 3.25개월 남자 아기(Baby boy)

BABY BOY

병력

남자 아기가 임신 26주 1일에 22세 G1 산모에게 자연 질식 분만으로 지역 병원에서 태어났다. 산모의 의료 및 수술 병력은 특이사항이 없었다. 임신 병력은 진행성 자궁경부 확장, 신결석증, 임신성 당뇨병, 효모 감염으로 유의미했다. 산모는 조기 진통을 겪었고 신경 보호를 위해 베타메타손과 마그네슘을 두 차례 투여 받았다. 아기는 출생 시 CPAP가 필요했고 신생아 집중치료실에 입원했다.

아기는 약 한 달 동안 지역사회 신생아 집중치료실에서 치료를 받은 후 신경외과 팀의 관리하에 패혈증, 수막염, 뇌농양 관리를 계속하기 위해 30주 1일 오후에 3차 치료 NICU로 옮겨졌다. 아기는 약 4개월 동안 3차 치료 NICU에서 치료를 받은 후 2.5주 동안 NICU 강압 장치에서 치료를 받은 후 50주 1일 오후 1시 퇴원했다.

물리치료 과정

초기 물리치료 검사는 31주 4일에 3차 치료 NICU에서 실시되었다. 아기는 일상적인 간호를 받는 동안 관찰되었다. 자율신경 불안정성[탈포화, 색 변화, 호흡의 증가(WOB)], 운동 스트레스(떨림 및 절뚝거림), 각성 진정 상태의 확산이 관찰되었다.

물리치료는 주 1-2회 계획되었다. 중재는 지속적인 평가, 포지셔닝, 환경 수정, 자기 조절 촉진, 부모 교육, 건강 상태가 허용하는 활동의 진행, 퇴원 계획 지원 등이었다.

단기 PT 목표: 기간: 6-8주

1. 아기는 수유 세션 동안 60-90초 동안 규칙적인 호흡을 보여줄 것이다.
2. 아기는 수유 세션 동안 20-30초 동안 스스로 조절하기 위해 binky에서 NNS를 활용할 것이다.
3. 수유 세션 동안 아기가 안정적인 활력 징후를 보일 것이다.

장기 PT 목표: 기간: 입원 중

1. 아기의 발달 잠재력의 최대화
2. 아기가 연령에 맞는 수동적 운동 범위(ROM)와 팔다리 힘 발휘하기
3. 아기의 피부가 손상되지 않을 것

4. 아기의 머리 모양이 둥글고 머리 선호도가 없어야 할 것

권장 사항:

1. 취침 공간의 조명을 어둡게 유지하여 각성 시간을 장려한다.
2. 유아의 수면 조절을 촉진하기 위해 침대 공간에서 소음을 최소화한다.
3. 가족이 캥거루 스킨십을 하고 아기를 돌보는 일에 참여하도록 장려한다.
4. 간호 세션과 수유 중에 아기 젖꼭지를 제공하여 자기 조절을 위한 NNS의 발달을 촉진한다.
5. 근육 강화를 촉진하기 위해 아기의 자세를 다양하게 한다.
6. 아기의 머리를 정중선으로 유지하여 두상 형성을 촉진하고 소두증을 예방한다.
7. 아기가 누워있을 때 어깨 아래에 롤을 사용하여 손이 중앙선에 닿고 손이 얼굴에 닿도록 한다.
8. 아기의 움직임이 제한되지 않도록 포지셔닝 장치를 주의해서 사용한다.

결과 측정:

31주 4일 PMA: Prechtl의 GMA 레퍼토리 운동 부족 - 이러한 유형의 운동은 비특이적 소견으로 임상적 가치가 낮으며, 이 소견을 보인 영아의 대다수는 정상적으로 발달한다.

34주 4일 PMA: Prechtl's의 GMA 경련성 동기화 운동-이 소견은 비정상적이며, 경련성 동기 운동이 있으면 CP의 위험이 훨씬 높으므로 매우 면밀한 후속 조치가 필요함을 나타낸다. 위양성 결과가 있을 수 있으므로 이러한 움직임이 이후 움직임에 결정적인 부정적인 영향을 미치지는 않는다는 점에 유의해야 한다. 따라서 위험을 더 자세히 파악하고 필요한 중재를 제공하려면 신경 발달 추적 관찰이 중요하다.

물리치료 재평가 39주 1일: 재평가 세션 중 오른손 주먹을 계속 쥔다는 점 주목

단기 PT 목표: 기간: 6-8주

1. 아기는 누운 상태에서 고개를 적극적으로 돌리면서 장난감이나 얼굴을 수평으로 160도 호를 그리며 따라간다.
2. 아기는 세션당 두 번씩 엎드린 자세에서 스스로 기도를 확보한다.
3. 아기는 12-15초 동안 지지된 앉은 자세에서 중립적인 머리 자세를 유지한다.
4. 아기의 가족은 세 가지 발달 지원 활동을 통해 독립할 수 있다.
5. 캘리퍼스 측정으로 아기의 소두증 점수가 5% 개선된다.

물리치료를 주 2회로 늘리고, 작업 치료 상담을 권장한다.

권장 사항:

1. 운동 발달을 촉진하기 위해 낮 동안 유아의 자세(옆으로 눕히기, 누워 앉히기, 유아용 시트)를 다양하게 한다.
2. 유아가 깨어 있을 때는 엎드린 자세로 눕히고 목과 어깨 거들을 강화하여 운동 발달을 촉진하도록 감독한다.
3. 목 강화 및 운동 발달을 촉진하기 위해 어깨를 잡아준다.
4. 간호 세션 동안 공갈 젖꼭지를 제공하고 목을 구부릴 수 있도록 한다.
5. 아기침대 왼쪽에서 접근하여 고개를 왼쪽으로 돌리고 머리 모양을 만들 수 있도록 한다.
6. 부모가 침대 옆에서 캥거루처럼 피부를 맞대고 안아주도록 장려한다.
7. 유아의 왼쪽으로 상호작용을 촉진하기 위해 유아용 침대를 돌리는 것을 고려한다.

결과 측정: 소두증 평가

두부 지수 = 85.6%
두개골 너비(M/L) = 105 mm
두개골 길이(A/P) = 123 mm
두개골 비대칭 지수 = 5.6 경증
대각선 A = 124 mm
대각선 B = 117 mm
머리 둘레 = 측정되지 않음
서술 설명 = 경증 R 사두증

47.6주 PMA에 G 튜브 삽입 후 물리치료 재평가
단기 PT 목표: 기간 6-8주

1. 아기는 지지대에 앉은 상태에서 활발하게 고개를 돌리며 장난감이나 얼굴을 160도 원호로 추적한다.
2. 아기가 옆으로 누운 상태에서 하지(LE)를 1/3씩 3회 연속으로 차는 동작을 한다.
3. 아기가 팔뚝에 엎드린 상태에서 8-10초 동안 머리 신전을 유지한다.
4. 아기는 세션당 세 번씩 누운 상태에서 손가락을 서로 맞대는 동작을 시연한다.

장기 PT 목표: 기간: 입원 중

5. 아기의 발달 잠재력이 극대화된다.
6. 아기가 연령에 맞는 수동적 ROM과 팔다리 힘을 발휘한다.
7. 아기는 피부 손상을 보이지 않는다.
8. 캘리퍼스로 측정했을 때 아기의 안검하수가 2-4 mm 개선된다.
9. 아기의 가족은 세 가지 발달 지원 활동을 통해 독립할 수 있다.

작업 치료 횟수가 주 2회로 증가했다.

50주 1일 오후 1시에 집으로 퇴원한다. 조기 중재 및 신생아 후속 서비스와 더불어 주 1회 외래 환자 PT를 제공한다.

참고문헌

1. Prescott S, Hebman MC. Premature infant care in the early 20th century. J Obstet Gynecol Neonatal Nurs. 2017;46:637-646.
2. Robertson AF, Baker JP. Lessons from the past. Semin Fetal Neonatal Med. 2005;(10):23-30.
3. Avery ME. Neonatology. Pediatrics. 1998;2(1):270-271.
4. Nelson NM. A decimillennium in neonatology. J Pediatr. 2000;(137):731-735.
5. Kronn D. Navigating newborn screening in the NICU: a user's guide. NeoReviews. 2019;20(5):e280-e291.
6. U.S. National Library of Medicine. Accessed July 10, 2019. https:// clinicaltrials.gov/ct2/results?term=newborn&Search=Apply&rec rs=a&recrs=f&age_v=&gndr=&type=&rslt=
7. Miletta I, Martel M-J, Ribeiro da Silva M, McNeil MC. Guidelines for the institutional implementation of developmental neuroprotective care in the neonatal intensive care unit. Part A: background & ratio- nale. Can J Nurs Res. 2017;49(2):46-62.
8. Bruton C, Meckley J, Nelson L. NICU Nurses and Families Part- nering to provide neuroprotective, family-centered, developmental care. Neonatal Netw. 2018;37(6):351-357.
9. Eliades C. Mitigating infant medical trauma in the NICU: skin to skin contact as a trauma-informed, age–appropriate best practice. Neonatal Netw. 2018;37(6):343-350.
10. Higgins RD, Shankaran S. The neonatal research network: his- tory since 2003, future directions and challenges. Semin Perinatol. 2016;40:337-340.
11. Committee on Fetus and Newborn. Policy Statement. Levels of neonatal care. Pediatrics. 2012;130(3):587-597.
12. Vergara ER, Bigsby R. Developmental and Therapeutic Interventions in the NICU. Paul H Brookes Publishing Co; 2004.
13. Sweeney JK. Assessment of the special care nursery environment: effects on the high-risk infant. In: Wilhelm IJ, ed. Physical Therapy Assessment in Early Infancy. Church Livingstone; 1993.
14. Sweeney JK, Swanson MW. Low birth weight infants: neonatal care and follow-up. In: Umphred DA, ed. Neurological Rehabilitation. 4th ed. Mosby; 2001.
15. Sweeney JK, Heriza CB, Blanchard Y. Neonatal physical therapy. Part I: clinical competencies and neonatal intensive care unit clinical training models. Pediatr Phys Ther. 2009;21:296-307.
16. Campbell SK. Decision Making in Pediatric Neurologic Physical Therapy. Churchill Livingstone; 1999.
17. Sweeney JK, Heriza CB, Blanchard Y, et al. Neonatal physical ther- apy. Part II: practice frameworks and evidence-based practice guide- lines. Pediatr Phys Ther. 2010;22:2-16.
18. Scull S, Deitz J. Competencies for physical therapists in the neonatal intensive care unit (NICU). Pediatr Phys Ther. 1989;1:11-14.
19. Sweeney JK, Heriza CB, Reilly MA, et al. Practice guidelines for the physical therapist in the neonatal intensive care unit (NICU). Pediatr Phys Ther. 1999;11:119-132.
20. Campbell SK. Use of care paths to improve patient management. Phys Occupat Ther Pediatr. 2013;33(1):27-38.
21. Byrne E, Campbell SK. Physical therapy observation and assess- ment in the neonatal intensive care unit (NICU). Phys Occupat Ther Pediatr. 2013;33(1):39-74.
22. Byrne E, Garber J. Physical therapy intervention in the neonatal in- tensive care unit. Phys Occupat Ther Pediatr. 2013;33(1):75-110.
23. Garber J. Oral-motor function and feeding intervention. Phys Occu- pat Ther Pediatr. 2013;33(1):111-138.
24. Goldstein LA. Family support and education. Phys Occupat Ther Pedi- atr. 2013;33(1):139-161.
25. Barbosa VM. Teamwork in the neonatal intensive care unit. Phys Oc- cupat Ther Pediatr. 2013;33(1):5-26.
26. Kamm K, Thelen E, Jenson JL. A dynamical systems approach to motor development. Phys Ther. 1990;70(12):763-775.
27. Heriza CB. Implications of dynamic systems approach to under- standing infant kicking behavior. Phys Ther. 1991;71(3):222-234.
28. Heriza CB. Motor development: traditional and contemporary the- ories. Contemporary management of motor control problems. In: Proceedings of the II Step Conference. Foundation of Physical Therapy; 1991.

29. Lockman JS, Thelen E. Developmental biodynamics: brain, body, behavior connections. Child Dev. 1993;64:953.
30. Thelen E. Motor development: a new synthesis. Am Psychol. 1995;50(2):79-90.
31. Guiliani CA. Theories of motor control: new concepts for physical therapy. Contemporary management of motor control problems. In: Proceedings of the II Step Conference.
32. Horak FB. Assumptions underlying motor control for neurologic rehabilitation. Contemporary management of motor control prob- lems. In: Proceedings of the II Step Conference. Foundation for Physical Therapy; 1991.
33. Edelman GM. Neural Darwinism: Theory of Neuronal Group Selection. Oxford University Press; 1989.
34. Edelman GM. Bright Air, Brilliant Fire: On the Matter of the Mind. Ba- sic Books Inc; 1992.
35. Hadders Algra M. The neuronal group selection theory: a frame- work to explain variation in normal development. Dev Med Child Neurol. 2000;42:566-572.
36. Edelman GM. Neural Darwinism: selection and re-entrant signal- ling in higher brain function. Neuron. 1993;10:115-125.
37. Hadders Algra M. The neuronal group selection theory: promising principles for understanding and treating developmental motor dis- orders. Dev Med Child Neurol. 2000;42:707-715.
38. Prechtl HFM. Developmental neurology of the fetus. Bailliere's Clin Obstetr Gynecol. 1988;2(1):21-36.
39. Sporns O, Edelman GM. Solving Bernstein's problem: a proposal for the development of coordinated movements by selection. Child Dev. 1993;64:960-981.
40. Hadders Algra M. Variation and variability: key words in human motor development. Phys Ther. 2010;90:1823-1837.
41. Smith LB, Thelan E. Development as a dynamic system. Trends Cogn Sci. 2003;7(8):343-348.
42. Adolph KE. Learning in the development of locomotion. Monogr Soc Res Child Dev. 1997;62(1-4):1-158.
43. Campbell SK. The child's development of functional movement. In: Campbell SK, Palisano RJ, Orlin MN, eds. Physical Therapy for Chil- dren. 4th ed. Elsevier Saunders; 2012.
44. Als H, Duffy FH, McAnulty GB, et al. Early experience alters brain function and structure. Pediatrics. 2004;11(4):846-857.
45. World Health Organization. International Classification of Functioning, Disability and Handicaps. World Health Organization; 2001.
46. Atkinson HL, Nixon-Cave K. A tool for clinical reasoning and reflec- tion using the International Classification of Functioning, Disability, and Health (ICF) framework and patient management model. Phys Ther. 2011;91(3):416-430.
47. Als H. Toward a synactive theory of development: promise for the assessment and support of infant individuality. Infant Ment Health J. 1982;3(4):229-243.
48. Als H. Infant individuality: assessing patterns of very early devel- opment. In: Call J, Galenson E, Tyson RL, eds. Frontiers of Infant Psychiatry. Basic Books; 1983.
49. Als H. A synactive model of neonatal behavioral organization: framework for the assessment of neurobehavioral development in the premature infant and for support of infants and parents in the neonatal intensive care environment. Phys Occup Ther Pediatr. 1986;6:3-55.
50. Als H, Lawhon G, Brown E, et al. Individualized behavioral and en- vironmental care for the very low birth weight preterm infant at high risk for bronchopulmonary dysplasia: neonatal intensive care unit and developmental outcome. Pediatrics. 1986;78(6):1123-1132.
51. Als H, Lester BM, Brazelton TB. Dynamics of the behavioral orga- nization of the premature infant: a theoretical perspective. In: Field TM, Sostek AM, Goldberg S, et al., eds. Infants Born at Risk. Spec- trum; 1979.
52. Als H. Manual for the Naturalistic Observation of Newborn Behavior: Newborn Individualized Developmental Care and Assessment Program (NIDCAP). National NIDCAP Training Center; 1995.
53. Lawhon G, Melzar A. Developmental care of the very low birth weight infant. J Perinatal Neonatal Nurs. 1988;2(1):56-65.
54. Bowden VR, Greenberg CS, Donaldson NE. Developmental care of the newborn. Online J Clin Innovations. 2000;3(7):1-77.
55. Gilkerson L, Als H. Role of reflective process in the implementation of developmentally supportive care in the newborn intensive care nursery. Infants Young Child. 1995;7(4):20-28.
56. Johnson B. Family centered care: four decades of progress. Fam Syst Health. 2000;18(2):137.
57. Chappel J. Advancing Clinical Practice and Perspectives of Developmental Care in the NICU. NICU; 2004.
58. Als H, Lawhon G, Duffy FH, et al. Individualized develop- men- tal care for the very low-birth-weight preterm infant. JAMA. 1994;272(11):853-858.
59. Becker PT, Grunwald PC, Moorman J, et al. Outcomes of de- velop- mentally supportive nursing care for very low birth weight infants. Nurs Res. 1991;40:150-155.
60. Becker PT, Grunwald PC, Moorman J, et al. Effects of devel- opmen- tal care on behavioral organization in very-low-birth-weight infants. Nurs Res. 1993;42(4):214-220.
61. Buehler DM, Als H, Duffy FH, et al. Effectiveness of individ-

ualized developmental care for low-risk preterm infants: behavioral and electrophysiologic evidence. Pediatrics. 1995;96(5):923-932.
62. Symington A, Pinelli J. Distilling the evidence on developmental care: a systematic review. Adv Neonatal Care. 2002;2(4):198-221.
63. Symington A, Pinelli J. Developmental care for promoting develop- ment and preventing morbidity in preterm infants (Cochrane Re- view). Cochrane Database Syst Rev. 2002;4.
64. Franck LS, Lawhon G. Environmental and behavioral strategies to prevent and manage neonatal pain. Semin Perinatol. 1998;22(5):434-443.
65. Hill S, Engle S, Jorgensen J, et al. Effects of facilitated tucking during routine care of infants born preterm. Pediatr Phys Ther. 2005;17:158-163.
66. Ward-Larson C, Horn RA, Gosnell F. The efficacy of facilitated tuck- ing for relieving procedural pain of endotracheal suctioning in very low birth weight infants. Am J Matern Child Nurs. 2004;29(3):151-156.
67. Taquino L, Blackburn S. The effects of containment during suction- ing and heelstick on physiological and behavioral responses of pre- term infants. Neonatal Nurs. 1994;13(7):55.
68. Corff KE, Seideman R, Venkataraman PS, et al. Facilitated tucking: a nonpharmacologic comfort measure for pain in preterm neonates. J Gynecol Neonatal Nurs. 1995;24(2):143-147.
69. Corff KE. An effective comfort measure for minor pain and stress in preterm infants: facilitated tucking. Neonatal Netw. 1993;12(8):74.
70. Corbo MG, Mansi G, Stagni A, et al. Nonnutritive sucking during heelstick procedures decreases behavioral distress in the newborn infant. Biol Neonate. 2000;77:162-167.
71. Field T, Goldson E. Pacifying effects of nonnutritive sucking on term and preterm neonates during heelstick procedures. Pediatrics. 1984;74(6):1012-1015.
72. Pinelli J, Symington A. How rewarding can a pacifier be? A system- atic review of nonnutritive sucking in preterm infants. Neonatal Netw. 2000;19(8):41-48.
73. Reeves E. A synthesis of the literature on trauma-informed care. Is- sues Ment Health Nurs. 2015;36(9):698-709.
74. Coughlin ME. Trauma-Informed Care in the NICU. Evidence-Based Practice Guidelines for Neonatal Clinicians. Springer Publishing Co; 2017.
75. Discenza D. "Mental Health" in the NICU: time to catch up and provide Trauma-informed care for families and pros. Neonatal Netw. 2017;36(5):318-320.
76. Galvin E, Boyers L, Schwartz PK, et al. Challenging the precepts of family-centered care: testing a philosophy. Pediatr Nurs. 2000;26(6):625-632.
77. Harrison H. The principles of family-centered neonatal care. Pediat- rics. 1993;92(5):643-650.
78. Brazelton TB, Cramer BG. The Earliest Relationship. Addison-Wesley Publishing Company Inc.; 1990.
79. Lawhon G. Management of stress in premature infants. In: Angelini DJ, Whelan Knapp CM, Gibes RM, eds. Perinatal-Neonatal Nursing: A Clinical Handbook. Blackwell Scientific Publications; 1986.
80. Mercer RT. Nursing Care for Parents at Risk. Charles B Slack Inc; 1977.
81. Bibring GL. Some considerations of the psychological process in pregnancy. Psychoanal Study Child. 1959;14:113-121.
82. Bibring GL, Dwyer TF, Huntington DS, et al. A study of the psy- chological processes in pregnancy and of the earliest mother-child relationship. Psychoanal Study Child. 1961;16:9-24.
83. Cowan CP, Cowan PA. When Partners Become Parents: The Big Life Change for Couples. Lawrence Erlbaum Associates Publishers; 1999.
84. Cowan CP, Cowan PA. Interventions to ease the transition to par- enthood. Fam Relations. 1995;44:412-423.
85. Cowan CP, Cowan PA, Heming G, et al. Transitions to parenthood his, hers, and theirs. J Fam Issues. 1985;6(4):451-481.
86. Stainton MC, McNeil D, Harvey S. Maternal tasks of uncertain motherhood. Matern Child Nurs J. 1992;20(3,4):113-231.
87. Miles MS, Brunssen SH. Psychometric properties of the parental stressor scale: infant hospitalization. Adv Neonatal Care. 2003;3(4):189-196.
88. Melnyk BM, Alpert-Gillis LJ, Hensel PB, et al. Helping mothers cope with a critically ill child: a pilot test of the COPE intervention. Res Nurs Health. 1997;20:3-14.
89. Diagnostic and Statistical Manual of Mental Disorders. 4th ed. Ameri- can Psychiatric Association; 1994.
90. Jotzo M, Poets CF. Helping parents cope with the trauma of pre- mature birth: an evaluation of a trauma-preventive psychological intervention. Pediatrics. 2005;115(4):915-919.
91. Holditch-Davis D, Bartlett TR, Blickman AL, et al. Posttraumatic stress symptoms in mothers of premature infants. J Obstet Gynecol Neonatal Nurs. 2003;32(2):161-171.
92. Peebles-Kleiger MJ. Pediatric and neonatal intensive care hospitaliza- tion as traumatic stressor: implications for intervention. Bull Men- ninger Clin. 2000;64(2):257-280.
93. DeMier RL, Hynan MT, Harris HB, et al. Perinatal stressors as pre- dictors of symptoms of posttraumatic stress in mothers of infants at high risk. J Perinatal. 1996;16(4):276-280.
94. Affleck G, Tennen H. The effect of newborn intensive care on

par- ents' psychological well-being. Child Health Care. 1991;20(1):6-14.

95. Sydnor-Greenberg N, Dokken D, Ahmann E. Coping and caring in different ways: understanding and meaningful involvement. Pediatr Nurs. 2000;26(2):185-190.

96. Clubb RL. Chronic sorrow: adaptation patterns of parents with chronically ill children. Pediatr Nurs. 1991;17(5):461-466.

97. Pohlman S. Fathers role in the NICU care: evidence-based practice. In: Kenner C, McGrath JM, eds. Developmental Care of Newborns and Infants: A Guide for Health Professionals. Mosby; 2004.

98. Kaplan S, Bolender DL. Embryology. In: Polin RA, Fox WW, Ab- man SH, eds. Fetal and Neonatal Physiology. 2nd ed. WB Saunders Co; 1998.

99. Graham EM, Morgan MA. Growth before term. In: Batshaw MA, ed. Children with Disabilities. 4th ed. Paul Brooks Publishing Com- pany; 1997.

100. MacKenzie AP, Stephenson CD, Funai AF. Prenatal assessment of gestational age. Accessed April 2013. http://www.uptodate.com/contents/prenatal-assessment-of-gestational-age?detectedLanguag e=en&source=search_result&search=prenatal+assessment+of+ gestational+age&selectedTitle=1%7E150&provider=noProvider

101. Wilkens-Haug L, Heffner LJ. Fetal assessment and prenatal diagno- sis. In: Cloherty JP, Eichenwald EC, Stark AR, eds. Manual of Neona- tal Care. 5th ed. Lippincott Williams & Wilkins; 2004.

102. Comparetti AM. Pattern analysis of normal and abnormal develop- ment: the fetus, the newborn, the child. In: Slaton DS, ed. Develop- ment of Movement in Infancy. UNC; 1980.

103. Dipietro JA. Fetal neurobehavioral assessment. In: Singer LT, Ze- skind PS, eds. Biobehavioral Assessment of the Infant. The Guilford Press; 2001.

104. Rivkees SA, Mirmiran M, Ariagno RL. Circadian rhythms in infants. NeoReviews. 2003;4(11):298-303.

105. Prechtl H, Beintema D. The Neurological Examination of the Newborn Infant. Clinics in Developmental Medicine, 12. Heinemann Educational Books; 1964.

106. Lester BM, Tronick EZ. History and description of the neonatal intensive care unit network neuro-behavioral scale. Pediatrics. 2004;113(3):634-640.

107. Friedrich O. What do babies know? TIME. Accessed August 15, 1983. http://content.time.com/time/magazine/article/0,9171,1580382,00.html

108. Glass P. Development of the visual system and implications for early intervention. Infants Young Child. 2002;15(1):1-10.

109. Morrissey K. Seminar in Pediatric Physical Therapy: Infant Development and Therapeutic Interventions. Fall Semester 1994. Hahnemann Univer- sity Program in Pediatric Physical Therapy.

110. Yoos L. Applying research in practice: parenting the premature in- fant. Appl Nurs Res. 1989;2(1):30-34.

111. Hunter JG. Neonatal intensive care unit. In: Case-Smith J, ed. Oc- cupational Therapy for Children. 4th ed. Mosby; 2001.

112. Allen MC, Capute AJ. Tone and reflex development before term. Pe- diatrics. 1990;85:393-399.

113. Dargassies SSA. Neurological Development in the Full-Term and Prema- ture Neonate. Exerpta Medica; 1977.

114. Sweeney JK, Gutierrez T. Musculoskeletal implications of preterm infant positioning in the NICU. J Perinatal Neonatal Nurs. 2002;16(1):58-70.

115. Palmer PG, Dubowitz LMS, Verghote M, et al. Neurological and neurobehavioral differences between preterm infants at term and full-term newborn infants. Neuropediatrics. 1982;13:183-189.

116. Mercuri E, Guzzetta A, Laroche S, et al. Neurologic examination of preterm infants at term age: comparison with term infants. J Pediatr. 2003;142:647-655.

117. Duffy FH, Als H, McNulty, GB. Behavioral and electrophysiologi- cal evidence for gestational age effects in healthy preterm and full- term infants studied two weeks after expected due date. Child Dev. 1990;61:1271-1286.

118. Huppi PS, Schuknecht B, Boesch C, et al. Structural and neurobe- havioral delay in postnatal brain development of preterm infants. Pediatr Res. 1996;39(5):895-901.

119. Mouradian LE, Als H, Coster WJ. Neurobehavioral functioning of healthy preterm infants of varying gestational ages. Dev Behav Pedi- atr. 2000;21(6):408-416.

120. Graven SN. Sound and the developing infant in the NICU: conclu- sions and recommendations for care. J Perinatol. 2000;20:S88-S93.

121. McGrath JM. Neurologic development. In: Kenner C, McGrath JM, eds. Developmental Care of Newborns and Infants: A Guide for Health Professionals. Mosby; 2004.

122. Lutes LM, Graves CD, Jorgensen KM. The NICU experience and its relationship to sensory integration. In: Kenner C, McGrath JM, eds. Developmental Care of Newborns and Infants. A Guide for Health Profes-sionals. Elsevier; 2004.

123. Anand KJ, Hickey PK. Pain and its effects in the human neonate and fetus. N Engl J Med. 1987;317:1321-1329.

124. Anand KJ, Carr DB. The neuroanatomy, neurophysiology, and neu- rochemistry of pain, stress, and analgesia in newborns and children. Pediatr Clin North Am. 1989;36:795-822.

125. Carbajal R, Rousst A, Dana C, et al. Epidemiology and treat-

ment of painful procedures in neonates in intensive care units. JAMA. 2008;300(1):60-70.

126. Cruz MP, Fernandes AM, Olivveira CR. Epidemiology of painful procedures performed in neonates: a systematic review of obser- vational studies. Eur J Pain. 2016;20(4):489-498. doi:10.1002/ejp.757
127. Perry M, Tan Z, Chen J, et al. Neonatal pain: perceptions and cur- rent practice. Crit Care Nurs Clin N Am. 2018;30:549-561. doi:10.106/j. cnc.2018.07.013
128. World Health Organization Guidelines on the Pharmacological Treatment of Persisting Pain in Children with Medical Illnesses. World Health Or- ganization; 2012.
129. Grunau RE, Holsti L, Haley D, et al. Neonatal procedural pain ex- posure predicts lower cortisol and behavioral reactivity in preterm infants in the NICU. Pain. 2005;113(3):293-300.
130. Grunau RE. Neonatal pain in very preterm infant: long term effects on brain, neurodevelopment, & pain reactivity. Rambam Maimonides Med J. 2013;4(4):e0025.
131. Ranger M, Grunau RE. Early repetitive pain in preterm infants in relation to the developing brain. Pain Manag. 2014;4(1):57-67.
132. Brummelte S, Grunau RE, Vann C, et al. Procedural pain and brain development in premature newborns. Ann Neurol. 2015;71:385-396. doi:10.1002/ana.22267
133. Roofthooft DE, Simons SH, Anad KJ, et al. Eight years later, are we still hurting newborn infants? Neonatology. 2014;105(3):218-226.
134. Ranger M, Beggs S, Grunau RE. Developmental aspects of pain. In: Polin RA, Abman SH, Rowitel DH, Benitz WE, eds. Fetal and Neona- tal Physiology. 5th ed. Elsevier; 2017:1390.e2-1395.e2.
135. Corneilissen L, Fabrizi L, Patten D, et al. Postnatal temporal, spatial and modality tuning of nociceptive cutaneous flexion reflexes in hu- man infants. PLoS One. 2013;8:e76470.
136. Heinricher MM, Tavares I, Leith JL, et al. Descending control of nociception: specificity and plasticity. Brain Res Rev. 2009;60(10):214-225.
137. Hatfield LA. Neonatal pian: what's age got to do with it? Surg Neurol Int. 2014;5(suppl 13):S479-S489.
138. Salihagic Kadic A, Predojevic M. Fetal neurophysiology according to gestational age. Semin Fetal Neonatal Med. 2012;17:256-260.
139. Salihagic Kadic A, Predojevic M, Kurjak A. Advances in fetal neu- rophysiology. In: Pooh RK, Kurjak A, eds. Fetal Neurology. Jaypee Brothers; 2009:161-221.
140. Koch SC, Tochiki KK, Hirschberg S, et al. C-fiber activity-dependent maturation of glycinergic inhibition in the spinal dorsal horn of the postnatal rat. Proc Natl Acad Sci U S A. 2012;109(30):12201-12206.
141. Bremner LR, Fitzgerald M. Postnatal tuning of cutaneous inhibitory receptive fields in the rat. J Physiol. 2008;586:1529-1537.
142. Fitzgerald M, Walker SM. Infant pain management: a developmen- tal neurobiological approach. Nat Rev Neurol. 2009;5:35-50.
143. Andrews K, Fitzgerald M. The cutaneous withdrawal reflex in hu- man neonates: sensitization, receptive fields, and the effects of con- tralateral stimulation. Pain. 1994;56:95-101.
144. Jennings E, Fitzgerald M. Postnatal changes in responses of rat dor- sal horn cells to afferent stimulation: a fibre-induced sensitization. J Physiol. 1998;509(3):859-868.
145. Beggs S, Torsney C, Drew LJ, et al. The postnatal reorganization of primary afferent input and dorsal horn cell receptive fields in the rat spinal cord is an activity-dependent process. Eur J Neurosci. 2002;16:1249-1258.
146. Valeri BO, Holsti L, Linhares BM. Neonatal pain and developmental outcomes in children born preterm: a systematic review. Clin J Pain. 2015;31:355-362.
147. Goksan S, Hartley C, Emery F, et al. fMRI reveals neural activity overlap between adult and infant pain. Elife. 2015;4:e06356.
148. Volpe JJ. Brain injury in premature infants: a complex amalgam of destructive and developmental disturbances. Lancet Neurol. 2009;8:110-124.
149. Volpe JJ. Neurology of the Newborn. 4th ed. Saunders; 2001.
150. Smith GC, Gutovich J, Smyser C, et al. Neonatal intensive care unit stress is associated with brain development in preterm infants. Ann Neurol. 2011;70:541-549.
151. Vinall J, Miller SP, Chau V, et al. Neonatal pain in relation to postna- tal growth in infants born very preterm. Pain. 2012;153:1374-1381.
152. Ranger M, Zwicker JG, Chau CMY, et al. Neonatal pain and infec- tion relate to smaller cerebellum in very preterm children at school age. J Pediatr. 2015;167:292-298.
153. Zwicker JG, Miller SP, Grunau RE, et al. Smaller cerebellar growth and poorer neurodevelopmental outcomes in very preterm infants exposed to neonatal morphine. J Pediatr. 2016;172:81-87.
154. Duerden EG, Grunau RE, Guo R, et al. Early procedural pain is associated with regionally-specific alterations in thalamic develop- ment in preterm neonates. J Neurosci. 2018;38(4):878-886.
155. Zwicker JG, Grunau RE, Adams E, et al. Score for neonatal acute physiology-II and neonatal pain predict corticospinal

tract develop- ment in premature newborns. Pediatr Neurol. 2013;48:123.e1-129.e1.

156. Schwaller F, Fitzgerald M. The consequences of pain in early life: injury-induced plasticity in developing pain pathways. Eur J Neurosci. 2014;39:344-352.

157. Grunau RE, Oberlander TF, Whitfield MF, et al. Demographic and therapeutic determinants of pain reactivity in very low birth weight neonates at 32 weeks' postconceptional age. Pediatrics. 2001;107(1):105-112.

158. Doesburg SM, Chau CM, Cheung TP, et al. Neonatal pain-related stress, functional cortical activity and visual-perceptual abilities in school-age children born extremely low gestational age. Pain. 2013;154(10):1946-1952.

159. Cong X, Wu J, Vittner D, et al. The impact of cumulative pain/stress on neurobehavioral development of preterm infants in the NICU. Early Hum Dev. 2017;108:9-16.

160. Montirosso R, Casini E, Del Prete A, et al. Neonatal developmental care in infant pain management and internalizing behaviours at 18 months in prematurely born children. Eur J Pain. 2016;20:1010-1021.

161. Tu MT, Grunau RE, Petrie-Thomas J, et al. Maternal stress and be- havior modulate relationships between neonatal stress, attention, and basal cortisol at 8 months in preterm infants. Dev Psychobiol. 2007;49:150-164.

162. AAP Committee on Fetus and Section on Anesthesiology and Pain Medicine. Prevention and management of procedural pain in the neonate: an update. Pediatrics. 2016;137(2): e20154271. doi:10.1542/ peds.2015-4271

163. Johnston CC, Stevens BJ, Yang F, et al. Differential response to pain by very preterm neonates. Pain. 1995;61:471-479.

164. Holsti L, Grunau RE, Oberlander TF. Is it painful or not? Discreet validity of the behavioural indicators of infant pain (BIIP) scale. Clin J Pain. 2008;24(1):83-88.

165. Relland LM, Gehred A, Maitre NL. Behavioral and physiological signs for pain assessment in preterm and term neonates during nociception-specific response: a systematic review. Pediatr Neurol. 2019;90:13-23.

166. Eriksson M, Campbell-Yeo M. Assessment of pain in newborn in- fants. Semin Fetal Neonatal Med. 2019;24:101003.

167. Holsti L, Grunau RE, Oberlander TF, et al. Body movements: an im- portant additional factor in discriminating pain for stress in preterm infants. Clin J Pain. 2005;21:491-498.

168. Anand KJS. Defining pain in newborns: need for a uniform taxon- omy? Acta Paediatr. 2017;106:1438-1444.

169. Anand KJS, Eriksson M, Boyle EM, et al. Assessment of continuous pain in newborns admitted to NICUs in 18 European countries. Acta Paediatr. 2017;106:1248-1259.

170. Field T. Preterm newborn pain research review. Infant Behav Dev. 2017;49:141-150.

171. Hatfield LA, Murphy N, Karp K, et al. A systematic review of behav- ioral and environmental interventions for procedural pain manage- ment in preterm infants. J Pediatr Nurs. 2019;44:22-30.

172. Filippa M, Poisbeau P, Mairesse J, et al. Pain, parental involvement, and oxytocin in the neonatal intensive care unit. Front Psychol. 2019;10:715. doi: 10.3389/fpsyg.2019.00715

173. Hall RW, Shbarou RM. Drugs of choice for sedation and analgesia in the neonatal ICU. Clin Perinatol. 2009;36(2):215-226.

174. Harrison LH, Lotas MJ, Jorgensen KM. Environmental issues. In: Kenner C, McGrath JM, eds. Developmental Care of Newborns and In-fants: A Guide for Health Professionals. Elsevier; 2004.

175. Turnage-Carrier CS. Caregiving and the environment. In: Kenner C, McGrath JM, eds. Developmental Care of Newborns and Infants: A Guide for Health Professionals. Elsevier; 2004.

176. American Academy of Pediatrics, Committee on Environmen- tal Health. Noise: a hazard for the fetus and newborn. Pediatrics. 1997;100(4):724-727.

177. Philbin MK. Planning the acoustic environment of a neonatal inten- sive care unit. Clin Perinatol. 2004;31:331-352.

178. Chang YJ, Lin CH, Lin LH. Noise and related events in a neonatal intensive care unit. Acta Paediatr. 2001;42:212-217.

179. Evans JB, Philbin MK. The acoustic environment of hospital nurser- ies. J Perinatol. 2000;20(8):S105-S112.

180. Philbin MK. Some implications of early auditory development for the environment of hospitalized preterm infants. Neonatal Netw. 1996;15(7):71-73.

181. Philbin MK, Evans JB. Noise levels, spectra and operational function of an occupied newborn intensive care unit built to meet recom- mended permissible noise criteria. J Acoust Soc Am. 2003;114(4, part 2):2326.

182. White RD. Recommended standards for the newborn ICU design. J Perinatol. 2003;23(1):5-21.

183. Morante A, Dubowitz LMS, Levene M, et al. The development of visual function in normal and abnormal preterm and full term in- fants. Dev Med Child Neurol. 1982;24:771-784.

184. Prechtl HFR, Fargel JW, Weinmann HM, et al. Postures and respiration of low-risk pre-term infants. Dev Med Child Neurol. 1979;21:3-27.

185. Brazelton TB, Nugent JK. The Neonatal Behavioral Assessment Scale. 3rd ed. MacKeith Press; 1995.

186. Als H. Reading the premature infant. In: Goldson E, ed. Nurturing the Premature Infant Developmental Intervention in the

Neonatal Intensive Care Nursery. Oxford University Press; 1999.

187. Pompa KM, Zaichkin J. The NICU baby. In: Zaichkin J, ed. Newborn Intensive Care. What Every Parent Needs to Know. NICU Ink Book Pub- lishers; 2002.
188. Lee KG, Cloherty JP. Identifying the high risk newborn and evaluat- ing gestational age, prematurity, post maturity, large for gestational age, and small for gestational age. In: Cloherty JP, Eichenwald EC, Stark AR, eds. Manual of Neonatal Care. 5th ed. Lippincott Williams & Wilkins; 2004.
189. American Academy of Pediatrics Committee on Fetus and New- born. Age terminology during the perinatal period. Pediatrics. 2004;114:1362-1364.
190. Apgar V. A proposal for a new method of evaluation of the newborn infant. Curr Res Anesth Analg. 1953;32(4):260-267.
191. American Academy of Pediatrics, Committee on Fetus & Newborn, American College of Obstetricians & Gynecologists. The Apgar score. Pediatrics. 2006;117(4):1444-1447.
192. American Academy of Pediatrics Committee on Fetus & Newborn, American College of Obstetricians & Gynecologists & Committee on Obstetric Practice. The apgar score. Pediatrics. 2006;117(4): 1444-1447.
193. Eichenwald EC. Mechanical ventilation. In: Cloherty JP, Eichenwald EC, Stark AR, eds. Manual of Neonatal Care. 5th ed. Lippincott Wil- liams & Wilkins; 2004.
194. Cameron J, Haines J. Management of respiratory disorders. In: Box- well G, eds. Neonatal Intensive Care Nursing. Routledge; 2000.
195. Wiswell TE, Pinchi S. Continuous positive airway pressure. In: Goldsmith JP, Karotin EH, eds. Assisted Ventilation of the Neonate. 4th ed. Saunders; 2003.
196. Czervinske MP. Continuous positive airway pressure. In: Czervinske MP, Barnhart SC, eds. Perinatal and Pediatric Respiratory Care. 2nd ed. Saunders; 2003.
197. Lee KS, Dunn MS, Fenwick M. A comparison of underwater bubble continuous positive airway pressure with ventilator derived continu- ous positive airway pressure in premature infants ready for extuba- tion. Biol Neonate. 1998;73(2):69-75.
198. Spitzer AR, Greenspan JS, Fox WW. Positive-pressure ventilation- pressure-limited and time cycled ventilation. In: Goldsmith JP, Karo- tin EH, eds. Assisted Ventilation of the Neonate. 4th ed. Saunders; 2003.
199. Schwartz JE. New technologies applied to management of the re- spiratory system. In: Kenner C, Lott JW, eds. Comprehensive Neonatal Nursing: A Physiologic Perspective. 3rd ed. Saunders; 2003.
200. Meredith KS. High frequency ventilation. In: Czervinske MP, Barn- hart SC, eds. Perinatal and Pediatric Respiratory Care. 2nd ed. Saun- ders; 2003.
201. Mammel MC. Mechanical ventilation of the newborn. Arch Dis Child Fetal Neonatal Ed. 2000;83(3):F224.
202. Mammel MC. High frequency ventilation. In: Goldsmith JP, Karotin EH, eds. Assisted Ventilation of the Neonate. 4th ed. Saunders; 2003.
203. Keszler M, Derand DJ. Neonatal high frequency ventilation: past, present, future. Clin Perinatol. 2001;28(3):579-607.
204. MacIntyre NR. High frequency jet ventilation. Respir Care Clin N Am. 2001;7(4):599-610.
205. Bouchet JC, Goddard J, Claris O. High frequency oscillatory ventila- tion. Anesthesiology. 2004;100:1007-1012.
206. Moriette G, Paris-Llado J, Walti H, et al. Prospective randomized multicenter comparison of high frequency oscillatory ventilation and conventional ventilation in preterm infants of less than 30 weeks with respiratory distress syndrome. Pediatrics. 2001;107(2):363-372.
207. Osborn DA, Evans N. Randomized trial of high frequency oscilla- tory ventilation versus conventional ventilation: effect on systemic blood flow in very premature infants. J Pediatr. 2003;143(2):192-202.
208. Sreenan C, Lemke RP, Hudson-Mason A, et al. High-flow nasal can- nulae in the management of apnea of prematurity: a comparison with conventional nasal continuous positive airway pressure. Pediat- rics. 2001;107(5):1081-1083.
209. Locke RG, Wolfson MR, Shaffer TH, et al. Inadvertent administra- tion of positive-end-distending pressure during nasal cannula flow. Pediatrics. 1993;91(1):135-138.
210. Saslow JG, Aghar ZH, Nakhla TA, et al. Work of breathing us- ing high flow nasal cannula in preterm infants. J Perinatol. 2006;26(8):476-480.
211. Walsh B. Comparison of Vapotherm 2000i with a bubble humidifier humidifying flow through a nasal cannula. Respir Care. 2003;48(18).
212. Kopelman AE, Holbert D. Use of oxygen cannulas in extremely low birthweight infants. J Perinatol. 2003;23:94-97.
213. Collins CL, Holberton JR, Barfield C, et al. A randomized con- trolled trial to compare heated humidified high-flow nasal cannu- lae with nasal continuous positive airway pressure postextubation in premature infants. J Pediatr. 2013;162(5):949-54.e1. doi: 10.1016/j.jpeds.2012.11.016. Epub 2012 Dec 20. PMID: 23260098.
214. Woodhead DD, Lambert DK, Clark JM, et al. Comparing two meth- ods of delivering high-flow gas therapy by nasal cannula following endotracheal extubation: a prospective, randomized, masked, cross- over trial. J Perinatol.

2006;26(8):481-485.

215. Waugh JB, Granger WM. An evaluation of two new devices for na- sal high flow gas therapy. Respir Care. 2004;49(8):902-906.

216. Panitch HB, Wolfson MR, Shaffer TH. Epithelial modulation of preterm airway smooth muscle contraction. J Pediatr. 1993;74(3):1437-1443.

217. Cullen AB, Wolfson MR, Shaffer TH. The maturation of airway structure and function. NeoReviews. 2002;3(7):e125-e130.

218. Williams LJ, Shaffer TH, Greenspan JS. Inhaled nitric oxide therapy in the nearly term or term infant with hypoxic respiratory failure. Neonatal Netw. 2004;23(1):5-13.

219. Neonatal Inhaled Nitric Oxide Study Group (NINOS). Inhaled nitric oxide in full-term and nearly term infants with hypoxic respiratory failure. N Engl J Med. 1997;336:597-604.

220. Neonatal Inhaled Nitric Oxide Study Group (NINOS). Inhaled nitric oxide in term and nearly term infants: neurodevelopmental follow- up of the neonatal inhaled nitric oxide study group (NINOS). J Pedi- atr. 2000;136(5):611-617.

221. Ellington M, O'Reilly D, Allred EN, et al. Child health status, neu- rodevelopmental outcome, and parent satisfaction in a randomized, controlled trial of nitric oxide for persistent pulmonary hyperten- sion of the newborn. Pediatrics. 2001;107(6):1351-1356.

222. American Academy of Pediatrics, Committee on Fetus and New- born. Use of inhaled nitric oxide. Pediatrics. 2000;106(2, part 1):344-345.

223. Ballard RH, Truog WE, Cnaan A, et al. Inhaled nitric oxide in preterm infants undergoing mechanical ventilation. N Engl J Med. 2006;355(4):343-353.

224. Kinsella JP, Cutter GR, Walsh WF, et al. Early inspired nitric oxide therapy in premature newborns with respiratory failure. N Engl J Med. 2006;355(4):354-364.

225. Ford JW. Neonatal ECMO: current controversies and trends. Neona- tal Netw. 2006;25(4):229-238.

226. Rais-Bahrami K, Short BL. The current status of neonatal extracor- poreal membrane oxygenation. Semin Perinatol. 2000;24(6):406-417.

227. Jaillard S, Pierrat V, Truffert P, et al. Two years follow-up of new- born infants after extracorporeal membrane oxygenation. Eur J Car- diothorac Surg. 2000;18(3):328-333.

228. Kim ES, Stolar CJ. ECMO in the newborn. Am J Perinatol. 2000;17(7):345-356.

229. Rais-Bahrami K, Wagner AE, Coffman C, et al. Neurodevelopmen- tal outcome in ECMO vs near-miss ECMO patients at 5 years of age. Clin Pediatr. 2000;39(3):145-152.

230. Tappero EP. NICU technology. In: Zaichkin J, ed. Newborn Intensive Care: What Every Parent Needs to Know. 2nd ed. NICU Ink Book Pub- lishers; 2002.

231. Cooper M, Arnold J. Extracorporeal membrane oxygenation. In: Cloherty JP, Eichenwald EC, Stark AR, eds. Manual of Neonatal Care. 5th ed. Lippincott Williams & Wilkins; 2004.

232. Nield TA, Langenbacher D, Poulsen MK, et al. Neurodevelop- mental outcome at 3.5 years of age in children treated with extra corporeal life support: relationship to primary diagnosis. J Pediatr. 2000;136(3):338-344.

233. Massery M. Chest development as a component of normal motor development: implications for treatment for pediatric physical ther- apists. Pediatr Phys Ther. 1991;3(1):3-8.

234. Make BJ, Hill NS, Goldberg AI, et al. Mechanical ventilation beyond the intensive care unit: report of a consensus conference of the American College of Chest Physicians. Chest. 1998;113(5):289S-344S.

235. Vohr BR, Cashore WJ, Bigsby R. Stresses & interventions in the neo- natal intensive care unit. In: Levine MD, Carey WB, Crocker AC, eds. Developmental-Behavioral Pediatrics. 3rd ed. Saunders; 1999.

236. Honrubia D, Stark AR. Respiratory distress syndrome. In: Cloherty JP, Eichenwald EC, Stark AR, eds. Manual of Neonatal Care. 5th ed. Lippincott Williams & Wilkins; 2004.

237. National Institutes of Health. Report of the Consensus Development Conference on Anti-natal Corticosteroids Revisited: Repeat Courses. Na- tional Institute of Child Health and Human Development; 2000.

238. Baud O. Antenatal glucocorticoid treatment and cystic periventricular leukomalacia in very preterm infants. N Engl J Med. 1999;341(16):1190-1196.

239. Banks BA, Cnaan A, Morgan MA, et al. Multiple courses of antena- tal corticosteroids and outcome of premature neonates. Am J Obstet Gynecol. 1999;181:709-717.

240. Banks BA, Macones G, Cnaan A, et al. Multiple courses of antenatal corticosteroids are associated with early severe lung disease in pre- term neonates. J Perinatol. 2002;22:101-107.

241. Jobe AH, Ikegami M. Biology of surfactant. Clin Perinatol. 2001;28:671-694.

242. Egerman RS, Mercer BM, Doss JL, et al. A randomized controlled trial of oral and intramuscular dexamethasone in the prevention of neonatal respiratory distress syndrome. Am J Obstet Gynecol. 1998;179(5):1120-1123.

243. Hack MF, Minisch N, Fanaroff A. Antenatal steroids have not im- proved the outcomes of surviving extremely low birth weight (ELBW) infants [<750 grams]. Pediatr Res. 1998;43(2):214A.

244. Soll RF. Surfactant treatment of the very premature infant. Biol Neo- nate. 1998;74(suppl 1):35-42.
245. Suresh GK. Current surfactant use in premature infants. Clin Perina- tol. 2001;28:671-694.
246. Escobedo MB, Gunkel JH, Kennedy RA, et al. Texas Neonatal Re- search Group. Early surfactant for neonates with mild to moderate RDS: a multicenter randomized trial. J Pediatr. 2004;144(6):804-808.
247. Jobe AH. Surfactant for RDS: when and why? J Pediatr. 2004;144(6):A2.
248. Dani C, Bertini G, Pezzati M, et al. Early extubation and nasal continuous positive airway pressure after surfactant treatment for respiratory distress syndrome among preterm infants <30 weeks gestation. Pediatrics. 2004;113(6):e560-e563.
249. Park MK. Pediatric Cardiology for Practitioners. 4th ed. Mosby; 2002.
250. Heyman MA, Teitel DF, Liebman J. The heart. In: Klaus MH, Fan- aroff AA, eds. Care of the High-Risk Neonate. 4th ed. Saunders; 1993.
251. Wechsler SB, Wernovsky G. Cardiac disorders. In: Cloherty JP, Eich- enwald EC, Stark AR, eds. Manual of Neonatal Care. 5th ed. Lippin- cott Williams & Wilkins; 2004.
252. Gersony WM, Peckham GJ, Ellison RC, et al. Effects of indometha- cine in premature infants with patent ductus arteriosus: results of a national collaborative study. J Pediatr. 1984;102(6):895-906.
253. Gersony WM. Patent ductus arteriosus. Pediatr Clin North Am. 1986;33(3):545-560.
254. Martin CR, Cloherty JP. Neonatal hyperbilirubinemia. In: Cloherty JR, Eichenwald EC, Stark AR, eds. Manual of Neonatal Care. 5th ed. Lippincott Williams & Wilkins; 2004.
255. Dennery PA, Seidman DS, Stevenson DK. Neonatal hyperbilirubine- mia. N Engl J Med. 2001;334:581-590.
256. Poland RL, Ostrea EM. Neonatal hyperbilirubinemia. In: Klaus MH, Fanaroff AA, eds. Care of the High Risk Neonate. Saunders; 1993.
257. Maisels MJ, Watchko JF, Bhutani VK, et al. An approach to the man- agement of hyperbilirubinemia in the preterm infants less than 35 weeks of gestation. J Perinatol. 2012;32:660-664.
258. AAP Subcommittee on Neonatal Hyperbilirubinemia. Neonatal jaundice and kernicterus. Pediatrics. 2001;108(3):763-765.
259. Patra K, Storfer-Isser A, Siner B, et al. Adverse events associated with neonatal exchange transfusion in the 1990's. J Pediatr. 2004;144:626-631.
260. Paludetto R, Mansi G, Raimondi F, et al. Moderate hyperbilirubine- mia induces a transient alteration of neonatal behavior. Pediatrics. 2002;110(4):e50.
261. Mansi G, De Maio C, Araimo G, et al. "Safe" hyperbilirubinemia is as- sociated with altered neonatal behavior. Biol Neonate. 2003;83(1):19-21.
262. Jadcherla SR. Gastroesophageal reflux in the neonate. Clin Perinatol. 2002;29(1):135-158.
263. Omari TI. Lower esophageal sphincter function in the neonate. Neo- Reviews. 2006;7(1):e13-e17.
264. Jadcherla SK, Rudolph CD. Gastroesophageal reflux in the preterm neonate. NeoReviews. 2005;6:e87-e95.
265. Tipnis NA, Tipnis SM. Controversies in the treatment of gastroesophageal reflux in preterm infants. Clin Perinatol. 2009;36:153-164.
266. Noviski N, Yehuda YB, Yorum B, et al. Does the size of nasogastric tube affect gastroesophageal reflux in children. J Pediatr Gastroenterol Nutr. 1999;29:448-451.
267. Hammer D. Gastroesophageal reflux and prokinetic agents. Neona- tal Netw. 2005;24(2):51-58.
268. Sherman PM, Hassell F, Fagundes-Nero U, et al. A global evidence-based consensus on the definition of gastro- esophageal reflux in the pediatric patient. Am J Gastroenterol. 2009;104:278-298.
269. Menon AP, Schefft GL, Thach BT. Apnea associated with regurgita- tion in infants. J Pediatr. 1985;106(4):625-629.
270. Jadcherla SR. Upstream effect of esophageal distension: effect on airway. Curr Gastroenterol Rep. 2006;8(3):190-194.
271. Gupta A, Gulati P, Kim W, et al. Effect of postnatal maturation on the mechanics of esophageal propulsion in preterm human neonates: primary and secondary peristalsis. Am J Gastroenterol. 2009;104:411-419.
272. Jadcherla SR. Pathophysiology of aerodigestive pulmonary disor- ders in the neonate. Clin Perinatol. 2012;39:631-654.
273. Peter CS, Sprodowski N, Bohnhorst B, et al. Gastroesophageal re- flux and apnea of prematurity. No temporal relationship. Pediatrics. 2002;109(8):8-11.
274. Poets CF. Gastroesophageal reflux: a critical review of its role in pre- term infants. Pediatrics. 2004;113(2):e128-e132.
275. Krishnamoorthy M, Muntz A, Liem T, et al. Diagnosis and treat- ment of respiratory symptoms of initially unsuspected gastroesoph- ageal reflux in infants. Am Surg. 1994;60:783-785.
276. Davies AM, Koenig JS, Thatch BT. Upper airway chemoreflex responses to saline and water in preterm infants. J Appl Phys. 1988;64(4):1412-1420.
277. DiFiore J, Arko M, Herynk B, et al. Characterization of cardiorespi- ratory events following gastroesophageal reflux in preterm infants. J Perinatol. 2010;30(10):683-687.

278. Poets CF. Gastroesophageal reflux and apnea of prematurity-coinci- dence not causation. Neurology. 2013;103:103-104.
279. Orenstein SR, Whittington PF. Positioning for prevention of infant gastroesophageal reflux. J Pediatr. 1983;103:534-537.
280. Tobin JM, McCloud P, Cameron DJS. Posture and gastroeso-pha- geal reflux: a case for left lateral positioning. Arch Dis Child. 1997;76:254-258.
281. Ewer AK, James ME, Tobin JM. Prone and lateral position re-duce gastroesophageal reflux in premature infants. Arch Dis Child. 1999;81:F201-F205.
282. Corvaglia L, Rotatori R, Ferlini M, et al. The effect of body po- sitioning on gastroesophageal reflux in the premature in-fant: evaluation by combined impedance and pH monitoring. J Pediatr. 2007;151:591-596.
283. Omari T, Rommel N, Staunton E, et al. Paradoxical impact of body positioning on gastroesophageal reflux and gastric emp-tying in the premature infant. J Pediatr. 2004;145:194-200.
284. Chen SS, Tzeng YL, Gau BS, et al. Effects of prone and supine positioning on gastric residuals in preterm infants: a time series with cross-over study. Int J Nurs Stud. 2013. doi:10.1016/j.ijnur stu.2013.02.009
285. Sangers H, de Jong PM, Mulder SE. Outcomes of gastric resid-uals whilst feeding preterm infants in various body positions. J Neonatal Nurs. 2012. doi:10.1016/j.jnn
286. van Wijk MP, Bennigan MA, Dent J, et al. Effect of body posi-tion changes on postprandial gastroesophageal reflux and gas-tric emptying in the healthy premature neonate. J Pediatr. 2007;151: 585-590.
287. Malcolm WF, Cotton M. Metoclopramide, H2 blockers, and proton inhibitors: pharmacology for gastroesophageal reflux in neonates. Clin Perinatol. 2012;39:99-109.
288. Czinn SJ, Blanchard S. Gastroesophageal disease in neonates and in- fants. When and how to treat. Pediatr Drugs. 2013;15:19-27.
289. Loots CM, Benniga MA, Omari M. Gastroesophageal reflux in pe- diatrics (patho) physiology and new insights in diagnosis and treat- ment. Minerva Pediatr. 2012;64(1):104-119.
290. Loots C, van Herwaarden MY, Benniga MA, et al. Gastro-esophageal reflux, esophageal function, gastric emptying and the relationship to dysphagia before and after antireflux sur-gery in children. J Pediatr. 2013;162:526-573.
291. Schanler RJ. Clinical features and diagnosis of necrotizing en-terocolitis in newborns. UpToDate. Accessed May 2013. http://www.uptodate.com/contents/clinical-features-and-diagnosis-of-necrotizing- enterocolitis-in-newborns?source=search_result&search=NEC+to talis&selectedTitle=2%7E150
292. Kosloske AM. Epidemiology of necrotizing enterocolitis. Acta Pae- diatr Suppl. 1994;396:2.
293. Schanler RJ. Pathology and pathogenesis of necrotizing entero-colitis in newborns. UpToDate. Accessed May 2013. http://www.uptodate.com/ contents/pathology-and-pathogenesis-of-necrotizing-enterocolitis- in-newborns?source=search_result &search=necrotizing+enterocoliti s&selectedTitle=4%7E150#references
294. Neu J, Weiss MD. Necrotizing enterocolitis: pathophysiology and prevention. J Parenteral Enteral Nutr. 1999;23:S13.
295. Hunter CJ, Upperman JS, Ford HR, et al. Understanding the suscep- tibility of the premature infant to necrotizing entero-colitis (NEC). Pediatr Res. 2008;63:117.
296. Neu J. Necrotizing enterocolitis: the search for a unifying pathogenic theory leading to prevention. Pediatr Clin North Am. 1996;43:409.
297. Ballance WA, Dahms BB, Shenker N, et al. Pathology of neo-natal necrotizing enterocolitis: a ten-year experience. J Pediatr. 1990;117:S6.
298. Horbar JD, Badger GJ, Carpenter JH, et al. Trends in mortali-ty and morbidity for very low birth weight infants, 1991-1999. Pediatrics. 2002;110:143.
299. Sankaran K, Puckett B, Lee DS, et al. Variations in incidence of nec- rotizing enterocolitis in Canadian neonatal intensive care units. J Pe- diatr Gastroenterol Nutr. 2004;39:366.
300. Lee SK, McMillan DD, Ohlsson A, et al. Variations in practice and outcomes in the Canadian NICU network: 1996-1997. Pe-diatrics. 2000;106:1070.
301. Wiswell TE, Robertson CF, Jones TA, et al. Necrotizing en-tero- colitis in full-term infants. A case-control study. Am J Dis Child. 1988;142:532.
302. Polin RA, Pollack PF, Barlow B, et al. Necrotizing enterocolitis in term infants. J Pediatr. 1976;89:460.
303. Ostlie DJ, Spilde TL, St. Peter SD, et al. Necrotizing enteroco-litis in full-term infants. J Pediatr Surg. 2003;38:1039.
304. Lambert DK, Christensen RD, Henry E, et al. Necrotizing en-teroco- litis in term neonates: data from a multihospital health-care system. J Perinatol. 2007;27:437.
305. Kliegman RM, Walker WA, Yolken RH. Necrotizing entero-colitis: research agenda for a disease of unknown etiology and pathogen- esis. Pediatr Res. 1993;34:701.
306. Holman RC, Stoll BJ, Clarke MJ, et al. The epidemiology of necro- tizing enterocolitis infant mortality in the United States. Am J Public Health. 1997;87:2026.
307. McAlmon KR. Necrotizing enterocolitis. In: Cloherty JP, Eichen- wald EC, Stark AR, eds. Manual of Neonatal Care. 5th ed. Lippincott Williams & Wilkins; 2004.
308. Reber KM, Nankervis CA. Necrotizing enterocolitis: preven-

tative strategies. Clin Perinatol. 2004;31(1):157-167.
309. Rees CM, Pierro A, Eaton S. Neurodevelopmental outcomes on neonates with medically and surgically treated necrotizing entero- colitis. Arch Dis Child Fetal Neonatal Ed. 2007;92:F193-F198.
310. Rees CM, Eaton S, Pierro A. National prospective surveillance study of necrotizing enterocolitis in neonatal intensive care units. J Pediatr Surg. 2010;45:1391.
311. Snyder CL, Gittes GK, Murphy JP, et al. Survival after necrotizing enterocolitis in infants weighing less than 1,000 g: 25 years' experi- ence at a single institution. J Pediatr Surg. 1997;32:434.
312. Schanler RJ. Management of necrotizing enterocolitis in newborns. UpToDate. Accessed May 2013. http://www.uptodate.com/contents/management-of-necrotizing-enterocolitis-in-newborns? source=search_result&search=NEC+totalis&selectedTitle=1%7E 150#H20
313. Abdullah F, Zhang Y, Camp M, et al. Necrotizing enterocolitis in 20,822 infants: analysis of medical and surgical treatments. Clin Pedi- atr (Phila). 2010;49:166.
314. Fasoli L, Turi RA, Spitz L, et al. Necrotizing enterocolitis: extent of disease and surgical treatment. J Pediatr Surg. 1999;34:1096.
315. Fitzgibbons SC, Ching Y, Yu D, et al. Mortality of necrotizing en- terocolitis expressed by birth weight categories. J Pediatr Surg. 2009;44:1072.
316. Horwitz JR, Lally KP, Cheu HW, et al. Complications after surgical intervention for necrotizing enterocolitis: a multicenter review. J Pe- diatr Surg. 1995;30:994.
317. Kliegman RM, Fanaroff AA. Necrotizing enterocolitis. N Engl J Med. 1984;310:1093.
318. Walsh MC, Kliegman RM, Fanaroff AA. Necrotizing enterocolitis: a practitioner's perspective. Pediatr Rev. 1988;9(7):219-226.
319. Yu VY, Tudehope DI, Gill GJ. Neonatal necrotizing enterocolitis: 1. Clinical aspects. Med J Aust. 1977;1:685.
320. Kleigman RM, Walsh MC. Neonatal necrotizing enterocolitis: pathogenesis, classification, and spectrum of illness. Curr Probl Pedi- atr. 1987;17:213-288.
321. Kanto WP, Hunter JE, Stoll BJ. Recognition and medical manage- ment of necrotizing enterocolitis. Clin Perinatol. 1994;21:335-346.
322. Stoll BJ, Kliegman RM. Necrotizing Enterocolitis. Clinics in Perinatol- ogy. Saunders; 1994.
323. Walsh MC, Kliegman RM. Necrotizing enterocolitis: treatment based on a staging criteria. Pediatr Clin North Am. 1986;33:179-201.
324. Kleigman RM. Necrotizing enterocolitis: bridging the basic science with the clinical disease. J Pediatr. 1990;117(5):833-835.
325. Bell MJ, Ternberg JL, Feigin RD, et al. Neonatal necrotizing entero- colitis. Therapeutic decisions based upon clinical staging. Ann Surg. 1978;187:1.
326. Clark DA, Miller MJ. Intraluminal pathogenesis of necrotizing en- terocolitis. J Pediatr. 1990;117:S64.
327. Morgan J, Young L, McGuire W. Slow advancement of enteral feed volumes to prevent necrotising enterocolitis in very low birth weight infants. Cochrane Database Syst Rev. 2011:CD001241.
328. Morgan J, Young L, McGuire W. Delayed introduction of progres- sive enteral feeds to prevent necrotising enterocolitis in very low birth weight infants. Cochrane Database Syst Rev. 2011:CD001970.
329. La Gamma EF, Browne LE. Feeding practices for infants weighing less than 1500 G at birth and the pathogenesis of necrotizing entero- colitis. Clin Perinatol. 1994;21:271.
330. Schanler RJ, Shulman RJ, Lau C, et al. Feeding strategies for prema- ture infants: randomized trial of gastrointestinal priming and tube- feeding method. Pediatrics. 1999;103:434.
331. Bombell S, McGuire W. Early trophic feeding for very low birth weight infants. Cochrane Database Syst Rev. 2009:CD000504.
332. Caplan M. Is EGF the holy grail for NEC? J Pediatr. 2007;150:329.
333. Cikrit D, Mastandrea J, West KW, et al. Necrotizing enterocolitis: factors affecting mortality in 101 surgical cases. Surgery. 1984;96:648-665.
334. Salvia G, Guarino A, Terrin G, et al. Neonatal onset intestinal fail- ure: an Italian Multicenter Study. J Pediatr. 2008;153:674.
335. Cole CR, Hansen NI, Higgins RD, et al. Bloodstream infections in very low birth weight infants with intestinal failure. J Pediatr. 2012;160:54.
336. Kim ES, Brandt ML. Spontaneous intestinal perforation of the newborn. Accessed May 2013. http://www.uptodate.com/contents/sponta- neous-intestinal-perforation-of-the-newborn?source=search_resul t&search=spontaneous+infant+performation&selectedTitle=3% 7E150
337. Ragouilliaux CJ, Keeney SE, Hawkins HK, et al. Maternal factors in extremely low birth weight infants who develop spontaneous intes- tinal perforation. Pediatrics. 2007;120:e1458.
338. Gordon PV, Young ML, Marshall DD. Focal small bowel perforation: an adverse effect of early postnatal dexamethasone therapy in ex- tremely low birth weight infants. J Perinatol.

2001;21:156.

339. Stark AR, Carlo WA, Tyson JE, et al. Adverse effects of early dexa- methasone in extremely-low-birth-weight infants. National Institute of Child Health and Human Development Neonatal Research Net- work. N Engl J Med. 2001;344:95.

340. Gordon P, Rutledge J, Sawin R, et al. Early postnatal dexamethasone increases the risk of focal small bowel perforation in extremely low birth weight infants. J Perinatol. 1999;19:573.

341. Baird R, Puligandla PS, St. Vil D, et al. The role of laparotomy for intestinal perforation in very low birth weight infants. J Pediatr Surg. 2006;41:1522.

342. Sonntag J, Grimner I, Scholtz T, et al. Growth and neurodevelop- mental outcome of very low birth weight infants with necrotizing enterocolitis. Acta Paediatr. 2004;89:528-532.

343. Hintz SR, Kendrick DE, Stoll BJ, et al. Neurodevelopmental and growth outcomes of extremely low birth weight infants after necro- tizing enterocolitis. Pediatrics. 2005;115:696.

344. Martin CR, Dammann O, Allred EN, et al. Neurodevelopment of extremely preterm infants who had necrotizing enterocolitis with or without late bacteremia. J Pediatr. 2010;157:751.

345. Attridge JT, Herman AC, Gurka MJ, et al. Discharge outcomes of extremely low birth weight infants with spontaneous intestinal per- forations. J Perinatol. 2006;26:49.

346. Adesanya OA, O'shea TM, Turner CS, et al. Intestinal perforation in very low birth weight infants: growth and neurodevelopment at 1 year of age. J Perinatol. 2005;25:583.

347. Roze E, Ta BD, van der Ree MH, et al. Functional impairments at school age of children with necrotizing enterocolitis or spontaneous intestinal perforation. Pediatr Res. 2011;70:619.

348. Volpe JJ. Brain injury in the preterm infant. Clin Perinatol. 1997;24(3):567-583.

349. Vohr B, Allen WC, Scott DT, et al. Early onset intraventricular hem- orrhage in preterm neonates: incidence of neurodevelopmental handicap. Semin Perinatol. 1999;23(3):212-217.

350. Vohr B, Wright LL, Dusick AM, et al. Neurodevelopmental and func- tional outcomes for extremely low birth weight infants in the Na- tional Institutes of Child Health and Human Development Neonatal Research Network, 1993–1994. Pediatrics. 2000;105(6):1216-1226.

351. Vohr B, Allan WC, Westerveld M, et al. School-age outcomes of very low birth weight infants in the indomethacin intraventricular hemorrhage prevention trial. Pediatrics. 2003;111(4):e340-e346.

352. Larroque B, Morret S, Ancel PY, et al. White matter damage and intraventricular hemorrhage in very preterm infants: the EPIPAGE study. J Pediatr. 2003;(143):477-483.

353. Vohr B, Ment LR. Intraventricular hemorrhage in the preterm in- fant. Early Human Dev. 1996;44(1):1-16.

354. Lucey JF, Rowan CA, Shiono P, et al. Fetal infants: the fate of 4172 infants with birth weights of 410 to 500 grams-The Vermont Oxford Network experience (1996–2000). Pediatrics. 2004;113(4):1559-1566.

355. Papile LA, Burstein J, Burston R. Incidence and evolution of subep- endymal and intraventricular hemorrhage: a study of infants with birthweights less than 1500 grams. J Perinatol. 1978;92:529-534.

356. Papile LA. Periventricular-Intraventricular hemorrhage. In: Fanaroff AA, Martin RJ, eds. Neonatal-Perinatal Medicine: Diseases of the Fetus and Infant. 5th ed. Mosby; 1992.

357. Shalik L, Perlman JM. Hemorrhagic-ischemic cerebral injury in the preterm infant: clinical concepts. Clin Perinatol. 2002;29:745-763.

358. Cullens V. Brain injury in the premature infant. In: L Boxwell G, ed. Neonatal Intensive Care Nursing. Routledge; 2000.

359. Vohr BR, Garcia-Coll C, Mayfield S, et al. Neurologic and develop- mental status related to the evolution of visual-motor abnormalities from birth to 2 years of age in preterm infants with intraventricular hemorrhage. J Pediatr. 1989;115(2):296-302.

360. Bada HS, Korones SB, Perry EH, et al. Frequent handling in the neo- natal intensive care unit and intraventricular hemorrhage. J Pediatr. 1990;117(1, part 1):126-131.

361. Bada HS, Korones SB, Perry EH, et al. Mean arterial blood pressure changes in premature infants and those at risk for intraventricular hemorrhage. J Pediatr. 1990;117(4):607-614.

362. Perlman JM, Thach B. Respiratory origins of fluctuations in arterial blood pressure in premature infants with respiratory distress syn- drome. Pediatrics. 1988;81(3):399-403.

363. Perlman JM, McMenamin JB, Volpe JJ. Fluctuating cerebral blood velocity in respiratory distress syndrome: relationship to subse- quent development of intraventricular hemorrhage. N Engl J Med. 1983;309(4):204-209.

364. Fanconi S, Duc G. Intratracheal suctioning in sick preterm infants: prevention of intracranial hemorrhage and cerebral hypofusion by muscle paralysis. Pediatrics. 1987;79:583-543.

365. Bregman J, Kimberlin LVS. Developmental outcomes in extremely premature infants. Pediatr Clin North Am. 1993;40(5):937-950.

366. Perlman JM. Cognitive and behavioral deficits in premature gradu- ates of intensive care. Clin Perinatol. 2002;29(4):779-797.

367. Krishnamoorthy KS, Kuban KC, Leviton A, et al. Periventricular- intraventricular hemorrhage, sonographic localization, phenobarbi- tal, and motor abnormalities in low birth weight

infants. Pediatrics. 1990;85(6):1027-1033.

368. Zach T, Brown JC. Periventricular leukomalacia. Emedicine J. 2003. Accessed January 13, 2021. https://emedicine.medscape.com/ article/975728-overview#a0199
369. Shankaran S. Hemorrhagic lesions of the central nervous sys- tem. In: Stevenson DK, Benitz WE, Sunshine P, eds. Fetal and Neonatal Brain Injury. 3rd ed. Cambridge University Press; 1997.
370. Inder TE, Weels SJ, Mogride NB, et al. Defining the nature of cere- bral abnormalities in the premature infant: a qualitative magnetic resonance imaging study. J Pediatr. 2003;143(2):171-179.
371. Scher MS. Fetal and neonatal neurologic consultations and identify- ing brain disorders in the context of fetal-maternal-perinatal disease. Semin Pediatr Neurol. 2001;8(2):55-75.
372. Murphy BP, Inder TE, Rooks V, et al. Posthemorrhagic ven- tricular dilation in the premature infant: natural history and predictors of outcome. Arch Dis Child. 2002;87:F37-F41.
373. Anonymous. Randomised trial of early tapping neonatal post hem- orrhagic ventricular dilatation results at 30 months. Arch Dis Child Fetal Neonatal Ed. 1994;70(2):F129-F136.
374. Allan WC, Sobel DB. Neonatal intensive care neurology. Se- min Pedi- atr Neurol. 2004;11(2):119-128.
375. Peterson BS, Vohr B, Staib LH, et al. Regional brain volume abnor- malities and longterm cognitive outcome in preterm in- fants. JAMA. 2000;284(15):1939-1947.
376. Blackburn ST. Assessment and management of the neurologic sys- tem. In: Comprehensive Neonatal Nursing: A Physiologic Perspective. 3rd ed. Saunders; 2003.
377. Jones MW, Bass WT. Perinatal brain injury in the premature infant. Neonatal Netw. 2003;22(1):61-67.
378. Schmidt B, Davis P, Moddemann D, et al. Long-term effects of indo- methacin prophylaxis in extremely-low-birth-weight infants. N Engl J Med. 2001;344(26):1966-1972.
379. Ment LK, Vohr B, Allen W, et al. Change in cognitive func- tion over time in very low-birth-weight infants. JAMA. 2003;289(6):705-711.
380. Han TR, Bang MS, Yoon BH, et al. Risk factors for cerebral palsy in preterm infants. Am J Phys Med Rehabil. 2002;81:297-303.
381. Westrup B, Bohm B, Lagercrantz H, et al. Preschool outcomes in children born very prematurely. Acta Paediatr. 2004;93:498-507.
382. Sizan J, Ratynski N, Boussard C. Humane neonatal care ini- tiative: NIDCAP and family centered neonatal care. Neonatal individualized developmental care and assessment program. Acta Paediatr. 1999; 88(10):1172.
383. Zupan V, Gonzalez P, Laaze-Masmonteil T, et al. Periventri- cu- lar leukomalacia: risk factors revisited. Dev Med Child Neurol. 1996;38(12):1061-1067.
384. Volpe JJ. Neurobiology of periventricular leukomalacia in the pre- term infant. Pediatr Res. 2001;50(5):553-562.
385. Larroque B, Marret S, Ancel P-Y, et al. White matter damage and intraventricular hemorrhage in very preterm infants. The EPIPAGE study. J Pediatr. 2003;143:477-503.
386. Blumenthal I. Periventricular leukomalacia: a review. Eur J Pe- diatr. 2004;163:435-442.
387. Batten D, Kirtley X, Swails T. Unexpected versus anticipated cystic periventricular leukomalacia. Am J Perinatol. 2003;20(1):33-40.
388. Kadhim H, Tabarki B, Verellen G, et al. Inflammatory cyto- kines in the pathogenesis of periventricular leukomalacia. Neurology. 2001;56:1278-1284.
389. Dammann O, Kuban KC, Leviton A. Perinatal infection, fetal in- flammatory response, white matter damage and cognitive limi- tations in children born preterm. Ment Retard Dev Dis- abil Res Rev. 2002;8(1):46-50.
390. Dammann O, Leviton A. Infection remote from the brain, neonatal white matter damage and cerebral palsy in the pre- term infant. Semin Pediatr Neurol. 1998;5:190-201.
391. Wilson-Costello D, Borawski E, Freidman H, et al. Perinatal cor- relates of cerebral palsy and other neurologic impairment among very low birth weight children. Pediatrics. 1998;102(2):315-322.
392. Gressens P, Rogido M, Paindaveine S, et al. The impact of neo- natal intensive care practices on the developing brain. J Pediatr. 2002;140:646-653.
393. Perrott S, Dodds L, Vincer M. A population-based study of prognos- tic factors in very preterm survivors. J Perinatol. 2003;23(2):111-116.
394. Lemons JA, Bauer CR, Oh W, et al. Very low birth weight out- comes o the national institute of child health and human devel- opment neonatal research network, January 1995 through De- cember 1996. Pediatrics. 2001;107(1):E1-E8.
395. Askin DF, Diehl-Jones W. Retinopathy of prematurity. Crit Care Nurs Clin N Am. 2009;337:83-84.
396. Lundgren P, Kistner A, Andersson EM, et al. Low birthweight is a risk factor for severe retinopathy of prematurity depending on ges- tational age at birth. PLoS ONE. 2014;9:e109460.
397. Ortega-Molina JM, Anaya-Alaminos R, Uneros-Fernandez J, et al. Genetic and environmental influences on retinopathy of prematu- rity. Mediators Inflamm. 2015:764159.
398. Smith LE. IGF-1 and retinopathy of prematurity in the preterm in- fant. Biol Neonate. 2005;88:237-244.

399. Chen J, Smith LE. Retinopathy of prematurity. Angiogenesis. 2007;10:133-140.

400. Hellstrom A, Ley D, Hansen-Pupp I, et al. Role of insulinlike growth factor 1 in fetal development and in the early postnatal life of prema- ture infants. Am J Perinatol. 2016;33:1067-1071.

401. International Committee for Classification of ROP. The Interna- tional Classification of Retinopathy of Prematurity revisited. Arch Ophthalmol. 2005;123:991-999.

402. Early Treatment for Retinopathy of Prematurity Cooperative Group. Revised indications for the treatment of retinopathy of pre- maturity. Results of the early treatment for retinopathy of prematu- rity randomized trial. Arch Ophthalmol. 2003;121(12):1684-1694.

403. Fierson WM, AAP American Academy of Pediatrics Section on Ophthalmology, AAP American Academy for Pediatric Ophthal- mology and Strabismus, AAP American Association of Certified Orthoptists. Screening examination of premature infants for reti- nopathy of prematurity. Pediatrics. 2018;142(6):e20183061.

404. Hwang CK, Hubbard GB, Hutchinson AK, et al. Outcomes af- ter intravitreal bevacizumab versus laser photocoagulation for retinopathy of prematurity: a five year retrospective analysis. Oph- thalmology. 2015;122(5):1008-1015.

405. Sanghi G. Aggressive posterior retinopathy: risk factors for retinal detachment despite confluence laser photocoagulation. Am J Oph- thalmol. 2013;151:159-164.

406. Redline RW. Placental pathology. In: Fanaroff AA, Martin RJ, eds. Neonatal-Perinatal Medicine Diseases of the Fetus and Infant. 7th ed. Mosby; 2002.

407. Vannucci RC, Palmer C. Hypoxia-ischemia: neuropathology, patho- genesis, and management. In: Fanaroff AA, Martin RJ, eds. Neona- tal-Perinatal Medicine Diseases of the Fetus and Infant. 7th ed. Mosby; 2002.

408. Demari S. Calcium and phosphorus nutrition in preterm infants. Acta Paediatr Suppl. 2005;94(449):87-92.

409. Huttner KM. Metabolic bone disease of prematurity. In: Cloherty JP, Eichenwald EC, Stark AR, eds. Manual of Neonatal Care. 5th ed. Lippincott Williams & Wilkins; 2004.

410. Miller M. The bone disease of preterm birth: a biomechanical per- spective. Pediatr Res. 2003;53(1):10-15.

411. Krug SK. Osteopenia of prematurity. In: Groh-Wargo S, Thompson M, Cox J, eds. Nutritional Care for High-Risk Newborns Rev. 3rd ed. Precept Press Inc; 2000.

412. Rauch F, Schoenau E. Skeletal development in premature infants: a review of bone physiology beyond nutritional aspects. Arch Dis Child Fetal Neonatal Ed. 2002;86:F82-F85.

413. Rigo J, DeCurtis M, Pieltain C, et al. Bone mineral metabolism in the micropreemie. Clin Perinatol. 2000;27:147-170.

414. Rigo J, Senterre J. Nutritional needs of premature infants: current issues. J Pediatr. 2006;149(3 suppl):S80-S88.

415. Abrams SA. Calcium and phosphorus requirements of newborn in- fants. UpToDate. Accessed June 2013. http://www.uptodate.com/contents/calcium-and-phosphorus-requirements-of-newborn infants?source=search_result&search=metabolic+bone+disease+o f+prematurity&selectedTitle=1%7E150#H12

416. Fewtrell MS, Cole TJ, Bishop NJ, et al. Neonatal factors predicting childhood height in preterm infants: evidence for a persisting effect of early metabolic bone disease? J Pediatr. 2000;137:668-673.

417. Vachharajani AV, Mathur AM, Rao R. Metabolic bone disease of pre- maturity. NeoReviews. 2009;10:e402-e411.

418. Jones S, Bell MJ. Distal radius fracture in a premature infant with os- teopenia caused by handling during intravenous cannulation. Injury. 2002;33:265-266.

419. Osteogenesis Imperfecta Foundation. http://www.oif.org/site/Doc- Server/Infant_Care_Suggestions_for_Parents.pdf?docID=7213.

420. Eliakim A, Nemet D. Osteopenia of prematurity-the role of ex- ercise in the prevention and treatment. Pediatr Endocrinol Rev. 2005;2(4):675-682.

421. Moyer-Mileur LJ, Brunstetter V, McNaught TP, et al. Daily physical activity program increases bone mineralization and growth in preterm very low birth weight infants. Pediatrics. 2000;106(5):1088-1092.

422. Litmanovitz I, Dolfin T, Friedland O, et al. Early physical activity intervention prevents decrease of bone strength in very low birth weight infants. Pediatrics. 2003;112(1):15-19.

423. Schulzke SM, Trachsel D, Patole SK. Physical activity programs for promoting bone mineralization and growth in preterm infants. Co- chrane Database Syst Rev. 2007;(2):CD 005387.

424. Jenson EA, Schmidt B. Epidemiology of bronchopulmonary dyspla- sia. Birth Defects Res A Clin Mol Teratol. 2014;100:145-157.

425. Stoll BJ, Hansen NJ, Bell EF, et al. Trends in care practices, morbid- ity, and mortality of extremely preterm neonates, 1993-2012. JAMA. 2015;314:1039-1051.

426. Northway WH, Rosan RC, Porter DY. Pulmonary disease following respiratory therapy of hyaline-membrane disease. Bronchopulmo- nary dysplasia. N Engl J Med. 1967;16(276):357-368.

427. Jobe AH, Bancalari E. Bronchopulmonary dysplasia. Am J Respir Crit Care Med. 2001;63(7):1723-1729.

428. Voynow JA. “New” bronchopulmonary dysplasia and chronic lung disease. Padiatr Respir Rev. 2017;24:17-18.
429. Logan JW, Lynch SK, Curtiss J, et al. Clinical phenotypes and man- agement concepts for severe, established, bronchopulmonary dys- plasia. Paediatr Resp Rev. 2019;31:58-63.
430. Coalson JJ. Pathology of new bronchopulmonary dysplasia. Semin Neonatol. 2003;8(1):73-81.
431. Jensen EA, Wright CJ. Bronchopulmonary dysplasia: the ongoing search for one definition to rule them all. J Pediatr. 2018;197:8-10.
432. Jensen EA, Dysart K, Gantz MG. The diagnosis of bronchopulmo- nary dysplasia in very preterm infants. An evidence-based approach. Am J Respir Crit Care Med. 2019;220(6):751-759.
433. Isayama T, Lee SK, Yang J, et al. Revisiting the definition of bron- chopulmonary dysplasia. Effect of changing panoply of respiratory support for preterm neonates. JAMA Pediatr. 2017;171(3):271-279.
434. Poindexter BB, Feng R, Schmidt B, et al. Comparisons & limitations of current definitions of bronchopulmonary dysplasia for the pre- maturity and respiratory outcomes program. Ann Am Thorac Soc. 2015;12:1822-1830.
435. Van Marter LJ. Epidemiology of bronchopulmonary dysplasia. Se- min Fetal Neonatal Med. 2009;14:358-366.
436. Thebaud B, Abman SH. Bronchopulmonary dysplasia: where have all the vessels gone? Roles of angiogenic growth factors in chronic lung disease. Am J Respir Crit Care Med. 2007;175:978-985.
437. Parker RA, Lindstrom DP, Cotton RB. Evidence from twin study implies possible genetic susceptibility to bronchopulmonary dyspla- sia. Semin Perinatol. 1996;20:206-209.
438. Bhandari V, Bizzaro MS, Shetty A, et al. Familial and genetic suscep- tibility to major neonatal morbidities in preterm twins. Pediatrics. 2006;117:1901-1906.
439. Askin DF, Diehl-Jones W. Pathogenesis and prevention of chronic lung disease in the neonate. Crit Care Nurs Clin N Am. 2009;21:11-25.
440. Balinotti JE, Chakr VC, Tiller C. Growth of lung parenchyma in in- fants and toddlers with chronic lung disease of infancy. Am J Respir Crit Care Med. 2010;181:1093-1097.
441. Trembath A, Laughton MM. Predictors of bronchopulmonary dys- plasia. Clin Perinatol. 2012;39:585-601.
442. Abman S, Bancalari E, Jobe A. The evolution of bronchopulmonary dysplasia after 50 years. Historical perspective. Am J Resp Crit Care Med. 2017;195(4):412-424.
443. Rugolo LMSS, Bentin MK, Petean CE. Preeclampsia: effect on the fetus and newborn. NeoReviews. 2011;12:e1298-e2206.
444. Taglauer E, Abman SH, Keller RL. Recent advances in antenatal fac- tors predisposing to bronchopulmonary dysplasia. Semin Perinatol. 2018;42:413-424.
445. Bose CL, Van Marter LJ, Laughan M, et al. Fetal growth restriction and chronic lung disease among infants born before the 28th week of gestation. Pediatrics. 2009;124:e450-e458.
446. Rozance PJ, Seedorf GJ, Brown A, et al. IUGR decreased pulmonary alveolar and vessel growth and causes pulmonary artery endothe- lial cell dysfunction in vitro in fetal sheep. Am J Physiol Lung Cell Mol Physiol. 2011;301:L860-L871.
447. Lahra M. Intrauterine inflammation, neonatal sepsis, and chronic lung disease: a 13-year hospital cohort study. Pediatrics. 2009;123(5):1314-1319.
448. Speer CP. Inflammation and bronchopulmonary dysplasia. Semin Neonatol. 2003;8(1):29-38.
449. Jobe AH. Effects of chorioamnionitis on the fetal lung. Clin Perinatol. 2012;39:441-457.
450. Ali Z, Schmidt P, Dodd J, et al. Bronchopulmonary dysplasia: a review. Arch Gynecol Obstet. 2013;288:325-333. https://doi.org/10.1007/ s00404-013-2753-8
451. Sosenko IRS, Bancalari E. New developments in the pathogenesis and prevention of bronchopulmonary dysplasia. In: Bancalari E, Po- lin RA, eds. The Newborn Lung: Neonatology Questions and Controver- sies. 2nd ed. Elsevier Saunders; 2012:217-233.
452. Kelly MS, Benjamin DK, Puopolo KM, et al. Postnatal cytomegalo- virus infection and the risk of bronchopulmonary dysplasia. JAMA Pediatr. 2015;169(12):e153785.
453. Bancalari E, Abdenocir GE, Feller R, et al. Bronchopulmonary dys- plasia: clinical presentation. J Pediatr. 1979;95(5 part 2):819-823.
454. Fleisher B, Kulovich M, Hallman M, et al. Lung profile: sex differences in normal pregnancy. Obstet Gynecol. 1985;66(3):327-330.
455. Philip AGS. Bronchopulmonary dysplasia: then and now. Neonatol- ogy. 2012;102:1-8.
456. Kair LR, Leonard DT, Anderson JDM. Bronchopulmonary dyspla- sia. Pediatr Rev. 2012;33(5):255-263.
457. Halliday M, Ehrenkranz RA, Doyle LW. Early (<8 days) postnatal corticosteroids for preventing chronic lung disease in ventilated very low birthweight preterm infants. Cochrane Database Syst Rev. 2017;2017:CD002057.
458. Doyle LW, Cheong JLY. Postnatal corticosteroids to prevent or treat bronchopulmonary dysplasia—Who might benefit? Semin Fetal Neo- natal Med. 2017;22(5):290-295.
459. Thebaud B, Goss KN, Laughon M, et al. Bronchopulmonary dyspla- sia. Nat Rev Dis Primers. 2019;5(1):78.

460. Demauro SB. The impact of bronchopulmonary dysplasia on child- hood outcomes. Clin Perinatol. 2018;45:439-452.
461. Khemani E, McElhinney DB, Rhein L, et al. Pulmonary artery hy- pertension in formally premature infants with bronchopulmonary dysplasia: clinical features and outcomes in the surfactant era. Pedi- atrics. 2007;120:1260-1269.
462. Mirza H, Ziegler J, Ford S, et al. Pulmonary hypertension in pre- term infants: prevalence and association with BPD. J Pediatr. 2014;165:909-914.
463. Korhonen P, Laitmen J, Hyodymaa E, et al. Respiratory outcome in school aged, very-low-birth-weight children in the surfactant era. Acta Paediatr. 2004;93:316-321.
464. Cheong JLY, Doyle LW. An update on pulmonary and neurodevel- opmental outcomes of bronchopulmonary dysplasia. Semin Perina- tol. 2018;42:478-484.
465. Kuint J, Lerner-Geva L, Chodick G, et al. Rehospitalization through childhood and adolescence: association with neonatal morbidi- ties in infants of very low birth weight. J Pediatr. 2017;188:135. e2-141.e2.
466. Sanchez-Solis M, Perez-Fernandez V, Bosch-Gimenez V, et al. Lung function gain in preterm infants with and without bronchopulmo- nary dysplasia. Pediatr Pulm. 2016;51(9):936-942.
467. Doyle LW, Irving L, Harkerwal A, et al. Airway obstruction in young adults born extremely preterm or extremely low birthweight in the post surfactant era. Thorax. 2019;10:1-7.
468. Jeng SF, Hsu CH, Tsai PN, et al. Bronchopulmonary dysplasia predicts adverse developmental and clinical outcomes in very-low-birthweight infants. Dev Med Child Neurol. 2008;50:51-57.
469. Short E, Kirchner L, Asaad GR, et al. Developmental sequelae in preterm infants having a diagnosis of bronchopulmonary dysplasia: analysis using a severity-based classification system. Arch Pediatr Ado- lesc Med. 2007;161(11):1082-1087.
470. Ehrenkrantz RA, Walsh MC, Vohr BR, et al. National Institutes of Child Health and Human Development Neonatal Research Network. Validation of the National Institutes of Health con- sensus definition of bronchopulmonary dysplasia. Pediatrics. 2005;116(6):1353-1360.
471. Singer L, Yamashita TS, Lilien L, et al. A longitudinal study of de- velopmental outcome of infants with bronchopulmonary dysplasia and very low birthweight. Pediatrics. 1997;100:987-993.
472. Karogianni P, Tsakaidis C, Kyriakidou M, et al. Neuromotor out- comes in infants with bronchopulmonary dysplasia. Pediatr Neurol. 2011;44(1):40-46.
473. Majnemer A, Riley P, Shevell M, et al. Severe bronchopulmonary dysplasia increase risk for later neurological and motor sequelae in preterm survivors. Dev Med Child Neurol. 2000;42:53-60.
474. Skidmore MD, Rivers A, Hack M. Increased risk of cerebral palsy among very low birthweight infants with chronic lung disease. Dev Med Child Neurol. 1990;82:325-332.
475. Kobaly K, Schluchter M, Minich N, et al. Outcomes of extremely low birthweight (<1 kg) and extremely low gestational age (<28 weeks) infants with bronchopulmonary dysplasia: effects of practice changes in 2000 to 2003. Pediatrics. 2008;121(1):73-81.
476. Natarajan G, Pappas A, Shankaran S, et al. Outcomes of extremely low birth weight infants with bronchopulmonary dysplasia: impact of the physiologic definition. Early Hum Dev. 2012;88:509-515.
477. Morely CJ. Volume limited and volume targeted ventilation. Clin Perinatol. 39(3):513-523.
478. Schlapbach LJ, Adams M, Proietti E, et al. Swiss National Network & Follow-up Group. Outcome at 2 years of age in a Swiss national cohort of extremely preterm infants born between 2000 and 2008. BMC Pediatr. 2012;12(1):198.
479. Twilhaar ES, Wade RM, Kieviet JF. Cognitive outcomes of chil- dren born extremely or very preterm since the 1990's and associ- ated risk factors: a meta analysis and meta regression. JAMA Pediatr. 2018;172(4):361-367.
480. Palisano RJ, Hanna SE, Rosenbaum PL, et al. Validation of a model of gross motor function for children with cerebral palsy. Phys Ther. 2000;80(10):974-985.
481. Van Marter LJ, Kuban KC, Allred E, et al. Does bronchopulmonary dysplasia contribute to the occurrence of cerebral palsy among in- fants born before 28 weeks gestation? Arch Dis Child Fetal Neonatal Ed. 2011;96:F20-F29.
482. De Buys AS, Dinh-Xuan AT. Congenital diaphragmatic hernia: current status and review of the literature. Eur J Pediatr. 2018;53:113-117.
483. Bloss RS, Aranda JV, Beardmore HE. Congenital diaphragmatic hernia: pathophysiology and pharmacologic support. Surgery. 1981;89:518.
484. Bianchi DW, Crumbleholme TM, D'Alton ME. Diaphragmatic hernia. In: Fetology Diagnosis and Management of the Fetal Patient. McGraw-Hill; 2000.
485. Abramov A, Fan W, Hernan R, et al. Comparative outcomes of right vs left congenital diaphragmatic hernia: a multicentre analysis. J Pe- diatr Surg. 2019. doi:10.1016/j.jpedsurg.2019.09.046
486. Kosinski P, Wielgos M. Congenital diaphragmatic hernia: pathogen- esis, prenatal diagnosis and management-literature review. Ginekol Pol. 2017;88(1):24-30.

487. Hedrick HL, Adzick NS. Congenital diaphragmatic hernia in the neonate. UpToDate. Accessed March 2013. http://www.uptodate.com/contents/congenital-diaphragmatic-hernia-in-the- neonate?source=search_result&search=congenital+diaphragmatic+hernia&selectedTitle=2%7E31
488. Pober BR. Overview of epidemiology, genetics, birth defects, and chromosomal abnormalities associated with CDH. Am J Med Genet C Semin Med Genet. 2007;145C(2):158-171.
489. Crane JP. Familial congenital diaphragmatic hernia: prenatal di- agnostic approach and analysis of twelve families. Clin Genet. 1979;16:244.
490. Puri P, Gorman F. Lethal nonpulmonary anomalies associated with congenital diaphragmatic hernia: implications for early intrauterine surgery. J Pediatr Surg. 1984;19:29.
491. Witters I, Legius E, Moerman P, et al. Associated malformations and chromosomal anomalies in 42 cases of prenatally diagnosed dia- phragmatic hernia. Am J Med Genet. 2001;103:278.
492. Hedrick HL, Adzick NS. Congenital diaphragmatic hernia: prenatal di- agnosis and management. UpToDate. Accessed March 2013. http:// www.uptodate.com/contents/congenital-diaphragmatic-hernia- prenatal-diagnosis-andmanagement?source=search_result&search =cdh&selectedTitle=2%7E11
493. Slavontinek AM. The genetics of common disorders-congenital dia- phragmatic hernia. Eur J Med Genet. 2014;57(8):418-423.
494. Townsend. Abdomen. In: Sabiston Textbook of Surgery. 16th ed. WB Saunders Co; 2001:1478.
495. Jancelewicz T, Brindle ME. Prediction tools in congenital diaphragmatic hernia. Semin Perinatol. 2019 (In press). doi:10.1053/j. semperi.2019.07.004
496. Hutcheon J, Butler B, Lisonkova S, et al. Timing of delivery for pregnancies with congenital diaphragmatic hernia. BJOG. 2010;117:1658-1662.
497. Odibo AO, Njaf T, Vachharajani A, et al. Predictors of the need for extracorporeal membrane oxygenation and survival in congenital diaphragmatic hernia: a center's 10-year experience. Prenat Diagn. 2010;30:518-521.
498. Safavi A, Lin Y, Skarsgard ED, et al. Canadian Pediatric Surgery Network. Perinatal management of congenital diaphragmatic hernia: when and how should babies be delivered? Results from the Canadian Pediatric Surgery Network. J Pediatr Surg. 2010;45:2334-2339.
499. Lakshminrusimha S, Vali P. Congenital diaphragmatic hernia: 25 years of shared knowledge; what about survival? J Pediatr (Rio J). 2019. doi:10.1016/j.jped.2019.10.002
500. Morini F, Valfre L, Bagolan P. Long-term morbidity of congenital diaphragmatic hernia: a plea for standardization. Semin Pediatr Surg. 2017;26:301-310.
501. Lally KP, Paranka MS, Roden J, et al. Congenital diaphragmatic hernia. Stabilization and repair on ECMO. Ann Surg. 1992;216(5):569-573.
502. Danzer E, Gerdes M, Bernbaum J, et al. Neurodevelopmental out- come of infants with congenital diaphragmatic hernia prospectively enrolled in an interdisciplinary follow-up program. J Pediatr Surg. 2010;45(9):1759-1766.
503. Danzer E, Hoffman C, D'Agostino JA, et al. Neurodevelopmental outcomes at 5 years of age in congenital diaphragmatic hernia. J Pe- diatr Surg. 2017;52:437-443.
504. Bevikacqua F, Morini F, Zaccara A, et al. Neurodevelopmental out- come in congenital diaphragmatic hernia survivors: a role of venti- latory time. J Pediatr Surf. 2015;50(3):394-398.
505. Russell KW, Barnhart DC, Rollins MD, et al. Musculoskeletal defor- mities following repair of large congenital diaphragmatic hernias. J Pediatr Surg. 2014;49(6):851-854.
506. Kuklovǘ P, Zemkovǘ D, Kyncl M, et al. Large diaphragmatic defect: are skeletal deformities preventable? Pediatr Surg Int. 2011;27(12):1343-1349.
507. Lund DP, Mitchell J, Kharasch V, et al. Congenital diaphragmatic hernia: the hidden morbidity. J Pediatr Surg. 1994;29(2):258-262.
508. Stallings EB, Isenberg JL, Short TD, et al. Population-based birth de- fects data in the United States, 2012-2016: a focus on abdominal wall defects. Birth Defects Res. 2019;111:1436.
509. Marshall J, Salemi JL, Tanner JP, et al.; National Birth Defects Prevention Network. Prevalence, correlates, and outcomes of Omphalocele in the United States, 1995–2005. Obstet Gynecol. 2015;126(2):284-293.
510. Agopian A, Marengo L, Mitchell LE. Descriptive epidemiology of nonsyndromic omphalocele in Texas, 1999–2004. Am J Med Genet A. 2009;149A(10):2129-2133.
511. Benjamin B, Wilson GN. Anomalies associated with gastroschisis and omphalocele: analysis of 2825 cases from the Texas birth defects registry. J Pediatr Surg. 2014;49(4):514-519.
512. Stoll C, Alembik Y, Dott B, et al. Omphalocele and gas- troschisis and associated malformations. Am J Med Genet A. 2008;146A(10):1280-1285.
513. Hijkoop A, Peters NC, Lechner RL, et al. Omphalocele: from diag- nosis to growth and developmental at 2 years of age. Arch Dis Child Fetal Neonatal Ed. 2019;104:F18-F23.
514. Sadler TW. The embryologic origin of ventral body wall defects. Semin Pediatr Surg. 2010;19:209-214.
515. Kleinrouweler CE, Kuijper CF, van Zalen-Sprock MM, et al. Char- acteristics and outcome and the omphalocele circumfer-

ence/ abdominal circumference ratio in prenatally diagnosed fetal omphalocele. Fetal Diagn Ther. 2011;30:60-69.

516. Davis AS, Blumenfeld Y, Rubesova E, et al. Challenges of giant omphalocele: form fetal diagnosis to follow-up. NeoReviews. 2008;9(8):e338-e346.

517. Gamba P, Midrio P. Abdominal wall defects: prenatal diagnosis, new- born management, and long-term outcomes. Semin Pediatr Surg. 2014;23:283-290.

518. Ledbetter DJ. Congenital abdominal wall defects and reconstruction in pediatric surgery. Gastroschisis and omphalocele. Surg Clin N Am. 2012;92:713-727.

519. Pacilli M, Spitz L, Kiely EM, et al. Staged repair of giant omphalo- cele in the neonatal period. J Pediatr Surg. 2005;40:785-788.

520. Danzer E, Gerdes M, D'Agostino JA, et al. Prospective, interdisci- plinary follow-up of children with prenatally diagnosed giant om- phalocele: short-term neurodevelopmental outcome. J Pediatr Surg. 2010;45:718-723.

521. Danzer E, Gerdes M, D'Agostino JA, et al. Patient characteristics are important determinants of neurodevelopmental outcome during infancy in giant omphalocele. Early Hum Dev. 2015;91:187-193.

522. Danzer E, Hoffman C, Miller JS, et al. Autism spectrum disorder and neurodevelopmental delays in children with giant omphalocele. J Pediatr Surg. 2019;54(9):1771-1777.

523. Skarsgard E. Management of gastroschisis. Curr Opin Pediatr. 2016;28(3):363-369.

524. Sadler TW, Feldkamp MC. The embryology of body wall closure: relevance to gastroschisis and other ventral body wall defects. Am Med Genet C Semin Med Genet. 2008;148C:180-185.

525. Feldkamp, ML Carey JC, Sadler TW. Development of gastroschisis: review of hypotheses, a novel hypothesis, and implications for re- search. Am J Med Genet A. 2007;143(7):639-652.

526. Anderson JE, Galganski LA, Cheng Y, et al. Epidemiology of gastroschisis: a population-based study in California from 1995 to 2012. J Pediatr Surg. 2018;53(12):2399-2403. doi:10.1016/j. jpedsurg.2018.08.035

527. Short TD, Stallings EB, Isenberg J, et al. Gastroschisis trends and ecologic link to opioid prescription rates—United States, 2006-2015. MMWR Morb Wkly Rep. 2019;68:31.

528. Friedman AM, Ananth CV, Siddiq Z, et al. Gastroschisis: epide- miology and mode of delivery, 2005-2013. Am J Obstet Gynecol. 2016;215(3):348.e1-348.e9.

529. Nicholas SS, Stamilio DM, Dicke JM, et al. Predicting adverse neona- tal outcomes in fetuses with abdominal wall defects using prenatal risk factors. Am J Obstet Gynecol. 2009;201:383.e1-383.e6.

530. Amin R, Domack A, Bartoletti J, et al. National practice patterns for prenatal monitoring in gastroschisis: gastroschisis outcomes of delivery (GOOD) provider study. Fetal Diagn Ther. 2019;45:125-130.

531. Harris EL, Hart SJ, Minutillo C, et al. The long-term neurodevelop- mental and psychological outcomes of gastroschisis: a cohort study. J Pediatr Surg. 2016;51:549-553.

532. Ledbetter DJ. Gastroschisis and omphalocele. Surg Clin North Am. 2006;86(2):249-260.

533. Tosello B, Guimond F, Faure A, et al. Neurodevelopment and health-related quality of life in infants born with gastroschisis: a 6 year retrospective French study. Eur J Pediatr Surg. 2017;27(4):352- 360. doi: 10.1055/s-0036-1597268

534. Minutillo C, Rao SC, Pirie S, et al. Growth and developmental out- comes of infants with gastroschisis at one year of age: a retrospec- tive study. J Pediatr Surg. 2013;48:1688-1696.

535. Lap CCMM, Bolhuis SW, Van Braeckel KNJA, et al. Functional out- come at school age of children born with gastroschisis. Early Hum Dev. 2017;106-107:47-52.

536. West SE. Normal and abnormal structural development of the lung. In: Polin RA, Fox WW, Abman SH, eds. Fetal and Neonatal Physiology. 2nd ed. WB Saunders Co; 1998.

537. Oermann CM. Congenital anomalies of the intrathoracic airways and tracheoesophageal fistula. UpToDate. Accessed April 2013. http:// www.uptodate.com/contents/congenital-anomalies-of-the-intra- thoracic-airways-and-tracheoesophageal-fistula?source=search_res ult&search=tef&selectedTitle=1%7E62

538. Crisera CA, Grau JB, Maldonado TS, et al. Defective epithelial-mes- enchymal interactions dictate the organogenesis of tracheoesopha- geal fistula. Pediatr Surg Int. 2000;16:256.

539. Goyal A, Jones MO, Couriel JM, et al. Oesophageal atresia and tracheo-oesophageal fistula. Arch Dis Child Fetal Neonatal Ed. 2006;91:F381.

540. Depaepe A, Dolk H, Lechat MF. The epidemiology of tracheo-oesophageal fistula and oesophageal atresia in Europe. EU- ROCAT Working Group. Arch Dis Child. 1993;68:743.

541. Robb A, Lander A. Oesophageal atresia and tracheo-oesophageal fistula. Surgery (Oxford). 2007;25:283. Accessed November 16, 2007. linkinghub.elsevier.com/retrieve/pii/S0263931907001135.

542. Keckler SJ, St. Peter SD, Valusek PA, et al. VACTERL anomalies in patients with esophageal atresia: an updated delineation of the spec- trum and review of the literature. Pediatr Surg Int. 2007;23:309.

543. Ross AJ. Organogenesis, innervation and histologic develop-

ment of the gastrointestinal tract. In: Polin RA, Fox WW, Abman SH, eds. Fetal and Neonatal Physiology. 2nd ed. WB Saunders Co; 1998.

544. Pretorius DH, Drose JA, Dennis MA, et al. Tracheoesophageal fis- tula in utero. Twenty-two cases. J Ultrasound Med. 1987;6:509.

545. Karnak I, Senocak ME, Hiçsönmez A, et al. The diagnosis and treatment of H-type tracheoesophageal fistula. J Pediatr Surg. 1997;32:1670.

546. Laffan EE, Daneman A, Ein SH, et al. Tracheoesophageal fistula without esophageal atresia: are pull-back tube esophagograms needed for diagnosis? Pediatr Radiol. 2006;36:1141.

547. Nagata K, Kamio Y, Ichikawa T, et al. Congenital tracheoesophageal fistula successfully diagnosed by CT esophagography. World J Gas- troenterol. 2006;12:1476.

548. Islam S, Cavanaugh E, Honeke R, et al. Diagnosis of a proximal tracheoesophageal fistula using three-dimensional CT scan: a case report. J Pediatr Surg. 2004;39:100.

549. Dogan BE, Fitoz S, Atasoy C, et al. Tracheoesophageal fistula: dem- onstration of recurrence by three-dimensional computed tomogra- phy. Curr Probl Diagn Radiol. 2005;34:167.

550. Thigpen TL, Kenner C. Assessment and management of the gastro- intestinal system. In: Kenner C, Lott JW, eds. Comprehensive Neonatal Nursing: A Physiologic Perspective. 3rd ed. Saunders; 2003.

551. Little DC, Rescorla FJ, Grosfeld JL, et al. Long-term analysis of chil- dren with esophageal atresia and tracheoesophageal fistula. J Pediatr Surg. 2003;38:852.

552. Orford J, Cass DT, Glasson MJ. Advances in the treatment of oe- sophageal atresia over three decades: the 1970s and the 1990s. Pediatr Surg Int. 2004;20:402.

553. Tsao K, Lee H. Extrapleural thoracoscopic repair of esophageal atresia with tracheoesophageal fistula. Pediatr Surg Int. 2005;21:308.

554. Krosnar S, Baxter A. Thoracoscopic repair of esophageal atresia with tracheoesophageal fistula: anesthetic and intensive care management of a series of eight neonates. Paediatr Anaesth. 2005;15:541.

555. Rothenberg SS. Thoracoscopic repair of esophageal atresia and tra- cheo-esophageal fistula. Semin Pediatr Surg. 2005;14:2.

556. Meier JD, Sulman CG, Almond PS, et al. Endoscopic management of recurrent congenital tracheoesophageal fistula: a review of tech- niques and results. Int J Pediatr Otorhinolaryngol. 2007;71:691.

557. Holcomb GW 3rd, Rothenberg SS, Bax KM, et al. Thoracoscopic repair of esophageal atresia and tracheoesophageal fistula: a multi- institutional analysis. Ann Surg. 2005;242:422.

558. Freire JP, Feijó SM, Miranda L, et al. Tracheo-esophageal fistula: combined surgical and endoscopic approach. Dis Esophagus. 2006;19:36.

559. Patkowsk D, Rysiakiewicz K, Jaworski W, et al. Thoracoscopic re- pair of tracheoesophageal fistula and esophageal atresia. J Laparoen- dosc Adv Surg Tech A. 2009;19(suppl 1):S19.

560. Varjavandi V, Shi E. Early primary repair of long gap esophageal atresia: the VATER operation. J Pediatr Surg. 2000;35:1830.

561. Spitz L. Oesophageal atresia treatment: a 21st-century perspective. J Pediatr Gastroenterol Nutr. 2011;52(suppl 1):S12.

562. van der Zee DC. Thoracoscopic elongation of the esophagus in long-gap esophageal atresia. J Pediatr Gastroenterol Nutr. 2011; 52(suppl 1):S13.

563. LaSalle AJ, Andrassy RJ, Ver Steeg K, et al. Congenital tracheoesoph- ageal fistula without esophageal atresia. J Thorac Cardiovasc Surg. 1979;78:583.

564. Ko BA, Frederic R, DiTirro PA, et al. Simplified access for division of the low cervical/high thoracic H-type tracheoesophageal fistula. J Pediatr Surg. 2000;35:1621.

565. Teich S, Barton DP, Ginn-Pease ME, et al. Prognostic classification for esophageal atresia and tracheoesophageal fistula: Waterston ver- sus Montreal. J Pediatr Surg. 1997;32:1075.

566. Choudhury SR, Ashcraft KW, Sharp RJ, et al. Survival of patients with esophageal atresia: influence of birth weight, cardiac anomaly, and late respiratory complications. J Pediatr Surg. 1999;34:70.

567. Konkin DE, O'hali WA, Webber EM, et al. Outcomes in esophageal atresia and tracheoesophageal fistula. J Pediatr Surg. 2003;38:1726.

568. Upadhyaya VD, Gangopadhyaya AN, Gupta DK, et al. Prognosis of congenital tracheoesophageal fistula with esophageal atresia on the basis of gap length. Pediatr Surg Int. 2007;23:767.

569. Engum SA, Grosfeld JL, West KW, et al. Analysis of morbidity and mortality in 227 cases of esophageal atresia and/or tracheoesopha- geal fistula over two decades. Arch Surg. 1995;130:502.

570. Antoniou D, Soutis M, Christopoulos-Geroulanos G. Anastomotic strictures following esophageal atresia repair: a 20-year experience with endoscopic balloon dilatation. J Pediatr Gastroenterol Nutr. 2010;51:464.

571. Michaud L, Gottrand F. Anastomotic strictures: conservative treat- ment. J Pediatr Gastroenterol Nutr. 2011;52(suppl 1):S18.

572. de Lagausie P. GER in oesophageal atresia: surgical options. J Pediatr Gastroenterol Nutr. 2011;52(suppl 1):S27.

573. Mawlana W, Zamiara P, Lane H. Neurodevelopment of infants with esophageal atresia and tracheoesophageal fistula. J

Pediatr Surg. 2018;53:1651-1654.
574. Newton LE, Abdessalam SF, Raynor SC. Neurodevelopmental outcomes of tracheoesophageal fistulas. J Pediatr Surg. 2016; 51(5):743-747.
575. Harrison MR, Golbus MS, Filly RA, et al. Management of the fetus with congenital hydronephrosis. J Pediatr Surg. 1982;17(6): 728-742.
576. Luks FI. New and/or improved aspects of fetal surgery. Prenat Di- agn. 2011;31:252-258.
577. DiFiore JW, Fauza DO, Slavin R, et al. Experimental fetal tracheal ligation and congenital diaphragmatic hernia: a pulmonary vascular morphometric analysis. J Pediatr Surg. 1995;30(7):917.
578. Bianchi DW, Crumbleholme TM, D'Alton ME. Invasive fetal ther- apy and fetal surgery. In: Fetology Diagnosis and Management of the Fetal Patient. McGraw-Hill; 2000.
579. Deprest JA, Done E, Van Mieghem T, et al. Fetal surgery for anesthe- siologists. Curr Opin Anaesthesiol. 2008;21:298-307.
580. Baumgarten HD, Flake AW. Fetal surgery. Pediatr Clin North Am. 2019;66:295-308.
581. Pedreira DAL. Advances in fetal surgery. Einstein. 2016;14(1):110-112.
582. Sacco A, Van der Veekin L, Bagshaw E, et al. Maternal complica- tions following open and fetoscopic fetal surgery: a systematic review and meta-analysis. Prenat Diagn. 2019;39(4):251-268. doi: 10.1002/pd.5421
583. International Fetal Medicine and Surgery Society. 1st annual meeting in 1982: consensus statement and registry developed. Accessed February 23, 2021. https://ifmss.org/about-ifmss/history/
584. Partridge EA, Flake AW. Maternal-fetal surgery for structural mal- formations. Best Pract Res Clin Obstet Gynaecol. 2012;26:669-682.
585. Wenstrom KD, Carr SR. Fetal surgery principles, indications, and evidence. Obstet Gynecol. 2014;124(4):817-835.
586. Moon-Grady AJ, Baschat A, Cass D, et al. Fetal treatment 2017: the evolution of fetal therapy centers: a joint opinion from the Interna- tional Fetal Medicine and Surgical Society (IFMSS) and the North American Fetal Therapy Network (NAFTNet). Fetal Diagn Ther. 2017;42(4):241-248. doi: 10.1159/000475929
587. American College of Obstetricians Gynecologists, Committee on Ethics American Academy of Pediatrics, Committee on Bioeth- ics. Maternal-fetal intervention and fetal care centers. Pediatrics. 2011;128:e473-478.
588. Farmer DL, Thorn EA, Brock JW 3rd, et al. Management of myelo- meningocele study. Full cohort 30-month pediatric outcomes. Am J Obstet Gynecol. 2018;218(2):256.e1-256.e13.
589. Codsi EC, Audibert F. Fetal surgery: past, present, and future. J Ob- stet Gynaecol Can. 2019;4(S2):S287-S289.
590. Shieh HF, Tracy SA, Hong CR, et al. Transamnionic stem cell ther- apy (TRASCET) in a rabbit model of spina bifida. J Pediatr Surg. 2019;54:293-296.
591. Aurora S, Snyder EY. Perinatal asphyxia. In: Cloherty JP, Eichenwald EC, Stark AR, eds. Manual of Neonatal Care. 5th ed. Lippincott-Raven; 2004.
592. Kuban KCK, Philiano J. Neonatal seizures. In: Fanaroff AA, Martin RJ, eds. Neonatal-Perinatal Medicine Diseases of the Fetus and Infant. 4th ed. Mosby; 1998.
593. Yager JY, Vannucci RC. Seizures in neonates. In: Fanaroff AA, Mar- tin RJ, eds. Neonatal-Perinatal Medicine Diseases of the Fetus and Infant. 7th ed. Mosby; 2002.
594. du Plessis·AJ. Neonatal seizures. In: Cloherty JP, Eichenwald EC, Stark AR, eds. Manual of Neonatal Care. 5th ed. Lippincott-Raven; 2004.
595. Lekskulchai R, Cole J. The relationship between the scarf ratio and subsequent motor performance in infants born preterm. Pediatr Phys Ther. 2000;12:150-157.
596. Barfield WD, Lee KG. Late preterm infants. UpToDate. Accessed May 2013. http://www.uptodate.com/contents/late-preterm- infants?source=search_result&search=late+preterm+infant&selec tedTitle=1%7E42
597. Spong CY, Mercer BM, D'Alton M, et al. Timing of indicated late- preterm and early-term birth. Obstet Gynecol. 2011;118:323.
598. Hamilton BE, Martin JA, Ventura SJ, et al. Births: final data for 2007. Natl Vital Stat Rep. 2010;58:24. Accessed May 2013. http://www.cdc. gov/nchs/data/nvsr/nvsr58/nvsr58_24.pdf
599. Goldenberg RL, Culhane JF, Iams JD, et al. Epidemiology and causes of preterm birth. Lancet. 2008;371:75.
600. Schieve LA, Ferre C, Peterson HB, et al. Perinatal outcome among singleton infants conceived through assisted reproductive technol- ogy in the United States. Obstet Gynecol. 2004;103:1144.
601. Reddy UM, Wapner RJ, Rebar RW, et al. Infertility, assisted repro- ductive technology, and adverse pregnancy outcomes: executive summary of a National Institute of Child Health and Human Devel- opment workshop. Obstet Gynecol. 2007;109:967.
602. Wang ML, Dorer DJ, Fleming MP, et al. Clinical outcomes of near- term infants. Pediatrics. 2004;114:372.
603. Shapiro-Mendoza CK, Tomashek KM, Kotelchuck M, et al. Effect of late-preterm birth and maternal medical conditions on newborn morbidity risk. Pediatrics. 2008;121:e223.

604. Bird TM, Bronstein JM, Hall RW, et al. Late preterm infants: birth outcomes and health care utilization in the first year. Pediatrics. 2010;126:e311.
605. Engle WA, Tomashek KM, Wallman C, et al. "Late-preterm" in- fants: a population at risk. Pediatrics. 2007;120:1390.
606. Leone A, Ersfeld P, Adams M, et al. Neonatal morbidity in singleton late preterm infants compared with full-term infants. Acta Paediatr. 2012;101:e6.
607. Engle WA, Kominiarek MA. Late preterm infants, early term in- fants, and timing of elective deliveries. Clin Perinatol. 2008;35:325.
608. Consortium on Safe Labor, Hibbard JU, Wilkins I, et al. Respiratory morbidity in late preterm births. JAMA. 2010;304:419.
609. Rubaltelli FF, Bonafe L, Tangucci M, et al. Epidemiology of neo- natal acute respiratory disorders. A multicenter study on incidence and fatality rates of neonatal acute respiratory disorders according to gestational age, maternal age, pregnancy complications and type of delivery. Italian Group of Neonatal Pneumology. Biol Neonate. 1998;74:7.
610. Escobar GJ, McCormick MC, Zupancic JA, et al. Unstudied infants: outcomes of moderately premature infants in the neonatal intensive care unit. Arch Dis Child Fetal Neonatal Ed. 2006;91:F238.
611. Sarici SU, Serdar MA, Korkmaz A, et al. Incidence, course, and pre- diction of hyperbilirubinemia in near-term and term newborns. Pe- diatrics. 2004;113:775.
612. Hunt CE. Ontogeny ofautonomic regulation in late preterm infants born at 34–37 weeks postmenstrual age. Semin Perinatol. 2006;30:73.
613. Ramanathan R, Corwin MJ, Hunt CE, et al. Cardiorespiratory events recorded on home monitors: comparison of healthy infants with those at increased risk for SIDS. JAMA. 2001;285:2199.
614. Henderson-Smart DJ, Pettigrew AG, Campbell DJ. Clinical apnea and brain-stem neural function in preterm infants. N Engl J Med. 1983;308:353.
615. Morse SB, Zheng H, Tang Y, et al. Early school-age outcomes of late preterm infants. Pediatrics. 2009;123:e622.
616. Petrini JR, Dias T, McCormick MC, et al. Increased risk of ad- verse neurological development for late preterm infants. J Pediatr. 2009;154:169.
617. Chyi LJ, Lee HC, Hintz SR, et al. School outcomes of late preterm infants: special needs and challenges for infants born at 32 to 36 weeks gestation. J Pediatr. 2008;153:25.
618. Talge NM, Holzman C, Wang J, et al. Late-preterm birth and its as- sociation with cognitive and socioemotional outcomes at 6 years of age. Pediatrics. 2010;126:1124.
619. Moster D, Lie RT, Markestad T. Long-term medical and social con- sequences of preterm birth. N Engl J Med. 2008;359:262.
620. McGowan JE, Alderdice FA, Holmes VA, et al. Early childhood de- velopment of late-preterm infants: a systematic review. Pediatrics. 2011;127:1111.
621. Gurka MJ, LoCasale-Crouch J, Blackman JA. Long-term cogni- tion, achievement, socioemotional, and behavioral development of healthy late-preterm infants. Arch Pediatr Adolesc Med. 2010;164:525.
622. Garcia-Prats JA, Abrams SA. Clinical features and diagnosis of meco- nium aspiration syndrome. UpToDate. Accessed June 2013. http:// www.uptodate.com/contents/clinical-features-and-diagnosis-of- meconium-aspiration-syndrome?source=search_result&search=m econium+aspiration&selectedTitle=1%7E36#references
623. Singh BS, Clark RH, Powers RJ, et al. Meconium aspiration syn- drome remains a significant problem in the NICU: outcomes and treatment patterns in term neonates admitted for intensive care dur- ing a ten-year period. J Perinatol. 2009;29:497.
624. Whitfield JM, Charsha DS, Chiruvolu A. Prevention of meconium aspiration syndrome: an update and the Baylor experience. Proc (Bayl Univ Med Cent). 2009;22:128.
625. Garcia-Prats JA, Abrams SA. Prevention and management of meconium aspiration syndrome. UpToDate. Accessed May 2013. http://www.uptodate.com/contents/prevention-and-management-of- meconium-aspiration-syndrome?source=search_result&search=m econium+aspiration&selectedTitle=2%7E36
626. Fanaroff AA. Meconium aspiration syndrome: historical aspects. J Perinatol. 2008;28(suppl 3):S3.
627. Balchin I, Whittaker JC, Lamont RF, et al. Maternal and fetal char- acteristics associated with meconium-stained amniotic fluid. Obstet Gynecol. 2011;117:828.
628. Clausson B, Cnattingius S, Axelsson O. Outcomes of postterm births: the role of fetal growth restriction and malformations. Obstet Gynecol. 1999;94:758.
629. Lee JS, Stark AR. Meconium aspiration. In: Cloherty JP, Eichen- wald EC, Stark AR, eds. Manual of Neonatal Care. 5th ed. Lippincott Williams & Wilkins; 2004.
630. Martin RJ, Fanaroff AA, Klaus MH. Respiratory problems. In: Klaus MH, Fanaroff AA, eds. Care of the High-Risk Neonate. 4th ed. Saun- ders; 1993.
631. Yoder BA, Kirsch EA, Barth WH, et al. Changing obstetric practices associated with decreasing incidence of meconium

aspiration syn- drome. Obstet Gynecol. 2002;99:731.

632. Shankaran S. The postnatal management of the asphyxiated term infant. Clin Perinatol. 2002;29(4):675-692.

633. Gelfand SL, Fanroff JM, Walsh MC. Controversies in the treatment of meconium aspiration syndrome. Clin Perinatol. 2004;31:445-452.

634. Dargaville PA, Copnell B, Australian and New Zealand Neona- tal Network. The epidemiology of meconium aspiration syn- drome: incidence, risk factors, therapies, and outcome. Pediatrics. 2006;117:1712.

635. Cleary GM, Wiswell TE. Meconium-stained amniotic fluid and the meconium aspiration syndrome. An update. Pediatr Clin North Am. 1998;45:511.

636. Wiswell TE, Tuggle JM, Turner BS. Meconium aspiration syndrome: have we made a difference? Pediatrics. 1990;85:715.

637. Wiswell TE, Bent RC. Meconium staining and the meconium aspiration syndrome. Unresolved issues. Pediatr Clin North Am. 1993;40:955.

638. Ghidini A, Spong CY. Severe meconium aspiration syndrome is not caused by aspiration of meconium. Am J Obstet Gynecol. 2001;185:931.

639. Tran N, Lowe C, Sivieri EM, et al. Sequential effects of acute meco- nium obstruction on pulmonary function. Pediatr Res. 1980;14:34.

640. Tyler DC, Murphy J, Cheney FW. Mechanical and chemical damage to lung tissue caused by meconium aspiration. Pediatrics. 1978;62:454.

641. Beligere N, Rao R. Neurodevelopmental outcome of infants with meconium aspiration syndrome: report of a study and literature re- view. J Perinatol. 2008;28(S3):93.

642. Konduri GG. New approaches for persistent pulmonary hyperten- sion of the newborn. Clin Perinatol. 2004;31:591-611.

643. Adams JM, Stark AR. Persistent pulmonary hypertension of the new- born. UpToDate. Accessed May 2013. http://www.uptodate.com/contents/persistent-pulmonary-hypertension-of-the- newborn?source=search_result&search=pphn+of+newborn&sele ctedTitle=1%7E46#references

644. Levin DL. Morphologic analysis of the pulmonary vascular bed in congenital left-sided diaphragmatic hernia. J Pediatr. 1978;92:805.

645. Geggel RL, Murphy JD, Langleben D, et al. Congenital diaphrag- matic hernia: arterial structural changes and persistent pulmonary hypertension after surgical repair. J Pediatr. 1985;107:457.

646. Murphy JD, Rabinovitch M, Goldstein JD, et al. The structural basis of persistent pulmonary hypertension of the newborn infant. J Pe- diatr. 1981;98:962.

647. Dhillon R. The management of neonatal pulmonary hypertension. Arch Dis Child Fetal Neonatal Ed. 2012;97:F223.

648. VanMarter LJ. Persistent pulmonary hypertension of the newborn. In: Cloherty JP, Eichenwald EC, Stark AR, eds. Manual of Neonatal Care. 5th ed. Lippincott Williams & Wilkins; 2004.

649. Lipkin PH, Davidson D, Spivak L, et al. Neurodevelopmental and medical outcomes of persistent pulmonary hypertension of the newborn in term neonates treated with nitric oxide. J Pediatr. 2002;140(3):306-310.

650. Walsh MC, Stark ER. Persistent pulmonary hypertension of the newborn. Rational therapy based on pathophysiology. Clin Perinatol. 2001;28(3):609-627.

651. Inhaled nitric oxide in term and near-term infants: neurodevelop- mental follow-up of the neonatal inhaled nitric oxide study group (NINOS). J Pediatr. 2000;136:611.

652. Rosenberg AA, Kennaugh JM, Moreland SG, et al. Longitudinal follow-up of a cohort of newborn infants treated with inhaled nitric oxide for persistent pulmonary hypertension. J Pediatr. 1997;131:70.

653. Robertson CM, Finer NN, Sauve RS, et al. Neurodevelopmental outcome after neonatal extracorporeal membrane oxygenation. CMAJ. 1995;152:1981.

654. Cohen DA, Nsuami M, Etame RB, et al. A school-based Chlamydia control program using DNA amplification technology. Pediatrics. 1998;101:E1.

655. Fligor BJ, Neault MW, Mullen CH, et al. Factors associated with sensorineural hearing loss among survivors of extracorporeal mem- brane oxygenation therapy. Pediatrics. 2005;115:1519.

656. Eriksen V, Nielsen LH, Klokker M, et al. Follow-up of 5- to 11-year- old children treated for persistent pulmonary hypertension of the newborn. Acta Paediatr. 2009;98:304.

657. Chang G. Alcohol intake and pregnancy. UpToDate. Accessed May 2013. http://www.uptodate.com/contents/alcohol-intake-and- pregnancy?source=search_result&search=alcohol+in+pregnancy &selectedTitle=1%7E150

658. Jones KL. Smith's Recognizable Patterns of Human Malformation. 5th ed. Saunders; 1997.

659. AAP Committee on Substance Abuse 1999–2000. Fetal alcohol syn- drome & alcohol related neurodevelopmental disorders. Pediatrics. 2000;106(2):358-361.

660. LA Siellski Infant of mothers with substance abuse. UpToDate. Accessed May 2013. http://www.uptodate.com/contents/infants-of-moth-ers-with-substance-abuse?source=search_result&search=nas&sele ctedTitle=2%7E15

661. Jones MW, Bass WT. Fetal alcohol syndrome. Neonatal Netw.

2003;22(3):63-70.

662. Day NL, Jasperse D, Richardson G, et al. Prenatal exposure to al- cohol: effect of growth & morphologic characteristics. Pediatrics. 1989;84(3):536-541.

663. Sokol RJ, Delaney-Black V, Norstrom B. Fetal alcohol spectrum dis- order. JAMA. 2003;290(22):2996-2999.

664. US Department of Health and Human Services. Results from the 2010 National Survey on Drug Use and Health: Summary of National Findings. Substance Abuse and Mental Health Services Administration; Center for Behavioral Health Statistics and Quality, 2010. Accessed October 2012. http://oas.samhsa.gov/

665. Jones KL, Smith DW. Recognition of the fetal alcohol syndrome in early infancy. Lancet. 1973;2:9.

666. Jobe AR. Alcohol as a fetal neurotoxin. J Pediatr. 2004;194(3):338.

667. Mukherjee RAS, Hollins S, Turk J. Fetal alcohol spectrum disorder: an overview. J R Soc Med. 2006;99:298-302.

668. Hoyme HE, May PA, Kalberg WO, et al. A practical clinical ap- proach to diagnosis of fetal alcohol spectrum disorders: clarification of the 1996 Institute of Medicine criteria. Pediatrics. 2005;115:39.

669. American Academy of Pediatrics. Committee on Substance Abuse and Committee on Children with Disabilities. Fetal alcohol syn- drome and alcohol-related neurodevelopmental disorders. Pediat- rics. 2000;106:358.

670. Warren KR, Li TK. Genetic polymorphisms: impact on the risk of fetal alcohol spectrum disorders. Birth Defects Res A Clin Mol Teratol. 2005;73:195.

671. Jacobson SW, Carr LG, Croxford J, et al. Protective effects of the alcohol dehydrogenase-ADH1B allele in children exposed to alcohol during pregnancy. J Pediatr. 2006;148:30.

672. McCarver DG, Thomasson HR, Martier SS, et al. Alcohol dehy- drogenase-2*3 allele protects against alcohol-related birth defects among African Americans. J Pharmacol Exp Ther. 1997;283:1095.

673. Stoler JM, Ryan LM, Holmes LB. Alcohol dehydrogenase 2 genotypes, maternal alcohol use, and infant outcome. J Pediatr. 2002;141:780.

674. Feldman HS, Jones KL, Lindsay S, et al. Prenatal alcohol exposure patterns and alcohol-related birth defects and growth deficiencies: a prospective study. Alcohol Clin Exp Res. 2012;36:670.

675. Alati R, Macleod J, Hickman M, et al. Intrauterine exposure to alcohol and tobacco use and childhood IQ: findings from a parental-offspring comparison within the Avon Longitudinal Study of Parents and Children. Pediatr Res. 2008;64:659.

676. Kartin D, Grant TM, Streissguth AP, et al. Three-year developmen- tal outcomes in children with prenatal alcohol and drug exposure. Pediatr Phys Ther. 2002;14(3):145-153.

677. Streissguth AP, Aase JM, Clarren SK, et al. Fetal alcohol syndrome in adolescents and adults. JAMA. 1991;265:1961.

678. Spohr HL, Willms J, Steinhausen HC. Prenatal alcohol exposure and long-term developmental consequences. Lancet. 1993; 341:907.

679. Spohr HL, Willms J, Steinhausen HC. Fetal alcohol spectrum disor- ders in young adulthood. J Pediatr. 2007;150:175.

680. Roussotte F, Soderberg L, Sowell E. Structural, metabolic, and functional brain abnormalities as a result of prenatal exposure to drugs of abuse: evidence from neuroimaging. Neuropsychol Rev. 2010;20:376.

681. Gardner J. Fetal alcohol syndrome: recognition and intervention. J Matern Child Nurs. 1997;22(6):318-322.

682. Koren G, Nulman I, Chudley AE, et al. Fetal alcohol spectrum disor- der. Can Med Assoc J. 2003;169(11):1181-1185.

683. Hudak ML, Tran RC, The Committee on Drugs & The Commit- tee on Fetus and Newborn. Neonatal drug withdrawal. Pediatrics. 2012;129:e540. doi: 10.1542/peds.2011-3212

684. Coyle MG, Brogly SB, Ahmed MS, et al. Neonatal abstinence syn- drome. Nature Rev. 2018;4(1):47.

685. Jansson LM, Patrick SW. Neonatal abstinence syndrome. Pediatr Clin North Am. 2019;66:353-367.

686. Sanlorenzo LA, Stark AR, Patrick SW. Neonatal abstinence syn- drome: an update. Curr Opin Pediatr. 2018;30(2):182-186.

687. US Food and Drug Administration. Opioid medications. 2018. Ac- cessed February 6, 2020. https://www.fda.gov/Drugs/DrugSafety/ InformationbyDrugClass/ucm337066.htm

688. Allocco E, Melker M, Rojas-Miguez F, et al. Comparison of neonatal abstinence syndrome manifestations in preterm versus term opioid- exposed infants. Adv Neonatal Care. 2016;16:329-336.

689. Villapiano NG, Winkelman TA, Kozhimannil KB, et al. Rural and urban differences in neonatal abstinence syndrome and maternal opioid use, 2004 to 2013. JAMA Pediatr. 2017;171(2):194-196.

690. Patrick SW, Schumacher RE, Benneyworth BD, et al. Neonatal ab- stinence syn-drome and associated health care expenditures: United States, 2000-2009. JAMA. 2012;307:1934-1940.

691. Patrick SW, Davis MM, Lehmann CU, et al. Increasing incidence and geographic distribution of neonatal abstinence syndrome: United States 2009 to 2012. J Perinatol. 2015;35:650-655.

692. Winkelman TNA, Villapiano N, Kozhimannil KB, et al. Inci-

dence and costs of neonatal abstinence syndrome among infants with Medicaid: 2004-2014. Pediatrics. 2018;141(4).

693. AAP Committee on Drugs. Neonatal drug withdrawal. Pediatrics. 1998;10:1079-1088.

694. Sielslki LA. Neonatal opioid withdrawal (Neonatal Abstinence Syn- drome). UpToDate. http://www.uptodate.com/contents/neonatal- opioid-withdrawal-neonatal-abstinence-sydrome

695. McCarty DB, Peat JR, O'Donnell S, et al. "Choose Physical Ther- apy" for neonatal abstinence syndrome: clinical management for infants affected by the opioid crisis. Phys Ther. 2019;99:771-785.

696. Finnegan LP, Connaughton JF, Kron RE, et al. Neonatal abstinence syndrome: assessment and management. Addict Dis. 1975;2 (1-2):141-158.

697. Finnegan LP. Neonatal abstinence syndrome: assessment and phar- macotherapy. In: Rubatelli FF, Granati B, eds. Neonatal Therapy: An Update. Exerpta Medica; 1986.

698. Lester BM, Tronick EZ. The neonatal intensive care unit network neurobehavioral scale procedures. Pediatrics. 2004;113(3):641-667.

699. Grossman MR, Berkwitt AK, Osborn RR, et al. An initiative to im- prove the quality of care of infants with neonatal abstinence syn- drome. Pediatrics. 2017;139.

700. Schechner S. Drug abuse and withdrawal. In: Cloherty JP, Eichen- wald EC, Stark AR, eds. Manual of Neonatal Care. 5th ed. Lippincott Williams & Wilkins; 2004.

701. Johnson K, Gerada C, Greenough A. Treatment of neonatal absti- nence syndrome. Archives of Disease in Childhood - Fetal and Neonatal Edition. 2003;88:F2-F5.

702. Akera C, Ro S. Medical concerns in the neonatal period. Clin Fam Pract. 2003;5(2):265.

703. Fike DL. Assessment and management of the substance-exposed infant. In: Kenner C, Lott JW, eds. Comprehensive Neonatal Nursing: A Physiologic Perspective. 3rd ed. Saunders; 2003.

704. D'Apolito K. Substance abuse: infant and childhood outcomes. J Pe- diatr Nurs. 1998;13(5):307-316.

705. White RD, Smith JA, Shepley MM; Committee to Establish Recom- mended Standards for Newborn ICU Design. Recommended stan- dards for newborn ICU design, eighth edition. J Perinatol. 2013;33 Suppl 1:S2-16. Doi: 10.1038/jp.2013.10. PMID: 23536026.

706. Vandenberg KA. Basic principles of developmental caregiving. Neo- natal Netw. 1997;16(7):69-71.

707. Lawhon G. Providing developmentally supportive care in the neo- natal intensive care unit: an evolving challenge. J Perinatal Neonatal Nurs. 1997;10(4):48-61.

708. Ohgi S, Akiyama T, Arisawa K, et al. Randomized controlled trial of swaddling versus massage in the management of excessive crying in infants with cerebral injuries. Arch Dis Child. 2004;89(3):212-216.

709. Bauer CR. Perinatal effects of prenatal drug exposure. Neonatal as- pects. Clin Perinatol. 1999;26:87.

710. Dubowitz L, Dubowitz V. The Neurological Assessment of the Preterm and Full-Term Newborn Infant. Clinics in Developmental Medicine. No.

12. Lippincott; 1981.

711. Dubowitz L, Dubowitz V, Mercuri E. The Neurological Assessment of the Preterm and Full-Term Newborn Infant. 2nd ed. MacKeith; 1999.

712. Jones MW, McMurray JL, Englestad D. The "geriatric" NICU pa- tient. Neonatal Netw. 2002;21(6):49-58.

713. Ellison PH. Neurologic development of the high-risk infant. Clin Perinatol. 11(1):45.

714. Amiel-Tison C. A method for neurological evaluation within the first year of life. Curr Probl Pediatr. 1976;7(1):45.

715. Brazelton TB. Neonatal Behavioral Assessment Scale. 2nd ed. JB Lip- pincott Company; 1984.

716. Novak I, Morgan C, Adde L, et al. Early accurate diagnosis and early intervention in cerebral palsy: advances in diagnosis and treatment. JAMA Pediatr. 2017;171(9):919. doi:10.1001/jamapediatrics.2017.3169

717. Shephard EG, Knupp AM, Welty SE. An interdisciplinary broncho- pulmonary dysplasia program is associated with improved neuro- developmental outcomes and fewer rehospitalizations. J Perinatol. 2012;32:33-38.

718. Walter-Nicolet E, Calvel L, Gazzo G, et al. Neonatal pain, still search- ing for the optimal approach. Curr Pharm Des. 2017;23:5861-5878.

719. Carter B, Brunkhorst J. Neonatal pain management. Semin Perinatol. 2017;41:111-116.

720. Sloan N, Camacho LWI, Rojas EP. Kangaroo mother method: ran- domized controlled trial of an alternative method of care for stabi- lized low-birth-weight infants. Lancet. 1994;344:782-785.

721. Gale G, VandenBerg KA. Kangaroo care. Neonatal Netw. 1998; 17(5):69-71.

722. Gray L, Watt L, Blass EM. Skin-to-skin contact is analgesic in healthy newborns. Pediatrics. 2000;105(1):4-19.

723. Acolet D, Sleath K, Whitelaw A. Oxygenation, heart rate and tem- perature in very low birthweight infants during skin-to-skin contact with their mothers. Acta Paediatr. 1989;78:189-193.

724. Fohe K, Kropf S, Avenarius S. Skin-to-skin contact improved

gas ex- change in premature infants. J Perinatol. 2000;20:311-315.

725. Feldman R, Eidelman AI. Skin-to-skin contact (kangaroo care) ac- celerates autonomic and neurobehavioral maturation in preterm infants. Dev Med Child Neurol. 2003;45:274-281.
726. Lundington-Hoe SM, Anderson GC, Swine JY, et al. A randomized control of kangaroo care and cardiorespiratory and thermal effects on healthy preterm infants. Neonatal Netw. 2004;23(3):39-48.
727. Johnston CC, Stevens B, Pinelli J, et al. Kangaroo care is effective in diminishing pain response in preterm neonates. Arch Pediatr Adolesc Med. 2003;157(11):1084-1088.
728. Bier JA, Ferguson AE, Morales Y, et al. Comparison of skin-to-skin contact with standard contact in low birth weight infants who are breast fed. Arch Pediatr Adolesc Med. 1996;150(12):1265-1269.
729. Anderson G. Kangaroo care and breastfeeding for preterm infants. Breastfeed Abstr. 1989;9(2):7.
730. Feldman R, Weller A, Sirota L, et al. Testing a family intervention hypothesis: the contribution of mother-infant skin-to-skin contact (kangaroo care) to family interaction, proximity, and touch. J Fam Psychol. 2003;17(11):94-107.
731. Feldman R, Eidelman AI, Sirota L, et al. Comparison of skin-to-skin (kangaroo) and traditional care: parenting outcomes and preterm infant development. Pediatrics. 2002;110(1):16-26.
732. Feldman R, Rosenthal Z, Eidelman AI. Maternal-preterm skin- to-skin contact enhances child physiologic organization and cognitive control across the first 10 years of life. Biol Psychiatry. 2014;75:56-64.
733. Scales LH, McEwen IR, Murray C. Parent's perceived benefits of physical therapists' direct intervention compared with parental instruction in early intervention. Pediatr Phys Ther. 2007;19:196-202.
734. Dusing SC, Van Drew C, Brown SE. Instituting parent education practices in the neonatal intensive care unit: an administrative case report of practice evaluation and statewide action. Phys Ther. 2012;92(7):967-975.
735. Dusing SC, Muraay T, Stern M. Parent preferences for motor devel- opment education in the neonatal intensive care unit. Pediatr Phys Ther. 2008;20:363-368.
736. Eiden RD, Reifman A. Effects of Brazelton demonstrations on later parenting: a meta-analysis. J Pediatr Psychol. 1996;21(6):857-868.
737. Culp RE, Culp AM, Harmon RJ. A tool for educating parents about their premature infants. Birth. 1989;16(1):23-26.
738. Lowman LB, Stone LL, Cole JG. Using developmental as- sessments in the NICU to empower families. Neonatal Netw. 2006;25(3):177-186.
739. Loo KK, Espinosa M, Tyler R, et al. Using knowledge to cope with stress in the NICU: how parents integrate learning to read the physiologic and behavioral cues of the infant. Neonatal Netw. 2003;22(1):31-37.
740. McGrath J. Supporting parents in understanding and enhancing preterm infant brain development. Newborn Infant Nurs Rev. 2008;8:164-165.
741. Byrne EM, Sweeney JK, Schwartz N, et al. Effects of instruction on parent competency during infant handling in a neonatal intensive care unit. Pediatr Phys Ther. 2019;31:43-49.
742. Hemingway M, Oliver S. Water bed therapy and cranial molding of the sick preterm infant. Neonatal Netw. 1991;10(3):53-56.
743. Hemingway M, Oliver S. Bilateral head flattening in hospitalized premature infants. Neonatal Intensive Care. 2000;13(6):18-22.
744. Hemingway M. Preterm infant positioning. Neonatal Intensive Care. 2000;13(6):18-22.
745. Vaivre-Douret L, Ennouri K, Jrad I, et al. Effect of positioning on the incidence of abnormalities of muscle tone in low-risk, preterm infants. Eur J Pediatr Neurol. 2004;8:21-34.
746. Hallsworth M. Positioning the pre-term infant. Clin Neonatal Nurs. 1995;7(1):18-20.
747. Chang YJ, Anderson GC, Lin CH. Effects of prone and supine positions on sleep state and stress responses in mechanically ven- tilated preterm infants during the first postnatal week. J Adv Nurs. 2002;40(2):161-169.
748. Wolfson MR, Greenspan JS, Deoras KS, et al. Effect of positioning on the mechanical interaction between the rib cage and abdomen in preterm infants. J Appl Physiol. 1992;72(3):1032-1038.
749. Bjornson K, Deitz J, Blackburn S, et al. The effect of body position on the oxygen saturation of ventilated preterm infants. Pediatr Phys Ther. 1992;4(3):109-115.
750. Goldberg RN, Joshi A, Moscoso P, et al. The effect of head position on intracranial pressure in the neonate. Crit Care Med. 1983;11:428-430.
751. Grenier IR, Bigsby R, Vergara ER, et al. Comparison of motor self- regulatory and stress behaviors of preterm infants across body posi- tions. Am J Occup Ther. 2003;57(3):289-297.
752. Lightdale JR, Gremse DA; Section on Gastroenterology, Hepatol- ogy, and Nutrition. Gastroesophageal reflux: management guidance for the pediatrician. Pediatrics. 2013;131(5):e1684-95. Doi: 10.1542/ peds.2013-0421. Epub 2013 Apr 29. PMID: 23629618.

753. Hashimoto T, Hiurs K, Endo S, et al. Postural effects on behavioral states of newborn infants: a sleep polygraphic study. Brain Dev. 1983;5:286-291.

754. Hadders-Algra M, Prechtl HFR. Developmental course of general movements in early infancy. I. Descriptive analysis of change in form. Early Hum Dev. 1992;28:201-213.

755. Adams JA, Zabaleta IA, Sackner MA. Comparison of supine and prone noninvasive measurements of breathing patterns in fullterm newborns. Pediatr Pulmonol. 1994;18:8-12.

756. Pellicier A, Gaya F, Madero R, et al. Noninvasive continuous moni- toring of the effects of head position on brain hemodynamics in ventilated infants. Pediatrics. 2002;109(3):434-440.

757. American Academy of Pediatrics. Task force on sudden infant death syndrome. SIDS and other sleep-related infant deaths: updated 2016 recommendations for a safe infant sleeping environment. Pediatrics. 2016;138(5):e20162938.

758. van Heijst JJ, Touwen BCL, Vos JE. Implications of a neural network model of sensori-motor development for the field of developmental neurology. Early Hum Dev. 1999;55(1):77-95.

759. de Groot L. Posture and motility in preterm infants. Dev Med Child Neurol. 2000;42:65-68.

760. Fay MJ. The positive effects of positioning. Neonatal Netw. 1988: 23-28.

761. Monterososso L, Kristjanson L, Cole J. Neuromotor development and the physiologic effects of positioning in very low birthweight infants. J Obstet Gynecol Neonatal Nurs. 2002;31(2):138-146.

762. Shaw JC. Growth and nutrition of the preterm infant. Br Med Bull. 1988;44(4):984-1009.

763. Clarren SK, Smith DW, Hanson JW. Helmet treatment for plagiocephaly and congenital muscular torticollis. J Pediatr. 1979; 94(1):43-46.

764. Kriewell TJ. Structural, mechanical, and material properties of fetal cranial bone. Am J Obstet Gynecol. 1982;143(6):707-714.

765. Budreau GK. The perceived attractiveness of preterm infants with cranial molding. J Obstet Gynecol Neonatal Nurs. 1989;18(1):38-44.

766. Budreau GK. Postnatal cranial molding and infant attractiveness: implications for nursing. Neonatal Netw. 1987;5(5):13-19.

767. Schwirian PM, Eesley T, Cuellar L. Use of water pillows in reducing head shape distortion in preterm infants. Res Nurs Health. 1986;9(3):203-207.

768. Geerdink JJ, Hopkins B, Hoeksma JB. The development of head po- sitioning preference in preterm infants beyond term age. Dev Psycho- biol. 1994;27(3):253-268.

769. Cartlidge PH, Rutter N. Reduction of head flattening in preterm in- fants. Arch Dis Child. 1988;63(7):755-757.

770. Chan JS, Kelley MC, Khan J. The effects of a pressure relief mattress on postnatal head molding in very low birth weight infants. Neonatal Netw. 1993;12(5):19-22.

771. Sweeney JK. Neonatal hydrotherapy: an adjunct to developmental intervention in an intensive care nursery setting. Phys Occup Ther Pe- diatr. 1983:39-52.

772. Zhao S, Xie L, Hu H, et al. A study of neonatal swimming (water therapy) applied in clinical obstetrics. J Matern Fetal Neonatal Med. 2005;17(1):59-62.

773. Vignochi C, Teixeira PP, Nader SS. Effect of aquatic physical ther- apy on pain and state of sleep and wakefulness among stable pre- term newborns in neonatal intensive care units. Rev Bras Fisioter. 2010;14(3):214-220.

774. Oliveira Tobinaga WC, Lima Marinho C, Abelenda VLB. Short- term effects of hydrokinesiotherapy in hospitalized preterm new- borns. Rehabil Rev Pract. 2016:8.

775. Novakoski KRM, Valderramas SR, Israel VL, et al. Back to the liq- uid environment: effects of aquatic physiotherapy intervention performed on preterm infants. Rev Bras Cineantropom Desempenho Hum. 2018;20(6):566-575.

776. Spittle AJ, Morgan C, Olsen J, et al. Early diagnosis and treatment of cerebral palsy in children with a history of preterm birth. Clin Perinatol. 2018;45:409-420.

777. Einspieler C, Prechtl HFR, Bos AF, et al. The Qualitative Assessment of General Movements in Preterm, Term, and Young Infants. Mac Keith; 2004.

778. Einspieler C, Prechtl HFR, Ferrari F, et al. The qualitative assessment of general movements in preterm, term, and young infants-review of the methodology. Early Hum Dev. 1997;50:47-60.

779. Novak I. Evidence-based diagnosis, health care, and rehabilitation for children with cerebral palsy. J Child Neurol. 2014;29(8):1141-1156.

780. Morgan C, Darrah J, Gordon AM, et al. Effectiveness of motor inter- ventions in infants with cerebral palsy: a systematic review. Dev Med Child Neurol. 2016;58:900-909.

781. Eliasson AC, Sjostrand L, Ek L, et al. Efficacy of baby-CIMT: study protocol for a randomised controlled trial on infants below age 12 months, with clinical signs of unilateral CP. BMC Pediatr. 2014;14:141.

782. Eliasson AC, Nordstrand L, Ek L, et al. The effectiveness of BABy- CIMT in infants younger than 12 months with clinical signs of uni- lateral-cerebral palsy: an explorative study with randomized design. Res Dev Disabil. 2018;72:191-201.

783. Nordstrand L, Holmefur M, Kits A, Eliasson AC. Improvements in bimanual hand function after baby-CIMT in two-

year old children with unilateral cerebral palsy: a retrospective study. Res Dev Disabil. 2015;41-42:86-93.

784. Needham A, Barrett T, Peterman K. A pick-me-up for infants' ex- ploratory skills: early simulated experiences reaching for objects using "sticky mittens" enhances young infants' object exploration skills. Infant Behav Dev. 2002;25:279-295.

785. Corbettaa D, Williams JL, Haynes JM. Bare fingers, but no obvious influence of "prickly" Velcro! In the absence of parents' encourage- ment, it is not clear that "sticky mittens" provide an advantage to the process of learning to reach. Infant Behav Dev. 2015;42:168-178.

786. Nascimentoa AL, Toledo AM, Merey LF, et al. Brief reaching train- ing with "sticky mittens" in preterm infants: randomized controlled trial. Hum Mov Sci. 2019;63:138-147.

787. Williams JL, Corbetta D, Guan Y. Learning to reach with "sticky" or "non-sticky" mittens: a tale of developmental trajectories. Infant Behav Dev. 2015;38:82-96.

788. Klepper SE, Krasinski DC, Gilb MC, et al. Comparing unimanual and bimanual training in upper extremity function in children with unilateral cerebral palsy. Pediatr Phys Ther. 2017;29:288-306.

789. Friel KM, Chakrabarty S, Martin JH. Pathophysiological mecha- nisms of impaired limb use and repair strategies for motor systems after unilateral injury of the developing brain. Dev Med Child Neurol. 2013;55(suppl 4):27-31.

790. Martin JH, Friel KM, Salimi I, et al. Activity- and use-dependent plas- ticity of the developing corticospinal system. Neurosci Biobehav Rev. 2007;31(8):1125-1135.

791. American Academy of Pediatrics. Committee on Fetus and New- born. Hospital discharge of the high risk neonate—proposed guide- lines. Pediatrics. 1998;102(2):411-417.

792. Kenner C, Bagwell GA, Torok LS. Transition to home. In: Kenner C, Lott JW, ed. Comprehensive Neonatal Nursing: A Physiologic Perspective. 3rd ed. Saunders, 2003.

793. Zaccagnini L. Discharge planning. In: Cloherty JP, Eichenwald EC, Stark AR, eds. Manual of Neonatal Care. 5th ed. Lippincott Williams & Wilkins; 2004.

794. Hack M. The outcomes of neonatal intensive care. In: Klaus MH, Fanaroff AA, eds. Care of the High-Risk Neonate. 5th ed. Saunders; 2001.

795. Lockridge T, Taquino LT, Knight A. Back to sleep: is there room in that crib for both AAP recommendations and developmentally sup- portive care? Neonatal Netw. 1999;18(5):29-33.

796. Bailey DB, Hebbeler K, Scarborough A, et al. First experiences with early intervention: a national perspective. Pediatrics. 2004;113(4):887-896.

797. Hack MB, Wilson-Costello D, Friedman H, et al. Neurodevelopmen- tal predictors of outcomes of children with birth weight of less than 1000 grams: 1992–1995. Arch Pediatr Adolesc Med. 2000;154(7):725-751.

798. Vohr BR, O'Shea M, Wright LL. Longitudinal multicenter follow- up of high-risk infants: why, who, when, and what to assess. Semin Perinatol. 2003;27(4):333-342.

799. Vohr B. Overview of infants and children with hearing loss. Part 1. Ment Retard Dev Disabil Res Rev. 2003;9(2):62-64.

800. Vohr B. Infants and children with hearing loss—part 2: overview. Ment Retard Dev Disabil Res Rev. 2003;9(4):218-219.

801. Bear LM. Early identification of infants at risk for developmental disabilities. Pediatr Clin North Am. 2004;51:685-701.

802. Wood NS, Marlow N, Costloe K, et al. Neurologic and develop- mental disability after extremely premature birth. N Engl J Med. 2000;343(6):378-384.

803. Bennett FC. Perspective: low birth weight infants: accomplishments, risks, and interventions. Infants Young Child. 2002;15(1):vi-ix.

804. Wolf MJ, Koldewijn K, Beelen A, et al. Neurobehavioral and devel- opmental profile of very low birthweight preterm infants in early infancy. Acta Paediatr. 2002;91:930-938.

805. Stewart JE. Follow-up of very-low-birth-weight infants. In: Cloherty JP, Eichenwald EC, Stark AR. Manual Neonatal Care. 5th ed. Lippin- cott Williams & Wilkins; 2004.

806. Davis DW. Cognitive outcomes in school-age children born prema- turely. Neonatal Netw. 2003;22(3):27-38.

807. Foulder-Hughes LA, Cooke RW. Motor, cognitive, and behavioral disorders in children born very preterm. Dev Med Child Neurol. 2003;45(2):97-103.

808. Pinto-Martin J, Whitaker A, Feldman J, et al. Special education ser- vices and school performance in a regional cohort of low-birth weight infants at age nine. Pediatr Perinatal Epidemiol. 2004;18:120-129.

809. Latal-Hajnal B, von Siebenthal K, Kovari H, et al. Postnatal growth in VLBW infants: significant association with neurodevelopmental outcome. J Pediatr. 2003;143(2):163-170.

810. Smith VC, Zupancic JA, McCormick MC, et al. Rehospitalization in the first year of life among infants with bronchopulmonary dyspla- sia. J Pediatr. 2004;144(6):799-803.

811. McCormick MC. The outcomes of very low birth weight infants: are we asking the right questions? Pediatrics. 1997;99(6):869-875.

812. Weisglas-Kuperus N, Baerts W, Smrkovsky M, et al. Effects of bio- logical and social development of very low birth weight children. Pediatrics. 1993;92(5):658-665.

813. Bayley N. Bayley Scales of Infant and Toddler Development.

3rd ed. The Psychological Corporation; 2006.
814. Korner AF, Brown JV, Thom VA, et al. The Neurological Assessment of the Preterm Infant. 2nd ed. Child Development Media, Inc.; 2000.
815. Korner AF, Thom VA. Neurobehavioral Assessment of the Preterm In- fant (NAPI). The Psychological Corporation; 1990.
816. Brazelton Institute at Boston Children's Hospital. http://www.childrenshospital.org/research/centers-departmental-programs/ brazelton-institute
817. Als H, Lester BM, Tronick EZ, et al. Manual for the assessment of preterm infant's behavior (APIB). In: Fitzgerald HE, Lester BM, Yog- man MW, eds. Theory and Research in Behavioural Pediatrics. Plenum Press; 1982:35-63.
818. Als H, Butler S, Kosta S, et al. the assessment of preterm infant' s behavior (APIB): furthering understanding and measurement of neurodevelopmental competence in preterm and full-term infants. Ment Retard Dev Disabil Res Rev. 2005;11:94-102.
819. General Movement Trust. Accessed January 25, 2020. http://www.general-movements-trust.info
820. Campbell SK. The Test of Infant Motor Performance. Test User's Manual Version 5.0. Infant Motor Performance Scales, LLC, 2005.
821. TIMP. Accessed January 25, 2020. http://thetimp.com
822. Piper MC, Darrah J. Motor Assessment of the Developing Infant. WB Saunders; 1994.
823. Hammersmith Neurological Examinations. Accessed January 25, 2020. http://hammersmith-neuro-exam.com

RECOMMENDED READINGS

Bigsby R. Neonatal intensive care unit. In: O'Brien JC, Kuhaneck H, eds. Case-Smits's Occupational Therapy for Children and Adolescents. 8th ed. Elsevier Mosby; 2019.

Brazelton TB, Nugent JK. Neonatal Behavioral Assessment Scale. 3rd ed. Mac Keith Press; 1995.

Goldson E. Nurturing the Premature Infant. Oxford University Press; 1999. Hansen AR, Eichenwald EC, Stark AR, et al. Cloherty and Stark's Manual of Neonatal Care. 8th ed. Wolters Kluwer; 2017.

Kenner C, Altimier LB, Boycova MV, eds. Comprehensive Neonatal Nursing Care. 6th ed. Springer Publishing; 2020.

Kenner C, McGrath JM, eds. Developmental Care of Newborns and Infants: A Guide for Health Professionals. Elsevier; 2004.

Sweeney JK. Medical and developmental challenges of infants in neonatal intensive care: management and follow-up considerations. In: Laz- aro RT, Reina-Guerra SG, Quiben MU, eds. Unphred's Neurological Rehabilitation. 7th ed. Elsevier; 2020.

Sweeney JK, Heriza CB, Blanchard Y. Neonatal physical therapy. Part I: clinical competencies and neonatal intensive care unit clinical train- ing models. Pediatr Phys Ther. 2009;21:296-307.

Sweeney JK, Heriza CB, Blanchard Y, et al. Neonatal physical therapy. Part II: practice frameworks and evidence-based practice guidelines. Pediatr Phys Ther. 2010;22:2-16.

Vergara ER, Bigsby R. Developmental and Therapeutic Interventions in the NICU. Paul H. Brookes Publishing Co; 2004.

Volpe's Neurology of the Newborn. JJ Volpe, Ed. in Chief. 6th ed. Elsevier; 2018.

Zaichkin J, ed. Newborn Intensive Care: What Every Parent Needs to Know. 3rd ed. AAP; 2009.

일반적인 약어

A	Apnea
ABG	Arterial blood gas
AGA	Appropriate for gestational age
AOP	Apnea of prematurity
APIB	Assessment of Preterm Infant Behavior
AROM	Artificial rupture of membranes
B	Bradycardia
BAER	Brainstem auditory-evoked response
BPD	Bronchopulmonary dysplasia
BPI	Brachial plexus injury
BW	Birth weight
CDH	Congenital diaphragmatic hernia
CHD	Congenital heart disease
CHD	Congenital hip dysplasia
CLD	Chronic lung disease
CMV	Conventional mechanical ventilation
CMV	Cytomegalovirus
CPAP	Continuous positive airway pressure
CS	Cesarean section
D	Desaturation
DOL	Day of life
ECMO	Extracorporeal membrane oxygenation
EGA	Estimated gestational age
ELBW	Extremely low birth weight
FAS	Fetal alcohol syndrome
Fio2	Fraction of inspired oxygen
FT	Full term
G	Gravida
GA	Gestational age
GBS	Group B streptococcus
GER	Gastroesophageal reflux
GM	Germinal matrix
GMA	General Movement Assessment
HAL	Hyperalimentation
HC	Head circumference
HFFI	High-frequency flow interruption
HFJV	High-frequency jet ventilation
HFOV	High-frequency oscillatory ventilation
HFV	High-frequency ventilation
HIE	Hypoxic–ischemic encephalopathy
HINE	Hammersmith Infant Neurological Examination
HMD	Hyaline membrane disease
HNNE	Hammersmith Newborn Neurological Examination
HR	Heart rate
ICH	Intracranial hemorrhage
ICN	Intensive care nursery
IDVA	Intravenous drug abuse
IMD	Infant of diabetic mother
IMV	Intermittent mandatory ventilation
iNO	Inspired nitric oxide
IUGR	Intrauterine growth restriction
IVH	Intraventricular hemorrhage
LBW	Low birth weight
LGA	Large for gestational age
MAS	Meconium aspiration syndrome
MCA	Multiple congenital anomalies
MV	Mechanical ventilation
NAPI	Neurobehavioral Assessment of the Preterm Infant
NAS	Neonatal abstinence syndrome/neonatal abstinence scale
NBAS	Neonatal Neurobehavioral Assessment Scale
NC	Nasal cannula
NEC	Necrotizing enterocolitis
NG	Nasogastric
NICU	Neonatal intensive care unit
NIDCAP	Newborn Individualized Developmental Care and Assessment Program
NJ	Nasojejunal
NNNS	Neonatal Intensive Care Network Neurobehavioral Scale

NO	Nitric oxide
NP	Nasal prongs
OC	Open crib
OD	Right eye
OG	Orogastric
OS	Left eye
P	Para
PCA	Postconceptual age
PDA	Patent ductus arteriosus
PEEP	Positive end-expiratory pressure
PHI	Periventricular hemorrhage infarction
PIE	Pulmonary interstitial emphysema
PO	By mouth
PPHN	Persistent pulmonary hypertension of the newborn
PPV	Positive-pressure ventilation
PROM	Premature rupture of membranes
PT	Preterm
PTL	Preterm labor
PVD	Pulmonary vascular disease
PVHD	Posthemorrhagic ventricular dilation
PVL	Periventricular leukomalacia
RDS	Respiratory distress syndrome
ROM	Rupture of membranes
ROP	Retinopathy of prematurity
RR	Respiratory rate
Sao2	Oxygen saturation
SGA	Small for gestational age
SIMV	Synchronized intermittent mechanical ventilation
TORCH	Congenital viral infections (toxoplasmosis, other infections, rubella, cytomegalovirus, herpes)
TPF	Toxoplasmosis fetalis
TPN	Total parenteral nutrition
TTN	Transient tachypnea of the newborn
UAC	Umbilical arterial catheter
US	Ultrasound
UVC	Umbilical venous catheter
VLBW	Very low birth weight

CHAPTER 5

의료 환경에서의 물리치료(급성기 치료, 입원 및 외래 환자 재활)

Meg Stanger

챕터 개요

소개
실무 환경
감염 관리 및 예방
급성기 입원 환경
검사
평가 및 치료 계획
중재
전환
입원 재활 환경
검사
평가 및 치료 계획
중재
결과
외래 재활 환경
검사
평가 및 치료 계획
중재
결과
요약
사례 연구

소개

어린이를 대상으로 하는 물리치료는 다양한 환경에서 제공되며, 물리치료사의 역할은 환경과 어린이 및 가족의 상황에 따라 고유한 관점을 가지고 있다. 다른 환자 집단과 달리 소아과에는 일반적으로 환자, 즉 아동의 치료, 복지 및 의사 결정에 밀접하게 관여하는 부모 또는 보호자가 포함된다. 또한 다른 환자 집단과 마찬가지로 다양한 전문가와 준전문가가 각 환경에서 다양한 서비스를 제공하는 데 자주 관여한다. 이 장에서는 급성기 치료와 입원 재활, 외래 환경으로의 전환 등 병원 입원 환경에서 물리치료사의 일반적인 역할과 실무를 서술한다. 이러한 실무 환경의 발전과 서비스 제공에 영향을 미치는 외부 요인에 대한 간략한 개요가 이 장의 초점이 될 것이다.

실무 환경

1700년대와 1800년대에 미국의 초기 병원은 질병을 앓고 있는 사람들을 돌보고 신체적 또는 정신적 질병을 앓고 있는 사람들로부터 대중을 보호하는 데 중점을 둔 자선 단체였다. 경제적 여유가 있는 개인은 집에서 의사나 간호사의 서비스를 받을 수 있었으나 재정적 여유 또는 가족을 돌볼 능력이 없는 가정은 일반인과 격리된 병원에 입원해 면회가 제한되었다. 이는 일반 대중의 질병 확산을 억제하는 데는 도움이 되었지만 병원 내에서는 그렇지 못했다. 1800년대의 병원은 과밀하고 제한된 의료 서비스를 제공했다. 의사들은 이러한 분리와 격리의 중요성을 인식하면서 병원에 모인 사람들을 대상으로 연구하고, 의대생을 가르치고, 기술을 실습할 기회를 얻었다.[1] 관리개념에서 치료개념으로 전환된 것이다.

물리치료라는 직업의 발전과 마찬가지로 병원도 전쟁, 전염병, 연방 법률에 의해 변화했다. 전쟁이나 독감, 소아마비 같은 질병으로 인해 장애를 입은 사람들을 돌봐야 할 필요성이 커지면서 이들을 지원하는 시설의 필요성이 커졌다. 1900년대에는 민간 제3자 지불 시스템의 개발, 1946년 힐-버튼 병원 건설법의 제정으로 가능해진 병원의 빠른 확장, 사회보장법 제158조 노인의료보험제도의 통과가 오늘날 병원의 구조와 기능을 이끌어낸 주요 요인이었다.

병원의 성장, 발전, 활용도는 새로운 문제를 야기하기도 했다. 병원의 활용도가 높아짐에 따라 감염 관리 문제를 해결하고 병원 내 질병 확산을 억제하며 병원에 입원했던 사람들의 정보를 보호하고 병원에서 서비스를 다시 받는 모든 사람들에게 일정 수준 이상의 양질의 치료를 제공해야 할 필요성이 대두되었다. 이러한 여러 요인들은 병원 환경에서의 서비스 제공에 대한 외부 기관 및 법률의 영향력이 커지고 있음을 반영한다.

감염 관리 및 예방

병원 환경은 감염 질환을 앓고 있는 사람, 면역 체계가 약해 감염에 노출되기 쉬운 사람, 병실과 환자 사이를 이동하는 수많은 사람과 장비, 침습적인 시술로 인해 세균과 감염이 확산될 수 있는 최적의 장소이다. 따라서 병원 내 감염 확산을 최소화하기 위한 조치를 취하는 것이 필수적이다. 미국 DHHS, 질병통제예방센터(CDC)는 감염 예방을 위해 표준 예방 조치와 전염 기반 예방 조치 등 2단계 시스템을 권장한다.[9] CDC는 환자의 진단이나 감염 상태에 관계없이 병원에서 치료를 받는 모든 환자에게 적용되는 감염성 물질 전파 위험을 줄이기 위해 취해야 할 표준 예방 조치에 대한 지침을 발표했다.[9] 이러한 표준 사전 예방 조치에는 손 씻기 절차, 장갑, 마스크, 가운, 보안경 등 개인 보호 장비(PPE) 사용, 호흡기/기침 에티켓, 환자 치료 장비 사용, 장비, 가구 및 기타 환경 표면의 일상적인 관리, 청소 및 소독 절차, 침구사용, 혈액 취급 및 실수로 혈액에 노출되거나 날카로운 도구(바늘, 메스 또는 기타 날카로운 도구)로 인한 부상 시 따라야 할 절차, 감염성 환자 배치가 포함되며 감염이 의심되거나 알려진 환자에 대한 표준 예방 조치에 추가하여 전염 기반 예방 조치가 사용된다. 전염 기반 예방 조치에는 병원체 전파 방식에 따라 PPE, 세척, 환자 격리 등에 대한 구체적인 권장 사항이 포함되며 전염성 유기체의 전파 방법에 따라 환자에 대한 구체적인 접촉, 비말 또는 공기 전파 예방 조치가 시행된다. 병원에서는 일반적으로 환자의 출입문이나 침대에 시각적 신호가 있는 색상 구분 표지판을 설치하여 방문객과 의료진에게 감염 예방 수칙을 지키기 위해 적절한 전송 주의사항을 확인하도록 안내한다(보기 5.1).

보기 5.1 표준 예방 조치에는 다음 절차가 포함된다.

손씻기
개인 보호 사용
환자 치료 장비 사용
침구류 사용
혈액 및 체액 취급
감염성 환자 배치

자세한 내용은 CDC 웹사이트(CDC.gov)에서 확인 가능하다.

오늘날 급성기 치료 병원에서 가장 흔하게 발생하는 감염의 예로는 메티실린 내성 황색포도상구균(MRSA), 반코마이신 내성 장구균(VRE), 그람 음성 간균(GNB) 등의 다제내성균(MDO)이 있다. 클로스트리듐 디피실(C. diff)은 MDO는 아니지만 병원 환경에서 면역 체계가 약화된 환자에게서 볼 수 있다.

입원 기간이 길고 항균 치료를 많이 받은 환자는 MRSA에 감염될 위험이 높다. MRSA는 코, 겨드랑이, 사타구니 또는 화상을 포함한 상처 부위에 자주 서식한다. 가장 흔한 전파 방식은 접촉이다. MRSA에 감염된 환자에게는 비말/접촉 예방 조치가 사용된다. 환자나 MRSA에 감염된 동거인은 함께 1인실에 배치된다. 병실에 들어오는 모든 사람은 마스크를 착용해야 한다. 환자를 만질 경우 장갑을 착용해야 하며, 환자나 환자 방의 물건에 옷이 닿을 가능성이 있는 경우 가운을 착용해야 한다. 환자가 복도를 걸어야 하는 경우 마스크, 장갑, 가운을 착용해야 한다. 환자는 활동 공간, 카페테리아, 가게와 같은 공용 공간을 피해야 한다. 감염 환자에게 사용한 모든 장비(예: 보행기, 모래주머니) 또는 검사 도구(예: 각도기, 줄자, 청진기)는 사용 후 반드시 소독해야 한다.

VRE는 위장관에 서식하는 박테리아다. 장기 입원 및 항균 치료를 받는 환자는 VRE에 감염될 위험이 높다. 가장 흔한 전파 방식은 접촉이다. VRE에 감염된 환자에게는 접촉 예방 조치가 사용된다. 환자와 VRE에 감염된 동거인은 함께 1인실에 배치된다. 병실에 들어오는 모든 사람은 환자를 만질 경우 장갑을 착용해야 하며, 옷이 환자나 환자 방의 물건과 접촉할 가능성이 있는 경우 가운을 착용해야 한다. 환자는 장갑과 가운을 착용한 상태에서 복도를 걸을 수 있다. 물리치료가 부서 내에서 제공되는 경우, 다른 환자와 떨어져 일과가 끝날 때 하는 것이 가장 이상적이다. 감염 환자와 함께 사용한 모든 장비(예: 평행봉, 매트 테이블) 또는 검사 도구는 사용 후 반드시 소독해야 한다.

GNB는 여러 항생제에 내성이 있는 또 다른 박테리아 그룹으로 폐렴, 혈류 감염, 수막염 또는 수술 부위 감염을 일으킬 수 있다. GNB의 예로는 클렙시엘라, 녹농균, 대장균 등이 있다.

대장균. PPE 사용 및 세척 절차는 다른 MDS 환자에 대해 설명한 것과 유사하다.

C.diff는 대장이나 결장에 서식하는 박테리아다. 설사와 복통을 유발하는 독소를 방출한다. 복부 수술을 받았거나 항생제 또는 화학 요법을 받고 있는 환자는 C.diff에 감염될 위험이 높다. 가장 흔한 전파 방식은 접촉이다.

접촉 예방조치는 C.diff 감염 환자에게 사용된다. C.diff 환자를 치료할 때의 차이점은 표준 예방 조치에 서술된 표준 손 소독제가 아닌 비누와 물로 손을 씻는 것이다. 환자나 C.diff에 감염된 동거인은 함께 1인실에 배치된다. 병실에 들어오는 모든 사람은 환자를 만질 경우 장갑을 착용해야 하며, 환자나 환자 방의 물건에 옷이 닿을 가능성이 있는 경우 가운을 착용해야 한다. 환자가 복도를 걸어야 하는 경우 장갑과 가운을 착용하고 가능한 공용 구역에서 걷기를 피해야 한다. 다른 전염병과 마찬가지로 감염된 환자에게 사용한 모든 장비나 검사 도구는 사용 후 소독해야 하며, 소독제에는 표백제 또는 살포제가 포함되어 있어야 한다.

병원의 감염 예방 부서는 유행병에 직면했을 때 정보의 출처가 될 것이다. 전 세계는 매년 유행하는 독감부터 코로나19나 사스-2와 같은 희귀한 사건에 이르기까지 다양한 유행병을 겪어왔다. 감염 예방 부서는 고위 경영진과 협력하여 직원, 환자, 방문객이 따라야 할 지침, 정책, 프로토콜을 개발하고 배포한다. 이러한 지침은 일반적으로 질병통제센터 및 세계보건기구와 같은 기관의 증거를 기반으로 하며, 유행병의 원인이 되는 새로운 유기체 또는 바이러스에 관한 새로운 정보가 발견되면 빠르게 변경될 수 있다.

>> 급성기 입원 환경

급성기 병원에는 소아과 환자에게 서비스를 제공하기 위한 다양한 수준의 치료 및 전문 병동이 있을 수 있다. 신생아의 경우 신생아 집중 치료실(NICU), 소아의 경우 소아 집중 치료실(PICU) 또는 심장 집중 치료실(CICU)이 될 수 있다. 중환자 치료가 덜 필요한 영유아의 경우 종양 병동, 수술 후 병동 또는 일반 의료 병동과 같은 병원 층에 있는 특수 병동일 수 있다. 어린이는 응급실을 통해 병원에 입원하거나 미리 정해진 수술 또는 의료 절차를 위해 예정된 계획에 따라 입원할 수 있다. 많은 소아병원은 급성 질환을 앓고 있는 어린이를 전문적으로 치료하는 병원으로 레벨 1 외상 센터와 같은 특정 지정을 받거나 신생아 집중 치료실이 레벨 3 또는 4로 지정될 수 있다. 이러한 특정 레벨은 병원이 특정 환자 집단에 소아과 서비스를 제공하기 위한 세부 전문 분야, 소아과 장비, 소아 응급실 및 중환자실, 기타 여러 기준을 충족했음을 의미한다.

소아 급성기 병원 입원 치료의 전반적인 목표는 생명 유지, 건강 증진, 기능의 유지, 회복 환자에게 미치는 부정적인 측면의 최소화, 통증 조절이다. 어린이가 급성기 병원에 입원하게 되는 이유는 발열, 대퇴골 골절, 외상성 뇌 손상(TBI), 교통사고, 암 치료, 장기 이식이 필요한 경우 등 다양한 이유가 있을 수 있다. 진단의 범위가 넓기 때문에 물리치료사가 해야 할 일과 하지 말아야 할 일에 대해 구체적으로 말하기는 어렵다. 그러나 병원에 있는 모든 소아 환자에게 적용되는 검사 및 서비스 제공에 적용되는 몇 가지 일반적인 가이드라인이 있다. 물리치료사는 아동의 두려움과 스트레스를 최소화하기 위해 노력해야 한다. 다음은 물리치료 부서에서 검사 또는 서비스 제공 중에 수행해야 할 제안 사항이다.

물리치료사는 몇 분 정도 시간을 내어 아이와 부모/보호자에게 자신을 소개하고 물리치료가 필요한 이유와 세션 중에 무엇을 할 것인지 설명해야 한다.

어린이는 서비스를 제공하는 동안 부모/보호자가 방에 있으면 더 편안하게 느낄 수 있다.

물리치료사는 연령에 맞는 활동을 통해 목표를 달성하도록 노력해야 한다.

어린이가 활동을 선택하거나 선택할 수 있도록 허용한다.

매 세션마다 같은 물리치료사가 아이를 보도록 해야 한다.

아이에게 하루 중 더 좋은 시간이 있는지 확인한다(예를 들어, 아이가 정오 이후에 낮잠을 자거나 아침에 더 활기차

보기 5.2 기억해야 할 사항-급성기 치료

급성기 치료의 목표는 아이를 의학적으로 안정시킨 다음 일정 수준의 이동성을 포함하는 재활 과정을 시작하는 것이다.

게 느끼는 경우가 있을 수 있다. 부모에게 아이가 물리치료에 참여하기에 좋은 시간대가 언제라고 생각하는지 물어본다).

매 세션마다 같은 활동을 반복하면 아이에게 익숙함을 느끼게 하여 안정감을 주고 아이의 불안을 줄일 수 있다(보기 5.2).

병원 환경에서 검사, 평가 또는 치료 중재를 시작하기 전에 물리치료사는 아동의 의료와 관련된 선, 튜브, 모니터는 물론 해당 아동의 진단 또는 상태에 맞는 특수 장비에 대해 알고 있어야 한다.

활력 징후 모니터 외에 맥박 산소 측정기를 사용할 수도 있다. 이 장치는 어린이의 말초 순환계에 부착하여 산소 농도를 모니터링 한다. 센서는 일반적으로 아이의 손가락이나 발가락에 부착되며, 산소 농도 수치가 미리 정해진 퍼센트 이하로 떨어지면 알람이 울린다. 센서는 움직임에 민감하므로 아이가 움직이면 알람이 울리는 경우도 있다. 이 경우 아이와 다른 모니터를 관찰하여 아이의 안전을 확인하며 확실하지 않은 경우 담당 간호사에게 연락한다. 경피 말초 산소 및 이산화탄소 모니터는 피부를 통해 산소 또는 이산화탄소의 농도를 측정한다. 맥박 산소 측정기보다 측정값이 정확하지만 혈액 화학 측정기보다는 정확도가 떨어진다.

정맥주사선 또는 IVs는 약물, 수액, 혈량증량제, 혈액 제제 및 영양제를 투여하는 데 사용할 수 있다. 중심관은 일반 정맥관보다 더 큰 정맥에 삽입하는 정맥주사선이다. 가슴, 목, 팔 또는 사타구니에 삽입하며 의약품이나 총비경구영양(TPN: 비위장관 경로를 통해 영양을 공급하는 것)을 전달하는 데 사용된다. 말초 삽입 중심정맥관(PICC: 말초 삽입 중심정맥관 카테터) 라인은 팔에 삽입하여 심장에 가까운 몸의 대정맥으로 연결되는 일종의 중심정맥관이다.

의학적으로 불안정한 어린이는 추가적인 신경학적 손상을 최소화하기 위해 다른 침습적 모니터링 방법이 필요할 수 있다. 예를 들면 동맥관, 두개내압(ICP) 모니터, 뇌 산소화 모니터, 외부 심실 배액관(EVD) 등이 있다. 어린이에게 이러한 유형의 라인과 모니터가 있는 경우 허용되는 자세나 위치, 움직임에 상당한 제한이 있다. 동맥선은 대퇴동맥과 같은 동맥에 직접 삽입되어 혈액을 모니터링하며, 동맥선이 빠지거나 꼬이는 것을 최소화하기 위해 동맥선이 있는 사지의 움직임에 제한이 있는 경우가 많다. ICP는 경막외 볼트, 지주막하 볼트 또는 EVD 자체를 통해 모니터링 할 수 있다. EVD는 심실(일반적으로 측뇌실)에 직접 삽입되어 ICP를 모니터링 할 뿐만 아니라 과도한 체액을 배출하거나 흡수하는 역할을 한다. ICP는 밀리미터 단위로 측정되며, 설정된 압력을 초과하면 모니터에서 알람이 울린다. 아이가 움직이거나 동요하면 ICP가 증가하는 경우가 많으므로 물리치료사는 모니터를 읽고 이해할 수 있어야 한다. 이러한 유형의 모니터는 일반적으로 머리에 심각한 부상을 입어 중환자실에 있는 어린이에게 사용하며 기계 환기가 필요할 수도 있다.

심장 집중 치료에는 전문적인 장비가 사용되며, 물리치료사가 어린이를 안전하게 움직이기 위해 훈련이 필요하다. 이 장의 범위를 벗어나지만 다양한 심실 보조 장치(VAD) 또는 체외막 산소화 장치(ECMO)를 예로 들 수 있다. VAD는 심장이 휴식을 취하고 치유되도록 하거나 심장 이식을 기다리는 동안 아이의 생명을 유지하는 외부 펌프로, 아이의 혈액을 펌프질하는 역할을 대신한다. 에크모(ECMO)는 일종의 심폐 기계로, 아이의 심장과 폐가 휴식을 취하거나 이식을 기다리는 동안 혈액에 산소를 공급하는 회로와 같은 기능을 한다. 물리치료사는 이러한 어린이에게 치료를 제공하기 위한 상담을 하게 되므로 치료사는 각 어린이에 대해 따라야 할 예방 조치와 제한 사항을 이해하는 것이 중요하다.

급성기 치료 환경의 일부 어린이는 인공호흡기가 필요할 수 있는데 심한 부상, 특히 머리 부상을 입은 경우 일정 기간 동안 기계적 호흡 지원이 필요할 수 있다. 기관 내 튜브를 통해 호흡을 지원하며, 장기간 호흡 지원이 필요한 경우 기관 절개술이 필요할 수 있다. 심각한 부상으로 인해 인공호흡기 지원을 받는 많은 어린이는 신경계가 휴식을 취하고 뇌의 추가 손상을 최소화하기 위해 진정제를 투여 받을 수도 있다. 치료사는 아이의 인공호흡기 설정, 산소포화도 안전 범위, 삽관 유형에 따른 움직임 주의 사항(기관 내 튜브를 통해 경구 삽관하는지 아니면 기관 절개술을 영구적으로 시행하는지)을 숙지하고 있어야 한다.

앞서 설명한 여러 줄, 튜브 및 모노튜브를 가진 많은 어린이가 집중 치료실에서 치료를 받는다. 이러한 다양한 라인과 튜브가 있다고 해서 물리치료에 참여하거나 움직일 수 있는 아동의 능력이 소실되지는 않는다. 이러한 환경에서 실습하려면 다양한 모니터에 표시되는 데이터를 읽고 이해하는 능력과 아동을 돌보는 병원 직원과 의사소통하는 능력과 라인과 튜브를 다루는 능력이 중요하다.

검사(Examination)

물리치료 서비스를 시작하기 전에 검사를 실시한다. 이 검사는 병력, 시스템 검토, 개인에게 적합한 검사 및 측정으로 구성된다. 차트 검토와 아동 담당 간호사와의 의사소통은 물리치료사의 병원 내 검진 및 치료 과정의 일상적인 부분이어야 한다. 급성기 치료에서는 아동의 상태가 빠르게 변할 수 있다. 추가 서비스, 의료 검사 및 기타 전문가도 아동의 치료에 관여하며 입원 기간 동안 다양한 시간에 제공된다. 이러한 환경에서 치료의 조정은 서비스의 중요한 측면이다. 가능하면 아동의 부모 또는 보호자가 검사 중에 함께 있어야 한다. 부모나 보호자가 참석할 수 없는 경우, 그들과 함께 적시에 평가를 검토하는 것이 적절하다.

병원에서 어린이는 일반적으로 통증뿐만 아니라 수술과 같이 현재 입원 중에 시행된 의료 절차에 의해 제한을 받는다. 물리치료 검사에 사용되는 일반적인 검사 및 측정으로 표준화된 검사를 수행하는 것은 입원기간이 짧고 급성기 환자가 검사에 참여할 수 있는 능력을 고려할 때 시간이 많이 걸리고 부적절할 수 있다. 그러나 물리치료사는 아동의 참여 능력과 중재 결정 또는 결과 관리와 관련하여 얻은 결과의 가치에 따라 표준화된 검사를 사용하는 것을 고려할 수 있다.

급성기 치료 환경에서 적용할 수 있는 다양한 표준화된 검사 및 측정법이 있다. 이 환경에서 아동의 지구력 저하가 예상되는 경우 아동용 기능적 독립성 평가도구(WeeFIM II)은 적절한 표준화된 검사 중 하나이다.[12] 이 검사는 아동의 장애 정도와 일상 활동에 필요한 지원 수준 또는 보호자의 돌봄 부담을 측정한다. 이 검사는 입원 및 퇴원 시 실시할 수 있으며, 퇴원 판정 시에 이 점수가 사용된다. 또한 성인에게 일반적으로 사용되는 기능적 뻗기 검사는 장애가 없는 소아에게도 신뢰도[평가자 간(r = 0.98), 평가자 내(r = 0.83), 검사-재검사(r = 0.75)]가 있는 것으로 밝혀졌다.[13] 한 연구에 따르면 발가락부터 손가락까지를 모두 측정하면 신뢰도가 향상되고 다양한 연령대와 신장의 어린이에게서 나타나는 흔들림을 감소시킬 수 있다고 한다.

이 동적 균형 검사는 한 발 서기 균형 검사와 달리 양발을 이용한 앞쪽 체중 이동, 뻗기 및 자세 조절을 검사한다. 아동의 입원 및 퇴원 점수는 균형 능력의 변화를 기록하는 데 사용될 수 있다. 일어서서 걷기 검사(TUG)는 기능적 운동 능력에 대한 빠르고 실용적인 검사다. 성인을 위해 고안된 이 검사의 수정 버전은 장애 유무에 관계없이 3세의 어린이에게도 신뢰할 수 있는 것으로 나타났다.[15] 연구에 참여한 모든 어린이는 보조기 또는 보행기나 목발과 같은 보조기구를 사용하여 독립적으로 걸을 수 있었다. 그룹 내 상관관계 계수(ICC)는 다음과 같이 높은 신뢰도를 보였다. 세션 내 신뢰도는 0.89 및 0.99 이며, 검사-재검사 신뢰도는 0.83이다.

이동성 및 기능적 능력 외에도 아동의 통증 수준을 측정해야 한다. 수술을 막 끝냈거나 암 치료를 받고 있거나 뼈가 골절된 어린이는 물리치료 중에 느낄 수 있는 통증에 대해 매우 불안해할 수 있다. 급성기 병원에서는 자가 통증 조절법(PCA; 시간이 제한된 정맥주사로 진통제를 직접 투여하는 방법), 경막외 카테터나 정맥주사를 통해 투여하는 진통제, 경구 약물 등 다양한 방법으로 통증을 완화할 수 있다. 물리치료를 시작하기 전에 물리치료사는 아동의 간호사에게 확인하여 아동이 어떤 진통제를 투여 받고 있는지와 약물의 전달 일정에 대한 정보를 얻어야 한다. 물리치료 직전에 PCA 시스템을 통해 진통제를 대량으로 투여할 수 있다. 진통제는 정맥주사를 통해 투여할 수 있으며, 투여 후 약 10분 이내에 효과가 나타나지만 지속 시간은 약 30분으로 제한된다. 경구용 진통제는 환자가 효과를 느끼기까지 최소 30분이 걸릴 수 있지만 일반적으로 몇 시간 동안 진통 효과가 유지된다. 물리치료사는 진통제가 가장 효과적일 때 검사 또는 중재의 시간을 맞추도록 노력해야 한다.

통증 검사 시 어린이에게 물리치료 전, 도중, 후에 자신의 통증을 평가하게 한다. 여러 통증 척도가 어린이에게 유효한 자가 보고를 제공하는 것으로 나타났다(보기 5.3).[16,17] 8세 이상의 어린이는 일반적으로 0-10으로 표시되는 일반적인 시각적 아날로그 척도를 사용하여 통증을 평가할 수 있다.[16] 어린 아이들은 숫자보다 추상적인 방식으로 통증을 평가할 수 있으며, 얼굴, 색깔 또는 "촉각"을 특징으로 하는 소아 통증 척도를 사용하는 것이 도움이 될 수 있다.[18–21] 특정 통증 척도는 아직 언어적 또는 인지적으로 추상성을 이해할 수 없는 영유아를 위해 개발되었다. 이러한 척도는 행동 관찰을 기반으로 한다.

보기 5.3 소아 통증 평가

시각적 아날로그 스케일	8세 이상
Wong-Baker FACES 스케일	3세 이상
OUCHER	3세 이상
얼굴 통증 척도 개정판	4세 이상
컬러 아날로그 스케일	5세 이상

아이가 움직임을 조절할 수 있으면 통증을 덜 느낄 가능성이 있으므로 물리치료 중에 아이가 적극적으로 움직임을 전환하도록 도울 수 있다.

물리치료사는 활동이 천천히 이루어지고 아이의 통증 역치 내에서 유지될 것이라고 안심시켜야 한다.

검사의 일부에는 진단 영상에서 얻은 정보도 포함될 수 있다. 진단 영상과 해부학과의 근본적인 관계를 이해하면 물리치료사가 아동의 의학적 진단 범위, 의료 중재 및 예후를 이해하는 데 도움이 된다. 또한 이 정보는 물리치료사가 아동을 평가하고 관리 과정과 현실적인 치료 계획 및 적절한 간병인 교육을 개발하는 데 도움이 된다.

평가 및 치료 계획(Evaluation and plan of care)

검사가 완료되면 물리치료사는 정보를 평가하고 얻은 정보를 바탕으로 진단을 내린다. 이 진단은 물리치료사가 특정 아동을 위한 중재, 목표 및 결과를 선택할 때 지침이 된다.

급성기 치료 환경에서의 물리치료 목표는 재활 병원이나 외래 환경에서의 물리치료 목표와 동일하지 않다. 물리치료는 아동이 병원에 입원하는 주된 이유가 아니므로 일반적으로 입원 기간 동안 기능을 유지하거나 손실을 최소화하는 것이 목표다. 어린이에게 더 강도 높은 재활 서비스가 필요한 경우, 혹은 의학적으로 적절한 경우 재활 병원으로 전원하거나 외래 물리치료 서비스를 의뢰할 수 있다. 급성기 치료 병원의 주요 목표는 아동의 의학적 상태를 고려하여 최적의 독립성과 이동성을 촉진하고 아동의 입원 시작 시점에 퇴원을 계획하는 것인데 대개 목표는 아동의 이동성을 최대한 유지하고 기능 및 장애의 악화를 예방하거나 최소화하는 것이다. 물리치료사는 환자 관리의 다섯 가지 요소인 검사, 평가, 진단, 예후, 중재를 통합한다(보기 5.4).

보기 5.4 기억해야 할 사항-급성기 치료의 목표

급성기 환자의 물리치료 목표는 재활 병원에서의 물리치료 목표와 동일하지 않다. 물리치료는 아동이 병원에 입원하는 주된 이유가 아니므로 일반적으로 아동이 입원하는 동안 기능 손실을 유지하거나 최소화하는 것이 목표다.

의사소통, 조정 및 문서화는 급성기 치료 환경에서 가장 중요한 물리치료 중재다. 아동의 상태는 빠르게 변할 수 있다. 물리치료사는 아동의 의료 기록을 검토하여 아동의 건강 상태에 대한 최신 정보를 파악하는 것이 중요하다. 환자의 현재 의학적 안정 상태와 현재 활력 징후나 실험실 수치의 정보는 적절한 경우 물리치료 중재의 유형과 강도를 결정하는 데 도움이 된다.

헤모글로빈, 헤마토크릿, 혈소판 수와 같은 실험실 수치를 평가하여 아동이 특정 강도의 운동을 수행할 수 있는지 여부를 판단해야 한다(예: 헤마토크릿, 혈소판 수). 아동의 검사 수치가 비정상적인 경우, 물리치료사는 검사 수치가 아동의 물리치료 세션 참여 능력에 미칠 영향을 판단하고 적절하게 중재를 변경해야 한다. 추가 질문에는 다음이 포함될 수 있다: "의사 또는 전문의의 치료 지시는 무엇인가요?", "최근에 실시했거나 향후 몇 시간 내에 예정된 의료 검사가 있나요?", "방사선 사진으로 목뼈가 깨끗해질 때까지 목뼈 보호대를 착용하거나 허리뼈 천자 후 침상 안정을 취하는 등 의료 검사와 관련된 제한 사항이 있나요?", "최근 검사 결과 감염 또는 감염성 질환이 있는 것으로 확인된 적이 있나요?" 이러한 정보는 아동의 의료 기록에서 찾을 수 있지만, 가장 최신 정보를 확인하려면 물리치료를 시작하기 전에 아동의 주치의와 상담하는 것이 좋다. 주치 간호사는 아동의 상태와 예상되는 절차를 알고 있으며 제공되는 서비스를 조정하는 데 도움을 줄 것이다. 아동은 향후 30분 이내에 방사선 촬영이 예정되어 있거나 작업치료 세션을 방금 마쳤으므로 다음 서비스를 진행하기 전에 휴식이 필요할 수 있다.

서류 검토와 치료 조정이 완료되면 아동을 진찰하고 아동의 현재 상태를 평가하고 중재가 적절한지와 강도를 결정하기 위해 시스템 검토를 다시 수행한다. 아동 및 가족 관련 교육은 이러한 환경에서 중요한 중재다. 아동의 운동 과제 학습 및 수행 능력의 변동 가능성, 부상 위험, 빠른 회복이 예상되므로 안전 예방 조치, 이동 제한, 보조 장치 사용, 일상 운동이나 활동에 대한 아동 및 보호자의 참여의 중요성에 대한 반복적인 검토가 필요하다. 부모뿐만 아니라 아동도 새로운 정보를 학습하거나 적용하기에 최적의 상태가 아닐 수 있다. 부모는 자녀가 입원해 있을 때 스트레스를 받는다는 것을 고려하여 정보의 우선순위를 정하고 이해하는 것이 어려울 수 있다. 재활에 대한 반복적인 검토와 긍정적 강화 프로세스는 급성기 치료 환경에서 아동과 가족의 상호작용을 위한 모든 물리치료사의 프로토콜의 일부가 되어야 한다.

중재(Intervention)

급성기 치료 환경에서 사용되는 중재는 물리치료사 진료 가이드에 적힌 대로 물리치료사가 제공하는 다양한 중재를 포함할 수 있다.[22] 여기에는 기도 확보 기법부터 운동치료까지 다양하다. 중재는 추가 장비를 사용하는 물리치료실에서의 활동이 포함될 수 있고, 종종 아동의 방이나 침대 옆에서 수행되기도 한다. 아동이 병동을 떠날 수 있는 경우, 물리치료실이나 체육관에서 매트 테이블, 평행봉, 모달리티, 계단 등 병동에서 쉽게 접근할 수 없는 장비를 이용할 수 있도록 물리치료 중재를 제공할 수 있다. 러닝머신이나 고정식 자전거를 이용한 유산소 및 지구력 훈련뿐만 아니라 저항운동도 물리치료실에서 흔히 볼 수 있다.

하지 또는 골반 골절을 입었거나 다리 정형외과 수술을 받은 어린이의 경우, 물리치료사에게 목발이나 보행기로 걷는 방법을 가르쳐 달라는 요청을 하는 경우가 많다. 일반적으로 6세 미만이거나, 조정 능력이 부족하거나, 걷는 것을 두려워하는 어린이는 보행기를 사용하여 보행하는 방법을 가르치는 것이 좋다. 보행기 사용의 가장 큰 한계는 계단에서는 사용할 수 없으며, 어린이가 느린 속도로 보행하게 된다는 점이다. 보행기를 사용하는 어린 아이는 엉덩이로 계단을 오르내리도록 가르치거나 필요한 경우 어른이 아이를 업고 이동할 수 있다. 만 6세 이상이며 조정에 문제가 있거나 보행에 두려움이 있는 어린이는 일반적으로 겨드랑이 목발을 사용하도록 교육받는다.

목발은 아이가 계단을 오르는 데 도움이 될 수 있지만, 가능하면 항상 목발과 난간을 함께 사용하는 것이 좋다.

중환자실에서는 모든 어린이에게 조기 이동이 가능하도록 하는 것이 핵심 목표가 되어야 한다. 회복에 영향을 미치는 신체적, 심리사회적, 인지적 장애를 포함하여 중환자실에서 장기간 움직이지 못하는 아동의 부정적인 영향에 대한 증거가 점점 더 많이 나타나고 있다.[23–26] 중환자실에서의 조기 이동은 입원 후 48-72시간 이내에 치료 활동에 적극적으로 참여하거나 혈역학적으로 안정된 상태를 유지하는 것으로 설명된다.[27] 효과적인 조기 이동 프로그램의 핵심 요소로는 물리치료사의 훈련과 역량, 중환자실에서의 조기 중재와 이동에 대한 근거를 제시하는 부모 교육, 강력한 다학제적 의사소통과 팀워크가 있다. 여러 개의 줄과 튜브에 묶여 있는 아동을 침대 가장자리에 앉히거나 서서 활동을 시작하도록 이동시키는 것은 아동의 안전을 위해 여러 명의 직원이 필요한 작업이다. 종종 이동성 계획은 아동이 방해받지 않고 휴식할 수 있는 시간을 확보하기 위해 돌봄 시간대에 묶여 있다. 소아과 중환자실에서 조기 이동성 프로그램 시작의 타당성과 안전성을 뒷받침하는 연구가 있지만, 아동의 입원 기간과 궁극적인 장기 기능적 결과에 미치는 영향을 결정하기 위해서는 추가 연구가 필요하다.[27–29]

급성기 치료 환경에서는 물리치료의 초점이 향후 아동의 기능 및 회복에 영향을 미치는 장애를 예방하는 데 맞춰지는 경우가 많다. 예를 들어 진정제나 담즙이 없는 아동의 피부 무결성 및 구축 발생을 모니터링 하는 것이 포함된다. 압력 맵핑과 특수 시트 쿠션 또는 매트리스의 사용은 종종 피부 손상을 예방하는 실용적인 조치로 작용한다. 물리치료사는 회복을 방해하는 구축을 최소화하기 위해 조립식 부목이나 보조기를 사용하거나 약물을 사용하는 것에 대해 의료진과 상의해야 할 수도 있다. 예를 들어, TBI를 입어 발바닥굽힘 근육의 긴장도가 증가하기 시작한 어린이의 발바닥굽힘 구축 발생을 최소화하기 위해 보조기를 사용하거나 바클로펜과 같은 약물을 사용하는 것이 포함된다.

전환(Transitioning)

아이가 의학적으로 안정되면 의료진은 급성기 치료 병원에서 가정이나 재활 병원으로 퇴원을 고려할 수 있다. 퇴원이 임박하면 물리치료사의 역할은 아동에게 추가적인 물리치료 서비스가 필요한지, 필요한 경우 사내 재활 시설 또는 외래 환자 시설이 권장되는지에 대한 정보를 제공하는 것이다. 일반적으로 아동이 의학적으로 안정되면 의료진은 아동의 현재 장애 및 기능적 장애에 대한 추가 치료가 필요한지 여부를 결정한다.

제한은 이전 수준의 기능 또는 재활을 달성하기 위해 일정 수준의 전문적인 개입이 필요하다. 부모가 장애 또는 기능 제한을 적절히 관리할 수 있는가, 아니면 재활 전문가의 숙련된 중재와 지식이 필요한가? 아동이 외래 환자 서비스

보기 5.5 퇴원 기준

의학적으로 안정적이다.
현재 장애 및 기능 제한이 지식이 충분한 간병인에 의해 관리되고 있다.
후속 방문 일정이 조정되고 예약되었다.

에 적합한가요, 아니면 재활 병원 입원이 더 안전한 선택인가요? 이러한 문제가 결정되면 사례 관리자는 일반적으로 아동이 급성기 치료 병원에서 퇴원하기 전에 적절한 제공자 및 가족과 함께 모든 후속 조치를 계획할 책임이 있다(보기 5.5).

물리치료사는 소아 급성기에서 중요한 역할을 한다. 물리치료사는 입원 기간 동안 아이의 운동 능력과 기능에 대한 입원 및 이동성이 미치는 영향을 최소화하는 데 도움을 줄 수 있다. 이 환경에서 물리치료의 주요 목표는 아동의 현재 의학적 상태를 고려하여 이동을 포함한 회복과 최적의 독립성을 촉진하는 것이다. 아동이 의학적으로 안정되면 물리치료사는 외래 또는 입원 재활 환경을 통해 향후 물리치료 서비스를 추천하는 데 중요한 역할을 한다. 급성기 치료 환경에서 근무하는 물리치료사는 다양한 라인, 튜브, 모니터에 대한 지식을 갖추고, 특수 의료 장비와 모니터를 사용하는 아동이 어떻게 움직일 수 있는지 이해해야 하며, 여러 분야의 팀원으로서 효과적으로 일할 수 있는 강력한 의사소통 기술을 갖추고 있어야 한다.

입원 재활 환경

급성기 병원에 입원 중인 어린이가 의학적으로 안정되면 의료진은 퇴원을 고려하여 가정이나 재활병원과 같은 환경으로 퇴원할 수 있다. 많은 종합, 재활병원에서는 재활 치료 참여를 극대화하기 위해 아동이 의학적으로 안정된 상태여야 한다. 아동이 완전한 수준의 독립성을 갖추지 못했으며 재활 서비스의 혜택을 받을 수 있는 잠재력이 있다고 믿을 만한 근거가 있어야 한다. 또한 아동은 하루에 몇 시간의 치료를 견딜 수 있어야 하며 물리치료, 작업치료 또는 언어치료와 같은 한 가지 이상의 재활 서비스가 필요한 상태여야 한다.

입원 재활은 부상을 입었거나 본래 기능 수준에 비해 활동 및 참여 수준에 영향을 미치는 수술, 시술을 받은 어린이와 청소년의 기능 회복을 위한 집중적이고 포괄적인 다학제적 접근 방식을 제공한다. 입원 재활 병동은 독립된 시설 또는 급성기 치료 병원 내의 전문 병동일 수 있다. 소아 입원 재활 병원의 일반적인 입원 기준은 치료 시간 수와 의학적으로 안정적이고 다학제 재활 서비스의 혜택을 받을 가능성이 있는 환자에 대한 CMS 기준을 따른다(보기 5.6).

다학제 입원 재활팀은 의사, 재활 훈련을 받은 간호사, 영양사, 작업치료사, 물리치료사, 언어병리학자, 심리학자, 사회복지사, 정형외과 전문의가 포함된다. 일반적으로 소아과 전문의, 소아과 의사, 정형외과 전문의 또는 신경외과 전문의가 팀을 이끌지만 시설에 따라 다를 수 있다. 필요에 따라 다른 전문의의 자문을 요청할 수 있다. 아동의 가족과 간병인은 재활 과정 전반에 걸쳐 팀의 필수적인 일원이다. 다학제팀은 재활시설마다 그 기능이 다르다. 때때로 일부 팀은 분야 간 팀 또는 다학제 팀으로 활동하기도 하지만, 다른 시설에서는 각 분야가 각자의 목표를 위해 개별적으로 일하는 팀으로 남아 있을 것이다. 이상적인 시나리오는 팀원 모두가 동일한 목표를 인식하고 이를 위해 노력하는 다학제적 팀으로 운영되는 것이다.

대부분의 재활병동에서는 매주 다학제 회의 또는 치료 조정 회의가 열린다. 이러한 회의에서는 아동의 진행 상황, 퇴원 계획, 퇴원 전에 필요한 교육 및 장비, 가정에서의 치료 이월에 따른 간병인 역량 현황에 대해 전체 팀에 보고한다. 일반적으로 아동의 기능 상태에 대한 정보가 제공된다. 확인된 팀원(주로 의사 또는 사회복지사)이 아동 또는 가족을 만나 회의 결과와 치료 계획을 검토한다.

특정 재활 병원은입원 재활 TBI 또는 척수 손상과 같은 특정 유형의 환자 집단에 특화되어 있으며 이러한 진단을 받은 환자의 고유한 요구 사항을 충족할 수 있는 적절한 인력을 갖추고 있다. 어떤 진단을 받든 입원 재활 병동에 입원하면 먼저 어린이에 대한 검사 및 평가가 이루어진다.

보기 5.6 기억해야 할 사항-입원 환자 재활을 위한 입원기준

의학적으로 안정적이어야 한다.
독립을 위한 능력이 충분하지 않다.
하루에 3시간 이상의 치료에 참여 가능하다.
필요에 따라 하나 이상의 재활치료 항목을 요구한다.

검사(Examination)

아동이 다른 시설에서 또는 급성기 치료 병원 내에서 입원 재활 치료실로 이송되면 아동의 기준선을 결정하고 치료 계획을 수립하기 위해 초기 검사가 수행된다. 다학제 진료 환경에서는 보호자나 간병인에게 동일한 질문을 반복적으로 하지 않고도 아동의 의료 기록에서 초기 병력의 대부분을 수집할 수 있다. 아동을 진찰하기 전에 확보해야 할 중요한 정보에는 아동의 진단명과 부상 메커니즘(해당되는 경우), 수행한 수술 절차, 감염 위험으로 인해 따라야 할 예방 조치, 의료 불안정성 또는 수술 절차, 현재 복용 중인 약물, 최근 입원 전의 기능 수준 등이 포함된다. 어린이에게 뇌성마비와 같은 만성 질환이 있는 경우, 과거 의료 및 수술 이력에서 필요한 정보를 제공받을 수 있다.

입원 재활 병동에 입원한 어린이 중 상당수는 심각한 의학적 문제를 가지고 있거나 각성 수준에 상당한 차이가 있다. 이러한 어린이는 활력 징후를 지속적으로 기록하는 모니터에 여러 개의 리드를 연결할 수 있다. 또한 인공호흡기 사용 유무와 관계없이 기관 절개술, 영양 공급을 위한 위루관, 말초 정맥관 또는 중심 정맥관이 있을 수 있다. 이러한 경우 환자의 안전을 위해 아동의 침상 옆에서 초기 검사를 완료하고 치료실로 이동하는 것이 안전하다.

초기 검사에는 아동의 심박수, 산소포화도, 혈압이 적절히 포함되어야 한다. 아동의 피부 상태는 물론 피부색과 치유 중인 흉터도 확인해야 한다. 일부 어린이는 골절 관리를 위해 깁스, 외부고정 장치 또는 내부 장치를 착용하고 재활 치료실로 이송되며, 깁스를 한 사지 말단의 피부색과 체온을 면밀히 관찰해야 한다. 아이의 자세를 관찰하는 것도 중요하다. 예를 들어 "아이가 침대에서 편안하게 누워 있나요? 아이가 근본적인 근긴장 이상이나 운동장애를 예측할 수 있는 비정상적인 자세를 취하고 있나요? 이러한 비정상적인 자세가 피부 손상, 추가적인 관절 ROM 문제로 이어질 수 있나요?" 등을 확인할 수 있다.

초기 검사는 어린이마다 다르지만 근긴장도와 근력, 자발적 운동 조절 능력, ROM, 통증, 신경 운동 발달, 보행 등 근육 기능에 대한 검사가 포함된다. 표준화된 평가 도구는 목표 설정을 돕고 다음을 수행한다.

CARF 인증을 받은 대부분의 입원 재활 시설에서는 결과를 모니터링 해야 한다. 다음에서는 검사 및 조치의 주요 구성 요소에 대해 간략하게 설명하고 소아 재활 병동에서 흔히 발생하는 진단에 대한 구체적인 참고 자료를 제공한다.

외상성 뇌손상을 입은 어린이는 각성 및 주의력 수준에 차이가 있을 수 있다. 혼수상태는 몇 가지 기준에 따른 척도를 사용하여 모니터링 할 수 있으며, 낮은 수치에서 높은 수치로 올라갈수록 상태가 호전되고 있음을 나타낸다. 글라스고우혼수척도(GCS)는 환자의 눈 뜨기, 운동 활동, 언어적 반응을 평가하는 표준화된 도구다.[31] GCS의 소아 버전인 소아혼수척도(PCS)는 9-72개월의 어린이를 위해 개발되었으며 특정 연령대에 대한 표준 점수가 있다.[32]

란초로스아미고스척도(Rancho Scale)는 입원 재활 치료 중에 인지 및 행동 기능을 평가하고 중재를 안내하기 위해 자주 사용된다.[33] TBI 후 방향 감각을 평가하기 위한 특정 검사는 어린이를 위해 고안된 어린이 방향 감각 및 기억상실 검사(COAT)[34]로, 4-15세 어린이가 이해하는 질문을 사용해 신뢰성이 있는 것으로 밝혀졌다. 다른 팀원들은 의사소통 능력, 과제 집중력, 문제 해결 능력 등을 파악하기 위해 심층적인 검사를 실시한다. 이 정보는 다학제 회의에서 공유되어 일관된 의사소통 방법, 행동 관리, 기억력 향상 및 치료 계획에 영향을 미치는 기타 측면을 결정한다.

초기 검사에는 아동 또는 가족이 현재 사용하고 있는 보조 및 적응 장치가 포함되어야 한다. 이러한 장치는 치료 과정에서 변경될 가능성이 높으며 일부 어린이에게는 중재의 초점이 될 수 있다. 만성 진단을 받은 많은 어린이는 기능 및 독립성 향상을 위해 사용하는 보조 장치를 가지고 있을 것이다. 외과적 수술을 받은 경우, 보조기기를 다시 사용하거나 다른 유형의 보조기기로 변경이 필요할 수 있다. 부모는 가정에서 도움이 필요한 부분과 과거에 시도했지만 실패한 기기에 대한 정보를 제공할 수 있다.

가정과 학교에서의 기능을 위한 적응장치는 아동이 입원하는 동안 제공되는 중재의 중요한 초점이 될 수 있다. 척수 손상과 같은 진단을 새로 받은 대부분의 아동은 가정에 적응 장치가 없다. 초기 검사에서는 퇴원 전에 제작하거나 주문할 장치를 나중에 결정하는 데 도움이 되도록 가정환경의 접근성을 결정해야 한다.

어린이는 급성기 치료 환경에서 받았던 보조기, 보호대 또는 지지대를 착용하고 재활 병동에 입원하는 경우가 많다. 기계식 인공호흡기, 기관 내 튜브, 위루관 등은 재활 병동에서 자주 접하게 된다. 의료 기록을 검토하고 간호, 호흡기 또는 의사 직원과 소통하면서 아동의 인공호흡기 설정, 호흡 상태, 하루 중 인공호흡기를 떼어낼 수 있는 시간대에 대해 자세히 알아볼 수 있다. 외상성 뇌 손상을 입은 어린이는 ROM을 유지하거나 개선하기 위해 보조기 또는 깁스를 하고 입원할 수 있다. 척수 손상 후 척추 유합술을 받은 어린이는 유합이 안정될 때까지 척추를 보호하기 위해 흉요추천골 보조기(TLSO)를 착용할 수 있다. 넙다리뼈 절골술이나 모음근 힘줄 연장술과 같은 정형외과적 시술을 받은 사람은 모음근 웨지(adductor wedge)와 같은 위치 고정 장치를 사용할 수도 있다. 심한 화상으로 인한 2차 피부 이식의 경우 압박붕대나 압박복을 지속적으로 또는 특정 시간 동안 착용할 수 있다. 어떤 장치든 치료 세션을 위해 장치를 안전하게 제거할 수 있는지, 얼마나 자주, 얼마나 오래 착용해야 하는지, 물리치료사가 장치를 변경하거나 유지하도록 권장해야 하는지 여부를 아는 것이 중요하다.

급성 치료 환경과 마찬가지로 모든 어린이에게 통증 평가를 완료해야 하지만, 최근에 수술을 받았거나 골절을 입었거나 혈우병, 관절염 또는 만성 통증 증후군과 같은 통증과 관련된 진단을 받고 입원했던 어린이에게는 특별한 주의를 기울여야 한다. 어린이와 청소년의 연령과 인지능력에 따라 다양한 통증 척도를 사용할 수 있다(일반적인 소아 통증 척도 목록은 보기 5.3을 참조). 초기 검사 시 모든 소아의 통증 평가에는 활동 또는 움직임 중 통증, 통증으로 인한 수면 중 각성, 통증 완화 요인, 현재 통증 관리를 위해 사용할 수 있는 약물 또는 기타 중재에 대한 질문도 포함되어야 한다.

모든 어린이의 피부 무결성을 검사해야 하지만, 자발적 움직임이 제한적이거나 없는 어린이 또는 척수 손상으로 인해 감각이 제한되거나 변화된 어린이의 경우 특별한 주의를 기울여야 한다. 앞서 언급했듯이 보조기나 깁스를 착용한 어린이의 피부도 색과 무결성을 검사해야 한다. 화상 병원에서 이송된 아동의 상처는 지속적인 치유의 필요성과 관절 운동의 잠재적 장애 여부를 검사해야 한다. 척수 손상과 같이 감각에 문제가 있는 어린이의 경우, 피부 손상을 방지하기 위해 휠체어 시트 및/또는 매트리스의 압력 측정이 필수적이다.

신경학적 진단을 받은 어린이는 만성적이든 최근에 진단을 받았든 간에 일종의 이차 운동장애를 보일 수 있으며, 운동장애가 있는 어린이는 경직, 근긴장 이상, 무도증, 운동 실조증, 떨림을 가질 수 있다. 어린이는 종종 두 가지 이상의 운동장애를 보인다. 경직과 근긴장 이상은 뇌성마비가 있는 어린이나 뇌 손상을 입은 어린이에게 자주 나타난다. 떨림은 뇌 손상을 입었거나 뇌종양이 있는 어린이에게 나타날 수 있다. 운동 실조증은 일반적으로 뇌종양이 있는 어린이나 감염 또는 두부 손상 후에 나타난다.

경직은 일반적으로 애쉬워스 척도 또는 수정된 애쉬워스 척도[35,36]를 사용하여 임상적으로 등급을 매긴다(표 5.1). 두 척도 모두 서열척도이지만, 수정된 애쉬워스 척도는 척도의 하단에 추가 등급이 포함되어 있어 보다 불연속적인 척도이다. 이 척도는 점수를 합산하기 위한 것이 아니라 근육을 개별적으로 등급을 매기기 위한 것이다. 이 두 척도 모두 표준 속도로 관절을 수동적으로 움직인 다음 각각 5점 또는 6점 척도로 저항을 평가해야 한다. 따라서 이 두 척도는 모두 과긴장을 측정하는 척도이지 진짜 경직의 척도는 아니라는 점을 기억해야 한다.

애쉬워스 척도와 수정된 애쉬워스 척도를 비교한 결과, 애쉬워스 척도의 평가자 간 신뢰도가 더 높은 것으로 나타났다.[19] 수정된 애쉬워스 척도만 조사한 몇몇 연구에서는 상지 근육에 대해 신뢰도가 더 높은 것으로 나타났다.

이 척도는 특히 하지 근육보다 팔꿈치 굽힘근에서 더 많이 사용된다.[37,38] 이 연구에는 성인과 청소년이 포함되었으며, 하지의 경우 상지에 비해 더 크고 무겁기 때문에 관절을 일관되게 움직이기가 더 어려울 수 있다. 애쉬워스 척도의 장점으로는 빠르고 간단하게 평가할 수 있으며, 인지장애가 있는 어린이도 사용할 수 있고, 특별한 장비가 필요하지 않다는 점이 있다.

애쉬워스 척도의 단점 중 하나는 단일 속도에서 수동적인 움직임만 측정하기 때문에 경직성을 제대로 측정하지 못한다는 것이다. 수정된 타르디우(modified tardieu scale, MTS) 척도는 초기 "캐치" 또는 저항이 느껴진 후 다양한 속도에서 수동적 스트레칭에 대한 저항을 평가한다.[39] 이 척도에는 수동적 신장에 대한 저항이 발생했을 때의 관절 각도도 포함된다(표 5.2). 애쉬워스 척도와 MTS 모두 평가자 간 신뢰도가 낮은 것으로 나타났으며 구축과 같은 다른 요인이 있을 때 경직을 제대로 측정하는지 의문이 제기되고 있다.

근육 경직과 근긴장이상증을 모두 검사하는 것은 심각성과 연조직 구조의 구축, 엉덩관절 아탈구/탈구, 비틀림 뼈 기형 발생 위험과 같은 이차 근골격계 변형의 발생에 미치는 영향을 파악하는 데 중요하다. 이 정보는 운동장애의 심각성을 평가하는 데 도움이 되며 변형 또는 불균형한 힘을 파악하는 데 도움이 된다.

판-마르덴 척도(Fahn–Marsden scale)는 성인의 근긴장이상증을 평가하는 데 사용되어 왔다.[42] 배리-알브라이트 근긴

표 5.1. 애쉬워스 척도(Ashworth scale)

애쉬워스 척도	수정된 애쉬워스 척도
1 근긴장도 증가 없음 2 근긴장도가 약간 증가하여 굽힘 또는 폄으로 이동하는 "캐치"를 제공 3 긴장도 증가, 수동적인 움직임이 어려움 4 긴장도가 크게 증가하여 수동적인 움직임이 어려움 5 근육의 딱딱함이 촉진되는 경우	0 근긴장도 증가 없음 1 긴장도 증가 후 감소, 또는 가동범위의 끝범위에서 약간의 저항이 느껴짐 1+ 가동범위의 중간범위 이하에서 약간의 저항이 느껴짐 2 가동범위의 전체에서 저항이 느껴지지만 수동 움직임이 쉬움 3 가동범위의 전체에서 저항이 느껴지며 수동적인 움직임이 어려움 4 근육의 경직 존재

From Hass B, Bergstrom E, Jamous A, et al. The inter-rater reliability of the original and of the modified Ashworth scale for the assessment of spasticity in patients with spinal cord injury. SpinalCord. 1996; 34:560-564;
Clopton N, Dutton J, Featherston T, et al. Interrater and intrarater reliability of the modified Ashworth scale in children with hypertonia. PediatrPhys Ther.2005;17:268-274.

장 이상증 척도(Barry–Albright dystonia scale, BAD 척도)는 인지장애가 있는 아동을 포함한 어린이에게 사용하기 위해 판-마르텐 척도를 수정한 것이다.[43] BAD 척도는 신체의 8개 부위에 나타나는 근긴장 이상 정도를 평가하는 5점 척도로 구성되어 있다. BAD 척도는 총점에 대한 평가자 간 및 평가자 내 신뢰도가 매우 높은 것으로 나타났으며, 개별 신체 부위 점수를 비교할 때 평가자 간 신뢰도는 약간 감소하는 것으로 나타났다.[43]

근긴장도와 함께 관절 가동범위도 검사한다. 어린이와 성인의 능동적 또는 수동적 운동범위(AROM/PROM)를 측정하는 데 사용되는 고니오미터 사용법은 비슷하지만, 성인과 영유아 및 어린이 사이의 ROM 값에는 연령과 관련된 차이가 존재한다. 어린이의 ROM을 측정할 때는 동일한 검사자가 시간에 따른 ROM의 변화를 평가할 때 가장 신뢰할 수 있는 결과를 얻을 수 있다. 성인과 마찬가지로 어린이의 ROM의 0-5도의 변화가 반드시 변화를 의미하는 것은 아니며 오차 및 변동성이 원인일 수 있다.

근력검사는 어린이의 나이와 체격에 따라 달라진다. 근력 검사는 척수 손상을 입은 어린이의 특정 그룹의 근육 활동을 파악하는 데 도움이 되며 연조직 연장술을 받은 어린이를 위한 치료 프로그램을 개발하는 데 도움이 된다(어린이 근력검사에 대한 자세한 내용은 이 장의 뒷부분에 있는 외래 환자 검사 섹션을 참조).

척수 손상이 있는 어린이에게는 피부 감각 검사가 특히

표 5.2. 타르디우 척도(Tardieu scale)

근육 신장 속도:

V1 가능한 한 느린 속도(중력에 따라 팔다리가 자연스럽게 떨어지는 속도보다 느림)
V2 중력에 따라 팔다리가 떨어지는 속도
V3 가능한 한 빠른 속도(중력에 따라 떨어지는 속도보다 빠름) V1은 PROM을 측정하고, 경직 평가에는 V2와 V3만 사용된다.

근육 반응의 품질(X):

0 수동 움직임 중 저항이 없다.
1 수동 움직임 중 약간의 저항이 있으나 명확한 저항점이 없다.
2 명확한 저항점이 존재하며 수동 움직임이 방해된다.
3 정확한 각도에서 나타나는 일시적인 클로누스(압력 유지 시 10초 미만)
4 정확한 각도에서 나타나는 지속적인 클로누스(압력 유지 시 10초 이상)

근육 반응 각도(Y):

고관절을 제외한 모든 관절의 근육이 최소로 늘어난 위치를 기준으로 측정되며, 해부학적 휴식 자세를 기준으로 한다.

Boyd R,Graham H. Objective measurement of clinical findings in the use of botulinum toxin type A forthe management of children with cerebralpalsy. EurJNeurol. 1999; 6:S23-S25.

중요하다. 검사 기법은 성인과 다르지 않지만, 아주 어린 아이들은 지시 사항을 이해하기 어려울 수 있다. 피부 감각 장애가 확인되면 적절한 이동 기술과 피해야 할 동작, 자세 변경, 피부 관리를 위한 환자 교육 등을 결정하는 데 도움이 된다.

입원 후 초기 검사에는 아동의 기능에 대한 표준화된 측정이 포함되어야 한다. 이 표준화된 측정은 장애가 아동의 활동 수준과 퇴원 시 지역사회 환경에 참여할 수 있는 능력에 어떤 영향을 미치는지 설명하는 데 도움이 된다. 측정은 입원 기간 동안 주기적으로 모니터링 되며, 퇴원 시에는 아동의 치료에 관여하는 다학제 팀이 담당하게 된다. 표준화된 기능 검사 및 측정은 규제 기관에서 환자 결과를 모니터링하고 전국의 다른 시설과 벤치마크 데이터를 비교하기 위한 데이터 모니터링의 역할도 한다.

시설에서 환자 결과 데이터를 모니터링하고 소아 재활 인구에 대해 전국적으로 벤치마킹할 수 있는 몇 가지 국가 공인 결과 데이터베이스 시스템을 사용할 수 있다. 가장 일반적으로 사용되는 입원 재활 데이터베이스 시스템은 소아 장애 인벤토리 평가(PEDI)와 의료 재활을 위한 통일 데이터 시스템(UDS)이다.[12,44] UDS는 소아 재활 환자군을 대상으로 소아 버전의 기능적 독립성 척도(WeeFIM II)를 사용한다.[12]

PEDI는 생후 6개월에서 7.5세 사이의 아동의 기능 평가를 위해 고안되었지만, 7.5세 아동의 능력이 일반적으로 발달 중인 아동의 능력보다 낮을 경우 7.5세 이상의 아동에게도 사용할 수 있다. 기능은 (1) 자기 관리, (2) 이동성, (3) 사회적 기능과 같은 세 가지 콘텐츠 영역에서 측정된다.

기능적 수행에는 식사 또는 화장실 이동과 같은 기술을 수행하는 데 필요한 간병인의 지원 수준과 기능적 기술을 수행하는 데 필요한 환경 수정 및 장비에 대한 기록도 포함된다. 이 테스트는 아동의 기능적 능력을 잘 아는 전문가나 부모 인터뷰를 통해 완료할 수 있다. 기능 척도의 197개 항목과 보호자 지원 및 수정 척도의 20개 항목을 포함하여 PEDI를 전체적으로 완료하는 데 약 45-60분이 소요된다. 기능 척도와 간병인 지원 척도 모두 평가자 내 신뢰도가 높은 것으로 나타났다. 기능 척도에 대한 평가자 간 신뢰도는 0.95에서 0.99 사이이며, 집안일과 같이 치료 중 관찰하기 힘든 특정 항목의 경우 신뢰도가 감소하는 것으로 나타났다.[44,45] 평가자 간 신뢰도는 가변적이며 평가자 내 신뢰도보다 낮은 것으로 밝혀졌으며, 하루 종일 아동과 함께 있는 부모나 임상의가 짧은 시간 동안만 아동을 보는 임상의보다 더 높은 점수를 받았다.[45] PEDI는 후천성 뇌손상을 입은 소아 환자군의 기능 변화에 민감한 것으로 밝혀졌다.[46]

PEDI-CAT (아동용 장애 평가 척도)은 PEDI와 동일한 저자들이 개발했지만 이를 대체하지는 않는다. PEDI-CAT은 출생부터 20세까지 더 넓은 연령대를 대상으로 하며 일상 활동, 이동성, 사회/인지 영역, 책임 영역의 네 가지 주요 영역에 걸쳐 276개 항목이 포함되어 있다. PEDI의 간병인 지원 척도는 PEDI-CAT의 책임 영역으로 대체되었다. 또한 PEDI-CAT의 컴퓨터 적응 검사 모듈은 아동의 반응에 따라 각 아동에게 개별적으로 검사를 실시하여 검사 시간을 단축한다. PEDI-CAT은 다양한 소아 재활 환경에서 신뢰할 수 있고 유효한 평가 도구로 입증되었다.[47,48] 또한 PEDI-CAT은 세계보건기구의 국제 기능, 장애 및 건강 분류(ICF) 모델 내에서 아동의 활동 및 참여 수준을 나타내는 것으로도 입증되었다.[49]

WeeFIM-II는 성인 재활에 사용되는 기능적 독립성 측정(FIM)의 소아 버전이며 퇴원 시에 기능 평가, 부모 만족도와 자원 활용 효율성을 포함한다.

WeeFIM-II는 최소한의 데이터 세트이며 자기 관리, 이동성, 인지 영역에 걸쳐 기능적 기술의 독립성을 측정하는 18개 항목으로 구성되어 있다. 이 검사는 기능적 또는 발달 지연을 보이는 생후 6개월에서 7세 사이의 아동과 청소년을 대상으로 한다. 7세 이상의 아동의 기술이 일반적으로 발달하는 7세 아동의 기술 수준 또는 그 이하인 경우, 7세 이상의 아동과 함께 WeeFIM-II를 사용할 수 있다. 0-3세 아동의 기능 전조 증상을 측정하는 0-3세 모듈도 있다. WeeFIM-II 테스트는 직접 관찰 또는 보호자 면담으로 진행되며 10-15분 안에 완료할 수 있다.[12] Ottenbacher와 동료들은 다양한 연령대에 걸쳐 WeeFIM 점수의 안정성을 발견했다.[50] 이 연구는 평가자들 사이에서 그리고 시간이 지남에 따라 0.87-0.98의 ICC를 기록한 WeeFIM 하위 척도 점수로 높은 신뢰성을 입증했다. 또한 전화로 수집한 데이터에 비해 직접 대면하여 수집한 데이터의 ICC가 0.98로 높은 신뢰도를 보였다.

모든 입원 재활 시설은 시간 경과에 따른 환자의 변화를 모니터링하기 위해 결과 측정을 사용해야 한다. 이상적으로는 전국적인 데이터베이스가 있는 테스트를 통해 벤치마킹하고 치료의 질을 개선할 수 있어야 한다. 앞서 설명한 테스트는 모두 분야를 가리지 않는 평가이므로 다학제적 또는 학제간 환경에서 사용하기에 적합하다. WeeFIM은 데이터 세트가 적기 때문에 빠르게 시행할 수 있는 검사다. 그러나 일부 임상의는 데이터 세트가 적기 때문에 WeeFIM이 기능의 작은 변화에 민감하지 않다는 우려를 표명한다.

기능 평가는 발달 평가, 균형 검사, 시간 제한 검사 및 기타 임상 검사와 같은 다른 방법을 사용하여 평가하고 중재 계획을 수립할 수도 있다. Thomas-Stonell과 동료들은 세계보건기구의 활동성 및 참여 영역에 대한 9가지 결과 척도의 반응성을 조사했다.[51] 이들은 외상성 뇌손상을 입은 평균 연령 12.5세의 어린이 33명을 평가한 결과, PEDI에 천장 효과가 있어 대상자의 70%가 퇴원 시 최대 점수를 달성하는 것으로 나타났다. 이 연구에서는 WeeFIM과 아동 건강 질문지(CHQ)가 가장 반응이 좋았고, 대동작기능평가(GMFM)가 그 뒤를 이었다. WeeFIM 또는 CHQ, GMFM, 미국 언어 청각 협회 국가 결과 측정 시스템을 결합하여 부모와 임상의가 언급하는 모든 개선 사항을 포착했다.

필요한 검사 결과가 모두 확보되면 치료 계획 수립을 위한 평가 및 진단이 이루어진다.

평가 및 치료 계획(Evaluation and plan of care)

종합 검사 결과에는 부모 또는 자녀의 목표와 퇴원 후 자녀가 어떤 생활환경으로 돌아갈 것인지도 포함되어야 한다. 가정으로 복귀했을 때 모든 방이 한 층에 있고 하루 24시간 보호자가 상주하는 환경은 계단으로 가득 차 있고 낮 동안 보호자나 간병인이 없는 가정환경과는 기능적 기대치가 다를 수 있다. 물리치료사의 검사는 다른 분야의 평가와 통합되어 환자와 가족에게 제시되고 모든 직원이 어떤 형태로든 수행하게 될 통합 치료 계획을 제공한다.

입원 재활 치료 환경에서는 다학제 팀을 통해 치료 계획이 수립된다. 이는 종종 'Staffing' 또는 'Rounds'이라고 하는 정기적인 치료 조정 회의에서 이루어지며, 여기서 아동의 상태를 검토하고 퇴원까지의 진행 상황과 장애물에 대해 논의한다. 치료 계획은 표준화된 검사를 기반으로 한 아동의 기능 수준, 예상 결과와 목표, 목표 달성에 소요되는 기간, 아동 치료에 관련된 분야 및 중재 빈도, 목표 달성을 위해 제공해야 할 치료가 포함된 다학제 간 문서로 작성하는 것이 이상적이다. 치료 계획은 정기적으로 업데이트 되어 퇴원 계획의 템플릿 역할을 한다. 가능한 경우 가족과 아동이 치료 계획 수립에 참여하여 아동의 퇴원 예상 시기, 퇴원 장소, 퇴원 시 예상되는 아동의 기능적 자립 수준, 가정 또는 학교 환경에서 필요할 수 있는 장비 및 환경 수정에 대한 이해를 돕는 것이 가장 이상적이다.

물리치료사는 다학제 팀에서 자신의 역할을 이해해야 한다. 각 팀원은 스스로 확인한 장애를 개선하는 것이 아니라 이전에 합의한 기능적 목표를 달성하기 위해 노력해야 한다. 팀원들은 아동의 모든 목표와 중재를 인지하고 아동 및 가족과의 상호작용 중에 이러한 중재를 이어갈 수 있도록 도와야 한다. 예를 들어, 의사소통은 중요한 활동 제한일 수 있으며 물리치료사는 언어치료사가 시행하는 의사소통 전략을 이해하고 수행할 수 있어야 아동에 대한 치료의 연속성을 보장할 수 있다(보기 5.7).

중재(Intervention)

아동을 최대한 독립적인 수준으로 가정환경으로 안전하게 복귀시키는 것이 모든 중재의 목적이 되어야 한다. 중재는 치료 계획의 목표와 예상 결과에 따라 결정되며 기능 개선에 초점을 맞춰야 한다. 아동이 입은 부상의 정도와 수행된 절차에 따라 검사에서 기능적 목표를 달성하는 데 방해가 되는 장애가 있을 수 있다. 물리치료사 가이드에 설명된 중재를 통해 장애를 교정하고 아동의 기능 상태를 개선한다. 다음은 재활 환경에서 일반적으로 강조되는 몇 가지 주요 중재 요소에 대한 간략한 설명이다.

아동을 위한 최적의 결과를 효율적으로 달성하고 아동과 가족 모두에게 높은 수준의 만족도를 제공하기 위해서는 아동, 가족 및 다학제 팀의 다른 구성원과의 효과적인 의사소통이 필수적이다. 의사소통은 입원 시 가족 또는 아동과 목표를 확인할 때부터 시작하여 검사 및 일일 치료 세션에 이르기까지 이루어진다. 중재, 아동의 반응 및 진행 상황, 중재를 제공하는 동안 아동의 진행 상황에 대한 조정을 설명하는 데 시간을 할애해야 한다. 의사소통은 모든 팀원에게 확대되며 치료 회의에서의 공식 보고, 다른 분야와의 상담 및 교육, 결과 보고, 퇴원까지의 진행 상황 등이 포함된다. 어느 시점에서 물리치료사는 학교 직원, DME 공급업체 또는 아동의

보기 5.7 기억해야 할 점-다학제 팀의 역할

물리치료사는 분야 간 팀에서 자신의 역할을 이해해야 한다. 각 팀원은 장애 개선이 아닌 팀 내에서 합의된 기능적 목표를 위해 노력해야 한다.

집에서 가까운 외래 환자 환경의 물리치료사와 같은 아동의 가정 커뮤니티의 전문가와 소통해야 할 것이다. 물리치료사는 아동과의 중재 세션 중에 아동에게 제공되는 치료를 최적화하기 위해 다른 분야에서 시행한 계획을 이월하는 경우가 많다. 후천적 뇌 손상에서 회복 중인 아동은 혼란스러워하거나 공격적인 행동을 보일 수 있고, 자신의 필요를 전달하는 방법이 제한적이다. 심리학자나 행동 전문가는 모든 직원과 가족 구성원이 따를 수 있는 구조화된 프로그램을 구현하여 부적절한 행동에 일관되게 대처하는 방법을 제공할 수 있으며, 언어치료사는 간단한 질문에 대해 아동에게 기대할 수 있는 기본적인 의사소통 반응 방법을 설명할 수 있다. 아동의 일관성을 보장하기 위해 물리치료사는 자녀 돌봄과 관련 있는 다른 학문의 의사소통을 이해하고 추구해야 한다.

일부 재활 병동에서는 물리치료사가 환자의 사례 관리자로 활동할 수 있으며, 퇴원 후 후속 조치를 포함하여 입원 기간 내내 치료를 조정해야 할 수 있다. 사례관리는 물리치료사가 팀원 간의 협력과 환자에게 최적의 결과를 가져오는 입원을 보장할 수 있는 역량을 갖추기 전에 멘토링이 필요한 기술이다.

다른 팀원 및 간병인에 대한 교육은 하루 동안 목표를 달성하는 데 매우 중요하다. 환자 교육 영역에는 종종 운동범위 운동, 부목 또는 보조기 착용 및 탈착, 침대에서의 자세 또는 휠체어 및 이송 기술 등이 포함된다.

이러한 활동은 가족 구성원에게 교육하여 자녀의 간병에 대한 참여도를 높이고 퇴원 준비를 도울 수도 있다.

운동치료는 물리치료사가 사용하는 매우 큰 범주의 중재로, 다른 환경에서 활용되는 많은 기술을 재활 환경에 적용할 수 있다. 특정 기술이나 동작에 대한 운동범위 확대, 근력 향상, 지구력 증진은 외상을 입었거나 외과적 수술을 받은 어린이를 위한 중재의 초점이 되는 경우가 많다. 심각한 뇌 손상을 입은 어린이는 처음에 동적 부목이나 깁스 같은 장기적인 중재가 필요한 관절 구축으로 재활치료실에 내원하는 경우가 많다. 깁스는 배측 굽힘 운동을 증가시키기 위해 발목 관절에, 신전 운동범위를 개선하기 위해 팔꿈치 또는 손목 관절에 가장 일반적으로 적용된다. 장애를 해결해야 할 수도 있지만 기능적 기술도 동시에 해결해야 한다. 어린 아동을 위한 발달 활동, 균형 및 보행 훈련, 지구력 활동은 모두 입원 재활에 사용되는 중재다.

기능 훈련은 재활 환경에서 자주 활용되는 또 다른 중재이다. 대부분의 최신 운동 발달 이론은 움직임이 일어나는 데 필요한 여러 하위 시스템을 강조한다. 여기에는 근골격계, 신경근계, 감각 및 인지 하위 시스템이 포함되며, 원하는 기술을 연습할 수 있는 기회를 강조한다. 기능 훈련이 효과적이려면 하위 시스템 장애도 해결해야 한다.

기능 훈련은 퇴원 시 나타날 수 있는 활동 제한을 줄이기 위해 입원 시점부터 시작된다. 초기 기능 훈련에는 침상 이동 및 이동성 훈련이 포함되며 모든 팀원이 수행해야 한다. 환아에게 효과적인 기능 훈련을 제공하기 위해서는 직원 간 및 가족과의 의사소통과 아동의 하루 일과 내에서의 연습이 중요하다. 예를 들어, 아동이 앉았다 일어서는 동작을 훈련하기 위해 이 기술은 치료 과정뿐만 아니라 침대에서, 화장실에서 또는 다른 지면으로 이동할 때마다 연습해야 한다.

어린이의 기능을 최적화하거나 회복 과정을 돕기 위해 특정 장치나 장비를 처방하거나 제작해야 하는 경우가 있다. 입원 초기에 일부 어린이는 추후 기능적 기술에 필요한 특정 관절 운동범위를 개선하고 유지하기 위해 깁스 또는 보조기 착용이 필요할 수 있다. 수술을 받은 어린이는 수술 전보다 개선된 ROM을 보일 수 있으며, 현재 사용 중인 보조기의 적절성에 대한 재평가가 필요할 수 있다. 물리치료사는 최적의 관절 정렬을 촉진하고 관절의 움직임과 완전성을 보존하며 기능을 증진하기 위해 어린이에게 어떤 유형의 보조기가 적합한지에 대한 정보를 제공해야 한다(부록 A 참조).

지속적인 퇴원 계획에서 중요한 부분은 퇴원 환경에 어떤 보조기가 필요한지 결정하여 아동에게 최적의 안전한 기능을 제공하고 간병인이 쉽게 돌볼 수 있도록 하는 것이다. 보조기의 주문에는 여러 팀원 및 간병인과의 조정이 필요하다. 퇴원 전에 필요할 수 있는 보조기는 목욕 및 변기부터 가정환경에서의 이동을 위한 전동 휠체어 및 리프트에 이르기까지 다양하다.

가정 방문은 가정에 필요한 보조기와 장비를 처방하고 주문하는 데 있어 필수적인 부분이다. 가정 방문을 통해 가정에서 사용할 수 있는 장비의 종류와 안전을 위해 필요한 기기에 대한 중요한 정보를 얻을 수 있다. 부모는 매일 아이와 함께 장비를 사용할 사람이기 때문에 팀의 필수적인 일원이다. 가족은 팀원이 직접 관찰하는 것을 포함하여 자녀와 함께 장비 사용법을 충분히 교육받아야 한다.

결과(Outcome)

결과는 입원 시 설정한 목표를 기반으로 하며 입원 치

료 기간 동안 재평가한다. 소아 재활 인구에 대한 최소한의 예측 데이터가 없기 때문에 목표 개발이 어려울 수 있다. 한 연구에 따르면 재원 기간(LOS)은 진단에 따라 달라지는데, 척수 손상을 입은 어린이가 가장 긴 LOS를 보인 것에 비해 정형외과적 진단을 받은 어린이는 짧은 LOS를 보였다.[52] Dumas와 동료들은 외상성 뇌 손상이 의심되는 아동의 보행 회복에 대한 여러 가지 변수의 예측 가치를 조사했다.[53] 이 연구에서 보행은 "보조 보행 장치, 지원, 보호 또는 평평한 표면에서 균형을 잡기 위한 감독 없이 실내에서 걸을 수 있는 것"으로 정의되었다. 하지 과긴장이 없는 것이 퇴원 시 보행 회복의 가장 강력한 예측 인자였다. 부상의 중증도와 하지 손상도 아동의 보행 능력을 예측하는 데 도움이 되는 요소였다. 이러한 유형의 정보는 임상의가 현실적인 목표와 예상 결과를 개발하는 데 매우 유용할 수 있다.

결과는 또한 WeeFIM과 같은 기능적 세션의 데이터를 기반으로 하며 임상의에게 개별 환자 결과와 시설 및 국가의 진단 그룹별 결과를 제공한다.

입원 재활 병원에 있는 아동이 프로그램의 모든 목표를 달성하거나 목표에 대한 진전이 부족하여 잠재력 상태에 도달한 것으로 입증되면 가정으로의 퇴원을 고려할 수 있다. 이 결정에 영향을 미칠 수 있는 몇 가지 요인으로는 간병인의 최소 또는 중간 정도의 도움으로 일상생활 활동을 수행할 수 있는 능력, 현재보다 낮은 강도의 서비스가 필요한 경우, 가족이 아동의 치료 및 의료 요구 사항을 관리할 수 있는 경우 등이 있다. 입원 환자 프로그램에서 퇴원할 때는 종종 재활 서비스를 외래 또는 학교 환경으로 전환해야 한다(보기 5.8).

입원 재활 환경에서 아동은 치료 목표, 기능 회복 또는 회복, 가족 간병인 교육에 중점을 두고 입원했다. 입원 초기부터 아동과 가족이 매일 몇 시간의 치료에 적극적으로 참여하며, 매일 규칙적인 식사, 옷 입기와 목욕, 연령에 맞는 등교 시간이나 낮잠 시간 등 보다 일반적인 일상을 모방하여 가정으로 복귀하는 데 중점을 둔다. 이 팀은 일반적으로 소규모 전문가 그룹으로 구성되며, 정기적으로 함께 일하고 아동 및 가족과의 상호작용 중에 각 분야의 목표를 전달하는 데 익숙하다. 이러한 환경에서 일하는 물리치료사는 강력한 팀워크와 의사소통 기술을 갖추고 있어야 하며, 입원 기간과 가정 복귀 시 필요할 수 있는 광범위한 진단과 DME에 대한 이해가 있어야 한다.

보기 5.8 기억해야 할 사항–입원 환자 재활을 위한 일반적인 퇴원 기준

독립을 위한 기능이 최대로 발휘되었거나 외래를 통해 이를 달성할 수 있다.
집에서 돌볼 수 있다.
외래 환자 수준의 재활 서비스를 이용할 수 있다.

외래 재활 환경

외래 환자 프로그램 기준은 시설마다 다르지만, 대부분의 경우 아동이 의학적으로 안정되어 있고 외래 서비스를 통해 혜택을 받을 수 있는 잠재력이 있어야 한다. 개별 시설에는 연령 또는 진단과 관련된 특정 입소 기준이 있을 수 있으며, 많은 시설에서 일정 기간 동안 출석을 하지 않거나 진전이 확인되지 않는 경우 퇴원하는 정책을 시행하고 있다. 재활의 궁극적인 목표는 아동이 환경에 구애받지 않고 자립할 수 있는 잠재력을 최대한 발휘하도록 하는 것이다.

외래 물리치료 서비스는 학교 기반 또는 조기 중재 서비스를 대체할 수 없다. 학교 기반 물리치료는 교육법에 따라 적격 학생에게 교육과 관련된 서비스를 받을 수 있는 자격을 부여하고 학생의 개별 교육 계획을 지원하는 서비스를 의무적으로 제공한다. 또한 교육법에 따라 자격을 갖춘 가족과 자녀에게 조기 중재 서비스가 제공되어 개별 가족 서비스 계획에 따라 목표를 달성할 수 있도록 도와준다.

외래 환자 재활은 입원 환자보다 덜 집중적이며 정해진 치료 에피소드에 대한 특정 활동 제한을 목표로 한다. 진료 환경에 따라 서비스를 제공할 수 있는 다른 분야와 이용 가능한 다학제 진료의 유형이 결정된다. 개인 진료소는 물리치료 서비스 또는 작업치료와 같은 기타 재활 서비스만 제공할 수 있다. 다른 유형의 기관은 대부분 센터 기반의 다학제 서비스를 제공한다. 서비스 대상 연령대와 질환은 시설마다 다를 수 있으며, 일부 기관은 특정 진단 분야에 대한 전문 서비스 또는 전문 지식을 제공하는 반면, 소규모 개인 진료소는 정형외과 진단을 받은 환자만 의뢰할 수 있으며, 신경 장애 아동을 전문으로 하는 곳도 있다. 특히 병원과 연계된 대형 시설에서는 다양한 진단을 가진 광범위한 연령대의 어린이를 진료하는 경우가 많다.

외래 물리치료 서비스는 몇 가지 주요 영역에서 입원 재활 환경에서 제공되는 서비스와 다르다. 큰 차이점은 아이가 이제 집에서 생활한다는 것이다. 가정은 분명 아이에게 이상적인 환경이지만 서비스 일정은 다르다. 물리치료 일정은 부모 또는 간병인의 아동 이동 능력, 부모의 근무 일정, 아동이 학교에 다니는 경우 학교 시간, 가정 내 형제자매의 일정에 따라 달라진다. 가정에서는 부모뿐만 아니라 전문가 팀이 아동의 치료에 관여하는 입원 환자 환경과 달리 아동은 부모의 보살핌과 의사결정하에 있다. 부모는 종종 외래 물리치료 서비스를 시작하며, 아동의 외래 치료 기간 동안 서비스의 빈도와 서비스 목표를 설정하는 데 핵심적인 역할을 한다.

아동의 외래 서비스 초기 진입 시기는 규정 및 주별 진료법에 따라 주마다 다르다. 많은 주에서는 서비스 시작 시 또는 서비스 시작 후 정해진 기간 내에 외래 물리치료 처방전을 요구한다. 물리치료 서비스를 직접 이용할 수 있는 주에서도 해당 서비스 비용 지불자(보험회사)가 처방전을 요구할 수 있다. 다른 환경과 마찬가지로 외래 환자 시설에 처음 방문하면 아동에 대한 검사 및 평가가 포함된다(보기 5.9).

검사(Examination)

외래 환자 평가의 대부분은 입원 환자 평가와 동일하다. 부모 또는 아동으로부터 얻어야 할 초기 정보 중 일부는 아동이 평가를 받는 이유를 파악하는 것이다. 이 정보는 다음과 같은 질문을 통해 얻을 수 있다: 무슨 일로 오셨나요? 우려되는 점이 어떤 부분인가요? 지금 부모님이나 자녀가 어려움을 겪고 있는 부분 중 무엇을 해결하고 싶은가요? 자녀에게 통증이 있나요? 이러한 유형의 질문은 검사 및 중재를 결정하는 데 도움이 되며, 평가 과정과 치료 계획에 부모 또는 자녀를 참여시킬 수 있다.

앞의 질문에 대한 답변은 검사를 계획하고 정리하는 데 도움이 된다. 예를 들어, 부모가 아이가 점점 커져서 아이를 들어올리기 어렵다고 말하는 경우 부모의 들어올리기 기술을 관찰하는 것이 적절할 수 있다. 관찰을 통해 부모를 교육하거나 아동의 관절 이동성, 체중 지탱 능력 또는 근력 장애의 증거를 발견할 수 있다. 검사는 모든 장애나 신체 구조를 평가한 다음 아동의 기능적 기술을 검사하는 단계로 진행되어서는 안 된다. 대신, 특정 목표나 활동의 발전을 방해할 수 있는 장애를 조사해야 한다.

물리치료에서 자주 발생하는 장애 중 하나는 관절 운동범위의 제한이다. 어린이와 성인의 능동 또는 수동 관절 가동범위를 측정하는 데 사용되는 고니오미터 기법은 비슷하지만, 어린이의 가동범위를 검사할 때는 몇 가지 요소를 염두에 두어야 한다. 성인과 영유아의 ROM 값에는 연령과 관련된 차이가 존재한다. 예를 들어, 생후 6개월 된 어린이는 자궁 내 자세로 인한 생리적 굽힘의 잔존으로 인해 엉덩관절의 잔류 굽힘 수축이 나타난다.

근육 길이 검사도 전반적인 관절 운동 검사에 포함되어야 한다. 특정 검사와 그 절차는 성인에게 사용되는 표준 절차와 다르지 않지만, 소아과에서는 몇 가지 검사가 더 자주 사용될 수 있다. 엉덩관절 굽힘근 길이는 토마스 검사 또는 엎드린 자세에서 엉덩관절 폄 검사를 사용하여 검사한다. 햄스트링 길이는 일반적으로 성인에서는 SLR (Straight Leg Raise test)을 사용하여 검사하지만, 소아에서는 무릎 각도 측정과 마찬가지로 수동 무릎 폄 테스트(PKE)가 일반적으로 사용된다. PKE는 무릎 굽힘 구축이 있는 경우 유용하게 사용할 수 있다.

근력을 검사하는 방법도 다양하며, 어린이의 연령과 능력에 따라 사용 방법이 달라진다. 3-4세 미만의 영유아의 경우 쪼그려 앉기, 계단 오르기, 발끝으로 뻗기 등 움직임과 기능을 관찰하고 기타 생체역학적 분석을 통해 근력을 평가하는 경우가 가장 많다. 어린이는 수동 근육 검사(MMT) 또는 동적 근력 측정법을 사용하여 정확한 결과를 얻기 위해 검사 절차의 지시를 따를 수 있어야 한다. 휴대용 근력 측정기는 동일한 치료사가 측정할 때 다양한 아동 집단의 근력을 검사하는 신뢰할 수 있고 민감한 방법인 것으로 밝혀졌다.[55,56] 그러나 뇌성마비 아동 및 청소년과 같은 특정 집단에 대한 표본 크기가 작기 때문에 검사의 신뢰성에 대한 확고한 결론을 내리기는 어렵다.[57] Gajdosik은 2-5세 사이의 아동이 지시를 따르고 밀라는 명령을 이해하고 검사 참여를 거부하지 않는다면 휴대용 동력계가 안정적으로 사용될 수 있다고 판단했다.[58] 2세 연령대의 어린이는 3-4세 어린이보다 테스트 세션 참여를 거부할 가능성이 더 높았다. 어린이가 측정 기구에 닿을 수 있을 만큼 키가 크면 등속성 기계를 사용하여 근력을 안정적으로 테스트할 수도 있다. 근력 테스트 방법은 물

보기 5.9 기억해야 할 포인트-외래 환자 재활

외래 재활은 일반적으로 입원 치료보다 집중적이지는 않지만 정해진 치료 기간 동안 특정 활동을 목표로 한다.

리치료사가 사용할 수 있는 측정 장치, 아동의 인지 상태, 지시를 따르는 아동의 능력에 따라 달라진다.

초기 검진 시 자세 검사가 적절할 수 있다. 물리치료사는 아이의 나이에 따라 다양한 자세에서 골격 정렬을 검사한다. 골격 정렬에는 척추와 하반신 떨림 정렬 및 사지 길이가 포함되어야 한다. 물리치료 근골격계 검사의 기본 구성 요소의 예는 부록 B에서 확인할 수 있다.

외래 물리치료를 의뢰하는 가장 흔한 이유는 자녀의 보행 방식에 대한 부모의 우려이며, 가장 흔한 불만 사항은 안짱걸음 보행 패턴이다. 소아 물리치료사는 정상적인 성장과 발달에 따라 발생하는 뼈와 관절의 회전 또는 비틀림, 골격 정렬 변화에 대해 알고 있어야 한다. 어린이의 정상적인 보행 발달에 대한 교육을 통해 부모의 걱정을 덜어줄 수 있는 경우가 많다. 그러나 이러한 정상적인 발달 과정은 신경학적 진단을 받은 어린이에게 나타날 수 있는 비정상적인 근육 당김이나 체중 부하로 인해 이차 변형이 있을 수 있다. 따라서 물리치료사는 이러한 비정상적인 변형과 아이가 성장함에 따라 기능에 영향을 미칠 수 있는 과도한 회전 변형의 발생 가능성을 파악할 수 있어야 한다.

Staheli는 어떤 하지 정렬의 구성 요소가 회전 변화에 기여하는지 평가했다.[54,59] 회전 프로파일은 (1) 발 진행각(foot progression angle), (2) 엉덩관절의 안쪽 회전, (3) 엉덩관절의 가쪽 회전, (4) 허벅지-발 각도, (5) 복사뼈 통과각(angle of the transmalleolar axis), (6) 발의 구성 등 6가지 측정으로 구성되어 있다. 처음 5가지 측정값에 대한 정상값이 설정되어 있으며, 이를 사용하여 변화가 넓은 범위의 정상에 속하는지 또는 중재가 필요한지 여부를 결정할 수 있다(15장 정형외과적 상태 참조).

하지의 각도 정렬도 정상적인 성장과 발달 과정에서 변화한다. 하지의 안굽이 자세를 보이는 유아는 2.5세에서 3세까지 밖굽이 자세로 서서히 진행되다가 취학 전 비교적 곧은 하지 자세로 변한다. 하지의 각도 정렬은 시간이 지남에 따라 골격이 성숙할 때까지 점차적으로 변화하여 여아는 약간 밖굽이 자세를, 남아는 하지의 직선 또는 안굽이 자세를 보인다.

보행 검사는 성인 검사와 유사하며 체계적인 임상 관찰을 통해 수행하거나 비디오 분석부터 계측 보행 검사실에 이르기까지 보다 객관적인 측정 방법을 사용할 수 있다. 동적 보행 지수[60,61] 또는 의사 평가 척도를 수정한 관찰 보행 척도 등 여러 가지 관찰 측정법이 있다. 이러한 척도는 물리치료사 간의 일관성을 유지하고 시간 경과에 따른 변화를 문서화하는 데 임상적으로 사용할 수 있다. 많은 시설에서 다양한 아동에게 사용하기 위해 쉽게 수정할 수 있는 자체 보행 관찰 목록을 개발하는 경우가 많다. 보행 검사에 사용되는 척도나 도구가 무엇이든, 아동의 연령을 고려하고 초기 보행의 특징에 대한 지식을 검사에 반영해야 한다.

버그 균형 척도(BBS)는 기능적 균형 측정의 표준으로 여겨지며 노인 환자의 균형과 안전성을 테스트하기 위해 고안되었다.[62] 소아 균형 척도(PBS)는 BBS를 수정하여 경증 또는 중등도의 균형 장애가 있는 5-15세 학령기 아동을 대상으로 사용하도록 설계되었다.[63] 평가 결과 6세 이상의 아동이 대부분 최대 점수를 획득하는 것으로 나타났으며, 따라서 PBS는 6세 미만의 아동에게 가장 유용하다.[64] TUG 검사[15]와 계단 오르내리기 검사[65]도 초기 평가 또는 검사 안내를 위한 선별 도구로 유용할 수 있다.

아동의 발달 수준이나 기능적 능력을 파악할 수 있는 다양한 평가 및 평가 도구가 있다. 아동의 이동성, 기능적 기술 및 총체적 능력은 종종 관찰을 통해 얻을 수 있으며 질문을 통해 보강할 수 있다. 부모에게 자녀의 일상적인 하루를 보고해 달라고 요청하면 유용한 정보를 얻을 수 있는 경우가 많다. 물리치료사는 부모와 대화하는 동안 아동의 자세, 놀이, 자발적인 움직임, 활동 등을 관찰하여 아동의 자세, 비대칭, 연령에 맞는 기술의 어려움 등을 파악해야 한다. 소아과 아카데미인 미국 물리치료 협회(APTA)는 다양한 소아 평가 도구가 나열된 시트를 개발했다.[66] 이는 전체 목록은 아니지만 ICF 모델을 반영한 평가 및 평가 도구를 분류하고 참조 목록이 포함되어 있다.

베일리 영유아 발달 척도, Bruin- inks–Oseretsky Test of Motor Proficiency Second Edition (BOTP-2), Canadian Occupational Measure of Performance (COPM), GMFM, Peabody Developmental Motor Scale 2nd Edition (PDMS-2), PEDI는 모두 활동 또는 기능 기반 검사이다. 모두 보통에서 양호한 신뢰도($r \geq 0.50$)를 가지고 있으며, 대부분 구성 타당도 또는 동시 타당도가 확립되어 있다. 검사 내 특정 항목에 초점을 맞출 경우 변별 도구로 사용할 수 있으며, 초기 평가 또는 평가 및 시간 경과에 따른 진행 상황 모니터링의 목적으로도 사용할 수 있다. 그러나 이러한 검사는 일반적으로 특정 연령대 및 인구를 대상으로 설계되었으므로 모든 아동에게 널리 적용할 수 있는 것은 아니므로 주의가 필요하다.

소아 삶의 질 측정 도구(PedsQLTM)는 8세에서 12세 사이의 어린이를 대상으로 사용하는 삶의 질 측정 도구다. 이 도구는 검사-재검사 신뢰도, 삶의 질(QOL) 변화에 대한 민감도, 건강한 어린이와 건강 문제가 있는 어린이 간의 차이점이 있는 것으로 나타났다.[67] 이 평가도구는 암, 당뇨병, 류마티스 관절염, 정형외과 질환을 앓고 있는 어린이를 대상으로 검증되었다.[68] PedsQLTM에는 어린이용 버전과 부모용 버전이 있다. 어린이 버전은 지난 한 달 동안의 건강 및 활동, 일반적인 감정, 타인과의 관계, 학교 성적 등의 영역에서 자신의 삶의 질을 평가하도록 요청한다. 0점(전혀 문제없음)부터 4점(거의 항상 문제 있음)까지의 5점 척도가 사용된다. 각 항목은 역채점(0 = 100, 4 = 0)되어 총점이 높을수록 삶의 질이 높다고 볼 수 있다. 부모 버전은 동일한 항목에 대해 질문하지만 동일한 상황에서 자녀가 어떻게 느끼는지에 대한 부모의 인식을 조사한다. 삶의 질은 재활 서비스가 아동에게 미치는 영향을 조사하고 이러한 변화 또는 영향을 의미 있는 활동에서 아동의 변화와 연관시킬 때 고려해야 할 중요한 요소다.

필요한 모든 검사 정보가 확보되면 치료 계획 수립을 위한 평가 및 진단이 이루어진다.

평가 및 치료 계획(Evaluation and plan of care)

물리치료사는 검사 점수 및 연령 동등성 등을 포함하여 검사 결과를 부모와 함께 검토해야 한다. 외래 환자 환경에서 치료비를 지급받으려면 진단이 필요하며 치료 계획에 진단이 기재되어 있어야 한다. 진단에는 아동의 의학적 진단이 포함될 수 있지만 검사 결과를 반영한 재활 치료 진단이 반드시 포함되어야 한다.

물리치료 검사의 일부에는 보고서 또는 진단 영상에서 얻은 정보가 포함될 수 있다. 이러한 유형의 검사에서 얻은 정보는 치료 중재의 선택과 처방에 도움이 될 수 있으며, 환자의 재치료 여부 또는 치료 부족에 대한 정보를 제공할 수 있다. 방사선 보고서 또는 영상에서 수집한 정보는 아동 및 가족 교육에도 도움이 되며 기능 회복을 위한 아동의 상태 및 예후에 대한 추가 정보를 제공할 수 있다. 외래 환경에서는 부모와 협력하여 치료 계획을 수립하며 부모와 자녀는 물리치료를 통해 해결하고자 하는 목표 또는 우려 사항을 확인한다. 물리치료사는 치료 에피소드 내에서 현실적으로 달성할 수 있는 목표를 부모에게 안내해야 한다. 서비스 빈도는 확인된 목표와 해당 목표를 달성하기 위한 중재의 효과에 따라 결정된다. 이 과정에서 부모의 의견과 참여는 매우 중요하다. 일부 어린이와 부모는 집에서 정기적으로 특정 운동을 수행할 수 있으며 이 프로그램에 대한 업데이트를 위해 외래 세션에만 참석하면 된다.

다음을 보장하기 위해 더 자주 물리치료 세션에 참석하는 것을 선호할 수 있다.

목표 달성을 위한 치료 기간 또는 퇴원 기준은 물리치료 시작 날짜에 의해 결정된다. 보행 개선을 위한 발목 관절 발등굽힘 가동범위 증가가 목표인 경우, 처음에는 깁스를 교체해야 하는 횟수만큼만 물리치료를 받으면 된다. ROM이 확보되고 중재가 기능 훈련으로 전환됨에 따라 빈도가 증가할 수 있다. 아이가 처음에 보행 훈련을 위해 체중 지지 장치와 같은 특수 장비를 사용하는 경우 더 많은 횟수가 필요할 수 있다. 다른 어린이는 집에서 일주일에 여러 번 프로그램을 따라갈 수 있는 부모와 함께 일주일에 한 번 서비스를 받을 수 있다. 미국소아물리치료학회(APTA)는 만성 질환이 있는 어린이를 위한 외래 서비스 빈도와 이러한 결정을 뒷받침하는 기존 증거를 결정하기 위한 의사 결정 과정을 안내하는 시트를 발행했다.[69]

일부 보험사는 지정된 물리치료 방문 횟수에 대한 검토 및 승인을 위해 치료 계획서를 본인 또는 아동의 소아과 의사/주치의에게 보내도록 요구할 수 있다. 이러한 검토자는 시간 경과에 따른 기능 변화를 측정하기 위해 치료 계획에 객관적인 측정 또는 표준화된 테스트의 점수를 포함하도록 요청하는 경우가 많다. 점수에는 발달 연령이나 표준화된 평가의 기능 점수 또는 일어서서 걷기검사(Timed Up and Go) 또는 시간제한 보행 테스트와 같은 시간제한 점수가 포함될 수 있다.

중재(Intervention)

입원 환자와 마찬가지로 치료 계획의 목표와 예상 결과에 따라 중재가 결정되며, 가정 및 지역사회 환경에서 아동의 기능을 개선하는 데 중점을 두어야 한다. 성장이나 체중 증가와 같은 상태 변화로 인해 부모 또는 간병인의 교육에 초점을 맞춘 중재도 가능하다. 가정에서 일상생활 기술 및 이동을 수행하는 방법에 영향을 미친다. 물리치료 실습 가이드에서는 아동의 기능 상태를 개선하기 위해 활용할 수 있는 중재에 대해 설명한다.[22] 외래 환자 환경에서 강조하는 핵심 사항은 다음과 같다.

외래 환경에서의 조정과 의사소통은 입원 시설과 다르다. 아동의 치료에 관여할 수 있는 다학제 팀이 더 이상 한 지붕 아래 있지 않으며, 이러한 환경에서는 팀원 간의 정기적인 회의가 거의 이루어지지 않는다. 물리치료사는 아동의 전체 의료 상태와 계획을 파악하기 위해 다른 의료 전문가에게 정보를 요청해야 할 수도 있다. 물리치료 검사 결과, 치료 계획 및 아동의 진행 상황을 아동 치료에 참여하는 다른 의료 전문가에게 전달하기 위해서는 조직적이고 의도적인 노력이 필요하다. 물리치료사는 아동에게 다른 서비스를 의뢰하거나 장비 공급업체, 교정사 또는 기타 제공자와 상담하여 치료 계획을 보강해야 할 수도 있다. 추가 서비스 및 상담을 조정하려면 효과적인 의사소통 기술뿐만 아니라 시간이 필요하다. 이러한 환경에서는 학교 물리치료사와의 정보 공유를 포함하여 다른 전문가 또는 조직과 환자 정보를 전달할 때 HIPAA 규정을 준수해야 한다는 점을 기억하는 것이 중요하다.

입원 환자 환경에서는 치료 계획의 이행을 보장하기 위해 초기에 다학제 팀의 다른 구성원과 함께 교육이 이루어지는 경우가 많다. 외래 환자 환경에서는 아동과 부모에게 집중적으로 교육이 이루어진다. 물리치료사는 부모와 소통하여 자녀의 진단 및 치료에 대한 현재 이해 수준, 부모가 가장 잘 배우는 방법, 가정 운동 프로그램 수행의 장애물이 무엇인지 파악해야 한다. Rone-Adams와 동료들의 연구에 따르면 부모의 스트레스가 가정 프로그램의 순응도를 방해하는 요인 중 하나라고 결론지었다.[70] 고객 교육은 아동의 일과에 통합할 수 있는 가정에서의 이월 활동이나 외래 시 연습한 기능적 기술의 시험에 중점을 둔다. 후속 치료 시 부모의 피드백은 가정환경에서 새로운 기술의 훈련 및 이월의 준수 여부와 효과를 결정하는 데 도움이 된다(보기 5.10).

다른 환경에서 활용되는 대부분의 중재는 외래 환자 치료 세션에도 통합할 수 있다. 외래 물리치료에 참석하는 많은 어린이는 다음을 수행한다. 이 섹션의 뒷부분에서 설명하는 주제인 적응형 또는 보조 장치가 필요한 경우도 있다.

물리치료사들은 정형외과 질환을 치료하기 위해 오랫동안 치료 운동과 근력 강화 운동을 사용해 왔다. 강화 및 저항 운동 프로그램은 신경학적 진단을 받은 아동의 장애와 기능에 긍정적인 개선을 가져올 수 있다. 뇌성마비 아동은 비장애인에 비해 근육이 현저히 약하고, 외상성 뇌 손상을 입은 아동은 활동량 저하로 인해 근력을 잃고 정교한 동작을 할 수 없게 된다. 강화 프로그램과 활동량 증가는 신경학적 진단을 받은 모든 연령대의 어린이에게 도움이 된다.

보기 5.10 기억해야 할 포인트–가정 운동 프로그램

가정 운동 프로그램은 자녀의 일상에 통합할 수 있는 활동에 초점을 맞춰야 한다.

유연성 운동과 지구력 강화 프로그램은 신경 질환, 근골격계 부상, 류마티스 질환, 비만 등 다양한 진단을 받은 어린이와 이식 수술 또는 항암 치료에서 회복 중인 어린이에게도 적합할 수 있다. 물리치료사는 아동의 나이, 현재 상태, 이용 가능한 자원에 따라 프로그램을 설계해야 한다.

기능 훈련은 부모 또는 간병인과 함께 치료 계획에서 정한 목표에 따라 결정된다. 기능 훈련에는 일반적으로 보행 훈련, 이동 능력 훈련 또는 아동의 독립성 증진을 위한 새로운 적응 또는 보조 장치 사용 훈련이 포함된다. 체중 지지 시스템을 사용하거나 사용하지 않는 트레드밀 훈련, 제약 유발 운동 요법과 같은 특정 컨디셔닝 또는 훈련 프로그램은 다양한 진단을 받은 어린 아동과 청소년에게 긍정적인 결과를 보여준 대표적인 중재 방법이다. 뇌성마비 아동을 위한 다양한 중재에 대한 이러한 증거는 저자들이 종합하여 효과적인 중재와 활용하지 말아야 할 비효과적인 중재에 대해 강조하는 보고서로 정리했다.[71,72]

외래 환자 환경에서 일하는 물리치료사는 부모와 자주 소통하여 보조 장치가 가정에서의 돌봄 부담을 덜어주거나 아이의 기능적 독립을 촉진할 수 있는지 여부를 결정해야 한다. 성장에 따라 보조기나 보조 장치의 변경이 필요할 수도 있다. 외래 환자 물리치료사는 아동에게 가장 유익한 보조기 유형을 결정하는 데 중요한 정보를 제공할 수 있다. 보조기 사용의 진전은 물리치료사에 의해 결정되는 경우가 많다. 중요한 것은 아동의 보행 가능성에 대한 이해와 적절한 경우 대체 이동 방법을 파악할 수 있는 능력이다.

보조 및 적응 장치를 쉽게 주문할 수 있도록 보조기 공급업체와 협력해야 한다. 현재 대부분의 제3자 지불업체는 주문 전에 아동이 기기를 사용해 보아야 하며, 동일한 기기의 여러 스타일을 시험해 볼 것을 요구한다. 예를 들어 물리치료사가 가정에서 사용할 목욕 시트를 주문하는 데 도움을 주는 경우, 최종 주문서를 제출하기 전에 아동이 여러 스타일의 시트를 사용해 보아야 한다. 물리치료사에게 의학적 필요성 문서(LMN)를 작성하여 해당 기기가 아동에게 어떤 도움이 되는지, 가정에서의 기능 향상이나 돌봄 부담을 덜어주는 방법, 아동에게 적합하지 않은 다른 기기는 무엇인지 설명해 달라고 요청할 수 있다. 특정 기기의 사용을 뒷받침하는 정보를 서신에 추가해야 하며, 기기의 필요성을 정당화할 수 있는 기능적 수준이나 안전 문제를 설명하는 것이 항상 도움이 된다(LMN의 예는 부록 C에서 확인할 수 있다.).

전동 휠체어와 수동 휠체어, 특히 전동 휠체어를 안전하게 이용하고 운전할 수 있는 옵션이 매우 다양하기 때문에 어린이와 가족이 모든 옵션에 능숙하게 대처하기란 거의 불가능하다. 이러한 이유로 모든 외래 센터에서 어린이를 위한 정교한 전동 휠체어, 좌석 시스템 및 운전 배열 옵션을 처방할 수 있는 것은 아니다. 이러한 특수하고 고가의 장비 수술을 위해서는 다학제적 팀에서 일하는 훈련된 인력이 필요하다. 팀은 일반적으로 의사, 물리치료사, 작업치료사, 재활 공학자, 그리고 사례 관리자나 사회복지사로 구성된다. 북미 재활 공학 및 보조 기술 협회(RESNA)는 환자의 장비 사용을 평가하고 교육하는 의료진과 보조 기술 기기를 판매 및 서비스하는 공급업체를 위한 자격시험을 치른다.

외래 물리치료사는 아동과 가족 모두에게 보조 기기의 안전한 사용법을 교육하는 데 중요한 역할을 한다. 가족이 보조기를 수령하면 물리치료사는 아동과 가족이 보조기를 유능하고 안전하게 사용할 수 있는지 확인해야 한다. 가정으로 배송되었으나 물리치료사가 가정 방문을 할 수 없는 경우, 기기를 배송하는 공급업체의 담당자 또는 가정 물리치료사가 가족에게 안전하고 적절한 기기 사용법을 교육할 수 있도록 준비해야 한다.

결과 요약

결과의 기대치는 치료 시작 시 설정한 목표를 성공적으로 달성했는지를 기준으로 한다. 근골격계 부상을 입은 어린이는 단기간에 정상 수준의 기능으로 회복될 것으로 기대할 수 있다. 신경학적 진단을 받은 아동의 치료 결과를 예상하는 것은 더 어려울 수 있지만 치료 기간을 정하는 데 도움이 될 수 있다. 대동작 운동 분류 시스템은 뇌성마비 아동에 대한 분류뿐만 아니라 아동의 대동작 예후에 관한 증거도 예후도 제공한다.[73] 예상 결과에 대한 예후는 물리치료사와 가족이 중재 전략을 계획하고 시간 경과에 따른 아동의 진행 상황을 모니터링 하는 데 도움이 된다.

>> 요약

소아마비나 기타 선천성 정형외과 질환으로 인해 장애를 가진 어린이를 돌보기 위해 100여 년 전에 어린이 병원이 시작되었다. 오늘날 어린이병원은 선천성 질환, 지속적인 부상, 질병 또는 수술을 받은 어린이와 청소년의 기능 회복을 목표로 종합적인 다학제 또는 다분야 서비스를 제공한다. 입원 환자와 외래 환자 서비스 제공의 주요 차이점은 제공되는 서비스의 빈도와 유형, 환자의 건강 상태 및 이용 가능 여부다.

물리치료사의 역할과 필요한 의사소통은 환경에 따라 달라질 수 있지만 물리치료사는 아동의 활동적 한계를 파악하는 데 도움을 주는 핵심 구성원이다. 부모는 팀의 중요한 구성원으로서 물리치료사는 부모와 소통하여 적절한 목표를 설정하고, 적절한 치료 계획을 수립하며, 아동의 기능적 기술을 최적화하고 부모의 치료 부담을 덜어주는 중재를 효율적으로 제공해야 한다. 재활 또는 외래 환경에서 아동의 종종 성취하는 진전은 관련된 모든 구성원에게 큰 보람을 줄 수 있으며, 아동의 기능적 독립을 향한 성공적인 팀워크와 의사소통을 강화할 수 있다.

사례 연구

JOANN. IN-PATIENT. 후방 척추 유합술 완료

herrington rods의료 진단

척추측만증, s/p 척추 후방 유합술(PSF)과 골이식술.

조앤은 14세 여성으로 우측 등뼈 40도 청소년 특발성 척추 측만증(AIS) 진단을 받은 환자다. 헤링턴 막대(Herrington rods)를 삽입하고 우측 엉덩뼈 이식을 이용한 척추 유합술을 통해 척추측만증을 교정했다. 현재 조앤은 수술 1일째다. 그녀는 통증으로 인해 움직임이 제한되고 마취로 인해 무기력한 상태다. 조앤은 통증과 지구력 감소로 인해 도움 없이 이동하거나, 독립적으로 앉기 위해 자세를 변경하거나, 독립적으로 설 수 없다. 이러한 제한으로 인해 주변 환경을 탐색하고 현재 학교로 돌아가는 데 장애가 있다.

시스템 검토

심장혈관/폐: 의료 기록에서: HCT 35%; HgB dL당 15 g. 체온은 37°C이다. 환자는 비강 캐뉼라를 통해 2 L의 산소를 공급받고 있다. 모니터에서: 혈압 120/80, RR 12, 맥박 84 bpm 정상. 맥박 산소포화도는 97%다.

신경근육계: 하지의 감각이 온전하지 않음. 환자가 PCA, 모르핀 정맥주사를 맞고 있다.

근골격계: 상지(UE)의 총 가동범위가 기능적 한계(WFL) 내에 있다. 하지(LE)의 총 활동성 운동은 통증으로 인해 이차적으로 제한된다. 앙와위 자세는 눈에 띄지 않는다. 환자의 키는 5피트 4인치, 몸무게는 135파운드다.

커뮤니케이션: 장애 없음

외피: 이전에 요추 수술을 받은 적이 없다고 보고된다.

테스트 및 조치

환자가 주의력이 있고 방향감각이 있음 × 3.

어머니와 함께 생활 중 부모님과 두 명의 동생과 거주 중이다. 부모는 집에 들어가려면 5개의 계단이 있고, 조앤의 침실과 집의 유일한 화장실이 있는 2층으로 가려면 12개의 계단을 더 올라가야 한다고 보고한다. 오른쪽에 난간이 있다. 조앤이 다니는 학교는 단층 건물이다.

배뇨 장애는 없다. 수술 이후 침대에서 일어나지 않았다. 수술 전부터는 입으로 음식을 섭취하지 않았다. 어지러움과 메스꺼움을 호소하지만 구토 증상은 없다. 조앤은 허리와 오른쪽 엉덩이, 장골 부위의 통증을 10점 만점에 7점으로 평가했다. 가벼운 촉각과 날카롭거나 둔한 식별 감각은 피부절 L3에서 S1까지 손상되지 않았다.

다리 길이가 동일하게 나타난다. 누운 자세에서는 다리가 바깥쪽으로 똑같이 회전한다.

하지에서 부종이 발견되지 않는다.

모세혈관 재충전 시간이 양쪽 발 모두 3초 미만이다. 양측 상지 근력은 위쪽 등세모근, 중간 어깨 세모근에서 5/5다.

윗팔 두갈래근, 윗팔 세갈래근. 악력은 손목 관절을 가로지르는 근육의 적절한 공동 수축과 함께 대칭적이다. 양측 발등굽힘 및 발바닥굽힘 강도는 5/5다. 누운 상태에서 엉덩관절과 무릎을 움직일 때 통증이 있다는 환자의 보고에 따라 다른 MMT는 연기되었다. 통증 및 수술 후 예방 조치로 인한 몸통 운동범위의 제한. 누운 자세에서 앉은 자세로 전환할 때 허리 통증이 9/10로 증가한다. 자세를 취하면 통증이 감소한다. 통증은 등 및 오른쪽 엉덩이에 국한되어 있으며 방사통은 보고되지 않았다.

장애에는 다음이 포함된다:

통증

관절 이동성 장애 운동범위 감소 지구력 감소 ADL의 독립성 제한

진단 패턴: 뼈 및 연조직 수술과 관련된 관절 이동성, 운동 기능, 근육 성능 및 운동범위 장애.

목표

1. 환자는 누운 자세에서 최소한의 도움으로 앉을 수 있는 자세로 전환하여 보호자 한 명의 도움으로 가정에서 활동할 수 있도록 한다.
2. 환자가 변기에서 일어날 수 있도록 독립적으로 앉았다 일어설 수 있도록 한다.
3. 환자가 자택의 방으로 이동할 수 있도록 1일 이내에 평평한 지면 위로 200피트 이상 이동한다.
4. 환자는 집 2층으로 이동하기 위해 난간을 이용해 15개의 계단을 오르내린다.
5. 간병인은 수술 부위의 부상 위험을 줄이기 위해 수술 치유 단계에서 과도한 척추 움직임에 대한 예방 조치를 구두로 설명할 수 있다.

물리치료 중재에는 다음이 포함된다:

환자 교육

1. 모르핀이 머리가 멍하고 어지럽고 메스꺼운 느낌을 줄 수 있음을 교육.
2. 통증 관리에 심호흡과 입술 호흡 운동이 도움이 됨을 교육.
3. 통증 관리를 위한 심호흡과 위장 운동에 도움이 되는 걷기의 중요성("움직일 때는 숨을 참지 마세요").
4. 옆으로 누운 자세에서 적절한 호흡을 하며 앉을 수 있도록 상지를 강화하고 상지를 사용한다. 처음에는 움직임이 다소 불편할 수 있지만 일단 일어나 걷게 되면 기분이 좋아지고 통증이 가라앉을 것이다.

유산소 능력/지구력, 신체 역학, 근육, 걸음걸이:

똑바로 누운 자세에 적응할 수 있도록 10분 동안 침대 헤드(HOB)를 60도까지 들어 올린다.

침대 가장자리(EOB)로 이동하게 한 다음 발을 바닥에 놓게 한다.

앉았다 일어설 수 있도록 도와주세요. 일단 서게 되면 조앤은 눈을 뜨고 호흡에 집중해야 한다.

중간 정도의 도움(환자와 접촉하는 지점 2곳)으로 보행 시작하기. 병원 바닥의 표준 타일은 일반적으로 1피트 길이라는 점에 유의하여 피트 단위로 거리를 측정한다.

방으로 돌아와 의자에 1시간 이상 똑바로 앉아 있다.

의자 뒤쪽에 베개를 추가로 제공하여 보다 바른 자세를 취할 수 있도록 한다.

간병인 교육

가족이나 간호사가 조앤을 적절히 보호하거나 보조하여 앉았다가 서거나 앉았다가 누운 상태로 안전하게 전환하도록 지시한다.

치료

오후에 두 번째 방문 시 오전 활동을 반복한다. 지구력을 높이고 스텝업이나 계단 오르기를 추가한다.

결과

환자가 초기 평가에 명시된 목표의 4/4 (100%)를 달성했다.

부모(간병인)는 척추의 과도한 움직임의 주의 사항을 구두로 설명할 수 있었다.

환자는 부모와 함께 집으로 퇴원해도 안전하다. 의사가 자녀의 학교 복귀시기를 결정한다.

스스로 생각해보기

1. 자동 그래프를 통해 척추 안정화를 받은 환자들은 수술 후 기증 부위에 통증을 느끼는 경우가 있다. 조앤은 기증 부위에 상당한 통증이 있었다. 이것이 그녀의 재활에 어떤 영향을 미칠 수 있다고 생각하시나요?
2. 척추측만증이 비악성 종양이나 근긴장 비대칭으로 인해 발생한 경우 치료법은 어떻게 달라질까요?
3. 조앤이 정맥주사 진통제를 계속 복용하는 경우, 12개의 계단을 오르내리는 것은 정맥주사 기둥과 펌프로 인해 제한될 것이다. 계단 협상을 촉진하기 위해 조앤의 프로그램에 어떤 대체 치료 운동을 포함시킬 수 있을까요?

참고문헌

1. Sultz H, Young K. Health Care USA. Understanding Its Organization and Delivery. 4th ed. Jones and Bartlett; 2004.
2. The US Department of Health and Human Services, Programs and Services. HHS.gov/programs
3. Available at Congress.gov Read H.R. 4449 Self Determination Act of 1990.
4. US Department of Health and Human Services, HIPAA for Profes- sionals. HHS.gov/hipaa for professionals.
5. US Centers for Medicare and Medicaid "Read the Affordable Care Act". Healthcare.gov/glossary/affordable-care-act
6. Available at Congress.gov Read The Assistive Technology Act of 2004.
7. US Department of Labor, Americans with Disabilities Act. dol.gov/ general/topic/disability/ada
8. US Department of Health and Human Services and Administration for Children and Families, Child Abuse and Prevention Treatment Act. acf.hhs.gov/cb/focus-areas/child-abuse-neglect
9. Centers for Disease Control and Prevention, Standard Precautions for All Patient Care. Accessed February 11, 2021. https://www.cdc.gov/infectioncontrol/basics/standard-precautions.html
10. The Joint Commission Standards and Performance Improvement. www.jointcommission.org
11. Commission on Accreditation of Rehabilitation Facilities Standards. www.carf.org
12. Uniform Data System for Medical Rehabilitation, WeeFIM II. udsmr.org/products-pediatric-rehab
13. Donahoe B, Turner D, Worrell T. The use of functional reach as a measurement of balance in boys and girls without disabilities ages 5 to 15 years. Pediatr Phys Ther. 1994;6:189-193.
14. Volkman KG, Stergiou N, Stuberg W, et al. Factors affecting func- tional reach scores in youth with typical development. Pediatr Phys Ther. 2009;21(1):38-44.
15. Williams E, Carroll S, Reddihough D, et al. Investigation of the timed "Up and Go" test in children. Dev Med Child Neurol. 2005;47:518-524.
16. Manworren R, Stinson J. Pediatric pain measurement, assessment and evaluation. Semin Pediatr Neurol. 2016;(3):189-200.
17. Michaleff ZA, Kamper SJ, Stinson J, et al. Measuring musculoskele- tal pain in infants, children, and adolescents. J Ortho Sports Phys Ther. 2017;47(10):712-730.
18. Wong D, Hockenberry-Eaton M, Wilson D, et al. In: Whaley L, Wong DL, eds. Nursing Care of Infants and Children. 2nd ed. CV Mosby, Inc.; 1991.
19. Beyer J, Aradine C. Content validity of an instrument to measure young children's perception of the intensity of their pain. J Pediatr Nurs. 1986;1(6):386-395.
20. Bieri D, Reeve RA, Champion DG, et al. The faces pain scale for the self-assessment of the severity of pain experienced by children: de- velopment, initial validation, and preliminary investigation for ratio scale properties. Pain. 1990;41:139-150.
21. McGrath P, Seifert CE, Speechley KN, et al. A new analog scale for assessing children's pain: an initial validation study. Pain. 1996;64:435-443.
22. Guide to Physical Therapist Practice 3.0. American Physical Therapy Association; 2014. http://guidetoptpractice.apta.org/
23. Puthucheary ZA, Rawal J, McPhail M, et al. Acute skeletal muscle wasting in critical illness. JAMA. 2013;310:1591-1600.
24. Pollack MM, Holubkov R, Funai T, et al. Pediatric intensive care outcomes: development of new morbidities during pedi-

atric critical care. Pediatr Crit Care Med. 2014;15(9):821-827.

25. Kudchadkar SR, Ajohani OA, Punjabi NM. Sleep of critically ill chil- dren in the pediatric intensive care unit: a systematic review. Sleep Med Rev. 2014;18:103-110.
26. Manning JC, Pintu NP, Rennick JE, et al. Conceptualizing post inten- sive care syndrome in children: the PICSp framework. Pediatr Crit Care Med. 2018;19:290-300.
27. Cuello-Garcia CA, Mai SHC, Simpson R, et al. Early mobilization in critically ill children: a systematic review. J Pediatr. 2018;203:25-33.
28. Wieczorek B, Ascenzi J, Kim Y, et al. PICU Up!: impact of a quality improvement intervention to promote early mobilization in criti- cally ill children. Pediatr Crit Care Med. 2016;17:e559-e566.
29. Fink EL, Beers SR, Houtrow AJ, et al. Early protocolization versus usual care rehabilitation for pediatric neurocritical care patients: a randomized controlled trial. Pediatr Crit Care Med. 2019;20:540-550.
30. US Department of Health and Human Services. CMS Inpatient Rehabilitation Facility Prospective Payment System; Medicare Learning Network. March 2020. https://www.cms.gov/Outreach- and-Education/Medicare-Learning-Network-MLN/MLNProducts/ Downloads/InpatRehabPaymtfctsht09-508.pdf
31. Teasdale G, Bennett B. Assessment of coma and impaired consciousness: a practical scale. Lancet. 1974;2:81-84.
32. Simpson D, Cockington R, Hanieh A, et al. Head injuries in infants and young children: the value of the pediatric coma scale. Review of the literature and report on a study. Childs Nerv Syst. 1991;7:183-190.
33. Hagen C, Makmus D, Durham P, et al. Levels of cognitive function- ing. In: Rehabilitation of the Head-Injured Adult: Comprehensive Physi- cal Management. Professional Staff of Rancho Los Amigos Hospital; 1979:87-90.
34. Ewing-Cobbs L, Levin H, Fletcher J, et al. The children's orientation and amnesia test: relationship to severity of acute head injury and to recovery of memory. Neurosurgery. 1990;27:683-691.
35. Ashworth B. Preliminary trial of carisoprodol in multiple sclerosis. Practitioner. 1964;192:540-542.
36. Bohannon R, Smith M. Interrater reliability of a modified Ashworth scale of muscle spasticity. Phys Ther. 1987;67:206-207.
37. Hass B, Bergstrom E, Jamous A, et al. The inter-rater reliability of the original and of the modified Ashworth scale for the assess- ment of spasticity in patients with spinal cord injury. Spinal Cord. 1996;34:560-564.
38. Clopton N, Dutton J, Featherston T, et al. Interrater and intrarater reliability of the modified Ashworth scale in children with hyperto- nia. Pediatr Phys Ther. 2005;17:268-274.
39. Boyd R, Graham H. Objective measurement of clinical findings in the use of botulinum toxin type A for the management of children with cerebral palsy. Eur J Neurol. 1999;6:S23-S25.
40. Yam WKL, Leung MSW. Interrater reliability of modified Ashworth scale and modified Tardieu scale in children with cerebral palsy. J Child Neurol. 2006;21(12):1031-1035.
41. Alhusaini AA, Dean CM, Crosbie J, et al. Evaluation of spasticity in children with cerebral palsy using Ashworth and Tardieu scales compared with laboratory measures. J Child Neurol. 2010;25(10):1242-1247.
42. Burke R, Fahn S, Marsden C, et al. Validity and reliability of a rat- ing scale for the primary torsion dystonias. Neurology. 1985;35:73-77.
43. Barry M, VanSwearingen J, Albright A. Reliability and responsive- ness of the Barry-Albright dystonia scale. Dev Med Child Neurol. 1999;41:404-411.
44. Haley S, Coster W, Ludlow L, et al. Pediatric Evaluation of Disability Index: Development, Standardization and Administration Manual. New England Medical Center Hospitals; 1992.
45. Nichols D, Case-Smith J. Reliability and validity of the pediatric eval- uation of disability inventory. Pediatr Phys Ther. 1996;8:15-24.
46. Tokcan G, Haley S, Gill-Body K, et al. Item-specific functional re- covery in children and youth with acquired brain injury. Pediatr Phys Ther. 2003;15:16-22.
47. Dumas HM, Fragala-Pinkham MA. Concurrent validity and reli- ability of the pediatric evaluation of disability inventory-computer adaptive test mobility domain. Pediatr Phys Ther. 2012;24(2):171-176.
48. Dumas HM, Fragala-Pinkham MA, Rosen EL, et al. Pediatric evalua- tion of disability inventory computer adaptive test (PEDI-CAT) and Alberta infant motor scale (AIMS): validity and responsiveness. Phys Ther. 2015;95(11):1559-1568.
49. Thompson SV, Cech DJ, Cahill SM, et al. Linking the pediatric eval- uation of disability inventory-computer adaptive test (PEDI_CAT) to the international classification of function. Pediatr Phys Ther. 2018;30(2):113-118.
50. Ottenbacher K, Msall M, Lyon N, et al. Interrater agreement and stability of the functional independence measure for children (WeeFIM): use in children with developmental disabilities. Arch Phys Med Rehabil. 1997;78:1309-1315.
51. Thomas-Stonell N, Johnson P, Rumney P, et al. An evaluation of the responsiveness of a comprehensive set of outcome mea-

sures for children and adolescents with traumatic brain injuries. Pediatr Rehabil. 2006;9:14-23.

52. Kim CT, Greenberg J, Kim H. Pediatric rehabilitation: trends in length of stay. J Pediatr Rehabil Med. 2013;6(1):11-17.
53. Dumas H, Haley S, Ludlow L, et al. Recovery of ambulation during inpatient rehabilitation: physical therapist prognosis for children and adolescents with traumatic brain injury. Phys Ther. 2004;84:232-242.
54. Staheli L. Practice of Pediatric Orthopedics. Global Health; 2008.
55. Effgen S, Brown D. Long-term stability of hand-held dynamometric measurements in children who have myelomeningocele. Phys Ther. 1992;72:458-465.
56. Willemse L, Brehm MA, Scholtes VA, et al. Reliability of isomet- ric lower-extremity strength measurements in children with ce- rebral palsy: implications for measurement design. Phys Ther. 2013;93(70):935-941.
57. Mulder-Brouwer AN, Rameckers EAA, Bastiaenen CH, et al. Lower extremity handheld dynamometry strength measurement in chil- dren with cerebral palsy. Pediatr Phys Ther. 2016;28(2):136-153.
58. Gajdosik C. Ability of very young children to produce reliable iso- metric force measurements. Pediatr Phys Ther. 2005;17:251-257.
59. Staheli LT, Corbett M, Wyss C, et al. Lower-extremity rotational problems in children. J Bone Joint Surg. 1985;67A:39-47.
60. Marchett GF, Whitney SL. Construction and validation of the 4-item dynamic gait index. Phys Ther. 2006;86(12):1651-1660.
61. Lubetzky-Vilnai A, Jinikowic T, McCoy SW. Investigation of dynamic gait index in children: a pilot study. Pediatr Phys Ther. 2011;23(3):268-273.
62. Kembhavi G, Darrah J, Magill-Evans J, et al. Using the berg balance scale to distinguish balance abilities in children with cerebral palsy. Pediatr Phys Ther. 2002;14:92-99.
63. Franjoine MR, Gunther JS, Taylor MJ. Pediatric balance scale: a modified version of the berg balance scale for the school-age child with mild to moderate motor impairment. Pediatr Phys Ther. 2003;15(2):114-128.
64. Franjoine MR, Darr N, Held SL, et al. The performance of children typically developing on the pediatric balance Scale. Pediatr Phys Ther. 2010;22(4):350-359.
65. Zaino CA, Marchese VG, Westcott SL. Timed up and down the stairs test: preliminary reliability and validity of a new measure of functional mobility. Pediatr Phys Ther. 2004;16(2):90-98.
66. American Physical Therapy Association, Academy of Pediatric Physical Therapy. Resource/fact sheet: list of assessment tools cat- egorized by ICF model. 2013. www.pediatricapta.org
67. Varni J, Burwinkle T, Seid M, et al. The Peds-QL as a pediatric popu- lation health measure: feasibility, reliability, and validity. Ambul Pedi- atr. 2003;3:329-341.
68. Varni J, Seid M, Kurtin P. PedsQL 4.0: reliability and validity of the pediatric quality of life inventory version 4.0 generic core scales in healthy and patient populations. Med Care. 2001;39:800-812.
69. American Physical Therapy Association, Academy of Pediatric Physical Therapy. Resource/fact sheet: intensity of service in an outpatient setting for children with chronic conditions. 2012. www. pediatricapta.org
70. Rone-Adams S, Stern D, Walker V. Stress and compliance with a home exercise program among caregivers of children with disabili- ties. Pediatr Phys Ther. 2004;16:140-148.
71. Novak I, McIntyre S, Morgan C. A systematic review of interven- tions for children with cerebral palsy: state of the evidence. Dev Med Child Neurol. 2013;55:885-910.
72. Novak I, Morgan C, Fahey M, et al. State of the evidence traffic light 2019: systematic review of interventions for preventing and treating children with cerebral palsy. Curr Neurol Neurosci Rep. 2020;20(2):1-21.
73. Rosenbaum PL, Walter SD, Hanna SE, et al. Prognosis for gross motor function in cerebral palsy, creation of motor development curves. JAMA. 2004;288:1357-1363.

보조기 장치

보조기는 신체 부위별로 분류되어 있다. 소아에게 일반적으로 적용되는 보조기에 대한 간략한 설명이 제공된다.

1. 목과 몸통용 보조기:

경추 보호대: 경추를 지지하거나 고정하는 데 사용한다. 외상 후 경추를 방사선 사진으로 검사하여 부상이나 부정렬이 없어질 때까지 사용하는 경우가 많다.

흉요추부 보조기(TLSO): 척추측만증의 남성 또는 척추 고정이 필요한 경우에 자주 사용된다. 일체형 또는 투피스 맞춤형 성형 TLSO는 몸통을 지지한다. 이중 밸브형(또는 투피스형) TLSO는 착용하기가 더 쉽다.

복부 바인더: 복부를 지지하는 데 사용된다. 신장 이식 후 새 복부를 보호하거나 약품 펌프를 이용할 때 사용할 수 있다.

2. 하지용 보조기

엉덩관절 외전 웨지 또는 베개: 엉덩관절이 외전된 상태를 유지한다.

서기, 걷기, 앉기 엉덩관절 보조기(SWASH 보조기): 이러한 활동 중에 엉덩관절을 정렬 상태로 유지하는 데 도움이 된다.

왕복 보행 보조기(RGO): 하지의 왕복 운동을 위한 기계식 보조기가 있는 HKAFO. 척추 이분척추 또는 척수 내 경막하증이 있는 어린이가 보다 효율적으로 보행할 수 있도록 하는 데 사용된다.

무릎-발목-발 보조기(KAFO): 서 있거나 보행할 때 무릎, 발목, 발을 지지하는 데 사용한다. 넙다리네갈래근 근력과 무릎 관절의 안정성은 KAFO의 필요성을 결정하는 주요 요소다. 일반적으로 무릎 관절에 경첩이 있어 서 있을 때는 잠그고 앉을 때는 잠금을 해제할 수 있다.

무릎 고정 장치: 의학적 이유로 무릎 관절이 긴장된 상태이거나 대퇴사두근이 너무 약해 무릎을 펴지 못하는 경우 무릎 관절을 고정한다. 빠른 회복이 예상될 때 사용하거나 영구 보조기를 기다리는 동안 임시 보조기 역할을 한다.

발목-발 보조기(AFO): 일반적으로 체중을 지탱하는 활동 중에 발목과 발의 올바른 정렬을 유지하는 데 주로 사용된다. 직립 자세는 보행 중 무릎 제어나 자세에 영향을 미칠 수 있다. 발목 관절을 고정하거나 발목 관절의 발바닥 또는 발목 굽힘을 어느 정도 완화할 수 있다. AFO는 하지의 근긴장도 감소에도 사용된다.

발 보조기(FO): 발의 안쪽 번짐 및 바깥 번짐, 발허리 관절과 더불어 거목말밑관절을 지지하는 데 사용되며 발의 안쪽 번짐 및 바깥 번짐 시에도 사용할 수 있다. 발의 아치를 지지한다. 근긴장도 감소에도 사용할 수 있다.

근골격계 검사의 구성 요소

신체분절, 관절	정상소견	비정상소견을 위한 중재법
머리	- 숫구멍-18개월에 닫힘 - 머리 둘레-머리 둘레 차트 참조 - 두개골의 대칭	- 체중과 키에 비해 나이에 비해 머리 둘레가 큰 경우, 두개골 비대칭, 소두증, 두개골 봉합의 조기 폐쇄를 나타낼 수 있는 경우 MD에게 문의한다. - 비대칭 또는 사두증-머리가 한쪽으로 치우치거나 사경으로 인한 것일 수 있다. - 머리 대칭을 유도하는 자세, 심한 경우 보조기 치료가 필요할 수 있다.
목	대칭적인 관절가동범위와 자세	- 유아에게 비대칭이 관찰되는 경우 사경이 있는지, 근육이 팽팽한지 확인한다. - 미취학 아동과 학령기 아동이 비대칭인 경우 다른 신경 징후가 있는지 확인한다. 낙상, 운동 실조, 두통과 같은 증상이 동반되면 즉시 의료진에게 문의한다. 후두와 종양의 초기 증상일 수 있다. - 나이가 많은 어린이나 청소년의 경우 비대칭적인 경우 부상이 있는지 확인한다.
몸통	- 몸통 대칭(척추측만 검사) - 척추의 A/P 곡률-유아에게는 나타나지 않는다. 경추 및 허리뼈 전만증은 아이가 머리를 제어하고 엎드리는 기술을 습득하면서 발달한다. - 보조 근육의 사용을 최소화하면서 호흡하는 동안 대칭적인 변형이 관찰된다.	- 비대칭적인 자세로 척추측만을 확인할 수 있다. 신경학적 원인과 비대칭적인 근육의 사용으로 인한 이차성 척추측만증-자세 및 좌석 조정을 고려해 볼 수 있다. 특발성 척추측만증-MD에게 문의한다. 척추후만증-몸통 폄을 증가시키기 위한 자세 조정이 필요하다.
어깨	- 모든 관절가동범위가 최대치로 측정된다(어깨 벌림은 130°로 제한된다.). - 상지는 출생시부터 활발하게 움직이며 첫 해 동안 움직임의 범위가 커지고 정교해진다. - 젖꼭지라인과 날개뼈, 근육의 크기 등이 대칭적이다.	- 생후 3개월에 어깨 벌림 범위가 완전해진다. - 움직임이 부족하거나, 대칭적인 움직임은 신경학적 장애의 초기 징후일 수 있다. - 어깨, 팔꿈치 또는 손목의 안쪽돌림 상태로 유지하거나 활동성이 떨어진다면 팔신경얼기 손상일 가능성이 있다. - 어깨뼈가 선천적으로 높아져있다면 Splengel 변형을 나타낸다. 다른 근골격계 이상이 함께 나타날 경우 정형외과 검사가 필요하다. - 근육의 비대칭이 있다면 폴란드증후군 또는 근육 저형성증일 수 있다. - 날개어깨뼈가 관찰된다면 근력 약화를 나타낸다. 만약 비대칭적이고 어깨의 뒤당김이 동반된다면 신경학적 침범의 징후일 수 있다. - 학령기 또는 청소년기의 어깨 통증이나 활동성 저하가 관찰될 때는 어깨에 대한 근골격계 평가가 필요하다.

신체분절, 관절	정상소견	비정상소견을 위한 중재법
팔꿈치와 아래팔	신생아는 25-30° 굽힘이 존재한다. 유년기와 청소년기에는 정상범위가 유지된다.	- 3-6개월 사이에 팔꿈치가 완전히 펴진다. - 아래팔의 엎침 범위의 제한이 있거나 노뼈 머리가 두드러지게 관찰된다면 노뼈의 탈구를 나타낸다. 이는 선천적이거나 외상으로 인해 나타난다.
손목과 손	출생시부터 전체가동범위가 관찰된다. 2-3개월: 손을 뻗어 장난감을 잡고, 손을 입에 가져간다. 6-8개월: 갈퀴형 잡기 12개월: 정교한 집게 잡기 (만 4-5세까지는 완전하게 잡기 능력이 형성되지 않는다.)	만 4세 이전에 한쪽 손 선호가 강해선 안 된다.
엉덩이와 넙다리뼈	신생아: 엉덩관절 30-50° 굽힘. 엉덩관절 벌림과 바깥돌림. 엉덩관절 35-90° 안쪽돌림, 50-90° 바깥돌림 넙다리뼈 앞경사 40-60° 넙다리뼈 앞비틀림 35-40° 넙다리뼈 바깥 변형 (출생시 가쪽 돌림이 안쪽 돌림보다 크다.) 유아(1-2세): 엉덩관절 굽힘은 1세에 10-20°, 만 2세에는 5° 미만으로 감도하고 만 3세에는 정상 범위로 들어온다. 엉덩관절 바깥돌림은 감소하고 안쪽돌림은 증가하지만 여전히 바깥돌림의 비중이 크다(3세 부터는 안쪽돌림의 비중이 약간 더 커진다.). 넙다리뼈 앞경사는 출생 시부터 2세까지 크게 감소한다. 학령기: 엉덩관절 안쪽돌림/바깥돌림 비율: 안쪽돌림이 약간 크다. 넙다리뼈 앞경사는 4세까진 20-25°에 가깝고, 5세까지 20° 미만이 된다. 청소년기: 엉덩관절 안쪽돌림/바깥돌림 비율: 14세에 거의 같은 비율을 보이다 이후 바깥돌림이 약간 더 커지는 경향을 보인다. 넙다리뼈 앞경사와 앞비틀림은 16세까지 5-15°로 성인과 가까워진다.	- 엉덩관절의 굽힘은 만 1세에 10-20°, 만 3세에 0-5°로 감소한다. - 비대칭적인 엉덩관절의 바깥돌림 범위: 엉덩관절 이형성증을 확인할 필요가 있다. 바로우 및 오토라니 검사는 0-2개월 사이 아동에게 적용할 수 있다. 2개월 이상의 소아에게는 비대칭적인 허벅지, 엉덩이 주름이나 엉덩관절 가동범위의 비대칭, 갈레아찌 징후를 확인할 수 있다. 만약 비대칭이나 검사에서 양성반응을 보인다면 형외과 전문의에게 문의해야 한다. - 엉덩관절 움직임 저하가 관찰된다면 윤활막염 또는 골수염일 수 있다. - 4-10세 어린이가 다리를 절뚝거린다면 레그-칼베-페르테스병일 수 있다. 물리치료적 검사로는 환측의 안쪽돌림과 벌림의 제한, 절뚝임, 트렌델렌버그 징후로 검사할 수 있다. - 어린 청소년의 무릎 또는 사타구니에 통증이 있거나 절뚝거린다면 넙다리뼈머리끝분리증일 수 있다. 엉덩관절 안쪽돌림이 크게 감소되었고 바깥돌림, 벌림 상태로 고정되어 있다면 넙다리뼈머리끝분리증일 수 있다.
무릎과 정강뼈	신생아: 무릎 굽힘 20-30° 정강뼈 가쪽 비틀림 0-5° 정강뼈 안굽이 15° 유아(1-2세): 무릎 굽힘 구축이 사라진다. 정강뼈 가쪽 비틀림이 5°에 가까워진다. 정강뼈 안굽이가 5° 미만으로 감소된다. 청소년기-성인: Mean of 22-25 degrees lateral tibial torsion with a range of 0-40 degrees. 정강뼈 안굽이 0-2°	- 무릎 굽힘 구축은 뇌성마비나 골수 수막염에서 볼 수 있듯이 비정상적인 근육 당김 또는 발달과 함께 지속되거나 발달할 수 있다. - 정강뼈 몸쪽의 심한 변형을 동반한 정강뼈 안굽이는 블라운트병을 의심해볼 수 있다. 블라운트병의 정강뼈 안굽이는 시간이 지남에 따라 진행되며 생리적 정강넙다리 각도는 개선된다. - 정강뼈 안쪽 비틀림은 비정상적이거나 불균형한 근육의 당김을 나타낸다.

신체분절, 관절	정상소견	비정상소견을 위한 중재법
다리(정강넙다리 각도)	신생아: 안굽이 무릎 15-17° 18개월: 무릎이 거의 다 펴진다. 2-4세: 점차 밖굽이 무릎으로 진행되며 3.5세경 15°로 정점에 도달한다. 7세: 성인의 경우 5-8°의 밖굽이가 존재한다(여성이 남성보다 밖굽이 각도가 크다.).	- 유아기에는 자연스럽게 안굽이 무릎을 갖고 있다가 미취학 아동이 되면 밖굽이 무릎으로 진행되며, 7세가 되면 경미한 밖굽이 무릎으로 돌아온다. - 과도한 밖굽이/안굽이 무릎이 관찰되거나 비대칭이 존재하는 경우 스테이플링 또는 절골술을 통한 수술적 교정이 필요할 수 있다.
발과 발목	신생아: 발목 발등굽힘 40-80° 발목 발바닥굽힘 중립-20° 발목 발등굽힘은 3개월이 지나면 45-50°로 감소한다. 무게가 실리지 않은 상태에선 발꿈치뼈 안굽이 10°, 앞발 안굽이 5-10° 이다. 체중을 지탱하는 자세에서 발꿈치뼈 밖굽이는 5-10°이며 세로 아치가 뚜렷하게 나타나지 않는다. 유아(1-2세): 발목 등쪽굽힘은 0-50°, 발바닥굽힘은 0-30°, 앞발 안굽이가 나타난다. 선 자세에서 발꿈치뼈 밖굽이와 엎침은 정상적인 발달 양상이다. 세로 아치는 앉았을 땐 관찰되지만 서 있을 땐 관찰되지 않는다. 보행 측면에선 발꿈치 딛기가 발달된다. 4-7세: 성인 보행 패턴이 확립된다. 서있을 때 세로 아치가 나타나며 0-2°의 발꿈치뼈 안굽이가 관찰된다.	- 다양한 선천성 발 기형과 변형이 나타날 수 있다. 이는 자궁 내 위치 또는 발 발달 기능이 상실로 인해 나타난다. 기형이 심하지 않다면 깁스를 이용해 치료할 수 있지만, 심한 기형은 수술적 교정이 필요하다. 발의 기형은 엉덩뼈형성이상과도 관련이 있다. - 발가락 보행은 특발성 또는 신경학적 원인이 있을 수 있다. 발바닥굽힘근의 경직 또는 발목의 클로누스를 확인하고 정상 보행을 위한 발목 발등굽힘의 가동범위가 충분한지 확인해야 한다. 발목 발등굽힘이 제한되면 깁스 또는 보조기를 사용할 수 있다. - In-toeing은 여러 원인으로 인해 나타난다.

A/P, anterior/posterior; ER, external rotation; IR, internal rotation; MD, medical doctor; NWB, non-weight bearing; WR, weight bearing.

맞춤 의료 장비의 의학적 필요성에 대한 샘플 문서

환자 이름: Caleb
생년월일:
평가 날짜:
진단 및 ICD-10 코드:
물리치료사 이름:
담당 의사 이름:
전화번호:

처방된 장비: 깊이 및 높이 조절 등받이, 접이식 등받이, 장력 조절 등받이, 시트 쿠션, 4인치 캐스터 알루미늄 앞바퀴, 마라톤 플러스 뒷바퀴, 다리 끈이 포함된 각도 조절 접이식 풋레스트, 패딩 처리된 푸시 어웨이 팔걸이, 포지셔닝 벨트 및 표준 측면 보호대가 장착된 Quickie 7r 초경량 휠체어다.

병력

Caleb은 지적이고 활동적인 12세 소년으로, 의학적으로 지방수막류 진단을 받았다. 가장 최근에는 2017년 10월에 여러 차례에 걸쳐 척추고정줄 제거술을 받았다. Caleb은 KAFO를 착용하고 15-20피트 정도의 짧은 거리는 독립적으로 보행하며 균형을 유지하기 위해 가구나 벽을 자주 이용한다. 현재 집 밖에서 장거리 이동을 할 때는 수동 휠체어를 사용한다. 그는 경사로와 모퉁이 돌기 등 수동 휠체어를 독립적으로 안전하게 조작할 수 있다. 현재 사용 중인 의자는 키가 너무 커졌고, 좌석 깊이가 짧아 안전하지 않다. 독립적으로 휠체어를 타고 내리고 이동한다.

Caleb은 독립적으로 앉을 수 있고 몸통을 잘 조절할 수 있다. Caleb은 집뿐만 아니라 지역사회 내에서 독립적인 이동을 위해 초경량 수동 휠체어가 필요하다. 초경량 휠체어를 사용하면 가정은 물론 지역사회에서 형제자매와 또래 친구들을 따라갈 수 있는 수준으로 독립적으로 움직일 수 있다. Caleb은 교회 청년회에서 활동하며 또래 친구들과 교류해야 하는 많은 행사에 참석하고 있다. 또한 미라클 리그 야구와 같은 적응 스포츠와 기타 다양한 조직 활동에 참여하며 커뮤니티 내 유대를 강화하고 있다.

히스토리

추가 기록: Caleb은 척추 이분척추 클리닉의 ________. 2017년 10월에 가장 최근에 테더 코드 제거 수술을 여러 차례 받았다. Caleb은 또한 무지외반증 교정을 위해 여러 정형외과적 시술을 받았으며, 가장 최근에는 양측 원위 내측 경골 스테이플 링과 복막 힘줄 연장술을 받았다. 치료 이력: 일주일에 한 번 ____________ 가족들이 집에서 하는 활동을 많이 이어받았다. 그는 사이버 학교에 다니고 있다.

기본 평가

가정 및 학교 환경: Caleb은 집 안으로 들어가는 경사로가 있는 다층 주택에 살고 있다. 그는 휠체어를 수동으로 이 경사로를 오르내릴 수 있다. 집 1층의 복도와 출입구는 휠체어가 들어갈 수 있을 만큼 넓다. 그의 침실은 2층에 있으며, 계단을 오르내리며 침실로 이동한다. 집 1층에는 단단한 나무와 라미네이트 바닥재가 깔려 있다. 이 가족은 밴과 트럭을 소유하고 있어 초경량 휠체어를 차량에 옮겨 실을 수 있

다. 엄마, 아빠, 그리고 그의 형제는 모두 독립적으로 의자를 차량 안팎으로 들어 올릴 수 있다.

보조기

측 무릎-발목-발 보조기

적응형 장비: Caleb은 피곤하거나 휠체어 접근이 불가능한 지역에서 이동해야 할 때 사용하는 표준 전방 보행기를 가지고 있다.

현재 기능 상태:

현재 침대 이동성은 완전한 독립성으로 보고된다.

현재 차량 이동 수준은 밴의 경우 독립, 트럭의 경우 최소한의 지원으로 보고된다.

현재 화장실 이동 수준은 독립적인 것으로 보고된다.

현재 드레싱은 KAFO를 착용할 때만 신발에 대한 최소한의 지원이 필요한 것으로 보고되고 있다. 다른 모든 드레싱은 독립적이다.

현재 배변: 독립적으로 카테터 삽입, 배변 프로그램에 대한 감독이 필요하다.

현재 몸단장/위생 상태는 감독/알림이 필요한 것으로 보고되었으며, 이는 나이에 비해 일반적인 수준이다.

통증 평가: 묶임 척수 증후군 이후 휴식 시와 하루 종일 통증이 없다는 보고는 없다. Caleb은 도움을 받아 서 있는 활동이나 보행 후 다리에 피로를 호소한다.

피부 평가: Caleb은 천골 부위에 피부가 손상된 적이 없다. 그는 피부 관리에 대해 잘 알고 있으며 압력 완화 및 잦은 피부 점검의 중요성을 이해하고 있다. 그는 자신의 KAFO의 착용감과 관련된 피부 점검을 스스로 할 수 있으며, 적어도 매일 두 번 이상 피부 점검을 수행한다. 그는 붉어진 부위가 있으면 부모님께 알려준다.

자세: Caleb은 바닥이나 팔이 없는 의자에 독립적으로 앉으며 몸통을 세우고 머리와 몸통을 잘 조절한다. 몸통을 바로 세우는 기술이 뛰어나고 앉을 때 보호 반응이 빠르다.

인지/지각 평가 인지/지각 능력은 연령에 적합한 수준이다.

의사소통 평가 결과 환자가 언어적 의사소통이 가능한 것으로 나타났다.

환자의 방향은 × 3이다.

환자는 여러 단계의 지시를 따른다.

환자가 연령에 맞는 문제 해결 능력을 보여준다.

환자는 주의력이 높고, 대화가 가능하며, 협조적이고, 사회적으로 매우 활발하다.

단기기억과 장기기억은 그대로 유지된다.

환자의 주의 집중력은 연령에 적합하다.

근긴장도 평가: 양측 엉덩관절 굽힘과 엉덩관절 외전을 제외한 하지의 이완된 상태이며 MMT를 사용하여 3점 이하다.

운동범위: 목, 몸통, 상지의 수동적 운동범위가 정상 범위 내에 있다.

약 25도의 엉덩관절 굽힘 구축과 양측 발의 구축이 관찰되는 기능적 한계 내의 양측 하지 수동 운동범위.

강도 평가

목, 몸통 및 양측 상지 근력이 정상 범위 내에 있다.

왼쪽 하지 근력 평가:

엉덩관절 굽힘: 2+/5

엉덩관절 폄: 2/5

엉덩관절 외전: 2/5

무릎 굽힘: 1/5

무릎 폄: 2/5

발목 발바닥굽힘: 0/5

발목 배측 굽힘 및 반전: 0/5

발가락 굽힘: 0/5

발가락 폄: 0/5

우측 하지 근력 평가:

엉덩관절 굽힘: 2+/5

엉덩관절 폄: 2/5

엉덩관절 외전: 2/5

무릎 굽힘: 1/5

무릎 폄: 2/5

발목 발바닥 굽힘: 0/5

발목 배측 굽힘 및 반전: 0/5

발가락 굽힘: 0/5

발가락 폄: 0/5

감각: 머리, 몸통, 상부 전신의 감각은 정상, 허벅지 중간부터 발가락까지 양쪽 모두 감각이 없음. 둔부 및 회음부 감각 장애

상지 평가: 환자는 다음과 같은 증상을 보인다: 오른손 우세

왼쪽 상지의 반중력 운동은 손상되지 않았고 오른쪽 상지는 손상되지 않았다.

왼쪽 상지 도달 기술은 효율적이고, 오른쪽 상지 도달 기술은 효율적이다.

왼쪽 상지는 잡는 기술이 효율적이고, 오른쪽 상지는 잡는 기술이 효율적이다.

좌상지 이완 스킬은 효율적이고, 우상지 이완 스킬은 효율적이다.

쌍방 협력이 효율적이다.

모빌리티

환자는 독립적으로 왼쪽과 오른쪽으로 구를 수 있는 능력을 보여준다.

환자는 앉은 자세에서 독립적으로 앉는 자세로 전환할 수 있는 능력을 보여준다.

환자는 앉은 자세에서 누운 자세로 독립적으로 전환할 수 있는 능력을 보여준다.

환자는 독립적으로 스쿠터를 탈 수 있는 능력을 보여준다.

환자는 손과 무릎으로 독립적으로 기어갈 수 있는 능력을 보여준다.

환자가 지지대에 앉아 있다가 서 있는 자세로 전환할 수 있는 능력을 보여 주려면 KAFO를 사용해야 한다.

환자가 지지대에 서 있다가 앉는 자세로 전환할 수 있는 능력을 보이면 KAFO를 사용해야 한다.

환자가 침대/의자에서 독립적으로 이동하는 능력을 보여준다.

환자가 독립적으로 화장실을 오갈 수 있는 능력을 보여준다.

환자가 평평한 표면에서 보행할 수 있는 능력을 입증한 경우, 50피트 미만의 거리에서만 KAFO를 사용해야 한다.

환자가 수동 휠체어를 독립적으로 추진할 수 있는 능력을 보여준다.

보행 및 보행 평가: Caleb은 최대 50피트 정도의 짧은 거리는 KAFO를 사용하여 독립적으로 걷지만 균형을 유지하기 위해 물체나 벽을 자주 붙잡는다. Caleb은 서 있는 데 어려움이 있으며 가구나 벽에 기대어 균형을 유지한다. Caleb은 좁은 공간에서 보행기를 가지고 있지만, 특히 집 밖에서 이동이 필요할 때는 휠체어를 사용한다.

맞춤형 의료 장비 권장 사항

Quickie 7r 초경량 휠체어

Caleb의 의학적 배경, 기능적 요구 사항, 가족의 요구 사항, 시험 사용했던 휠체어 등을 종합적으로 고려하여 Caleb에게 Quickie 7r 초경량 휠체어를 추천한다. 이 초경량 의자는 Caleb에게 독립적인 이동성을 제공하여 실내에서든 실외에서든 또래 및 가족과 교류하고 보조를 맞출 수 있는 활동 수준을 유지할 수 있도록 해줄 것이다. Caleb은 다른 경량 휠체어도 여러 대 사용해 보았지만, Caleb과 부모님 모두 Quickie 7r 초경량 휠체어를 강력히 선호했다. Quickie 7r 휠체어는 Caleb에게 훨씬 덜 부피가 크고, 안쪽과 바깥쪽 모두에서 더 쉽고 빠르게 추진력과 기동력을 발휘할 수 있었기 때문이다.

또한 Quickie 7r은 향후 3-5년 동안 Caleb의 필요를 충족시킬 수 있는 성장에 도움이 될 것이다. 기능적 독립성을 극대화하려면 의자에 다음과 같은 액세서리가 필요하다.

장력 조절 등받이

몸통 제어력과 상지 근력이 뛰어난 Caleb은 최적의 자가 추진 생체 역학을 촉진하고 상지의 과도한 사용으로 인한 부상을 방지하기 위해 휠체어에 로우 프로파일 등받이를 장착하는 것이 좋다.

이러한 유형의 등받이는 Caleb이 의자를 스스로 추진하는 능력에 영향을 미치는 과도한 후방 골반 기울기와 후만 자세를 방지하는 데 필요한 신호를 제공할 수 있다.

시트 쿠션: 피부 보호를 위해 2인치 시트 쿠션이 필요하다. Caleb은 천골 피부가 손상되지 않았으므로 피부 보호를 위해 쿠션이 필요하다.

알루미늄 소프트 롤 캐스터 휠: 이 소프트 롤 전면 캐스터 휠은 고르지 않거나 울퉁불퉁한 표면에서 충격을 흡수하는 데 필요하다. Caleb은 활동적인 소년으로 가족 및 친구들과 함께 단단한 표면뿐만 아니라 잔디나 자갈/흙길과 같은 고르지 않은 표면에서도 휠체어를 사용한다.

슈발베 마라톤 플러스 에볼루션 뒷바퀴 타이어: 슈발베 마라톤 뒷바퀴 타이어는 고압 인플레이션 타이어로 낮은 저항으로 부드러운 승차감과 쉬운 기동성을 제공한다. 또한 펑크에 강하고 젖은 노면에서도 뛰어난 트랙션을 제공한다.

각도 조절이 가능한 플립 풋레스트: Caleb은 앉은 자세와 지지력을 위해 발에 적절한 접촉면을 제공하기 위해 각도 조절이 가능한 발판이 필요하다.

Caleb은 현재 KAFO를 착용하고 있으며, 평평한 발판에 맞게 발목 위치를 변경할 수 없다. 또한 Caleb은 의자에 앉았다 일어날 때 발판을 뒤로 젖혀야 한다. 발판을 젖힐 수 있는 경우 바닥에서 의자에 앉고 일어날 수 있으며, 발판을 독립적으로 젖힐 수 있다. 발판이 젖혀지지 않으면 Caleb은 독립적으로 안전하게 의자에 앉고 일어날 수 없다.

종아리 스트랩: 다리 스트랩은 의자를 추진하는 동안 Caleb의 발을 발판에 단단히 고정하는 데 도움이 된다. 특히 KAFO를 착용하지 않은 경우 발이 발판에서 뒤로 미끄러져 의자 시트 아래로 빠지는 것을 방지하기 위해 안전 측면에서 매우 중요하다.

패딩 처리된 스윙어웨이 팔걸이: Caleb은 휠체어에 앉아 쉬는 동안 상지를 지지하기 위해 팔걸이가 필요하다. 또한 의자에 앉았다 일어날 때도 팔걸이를 사용하지만 낮은 높이의 테이블, 책상 등에 접근하기 위해서는 팔걸이를 바깥쪽으로 흔들어야 한다.

측면 보호대: Caleb은 안전을 위해 플라스틱 사이드 가드가 필요하다. 사이드 가드는 의자가 기울어지거나 Caleb의 옷이 호흡과 전반적인 움직임을 제한할 수 있는 바퀴 스포크에 옷이 걸리는 것을 방지하다.

후면 안티팁: 휠체어가 뒤로 넘어지는 것을 방지하기 때문에 휠체어의 안전을 위해 안티팁이 필요하다. 오토버클 포지셔닝 벨트: Caleb은 자가 추진 중에도 의자에 단단히 고정하기 위해 포지셔닝 벨트가 필요하다. 벨트는 엉덩이를 의자에 고정시켜 골반이 뒤로 기울어져 등이 둥글어지거나 척추 후만이 나타나는 것을 방지한다. 또한 포지셔닝 벨트는 휠체어가 앞으로 기울어질 수 있는 과도한 앞쪽 하중을 방지한다. Caleb은 이러한 유형의 포지셔닝 벨트를 독립적으로 버클을 채우고 풀 수 있다.

>> 요약

다양한 액세서리가 포함된 Quickie 7r 수동 휠체어는 가까운 미래에 가장 효율적인 독립적 이동성을 제공할 것이다. Caleb은 밝고 활기찬 12세 소년으로, 현재 집 밖에서 이동하기 위해 휠체어에 의존하고 있다. 이 의자는 그의 독립성을 크게 향상시키고 또래 및 가족과의 활동에서 상호 작용과 참여를 촉진할 것이다. Caleb은 적응형 스포츠에 참여하고 밖에서 노는 것을 좋아하는데, 이 휠체어를 통해 이러한 활동에 접근할 수 있게 될 것이다. 이 휠체어와 액세서리는 청소년기를 거치면서 독립성을 높이기 위한 지구력 향상에 도움이 될 것이다.

Caleb을 위해 이 의자를 구입하는 데 도움을 주셔서 감사합니다. 이 장비가 승인되면 가정과 지역사회 환경에서 매일 사용할 수 있는 독립적인 이동 수단을 제공함으로써 Caleb의 삶의 질을 크게 향상시킬 수 있을 것입니다. Caleb 또는 위의 정보와 관련하여 궁금한 점이 있으면 _____으로 문의가 가능합니다. 시간과 배려에 감사 인사를 드립니다.

CHAPTER 6

교육현장에서의 물리치료

Rita Geddes

챕터 개요

소개
연방규정
장애인교육법
장애인교육법파트 C: 유아 및 영유아
파트 C에 따른 심사/평가
개별화된 가족 서비스 계획
파트 C: 물리치료 서비스 제공 - 팀 모델
파트 C: 물리치료 서비스 제공 - 자연 환경 및 부모의 참여
장애인교육법파트 B (3-21세)
검사/평가
개별화된 교육프로그램 개발 목표 및 중재
한 걸음 나아가기

소개

교육현장에서 물리치료 서비스는 2004년에 제정된 장애인 교육 개선법(IDEA)[공법(PL) 108-446]을 따른다. IDEA는 물리치료를 영유아를 위한 조기중재서비스로 정의하며, 미취학 아동 또는 취학 연령 아동이 특수 교육 서비스 혜택을 받을 수 있는 경우 제공되는 관련서비스로 정의한다.[1] 조기 중재 환경에서 물리치료는 영유아의 발달, 학습, 가족 및 지역사회 생활 참여를 촉진할 수 있게 가족을 지원하는 것을 목표로 한다. 미취학 및 학령기 환경에서의 물리치료 서비스는 학교생활과 관련된 활동 참여를 촉진하고 학생이 방과 후 추가 교육, 독립생활 및 취업에 대비할 수 있도록 지원하는 것을 목표로 한다.

1970년대 이전에는 미국에서 심각한 신체 및/또는 지적 장애를 가진 아동은 일반적으로 공립학교를 다니지 못했다. 부모는 장애가 있는 자녀가 시설에서 생활하도록 권유기도 하였으며, 이를 거부할 경우 자녀가 분리된 학교에 다니도록 학비를 지불하거나 아이를 집에 두어야 했다.

1960년대에 부모와 옹호 단체들은 "정상화 운동"이라는 이름으로 힘을 합쳤다. 발달 장애를 가진 여동생이 있었던 존 F. 케네디 대통령과 그의 행정부는 정상화 운동의 강력한 지지자였다. 이 단체는 1970년대에 대법원의 판결을 바탕으로 오늘날 교육 환경에서의 서비스를 안내하는 법안의 토대를 마련했다.

1973년 재활법[2]및 1975년 장애 아동 교육법(PL 94-142)[3]은 교육 환경에서의 물리치료 서비스를 안내하는 주요 법률이다. 재활법 504조는 "자격을 갖춘 장애인은 연방 재정 지원을 받는 프로그램이나 활동에서 참여가 배제되거나, 혜택이 거부되거나, 차별을 받아서는 안 된다."고 명시하고 있다.[2] 1975년에 통과된 장애 아동을 위한 교육법은 모든 학령기 장애 아동에게 "자유롭고 적절한 교육"(FAPE)을 제공하는 공립학교의 책임을 정의하고 있다[3](주요 용어의 정의는 표 6.1 참조).

PL 94-142의 몇 가지 주요 개념은 여전히 현재 규정의 핵심이다. 당시에는 장애의 정도에 관계없이 어떤 아동도 FAPE를 받을 수 있도록 하는 '거부제로'가 혁신적인 개념이었다. 미국 역사상 처음으로 뇌성마비(뇌성마비), 다운증후군, 근이영양증과 같은 장애 아동이 비장애 또래와 함께 학교에 다닐 수 있게 된 것이다! 아동이 교육 과정의 혜택을 받을 수 있도록 필요한 경우 물리치료를 포함한 관련 서비스의 제

공이 의무화되었다. 또한 PL 94-142는 최소제한환경(LRE)을 정의하고, 학부모의 참여권을 보장하며, 개별화교육프로그램(IEP)의 개념을 발전시켰다. IDEA 법안과 장애 학생에 대한 기대치 상향 조정은 2015년 전체 학생 성공법(every student succeeds act)인 PL 114-95에 의해 더욱 강화되었다.[8]

연방규정

장애인교육법

IDEA는 교육 환경에서의 물리치료 서비스 제공을 안내하고 정의하는 현행 법률이며, 네 가지 구성 요소로 나뉜다:

파트 A: 일반 조항
파트 B: 전체 장애 아동을 위한 지원
파트 C: 장애 영유아를 위한 지원
파트 D: 장애 아동 교육 개선을 위한 국가적 활동.

일반 조항 구성요소에 따르면,

> 장애는 인간이 가질 수 있는 자연스러운 부분이며 개인이 사회에 참여하거나 기여할 수 있는 권리를 감소시키지 않는다. 장애 아동의 교육적 성과를 개선하는 것은 장애를 가진 개인의 기회 평등, 완전한 참여, 독립적인 생활, 경제적 자립을 보장하는 미국 국가 정책의 핵심 요소이다. (§1400(c)(1))

일반 조항 섹션에는 IDEA의 목적이 다음과 같이 명시되어 있다.

> 모든 장애 아동이 특수 교육 및 그와 관련된 적절한 무상 공교육(FAPE)을 받을 수 있도록 보장하여 장애 아동의 고유한 요구를 충족하고 추가 교육, 고용 및 독립생활을 준비할 수 있도록 한다. (§1400(d)(1)(A))(표 6.1 참조)

파트 B에서는 장애가 있는 학령기 학생을 위한 지원을 간략하게 설명하고, 파트 C에서는 장애가 있는 영유아를 위한 지침을 제공한다. 이러한 구성 요소는 다음 섹션에서 더 자세히 설명한다. 파트 D는 교육 시스템의 역할을 정의하고 기술 지원, 학부모 교육 센터 및 인력 개발에 자금을 지원하는 보조금 옵션을 정의한다.

표 6.1. 장애인교육법(IDEA)의 주요 정의[89]

장애 아동– 지적 장애, 청각 장애(난청 포함), 언어 장애, 시각 장애(실명 포함), 심각한 정서 장애, 정형외과적 장애, 자폐증, 외상성 뇌 손상, 기타 건강 장애 또는 특정 학습장애가 있는 아동으로 특수 교육 및 관련 서비스를 필요로 하는 아동

무료 적정 공교육(FAPE)– 공공 비용으로, 공공의 감독과 지시 하에, 무료로 제공되는 특수 교육 및 관련 서비스로, 이 부분의 요건을 포함하여 주 교육청(SEA)의 기준을 충족하고 해당 주에서 적절한 유치원, 초등학교 또는 중등학교 교육을 포함하며 1414 (d)의 요건에 부합하는 개별화된 교육 프로그램(IEP)에 따라 제공되어야 한다.

개별 교육 프로그램– 섹션 1414 (d)에 따라 회의에서 개발, 검토 및 수정된 각 장애 아동에 대한 서면 진술서(만 3-21세)

개별 가족 서비스 계획(IFSP)– 영유아(출생부터 3세까지)를 위한 적절한 전환 서비스에 대한 설명을 포함하여 1436 (e)항에 따라 부모를 포함한 다학제 팀이 개발한 개별화된 서면 계획

최소 제한 환경(LRE)– 각 공공기관은 공립 또는 사립 기관이나 기타 보호 시설의 아동을 포함한 장애 아동이 비장애 아동과 함께 교육받을 수 있도록 최대한 보장해야 하며, 장애의 특성이나 심각성이 보조 도구 및 서비스를 사용하여 정규 학급에서 교육을 만족스럽게 받을 수 없는 경우에만 특수 학급, 분리 교육 또는 기타 장애 아동을 정규 교육 환경으로부터 분리할 수 있다.

지방 교육청(LEA)– 주 내에서 공립 초등학교 또는 중등학교에 대한 행정적 통제 또는 서비스 기능을 수행하기 위해 합법적으로 구성된 주 내 공립 교육위원회 또는 기타 공공 기관으로, 주에서 공립 초등학교 또는 중등학교의 행정 기관으로 인정되는 학군 조합을 의미한다.

관련 서비스– 장애 아동이 특수 교육의 혜택을 받는 데 필요한 교통편 및 기타 발달, 교정 및 기타 지원 서비스. 장애에는 언어 병리학 및 청각학 서비스, 통역 서비스, 심리 서비스, 물리 및 작업 치료, 치료 레크리에이션, 장애 조기 식별 및 평가를 포함한 레크리에이션
아동, 재활 상담, 오리엔테이션 및 이동 서비스를 포함한 상담 서비스, 진단 또는 평가 목적의 의료 서비스 등이 포함될 수 있다.
관련 서비스에는 학교 보건 서비스 및 보건교사 서비스, 학교 내 사회사업 서비스, 학부모 상담 및 교육도 포함된다.

특수 교육– 교실, 가정, 병원 및 기관, 기타 환경에서 실시하는 교육을 포함하여 장애 아동의 고유한 요구를 충족하기 위해 특별히 고안된 교육으로, 부모에게 무료로 제공되며 체육 교육이 포함된다.

거부 제로– 장애의 정도에 관계없이 모든 아동이 적절한 공교육을 무료로 받을 수 있도록 보장하는 원칙이다. 다른 학생을 감염시킬 위험이 높지 않은 한, 장애가 너무 심해 학습에 어려움이 있거나 장애로 인해 부적절한 행동을 하거나 전염성 질병이 있다는 이유로 교육구에서 아동을 제외할 수 없다.

>> 장애인교육법파트 C: 유아 및 영유아

현행 IDEA 규정에 따른 파트 C의 조기 중재 서비스는 다음과 같다.

- 신체 발달, 인지 발달, 의사소통 발달, 사회성 또는 정서 발달, 적응 발달 중 하나 이상의 영역에서 가족 서비스 계획 팀이 확인한 장애 영유아의 발달의 필요성을 충족하도록 설계되었다. (§1432.(4)(C)(i-v))[1]
- 적절한 한도 내에서 비장애인이 활동하는 지역사회 환경에서 제공되어야 한다. ((1)§1432.(4)(G))

규정에서 조기중재를 위해 명시된 물리치료 외에 다른 서비스로는 가족훈련, 상담 및 가정방문, 특수교육, 언어병리학 및 청각학서비스, 수화 및 수화언어서비스, 작업치료, 심리논리서비스, 서비스조정서비스, 진단 또는 평가목적의 의료서비스, 조기식별, 선별 및 평가서비스, 영유아가 다른 조기중재 서비스의 혜택을 받는데 필요한 건강서비스, 사회복지서비스, 시각서비스, 보조기술장치 및 보조기술서비스, 교통편 등이 있다(§1432.(4)(E)). 파트 C는 아동의 가정에서 제공되는 서비스에 중점을 두고 있다.

파트 C에 따른 심사/평가

부모는 아동 팀의 필수 구성원이므로 검사 및 평가에 앞서 부모의 동의가 필요하다. 영유아에게는 규준 참조 검사를 사용해야 한다. 준거 참조 검사도 서비스 안내를 위해 사용할 수 있지만 자격을 결정하는 데 사용할 수는 없다.[11] 평가 도구를 선택할 때 평가팀은 신뢰성과 타당성이 입증된 도구를 선택해야 한다. 규준 참조 검사는 문화적 차이에 의해 영향을 받을 수 있으므로 문화적 민감성도 고려해야 한다.[13] 도구를 선택할 때는 아동과 가족의 잠재적 필요를 고려해야 한다. 예를 들어, 미숙아로 태어나 뇌성마비 고위험군으로 간주되는 아동은 자폐증 평가를 받는 아동과는 다른 잠재적 요구 사항을 가지고 있다.

영유아를 위해 일반적으로 사용되는 규준 참조 테스트는 다음과 같다:

1. 영유아 베일리 검사, 4판(*Bayley Scales of Infant and Toddler Development, Fourth Edition*) (Bayley-4)-최근 개정된 표준화된 규준 참조 검사로 IDEA에 규정된 5가지 주요 발달 영역인 인지, 언어, 운동, 사회 정서 및 적응 행동에서 아동의 능력을 측정한다(후자의 두 영역은 부모의 응답으로 평가).[14]
2. *Brigance Inventory of Early Development III* (IED III)- 주 및 국가 표준과 IDEA 재요건에 부합하는 100개 이상의 평가가 포함된 종합 도구이다. 지속적인 평가를 제공하고, 진행 상황을 모니터링하며, 개별화된 가족 서비스 계획(IFSP)을 작성하는 데 사용된다. IED III에는 기준 참조 측정과 규범 참조 측정이 포함되어 있지만, 자격을 결정하는 데는 규범 참조 측정만 사용할 수 있다.[15,16]
3. *Hawaii Early Learning Profile (HELP-Strands)*-가족 중심의 커리큘럼 기반 평가 도구[16,17]
4. *Peabody Developmental Motor Scales 2 (PDMS-2)*-출생부터 5세까지 아동의 운동 능력을 표준화하여 규범을 참조한 표준화된 테스트이다. 반사, 고정, 운동, 사물 조작, 잡기, 시각 운동 통합 등 6가지 영역의 운동기술을 평가하는 하위 테스트가 존재한다.[18]
5. *Pediatric Evaluation of Disability Inventory—Computer Adaptive Test*-6개월에서 7세 사이의 장애 아동을 평가하기 위한 기능 평가 도구이다. 주 양육자와의 면담을 바탕으로 자기 관리, 이동성, 사회적 기능의 세 가지 영역에서 기능 상태와 변화를 측정한다. 기준이 되는 표준 점수는 자격 여부를 판단하는 데 사용할 수 있지만, 기준이 되는 척도 점수는 사용할 수 없다.[19,20]
6. *Developmental Assessment of Young Children, Second Edition (DAYC-2)*-출생부터 5세 11개월까지 아동의 인지, 의사소통, 사회 정서 발달, 신체 발달 및 적응 행동 영역에서 표준을 참조한 유아 발달 평가이다. DAYC-2는 1,832명의 아동 표본을 사용하여 타당도와 신뢰도가 입증되었다.[21]

영유아의 놀이 참여도와 지속적인 발달을 촉진하는 부모의 능력을 평가하는 추가 도구도 고려할 수 있는데, 이러한 도구는 중재를 안내하고 서비스 수준을 결정하는 데 도움이 될 수 있다. 예를 들어, 대화형 양육 척도(KIPS)는 부모의 행동이 자녀의 발달을 긍정적으로 촉진하는지를 평가하는 유효하고 신뢰할 수 있으며 문화적으로 민감한 테스트이다. 이러한 도구는 자녀의 발달을 촉진하는 전략에 대한 교육이 더 필요한 가족을 파악하고 재검사를 통해 중재의 결과를 문서화하는 데 도움이 될 수 있다.[22,23] 마찬가지로, 놀이성 테스트는 아동의 놀이 접근 방식에 대한 지식을 파악하여 놀이성을 증진하는 개별화된 중재를 개발하는 데 사용할 수 있다.[24-26]

대동작 기능 분류 시스템(GMFCS)은 4가지 연령대 그룹에 걸쳐 5단계 분류 시스템을 사용하여 기능적 능력과 제한에 따라 뇌성마비 아동을 분류하는 방법을 제공한다. GMFCS의 레벨 간 구분은 앉기, 이동, 보행 및 바퀴 달린 이동수단에서 운동장애의 다양한 중증도를 반영한다. 레벨 I은 가장 적은 장애(제한 없이 보행 가능)를 나타내며, 레벨 V는 가장 심각한 장애(수동 휠체어에 의존하여 이동해야 함)를 나타낸다. GMFCS는 가족과 전문가 간의 의사소통을 위한 유효하고 신뢰할 수 있는 수단을 제공할 뿐만 아니라 프로그램 평가 및 임상 연구를 위한 그룹화 변수로도 사용된다.[27-29] GMFCS는 임상에서 대동작 운동 기능을 예측하고, 공동 목표 설정을 위한 수단을 제공하며, 보조 기술의 필요성을 예측하고, 중재의 양에 관한 결정을 안내하는 데 사용할 수 있다.[30]

개별화된 가족 서비스 계획

IDEA 파트 C에 따라 평가한 후 발달 지연이 있다고 판단되는 경우 IFSP(Individualized Family Service Plan/개별화 가족 서비스 계획)를 개발해야 한다. IFSP는 부모를 포함한 다학제적 팀에 의해 개발되어야 하며 학령기서비스 전환을 지원하기 위한 적절한 설명이 포함되어야 한다. IDEA에 따르면 IFSP는 매년 평가해야 하며 최소 6개월 간격으로 가족과 함께 검토해야 한다.

IFSP에는 최소한 다음 요소가 포함되어야 한다.

1. 영유아 또는 유아의 현재 신체 발달(시각, 청각, 운동, 건강), 인지 발달(사고, 추론, 학습), 의사소통 발달(반응, 이해, 언어 사용), 사회성 또는 정서 발달(느낌, 놀이, 상호작용), 적응 발달(목욕, 수유, 옷 입기 등)의 수준을 객관적인 기준에 따라 설명
2. 가족의 자원, 우선순위 및 우려 사항, 장애가 있는 영유아의 발달 증진과 관련된 설명
3. 영아, 유아 및 그 가족이 이루어야 할 성과 또는 측정 가능한 결과를 서술하고 기준, 과정, 성과를 향한 진전이 어느 정도 이루어지고 있는지를 확인할 지표, 결과나 목표의 수정 또는 서비스가 필요한지 여부
4. 또래 검토 연구를 기반으로 한 서비스 제공 빈도, 강도 및 방법을 포함하여 아동과 가족의 고유한 요구를 충족하는 데 필요한 구체적인 조기 중재 서비스에 대한 설명
5. 조기 중재 서비스가 제공될 환경에 대한 설명
6. 서비스 시작 예정일 및 예상되는 서비스 기간, 기간 및 빈도
7. 서비스 코디네이터의 신원 확인
8. 장애 유아의 유치원 또는 기타 적절한 서비스로의 전환을 지원하기 위해 취해야 할 조치(전환 예상 3-9개월 전에 공식 계획 및 팀 회의가 포함되어야 함).
9. 부모 동의 조항

파트 C: 물리치료 서비스 제공-팀 모델

파트 B에 따라 제공되는 서비스와 달리 물리치료 서비스는 파트 C의 주요 서비스가 될 수 있다. 즉, 물리치료가 아동이 받는 유일한 서비스일 수 있다. 아동이 다른 영역에서도 도움이 필요한 경우, 아동의 팀에서 서비스 제공 모델을 선택해야 한다. IDEA는 "팀"을 다학제적이라고 정의하며, 이는 검사 및 평가를 위한 모델이다. 그러나 중재의 경우 팀은 초학제적일 수 있다.[31] King 등은 초학제적 접근의 핵심 구성요소를 표준화되고 비공식적인 척도를 사용한 다학제적 평가, 치료사의 역할 해방, 팀원 간의 집중적이고 지속적인 상호 작용으로 파악했다. 이 모델에는 한계와 해결할 과제(예: 시골 지역 서비스 제공의 효율성 향상)가 있지만, 부모가 여러 서비스 제공자가 아닌 한 명 또는 소수의 서비스 제공자와 협력 관계를 발전시킬 필요성 등 많은 잠재적 이점도 있다. 초학제적 모델에서는 물리치료사가 주 코치가 되어 다른 분야의 부모 교육을 제공해야 할 수도 있다. 따라서 다른 분야와의 광범위한 상담, 경험, 교차 교육은 초학제적 서비스 제공 모델의 핵심적인 측면이다.[31]

서비스 제공 모델의 다른 옵션으로는 각 팀원이 자신의 분야에 특화된 서비스만 제공하는 다분야 모델과 역할이 다소 완화된 간학제 모델이 있다. 간학제 모델에서 치료사는 부모 교육을 담당하고 치료사가 평가한 영역과 관련된 중재를 제공한다. 그러나 치료사는 다른 서비스 제공자의 전략을 통합하여 전반적인 진전을 촉진할 수 있지만, 초학제적 모델

에서처럼 진행상황을 모니터링하고 보고할 책임은 없다. 예를 들어, 대동작운동활동 중에 의사소통능력 향상을 촉진하기위한 언어 및 언어치료사의 전략을 활용할 수 있다. 학제 간 모델에서는 구성원 간의 의사소통이 학제 간 모델의 핵심 요소이므로 각 분야가 관련 분야에 대한 중재의 핵심 요소를 인식할 수 있다.

파트 C: 물리치료 서비스 제공 - 자연 환경 및 부모의 참여

파트 C에 따른 서비스는 일반적으로 아동의 가족 및 놀이활동 참여 능력 향상을 목표로 가족이 일상적으로 이용하는 아동의 집, 탁아소 또는 가까운 놀이터와 같은 아동의 자연스러운 환경에서 제공된다. Lestariand Ratnaningsih[33]는 변형된 게임에 참여하면 유치원생의 신체적, 인지적, 사회적 발달이 향상된다는 사실을 확인했다. 그러나 전략과 장비를 선택할 때 치료사는 치료사가 없을 때 가족들이 사용할 수 있는 것이 무엇인지 알고 있어야 한다. 가족이 개조된 장비나 변형된 게임을 이용할 수 없다면 연습과 일상에서의 일반화를 기대할 수 없다. 치료사는 가정에서 어떤 장난감, 장비 등을 사용할 수 있는지 파악하고 치료사가 없을 때 아동이 안전하고 효과적으로 장난감을 사용할 수 있도록 지원하는 적응 훈련을 개발해야 한다. 장애 유아를 위한 탁아소 또는 유치원 환경에도 동일한 매개변수가 적용된다.

Nwokah 등은 놀이 도구의 이용성과 관련된 빈곤의 딜레마를 조사한 결과, 영유아에게 서비스를 제공하는 물리치료사 및 작업치료사는 장난감을 가정으로 가져갈 가능성이 높지만 다른 서비스 제공자에 비해 놀이 중에 자신의 장난감을 사용할 가능성이 낮다는 것을 확인했다.[34] 또한 이 연구는 여러 분야의 유아 전문가들이 가족에게 장난감을 빌려주거나 선물하는 경우가 많다는 사실을 발견했다. 장난감 대여는 가족이 치료 외의 놀이활동에 아동의 참여를 유도할 수 있는 또 다른 방법이다.

IDEA는 출생부터 3세까지 뇌 발달의 중요한 시기에 중재를 촉진함으로써 잠재적인 발달 지연을 최소화하는 것의 가치를 인정한다(IDEA 1431.a.1). 이 법안이 제정되기 전에는 영유아가 중재를 받을 수 있는 기회가 일관되지 않아 2차 장애가 발생할 수 있었다. 일차 장애는 진단 시 확인되는 반면, 이차 장애는 시간이 지남에 따라 일차 장애의 결과로 발생할 수 있다.[35]

따라서 유아서비스의 기본원칙은 부모와 가족에게 이차적인 장애와 지연을 예방하는 데 필요한 기술을 제공하는 것이다. 이 개념을 뒷받침하기 위해 장애에 대한 많은 연구가 수행되었다. Jeffries 등은 뇌성마비를 가진 어린 아동의 1차 장애는 근긴장도와 운동의 질에서, 2차 장애는 운동 범위, 근력 및 지구력에서 발생한다고 보고했다.[35] 또한 주목할 만한 점은 GMFCS 단계가 높아질수록 장애의 정도가 증가한다는 것이다. 이와 유사하게, 발달 조정 장애(DCD) 아동 관리를 위한 모범 사례 원칙에 대한 범위 검토 결과 보고서에서 Camden 등은 핵심 주제를 확인했다:

전문가와 가족이 협력하여 기능과 참여를 촉진하고 이차적 장애를 예방하는 근거 기반 서비스를 제공한다.

저자들은 다음과 같은 주요 지원 원칙을 확인했다:

원칙 2.1 목표 설정 및 개입에 있어 아동과 가족의 관점을 통합하여 DCD의 영향과 가족의 맥락적 삶을 인식하고 의미 있는 행동을 보장한다.

원칙 2.2 중재는 증거에 기반해야 하며, 기능과 참여를 촉진하고, 2차 장애를 예방해야 한다.[36]

이는 이 연령대에 대한 중재의 목표가 인지 및 운동 학습의 발달을 촉진하고 이차적 장애를 예방하기 위해 비장애 또래와 함께 활동참여를 하는 것에 초점을 맞춰야 한다는 개념을 뒷받침한다. 중재 전략을 일상에 포함시키고 주 보호자에게 중재에 대한 지식을 제공함으로써 연습과 발전의 기회를 크게 향상시킬 수 있다.[37,38]

뇌성마비의 위험이 있거나 진단을 받은 영유아에게 서비스를 제공하는 작업치료사와 물리치료사를 대상으로 한 대규모 연구에 따르면 뇌성마비의 위험이 있는 영유아는 가정에서 적절한 양의 치료를 받고 있는 것으로 나타났다. 또한 대부분의 치료사는 효과가 입증된 아동 주도, 활동 기반, 과제 중심의 운동 훈련 전략을 활용한다. 그러나 치료사들은 강제유도 운동 치료(CIMT), 부모 코칭 및 교육과 같은 효과가 입증된 기법은 적절히 활용하지 못하고 있다.[39] 뇌성마비 아동의 초기 운동 발달을 극대화하여 2차 장애의 발생을 최소화하기 위해 조기 중재 서비스를 제공하는 치료사는 민감한 증거 기반 평가 도구를 포함하고, 가정 프로그램과 공식적인 목표 설정 평가 도구를 사용하여 부모의 참여를 촉진해야 한다, 앉았다 일어서기 및 계단 오르내리기 활동과 같은 단축성 및 신장성 운동을 사용하여 하지 근육의 활성화를 촉진하는 활동을 통합하고, 비대칭 손 움직임이 있는 경우 수정된 CIMT 및 양손 훈련을 사용하고, 장난감의 적절한 사용에 대해 부모에게 교육하고, 부모가 유아에게 다양한 연습을 제공하도록 조언하고, 적절한 수면 및 수유의 중요성과 관련된 증거 기반 정보를 부모에게 제공하고, 예후 정보를 제공하여 현실적인 기대치를 가질 수 있도록 돕는다. 최근 연구를 통해 일차적 장애가 있는 영유아를 위한 중재의 효과를 개선하여 이차적 장애를 최소화할 수 있는 지식이 축적되고 있다.[45-48] 조기 중재 서비스 제공자에게는 이러한 정보를 공개하고 일상적인 행동으로 전환하는 것이 매우 중요한 과제이다.

>> 장애인교육법 파트B (3-21세)

검사/평가(Examination/Evaluation)

파트 C와 달리 학령기 물리치료는 아동의 유일한 특수 교육 서비스가 될 수 없다. 물리치료 검사/평가는 아동의 부모를 포함한 다학제적 팀의 일원으로 수행되어야 한다. 학생의 장애와 필요에 따라 언어 및 언어 병리학자, 작업치료사, 학교 심리학자, 행동 분석가, 시각 장애인 또는 청각 장애인 교사, 방향 및 이동 전문가, 간호사 또는 사회복지사 등이 팀 구성원으로 포함될 수 있다. 아동이 관련 서비스를 포함한 특수 교육 서비스를 받기 전에 아동에 대한 개별 초기 평가를 실시하여 아동에게 장애가 있는지 확인하고 아동이 특수 교육을 받을 자격이 있는지 여부를 결정해야 한다.[1] 평가를 실시하기 전에 학부모의 사전 동의를 얻어야 하며, 학부모의 동의를 받으면 지역 교육청(LEA)은 60일 이내에 평가를 완료해야 한다.

평가는 한 가지 표준화된 테스트에 의존하여 자격을 박탈할 수 없다. IDEA가 이를 규정하고 있다:

평가를 수행할 때 지역 교육 기관은 다음을 수행해야 한다.

1. 다양한 평가 도구와 전략을 사용하여 부모가 제공한 정보를 포함하여 관련 기능, 발달 및 장애 정보를 수집 등
2. 아동이 장애 아동인지 여부를 결정하거나 아동에게 적절한 교육 프로그램을 결정하기 위한 기준을 세우기 위해 단일 측정 또는 평가를 사용해선 안 된다.
3. 신체적 또는 발달적 요인 외에 인지적 및 행동적 요인의 상대적 기여도를 평가할 수 있는 기술적으로 타당한 도구를 사용해야 한다.[1] (§1414.a.1.b.2)

따라서 물리치료사는 검사/평가 과정에서 한 가지 척도에만 의존해서는 안 된다. 오히려 규준 참조, 준거 참조 및/또는 생태학적 평가를 포함한 다양한 전략을 활용해야 한다(표 6.2). 심사의 목적은 아동에게 장애가 있는지 여부와 장애로 인해 특수교육 서비스가 필요한지 여부를 판단하는 것이다. 아동이 확인된 범주(자폐, 청각 장애, 청각 장애, 정서 장애, 청각 장애, 지적 장애, 중복 장애, 정형 장애, 기타 건강 장애, 특정 학습장애, 말하기 또는 언어 장애, 외상성 뇌 손상, 실명을 포함한 시각 장애) 중 하나에 장애가 있고 "그 이유로 특수 교육 및 관련 서비스가 필요한" 경우 특수 교육 서비스가 필요한 것으로 판단된다.[1] 이러한 판단은 당사자를 포함한 평가팀이 공동으로 내려야 한다. 강점 기반 접근법을 사용하는 것이 선호되는 이유는 치료사가 강점에 주목함으로써 아동에게 새로운 기술을 구축하고 자신감을 키울 수 있는 토대를 파악할 수 있기 때문이다.

개별화된 교육 프로그램 개발 목표 및 중재

아동에게 특수 교육 서비스가 필요한 것으로 판명되면 평가 보고서가 작성된 후 30일 이내에 IEP에 명시된 목표 및 기타 지원을 위한 회의가 개최되어야 한다. 교육현장에서의 목표는 시간이 지남에 따라 발전하고 변화해 왔으며 다양한 목적을 가지고 있다. 수년 전에는 교육적 기반 목표가 보다 훈련 분야에 특화되어 있었고 장애 수준(예: 학생이 가동 범

표 6.2. 일반적인 평가도구

도구	연령/학년
학교기능평가	초등학교 6학년까지
대동작 운동능력 평가도구-3	3-12세
6분 걷기 검사	4-12세
50발자국 걷기 검사	초등학교 6학년까지
30초 걷기 검사	5-17세
계단 오르내리기 검사	8-14세

위를 개선할 것)[49]에서 설정되는 경향이 있었지만, 오늘날 참여 기반 목표가 목표 설정의 '모범 사례' 표준으로 인식되고 있다.[11,49] 참여 기반 교육 목표의 개발은 팀의 노력으로 이루어져야 한다. Wynarczuk 등은 물리치료사가 목표를 설정하는 방식을 이해하고 참여 기반 목표 설정을 촉진하거나 방해하는 요인을 파악하기 위해 총 20명의 물리치료사로 구성된 소규모 그룹을 만들었다. 그 결과 치료사는 먼저 학생에 대한 철저한 이해(예: 연령, 내재적 동기, 건강, 진단, 교육 자격 범주 및 교육 프로그램)가 있어야 하며, 다른 IEP 팀원들과 협력하여 학생 목표에 대한 공동 대응 능력을 개발해야 한다는 것을 알 수 있었다.[49] 치료사에게 이러한 역할 분담과 장애에 집중하는 것을 포기하기엔 어려울 수 있다. 따라서 현재 모범 사례의 표준에 대한 인식, 개인 진료에 대한 자기 성찰, 목표 개발 지침은 교육 환경에 처음 입문하는 치료사에게 특히나 필요하다.[49] 캐나다작업수행측정(COPM) 및 목표 달성 척도(GAS)와 같은 다양한 도구가 공동 목표를 개발하는 데 도움이 될 수 있다.[50,51] Chiarello는 물리치료학 박사 커리큘럼 전반에 걸쳐 참여가 주 목표가 될 것을 권장하며, 물리치료 학생들이 참여 분석, 팀 구성 및 코칭 기술을 배우고 연습하여 향후 참여 기반 목표 달성을 지원하는 것이 중요하다는 점을 인식하고 있다.[52] 목표는 학생의 진도를 나타내는 지표가 될 뿐만 아니라 치료사 및 프로그램 결과를 파악하는 데에도 사용될 수 있다.[53,54] 치료사와 감독관은 이 정보를 사용하여 전문성 개발의 필요성을 파악하고 모범 사례의 사용을 추적할 수 있다.[55]

IDEA는 일부로 IEP의 규율 없는 "측정 가능한 연간 목표"를 요구하며[1], 단기 목표는 현행 연방법에 의해 요구되지 않지만 주 및 지방 규정과 관행은 다를 수 있다. 잘 설정된 목표는 본질적으로 기능적이어야 하며(학생의 일상적인 학교 생활의 일부), 측정 가능하고, 일반화할 수 있어야 한다:

기능적: 기능 개선은 일상적인 학교 환경에서 학생의 사람 및 사물과 상호 작용하는 능력을 향상시키고 기능의 독립성을 향상시킨다. 학생이 할 수 없는 경우 다른 사람이 해당 기술을 수행해야 한다.[11]

측정가능(수행 기준, 조건 및 시간 프레임 포함): 기술은 보거나 들을 수 있다면, 측정할 수 있으며 계산될 수 있다(빈도, 지속 시간 또는 거리 측정), 이를 기반으로 성과 기준을 결정할 수 있다. 수행의 기준 및 요구되는 조건은 명확하게 명시되어야 하고, 표준에 연관되어야 하며, 실행 가능한 범위 내에서 타당하고 신뢰할 수 있는 평가와 연결되어야 한다.

일반화 가능: 목표는 기술의 중요성에 대한 장기적인 인식을 가지고 작성해야 한다. 목표의 목적은 격리된 치료실에서 과제를 달성하는 것이 아니라 자연스러운 학교 환경을 목표로 해야 한다.

목표는 항상 학생과 함께 설정하고 학생이 무엇을 해낼 것인지가 아니라 학생이 보여줄 행동으로 명시해야 한다. 장애 기반 시스템에서는 특정 수준까지 동작 범위를 개선하는 것이 실행 가능한 목표가 될 수 있다. 그러나 학교 환경에서는 데스크톱 활동 중 기능적 자세를 취하기 위해 움직임의 범위 개선이 필요할 수 있지만, 그보다는 데스크톱을 사용하기 위한 능력이 목표가 되어야 한다(표 6.3).

목표가 설정되면 IEP 팀은 아동이 개별 목표를 향해 진전을 이루기 위해 숙련된 물리치료 개입이 필요한지 여부를 결정해야 한다. 22개 주 및 LEA 실무 지침에 대한 연구에서 Vialu와 Doyle은 숙련된 물리치료 중재 결정을 내리는 데 도움이 되는 5가지 일반적인 질문을 확인했다[56]:

표 6.3. 통합목표 예시

시간프레임	조건	학생	활동	기준
원하는 결과를 달성한 시점을 설명한다.	활동이 언제 어디서 진행될지 설명한다.	학생이름	원하는 활동과 지시 또는 보조 수준을 설명한다.	성과에 대한 수행 능력을 나타낸다.
1년 후	교실과 식당 간의 이동 시	Tiffany	5피트 이상의 거리를 보조장비 없이 성인의 감독하에 걷기	학교에서 0주를 기준으로 3주 연속
1년 후	교실에서의 퇴실을 준비할 때	Joey	최소 20%에서 50% 까지의 체육 수업에 독립적으로 참여하기	3주간의 체육수업
1년 후	학교도착 시	Rasheen	일과 중 스스로 버스에서 내려 담임 선생님에게 보고하기	학교에서 0일을 기준으로 15일 연속

1. 학생의 장애 또는 수행 능력 제한이 교육에 부정적인 영향을 미치고 있나요?
2. 학생의 물리치료에 의료적 목적뿐만 아니라 교육적 목적도 필요한가요?
3. 학생이 교육 혜택을 받기 위해 물리치료가 필요한가요?
4. 학생이 물리치료 중재를 통해 교육에 대한 접근성을 개선하고 교육성과를 달성할 수 있는 잠재력이 있나요?
5. 학생이 교육 목표를 달성하기 위해 물리치료사의 전문 지식이 필요합니까?

이 다섯 가지 질문에 "예"라고 답한 경우, 학생의 목표 달성을 위해 물리치료 서비스가 필요할 수 있다.

Wynarczuk et al.에 따르면 목표가 서비스의 성격, 중재 전략, 팀 구성, 서비스의 유연성에 상당한 영향을 미칠 수 있다. 또한 참여 기반 목표를 촉진하는 데 도움이 되는 요인으로는 "협력적인 학교 문화, 교육팀의 참여, 참여에 대한 가치관, 지속적인 전문 교육"이 있었다.[49] 통합 서비스 제공 모델이 자주 활용될 때 교육팀의 지원은 참여와 관련된 목표의 발전을 촉진하는 데 도움이 되었다. 목표 개발에 대한 자기 성찰과 그것이 학교에서의 실천과 어떻게 관련되는지는 참여 기반 목표 개발의 사용을 발전시키는 데 도움이 될 수 있다.[55,57]

아동이 목표를 달성하기 위해 물리치료와 같은 관련 서비스가 필요한지 여부를 결정하는 데 있어 지역에 따라 편차가 존재한다. Kaminker 등은 진료 지역에 따라 서비스 제공 권고의 빈도와 맥락에서 상당한 차이가 있음을 발견했다.[58,59] 이러한 차이가 인력 가용성, 직원 신분, 또는 직접 서비스 모델의 남용에서 비롯된 것인지는 아직 명확하지 않다.[60] 교육 환경의 모범 사례에 대한 연구가 진행되고 특정 서비스 제공 모델의 결과가 결정됨에 따라 향후 이러한 불일치가 완화될 수 있을 것이다.

Effgen 등은 실습 기반 증거 방법론(practice-based evidence methodology)을 활용하여 "학생들의 학교 활동 참여, 자기 관리, 자세/이동성, 레크리에이션/건강, 학업 결과의 변화와 이러한 변화와 학교 기반 치료의 특성과의 관계"를조사했다.[61] 미국 내 모든 지역에서 19명의 물리치료사가 참여하여 6개월 동안 5-12세 학생 296명을 대상으로 데이터를 수집했다. 데이터 수집의 일관성을 제공하기 위해 문서화 도구로 소아를 위한 학교 물리치료 중재(S-PTIP) 양식을 개발하여 유효하다고 판단한 후 모든 치료사에게 교육을 제공했다.[61] 뇌성마비 아동에 대한 신뢰성, 타당성, 반응성이 입증된 개별화된 기준 참조형 결과 척도인 GAS가 결과 측정으로 활용되었다.[62] GAS는 5점 척도로 기준선은 -2, 원하는 결과는 0으로 정의되며, -1은 목표에 대한 진전을, +1과 +2는 기대치를 초과하는 것을 나타낸다. 학생의 기능적 과제 수행에 대한 기준 참조 척도인 학교 기능 평가(SFA)도 결과 측정 도구로 활용되었다.[63] 이 연구는 미국 최초로 교육에 기반한 결과와 서비스 제공의 유형, 빈도, 방법 간의 연관성을 조사한 연구였다.

이 조사 결과는 향후 학교의 물리치료 개입을 안내하는 데 도움이 될 뿐만 아니라 어떤 서비스가 어떻게 제공되고 있는지 결정하는 데 필요한 확실한 증거를 제공했다. 연구 내용은 물리치료사들이 신경발달 치료(NDT)나 수동가동범위(PROM)와 같이 근거가 부족한 중재법을 사용하지 않고 있으며, CIMT나 심폐 중재와 같이 보다 탄탄한 연구 기반을 갖춘 중재법도 사용하지 않는다고 판단했다.[64] 이 연구는 모범 사례와 달리 대부분의 중재가 학교 활동에 통합되지 않고 개별적으로 제공되었으며, 특히 GMFCS 레벨 I-III에 해당하는 학생의 경우 이러한 현상이 두드러졌다고 지적했다. 또한 서비스 수준은 해마다 학생의 필요에 따라 변동하기 보다 유지되는 경향이 있었다. 직접적인 서비스와 학생을 대신하여 지출되는 서비스(예: 직원 교육, 장비 관리, 문서화)의 비율은 대략 2:1이었다.[36]

GAS를 사용하여 결과를 살펴본 결과, 이동성 기반 중재를 더 많이 받은 학생들이 학업 목표 기대치를 초과 달성했다.[65] 이는 신체 활동이 인지능력, 뇌 구조 및 기능에 긍정적인 영향을 미친다는 유사한 연구 결과를 뒷받침한다.[66] 자세 및 이동성 목표에 대한 진전은 학생의 자기 관리 활동 실천과 긍정적인 관련이 있었고, 인지 행동 전략과 부정적인 관련이 있었다. 레크리에이션 및 피트니스 목표의 경우, 놀이터 접근, 인지 행동 및 기능 강화 활동을 위한 이동성을 다루는 중재는 긍정적인 상관관계가 있었다.[65] SFA를 사용하여 결과를 살펴본 결과, 이동성 중재는 참여도와 유의미한 상관관계가 있는 것으로 나타났다. 이동성의 경우, 운동 학습 및 심폐 컨디셔닝 중재와 학생의 활동 참여는 양의 상관관계가 있었다. 레크리에이션의 경우, 이동성, 놀이터 접근, 감각 중재 및 학생의 적극적인 참여는 감각 통합, 보조기 및 장비 훈련에 소요되는 시간 감소와 긍정적인 상관관계가 있었다. 장비 훈련, 보조기 관리, 실습 촉진 기법과 같은 소극적인 중재는 SFA의 결과와 음의 상관관계가 있었다. 이 연구는 운동 학습 이론(아동에게 의미 있는 목표 설정, 문제 해결/연습 과정에 아동의 적극적인 참여, 중재 개발/조정 시 학습 단계 고려/피드백 제공)을 적용하는 것이 학교 기반 실습에 도움이 된다는 개념을 뒷받침한다. 따라서 운동 학습 이론의 개념을 적용하는 것이 수동적인 개입보다 긍정적인 결과를 얻는 데 더 효과적이며, 자기 관리 기술과 같은 운동 과제의 일상적인 연습을 통합하면 자세 조절과 같은 다른 영역의 개선으로 이어질 수 있다.[65,67] 치료사는 중재와 서비스 제공 전략을 최적화하여 아동의 학업 과제를 방해하고 치료사의 업무량을 가중시키는 과도한 중재를 피할 수 있고 목표를 향해 나아갈 수 있도록 충분한 개입을 제공함으로써 자신의 효율성을 극대화할 수 있다.[68] 이러한 연구 결과는 물리치료사가 있을 때뿐만 아니라 일상적으로 원하는 기술을 연습할 수 있도록 지원 직원의 협업과 교육이 필요하다는 것을 정당화하는 데 도움이 된다.

보조 지원 및 서비스

IEP의 보조 지원 및 서비스(SAS) 섹션은 물리치료사가 없을 때 수행될 적응활동(수용 또는 수정)이 명확하게 정의되어야 하는 부분이다. 수용의 예로는 특수 좌석 시스템과 보조 기술을 사용하여 쓰기 활동 중 자세를 보조하는 것을 들 수 있다. 이 경우 학생은 이러한 편의 시설이 갖추어진 상태에서 같은 학년 또래와 비슷한 수준의 글쓰기를 할 수 있다. 반면에 수정은 예상되는 학년 수준의 성과가 학생의 능력을 넘어서는 경우 커리큘럼을 변경하는 것이다.[1] 물리치료사는 일반적으로 이 섹션에서 기능적 위치, 학교 이동, 일상생활 활동 지원 및 대동작운동활동 참여에 대한 적응(수용 또는 수정)을 권장한다(표 6.4).

중재 장소(Location of intervention)

학령기 아동에게 제공되는 물리치료 서비스는 학교 환경에서 제공되어야 한다. IDEA는 "특수 학급, 분리 교육 또는 기타 장애 아동을 정규 교육 환경에서 분리하는 것은 아동의 장애 정도나 심각성이 보조 도구 및 서비스를 사용하여 정규 수업에서 교육을 만족스럽게 달성할 수 없는 경우에만 발생한다"고 명시하고 있다.[1] 또한 APTA 소아는 "교실 또는 학생의 특수 교육 프로그램을 지원하는 기타 장소"에서 서비스를 제공하는 것을 "모범 사례"로 정의한다.[11] 그러나 2015년에 Thomason와 Wilmarth는교육 환경에서 서비스를 제공

표 6.4. 보조지원 및 서비스(SAS)

Need	SAS
자세 조절	물리치료사는 교실에서 사용할 선호, 비선호 자세 차트를 작성한다. 개인 관리 도우미는 이 차트를 학생을 위한 시각적 참고 자료로 사용한다.
움직임 자율 규제	복도에 들어가기 전에 검토할 수 있도록 출입구에 복도 보행 규칙에 대한 시각적 차트를 배치한다. 매일 예상되는 기대치에 대한 사전 교육 직접적인 구두 안내에서 간접적인 구두 안내 및 제스처 안내로 전환하기 학생에게 하루에 한 번 이상 '별로 좋지 않음', '보통' 또는 '정말 좋음'이라는 용어를 사용하여 성인 평가와 비교하여 자신의 성적을 평가하게 한다.
쉬는시간	쉬는 시간 전에 아동의 의사를 물은 후 놀이터 이용에 대한 교육을 제공한다. 운동장 이용을 위한 추가 연습 기회를 제공한다.

하는 물리치료사의 대다수(69%)가 여전히 개인 치료실이나 학교 내 격리된 공간에서 서비스를 제공하고 있다는 사실을 발견했다. 포괄적인 서비스를 가로막는 가장 큰 세 가지 장벽은 교사의 태도/잘못된 정보, 치료사의 업무량/일정 잡기 어려움, 학부모의 기대치/잘못된 정보로 확인되었다. 응답자들은 근력, 균형감각, 지구력 훈련 활동이 교실에 통합될 때 사용하지 않거나 실용적이지 않다는 구체적인 의견을 제시했다.

이러한 믿음은 근력 강화와 운동 능력 발달의 기회를 제공하데 있어 의미 있는 신체 활동의 역할을 설명하지 못한다는 점에서 결함이 있다. 쉬는 시간이나 체육 수업과 같은 커리큘럼의 핵심 요소에 참여하지 않는 어린이는 근력, 지구력, 기초 운동기술을 키우는 데 필요한 일상적인 연습을 놓치게 되고, 또래에 비해 운동 기술을 연습할 기회가 적다. 따라서 운동기술을 익히기 위해 더 많은 연습이 필요한 아동은 연습 기회가 현저히 줄어든다. 그 결과 2차 장애의 위험이 증가하고 일반적인 발달 곡선에 가까워지기는커녕 더 멀리 떨어져져 움직이게 된다. 이를 설명하기 위해 캐나다 아동의 대표 표본을 활용하여 신경 발달 장애 및 장애 아동의 활동 참여를 연구한 Mâsse 등은 운동장애 아동이 학교와 지역사회에서 신체 활동에 덜 참여한다는 사실을 발견했다.[70]

Fox 등은 다운증후군 아동이 비장애 아동에 비해 신체 활동량이 적고 하루 60분의 중등도에서 격렬한 운동이 필요하다는 가이드라인을 충족하지 못한다는 사실도 입증했다.[71] 마찬가지로 Potvin 등은 고기능 자폐증(HFA) 진단을 받은 30명의 아동과 비교 그룹에 속한 31명의 또래 발달장애 아동의 운동 참여도를 비교했다.[72] Stanish등은 자폐스펙트럼장애를 가진 청소년 35명이 일반 발달 청소년 60명보다 중등도에 격렬한 신체활동에 하루에 약 20분 정도 덜 참여하고, 권장되는 하루 60분의 중등도에서 격렬한 신체 활동에 훨씬 못 미치는 것으로 나타나 이러한 경향이 청소년기까지 지속된다는 사실을 입증했다.[73] 신체 활동 참여 수준을 조사하는 데이터 풀의 증가는 발달 및/또는 신체장애가 있는 아동이 일반 아동보다 일상적으로 신체 활동에 덜 참여한다는 것을 나타낸다.[74] 그리고 연습 기회가 증가하면 참여에 유익한 영향을 미칠 수 있다.

Palisano 등은 참여 기반 작업 및 물리치료 서비스를 구현하기 위한 자문 및 협력 모델을 제안했다.[78] 이 모델의 사례 연구는 지역사회 기반 서비스에 적용되었지만, 학교 기반 치료에도 시사하는 바는 동일하다: "실제 경험을 통해 아동은 새로운 활동을 배우고 참여와 자기 결정을 최적화하는 기술을 개발할 수 있다." 따라서 학교 기반 물리치료 중재의 초점이 쉬는 시간 활동, 기능적 학교 이동, 체육 수업에 의미 있게 참여하는 데 있다면 학생은 2차 장애 예방을 목표로 매일 근력과 지구력을 향상시킬 수 있는 기회에 노출될 것이다. 따라서 일상적인 운동기술 연습을 위해 환경과 통합된 물리치료 서비스는 장기적으로 학생의 기능에 큰 영향을 미칠 수 있다.

성인으로의 전환(Transition to adulthood)

물리치료사는 고등 교육, 직업 훈련, 취업, 독립생활, 사회 참여 등 아동이 성인으로 전환할 준비를 하는 데 중요한 역할을 할 수 있다.[1] 유아기에 운동 학습 이론을 적용하면 아동이 직업 활동과 과제에 필수적인 필수 운동 및 자조 기술을 습득하는 데 도움이 될 수 있다. 지역사회의 이동성과 독립적인 생활 문제를 해결하면 지역사회에서 직업 및 레크리에이션 기회를 이용할 수 있는 토대를 마련할 수 있다. 적응형 스포츠 및 기타 레크리에이션 기회와 같은 지역사회 활동 참여에 대한 자원도 성인기 전환 후 지역사회 참여를 지원하는 데 매우 유용할 수 있다. 전환기에 물리치료사의 역할은 향후 연구의 초점이 되어야 전환기 팀에 물리치료사를 포함시키는 데 도움이 되는 확립된 표준이 개발될 수 있다.

한 걸음 나아가기

역사적으로 학교 기반 실습에 대한 연구는 소아 입원, 외래 및 재활 중재에 대한 연구보다 덜 이루어졌다. 이는 학교 기반 서비스를 제공하는 물리치료사의 비율이 상대적으로 낮았기 때문일 수 있다. 하지만 최근 수십 년 동안 이러한 추세는 바뀌었고 학교 기반 서비스 제공에 관한 문헌이 점점 더 많이 출판되고 있다. 이는 부분적으로는 교육 현장에서 일하는 물리치료사의 수가 증가했기 때문일 수 있다. 저자가 학교에서 일하기 시작한 첫해인 1988년, 학교 현장에서 3-21세 아동에게 서비스를 제공하는 물리치료사는 2,999명이었다. 2015년에는 그 수가 8,355명으로 거의 세 배 가까이 증가했으며, 이는 이용 가능한 데이터 소스가 증가하고 모범 사례를 개선하기 위한 조사의 필요성이 커졌음을 나타낸다.[60,82]

교육 환경에서의 서비스 제공에 대한 연구가 증가하고 있음에도 불구하고 이러한 지식이 실제 업무에 일관되게 적용되지는 않고 있다. 교육 환경에서 서비스를 제공하는 561명의 물리치료사를 대상으로 한 대규모 온라인 설문조사에서 7개의 질문을 제외한 모든 문항에서 치료사가 이상적인 치료라고 응답한 내용과 실제 치료라고 응답한 내용이 일치하지 않는 것으로 나타났으며, 42%의 치료사는 직접 '실습' 치료 제공이 이상적이라고 응답했고 57%는 이 모델을 '보통' 사용한다고 답했다. 또한 51%는 치료사가 자연 환경에서 일하는 것이 이상적이라고 답한 반면, 치료사 중 45%는 '보통', 36%는 가끔씩만 그렇게 한다고 답했다.[83] 이러한 통계는 이전 연구 결과와 일치하는 것으로, 모범 사례에 대한 열망과 구식 서비스 제공 모델을 사용하는 현실 사이의 간극을 나타낸다.[84] 이러한 통계는 기능과 참여를 촉진하여 2차 장애를 예방하는 증거 기반 서비스를 제공하기 위해 협력적으로 일하는 팀 개념과는 대조적이다. 숙련된 임상의와 초보 임상의는 자신의 지식과 기술에 대해 지속적으로 성찰하는 것이 좋다. 미국 물리치료 협회와 소아 물리치료 학회에는 치료사가 자기 성찰, 전문성 개발, 부모 교육에 활용할 수 있는 풍부한 자료가 있다.

참고자료

1. Individuals with Disabilities Education Improvement Act of 2004. Public Law 108-446; 2004.
2. Section 504 of the Rehabilitation Act. U.S. Congress. Senate. 1973.
3. Education for All Handicapped Children Act. Public Law 94-142. U.S. Congress. Senate, 94th Congress; 1975.
4. Education of the Handicapped Act Amendments of 1986. Public Law 99-457.
5. Individuals with Disabilities Education Act Amendments of 1991. Public Law 102-119; 1991.
6. Individuals with Disabilities Education Act Amendments of Public Law 105-17; 1997.
7. Health Insurance Portability and Accountability Act of Public Law 104-191; 1996.
8. Every Student Succeeds Act of Public Law 114-95; 2015.
9. Americans with Disabilities Act. Public Law 101-336; 1990.
10. The Family Educational Rights and Privacy Act of 20 U.S.C. § 1232g; 34 CFR Part 99; 1974.
11. McEwen I. Providing Physical Therapy under Parts B and C of the In- dividuals with Disabilities Education Act (IDEA). American Physical Therapy Association; 2009.
12. Shackelford J. State and Jurisdictional Eligibility Definitions for Infants and Toddlers with Disabilities under IDEA. Issue No. 20 February 2006. Accessed June 18, 2019, NECTAC Notes.
13. Santamarí a-Vá zquez M, Maturana AMA, Blanco VG. Analysis of PEDI Normative Data Between Spain and the United States. Pediatric Physical Therapy. 2016;28(2):232-237.
14. Bayley N, Aylward GP. Bayley Scales of Infant and Toddler Development. 4th ed. NCS Pearson; 2019.
15. Brigance AH, French BF. Brigance Inventory for Early Development III. Curriculum Associates; 2013.
16. Toland MD, Gooden C, Li Z. Reliability Evidence for the Hawaii Early Learning Profile Birth-3 Years: Interrater Agreement with Child Assess- ment Crediting—Final Report. University of Kentucky; 2015.
17. Li Z, Gooden C, Toland MD. Reliability and validity evidence for the Hawaii early learning profile, birth-3 years. J Early Interv. 2019;41(1):62-83.
18. Folio MR, Fewell RR. Peabody Developmental Motor Scales, Second Edi- tion (PDMS-2): Examiner's Manual. Pro-Ed; 2000.
19. Haley SM, Coster WJ, Dumas HM, et al. The Pediatric Evaluation of Disability Inventory (PEDI)—Computer Adaptive Test. Center for Reha- bilitation Effectiveness-Care, Boston University; 2012.
20. Shore BJ, Allar BG, Miller PE, et al. Evaluating the discriminant validity of the pediatric evaluation of disability inventory: com- puter adaptive test in children with cerebral palsy. Phys Ther. 2017;97(6):669-676.
21. Judith KV, Maddox T. Developmental Assessment of Young Children— Second Edition (DAYC-2). Pro-Ed; 2013.
22. Comfort PR, Gordon M. The keys to interactive parenting scale (KIPS): a practical observational assessment of parenting behavior. NHSA Dialog. 2006;9(1):22-48.
23. Comfort M, Gordon PR, Naples D. KIPS: an evidence-based tool for assessing parenting strengths and needs in diverse families. Infants Young Child. 2011:56-74.
24. Bundy A. Test of Playfulness Manual. Colorado State University; 2010.
25. Okimoto AM, Bundy A, Hanzlik J. Playfulness in children with and without disability: measurement and intervention. Am J Occup Ther. 2000;5:73-82.
26. Bundy AC, Waugh K, Brentnall J. Developing assessments that ac- count for the role of the environment: an example using the Test of Playfulness and Test of Environmental Supportiveness. OTJR. 2009;29(3):135-143.
27. Morris C, Bartlett D. Gross motor function classification system: impact and utility. Dev Med Child Neurol. 2004;46(1):60-65.
28. Morris C. Development of the gross motor function classification system. Dev Med Child Neurol. 2008;50(4):249-253.
29. Palisano R, Rosenbaum P, Bartlett D, et al. Content validity of the expanded and revised gross motor function classification system. Dev Med Child Neurol. 2008;50(10):744-750.
30. Deville C, McEwen I, Arnold, SH, et al. Knowledge translation of the gross motor function classification system among pediatric physical therapists. Pediatr Phys Ther. 2015;27(4):376-384
31. King G, Strachan D, Tucker M, et al. The application of a transdis- ciplinary model for early intervention services. Infants Young Child. 2009;22(3):211-223.
32. Bell A, Corfield M, Davies J, et al. Collaborative transdisciplinary in- tervention in early years—putting theory into practice. Child Care Health Dev. 2010;36(1):142-148.
33. Lestari L, Ratnaningsih T. The effects of modified games on the de- velopment of gross motor skill in preschoolers. Int J Eval Res Educ. 2016;5(3):216-220.
34. Nwokah E, Hsu HC, Gulker H. The use of play materials in early intervention the dilemma of poverty. Am J Play. 2013;5(2):187-218.
35. Jeffries L, Fiss A, McCoy S, et al. Description of primary and

second- ary impairments in young children with cerebral palsy. Pediatr Phys Ther. 2016;28(1):7-14

36. Camden C, Wilson B, Kirby A, et al. Best practice principles for management of children with developmental coordination dis- order (DCD): results of a scoping review. Child Care Health Dev. 2015;41(1):147-159.
37. Logan SW, Schreiber M, Lobo M, et al. Real-world performance: physical activity, play, and object-related behaviors of toddlers with and without disabilities. Pediatr Phys Ther. 2015;27(4):433-441.
38. Zeng N, Ayyub M, Sun H, et al. Effects of physical activity on mo- tor skills and cognitive development in early childhood: a systematic review. Biomed Res Int. 2017:1-13.
39. Gmmash AS, Effgen SK. Early intervention therapy services for infants with or at risk for cerebral palsy. Pediatr Phys Ther. 2019;31(3):242-249.
40. Morgan C, Darrah J, Gordon AM. Effectiveness of motor interven- tions in infants with cerebral palsy: a systematic review. Dev Med Child Neurol. 2016;58(9):900-909.
41. An M, Palisano RJ, Yi CH, et al. Effects of a collaborative intervention process on parent empowerment and child performance: a randomized controlled trial. Phys Occup Ther Pediatr. 2019;39(1):1-15.
42. Morgan C, Novak I, Dale RC, et al. Single blind randomised con- trolled trial of GAME (Goals—Activity—Motor Enrichment) in in- fants at high risk of cerebral palsy. Res Dev Disabil. 2016;55:256-267.
43. Surkar SM, Edelbrock C, Stergiou N, et al. Sitting postural control affects the development of focused attention in children with cere- bral palsy. Pediatr Phys Ther. 2015:16-22.
44. Van der Linde BW, van Netten JJ, Otten B, et al. Activities of daily living in children with developmental coordination disorder: perfor- mance, learning, and participation. Phys Ther. 2015;95(11):1496-1506.
45. Blauw-Hospers CH, Hadders-Algra M. A systematic review of the effects of early intervention on motor development. Dev Med Child Neurol. 2005:421-432.
46. Cardoso A, de Campos AC, dos Santos MM, et al. Motor perfor- mance of children with Down syndrome and typical development at 2 to 4 and 26 months. Pediatr Phys Ther. 2015;27:135-141.
47. Chiarello LA, Palisano RJ, Orlin MN, et al. Understanding partici- pation of preschool-age children with cerebral palsy. J Early Interv. 2012;34(1):3-19.
48. Gannotti ME. Coupling timing of interventions with dose to op- timize plasticity and participation in pediatric neurologic popula- tions. Pediatr Phys Ther. 2017:S37-S47.
49. Wynarczuk KD, Chiarello LA, Fisher K, et al. Development of stu- dent goals in school-based practice: physical therapists' experiences and perceptions. Disabil Rehabil. 2019;42:3591-3605.
50. Brewer K, Pollock N, Wright V. Addressing the challenges of collab- orative goal setting with children and their families. Phys Occup Ther Pediatr. 2014;34(2):138-152.
51. Carswell A, McColl MA, Baptiste S, et al. The Canadian occupa- tional performance measure: a research and clinical literature re- view. Can J Occup Ther. 2004:210-222.
52. Chiarello L. Excellence in promoting participation: striving for the 10 Cs—client-centered care, consideration of complexity, col- laboration, coaching, capacity building, contextualization, creativ- ity, community, curricular changes, and curiosity. Pediatr Phys Ther. 2017:S16-S22.
53. Chiarello LA, Effgen SK, Jeffries L, et al. Student outcomes of school-based physical therapy as measured by goal attainment scal- ing. Pediatr Phys Ther. 2016:277-284.
54. Academy of Pediatric Physical Therapy. Appraisals, task force on school-based physical therapy performance. School-Based Physical Therapy Special Interest Group. www.pediatricapta.org. Accessed December 2, 2019.
55. Wynarczuk KD, Chiarello LA, Gohrband CL. Goal development practices of physical therapists working in educational environ- ments. Phys Occup Ther Pediatr. 2017;37(4):425-444.
56. Vialu C, Doyle M. Determining need for school-based physical ther- apy under IDEA: commonalities across practice guidelines. Pediatr Phys Ther. 2017;29(4):350-355.
57. Wynarczuk KD, Chiarello LA, Fisher K, et al. School-based physical therapists' experiences and perceptions of how student goals influ- ence service and outcomes. Phys Occup Ther Pediatr. 2019:1-22.
58. Kaminker MK, Chiarello LA, Chiarni-Smith JA. Decision making for physical therapy service delivery in schools: a nationwide analysis by geographic region. Pediatr Phys Ther. 2006:204-213.
59. Kaminker MK, Chiarello LA, O'Neil ME, et al. Decision making for physical therapy service delivery in schools: a nationwide survey of pediatric physical therapists. Phys Ther. 2004:919-933.
60. Effgen SK, Myers CT, Myers D. National distribution of physical and occupational therapists serving children with disabilties in educa- tion environments. Phys Disabil Educ Relat Serv. 2007:47-61.
61. Effgen SK, McCoy SW, Chiarello LA, et al. Physical therapy-related child outcomes in school: an example of practice-based

evidence methodology. Pediatr Phys Ther. 2016;28(1):47-56.

62. Novak I, McIntyre S, Morgan C, et al. A systematic review of inter- ventions for children with cerebral palsy: a state of the evidence. Dev Med Child Neurol. 2013;55(10) 885-910.
63. Coster W, Deeney P, Haltiwanger J, et al. School Function Assessment. The Psychological Corporation; 1998.
64. Jeffries LM, McCoy SW, Effgen SK, et al. Description of the services, activities, and interventions within school-based physical therapist prctices across the United States. Phys Ther. 2019;99(1):98-108.
65. Chiarello LA, Effgen SK, Jeffries LM, et al. Relationship of school-based physcial therapy service to student goal achievement. Pediatr Phys Ther. 2020;32(1):26-33.
66. Donnelly JE, Hillman CH, Castelli D, et al. Physical activity, fitness, cognitive function, and academic achievement in children: a system- atic review. Med Sci Sports Exerc. 2016;48(6):1197-1222.
67. Callanen A. Developmental Coordination Disorder (Physical Therapy)—CE Module. CINAHL Rehabilitation Guide, EBSCO Publishing. http://eds.a.ebscohost.com/eds/pdfviewer/pdfviewer?vid=6&sid=67501176-0302-4f bc-abe8-a90ba96c7a7a%40sessionmgr4007. Accessed November 9, 2018.
68. Effgen SK, McEwen I. Review of selected physical therapy inter- ventions for school-age children with disabilities. Phys Ther Rev. 2008;13(5):297-312.
69. Thomason HK, Wilmarth MA. Provision of school-based physical therapy services: a survey of current practice patterns. Pediatr Phys Ther. 2015;27(2):161-169.
70. M⊠sse LC, Miller AR, Shen J, et al. Patterns of participation across a range of activities among Canadian children with neurodevelopmental disorders and disabilities. Dev Med Child Neurol. 2013;55(8):729-736.
71. Fox B, Moffett GE, Kinnison C, et al. Physical activity levels of chil- dren with down syndrome. Pediatr Phys Ther. 2019;31(1):33-41.
72. Potvin MC, Snider L, Prelock P, et al. Recreational participation of children with high functioning autism. J Autism Dev Disord. 2013;43(2):445-457.
73. Stanish H, Curtin C, Must A, et al. Physical activity levels, frequency, and type among adolescents with and without autism spectrum dis- order. J Autism Dev Disord. 2017:785-794.
74. Schenker R, Coster W, Parush S. Neuroimpairments, activity per- formance, and participation in children with cerebral palsy main- streamed in elementary schools. Dev Med Child Neurol. 2005:808-814.
75. Srinivasan SM, Pescatello LS, Bhat AN. Current perspectives on phys- ical activity and exercise recommendations for children and adoles- cents with autism spectrum disorders. Phys Ther. 2014;94(6):875-889.
76. Adair B, Ullenhag A, Rosenbaum P, et al. Measures used to quantify participation in childhood disability and their alignment with the family of participation-related constructs: a systematic review. Dev Med Child Neurol. 2018;60(11):1101-1116.
77. Kafri M, Osnat AE. From motor learning theory to practice: a scoping review of conceptual frameworks for applying knowledge in motor learning to physical therapist practice. Phys Ther. 2019;99(12):1628-1643.
78. Palisano RJ, Chiarello LA, King GA, et al. Participation-based therapy for children with physical disabilities. Disabil Rehabil. 2012;34(12):1041-1052.
79. Dragoo KE. The Individuals with Disabilities Education Act (IDEA) Funding: A Primer. Congressional Research Service; 2019.
80. National Center for Education Statistics. Children and youth with disabiltiies. https://nces.ed.gov/programs/coe/indicator_cgg.asp. Accessed May 2019.
81. PL 100-360. Medicare Catastrophic Coverage Act of 1988. July 1, 1988.
82. OSERS. 40th Annual Report to Congress on the Implementation of the Individuals with Disabilities Education Act, 2018. Department of Edu- cation; 2018.
83. Effgen SK, Kaminker MK. Nationwide survey of school-based physi- cal therapy practice. Pediatr Phys Ther. 2014;26(4):394-403.
84. Schreiber J, Stern P, Marchetti G, et al. School-based pediatric physi- cal therapists' perspectives on evidence-based practice. Pediatr Phys Ther. 2008;20(4):292-302.
85. Chiarello LA, Effgen SK. Updated competencies for physi- cal therapists working in early intervention. Pediatr Phys Ther. 2006;18(2):148-158.
86. Effgen SK, Chiarello LA, Milbourne SA. Updated competencies for physical therapists working in schools. Pediatr Phys Ther. 2007:266-274.
87. Damiano DL, Leonard R. 2014 Section on pediatrics knowledge translation lecture: clinicians and researchers on the same path to- ward facilitating family goals for mobility and participation. Pediatr Phys Ther. 2015;27(2):105-12.
88. Arbesman M, Lieberman D, Berlanstein DR. Method for the sys- tematic reviews on occupational therapy and early intervention and early childhood services. Am J Occup Ther. 2013;67(4):389-394.
89. US Department of Education. IDEA. https://sites.ed.gov/idea/statute-chapter-33. Accessed November 7, 2019.
90. Webster EK, Ulrich DA. Evaluation of the psychometric prop-

erties of the test of gross motor development—third edition. J Motor Learn Dev. 2017:45-58.

91. Ulrich D. Test of Gross Motor Development: Examiner's Manual. 2nd ed. Pro-Ed; 2000.
92. Fitzgerald D, Hickey C, Delahunt E, et al. Six-minute walk test in children with spastic cerebral palsy and children developing typi- cally. Pediatr Phys Ther. 2016;28(2):192-199.
93. Fiss AL, Jeffries L, Bjornson K, et al. Developmental trajectories and reference percentiles for the 6-minute walk test for children with ce- rebral palsy. Pediatr Phys Ther. 2019;31(1):51-59.
94. Lammers AE, Hislop AA, Flynn Y, et al. The 6-minute walk test: normal values for children 4-11 years of age. Arch Dis Child. 2008;93(6):464-468.
95. David KS, Sullivan M. Expectations for walking speeds: standards for students in elementary schools. Pediatr Phys Ther. 2005:120-127.
96. Christensen C, Haddad A, Maus E. Reliability and validity of the 50-ft walk test for idiopathic toe walking. Pediatr Phys Ther. 2017:238-243.
97. American Physical Therapy Association. Guide to Physical Therapist Practice. 3rd ed. APTA; 2014.

CHAPTER 7

적응형 장비

Terri Wonsettler

챕터 개요

소개
일반적인 적응형 장비의 유형
적응형 장비의 역할
적응형 장비 선택과 관련된 전문가들
적응형 장비 사용 시 주의사항
안전문제
장비 사용과 기능 간의 균형
미래를 위한 계획
심리사회적 문제
자녀의 장비 요구사항 결정
아동검사 및 평가
환경 접근성 평가
장비선택
장비에 대한 일반적인 고려사항
장비 구매/자금 지원
장비 렌탈 또는 대여
장비 제작
포지셔닝을 위한 장비
앉기
서기
바닥이나 침대에서의 위치
포지셔닝을 위한 전반적인 고려 사항
이동성을 위한 장비
스쿠터 보드
기기 장비
세발자전거
자전거
바닥 이동식 받침대가 있는 의자
사전 휠체어 장치
적응형 배터리 작동식 이동식 완구
세그웨이
스쿠터
바퀴 달린 수동형 이동 장치
전동 휠체어
혼합형 휠체어
레크레이션 휠체어
휠체어 피팅/옵션
보행 훈련기와 워커
기타 이동 보조 도구
적응형 카시트
영유아용 장비
수유/착석 활동
바닥 놀이
목욕/배변 훈련
입원 아동용 장비
일상생활 활동용 장비
배변 및 목욕
수유
놀이
접근기술
증강 및 대체 의사소통 시스템
환경 제어 시스템
유니버셜 디자인
요약

>> 소개

일상생활에서 능력은 상황에 따라 달라진다. 세계보건기구(WHO)의 국제 기능, 장애 및 건강 분류(ICF)에서 정의하는 기능이란 모든 신체 기능, 활동 및 참여를 의미한다. 장애는 손상, 활동 제한 및 참여 제한을 의미하는 용어이다. ICF에는 이러한 구성 요소와 상호 작용하는 환경적 요인도 나열되어 있다. 장애 아동은 환경 내에서 상호작용하는 데 도움이 필요한 경우가 많다. 이러한 도움은 가족, 교사, 또래 친구, 물리치료사 및 작업치료사(OT)와 같은 의료 전문가로부터 받을 수 있다.

물리치료사와 작업치료사는 직접적인 치료와 상담을 통해 아동이 다양한 환경에서 기능할 수 있도록 가르치고 새로 접하는 환경에 맞게 기능적 기술을 이전할 수 있으며, 종종 치료 계획에 적응형 장비를 통합하기도 한다. 이러한 적응형 장비의 사용은 기능을 개선하고 아동의 참여에 장애가 될 수 있는 부정적인 환경적 또는 상황적 요소를 완화하는 것으로 알려진 개입 전략이다. 물리치료사는 장애 아동의 자세, 이동성, 일상생활 활동(ADL) 및 다양한 환경과의 상호작용을 돕기 위해 다양한 보조 제품을 사용할 수 있다.

보조 기술(AT)은 보조 제품 및 서비스 제공과 관련된 시스템 및 서비스를 포괄하는 용어이다. 이러한 제품이나 서비스를 일반적으로 적응형 장비라고 한다. 대부분의 적응형 장비는 보조 기술, 대체 기술 또는 증강 기술로 분류할 수 있다. 보조공학(AT) 기기에는 장애인의 기능적 능력을 증가, 유지 또는 개선하는데 사용되는 모든 품목, 장비, 소프트웨어 프로그램 또는 제품 시스템이 포함된다. 관절 가동 범위(ROM)가 제한된 손으로 잡기 쉬운 개조된 식사 도구, 특정 관절을 안정화하여 안전하고 에너지 효율적인 보행을 가능하게 하는 보조기 등이 AT의 예이다. 대체 기술은 걷는 대신 휠체어를 사용하여 지역사회에서 이동하는 것과 같이 최종 기능을 위한 대체 수단을 제공한다. 증강 기기는 부족한 기능을 보완하지만, 아동의 도움 없이는 기능을 수행할 수 없다. 예를 들면 가족은 이해할 수 있지만 낯선 청취자가 이해하기 위해서는 음성 생성 장치(SGD)가 필요한 구음 장애 아동의 경우이다. 적응형 장비는 낮은 기술력, 중간기술력 또는 높은 기술력(첨단 기기)의 기기로 분류할 수 있다. 낮은 기술력 기기의 예로는 연필 손잡이 또는 식기 손잡이, 의자나 변기 앞에서 발을 받쳐주는 벤치, 의사소통 보드에 선택 사항을 표시하는 포인터를 사용하는 것 등이 있다. 중간 기술력의 기기에는 전동 장난감, 녹음 장치, 휠체어와 같이 비교적 복잡한 기계 장치가 포함된다. 첨단 기기는 복잡한 전자 장치를 사용하며 필기 장치, 스크린 리더, 음성 인식 또는 음성 출력 소프트웨어가 있는 컴퓨터, 시선으로 디지털 음성을 유도하는 전자 통신 장치, 전동 휠체어 등이 포함된다. 물리치료사는 치료 도구로 또는 첨단 기기를 구할 수 있을 때까지 임시 해결책으로 가족이 낮은 기술력 기기를 사용할 수 있도록 도울 수 있다. 이러한 장애 아동의 장비 필요성을 충족하기 위해 시중에서 판매되는 많은 새로운 제품들은 지속적으로 개발되고 있다. 또한 아동의 개별 사양에 맞게 맞춤형 장비를 제작할 수 있다. 다양한 제품과 재료가 존재하고 끊임없이 변화하는 시장은 부모에게 장비에 관한 제안을 제공하는 치료사에게 도전 과제를 제시한다. 최근에 졸업한 학생 또는 아동과 함께 일한 경험이 적은 물리치료사가 어떻게 이러한 제품에 대해 숙지하고 가족에게 자녀를 위한 적응형 장비를 선택하도록 자신 있게 안내할 수 있는가? 보조 기구에 관한 결정을 내리기 전에 어떤 조건을 평가해야 하는가? 지체 장애 아동을 위한 보조 기구 사용의 진정한 역할은 무엇인가? 보조 기구 사용에 대한 특별한 금기 사항이 있는가? 이 장에서는 이러한 질문을 다루며, 주요 목표는 소아치료에 경험이 없는 학생과 치료사에게 특정 장비에 대한 친숙도와 관계없이 적응형 장비에 대한 의사 결정을 용이하게 하는 이론적 구성을 제공하는 것이다.

이 장에서 설명하는 장비는 아동이 일반적으로 발달 중인 또래와 유사한 활동에 참여할 수 있는 적응 수단을 제공한다. AT의 혜택을 받는 아동은 형제자매와 바닥에 앉아서 놀기, 가족과 함께 식탁에 앉기, 고개를 똑바로 들고 식사하기, 서기, 기기, 집이나 환경에서 걷기 등 자세 조절과 운동 능력에 상당한 신체적 제한이 있을 수 있다. 이러한 제한은 안전하게 카시트에 앉기, 배변이나 목욕 중 독립적으로 앉기, 다른 장소로 이동하기, 레크레이션 활동 참여하기, 침대에서 안전한 자세 유지하기 등에도 영향을 미칠 수 있다. 이러한 아동은 장난감을 다루고, 스스로 밥을 먹고, 학교 과제를 완수하고, 다른 사람과 의사소통 하는데 필요한 기술이 부족할 수 있다 지구력 저하, 근긴장 저하, 통증 등 신체적 장애가 심하지 않은 아동도 또래 친구들의 활동 수준을 따라잡기 위해 AT의 도움을 받을 수 있다. 예를 들어 근긴장 저하 또는 심장질환이 있는 아동은 집 안의 평평한 표면에서는 보행이 가능하지만 긴 복도나 평평하지 않은 지형을 혼자서 또는 안전하게 보행하기에는 지구력이 부족할 수 있다. 낙상 위험이 있는 학생은 수동 또는 전동 휠체어를 사용하여 교실 간 학교 복도, 지역사회의 상점, 의료 건물 복도, 야외에서 가족이나 친구와 함께 스포츠 행사에 참석하거나 참여하는 동안 안전하고 독립적으로 이동하는 데 도움이 될 수 있다 물리치료사는 아동, 가족 치료 팀과 협력하여 특정 아동의 삶의 모든 영역을 고려하고 적응형 장비를 사용하여 신체적 장애를 보완하거나 기능적 기술을 교정할 수 있는지 여부를 결정하는 것이 중요하다.

>> 일반적인 적응형 장비의 유형

장애 아동을 위해 고려되는 일반적인 적응형 장비의 유형은 다음과 같으며 간단한 설명이 포함되어 있다.

- 좌석 및 포지셔닝 구성품: 여기에는 시트 쿠션, 머리 받침대, 발 받침대 또는 적응형 위치 조정 장치로 추가하거나 구성할 수 있는 기타 보조 포트가 포함된다. 기성품 장난감이나 의자를 아동이 사용할 수 있도록 개조하는 데에도 사용할 수 있다.
- 적응형 포지셔닝 의자: 표준 의자가 제공할 수 없는 추가적인 지지력을 제공하도록 조정된 의자이다. 테이블 높이와 바닥 높이 사이에서 아동을 올리거나 내릴 수 있도록 높이를 조절할 수 있는 옵션을 제공하는 경우가 많다 (그림 7.1).
- 좌석형 바퀴 달린 이동 장치: 적응형 유모차와 수동 및 전동 휠체어는 발달 단계에 관계없이 아동에게 이동성과 최대한의 독립성을 제공할 수 있는 바퀴 달린 이동 장치의 세 가지 일반적인 범주를 구성한다.
  이러한 장치의 대부분은 조절 가능한 좌석 및 포지셔닝 구성 요소를 사용하여 최적의 자세를 지원하도록 구성할 수 있으며 프레임 내에서 조정 기능을 제공한다. 이에 대해서는 이 장의 뒷부분에서 자세히 설명한다.
- 스탠더: 다양한 서 있는 자세에서 아동을 지지하며 일반적으로 누운 자세, 엎드린 자세, 다양한 자세, 앉았다 일어서는 자세, 동적 스탠더로 분류된다. 이에 대해서는 이 장의 뒷부분에서 자세히 설명한다.
  보행 보조기, 보행기, 목발: 보행 훈련기, 보행기, 목발은 보행/이동 기능을 향상시킬 수 있도록 다양한 수준의 지원을 제공한다.
- 환자 리프트/이송 장치: 전통적인 치료에서 사용되는 이송 보드/디스크와 같은 낮은 기술력 장치와 수동 또는 전동식 유압 리프트 시스템 또는 오버헤드 리프트와 같은 첨단 장치로 구성된다. 간병인이 옮기기 어려워지는 큰 아동에게는 이러한 첨단 장비가 필요한 경우가 많다. 침대, 샤워실, 화장실 등과 관련된 모든 공간으로 이동하는 아동에 대한 배려가 중요하다. 차량 및 지역사회에서의 이동도 중요하며, 이때 AT 장치를 사용해야 할 수도 있다. 대부분의 경우, 아동이 50파운드에 도달하면 가정 의료 기관에서는 간병인의 부상을 방지하기 위해 환자 리프트 시스템을 사용하도록 요구한다.
- 적응형 바닥 포지셔닝 장치: 여기에는 웨지 또는 벤치와 같은 낮은 기술력 장치 또는 사이드 라이더, 코너 의자, 엎드린 자세 장비와 같은 보다 복잡한 위치 지정 시스템이 포함된다. 이러한 장치는 종종 조기 개입이 필요한 아동이나 복합적인 신체 장애가 있어 자세를 취할 수 있는 대안이 제한적인 아동에게 고려된다.
- 특수 카시트: 특수 요구 사항 카시트는 기존 기성품 카시트보다 더 많은 보조 장치 또는 안정 장치 옵션을 제공한다. 자세에 제한이 있거나 인지/행동 장애가 있어 차량 탈출 방지 장치가 필요한 아동을 위한 다양한 옵션이 준비되어 있다.
- 목욕/샤워/배변 장비: 배변, 목욕 또는 샤워 시 독립성과 안정을 높이기 위한 추가적 지원을 제공한다. 독립형 또는 복합형 기기를 위한 다양한 자세 옵션이 있다. 물리치료사는 안전한 이동 옵션과 자세 지원/조절을 결정하여 팀을 지원할 수 있다.
- 적응형 침대: 여기에는 아이가 침대에서 오르거나 떨어지는 것을 방지하기 위한 안전용침대뿐만 아니라 다양한 자세 옵션과 부상 방지 기능을 제공하는 침대가 포함된다. 물리치료사는 적절한 포지셔닝 기술에 대한 지식을 활용하여 가족과 치료팀이 침대에서 최적의 자세를 결정할 수 있도록 지원할 수 있다.
- 집 및 접근성 수정: 이러한 개조는 내구성 의료 장비

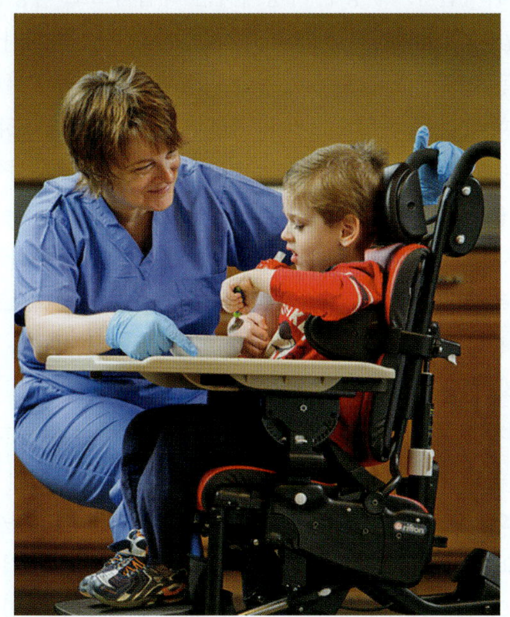

그림 7.1. Rifton Activity Chair on high-low base.

(DME) 범주에 속하지는 않지만, 아동을 위한 적응형 장비를 선택할 때 반드시 고려해야 할 사항이다. 집 접근성 개조에는 출입구를 넓히거나 경사로, 계단 리프트, 손잡이를 설치하는 등의 구조적 개조가 포함되며, 전자 개조, 문 열림 장치, 조명, 텔레비전, 온도 등을 제어하는 환경 제어 시스템(ECS)도 포함될수 있다.

- 차량 개조: 여기에는 경사로, 휠체어 또는 장비 리프트 또는 다양한 적응형 카시트를 수용하기 위한 개조가 포함될 수 있다. 물리치료사는 가족 및 팀과 협력하여 환자의 기술 및 자비 요구 사항에 따라 차량 개조 계획을 세우는 데 도움을 줄 수 있다.
- 개조 장난감: 스포츠나 레크레이션 활동에 참여할 수 있도록 개조된 자전거나 스포츠 장비부터 소근육 장애를 보완할 수 있는 하나의 스위치로 작동하는 장난감까지 다양하다.
- 적응형 통신/컴퓨터 기술: 이러한 장치는 일반적으로 작업치료사, 언어치료사 또는 재활 엔지니어와 같은 다른 전문가가 다루지만, 물리치료사는 자신이 치료하는 아동에게 이러한 장비가 주는 이점에 대해 전반적으로 이해하고 아동의 자세 유지 지원 및 장치에 대한 물리적 접근과 관해 치료팀과 상의하는 것이 중요하다. 이러한 기술을 통합하는 것은 아동이 스탠더, 휠체어 또는 바닥 포지셔너와 같은 모든 유형의 포지셔닝 장치를 사용할 때 중요하다.

특정 브랜드/모델의 장비는 지속적으로 발전하고 있지만, 일반적인 유형의 장비와 실제 임상 의사 결정에 대한 접근 방식이 논의되고 있다. 적응형 장비에 대한 결정의 근거가 되는 과학적이고 객관적인 지침이 있지만, 치료사는 아동과 함께 장비를 시험해보고 임상적 추론을 통해 AT에 대한 결정을 지원해야 한다.

적응형 장비의 역할

적응형 장비는 직접적인 치료의 보조 도구로서 그 필요성이 점점 더 커지고 있다. 비정상적인 움직임 패턴과 자세를 방지하거나 보다 독립적인 기능을 지원하기 위해 하루 종일 필요한 지속적인 관리를 현실적으로 받을 수 있는 아동은 없다. 물리치료사가 가족, 어린이집 제공자 및 교사에게 최적의 발달과 기능을 촉진하기 위해 아동을 다루는 방법에 대해 가르칠 수 있지만, 아동은 지속적인 도움 없이 움직이고 탐색하고 휴식을 취할 수 있는 시간을 허용 받아야 한다. 직접 치료 비용이 증가하고 치료적 개입이 필요한 아동의 수가 증가함에 따라 환자를 직접 치료할 수 있는 대안이 필요해졌다. 한 가지 대안은 아동의 자유로운 독립 시간 동안 올바른 자세를 취할 수 있도록 보조기구를 사용하는 것이다. 적응형 장비는 또한 치료 세션 중에 아동에게 소개된 자세, 동작 및 기술을 강화하고 사용할 수 있도록 도와준다. 마찬가지로, 비정상적이거나 바람직하지 않은 자세나 움직임은 적절한 장비를 사용하여 예방하거나 속도를 늦출 수 있다. 적응형 장비를 사용하면 기능 향상, 기능적 독립성 향상, 환경에 대한 통제력 향상, 자율성 및 자기 결정감 향상, 동기 부여 증가, 사회적 상호작용 강화, 시각 주의력 및 지각력 향상, 인지력 향상, 부모, 다른 보호자 및 교사의 기능 지원 능력 향상 등의 이점이 있는 것으로 알려져 있다. 적응형 장비는 아동의 능력 이상의 성과를 향상시키는 데 도움이 될 수 있다. 능력이란 일반적으로 특정 환경 내에서 보조기구를 사용하지 않고 수행할 수 있는 신적 기능을 의미한다. 예를 들어, 독립적으로 보행할 수 있는 능력이 없는 아동은 기는 것을 독립적인 이동의 주요 형태로 사용할 수 있다. 기는 동작은 가정에서는 효과가 있을 수 있지만, 많은 지역사회 환경에서는 적절한 이동 형태가 아니다. 따라서 아이의 수행능력(다양한 장소와 상황에서 실제로 하는 일)이 자신의 능력에 비해 뒤처진다. 이 경우 가정에서는 독립적으로 이동할 수 있지만 지역사회에서는 그렇지 않다. 이 아동이 지역사회에서 기관차 역할을 필요로 하는 경우 휠체어를 제공하여 아동의 수행 수준을 높임으로써 문제를 해결할 수 있다. 또는 보행기나 보행 훈련기와 같은 상지 보행 보조기를 사용하여 걷는 법을 배우면 시간이 지남에 따라 독립적인 보행 능력을 향상시킬 수 있다. 아동의 운동 수행 능력은 표준화된 검사에서 측정된 자신의 능력을 초과하거나 환경적 장벽으로 인해 자신의 능력에 비해 뒤처질 수 있다. 동일한 진단을 받고 대동작 운동 능력이 비슷한 아동이라도 환경, 사회적 기대치, 시간적 제약에 따라 수행 능력의 수준이 다를 수 있다.

적응형 장비는 아동의 자립성을 키워주는 직접적인 치료 효과 외에도 가정에서 아동의 일상적인 관리를 지원하여 보호자의 부담을 줄이는 데 중요한 역할을 할 수 있다. 적응형 샤워 의자는 보호자가 목욕의 특정 요소에 집중할 수 있도록 아동의 위치를 안전하게 잡아줄 수 있다. 적응형 포지셔닝 의자는 아동이 몸통과 목의 정렬을 유지하는 데 도움이 되므로 간병인은 안전한 수유를 위해 적절한 촉각 또는 신체적 신호를 제공할 수 있다. 장시간 쇼핑을 할 때는 휠체어나 유모차를 사용하여 효율성을 높이되, 보행이 너무 비효율적인 상황에서는 보호자의 활동 참여를 촉진할 수 있다. 적응형 및 AT 요구사항을 다룰 때는 간병인의 목표와 관점을 이해하는 것이 중요하다. 예를 들어, 환자 리프트 시스템이 가족에게 도움이 될 것이라고 생각할 수 있지만, 간병인은 시간 제약으로 인해 또는 이것이 일상의 일부가 되었기 때문에 계속해서 수동으로 아동을 들어 올리는 경우가 종종 있다. 간병인이 부상이나 신체적 제약을 겪은 후에야 비로서 환자 리프트 시스템을 도입하는 경우가 많다. 보조공학 기기는 최소한의 제약으로 최대의 효과를 얻는 것을 목표로 처방되어야 하지만, 이러한 이상적인 접근 방식은 때때로 타협이 필요할 수 있다. 예를 들어, 특정 보조 기기의 사용이나 구입을 금지하는 구조적 또는 재정적 장벽으로 인해 이상적인 목표가 불가능할 수 있다. 장벽(행동적, 구조적 또는 재정적)이 존재하는 경우 치료사는 결정이나 권고를 내리기 전에 가족의 단기적 요구 사항과 장기적 목표를 분석해야 한다.

적응형 장비 선택과 관련된 전문가들

적응형 장비 사용의 결정은 물리치료사, 가족 및 아동의 생활에 관여하는 다른 사람들과 함께 협력하여 이루어져야 한다. 여기에는 작업치료사, 언어치료사, 교사, 간호사, 보조원, 의사 등이 포함될 수 있다. 아동의 의견도 매우 중요하다. 장비를 제공하는 DME딜러의 참여도 매우 중요하다. 국가재활기술공급자등록소(NRRTS)를 통해 인증된 보조공학전문가(ART) 자격을 갖춘 담당자와 함께 복합재활기술(CRT)을 제공할 수 있는 자격을 갖춘 딜러는 맞춤형 복합재활기술을 제공하는 데 필수적이다. 때로는 복잡한 장비를 다룰 때 제조업체의 담당자가 참여해야 하는 경우도 있다. 기술은 빠른 속도로 발전하기 때문에 모든 물리치료사나 치료팀원이 사용 가능한 특정 보조 기기에 대한 철저한 지식을 갖추기를 기대하는 것은 비현실적이다. AT는 전문 영역이지만 물리치료사는 아동에게 도움이 될 수 있는 기술이 있다는 것을 인식하고 종합적인 평가를 수행할 수 있는 지역 프로그램이나 전문가를 숙지하고 가족을 연결하는 것이 적절하다.

여러 제한이 있는 아동에게는 전문 프로그램에 의뢰하는 것이 적절하며, ATP 인증을 받은 전문가로 구성된 팀을 결정할수 있다. ATP 인증은 장애가 있는 소비자의 요구를 분석하고, 소비자의 요구에 맞는 적절한 AT를 선택하도록 지원하고, 선택한 기기의 사용 교육을 제공하는 데 있어 입증된 역량을 제공 받는것이다. 현재 ATP로서 전문성을 갖추기 위한 대학원 교육 프로그램이 있다. 이를 위해서는 지속적인 교육과 AT와 관련된 특정 근무 시간을 이수하고 인증시험을 통과해야 한다. 자격을 유지하려면 자격 요건을 계속 충족해야 한다. 물리치료사 및 작업치료사, 언어치료사, 재활공학기술자(RET) 등 재활 전문가가 취득할 수 있다. RET는 장애인을 위한 AT의 설계, 수정, 맞춤화, 제작 및 통합에 공학적 원리를 적용하는 전문가이다. 이동성 전문가(SMS)는 좌석 및 이동성 평가, 자금 지원, 중재 실행, 결과 평가 및 후속 조치에 대한 역량을 입증하는 전문 자격증을 보유하고 있다. 자격증 취득에 관한 정보 또는 ATP또는 SMS 인증 전문가 목록은 북미 재활 공학 협회(RESNA) 웹사이트(www.RESNA.org)를 검색하여 확인할 수 있다.

적응형 장비 사용 시 주의사항

적응형 장비는 계속 발전하고 있으며 많은 환경에서 보편화되고 있다. 물리치료사와 같은 자격을 갖춘 전문가의 적절한 시행, 교육 없이는 다양한 보호자가 장비를 사용하는 방식에서 문제가 발생할 수 있다는 점을 인식하는 것이 중요하다. 장비의 안전한 사용, 아동의 장비 사용 일정, 심리사회적 지표, 전반적인 장비 제공 계획은 모두 AT의 중요한 요소이다.

안전문제(Safety issues)

안전하고 올바른 장비 사용을 보장하는 것이 최우선 과제이다. 아동과 보호자에게 올바른 장비 착용, 탈착 및 사용 방법을 가르쳐야 한다. 색상 코딩 및 번호 지정 스트랩과 같이 적절한 순서로 적절한 끝 지점에 고정되도록 하면 장비 착용 시 실수를 방지하는 데 도움이 된다. 골반 벨트, 어깨 벨트 위치, 이동 중 바퀴 잠금장치 사용 등 장비의 구체적인 안전 기능을 검토해야 한다. 또한 압력 손상이나 아동이 장비의 자세를 견디지 못하는지 검토해야 한다.

조부모, 베이비시터, 탁아소 직원, 교사, 교사 보조원 등 보호자 외에 여러 사람이 포함된 경우 유용하다. 아동이 사용하는 모든 보조공학 기기는 지속적으로 안전하게 사용할 수 있도록 자주 점검하여 장비를 확인해야 한다. 수리는 부상이나 갑작스러운 기능 상실을 발생할 수 있는 고장의 가능성을 줄이기 위해 신체적인 조치를 취해야 한다. 맞춤형 장비에 대한 책임 문제는 반드시 해결해야 한다. 이동 장비를 도입할 때는 아동의 인지능력과 판단력, 주변 환경의 안전성을 고려해야 한다. 집이나 학교의 공간이 아동에게 안전한가? 특히 전동 이동기기를 도입할 때 아동이 자신의 안전과 타인의 안전을 모두 고려하여 주변 환경 내에서 움직일 수 있는가? 안전하지 않은 상황과 부상을 방지하려면 장비가 제조된 용도에 맞게 사용해야 한다. 치료사는 장비 제공자와 함께 아동 및 보호자에게 AT사용법을 교육할 책임이 있다.

장비 사용과 기능 간의 균형

보조 기구의 장점과 단점의 영향을 모두 고려하여 보조 기구의 치료적 사용을 위한 계획을 신중하게 수립하는 것이 중요하다. 아동의 발달이나 안전을 저해할 수 있는 결과를 피하려면 하루 동안의 특정 장비의 사용 일정을 계획하는 것이 중요하다. 특정 기구의 장점에도 불구하고 탐색이나 새로운 동작을 학습하고 자세에서 다른 자세로 전환을 위한 환경을 제공하지 못할 수 있다. 일반적으로 발달 중인 아동의 대근육 운동 발달에는 직접 움직이고, 느끼는 과정을 통한 학습이 필요하다. 특히 전정, 고유 수용성 및 촉각과 같은 감각 입력은 효과적이고 다양한 운동 출력을 생성하는 데 필요하다. 일부 적응형 장비를 과도하게 사용할 때 발생하는 정적 자세는 감각 입력을 수정하고 독립적인 움직임 활동을 줄이며 탐색할 기회를 제한함으로써 운동기술 발달을 저해할 수 있다. 아동이 장시간 정적인 자세를 자주 취하는 장비를 사용하면 관절구축이나 압력 손상과 같은 합병증이 발생할 수 있으며, 외과적 수술이 필요할 수 있다. 움직임은 역동적이며 정상적인 움직임 패턴을 완성하기 위해서는 주동근과 길항근의 세밀한 조절이 필요하다. 장비는 일부 생리적 요구를 해결하기 위해 아동을 치료적 정적 자세에서 적용할 수 있지만, 길항 운동 패턴을 경험할 기회는 적다.

중립적인 정중선 방향이 적절한 목표일 수 있지만, 비대칭 방향의 자세가 잘못된 것은 아니다. 비대칭 방향은 체중 이동, 측면 굴곡 및 내회전의 정상적인 발달이며, 옆으로 누운 장치에 지나치게 의존하여 아동의 자세를 완전히 배제해서는 안 된다. 치료사는 균형 잡힌 움직임과 자세를 가르칠 책임이 있다. 아동의 자세발달을 담당하는 사람은 다양한 자세의 이점을 알고 있어야 하며, 아동의 균형 잡힌 움직임과 자세 발달을 방해할 수 있는 요소를 제한해야 한다. 아동을 책임지는 사람은 누구나 장비 사용의 치료 목표를 이해하고 장비 사용의 이점을 극대화하고 해로운 영향을 최소화하기 위해 장비 사용을 모니터링해야 한다. 장비의 위치를 계획하는 것은 매우 중요하다. 아동을 지속적으로 기기 간에 '이동'시켜 기기가 아동의 자세를 대신하거나 독립적인 움직임 경험을 대신하지 않도록 주의를 기울여야 한다. 이러한 상황은 부모와 자녀의 관계에 해가 될 수 있으며 지속적인 기술 습득에 장애가 될 수 있다. 장비는 치료나 자유로운 움직임의 시간을 제공하거나 아이와 직접 상호작용하는 시간을 대신할 수 없다. 장비 사용의 사용과 비사용의 균형이 맞지 않으면 정상적인 운동 발달의 두 가지 주요 측면인 능동적인 자세전환과 탐색을 위하나 움직임의 학습이 제한될 수 있다. 물리치료사는 팀과 협력하여 아동을 위한 장비 일정을 계획할 수 있다. 예를 들어, 아동은 교실 수업 중에 보조 휠체어 또는 포지셔닝 의자에 앉아 인지 학습 과제에 집중할 수 있으며, 복도에서 보행 보조기를 이용하여 수업시간 종료 후 이동하거나 "심부름"을 할 수 있다. 이는 아동이 학업에 집중하는 데 필요한 지원을 제공하는 동시에 하루 종일 보행하면서 걸음걸이와 지구력을 단련할 수 있는 수단을 제공한다. 가족을 지원하고 보행과 같은 신체적 기술을 향상시키기 위한 대체품이 아니라 삶에서 장비의 긍정적인 역할을 이해하도록 돕는 것이 중요하다. 물리치료사와 아동과 함께 일하는 전문가 팀 간의 협력 없이는 장비 사용과 기술 촉진의 균형이 이루어지지 않는다.

미래를 위한 계획(Planning for the future)

장애 아동을 위한 고가의 장비환급을 받는 것이 더 어려워짐에 따라 치료사는 아동의 신체 성장, 발달 변화 및 기술 습득을 신중하게 예측하고 계획해야 하며 진단에 따른 진행 상황을 이해해야 한다. 경험이 부족한 치료사는 아동의 변화를 놓칠수 있다. 예를 들어, 초기에는 수유 및 삼킴 정렬을 위해 머리와 목을 지지하는 튼튼한 좌석 시스템이 있는 휠체어가 필요한 아동은 추후 기능을 촉진하기 위해 더 가벼운 무게의 휠체어와 좌석 시스템이 필요할 수 있다. 무겁고 튼튼한 좌석 시스템을 갖춘 휠체어의 초기 장점에도 불구하고, 아동이 근위부 조절 능력이 향상됨에 따라 가벼운 휠체어에 대한 요구가 많아지며 아이의 요구 사항을 위한 적절한 장비선택이 아닐 수 있다. 성장 및 발달, 교육, 레크레이션 대안(예: 휠체어 스포츠) 분야에서 아동의 필요를 예측하는 것은 매우 중요한 직업이지만, 보험사와 지역 및 주 정부 지원 기관의 요청에 따라 물리치료사가 참여해야 하는 직업이기도 하다. 장비 추천 시 아동의 신체 치수 및 기능 수준을 신중하고 철저하게 문서화하여 보다 적절한 새 장비가 필요할 때 변화를 명확하고 객관적으로 파악할 수 있도록 하는 것이 중요하다. 치료사는 다양한 기관과 제공자가 미래의 공급과 수용를 아동이 현재 필요한 장비와 조화시키는 방법을 배워야 한다. 보험사에 따라 휠체어와 같은 특정 DME 장치에 대해 3-5년에 한 번만 보장받을 수 있도록 규정할 수 있다. 금전적 제한을 신중하게 고려해야 한다. 잘못 선택된 장비는 아동이 현재 필요를 충족하지 못하거나 단기간 동안만 필요를 충족할 수 있는 기기를 제대로 수용하지 못하는 결과를 가져올 수 있다. 이러한 경우 치료사는 아동이 새 장비를 사용할 수 있을 때까지 기존 장비를 빌리거나 개조하는 등 어려운 대안을 찾아야 한다. 여러 온라인에서 찾을 수 있는 보조 기구 대여 프로그램이 준비되어 있다. 이는 권장 장비에 대한 금전적 지원을 기다리는 아동에게 제공하는 데 도움이 되었다. 분명한 것은 아동의 현재 연령과 발달 수준 외에도 정신적 변화는 적응 장비를 선택할 때 고려해야 할 중요한 측면이다.

심리사회적 문제(Psychosocial issues)

신중하게 선택되고 구현된 적응형 장비는 많은 기회를 제공하고 아동의 자립심을 높일 수 있지만, 장비는 심리사회적으로 불리할 수도 있다. 복잡한 장비는 미적단점으로 인해 주변시선에서 주의를 끌 수 있다. 때로는 부피가 큰 장비는 아동을 '압도'하는 것처럼 보일 수 있다. 장비의 물리적 구조는 실제로 아동을 또래 친구들과 분리시켜 장애 아동에게 정서적, 사회적으로 어려움을 줄 수 있다. 플라스틱, 나무, 금속에 묶여 있는 아동은 포옹과 신체적 애정을 덜 받는 것처럼 보일 수 있다. 이는 단순이 장비로 인한 물리적 장벽 때문일 수 있지만, 장비에 겁을 먹고 아이에게 너무 가까이 다가가면 무언가를 방해할까 두려워하는 어른과 아이들이 있기 때문이다. 장비 제조업체는 이 문제를 해결하기 위해 지속적으로 디자인을 수정하고 있다. 아동과 함께 일하는 물리치료사는 이러한 단점을 고려하여 아동과 가족이 미적으로 만족할 수 있는 장비선택을 제공해야 한다.

또한 치료사는 아동과 장비를 교실 환경에 통합하고 다른 아동과의 상호작용을 촉진하여 수용성과 포용성을 높이는데 도움을 줄 수 있다. 긍정적인 측면에서는 전동 이동 장치나 통합 휠체어 스탠더와 같이 아동의 이동성과 기능적 독립성을 높여주는 장비가 모든 유형의 이동을 향상시키고 아동의 인지, 지각 운동 및 심리 사회적 발달을 촉진하는 것으로 나타났다.

>> 자녀의 장비 요구사항 결정

아동에게 일상적인 치료를 제공하는 치료사 또는 팀은 아동을 위해 지속적으로 장단기 목표를 수립해야 한다. 치료사 또는 팀은 기능적 목표를 달성하기 위해 적응형 장비가 필요하다는 것을 알게 된다. 아동이 치료받는 시설의 규모나 특성으로 주 치료사가 장비를 다루고 추천한 경험이 부족하기 때문에 외부 기관, 클리닉 또는 ATP 또는 SMS 인증을 받은 치료사에게 의뢰하여 요구 사항에 충족하는 장비를 결정하는 데 도움이 될 수 있다. 아동을 AT 전문 프로그램에 의뢰하든 장비 공급업체에 직접 의뢰하든, 적절한 장비의 제공은 아동과 환경에 대한 상세하고 정확한 정보에 따라 달라진다. 주 치료사는 장비 평가 시 아동과 함께하여 아동의 요구사항 요약과 장비 권장 사항이 포함된 상세한 보고서를 제공하여 아동의 요구 사항을 정확하게 평가할 수 있도록 해야 한다. 아동에 대한 초기 평가에는 매트 검사, 움직임 검사, 보호자 및 아동에 대한 면담(발달에 적합한 경우), 환경 검토, 특정 장비와 관련된 아동 평가 등이 포함될 수 있다. 시간 제한으로 인해 특정 유형의 장비 또는 기능적 필요(예: 앉기)에 대한 검사에 집중할 수 있으며, 다른 장비가 필요한 경우 추가 검사가 필요할 수 있다. 적절한 장비를 주문하고 수령한 후에는 주 치료사가 아동에게 장비를 착용시켜 아동에게 적합하고 확인된 목표를 충족하는지 확인해야 한다. 아동과 보호자에게 올바른 사용법을 교육해야 한다.

아동검사 및 평가

아동의 적응 장비 필요성을 평가할 때 고려해야 할 매개변수는 대부분의 다른 검사와 비슷하다. 하지만 이러한 검사의 목표는 치료사에게 가장 적합한 장비 선택을 하는 것이다. 여러 가지 AT 평가 도구가 개발되었다. 아동의 현재 건강 상태 및 병력과 함께 아동, 가족, 가정, 학교 및 기타 자연 환경이 평가된다. 이러한 도구 중 상당수는 인터넷에서 사용할 수 있다.

치료사는 기존 도구 중 일부를 참고하여 부분적 또는 전체적으로 가이드라인을 사용할 수 있다. 모든 아동이 다르지만 평가도구를 사용하면 임상 의사 결정 과정을 강화할 수 있다. 검사의 중요한 부분은 특히 신경 운동 결손이 있는 아동의 경우 누운 자세와 앉은 자세 모두에서 철저한 매트에서 평가를 실시하는 것이다. 다음 구체적인 항목에는 아동을 검사하고 평가하는 동안 고려해야 할 사항이 요약되어 있다.

운동범위/정형외과적 문제

개인에게 적합한 보조기구를 결정할 때는 능동적 ROM과 수동적 운동 범위(PROM)를 모두 검사하는 것이 매우 중요하다. 장비를 설정할 때 ROM 제한을 고려하지 않으면 장비에서 최적의 위치, 편안함, 압력 완화 및 기능을 알 수 없다. 적응형 장비의 위치에 영향을 미칠 수 있는 중요한 영역은 다음과 같다:

- 골반 정렬: 골반의 회전, 경사도, 전후면의 유연성을 검사하는 것은 좌석 시스템이나 장비의 구성 방식과 직접적인 관련이 있다. 골반 변형이 있는 경우 맞춤형 시트 쿠션을 사용해야 할 가능성이 높다.
- 엉덩이: 모든 운동 평면의 가동범위(ROM)를 관찰해야 한다. 무릎을 편 상태에서와 무릎을 다양한 각도로 구부린 상태에서 골반의 위치에 영향을 주지 않고 얻을 수 있는 엉덩관절 굽힘의 정도를 검사해야 한다. 일반적으로 엉덩관절 굽힘 90도가 기능적 앉기를 위한 권장 각도이지만, 엉덩관절 굽힘의 제한과 골반 위치에 미치는 영향이 이 개념보다 우선하다. 벌림/모음의 제한이 있는지 확인하면 좌석 쿠션에 대한 넙다리뼈의 정렬 또는 스탠더 사용 시 하지(LE)의 위치에 영향을 미친다. 엉덩관절 폄 및 복부 벌림 가능 범위는 스탠딩 자세와 장비 선택에도 영향을 미친다.
- 무릎: 엉덩관절 굽힘의 유무에 따라 무릎을 펼 수 있는 정도는 좌석 시스템의 발판 또는 등받이 각도를 최적으로 설정하는 데 중요하며, 개인에게 적합한 유형의 스탠더를 선택하는 데 도움이 되는 정보를 제공한다. 아동의 넓적다리뒤근육이 조여 있어 무릎을 펼 수 없는 경우, 골반 위치와 좌석 시스템의 발판 위치가 영향을 미칠 수 있다.
- 발목: 사용 가능한 발목 ROM은 앉거나 서 있을 때 발판의 위치와 유형에 따라 달라진다.
- 몸통/목: 몸통의 유연성 및 고정 ROM을 검사해야 한다. 눈에 띄는 고정 또는 유연한 척추 만곡이나 회전이 있는 경우, 앉거나 서 있을 때 보조기 착용이 권장되는지 또는 외과적 수술이 계획되어 있는지 여부를 파악하는 것이 중요하다. 이는 권장되는 장비 유형에 영향을 미칠 수 있다. 몸통의 정중선과 직립 정렬을 달성하는 능력은 모든 유형의 장비에서 개인의 포지셔닝에 매우 중요하며 기능을 위한 목의 위치/정렬에 직접적인 영향을 미친다.
- 상지: 등받이 및 상체 지지대에 전반적인 영향을 미칠 수 있는 어깨 및 팔꿈치 ROM 제한을 검사해야 한다. 경우에 따라 최종 장비를 결정하기 전에 정형외과 또는 물리치료 및 재활 전문가와 상담하여 보조기, 약물 치료 또는 외과적 개입이 필요한지 여부를 결정하는 것이 좋다. 아동과 함께 일하는 주 물리치료사가 장비 평가 전 또는 평가의 일부로 이러한 문제를 해결하는 것이 매우 중요하다.

근긴장도(Muscle tone)

치료사는 근긴장도 감소 또는 증가, 근긴장 우세, 근긴장 이상(통제되지 않고 불수의적인 외적인 움직임)과 관련된 움직임을 평가해야 한다. 아동이 근긴장저하증 또는 근긴장 이상증을 보이는가? 정도는 어느 정도인가? 근긴장 이상증의 정도가 경증, 중등도 또는 중증인가? 아동이 자발적으로 움직임을 시작할 수 있는 피질 조절 능력을 가지고 있는가? 아동이 자발적이든 아니든 불편한 자세 또는 움직임에 대해 보상을 하는가? 아동이 영향을 줄 수 있는 약물이나 술과 같은 의학적 치료를 받고 있는가? 적응형 자세 장치를 사용하는지 여부와 관계없이 아동의 근긴장도 및 경련 관리는 모든 자세에서 고려해야 한다. 근긴장도는 아동이 자세를 취하고 유지하는 능력에 중요한 영향을 미치며 장비 선택에 영향을 미친다. 스탠더, 적응형 시트, 의자, 바닥 포지셔너와 같은 포지셔닝 장치는 이러한 아동의 근긴장도에 영향을 미치는 경우가 많다. 예를 들어, 뇌성마비 아동에게서 볼 수 있듯이 신전근 긴장이 심하거나 근긴장이상증이 있는 아동은 신전근 밀기 패턴을 보여 좌석에서 자세를 유지하는 데 어려움을 겪을 수 있다. 이로 인해 엉덩이 쿠션에서 앞으로 미끄러지거나 하지가 완전히 확장되어 좌석 시스템 구성품의 가장자리에 가해지는 과도한 압력으로 인해 2차적인 압력 부상의 문제가 발생할 수 있으며, 외부의 심한 움직임을 견디지 못해 장비가 자주 파손될 수 있다. 이는 장비 선택과 장비 구성 방식에 영향을 미친다. 경우에 따라 맞춤형 시트 및 등받이 시스템이나 동적 하드웨어 구성 요소가 도움이 될 수 있다. 많은 아동은 강직으로 인해 비대칭적인 자세와 정렬을 보이는 경향이 있다. 이는 허혈성 및 외상성 뇌 손상을 입은 아동에게서 볼 수 있다. 어떤 유형의 지지대와 자세가 아동이 정중선에 대칭된 정렬을 취하고 유지하는 데 도움이 될 수 있는지 파악하는 것이 중요하다. 반대로 근긴장이 저하된 아동은 중력에 대해 자세 정렬을 유지하는데 도움이 되는 외부 지지대와 보조 장비가 더 필요할 수 있다. 기울기 방향은 아이가 머리와 상체를 똑바로 세운 자세를 유지하는 데 도움이 될 수 있다. 많은 어린이가 여러 가지 복합적인 혼합된 긴장도 장애를 가지고 있어 자세와 장비의 필요성에 영향을 미칠 수 있다.

기능적 근육 조절 및 근력

ROM과 긴장도가 해결되면 최대 운동 제어 및 기능적 강도를 위한 기초로서 적절한 근위 지지대를 제공하는 포지셔닝 시스템을 구성할 수 있다. 이를 통해 아동은 전동 휠체어를 보다 효과적으로 조작하고, 수동 휠체어 또는 보행 훈련기를 작동하며, 보행기를 사용하거나 통신 장치/컴퓨터와 같은 기타 기술에 접근하거나, 수유/삼키기, 자가 수유 또는 놀이와 같은 돌봄 활동에 안전하게 참여할 수 있게 된다. 수동 근육 검사는 특정 유형의 장비를 선택하는 데 도움이 될 수 있는 객관적인 정보이다. 기기의 기능적 사용에 필요한 근력 및 운동 제어의 정도를 결정해야 한다. 예를 들어 수동 휠체어를 사용하려면 적절한 몸통 조절, 상지 근력 및 조정력이 필요하다. 아동에게 적절한 기술이 없는 경우 표준 수동 휠체어는 독립적인 아동을 위한 선택이 아닐 수 있다. 힘과 운동 조절이 덜 필요한 전동 휠체어가 아동에게 더 기능적일 수 있다. 전동 휠체어에는 상지 기능이 필요하지 않는 옵션도 있다. 물리치료사나 작업치료사는 손으로 조종하는 조이스틱을 사용하여 전동 휠체어를 조작할 수 있는 대체 옵션이 있다는 것을 알고 있어야 하며, 여기에는 접근이 쉽도록 조이스틱의 위치 변경, 다른 조이스틱 상단 사용, 조이스틱 프로그래밍 또는 조작에 더 적은 압력과 움직임이 필요한 대체 조이스틱 사용 등이 포함된다. 이 외에도 다양한 신체 부위와 움직임을 사용하여 접근할 수 있는 전동 휠체어 조정 장치에는 머리 조절 스위치 또는 약한 수준의 공기압력만으로 제어할 수 있는 조정장치 등 여러 가지 유형이 있다. 신체 움직임이 일정하고 적절한 판단력과 인지력을 갖춘 아동이라면 적절한 장비를 통해 제어수단을 파악할 수 있다. 이 경우, 숙련된 ATP의 구체적인 세부 평가를 통해 치료사는 최적의 장비 사용을 위한 대체 방법을 파악할 수 있다. 전동 장치를 선택할 때는 상지 또는 대체 신체 부위의 힘과 운동 조절을 통해 장치를 제어할 수 있는지 고려해야 한다. 이 장의 뒷부분에서 설명하는 대로 인지, 감각 운동 및 대체 능력도 평가해야 한다. 또한 근력은 아동을 위한 기립 및 보행 장비를 선택할 때 중요한 역할을 한다. 아동의 상지 또는 하지 근력, 머리/몸통 조절 능력에 따라 제공되는 스탠더와 보행기 유형이 달라진다. 자녀의 발달 단계, 생활 방식, 활동 선택에 따라 자녀의 요구 사항은 달라진다. 보행은 가능하지만 근력 저하, 통증 또는 지구력에 문제가 있는 아동의 경우 이동장치의 유형이 달라질 수 있다. 보행에 대한 기능적 이동성과 보행에 필요한 지구력을 평가한 다음 바퀴 달린 이동 장치의 목표를 고려하는 것이 적절하다. 예를 들어, 엘러스-댄로스 증후군(EDS)을 앓고 있는 아동과 같이 근긴장이 저하된 아동은 가정과 교실에서는 보행이 가능하지만 지역사회에서는 휠체어를 사용해야 할 수 있다. 초등학생이면서 보행기를 사용하여 학교를 이동하는 자녀는 에너지 절약 차원에서 더 큰 규모의 중학교에 입학하면 수동 또는 전동 휠체어 사용을 고려할 수 있다. 마찬가지로 중학교에서 수동 휠체어를 사용하는 자녀가 고등학교나 대학교에 입학할 때 필요한 거리와 야외 이동을 위해 전동 보조 시스템이나 전동 휠체어를 고려할 수 있다. 이러한 모든 요소는 각 상황이 개별화되어 있으므로 아동, 보호자 및 치료 팀과 신중하게 고려하고 논의해야 한다. 이동성을 위한 포지셔닝의 중요성 외에도 커뮤니케이션이나 컴퓨터 기술 등 다른 기술 장치 또는 환경 제어 장치에 대한 아동의 쉬운 접근을 위해 적절한 좌석/위치 설정을 하는 것이 중요하다. 포지셔닝 장치가 제공하는 안정성은 손, 하지, 상지, 머리/목, 심지어 시선 조절을 포함한 모든 신체 움직임을 사용하여 기술을 이용할 수 있는 실질적인 지원 기반이 되어야 한다. 모든 관련 환경/장비 구성에서 이 장비에 접근하기 위한 아동의 움직임 조절 능력을 고려해야 한다. 물리치료사는 평가팀이나 DME 제공자에게 아동의 최적의 움직임 패턴에 관한 정보를 제공하는 데 중요한 역할을 한다.

반사신경(Reflexes)

중력에 대한 자세의 변화는 반사의 영향을 받는 운동 패턴을 가진 아동에게도 영향을 미친다. 엎드린 자세나 누운 자세는 아동의 자세나 움직임에 대한 긴장성 미로반사의 영향을 증가시키거나 감소시킬 수 있다. 원시적 또는 병리적 반응을 의도치 않게 촉진하면 정상적인 발달 패턴에 장애가 생길 수 있으므로 각 장비가 반사에 미치는 영향을 평가해야 한다. 예를 들어, 세발자전거나 자전거와 같은 일부 이동용 장치는 지속적인 비대칭성 긴장성 목 반사(ATNR)를 촉진할 수 있다. 아동이 오른발로 페달을 밟을 때 고개를 오른쪽으로 돌려 밀기의 효과를 높인다. 아이는 왼발로 밀 때 이 패턴을 반대로 한다. ATNR은 전동 휠체어 조이스틱이나 통신/컴퓨터 장치의 설정에도 영향을 미칠 수 있다. ATNR이 있는 아동은 팔을 완전히 뻗었을 때 기술을 사용하기 위해 손의 움직임을 최적으로 조절할 수 있다. 시야를 그대로 유지하는 것과 관련하여 사지를 위로 뻗은 자세와 머리 위치의 균형을 주의 깊게 조정해야 한다. 원시 반사의 영향을 제한하거나 억제하는 장치를 사용하는 것이 더 일반적이며, 이를 통해 더 정상적이고 대칭적인 움직임 패턴을 발달할 수 있는 기회를 제공한다.

감각/피부 통합성(Sensation/Skin integrity)

척추이분증이나 척수손상과 같이 감각에 영향을 미치는 진단을 받은 아동은 적응형 장비를 갖춘 프로그램을 선택하고 개발할 때 여러 가지 어려움이 있다. 감각이 손상된 아동에게는 압력을 완화할 수 있는 안전한 좌석과 똑바로 세운 자세를 제공하는 것이 최우선 과제이다. 치료사는 아동과 가족이 감각 장애에 대해 잘 알고 있을 가능성이 높기 때문에 아동의 감각을 검사하고 상담을 통해 철저히 검사해야 한다. 피부의 모든 부위를 관찰하는 것은 매우 중요하다. 척수 부위의 피부와 궁둥뼈 결절, 큰돌기, 엉치뼈, 꼬리뼈, 넙다리뼈와 정강뼈의 관절 융기, 정강뼈 결절, 종아리뼈 머리, 복사뼈 등의 뼈 돌출 부위에 특히 주의를 기울여야 한다. 어깨뼈 부위와 팔꿈치도 문제가 될 수 있다. 감각은 정상이지만 운동 조절 능력이 떨어지거나 근력이 약하거나 심한 강직으로 인해 자세를 바꾸는 데 제한이 있는 아동의 경우 이러한 뼈 돌출부를 모니터링해야 한다. 아이가 성장하고 체중이 증가함에 따라 이러한 부위에 가해지는 압력이 증가하므로 성장에 따라 압력을 지속적으로 모니터링해야 한다. 사용자와 앉은 표면 사이의 접촉면 압력을 측정하는 컴퓨터 시스템인 압력 매핑 시스템을 사용하여 앉은 표면의 압력 분포와 완화를 평가하는 것이 이상적이다. 이는 일반적으로 자격을 갖춘 치료사 또는 장비 제공자(ATP)가 사용한다.

인지, 감각, 운동 및 사회/정서상태

물리치료사는 인지, 일부 감각 운동기술 또는 사회적/정서적 발달을 평가하도록 특별히 훈련을 받지 않았지만, 적응형 장비를 평가할 때는 이러한 부분을 고려하는 것이 중요하다. 적응형 장비를 기능적으로 사용할 수 있는 고객의 능력은 지각, 운동 계획, 반응 시간을 포함한 신체적 능력과 인지, 심리사회적, 감각 운동기술의 조합에 따라 달라진다. 신경 감각 발달과 자극은 일반적으로 발달 중인 소아 환자의 인지 능력뿐만 아니라 운동 능력 발달에 필수적 요소이다. 예를 들어, 지능지수(IQ)는 힘-이동성 잠재력을 결정하는 좋은 요소로 간주되지 않지만 판단력, 문제 해결 능력, 원인과 결과, 방향 및 공간 관계에 대한 이해 등 다른 인지 능력이 핵심이다. 동기 부여, 지능, 정상적인 지각 능력은 심각한 신체적 장애도 극복할 수 있는 경우가 많다. 그 반대의 경우도 마찬가지이다. 인지, 지각 또는 사회적/정서적 기술의 제한은 신체적 소견만으로 예측할 수 있는 것보다 낮은 기능으로 다시 나타날 수 있다. 아동을 위한 현실적인 목표를 개발하려면 물리치료사는 아동 전체를 고려해야 하며, 보호자, 교사, 사회복지사, 작업치료사, 언어치료사, 심리학자 및 아동과 함께 일하는 전문가로부터 얻은 정보를 통합하여 치료 계획을 수립해야 한다. 아동의 생활 단계, 환경 및 보호자는 특정 시기의 아동에게 필요한 장비에 영향을 미친다. 예를 들어, 유아기에는 일반적으로 아동의 신체 발달 능력에 중점을 둔다. 이 시기에는 영구적인 장애가 있다는 신호일 수 있기 때문에 많은 부모가 적응형 장비를 받아들이는 데 어려움을 겪을 수 있다. 자녀가 미취학 연령이 되면 교실과 놀이터/야외에서 또래 친구들과 함께 활동하기 위해 좌석과 바퀴 달린 이동 수단의 필요성이 증가할 수 있다. 아이가 초등학교에 진학하면 또래 친구들과 교실 사이를 이동하고 다양한 수업 공간에서 앉을 수 있는 적절한 장소를 확보하는 것이 더욱 중요해질 수 있다. 이러한 상황에서 유모차는 많은 아동에게 부적절할 수 있다. 아동이 중학교나 고등학교에 진학할 나이가 되면 에너지 절약과 관절 보호의 필요성의 가장 중요하다. 아동이 수동 휠체어를 추진할 수 있는 능력이 있더라도 전동 휠체어, 강한 보조나 강한 부가 시스템을 사용하는 것이 더 효율적일 수 있다. 이렇게 하면 이동에 사용되는 에너지를 덜 소비하고 학업과 또래와의 사교 활동에 집중할 수 있다. 직업 훈련이나 대학 진학 등 고등교육 이후를 준비하는 청소년에게는 효율성 향상, 에너지 절약 및 기타 기능이 우선순위가 될 수 있다. 많은 케어가 필요하고 의존적인 자녀도 생애 단계를 거치면서 우선순위에 변화가 생긴다. 어린 자녀는 학교 생활 동안 다양한 포지셔닝 장치로 쉽게 옮길 수 있다. 아이가 나이가 들거나 몸집이 커질수록 다양한 기기로 옮길 기회가 줄어들기 때문에 포지셔닝 프로그램에 대한 필요를 충족시키기 위해 다기능 포지셔너가 더 중요하고 유용해질 수 있다. 고등학교를 졸업하고 성인 주간 프로그램에 입학하는 아동은 하루 종일 사용할 수 있는 장비가 필요하며, 압력을 완화하고 배변, 위생 및 이동 요구 사항을 최대한 쉽게 충족할 수 위치 조절이 가능한 옵션이 더 필요하다. 치료사는 이 과정을 통해 간병인과 아동을 안내하고 미래를 계획할 수 있도록 교육하는 중요한 역할을 한다.

기능적 기술(Functional skills)

기능적 기술을 검사하려면 아동이 특정 방식으로 행동하는 이유를 파악하기 위해 사용 가능한 모든 정보를 통합해야 한다. 물리치료사는 아동이 수행할 수 있는 기능과 방법, 수행할 수 없는 기능과 그 이유, 그리고 아동이 왜 더 많은 것을 수행하지 못하는지 이유를 파악해야 한다. 예를 들어 2세 아동이 구르거나 환경을 탐색하지 않는 경우, 치료사는 먼저 아동이 움직이지 않고 탐색하지 않는 이유를 평가해야 한다. 환경을 탐색하려는 자연스러운 호기심을 제한하는 인지장애가 있는가? 시각, 청각 또는 기타 감각 장애로 인해 아동이 움직이는 것을 두려워하는가? 아동이 구르는데 신체적 제한으로 작용하는 강한 ATNR을 보이는가? 특정 신체 부위의 근육 긴장도가 정상보다 낮아서 움직임에 장애가 되는가? 아동이 집에서 독립적인 이동성을 발달시킬 기회를 제한하는 장치에 배치되어 있는가? 아동의 운동 능력이 지연되고 이동성이 저하된 이유를 파악한 후에는 치료 계획과 적응형 장비에 대한 현실적인 권장 사항을 제공할 수 있다. 적응형 장비는 향상된 자세와 독립적인 이동성을 제공하고 인지, 움직임의 시작, 사회성 영역에서 성장을 촉진할 수 있는 기회를 제공하는 데 사용될 수 있다. 이동이 가능한 한 어린 나이에 어떤 형태로든 독립적인 이동성을 확보할 수 있는 기회를 제공하여 인지적 성장과 움직임에 대한 시작을 촉진하고 학습된 무력감을 줄일 수 있는 경험을 제공하는 것이 중요하다. 팀은 신체적 기술 발달을 촉진하고 독립적 이동을 통해 얻은 기술을 육성하기 위해 적응형 장비의 유무에 관계없이 이동성을 지속적으로 모니터링해야 한다. 아동이 기구의 도움을 받지 않고도 장단기적으로 이동성을 얻을 수 있는 합리적인 기대 없이 이동성이 심각하게 제한되어 있는 경우, 문제 해결을 목적으로 이동성 관련 보조 기기를 도입하는 것이 적절할 수 있다. 심각한 인지장애가 있는 아동은 환경을 탐색하려는 동기가 부족하기 때문에 제공된 장비를 사용하지 못할 수 있다. 시각 또는 청각 장애가 있는 아동이 환경을 조작하는 방법을 배우려면 먼저 특정 감각 장애를 해결하여 해당 환경을 탐색하는 방법을 개선해야 한다. 기회가 부족하여 환경을 탐색하는 경험이 부족한 아동의 경우, 치료사는 가능한 한 많은 이동의 자유와 장비 없이 이동할 수 있는 기회를 제공하고 가족에게 아동의 이동 기회를 제공하는 것의 중요성에 대해 교육해야 한다. 반면에 장비를 치료적으로 사용하여 부분적으로 이동할 수 있는 기회를 제공할 수 있다. 아동은 전동휠체어의 사용을 통해 물체를 향해 이동하거나 물체에서 멀어지게 할 수 있으며 이는 시각적 자극에 대한 주의력을 높이고 원인과 결과에 대한 이해를 높이는 데 도움이 된다. 이러한 상황에서 결국 장비가 역할을 할 수 있지만, 적응형 장비는 아동에게 최소한의 제한을 가하면서 기능을 보충하고 보완해야 한다. 신체적 제약이 있는 아동은 이동성이 개선되면 인지 능력, 사회적 상호작용, 독립성이 크게 향상될 수 있다. 적응형 장비나 장치를 사용하면 감각 운동장애가 있는 아동의 비정상적인 움직임이나 패턴의 증가 없이 이동 개선될 수 있다. 아동의 ROM, 근긴장도, 운동 조절, 힘, 반사, 감각, 지각, 인지, 사회적/정서적 기술 및 기능적 능력을 평가하는 것은 아동검사의 필수적인 구성 요소이다. 이러한 매개변수를 고려하고 아동의 운동 행동에 대한 원인을 이해하면 적절한 적응형 장비를 추천하는 등 아동을 위한 목표와 적절한 개입 전략을 계획할 수 있다.

표준화 또는 객관적인 검사 측정

표준화된 검사 또는 객관적인 측정 방법을 사용하면 특정 상황에서 적응형 장비 사용 결정을 내리는 데 도움이 될 수 있다. 예를 들어, 관절 통증이나 지구력 저하 진단을 받은 아동의 경우 6분 걷기 검사 같은 평가 척도를 실시하여 휠체어가 장거리 이동에 도움이 될지 여부를 판단하는 것이 도움이 될 수 있다. 맥박 산소 측정기를 사용하여 혈중 산소 농도를 측정하면 운동장애가 있는 아동의 자세가 미치는 영향을 파악하는 데 도움이 될 수 있다. 장시간에 걸쳐 아동의 자세와 보행 패턴을 관찰하거나 혈압 및 산소포화도를 평가하는 것은 의사 결정을 돕고 휠체어가 의학적으로 필요한 옵션이라는 것을 자금 지원 기관에 이점으로 작용될 수 있다. 기능적 이동성 평가는 아동, 치료사 및 가족이 AT에 대한 요구의 우선순위를 정하는 데 도움이 되는 유용한 도구이다. 이 설문지는 일반적인 이동성 관련 일상생활 활동(MRADL)을 수행하는 데 대한 아동의 만족도를 측정하는 간단하고 검증된 소비자 중심 설문지이다. 이는 휠체어, 보행 보조기 또는 보철 장치와 같은 이동 장치를 제공받기 전과 후의 점수를 비교하는 결과 측정으로 사용할 수 있다.

환경 접근성 평가

가정, 학교 및 지역사회 환경에서 장비를 사용할 수 있는 능력과 환경 간에 장비를 운반할 수 있는 능력을 평가하는 것은 매우 중요하다. 가정 환경, 가정 내 기회, 부모의 기대는 운동 발달을 포함한 아동의 발달에 영향을 미치는 것으로 나타났다. 아동이 적응형 장비를 구입하고, 사용법을 배우고, 이를 따르는 것은 아동의 가족, 가정 및 기타 자연 환경의 크게 영향을 받는다. 전반적으로, 적응형 장비를 사용하는 아동의 물리치료 목표는 모든 보호자의 목표와 양립할 수 있어야 한다. 이는 아동이 학교와 가정 영역 모두에서 잘 참여할 수 있도록 하는 데 필수적이다. 보조 공학 기기는 여러 환경에서 사용되는 경우가 많기 때문에 간병인 간의 상충되는 요구와 불균형으로 인해 문제가 발생하는 경우가 있다. 특히 지역사회 거주 환경에서 생활하는 아동의 경우 여러 보호자 또는 교대 근무자 간의 협력이 필요하기 때문에 보조기구를 둘러싼 이러한 갈등이 발생할 수 있다. 가족 구성원에게 고려 중인 장치에 대한 기대치를 물어보면 유용한 정보를 얻을 수 있다. 가족 구성원이 의견을 표현할 수 있는 이러한 기회는 가족과 치료사 간의 대화를 촉진하여 치료사가 현실적인 목표를 설정하는 데 도움을 줄 수 있다. 지원과 최적의 결과를 보장하기 위해서는 관련된 모든 사람 간의 협력이 필수적이며 타협이 필요할 수 있다. 가족과 가정에 대한 객관적인 데이터에는 다음과 같은 범주와 질문이 포함된다.

집의 물리적 레이아웃(Physical layout of the home)

거주지가 주택 또는 아파트인가? 임대 또는 소유인가? 거주지가 두 곳 이상인가? 다층 주택, 목장 또는 분할 거주지인가? 숙소로 들어가는 입구가 평평한가? 그렇다면 편의 시설을 이용할 수 있는 기회가 있는가? (경사로, 엘리베이터, 현관 리프트)차량이나 버스 정류장에서 장비를 집으로 가져와 사용하거나 최소한 비바람으로부터 보호하기 위해 차고에 보관할 수 있는 방법이 있는가? 장비 사용과 보관을 위한 공간이 있는가? 집의 구조와 크기가 가정에서 장비를 사용하기에 적합한가? 객실은 얼마나 넓고 개방형 평면도인가? 집 안에 계단이 몇 개나 있는가? 출입구와 복도의 폭은 얼마나 넓은가? 욕실, 욕조, 화장실에 접근 가능한가? 집의 바닥재는 어떤 종류인가? 종종 치료사가 장비 선택의 폭을 좁히는 데 도움을 주면 DME 담당자가 가정으로 장비를 가져가 가족과의 접근성을 보장할 수 있다.

커뮤니티 요소(Community factors)

커뮤니티는 매우 중요한 요소이며 장비 선택에 영향을 미친다. 고려 사항은 다음과 같다:

- 가족이 시골, 도시 또는 교외 환경에 거주하는가?
- 집 바로 밖에 어떤 유형의 지형이 존재하는가? 포장된 보도, 흙 또는 자갈이 깔린 진입로가 있는가? -지형이나 기타 접근성 문제가 수반되는 사교 활동이나 스포츠 활동에 참석해야 하는가?

운송 요인(Transportation factors)

특히 바퀴 달린 이동 장치를 선택할 때는 개인용 자동차 또는 대중교통을 이용하여 적응형 장비를 운반할 수 있는지 여부를 고려해야 한다. 카시트를 사용하여 차량에 탑승하는 아주 어린 자녀의 경우 장비를 분해하고 차량에 싣고 내릴 수 있는 능력이 가장 중요하다. 트렁크가 있는 세단을 이용하는 가족이라면 장비를 쉽게 접거나 분해하여 운반할 수 있어야 한다. 스포츠 유틸리티 차량은 일반적으로 분해가 덜 필요하고 더 많은 공간을 제공하지만, 장비는 차량 뒤쪽으로 들어 올릴 수 있을 정도로 가벼워야 한다. 미니밴이나 개조된 밴은 더 넓은 공간과 장비를 적재하기 쉬운 옵션을 제공할 수 있다. 이러한 요소는 장비 선택에 직접적인 영향을 미칠 수 있으며 타협을 수반할 수 있다. 표준 전동 휠체어 또는 공간 내 기울기 시스템이 장착된 무거운 휠체어와 같은 일부 장비를 수용하려면 경사로 또는 차량 개조가 필요할 수 있다. 또한 어린 자녀가 기성품 카시트에 안전하게 탑승할 수 있는지, 특수 카시트가 필요한지도 고려하여야 한다. 특수 카시트에 대해서는 이 장의 뒷부분에서 설명한다. 아이가 커서 카시트에 앉히기가 너무 어렵거나 생명 유지 의료 장비를 운반해야 하는 경우, 차량 운송 중에 휠체어에 앉은 채로 이동해야 할 수도 있다. 휠체어 또는 유모차가 차량 좌석으로 사용된다. 이를 위해서는 탑승한 휠체어를 차량에 적재할 수 있도록 개조된 차량이 필요하며 적절한 고정 시스템으로 고정해야 한다. 어린이를 고정하기 위해서는 별도의 탑승자 보호 장치가 필요하다. 미국 국립 표준 협회(ANSI)/RESNA WC19는 차량 내 좌석으로 사용하기에 적합한 휠체어에 대한 설계 요건을 지정하는 자발적 표준이다. WC20은 차량 운송에 사용되는 휠체어 또는 유모차 좌석 시스템과 관련된 표준이다. 이 표준은 휠체어 탑승자의 안전과 운송 중 충돌 보호 수준을 높이기 위해 지속적으로 개발되고 있다. 대부분의 휠체어 이동 장치에는 프레임의 고정 고리와 휠체어/유모차를 자동차에 고정하는 데 사용되는 테더 스트랩 등 WC19 운송 옵션을 장착할 수 있는 옵션이 있다. 이동 장치는 일반적으로 WC19 규정을 준수하도록 특별히 구성해야 한다. WC19 규정을 준수하려면 고강도, 고비용의 전방 충돌 테스트 절차에서 사용된 프레임 및 좌석 시스템 구성 요소를 포함하여 운송 옵션으로 장비를 설정해야 한다. 휠체어/유모차 프레임에는 차량 운송용 고정 스트랩을 일관되고 안전하게 부착할 수 있는 타이다운 후크 옵션이 있는 경우가 많지만, 아동에게 필요한 좌석 시스템 또는 기타 휠체어 구성품은 WC19 규정 준수를 무효화한다. 현재로서는 특정 법률에 따라 자동차에 탑승한 채로 이동 장치를 운송하기 위해 WC19 규정을 준수해야 하는 것은 아니지만, 고객을 위해 환승 옵션을 고려하는 것이 좋다.

환승 옵션 사용의 개념은 계속 발전하고 있다. 대중교통도 고려해야 할 또 다른 요소이다. 보호자/가족이 아이를 등하교시킬 것인지, 휠체어 편의 시설이 있는 스쿨버스를 이용할 것인지, 카시트에 앉힌 상태로 등하교시킬 것인지 고려해야 한다. 일부 대중교통 회사에서는 휠체어 또는 개조 유모차의 프레임에 고정 장치가 장착되어 있어야 운송할 수 있도록 요구한다. 치료사가 구매할 이동 장비의 유형을 고려할 때 개인 소유 차량 및 대중교통의 이용 가능 여부가 중요하다. 치료사는 가족에게 교육을 제공하고 아동과 가족의 안전과 필요에 관한 결정을 내리는 데 도움을 줄 수 있다. 나이가 어리거나 자동차에 의존하는 아동과 달리, 물리치료사는 자동차 운전을 고려할 수 있는 청소년 또는 청년의 차량 사용을 고려해야 한다. 휠체어를 개조된 차량에 싣고 휠체어에 앉은 상태에서 차량을 운전해야 하는가? 휠체어를 차량 좌석으로 옮긴 다음 휠체어를 차량에 독립적으로 적재해야 하는가? 이러한 옵션은 의사 결정 과정에 고려되어야 한다. 물리치료사는 환승 및 장비를 안전하게 관리하고 적절한 신체역학을 사용하는 데 필요한 기술을 배우도록 도와줄 수 있다. 적응형 운전 전문 프로그램에 의뢰하면 적응형 운전 제어 및 차량에 대한 필요성을 판단하는 데 도움이 될 수 있다. 장기적인 수용 계획을 수립하기 위해서는 가족이 자녀의 향후 필요에 대비할 수 있도록 교육하고 지원하는 것이 필수적이다. 자녀의 발달, 진단, 기술 발전 또는 퇴보를 이해하는 것이 중요하다. 가족에게 개조 차량을 취급하는 현지 업체를 알아볼 수 있는 자료를 제공하는 것도 계획 수립에 도움이 될 수 있다.

사회경제적 요인(Socioeconomic factors)

장비 비용과 자금 지원은 장애 아동의 적응형 장비에 관한 결정에 심각한 영향을 미칠 수 있다. 적응형 장비에 대한 결정을 내릴 때 치료사는 사회복지사와 함께 보험 적용 범위, 기타 제3자 지불 시스템, 지역사회 내 자금 지원 기관 및 잠재적인 대여 옵션을 검토해야 한다. 장비를 주문하기 전에 자금의 가용성과 출처를 파악하는 것이 필수적이다. 가족의 규모, 하루 일과, 특별한 도움이 필요한 아동과 함께 보낼 수 있는 시간, 그리고 가족을 도울 수 있는 다른 사람들의 잠재적 옵션도 고려해야 한다. 제안된 적응형 장비의 사용 적합성이 의사 결정 과정에서 주요 고려 사항이 될 수 있다.

문화적 요인(Cultural factors)

사회경제적 요인 외에도 다른 문화적 요인도 고려하고 존중해야 한다. 물리치료사 및 기타 의료 전문가들은 지역사회의 지배적인 문화 또는 자신의 문화와 상당히 다른 문화를 가진 고객과 함께 일하는 경우가 점점 더 많아지고 있다. 치료사는 아동의 문화에 대해 충분히 학습하여 적응형 장비에 대한 추천을 포함하여 유능하고 효과적인 중재를 제공할 책임이 있다. 해결해야 할 몇 가지 문화적 문제에는 다음이 포함된다: 가족 중 누가 결정을 내리는가?

장비 구입을 위한 재정 지원을 받는 것과 관련하여 문화적 민감성이 있는가?

고려 중인 장비가 가족의 종교적 신념에 위배되지는 않는가?

언어 장벽이 있는 경우 가족과 자녀가 장비의 필요성과 장비 구입 절차를 이해하고 있는가?

언어의 차이로 인해 가족과 자녀에게 장비의 올바른 사용법을 가르치는 데 방해가 되는가, 그리고 이러한 문제를 극복할 수 있는가?

집 구조가 고려 중인 장비를 안전하고 쉽게 사용할 수 있는 구조인가?

특정 장비의 사용을 금지하는 문화적 신념이 있는가? 예를 들어, 일부 문화권에서는 전기나 컴퓨터와 같은 기술을 가정에서 사용하지 않는다. 이러한 신념은 전동 휠체어, 가정용 석션기 및 일부 의사소통 보조기구의 사용에 영향을 미칠 수 있다.

교육적 요인

물리치료사는 아동이 하루의 대부분을 보낼 수 있는 학교 환경을 고려해야 한다. 아동이 장애 아동을 위한 특수학교에 등록되어 있는지 아니면 일반 학교 및/또는 학급에 주로 일과를 보내고 있는지를 결정해야 한다. 특수 학교에서는 일반적으로 교사와 교직원이 AT를 실행하는 데 익숙하며 이러한 교사가 장비의 구매 또는 조달을 시작한다. 특수 학교든 일반 커뮤니티 학교든 치료사는 교실에서 장비를 원활하게 구현할 수 있도록 도울 수 있다. 기술을 아동의 학교 환경 내에 성공적으로 통합하기 위해 팀원들은 다음 요소를 고려해야 한다:

- 아동의 자연 환경에서 다학제적 평가를 완료한다.
- 의사 결정 과정에 아동, 가족, 모든 팀원을 참여시킨다.
- 개별화 교육 계획(IEP)에 장비를 포함하고 교육 목표와 장비를 연결하여 학교 환경에서 특정 적응형 장비를 사용할 수 있도록 계획한다.
- 장비의 작동과 장비 사용 목표에 관련된 모든 교직원을 교육한다.
- 아동과 장비 사용 일정을 정하고 다른 아동과 장비를 공유하는 계획을 수립한다. 장비 조정 사항을 명확하게 표시하거나 직원이 각 아동에게 맞는 장비를 쉽게 설정하고 적절하게 조정/사용할 수 있도록 간단한 자료를 제공한다.
- 아동과 장비를 지속적으로 모니터링하여 기술의 발전 또는 퇴보로 인한 성장 조정 또는 조정이 필요한지 확인한다.
- 휴대, 보관, 충전 등 장비 관리와 관련된 문제 해결을 지원한다.

학교 환경에서 AT를 성공적으로 구현하기 위한 일반적인 장벽은 다음과 같다:

- 높은 장비 비용에 대한 자금 부족
- 오랜 시간이 소요되는 수리가 필요해 아동에게 기술을 제공하지 못함
- 수리, 장비 고장 해결을 위한 현장 지원 부족
- 치료사 또는 교육 직원을 위한 장비 사용에 대한 공식적인 교육 부족
- 직원들의 장비 도입에 대한 거부감

아동이 일반 학교에 주류로 편입되면 교사와 교직원은 기기에 대한 제한된 경험으로 인해 적응형 기기를 받아들이는 것을 꺼릴 수 있다. 이러한 꺼림칙함은 아동의 건강 및 발달적 요구뿐만 아니라 이러한 기기를 사용하는 데 필요한 시간, 공간, 책임, 교육에 대한 우려와도 관련이 있을 수 있다. 장애 아동의 신체적, 교육적, 정서적, 사회적 필요를 충족하기 위해서는 사려 깊은 타협이 필요한 경우가 많다. 장애인 교육 개선법(IDEA, 2004) 파트 B에서는 아동이 교육을 받는 데 필요한 것으로 간주되는 AT 및 AT 서비스를 규정하고 있다. IEP에는 특정 장치와 그 기능, 장치 사용에 대한 교육 목표, 아동이 IEP의 목표를 달성하는 데 필요한 특정 AT 서비스, 아동의 진도를 측정하기 위한 최종 결과 기준이 포함되어야 한다. IEP에 포함된 모든 장비는 학부모가 구매를 선택하지 않는 한 학교에서 비용을 지불해야 한다. IDEA 법률은 다른 장에서 더 자세히 설명한다. 신체적 장애 및 장애를 해결하기 위해 교실에서 사용하도록 권장할 수 있는 장비의 예는 다음과 같다:

- 특수 의자, 좌석 장치 또는 일반 책상 의자에 대한 개조
- 휠체어 트레이 또는 이젤
- 의자에 앉기 위한 웨지
- 스탠더, 보행 훈련기 또는 보행 보조기
- 대체 자세 또는 또래와의 서클 타임을 위한 플로어 포지셔너

물리치료사는 아동의 교육 경험을 향상시킬 수 있는 장비를 제안하고 조달하는 데 도움을 줌으로써 교사 및 기타

교직원에게 귀중한 자원이 될 수 있다. 종종 적응형 장비는 아동이 교실 수업과 활동에서 소외되지 않고 포함되었다고 느끼는 것과 그렇지 않은 것의 차이를 만들 수 있다.

>> 장비 선택

아동의 검사가 완료되고 목표가 설정되면 필요한 장비의 종류가 결정된다. 장비는 구매, 대여, 빌리거나 간단한 개조만 필요한 경우에는 아동의 가족이나 기술을 보유하고 아동을 잘 아는 다른 사람이 직접 제작할 수 있다.

장비에 대한 일반적인 고려사항

많은 회사에서 비슷한 개념의 장비를 제조한다. 특정 장치를 선택할 때 고려해야 할 기준은 다음과 같다: 기구의 크기. 치료사는 DME 제공자와 협력하여 아동의 성장이나 신체 기능의 변화에 가장 적합한 제품을 결정해야 한다. 아동의 진단과 일반적인 장애 진행 상황을 고려한다. 아동의 신체적 퇴행이 심하여 더 많은 지지력과 간소화된 좌석 시스템이 필요할 것으로 예상되는 경우, 성장 조절 시스템이 내장된 휠체어 프레임을 고려한다.

- 무게, 크기 및 관리 용이성. 디바이스는 사용하기 쉽고 보관이 가능한가? 필요한 경우 운반할 수 있는가? 보관과 운반이 용이하도록 접거나 분해할 수 있는가?
- 옵션으로 조정 가능 여부. 기기의 착용감과 특수성을 개선하는 데 도움이 되는 부품이 있는가? 이러한 옵션은 비용 효율적이고 쉽게 조정할 수 있으며 내구성이 뛰어난가?
- 제조업체의 평판. 제품에 보증이 적용되는가? 이전에 장비에 문제가 발생했을 때 회사에서 지원을 제공한 적이 있는가? 서비스를 쉽게 이용할 수 있으며 시험용 장비를 사용할 수 있는가? 회사 담당자가 치료사 및 기타 적절한 직원에게 기기를 최적으로 사용할 수 있도록 지도하는가?
- 배송 또는 수리의 신속성: 대부분의 현지 DME 딜러 또는 제조업체 담당자가 제품의 재고를 보유하고 있는가? 장비의 배송을 지연시킬 수 있는 주문이 밀려 있는가? 제품이 맞춤형인가?
- 비용. 가격이 합리적인가, 아니면 더 저렴한 대체품이 동일한 혜택을 제공하는가?
- 미학. 아동과 가족이 미적으로 받아들일 수 있는 기기인가, 아니면 이러한 이유로 거부당할 수 있는가? 대부분의 적응형 장비 제조업체는 웹사이트를 운영하며 장비에 대한 설명과 새로운 장비 및 가격에 대한 정보를 지속적으로 업데이트한다. 또한 인쇄 브로셔나 카탈로그를 제공하는 곳도 많다. 장비에 대한 풍부한 경험을 가진 현지 DME 딜러는 많은 질문에 답하는 데 중요한 역할을 할 수 있다. 지역 병원이나 커뮤니티의 물리치료사는 특정 유형의 장비에 대한 경험이 있거나 고객의 상황에 맞는 서비스를 제공하는 딜러를 추천할 수 있다.

그리고 치료사는 특정 대리점이나 사람에게 주문해야 한다는 의무감을 느껴서는 안 된다. 한 장비 담당자가 휠체어에 대해 잘 알고 있을 수 있지만, 다른 담당자는 기립 장치나 ADL 장비에 대한 경험이 더 많을 수 있다. 자격을 갖춘 AT 제공업체(딜러 및 평가 치료사) 목록은 www.resna.org에서도 확인할 수 있다.

장비 구매/자금 지원

일상생활동작을 수행하기 위한 적응형 장비 및 기타 보조기구의 비용은 아동이 기능적 잠재력을 최대한 발휘하는 데 걸림돌이 될 수 있다. 대부분의 가정에서 제한된 생활 공간과 수납 공간은 아동이 모든 유망한 장비를 구비하는 것이 비현실적이라는 점을 강조한다. 또한 일부 보조 기기는 성장이나 아동의 발달 정도에 따라 특정 아동에게 유용하게 사용할 수 있는 기간이 제한되거나 경우에 따라서는 퇴보할 수도 있다. 비용이 가장 큰 제약이 될 수 있다. 특별한 도움이 필요하든 필요하지 않든 아동의 의료비를 지불할 수 있는 기금과 이러한 기금을 이용할 수 있는 자격 요건은 주 또는 지역마다 크게 다르다. 마찬가지로, 한 가족이 자녀를 위한 의료 서비스를 받거나 장비를 구입할 수 있는 능력은 개인 보험 또는 공공 보험 가입 여부에 따라 달라질 수 있다. 특별한 도움이 필요한 아동을 둔 가족의 평생 의료 비용을 고려하면, 고가의 보조기구를 구입하고 유지 관리하며 아동의 성장과 변화에 따라 교체하는 것이 얼마나 어려운지 쉽게 알 수 있다. 선천적 병리와 장애를 가진 많은 아동은 일생에 걸쳐 수년에 걸쳐 새로운 장비를 자주 교체해야 하며, 의료비 지출도 엄청나게 증가하고 있다. 물리치료사와 작업치료사는 아동과 가족, 간병인, 교사, 전문의, 주치의, ATP 및 기타 의료 전문가와 협력하여 치료해야 한다. 장비 조달 과정에는 필요한 장비의 우선순위를 정하고, 때로는 덜 비싸거나 복잡한 장비를 선택하거나 가족이 두 번째 기능적 필요를 충족하기 위해 다른 장비를 구입할 수 있도록 일부 기능을 희생하는 것도 포함되어야 한다. 일부 장비는 렌탈, 대여, 거래, 제작이 가능한 옵션일 수 있지만, 경우에 따라서는 장비를 구입하는 것이 최선 또는 유일한 옵션일 수도 있다. 가족은 장비 비용을 어떻게 지불하는가? 부모가 보조공학기기 비용을 지불하는 데 도움이 되는 자료에는 어떤 것이 있는가? 보조기기 비용을 지불할 수 있는 여러 가지 자원이 있지만, 특정 조건과 자격에 따라 달라질 수 있다. 지원금 옵션은 계속 발전하고 있지만, 많은 옵션이 오랫동안 존재해 왔다. 간단히 설명하자면, 다음 리소스를 통해 21세 이하의 아동을 위한 장비를 구입하거나 가족의 장비 구입을 지원할 수 있다:

1. 민간 의료 보험
   - 의료적으로 필요한 장비인 경우
   - 의사가 처방한 경우 가족 보험에서 보조기기를 보장하는 경우
   - 보험에 따라 다르며, 일부는 일생 동안 기기 수를 제한하거나 교체 주기를 제한한다.
2. IDEA
   - IDEA의 파트 B에 따라 아동의 IEP에 포함된 장비는 학군에서 비용을 지불한다. 파트 C에 따라 해당 장비가 IFSP (개별 가족 서비스 계획)에 있는 경우 학군에서 비용을 지불한다.
   - 다른 민간 또는 공공 자원을 이용할 수 있는 경우에는 파트 C에서 비용을 지불하지 않는다.
   - 주 또는 연방법에 따라 부모가 유아 프로그램에서 일정 금액을 부담해야 하는 경우, 부모는 차등 요금제로 일부를 부담할 수 있지만 부모가 비용을 지불할 수 없는 경우 아동에게 장비 또는 서비스 제공이 거부될 수 없다.
3. 메디케이드
   - 저소득 가정의 경우; 메디케이드 자격 요건은 각 주에서 결정하며, 유자녀의 연령은 주마다 다르다.
   - 연방-주 의료 보험 프로그램에서 공동으로 자금을 지원하며, 보장 범위는 주마다 다르다.

   의학적으로 필요한 AT 서비스는 연방 메디케이드 법에 따라 보장되며, DME로 간주되는 AT 장치는 주별 메이케이드 규정에 따라 제공되는 경우가 많다. 규정을 주마다 다르다.
4. 조기 및 정기 검진, 진단 및 치료(EPSDT) 프로그램
   - 연방 전부에서 요구하는 모든 주 메디케이드 프로그램에 포함된다.
   - 주에서 0세에서 21세까지의 아동을 지원해야 한다. 표준 주 메디케이드 플랜에 포함되지 않은 물리치료 및 DME 서비스는 EPSDT 정책에 따라 메디케이드 보장 여부를 검토할 수 있다.
   - 가족은 메디케이드에 대한 주정부의 재정적 자격 요건을 충족해야 한다.
   - AT를 보장하지만 종종 간과되는 리소스이다.
5. Katie Beckett Waiver/TEFRA (조세 형평성 및 재정 책임법) 주 플랜 옵션
   - 부모의 소득으로 인해 메디케이드 자격이 없는 아동을 위한 의료비 지원 면제 프로그램이다.
   - 면제는 장기적인 시설 수준의 보호가 필요한 아동을 위해 시설 입소 대신 가정 및 지역사회 부호를 지원하기 위해 제정되었다.
   - 자격 여부는 아동의 소득만 고려한다.
   - 정책은 주마다 다르며 모든 주에서 이용할 수 있는 것은 아니다.
6. 아동 건강 보험 프로그램(CHIP)
   - 소득이 너무 높아 메디케이드 자격이 되지 않지만 민간 보험에 가입할 수 없는 가정의 아동에게 건강 보험으르 제공한다.
   - 연방 및 주 정보가 공동으로 자금을 지원한다.
   - 주에서 관리한다.
7. 주정부 AT 대출 프로그램
   - 2004년 보조공학법을 통해 많은 주에서 제공되는 대출 프로그램
   - 저금리 대출 및 장기 상환 일정 제공

Used Equipment-Assistive Technology Reutilization The Pass It On Center: 보조 기술의 재사용 및 조정을 위한 국가 협력은 미국 전역의 장애인이 재사용 AT를 획득할 수 있도록 돕기 위해 미국 내 AT 재사용 프로그램의 국가 데이터 베이스를 관리한다.

8. 지역사회 자선 및 봉사 단체 및 클럽, 국가 단체
   - 라이온스, 메이슨, 슈라이너스 어린이 병원, 키와니스 클럽, 시비탄, 로타리 클럽, 콜럼버스 기사단, 지역 교회, 유대교 회당, 모스크 등 지역사회 봉사 단체
   - 전국적인 단체는 이스터 씰 협회 등 국가 단체, 근이영양증 협회, 유나이티드 웨이, 미국 뇌성마비 협회, 청소년 관절염 협회, 3월의 봉사가 해당된다.

미국 물리치료협회(APTA)의 소아 물리치료 아카데미에서는 치료사에게 보조기기 자원금에 대한 추가 정보를 제공할 수 있는 다양한 출처를 나열한 정보를 제공한다. 대부분의 자금 출처, 특히 민간 보험은 AT 비용을 지불하는 경우 의사의 처방전을 요구한다. 처방전 요구 사항과 관계없이 일반적으로 프로세스 시작 단계에 처방전이 있으면 프로세스가 더 원활하게 진행되며 자금 확보 가능성이 높아진다. 교육 환경에서는 재활 치료 및 DME를 추천하거나 처방할 때 아동의 주치의의 역할에 대한 의료 전문가들 간의 의견 불일치로 인해 아동의 치료가 파편화되는 경우가 있다. 그러나 아동의 최선의 이익을 위해서는 아동의 건강 관리 및 교육에 관여하는 모든 사람이 협력하여 아동의 잠재력을 최적화하는 것이 필수적이다. 의사가 작성한 보조기기 처방전을 포함하여 아동의 치료사와 의사 간의 협력은 치료의 조절을 개선하고 서비스 중복과 상충되는 권장 사항을 피하며 불필요한 비용의 지출을 방지할 수 있다. 보조기기를 주문할 때는 처방전 외에도 의학적 필요성 진단서가 필요한 경우가 많다. 의학적 필요성 소견서는 아동의 평가를 수행한 공인 또는 면허를 소지한 전문가(PT, OT 또는 ATP 및 의사)가 작성해야 한다. 보험 지원금을 신청할 때는 장비의 모든 구성 요소가 의학적으로 객관화되어야 한다. 21세 미만의 아동 및 청소년의 경우 의학적 필요성은 연방법으로 정의하며, '결함 및 신체적, 정신적 질병과 상태를 교정하고 개선하기 위해' 재검진, 진단 서비스, 치료 또는 기타 조치가 필요하다는 요건을 말한다. 다른 많은 기금 출처에서도 이와 동일한 지침을 준수한다. 상태를 교정, 보상 또는 개선하거나 악화되는 것을 방지하기 위해 AT가 필요하다는 것을 객관화하는 것이 중요한다. 장비에 대한 자금 지원이 거부된 경우 아동의 보호자가 이의를 제기하는 것이 좋으며, 이 경우 추가 이의 신청서를 작성해야 할 수도 있다. 많은 장비 제조업체에서 자사 제품에 대한 의학적 필요성에 대한 지원 및 샘플 신청서를 제공한다. 아동이 나이가 들어감에 따라 적응형 장비의 필요성은 증가하지만 이 장비에 대한 지원금은 감소할 수 있다. AT는 메디케이드법의 EPSDT 요건에 따라 21세 미만의 아동에게 제공되어야 하지만, 아동과 청소년이 성인으로 성장함에 따라 주와 지역에 따라 보장 범위가 달라진다.[43] 특히 변화하는 의료 정책에 비추어 볼 때, 적응 장비에 대한 자금 지원과 관련된 문제는 물리치료사 및 장애 아동을 돌보는 기타 전문가들이 지속적으로 논의하고 연구해야 할 주제이다. 일부 유형의 장비는 단기간 대여가 가능하다. 하지만 특정 맞춤형 기능이 필요한 기기의 경우, 정확하고 적합한 장비를 찾을 확률이 낮아진다. 장비를 대여하는 것이 비용 효율성이 높은 것으로 입증되면 일부 장비 옵션에 대해 양보할 수 있는 경우가 종종 있다. 비용 효율성을 위해 정확한 착용감과 안전을 타협하는 것은 선택 사항이 되어서는 안 된다.

장비 렌탈 또는 대여

일부 커뮤니티에는 장비 보관소 또는 장비 대여 도서관이라고 불리는 곳이 있다. 일반적으로 비영리 단체나 기관에서 운영하는 이러한 보관소는 더 이상 사용하지 않는 중고 장비를 수리하여 보관하는 곳이다. 이 장비는 다른 아동과 부모가 필요한 기간 동안 빌릴 수 있도록 제공되며, 아동이 장비를 다 사용할 때까지 대여할 수 있다. 오늘날과 같이 인터넷으로 연결된 세상에서는 소셜 미디어, 개인 웹사이트 또는 지원 그룹을 통해 더 이상 사용하지 않는 보조 기기를 보유한 다른 부모와 연락을 취할 수 있다. 사용하지 않는 기기를 보유한 부모는 유용한 장비를 판매 또는 기부하거나 다른 장비와 교환할 수 있다.

장비 제작(Fabricating equipment)

오늘날 시중에서 판매되는 다양한 장비는 치료사, 가족, 아동에게 다양한 선택을 제공한다. 아동이 다양한 환경에서 기능하는 데 도움이 되는 다양한 유형의 장비가 있을 뿐만 아니라 유사한 유형의 장비에 대한 독점적 변형과 관련하여 제조업체와 공급업체 간에 경쟁이 존재한다. 따라서 시중에서 판매되는 장비를 구매하는 대신 장비를 직접 제작해야 할 필요성은 감소했다. 그럼에도 불구하고 단순한 장비를 구입하는 대신 제작하는 것은 때때로 매우 복잡한 장비를 구입하는 것이 더 나은 재정 자원이 제한되어 있는 경우 현실적인

선택이 될 수 있다. 장비를 제작하기로 결정할 때는 장비를 제작할 사람, 장비 제작 비용, 장비 비용 지불 주체, 책임 문제 등 신중하게 여러 변수를 고려해야 한다.

몇 가지 신중한 질문을 던지는 것은 치료사가 직접 제작한 적응 장비를 옹호할지 여부를 결정하는 데 도움이 될 수 있다.

- 물리치료사가 직접 장비를 제작하는가? 아니면 다른 제작자의 컨설턴트 역할을 하는가? 아동을 위한 장비를 제작할 수 있는 다른 사람으로는 상업용 목공예가, 목공 취미 활동가, 적절한 기술을 갖춘 자원봉사자 또는 단체, 아동의 부모 등이 있다.
- 장비를 만드는 것이 비용 효율적인가? 고려해야 할 항목에는 도구, 필요한 공간, 제작 재료, 계획 및 설계에 소요되는 시간, 측정 및 제작에 소요되는 시간이 포함된다. 결정을 내릴 때는 맞춤형 수제 장비의 장점과 장비를 설계, 계획 및 제작하는 데 드는 비용을 비교해야 한다. 시중에서 판매되는 디바이스를 개조하는 것이 더 나은 타협안이 되는가?
- 부모가 본인 부담금을 지불할 것인가, 아니면 보험 회사가 직접 만든 장비의 비용을 지불할 것인가? -장비가 잘못 장착되었거나 완성되었을 때 부적절한 경우 잠재적으로 비용이 많이 드는 오류에 대한 비용은 누가 지불하는가?
- 치료사, 취미 활동가 또는 자원봉사자가 만든 장비의 정확하고 안전한 사용과 성능에 대한 책임은 누가 지는가? 이는 제조업체가 제품의 안전한 사용에 대한 책임을 지는 오늘날의 사회에서 중요한 고려 사항이다. 비상업용 장비를 사용하여 아동이 다치거나 기타 피해를 입은 경우, 해당 장비를 만든 사람이 법적 및 재정적 책임을 질 수 있다.

홈메이드 장비에 일반적으로 사용되는 재료로는 원목, ABS 플라스틱, 에타폼, PVC 파이프, 트라이월(3중벽) 골판지 등이 있다. 트라이월은 가볍고 단단하며 가격이 저렴한 세 겹 두께의 골판지로 구성된다. 트라이월은 전기 톱, 글루건, 망치, 드라이버, 다용도 칼과 같은 수공구가 필요하지만 빠르고 쉽게 사용할 수 있다. 방수는 되지 않지만 테이프나 천으로 트라이월을 처리하여 밀봉 및 보존할 수 있다. 트라이월은 목재보다 내구성이 떨어지므로 임시 또는 시험용 장비나 빠르게 성장하는 아동에게 가장 적합하다. 목재와 마찬가지로 트라이월은 단단하고 견고한 매체이므로 편안함을 위해 패딩이 필요할 수 있다. 많은 치료사는 기성품 유모차에 견고한 지지대를 추가하거나, 바닥에 앉을 수 있는 장치를 제작하거나, 상지를 지지하거나 아동이 접근할 수 있는 용품을 놓을 수 있는 트레이 표면을 제작하는 데 트라이월이 유용하다고 생각한다. 팔꿈치나 팔뚝 블록과 같은 트레이 지지대를 만들거나 스위치나 통신 장비를 임시로 배치하는 데에도 사용할 수 있다. 디자인을 선택하고 아이와 트라이월을 측정하는 것은 시간이 많이 걸리는 작업이지만, 실제 트라이월로 제작하는 것은 빠른 과정이다. 이 자재를 다루는 작업은 도구 때문에 시끄럽고 지저분하며 잠재적으로 위험할 수 있기 때문에 별도의 작업 공간을 마련하는 것이 좋다. 목재와 마찬가지로 가족이나 자원봉사자를 모집하여 트라이월로 장치를 만들 수 있다. 일반적으로 특별한 교육이 필요하며 부모가 실수와 실패에 대한 두려움 때문에 시도하기를 꺼려한다. 가족 구성원에 대한 적절한 지원과 칭찬은 거부감을 극복하는 데 도움이 될 수 있으며, 부모는 아동을 위한 적응 장비를 만드는 팀의 필수 구성원이 될 수 있다. 그림 7.2는 트라이월로 만든 좌석 인서트가 나와 있다.

잠재적인 단점에도 불구하고 일부 치료사는 여전히 장비

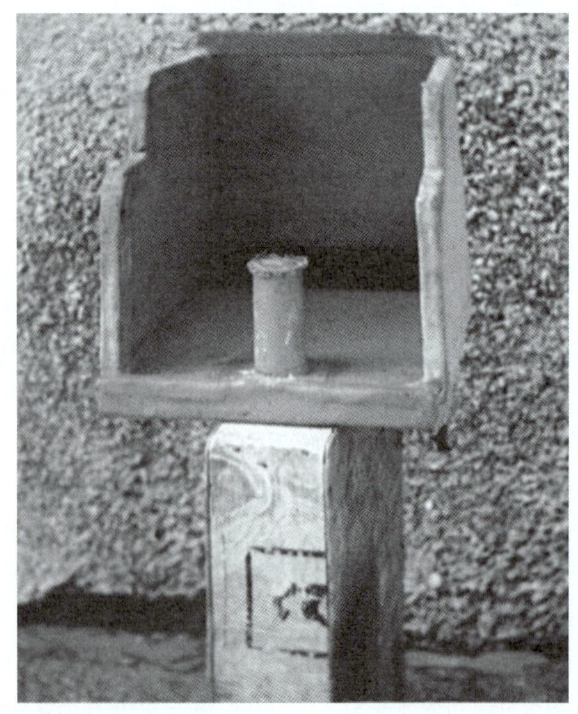

그림 7.2. Seat insert custom fabricated from tri-wall.

를 직접 제작하거나 부모가 직접 제작하는 방법을 선택한다. 이는 빠르게 성장하는 어린 아이나 일시적으로 필요한 아이에게 특히 유용할 수 있다. 이러한 각각의 상황에서는 간단히 만든 장비로 환자의 단기적인 필요를 충족시킬 수 있다. 아동은 제작된 장비를 성장이 끝날 때까지 사용할 수 있으며, 이때 다른 장비를 만들거나 성장이 느려진 경우 시중에서 판매되는 장비로 대체할 수 있다. 장비를 제작하는 주된 이유 중 하나는 시중에서 판매되는 장비가 문제를 가진 아동의 요구를 충족시키지 못하는 경우가 많았기 때문이다. 하지만 최근에는 적응형 장비를 설계하고 제조하는 사람들을 포함하여 재활 분야의 전문가들이 기능을 향상시키기 위해 사람들의 요구를 충족시키는 것이 가장 중요하게 여겨지고 있다. 이러한 소비자의 요구로 인해 시중에서 판매되는 기기의 종류가 더욱 다양해지고 개선되었다.

>> 포지셔닝을 위한 장비

장비의 일반적인 용도는 치료의 보조 수단으로 제시되었지만, 적절한 장비와 잦은 자세 변경을 통해서도 이점을 얻을 수 있다. 이러한 이점에는 병적 긴장 및 움직임의 일시적 억제, 비정상적인 반사 신경의 일시적 감소, 비대칭 감소, 혈액 순환 개선, 뼈 건강 개선, 상지 기능 향상, 연조직 구축 및 압박 부상 예방, 의사소통 및 인지-사회성 발달 개선 등의 효과를 기대할 수 있다. 이제 아동에게 다양한 활동과 앉기, 서기, 옆으로 누운 자세를 지원하는 장비를 제공하는 데 관련된 몇 가지 문제가 해결되었다.

앉기(Sitting)

앉는 자세는 상지 기능에 최적이기 때문에 아이와 어른 모두에게 중요하다. 주된 앉는 자세는 1세 이전에 대부분의 전형적인 유아가 달성하는 목표이며, 일생 동안 많은 기능을 수행하기 위해 앉는 자세가 필요하다. 유아원과 유치원에서 아이들을 지켜보면 많은 교사들이 단체 활동 중에 적당한 시간 동안 앉아있는 것을 목표로 삼는다는 것을 알 수 있다. 7세 미만의 초등학교 저학년들도 자주 자세를 바꿔야 한다. 이들은 엎드린 자세, 테이블 옆에 서 있는 자세, 그리고 다른 자세로 쉽게 움직이고 바꿀 수 있는 자세에서 놀거나 작업하는 것을 선호한다. 최적의 기능을 위한 자세인 앉는 자세는 아이들이 장시간 앉는 법을 배운 후에야 가능하다. 앉을 때 몸통의 무게는 주로 허벅지 결절과 주변 조직을 통해 지지 부위로 전달된다. 올바른 앉은 자세는 적절하고 안전한 지지대를 제공하고, 비정상적인 긴장도를 억제하고, 상지가 기능할 수 있는 안정적인 기반을 제공하며, 환경에 대한 인식을 개선함으로써 전반적인 기능을 향상시키는 것으로 생각된다. 또한 똑바로 앉아서 움직일 수 있게 되면 사회적으로도 상당한 이점이 있다. 의자나 기타 좌석 장치를 선택할 때 가장 먼저 고려해야 할 사항은 의자의 용도이다. 의자는 기능에 따라 달라질 수 있다. 라운지 의자는 식사를 할 때 불편하고, 패딩이 거의 없는 등받이가 곧은 의자는 휴식을 취하기에 바람직하지 않다. 마찬가지로 치료사는 특별한 도움이 필요한 아동에게 의자를 추천할 때 기능을 고려해야 한다. 장치 없이 앉을 수 있는 아동의 앉기 능력은 의자나 휠체어의 기본 목적을 정의하는 데 도움이 된다. 핸즈프리로 앉을 수 있는 아동에게는 기능적 활동을 위한 편안하고 안정적인 지지대를 제공하는 의자가 필요하다. 이 아동을 위한 휠체어의 목적은 안정성과 더불어 이동성을 제공하는 것이다. 독립적으로 앉기 위해 상지의 지지에 의존하는 아동, 즉 손에 의존하는 시터에게는 앉기보다는 팔과 손을 사용하여 기능적 기술을 사용할 수 있도록 골반과 몸통을 효과적으로 안정시키고 중심을 잡아주며 지지해 주는 의자가 필요하다. 독립적인 앉기를 위해 전혀 자립할 수 없는 아동은 보조 시터로 간주되며, 전신을 지지할 수 있는 보다 복잡한 좌석이 필요하다. 많은 치료사들은 특히 휠체어와 같은 맞춤형 좌석을 선호한다. 완전 맞춤형 의자 대신 일반 의자, 시중에서 판매되는 적응형 시트, 맞춤 제작 의자 또는 휠체어를 선택할 때는 다음과 같은 일반적인 매개 변수를 고려해야 한다.

좌석 배치에 대한 일반적 원칙

- 좌석 높이: 의자 좌석의 높이는 발을 바닥이나 발판 위에 평평하게 놓을 수 있어야 한다. 높이는 발을 평평하게 놓았을 때 넙다리뼈가 완전히 지지될 수 있는 높이여야 한다. 일반적으로 ROM이 허용하는 경우 엉덩이를 최소 90도까지 구부린다. 엉덩관절에 문제가 있는 아동의 폄 자세를 방지하기 위해 엉덩관절을 구부리는 것이 더욱 바람직하다. 발을 편안하게 배치하여 좌석의 앞쪽 가장자리에서 다리오금에 가해지는 압력을 방지해야 한다.
- 좌석 깊이: 좌석은 무릎뼈 부위에 압력을 가하지 않고 구부정하거나 후만 자세를 취하지 않고 무릎을 구부릴 수

있을 정도로 얕아야 한다. 이 자세는 아이의 골반이 뒤쪽으로 기울어지고 엉덩이가 좌석에서 앞으로 미끄러져 무릎이 너무 깊은 좌석 가장자리로 구부러질 때 발생한다. 이렇게 되면 아이가 궁둥뼈 결절이 아닌 엉치뼈를 통해 체중이 의자 좌석으로 전달되기 때문에 엉치뼈 앉음이 발생한다. 일반적인 앉는 자세는 골반을 앞쪽으로 기울여야 한다. 의자는 체중을 최대한 분산시킬 수 있을 만큼 충분히 깊어야 한다. 시트가 너무 얕으면 체중이 신체의 더 작은 부위에 분산되어 허벅지 뒤쪽의 평방인치당 압력이 증가하고 압력 부상의 위험이 높아진다. 많은 어린이는 골반을 앞쪽으로 기울일 수 있는 PROM이 부족하다.

시트가 너무 얕으면 허벅지 말단이 시트에 의해 지지되지 않기 때문에 엉덩이 굽힘이 90도 미만으로 감소한다. 이렇게 엉덩이가 과도하게 펴지면 아동이 의자에서 미끄러질 수 있다. 폄근 과긴장증이 있는 아동의 경우 엉덩이의 폄이 증가하면 몸 전체의 폄근 긴장이 증가할 수도 있다. 아동의 좌석 깊이를 결정하는 좋은 경험 법칙은 좌석 가장자리와 다리오금 사이에 손가락 1-2개 정도의 너비가 있는 것이다. 아이가 성장함에 따라 넙다리뼈의 길이가 길어지고 시트 가장자리와 다리오금뼈 사이의 공간이 자연스럽게 늘어날 수 있다는 점을 염두에 두어야 한다.

- 쿠션/패딩: 쿠션이나 패딩은 일반적으로 앉아있을 때 대부분의 체중을 지탱하는 궁둥뼈 결절의 6 mm^2 표면에 가해지는 압력을 제한하여 앉아있을 때의 내성을 높이는 데 도움이 될 수 있다. 그러나 표면이 너무 푹신하면 앉는 동안 자세를 바꾸기가 어려워지고, 자세 변화가 부족하면 허리에 무리가 가고 피부가 손상될 수 있다. 아이에게 필요한 특성에 따라 폼, 젤 또는 에어 쿠션을 사용할 수 있다. 1940년대와 1950년대까지 거슬러 올라가면, 치료사들은 앉았을 때의 움직임이 편안한 의자의 가장 중요한 요건이라고 판단한 벵트 아커블롬의 구조를 중요하게 여겼다. 그는 다양한 조건(예: 등받이에서 몸통이 떨어져 있거나, 허리뼈 지지대에 앉거나, 허리뼈와 등뼈를 모두 지지하고 뒤로 젖혀 앉는 등)에 맞는 의자를 설계했다. 이러한 옵션은 근육의 긴장을 줄이고 내성을 높여준다.
- 등받이: 허리의 불편함을 피하려면 앉을 때 몸통 근육과 척추 인대를 고려해야 한다. 몸통의 전방 및 후방 세로 인대는 등이 중립 위치에 있을 때 가장 잘 지지해준다. 정상적인 전만증이 증가하면 전방 세로인대가 늘어나지만, 과장된 후만증은 후방 세로인대를 늘려 퇴행성 척추디스크의 후방 돌출을 유발할 수 있다. 이러한 변화는 허리통증을 유발하고 앉았다 일어서는 데 필요한 등과 허리를 충분히 펴는 데 어려움을 초래할 수 있다. 의자 등받이는 의자에 앉아 있는 동안 근육의 피로를 상쇄하고 압력을 완화하는 데 도움이 되도록 적절한 움직임을 수용해야 한다. 동시에 등받이는 근육의 피로를 방지하기 위해 몸통을 적절히 지지해야 한다. 몸통의 무게를 받쳐주면 앉을 때 근육의 부담을 줄일 수 있다. 등받이의 높이는 아동 개개인에게 적합한 높이여야 한다. 머리, 목, 몸통을 광범위하게 지지해야 하는 아동에게는 어깨 높이까지 확장되는 높은 등받이와 앞/뒤로 조절할 수 있는 머리 받침대가 필요하다. 이러한 아동에게는 근육의 피로를 주기적으로 완화할 수 있는 등받이가 있으면 도움이 될 수 있다. 마지막으로, 허리뼈 곡선을 지지하고 뒤쪽으로 튀어나온 엉치뼈과 엉덩이에 대한 여유를 고려하여 효과적으로 착석할 수 있어야 한다
- 좌석과 등받이 각도: 의자의 좌석과 등받이 사이의 각도는 95도에서 110도 사이가 가장 편안하다. 하지만 이 각도는 특히 엉덩이와 등 근육의 신전근이 발달한 사람의 경우 앞으로 미끄러질 수 있다. 앞쪽의 높이가 가장 높은 웨지 쿠션을 사용하면 이 문제를 해결하는 데 도움이 될 수 있다. 베르간은 아이의 공간적 방향이 뒤로 약간 기울어져 앉을 때 의자가 아이에게 가장 좋은 감각 피드백을 제공한다고 제안한다. 베르간의 설명에 따르면 휠체어 좌석에서 덤프는 휠체어 좌석의 앞쪽과 비교하여 휠체어 좌석의 뒤쪽이 지면과 몇 인치 더 가까운지를 의미하며, 이를 통해 뒤로 기울어진 공간 방향성을 제공한다. 덤프는 앞서 설명한 대로 웨지 쿠션을 사용하여 모든 의자에서 달성하거나 강화할 수 있으며, 좌석과 등받이 사이의 각도를 90도 미만으로 낮추어 의자에 덤프를 내장할 수도 있다.

착석 시스템을 구축할 때는 모든 아동의 정형외과적 및 생체역학적 요구 사항을 개별적으로 고려해야 한다. 대부분의 치료사는 경험적 또는 시행착오를 통해 특정 아동에게 적합한 착석 자세를 결정하지만, 특히 신경 발달 장애가 있는 아동의 경우 안정적인 골반이 착석의 핵심 요소라는 것에 대

부분 동의한다. 골반이 올바르게 정렬되면 몸통, 머리, 사지가 더 안정된 기반을 갖게 된다. 이는 곧 최적의 기능을 위해 필요한 보조 장치와 휠체어 옵션이 줄어든다는 것을 의미한다.

- 시트 방향: 아이의 자세에 맞게 시트의 앞뒤 기울기 정도를 조절할 수 있다. 뒤로 기울이면 목이나 몸통을 제대로 가누지 못하는 경우 중력의 도움을 받을 수 있다. 앞으로 기울이면 아이의 발과 하지를 통해 하중이 전달되어 긴장을 풀거나 더 직립 자세를 취할 수 있을 뿐만 아니라 더 "주의력" 있는 자세가 될 수도 있다.
- 팔걸이: 팔걸이는 어린이 팔 무게의 약 50%를 지탱할 수 있는 위치에 놓아야 한다. 팔걸이는 앉은 자세에서 서 있는 자세로 또는 그 반대로 이동할 때 사용되며, 엉덩이의 압력을 규칙적이고 자주 완화하기 위해 이동 및 앉아서 푸시업을 할 때도 사용된다. 팔걸이가 너무 낮거나 높으면 앉은 상태에서 밀거나 이동을 할 때 구부러진 팔꿈치의 기계적 이점이 감소한다.

좌석에 대한 구체적인 접근 방식, 옵션 및 조정 방법은 여기에서 검토하기에는 너무 많으며 지속적으로 발전하고 있다. 그러나 앉은 상태에서 궁둥뼈 결절에 체중을 지탱하고, 약간의 허리뼈 앞쪽 굽힘을 유지하고, 엉덩이와 무릎을 90도 이상 구부리고, 발이 완전히 표면에 닿도록 하는 것은 대부분의 손상 및 장애 아동의 좌석 배치에 상당히 일관되게 적용되는 원칙이다. 이러한 기본 개념의 변형은 특히 감각 장애가 있는 아동의 경우 아동의 진단과 개별 임상 증상에 따라 적용될 수 있다.

특정 진단 및 장애에 대한 좌석 배치 고려 사항

좌석 배치에 대해 설명된 기준과 제한 사항은 모든 유형의 좌석 시스템과 모든 진단 및 장애에 적용된다. 진단 및 장애 유형에 따라 강조점은 달라질 수 있지만 개념은 변하지 않는다. 뇌성마비 및 이와 유사한 신경근육 장애가 있는 아동에게 적합한 좌석은 다양한 좌석 또는 휠체어 구성품이 근육 긴장도, 비정상적인 반사 활동 및 기능에 미치는 영향을 고려해야 한다. 대부분의 표준 휠체어 시트 및 등받이의 슬링 효과에 수반되는 것으로 생각되는 엉덩관절 내전 및 내측 회전 증가와 함께 하지의 외전근긴장도의 증가는 뇌성마비 아동의 휠체어 착석과 관련된 일반적인 문제이다. 단단한 시트와 단단한 등받이는 이러한 슬링 효과를 줄일 수 있다. 엉덩관절 각도가 내회전시 인한 후만증 증가, 목뼈의 과폄으로 이어질 수 있는 보상성 뒤쪽 골반 기울기의 가능성을 줄일 수 있다. 적절한 엉덩관절 위치를 설정하여 이러한 자세를 피하면 상지 기능/조절 및 목척추 근육의 굽힘-폄근 균형을 촉진할 수 있다. 이러한 변화는 삼킴, 호흡, 안정성 및 목과 몸통의 운동 조절에 긍정적인 결과를 가져올 수 있다. 엉덩관절이 90도 이상 구부러지는 위치는 아이의 허리가 폄 패턴으로 밀려날 확률을 줄이고 아이가 의자에서 미끄러지는 것을 방지할 수 있다. 앞서 언급했듯이 적절한 등받이 각도를 설정하려면 관절가동범위, 근긴장도 및 기능적 제어에 대한 세심한 검사가 필수적이다. 엉덩이 각도를 변경하는 것 외에도 원하는 자세가 될 때까지 앞서 설명한 대로 의자 자체를 바닥을 기준으로 앞쪽 또는 뒤쪽으로 기울일 수 있다. 의자 덤프 또는 기울기를 통한 조절과 관련하여 우려되는 문제로는 앉았을 때 안정성을 위한 골반 정렬과 엉덩이의 각도나 좌석이 긴장도에 영향을 미치는 것이다. 다양한 각도와 위치를 사용하기 때문에 손 기능도 달라질 수 있다. 따라서 아동을 위한 최적의 좌석 배치를 결정하려면 각 자세 변화의 영향을 개별적으로 검토하는 접근 방식이 필요하다. 뇌성마비 아동의 엉덩이, 좌석 및 의자의 다양한 각도가 설정되고 골반 안정성이 확보되면 치료사는 몸통, 머리/목 및 하지를 고려해야 한다. 안정성을 제공하는 데 필요한 무릎 굽힘의 정도와 발을 통해 체중을 완전히 지탱하는 데 필요한 무릎 굽힘을 검사해야 한다. 좋은 시작점은 무릎을 90도 굽히고 일반적인 앉은 자세에 얼마나 유지할 수 있는지 파악하는 것이다. 일부 아동은 무릎을 90도까지 굽힐 수 있는 수동적 무릎 굽힘 범위가 부족하므로 의자의 발받침이나 발판이 무릎을 약간 펼 수 있도록 해야 한다. 일반적으로 강직, 과긴장 또는 넓적다리뒤근육 조임이 있는 많은 아동의 경우 수동적 무릎 폄이 부족하여 90도까지 무릎을 펴지 못한다. 이 경우 발을 휠체어 프레임에 더 가깝게 "집어넣을" 수 있도록 발판을 설정해야 할 수 있다. 아래 다리에 이러한 한계를 개선할 수 있는 설정이 제공되지 않으면 엉덩이, 몸통 및 목의 위치가 영향을 받게 된다. 이로 인해 엉덩이가 좌석에서 앞으로 미끄러질 가능성이 높다. 발의 어느 한 부분에 가해지는 압력의 양을 해결하는 것도 중요하다. 신경 운동장애가 있는 아동의 경우 발 앞쪽 발바닥 표면에 체중이 너무 많이 실리면 원시적인 폄근 밀기 반사가 발생하여 안정성이 크게 저하될 수 있다. 발목의 유연성과 정렬도 해결해야 할 중요한 문제이다. 많은 의자에는 연부조직의 제한으로 인해 발목 위치가 고정되어 있거나 보조기를 착용하여 발목 위치가 고정된 아동을 위해 발판을 조절할 수 있는 옵션이 있다. 몸통의 정렬은 최대한 대칭과 안정성을 유지하면서도 움직임과 적극적인 자세 조절이 가능하도록 해야 한다. 머리 받침 또는 지지대는 자세를 개선하고, 수유/삼키기 또는 시각 활동과 같은 기능적 활동을 위해 머리와 목을 안정시키거나, 이동 시 아동을 보호하기 위해 필요한 경우에만 사용해야 한다. 앉은 자세의 궁극적인 목표는 아이가 움직일수있도록 자세를 정렬하는 것이다.

아동의 성장, 신체적 변화 또는 새로운 기술 습득에 따라 카시트 장치는 지속적으로 사용해야 하며, 카시트 재평가가 필요하다. 근이영양증, 척수성 근위축증, 척수수막탈출증 또는 외상성 척수손상과 같이 비진행성 또는 진행성 쇠약, 마비 또는 마비가 있는 아동의 경우 좌석/포지셔닝 문제가 달라진다. 팔걸이의 높이, 발판의 종류, 덤프, 틸트, 리클라인 이동, 압력 완화를 위한 기계적으로 효율적인 휠체어 푸시업, 앉았다 일어서기, 일어서서 앉기 등을 위한 중요한 요소이다. 의자나 휠체어를 뒤로 젖힐 수 있는 기능은 누운 자세에서 휴식을 취하기 쉽기 때문에 점진적으로 쇠약해지는 아동에게 유용하다. 이는 전반적인 피로를 완화하고 다양한 근육에 미치는 중력의 영향을 변화시키고 때로는 제한하는 데에도 해당된다. 또한 진행성 장애의 경우 근력이 감소함에 따라 몸통의 근육 불균형이 비대칭적인 앉은 자세로 이어질 수 있는데, 이는 전략적으로 배치된 패드나 맞춤형 시트 쿠션 및 등받이, 적절한 높이의 팔걸이, 상지 지지대 또는 트레이를 통해 완화될 수 있으며 앉을 때 자세 대칭을 제공하고 수 있다. 척수수막탈출증 또는 외상성 척수손상이 있는 아동은 선천적 감각 결손으로 인한 압력 완화 조치를 수행할 수 있는 휠체어 또는 의자 기능뿐만 아니라 위치 조절 및 압력 완화 기능이 모두 있는 시트 쿠션이 도움이 될 수 있다. 궁둥뼈 결절의 압력 손상 경향이 있는 아동 또는 청소년은 궁둥뼈 결절의 부담을 덜어주는 것이 더 좋을 수 있다. 치료사는 아동과 보호자에게 정적인 자세로 인한 관절 운동 감소, 자세를 바꾸지 않고 착석 장치를 장시간 사용함으로써 발생하는 피부 손상, 감각이 손상된 아동의 피부 손상 위험으로 인한 자세 변경 제한, 착석 장치 과다 사용으로 인한 독립적 이동기능 저하 등을 주의 깊게 관찰하도록 교육해야 한다. 이러한 문제를 해결하기 위해 장비 제조업체는 쿠션에 압력 완화 기능을 추가하고 의자 프레임에 동적 기능과 시트 조절 기능을 내장하는 등 지속적으로 연구 및 개발하고 있다.

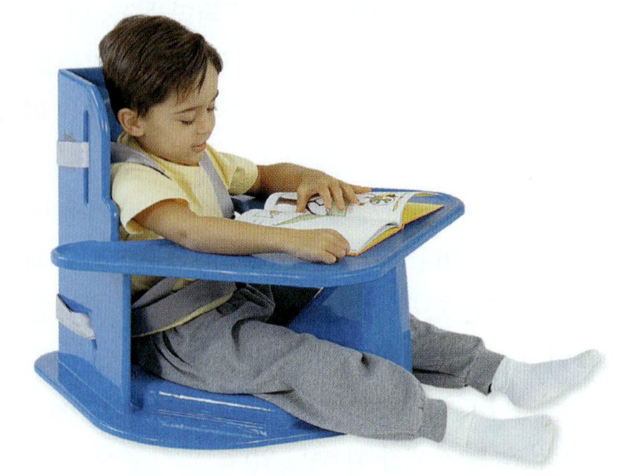

그림 7.3. Tumble Forms corner chair.

특수 좌석 장치(Specialized sitting devices)

다양한 특수 의자가 시중에서 판매되고 있거나 특정 좌석 문제를 위해 특수좌석장치를 제작할 수 있다. 이 장에서 설명한 대로 착석의 기본 원칙이 적용된 의자는 특정 자세를 용이하게 하거나 수용하는 특수 개조가 가능하다. 사용 가능한 특수 의자의 두 가지 예로는 코너 체어와 볼스터 체어가 있다. 코너 체어(그림 7.3)는 몸통 위쪽을 지지하는 측면 지지대가 있는 의자이다. 이러한 지지대는 아동을 어깨 관절 신전 자세로 위치시켜 뇌성마비 등 강직이 있는 아동의 폄 강직을 감소시키는 경향이 있다. 볼스터 체어는 볼스터형 시트가 있는 의자이다(그림 7.4).

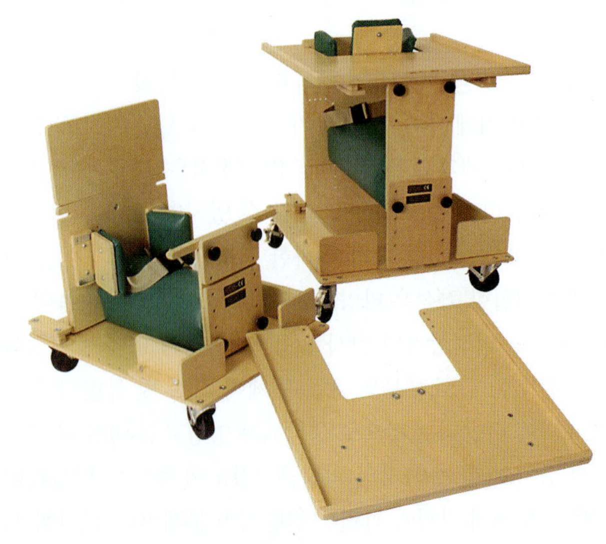

그림 7.4. Kaye bolster seat.

이 의자는 또한 엉덩이를 구부리고 벌림시켜 뇌성마비 아동의 과도한 폄근 강직과 엉덩관절 모음을 억제하는 데 도움이 된다. 조절식 벤치는 무릎 앞쪽에 블록을 배치하여 앞쪽 골반 위치와 몸통 제어를 용이하게 하고 무릎을 지지하여 엉덩이가 벤치에서 앞으로 미끄러지지 않도록 앞쪽으로 기울일 수 있으므로 매우 유용할 수 있다. 이러한 유형의 의자에 앉아 기능적인 활동을 하면 몸통과 목의 중심을 조절하고 상지 기능을 발달시키는 데 도움이 된다. 이러한 유형의 장비는 실습 치료의 보조 도구로 사용할 수 있다. 그 밖에도 다양한 특수 의자와 착석 보조기구는 장비 회사 카탈로그와 웹사이트를 통해 찾을 수 있다. 제품은 지속적으로 발전하고 있으며, 아동의 특정 좌석 요구 사항을 충족하는 상업용 장치도 출시되고 있다.

서기(Standing)

똑바로 서 있는 자세는 이족 보행 외에도 기능적 활동의 기초가 된다. 하지를 통해 서서 체중을 지탱하면 혈액 순환, 골밀도, 호흡 지구력, 위장 기능, 외피 건강, 하지 관절가동범위 개선/유지, 강직 조절, 상지 기능, 수직적 접근(수직적 도달), 타인과의 사회적 상호 작용을 촉진할 수 있다. 움직일 수 있는 기회와 방법이 제한적인 아동에게 적절한 기립 보조기구는 하루 종일 자세를 취할 수 있는 또 다른 대안을 제공하여 골격 기형을 줄이거나 예방하는 데 도움이 된다.[12] 기립 보조 장비는 다양한 형태로 시중에 판매되고 있으며, 기능과 정적 또는 동적 기립 기회를 제공하는지 여부에 따라 분류된다. 물리치료사는 아동의 목표를 지원하기 위해 적절한 유형의 기립 보조 기구를 선택하는 것이 중요하다. 모든 적응 장비와 마찬가지로 사용 가능한 기구를 선택할때는 보족도구의 금액을 고려할 때 향후 몇 년 동안 아동의 필요를 하는지 생각하는 것이 중요하다. 보험에서 장비에 대한 자금지원이 예상되는 경우 약 3년간의 성장 또는 신체적 변화에 대한 계획을 세우는 것이 바람직하다.

선자세의 일반적 위치(General standing principles)

아동을 위한 적응형 기립 장비를 고려할 때 치료사는 아동의 수동관절가동범위, 근육 조절 및 정형외과적 상태를 신중하게 평가하여 체중 지지를 위한 적절한 하지 정렬을 유지해야 한다. 아동의 엉덩관절, 무릎, 발목 수동관절가동범위의 제한 또는 다리 길이 불일치는 아동이 서기 자세를 취하는 방법과 장비를 구성하는 방식에 영향을 미칠 수 있다. 엉덩관절의 위치와 불완전탈구 또는 완전탈구 여부에 대한 정보가 중요하다. 마르틴손과 힘멜만이 수행한 "뇌성마비 아동의 엉덩관절 안정성에 대한 벌림 및 폄에서 체중 지지의 영향" 연구 결과에 따르면 어린 아동을 위한 기립 프로그램은 엉덩관절 외전 자세를 포함해야 한다고 하였다. 이 연구에 따르면 엉덩관절 벌림(25-30도)과 엉덩관절 폄(0도)을 하루 1시간 이상 유지한 상태에서 체중을 1년간 지탱하면 모음근-엉덩허리근 절개술을 받은 아동과 수술을 받지 않은 아동 모두의 엉덩관절 상태가 개선되는 것으로 나타났다. 아동은 하루에 최소 60분에서 90분 동안 30도 정도 외전된 자세를 취하는 것이 좋다. 엉덩관절 벌림 30도를 달성하기 위해 여러 유형의 포지셔닝 스탠더를 설정할 수 있다. 정상적으로 서 있으려면 체중 중심이 발목 관절보다 약간 뒤쪽으로 지나가면서 발뒤꿈치에 동적 압력이 가해져야 한다.[52] 체중을 지탱하는 동안 발목이 정렬되고 잘 지지되어야 하므로 근긴장도, 안정성 및 관절이 받치는 힘도 중요하다. 서 있는 동안 발목의 정렬을 올바르게 유지하기 위해 하지 보조기를 고려할 수 있는데 이것은 서 있을 때 무릎이 과도하게 펴지는 것을 방지할 수 있도록 한다.

아동의 척추 정렬과 몸통/머리 조절 능력도 평가하여 서기 자세를 취하기 위해 얼마나 많은 보고가 필요한지 결정해야 한다. 스탠더를 사용하는 동안 적절한 정렬을 유지하기 위해 몸통 또는 목 보조기가 필요한 경우가 있으며 물리치료사는 이러한 요소를 지속적으로 모니터링하고 해결하는 것이 중요하다.

스탠딩 장치(Standing devices)

어린이 개개인에 맞게 다양한 구성으로 설정할 수 있는 여러 유형의 스탠딩 장치가 있다.

정적 싱글 및 멀티 스탠더

아이를 엎드린 자세 또는 누운 자세로 고정시켜주는 스탠더이다. 싱글 포지션 스탠더는 일반적으로 가정이나 학교 환경에 적합하도록 크기가 작으며 목과 몸통 조절, 상지 및 하지 근력/기능을 촉진하고 지구력을 키우는 데 도움이 된다. 싱글 포지션 스탠더는 일반적으로 설치가 쉽고 바닥에 가깝게 위치하여 아이가 또래 눈높이에 맞출 수 있다. 아이가 운동 조절을 키우거나 강화 목표를 달성함에 따라 지지대를 조정하거나 제거할 수 있다. 일부 모델에서는 엉덩이를 벌림으로 위치시킬 수 있는 옵션이 제공된다. 고정형 스탠더의 경우 한 가지 포지셔닝 옵션만 제공되며 장치에 의존적으로 옮겨야 한다는 제한이 있다. 멀티 포지셔닝 스탠더는 누운 자세, 엎드린 자세 또는 똑바로 세운 자세로 구성할 수 있는 옵션이 있다. 일반적으로 단일 포지션 스탠더보다 약간 더 크고 재구성하기가 더 복잡하지만, 하나의 장비로 아동의 신체적 변화와 기능을 위한 다양한 옵션을 제공한다.

엎드린 자세 스탠더

엎드린 자세 스탠더는 손이 자유로운 직립 자세 또는 이와 유사한 자세가 필요하지만 이것를 할 수 없는 아동을 위해 자주 사용된다. 아동은 기기의 엎드린 자세에 놓인다. 몸통, 골반, 하지가 모두 지원된다. 그런 다음 아동의 목표에 따라 엎드린 자세에서 바닥과 90도 미만 각도 사이에서 각도를 조정할 수 있다. 장치가 수평에 가깝게 위치되면 체중과 중력으로 인해 목과 등뼈가 폄근에 작용이 가해진다. 아동은 어깨 관절 근육을 안정시키고 상지를 통해 체중을 지탱해야 한다. 하지에 체중 지지의 이점은 적다. 장치가 더 직립 자세로 조정됨에 따라 아이는 하지를 통한 체중 부하와 관련된 생리적 변화, 양쪽 사지를 통한 체중이동, 직립 상태에서 손을 자유롭게 뻗고 기능적으로 사용할 수 있는 자유도 증가 등의 이점이 있다. 아이는 직립 자세가 제공하는 감각적 자극을 통해 이점을 누릴 수 있다. 포지셔닝 구성 요소가 제거되면 아이는 직립 자세에서 머리와 몸통을 제어하는 연습을 할 수 있다. 엎드린 자세와 함께 대체 포지셔닝 장치를 사용하여 다음과 같은 제한 사항을 수용할 수 있다. 몸통 또는 목 보조기를 착용하면 스탠더의 조정 효과를 확대할 수 있도록 정렬을 도와준다. 정상적으로 서 있으려면 발뒤꿈치에 체중 중심이 발목 관절보다 약간 뒤쪽으로 지나가면서 발뒤꿈치에 압력이 가해져야 한다. 이는 엎드린 자세 스탠더드에서는 불가능하므로 엎드린 자세 스탠더의 목표를 신중하게 평가해야 한다. 아이가 매일 1시간 동안 엎드린 자세에 잘 적응하는 것처럼 보일 수 있지만, 아이의 자세와 다시 누운 자세를 지속적으로 관찰해야 한다. 시간이 지남에 따라 비정상적인 폄근근 긴장, 목뼈 과폄, 어깨관절 수축, 상지의 높은 위치 또는 자세 비대칭이 발견되면 자세를 변경해야 한다. 아이가 학교에서 또래와 상호작용할 수 있는 기회를 제공하는 것은 엎드린 스탠드를 사용할 때 얻을 수 있는 중요한 이점이다. 또래 친구들과 함께 테이블에서 활동하거나 높은 모래밭에서 놀 수 있다는 것은 중요한 사회적, 정서적 이점을 가져다준다. 엎드린 스탠더드는 일반적으로 아이가 서 있는 동안 이동할 수 있도록 바퀴를 주문할 수 있는 옵션이 있다. 엎드린 스탠더는 자체 추진을 위해 큰 바퀴를 제공하여 동적 스탠더로 개조할 수 있다.

바로누운 스탠더

바로누운 스탠더는 엎드린 스탠더의 대안으로, 완전히 똑바로 서는 것을 목표로 하는 어린이의 요구를 더 잘 충족시킬 수 있다. 앙와위 스탠더는 몸통과 하지를 통해 체중을 지탱할 수 있으며, 지지면의 기울기에 비례하여 체중을 지탱하는 정도가 달라진다. 아이는 몸통, 엉덩이, 무릎 주위를 최대한 직립 자세에 가깝게 고정한다. 이러한 기준이 되면 앙와위 스탠더는 90도 직립 자세로 기울어진다. 엎드린 스탠더와 달리 누운 자세의 스탠더는 상지에 체중을 지탱하지 않으며, 앞발이 아닌 뒤꿈치를 통해 체중을 지탱한다. 따라서 보행 시 체중을 지탱하는 정렬을 위해 작업할 때 앙와위 스탠더가 더 나은 옵션이다. 또한 앙와위 스탠더는 엎드린 스탠더가 제공하는 직립 체중 지지의 다양한 생리적 이점을 아이에게 제공하며, 아이가 직립 자세에서 환경을 인지하고 상호작용할 수 있게 해준다. 그림 7.5 및 7.6에는 다양한 형태의 앙와위 스탠더가 있다. 모든 적응형 장치와 마찬가지로, 누운 자세로 서는 기구는 아동을 주의 깊게 검사하여 보완해야 한다.

일반적으로 주의해야 할 사항 양와위 기립기 사용으로 인한 편차에는 가슴척추 후만증, 목척추의 과폄, 불균형한 근육 조절로 인한 비대칭이 포함된다. 똑바로 누운 자세에 대한 내성이 제한되어 아이가 기대어 있는 경우, 비대칭성긴장성목반사 및 모로 반사의 증가가 나타날 수 있다. 이러한 비정상적인 반사는 발달 반사 활동이 제대로 통합되지 않은 아동의 경우 누운 자세 또는 반쯤 기대어 누운 자세에서 발생할 수 있다. 정상적인 발달을 위해서는 항중력 조절 능력의 습득이 필요하므로 누운 자세 또는 반누운 자세에서 반사 활동이 증가하면 오히려 역효과가 날 수 있다. 누운 자세에서 아이의 상지 기능은 일반적으로 특수 테이블이나 이젤이 필요하므로 그룹 활동에 참여하는 데 제한이 있다. 다른 적응 장비와 마찬가지로, 특정 아동에게 기립형 스탠더가 장기적으로 도움이 되는지 결정하려면 주기적인 평가가 필요하다. 엎드린 자세 보조기에서 언급했듯이 물리치료사는 아동의 신체 기능을 주의 깊게 평가하고 지지 및 정렬을 보조하는 보조기의 필요성을 고려해야 한다.

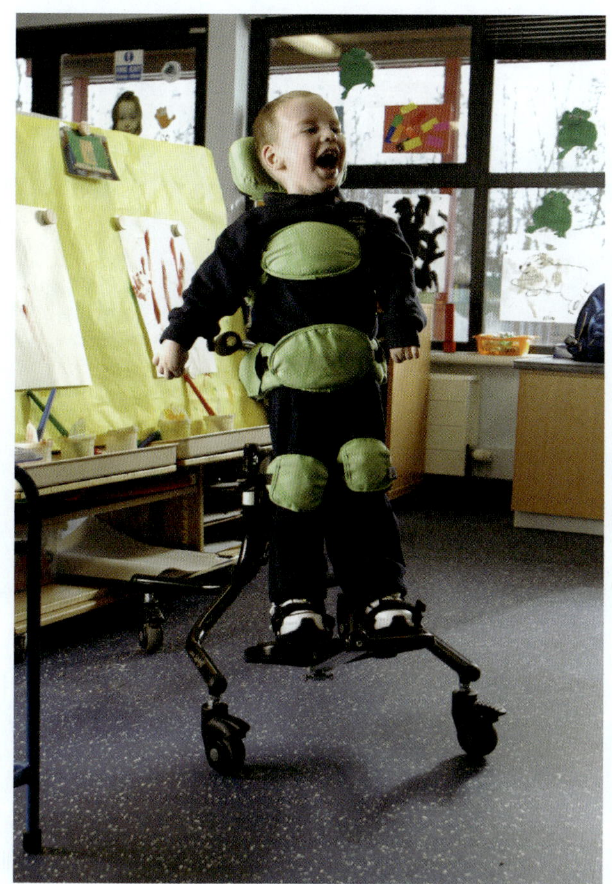

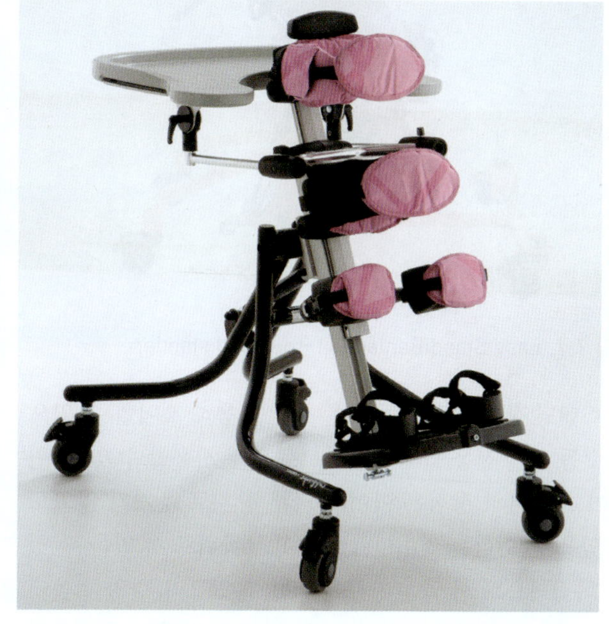

그림 7.5. Leckey squiggles stander (A and B).

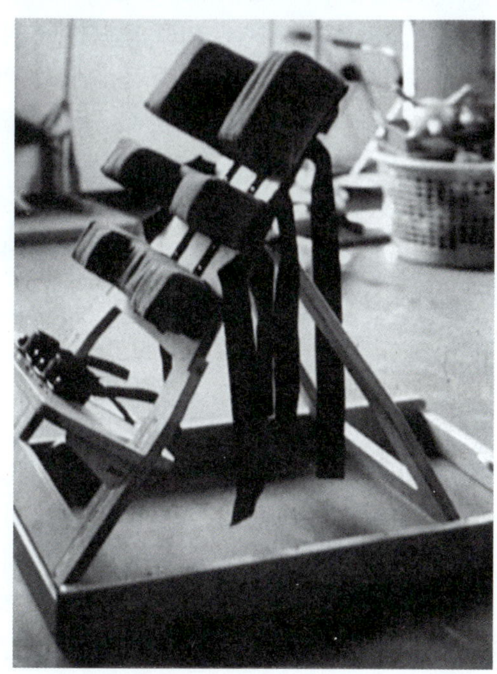

그림 7.6. Supine stander custom fabricated from wood. It is padded for comfort, and was designed and built entirely by parents.

좌식-스탠딩 옵션이 있는 스탠더

이 유형의 스탠더는 앉은 자세와 서 있는 자세 사이에서 조절할 수 있다. 이를 통해 사용자는 두 장비 사이를 이동할 필요 없이 앉은 자세와 서 있는 자세를 모두 사용할 수 있다. 특히 아이가 크거나 행동에 문제가 있는 경우, 앉은 자세로 아이를 기기에 옮길 수 있어 이동이 더 쉽고 잠재적 위험이 적다.

이 장치는 도움의 유무에 관계없이 어린이가 서 있는 자세를 쉽게 취할 수 있도록 도움을 준다. 또한 엉덩관절 또는 무릎 근육 수축이 있는 사람이 앉은 자세에서 서 있는 자세로 점진적으로 전환할 수 있도록 도와준다. 이 장치는 서서히 기립 자세를 향해 들어올렸다가 제한 위치에서 멈출 수 있다. 일반적으로 고정형 스탠더보다 크기가 크고 지면으로부터 높은 곳에 위치하므로 아동이 또래와 상호작용하는 데 영향을 줄 수 있다(그림 7.7).

통합형 휠체어 스탠딩 장치

휠체어 의자 스탠딩 장치는 아동의 개인 휠체어에 통합

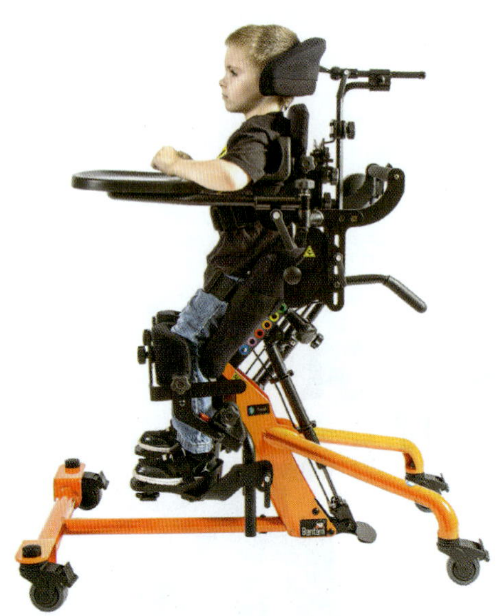

그림 7.7. Easy Stand Bantam sit-to-stand stander.

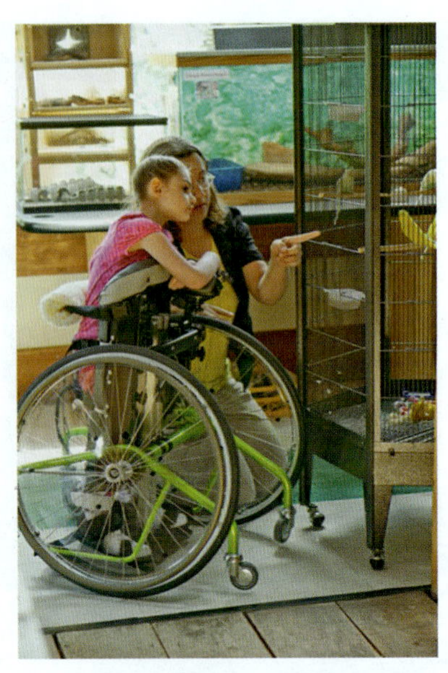

그림 7.8. Rifton Prone Mobile Stander.

된 스탠딩 장치이다. 수동 또는 동력을 통해 제어할 수 있으며 수동 또는 전동 휠체어 기반으로 일부 사용할 수 있다. 휠체어 스탠더의 장점은 아이가 다른 장치로 옮기지 않고도 서 있을 수 있다는 것이다.[12] 아동이 무작위로 서 있을 수 있고, 독립적으로 서 있는 자세를 취할 수 있으며, 다양한 높이에서 기능적 범위를 달성할 수 있고, 직립 기립의 다른 이점 외에도 수직 도달 범위가 증가한다. 또한 기립 기기로 옮길 때 발생할 수 있는 위험이 제거되며, 아이와 가족이 준비해야 할 장비가 하나 줄어든다.[12] 통합형 휠체어 스탠더는 하지의 동적 하중과 일어나 서고 앉는 활동 중에 동적 체중 지지의 이점을 제공한다. 동적 하중은 어린이가 다양한 자세에서 골격 정렬이 바뀌고 체중을 지탱하는 양이 달라지기 때문에 다양한 기립/반기립 자세에서도 발생한다. 어린이는 휠체어 스탠더에 서 있는 동안 주변 환경을 이동할 수 있으므로 다양한 표면과 문턱을 가로질러 이동함으로써 진동 효과를 통해 기능적 작동 기회와 동적 하중을 증가시킬 수 있다.

동적 기립기

동적 기립기는 여러 가지 방법으로 구현할 수 있다. 일부 기립기에서는 수평 및 수직으로 움직일 수 있는 별도의 발판이 있어 보행 중 사지에 하중을 싣고 내리는 것과 유사한 체중 부하 변화를 시뮬레이션할 수 있었다. 이러한 기립기는 적절한 신체 지지력은 유지되지만 서 있는 동안 신체가 흔들릴 수 있어 동적인 체중 부하 환경을 만들어야 한다. 동적 기립기는 골밀도를 유지하거나 증가시키기 위해 긴 뼈에 가해지는 하중 효과를 더 효과적으로 증가시키는 것으로 알려져 있다. 일부 다이나믹 스탠더는 스프링 동작을 통해 측면 체중이동을 허용하여 어린이가 독립적으로 환경을 탐색할 수 있도록 자연스러운 걸음걸이를 모방할 수 있도록 한다. 또 다른 유형의 스탠더는 이동식 스탠더로, 골반 위로 상체를 회전하고 상체를 자유롭게 움직일 수 있으며 서 있는 자세에서 기기가 자체 추진되도록 큰 바퀴로 구성되어 있다. 유동 스탠더드는 다양한 표면과 타작물 위로 스탠더가 움직일 때 진동 형태의 동적 입력을 생성한다. 이동식 스탠드는 바닥에 낮게 설치되어 또래와 상호작용할 수 있고, 아동의 독립적인 이동 가능성을 높이며, 추진력을 위해 상지를 사용할 수 있는 수단을 늘리기 때문에 상당한 이점을 제공한다. 다이나믹 스탠더는 외전된 엉덩관절 자세를 제공하지 않으며 이동 시 여전히 도움이 필요하다(그림 7.8).

바닥이나 침대에서의 위치

의자나 스탠드에 앉히는 대신 일반적으로 바닥, 소파 또는 침대에 앉히는 경우가 많다. 보호자와 함께 이러한 자세에서 아이를 적절하게 지지할 수 있는 방법을 찾는 것이 중요하다. 운동 제한이 심한 어린이는 야간 수면 중에 장시간 고정된 자세를 유지하기 때문에 24시간 자세 관리가 중요하다. 이러한 어린이는 다음과 같은 이유로 움직임이 제한되고 중력에 취약하다. 특히 성장기에는 더욱 위험하며 24시간 정렬 상태가 좋지 않으면 척추옆굽음증이나 엉덩관절 탈구와 같은 장기적인 문제로 이어질 수 있다. 장시간 고개를 한 쪽으로 돌리거나 무릎이 반대 방향으로 떨어지는 등 비대칭 자세를 오래 취하면 척추와 골반의 척추 변형이 발생할 수 있다. 근력이 약한 어린이는 엉덩이를 외전한 채로 누워 있는 경우가 많기 때문에 엉덩관절의 자세 변형 위험도 높다. 특별한 도움이 필요한 어린이를 위해 고안된 포지셔닝 아이템을 살펴보고 기성품을 사용하거나 개조하는 것이 필수적이다.

옆으로 누운 자세(Side-lying)

침대나 바닥에 옆으로 누운 아이를 받쳐주는 것은 앉는 대신 다른 자세가 필요한 어린이나 정신 발달 기능이 낮은 큰 아이에게 특히 유용하다. 시중에서 판매되는 사이드 라이더(그림 7.9)도 있지만 베개, 스트랩, 기타 일반적으로 구할 수 있는 물건을 사용하여 옆으로 누운 자세를 취할 수 있다. 이 자세는 바닥이나 침대에서 할 수 있으며, 다른 집이나 학교에서 아이가 다른 자세를 취할 수 있도록 한다. 옆으로 누운 자세를 취할 때는 다음 기준에 따라 아이를 옆으로 누운 자세로 눕히는 것이 목표이다:

- 몸통은 가능한 한 대칭이어야 한다.
- 머리는 몸통과 중립적으로 정렬하여 지지해야 한다. 체중을 지탱하는 팔다리(상지 및 하지가 표면에 닿는 부분)는 약간 구부려야 한다. 체중을 지탱하지 않는 사지는 자유롭게 움직일 수 있어야 한다. 이 자세는 정중선에서의 놀이, 사지 사이의 분리, 대칭적이고 중립적인 머리와 몸통 정렬을 장려한다. 또한 대부분의 비정상적인 반사 활동을 고려할 때 중립적인 자세이다. 스트랩은 일반적으로 몸통과 골반, 때로는 체중을 지탱하는 하지를 지지하는 데 사용된다. 베개는 일반적으로 엉덩관절 모음/벌림 및 안쪽/바깥쪽돌림을 위해 허벅지를 중립적인 위치에서 지지한다. 아이가 양쪽으로 자유롭게 눕는 것을 방해하는 상황이 아니라면 기기는 양쪽 모두에 아이를 눕혀야 한다. 사이드 라이저를 사용하는 동안 또는 제거한 후에는 보상을 방지하기 위해 자주 재평가해야 한다.
- 잠재적인 문제 영역으로는 머리 지지대에 밀려 목이 과도하게 폄되는 현상과 체중을 지탱하지 않는 쪽 어깨의 굽힘/허벅지근육의 강한 수축이 있다. 이러한 문제는 다음과 같은 증상을 보이는 어린이에게 발생할 수 있다. 폄근과긴장. 사이드 라이저를 사용할 때는 만성 목 과다폄증이나 기관 절개술을 받은 어린이를 교정할 때 주의해야 한다. 이러한 경우 부적절한 위치는 기도를 막고 아이의 호흡을 방해할 수 있다. 양쪽을 번갈아 가며 사용할 수 있다.
- 사이드 라이저는 한 손이 중앙선 정렬로 표면에 안정적으로 고정되므로 장난감과 물체를 쉽게 조작할 수 있다.

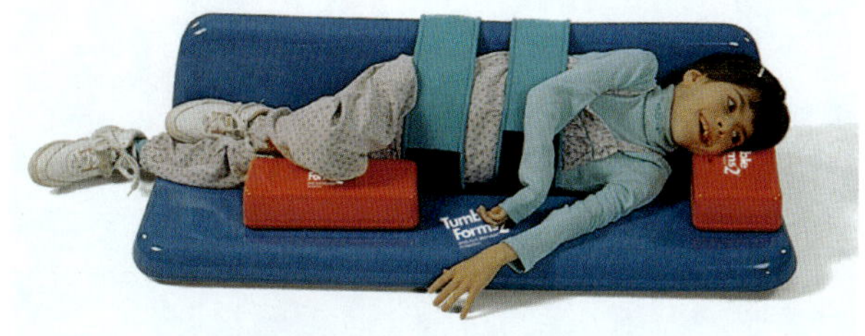

그림 7.9. Tumble Forms Side-Lyer.

바로 누운 자세(Supine)

누운 자세에서는 베개와 부드러운 스트랩을 사용하여 엉덩관절이 과도하게 외전을 방지하고 무릎 및/또는 엉덩관절 굽힘을 완화할 수 있다. 베개나 담요를 사용하여 척추의 오목한 곡선을 '메워' 편안하고 지지할 수 있다. 어린이에게 역류와 같은 위장 문제가 있는 경우 엣지를 사용하여 몸통을 기울이면 도움이 된다.

엎드린 자세(Prone)

엎드린 자세는 엉덩관절 굽힘근 및 몸통 앞쪽 근육을 장시간 스트레칭하는 데 좋은 대안이 될 수 있다. 이 자세는 목과 위쪽 가슴뼈 및 어깨 관절 근육을 강화하는 자세이다. 물리치료사는 목의 정렬을 관찰하고 호흡할 수 있는 공간을 확보해야 한다. 누운 자세에서는 발뒤꿈치나 뼈가 튀어나온 부위 등 압력이 가해지는 부위를 주의 깊게 관찰해야 한다. 압력을 완화하는 도구가 필요할 수 있다. 언어 장애가 있는 어린이를 눕히기 위해 고안된 침대가 있지만, 안전을 고려한 포지셔닝 지지대를 사용할 수 있다.

포지셔닝을 위한 전반적인 고려 사항

포지셔닝 장비를 선택하고 사용할 때 고려해야 할 때 다양한 포지셔닝 장비의 장점, 발생할 수 있는 부정적인 결과를 설명하기 위해 예시를 제공했다. 어린이와 보조기구를 다루는 물리치료사는 매일 변화하는 변수에 따라 사용 빈도와 기간, 지구력을 제안해야 한다. 치료사는 피로도의 위험 신호에 따라 사용 시간을 지시할 수 있다. 이러한 위험 신호에는 자세 유지의 어려움, 비대칭성 증가, 불편함 호소, 불쾌감을 나타내는 표정, 움직여 달라는 언어적 요청 등이 포함된다. 치료사는 이러한 경고 신호 중 하나라도 분명해지거나 최대 시간 제한에 도달할 때까지 기기 사용을 권장할 수 있다. 아동과 장비의 유형에 따라 다르지만, 자세를 조절할 수 없는 아동의 경우 60-90분이 권장 시간이다. 기구를 이용하는 동안 자세를 조정할 수 있는 어린이의 경우, 한 번에 1시간씩 체중을 분산하는 등 다양한 방법으로 자세를 조정할 수 있다, 가 최대치일 수 있다. 몇 주 또는 몇 달에 걸쳐 점진적으로 지구력을 높이려는 시도를 장려하고 매일 내성에 약간의 변화가 생길 수 있음을 인식하는 것이 좋다. 매일 활동 수준에 차이가 있는 것은 누구에게나 정상적인 현상이므로 신체 장애가 있는 아동의 이러한 변화를 인정해야 한다. 한 자세로 장시간 자세를 유지하는 것은 금기이다. 장시간 자세를 취하면 피로 외에도 압력 부상, 관절 경직, 과긴장 및/또는 고정으로 인한 수동 및 능동 범위 감소 등의 부정적인 영향이 발생할 수 있다.

>> 이동성을 위한 장비

적응형 장비는 자세를 유지하는 데 도움을 주는 것 외에도 아동의 독립적 이동 방식을 보완하거나 이동 수단이 없는 아동에게 이동성을 제공할 수 있다. 스쿠터 보드, 바닥 이동 보조가 있는 의자, 프리휠체어 장치 및 바닥에서 사용하는 기타 장치와 같은 일부 장치는 가정이나 교실 내에서만 적합하다. 이러한 이동 장치는 바닥이동 능력이 제한적인 아동의 이동에 필요한 인지 및 지각 감각을 촉진하는 놀이 활동을 제공하는 데 사용할 수 있다. 아동은 장소 이동을 시작할 수 있으며, 향후 지역사회 내에서 이동할 수 있는 휠체어 장치를 조작하는 데 필요한 지형지물 및 공간지각 기술을 경험하고 실험해 볼 수 있다. 아이가 아주 어릴 때는 부모가 아이의 의학적 안정과 특정 진단을 받아들이는 데 집중해야 하는 경우가 많다. 치료사는 이러한 수용을 통해 가족을 지원하고 아동이 발달함에 따라 기능을 준비할 수 있는 방법을 보여주는 데 중요한 역할을 한다. 영유아의 부모는 자녀가 이동을 위해 적응 장비를 사용해야 한다는 사실을 받아들이기 어려운 경우가 많다. 치료사는 놀이 중에 이러한 기술 이동 장치를 사용하여 보조 장치 없이 독립적인 이동과 기타 첨단 이동 장치의 사용 사이의 격차를 해소할 수 있다. 또한 치료사는 아동의 진단에 맞는 부모 지원 그룹에 연락하도록 가족을 지원할 수 있으며, 이는 적응 장비를 쉽게 받아들이고 나아가는 데 큰 도움이 될 수 있다. 첨단 기기를 사용하면 지각, 인지, 이동성, 사회적 기술을 연습할 수 있는 놀이 활동을 제공할 뿐만 아니라, 앉아서 이동 보조기구를 사용하는 데 필요한 중심 근력과 사지 근력을 키울 수 있다.

스쿠터 보드(Scooter boards)

바퀴가 달린 평평한 보드이다. 어린이가 보드에 엎드린 상태에서 손으로 바닥을 밀면서 추진력을 얻는다. 스쿠터 보드는 특히 유아 또는 몸을 잘 움직이지 못하고 바닥 놀이와 탐색에 제한이 있는 어린 아이가 주로 사용한다.

기기 장비(Crawling devices)

이 장치는 기어 다니기 쉽도록 4점 자세로 기기하는 어린이를 지지하도록 설정되며 일반적으로 바퀴가 달린 프레임에 충격흡수장치 벨트(현수)를 부착하여 설치한다(그림 7.10). 이 장치는 사지에 가해지는 체중을 다양하게 분산할 수 있도록 조절할 수 있다. 이는 머리와 몸통 조절력 발달,

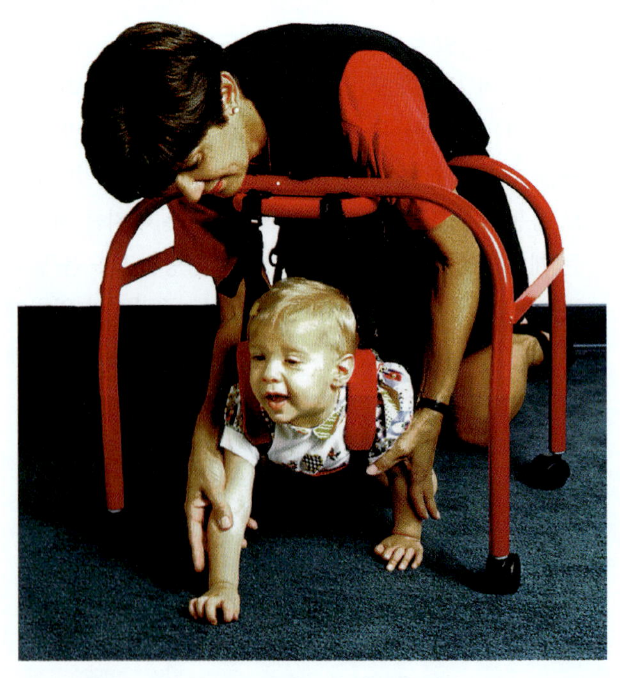

그림 7.10. RedBarn Creepster Crawler.

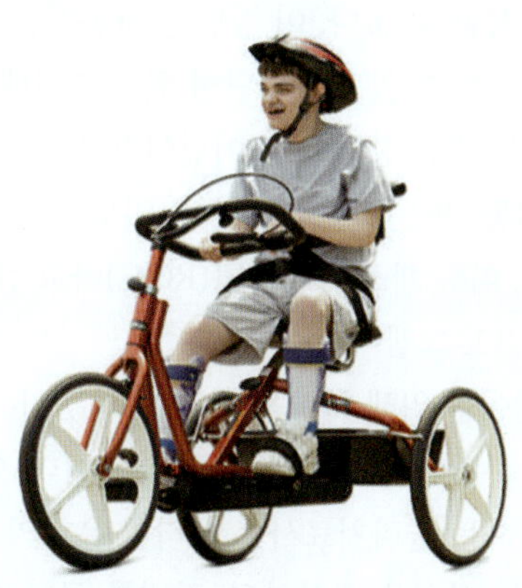

그림 7.11. Rifton Adapted Tricycle.

엎드린 자세에 대한 내성 증가, 근육의 공동 수축 발달, 독립적 이동을 준비하는 데 필요한 이동 시작 및 시각적 공간 기술 향상에 유용할 수 있다.

세발자전거(Tricycles)

세발자전거 타기는 일부 어린이에게 재미있고 기능적인 이동 수단일 뿐만 아니라 근력을 키우고 심혈관계 활동을 할 수 있는 좋은 방법이다. 특별히 개조된 세발자전거가 시중에서 판매되고 있으며(그림 7.11), 표준 세발자전거를 개조할 수도 있다. 개조에는 수직으로 회전하는 손잡이(몸통의 굽힘성 과긴장증을 억제하고 긴장 장애가 있는 어린이의 항중력 몸통 확장을 촉진하기 위해), 벌림 밴드, 등받이, 풋 스트랩 등이 포함될 수 있다. 발 스트랩은 일반적으로 휠체어 발판의 발목 스트랩과 유사하게 발가락을 가로지르는 것이 아니라 발과 다리의 각도에 맞춰 부착다. 이러한 배치는 발바닥에 자극이 가해져 발바닥이 제어되지 않는 것을 방지한다. 굽힘을 촉진하고 상지와 몸통의 비정상적인 폄근 긴장을 증가시킨다. 세발자전거는 때때로 이동하기 불편하지만 커뮤니티 내에서 사용하기에 적합하며 아동의 독립성, 또래 상호작용 및 놀이 기술 통합에 중요한 보조 도구가 될 수 있다.

자전거(Bicycles)

나이가 많은 어린이를 위한 자전거는 기능적인 이동성과 레크리에이션을 제공한다. 개조 자전거는 시중에서 판매되고 있으며, 많은 자전거를 추가로 개조할 수 있다. 일반적인 좌석 개조에는 안전벨트 및 등받이, 페달 및 브레이크 개조, 세 번째 또는 네 번째 바퀴를 포함한 바퀴 개조가 포함된다. 또한 손으로 자전거를 타는 등 자전거를 추진하는 방법도 수정할 수 있다. 일부 어린이에게는 개조된 자전거가 장거리 이동, 에너지 절약, 운동 기회를 제공한다. 자전거는 장애가 없는 아동의 이동 수단이자 레크리에이션 수단이기 때문에 자전거를 이용하면 또래 친구들과 더 쉽게 어울릴 수 있다.

바닥 이동식 받침대가 있는 의자

이 의자는 어린이가 똑바로 앉을 수 있도록 지탱할 수 있

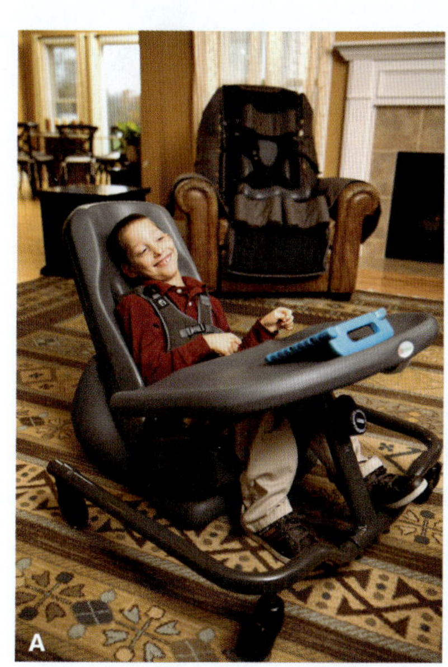

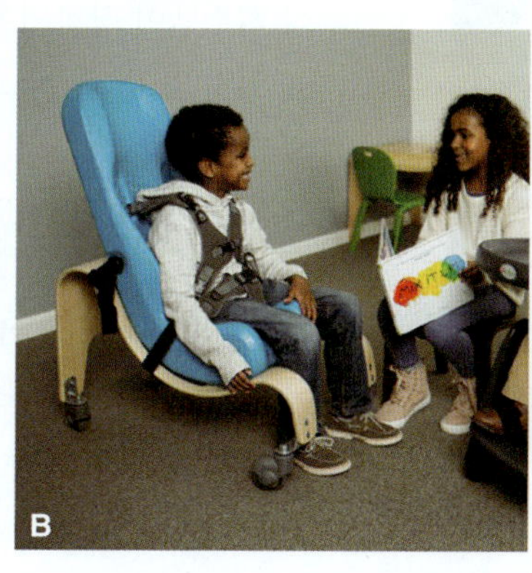

그림 7.12. **A:** Special Tomato floor sitter chair on stationary base with mobile tray. **B:** Special Tomato floor sitter chair on mobile base.

고 바닥에 낮은 바퀴가 달린 받침대에 부착할 수 있는 경량 포지셔닝 의자이다(그림 7.12). 아동은 자신의 발을 사용하여 바닥에서 의자를 움직일 수 있다. 이는 또한 아동이 스스로 이동을 시작하고 이동에 필요한 지형 및 시각적 공간 관계를 발달시킬 수 있는 수단을 제공하는 데 도움이 된다. 또한 아이가 집이나 학교에서 또래의 눈높이에서 바닥 놀이에 참여할 수 있도록 바닥을 지지하는 자세를 제공하고, 보호자가 바닥에서 뒤에서 아이를 지지하지 않고 상호작용을 하는 동안 아이와 얼굴을 마주할 수 있도록 도와준다. 이는 의사소통과 운동 및 시각 시스템의 발달과 관련이 있다.

사전 휠체어 장치(Pre-wheelchair devices)

이 장치를 사용하면 아주 어린 아이들이 또래의 눈높이에서 바닥에서 놀면서 수동 휠체어처럼 손으로 추진력을 얻을 수 있는 큰 바퀴를 사용할 수 있다. 일반적으로 오래 앉아 있는 자세에서 아이를 지지한다. 여러 상용 디자인이 있다(그림 7.13). 이러한 유형의 장치는 필연적으로 수동 휠체어를 구입하고 손을 사용하여 바퀴 달린 장치에서 스스로 추진하는 방법을 배우는 유아 연령의 어린이에게 사용되는 경우도 있다.

적응형 배터리 작동식 이동식 완구

많은 어린이들이 집에서 배터리로 작동하는 자동차를 이용해 야외 활동을 즐기는 것을 좋아한다. 이러한 장난감 자동차는 일반적으로 '이동'을 위한 발 페달과 스티어링 휠을 사용하여 작동한다. 신체 장애가 있는 많은 어린이는 장난감 자동차에 똑바로 앉은 자세를 유지하지 못하거나 발 페달이

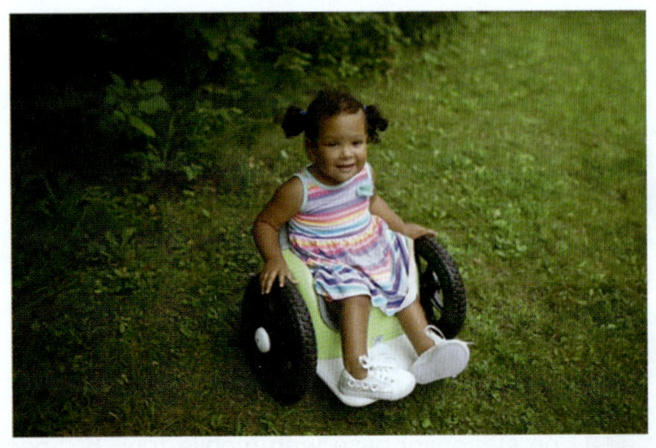

그림 7.13. Bella's Bumbas Pre-wheelchair device.

나 핸들을 조작할 수 없다. 이 장난감 자동차는 어린이가 앉은 자세를 유지할 수 있도록 간단한 위치 지지대를 제공하여 조정할 수 있는 첨단 장치이다. 어린이가 스위치를 사용하여 자동차를 "이동" 또는 "정지"시킬 수 있도록 전자 장치를 조정할 수 있다. 이를 개조형 승용차(ROC)라고 한다. 커넥트[54]는 전국적인 프로그램이다.

특정 어린이를 위해 차량을 개조할 수 있다. 이는 아동이 전동 이동을 준비할 수 있는 훌륭한 전조이다. 아주 어린 아동과 함께 일하는 물리치료사는 이러한 유형의 적응형 장비가 존재한다는 사실을 파악하고, 장비를 구할 수 있는 방법을 모색하거나 가족에게 장비를 시험 사용하거나 구할 수 있는 프로그램을 소개하는 것이 중요하다.

세그웨이(Segways)

세그웨이는 대형 배터리로 작동하는 동적으로 안정된 2륜 전동 이동수단으로, 개인용 이동수단이다.[55] 원래 장애인을 위해 설계된 것은 아니지만, 청소년과 청년들은 세그웨이를 장애인으로 인식되지 않고 안전하고 효율적으로 캠퍼스를 이동할 수 있는 교통 수단으로 인식하고 있다. 원래 세그웨이는 기기에 서 있을 수 있어야 하지만, 좌석을 내장한 새로운 액세서리가 개발되고 있다. 스쿠터나 세그웨이는 장거리 이동이 필요한 고령의 지체 장애인의 경우 선호될 수 있다.

스쿠터(Scooters)

3륜 또는 4륜 스쿠터는 표준 전동 휠체어보다 훨씬 저렴하다. 더 가볍고 자동차나 대중교통 차량에 싣기 쉬운 부품으로 분해할 수 있으며 작동 및 유지 관리 방법을 배우기도 비교적 간단하다. 스쿠터에는 일반적으로 캡틴 스타일의 좌석 시스템이 장착되어 있다. 두 손으로 경운기를 잡고 균형을 잃지 않고 조작하고 조향할 수 있는 앉은 자세 균형과 사지를 위로 올리는 기능이 있는 사람이 스쿠터를 가장 쉽고 안전하게 사용할 수 있다. 스쿠터는 고르지 않은 지형에서는 안전하게 사용할 수 없다. 스쿠터는 백화점이나 식료품점, 동물원이나 놀이공원과 같은 일부 야외 시설에서 동력 바퀴가 달린 이동 수단이 제한적으로 필요한 사람들을 위한 옵션으로 흔히 볼 수 있다.

바퀴 달린 수동형 이동 장치

어린이에게 휠체어를 추천할 때는 앉을 때 올바른 정렬과 자세에 대해 앞서 설명한 모든 기준을 적용해야 한다. 또한 휠체어를 추천할 때 사용할 수 있는 옵션과 특정 옵션을 선택할 때 관련된 타협점에 대해 아는 것도 도움이 된다. 경쟁 제조업체에서 제공하는 휠체어 및 기타 장비의 적응성, 내구성, 비용, 기능을 비교하여 논의할 수 있고 복잡한 경우 전문 AT 전문가나 프로그램에 의뢰할 수도 있으므로 DME 제공업체의 참여가 필요하다. 어린이용 휠체어를 미리 고려할 때는 일반적인 소아 휠체어 주문 양식을 보고 옵션을 논의하는 것이 가장 쉬울 수 있다. 이러한 양식은 특정 제조업체의 웹사이트에서 찾을 수 있으며, 일반적으로 DME 제공업체가 아동, 가족, 치료사와 협력하여 작성한다. 아동의 이동을 위해 휠체어를 매칭할 때는 먼저 아동의 의존적 이동 가능성과 독립적 이동 가능성을 판단하는 것이 중요하다. 어떤 이유로 수동 휠체어 또는 전동 휠체어를 사용하여 독립적인 이동이 불가능한 아동에게는 휠체어 의존형 이동을 예약해야 한다. 상지 기능이 불충분하거나, 미세 운동 조절이 제한적이거나, 판단력이 부족하거나, 인지 능력이 충분하지 않거나, 심각하고 복합적인 신체적 손상 및 장애로 인해 수동 또는 전동 휠체어를 조작할 수 없는 아동의 경우 의존적 이동이 목표가 될 수 있다. 안타깝게도 일부 어린이는 전동 휠체어 구입 자금 부족, 전동 휠체어 운반 수단 부족, 집의 접근성 부족 등 환경적 또는 사회적 장벽으로 인해 이동에 의존해야 하는 경우가 있다. 이 경우 전문가팀과 협력하여 가족이 이러한 장벽을 극복할 수 있도록 지원할 수 있는 사례 관리자 또는 사회복지사에게 가족을 소개하는 것이 중요하다. 아동의 의존적 이동을 위한 휠체어에는 유모차, 운송용 또는 여행용 의자, 수동 휠체어, 리클라이닝 및 틸트형 휠체어 등이 있다. 아동의 독립적인 기능을 향상시키는 것이 가장 중요하므로 의존형 이동성을 결정하기 전에 어느 정도 독립적인 이동성을 달성할 수 있는 실현 가능한 옵션을 모색해야 한다. 아동이 적절한 휠체어를 사용하여 독립적인 바퀴 달린 이동이 가능한 경우, 수동 휠체어와 전동 휠체어 중 어떤 휠체어를 사용해야 이 목표를 달성할 가능성이 가장 높을까? 전동 휠체어를 선택하는 이유에는 (1) 몸통 및/또는 상지 약화, (2) 수동 휠체어 추진을 방해하는 마비, 마비 또는 운동 이상증, (3) 부적절한 상체 제어, (4) 지구력 저하, (5) 호흡기 손상, (6) 다음이 필요한 경우 등이 있다.

휠체어에 여러 가지 무거운 의료 장비 장치를 운반해야 하고, (7) 실외나 지역사회와 같은 더 어려운 환경에서 활동해야 하며, (8) 수동 휠체어 추진에 드는 높은 대사 비용, (9) 장기간 수동 휠체어 추진으로 인한 과사용 부상으로 인한 2차 장애에 대한 우려 등이 있다.[9,45,57] 선의의 의료 전문가들은 전동 휠체어를 선택하면 운동 부족으로 인해 체중이 증가하거나 근력이 저하될 수 있다고 제안할 수 있다. 이는 수동 휠체어를 선택하는 좋은 근거가 되지 못한다. 앞서 언급한 바와 같이, 주 이동 장치의 선택은 최적의 독립성을 제공하기 위해 결정되어야 한다. 동력 이동 장치를 사용하는 아동은 사용 후 쇠약과 체중 증가를 예방하기 위해 운동을 해야 하지만, 지역사회에서 이동하는 능력이 운동 습관과 연결되어서는 안 된다.[9] 휠체어 또는 좌석형 바퀴 달린 이동 장치에는 여러 가지 종류가 있다. 아동 및 가족과 함께 독립적인 이동 가능성을 탐색하고 사용 가능한 옵션에 대해 전반적으로 이해하는 것이 중요하다. 평가 전에 장비를 살펴볼 수 있는 사진이나 웹사이트를 제공하는 것이 도움이 될 수 있다. 아동 및 개인 상황에 관한 귀하의 의견과 정보는 귀하와 협력하는 딜러 또는 아동을 평가할 수 있는 전문팀에게 매우 중요하다. 이렇게 하면 장비 유형이 좁혀져 보다 효율적인 평가가 이루어질 수 있다. 또한 가족은 장비 선택에 대한 세부 사항을 처리하고 집중할 수 있는 '준비'를 할 수 있다. 때로는 아이에게 가장 적합해 보이는 장비가 현재 집이나 차량에 대한 접근성 측면에서 작동하지 않을 수도 있다. 이 모든 정보는 최종 장비 결정을 내리는 데 중요하다. 장비 카테고리와 일반 정보는 다음과 같다.

적응형 포지셔닝 유모차(Adapted positioning strollers)

적응형 유모차는 주로 이동에 의존하는 어린이를 위해 사용된다. 일부 유모차에는 상당한 자세 지원이 필요한 아이를 위한 복잡한 포지셔닝 시스템이 있다. 이러한 포지셔닝 유모차에는 일반적으로 지지대를 위한 옵션이 미리 설정되어 있으며 공간 기울이기, 기울이기, 다리 받침대 올리기 등의 시트 조절 기능을 제공한다. 이러한 유모차는 일반적으로 척추 기형이 있는 어린이에게 적용할 수 있는 수동 휠체어와 같이 서서 무거운 외부 움직임을 견딜 수 있는 내구성을 갖추지 못했다. 이러한 유모차의 대부분은 시트를 분리하여 앞이나 뒤 방향으로 프레임에 부착하거나 바닥 높이를 포함한 다양한 높이에 맞게 조절할 수 있는 추가 실내 기반을 제공한다.

접이식 유모차(Fold-and-Go strollers)

이 유모차는 우산형 유모차와 유사하다. 일부는 부드러운 포지션 지지대를 제공하며 성인을 위한 더 큰 사이즈로 주문할 수 있다.

조깅 유모차(Jogging strollers)

바퀴가 3개 달린 유모차는 기성품 조깅 유모차와 비슷하다. 일부 브랜드는 추가 지지력을 위해 포지셔닝 쿠션을 장착할 수 있다. 보통 어린 아이를 위해 유모차를 알아보거나, 아이에게 처음으로 앉을 수 있는 바퀴 달린 이동 장치를 알아보는 경우가 많다. 치료사는 특히 보험을 통해 지원되는 경우 3-5년 동안의 아동의 필요를 고려해야 한다. 또한 이 장비 제공 단계에서는 기기의 미적 측면도 매우 중요하게 고려해야 한다. 많은 가족들이 다른 기성 유모차와 비슷해 보이는 포지셔닝 유모차를 찾는 경우가 많다. 장비 제공의 정서적 측면(미적)에 주의를 기울이는 것이 매우 중요하다.

수동 휠체어(Manual wheelchairs)

수동 휠체어를 고려할 때는 좌석 쿠션이나 등받이, 머리받침대 또는 추가 지지대 등 거의 모든 좌석 시스템 구성 요소를 수동 휠체어 프레임과 교체하거나 사용할 수 있다는 점에 유의하도록 한다. 수동 휠체어 프레임은 주로 다음 범주에서 고려된다.

초경량 강축 프레임은 기능적으로 자가 추진이 가능하고 어깨의 안전을 유지해야 하는 분들을 위한 제품이다. 가장 가벼운 프레임으로, 사용자의 체형과 크기에 맞게 휠체어를 설정할 수 있어 추진 시 생체역학적 이점을 누릴 수 있도록 휠축을 조정할 수 있다. 일반적으로 이 유형의 휠체어를 사용하는 사람은 무겁운 좌석 시스템이 필요하지 않다. 이 프레임은 좌우로 접히는 것이 아니라 등받이가 앞으로 접히는 상자형 프레임이다(그림 7.14). 차량에 적재할 때 큰 차이가 없지만, 십대 또는 성인 크기의 어린이의 경우, 특히 트렁크가 작은 세단인 경우 차량에 잘 맞는지 확인하여야 한다. 사용자가 휠체어를 분해하여 트렁크에 넣어 잘 맞는지 확인하고, 운전자가 될 경우 직접 차량에 적재할 수 있는지 확인하도록 한다.

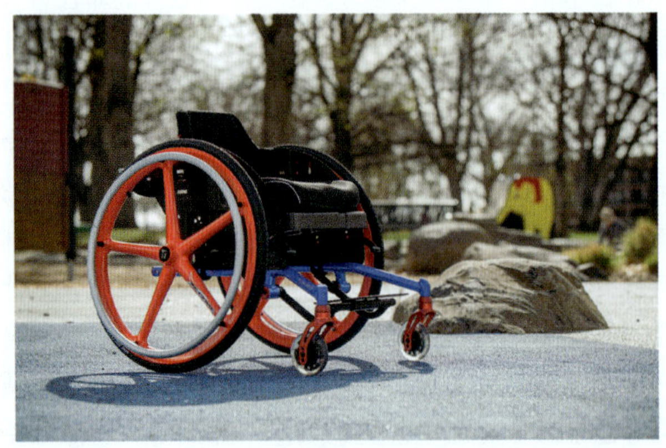

그림 7.14. TiLite Pilot ultralightweight manual wheelchair.

경량 접이식 프레임 휠체어는 분해 시 좌우로 접을 수 있으며 초경량 프레임만큼 가볍지 않다. 이 휠체어는 자가 추진이 가능할 만큼 가볍고 바퀴 축이 장착되어 있지만, 접이식 휠체어 프레임은 일반적으로 프레임에 약간의 '굴곡'이 있기 때문에 자가 추진 효율이 떨어진다. 성장 조절 기능이 있으며 보다 공격적인 좌석 시스템을 수용할 수 있는 경우가 많다.

조절식 포지셔닝 프레임은 주로 이동에 의존하고 신체적 제약으로 인해 자세 제어 또는 압력 완화를 위해 어느 정도의 기울임이 필요한 사람에게 사용된다. 자체 추진을 위해 접근할 필요가 없기 때문에 일반적으로 뒷바퀴가 더 작다. 프레임에 더 많은 부품이 있기 때문에 일반적으로 전체 무게가 더 무겁다. 이러한 휠체어는 접이식 모델과 고정식 모델로 제공된다. 접이식 모델은 외부의 심한 움직임을 견딜 가능성이 적으며, 일반적으로 차량에 분해하지 않고 프레임을 장착할 수 없는 경우에 권장된다. 고정형 프레임은 일반적으로 매우 튼튼하고 무겁기 때문에 경사로, 차량 리프트 등의 운반 및 사용 수단을 고려하는 것이 매우 중요하다.

- 공간 기울이기: 중력의 도움을 받아 자세를 잡고 압력을 완화하는 데 사용된다. 엉덩이 각도는 일정하게 유지되며 전체 좌석 시스템이 뒤로 기울어진다. 일부 휠체어는 이동을 돕기 위해 좌석이 5도 앞으로 기울어지도록 구성할 수도 있다.
- 뒤로 젖히기: 등받이만 열리고 엉덩이 각도가 변경된다. 이렇게 하면 중력이 자세를 잡아주고 압력을 완화할 수 있는 수단을 제공한다. 압력 부상을 입기 쉬운 사람의 경우 등받이가 등 피부를 따라 찢어질 수 있으므로 주의하여야 한다. 또한 등받이를 뒤로 젖힐 때 폄근이 있는 사람은 등받이가 뒤로 젖혀질 수 있으므로 일반적으로 사용하지 않는 것이 좋다.
- 다리 받침대 올리기: 넙다리네갈래근의 과도한 스트레칭

으로 인해 엉덩이가 좌석에서 앞으로 움직이는 것을 방지하기 위해 일반적으로 리클라이닝 등받이와 함께 사용한다.

- 동적 구성 요소: 많은 제조업체는 휠체어 프레임 구성 요소(또는 좌석 시스템 구성 요소)에 동적 특성을 가진 옵션을 제공한다. 사용자가 구성 요소를 밀면 하드웨어를 통해 구성 요소가 움직임에 따라 몇 도 정도 '기울어졌다가' 다시 초기 위치로 돌아간다. 이는 일반적으로 좌석과 등받이를 연결하는 데 사용되며, 사용자가 몸을 완전히 펼치면 등받이가 약간 기울어졌다가 긴장을 풀면 다시 똑바로 세운 자세로 돌아간다. 여기에는 여러 가지 기능이 있다. 사용자가 등받이에 힘을 가할 때 등받이가 약간 기울어지면 엉덩이가 좌석 쿠션에서 미끄러질 가능성이 줄어든다. 이 구성 요소를 적절하게 지지하는 좌석 시스템과 함께 사용하면 엉덩이가 다음과 같이 움직일 가능성이 높다. 아이가 긴장을 풀면 다시 제자리로 떨어지므로 아이의 자세가 그대로 유지될 가능성이 높다. 이렇게 하면 사용자의 관절에 가해지는 압력이 전반적으로 줄어들고 신체와 하드웨어에 가해지는 힘이 줄어들기 때문에 휠체어 구성품의 수명이 늘어날 수 있다. 동적 발 지지대와 머리 지지대도 일반적으로 사용된다. 최적의 동적 구성 요소를 결정하기 위해서는 치료사가 움직임이 시작되는 위치와 움직임의 강도를 잘 파악하는 것이 중요하다.

전동 휠체어(Powered wheelchairs)

앞서 설명한 장애로 인해 수동 휠체어로 독립적으로 움직일 수 없는 어린이의 경우 전동 휠체어 사용을 고려할 수 있다. 전동 휠체어는 일반적으로 조이스틱을 사용하여 조작하지만, 여기에서 설명하는 다른 여러 가지 전동 휠체어 옵션도 있다. 전동 휠체어에는 ECS 및 증강 통신 기술을 수용할 수 있는 기능이 있으며 자세를 변경할 수 있다. 표준 전동 휠체어는 무겁고 부품으로 쉽게 분해되지 않으며, 일반적으로 운반용 밴과 경사로 또는 집안으로 들어가는 입구가 필요하다. 따라서 자녀의 독립적 이동성 측면에서 전동 휠체어가 필요한 경우 접근성에 대해 가족과 충분히 논의해야 한다. 가족이 새 차량을 구입하거나 새 집으로 이사하는 결정을 하는 경우가 많으므로 이에 대비할 수 있도록 도와주어야 한다. 많은 보험회사는 접근성을 보장하기 위한 주택 평가가 완료되지 않은 경우 전동 휠체어에 대한 보험금 지급을 거부당할 수 있다. 전동 휠체어는 다양한 좌석 시스템을 수용할 수 있으며 다양한 수동 또는 전자식 좌석 조정으로 구성할 수 있다. 각 좌석 조정은 지불자에게 의학적으로 근거를 입증해야 한다. 다음은 몇 가지 일반적인 전동 휠체어 좌석 조정에 관련한 근거이다. 일반적으로 보험 회사는 전동 휠체어에 대한 비용을 지불해야 하지만, 일부 상황에서는 직업 재활 또는 기타 자원을 통해 의학적으로 근거화되지 않는 부품에 대한 지원을 받을 수 있다. 자금 지원 관련 문의는 DME 담당자가 도와드릴 수 있다.

좌석 조정 및 근거화

- 파워 틸트 인 스페이스: 압력 완화, 중력에 따른 위치 유지, 피로 감소, 이동 또는 재배치 지원
- 전동 리클라이닝: 압력 완화, 중력에 의한 자세 보조, 이동 또는 위치 변경 보조, ROM 및 통증 완화를 위한 엉덩이 스트레칭/위치 변경, 기저귀 교환, 위생 또는 배변, 소변기 사용 등을 가능하게 해준다.
- 지역사회에서 카테터 삽입(너무 작고, 안전하지 않으며, 감염/세균을 피하기 위한) 및 G-튜브 접근
- 전동 다리 받침대 옵션: 전동 다리 받침대는 넙다리네갈래근의 과도한 스트레칭을 방지하기 위해 리클라이닝과 함께 사용하면 넓적다리뒤근육 스트레칭을 제공하고, 하지에 수동관절가동범위를 제공한다. 또한 일부 전동 휠체어에는 이동을 돕는 다관절 다리 받침대가 있다.
- 전동 시트 높이 조절: 수평 이동을 위해 좌석을 올리거나 내리고, 높거나 낮은 표면에 도달하고, 또래 수준에 맞추기 위해, 혼잡한 환경에서 보기 위해, 문 손잡이, 엘리베이터 버튼, 보안 시스템, 주방 또는 욕실 세면대 등에 도달하는 등 이동 관련 ADL 의존도를 개선하여 궁극적으로 고용 가능성 및 독립 생활 기술을 높일 수 있다. 의료보험을 통해 지원금을 받기 어려운 경우도 있지만, 직업재활 지원금을 받을 수 있다.
- 액티브 리치: 다양한 정도의 앞좌석 기울기 및/또는 등받이 경사를 제공하여 앞으로 손을 뻗을 수 있고 환승 시 서 있는 것을 용이하게 한다.
- 바닥으로 내리는 전동 시트: 제한된 소아 휠체어는 이 기능을 사용하여 작은 고객이나 어린이가 바닥에서 휠체어 좌석으로 이동할 수 있도록 바닥으로 낮춘 다음 표준 좌석 높이로 전자식으로 올린다.
- 파워 스탠딩: 이동하지 않고도 기립할 수 있는 기능인 예

를 들어, 소변기를 사용하는 남성의 편의성 향상, 지역사회에서 용변을 볼 때 또는 이동을 위해 한 명 이상의 간병인이 필요한 경우 남성용 바지, 의복 관리, 골밀도/완전성을 높이기 위한 하지를 통한 체중 지탱, 장/방광 기능 개선 등을 제공한다. 높은 곳에 도달하는 능력 향상, 문손잡이, 조명, 알람, 싱크대, 간단한 식사 준비와 같은 이동성 관련 ADL 완수는 궁극적으로 가까운 미래에 고용 가능성을 증명하거나 자녀들이 젊은 성인이 될 때를 위한 생활 준비 또는 주간 프로그램 옵션에 영향을 미칠 수 있다.

기타 전동 휠체어 옵션

전동 휠체어는 좌석 시스템과 시트 조정 외에도 아동의 기술 및 환경에 따라 고려해야 할 변수가 많다. 예를 들어, 충격 흡수가 필요한 어린이 또는 청소년이 갑자기 움직일 때 자세에 영향을 주거나 놀람 반사를 유발하거나 통증에 영향을 줄이기 위해 제공되는 충격 흡수 장치의 정도는 다양한데, 이는 큰 영향을 미칠 수 있다. 앞바퀴 구동, 중간바퀴 구동, 뒤바퀴 구동, 하이브리드 구동 등 다양한 구동 휠 구성이 있으며, 이는 회전 반경, 접근성, 휠체어의 직관적인 조작성, 다양한 지형 환경에 대한 접근성에 영향을 줄 수 있다. 사용자가 구동 휠 구성과 권장되는 특정 휠체어를 시험 테스트후 요구 사항이 충족되는지 확인하는 것이 매우 중요하다.

드라이브 제어(Drive controls)

이동성 평가에서 중요한 부분은 사용자가 휠체어를 안전하게 조작할 수 있는 능력이다. 이전에는 전동 휠체어를 조작하는 법을 배우기 위해 인지 발달이 이루어져야 한다는 잘못된 생각으로 노인이나 어린이를 위한 것으로 여겨졌다. 아주 어린 아이들을 위한 전동 휠체어의 사용은 수년에 걸쳐 발전해 왔다. 소아 사용자를 위한 전동 휠체어 적용에 관한 RESNA 입장에 인용된 연구에 따르면, 아동에게 전동 이동성휠체어를 조기에 활용하면 독립성이 향상되고 심리적 발달이 촉진되며 아동이 생산적이고 통합적인 사회 구성원으로 성장할 수 있다. 효율적인 독립적 이동성이 없으면 인지적, 신체적 측면에서 무력감이 생길 수 있다. 전동 휠체어를 안전하게 사용할 수 있는 능력은 아동의 발달 및 인지 수준과 직접적인 관련이 있다. 나이, 제한된 시력 또는 인지력, 신체적 장애 또는 다른 형태의 이동수단 사용 능력은 그 자체로 전동 휠체어 사용을 배제하는 결정적인 요인이 되어서는 안 된다.[9,21] 연구에 따르면 조기에 전동 휠체어를 사용하면 시각적 공간 발달과 이동 및 사회화 시작을 촉진할 뿐만 아니라 아동의 전반적인 심리-사회적, 정서적 발달이 향상되는 것으로 나타났다. 임상 경험에 따르면 생후 11-12개월의 어린이는 전동 휠체어를 조작할 수 있는 능력이 있는 것으로 나타났다.[9] 영유아기의 운동, 인지, 지각-운동 능력의 통합적 발달과 장애가 있는 아주 어린 아동에 대한 연구는 어린 아동이 독립적인 이동을 달성하기 위한 수단으로 전동 휠체어이동을 고려하는 것을 뒷받침한다. 신체적 장애가 있는 아동이 일반적인 발달을 보이는 아동과 같은 나이에 다른 장소로 이동할 수 있는 기회를 놓쳐선 안 된다. 앞서 설명한 수정된 ROC (54)는 2세 미만의 아주 어린 아동에게 바퀴달린 이동 수단을 소개하는 데 탁월한 방법이다. ROC는 아동이 동력 이동을 시작하는 데 필요한 가장 기본적인 기술인 원인과 결과, 멈춤과 이동을 배울 수 있는 기회를 제공한다. 이를 통해 아동은 독립적으로 지형지물을 이해하고 환경 내 물체와의 관계에서 자신의 신체 위치를 파악할 수 있다. 이러한 개념을 학습한 후에는 물체 또는 원하는 목적지와 관련하여 방향을 전환하는 방법을 배울 수 있는 능력이 통합된다. 아이가 이동, 정지, 방향 전환을 이해하게 되면 크고 작은 장애물을 통과하는 기술 개발을 구체화할 수 있으며 안전성을 배우기 시작할 수 있다.[21,22] 손으로 조작하는 표준 조이스틱을 사용하는 것이 전동 휠체어에 접근하는 가장 간단한 방법이다. 이 방법이 신체적으로 어려운 경우 조이스틱 매개변수를 프로그래밍하거나, 잡기 쉬운 다른 조이스틱 상단을 사용하거나, 조이스틱을 다른 위치로 옮기는 등 다양한 방법으로 조이스틱을 구성할 수 있다. 물리치료사는 다음을 지원할 수 있다.

휠체어에 어린이를 최적의 자세로 앉히고 조이스틱 위치를 잡는 데 도움을 준다. 일부 어린이는 중앙에 제시된 조이스틱에 쉽게 손을 뻗을 수 있다. 근력과 지구력이 약한 어린이는 양손을 모두 사용하여 중앙선에서 조이스틱을 조작하는 경우가 많다. 손이나 손목을 안정시키기 위해 포지셔닝 장치를 사용할 수 있다. 조이스틱에 손을 올리고, 휠체어를 조작하고, 독립적으로 멈추고, 조이스틱에서 손을 떼는 가장 쉽고 안전한 위치를 설정하는 것이 가장 중요하다. 일부 상황에서는 조이스틱을 전진 방향으로 이동하려면 조이스틱을 당겨야 하는 역방향 위치로 조이스틱을 구성하고 회전이 적절하게 구성되어 있을 때 어린이가 회전을 더 잘 제어할 수 있다. 표준 조이스틱이 어린이에게 적합하지 않은 경우

가벼운 터치 조이스틱, 초소형 조이스틱, 트랙패드 스타일 조이스틱 등 다양한 조이스틱 스타일/유형을 시도해 볼 수 있다. 일부 어린이는 발 옆이나 머리 뒤 또는 턱 근처에 위치하는 조이스틱을 선호하기도 한다. 조이스틱을 사용하지 않는 경우 스위치로 제어하는 옵션이 있는데, 스위치 하나를 신체 부위 근처에 여러 개 장착하여 휠체어를 제어할 수 있다. 일반적인 설정은 머리지지대 패드에 스위치가 내장된 머리지조절 위치반응시스템으로, 어린이가 뒤로 밀면 '전진'이 작동하고 고개를 좌우로 돌리면 해당 좌우 회전이 작동하는 방식이다. 다른 경우에는 한 가지 동작만 일관되게 사용할 수 있고 제어할 수 있으므로 어린이가 스위치 스캔 한 번으로 휠체어 방향을 선택할 수 있다. 다른 많은 사용자들은 '1과0'이나 '전진과 후진'을 제어할 수 있으며, 홀짝 및 퍼프 시스템을 사용하여 휠체어를 조작한다. 이 모든 옵션은 DME 또는 제조업체 담당자가 제공할 수 있는 특수 장비에 대한 접근이 수반되는 옵션이다. AT를 전문으로 하지 않는 치료사에게 이러한 장비에 대한 깊은 지식을 기대하기보다는 아동에게 실행 가능한 옵션이 있다는 것을 인식하고 적절한 전문가와 상담하는 것이 중요하다. 치료사로서 아동의 일관된 움직임 패턴과 자세에 대한 지식은 매우 중요하다.

시능 및 기타 보조 기술과의 통합

아동의 위치 및 이동 요구 사항에 대한 세부 사항이 설정되면 휠체어 수준에서 아동의 기능 상태와 달성해야 할 모든 사항을 종합적으로 검토해야 한다. 이러한 문제 중 일부는 다음과 같다:

- 장비 선택/설정이 자립 또는 의존적 이동 수행 능력, 휠체어 높이에서 화장실에 접근하거나 소변기를 사용하는 능력, 수유를 위한 몸통, 머리/목 위치의 영향, 주어진 위치의 휠체어에서 다른 기술에 접근할 수 있는 능력 등 다른 기능적 기술에 영향을 미치는지 다시 검토한다. 이러한 요구 사항을 더 잘 수용하기 위해 구성을 변경하거나 조정해야 할 수도 있다. 최적의 구성을 위해서는 다른 팀원과의 협업이 필수적이다.
- 다른 AT와 통합: 아동이 미세하게 움직임을 제어할 수 있는 경우, 하나의 컨트롤러를 사용하여 다른 보조 장치도 조작해야 하는 경우가 많다. 예를 들어, 전동 휠체어는 아동이 조이스틱을 사용하여 컴퓨터, 통신 장치 또는 ECS의 커서를 원격으로 조작할 수 있도록 블루투스 기능을 제공한다. 전동 휠체어 선택에 관여하는 치료사는 다른 팀원으로부터 아동이 휠체어에서 다른 기술에 액세스할 수 있어야 하는지 여부를 확인해야 한다. 현재 사용 중이든 가까운 미래에 사용하든 이 기능을 사용하려면 적절한 휠체어 모델이 필요하다.
- 휠체어에 다른 장비 장착: 전동 휠체어에서 다른 기술을 이용할 수 있는 것 외에도 다른 장치를 휠체어에 장착하고 통합하는 것도 중요하다. 여기에는 휠체어에 증강 커뮤니케이션 시스템을 고정하는 마운팅 시스템(그림 7.15), 스위치 또는 제어 인터페이스용 마운트, 수유 중에 사용할 수 있는 추가 머리 지지대, 시각 보조 장치, 도어 오프너 장치, 휴대폰 홀더, 컵 홀더, 수유용 정맥 내(IV) 폴, 인공호흡기 트레이, 산소 또는 기타 생명 유지 장비가 포함된다. 실제 장비의 구체적인 사항은 ATP 또는 DME 제공업체와 같은 다른 전문가가 지원할 수 있으며, 주 물리치료사 또는 작업치료사가 수용해야 하는 추가 장비에 대한 정보를 제공해야 한다.

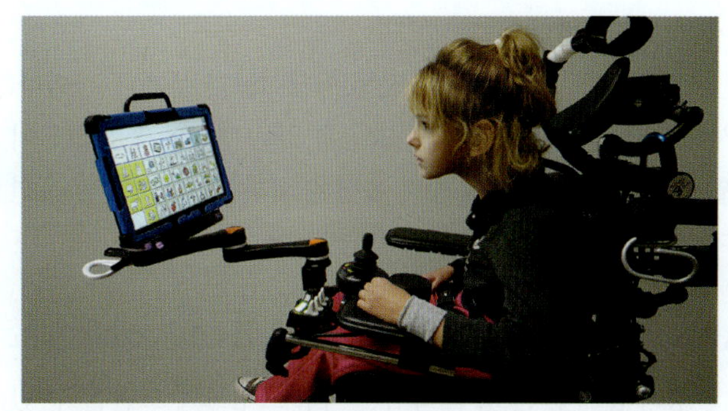

그림 7.15. Augmentative communication device mounted to powered wheelchair using Mount 'n Mover mounting system.

혼합형 휠체어(Combination wheelchairs)

어떤 경우에는 필요에 따라 휠체어 구성 요소 또는 옵션을 조합하여 사용해야 할 수도 있다. 이 경우 조합 설정이 유용할 수 있다.

파워 애드온 시스템이 장착된 수동 휠체어

수동 휠체어 베이스(접이식, 고정식 또는 틸트형)와 수동 프레임에 모터가 포함된 바퀴, 소형 조절팩, 조이스틱을 추가하여 구성할 수 있는 파워 애드온 시스템으로 구성된다.

이는 다음과 같다.

분해가 매우 쉽고 표준 전동 휠체어보다 무게가 가볍다. 사용자가 특정 상황에서 움직일 수 없는 경우에도 간병인이 휠체어를 밀 수 있도록 동력 옵션을 해제할 수 있다. 이 옵션이 유용할 수 있는 상황은 다음과 같다:

- 표준 전동 휠체어를 가정용 전동 옵션으로 옮길 때 접근성이 좋지 않은 경우 집이나 차량 트렁크에 보관할 수 있다. 더 가벼운 무게의 수동 휠체어를 가정에서 사용할 수 있다.
- 가족 또는 간병인이 표준 전동 휠체어를 운반할 수 있는 장비가 없다.
- 사용자는 환경에 따라 신체적 능력에 변동이 있다. 학교나 집의 평평한 표면에서는 자가 추진이 가능하지만, 커뮤니티에 있거나 야외 학교 캠퍼스를 건너거나 스포츠 또는 커뮤니티 행사에 참석하거나 쇼핑을 할 때는 파워 애드온 시스템이 필요할 수 있다.
- 전동 휠체어 조작법을 배우고 있지만 아직 표준 전동 휠체어를 기능적으로나 안전하게 사용할 만큼 안전하거나 숙련되지 않은 아동. 이 경우 모터를 분리하고 간병인이 휠체어를 밀 수 있도록 하는 옵션이 지역사회에서 매우 유용할 수 있다.

이 시스템은 표준 전동 휠체어에 비해 야외에서 많이 사용해도 견고하거나 튼튼하지 않다는 점에 유의하여야 한다. 이 시스템은 적당한 수준의 실외 사용을 위한 것으로, 어린이에게 전자 장치를 통해 좌석 조정을 변경할 수 있는 기회를 제공하지 않는다. 이 시스템은 표준 전동 휠체어만큼 프로그래밍이 용이하지 않으므로 추천하기 전에 사용자에게 시험 사용의 기회를 제공하는 것이 가장 좋다.

파워 어시스트 시스템(Power assist systems)

수동 휠체어에 부착하여 사용자가 휠 림을 밀거나 시스템을 작동할 때 "폭발적인" 힘을 제공하여 보조할 수 있는 몇 가지 시스템이 있다. 이 시스템은 자력 추진 능력이 뛰어나지만 근력, 지구력, 체력에 문제가 있거나 언덕, 경사도, 장거리 등 장애물이 있는 환경에서 극복해야 하는 사람에게 유용할 수 있다. 이 시스템은 주로 초경량 남성용 휠체어 프레임과 함께 사용된다. 장시간 휠체어 추진력이 관절에 미치는 영향이 연구됨에 따라 새로운 전동 보조 시스템은 계속 발전하고 있다. 아동 및 그 가족과 함께 휠체어 이동 옵션을 탐색할 때는 아동의 즉각적인 필요와 향후 3-5년 동안의 필요를 충족할 수 있는 옵션에 대한 지속적인 지원과 정보를 제공하여야 한다. 다시 말하지만, 아동의 진단, 기술 발전 또는 퇴보, 가정 및 차량 설정, 학교/직장/지역사회 요구 사항을 고려하는 것이 중요하다. 아동과 보호자의 적응 장비에 대한 정서적 수용도와 아동이 발달 단계를 거치면서 변화하는 요구 사항을 고려하여야 한다.

레크레이션 휠체어(Recreational wheelchairs)

레크리에이션을 위해 특별히 사용할 수 있는 휠체어 옵션이 점점 인기를 얻고 있다. 이러한 장치는 특정 스포츠에 대한 요구 사항을 충족하도록 특별히 설정할 수 있다. 예를 들어 농구나 테니스에 사용되는 휠체어는 휠체어가 빠르게 방향을 바꿀 수 있도록 바퀴의 캠버를 크게 설정해야 하며, 낙상을 방지하기 위해 안정성을 유지해야 한다. 일반적으로 안정성을 위해 무게 중심이 낮아야 한다. 일반적으로 성능을 위해 얇은 고압 타이어가 장착되어 있다. 사냥, 낚시, 캠핑, 농사 또는 하이킹에 사용되는 휠체어는 모든 지형에서 사용할 수 있도록 트레드가 있는 큰 바퀴와 높은 토크를 갖춘 휠체어이다. 이러한 유형의 휠체어는 일반적으로 개인 보험을 통해 보장되지 않는다. 아동과 가족이 지역 적응형 스포츠 기회를 조사하여 아동이 레크리에이션 활동에 대해 잘 알고 편안하게 느끼도록 돕는 것이 도움이 된다. 대부분의 경우 현지 프로그램에서 활동 중에 사용할 수 있는 장비를 제공한다.

휠체어 피팅/옵션(Wheelchair fitting/options)

앞서 언급했듯이 거의 모든 휠체어 프레임은 시트와 등받이 쿠션 및 추가 위치 지정 구성 요소를 포함하여 모든 좌석 시스템을 조정할 수 있다. 휠체어 유형과 구성, 필요한 좌석 시스템 조정 가능성에 대한 일반적인 이해가 끝나면 좌석 시스템의 세부 사항을 다루어야 한다. 좌석 시스템 구성 요소를 선택하고 좌석 시스템을 휠체어 프레임과 통합할 때 앞서 설명한 일반적인 좌석 설정 원칙이 적용된다. 물리치료사는 휠체어에 대한 다음 기준과 이 장의 앞부분에서 설명한 착석 원칙을 고려해야 한다:

1. 좌석 너비는 사춘기, 잠재적 성장 촉진 및 체중 변화를 고려하여 성장 또는 발달 변화를 고려해야 한다. 뼈가 휠체어 좌석 부품에 닿지 않도록 조정하는 것이 중요하다. 휠체어의 폭은 추운 겨울 날씨에 대비한 겉옷을 포함하여 다양한 옷 두께를 수용할 수 있어야 한다. 대부분의 공급업체는 양쪽 1인치가 적당하다고 생각한다. 자가 추진을 하는 사용자의 경우, 추진을 위해 바퀴에 효율적으로 닿고 부상을 방지하기 위해 적절한 어깨 위치를 제공하기 위해 폭이 가능한 한 좁아야 한다. 팔이 짧은 어린이의 경우, 추진 중에 팔걸이를 비켜서 바퀴에 더 쉽게 닿을 수 있도록 하는 것이 도움이 되는 경우가 많다. 휠체어 수명이 다할 때까지 휠체어 프레임의 폭을 조절할 수 있는 기능에 유의하여야 한다. DME 담당자 또는 제조업체 담당자가 사용자의 위치와 권장 좌석 시스템 통합을 고려하여 최적의 휠체어 폭을 선택하는 데 도움을 드릴 수 있다. 또한 이러한 전문가는 좌석 시스템 구성 요소에 변경이 있는 경우 휠체어 프레임 설정을 수정하는 데 도움을 줄 수 있다.
2. 좌석 깊이는 무릎뼈의 압박 없이 무릎을 편안하게 구부릴 수 있어야 한다. 어린이의 자세에 따라 다양한 정도의 지지력을 제공하는 슬링 등받이 또는 후방 등받이를 사용할 수 있다. 일부 휠체어 프레임에는 깊이를 조절할 수 있는 하드웨어가 있어 성장에 따라 등받이를 뒤쪽으로 움직일 수 있다. 성장 잠재력을 극대화하기 위해 등 지팡이 앞에 후방 등받이를 장착하면 좌석 깊이를 조절할 수 있는 폭을 늘릴 수 있다. 물론 이 모든 것은 아이의 신체와 추진력을 위한 바퀴의 위치, 휠체어의 무게 중심과의 관계에 영향을 미치며 휠체어의 안정성과 기울어짐에 영향을 미친다. 가장 좋은 방법은 휠체어의 후방 안정성을 저해하거나 앞 바퀴를 방해하지 않으면서 뒷바퀴 차축을 최대한 앞으로 배치하는 것이다. 수평 및 수직으로 조절하는 차축 판 조정이 가능하지만 조정 범위는 의자의 프레임 크기 등 여러 요인에 따라 달라진다. 틸트 인 스페이스 휠체어의 좌석 깊이를 설정할 때는 더 무겁고 깊어질 수 있는 좌석 시스템의 무게와 휠체어 후면에 장착되어 휠체어가 뒤로 기울어질 수 있는 모든 의료 장비를 고려해야 한다. 이 모든 것이 휠체어의 전반적인 설정과 관련이 있다.
3. 골반/허리 지지: 좌석 깊이와 폭이 설정되면 신체 검사/매트 검사를 통해 얻은 정보(관절가동범위, 긴장도, 근력 등)를 고려하여 골반이 올바른 위치에서 안정화된다. 골반이 안정된 최적의 위치에 있지 않으면 신체의 나머지 부분이 정렬되지 않거나 충분한 안정성이나 이동성을 갖지 못한다. 다양한 정도의 지지력을 제공하는 다양한 쿠션이 있다. 기본 일반용 쿠션은 편안함을 위해 사용되며 무게가 가볍고 자세 조절이 잘되고 위치나 압력 완화보다는 지구력을 위해 휠체어를 사용하는 사람이 사용할 수 있다. 허벅지 결절과 넙다리뼈가 대칭적으로 정렬될 수 있도록 최소, 중간, 적극적인 윤곽을 제공하는 윤곽 쿠션이 있다. 이러한 쿠션 중 일부는 인서트 또는 구성 요소를 사용하여 골반 기울임 또는 회전을 수용하도록 수정할 수 있다. 또한 엉덩관절 모음 또는 벌림 자세를 유지하기 위해 쿠션에 배치할 수 있는 다른 포지셔닝 구성 요소도 있다. 이를 포지셔닝 쿠션이라고 한다. 많은 쿠션에는 폼, 젤 또는 공기 등 다양한 매체를 사용하여 압력을 완화하는 특성이 있다. 사용자에게 압력 손상 문제가 있는 경우 자격을 갖춘 치료사 및 DME 담당자와 함께 전문 프로그램을 통해 평가를 받는 것이 좋다. 특히 아이가 감각이 없거나 의사소통이 불가능한 경우 압력 매핑 평가가 매우 유용할 수 있다.
4. 골반/안전벨트: 권장 시트 쿠션에 골반을 제자리에 고정하려면 골반 포지셔닝 벨트가 필요하다. 아이의 필요, 강직도, 쿠션의 모양에 따라 다양한 각도로 조절할 수 있다. 아이의 폄근이 과도하게 발달한 경우 양쪽에 두 개의 접점이 있고 벨트가 복부 쪽으로 미끄러지는 것을 방지하는 4점식 골반 포지셔닝 벨트를 사용하는 것이 도움이 될 수 있다.
5. 중력 도움: 휠체어 프레임에 따라 휠체어에서 자세 정렬을 돕기 위해 중력을 사용하는 방법에는 여러 가지가 있다. 앞서 설명한 것처럼 휠체어 덤프는 바닥을 기준으로 앞좌석 높이가 뒷좌석 높이보다 높아지도록 프레임을 설정하여 수행할 수 있다. 이렇게 하면 중력이 아이의 몸통을 똑바로 세우는 데 도움을 주어 상지가 스스로 추진력을 얻고 엉덩이가 시트에서 앞으로 미끄러지는 것을 방지할 수 있다. 자체 추진 기능이 없는 수동 또는 전동 휠체어의 경우 틸트 인 스페이스 옵션을 사용하면 중력에 따른 자세를 제공하고 좌석과 등받이 사이의 관계를 유지하면서 아이의 신체 위치를 자주 변경할 수 있다. 이는 생리학, 정렬, 생체 역학, 이동 및 기형 예방과 관련된 문제를 포함하여 어린이의 편안함, 건강을 저해할 수 있는

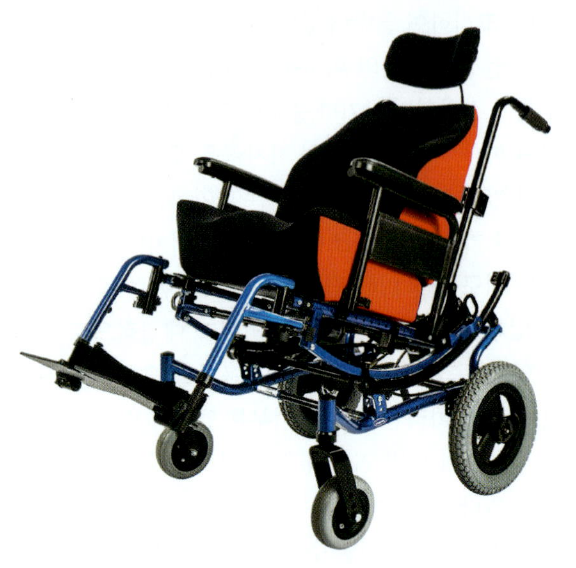

그림 7.16. Precision Rehab Manufacturing Signature Fit custom-molded seating system on manual tilt-in-space wheelchair.

다양한 문제를 효과적으로 해결할 수 있다.[48] 중력을 이용해 자세 정렬을 돕는 또 다른 방법은 등받이와 좌석의 각도는 변하지만 좌석과 바닥의 관계는 그대로 유지되는 리클라이닝 등받이를 사용하는 것이다. 전동 리클라이닝 및/또는 틸트형 공간 의자를 사용하면 어린이가 자주 이동하지 않고도 하루 종일 독립적으로 압력을 완화하고 휴식 자세를 취할 수 있다.

6. 몸통 지지대: 등받이의 종류와 크기는 아이의 필요에 따라 크게 달라질 수 있다. 예를 들어, 자세 조절 능력이 뛰어나거나 하루 종일 휠체어를 주 착석 장치로 사용할 필요가 없는 어린이의 경우 덮개를 씌운 등받이로 충분할 수 있으며, 휠체어 자체의 무게가 가벼워지고 운반 시 접거나 분해하기 쉬워진다. 그렇지 않으면 자세를 지지하는 단단한 등받이가 골반의 안정성을 높여 추진 효율을 높이고 몸통을 똑바로 세우는 데 도움이 될 수 있다. 다양한 정도의 측면 몸통 지지대, 이동 또는 G-튜브 사용을 위한 날개형 측면 지지 하드웨어, 중심선 직립 몸통 정렬 또는 허리척추 지지대를 제공하는 폼 인서트 등 다양한 등받이가 시중에 판매되고 있다. 유연하거나 고정된 척추 변형을 지지하기 위해 등받이를 맞춤 성형할 수 있는 옵션도 있다(그림 7.16).

온도 조절에 어려움을 겪는 사용자를 위해 압력 완화 및 공기 교환을 제공하는 다양한 매체가 있다. 자가 추진이 가능한 사람의 경우, 등받이 높이가 어깨관절 아래에 위치하는 것이 최적의 움직임과 여유 공간을 확보할 수 있다. 이를 통해 사용자는 다음을 수행할 수 있다. 회전하여 휠체어 뒤로 손을 뻗거나 등받이 지팡이에 팔을 걸면 압력을 완화할 수 있다. 등받이의 무게는 가능한 한 가볍게 유지하는 것이 좋다. 자세 조절 능력이 떨어지는 어린이는 등받이가 더 높고 윤곽이 뚜렷해야 한다. 이러한 등받이는 무겁고 불편할 수 있지만 적절한 지지력을 제공하기 위해 필요하다. 머리 받침과 앞쪽 가슴 받침대를 포함한 다른 위치 조절 부품의 조정과 관련하여 등받이 높이에 주의를 기울여야 한다. 이러한 견고한 등받이에는 일반적으로 부품탈착이 쉬운 옵셥이 제공되어 등받이를 쉽게 분리하여 분해할 수 있다.

7. 머리/목 지지대: 휠체어에 틸트 또는 리클라이닝 기능이 있는 경우 후방 머리/목 지지대 또는 머리 받침대가 필요하다. 어린이가 휠체어에 앉은 상태에서 차량으로 운송할 때도 머리 받침대가 필요하다(차량으로 어린이 운송하기 섹션 참조). 특정 상황에서만 머리지지대가 필요한 어린이를 위해 탈착식 퀵 릴리스 하드웨어를 장착할 수 있다. 어린이의 필요에 따라 탈부착이 가능한 다양한 머리지지대가 제공된다. 어린이에게 촉각적 신호로 약간의 후방 지지대만 필요한지, 아니면 앞/뒤면에서의 자세를 개선하기 위해 머리의 뒤통수 주변에 윤곽이 있는 지지대가 필요한지 고려해야 한다. 일부 어린이는 정중선 정렬을 유지하기 위해 측면 머리 받침대가 필요하다. 머리 윗부분이 개방되어 있으면서 목과 어깨 부위를 자세 이하로 지지하는 머리 받침대도 있다. 이러한 유형에는 주로 이동 중 또는 피곤할 때 머리 위쪽을 지지하는 날개 패드 구성품이 추가되어 있다. 일부 머리 지지대에는 스위치 마운트가 내장되어 있어 스위치 하나로 다음과 같은 다른 기술을 사용할 수 있다. 통신 장치이다. 일부 머리지지대에는 휠체어 컨트롤러가 통합되어 있으며, 이에 대해서는 다음장에서 설명한다. 일부 머리지지대는 목, 턱 또는 이마 부위를 추가로 지지할 수 있는 앞쪽 부품을 제공한다. 치료사는 사용 가능한 특정 헤드레스트에 대한 전문 지식보다는 아동에게 도움이 될 수 있는 보조 장치의 유형에 대해 잘 알고 있어야 한다. 추가 기술을 사용할 수 있는 아동에게 지원이 필요한 경우, 머리 지지대를 선택하고 머리/목의 움직임 또는 눈의 움직임을 사용하여

기술에 접근하기 위한 팀 접근 방식이 매우 중요하다. 또한 다른 팀원들은 안전한 삼킴, 호흡, 구강 운동 조절 및 시야 사용에 필요한 머리 위치 설정에 관한 중요한 정보를 제공할 수 있다.

8. 발 지지대: 매트 검사를 통해 얻은 아동의 신체 상태, 이동 방법, 휠체어 및 바퀴의 크기 등 휠체어 발판/발판의 선택과 위치에 영향을 줄 수 있는 몇 가지 요인이 있다. 발판의 위치는 이 장의 앞부분에서 설명한 무릎의 굴곡 가능 범위와 음색 변화에 따라 영향을 받는다. DME 담당자는 발판과 전면 캐스터 및 발판과 지면과의 간섭을 피할 수 있는 설정을 설정하는 데 도움을 줄 수 있다. 특히 수동관절가동범위 제한이 있거나 발목 위치가 고정된 발 보조기를 착용하는 어린이의 경우 발이 완전히 닿을 수 있도록 각도를 조절할 수 있는 발판이 필요하다. 이동 또는 접근성을 위해 발판이 흔들릴 수 있는지도 중요한 고려 사항이다. 대부분의 고정식 휠체어에는 앞쪽 끝이 고정되어 있으며 날개형 탈착식 발판 옵션이 없다. 필요한 경우 일반적으로 플립업 발판 옵션이 있다. 휠체어에 리클라이닝 등받이가 있는 경우 높낮이 조절 다리 받침대가 유용하지만, 스탠딩 다리 받침대보다 훨씬 무겁고 전체 크기 때문에 휠체어의 기동성에 영향을 줄 수 있다. 높이를 높이면 넓적다리뒤근육이 길어지고 골반이 좌석에서 뒤로 기울어지고 앞으로 미끄러져 장시간 사용 시 압력 부상의 위험이 있으므로 자세에 부정적인 영향을 미칠 수 있다. 필요한 경우 휠체어에서 위치를 모니터링하고 위치를 변경하여 자세와 압력 완화가 유지되는지 확인해야 한다. 발판에 하나의 종아리 스트랩이나 발판 뒤쪽의 뒤꿈치 고리를 사용하면 발이 발판에서 뒤쪽으로 미끄러지는 것을 방지할 수 있다. 발판에 발을 안정적으로 고정하는 것도 중요한 요소 중 하나이다. 발등, 발목 또는 발가락에 간단한 벨크로 스트랩을 사용할 수 있다. 다양한 스트랩 클로저와 풋 포지셔너를 사용할 수 있다. 필요한 안정성과 지지대 관리에 대한 아이의 독립성을 고려해야 한다.

9. 팔 지지대: 팔걸이는 신체의 대칭적인 정중선 정렬을 개선하고 아이가 휠체어 바퀴에 손이 끼는 것을 방지하는 데 도움이 된다. 팔걸이 높이는 다음과 같이 편안해야 한다. 어깨에 가해지는 체중 부하를 줄여주고 추진력을 위해 바퀴에 쉽게 접근할 수 있어야 한다.[45,58] 기본적으로 팔걸이의 유형은 관리의 용이성에 따라 구분되어야 한다. 탈착식 팔걸이는 필요할 때 팔걸이의 이점을 제공하지만 일부 유형의 이동이 용이하고 휠체어를 테이블이나 책상 가까이로 옮길 때 제거할 수 있다.

10. 바퀴 및 캐스터: 휠과 바퀴의 크기와 설정은 휠체어 자체의 안정성과 조작성에 전반적인 영향을 미치며, 이는 사용자의 휠체어 추진력, 적절한 좌석 높이에서의 이동, 환경의 다양한 지형에 대한 접근 능력에 영향을 미친다. 수동 휠체어의 안정성은 사용자의 무게 중심 높이(개인의 키와 휠체어 시트 높이의 영향을 받음), 무게 중심 대비 뒷바퀴 차축의 위치, 바닥에서 두 뒷바퀴 사이의 거리인 베이스의 너비에 따라 달라진다. 후륜 캠버를 늘리면 위도 안정성을 향상시킬 수 있다. 바퀴의 수직 각도, 즉 캠버는 휠체어의 기동성과 휠체어의 전체 폭을 결정한다. 바퀴의 상단이 안쪽으로 기울어지면 바퀴와 바닥 사이의 거리가 멀어져 지지대가 넓어지고 측면 안정성이 높아진다. 바퀴 경사의 각도가 커지면 농구나 테니스와 같은 대부분의 휠체어 스포츠에 필요한 빠른 회전 시 휠체어를 더 쉽게 조종할 수 있다. 자가 추진이 가능한 어린이의 경우 뒷바퀴의 크기와 위치는 생체역학적 추진력을 확보하는 데 매우 중요하다. 어린이가 가장 높은 지점에서 핸드림을 잡았을 때 팔꿈치가 100-120도 정도 펴지는 것이 이상적이다.[45,58] 이 최적의 팔꿈치 각도는 휠 직경뿐만 아니라 적절한 휠체어 쿠션의 높이, 팔걸이 위치, 후륜조향의 배치 등 시트 높이의 산물이다. 팔을 휠체어 옆으로 편안하게 늘어뜨렸을 때 손가락 끝이 휠축의 중간 지점 근처에 떨어져야 한다. 앞쪽 캐스터 위치도 휠체어의 전반적인 안정성에 영향을 미칠 수 있다. 일부 휠체어 프레임에는 안정성을 높이기 위해 전면 상자형 옵션이 있다. 이는 가파른 경사면이나 고르지 않은 지형을 고속으로 횡단하지 않도록 안전 판단력이 부족한 어린 자녀에게 유용한 안전 기능이 될 수 있다. 어린이의 특정 환경과 활동 수준에 따라 바퀴와 캐스터에 대한 결정에 영향을 미친다. 휠 또는 캐스터 유형은 다양한 유형의 지형에서 휠체어의 성능에 상당한 영향을 미칠 수 있다. 공압 타이어는 더 부드러운 승차감을 제공할 수 있지만(충격 흡수력이 추가됨), 일관되고 적절한 공기압을 유지하려면 상당한 관리가 필요하다. 공기압이 부족한 타이어는 수동으로 추진해야 하는 노력이 증가한다. 어린이의 경우, 어린이의 몸무게를 고려할 때 추가 유지보수가 필요한 공기압 타이어의 필요성을 정당화하지 못할 수 있다.

나이가 많고 몸무게가 많이 나가는 어린이의 경우 거친 지형에서는 타이어를 사용하는 것이 더 쉽다. 시골이나 도시 지역에 거주하는 경우 타이어에 펑크에 노출되어있으며, 이는 공기주입장치를 사용하면 타이어 펑크나 공기 손실을 방지할 수 있다. 실외 지형에서는 트레드가 큰 것이 좋으며, 실내에서는 얇고 고압 타이어가 빠른 회전이 필요한 스포츠에서 더 나은 성능을 발휘한다. 바퀴의 크기도 영향을 미치는데, 바퀴가 작을수록 기동성이 뛰어나고 바퀴가 넓을수록 지형이나 틈에 걸릴 가능성이 적기 때문이다.

11. 바퀴 잠금장치(브레이크): 바퀴 잠금 장치는 관리하기 쉬운 위치에 있어야 하며, 어린이의 선호도와 능력에 따라 밀거나 당겨서, 연장 장치를 사용하거나 사용하지 않고 작동할 수 있다. 휠 잠금장치는 제조업체에 따라 좌석 아래에 장착하는 방식, 휠체어 뒤에서 접근하는 보조 바퀴 잠금장치, 푸시 핸들에 부착된 수동식 바퀴 잠금장치 및 제동 장치 등 다양한 스타일이 있다.
12. 팁 방지 튜브: 휠체어 후방 하단에 장착되는 안전 부품으로, 휠체어가 뒤쪽으로 기울어지는 것을 방지하는 역할을 한다. 차량으로 운송할 때 사용해야 하며 휠체어를 기울이거나 기울일 때 또는 무거운 의료 장비를 휠체어 후면에 장착할 때 매우 필요하다. 간병인이 휠체어를 밀 때 발 공간을 확보하기 위해 이를 제자리로 옮겨야 하는 경우 안전을 위해 제자리에 다시 장착해야 한다.
13. 상지 지지대: 어린이, 특히 학령기 아동에게 특히 도움이 되는 지지대이다. 상지를 지지하고, 지지할 수 있는 장소를 제공하여 상체를 이완시키는 데 도움을 주며, ADL, 학교 또는 놀이 작업을 위해 조작하거나 사용해야 하는 자료를 거치하거나 배치할 수 있는 장소이다. 지지대는 투명 또는 불투명한 재질로 구성할 수 있다. 투명한 지지대는 휠체어를 스스로 추진하는 경우 사용자가 더 많은 물건을 볼 수 있게 해주지만 시각 장애가 있는 아동에게는 방해가 될 수 있다. 치료팀과 필요 사항을 논의하는 것이 중요하다.
14. 푸시 핸들: 수동 휠체어 또는 거동이 의존적이거나 독립적인 어린이용 유모차에는 휠체어를 장거리 이동하거나 연석이나 계단을 오르내리는 데 도움이 되는 확장형 푸시 핸들을 장착할 수 있다. 제조업체에 따라 다양한 옵션이 있다. 휠체어 장치가 기울어지거나 기울어진 경우 간병인의 키와 핸들의 위치를 고려해야 한다.

휠체어 사양이 확정되고 모든 팀원이 선택에 동의하면 평가자가 장비에 대한 지급을 정당화하기 위해 서류를 작성해야 한다. 필요한 서류의 유형은 자금 출처에 따라 다르다. 일반적으로 의학적 필요성 여부를 첨부한 광범위한 평가가 필요하다.

장비 구성 요소는 항목별로 분류되며, 의학적 근거가 있어야 한다. 비용이 적게 드는 대안과 해당 장비가 제공되지 않을 경우 발생할 수 있는 의학적 영향을 명시하는 것이 도움이 된다. 치료사는 장비가 고가이며, 무엇보다도 향후 3-5년간 아동의 삶의 질에 영향을 미칠 수 있다는 점을 항상 기억해야 한다.

보행 훈련기와 워커(Gait trainers and walkers)

보행 훈련기는 보행 또는 보행 복귀를 배우는 데 도움을 주는 바퀴 달린 장치이다. 보행 훈련기는 의존적 보행 수단을 제공하기 위해 장기적으로 사용할 수도 있고, 바퀴 달린 보행기나 팔뚝 목발과 같이 지원이 적은 독립적 보행을 개발하는 단계의 한 단계일 수도 있다. 보행 훈련기는 아동의 필요에 따라 다양한 지원과 옵션을 제공하는 많은 유형과 스타일이 있다(그림 7.17). 보행 트레이너는 기립 보조기처럼 자세를 제어하지는 않지만, 보조기의 무게를 덜어주고 보행 훈련을 위한 자세 정렬을 도와주는 역할을 한다. 일부 보행 트레이너는 안장형 시트, 가슴 지지대, 손잡이를 제공하여 아이를 더 앞쪽으로 기울이거나 엎드린 자세로 지지한다. 이 자세는 사용자가 걸음마를 쉽게 시작할 수 있도록 도와준다. 엉덩이가 과도하게 모음되는 것을 방지하고 하지의 움직임

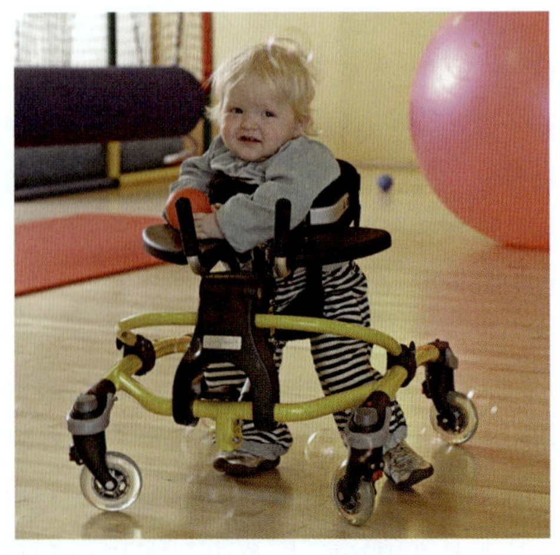

그림 7.17. R82 by Etac Mustang Gait Trainer.

을 제한하기 위해 다리 지지대를 사용할 수 있다. 이러한 유형의 보행 트레이너는 지지대가 사용자 앞에 있기 때문에 사용자가 테이블이나 사람에 가까이 다가가는 데 방해가 될 수 있다. 사용자가 더 똑바로 선 자세에서 안장 시트, 상체 지지대, 다리 포지셔너를 사용할 수 있는 후방 지지대가 있는 다른 보행 트레이너도 있다.

이러한 유형의 보행 강사는 아이가 테이블과 사람 가까이에서 사용할 수 있다. 지지가 덜 필요한 어린이의 경우 후방 보행기를 사용할 수 있다. 이는 아이가 똑바로 설 수 있도록 도와주며, 엉덩이를 안정시키는 다양한 부품과 다양한 상지 지지대를 제공한다.

휴식 시간을 위한 좌석이 있든 없든 제공될 수 있다. 전통적인 전방 보행기는 자세 제어가 더 필요하고 균형과 안전을 위한 지원이 필요한 어린이에게 사용된다. 보행 보조기와 보행기는 어린이에게 독립적인 보행을 위한 수단일 뿐만 아니라 다른 방식으로도 유용하다: 사회적 상호작용과 상지 기능을 위한 직립 자세를 가능하게 하고, 하지 체중 지지의 많은 장점을 제공한다(이 장의 앞부분에서 설명). 체중 부하가 동적이며 간헐적 부하를 통해 이루어지기 때문에 대뇌피질활성화와 골밀도를 개선하는 것으로 밝혀진 체중 부하 효과는 주목할 만한 가치가 있다.[51,61] 이러한 유형의 장비를 다룰 때는 보행 훈련기의 의도된 기능과 향후 3-5년 동안 아동의 발달을 신중하게 고려하는 것이 중요하다. 어떤 장비든 실제로 처방하기 전에 아동이 직접 사용해 보는 것을 추천한다. 일부 지역에서는 의료 보험에서 보행 훈련기와 기립 보조기를 모두 지원하지 않기 때문에 자금 지원을 고려하는 것이 중요하다. DME 딜러는 장비 진행 계획과 자금 지원 옵션을 결정하는 데 도움이 될 수 있다.

기타 이동 보조 기구(Other mobility aids)

아동의 장애 및 장애 정도에 따라 다양한 이동 보조기구를 사용할 수 있다. 성인에게 일반적으로 사용되는 이동 보조기구는 어린이에게도 사용할 수 있으며 다음과 같은 것들이 있다:

- 아래팔(Lofstrand), 플랫폼, 또는 겨드랑 목발
- 지팡이(J-지팡이, T-지팡이, 4점-지팡이), 워커(바퀴형, 역방향 바퀴형, 플랫폼, 손잡이가 반대로 구성된 워커)
- 일반적 하지 보조기[supramalleolar orthosis (SMO), 발목–발 보조기(AFO), 무릎–발목–발 보조기(KAFO), 그리고 엉덩이-무릎-발목–발 보조기(HKAFO)]
- 특수 보조 기구(옆다리보조기, 상반보행보조기)

>> 적응형 카시트

특별한 도움이 필요하거나 필요하지 않은 어린이가 뒷좌석에 연령에 맞는 안전띠를 착용하고 앉으면 자동차 사고로 인한 심각한 부상을 줄일 수 있다.[62] 미국 소아과학회(AAP)는 13세 미만의 모든 어린이는 뒷좌석에 탑승할 것을 권장한다. 2018년부터 AAP는 적어도 만 2세 또는 해당 카시트의 최대 키와 몸무게에 도달할 때까지는 가능한 한 오랫동안 뒷좌석 카시트에 앉히고, 그 이후에는 키와 몸무게가 제조업체의 제한에 도달할 때까지 병실용 카시트로 사용할 것을 권장한다. AAP는 또한 어린이가 전향식 카시트보다 성장한 경우 벨트 포지셔닝 부스터 시트를 사용할 것을 권장하며, 제조업체의 지침에 따라 적어도 만 8세가 되고 키가 약 4피트 9인치(144.78 cm)에 도달할 때까지 사용해야 한다.

만 8세에 아직 권장 키에 도달하지 않은 어린이는 권장 키에 도달할 때까지 부스터를 계속 사용해야 한다. AAP는 적절한 카시트 선택 및 정확하고 안전한 카시트 사용에 대한 권장 사항과 함께 승인된 카시트 목록을 최신 상태로 유지하고 있다.[62] 장애 또는 장애로 인해 운송 중 누워 있어야 하는 어린이는 충돌 테스트를 거친 카시트에 탑승해야 한다.[62] 미국에서는 50개 주 모두에서 영유아를 위한 차량 안전띠 착용이 의무화되어 있다. 이러한 요건에도 불구하고 장애가 있는 영유아의 차량용 안전띠 미사용은 여전히 문제가 되고 있다. 부모는 자녀의 장애와 요구 사항을 잘 알고 있는 물리치료사 또는 작업치료사에게 적절하고 안전한 카시트에 관한 조언이나 제안을 요청할 수 있다. 여기에는 가능한 경우 연방 자동차 안전 기준을 충족하는 표준 카시트 사용, 필요한 경우 카시트의 하네스 시스템을 방해하지 않는 범위 내에서 말아놓은 수건을 사용하여 카시트에서 옆면 지지대 제공, 카시트 안전 장치를 개조하지 않기, 아이가 앞좌석에 탑승해야 하는 경우 에어백 끄기, 아이가 앞좌석에 탑승해야 하는 경우 가능한 한 좌석 뒤로 이동, 모든 의료 장비를 어린이 시트 아래 또는 바닥에 고정, 의학적 취약 아동과 어른이 뒷좌석에 탑승하도록 하기 등이 포함된다.[62] 카시트의 무결성과 안전이 손상되지 않는 한 표준 카시트에 벌림 포멜, 작은 시

트 쐐기 또는 옆면 수퍼포트 추가와 같은 간단한 개조는 가능하다. 어린이의 안전 요구 사항을 충족하는 경우 적절하게 맞는 표준 유아용 카시트를 사용해야 하지만, 복잡한 문제가 있는 어린이의 경우 특수 요구 사항 카시트가 필요하다. 이러한 카시트는 표준 카시트보다 더 비싼 경향이 있지만 표준 카시트로 어린이의 안전을 적절히 보장할 수 없는 경우에 사용해야 한다.[62] 현재 특별한 건강 관리가 필요한 어린이를 위한 다양한 차량 안전 보조 장치가 시판되고 있다. 여기에는 측면 몸통 및 엉덩이 포지셔너, 발 받침대, 머리 지지대, 벌림 방지 쿠션, 좌석 웨지 및 압력 완화 폼 등 다양한 위치 지정 옵션이 있다. 일부 특수 카시트에는 어린이가 하네스나 고정 클립을 풀지 못하도록 안전 잠금장치가 있다. 시트가 문 쪽으로 90도 회전하는 옵션도 있어 아이가 더 쉽게 시트에 앉을 수 있다. 다양한 특수 요구 카시트는 차량에 설치하는 방식이 다르다. 물리치료사는 장애 아동의 특정 요구 사항을 충족할 수 있는 카시트에 대해 DME 제공업체와 상담해야 한다. 국립 특수 건강 관리가 필요한 아동 교통 센터에서는 AAP에서 승인한 최신 가이드라인 또는 특수 건강 관리가 필요한 아동을 위한 안전 보조 장치에 관한 자료를 제공한다. 치료사는 시험 장비를 사용하여 카시트 내 최적의 위치를 결정하고 안전한 설치에 필요한 차량 설정에 관한 정보를 가족에게 제공할 수 있지만, 실제로 카시트를 차량에 설치하는 것은 가족이 책임져야 한다.

카시트를 설치하고 안전한 설정을 보장하는 적응형 카시트 프로그램과 지역 공인 어린이 탑승자 안전 기술자(인터넷에서 검색 가능)가 있다. 휠체어에 탑승하는 어린이는 머리 지지대가 있어야 하며[30,31] 휠체어는 4점 고정 장치로 고정해야 한다. 휠체어에 부착된 무릎 받침대 및 기타 장비는 분리하여 별도로 고정해야 한다.[31] 또 다른 옵션은 휠체어에서 인증된 환승용 휠체어로 아동을 옮기는 것이다.[30] 그러나 이러한 의자는 해당 아동에게 적합하지 않은 경우가 많다. 스쿨버스 내에서의 아동의 안전한 이동도 해결해야 할 문제이다. AAP는 체중이 80파운드 미만이고 이동이 가능하거나 이동을 도울 수 있는 아동은 일반 카시트, 특수 요구 카시트, 안전 조끼 또는 현수장치, 버스 좌석에 통합된 5점식 현수 등 안전한 지지대를 제공하는 아동 안전 장치(CSRS)[64]를 사용하여 스쿨버스 운송 수단을 이용할 것을 권장한다. 특별한 도움이 필요한 아동을 수송하는 스쿨버스를 위해 연방정부에서 개발한 안전 지침을 준수해야 하며, 이는 미국 도로교통안전국 웹사이트에서 확인할 수 있다.[64,65] CSRS로 환승하는 것이 안전하지 않거나 불가능한 경우 휠체어나 ANSI-RESNA의 자발적 업계 표준을 충족하는 장치를 사용하여 운송하는 것이 좋다. 인공호흡기나 산소호흡기와 같은 의료 장비는 어린이와 함께 운송된다. 비어 있는 휠체어를 포함한 모든 의료 장비는 자가용이든 대중교통이든 모든 탑승자의 안전을 위해 차량 내에 고정해야 한다.

영유아용 장비

영유아의 기기의 필요성 및 가용성을 고려할 때, 어린 아이들은 진단을 받지 못했거나 장기적 장애가 아닌 단순발달 지연이 있을 수 있다는 점을 기억해야 한다. 정상적으로 발달하고 있으며 심장, 폐, 위장 및 기타 장애로 인해 장기간 입원이 필요한 어린이는 운동 발달을 향상시키는 유형의 기구를 사용하는 것이 도움이 될 수 있다. 영유아가 ADL을 안전하고 성공적으로 완수할 수 있도록 자세조절을 고려해야 한다.

수유/착석 활동(Feeding/Seated activities)

어린이는 안전한 수유와 삼킴을 위해 적절한 자세정렬과 지지대를 제공하는 한 표준 유아용 의자와 유모차를 사용할 수 있다. 표준 기성품을 사용하거나 간단한 개조로 필요를 충족할 수 없는 경우 특수 개조 유아용 의자와 유모차도 사용할 수 있다. 수유용 좌석 장비는 안정적이고 대칭적인 자세를 제공하여 최적의 구강 운동 기능, 머리 바로 세우기 및 조절, 상지 움직임의 자유도를 보장할 수 있다. 모든 유아에게 좋은 수유 자세는 반듯하게 앉거나 똑바로 앉은 상태에서 몸통과 목을 약간 구부려서 삼키는 데 도움이 되는 몸통과 목의 과한폄을 제한하는 자세이다. 안정성을 위해 발을 받쳐주는 것도 안전한 삼킴과 구강 운동기술을 위한 지지 기반으로서 중요하다. 이 장에서 이미 설명한 앉기 및 포지셔닝의 개념은 유모차와 하이체어에 적용해야 한다. 예를 들어, 하이체어나 유모차에 앉을 수 있는 유아는 몸통 대칭과 손의 중앙선 사용을 촉진하기 위해 적절한 엉덩관절 굽힘(90도)과 지지대가 있어야 한다. 가정에서 식사할 때뿐만 아니라 공공장소에서 수유할 때, 일반적으로 유모차에 앉은 채로 수유할 때도 적절한 자세가 필요하다는 점을 명심해야 한다. 기존의 엄브렐러 또는 슬링형 유모차는 엉덩이의 모음 및 안쪽돌림, 골반의 뒤쪽 기울기를 조장하는데, 이는 앉을 때 바른 자세의 구성 요소가 아니며 장애가 있는 많은 영유아에게 적합하지 않다. 엄브렐라 유모차라고 불리는 일부 현대식 유모차는 시트와 등받이가 견고하여 오리지널 스타일의 엄브렐라 유모차와 같은 자세 편차를 일으키지 않는다.

바닥 놀이(Floor play)

장기간 입원한 영유아를 위한 물리치료는 통제된 운동 패턴의 정상적인 발달을 촉진하는 데 중점을 두어야 한다. 치료사는 부모가 움직임을 촉진하는 방법을 찾도록 돕고 아이가 바닥에 앉았을 때 기능적인 움직임을 할 수 있도록 필요에 따라 지원을 제공해야 한다. 이러한 아동을 지속적으로 모니터링하여 적응 장비 없이도 발달이 진행되는지 또는 기능적 필요를 충족하기 위해 장비가 필요한지 확인한다.

목욕/배변 훈련(Bathing/Toilet training)

유아는 일반적으로 기성품 유아용 욕조를 사용하여 목욕을 하다가 성장이 끝나거나 신경 운동장애로 인해 관리가 어려워질 때까지는 기성품 유아용 욕조를 사용한다. 치료사는 표준 욕조 또는 샤워기에서 추가 지원을 제공하기 위해 솔루션이 필요한지 지속적으로 모니터링해야 한다. 욕조 바닥에 앉을 수는 있지만 앉는 균형이 좋지 않아 추가적인 몸통 지지대가 필요한 아동을 위해 설계된 욕조 지지대가 있다. 또한 안전을 위해 기울이거나 기대는 자세를 유지해야 하는 의존적인 어린이의 필요에 따라 조절 가능한 목욕 현수장치도 있다.

>> 입원 아동용 장비

정상적인 운동 발달은 감각 입력과 운동 출력, 탐색, 놀이를 통해 그 입력에 반응할 수 있는 운동자세조절을 위한 감각과 운동을 통합적인 과정이다. 정상적인 운동 패턴은 주동근과 길항근이 균형 잡힌 시너지 효과를 내는 협조작용을 학습할 때 발달한다. 장비는 감각 입력과 움직임을 제한하거나 방해할 수 있으므로 영유아에게 장비를 사용하는 것은 거의 항상 권장하지 않는다. 입원 중인 어린이의 움직임은 모니터, 원격 측정 장치, 치료용 의료 장비로 인해 제한되는 경우가 많다. 의학적으로 필요한 기기에 장치를 추가하는 것은 아이의 운동 발달에 역효과를 가져올 수 있다. 입원 아동의 목표는 의학적 개입과 장비에 의해 제한되는 범위 내에서 최적의 이동의 자유를 제공하는 것이다. 입원 아동을 위한 물리치료는 안전하다면 활동량을 늘리도록 권장해야 하며, 외부의 제약으로 인해 아동이 시작하기 어려운 움직임 패턴을 촉진해야 한다. 아동의 건강 상태가 호전되거나 아동이 집으로 돌아온 후에도 신체 조절 또는 안전 증진을 위해 필요한 경우를 제외하고는 장비 사용을 제한해야 한다. 인공호흡기에 의존하는 어린이에게서 장비가 필요성이 대두되고 있다. 물리치료사는 인공호흡기에 의존한 아동의 퇴원 계획과 관리를 도와야 하는 경우가 점점 더 많아지고 있다. 기술 발전으로 만성 질환을 앓고 있는 어린이들의 기대 수명이 연장

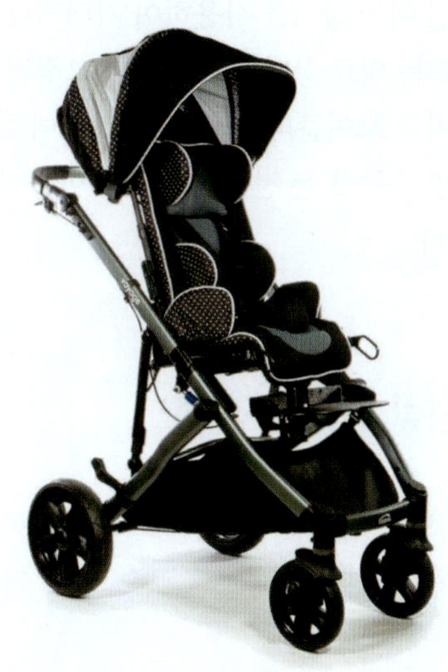

그림 7.18. Sunrise Medical Zippie Voyage positioning stroller.

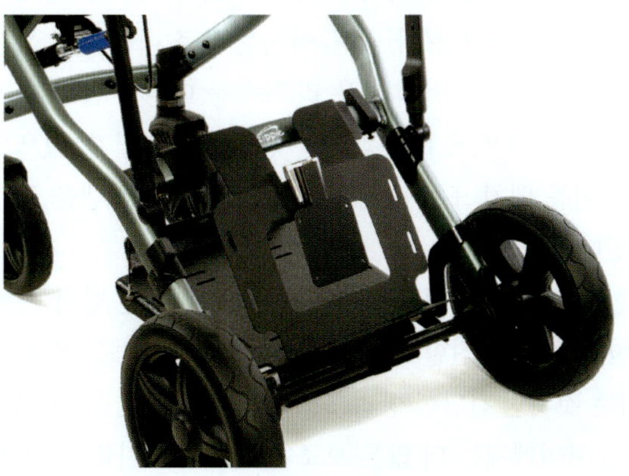

그림 7.19. Sunrise Medical Zippie Voyage Stroller ventilator tray.

되었다. 휴대용 인공호흡기는 한때 만성적으로 입원한 어린이들을 지역사회의 적극적인 구성원으로 변화시키는 데 도움을 주었다. 이들은 집으로 돌아가 지역 학교에 다니고 사회의 여가 및 사회 활동에 참여한다. 이러한 참여에는 휴대용 인공호흡기 및 배터리, 가습기, 산소 공급원, 카테터와 호스가 포함된 기도 흡입 장치, 백 밸브 마스크(수동 소생기), 의료용품 가방 및 기타 물품 등 필수 생명 유지 장비가 있다. 호흡기와 관련 요구 사항을 해결하려면 이 집단에 대해 혁신적인 접근 방식을 취해야 한다. 위치 선정 문제와 연명 의료 장비의 이동 장치 장착/고정 및 무게 배분 문제를 해결하여 아동의 요구를 충족하는 데 도움을 줄 수 있는 DME 딜러와 협력하는 것이 필수적이다. 그림 7.18에 표시된 시스템은 아동과 가족 모두의 특정 요구 사항을 충족하도록 설계되었다. 아동은 미적으로 보기 좋고 관리하기 쉬운 연령에 적합하고 비용 효율적인 이동 장치를 사용하여 기대거나 바로 앉을 수 있다. 그림 7.19는 의료 장비가 유모차에 고정된 특수 요구 포지셔닝 유모차를 보여준다. 아동이 성장하여 독립적인 이동이 가능해지면 수동 또는 전동 휠체어를 아동의 용도에 맞게 조절할 수 있다.

>> 일상생활 활동용 장비

치료사는 모든 팀원들과 함께 ADL 참여 목표에 대해 협력하는 것이 중요하다.

배변 및 목욕(Toileting and Bathing)

앞서 언급한 간단한 목욕 지지대 외에도 욕조에 들어갈 수 있는 보조 목욕 시트나 슬링, 아이를 욕조 바닥으로 옮겼다가 내릴 수 있는 유압식 목욕 리프트 등 다양한 옵션이 있다. 큰 아이의 경우 욕조로 옮기는 것이 문제가 될 수 있으므로 욕조 이동 벤치 또는 슬라이딩 목욕 시트 시스템을 고려할 수 있다.

적절한 배변 자세와 장비를 제공하면 건강한 방광 기능 및 배변 훈련을 촉진할 수 있다.[66] 어떤 아이에게는 발판을 사용하는 것처럼 간단한 방법으로 배변 자세를 잡을 수 있지만, 다른 아이에게는 더 많은 보조가 필요하고 따라서 더 복잡한 좌석 배치가 필요할 수도 있다. 변기에는 보조도구, 손잡이 또는 손잡이 바, 등받이, 발판을 추가하거나 추가하지 않고 감속 링을 추가하여 변기를 개조할 수 있다. 변기에 바른 자세를 취하기 위해서는 아이의 엉덩이와 무릎을 90도 이상 구부려 발을 완전히 받쳐주는 것이 필수적이다. 이 자세는 과긴장증에 걸린 어린이의 폄에 대한 강직을 제한하는 데 도움이 되며, 어린이가 근육을 조절하여 빈 공간을 확보하고 안정감을 느끼도록 도와준다. 많은 어린이가 장시간 변기에 앉아 있어야 하므로 뼈가 튀어나온 부분에 변기 시트의 압력을 적절히 조절하는 것이 중요하다. 딱딱한 변기에 장시간 과도한 압력을 가하면 꼬리뼈와 궁둥뼈 결절에 압력 부상을 입을 수 있으므로 변기의 위치를 바로잡아줘야 한다. 다양한 샤워/변기 의자 조합이 있어 폭넓은 지지력을 제공하고 모든 크기의 어린이가 사용할 수 있으며, 어린이 또는 보호자/간병인이 밀어 올릴 수 있는 다양한 받침대 옵션이 있다. 아동의 신체적 요구와 환경의 설치 및 접근성은 적절한 목욕/배변 장비를 선택하는 데 있어 중요한 요소이다. 물리치료사는 일반적으로 아동의 ADL 및 위생 요구 사항을 다루지만, 사용 가능한 장비 옵션을 이해하고 이동 및 위치에 대한 요구 사항에 정보를 제공하는 것이 중요하다. DME 대리점 및/또는 제조업체 담당자는 접근성을 보장하기 위해 아동이 시험 사용(모의 사용)하고 가정에서 시험해 볼 수 있는 장비 모델을 결정하는 데 도움을 줄 수 있다.

수유(Feeding)

신체적 장애가 있는 상황에서 성장기 자녀에게 영양을 공급하는 것은 부모에게 매우 어려운 일이며, 아이와 부모 모두에게 큰 좌절감을 안겨줄 수 있다. 목욕이나 대소변을 가릴 때와 마찬가지로, 독립적인 자가 수유를 하든 보조 수유를 하든 아이에게 수유를 할 때 가장 먼저 지켜야 할 규칙은 올바른 자세이다. 앞서 설명한 대로 표준 높은 의자, 일반 주방 의자 또는 식탁 의자 또는 적응형 착석 장치의 도움으로 착석의 기본 원칙을 적용하면 (1) 안전한 수유와 삼키기를 위해 아이의 정렬과 안정성을 개선하고, (2) 아이가 독립적으로 수유할 수 있게 하며, (3) 보호자의 수유 능력을 향상시키고, (4) 광범위한 수유 보조기구의 필요성을 제한할 수 있다. 수유 보조기는 재활 카탈로그와 웹사이트에서 찾을 수 있다.

놀이(Playing)

장난감은 아이들의 놀이 도구이다. 장난감을 가지고 노

는 것은 아이의 감각운동, 인지, 심리사회, 운동 발달을 향상시킨다. 장애가 있는 아동은 놀이를 위한 자세를 잡는 데 도움이 필요하다. 놀이 자세는 다양하고 발달에 적합한 것이어야 하며, 자세를 잡는 데 도움을 주는 것은 간단한 장비일 수 있다. 특정 장애가 있는 어린이는 시중에 판매되는 많은 장난감을 가지고 놀지 못할 수 있다. 약간의 창의력을 발휘하면 장난감의 스위치 메커니즘을 바꾸거나 어린이가 더 쉽게 잡을 수 있도록 장난감을 개조하는 등 많은 장난감을 어린이에게 맞게 개조시킬 수 있다. 장난감을 개조하는 것 외에도 장난감을 선택할 때는 아이의 발달 수준과 능력을 고려하는 것이 중요하다. 부모와 치료사는 특별한 도움이 필요한 아동을 위해 특별히 제작된 장난감을 간과해서는 안 되며, 인터넷이나 특수 장난감 카탈로그에서 이러한 장난감을 찾을 수 있다. 또한 유니버설 디자인이 점점 더 강조됨에 따라 현재와 미래의 장난감 가게에서는 다양한 장애를 가진 어린이에게 연령과 능력에 적합한 장난감을 더 많이 찾을 수 있다. 치료사는 부모가 자녀에게 가장 적합한 장난감을 찾도록 도울 수 있다. 결국, 아이들에게 적합한 장난감과 놀잇감을 제공하는 것은 아이들을 양육하고 모든 발달 영역에서 학습을 돕는 중요한 측면이다.

>> 접근기술

접근 기술은 "심각한 신체적 장애를 가진 사용자의 의도를 의사소통이나 환경 제어와 같은 기능적 상호작용으로 변환하는 기술"로 설명된다.[67] 특정 접근 솔루션은 기술, 사용자 및 사용자 인터페이스, 작업, 일반적으로 사용자의 하루 동안 변경되는 환경 또는 접근 사이트로 구성된다. 중증 신체 장애가 있는 사람이 환경을 제어하고 컴퓨터를 조작하며 증강 현실 장치를 사용할 수 있도록 하는 접근 기술은 계속 발전하고 있다. 기계적 접근 방법에는 키보드, 리모컨을 사용하여 직접 선택하거나 독립적인 신체 움직임을 사용하여 일련의 선택을 하는 방법이 있다. 조절된 통제력이 부족한 사람의 경우 직접 선택은 비효율적이거나 반복적인 접근으로 인해 정렬 불량, 피로 또는 통증을 유발할 수 있다. 물리치료사와 작업치료사는 팀과 협력하여 아동이 기기를 사용할 때 자세를 잘 지지하고 있는지, 액세스 기술을 가장 효율적으로 사용할 수 있도록 설정했는지 확인할 수 있다. 중증 운동장애를 가진 많은 아동은 이러한 방식으로 기술에 접근할 수 있는 등급별 제어 능력이 부족하지만, 단일 스위치에 간접적으로 접근하고[68,69] 다양한 스캔 방법을 사용하여 기기를 조작하는 데 필요한 일관된 동작이 있다. 여기에는 사용자가 단일 스위치 또는 스위치 배열을 활성화하여 선택하는 옵션이 시간 간격을 두고 체계적으로 표시되는 것이 동반된다. 지금까지 사용 가능한 액세스 기술의 사용자 인터페이스는 변위, 기울기, 힘 또는 기압의 변화에 의해 활성화되고 사용자의 특정 물리적 움직임에 의해 제어되는 기계식 스위치였다. 이러한 기계식 스위치는 안정적으로 사용 가능하며 조작이 비교적 간단하다. 하지만 기계식 스위치를 제어하려면 사용자가 최소 한 번 이상 일관되게 움직여야 한다.

따라서 체력과 지구력, 정신적 인내력이 부족하거나 시간이 지나면서 반복적으로 이 동작을 사용할 때 통증을 경험할 수 있는 사람에게는 적합하지 않을 수 있다.[69] 스위치는 다양한 힘이 필요하고 시각, 청각, 촉각, 고유 수용성 피드백 등 사용자에게 다양한 피드백을 제공하는 많은 유형의 스위치가 있다. 물리치료사와 작업치료사는 어린이가 특정 제어 인터페이스를 사용하여 기술을 효과적이고 효율적으로 활성화하는 데 필요한 일관된 움직임 패턴과 피드백을 결정하는 데 도움을 줄 수 있다. 제어 인터페이스에 사용할 수 있는 더 복잡한 옵션으로는 모스 부호 신호를 사용하여 메시지로 변환할 수 있는 호흡 신호를 감지하는 스위치[68], 광선을 "차단"하기 위해 최소한의 움직임이 필요한 광섬유 스위치, 사용자가 스위치 근처에 신체 일부를 놓으면 활성화되는 전자기 근접 스위치 또는 소리에 반응하는 음성 인식 스위치 등이 있다.[68] 이러한 유형의 스위치는 움직임은 최소한이지만 발성을 하거나 눈 깜박임을 제어할 수 있는 중증 신체 장애 아동에게 다양한 옵션을 제공받을 것으로 기대된다. 복잡한 액세스 기술로는 머리 움직임 감지, 시선 또는 시선추적을 사용하는 것이 있다. 이러한 시스템은 일관되고 정교한 머리 또는 눈 움직임을 위해 어린이의 목을 안정시킬 수 있는 상당한 몸쪽부위 지지대가 필요하다. 움직임을 감지하는 장치 또는 카메라의 설정과 위치는 시스템의 통합에 매우 중요하다. 물리치료사와 작업치료사는 이 설정을 지원하고 아동의 움직임, 지구력, 반복적인 움직임으로 발생할 수 있는 통증을 모니터링하는 데 있어 중요한 팀원이다. 교사, 언어 치료사, 가족, 아동에 대한 교육은 접근 기술 사용과 관련된 신체적 요구를 충족하는 데 매우 중요하다. 음성 인식 시스템은 이제 장애인과 비장애인 모두에게 주류로 자리 잡았으며, 기술 접근을 위한 훌륭한 방법이다. 이러한 시스템은 점점 더 쉽게 사용할 수 있고 교육도 쉽게 고안되었다. 사람의 뇌 신경 신호를 컴퓨터가 해석하여 기술에 액세스할 수 있는 뇌-컴퓨터 인터페이스(BCI) 솔루션은 계속 발전하고 있다.[68,69] BCI의 옵션에는 전극을 이식하고 사용자의 말초신경과 상호 연결하는 침습적 인터페이스 또는 외부 장치를 사용하여 뇌 활동을 모니터링하는 비침습적 인터페이스가 있다.[68,69] 비장애인 커뮤니티에서 웨어러블 테크노센서 기술이 발전함에 따라 연구자들은 장애인을 위한 옵션을 개발하기 위해 계속 노력하고 있다.[69] 전자 액세스 기술 외에도 경사로, 리프트, 손잡이 등 적응형 장비를 사용하는 환경을 물리적으로 수정하면 환경과의 상호 작용을 최적화할 수 있다.

증강 및 대체 의사소통 시스템

의사소통 시스템은 접근 기술의 하위 그룹이다. 이 장의 대부분은 위치, 이동성 및 ADL 요구(즉, 아동의 신체적 요구)와 관련된 적응 장비에 초점을 맞추었지만, 의사소통 장치에 대해서도 간략히 고려하는 것이 중요하다. 이러한 장치는 청각 장애가 있거나 언어 장애, 부분적 시각 장애, 실명 또는 운동장애가 있는 아동이 사용하는 장비일 수 있다. 물리치료사는 일반적으로 두 가지 이유로 통신 장비에 익숙해야 한다. 첫째, 치료 환경에서 아이들과 상호작용하려면 반드시 의사소통 능력이 필요하다. 이 단락의 개요는 독자들이 접할 수 있는 다양한 유형의 통신 장치에 대해 폭넓게 숙지할 수 있도록 하기 위한 것이다. 물리치료사가 적응형 의사소통 시스템을 이해해야 하는 두 번째 이유는 이러한 전략 중 상당수가 사용자 인터페이스로서 제어된 움직임을 필요로 하기 때문이다. 이러한 시스템에 대해 알면 물리치료사가 움직임 문제를 해결하여 아동이 의사소통 전략을 성공적으로 사용할 수 있도록 도울 수 있다. 물리치료사는 때때로 언어 및 언어 치료사와 긴밀히 협력하여 의사소통 시스템을 위한 적절한 운동 제어를 개발할 수 있다. 청각 장애가 있는 어린이에게는 보청기, 증폭 전화기 또는 교실 증폭 시스템이 필요할 수 있다. 또한 다음 섹션에서 설명하는 미국 수화(ASL)와 같이 적응 기술이 필요하지 않은 일부 제스처 커뮤니케이션 시스템을 사용할 수도 있다. 시각 또는 진동 신호를 사용하여 청각 장애인에게 전화, 초인종, 화재 경보기, 알람 시계 또는 자동차 경적을 알려주는 경고 장치는 기능과 안전 모두에 중요한 보조 장치이다. 청각 장애인은 청각 장애인용 통신 장치(TDD) 또는 통신 중계 서비스를 통해 전화를 사용하여 청각 장애인과 의사소통할 수 있다.[70] 시각 장애인은 확대 장치, 스크린 리더, 광학 판독기, 또는 점자 기술 사용 등 다양한 첨단 또는 기술 장치를 사용하여 시력을 보완하거나 증강할 수 있다.[6,33,73] 종종 아동은 실내 및 실외에서 기본적인 움직임과 이동성, 지각 및 신체 능력을 지원하는 방향으로 전문가와 협력한다.[72] 물리치료사는 전문가와 협력하여 아동에게 일관된 전략을 제공할 수 있다. 증강현실의사소통 전략은 비보조, 비기술적 장치 또는 SGD 또는 신경 보조 장치로 분류된다. 비보조 전략은 제스처나 시선 가리키기를 사용할 수 있으며, 도구나 적응 장비가 필요하지 않다. 일반적으로 얼굴과 상지의 움직임은 시각적으로 메시지를 전달하는 데 사용된다. 미소 짓기, 고개 끄덕이기, 머리 흔들기, 기타 머리와 눈동자 움직임, 손짓 등이 일반적으로 사용되는 제스처 커뮤니케이션 전략이다. 이외에도 여러 가지 제스처 커뮤니케이션 시스템을 사용할 수 있다. 여기에는 수어, 손가락 철자법, 제스처 모스 부호[6,68], 및 손바닥에 인쇄물 추적 등이 포함된다.[74] 비기술 보조 의사소통은 제스처 또는 움직임으로 활성화되는 기호 시스템이 표시된 커뮤니케이션 보드나 책과 같은 기술 장치 또는 아동이 손가락이나 손으로 원하는 것을 가리켜 제스처를 취해야 메시지를 전달할 수 있는 몇 가지 물체를 표시하는 등 제스처 보조 전략을 사용한다.[75] SGD는 동일한 방식으로 접근하지만 활성화 시 디지털화된 출력 또는 텍스트 음성 변환 출력을 생성하거나 두 가지를 방식을 조합하여 생성할 수 있다. 첨단 SGD 또는 제스처 지원 시스템은 제어 인터페이스, 적외선 감지 장치, 시선 또는 머리 추적 장치를 활성화하기 위해 신체 부위를 지속적으로 움직여야 이 기술에 액세스하여 선택을 할 수 있다.[75] 비기술 지원 의사소통 보조 장치는 사진, 그림, 알파벳, 디스플레이에 인쇄된 단어와 같은 단순한 시각 기호 집합으로 구성되거나 지속적으로 개발되는 더 복잡한 언어 시스템으로 구성될 수 있다. 언어치료사는 아동의 언어 능력에 따라 가장 적합한 기호 또는 시스템을 탐색할 수 있다. 보완대체의사소통(AAC) 기기는 시중에서 구입할 수 있지만, 일반적으로 철저한 평가와 시험을 통해 특정 아동에게 맞춤 제작할 때 가장 효과적인 기능을 발휘한다. 신경 보조 전략도 디스플레이를 사용하지만 스위칭 메커니즘의 조작에 의존하는 제스처 보조 전략과 달리 이 디스플레이는 신체의 생체 전기 또는 생리적 신호에 의해 활성화된다. 앞서 설명한 BCI 기술이 이 전략의 한 예이다. 제스처 지원 시스템과 동일한 디스플레이가 사용되지만 스위치는 두피의 표면 전극(뇌전도) 또는 선택된 근육(근전도)에 의해 제어된다.[68,69] 뇌에 전극을 이식하는 BCI와 함께 발전하고 있는 전기 피질 측정 및 피질 내 기록 기술은 모두 신경 보조 기술이다. 이러한 유형의 접근 기술은 제스처를 위해 신체 움직임을 적절히 제어할 수 없을 정도로 심각한 운동장애가 있는 아동에게 가장 필요하다.

환경 제어 시스템(Environmental control systems)

장애가 있는 사람은 다양한 환경에서 활동과 그에 따른 신체 및 감각기능이 지속되어야 한다. 따라서 일상생활에서 특정 기능을 수행할 수 있는 능력은 상황에 따라 고려되어야 한다. 특정 환경과 효과적으로 상호작용하고 제어할 수 없게 되어 기능이 더 어려워지거나 불가능해질 수도 있다. ICF에 따르면 장애는 "필요한 활동을 수행하여 주어진 환경에 참여하는 데 방해가 되는 능력 제한"으로 정의된다.[76] 이는 사회 내의 구조적 또는 태도적 장벽으로 인한 것일 수 있다. 아동이 기능해야 하는 환경적 맥락은 아동 개개인의 연령, 관심사, 가족 문화에 따라 다르다. 대체로 어린이는 가정, 놀이, 학교에서, 청소년은 업무 환경에서 기능해야 할 필요가 있다. 개인의 기능적 참여를 최적화하기 위한 환경 변화는 출입구를 개조하거나 리프트 시스템을 설치하는 등의 건축적 수정 또는 ECS 구현을 통해 이루어질 수 있다. ECS는 액세스 기술의 또 다른 하위 그룹이다. ECS는 거동이 불편한 개인이 주변 환경을 어느 정도 제어할 수 있도록 설계된 기술 장치 시스템으로 설명된다.[77] ECS는 인터페이스 유닛, 처리 유닛, 작동 유닛으로 구성된다. 인터페이스 유닛은 이 장의 앞부분에서 설명한 모든 형태의 스위치 또는 액세스 기술로, 액세스 대상 장치와 사용자 간의 연결을 설정한다. 이는 단순한 단일 스위치일 수도 있고, 전동 휠체어 컨트롤러나 AAC 장치를 액세스 방법으로 사용하는 등 더 복잡할 수도 있다. 처리 장치는 입력을 해석하고 출력 신호를 발생시킨다. 작동 장치는 명령을 수신하고 원하는 작업을 수행한다. 연령에 따라 아이는 집과 놀이 환경을 제어할 수 있는 합리적인 능력이 필요하다. 스위치 하나로 작동하는 배터리 장난감은 심각한 운동장애가 있는 아동이 독립적으로 놀이를 하고 놀이를 시작할 수 있는 수단을 제공할 수 있다. 블렌더, 조명, 선풍기와 같은 전자 장치를 제어하면 집에서 가족과 함께 또는 학교에서 교실과 함께 활동에 참여할 수 있다. 더 복잡한 ECS는 실내 조명, 텔레비전, 주방 가전, 난방 및 에어컨, 문, 창문, 창문 가리개 등을 제어할 수 있어 장애인의 독립성과 자신감을 크게 높일 수 있다. 중증 장애를 가진 ECS 사용자들은 삶의 질이 향상되고 통제감이 높아졌다고 보고했다.[77] 새로운 BCI를 포함하여 앞서 설명한 접근 기술은 주로 통신 접근 기술로 사용되었지만 환경을 제어하는 수단으로도 잠재력을 가지고 있다.

>> 유니버셜 디자인

유니버셜 디자인은 "적응이나 특수 설계 없이도 가능한 한 모든 사람이 보편적으로 사용할 수 있는, 즉 모든 사람이 최대한 사용할 수 있는 제품과 환경을 개발하는 것"을 의미하는 개념이다.[78] 이 아이디어는 가장 광범위한 사용자를 고려하며[79], 법의 규정적 접근 방식을 넘어 모든 사람이 특정 유형의 장비와 환경 설계가 일상생활에 도움이 될 수 있다는 이해를 기반으로 한다.[6,33] 경사로, 엘리베이터, 자동문, 녹음된 책, 말하는 컴퓨터 소프트웨어는 오늘날 사회에서 유니버셜 디자인의 개념을 실천하는 예이다. 이 개념이 계속 성장하고 더 많은 사람들이 수용함에 따라 장애와 불편을 가진 사람들이 다른 사람들과 더 나은 상호작용을 하고 더 많은 환경에 대한 접근성을 개선하여 누릴 수 있는 혜택도 확대될 것이다. 노트북이나 태블릿 컴퓨터, 스마트폰, 전자책 리더와 같은 첨단 기술 장비 산업의 성장은 유니버셜 디자인이 오늘날의 문화에 어떻게 수용되고 있는지를 잘 보여준다. 이러한 기기는 모든 사람들이 쉽고 빠르게 각종 지식 및 엔터테인먼트에 접근할 수 있도록 개발 및 생산된다. 장애가 있는 어린이들은 주로 의사소통과 오락을 위해 첨단 기기를 더 자주 사용하고 있다. 이러한 기기와 호환되는 커뮤니케이션 프로그램이 개발되었다. 이러한 장치 중 일부는 환경 제어에 사용할 수 있으며 교실에서 매우 유용하다. 이러한 장치는 휴대가 간편하고 쉽게 구할 수 있으며 비교적 저렴하고 어린이 개개인의 필요와 능력에 맞게 조정할 수 있다. 이러한 일반적인 첨단 기기를 사용하면 장애와 비장애인의 격차를 줄일수있다. 어린이에게는 의료 기기보다 또래가 사용하는 기기를 사용하는 것이 아이에게 동기 부여가 될 수 있다.

요약

보조 기구의 구매, 제작, 사용은 복잡하고 시간이 오래 걸릴 뿐 아니라 종류가 너무 많고 계속 바뀌기 때문에, 아무리 경험이 많은 물리치료사라도 모든 장비를 고려한 후 선택하기는 어려울 수 있다. 아동을 위한 적응형 장비를 선택하는 가장 안전하고 현실적인 접근법은 (1) 아동에 대한 면밀한 평가, (2) 아동이 기능하는 환경에 대한 평가, (3) 가족 및 기타 보호자에 대한 평가를 바탕으로 한 이론적 구성에 있다. 다양한 유형의 장비로 치료 요구를 충족하기 전에 아동의 목표와 능력에 대한 합의가 이루어져야 한다. 이러한 정보가 파악되면 치료사가 원치 않는 부정적인 영향 없이 안전하고 효과적인 장비 사용을 포함하는 치료 프로그램을 개발할 수 있다. 아동의 필요와 목표를 고려하면, 아동이 사용할 수 있는 수많은 기기의 구체적인 세부 사항에 대한 두려움과 혼란이 줄어든다. 치료사의 잦은 재검사를 통해 아동이 적응형 장비의 혜택을 지속적으로 받을 수 있다. 또한 교사, 보조교사, 부모, 아동의 의견은 아동의 장비 사용에 관한 귀중한 피드백을 제공한다. 이 장에서 제안하는 체계는 치료사에게 아동의 필요를 문서화하고, 적절한 장비를 선택하거나 만들고, 장비의 효과를 평가하고, 아동의 상태를 주기적으로 재평가하기 위한 체계를 제시한다.

정기적으로 장비를 조달하거나 제작하는 사람들은 항상 사용하는 다양한 기기, 제조업체, 공급업체에 대한 기록을 보관해야 한다. 기록에는 착용감, 기기의 마모도(시간이 지나면서 얼마나 잘 견디는지), 아동과 가족의 피드백, 주문부터 장비 배송까지의 경과 시간을 포함한 고객 서비스의 효율성이 표시되어야 하며, 기록은 향후 추천 및 주문에 유용한 자료가 된다. 또한 이 기록은 다양한 보조 기기의 효과와 결함에 관한 정량적 데이터의 근거가 될 수 있다. 물리치료사가 평가하고 치료하는 아동의 기능을 최적화하려면 AT 분야의 새로운 발전과 동향을 파악하는 것이 필수적이며, 전문 문헌과 인터넷은 치료사가 보조 기구 및 장비 사용에 대한 아이디어를 창출하고 최신 정보를 얻는 데 도움이 되는 최고의 두 가지 자료이다.

참고문헌

1. World Health Organization. Towards a common language for function- ing, disability and health ICF. Accessed December 16, 2012. http:// www.who.int/classifications/icf/training/icf beginnersguide.pdf
2. Murchland S, Parkyn H. Promoting participation in school-work: assistive technology use by children with physical dis-abilities. Assist Technol. 2011;23:93-105. doi:10.1080/10400435 .2011.567369
3. World Health Organization. Assistive technology. Published May 18, 2018. Accessed July 17, 2020. http://www.who.int/ news-room/ fact-sheets/detail/assistive-technology
4. Desch LW, Gaebler-Spira D. Prescribing assistive-technology sys- tems: focus on children with impaired communication. Pediatrics. 2008;121:1271-1280. doi:10.1542/peds.2008-0695
5. Assistive Technology Industry Association. What is AT? Ac-cessed
6. July 17, 2020. https://www.atia.org/home/at-resources/what-is-at 2010. PEffective Schools for All Learners. 2nd ed. Pearson Education Inc; eterson JM, Hittie MM. Inclusive Teaching: The Journey Towards
7. University of Kentucky Assistive Technology (UKAT) Project. UKAT toolkit. Accessed August 8, 2020. http://edsrc.coe.uky. edu/www/ukatii/
8. Copley J, Ziviani J. Barriers to the use of assistive technology for children with multiple disabilities. Occup Ther Int. 2004;11(4):229- 243. doi:10.1002/oti.213
9. Rosen L, Plummer T, Sabet A, et al. RESNA position on the appli- cation of power mobility devices for pediatric users. As-sist Technol. 2017;1-9. doi:10.1080/10400435.2017.1415575
10. National Registry of Rehabilitation Technology Suppliers. Ac-cessed August 15, 2020. https://nrrts.org
11. Rehabilitation Engineering and Assistive Technology Society of North America. Accessed August 16, 2020. https://www. resna.org
12. Dicianno BE, Morgan A, Lieberman J, et al. Rehabilitation Engi- neering & Assistive Technology Society (RESNA) posi-tion on the application of wheelchair standing devices: 2013 current state of the literature. Assist Technol. 2016;28(1):57-62. doi:10.1080/10400435.20 15.1113837
13. Isaacson M. Best practices by occupational and physical thera-pists performing seating and mobility evaluations. Assist Tech-nol. 2011;23:13-21. doi:10.1080/10400435.2010.541745
14. Numotion. Functional mobility and wheelchair assessment. Accessed February 21, 2021. https://www.numotion.com/Nu-motion/media/ NuDigest-Whitepapers/Houston-Methodist-fillable_018-(1).pdf
15. Wisconsin Assistive Technology Initiative. AT assessment forms. Ac- cessed February 21, 2021. http://www.wati.org/ free-publications/

16. Georgia Project for Assistive Technology. AT consideration check- list. Accessed February 21, 2021. https://gpat.gadoe.org/Georgia- Project-for-Assistive-Technology/Pages/default.aspx
17. Park MO, Lee SH. Effects of seating education and cushion man- agement for adaptive sitting posture in spinal cord injury: two case reports. Medicine (Baltimore). 2019;98(4):e14231. doi:10.1097/ MD.0000000000014231
18. Teleten O, Kirkland-Kyhn H, Paine T, et al. The use of pressure mapping: an educational report. Wounds. 2019;31(1):E5-E8.
19. Marshall J. Infant neurosensory development: considerations for in- fant child care. Early Childhood Educ J. 2011;39:175-181. doi:10.1007/ s10643-011-0460-2
20. Karlsson P, Johnston C, Barker K. Stakeholders' views of the introduc- tion of assistive technology in the classroom: how family-centered is Australian practice for students with cerebral palsy? Child Care Health Dev. 2017;43(4):598-607. doi:10.1111/cch.12468
21. Huang HH. Perspectives on early power mobility training, motiva- tion, and social participation in young children with motor disabili- ties. Front Psychol. 2018;8:2330. doi:10.3389/fpsyg.2017.02330
22. Feldner H. Impacts of early powered mobility provision on dis- ability identity: a case study. Rehabil Psychol. 2019;64(2):130-145. doi:10.1037/rep0000259
23. O'Donnell DE, D'Arsigny C, Fitzpatrick M, et al. Exercise hypercap- nia in advanced chronic obstructive pulmonary disease: the role of lung hyperinflation. Am J Respir Crit Care Med. 166(1):663−668.
24. Kumar A, Schmeler MR, Karmarkar AM, et al. Test-retest reliability of the functional mobility assessment (FMA): a pilot study. Disabil Rehabil Assist Technol. 2013;8(3):213-9. doi: 10.3109/17483107.2012.688240. Epub 2012 May 22. PMID: 22612721.
25. Powermobilityalberta. Accessed August 8, 2020. Powermobilityalberta.wordpress.com
26. Schnackers M, Beckers L, Janssen-Potten Y, et al. Home-based bi- manual training based on motor learning principles in children with unilateral cerebral palsy and their parents (the COAD-study): rationale and protocols. BMC Pediatr. 2018;18(1):139. doi:10.11886/ s12887-018-1110-2
27. Bartlett DJ, Fanning JK, Miller L, et al. Development of the daily activities of infants scale: a measure supporting early motor development. Dev Med Child Neurol. 2008;50(8):613-617. doi:10.1111/j.1469-8749.2008.03007.x
28. Manary MA, Ritchie NL, Schneider LW. WC19: a wheelchair transportation safety standard—experience to date and future directions. Med Eng Phys. 2010;32(3):263-271. doi:10.1016/j.medengphy.2009.08.012
29. Complexchild. Car seats for children with special needs. Updated 2019. Accessed August 16, 2020. https://complexchild.org/ articles/2011-articles/october/carseats/
30. Buning ME, Bertocci G, Schneider LW, et al. RESNA's position on wheelchairs used as seats in motor vehicles. Assist Technol. 2012;24(2):132-141. doi:10.1080/10400435.2012.659328
31. University of Michigan Wheelchair Transportation Research In- stitute. Wheelchair Transportation Safety. WC20: Seating Systems. Accessed August 6, 2020. Wc-transportation-safety.umtri.umich.edu
32. Ripat J, Woodgate R. The intersection of culture, disability and as- sistive technology. Disabil Rehabil Assist Technol. 2011;6(2):87-96. doi: 10.3109/17483107.2010.507859
33. Dell AG, Newton DA, Petroff JG. Assistive Technology in the Class- room: Enhancing the School Experiences of Students with Disabili- ties. 3rd ed. Pearson Education, Inc.; 2016.
34. American Physical Therapy Association Academy of Pediatric Physical Therapy. Assistive technology and the individualized education program. 2007. Accessed August 8, 2020. https://pediatricapta.org/ includes/fact-sheets/pdfs/AssistiveTechnology.pdf
35. American Physical Therapy Association Academy of Pediatric Physical Therapy. Resources on reimbursement for pediatric physical therapy services and durable medical equipment. 2007. Accessed Au- gust 8, 2020. https://pediatricapta.org/includes/fact-sheets/pdfs/ ReimbursementBrochure.pdf?v=1
36. Medicaid.gov. Children's Health Insurance Program (CHIP). Accessed July 3, 2020. https://www.medicaid.gov/chip/index.html
37. Early Childhood Technical Assistance Center. Funding sources for as- sistive technology. Accessed July 3, 2020. https://ectacenter.org/top- ics/atech/funding.asp
38. American Physical Therapy Association Academy of Pediatric Phys- ical Therapy. What providers of pediatric physical therapy services should know about Medicaid. Reimbursement Committee of the Section on Pediatrics, APTA. Fact sheet. 2009. Accessed August 15, 2020. https:// pediatricapta.org/includes/fact-sheets/pdfs/09%20Medicaid.pdf
39. The Catalyst Center. The TEFRA Medicaid and state plan option and Katie Becket waiver for children: making it possible to care for children with significant disabilities at home. Accessed July 3, 2020. https://ciswh.org/wp-content/uploads/2016/07/TEFRA.pdf

40. Pass It On Center-The National AT Reuse Center. Accessed August 15, 2020. https://pioc.gatech.edu
41. Long F. Creating a bulletproof letter of medical necessity. Rehab Management. Published July 29, 2015. Spinal cord injury, Stroke 6. Accessed February 21, 2021. https://rehabpub.com/conditions/neurological/stroke-neurological/creating-bullet-proof- letter-medical-necessity/
42. Permobil. http://www.permobil.com
43. National Academies of Sciences, Engineering, and Medicine Di- vision; Board on Health Care Services; Committee on the Use of Selected Assistive Products and Technologies in Eliminating or Re- ducing the Effects of Impairments. Coverage or relevant products and technologies. In Flaubert JL, Spicer CM, Jette AM, eds. The Promise of Assistive Technology to Enhance Activity and Work Par- ticipation. National Academies Press; 2017. https://www.ncbi.nlm.nih.gov/books/NBK453296/
44. Solanke F, Colver A, McConachie H; Transition collaborative group. Are the health needs of young people with cerebral palsy met dur- ing transition from child to adult health care? Child Care Health Dev. 2018;44(3):355-363. doi:10.1111/cch.12549.
45. RESNA. Position on the application of ultralight manual wheelchairs. Approved by RESNA Board of Directors, March 7, 2012. http://www.rstce.pitt.edu/RSTCE_Resources/RST-CE_Res_Doc/RESNAPos UltralightManWheelchairs.pdf
46. Chen YL, Yang PJ. A preliminary study of the measurement of ex- ternal ischial tuberosity width and its gender differences. J Phys Ther Sci. 2016;28(3):820-823. doi:10.1589/jpts.28.820.
47. Akerblom B. Chairs and sitting. Paper presented at: The Symposium on Human Factors in Equipment Design. Proceedings of the Ergo- nomics Research Society, (pp. 29-35) V. 2. 1954; Sweden.
48. Dicianno BE, Arva J, Lieberman JM, et al. RESNA position on the application of tilt, recline, and elevating legrests for wheelchairs. As- sist Technol. 2009;21(1):13-24. doi:10.1080/10400430902945769.
49. Bergan A. Positioning the Client with Central Nervous System Defi- cits: The Wheelchair and Other Adapted Equipment. 2nd ed. Val- halla Press; 1985.
50. Low SA, Westcott McCoy S, Beling J, et al. Pediatric physical thera- pists' use of support walkers for children with disabilities: a nation- wide survey. Pediatr Phys Ther. 2011;23:381-389.
51. Paleg GS, Smith BA, Glickman LB. Systematic review and evidence-based clinical recommendations for dosing of pediatric supported standing programs. Pediatr Phys Ther. 2013;25(3):232-247. doi:10.1097/PEP.0b013e318299d5e7.
52. Martinsson C, Himmelmann K. Effect of weight-bearing in ab- duction and extension on hip stability in children with cere- bral palsy. Pediatr Phys Ther. 2011;23(2):150-157. doi:10.1097/ PEP.0b013e318218efc3.
53. Sato H, Iwasaki T, Yokoyama M, et al. Monitoring of body posi- tion and motion in children with severe cerebral palsy for 24 hours. Disabil Rehabil. 2014;36(14):1156-1160. doi:10.3109/09638288.2013.833308.
54. Go Baby Go Connect program. Accessed August 15, 2020. https:// www.gbgconnect.com
55. Segway. Accessed August 15, 2020. Segway.com
56. Sawatzky B, Denison I, Langrish S, et al. The Segway personal trans- porter as an alternative mobility device for people with disabilities: a pilot study. Arch Phys Med Rehabil. 2007;88:1423-1428. doi:10.1016/j.apmr.2007.08.005
57. Jones MA, McEwen IR, Neas BR. Effects of power wheelchairs on the development and function of young children with severe mo- tor impairment. Pediatr Phys Ther. 2012;24:131-140. doi:10.1097/ PEP.0b013e31824c5fdc 58. Boninger ML, Baldwin M, Cooper RA, et al. Manual wheelchair pushrim biomechanics and axle position. Arch Phys Med Rehabil. 2000;81(5):608-613. doi:10.1016/S0003-9993(00)90043-1
59. Lovelace-Chandler V, Earl D. Commentary on "Pediatric physical therapists' use of support walkers for children with disabilities: a nationwide survey." Pediatr Phys Ther. 2011;23:390. doi:10.1097/ PEP.0b013e3182356576
60. R82 by Etac. Accessed August 16, 2020. http://www.R82.com
61. Damcott M, Blochlinger S, Foulds R. Effects of passive versus dy- namic loading interventions on bone health in children who are non-ambulatory. Pediatr Phys Ther. 2013;25:248-255. doi:10.1097/ PEP.0b013e318299127d
62. O'Neil J, Hoffman B, AAP Council on Injury, Violence, and Poison Prevention. Transporting children with special heath care needs. Pe- diatrics. 2019;143(5):e20190724. doi:10.1542/peds.2019-0724
63. National Child Passenger Safety Certification. Accessed August 15, 2020. http://cert.safekids.org
64. O'Neil J, Hoffman BD, Council on Injury, Violence, and Poison Pre- vention. School bus transportation of children with special health care needs. Pediatrics. 2018;141(5):e20180513. Erratum in Pediatrics. 2018;142(1):e20181221. doi:10.1542/peds.2018-1221
65. National Highway Transportation Safety Administration. https:// www.nhtsa.gov
66. Rogers A. Toileting initiative produces great results. Published March 20, 2017. https://www.rifton.com/adaptive-mobility-blog/blog-posts/2017/march/toilet-initiative-special-needs-

students
67. Tai K, Blain S, Chau T. A review of emerging access technologies for individuals with sever motor impairments. Assist Technol. 2008;20(40):204-219. doi:10.1080/10400435.2008.10131947
68. Elsahar Y, Hu S, Bouazza-Marouf K, et al. Augmentative and Alternative Communication (AAC) advances: a review of configurations for individuals with a speech disability. Sensors (Basel). 2019;19(8):1911. doi:10.3390/s19081911
69. Koch Fager S, Fried-Oken M, Jakobs T, et al. New and emerging ac- cess technologies for adults with complex communication needs and severe motor impairments: state of the science. Augment Altern Commun. 2019;35(1):13-25. doi:10.1080/07434618.2018.1556730
70. National Institute on Deafness and Other Communication Disor- ders. Assistive devices for people with hearing, voice, speech or language disorders. Accessed August 14, 2020. https://www.nidcd.nih.gov/ health/assistive-devices-people-hearing-voice-speech-or-language- disorders
71. American Foundation for the Blind. Technology resources for people with vision loss. Accessed August 14, 2020. https://www.afb.org/ blindness-and-low-vision/using-technology
72. Shah P, Schwartz SG, Gartner S, et al. Low vision services: a practical guide for the clinician. Ther Adv Ophthalmol. 2018;10: 2515841418776264. doi:10.1177/2515841418776264
73. Willings C. Strategies and tips for selecting the right assistive technology for students who are blind or visually impaired. Accessed February 21, 2021. https://www.teachingvisuallyimpaired.com/at-instruction.html
74. American Association of the Deaf Blind. Accessed February 21, 2021. http://www.aadb.org/factsheets/db_communications.html
75. Waller A. Telling tales: unlocking the potential of AAC technolo- gies. Int J Lang Commun Disord. 2019;54(2):159-169. https://doi.org/10.1111/1460-6984.12449
76. Hirani SA, Richter S. The capability approach: a guiding framework to improve population health and the attainment of the Sustain- able Developmental Goals. East Mediterr Health J. 2017;23(1):46-50. doi:10.26719/2017.23.1.46
77. Myburg M, Allan E, Nalder E, et al. Environmental control systems—the experiences of people with spinal cord injury and the implications for prescribers. Disabil Rehabil Assist Technol. 2017;12(2):128-136. doi:10.3109/17483107.2015.1099748
78. Pennick T, Hessey S, Craigie R. Universal design and the smart home. Stud Health Technol Inform. 2016;229:363-365.
79. Mosca EI, Capolongo S. Towards a universal design evaluation for assessing the performance of the built environment. Stud Health Technol Inform. 2018;256:771-779

CHAPTER 8

보조기 및 의지

Jill Cannoy, Karl Barner, Brian P. Emling, Rebecca Hernandez, Gerald Stark, and Richard Welling, Jr.

챕터 개요

소아 관리 개요
- 신경 발달
- 근골격계 및 심폐 건강에 대한 직립 자세의 중요성

보조기 중재
- 초기 보조기 치료
- 보조기 용어
- 보조기 기능/목표
- 보조기 디자인
- 보조기의 유형
- 재료
- 변형

팔 및 다리 보조기

머리뼈 재형성 보조기
- 기타 머리뼈 보조기

척추 보조기
- 골절 관리 및 수술 후 보조기
- 척추측만증

팔다리 결손
- 선천성 팔다리 차이와 후천성 차이

의지 용어 소개

다리결손의 의지 관리
- 영유아
- 학령기 아동
- 청소년 및 10대

팔다리결손의 의지관리
- 의지 유형
- 영아
- 유아
- 청소년 및 10대
- 부분 손 의지

요약

사례 연구

소아 관리 개요

소아는 나이가 어린 어른이 아니다. 간단하게 들리겠지만, 교정 및 의지보조기가 필요한 성장기 아동은 상호 의존적이고 여러 시스템이 복잡하게 얽혀 있는 경우가 많다. 다학제 팀 접근 방식은 종합적인 평가를 제공하고 아동과 가족의 필요를 충족하는 중재를 위해 협력하는 데 적합하다. 아동의 진단과 신체적 장애에 따라 면허가 있는 보조기사 또는 의지보조기사가 재활 팀의 일원이 되어야 한다. 다학제 팀의 다른 구성원으로는 주치의, 물리치료사, 작업치료사, 사회복지사, 그리고 팀의 중심에는 아동과 가족이 포함될 수 있다. 다학제 팀은 아동과 가족의 필요를 충족시키기 위해 협력하는 것이다. 다학제 팀은 아동의 신체적 필요뿐만 아니라 아동과 가족의 심리적, 심리사회적 필요와 이용 가능한 자원에 대해서도 알고 있어야 한다.

가족이 자녀를 위해 정보에 입각한 결정을 내릴 수 있도록 돕기 위해 각자의 중점 분야에서 최근의 발전 사항을 알고 있어야 하는 것은 다학제 재활팀 내 각자의 책임이다.

한 개인이나 분야가 환자 치료를 최적화하는 데 필요한 모든 전문 지식을 보유할 수는 없으므로 성공적인 결과를 달성하기 위해 모두 협력해야 한다.[1]

공인 보조기사와 의지보조기사는 연령에 맞는 발달을 촉진하고 기능을 보존 및 회복하며 의미 있는 삶의 질을 증진하기 위해 맞춤형 보조기(교정기)와 의지(의수)를 디자인하고 장착하는 의료 전문가이다.[1]

공인 보조기사와 의지보조기사의 역할은 기능적 제한과

장애를 유발하는 근골격계 또는 신경학적 장애를 가진 환자의 자세, 정렬 및 기능을 평가하여 맞춤형 보조기를 디자인, 제작 및 장착하는 것이다. 보조기사는 재활팀과 협력하여 보조기를 디자인하기 전에 아동의 기능과 가족의 기대수준을 평가한다.

마찬가지로, 다학제 팀 내 공인 보조기사의 역할은 자세, 정렬 및 기능을 평가하고 팔다리 차이, 부분적, 또는 완전 결손이 있는 아이를 위한 의지보조기를 설계하고 유지하는 것이다. 의지는 아이와 가족의 기능적, 외형적 기대에 부합해야 한다. 보조기사와 의지보조기사는 아동의 성장과 발달에 맞춰 지속적인 관리와 교육을 제공한다.[1]

다학제 팀에서 물리치료사의 역할은 장애 정도 내에서 아동의 기능을 극대화하는 동시에 아동과 가족을 위한 조언자, 교사, 팀원 역할을 하는 것이다. 물리치료사는 다학제 팀의 일원으로서 아동 및 가족과 정기적으로 상호작용하며 가족, 의사, 보조기 제작자, 의지 제작자 및 추가 의료팀 구성원 간의 연락 담당자 역할을 수행하여 아동의 의료 관리가 기능적 목표를 달성할 수 있도록 지원한다.[2]

소아물리치료사는 주요 장애를 파악하기 위해 대근육, 소근육 및 인지발달 영역에 대한 지식이 필요하다. 검진 시 물리치료사는 아동의 주요 장애, 활동 제한, 참여 제한은 물론 아동과 가족의 목표, 치료에 영향을 미칠 수 있는 개인적 그리고 환경적 요인을 파악해야 한다. 그런 다음 물리치료사는 검진과 치료 과정에서 얻은 정보를 평가하여 연령에 맞는 기능과 발달을 지원해야 한다. 운동범위(ROM), 강화 훈련, 보행 훈련, 기능적 활동을 목표로 하는 후속 치료 중재는 아동의 나이, 근본적인 의학적 또는 신경학적 상태, 관심사, 아동을 돌볼 수 있는 가족의 능력에 따라 달라진다. 물리치료를 받는 아동마다 독특하고 다양한 요구가 있으므로 치료사는 아동과 가족의 우선순위를 자주 평가하여 요구를 충족하고 환경 속에서 환자의 기능을 최대화할 수 있는 치료 전략을 수립해야 한다. 물리치료사의 중재와 치료는 의미 있고 재미있으면서도 궁극적으로 다학제 팀과 가족의 목표를 달성할 수 있어야 한다.

보조기 또는 의지의 활용 목표는 환자의 기능을 개선하고, 발달을 지원하며, 환경에서 아동의 기능을 제한할 수 있는 주요 장애를 해결하는 것이어야 한다. 소아의 감각, 운동 및 인지발달은 환경 내에서 아동의 경험과 상호작용에 따라 달라진다. 적절한 보조기 또는 의지를 선택할 때는 아동의 요구 사항을 충족하는 동시에 아동과 보호자의 인지 수준에 맞춰 연령에 맞는 기능과 발달을 보완하여 아동과 보호자의 목표를 지원할 수 있는 장치와 구성품을 선택해야 한다.

소아는 신체적, 정신적, 개인적 발달 측면에서 끊임없이 변화하고 있다. 따라서 보조기사와 의지보조기사는 신체적 장애가 발달에 미치는 영향을 인식하고 가족 및 치료사와 긴밀히 협력하여 아동의 기능을 극대화해야 한다. 끊임없이 진화하는 아동의 역동적인 특성은 맞춤 우선순위, 기대수준 및 기능적 목표가 아동뿐만 아니라 부모와 아동의 치료사에 대해서 지속적으로 변화한다는 것을 의미한다.

부모와 치료사의 참여는 보조기사 및 의지보조기사(O&P) 임상의, 부모, 치료사, 아동 간에 지속적인 의사소통과 개인적인 신뢰가 존재해야 함을 의미한다.

기술이나 프로세스의 기대수준과 한계에 대한 오해로 인해 어려움이 발생할 수 있다. 따라서 보조기 또는 의지의 디자인, 제작, 착용감, 기능에 대한 교육은 지속적인 치료 전반에 걸쳐 필수적이다. 아동의 성장과 기능적 요구로 인한 변화를 예측하는 것은 필수적이며 향후 결정을 위한 중요한 전략이다. 지속적이고 공감적인 의사소통은 신체적 장애가 있는 아동을 치료할 때 효과적이고 중요한 방법이다. 또한 원활한 의사소통은 다음과 같이 우선순위가 정해지는 보조기 및 의지 목표를 재확인한다. (1) 기능 최적화, (2) 기형의 추가 진행 방지 및 교정, (3) 분절 보호 및 통증 관리. 때때로 이러한 목표는 서로 충돌하거나 한 번에 달성하기 어려울 수 있다. 이러한 경우 우선순위가 강조되고 다학제 팀 내에서 합의점을 찾는다.

신경학적 발달(Neurologic development)

아동의 신경학적 발달은 환경과의 상호작용과 참여에 따라 달라진다. 선천성 또는 복합적 장애가 있는 아동의 경우 환경 내 상호작용이 두뇌 발달에 필수적이기 때문에 이 과정이 어려울 수 있다. 이전에는 운동 발달이 인지능력과 함께 증가한다고 생각했지만, 이제는 운동 발달이 신경학적 발달을 증가시킨다는 사실이 밝혀졌다.[3]

근골격계 및 심폐 건강에 대한 직립 자세의 중요성

보조기 및 의지의 사용은 아동의 전반적인 이동성과 활동 기대수준을 미리 충족하고 정상적인 심폐 발달을 돕기 위한 것이다. 병리학적으로 관련된 근육을 포함하여 근육을 운동하고 스트레칭하면 가동 범위를 늘리고 구축이 감소하며 균형과 안정성을 향상하는 데 도움이 된다. 또한, 관절과 척추 골격에 부하를 주면 관절 기능과 골 침착을 돕고 칼슘 고갈을 방지하며 향후 골다공증 발생 가능성을 줄일 수 있다.[4]

>> 보조기 중재

초기 보조기 치료(Initiating orthotic treatment)

보조기는 내구의료장비(durable medical equipment, DME)로 분류되어 필요한 기기를 구체적으로 명시한 의사의 처방전이 필요하다. 보조기 제공을 위해서는 의사의 처방전이 필요하지만, 초기 필요성을 파악하는 것은 물리치료사 및 작업치료사와 같은 관련 의료전문가에 의해 발견되는 경우가 많다. 근골격계 장애가 있거나 발달이 지연된 아동은 철저한 평가를 통해 추가 도움을 받을 수 있는 근육 그룹을 분리하여 치료를 시작할 가능성이 높다. 보조기에 대한 치료사의 이해도는 치료 결과에 영향을 미칠 수 있으며, 결정된 목표 달성을 위한 치료 일정을 단축할 수도 있다. 주치의는 위치, 범위, 제한 사항을 명시한 세부적인 지시를 내리거나 일반적인 지시를 내릴 수도 있고, 공인 보조기 제작자에게 결정을 맡길 수도 있다. 누가 결손을 평가하든, 환자의 발달과 기능적 요구를 지원하는 장치를 디자인하려면 다학제적 의사소통이 필수적이다.

보조기 용어(Orthotic terminology)

보조기 명명법은 주로 보조기가 제어하고자 하는 관절에 따라 표준화된 약어를 사용한다. 기본 약어에서 변형된 약어는 기본 장치의 기능을 설명하기 위한 것이다. 예를 들어, 발목-발 보조기(AFO)는 단순히 발목과 발에 대한 장치를 나타내지만, 관절형 발목-발 보조기(AAFO)는 기본 약어(AFO)의 기능을 설명한다. 1960년대부터 O&P 분야에서는 매사추세츠주 보스턴에서 개발된 보스턴 등허리엉치 보조기(TLSO)나 마누엘 리고 박사와 자크 셰노 박사가 개발한 리고 셰노 브레이스와 같이 이전에 개발자 또는 장치가 만들어진 지역에 따라 명명된 많은 장치 때문에 표준화된 명명법을 만들기 위해 노력해 왔다.

명명법을 표준화하려는 업계의 시도에도 불구하고 일부 보조기는 여전히 기능에 따라 명명되거나 기기 외관에 따라 명명되고 있다. 기능에 따라 명명된 보조기의 예로는 성반보행보조기(RGO)가 있으며, RGO는 몸통의 굽힘과 폄을 활용하여 상반 보행을 생성하는 엉덩이-무릎-발목-발(HKAFO) 보조기이다. 헤일로는 머리뼈에 링을 고정하여 경추를 고정시킨 다음 몸통 부분에 고정하는 외형 기반 장치의 예이다.

보조기 기능/목표(Orthotic function/goals)

소아는 끊임없이 변화하기 때문에 보조기 제작자는 즉각적인 요구사항을 치료하는 동시에 미래를 위한 보조기를 예상하고 디자인해야 한다. 정상적인 운동 발달에 대한 깊은 이해는 치료 팀이 결손을 파악하고 필요한 지원을 결정하는 데 도움이 된다(자세한 내용은 1장, 일반적인 발달 참조). 보조기로 소아를 치료하는 팀은 적절한 치료 목표를 설정하기 위해 기기의 기능적 영향을 이해하고 예측해야 한다.

보조기의 장점은 다음과 같다:

- 관절 움직임 개선, 제어 또는 제한
- 편심 또는 동심 근육 기능 재현하기
- ROM 관리/개선
- 운동 감각 되먹임 제공
- 통증 완화
- 자기손상으로부터 보호
- 상처 및 골절 회복

보조기 관리의 적응증은 근육 결손, 신경근 손상, 구축, 관절 안정성, 골절, 통증, 관절 부정렬, 종방향 비대칭 또는 척추측만증이다. 아동의 모든 요구 사항을 해결하기 위한 팀 접근 방식은 초기 평가에서 다루어져야 한다. 보조기 사용 목표와 아동의 보조기 사용 시간을 결정하고 부모/보호자와 공유해야 한다. 보조기를 부적절하게 사용하면 아동의 내부 또는 외부 부상, 보조기 고장 및 좋지 않은 결과를 초래할 수 있다.

아동을 평가할 때 고려하고 균형을 맞춰야 할 중요한 요소들이 많이 있다. 보조기 치료의 적응증, 가정/학교 환경, 간병인을 위한 보조기 사용 편의성, 목표 및 활동은 최적의 결과를 보장하기 위해 치료 계획 과정에 포함되어야 한다. 보조기를 제작하기 전에 가족과 보조기의 장단점에 대해 논의해야 한다.

대부분의 환자는 보조기 인도 후 2주 이내에 보조기의 기능, 피부 상태 및 안전성을 평가하기 위해 보조기 제작자에게 후속 조치를 받아야 한다. 정기적인 후속 조치는 아이의 필요에 따라 다르지만, 일반적인 후속 조치는 3-4개월마다 이루어져야 한다. 안전, 피부 또는 통증 문제가 발생하면 즉시 해결해야 한다.

보조기 디자인(Orthotic design)

보조기는 관절 축 또는 골절 부위의 위와 아래에서 지지대를 활용하여 해당 부위를 안정화한다. 보조기는 신체 부위를 제어하거나 안정화하기 위해 힘을 가하는 3점식 압력 시스템을 활용한다. 3점 압력 시스템은 활동 시 ROM에 저항하거나 내부 합병증을 유발하지 않으면서도 제어를 위한 지지대를 최적화해야 한다. 안정화되는 해부학적 구조를 제어하기 위해 장치에 따라 일부 ROM이 제한될 수 있다. 여러 평면에서 신체 부위 또는 관절을 안정화하기 위해 하나의 장치에 여러 개의 3점 압력 시스템을 사용할 수 있다.

일반적으로 소아는 선천적으로 일반 기기로는 수용할 수 없는 이상이 있거나 정상적인 해부학적 정렬에 영향을 미치는 결손이 발생했거나 키가 일반 보조기로 사용할 수 있는 크기 범위를 벗어나기 때문에 맞춤형 보조기가 필요하다. 맞춤형 보조기는 뼈 해부학적 구조가 포함되어 특수 패드와 함께 피부의 손상이 발생하기 쉬운 돌출부를 완화한다. 맞춤형 장치를 제공하기 한 과정은 아동의 해부학적 구조를 파악하는 것으로 시작된다(그림 8.1).

비맞춤형 보조기는 아이의 일반적인 필요에 맞게 조절할 수 있으며, 착용감과 기능을 개선하기 위해 변형, 손수 구부리거나 열성형 등이 가능한 재료를 사용할 가능성이 높다. 이러한 보조기는 아동이 평가를 받은 당일에 배송되는 경우가 많다.

보조기의 유형(Types of Orthoses)

소아 보조기는 자세 교정용, 구축 관리용, 기능성 보조기

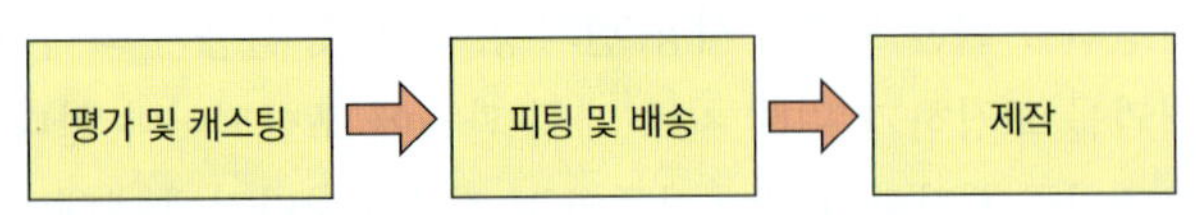

그림 8.1. 맞춤형 보조기 작업 흐름

의 세 가지 유형으로 나눌 수 있다. 각 유형에 따라 각기 다른 재료와 부품을 사용하여 보조기의 기능이 소아의 요구 사항을 충족하도록 해야 한다.

위치 보조기는 구축이 발생할 위험이 있는 사람의 팔다리, 몸통 또는 뇌를 조절하거나 수술 또는 골절 상태를 안정시키고 욕창이나 주변 환경으로부터의 부상을 보호하기 위해 사용된다. 이러한 보조기는 패드 처리된 경우가 많으며 부상을 입기 쉬운 부위의 접촉을 줄이도록 디자인되어 있다.

구축 관리 장치는 정적/수동, 정적 점진적, 동적 하위 유형으로 분류할 수 있다. 정적 장치는 위치 보조기로 간주되며 구축의 위험을 줄이고 신체 부위를 안정화하거나 하중을 분산하고 피부를 보호하는 데 사용된다. 이러한 보조기는 패드가 처리되어 있고 표면적이 넓어 민감한 부위에 가해지는 압력을 최소화하는 경우가 많다. 신경근육운동장애나 마비가 있는 소아는 장기적으로 사용하는 보조기를 착용하는 경우가 많지만, 이러한 보조기는 급성기 상황에서 ROM을 유지하기 위해 널리 사용된다. 정적 점진적 보조기는 환자의 필요나 치료 목표에 따라 쉽게 조정할 수 있는 점진적 ROM 설정으로 관절을 교정한다.

동적 보조기는 ROM을 향상시키기 위해 수축된 근육에 일정한 스트레칭을 제공하는 데 사용된다. 이러한 보조기는 장력을 높이거나 낮추어 각각 힘을 높이거나 낮출 수 있는 내부 관절 스프링을 사용하는 경우가 대부분이다. 동적 보조기는 사용하기가 복잡하고 비용이 많이 드는 경향이 있으므로 간단한 저중량 보조기가 유익할 수 있으므로 재활 계획에서 고려해야 한다.

구축 관리 보조기를 올바르게 사용하면 결과는 긍정적이다. 그러나 소아는 스트레칭이 불편하다고 인식하는 경우가 많기 때문에 보조기 지속적으로 착용하기 어렵다. 보조기 구축 관리의 대안으로 치료사는 연속 깁스 또는 도수 관절 가동술을 사용한다. 치료팀은 최선의 치료 방법을 결정하기 전에 아동의 가정 상황, 예상되는 준수, 아동과 가족의 인지/동기 부여, 아동이 구축을 겪은 기간 등을 평가해야 한다. 구축이 장시간 지속되고 ROM 끝 범위에서 단단하게 느껴지는 경우 수술을 해야 할 가능성이 높다.[5-7]

재료(Materials)

대부분의 맞춤형 소아 보조기는 소아의 신체 부위 모형에 맞춰 진공 성형된 열가소성 플라스틱으로 만들어진다. 폴

리프로필렌(polypropylene)과 코폴리머(copolymer)를 포함한 고온 열가소성 플라스틱이 일반적으로 사용된다.

일부 보조기는 탄소 및 아크릴 수지로 제작된다. 패드는 제작 과정 중 또는 피팅/후속 조치 예약 중에 추가할 수 있다. 재료는 개인의 필요와 목적에 따라 적합한 용도가 있다. 스트랩은 보조기의 필수적인 부분이며 발과 발목을 제어하는 데 사용되는 3점 압력 시스템이다. 보조기 디자인과 적절한 재료를 선택하는 것은 아이의 기능을 최적화하는 동시에 피부 또는 이차적인 문제의 위험을 줄이는 데 필수적이다.

변형(Tuning)

디자인과 재료 외에도 적절한 기능을 위해서는 보조기의 변형이 필수적이다. 다리 보조기 변형은 보조기 사용에 대한 풍부한 연구를 수행한 Elaine Owen, MSc, SRP, MCSP에 의해 널리 알려지게 되었다. Elaine의 연구 분야는 다음과 같다:

- 정상 및 비정상적인 인간 보행 주기의 운동학 및 동역학 과학
- 적절한 임상 경로를 선택하도록 디자인된 알고리즘
- 보행을 최적화하는 데 필요한 적절한 다리 보조기 디자인 및 신발 수정의 결정(그림 8.2).[8]

기능성 체중 지지 다리 보조기는 환자가 안정적인 직립 자세를 유지하고 관절구축이나 각도 변형을 수용하면서 부드러운 보행을 촉진할 수 있도록 조정해야 한다. 환자는 철저한 검사를 통해 근력 및 가동 범위, 관절 정렬 및 균형에 대한 기능적 한계를 파악해야 한다. 환자의 정렬을 교정할 수 없는 경우 보조기는 변형을 수용해야 한다. 보조기는 보행 주기에서 필요할 때만 안정성을 제공하도록 디자인되어야 한다.

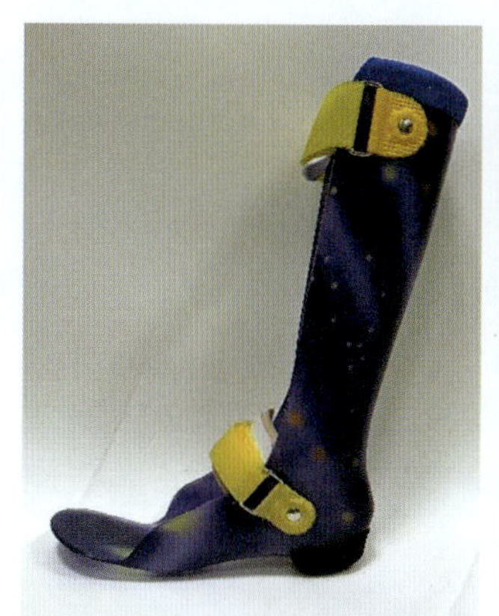
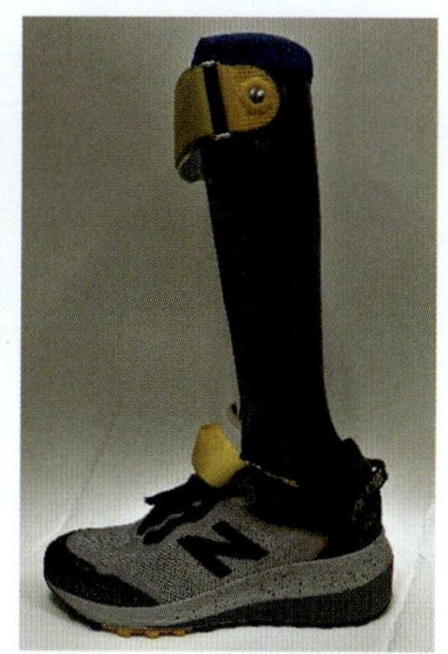

그림 8.2. 왼쪽: 발목의 발바닥굽힘 구축이 있는 환자를 위한 고형발목 AFO, 오른쪽: AFO의 웨지형 뒤꿈치, 신발깔창에 내장된 3/8인치 뒤꿈치 외에 뒤꿈치에 외부 신발웨지를 추가한 경우, 추가 신발웨지가 있는 AFO 웨지는 정강이수직각도(SVA)가 10도 기울어짐

팔 및 다리 보조기

팔 기능성 보조기는 손, 손목 또는 팔꿈치를 제자리에 고정하여 기능을 개선하거나 일상생활활동(먹기, 위생, 옷 입기 등)의 수행을 지원함으로써 착용자의 독립성을 최적화하는 데 자주 사용된다.

모든 보조기는 아동의 필요, 지역, 임상의 및 의사 선호도에 따라 차이가 있다. 다음 표는 보조기의 적응증 및 목표와 관련된 세부 사항에 관한 기본 정보이다. 보조기 제작 전에 패딩, 특정 재료, 트림 라인, 신발 수정 및 잠금장치를 결정해야 한다(표 8.1).

머리뼈 재형성 보조기

3-18개월 사이의 영아로, 사두증(머리뼈의 대각선 비대칭), 단두증(후두부가 납작하고 두정엽이 넓고 큰 머리뼈 모양) 진단을 받은 경우, 주상두증(머리뼈의 앞/뒤 크기가 길고 두정엽 부위가 평평하고 키가 큰 머리뼈 형태) 또는 앞서 언급한 비대칭이 복합적으로 나타나는 경우 머리뼈 재형성 보조기(CRO)를 통한 교정 치료의 대상이 될 수 있다. CRO를 시작하기 전에 머리뼈 유합증이나 수두증과 같은 합병증에 대한 심층적인 과거 병력을 검토해야 한다.

주상두증과 단두증 기준은 머리 너비를 측정하고 이를 머리 길이로 나눈 다음 100을 곱하여 백분율을 구하는 방식으로 측정한다. 평균보다 표준편차가 두 배 이상이면 단두증으로 판단한다(6개월 이상: 남아 91.2%, 여아 87.5%). 많은 기관에서 90% 이상을 단두증으로 판단한다. 평균보다 평균보다 표준편차가 두 배 낮으면 주상두증으로 판단한다.[9]

사두증은 머리뼈의 대각선 비대칭으로 귀, 눈, 턱의 정렬과 관련하여 의학적 문제가 발생할 수 있는 질환이다. 사두증은 사경과 관련이 있다. 사경이 있는 경우 물리치료 검사

표 8.1. 하지 보조기 요약

보조기 사진	보조기	환자 양식	재료	생체역학원리
	발보조기(Foot orthosis, FO)	• 편평외반증(경증/중증/심각) • 부주상골 • 뒤정강근 기능 장애 • 발허리통증 • 발가락 걷기 • 발 통증 • 족저근막염 • 발허리 모음	폼탑레이어(옵션) 플라스틱, 탄소, 크레이프 또는 코르크로 만든 견고한 베이스	• 세로 및/또는 가로아치 지지대 • 부정렬 향상/수용을 위한외적지원 • 충격흡수
	UCBL 보조기(University of California Biomechanics Laboratory, UCBL)	• 편평외반증(중증/심각) • 족저근막염 • 발허리 모음	열가소성플라스틱	관상면과 횡단면에서 발/발목 복합체를 안정화 족저근막에 가해지는 스트레스 감소
	복사위보조기(Supra Malleolar Orthosis, SMO)	• 중등도에서 중증의 안쪽 번짐 또는 가쪽 번짐 • 보행초기 균형 문제 • 까치발 보행	열가소성플라스틱	시상면과 횡단면에서 발/발목 복합체 안정화
	후방판스프링(Posterior Leaf Spring, PLS) 발목발보조기(Ankle Foot Orthosis, AFO)	발처짐 샤르코마리투스 (다발성 신경장애증후군) 경증에서 중등도의 안쪽 또는가쪽 불안정성을 동반한 종아리 신경마비	• 열가소열가소성플라스틱 • 탄소그라파이트옵션도 사용할 수 있으며 발의 정렬을 지지하기 위해 FO, UCBL 또는 SMO와 함께사용할수있음.	흔듦기발과 지지면의 간격(발등굽힘근의 구심성수축 만들기) 디딤기하중반응기(발등굽힘근의 편심성수축 만들기) 및 디자인에 따른 정강뼈의 전방경사에 저항(종아리근 및 가자미근의 편심수축 만들기) • 시상면과 수평면에서 발/발목복합체를 안정화함.
	관절형발목보조기(Articulating Ankle Foot Orthosis, AAFO) 발바닥굽힘에 저항기능/ 발등굽힘 보조 기능	내/외측 불안정성을 동반한 경증의 발처짐/강한 앞꿈치 닿기	열가소성플라스틱	흔듦기 발과 지지면의 간격(앞정강근의 구심성수축 만들기) 디딤기 부하 반응기(발등굽힘근의 편심성수축 만들기) 발과 발목 복합체의 가로 방향 안/가쪽 안정성을 제공.

보조기사진	보조기	환자양식	재료	생체역학원리
	관절형발목보조기(Articulating Ankle Foot Orthosis, AAFO) 발바닥굽힘(plantar flexion, PF) 정지기능 동반	까치발보행 심각한 경직을 동반하지 않은 경증에서 중등도의 무릎 과폄 발/발목의 중등도에서 심각한 안/가쪽 불안정성 환자가 자발적으로 조절되는 종아리근/가자미근 및 넙다리네갈래근이 강한 경우 좋음	플라스틱/고무/금속 관절이 있는 열가소성 플라스틱	흔듦기 발과 지지면의 간격 디딤기 발과 발목 복합체의 가로 방향 및 안/가쪽 안정성 제공. 초기 닿기부터 중간 디딤기까지 무릎 굽힘 모멘트를 촉진함. 발과 발목 복합체의 가로 방향 및 안/가쪽 안정성을 제공. 반대쪽 다리의 발등굽힘 및 전진 허용
	관절조절이 가능한 AFO(Articulated, AFO)	발목관절의 시상정렬을 통해 자유로운 움직임, 정지 또는 동적스프링을 통해 편심성/구심성 근육 동작을 만들 수 있음	열가소성플라스틱, 탄소 또는 금속 관절이 있는 금속/가죽 발목 관절의 무게, 부피 및 비용 증가로 인해 때때로 활용되지 않는 경우가 있음	흔듦기 발과 지면의 간격 디딤기발과발목 복합체의 가로 방향 및 안/가쪽 안정성을 제공. 환자의 필요에 맞게 다양한 구성으로 설정 가능
	고정형 발목 보조기(Solid Ankle Foot Orthosis, SAFO)	중등도에서 심각한 과긴장증/발과 발목의 경직성 중증 류마티스 관절염	열가소성플라스틱 또는 카본	흔듦기 발과 지지면의 간격 발과 발목의 가로 방향 및 안/가쪽 안정성을 제공. 초기 닿기에서 중간 디딤기까지 무릎 굽힘 모멘트를 장려함. 과도한 무릎 굽힘과 발목 발등굽힘을 방지함. 발과 발목 복합체의 안/가쪽 안정성을 제공.
	바닥 반응 발목 보조기(Floor Reaction Ankle Foot Orthosis, FRAFO) 발이 중립 적인 발바닥굽힘 정렬	넙다리네갈래근, 종아리근 가자미근의 약화	열가소성플라스틱 또는 카본	흔듦기 발과 지지면의 간격 디딤기 발과 발목 복합체의 가로방향 및 안/가쪽 안정성을 제공. 무릎이 앞으로 꺾이는 것을 방지하기위해 무릎 폄 모멘트 또는 무릎 굽힘 모멘트를 줄이도록 권장

보조기사진	보조기	환자양식	재료	생체역학원리
	바닥 반응 발목 발 보조기(Floor Reaction Ankle Foot Orthosis, FRAFO) (웅크린 걸음을 위한)	엉덩관절 또는 무릎 굽힘 구축 또는 발등굽힘 구축과 관련된 하반신마비(척추이분척추/척수손상 [SCI]) 경직을 동반한 뒤넙다리근/무릎 굽힘 구축	열가소성플라스틱 또는 카본	흔들기 발과 지지면의 간격 디딤기 웅크린 보행을 줄이고 몸통을수직으로 유지하며 발 중앙에 무게중심을 유지. 발과 발목복합체의 가로방향 및 안쪽 가쪽 안정성을 제공.
	무릎 발목 발 보조기(Knee Ankle Foot Orthosis, KAFO)	아래쪽 등뼈/위쪽 허리뼈 수준의 중증 하반신마비 무릎 과폄 안/가쪽 불안정성 무릎 블런트질환	열가소성플라스틱, 탄소 및 금속 잠금/잠금해제 옵션이 있는 금속 업라이트 및 관절 흔들기/잠긴 디딤기에서 무릎관절을 자유롭게 움직일수있는 디딤기 제어 옵션 큰 청소년을 위한 마이크로 프로세서 제어	흔들기 발과 지지면의 간격 초기 닿기에 대비한 무릎/발목 안정성을 위한 안/가쪽 안정성 디딤기AFO 섹션은 발목의 안쪽 가쪽 안정성, 흔들기 단계 제어, 무릎의 지면 반력을 제공. 무릎관절 및 허벅지 폄은 안/가쪽 무릎 지지력 제공 무릎관절 잠금옵션은 시상면을 최대한 지지하지만 앉을 때는 잠금을 해제함
	엉덩관절-무릎-발목-발 보조기(Hip-Knee-Ankle-Foot Orthosis,HKAFO)	등뼈 수준 척추이분증, 척수손상(SCI), 척수성근위축증(SMA) 또는근이영양증과관련된등뼈수준 하반신마비뇌성마비(일반적으로 GMFCS [대동작운동기능분류시스템] 레벨 III, IV)	열가소성플라스틱, 탄소 및 금속 잠금/잠금해제 옵션이 있는 금속 업라이트 및 관절	흔들기 간격 가위보행 방지 디딤기 시 하지 세개의 모든 면에서 하체의 최대 지지력 제공
	상반보행보조기(Reciprocating Gait Orthosis, RGO) 엉덩이 무릎 발목 보조기	아래쪽등뼈에서 중간허리뼈 하반신마비 상지 및 인지 능력이 좋아야 함	Thermoplastic, carbon, and metal Metal uprights and joints with locking/unlocking options	흔들기간격 하지의 전진을 지원. 디딤기 하지와 하체의 최대 지지

AFO 사진은 베커정형외과의 허가를 받아 사용되었다. 다른 모든 사진은 애틀랜타 소아 건강관리, 정형외과 및 의지와의 허가를 받아 사용되었다.

와 필요한 개입을 받을 것을 적극 권장한다.[10] 사경이 심하거나 해결되지 않는 경우에는 수술적 치료가 필요할 수 있다. 척도에 따라 머리뼈 비대칭(CVA)이 3-6 ㎜ 미만이면 정상 범위로 판단하고, 12-15 ㎜ 이상이면 심각한 비대칭으로 판단한다.[11] 다른 척도에서는 대각선 비대칭의 비율을 많이 보는데, 이를 CVAI (머리뼈 비대칭지수)라고 한다.[12] 물리치료사는 사경 치료를 위해 미국 물리치료 협회(APTA's)의 선천성 근육성 사경 임상 진료 지침을 따르는 것이 좋다.

CRO는 성장에 따라 머리 모양을 개선하기 위해 신체적 성장을 촉진하는 맞춤형 보조기이다. CRO를 착용하기 전에는 머리 조절이 필요하며 2개월 동안 머리를 위치를 조절하는 것을 권장한다. CRO는 돌출된 부분(두꺼운 부분)과 성장을 원하는 부분(평평한 부분)에 머리를 접촉하고 가쪽 둘레 성장을 유도한다. 두꺼운 부위 접촉 외에도 후두부와 측면에도 접촉이 필요하다. 딱 맞는 헬멧은 소아의 회전이나 기울기를 최소화하고 눈썹 바로 위에 위치할 수 있다. 헬멧이 제자리에 있는 동안 가끔 귀에 닿거나 눈썹이 눌리는 경우가 있다. 저자의 기관에 따르면 대부분의 유아는 헬멧을 하루 권장 착용 시간인 23시간 동안 착용할 경우 3-5개월 동안 헬멧을 착용하는 것으로 나타났다. 헬멧 착용을 중단하는 시기는 부모와 임상의가 만족할 정도로 두상이 개선되고 아이가 스스로 자세를 바로잡고 사경이 해결된 경우이다.

기타 머리뼈 보조기(Other cranial orthoses)

보조기사는 자기손상 예방, 뇌전증 진단을 받은 소아 보호, 개두술 후 뇌 보호 등을 위해 기성품 또는 맞춤형 보호 헬멧을 제공할 수 있다. 보호 헬멧은 단단하거나 부드러운 외피로 제공되며 다양한 안면 보호대 옵션이 있다.

>> 척추 보조기

척추 보조기는 척추 또는 척추분절을 제어하여 몸통의 움직임을 줄이거나 척추의 만곡 진행을 안정화시키는 데 사용된다. 척추 보조기는 척추측만증/후만증의 통증 및 수술 후 관리 또는 머리와 몸통을 지지하기 위해 사용할 수 있다. 손상된 척추 부위에 따라 필요한 보조기의 크기가 결정된다. 보조기 명명법은 경추흉추천추보조기(CTLSO)에서 허리뼈천추 보조기(LSO)와 같이 팔다리의 보조기처럼 일관되게 유지한다. 헤일로(HALO)보조기는 기존의 명명법을 따르지 않으며 상부 흉추 및 경추를 안정화하기 위한 것이다. 최근에는 중증 척추측만증을 앓고 있는 소아를 대상으로 헤일로 중력 견인을 위해 헤일로가 사용되고 있다. 열가소성 플라스틱 소재는 세척이 쉽고 내구성이 뛰어나며 사무실 환경에서 작은 변형이 가능하기 때문에 일반적으로 사용된다. 몸통을 넓게 커버하기 때문에 피부 손상을 방지하기 위해 철저한 피부 관리가 필수적이다.

골절 관리 및 수술 후 보조기

척추 보조기는 일반적으로 급성 및 만성 요통 치료에 사용된다. 척추전방전위증은 척추뼈 하나가 인접한 하부 척추뼈에 비해 전방으로 미끄러지는 질환이다. 이 통증이 심한 질환은 허리뼈-엉치뼈 보조기로 관리할 수 있는데, 허리뼈-엉치뼈 보조기는 골반 후방 경사를 유도하여 척추의 정렬을 개선하고 척추를 통한 축 방향 압력을 완화한다. 척추전방전위증용 LSO는 전통적으로 환자를 위해 맞춤 제작되는 반강체 열성형 플라스틱이다. 또는 기성품 맞춤형 LSO 기기는 코르셋 디자인에 단단한 판을 결합하여 허리뼈 운동을 제한하고 복강 내 압력을 높여 통증을 줄이는 데 도움이 될 수 있다.[1]

가슴 또는 가슴허리뼈 부위에서 발생한 골절은 일반적으로 골절 부위보다 하방 및 상방에 정복을 제공하기 위해 TLSO를 사용하여 관리한다. TLSO는 앉았을 때 편안함을 위해 엉덩관절을 90도까지 굽힐 수 있어야 하며, 보조기를 다시 움직일 필요 없이 배변을 할 수 있어야 한다. 간병인은 전단력이나 테두리 가장자리 압력으로 인해 고장이 발생할 수 있는 허리, 겨드랑이 부위 및 수술 부위에 세심한 주의를 기울여 피부 검사를 수행해야 한다. 급성 치료 환경의 치료사는 침상 전환 및 안전한 이동을 위해 노력한다. 골절 관리용 TLSO는 일반적으로 앞부분과 뒷부분이 있고 벨크로 스트랩으로 옆으로 닫히는 이판형태로 제작된다. 이판형태 디자인은 아이를 옆으로 눕히고 후방 부분을 장착한 다음 누운 상태로 눕힌 다음 앞쪽 부분을 장착하여 누운 자세로 착용하기 쉽게 만들어 준다. 착용 후에는 치료사의 도움을 받아 아이가 옆으로 굴러서 침대에서 앉은 자세로 일으킬 수 있다. 보행 중 안전을 위해 보조기 위에 보행 벨트를 착용하는 것이 좋다.

경추 및 흉추 손상은 경추흉부보조기(CTO)로 관리한

다. 저자의 경험에 따르면 흉추 부위의 움직임은 경추의 움직임을 유발하고 아래턱뼈에 압력을 가하기 때문에 CTO는 견디지 못한다. CTO에는 피부 자극의 원인이 될 수 있는 어깨 끈이 포함되어 있다. 치료사는 아래턱뼈, 후두부, 어깨에 피부 손상 가능성이 있는지 특별히 주의를 기울여야 한다.

마지막으로, 서두에서 언급했듯이 헤일로는 경추를 안정시키기 위한 것이다. 헤일로 링은 핀으로 머리뼈에 고정되며, 성인의 약 절반 정도인 특정 조임 강도(파운드)로 조여진다. 그런 다음 고정된 헤일로 링을 흉부에 부착하고 적절한 회복이 이루어질 때까지 제자리에 유지한다. 헤일로 조끼는 제거하지 않기 때문에 매일 위생을 위해 스펀지 목욕이 필요하다. 감염 예방을 위해 핀 부위 세척은 필수이다. 헤일로 조끼를 제거한 후에는 의사가 완전히 제거하기 전에 목 근육을 강화하기 위해 짧은 기간 동안 경추 보호대를 착용할 수 있다.

척추측만증(Scoliosis)

척추측만증 치료용 보조기는 대부분 열가소성 소재로 제작되며, 다양한 형태를 통합하여 교정력 압력을 분산하고 뼈의 해부학적 구조를 보호하거나 테두리의 가장자리 압력을 방지한다. 선천성 척추측만증은 자궁 내 비정상적인 척추 발달로 인해 발생하며 머리 기울기, 갈비뼈 돌출 또는 몸통 비대칭과 같은 외부 임상 징후가 관찰될 때까지 발견되지 않을 수 있다. 아이가 성장하는 동안 만곡 진행이나 보상성 만곡 발달을 방지하고 호흡 기능을 향상시키고 수술을 연기하기 위해 TLSO를 사용할 수 있다.

특발성 척추측만증은 아이가 성장함에 따라 모든 연령대에서 발생할 수 있으며, 교정 치료는 성장기 동안 진행을 예방하기 위한 것이다. 일반적으로 아이가 어릴수록 진행 가능성이 높다.[13,14]

특발성 척추측만증은 영아 척추측만증(출생-3세), 소아 척추측만증(3-9세), 청소년 척추측만증(10-18세)으로 나눌 수 있다. 척추측만증 치료를 위한 TLSO에는 보스턴 TLSO, 프로비던스 TLSO, 리고 시스템 슈노(RSC), 보스턴 벤딩 보조기와 같은 지역 명칭이 있다. 프로비던스 TLSO와 보스턴 벤딩 보조기는 야간에 사용하는 장치로, 직립용이 아니다.[15,16] 보스턴 TLSO 및 RSC TLSO는 상시착용 보조기이며 청소년 특발성 척추측만증 치료에서 만곡 진행을 예방하는데 효과적인 것으로 나타났다.[17] 어린 아동(3-4세)의 경우, 만곡을 줄이거나 교정하기 위해 EDF 깁스(신장, 탈구, 굽힘)이라는 과정을 사용할 수 있다. 보조기는 깁스를 중단하거나 깁스 과정에서 벗어나기 위한 수단으로 EDF 깁스를 보완한다. 소아 또는 청소년의 경우 일반적으로 만곡이 20도 이상 진행되면 보조기 착용을 시작한다.

아이가 성장함에 따라 교정력이 만곡에 맞지 않아 디자인을 변경해야 한다. 1900년대 초 유럽에서 개발된 슈로스(Schroth) 치료법은 미국에서도 물리치료사의 자격증을 취득하면서 그 사용이 증가하고 있다. 슈로스(Schroth) 치료는 주로 리고 슈노 보조기와 같은 보조기와 사용되는 경우가 많다. 척추측만증 치료를 위한 TLSO는 아이가 골격적으로 성숙에 도달하여 만곡의 진행이 거의 없을 경우 의사가 중단한다.[18]

신경근육성 척추측만증은 몸통 근육에 영향을 미치는 기저 질환으로 인해 어린 나이에 발견된다. 신경근육성 척추측만증 환자에서 보조기 관리의 목표는 만곡 진행을 방지하고 몸통과 머리 조절력을 개선하는 것이다. 보조기 관리는 척추 측만증을 줄이기 위해 지지력을 제공하거나 교정력을 가할 수 있다. 높은 강도의 교정력은 견디지 못할 수 있으며 야뇨증, 구토 또는 피부 손상을 유발할 수 있다. 신경근육성 척추측만증 환자의 TLSO에 대한 일반적인 개조는 배의 큰 구멍을 통해 G-튜브를 삽입하거나 양측 발목관절 폄으로 앉은 자세의 균형을 개선하는 것이다. 측면 흉부 지지대와 욕창 위험을 줄이기 위한 좌석이 있는 맞춤형 휠체어는 휠체어를 사용하는 소아에게 도움이 될 수 있다. 기존 맞춤형 좌석에 TLSO를 결합하려는 경우 주의를 기울이고 소아의 피부를 주의 깊게 관찰해야 한다. 청소년 특발성 척추측만증 치료에 대한 물리치료사의 중재에 대한 지속적인 논의는 15장, 정형외과적 질환을 참조한다.

몸통 안정성을 위한 보조기 사용은 저신장, 발육 지연 또는 기저 감각 질환이 있는 소아에게 증가하고 있다. 부드러운 신축성 원단은 몸통의 움직임을 방해하지 않으면서도 지지력을 높여준다. 이러한 천 TLSO 디자인은 탈착식 열가소성 플라스틱 지지대, 가단성 지지대 또는 지지대 크기를 변경하기 위해 수정하거나 변경할 수 있는 판을 결합할 수 있다.

>> 팔다리 결손

팔다리 결손 아동은 선천적 또는 후천적 팔다리 결손, 다양한 절단 수준의 장단점, 절단 및 재수술, 의지의 기본 구성

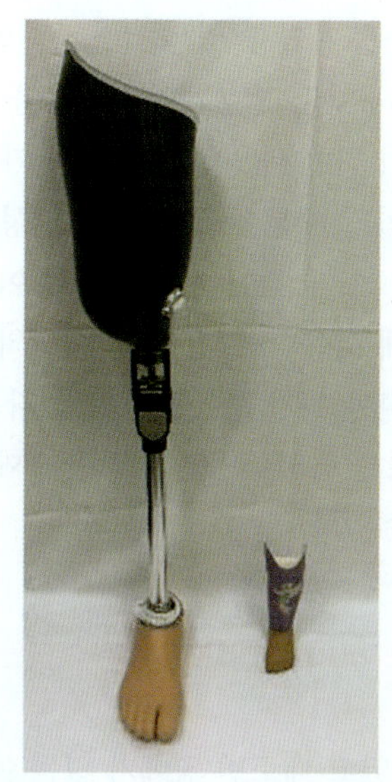

그림 8.3. 팔다리 결손은 평생 지속되는 질환이다.

요소, 의지 장착 후 기능 훈련의 필요성 등에 대해 알고 있는 전문가 팀과 가족 중심의 치료 접근 방식이 필요하다.

소아의 팔다리 결손은 선천적 골격 이상 또는 외상이나 질병으로 인한 후천성 팔다리 절단의 결과이다. 의지착용을 용이하게 하기 위해 수술적 변형이 필요할 수도 있고 필요하지 않을 수도 있다.

팔다리 차이 진단을 받은 신생아의 가족은 자신의 경험을 "혼란스럽고 고립되며 애도의 기간"이라고 표현한다. 아이와 가족이 궁금증과 우려에 대한 해답을 얻고 가족이 수용과 안도감을 가지고 신생아 시절을 즐길 수 있도록 다학제적 팀과 함께 하는 것이 중요하다. 초음파에서 팔다리 차이가 발견되면 산전 단계에서 다학제적 중재가 이루어질 수 있다.

이러한 경우 의지 착용 시기는 팔다리 결손의 원인 및 발달 단계에 따라 크게 달라진다. 의지치료는 팔다리 결손 아동의 신체적, 정서적, 정신적 안녕을 보장하기 위해 평생 지속되는 노력이다. 의지 치료를 받는 소아는 발달 단계에 따라 각기 다른 어려움을 겪는다. 아동과 가족을 위한 동료 지원은 치료의 연속성 전반에 걸쳐 도움이 된다(그림 8.3).

선천성 팔다리 차이 및 후천성 차이

팔다리 결손은 손가락, 손, 발 또는 종지뿐만 아니라 추가적인 손가락이나 발가락이 없는 팔다리 결손을 포함하는 많은 선천성 증상에 대한 보다 포괄적인 용어이다. 과거 팔다리 결손의 용어는 무지증(amelia) 또는 반무지증(hemimelia)이었으나 모호하고 설명이 부족하다고 여겨져 국제표준화기구, ISO 및 팔다리 차이를 종단 결손 및 횡단 결손으로 표기하는 표준으로 변경되었다.[2]

종단 결손은 긴 뼈 부분이 없거나 부분적으로 결손된 상태를 말한다. 이로 인해 일반적으로 손이나 발의 위치가 변경된다. 팔다리 말단 부분이 기능적이라고 판단되면 손상을 받은 팔다리를 중앙에 배치하기 위해 외과적 중재가 필요할 수 있다. 적절한 기능이 없는 경우, 먼쪽 팔다리를 절단하고 이후 의지를 착용하면 기능적 결과를 좋게 얻을 수 있다. 치료 과정의 결정에는 의료진, 가족, 그리고 연령이 적절한 경우 환자가 참여해야 한다.

횡단 결손은 전체 분절이 없는 것으로, 양막대 증후군에 의해 이차적으로 발생한다. 이러한 결손은 성인의 후천적 절단(예: 다리의 경우 무릎 위와 무릎 아래, 팔의 경우 팔꿈치 위와 팔꿈치 아래)과 유사한 방식으로 설명된다.

다리 의지는 기능적 수준에 따라 무릎 아래, 무릎 위로 구분하여 설명하는 경우가 많다. 예를 들어, 사임 절단술과 해부학적 무릎 관절염을 앓고 있는 근위 대퇴부 국소 결손(PFFD) 아동은 무릎 위 의지를 사용하거나 회전 성형술을 사용하는 아동은 무릎 아래 의지를 사용할 수 있다. 이러한 조건에 대해서는 정형외과 장에서 자세히 설명한다. 의료진이 환자의 해부학적 결함을 인지하고 그것이 의지의 결과 및 기능과 어떤 관련이 있는지 파악하는 것이 중요하다.

소아 절단과 성인 절단에 대한 고려 사항은 동일하지 않다. 팔다리 말단까지 체중을 지지할 수 있는 소아의 능력을 유지하고 뼈가 과도하게 성장할 위험을 크게 줄이기 위해 탈구 절단술을 선호하지만, 긴 잔류 공간으로 인해 의지 부품과 관련하여 문제가 발생할 수 있다. 성장판을 방해하여 성장을 제한하면 팔다리의 길이 성장이 느려져 무릎이나 발목과 같은 정확한 수준에서 의지 관절이 끝부분을 지지할 수 있다.

>> 의지 용어 소개

의지는 신체에 가까운 것부터 먼 것까지 다양한 구성 요소로 분류할 수 있다. 의지의 소켓은 환자와 의지 사이의 연접부를 제공한다. 소켓은 측정을 통해 소아에게 맞춤 제작된다. 현수장치는 의지가 잔존 팔다리에 고정되는 방식이다.

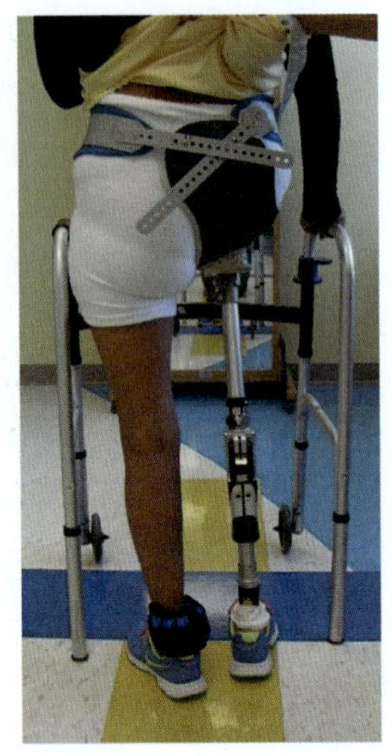

그림 8.4. 반골 절제술 의지

흡입, 진공, 잠금 라이너, 슬리브, 해부학적 현수장치, 다리용 벨트 또는 팔용 하네스 등이 사용될 수 있다. 다리 결손의 경우 절단 정도에 따라 기계식 엉덩관절, 무릎 관절, 발과 같은 구성 요소가 있을 수 있다. 최근에는 의지 부품의 개발로 소아가 처한 환경에 따라 나은 기능을 사용할 수 있도록 의지를 맞춤화할 수 있게 되었다.

의지는 내골격 또는 외골격으로 설명할 수 있다. 내골격 의지는 가볍고 성장에 따라 쉽게 조절할 수 있는 모듈형 구성품으로 이루어져 있다. 외골격 의지는 내구성이 높아 어린 아이에게 적합할 수 있다. 팔 결손의 경우 절단 정도에 따라 어깨 관절, 팔꿈치 관절, 말단 장치 등이 있을 수 있다. 최적의 기능적 결과를 얻을 수 있도록 의지 디자인에는 상당한 고민과 고려가 필요하다. 부품에 사용할 수 있는 첨단 기술과 관계없이 소켓 적합성은 현수장치 및 정렬과 함께 중요한 요소이다(그림 8.4).

>> 다리결손의 의지 관리

소아는 키가 작고 팔다리가 비례해서 작지만 올림픽 선수에 버금가는 힘과 충동 부하를 발생시키는 경우가 많다는 점에서 몇 가지 기술설계의 역설이 존재한다. 시중에 나와 있는 의지부품은 성인용 부품 크기의 약 70% 수준이지만, 소아는 신체적 요구가 크기 때문에 이러한 설계의 신체적 한계에 부딪히는 경우가 많다. 소아용 부품의 작은 크기는 가볍지만 높은 하중을 견딜 수 있는 시스템을 만들려는 기술과 의지보조기사에게 재료 및 설계의 어려움을 안겨준다.

이는 교정하기 위한 세 방향 힘 하중을 가할 수 있는 표면적이 제한되어 있기 때문에 복잡해진다. 성인 관리에 비해 한 가지 장점은 소아 골격이 아직 발달 중이므로 적절한 정렬을 유지하는 데 사용할 수 있으며, 성장의 힘을 사용하여 신체 분절을 적절한 위치로 이동할 수 있다는 것이다. 그러나 집중적이고 강한 힘의 작용은 성장판에 예기치 못한 부작용을 발생시킬 수 있다.

영유아(Infants and toddlers)

다리 결손이 있고 대소변 장애가 없는 아동은 전형적인 발달 장애 영아로 평가하고 치료해야 하며, 앉기, 기어가기, 잡아당겨 일어서기, 의지 착용, 최종적으로는 독립 보행이라는 목표를 설정해야 한다. 처음 의지를 착용하기 전에 외과적 교정이 필요한 경우, 아기가 독립적으로 앉고 기어 다닐 때 의지가 아기가 당겨서 일어서는 데 도움이 될 수 있도록 수술해야 한다. 이러한 저자의 경험에서 유아는 일반적으로 절단된 성인에게 나타나는 부종, 환상 통증, 상처 회복 지연 또는 둔감화 필요성과 같은 합병증을 겪지 않는 경향이 있다.

전통적으로 기능성 무릎 의지는 3-5세까지는 사용하지 않았지만, 최근의 연구와 사례적 근거에 따르면 폄 보조 부품이 포함되고 자세 제어 기능을 제거한 무릎 의지를 사용하

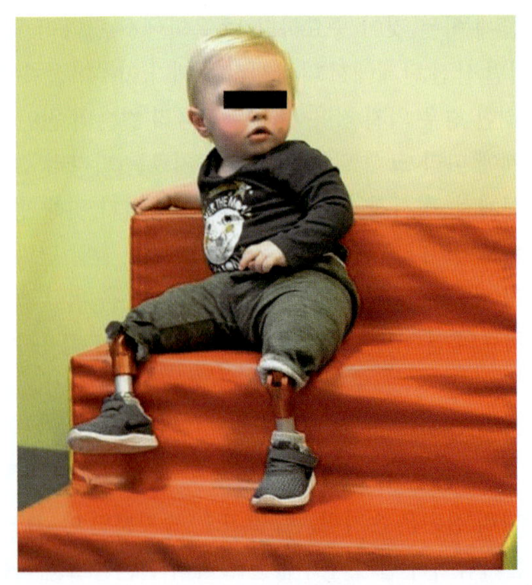

그림 8.5. 양측 무릎 위 의지를 착용한 유아

면 소아가 무릎을 효과적으로 제어하는 법을 배울 수 있는 것으로 나타났다.[19] 아이들은 보다 대칭적이고 상호적인 기어 다니기 및 보행 패턴을 가지면서 자신의 근육을 사용하여 기계식 무릎을 펴고 잠그는 방법을 배우게 되는 것으로 나타났다. 아이들이 독립적인 보행에 자신감을 갖게 되면 무릎 의지에 대한 제어력이 향상되고, 유아는 연령에 맞는 발달 단계에 따라 계속해서 발달 중요 단계에 도달하게 된다. 일반적으로 12개월마다 새로운 의지가 필요하게 되는데, 이는 잔존해 있는 신체의 길이와 둘레가 성장하고 부품이 파손되기 때문이다(그림 8.5).

학령기 아동(School-aged children)

다리 길이 차이가 있는 학령기 아동의 경우, 아이가 독립적으로 또래 친구들을 따라갈 수 있도록 맞는 의지를 유지하는 것이 중요하다. 의지는 학교에서 하루 종일 불편함 없이 착용할 수 있어야 하며, 독립적으로 입고 벗고 용변을 볼 수 있어야 한다. 물리치료는 학교 환경에서의 기능과 전반적인 지구력에 초점을 맞춰야 한다. 의지 부품 선택은 아동의 기능적 요구와 활동 수준, 여유공간의 한계 및 원하는 외형에 따라 결정된다. 이 연령대의 아동이 또래와 동일한 기능을 유지하고 모든 활동에 참여할 수 있도록 모든 노력을 기울여야 한다. 발달의 모든 단계에서 아동은 정기적으로 의지 제작자를 만나 성장과 필요한 의지 수리를 해야 한다.

이 시기에는 후천적 절단이 있는 팔다리 결손 아동이 많이 발생하기 시작한다. 이러한 절단은 주로 외상과 관련이 있지만, 이 연령대의 소아는 고형 종양(solid tumor) 진단과 관련된 절단 발생률도 증가한다. 선천성 팔다리 절단과는 달리 후천성 절단은 의학적, 생리적, 심리적 요인이 복합적으로 작용할 수 있다. 원인에 따라 외상성 절단 환자는 척수 손상, 외상성 뇌 손상, 골절, 열상, 탈골 손상 등 다른 부상을 동반할 수 있다. 고형 종양 진단을 받고 절단 치료를 받은 소아의 경우, 항암제 부작용과 전신 쇠약으로 인해 재활 과정이 복잡하고 지연되는 경우가 많다. 수술 후에는 후천적 절단과 외상성 절단 모두 부종을 조절하고 잔존 팔다리에 의지를 장착할 수 있도록 모양을 만들어야 한다. 의지 중재의 시작은 아이의 상처 회복과 동반 질환에 따라 달라지며, 의지 및 물리치료의 목표는 수술 전 상태로 기능을 회복하는 것이다.

청소년 및 10대(Adolescents and Teens)

팔다리 결손이 있는 청소년과 10대는 가족과 치료팀에게 특별한 어려움을 안겨준다. 또래의 비판, 신체 이미지 문제, 자존감 문제를 겪을 수 있기 때문에 팀에서 청소년의 이야기를 경청하고 지원하는 것이 중요하다. 이들은 대학 및 직업으로의 전환에 대한 두려움을 가지고 있다. 사회사업, 심리학 및 또래 지원 네트워크가 제공되고 장려되어야 한다.

치아 구조적 결손은 청소년과 10대 사이에서 흔히 발생하는 문제이다. 일부 청소년은 미용적이거나 사실적으로 보이는 의지를 요청할 수 있다. 일반적으로 성인용 부품이 사용되며, 고기능성 탄소 또는 유리섬유 합성 다리와 유압식 무릎이 사용되며, 무릎 위 의족을 사용하는 사람에게는 마이크롭프로세서 기술이 사용된다. 다시 한 번 강조하지만, 물리치료는 이러한 청소년들이 발전된 구성 요소로 전환하는 데 중요하다. 10대가 경쟁적인 스포츠에서 활동하는 경우 활동별 의지가 필요할 수 있다.

>> 팔다리 결손의 의지 관리

소아과에서 팔, 팔다리 결손은 특히 기능 및 미용과 관련하여 특별한 과제를 제시한다. 선천성 절단 환자의 경우, 의지의 기능은 자연스러운 발달 과정에서 변화한다. 따라서 의지의 디자인도 그에 따라 변경되어야 한다. 나이가 많은 소아의 외상성 절단의 경우, 상실된 기능의 회복이 의지디자인을 결정한다. 두 경우 모두 손의 가시성으로 인해 허용 가능한 의지의 필요성이 다리에서 볼 수 있는 것보다 의지 디자인에 큰 역할을 할 수 있다.

의지 유형(Types of prostheses)

팔 의지에는 말단 장치, 즉 손에 따라 세 가지 유형이 있다.

비관절 팔의지는 반대쪽 손을 사용하지 않고는 움직이지 않는 말단 장치가 있는 의지이다. 이 의지는 동일한 팔 길이, 양손 활동 지원 및 미용 효과를 제공한다. 이러한 의지는 움직이는 부품이 없고 유지보수가 거의 필요하지 않기 때문에 파손될 염려가 없다. 가볍고 물체를 안정시키는 보조 역할을 한다.

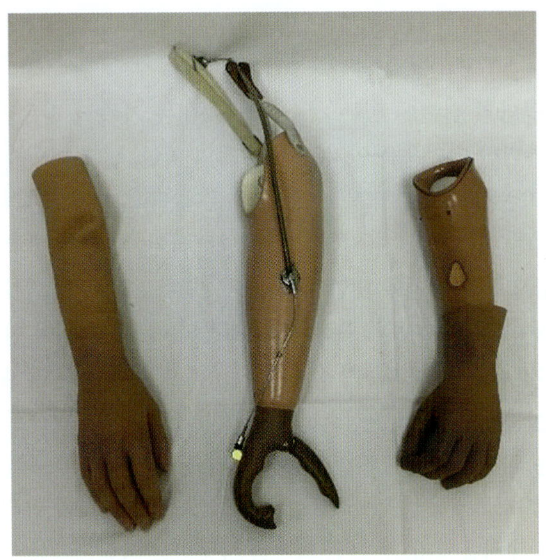

그림 8.6. 세 개의 팔꿈치 아래 의지: 고화질 비관절 의지, 신체 동력에 의한 자발적 폐쇄 의지, 외부 전력을 공급받는 근 전기 의지

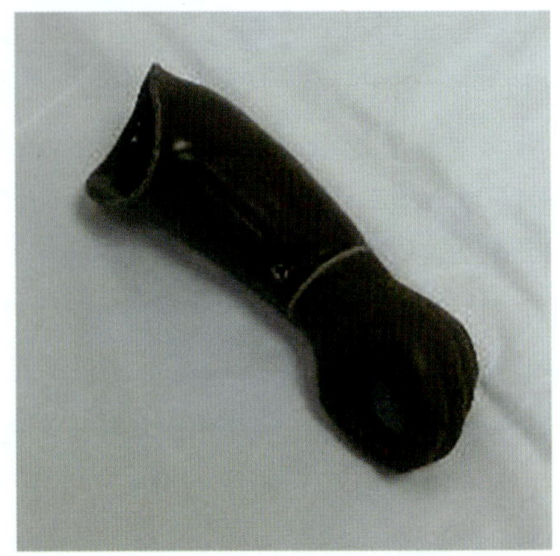

그림 8.7. 팔꿈치 아래 유아 의지

신체 동력 의지는 하네스와 케이블로 제어되는 말단 장치가 반대쪽 어깨에 고정되어 있는 의지이다. 어깨 굽힘을 하는 쪽의 위팔뼈 모음을 통해 말단 장치를 자발적으로 열거나 닫을 수 있다. 양손과 기능성 프리헨서 또는 후크를 포함한 여러 가지 유형의 말단 장치가 있다. 훈련과 연습을 통해 신체 동력 의지는 다른 장치에 비해 고유 수용성 및 쥐기 강도 조절 능력을 향상시킬 수 있다.

외부 제어 의지는 근전 표면 전극 또는 전기적 당김/밀기 스위치에서 입력 신호를 수신하는 전기 모터로 구동되는 말단 장치가 있는 의지이다. 이러한 장치는 수동형 의지에 비해 기능이 향상되고, 신체 동력 의지에 비해 외형, 쥐기 강도 및 케이블 소모가 최소화된다. 이러한 장치는 근육의 작은 수축이나 미세한 움직임만으로 작동할 수 있기 때문에 사용자가 능숙하게 사용하기 위해서는 추가적인 훈련이 필요할 수 있다. 환자나 가족이 의지의 미세한 제어를 익히는 데 전념하지 않는다면 결국에는 의지가 제공하는 기능에 실망할 수 있다. 현재의 근전기 장치는 크기, 무게, 유지 관리의 필요성 때문에 소아 환경에서는 사용이 제한적이다. 일부 청소년은 크기에 따라 성인용 부품을 사용할 수 있으며, 이는 사용 가능한 근전기손의 선택을 향상시킨다(그림 8.6).

영아(Infants)

의지 치료를 시작할 때 흔히 사용하는 방법 중 하나는 '몸에 맞게 앉기'이다. 아이가 도움 없이 앉기 시작하면 독립적인 앉기, 양손잡이 놀이, 대소변 활동 시 몸통을 지지하고 신체 대칭을 제공하는 의지의 도움을 받을 수 있다. 이 단계에서 의지는 향후 의지 사용을 위한 기초를 마련한다(그림 8.7).

유아용 의지는 수동형 말단 장치를 사용하며, 손이 컵 모양이거나 공갈 젖꼭지나 음식과 같은 물건을 잡을 수 있는 삼점 쥐기(three-jaw chuck) 형태로 되어 있다. 팔꿈치 결손이 있는 소아의 경우, 소아가 팔꿈치를 조절할 수 없기 때문에 의지에 팔꿈치 관절이 포함되지 않을 수 있다. "바나나" 모양의 의지는 소아가 균형을 유지하는 데 사용할 수 있다.

유아(Toddlers)

생후 18개월에서 3세 사이의 소아는 말단 장치를 제어할 수 있어야 한다. 이 시기에는 물건을 쥐고, 자르고, 도구를 사용하는 등 소근육 운동 능력이 발달한다. 따라서 의지의 디자인을 수동형 장치에서 능동형 말단 장치로 변경해야 할 수 있다. 이 시기에는 신체 동력 의지 또는 외부 동력 의지를 사용할 수 있다.

신체 동력 의지는 소아가 의지의 즉각적인 반응을 확인하기 위해 따라야 하는 지침이 간단하기 때문에 조기에 착용할 수 있다. 그러나 아이가 훈련에서 놀이로 발전함에 따라 말단장치 작동에 필요한 신체 자세를 유지가 어려울 수 있다. 나이가 많은 유아(3세까지)는 의지를 제어하는 데 필요한 팔의 굽힘근과 폄근의 수축을 이해할 수 있으므로 근전기 의지를 사용하는 것이 적합할 수 있다. 첫 번째 의지는 "쿠키 크러셔" 또는 자발적 개방형으로 설정된다(그림 8.8).

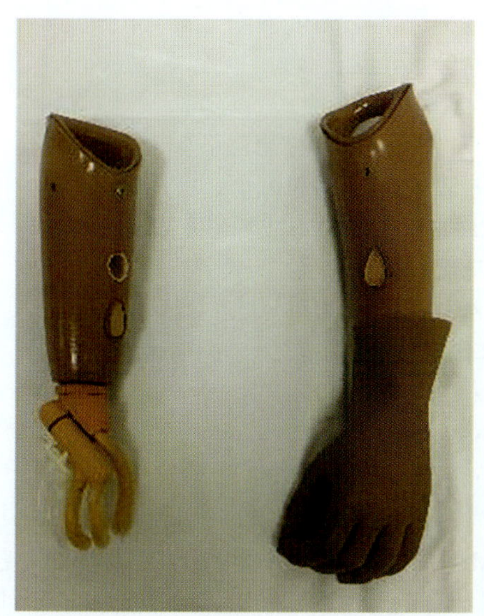

그림 8.8. 미용 장갑을 착용한 경우와 착용하지 않은 경우의 외부 전원 근 전기 의지

학령기에 접어들면서 아이들은 많은 소근육 조절 능력을 필요로 한다. 종이 자르기, 글씨 쓰기, 독립적인 옷 입기 및 식사하기 등의 활동을 하려면 양손으로 물건을 조작하고 잡아야 한다. 아이가 의지를 사용하기 시작한 시기에 따라 학교 내에서 또는 의지 훈련 전문 치료사에게 추가 훈련이 필요할 수 있다. 자전거 타기, 스포츠 또는 야외 활동과 같은 다른 활동을 하려면 의지를 사용하여 다른 기술을 개발하거나 필요한 경우 특정 활동을 위해 설계된 의지를 구입해야 할 수도 있다. 근전기 의지는 적절한 훈련을 받으면 뛰어난 기능과 잡는힘을 제공하지만, 이 연령대는 근전기 의지를 다루지 못하기 때문에 환자 선택이 중요하다.

이 연령대의 많은 소아는 여러 가지 이유로 의지를 포기할 수 있다. 의지 착용의 한 가지 단점은 잔존 팔다리 감각을 제한할 수 있다는 것이다. 경우에 따라서는 의지가 촉각을 지나치게 제한한다고 느끼거나 말단 장치 기능을 제대로 사용하지 못할 수도 있다. 의지가 없는 것이 기능적이라고 느껴서 의지를 버리거나 빼두었다 나중에 다시 착용할 수도 있다.

이 시기는 외상으로 인해 후천적으로 절단이 발생할 가능성이 높아지는 시기이기도 하다. 이 경우 가능한 한 빨리 환자에게 장치를 착용하기 위해 상당한 노력을 기울여야 한다. 의지 착용의 '골든 타임'은 절단 후 30일이지만, 회복 및 구축 관리가 지연되면 이 기간을 맞추기가 어려울 수 있다. 의지의 유형은 상실한 손에 따라 결정될 수 있다. 우세한 손을 잃은 경우에는 신체 동력 또는 근 전기와 같은 보다 기능적인 손을 선택할 수밖에 없는 반면, 비우세한 손을 잃은 경우에는 외관이 개선된 수동형 의지를 선택할 수 있다. 이 요인은 연령에 영향을 받지 않으며 청소년과 10대의 팔 상실에도 영향을 미친다.[20]

청소년 및 10대(Adolescents and teens)

나이가 많은 소아와 청소년의 경우, 의지 사용을 받아들이는 데는 활동 제한과 미용이라는 두 가지 주요 요인이 작용할 수 있다. 활동에 제한이 있는 사람에게는 음악, 스포츠 등 활동별 의지가 대안이 될 수 있다. 미용에 중점을 둔 환자의 경우, 고화질 맞춤형 실리콘 수동 의지를 사용하면 실제와 같은 팔을 구현하여 환자의 자신감을 높일 수 있다. 이 연령대에서는 신체 동력 의지를 거의 사용하지 않는데, 이는 미용 효과가 떨어지고 작업별 기능이 제한되기 때문이다.

부분 손 의지(Partial hand prostheses)

팔다리 차이 또는 후천적 절단, 특히 선천성 부분 절단은 독특하고 "표준" 의지 디자인에 맞추기가 어려울 수 있다. 이러한 소아들 중 상당수는 일상생활을 수행할 수 있지만, 상당한 시간과 노력이 필요할 수 있다. 이러한 경우 각 작업을 돕고 환자의 업무량을 줄일 수 있도록 의지를 디자인할 수 있다. 기능을 최적화하려면 다학제 팀원 간의 의사소통을 늘리는 것이 중요하다.

>> 요약

물리치료사, 보조기제작자, 의지제작자가 긴밀히 협력하여 처방된 장치의 의지 및 교정 목표와 기능 개선 방법을 결정하는 동시에 발생할 수 있는 정렬, 생체역학 또는 외관 문제를 면밀히 관찰해야 한다. 소아는 정기적으로 성장하고 활동 수준이 끊임없이 변화하기 때문에, 현재 발달 목표와 필요에 맞게 보조기 또는 의지가 기능하는지 확인하기 위해 다학제 팀 내에서 정기적인 추적 관찰과 평가가 필요하다.

연령에 관계없이 O&P 중재 및 물리치료의 목표는 아동이 연령에 적합한 발달 단계에 도달하여 기능적 잠재력을 최대한 발휘하고 건강한 습관을 장려하면서 자신이 선택한 활동에 참여할 수 있도록 개별화된 치료를 제공하는 것이어야 한다. 아동을 진단명이 아닌 인격체로 대하고 치료의 모든 측면에 아동을 참여시키면서 치료의 연속성 전반에 걸쳐 적절한 지원을 받을 수 있도록 보장하면 최적의 결과를 얻을 수 있다.

사례 연구

M.M.

병력: 환자배경

M.M.은 척추이분증 진단을받은 17세 백인 여성이다. M.M.은 출생 시 허리뼈 하부 수막류 진단을 받았으며, 출생 직후 수두증으로 단락술을 받았다.

M.M.은 여러 전문의와 다학제 척추이분 척추 클리닉에서 진료를 받고있다. 그녀의 과거 의료 수술 이력은 다음과 같은 점에서 중요하다:

- 우측 다리: 긴 종아리근 및 짧은 종아리근의 이완, 아킬레스힘줄 이완, 먼쪽 정강뼈 안쪽 복사뼈 반골 나사 고정술, 발꿈치를 이용한 안쪽 변위골 절제술
- 좌측 다리: 아킬레스, 긴 종아리근, 짧은 종아리근의 근육 절단술, 먼쪽 정강뼈 안쪽 종아리뼈 반골 나사 고정술, 발꿈치를 이용한 안쪽 변위 골 절제술
- 단락술 배치 및 수정
- 방광 치료

M.M.은 지역 사회 보행자이며, 양측 전완 목발을 사용하지만 가정이나 지역 사회 환경에서는 목발을 사용하지 않는 것을 선호한다. 현재 또는 과거에 휠체어 사용이력이 없다.

M.M.은 양측다리 발 뒤꿈치 궤양과 집에서 기어다니면서 생긴 다리의 물집과 궤양 병력이 있으며, 무릎과 발등에 양측으로 굳은살이 형성되어있다. M.M.은 발목 아래쪽의 감각이 없는 것으로 나타났다.

다학제 척추 갈름증 클리닉에서 물리치료 및 O&P의 평가를 받았다.

평가 시 참고할 사항은 다음과 같다:

- 다리근력:
  - 엉덩관절 굽힘근 4/5
  - 엉덩관절 폄근 2+/5 오른쪽, 3/5 왼쪽
  - 넙다리네갈래근 4/5
  - 뒤 넙다리근 4/5
  - 발등굽힘근 0/5
  - 발바닥굽힘근 0/5
- 다리 운동범위
  - 15도 오른쪽 무릎 굽힘 구축
  - 5도 왼쪽 무릎 폄
- 보행: 트렌델렌버그 보행, 왼쪽 〉 오른쪽
- 자세평가:
  - 척추측만증 없음
- 다리정렬:
  - 발 뒤쪽 밖굽이
  - 발 앞쪽 벌림
  - 왼쪽 밖굽이

M.M.은 이전에 물리치료 중재를 받은 적이 없다. 환자는 이전에 양측 다리 보조기를 착용하고 있었는데, 더 이상 적합하지 않은 것으로 나타났다.

과거에 사용한 다리 보조기:

- 양측 바닥 반응 AFO (FRAFO)
- FRAFO는 더 이상 적합하지 않다. (약 23개월 전에 적합)
  - 왼쪽 다리의 심각한 밖굽이로 보조기 지지가 부적합
  - 양측 무릎뼈의 간격, 상당한 발목유연성

새로운 양측 다리 보조기가 필요하다고 판단됨:

- 왼쪽 무릎 발목-발보조기(KAFO)로 전환하여 지지력을 개선하고 만성 왼쪽 무릎 불안정성의 지속적인 발생위험을 최소화했다.
  - 밖굽음 조절 스트랩과 견고한 발목이 있는 단일직립형 자유로운 움직임이 가능한 무릎관절로 약한 종아리근/가지미근을 지지한다.
- 무릎 굽힘 구축과 약한 폄근을 수용하기위해 발등굽힘 각도가 5도, 정강이수직 각도(SVA)가 15도로 설정된 오른쪽 FRAFO 세트

새로운 양측 다리 보조기를 착용한 상태에서 보행 평가를 진행하였으며 맨발 보행과 GAIT Rite® 매트 평가를 비교했다.

다음과 같은 결과가 나타났다:

- 웅크린자세 감소
- 균형 개선/'안정적'이라는 느낌에 대한 자체 보고
- 트렌델렌버그 보행감소
- 좁은 기저면
- 발/발목 정렬 개선-팔자 보행 감소
- 골반 회전 감소

• 느린 보행 속도

이후에도 지속적인 치료를 위해 물리치료를 받으며, 양측 다리보조기의 평가 및 유지를 위해 O&P 부서 내에서 추적 관찰을 받게 된다.

올 가을에 대학에 진학할 계획이라고 밝힌 M.M은 언덕이 많은 지형과 캠퍼스 내 강의실 사이의 거리에 대해 걱정을 가지고 있다.

토론 질문

1. 물리치료 중 어떤 주요 장애 및 활동 한계 사항을 목표로 삼았는가?
2. M.M. 이주 보조기 제작자에게 지속적인 평가를 받기 위해 다시 오기를 원하는 경우는 어떤 경우인가? 보조기 착용에 문제가 있을 수 있는 징후/증상 몇 가지를 말하시오.
3. M.M의 다학제 팀에는 어떤 다른 구성원이 있나?

JENNA

HPI: Jenna는 오른쪽 대퇴골에 골육종 진단을 받은 8세 여자아이이다. Jenna는 화학 요법과 외과적 절제술을 받았다. 종양의 크기와 위치로 인해 외과의는 무릎 위 절단을 시행했다. 그녀의 과거 병력은 별다른 문제가 없었다. 그녀는 어머니와 오빠와 함께 2층짜리 집에서 살고 있다. 그녀의 아버지는 근처에 아파트에 살고 있다. 공립학교 3학년에 재학 중이지만 수술 이후 학교를 그만둔 상태이다. 수술 후 입원해있는 동안 물리치료를 받았다.

물리치료사 검사: (수술 후 6주)

의지를 장착한 후 외래 물리치료를 받았다. 양측 팔 가동범위와 팔 근력은 정상 범위 내에 있다. 왼쪽 다리 가동범위와 근력은 정상 범위 내에 있다. 오른쪽 엉덩관절 굽힘 가동범위는 정상 범위이고 오른쪽 엉덩관절 폄 가동범위는 –20도이다. 오른쪽 다리 엉덩관절 근력은 모든 동작에서 3–/5이다.

잔여 팔다리 부종/흉터: 봉합사가 제거되고 절개 부위가 회복되었으며 절개 부위에 작은 개방 부위가 발견되었다. 환자가 환상 감각을 호소했다.

기능: 침대/매트 이동이 가능하며 독립적이다. 의지 없이 로프스트란트 목발을 사용하여 평평한 지면과 계단에서 독립적으로 보행할 수 있다. 의지를 착용한 상태에서는 로프스트란트 목발로 보행할 때 다시 보호자의 도움이 필요하다. 보행은 오른쪽 다리의 체중 지지력 감소와 오른쪽 엉덩관절 폄 감소로 인해 심각했다. 팔 보조기나 목발 없이는 서 있는 것을 유지할 수 없었다.

의지: 그녀는 무릎을 고정하거나 자유롭게 움직일 수 있는 무릎 드롭 잠금 장치가 있는 단축 무릎 관절, 맞춤형 전체 접촉 소켓이 있는 표준 의지를 착용했다. 표준 견고한 발목쿠션형 발뒤꿈치(SACH) 발을 사용했다.

치료 계획: Jenna는 일주일에 3번 물리치료를 받았다. 그녀의 의지 제작자는 물리치료사와 긴밀히 협력했다. 필요에 따라 의지를 조정했다. 활동에는 오른쪽 다리, 특히 오른쪽 엉덩이의 스트레칭과 강화, 보행훈련, 목발을 사용하거나 사용하지 않고 계단 오르기 등이 포함되었다. 세션에서는 지구력, 균형, 협조활동 다루었다.

외래환자 물리치료 회차별 치료 목표:

1. 안전을 위해 목발과 감독 없이 평평한 지면에서 독립적으로 보행할 수 있다.
2. 안전을 위해 난간을 사용하여 독립적으로 계단을 오르내릴 수 있다.
3. 보조 장치 없이 바닥에서 일어서기를 포함하여 독립적인 이동이 가능하다.
4. 의지를 독립적으로 착용하고 벗을 수 있다.

장기목표:

1. 보조 장치 및 감독 없이 지역 사회 보행

치료 협조: Jenna의 외래 환자 팀은 504 계획을 통해 학교 물리치료사 서비스를 받을 자격이 있다는 사실을 알게 된 후 학교 물리치료사와 긴밀히 협력했다. 또한 어머니와 아버지 및 기타 중요한 보호자들과 함께 가족교육도 실시했다.

후속 조치: Jenna는 의료기관의 절단 환자 클리닉에서 계속 추적 관찰을 받았다. 또한 강해지고 활동적이 되면서 의지 조정 및 변경을 위해 의지 제작자와 후속조치를 취했다. 그녀는 나이가 들면서 달성하고 싶은 새로운 목표가 생겼을 때에도 물리치료를 계속 받았다. 그녀는 암이 없는 상태로 고등학교와 대학을 졸업했고, 결국 자신이 치료를 받았던 소아병원에서 종양 전문 간호사가 되었다. 현재 그녀는 행복하게 결혼하여 아기가 태어나길 기다리고 있다.

토론질문

1. 물리치료 초기에 어떤 주요 장애와 활동 한계 사항을 목표로 삼았는가?
2. Jenna가 주 의지 제작자에게 지속적인 평가를 받기 위해 다시 오기를 원하는 경우는 어떤 경우인가? 의지 착용에 문제가 있을 수 있는 징후/증상을 몇 가지를 말하시오.

참고문헌

1. Lusardi MM, Nielsen CC. Orthotics and Prosthetics in Rehabilitation.Butterworth-Heinemann;2000.
2. Krajbich JI, Pinzur MS, Potter BK, et al. Atlas of Amputations andLimbDeficiencies.AmericanAcademyofOrthopedicSurgeons;2016.
3. Diamond A. Close interrelationship of motor development and cog-nitive development and of cerebellum and prefrontal cortex. J ChildDev.2000;71(1):44-56.
4. Karimi M. Determination of the influence of walking with orthosis on bone osteoporosis in paraplegic subjects based on theloads transmitted through the bones. Clin Biomech (Bristol, Avon).2013;28:325-329.
5. Morcende J. Radical reduction in the rate of extensive corrective surgery for clubfoot using the Ponseti method. Pediatrics.2004;113(2):376-380.
6. Karol L. Surgical management of the lower extremity in ambulatory children with cerebral palsy. JAmAcadOrthopSurg.2004;12(3):196-203.
7. GarwoodC.Softtissuebalancingafterpartialfootamputations. ClinPodiatrMedSurg.2016;33:99-111.
8. OwenE.TheimportanceofbeingErnestaboutshankandthighkinematics especially when using ankle-foot orthoses. Prosthet OrthotInt. 2010;34(3):254-269.
9. Xia JJ. Nonsurgical treatment ofdeformational plagiocephaly: a sys-tematicreview.ArchPediatrAdolescMed.2008;162(8): 719-727.
10. Stellwagen L, Hubbard E, Chambers C, et al. Torticollis, facialasymmetry and plagiocephaly in normal newborns. Arch Dis Child.2008;93:827-831.
11. Mortenson PA, Steinbok P. Quantifying positional plagiocephaly:reliability and validity of anthropometric measurements. J CraniofacSurg. 2006;17:413-419.
12. Holowka MA, Reisner A, Giavedoni B, et al. Plagiocephaly severityscale to aid in clinical treatment recommendations. J Craniofac Surg.2017;28:717-722.
13. WeinsteinS.Adolescentidiopathicscoliosis.Lancet.2008;371(9623):1527-1537.
14. Asher M. Adolescent idiopathic scoliosis: natural history and longtermtreatmenteffects.Scoliosis.2006;1:2.
15. Roland d'Amato C, Griggs S, McCoy B. Nighttime bracing with theprovidence brace in adolescent girls with idiopathic scoliosis. Spine.2001;26:2006-2012.
16. DavisL,MurphyJ,ShawK,etal.NighttimebracingwiththeProvidence thoracolumbarsacral orthosis for treatment of adolescent id-iopathic scoliosis: a retrospective consecutive clinical series. ProsthetOrthotInt.2019;43:158-162.
17. Weinstein S, Dolan L, Wright J, et al. Effects of bracing in adoles-centswithidiopathicscoliosis.NEnglJMed.2013;369: 1512-1521.
18. GavinT,PathwardhanA.Chapter15:Orthoticsinthemanagementof spinal dysfunction and instability. In: Lusardi M, Nielsen C, eds.Orthotics and Prosthetics in Rehabilitation. 2nd ed. Saunder: Elsevier;2007:397-425.
19. GeilM,CoulterC,SchmitzM,etal.Crawlingkinematicsinanearlyknee protocol for pediatric prosthetic prescription. J Prosthet Orthot.2013;25(1):22-29.
20. Malone J. Immediate postsurgical management of upper extremityamputation: conventional, electric and myoelectric prostheses. OrthotProsthet.1981;35:1-9.

PART

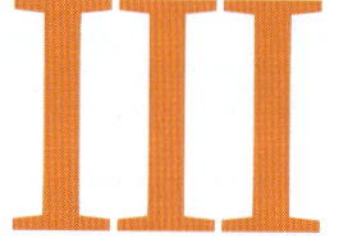

소아 신경 근육 장애

뇌성마비

Jason Beaman, Faithe R. Kalisperis, and
Kathleen Miller-Skomorucha

챕터 개요

정의
기능 및 건강의 국제 분류
유병률
병인학
진단 및 예후
임상 분류
기능 분류 시스템
물리치료 관리
물리치료 검사
물리치료 평가, 진단 및 예후
목표 설정
걸음걸이
일반적인 보행 편차
치료적 중재
강화
유연성
자전거 타기
신경 발달 치료
제약 유도 운동 요법(CIMT)
트레드밀 훈련
로봇 보조 보행 훈련
전기 자극
수중치료
승마치료
가상 현실 교육
커뮤니티 프로그램
적응형 장비
착석 유지 기구
기립보조기
보행 보조기
근육 강직 치료를 위한 신경학적 중재
신경약물 중재
신경외과적 중재
정형외과적 중재
척추/신경근 척추옆굽음증
엉덩관절
무릎 관절 및 아래쪽 다리
발목 관절 및 발
하지 보조기
발목-발 보조기
상부 복사뼈 보조기
발 보조기
복합 보조기
학교 기반 치료
요약
사례 연구

정의

기존의 뇌성마비의 정의와 분류를 개선하기 위해 2007년에 국제 워크숍을 개최해 회의를 가졌고, 이들은 다음과 같은 뇌성마비의 정의를 내렸다.

뇌성마비는 운동 및 자세 발달의 영구적인 장애 그룹을 말하며, 태아 또는 유아의 뇌에서 발생한 비진행성 장애로 인한 활동 제한을 유발한다. 뇌성마비의 운동장애는 감각, 지각, 인지, 의사소통 및 행동 장애뿐만 아니라 발작 및 이차적인 근골격계 문제를 동반한다.[1,2]

과거에는 산전, 주산기 또는 신생아기에 손상이 발생한 아동의 경우 뇌성마비로 진단했다. 현재 정의에 따르면 신생아 발병에 대한 연령 상한선은 정해져 있지 않다.[1] 이러한 이유로 영유아기에 뇌성마비 진단을 받는 아동은 영유아기 내

내 발생하고 있다. 뇌성마비는 진행성 장애로 간주되지는 않지만, 아동의 경험, 환경, 뇌 성숙도에 진행에 따라서 증상이 달라질 수 있다.[3]

기능 및 건강의 국제 분류

기능, 장애 및 건강에 대한 공통 언어를 만들기 위해 세계보건기구(WHO)는 2001년에 각각에 영향을 미치는 여러 요인을 설명하는 틀을 만들었다. 2007년에 WHO는 기존의 국제 기능, 장애 및 건강 분류(ICF)를 바탕으로 생후 첫 18년 동안의 급성장과 큰 변화를 고려하는 틀을 만들었다. 국제 기능, 장애, 건강 분류 아동 및 청소년 버전(ICF-CY)은 가족, 발달, 참여, 환경의 맥락을 고려하는데 이는 각 요소가 소아 인구에 독특한 영향을 미치기 때문이다.[4] 이러한 상호작용은 본질적으로 계층적이지 않고 다차원적이다. 다양한 요소의 영향들은 아동의 활동 수행에 있어서 다각적으로 영향을 미친다. 이러한 맥락에서 기능적 활동을 성공적으로 수행하는 것은 건강 상태, 신체 구조 및 기능, 참여도, 환경적 요인 및 개인적 요인에 의해 크게 영향을 받는다. 다차원적 요인을 가진 뇌성마비 아동 및 청소년의 경우, ICF 프레임워크 내에서 작업하면서 장애 수준의 문제에만 초점을 맞추지 않게 되었다. 이는 뇌성마비를 가진 아동 및 청소년을 치료할 때 치료사가 고려해야 하는 복잡한 요인들의 상호 관계에 주의해야 하며 검사, 치료, 치료 계획 및 목표는 ICF의 모든 측면을 고려해야 한다. 다음은 독립적인 보행을 목표로 하는 아동에게 ICF-CY 프레임워크를 적용하는 방법의 예다(그림 9.1).

유병률

2013년에 Oskoui 등은 총 49개의 연구를 검토하여 뇌성마비의 추정 유병률에 대한 체계적인 검토 및 메타분석을 발표했다. 이 연구에서는 전 세계 뇌성마비의 전체 유병률, 출생 체중과 관련된 뇌성마비의 유병률, 임신 연령과 관련된 뇌성마비의 유병률에 대해 고려했다.[5] 뇌성마비의 전체 유병률은 출생아 1,000명당 2.11명이다.[5] 1,000-1,499 g 체중

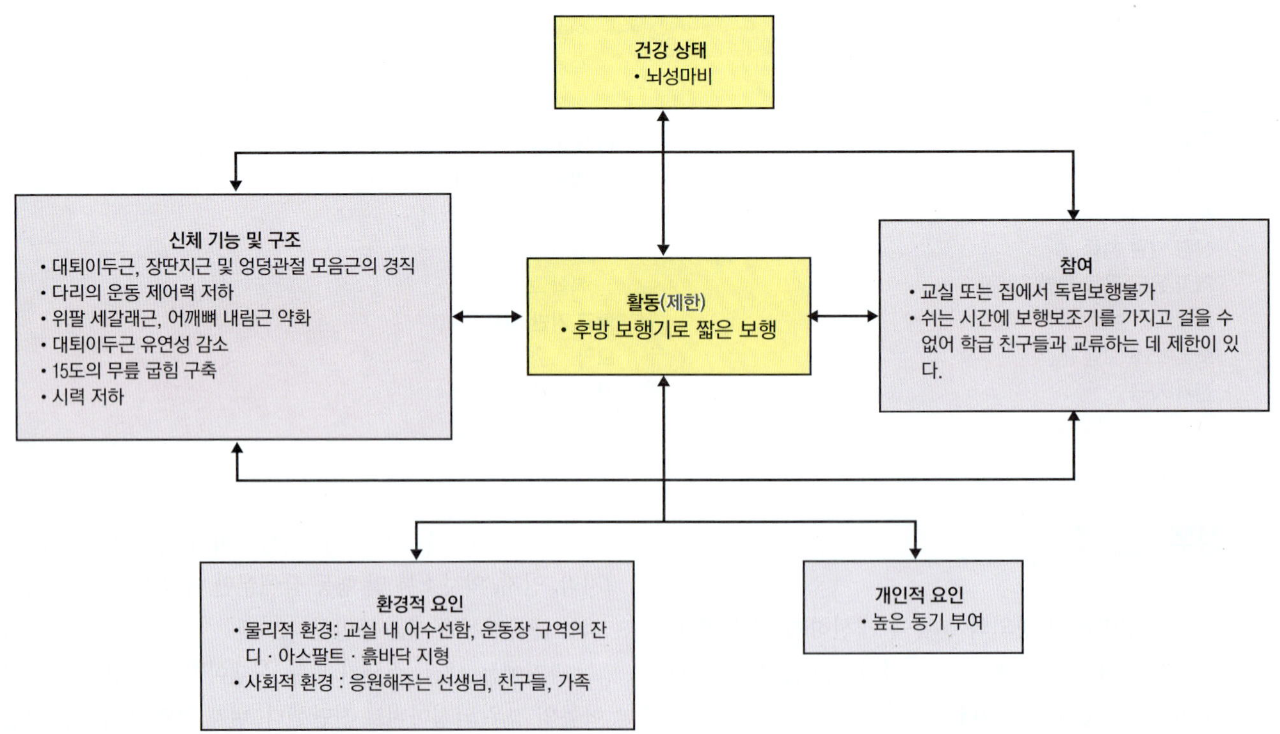

그림 9.1. 건강 장애 연속체를 보여주는 국제 기능, 장애 및 건강 분류-아동 및 청소년(ICF-CY) 모델 세계보건기구의 허가를 받아 재현했다. 국제 기능, 장애 및 건강 분류: 아동 및 청소년 버전(ICF-CY). 2007. https://apps.who.int/iris/bitstream/handle/10665/43737/9789241547321_eng.pdf)

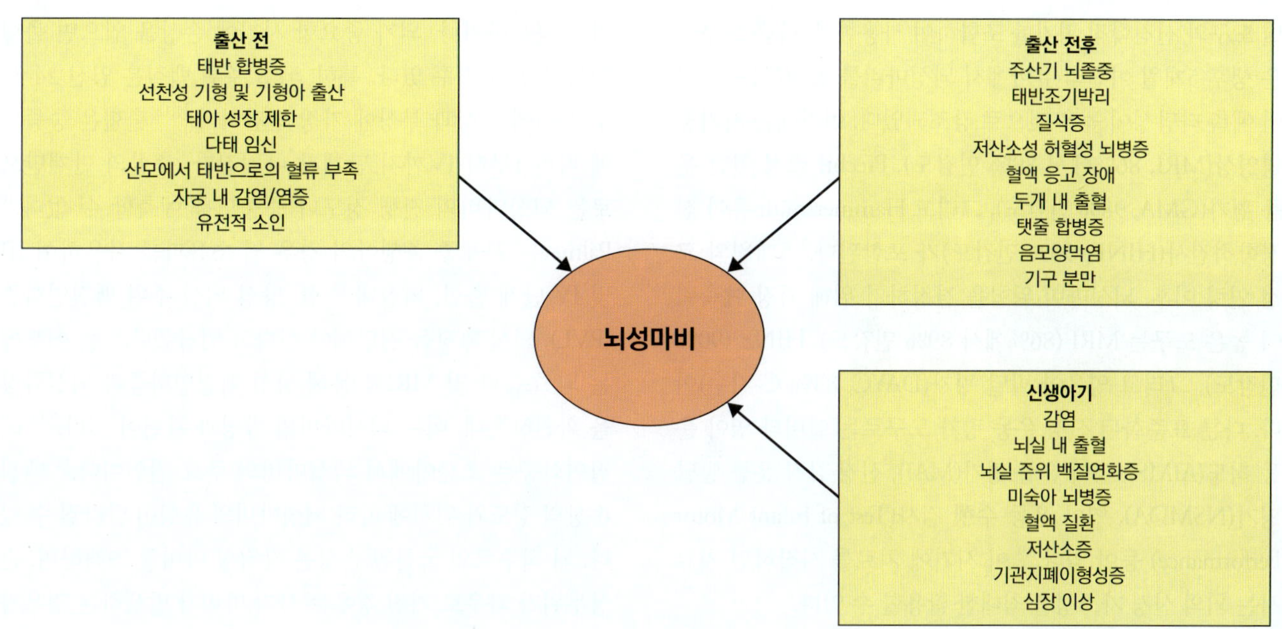

그림 9.2. 산전, 산후 및 신생아기의 관련 위험 요인(Stavsky M, Mor O. Mastrolia SA, Greenbaum S 외. 뇌성마비 - 역학 동향 및 태아기 질병, 치료 및 예방 메커니즘의 최근 발전 동향에서 발췌. 2017;5(21):1-10; 파파바실레이우 A, 페트라 M. 뇌성마비 발병의 위험 요인. In: Miller F, Bachrach S, Lennon N, 외., 편집. 뇌성 마비. Springer; 2018.)

으로 태어난 아이는 1,500-2,499 g 체중으로 태어난 아이보다 뇌성마비 유병률이 훨씬 높으며, 2,500 g 이상의 체중으로 태어난 아이가 뇌성마비 유병률이 가장 낮았다.[5] 재태 연령도 뇌성마비 유병률에 영향을 미치기 때문에 재태 연령의 영향도 고려할 필요가 있다. 뇌성마비의 유병률은 28주 이전에 태어난 아이들에게서 더 높았고, 23주에 태어난 아이들이 가장 높은 유병률을 보였다. 전반적으로 추정되는 뇌성마비의 유병률은 비교적 일정하다.[5,6]

병인학

뇌성마비로 알려진 일련의 증상에 대한 특정 원인은 하나도 없다. 오히려 태아 및 신생아의 뇌 발달에 영향을 미치는 사건으로 인해 뇌성마비의 위험 요인이 다시 발생할 수 있다. 뇌성마비를 유발할 수 있는 근본적인 메커니즘을 고려할 때는 태아기, 분만 전후, 신생아기 등 세 가지 중요한 시기에 발생하는 사건을 고려하는 것이 중요하다. 전체 뇌성마비의 약 75%를 차지하는 것은 산전에 발생하는 사고로 알려져 있다. 주산기 질식은 뇌성마비의 6-8%를 유발하는 것으로 보이며, 근본적인 원인은 예방할 수 없고, 뇌성마비의 10-18%는 산후 사건으로 인해 발생하는 것으로 추측된다[7](각각의 관련 위험 요인에 대한 예는 그림 9.2의 관련 위험 요인을 참조 [3]). 한 가지 위험 요인 또는 여러 위험 요인의 상호작용을 통해 뇌성마비를 진단할 수 있다. 현재 연구에서는 태아 신경 발달에 중요한 유전자의 변이 가능성을 조사하고 있으며, 특정 유전자를 대상으로 삼고 있지는 않지만, 연구자들은 뇌성마비를 앓는 특정 소아 집단에서 변이가 자주 나타날 수 있는 여러 유전자를 조사하고 있다.[3] 이후 유전적 지표를 찾으면 뇌성마비 진단과 관련된 요인을 추가할 수 있을 것이다.

진단 및 예후

뇌성마비는 어린 시절에 진단되는 가장 흔한 장애 중 하나이다. 병인과 병태생리는 복잡하지만, 영유아에게서 뇌성마비를 조기에 진단을 받는 것은 가능하다. 그러나 진단 경로는 영유아가 뇌성마비와 관련된 사건을 경험했는지 또는 뇌성마비와 관련된 요인이 있는지에 따라 달라진다. 분만 전후 주된 위험 요인이 없는 경우 뇌성마비 진단이 지연될 수 있다. 위험 요인이 있는 경우, 아이와 가족은 일찍 검사를 받고 아이가 성장하고 발달함에 따라 면밀히 추적 관찰한다.[8] 진단을 위해 뇌성마비가 의심되는 경우 의료진은 발달 선별 도구와 신경학적 평가를 조합하여 사용한다. 다음 도구들은 생후 5개월 이전의 유아에서 뇌성마비를 탐지하는 데 있어 예측 타당성이 높은 것으로 강조되었다. 여기에는 자기공명영상(MRI, 86%에서 89% 민감도), Prechtl 질적 일반 운동 평가(GMA, 98% 민감도), 그리고 Hammersmith 유아 신경학적검사(HINE, 90% 민감도)가 포함된다.[9] 5개월의 교정 연령 이후, 뇌성마비 위험을 결정하기 위해 가장 예측력이 높은 도구는 MRI (86%에서 89% 민감도), HINE (90% 민감도), 그리고 영유아 발달 평가(DAYC, 83% C-지수)이다. 다른 표준화된 신경 운동 평가 도구로는 앨버타 영아 운동 척도(AIMS), 영아 운동 평가(MAI), 신경 감각 운동 발달 평가(NSMDA), 영아 운동 수행 검사(Test of Infant Motor Performance) 등이 있다.[8,9] 이 시기에 치료를 시작하면 치료사는 뇌의 신경 가소성을 최대한 활용할 수 있다.

뇌성마비의 징후와 증상은 영아기 초기에 나타날 수 있다. 비정상적인 근육 긴장도, 비정형적인 자세, 원시 반사가 지속되는 움직임을 보이는 영아는 만 2세 이전에 진단될 수 있다.[10] 경미한 뇌성마비의 경우 4-5세까지 진단되지 않을 수도 있다.[11] 아동의 운동 능력 평가, 신경영상학적 검사, 그리고 그 외 이상증후가 진행되지 않는다는 근거가 이 진단의 핵심 요소다. 임상 소견과 신경 해부학적 소견 사이의 상관관계를 어느 정도 찾을 수 있다. 뇌 초음파, 컴퓨터 단층 촬영(CT), MRI와 같은 뇌의 신경 영상학적 검사는 뇌 손상의 위치, 유형, 정도를 보여줄 수 있다. 뇌 초음파는 다른 영상 촬영 기술보다 덜 해롭기 때문에 고위험 조산아에게 자주 사용된다. MRI 촬영은 뇌 조직과 구조에 대한 세부정보를 제공하기 때문에 흔히 사용된다.[11] 뇌성마비 아동 중 70-90%는 뇌 MRI에서 이상 소견이 발견된다. 뇌 조직의 손상 정도가 신체적 증상이나 기능적 능력과 직접적인 상관관계가 없을 수 있으므로 의사는 신경 영상을 해석할 때 주의해야 한다.[10]

뇌 신경영상학적 검사로 분명하게 나타나지 않을 때에는 미토콘드리아 및 대사성 장애, 일시적 근긴장 이상 등 뇌성마비의 징후와 증상을 모방한 다른 진단을 고려할 수 있다. 뇌출혈은 뇌성마비와 관련이 있을 수 있다. 이러한 출혈은 뇌실 안에만 출혈이 발생하는 뇌실내 출혈(IVH), 뇌실 주변 조직에 출혈이 발생하는 배아기질 출혈(GMH), 그리고 두 영역 모두로의 출혈을 뜻하는 뇌실 주위 뇌실내 출혈(PIVH)로 분류된다. 급성 출혈이 회복되면서 같은 부위에 뇌실 주위 낭종(PVC)이 형성될 수 있다.[10] 출혈은 특정 위험 요인이 있을 때 발생할 가능성이 높다. 예를 들어, 인공호흡기를 사용하거나, 뇌가 중요한 시기에 손상을 입으면 출혈 위험이 높아질 수 있다. 특히, 뇌실 주위 백질은 임신 24-34주 사이에 손상과 부상에 가장 민감하다.[11,12] 출혈은 중증도에 따라 I부터 IV까지 단계가 나뉘진다. 출혈의 단계만으로는 뇌성마비의 진행 정도나 중증도를 예측할 수 없다.[10] Palmer는 저체중 출생아의 경우 뇌 초음파를 사용하여 III 및 IV 단계 출혈, 뇌실내 출혈, 낭성 뇌실 주위 백질연화증(PVL), 뇌실 확장을 진단해야 한다고 언급했다.[13] 돌 이후에는 뇌 초음파 및 MRI를 통해 낭성 백질연화증과 뇌실확장을 확인하는데, 이는 뇌성마비의 발병과 관련이 있다.[7,13] 백질연화증은 조산아에서 뇌성마비의 주요 원인이다.[12] 백질 손상의 정도와 위치에 따라 뇌성마비의 유형이 달라질 수 있다. 뇌 척수로의 국한된 손상은 강직성 마비를 초래하며, 손상부위가 좌우로 커진 경우는 사지 마비가 발생하는 경우가 많다. 여러 국가에서 수집된 데이터에 따르면 뇌성마비를 앓고 있는 성인의 기대 수명은 일반 인구와 현저히 비슷한 것으로 나타났다. 그러나 심각한 인지장애, 흡인 또는 폐렴을 유발하는 삼킴 장애, 영양 문제, 척추 기형이 있는 뇌성마비 환자의 기대 수명은 짧을 수 있다.[14] 연구에 따르면 대동작기능평가(GMFCS) 레벨 5에 해당하는 뇌성마비 환자는 복잡한 의료 문제로 인해 젊은 나이에 사망할 위험이 크다고 한다. 이 참고 자료는 또한 미국에서 뇌성마비를 가진 성인들이 암, 주요 장기 부전 또는 순환계 문제와 같은 유사한 연령 관련 사망 원인으로 사망하지만, 일반 인구보다 더 이른 나이에 사망하는 경향이 있다는 점을 강조한다.[14,15] 이는 전반적인 건강 상태가 열악하기 때문일 수 있지만 정확한 원인은 밝혀지지 않았다.

>> 임상 분류

모든 의료 분류 시스템의 목표는 치료 및 결과와 관련된 임상적 의사 결정에 도움을 주는 것이다. 지난 70년 동안 소아 뇌성마비를 분류하는 많은 방법이 사용되어 왔다. 전통적으로 뇌성마비의 분류는 병리 생리학 또는 뇌 병변의 신경해부학적 위치(피라미드형 또는 추체외로형), 관련된 신체 부위 및 수, 존재하는 근육 긴장 또는 운동장애 유형에 초점을 맞춰 왔다, 오늘날 뇌성마비(CP)는 강직형, 저긴장형, 이상운동형, 또는 실조형과 같은 운동 유형에 따라, 편마비, 양측마비, 또는 사지마비와 같은 관련 신체 부위에 따라, 그리

6~12세 대동작 운동기능 분류체계 확장&개정

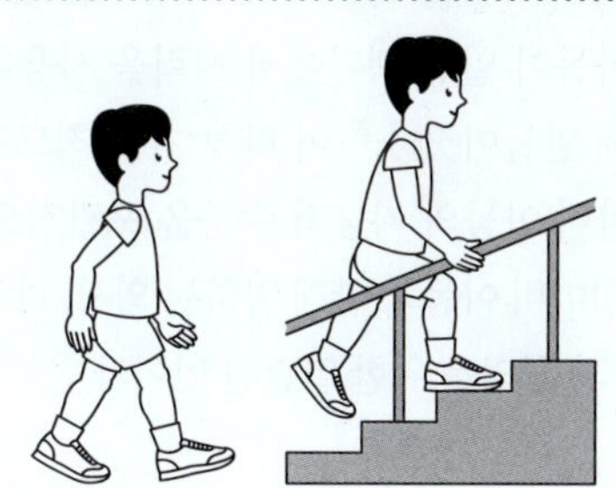

GMFCS 레벨 1

집, 학교, 야외 및 동네에서 걷는다.
난간 없이도 계단을 오를 수 있다. 달리기, 점프와 같은 대근육 운동 기술을 수행하지만 속도, 균형 및 협응력이 제한적이다.

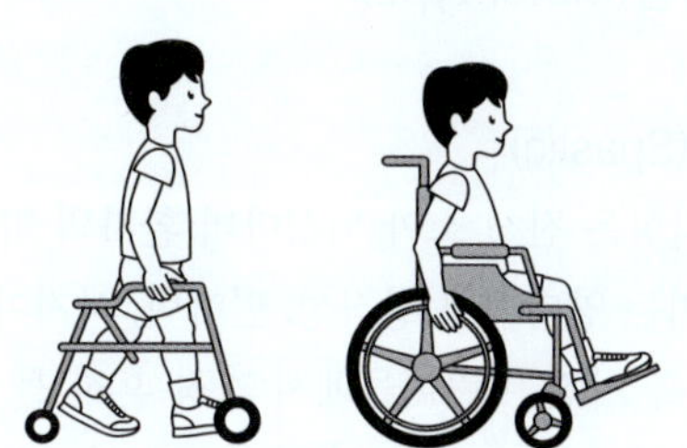

GMFCS 레벨 II

대부분의 장소에서 걷고 난간을 잡고 계단을 오른다.
장거리 걷기, 울퉁불퉁한 지형이나 경사면에서의 균형 잡기, 붐비는 곳이나 좁은 공간에서 어려움을 겪을 수 있다.
신체적인 도움, 손으로 잡는 보행기구를 사용하거나 장거리에서는 바퀴가 달린 이동 장치를 사용할 수 있다.
달리기와 점프와 같은 대근육 운동 기술을 수행하는 데 있어 최소한의 능력만 가지고 있다.

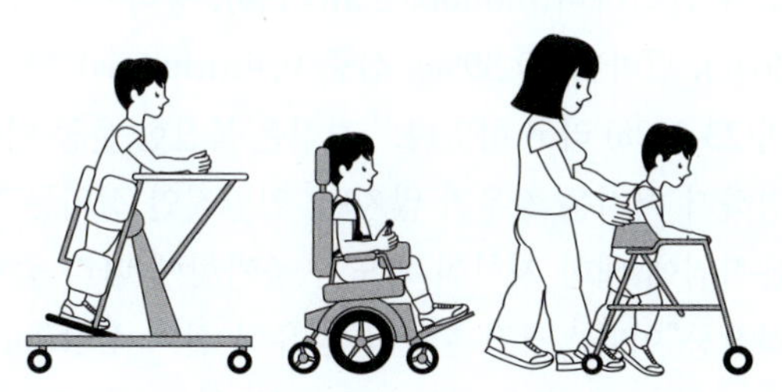

GMFCS 레벨 III

대부분의 실내 환경에서 손으로 잡는 보행 보조 기구를 사용해 걷는다.
난간을 잡고 계단을 오를 때는 감독이나 도움이 필요할 수 있다.
장거리 이동 시 바퀴가 달린 이동 장치를 사용하며, 짧은 거리는 스스로 움직일 수 있다.

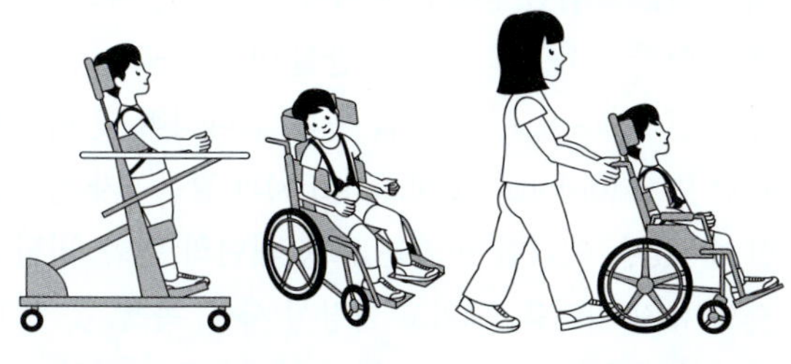

GMFCS 레벨 IV

대부분의 환경에서 신체적 도움이나 전동 이동 장치를 사용한다. 집에서는 신체적인 도움을 받아 짧은 거리를 걷거나 전동 이동 장치나 신체 지지 보행기를 사용할 수 있다. 학교, 야외 및 동네에서는 수동 휠체로 이동하거나 전동 이동 장치를 사용한다.

GMFCS 레벨 V

모든 환경에서 수동 휠체어로 이동한다.
머리와 몸통을 중력에 맞서 세우는 자세를 유지하고 팔과 다리 움직임을 조절하는 능력이 제한된다.

GMFCS descriptors: Palisano et al. (1997) Dev Med Child Neurol 39:214-23
CanChild: www.canchild.ca

Illustrations Version 2 © Bill Reid, Kate Willoughby, Adrienne Harvey and Kerr Graham,
The Royal Children's Hospital Melbourne ERC151050

그림 9.3. 대동작 운동 기능 분류 체계(GMFCS-확장 [E] 및 개정 [R])(그림 카피라이터 @Kerr Graham, Bill Reid, Adrienne Harvey의 허가를 받아 사용됨. 멜버른 왕립 어린이 병원)

고 지정된 GMFCS 레벨에서 나타나는 아이의 기능적 능력에 따라 정의된다.[1,16] 또한 미국, 호주, 유럽에서는 가장 흔한 운동 유형인 강직성 뇌성마비의 유형을 설명할 때 약간씩 다르게 정의된다.[17] 호주 뇌성마비 등록 시스템은 단일마비, 양측마비, 편마비, 삼지마비, 그리고 사지마비를 포함하여 영향을 받는 팔다리의 수를 설명하는 방식을 사용한다. 유럽 뇌성마비 등록 시스템은 신체의 한쪽이 영향을 받은 경우를 단측성, 양쪽이 영향을 받은 경우를 양측성으로 구분한다. 북미에서는 강직성 뇌성마비의 세부 유형을 분류하는 두 가지 방식을 모두 사용한다. 전 세계적으로 뇌성마비 명명 규칙의 차이를 이해하는 것은 임상 대화 및 전 세계의 연구에서 논의되는 뇌성마비 유형을 올바르게 이해하는 데 중요하다. 이 단원에서는 뇌성마비의 분류 체계, 운동 유형, 및 두 가지 해부학적 범주에 따른 분포에 대해 논의한다.[17]

기능 분류 시스템

WHO의 건강 및 장애 측정 프레임워크인 ICF의 영향으로 아동의 이동 능력과 가정 및 지역사회 내 아동의 활동성 및 참여도를 고려하는 것이 중요하다. 1997년 Palisano와 동료들은 뇌성마비 아동의 대동작 운동 기능에 기반한 분류 시스템인 GMFCS를 개발했다.[18] GMFCS는 뇌성마비 아동의 '운동장애의 중증도'를 측정할 수 있는 표준화된 시스템의 필요성을 충족하기 위해 개발되었다.[18,19] 기능적 능력과 한계에 따라 영유아를 분류하면 의료 전문가와 가족 간의 의사소통을 개선하여 아동의 현재 및 미래 요구 사항을 파악할 수 있다. 또한 GMFCS는 연구 목적과 프로그램 평가를 위해 아동을 보다 동질적인 그룹으로 분류하는데 도움이 된다. 그 결과, 최근 연구에 따르면 GMFCS 분류가 향후 운동 기능을 예측하는 데 도움이 되는 것으로 나타났다.[20] 분류에는 5단계가 있으며, 각 단계는 임상적으로 뚜렷한 기능 레벨을 나타낸다. 레벨별 차이는 기능적 제한, 이동을 위한 보조 기술의 필요성, 운동의 질에 중점을 둔다. 또한 GMFCS는 각 레벨의 대동작 운동 능력을 4가지 연령대(2세 미만, 2-4세, 4-6세, 6-12세)로 구분하여 설명한다.[21] 레벨 I은 가장 독립적 기능을 가진 어린이를 말한다. 이 아동은 제한 없이 걸을 수 있지만 속도, 조절 및 균형과 관련된 높은 수준의 운동 기술에는 약간의 어려움이 있다. 레벨 V는 머리와 몸통 조절에 심각한 제한이 있고 자발적 움직임에 제한이 있으며 모든 기능적 이동에 도움이 필요한 아동을 설명한다.[18,19] GMFCS는 그림 9.3에 설명되어 있다.

GMFCS 외에도 유사한 뇌성마비 관련 5단계 분류 시스템이 몇 가지 개발되었다. 손 기능 분류 시스템(MACS)은 치료사가 소근육 기능 수준을 설명하는 데 사용하는 5단계 척도이다.[22] 의사소통 기능 분류 시스템(CFCS)은 뇌성마비 아동의 표현 및 수용 언어를 설명하는 데 사용된다.[23,24] 식사 및 음료 섭취 능력 척도(EDACS)는 뇌성마비 아동의 안전하고 효율적인 섭식을 위한 5단계 수준을 설명한다.[25]

뇌성마비 아동을 위한 시각 기능 분류 시스템(VFCS)은 뇌성마비 아동이 일상 생활에서 시력을 사용하는 방식을 분류하기 위해 만들어졌다.[26] 이 다섯 가지 척도로 아동을 분류하면 뇌성마비 아동의 기능적 수준을 포괄적으로 표현할 수 있으며, 뇌성마비 아동과 함께 일하는 의사, 치료사, 연구자 간의 의사소통과 협업을 위한 일관된 언어가 만들어진다(그림 9.4).

운동 유형(Motor type)

경직형(Spastic)

경직형은 전체 소아 뇌성마비 환자의 약 75%에서 발생한다. 이는 양다리형 경직성, 편마비, 사지마비를 포함한 뇌성마비를 가진 어린이들에서 가장 흔히 볼 수 있는 신경학적 이상이다.[10,27] Bevans와 Tucker는 경직성 뇌성마비의 분포가 단신마비(monoplegia)(<1%), 양하지형 경직성(29-36%), 편마비(29-39%), 삼중 마비(triplegia)(2%), 사지 마비(23-33%) 라고 하였다.[17] 경직은 복잡한 운동 이상으로 설명하기 어려운 경우가 많지만, 일반적인 정의는 "수동적인 움직임에 대한 저항이 속도가 증가함에 따라 증가하는 과긴장증"이다.[1] 경직은 근육 섬유의 길이 성장(longitudinal growth) 감소, 근육 볼륨 감소, 근동원 크기, 근육 섬유 유형의 변화를 포함한 중요한 조직학적 변화를 일으킨다.[10] 경직으로 인한 근육 변화는 엉덩관절 아탈구 또는 탈구, 척추옆굽음증(scoliosis), 무릎 관절 구축, 넙다리뼈 및 정강뼈의 비틀림 변형(torsional malalignments)과 같은 2차 장애를 유발할 수 있다. 이러한 변화는 보행 패턴의 변화, 발달 단계의 자세 유지 어려움, 그리고 화장실 사용, 목욕, 옷 입고 벗기, 식사와 같은 자조 능력 수행의 어려움을 포함한 기능에 큰 영향을 미친다.

운동 이상형(Dyskinetic)

운동 이상형 및 기타 운동장애는 일반적으로 조절되지

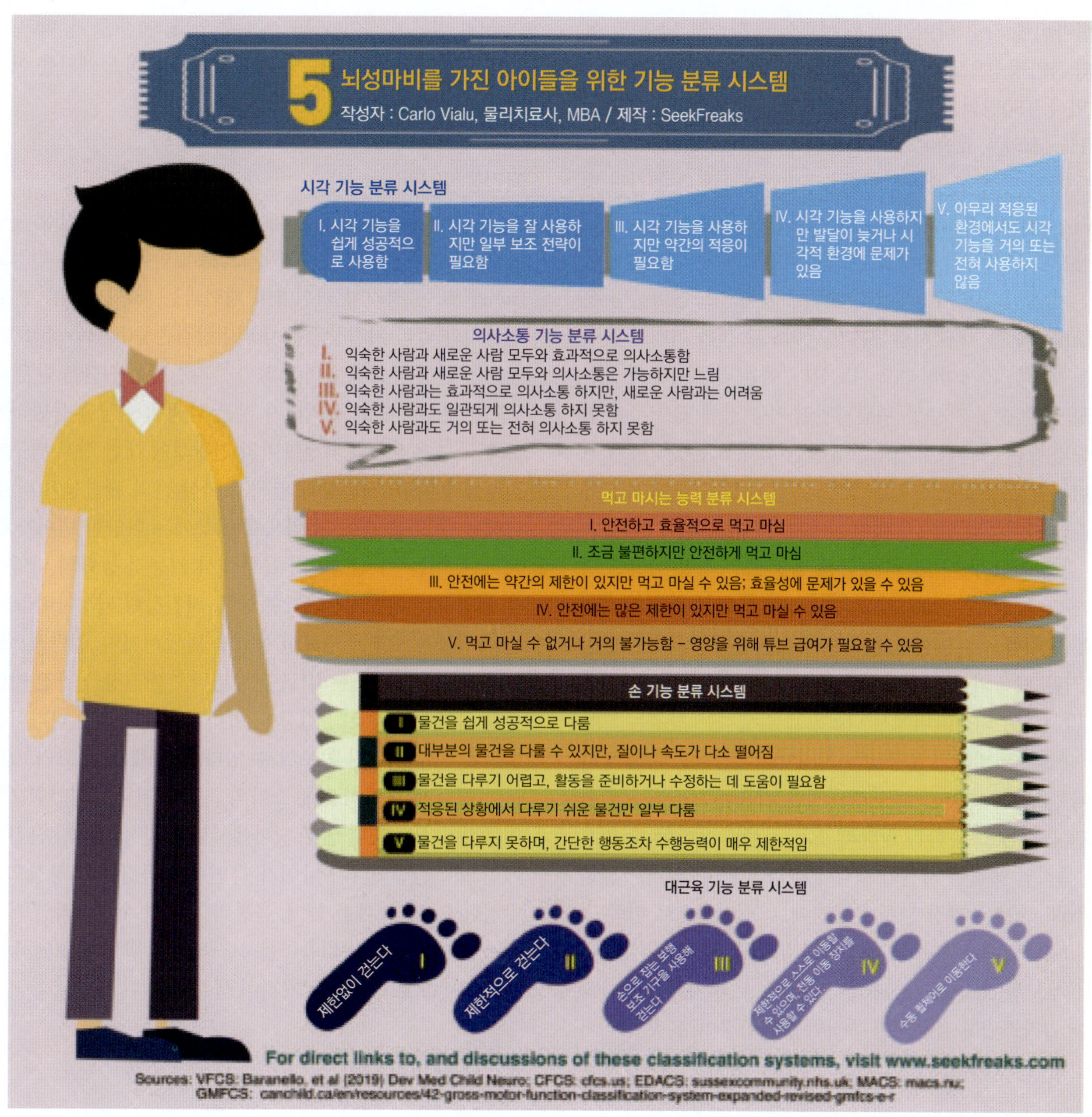

그림 9.4. 뇌성마비 아동을 위한 5가지 기능적 분류 체계(비알루 C. 5 뇌성마비 아동을 위한 기능적 분류 체계 2019 업데이트에서 발췌. SeekFreaks. 2019년 10월 5일. https://www.seekfreaks.com/index.php/2019/10/05/5-functional- 분류 시스템 뇌성마비 아동용 2019 업데이트/)

않고 불수의적인 움직임을 초래하며, 여기에는 느림비틀림 운동, 강직, 떨림, 근긴장이상증, 발리즘(ballismus), 무도증(choreoathetosis) 이 포함될 수 있다.[10,14,27–29] 영상에서 발견되는 일반적인 이상 소견으로는 심부 회백질 병변과 적게는 뇌실 주위 백질 병변이 있다.[30] 느림비틀림 운동(athetosis)은 항상 느리고 뒤틀리는 비자발적 움직임을 특징으로 하며, 이러한 움직임은 시간, 방향, 공간적 특성에서 비정상적이다. 주로 몸통에 가까운 관절에서 큰 움직임으로 나타난다.[10,27,28] 느림비틀림 운동(athetosis)은 원발성 운동장애로는 드물며, 대부분 무도증과 함께 나타난다.[1] 느림비틀림 운동(athetosis)은 가장 흔히 경직과 함께 나타나는 이차적 운동장애다. 대뇌 겉질-바닥핵-시상 회로는 감각 및 운동의 피드포워드와 피드백 순환 회로로, 이 회로가 손상되면 느림비틀림 운동(athetosis)이 발생한다. 느림비틀림 운동형(athetosis)

뇌성마비를 가진 나이가 많은 사람들은 디스크 퇴행 및 목뼈의 불안정성으로 인해 상당한 신경학적 결손을 겪을 위험이 있다. 180명의 피험자를 대상으로 한 방사선학적 연구에서 Harada와 동료들은 느림비틀림 운동형(athetosis) 뇌성마비를 가진 피험자들이 비 뇌성마비 피험자들 보다 추간판 퇴행이 일찍 발생하고 빠르게 진행된다는 것을 발견했다. 연구 대상자의 51%에서 진행성 디스크 퇴행이 발견되었는데, 이는 일반적인 빈도의 8배에 달하는 수치다.[31] 느림비틀림 운동(athetosis)을 가진 사람들은 일반적으로 턱과 머리로 움직임을 시작하고 제어하려고 시도한다. 이는 결국 목뼈의 불안정성, 척수 손상 가능성, 귀밑턱관절 기능 장애 및 척추관 협착증과 같은 근골격계 변화를 유발한다. 주요 운동장애가 느림비틀림 운동(athetosis)일 경우, 관련된 발음 장애 때문에 이러한 아이들의 인지 능력이 과소평가되는 경향이 있다.

실제로 이러한 아동의 지능은 정상 또는 정상 이상인 경우가 많다. 강직은 훨씬 덜 흔하며, 능동적 및 수동적 움직임 모두에 저항으로 느껴지고, 속도에 의존하지 않는다.[27] 떨림은 작은 진폭의 리드미컬한 움직임으로, 주로 작은 관절에서 발생하며 뇌성마비에서 단독으로 발생하는 경우는 드물다. 대신 느림비틀림 운동(athetosis)이나 운동실조와 함께 나타나는 경우가 많다.[10] 근긴장이상은 비틀림 요소를 포함한 느린 움직임으로, 한쪽 팔다리 또는 전신을 포함할 수 있으며, 움직임 패턴이 시간이 지남에 따라 변할 수 있다.[10] 발리즘(ballismus)은 가장 드문 운동장애로, 일반적으로 한쪽 팔다리에서 발생하는 큰 패턴의 빠른 무작위 움직임이 특징이다.[10] 무도증(choreoathetosis)은 일반적으로 손가락에서 나타나는 갑작스럽고 불규칙한 움직임을 포함하며, 운동 범위가 다양하게 나타난다.[10,14]

운동 실조형(Ataxic)

운동 실조성 뇌성마비는 주로 균형 및 조정된 움직임의 타이밍 조절에 문제가 있는 장애로, 근약증, 비협은, 지면이 넓은 보행, 그리고 눈에 띄는 떨림을 특징으로 한다.[27,28] 이러한 유형의 뇌성마비는 소뇌의 결핍으로 인해 발생하며 경직과 느림비틀림 운동(athetosis)이 함께 발생한다.[27] 소뇌는 주요 감각 처리 중추로, 소뇌가 손상되면 운동 실조증이 발생한다. 다른 유형의 뇌성마비와 달리 특정 병변은 신경 영상에서 덜 흔하며, 최근 한 연구에서는 운동 실조증 아동의 39%에서만 병변이 발견되었다.[30] 운동 실조증 아동은 기술을 옮겨 적용하는 데 어려움을 겪기 때문에 특정 과제 중심의 치료 접근 방식이 도움이 될 수 있다. 예를 들어, 학교 버스에 오르내리는 기술을 익히기 위해서는 버스 계단을 이용해 연습하는 것이 가장 효과적이다.

저긴장형(Hypotonic)

저긴장증은 드물고 다양하게 나타나는 근육 긴장 패턴이다. 저긴장증은 병태생리학적으로 일반적인 "높은 긴장도(tone)" 또는 경직형 뇌성마비 패턴과는 다르다. 경직형 뇌성마비와 달리 저긴장증은 대뇌이랑결손증(lissencephaly)과 같은 선천성 장애와 관련이 있다.[10] 저긴장형 진단을 받은 어린이는 일반적으로 정의되지 않은 염색체 이상을 동반하기도 한다.[32] 유전학과 뇌성마비의 연관성에 대한 향후 연구가 진행됨에 따라, 저긴장과 염색체 이상 간의 관련성이 더 잘 이해될 수 있을 것이다. 염색체 이상에는 다양한 변이가 존재하며, 이는 이 뇌성마비 유형에서 기능적 능력의 다양성을 설명하는 데 도움이 될 수 있다. 저긴장형 뇌성마비를 가진 아이들은 보행에 필요한 능력을 발달시키며, 일반적으로 GMFCS 수준 II 또는 III로 분류된다.[32] 저긴장을 가진 아이들은 목과 몸통에는 저긴장이, 팔다리에는 경직이 나타나는 혼합된 근긴장 패턴을 보일 수 있다. 염색체 이상 그리고/또는 선천성 뇌 병변이 있는 소아의 근긴장 저하는 일반적으로 영구적이다. 그러나 일부 영아에서는 저긴장이 초기 근긴장 패턴으로 관찰되다가 나이가 들면서 운동장애나 경직으로 발전할 수 있다. 예를 들어, 몸통과 팔다리에 전반적인 저긴장을 보이는 영아는 걸음마를 시작하면서 말단 부위에서 시작해 몸쪽으로 진행되는 경직이 생길 수 있다.

분포(Distribution)

편마비/편측(Unilateral)

편마비는 신체의 같은 쪽 상지와 하지에 마비가 발생하는 경직형 뇌성마비의 유형이다. 최근에는 이 유형의 뇌성마비를 편측 뇌성마비라고 한다. 4 가지 주요 유형의 뇌 병변이 편측 뇌성마비를 일으킨다. 편마비성 뇌성마비를 가진 소아에서 가장 흔하게 발견되는 진단적 소견은 뇌실 주변 백질 손상으로 보고되었다.[33] 목- 겉질밑 손상, 뇌 기형, 비진행성 외상 후 손상도 편마비의 주요 원인으로 확인되었다.[34] 일반적으로 팔이 다리보다 많이 영향을 받으며, 둘 다 몸쪽 침범보다 먼쪽 침범이 많은 경향이 있다. 영향을 받은 쪽의 근육 경직은 근육과 뼈의 성장을 감소시켜 관절가동범위를 감소시킨다. 따라서 편마비가 있는 아동의 침범된 쪽에 구축과 사지 길이 불일치(LLDs)가 나타난다. 편마비가 있는 아동의 침범된 쪽은 어깨뼈 내밈, 팔꿉관절 굽힘, 아래팔 모음, 자뼈 편위를 동반한 손목 관절 굽힘, 골반 뒤쪽 회전(posterior pelvic rotation), 엉덩관절 안쪽돌림 및 굽힘, 무릎 관절 굽힘 및 발목 관절 발바닥 굽힘이 나타나는 경우가 많다. 편마비 아동은 모든 대근육 및 소근육 운동 능력을 습득하지만, 일반적인 시간 내에 이루지 못하는 경향이 있다. 예를 들어 편마비 아동은 18개월에서 24개월 사이에 걷기 시작하지만 보행에 어려움을 겪는다. 또한 영향을 받은 상지의 신경학적 장애로 인해 포크와 나이프를 사용하여 음식을 자르는 것과 같은 양손을 사용하는 손 기술을 배우는 데 시간이 더 걸린다. 편마비 아동의 상지 기능을 평가하는 데 알려진 두 가지 표준화된 평가가 있는데, 바로 슈라이너스 아동 상지평가 [the Shriners hospital for children upper extremity evaluation (SHUEE)][35]와 보조 손 평가(assisting hand assessment)이다.[36] 이러한 아동의 인지 기능은 일반적으로 정상이며, 성인이 되어 다양한 직업 환경에서 일하고 참여할 수 있다. 강직성 양하지마비 아동과 마찬가지로 경직성 편마비아동은 사회적, 정서적 결함의 발생률이 높다. 여기에는 25%의 정서 장애, 24%의 행동 장애, 10%의 지속적인 과잉 행동, 13%의 상황적 과잉 행동이 포함된다.[14] 전반적으로 편마비 아동은 최소한의 장비나 자기 관리/학교 적응이 필요하다. 시각 장애로 인해 보조기, 지팡이와 같은 보조 기구, 맞춤형 자기관리 장비 또는 학교 적응으로 도움을 받을 수 있다(그림 9.5).

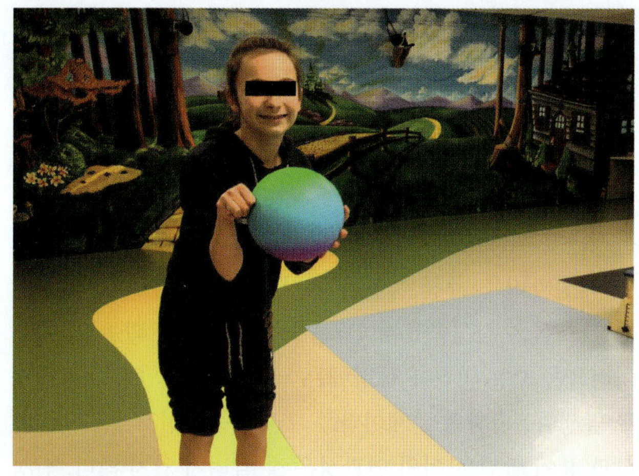

그림 9.5. 근긴장성 편측/편마비를 동반한 뇌성 마비 대동작 운동 기능 분류 시스템(GMFCS) 레벨 II 아동

경직형 양하지형 /양측성(Bilateral)

경직형 양하지형 은 가장 흔한 형태의 경직형 뇌성마비 중 하나다.[30] 저산소증에 의해 뇌실주위 영역에서 발생한 백질 경색은 경직형 양하지형 뇌성마비를 유발할 수 있다.[30] 주로 양측 하지에 영향을 미치며, 상지는 약간만 영향을 받아 보행, 균형 및 협응에 문제를 일으킨다. 서 있을 때 경직형 양하지형 마비가 있는 어린이는 허리뼈앞굽음증(lumbar spine lordosis), 엉덩관절 앞 기울임(anterior pelvic tilt), 양측 엉덩관절 안쪽돌림, 양측 무릎 굽힘, 엄지발가락가쪽휨증(intoeing) 및 꿈치안쪽들린휜발(equinovalgus) 자세가 증가하는 경우가 많다. 이러한 형태의 뇌성마비를 가진 아동에게는 상지와 하지 기능 사이에 차이가 나는 경향이 있으며, 몸통보다 하지가 많은 영향을 받는다. 전반적으로, 경직형 양하지마비를 가진 아이들은 운동장애의 정도에 큰 차이가 있다. 이러한 아이들에게는 꿈치들린휜발(equinus) 보행과 웅크린 자세(crouched)와 같은 보행 결함이 가장 큰 문제로 여겨진다(자세한 내용은 "보행" 장을 참조). 양측 하지 경직과 약화로 인해 보행 시 에너지 소비가 훨씬 많기 때문에 집안과 동네(community)에서 지구력이 떨어지고 기능적 이동성이 저하될 수 있다. 경직성 하지 마비가 있는 어린이는 일반적으로 인지 능력에는 문제가 없지만 사회적 및/또는 정서적 어려움을 겪을 수 있다. 경직성 양하지마비가 있는 어린이는 후방 보행보조기나 아래팔 목발(forearm crutches)과 같은 보조 장비가 필요하다. 장거리 이동을 위해서는 스쿠터나 휠체어가 필요할 수도 있다.

사지 마비(Quadriplegia)

사지마비는 네 개의 사지 모두에서 자발적인 근육 조절이 심하게 손상되는 뇌성마비의 한 유형이다. 이 유형은 목과 몸통이 함께 영향을 받는 경우가 많다. 경직성 양하지마비 뇌성마비와 마찬가지로, 뇌실주위 백질 병변이 사지마비를 가진 아이들에게서 가장 자주 관찰되는 신경영상학적 소견이다. 바닥핵이나 뒤통수를 광범위하게 침범하는 병변은 시각 장애와 경기를 일으킬 수 있으며, 이는 이 유형의 뇌성마비를 가진 아이들에게서 흔히 나타난다.[12] 인지 능력은 정상부터 심하게 손상된 경우까지 다양하며, 사지마비를 가진 각 아이마다 다르다. 사지마비를 가진 아이들 중 말을 할 수 없는 경우 인지 능력이 손상된 것으로 여겨지지만, 효과적인 의사소통 수단이 제공되면 나이에 맞는 이해력과 비판적 사고 능력을 보여줄 수 있다.[16] 사지마비를 가진 아이들의 대근육 및 소근육 능력은 매우 다양하여, 보조 기구를 사용해 집 안에서 걸을 수 있는 경우부터 모든 상황에서 도움을 받아야 하는 경우까지 있다. 이러한 아이들은 평생 동안 상당한 양의 장비가 필요하다. 일반적으로 권장되는 장비로는 기계식 리프트 시스템, 휠체어, 기립기, 보행 훈련기/보행기, 수유 시스템, 목욕 시스템, 배변 시스템 등이 포함된다. 심각한 장애를 가진 아이들을 위해 집을 개조하는 것을 고려해야 한다. 이렇게 하면 아이의 이동과 이동 독립성을 최대화하고, 돌보는 사람의 부담을 줄이며, 아이와 돌보는 사람의 안전을 향상시킬 수 있다.

물리치료 관리

물리치료 검사(Physical therapy examination)

물리치료사 실무 가이드 3.0에[37] 따르면 뇌성마비를 가진 영유아, 아동 및 청소년의 관리는 물리치료 검사, 평가, 진단, 예후, 중재 및 결과로 구성된다. 물리치료 검사의 목적은 아동의 기능적 능력과 강점을 발견하고, 일차 및 이차적 손상(일차적 손상으로 인해 사용되는 보상)을 결정하며, 아동과 가족이 원하는 기능적 및 참여 목표를 파악하는 것이다. 치료사는 완전하고 철저한 병력조사, 시스템 검토, 적절한 검사 및 측정을 포함한 체계적인 접근 방식을 사용해야 한다.

과거력(History)

현재의 병력(History of present illness)

치료사는 차트 검토와 부모 면담을 통해 아동의 현재 필요와 물리치료 서비스에 의뢰된 이유에 대한 주요 요소를 수집한다. 또한 아동과 가족의 우려 사항과 아동의 장단기적 능력에 대한 희망을 수집한다. 다음과 같은 정보 수집에 집중하는 것이 중요하다:

- 최근 의학적, 약물적 또는 외과적 처치로 인해 물리치료 검사가 필요한 된 경우
- 현재 수술이력 또는 기타 주의사항
- 최근 의학적 처치로 인한 제거하기 합병증
- 현재 기능 수준
- 처치 전 기능 수준과 최근 가정, 학교 또는 지역 동네에서 활동 및 참여의 감소 또는 향상 여부

병력(Medical history)

- 출생 이력: 임신 기간, 임신 중 합병증 및/또는 분만, 분만 후 부상/질병
- 과거 의료 절차
- 동반 질환
- 전체 의약품 목록[일반의약품(OTC) 및 가정 요법 포함]
- 호흡기 문제

발달 이력(Developmental history)

- 발달 과정 습득 시간 기록
- 기능 향상 또는 저하
- 보조기구, 보조기, 보조 기술[일상 생활 활동을 위한 적응 장비(ADL), 휠체어, 자세 유지 기구(positioning devices), 음성 생성 기구]의 사용 또는 필요성

사회력(Social history)

- 가족 지원
- 문화 및 언어 고려 사항
- 성공 장애 요인(교통, 접근성, 가족 스트레스, 재정적 한계)
- 가정 환경 구성
- 학교 환경 구성, 학업 및 치료 자원
- 커뮤니티 활동 및 참여에 대한 접근성: 스포츠, 레저 활동

전반적인 평가(Systems review)

전반적인 평가(systems review) 과정에서 치료사는 아이를 전체적으로 평가한다. 부모 인터뷰와 병력 조사에서 얻은 정보를 바탕으로, 치료사는 어느 신체 시스템이 물리치료나 다른 전문가의 주의가 필요한지 결정해야 한다. 이러한 시스템의 주요 구성 요소와 뇌성마비를 가진 아이와 청소년에게 미치는 영향을 이해하는 것은 물리치료 평가의 기본적인 부분이다.

신경근육계(Neuromuscular system)

뇌성마비를 가진 아이들과 청소년에서 주로 영향을 받는 시스템은 신경근육계이다. 기능적 이동성, 활동, 참여에 어려움을 주는 많은 운동장애는 뇌 손상이나 뇌병증의 결과로 발생하는 2차적 문제이다.[38] 그러나 중추신경계(CNS) 손상과 장애 발현 사이의 연관성은 잘 알려져 있지 않다. 신경근육계는 움직임의 개념과 이를 실행하는 계획을 근골격계와 함께 조율한다.[38] 운동 조절은 정확하고, 통제되며, 적절

한 타이밍의 움직임을 위해 필수적이다.[38,39] 뇌성마비를 가진 아이들과 청소년의 경우, 비정상적인 운동 조절의 병태생리는 부정확하고 비효율적인 움직임 패턴을 초래한다. 중추 병리로 인해 근골격계로 전달되는 말초 정보가 비정상적으로 발달한다. 이로 인해 고긴장증 또는 저긴장증과 같은 비정상적인 근긴장과 근긴장 이상, 느림비틀림 운동(athetosis), 무도성 운동, 편측 발리즘(hemiballismus), 떨림과 같은 운동장애가 발생한다.[38] 신경근 문제는 근긴장도, 운동 계획, 그리고 균형의 세 가지 운동 조절 하위 시스템의 이상으로 인해 발생할 수 있다. 뇌성마비를 앓는 어린이와 청소년의 운동장애는 대부분 이러한 영역의 이상으로 인해 발생한다.[38] 근긴장의 이상은 경직성으로 나타나며, 이는 뒤에서 설명된다. 운동 계획 장애는 기능적 활동을 완료하기 위한 일련의 동작을 구성하고 실행하는 데 어려움을 초래한다. 이는 운동장애로 설명되며 근긴장이상증, 운동실조증, 느림비틀림 운동(athetosis), 편측 발리즘(hemiballismus), 떨림 등이 포함된다. 일반적으로 바닥핵과 대뇌겉질과의 연결은 이러한 장애에 관여한다.

균형 기능 장애는 운동 실조증으로 설명되며 일반적으로 소뇌와 대뇌 피질과의 연결이 손상되어 발생한다. Miller는 근긴장을 자세를 유지하는 데 필요한 적절한 긴장과 부드럽고 효율적이며 정확한 움직임을 준비하는 데 필요한 긴장으로 정의한다. 근긴장은 또한 근육이 수동적으로 움직일 때 나타나는 뻣뻣함(stiffness)으로 자주 설명된다. 비정상적인 근긴장은 높을 때(고긴장), 낮을 때(저긴장), 또는 변동이 있을 때로 설명될 수 있다.[38] 근긴장도가 높거나 낮으면 아이가 서기, 걷기와 같은 기본적인 기능적 움직임을 배우고 수행하는 능력에 영향을 미친다. 뇌성마비를 가진 아이들에게서 발생하는 비정상적인 움직임과 운동 조절을 이해하려면 근육 길이 변화의 신경적 및 비신경적 요소를 이해할 필요가 있다. 신경적 요소는 일반적으로 중추신경계에서 비롯되며 근육 활성화를 증가시킨다. 이로 인해 경직이 발생하며, 이는 뇌성마비를 가진 아이들에게서 가장 흔한 운동장애로 여겨진다.[40] 경직은 상위운동신경원의 손상으로 발생하며, Lance에 의해 "상위운동신경원 증후군의 한 요소로, 근육 긴장과 과장된 건반사를 동반한 속도 의존적인 긴장성 신장 반사의 증가로 특징지어지는 운동장애"로 정의된다.[41] 비신경적 요소는 근육 조직의 생리적 변화로 설명되며, 이는 수동적인 움직임 중에 관찰된다. 현재의 가설은 비정상적인 신경 입력으로 인해 시간이 지남에 따라 근육 수준에서 변화가 발생한다는 것이다.[42] 임상적으로, 근긴장의 신경적 요소와 비신경적 요소를 구분하기는 어려울 수 있다. 임상에서는 치료사가 근긴장 검사를 통해 어떤 유형의 근긴장이 있는지와 그것이 작업 수행에 어떻게 영향을 미치는지 판단한다. 검사하는 물리치료사로서 강직에 대한 이해와 근긴장의 변화가 경직 때문인지 또는 구축 때문인지 파악하는 것이 중요하다.

근골격계(Musculoskeletal system)

전반적인 평가(systems review)에서 근골격계는 뇌성마비를 가진 아이들과 청소년에게 중요한 영역이다. 앞서 언급한 바와 같이, 근골격계의 많은 2차적 손상은 신경근육 입력과 중추신경계에서 말초 근육과 관절로의 비정상적인 신호 전달로 인해 발생한다. 다음 장에서는 뇌성마비 아동에게서 흔히 나타나는 일반적인 손상과 근골격계 변형을 중점적으로 다룬다. 척추, 몸통, 골반 및 하지를 중심으로 검사가 이루어진다.

척추 및 몸통 검사(Examination of the spine and trunk)

어린이의 수동적 및 능동적 몸통 움직임 검사는 물리치료 평가의 필수적인 부분이다. 치료사는 척추 곡선이 정상에서 벗어났거나 앞으로 구부릴 때 나타나는 갈비뼈 아치의 비대칭을 기록해야 한다. 척추옆굽음증(scoliosis), 과도한 척추뒤굽음증(kyphosis) 또는 척추앞굽음증(lordosis)이 있는지, 그리고 이러한 곡선이 구조적인지 기능적인지 여부를 기록하는 것이 중요하다. 소아 뇌성마비 환자에게 가장 흔한 척추 변형은 신경근육성 척추옆굽음증(scoliosis)이다. GMFCS 레벨 IV와 V에 해당하는 어린이는 신경근성 척추옆굽음증(scoliosis) 발병 위험이 가장 높다. 신경 근육성 척추옆굽음증(scoliosis)은 운동 조절 능력 저하, 근육 불균형, 근력 약화, 경직이 그 원인으로 추정된다. 신경근성 척추옆굽음증(scoliosis)의 진행은 보조기 착용에 효과를 보진 않지만, 편안함과 자세를 개선하기 위해 척추 보조기가 권장되기도 한다. 뇌성마비 아동의 전체 척추옆굽음증(scoliosis) 발병률은 20-25%이며, 사지마비성 뇌성마비 아동의 경우 64-77%로 척추옆굽음증(scoliosis) 발병 위험이 높다.[43] 척추 만곡은 폐 기능, 전체 폐활량, 위장 기능에 직접적인 영향을 미칠 수 있으므로 척추 만곡의 진행을 모니터링하고 관찰하는 것이 중요하다.[44] 뇌성마비 GMFCS III에서 V단계인 어린이는 8세부터 매년 척추 만곡의 진행 여부를 검사해야 한다.[45] 척추 검사 외에도 몸통에 대한 철저한 검사가 중요하다. 몸통 전체의 자세 조절 정도를 평가해야 한다. 뇌성마비를 가진 어린이와 청소년은 똑바로 서 있을 때 몸통 굽힘근과 폄근의 능동적인 균형이 저하되어 자세 유지 근육을 지속하는 데 어려움을 겪는 경향이 있다. 또한, 아이가 다양한 기능적 자세를 취할 때 호흡 기능을 검사해야 한다. 특히 앉거나 서 있을 때 보조 근육 활성화와 갈비뼈 움직임을 시각적 또는 촉각적으로 검사하면 호흡 기능에 대한 중요한 정보를 얻을 수 있다. 아래쪽 갈비뼈의 벌어짐은 복사근을 사용한 몸통과 골반의 안정화 부족을 나타낼 수 있으며, 이는 결과적으로 가로막 근육 작용의 기계적 기능 장애를 초래할 수 있다.

엉덩관절 및 골반 검사

뇌성마비를 가진 아이들, 특히 강직성 양하지마비나 사지마비를 가진 경우에는 흔히 엉덩관절 굽힘근, 모음근 및 안쪽돌림근의 높은 긴장(tightness)으로 인해 엉덩관절 폄, 벌림 및 바깥돌림에 제한이 있는 경우가 많다. 엉덩관절 주변의 비정상적인 근육 당김 때문에 뇌성마비를 가진 아이들의 치료에서 엉덩관절 관찰이 매우 중요하다. 이를 위해 팀 접근 방식으로 치료하는 것이 가장 좋으며, 임상 검사와 정기적인 방사선 촬영을 통해 엉덩관절을 꾸준히 검사해야 한다. 신경근육성 엉덩관절 이형성증은 일반적으로 2-8세 사이에 발생하는 흔한 방사선 소견이지만 골격이 성숙할 때까지 언제든 발생할 수 있다.[46] 엉덩관절 아탈구, 탈구 또는 이형성증은 발달 중인 엉덩관절에 비정상적인 근육의 힘으로 인해 시간이 지남에 따라 서서히 발생한다. 이는 엉덩관절 모음근의 강직 증가로 인한 것일 수 있다.[46] 엉덩관절 이형성증이 발생할 위험이 가장 큰 그룹은 GMFCS 레벨 III에서 V에 해당하는 뇌성마비 아동이다. 검사하는 물리치료사는 엉덩관절 벌림의 관절가동 범위를 지속적으로 측정하고 엉덩관절 통증의 징후를 관찰해야 한다. 엉덩관절 아탈구는 신체검사로 확인하기 어렵다. 8세 미만의 아이 중 어느 한쪽에서라도 엉덩관절 벌림이 45도 미만인 경우 정형외과 전문의에게 추가 평가를 의뢰해야 한다.[10] 뚜렷한 다리 길이 차이가 한쪽 엉덩관절 아탈구 또는 탈구가 의심되는 아이에게서 관찰될 수 있다. 아탈구 또는 탈구된 엉덩관절은 일반적으로 대부분의 아탈구가 상부 및 후방에 있기 때문에 반대쪽 사지보다 짧다.[10,47]

넙다리뼈의 앞경사(Femoral anteversion)

넙다리뼈의 앞경사는 넙다리뼈 몸통이 넙다리뼈 목에 대해 비틀리거나 안쪽 돌림된 상태를 한다. 출생 시, 신생아는 넙다리뼈 목 축과 넙다리뼈 축 사이의 각도로 측정했을 때 약 40도의 넙다리뼈 앞굽음을 가지고 있다. 또한, 자궁 내 자세와 생리적 굽힘근 긴장으로 인해 엉덩관절의 굽힘 구축이 25도 정도 나타난다. 일반적인 발달 과정에서 아이가 엎드리거나 누운 자세로 있을 때 중력의 당김으로 엉덩관절 굽힘근이 늘어난다. 엉덩관절의 능동적인 폄과 바깥돌림은 엉덩관절 전방 캡슐을 조이게 하여 출생 시부터 존재하는 앞경사를 감소시키는 토크 또는 회전 힘을 생성한다.[48] 또한 정상적인 엉덩관절 폄근과 바깥돌림근 활성화는 넙다리뼈 근위부 성장판에 부착된 부분을 당겨 엉덩관절의 앞굽음을 감소시킨다. 이러한 힘들이 넙다리뼈에 작용한 결과, 16세가 되면 일반적으로 15도의 안짱다리에 도달한다.[49,50] 넙다리뼈의 앞경사는 이중 평면 X선 촬영으로 확인할 수 있다. 간단한 임상 테스트를 통해 넙다리뼈의 앞경사는 의심할 수 있다. 엉덩관절의 안쪽돌림과 바깥돌림은 엉덩관절이 폄 상태에 있을 때(예: 아이가 엎드린 자세에서 무릎관절을 굽힌 상태) 검사한다. 엉덩관절의 바깥돌림이 안쪽돌림보다 현저히 적으면 넙다리뼈의 앞경사를 의심할 수 있는데 뇌성마비를 가진 영아나 아이는 엉덩관절 굽힘근의 과도한 활동과 단축이 흔히 나타나며, 폄근과 바깥돌림근의 조절이 좋지 않다. 1969년에 Beals[51]는 경직성 양하지마비 패턴의 뇌성마비를 가진 40명의 아이들을 연구했는데, 출생 시 넙다리뼈의 앞경사는 나타나지 않았다. 그러나 이 연구에서는 일반적으로 발달하는 아이들과 달리, 생후 몇 년 동안 앞굽음의 양이 줄어들지 않는다는 것도 발견했다. Beals는 3세 이후에는 나이나 보행 상태와 상관없이 앞경사에 큰 변화가 없다고 보고했다. 이 연구에서 뇌성마비를 가진 아이들은 골격이 성숙할 때, 뇌성마비가 없는 아이들보다 평균적으로 14도 더 큰 앞굽음을 가지고 있었다.[51] Staheli와 동료들[52] 은 편마비성 뇌성마비를 가진 아동 그룹의 환측 하지에서 넙다리뼈의 앞경사 각도가 건측 다리보다 더 큰 것을 발견했다. 이는 엉덩관절의 폄근과 바깥돌림근의 활성화가 지속적으로 낮아 정상 발달에서 나타나는 앞경사 감소가 일어나지 않기 때문에 쉽게 설명될 수 있다. 과도한 안짱다리는 보행 시 엉덩관절 벌림근을 생체역학적으로 불리하게 만드는 것으로 추정된다. 이는 보행의 디딤기 동안 엉덩관절 중심에 대한 기능적 지렛대 팔을 감소시키기 때문이다.[53] 최근 연구에 따르면 넙다리뼈 벌림이 증가하면 하지 기형(deformity)[54] 및 보행 기능 장애의 원인이 되는 것으로 나타났다.[55] 넙다리뼈 역돌림 뼈자름술(femoral derotational osteotomy)은 일반적으로 각도가

30도 이상일 때 발생하는 과도한 넙다리뼈 압굽음을 교정하기 위해 선택하는 치료법이다.[56]

무릎 관절 검사(Examination of the knee joint)

뇌성마비를 가진 어린이를 검사할 때는 시상면 무릎 위치를 검사하는 것이 필수적이다. 이러한 어린이는 웅크린 걸음걸이나 무릎을 구부린 걸음걸이 패턴을 보인다. 덜 흔하지만 여전히 우려되는 것은 무릎 과폄이 있는 어린이다. 두 가지 문제 모두 심각한 보행 이상을 초래한다. 뇌성마비를 가진 어린이는 넙다리 네갈래근이나 뒤넙다리근의 길이가 충분하지 않아 무릎을 굽히거나 펴는 데 제한이 있을 수 있다. 두 관절을 가로지르는 안쪽 및 바깥쪽 뒤넙다리근과 넙다리곧은근의 길이는 모두 관절각도계(goniometer)를 통해 측정해야 한다. 수동적으로 다리를 똑바로 들어 올리거나 오금각도를 측정하면 뒤넙다리근의 긴장 정도를 알 수 있다. 무릎뼈 탈구는 뇌성마비 소아에게 매우 흔하기 때문에 무릎뼈의 위치도 검사할 필요가 있다. 만성적으로 웅크린 걸음걸이는 넙다리 네갈래근과 무릎 폄 기전을 과도하게 신장시켜 무릎뼈 탈구를 유발한다. 이는 경직성 뇌성마비 아동의 58-72%에서 발생한다.[57] 무릎뼈 탈출은 무릎뼈가 정상적으로 무릎을 펴려고 하는 힘을 줄이며, 통증을 유발할 수 있다.

정강뼈 비틀림(Tibial torsion)

정강뼈 비틀림은 정강뼈의 장축을 따라 다리가 내부 또는 외부로 회전하도록 정강뼈 비틀어지는 것을 말한다. 비틀림의 구체적인 각도는 (1) 정강이뼈 결절로부터 수직으로 내려 그은 선과 복사뼈를 통과하는 선과 만나는 각도가 정강이뼈 비틀림 각도와 (2) 아이를 엎드린 상태에서 무릎 관절을 90도로 구부린 상태에서 측정한 넓적다리-발 각도로 넓적다리와 복사뼈 축을 연결한 각도의 두 가지 방법으로 결정할 수 있다(그림 9.6). 넙다리뼈와 마찬가지로 정강뼈도 발달과정에서비틀림 변화를 겪는다. 출생 시 복사뼈들은 관상면에서 평행한 상태이다. 유아기와 아동기에는 정강뼈가 외부로 회전하여 바깥쪽 복사뼈가 상대적으로 안쪽 복사뼈보다 뒤쪽으로 위치하게 된다. 상대적인 안쪽 정강뼈 비틀림에서 바깥쪽 정강뼈 비틀림으로의 진행은 아이가 성장함에 따라 발생하는 넙다리뼈 앞경사 감소로 인한 정강뼈의 힘의 변화로 인해 발생한다. 앞서 설명한 것처럼 넙다리뼈의 앞경사각은 성장에 따라 정상적으로 감소하지 않으며, 발을 앞으로 향하도록 보상적인바깥쪽 정강뼈 비틀림을 초래한다.

발 검사(Examination of the foot)

발 기형은 소아 및 청소년 뇌성마비 환자에게서 가장 흔한 근골격계 장애 중 하나다.[58] 발을 검사할 때, 목말밑관절과 발목관절의 무결성, 앞발과 발가락의 정렬, 연조직 구축의 존재, 그리고 근긴장이 발의 이동성과 안정성에 미치는 영향을 특히 주의 깊게 살펴봐야 한다.[58]

발목 안쪽 휨은 발바닥 굽힘근의 과잉 활동으로 인해 발생하는 발 변형이다. 근육 경직으로 인한 이러한 과잉 활동은 일반적으로 뇌성마비를 앓고 있는 어린이가 걷기 시작할 때 발가락 걷기로 나타난다. 보행이 가능한 아동의 경우, 5세에서 6세 사이에 안짱걸음과 발가락 걷기를 가장 많이 사

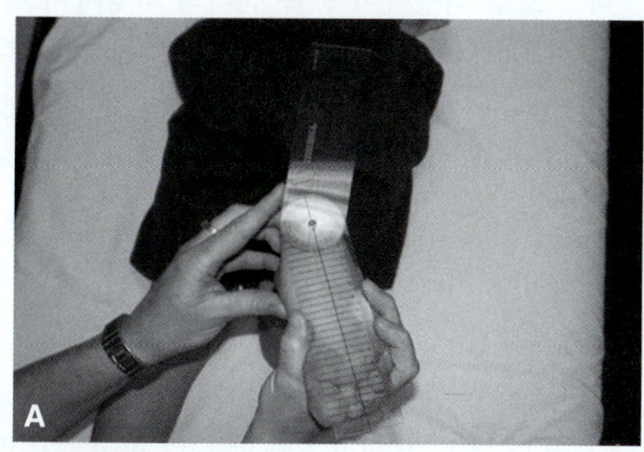

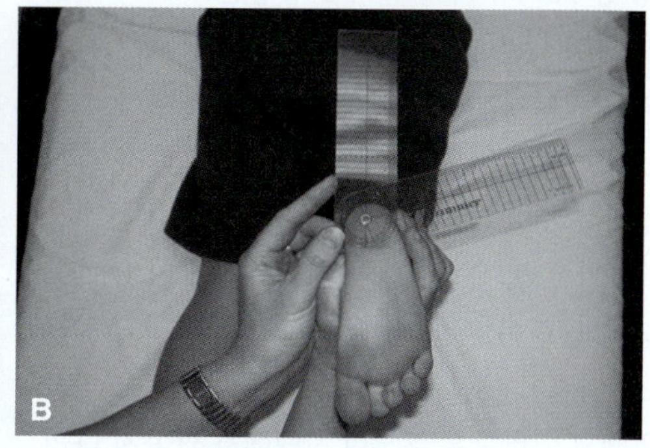

그림 9.6. A: 정강뼈 비틀림 허벅지-발 각도: 환자를 엎드리게 하고 무릎을 90도 굽힌 상태에서 발목을 중립 발등 굽힘 위치와 목말밑관절 중립 위치로 둔다. 발바닥 표면의 긴 축을 따라 관절각도계를 놓고, 발뒤꿈치를 이등분한다. 허벅지-발 각도는 이 선과 넙다리뼈 후면 중심선을 이등분하는 선 사이의 각도로 형성된다. 안쪽돌림 또는 바깥돌림 기록한다.

B: 복사뼈 축: 환자를 엎드린 자세로 무릎을 90도 굽히고 발목을 중립 발등 굽힘 위치와 목말밑관절 중립 위치로 둔다. 발뒤꿈치 바닥에 고니오미터를 놓고, 한쪽 팔을 안쪽과 바깥쪽 복사뼈를 잇는 선과 평행하게 정렬한다. 복사뼈 축은 이 선과 넙다리뼈 후면 중심선을 이등분하는 선 사이의 각도로 형성된다. 안쪽 돌림 또는 바깥 돌림 각도를 기록한다.

용하는 경향이 있다. 이 경직성으로 유발된 꿈치들린휜발은 근육 성장과 발목 관절 가동 범위에 영향을 미친다.[58] 발목 꿈치바깥들린휜발은 특히 일측성 또는 편마비성 뇌성마비 아동에게서 종종 발생하는 또 다른 발 변형이다. 발목 꿈치들린휜발이 존재하면 앞발이 모음되어 꿈치바깥들린휜발 자세를 초래한다. 또 다른 발 기형은 평발 외반족이다. 이것은 뇌성마비를 가진 어린이에게 가장 흔한 붕괴 유형의 발 기형이다. 평발 외반족 발에서는 앞발은 벌림, 뒷발은 가쪽휜, 발허리뼈는 발등 굽힘 상태다. 이러한 유형의 발 변형은 "발허리뼈 골절"이 있는 발이라고도 표현할 수 있다. 이러한 유형의 기형은 7세까지 모니터링해야 하며, 그 이후에는 저절로 교정되거나 안정화된다. 청소년기 성장이 급격히 시작될 때까지는 가쪽들린휜발이 진행되거나 걸을 때 통증이 생기는 경우가 많다.[58] 엄지발가락의 위치를 주의 깊게 관찰하는 것도 중요하다. 평발 바깥쪽 번짐 때문에 시간이 지나면서 가쪽들린휜발을 동반한 건막류가 발생한다. 이 변형은 아이와 그 가족들에게 걱정거리다. 왜냐하면 발을 내려다볼 때 쉽게 인식할 수 있는 변형이기 때문이다.[58]

하지 길이 차이(Lower limb-length discrepancy)

하지 길이 측정은 어린이가 누운 상태에서 골반은 모든 평면에서 수평을 유지하고, 엉덩이는 중립 위치 및 벌림 또는 모음 상태이며, 무릎은 완전히 편 상태에서 실시해야 한다. 측정은 앞위쪽 엉덩뼈가시에서부터 안쪽복사뼈의 먼쪽까지 측정한다. Staheli와 동료들[52]은 경직성 편마비 아동 50명을 대상으로 하지 길이의 차이에 대해 연구했다. 11세 이상의 아동 16명 중 70%가 하지 길이에 상당한 차이가 있었다. 10명의 아동은 1 cm이상 차이가 있었고, 2명의 어린이는 관련 사지와 관련되지 않은 사지 사이에 2 cm 이상의 차이가 있었다. 일부에서는 신발 깔창을 사용하여 하지 길이의 차이를 교정하는 것을 권장하지 않는다.[48] 그러나 근긴장도, 근육 활성화, 자세 및 움직임이 비대칭인 뇌성마비 아동은 하지 길이의 불균형이 존재할 때 근육 단축 및 척추옆굽음증(scoliosis)의 위험이 훨씬 커진다. 이러한 아동은 발뒤꿈치를 바닥에서 떼고 발바닥을 구부린 상태에서 짧아진 다리로 보행하여 길이를 균등화하여 발목 발바닥 굽힘근의 위치를 지속적으로 짧게 유지하려고 한다. 길이 차이를 교정하기 위해 전체 길이 신발 깔창을 사용할 때, 아동이 서 있는 자세에서 뒤엉덩뼈가시, 앞위엉덩뼈가시와 엉덩뼈 능선의 대칭성을 관찰해야 한다. 아동이 보조기를 착용한 경우, 신발 깔창의 두께를 결정할 때 보조기의 두께를 고려해야 한다. 신발 깔창은 신발 안에 넣거나 신발 밑창에 부착할 수 있으며, 비교적 저렴한 비용으로 사용할 수 있다.

심혈관/심폐 시스템 검토)

뇌성마비는 태아기, 주산기 또는 신생아기의 뇌에 대한 직접적인 외상의 결과일 뿐만 아니라 심각한 심혈관 및/또는 폐 시스템 이상으로 인한 이차적인 손상일 수도 있다. 2018년 연구에 따르면 뇌성마비 및 선천성 기형 진단을 받은 어린이의 12.6%가 심장 이상을 동반하는 것으로 나타났다.[59] 신생아 기간에 호흡곤란 증후군의 징후가 있을 때 뇌성마비 진단이 증가하는 것으로 보고되고 있다. 또한 선천성 심장 결함을 가지고 태어나 수술적 치료를 받은 영아에서 뇌성마비 진단이 증가하는 경향을 보인 사례도 있다. 2012년 미국심장협회는 미국 소아과학회의 승인을 받아 선천성 심장 결함이 있는 아동의 신경 발달 결과 중 발달 장애, 지연 및 장애의 발생률 증가를 인정하는 과학적 성명을 발표했다.

가장 흔한 선천성 심장 결함으로는 Fallot 4기, 대동맥 전위, 폐정맥 연결 이상, 삼첨판막 이상, 동맥류 등이 있다. 자료가 충분하진 않지만 선천성 심장병이 있는 어린이는 결국 뇌성마비 진단을 받을 위험이 높다고 확실히 말할 수 있다.[60] 치료사는 일부 소아에서 뇌성마비 진단과 관련된 심혈관 및 폐 문제 외에도 다른 모든 소아 및 청소년 뇌성마비 환자에 대한 중복된 시스템 관련 문제도 고려해야 한다. 천식, 수면 무호흡증, 흡인성 폐렴과 같은 호흡기 관련 질환은 모두 뇌성마비를 앓고 있는 어린이와 청소년에게 흔한 동반 질환이다.[61] 호주 뇌성마비 등록 센터의 뇌성마비 아동에 대한 한 연구에 따르면 58%는 천식의 기침 및 천명음 징후를 보였고, 10%는 폐쇄성 수면 무호흡증을, 40%는 흡인성 폐렴으로 이어질 수 있는 연하곤란 증상을 보였다.[62] 혈관 및 폐 건강은 이러한 시스템을 검토할 때 고려해야 할 또 다른 핵심 영역이다. 이러한 시스템은 신경근 기능 장애의 직접적인 영향을 받지는 않지만, 이로 인한 기능적 이동성의 감소는 심혈관계와 호흡기계 모두에 이차적인 변화를 초래한다.[63] 최근 몇 년 동안, 특히 ICF의 활동 및 참여 수준과 관련하여 뇌성마비 인구 내에서 이 재활 영역에 대한 관심과 집중이 증가했다. 취학 연령이 되면 많은 뇌성마비 아동은 이미 유산소 및 무산소 체력 수준이 저하되어 있는 경우가 많다. 이러한 체력 수준 감소는 신체 활동, 참여 수준, 걷는 동안의 전반적인 에너지 소비에 영향을 미칠 수 있다. 청소년의 급격

한 성장은 신체 활동과 기능적 이동성을 더욱 감소시키는 경향이 있다.[64,65]

에너지 소모량 증가와 걷기와 같은 활동의 신체적 부담은 피로를 가속화하고 걷기 지구력을 감소시킨다. 결과적으로 뇌성마비를 앓고 있는 청소년은 활동이 줄어들고 참여도가 떨어지기 쉽다.[65] 체력 수준이 향상되면 활동 수준에 영향을 미치고 신체 기능 저하와 이동성 상실을 줄일 수 있다.[66] 전반적인 심폐 건강과 체력을 개선하고 유지하기 위해 평생 동안 유산소 및 무산소 활동을 꾸준히 하는 것이 중요하다.[67]

피부계통(Integumentary system)

피부계통은 개인의 전체 체중의 약 16%를 차지하므로, 뇌성마비 아동의 검사에서 무시할 수 없다.[68] 뇌성마비 청소년에게 흔히 발생하는 피부 문제에 대한 지식은 물리치료사의 중요한 역할이다. 물리치료 검사 시작부터 검사 전반에 걸친 피부 검사는 우려되는 부위를 파악하는 데 매우 중요하다. 국립 욕창 자문 위원회는 욕창을 다음과 같이 정의한다. 피부 및 기저 연조직의 국소적 손상으로, 일반적으로 뼈의 돌출부 위 또는 의료 또는 기타 장치와 관련된 손상이다. 욕창은 피부가 온전한 상태이거나 열린 궤양으로 나타날 수 있으며, 통증이 있을 수 있다. 이 손상은 강하고, 장기간의 압력 또는 전단과 함께 압력이 가해져 발생한 결과이다. 연조직이 압력과 전단에 견디는 능력은 미세한 환경, 영양 상태, 혈액 순환, 동반 질환 그리고 연조직의 상태에 따라 영향을 받을 수 있다.[69] 뇌성마비 아동의 피부와 연조직은 일반적으로 발달하는 또래의 피부와 다르며, 아동의 의학적 문제에 의해 영향을 받을 수 있다. 예를 들어, 뇌성마비 GMFCS 레벨 3-4인 소아는 GMFCS 레벨 1 및 2인 소아에 비해 조직에 지방이 많이 축적되어 있다.[70] 이 그룹은 피부 및 연조직의 변화와 전반적인 움직임 부족이 결합되어 피부가 손상되기 가장 취약하다. 소아 뇌성마비 환자에게 발적, 찰과상, 수술 상처 박리, 욕창이 발생하는 데는 여러 가지 이유가 있다. 이러한 문제는 상지 또는 하지 보조기의부적절한 착용, 앉거나 서 있을 때의 잘못된 자세, 침상 이동 시 피부 안전(전단력) 저하, 안면 마스크나 깁스와 같은 의료 기기로 인한 압력 증가, 외과적 개입 후 피부 치유력 저하로 인해 발생할 수 있다. 신경근 척추 유합술을 받은 아이들 중 9.3%가 수술 후 피부 손상 등 여러 요인으로 인해 심부 상처 감염을 겪을 수 있다고 보고되었다.[71] 또한, 욕창은 또 다른 중요한 문제인데, 특히 GMFCS 레벨 4와 5의 어린이는 하루의 대부분을 개인 휠체어에서 보내야 한다. 주기적인 체위 변경에 대한 주의가 부족한 상태에서 장시간 잘못된 자세를 유지하면 뇌성마비를 앓고 있는 어린 아이들에게도 욕창이 발생할 수 있다. 피부 손상 위험이 높은 어린이의 경우 4시간에 한 번보다 자주 자세를 바꾸는 것이 도움이 된다고 한다.[72,73] 피부 손상이나 자극은 신체의 모든 부위와 연령대에서 발생할 수 있다. 치료하지 않은 상처는 건강에 부정적인 영향을 미치므로, 피부 내부의 이상을 파악하는 것이 가장 중요하다. 물리치료 검사 중에 발견된 모든 우려되는 부위는 피부의 색, 크기, 손상 위치에 대한 데이터를 포함하여 명확하게 문서화해야 한다. 피부 문제를 사진으로 찍어 전자 의료 기록에 포함시키는 것이 좋다. 또한, 붉어짐의 원인이 무엇인지 기록하고 물리치료 진료 범위 내에 있다면 이를 해결하는 것이 중요하다. 다른 전문 의료진이나 아동 치료팀의 다른 구성원에게 의뢰하는 것이 좋다. 처음에 아무리 사소해 보일지라도 우려되는 부분에 대해 아동의 보호자와 즉각적으로 논의하는 것이 필수적이다. 보호자는 적어도 하루에 한 번 잠재적인 피부 문제를 주의 깊게 관찰하고, 집이나 학교에서 기여할 수 있는 요인을 파악하려고 노력해야 한다.

감각 기능과 통증(Sensory functions and pain)

감각 기능과 통증에 대한 치료사의 이해는 아이가 기능적이고 자기 관리 활동을 성공적으로 수행하는 능력에 영향을 미치므로, 전체적인 치료 접근 방식을 형성하는 데 도움이 된 ICF 프레임워크에 따르면 감각 기능과 통증은 말초 신경계에서 뇌로 전달되는 구심성 자극을 의미한다.[4] 이 정보의 처리는 대뇌 겉질에서 이루어진다. 뇌성마비를 가진 어린이는 감각 자극에 대해 과민 반응 또는 과민 반응을 보이는 경우가 많다. 이는 감각 자극의 유형, 강도 또는 타이밍으로 인한 것이기 때문에 복잡한 양상으로 나타난다. 아이가 말초 감각 자극을 등록하는 데 어려움을 겪고 있는지, 아니면 이 정보를 중추적으로 처리하는 데 어려움을 겪고 있는지를 파악하는 것은 어려운 일이다. 치료에서 말초 감각 시스템을 통해 특정 감각 정보를 받아들이는 아동의 수준을 개선하면 중추 감각 시스템의 처리 잠재력을 향상시킬 수 있다. 치료에서 직접적으로 다룰 수 있는 감각 기능에는 시각, 청각, 전정, 고유 감각 및 촉각이 포함된다. 통증은 뇌성마비 아동에게 영향을 미치는 대표적인 감각 기능으로, 아동의 기능적 과제 수행 능력에 큰 영향을 미친다. 이러한 감각 기능의 측면은 아동의 자가 보고 또는 비언어적 의사소통(예: 찡그리기, 발성)을 통해 이동성 및 과제 수행 전반에 걸쳐 면밀히 모니터링 해야 한다.

인지, 학습 스타일 및 의사소통 능력

ICF 프레임워크에 따르면 정신 기능은 뇌의 전반적인 기능과 특정 기능을 의미한다.[4] 이는 단순히 아동의 인지 수준 그 이상을 고려한다. 기능적 이동성과 일상생활 활동(ADL) 훈련을 할 때, 아이의 정신 기능을 이해하는 것이 매우 중요하다. 이는 훈련하는 특정 기능적 능력과 직접적으로 관련이 있기 때문이다. 장소, 타인, 공간에 대한 아동의 방향성은 환경과 해당 환경에서의 기능적 수행을 이해하는 데 도움이 된다. 아이의 에너지 수준, 체력, 동기 부여, 충동 조절 같은 에너지와 추진력을 주의 깊게 관찰하는 것이 중요하다. 주의력을 유지하고, 전환하며, 분산하거나 공유하는 것은 학습 과정에서 꼭 필요한 부분이다. 게다가, 단기 기억(30초 지속)과 장기 기억(통합된 단기 기억), 기억 회상과 처리 등도 고려해야 한다. 지각 기능 또한 기능적 과제 수행에 중요한 역할을 하는데, 이는 아이의 몸이 감각 자극을 인식하고 지각하는 방식과 밀접한 관련이 있기 때문이다. 기능적 ADL 훈련은 아이가 물체와 경험을 기본적으로 이해하고 그 지식을 기능적 과제 수행에 적용할 수 있는 기본적인 인지 기능을 필요로 한다. 기능적 과제나 운동 기술의 복잡성에 따라 판단, 문제 해결, 인지적 유연성을 포함한 고차원적인 인지 기능도 고려해야 한다. 만약 정신 기능이 저하된 경우, 치료사는 이러한 결핍을 해결하기 위해 환경이나 치료 기술 및 목표를 조정해야 한다. 언어와 말에 대한 포괄적인 검사는 물리치료사의 업무 범위에 속하지 않는다. 그러나 물리치료사는 물리치료 평가와 치료 중에 관찰한 내용을 바탕으로 영유아의 말과 언어 능력 및 호흡의 질에 관한 중요한 정보를 언어치료사에게 제공할 수 있다. 흉곽의 이동성과 조절에 대한 포괄적인 검사는 필수적이며, 이는 아이를 위한 목표를 달성하는 데 언어치료사에게 큰 도움을 줄 것이다. 척추와 갈비뼈의 이동성은 호흡의 효과성과 발성을 위한 호흡 지원에 큰 영향을 미친다. 또한, 갈비뼈의 이동성과 깊은 호흡이 폐로의 공기 흐름을 돕기 때문에 폐 건강에도 영향을 미친다. 갈비뼈의 이동성과 복부의 지지는 말 조절과 음성의 질에 좋은 기초를 제공한다. 아이의 표현적 의사소통에 대한 정보를 얻기 위해 물리치료사는 다음 질문들을 고려해야 한다.

- 아이가 자극에 반응하여 조용해지거나 자극의 방향을 바라보는 것으로 보아, 당신의 목소리나 환경 소리를 들었는가?
- 평가 중에 아이가 질문을 이해하고, 단계별 지시를 따랐는가?
- 아기나 아이가 평가 중에 소리를 내거나 말을 했는가?
- 어떤 종류의 소리를 냈는가?
- 아이가 말을 반복하거나 더듬었는가?
- 아이가 말을 했다면, 그 말이 이해할 수 있는 수준이었는가?
- 호흡 조절이 부족하여 말할 때 한두 단어만 말할 수 있었는가?
- 아이의 표현 언어 능력이 아이의 실제 나이에 비해 지연되었는가?
- 아이가 말을 하지 않는 경우, 다른 의사소통 수단을 사용했는가? (예: 제스처, 수화, 손으로 쓰는 언어판, 전자 의사소통 시스템)
- 아이가 이 대체 시스템 내에서 눈으로 가리키거나 손가락으로 가리키는 등의 방법을 사용했는가?
- 아이의 의사소통이 기능적 수준이었는가?

치료사는 부모나 교사가 아이의 말 또는 관련 기능 영역에서 문제가 있는지, 예를 들어 빨기, 삼키기, 씹기, 먹기 또

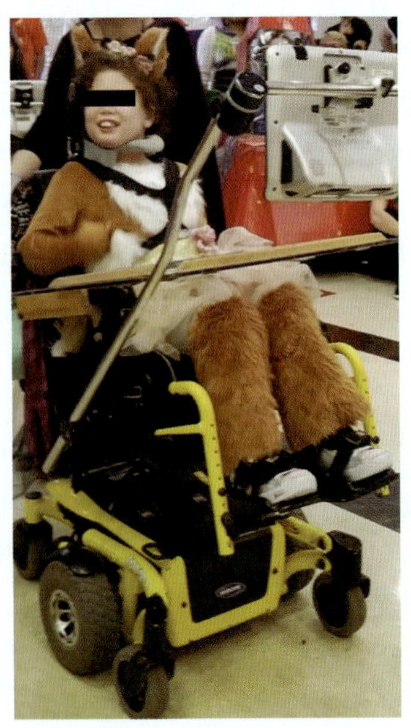

그림 9.7. 통신 장치를 사용하여 학교 코스튬 퍼레이드에 참여하는 12세 소녀

는 마시기 등의 어려움을 관찰했는지 물어봐야 한다. 이러한 관찰과 질문은 더 자세한 평가를 수행할 언어치료사에게 의뢰하는 데 도움이 될 수 있다. 필요에 따라 언어치료사는 물리치료 세션 동안 보완할 수 있는 치료 프로그램을 도입할 수 있다(그림 9.7).

검사와 측정 및 결과

물리치료사 실무 가이드에는 치료사가 객관적인 데이터를 수집하기 위해 검사 또는 측정을 고려할 수 있는 잠재적 손상, 기능 제한 또는 참여 제한의 26가지 범주가 나열되어 있다 (표 9.1).[38] 이 26개 범주 모두에서 유용할 수 있는 테스트와 측정을 논의하는 것은 이 장에서 다루기 어렵다. 이 장에서는 물리치료 검사, 평가 중, 그리고 퇴원 시 가장 흔히 사용되는 테스트, 측정 및 결과에 중점을 둔다. 테스트와 측정을 통해 수집된 데이터는 아이의 주요 손상, 기능 제한, 참여 제한을 결정하는 데 중요할 뿐만 아니라, 치료 중 개입 방법과 목표 달성을 위한 진행 상황을 결정하는 데도 중요하다. 뇌성마비 아동의 결과를 일관되게 측정하는 것은 매우 중요하다.[74] 결과는 뇌성마비의 각 유형과 중증도에 따라 가장 유익한 중재 방법과 그 강도를 파악하는 데 필요하다. 물리치료중 향상치를 측정할때, 전체 목표의 특정 부분에서 변화가 발생할 수 있음을 기억하는 것이 중요하다. 다양한 이유로 인해 변화가 발생하지 않을 수도 있다. 변화가 일어날 경우, 그 변화가 중재의 결과임을 보여주고 성장과 성숙 때문만이 아님을 증명하는 것이 중요하다. 뇌성마비 아동은 모두 다르기 때문에 가장 적절한 테스트나 측정을 선택하는 것은 복잡하다. 신체 기능, 영향을 받는 부위, 사회적/가족적 역학, 동반 질환, 인지 기능, 수술 이력, 가족/아동의 목표, 나이, 사용 가능한 장비 등 많은 변수가 테스트와 측정 도구 선택에 영향을 미친다. 철저한 병력 조사를 하고 사용 가능한 테스트와 측정 도구에 대한 충분한 지식을 갖추는 것이 치료사에게 가장 적합한 도구를 선택하는 데 도움이 된다. 다음 장에서는 뇌성마비 아동을 검사할 때 흔히 권장되는 여러 테스트와 측정 도구의 임상적 유용성을 설명한다. 테스트와 측정 도구는 관심 분야별로 정리되어 있다.

표 9.1. 검사 및 측정 목록(물리치료사 실습 가이드, 3.0에 기술된대로)
유산소 능력/지구력
체격 특성
보조 기술
균형
순환
사회, 커뮤니티 생활
두개 및 말초신경 상태
교육 생활
환경적 요인
보행
피부계
관절 상태 및 이동성
정신적 기능
이동성을 포함한 보행능력
운동 기능
근력
신경근 발달 및 감각 처리
통증
자세
관절 가동 범위
반사기능 적정성
자가 돌봄 및 가정 생활
감각 상태
골격 상태
환기 및 호흡
직업생활

유산소 능력/지구력(Aerobic capacity/endurance)

뇌성마비 아동을 위해 개발되고 테스트 및 검증된 측정 도구를 사용하는 것은 심폐 기능을 평가하는 물리치료 검사에서 중요한 요소이다.[63,64] 과거에는 자가 보고 설문지를 통

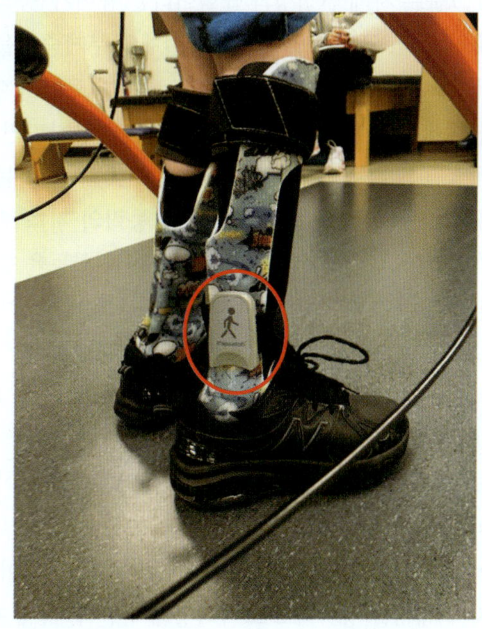

그림 9.8. Step Watch, 기능적 활동 모니터링 시스템

해 전반적인 신체 활동 수준에 대한 정보를 수집했다. 그러나 자가 보고 설문지의 고유한 한계 때문에 신체 활동을 측정하는 가장 선호되는 방법은 가속도계 기반의 동작 센서를 사용하는 것이다.[75] Step Watch, Actigraph, Body Media SenseWear, VitaMove, Uptimer, 그리고 GPS (Global Positioning System)는 뇌성마비 청소년의 걷기 활동과 신체 활동을 모니터링하고 측정할 수 있는 여러 기술 옵션 중 일부이다. 이러한 가속도계는 특정 신체 부위나 사지의 움직임을 공간에서 측정한다. 예를 들어, Step Watch를 사용할 때, 발목에 착용하고 아이의 보행 주기에 맞춰 교정하면 특정 시간 동안 걸음 수를 정확하게 셀 수 있다. 이를 통해 치료사는 가정, 학교, 커뮤니티 기반 활동 중 일상적인 걷기와 신체 활동을 추적할 수 있다.[76] (그림 9.8).

균형(Balance)

뇌성마비 분야에서 균형과 자세의 조절을 설명하기 위해 흔히 사용되는 용어로는 자세 조절, 자세 안정성, 정적 균형, 동적 균형, 그리고 동적 안정성이 있다.[77] 안타깝게도 이러한 용어들은 사용하는 사람에 따라 약간씩 다른 의미를 가질 수 있다. 최근 Delphi 연구에서는 치료사들 간의 의사소통을 개선하기 위해 뇌성마비 아동의 자세 조절에 대한 임상 및 연구 전문가들이 합의한 자세 조절의 정의를 상세히 설명했다. 이 그룹은 자세 조절을 "자세 지향성과 자세 안정성을 위해 몸의 위치를 공간에서 조절하는 것"이라고 정의했다.[77,78] Delphi 그룹은 자세 안정성과 균형이라는 용어가 '동의어'라고 명확히 했다. 균형은 일반적으로 신체의 무게중심을 지지면 위에 유지하는 능력으로 정의된다. 많은 치료사가 여전히 균형과 자세 조절이라는 용어를 혼용하여 사용하지만, 균형은 자세 조절의 하위 요소로 간주된다는 점을 이해하는 것이 중요하다.[77] 균형은 '모든 자발적 운동 능력의 기초'로 설명된다.[79] 인간이 기능적이려면 다양한 자세와 활동을 통해 자세 지향성과 균형을 유지해야 한다. 대부분의 뇌성마비 아동과 청소년은 평생 동안 자세 조절 문제를 경험한다. 기능이 높은 뇌성마비 아동조차도 자주 넘어지는데, Boyer와 Patterson의 연구에 따르면 GMFCS 레벨 I의 아동 중 절반 이상이 적어도 주에 한 번은 넘어지며, GMFCS 레벨 II의 아동 중 절반 이상이 적어도 하루에 한 번은 넘어지는 것으로 나타났다.[80] 이러한 지속적인 문제로 인해 아동기부터 성인이 될 때까지 자세 제어를 평가하고 모니터링해야 한다. 자세 제어는 세 가지 감각 시스템(시각, 고유 감각, 전정)과 운동 시스템(근육의 신경 조절, 유연성 및 근력) 사이의 복잡한 상호작용에 의해 영향을 받는다.[81] 각 아동의 균형 및 자세 지향 문제의 특정 원인은 뇌 손상 부위와 그로 인한 손상에 따라 다르다. 뇌성마비 아동의 자세 조절 문제는 다음과 같은 하나 또는 여러 개의 개별 영역 손상으로 나눌 수 있다:

1. 바른 자세를 유지하는 데 필요한 관절 가동 범위 및 근력 저하와 같은 근골격계 손상
2. 전정, 시각 또는 체성감각 기능 저하와 같은 감각 시스템 손상
3. 앉은 자세에서 서 있는 자세로 전환할 때 필요한 예측적 균형 조절 능력 부족
4. 뒤에서 밀렸을 때 균형을 잃게 되는 적응 메커니즘 감소[78]

자세 조절 관련 손상으로 평생 동안 여러 문제를 겪지만, 이는 일반적으로 어린 시절 동안 점차 향상되며, 단지 일반적으로 발달하는 또래들보다 느린 속도로 이루어진다. 뇌성마비 아동과 청소년의 자세 조절을 테스트할 수 있는 많은 도구가 있다. 안타깝게도, 모든 뇌성마비 아동에게 '표준'으로 간주되는 테스트나 자세 조절 테스트 조합은 현재 없다. 대부분의 테스트는 자세 조절의 한두 가지 요소만 측정한다. 자세 조절 테스트는 컴퓨터화된 자세 그래프와 같은 매우 기술적인 방법이나 Bruininks-Oseretsky 운동 능력 검사 2판(BOT-2)의 '균형 하위 테스트'와 같은 전반적인 대동작기능 평가의 하위 테스트일 수 있다. 또한 Timed Up & Go와 같은 간단한 기능적 테스트이거나 KidsBESTest와 Early Clinical Assessment of Balance (ECAB)와 같이 자세 조절의 여러 요소를 측정하는 보다 포괄적인 평가 도구일 수도 있다. 일반적으로 발달 중인 아동의 경우, 컴퓨터 사진을 이용해 자세 검사를 하여 균형 평가를 진행하는데 안타깝게도, 컴퓨터를 통한 자세검사는 뇌성마비 아동에게는 일반적으로 좋은 선택이 아니다. 필요한 장시간의 정지 자세 유지가 많은 뇌성마비 아동에게는 현실적이지 않다. 또한, 컴퓨터를 통한 자세검사는 대부분의 클리닉이나 학교에서 이용할 수 없는 고가의 장비를 필요로 한다. 마지막으로, 자세 검사를 통해 수집된 데이터는 뇌성마비 아동의 기능적 균형과의 연관성이 의심스럽다. BOT-2 하위 테스트와 같은 발달 척도 균형 하위 테스트도 기능적이지 않고, 대부분의 뇌성마비 아동에서 기능적 균형의 작은 개선을 반영하지 못하기 때문에 적합하지 않은 선택이다. 반면, 기능적 자세 조절 테스트는 의

표 9.2. 균형 테스트

테스트	표시	장점	단점
소아 균형 척도	• GMFCS I-III • 경도에서 중등도의 균형 문제가 있는 어린이의 정적 및 동적 균형 측정	• 대부분의 항목 기능적임 • 최소한의 장비 필요 • 저렴함 • 빠른 시간 내에 시행가능 • 신뢰성, 타당성, 변화에 대한 반응성 입증됨[365] • 감지 가능한 최소 변화 = 1.59점 (90%신뢰 구간)[365]	• 능력이 높은 아동에게 평가 한계 문제 • 아동이 지시를 따를 수 있어야 함 • 뇌성마비 기준 없음 • GMFCS IV-V에 적합하지 않음
초기 임상 균형 평가	• GMFCS I-V • 전체 균형 문제 측정: 1. 머리 와 몸통 조절 2. 앉은 자세에서의 보호 반응 3. 앉거나 서 있을 때 자세 유지 4. 서 있는 동안 자발적인 움직임에 대한 조정 조정	• 균형의 여러요소 측정 • 모든 GMFCS 레벨에 사용 가능 • 빠른 시간 내에 시행 가능 • 무료 형식 및 동영상 교육 제공 • 5세 미만의 뇌성마비 아동에게 유효 • 높은 관찰자 간 신뢰도 및 검사-재검사 신뢰도 • 표준 측정 오차 = 3.6 • 감지 가능한 최소 변화 = 2~8세의 아동의 경우 10[366] • 각GMFCS 수준별로 균형 변화 예측 경로 제공[367]	• 능력이 높은 아동에게 평가 한계 문제 • 아동의 지시 따름 필요 • 12세 이상의 아동에 대한 연구가 없음.
바닥에서 일어서기 시간	• GMFCS I-III • 바닥에서 일어나 걷기 어려움이 있는 경우	• 매우 빠르게 시행 가능 • 최소한의 장비 필요 • 높은 검사자 간, 검사-재검사 신뢰도 • 좋은 외관 유효성[368] • 5~14세 정상 발달 아동에 대한 평균 및표준편차 결정됨	• 아동이 지시를 따라야 함 • 뇌성마비 기준 없음 • GMFCS IV-V에 적합하지 않음 • 균형 테스트만으로는 불충분함
일어서서 걷기 시간	• GMFCS I-III • 보행 속도 감소 • 단거리 보행 시 균형감각 저하	• 매우 빠른 관리 • GMFCS I-III, 3~10세 아동에게 유효하고 신뢰성 있음.[369] • GMFCS I, II, III의 중간값, 평균값, 측정의 표준 오류 결정됨[370]	• 10살 이상 유효성/신뢰성 없음 • 대부분의 GMFCS IV 및 V에는 적합하지 않다. • 밸런스 테스트만 하는 것이 아니다. • 자녀가 지시를 따라야 함
몸통 제어 분절 평가	• 앉은 상태에서 정적, 능동 및 반응성 제어 테스트 • GMFCS III-V에 적합	• 몇 안 되는 앉은 자세 균형 테스트 중 하나 • GFMCS IV-V와 함께 사용 가능 • 뇌성마비의 신뢰성 매우 높음[371] • 좋은 타당성[372]	• 변화에 대한 반응성 미확정 • 스트래핑 시스템 필요 • 오직 앉은 자세에서의 자세 제어 테스트만 가능
몸통 제어 측정 척도	• GMFCS I-V • 매트나 테이블 가장자리에서 모든 보조기 및 보호대를 제거한 상태로 앉은 자세에서의 정적 및 동적 몸통 제어 측정.	• 몇 안 되는 앉은 자세 균형 테스트 중 하나 • 정적 및 동적 균형 테스트 • 5세 이상의 뇌성마비 아동에게 신뢰할 수 있고 유효하다.[373]	• 아동이 지시를 따라야 함 • GMFCS I-V 테스트 • 유일한 앉은 자세 균형 테스트

CP, 뇌성 마비; GMFCS, 대동작 운동 기능 분류 시스템; SD, 표준 편차; TD, 전형적인 발달

미 있는 향상을 측정할 수 있는 잠재력이 가장 큰 것으로 보인다(표 9.2). 이러한 균형 테스트는 몇 가지 간단한 기능적 테스트와 더 포괄적인 자세 조절 테스트의 장단점과 사용 지침을 제공하며, 뇌성마비 아동에게 유용하다는 연구가 이를 뒷받침하고 있다. 안타깝게도, 최근 문헌 검토에서는 모든 균형 테스트에 대해 좋은 방법론적 연구가 전반적으로 부족하다는 결론을 내렸다.[82] 최근에 개발된 균형 검사 중 하나인 ECAB에 대한 연구가 많이 진행되었다.[83–85] 이 테스트는 12세 이하 아동을 위한 포괄적인 균형 테스트로, 머리와 몸통 조절, 앉은 자세의 균형을 위한 보호 반응, 앉거나 서 있는 자세에서의 똑바른 자세 유지, 서 있는 상태에서 자발적인 움직임을 위한 조정 등 여러 균형 차원을 다룬다.[85]

12세 이하의 뇌성마비 아동에게 유효하고, 평가자 간 신뢰도 및 검사-재검사 신뢰도[83,84]가 높은 ECAB는 시행이 간편하며 모든 GMFCS 수준의 어린이에게 적합한 유일한 균형 검사 중 하나다. 이 도구가 다른 소아 균형 검사와 차별화되는 점은 종단 궤적과 기준 백분위수이다. ECAB 종방향 궤적 곡선은 치료사와 가족에게 해당 아동의 균형 상태를 같은 연령대의 다른 아동과 GMFCS 수준의 평균값과 비교한 귀중한 정보를 제공한다. 또한 발표된 기준 백분위수 곡선은 동일한 기능 수준과 연령의 뇌성마비를 가진 또래 아동과 진행 상황을 비교하는 데 사용할 수 있다.[85]

근육 성능/근력(Muscle performance/strength)

근력 약화는 소아 및 청소년 뇌성마비 환자에게 흔히 나타나는 장애로, 기능적 활동에서 독립성을 제한하는 데 중요한 역할을 하는 경우가 많다.[86] 근력, 보행 및 대동작 운동 기능 사이의 연관성이 알려져 있기 때문에 뇌성마비 아동의 근력 약화 위치와 정도를 파악하는 것이 중요하다.[87–90] 근력을 측정하는 옵션에는 등속성 검사, 수동 근육 검사(MMT), 휴대용 동력계(HHD), 기능적 근력 검사 등이 있다. 등속성 검사는 등척성 검사에 비해 여러 가지 면에서 유리하지만, 주로 연구 환경에서 사용되기 때문에 여기서는 다루지 않는다.

MMT는 뇌성마비 아동을 치료하는 소아 치료사들이 가장 흔히 사용하는 근력 측정 방법이다. MMT는 팔다리 근육군의 전반적인 근력 결핍을 검사하는 데 유용할 수 있지만, 시간에 따른 근력 변화를 추적하는 데는 덜 유용하다. 최근 연구에 따르면, 수동 근력 검사 점수는 HHD와 비교했을 때 근력을 예측하는 데 매우 부정확한 것으로 나타났다.[86] 이 연구는 MMT 점수가 3 이상인 모든 주요 근육군을 HHD로 테스트하여 최대 자발적 수축을 기록해야 한다고 결론지었다. HHD를 사용할 때, 치료사는 신뢰성을 높이기 위해 각 근육군에 대해 두 번 이상의 시도를 수행해야 한다고 연구는 지지한다.[91,92] HHD 사용을 지지하는 낮은 수준의 증거에도 불구하고, 연구는 아직 뇌성마비 아동에서 그 신뢰성을 확실히 규명하지 못했다.[92]

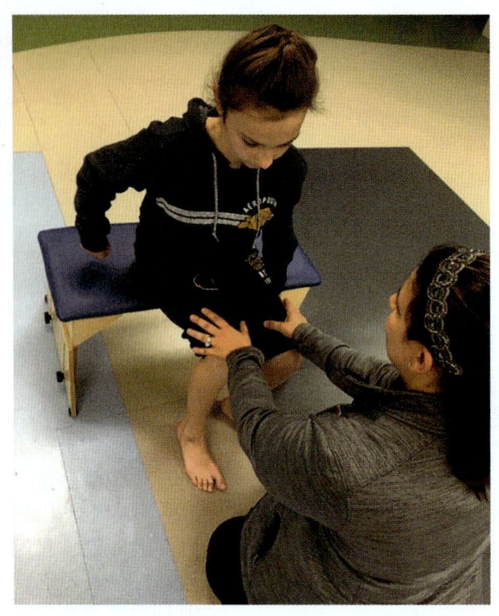

그림 9.9. 편측성/편마비성 뇌성마비를 가진 젊은 여성의 근육형태별/강도 평가를 위한 5회 반복 앉았다 일어서기 테스트

대부분의 경우 뇌성마비 아동을 검사할 때 기능적으로 근력을 측정하는 것이 중요하다는 의견이 많다. 5회 반복 앉았다 일어서기는 GMFCS 레벨 1-3의 어린이를 대상으로 잘 연구되어 왔다.[93] 이 테스트는 시행이 빠르고, 등척성 하지 근력, 대운동 기능 측정(GMFM) 점수, 그리고 보행 기능과 유의미한 상관관계가 있는 것으로 나타났다. 또한, 최소 감지 가능한 변화가 계산되어 있기 때문에 치료사들은 치료 개입 후 향상이 유의미한지 쉽게 판단할 수 있다.[93] HHD, MMT, 그리고 기능적 근력 테스트는 이러한 테스트를 올바르게 수행하고 최대한의 노력을 기울일 수 있는 인지 능력과 운동 조절 능력이 있는 아동에게만 적합하다. 그렇지 않은 경우, 치료사는 근육 성능에 대한 기본적인 지식을 얻기 위해 기능적 활동 내에서의 움직임을 주의 깊게 관찰해야 한다(그림 9.9).

가동 범위(Rrange of motion)

관절 가동범위 측정은 뇌성마비 아동의 물리치료 검사에

서 매우 중요한 부분이다. 이는 엉덩관절 폄, 엉덩관절 바깥돌림, 엉덩관절 회전, 무릎 폄, 발목 발등굽힘, 팔꿈치 폄 등 많은 관절 운동에서 자주 제한이 발견되기 때문이다 경직, 근력 저하, 운동 조절 능력 감소로 인한 전반적인 움직임 부족은 모두 뇌성마비를 앓는 어린이와 청소년의 팔다리 움직임 저하를 유발한다. 관절의 전체 가동범위를 일관되게 움직일 수 없기 때문에 관절 구축이 이차적인 장애가 되는 경우가 많다. 이러한 자세 및 움직임 결과에 대한 지식을 바탕으로, 치료사는 구축 및 변형의 위험이 있는 관절을 인식해야 한다. 고위험 부위의 관절 운동과 유연성 측정은 영아기부터 일관되게 기록하고 추적하여 구축이 발생하고 있는지 여부를 확인해야 한다. 오금각은 관절 가동 범위의 척도는 아니지만, 웅크린 걸음걸이를 가진 어린이의 치료 방향을 결정할 때 중요한 측정값이다. 오금각은 소아 뇌성마비 환자의 뒤넙다리근 구축을 측정하는 데 사용된다. 수직선과 하지를 기준으로 측정되는 큰 오금각은 경직성 양측마비 뇌성마비 아동의 웅크린 보행을 최소화하기 위한 개입이 필요하다는 것을 나타내는 지표다.

가동범위와 뒤넙다리근 구축에 대한 중재의 효과를 확인하려면 고니어미터 측정이 필요하다. 안타깝게도 뇌성마비 아동에 대한 고니오미터의 신뢰성에 관한 연구는 거의 없으며, 그 결과도 신뢰성이 떨어지는 것부터 좋은 것까지 다양하다.[94,95] 이러한 단점에도 불구하고 고니어미터는 여전히 뇌성마비 아동의 가동범위 및 뒤넙다리근 유연성을 측정하는 데 선택되는 방법이다. 경직은 가동범위 측정의 정확도에 큰 영향을 미칠 수 있다는 점에 유의해야 한다. 고니어미터 측정을 할 때 정확도를 높이려면 아이의 팔다리를 올바르게 배치한 다음 천천히 움직여 경직의 영향을 제한해야 한다.

운동 기능(Motor function)

대근육 및 소근육 운동 검사 및 측정(Global gross and fine motor tests and measures)

GMFM은 현재 뇌성마비 아동의 대동작 기능을 결정하는 데 있어 '표준'으로 간주된다. 이 측정 방법은 치료사가 뇌성마비 아동이 다양한 대동작 과제를 시도하는 것을 관찰하고, 그 중 세 번 시도한 것 중 최고의 시도를 기록하는 것을 요구한다. 모든 테스트 항목은 4점 척도(0-3)로 점수가 매겨지며, 0은 과제를 시작하지 않은 것을 나타내고, 1은 과제를 시작한 것, 2는 과제를 부분적으로 완료한 것, 3은 과제를 완전히 완료한 것을 나타낸다. 원래 GMFM은 다섯 가지 차원으로 나누어진 88개의 항목으로 구성되었다: (1) 눕기와 구르기, (2) 앉기, (3) 기기와 무릎 서기, (4) 서기, (5) 걷기. GMFM의 해석 가능성과 임상적 유용성을 개선하기 위해 원래 GMFM-88에서 66개의 항목을 포함한 GMFM-66이 개발되었다.[97] 22개의 항목을 제거하면 시행 시간이 단축되지만, 데이터 입력을 위해 컴퓨터와 소프트웨어(gross motor ability estimator-2)를 다운로드해야 한다. GMFM-66은 총점, 측정 표준 오차, 그리고 95% 신뢰 구간을 제공한다. GMFM-66은 매우 신뢰할 수 있고 변화에 민감하다. GMFM-66 외에도, 완료하는 데 걸리는 시간을 줄이기 위해 두 가지 더 간략한 버전의 GMFM이 만들어졌다. Gross motor function measure-item sets (GMFM-IS)와 gross motor function measure-basal and ceiling (GMFM-B&S)는 보통 완료하는 데 약 15-25분이 걸리며, 둘 다 뇌성마비 아동에게 유효하고 신뢰할 수 있는 도구로 밝혀졌다.[98] 어떤 버전을 선택하든 GMFM은 모든 GMFCS 레벨의 어린이에게 적합하다. 높은 기능을 하는 아동으로 GMFM에서 완벽한 점수를 얻는 경우, Peabody 발달 운동 척도 2판(PDMS-2), 소아 장애 평가 도구(PEDI), 소아 장애 평가 컴퓨터 적응 검사(PEDI-CAT), 또는 BOT-2와 같은 다른 대운동 기능 테스트가 대운동 변화를 추적하는 데 적합할 수 있다. 모든 뇌성마비 아동에게 적합하지는 않지만, PEDI, PEDI-CAT, PDMS-2, 그리고 BOT-2의 간략 버전은 뇌성마비 아동의 운동 기능을 평가하는 데 유효하고 신뢰할 수 있는 테스트로 밝혀졌다. 선택한 운동 기능 테스트와 측정 도구에 관계없이, 치료사는 각 운동 기술 관찰에서 다음을 파악해야 한다:

1. 특정 기술이 어떻게 수행되는지
2. 필요한 도움의 정도
3. 어느 시점에서 도움이 필요한지
4. 아이가 구조적 변화와 잠재적 변형을 초래할 보상 운동을 사용하여 과제를 수행하는지 여부

상지 기능 평가(QUEST)는 2세에서 12세까지의 뇌성마비 아동을 위한 널리 인정된 상지 운동 평가 도구로, 단측성 또는 양측성 손상이 있는 아동에게 적용할 수 있다. 이는 34개의 항목으로 구성된 기준 참조 측정 도구로, 네 가지 영역에서 상지 기능의 질을 평가한다:

분리된 움직임, 잡기, 보호적 신전, 그리고 체중 부하

경직 척도(Spasticity scales)

근육의 수동 신장에 대한 신경운동 반응을 검사하는 것은 경직을 측정하는 가장 쉬운 전형적인 임상 접근법이다. 수정된 Ashworth 척도와 수정된 Tardieu 척도는 뇌성마비 아동과 청소년을 위한 물리치료 검사에서 가장 흔히 사용되는 두 가지 경직 척도이다. 수정된 Ashworth 척도는 단일, 빠른 수동 신장 동안 느껴지는 근육 저항을 분류하는 주관적인 서열 척도이다. 수정된 Tardieu 척도는 수동 신장에 대한 저항을 측정하기 위해 매우 유사한 서열 척도를 사용하지만, "가능한 느리게" 수동적 스트레칭을 한 다음 "가능한 빠르게" 다시 스트레칭을 한다. 느린 신장과 빠른 신장 후에 측정된 각도를 기록하는 것 외에도, 느린 신장으로 달성한 최대 각도(R2)와 빠른 신장 시 첫 저항의 각도(R1) 사이의 각도차도 문서화된다. R2와 R1 사이의 차이의 임상적 중요성에 대해서는 논란이 있지만, 이는 경직이 영향을 미치는 운동 범위를 나타낸다고 가정된다.[105] R2와 R1 사이의 각도가 클수록 경직이 더 심하다. 두 척도에 대한 자세한 설명은 표 9.3을 참조하라. 두 경직 척도는 모두 치료사들에 의해 자주 사용되지만, 수정된 Tardieu 척도는 두 가지 다른 테스트 속도가 경직의 속도 의존적 측면을 더 명확하게 정의하기 때문에 점점 더 인기를 얻고 있다. 신뢰성에 대한 의문에도 불구하고, 정식 훈련을 받으면 이러한 경직 측정 도구는 뇌성마비 아동의 모든 사지에 대한 경직 정도에 대한 귀중한 정보를 제공할 수 있다.[42,105] 또한, 두 척도 모두 신장에 대한 비정상적 저항의 생리학적 원인을 명확히 결론지을 수 없다. 또 다른 문제는 두 척도가 모두 '수동적' 경직만 측정한다는 것이다.

경직은 뇌성마비 아동이 기능적으로 움직이려고 할 때 가장 문제가 된다. 수정된 Ashworth 척도와 수정된 Tardieu 척도 점수는 걷기, 손 뻗기, 앉은 자세에서 서기로 전환하기 등 의도적인 움직임 동안 흔히 나타나는 '기능적' 경직을 예측할 수 없다. 이러한 '능동적' 경직은 검사 중 관찰되는 각 정적 및 동적 기능 기술에 대해 주관적으로만 설명할 수 있다.

표 9.3. 수정된 Tardieu 척도와 수정된 Ashworth 척도에 대한 설명

수정된 Tardieu 척도

경직등급:

0: 수동 움직임 전반에 걸쳐 저항 없음
1: 수동 움직임 전반에 걸쳐 약간의 저항, 특정 각도에서 명확한 '걸림' 없음
2: 특정 각도에서 명확한 걸림, 수동 움직임 방해 후 풀림
3: 특정 각도에서 피로성 간대강직(압력을 유지할 때 10초 미만 발생)
4: 특정 각도에서 비피로성 간대강직(압력을 유지할 때 10초 이상 발생
5: 관절이 움직이지 않음

수정된 Ashworth 척도

경직 등급: **

0: 근긴장도 증가 없음
1: 근긴장도 약간 증가, 굽힘 또는 폄, 벌림 또는 모음 등으로 영향을 받은 부위를 움직일 때 범위 끝에서 잡히고 풀리거나 최소한의 저항이 나타남
1+: 근긴장도 약간 증가, 굽힘 또는 폄, 벌림 또는 모음 등으로 영향을 받은 부위를 움직일 때 범위 끝에서 잡히고 풀리거나 범위의 나머지 절반(절반 미만) 동안 최소한의 저항이 나타남
2: 중간 범위에서 잡히고 나머지 범위 동안 저항이 나타나며 근긴장도 현저하게 증가하지만, 영향을 받은 부위는 쉽게 움직일 수 있음
3: 근긴장도 상당히 증가하여 수동 움직임이 어려움
4: 영향을 받은 부위가 굽힘 또는 폄에서 경직됨

보행 검사 및 측정(Gait test and measures)

뇌성마비 아동의 보행 역학을 평가할 때, 도구적 보행 분석이 표준이다. 철저한 보행 분석의 구성 요소에는 운동학, 운동역학, 근전도(EMG) 데이터, 비디오 녹화 측정, 에너지 소모량, 그리고 임상 관찰이 포함된다.[106] 보행 분석 실험실은 컴퓨터와 연결된 카메라를 사용하여, 아동의 몸 특정 부위에 부착된 반사 마커를 아동이 보행할 때 추적한다. 카메라는 각 마커의 3차원 궤적에 관한 디지털 정보를 컴퓨터로 전송한다. 이 데이터를 분석하면 신체 여러 관절의 공간적 움직임과 같은 운동학적 정보를 제공한다.[106] 실험실 바닥에 내장된 힘 판은 아동이 그 위를 걸을 때 지면 반력, 관절 파워, 관절 모멘트와 같은 운동역학 정보를 기록한다. 보행 분석에서 수집된 모든 정보는 그래픽 및 수치 데이터로 제공된다. 보행 분석 실험실에는 물리치료사, 생의학 공학자, 정형외과 의사가 팀을 이루어 보행 분석에서 생성된 정보를 해석한다. 수집된 객관적인 데이터를 바탕으로 수술 개입, 보조기 착용, 물리치료, 또는 다른 검사에 대한 의뢰에 대한 권장 사항이 제시된다. 안타깝게도, 모든 치료사가 최첨단 보행 분석 실험실에 접근할 수 있는 것은 아니다. 대신 치료사들은 자세한 관찰 보행 분석(Observational Gait Analysis, OGA)을 사용하여 앞서 설명된 많은 보행 이상을 문서화하는 효과적인 방법으로 사용할 수 있다. 뇌성마비 아동의 보행을 평가하는 방법을 처음 배울 때, 아동이 걷는 비디오가 매우 도움이 된다. 아동의 보행 비디오는 앞, 뒤, 양옆에서

촬영해야 한다. 아동은 허벅지, 무릎, 다리, 발목, 발을 시각화할 수 있도록 맨발에 반바지를 입어야 한다. 지난 20년 동안, 비디오 녹화를 사용하여 뇌성마비 아동의 보행을 평가하기 위한 다양한 보행 검사 도구가 개발되었다. 이 검사에서는 아이가 정해진 거리를 걷고, 자신이 선택한 속도로 걷는다.[107] 관찰 보행 척도(Observational Gait Scale, OGS)는 비디오를 통해 보행을 평가하는 24개 항목의 척도로, 모든 세 가지 운동 평면을 다룬다.[107,108] Salford 보행 도구(SF-GT)는 시상면에서 뇌성마비 아동의 보행을 평가하는 서열 척도이다.[107,109] OGA는 서열 척도로, 10개의 항목을 통해 보행의 디딤기와 흔듦기에서 엉덩관절관절, 무릎, 발목, 골반을 모든 세가지 평면에서 평가한다.[107,110] 에든버러 시각 보행 점수(Edinburgh Visual Gait Score, EVGS)는 비디오를 사용한 보행 평가 도구로, 흔듦기와 디딤기 동안 발, 무릎, 골반, 몸통의 17개 보행 변수를 시상면, 이마면, 수평면에서 평가한다.[107,111] 의사 평정 척도(Physician's Rating Scale, PRS)는 보행의 디딤기와 흔듦기에서 엉덩관절과 무릎 움직임의 6가지 변수를 평가한다. 또한 초기 발 접촉, 디딤기, 발 접촉, 그리고 발뒤꿈치 들림의 타이밍을 점수화한다.[107,112] 이 도구들에 대한 체계적인 검토에서, 어떤 테스트도 도구적 보행 분석의 일관된 평가를 재현할 수 없다고 보고되었다. 그러나 임상에서의 가치는 보고되었다. 저자들은 OGA가 설계가 잘못된 결과 도구이며 추천되지 않는다고 결론지었다. OGS는 신뢰성, 타당성 및 임상적 사용이 제한적이다. PRS는 여러 버전이 있으며, 보행 매개변수 평가 범위가 제한적이고 신뢰성과 타당성 결과도 제한적이다. SF-GT는 동시 타당성과 신뢰성이 좋지만, 보행에서 시상면 편차만을 평가한다. 마지막으로, EVGS는 모든 세 가지 평면에서 보행을 평가하며, 신뢰성과 타당성도 좋다. 저자들은 EVGS가 가장 포괄적인 OGS이며, 모든 수준의 치료사가 뇌성마비 아동의 보행을 평가하는 데 사용할 수 있다고 요약했다. 그러나 그들은 어떤 측정도 도구적 보행 분석으로 얻은 데이터와 동등하지 않음을 강조했다.[107]

이동성 포함 보행(Mobility including locomotion)

뇌성마비 아동을 위한 이동성 테스트와 측정 도구는 문

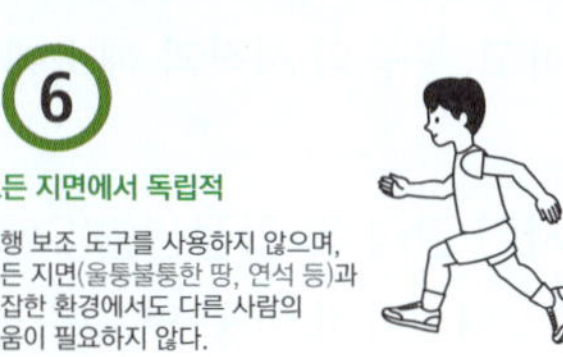
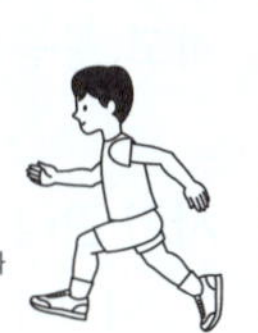
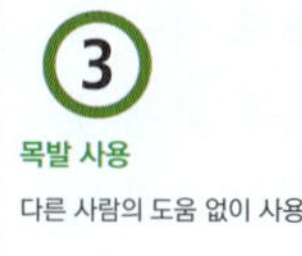
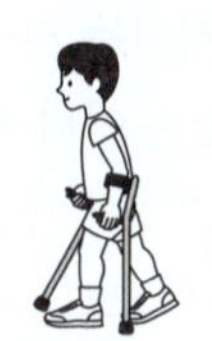
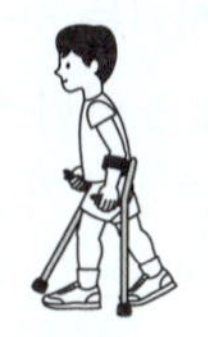
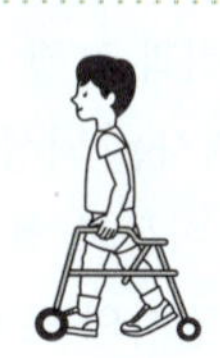
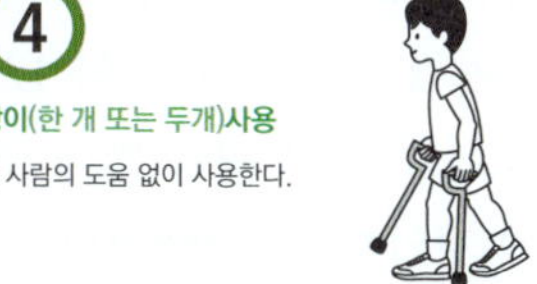
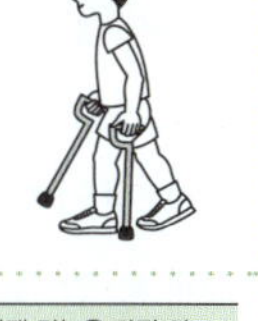
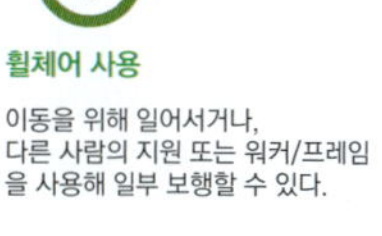
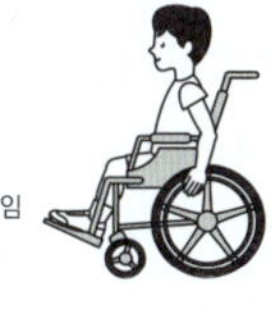

걷는 거리	평가: 현재 기능을 가장 잘 설명하는 숫자(1-6까지)를 선택하세요
5 metres (yards)	
50 metres (yards)	
500 metres (yards)	

그림 9.10. 기능적 이동성 척도(FMS)

헌에 많이 나와 있다. 이는 각 아동에게 가장 적합한 도구를 선택하는 것을 어렵게 만든다. 이 결정을 훨씬 쉽게 할 수 있는 방법은 아동과/또는 가족의 치료 목표를 고려하는 것이다. 흔한 보행 목표에는 더 빠르게 걷기, 더 먼 거리를 걷기, 보행 기계 개선, 걷기 중 넘어지는 횟수 줄이기, 덜 제한적인 보조기기를 사용하여 걷기, 보조기기 없이 걷기, 그리고 집, 학교 또는 커뮤니티에서 더 독립적으로 걷기 등이 포함된다. 커뮤니티에서 걷는 동안 넘어지는 횟수를 줄이는 것이 목표라면, Gillette 기능 평가 질문지와 같은 자가 보고 결과 도구가 이 기술의 향상을 포착하는 데 가장 좋은 옵션일 수 있다. 보행 기계의 변경, 예를 들어 초기 디딤기에서 일관된 발뒤꿈치 접촉을 개선하는 것이 목표라면, OGS나 EVGS (앞서 설명된)가 가장 좋은 도구일 수 있다. 아동의 목표가 집, 학교, 커뮤니티에서 더 독립적으로 걷거나 보조기기 없이 더 독립적으로 걷는 것이라면, 기능적 이동성 척도(FMS)가 변화를 추적하는 데 훌륭한 옵션이다. FMS는 5 m, 50 m, 500 m 거리에서 아동의 보행 능력과 보조기기 필요성을 측정한다. 이러한 거리는 집, 학교, 커뮤니티 환경 내의 이동성을 나타낸다. 시간이 지나도 크게 변하지 않는 GMFCS 레벨과 달리, FMS 점수는 특히 수술 후에 변할 수 있다.[21] 이동성, 속도 및/또는 지구력을 증가시키는 것을 목표로 하는 아동을 위해 치료사가 사용할 수 있는 여러 시간 측정 보행 및 휠체어 추진 테스트가 있다. 이 중에서 가장 많이 연구된 테스트는 6분 보행 검사이다. 이 테스트는 자기 속도로 걷는 아동이 최대한 많이 걸을 수 있는 거리를 측정하는 서브맥시멀 보행 검사로, 기능적 운동 능력과 보행 지구력을 측정하는 데 자주 사용된다. 6분 보행 검사는 뇌성마비와 GMFCS 레벨 I 및 II를 가진 나이가 많은 아동과 청소년에게 신뢰할 수 있는 테스트이다.[114] 6분 보행 검사의 또 다른 장점으로는 GMFCS 레벨 I부터 III까지의 3-12세 사이의 아동에 대한 발달 궤적 및 참고 백분위수를 제공한다는 점이다.[115] 단거리 보행 및 단시간 테스트는 치료 개입에 따른 보행 속도 변화를 측정하는 데 더 적합하다.

10미터 보행 검사와 1분 보행 검사는 뇌성마비 아동에게 신뢰할 수 있고 적합한 옵션이다.[114,116] GMFCS 레벨 II에서 IV에 해당하는 뇌성마비 아동 중 수동 휠체어를 주요 이동 수단으로 사용하는 경우, 6분 푸시 테스트는 서브맥시멀 운동 내성과 기능적 휠체어 추진 지구력을 측정하는 데 훌륭한 옵션이다. 이 테스트는 신뢰성이 매우 뛰어나며, GMFCS 레벨 II, III, IV 각각에 대해 평균 이동 거리와 표준 편차가 별도로 계산되었다.[117]

통증(Pain)

소아 통증에 대한 이해가 발전하면서 아동과 청소년의 통증 강도를 측정하는 도구의 측정 속성, 해석 가능성, 일반화 가능성에 주목하고 있다.[118] 자가 보고 통증 척도에는 11점 숫자 등급 척도(NRS-11), 색상 아날로그 척도(CAS), 얼굴 통증 척도 개정판(FPS-R), 그리고 Wong-Baker FACES 통증 등급 척도(FACES)가 포함된다. 각 척도는 아이의 표현력과 인지 능력에 의존하여 통증 수준을 보고한다. 뇌성마비 아동의 경우, 운동 및 인지 능력의 큰 차이가 있어 자가 보고가 어려울 수 있다. 이 경우, 간병인의 평가를 자가 보고와 결합하여 사용하거나, 인지장애 아동을 위해 설계된 특수 통증 척도를 활용한다. 행동 통증 평가 척도에는 얼굴, 다리, 활동, 울음, 위로받을 수 있는 정도를 평가하는 FLACC 척도, 비언어적 아동 통증 체크리스트 수술 후 버전 (NCCPC-PV), 그리고 동부 온타리오 어린이 병원 통증 척도(CHEOPS)가 포함되며, 이러한 척도는 통증의 강도를 측정하기 위해 간병인의 보고에 의존한다.[119,120] 치료하는 치료사는 평가와 중재와 관련된 아이의 통증 강도를 명확히 기록하고, 통증의 시작과 해소에 대한 명확한 구분을 해야 한다.

자기 관리 및 가정생활(Self-care and domestic life)

뇌성마비 아동 및 청소년의 자기 관리 기술 검사는 전통적으로 작업치료사(OT)의 주요 관심 분야 중 하나다. 물리치료사는 기본적인 자기 관리와 소근육 및 놀이 기술을 검사하고 필요에 따라 다른 전문가에게 의뢰할 수 있는 기본 지식을 갖추고 있어야 한다. 보다 일반적인 자기 관리 기술 발달의 연속선을 따르는 아이는 생후 4.5-6개월에 한 손 또는 양손으로 젖병을 잡고, 9개월에 여러 가지 부드러운 음식을 손가락으로 먹이고, 약 12개월에 앉은 상태에서 양말을 벗고, 12개월에 팔을 뻗어 소매에 팔을 밀어 넣고, 12-14개월에 채워진 숟가락을(엉망으로) 입으로 가져오고, 24-28개월에 양말을 신으려 하고, 24개월에 풀린 옷을 벗으려고 시도할 수 있게 된다. 만 3.5-4세가 되어서야 외투의 큰 단추를 채우거나 지퍼를 올리거나 신발 끈을 묶으려고 시도한다. 놀이 기술 발달은 보다 정교한 소근육 운동과 양손 사용 기술의 기초를 제공하기 때문에 이를 이해하는 것은 중요하다.

보다 일반적인 소근육 및 놀이 기술 발달의 연속선을 따르는 아이는 대략 7-9개월에 박수를 치고, 7-8개월에 용기 표면을 지지하지 않고 열린 용기에 장난감을 넣고, 9-10개월에 검지로 물건을 찌르고, 11-12개월에 물건을 가리키며, 11-12개월에 집게잡기(엄지와 검지 끝 사이에 작은 물건을 쥐는동작)를 보여줄 수 있는 것으로 나타났다.[121] 발달 연속성은 고정된 과정이 아니며 많은 요인의 영향을 받는다. 따라서 아동은 특정 기술을 명시된 시기보다 일찍 또는 늦게 습득할 수 있다. 부모, 보호자, 교사로부터 얻은 정보는 치료사가 아동의 식사, 옷 입기, 화장실 사용, 목욕, 놀이 및 학교 기능을 위한 잡기 및 조작 기술과 관련된 중재의 필요성을 알리는 데 도움이 될 수 있다. 아동이 양말, 신발, 코트를 벗고 다시 입는 기본적인 자기 관리 기술을 직접 임상 관찰하는 것은 이러한 영역에서 아동의 독립 수준을 이해하는 데 매우 유용하다. 아동이 이러한 과제를 수행하기 위해 움직일 때, 치료사는 앉은 자세의 균형, 머리와 몸통의 이동성 및 조절, 골반을 통한 체중 이동, 팔의 사용 및 이동성을 평가할 수 있다.

2011년 Chen 등이 수행한 연구에서는 외래 소아 뇌성마비 환자의 삶의 질을 조사했다. 이 연구에서는 손재주와 시각 운동 조절을 포함한 미세 운동 기능이 "건강 관련 삶의 질 문제와 연관된 가장 중요한 운동 요인"이라고 판단했다.[122] 뇌성마비를 앓고 있는 어린이와 청소년의 삶의 질에 대한 정보를 수집할 때는 대부분 자가 보고 또는 부모가 보고한 설문조사를 통해 이루어진다. 건강 관련 삶의 질(HRQOL) 측정은 신체적, 정신적, 정서적, 사회적 웰빙에 대한 정보를 수집하는 데 중점을 둔다. 시간 경과에 따른 변화를 측정하거나 특정 개입의 효과를 파악하는 데 사용할 수 있다. 뇌성마비 아동 및 청소년의 치료 및 관리의 주요 목표 중 하나는 HRQOL 개선에 초점을 맞춰야 한다. 뇌성마비의 이질적인 특성으로 인해 뇌성마비 아동의 HRQOL을 측정할 수 있는 표준 도구는 없다. 뇌성마비 삶의 질 설문지(CP-QOL- 아동 및 CP-QOL-Teen)[123], 보호자 우선순위 및 아동 건강 및 장애 지수(CPCHILD)[124], 소아 삶의 질 인벤토리 3.0 뇌성마비 모듈(PedsQL- CP)[125], 및 DISABKIDS126 (그림 9.11)를 포함하여 뇌성마비 아동을 위해 검증된 몇 가지 HRQOL 지표가 있다.

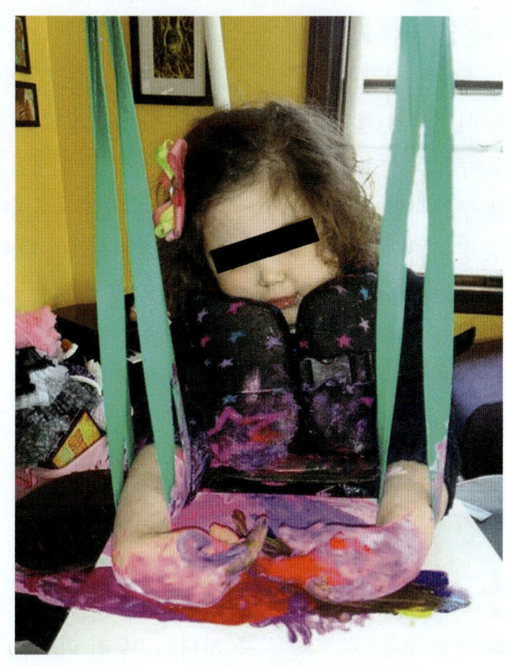

그림 9.11. 그림을 그리기 위한 상지 외부 보조 시스템

물리치료 평가, 진단 및 예후

물리치료 평가에서 치료사는 검사 중에 수집한 정보를 종합적으로 검토한다. 치료사는 병력, 시스템 검토, 검사 및 조치를 고려한다. 그런 다음 주요 장애, 기능적 결함, 활동 및 참여 목표를 사용하여 물리치료 진단을 내리고 적절한 치료 계획을 설계한다. 물리치료의 '예후'를 결정하는 것은 뇌성마비 아동의 다양한 특성으로 인해 어려울 수 있다. 다양한 중증도의 뇌성마비를 가진 아동의 대동작운동 기능의 일반적인 발달에 관한 결과를 검토하는 것이 도움이 되는 경우가 많다. 로젠바움과 한나와 동료들은 GMFCS를 개발한 후 각 GMFCS 레벨에 따른 아동의 대동작 운동 기능 예측 곡선을 개발했다. 아동의 연령에 따른 일반적인 대동작 운동 기능의 진행을 보여주는 곡선이 각 GMFCS 수준에 따라 개발되었다. 이 곡선은 의사와 치료사가 뇌성마비 아동의 연령에 따른 대동작 운동 기능 변화를 예측하는 데 도움이 된다.[127] 또한 부모에게 자녀의 성장과 일반적인 치료/의학적 개입으로 인해 발생할 수 있는 대동작 운동 진행 가능성에 대해 교육하는 데 유용한 도구이기도 한다. 이는 치료사, 아동, 부모가 현실적이고 달성 가능한 운동 목표를 설정하는 데 도움이 된다. 곡선을 보면 GMFCS 수준에 관계없이 대부분의 뇌성마비 아동은 5세에서 7세 사이에 대동작 운동 기능이 정체기에 가까워지거나 도달하는 것으로 나타났다. 평균적으로 고기능 아동(GMFCS I-III)은 저기능 아동(GMFCS IV-V)에 오랜 기간 동안 운동 기술이 발전한다. 정점에 도달한 후에는 모든 GMFCS 수준에서 12세까지 곡선이 일정하게 유

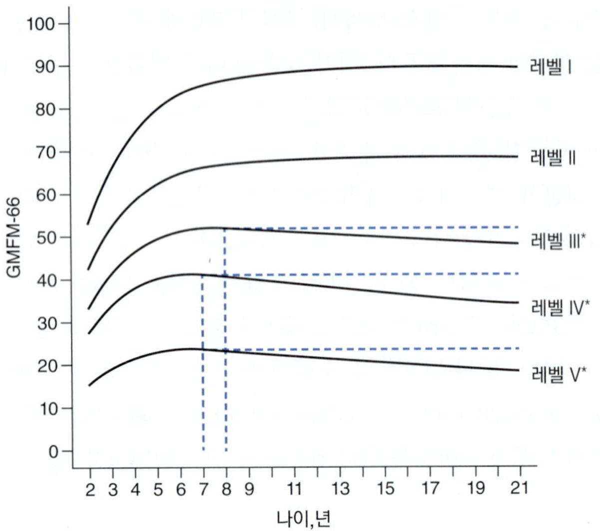

그림 9.12. 대동작 운동 기능 분류시스템(GMFCS) 수준에 따른 연령에 따른 예측된 대동작운동 기능 측정(GMFM) 점수. *평균 최고점과 최저점이 큰 GMFCS 수준. 점선은 GMFM66 최고점일 때의 나이와 점수를 나타낸다(한나 S, 로젠바움 P, 바틀렛 D 외. 2~21세 뇌성마비 아동 및 청소년의 대동작 운동 기능의 안정성과 감소에서 발췌. Dev Med Child Neurol. 2009;51(4):그림 1.).

지되는 것으로 나타났다.[127] 최근에 한나와 콜리그는 청소년기와 초기 성인기의 대동작 운동 기능을 면밀히 관찰하여 대동작운동 기능이 동일하게 유지되는지 또는 감소하는지를 확인했다.[128] 청소년기는 신체가 빠르게 성장하고 성숙하기 때문에 중요한 전환기이다. 급격한 성장으로 인해 어린이는 관절 구축이나 근육 경직과 같은 이차적인 합병증이 발생할 위험이 높다. 한나의 연구는 많은 치료사들이 이미 알고 있던 사실, 즉 기능적 능력이 낮은 어린이(GMFCS 레벨 III, IV, V)는 젊은 성인으로 성장하면서 운동 능력이 저하될 위험이 있다는 사실을 확인했다(그림 9.12).

이러한 수치는 청소년기에 대동작 운동 기능이 약간이지만 일관되게 감소하는 경향을 보였다.[128]

이 연구에 참여한 어린이들 사이에는 기술 성취도와 저하도에 큰 편차가 있었다는 점에 유의해야 한다. 따라서 Rosenbaum과 Hanna 곡선을 기반으로 한 대운동 예후에 대한 절대적인 판단은 신중하게 해야 한다. 곡선이 뇌성마비 아동의 대운동 발달에 대한 일반적인 예후 정보를 제공할 수 있지만, 아동은 어린 시절과 청소년기 동안 대운동 기능에서 긍정적 또는 부정적 변화를 경험할 수 있다. 기능 저하는 질병, 통제되지 않는 발작, 비만 또는 부상 등의 의학적 문제로 인해 발생할 수 있다. 증거 기반 치료, 신경 의학(예: 바클로펜 펌프 삽입술) 및/또는 외과적 개입을 통해 기대치를 약간 상회하는 기능 향상이 가능할 수 있다. 또한 많은 어린이가 GMFCS 수준 사이의 '회색 영역'에 있으며, 그 다음으로 높은 수준에서 일반적으로 볼 수 있는 대동작 운동 능력을 달성할 수 있다. 로젠바움과 동료들은 대동작 운동 기능의 평준화가 추가적인 치료적 개입이 불필요하거나 도움이 되지 않는다는 것을 의미하지는 않는다고 생각했다. 실제로 한나의 연구에 따르면 청소년기에 지속적으로 활동하고 기능 유지에 집중하는 것이 성인기의 기능 상실을 예방하는 데 가장 중요하다고 한다.[128] 임상 경험에 따르면 GMFCS 레벨 III, IV, V에 해당하는 대부분의 아동은 적절한 치료와 지도를 받는다면 나이가 들어도 신체 기능이 저하되지 않는다. 기능에 중점을 두고 자신을 지지하고 의미 있는 환경에 참여하는 것은 뇌성마비를 가진 어린이와 청소년이 기능적 이동성을 유지하는 데 도움이 되는 것으로 나타났다.[88,128]

목표 설정

구체적이고, 측정 가능하며, 달성 가능하고, 현실적이고, 관련성 있고, 시간이 정해진 목표(SMART)[129]를 작성할 때는 아동의 경험을 형성하는 모든 요소를 고려하는 것이 중요하다. 치료 목표는 가족, 아동, 임상의와 협력하여 가장 잘 정의할 수 있다. 목표 달성 척도(GAS)도 이러한 원칙을 활용하며, 최근에는 시간에 따른 치료 변화를 모니터링하고 치료 계획 및 서비스의 효과를 평가하는 데 사용되고 있다. 아동의 목표, 부모의 목표, 아동의 기능적 기술 발달에 대한 비전에 대한 구체적인 정보는 초기 부모-자녀 면담에서 수집할 수 있다. 공식적인 목표 설정 과정을 고려할 때, 최근 연구에 따르면 아동과 가족이 목표 설정 과정에 참여할 때 구체적인 목표 없이 치료를 진행할 때보다 자기 관리 및 이동 활동에서 큰 변화가 있는 것으로 나타났다.[130] 목표 설정 과정의 중요성을 강조하는 것은 과언이 아니다.

걸음걸이(Gait)

부모와 보호자가 자녀에게 뇌성마비가 있다는 말을 들었을 때 가장 자주 묻는 질문 중 하나는 "우리 아이는 언제쯤 걸을 수 있을까요?"이다. 걷기는 가장 복잡한 인간 기능

중 하나이기 때문에 뇌성마비를 앓고 있는 어린아이의 경우 이러한 예측이 매우 어렵다. 유럽에서 10,000명의 뇌성마비 아동을 대상으로 한 Beckung 등의 연구에 따르면 뇌성마비 아동의 54%는 보조 장치 없이 걷고, 16%는 보조 보조기와 함께 걷고, 30%는 보행이 불가능한 것으로 나타났다. GMFCS는 뇌성마비 아동의 향후 보행 가능성을 예측하는데도 도움이 된다.[131] GMFCS는 연령별 대동작 운동 활동에 따라 뇌성마비 아동을 분류하는 신뢰할 수 있고 유효한 시스템이다.[132] GMFCS는 2세 미만, 2-4세, 4-6세, 6-12세 사이의 뇌성마비 아동의 주요 기능적 특성을 각 단계별로 설명한다. Rosenbaum 등[132]은 GMFCS를 사용하여 임상의와 보호자가 영유아를 관찰하고 GMFCS의 결과를 바탕으로 기능적 이동성을 예측하는 데 도움을 주었다. 연구팀은 657명의 뇌성마비 아동을 종단적으로 관찰한 결과를 바탕으로 운동 발달 패턴을 도표화했으며, 이 결과를 통해 부모가 연령과 GMFCS 수준에 따라 자녀의 대동작 운동 기능에 대한 전망을 이해하는 데 도움이 될 것이라고 생각했다.[132] 이것은 이전에 사용된 방법들, 예를 들어 2세까지 독립적으로 앉는 등 운동 기술 습득을 관찰하는 것보다 미래의 보행 능력을 예측하는 더 정확한 방법일 수 있다.[133]

일반적인 보행과 뇌성마비 아동의 장애가 보행 능력에 어떤 영향을 미치는지 이해하는 것은 매우 유용하다. 정상 보행의 우선순위에 따른 필수 조건은 다음과 같다:

(1) 디딤기에서 안정된 하지 (2) 흔듦기에서 발이 지면을 벗어나는 것 (3) 말기 흔듦기에서 발이 적절하게 발등굽힘 위치에 있는 것 (4) 적절한 보폭 (5) 최대한의 에너지 보존[106,134]

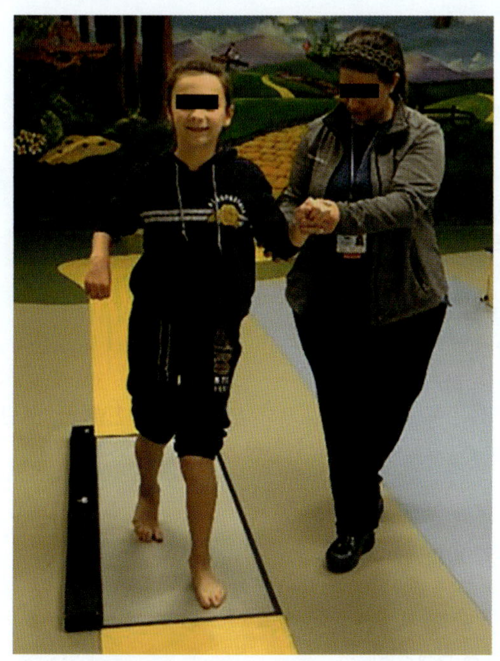

그림 9.13. 보행 분석 실험실의 발 압력 매핑. 다양한 유형의 뇌성마비에 특징적인 몇 가지 고전적인 보행 패턴이 있다. 이러한 전형적인 보행 패턴은 다음 장에서 설명한다.

중추신경계가 손상되면 선택적 운동 조절 능력 상실, 비정상적인 근육 긴장도, 근육 작용제와 길항제 사이의 불균형, 평형반응 저하가 발생한다. 결과적으로, 이러한 정상 보행의 전제 조건 중 상당수 또는 전부가 뇌성마비[106]를 가진 어린이에게는 결여되어 있다(그림 9.13).

보행의 각 부위를 관찰할 때는 여러 보행 주기를 거쳐 한 번에 한 부위씩 순서대로 관찰하는 것이 가장 좋다. 먼저, 초기 접촉 시 발의 위치를 관찰한다. 발뒤꿈치 착지, 평발 착지, 또는 발 앞부분으로 착지하는지? 발이 중간 디딤기에 있을 때, 발가락이 안쪽으로 향하는가 아니면 바깥쪽으로 향하는지? (이를 내족각 또는 외족각이라고 한다.) 앞쪽과 측면에서 관찰할 때 발의 정렬을 확인한다(내반 또는 외반 위치). 무릎/허벅지 부위를 고려하고, 측면에서 아이의 흔듦기 동안 무릎 굽힘과 폄의 정도, 디딤기 동안 무릎 각도/안정성을 관찰한다. 디딤기 동안 무릎이 과도하게 굽혀지거나 과신전되는지? 흔듦기 동안 발끝 끌림을 방지할 만큼 무릎이 충분히 굽혀지는지? 앞쪽에서 흔듦기와 디딤기 동안 무릎의 위치를 관찰한다. 흔듦기와 디딤기 동안 무릎이 외반 상태인가? 무릎의 안쪽 부분이 맞닿는가? 엉덩이를 측면에서 관찰할 때, 흔듦기 말기 동안의 엉덩이 굽힘 정도와 발차기 시의 엉덩이 폄을 주목한다. 아이가 디딤기 말기에 엉덩이 폄을 이루는가 아니면 굽힘 상`태를 유지하는가? 흔듦기 동안 엉덩이를 과도하게 굽히거나 벌리는가? 골반과 척추를 관찰할 때는 골반 기울기, 골반 회전, 허리앞굽음증, 그리고 모든 보행 단계 동안의 몸통 정렬에 초점을 맞춘다. 보행 주기 동안 허리앞굽음증이 증가하면서 과도한 전방 골반 기울기가 있는가? 아이가 하지를 움직이기 위해 골반과 몸통을 과도하게 회전시키는가? 발끝 끌림을 방지하기 위해 골반을 들어 올리는가?

마지막으로, 머리, 팔, 몸통(HAT구간)을 관찰한다. 반대편을 스윙할 때 머리와 몸통이 한쪽으로 측면 굽힘 되는가? 팔이 정상적으로 스윙하는가 아니면 고정된 자세를 유지하는가? 각 부위의 관찰이 완료되면 특정 부위에 초점을 맞추지 않고 신체 전체가 움직이는 것을 관찰하여 속도, 움직임의 유연성, 보폭 길이, 보폭 너비와 같은 다른 중요한 보행 특성을 식별한다.

일반적인 보행 편차(Common gait deviations)

보행과 보행 이상을 논할 때, 주요 보행 문제와 그 근본 원인 간의 연결을 이해하는 것이 도움이 된다. 표 9.4는 뇌성마비 아동에게서 가장 흔히 나타나는 보행 이상과 그 주요 원인을 나열하고 있다. 뇌성마비 아동의 보행 이상은 일반적으로 네 가지 주요 원인이 있다:

(1) 약화로 인한 것, (2) 비정상적인 뼈 정렬로 인한 것, (3) 근육 구축으로 인한 것, (4) 근육 경직으로 인한 것이다.[55,135] 주요 보행 근육의 과도한 스트레칭으로 인해 근육의 경직이 조기에 발생해 움직임을 방해할 수 있으며, 그 결과 장기적이고 부적절한 근육 작용이 발생한다.[135] 보행이 가능한 뇌성마비 아동이 성장하고 성숙함에 따라 비정상적인 근긴장도와 근본적인 근력 약화로 인해 골격 변화가 발생하여 비정상적인 정렬과 관절 구축이 발생한다. 대부분의 뇌성마비 아동은 한 개 이상의 근육에 강직과 약화를 모두 가지고 있기 때문에 일반적으로 여러 가지 보행 이상을 보인다.

편마비/편측 보행(Hemiplegic/Unilateral gait)

편마비 패턴 뇌성마비를 가진 거의 모든 어린이는 걸을 수 있으며, 이들 중 대다수는 기능적으로 보행이 가능 한다. 실제로 대부분 15-24개월이 되면 보조 장치 없이 독립적으로 보행할 수 있다.[136] 무릎 위쪽에 이상이 있는 심한 편마비형 뇌성마비의 경우와, "비정상적이지 않은" 쪽의 약간의 근긴장 증가 및/또는 근육 약화가 있는 경우 거의 3세가 되어서야 보행을 시작할 수 있다.[10] Beckung 등에 따르면 편마비성 뇌성마비 아동의 3%만이 5세까지 걷지 못하는 것으로

표 9.4. 걸음걸이 편차와 그 근본 원인

위치/문제	주요 원인(들)
골반	
앞 기울임	엉덩관절 굽힘 구축/엉덩관절 폄근 약화
돌림 증가	장딴지근의 발끝떼기 감소, 엉덩관절 경직, 엉덩관절 굽힘근 약화
흔듦기 시 골반이 떨어지는 경우	엉덩관절 벌림근 약화
엉덩관절	
굽힘 감소	넙다리 두갈래근 또는 둔근 구축 발끝떼기 시 발바닥 굽힘근 약화 약한 엉덩관절 굽힘근
폄(자세) 감소	엉덩관절 굽힘 구축, 무릎 굽힘 구축 바깥돌림
벌림 증가	모음금 약화, 벌림근 구축
모음근 증가	모음근 구축/긴장도 증가
안쪽돌림 증가	넙다리뼈 앞경사, 안쪽 돌림근의 긴장 및/또는 구축 증가, 정강이뼈 바깥돌림을 위한 보상
바깥 돌림 증가	넙다리뼈의 뒤굽음, 바깥돌림근의 긴장 또는 구축 증가, 정강이뼈 안쪽돌림을 위한 보상
무릎	
발꿈치 닿기 시 굽힘 증가	무릎 굽힘 구축, 넙다리 두갈래근 톤, 발바닥 굴근 톤으로 인한
발꿈치 닿기 시 굽힘 감소	약한 넙다리 두갈래근; 약한 넙다리 네갈래근
내반 젖힌 무릎의 중간 디딤기	장딴지근 긴장 증가; 약한 장딴지근; 약한 넙다리 두갈래근
웅크린 자세(엉덩관절 및 무릎 굽힘)	무릎 관절 구축, 엉덩관절 구축, 엉덩관절 굽힘근 구축, 균형 감각 저하, 심한 가쪽들린휜발; 꿈치들린휜발
경직된 무릎보행	넙다리 굽은근 근긴장 증가, 무릎 경직 넙다리 네갈래근 구축, 장딴지 근에서의 약한 발끝 떼기
점프무릎(초기 자세에서 무릎 굽힘)	넙다리 두갈래근의 과잉 활동
발	
발꿈치 닿기 시 꿈치들린휜발	장딴지근/가자미근 구축; 장딴지근 과활동; 발등굽힘근 약화
발끝 떼기 시 파워 감소	가자미근 약화, 심한 가쪽들린휜발
발가락 안쪽휨증(발 안쪽 진행)	안쪽 정강뼈 비틀림, 내반슬 발
발가락 가쪽휨증(외발 진행)	바깥쪽 정강뼈 비틀림, 심한 근력 약화, 균형 감각 저하

Miller F. 뇌성마비 보행의 보행 분석 해석: 치료 계획 개발에서 각색. In: Miller F, Bachrach S, Lennon N, O'Neil M, eds. 뇌성 마비. Springer; 2018:1-15. https://doi.org/10.1007/978-3-319-50592-3_96-1

나타났다.[131] 중증 지적 장애는 5세까지 걷지 못하는 가장 큰 예측 요인으로 밝혀졌으며, 그 위험은 56배나 증가했다.[131] 2세 이전에 편마비 패턴의 뇌성마비를 가진 대부분의 어린이는 양측 발가락으로 걷거나 발바닥이 평평하고 외반족 보행 패턴을 보인다.[10] 장딴지근 강직은 이 두 아동의 주요 신경근 장애이며, 시간이 지남에 따라 구축이 진행됨에 따라 거의 모든 편마비성 뇌성마비 아동은 보조기 개입 없이 발가락으로 걷게 된다.[10] 시간이 지나면서 앞정강근과 뒤정강근의 과도한 수축은 발을 안쪽으로 돌려서 꿈치바깥들린휜발 자세를 유발할 수 있다. 편마비형 뇌성마비 아동이 걷는 모습을 관찰할 때 가장 눈에 띄는 특징은 관련된 쪽으로 비대칭적인 체중 이동이다. 보행 주기 동안, 관련된 쪽의 상지(UE)는 어깨뼈 들임 상태에 있고, 골반은 반대쪽 어깨와 골반에 비해 뒤쪽으로 회전되어 있다. 또한, 팔 스윙은 주로 비정상적이지 않은 쪽에서만 발생하며, 관련된 쪽 상지는 어깨 과신전과 팔꿈치 굽힘 상태로 유지된다.

하지 보행 이상은 경직성 편마비가 있는 사람들 사이에서 크게 다를 수 있지만, Winters 등은 아동의 네 가지 뚜렷한 보행 패턴을 설명했다.[137] 유형 1은 가장 영향을 덜 받는 그룹으로, 보행의 흔듦기에서 발이 떨어지는 모습을 보이지만, 발등 굽힘의 수동 관절 가동 범위는 정상이다. 이 그룹은 또한 말기 흔듦기, 초기 접촉, 그리고 하중 반응 시에 무릎 굽힘이 증가한다. 흔듦기 동안의 고관절 과도한 굽힘과 증가된 허리앞굽음증도 이 그룹에서 흔히 보이는 보상이다. 이 그룹의 치료는 일반적으로 리프 스프링 또는 관절식 발목-발 보조기와 관련된 쪽의 앞정강근 강화 운동을 포함한다. 유형 2는 가장 흔한 하위 유형으로, 보행 주기 전반에 걸쳐 발바닥 굽힘, 디딤기에서 무릎의 완전한 신전 또는 과신전, 흔듦기에서의 고관절 과도한 굽힘 및 증가된 허리앞굽음증이 특징이다. 종아리삼두근의 구축은 디딤기 동안 경골이 발 앞으로 움직이는 것을 방지하여 중간 및 말기 디딤기에서 무릎 신전 또는 과신전을 초래한다.

결과적으로, 몸통의 전진이 제한되어 아이는 발 위에 중력 중심(COG)을 유지하기 위해 엉덩관절을 과도하게 굽히고 허리뼈를 펴야 한다. 이러한 보행 이상에 대한 초기 치료는 종아리근 스트레칭, 무릎 과신전을 방지하기 위한 적절한 발바닥 굽힘 스톱이 있는 힌지형 발목-발 보조기, 그리고 종아리근에 보툴리눔 톡신 A형(BTX-A) 주사를 포함할 수 있다.[138] 아킬레스건 구축이 발생하여 발목-발 보조기를 제대로 착용하지 못하는 경우, 초등학교 저학년 때 아킬레스건 늘림술을 시행하고 이후 관절형 발목 발 보조기를 사용하거나 사용하지 않는 것이 일반적인 치료법이다.[10,138] 유형 1과 2는 일반적으로 1-2 cm의 약간의 다리 길이 차이(LLD)가 있다. 이러한 비대칭은 신발 굽으로 교정해서는 안되는데, 이는 흔듦기 동안 발가락 클리어런스에 문제를 일으킬 수 있기 때문이다. 앞서 언급한 보행 이상 외에도, 유형 3은 대퇴사두근/햄스트링 동시 수축으로 인해 특히 흔듦기 동안 무릎 운동이 감소한다. 유형 3의 보행 기능 장애 치료는 유형 2와 유사하며, 추가적으로 적극적인 햄스트링 스트레칭, 보툴리눔 톡신 주사(BTX), 또는 과활성/구축된 햄스트링 힘줄의 근육 길이 연장이 포함된다. 유형 4는 가장 심각하게 영향을 받는 그룹으로, 장요근과 엉덩관절 모음근의 과활성으로 인해 엉덩관절의 움직임이 추가적으로 제한된다. 이는 최종 자세에서 엉덩관절이 완전히 펴지지 못하게 한다.[137] 이 그룹의 아이들은 근긴장도와 구축이 더 심하게 증가하여 두세 번의 종아리근과 뒤넙다리근 근육 연장 수술을 받는 경우가 흔하다. 이 아이들은 종종 상당한 넙다리뼈 전경을 발달시키며, 이로 인해 회전 뼈자름술이 필요할 수 있다. 또한, 유형 4 아이들은 보통 상당한 다리 길이 차이(LLD)가 있어 신발 굽 높이를 조정해야 할 수도 있다.[10] Winter et al.[137] 연구 결과 외에도, 최근의 뇌성마비 보행 분석에 따르면 편마비 보행을 하는 아동에게서 가장 흔히 발견되는 보행 이상에는 꿈치들린휜발(64%), 경직된 무릎(56%), 안짱걸음(54%), 과도한 엉덩관절 굽힘(48%), 웅크린 자세(47%)가 포함된다.[139]

하지마비/양측성 보행(Diplegic/Bilateral gait)

편마비형 뇌성마비 아동과 마찬가지로, 하지마비를 가진 아동의 보행 패턴은 심각성 정도에 따라 크게 다를 수 있다. 일반적으로 경직성 하지마비 패턴의 뇌성마비 아동은 비뇌성마비 아동의 약 절반 속도로 걷는다.[140] 편마비와 달리, 하지마비 뇌성마비를 가진 아동 중 발목만 영향을 받는 경우는 드물다. 대부분의 하지마비 뇌성마비 아동은 엉덩관절, 무릎, 발목이 모두 영향을 받는다. 이러한 높은 수준의 영향에도 불구하고, 대부분의 하지마비 뇌성마비 아동은 독립적으로 걷는다. 하지만 더 심각하게 영향을 받은 하지마비 아동은 고정형 발목-발 보조기(MAFO)와 팔꿈치 목발이나 후방 보행기와 같은 보조 기기가 필요하다.

하지마비 뇌성마비를 가진 아동에게는 아래 다리와 발의 긴뼈 변형이 흔하다.[138] 하지 근육은 모든 뼈가 보행 진행 방향에 있을 때 가장 잘 작동하기 때문에 뼈가 정렬되지 않으

면 근육의 효율성이 떨어진다. 이러한 기능 장애를 지렛대 병이라고 한다.[138]

하지마비 뇌성마비 아동에서 지렛대 팔 병증을 유발하는 흔한 뼈 변형 조합은 넙다리뼈의 앞경사, 정강뼈의 바깥돌림, 그리고 발 중간 부분 붕괴이다.[138] 이러한 뼈 기형이 함께 진행되기 때문에 이미 약한 중간엉덩근은 엉덩관절 안쪽 돌림을 제어하는 데 더욱 효과적이지 않게 되고, 발바닥 굽힘근은 자세 단계에서 정강뼈의 진행을 제어하는 데 한계가 있다. 이로 인해 엉덩관절이 내부적으로 많이 회전하고 발목이 자세 단계에서 과도한 발등굽힘으로 떨어지고 무릎과 엉덩관절 굽힘이 증가한다. 그 결과 발이 평발 자세로 떨어지게 되는데, 이는 이족 보행 장애를 가진 어린이에게 나타나는 가장 흔한 발 변형이다.

편마비성 뇌성마비와 마찬가지로, 양하지 뇌성마비를 가진 어린이에게 나타나는 몇 가지 일반적인 보행 패턴이 있다. 가장 흔한 걸음걸이는 경직된 무릎(88%), 웅크림(74%), 과도한 엉덩관절 굽힘(66%), 내반슬(66%), 안짱걸음(58%) 등이다.[139] 이 그룹의 몇 가지 일반적인 걸음걸이에 대한 설명은 다음 장에 설명되어 있다.

꿈치들린휜발(Equinus)

하지마비 뇌성마비 아동이 걷기 시작할 때, 장딴지근의 경직으로 인해 발목이 디딤기 동안 계속 발바닥 굽힘 상태에 있는 꿈치들린보행 패턴이 흔히 나타난다. 엉덩이와 무릎은 폄됨 상태로 유지된다. 때로는 발뒤꿈치를 지면에 닿게 하기 위해 무릎을 과폄할 수 있는데, 이는 꿈치들린보행을 숨기게 된다. 이 아동들의 디딤기 안정성을 개선하기 위해 장딴지근의 경직을 줄이기 위해 BTX-A가 자주 사용된다. 고정식 또는 힌지형 AFO는 이 아동들에게 적합한 보조기기 관리 방법이다.[138]

가쪽들린휜발(Planovalgus)

가쪽들린휜발은 뒷발의 내반과 앞발 및 중족의 외반이 특징이다.[141] 가쪽들린휜발은 주로 뒤 정강근을 포함한 발바닥 굽힘근 약화로 인해 발생하며 앞서 설명한 '지렛대 병'으로 인해 악화된다. 가쪽들린휜발은 중족과 전족을 '잠금 해제된' 상태로 유지하여 안정성을 떨어뜨린다. 이로 인해 발바닥, 발바닥 안쪽에 과도한 하중이 가해진다. 이미 약해진 전방 정강뼈와 세갈래근의 힘 생성 능력은 중족부와 전족부의 부정렬로 인해 더욱 감소한다. 이 근육 기능 장애는 중기 및 후기 디딤기 동안 발이 더 심한 평발 외반족 자세로 떨어지게 하여 효과적인 발 구르기를 불가능하게 만든다. 무지외반증, 뒷발 외반증, 바깥쪽 정강뼈 비틀림은가쪽들린휜발 변형과 관련이 있다. 가쪽들린휜발은 웅크린 걸음걸이와 함께 나타나기도 하는데, 이에 대한 설명도 여기에 나와 있다.

웅크린 자세(Crouch)

웅크린 보행 패턴은 하지마비 뇌성마비 아동이 성장 급증 후에 무릎과 엉덩이가 굽혀진 상태로 보행하는 경우에 나타난다. 뇌성마비 아동의 근육은 짧아진 범위에서 가장 약하기 때문에, 체중이 증가함에 따라서 서 있을 때와 걸을 때 정상적인 발등 굽힘, 엉덩이 폄, 무릎 폄을 유지하는 것이 점점 더 어려워진다. 일반적으로 이 웅크린 패턴은 디딤기 동안 과활성 뒤넙다리근, 넙다리 네갈래근 약화, 그리고 종아리근 약화로 인해 발생한다.[135] 보행 시 발바닥 굽힘근은 무릎 폄을 유지하는 데 매우 중요하다. 정상적인 보행 중에 가지미근은 무릎 폄을 제어하기 위해 활동하는 유일한 근육이다.[10,134] 디딤기 동안 다리는 닫힌-운동 사슬에 있기 때문에 발바닥 굽힘근의 신장성 수축이 발목 발등 굽힘을 제한하여 발바닥 굽힘과 무릎 폄의 결합을 통해 무릎 폄을 유지한다.[134] 발바닥 굽힘근 약화는 이 정상적인 메커니즘의 효과를 제한하여 다리가 웅크린 자세로 내려앉게 한다. 발바닥 굽힘근의 무릎 신전 제어는 지렛대 팔 병증과 평발 외반족 변형에 의해 생성된 디딤기 불안정성으로 인해 더욱 제한된다. 디딤기 동안 무릎 굽힘이 증가하면 이미 약한 넙데리 네갈래근의 과도한 부담이 가해진다. 이는 넙다리 네갈래근 건의 느리고 점진적인 신장을 초래하여 슬개골 고위증 및 이후 슬개대퇴통증 증후군(PFPS)을 유발한다. 이 넙다리 네갈래근 기능 장애는 악순환을 일으켜 웅크린 자세를 더욱 악화시킨다. 결국, 이것은 뒤넙다리근 엉덩관절 굽힘근 구축을 초래한다.

무릎 신전 감소와 보폭 길이 감소는 보행 속도를 감소시킨다.[135] 이 보행 패턴에는 적극적인 뒤넙다리근 스트레칭, 넙다리 네갈래근 강화 및/또는 보조기[발바닥 굽힘근의 발등굽힘 조절을 돕기 위한 고체 AFO 또는 지면 반응 발목-발 보조기(GRAFO)]의 수정이 필요하지만, 구축이 발생하면 초기 접촉 시 무릎 폄을 개선하기 위해 뒤넙다리근 길이를 늘리는 것이 필요하다. 무릎을 20도 미만으로 구부리는 것이 가장 이상적이며, 각도가 30도에 가까워질수록 주의가 필요하다. 30도 이상 웅크린 자세에서는 가자미근이 약하고 과도하게 늘어나며 뒤넙다리근이 팽팽해지고 넙다리 네갈래근이 빠르게 피로해져 기능적인 보행이 매우 어려워진다. 청소년기에 체중이 증가하고 키가 급격히 커지면 웅크린 자세가 더욱 심해질 수 있다. 이 성장기 동안 뒤넙다리근 유연성, 체중, 근력, 수동적 무릎 폄을 지속적으로 관리해야 웅크린 자세의 급속한 악화와 그에 따른 장애/기능적 제한을 예방할 수 있다.

점프 무릎(Jump knee)

점프 무릎은 경직성 하지마비 아동에게 흔히 나타나는 또 다른 보행 이상으로, 더 근위부에 영향을 미쳐 엉덩관절 굽힘근, 뒤넙다리근, 그리고 종아리근에 경직을 유발한다.[138] 이 어린이는 골반 앞기울임, 엉덩관절 굽힘, 무릎 굽힘 및 발목 평형을 나타낸다.[138] 뒤넙다리근 근육이 과도하게 활동하면 후기 흔듦기와 초기 디딤기 단계에서 무릎이 구부러진다. 그런 다음 이 아이는 후기 디딤기 단계에서 강한 넙다리 네갈래근 수축으로 인해 '점프'하는 것처럼 보인다.[142] 발목은 '웅크린' 걸음걸이에서처럼 디딤기 단계까지 큰 발등 굽힘으로 진행되지 않으며, 또한 디딤기 단계에서 '점프'처럼 보인다. 이러한 보행 패턴을 가진 어린이는 장딴지근과 뒤넙다리근 근육에 BTX-A 주사를 맞아야 하는 경우가 많다. 이러한 보행 편차를 가진 어린이를 위한 보조기 관리는 허벅지와 발목 근육의 경직/약화 정도에 따라 고정형 AFO, 관절형 AFO 또는 GRAFO 등 다양한 보조기를 사용할 수 있다.[138]

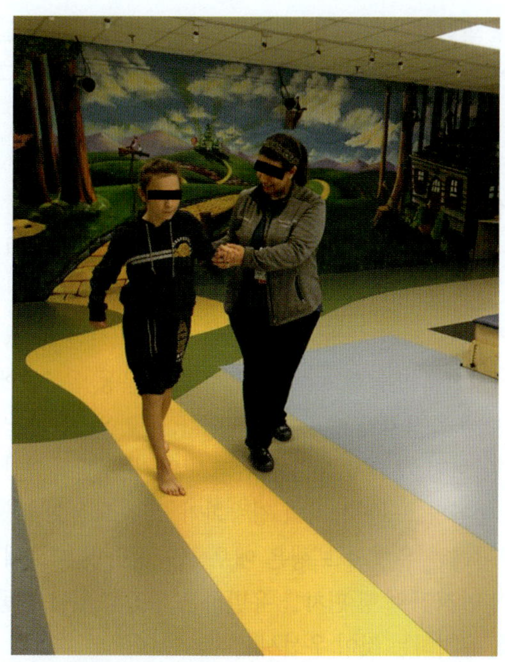

그림 9.14. 근긴장성 편측/편마비를 동반한 뇌성마비(CP) 대동작 운동기능분류체계(GMFCS) 레벨 II 청소년을 대상으로 한 보행 훈련

뻣뻣한 무릎(Stiff knee)

뻣뻣한 무릎 걸음걸이는 넙다리 곧은근의 과도한 활동으로 인해 흔듦기 단계 전반에 걸쳐 무릎 폄이 증가하는 것이 특징이다.[135] 흔듦기 무릎 굽힘은 흔듦기 쪽 다리를 짧게 하여 발가락이 바닥에 닿지 않고 발을 흔들 수 있도록 하는 정상적인 보행에 필수적인 요소이다. 따라서 무릎 굽힘이 감소하면 흔듦기 다리의 발을 정리하는 데 문제가 발생한다. 이로 인해 어린이는 발가락 끌림을 방지하기 위해 엉덩관절 벌림, 도약(흔듦기 단계에서 반대쪽 발바닥 굽힘 및/또는 벌림), 후방 골반 기울기 및/또는 골반 바깥돌림으로 보상하게 된다.[135] 흔듦기 동안 무릎 굽힘 감소의 다른 원인으로는 전반적인 보행 속도의 저하, 엉덩관절 굽힘근 약화 또는 발차기 부족으로 인한 흔듦기 다리의 관성 부족 등이 있다(그림 9.14).

젖힌무릎(Geun recurvatum)

젖힌무릎 보행은 초기 디딤기에서 무릎 폄이 시작되어 중기 및 후기 디딤기에서 과폄으로 진행되는 보행 패턴으로 설명된다. 젖힌무릎의 가장 흔한 원인은 장딴지근의 과잉 활동 및/또는 수축이다. 장딴지근의 경직이 증가하면 발목이 처음 접촉할 때 모음 상태가 되고 자세 단계 내내 발바닥 굽힘 상태를 유지하게 된다. 이로 인해 무릎을 일찍 펴는 동작이 발생하여 무릎이 강제로 펴지게 된다. 장딴지근 약화 및 장요근 경직도 무릎 외반의 원인 또는 기여 요인으로 작용할 수 있다.[10] 무릎 후방 구조에 반복적인 스트레스가 가해지면 후방 근육과 결국 무릎 후방 관절낭이 늘어나게 된다. 이는 청소년기에 만성적이고 심각한 무릎 통증을 유발할 수 있다. 무릎의 후방 안정성을 저해할 가능성 외에도, 젖힌무릎은 보행 중 전방 모멘텀을 방해하여 보행을 덜 효율적으로 만든다.[10] 장딴지근이 약한 어린이의 경우 고정형 MAFO로 전환하거나 고정형 또는 관절형 MAFO의 발등굽힘 각도를 3-5도로 높이는 것은 뒷무릎을 개선하는 일반적인 변화다.[10]

특발성 발가락 보행 vs 경도의 하지마비

특발성 발가락 보행과 경직성 양하지 마비를 구분하는 데 있어 혼란이 있을 수 있다. 유아기의 발가락 보행은 갓 걸음마를 시작한 아이에게는 정상적인 변형으로 간주되지만, 걸음마를 시작한 지 몇 년이 지나도 지속되면 비정상적인 것으로 간주하여 특발성 발가락 보행으로 분류한다. 특발성 발가락 보행은 일반적으로 정상적인 힘, 정상적인 톤, 선택적 운동 조절을 가지고 있지만 여전히 발가락으로 걷는 것을 선호한다.[143] 발달 병력과 신체검사는 특발성 발가락 보행은 뇌성마비를 구별하는 데 도움이 되는 경우가 많지만 항상 정확하지는 않다. 신체검사에서 특발성 발가락 보행 보행자는 일반적으로 가벼운 장딴지근 압박만 있고 뒤넙다리근 압박은 없다.[143,144] Hicks 등에 따르면 특발성 발가락 보행자는 일반적으로 자세에서 무릎 폄이 증가하고 발바닥이 구부러지면서 발의 바깥돌림이 증가하는 것으로 나타났다.[144] 반대로, 그들은 뇌성 마비 아동들이 말기 디딤기와 초기 접촉 시에 지속적인 무릎 굽힘을 보인다는 것을 발견했다.[144] Kelly 등은 또한 두 그룹 간의 차이를 보여주었는데, 특발성 발가락 보행 아동은 초기에는 발등 굽힘으로 움직였다가 흔듦기 중반에 갑작스럽게 발바닥 굽힘으로 바뀌어 발이 꿈치들린 상태로 착지하게 된다는 것을 발견했다. 또한, 많은 특발성 발가락 보행 아동은 지시에 따라 보다 '정상적인' 보행 역학으로 걸을 수 있다는 점도 주목해야 한다.[145]

사지 마비 보행(Quadriplegic gait)

사지마비형 뇌성마비를 가진 대부분의 아이들은 지역사회에선 보행하지 못하지만, 많은 아이들이 가정이나 치료 환경에서 보조기기를 사용하여 보행할 수 있는 능력을 가지고 있다. 이 아이들 중 다수는 유아기에 보행 훈련기를 사용하다가 몇 년 후에는 팔 지지대를 사용하는 보행기로 전환한다. 이 유형의 뇌성마비에서 가장 흔히 나타나는 보행 이상에는 뻣뻣한 무릎(93%), 웅크린 자세(88%), 과도한 엉덩관절 굽힘(78%), 발가락안쪽휨증(70%), 꿈치들린보행(68%), 과도한 엉덩관절 안쪽돌림/가위걸음(63%)이 포함된다.[10] 이러한 아동 중 일부는 청소년기에 체중 증가 및/또는 성장 급증으로 인해 보행 능력을 상실하기도 한다. 이 유형의 뇌성마비 아동에게 평생 동안 기능적인 지역사회 보행은 현실적인 목표가 아니지만, 보행을 장려하는 것은 매우 중요하다. 치료 과정 초기에 보행의 역할에 대해 아동 및 가족과 논의하는 것이 중요하며, 이를 통해 가족은 아동의 초기 학령기부터 평생 동안 동력 이동이 최선의 장기적인 이동 수단이라는 것을 받아들일 시간을 가질 수 있다. 엉덩관절 아탈구, 엉덩관절 근육 약화, 골감소증은 모두 보행으로 어느 정도 완화될 수 있는 흔한 장애이다. 이러한 아동의 경우 12세 또는 13세까지 보행이 어느 정도 진행될 수 있다.[10] 사지마비형 뇌성마비 아동이 이 나이에도 여전히 보행 훈련기를 사용하고 있다면, 성인이 되어서도 후방 보행기로 발전하지 않을 가능성이 크다. 청소년기 이전에 보행 훈련을 중단하는 것은 권장되지 않는데, 이 훈련이 아이들이 평생 동안 체중을 지탱하며 이동할 수 있는 능력을 유지하는 데 도움이 되기 때문이다. 중기 아동기와 청소년기에 보행을 제한하는 흔한 장애로는 심한 평발 외반족, 뒤넙다리근 구축, 엉덩관절 모음근 구축, 엉덩관절 굽힘 구축, 고정된 무릎 굽힘 구축이 있다.[10] 이러한 장애는 수년간의 보행 능력 손실을 막기 위해 수술적 개입이 필요한 경우가 많다. 이러한 아동은 성인이 되어서도 어린 시절에 습득한 보행 능력을 유지할 수 있어야 한다.

느림비틀림운동 보행(Athetotic gait)

느림비틀림운동 아동의 '전형적인' 걸음걸이는 설명하기가 매우 어렵고 해결하기도 더욱 어렵다. 느림비틀림운동은 보통 2-3세에 처음 발견된다. 3-5세가 되면 보행 패턴이 일관되고 거의 변하지 않는다.[10] 경미한 느림비틀림 증상을 보이는 어린이는 자세의 강직도가 높은 수준으로 변동하는 낮은 자세를 근본적으로 가지고 있다. 하지의 보행 패턴은 등급이 낮고 전체적인 움직임 패턴이 불규칙하다. 하지는 일반적으로 상체를 높이 들어 굽힘하고 모음, 안쪽돌림, 발바닥 굽힘을 통해 자세를 낮춰 편다. 엉덩이는 약간 구부러진 상태를 유지하고 허리뼈는 과폄 되며 등뼈는 과도하게 둥글고 목뼈의 과폄, 굽힘 및 회전으로 턱이 앞으로 튀어나오고 한쪽으로 회전한다. 정형외과 치료와 물리치료는 대개 불수의 운동에 큰 효과가 없다. 무게 조끼와 발목 중량이 이 그룹의 아동들에서 균형을 개선하는 데 도움이 될 수 있다.

운동 실조 보행(Ataxic gait)

운동 실조 보행의 가장 흔한 특징으로는 전반적인 불안정성, 넓은 보폭, 관절 간 협응이 맞지 않는 불규칙한 걸음, 디딤기 지속 시간 연장, 양다리 지지 지속 시간 증가, 느린 속도, 큰 신체 흔들림 등이 있다.[146] 소뇌 운동 실조증에서는 모든 보행 측정치가 매우 가변적이다. 문헌에서는 물리치료를 통한 보행 개선이 잘 뒷받침되지 않지만, 반복적인 운동 훈련, 테이핑, 또는 사지의 경량화가 일부 도움이 될 수 있다.[146] 이러한 유형의 보행은 매우 불안정하기 때문에 여러 가지 일반적인 보행 편차를 유발하는 추진력 있는 운동보다 균형을 유지하는 것이 우선시된다.

치료적 중재

뇌성마비 아동을 위한 최적의 치료 접근법이나 기술을 결정할 때는 여러 가지 요인이 작용하는 경우가 많다. 아동의 장애 정도, 확인된 기능적 제한, 아동과 가족의 목표가 모두 효과적인 치료 계획을 설계하는 데 영향을 미친다. 아동의 목표가 확인되면 물리치료사는 원하는 기능이나 과제를 분석하고 아동의 목표 달성을 방해하는 장애를 해결할 수 있는 중재를 신중하게 선택해야 한다. 다음 질문에 대한 답변은 치료사가 적절한 치료 전략을 선택하고 순서를 정하는 데 도움이 된다:

- 아이가 기능적 결과를 달성하기 위한 기반이 될 수 있는 강점/능력은 무엇인가?
- 어떤 손상과 자세 및 움직임 행동이 기능적 결과의 성공적인 완수를 방해하는가?
- 기능적 결과와 관련하여 이러한 손상의 우선순위를 어떻게 정해야 하는가?
- 우선순위가 높은 각 손상의 해결하기 위해 어떤 치료 전략을 사용할 수 있는가?
- 가장 성공적이기 위해 치료 전략은 어떤 순서로 진행되어야 하는가?
- 각 치료 전략의 최적 용량은 아이가 각 기능적 결과를 달성하는 데 얼마나 적합한가?

뇌성마비 아동은 평생 동안 기능적 도전에 직면하게 되며, 물리치료를 통해 간헐적으로 개선될 수 있다. 뇌성마비 아동의 신경계는 손상되어 있으며, 일반적인 운동 패턴과 기술의 표현을 기대해서는 안 된다. 치료사는 물리치료 제공의 목적과 예상 결과를 명확히 하고, 이를 부모와 보호자에게 반복적으로 강조해야 한다. 일반적으로 물리치료는 뇌성마비 아동이 평생 동안 기능적 과제를 가장 독립적으로 수행할 수 있도록 돕기 위해 제공된다. 물리치료 제공은 영아나 아동이 성장하고 발달함에 따라 빈도와 기간이 달라져야 하며, 아동이 공식적인 물리치료 중재를 받지 않는 기간도 있다. 따라서 가족과 의료 제공자가 물리치료 제공의 간헐적 성격을 이해하는 것이 매우 중요하다. 공식적인 치료가 필요한 중요한 시기, 보조 치료가 필요한 시기, 그리고 독립적인 가정 또는 지역사회 프로그램이 현재 아동의 요구를 충분히 충족시킬 수 있는 시기가 있을 것이다.

임상 전문가와 뇌성마비 아동의 부모가 자주 묻는 질문 중 하나는 "얼마나 많은 치료가 충분한가?"이다. 최근 연구는 적절하고 효과적인 치료 계획을 결정할 때 임상적 의사결정의 복잡성을 강조하고 있다. 임상 효과 연구는 정량적 및 정성적 결과에 의존한다. 투여량(dosing) 개념은 치료사가 치료 계획을 세울 때 세션 수, 중재 유형, 각 세션 동안 활동의 강도, 중재 지속 기간 등을 고려하도록 하는 틀을 제공한다. 2014년에는 뇌성마비 아동을 위한 투여량 옵션을 검토하고 논의하기 위해 연구 정상회담이 열렸다. 연구 정상회담 III (뇌 손상 또는 뇌성마비 아동을 위한 투여량 및 운동 학습)은 미국 물리치료 협회(APTA) 소아과 섹션, 미국 국립 보건원의 유니세프 케네디 슈라이버 국립 아동 건강 및 인간 개발 연구소(NICHD), 그리고 국립 신경 질환 및 뇌졸중 연구소(NINDS)가 후원했다. 회의 참가자는 소아과 분야의 치료사와 학술 연구자들이었다. 정상회담의 목적은 뇌성마비 아동을 위한 투여량 관련 연구에 대한 학제 간 접근 방식을 취하는 것이었다. 정상회담의 결과는 투여량 관련 연구가 수행되기 전에 임상 효과에 대한 추가 연구가 필요한 중재 영역을 개요로 제시하는 것이었다. 정상회담에 참여한 사람들은 또한 현재의 연구 양을 기준으로 뇌성마비 아동을 위한 최적의 치료 프로토콜이 아직 결정되지 않았다는 데 동의했다. 요약하면, 투여량 결정은 복잡한 문제이며 가족, 의사, 치료사가 함께 참여해야 한다.[74]

현재 국가적으로 뇌성마비 아동의 치료에 대한 임상적 효과에 초점을 맞추고 있다.[74] 각 영유아는 고유한 기능적 역량, 원하는 목표, 기능적 제한 및 장애를 가지고 있기 때문에 특정 유형의 뇌성마비에 대해 권장되는 단일 중재법은 없다. 효과적인 치료를 위해 다양한 치료 접근법의 원칙을 사용하는 것은 일반적이고 필요하다. 치료사는 아이에게 유용한 다양한 방법을 결정해야 한다. 보기 9.1에서 9.4는 네 가지 주요 유형의 뇌성마비에서 흔히 나타나는 손상을 보여준다.

영아와 아동은 두 가지 이상의 뇌성마비 유형에서 손상을 보일 수 있다. 예를 들어, 영아나 아동은 상지에 더 많이 영향을 미치는 느림비틀림 운동(athetosis) 요소가 포함된 강직성 사지마비를 가질 수 있다. 이 표에 포함된 정보는 여러 출처에서 얻은 것이다.[27,147–150]

다음 장에 제시된 논의에는 현재 물리치료사가 활용하거나 권장하는 많은 치료적 개입이 포함되어 있다. 나열된 것 외에도 효과적으로 활용되고 있는 치료 중재가 많기 때문에 이 목록은 완전한 것이 아니다. 이 장에서 살펴보는 중재에는 근력 강화, 유연성, 사이클링, 신경 발달 치료(NDT), 제

보기 9.1 고긴장도 아이의 일반적인 손상

신경운동계
- 목과 몸통의 긴장도 감소
- 사지의 긴장도 증가, 원위부, 근위부; 병변의 유형, 범위 및 위치에 따라 다름
- 상호 억제(RI)와 동시수축(CA) 사이의 단계적 조절 어려움, CA나 RI 중 어느 한쪽이 과도하게 발생
- 특정 근육군(예: 엉덩이 폄근과 삼두근)의 시작 어려움
- 특정 근육군(예: 흉부 폄근과 복근)의 지속 어려움
- 특정 근육군(예: 엉덩이 굽힘근, 모음근 및 안쪽돌림근)의 종료 어려움
- 근육 활성화가 작은 범위에서 이루어짐, 편심성 조절 어려움(예: 넙다리네갈래근)

근골격계
- 특정 근육의 운동 범위 제한(연조직 단축)
- 다른 근육은 과도하게 늘어남(길항근)
- 특정 근육, 특히 경직성 근육에서 힘 생성 능력 감소
- 낮은 등급의 근력
- 척추옆굽음증의 높은 위험
- 엉덩관절 부분 탈구 및/또는 탈구 위험

감각/지각계
- 촉각 및 고유 수용 감각 인식 감소
- 다양한 종류의 촉각 구별 어려움
- 몸 전체의 운동 감각 감소
- 전정 감각 감소
- 신체 인지 감소
- 시각을 더 많이 사용하여 위를 바라봄, 때로는 비대칭적

심혈관 및 호흡계
- 이동성 감소로 인한 심혈관 건강 저하
- 갈비뼈가 벌어지고 복직근이 단단해져서 호흡지지 감소

대운동 손상
- 바닥이나 수직 상태에서 독립적 이동 제한
- 이동을 위해 보조기기 사용 가능
- 경직성 사지마비로 인해 앉은 자세 균형 저하
- 높은 수준의 균형 기술 부족

소운동 손상
- 안정성 및 이동을 위한 보조기기 사용으로 인해 손 사용 감소
- 경직성 사지마비로 인해 잡기와 놓기, 손안에서 조작 감소

구강운동 손상
- 경직성 사지마비에서 더 많이 나타남
- 침 흘림, 발음 부정확
- 먹기 어려움

보기 9.2 저긴장증 아동의 일반적인 손상

신경운동계
- 몸통과 사지 전반의 긴장도 감소
- 기능적 활동을 위한 긴장도 단계적으로 조절 불능
- 기능을 위해 굽힘보다 폄을 선호
- 수평 및 수직 위치에서 몸통과 사지의 안정성을 위한 동시 활성화 어려움
- 기능적 활동을 위한 근육 활동이 간헐적으로 시작됨
- 대부분의 근육군, 특히 복근과 둔근의 지속적인 활동 어려움
- 근육 활동이 수동적으로 종료됨
- 특정 근육(예: 대퇴사두근)의 편심성 조절 저하

근골격계
- 관절 과이동성, 안정성을 위해 인대에 의존
- 말단 범위 위치를 통해 안정성 확보
- 팔과 다리의 위치로 인한 구축 발생(예: 흉근, 장경인대, 엉덩이와 팔꿈치의 굽힘근)
- 중력으로 인해 갈비뼈가 평평하거나 타원형이 될 위험
- 전신에 걸쳐 힘 생성 어려움

감각/지각계
- 촉각 및 고유 수용 감각 인식 어려움(감각 정보 등록을 위해 더 많은 입력 필요)
- 운동 감각 및 신체 인식 감소
- 증가된 감각 입력을 찾음, 때때로 위험한 상황에서 발생
- 안정성을 위해 넓은 기반 사용으로 인해 양쪽을 함께 사용하는 능력 저하

심혈관 및 호흡계
- 약한 복근과 횡경막으로 인한 호흡 지원 감소 및 얕은 호흡
- 기침 약화
- 심혈관 건강 저하

대운동 손상
- 발달 이정표를 늦게 달성
- 손과 무릎으로 기는 것을 생략할 수 있음
- 안정성을 위해 "W" 자세로 앉음
- 높은 수준의 균형 기술 부족
- 중간 범위 조절 없이 말단 범위 안정성 사용

소운동 손상
- 어깨 거들의 안정성 부족으로 원위부 근력 저하
- 손바닥 아치 감소
- 양손 사용 기술 및 손안에서의 조작 능력 저하
-독립적인 일상 생활 활동(ADL) 성공 감소

구강 운동 손상
-구강 운동 근육의 힘 저하
-숨이 차는 목소리와 짧은 발음
-다양한 질감을 처리할 수 없는 회전 저작 능력 저하
-고유 수용 감각 감소로 인해 입에 음식을 가득 채움

보기 9.3 느림비틀림(Athetosis) 아동의 일반적인 손상

신경운동계
- 몸 전체의 근긴장도 감소, 근위부와 원위부 모두 감쇠 가능 저하, 고진폭 및 저빈도 진동 발생
- 동시 활성화(CA) 및 상호 억제(RI) 빈번히 어려움
- 근육 활성화의 시작 및 지속 조절 어려움
- 수동적인 근육 활동 종료
- 근육의 편심성 조절 어려움
- 척추 및 고관절의 현저한 비대칭
- 과도한 상호 억제로 인한 관절 과이동성
- C1 및 C6-C7에서 나이가 들면서 증가하는 과이동성
- 척추 부분 탈구 가능성
- 턱관절 문제
- 힘 생성 능력 저하

감각 지각계
- 위쪽을 바라보는 시각 사용
- 고유 수용 감각 감소 상지에서 더 심함
- 신체 인식 저하
- 운동감각 저하

심혈관 및 호흡계
- 호흡 속도와 리듬의 변동
- 호흡 지원 부족

대운동 손상
- 발달 이정표를 늦게 달성
- 바닥에서 앉기 어려움으로 인한 제한된 바닥
- 보행 기술 습득 지연 위해 'W' 자세로 앉기

소운동 손상
- 손을 안정성을 위해 사용하여 양손 사용 기술 및 손 안에서의 조작 능력 저하
- 독립적인 일상 생활 활동(ADL) 성공 감소

구강 운동 손상
- 발음 부정확
- 숨이 차는 목소리와 짧은 발음
- 비대칭적인 얼굴 근육 사용으로 턱관절 손상 발생 가능성
- 입술 닫힘 부족으로 인한 침 흘림

보기 9.4 운동실조증 아동의 일반적인 손상

신경운동계
- 몸통, 사지의 근긴장도 약간 감소 근긴장도 정도 조절 어려움
- 근육 활성화의 시작, 지속, 종료의 타이밍 및 순서 조절 어려움
- 동시 활성화(CA)과 상호 억제(RI)의 정도 조절 능력 감소
- 몸통, 엉덩이, 어깨 거들의 협력적 활동(CA)부족

근골격계
- 힘 생성 어려움
- 말단 범위에 머무르며 안정성을 위해 인대에 의존

감각/지각계(매우 중요한 감각 결핍, 운동 결핍만큼 제한적)
- 균형과 자세 정렬을 위해 시각에 의존; 따라서 환경을 자유롭게 탐색하지 못함
- 심한 안구진탕증을 가진 시각 시스템
- 시각 인지 저하
- 몸 전체의 고유 수용 감각 감소
- 감각 정보 처리 지연 증가
- 심한 자세 불안정성; 움직임에 대한 두려움
- 전정 시스템 기능 저하
- 촉각 방어적이며 구별 능력 저하; 지속적인 입력 부족
- 감각 및 운동 정보를 일반화하여 새로운 과제 수행 어려움

심혈관 및 호흡계
- 불안정한 근위부 안정성으로 인해 변동
- 제한된 이동성으로 인해 갈비뼈 발달, 특히 흉부 확장에 영향
- 심혈관 건강 저하
- 얕고 빠른 호흡

대운동 손상
- 바닥에서 독립적으로 이동하기 위해 매우 넓은 기반 사용
- 무게중심을 낮추기 위해 수직 상태에서 다리를 굽힘
- 직립 상태에서 균형이 좋지 않아 발달 속도가 느림

소운동 손상
- 정확한 움직임을 조절하지 못해 기술 저하
- 팔의 분리 운동이 필요한 활동 어려움

구강운동손상
- 넓은 범위의 움직임
- 다양한 질감과 맛에 대한 어려움

약 유발 운동 치료(CIMT), 트레드밀 훈련, 로봇 보조 보행 훈련, 전기 자극(ES), 아쿠아틱, 히포테라피, 가상 현실(VR) 훈련, 커뮤니티 프로그램 등이 있다.

강화운동(Strengthening)

근력 강화는 뇌성마비를 앓고 있는 영유아의 치료에 중요한 역할을 한다. 뇌성마비를 앓는 어린이는 근력이 약해지고 선택적 근육 조절 능력이 떨어진다.[151] 이러한 근력 약화

는 운동 단위 작용의 결핍, 근육량 감소, 근육 길이의 변화로 인한 근력 손실, 길항근 그룹의 협동작용(CA) 저하, 근육 생리학의 변화로 인해 발생한다.[152–154] 뇌성마비를 가진 아이들의 이동성은 근력 약화와 강직 모두에 의해 크게 영향을 받는다. 과거에는 근력 강화가 강직을 증가시키고, 관절 가동 범위를 감소시키며, 전반적인 기능을 저하시킬 것으로 생각되었다.[155,156] 그러나 이러한 개념은 면밀한 조사를 통해 입증되지 않았다.[156–158] 최근 문헌을 체계적으로 검토한 결과, 저자들은 근력 운동이 소아 뇌성마비 환자의 근력을 증가시키고 지구력, 심혈관 건강, 체중 관리, 골량 유지, 자기 인식 및 보행 기능을 개선할 수 있다는 사실을 발견했다.[155–157,159] 또한 한 체계적 문헌고찰에서는 근력 운동이 근력 향상 외에도 소아 및 청소년의 근육 비대를 유발한다는 예비적 증거가 있다고 판단했다.[159]

결정해야 할 질문은 "뇌성마비를 가진 어린이를 위한 최고의 근력 강화 프로그램은 무엇인가?"이다. 미국 근력 및 컨디셔닝 협회(NSCA)는 어린이와 청소년을 위한 근력 운동 가이드라인을 제정했다.[158,160] 이 가이드라인은 뇌성마비 환자를 대상으로 한 것은 아니지만, 뇌성마비 프로토콜 개발의 출발점으로 삼을 수 있는 좋은 프레임워크이다.[158] 2016년, Verschuren 등은 NCSA의 훈련 지침과 일치하는 무작위 대조 시험(RCT)에 대한 포괄적인 검토를 수행했다. 그는 RCT가 강도, 운동 방식, 훈련 프로그램의 지속 시간을 제외한 모든 NCSA 지침을 따랐음을 발견했다. 많은 연구에서 시작 강도는 더 낮고, 운동 종류는 더 단순하며, 훈련 지속 시간은 NCSA 지침보다 더 길었다. 연구자들 사이의 일반적인 합의는, 저항 강화 훈련을 한 번도 수행한 적이 없는 뇌성마비 아동 및 청소년은 몇 주 동안 최소 강도와 볼륨의 단일 관절 활동으로 시작한 후 점차적으로 용량을 늘리고 다관절 운동을 추가해야 한다는 것이다.[161] 표 9.5는 최신 연구에 근거한 저항성 운동, 심혈관 운동 및 일상 신체 활동에 대한 Ver-schuren 등의 권장 사항을 설명한다.

근력 운동에 효과적으로 반응하려면 아이가 반드시 필요하다:

1. 7세 이상이다;
2. 프로세스를 이해할 수 있다;
3. 지속적으로 최대 또는 최대에 가깝게 노력한다;
4. 동기를 부여하고 작업에 집중할 수 있어야 한다.
5. 프로그램과 아동을 지원할 수 있는 가족이 있어야 한다.[10]

표 9.5. 뇌성마비 환자의 운동 및 신체 활동 처방에 대한 권장사항

심혈관 운동
- 빈도: 주 1–2회로 시작하고 점차 주 3회로 진행
- 강도: 최대 심박수의 60% 이상, 또는 심박수 예비력의 40% 이상, 또는 VO_{2max}의 46–90% 사이
- 시간: 최소 세션당 20분, 최소 8–16주 동안
- 유형: 주요 근육군을 포함하는 지속적이고 리드미컬한 운동

저항 운동
- 빈도: 주 2–4회, 연속되지 않는 날에 실시
- 강도: 반복 최대치의 50–85%로 1–3세트, 6–15회 반복
- 시간: 효과를 위한 특정 훈련 기간은 명시되지 않았으나, 12–16주 연속 훈련
- 유형: 단일 관절 머신 기반 저항 운동으로 시작하여 머신/프리웨이트 조합으로 진행, 이후 다관절 및 닫힌 사슬 운동으로 발전. 심한 약점을 가진 어린이와 다관절 운동에서 강한 근육으로 보상하는 어린이의 경우 단일 관절 운동이 최적일 수 있음.

일일 신체 활동
- 강도: 중등도에서 격렬한 신체 활동
- 빈도: 주 5회 이상
- 시간: 60분
- 유형: 다양한 활동

좌식 활동
- 빈도: 주 7회
- 시간: 하루 2시간 이하 또는 30–60분마다 2분씩 앉기 중단
- 유형: 여가 시간의 스크린 시간–텔레비전, 컴퓨터, 비디오 게임, 전화기

출처: 뇌성마비 환자를 위한 운동 및 신체 활동 권장 사항: Verschuren O, Peterson MD, Balemans ACJ 등. 뇌성마비 환자를 위한 운동 및 신체 활동 권장 사항. 개발 의학 아동 신경. 2016;58(8):798-808.

근력 강화 프로그램은 등근절개술, 근내 바클로펜(ITB) 펌프 삽입, 연조직 및 뼈 수술, 보톡스 주사와 같은 침습적 시술후 기능 개선을 극대화하는 데 특히 유용할 수 있다.[10]

뇌성마비의 유형별/중증도별 최적의 근력 훈련 프로토콜을 결정하기 위해서는 추가 연구가 필요하다(그림 9.15).

특정 근육 그룹이 필요하고 목표 활동과 유사한 활동을 신중하게 선택하여 웨이트 없이도 근력 강화를 수행할 수 있다.[151] 예를 들어, 주방 의자에서 일어나는 것이 목표인 경우 다양한 높이의 의자에서 앉았다 일어서는 연습을 통해 하지를 강화하여 목표를 달성할 수 있다. 아동이 너무 약하거나 자세 조절 능력이 너무 부족하여 외부 무게나 체중을 저항으로 사용하기 어려운 경우, 치료사는 중력을 최소화하거나 중력에 대항하는 동작을 완료할 수 있도록 아동의 위치를 조정하고 도움을 제공할 수 있다. 중력에 대한 머리 조절을 진행

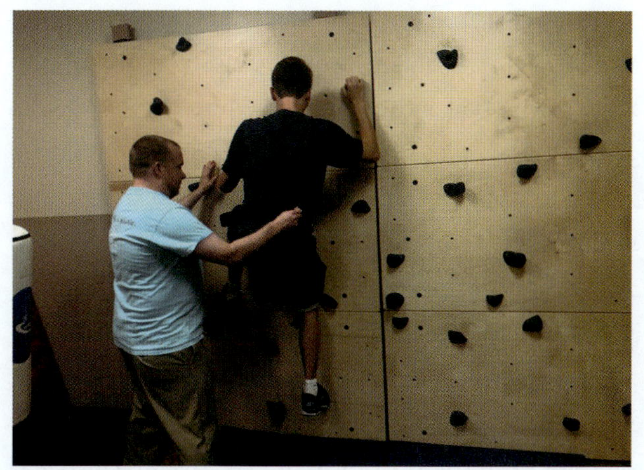

그림 9.15. 암벽 등반 중 기능 강화

하는 예로는 치료사가 유아의 머리를 어깨 너머로 정렬한 수직 자세로 유아를 지지하여 유아가 머리의 균형을 수직으로 맞추려고 시도하는 것을 들 수 있다. 진행은 영아를 수직 정렬에서 약간 기울여 수행되며, 머리를 수직으로 되돌리고 그 상태를 유지해야 한다. 증가함에 따라 머리를 수직으로 되돌리고 유지하면서 눈을 수평선과 평행하게 하고 몸을 수평선 쪽으로 멀리 가져가는 능력이 향상된다. 진단의 심각도에 따라 몇 세션 내에 또는 몇 개월 또는 몇 년에 걸쳐 이러한 현상이 나타날 수 있다.

유연성(Flexibility)

강직, 수동적 근육 경직, 관절 구축 등 많은 요인이 소아 뇌성마비의 유연성 제한에 영향을 미친다.[162] 유연성 목표를 달성하기 위해서는 요인마다 다른 개입이 필요하다. 경직 감소를 통해 유연성을 개선하는 데 사용되는 경구 및 근육 내 약물 치료는 "신경 의학적 개입" 장의 뒷부분에서 설명한다. 여기서는 치료사가 유연성을 개선하기 위해 일반적으로 사용하는 기술에 대해 간략하게 설명한다. 수동적 근육 스트레칭은 치료사가 소아 뇌성마비를 치료할 때 사용하는 가장 일반적인 치료 기법 중 하나이다. 치료사는 일반적으로 기능적 활동에 필요한 전체 관절 가동 범위 또는 근육 유연성을 유지 또는 증가시키고, 수술을 예방 또는 완화하고, 구축을 최소화하고, 단기간에 근긴장을 감소시키고, 근력 강화/기능성 운동을 통해 활동적인 동작을 개선하기 위해 근육 스트레칭을 처방한다. 스트레칭은 기능적 활동으로 관절을 정상적으로 움직일 수 없는 어린이와 급격한 성장기에 특히 중요한 것으로 간주된다. 일반적인 스트레칭 프로토콜에는 경직된 근육을 한 번에 30-60초씩, 3-5회 반복하는 것이 포함된다. 안타깝게도 이러한 유형의 스트레칭을 유연성이나 수축을 개선하는 유일한 치료법으로 사용하는 것을 뒷받침하는 연구는 제한적이다.[163–166] 최근의 체계적인 검토에 따르면 수동 스트레칭을 치료 방법으로 사용하는 것을 지지하거나 반증할 만한 강력한 연구(레벨 I 및 II)가 충분하지 않은 것으로 나타났다.[164] 최근 연구에 따르면 장기 스트레칭 프로그램(6주 동안 주 4일 15분씩 세갈래근 스트레칭)을 실시한 결과 최대 발목 발등 굽힘 관절 가동 범위가 증가하고 세갈래근의 경직도가 감소하는 것으로 나타났다.[167] 또한 스트레칭은 뇌성마비를 앓고 있는 어린이에게 몇 시간 동안 근육 경직의 심각도를 감소시키는 것으로 밝혀졌다.[169,168] 스트레칭에 가장 적합한 매개변수를 결정하기 위해서는 많은 연구가 필요하다.

뇌성마비 아동의 구축, 특히 발바닥 굽힘 구축을 예방하고 치료하기 위한 중재는 큰 관심 분야이다. 현재, 연속 석고 고정법만이 발바닥 굽힘 구축 치료에 강력한 증거를 가진 비수술적 중재법이다.[164,169] 일반적으로 연속석고 고정 전에 보툴리눔 톡신 A (BTX-A) 주사와 함께 사용하는 것이 일반적이다. 최근의 체계적 검토에 따르면, BTX-A 주사 후 연속 석고 고정을 한 방법이 단독 석고 고정보다 수동 관절 가동 범위 개선에 우수한 것으로 나타났다.[169] 하지만 안타깝게도, 아직까지는 연속 깁스가 기능이나 장기적인 수술 예방에 미치는 영향을 잘 이해하는 데 도움이 되지 못한 것으로 보고되었다.[162,169]

트레드밀 훈련은 소아 뇌성마비 환자의 수동적 경직을 감소시킬 수 있는 잠재력을 보여준 또 다른 중재법이다. 경사진 러닝머신에서 4주 동안 매일 30분씩 걷기 운동을 한 결과, 뇌성마비 아동의 수동적 발목 경직이 감소했다.[170] 이 훈련의 다른 장점으로는 스윙 단계 동안 발등 굽힘(DF) 개선과 걷기 시 뒤꿈치 착지 향상이 포함된다.[170]

자전거 타기(Cycling)

자전거 타기는 뇌성마비를 가진 어린이를 위한 또 다른 훌륭한 운동이다. 현재 다양한 신체적 제약이 있는 어린이에게 적합하도록 조정할 수 있는 다양한 모델의 자전거가 출시되어 있다. 자전거 타기는 체력 향상 외에도 어린이가 친구 및 가족과 함께 자전거를 탈 수 있도록 사회 참여도 향상

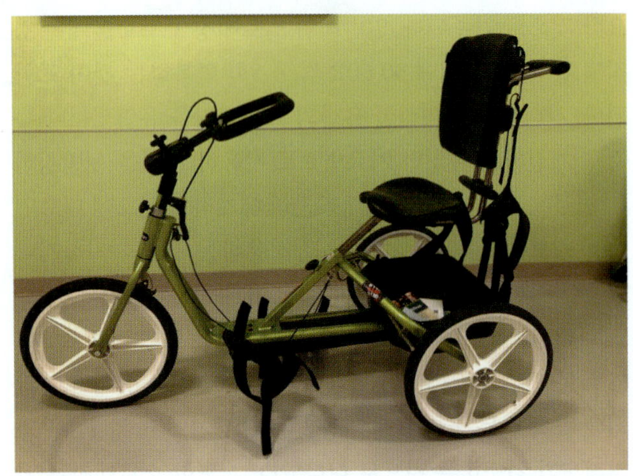

그림 9.16. 리프톤 적응형 트라이사이클

시킬 수 있다. 자전거 타기에 대한 최근의 체계적인 검토에 따르면 자전거 타기는 뇌성마비 아동의 근력, 균형 및 대동작 운동 기능을 향상시킬 수 있는 것으로 나타났다.[171] 또한, Nsenga 등은 경증 뇌성마비 아동이 주 3일, 하루 30분씩 8주 동안 VO_{2max}의 50% 강도로 사이클링을 한 후, 신체 건강 수준이 정상 동료들과 비교할 만한 수준에 도달할 수 있음을 입증했다.[172] 이러한 유망한 연구에도 불구하고, 뇌성마비 아동과 청소년을 위한 최적의 사이클링 용량과 강도는 아직 결정되지 않았다(그림 9.16).

신경 발달 치료(Neurodevelopmental teatment)

NDT는 다양한 분야의 임상의가 뇌성마비 아동을 돌볼 때 사용하는 유용한 임상 진료 모델이다. 소아 뇌성마비 환자는 근력 약화, 강직, 제한된 가동 범위, 선택적 운동장애는 대근육 및 소근육 운동 기능의 발달과 이동성을 어렵게 만든다. NDT는 이비인후과 전문의와 물리 및 언어 치료사가 뇌성마비와 같은 신경 운동장애를 가진 개인을 치료할 때 사용하는 다학제적 임상 진료 모델이다. 이는 기술을 개발하거나 배울 수 있는 개인의 능력에 초점을 맞춘 접근 방식이다.

ICF 모델에서 강조하는 내재적 영향과 외재적 영향 간의 상호 작용을 고려한다.[173] 이 접근 방식은 문제 해결, 과제 분석, 치료적 처리를 통해 기능적 목표를 향해 노력함으로써 기능과 참여를 개선하는 데 기반을 두고 있다. NDT는 1943년 칼과 베르타 보바스에 의해 설립되었다. 그 이후로 의료 분야의 발전과 운동 제어 및 운동 학습 원리에 대한 이해의 진전은 다방면의 치료 접근 방식에 영향을 미쳤다. 이와 마찬가지로 NDT의 이론적, 운영적 정의와 치료 접근법도 발전해 왔다. 계층적 관점에서 운동과 기술 습득의 발전은 주로 중추신경계의 성숙과 관련이 있다. 지난 20년 동안 동적 시스템 이론과 뉴런 그룹 선택 이론의 등장으로 운동 학습 원리에 대한 사고의 전환이 이루어졌다. 원시적 반사, 음색 정상화, 전형적인 운동 패턴 촉진에 초점을 맞추기보다는 모든 시스템의 상호작용, 개인의 능력, 특정 과제와 그 구성 요소, 환경의 영향에 초점을 맞춘 현대적 이론적 프레임워크가 등장했다.[130] 현재 NDT 실무는 번스타인과 에델만이 각각 개념화한 다이나믹 시스템과 뉴런 그룹 선택 이론의 요소에 크게 의존하고 있다.[174] 이러한 이론은 오늘날의 NDT 이론적 프레임워크의 토대를 형성했다.

NDT 임상 연구에 대한 전반적인 근거는 여전히 적고 연구 설계와 강도가 다양한 연구로 구성되어 있다. 2001년 근거 보고서와 2010년 체계적 문헌고찰에 따르면 NDT의 효능을 결정할 만한 충분한 증거가 없다고 명시되어 있다.[175,176] 최근의 체계적 문헌고찰에서는 NDT를 포함하여 소아 뇌성마비 치료에 사용되는 여러 치료법의 효과에 대해 검토한 결과, 레벨 II 근거가 대동작 운동 기능 개선에 대한 NDT 사용을 지지한다고 결론지었다. 또한 레벨 IV 증거는 NDT가 신체 구조와 기능, 활동 및 ICF 참여 수준을 개선하는 데 효과적이라는 것을 나타낸다.[177] 실제로 NDT는 ICF의 세 가지 수준 모두에 유의미한 영향을 미치는 것으로 밝혀진 유일한 치료법이다.[177,178]

Evans-Rogers 등은 1-2주 동안 주 5일 연속으로 하루 2시간에서 4시간씩 치료 세션을 진행하는 집중 NDT 프로그램을 수행했다. 이 연구는 혼합 방법 설계를 활용했으며, 1세에서 17세 사이의 뇌성마비 진단을 받은 13명의 부모와 자녀로 구성되었다. 개입 전과 후를 비교했을 때 GAS와 캐나다 직업 수행 능력 척도(COPM)를 사용하여 상당한 정량적 개선이 발견되었으며, 부모 설문지를 통해 긍정적인 정성적 결과도 확인되었다. 이러한 증거는 아동 및 그 가족과 함께 아동에게 중요한 기능적 활동을 할 때 단기간의 NDT 집중 프로그램의 이점을 뒷받침한다.[179] 추가적인 증거에 대한 압도적인 요구에 부응하여, NDT 분야의 전문가들은 뇌성마비 아동을 위한 효과적인 치료 접근법으로서 NDT의 사용을 더욱 뒷받침하는 연구를 제출하는 과정에 있다.[180]

제약 유도 운동 요법

이 치료 접근법의 토대는 1960년대 중반 Edward Taub와 그의 동료들이 수행한 연구를 기반으로 한다.[17] 이 연구는 대뇌겉질 재조직과 신경가소성의 중요성을 강조했으며, 이는 CIMT의 이론적 토대가 되었다.[181,182] CIMT 치료 접근법에는 세 가지 주요 요소가 있다. 영향을 덜 받은 상지를 깁스로 제한하고, 영향을 많이 받은 상지를 대량으로 연습하며, 영향을 많이 받은 상지를 훈련하기 위해 치료에 사용되는 집중적인 성형 기법이다.[182,183] 치료의 강도 또한 이 기법의 특징이다. 기존의 CIMT는 2주 동안 하루 6시간 동안 조직화된 강도 높은 개입을 통해 영향을 덜 받은 상지를 하루 중 90% 동안 제한하는 것이었다. Boyd는 만성 뇌졸중 후 증상이 있는 어린이를 대상으로 기능적 개선과 일상 활동으로의 복귀가 큰 것으로 나타난 CIMT 사용을 연구한 여러 RCT를 체계적으로 검토한 연구를 완료했다.[183] 이러한 연구는 또한 이 치료 접근법의 훈련 강도와 대량 연습 요소가 이 치료의 효과에 필수적인 요소라는 사실을 강조했다.[183]

CIMT는 편측성 뇌성마비를 가진 아동에게 사용되는 효과적인 개입으로 널리 인정받고 있다.[184-186] 이 인지 신경 재활 접근법은 아동이 더 많이 영향을 받은 상지를 활동에 포함하지 않으면 '사용하지 않는 학습'을 경험하게 된다는 전제에 중심을 둔다.[187] 많은 영향을 받는 상지를 사용할 기회가 주어지면 아동은 양손 상지 작업을 하는 동안 자발적으로 사용하기 시작할 것이라고 주장한다. 자식 중심의 CIMT 프로그램은 CIMT 접근 방식의 기본 원칙을 유지하면서 성인 프로토콜에 특정 변경 사항을 통합한다. 이러한 변경 사항에 사용되는 억제 유형(깁스/슬링/장갑), 사용 강도(하루 시간 수), 프로그램 기간(주 수), 개입 장소(그룹/개인 환경), 상황(지역사회/가정/학교/캠프), 제공자(치료사/훈련된 부모) 등의 변경이 포함될 수 있다.[185,188] 수정된 강제 유도 운동 치료(mCIMT)는 영향을 덜 받는 상지의 경우 관리하기 쉽고 어린이에게 잘 견디는 깁스 대신 장갑이나 벙어리 장갑과 같은 덜 집약적인 제약 수단을 사용할 수 있다. 치료 강도는 하루에 3시간 미만에서 최대 6시간까지, 집중 치료 기간은 1주에서 2주까지 다양하다.[182,189] 문헌에는 다양한 수정 사항이 자세히 설명되어 있지만, 집중 연습의 필수 구성 요소와 회전된 손의 제약은 동일하게 유지된다.[190]

편측성 뇌성마비를 가진 아동을 위한 이러한 개입을 고려할 때, 아동이 자연스럽게 양손 작업을 할 때 많은 영향을 받는 상지를 통합하는 방법을 배우도록 돕는 것이 중요하다는 점에 초점을 맞춰야 한다. 일상적인 작업에서 자발적인 양손 사용을 개선하는 데 도움이 되는 몇 가지 집단 연습 접근법이 CIMT와 통합되고 있다. 제한 기간이 끝나면 CIMT를 '양손 이동 팩 에이지'와 통합한 경우도 있다.[191] 다른 사람들은 CIMT 치료를 진행한 후 양손 치료법을 사용했다.[192,193] 현재로서는 CIMT 단독 치료와 비교하여 하이브리드 프로그램의 효과를 결정하기 위한 제한적인 비교 연구가 발표되었다.[187]

뇌성마비 및 기타 원인으로 편마비가 있는 어린이를 대상으로 CIMT의 효과를 평가한 여러 체계적 문헌고찰이 있었다.[186,194-197] 가장 최근의 체계적 문헌고찰인 Chiu와 Ada의 논문은 합리적이고 우수한 품질의 무작위 배정 임상시험만을 고려했다. 이들은 편마비 뇌성마비를 앓고 있는 어린이에게 CIMT가 무중재에 비해 유익한 효과가 있다는 사실을 발견했다. 또한 이 효과는 ICF의 활동 수준과 참여 수준 모두에서 유익한 것으로 나타났다. 그러나 제한 없이 동일한 용량의 상지 치료와 비교했을 때 CIMT는 이상 효과가 없는 것으로 밝혀졌다.[186]

Coker 등은 편측성 뇌성마비 아동의 보행 특성에 대한 mCIMT 치료를 연구했다. 그들은 mCIMT 동안 대뇌 재조직과 상지 기능 및 아동의 보행 능력 변화가 동시에 발생할 수 있다고 이론화했다.[182] 일측성 뇌성마비를 앓고 있는 12명의 어린이가 영향을 덜 받은 손에 인형 장갑으로 덮인 휴식용 손 부목을 착용하고 하루 6시간씩 5일 연속으로 집중적인 특정 치료에 참여했다. 그 결과 발뒤꿈치에서 발뒤꿈치까지의 지지 거리가 좁아지고 양족 지지 시간이 감소하며 한족 지지 시간이 증가하는 등 전반적인 보행 성능에 긍정적인 변화가 나타났다.[182]

트레드밀 훈련(Treadmill training)

트레드밀 훈련은 환자가 집과 지역사회에서 걷는 능력을 향상시키기 위해 트레드밀에서 걷는 연습을 하는 기능적 치료다. 운동 학습에 대한 과제별 접근법에 기초하여, 뇌성마비 아동이 걷는 기술을 향상시키려면 집중적인 걷기 훈련이 필요하다. 왕복 트레드밀 걷기는 척수에 의해 부분적으로 제어될 수 있으며 높은 뇌 중심 제어가 없을 때 자극을 받을 수 있다.[198] 왕복 보행은 주로 척수 내의 감각 및 운동 뉴런 네트워크인 중앙 패턴 생성기(CPG)에 의해 조직되는 것으로 알려져 있다.[199] CPG는 뇌간과 바닥핵에 의해 활성화되며, 이는 다시 주기적이고 반복적인 걷기 동작을 담당하는 근육을 활성화한다.[200] 트레드밀을 사용하면 대뇌 중추가 손상된 경우에도 이러한 자동 왕복 보행 메커니즘을 활용할 수 있다.[201]

부분 체중 지지 트레드밀 훈련(PB-WSTT)은 오버헤드 하네스 시스템을 사용하여 아동의 체중 일부를 지지하는 트레드밀 훈련의 한 유형이다. 상호 보행을 수행하기 어려운 어린이와 청소년의 경우, 한 명 또는 두 명의 치료사가 아이가 걷는 동안 발 또는 하반신에서 하지를 수동으로 안내하여 보행 역학과 상호 움직임의 리듬을 최적화한다. 아이의 체중의 일부를 지탱해줌으로써 뇌성마비 아동은 넘어질 염려 없이 상호보행을 할 수 있다. 하네스 시스템이 지지해야 하는 최적의 체중 비율은 일반적으로 보행 역학 및 보행 지구력을 개선하기 위해 각 어린이에게 개별화된다. 최근 연구에 따르면 PBWSTT는 대동작 운동 기능[201-204], 보행 속도[205], 및 지구력에 긍정적인 영향을 미치는 것으로 나타났다.[206] 표본 규모가 작고 RCT가 부족하다는 일반적인 연구 한계로 인해 PBWSTT가 뇌성마비 아동의 보행 및 대동작 운동 기능을 향상시킨다는 증거는 결정적이지 않다.[207,208] 한 연구에 따르면 부분 체중 지지(PBWS)를 하고 지지량을 줄이면서 걷는 것이 체중 지지를 하지 않는 기존의 지상 훈련보다 효과적이지 않다고 한다.[209] 뇌성마비 아동을 위한 치료 방법으로 PBWSTT를 고려하기 전에 임상적 한계를 이해하는 것이 중요하다. 이러한 유형의 훈련은 반복적인 특성으로 인해 아동의 움직임을 유지하는 것이 어려운 경우가 많다. 예를 들어, 지루함과 피로감으로 인해 아이가 하네스 시스템에 매달리거나 앞으로 기대는 경우가 있다. 러닝머신 훈련과 VR을 결합하면 어린이의 동기 부여를 개선하고 그 효과를 극대화할 수 있는 한 가지 방법이 될 수 있다. 최근의 한 무작위 대조 연구에 따르면 GMFCS 레벨 1-3의 어린이 그룹을 대상으로 한 VR 트레드밀 훈련이 트레드밀 훈련만 하는 것보다 걸음걸이와 균형 감각을 개선하는 데 효과적이라는 사실이 밝혀졌다.[210]

체중 지지대가 없는 러닝머신 훈련도 뇌성마비를 가진 어린이와 청소년을 대상으로 연구되었다. 기본 러닝머신은 커뮤니티 피트니스 센터, 물리치료 클리닉, 학교 및 가정에서 훨씬 쉽게 구할 수 있으므로 뇌성마비 아동이 PBWSTT 시스템보다 훨씬 쉽게 접근할 수 있다. 동적 체중 지지대가 없는 간단한 러닝머신 훈련은 그리스 소아 뇌성마비 환자를 대상으로 연구한 결과 몇 가지 긍정적인 효과가 있는 것으로 밝혀졌다.[211] 12주 동안 일주일에 세 번씩 트레드밀 훈련을 받은 청소년기 아동은 기존 물리치료에 비해 보행 속도와 대동작 운동 기능이 크게 개선된 것으로 나타났다.[211]

또한, 뇌성마비를 가진 브라질 어린이를 대상으로 한 RCT에 따르면 트레드밀 훈련이 보행 속도, 대동작 운동 기능 및 균형 감각을 개선하고 중재 4주 후에도 이러한 개선 효과를 유지하는 데 있어 지상 보행 훈련보다 우수한 것으로 나타났다.[212]

로봇 보조 보행 훈련(Robot-Assisted gait training)

로봇 보조 보행 훈련(RAGT)은 걸음걸이를 개선할 수 있는 잠재력을 가진 최근 개발된 또 다른 치료법이다. RAGT는 어느 정도 걸음마를 시작할 수 있지만 힘이 부족한 어린이에게 적합한 치료법일 수 있다. 로봇 보행 시스템에는 일반적으로 로봇 외골격, 러닝머신, 체중 지지를 위한 하네스 시스템 등 고가의 장비가 필요하다.[213] 또한 어린이가 최적의 결과를 얻으려면 숙련된 치료팀이 필요하다.[214] RAGT의 목표에는 체중 부하 내성, 신체 정렬, 몸통 제어, 발목 제어, 보행 속도, 보행 안정성, 보행 지구력 및/또는 보행 대칭성 개선이 포함될 수 있다. GMFCS 레벨 1에서 5에 해당하는 어린이는 RAGT의 혜택을 받을 수 있지만, RAGT 프로그램에 참여하기로 결정하기 전에 시험 세션을 진행하는 것이 좋다. 넙다리뼈 길이, 체중, 직립 내성, 통증 신호를 정확하게 보내는 능력에 따라 어린이가 RAGT 프로그램에 참여하는 데 제한이 있을 수 있다. 이러한 유형의 훈련은 아동의 노력이 덜 들기 때문에 많은 양의 보행 연습을 허용하여 보행 재활의 특이성을 높일 수 있다. 주행 거리, 속도, 걸음 수, 유도력, 체중 지지와 같은 보행 매개변수를 각 세션마다 정확하게 정의할 수 있어 진행 상황을 쉽게 파악할 수 있다.[213] RAGT는 강도와 빈도를 높이면서 정상적인 신체적 보행 패턴을 유지하기 때문에 보행 훈련에 이상적인 조건을 제공한다는 주장도 있다. 2009년 Meyer-Heim 외[213]의 연구에 따르면 RAGT에 참여한 아동의 보행 속도가 평균 15% 이상 빨라진 것으로 나타났다. 또한 2017년에 Wallard와 동료들이 수행한 RCT에서는 RAGT가 8-10세 뇌성마비 아동의 균형 조절 능력과 GMFM 점수를 개선했다고 보고했다.[215,216] 최근의 연구에도 불구하고 이 개입의 효과에 대한 증거는 아직 제한적이다.[214,217]

전기 자극(Electrical stimulation)

기능적 전기 자극(FES)은 뇌성마비와 관련된 손상을 치료하는 데 사용할 수 있는 전기 자극(ES)의 한 유형이다. FES는 일반적으로 기능적 움직임을 유도하거나 보조하는 데 사용되며, 이는 운동 학습을 향상시키는 데 도움이 된다고 제안된다.[218] 손 기능, 보행 메커니즘, 자전거 타기 능력을 개선하는 여러 종류의 FES 유닛이 사용 가능하다. 현재 뇌성마비 아동에서 FES 사용을 지지하거나 반대하는 강력한 근거는 부족하다. FES를 이용한 보행 훈련 후 보행[219-221], 균형[220], 및 지역사회 참여[221]에서 뇌성마비 아동의 개선이 나타났다. 이러한 잠재적 이점에도 불구하고 FES를 시도할 때 흔히 우려하는 점은 대부분의 소아 뇌성마비 환자들이 전기자극을 견디지 못할 수 있다는 것이다. 많은 임상의들은 뇌성마비 아동이 감각과 강한 근육 활성화에 부정적으로 반응할 것이라고 가정한다. 대부분의 연구에 따르면 과민증으로 인해 연구를 중도 포기하는 어린이는 거의 없다고 한다.[222-224] 고려 중인 모든 개입과 마찬가지로 FES를 치료 방법으로 선택하기 전에 아동의 행동/정서적 문제, 성숙도, 인지력 등을 고려해야 한다.

수중치료(Aquatics)

수중 물리치료는 APTA의 수중 물리치료 학회에서 "물리치료사와 물리치료 보조원이 수중 환경에서 과학적인 물리치료를 시행하는 것"으로 정의한다. 수중 물리치료에는 수중 환경에서 환자/고객 집단의 치료, 재활, 예방, 건강, 웰빙 및 피트니스가 포함되지만 이에 국한되지 않는다.[225] 수중 치료는 일반적으로 소아 뇌성마비 치료에 사용된다. 물의 물리적 특성으로 인해 수중 치료 수영장은 치료 운동을 시행하기에 최적의 환경이 된다. 물의 부력은 중력의 영향을 줄여주기 때문에 특히 근력과 운동 조절력이 약한 소아 환자들이 쉽게 움직일 수 있도록 도와준다. 그 결과, GMFCS IV 또는 V 수준의 아동은 수중 환경에서 더 신체적으로 활동적일 수 있다. 수중 치료가 뇌성마비 아동 중 가장 운동적으로 영향을 많이 받은 아동에게 가장 유익할 수 있다는 일화적인 근거가 있음에도 불구하고, GMFCS IV 또는 V 수준의 아동에게 수중 치료 프로그램이 미치는 영향에 대한 연구는 전반적으로 부족하다. 최근 연구에 따르면, GMFCS IV 수준의 아동이 대부분인 10주간의 수중 치료 프로그램이 GMFM의 누워서 구르기, 기기, 무릎 꿇기, 서기 차원에서 개선을 보였다. 여러 연구에서 GMFCS I에서 III 수준의 뇌성마비 아동에게 수중 치료가 대운동 기능과 보행 개선에 유익하다는 결과를 찾았다.[226] GMFCS 레벨 1-3의 뇌성마비 아동을 대상으로 한 여러 연구에서 수중 치료가 대동작 운동 기능 및 보행 개선에 도움이 되는 것으로 나타났다.[227-229]

승마치료(Hippotherapy)

미국 승마치료 협회(AHA)는 승마치료를 "작업 치료, 물리치료 및 언어 치료 전문가들이 치료 도구로서 말의 움직임을 의도적으로 조작하여 감각, 신경 운동 및 인지 시스템을 자극하고 기능적 결과를 촉진하기 위해 증거 기반 실천과 임상적 추론을 사용하는 방법"이라고 정의한다.[230] AHA는 또한 승마치료 서비스 및 승마치료 프로그램이라는 용어는 적절하지 않다고 명확히 밝혔다. 오히려, 면허가 있는 물리치료사(PT), 작업 치료사(OT), 언어 치료사(SLP)는 치료 도구로서 말의 움직임을 치료 계획에 통합한다. 승마치료 팀에는 아동, 의뢰 의사, 승마치료에 대해 훈련받은 치료사, 훈련된 말, 훈련된 말 관리사, 안전을 위해 말 옆에서 걷는 1-2명의 보조원이 포함된다. 승마치료를 장애가 있는 승마인을 위한 레크리에이션이나 승마 기술에 중점을 둔 치료승마와 혼동해서는 안 된다.[10,231,232]

승마치료는 말을 탈 때 말의 삼평면 움직임을 이용해 아이에게 리듬감 있는 균형 문제를 빈번하게 전달한다.[233] 이러한 균형 동요는 아동의 자세 조절 시스템을 자극하고 30-45분 세션 동안 수백 또는 수천 번의 바로잡기 및 평형 반응을 유발한다고 추정된다.

일부 마구간은 치료 루틴에 말 돌보기와 마구간 작업을 포함시켜 인지, 명령 따르기, 순서 활동, 기억력, 심리사회적 요소뿐만 아니라 활동에 내재된 감각 운동 요소도 장려한다.

뇌성마비 아동의 근력[218], 균형[234-237], 머리 및 몸통 제어[238], 운동 기능[235,239] 개선을 위해 승마치료를 사용하는 것을 뒷받침하는 증거가 많아지고 있다. 또한 말의 삼평면 움직임은 보행 중 인간의 골반 움직임과 매우 유사한 것으로 나타났다.[240] 따라서 최근의 연구는 승마치료 후 보행 매개변수의 변화에 초점을 맞추고 있다.[241,242] 연구에 따르면 뇌성마비 아동이 승마치료를 받은 후 보행 속도, 걸음 길이, 수평/수직 배치, 가속도가 개선된 것으로 나타났다.[241-244]

가상 현실 교육(Virtual reality training)

VR은 비교적 새로운 치료 접근법으로, 뇌성마비 아동의 장애와 운동 기능을 개선하는 데 VR을 사용하는 것을 뒷받침하는 연구가 많아지고 있다.[245] VR 훈련은 특정 동작이나 활동에 대한 실시간 감각 피드백을 아동에게 제공하는 것이 좋다. 대부분의 VR 게임은 플레이어가 서 있거나 앉은 상태에서 다양한 속도와 여러 동작 평면에서 반복적인 신체 움직임을 수행하도록 설계되어 있다.[246] 보행 훈련이나 유산소 체력 향상을 위해 트레드밀이나 고정식 사이클에 부착된 다른 시스템도 있다. 근골격계, 신경근육계, 심혈관 및/또는 폐계는 모두 게임 플레이의 유형, 강도 또는 지속 시간을 변경하여 도전할 수 있다. 현재 재활에 사용할 수 있는 VR 시스템에는 헤드 마운트 디스플레이를 사용하는 완전한 3차원 몰입형과 평면 스크린에서 프로젝션 기반의 2차원 컴퓨터 게임이라는 두 가지 기본 유형이 있다.[246] 발표된 대부분의 연구는 시중에서 판매되는 프로젝션 기반의 2차원 비디오 게임 시스템을 반몰입형 VR 환경으로 사용한다.[245] 이제 많은 아동이 이러한 유형의 개입에 접근할 수 있도록 맞춤형 VR 시스템도 사용할 수 있다. 이러한 기능을 갖춘 두 가지 시스템으로는 GestureTek 몰입형 재활 운동(IREX)과 Move it to improve (Mitii)가 있다.[246] 이 시스템들은 치료사가 환자에게 최적의 도전을 제공할 수 있게 한다. 많은 연구에서 VR 훈련 전략의 유익한 효과를 보고했다. Ghai와 Ghai의 최근 메타분석에 따르면, VR 연구의 88%에서 VR 훈련 후 보행 성능이 유의미하게 개선되었다. 특히, 보행 속도, 보폭, 보행 리듬, 대운동 기능이 아동에서 향상되었다[247](그림 9.17).

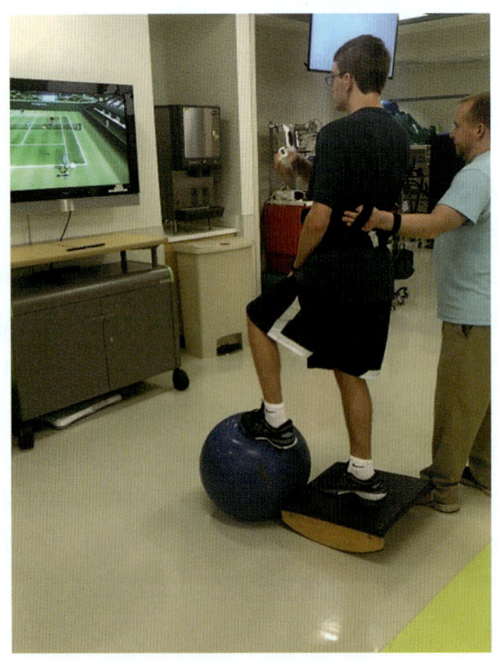

그림 9.17. 테니스를 치는 것이 개인적인 목표인 뇌성마비(CP) 대동작운동기능분류체계(GMFCS) 2단계 강직성 마비를 가진 청년을 위한 치료 개입의 일부인 가상현실(VR) 및 균형 훈련

커뮤니티 프로그램(Community programs)

일반적으로 뇌성마비를 앓고 있는 어린이는 같은 연령대의 또래에 비해 앉아서 생활하는 시간이 많다.[248,249] 활동량이 부족한 어린이는 심장병, 골다공증, 당뇨병과 같은 질병에 걸릴 위험이 커진다. 외래 및 학교 기반 물리치료만으로는 일반적으로 뇌성마비 아동의 신체 활동 필요를 충족하기에 충분하지 않다. 외래 물리치료는 지역사회 레크리에이션 프로그램과 같은 대체 활동으로 보완해야 한다.[250,251] 아동의 연령, 기능적 능력, 참여 수준, 가족 지원 및 상황적 요인을 고려하여 특정 기간 동안 물리치료를 대체하거나 물리치료를 보강하기 위해 기존 물리치료의 대안을 고려해야 한다. 뇌성마비 아동이 또래 친구들과 함께 활동에 참여할 수 있을 때 자존감도 높아진다.

지역사회 레크리에이션 활동의 모든 알려진 이점에도 불구하고, 뇌성마비 아동은 또래보다 레크리에이션 활동에 덜 참여한다. 물리치료사로서 우리는 이러한 프로그램 참여를 제한하는 몇 가지 장벽을 줄이거나 제거하도록 도울 수 있다. 첫째, 치료사는 치료 세션 중에 야구 기술, 요가 자세, 악기 연주, 무술 기술 등 평소에는 접하기 힘든 활동을 어린 나이에 어린이에게 소개할 수 있다. 아동이 레크리에이션 활동에 관심이 있음을 확인하면 치료사는 가족에게 해당 지역의 잠재적인 적응 프로그램에 관한 정보를 제공해야 한다. 현재 대부분의 지역, 지역 및 국가 커뮤니티 프로그램에는 과거보다 훨씬 쉽게 가족을 연결할 수 있는 웹 사이트가 있다. 커뮤니티 기반 활동으로는 요가, 가라테, 댄스, 축구, 야구, 썰매 하키, 텀블링, 수영, 승마, 음악 레슨 등이 자주 있다. 일반적으로 뇌성마비 아동과 또래 아동 간의 기술 격차는 나이가 들면서 벌어지기 때문에 스포츠를 조기에 접하도록 장려하는 것이 중요하다. 어린 시절 후반에 새로운 스포츠를 시도하는 것은 기술 격차가 커서 겁을 먹고 참여하지 않기로 결정하는 경우가 많다. 위에서 언급한 모든 활동은 아동의 현재 능력을 향상시키고 새로운 기능적 기술을 향한 강점을 강

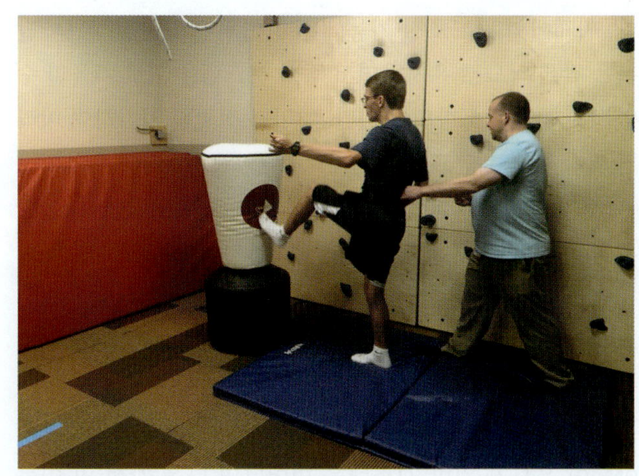

그림 9.18. 균형, 강화, 기능성 가라테 발차기. 강직성 하반신 마비를 동반한 뇌성마비 대동작 운동기능분류체계(GMFCS) 레벨 II를 가진 청소년 청년의 치료 계획의 일부다.

화할 수 있는 잠재력을 가지고 있다. 이러한 프로그램은 많은 어린이에게 매우 강력한 동기부여가 될 수 있으며, 신체 활동을 통해 전반적인 건강을 개선하고 만성 질환을 예방하는 데 중요한 역할을 한다.

지역사회 프로그램 참여는 때때로 숙련된 물리치료의 도움이 필요할 수 있다. 공 잡기, 요가 균형 잡기, 농구 슛과 같은 특정 기술을 목표로 기능 연습을 하면 새로운 활동에 대한 아동의 불안감을 줄일 수 있다. 레크리에이션 활동의 재미와 관련된 기술에 적절한 수준의 숙련도가 달성되면 지역사회 기반 활동으로 전환하여 아동이 치료에서 습득한 기술을 통합하여 지역사회 환경에 성공적으로 참여할 수 있도록 도와준다.

지역사회 레크리에이션 활동이 신체적, 삶의 질에 많은 이점을 가져다준다는 증거가 많아지고 있다. 예를 들어, 아이스 스케이팅에 참여한 뇌성마비 아동은 대동작 운동 기능, 보행 지구력 및 속도가 개선된 것으로 나타났다.[252] 또 다른 연구에서는 6개월 동안 활동적인 레크리에이션 프로그램[253]에 참여한 후 뇌성마비를 앓고 있는 청소년의 삶의 질이 개선된 것으로 나타났다(그림 9.18).

적응형 장비

적응형 장비는 뇌성마비를 앓고 있는 영유아의 치료에 필요하고 유용한 보조 장치다. 장비는 영유아에게 자세 지원을 제공하거나 기능적 기술 및 이동성을 도울 수 있다.[10] 사용되는 모든 장비는 가족에게 의미가 있고 가족의 일상에 쉽게 통합할 수 있어야 하며, 편안하고 안전하며 사용하기 쉽고 매력적이어야 한다. 적응형 장비와 그 사용은 아동의 기능적 목표와 일치하고 이를 강화해야 한다. 아동의 성장과 운동 조절 능력의 변화에 따라 장비를 자주 재검토하고 필요에 따라 조정해야 한다.

적응형 좌석 시스템과 보조 기립기는 영유아가 가정과 교실에서 기능을 최적화하고 환경과 장난감을 탐색하며 형제자매, 간병인, 반 친구들과 상호작용하기 위해 사용하는 가장 일반적인 장비다. 이 장의 대부분은 이 두 가지 특정 범주의 장비에 초점을 맞추고 있다.

착석 유지 기구

휠체어나 유모차 시스템은 걷지 못하는 아이들에게 가장 중요한 장치이다. 걷지 못하거나 거의 걷지 못하는 뇌성마비 아이들은 다양한 자세에서 기능하기 위해 필요한 자세 조절과 협응력이 부족하기 때문이다. 뇌성마비 아이를 위한 특수 유모차나 휠체어는 가족들이 받아들이기 어려워하는 경우가 많다. 보호자들은 아이의 장애 정도를 인정하게 되는 좌석 옵션에 대해 이야기하는 것을 주저한다. 가족들이 이동성을 위한 착석 보정 장비의 필요성을 받아들이기까지 시간이 걸릴 수 있다. 물리치료사는 가족과 좌석에 대해 열린 대화를 나누는 것이 중요하지만, 가족이 이를 받아들이는 심리적 과정을 이해하는 것도 중요하다.

걸을 수 있지만 기능적으로 오래 걷기 힘든 아이들의 보호자들은 종종 휠체어를 거부한다. 그 이유는 아이가 걷는 데 더 이상 진전을 보이지 않을 것이라는 걱정 때문이다. 이러한 두려움은 가족들과 논의되어야 한다. 휠체어를 사용하더라도, 많은 아이들은 집과 학교에서 이전과 마찬가지로 계속 걸을 것이다. 어른이 된 후의 기능적 보행 능력은 어릴 때 얼마나 많이 걸었는지에 따라 결정되지 않는다는 증거가 있다.[10] 적절한 착석 보정 장비는 이동의 효율성 향상 외에도 상지 기능 개선[254,255], 호흡 기능 향상[254], 음식물 섭취와 구강 운동 기능 개선[256], 발성 기능 개선에 도움이 되는 것으로 나타났다.[1,257] 보호자가 적절한 착석 및 이동 시스템의 모든 이점을 완벽하게 이해하면 결국 이러한 장치를 사용하는 데 편안해진다.

아이의 보조 좌석을 평가할 때, 물리치료사는 아이가 의자에서 벗어나 있을 때를 관찰하여 중요한 정보를 얻을 수 있다.

- 나이가 많은 영아나 아동이 보호자의 도움 없이 독립적으로 앉을 수 있는지? 그렇다면 아이의 자세 정렬은 어떤지?
- 아동은 머리와 몸통을 최적으로 정렬한 상태로 얼마나 오래 앉아있을 수 있는지?
- 영유아가 팔에 기대어 앉을 수 있는지, 아니면 똑바로 앉은 자세를 유지하기 위해 외부의 도움에 의존해야 하는지?
- 아동의 골반을 중립으로 유지하고 몸통과 머리를 올바르게 정렬할 수 있는지?
- 영아 또는 아동의 자세가 고정되어 있는지, 아니면 유연한지?

아동용 좌석은 물리치료사, 의사, 작업치료사, 재활공학자, 휠체어 공급업체의 권장 사항을 종합적으로 고려하여 다학제적으로 결정해야 한다. 공식적인 착석 클리닉을 통해 이러한 전문가들이 아동 및 가족과 협력하여 착석 및 이동성에 대한 최선의 결정을 내릴 수 있도록 도와준다. 좌석 클리닉은 일반적으로 소아과 병원과 일부 특수 교육 학교에서 찾아볼 수 있다. 좌석 팀은 좌석 시스템의 목표, 아이의 현재와 미래의 기능 수준, 좌석 시스템이 가정과 학교에서 얼마나 잘 작동할 수 있는지, 휠체어나 유모차의 운송 가능성, 휠체어의 성장 필요성, 근골격계 변형, 자세와 정렬에 영향을 미칠 수 있는 미래의 수술/치료, 아이의 시각 및 지각 능력, 행동적 측면, 그리고 안전 문제나 우려 사항을 논의해야 한다. 평가가 끝나면 휠체어/좌석 시스템에 대한 처방전이 생성되며, 공급업체는 아동의 필요에 맞게 좌석 시스템을 구입, 제작 및 조정할 책임이 있다.

이동 불가능한 아동을 위한 착석유지기구(Seating for the nonambulator)

아동의 나이와 기능 수준은 휠체어나 유모차를 결정할 때 가장 중요한 요소이다. 모든 이동에 의존하는 중증 사지마비 뇌성마비 아동은 어릴 때부터 보조 의자가 필요하므로 만 1-2세 사이에 첫 번째 좌석 시스템에 대한 평가를 받아야 한다. 첫 번째 의자는 유모차 프레임과 결합된 각도 조절형 좌석 시스템인 경우가 많다. 유모차 베이스는 의자의 전체 무게를 줄여 가족이 쉽게 운반할 수 있도록 도와주며, 모든 어린 자녀에게 사용되는 일반적인 유모차와 비슷하게 생겼다. 휠체어의 각도조절 기능에는 아이의 엉덩관절, 무릎, 발목을 같은 각도로 유지하면서 좌석 시스템을 뒤로 기울일 수 있는 프레임이 포함되어 있다. 머리를 적절히 지지하여 머리가 가슴 쪽으로 앞으로 쓰러져 뒷목 근육이 과도하게 늘어나는 것을 방지하기 위해 틸트 인 스페이스가 필요하다. 골반 위치, 몸통 측면 지지대, 몸통 앞쪽 지지대, 발 위치, 머리 받침대 등이 올바른 자세를 유지하는 데 도움이 되는 대표적인 좌석 구성요소이다. 상지 및 트렁크 지지대를 보조하기 위해 슬라이드식 무릎 트레이가 포함되어야 한다. 트레이는 수유, 소근육 운동 및 교육 활동에도 도움이 될 수 있다. 뇌성마비 아동이 유모차 기반 시스템을 벗어나면 다음 착석 및 이동 시스템은 일반적으로 골반과 몸통의 자세를 지지하고 교육 또는 의사소통 활동을 위해 상지를 최적으로 사용할 수 있는 맞춤형 좌석 옵션을 갖춘 틸트 인 스페이스 휠체어이다.

전동 이동장치는 취학 연령의 아동에게 적합한 옵션이지만, 모든 비보행성 뇌성마비 아동에게 적합한 것은 아니다. 전동 이동을 고려할 때는 아동이 모든 환경에서 안전하게 활동할 수 있도록 운전 제어에 대한 연습과 신중한 평가가 필요하다. 휠체어 이동과 집으로의 접근 능력도 전동 이동을 결정하기 전에 고려해야 한다. 근긴장도가 높은 뇌성마비 아동은 운전할 때 대체 입력 제어 장치를 사용하면 더 잘할 수 있다. 예를 들어, 머리 받침에 스위치가 내장된 Head Array 시스템이 있다. 턱으로 조작하는 미니 조이스틱과 입으로 불어서 조작하는 컨트롤은 구강 운동 조절이 어려운 뇌성마비 아동에게는 거의 사용되지 않는다. 중증 강직성 사지 마비 뇌성마비를 가진 많은 어린이는 청소년기에 접어들면서 심각한 골격 기형과 피부 문제가 발생하기 때문에 더욱 적극적

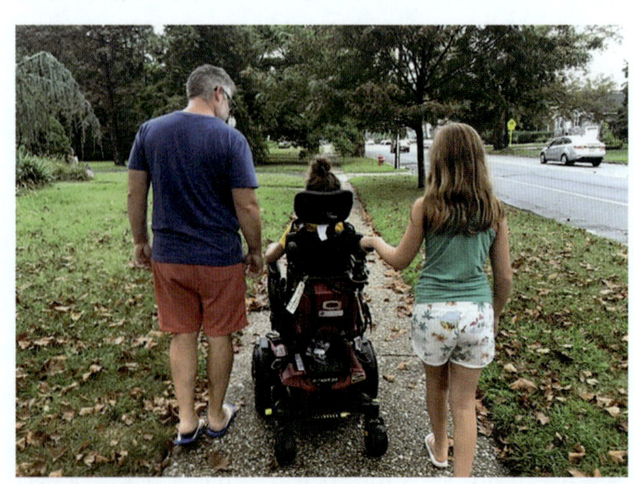

그림 9.19. 자신의 동네에서 가족과 함께 야외에서 동력 이동성 훈련

인 지지와 압력 완화가 필요하다. 또한, 뇌성마비를 가장 심하게 앓고 있는 어린이 중 상당수는 청소년기에 수술적 개입이 필요한 척추옆굽음증을 겪게 된다. 척추 융합 수술 후에는 아동의 등 높이가 1-4인치 정도 증가하기 때문에 등받이와 머리 받침대를 높이는 등 휠체어에 상당한 수정이 필요하다. 기타 일반적인 조정에는 맞춤형 등받이/쿠션의 재이동, 측면 지지대, 좌석 깊이 조정, 과도한 압력을 방지하기 위해 척추 유합 레벨의 상단 또는 하단에 있는 등받이의 컷아웃[10](그림 9.19) 등이 있다.

부분적으로 이동 가능한 아동을 위한 착석 유지기구 (Seating for the marginal ambulator)

보행 능력이 제한적이고 몸통을 최소한으로 제어할 수 있는 아동은 일반적으로 만 3세까지 첫 번째 좌석 및 이동 시스템을 처방받는다. 상지가 강하고 인지능력이 충분한 아동은 독립적인 추진이 가능한 수동 휠체어가 도움이 될 수 있다. 힘이 약하거나 운동 조절 능력이 저하되어 수동 추진이 불가능한 경우, 유모차 받침대를 사용하면 전체 의자 높이를 높여 가족이 의자를 쉽게 밀 수 있도록 도와줄 수 있다. 최근 몇 년 동안 이 그룹의 어린이들에게 매우 일찍 전동 이동성을 부여하는 것이 인기를 얻고 있다. 어린 나이에 전동 이동 수단을 사용하면 아이들에게 여러 가지 이점이 있다. 예를 들어, 무기력해지는 것을 막아주고, 자신감을 키우며, 학습능력을 향상시키고, 시각 발달을 도와준다.[258] 최소한의 보행 능력을 가진 많은 뇌성마비 아동은 전동 이동 장치의 조기 도입을 위한 '우수한 후보'의 프로필에 부합하지만, 이 중요한 결정을 내리기 전에 몇 가지 요소를 고려해야 한다. 휠체어 운송, 모든 환경에서의 안전, 가정 내 설치, 비용 대비 편익 분석은 전동 휠체어를 선택할 때 고려해야 할 심각한 문제 중 하나다. 전동 휠체어는 행동 성숙도, 인지능력, 상지 운동 조절 능력, 보호자의 준비 상태 등이 잘 결정된 아동기 후반의 아동에게 적합한 옵션이다. 소아 전동 휠체어 선별 검사(PPWST)는 임상의가 뇌성마비 아동이 성공적인 전동 휠체어 사용자가 될 수 있는 능력을 갖추고 있는지 판단하는 데 도움을 주기 위해 고안된 유용한 도구다.[259] 이 그룹의 뇌성마비 아동 대부분은 일반적으로 우세한 손으로 조이스틱을 사용하여 동력 이동을 하지만, 머리와 다리 스위치는 많은 운동이 필요한 아동에게도 유용하다. 이러한 어린이에게 필요한 좌석 시스템은 매우 다양하며 몸통 및 허벅지 측면 지지대, 가슴 받침대, 무릎 받침대, 머리 받침대 등

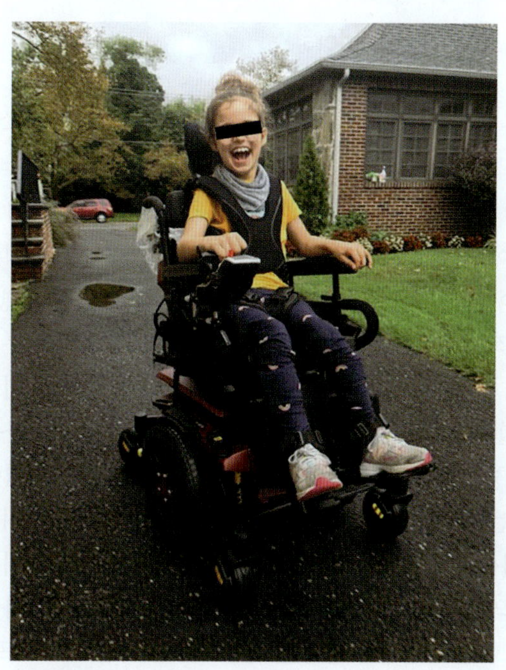

그림 9.20. 독립적인 이동의 기쁨은 아동의 또래 및 가족과 상호작용하는 능력을 진정으로 변화시키고 지역사회 참여에 대한 접근성을 높일 수 있다.

이 포함될 수 있다. 아이가 서서 이동할 수 있다면 단단한 다리 받침대보다 흔들리는 다리 받침대가 나은 선택일 수 있다. 이러한 어린이는 깨어 있는 대부분의 시간을 카시트에서 보내므로 자세와 정렬을 지속적으로 평가하면 장기간의 잘못된 자세로 인한 이차적인 장애를 최소화할 수 있다(그림 9.20).

가정용 및 제한적 커뮤니티 이동기기

몸통 조절에 약간의 장애가 있지만 지역사회에서 보행할 수 있는 지구력이 부족한 아동의 가정에서는 통학 버스에 탑승할 수 있는 특수 유모차를 고려할 수 있다. 초등학교에 입학하기 전에는 기능적인 보행을 개선하기 위해 열심히 노력하며, 가족들은 일반적으로 장거리 여행 시 시중에서 판매하는 유모차에 만족한다. 취학 연령이 되면 대부분의 어린이는 특수 유모차나 기본 좌석이 장착된 휠체어를 사용하는 것이 좋다. 이러한 어린이에게는 적절한 트렁크 컨트롤과 전반적인 사용량 감소로 인해 좌석 시스템 요구 사항이 최소화된다. 안전벨트가 있는 단단한 좌석과 단단한 등받이만 있으면 된다. 대학 진학을 앞둔 고학년 어린이와 청소년은 지역사회에서 이동의 효율성을 높이기 위해 스쿠터로 전환하는 경우가 많다.

기립보조기(Standers)

독립적으로 서 있을 수 없거나 적절한 자세로 지속적으로 서 있어야 하는 나이가 많은 영유아나 어린이의 경우, 외부 지지를 위해 기립 시스템을 사용해야 한다.[10] 기립 또는 보행이 규칙적으로 시작되지 않은 뇌성마비 아동의 경우 만 2세 이전에 기립 프로그램을 시작해야 한다. 기립 보행기의 잠재적 이점으로는 체중 부하 내성 개선, 머리 및 몸통 조절 개선, 골밀도 증가, 엉덩관절 발달 및 추가적인 하지 변형 예방, 발바닥 굽힘근 및 엉덩관절 굽힘근의 지속적인 근육 스트레칭, 몸통 및 하지 수동 관절 가동 범위 유지, 기립에 사용되는 하지 근육의 상호작용 개선, 호흡 효율 개선, 위장 운동 개선, 혈액 순환 개선/욕창 발생 감소, 신장 기능 개선 및 또래와의 사회적 상호작용 개선 등이 있다. 뇌성마비 아동을 포함한 어린이와 성인을 대상으로 한 기립보조기 프로그램에 대한 체계적인 검토 결과, 신체 활동이 부족한 어린이에게 기립보조기 기기를 사용하는 것을 뒷받침하는 중간 정도의 증거가 있다고 결론지었다.[260] 안타깝게도 기립보조기 프로그램의 최적 용량에 대한 연구는 거의 없다. 몇 가지 소아 연구를 검토한 결과, 뼈 미네랄 밀도를 개선하기 위해 주 5일 이상 기립보조기를 권장했다(하루 60-90분). 엉덩관절 생체역학/안정성(엉덩관절 벌림 30-60도 자세에서 하루 60분), 엉덩관절 확장, 무릎 확장, 발목 발등굽힘 관절 가동 범위(하루 45-60분, 경직성 30-45분) 개선을 위해 일주일에 5일 이상 기립보조기를 권장하는 것으로 나타났다.[261] 체계적 문헌고찰의 권장량보다 높거나 낮은 기립보조기 운동의 효과는 아직 밝혀지지 않았다. 앞서 나열한 기립보조기 프로그램 시간 용량은 일반적인 지침으로만 사용해야 한다. 뇌성마비를 앓고 있는 어린이는 불편함, 불안, 잠재적인 피부 문제 때문에 이러한 용량으로 천천히 진행해야 하는 경우가 많다.

기립기를 사용하기로 결정한 후에는 자세한 검사를 실시하고 여러 가지 요소를 고려한 후 아이에게 가장 적합한 기립기를 선택해야 한다. 특정 제품을 선택하기 전에 이전에 사용했던 스탠딩 장비, 최근에 구매한 다른 장비, 아이의 전반적인 기능 수준, 기립기의 예상 목표에 대한 정보를 수집하는 것이 매우 중요하다. 이 정보는 장비를 완전히 다른 방향으로 사용할 수 있다. 예를 들어, 보행 훈련기와 기립 보조기의 혜택을 받을 수 있지만 둘 다 소유하지 않은 아동이 직면하는 일반적인 딜레마가 있다. 일반적으로 타사 보험사는 특정 기간 동안 이 두 가지 유형의 치료 장비 중 하나에 대해서만 보험금을 지급한다. 평가 중에 보행 가능성이 발견되면 기립기를 검토할 때 이를 고려해야 한다. 앉거나 서 있을 때의 머리/몸통 조절, 앉거나 서 있을 때의 자세, 관절 가동 범위 제한에 주의를 기울여 철저하고 객관적인 검사가 평가 과정의 다음 단계이다. 어린이의 전체 키, 바닥에서 가슴까지의 높이, 바닥에서 팔꿈치까지의 높이, 다리 길이, 다리 아래쪽 길이, 몸통 너비, 엉덩이 너비, 인심, 체중을 정확하게 측정해야 한다. 카시트와 마찬가지로 아이의 나이와 향후 성장 가능성도 중요한 고려 사항이다. 각 유형의 기립보조기에는 장단점이 많기 때문에 결정하기 전에 여러 가지 기립기를 테스트해야 할 수도 있다. 시험 중에 아이의 자세와 정렬 상태를 평가할 수 있다는 분명한 이점 외에도 보호자가 아이를 쉽고 효율적으로 기립기에 안팎으로 옮길 수 있는지 여부를 결정하는 것이 중요하다. 이동의 용이성은 기립기 사용 준수에 있어 가장 중요한 요소다. 각 기립기를 15분 이상 사용해본 후 피부에 압력이 가해지는 부위가 있는지 주의 깊게 검사한다. 기립기에서 떼어낸 후 20분 이내에 붉은 기가 사라져야 한다. 기립기를 선택한 후에는 최적의 기능을 제공하고 아이의 근력이 향상됨에 따라 제거하거나 조절할 수 있는 액세서리를 신중하게 선택한다.

현재 시장에는 후방형 기립보조기, 전방형 기립보조기, 직립형 기립보조기, 앉은 자세에서 서기형 기립보조기의 네 가지 기본 기립기 디자인이 있다. 이 장에서는 이러한 기립기 유형 간의 기본적인 차이점에 대해 설명한다. 각 기립기의 적응증과 금기 사항에 대한 자세한 설명은 표 9.6을 참고한다. 후방형 기립 보조기는 아이가 똑바로 누운 수평 또는 기울어진 자세에서 시작한다. 아이는 누운 상태에서 기기에 쉽게 고정할 수 있으며 천천히 수직 자세(45-80도 경사)로 전환할 수 있다. 틸트 테이블은 가장 기본적인 유형의 앙와위 기립기이지만, 뇌성마비 어린이에게 가장 적합한 옵션은 아니다. 뇌성마비 아동의 복잡한 요구 사항을 충족하기 위해 정교한 모델의 후방형 기립 보조기를 사용할 수 있다. 몸통 및 엉덩관절 위쪽 지지대, 무릎 패드, 엉덩관절 모음/벌림 지지대, 머리 지지대 등의 구성품이 포함된 앙와위 기립기를 주문할 수 있다. 중등도에서 중증의 폄 경직이 있고 머리 조절 능력이 떨어지는 어린 아이는 스쿠프 의존형 리프트를 통해 쉽게 옮길 수 있는 앙와위 기립기를 사용하는 것이 좋다. 반듯이 누운 스탠드의 혜택을 받을 수 있는 어린이는 머리 조절 능력이 떨어지므로 머리가 구부러지는 것을 방지하기 위해 최적의 기울기는 수직(80도)에 약간 못 미치는 정도여

표 9.6. 기립기 선택 가이드

Stander Selection for Children with CP		
유형	**적응증**	**금기 사항**
후방형 기립보조기 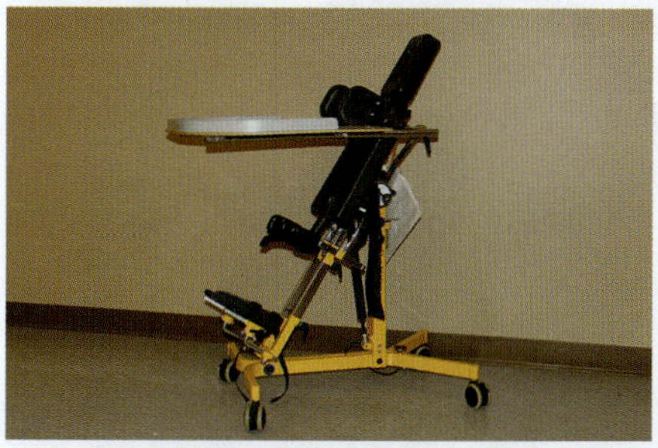	2세-성인 머리/몸통 조절이 떨어짐으로 머리지지대 또는 기울어진 자세가 필요한 경우 굽힘근 긴장도 기관절제술 완전하게 직립한 자세를 유지할 수 없는 경우	강한 폄근 긴장도 머리와 체간 조절 우수 심각한 무릎관절과 엉덩관절 굽힘 구축 양육자가 이동시키기 어려운 큰 아이
전방형 기립보조기 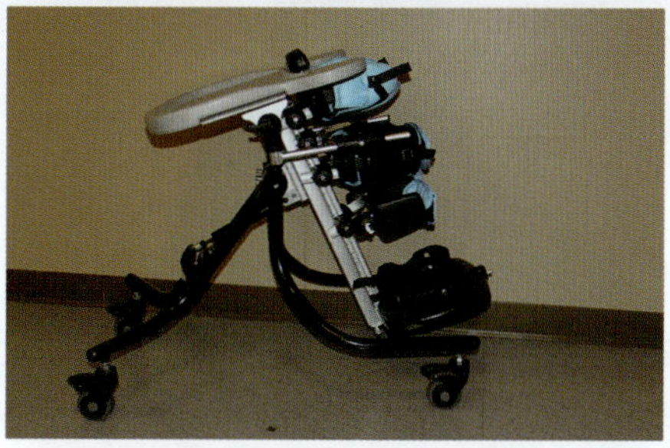	어린 아이(주로 취학 전 아동) 보통 또는 양호한 머리조절 양호한 몸통조절 목표는 서 있을 때 상지를 사용하는 것이다. 목표는 서서 교실 활동에 참여하는 것이다. 완전히 똑바로 세운 자세도 견딜 수 있는 다이나믹 옵션 사용 가능, 상지 제어력이 좋은 어린이를 위한 이동성 제공	강한 폄근 긴장도 폄근 긴장도를 머리와 몸통을 수직 위치로 확장하는 주요 수단으로 사용하는 경우 머리 조절이 잘 되지 않아 경추 확장만 단계적으로 활성화되는 경우 신체가 커서 양육자가 이동시키기 어려운 경우
직립 기립보조기 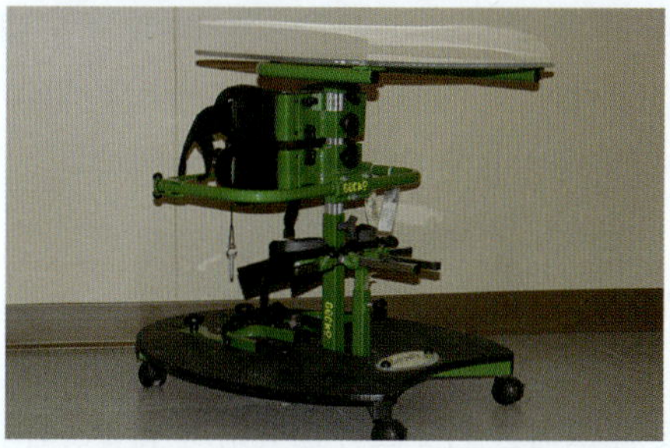	어리거나 가벼운 어린이 장시간 똑바로 세워도 견딜 수 있는 경우 머리 조절 및 지구력이 좋은 경우 경제적 요건이 중요한 경우	머리 조절이 어려운 경우 과도한 굽힘근 또는 폄근 긴장도 엉덩관절과 무릎관절 굽힘 구축 신체가 큰 아이
앉은 자세에서 서기형 기립보조기 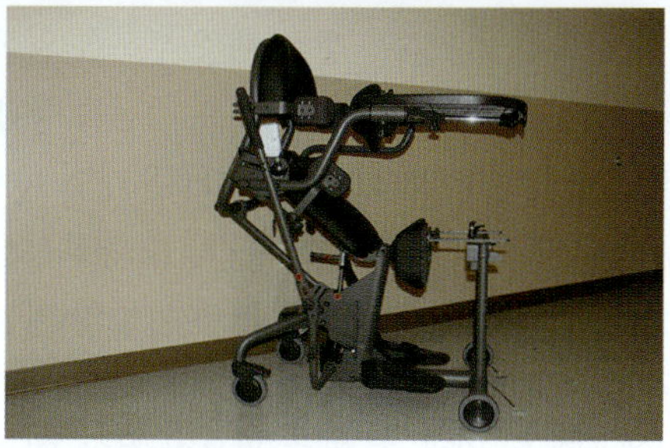	학령기 아동 또는 청소년 머리와 몸통이 잘 조절됨 경도의 엉덩관절, 무릎관절 굽힘 구축 아동이 독립적으로 스탠드를 전환할 수 있는 인지적, 신체적 능력이 있는 경우	머리 조절이 어려운 경우 앉은 자세에서 선 자세로 이동이 어려운 경우

CP, 뇌성마비; UE, 상지

야 한다. 폄근 경직이 심한 어린이는 후방 압력이 폄근을 자극하는 경우가 많으므로 이러한 유형의 스탠드를 사용하기에 적합하지 않은 경우가 많다. 전방형 기립기는 아이를 앞쪽으로 지지하며, 후방형 기립기와 마찬가지로 수평으로 위치하여 쉽게 옮길 수 있다. 사용 가능한 구성품은 누운 자세에서 아이의 머리 조절과 자세를 도와주는 턱 받침대가 추가

되어 후방형 기립기와 유사하다.

전방형 기립기는 아이의 머리와 목을 충분히 지지하지 못하므로 머리 조절력이 약한 아이에게는 권장하지 않는다. 전통적으로 엎드린 자세의 어린이는 폄근의 활성화를 촉진하고 머리 조절력을 향상시키기 위해 약간 앞으로 구부러진 자세(10-20도)로 앉혔다. 최대 체중 지지와 대부분의 직립 기능은 완전히 수직인 자세에서 발생하기 때문에 일반적으로 대부분의 어린이에게 앞으로 기울어진 자세는 권장되지 않는다. 머리와 몸통을 잘 조절하고 머리 조절 지구력 향상을 목표로 하는 어린이의 경우, 경추 및 몸통 정렬과 최적의 체중 지지를 위해 전방형 기립보조기 또는 후방형 기립보조기를 사용할 수 있다. 단순 직립형 기립기 또는 발 보조기는 아이를 서 있는 자세로 세우는 기립기다. 골반 위에 지지대가 없는 경우가 많기 때문에 몸통과 머리를 많이 제어해야 한다. 머리와 몸통 조절에 최소한의 장애가 있는 대부분의 뇌성마비 아동은 어느 정도 보행 능력이 있기 때문에 이러한 유형의 기립기는 뇌성마비 아동에게 거의 권장되지 않는다. 많은 지지력을 제공하는 직립 기립기는 시중에서 판매되고 있으며 일부 뇌성마비 아동에게는 경제적인 선택이 될 수 있다. 직립형 기립기는 머리 조절이 잘되고 몸통 조절이 어느 정도 가능한, 외부 보조 없이 하지정렬이 어려운 어린 아이에게 적합한 선택이다. 지난 10년 동안 앉은 자세에서 서기형 기립보조기 뇌성마비 아동에게 매우 인기 있는 모델이 되었다. 다용도로 사용할 수 있기 때문에 뇌성마비를 가진 다양한 보행이 불가한 또는 약간 보행이 가능한 어린이가 이러한 유형의 기립기기의 혜택을 누릴 수 있다. 아동은 일반적으로 서서 또는 앉아서 피벗 이동을 통해 이 기립기로 옮겨진다. 앉은 상태에서 무릎과 몸통이 제대로 지지되면 수동 유압 펌프 또는 전동 리프트 메커니즘을 사용하여 천천히 서 있는 자세로 바꾼다. 이 유형의 기립기기는 키가 큰 어린이나 청소년, 엉덩관절 및 무릎 굽힘이 경미하여 완전히 똑바로 설 수 없는 어린이에게 적합하다. 이러한 어린이의 경우 앉은 자세에서 서기형 기립보조기를 사용하면 서 있을 때의 다른 이점 외에도 엉덩관절 굽힘근, 뒤넙다리근 및 무릎관절 후방 캡슐에 낮은 하중으로 장시간 스트레칭을 제공할 수 있다. 일부 어린이는 한 번에 몇 시간 동안 서서 앉은 자세를 번갈아 가며 이 기립기 자세를 유지하기도 한다. 이는 좌식 모델의 큰 특징이지만, 서 있을 때와 앉을 때 모두 최적의 자세를 제공하도록 기립기를 조정하기 어려운 경우가 많다. 따라서 간병인이나 학교 보조원은 자세를 전환할 때마다 기립기를 적절하게 조정하는 방법을 교육받아야 한다. 직립형 및 좌식 기립기의 또 다른 옵션으로는 '이동식 기립기'가 있다. 이 기립기에는 바퀴가 달려 있어 아동이 집과 학교에서 이동할 수 있다(그림 9.21). 이러한 '이동식 기립기'는 아이가 일어서도록 하는 데 동기 부여가 될 수 있지만, 뇌성마비 아동이 가정에서 사용하기에는 적절하지 않거나 실용적이지 않은 경우가 많다.

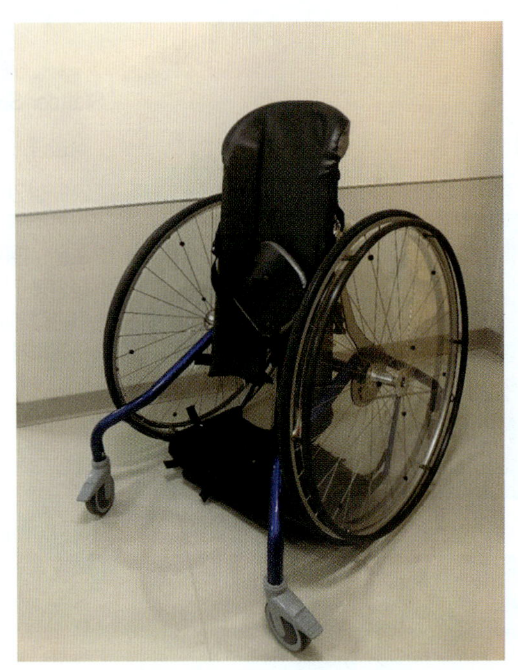

그림 9.21. 이동식 기립기

보행 보조기(Ambulation aids)

뇌성마비 아동이 최대한 기능적이고 에너지 효율적이며 안전한 보행을 가능하게 하도록 다양한 보행 장치를 사용할 수 있다. 보조 장치는 보행 보조기를 통한 체중 부하를 완화하여 신체 하중을 줄이고, 추가적인 지면 접촉 지점을 통해 지지 기반을 늘려 균형을 개선함으로써 GMFCS 레벨 II-4에 해당하는 많은 아동의 보행 의존도와 지구력을 향상시킨다. 가장 적합한 보행 보조기를 결정하기 전에 아동의 기능적 능력에 대한 철저한 검사가 완료되어야 한다. 보행 보조기를 결정하기 전에 아동의 일과, 하루 중 필요한 전환, 이동 거리에 대해 아동의 팀과 소통하는 것이 중요하다.

보행기(Gait trainers)

보행기는 전방 또는 후방 워커보다 몸통과 골반을 많이 지지하는 보행 장치이다. 보행기는 독립 보행 또는 보조 보행은 가능하지만 일반 워커로 안전하게 걸을 수 있는 균형 감각과 운동 조절 능력이 부족한 어린이의 보행 능력을 향상시키기 위해 개발되었다. 보행기는 몸통 제어가 시작되고 걸음걸이가 활발한 어린 아동이 보행기를 사용하여 보다 독립적인 보행으로 나아가는 데 도움을 주기 위해 사용된다. 심한 장애가 있는 어린이의 경우, 보행기는 신체 활동과 참여를 향상시키기 위한 치료 도구로 자주 사용된다.[262] 일반적인 보행기로는 Rifton Pacer, Mulholland Walkabout, Prime Engineering KidWalk, R82 Mustang 등이 있다. 뇌성마비 아동을 위한 보행 훈련기 사용은 물리치료사들 사이에서 논쟁의 여지가 있는 분야이다. 보행 보조기를 지지하는 사람들은 보행 연습을 통해 어린이가 보행에 사용되는 근육을 강화할 수 있으며, 결국에는 덜 제한적인 이동 장치로 발전할 수 있다고 주장한다. 다른 사람들은 골밀도, 위장 기능, 호흡기 기능, 또래와의 사회적 상호작용을 개선하기 위해 보행 보조기를 사용한다고 주장한다. 반대하는 사람들은 보행기가 비싸고, 사용 시간이 효율적이지 않으며, 적응하기 어렵고, 기능적인 보행 개선으로 이어지는 경우가 드물다고 주장한다. 보행 보조기 사용을 뒷받침하는 연구가 미약하여 임상적 효과를 판단하기에 충분하지 않다고 주장한다.[262]

보행 보조기의 특징은 모델마다 크게 다르다. 서 있을 수 없거나 걷는 동안 균형을 잃는 어린이를 지지하는 4륜 베이스와 솔리드 또는 슬링 시트는 거의 모든 보행 트레이너에 공통적으로 적용된다. Rifton Pacer와 같은 일부 보행 트레이너에는 몸통 지지대, 팔뚝 프롬프트, 엉덩이 가이드, 발목 스트랩 등 몸통 및 하지 정렬을 개선하는 다양한 액세서리가 있어 하지 모음을 제한한다(그림 9.22). 다른 보행 훈련기는 부분 체중 부하 보행 훈련 시스템과 유사하며 배터리 전원, 공압 동력 또는 스프링을 사용하여 보행 중에 어린이의 체중을 부분적으로 덜어준다. 이러한 장치에는 일반적으로 보행 시 하지 정렬을 교정하기 위한 액세서리가 많지 않기 때문에 모음근 경직으로 인한 하지의 과도한 모음 또는 가위보행 같이 보조기로 쉽게 교정할 수 없는 정렬 문제가 있는 어린이에게는 적합하지 않다(그림 9.23).

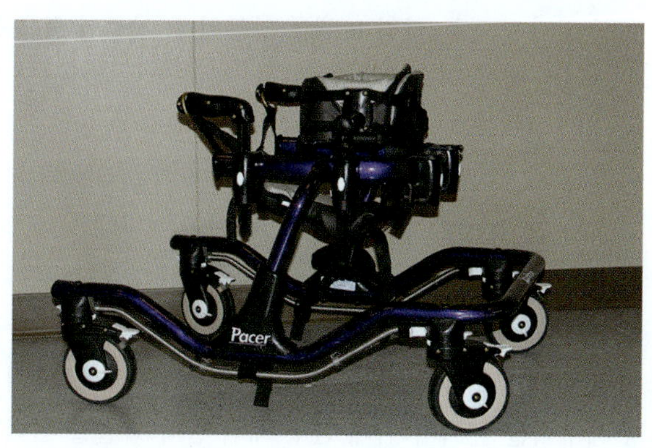

그림 9.22. 리프톤 페이서

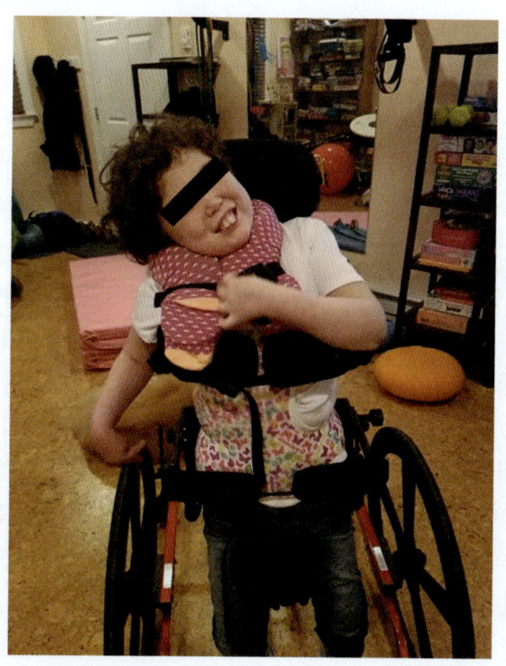

그림 9.23. 뇌성마비 대동작 운동 기능 분류 시스템(GMFCS) 레벨 V를 가진 사춘기 소녀가 머리와 몸통 지지대를 사용하여 보행 트레이너와 함께 걷고 있다.

워커(Walkers)

과거에는 다른 옵션이 없었기 때문에 뇌성마비를 가진 어린이는 일반적으로 노인에게 처방되는 전방 보행기를 사용해야 했다. 후방 보행기는 전방 보행기를 사용할 때 발생하는 많은 자세 문제를 해결하기 위해 개발되었으며, 현재 대부분의 뇌성마비 아동이 선택하는 보행 보조기구 디자인으로 간주된다. 후방 보행기는 위팔뼈가 확장되어 어깨가 함몰되고 어깨뼈가 모음되어 흉곽이 확장되는 경향이 있기 때문에 소아 뇌성마비 환자에게 에너지 효율적이며 바로 선 자세를 개선한다.[263,264] 기립 보행기는 바퀴가 2개 또는 4개일 수 있다. Logan과 동료들[263]은 바퀴가 두 개인 후방 보행기가 전방 보행기보다 보폭을 41% 늘리고 양다리 지지력을 39% 감소시킨다는 사실을 발견했다. 그러나 Levangie와 동료들[254]은 바퀴가 4개 달린 후방 보행기, 바퀴가 2개 달린 후방 보행기, 전방 보행기를 비교한 결과 바퀴가 4개 달린 후방 보행기가 효율적이고 아동의 속도, 좌우 보폭, 왼쪽 걸음 길이를 크게 증가시킨다는 사실을 발견했다.

동일한 연구 결과에 따르면 어린이들은 두 바퀴가 달린 전방 보행기와 후방 보행기로 비슷하게 걷는 것으로 나타났다.[264] 이 연구는 중요하지만, 각 아이의 보행 능력과 결핍은 다르다. 다양한 종류의 보행기를 평가하여 안정성과 안전성을 제공하면서 에너지 효율적인 보행 패턴을 제공하는 보행기를 결정하는 것이 필요하다. 후방 보행기에는 팔 지지대, 역방향 움직임을 방지하는 잠금 바퀴, 회전 바퀴, 고관절 가이드, 접이식 좌석 등 여러 가지 선택 가능한 액세서리가 있다. 팔뚝 지지대는 사지 마비 뇌성마비 아동의 경우 일반적으로 팔뚝 지지대 없이 바로 선 자세를 유지할 수 있는 손, 세갈래근, 몸통 및 어깨뼈 압박 근력이 부족하기 때문에 흔히 사용된다. 후진으로 잠기는 바퀴는 동적 균형 조절 및 몸통 안정성이 제한적인 후방 보행기를 사용하기 시작하는 어린이가 후방 균형을 잃고 보행기가 뒤로 굴러가는 것을 방지하기 위해 사용된다. 회전 바퀴는 아이가 전방 보행을 마스터하고 회전의 자유도와 속도가 증가하여 도움이 될 때 고려해야 한다. 엉덩관절 가이드는 아이가 보행기를 타고 걸을 때 골반을 중앙선에 유지하기에 엉덩관절 벌림근의 힘이 충분하지 않은 경우 고려해야 한다. 엉덩관절 가이드가 도움이 될 수 있는 대표적인 예는 골반이 보행기의 한쪽으로 지속적으로 기울어져 보행기 보행이 불편한 아동이다. 접이식 좌석은 집안 거리 이상을 걸을 수 있지만, 더 긴 거리에서는 휴식이 필요한 아이에게 유용하다. 접이식 좌석이 제대로 작동하려면 아이가 한 손으로 보행기를 잡고 잠시 균형을 잡으면서 트렁크를 돌려 시트를 아래로 당길 수 있어야 한다. 이러한 액세서리를 변경하면 전반적인 기능이 향상되는지 여부를 결정하기 위해 아동기 내내 아동의 보행 능력을 지속적으로 재검토하는 것이 중요하다(그림 9.24).

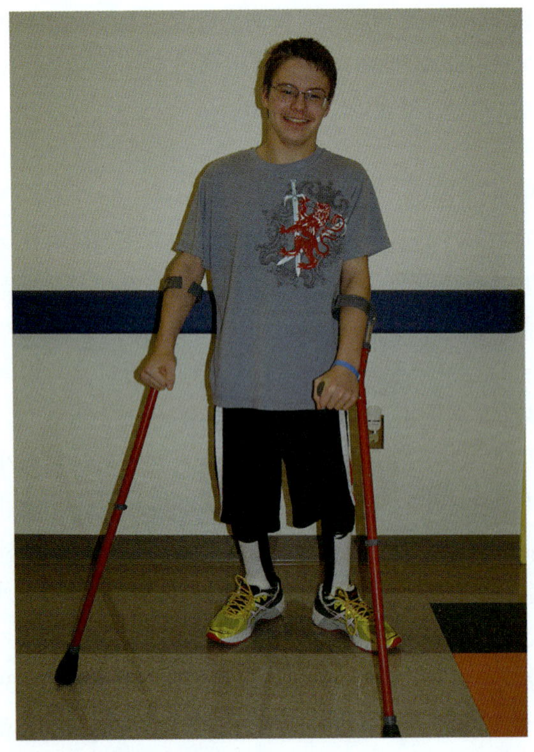

그림 9.24. 양측 팔뚝 목발로 보행하는 강직성 하반신 마비를 동반한 뇌성마비 대동작운동기능분류체계(GMFCS) 레벨 III의 청소년 청년

목발 및 지팡이(Crutches and canes)

양하지 뇌성마비를 가진 어린 아동은 이동 보조기를 사용할 때 다리의 부족한 체중 지지력을 대신하기 위해 상체의 힘을 사용하는 경우가 많다. 후방 보행기를 사용하여 보행하는 법을 배울 때, 어린이는 체중 지탱의 대부분을 팔에 의존하고 디딤기에 발가락이 먼저 바닥에 닿는 경우가 많다. 후방 워커를 사용하면 기능적으로는 도움이 되지만, 보행 메커니즘은 보행에 필요한 근력, 균형 및 몸통 제어를 촉진하는 데 이상적이지 않다. 또한 후방 워커에만 의존하면 좁은 공간과 고르지 않은 지형에서 걷는 데 한계가 있다. 또한 보행기는 계단에서는 사용할 수 없으므로 지역사회에서 유용성이 제한된다. 학령기까지 독립적으로 후방 보행기를 사용하는 어린이는 아래팔 목발(로프스트랜드 또는 캐나다 목발이라고도 함) 사용에 대한 고려 할 수 있다. 아래팔 목발은 주로 하지의 무게를 덜어주기보다는 균형을 개선하는 데 사용되므로 아래팔 목발이 하지 근력을 향상시키는 데 좋은 보행 보조기이다. 처음에는 목발을 앞으로 움직이면서 체중을 지탱하고 균형을 잡기 위해 다리에 의존하는 방법을 배우기 위해 도움이 필요하다. 처음에는 안정성을 극대화하기 위해 세 개의 지지점이 항상 바닥에 닿는 사점 보행을 가르친다. 아동의 협응 능력과 근력이 향상되면 또래 친구들을 따라잡기 위해 2점 보행 패턴을, 마지막으로 3점 보행 패턴을 권장할 수 있다. 경직성 하반신 마비 아동이 사춘기에 접어들면 기능적 보행 개선의 기회가 닫히는 경우가 많으므로 학령기 초반에 보행기에서 아래팔 목발로 전환하는 시도를 하는 것이 중요하다.

중년기에 독립 보행이 가능했던 경증 편마비 또는 중등도 편마비 어린이 중 일부는 청소년기에 낙상 사고를 줄이고 보행 지구력을 높이기 위해 한두 개의 팔뚝 목발을 선택할 수 있다. 겨드랑이 목발은 뇌성마비가 있는 어린이에게는 권장되지 않는다. 겨드랑이 목발을 사용하는 어린이는 일반적으로 엉덩이를 앞으로 숙이고 겨드랑이 패드를 겨드랑이 깊숙이 눌러서 목발에 대부분의 체중을 지탱한다. 경미한 하반신 마비가 있고 근력이 정상인 어린이는 지역사회 거리 보행에 가장 적합한 장기적인 장치로 원포인트 지팡이를 선택할 수 있다.

>> 근육 강직 치료를 위한 신경학적 중재

경직 치료는 아동의 기능, 편안함, 돌봄의 용이성에 대한 개입의 효과를 결정하기 위해 종합적인 평가와 모니터링이 필요하다. 또한 경직 치료는 통증, 관절 아탈구, 구축과 같은 이차적인 문제를 예방할 수 있다. 기능적으로, 아이는 서기, 이동, 걸음마를 돕기 위해 근육 강직을 통합할 수 있다. 이러한 경우 경직을 해결하기 위한 개입은 기능에 미치는 영향과 근긴장도 관리 및 장기적인 정형외과적 영향을 고려해야 한다. 반대로 경직 치료는 물리치료, 적절한 보조기, 적절한 경우 깁스를 병행하면 아이의 전반적인 기능과 치료에 매우 긍정적인 영향을 미칠 수 있다.[168] 경직 관리는 포괄적인 접근 방식이며, 적절한 근육 스트레칭이나 강화 운동 또는 기능적 운동이 포함되어야 개입의 효과를 최적화할 수 있다.

신경 약물 중재(Neuromedical interventions)

경구용 약물(Oral medications)

경구용 약물은 일반적으로 경직성 뇌성마비를 앓는 어린이의 근육 강직을 관리하는 데 사용된다. 경구용 약물은 사용하기 쉽지만 진정제와 같은 부작용이 있으며 몇 주 안에 효과가 사라질 수 있다.[10] 그러나 Tilton의 연구에 따르면 이러한 진정 효과는 몇 주 동안 사용하면 개선될 수 있다.[168] 어린이에게 가장 일반적으로 사용되는 경구용 경직 치료제로는 디아제팜과 바클로펜이 있다. 이러한 약물은 뇌와 척수에서 감마 아미노낙산(GABA)을 차단하여 근육 연축을 감소시키는 방식으로 작용한다. 경구용 바클로펜과 디아제팜은 모두 진정 효과가 강하기 때문에 이러한 약물을 복용하는 어린이의 운동 기능을 손상시킬 수 있다. 반대로 밤에 복용하는 디아제팜은 수면을 돕고 낮에 졸음을 유발하지 않으면서 야간 연축을 완화할 수 있다.[265] 티자니딘과 단트롤렌 나트륨은 소아 뇌성마비 환자의 경직을 감소시키는 것으로 보고된 다른 경구용 약물이지만 여러 부작용으로 인해 일반적으로 사용되지는 않는다. 이러한 약물이 어린이에게 미치는 기능적 효과에 대한 연구는 제한적이다. 따라서 물리치료사는 처방 의사와 협력하여 소아의 경직 감소와 기능의 균형을 맞추는 최적의 용량을 확보하는 것이 중요하며, 최적의 용량, 안전성 및 부작용에 대해서는 알려진 바가 거의 없다.

신경근 차단(Neuromuscular blocks)

신경근 차단(화학 신경 차단)은 말초신경 근처 또는 근육 내에 화학 물질을 주입하여 신경-근육 전달을 막는 치료법이다.[168] 페놀과 에틸 알코올은 1970년대에 경직 치료에 일반적으로 사용되던 신경근 차단술이다. 이러한 화학 물질은 말초신경에 주입되어 일시적인 축삭 변성을 유발하지만, 수개월에서 수년에 걸쳐 재신경화가 이루어진다.[168] 연구에 따르면 알코올[266]과 페놀[267,268]을 주사하면 경직이 감소하는 것으로 나타났지만, 이러한 화학물질은 주사 후 심각한 통증과 감각 이상을 유발할 수 있어 최근에는 BTX 신경근 차단술이 사용되고 있다.[269] BTX-A는 클로스트리디움 보툴리눔에 의해 생성되는 신경독소다.

일반적으로 식중독과 파상풍을 일으키는 혐기성 박테리아다.[10,168] BTX는 신경근 접합부의 시냅스 단백질에 결합하여 접합부가 아세틸콜린을 방출하지 못하게 함으로써 일시적인 근육 마비를 일으킨다.[10] 결합은 되돌릴 수 없으며 말초 신경은 새로운 신경근 접합부를 형성하기 위해 새로운 섬유를 싹 틔워야 한다.[270,271] 이 과정은 약 3-4개월이 걸린다.[10] 1993년부터 BTX-A 주사는 뇌성마비 환자의 경직을 치료하는 데 사용되었다. 2005년에 Gough와 동료들은 강직성 하반신 마비 아동을 치료하기 위해 반복적인 BTX-A 사용의 장기적인 이점에 의문을 제기했다.[272] 당시 이 그룹은 장기적인 효과에 대한 증거가 부족하기 때문에 BTX-A 사용에 대한 신중한 접근을 제안했다. 최근 연구에서는 BTX-A가 수동 관절 가동 범위, 보행 운동학 및 전반적인 기능적 능력에 미치는 영향에 대해 의문을 제기했다. 현재 BTX-A를 사용하는 임상 프로토콜을 면밀히 조사하여 주사된 근육에 대한 단기 및 장기적인 효과와 근육에 대한 해로움에 대한 실제 효과를 파악하고 있다. 예비 증거에 따르면 BTX-A를 주사한 근육은 수축성 엘레멘트를 잃고 지방과 결합 조직으로 대체되는 것으로 나타났다.[273] 결과적으로 근육이 약해지고 뻣뻣해진다. BTX-A가 근육 생리와 전반적인 근육 건강에 미치는 영향에 대한 현재의 이해를 고려할 때, 많은 연구와 조사가 필요하므로 BTX-A는 신중하게 사용해야 한다.

신경외과적 중재(Neurosurgical interventions)

선택적 뒤신경 신경뿌리절단술(Selective dorsal rhizotomy)

선택적 뒤신경 신경뿌리절단술(SPR)로도 알려진 선택적 뒤신경 뿌리절단술(SDR)은 경직성 뇌성마비를 가진 어린이의 근육 경직을 줄이기 위한 수술 절차다. 이 시술은 기능에 미치는 장기적인 영향을 뒷받침하는 증거가 부족하고 잘 이해되지 않은 시술이다.[274–279] 두 가지 유형의 아동만이 적절한 후보이기 때문에 좋은 결과를 얻으려면 아동을 선택하는 것이 중요하다. 첫 번째 그룹은 경직으로 인해 기능적 제한이 있지만 기능적 능력을 유지하고 궁극적으로 향상시킬 수 있는 충분한 자발적 힘을 가진 어린이다. 이러한 어린이는 일반적으로 GMFCS 레벨 I, II 또는 III이며 수술 전 GMFM 점수가 60점 이상이다.[280] 두 번째 그룹에는 경직으로 인해 앉기, 목욕, 자세 잡기, 회음부 관리 및 교실 활동을 방해하는 보행불가 아동이 포함된다.[277–278] 수술은 일반적으로 L2-S2[275,277] 또는 L2-S1[278]에 걸쳐 이루어지며, 경직에 가장 큰 영향을 미치고 비정상적인 운동 패턴을 일으키는 것으로 보이는 일부 뒤신경뿌리만 희생된다. 연구에 따르면 선택적 뒤신경뿌리절단술 후 물리치료와 같은 근육 경직에 대한 후속 추가 치료가 필요한 것으로 나타났다.[279]

경막 내 바클로펜 펌프(Intrathecal baclofen pump)

바클로펜은 경구 복용 외에도 복부에 피하 또는 근막하에 외과적으로 삽입된 펌프를 통해 어린이에게 전달할 수 있다. 카테터를 통해 하키 퍽 크기의 펌프에서 바클로펜을 흉부 상부의 흉강 내 공간으로 전달한다.[281] 많은 연구에서 ITB가 뇌성마비를 가진 소아의 경직을 줄이는 데 효과적이라는 것이 밝혀졌다.[282–284] 전통적으로 ITB 펌프는 통증 감소/편의성 개선, 기형 또는 기능 악화 방지, 치료 편의성 개선이라는 주요 목표를 가지고 중등도 강직(GMFCS 레벨 IV 또는 V)을 가진 소아에게 선택되었다.[10,285] 2011년, 뇌성마비를 앓고 있는 보행불가 소아를 대상으로 한 최대 규모의 대조군 연구 결과에 따르면 ITB는 근긴장도와 경직을 감소시키고 편안함과 간병을 개선하지만 수술 후 18개월이 지나도 기능과 사회 참여에는 거의 영향을 미치지 않는 것으로 나타났다.[286] 기능적 제한이 미미하거나 중간 정도인 소아는 과거에는 ITB 펌프 삽입의 후보로 간주되지 않았다. 하지만 최근 몇 가지 연구에 따르면 보행의 질[287–289]이 개선되고 보행 상태[290–294]가 개선된 것으로 나타났는데, 이는 뇌성마비를 덜 앓고 있는 아동의 경우다. 반면, 보행이 불가능한 소아는 ITB 펌프 이식의 결과로 보행이 가능할 가능성이 높지 않다.[286,295] 이것이 절대적인 규칙으로 입증된 것은 아니지만, 수술 후 새로운 보행 기술을 기대하지 않도록 수술 전에 보행불가 아동의 보호자와 현실적인 목표를 논의할 필요가 있다. 다른 연구에 따르면 경증, 중등도, 중증의 강직성 및 근긴장성 뇌성마비를 가진 소아에서 보행 능력 향상 외에도 GMFM으로 측정한 전반적인 기능이 개선된 것으로 나타났다.[296,297] 일부 어린이(두 연구에서 최대 12%)[290,293]는 ITB 펌프 이식 후 보행 및 이동 기술이 저하된 것으로 나타났는데, 이는 아마도 과긴장이나 경직을 이용하여 기능적으로 사용하는 능력이 감소했기 때문인 것으로 추정된다.[290,293] 물리치료사는 ITB 펌프 삽입 전후에 몇 가지 중요한 역할을 한다. 치료사는 바클로펜 펌프에 적합한 어린이를 식별하고, 기능을 방해하는 경직과 기능을 위해 사용하는 경직을 구별하기 위한 평가 과정을 돕고, 수술 전 현실적인 결과를 설정하는 데 도움을 줄 수 있다. 펌프 이식 후 물리치료사는 사지 및 몸통 톤을 측정하여 용량에 대한 의사 결정 과정을 지원하고, 가족과 아이가 다르게 느끼고 움직이는 신체에 익숙해지도록 돕고, 필요한 수정(예: 안전벨트와 몸통 지지대의 위치를 복부 수술 부위에서 멀리 이동)을 위한 착석 평가, 새로운 장비 필요성 평가, 재활 서비스 필요성 결정, 피부 완전성 모니터링, 보호자에게 수술 후 예방 조치를 교육할 수 있다.[285] 수술 후 주의사항은 의사마다 다르지만 일반적으로 90도 이상 엉덩관절 굽힘 금지, 몸통의 강제 회전 금지, 뇌척수액 누출에 따른 심한 두통 발생을 줄이기 위해 수술 후 최소 48시간 동안 누워 있어야 한다는 내용이 포함된다. 치료의 용이성 증가와 통증 감소라는 원하는 결과를 얻은 어린이는 물리치료 빈도를 늘릴 필요가 없지만, 기능적 변화를 목표로 하는 어린이는 수술 후 약 1개월부터 치료를 "집중적으로" 받는 것이 도움이 될 수 있다.[285]

정형외과적 중재

정형외과적 관리의 목표는 각 어린이가 최적의 기능적 능력에 도달하도록 돕고 간단하고 보존적인 치료 옵션을 시행할 수 있는 조기에 발견하여 기형을 예방하는 것이다.[10,298,299] 정형외과 의사는 정형외과 수술을 지연시키기 위해 구축 및 근력 약화와 같은 이차적 장애를 최소화하기 위해 물리치료를 자주 처방한다. 골격이 성숙하기 전에 어린이가 받아야 할 수 있는 정형외과 수술 횟수를 줄이는 것이 목표다. 외과적 개입이 필요한 경우 수술의 목표는 기능을 개선하고 불편함을 줄이며 장애가 될 수 있는 구조적 변화를 예방하는 것이어야 한다.[298]

소아 뇌성마비 환자는 여러 관절에 정형외과적 장애가 있는 경우가 많기 때문에 한 관절만 수술해도 전반적인 정렬과 기능이 개선되지 않고 인접 관절에 부정적인 결과를 초래할 수 있다. 따라서 정형외과 의사들은 적은 수의 수술로 전반적인 기능을 개선하기 위해 여러 정형외과적 수술을 동시에 시행하는 것이 일반적인 관행이 되었다. 일반적으로 단일 사건 다단계 수술(SEMLS)로 알려진 이 접근법은 소아 뇌성마비의 정형외과적 관리에서 표준 치료법으로 자리 잡았다. 이 기술은 포괄적인 보행 분석을 통해 수술 결정을 내리는 데 도움을 줄 때 특히 효과적이다.[300-302] 다음 장에서는 척추 및 하지와 관련된 가장 일반적인 정형외과적 문제와 수술 절차에 대해 설명한다. 일반적으로 사용되는 수술 용어의 정의는 표 9.7을, 일반적인 정형외과 수술, 적응증 및 일반적인 수술 후 권장 사항은 표 9.8을 참조. 수술 후 프로토콜은 병원, 집도의, 어린이에 따라 달라질 수 있으므로 제시된 정보는 치료 프로그램을 계획하고 실행할 때 참고 자료로만 사용해야 한다. 뇌성마비의 다양한 패턴과 분류를 가진 아동의 대동작 운동 발달 및 운동 보상에 대한 이해는 수술이 아동의 향후 기능에 어떤 영향을 미칠지 잘 예측하기 위해 필요하다. 이러한 지식은 현실적인 장단기 목표를 세우는 데 매우 중요하다.

표 9.7. 정형외과 용어

기간	정의
힘줄이완술/절단술	힘줄절개술의 완전한 절단
힘줄 늘림술	Z-성형을 통한 힘줄의 근막 늘림술
피부늘림술	외관을 위해 부위를 열지 않고 힘줄을 작게 절개하는 힘줄 늘림술
뒤물림술	근막늘림술에 사용되는 또 다른 용어로, 일반적으로 장딴지근만 연장하는 것과 전체 아킬레스건 연장을 구분하는 데 사용된다.
뼈자름술	뼈의 방향을 바꾸기 위해 뼈를 수술적으로 절단하는 경우
선반 절차	엉덩관절 탈구를 줄이기 위해 절구보다 높은 선반을 만드는 여러 골반 뼈자름술을 말한다.
힘줄전이술	힘줄의 한쪽 끝을 잘라 다른 근육에 연결하여 해당 근육의 수술 전 기능을 변경하거나 제거하는 수술
관절염	최소 두 개의 뼈의 융합

척추/신경근 척추옆굽음증

척추 변형은 소아 뇌성마비 환자에게 매우 흔하며, 신경근성 척추옆굽음증이 가장 흔한 변형 패턴이다. 신경근 측만증은 주로 척추의 작용근과 길항근 사이의 불균형으로 인해 발생한다. 이러한 불균형은 척추에 S자형 또는 C자형 만곡을 유발하여 어린 시절 내내 계속 진행된다. 특발성. 척추옆굽음증(scoliosis)에서 흔히 볼 수 있는 S자형과 달리, 뇌성마비를 동반한 소아 신경근 측만증은 일반적으로 왼쪽 볼록한 넓은 C자형인 경우가 많다.[303] 척추옆굽음증의 발생률은 뇌성마비 아동의 경우 20%에서 25% 사이이며[281,304], 가장 심한 척추옆굽음증은 일반적으로 GMFCS에서 4단계와 5단계에 해당하는 보행불가 아동에게 나타난다.[305] 대부분의 척추옆굽음증은 10세 이전에 나타나지만[306], 사춘기에 빠르게 진행되기 시작하여 한 달에 최대 2-4도까지 곡선이 휘어진다.[304] 골반 경사는 결국 척추옆굽음증(scoliosis)이 허리뼈 아래까지 확장되어 앉는 자세와 균형에 영향을 미치기 때문에 골반 경사가 발생한다.

청소년의 척추옆굽음증이 심해지면 호흡 제한, 통증, 욕창, 위생 관리의 어려움 등이 발생할 수 있다.[305] 안타깝게도 신경근육성 척추옆굽음증은 교정기 관리에 반응하지 않으며[304], 스트레칭, 근력 강화, 관절 운동 또는 ES를 치료에 사용한다는 증거는 아직 없다. 만곡이 50도 이상이고 기능 저하가 있는 10세 이상의 어린이가 선택할 수 있는 치료법은 후방 척추 유합술이다.[304] 이 시술은 사전에 구부린 골반 부분이 있는 U자형 막대를 사용하는데, 이는 엉덩뼈에 고정되어 골반 기울기와 척추옆굽음증(scoliosis)을 교정한다(그림 9.25).[306] 아이가 사춘기에 도달했거나 예상되는 성장의 대부분 달성할 때까지 척추 유합을 지연시키는 것이 바람직하다. 융합이 완료되면 몸통은 이상 성장할 수 없다. 신경근 유합술의 합병증 발생률은 높으며, 한 연구에서는 68%의 합병증 발생률을 보고했다. 일반적인 합병증으로는 폐 문제, 상처, 하드웨어 고장, 만곡 진행, 췌장염, 가성 관절염 등이 있다.[307] 높은 합병증 발생률에도 불구하고 보호자와 아이의 만

표 9.8. 뇌성마비 아동을 위한 일반적 정형외과 수술

수술 과정	적응증	합병증	수술후 관리
후방척수융합술	신경근 척추옆굽음증	취장염 상처 감염	Log 구르기만 가능 엉덩관절 굽힘 90도 이상 금지 강제적 몸통 돌림 금지
모음근 늘림술	엉덩관절 아탈구 모음근 구축 가위보행 샅 위생관리가 어려움	구축재발 종속영양 석회화 과늘림(흔치않음)	주의사항 없음 WBAT
골반 뼈자름술	엉덩관절 아탈구/탈구	내부감염 반복된 탈구 고정의 상실	엉덩관절 굽힘 90도이상 금지 강제적 몸통 돌림 금지 정중위를 넘어가는 모음 금지 WBAT
넙다리의 안굽이 감소를 위한 뼈자름술	넙다리앞경사의 증가 엉덩관절 아탈구/탈구	상처 감염 넙다리뼈 골절	엉덩관절 굽힘 90도이상 금지 강제적 몸통 돌림 금지 WBAT
엉덩허리근 이완술/힘줄절단술	보행불가능한 아동에서 엉덩관절 굽힘 구축	구축 재발 과늘림	주의사항 없음 WBAT
허리근 늘림술	보행가능한 아동에서 엉덩관절 굽힘 구축	구축 재발 과늘림	주의사항 없음 WBAT
넙다리뒤근 늘림술	넙다리뒤근 구축 경도의 무릎 굽힘 구축	구축 재발 과늘림	하루에 8-12시간 무릎관절 고정기 착용
후방 무릎 관절낭 절개술	중등도 무릎 굽힘 구축	구축 재발 과늘림	엎드린 자세에서 무릎 굽힘 90도 이상 금지
넙다리곧은근 전이술	경직된 무릎 보행	넙다리네갈래근의 일부 섬유부분 재접착(흔치않음)	6-8주간 짧은 다리 깁스 WBAT
정강이뼈자름술	안쪽 또는 바깥쪽 정강이뼈 비틀림	발목관절의 안굽이 또는 밖굽이 구획증후군	4-6주간 짧은 다리 깁스 WBAT
아킬레스힘줄늘림술	꿈치들린휜발 변형 가쪽들린휜발	구축 재발 과늘림	4-6주간 짧은 다리 깁스 WBAT
장딴지근 뒤물림술	가자미근 구축을 동반하지 않은 장딴지근 구축	구축 재발 과늘림	4-6주간 짧은 다리 깁스 WBAT
목말밑관절융합술	중증도의 가쪽들린휜발	유합 불량 발목관절 밖굽이	12주간 짧은 다리 깁스 WBAT
트리플 관절유합술	통증이 동반된 중증도의 가쪽들린휜발	유합 불량 발목관절 밖굽이	12주간 짧은 다리 깁스 WBAT
바깥쪽 기둥 늘림술	가쪽들린휜발	가쪽들린휜발의 재발	12주간 짧은 다리 깁스 WBAT
뒤정강근 전이술	보행의 디딤기 또는 흔듦기 전체적으로 앞정강근이 활성화된 안쪽들린휜발	안쪽들린휜발의 과교정 또는 교정부정	수술 후 4주간 깁스 WBAT
앞정강근 힘줄 갈림 전이술	보행의 디딤기 전체적으로 뒤정강근이 활성화된 안쪽들린휜발	안쪽들린휜발의 과교정 또는 교정부정	수술 후 4주간 깁스 WBAT

족도는 높으며, 수술은 아이의 삶의 질을 크게 개선하는 것으로 나타났다.[305] 수술 후 적절한 시기에 조정이 완료되지 않으면 정렬이 변경되어 지지력이 떨어지고 피부 손상 또는 염증이 발생할 수 있으므로 치료사는 모든 착석 및 기립 장치를 평가해야 한다. 수술 후에는 일반적으로 폐의 가스 교환량이 많아지고 흉곽 확장이 개선되기 때문에 호흡 기능이 개선될 가능성이 높아진다. 이는 기능 훈련과 더불어 수술 후 재활 과정에서 해결해야 한다.

엉덩관절(Hip joint)

뇌성마비 아동은 여러 가지 이유로 고관절 수술이 필요

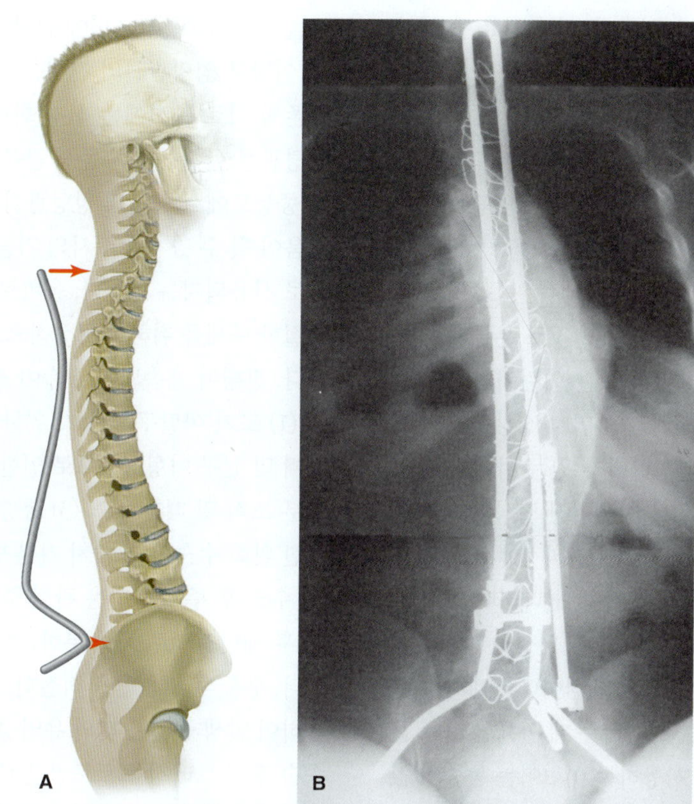

그림 9.25. 후방 척추 유합술: (A) 일반적인 유닛 포드 배치 그림 (B) 단위 막대를 사용한 곡선 교정을 보여주는 방사선 사진

할 수 있다. 여기에는 고관절 아탈구나 탈구를 예방하거나 감소시키기 위해, 보행 시 안쪽 돌림을 교정하기 위해, 가위 걸음을 없애기 위해, 또는 심각하게 손상된 아동의 회음부 관리 개선을 위해 수술을 진행할 수 있다. 엉덩관절 이상은 소아 뇌성마비 환자에게 흔히 발생하며, 보고된 발병률은 2%에서 75%에 이른다.[47]

넙다리뼈 앞경사(Femoral anteversion)

넙다리뼈 전위가 증가하면 엉덩관절 내부 회전이 과장되고 보행 중 흔듦기 단계에서 한쪽 신발의 발가락이 반대쪽 신발에 걸리면 아이가 걸려 넘어져 보행에 심각한 영향을 줄 수 있다. 블레이드 플레이트 고정을 통한 넙다리뼈 탈구 뼈자름술(그림 9.26), 때때로 안쪽 뒤넙다리근 파열을 동반하는 넙다리뼈 탈구 뼈자름술이 이변형의 표준 수술이다.[10,308,309]

수술 후 관리에는 깁스나 고정이 포함되지 않으며, 물리치료는 수술 후 1일 또는 2일째에 수동 관절 가동 범위으로 시작된다. 일반적으로 2일째에는 침대에서 휠체어로 옮겨진다. 퇴원 시에는 체중을 완전히 지탱하고 보조 보행이 가능할 것으로 예상되며, 수술 후 4-7일 사이에 이루어진다.[10] 물리치료는 근육 균형을 개선하기 위해 관절 가동 범위을 늘리고 엉덩관절 근육을 강화하는 방향으로 진행된다. 기능 훈련은 아이가 새로운 엉덩관절 정렬과 운동 조절의 필요성에 따라 움직이는 새로운 방법을 배우는 데 중요하다. 수술 전 상태 이상의 개선은 최대 1년 동안 기대할 수 있다.[10] 편측 엉

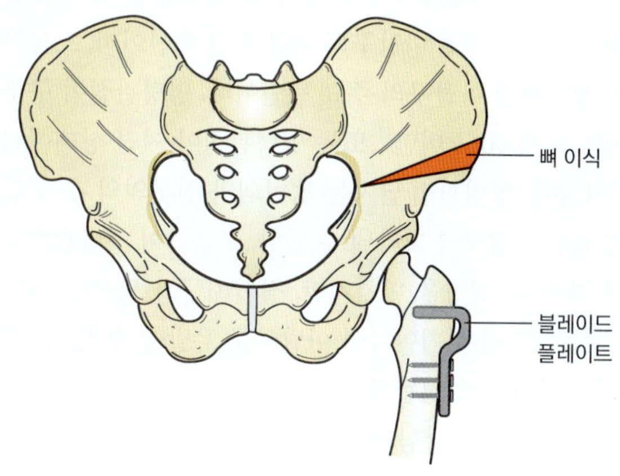

그림 9.26. 내반 탈구 골뼈자름술(VDRO) 블레이드 플레이트 고정을 사용한 골반 뼈자름술

덩관절 수술은 LLD를 초래할 수 있으며, 이는 치료 중 의사와 상의하여 고려해야 한다.

엉덩관절 아탈구/탈구

뇌성마비 아동의 신경학적 침범이 심할수록 엉덩관절 탈구 또는 아탈구가 발생할 가능성이 높아진다.[310,311] Soo 등[311]의 한 연구에 따르면 엉덩관절 변위 발생률은 GMFCS에서 레벨 I로 분류된 아동의 경우 0%, 레벨 V로 분류된 아동의 경우 90%에 달했다. 뇌성마비가 있는 어린이의 엉덩관절 비정상적인 진행과정을 이해하려면 먼저 정상적인 엉덩관절 발달을 이해해야 한다. 뇌성마비가 있는 아이와 없는 아이는 모두 엉덩관절이 앞쪽으로 기울어진 정상적인 엉덩관절을 가지고 태어난다. 엉덩관절의 발달 과정에서 서 있을 때와 보행 시 균형 잡힌 근육 사용은 절구, 넙다리뼈 머리 발달과 전치골의 리모델링을 촉진한다. 소아 뇌성마비 환자의 경우 보행은 엉덩관절 아탈구 예방의 핵심이다. 5세까지 독립적으로 걷는 어린이는 탈구를 예방하는 데 필요한 근육 균형이 발달한다. 보행 보조기를 사용하는 어린이는 통증이 없는 아탈구가 발생할 수 있지만 외과적 개입이 필요한 경우는 거의 없다. 보행 보조기를 사용하지 않는 어린이의 엉덩관절은 7세 이전에 탈구가 시작될 수 있다.[47] 상방 및 후방 방향 아탈구는 엉덩관절 아탈구의 가장 흔한 패턴이며, 모음근 강직이 엉덩관절 아탈구의 주요 원인이다. 엉덩관절이 구부러진 상태에서 40도 미만[47] 또는 엉덩관절이 펴진 상태에서 45도[10]의 수동 엉덩관절 납치는 정형외과 전문의의 추가 검사가 필요한 아탈구를 나타낼 수 있다. 모음근이 엉덩관절의 모음에 가장 큰 영향을 미치지만, 장딴지근과 모음근 경직도 비정상적인 힘에 기여하여 아탈구를 유발할 수 있다. 모음근, 뒤넙다리근, 엉덩관절 굽힘근의 지속적인 공동 수축으로 인해 엉덩관절이 굽힘과 폄 상태로 유지되고 엉덩관절에 과도한 힘이 가해진다. 이러한 비정상적이고 강력한 힘은 넙다리뼈 머리 절구의 상부 및 후방으로 향하게 한다.[47] 아탈구가 진행됨에 따라 넙다리뼈 머리가 절구의 바깥쪽 가장자리를 눌러 절구 납작화와 관절 연골 변성을 초래한다.[40] 넙다리뼈 머리 변화 외에도 넙다리뼈 목쪽의 경사각이 높게 유지되고 불안정성이 지속된다. 근전도 연구에 따르면 안쪽 뒤넙다리근 경직과 중간엉덩근 약화는 엉덩관절의 내부 회전 위치 및 지속적인 넙다리뼈 전위를 유발하는 근육 불균형과 관련이 있는 것으로 나타났다.[47] 치료하지 않고 방치하면 넙다리뼈머리가 탈구될 때까지 계속 이동할 수 있다. Gamble과 동료들[312]은 이 과정이 6년에 걸쳐 진행된다고 주장한다.

아탈구 엉덩관절의 진행을 예방하거나 지연시키기 위한 보존적 치료 옵션에는 신경 화학적 강직 중재와 모음근 및 엉덩관절 굽힘근의 수동적 근육 스트레칭이 포함된다. ITB는 중등도에서 중증의 엉덩관절 근육 경직을 감소시키는 데 도움이 될 수 있지만 주사의 기술적 어려움으로 인해 일반적으로 사용되지는 않는다. 올바르게 조정된 좌석 시스템에서 적절한 자세를 취하고 일상적으로 서 있으면 진행을 늦출 수 있다. 진행이 계속되면 수술이 필요할 수 있다. 수술적 관리는 (1) 조기 아탈구를 막기 위한 연부 조직 방출술, (2) 넙다리뼈 및 절구 이형성증으로 인한 아탈구 진행을 늦추기 위한 연부 조직 및 뼈자름술, (3) 통증이 있는 관절염 엉덩관절에 대한 완화 수술의 세 가지 기본 범주로 나뉜다.

수술 후 주의 사항은 관절 주변의 연부 조직이 다시 임대된 후 제한적으로 체중 부하, 스트레칭 및 기능 강화가 가능하다. 수술 후 모음근을 적절히 스트레칭하도록 간병인을 교육하여 발생 중인 흉터의 유연성을 개선하는 것이 중요하다. 수술 후 스트레칭 프로토콜을 준수하지 않으면 수술로 얻은 엉덩관절 벌림 운동 범위가 역전되고 아탈구가 진행될 수 있다. 물리치료에는 엉덩관절 벌림근과 모음근 사이의 근육 균형을 맞추기 위한 엉덩관절 주변 근육 강화 운동도 포함되어야 한다. 근육 CA 패턴을 개선하기 위해 수동 및 시각적 단서를 사용한 서기 활동과 보행 훈련을 사용해야 한다. 아탈구 또는 완전 탈구, 넙다리뼈 전위 및 절구 이형성증이 진행되는 어린이의 경우 엉덩관절을 재배열하고 안정화하기 위해 근육 및 뼈 수술을 병행해야 하는 경우가 많다.

만성적이고 진행성인 아탈구는 절구 이형성증을 유발한다. 절구는 연부 조직 방출 및 내반 탈구 뼈자름술(VDRO)을 통해 넙다리뼈 머리 중심부에 적절하게 재설정하더라도 재형성 가능성이 거의 없다.[47] 이러한 경우 완전한 엉덩관절 재건술이 필요하며, 근육을 풀어주고, VDRO를 통해 넙다리뼈 머리를 절구 내로 축소한 후 마지막으로 절구를 재건하여 기형을 교정하는 것을 말한다.[313-316] 골반 뼈자름술이라고도 하는 절구 재건술은 골반을 절개하고 뼈 이식을 추가하여 절구보다 높은 선반을 만드는 수술이다. 이러한 선반 절차는 절구의 방향을 변경하여 VDRO 후 넙다리뼈 머리 축소를 잘 고정한다(그림 9.27). 엉덩관절 재건술의 목표는 거의 정상에 가까운 관절과 정상적인 엉덩관절 관절 가동 범위이다. VDRO 및/또는 골반 뼈자름술 후 수술 후 치료는 외과의의 수술 후 예방 조치와 프로토콜에 따라 달라진다. 골반

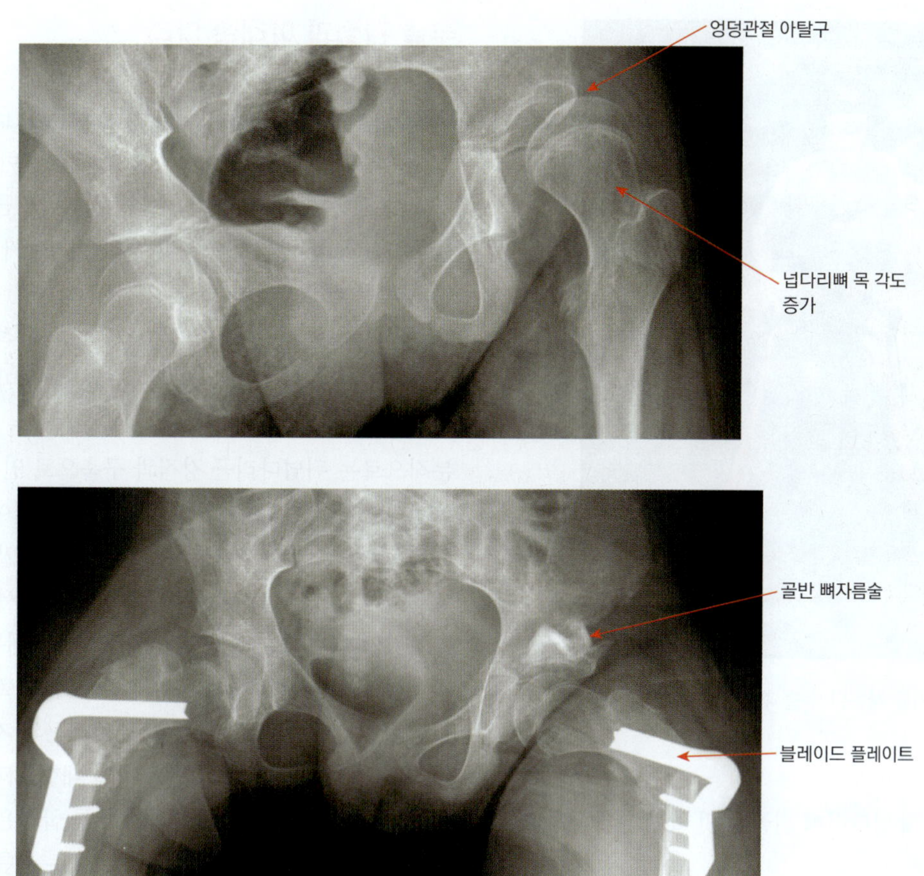

그림 9.27. 엉덩관절 아탈구에 대한 바루스 탈구 뼈자름술 및 골반 뼈자름술 전후 비교

뼈자름술 후 일반적인 수술 후 주의사항으로는 90도 이상의 엉덩관절 굽힘 금지, 엉덩관절 회전 범위 제한, 중립 이상의 엉덩관절 모음 금지 등이 있다. 수술 후 조기에 고정하고 체중을 지탱하면 고정으로 인해 발생하는 피부 파괴, 골감소증 및 쇠약을 예방하는 데 도움이 될 수 있다. 일반적으로 엉덩관절 재건술 후 재활 과정은 6개월에서 12개월 사이에 진행되며, 수술 전 기능으로의 복귀는 보통 12개월에서 24개월 사이에 이루어진다. 수술 후 치료의 초점은 엉덩관절 벌림 가동범위를 개선하기 위한 스트레칭, 엉덩관절 주변 근육 균형을 개선하기 위해 가능하면 서 있을 때 기능적 강화 운동, 앉았을 때 올바른 자세를 유지하는 운동 등이 있다.

왼쪽 방사선 사진에서 왼쪽 엉덩관절의 상부 엉덩관절 아탈구와 넙다리 목쪽 각도가 증가한 것을 확인할 수 있다. 오른쪽 방사선 사진은 고정용 블레이드 플레이트를 사용하여 넙다리뼈 목쪽 각도를 감소시켜 넙다리뼈 머리를 절구 내로 축소한 것을 보여준다. 또한 절구의 우수한 경계를 만들기 위해 배치된 골 이식편 쐐기를 확인할 수 있다.

엉덩관절 탈구에 대한 완화 수술은 재건에 실패하고 통증이 계속되는 어린이를 위해 예약된 수술이다. 엉덩관절 전치환술, 어깨 보철물 또는 근위 넙다리뼈 절제술은 엉덩관절 탈구의 완화 옵션이다. 이러한 수술의 목표는 통증의 원인을 제거하고 기능을 개선하는 것이다.[10,312,316]

아탈구 없는 엉덩관절 모음근 구축

엉덩관절 모음근 구축의 관리 적응증은 다음과 같다:

- 가위질 걸음걸이 개선
- 절구에서 넙다리뼈머리 정렬 개선(일반적으로 VDRO와 결합)
- 회음부 관리 개선

보존적 관리에는 엉덩관절 전체의 근육 균형을 촉진하기 위한 스트레칭, 자세 교정 및 엉덩관절 벌림근 강화 운동이 포함된다. 아이의 상태에 따라 엉덩관절 모음근을 단독으로 연장하거나 장요근을 함께 연장할 수 있다. 일반적으로 수술 후 고정 기간이 없으며 즉시 관절 가동 범위/기능 강화를 시작할 수 있다.[10] 엉덩관절 모음 연장은 일반적으로 엉덩관절

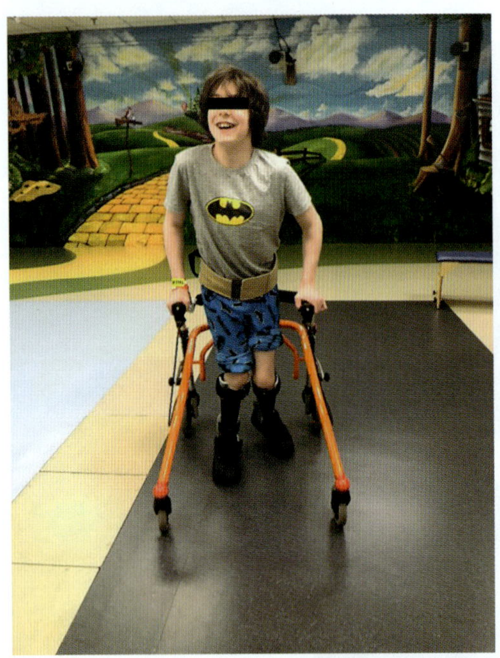

그림 9.28. 후방 보행기를 사용한 수술 후 보행 훈련

정렬을 개선하기 위해 넙다리뼈 절골술 및 골반 절골술과 결합된다.

엉덩굽힘근 구축(Hip flexor contracture)

엉덩관절 굽힘 구축은 균형, 자세 및 기립과 보행 기능을 방해한다. 일반적으로 등허리뼈 접합부가 과도하게 확장되고 무릎이 구부러져 몸의 방향이 수직으로 유지되는 보상 곡선이 발생한다. 등허리뼈 접합부에서 폄이 일어나는 동안 골반이 전방 경사로 흔들리기 때문에 수축된 엉덩관절 굽힘근을 스트레칭하기 어렵다. 외과적 개입에는 장요근을 완전히 절단/절제하거나 골반 또는 엉덩관절로 힘줄을 옮기는 수술이 포함된다.[10,16,317,318] 이 수술은 단독으로 시행되는 경우는 드물며, 기능적 제한이 큰 소아에서 여러 수술 부위 중 하나로 시행된다. 어린이는 엉덩관절 약화가 심해져 계단 오르기 등의 기능 활동이 어려워지는 경우가 많으므로 장요근 늘림술은 신중하게 결정해야 한다. 수술 후 물리치료에는 엉덩관절 폄근과 벌림근을 최대한 늘리고 엉덩관절 폄근과 벌림근을 강화하기 위해 매일 엎드린 자세로 누워 있는 프로그램이 포함되어야 한다. 기능적 기술의 촉진은 계속되어야 하며, 아동의 이전 보상 운동 패턴으로 돌아가지 않도록 주의를 기울여야 한다(그림 9.28).

무릎 관절과 아래쪽 다리

무릎굽힘근 구축(Knee flexion contracture)

무릎 폄 가동 범위 감소는 소아 뇌성마비 환자에게서 흔히 발견되는 증상이다. 지속적인 뒤넙다리근 스트레칭에도 불구하고 무릎 굽힘 구축이 발생하는 경우가 많다. 뒤넙다리근 구축은 뇌성마비 아동의 기능에 영향을 미칠 수도 있고 그렇지 않을 수도 있으며 모든 경우에 적극적인 개입이 필요하지 않을 수도 있다.[10] 강직성 양하지 뇌성마비를 가진 소아에서 자세 단계에서 무릎 굽힘이 증가하는 것은 적어도 부분적으로는 뒤넙다리근 강직과 구축으로 인한 경우가 많다. 이러한 구부러진 무릎 또는 '웅크린' 걸음걸이는 일반적으로 스텝 길이 감소, 자세에서 무릎 굽힘 증가, 말단 스윙에서 무릎 확장 감소, 엉덩관절 굽힘 증가, 자세에서 발목 발등굽힘 증가를 포함한다. 또한 이러한 웅크린 자세는 보행 중 에너지 비효율성을 유발하는데, 이는 부분적으로는 무릎이 이상 굽힘되지 않도록 하는 넙다리 네갈래근의 지속적인 발화로 인해 발생한다(웅크린 걸음걸이에 대한 자세한 내용은 '걸음걸이' 장 참조).[319-321] 지속적인 무릎 굽힘은 결국 뒤넙다리근의 구축으로 이어지고, 심한 경우에는 무릎 관절낭 구축과 좌골 신경 단축으로 이어진다.[10]

무릎 굽힘 구축 치료의 목표는 이상의 변형을 방지하기 위해 무릎의 단단한 후방 구조를 늘리는 것이다. 뒤넙다리근 스트레칭을 꾸준히 하는 것이 구축에 대한 첫 번째 방어선이다. 치료사는 뒤넙다리근 압박이 기능에 악영향을 미치기 시작하기 전에 간병인에게 뒤넙다리근 스트레칭을 가르쳐야 한다. 무릎 고정기 사용은 뒤넙다리근 경직을 줄이기 위해 어느 정도 성공적으로 사용되고 있는 또 다른 보수적 접근법이다. 무릎 고정기는 하루 중 또는 아이가 자는 동안 다양한 시간에 사용할 수 있다. 아이에게 서 있는 요법을 제공하는 것도 무릎 굽힘 염좌를 예방하는 데 도움이 될 수 있으며, 경직이 과도하지 않은 경우 길이를 늘리는 데 도움이 될 수 있다. 보존적 관리가 실패할 경우, 구축의 정도에 따라 (1) 뒤넙다리근 늘림술, (2) 뒤넙다리근 연장을 동반한 후방 무릎뼈 절개술, (3) 뒤넙다리근 연장을 동반한 넙다리뼈 연장 뼈자름술의 세 가지 수술적 개입을 통해 무릎 신장을 개선할 수 있다.

뒤넙다리근 늘림술은 무릎 굽힘 증가를 교정하기 위해 선택하는 수술 절차로 널리 알려져 있다.[10,322,323] 뒤넙다리근 일반적으로 원위쪽으로 연장되며, 가장 일반적인 수술에는

Z-성형술/반건근 절개술, 장딴지근 절개술, 반막하 퇴축술/근막 길이 늘림술, 뒤넙다리근 퇴축술이 복합적으로 시행된다.[10,321,324]

뒤넙다리근 연장 수술의 적응증은 다음과 같다:

- 단축된 뒤넙다리근 인해 앉아있을 때 심한 뒤굽음 자세
- 10도 이상의 고정 무릎 굽힘 구축
- 40-50도 이상의 무릎뼈각도
- 보행 중 발이 닿을 때 무릎을 20-30도 구부린다.
- 디딤기와 초기 흔듦기 동안 뒤넙다리근 지속적인 EMG 활동
- 20도 이상의 무릎 굽힘 [10,324-326]

여러 연구에 따르면 뒤넙다리근 절개술 후 디딤기 단계 동안 무릎 폄이 개선되어 웅크린 자세가 감소하는 것으로 나타났다.[327,328] 무릎을 30도 굽힌 상태에서 넙다리 네갈래근 근력도 뒤넙다리근 늘어난 후 증가하며, 이는 웅크린 자세로 돌아가는 것을 방지하는 데 중요하하다.[229] 물리치료는 수술 후 1일차부터 무릎 수동 관절 가동 범위, 침대 이동성, 체중 부하(WBAT), 무릎 고정기 사용 및 스트레칭에 대한 가족 교육으로 시작된된다. 처음에는 무릎 고정기를 2시간 착용하고 낮에는 2시간 쉬고 밤에는 하루 종일 착용하도록 권장한다. 이 착용 스케줄은 결국 밤에만 착용하도록 줄여나간다.[10] 간병인에게 뒤넙다리근 스트레칭의 적절한 강도와 빈도를 가르치는 것의 중요성은 아무리 강조해도 지나치지 않다. 뒤넙다리근 스트레칭은 수술 후 2일째부터 최소 3-4개월 동안 하루에 세 번 30초간 스트레칭을 하는 것이 좋다. 재활 중 슬와 각도를 주의 깊게 모니터링하여 스트레칭 빈도를 천천히 줄일 수 있는 시기를 결정한다. 스트레칭을 하지 않으면 흉터가 엉성하게 형성되어 무릎이 굽힌 상태로 원래의 구축이 재발하게 된다. 외래 물리치료사는 처음에는 뒤넙다리근 유연성 향상, 무릎 확장 능동 관절 가동 범위/수동 관절 가동 범위, 무릎을 편 상태에서 보조 기립(무릎 고정 장치 및/또는 AFO 사용), 관절 전체의 균형 개선을 위한 무릎 폄근과 굴근 강화에 초점을 맞춰야 한다.[10] 뒤넙다리근 근육은 수술 후 약 9개월이 지나면 수술 전 수준으로 강화될 가능성이 있다.[323,329] 일단 뒤넙다리근 근육이 길어지면 뒤넙다리근 근육의 배 부분이 반동하고 육종은 느슨해진다. 시간이 지남에 따라 근육 섬유의 육종 수가 감소하여 최적의 필라멘트 겹침이 회복된다. 이 과정은 몇 달이 걸리며 뒤넙다리근 강도를 수술 전 수준으로 높이는 데 필요한 시간이 길어진다. 뒤넙다리근 무릎과 엉덩관절을 가로지르기 때문에 치료사는 엉덩관절 근육을 위한 관절 가동 범위 강화 운동도 강조해야 한다. AFO는 서 있을 때와 보행 시 발등굽힘을 제어하고 웅크려야 한한다. 보행 훈련과 균형 훈련은 재활의 후기 단계에서 치료의 중점을 두며, 어린이가 보다 직립 자세로 효율적으로 보행하고 이동하도록 가르친다. 무릎 주변의 근력이 수술 전 수준에 근접하거나 이를 넘어설 때까지는 기능적 개선이 나타나지 않을 수 있다.[323,329]

뒤넙다리근 릴리즈는 비교적 간단한 수술이지만 몇 가지 주목할 만한 합병증이 있다. 뒤넙다리근 늘림술의 가장 흔한 합병증은 뒤넙다리근 구축의 재발이다.[10] 이는 필연적으로 무릎을 구부리거나 구부린 보행 패턴의 복귀로 이어질 수밖에 없다. 뒤넙다리근 구축의 재발 외에도 외부 정강뼈 비틀림 변형, 넙다리 네갈래근 약화 또는 성장 급진으로 인해 웅크린 걸음걸이가 재발할 수 있다.[10,319] 특히 유아기에 첫 수술을 받은 경우 이러한 기능 저하로 인해 뒤넙다리근이 반복적으로 늘어나는 경우가 흔하다.[10] 좌골 신경 마비 또한 뒤넙다리근 늘림술 후 흔히 발생하는 합병증이이다.[10,321] 뒤넙다리근 힘줄을 풀어주면 무릎 폄은 개선되지만 슬와골의 신경이 팽팽해진다. 이러한 신경은 무릎 폄을 제한할 수 있으며 공격적인 스트레칭으로 손상될 수 있다. 물리치료사는 수술 직후와 수술 후 처음 몇 주 동안 아이의 감각 이상과 발가락을 움직일 수 있는지 확인해야 한다.[321] 좌골 신경 스트레칭에 대한 교감신경 반응으로 인해 발이 붓는 경우도 발생할 수 있다.[10] 경막외 주사로 수술 후 통증을 관리하는 어린이는 진통제가 신경통과 마비를 감추기 때문에 좌골 신경통의 위험이 높아져 신경 마비가 장기화될 수 있는 극심한 신경 스트레칭을 견딜 수 있다.[321] 뒤넙다리근이 길어지는 또 다른 합병증은 무릎 과폄이다. 뒤넙다리근이 과도하게 늘어나면 스윙 단계에서 무릎의 장력을 제어할 수 있는 능력을 상실하여 디딤기 단계에서 재발을 유발할 수 있다.[10,327,328] 무릎 회귀는 시간이 지남에 따라 개선되는 경우가 많지만, 단기적으로는 약간의 DF로 설정된 고체 또는 관절형 AFO로 조절해야 한다.[10]

중등도 이상의 무릎 굽힘 구축(10-30도)의 경우, 뒤넙다리근 풀기와 더불어 후방 무릎뼈 절개술이 필요하다.[10] 6주 동안 하루 12-18시간 동안 무릎을 펴고 부목을 대고, 최대 6개월 동안 야간에 무릎을 펴고 부목을 대는 등 인공관절 절개술 후 많은 부목을 사용해야 한다.[10] 조기에 무릎 수동 관절 가동 범위 운동을 하면 무릎 경직을 예방할 수 있지만 통

증이 훨씬 심하다. 또한 후방 무릎뼈 절개술 후에는 좌골 신경 마비의 위험이 커지므로 뒤넙다리근 스트레칭을 신중하게 등급을 매겨야 한다. 심한 무릎 굽힘 구축(>30도)은 원위 넙다리뼈 연장 뼈자름술로 교정한다. 연장 뼈자름술 후 재활은 매우 힘들며 1년 이상의 치료가 필요한 경우가 많다. 수술 후 주의사항으로는 무릎 굽힘 수동 관절 가동 범위을 90도로 제한하고 치료 중이 아닐 때는 무릎 고정기를 사용해야 한다. 수술 중 고정에 따라 체중 지탱이 제한될 수도 있고 제한되지 않을 수도 있다.[10]

넙다리 곧은근 기능 장애로 인한 뻣뻣한 무릎 보행

뻣뻣한 무릎 보행 패턴은 엉덩관절 굽힘 근력 감소, 발목 근력 저하, 넙다리뼈 모음, 정강뼈 비틀림, 넙다리 곧은근 기능 장애 등 여러 가지 장애로 인해 발생할 수 있다.[10] 넙다리 곧은근 전위 또는 이완술은 넙다리 곧은근 경직으로 인해 보행의 스윙 단계에서 무릎 굽힘이 감소하거나 스윙 초기 및 중간 단계에서 부적절한 활성화가 발생하는 경우 선택할 수 있는 치료법이다. 전이술을 시행할 때 일반적으로 장딴지근은 넙다리 곧은근 원위 끝에 연결된다. 넙적다리 곧은근 전위술에서는 넙적다리곧은근의 원위부 또는 삽입부를 분리하지만, 넙다리 네갈레근을 보존하도록 주의해야 한다. 수술 전 BTX 주사는 향후 직근 전이가 아이의 보행 패턴에 미칠 수 있는 영향을 결정하는 데 도움이 될 수 있다.

정강뼈 비틀림(Tibial torsion)

뇌성마비 아동에서 내측 또는 외측 경골 비틀림으로 인한 안쪽 돌림이나 바깥쪽 돌림은 비교적 흔하며, 정상적인 운동 조절을 가진 아이들처럼 성숙해지면서 개선되지 않는 경우가 많다.[16] 넙다리뼈 전위와 마찬가지로 안쪽 정강뼈 비틀림은 비효율적인 걸음걸이와 넘어짐을 유발할 수 있다. 정강뼈 뼈자름술은 안쪽 정강뼈 및 바깥정강뼈 비틀림을 교정할 수 있는 유일한 효과적인 수술이다. 수술 후에는 일반적으로 예방 조치나 체중 부하 제한이 없다. 보통 6-8주 동안 깁스를 한다. 깁스 제거 후 재활은 제한되지 않으며 보행 역학 및 균형 개선에 중점을 두어야 한다. 더 정상적인 발 진행 각도로 인해 발바닥 굽힘근과 발등 굽힘근에 가해지는 필요가 달라지며, 이러한 근육들이 새로운 필요를 처리할 수 있도록 특정한 강화 운동이 필요하다.

발목 관절 및 발(Ankle joint and foot)

꿈치들린휜발 변형(Equinus deformity)

뇌성마비 소아에게 가장 흔한 발 기형인 평발은 발목에 강직이 있을 때 발목의 족저 굽힘근이 배측 굽힘근[10] 보다 5-6배 강한 근육 불균형으로 인해 발생한다. 보행하는 어린이의 경우, 각 자세 단계에서 족저 굽힘근은 과잉 활동성 스트레치 반사가 자극되어 평발을 야기한다. 여기서 경직은 보행 중 발가락 걷기, 발뒤꿈치 조기 상승 또는 발목 조기 플랜-타르 굽힘 모멘트로 나타난다.[10] 강직이 심한 어린이는 휠체어 페달에 발을 올려놓거나, 서서 피벗 이동을 하거나, 신발을 신는 데 어려움을 겪을 수 있으며, 이로 인해 세갈래근이 늘어나는 강직성 상지 강직이 발생할 수 있다. 보존적 관리에는 수동적 스트레칭이 포함되며, 발등굽힘으로 스트레칭하기 전에 발을 약간 거상하여 족저하 관절을 고정하고, 야간 부목을 대고, 배측 굴근을 강화하는 등의 주의가 필요하다. MAFO는 발목의 중립 자세를 유지하는 데 도움이 될 수 있지만, 세갈래근의 길이를 늘리거나 배측 굴근을 강화하는 데는 도움이 되지 않는다. 무릎을 편 상태에서 발목과 발을 중립 위치로 가져올 수 없는 경우, 아이는 발뒤꿈치를 땅에 대고 서 있을 수 없으며 어떤 식으로든 보상을 해야 한다. 정강이 발목이 90도로 설정된 보조기에 강제로 들어가면 뒤꿈치에 피부가 부러 지거나 발꿈치뼈 원위 관절에서 발이 과도하게 움직이게 된다. 연쇄 깁스는 BTX-A 주사의 유무에 관계없이 짧아진 아킬레스건을 관리하는 보수적인 방법을 제공한다.[270,330,331] 관절 전체에 걸쳐 연쇄 깁스 요법을 완성하기 위한 다양한 프로토콜이 있다. 깁스 횟수는 다양하지만 일반적으로 깁스 치료는 2주에서 4주 동안 계속된다. 깁스를 하는 동안 발목의 발등굽힘을 확보하고 장딴지근/넙치근의 스트레칭을 확실히 하며 목말 밑 관절의 과운동성을 방지하기 위해 목말밑관절을 고정하는 데 주의를 기울여야 한다.

아킬레스건 늘림술(TAL)과 장딴지근 함몰술은 가쪽들린휜발을 치료하는 가장 일반적인 두 가지 수술이다. 아킬레스건 늘림술은 가장 흔하며 장딴지근과 넙치근의 구축에 모두 적용된다.[10,308,332] 넙치근 길이가 정상이고 장딴지근의 구축이 있는 어린이의 경우, 장딴지근 함몰술이 선택되는 수술 방법이다.[9] Silfverskiold검사는 넙치근과 장딴지근 유연성의 차이를 판단하는 데 자주 사용되며(그림 9.29A 및 B), 보행 분석과 함께 수술 결정에 도움을 주기 위해 사용된다. 장딴지근과 넙치근은 보행에서 가장 중요한 두 가지 근육으로, 보

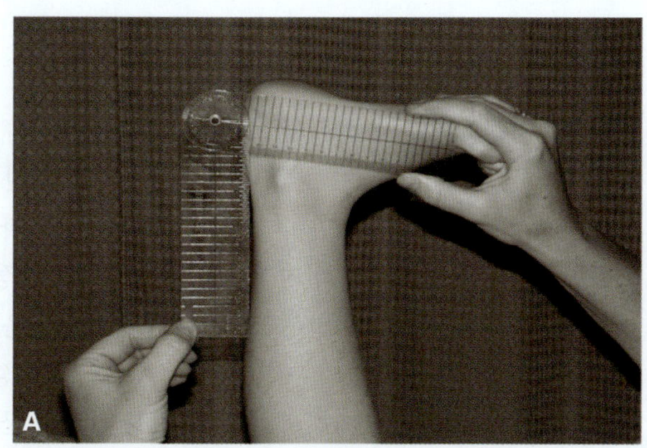

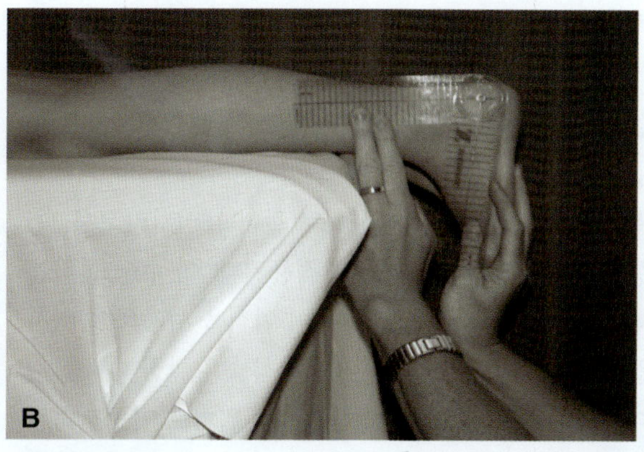

그림 9.29. 실프버스키올드 테스트. 장딴지근과 가자미근의 유연성 차이를 측정한다. 가자미근 길이는 무릎을 구부린 상태에서 수동 운동 범위를 기록하여 평가하고(A), 장딴지근 길이는 무릎을 펼친 상태에서 수동 운동 범위를 기록하여 측정한다(B).

행 역학을 개선하려면 정확한 길이를 늘리는 것이 중요하다. 근육 길이 늘리기의 목표는 장딴지근의 경직을 줄이고, 초기 접촉 시 뒤꿈치 접촉을 개선하며, 중간 디딤기에서 발바닥 굽힘 모멘트를 거의 정상에 가깝게 줄이고, 발을 밀어낼 때의 힘을 증가시키는 것이다.[10,333] 내반 보행의 재발 또는 개선되지 않는 것은 TAL 및 장딴지근 후퇴의 가장 흔한 합병증으로, 5%에서 40%의 비율로 보고되고 있다.[10,333–337] 일반적으로 소아기의 내반족을 치료하기 위해 총 두 번 이상의 늘림술이 필요하지 않다. 과늘림술은 덜 흔하지만 훨씬 심각한 수술적 합병증을 초래할 수 있으며, 그 결과 과도한 발등굽힘이 발생한다. 이 보행 이상은 발꿈치뼈 보행[338]이라고 하며 웅크린 자세가 증가하여 발바닥 굽힘근을 늘리고 엉덩관절 굽힘근과 뒤넙다리근을 짧게 만든다.[10] 과폄을 교정할 수 있는 치료법이나 수술적 치료법은 없다. 웅크린 걸음걸이가 이상 진행되지 않도록 하기 위해 장기적으로, 그리고 많은 경우 영구적으로 단단한 AFO 또는 GRAFO를 사용해야 하는 경우가 많다.

수술 후 연장 또는 함몰 후 관리에는 4-6주 동안 중립 또는 약간의 발등굽힘으로 설정된 짧은 다리 보행용 깁스를 착용해야 한다. 보행이 가능한 어린이는 일반적으로 수술 후 처음 며칠 이내에 보행용 깁스를 착용하고 체중을 완전히 지탱할 수 있다. 깁스를 제거한 후에는 수술과 몇 주간의 고정으로 인해 아이의 발목 근육이 약해질 것이다. 아이가 깁스 없이 장시간 서 있는 것을 견딜 수 있을 때까지 몇 주가 걸릴 수 있다. 수술 후 3-6개월 동안 간헐적으로 고형 또는 관절형 AFO를 사용하는 것이 수술 후 발등굽힘 증가를 유지하고 최적의 자세로 체중을 지탱하는 데 도움이 된다. 각 어린이는 개별화된 AFO 착용 일정을 정하고 보조기를 벗었을 때 발목을 적극적으로 사용하여 기능 강화와 기술 발달을 촉진해야 한다. 수술 후 발목 전체, 특히 배측 굽힘근과 족저 굽힘근을 강화하는 것이 중요하다. 일부 임상의는 적절한 시기에 배측 굽힘근을 작동시키기 위해 신경근 전기 자극(NMES) 또는 FES를 사용한다. 재활의 장기적인 목표는 최적의 보행 역학을 달성하고 수술 후 약 6-12개월 후에 수술 전 기능으로 복귀하는 것이다.

가쪽들린휜발(Planovalgus)

평발로 널리 알려진 발바닥 쪽으로 내려앉은 가쪽들림휠발은 여러 요인에 의해 발생하는 변형이다. 이러한 요인에는 경직(특히 종아리근이나 발바닥 굽힘근의 경직), 하지 약화, 인대 이완, 유전, 서거나 걸을 때의 생체역학 변화가 포함된다.[10] 이러한 발 자세는 보행 중 발 안쪽의 압력을 증가시키고 발가락을 많이 움직이게 한다. 이러한 변형은 일반적으로 처음에는 유연하며, 발목 발바닥을 구부린 상태에서 목말밑관절과 앞발을 중립 위치로 낮춰 교정할 수 있다. 심한 경우에는 결국 발이 너무 많이 휘어져 발바닥 표면에 거의 압력이 가해지지 않게 된다. 그러나 대부분의 뇌성마비를 앓고 있는 어린이는 중등도 이상의 중증도 이상으로 진행되지 않으며 올바른 세갈래근 스트레칭, 발목 강화 및 보조기 신발 삽입으로 노화가 진행될 수 있다. (1) 경직된 종아리근은 목말밑관절의 회전 축을 더 수평으로 바꾸고 중족부와 전족부를 벌린다. (2) 장딴지근/가자미근 구축은 발꿈치뼈의 발바닥 쪽 굽힘을 유발한다. (3) 목말뼈 목이 태아기 때처럼 계속 안쪽으로 기울어 있는 상태가 있는 등 3가지 상태가 심한 무지외반 변형에 영향을 미친다.[48] 대부분의 뇌성마비 아동은 평발에 대한 외과적 개입이 필요하지 않지만[16], 평발 변형으로 인해 보행 시 통증이나 기타 기능적 문제가 발생하는 경우 몇 가지 수술적 교정이 일반적으로 사용된다: (1) 바깥쪽 기둥 늘림술, (2) 목말밑 관절 뼈자름술,[308] 및 (3) 삼중 관절 뼈자름술이 있다.[10,308]

외측 기둥 길이 늘리기(발꿈치뼈 길이 늘리기라고도 함)는 보통 더 가볍고 유연한 평발에 적용된다. 이 수술 절차는 발꿈치뼈의 뼈자름술을 포함하며, 뼈 이식을 사용하여 뼈자름술을 벌린 상태로 유지한다. 이 뼈자름술은 발꿈치뼈를 길게 하여 발을 더 뒤꿈치 안쪽 들림(내번) 위치로 이동시키는 것을 목표로 한다.[10] 이 수술 후 목말뼈 운동은 적당히 제한되지만 목말밑 유합술 및 삼중 관절 뼈자름술보다 3차원적 운동이 가능하다. 수술 후에는 뼈자름술 치유될 때까지 약 10-12주 정도 걸리는 짧은 다리 보행 보조기를 착용한다.[16] 소건막하 관절염은 보행이 가능한 소아에서 심한 가쪽들린 휜발이 있는 경우에 시행한다. 수술은 목말뼈와 발꿈치뼈 사이에 뼈 이식편을 삽입한 다음 나사를 삽입하여 목말밑 중립에서 뼈를 서로 융합하는 방식으로 이루어진다. 삼중 관절염은 보행이 불가능하거나 보행에 한계가 있는 소아에게 가장 자주 사용되는 완화 치료법이다. 이 수술 절차에는 목말밑관절 유합술뿐만 아니라 입방뼈와 발꿈치뼈의 유합, 발배뼈와 목말뼈의 유합, 그리고 첫째 쐐기뼈와 발배뼈의 유합이 포함된다. 두 유합술 후에는 약 12주 동안 단하지 석고로 고정하며, 체중 부하를 허용한다. 수술 결과와 관절에 추가적인 안정성이 필요한지 여부에 따라 보조기를 사용하기도 한다.[10] 관절 유합으로 인해 치료사는 유합 원위 관절에서 관절 과운동성을 발견할 수 있다. 이러한 과운동성을 모니터링해야 하며 결국에는 불안정성과 수술 전 통증을 조절하기 위해 보조기가 필요할 수 있다(그림 9.30).

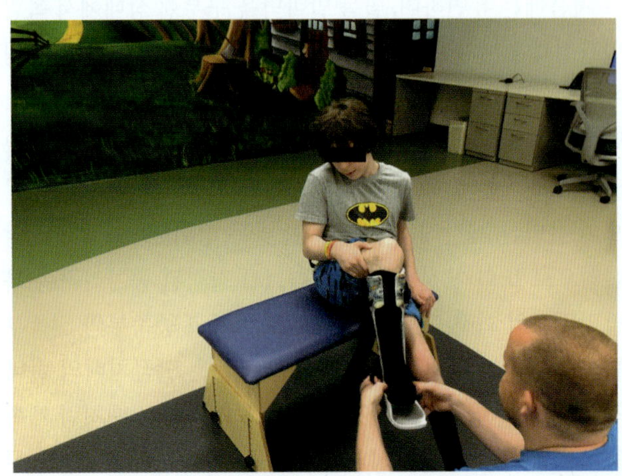

그림 9.30. 정형외과적 수술 후 보행 준비를 위해 지면 반응 발목-발 보조기(AFO)를 착용하는 모습

안굽이 변형(Varus deformity)

발목의 안굽이 변형은 뇌성마비 아동에게서는 덜 흔하며, 주로 편측마비나 양측마비가 있는 아동에게서 나타난다. 이 변형은 약한 종아리근과 경직된 뒤정강근 또는 앞정강근 사이의 불균형으로 인해 발생한다.[308] 가쪽들린휜발은 매우 불안정하고 역발목 염좌의 위험이 있다. 수술은 8세 정도까지 연기된다. 발은 그때까지 부목, 스트레칭, 그리고 근력 강화로 관리하는 것이 가장 좋다. 수술의 적응증은 서 있거나 걸을 때 안굽이 변형이 있는 경우이다. 이 변형을 교정하기 위한 수술 절차에는 뒤정강근 또는 앞정강근의 길이 늘리기, 분할, 이식 등이 포함된다.[10,308,339–341] 수술 후, 발은 종종 중립 또는 약간 발등 굽힘 위치로 단하지 워킹 석고에 4주 동안 고정된다.[10] 깁스를 제거한 후에는 제한없이 또는 보조기를 사용하여 재활을 수행할 수 있다. 치료적 중재는 특히 근육이 전이된 경우 근육 재교육에 중점을 두어야 한다.

하지 보조기

보조기 사용을 결정하고 어떤 보조기를 사용할지 선택하는 것은 가족, 정형외과 의사, 소아과 의사, 보조기 전문의, 물리치료사가 함께 협력하여 결정해야 한다. 보행이 가능한 어린이의 경우, 주요 보행 편차에 대한 이해를 바탕으로 선택해야 한다.[342] 보행 관찰 외에도 물리치료사가 팀에 기여하는 부분에는 수동 관절 가동 범위와 능동 관절 가동 범위를 포함한 가용 관절 가동 범위 검사, 체중 부하 및 비무중력 상황에서의 발 정렬 및 유연성(구조적 변형 대 기능적 변형), 다리, 발목 및 발의 자발적 움직임 제어, 현재 기능적 능력, 장치에서 원하는 기능적 및 참여적 결과 등이 있다. 발은 안정성과 이동성 모두를 위해 사용되기 때문에 보조기가 두 기능에 미치는 영향을 신중하게 고려해야 한다. 보조기는 안정성을 제공하지만 사용 가능한 움직임과 안정화되는 관절 전체의 근육을 강화할 수 있는 기회를 제한한다는 점을 기억하는 것이 중요하다. 이러한 움직임 제한으로 인해 보조기는 가능한 한 많은 움직임을 허용하고 원치 않는 움직임만 제어해야 한다. 의료진이 가장 제한이 적고 기능성이 뛰어난 보조기를 선택할 수 있도록 다양한 옵션이 있다.

어린이에게 보조기를 제공하면 피부 손상을 방지하고 착

용 시간 동안 기능 향상을 도모하며 관절이나 사지를 장시간 고정할 때 발생하는 위축을 방지하기 위해 가족에게 구체적인 착용 일정을 알려주어야 한다. 유아용 보조기는 고정의 영향을 받을 수 있는 구조적 변형이 없는 경우 드물게 착용한다. 일반적으로 유아가 서 있을 때 체중을 지속적으로 지탱하기 시작하면 발이 바닥에 닿는 방식을 관리하기 위해 하지 보조기를 착용할 수 있다.

어린이에게 새로운 하지 보조기를 장착한 후 흔히 묻는 질문은 "어떤 종류의 신발을 사야 하나요?"이다. 이 질문에 답할 때 치료사는 가족의 자원, 보조기와 신발의 폭과 의도된 기능, 아이의 나이, 신발의 모양, 보조기를 사용할 환경을 고려해야 한다. 보조기를 수용하기 위해 큰 신발이 필요한 경우가 많지만, 너무 큰 신발은 보행 역학에 부정적인 영향을 미치는 경우가 많다. 일반적으로 보조기를 착용하지 않고 일반적으로 신는 신발 사이즈보다 1-1.5 사이즈를 초과하지 않는 것이 좋다. 이러한 경우 일반적으로 넓은 신발 브랜드에 대한 지식이 도움이 된다. 보조기를 처음 신었을 때 새 신발에 잘 맞는다면 적어도 0.5사이즈 작게 신어보는 것이 좋다. 이 규칙의 예외는 보행이 불가능한 어린이이며, 이 경우에는 꼭 맞는 것보다 편안하고 쉽게 착용할 수 있는 것이 훨씬 중요하다. 오늘날 많은 하지 보조기는 중족부와 앞발을 안정적으로 잡아주도록 제작되어 아치 지지력이 좋은 모션 컨트롤 신발의 필요성을 줄여준다. 일반적으로 앞코가 곧게 뻗고 쉽게 탈착할 수 있는 인솔이 있는 낮은 굽의 넓은 신발이 대부분의 어린이에게 가장 적합하다. 하지 보조기를 착용하는 어린이를 위해 제작된 신발이 시중에 나와 있지만, 일반 브랜드의 신발도 많이 판매되고 있다.

다음 장에서는 소아 뇌성마비 환자에게 처방되는 가장 일반적인 보조기에 대해 설명한다. 표 9.9에는 각 보조기 유형에 대한 일반적인 적응증, 금기 사항 및 특별 고려 사항이 자세히 나와 있으며, 이는 치료사가 임상 의사 결정 과정에서 도움이 될 수 있다.

발목-발 보조기(Ankle-Foot orthoses)

발목 내반족은 소아 뇌성마비 환자에게서 나타나는 가장 흔한 잘못된 정렬형태이다.[10] 수십 년 동안 맞춤형 AFO는 소아 뇌성마비 환자의 내반족을 방지하는 가장 일반적인 방법이었다.[343] 오늘날 AFO에 사용되는 최신 고온 치료용 플라스틱은 상당한 발바닥 굽힘을 견딜 수 있으며, 다양한 종류의 AFO가 연구되었지만, 이를 뒷받침하는 데이터는 제한적이다.

한 가지 유형의 AFO를 다른 유형보다 선호한다. Figueiredo 등은 소아 뇌성마비 환자의 보행에 대한 AFO의 효과를 검토했다. 저자들은 AFO가 발목 관절 가동 범위, 보행 운동학 및 운동학, 이동성과 관련된 기능적 활동에 긍정적인 영향을 미친다고 결론지었다.[344] 안타깝게도 양질의 방법을 사용한 연구가 부족하기 때문에 어떤 유형의 어린이 그룹이 어떤 유형의 AFO로부터 혜택을 받을 수 있는지 결론을 내리기는 어렵다.[344] 가장 일반적으로 처방되는 AFO의 사용을 뒷받침하는 가장 최근의 증거는 전통적인 고정형 AFO, 관절형 발목 AFO, 후방 잎 스프링(PLS) AFO 및 GRAFO이다. 또한 많은 뇌성마비 아동에게 일반적으로 사용되는 톤 감소, 얇은 플라스틱, wrap-around디자인을 포함하여 각 유형의 AFO에는 다양한 스타일과 디자인이 있다는 점에 유의해야 한다. 일반적으로 동적 발목-발 보조기(DAFO)라고 불리는 이러한 디자인의 AFO는 캐스케이드 다포(Cascade DAFO, Inc.)에서 개발하여 대중화했다. DAFO는 다른 유형의 AFO는 아니지만, 이 장에서는 이 디자인이 기존 AFO 디자인과 어떻게 다른지에 대해서도 설명한다.

Solid Molded 발목-발 보조기

앞쪽 정강뼈 스트랩과 앞쪽 발목 스트랩이 있는 견고한 MAFO는 발목과 발의 안정성을 제공하는 일반적인 보조기 디자인으로, 아이들이 안정적으로 서 있을 수 있는 기반을 제공한다. 이 전통적인 보조기의 두꺼운 고온 열가소성 플라스틱, 발목 관절의 움직임이 없고 종아리가 높은 디자인은 서 있을 때 발목 안쪽-바깥측 안정성과 무릎 안정성을 극대화하고 강한 발바닥 굽힘 경직에 견딜 수 있다. 또한 견고한 AFO는 말단 자세에서 발바닥 굽힘 모멘트를 증가시키고[345], 자세에서 발목 운동학을 정상화하고[346], 보폭을 늘리고[346,347], GMFM으로 측정한 걷기/달리기/점프 기술의 성능을 입증하는 것으로 나타났다.[346] Buckton 등이 수행한 연구[346]에 따르면 대부분의 강직성 양하지마비를 가진 어린이는 견고한 AFO 또는 PLS-AFO를 통해 기능적으로 혜택을 볼 수 있다고 결론지었다. 고형 AFO는 또한 내반족 또는 외반족 기형을 가진 어린이에게 좋은 선택이다. 관절형 MAFO, PLS-AFO 및 DAFO는 중족부 및 전족부 변형을 잘 제어하지 못하며 결국 큰 발 변형을 초래할 수 있다. 단거리 보행기 또는

표 9.9. 뇌성마비 아동을 위한 보조기 선택 가이드

보조기	솔리드 몰드 발목-발 보조기(MAFO)	동적 발목-발 보조기(DAFO)	관절형(MAFO)
설명	종아리 전체 높이 근위 정강이뼈 스트랩 발목 등쪽 스트랩	종아리 3/4에서 전체 높이 발목 등쪽 스트랩 발등 스트랩 정강이뼈 근위부 스트랩은 있어도 되고 없어도 됨 얇은 플라스틱 발목 전체를 덮는 겹쳐지는 디자인	종아리 전체 높이 근위 종아리 근위부 스트랩 발목 등쪽 스트랩 힌지, 자유로운 발등 굽힘 또는 제한된 발등 굽힘 가능 뒤쪽에 발바닥굽힘 멈춤 장치
적응증	만 1세 이상부터 성인 중등도에서 중등의 발목 발바닥 굽힘 근육 강직; 보행 시 중등도에서 중증의 과다젖힌무릎; 경증에서 중등도의 웅크린 걸음걸이 보행	최소 만 1세 이상 중등도에서 중증의 발목 발바닥 굽힘 근육 강직; 보행 시 중등도에서 중증의 과다젖힌무릎; 고정된 MAFO보다 중족부와 전족부 제어가 우수	2세 이상부터 성인까지 발바닥 굽힘을 조절하고 발등 굽힘을 허용 중족 및 전족 제어 중등도에서 중증의 과다젖힌무릎 정상에 가까운 발등 굽힘 동관절가동범위
금기증	심한 정강이 구축 심한 발 변형 심한 웅크린 걸음걸이	심한 까치발 구축 심한 웅크린 걸음걸이 큰 어린이 심한 발 기형	엉덩이와 무릎 조절이 잘됨 정상적인 허벅지-발 각도 심한 안쪽꿈치돌린휜발(equinovarus)과 가쪽들린휜발 발등굽힘 수동관절가동범위 없음
특별 고려 사항	체중이 많이 나가는 어린이/청소년에게는 DAFO보다 좋다. 보행이 어려운 어린이가 발목에 착용하기 좋다. 착용이 간편하다.	기립 및 보행을 배우는 어린 아이들에게 좋은 선택 착용하기 어려움	과다젖힘무릎이 있는 부분적으로 걷는 사람에게 좋은 선택

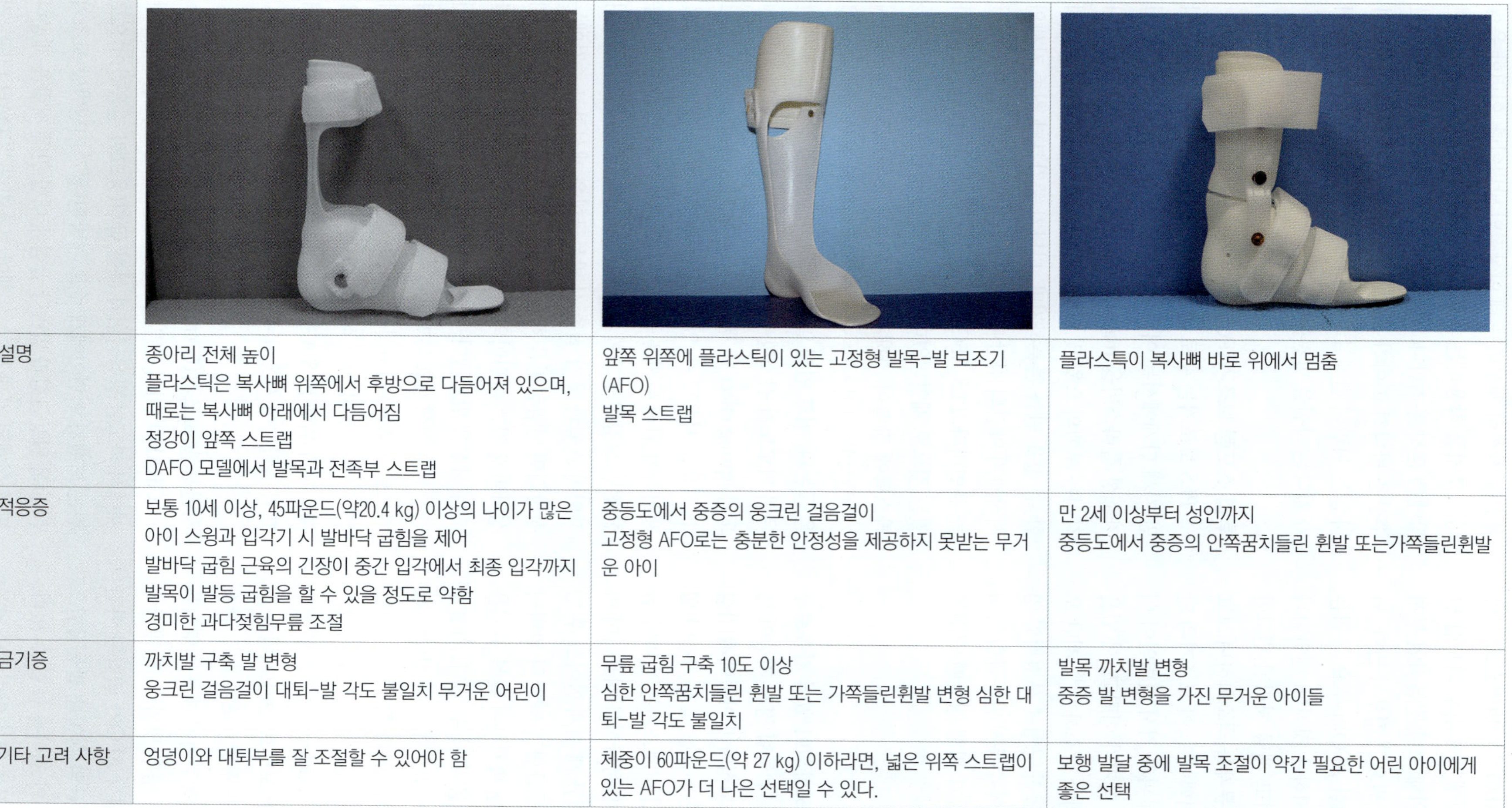

설명	종아리 전체 높이 플라스틱은 복사뼈 위쪽에서 후방으로 다듬어져 있으며, 때로는 복사뼈 아래에서 다듬어짐 정강이 앞쪽 스트랩 DAFO 모델에서 발목과 전족부 스트랩	앞쪽 위쪽에 플라스틱이 있는 고정형 발목-발 보조기 (AFO) 발목 스트랩	플라스특이 복사뼈 바로 위에서 멈춤
적응증	보통 10세 이상, 45파운드(약20.4 kg) 이상의 나이가 많은 아이 스윙과 입각기 시 발바닥 굽힘을 제어 발바닥 굽힘 근육의 긴장이 중간 입각에서 최종 입각까지 발목이 발등 굽힘을 할 수 있을 정도로 약함 경미한 과다젖힘무릎 조절	중등도에서 중증의 웅크린 걸음걸이 고정형 AFO로는 충분한 안정성을 제공하지 못받는 무거운 아이	만 2세 이상부터 성인까지 중등도에서 중증의 안쪽꿈치들린 휜발 또는가쪽들린휜발
금기증	까치발 구축 발 변형 웅크린 걸음걸이 대퇴-발 각도 불일치 무거운 어린이	무릎 굽힘 구축 10도 이상 심한 안쪽꿈치들린 휜발 또는 가쪽들린휜발 변형 심한 대퇴-발 각도 불일치	발목 까치발 변형 중증 발 변형을 가진 무거운 아이들
기타 고려 사항	엉덩이와 대퇴부를 잘 조절할 수 있어야 함	체중이 60파운드(약 27 kg) 이하라면, 넓은 위쪽 스트랩이 있는 AFO가 더 나은 선택일 수 있다.	보행 발달 중에 발목 조절이 약간 필요한 어린 아이에게 좋은 선택

비보행기인 어린이에게도 솔리드 AFO가 일반적으로 처방된다. 웅크린 자세가 심한 단거리 보행기의 경우 과도한 발등굽힘과 무릎 굽힘을 최소화하기 위해 보다 전통적인 두꺼운 플라스틱 소재의 단단한 AFO가 필요한 경우가 많다. 뇌성마비가 있는 보행불가 아동을 위한 AFO의 주요 목적은 발목 위치를 안정시키고 구축을 방지하는 것이다. 편안함과 피부 손상 예방이 중요하며, 단순하고 패딩 처리된 견고한 AFO는 발목 위치를 개선하고 피부 문제를 최소화하며 보호자가 쉽게 착용할 수 있는 적절한 선택이다. 이 보조기의 단점으로는 플라스틱이 전체적으로 부피가 커서 간병인이 이러한 유형의 보조기에 맞는 신발을 찾기가 어렵고, 서 있을 때 균형을 잡을 때 원위 근육 활성화가 감소하며[348], 계단 오르내리기와 같은 기능적 활동에서 동적 균형에 부정적인 영향을 미친다는 점이 있다. 작은범위의 수동적 발등굽힘을 허용하여 서 있을 때 역동적으로 만들기 위해 정강뼈 근위부 스트랩을 사용하기도 한다.

관절형 발목-발 보조기

관절형 AFO에는 발목 관절이 포함되어 있어 자유로운 발등굽힘 및 발바닥 굽힘 또는 발바닥 굽힘 정지 기능이 있는 자유로운 발등굽힘이 가능하다. 뇌성마비 아동에게 가장 많이 처방되는 관절형 AFO는 발바닥 굽힘 정지 기능이 있는 자유 발등굽힘을 허용한다. 이러한 보조기는 발바닥 굽힘 과긴장을 억제하는 동시에 자유 발등굽힘를 허용하여 아이가 일어서고, 계단을 오르고, 보행할 때 쉽게 일어설 수 있게 해준다. 또한 자유로운 발목발등굽힘과 약간의 발바닥 굽힘을 허용함으로써 발목 활성화를 촉진하여 발목 관절을 가로지르는 근육을 강화하는 데 도움이 될 수 있다. 관절형 AFO로 발목을 자유롭게 움직일 수 있게 했을 때 상당한 생체역학적 변화가 발견되었다. 이러한 변화에는 자세 중 발목의 자연스러운 움직임, 보폭 증가, 세그먼트별 LE 동작의 대칭성 향상 등이 포함된다.[345,349–351] Buckton 등[346]은 관절형 AFO가 초기 자세에서 무릎 최대 폄 모멘트 증가(재발을 유발), 과도한 발목 발등굽힘(웅크림을 유발), 보행 속도 감소 등 일부 양하지 뇌성마비 아동의 걸음걸이에 해로운 영향을 미친다고 지적했다. 일부 어린이의 경우 발가락 옆 발판에 부착된 조절 가능한 스트랩과 관절형 AFO가 결합된 야간 부목을 사용하여 장딴지근/가자미근의 길이를 발등굽힘으로 장시간 늘려 장딴지근/가자미근의 길이를 늘릴 수 있다. 장딴지근의 저부하 장시간 스트레칭은 일부 어린이의 발등굽힘을 천천히 개선하는 데 이상적인 방법이다. 이러한 유형의 보조기를 착용하는 치료사와 가족은 편안함 부족과 수면 장애를 흔히 우려한다. 최근 Mol 등[352]의 연구에서는 이러한 주장을 반박하고 야간 보조기를 사용하는 어린이와 사용하지 않는 어린이 간에 수면 장애에 통계적으로 유의미한 차이가 없다는 사실을 발견했다.

후엽 스프링 보조기(Posterior leaf spring orthose)

PLS 보조기는 주로 발이 떨어지는 어린이에게 사용되지만 자세 단계에서는 어느 정도 안정성이 있는 AFO다.[353] 열가소성 플라스틱을 malleoli 후방으로 정리된 PLS-AFO 디자인은 보행의 스윙 및 디딤기 단계에서 발바닥 굽힘을 방지할 수 있을 만큼 튼튼하지만, 디딤기 중간부터 최종 자세의 시작까지 약간의 정강뼈 전방 이동 및 발등굽힘을 허용할 만큼 유연하다. PLS-AFO는 또한 Push-off 시 'spring effect'가 있는 것으로 제안되었다. 발목이 배측 굽힘을 할 때 상부 플라스틱에 장력이 가해지면 이론적으로 플라스틱에 에너지가 저장되었다가 방출되어 터미널 디딤기 동안 발바닥 굽힘을 돕는다. 이로 인해 일부 뇌성마비 아동의 경우 보행 시 발목의 피로도가 감소할 수 있다.[354] 보행 중 정강뼈의 이동 정도와 'spring effect'를 평가하기 위해 다양한 strut 두께와 탄소 섬유를 사용할 수 있다. 큰 어린이의 경우 심한 웅크림을 제어하기 위해 두꺼운 플라스틱 후방 또는 탄소 섬유를 사용한 전방 보강이 필요할 수 있다. Ounuu 등[353]은 PLS-AFO 디자인이 스윙과 초기 접촉 시 발등굽힘을 개선하고 중간에는 정상적인 발등굽힘을 허용하지만 이름에서 알 수 있듯이 뇌성마비가 있는 어린이의 발목 힘 생성 능력은 개선하지 못한다는 사실을 발견했다. 뇌성마비가 있는 어린이는 전반적인 안정성이 떨어지고 목말밑, 중족골, 전족부의 조절력이 저하되므로 이 AFO 디자인을 선택하기 전에 신중하게 고려해야 한다. 발 변형이 있는 어린이의 경우, 발에 필요한 안정성을 제공하기 위해 PLS-AFO를 상부복사뼈 보조기(SMO) 인서트와 결합하여 사용할 수 있다.

지면 반발 보조기(Ground-Reaction orthoses)

GRAFO (바닥 반발 AFO라고도 함)는 보행 시 자세 단계에서 과도한 발등굽힘과 무릎 굽힘(웅크린 걸음걸이)으로 걷는 보행기 어린이에게 주로 처방된다.[342] 지면반발 보조기는 발목 발등굽힘과 발바닥 굽힘에 대한 안쪽 저항을 제공하도록 설계된 자세 및 스윙 제어 보조기다.[342] DAFO 또는 기존 AFO도 뇌성마비가 있는 어린 아동의 웅크림을 제어하는 데 도움이 되지만, 아동의 웅크린 걸음걸이가 중간에 무릎 굽힘이 55도에 도달하면 바닥 반응 보조기가 필요한 경우가 많다. 바닥 반응형 AFO는 플라스틱 두께 증가, 넓은 앞벽(근위 정강뼈 또는 하퇴부 전체 길이를 지지), 경우에 따라 탄소 섬유 보강으로 인해 견고하다.[342] 이러한 강성은 디딤기 단계의 두 번째 로커에서 강한 무릎 굽힘과 발등굽힘 모멘트에 대한 뛰어난 저항력을 제공한다. 이러한 유형의 보조기를 사용하려면 무릎을 편 상태에서 최소 발등굽힘에서 중립으로, 정강뼈 안쪽 또는 바깥쪽 비틀림이 20도 미만이어야 한다.[10] 이 보조기는 전통적으로 발 변형이 심한 어린이에게는 적합하지 않았지만, 최근의 디자인(예: 외부 AFO 쉘 내에 SMO를 사용하는 디자인)은 경미한 발 변형이 있는 일부 어린이에게 옵션이 될 수 있다. Rogozinski 등은 바닥에 닿았을 때 최대 무릎 굽힘을 기준으로 판단할 때 무릎과 엉덩관절 굽힘이 10도 이하인 어린이에게 가장 좋은 결과가 나타난다는 결론을 내렸다. 디김기에서 무릎과 엉덩관절 굽힘이 15도 이상인 어린이에게 최대 무릎 굽힘을 조절하는 보조기는 효과가 좋지 않았으므로 바닥 반응 보조기는 이러한 어린이에게 적합하지 않았다.[342]

동적 발목-발 보조기(Dynamic ankle - foot orthose)

지난 20년 동안 억제형 보조기 또는 DAFO는 기존 보조기의 대안으로 큰 인기를 끌었다. DA-FO는 1970년대에 사용된 억제 깁스에서 발전했다.[355] 억제 깁스는 세갈래근과 발가락 굽힘근의 힘줄에 장시간 스트레칭과 압력을 가해 경직을 감소시키고 촉각에 의한 반사로부터 발을 보호하여 하지의 비정상적인 반사를 억제하거나 감소시키는 것으로 알려져 있다.[356] DAFO의 풋플레이트는 억제성 깁스에 사용되는 것과 유사한 맞춤형 윤곽의 플레이트이다. 발가락 아래, 측면 및 안쪽 세로 아치, 중족골과 발꿈치 패드 아래에 오목한 부분이 있는 가로 중족골 아치가 있다. 이러한 기능은 발의 아치를 지지하고 안정화하며 중족골과 족지하 관절을 중립적인 위치에 위치시킨다.[356] 풋플레이트는 비정상적인 근육 활동을 줄이고 과도한 발목 발바닥굽힘 감소, 서 있거나 걸을 때 하지, 골반, 몸통의 움직임 개선 등 생체학적 변화에 영향을 미치도록 설계되었다.[356] DAFO 발판에 압력 포인트를 넣어 압력을 억제하는 증거는 매우 제한적이지만, 여전히 DAFO 설계에 일반적으로 사용된다.[10,357] 또한 DAFO는 wrap-around 디자인으로 발목에 완전히 밀착된다는 점에서 기존 AFO와 다르다. 뱀프가 겹쳐진 둘레 디자인은 고유 수용성 감각을 개선하고 넓은 면적의 피부에서 힘을 분산시키며 전체적인 정렬을 개선할 수 있지만, 아이나 부모가 보조기를 착용하기가 어려워지는 경우가 많다. 두 손과 상당한 힘이 필요하기 때문에 많은 어린이가 이 보조기를 착용하고 독립하지 못할 수 있다. DAFO의 스트랩 옵션에는 발가락을 고정하는 발가락 고리, 앞발 위치를 조절하는 앞발 스트랩, 발뒤꿈치를 힐 컵에 고정하는 목말뼈 위의 발목 스트랩이 있다. 또한 DAFO는 기존의 단단한 3/16인치 플라스틱과 달리 얇고 유연한 플라스틱으로 제작되어 단계별 동작이 가능하다. 이 얇은 플라스틱은 스트레스가 많은 환경을 견디지 못하기 때문에 많은 어린이에게 효과적이지 않다. 또한 얇은 전체 접촉식 디자인은 피부 문제가 발생하거나 아이가 급성장하는 경우 쉽게 수정할 수 없어 보조기의 전체 수명을 제한한다.

DAFO가 보행 역학 및 기능에 미치는 영향은 광범위하게 연구되지 않았다. 현재 DAFO가 보행 매개변수나 보행 운동학을 크게 변화시킨다는 상반된 증거가 있다.[347,351,356,358] Radtka[356]는 발바닥 굽힘 정지 기능이 있는 DAFO와 기존 AFO 모두 보조기를 착용하지 않은 경우에 비해 보폭이 늘어나고, 케이던스가 감소하며, 발목 발바닥 굽힘이 감소한다는 사실을 발견했다. Lam 등은 기존 AFO와 비교하여 DAFO 사용 시 추가적인 생체역학적 보행 이점을 입증했다. 특히 DAFO를 착용한 연구 대상자는 기존 AFO에 비해 초기 접촉 시 무릎 굽힘이 증가한 것으로 나타났다.[347] 반면, 칼슨 등[358]은 AFO와 DAFO 모두 보폭이나 보행 속도에 큰 영향을 미치지 않는다는 사실을 발견했다. DAFO 또한 보행 운동학에 큰 영향을 미치지 않는 것으로 밝혀졌다.[358] Romkes와 Brunner[351]도 2002년 연구에서 DAFO가 보행을 크게 개선하지 못했지만 경첩이 달린 AFO는 보행을 개선했다고 결론지었다.

최근의 증거에 따르면 DAFO는 뇌성마비 아동의 대동작 운동 기능과 균형에 긍정적인 영향을 미치는 것으로 나타났다. 비욘슨 등[359]은 단기간의 DAFO 사용으로 기어가기/무릎 꿇기, 서기, 걷기/달리기 및 점프 기술이 GMFM 88 및 66으로 측정한 결과 크게 향상되었다고 보고했다. Burtner 등[348]은 솔리드 AFO를 착용한 어린이와 DA- FO를 착용한 어린이 간의 균형 차이를 조사했다. 그들의 연구에 따르면 단단한 AFO를 착용한 어린이는 균형 위협에 대응하고 다른 균형 전략으로 대체하는 능력이 떨어졌다.

이러한 문제는 DAFO를 착용한 아동에게서는 발생하지 않았으며, 이는 DAFO가 예기치 않게 균형이 방해되는 상황, 예를 들어 급정거하거나 갑자기 속도를 내는 버스에 서 있거나, 급하게 부딪치는 경우, 균형 잡는 데 있어 경직성 뇌성마비 아동에게 더 유리함을 시사한다.[348]

상부 복사뼈 보조기(Supramalleolar orthoses)

SMO는 일반적으로 발목 발바닥 굽힘과 발등굽힘 조절은 양호하지만 가쪽들린휜발 또는 가쪽들린휜발 위치를 조절해야 하는 어린이에게 적합하다. SMO는 일반적으로 목말뼈 앞쪽과 목말뼈위쪽 라인과 목말뼈 아래 관절, 중족부, 앞발을 제어할 수 있는 풋 플레이트가 있다. SMO의 효과를 높이기 위해 앞쪽 발목 스트랩이 필요한 경우도 있다.[10] Cascade DAFO 스타일의 SMO에서 볼 수 있는 wrap-around유형의 얇은 플라스틱 디자인은 어린 아이들에게는 좋은 옵션이지만, 성인이나 청소년의 발을 제어하기에 충분히 강하지 않을 수 있다.[10] SMO는 다운증후군[360]과 편마비[361]가 있는 어린이의 균형을 개선하는 것으로 나타났지만, 뇌성마비가 있는 어린이에 대한 SMO 사용의 효과에 대한 연구는 제한적이다.[362–364]

발 보조기(Foot orthoses)

발목 관절을 조절할 수 있지만 발이 바닥에 닿을 때 외부의 도움이 필요한 뇌성마비 아동의 경우 발 보조기를 착용하는 것이 바람직하다. 발목과 무릎을 잘 조절하지만 중족부와 전족부 정렬이 좋지 않은 뇌성마비 아동의 경우 발 보조기를 착용하는 것이 도움이 될 수 있다. 발 보조기에는 캘리포니아대학교 버클리 연구소(UCBL) 보조기 및 아치 지지대가 포함된다. UCBL의 경계선은 안쪽 또는 가쪽 복사뼈보다 낮지만, 발배뼈를 지지할 수 있을 만큼 충분히 위쪽에 위치해 과도한 엎침을 제어한다. 발판은 각 어린이의 필요에 따라 중족골 두의 근위 또는 원위에 위치할 수 있다. 발 보조기는 맞춤 제작하거나 다양한 리소스에서 비처방으로 구입할 수 있다.

다음과 같은 경우에는 신발 깔창을 사용하는 것이 권장된다:

- 발꿈치뼈, 목말밑관절, 중족관절의 제어
- 하지와 골반의 정렬과 안정성 개선
- 전족부의 중립 위치 관리
- 발 문제로 인한 무릎 통증 관리

복합 보조기(Combining orthoses)

최근 보조기의 트렌드는 여러 부품으로 구성된 보조기를 주문하여 어린이에게 다양한 보조기 옵션을 제공하는 것이다. 이러한 제품 중 하나로 SMO와 AFO가 결합된 DAFO TURBO (Cascade DAFO, Inc., 워싱턴주 벨링햄)가 있다. 이 제품은 강직성 또는 편마비형 뇌성마비를 가진 어린 아이에게 적합하다. SMO는 자유로운 발등굽힘/발바닥 굽힘이 필요한 기능적 활동에 사용할 수 있으며, 많은 발목 안정성이 필요한 경우 복합형 보조기를 사용할 수 있다. 이 복합형 보조기는 전통적인 DAFO를 착용하는 것이 매우 어려운 심한 발바닥 굽힘근 경직이 있는 아이에게도 흔히 처방된다. 이 디자인은 발목 발등 굽힘을 유지하면서 간병인이 SMO 부분을 먼저 쉽게 착용할 수 있게 해준다. SMO 부분을 착용한 후에는 아이의 발뒤꿈치를 SMO 부분에 적절히 고정한 상태에서 AFO 부분을 부착할 수 있다.

학교 기반 치료

학교 치료사와 아이의 교사 간의 의사소통은 교실에서 아이를 효과적으로 관리하고 교육하는 데 필수적이다. 치료사는 교사로부터 학교에서의 일상에 대한 정보를 얻어야 한다. 그 정보를 바탕으로 아이를 위한 공동 계획을 세우면 효율적인 교육 프로그램을 만들 수 있게 된다. 학교 기반 치료에서 주요 평가영역은 교실이나 학교에서의 독립을 방해하는 장애물에 대한 평가, 아이가 개인 휠체어나 교실 좌석에 앉아 있는 동안의 자세정렬, 가능할 경우 안전하게 걷거나 서있을 수 있는지에 대한 평가를 진행한다. 하루 종일 서 있거나, 교실 안을 돌아다니거나 체육 수업에 참여하는 등 지속적으로 움직이면 앉아있는 자세에서 벗어날 수 있게 된다. 자세 변경과 움직임의 양과 질에 대해 교실 직원과 아이 간에 책임, 지원, 감독이 공유되어야 한다. 체육 교사는 공동 움직임 목표와 아이에게 해로울 수 있거나 이로울 수 있는 특정 유형이나 패턴의 움직임에 대해 알고 있어야 한다. 또한, 교사들과 함께 부목, 보조기, 및 기타 적응장비의 사용 목적과 적절한 사용법에 대한 검토도 이루어져야 한다.

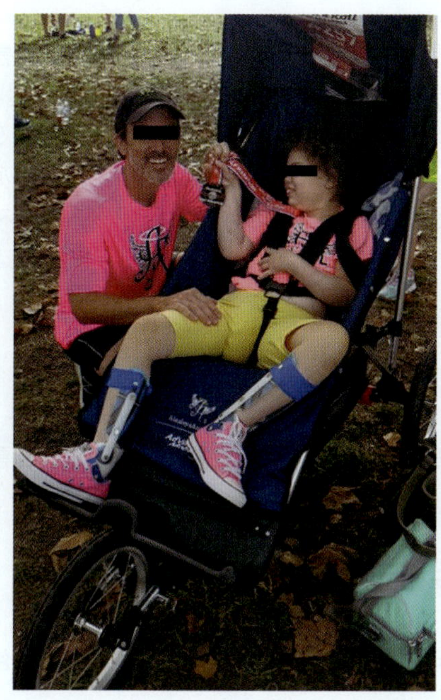

그림 9.31. 가족 5K 우승! 인생에 함께하는 최고의 방법!

작업치료사는 아동의 소근육, 시각 운동, 시각 지각, 시각 변별 및 조작 기술, 주의 집중력, 인지, 감각 시스템 조절, 정서 수준, 적응적 자기 돌봄 기술에 대한 정보를 공유할 것이다. 언어치료사는 아동의 언어 및 언어와 말 능력에 대해 팀에 정보를 제공할 것이다. 이 정보는 구체적인 제안과 함께 아동의 학습을 촉진하는 데 도움이 될 것이다.

치료사는 교실 직원들과 협력하여 아이가 올바른 정렬을 유지하고, 장시간 앉아 있는 것에서 벗어나며, 적응장비나 보조기구를 사용하고, 안전 문제에 주의를 기울이도록 해야 한다. 물리치료의 교육 환경에서의 역할은 아이가 그 환경에서 학습할 수 있는 능력을 최적화하는 것이다. 이를 위해서는 아이의 개별화 교육 계획(IEP) 팀의 모든 구성원과의 원활한 의사소통과 협력이 필요하다(그림 9.31).

>> 요약

이 장에서는 각 어린이의 신경 근육, 골격계, 감각/지각 및 인지 관련 문제가 다르게 나타나기 때문에 뇌성마비를 가진 아동과 청소년이 직면하는 고유한 문제에 대해 살펴보았다. 뇌성마비 아동 및 청소년의 검사, 평가, 치료를 효과적으로 수행하려면 물리치료사는 아동과 가족의 복잡한 요구 사항을 고려해야 한다. ICF 모델에서 제공하는 프레임워크를 통해 물리치료사는 아동과 가족의 활동 및 참여 목표에 초점을 맞추면서 아동의 강점과 관심 분야를 분류할 수 있다. 물리치료사는 아동, 가족/보호자 및 다른 팀원들과 열린 의사소통을 유지하는 것이 필수적이다. 치료의 궁극적인 결과는 아동의 기능적 독립성을 극대화하고 가정과 지역사회에서 최대한의 잠재력을 발휘할 수 있도록 돕는 것이다.

감사의 말(Acknowledgments)

이 챕터에 지속적인 멘토링, 지식, 영감, 공헌을 해주신 Jane Styer-Acevedo, 물리치료사에게 감사드린다. 환자를 효과적으로 치료하고 이 장을 집필하는 데 있어 뇌성마비에 대한 전문 지식을 기꺼이 공유해 준 프리먼 밀러 박사, 웨이드 슈레이더 박사, 제이슨 하워드 박사에게도 진심으로 감사드린다. 네모어스/알프레드 듀폰 어린이 병원의 뇌성마비 프로그램 코디네이터로서 우리에게 중요한 멘토가 되어준 낸시 레논, 물리치료사에게도 감사드린다. 또한 '보행' 장에 도움을 준 Chris Church, 물리치료사, Gary Mickalowski, CPO, 그리고 다음을 도와준 Heather Mickalowski, CPO에게도 감사드린다.

'보조기' 장에 도움을 준 데니스 페이슬(Denise Peischl), NDT 장에 기여한 잔 마리 샨라인(Jeanne-Marie Shanline), CIMT 장에 기여한 케이틀린 그라임스(Caitlin Grimes), 그리고 우리를 멘토링하고 지원해 준 네무르/AI 듀폰 어린이 병원(Nemours/AI duPont Hos- pital for Children)의 감독자 및 동료들에게도 감사를 전한다. 마지막으로, 지난 한 해 동안 저희의 노력을 지지해준 가족들에게도 감사드린다. 이 장을 집필하려는 우리의 동기를 이해해 준 가족 덕분에 이 장에 시간과 관심을 집중할 수 있었다. 여러분이 없었다면 이 장은 결코 완성되지 못했을 것이다.

사례 연구

사례 연구1

Ella는 5세 여아로 좌측 편마비 뇌성마비 진단을 받았으며 왼쪽 하지 유연성 감소, 보행 장애, 전반적인 균형 감각저하로 인해 외래 물리치료를 의뢰받았다. Ella의 부모는 Ella가 가을에 유치원에 입학할 예정이여서 학교와 학교 운동장에서의 안전에 대해 걱정하고 있다.

과거병력

Ella는 밝고 행복한 5세 소녀로, 1살 무렵 왼쪽 편마비 진단을 받았다. 그녀는 임신 38주에 만삭으로 태어났다. 출산 과정에서 태아 모니터를 통해 엘라의 심박수가 지속적으로 변동하는 것이 확인되었고, 이는 태아의 스트레스를 나타냈다. 이로 인해 출생 직후 뇌 손상이 발생했는지 확인하기 위해 MRI 검사를 받았다. 신경 영상 검사 결과 4등급의 뇌실 내 출혈, 우뇌실이 왼뇌실보다 큰 측뇌실 비대, 머리 둘레 증가, 불룩하게 튀어나온 천문이 발견됐다. 이때 안구 진탕증도 나타났다. 선천성 수두증으로 인해 생후 3개월에 션트 삽입술을 받았다. 생후 6개월에 안과 전문의로부터 겉질 시각 장애, 시신경 위축, 중증 시각 장애 진단을 받았다. 엘라의 첫 생일 이후 왼쪽 편마비 진단을 내린 정형외과 의사도 유아기부터 엘라를 추적 관찰해 왔다.

발달 이력

엘라는 전반적인 발달 지연과 관련된 우려로 인해 출생부터 작업치료, 물리치료, 언어치료를 받았다. 그녀는 초기 개입 프로그램을 통해 집에서 이러한 모든 서비스를 제공받았으며, 이는 왼쪽 편마비, 이동성 감소, 발성 감소로 인한 기능적 문제를 해결하기 위함이었다. 5개월 때 엘라는 등을 통해 등을 활처럼 굽혀 등을 대고 누운 자세에서 엎드린 자세로, 또는 그 반대로 구를 수 있었다. 그녀는 11개월 때 독립적으로 앉을 수 있었으나 'W' 자세를 선호했다. 18개월 때 비대칭적인 '토끼 점프' 패턴으로 기어 다니기 시작했다. 21개월 때 엘라는 가족 소파에서 오른쪽 팔을 지지해 독립적으로 서 있을 수 있었고, 양 방향으로 가로질러 걸을 수 있었으나, 오른쪽으로 걷는 것을 선호했다. 24개월 때 첫 독립적인 걸음을 내딛었고, 30개월 때는 보조기구 없이 꾸준히 걸을 수 있었다.

물리치료 검사

주의 사항:

뇌실 복막 션트

통증:

웡-베이커 얼굴 통증 척도에 따르면 엘라는 활동과 관련된 통증 수준이 10점 만점에 0점이라고 보고했다.

관절가동범위:

오른쪽 엉덩관절, 무릎, 발목: 정상 범위 이내, 왼쪽 엉덩관절 굽힘: 100도, 왼쪽 엉덩관절 폄: 10도, 왼쪽 무릎 벌림: 정상 범위 이내, 왼쪽 슬와 각도: 35도, 왼쪽 발목 발등굽힘, 무릎 폄: −2도, 무릎을 구부린 왼쪽 발목 발등굽힘: 5도; 오른쪽 어깨, 팔꿈치, 손목: 정상 범위 이내; 왼쪽 어깨 굽힘: 100도, 왼쪽 팔꿈치 굽힘: 정상 범위 이내, 왼쪽 팔꿈치 굽힘: 10도, 왼쪽 손목 굽힘: 정상 범위 이내, 왼쪽 손목 폄: 15도

근력:

MMT 양측: 오른쪽 엉덩관절, 무릎, 발목: 5/5; 왼쪽 엉덩관절 굽힘: 3/5; 왼쪽 엉덩관절 바깥돌림: 2/5; 왼쪽 엉덩관절 안쪽돌림: 2/5; 왼쪽 무릎 바깥돌림: 3/5; 왼쪽 무릎 굽힘: 21/5; 왼쪽 발목 발등굽힘: Trace

근긴장도:

수정 애쉬워스 척도(MAS): 왼쪽 넙다리 네갈래근: 1/5, 왼쪽 넙다리 두 갈래근: 2/5, 왼쪽 발목에서 3번의 발작성 떨림

감각:

가벼운 접촉, 온도(뜨겁고 차가움), 날카로움과 둔함에 정상 반응

기능적 이동성

엘라는 앉은 자세에서 일어설 때 왼쪽으로 체중을 많이 실어 이동할 수 있다. 바닥에서 서는 자세로 전환할 때는 오른쪽 다리를 먼저 반쯤 무릎을 꿇고, 오른쪽 팔을 사용해 물건을 잡고 일어설 수 있다. 왼발로는 뛰지 못하지만, 오른발로는 연속해서 세 번 뛸 수 있다. 빨리 피곤해하며 놀이터에서 또래 친구들을 따라잡지 못한다.

보행/걸음

엘라는 비대칭 보행 패턴으로 독립적으로 걸을 수 있다. 서 있을 때 왼쪽의 체중 이동과 서 있는 시간은 감소하고, 왼쪽의 걸음 길이는 짧으며, 왼쪽 골반은 뒤로 물러나 있다. 스윙 단계에서 왼쪽 무릎이 뻣뻣하고, 왼쪽 발의 앞부분으로 초기 접촉을 한다. 또한 중간 서기 단계에서 왼쪽 무릎이 가끔씩 뒤로 과도하게 젖혀지는 것이 관찰된다. 엘라는 오른손으로 난간을 잡고 오른발을 먼저 내딛는 step-two 패턴으로 표준 계단을 오를 수 있다. 계단을 내려갈 때는 오른손으로 난간을 잡고 왼발을 먼저 내딛는다.

균형:

오른쪽은 5–8초, 왼쪽은 1초 미만 동안 한 발 서기 자세를 유지한다.

장비:

엘라는 왼쪽 다리에 단단한 발목 고정 보조기(AFO)를 착용하고 있으나, 부모는 엘라가 피부 자극과 통증을 호소하여 지난 9개월 동안 착용하지 않았다고 했다.

물리치료 평가/예후

엘라는 왼쪽 편마비 진단을 받은 5세 여자아이이다. 그녀는 왼쪽 하체 근력 약화, 가동 범위 감소, 지구력 감소, 보행 결함 및 또래 친구들을 따라가는 데 어려움을 보였다.

전반적으로 그녀의 예후는 좋았다. 그녀는 필요한 편의시설을 갖춘 지역 공립 초등학교에 안전하게 다닐 수 있을 것이다. 건강 상태의 변동이나 추가적인 의료 조치 후에도 그녀는 학교에서 제공하는 서비스와 병원 치료를 계속 받는 것이 도움이 될 것이다. 그녀는 또한 커뮤니티 댄스 수업에 참여하여 또래 친구들과 교류하고 재미있고 사교적인 환경에서 균형과 근력강화를 위해 노력할 수 있다.

중재

다음을 포함하여 일주일에 1-2회 물리치료 중재를 받는다.

스트레칭:

왼쪽 엉덩관절 폄근, 왼쪽 넙다리 두갈래근, 왼쪽 장딴지근, 가자미근 스트레칭을 각 스트레칭당 30초간 유지하며 3회 반복한다.

근력 운동:

왼쪽과 오른쪽 하지 근력 강화를 놀이 활동을 통해 진행했다. 엘라의 나이 때문에 정식 근력 강화 프로그램은 적절하지 않았다. 활동에는 옆으로 걷기, 바닥에서 올라갔다 내려가기, 앉았다 일어서기, 앞으로 및 옆으로 계단 오르기가 포함되었다.

치료적 핸들링:

코어 강화, 자세 제어, 왼쪽 하지 근력강화 및 스트레칭을 위한 치료용 볼 운동, 자세 정렬과 균등한 체중 이동을 촉진하기 위해 전환 중에 작용근/길항근 근육 그룹을 촉진한다.

보조기:

정기적인 스트레칭으로 엘라가 무릎을 펴고 2도까지 발등굽힘 수동 가동 범위를 달성한 후, 얇은 플라스틱으로 된 관절형 전체 접촉 디자인 AFO (Cascade DAFO 2)를 하루 6-8시간 착용하도록 권장했다. 새로운 AFO를 착용한 후 엘라는 거의 즉시 일관된 왼발 뒤꿈치 착지, 무릎 과신전 없음, 그리고 디딤기 단계에서 왼쪽으로의 체중 이동 개선을 보였다.

보행 훈련:

보행 훈련은초기 접촉 시 왼발 뒤꿈치 착지, 디딤기 단계에서 왼쪽으로 체중 이동, 왼쪽 보폭 길이, 왼쪽 골반 재견인으로 인한 골반-넙다리뼈 이동성 개선에 중점을 두었다.

자녀/부모 교육:

가정 프로그램은 치료 중 목표와 관련된 스트레칭 및 활동 강화로 구성되었다.

퇴원/치료 연속성 관리

엘라의 부모는 모든 중재 결정에 적극적으로 참여하였고, 그녀의 모든 필요를 위한 훌륭한 후원자가 되었다. 엘라는 가정, 병원, 학교, 그리고 지역사회에서 다양한 중재로 혜택을 받았다. 엘라는 필요한 치료적 및 외부 지원을 받으면 가족과 친구들과 함께 생산적이고 충만한 삶을 향해 계속 나아갈 가능성이 높다.

사례 연구 2

Thomas는 12세 남아로, Dega 수술, 양측 모음근 및 넙다리 두갈래근 늘림술, 양측 바깥쪽 기둥 늘림술, 양측 VDRO를 포함한 외상성 수술 후 1주일 후 강직성 사지 마비 뇌성마비 진단을 받고 외래 물리치료를 받으러 온 환자다.

과거 병력

토마스는 광범위한 병력을 가지고 있다. 그는 임신 29주에 태어나 신생아 집중 치료실(NICU)에서 6주를 보냈으며, 그 기간 동안 2일 동안 경구 삽관을 한 후 비강 캐뉼라를 통해 산소 공급받았다. NICU에 입원하는 동안 영양 튜브와 다른 여러 정맥 라인을 삽입했다. 신경학적 손상 정도를 확인하기 위해 두개골 초음파 검사를 받았지만, 이 검사에서는 신경 해부학적 변화가 발견되지 않았다. 토마스는 심장 관련성을 배제하기 위해 심초음파 검사를 받았으나 의미 있는 소견은 발견되지 않았다. 토마스는 호흡기 문제로 인해 무호흡 모니터를 부착한 채 신생아 중환자실에서 퇴원했다.

토마스는 대근육 및 소근육 발달이 느리게 진행되었고, 비정형적인 움직임 패턴으로 움직이는 경우가 많았다. 6개월이 되었을 때, 그는 누운 상태에서 엎드린 상태에서 몸을 굴릴 수 있었지만 목과 등을 펴는 동작을 시작하면서 몸을 하나의 단위로 굴릴 수 있었다. 토마스는 몸을 굴리는 동안 몸통 굽힘근을 활성화하지 못하여 상체와 하체를 분리하여 움직일 수 없었다. 그는 골반 전방 경사, 양측 엉덩관절 안쪽 돌림 및 모음, 무릎 굽힘, 발목 DF와 함께 'W' 앉기 패턴을 사용하여 앉을 때 안정성을 확보했다. 토마스의 몸통 저긴장증은 도움이나 외부 보조 장치 없이 앉는 것을 어렵고 비효율적으로 만들었다. 그는 최소한의 신체적 도움으로 링 시트와 사이드 시트가 가능했다.

생후 18개월이 되었을 때, 양측 UE 지원과 면밀한 감독을 통해 링-시팅을 유지할 수 있었다. 기어가려고 시도했지만, 하지 해리가 제대로 이루어지지 않아 상호적으로 기어가는 데 필요한 순서를 조정할 수 없었다. 그는 두 팔을 번갈아 가며 움직인 다음 두 다리를 동시에 폄근을 사용해 움직임을 시작했으며, 엉덩관절 굽힘을 유지하는 능력이 부족했다. 18개월에 토마스는 미숙아 망막증(ROP)으로 인해 첫 번째 눈 수술을 받았다. 그 후 2.5세 때 두 번째 시력 교정 수술을 받았다. 두 번째 눈 수술 후, 토마스는 보행 시 시지각 능력이 눈에 띄게 향상되었다. 몸통 지지대, 엉덩이 가이드, 양측 발목 프롬프트, 양측 팔뚝 프롬프트, 손 위치를 조절할 수 있는 기울어진 핸드 그립이 있는 보행 트레이너를 사용하여 보행 훈련을 시작했다. 토마스는 2.5세가 되었을 때 보행 훈련기에서 엉덩관절 가이드가 있는 후방 보행기로 발전했다. 그는 몸통 회전이 제한되고, 스윙 단계에서 양측으로 모음이 증가하여 앞발이 자세 단계 다리의 뒤꿈치에 부딪히고(가위질), 넙다리 두갈래근 팽팽하여(웅크린 자세) 자세 단계에서 무릎 말단 폄이 감소하고, 발바닥 굽힘의 증가와 발목 관절 가동 범위 감소로 인해 앞발/발가락의 모음 접촉이 감소한 상태에서 보행했다. 비효율적이고 힘겨운 보행 패턴으로 인해 토마스는 장거리 이동 시 수동 휠체어를 사용했다.

하지의 강직을 해결하기 위해 3살 때 양측 넙다리 두갈래근, 장딴지근, 모음근에 BTX-A 주사를 맞았고 5살 때 다시 주사를 맞았다. 6세에는 양측 넙다리 두갈래근 늘림술을 받았다. 그 당시 그는 지속적인 코골이와 수면 장애를 해결하기 위해 아데노이드 절제술도 받았다. 토마스는 어릴 때부터 치료에 참여했다. 그는 처음으로 가정 기반 조기 개입 서비스에 참여했다.

생후 3년 동안 어린이 병원에서 외래로 물리치료와 작업치료를 받았고, 5세가 되자 매주 학교 기반 서비스로 옮겨갔다. 토마스는 9세까지 일주일에 1-3회 정도 물리치료와 작업 치료를 받았으며, 가족은 토마스의 치료에 적극 참여했고 토마스의 기능적 능력이 향상됨에 따라 가정 운동 프로그램을 꾸준히 이어갈 수 있도록 도왔다. 토마스는 학교 활동에 매우 적극적으로 참여했고, 기능적 이동성이 개선되면서 9세 이후에는 의학적인 물리치료를 받지 않았다.

이전 기능 수준

토마스는 지속적인 성장, 체중 증가, LE 경직 및 구축 증가, 웅크린 보행 패턴 증가, 통증, 뼈 정렬 불량, 집과 교실 내 이동 능력 저하로 인해 12세에 광범위한 수술적 개입을 받았다.

기능적 이동성:

수술 전, 토마스는 면밀한 감독하에 앉았다 일어설 수 있었고 보행기로 옮겨 탈 수 있었다. 그는 최소한의 신체적 도움으로 고정된 물체를 끌어올려 바닥에 앉았다 일어날 수 있었다. 반무릎에서 일어서기 패턴을 사용하려면 적당한 신체적 도움이 필요했다.

보행/걸음

수술 전, Thomas는 후방 보행기와 양측 캐스케이드 터보 보조기를 사용하여 독립적으로 보행했으며, 보행 중 스윙 단계에서 정중선을 가로질러 모음을 증가시킨 웅크린 걸음걸이 패턴을 사용했다. 그는 보행기를 사용하여 집안 거리를 보행하고 교실을 이동할 수 있었다. 그는 피로를 최소화하기 위해 장거리 이동 시 수동 휠체어를 사용했다. 적당한 신체적 도움을 받으면 연석 단을 오를 수 있다.

보조기:

12살 때 토마스는 캐스케이드에서 제작한 AFO와 SMO 삽입물을 포함한 TURBO 보조기를 착용했다. 수술 전, 그는 과도한 웅크린 보행 패턴을 보였다.

물리치료 검사

수술 후 토마스는 어린이 병원에서 급성 입원 치료를 받으면서 침대 이동 및 거동 훈련을 위한 물리치료와 수술 후 주의 사항에 대한 부모 교육을 받았다. 퇴원 후 외래 물리치료 초기 검사를 통해 수술 후 치료 계획을 결정하기 위해 다시 병원으로 돌아왔다. 이 평가 결과는 다음과 같다.

주의 사항

90도 이상의 엉덩관절 굽힘 금지, 엉덩관절 내부 또는 외부의 무리한 회전 금지, 정중선을 가로지르는 모음 금지, 무릎 고정대는 2시간 착용, 2시간 휴식, 밤새 착용, 짧은 다리 깁스 착용, 정상범위 이내.

통증:

숫자 통증 척도(0~10)에 따르면, 토마스는 전반적으로 5/10의 통증을 호소했지만, 왼발이 가장 아프다고 보고했다.

ROM:

양쪽 엉덩관절 굽힘 90도, 엉덩관절 벌림 35도, 엉덩이 안쪽돌림 중립, 슬와각: 25도, 발목 운동은 짧은 다리 캐스트로 인해 테스트되지 않았다.

근력:

MMT 양측: 엉덩관절 굽힘: 21/5; 엉덩관절 벌림: 1/5; 엉덩관절 모음: 2/5; 무릎 폄: 3/5; 엎드린 무릎 굽힘: 2/5; 짧은 다리 깁스로 인해 발목 검사 불가

근긴장도

MAS: 양측 모음근과 넙다리 두갈래근 2/5

감각

양측의 하지 감각은 가벼운 터치, 뜨겁거나 차갑거나, 날카롭거나 둔한 느낌에 그대로 유지되었다.

기능적 이동성

앉았다 일어서는 이동을 수행하려면 적당한 신체적 도움이 필요하며, 현재로서는 바닥에서 일어서는 이동이 연기되었다.

보행/걸음:

양측 무릎 고정기와 짧은 다리 석고 붕대를 착용하고 후방 보행기를 사용하여 10피트를 중간 정도의 신체적 도움을 받아 보행한다.

균형:

토마스는 양쪽 무릎 보조기를 착용한 상태에서 양쪽 보행기의 상지 지원 없이 5-10초 동안 정적 서기를 유지할 수 있으며, 보행기의 상지 지지를 받으면 30초 동안 서 있을 수 있다.

장비:

토마스는 현재 학교에서 수동 휠체어를 사용하고 있지만, 가족은 추진력이 느리고 비효율적이라 또래를 따라가기 어렵다고 한다. 치료사들은 토마스와 그의 가족에게 전동 휠체어의 장점을 설명하며, 전동 휠체어가 모든 환경에서 장거리 이동 시 에너지 효율적인 이동 수단이 될 것이라고 설명했다. 토마스와 그의 가족은 토마스의 나이가 들면서 감소한 지구력과 비효율적인 보행 패턴 때문에 전동 휠체어 사용을 고려하고 있다. 토마스는 학교를 좋아하며 수업 간 이동에 모든 에너지를 사용하지 않고 학업에 일부 에너지를 남기고 싶다고 여러 번 말했다. 그의 가족은 전동 휠체어의 증가된 무게와 크기에 맞춰 휠체어 리프트가 있는 밴을 개조하는 과정을 진행 중이다.

물리치료 평가/예후

토마스는 강직성 사지 마비 뇌성마비 진단을 받은 12세 청년이다. 그는 최근 엉덩관절 방향을 개선하고 근육 길이를 늘리며 발의 정렬을 개선하기 위해 광범위한 하지 수술을 받았다. 그는 통증, 근긴장도 증가, 근력 감소, 균형감각 감소, 지구력 저하 등의 장애를 보이고 있다. 그 결과 비효율적인 보행 패턴, 기능적 이동성 및 이동 시 독립성 저하가 나타난다. 걷고자 하는 의욕이 있어 치료 전망은 좋은 편이다. 토마스는 가족 및 치료사와 함께 장기적인 목표를 학교의 무대를 25피트 걷고, 연말 축하 행사에서 반 친구들과 함께 보행기를 사용하여 약 5-10분 동안 서 있는 것으로 정했다.

수술 후 첫 6개월간 중재(빈도: 수술 후 주당 3회, 60분 세션)

스트레칭:

양측 엉덩관절 모음 및 넙다리 두갈래근 스트레칭, 수술 후 8주 후 깁스 제거 시 발목 발등굽힘, 각 스트레칭에 30초간 유지하며 5회 반복

근력운동

다양한 좌석 높이와 표면에서의 앉았다 일어서기 반복, 높은 좌석에서 낮은 좌석으로 진행, 가장 낮은 좌석은 엉덩이가 90도 각도로 위치하도록(벤치, 볼, 볼스터 사용)하여 기능적 근력 운동을 시작. 수동 저항 및 기구를 이용한 다리 강화, 이때 엉덩관절 벌림근, 모음근, 폄근, 넙다리 두갈래근, 발등굽힘근 주의하여야 한다. 근력 강화, 6-10회 반복 1-3세트 후 피로를 느낄 정도로 저항이 높은 근력 강화 기구 사용(NSCA 강화 가이드라인 준수), 누운 자세, 엎드린 자세, 앉은 자세에서 중간 크기의 치료용 공볼 이용한 코어 강화 등이 있다.

치료적 핸들링:

기능적 움직임 연습: 하체 근육의 협응을 향상시키고 자세와 정렬을 개선하기 위해 촉진을 통한 기능적 움직임 시퀀스를 연습했다. 평행봉을 사용해 서 있는 자세에서 체중을 이동하는 것을 촉진하고, 엉덩이와 복부에 촉진을 주며 워커로 진행했다. 계단 오르기 연습에서는 중간엉덩이근과 큰엉덩이근, 내외복사근에 촉진을 주어 진행했다.

보조기:

깁스를 제거한 후, 그는 굽힘을 제한하고 발을 잘 정렬할

수 있도록 맞춤형 고형 AFO를 장착했다.

수중치료

수술 후 12주 후에 깁스를 제거하여 토마스는 수중 치료에 참여할 수 있었다. 수중 활동에는 어깨 깊이의 물에서 허리 깊이의 물로 내려가는 서기 균형 및 보행 훈련, 닫힌 사슬 기능 강화, 엉덩관절 강화를 위한 킥보드 발차기 등이 포함되었다.

보행훈련

서 있을 때의 보폭 자세와 보행 전 활동으로 시작하여 체중을 지탱하고 보행 준비를 위한 내성을 키우고, 개인용 후방 보행기를 사용하여 고른 표면에서의 보행 훈련으로 진행했다.

부모/자녀 교육:

주의사항 검토, 이동 훈련, 엉덩관절 모음근, 넙다리 두갈래근, 그리고 장딴지근의 가정 내 스트레칭 프로그램(깁스를 제거한 후). 수술 후 7-18개월 동안의 중재(물리치료: 주 2회 60분 세션, 수술 후 주의사항 없음)

스트레칭

모음근, 넙다리 두갈래근, 발목 발등굽힘 스트레칭을 각각 30초간 유지하면서 세 번 반복하여 달성한 운동 효과를 유지

강화:

최적의 직립 자세를 유지하는 데 중요한 세갈래근, 넙다리 네갈래근, 중간엉덩근, 대둔근과 같은 근육의 기능적 닫힌 사슬 강화 및 단일 관절 집중 강화로 저항력을 높인다.

NDT치료적 접근:

주로 기능적 활동에 통합하여 아이/가족과 치료사가 정한 목표를 해결한다. 코어 강화 운동은 골반 체중 이동, 회전을 동반한 굽힘과 폄 운동을 치료용 볼에서 실시한다. 서기 전 발 준비 운동, 그리고 상지 지지 유무에 따른 보행기에서 체중 이동과 균형 훈련을 포함한다.

보행 훈련:

웅크림을 최소화하기 위해 최적의 자세와 정렬을 유지하면서 워커를 사용하여 보행 거리를 늘리는 데 중점을 두고 지구력을 높이기 위해 PBWSTT를 시작했다.

자녀/부모 교육:

보행과 기능적 강화에 중점을 둔다. 8주 연속으로 ROM 측정값이 안정적이어서 가족은 스트레칭 빈도를 하루에 한 번으로 줄일 수 있다.

퇴원/치료계획:

수술 후 18개월 만에, Thomas는 개인 목표인 워커를 사용하여 5분 동안 서기와 학교 무대 위를 걸어가 학기말 축하행사 동안 동급생들과 함께 서는 것을 달성했다. 이 시점에서 그는 의료 기반 물리치료 프로그램에서 퇴원하고 가정 프로그램을 받았다. 치료사들은 Thomas의 치료 요구가 단속적인 치료 계획으로 가장 잘 충족될 것이라고 설명하고, 추가 개입이 필요한지 여부를 결정하기 위해 6개월 후에 물리치료 재평가를 권장했다. 퇴원 전에 Thomas의 관심사를 논의하고 지역 사회 활동에 대한 옵션을 제공했다. 수중 치료 동안 수영장에서 시간을 보낸 것을 고려하여, Thomas는 지역 YMCA에서 적응 수영 프로그램에 참석할 예정이다.

참고문헌

1. Rethlefsen S, Ryan D, Kay R. Classification systems in cerebral palsy. Orthop Clin North Am. 2010;41:457–467.
2. Rosenbaum P, Paneth N, Leviton A, et al. A report: the definition and classification of cerebral palsy April 2006. Dev Med Child Neurol Suppl. 2007;109:8.
3. Stavsky M, Mor O. Mastrolia SA, Greenbaum S, et al. Cerebral palsy—trends in epidemiology and recent development in prenatal mechanisms of disease, treatment, and prevention. Front Pediatr. 2017;5(21):1–10.
4. World Health Organization, Elibrary, I. 2007. International Classifi- cation of functioning, disability, and health: children and youth version: ICF-CY. World Health Organization Geneva. Accessed February 20, 2021. https://apps.who.int/iris/handle/10665/43737
5. Oskoui M, Coutinho F, Dykeman J, et al. An update on the preva- lence of cerebral palsy: a systematic review and meta-analysis. Dev Med Child Neurol. 2013;55:509–515.
6. Van Naarden Braun K, Doernberg N, Schieve L, et al. Birth prev- alence of cerebral palsy: a population-based study. Pediatrics. 2016;137(1):e20152872.
7. Reddihough DS, Collins KJ. The epidemiology and causes of cere- bral palsy. Aust J Physiother. 2003;49(1):7–12.
8. Michael-Asalu A, Taylor G, Campbell H, et al. Cerebral palsy: di- agnosis, epidemiology, genetics, and clinical update. Adv Pediatr. 2019;66:189–208.
9. Novak I, Morgan C, Adde L, et al. Early, accurate diagnosis and early intervention in cerebral palsy: advances in diagnosis

and treatment. JAMA Pediatr. 2017;171(9):897–907.

10. Miller F. Cerebral Palsy. Springer-Verlag, Inc; 2005.
11. National Institute of Neurological Disorders and Stroke. Reduc- ing the burden of neurological disease. Cerebral Palsy: Hope Through Research. Accessed February 21, 2021. https://www.ninds.nih.gov/ Disorders/Patient-Caregiver-Education/ Hope-Through-Research/ Cerebral-Palsy-Hope-Through-Research
12. van Haastert LC, de Vries LS, Eijsermans MJC, et al. Gross mo- tor functional abilities in preterm-born children with cerebral palsy due to periventricular leukomalacia. Dev Med Child Neurol. 2008;50:684–689.
13. Ferrari F, Cioni G, Einspieler C, et al. Cramped synchronized gen- eral movements in preterm infants as an early marker for cerebral palsy. Arch Pediatr Adolesc Med. 2002;156(5):460–467.
14. Colver A. Outcomes for people with cerebral palsy: life expectancy and quality of life. Paediatr Child Health. 2016;26(9):383–386.
15. Maudsley G, Pharoah PO. Causes of excess mortality in cerebral palsy. Dev Med Child Neurol. 2000;42(4):287–288.
16. Miller F, Bachrach S. Cerebral Palsy: A Complete Guide for Caregiving. 2nd ed. Johns Hopkins University Press; 2006.
17. Bevans KB, Tucker CA. Classification terminology in cerebral palsy. In: Miller F, Bachrach S, Lennon N, O'Neil M, eds. Cerebral Palsy. Springer; 2019.
18. Palisano R, Rosenbaum P, Walter S, et al. Development and reliabil- ity of a system to classify gross motor function in children with ce- rebral palsy. Dev Med Child Neurol. 1997;39:214–223.
19. Morris C, Bartlett D. Gross motor function classification system: impact and utility. Dev Med Child Neurol. 2004;46(1):60–65.
20. Palisano R, Hanna S, Rosenbaum P, et al. Probability of walking, wheeled mobility, and assisted mobility in children and adolescents with cerebral palsy. Dev Med Child Neurol. 2010;52:66–71.
21. Rosenbaum P, Paneth N, Leviton A, et al. The definition and classifi- cation of cerebral palsy. Dev Med Child Neurol. 2007;49:1–44.
22. Eliasson AC, Krumlinde-Sundholm L, Rösblad B, et al. The manual ability classification system (MACS) for children with cerebral palsy: scale development and evidence of validity and reliability. Dev Med Child Neurol. 2006;48(7):549–554.
23. Hidecker MJ, Paneth N, Rosenbaum PL, et al. Developing and vali- dating communication function classification system for individuals with cerebral palsy. Dev Med Child Neurol. 2011;53(8):704–710.
24. Compagnoe E, Maniglio J, Camposeo S, et al. Functional classifica- tions for cerebral palsy; correlations between the gross motor func- tion classification system (GMFCS), the manual ability classification system (MACS) and the communication function classification sys- tem (CFCS). Res Dev Disabil. 2014;35(11):2651–2657.
25. Sellers D, Mandy A, Pennington L, et al. Development and reliability of a system to classify the eating and drinking ability of people with cerebral palsy. Dev Med Child Neurol. 2014;56: 245–251.
26. Baranello G, Signorini S, Tinelli F, et al. Visual function classification system for children and cerebral palsy: development and validation. Dev Med Child Neurol. 2019;62(1) (epub ahead of print).
27. Howle JM. Neuro-Developmental Treatment Approach Theoretical Foundations and Principles of Clinical Practice. The North American Neuro-Developmental Treatment Association; 2002.
28. Katz RT. Life expectancy for children with cerebral palsy and mental retardation: implications for life care planning. NeuroRehabilitation. 2003;18:261–270.
29. Accardo J, Kammann H, Hoon AH Jr. Neuroimaging in cerebral palsy. J Pediatr. 2004;145(2 suppl):S19–S27.
30. Krageloh-Mann I, Cans C. Cerebral palsy update. Brain Dev. 2009;31:537–544.
31. Harada T, Erada S, Anwar MM, et al. The cervical spine in athetoid cerebral palsy. A radiological study of 180 patients. J Bone Joint Surg Br. 1996;78(4):613–619.
32. Miller F. Hypotonic and special hip problems in cerebral palsy. In: Miller F, Bachrach S, Lennon N, O'Neil M, eds. Cerebral Palsy. Springer; 2018.
33. Wiklund L, Uvebrant P. Hemiplegic cerebral palsy: correlation be- tween CT morphology and clinical findings. Dev Med Child Neurol. 1991;33(6):512–523.
34. Cioni G, Sale B, Paolicelli PB, et al. MRI and clinical charac- ter- istics of children with hemiplegic cerebral palsy. Neuropediatrics. 1999;30(5):249–255.
35. Davids J, Peace L, Wagner L, et al. Validation of the Shriners hospital for children upper extremity evaluation (SHUEE) for children with hemiplegic cerebral palsy. J Bone Joint Surg Am. 2006;88:326–333.
36. Holmefur M, Krumlinde-Sundholm L, Ellasson AC. Interrater and intrarater reliability of the assisting hand assessment. Am J Occup Ther. 2007;61:79–84.
37. Guide to Physical Therapist Practice 3.0. American Physical Therapy Association; 2014. Accessed September 8, 2019.

http:// guidetoptpractice.apta.org/

38. Miller F. Motor control and muscle tone problems in cerebral palsy. In: Miller F, Bachrach S, Lennon N, O'Neil M, eds. Cerebral Palsy. Springer; 2018.
39. Cahill-Rowley K, Rose J. Etiology of impaired selective motor con- trol: emerging evidence and its implications for research and treat- ment in cerebral palsy. Dev Med Child Neurol. 2014;56(6):522-528.
40. Bar-On L, Molenaers G, Aertbeliën E, et al. Spasticity and its contri- bution to hypertonia in cerebral palsy. BioMed Res Int. 2015.
41. Lance J. Symposium synopsis. In: Feldman RG, Young RR, Koella WPE, eds. Spasticity: Disordered Motor Control. Yearbook Medical; 1980:485-494.
42. Bar-On L, Harlaar J, Desloovere K. Spasticity assessment in cerebral palsy. In: Miller F, Bachrach S, Lennon N, et al, eds. Cerebral Palsy. Springer; 2018.
43. Dabney K, Shrader W. Surgical treatment of scoliosis due to cere- bral palsy. In: Miller F, Bachrach S, Lennon N, et al, eds. Cerebral Palsy. Springer; 2019.
44. Miller F. Early-onset scoliosis in cerebral palsy. In: Miller F, Bachrach S, Lennon N, et al, eds. Cerebral Palsy. Springer; 2018.
45. Miller F. Spinal deformity in children with cerebral palsy: an over- view. In: Miller F, Bachrach S, Lennon N, et al, eds. Cerebral Palsy. Springer; 2019.
46. Miller F. Hip problems in children with cerebral palsy: an over- view. In: Miller F, Bachrach S, Lennon N, et al, eds. Cerebral Palsy. Springer; 2019.
47. Valencia F. Management of hip deformities in cerebral palsy. Orthop Clin North Am. 2010;41:549-559.
48. Bleck EE. Orthopedic Management of Cerebral Palsy. WB Saunders; 1979.
49. Shands AR, Steele MK. Torsion of the femur. J Bone Joint Surg. 1958;40A:803-816.
50. Michele AA. Iliopsoas. Charles C Thomas; 1962.
51. Beals RK. Developmental changes in the femur and acetabulum in spastic paraplegia and diplegia. Dev Med Child Neurol. 1969;11:303-313.
52. Staheli LT, Duncan WR, Schaefer E. Growth alterations in the hemi- plegic child. A study of femoral anteversion, neck-shaft angle, hip rotation, C.E. angle, limb length and circumference in 50 hemiple- gic children. Clin Orthop Relat Res. 1968;60:205-212.
53. Riccio AI, Carney CD, Hammel LC, et al. Three-dimensional com- puted tomography for determination of femoral anteversion in a cerebral palsy model. J Pediatr Orthop. 2015;35:167-171.
54. Lee KM, Chung CY, Sung KH, et al. Femoral anteversion and tibial torsion only explain 25% of variance in regression analysis of foot progression angle in children with diplegic cerebral palsy. J Neuroeng Rehabil. 2013;56.
55. Akalan NE, Temelli Y, Kuchimov S. Discrimination of abnormal gait parameters due to increased femoral anteversion from other ef- fects in cerebral palsy. Hip Int. 2013;23:492-499.
56. Karabicak GO, Balci NC, Gulfsen M, et al. The effect of postural control and balance on femoral anteversion in children with spastic cerebral palsy. J Phys Ther Sci. 2016;28(6):1696-1700.
57. Morrell DS, Pearson JM, Sauser DD. Progressive bone and joint abnormalities of the spine and lower extremities in cerebral palsy. Radiographics. 2002;22:257-268.
58. Miller F. Foot deformities in children with cerebral palsy: an over- view. In: Miller F, Bachrach S, Lennon N, et al, eds. Cerebral Palsy. Cham: Springer; 2018.
59. Papavasileiou A, Petra M. Risk factors for developing cerebral palsy. In: Miller F, Bachrach S, Lennon N, et al, eds. Cerebral Palsy. Springer; 2018.
60. Owens L, Shieh E, Case A. Postnatal causes of cerebral palsy. In: Miller F, Bachrach S, Lennon N, et al, eds. Cerebral Palsy. Springer; 2019.
61. King KA, Selhorst D. Asthma in a child with cerebral palsy. In: Miller F, Bachrach S, Lennon N, et al, eds. Cerebral Palsy. Springer; 2019.
62. Proesmans M. Respiratory illness in children with disability: as seri- ous problem. Breath. 2016;12(4):97-103.
63. Lennon N, Miller F. Aerobic conditioning and walking activity as- sessment in cerebral palsy. In: Miller F, Bachrach S, Lennon N, et al, eds. Cerebral Palsy. Springer; 2018.
64. Balemans AC, Fragala-Pinkham MA, Lennon N, et al. Systemic re- view of the clinimetric properties of laboratory—and field-based aerobic and anaerobic fitness measures in children with cerebral palsy. Arch Phys Med Rehabil. 2013;94(2):287-301
65. Balemans AC, Bolster EA. Aerobic and anaerobic fitness in children and youth with cerebral palsy. In: Miller F, Bachrach S, Lennon N, et al, eds. Cerebral Palsy. Springer; 2019.
66. Fowler EG, Kolobe THA, Damiano D, et al. Promotion of physi- cal fitness and prevention of secondary conditions for children with cerebral palsy: section on pediatrics research summit proceedings. Phys Ther. 2007;87(11):1495-1510.
67. Zwinkles M, Takken T, Ruyten T, et al. Body mass Index and fitness in high-functioning children and adolescents with cerebral palsy: what happened over a decades? Res Dev Disabil.

2017;71:70-76.

68. McLafferty E, Hendry C, Farley A. The integumentary system: anat- omy, physiology and function of skin. Nurs Stand. 2012;27(3):35-42.

69. Freundlich K. Pressure injuries in medically complex children: a re- view. Children (Basel). 2017;4(4):25.

70. Finbraten A, Martins C, Andersen GL, et al. Assessment of body composition in children with cerebral palsy: a cross-sectional study in Norway. Dev Med Child Neurol. 2015;57:858-864.

71. Mohamed AMH, Koutharawu DN, Miller F, et al. Operative and clinical markers of deep wound infection after spine fusion in chil- dren with cerebral palsy. J Pediatr Orthop. 2010;30(8):851-857.

72. Stansby G, Avital L, Jones K, et al. Prevention and management of pressure ulcers in primary and secondary care: summary of NICE guidance. BMJ. 2014;348:1-5.

73. Visscher M, King A, Nie AM, et al. A quality-improvement col- laborative project to reduce pressure ulcers in PICUs. Pediatrics. 2013;131:e1950-e1960.

74. Kolobe TH, Christy JB, Gannotti ME, et al. Research summit III proceedings on dosing in children with an injured brain or cerebral palsy: executive summary. Phys Ther. 2014;94(7):907-920.

75. Ahmadi M, O'Neil M, Fragala-Pinkham M, et al. Machine Machine learning algorithms for activity recognition in ambulant children and adolescents with cerebral palsy. J Neuroeng Rehabil. 2018;15:105

76. Bjornson KF, Lennon N. Walking and physical activity monitoring in children with cerebral palsy. In: Muller B, Wolf SI, eds. Handbook of Human Motion. 2018;2:1005-1036.

77. Dewar R, Claus AP, Tucker K, et al. Perspectives on postural control dysfunction to inform future research: a Delphi study for children with cerebral palsy. Arch Phys Med Rehabil. 2017;98:463-479.

78. Dewar R, Claus AP, Tucker K, et al. Reproducibility of the Kids-BESTest and the Kids-Mini-BESTest for children with cerebral palsy. Arch Phys Med Rehabil. 2019;100:695-702.

79. Huxham FE, Goldie PA, Patla AE. Theoretical considerations in bal- ance assessment. Aust J Physio ther. 2001;472:89-100.

80. Boyer ER, Patterson A. Gait pathology subtypes are not associated with self-reported fall frequency in children with cerebral palsy. Gait Posture. 2018;63:189-194.

81. Niiler TA. Assessing dynamic balance in children with cerebral palsy. In: Miller F, Bachrach S, Lennon N, et al, eds. Cerebral Palsy. Springer; 2019.

82. Verbecque E, Lobo Da Costa PH, et al. Psychometric properties of functional balance tests in children: a literature review. Dev Med Child Neurol. 2015;57:521-529.

83. Randall KE, Bartlett DJ, McCoy S. Head-to-head comparison of the early clinical assessment of balance test in young children with cere- bral palsy. Pediatr Phys Ther. 2014;26:332-337.

84. McCoy SW, Bartlett D, Yocum A, et al. Development and validity of the early clinical assessment of balance for children with cerebral palsy. Dev Neurorehabil. 2014;17:375-383.

85. Fiss AF, Jefferies L, Bjornson K, et al. Developmental trajectories and reference percentiles for the 6-minute walk test for children with ce- rebral palsy. Pediatr Phys Ther. 2019;31:51-59.

86. Manikowska F, Chen BP, Józ´wiak M, et al. Validation of manual muscle testing (MMT) in children and adolescents with cerebral palsy. NeuroRehabil. 2018;42(1):1-7.

87. Damiano DL, Vaughan CL, Abel MF. Muscle response to heavy resistance exercise in children with spastic cerebral palsy. Dev Med Child Neurol. 1995;37:731-739.

88. Damiano DL, Abel MF. Functional outcomes of strength training in spastic cerebral palsy. Arch Phys Med Rehabil. 1998;79:119-125.

89. Eek MN, Tranberg R, Zugner R, et al. Muscle strength training to improve gait function in children with cerebral palsy. Dev Med Child Neurol. 2008;50:759-764.

90. Goh HT, Thompson M, Huang WB, et al. Relationships among measures of knee musculoskeletal impairments, gross motor func- tion, and walking efficiency in children with cerebral palsy. Pediatr Phys Ther. 2006;18:253-261.

91. Willemse L, Brehm MA, Scholtes VA, et al. Reliability of isometric lower- extremity muscle strength measurements in children with cerebral palsy: implications for measurement design. Phys Ther. 2013;93:935-941.

92. Mulder-Brouwer AN, Rameckers EA, Bastianen CH. Lower extrem- ity handheld dynamometry in children with cerebral palsy. Pediatr Phys Ther. 2016;28:136-153.

93. Wang T, Liao H, Peng Y. Reliability and validity of the five-repeti- tion sit-to stand test for children with cerebral palsy. Clin Rehabil. 2012;26(7):664-671.

94. Mutlu A, Livanellioglu A, Gunel MK. Reliability of goniometric measurements in children with spastic cerebral palsy. Med Sci Monit 2007;13(7):CR323-CR329.

95. Ten Berge SR, Halbertsma JPK, Maathuis PGM, et al. Reliability of popliteal angle measurements, a study in cerebral palsy patients and healthy controls. J Pediatr Orthop. 2007;27:648-652.

96. Russell DJ, Avery LM, Rosenbaum PL, et al. Improved scaling of the gross motor function measure with children with cere-

bral palsy: evidence of reliability and validity. Phys Ther. 2000;80:873–885.

97. Harvey AR. The gross motor function measure. J Physiother. 2017;63:187.

98. Brunton LK, Bartlett DJ. Validity and reliability of two abbreviated ver- sions of the gross motor function measure. Phys Ther. 2011;91:577–588.

99. Besios T, Aggeloussis N, Gourgoulis V, et al. Comparative reliability of the PEDI, GMFM and TUG tests for children with cerebral palsy. J Phys Ther Sci. 2013;25(1):73–76.

100. Shore BJ, Allar BG, Miller PE, et al. Measuring the reliability and construct validity of the pediatric evaluation of disability inven- tory—computer adaptive test (PEDI-CAT) in children with cerebral palsy. Arch Phys Med Rehabil. 2019;100:45–51.

101. Wang HH, Liao HF, Hsieh CL. Reliability, sensitivity to change, and responsiveness of the peabody developmental motor scales—second edition for children with cerebral palsy. Phys Ther. 2006;86(10):1351–1359.

102. Selves C, Stoquart G, Render A, et al. Reliability and concurrent va- lidity of the Bruininks-Oseretsky test in children with cerebral palsy. Biomed J Sci Tech Res. 2019;18(5):13961–13967.

103. Thorley M, Lannin N, Cusick A, et al. Reliability of the quality of upper extremity skills test for children with cerebral palsy aged 2 to 12 years. Phy Occup Ther Pediatr. 2012:32(1):4–21.

104. Bohannon RW, Smith MB. Interrater reliability of a modified Ash- worth scale of muscle spasticity. Phys Ther. 1987;67:206–207.

105. Gracies JM, Burke BS, Clegg NJ, et al. Reliability of the Tardieu scale for assessing spasticity in children with cerebral palsy. Arch Phys Med Rehabil. 2010;91:421–428.

106. Gage JR, DeLuca PA, Renshaw TS. Gait analysis: principles and ap- plications. Emphasis on its use in cerebral palsy. J Bone Joint Surg Am. 1995;77(10):1607–1623.

107. Rathinam C, Bateman A, Peirson J, et al. Observational gait assessment tools in paediatrics -a systematic review. Gait Posture. 2014;40(2):279–285.

108. Araújo PA, Kirkwood RN, Figueiredo FM. Validity and intra- and inter-rater reliability of the observational gait scale for children with spastic cerebral palsy. Rev Bras Fisioter. 2009;13:267–273.

109. Toro B, Nester CJ, Farren PC. The development and validity of the Salford gait tool: an observation-based clinical gait assessment tool. Arch Phys Med Rehabil. 2007;88:321–327.

110. Kawamura CM, de Morais Filho MC, Barreto MM, et al. Compari- son between visual and three-dimensional gait analysis in patients with spastic diplegic cerebral palsy. Gait Posture. 2007;25:18–24.

111. Read HS, Hazlewood ME, Hillman SJ, et al. Edinburgh visual gait score for use in cerebral palsy. J Pediatr Orthop. 2003;23:296–301.

112. Koman LA, Mooney JF, Smith BP, et al. Management of spasticity in cerebral palsy with botulinum-A toxin: report of a preliminary, randomized, double-blind trial. J Pediatr Orthop. 1994;14:299–303.

113. Novacheck TF, Stout JL, Tervo R. Reliability and validity of the Gil- lette functional assessment questionnaire as an outcome measure in children with walking disabilities. J Pediatr Orthop. 2000;20:75.

114. Thompson P, Beath T, Bell J, et al. Test-retest reliability of the 10-me- tre fast walk test and 6-minute walk test in ambulatory school-aged children with cerebral palsy. Dev Med Child Neurol. 2008;50(5):370–376.

115. Fiss AF, McCoy SW, Bartlett D, et al. On track study team. Devel- opmental trajectories for the early clinical assessment of balance by gross motor function classification system level for children with ce- rebral palsy. Phys Ther. 2019;99(2):217–228.

116. McDowell BC, Humphreys L, Kerr C, et al. Test-retest reliability of a 1-min walk test in children with bilateral spastic cerebral palsy. Gait Posture. 2009;29:267–269.

117. Verschuren O, Ketelaar M, De Groot J, et al. Reproducibility of two functional field tests for children with cerebral palsy who self-propel a manual wheelchair. Dev Med Child Neurol. 2013;55:185–190.

118. Birnie KA, Hundert AS, Lalloo C, et al. Recommendations for selec- tion of self-reported pain intensity measures in children and ado- lescents: a systemic review and quality assessment of measurement properties. Pain. 2019;160(1):5–18.

119. Merkel SI, Voepel-Lewis T, Shayevitz JR, et al. The FLACC: a behav- ioral scale for scoring postoperative pain in young children. Pediatr Nurs. 1997;23(3):293–297.

120. Hadden KL, LeFort S, O'Brein M, et al. A comparison of observers' and self-reported pain ratings for children with cerebral palsy. J Dev Behav Pediatr. 2015;36(1):14–23.

121. Alexander R, Boehme R, Cupps B. Normal Development of Functional Motor Skills: The First Year of Life. Therapy Skill Builders; 1993.

122. Chen CM, Chen CY, Wu KP, et al. Motor factors associated with health-related quality-of-life in ambulatory children with cerebral palsy. Am J Phys Med Rehabil. 2011;90:940–947.

123. Waters E, Davis E, Mackinnon A, et al. Psychometric properties of the quality of life questionnaire for children with CP. Dev Med Child Neurol. 2007;49(1):49–55.

124. Narayanan UG, Fehlings D, Weir S, et al. Initial development and val- idation of the caregiver priorities and child health in-

dex of life with disabilities (CPCHILD). Dev Med Child Neurol. 2006;48(10):804-812.

125. Varni JW, Burwinkle TM, Berrin SJ, et al. The PedsQL in pediat- ric cerebral palsy: reliability, validity, and sensitivity of the ge- neric core scales and cerebral palsy module. Dev Med Child Neurol. 2006;48(6):442-449.
126. Mueller-Godeffroy E, Thyen U, Bullinger M. Health-related quality of life in children and adolescents with cerebral palsy: a secondary analysis of the DISABKIDS questionnaire in the field-study cerebral palsy subgroup. Neuropediatrics. 2016;47(2):97-106.
127. Rosenbaum P, Walter S, Hanna S, et al. Prognosis for gross motor function in cerebral palsy creation of motor development curves. JAMA. 2002;288(11):1357-1362.
128. Hanna S, Rosenbaum P, Bartlett D, et al. Stability and decline in gross motor function among children and youth with cerebral palsy aged 2 to 21 years. Dev Med Child Neurol. 2009;51(4):295-302.
129. Bovend'Eerdt TJ, Botell RE, Wade DT. Writing SMART rehabilita- tion goals and achieving goal attainment scaling: a practical guide. Clin Rehabil. 2009;23:352-361.
130. Law M, Darrah J. Emerging therapy approaches: an emphasis on function. J Child Neurol. 2014;29:1101-1107.
131. Beckung E, Hagberg G, Uldall P, et al. Probability of walking in chil- dren with cerebral palsy in Europe. Pediatrics. 2008;121:e187-e192.
132. Rosenbaum PL, Walter SD, Hanna SE, et al. Development and reli- ability of a system to classify gross motor function in children with cerebral palsy. JAMA. 2002;288(11):1357-1363.
133. Watt J, Robertson CM, Grace MG. Early prognosis for ambulation of neonatal intensive care survivors with cerebral palsy. Dev Med Child Neurol. 1989;31:766-773.
134. Perry J, Burnfield J. Gait Analysis: Normal and Pathological Function. 2nd ed. Slack Inc; 2010.
135. Sutherland DH, Davids JR. Common gait abnormalities of the knee in cerebral palsy. Clin Orthop Relat Res. 1993;288:139-147.
136. Beckung E, Hagberg G. Neuroimpairments, activity limitations and participation restrictions in children with cerebral palsy. Dev Med Child Neurol. 2002;44(5):309-316.
137. Winters TF, Gage JR, Hicks R. Gait patterns in spastic hemiplegia in children and young adults. J Bone Joint Surg Am. 1987;69:437-441.
138. Rodda J, Graham H. Classification of gait patterns in spastic hemi- plegia and spastic diplegia: a basis for a management algorithm. Eur J Neurol. 2001;8(suppl 5):98-108.
139. Wren TA, Rethlefsen S, Kay RM. Prevalence of specific gait abnor- malities in children with cerebral palsy: influence of cerebral palsy subtype, age, and previous surgery. J Pediatr Orthop. 2005;25(1):79-83.
140. Mossberg KA, Linton KA, Fricke K. Ankle-foot orthoses: effect on energy expenditure of gait in spastic diplegic children. Arch Phys Med Rehabil. 1990;71:490-494.
141. Davids J. The foot and ankle in cerebral palsy. Orthop Clin North Am. 2010;41:579-593.
142. Rodda JM, Graham HK, Carson L, et al. Sagittal gait patterns in spastic diplegia. J Bone Joint Surg Br. 2004;86(2):251-258.
143. Westberry D, Davids JR, Davis RB, et al. Idiopathic toe walking: a kinematic and kinetic profile. J Pediatr Orthop. 2008;28(3):352-358.
144. Hicks R, Durinick N, Gage JR. Differentiation of idiopathic toe-walking and cerebral palsy. J Pediatr Orthop. 1988;8:160-163.
145. Kelly IP, Jenkinson A, Stephens M, et al. The kinematic patterns of toe-walkers. J Pediatr Orthop. 1997;17(4):478-480.
146. Mochizuki H, Ugawa Y. Cerebellar ataxic gait [in Japanese]. Brain Nerve. 2010;62(11):1203-1210.
147. Bly L. Abnormal motor development. In: Slaton DS, ed. Proceedings of a Conference on Development of Movement in Infancy Offered by the Division of Physical Therapy. University North Carolina; May 18-22, 1980.
148. Bobath B, Bobath K. Motor Development in the Different Types of Cere- bral Palsy. William Heineman Medical Books; 1982.
149. Finnie NR. Handling the Young Cerebral Palsied Child at Home. 2nd ed. Dalton Publications; 1975.
150. Novak I, Mcintyre S, Morgan C, et al. A systematic review of in- terventions for children with cerebral palsy: state of the evidence. Dev Med Child Neurol. 2013;55: 885-910. https://doi.org/10.1111/ dmcn.12246
151. Scholtes V, Becher J, Comuth A, et al. Effectiveness of functional progressive resistance exercise strength training on muscle strength and mobility in children with cerebral palsy: a randomized con- trolled trail. Dev Med Child Neurol. 2010;52:107-113.
152. McNee A, Gough M, Morrissey M, et al. Increases in muscle volume after plantarflexor strength training in children with spastic cerebral palsy. Dev Med Child Neurol. 2009;51:429-435.
153. Scianni A, Butler JM, Ada L, et al. Muscle strengthening not effective in children and adolescents with cerebral palsy: a systemic review. Aust J Physiother. 2009;55:81-87.
154. Reid S, Hamer P, Alderson J, et al. Neuromuscular adaptations to eccentric strength training in children and adolescents

with cerebral palsy. Dev Med Child Neurol. 2010;52:358–363.

155. Lee JH, Sung IY, Yoo JY. Therapeutic effects of strengthening exercise on gait function of cerebral palsy. Disabil Rehabil. 2008;30(19):1439–1444.

156. Rogers A, Brinks S, Darrah J. A systemic review of the effectiveness of aerobic exercise interventions for children with cerebral palsy: an AACPDM evidence report. Dev Med Child Neurol. 2008;50:808–814.

157. Verschuren O, Ketekaar M, Takken T, et al. Exercise programs for children with cerebral palsy: a systemic review of the literature. Am J Phys Med Rehabil. 2008;87(5):404–417.

158. Verschuren O, Ada L, Maltais D, et al. Muscle strengthening in chil- dren and adolescents with spastic cerebral palsy: considerations for future resistance training protocols. Phys Ther. 2011;91:1130–1139.

159. Gillett JG, Boyda RN, Carty CP, et al. The impact of strength train- ing on skeletal muscle morphology and architecture in children and adolescents with spastic cerebral palsy: a systematic review. Res Dev Disabil. 2016;56:183–196.

160. Faigenbaum AD, Kraemer WJ, Blimkie CJR, et al. Youth resis- tance training: updated position statement paper from the na- tional strength and conditioning association. J Strength Cond Res. 2009;23(5):S60–S79.

161. Verschuren O, Peterson MD, Balemans ACJ, et al. Exercise and phys- ical activity recommendations for people with cerebral palsy. Dev Med Child Neurol. 2016;58(8):798–808.

162. Christensen C. Flexibility in children and youth with cerebral palsy. In: Miller F, Bachrach S, Lennon N., et al, eds. Cerebral Palsy. Springer; 2019.

163. Pin T, Dyke P, Chan M. The effectiveness of passive stretching in chil- dren with cerebral palsy. Dev Med Child Neurol. 2006;48(10):855–862.

164. Craig J, Hilderman C, Wilson G, et al. Effectiveness of stretch in- terventions for children with neuromuscular disabilities: evidence based recommendations. Pediatr Phys Ther. 2016;28(3):262–275.

165. Wiart L, Darrah J, Kembhavi G. Stretching with children with cere- bral palsy: what do we know and where are we going? Pediatr Phys Ther. 2008;20(2):173–178.

166. Harvey LA, Katalinic OM, Herbert RD, et al. Stretch for the treat- ment and prevention of contractures. Cochrane Database Syst Rev. 2017;1:CD007455.

167. Theis N, Korff T, Mohagheghi A. Does long-term passive stretching alter muscle–tendon unit mechanics in children with spastic cere- bral palsy? Clin Biomechan. 2015;30(10):1071–1076.

168. Tilton A. Management of spasticity in children with cerebral palsy. Semin Pediatr Neurol. 2009;16:82–89.

169. Tustin K, Patel A. A critical evaluation of the updated evidence for casting for equinus deformity in children with cerebral palsy. Physio- ther Res Int. 2017;22(1):e1646.

170. Willerslev-Olsen M, Lorentzen J, Nielson JB. Gait training reduces ankle joint stiffness and facilitates heel strike in children with cere- bral palsy. NeuroRehabilitation. 2014;35(4):643–655.

171. Armstrong EL, Spencer S, Kentish MJ, et al. Efficacy of cycling in- terventions to improve function in children and adolescents with cerebral palsy: a systematic review and meta-analysis. Clin Rehabil. 2019;33(7):1113–1129.

172. Nsenga AL, Shephard RJ, Ahmaidi S. Aerobic training in children with cerebral palsy. Int J Sports Med. 2013;34(6):533–537.

173. Boenig, B. NDT in a Nutshell. NDTA Network; 2005:12.

174. Howle J. Motor control. In: Bierman JC, Franjoine MR, eds. Neuro-Developmental Treatment A Guide to NDT. Clinical Practice. Stutt- gart, Germany. Thieme. 2016:248.

175. Butler C, Darrah J. Effects of neurodevelopmental treatment (NDT) for cerebral palsy: an AACPDM evidence report. Dev Med Child Neu- rol. 2001;43:778–790.

176. Martin L, Baker R, Harvey A. A systematic review of common phys- iotherapy interventions in school-aged children with cerebral palsy. Phys Occup Ther Pediatr. 2010;30:294–312.

177. Franki I, Desloovere K, Cat J, et al. The evidence-base for conceptual approached and additional therapies targeting lower limb function in children with cerebral palsy: a systemic review using the ICF as a framework. J Rehabil Med. 2012;44:396–405.

178. Ganley K. Review of neurodevelopmental treatment. Dev Med Child Neurol. 2014;56:1026–1027.

179. Evans-Rogers DL, Sweeney JK, Holden-Huchton P, et al. Short-term, intensive neurodevelopmental treatment program ex- periences of parents and their children with disabilities. Pediatr Phys Ther. 2015;27:61–71.

180. Neurodevelopmental Treatment Association. Accessed September 13, 2020. https://www.ndta.org/Research.

181. Taub E, Uswatte G, Pidikiti R. Constraint-induced movement ther- apy: a new family of techniques with broad application to physical re- habilitation—a clinical review. J Rehabil Res Dev. 1999;36(3):237–251.

182. Coker P, Karakostas T, Dodds C, et al. Gait characteristics of children with hemiplegic cerebral palsy before and after modified constraint- induced movement therapy. Disabil Rehabil. 2012;32(5):402–408.

183. Boyd RN, Morris ME, Graham HK. Management of upper

limb dysfunction in children with cerebral palsy: a systemic review. Eur J Neurol. 2001;8(5):150–166.

184. Novak I, Mcintyre S, Morgan C, et al. A systematic review of inter- ventions for children with cerebral palsy: state of the evidence. Dev Med Child Neurol. 2013;55:885–910.

185. Sakzewski L, Gordon A, Eliasson AC. The state of the evidence for intensive upper limb therapy approaches for children with unilateral cerebral palsy. J Child Neurol. 2014;29:1077–1090.

186. Chiu HC, Ada L. Constraint-induced movement therapy improves upper limb activity and participation in hemiplegic cerebral palsy: a systematic review. J Physiother. 2016;62:130–137.

187. Eliasson AC, Gordon AM. Constraint-induced movement therapy for children and youth with hemiplegic/unilateral cerebral palsy. In: Miller F, Bachrach S, Lennon N, et al, eds. Cerebral Palsy. Springer; 2019.

188. Tervahauta MH, Girolami GL, Oberg GK. Efficacy of constraint-induced movement therapy compared with bimanual in- tensive training in children with unilateral cerebral palsy: a system- atic review. Clin Rehabil. 2017;31:1445–1456.

189. Facchin P, Rosa-Rizzotto M, Visona Dalla Pozza L, et al. Multi- site trial comparing the efficacy of constraint-induced movement therapy with that of bimanual intensive training in children with hemiplegic cerebral palsy: post intervention results. Am J Phys Med Rehabil. 2011;90(7):539–553.

190. Eliasson AC, Holmefur M. The influence of early modified constraint-induced movement therapy training on the longitudinal development of hand function in children with unilateral cerebral palsy. Dev Med Child Neurol. 2014;57:89–94.

191. Deluca SC, Trucks MR, Wallace DA, et al. Practice-based evidence from a clinical cohort that received pediatric constraint-induced movement therapy. J Pediatr Rehabil Med. 2017;10:37–46.

192. Aarts PB, Jongerius PH, Geerdink YA, et al. Effectiveness of modified constraint induced movement therapy in children with unilateral spastic cerebral palsy: a randomized controlled trial. Neu- rorehabil Neural Repair. 2010;24:509–518.

193. Kuhnke N, Juenger H, Walther M, et al. Do patients with congenital hemiparesis and ipsilateral corticospinal projections respond differ- ently to constraint-induced movement therapy? Dev Med Child Neu- rol. 2008;50:898–903.

194. Charles J, Gordon AM. A critical review of constraint-induced movement therapy and forced use in children with hemiplegia. Neural Plast. 2005;12:245–261.

195. Chen YP, Pope S, Tyler D, et al. Effectiveness of constraint-induced movement therapy on upper-extremity function in children with ce- rebral palsy: a systematic review and meta-analysis of randomized controlled trials. Clin Rehabil. 2014;28:939–953.

196. Hoare B, Imms C, Carey L, et al. Constraint-induced movement therapy in the treatment of the upper limb in children with hemiplegic cerebral palsy: a Cochrane systematic review. Clin Reha- bil. 2007;21:675–685.

197. Huang HH, Fetters L, Hale J, et al. Bound for success: a sys- tem- atic review of constraint-induced movement therapy in children with cerebral palsy supports improved arm and hand use. Phys Ther. 2009;89:1126–1141.

198. Dimitrijevic MR, Gerasimenko Y, Pinter MM. Evidence for a spinal central pattern generator in humans. Ann N Y Acad Sci. 1998;16:360–376.

199. Cohen A, Ermentrout G, Kiemel T, et al. Modeling of inter- segmen- tal coordination in the lamprey central pattern generator for loco- motion. Trends Neurosci. 1992;15:434–438.

200. MacKay-Lyons M. Central pattern generators of locomotion: a re- view of the evidence. Phys Ther. 2002;82:69–83.

201. Mattern-Baxter K, Bellamy S, Mansoor J. Effects of intensive loco- motor treadmill training on young children with cerebral palsy. Pedi- atr Phys Ther. 2009;21:308–319.

202. Cherng R, Liu C, Lau T, et al. Effect of treadmill training with body weight support on gait and gross motor function in children with spastic cerebral palsy. Am J Phys Med Rehabil. 2007;86:548–555.

203. Day J, Fox EJ, Lowe J, et al. Locomotion training with partial body weight support on a treadmill in a nonambulatory child with spastic tetraplegic CP: a case report. Pediatr Phys Ther. 2004;16: 106–113.

204. Schindl MR, Forstner C, Kern H, et al. Treadmill training with par- tial body weight support in non-ambulatory children with CP. Arch Phys Med Rehabil. 2000;81:301–306.

205. Dodd KJ, Foley S. Partial body-weight supported treadmill training can improve walking in children with cerebral palsy: a clinical con- trolled trial. Dev Med Child Neurol. 2007;49:101–105.

206. Provost B, Dieruf K, Burtner P, et al. Endurance and gait in children with cerebral palsy after intensive body weight-supported treadmill training. Pediatr Phys Ther. 2007;19:2–10.

207. Mutlu A, Krosschell K, Spira DG. Treadmill training with partial body-weight support in children with cerebral palsy: a systematic review. Dev Med Child Neurol. 2009;51:268–275.

208. Damiano D, DeJong S. A systematic review of the effectiveness of treadmill training and body weight support in pediatric rehabilita- tion. J Neurol Phys Ther. 2009;33:27–44.

209. Willoughby KL, Dodd KJ, Shields N, et al. Efficacy of partial

body weight-supported treadmill training compared with overground walking practice for children with cerebral palsy: a randomized con- trolled trial. Arch Phys Med Rehabil. 2010;91:33–39.

210. Cho C, Hwang W, Hwang S, et al. Treadmill training with virtual reality improves gait, balance, and muscle strength in children with cerebral palsy. Tohoku J Exp Med. 2016;238(3):213–218.
211. Chrysagis N, Skordilis EK, Stavrou N, et al. The effect of treadmill training on gross motor function and walking speed in ambulatory adolescents with cerebral palsy: a random controlled trial. Am J Phys Med Rehabil. 2012;91:747–760.
212. Grecco LA, Zanon N, Sampaio LM, et al. A comparison of tread- mill training and overground walking in ambulant children with cerebral palsy: randomizes controlled clinical trial. Clin Rehabil. 2013;27(8):686–696.
213. Meyer-Heim A, Ammann-Reiffer C, Schmartz A, et al. Improvement of walking abilities after robotic-assisted loco- motion training in children with cerebral palsy. Arch Dis Child. 2009;94:615–620.
214. Van Hedel HJ, Meyer-Heim A, Rüsch-Bohtz C. Robot-assisted gait training for children and youth with cerebral palsy. In: Miller F, Ba- chrach S, Lennon N, et al, eds. Cerebral Palsy. Springer; 2019.
215. Wallard L, Dietrich G, Kerlirzin Y, et al. Effect of robotic-assisted gait rehabilitation on dynamic equilibrium control in the gait of children with cerebral palsy. Gait Posture. 2017a;60:55-60.
216. Wallard L, Dietrich G, Kerlirzin Y, et al. Robotic-assisted gait train- ing improves walking ability in diplegic children with cerebral palsy. Eur J Paediatr Neurol. 2017;21(3):557–564.
217. Lefmann S, Russo R, Hillier S. The effectiveness of robotic-assisted gait training for paediatric gait disorders: systematic review. J Neuro- eng Rehabil. 2017;14:1.
218. Lee I, Kim J, Lee S. The effects of hippotherapy on spasticity and muscular activity of children with cerebral palsy. J Korean Soc Occup Ther. 2019;19:117–124.
219. Ho CL, Holt KG, Saltzman E, et al. Functional electrical stimulation changes dynamic resources in children with spastic cerebral palsy. Phys Ther. 2006;86:987–1000.
220. Pool D, Valentine J, Bear N, et al. The orthotic and therapeutic effects following daily community applied functional electrical stimulation in children with unilateral spastic cerebral palsy: a ran- domized controlled trial. BMC Pediatr. 2015;15:154.
221. Khamis S, Martikaro R, Wientroub S, et al. A functional electrical stimulation system improves knee control in crouch gait. J Child Or- thop. 2015;9:137–143.
222. Prosser LA, Curatalo LA, Alter KE, et al. Acceptability and potential effectiveness of a foot drop stimulator in children and adolescents with cerebral palsy. Dev Med Child Neurol. 2012;54:1044–1049.
223. Danino B, Khamis S, Hemo Y, et al. The efficacy of neuro-prosthe- sis in young hemiplegic patients, measured by three different gait indices: early results. J Child Orthop. 2013;7:537–542.
224. Seifert A, Unger M, Burger M. Functional electrical stimulation to the lower limb muscles after botox in children with cerebral palsy. Pediatr Phys Ther. 2010;22:199–206.
225. Academy of Aquatic Physical Therapy. Original Definition. Accessed February 21, 2021. https://aquaticpt.org/Files/Our%20History%20- %20Original%20Definition.pdf
226. Akinola BI, Gbiri CA, Odebiyi DO. Effect of a 10-week aquatic ex- ercise training program on gross motor function in children with spastic cerebral palsy. Global Pediatr Health. 2019;6:1–7.
227. Lai CJ, Liu WY, Yang TF, et al. Pediatric aquatic therapy on motor function and enjoyment in children diagnosed with cerebral palsy of various motor severities. J Child Neurol. 2015;30(2):200–208.
228. Gorter JW, Currie SJ. Aquatic exercise programs for children and adolescents with cerebral palsy: what do we know and where do we go? Int J Pediatr. 2011;2011:712165.
229. Kelly M, Darrah J. Aquatic exercise for children with cerebral palsy. Dev Med Child Neurol. 2005;47:838–884.
230. American Hippotherapy Association. Accessed February 21, 2021. https://www.americanhippotherapyassociation.org/
231. McCloskey S. Notes from Lecture on Hippotherapy at Arcadia Uni- versity; April 28, 2004.
232. Casady RL, Nichols-Larsen DS. The effect of hippotherapy on ten children with cerebral palsy. Pediatr Phys Ther. 2004;16(3):165–172.
233. Willgens A, Erdman E. Using hippotherapy strategies for children and youth with cerebral palsy: an overview. In: Miller F, Bachrach S, Lennon N, et al, eds. Cerebral Palsy. Springer; 2019.
234. Silkwood-Sherer DJ, Killian CB, Long TM, et al. Hippotherapy—an intervention to habilitate balance deficits in children with move- ment disorders: a clinical trial. Phys Ther. 2012;92:707–717.
235. Kwon JY, Chang HJ, Yi SH, et al. Effect of hippotherapy on gross motor function in children with cerebral palsy: a randomized con- trolled trial. J Altern Complement Med. 2015;21:15–21.

236. Moreas AG. The effects of hippotherapy on postural balance and functional ability in children with cerebral palsy. J Phys Ther Sci. 2016;28(8):2220-2226.
237. Zadnikar M, Kastrin A. Effects of hippotherapy and therapeutic horseback riding on postural control or balance in children with cerebral palsy: a meta-analysis. Dev Med Child Neurol. 2011;53(8) 684-691.
238. Shurteff TL, Engsberg JR. Changes in trunk and head stability in children with cerebral palsy after hippotherapy: a pilot study. Phys Occup Ther Pediatr. 2010;30:150-163.
239. Park ES, Rha DW, Shin JS, et al. Effects of hippotherapy on gross motor function and functional performance of children with cere- bral palsy. Yonsei Med J. 2014;55(6):1736-1742.
240. Garner BA, Rigby BR. Human pelvis motions when walking and when riding a therapeutic horse. Hum Mov Sci. 2015;39:121-137.
241. Manikowski F, Jozwiak M, Idzio M, et al. The effect of a hippotherapy session on spatiotemporal parameters of gait in children with cerebral palsy—pilot study. Orthop Traumatol Rehabil. 2013;15(3):253-257.
242. Mutoh T. Application of a tri-axial accelerometry-based portable motion recorder for the qualitative assessment of hippotherapy in children and adolescents with cerebral palsy. J Phy Ther Sci. 2016;28(10):2970-2974.
243. Mart í n-Valero R, Vega-Ball ó n J, Perez-Cabezas V. Benefits of hip- potherapy in children with cerebral palsy: a narrative review. Eur J Paediatr Neurol. 2018;22(6):1150-1160.
244. Mutoh T, Mutoh T, Tsubone H, et al. Impact of serial gait analyses on long-term outcome of hippotherapy in children and adolescents with cerebral palsy. Compl Ther Clin Pract. 2018;30:19-23.
245. Ravi DK, Kumar N, Singhi P. Effectiveness of virtual reality rehabili- tation for children and adolescents with cerebral palsy: an updated evidence-based systematic review. Physiotherapy. 2017;103(3):245-258.
246. Gilbertson T, Hsu LY, McCoy SW, et al. Gaming technologies for children and youth with cerebral palsy. In: Miller F, Bachrach S, Len- non N, et al, eds. Cerebral Palsy. Springer; 2019.
247. Ghai S, Ghai I. Virtual reality enhances gait in cerebral palsy: a train- ing dose-response meta-analysis. Front Neurol. 2019;10:236.
248. Keawutan P, Bell K, Davies P, et al. Systematic review of the rela- tionship between habitual physical activity and motor capacity in children with cerebral palsy. Res Dev Disabil. 2014;35:1301-1309.
249. Carlton S, Taylor N, Dodd K, et al. Differences in habitual physi- cal activity levels of young people with cerebral palsy and their typically developing peers: a systematic review. Disabil Rehabil. 2013;35:647-655.
250. Binder H, Eng GD. Rehabilitation management of children with spastic diplegic cerebral palsy. Arch Phys Med Rehabil. 1989;70:482-489.
251. Molnar GE. Rehabilitation in cerebral palsy. West J Med. 1991;154:569-572.
252. Walsh S, Scharf M. The effect of a recreational ice skating program on the gross motor function of a child with cerebral palsy. Physiother Theory Pract. 2014;30:189-195.
253. Slaman J, van den Berg-Emons H, van Meeteren J, et al. A lifestyle intervention improves fatigue, mental health, and social support among adolescents and young adults with cerebral palsy: focus on mediating effects. Clin Rehabil. 2015;29:717-727.
254. Nwaobi OM, Smith PD. Effect of adaptive seating on pulmonary function of children with cerebral palsy. Dev Med Child Neurol. 1986;28:351-354.
255. Reid DT. The effects of the saddle seat on seated postural control and upper extremity movement in children with cerebral palsy. Dev Med Child Neurol. 1996;38:805-815.
256. Hulme JB, Shaver J, Archer S, et al. Effects of adaptive seating de- vices on the eating and drinking of children with multiple handi- caps. Am J Occup Ther. 1987;41:81-89.
257. Harris SR. Movement analysis—an aid to diagnosis of cerebral palsy. Phys Ther. 1991;71:215-221.
258. Rosen L, Arva J, Furumasu J, et al. RESNA position on the appli- cation of power wheelchairs for pediatric users. Assist Technol. 2009;21(4):218-226.
259. Furumasu J, Guerette P, Tefft D. Relevance of the pediatric powered wheelchair screening test for children with cerebral palsy. Dev Med Child Neurol. 2004;46:468-474.
260. Glickman LB, Geigle PR, Paleg GS. A systematic review of sup- ported standing programs. Pediatr Rehabil Med. 2010;3(3):197-213.
261. Paleg GS, Smith BA, Glickman LB. Systematic review and evidence-based clinical recommendations for dosing of pediatric supported standing programs. Pediatr Phys Ther. 2013;25(3):232-247.
262. Paleg GS, Livingstone R. Outcomes of gait trainer use in home and school settings for children with motor impairments: a systematic review. Clin Rehab. 2015;29(11):1077-1091.
263. Logan L, Byers-Hinkley K, Ciccone CD. Anterior versus posterior walkers: a gait analysis study. Dev Med Child Neurol. 1990;32:1044-1048.
264. Levangie PK, Chimera M, Johnston M, et al. The effects of

posterior rolling walkers on gait characteristics of children with spastic cere- bral palsy. Phys Occup Ther Pediatr. 1989;9:1–17.

265. Verotti A, Greco R, Spalice A, et al. Pharmacotherapy of spasticity in children with cerebral palsy. Pediatr Neurol. 2006;34:1–6.
266. Tardieu G, Tardieu C, Hariga J, et al. Treatment of spasticity in in- jection of dilute alcohol at the motor point or by epidural route. Clinical extension of an experiment on the decerebrate cat. Dev Med Child Neurol. 1968;10:555–568.
267. Spira R. Management of spasticity in cerebral palsied children by peripheral nerve block with phenol. Dev Med Child Neurol. 1971;13:164–173.
268. Yadav SL, Singh U, Dureja GP, et al. Phenol block in the manage- ment of spastic cerebral palsy. Indian J Pediatr. 1994;61:249–255.
269. Wong AMK, Chen CL, Chen CPC, et al. Clinical effects of botu- linum toxin A and phenol block on gait in children with cerebral palsy. Am J Phys Med Rehabil. 2004;83(4):284–291.
270. Sutherland DH, Kaufman KR, Wyatt MP, et al. Injection of botu- linum A toxin into the gastrocnemius muscle of patients with ce- rebral palsy: a 3-dimensional motion analysis study. Gait Posture. 1996;4:269–279.
271. Fragala MA, O'Neil ME, Russo KJ, et al. Impairment, disability, and satisfaction outcomes after lower extremity botulinum toxin A injections for children with cerebral palsy. Pediatr Phys Ther. 2002;14(3):132–144.
272. Gough M, Fairhurst C, Shortland AP. Botulinum toxin and cere- bral palsy: time for reflection? Dev Med Child Neurol. 2005;47(10): 709–712.
273. Multani I, Manji J, Hastings-Ison T, et al. Botulinum toxin in the management of children with cerebral palsy. Paediatr Drug. 2019;21(4):261–281.
274. Echols K, DeLuca S, Ramey S, et al. Constraint induced movement ther- apy in children with cerebral palsy. In: Proceedings of the American Academy of Cerebral Palsy and Developmental Medicine. Dev Med Child Neurol. 2001;43.
275. Peacock WJ, Stoudt LA. Functional outcomes following selective posterior rhizotomy in children with cerebral palsy. J Neurosurg. 1991;74:380–385.
276. Guiliani CA. Dorsal rhizotomy for children with cerebral palsy: sup- port for concept of motor control. Phys Ther. 1991;71:248–259.
277. Abbott R, Forem SL, Johann M. Selective posterior rhizotomy for the treatment of spasticity: a review. Childs Nerv Syst. 1989;5:337–346.
278. Oppenheim W. Selective posterior rhizotomy for spastic cerebral palsy. A review. Clin Orthop Relat Res. 1990;253:20–29.
279. Tedroff K, Hagglund G, Miller F. Long-term effects of selective dor- sal rhizotomy in children with cerebral palsy: a systematic review. Dev Med Child Neurol. 2020;62(5):554–562.
280. Dudley RW, Parolin M, Gagnon B, et al. Long-term functional ben- efits of selective dorsal rhizotomy for spastic cerebral palsy. J Neuro- surg Pediatr. 2013;12(2):142–150.
281. Lonstein JE. Cerebral palsy. In: Weinstein SL, ed. The Pediatric Spine: Principles and Practice. Ravens Press Ltd; 1994.
282. Albright AL, Cervi A, Singletary J. Intrathecal baclofen for spasticity in cerebral palsy. JAMA. 1991;265:1418–1422.
283. Gilmartin R, Bruce D, Storrs BB, et al. Intrathecal baclofen for man- agement of spastic cerebral palsy: multicenter trial. J Child Neurol. 2000;15:71–77.
284. Hoving MA, van Raak EP, Spincermaille GH, et al. Efficacy of intrathecal baclofen therapy in children with intractable spastic cerebral palsy: a randomized control trial. Eur J Paediatr Neurol. 2009;13:240–246.
285. Barry MJ, Albright AL, Shultz BL. Intrathecal baclofen therapy and the role of the physical therapist. Pediatr Phys Ther. 2000;12:77–86.
286. Morton R, Gray N, Vloeberghs M. Controlled study of the effects of continuous intrathecal baclofen infusion in non-ambulant children with cerebral palsy. Dev Med Child Neurol. 2011;53:736–741.
287. Brochard S, Lempereur M, Filipetti P, et al. Changes in gait fol- lowing continuous intrathecal baclofen infusion in ambulant children and young adults with cerebral palsy. Dev Neurorehabil. 2009;12(6):397–405.
288. Bleyenheuft C, Filipetti P, Caldas C, et al. Experience with external pump trial prior to implantation for intrathecal baclofen in ambulatory patients with spastic cerebral palsy. Neurophysiol Clin. 2007;37:23–28.
289. Shilt J, Reeves S, Lai L, et al. The outcome of intrathecal baclofen treatment on spastic diplegia: preliminary results with minimum of two-year follow-up. J Pediatr Rehabil Med. 2008;1:255–261.
290. Gerszen P, Albright A, Barry M. Effect on ambulation of continuous intrathecal baclofen infusion. Pediatr Neurosurg. 1997;27:40–44.
291. Conclaves J, Garcia-March G, Sanchez-Ledesma M, et al. Manage- ment of intractable spasticity of supraspinal origin by chronic cer- vical intrathecal infusion of baclofen. Stereotact Funct Neurosurg. 1994;62:108–112.
292. Fitzgerald JJ, Tsegaye M, Vloeberghs MH. Treatment of childhood spasticity of cerebral origin with intrathecal baclofen: a series of 52 cases. Br J Neurosurg. 2004;18:240–245.
293. Gooch JL, Oberg WA, Grams B, et al. Care provider assess-

ment of intrathecal baclofen in children. Dev Med Child Neurol. 2004;46:548–552.

294. Brochard S, Remy-Neris O, Filipetti P, et al. Intrathecal baclofen infusion for ambulant children with cerebral palsy. Pediatr Neurol. 2009;40:265–270.

295. Pin TW, McCartney L, Lewis J, et al. Use of intrathecal baclofen therapy in ambulant children and adolescents with spasticity and dystonia of cerebral origin: a systematic review. Dev Med Child Neu- rol. 2011;53(10):885–895.

296. Krach L, Kriel R, Gilmartin R, et al. GMFM 1 year after continuous intrathecal baclofen infusion. Pediatr Rehabil. 2005;8:207–213.

297. Motta F, Antonello C, Stignani C. Intrathecal baclofen and motor function in cerebral palsy. Dev Med Child Neurol. 2011;53:443–448.

298. Sprague JB. Surgical management of cerebral palsy. Orthop Nurs. 1992;11(4):11–19.

299. Dormans JP. Orthopedic management of children with cerebral palsy. Pediatr Clin North Am. 1993;40(3):645–657.

300. Thomason P, Baker R, Dodd K, et al. Single-event multi-level surgery in children with spastic diplegia. J Bone Joint Surg Am. 2011;93:451–460.

301. McGinley JL, Dobson F, Ganeshalingam R, et al. Single-event mul- tilevel surgery for children with cerebral palsy: a systematic review. Dev Med Child Neurol. 2012;54:117–128.

302. Godwin EM, Spero CR, Nof L, et al. The gross motor function classification system for cerebral palsy and single-event multilevel surgery: is there a relationship between level of function and inter- vention over time? J Pediatr Orthop. 2009;29:910–915.

303. McCarthy JJ, D'Andrea LP, Betz RR, et al. Scoliosis in the child with cerebral palsy. J Am Acad Orthop Surg. 2006;14:367–375.

304. Tsirkos A, Lipton G, Chang W-N, et al. Surgical correction of scolio- sis in pediatric patients with cerebral palsy using the unit rod instru- mentation. Spine. 2008;33:1133–1140.

305. Bohtz C, Meyer-Heim A, Min K. Changes in health related quality of life after spinal fusion and scoliosis correction in patients with cerebral palsy. J Pediatr Orthop. 2011;31:668–673.

306. Sarwark J, Sarwahi V. New strategies and decision making in the management of neuromuscular scoliosis. Orthop Clin North Am. 2007;38:485–496.

307. Comstock CP, Leach J, Wenger DR. Scoliosis in total-body involve- ment cerebral palsy: analysis of surgical treatment and patient and caregiver satisfaction. Spine. 1998;23:1412–1425.

308. Green NE. The orthopedic management of the ankle, foot, and knee in patients with cerebral palsy. Neuromuscular disease and de- formities. Instr Course Lect. 1987;36:253–256.

309. Moens P, Lammens J, Molenaers G, et al. Femoral derotation for increased hip anteversion. A new surgical technique with a modified Ilizarov frame. J Bone Joint Surg Br. 1995;77(1):107–109.

310. Lonstein JE, Beck RP. Hip dislocation and subluxation in cerebral palsy. J Pediatr Orthop. 1986;6:521–526.

311. Soo B, Howard JJ, Boyd RN, et al. Hip displacement in cerebral palsy. J Bone Jont Surg Am. 2006;88:121–129.

312. Gamble JG, Rinsky LA, Bleck EE. Established hip dislocations in children with cerebral palsy. Clin Orthop Relat Res. 1990;253:90–99.

313. Root L, Laplasa FJ, Brourman SN, et al. The severely unstable hip in cerebral palsy. Treatment with open reduction, pelvic osteot- omy, and femoral osteotomy with shortening. J Bone Joint Surg Am. 1995;77(5):703–712.

314. Brunner R, Baumann JU. Clinical benefit of reconstruction of dislo- cated or subluxated hip joints in patients with spastic cerebral palsy. J Pediatr Orthop. 1994;14(3):290–294.

315. Atar D, Grant AD, Bash J, et al. Combined hip surgery in cerebral palsy patients. Am J Orthop. 1995;24(1):52–55.

316. Barrie JL, Galasko CS. Surgery for unstable hips in cerebral palsy. J Pediatr Orthop B. 1996;5(4):225–231.

317. Patrick JH. Techniques of psoas tenotomy and rectus femoris trans- fer: "new" operations for cerebral palsy diplegia—a description. J Pe- diatr Orthop B. 1996;5(4):242–246.

318. Moreau M, Cook PC, Ashton B. Adductor and psoas release for sub- luxation of the hip in children with spastic cerebral palsy. J Pediatr Orthop. 1995;15(5):672–676.

319. Dreher T, Vegvari D, Wolf SI, et al. Development of knee function after hamstring lengthening as a part of multilevel surgery in chil- dren with spastic diplegia. J Bone Joint Surg Am. 2012;94:121–130.

320. Gage JR. Surgical treatment of knee dysfunction in cerebral palsy. Clin Orthop Relat Res. 1990;253:45–54.

321. Karol LA, Chambers C, Popejoy D, et al. Nerve palsy after ham- string lengthening in patients with cerebral palsy. J Pediatr Orthop. 2008;28:773–776.

322. Kay RM, Rethlefsen SA, Skaggs D, et al. Outcome of medial versus combined medial and lateral hamstring lengthening surgery in cere- bral palsy. J Pediatr Orthop. 2002;22:169–172.

323. Abel MF, Damiano DL, Pannunzio M, et al. Muscle tendon surgery in diplegic cerebral palsy: functional and mechanical changes. J Pedi- atr Orthop. 1999;19:366–375.

324. Jones S, Haydar AJ, Hussainy A, et al. Distal hamstring lengthening in cerebral palsy: the influence of the proximal aponeurotic band of the semimembranosus. J Pediatr Orthop.

2006;15:104–108.

325. Root L. Distal hamstring surgery in cerebral palsy. In: Sussman MD, ed. The Diplegic Child Evaluation and Management. American Acad- emy of Orthopaedic Surgeons; 1992.

326. Gage JR. Distal hamstring lengthening/release and rectus femoris transfer. In: Sussman MD, ed. The Diplegic Child Evaluation and Man- agement. American Academy of Orthopaedic Surgeons; 1992.

327. Chang WN, Tsirkos AI, Miller F, et al. Distal hamstring lengthening in ambulatory children with cerebral palsy: primary versus revision procedures. Gait Posture. 2004;19:298–304.

328. Gordon AB, Baird GO, McMulkin ML, et al. Gait analysis outcomes of percutaneous medial hamstring tenotomies in children with cere- bral palsy. J Pediatr Orthop. 2008;28:324–329.

329. Damiano DL, Abel MF, Pannunzio M, et al. Interrelationships of strength and gait before and after hamstring lengthening. J Pediatr Orthop. 1999;19:352–358.

330. Booth MY, Yates CC, Edgar TS, et al. Serial casting vs combined in- tervention with botulinum toxin A and serial casting in the treatment of spastic equinus in children. Pediatr Phys Ther. 2003;15(4):216–220.

331. Mazur JM, Shanks DE. Nonsurgical treatment of tight Achilles ten- don. In: Sussman MD, ed. The Diplegic Child: Evaluation and Manage- ment. American Academy of Orthopaedic Surgeons; 1992.

332. Yngve DA, Chambers C. Vulpius and Z-lengthening. J Pediatr Or- thop. 1996;16(6):759–764.

333. Kay RM, Rethlefsen SA, Ryan JA, et al. Outcome of gastrocnemius recession and tendo-achilles lengthening in ambulatory children with cerebral palsy. J Pediatr Orthop B. 2004;13:92–98.

334. Borton DC, Walker K, Pipiris M, et al. Isolated calf lengthening in cerebral palsy. Outcome analysis of risk factors. J Bone Joint Surg Br. 2001;83(3):364–370.

335. Etnyre B, Chambers CS, Scarborough NH, et al. Preoperative and postoperative assessment of surgical intervention for equinus gait in children with cerebral palsy. J Pediatr Orthop. 1993;13:24–31.

336. Gaines RW, Ford TB. A systematic approach to the amount of Achilles tendon lengthening in cerebral palsy. J Pediatr Orthop. 1987;7:253–255.

337. Rosenthal RK, Simon SR. The Vulpius gastrocnemius-soleus length- ening. In: Sussman MD, ed. The Diplegic Child Evaluation and Manage- ment. American Academy of Orthopaedic Surgeons; 1992.

338. Segal LS, Thomas SE, Mazur JM, et al. Calcaneal gait in spastic di- plegia after heel cord lengthening: a study with gait analysis. J Pedi- atr Orthop. 1989;9:697–701.

339. Kagaya H, Yamada S, Nagasawa T, et al. Split posterior tibial ten- don transfer for varus deformity of hindfoot. Clin Orthop Relat Res. 1996;323:254–260.

340. Roehr B, Lyne ED. Split anterior tibial tendon transfer. In: Sussman MD, ed. The Diplegic Child: Evaluation and Management. American Academy of Orthopaedic Surgeons; 1992.

341. Green NE. Split posterior tibial tendon transfer: the universal proce- dure. In: Sussman MD, ed. The Diplegic Child: Evaluation and Manage- ment. American Academy of Orthopaedic Surgeons; 1992.

342. Rogozinski BM, Davids JR, Davis RB III, et al. The efficacy of the floor-reaction ankle-foot orthosis in children with cerebral palsy. J Bone Joint Surg Am. 2009;91(10):2440–2447.

343. Rosenthal R. The use of orthotics in foot and ankle problems in ce- rebral palsy. Foot Ankle. 1984;4:195–200.

344. Figueiredo EM, Ferreira GB, Moreira RC, et al. Efficacy of ankle-foot orthoses on gait of children with cerebral palsy: systematic review of literature. Pediatr Phys Ther. 2008;20:207–223.

345. Radtka S, Skinner S, Johanson M. A comparison of gait with solid and hinged ankle-foot orthoses in children with spastic diplegic ce- rebral palsy. Gait Posture. 2005;21:303–310.

346. Buckton CE, Thomas S, Huston S, et al. Comparison of three ankle-foot orthoses configurations for children with spastic hemi- plegia. Dev Med Child Neurol. 2004;46:590–598.

347. Lam WK, Leong JC, Li YH, et al. Biomechanical and electromyo- graphic evaluation of ankle foot orthosis and dynamic ankle foot orthosis in spastic cerebral palsy. Gait Posture. 2005;2:189–197.

348. Burtner PA, Woollacott MH, Qualls C. Stance balance control with orthoses in a group of children with spastic cerebral palsy. Dev Med Child Neurol. 1999;41:748–757.

349. Middleton EA, Hurley GR, McIlwain JS. The role of rigid and hinged polypropylene ankle-foot orthoses in the management of cerebral palsy: a case study. Prosthet Orthot Int. 1988;12:129–135.

350. Carmick J. Managing equinus in a child with cerebral palsy: merits of hinged ankle-foot orthoses. Dev Med Child Neurol. 1995;37(11):1006–1010.

351. Romkes J, Brunner R. Comparison of dynamic and a hinged ankle foot orthoses by gait analysis in patients with hemiplegic cerebral palsy. Gait Posture. 2002;15:18–24.

352. Mol EM, Monbaliu E, Ven M, et al. The use of night orthoses in cerebral palsy treatment: sleep disturbance in children and

parental burden or not? Res Dev Disabil. 2012;33:341-349.

353. Ounuu S, Bell K, Davis R, et al. An evaluation of the posterior leaf spring orthosis using joint kinematic and kinetics. J Pediatr Orthop. 1996;16(3):378-384.

354. Aboutorabi A, Arazpour M, Ahmadi Bani M, Saeedi H, Head JS. Efficacy of ankle foot orthoses types on walking in children with cerebral palsy: a systematic review. Ann Phys Rehabil Med. 2017;60(6):393-402.

355. Hylton N. Dynamic casting and orthotics. In: The Practical Management of Spasticity of Spasticity in Children and Adults. Lea & Febiger; 1990.

356. Radtka SA. A comparison of gait with solid, dynamic, and no ankle-foot orthoses in children with spastic cerebral palsy. Phys Ther. 1997;77(4):395-409.

357. Kobayashi T, Leung A, Hutchins, S. Design and effect of ankle-foot orthoses proposed to influence muscle tone: a review. J Prosthet Or- thot. 2011;23(2):52-57.

358. Carlson WE, Vaughan CL, Damiano DL, et al. Orthotic management of gait in spastic diplegia. Am J Phys Med Rehabil. 1997;76:291-225.

359. Bjornson K, Schmale G, Adamczyk-Foster A, et al. The effect of dynamic ankle foot orthoses on function in children with cerebral palsy. J Pediatr Orthop. 2006;26(6):773-776.

360. Martin K. Supramelleolar orthoses and postural stability in chil- dren with down syndrome-Martin replies. Dev Med Child Neurol. 2005;47:71.

361. Pohl M, Mehrholz J. Immediate effects of an individually designed functional ankle-foot orthosis on stance and gait in hemiparetic pa- tients. Clin Rehabil. 2006;20:324-330.

362. Harris SR, Riffle K. Effects of inhibitive ankle-foot orthoses on standing balance in a child with cerebral palsy. A single-subject de- sign. Phys Ther. 1986;66:663-667.

363. Ramstrand N, Ramstrand S. AAOP state-of-the-science evidence report: the effect of ankle-foot orthoses on balance—a systematic review. J Prosthet Orthot. 2010;22(10):4-23.

364. Kornhaber L, Majsak M, Robinson A. Advantages of supramalleolar orthotics over articulating ankle-foot orthotics in the gait and gross motor function of children with spastic diplegic cerebral palsy. Pedi- atr Phys Ther. 2006;18(1):95-96.

365. Chen C, Shen I, Chen C, et al. Validity, responsiveness, minimal detectable change, and minimal clinically important change of Pediatric Balance Scale in children with cerebral palsy. Res Dev Disabil. 2013;34:916-922.

366. Randall KE, Bartlett DJ, McCoy S. Head-to-head comparison of the early clinical assessment of balance test in young children with cerebral palsy. Pediatr Phys Ther. 2014;26:332-337.

367. Fiss AF, Jefferies L, Bjornson K, et al. Developmental trajectories and reference percentiles for the 6-minute walk test for children with cerebral palsy. Pediatr Phys Ther. 2019;31:51-59.

368. Weingarten G, Lieberstein M, Itkowitz A, Vialu C, Doyle M, Kaplan S. Timed floor to stand-natural: reference data for school age children. Pediatr Phys Ther. 2016;28(1):71-76.

369. Carey H, Martin K, Combs-Miller S, Heathcock JC. Reliability and responsiveness of the timed up and go test in children with cerebral palsy. Pediatr Phys Ther. 2016;28:401-408.

370. Zaino C, Marchese VG, & Westcott SL. Timed up and down stairs test: preliminary reliability and validity of a new measure of func- tional mobility. Pediatr Phys Ther. 2004;16:90-98.

371. Hansen L, Erhardsen KT, Bencke J, et al. The reliability of the timed up and go (SATC o) in children with cerebral palsy. Phys Occup Ther Pediart. 2018;38(3):291-304.

372. Butler P, Saavedra S, Sofranac M, et al. Refinement, reliability and validity of the segmental assessment of trunk control (SATC o). Pediatr Phys Ther. 2010;22(3):246-257.

373. Heyrman L, Molenaers G, Desloovere K, et al. A clinical tool to measure trunk control in children with cerebral palsy: the trunk control measurement scale. Res Dev Disabil. 2011;32(6):2624-2635.

CHAPTER 10

척추이분증(Spina bifida)

Elena Tappit-Emas

챕터 개요

발병률 및 원인
예후
정의
배아학
수두증 및 Chiari II 기형
산전검사 및 진단
태아 수술
신생아 관리
- 일반적인 치료원칙
- 수술 전 검사
- 수두증 관리

척추이분증이 있는 유아를 위한 물리치료
- 개요
- 도수근력검사
- 관절가동범위 검사
- 수술 후 물리치료
- 팀원 및 학부모와의 커뮤니케이션
- 관절가동범위 운동
- 자세조절 및 핸들링
- 감각 검사

어린 자녀 돌보기
- 지속적인 문제와 이슈
- 발달문제

학부모들의 역할과 취급
성장기 자녀를 위한 물리치료
- 발달 문제
- 유아용 보조기

보조기
- 보조기 소개
- 보조기 철학
- 보조기의 일반적 원칙
- 가슴뼈 레벨에 마비가 있는 어린이
- 상부허리뼈 레벨에 마비가 있는 어린이
- 가슴뼈 및 상부허리뼈 레벨에 마비가 있는 어린이를 위한 보조기
- 하부허리뼈 이하 마비가 있는 어린이
- 엉치뼈 레벨에 마비가 있는 어린이
- 3차원 보행 분석

정형외과 수술 후 깁스 치료
중추신경계 악화
- 수두증
- 묶임척수
- 척추측만증

라텍스 알레르기
지각 운동 및 인지 성능
휠체어 이동성
레크레이션 및 여가활동
척추분리증이 있는 젊은 성인
요약
사례 연구

발병률 및 원인

척추이분증은 신경근 기능장애를 유발하는 선천성 신경관결함의 일종으로 최근까지 척추이분증은 임신 1,000건당 1건꼴로 발생하여 다운증후군 다음으로 가장 흔한 선천성 기형 중 하나이다. 하지만 늘어난 산모용 비타민 보충제, 정확한 산전 검사, 임신 중단의 증가로 전 세계 많은 지역에서 이 진단을 받고 태어난 아이의 발생률이 크게 감소했다. 미국에서는 현재 이 수치가 신생아 10,000명당 3.4명으로 안정화되고 있다. 척추이분증 발생 가능성 원인을 알아내기 위해 유전적, 환경적, 생활습관적 요인을 평가했지만 염색체 이상을 포함한 정확한 원인은 아직 밝혀지지 않았다.[1-3]

아기가 척추이분증을 가지고 태어나는 데에는 여러 가지 요인이 작용할 수 있으며, 유전적 요인은 다양한 환경적

영향으로 인해 증가될 수 있다. 여러 연구에서 임신 전 산모의 엽산 수치가 낮으면 척추이분증과 관련이 있는 것으로 밝혀졌다. Duff와 Cooper는 1988년 9월 허리케인 길버트 직후 몇 달 동안 자메이카 섬에서 모든 유형의 신경관 결함(NTD)을 가지고 태어난 아이의 수가 일시적이긴 하지만 유의미하게 증가했다는 사실을 발견했다. 이 섬의 전형적인 식단에는 신선한 과일과 채소에서 자연적으로 발생하는 엽산이나 비타민 B-9가 풍부하였지만 허리케인으로 인해 섬의 많은 농작물이 파괴되었고, 일시적으로 신선한 농작물이 부족하게 되었다.[5] Seller의 설명뿐 아니라 이 연구는 오렌지 주스, 시리얼, 밀가루, 쌀, 소금 등과 같이 흔히 먹는 음식을 통해 엽산을 보충할 필요가 있다고 제안했다.

1992년 미국 공중보건국은 모든 여성에게 임신 전 몇 달 동안 매일 400 ㎍의 엽산을, 임신 첫 3개월 동안에는 600 ㎍의 엽산을 섭취할 것을 권장했다. 교육 개선과 의료계의 지원으로 식단 개선, 건강 보조 식품 및 강화 식품을 통해 이 수준의 엽산을 섭취할 수 있다. 엽산은 짙은 녹색 잎 채소, 콩, 견과류 및 씨앗, 감귤류, 농축 곡물, 파스타, 빵, 쌀에 풍부하다.[6] 하지만 엽산이 풍부한 식단을 지속적으로 유지하기는 어려울 수 있어 1996년 미국과 캐나다의 보건부는 여성들이 엽산의 일일 필요량을 보다 쉽게 섭취할 수 있도록 모든 곡류에 엽산 강화제를 첨가할 것을 권장했다. 2년 후, 엽산 강화가 의무화되었고 또한 미국 보건복지부는 척추이분증으로 태어나는 아동의 수를 50%까지 줄이겠다는 국가목표를 설정했다.[6-9] 현재 감소율은 26%에서 36%에 이르지만 이러한 개선은 고무적이다.[10-12] 엽산이 척추이분증 발생률을 현저히 감소시킬 수 있다는 사실이 밝혀지면서 연구자들은 엽산 대사 및 이동과 관련된 유전자에 주목하여 추가 연구를 진행하고 있다.[13,14] 코스타리카, 칠레, 남아공은 미국과 캐나다에 합류하여 곡물에 엽산을 첨가한 후 NTD를 가지고 태어난 아기들의 발생률이 감소하는 것을 확인했다.[15]

산모가 항경련제인 발프로산을 사용하면 척추이분증의 가능성이 높아지는 것으로 알려져 있다. 이 약물에 노출된 발달 중인 신경계는 장애에 민감한 것으로 보고되었으며[14], 산모의 항우울제 사용도 다른 위험 요인으로 간주되었다.[16] 사우나, 온수 욕조 및 전기 담요 사용으로 인한 산모의 고열, 임신 초기 산모의 발열을 연구한 결과 온수 욕조 사용만이 척추이분증의 위험을 높이는 경향을 보였지만[17], 최근 조사에서는 이러한 원인이 큰 관심을 받지 못한 것으로 나타났다.

미국에서는 지난 수십 년 동안 아일랜드 및 켈트계 혈통을 가진 가정에서 척추이분증이 가장 많이 발생했으며, 임신 1,000건당 4.5건에 달했다. 이는 100년 전 아일랜드 감자 기근으로 인한 영양 결핍의 결과로 생각되었지만, 실제 원인은 제한된 식단과 선천적인 유전적 원인 사이의 연관성일 수 있다. 일본 가정에서는 임신 1,000건당 0.3건으로, 역사적으로 가장 낮은 발생률을 보였다.[18] 최근 미국 백인 여성의 척추이분증을 가진 출생아 수가 감소하였지만 아프리카계 미국인 여성에게서 태어난 아기의 감소와 동일한 정도는 아니다.[19] 또한 라틴계 산모에게서 태어난 아기의 수는 백인 및 아프리카계 미국인 인구만큼 감소하지 않았다.[19] 한 가지 의심되는 요인은 라틴계 가정의 식단 변화이다. 미국의 라틴계 가정은 시골 농장과 작은 마을에서 미국의 대도시로 이동하면서 천연 엽산을 섭취하기가 더 어려워졌다. 또한 라틴계 여성은 자연 상태의 비타민에 비해 보충제를 통한 엽산 흡수에 대한 내성이 있을 수 있다. 이 그룹에 부정적인 영향을 미칠 수 있는 사회경제적 요인에 대한 우려도 있다. 언어 장벽의 영향, 산전 관리에 대한 제한된 접근성, 비타민과 식이요법을 준수하는 데 따르는 재정적 어려움 등이 그중 일부에 불과하다.

모든 인구 집단에서 태아에게 선천적 결함이 확인된 후 임신 중단을 결정할 때 종교적 관습이나 개인적 철학이 미치는 영향을 무시할 수 없다. 최근 다국적 연구에 따르면 임신 24주 이전에 척추이분증이 진단된 여성의 63%가 임신 중단을 선택했다.[20-23]

마지막으로, 이미 척추이분증이 있는 가족의 경우 둘째 자녀가 이분증을 가지고 태어날 확률이 일반인보다 2%에서 5% 더 높다. 이 섹션에서는 주로 미국과 전 세계에서 척추이분증을 가지고 태어나는 아기의 수가 감소하고 있음을 설명하기 위한 많은 데이터가 포함되어 있다. 일부 여성 그룹의 경우, 이러한 감소를 방해하는 여러 가지 혼란스러운 요인이 남아 있다.

예후

이전 세대에서는 척추이분증 아동의 장기 생존율이 치료하지 않을 경우 1%에서 치료 후에는 50%까지의 생존율을 보인다고 보고되었지만 이제는 척추 결손과 관련 문제에 대해 적극적인 치료가 이루어지면 90% 이상의 생존율을 기대할 수 있다. 이 장에서는 수두증, 하지의 운동 및 감각 결함,

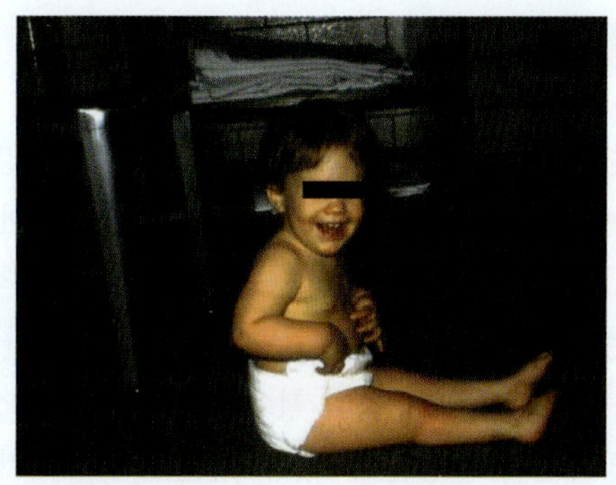

그림 10.1. 척추이분증을 앓고 있는 어린 아이

비뇨기과적 장애 등 이 아동 집단에 영향을 미치는 주요 문제와 물리치료사에게 임상적으로 중요한 정형 및 인지/지각 결함과 같은 이차적 문제에 대해 설명한다.

1947년부터 시작된 개방 척추의 감염을 제한하기 위한 항생제 사용과 1960년 수두증 관리를 위한 심실 션트의 외과적 삽입은 척추이분증 치료의 두 가지 주된 발전이었다. 또한 신경인성 방광을 완전히 비우기 위해 깨끗하고 간헐적인 카테터를 조기에 지속적으로 사용하여 요로 감염과 신장 기능 악화를 제어함으로써 생존율을 획기적으로 향상시켰다(두 가지 모두 사망의 주요 원인으로 꼽힌다). 이러한 조치와 조기 폐쇄술은 척추이분증 아동의 생존 가능성을 지속적으로 개선하고 있다. 생존율이 개선됨에 따라 과거에는 즉각적으로 드러나지 않았거나 치료의 우선순위가 아니었던 관련 문제에 대한 인식이 높아졌다. 생존한 중증 아동의 수가 증가했으며, 또한 적극적인 치료법으로 인해 생존하지 못했을 중증도의 환자들도 생존율이 증가하고 있다. 결론적으로 이 병증에 대한 전반적 영역과 복잡성을 이제는 이해할 수 있게 되었다. 물리치료사는 이전에는 불가능 했던 다양한 집단과 함께 일하며 많은 것을 배울 수 있는 기회를 갖게 되었다(그림 10.1).[24,25]

정의

골수 수막, 척추이분증, 척추이분증 낭성, 척추 이형성증, 골수 이형성증이라는 용어는 모두 동의어이며, 전 세계의 다양한 의료계에서 같은 의미로 사용되고 있다. 이 장에서는 일관성을 위해 척추이분증이라 사용하겠다. 척추이분증은 일반적으로 출생 시 영아의 등에 외부 주머니가 있는 것으로 진단되는 척추 결함이다(그림 10.2). 이 주머니에는 척추뼈의 등쪽 뼈 결손을 통해 튀어나온 수막과 척수 조직이 들어 있다. 이 결손은 척추의 어느 지점에서나 발생할 수 있지만 가장 흔하게는 허리뼈 부위에서 발생한다. 이 주머니는 신경 조직이 안쪽 표면에 붙어 있는 투명한 막으로 덮여 있거나 신경 조직이 노출된 채로 열려 있을 수 있다. 낭의 측면 경계에는 척추 뼈의 융합되지 않은 신경 아치에 의해 형성된 뼈 돌기가 있다. 결손은 많은 척추뼈가 관련된 큰 결손일 수도 있고, 한두 개의 분절만 관련된 작은 결손일 수도 있다. 병변의 크기가 그 자체로 아동의 기능적 결함이나 최종 결과를 예측하는 것은 아니다.[18,25,26]

다른 선천성 척추 결함도 몇 가지 언급해야 한다. 골수종, 지방 수막류는 척추이분증과 관련된 덜 심각한 기형이다. 척추이분증은 척추궁의 반쪽이 유합되지 않지만 신경 조직에는 장애가 없는 상태를 말한다. 이 병변은 허리뼈 또는 엉치뼈에 가장 흔하게 위치하며, 관련 없는 이유로 영상 촬영을 할 때 우연히 발견되는 경우가 많다. 척추이분증은 피부의 색소 침착 여부에 관계없이 털을 외부에서 발견할 수 있다. 낭포성 척추이분증 아동을 출산한 21-26%의 부모가 잠재성 척추이분증을 가지고 있는 것으로 발견되었다. 이러한 경우가 아니라면 잠재성 척추이분증은 일반 인구에서 빈도는

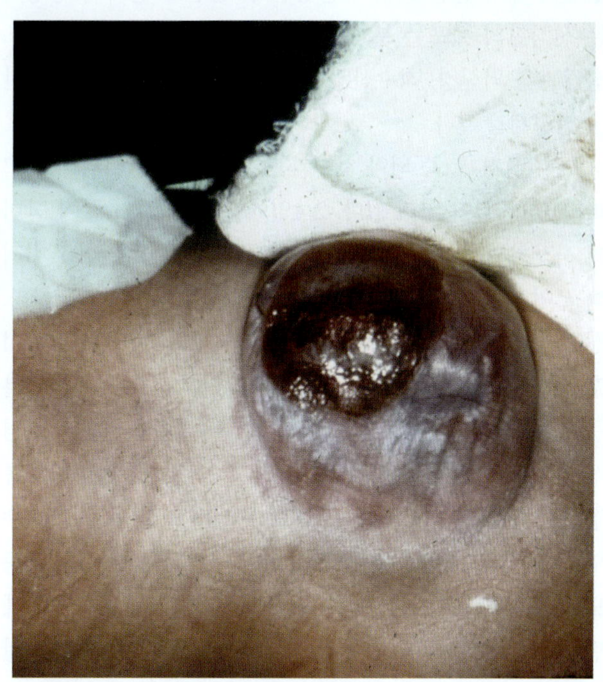

그림 10.2. 수술적 등 폐쇄술 전 신생아의 척추이분증 결손. 척추 신경의 손상은 영구적이며 복구할 수 없기 때문에 등 복구 대신 '폐쇄'라는 용어를 사용한다. 잘못된 용어는 가족에게 오해를 불러일으킬 수 있다.

4.5-8%에 불과하다.[18,25] 이전에는 잠재성 척추이분증 환자에게는 신경학적 및 근육 기능 장애가 없는 것으로 여겨졌지만, 척추이분증 환자에서 연결된 코드와 관련된 신경학적 문제, 특히 비뇨기계 장애가 발견되었다.[27-29] 이 장의 뒷부분에서 견인척수에 관한 추가적인 내용을 참조한다.

수막류는 수막과 뇌척수액(CSF)이 들어 있는 돌출된 주머니이지만 척수와 신경 뿌리는 손상되지 않고 정상 위치에 남아 있고 중추신경계(CNS) 문제는 발생하지 않는다.[26] 지방수막류는 척수의 하부 허리뼈 또는 엉치 부위에 생기는 표면 지방 덩어리이며 일반적으로 이 진단 그룹에 포함된다. 지방수막류가 있는 소아에서 심각한 신경학적 결손과 수두증은 예상되지 않지만, 척수 결박으로 인한 내장 및 방광 기능 장애의 높은 발생률과 먼쪽 다리 힘과 발 기능의 미묘한 변화가 관찰되고 있다. 이러한 결과는 일반적으로 아동기 후반이나 청소년기 초반, 특히 성장이 급성장한 후에 나타난다.[30]

배아학

여러 신경계 결함 중 하나인 이분척추 낭성종은 중추신경계의 배아 발달 초기에 발생한다. 임신 18일까지 형성되는 신경판의 세포는 분화하여 신경관 및 신경절을 만든다. 신경관은 뇌신경, 척수신경, 자율신경, 신경절을 포함한 말초 신경계가 된다.

중추신경계, 즉 뇌와 척수가 되는 신경관은 머리뼈와 꼬리뼈 양쪽 끝이 열려 있다. 2-4일에 걸쳐 머리뼈 끝이 닫히기 시작하며 이 과정은 대략 임신 24일째에 완료된다.[14] 머리뼈 끝이 닫히지 않으면 치명적인 상태인 무뇌증이 발생한다. 신경관의 꼬리 끝은 대략 임신 26일째에 닫힌다. 신경관이 꼬리 경계를 따라 어느 지점에서든 닫히지 않으면 척추이분증 또는 골수수막류가 발생된다. 척추이분증의 일반적인 임상 징후로는 척추 결손 수준 이하의 운동 및 감각 기능(보통 양측성) 부재와 내장 및 방광 기능의 신경 조절 상실을 들 수 있다. 일방적인 운동 및 감각 상실이 나타나며, 한쪽의 운동 또는 감각 수준이 다른 쪽보다 더 높은 비대칭적인 상실 패턴을 보일 수도 있다. 기능적 결함은 부분적일 수도 있고 완전할 수도 있지만, 거의 영구적 장애를 나타낸다.[25,31,32]

수두증과 Chiari II기형

수두증과 아놀드-Chiari 기형은 척추이분증과 밀접한 관련이 있는 중추신경계 이상이다. 수두증은 머리안에 비정상적으로 CSF (뇌척수액)가 축적되는 것을 말한다. 척추이분증이 없는 사람의 경우 수두증은 CSF의 과잉 생산, CSF액의 흡수 실패 또는 뇌 구조와 척수를 통한 CSF의 정상적인 흐름이 방해받아 발생할 수 있다. 아놀드-Chiari 기형에 의한 폐쇄는 대부분의 척추이분증 아동에서 수두증의 주요 원인으로 간주된다. Chiari II 기형이라고도 알려진 이 기형은 소뇌, 숨뇌 및 경추 척수의 기형이다. 뒤소뇌는 큰 구멍을 통해 아래쪽으로 탈장되어 있으며, 뇌줄기 구조도 꼬리 방향으로 변위되어 있다. 넷째뇌실에서 다시 흡수된 CSF는 비정상적으로 위치한 구조물에 의해 막히고, 큰구멍을 통한 흐름이 중단된다. 하부 뇌신경에 대한 견인력도 발생하며 기형과 관련이 있다. 자기공명영상(MRI)을 이용한 연구에 따르면 대부분의 척추이분증 어린이는 Chiari II 기형을 가지고 있는 것으로 나타났다. 이 기형을 가진 아이 중 수두증이 발생할 확률은 90% 이상이다.[33-36]

Chiari II 기형의 원인과 관련된 이론이 관심을 끌고 있다. 한때 일차 척추 결손은 척수가 앵커 역할을 하여 태아가 성장함에 따라 척수가 척추관 내에서 가까운쪽으로 흐르는 것을 방해하는 것으로 생각되었으며 척수의 견인력은 부착된 뇌줄기 구조물을 비정상적으로 낮은 위치로 끌어내린다고 생각되었다. 따라서 수두증은 이러한 막힘으로 유체 역학적 결과만으로 발생하는 것으로 여겨졌지만[37], 1989년, 맥론과 크네퍼는 척추이분증, Chiari II 기형, 수두증의 발생을 세포 수준에서 보다 밀접하게 연관시켰다.[38]

이들은 원시 심실계의 배아 발달 과정에서 일련의 상호 연관된 시간 의존적 결함이 발생하여 먼저 Chiari II 기형과 그에 따른 수두증이 발생한다는 이론을 세웠다.[39] 연구 결과에 따르면 대부분의 영향을 받은 아이들은 후두와 뇌줄기 구조를 수용할 수 없는 뒤쪽의 작은 오목을 가지고 있으며, 이는 비정상적인 위치의 원인이 될 수 있음을 나타낸다. McLone과 Knepper는 척추이분증이 있는 신생아 중 25% 이상이 머리 둘레가 하위 5%에 속한다는 사실이 밝혀졌다. 사실을 발견했다. 따라서 척추 결손으로 인한 아래쪽 견인이나 수두증으로 인한 압력은 기형을 유발하지 않는다. 연구진은 척추이분증과 그에 수반되는 수두증이 뇌실의 잘못된 발달인 신경관이 닫히지 않아 발생한다고 가정했다. 이 설명은 신경해부학자와 신경외과 의사들 사이에서 널리 받아들여지고 있으며, 많은 척추이분증 환아에게서 관찰되는 CNS 기능 장애에 대해 궁금해하는 물리치료사가 관심을 가져야 할 내용이다. 척추이분증 환자는 척추이분증 없이 수두증만 있는 환자와 크게 다르며, 잘못 비교되고 있는 두 그룹인 후천성 척추 마비 환자와도 다르다. McLone과 Knepper 이론은 이러한 많은 어린이에게서 나타나는 중추신경계 이상에 대한 해부학적 근거를 제시하기 시작했으며, 지속적인 조사를 위한 실행 가능한 근거를 제공하고 있다.[38]

척추이분증 아동의 약 2-3%는 Chiari II 기형으로 인해 심각한 장애를 보인다(보기 10.1).[39] 기관절개술과 위루관 삽입술은 증상에 대한 생명을 구하는 조치일 수 있으며, 아이가 성장하고 뇌가 성숙함에 따라 많은 경우 해결되는 것으로 보고되고 있다. 심한 경우 성대 마비, 상지 쇠약 또는 복부강직이나 후궁반장 자세가 나타날 수있다. 뇌줄기와 경추 구조에 가해지는 압력을 완화하기 위한 후두 감압술과 경추 후궁절제술은 일반적으로 인정되는 치료 방법이지만 성공 여부는 다양하다. 흥미로운 점은 Chiari II 증상의 중증도와 유아에게 나타나는 수두증의 정도 또는 아동의 척추 결손 수준과 이러한 CNS 소견 사이에 상관관계가 발견되지 않는다는 점이다. 따라서 어떤 어린이가 Chiari II 기형으로 인해 심각한 CNS 장애를 겪을지 예측하려는 시도는 제한적으로 성공했으며, 무증상으로 보이는 일부 어린이에게서 MRI 검사 결과 이상을 발견할 수 있었는데 이는 뇌줄기청각유발전위검사가 진단에 도움이 될 수 있다는 추측이 있다. 의사들은 또한 이 이상에 대해 세포 수준에서 배울 것이 많다고 생각하며, 이는 더 많은 이해에 도움이 될 수 있다.[18,25,40-43]

보기 10.1 ChiariII 기형과 관련된 증상

천명-특히 들숨 때
무호흡—울거나 밤 중에
위식도 역류
성대 마비
삼킴 곤란
기관지 흡인
혀의 섬유화
안면 마비
수유 불량
운동 실조성 근긴장 저하
상지 약화
발작
비정상적인 안구 운동
안구진탕

산전검사 및 진단

정교해지고 쉽게 이용 가능해진 산전 검사로 인해 척추이분증의 조기 진단이 가능해졌다. 검사를 통해 가족은 임신에 대한 올바른 결정을 내릴 수 있는 정보를 얻을 수 있게 된다. 산전 검사가 이제 예외적인 것이 아니라 일상적인 것이 되면서, 태아에게 NTD가 있을 가능성이 높다는 결과가 나오면 상당수의 임신이 중단된다.[7,44,45] 이는 척추이분증을 가지고 태어나는 아기의 수가 감소하는 주요 요인이다. 아기를 만삭으로 출산하기로 결정한 가족은 출산을 예상하여 적절하고 조율된 의료 치료를 준비할 수 있다.

알파 태아단백질(AFP)은 일반적으로 태아가 발육하는 동안 존재하며 양수에서 발견된다. AFP 수치는 임신 6주에서 14주 사이에 태아의 혈액과 양수에서 최고치에 도달하는데 척추이분증이 있는 경우 14주 이후에도 AFP는 열린 척추의 노출된 혈관을 통해 양수로 계속 누출된다. 양수에서 비정상적으로 높은 수준의 AFP는 NTD의 존재에 대한 강력한 진단 증거를 제공한다. 양수 천자와 모체 혈액 샘플에서 AFP를 검사하면 약 89%의 NTD를 발견할 수 있다. 이 검사는 위양성 및 위음성 결과가 모두 나올 가능성이 있다. 따라서 AFP 결과는 최종 진단을 내리기 전에 초음파 영상 결과와 임상적으로 비교하는 것이 일반적이다.[25,33] 향상된 초음파 장비와 숙련된 기술자 덕분에 산부인과 의사는 태아의 척추이분증과 높은 상관관계가 있는 여러 가지 머리뼈 이상을 관찰하고 기록할 수 있게 되었다. 작은 등쪽 병변은 발견하기 어려울 수 있기 때문에 임상의는 머리뼈 징후를 태아에게 척추이분증이 있을 수 있음을 나타내는 지표로 사용한다. 한 가지 예는 태아 머리뼈의 이마뼈 모양이다. 척추이분증이 있으면 정상적인 볼록한 모양을 잃고 레몬 모양과 비슷하게 납작하게 나타난다. '레몬 징후'는 임신 24주 이전에 발견할 수 있다. 태아가 성숙하고 머리뼈가 강해지거나 수두증이 발생하여 납작한 머리뼈를 밀어내면서 모양이 더 일반적이게 바뀌게 된다.[46] 레몬 징후가 발견되면 병변을 찾기 위한 목적으로 추가 초음파 검사를 실시할 수 있다.[47-49]

태아기에 척추이분증이 발견되었을 때 가장 좋은 분만

방법에 대한 논의가 있었다. 제왕절개는 신생아 등의 민감한 신경 조직을 보호하는 효과가 있어 아이의 궁극적인 기능 상태를 개선할 수 있는 것으로 알려져 있으며, 제왕절개는 질식 분만 시 발생할 수 있는 노출된 허리 신경에 대한 외상을 줄여준다. 또한 제왕절개 분만은 질관을 통과하는 동안 신생아의 열린 척추가 박테리아에 오염되는 것을 방지하여 아기가 수막염에 걸릴 위험을 줄여준다. 제왕절개는 난산이나 둔위 분만의 경우 등쪽 외상을 방지하여 아기의 신경 기능에도 영향을 미칠 수 있다. 마지막으로, 산전 조기 발견을 통해 적절한 병원에서 알맞은 시기에 제왕절개 수술을 계획하고 예정된 제왕절개 수술이 예정되지 않은 출산보다 더 성공적으로 이루어질 수 있다고 믿어진다.[50-53]

태아수술

1997년부터 여러 기관에서 출생 전에 척추 결손을 치료하기 위해 태아 수술을 시행하기 위해 노력해 왔다. 이는 척추이분증을 가지고 태어난 대부분의 신생아에 대한 일반적인 신생아 관리를 대체하지는 못했지만, 산부인과 및 신경외과 의사들이 이 문제를 해결하기 위해 매우 선별적인 산모와 태아를 대상으로 적극적으로 모색하고 있는 하나의 방법론이다. Johnson 등은 임신 20-25주 사이에 산전 수술을 시행한 결과 94%의 생존율과 함께 후뇌 탈출증의 현저한 감소, 수두증으로 인한 2차 션트 필요성 감소, 하지 기능 개선 효과를 확인했다.[54] 다른 두 연구에서도 후뇌 탈출의 감소, 션트 필요성 감소, 수두증이 발생한 영아의 첫 션트 삽입 평균 연령이 더 높아진 것으로 나타났지만 하지 운동 기능이 개선되었다는 증거는 없었다.[55,56] 2011년 미국 밴더빌트 대학, 필라델피아 아동병원, 샌프란시스코 캘리포니아 대학 등 세 곳의 수술 센터에서 시행한 태아 척추이분증 교정을 평가한 연구에서 임신 9주 사이에 이 수술을 받은 아기의 결과는 대체로 긍정적인 것으로 나타났다.[19-25] MOMS (척수 수막염 관리 연구)로 알려진 이 연구 결과에 따르면 생후 12개월까지 수두증으로 인해 션트 삽입술을 받아야 하는 아기의 수가 30% 감소했으며, 후뇌 탈출의 발생과 중증도가 30% 이상 감소한 것으로 나타났다. 또한 생후 30개월이 된 아기들은 병변의 해부학적 위치에 따라 예측된 움직임과 비교했을 때 다리의 움직임이 최대 두 단계까지 더 높은 것으로 나타났다. 이 태아 개입 분야를 추진하는 이론은 양수 환경이 노출된 신경 조직에 해롭고 임신 남은 몇 달 동안 보호하지 않으면 실제로 척수에 악영향을 미친다. 태아의 상태가 정상화가 되면 신경계보다 정상적인 환경과 방식으로 발달할 수 있는 추가 시간을 갖게 된다.[3] 1995년부터 2019년까지 아기들을 추적 관찰한 Houtrow 등의 연구에 따르면 태아 수술의 많은 혜택이 신경 및 운동 영역 모두에서 학령기까지 지속되는 것으로 나타났다.[57]

모든 산전 연구에서 영아 사망률 증가, 조산 및 관련 합병증, 출생 체중 감소, 영아 사망률 증가 등 태아 등 회복에 대한 몇 가지 중요한 위험 요인이 확인되었다. 산모의 합병증으로는 조기 진통과 태반 조기 박리(조기 분리), 향후 임신에 영향을 미칠 수 있는 자궁벽이 얇아질 수 있다. 그러나 전반적으로 저자들은 태아 수술을 통해 얻을 수 있는 이점이 상당하며 시간이 지남에 따라 수술 절차와 산모/태아 선택 개선에 집중하면 위험 요소를 줄이고 부정적인 결과를 많이 줄일 수 있을 것이라고 예상한다.[3,55,56] 시애틀 아동 병원의 David Shurtleff 박사와 오랫동안 척추이분증 아동 치료에 관여해 온 저명한 연구자들은 태아 척추 복구가 표준 치료로 받아들여지기 전에 더 크고 장기적인 연구가 필요하다는 우려를 표명했다. 운동 및 신경학적 소견의 초기 개선이 보행, 운동 능력, 성 기능, 장 및 방광 조절 분야에서 더 나은 기능적 능력으로 이어질지 여부와 이러한 기능적 이득이 엄마와 아이 모두에게 위험 요소보다 더 큰지 여부가 쟁점이 되고 있다.[3,58-60]

신생아관리

일반적인 치료원칙

척추이분증 신생아에 대한 치료 철학은 전 세계는 물론 미국 내에서도 다양하다. 등쪽 병변이 일반적으로 생명을 위협하는 것으로 간주되지 않았기 때문에 병원에서는 유아의 치료 시기와 강도에 대한 자체 프로토콜을 개발했다. 하지만 다양한 초기 치료 요법을 사용한 연구 결과와 비교하였을 때 조기 의료 개입의 효과를 뒷받침할 수 있다. 감염을 예방하기 위해 개방된 척추를 즉시 멸균 치료하는 것이 필수적이며, 출생 후 72시간 이내에 수술로 등을 봉합하는 것이 현재 대부분의 기관에서의 목표이다.[18,25,61]

허리 수술의 목적은 척추관 내에 신경 조직을 배치하고 척추 결손 부위를 주변 피부와 근막으로 덮은 다음 주머니를

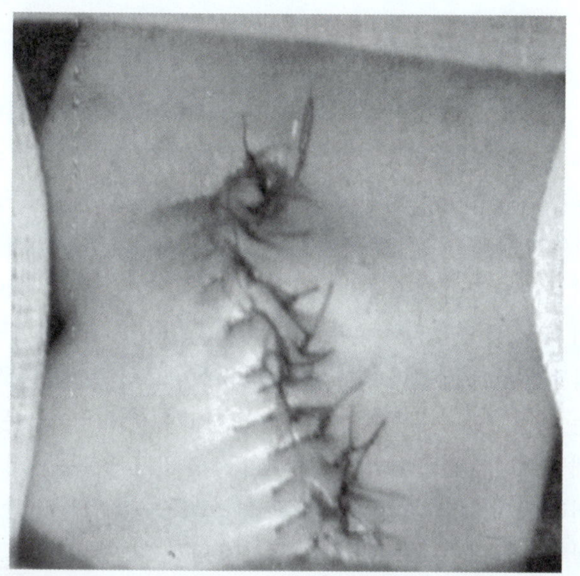

그림 10.3. 그림 10.2에 표시된 것과 동일한 결함, 수술적 폐쇄 후

평평하고 밀폐되게 닫는 것이다(그림 10.3). 개방된 척추는 척수와 뇌에 감염이 직접적으로 접근할 수 있도록 한다. 감염과 이로 인한 뇌 손상 가능성을 예방하면 아이의 신체적, 인지적 기능 수준을 보존할 수 있다.

McLone과 동료들은 그람 음성 세균성 뇌실염을 앓은 아기들은 감염을 경험하지 않은 아기들보다 지적 능력이 떨어진다고 하였다. 이 연구는 지적 기능이 수두증의 유무나 하지 마비 정도에 따라 부정적인 영향을 받지 않았다는 점에서 중요한 의미를 갖는다.[17,61-63]

많은 기관들은 척추이분증이 있는 아동에게 즉각적인 등 봉합과 적극적인 수두증 관리를 위해 치료한다. 반면, 일부 기관들은 선택적 치료를 시행한다. 이는 신체적 장애가 덜 심해 보이는 아동에게 더 적극적인 관리가 제공된다. 이러한 기관에서 척추이분증 신생아의 치료는 하지 마비의 정도와 다른 합병 요인의 존재 여부에 따라 달라진다. 치료 결정에 영향을 미치는 몇 가지 요인에는 중증 수두증, 척추 뒤굽음증, 신장 문제와 같은 동반된 이상 징후가 포함된다. 또 다른 기관에서는 아기의 상태와 척추이분증이 아이의 모든 삶에 미칠 장기적인 영향에 대해 부모를 교육하기 위해 노력하고 있다. 그런 다음 부모는 의료진의 도움을 받아 상호 수용 가능한 행동 방침을 신중하게 결정할 수 있다. 몇 시간 또는 몇 주 동안 지속될 수 있는 이 교육 및 계획 기간 동안 유아는 일반적으로 안정적인 상태를 유지하고 감염을 예방하기 위해 치료를 받는다.

치료 프로토콜에 관계없이 이 초기 기간은 의료진이 아기에 대한 정보를 수집할 수 있는 시간을 제공한다. 수두증이 있는 경우 수두증 관리에 대해 논의하거나 정형외과적 기형이 발견되어 향후 몇 달 내에 해결해야 할 수 있는 경우 이에 대한 논의를 시작할 수 있다. 아기의 문제가 미미해 보이는 초기에는 의료진이 아기의 기능적 잠재력을 정확하게 예측하는 것이 어렵다는 점에 유의해야 한다. 향후 아기의 의학적 상태와 인지 및 운동 능력에 영향을 미치는 변수는 매우 다양하다. 임상의는 아동의 미래에 대한 장기적인 예후 정보를 제시할 때 주의를 기울여야 한다. 예외적으로 여러 가지 심각한 선천성 기형과 척추이분증을 동반하여 예후가 명백히 암울하고 적극적인 관리가 권장되지 않는 아동의 경우에는 예외로 할 수 있다.[64,65]

수술 전 검사(Preoperative examination)

많은 센터에서 수술 전 검사는 척추이분증 아동을 치료한 경험이 있는 의사 한 명이 담당한다. 그런 다음 특정 서비스를 위해 필요에 따라 상담을 요청한다. 다른 센터에서는 전문가로 구성된 팀이 각자의 전문 분야에서 입원 기간 동안 아기를 평가하고 모니터링한다. 이러한 전문가는 초기 치료,

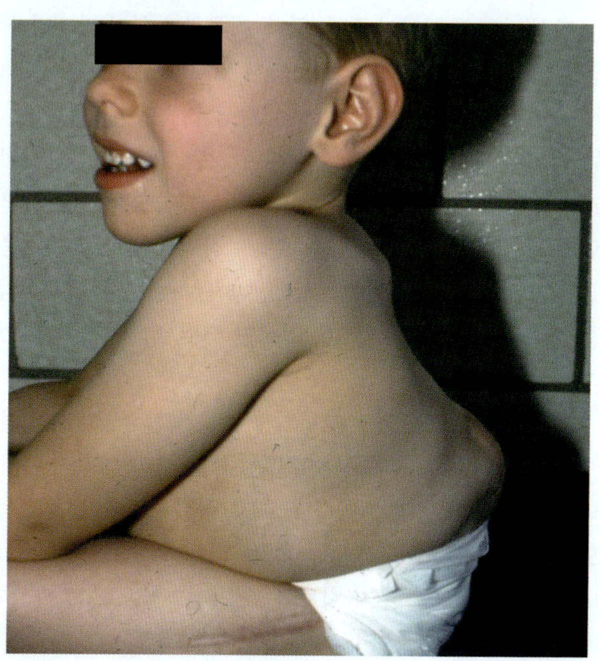

그림 10.4. 가슴허리뼈 뒤굽음증은 폐 기능, 앉은 자세, 균형 감각, 상지의 자유로운 사용을 손상시킨다.

퇴원 후 외래 진료소 환경에서 아동의 장기 치료를 제공하는 데 관여할 팀으로 구성될 수도 있다.

신경외과 의사는 우선 유아의 등 병변의 위치와 범위에 관심을 갖는다. 그 이유는 넓은 부위를 적절히 덮으려면 피부 이식이 필요할 수 있고 선천성 척추 뒤굽음증이 있는 경우 봉합 부위의 과도한 압력으로 인해 상처 치유에 장애가 생길 수 있는 합병증이 발생할 수 있기 때문이다. 이러한 척추 변형은 아기의 입원 초기에 해결하고 수술로 줄여야 할 수도 있다. 등 병변 수준에서 유합된 갈비뼈가 있는 선천성 척추측만증이 있을 수 있으며 일반적으로 소아 성장기 동안 척추측만증의 빠른 진행을 예측할 수 있다(그림 10.4).

진행성 척추측만증이 심폐 기능에 미치는 영향은 척추 보조기 및 수술적 개입에도 불구하고 생명을 위협할 수 있다. 또한 앉을 때의 정렬, 앉았을 때의 체중 분산, 균형 잡기에도 영향을 미친다. 치료 계획을 수립할 때 이상 증상에 주목하는 것이 중요하다.

소아과 전문의 또는 신생아 전문의와 상담하여 아기의 전반적인 건강 상태를 평가하고 기타 생식기 결함이나 심폐 기능 장애를 확인할 수 있다. 비뇨기과 전문의는 신생아 비뇨기과적 검사를 요청할 수 있다. 비뇨기과 의사의 목표는 신경인성 방광이 요로 상부에 미치는 영향을 최소화하고 시스템의 건강을 손상시키지 않으면서 요실금을 유발하지 않는 것이다. 방광이 이완되어 비워지지 않을 수 있으며 잔뇨가 만성 감염의 원인이 될 수 있다. 깨끗한 간헐적 카데터 삽입은 앞서 언급한 목표를 달성하기 위해 따라야 할 프로토콜로 널리 받아들여지고 있으며, 방광 기능에 대한 주의는 등 폐쇄 후까지 표시되지 않을 수 있지만, 가족들이 간헐적 카데터를 영아기 후반보다는 조기에 논의하여 관리 전략으로 더 잘 받아들일 것으로 예상된다. 간헐적 카테터 삽입은 신장 기능을 보존하고 악화를 예방하는 가장 성공적인 방법 중 하나로 인식되고 있으며, 빠르면 3세부터 시행할 수 있다.[66,67]

현재로서는 종합적인 정형외과 검사가 필수적이지 않을 수 있지만, 검사를 통해 출생 시 존재하는 정형외과적 문제의 심각성을 파악할 수 있다. 조기 교정 수술, 테이핑, 부목 또는 깁스의 필요성과 그 시기를 논의할 수 있으며 가족과 나머지 의료진에게 추가 정보와 교육을 제공할 수 있다. 하지와 척추 정렬을 평가한 후 아기의 생후 첫 달을 위한 정형외과 치료 계획을 수립할 수 있다.[18,25,65,68]

수두증 관리(Management of hydrocephalus)

등 폐쇄 수술 후 10%의 영아는 회복되어 봉합을 제거한 후 더 이상의 합병증 없이 퇴원한다. 나머지 90%에서는 수두증이 발생하기 시작한다. 수술 전 열린 등 병변은 CSF의 자연적인 배출구 역할을 했을 수 있으며, 폐쇄되면 머리뼈에서 CSF 압력이 상승하기 시작한다. 수두증이 발생하는 영아의 90% 중 약 25%는 수두증의 징후를 가지고 태어나며 즉각적인 션트 삽입이 필요하다. 연구에 따르면 추가로 55%는 며칠 내에 수두증이 사라진다고 하고 나머지 영아들은 6개월 이내에 션트 삽입이 필요하다. 신경외과 의사는 아기의 머리 둘레 변화를 주의 깊게 관찰하고 초음파, 컴퓨터 단층촬영(CT) 또는 MRI와 같은 검사를 통해 가쪽뇌실의 크기에 대한 기준 정보를 제공한다. 나중에 비교하면 션트 삽입에 적절한 시기를 결정하는 데 도움이 된다.

아기의 상태 변화는 두개 내압의 증가와 션트 삽입의 필요성을 나타낼 수 있다. 뇌실이 커지면 유연한 뇌가 머리안에서 팽창하게 되며, 수두증의 증상은 단독으로 또는 복합적으로 나타날 수 있다. 가장 흔한 증상은 눈이 아래로 처지는 '일몰', 머리뼈 봉합선의 분리, 또는 앞숫구멍이 부풀어 오르는 증상이다.

일부 개인의 경우 수술 없이도 체액압이 안정화될 수 있지만, 언제 발생할지 또는, 압력이 얼마나 커질지, 머리가 얼마나 커질지는 예측할 수 없다. 뇌줄기 구조에 과도한 CSF로 인한 압력이 증가되면 바이탈 사인이 저하되고 호흡 정지가 발생할 수 있다. 일부 개인은 수두증 치료 없이도 생존할 수 있지만 그 결과 심각한 장애를 입을 수도 있다.[18,24,65]

션트를 외과적으로 삽입하면 두개 내압 상승과 관련된 징후와 증상이 완화된다. 션트는 얇고 유연한 튜브로서 CSF를 가쪽뇌실에서 다른 곳으로 돌리는 역할을 한다. 몸쪽이나 먼쪽 끝에 고정되어 있으며 위치를 쉽게 찾을 수 있도록 불투명하다. 심실(VA) 션트는 과도한 CSF를 한쪽 심실에서 심장의 우심방으로 이동시킨다. VA션트 시스템은 패혈증, 심실염, 상대정맥 폐색 및 폐색전증 등의 감염을 유발할 수 있으므로 이 위치는 일반적으로 사용되지 않고 현재로서는 뇌실복막(VP) 션트가 수두증의 치료법으로 선호되고 있다. 이 유형의 션트는 VA 션트보다 폐색이 더 쉽게 발생할 수 있지만, VP 션트와 관련된 합병증은 훨씬 덜 심각하다. 션트가 가쪽뇌실에서 빠져나올 때, 션트는 목의 측면, 쇄골 아래, 표재성 근막 바로 아래의 전흉벽을 따라 먼쪽으로 내려오는 것

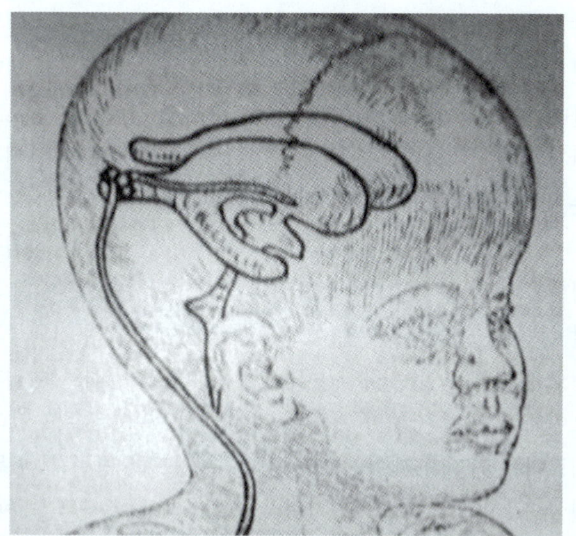

그림 10.5. 심실의 위치 및 심실복막 션트의 배치

을 만져볼 수 있다. 션트는 복막으로 삽입되어 CSF가 재흡수되고 초과된 양은 배설된다(그림 10.5).[67-69] 일부 기관에서는 Ommaya기구를 사용하여 바늘을 이용해 일정 시간 동안 CSF를 빨아들인다. 수두증이 해결되어 션트가 필요하지 않은 경우에는 아이가 나이가 들고 의학적으로 더 안정될 때까지 관찰하면서 초기 션트 삽입을 연기할 수 있다.

션트 삽입은 신경외과 팀에서 흔히 시행하는 수술이지만, 이미 허리 수술을 받은 영아에게는 또 다른 침습적 수술이다. 유아의 2차 마취를 피하기 위해 일부 센터에서는 등 폐쇄와 션트 삽입을 동시에 시행하기도 한다. 이 방법을 지지하는 사람들은 CSF가 형성되어 내부에서 허리 상처의 치유가 손상된다고 생각한다. 따라서 등 상처의 더 빠른 치유를 기대할 수 있으며, 이중 시술로 인한 부정적인 후유증이나 수술 후 합병증 증가가 나타나지 않게 된다.[70,71]

수술 후 환아의 상태에 따라 물리치료 계획을 수립할 수 있다. 빠른 치유와 순조로운 회복, 빠른 퇴원을 최우선으로 한다. 외과의마다 구체적인 프로토콜이 있지만, 최소한 수술 후 최소 24시간에서 48시간을 기다렸다가 물리치료를 시작하는 것이 적절하다. 대부분의 경우 수술 전 수두증의 정도에 따라 아기가 경구 수유, 자세 변경, 운동범위 운동, 직립 자세에서 정상적인 핸들링을 받을 수 있는 시기가 달라진다. 특히 수두증이 심한 아기의 경우 수술 후 조기에 적극적인 처치를 하는 것은 적절하지 않다. 션트 삽입 후 두개 내압이 급격히 떨어질 수 있으며, 수술 후 너무 빨리 아기를 똑바로 세우면 혈관 손상이 발생할 수 있다.[65]

>> 척추이분증이 있는 유아를 위한 물리치료

개요(Overview)

물리치료사의 역할은 수술 전 초기부터 신생아의 하지 움직임이 활발한 지 검사하는 것으로 시작할 수 있다. 이 수술 전 평가를 제공하는 치료사는 입원 기간 내내 아기를 계속 치료하는 것이 이상적이다. 또한 아기가 외래 또는 전문 클리닉으로 퇴원할 때 동일한 치료사가 장기 모니터링과 부모 교육을 할 수 있다면 도움이 된다. 이러한 직원 배치 방식은 많은 기간 동안 부모에게 많은 도움을 제공한다. 또한 아이가 성장함에 따라 직원의 연속성의 중요성은 점점 더 분명해진다. 기능의 변화가 의심되는 경우, 영아에 대해 잘 알고 관찰 및 문서화 기준을 잘 알고 있는 치료사는 의료진에게 귀중한 자원이 될 수 있다. 치료사가 초기 치료 기간 동안 아기를 모니터링하면 미묘한 변화도 감지할 수 있는 능력이 크게 향상된다.[65]

도수근력검사(Manual muscle testing)

물리치료사가 수행하는 도수근력검사는 아동의 하지의 활동적인 움직임과 근력의 양에 대한 객관적인 검사를 할 수 있다(보기 10.2).

가능하면 허리 수술 전에 도수근력검사를 실시해야 한다. 수술 후 약 10일 후, 6개월 후, 그 이후에는 문제가 발생하지 않는 한 매년 검사를 반복할 수 있으며, 더 빈번히 검사를 할 수도 있다. 이러한 초기 검사 세션의 목표는 의료진이 하지의 움직임 또는 움직임 제한을 평가하여 허리 병변의 정도를 파악하는 데 도움을 주기 위한 것이다.[65]

보기 10.2 척추이분증 어린이를 위한 조기 도수근력검사에서 제공하는 정보

장기 비교를 위한 베이스라인 분석
기존 근육 기능 검사
각 관절의 근육 불균형 평가
기존 변형의 정도 및 특성 파악
향후 변형 가능성에 대한 사전 예측
조기 부목의 필요성 판단 지원
조기 정형외과 수술의 필요성 판단 지원

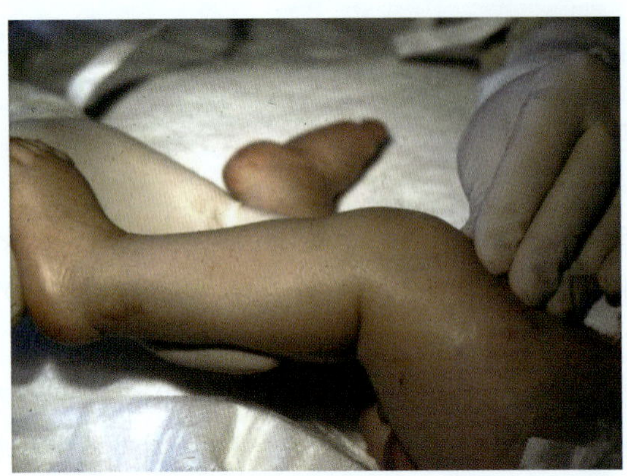

그림 10.6. 수술 전 도수근력검사 중 넙다리네갈래근을 촉진하고 관찰하여 하지의 활성 근육을 찾아 차트화 한다.

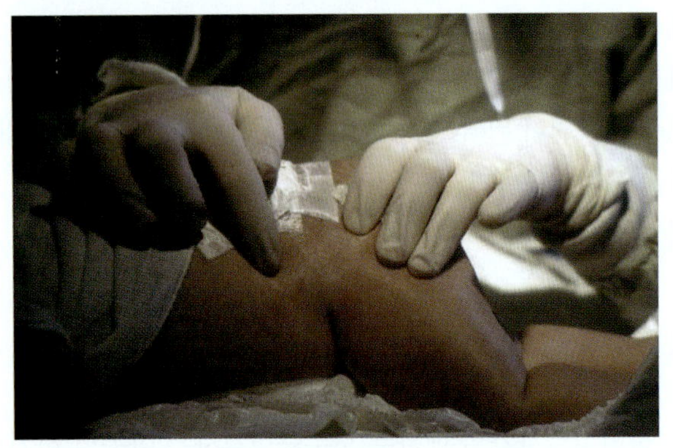

그림 10.7. 도수근력검사 중 움직임과 촉진을 유도하기 위해 병변 수준 이상의 영아를 촉각 자극한다. 왼쪽 중간볼기근과 큰볼기근의 존재 여부를 촉진하고 관찰한다.

이 첫 번째 근육 검사를 위해 아기의 자세를 잡을 때 고려해야 할 사항이 있다. 등 병변 또는 수술 부위의 상태에 따라 검사는 엎드린 자세 또는 옆으로 누운 자세로만 제한될 수 있다. 그러나 주의 깊게 관찰하고 촉진한다면 대부분의 주요 근육 그룹을 검사할 수 있을 것이다(그림 10.6과 10.7).

운동 수준은 마지막으로 발견된 정상 신경근에 따라 지정할 수 있다. Lindseth는 운동 수준을 아동이 가능한 범위 내에서 항중력 운동을 할 수 있는 가장 낮은 분절 수준으로 정의했다.[72] 영아를 검사할 때 이 정도의 확실성은 불가능할 수 있지만, 운동 수준을 미리 파악하면 아기와 관련된 전문가 간에 일관된 의사소통이 이루어질 수 있다. 동일한 운동 수준을 부여받은 아동이라도 근력 수준이 크게 다를 수 있으므로 가능한 한 빨리 개별 근육 그룹을 찾아 등급을 매기는 것이 현명하다.

이러한 가변성 때문에 일부 클리닉에서는 병변 수준을 아기 다리의 활동적인 움직임을 가지고 설명하지 않는 것을 선호한다. 대신, 그들은 강한 주요 근육 그룹을 가지고 설명한다. 또 다른 클리닉에서는 도수근력검사 결과를 바탕으로 신경 분포가 있는 척추 부위를 언급하기도 한다. 이 장에서는 세 가지 방법 모두에서 병변 수준을 언급했다.[73]

여러 가지 요인이 아기의 생후 첫 몇 시간 동안 움직임에 영향을 미칠 수 있다. 산모 마취의 영향, 수두증으로 인한 뇌압 상승, 힘들거나 긴 분만으로 인한 전반적인 무기력증과 피로는 자발적인 움직임을 억제할 수 있다. 반대로 이러한 요인으로 인해 아기가 자극에 과민하게 반응할 수도 있다. 치료사는 아기가 깨어 있고 움직일 수 있도록 병변 위나 목, 얼굴 또는 어깨 주변을 간지럽히거나 쓰다듬어 자극을 주어야 한다. 움직임의 원인을 잘못 해석하는 것을 피하기 위해 다리의 움직임을 관찰하고 사지를 몸쪽 부위에 고정하여 수축을 촉진할 수 있다. 물론 아기가 지시를 따를 수 없다는 점을 제외하면 유아의 근육 검사 원칙은 나이가 많은 아동의 근육 검사 원칙과 거의 동일하다. 다리의 한 부위에서 움직임에 부드럽게 저항하면 팔다리의 먼쪽 부위에서 움직임의 강도를 높이는 데 도움이 될 수 있다. 한 번에 하나의 관절에서만 움직일 수 있도록 하는 것도 보다 정확한 해석에 도움이 된다. 예를 들어, 엉덩이와 무릎을 부분적으로 구부리거나 펴서 해당 관절의 움직임을 제한하면 치료사는 다른 방법으로는 알아차리지 못할 수 있는 약한 발목 움직임을 관찰하고 감지할 수 있다. 각 동작을 찾은 후 치료사는 해당 근육 그룹의 전반적인 근력을 검사할 수 있다. 무엇보다도 연습, 경험, 인내심, 독창성이 아기의 운동 능력에 대한 조기 측정의 정확성을 향상시킬 것이다.[65,74] 본 저자는 척추이분증이 있는 신생아의 침대 옆에 서서 경험이 부족한 임상의가 아기의 발을 쓰다듬으며 왜 아무런 움직임이 없는지 궁금해하는 것을 지켜보았고, 같은 임상의는 물리치료사의 안내에 따라 아기의 얼굴을 간지럽히고 발차기 동작이 유발되는 것을 다리에 이상이 없다는 것으로 생각했다.

치료사는 근육이 기능하는지, 어떤 근육이 강하고 전체 범위에서 관절을 움직일 수 있는지, 어떤 근육이 약하고 관절을 부분적으로만 움직일 수 있는지 등을 확인해야 한다. 이러한 구분은 운동 수준을 보다 정확하게 결정하는 데 도움이 된다. 초기에는 다소 어렵지만 능동적 움직임과 반사적 움직임을 구별하는 능력도 병변 수준을 보다 정확하게 파악하는 데 도움이 된다.[74]

반사 운동은 흉부 마비가 있는 영아에게 흔하다. 일반적으로 엉덩관절에서 활발한 움직임은 없지만 무릎이나 발목에서 먼쪽으로 움직임이 나타날 수 있다. 아기가 자고 있거나 휴식 중이고 사지의 다른 관절이 움직이지 않을 때 배 근육의 동시수축이나 약하고 지속적인 움직임처럼 보이는 움직임이 보일 수 있다. 반사 운동은 무릎의 굽힘으로 가장 자주 관찰되거나 발목에서 발등 또는 발바닥 굽힘으로 나타날 수 있다. 반사 운동은 척추 결손으로 인해 운동의 피질 제어가 중단되었지만 국소 반사가 남아 있음을 나타낸다. 이 반사 운동은 불수의적인 특성과 일반적으로 같은 관절에서 대항근에 의해 반대되지 않기 때문에 문제가 된다. 따라서 확인되지 않은 반사 활동은 종종 개입이 필요할 수 있다. 또한 이러한 움직임은 팀원과 가족 모두에게 오해를 불러일으킬 수 있으며, 팀원과 가족은 이러한 움직임을 기능적 움직임으로 해석하여 아동의 운동 수준이 실제보다 낮다고 생각할 수 있다. 그러나 이 움직임은 피질에서 시작되지 않기 때문에 기능적 가치는 거의 없다.[65]

도수근력검사의 기록은 아동이 중력 및 중력 제거 상태에서 적절한 자세를 취할 수 있을 때까지 변경할 수 있다. 또한 아동이 나이가 들어 저항력을 테스트하여 결과의 일관성과 신뢰성을 높일 수 있을 때까지 수정하는 것이 좋다. 시카고 루리 아동 병원의 물리치료 부서에서 개발한 성공적인 방법 중 하나는 강한 움직임이 있으면 'X', 반응이 없으면 'O', 수축은 촉진되지만 움직임이 보이지 않으면 'T', 반사 운동을 나타내면 'R'로 표시하는 것이다. 이 등급 체계는 '0'에서 '5'까지의 기존 척도 또는 '부재'에서 '정상' 분류와 결합하면 아주 어린 소아에서도 하지의 중요한 정보를 제공한다.

또한 초기 도수근력검사를 통해 관절 주변의 근육 균형과 변형 가능성을 추론할 수 있다. 이미 변형이 있는 경우, 근육 검사를 통해 제한의 원인이 자궁 내 위치로 인한 수동적인 것인지, 대항근의 움직임 없이 한 방향으로만 움직이는 능동적인 것인지 확인할 수 있다. 관절 변형의 원인을 구별하는 것은 하지의 조기 수술을 고려할 수 있는 정형외과 의사에게 도움이 된다. 외과의는 잠재적으로 유용한 근육 기능은 살리면서 본질적으로 계속 변형될 수 있는 움직임은 약화시키거나 제거하고자 할 것이다. 반대로 움직임의 원인이 불확실한 경우, 외과의는 수술 유형을 결정하기 전에 아이가

표 10.1. 영유아의 도수근력검사를 위한 수정된 가이드

하지의 움직임	작용근육	신경지배	
엉덩관절 굽힘	엉덩허리근 과 넙다리빗근	허리 1,2,3	
	두덩근 과 두덩정강근	허리 2,3	
엉덩관절 벌림	모음근(짧은, 긴, 큰)	허리 2,3,4	
무릎 폄	넙다리 네갈래근	허리 2,3,4	
엉덩관절 모음 및 외회전	바깥폐쇄근	허리 3,4	
발목 발등굽힘 및 모음	앞정강근	허리 4,5	
발목 발바닥굽힘 및 벌림	뒤정강근	허리 4,5	
엉덩관절 굽힘 안쪽 돌림 벌림	넙다리 근막 긴장근	허리 4,5	엉치 1
엉덩관절 벌림	볼기근(중간 & 큰)	허리 5	엉치 1
무릎관절 굽힘(안쪽)	반막근 & 반힘줄근	허리 4,5	엉치 1
엄지 폄, 발목 발등굽힘	긴엄지 폄근	허리 4,5	엉치 1
2-5번 발가락 폄 발 벌림	발가락 폄근(긴 & 짧은)	허리 5	엉치 1
발목 발바닥굽힘 및 발등굽힘	셋째 종아리근	허리 5	엉치 1
발목 발바닥굽힘 및 벌림	짧은 종아리근	허리 5	엉치 1
발목 발바닥굽힘 및 벌림	긴 종아리근	허리 5	엉치 1,2
발목 발바닥굽힘	장딴지근	허리 5	엉치 1
	가자미근	허리 5	엉치 1,2,3
	넙다리빗근	허리 5	엉치 1,2,3
무릎관절 굽힘(바깥쪽)	넙다리두갈래근		엉치 1,2,3
엉덩관절 폄	큰볼기근		엉치 1,2
엄지 굽힘	엄지발가락 굽힘근(긴 & 짧은)		엉치 1,2
2-5번 발가락 굽힘			엉치 1,2,3

Adapted from Hislop HJ, Montgomery J. Daniels and Worthingham's Muscle Testing: Techniques of Manual Examination. 8th ed. Saunders; 2007; Sharrard WJW. The Segmental Innervation of the Lower Limb Muscles in Man. Arris and Gale lecture given January 1964; Phillips LH, Park TS. Electro physiologic mapping of the segmental anatomy of the muscles of the lower extremity. Muscle Nerve. 1991;12(12):1213-1218.

더 커서 더 정확한 검사가 가능할 때까지 기다리는 것이 현명할 수 있다.

일부 센터에서는 하지의 신경을 평가를 위해 근전도 검사(EMG)를 사용하기도 한다. 근전도 연구는 학문적 관점에서 흥미롭지만 도수근력검사가 제공하는 기능적 정보를 거의 제공하지 않아 널리 사용되지 않는다.

조기 도수근력검사와 아동의 최종 대동작기능 수준 사이에는 상관관계가 낮으므로 이러한 조기 검사를 기반으로 보행 가능성에 대한 예측은 신중하게 이루어져야 한다. 기능적 기술의 습득은 하지 근육의 신경 분포와 근력, 아동의 CNS 상태, 동기 부여, 지적 능력, 가족의 장기적인 순응도, 지원 및 관심에 따라 달라진다. 이러한 변수는 척추이분증 아동의 기능적 결과에 영향을 미칠 수 있는 많은 요인 중 일부에 불과하다. 이러한 영향 중 일부는 이 장의 다음 섹션에서 더 자세히 다루겠다.[75,76]

초기 도수근력검사 결과(표 10.1)를 이후 검사와 비교하여 아이의 신경 근육 안정성을 모니터링 해야 한다. 등 폐쇄 후 움직임 및/또는 힘이 증가하면 다행이지만, 움직임 감소가 발견되면 신경외과 전문의에게 알려야 한다. 하지 운동 기능의 저하는 심각한 문제를 나타낼 수 있으므로 의사의 진찰을 받아야 한다.[77]

관절가동범위 검사(Range-of-motion Examination)

하지의 운동범위(관절가동범위)에 대한 예비 검사는 등 폐쇄 전에 실시할 수도 있다. 일반적으로 만삭 신생아는 엉덩이는 최대 30도, 무릎은 10-20도, 발목 발등 굽힘은 최대 40도 또는 50도의 굽힘 구축이 있을 수 있다.[78-80] 척추이분증이 있는 아기의 관절가동범위 제한이 즉각적이고 적극적인 스트레칭의 징후로 생각해서는 안된다. 수동적 유연성의 초기 제한은 몇 주 또는 몇 달에 걸쳐 실행되는 안전한 관리 계획이 필요하다. 구축이 심하고 오래 지속될 것이 분명해지면 정형외과 전문의와 함께 자세, 테이핑, 부목 또는 수술적 교정의 조합을 포함하는 장기 계획을 수립할 수 있다.

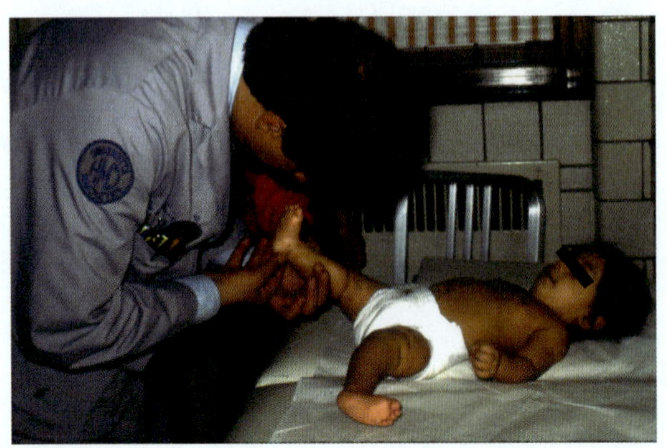

그림 10.8. 극심한 엉덩관절 굽힘과 무릎의 과도한 폄을 가지고 태어난 아기의 병원 정형외과 검진

척추이분증이 있는 신생아에서 몇 가지 일반적인 조기 관절구축 패턴이 나타날 수 있다. 한 가지 예는 무릎을 과폄 상태로 유지한 다리의 유무에 관계없이 엉덩관절 굽힘근과 모음근이 팽팽한 아이들이 있다(그림 10.8). 이는 운동 수준이 L-2/L-3 또는 L-3/L-4인 아이에게 나타날 수 있으며, 엉덩관절 폄근의 약화는 반대쪽의 강한 엉덩허리근의 존재로 인해 발생한다. 또한 이 신경 수준에서는 반대되는 엉덩관절 외회전도 없다. 일차 무릎 굽힘근인 안쪽 햄스트링은 이차 엉덩관절 가동범위를 가질 수 있지만 약하다. 아기가 엎드린 자세를 안전하게 견딜 수 있을 만큼 엉덩관절 가동범위가 충분하지 않은 경우, 수술 자세를 취할 때 넙다리뼈 골절을 예방하기 위해 간호 직원과 신경외과 의사에게 알려야 한다.

수술실에서는 등 폐쇄 시 엎드린 자세가 필요할 수 있다. 이때 사용된 전략은 몸을 지탱하면서 양쪽 엉덩이를 한쪽 끝으로 안전하게 구부린 채 푹신한 받침대나 단단한 수건 더미 위에 아기를 올려놓는 것이다. 수술 후에는 이렇게 변형된 엎드린 자세 또는 옆으로 누운 자세가 구축이 있는 아기에게 가장 안전한 자세가 된다.[63]

발목의 과도한 발등굽힘은 출생 시 나타나는 또 다른 구축이다. L-5 신경이 있는 아이는 정강뼈과 발가락 폄근의 발등 굽힘이 강하지만 장딴지근의 발가락 굽힘과 발바닥 굽힘은 약하다. 이는 발목을 90도까지 낮추기 위해 연속적인 테이핑이나 부목이 필요함을 나타낼 수 있으며, 또한 부드러운 수동 운동으로 단시간에 이러한 변형을 줄일 수 있다.

아기가 의학적으로 안정적이고 의사가 동의한다면, 등 폐쇄 후 하루나 이틀 후부터 침대 옆에서 하지의 일상적인 관절가동범위 운동을 시작할 수 있다. 수술 후에는 체위 선택이 제한되지만, 엎드린 자세와 옆으로 누운 자세는 현재 필요한 모든 하지 동작을 수행하기에 적절하다.[18,65]

수술 후 물리치료(Postoperative physical therapy)

치료사가 등 폐쇄 및 션트 삽입술을 받은 영아를 위한 종합적이고 적절한 프로그램을 개발하기 위해서는 신경학적 및 정형외과적 소견을 모두 고려해야 하며, 가장 효과적이려면 치료사는 아기를 정기적으로 방문하기 시작하면서 더 많이 만나게 될 가족 구성원의 상태에도 민감하게 반응해야 한다.

팀원 및 학부모와의 커뮤니케이션 (Communication with Team Members and Parents)

대부분의 경우, 척추이분증을 가지고 태어난 아기의 가족은 예상했던 것과는 매우 다르고 스트레스가 많은 산후 기간을 경험하게 된다. 아기는 아마도 출생 직후 전문 치료를 받기 위해 다른 시설로 옮겨졌을 것이다. 회복 중인 산모의 요구가 아기의 요구로 대체되는 경우가 많기 때문에 가족 구성원이 아기에게 집중하는 것만큼 산모에게 세심한 주의를 기울이기 어려울 수 있다. 일반적으로 척추이분증에 대한 부정확한 정보, 특히 자녀에 대한 부정확한 정보는 신체적, 정서적으로 힘든 시기에 가족들의 대처 능력을 더욱 악화시킬 수 있다. 부모가 의사로부터 자녀가 정신적으로 장애가 있고, 걷지 못할 것이며, 24시간 돌봄이 필요하고, 조만간 시설 입소가 필요하다는 말을 들었다는 보고도 있다. 이러한 전문가들은 좋은 의도를 가지고 있지만, 일반적으로 척추이분증 아동에 대한 현재의 평가 및 치료 방법에 대한 경험이 없으며, 예외가 아니라 암울한 전망이 일반적이었던 이전 시대의 정보만 기억할 수 있다. 이러한 잘못된 정보는 많은 부모를 혼란스럽게 하고 좌절하게 하는데, 특히 전문 팀이 환아를 평가한 후 보다 낙관적인 전망에도 불구하고 상충되는 정보를 제시하는 경우 더욱 그렇다. 따라서 치료사와 다른 팀원 간의 긴밀한 의사소통을 보장하는 것이 중요하다. 영아와 함께 일하는 모든 사람은 모순을 피하기 위해 서로의 결과를 알고 이해해야 한다. 적절한 담당자가 가족에게 정보를 공개적이고 정확하게 전달하지만 조심스럽게 제공해야 한다.

PT의 한 가지 목표는 치료 세션 동안 딱딱하고 비인격적인 태도보다는 긍정적이고 배려하는 태도를 반영하는 것 이어야 한다. 이러한 접근 방식은 유아에 대한 가족 구성원의 참여를 방해하지 않는 데 도움이 될 수 있다. 가정 프로그램의 일부는 치료사가 가족과의 관계 형성을 시작하고 영아와의 상호작용을 촉진하는 건설적인 방법으로 가족에게 즉시 가르치기 시작할 수 있다. 치료사와 간호 직원은 입원 기간 동안 가능한 한 빨리 가족 구성원이 영아의 치료에 참여하도록 권장하여 가정에서 치료를 제공할 수 있도록 준비해야 한다. 가정교육을 위해 퇴원할 때까지 기다리면 많은 사람에게 배워야 할 것이 가족에게는 단기간에 스트레스를 줄 수도 있다. 또한 예상치 못한 빠른 퇴원은 입원 기간 내내 분산될 수 있었던 가족 교육을 위한 시간이 거의 남지 않게 될 수 있다. 퇴원 후 외래 또는 클리닉 방문 시 후속 세션을 예약하여 이미 알고 있는 내용을 강화하고 프로그램을 진행하도록 도울 수 있다. 이후에 물리치료만을 위한 잦은 방문은 가족에게 큰 불편을 줄 수 있으며, 장기간에 걸쳐 진행되는 정기 세션만큼 가치가 없을 수 있다.

관절가동범위 운동(Range-of-motion exercises)

하지 관절가동범위 운동을 위한 일일 세션은 등 폐쇄 후 시작하여 시범을 보인 다음 가능한 한 빨리 부모에게 가르쳐야 한다. 수동적 관절가동범위 운동은 짧게 하루에 두세 번

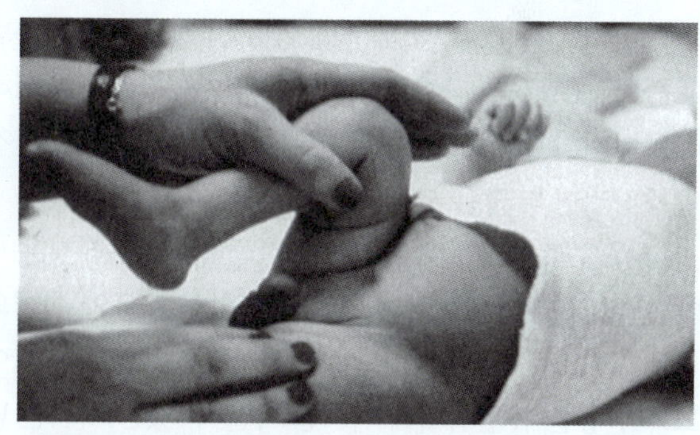

그림 10.9. 하지 떨림을 위한 운동범위 운동. 한쪽 엉덩이와 무릎을 완전히 구부리고 반대쪽 사지를 완전히 펴는 동작을 부드럽게 결합하면 부모가 배워야 하는 동작의 수가 제한된다.

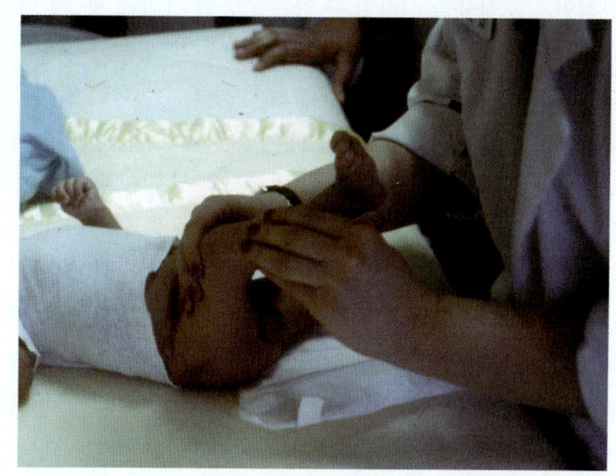

그림 10.10. 관절운동범위 운동을 위해 손을 관절에 최대한 가깝게 배치한다. 관절과 주변 연부조직의 부상을 방지하기 위해 짧은 모멘트 암을 사용해야 한다.

만 수행해야 한다.

부모는 아기를 씻기거나 기저귀를 갈 때 등 아기의 다리가 노출되는 일상생활에 이 운동을 포함시키는 것이 좋다. 치료사는 개별 다리 움직임을 동작 패턴으로 결합할 수 있으므로 가족은 가정 프로그램을 위해 서너 가지 패턴만 배우면 된다. 이 저자가 가족들이 쉽게 배울 수 있는 예를 들면 아기를 누운 자세에서 한쪽 다리의 엉덩이와 무릎을 거의 가슴까지 구부리면서 동시에 반대쪽 다리를 완전히 펴는 것이다. 이 패턴을 뒤집어 여러 번 반복한 후에는 엉덩이와 무릎을 약 90도로 구부린 상태로 유지할 수 있다. 그런 다음 엉덩이를 동시에 고정하여 발과 발목만 개별적으로 움직일 수 있다 (그림 10.9와 10.10).[65]

관절가동범위 운동은 연부조직과 관절에 스트레스를 주지 않도록 짧은 레버 암을 사용하여 치료사의 손을 움직일 관절에 가까이 대고 부드럽게 수행한다. 경미하거나 중간 정도의 제한이 있는 경우 각 패턴을 여러 번 반복하고 가동범위가 끝날 때 관절을 잠시 유지하면 관절가동범위를 유지하거나 증가시킬 수 있다. 심각한 제한이 있는 경우 해당 관절을 운동하려면 더 많은 시간과 반복이 필요할 수 있다.

그러나 구축의 정도에 관계없이 적극적인 스트레칭은 피해야 한다. 초기 시기에는 치료사가 관찰하는 동안 아기의 다리를 만지고 움직일 수 있도록 관절가동범위 운동에 참여하도록 권장한다. 감독하에 아기를 다룰 수 있는 기회는 많은 가족들이 아기의 허리와 다리가 다칠까 봐 걱정하는 불안을 완화하는 데 도움이 될 수 있다. 치료사의 위로와 지지적인 말과 시범을 통해 운동 프로그램은 부모와 자녀 간의 긍정적인 상호작용을 시작할 수 있는 소중한 기회를 제공한다.

수동적 관절가동범위 운동은 평생 동안 계속되어야 한다. 목표는 결국 아이가 독립적으로 운동을 수행하는 방법을 배우는 것이다. 아이가 더 활동적이고 치료가 대동작기능과 보행 훈련에 집중하기 시작하면 치료사와 부모 모두 수동 운동은 종종 잊어버리게 된다. 이러한 후기 운동 활동이 관절 유연성을 유지하는 데 적절하다고 생각할 수 있지만, 그렇지 않다. 아이가 얼마나 활동적인지에 관계없이 팔다리의 신경이 있는 부분만 움직이고, 평면에서만 움직이며, 종종 전체 관절 범위의 일부만 움직인다. 따라서 관절가동범위 운동을 계속하지 않으면 구축이 발생할 수 있다. 일부 어린이의 경우 경직이 나타나기까지 몇 년이 걸리기도 하지만, 다른 어린이의 경우 금방 운동범위를 잃을 수 있으며 이는 곧 기능 저하로 이어지게 된다.[18,25,33,65]

자세조절 및 핸들링(Positioning and handling)

척추이분증 아기는 또래 아이들과 같은 방식이나 같은 속도로 발달하고 움직이지 않는 경우가 많으므로, 물리치료사는 퇴원 전 부모에게 가정에서 아이에게 계속할 수 있는 자세나 프로그램을 개발하여 가르칠 책임이 있다. 퇴원이 가까워지면 더 많은 자세를 취할 수 있지만, 수술 후 처음 며칠 동안은 아기가 엎드리거나 옆으로 눕는 자세로 제한될 수 있다. 아이의 건강 상태가 안정되고 움직임에 대한 적응력이 향상되었을 때 부모가 방문한 경우 아이가 깨어 있을 때 장시간 움직이지 않고 침대에 눕혀 두지 않도록 권장하는 것이 좋다. 안고 업는 방법은 치료사가 연습한 후 부모에게 권장할 수 있다. 편안한 의자를 찾는 것이 가장 중요하며, 일단 의자에 앉으면 치료사나 가족은 아이를 무릎 위에 엎드린 상태로 안고 천천히 좌우로 흔들어줄 수 있다. 이 자세는 부모에게는 휴식을 제공하고 유아에게는 새로운 움직임을 제공한다. 아기는 부모의 어깨에 살짝 기대어 안긴 채로 병원 바닥을 천천히 걸을 수도 있다. 이 자세는 아기가 고개를 들고 돌릴 수 있는 기회를 제공한다. 누운 자세와 앉은 자세가 금기인 경우, 부모는 한쪽 팔뚝으로 아기를 엎드린 상태로 부드럽게 안아줄 수 있다. 이 몇 가지 자세 옵션은 가족이 아기를 조절할 때 허용되는 방법의 기술을 제공한다. 이러한 자세는 회복할 시간이 필요하고 더 적극적인 움직임과 취급에 잘 반응하지 않을 수 있는 유아에게도 안전하다. 영아의 수술 후 주요 목표는 등 상처의 치유, 션트 삽입 후 빠른 회복, 퇴원이라는 점을 기억해야 한다.[65]

대부분의 경우 며칠 후 의료 허가가 나면 짧은 기간 동안 바로 누운 자세로 치료사의 팔에 지지를 받으며 앉아 있는데 이것은 치유 과정에 영향을 미치지 않으며 치료 기술에 추가될 수 있다. 이 방법은 깨어 있는 동안 아기가 수유를 받거나 조용히 주변을 관찰하는 동안 아기의 경험을 정상화하는 데 도움이 된다. 또한 치료사는 각 자세에서 중력에 대한 아기의 반응을 기록하고, 특히 어깨와 목을 통해 근육의 긴장도 변화를 느끼며, 심각한 비대칭을 관찰할 수 있어 유용하다. 이 정보를 문서화하면 나중에 발달 결과를 비교할 때 유용한 기준이 될 수 있다.[33,65]

가족들은 먼저 아기에게 권장되는 활동을 지켜본 다음 따라 하도록 노력해야 한다. 대부분의 보호자는 처음 아기를 돌볼 때 약간의 주저함이나 불안감을 보인다는 점에 유의해야 한다. 주저하는 것은 아기의 건강 상태에 대한 이해가 부족하다는 것을 의미할 수 있으며 나중에 다른 영역에서 잘못된 판단을 내릴 수 있다. 나이가 많은 자녀를 양육한 경험이 있는 가족이라도 초기에 어느 정도의 불안감은 존재할 수 있다.

이러한 교육 세션이 진행됨에 따라 치료사는 관절가동범위 운동의 역할을 내려놓고 부모에게 위임할 수 있다. 이러한 전환이 이루어지면 치료사는 아동의 치료 계획의 다른 영역에 다시 집중할 수 있다. 치료사는 퇴원 전에 하지 도수근력검사를 반복하도록 요청받을 수 있다. 또한 치료사는 아기의 상태를 관찰하여 션트 삽입으로 인한 이차적인 변화를 확인할 수 있다. 이 정보를 수집하면 나중에 션트의 기능장애를 식별하는 데 도움이 될 수 있다. 이러한 증상이 나타나기 시작하면 표 10.2에 제시된 징후와 증상 외에도 아기의 근긴장도 변화, 움직임에 대한 부정적인 반응이 관찰될 수 있다.

가족은 아기와 함께 놀아주고 관찰하는 등 아기에 대한 정보를 적극적으로 수집하도록 권장해야 하며, 이는 긍정적인 상호작용을 촉진할 뿐만 아니라 의료진이 환아의 기능을 평가하는 데 도움이 된다. 시간이 지남에 따라 아이가 의학적으로 안정되면 의료진과의 상호작용 빈도가 줄어들고, 부모의 관찰은 션트 기능 장애와 같은 문제를 조기에 발견하여 적절한 의료적 치료를 도와줄 수 있다.

표 10.2. 션트오작동의 징후 및 증상
영유아
불룩한 천문
구토
식욕 변화
눈의 "일몰"징후
부종, 션트 관을 따라 발적
유아
구토
과민성
두통
부종, 션트 관을 따라 발적
학령기 아동
두통
무기력
과민성
부종, 분로관을 따라 붉어짐
필체 변화
고음의 울음
발작
머리 둘레의 급격한 성장
두피 피부 얇아짐
새로 나타난 안진
새로 나타난 눈 가늘어짐
구토
학교 성적 저하
성격 변화
기억력 변화

감각 검사(Sensory examination)

물리치료사는 신생아를 대상으로 감각 검사를 실시하여 신생아의 하체와 다리 중 촉감에 반응하거나 무감각한 부위를 확인할 수 있다. 이 감각 정보를 근육 검사 결과와 함께 연결하여 척추 병변의 수준을 보다 정확하게 파악하는 데 도움이 된다. 또한 이 검사는 아기의 몸통과 다리에 온전한 감각이 있는 부위를 파악하여 해당 부위를 자극하여 아기가 움직일 수 있도록 유도한다. 도수근력검사를 수행할 때 반응을 기대하면서 아기의 발바닥 표면을 쓰다듬는 것은 초보 임상의이다. 이 기술은 유아의 엉치 신경근에 온전한 감각이 있는 경우에만 성공할 수 있다. 대부분의 척추이분증 유아는 감각 결손이 더 심하기 때문에 허벅지나 몸통에 자극을 주어야 한다. 치료사는 양쪽 다리에서 운동 기능과 감각의 수준이 비슷하지 않다는 것을 발견할 수 있다. 감각 검사의 초기 결과는 부정확하고 불완전할 수 있으며 현재로서는 가벼운 촉감, 심부 압력, 온도 등 모든 감각 양상을 평가하기 어렵다는 점에 유의해야 한다. 아기가 더 크면 보다 종합적인 평가가 필요할 수 있다.

감각 검사의 결과는 자녀의 감각 마비에 대해 알아야 하는 가족 구성원과 공유해야 한다. 아기의 피부 관리에 대해 부모를 교육하는 것은 간호 및 치료 스태프의 공동 책임인 경우가 많다. 부모는 아기의 하체와 다리가 만져도 민감하지 않은 부위가 있다는 개념을 이해하기 어려울 때가 있다. 이는 다리의 움직임 부족은 인식하지만 감각의 제한을 인식하지 못할 수도 있다. 치료사는 가족이 스스로 이 정보를 발견하도록 도와주어야 한다. 가족 구성원은 부드러운 터치, 간지럼을 사용하여 유아가 깨어 있고 각성 상태일 때 반응하는 영역을 파악할 수 있다. 치료사는 검사하거나 부모에게 검사를 시연할 때 핀이나 날카로운 물체를 사용해서는 안된다. 아기는 핀셋에 대한 반응이 부드러운 터치에 대한 반응보다 더 유효하지 않으며, 또한 치료사가 날카로운 물체를 아기에게 사용하는 것을 보면 부모의 불안과 걱정이 더 커질 수 있다.

이 저자는 항상 새로운 레지던트와 직원들에게 이 개념

을 강조하여 주머니에서 펜이나 클립을 꺼내지 않도록 강조했다.

하지의 감각이 둔한 부위는 신경이 손상된 부위이기 때문에 아동이 부상을 인지하지 못하므로 보호가 필요하다. 예를 들어, 가족은 아이를 목욕시키기 전에 항상 목욕물의 온도를 테스트해야 한다. 아이의 반응에만 의존하여 온도가 맞는지 판단해서는 안된다. 아이가 수도꼭지를 가지고 놀다가 실수로 아이가 느끼지 못할 정도의 뜨거운 물을 넣지 않도록 주의해야 한다. 아기가 바닥에서 움직이거나 너무 가까이 누워 심각한 화상을 입지 않도록 공간 난방기와 라디에이터를 덮어 숨기거나 위치를 옮겨 두어야 한다. 유아를 눕혀서 놀게 하기 전에 바닥이나 카펫에 숨겨진 물건을 찾아보면 압정이나 작고 날카로운 장난감으로 인한 사고를 예방할 수 있다. 유아가 바닥이나 러그 위에서 놀거나 기어 다닐 때는 화상이나 찰과상을 방지하기 위해 항상 스타킹이나 양말과 바지로 다리와 발을 가려야 한다. 양말이나 부츠를 착용하는 것은 일반적으로 생후 6-8개월에 아이가 다리를 위로 당기고, 손을 뻗고, 입에 물고, 심지어 발가락을 물기 시작할 때 문제를 예방하는 데 도움이 된다(그림 10.11).

피부의 무감각은 아이의 평생 동안 문제가 될 수 있다. 예를 들어 새 신발이나 교정기를 착용할 때는 압박 부위, 상처, 찰과상을 피하기 위해 주의가 필요하다. 정상적인 감각은 보통 사람이 장시간 움직이지 않고 앉아 있는 것을 방지한다. 감각 피드백은 체중이동을 통해 체중 분포를 변화시켜 압박과 불편함을 완화해준다. 사람들은 일반적으로 영화를 보거나 지루한 수업을 듣는 동안 여러 번 움직이고 체중을 이동한다. 감각이 둔감한 사람들은 불편함을 느끼지 못해 체중을 이동하거나 자세를 바꾸고 압력을 완화하지 않기 때문에 이차적으로 피부 트러블이 발생한다. 마찬가지로 신발이 잘 맞지 않아 불편하면 문제를 빨리 인식하고 걸음걸이를 재조정하거나 신발을 갈아 신어 마모를 피해야 한다. 완전한 감각이 없는 어린이의 경우 압력 부위가 감지되지 않기 때문에 이러한 재조정이 발생하지 않는다. 따라서 새로운 보조기 사용을 점차적으로 도입하는 것이 중요하다. 보조기는 한 번에 몇 시간만 착용해야 하며, 피부를 주의 깊게 검사하여 압박 부위가 있는지 확인해야 한다. 30분 이상 지속되는 발적이 보이면 보조기를 조정해야 한다. 피부가 단단해지기를 바라는 마음으로 아이가 보조기를 계속 착용하도록 해서는 안된다. 일부 가정 요법에서 사용하는 티백이나 알코올을 해당 부위에 문지르는 것은 피부를 강화하는 데 도움이 되지 않는다. 새 보조기에 대한 적응은 집에서, 주말이나 저녁에 정기적으로 자주 피부를 점검할 수 있는 시간에 하는 것이 가장 좋다. 어린이집이나 학교에서 더 성공적으로 시행할 수 있다는 것이 분명하지 않은 한, 적절한 착용감과 피부 내성이 확보될 때까지 하루 종일 새 장치를 착용하게 하는 것은 현명하지 않다. 이러한 문제를 초기에 해결하지 않고 아이가 피부 손상을 경험하면 기기를 착용하지 않는 시간이 길어지고 감염 위험과 입원이 필요할 수 있게 되며 보조기 및 보행 프로그램 진행이 지연될 가능성이 높다. 이러한 시나리오를 피하려면 병원에서 초기 물리치료 세션 동안 부모가 정확하고 반복적으로 잘 가르치는 것부터 시작해야 한다.[25,33,65]

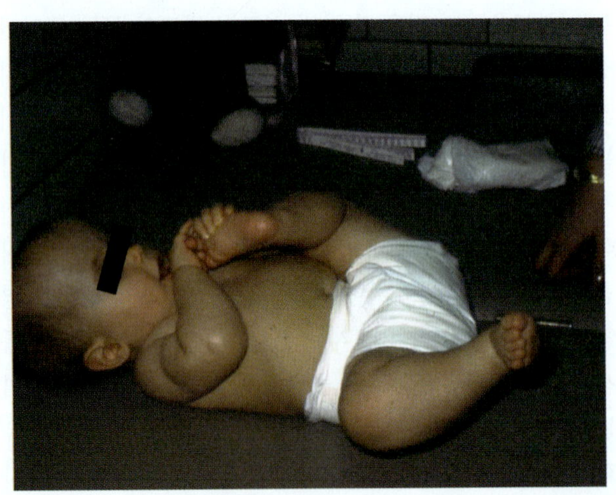

그림 10.11. 감각이 둔한 발가락을 부주의로 인한 부상으로부터 보호하기 위해 양말이나 부티를 착용해야 한다.

>> 어린 자녀 돌보기

지속적인 문제와 이슈(Ongoing Concerns and Issues)

척추이분증 아기를 위한 초기 개입 단계가 끝나면 장기적인 후속 치료 계획을 수립해야 한다. 의료 서비스 제공에 대한 다양한 접근 방식이 있지만, 가장 좋은 방법은 한 기관의 전문가가 지속적인 치료를 제공하는 것이다. 치료가 여러 기관으로 나뉘면 부모에게 새로운 역할이 생겨나고, 부모는 자녀의 사례 관리자가 되어 치료의 연속성을 위해 전문가들과의 소통을 담당해야 한다. 이러한 추가적인 책임은 일부 부모에게 큰 부담이 될 수 있으며 아동에게 최적의 치료가 이루어지지 않을 수 있다. 척추이분증 환아에게는 여러 전문 분야가 필요하기 때문에 숙련된 전문가들이 한 팀으로 협력하여 치료하는 것이 가장 좋다. 그렇기 때문에 많은 소아과 병원에서 척추이분증 및 기타 유사한 신경근육 질환을 가진 어린이를 위해 여러 전문의가 같은 날, 함께 일하는 다학제 클리닉을 구성하여 어린이를 볼 수 있도록 하고 있다. 따라서 가족들에게 이러한 척추이분증 클리닉 중 한 곳에서 자녀의 치료를 계속 받도록 권장하고 있다. 전문가로 구성된 팀이 함께 협력하여 서로를 보완하면 모두에게 도움이 된다. 전문가들 간의 의사소통이 원활해지고, 의료 정보를 더 쉽게 공유하여 학습을 늘리고 중재에 대한 최신 견해를 유지하며 궁극적으로 최상의 치료를 제공할 수 있다. 이러한 클리닉 예약은 매우 오래 걸릴 수 있지만 문제가 발생하면 재방문 일정을 잡을 필요 없이 필요한 담당자가 문제를 해결하기 위해 대기하고 있는 경우가 많다. 의료진의 일관성과 조정을 통해 부모는 팀에 대한 신뢰감을 키울 수 있으며, 이를 통해 스트레스를 줄이고 새로운 책임감에 잘 대처할 수 있으며 자녀의 요구 사항을 해결하는 데 집중할 수 있을 것으로 기대된다.[25,33,65]

아이는 생후 초기 몇 년 동안 여러 전문의의 지속적인 추적 관찰을 위해 병원에 자주 방문해야 할 수도 있다. 신경외과 의사는 등 폐쇄 상태를 모니터링하고, 수두증이 있는지 확인하고, 션트 배치가 필요한지 여부를 결정하고, 션트가 제자리에 배치되면 잘 작동하는지 확인한다(보기 10.3).[18,68] 정형외과 의사는 척추 정렬과 사지 유연성, 근력과 관절의 완전성을 평가한다. 하지 부목과 수술을 계획하여 아이가 최적의 연령에서 성장할 수 있도록 준비한다(보기 10.4).[25,65] 비뇨기과 전문의는 장과 방광 기능을 모니터링하고 정기적으로 신장 상태를 평가하며 간헐적 카테터 및 가능한 약물 관리를 포함하는 치료 과정을 계획한다(보기 10.5). 적절한 시기에 대소변 조절에 도달하기 위한 배변 프로그램을 시행하며, 여기에는 배변주기, 식단 권장, 약물 치료, 바이오피드백, 행동 수정 접근법이 포함된다(보기 10.6).[65-67,81-83]

각 전문 분야에서 아동의 상태가 안정되면 클리닉 방문 빈도가 줄어든다. 지속적인 문제나 큰 우려사항이 없는 경우 몇 년에 걸쳐 6개월마다, 그리고 매년 진료를 받는 경우도 드물지 않다. 그러나 만성적인 문제로 인해 면밀한 모니터링과 개입이 필요한 경우 더 자주 방문해야 한다.

보기 10.3 척추이분증 아동을 위한 신경외과적 치료의 목표

- 등 결손 봉합 전 조기 치료 조정
- 등 결손의 위치 및 크기 평가
- 등 결손 폐쇄술 시행
- 하지 마비 정도 평가
- 수두증 평가 및 치료
- 심실 션트 기능 모니터링
- 급성 및 만성 중추신경계 이상 모니터링
- 중추신경계 기능 저하, 탯줄 및 수두증 모니터링
- 임상팀에 지원/협업 제공

보기 10.4 척추이분증 아동을 위한 정형외과적 치료의 목표

- 가족에게 관련 정보 제공: 현재 문제 및 예상되는 문제
- 고정 관절구축 예방
- 근골격계 기형 교정
- 구조적 부정렬로 인한 피부 손상 방지
- 최상의 이동성을 달성하기 위한 리소스 제공
- 척추측만증 모니터링
- 중추신경계 기능 저하, 탯줄, 수척수증 모니터링
- 임상팀에 지원/협업 제공

보기 10.5 척추이분증 아동을 위한 비뇨기과의 치료의 목표

- 신장 기능 평가 및 보존
- 적절한 방광 비우기 제공
- 요실금 치료 제공
- 장 관리를 위한 자원 제공
- 중추신경계 악화, 척수줄 및 수두증 모니터링
- 임상팀에 지원/협력 제공

발달문제(Developmental Issues)

이장의 앞부분에서 언급했듯이, 척추이분증을 가지고 태어난 수많은 영아의 생존으로 인해 이러한 아동을 치료하는 임상의는 장애의 전체 범위와 모든 일차 및 이차적 문제에 대한 귀중한 경험과 통찰력을 얻게 된다. 상당수의 척추이분증 아동이 중추신경계 결손을 보이며, 일부 아동의 경우 하지 마비보다 더 큰 기능 손실이 있는 것으로 나타났다. CNS 결손은 아동의 대근육, 소근육, 지각 운동 및 인지 능력 습득에 큰 영향을 미칠 수 있으므로 물리치료사가 이러한 문제를

보기 10.6 소아과에서의 영양과 척추이분증

영양관련문제	고려 사항/개입
비만 - 6세 이후, 척추이분증 아동의 50%가 과체중 척추이분증 아동은 체지방 비율이 높고, 총 에너지 소비량이 낮으며, 신체 활동이 감소한다. - 욕창 궤양 위험 증가 - 이동의 어려움 증가 - 사회적 수용성 감소 **영양실조** - 제한된 과일과 채소, 일관되지 않은 식사 패턴, 영양가가 낮은 음식/음료의 과잉 섭취 등 제한된 섭취량으로 인해 발생한다. - 비정상적이거나 발육 부진 - 척추 성장 부진, 하지 근육 위축, 척추, 엉덩관절, 무릎의 기형, 수두증, 신장 질환, 장기 입원 등으로 인한 성장 장애 - 체중부하 활동 감소 - 골 무기질화 감소 **변실금/요실금** 식이섬유와 수분섭취부족과 신체활동감소로 인한 경우	- 일관된 식사 패턴/고지방, 칼로리 높은 음식 줄이기 - 주스/탄산음료 제한 - 과일/채소 섭취량 늘리기 살코기, 저지방 유제품 섭취 권장 - 신체 활동 증가/물리치료 프로그램 욕창 궤양/상처 치유 - 고단백 식단 - 아스코르브산 및 아연 추가 섭취 내장 단백질 저장량 모니터링 신체 활동 증가 - 뼈 건강 - 체중부하 활동 장려 - 칼슘, 비타민 D 섭취의 적절성 보장 - 다양하고 균형 잡힌 식단 권장 - 저체중일 경우 칼로리가 높은 음식 및 영양 보충제 섭취를 권장 - 매일 종합비타민 섭취 - 과일, 채소, 통곡물, 견과류/씨앗을 통한 적절한 섬유질 섭취 보장 - 충분한 수분 섭취 및 신체 활동을 권장

추천서적

Leibold S, Ekmark E, Adams RC. Decision-making for a successful bowel continence program. Eur J Pediatr Surg. 2000;10(suppl 1):26-30.
Littlewood RA, Trocki O, Shephard RW, et al. Resting energy expenditure and body composition in children with myelomeningocele. Pediatr Rehabil. 2003;6(1):31-37.
Nevin-Folino NL, ed. Pediatric Manual of Clinical Dietetics. 2nd ed. Pediatric Nutrition Practice Group, American Dietetic Association; 2003.

이해하는 것이 중요하다. 지식이 풍부한 PT는 다른 서비스 제공자가 관찰한 다양한 문제와 관련하여 도움을 줄 수 있다.

Chiari Ⅱ형 기형은 척추이분증 아동에게 흔히 나타나는 발달 기능 장애와 어떤 관련이 있는지에 대한 논의가 시작되기 전에 수년 동안 확인되고 연구되었다. MRI 연구를 통해 구조적 이상이 확인되었고 이를 시각화할 수 있게 되었다.[30] 그러나 앞서 언급한 바와 같이, MRI 연구는 특정 아동의 임상 양상을 예측하는 데 일관성이 없다. 척추이분증 아동의 최대 85%는 최소에서 중등도의 발달 지연과 함께 낮은 긴장도를 보인다. 가장 흔한 어려움은 머리와 몸통 조절의 지연 또는 비정상적인 발달과 중력에 대한 높은 수준의 움직임과 복잡한 기능적 기술에 필요한 기초 기술인 직립 및 평형 반응이 지연되거나 비정상적인 움직임을 습득한다. 흥미롭게도 척추이분증이 없는 단순 수두증을 가진 어린이는 척추이분증과 수두증을 모두 가진 어린이가 보이는 빈도나 심각도와 동일한 운동 문제를 나타내지 않는다. 따라서 이러한 아동을 치료할 때는 연령에 관계없이 조기 운동 발달에 대한 지식을 정형외과, 보조기 관리 및 운동 요법과 통합할 필요가 있다. Chiari Ⅱ형 기형이 운동장애의 원인이라고 가정할 수는 있지만, 성공적인 치료를 위한 종합적인 계획을 수립하기 위해 아동의 모든 문제 사항을 해결해야 한다.[25,33,65,67-70]

척추이분증이 있는 많은 유아에게 나타나는 초기 운동 문제에는 모든 자세에서 항중력 운동의 습득이 지연되거나 머리와 상체의 직립 및 평형 반응이 지연되어 머리와 상체의 불안정성이 증가된다. 다음은 머리와 상체의 안정성 발달과 척추이분증 아기에게 나타나는 몇 가지 비정상적인 패턴에 대한 간략한 설명이다. 단, 일반적인 운동 발달에 대한 완전한 분석은 아니므로 보다 자세한 정보는 참고 문헌과 다른 출처를 참고하길 바란다.

일반적인 아기는 생후 초기부터 모든 자세로 시간을 보내며 모든 자세에서 중력이 머리와 몸에 미치는 영향을 경험한다. 일반적인 유아는 부모의 품에 안겨 똑바로 선 자세에서 어깨 너머로 머리를 안정시키기 시작한다. 이러한 초기 안정은 아기가 엎드린 자세나 누운 자세에서 고개를 들 수 있기 훨씬 전에 이루어진다. 아기의 머리가 점차 안정됨에 따라 부모는 아기를 안고 다루는 새롭고 편리한 방법을 찾게 된다. 이러한 부모 자녀 간 피드백은 아기가 부모의 품에 똑바로 안겨 있을 때 가장 뚜렷하게 나타난다. 처음 몇 주 동안은 아기가 뒤로 넘어지거나 옆으로 넘어지는 것을 방지하기 위해 부모의 손을 아기의 머리 뒤에 놓아주어야 한다.

몇 달 후 이 도움은 사용하지 않게 된다. 아기를 유아용 침대나 기저귀 교환대에서 올리거나 내릴 때 또는 잠자는 아기를 들어 올릴 때만 머리를 지지할 필요가 있다.

따라서 불과 몇 개월 만에 아기가 깨어 있고 똑바로 세운 자세로 안고 있을 때는 머리를 보호할 필요가 거의 없어진다. 부모는 아기의 새로운 기술에 반응하여 일반적으로 치료 교육이나 전문가의 개입 없이도 아기를 들어 올리고 안고 업는 스타일을 변경했다. 전형적인 긴장도를 가진 유아의 경우 근육, 힘줄 및 인대 구조가 제공하는 긴장으로 인해 머리와 목이 어느 정도 물리적으로 안정되어 있다. 경추를 통한 전형적인 관절의 고유수용성 감각과 목 연부조직 구조의 민감한 신장 신장반사를 통해 아기의 머리가 움직임이나 자세 변화에 따라 중력에 대항하여 천천히 떨어지도록 조절해주지만, 제한된 상태로 가능하다. 유아의 적극적이거나 의도적인 참여 없이도 머리는 상당히 안정적으로 유지된다. 아기를 너무 빨리 들어 올리거나 움직이고 머리가 너무 멀리 떨어지면 놀라 아기는 울기 때문에 부모는 다시는 그렇게 행동하지 않아야 한다. 낮은 톤으로 인해 목의 안정성이 떨어지는 척추이분증 아동은 일반적으로 발달하는 유아보다 놀람 반사(Moro reflex)를 더 오래 유지할 수 있다. 또한 이 아이들은 일반적인 아동보다 더 오랫동안 머리와 목을 지지해주어야 한다. 부모는 아기가 독립적으로 고개를 들고 있어야 하는 시기가 훨씬 지난 후에도 머리 지지를 계속 제공하게 된다. 하지만 이렇게 되면 부모의 손이 제공하는 지지가 아기의 필요에 적절하게 반응하는 동시에 아기가 더 나은 머리 제어를 연습하고 개발할 수 있는 경험과 기회를 제한하게 되어 지연이 더욱 길어지는 비정상적인 순환이 시작된다. 긴장도가 낮은 유아는 중력 변화에 대한 관절의 안전성과 고유 수용성 반응이 부족하거나 반응이 느리고 약하여 안정화 반응이 일어나기 전에 머리가 앞으로 또는 옆으로 훨씬 더 멀리 떨어질 수 있다. 아기가 성장함에 따라 신체적 단점은 문제를 더욱 악화시킨다. 머리가 점점 더 커지고 무거워지기 때문에 적절한 머리 바로 세우기를 통해 머리를 안정시키는 작업은 이러한 추가적인 무게와 상대적으로 약한 근육 구조로 인해 더욱 어려워진다. 척추이분증이 있는 영아를 다양한 자세로 눕히고 머리를 안정시키려고 시도하면 보상적인 움직임 패턴이 나타나는 경우가 많다. 머리를 한 곳에 '고정'하기 위해 어깨를 들어 올리는 것이 한 가지 패턴이다. 이는 생후 4개월이 되면 머리를 똑바로 세워서 안정적으로 지탱해야 하는 영아에게 발달적으로 미성숙한 정렬이다. 이 어깨 패턴으로 머리를 고정하면 일반적인 머리 바로 세우기 기술이 더 이상 발달하지 못한다. 유아는 상지와 분리된 머리와 목의 자유로운 움직임과 제어를 더 많이 경험하고 연습해야 한다. 아기가 엎드린 자세에서 고개를 들고, 주위를 둘러보고, 손을 뻗어 놀려고 할 때 팔을 과도하게 사용하는 보상 패턴이 나타난다. 손과 팔의 좌우 체중이동이 쉽게 일어나지 않는다.

아이가 장난감을 가지려고 팔을 들어 올리면 지지대가 제거되고 안정성이 상실되며 머리와 가슴 윗부분이 넘어진다. 아이는 체중이동을 위해 고개를 한쪽으로 기울이고 거기에 매달려 한쪽 팔을 내려 원하는 물건을 잡는 방법을 알아낼 수 있다. 이러한 보상 패턴은 일단 성공하면 적절한 개입 없이는 개선되지 않을 수 있다. 이 시나리오가 진행되면서 몇 달 후, 머리와 목의 힘과 균형 반응이 충분히 발달하지 않은 아이는 몸을 똑바로 세울 수 있는 몸통의 힘과 안정성을 충분히 발달시키지 못하고 앉을 때 상지를 지탱하기 위해 계속 도움을 받아야 할 수 있다. 아이는 제한적이고 정형화된 방법 외에는 그 자세를 유지하거나 벗어나지 못하고 움직이지 못한다. 자세를 바꾸기 위해 아이는 결국 움직이기 위한 몸부림은 발달시킬 수 있지만, 일반적으로 목과 몸통의 근육 활동이나 제어가 거의 없이 중력에 몸을 맡기는 수동적인 자세를 취하게 된다. 아이는 고개를 한쪽으로 숙이고 천천히 바닥으로 쓰러지거나 앞으로 몸을 숙이고 앉은 자세에서 기어 나올 수 있다. 또는 다른 쪽에서 앉았다 일어날 때는 머리와 몸통의 균형, 제어력 및 여러 움직임 평면에서 힘이 필요한데, 이 아이에게는 이러한 힘이 부족하다. 따라서 보통 직선으로만 앉았다 일어서는 것이 가장 쉽고 효율적이게 된다. 아이가 엎드린 자세나 네발기기 자세를 취할 때, 아이는 엉덩이가 무릎 사이에 닿을 때까지 팔로 몸을 똑바로 뒤로 밀기만 하면 된다. 이것이 척추이분증이 있든 없든, 낮은 긴장도를 가진 아이들이 'W'자 앉은 자세를 성공적으로 취하고 그 자세를 유지하는 이유 중 하나이다. 아기가 이러한 수동적 인 움직임 패턴을 사용하는 것은 목과 몸통의 힘과 협응력을 더욱 향상시키는 데에는 도움이 되지 않는다.

일반적으로 아기가 엎드린 상태에서 물건을 잡기 위해 팔을 들어 올리면 한쪽으로 체중이 이동하여 목, 몸통, 엉덩이, 다리 근육이 활성화되어 아기가 손을 뻗을 때 균형을 맞추게 된다. 아기는 머리를 들어 올릴 때 상지에 의존하지 않으므로 머리와 가슴이 떨어지지 않고 손을 뻗을 수 있다. 팔뚝이 바닥에 안정화되면, 일반적인 체중이동과 엎드린 자세에서 움직이는 동안 팔이 더 바깥쪽으로 회전하면서 팔뚝이 내회전에서 외회전으로 회전하고 손의 노뼈에서 자뼈 표면으로 압력이 이동한다. 손 전체의 체중부하와 촉각 자극을 증가시키면 잡기 반응의 민감도를 낮추는 데 도움이 된다. 이러한 전형적인 상지의 체중지지 증가는 아기의 구부러진 손가락과 손을 펴서 물체를 더 다양하게 조작하고 입에 물체를 가져다 대는 데 도움이 된다. 또한 엎드린 자세에서의 경험은 상지 관절을 통해 상당한 고유 수용성 감각을 제공하고 제어력과 힘을 향상시킬 수 있는 기회를 제공한다.

척추이분증 아동은 보행 보조기구를 사용하고, 일상생활 활동을 수행하고, 학교에서 종이와 연필을 조작하기 위해 상지의 협응과 근력이 필요하다. 그러나 머리와 몸통을 지지하는 대신 상지를 사용하면 아기의 팔과 손의 운동 경험이 제한될 수 있다.

어깨를 올린 상태로 유지하여 머리에 안정성을 제공한다. 팔은 날개뼈 돌출과 함께 안쪽으로 더 많이 회전하는 경향이 있다. 팔뚝은 손목과 손의 굽힘과 함께 내회전 된다. 손의 체중 지지는 손바닥으로 제한될 수 있다(그림 10.12).

하지 마비는 어린이가 신체로부터 받는 촉각, 고유 수용성 감각과 전정 감각의 총량을 감소시킨다. 이러한 손실이 개인에게 미치는 영향의 정도는 다리의 남은 운동 능력과 감각, 상체의 기능, 촉각 입력을 처리하는 아동의 CNS 상태에 따라 달라진다. 아이가 능동적이고 독립적으로 환경을 탐색할 수 있다면 환경과 관련된 신체에 대한 지식을 습득할 수 있다. 일반적인 아기는 수많은 움직임 경험이 동시에 일어나며, 다양한 감각 양식을 통해 학습한다. 움직임과 탐색이 제한되면 궁극적으로 학습에 영향을 미치게 된다. 하지 마비는 낮은 근긴장도와 머리 조절 능력 저하와 함께 많은 척추이분증 아동에게 특히 중력에 반하는 대동작운동 기능을 더 어렵

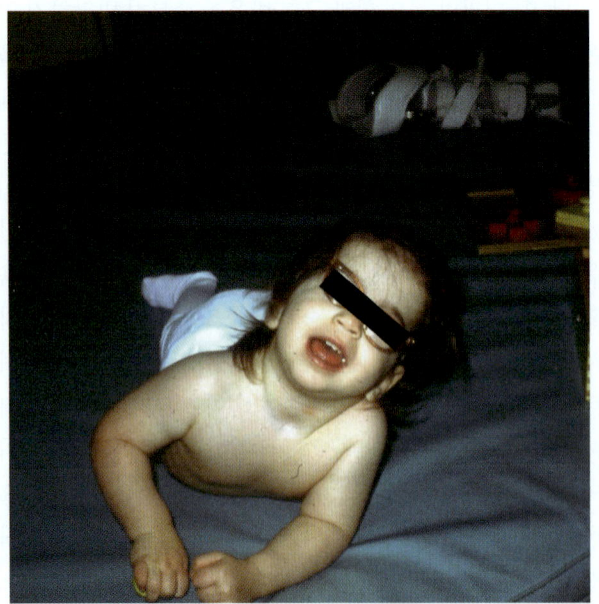

그림 10.12. 머리를 좌우로 기울이면 팔에 무게가 실리지 않아 앞으로 나아갈 수 있다. 이것은 목과 몸통이 튼튼하지 않은 것에 대한 보상이다.

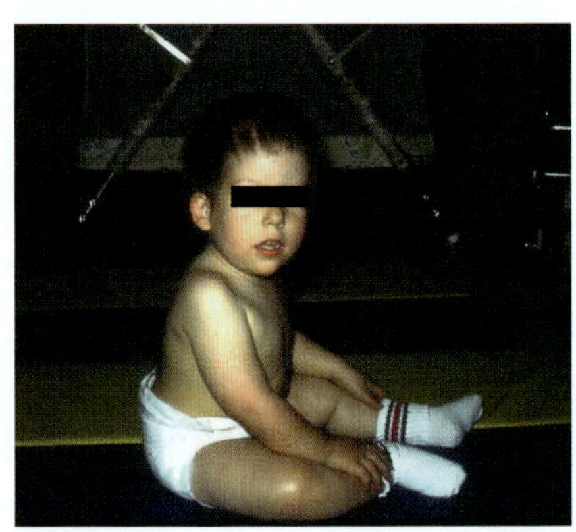

그림 10.13. 직립 자세를 유지하기 위해 상지를 하지에 얹어 앉는 자세가 좋은 것으로 나타났다.

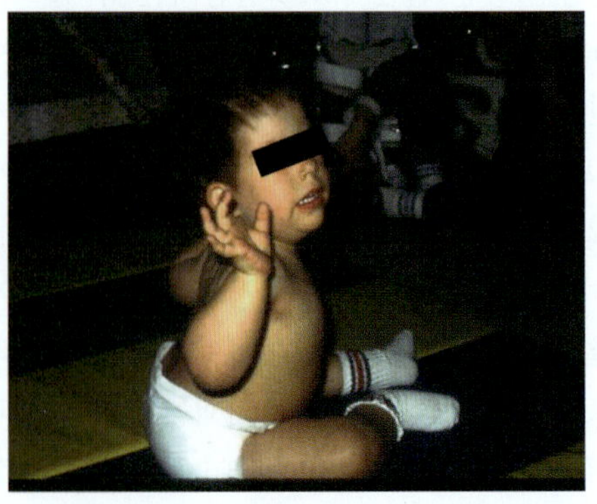

그림 10.14. 상지가 자유로워지면 목과 몸통의 약점이 드러나기 때문에 강화 및 균형 운동이 추가로 필요하다.

게 만들며, 이는 아동의 동기, 자신감, 움직이고자 하는 의지에도 영향을 미칠 수 있다. 움직임이 더 어려워지면 부정적인 경험이 될 수 있으며, 더 정교한 기술을 배우는 데도 영향을 미치게 된다.

물리치료사는 척추이분증 아동의 운동 학습에 대한 이러한 장애를 인식하고 이 정보를 사용하여 아기의 발달을 향상시키고 보다 일반적인 운동 패턴을 습득하도록 장려하는 부모를 위한 조기 대처 전략을 촉진하는 것이 중요하다(그림 10.13과 10.14).[84-92]

부모를 위한 대응 전략

앞서 언급했듯이 부모와의 교육 세션은 가능하면 아이가 퇴원하기 전에 시작해야 하며, 부모가 아이를 다루는 데 익숙해지고 아이의 움직임과 기능이 허용 가능한 수준이 될 때까지 계속해야 한다. 부모는 적극적으로 참여하되 아기의 의학적 상태와 연령에 따라 조절해야 한다. 교육 세션에는 치료사가 아기를 다루는 모습을 부모가 관찰할 수 있는 기회와 전문가의 도움을 받아 연습할 수 있는 시간이 포함되어야 한다.

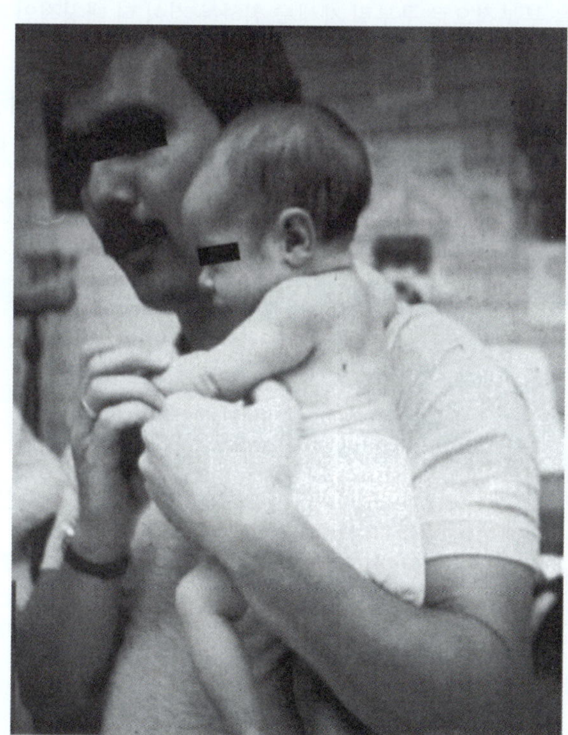

그림 10.15. 생후 4주의 전형적인 영아. 아기가 똑바로 누운 자세에서 어깨 너머로 머리를 안정시키고 있다. 전형적인 근육 긴장도를 가진 영아의 가슴뼈가 똑바로 세워져 있는것을 중점적으로 봐야 한다.

부모는 가장 눈에 띄는 결함인 아기의 하지 마비에 초점을 맞추는 경우가 많다. 그러나 허리 위쪽 대근육, 소근육, 지각 운동 능력을 함께 알고 있어야 하기 때문에 물리치료사는 이러한 추가 정보를 교육 프로그램에 포함시켜야 할 책임이 있다. 교육 속도는 유아의 상태와 가족의 능력에 따라 결정해야 한다. 조기 치료 세션 중에 일부 어린이에게 나타날 수 있는 발달 지연, 특히 머리와 상체 조절 능력 발달의 어려움에 대해 가족에게 조심스럽게 알릴 수 있다. 부모는 아기를 안거나 눕힐 때 머리를 심하게 기울지 않도록 안아야 한다.

머리에 저긴장이 있으면 모든 방향의 항중력 머리 조절 능력에 영향을 미치므로 목 근육이나 기타 연부조직 구조가 과도하게 늘어나지 않도록 보호자에게 경고해야 한다. 카시트에 부드러운 타월을 깔아 머리를 똑바로 세울 수 있도록 하는 것도 유용한 방법 중 하나이다. 등받이를 뒤로 젖히면 중력이 아기의 머리와 목에 미치는 영향도 줄어든다.

누운 상태에서 아기는 머리를 정중선으로 유지하기 위해 목을 적극적으로 구부릴 때까지 가장 비대칭이 되며, 머리에 작용하는 중력 때문에 고개를 좌우로 돌리는 데 어려움을 겪을 수 있다. 아기가 몸을 돌리려고 할 때 비정상적인 보상 운동 패턴이 보이거나 아기가 머리를 한쪽으로만 돌리는 것에 만족할 수 있다. 엎드린 자세는 대칭성을 향상시키지만 목과

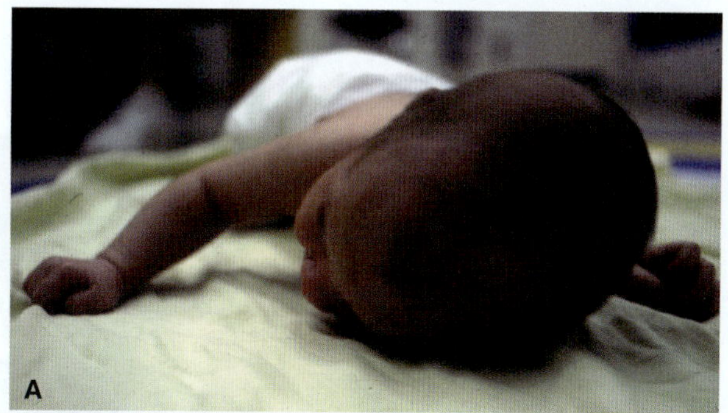

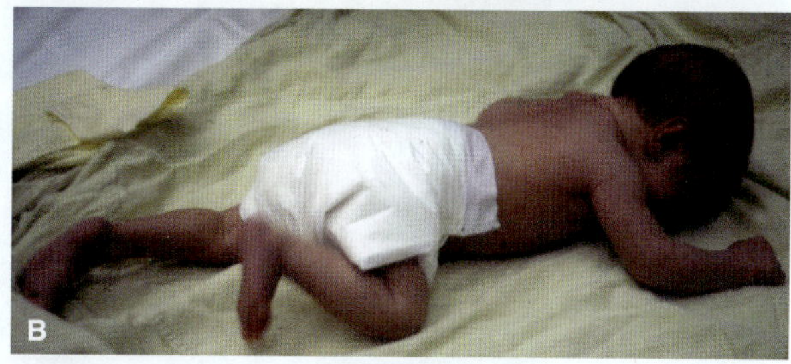

그림 10.16. 그림 10.15에 표시된 것과 같은 생후 4주 된 영아는 엎드린 상태에서 중력에 대항하여 고개를 거의 들지 못한다. 얼굴을 가리고 고개를 좌우로 돌릴 수 있다.

상체 폄근의 힘이 약하고 아기가 고개를 쉽게 들거나 돌리지 못하는 경우 좌절감을 느낄 수 있다. 엎드린 자세나 누운 자세에서 머리를 한쪽으로만 유지하면 아기가 지쳐서 울 수 있으므로 부모는 아기를 들어 올리거나 다른 자세로 바꿔주어야 한다. 이러한 방식으로 대응함으로써 부모는 자신도 모르게 아이가 습득해야 할 운동기술에 대한 책임을 떠안게 된다. 부모는 자신의 좋은 의도가 실제로 아기가 더 수용 가능한 방식으로 움직이는 데 필요한 적절한 근육 발달을 어떻게 방해할 수 있는지에 대해 교육을 받아야 하며, 다른 접근 방식을 사용하도록 지도받을 수 있다.

일반적인 아동의 초기 신체 발달을 설명하는 광범위한 문헌이 있다. 이러한 정보를 통해 앞서 언급했듯이 유아는 엎드린 자세에서 고개를 들거나 누운 자세에서 중앙선을 유지할 수 있기 전에 똑바로 선 자세에서 머리와 목의 안정성을 습득한다는 사실을 알 수 있다. 똑바로 선 상태에서 머리를 더 잘 안정시킬 수 있으면 다른 자세에서 머리를 들어 올리고 제어하는 데 필요한 근육을 강화하는 데 도움이 된다(그림 10.15와 10.16). 이러한 생각에 따라 치료사는 부모에게 척추이분증이 있는 아기에게 직립 자세에 중점을 두고 모든 자세에서 척추이분증 경험을 제공하도록 권장할 수 있다. 아기에게 "Tummy time"을 주도록 강요하는 것은 아이와 부모 모두에게 실망감을 줄 수 있으므로 이 초기에는 권장하지 않는다.[33,85-90]

부모는 깨어 있는 아이를 안을 때 아기의 머리를 지탱할 필요가 없고 머리가 갑자기 떨어지거나 놀라는 반응을 일으키지 않으면서 항중력 머리 조절 능력을 발달시킬 수 있는 방법으로 안는 방법을 가르칠 수 있다. 아기를 가슴 높이가 아닌 부모의 어깨 높이로 안는 것도 시도해 볼 수 있는 자세 중 하나이다(그림 10.17). 또 다른 유용한 전략은 부모가 아기를 안고 테이블 근처에 앉아서 아기와 마주보고 눈높이를 맞추는 것이다. 부모는 아이와 함께 시각적, 언어적 놀이를 하면서 독립적인 머리 조절 연습을 할 수 있는 경험을 제공한다. 처음에는 아기를 어깨에 안은 다음 머리의 안정성과 조절력이 발달함에 따라 가슴 높이로 낮춰서 안을 수 있다.

하지만 바로 선 자세를 경험한다고 해서 유아용 카시트나 기타 착석 장치에 아이를 앉히는 것은 아니다. 이에 대해서는 뒤쪽에서 자세히 설명할 것이다.

부모에게 비대칭이 지속되는지 유아를 관찰하라고 계속해서 알려주어야 한다. 그러나 치료사는 비대칭이 나타날 때까지 기다리지 않아야 한다. PT는 기저귀 갈기, 옷 입히기, 식사 시간, 휴식, 놀이 등 부모가 하루 일과 중에 연습할 수 있는 다양한 자세에서 아기가 적절하고 대칭적인 자세를 취하는 모습을 보여줄 수 있다(그림 10.18). 부모가 부드러운 의자나 소파에 편안하게 앉아 다리를 높이 올리고 엉덩이와 무릎을 부분적으로 구부린 자세를 취하는 것이 더 대칭적인 정렬을 장려하는 또 다른 자세이다.

아기를 부모의 다리 위에 엎드려 얼굴을 마주보고 머리와 몸이 중앙선에 잘 맞도록 눕히도록 한다. 거기서부터 머

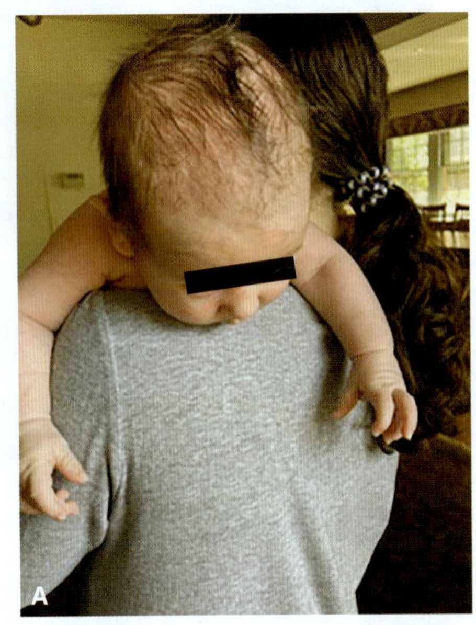

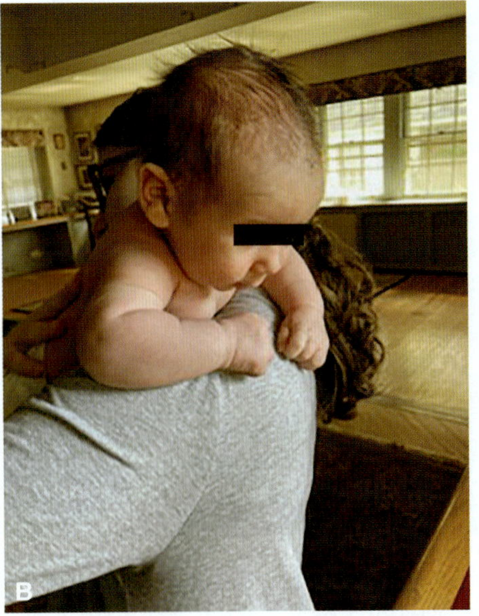

그림 10.17. A와 B: 유아를 어른의 어깨에 높게 안아 머리를 독립적으로 움직이고 상지를 안정된 자세로 유지할 수 있도록 한다.

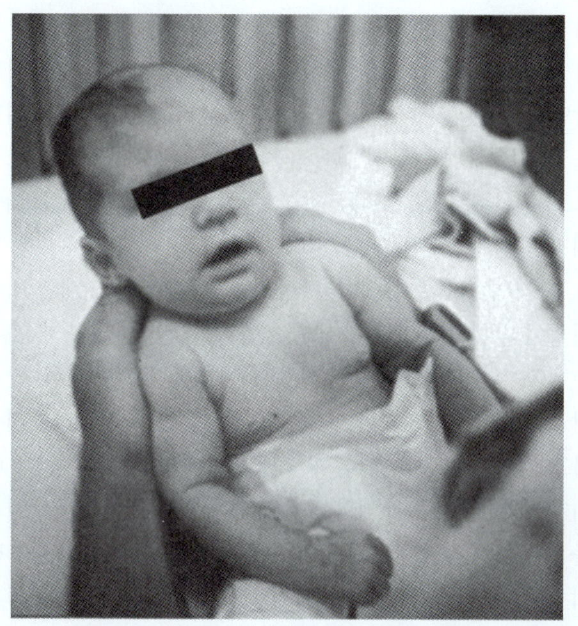

그림 10.18. 누운 유아를 안을 때 권장되는 자세이다. 얼굴을 맞대고 놀면서 아기를 자극할 때 대칭적인 정중선 자세를 취할 수 있도록 부모의 손 위치에 유의해야 한다.

리 바로 세우기 활동을 연습하고 강화할 수 있게 된다.

척추이분증이 있는 어린이는 병원 환경에서는 불가능하거나 불편할 수 있는 장기적인 치료적 개입이 필요한 경우가 많다. 특히 중추신경계 결손이 보이는 아기의 경우 더욱 그렇다. 프로그램이 필요한 치료 서비스를 제공할 수 있는 경우 가정이나 지역사회 기반의 조기 개입 프로그램이 권장된다. 이상적으로는 프로그램이 가족에 대한 지원도 제공해야 한다. 가족이 병원의 안전한 환경을 떠나 아기를 집으로 데려간 후에도 지속적인 지원이 필요하다. 0-3세 조기 개입 프로그램의 서비스는 자녀를 키운 경험이 있거나 처음 부모가 된 가족에게 제공되어야 한다. 다른 자녀를 둔 일부 부모는 일반적으로 발달 중인 영아에게 나타나는 운동 발달 범위에 익숙할 수 있다는 점에서 척추이분증 자녀의 발달 지연을 부정하거나 최소화할 수 있으며, 이와 반대되는 정보를 제공받음에도 불구하고 이를 부정할 수 있다. 따라서 치료사는 부모가 비판적인 안목과 자녀의 필요를 해결하는 효과적인 접근 방식을 개발할 수 있도록 조기에 일관된 정보를 제공해야 한다. 아동을 개입 프로그램에 의뢰하기 전에 심각한 지연이나 이상이 발견될 때까지 기다리는 것은 부적절하다. 치료사 간의 커뮤니케이션도 매우 중요하다. 조기 개입 담당자가 병원 팀의 지원 없이 프로그램을 효과적으로 계획하고 아동 및 가족과 함께 일할 수 있다고 기대해서는 안된다. 반대로 조기 개입 담당자는 병원 직원에게 중요한 통찰력을 제공할 수도 있다. 이 두 장소 모두에서 수년 동안 일한 저자는 기관 내 대화가 협력적이지 않은 경우가 많다는 사실을 발견했다.

>> 성장기 자녀를 위한 물리치료

발달문제(Developmental concerns)

물리치료사는 신경외과 의사, 정형외과 의사 및 가족이 수용할 수 있는 장기 치료 계획을 수립해야 한다. 척추이분증 아동의 치료 계획은 주로 다른 전문의의 우려와 통합된 물리치료사의 객관적인 소견을 바탕으로 수립된다. 치료사는 도수근력검사를 다시 시행하고 아이의 발달을 주의 깊게 관찰하여 아이의 강점과 약점을 파악할 수 있다. 그런 다음 하부 떨림과 관련된 특정 문제와 아동의 전반적인 총 운동 발달에 개입할 수 있다(보기 10.7).

척추이분증이 있는 어린이는 머리와 몸통의 바로세우기 반응이나 평형 반응을 개선하기 위한 활동을 연습해야 한다. 치료사가 이러한 필요를 해결하고 개선 효과를 볼 때 중요한 이차적 이점이 있다. 모든 자세에서 중력에 대한 아동의 자동 균형 반응이 자극되는 동안 몸통과 하지의 활발한 움직임을 볼 수 있다. 따라서 이러한 두 가지 이점으로 인해 균형 훈련은 어린이의 일상적인 가정 운동 프로그램의 중요한 부분이다.[65]

보기 10.7 척추이분증 아동을 위한 물리치료의 목표

- 도수근력검사를 통해 예비 운동 수준 설정
- 의료진에게 하지 움직임에 대한 정확한 정보 제공
- 비교를 위한 주기적인 수동 근육 테스트 수행
- 하지 기형을 예방하기 위해 가족에게 장기적인 가정 프로그램 교육 제공
- 가능한 한 연대순에 가까운 운동 발달을 촉진하기 위해 가정 프로그램 교육을 제공한다.
- 적절한 보조기 결정 지원
- 필요한 경우 보행 및 휠체어 사용을 위한 이동성 프로그램을 촉진한다.
- 치료 의료진에게 신경 기능에 대한 정보 제공
- 중추신경계 기능 저하, 척수줄, 수두증 모니터링 임상팀에 지원/협업 제공

앉아서 움직이면 아이의 균형 감각을 자극하고 머리와 몸통의 조절력을 향상시키며 아이의 시야를 넓히고 눈과 손으로 많은 경험을 할 수 있는 기회를 제공한다. 아이의 어깨를 잡고 천천히 뒤로 젖히면 앉았을 때 머리 바로 세우기 및 평형 반응을 검사함과 동시에 개선할 수 있다. 아기의 연령과 기술 수준에 따라 20-30도 각도에서부터 시작하여, 아기의 머리를 안정적으로 잡고 고개를 뒤로 당겨 반응하도록 해야 한다. 그런 다음 치료사는 아기의 몸을 다시 정중선으로 가져와서 한쪽, 반대쪽, 앞쪽, 반대 방향으로 반복한다. 어떤 방향으로도 반응이 없고 아이의 고개가 매달려 있거나 아이가 활동에 화를 내면 움직임이 너무 빨랐거나 기울기 각도가 너무 컸을 수도 있다. 반응이 나타날 때까지 더 느리고 쉬운 동작을 사용해 거기서부터 쌓아갈 수 있도록 한다. 지지하는 손의 위치를 바꾸면 아이가 약했던 방향으로 반응을 이끌어 낼 수도 있다. 아기를 양육자의 무릎에 앉힌 상태에서 어깨와 흉부를 아래로 가볍게 누르거나 경추와 가슴뼈의 관절 표면을 자극하는 것도 도움이 될 수 있다. 기울이기에 대한 아이의 반응이 더 활발하고 강해지면 기울이는 각도를 늘릴 수 있다. 시간이 지남에 따라 아이의 상태가 호전되면 지지대를 가슴 쪽으로 옮긴 다음 허리로 옮겨서 진행할 수 있다. 특히 아기가 대각선 방향으로 기울어진 상태에서 균형과 평형을 유지하는 동안, 무게 중심이 이동하고 직립 자세를 유지하기 위해 하지 근육뿐만 아니라 배빗근이 수축한다. 평형 반응이 강화되면서 엉덩관절 굽힘, 엉덩관절 내회전 및 외회전, 무릎 폄, 발목과 발의 움직임이 활발해지는 것을 볼 수 있다. 많은 경우 머리와 상체 조절이 제한된 어린이들이 바로세우기 및 평형 반응 훈련을 시작했으며, 시간이 지남에 따라 목과 몸통의 자동 반응뿐만 아니라 다리의 움직임과 힘에서도 상당한 개선이 나타났다. 발달에 적합한 자세와 움직임 패턴을 익히는 작업은 특히 언어적 지시를 따르지 못하고 의도적으로 강화 활동에 참여할 수 없는 어린 아동의 하지 문제를 해결하는 데 도움이 된다.

아기의 균형 반응이 한 방향 또는 여러 방향에 대한 비대칭성이 발견되면 해당 방향으로 반복을 추가하거나 더 자주 수행할 수 있지만, 더 강한 반응도 여전히 포함해야 한다. 어린 아이의 경우, 이러한 기울이기 세션은 2-5분 정도만 지속하고 아기가 피곤하거나 화를 내면 중단하는 것이 좋다. 아이가 하루 일과 중에 이 활동을 연습할 수 있는 몇 가지 기회를 가족들이 찾아내도록 도와주는 것이 좋다. 텔레비전을 많이 시청하는 부모에게는 광고 시간 중 일부에 아기와 함께 이 운동을 하도록 제안해야 한다. 부모는 항상 활동을 얼마나 오래 연습해야 하는지 물어봐야 한다. 예를 들어 기저귀를 갈 때마다 천천히 ABC 노래를 부르는 데 걸리는 시간만큼 유지하는 것을 체크하여 타이밍 장치로 사용할 수 있다. 균형 잡기 연습을 하다가 어느 날 'G'라는 글자까지만 도달한 부모는 다음번에는 더 많은 노래를 목표로 할 수 있다. 운동을 연습할 수 있는 특정 시간과 특정 시간을 지정하면 연령별 순응도를 높이고 반응이 더 빨리 강화될 수 있다(그림 10.19).

엎드린 자세에서는 아이가 상지를 사용하지 않고 중력에 대항하여 머리와 상체를 들어 올리려고 시도하고 성공할 때 목과 흉부 폄근 강화가 이루어진다. 허리 폄근, 볼기근, 넓다

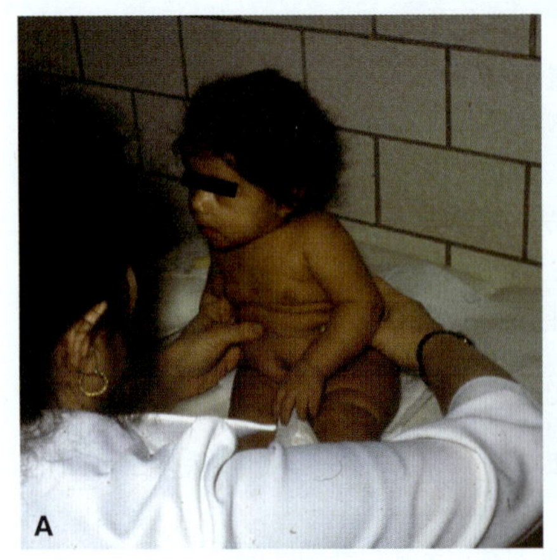
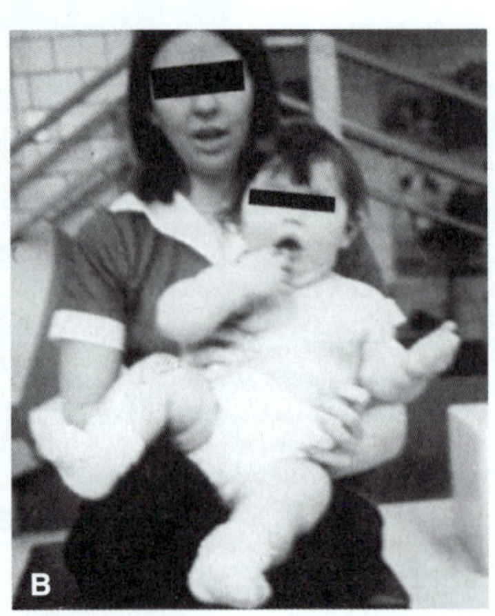
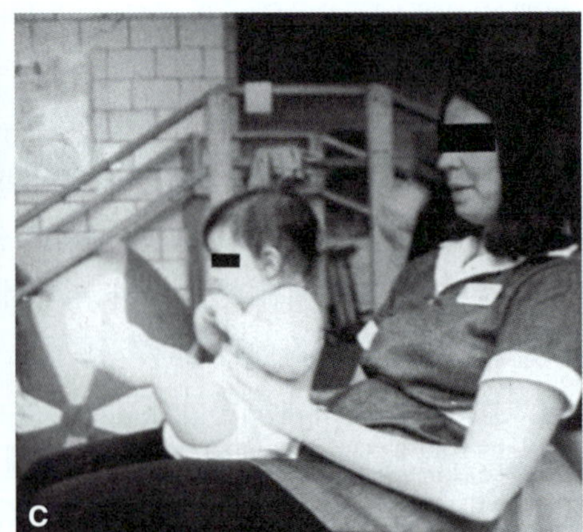

그림 10.19. A-C: 클리닉에서 부모에게 아기의 앉은 머리 바로 세우기 및 균형 잡기 반응을 유도하는 방법을 가르치기 시작하여 아이와 함께 일상을 통해 연습할 수 있도록 한다. 집에서 연습하기 전에 부모가 먼저 이 방법을 보아야 한다. 아이의 균형 반응에 도전하여 더 정교하고 강한 상체 반응을 유도하고 반응에 따라 하체를 강화한다.

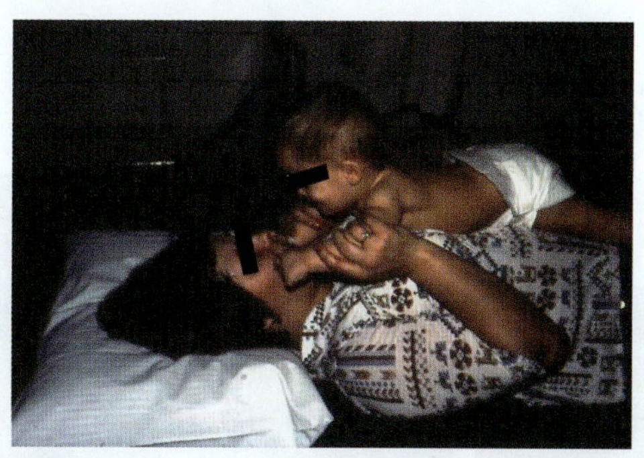

그림 10.20. 부모가 아기와 상호작용할 수 있는 한 가지 자세는 아기가 엎드린 채로 있는 시간을 늘리고 목과 등 근육을 강화하는 데 도움이 된다.

리네갈래근 및 발등굽힘근은 물론 근육에 신경이 공급되는 경우 엎드린 자세에서 활성화될 수 있다. 아기를 엎드린 자세로 일상적으로 안거나 가족 구성원이 바닥이나 침대에 누운 상태에서 서로 얼굴을 맞대고 놀면 아기가 머리를 똑바로 세우도록 자극할 수 있다(그림 10.20). 이 자세가 더 강해지면 아기는 좌우로 체중이동을 더 시도할 수 있으며, 이는 다시 스폰을 강화하고 몸통과 하지의 근육을 계속 자극할 것이다.

앞서 언급했듯이, 누운 자세에서는 중력의 영향으로 인해 아이가 가장 비대칭적으로 보일 수 있다. 앉거나 몸을 기울이는 활동을 할 때 목을 적극적으로 구부리는 힘을 강화하면 누운 자세에서 아이가 정중선에서 머리를 적극적으로 제어할 수 있게 되어 비대칭이 많이 감소한다. 누운 상태에서 시간을 보내면 척추이분증 아동의 눈과 손의 협응력 및 양측 상지 놀이를 시작하기에 용이하다. 척추이분증이 있는 아이가 고개를 선호하는 쪽으로 돌려 비대칭 상태를 유지하면 이러한 기술 발달이 방해받게 된다. 또한 누운 자세는 아이가 놀이 중에 자세를 취하고 벗어날 때 신체 부위의 분리를 용이하게 한다. 가슴은 허리, 허리는 골반, 하반신은 골반에서 회전함으로써 이러한 신체 부위를 강화하고 제어할 수 있는 능력이 크게 향상된다. 아이가 누운 상태에서 다리를 들어 올리고 다리를 뻗어 중력에 대항하여 차고 놀면 목 굽힘근과 복부 근육은 물론 하지 근육이 강화된다. 목과 몸통 굽힘근은 폄근과 결합하여 앉을 때 척추를 바르게 정렬하는 데 도움을 주며, 이는 아기가 성장함에 따라 또 다른 목표가 된다.

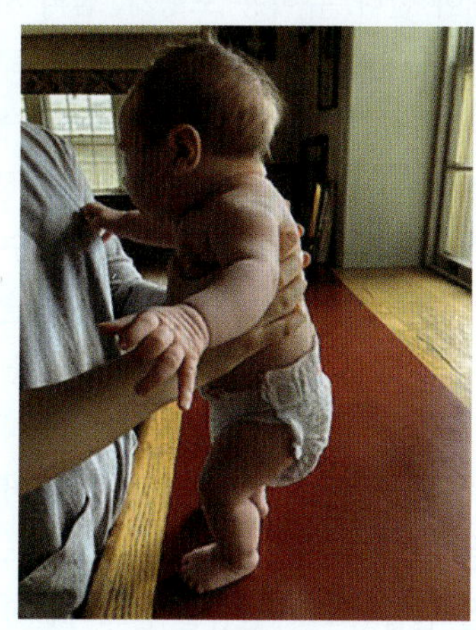

그림 10.21. 생후 4주 아기의 체중을 지탱할 수 있다.

부모의 손에 안긴 일반적인 영아는 생후 2개월부터 긍정적인 지지 반응의 결과로 하지에 체중을 지탱할 수 있다(그림 10.21). 이 새로운 반응이 부모에게 발견되면, 부모가 아이와 함께 놀 때 사용하는 체위 기술이 늘어나게 된다.

다리와 척추를 통한 고유 수용성 입력은 이러한 체중 지지에 의해 제공된다. 관절 압박은 신체를 인식하고 공간에서 신체를 지각하는 데 중요한 감각 정보를 추가해준다. 또한 아기가 서는 것은 주변 환경에 대한 새로운 시각적 관점을 제공한다. 이 초기 체중을 지탱하는 동안 넙다리뼈머리와 절구 사이의 접촉과 엉덩관절 주변의 근육 수축은 절구 발달을 자극하여 엉덩관절을 안정화시키는 데 도움이 된다. 아이가 성장함에 따라 지지대 없이 서는 연습은 반사적인 것에서 의지적인 것으로 발전한다. 바로선 자세에서의 체중 지지는 몸통과 다리의 확장과 제어, 중력에 대한 균형을 지속적으로 도전하고 개선하도록 하며 몸통과 하체의 사용 가능한 근육을 자극하여 독립적으로 앉고 서는 데 도움이 되게 한다.

가족 구성원은 아이가 도움을 덜 받고 서 있을 수 있을 때까지나 처음 서는 장치나 보조기를 사용하여 더 오랫동안 똑바로 서 있을 수 있을 때까지 매일 여러 번 짧은 시간 동안 아이를 지지하여 서 있도록 도와주도록 교육해야 한다. 아이를 단단한 테이블 표면 위에 올려놓고 부모의 몸에 기대어 한 번에 한 다리씩 안정시키고 체중을 다리로 내려놓을 수 있다. 이 활동이 너무 어려운 경우 양쪽 다리로 동시에 수행할 필요는 없다(그림 10.22). 아기를 작은 공 위로 굴리거나 부모의 어깨에서 아이를 내려 무릎 위에 서게 하는 것도 다른 두 가지 방법이다. 부모에게 쉽고 편리한 방법을 찾을 때까지 여러 가지 방법을 시도해보고 성공할 수 있다. 여기서 중요한 요소는 부모가 가능한 한 쉽게 아기의 체중을 지탱할 수 있도록 하고 짧지만 계속해서 자주 해주는 것이다.[33,65]

일반적인 운동 발달로 돌아가서, 척추이분증 아동은 몸통과 목의 약화를 보완하기 위해 팔을 사용하는 방법을 배우

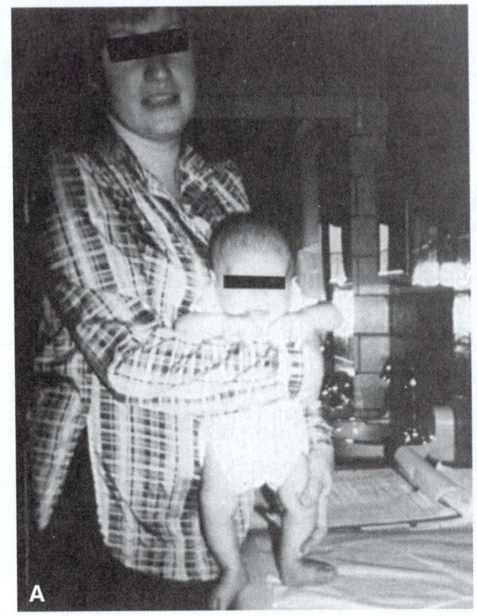
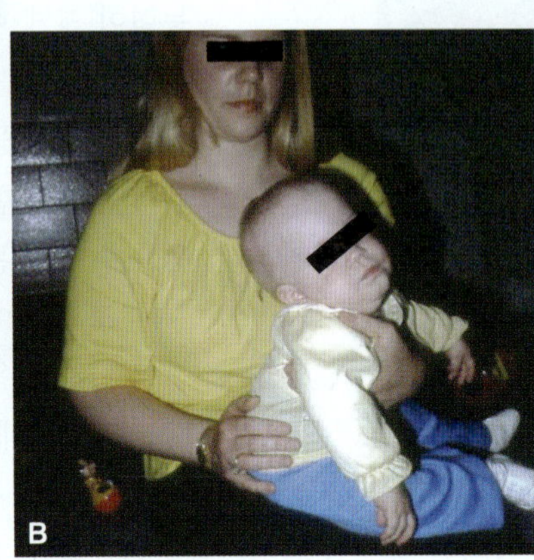
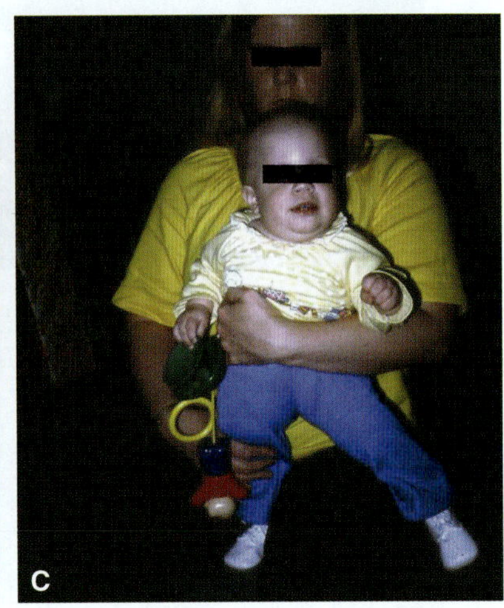

그림 10.22. A: 하루 종일 짧은 시간 동안 서 있는 것은 하지 근육이 완전히 신경화되지 않은 아이의 체중을 균형 있게 지탱하는 데 도움이 된다. B: 병원 방문 시 엄마에게 기대어 앉아 있는 저음성 아기가 있다. 엄마는 이런 상황에 익숙하기 때문에 아이에게 필요한 모든 지원을 제공한다. C: 지지대를 받치고 서 있으면 목과 몸의 폄근이 강화되고 몸의 정렬이 더 잘 유지된다.

면서 더 많이 움직일 수 있게 되고 뒤집기, 네발기기 자세 달성과 함께 당겨서 서는 것이 가능할 수도 있다. 그러나 이러한 진행과 함께 팔에 대한 의존도가 증가하고 몸통의 힘이 약해지면 궁극적으로 아이는 허리 병변의 수준보다 더 높은 수준의 보조기가 필요하게 되며, 보행 시에도 예상했던 것보다 더 많은 보조기가 필요할 수 있다. 따라서 진단 및 치료 중에는 단순히 발달에 문제가 발생했다는 사실만 파악하는 것만으로는 충분하지 않다. 그보다는 중력에 대항하여 움직임을 수행하는 아동의 능력, 움직임이 전형적이고 상징적인지, 보상 또는 비정상적인 패턴이 발생했는지 등을 고려하여 움직임의 질을 평가하는 것이 중요하다. 그런 다음 향후 기술을 위한 기초로서 향상 및 강화해야 할 움직임 패턴과 피하거나 변경해야 할 움직임을 파악할 수 있다.[65] 우려되는 부위에 대한 개입은 안전하고 적절한 운동 요법을 통해 해결할 수 있다. 물리치료 계획에는 모든 자세에서 수행되는 활동, 중력을 이용한 도전, 운동 발달을 촉진하기 위한 다양하고 변화하는 운동 경험이 포함될 수 있다. 이러한 기회를 제공하면 아동의 대근육, 소근육, 지각 운동 능력에 부정적인 영향을 덜 받고 아동의 운동 능력이 하지의 운동 수준에 상응할 가능성이 높아진다.[84-92]

유아용 보조기

유아용 카시트 및 다양한 아기 고정 장치 문제는 부모와 대화하는 동안 항상 발생하며 치료사가 가능한 한 빨리 해결해야 한다. 이용 가능한 문헌에서는 모든 유아가 중력에 대항하여 움직이고, 똑바로 앉고 서는 자세를 취하고, 걷는 데 필요한 힘과 운동 조절 능력을 습득하기 위해 활동해야 한다는 점을 일관되게 강조하고 있다. 유아는 방대한 양의 감각 및 운동 정보를 받아들이고 통합하여 자신의 신체에 대한 지식의 기초를 쌓고 환경 내에서 효과적으로 기능할 수 있는 능력을 개발해야 한다. 유아용 보행기, 점퍼 시트, 그네, 바운스 의자, 엑스퍼레이터 시트, 유아용 카시트의 과도한 사용은 운동 발달과 감각 학습에 부정적인 영향을 미칠 수 있다. 따라서 이러한 장치를 사용하면 이미 운동장애의 위험이 있는 척추이분증 아기의 발달이 더욱 지연될 수 있다.

모든 유아는 똑바로 앉는 자세가 많은 기술을 습득하는 데 영향을 미치기 때문에 똑바로 앉는 자세를 경험해야 한다. 똑바로 앉으면 아이는 주변 환경에 대한 새로운 시각을 갖게 되고 중력의 영향, 머리의 무게, 어깨 너머로 머리를 안정시킬 수 있는 기회를 처음으로 느낄 수 있다. 그러나 이러한 초기 기술을 연습하고 자신감을 얻으려면 영아가 부모의 품에 안겨 있는 동안 움직임을 통해 자극을 받아야 한다. 부모가 움직이고 걸을 때 무작위적이고 다양한 체중이동과 기울임의 경험은 생리적으로 중요하다. 머리를 가볍게 흔들면 목의 관절에 있는 신장 반사 수용체가 자극되어 근육 수축이 일어나 아기가 머리를 조절하려는 시도가 시작된다. 이러한 자극은 필수적이지만 대부분의 유아용 카시트는 머리 전체를 지지하기 때문에 머리 조절 능력이 느린 척추이분증 유아에게는 적합하지 않다. 척추이분증이 있는 유아는 머리, 목, 몸통에 도전하는 활동에 자주 참여할 기회가 필요하다. 유아는 적극적으로 움직이고 몸을 돌려 주변을 살피고 다양한 평면에서 신체 부위에 작용하는 중력을 느끼고 반응해야 한다. 장치에 앉아 있으면 움직임이나 학습 과정에 적극적으로 참여하지 못하거나 거의 참여할 수 없게 된다. 이 장치를 사용하면 유아는 운동 효과 없이 수동적이고 시각적으로 몰입할 수 있다. 유아가 앉은 장치에서 움직이려고 할 때, 목을 장치 뒤쪽에 대고 아치형 또는 과도하게 뻗는 것이 일반적이며, 이는 기능적 기술 습득에 도움이 되지 않는 패턴이다.

보행기를 타고 방 안을 성공적으로 이동할 수 있을 만큼 하지 기능이 충분한 아이를 생각해 보면 골반과 상체가 지지되고 보행기 안에서 아이가 정렬이 불량하거나 한쪽으로 기울어져 있는 경우가 종종 있다. 이 장치에서 추진력을 얻기 위해 다리의 조화로운 상호 움직임이 필요하지 않으며, 다리를 통한 체중 지지는 종종 무작위적이고 순간적이며 산발적으로 이루어진다. 장치를 추진하기 위해서는 빠르게 밀어내는 패턴만 필요하다. 이 패턴은 독립적인 기립과 보행에 필수적인 하지와 몸통에 안정성을 제공하거나 조정된 움직임을 발달시키는 데 도움이 되지 않으므로 이 패턴을 강화하는 것은 옳지 않다. 오히려 유아는 하지에 체중을 지탱하면서 몸통과 상체를 다리 위로 똑바로 세운 상태를 유지해야 한다. 척추이분증이 있는 유아의 '약한' 다리가 걱정되는 부모는 이러한 장치를 사용하는 대신 이전 섹션에서 언급한 것처럼 유아의 전신을 더 적극적으로 참여시켜야 하는 엎드린 자세, 누운 자세, 서기 경험을 제공하도록 안내하고 권장할 수 있다. 일반적으로 아이들은 움직이고 놀 때 신체의 많은 부분을 한꺼번에 사용하게 된다. 밝은 물체나 좋아하는 장난감에 흥분한 아이는 팔을 움직이면서 다리를 들어 올리고 발로 차는 모습을 볼 수 있다. 이러한 움직임은 독특한 감각 자극을 제공하면서 다리와 몸통의 근육 조직을 강화하는 데 도움이 되며, 부모는 장치가 도움이 될 것이라고 생각하기보다는 이러한 방식으로 아기를 놀고 흥분시키도록 유도하여 사용할 수 있다.

부모는 처음에는 이러한 자세 조절기기를 단기간만 사용하려고 계획한다. 하지만 대부분의 부모는 자녀의 행복과 만족을 위해 노력하기 때문에 이러한 장치를 사용하는 시간이 의도치 않게 늘어나는 경우가 많다. 이는 아기가 바닥에서 놀고 움직이며 더 적절한 활동을 하는 시간을 감소시킨다. 이러한 기기의 사용과 치료사가 부모에게 제공할 수 있는 교육 유형을 평가할 때는 가족의 라이프스타일을 고려해야 한다. 많은 부모가 약속 장소로 이동하거나 슈퍼마켓, 쇼핑몰 또는 기타 목적지에 갈 때 차 안에서 오랜 시간을 집 밖에서 보낸다. 이렇게 되면 유아는 카시트에서 유모차나 쇼핑 카트로 이동했다가 다시 카시트로 돌아오게 되어 결국 유아는 잠을 자고 식사하는 시간에 더해 운동 활동을 할 시간이 남지 않게 된다. 따라서 아무리 급진적인 접근 방식이라도 치료사는 모든 유아용 기기의 사용을 완전히 중단하는 것이 최선이라고 판단할 수 있다. 그런 다음 부모가 식사 시간이나 요리하는 동안 아기를 곁에 두기 위해 잠시 동안 유아용 카시트를 사용해야 하는 경우, 부모는 양심에 따라 가능한 한 빨리 아기를 카시트에서 내려야한다. 물론 여행 중에는 항상 카시트를 사용해야 하고 강력하게 사용해야 하는 경우에는 예외이다. 부모가 요리를 하거나 화장실을 이용해야 하거나 일정 시간 동안 아기를 안거나 감독할 수 없는 경우에는 아기의 안전을 지키면서도 이동과 탐색을 허용하기 위해 집에서 놀이방이나 pack-n-play를 사용할 것을 권장한다. pack-n-play는 부모와 아이가 서로를 볼 수 있도록 방에서 방으로 옮길 수도 있다.[33,65,85,87-89,93]

>> 보조기

보조기 소개(Introduction to bracing)

척추이분증이 있는 어린이를 위한 보조기에 대한 논의는 유사한 정형 외과적 및 보조기 관리가 필요한 운동 수준을 공유하는 어린이를 함께 그룹화 하는 것이 가장 논리적으로 접근하는 방법이다. 이 장에서는 가슴뼈 수준의 병변이 있는 어린이를 한 그룹으로, 허리뼈 1-3번 병변이 있는 어린이를 두 번째 그룹으로, 허리뼈 4-5번 병변이 있는 어린이를 세 번째 그룹으로, 엉치 병변이 있는 어린이를 마지막 네 번째 그룹으로 분류했다. 각 그룹별로 초기 하지 관리, 부목, 기립 장치, 초기 기립 및 보행을 위한 보조기에 대해 논의하고 대략적인 진행 계획을 제안한다. 각 그룹 내에서 아동의 활동적인 움직임, 근력 및 직립 기능의 패턴이 매우 다를 수 있다는 점에 유의해야 한다. 따라서 임상의는 각 아동을 개별적으로 평가해야 하며, 결과에 따라 이 섹션의 정보를 지침으로 삼아 해당 아동에 맞는 관리 계획을 수립할 수 있다는 점을 기억해야 한다.

보조기 철학(Philosophies of bracing)

일부 클리닉에서는 아동의 병변 수준과 전반적인 운동 발달 정도에 따라 예상되는 최대 기능의 정점을 미리 설정하는 보조기 철학을 따른다. 여러 출판물에서 각 운동 수준에 따라 어린이에게 궁극적이고 예측 가능한 이동성 수준이 존재한다는 개념을 지지하고 있다. 이러한 접근 방식은 보행 훈련을 가르치고 직립 기술을 유지하기 위해 보조기와 물리치료 서비스에 많은 시간, 노력, 비용이 소요될 수 있고 일부 어린이에게는 생애에서 단기간 동안만 실현 가능할 수 있기 때문에 각 어린이에게 합리적이면서도 비현실적이지 않은 기대치를 설정할 것을 옹호한다. 이 철학은 이후의 기능적 결과가 주로 어린 나이에 어린이의 병변 수준에 의해 예측될 수 있다는 개념을 뒷받침하고 비용적인 면에서도 효율적인 방법으로 생각된다. 일부 문헌에 따르면 높은 수준의 병변을 가진 대부분의 청소년은 휠체어에서만 움직일 수 있고 기능적 보조기를 버린 상태이기 때문에 이 모델을 따르는 기관에서는 유아기 이후 가슴뼈 또는 허리뼈 병변이 있는 아동에게 보조기를 착용하는 것을 꺼리는 경우가 많다. 그러나 아동의 직립 수행 수준에 영향을 미치는 변수가 상당히 많으며, 그중 하지 신경 분포는 한 가지 요인에 불과하다는 반대 연구도 있다. 보행 프로그램을 시작, 진행 또는 중단할지 여부를 결정할 때 고려해야 할 요소는 가족의 관심, 헌신, 참여와 아동의 CNS 기능, 동기 부여, 학습 능력, 운동에 대한 욕구 등 여러 가지가 있다. 호주의 한 대형 클리닉에서 발표한 기사에 따르면 보행기를 늦게 시작할수록 보행기를 더 일찍 그만두는 것으로 나타났다. 이 기사에서는 또한 빠른 성장과 체중 증가, 잦은 보조기 조정의 필요성, 기타 의학적 문제 등이 예상보다 일찍 아이의 보행을 중단하게 하는 요인으로 지적했다.[94]

Malcolm Menelaus 박사의 연구에 따르면 조기 보행은 나중에 중단하게 되더라도 여러 생리적, 심리적 이유로 중요하다고 언급했다.[95] 마지막으로, 윤리적 관점에서 보행 프로그램의 진행 또는 중단을 아동이 아닌 다른 사람이 아동의 능력에 따라 결정해야 하는지, 아동의 프로그램 지속 및 후속 치료에 궁극적으로 책임이 있는 가족과 함께 결정해야 하는지 의문을 제기할 수 있다.

시카고의 루리 아동 병원에서는 골수수막류 클리닉을 통해 진료를 받은 모든 아동에게 조기 기립 및 보행 훈련 프로그램을 시작하고, 아동이 성장함에 따라 클리닉 직원, 부모, 학교 직원, 아동이 서로 소통하고 인상과 경험을 공유하여 적절하다고 판단되는 기간 동안 보조기와 보행 훈련을 지속하는 과정을 따르고 있다. 아동이 가정 또는 운동용 보행기로 간주되어 휠체어를 주로 사용하는 경우에도 클리닉 직원은 이 수준의 보행을 계속 지원하고 권장한다.

이 접근 방식을 채택하면 다양한 기관과 개인 간에 소통하는 데 더 많은 시간이 필요하므로 모든 사람이 보행 목표를 인식하고 같은 목적을 향해 노력해야 한다. 아동의 필요와 능력은 끊임없이 변화할 수 있으므로 이동을 위해 설정한 목표도 유연해야 한다. 척추이분증 아동을 위한 의료 서비스의 변화와 보조기 기술 및 재료의 발전은 보조기와 보행에 대한 적극적이고 창의적인 접근을 보장한다. 최종 목표는 각 어린이가 운동 수준에 관계없이 최적의 운동 능력을 발휘할 수 있도록 돕고, 가능한 한 오랫동안 이 수준을 유지할 수 있도록 지원하는 것이다. 한 가지 문제, 즉 아동의 물리적 환경과 그 영향을 고려해야 한다. 한 나라는 대도시와 소도시, 시골과 교외 지역에 따라 건축 양식과 주택 또는 아파트의 규모에 엄청난 차이가 있을 수 있다. 보도, 마당 또는 진입로의 상태, 계단, 학교 접근성, 공원 접근성, 걷고 놀 수 있는 공간의 넓이, 기타 많은 자산이나 장애물이 아동의 보행 기술을 습득하고 유지하는 능력에 영향을 미친다. 보행 프로그램을 개발할 때는 아동의 병변 수준을 결정 요인으로 삼기보다는 모든 요인을 고려해야 한다.[33,65,96]

보조기의 일반적 원칙

보조기에 대한 모든 논의는 아동의 운동 조절이 숙달됨에 따라 보조기 수준을 낮춰야 하는지, 아니면 필요에 따라 구간을 추가하면서 보조기의 수준을 높여야 하는지에 대한 근본적인 의문을 제기한다. 안타깝게도 초기 교정 결정은 부정확할 수 있으며 임상 경험을 통해서만 더욱 정교해질 수 있다. 움직이고, 성장하고, 변화하는 어린이에게 처방된 보조기는 어린이가 평가 당시의 자세로 돌아가는 짧은 기간 동안만 정확할 수 있다. 이 기간은 1-3세 어린이에게는 매우 짧고, 3-5세 어린이에게는 더 길며, 14-16세 청소년에게는 더 길어질 수 있다. 즉, 빠르게 성장하고 매우 활동적인 어린 자녀일수록 보조기 재평가, 수정 및 수리가 더 자주 필요할 수 있다.

이는 좌절하고 보행 계획을 포기하라는 뜻이 아니라 자녀 및 가족과 함께 보행 과정을 지원하기 위해 더욱 부지런히 노력하고 최선을 다하라는 의미이다.

또한 적절한 보조기를 선택하기 위해서는 하지의 운동 수준뿐만 아니라 중추신경계 기능 장애가 아이의 운동 능력에 미치는 영향도 고려해야 한다. 정형외과 의사, PT, 가족은 보조기 프로그램을 시작하기 전에 아이에 대한 객관적인 정보를 최대한 많이 수집하려고 노력해야 한다. 물리치료사는 아이와 함께 시간을 보내면서 아이의 운동 능력에 대해 잘 알고 있어야 한다. 또한 부모에게 자녀의 운동 기능에 대한 인식을 공유하도록 요청하면 가정과 클리닉의 차이점을 파악할 수 있다. 예를 들어, 부모에게 아이가 좋아하는 놀이 방법, 아이가 가장 좋아하는 자세, 똑바로 누운 자세에 대한 반응, 자세를 바꾸는 데 필요한 도움의 정도, 아이가 바닥에서 움직이고 탐색할 때 사용하는 방법 등을 설명하도록 요청할 수 있다. 이러한 질문에 대한 답변은 치료사에게 아이가 클리닉에서 유모차에 조용히 앉아 있더라도 이 대화를 통해 아이가 얼마나 활동적인지에 대한 귀중한 정보를 제공할 수 있다. 아이가 집에서 놀고 있는 동안 촬영한 짧은 동영상 클립을 공유하는 것은 치료사에게 매우 유용하다. 아이와 함께 보조기 및 보행 프로그램을 시작할 수 있다는 기대감에 들떠 있었지만, 아이가 똑바로 서고, 지시를 따르고, 보조기와 보조기 없이 걸을 준비가 되어 있지 않다는 것을 말로 표현할 수 있었던 가족도 있다. 따라서 아이가 더 준비되고 부모가 동의할 때까지 매일 짧은 시간 동안 보행 프로그램의 작은 부분을 연습할 수 있도록 몇 달 동안 계획을 연기했다. 특정 상황에서는 보행기를 집안에 도입하여 아이가 보행기를 일상적인 가구로 인식하고 더 이상 보행기를 잡는 것을 두려워하지 않도록 하게 할 수 있다. 다른 아이는 보조기를 착용하고 일상적인 생활을 할 수 있지만 그 이상은 허용되지 않을 수 있다. 또는 아이가 움직이지 않고도 보조기를 착용하고 소파에 앉아서 놀 수 있다. 소심하거나 두려움이 많은 아이에게 과정이나 활동을 세분화하여 조금씩 소개하는 것이 성공과 실패, 편안함과 좌절의 차이를 만들 수 있다.

어린이를 위한 보조기가 제작되면 가족에게 적절한 착용 및 탈의 방법을 보여줘야 한다. 아이의 피부를 보호하기 위해 적절한 다리 커버를 제안해주고 치료사는 보호용 긴 남아용 튜브 양말이나 질감이 없는 얇은 타이즈를 권장한다. 부모에게 보조기의 부적절한 착용 부위와 방법, 부적절한 착용으로 인해 보조기 수정이 필요한 시점에 대해 알려야 한다. 발, 발목, 무릎의 안쪽 또는 가쪽 경계와 엉덩이와 다리의 뼈가 튀어나온 부분을 따라 압력을 검사해야 한다. 보조기의 변경을 고려하거나 자녀의 진행상황에 따라 보조기 부분을 추가하거나 빼는 경우 또는 문제가 발생하는 경우 부모를 논의에 포함시켜야 한다.

보조기에 관계없이 가족은 보조기로 원하는 결과를 얻지 못하는 경우 누구에게 연락해야 하고 어떤 조치를 취해야 하는지 알아야 한다. 보조기에 문제가 있다고 해서 본인이나 자녀가 실패했거나 부적절하다는 것을 의미하지 않는다. 어린이에게 적합한 보조기를 선택하고 장착하는 것은 지속적인 과정이며 완벽해지는 데 시간이 걸릴 수 있다. 기존 교정기 프로그램을 변경해야 할 필요성은 매일 자녀와 함께 생활하고 일하는 부모의 올바른 관찰과 권고에 근거하는 경우가 많다. 가족들은 치료사나 정형외과 의사와 문제를 논의하기 위해 정기 클리닉 예약을 기다리는 동안 몇 달 동안 사용하지 않은 교정기를 옷장 속에 넣어두어서는 안된다. 마찬가지로, 부모가 홈 프로그램 지침을 따르고 싶다는 이유로 심각한 피부 손상을 유발할 수 있는 잘 맞지 않는 보조기를 착용해서는 안되며, 지지대 수준을 추가해야 하는 보조기 변경을 아동의 실패, 퇴행 또는 발전 부족으로 해석해서도 안된다. 오히려 객관적, 주관적 결과에 따라 어려운 결정을 내리기 위한 당연한 과정으로 받아들여야 한다.

보조기 레벨 변경, 관절 잠금 해제 또는 보조기 교체는 충분한 검토를 거친 후 결정해야 한다. 보행 훈련에 대한 아동의 태도와 준비 상태는 이러한 결정의 타이밍에 큰 영향을 미친다. 일반적으로 5세 또는 6세까지 안전하고 기능적인 보행을 통해 학교에서의 이동을 준비하는 것이 목표이다. 그러나 숙달해야 할 수많은 과제와 기술을 고려할 때 준비할 수 있는 시간이 많지 않다. 부모와 치료사는 아이가 학령기에 가까워지면 서두른다고 느낄 수 있지만, 다음 단계로 넘어가기 전에 한 단계의 기술을 숙달하는 데 충분한 시간이 주어져야 한다. 일부 가족은 자녀가 가능한 한 빨리, 최소한의 도움을 받으며 서서 걸을 수 있기를 바라는 소망을 적극적으로 표현한다. 하지만 그렇다고 해서 임상의가 아이의 퇴원에 부정적인 영향을 미칠 수 있는 성급한 결정을 내려서는 안된다. 책임감 있는 진료 방법은 아동과 가족에게 가장 안전하고, 안심할 수 있으며, 스트레스가 가장 적은 결과를 얻을 수 있도록 천천히 기술을 발전시키면서도 계속 전진하는 것이다. 이러한 신중한 접근 방식에 따라 보조기나 보조 장치는 한 번에 한 가지씩만 변경해야 한다. 보조기의 몸쪽 관절을 풀거나 몸통 스트랩을 제거하고 결과를 확인한 후 다음 변경을 하기 전에 아이가 적응할 수 있는 시간을 갖도록 한다. 목발로 전환하기 전에 아이가 보행기로 잘 성장했는지 확인해야 한다. 그렇지 않고 동시에 또는 너무 짧은 기간에 여러 번 변경하면 발생할 수 있는 문제의 원인을 진단하기가 더 어려워진다.

잘 정의된 보조기 프로그램은 초기 평가가 완료된 후 아이의 생후 첫날부터 시작해야 한다. 물리치료사와 정형외과 의사는 현재 존재하는 기형과 관절 주변의 근육 불균형이나 뼈 변형으로 인해 이차적으로 발생할 수 있는 기형을 진단할 수 있다. 그런 다음 현재 또는 예상되는 문제를 해결하기 위해 필요한 테이핑, 부목, 보조기 등의 치료 계획을 수립할 수 있다. 그런 다음 정형외과 수술과 조기 보조기 프로그램을 조정하여 가능한 경우 일반적인 발달 연령인 12-15개월에 가까운 직립 자세를 취할 수 있도록 준비할 수 있다.[25,65,80]

가슴뼈 레벨에 마비가 있는 어린이

가슴뼈 레벨 아래에 운동 조절 능력이 없는 아이는 하지가 이완되어 '개구리 다리' 기형이 발생할 위험이 있다. 이 자세는 장시간 누운 자세를 유지하는 근긴장 저하증이 있는 영아에게서도 흔히 볼 수 있다. 다리가 벌림되고 외회전하며 발바닥굽힘 상태에서 엉덩이와 무릎이 구부러진다. 중력의 영향을 상쇄하고 이 자세를 반전시키기 위한 적극적인 다리 움직임은 없다. 근육 및 기타 연부조직 구조는 적절한 주의 없이 단기간에 걸쳐 점점 더 단단해지며, 무릎이나 발목의 반사 활동으로 인해 자세가 더욱 견고해질 수 있다. 엎드린 자세를 취하고 매일 자주 관절가동범위 운동을 하는 것이 좋다. 또한 밤에 신축성 있는 붕대로 다리를 폄 및 모음 상태로 부드럽게 감싸면 변형을 예방하거나 최소화하는 데 도움이 될 수 있다. 이미 최소에서 중간 정도의 경직이 있는 경우 이러한 중재 전략을 사용하여 유연성을 확보할 수 있지만, 문제가 발생하기 전에 이를 방지하는 것이 가장 중요한 목표이다. 아기가 성장함에 따라 낮잠 시간이나 밤에는 관절 범위의 손실을 방지하기 위해 '전체 접촉식' 보조기를 사용할 수 있다. 보조기를 올바르게 착용하지 않으면 장치 내에서 사지가 움직여 찰과상을 입을 수 있으므로 항상 보호용 타이즈나 긴 양말을 착용해야 한다. 아이가 머리와 몸통의 조절력과 힘을 더 키울 수 있도록 이 첫 번째 보조기는 쐐기형 고무 밑창으로 조정할 수 있으므로 하루 중 짧은 시간 동안 서 있거나 몸을 기울이는 운동을 할 때 사용할 수 있다. 이렇게 서 있는 동안 아이는 점점 난이도가 높아지는 균형 및 평형 반응을 연습하고 능숙해질 수 있다(그림 10.23). 아이가 잠든 동안 부목에 엎드려 누워 있으면 궁둥뼈 결절, 엉치뼈 및 뒤꿈치뼈와 같은 뼈의 돌출부에 대한 압력을 예방하는 데 도움이 된다. 이러한 부위의 피부 손상은 지속적인 누운 자세에서 흔히 발생한다. 보조기를 착용한 후에는 매번 피부를 검사해야 하며, 사라지지 않는 붉은 자국이 있으면 보조기 전문가에게 가져가서 조정해야 한다.

엉덩관절 가동범위에 중등도에서 중증의 제한이 있는 어린이의 경우, 보조기를 사용하여 사지를 정렬시키는 것은 부적절하다. 이는 몸쪽 넙다리뼈 목 부위에 피부가 찢어지거나 골절이 발생할 수 있기 때문에 위험하다. 유연성에 상당한 제한이 있는 경우 엉덩정강근, 엉덩관절 외회전근, 무릎 굽힘근을 포함한 단단한 연부 구조물을 수술적으로 풀어주는 보수적인 방법과 부드러운 스트레칭으로 개선하는 것이 가

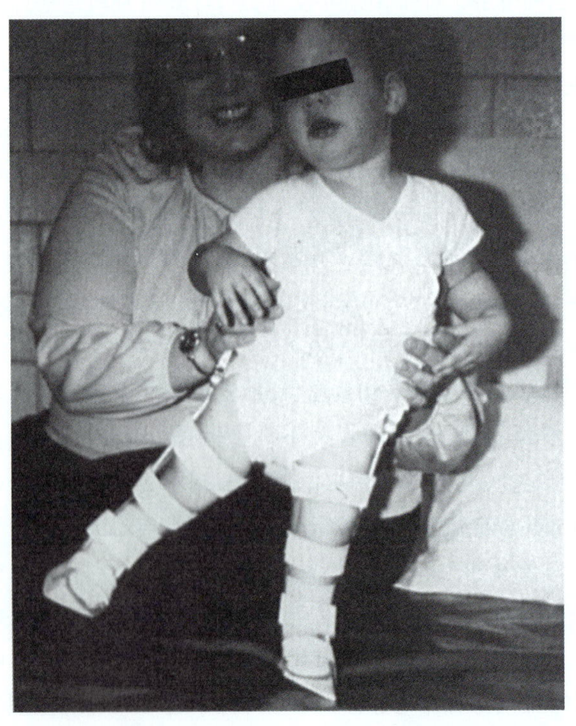

그림 10.23. 서 있거나 체중을 이동하는 활동을 하는 동안 웨지 밑창이 장착된 밤에 착용하는 토탈 콘택트 보조기이다.

장 좋다. 그런 다음 수술 후 새로 얻은 자세를 유지하기 위해 전체 접촉 보조기를 사용할 수 있다.

전체 접촉 보조기에는 항상 골반과 허리뼈를 안정화하기 위해 허리뼈 부분이 포함되어야 한다. 이 부분이 없으면 아이가 몸을 흔들고 움직이고 몸통을 옆으로 구부릴 수 있어 골반에 비해 한쪽 엉덩관절이 모음되고 다른 쪽 엉덩관절이 벌림되어 하지의 부정렬을 유발할 수 있다. 발의 구축으로 인해 나중에 보조기와 신발이 잘 맞지 않게 되므로, 전체 접촉 보조기에는 무릎을 펴고 발목을 중립 위치로 유지하기 위한 아래쪽 다리와 발도 포함되어야 한다.

더 이상 걸을 수 없는 높은 흉부 병변을 가진 나이든 어린이의 경우, 하루 종일 앉아 있는 개인에게서 쉽게 발생할 수 있는 구축을 예방하거나 최소화하기 위해 야간에 사용하는 전체 접촉 보조기가 적합할 수 있다. 또한 발목을 90도로 유지하고 신발에 잘 맞도록 낮 동안 사용할 수 있도록 가벼운 발 부목 또는 발목 보조기(AFO)를 제작할 수 있다.[25,65]

상부허리뼈 레벨에 마비가 있는 어린이

운동 수준이 L-1에서 L-3인 어린이는 일반적으로 엉덩관절 굽힘과 모음은 어느 정도 가능하지만 엉덩관절이나 무릎에 다른 강한 움직임은 없다. 운동 수준이 L-3인 일부 어린이는 넙다리네갈래근과 넙다리뒤근 안쪽 부위의 근력이 떨어질 수 있다. 엉덩관절의 굽힘/모음 구축을 예방하기 위해 요추 병변이 심한 어린이도 전체 접촉식 보조기를 사용하면 도움이 될 수 있다. 부목은 적당한 벌림(약 30도)으로 엉덩관절과 무릎 폄을 유지할 수 있으며 수면 중에도 착용할 수 있다. 또한 아이의 첫 번째 스탠드 장치로도 사용할 수 있다.

이 정도의 허리뼈 마비가 있는 어린이는 일반적으로 엉덩이와 하반신을 지지하는 초기 수준의 보조기를 착용해야 서거나 걸을 수 있다. 이 수준의 보조기는 무릎의 폄 및 발목의 90도 각도를 안정시키고 엉덩이의 안-가쪽 움직임 제어를 제공하기 위해 필요하다. 몸통 근육이 튼튼하고 앉은 자세 균형이 좋으며 중추신경계 기능이 온전한 이 수준의 마비를 가진 많은 어린이는 엉덩관절 운동의 회전 및 모음 요소를 제어할 수 있고 소아기 후반에 엉덩관절 보조기 없이 보행할 수 있지만 여전히 무릎 위 보조기와 보행기 또는 목발과 같은 보조 장치가 필요하다.

엉덩관절 아탈구 및 탈구는 엉덩관절 주변의 심각한 근육 불균형으로 인해 허리뼈 마비가 심한 어린이에게 흔히 발생한다. 엉덩관절 탈구는 단측 또는 양측성일 수 있다. 엉덩관절 탈구가 발견되면 치료사와 부모는 관절 유연성의 추가 손실이나 관련 근육 단축이 발생하지 않도록 주의하면서 수동적 관절가동범위 운동을 계속해야 한다. 관절가동범위 운동으로 인해 관절에 더 많은 손상이 발생할 것이라는 우려가 종종 있지만, 이는 사실이 아니다. 오히려 운동을 중단하면 모음근과 굽힘근이 구축돼 탈구를 유발하게 된다. 정형외과 커뮤니티에서는 이 정도의 엉덩관절 탈구 환자의 대한 최적의 수술 방법에 대해 많은 논의와 논쟁이 있었다. 결론은 한쪽 또는 양쪽 엉덩관절의 재배치를 위한 수술은 필요하지 않다는 것이다. 원발성 탈구보다 더 문제가 될 수 있는 수술 후 합병증이 많이 있다. 골절, 통증, 감염이 발생할 수 있으며 개방적 축소술로 인해 엉덩관절이 뻣뻣하고 얼어붙을 수 있다. 엉덩관절이 움직이지 않으면 앉거나 서 있을 때 정렬이 손상되며, 교정이 가능한 경우 추가 수술이 필요한 경우가 많다. 엉덩관절의 30%에서 45%까지 탈구되는 경우도 흔한데, 이는 엉덩관절 주위에 관절의 안정성을 제공하는 동적 안정성이 부족하기 때문이다. 엉덩관절 탈구는 똑바로 서 있을 때 아이의 기능적 능력에는 영향을 미치지 않는다. 활동적이고 반대하지 않는 엉덩관절 굽힘근과 모음근이 범위를 제한할 정도로 조여진 경우 연부조직 구조의 간단한 외과적 제거술을 결정할 수 있다. 단측성 탈구의 경우, 관련 엉덩관절이 단단해지면 비대칭 골반이 발생할 수 있다. 이러한 비대칭 자세는 앉거나 서 있을 때 고르지 않은 기초를 만들고 보조기의 적절한 착용과 정렬을 방해한다. 다시 말하지만, 관절가동범위의 한계를 해결하고 관절 수술없이 평평한 골반을 달성하는 것이 보기 좋은 엑스레이 사진을 얻는 것보다 더 중요하다. 단측성 엉덩관절 탈구가 있는 어린이가 똑바로 서 있을 때 다리 길이를 균일하게 하기 위해 신발의 높이를 올리는 작업이 필요할 수 있다. 작은 다리 길이의 차이도 나이가 어리고 작은 어린이의 기립 정렬과 안정성에 영향을 미칠 수 있으므로 반드시 해결해야 한다.

엉덩관절 수술이 시행되고 아이가 움직이지 못하는 경우, PT가 가정 프로그램 교육을 위해 아이 및 가족과 함께 참여하는 것이 적절하다. 엉덩관절이 치유된 후에는 아이와 가족의 개입을 통해 엉덩관절이 유연하게 유지되고 아이가 서기 또는 보행 프로그램으로 복귀할 수 있도록 도움을 줄 수 있다.[25,65,97-101]

가슴뼈 및 상부허리뼈 레벨에 마비가 있는 어린이를 위한 보조기

생후 12개월이 거의 다 되어 운동 수준이 T-12에서 L-3 수준이고 머리를 똑바로 세울 수 있을 만큼 충분한 머리 조절 능력을 보이는 어린이는 토론토 스탠딩 프레임이라고도 하는 'A 프레임'을 고려해야 한다. 이 장치는 짧은 시간 동안 서 있으려고 당기지만 여전히 주로 바닥이나 손, 무릎에 엎드려 있는 일반적인 아동의 활동을 복제하기 위해 하루 동안 여러 번 짧은 시간 동안 서 있는 데 사용할 수 있다(그림 10.24). 이 장치는 쉽게 착용하고 벗을 수 있으며, 매일 3-5회, 최대 30분 동안 직립 자세를 유지시키려고 하는 부모에게 권장되는 장치이다. 이 장치는 독립형이기 때문에 아이가 부모의 도움이나 상지를 사용하여 지지하지 않고도 바로 설 수 있는 첫 번째 경험이다. 서있는 시간에는 손가락 빨기, 블록 놀이 및 기타 소근육 활동에 아이를 참여시키는 것이 이상적이다. 또한 부모는 아이가 기기를 사용하는 동안 머리 바로 세우기 및 균형 잡기 연습을 하도록 지도해야 한다. 권장되는 활동은 프레임을 한 방향으로 천천히 기울이면서 아이의 머리와 몸통이 바로 서는 반응을 관찰하는 것이다. 프레임을 중앙선으로 되돌리고 다른 방향으로 기울인 다음 다시 아이의 균형 반응을 기다린다. 프레임은 천천히 작은 각도로 기울여야 하며, 앞, 뒤, 좌우, 대각선 등 모든 방향에서 실시해야 한다. 이 루틴은 각 스탠딩 세션의 처음 3-5분 동안 권장된다. 아이의 성공에 따라 각 기울기의 각도를 높이면 반응뿐만 아니라 목과 몸통 근육도 더욱 강화된다. 앞서 언급했듯이, 아이의 반응에 불균형이 보이면 특정 방향으로 기울이기를 더 자주 수행하여 약한 반응이 나타나는 곳을 강화할 수 있다. 아이를 텔레비전 앞에 수동적으로 서 있게 하는 것은 권장하지 않으며, 아이가 몸을 흔들면 기기가 쉽게 넘어져 부상을 입을 수 있으므로 감독없이 서 있게 하는 것은 바람직하지 않다.[33,65]

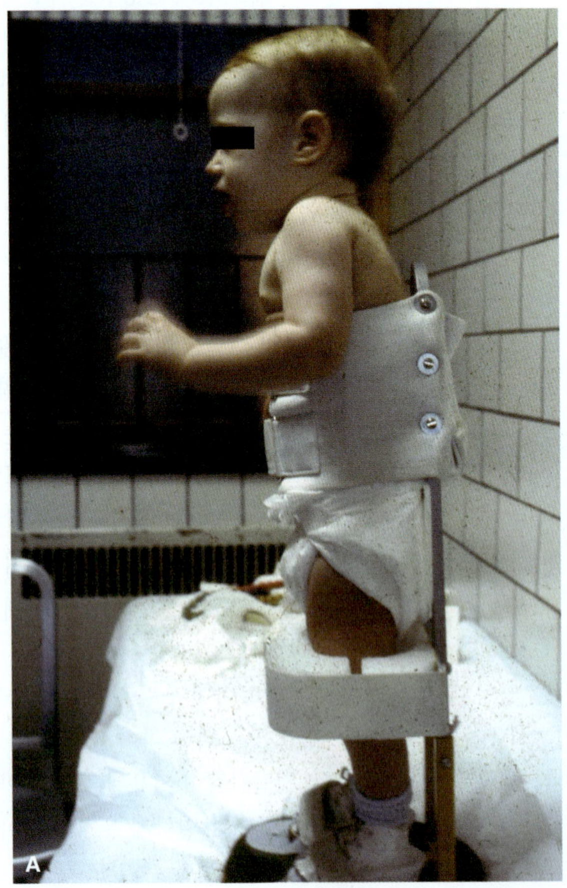

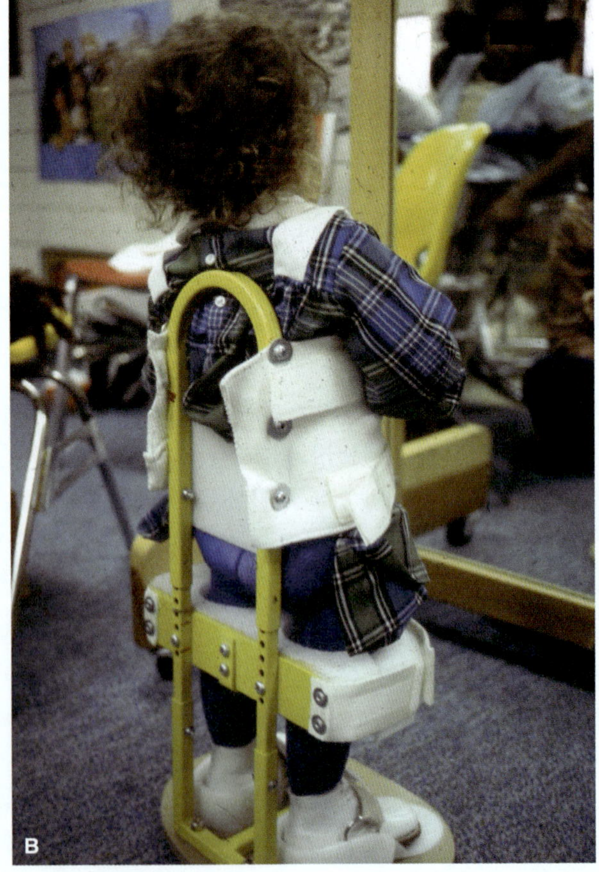

그림 10.24. A: 토론토 스탠딩 프레임은 몸통과 다리의 정렬이 잘 맞아야 한다. 엉덩이가 구부러지거나 무릎이 중립을 넘어 과폄 또는 구부러지지 않도록 주의해라. 무릎 패드의 형태가 무릎뼈 아래가 아닌 진짜 무릎 높이에 위치하여야 한다. B: 아이가 고개를 뒤로 젖히고 기대지 못할 정도로 낮은 바의 위치를 보여주는 뒷모습

여러 회사에서 스탠딩 프레임 버전을 제공하지만, 지지면이 커서 아기를 방치해도 될 만큼 안정적이지만 안타깝게도 이렇게 하면 부모가 아이와 함께 재미있고 유익한 활동을 하며 상호작용하고 아이와 함께 바른 자세와 평형 반응을 연습하는 등 프레임 사용의 몇 가지 목적을 달성할 수 없게 된다.

아이가 구르기, 앉았다 일어나기, 기어가기 등의 발달 활동이 진행됨에 따라 더이상 프레임을 이용해서 움직이지 못하는 것을 견디기 힘들 수도 있다. 이는 보조기 및 보행 훈련을 시작할 준비가 되었다는 의미일 수 있다. 중등도에서 중증의 중추신경계 결손이 있고 머리 조절 및 상지 기능 습득이 지연된 아동은 키가 너무 커서 프레임에 제대로 맞을 때까지(아동의 키와 체중에 따라 만 6세 정도) 스탠딩 프레임을 계속 사용할 수 있다. 아이가 체격보다 커지면 parapodium이나 Orlau 회전 보행기를 고려할 수 있다. 이 두 가지 보조기는 몸통과 다리를 바르게 정렬하고 상당한 제한이 있는 아동의 요구를 충족할 수 있는 적절한 지지력을 제공하면서 직립 자세로 지속적이고 가치 있는 시간을 보낼 수 있는 보조기이다. 두 장치 모두 착용과 탈의가 간편하고 독립형이다. 따라서 보호자의 감독이 필요하다. 어떤 장치를 선택하든 아동은 목, 팔, 상체의 기능을 더욱 향상시키기 위해 발달 및 보행 전 기술이 포함된 운동 프로그램을 계속해야 한다. 어느 장치를 사용하더라도 앞서 설명한 대로 체중이동 활동을 연습할 수 있다. Parapodium에 있는 어린이가 충분한 상지 근력과 협응력을 가지고 있는 경우 보행기 또는 아래팔 목발을 사용하여 뛰어오르기 보행을 사용하여 앞으로 이동하는 방법을 가르칠 수 있다. Orlau 회전 보행기의 베이스에는 보조 장치를 사용하지 않고도 매끄러운 수평 표면에서 앞으로 나아갈 수 있는 볼 베어링 플레이트가 있다. Orlau 보행기를 움직이려면 아이가 머리와 어깨를 좌우로 움직여야 하며, 이로 인해 장치가 한쪽으로 무게가 쏠리면서 앞으로 회전한다. 기술이 향상됨에 따라 아동은 덜 지지적이고 제한적인 다른 보조 장치로 발전할 수 있지만, 아동의 성장을 수용할 수 있는 한 이 두 가지 장치 중 하나를 계속 사용할 수 있다.[65,102]

수년 동안 표준 엉덩관절-무릎-발목-발 보조기(HKAFO)는 기립 보조기를 졸업하고 보행할 준비가 된 고도의 마비 아동을 위한 유일한 옵션이었다. 몸통 조절이 제한적인 아동을 위해 흉부 확장기를 HKAFO에 추가할 수 있었지만, 이는 매우 제한적이었고 아동이 가정이나 운동용 보행기로만 보행할 수 있는 잠재력을 제한했다. 또 다른 옵션인 루이지애나 주립대학교의 상호 보조 보행 보조기(RGO)는 원래 외상성 하반신 마비 성인용으로 개발되었지만 척추이분증 아동을 위한 실행 가능한 옵션으로 쉽게 전환할 수 있었다. RGO는 한쪽 엉덩관절을 구부리면서 반대쪽 엉덩관절을 고정된 상태로 유지하는 이중 동작 엉덩관절이 있는 케이블 시스템을 사용하여 안정적인 한 다리 자세와 왕복 보행 패턴을 유지한다.

올바르게 장착된 RGO는 발목을 90도로 유지하고 무릎과 엉덩관절을 확장하며 측면 흉부 업라이트와 스트랩으로 몸통과 골반을 다리 위로 정렬하고 지지한다. RGO와 보조기구를 사용한 많은 어린이들이 HKAFO를 사용할 때보다 더 에너지 효율적이고 안전한 보행 패턴으로 발전할 수 있었다. 아이의 몸통 안정성이 향상되면 아이의 기능을 저하시키지 않고도 RGO를 수정할 수 있다. 케이블과 듀얼 액션 엉덩관절을 다시 연결하되 가슴 스트랩과 가슴뼈 지지대를 제거하면, 어린이는 보조기를 사용하여 상체의 제한을 덜 받으면서 보행할 수 있다.[103-107]

등심성 RGO는 마비가 심하고 몸통이 불안정한 어린이를 위한 또 다른 보행 옵션이다. 후방 케이블 시스템을 제거하지만 기존 RGO와 동일한 기능적 특성을 유지한다. 기존 RGO를 사용하던 어린이가 성장으로 인해 새로운 보조기가 필요할 때 등심성 모델로 쉽게 전환하거나 어린이의 첫 번째 보조기로 처방할 수 있다.[104]

엉덩관절과 무릎 관절이 고정된 상태에서 이러한 왕복 보조기와 보조 장치 중 하나를 사용하여 걷는 어린이는 한쪽 다리에 측면 체중이동을 수행하고 무게가 실리지 않은 다리의 전방 굽힘을 촉진하기 위해 어깨에서 약간 뒤로 기울어진다. 반대쪽으로 체중을 이동하고 뒤로 기대는 동작을 반복하면 반대쪽 다리가 앞으로 굽혀지게 된다. 이 보행 패턴은 하지의 능동 운동 기능을 필요로 하지 않지만, 엉덩관절 굽힘이 있는 경우 체중을 가한 다리가 뻗은 상태에서 안정된 상태를 유지하면서 한쪽 다리를 앞으로 움직이는 데 활용할 수 있다(그림. 10.25과 10.26).[104-108]

골반 밴드, 엉덩관절 및 무릎 관절 고정, 견고한 발목 관절이 있는 표준 HKAFO를 사용하는 경우, 보행기를 사용하여 hop-to 보행 패턴을 배우고 나중에 팔의 힘과 제어력으로 아래팔 목발을 사용하여 swing-to 보행법이나 swing-through 보행법을 마스터할 수 있다. 엉덩관절 굽힘이 활발한 아동은 왕복 보행 패턴을 사용하여 한쪽 또는 양쪽 엉덩관절을 개방

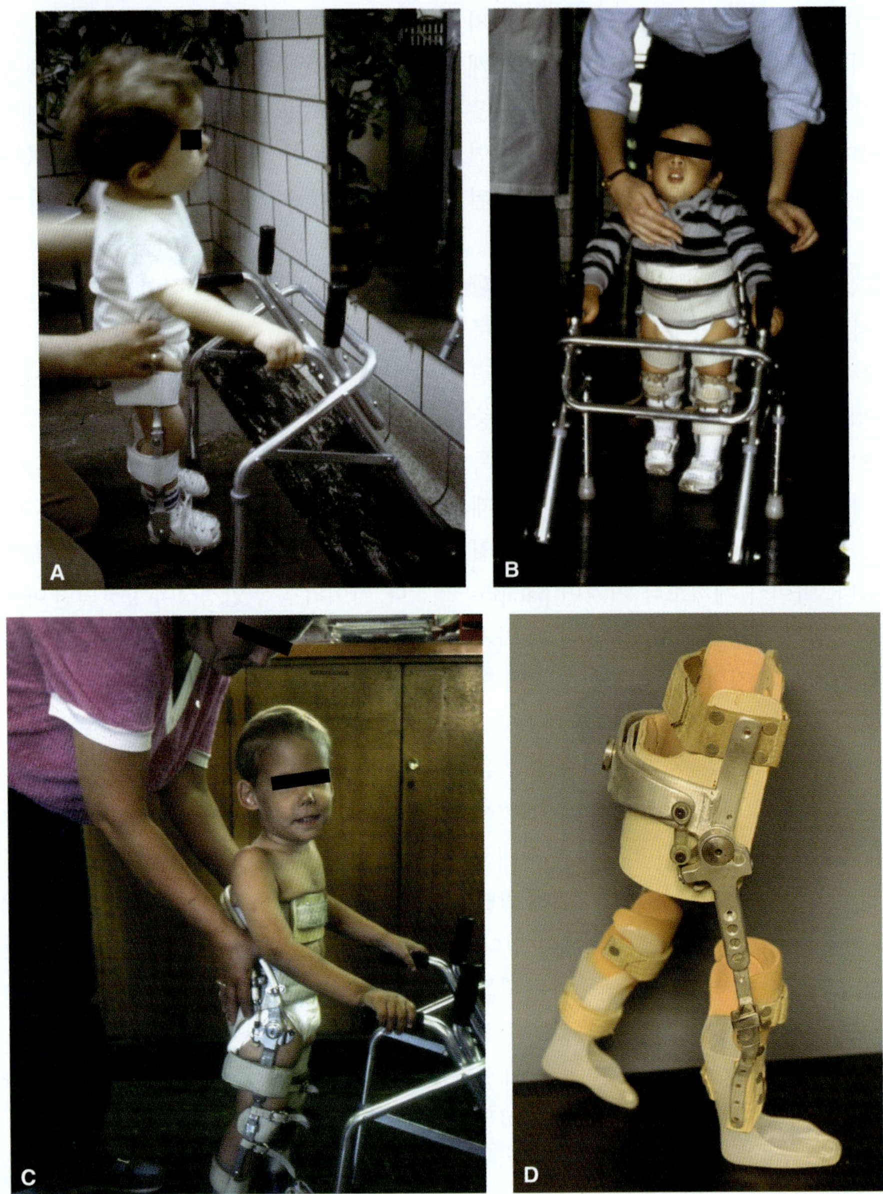

그림 10.25. A: 왕복 보행 보조기(RGO)의 첫 번째 세션이다. 무릎 굽힘을 없애기 위해 무릎뼈 패드를 추가했다. 엄마는 거울 앞에 서서 아들에게 너무 많이 흔들지 말고 버티라고 가르치는 것부터 시작한다. B: RGO에서는 체중을 약간 뒤로 기울여 측면으로 체중을 이동하면 체중이 실리지 않은 다리가 앞으로 흔들린다. C: RGO에서 직립 정렬의 또 다른 예이며 쉽고 스트레스가 적은 보행 훈련 세션이다. D: 등심성 RGO의 한 가지 스타일이다. 동일한 원리로 왕복 보행 패턴을 유도하며 후방 케이블 메커니즘이 없다.

한 상태로 보행을 시도할 수 있다. 그러나 볼기근에 신경이 없는 경우, 양쪽 엉덩관절이 모두 풀리면 아이는 병동에서 잭나이프 자세를 취하게 된다. 직립 자세를 유지하려면 아이가 허리뼈를 과도하게 펴하여 무게 중심을 후방으로 이동시킬 수 있어야 한다. 또한 양팔을 사용하여 보조 장치를 밀어서 직립 자세를 유지해야 한다(그림 10.27). 엉덩관절의 잠금을 해제할 때, 엉덩관절 모음/벌림 및 안쪽/가쪽 회전을 위한 측면 금속 상부 및 골반 밴드 제어는 어린이가 능동적으로 제어할 수 없는 동작이다. 허리 병변이 심하고 중추신경계가 온전한 일부 어린이의 경우, 목발로 넘어갈 때 더 자유로운 이동을 허용하고 더 빠른 swing-through 보행 패턴을 허용하기 위해 골반 밴드를 어느 시점에서 제거할 수 있다. 골반 밴드 없이 안정적인 자세를 유지하려면 팔 근력, 몸통 안정성, 허리를 과도하게 펴는 능력이 필수적이다. 이러한 요인이 존재하면 아이의 걸음걸이는 후천적 외상성 하반신 마비 환자와 더 비슷해진다.[104,105]

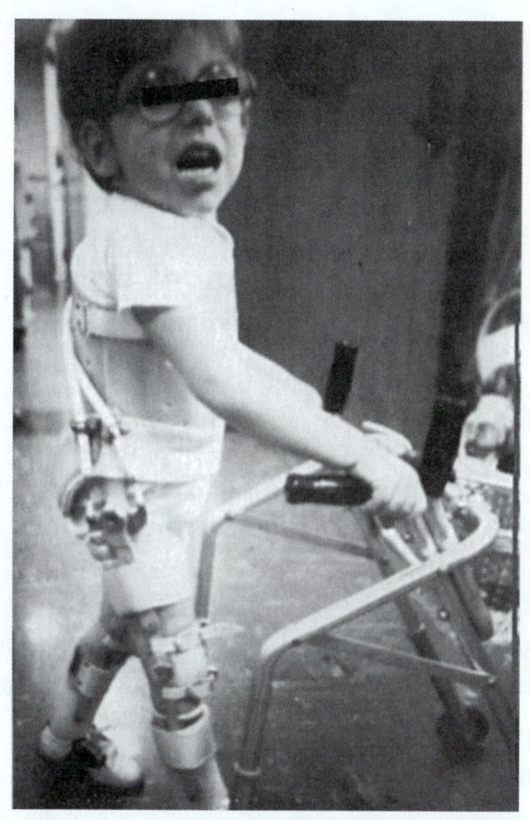

그림 10.26. 첫 보행 훈련 세션이 끝나고 몇 주가 지나면 아이는 평평한 표면에서 독립적으로 보행할 수 있다.

보조기에 관계없이 대부분의 치료사들은 보행 훈련을 시작할 때 가장 효과적인 보조기는 보행보조기라고 생각한다.

안정성을 위한 두 개의 뒷다리와 두 개의 앞바퀴로 구성된 보행기는 안정적이고 조작이 쉬우며, 아이가 보행기를 들어 올릴 필요가 없다. 앞쪽을 향한 보행기는 몸통을 똑바로 세우기 위해 기기에 크게 기대야 하는 어린이를 지지해 준다. 일부 어린이는 후방 보행기를 잘 사용할 수 있다. 처음에는 네 다리에 모두 바퀴가 달려 있어 어린 아이가 제어하기에는 너무 많은 움직임이 있을 수 있다는 점에 유의해야 하고 전방 보행기와 후방 보행기를 모두 사용해보고 아이의 능력에 따라 올바른 보행기를 선택해야 한다.

어린 아이는 먼저 보행기를 잡고 짧은 시간 동안 걷는 방법을 배우고 매일 여러 번 반복하는 것으로 보행 프로그램을 시작할 수 있다. 어린 아이는 종종 어른의 도움을 받아야 한다. 낮은 창문이나 거울 앞에 서 있는 동안 아이는 손을 놓거나 움직이지 않도록 상기시켜야 하고 만약 아이가 움직일 경우, 아이와 보행기가 기울어지거나 넘어지더라도 통제되고 보호된 방식으로 넘어지게 하면 이 점을 다시 한 번 강조할 수 있다.

보행기를 벽이나 거울에 대면 아이가 다른 방향을 제어하는 방법을 배우는 동안 시상면에서 보행기가 안정화된다.

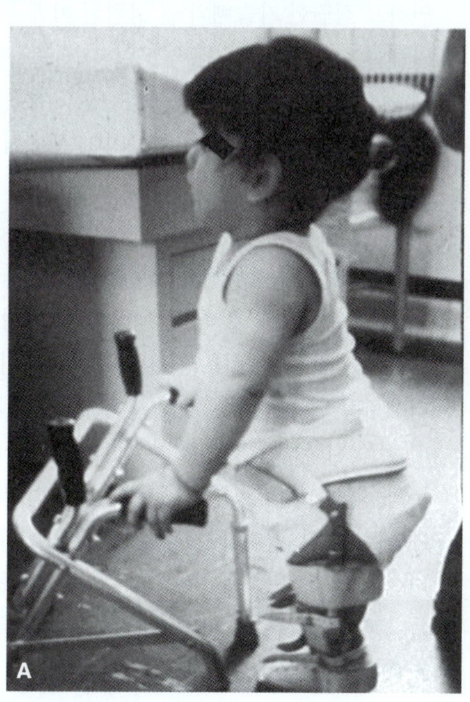

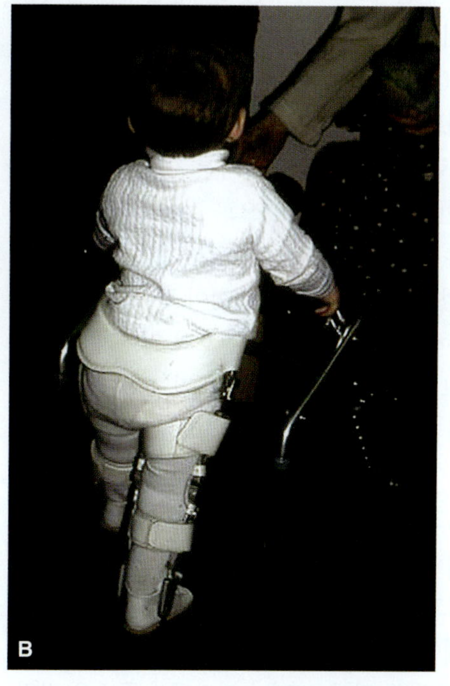

그림 10.27. A: 엉덩관절이 잠금 해제된 엉덩관절-무릎-발목-발 보조기(HKAFO). 운동 수준이 L-4 또는 L-5인 어린이는 보행기에서 허리를 과폄하고 상지를 지지하여 균형을 유지한다. 근육 불균형으로 인한 엉덩관절의 안-가쪽 순발력을 제어하기 위해 HKAFO가 필요하다. B: 사진은 능동적 엉덩관절 폄 기능이 없을 때 수동적 엉덩관절 폄을 보조하는 버터플라이 골반 밴드의 적절한 위치와 구성을 보여준다.

표 10.3. 보행시퀀스 : T12 - L3 레벨

	CNS Status		
	일반적으로 경미	경미-중등도	중등도-심각
보행 전 보조기	토론토A 프레임	토론토A 프레임	토론토A 프레임
평가	15-24개월 보행 보조기	15-24개월 보행 보조기	A프레임
보행 보조기	HKAFO엉덩관절 잠금 롤러보행기	RGB;흉부 기립 보조기, 회전 보행기	Orlau회전 보행기, 보조장치 없음
진행상황	위와같음, 엉덩관절 잠금 헤제	RGO; 업라이트 제거; 롤러레이터 보행기	RGO; 가슴뼈 기립형, 롤러보행기
진행상황	위와같음, 목발	위와같음, 목발	
진행상황	KAFO, 골반 밴드 제거 목발	추가 변경 사항 평가, 표준 HKAFO 또는 KAFO 고려	추가 변경 사항 평가

CNS, central nervous system; HKAFO, hip-knee-ankle-foot orthosis; KAFO, knee-ankle-foot orthosis; RGO, reciprocating gait orthosis

몇 번의 연습 세션이 끝나면 아이를 거울에서 멀리 떨어뜨려 병동으로 이동하는 방법을 보여줄 수 있다. 평행봉은 너무 많은 안정성을 제공하기 때문에 초기 보행 훈련 중에는 가능하면 사용하지 않아야 하며, 어린 아이는 안정성이 떨어지는 보행기로 전환할 때 위험할 수 있는 바에 기대거나 잡아당기는 패턴을 사용할 수 있으므로 평행봉 사용은 피해야 한다. 보행기 사용법을 배우는 데 어려움이 있거나 매우 두려움이 있는 경우에는 예외로 할 수 있다. 하지만 평행봉이 정답이라고 생각하기 전에 먼저 보조기 수준이 적절한지 확인해야 한다. 보조대가 너무 낮으면 아이는 더 많은 지원이 필요하다고 느낄 것이다(표 10.3).

보행기에서 겨드랑이 목발 또는 아래팔 목발로 전환할지 여부는 아이의 능력에 따라 결정된다. 다른 기기로 전환하기 전에 아이가 첫 번째 기기로 성공적으로 걸을 수 있는 충분한 시간이 있어야 한다. 일반적인 진행 일정은 쉽게 권장하거나 예측할 수 없으며 어느 정도의 실험이 필요할 수 있다. 상지 근력이 충분하고 아이가 간단한 신호와 언어적 지시를 따를 수 있으며 보행기에 지나치게 의존하거나 넘어지는 것에 대해 불안해하기 이전인 6-8세에 전환하는 것이 가장 좋다.

척추측만증을 조절하기 위해 보디 재킷을 착용한 어린이는 겨드랑이 목발을 사용하기 어려울 수 있다. 목발은 안정화하기 어렵고 미끄러운 척추 보조기에 부딪혀 움직일 수 있다. HKAFO 브레이싱과 몸통 폄을 사용하면 겨드랑이 목발이 측면 직립에 걸릴 수 있다. 그러나 겨드랑이 목발은 직립 자세를 유도하며, 어깨에 충분한 힘이나 제어력이 없고 왕복 보행이나 뛰걸음 패턴에 대한 추가 지원이 필요한 어린이에게 효과적일 수 있다.

swing-to 패턴이나 swing-through 패턴은 아래팔 목발로 가장 잘 수행되며, 대부분의 척추이분증 아동이 보행기에서 아래팔 목발로 쉽게 전환하는 것이 저자의 경험이다. 그러나 목발에 몸을 앞으로 숙이고 몇 년 동안 아래팔 목발을 사용하는 어린이는 어깨와 어깨뼈의 상승과 돌출을 유발하는 상부 가슴뼈 뒤굽음증과 단단한 가슴 근육이 생길 수 있다. 이러한 자세 이상이 발생하면 치료사와 가족은 아이와 함께 유연하고 직립한 가슴뼈와 잘 정렬된 어깨를 유지하기 위해 노력해야 한다. 앉은 자세, 엎드린 자세 또는 누운 자세에서 어깨 외회전 및 내림 운동은 마름근과 하부 등세모근을 강화하고 가슴을 스트레칭하여 영구적인 구조적 변화를 최소화하는 데 도움이 될 수 있다.

가슴뼈 또는 상부허리뼈 마비가 있는 아동이 사춘기에 접어들면, 또래 친구들과 빠르게 경쟁하기 위해 휠체어를 주요 이동 수단으로 선택할 수 있다. 여학생이 남학생보다 휠체어 이동성을 더 선호하는 이유는 사춘기가 빨라지고 사춘기에 수반되는 체중 증가와 신체 발달로 인해 휠체어 사용을 더 일찍 시작하는 것으로 밝혀졌다. 휠체어 사용으로 전환하는 과정에서 어린이와 가족은 부축을 받거나 서거나 걷는 것에 대한 생각을 버릴 수 있다. 모든 청소년에게 나타나는 급격한 성장과 체중 증가는 척추이분증 아동에게 보조기 관리를 심각한 문제로 만든다. 보조기는 더 자주 조정, 수리 또는 교체해야 할 수 있게 되며, 일반적인 학교 수업 시간에는 서 있거나 걷는 시간이 거의 없거나 전혀 없기 때문에 교정기의 가치가 크게 떨어질 수 있다. 또한 하루 종일 휠체어에 앉아 있으면 엉덩관절 및 무릎 굽힘 구축과 발 기형이 발생할 가능성이 높아진다. 이는 보행 장애가 있는 청소년에게 흔하게 나타나며 아동의 휠체어 및 이동 기술, 침대 이동성 및 피부 무결성에 영향을 미칠 수 있다. 따라서 휠체어 이동성을 선택할 때는 가능하면 관절 구축과 근골격계 악화를 방지하기 위한 자세 및 신체 활동 프로그램도 유지해야 한다. 가정과 학교 모두에서 처방된 치료 세션과 일주일 내내 특정 기간 동안 기립 장치, 보조기 또는 보조기와 함께 엎드린 자세를 사용할 수 있다. 숙제, 식사, 휴식 시간, TV 시청 등 가정에서 어떤 식으로든 서서 생활하는 습관을 들이면 이 장의 앞부분에서 설명한 직립 자세의 근골격계 및 생리적 이점을 유지하는 데 도움이 된다. 수영, 휠체어 스포츠 또는 게임, 휠체어 에어로빅 및 체중 조절과 심혈관 기능 개선에 도움이 되는 기타 활동도 아동의 활동 요법의 일부가 될 수 있다. 몸통과 팔의 힘과 협응력을 유지하고 향상시키는 것도 나이가 많은 청소년에게 여전히 중요하므로 성장과 체중 증가 시기 동안 기능 손실이 발생하지 않도록 해야 한다.[25,94,95,98,109]

하부요추부 이하 마비가 있는 어린이

L-4 또는 L-5 운동 기능을 가진 어린이는 일반적으로 엉덩관절 굽힘근과 모음근이 강하다. 중간볼기근과 큰볼기근이 존재하여 엉덩관절 벌림에 기여할 수 있지만, 이 근육의 강도는 신경근의 기여도에 따라 'Poor' 등급에서 'Good' 등급까지 다양할 수 있다. 그러나 큰볼기근의 엉덩관절 확장력은 없다. 이 단계의 어린이는 엉덩관절 주변 근육의 힘의 불균형에 따라 굽힘 구축뿐만 아니라 조기 엉덩관절 탈구 또는 나중에 진행성 아탈구가 발생할 위험이 있다. 엉덩관절이 약한 어린이의 선천적인 인대 이완도 엉덩관절 불안정성의 원인이 된다.

무릎 주변의 도수근력검사에서 대개 넙다리네갈래근과 안쪽 햄스트링(반힘줄근 및 반막근)은 강하지만 가쪽 햄스트링의 기능은 정상적으로 작동하지 않는다. 유아기에 발로 차고 기어 다니면 정강뼈의 안쪽 햄스트링이 반대 방향으로 자극을 받지 않아 정강뼈 안쪽 비틀림 변형이 발생할 수 있다. 이러한 근육 힘의 불균형은 서 있을 때와 걸을 때 모두 발끝이 안으로 들어가는 자세를 유발하며, 이는 아이가 서기 위해 당기거나 cruising을 시작할 때 처음 관찰될 수 있다.

하부 병변이 있는 소아에서는 발목과 발에서 보이는 활동적인 움직임에 상당한 차이가 있기 때문에 세심한 수작업 근육 검사가 중요하다(보기 10.8). 전방 및 후방 정강근, 긴발가락 및 짧은 발가락 폄근, 엉덩허리근 및 종아리근, 발가락 굽힘근의 활동성이 관찰될 수 있다. 심각한 불균형이 발견되면 교정 수술이 필요할 때까지 점진적인 유연성 손실을 방지하기 위해 야간 착용 부목이 필요할 수 있다.

발등굽힘근이 강하고 발등굽힘근이 약한 경우, 발꿈치뼈 기형은 태어날 때부터 있었거나 유아기부터 발달할 수 있다. 예외적으로 높은 아치, 즉 무지외반 기형은 앞정강근의 반대 작용으로 인해 발생하며 체중을 지탱하는 표면이 위험할 정도로 감소된 발을 초래한다. 체중의 분포가 발뒤꿈치와 발볼에 제한되어 아이가 서 있거나 걸을 때 압력 문제가 빠르게 발생할 수 있다. 보조기와 신발 착용이 어려울 수 있으며, 변형력을 약화 또는 제거하고 뼈를 재정렬하며 발바닥 전체에 더 큰 체중을 지탱할 수 있도록 수술이 필요한 경우가 많다.[110]

발등굽힘근(장딴지근/가자미근)이 없는 경우, 내재된 발 근육의 다양한 강점과 약점의 조합으로 인해 발목, 발, 발가락의 정렬과 체중을 지탱하는 표면의 편차가 추가로 비정상적으로 발생할 수 있다. 정형외과 의사는 관절 주변의 동적 힘의 균형을 맞추기 위해 근육 연장 시술과 힘줄 이동을 고려하거나, 활동적인 근육 균형에 도달할 수 없는 경우 힘줄을 절제할 수 있다. 목표는 보조기와 신발을 신기 편한 발이 되게 하는 것이다.[110,111] Torosian과 Dias는 발의 기형이 척추이분증 집단에서 가장 흔한 하지 문제라고 밝혔다. 발의 기형은 통증을 유발하고 신발과 보조기 착용을 방해하며 아동의 보행 능력에 부정적인 영향을 미친다.[112] 특히 심한 뒷발 무지외반증의 관리에 대해 다루었지만, 원칙은 모든 발 부정렬에 보편적으로 적용된다. 경미한 변형은 보조기로 교정할 수 있지만, 심한 경우 감각이 없는 발은 욕창과 궤양에 매우 취약하기 때문에 수술적 교정이 필요하다. 내반첨족 기형인 무지외반증은 운동 수준이 L-4 또는 L-5인 어린이에게 수술적 교정이 필요한 가장 흔한 족부 기형이다(그림 10.28).

보기 10.8 척추이분증 아동의 일반적인 발 기형

소건막류, 발꿈치뼈, 무지, 무지외반증
소건막류 또는 내반첨족
소건막류 또는 평발
볼록한 무지 또는 수직 복사뼈이있는 로커 바닥 발
소건막류, 발가락 발톱이있는 높은 아치
발허리부 또는 뒷발의 발목 외반 모지

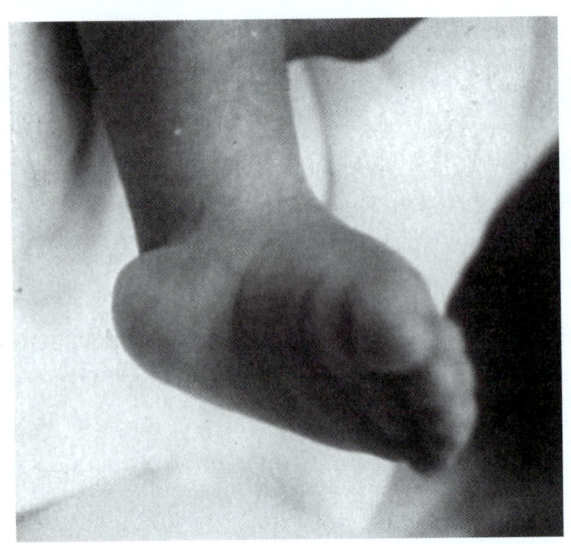

그림 10.28. 신생아의 평발(내반첨족 기형). 연부조직 구조를 보다 중립적인 위치로 부드럽게 늘리기 위해 연속 테이핑을 한 후 수술로 치료한다.

내반첨족의 진단 및 관리에 대한 광범위한 논의가 있었지만, 현재 대부분의 외과의는 생후 첫 주부터 부드러운 치료와 테이핑을 시행한 후 패딩 처리된 부목을 적용하는 등 다각적인 프로토콜을 따르고 있다. 연결 깁스를 할 수도 있지만, 뼈의 돌출부에 압력이 가해지거나 피부 자극, 부러짐 등의 문제가 발생할 수 있다. 또한 다발성 변형이 있는 작은 발에 깁스를 하면 적절한 압력을 가하는 데 정확하지 않을 수 있다. 내반첨족은 보존적 치료에 저항성이 강한 경우가 많기 때문에 수술적 교정이 불가피할 수 있다. 보존적 치료 또는 불완전한 수술적 교정으로 인한 내반첨족 변형의 재발률은 68%에 달하며, 잘 맞지 않는 보조기와 신발로 인해 피부 문제가 발생할 수 있다.[110] 수술 후 발의 유연성을 유지하기 위한 부드러운 수동적 스트레칭 운동과 잘 맞고 푹신한 보조기를 사용하는 것이 중요하지만 향후에는 변형을 완전히 교정하기 위한 추가 수술이 필요하다. 힘줄을 절제하는 대신 힘줄 연장을 사용하는 경우 기형이 재발할 가능성이 더 높다고 보고되고 있다. 이 정도의 운동 마비를 가진 어린이는 보행을 위해 발목과 발을 안정시키기 위해 항상 보조기가 필요하므로 힘줄 절제는 어린이의 보조기 수준이나 보행 능력에 기능적 영향을 미치지 않아야 한다. 처음에 발허리부는 앞발 모음으로 인해 안쪽 주름이 두드러지게 나타난다. 수술 전에 부모는 피부와 연부조직 구조, 특히 발의 안쪽과 뒤꿈치 뒤쪽의 단단한 발 뒤축을 부드럽게 자주 스트레칭하도록 권장 받는다. 이는 피부를 얇고 팽팽하게 늘리는 수술 후 합병증인 상처합병증 및 탈구를 예방하는 데 도움이 되는 것으로 밝혀졌다. 수술 전 연부조직의 유연성이 높을수록 이러한 현상이 발생할 가능성이 줄어든다. Ponseti의 내반첨족 관리법은 척추이분증이 있는 어린이와 없는 어린이를 위한 많은 클리닉에서 널리 사용되고 있다. 이 요법에는 연속적인 부목 또는 깁스, 팽팽해진 아킬레스건을 풀어주는 수술, 수술 후 신발이나 부목을 이용한 스트레칭 및 자세 교정 등이 포함된다. 완전 교정 및 이후 재발률은 기관에 따라 다르지만, 어떤 고정 장치를 사용하든 피부 관리와 적절한 정렬에 대한 세심한 주의가 가장 중요하다는 것은 분명하다.[25,65,113-116]

운동 수준이 L4 또는 L5인 아동의 엉덩관절 교정술에 관해서는 논쟁이 계속되고 있다. 관리 방침을 결정할 때는 하지 근력 및 발달 기술을 포함한 아동의 운동 기능, 보조 장치와 함께 걸을 수 있는지 독립적으로 걸을 수 있는지에 대한 아동의 잠재력에 초점을 맞춰 논의해야 한다. 엉덩관절 상태는 이러한 매개변수에 영향을 미치지 않으므로 이동성을 위해 항상 엉덩관절 보조기 또는 보조 장치가 필요한 경우 수술적 교정은 금기 사항으로 여겨진다. 반면에 몸통의 운동 조절 능력이 좋고 넙다리네갈래근과 중간볼기근이 튼튼한 어린이에게는 수술적 교정을 고려할 수 있다. 이 어린이가 보조기 없이 AFO 또는 KAFO 보조기를 착용하고 걸을 수 있는 경우, 외과의사는 향후 보조기 없이 걷는 데 방해가 될 수 있는 보행 편차를 예방하거나 교정하기 위해 어린이의 엉덩관절에 보조기를 장착할 수 있다. 불안정한 엉덩관절의 퇴행성 변화를 예방하기 위해 수술도 고려할 수 있다. 많은 외과의사들은 수술 후 합병증이 궁극적으로 더 해로울 수 있고 기능적 이득은 최소화되고 나중에 보행 장애가 발생할 가능성이 더 커질 수 있다는 우려 때문에 양측 엉덩관절 탈구를 수술로 치료해서는 안 된다고 주장한다. 단측성 탈구는 일반적으로 신경 분포 수준이 낮고 CNS 기능이 온전한 소아에서 짧은 보조기나 보조 장치 없이 보행이 가능한 경우에만 교정한다.[25,65,117]

이 장의 이 섹션과 문헌을 통해 허리뼈 병변이 낮은 아동의 엉덩관절 탈구 관리는 논란의 여지가 있는 주제라는 것을 알 수 있다. 치료사는 의사가 아동의 근력의 강점과 약점, 직립 자세에서의 기술, 몸통 및 골반 정렬, 전반적인 총 운동 능력을 파악하도록 돕는 데 중요한 역할을 할 수 있다. 이 정보를 통해 의사는 치료 옵션을 더 잘 평가하고 그에 따라 결정할 수 있다. 엑스레이 결과가 아닌 기능이 이 중요한 결정의 기준이 되어야 한다는 것은 널리 인정되고 있다.

중추신경계 결손이 심한 L4-5 마비 아동은 몸통을 똑바로 세우거나 다리를 잘 움직이지 못할 수 있다. 이러한 움직임 부족은 종종 더 높은 수준의 마비가 존재한다는 인상을 전달한다.

치료사와 가족은 머리, 어깨, 몸통의 균형과 항중력 근력을 개선하여 중추신경계 결손의 영향을 교정하기 위한 시도를 계속해야 한다. 직립 프로그램은 토론토 스탠딩 프레임으로 시작하여 가능한 경우 보행 훈련을 위해 parapodium으로, 그 다음에는 RGO로 진행할 수 있다. 이러한 직립 기구는 총체적 운동기술 습득이 더딘 아이와 가족에게 심리적, 동기 부여를 제공할 수 있다. 보행 훈련을 인내심을 갖고 신중하게 수행하면 어느 정도 성공을 거둘 수 있다. 예를 들어 몸통의 안정성은 떨어지지만 허리뼈가 낮은 아동의 경우 하지 근육 검사 에만 근거하여 너무 낮은 보조기를 장착할 수 있다. 부적절한 보조기와 그로 인한 지루하고 비효율적인 보행 훈련 시도는 모든 사람에게 큰 좌절감을 안겨줄 수 있다. 이러한 상황을 피하기 위해 RGO를 사용하면 근력과 조정 능력이 향상됨에 따라 향후 어느 시점에서 더 낮은 보조기 수준으로 진행할 수 있는 이 어린이 그룹에 상당한 이점을 제공하는 것으로 보인다. 이 저자는 최근에 바로 그 시나리오에 참여했으며, 몇 주 동안 아이가 서서 걷는 데 실패하고 좌절한 끝에 양측 AFO에서 더 높은 보조기를 사용하게 되었고, 2세 아이가 보행기를 밀며 세션을 마치고 걸어 나왔다.[103-105]

병변 수준이 L-4에서 L-5이고 명백한 CNS 결손이 없는 어린이는 필요에 따라 보조기를 제공할 수 있다(표 10.4). 이 단계의 많은 아동은 생후 10-12개월이 되면 일어서려고 시도하거나 이미 당겨서 서 있을 수 있으므로 기립대가 필요하지 않다. 아이가 똑바로 선 상태에서 무릎을 조절할 수 있다면 AFO로 바로 이동할 수 있다(그림 10.29).

이 운동 수준의 일부 어린이는 서서 가구를 따라 순항하고 발 지지대 없이 짧은 거리를 걸을 수도 있지만, AFO는 자세와 보행을 위한 발목 안정성을 제공하고, 보행 매개변수를 정상화하며, 보행 속도를 높이고, 보폭을 늘리고, 이중 지지 시간을 줄이고, 산소 소비를 줄이는 데 도움을 준다. 보조기는 또한 복사뼈아래 관절을 조절하여 발뒤꿈치 외반을 방지하고 앞발 모음/벌림을 조절하는 데 도움이 된다. AFO는 항상 90도로 설정하여 아이가 서 있을 수 있는 견고한 기초를 제공하고 발목의 굽힘이 무릎과 엉덩이의 보상 굽힘으로 이어지지 않도록 주의해야 한다.[25,65,118] 일부 임상의들은 AFO를 발등굽힘으로 설정하면 뇌성마비 아동의 보행이 개선될 것이라고 생각한다. 이 방법은 직립 보행 시 발목을 90도로

표 10.4. L4-L5 및 엉치 운동 병변에 대한 보조기 관리

	L4-L5	엉치
근육	엉덩관절 굽힘근 및 내회전근 넙다리네갈래근 안쪽 햄스트링 전방 정강뼈 일부 중간볼기근 일부 발 내재근	큰볼기근, 장딴지근/장딴지근, 족부 내재근을 제외한 모든 근육을 대상으로 한다.
보행 전 보조기	토론토 스탠딩 프레임(일부 어린이는 프레임을 우회* 하여 서기 위해 당겨서 버팀대*로 시작할 수 있음)	대개 필요없음
보행 보조기	CNS 결손이 있는 경우 RGO 넙다리네갈래근이 약한 KAFO 비틀림이 있는 경우 "비틀림" 유무에 관계없이 몸통 균형이 양호한 AFO*	장딴지근/가자미근이 약하거나 웅크린 걸음걸이를 가진 AFO. 일부는 보조기가 필요하지 않지만 신발 삽입물이 올바른 발 정렬을 유지하는 데 도움이 될 수 있다.
보조 장치	롤러워커로 시작하여 목발로 진행한다. 일부의 경우 의존적 보행이 가능하며, 대개 중간볼기근이 휘고 허리뼈앞굽음증이 있다.	초기에는 보행기가 필요할 수 있으며, 대부분 독립 보행*으로 진행된다.
예상 기능 수준	체중 증가, 굽힘 구축, 중추신경계 상태 악화, 추가 합병증으로 인해 보행이 어려워질 수 있는 경우를 제외하고는 보행이 가능한다.	약점 패턴에 따라 중간 정도에서 최소한의 편차를 보이는 독립적인 보행

*Control of upper body and CNS status may modify these levels.
AFO, ankle-foot orthosis; CNS, central nervous system; KAFO, knee-ankle-foot orthosis; RGO, reciprocating gait orthosis.

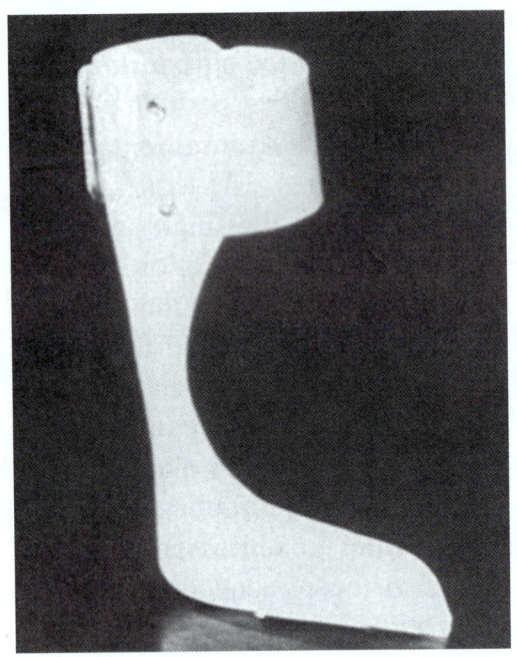

그림 10.29. 플라스틱 발목-발 보조기는 90도 또는 중립 위치로 정렬된다.

유지하는 발바닥굽힘 근육의 마비가 있는 척추이분증 아동에게는 적용되지 않는다. 아이가 똑바로 섰을 때 정강뼈 또는 넙다리뼈 회전이 보이는 경우에는 'Twister cables' 추가할 수 있다. 이는 허리 밴드와 플라스틱 또는 와이어 케이블이 양쪽 옆으로 이어지는 간단한 메커니즘으로, 각 AFO의 몸쪽 측면에 부착된다. 각 다리의 발 진행 각도를 더 잘 맞추기 위해 정확한 양의 회전력을 제공하도록 조정된다. 엉덩관절이나 무릎 뒤쪽의 불균등한 힘으로 인해 발생하는 내부 회전은 이 병변 수준에서 매우 흔하다(그림 10.30).

그러나 양쪽 다리의 외회전 또는 한쪽 다리의 내회전과 다른 쪽 다리의 외회전 조합도 볼 수 있다. Twister cable은 이러한 조합을 제어하도록 조정할 수 있으며, 보다 안전하고 미용적인 보행을 위해 다리를 정렬하는 데 유용하다. Twister cable은 항상 양쪽 AFO에 모두 연결해야 하며 단일적으로 사용할 수 없다. 한쪽 다리에 교정이 필요하지 않은 경우 해당 쪽의 케이블을 중립으로 설정할 수 있다. 트위스터는 또한 과도한 비틀림이 있는 사지에서 보행 중에 나타나는 무릎의 안굽이 또는 밖굽이 편차를 일부 줄일 수 있고 또한 아이가 다리가 틀어진 상태로 계속 걷는 경우 무릎의 느슨한 인

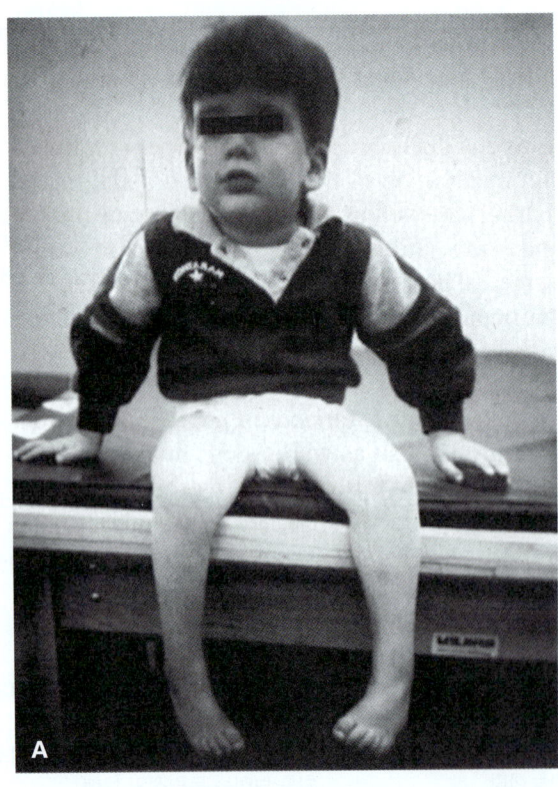

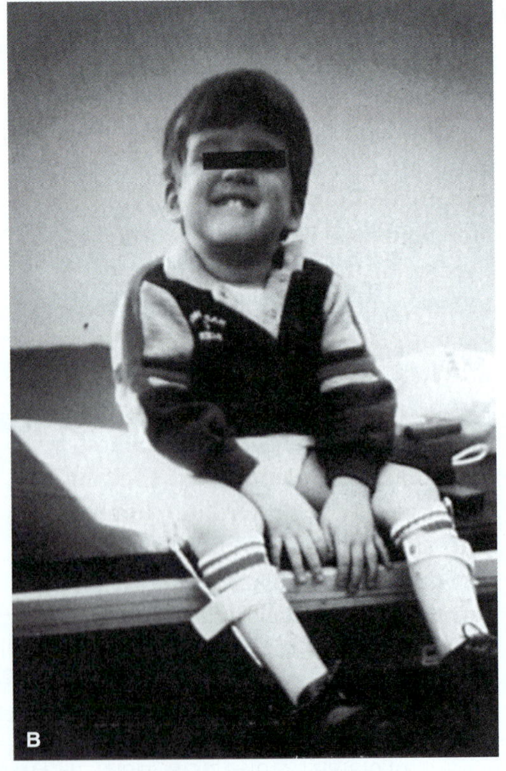

그림 10.30. **A와 B:** L4-L5 운동 수준과 상당한 모음증이 있는 어린이가 보인다. 수술이 필요할 때까지 정강뼈 비틀림을 제어하기 위해 발목-발 보조기에 Twister cable을 연결하고 중립으로 설정한다.

대 구조가 과도하게 늘어나는 것을 미리 방지할 수 있다. 시간이 지나면서 Twister cable의 도움으로 어린이는 최소한의 회전 편차를 독립적으로 제어하고 수술적 교정을 피하는 방법을 배울 수 있지만 궁극적으로는 대부분의 어린이에게 다리를 올바르게 정렬하는 수술이 필요하며, 수술은 보통 만 6세 전후에 받는 것이 좋다. 수술은 넙다리뼈 또는 정강뼈의 뼈가 회전하는 부위를 교정해야 한다. 회전이 아래 다리에 있는 경우, 정강뼈 변형의 재발을 최소화하기 위해 활동적이고 반대하지 않는 안쪽 뒤넙다리근의 힘줄을 무릎 뒤쪽의 중앙선 방향으로 옮긴다.[65]

넙다리네갈래근이 약하여 똑바로 서 있을 때 한쪽 또는 양측 무릎을 펴는 데 어려움을 겪는 어린이에게는 KAFO를 사용할 수 있다.

무릎 관절을 가로지르는 보조기는 허벅지와 다리를 가로지르는 스트랩으로 제작되는 경우가 많다. 저자는 무릎에 패드를 추가하면 무릎을 더 잘 펴는 동시에 다른 스트랩에 가해지는 압력을 줄이는 데 도움이 된다는 사실을 발견했다. 이렇게 압력이 감소하면 해당 부위의 피부가 손상될 확률이 줄어든다. 무릎 패드는 보조기를 착용하고 벗는 시간을 잠시 늘려주지만, 몸쪽 및 먼쪽 스트랩 만으로는 제공하지 못하는 진정한 무릎 신장을 보장하는 중요한 구성 요소이다. 허벅지와 정강뼈 스트랩 만으로 보조기를 착용하고 보행하는 일부 어린이는 서 있거나 보행할 때 정강뼈 스트랩에 과도한 힘이 가해져 넙다리뼈에 비해 정강뼈가 후방으로 변위되는 현상이 발생하기도 하는데 보호 패드는 이러한 현상을 방지한다. 그러나 아이가 서 있거나 걸을 때 한쪽 무릎이 구부러지는 경우, KAFO를 고려하기 전에 먼저 다리 길이 불일치 가능성을 배제해야 하며, 이는 보상으로 더 긴 다리가 구부러질 수 있다.[25,65]

일부 병원에서는 무릎을 펴기 어려운 어린이를 위해 'floor-reaction' 또는 'anticrouch' 보조기를 사용하기도 한다. 이 보조기는 발뒤꿈치를 디딜 때 무릎을 쉽게 펼 수 있도록 전방 쉘이 있는 표준 AFO이다. 이 보조기는 이론적으로 안전하며 다른 운동장애와 함께 사용되어 왔다. 그러나 앞정강근에 과도한 압력이 가해져 피부가 손상되는 문제로 인해 일부 센터에서는 척추이분증 환자에게 이 보조기 사용을 피하고 있다.

Hunt 등이 발표한 연구에서는 일반적인 단단한 발목 대신 발목의 움직임을 발등굽힘 5도에서 발바닥굽힘 10도까지 제한하는 경첩식 AFO의 사용을 조사했다. 보행 속도에 긍정적인 영향을 미치는 것으로 나타났으므로 이 보조기는 추가 조사가 필요하다.[119] 발목에서 일관된 무릎 굽힘을 생성하는 발등굽힘을 허용하면 아동의 보행 능력을 제한하는 무릎 또는 엉덩관절 굽힘 구축이 발생하지 않도록 가족이 모니터링하고 임상의가 더 자주 재평가 해야 한다.

어떤 보조기를 선택하든 보행 패턴을 면밀히 평가하여 특정 보조기의 성공 또는 실패와 수정 또는 교체 필요성을 결정해야 한다.

운동 수준이 L-4 또는 L-5인 어린이는 병원에서 간단한 시범을 보인 후 보행기를 이용한 보행을 시작할 수 있는 경우가 많다. 6세 이전의 어린 아동을 위한 목발 훈련은 종종 더 복잡하고 시간이 오래 걸리며, 많은 임상의들은 아동이 보행기에 대한 적절한 수준의 기술과 자신감을 갖기 전까지는 목발을 사용하는 것이 바람직하지 않다고 생각한다. 아이는 목발을 사용하는 짧은 훈련과 세션에서 과도한 좌절감 없이 충분한 집중력을 발휘할 수 있어야 한다. 저자가 5세 이전의 목발 훈련에 대한 유일한 경험은 어머니가 PT인 어린 남자아이였다. 그녀는 아들이 아래팔 목발을 사용하여 안전하고 독립적으로 완전히 보행하며 유치원에 입학할 수 있도록 헌신적이고 부지런히 노력했고 그녀는 아들이 이 목표를 달성하는 데 성공했다.

일부 허리뼈 4번에서 5번 마비 아동은 도움 없이 독립적인 보행을 시도한다. 이들의 보행 패턴에는 일반적으로 허리 앞굽음증과 중간볼기근 좌우 흔들림이 포함되며, 처음에는 미미하지만 성장함에 따라 상당히 심해질 수 있다. 이러한 편차의 정도는 엉덩관절 굽힘근과 모음근에 대한 엉덩관절 폄근과 벌림근의 강도, 아이의 몸통과 키의 안정성과 제어력에 따라 달라진다. 허리와 복부 근력이 좋으면 허리뼈와 골반의 정렬을 유지하는 데 도움이 될 수 있지만 엉덩관절 주변의 근력이 약하거나 근육 불균형이 있으면 어느 정도의 편차는 항상 나타나게 된다. 이 정도의 병변을 가진 어린이가 지지대를 사용하지 않고 걸을 경우 무릎과 발목의 이차적인 외회전 및 외반 변형도 발생할 수 있다. 따라서 치료사는 연부조직 구조의 과도한 스트레칭과 통증을 동반한 관절의 관절염성 변화를 예방하기 위해 아동기와 청소년기, 특히 집 밖에서 보행할 때 보조기구를 지속적으로 사용하도록 적극적으로 지원해야 한다. 이러한 문제를 예방하거나 최소화하는 것이 중요한데, 이는 나중에 아이의 보행 능력이 저하되거나 완전히 상실될 수 있기 때문이다.

중등도에서 중증의 엉덩관절 굽힘 구축은 보행 능력의

약화를 초래하는 가장 큰 원인이다. AFO와 목발을 사용하는 아동의 엉덩관절 굽힘 구축이 20도 이상이면 보행 속도가 최대 65%까지 감소할 수 있다. 이러한 이유로 허리 병변이 낮은 많은 어린이가 높은 수준의 활동성을 보임에도 불구하고 관절가동범위 운동은 여전히 중요하다. 엎드린 자세 프로그램은 보행 중에 나타나는 척추앞굽음증 자세와 엉덩관절의 굽힘에 대응하는 데 도움이 된다. 낮 동안은 물론 밤에도 미리 정해진 시간 동안 엎드린 자세를 취하면 엉덩관절 굽힘 구축의 발생을 최소화할 수 있다. 척추의 이동성을 유지하고 척추앞굽음증을 예방하기 위한 활동이 포함되어야 한다. 균형과 척추 정렬에 영향을 미치는 복부 및 등 근력 강화를 위한 엎드린 자세, 누운 자세, 앉은 자세 활동도 학교와 가정에서 포괄적인 장기 프로그램으로 권장된다.[65,76,99,111,114]

엉치뼈 수준에 마비가 있는 어린이

엉치 수준의 병변이 있는 어린이는 다른 운동 수준의 병변이 있는 어린이보다 하지 전체에 걸쳐 더 높은 수준의 근육 기능을 갖는다. 하지만 다른 레벨과 마찬가지로 이 그룹에 속한 어린이들 사이에서도 많은 차이가 있다.

엉덩이와 무릎 주변의 근력은 주요 근육 그룹의 전체 또는 부분적인 신경 분포로 균형이 잘 잡혀 있다. S-1 및 S-2 운동 수준에서는 무릎 굽힘근과 중간볼기근은 강한 반면에, 큰볼기근과 장딴지근과 가자미근은 상대적으로 약할 수 있다. 운동 수준이 S-2에서 S-3인 어린이는 엉덩이, 무릎, 발목의 모든 근육에 신경이 분포되어 있으며 'fair'에서 'good'의 근력을 기대할 수 있다. 이 그룹에서는 엉덩관절 아탈구 및 탈구 발생률이 운동 수준이 높은 그룹보다 낮다. 탈구가 발생하는 경우, 일반적으로 수술적 개입은 주로 추후 관절 통증을 예방하고, 외측 몸통 굽힘을 줄이고, 아동 보행의 생체 역학을 개선하기 위해 권장된다.[103] 심각한 엉덩관절 굽힘 구축이 발생하지 않아야하며 넙다리뼈와 정강뼈의 비정상적인 비틀림은 높은 수준의 병변에서만큼 흔하지 않다. 몸통, 엉덩관절 및 무릎을 통해 몸쪽 관절에서 사용할 수 있는 추가 근육 구조로 인해 엉치신경 분포가 있는 어린이의 보행 패턴은 경증에서 중등도의 편차가 여전히 보이지만 일반적인 보행과 더 비슷해진다.

도수근력검사 결과, 장딴지근의 약화와 함께 발과 발목에서 가장 큰 변화를 보이는 것으로 나타났다. 발가락 굽힘근이 존재할 수 있으며 발목의 이차적 굽힘을 제공할 수 있지만, 일반적으로 장딴지근의 약화를 보완하고 보행 중 및 전체 보행 주기에 걸쳐 발목을 안정화할 만큼 강하지는 않다. 따라서 이러한 어린이에게는 AFO가 필요하다. 강한 발등굽힘근이 있는 경우, 아이가 어릴 때는 외부 지원이 필요하지 않을 수 있지만 특히 급격한 성장과 체중 증가 기간에는 면밀한 모니터링이 필요하다. 장딴지근과 가자미근은 어린 아이가 짧은 거리를 서 있거나 걸을 때 정강뼈를 적절히 안정시킬 수 있을 만큼 강할 수 있지만, 나이가 많고 키가 크며 몸무게가 많이 나가는 활동적인 아이에게는 충분히 강하지 않을 수 있다. 아이가 성장함에 따라 보행 편차가 나타나기 시작할 수 있다. 근육의 지렛대 팔이 길어지면서 근육 효율성이 감소할 수 있다. 발목에서 기계적 이점을 잃는다는 것은 안정화를 위해 추가적인 힘이 필요하지만 부분적으로 신경이 분포된 근육에서는 불가능하다는 것을 의미한다. 장딴지근은 스탠스 단계의 구성 요소를 통해 정강뼈의 전방 이동을 제어하는 데 도움을 준다. 근력이 불충분하면 정강뼈가 너무 앞쪽으로 너무 빠르게 구르도록 허용되어 보상 엉덩관절과 무릎 굽힘으로 발을 발등 굽힘으로 강제하기 때문에 웅크린 걸음걸이가 발생할 수 있다. 따라서 물리치료 또는 진료 예약 시에는 항상 아이가 정적으로 서 있을 때와 동적으로 걸을 때를 모두 관찰해야 한다. 엉치뼈 수준의 병변이 있는 어린이에게는 예상되지 않지만 굽힘 구축은 이러한 구부러진 자세를 교정하지 않으면 발생할 수 있다. 굽힘 변형이 있는 상태에서 걸을 때 추가 에너지 비용이 발생하면 보행 능력도 감소한다. 이러한 보행 변화로 인해 조이는 넙다리뒤근의 수술적 연장이 드물지만 필요할 수 있으며, 이전에 독립적인 보행 보조기를 사용하던 보행 보조기가 필요할 수 있다. 웅크린 걸음걸이와 관련 문제는 아이가 필요성을 보이는 즉시 고정식 발목 AFO를 사용하여 간단히 예방할 수 있다. 보조기로 자세를 유지한 아이는 보조기 없이도 짧은 시간 동안 파티나 특별한 행사에 참석할 수 있으며, 미래의 잠재력을 손상시키지 않고 활동할 수 있다.[65] 엉치 운동 수준이 있는 어린이는 더 정밀한 검사와 물리치료를 통한 면밀한 모니터링이 가능하기 전에 생각했던 것처럼 온전하지 않다. 발생할 수 있는 문제가 더 높은 수준의 마비를 가진 어린이만큼 심각하지는 않지만, 이러한 문제조차도 양성인 것은 아니다.

물리치료사가 발과 발목 문제를 해결하는 데 더 많은 경험을 쌓게 되면 엉치 수준의 병변을 가진 어린이는 맞춤형 신발 보조기를 AFO의 안쪽에 넣는 것이 도움이 될 수 있다. 이렇게 하면 아이가 성장하고 발의 고유 근육의 불균형이 더욱 뚜렷해지면서 발생할 수 있는 뒷발 및 발허리기형을 보다 정확하게 해결할 수 있다. 관절형 관절이 있는 AFO나 발바닥 굽힘을 보조하여 제한적이고 제어된 발바닥 굽힘을 허용하는 유연한 소재로 만들어진 AFO는 발목과 발에 존재하는 활동성 근육을 더 잘 활용할 수 있도록 하여 보다 역동적인 보행을 할 수 있는 특정 어린이에게 적합하다.[119,120]

운동 마비가 심한 아이에 비해 엉치 병변이 있는 아이는 치료적 개입이 필요하지 않은 것처럼 보일 수 있다. 그러나 성장하여 치료 프로그램에 참여할 수 있게 되면 경증에서 중등도의 보행 편차를 최소화할 수 있다. 치료를 통해 아동의 걸음걸이를 '미세 조정'하는 효과를 얻을 수 있다. 이 프로그램은 장기간에 걸쳐 간헐적으로 실시할 수 있으며, 특히 아이의 정렬에 부정적인 영향을 미칠 수 있는 성장 급성장 이후에 악화가 관찰되는 경우 더 짧은 기간 동안 집중적으로 개입할 수 있다. 복부 강화, 특히 배빗근과 배곧은근을 강화하고 몸통과 다리의 폄근을 강화하는 것이 좋다. 또한 아이는 서 있거나 보행할 때 어깨, 몸통, 골반, 팔다리를 바르게 정렬하는 연습을 해야 한다.

촉각적, 언어적, 시각적 강화는 모두 아동이 올바른 자세를 배우고 더 오랜 기간 동안 유지할 수 있도록 돕기 위해 사용된다. 이러한 프로그램에 참여한 어린이는 자신의 외모에 대해 생각하지 않는 대부분의 시간에는 여전히 비정상적인 걸음걸이 패턴을 보일 수 있다. 그러나 아이가 더 능숙해지면 짧은 기간이라도 교정된 패턴으로 걷기를 원할 수 있다. 그러면 아이는 그렇게 할 수 있는 지식과 근력을 갖게 될 것이다. 필자가 함께 일했던 한 어린이는 학교에서 운동장을 뛰어다닐 때 양쪽으로 몸통이 적당히 휘어지고, 허리뼈 앞굽음증이 심했으며, 한 걸음 한 걸음 내디딜 때마다 다리가 양측으로 내회전하는 상태였다. 하지만 진료실에 들어설 때는 몸통을 곧게 펴고 양발을 앞으로 뻗은 대칭적인 자세를 유지하며 팀원들을 지나치며 자랑할 수 있게 되었다. 그의 어머니는 항상 아들이 결혼식 때 저런 모습으로 결혼식장을 걸어갈 수 있기를 바란다고 말했다.

높은 수준의 운동 기능에 도달할 수 있는 아이를 치료하는 것은 즐거움이 있다. 이런 아이와 함께 일하는 과정은 임상의에게 교육적인 기회이기도 한다. 치료사는 아이를 더 면밀히 관찰하고 미묘한 보행 편차를 분석하고 원인을 파악하는 방법을 배울 수 있다. 몸통과 사지의 약화가 편차의 원인인 경우 적절한 개입 계획을 수립할 수 있다. 근육 마비, 근력 저하 또는 습관적인 자세 불량으로 인한 문제인지? 보조기나 보조 장치를 추가하거나 수정하면 문제가 해결될 수 있으며, 운동은 어떤 역할을 할 수 있을지? 와 같은 주의 깊고 비판적인 관찰 기술의 개발은 궁극적으로 척추이분증 환자뿐만 아니라 모든 고객에게 도움이 된다(그림 10.31).

이동성 기술 습득에 부정적인 영향을 미치는 많은 중추신경계, 생체역학 및 신경근육 요인은 더 높은 수준의 마비를 가진 아이들에 비해 엉치 수준의 마비를 가진 아이들에게는 그다지 흔하지 않다. 엉치 병변이 있는 어린이 중 수두증이 있어 션트가 필요한 경우는 더 적고, 병리적이고 총 운동 발달과 기능에 영향을 미치는데 심각한 저긴장증을 보이

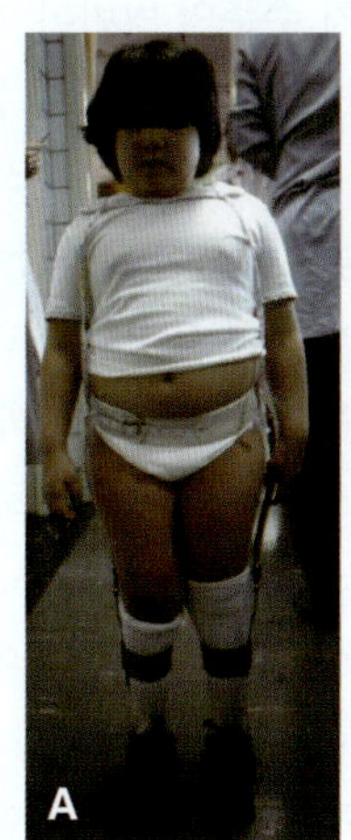

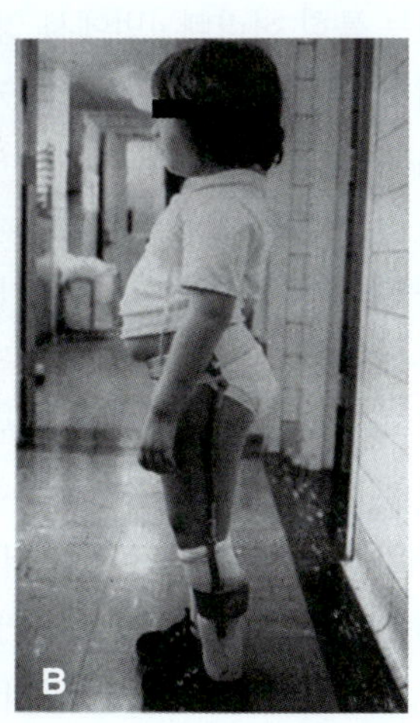

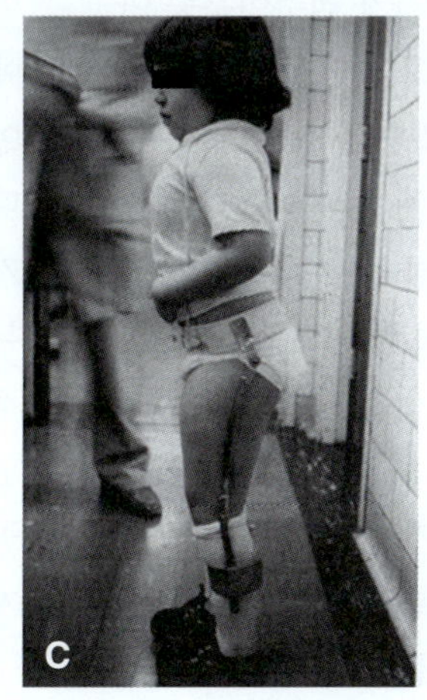

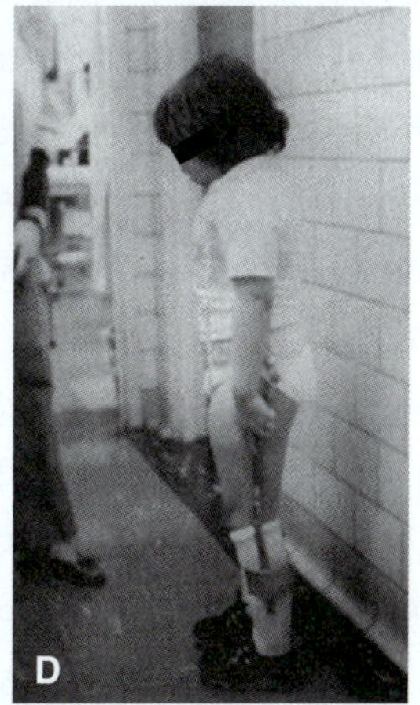

그림 10.31. A: 운동 수준이 S-1인 9세 여아. B: 발목 보조기와 트위스터로 독립적인 보행을 할 수 있게 되었다. 몸통의 정렬 불량과 낮은 톤, 엉덩관절 굽힘으로 인한 전방 골반 기울기에 주목해라. C: 문제 부위에 대한 장기간의 적극적인 운동 프로그램을 통해 가슴뼈와 허리뼈를 수의적으로 정렬하고 골반 정렬을 개선하기 위해 열심히 노력하고 있다. D: 다음은 보행 중 올바른 자세를 유지하여 성공률을 높이는 것이다.

는 경우는 더 적다. 따라서 엉덩관절 불안정성 또는 기타 관절 편차를 보이는 엉치 마비 아동은 평생 지역사회 보행 가능성을 보존하기 위해 적극적으로 치료하는 것이 일반적이다.[25,65]

몸통의 균형 감각이 발달하고 움직임의 질이 좋은 아이라면 엉치 수준에서는 기립 전 보조기나 기립 장치를 사용할 필요가 없을 수 있다. 보통의 아이라면 생후 10-12개월이 되면 이미 서기 위해 몸을 일으킬 수 있다. 일반적으로 밤에 착용하여 정렬을 유지하도록 제작되는 발 부목은 낮 동안 약한 발목을 안정시키기 위해 사용할 수도 있으며, 필요한 경우 최종 보조기를 기다리는 동안 아이가 서 있을 수 있도록 한다. 이 그룹의 어린이는 기능적 활동 수준이 높기 때문에 특히 발의 감각 결손이 여전히 우려되므로 모든 보조기와 신발의 착용감을 모니터링하는 데 주의를 기울여야 한다.

중추신경계 장애를 경험하는 아동의 경우, 더 높은 수준의 병변을 가진 아동에게 처방되는 것과 동일한 중재 과정을 따를 수 있다. 프로그램에는 머리와 몸통을 통한 중력에 대한 굽힘 및 폄 힘, 모든 자세에서의 균형 및 평형 반응을 다루는 활동이 포함되어야 한다. 또한 관절구축을 예방하기 위한 하지의 수동 및 능동 운동, 다리의 근력과 아동의 기술 수준에 따른 기립 및 보조기 프로그램도 포함되어야 한다.[65,86-90]

3차원 보행 분석(Three-dimensional Gait Analysis)

점점 더 정교해지고 쉽게 구할 수 있는 보행 분석 기술의 발달로 치료사, 교정사, 정형외과 의사가 척추이분증 아동의 보행 매개변수와 편차를 시각화하고 보다 정확하게 이해할 수 있는 객관적인 정보가 제공되고 있다. 이제 보행 분석이 제공하는 3차원 정보를 활용하여 관찰과 경험적 증거에만 근거하여 개발되었던 치료 프로토콜을 수정 또는 폐기할 수 있게 되었다. 특히 시상면 운동, 보행 속도, 발의 지면 반작용력 진행, 골반, 엉덩관절, 무릎의 세 가지 운동 평면에서 보조기의 효과를 이해할 수 있을 때 보조기 처방은 아동의 특정 요구에 더 잘 맞출 수 있다. 시카고 루리 아동 병원의 보행 연구소의 Vankoski 등은 척추이분증 아동의 보행 연구를 일반인의 보행 매개변수와 비교하는 것이 치료 계획을 안내하고 평가하는 데 의미가 없다는 사실을 발견했다.[121,122] 오히려 특정 병변 수준에서 척추이분증이 있는 아동은 상당히 특징적인 보행 패턴을 보이는 것으로 밝혀졌다. 이러한 식별 가능한 패턴은 비교를 위한 기준이 되어 임상의가 운동 수준에 따른 현실적인 목표에 집중하고 보존적 또는 수술적 개입의 결과를 보다 공정하게 평가할 수 있다.

Ounpuu 등은 중간볼기근, 큰볼기근, 발목 발등굽힘근이 없는 경우 골반과 엉덩관절의 특정 보상 움직임이 일관되게 관찰되어 보조 장치 없이도 보행이 가능하다는 것을 발견했다. 허리 - 엉치 수준의 병변이 있는 아동의 보행 패턴은 골반과 골반 경사의 과장된 움직임, 자세 단계의 엉덩관절 벌림 증가, 자세 단계의 무릎 굽힘 증가, 무릎 외반 및 발목 발등 굽힘 증가가 특징이다.[123,124] 다른 연구에서 Williams 등은 요추-엉치 수준의 병변이 있는 보행 대상자의 후기 무릎 통증 발생률이 24%에 달한다고 보고했다. 불편함을 유발하는 무릎 외반은 골반 및 엉덩관절 내부 회전과 자세상 무릎 굽힘의 조합으로 인해 발생하는 것으로 밝혀졌다.[125] 이러한 비정상적인 무릎 움직임을 조기에 발견하기 위해 보행 분석을 사용하면 임상의가 정강뼈 탈구 절골술과 같은 외과적 개입 또는 KAFO 사용과 같은 가장 적절한 치료를 통해 무릎을 확장하고 통증과 관절 악화를 방지할 수 있다. 목발을 계속 사용하는 것도 관절염 환자의 관절 변화와 통증에 중요한 억제 요인으로 밝혀졌다. 어린 나이에 도움 없이 걸을 수 있었음에도 불구하고 목발을 계속 사용하면 허리, 골반, 엉덩이 및 무릎의 과장된 운동범위와 관절 스트레스가 감소하여 보행 편차가 줄어들고 해당 부위의 통증이 감소했다.[120-122] AFO가 보행에 미치는 영향을 분석한 결과, 조사 대상 어린이 중 상당수가 보조기를 착용하지 않았을 때 무릎에 가해지는 스트레스가 착용했을 때보다 적다는 사실이 밝혀졌다. 이는 특히 허리뼈 4번에서 엉치 수준의 병변이 있는 어린이에게 해당되었다.[126] 이 연구가 허리 또는 엉치 수준의 파행이 있는 어린이에게 보조기 사용을 중단하라는 의미는 아니다. 보조기를 착용하지 않을 경우 발생할 수 있는 보행 편차가 훨씬 더 치명적일 수 있기 때문에 오히려 이러한 유형의 분석은 발목에 필요한 제어력을 제공하면서 몸쪽 관절에 부정적인 영향을 미치지 않는 새로운 보조기 개발로 이어질 수 있다. 3차원 보행 분석은 또한 보존적 및 외과적 개입의 성공을 측정하는 매개변수로서 정적인 X-ray 결과에서 아동의 기능적 능력으로 초점을 옮기고 있다.[100]

마지막으로, 많은 기관의 보행 연구소의 첨단 기술에도 불구하고, 정형외과 치료 계획을 성공적으로 개발하기 위해 PT가 제공하는 도수근력검사와 총 운동 평가는 여전히 아동 평가의 중요한 구성 요소로 남아 있다는 점이 흥미롭다.

정형외과적 수술 후 깁스 치료

이 장의 앞부분에서는 다양한 운동 수준과 연관된 다양한 기형과 이를 교정하기 위한 몇 가지 수술 절차에 대해 언급했다. 이러한 대부분의 수술 후에는 수술 부위가 방해받지 않고 치유될 수 있도록 일정 기간 동안 깁스를 하고 고정해야 한다.

이 기간은 연부조직 수술 후 2-3주, 골반 절골술과 같은 뼈 수술의 경우 6-8주, 때로는 더 길어질 수도 있다. 깁스고정이나 이와 관련된 고정은 척추이분증 환아에게 결코 긍정적인 치료 방법으로 간주되어서는 안 된다. 민감하지 않은 피부에 대한 압박과 자극은 항상 위험하기 때문이다. 골절, 관절 유연성 상실, 대동작기능의 상실도 합병증이다. 중추신경계 결손이 미미하거나 전혀 없는 어린이도 일정 기간 움직이지 않으면 자세 안정성과 항중력 근력 상실을 보일 수 있으며 중추신경계에 심각한 문제가 있는 어린이는 더 퇴행할 수 있다. 아이들이 오랜 연습 끝에 습득한 기술들을 잃는 것을 보는 것은 괴로운 일이다.

대부분의 외과의사들은 척추이분증 아동이 적절한 치유에 필요한 최소한의 기간 동안 깁스를 해야 한다는 데 동의한다.[127] 또한 외과의들은 부동과 관련된 문제와 입원 및 마취 횟수를 최소화하기 위해 여러 가지 절차를 동시에 수행하여 아동이 한 번만 깁스를 하도록 노력한다. 치료사는 수술과 그 이후의 깁스 기간이 기형을 줄이고 궁극적으로 기능을 유지하거나 향상시키기 위한 아동의 프로그램에서 중요한 부분임을 지지하면서 이 기간이 덜 문제가 되도록 아동과 가족을 도울 수 있다.[65] 가능한 한 신속하고 안전하게 아동을 수술 전 상태 또는 개선된 상태로 복귀시키는 것이 목표가 되어야 한다. 가능하면 수술 전에 가족과 논의하여 아이의 요구 사항을 파악하고 수술 후 가정에서 적절한 준비를 할 수 있도록 깁스 착용을 권장할 수 있다. 수술을 받는 어린이는 일상적인 가정생활에 추가적인 스트레스를 받게 된다. 가족이 자녀가 수술을 받게 될 것이라는 사실을 알게 되면 중요한 질문을 하지 못하는 경우가 많다. 따라서 치료사는 아이가 움직이지 못하는 동안 가족이 대처해야 할 많은 문제를 예상할 수 있어야 한다.

어린이는 골반 또는 엉덩관절 수술 후 엉덩관절 부목 깁스를 할 가능성이 높다. 편측 수술을 시행하는 경우에도 엉덩관절 전체 부목을 사용하여 골반과 반대쪽 팔다리를 안정시켜 수술 부위에 움직임이 생기지 않도록 할 수 있고 외과의의 승인하에 엎드린 자세는 발꿈치뼈 및 엉치와 같은 뼈 부위의 피부 손상을 방지하는 데 도움이 되며, 엎드린 자세는 아이가 고개를 들어 올려 텔레비전을 보거나 책을 읽거나 놀 수 있도록 도와주게 된다. 아이가 스스로 추진력을 조절할 수 있다면 리클라이닝 휠체어나 스쿠터 보드에 엎드린 자세를 취하는 것도 어느 정도 이동성을 제공할 수 있다. 이러한 이동성은 또한 가족 구성원이 가지는 부담감을 줄여주게 된다. 마찬가지로, 야외 여행을 위해 쿠션이 있는 유모차에 엎드린 자세를 취하게 하면 아이가 만족하고 행복해하기 때문에 가족들이 불안과 좌절감을 덜 느끼며 이 시기를 견뎌내는 데 도움이 될 수 있다. 며칠이 지나면 의사는 아이가 깁스를 하고 서 있는 것을 허용할 수 있으며, 이 자세는 식사 시간이나 놀이 중에 쉽게 유지할 수 있다. 아이의 안전을 위해 움직이지 않는 무거운 의자, 테이블 또는 소파에 아이를 앞으로 기대어 앉혀야 한다. 아이의 나이와 안정성에 따라 가족 구성원이 멀리서 감독하는 것이 아니라 항상 아이와 함께 있어 낙상을 방지해야 한다. 한 영리한 가족은 엉덩관절 깁스를 한 상태에서 키가 크고 무거운 청소년기 자녀가 안전하

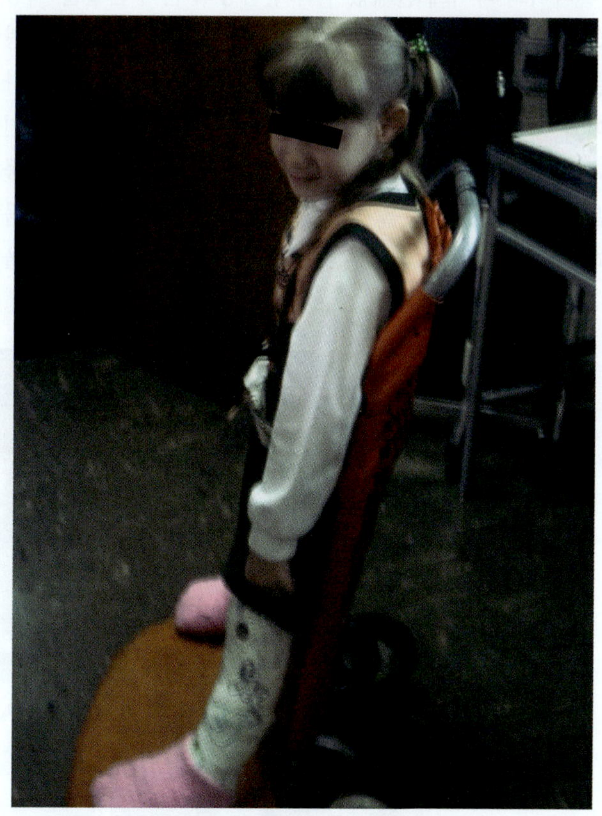

그림 10.32. 한 부모가 시중에서 판매되는 손수레를 개조하여 엉덩관절 깁스를 한 채로 나이가 많고 무거운 아이를 세우고 움직일 수 있는 상상력 있고 안전한 방법을 고안함

게 서서 이동할 수 있도록 손수레를 개조했다(그림 10.32).

깁스가 비대칭인 경우, 한쪽 발아래에 수건을 받쳐 아이의 수평을 맞추고 깁스 부츠를 신으면 미끄럽지 않은 표면을 제공하는 데 도움이 된다. 다층 주택에 거주하는 가족은 나이가 많고 몸무게가 많이 나가는 아이를 위해 1층에 임시 침실을 준비해야 할 수도 있다. 오래된 유아용 침대 매트나 바닥에 두꺼운 담요 몇 장을 깔아두면 편안한 단기 침대가 될 수 있다. 아이가 엎드린 자세에서는 발이 매트리스 끝에 걸리도록 하거나 발목 아래에 작은 수건 롤을 깔아 발가락을 바닥에서 들어 올려 발가락에 찰과상을 입지 않도록 주의해야 한다. 깁스를 착용하는 동안 발가락이 밖으로 튀어나오는 것을 방지하기 위해 깁스 위에 발가락을 덮는 발판이 있으면 도움이 되며 노출된 발가락을 보호하기 위해 항상 양말이나 기타 덮개를 착용해 주어야 한다. 가족 구성원에게 아이의 정렬을 고려하면서 올바른 신체 역학을 사용하여 아이를 안전하게 들어 올리고 돌릴 수 있도록 교육해야 한다. 병원에서 집 현관문을 통해 아이를 집으로 데려오는 것이 어려울 수 있기 때문이다.

아이의 나이에 관계없이 목과 몸통의 근력 손실을 예방하고 깁스를 풀고 일상 활동을 재개할 때 중요한 자동 균형 반응을 유지하려면 매일 운동하는 것이 중요하다. 아이의 나이와 능력에 따라 매일 여러 번, 10-15분 동안 가족 구성원과 함께 목과 등 폄근, 어깨, 팔을 엎드려 들어 올리는 운동을 포함한 운동 루틴을 만들어야 한다. 누워서 머리 들기, 목과 몸통 굴근을 위한 부분 윗몸 일으키기, 모든 방향을 기울인 채로 서 있기 등이 가정 프로그램을 완성한다. 아이가 이러한 활동을 시도하면 깁스 안의 근육뿐만 아니라 눈에 보이는 근육도 수축한다. 근육 활동은 하지의 뼈에 스트레스를 가하여 뼈의 탈염과 깁스를 제거할 때 골절 위험을 줄여준다. 이러한 도전적인 항중력 운동으로 전정 및 고유 수용성 자극이 제공되므로 자세 불안정성이 감소된다(그림 10.33).

앞서 언급했듯이 뼈가 튀어나온 부분에 압력을 가하고 등 윗부분이 둥글어질 수 있는 반쯤 앉은 자세로 아이를 장시간 눕히지 않도록 가족에게 경고해야 하며 장시간 누운 자세도 피해야 한다.

깁스를 제거한 후에는 단기간의 집중 치료를 위해 재입원할 수 있다. 입원 치료든 외래 치료든, 깁스 제거 후 신속하고 안전하게 기능을 회복하는 것이 목표가 되어야 한다. 특히 수술 부위의 하지 관절가동범위와 근력, 목과 상체의 균형 및 평형 반응 개선이 즉각적인 관심사다. 치료사가 하지 관절가동범위에만 초점을 맞추지 않고 어린이의 모든 요구 사항을 목표로 삼는다면 이전 기능으로의 복귀는 곧 이루어질 수 있다.

높은 수준의 병변이 있는 어린이의 경우, 사지 정렬과 보조기 착용감을 개선하기 위해 수동적 유연성을 얻기 위해 수술을 시행했을 수 있다. 이 아동의 경우 깁스 제거 후 부모와 함께 관절가동범위 운동, 보조기 평가, 상체 조절력 향상을 위한 활동 검토만으로 충분할 수 있다. 그런 다음 외래 진료소, 지역사회 시설 또는 학교 기반 물리치료 프로그램을 통해 적절한 기능이 달성될 때까지 아동을 모니터링 할 수 있다.

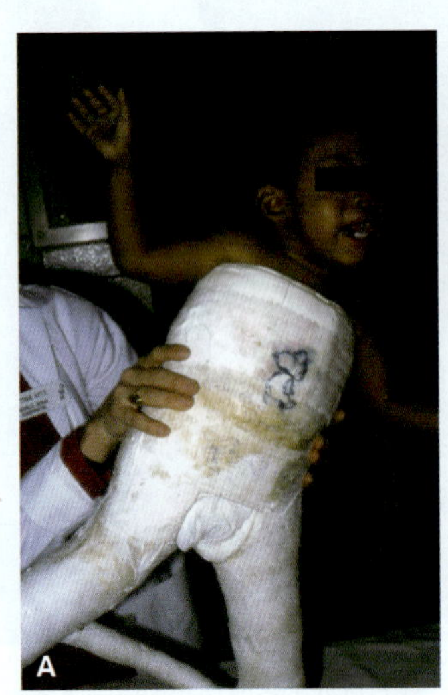

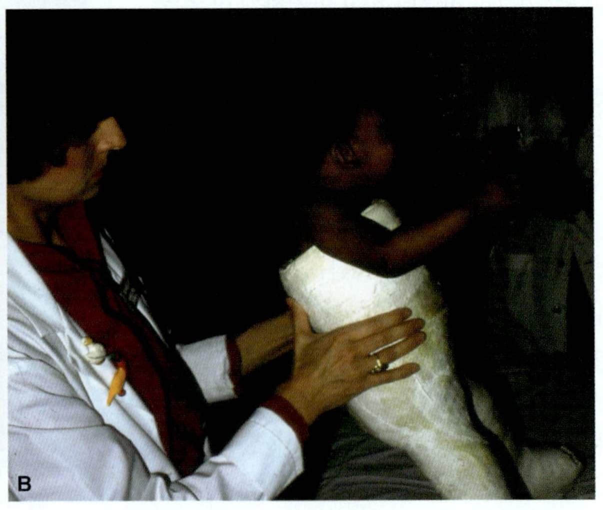

그림 10.33. A와 B: 수술 후 엉덩관절 깁스를 한 어린이. 수술 후 약 10일 후 의사가 승인하면 서는 것은 가정 프로그램에서 중요한 부분이다. 몇 주간의 고정 기간 동안 모든 방향으로 서서 몸을 기울이는 짧지만 가치 있는 운동법을 부모에게 보여줄 수 있다.

가슴 또는 허리 부위에 병변이 있고 엉덩관절이나 무릎의 움직임이 현저히 감소한 어린이는 골절의 위험이 있다. 움직임을 회복하기 위해 짧은 입원이 필요할 수 있다. 또한 가족이 동의할 수 있는 경우, 대부분의 시간 동안 깁스나 부목을 착용한 채로 집으로 돌려보내고, 운동범위가 회복될 때까지 빈번한 관절가동범위 운동과 앉아서 활동할 때만 부목을 제거할 수 있다. 일부 어린이는 연부조직 연장술이나 힘줄 절제술 후 깁스 대신 HKAFO를 고정하는데 치유 과정에 부모가 부드럽게 관절가동범위 운동을 하고 아이를 세울 수 있도록 한다.

L-4, L-5 또는 엉치 병변이 있는 어린이의 엉덩관절을 재배치하거나 안정화하기 위한 시술은 간단한 힘줄 연장술 또는 보다 복잡한 넙다리뼈 또는 골반 절골술이 될 수 있다. 이러한 절차에 따라 깁스를 제거한 후 관절의 이동성과 균형 능력이 다시 안전하고 수용 가능한 수준으로 회복되고 아이가 보행을 재개할 수 있는지 확인하기 위해 병원에 입원해야 할 수 있다.

깁스 기간이 길어지면 허리뼈와 하지의 운동성이 감소하는 것이 일반적이다. 깁스를 풀고 나면 햄스트링과 엉덩관절 폄근의 단축으로 인해 아이가 앉은 자세를 바르게 유지하기 위해 엉덩관절 굽힘을 90도까지 굽히기 어려운 경우가 많습니다. 햄스트링, 엉덩관절 및 허리의 압박으로 인해 골반이 후방으로 흔들리고 흉곽이 이차적으로 둥글어진다.

이 자세는 주의가 필요하다. 골반과 엉덩관절의 이동성과 힘을 증가시키키기 위해 부드러운 활동이 필요하다. 아이와 함께 서서히 앉아서 적극적인 엉덩관절 굽힘과 함께 적극적인 흉부 긴장을 유지하면 아이가 90도 정렬로 돌아서서 유지하는 데 도움이 된다. 팔다리를 수동적으로만 움직여 연약한 뼈에 무리하게 힘을 주는 것보다는 아이가 적극적으로 직립 자세를 유지하여 유연성을 키울 수 있도록 돕는 것이 더 안전하다. 또한, 아이가 장시간 등을 둥글게 구부린 채 앉아 있지 않도록 주의하여 잘못된 정렬이 습관화되지 않도록 하고 제한된 범위를 보완할 수 있도록 해야 한다.

부모는 스피카 깁스를 제거한 후 아이가 처음에 기는 것을 허용하지 않도록 경고해야 한다. 기어가려면 엉덩이와 무릎을 90도 이상 구부려야 한다. 또한 아이가 앉았다 일어날 때와 네발기기 자세를 취할 때도 엉덩관절 회전이 필요하다. 깁스를 제거할 때 이러한 모든 동작에 필요한 유연성이 확보되지 않으면 골절이 발생할 수 있다.[100,101]

무릎이나 발목 수술 후 어린이는 길거나 짧은 다리 깁스를 한두 개 할 수 있다. 가족은 자녀가 누워 있거나 앉아있는 시간이 너무 길어지지 않도록 다시 교육을 받아야 한다. 피부 손상을 유발하는 것 외에도 굽힘 구축의 발달은 항상 주요 관심사이다. 짧은 다리 깁스를 하고 과도하게 앉거나 기거나 무릎을 꿇고 걷는 것은 엉덩관절과 무릎 굽힘근의 긴장을 증가시킬 수 있다. 굽힘을 조장하는 자세를 피하기 위해 대체 자세에 대한 정보를 제공해야 한다. 엎드려 누워 있는 자세가 깁스를 하기 전 가장 좋은 자세이며, 가능하면 서 있거나 보행하는 것이 좋다. 깁스를 한 상태에서 보행이 허용되는 경우, 목발이 아닌 보행기를 임시 보조 장치로 사용하면 빠르게 보행할 수 있다. 목발 훈련은 깁스의 추가 무게, 적절한 균형감각 부족, 고유 수용성 감각 저하, 깁스가 어긋날 수 있기 때문에 경험이 없는 어린이에게는 어렵다. 이에 비해 보행기를 이용한 교육은 일반적으로 더 빠르고 안전한 선택이다. 깁스 기간 동안 아이의 움직임을 유지하는 데 도움이 되는 몸통 운동과 함께 허리, 엉덩관절, 무릎 폄근을 위한 간단한 강화 운동을 가르칠 수 있다. 이러한 다각적인 프로그램을 통해 깁스를 제거한 후 아이가 이전 또는 개선된 수준의 기능으로 빠르게 복귀할 가능성이 높아진다.[25,33,127-131]

중추신경계 악화

평생 동안 척추이분증 환자와 그 가족, 그리고 이들을 돌보는 전문가는 척수 수막증이나 연결된 척수를 유발할 수 있는 기능 저하를 주의 깊게 관찰해야 한다. 이러한 신경 논리 상태는 아동의 이동성, 대동작기능, 비뇨기 기능, 미세 운동 기술 및 일상 생활 활동(ADL)에 영향을 미칠 수 있다. 제때 진단하고 치료하면 일시적인 효과를 볼 수 있다. 치료하지 않고 방치하면 증상이 악화될 수 있으며 그 영향은 영구적일 수 있다. 이러한 문제는 일상적인 예약, 검사, 도수근력검사 또는 부모와의 대화중에 PT가 발견하는 경우가 많으므로 치료사는 이러한 문제에 대해 잘 알고 있어야 한다.[25,33,65]

수두증(Hydromyelia)

Hall 등[132] 은 척추측만증이 빠르게 진행되는 척추이분증 아동을 대상으로 연구를 수행한 결과 CSF가 척수 내로 이동하는 것을 발견했다. 과도한 CSF가 척수를 따라 주머니에 모여 압박 부위를 만들고 궁극적으로 주변 말초신경을 괴사시켜 척추측만증을 유발하는 것으로 나타났다. 척수증과 관련된 것으로 밝혀진 다른 증상으로는 진행성 상지 떨림 약화 및 과긴장증이 있다. 외측 뇌실의 초기 검사에서는 비대가 나타나지 않았고 션트가 오작동하고 있음을 나타내지 않았을 수 있다. 그러나 VP 션트를 수정한 결과 조기에 진단이 내려진 어린이들은 증상이 개선되었다. 일부 어린이는 척추의 체액 주머니 수준에 션트를 추가로 삽입하여 과도한 CSF와 압력을 제거해야 했다. Lindseth는 정형외과 의사였지만, 임상적 증상에 관계없이 빠르게 진행되는 척추측만증의 모든 경우에 대해 면밀한 조사가 필요하다고 강력히 주장했다. 그는 척추측만증을 고립된 근골격계 현상으로만 취급하지 말고 항상 중추신경계 합병증의 가능성을 고려하는 것이 중요하다고 말했다. 치료하지 않고 방치하면 척수를 따라 체액이 계속 고여 상지 및 하지 기능의 지속적인 악화를 초래한다고 하였다.[25,33,65,132,133]

묶임척수(Tethered spinal cord)

임신 약 10주가 되면 태아의 척추와 척수의 길이가 같아지고 척추 신경이 해당 척추뼈에서 수평으로 빠져나온다. 임신 5개월이 되면 척추가 척수보다 더 빠르게 성장하여 척수는 S-1에서 멈춘다. 출생 시 척수는 L-3에 있으며, 성인이 되면 척수는 L-1에서 L-2 척추에 위치하게 된다.

척수 유착은 원래의 등 병변 부위에 유착이 척수를 고정할 때 발생한다. 아이는 빠르게 성장하고 있지만 척수가 자유롭게 위로 미끄러져 위치를 바꿀 수 없으며 결함 수준에서 묶여 있는 상태로 유지된다. 척수가 과도하게 늘어나면 신경조직의 대사 변화와 허혈이 발생하고 근육 기능의 퇴화가 동반된다. 급격한 진행성 척추측만증, 하지의 한 부위 또는 여러 부위에서의 과긴장, 보행 패턴의 변화, 비뇨기과 기능의 변화는 척수의 연결로 인한 것일 수 있다. 수동적 관절가동범위에서 근긴장도 증가, 도수근력검사 결과의 비대칭적 변화, 근력 감소 부위, 등이나 엉덩이의 불편함을 호소하는 경우 검사자에게 척수 묶임의 존재를 고려하도록 경고해야 한다.[134,135] 전문가와 부모가 주기적으로 검사를 받으면 이 합병증과 관련된 기능적 변화를 조기에 파악하여 적절한 의학적 관리를 고려할 수 있다(보기 10.9). Petersen은 자신의 연구 집단에 근거하여 L-3 이상의 수준에서 병변이 회복된 어린이는 6세 이전에 증상이 나타나기 시작하고, L-4 이하의 병변을 가진 어린이는 6세 이후에 증상이 나타나는 경향이 있다고 제안한다. 그는 또한 등 결손이 치료되지 않은 어린이는 병변의 위치에 관계없이 훨씬 일찍 증상이 나타난다는 사실을 발견했다.[136] 연결이 의심되는 경우 영상 검사를 통해 진단을 확인할 수 있으며, 이후 신경외과적 수술을 통해 탯줄을 풀어줄 수 있다. 이후 탯줄이 적절한 위치로 이동하지 않을 수 있지만, 증상의 재발하지 않고 아이의 성장이 진행될 수 있으며 기능의 추가 퇴화를 피할 수 있다. 적시에 재수술을 시행하면 영구적인 신경학적 손상을 예방할 수 있다. 그러나 수술 후 모든 증상의 완전한 교정을 가정할 수 없다는 것이 분명 해지고 있다.[65] McLone 등은 묶임척수의 증상으로 척추측만증이 나타나 척수를 풀어주는 수술을 받은 30명의 어린이를 대상으로 연구를 진행했다. 척추측만증이 가장 크게 개선된 어린이는 척추 만곡이 50도 미만인 어린이였다. 2년에서 7년간의 추적 관찰 기간 동안 38%의 어린이가 척추가 다시 연결되어 만곡이 진행된 것으로 나타났지만 나머지 어린이는 척추 정렬이 안정화되거나 개선된 것으로 나타났다.[137]

보기 10.9 테더코드 진단으로 이어질 수 있는 임상소견

엉치 신경 뿌리가 있는 근육의 경련
수동적 관절가동범위에 대한 저항으로 다리의 긴장이 증가한다.
허리 앞굽음증의 갑작스러운 증가
허리 또는 엉덩이 통증
어린 나이에 척추측만증 발병
빠르게 진행되는 척추측만증
마비 수준 이상의 척추측만증
비뇨기 기능의 변화
보행 패턴의 변화
다리 근육의 점진적인 약화

흉부 수준의 마비가 있는 어린이는 직립 자세를 유지하기 위한 충분한 항중력 힘을 제공하기 위한 몸통 근육의 완전한 보완이 없으며 항상 척추측만증의 위험에 노출되어 있다. 그러나 몸통 근육의 완전한 신경 분포가 있는 허리 또는 엉치 병변이 있는 어린이는 만곡이 발생할 때, 특히 단기간에 걸쳐 만곡이 발생할 때 평가를 받아야 한다. 운동 수준이 T-12 미만인 어린이에게 척추측만증이 발생하면 항상 척수증과 Tethered spinal cord을 의심하는 것이 좋다. 수술적 교정을 통해 척수증과 척수를 적극적으로 치료하는 병원에서는 다른 곳의 데이터에 비해 척추이분증 환자군에서 척추 유

합술이 필요한 척추측만증의 전반적인 발생이 감소한 것으로 보고되었다.[133,138-141]

척추측만증(Scoliosis)

척추이분증이 있는 아이에게 척추 변형이 발생하는 것은 심각한 문제이다. 척추측만증이 발생하여 몸통 정렬이 손상되면 아이가 직립을 유지하기 위해 추가적인 지원이 필요하게 된다. 아이가 몸을 세우기 위해 상체에 기대야 하는 경우, 이러한 보상은 아이의 이동의 자유에 직접적인 영향을 미치고 모든 활동에 소요되는 에너지 소비를 증가시킨다. 아이가 똑바로 앉은 자세를 유지하면서 의자를 움직여야 하기 때문에 휠체어 추진은 더 힘들어진다. 앉을 때 중증의 척추측만증은 골반 경사를 만들어 체중을 지탱하는 표면적을 변화시켜 압력이 증가하여 피부가 빠르게 손상될 수 있다. 허벅지 뒤쪽과 허벅지 결절, 넙다리뼈, 엉치, 꼬리뼈 돌출부가 특히 취약하다. 피부 손상이 몸통 정렬과 균형에 영향을 일으키면 걸음걸이가 더욱 불안정해질 수 있다. 골반 및 몸통 비대칭은 HKAFO 및 RGO 보조기의 착용감에 영향을 미친다. 보조기가 맞지 않아 보행 효율이 떨어지면 보조기를 자주 착용하지 않을 수 있다. 이로 인해 아이의 이동 능력이 더욱 악화된다. 척추 보조기나 바디 재킷을 사용하는 것은 몸통이 안정되지 않은 어린이에게 유용하거나 만곡의 진행을 늦추는 데 도움이 될 수 있지만, 많은 어린이에게는 수술적 유합이 불가피하다. 척추 유합술에는 다양한 방법과 선호하는 접근 방식이 있으며, 고정 기간과 일상 활동의 제한은 각각 다르다. 사용되는 기구의 유형과 유합 부위 및 범위도 어린이의 기능적 매개변수에 영향을 미치고 엉치까지 유합되면 골반의 이동성이 감소하고 보행 능력에 영향을 미치게 된다. 앞서 언급했듯이 보행 분석 결과, 보행이 가능한 척추이분증 아동의 경우 일반 아동보다 골반의 움직임이 더 큰 것으로 나타났다. 이러한 정보를 고려할 때 외과의는 보행이 가능한 아동의 엉치까지 융합하는 것을 최대한 피해야 한다. 성공적이고 효율적인 휠체어 추진을 위해서는 상지와 몸통의 움직임이 모두 필요하다. 유합술 후 이차적으로 먼쪽 척추의 유연성이 감소하거나 없는 경우, 개인은 독립적인 휠체어 이동성을 잃을 수 있다.

척추 유합술 후 움직이지 못하는 기간 동안 모든 사지의 유연성과 근력을 유지하고 피부 문제를 예방하는 것은 가능하면 수술 직후에 해결해야 한다. 완전한 활동 복귀가 허용되면 기능적 기술에 영향을 미쳤는지 여부를 판단하기 위해 아동을 재평가하는 것이 중요하다. 물리치료사는 아동의 수술 후 활동 수준에 관심을 갖고 이동성 회복을 지원해야 한다. 척추 유합술은 아동이 독립적으로 수행할 수 있었던 많은 일상생활 동작의 수행에 영향을 미칠 수 있으므로 영향을 받은 기능 영역에 대한 적응 전략을 개발해야 한다. 또한 척추가 안정화되면 어린이는 팔을 더 자유롭게 사용할 수 있고 수술 전에는 불가능했던 기술을 습득할 수도 있다. 이 어린이와 가족을 돕기 위해 수술 전후의 종합적인 물리치료 평가 및 중재 계획이 필요하다.[25,33,65]

>> 라텍스 알레르기

척추이분증 환자의 라텍스에 대한 알레르기 반응은 심각한 문제이다. 라텍스는 사람의 피부 및 기타 신체 표면과 접촉하는 다양한 제품에 사용되는 천연 고무이다. 건강 분야에서 일반적으로 사용되는 수많은 제품에는 라텍스가 함유되어 있거나 라텍스로만 만들어져 있으며, 불침투성과 강도가 뛰어나면서도 촉감이 부드럽기 때문에 오랫동안 사랑받아 왔다. 따라서 라텍스는 보호 기능을 제공하고 질병의 확산을 방지하는 멸균 장갑에 사용하기에 탁월한 소재이다. 내구성과 탄성이 뛰어나 다양한 유형의 플렉시블 튜브와 장난감 산업에서 널리 사용되고 있다(보기 10.10).

일반 인구의 1%만이 라텍스에 알레르기가 있는 것으로 알려져 있지만, 다양한 연구에 따르면 척추분리증 환자의 18-37%가 라텍스에 상당한 민감성을 보이는 것으로 나타났다. 또한 의료 종사자의 7-10%가 라텍스 민감성을 보이는 것으로 밝혀졌다. 알레르기 반응은 눈곱과 가려움, 재채기, 기침, 두드러기, 접촉부위의 발진으로 나타날 수 있다. 더 심한 반응은 기관이 부어오르고 혈압과 혈액 순환에 변화가 생겨 아나필락시스 쇼크를 일으킬 수 있다. 라텍스 과민증은 임상 병력, 반응의 양상, 피부 단자 알레르기 검사 후 면역학적 소견을 바탕으로 진단한다. 현재까지 원인은 밝혀지지 않았지만, 라텍스 제품에 일찍, 강렬하게 또는 지속적으로 노출되면 많은 사람에게서 과민증이 발생한다는 이론이 있다. 더 극적인 증상 중 일부는 많은 멸균 라텍스 장갑에 함유된 분말을 흡입한 결과라고 여겨진다. 이 분말은 장갑을 쉽게 착용하고 벗을 수 있게 해주지만 장갑을 벗을 때 공기 중으로 날아갈 수 있다. 추가 조사 결과 이 가루는 지속적인 자극

보기 10.10 라텍스가 함유된 일반적으로 사용되는 제품의 일부목록

풍선
공갈 젖꼭지
츄잉껌
dental dam
고무줄
의류 고무줄
해변 장난감
쿠시 공
일부 유형의 일회용 기저귀
접착제
페인트
지우개
일부 브랜드의 반창고
Bulb syringes
즉시 사용 가능한 관장제
장루 파우치
산소 마스크
맥박 산소 측정기
반사 망치
청진기 튜브
석션 튜브
혈관 압박 스타킹
목발 겨드랑이 패드, 팁 및 핸드 그립
주방 청소용 장갑
수영 고글
휠체어 타이어
일부 휠체어 쿠션
지퍼가 달린 식품 보관 가방

이 아닌 것으로 밝혀졌다.

미국 식품의약국(FDA)과 질병통제예방센터(CDC)는 이 문제를 지속적으로 조사하고 알레르기를 유발하는 라텍스 성분을 찾고, 안전한 비알레르기성 고무 생산 방법을 개발하며, 라텍스 함유 제품에 눈에 띄게 표시하기 위한 노력을 지원하고 있다. 라텍스 알레르기가 일부 어린이와 성인에서 바나나, 밤, 아보카도, 키위 등 일부 식품에 대한 민감성과도 관련이 있다는 증거가 있으며, 이 연관성에 대해서도 조사 중이다. 의료 종사자 및 척추이분증 환자의 고용 전 검사에 사용되는 혈액 검사법이 개발되어 검사 결과가 양성인 경우 해당 알레르기 항원을 피할 수 있도록 돕고 있다.

일부 연구자들은 척추분리증이 있는 어린이는 태어날 때부터 라텍스가 포함된 물질에 많이 노출되기 때문에 라텍스 알레르기가 발생한다는 이론을 세우고 있다. 한 연구에서는 척추이분증의 존재를 라텍스 알레르기의 위험 요인으로 간주해야 한다고 지적한다. 라텍스 민감성을 예방하기 위해 사용되는 한 가지 방법은 생후 첫날부터 라텍스가 없는 환경을 조성하여 일차 예방을 실천하는 것이다. 이 전략을 6년 동안 사용한 한 연구에서 라텍스에 민감한 어린이의 비율이 26.7%에서 4.5%로 감소했다.[142,143]

옹호 단체들은 병원에 라텍스 사용을 금지할 것을 권장하고 있으며, FDA에 모든 병원에서 라텍스 제품 사용을 금지할 것을 요청하고 있다. 부모, 노약자 및 기타 간병인은 심각한 알레르기 반응이 발생할 경우 쉽게 사용할 수 있는 자가 주사형 에피네프린 펜을 휴대하는 것이 좋다. 모든 민감한 사람은 응급 구조대 팔찌, 목걸이 또는 인식표를 착용해야 한다. 응급 요청에 응답할 수 있는 인근 구급대, 소방서, 지역 응급 의료 서비스에는 해당 어린이가 이러한 민감성을 가지고 있음을 알려야 한다. 응급 요원이 들어올 때 사용할 수 있도록 현관문 근처에 비라텍스 장갑 세트를 비치해 두는 것도 좋다. 어린이와 가족은 반드시 피해야 하는 제품을 숙지하도록 권장하며, 일반적으로 사용되는 라텍스 제품 및 라텍스가 없는 대체품 목록은 미국 척추이분증협회(Spina Bifida Association of America)에서 확인할 수 있다. 인터넷에서 라텍스 정보, 라텍스가 없는 제품, 부모와 공유할 수 있는 자료를 많이 찾을 수 있다.[144-149]

지각 운동 및 인지 성능

척추이분증 아동은 여러 영역에 걸친 다양한 그룹이다. 이들의 특성과 문제점은 다양하며 이 장 전체에서 이미 논의한 운동 및 중추신경계 문제 외에도 치료사는 환자의 학습 스타일과 인지 처리에 영향을 미칠 수 있는 가능한 어려움을 알고 있어야 한다. 이 섹션에서는 지각 및 인지 능력과 관련된 방대한 양의 정보에 대한 간략한 개요만 제공한다. 이러한 문제에 대한 개입은 일반적으로 작업치료사 또는 교육자의 전문성에 속하지만, 치료 전략, 교육 방법의 선택, 궁극적으로 아동의 성공 수준에 직접적인 영향을 미치기 때문에 이 영역을 탐구하는 것이 좋다. 물리치료는 척추이분증과 아이가 겪고 있는 어려움 사이의 연관성을 모르는 전문가와 가족 모두에게 유용한 자료가 될 수 있다.

척추이분증 아동의 지적, 감각 및 지각 운동 기능에 대한 큰 관심과 우려가 표출되고 있다. 연구에 따르면 이 그룹에 속한 아동의 전반적인 지능은 운동 수준, 션트 삽입 전 수두증의 중증도 또는 수행된 션트 수정 횟수와 관련이 없는 것으로 나타났다. 그러나 인지력에 영향을 미치는 것으로 간주되는 몇 가지 요인으로는 수두증 치료, 뇌 감염이력, 기타 CNS 이상 등이 있다.[41-63]

많은 척추이분증 아동의 지능 검사 결과 정상 범위 내에 있지만 인구 집단 평균보다 낮은 것으로 나타났다. 윌리스와 동료들은 피험자들의 검사 점수가 특히 IQ, 산술 성취도, 시각 운동 통합 능력에서 낮다는 것을 발견했다.[151] 같은 아동을 나이가 들어서 다시 검사했을 때 산술 성취도와 시각 운동 통합 능력 점수는 더 떨어졌지만 읽기 및 철자 능력은 떨어지지 않았다. 이 연구의 한 가지 결론은 수학적 및 시각적 공간 문제를 해결하는 아동의 능력에 영향을 미치는 시각적 지각-조직적 결함이 존재한다는 것이다.[151] 이러한 결함은 수학에서 더 큰 성취가 기대되는 나이가 들수록 상대적으로 더 심해진다. 표준화된 평가는 연령과 교육 경험에 따라 기술 습득이 증가할 것이라는 기대를 반영하기 때문에 연구 대상 그룹에서는 시간이 지남에 따라 점수가 감소했다. 초기 기초 능력이 강하지 않으면 보다 고급적이고 직관적인 수학 처리 능력의 발달이 제한될 것이다.

다른 연구에 따르면 일부 척추이분증 아동의 경우 주의력 결핍이나 산만함이 높은 것으로 나타났으며, 이러한 문제는 특히 언어 발달이 부진한 아이들에게서 심각하게 나타났다. 이러한 아동은 청각 환경의 관련 특징을 인식하고 주의를 기울일 수 있는 청각 지남력 발달이 저조했다. 이 영역에 어려움이 있는 아동은 교사가 말하고 지시하는 것과 같은 주요 청각적 입력을 식별하지 못하거나 열린 창문으로 들리는 지나가는 트럭의 소음이나 근처에 앉아있는 다른 아동과 같은 관련 없는 소리를 무시할 수 없어 청각이 풍부한 환경에서는 불필요한 소리로 인해 어린이가 주어진 과제에서 쉽게 주의를 분산시킬 수 있다. 이러한 아동은 조용하고 한적한 곳에서 더 잘 수행할 수 있는 반면, 일반적으로 분주한 교실에서는 비슷한 과제를 수행할 때 수행 능력이 떨어질 수 있다.

Horn 등은 실험에 참여한 많은 어린이에게서 언어 이해력이 제한적으로 발달한 것을 발견했다.[151] 개별 어휘 이해력은 정상이었지만 이야기에 대한 이해력은 낮았다. 아이들은 중요하지 않은 사실을 무시하면서 이야기의 관련 특징을 식별하고 유지하는 데 어려움을 겪는다. 관련없는 단어의 목록을 학습하고 암기하는 데에도 어려움이 있었다. 그러나 소리 내어 읽은 짧은 이야기에 대한 질문에 답할 때와 같이 관련 사실에 대한 기억력은 더 좋았다.[151-153]

인용된 모든 연구에서 피험자의 조기 치료, 약물 복용, 개입의 적시성 또는 아동에게 영향을 미쳤을 수 있는 기타 합병증에 대한 정보는 거의 제공되지 않았다. 따라서 어떤 요인이 문제의 원인이었을지 가설을 세우는 것은 어렵다. 소근육 및 조작 기술을 개발하고 연습할 기회 감소가 한 요인으로 생각된다.[152] 다른 부정적인 영향으로는 아동의 경험에 영향을 미치는 초기 이동성의 제한, 즉 환경 탐색, 정지된 물체에 대한 신체 움직임, 물체를 조작하고 이동하는 것 등이 있을 수 있다. 인지 기능 장애의 이론적 근거로는 신체의 자발적 움직임의 범위, 방향, 힘, 속도 및 움직임이 해석되는 방식에 영향을 미칠 수 있는 Chiari II 기형과 관련된 잠재적 소뇌 이상을 들 수 있다. 그러나 원인이 무엇이든, 이로 인한 학습장애는 아동의 기능 능력의 여러 측면에 영향을 미치고 학교와 인생 전반에서 아동의 궁극적인 성공을 제한할 수 있으므로 주의가 필요하다.

마지막으로 개념적 추론 능력의 결함을 조사한 흥미로운 연구에 따르면 많은 척추분리증 아동이 수다스럽고 친절하지만 대화에서 반복적이고 구체적이지 않은 내용을 많이 사용하는 것으로 나타났다. 이 연구가 수행되기 수십 년 전, 이 언어 스타일에 대해 만들어진 용어는 구식이지만 명백한 이유 때문에 "Cocktail Party Chatter"였다. 혼잡한 파티장을 걸어 다니며 다른 사람의 안부를 묻고 다른 안부를 묻지만 대답을 처리하거나 깊이 있는 대화를 진행하지 않는 것과 유사하게 아동의 언어 표현에는 양은 많지만 질적 수준은 거의 없다. 척추이분증 아동의 경우, 이는 아동의 능동적인 행동이나 선택이라기보다는 유기적인 처리 문제이다.[154]

이 인구의 지각 문제에 대한 모든 논의는 안구 기능 문제도 다루어야 한다. 일반 인구와 비교할 때 사시는 척추이분증이 있는 어린이에게서 6-8배 더 자주 발생한다. 접합 시선의 부족은 공간 관계와 크기의 일정성에 영향을 미치며, 일부 척추이분증 아동의 경우 조작 활동 중 정상적인 시각 지각 발달과 시각-공간 문제가 관찰되었다. 그 외 더 빈번한 안구 문제로는 안구진탕, 안구 운동성 저하 및 기타 융합의 결함 등이 있다. 이러한 이상은 뇌줄기 기능 장애로 인한 것으로 알려져 있지만, Chiari II 기형의 중증도와 이러한 임상 관찰 사이에 상관관계는 밝혀지지 않았다.[155,156]

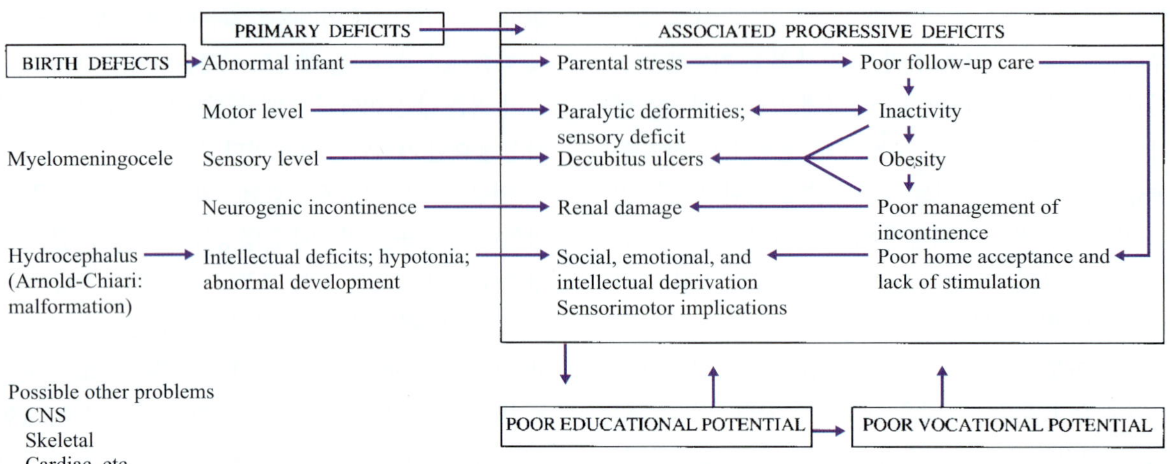

그림 10.34. 척추이분증 아동의 원발성 및 진행성 결손(Adapted from Syllabus of Instructional Courses. American Academy for Cerebral Palsy; 1974.)

척추이분증이 있는 어린이는 어린 시절에 다양한 운동과 학습 경험이 필요하다는 데 의견이 일치하는 것 같다. 다양한 감각 양상에 대한 경험을 늘리면 특정 영역의 제한으로 인한 부정적인 영향을 줄이는 데 도움이 될 수 있다. 연령에 적합한 자료와 아동이 과제에 집중할 수 있는 환경에서 테스트를 실시하는 것이 중요하다. 또한, 운동 요소가 포함된 검사 항목을 제거하면 보다 선별적이고 유효한 결과를 얻을 수 있다(그림 10.34).[150-157]

>> 휠체어 이동성

아동의 보조기 착용과 보행 준비에 많은 주의를 기울였지만, 앉아서 이동하는 것이 필요한 아동의 경우에는 앉아서 이동하는 것도 고려해야 한다. 사용 가능한 여러 장치 중 하나를 사용하기로 결정할 때는 가족 구성원 및 아동과 관련된 기타 전문 직원의 의견을 포함해야 한다. 먼저 논의를 통해 좌식 이동 장치의 필요성과 제안된 사용 방법을 결정할 수 있다. 고려해야 할 질문으로는 주로 레크리에이션 및 또래 그룹과의 상호작용, 실내 또는 실외, 학교, 장거리 가족 외출 또는 가족 편의 및 이동을 위한 기기인지 고려해야 한다.

어린 아이를 위한 첫 번째 장치는 수동식 'Caster Cart', 'Ready Racer 또는 'The Wheel'이다. 이들 모두 의료용품 회사를 통해 구입하거나 인터넷을 통해 중고로 구입할 수 있다. 시중에서 판매되는 전기 자동차와 모터사이클은 일반적인 풋 페달 구성이 아닌 핸드 스위치로 개조할 수 있으며, 상상력이 풍부한 부모들은 이러한 제품에 다리 위치와 트렁크 지지대를 적용할 수 있다. 이 장치는 비교적 저렴하고 바닥에 낮게 설치되어 있어 바닥이나 서 있는 자세로 쉽게 전환할 수 있다. 미관상 보기에도 좋으며 신체적 장애가 있는 사람이나 일반 어린이도 사용할 수 있다. 적절한 환경에서 사용하면 빠르고 안전하게 사용할 수 있으며, 운동, 레크리에이션, 사회화를 위한 유익한 자극과 기회를 제공한다. 치료사는 아동의 지각 능력, 상지 능력, 비정상적인 근긴장도의 존재 여부에 따라 수동 또는 배터리로 작동하는 기기가 더 적합한지 여부를 선택해야 한다. 중추신경계 기능 장애가 있는 경우 기기를 추진하거나 조작하기 위해 상지에 과도한 힘을 주면 아동이 좌절감을 느끼고 용납할 수 없는 어조 변화를 일으킬 수 있다. 흥미로운 한 연구에서는 독립적인 이동 능력이 부족한 아동을 대상으로 전동 휠체어 사용 교육을 받은 아동을 조사했다. 대부분의 아동이 매우 잘 수행했으며, 호기심, 주도성, 운동, 의사소통, 탐색, 주변 사물 및 사람과의 상호작용이 증가한 것으로 나타났다. 또한 의존적인 행동도 현저히 감소했다. 따라서 이 연구는 아동이 좌절할 수 있는 환경과 상황에서 느린 보행 방법으로 어려움을 겪도록 제한하기보다는 적절하게 사용할 경우 자주식 바퀴 또는 전동 장치가 아동의 이동성 프로그램에 중요한 추가 요소가 될 수 있으며 보행 훈련 동기에 부정적인 영향을 미치지 않는다는 생각을 뒷받침한다.[158]

유모차는 점점 더 큰 사이즈로 제공되며, 보조대를 장착할 수 있고 보행기와 함께 사용할 수도 있다. 가족 행사에 자녀를 참여시키기 위해 아이가 5세 또는 6세가 될 때까지 유모차를 사용할 수 있다. 해당 연령대의 일반적인 어린이는 장거리 가족 외출 시 걷기와 유모차 타기를 번갈아 하는 경우가 많다. 하지만 아이가 나이가 들면서 이동성을 위해 다른 사람에게 의존하는 경향이 커지지 않도록 주의해야 한다. 통학 버스에 안전하게 고정할 수 있는 유모차, 여행용 의자 또는 휠체어와 허용되는 통학 교통수단에 대한 현지 규정을 알아두는 것이 도움이 된다. 균형 감각이나 지구력에 한계가 있어 학교에서 하루 종일 보행할 준비가 되지 않은 아동에게는 앉아서 이동하는 것이 도움이 된다(그림 10.35).

아직 완전히 보행할 수 없는 아동에게 스쿨버스의 탑승, 하차 및 안전한 이동이 문제가 될 경우, 아동이 학교를 시작하기 전에 휠체어를 구할 수 있다. 버스 승차장에서 교실 및 학교 내 다른 목적지까지 먼 거리는 어린 자녀에게 무리일 수 있으므로 고려해야 한다. 휠체어가 필요한 다른 징후로는 아동의 효율적인 이동성 부족, 기능이 미약하거나 안전하지 않은 보행, 또래 또는 가족과 함께 이동하는 데 필요한 보행 속도, 보행만으로는 불가능한 실내 레크리에이션 활동이 필요한 경우 등이 있을 수 있다. 보행이 가능한 아동은 버스 승하차 시 도움을 받을 수 있으며 카시트 또는 안전 벨트 또는 하네스가 있는 일반 버스 좌석에 고정할 수 있다. 그런 다음 아동은 학교에 도착할 때와 남은 하루 동안 보행이 필요하다. 따라서 휠체어를 구입하는 것은 아이가 언제, 어디서, 어떤 상황에서 어떻게 휠체어를 사용할지 결정하는 일련의 결정 중 첫 번째 부분일 뿐이다. 단, 휠체어를 탄 아이의 위험이 증가된다는 것을 기억해야 한다. 아동이 높은 수준의 효율적인 보행에 도달할 수 있는 잠재력이 있음에도 불구하고 가족이 보행 프로그램을 포기하는 것은 휠체어 사용을 도입할 때 항상 위험하다. 엉덩이와 무릎의 굽힘 구축, 피부 및 압력 문제, 척추 기형은 앉은 어린이에게 영향을 미치는 다른 문제이다.[131] 따라서 아동은 매일 휠체어에서 벗어나 앉은 자세에서 구부러진 자세로 시간을 보내야 한다. 엎드린 자세를 취하고, 보조기를 착용한 상태에서 스탠딩 테이블이나 다양한 스탠드에 똑바로 서고, 앉았을 때의 영향을 상쇄할 수 있는 보행 기회를 늘리는 일과를 고려해야 한다.

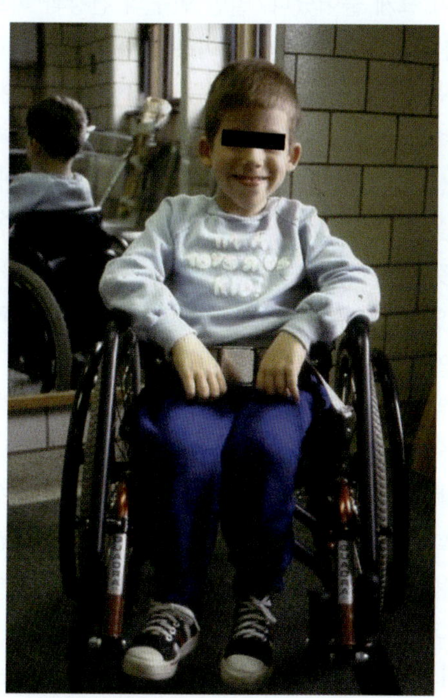

그림 10.35. 학교와 지역사회에서 장거리 이동을 위해 경량 휠체어를 선택했다. 이 아동은 또한 가정과 학교에서 단거리 이동 시 왕복 보행 보조기를 사용한다.

자녀가 성장하고 이동에 대한 요구가 변화함에 따라 전동 휠체어나 전동 스쿠터는 속도와 효율성을 높여줄 수 있다. 에너지를 절약할 수 있는 전동 장치는 학교나 직장에서 길고 바쁜 하루를 보내는 개인에게 매우 중요할 수 있다. 치료의 다른 많은 측면과 마찬가지로 바퀴 달린 이동성 영역에서도 치료사의 기술, 상상력, 문제 해결 능력이 큰 도움이 될 수 있다. 신뢰할 수 있는 공급업체 및 장비 담당자와 신뢰 관계를 구축하면 치료사는 사용 가능한 최신 기기를 최신 상태로 유지할 수 있어 아동의 삶을 개선할 수 있다. 경우에 따라 가정에서의 접근성 제한으로 인해 매일 아동과 함께 학교를 떠나기 전에 전원이 공급되는 기기를 미리 배출해야 할 수도 있다. 치료사는 보험 회사에서도 보조기 및 보행 장비에 대한 비용을 지불하는 경우 이러한 시간제 기기를 옹호해야 하는 입장에 처할 수 있다. 또한 아동이 보행기만 사용하길 원하는 다른 전문가들과 논의의 반대편에 서게 될 수도 있다. 아동 및 가족과 협력하여 아동이 수동 또는 전동 휠체어를 사용하게 될 상황에 대한 합리적인 기대치를 가지고 명확하고 현실적인 목표를 세우면 반대 의견을 가진 사람들과의 논의를 강화할 수 있다.

척추이분증 환자를 위해 휠체어에 쿠션은 항상 설치되어 있어야 한다. 다양한 유형의 쿠션은 욕창 발생을 줄일 수 있고 고밀도 폼과 풍선형 등 다양한 소재가 있으며, 아이가 비대칭을 보일 때 체중을 더 고르게 분산할 수 있도록 수정할 수도 있다. 어떤 쿠션을 선택하든 허벅지 뒤쪽과 엉덩이의 피부 손상을 예방하기 위한 활동은 여전히 가장 좋은 방법이며 하루 종일 수행해야 한다. 휠체어 팔굽혀펴기, 좌우로 체중 이동, 의자에서 일어나는 시간 등을 아이의 하루 일정에 포함시켜 규칙적으로 압력을 완화할 수 있도록 해야 한다. 또한 손목시계 알람, 말소리 시계, 삐삐 등 어린 아이도 이러한 활동을 독립적으로 수행할 수 있도록 도와주는 다양한 방법을 모색해야 한다.[65,159]

레크레이션 및 여가활동

아이가 초등학생이 되면 바닥에서 놀고 움직일 수 있는 시간이 훨씬 줄어들게 된다. 일반적으로 통합 또는 정규화된 교육 환경의 풀타임 학교 커리큘럼은 일관된 레크리에이션의 기회를 거의 제공하지 않는다. 상상력이 풍부하고 의욕이 넘치며 PT를 함께 할 의향이 있는 강사가 있는 체육 수업이 이상적이다. 척추분리증이 있는 학생을 다른 학생들이 수행하는 정기적인 활동에 포함시키는 전략을 개발할 수 있다. 적응이나 조정을 통해 정규 체육 교과과정에 참여할 수 있는 기회를 제공하면 아동이 참여할 수 있는 활동과 방과 후에도 즐길 수 있는 활동을 찾는 데 도움이 될 수 있다. 정규 교육 프로그램에 등록한 척추분리증 아동이 체육 수업에서 자동으로 면제되거나 또래 그룹이 수행하는 활동의 일부에 참여할 수 없을 것이라고 가정해서는 안 된다. PT는 또한 의지가 있는 체육 교사와 협력하여 아동이 수업에서 성공적으로 수행하는 것과 수행하지 못하는 것을 평가하는 수정된 채점 시스템을 개발할 수 있다. 이 저자는 모든 교사가 척추이분증이 있는 학생을 보다 유연하고 포용적으로 대할 수 있도록 지원했다.

특수 교육 커리큘럼에 등록한 아동은 체육 시간뿐만 아니라 레크리에이션 및 여가 기술 개발을 위해 예정된 세션이 있을 수 있다. 다시 한 번 강조하지만, 혁신적이고 의욕적인 교직원이 있다면 자녀에게 부족했을 수 있는 경험을 제공하고 평생의 관심사나 취미가 되어 신체 활동을 유지하는 데 도움이 될 수 있다.

그러나 일반 아동과 마찬가지로 척추이분증 아동은 새롭고 참신하며 일관성 있는 여가활동을 경험하기 위해 가족과 친구의 관심, 지식, 자원에 가장 많이 의존한다. 평생 동안 배우고 추구할 수 있는 활동을 파악하는 것은 척추이분증 환자를 위한 전체 치료 계획의 중요한 부분으로 고려되어야 한다. 물리치료사는 아동과 가족이 휠체어 게임과 스포츠 또는 보조기를 착용하고 보행하는 아동을 위한 접근 가능한 놀이터, 범퍼 볼링, 전통적인 리틀리그 야구 대신 티볼 등 적절한 프로그램을 찾을 수 있도록 돕는 중요한 역할을 한다. 또한, 특별한 도움이 필요한 아동과 아동의 참여를 도울 수 있는 일반 청소년 또는 청년 자원봉사자와 짝을 이루는 팀도 점점 더 늘어나고 있다. 척추이분증 아동은 심혈관 건강을 자극하고 근육을 강화하며 눈과 손의 협응력을 향상시키고 휠체어를 조작하고 스포츠맨십을 배울 수 있는 활동에 정기적으로 참여하도록 권장해야 하며, 이는 모든 아동이 혜택을 받을 수 있는 활동이다. 치료사는 일반적으로 가족으로부터 개조된 자전거 및 기타 가정용 운동 또는 레크리에이션 장비에 대한 의견이나 추천을 요청받는다.

부모에게 이러한 전문적인 조언을 제공함으로써 자녀의 활동성을 유지하는 데 도움을 주는 것은 가치 있는 공헌이 될 수 있다. 종종 추천을 넘어 신뢰할 수 있는 공급업체의 구체적인 리소스, 브랜드 이름, 연락처를 제공하고 보험사에 기기의 필요성을 정당화하는 편지를 보내야 할 수도 있다. 이러한 작업을 위해 자녀 및 가족과 팀을 구성하는 것은 시간이 많이 걸리지만 궁극적으로 모두에게 매우 귀중하고 가치 있는 일이다.

물리치료 직업에 아쿠아틱이 포함되고 확장되면서 치료사가 임상 레퍼토리에 아쿠아틱을 추가할 수 있는 연구와 정보의 양이 크게 늘어났다. 일반 인구의 건강과 피트니스에 대한 관심으로 인해 장애인이 이용할 수 있고 레크리에이션과 치료 목적으로 사용할 수 있는 수영장이 더 많이 건설되었다. 물속에서 활동할 수 있는 기회를 제공하면 척추이분증 아동이 신체적으로도 유익한 레크리에이션 활동에 참여하는 데 도움이 될 수 있다. 수상 안전과 기본적인 수영 기술을 배우는 것은 어린 자녀에게 가르쳐서 평생 동안 활용할 수 있다. 부양 장치의 사용 여부와 관계없이 수영 능력을 갖추면 척추이분증 환자는 육지에서는 불가능한 수준의 독립적인 이동의 자유를 경험할 수 있다. 또한 개인을 위해 설계하고 수영장 시설을 이용할 수 있는 물리치료사가 가르치고 모니터링할 수 있는 다각적인 치료 프로그램에 고급 수중 기술을 통합할 수도 있다. 물의 저항과 부력이라는 자연적인 특성을 활용하면 신체를 강화하고 심혈관 효율성을 높일 수 있다. 그리고 재미도 있다.

이 치료사는 수영장에서 치료 세션을 제공하는 것이 정형외과 수술 후 아동의 재활 프로그램에 특히 유용한 도구가 될 수 있다는 사실을 발견했다. 이미 물놀이에 익숙한 아이들은 이러한 환경의 신기함과 흥미로움으로 운동 프로그램을 열심히 할 수 있는 동기를 쉽게 부여받았다. 깁스를 하고 있거나 수술 후 회복 중인 어린이는 매트 위보다 물속에서 더 빨리 움직일 수 있다. 짧고 자유로운 수영 시간은 치료 활동 사이의 휴식 시간이나 세션이 끝날 때 잘한 어린이에게 보상으로 제공될 수 있다. 매트 프로그램에서 휴식 시간을 갖는다는 것은 일반적으로 아이가 움직이지 않는다는 것을 의미하지만, 물속에서는 계속 움직이게 된다. 수영, 경주, 수중 수색 및 회수, 농구, 배구, 술래잡기와 같은 수영장 내 팀 게임은 전통적인 치료 세션에서보다 훨씬 더 많이 움직이게 할 수 있는 많은 가능성 중 일부에 불과하다. 그러나 모든 레크리에이션과 치료의 결합에서와 마찬가지로, 치료사는 아동이 행복하게 놀기 위해 반드시 해결해야 하는 목표를 타협해서는 안 된다. 다른 프로그램과 마찬가지로 구체적인 운동

보기 10.11 풀 환경에서 활용할 수 있는 치료 전략의 예시

신경이 눌린 하지 근육, 상지 및 몸통에 강화 효과를 제공한다.

1. 2차원 체육관 매트에서는 불가능한 조합 패턴의 움직임으로 모든 방향, 모든 평면에서 다리를 움직일 수 있다. 필요에 따라 수동, 능동, 능동 보조 및 저항이 가능하다.
2. 깊은 물속에서 다리를 물속에 넣고 물의 저항에 맞서 제자리에서 발로 차는 몸통용 부양 장치 사용
3. 수면에 엎드리거나 누운 상태에서 수영장 옆이나 치료사의 손으로 밀어내어 폄 근육을 강화하고 물속에서 갑작스러운 추진력을 즐기도록 한다.
4. 킥보드를 잡거나 필요한 경우 이너 튜브를 착용한 상태에서 다리 동작만으로 수영 한 바퀴 돌기
5. 추진력과 저항력을 높이기 위해 물갈퀴 장갑을 착용하고 다양한 스트로크를 사용하여 어깨의 모든 근육을 사용하는 랩 수영 랩 수영(필요한 경우 발목에 부력 커프 사용 가능)
6. 필요한 경우 다리가 수영장 바닥에 끌리는 것을 방지하고 둔부 근육이 활동적이지 않은 경우 확장 기능을 제공한다.
7. 치료사가 다리를 잡고 엎드린 자세 또는 누운 자세에서 전진 운동을 하기 전 저항성 수영
8. 부양 링 안에서 누운 상태에서 다리를 물 밖으로 들어 올리고 좌우로 비틀어 모든 복부 운동을 하며 필요에 따라 다리를 들어 올리는 데 도움을 받는다.
9. 어린이의 나이와 능력에 따라 다양한 수심에서 공 던지기 및 받기, 농구, 뉴콤 또는 표준 볼레이볼을 한다.

루틴을 개발해야 개입이 진정으로 필요한 영역을 목표로 한다(보기 10.11).

척추분리증이 있는 젊은 성인

척추이분증 환자에 대한 관심은 이들이 청소년이나 성인으로 성장하여 의료 서비스를 받는다고 해서 끝나서는 안 된다. 청소년을 직접 진료하지는 않더라도 이 연령대가 직면하는 문제에 대한 지식은 임상의에게 도움이 될 수 있다. 노화 과정이 척추이분증 환자에게 미치는 영향을 알면 치료사는 모든 연령대의 환자에게 도움이 되는 관점을 얻을 수 있다. 또한 다양한 의학적, 수술적, 치료적, 중재적 결정의 장기적인 효과를 이해하는 것도 도움이 된다. 이러한 치료법이 어떻게 발전해왔고 노인의 기능에 어떤 영향을 미쳤는지 알면 어린이에 대한 접근 방식을 개선할 수 있다. 성공적이지 않은 기존 프로토콜을 수정하고 심지어 폐기하는 한편, 모든 연령대의 삶을 개선할 수 있는 새롭고 희망적인 더 나은 전략을 개발할 수도 있다.[160]

Selber와 Dias는 시카고의 엉치 수준의 척추이분증을 가진 청년 집단을 조사했는데, 이들은 어렸을 때부터 같은 병원에서 같은 의료진에 의해 동일한 프로토콜을 적용받으며 치료를 받았다. 이들은 탯줄과 하지 기형의 모든 증상에 대해 적극적인 치료를 받았다.

그러나 이들 중 다수는 여전히 골수염, 척추측만증, 보행 기능 저하 등 여러 가지 합병증을 앓고 있었다. 참가자와 그 가족들은 수년 동안 피부 관리 교육을 받을 기회가 많았고 클리닉 직원들과 오랜 기간 관계를 유지해 왔다. 골수염은 감각이 둔한 피부나 잘 맞지 않는 보조기 및 신발 외에도 여러 가지 요인으로 인해 발생했을 수 있다. 가장 우려스러운 점은 특히 취약한 발과 발목 부위에서 초기 피부 파괴가 발견되었을 때 치료를 미루다가 문제가 발생했을 수 있다는 것이다. 더 심한 경우에는 절단까지 이어졌다. 연구 그룹에서 발견된 또 다른 문제는 많은 사람들이 지역사회 보행 상태를 유지했지만 심각한 무릎 통증을 경험했으며, 보행을 지지하고 안정시키고 관절 스트레스를 줄이기 위해 중단했던 보조기, 목발, 지팡이를 다시 사용해야 한다는 것이었다. 이 장의 앞부분에서 엉치 수준의 병변이 있는 어린이 그룹이 가장 영향이 적은 것으로 생각되었다는 점을 기억 해야 한다. 이러한 합병증은 의사, 고객 및 그 가족이 생애주기의 어느 시점

에서든 기능에 영향을 미칠 수 있는 복잡한 요인에 대해 지식을 유지하도록 유도해야 하며 근육 결핍이 최소화된 아동의 경우에도 마찬가지이다. 시간이 지나면서 치료 노력과 개입의 강도가 느슨해져서는 안 되며, 특히 재앙적인 결과를 초래할 수 있는 경우에는 더욱 그렇다. 이 장의 여러 섹션에서와 같이 불필요하게 반복적이라고 느낄 수도 있지만, 중요한 내적 형성을 일관되게 강화하면 아동뿐만 아니라 PT 학생에게도 더 나은 결과를 가져올 수 있다.[161]

연구에 참여한 청년들의 병변 수준을 구체적으로 명시하지 않은 또 다른 보고서에서는 개인별 관리에 대한 전반적인 무관심과 취미 또는 관심 분야와 약속에 대한 후속 조치가 제대로 이루어지지 않는다고 지적했다. 또한 학교 활동, 과제, 학기 과제와 관련된 장기 프로젝트를 조직하고 완료하는 데 어려움을 겪는 것으로 나타났다. 그리고 많은 아이들이 고집스럽고 독단적인 모습을 보였다. 기억력 문제, 자료 이해력 부족, 개념적 추론, 문제 해결력, 인간적 유연성 결여 등이 연구 대상의 약점으로 확인되었다.

일반적인 청소년과 청년의 경우, 개인 관리, 학교 및 사회 생활에서의 성공과 함께 성숙해지고 대응 능력에 대한 수용도가 높아지며, 개인 관리가 더 쉬워지고 순응도가 높아진다. 그러나 이 연구는 척추이분증 아동이 특정 요구 영역의 치료에 초점을 맞춘 개입과 지원을 제공하지 않으면 본질적으로 이러한 증가하는 기대에 성공적으로 적응하지 못할 수 있음을 보여준다. 이 보고서는 조기 독립을 달성하기 위해 아동이 자신의 개입 계획을 계획하고 실행하는 데 참여할 수 있는 기회를 가져야 한다고 결론지었다. 아동이 과도한 수준의 필요와 지원에 습관화되기 전에 가족과 함께 적극적으로 참여하는 경우, 이 실행 계획은 구체적으로 제한될 수 있는 영역에서 성공할 가능성이 더 높다.[154]

인디애나주 라일리 아동병원을 통해 실시한 연구에서 척추이분증을 가진 청소년의 부모는 환경 접근성, 지역사회 교통, 독립성 등 자녀에게 영향을 미치는 평생의 문제를 중심으로 우려를 표명했다. 그러나 청소년들은 재정, 의료 서비스, 친구와의 소통 및 사회화, 또래 수용과 같은 당면한 문제에 더 큰 관심을 보였다. 의료 문제를 제외하면 이들의 문제는 일반적인 또래의 문제와 크게 다르지 않았다. 이 연구는 사회적 통합, 직업 훈련, 성 상담 등을 통해 이 집단을 지원하는 데 주의를 기울여야 한다고 결론지었다.[162] 열악한 식단, 비만, 신체 활동 감소, TV/컴퓨터 사용 시간 증가 및 기타 정적인 활동, 약물 남용으로 인한 건강 위험은 전형적인 청년 인구에서 어린 시절부터 시작된 것으로 기록되어 있다.[163] 성인 척추이분증 환자를 대상으로 한 연구에서 Dias 등은 연구 대상의 50%가 30세 이상이었지만 80%가 부모나 다른 친척과 함께 살고 있다는 사실을 발견했다.[164] 82%는 어느 정도 독립을 달성했지만, 17명만이 결혼하여 가족과 떨어져 살고 있었다. 흥미롭게도 개인의 독립성 정도는 병변의 정도나 달성한 보행 수준과는 무관한 것으로 나타났다. 따라서 일부 척추이분증 환자의 인지적 구성에 동기 부여 요인이 결여되어 있어 한 사람은 더 많은 자율성을 추구하는 반면, 다른 사람은 고립과 의존 행동이 수반되는 집에서 살게 될 수 있다고 추론할 수 있다.[164]

Dunne 와 Shurtleff[165]는 비만, 요실금, 재발성 요로 감염, 만성 탈구, 관절 통증, 고혈압, 신경학적 악화, 우울증 등 성인 척추이분증 환자들이 흔히 호소하는 몇 가지 증상을 확인했다. 요실금은 척추이분증이 있는 청소년 남학생과 여학생 그룹이 실시한 자가 평가 설문조사에서도 핵심적인 문제였다. 일반적으로 여학생은 남학생보다 외모, 운동 능력, 글로벌 자존감에서 더 낮은 평가를 받았다. 그러나 요실금이 없는 여학생과 남학생 모두 요실금이 있는 아이들보다 자신을 더 높게 평가했다. 이 연구를 통해 많은 젊은 성인에게 배뇨 조절 능력은 보행 능력보다 더 중요한 것으로 나타났다.[166]

요로감염은 성인인구에서 발생하는 질환 중 가장 흔한 질병으로 보고되고 있다. 성인은 요실금이 사회적으로 미치는 영향에 대해 매우 우려하고 있으며, 건조하고 감염이 없는 상태를 유지하기 위해 다양한 방법을 사용하고 있다. 요루 전환술은 복부의 장루에서 카테터를 통해 소변에 접근하거나 구부러진 패드에 소변을 수집할 수 있도록 하는 수술적 절차이다. 간헐적인 카테터 삽입에 의존하고 싶지 않은 많은 사람들이 선호하는 솔루션이었다. 잔뇨가 방광에 남아 있으면 박테리아의 저장소가 되어 높은 감염률과 잠재적인 신장 손상을 초래할 수 있다. 일부에서는 유치 폴리 카테터를 사용했지만 감염률이 높았다. 다른 외부 채취 장치, 발살바 배뇨, 기저귀 등이 일반적으로 시도되었지만 결과와 성공률은 다양했다. 권장되는 일일 일정에 따라 부지런히 시행하는 간헐적 카테터는 성인 요실금 관리에 가장 성공적인 방법이며 감염이나 신장 손상 위험이 가장 낮은 것으로 나타났다. 그러나 부모가 더 이상 치료를 제공하거나 감독하지 않을 때 조직, 순응도 및 장기적인 후속 조치가 제한될 수 있다는 점을 고려하면 척추이분증이 있는 젊은 성인에게 자가 카테터 삽입이 예상보다 덜 성공적일 수 있음을 알 수 있다.[167,168]

McLone은 직업 훈련의 기회 부족, 실행 가능한 고용의 부족, 가족으로부터 심리적, 신체적 독립을 달성하는 능력 저하 등 척추이분증 성인에게 확인된 또 다른 문제를 언급했다. 두 연구에서 수두증이 있든 없든 척추이분증 청년을 대상으로 다면적 신경심리 검사를 실시한 결과, 피험자들은 언어 학습, 언어 회상, 복잡한 과제 순서화 영역에서 낮은 점수를 받았으며 주의력 결핍이 높은 것으로 나타났다. 지연 기억, 공간 기억, 시각 인식 기억에서는 평균 범위의 성적을 보였다. 한 연구에서는 척추이분증과 수두증이 있는 피험자의 거의 50%가 전체 IQ가 정상 범위 내에 있음에도 불구하고 어떤 유형의 인지장애를 보였다.[170,171] 따라서 앞서 언급한 다른 문제 영역뿐만 아니라 언어적 회상 및 순서가 약한 것이 학교에서 성공을 경험하고 일상 생활의 복잡한 책임을 통제하고 관리하는 방법을 배우는 능력에 얼마나 큰 영향을 미칠 수 있는지를 알 수 있다. 서로 다른 학습 스타일을 가진 다양한 사람들과 함께 일하면 개인의 학습 강점을 극대화하여 자신의 도전 영역을 보완하는 데 도움이 될 수 있다. 또한 하이테크 및 로우테크 적응을 모두 통합하여 도움을 주는 것도 개선되었다. 따라서 자가 카테터 또는 다단계 절차를 배우기 위해 활동 순서 차트를 사용하는 것은 합리적인 것으로 보인다. 가정 운동 프로그램에 사진이나 그림을 사용하는 것도 긴 언어적 구조를 기억하거나 유인물에서 설명을 읽고 처리하는 것을 피할 수 있는 또 다른 적응 방법이다. 고객이 보고 따라 할 수 있는 운동 프로그램 수행 동영상을 제작하는 방법도 사용되었다. 달력, 체크리스트 또는 하루 계획표와 태블릿, iPad 및 기타 전자 기기를 사용하는 것도 환자에게 동기를 부여하고 계속 추적하는 데 도움이 될 수 있다. 이러한 전략의 대부분은 어린 자녀에게 사용되지만, 나이가 많은 개인에게 이러한 전략을 계속 사용해야 하는지는 성공과 실패, 의존과 독립의 차이를 의미할 수 있다. 가족 구성원도 다양한 프로토콜, 운동 및 일정을 기억해야 하고 보다 체계적으로 관리하는 데 도움이 필요할 수 있으므로 이러한 전략 중 일부가 환자의 순응도를 높이는 데 도움이 될 수 있다.

일부 학군에서는 자녀가 14세가 되면 특수 교육 전환 계획이 학생의 연간 교육 프로그램에 포함되어 있다. 치료사, 사회복지사 또는 상담사, 교사, 가족, 그리고 종종 아동이 한 팀이 되어 고등학교 및 고등학교 졸업 후 학업에 적합한 교육 프로그램 유형, 아동이 향후 교육을 받을 수 있는 곳, 가장 적합한 환경 유형, 아동이 더 이상 집에서 살지 않을 때 필요한 주거 유형, 고려할 수 있는 직업 옵션 유형에 대한 아이디어를 논의한다. 때때로 이것은 매우 시기상조로 보일 수 있지만, 실제로 척추이분증 환자의 경우 14세 미만의 아동이라도 의료진, 학교 직원, 가족 간의 소통을 촉진하는 유연한 계획을 통해 앞서 나열한 장기적인 문제를 최소화하거나 예방하는 데 도움이 될 수 있다. 성인 인구는 다양하고 다양한 요구를 가지고 있으며, 이러한 요구는 문제를 효율적으로 식별 및 해결하고 전문가에게 중재를 의뢰하여 어린 환자가 보다 독립적인 성인으로 전환하는 데 도움이 되는 포괄적이고 다학제적인 팀 접근 방식을 통해 가능한 한 조기에 일관되게 해결되어야 한다는 것이 분명해 보인다.

요약

척추이분증 아동을 치료할 때 물리치료사가 고려해야 할 치료의 측면은 여러 가지가 있다. 이 장에 제시된 정보는 이 복잡한 선천적 결함에 대한 이해를 돕기 위한 역사적, 현대적 토대를 제공한다. 또한 새로운 접근법, 기술 및 연구를 통해 가까운 미래에 더 명확해질 수 있는 문제도 제기한다. 대부분의 경우 PT의 역할은 진료하는 장소와 해당 환경에서 아동의 연령에 따라 정의된다. 따라서 이 장의 특정 섹션은 다른 섹션보다 관련성이 다소 낮을 수 있다. 척추이분증은 영향을 받는 많은 시스템과 이러한 시스템이 어떻게 상호작용하고 아동의 평생 기능 능력에 영향을 미치는지에 대한 이해가 필요한 장애이다. 이 장 전체에 걸쳐 제시된 개입에 대한 우려와 전략은 물리치료사가 척추이분증에 공통적으로 영향을 받는 모든 신체 시스템과 치료를 최적화하기 위해 적용되는 프로토콜에 대해 잘 알고 있어야 한다는 저자의 겸손한 철학을 반영한다. 치료사는 가족들의 우선순위와 아이를 돕는 다른 전문가들의 초점을 알고 있어야 한다. 치료사의 진정한 과제는 이러한 다양한 관점을 통합하여 각 아동에게 최상의 결과를 가져오는 창의적인 치료 계획을 세우는 것이다. 해부학, 신경학, 운동학에 대한 탄탄한 기초를 바탕으로 상상력, 실험, 탐구력을 결합하여 치료사는 자신의 임상 능력을 더욱 정교하고 성공적인 개입으로 발전시킬 뿐만 아니라 가장 중요한 것은 아동이 가장 기능적이고 생산적인 수준으로 발전하도록 돕는 새롭고 참신한 치료 아이디어를 발견할 수 있다.

사례 연구

크리스탈 7세(Crystal, 7 years old)

주된 과거력(Significant history)

Crystal의 등은 생후 3일에 닫혔고, 12일에 수두증을 조절하기 위해 VP 션트를 삽입했다. Crystal은 퇴원 후 더 이상의 합병증이나 션트 재수술을 받지 않고 집으로 돌아갔다. 그녀는 조부모와 남동생과 함께 살고 있다. 그녀는 3세부터 5세까지 조기 개입 프로그램에 참여하여 작업 치료, 물리치료, 언어 서비스를 받았다. 여러 번의 이사와 EI 의뢰에 대한 후속 조치가 제대로 이루어지지 않아 3세가 될 때까지 조기 개입 서비스를 받지 못했다. Crystal은 2.5년 전에 학교에 입학했으며 보조기 없이 개인 수동 휠체어를 타고 다닌다. 그녀는 지역 소아과 병원의 척추이분증 클리닉에서 치료를 받고 있다.

결과발표(Present findings)

Crystal은 휠체어에서 교실 의자와 등받이, 그리고 간호실의 소파까지 밀착된 감독하에 슬라이딩 이동을 할 수 있다. 그녀는 충동적이어서 의자를 잠그는 것을 잊어버리거나 다리를 부주의하게 움직이며, 때때로 의자의 올바른 위치를 잊어버려 언어적, 신체적 신호가 필요하다. Crystal은 설정과 안전을 위해 시간을 들이기보다는 소파에 몸을 앞으로 던지는 것을 선호한다. Crystal은 의자를 매우 잘 밀고 여러 환경에서 스스로 의자를 조종할 수 있다. 그녀는 버스에서, 건물 안팎으로, 점심시간과 쉬는 시간에 밖으로 이동할 때 반 친구들을 쉽게 따라잡는다.

대동작 능력(Gross motor skills)

Crystal은 감독하에 휠체어에서 교실 의자와 등받이, 그리고 간호실의 소파로 슬라이딩 이동을 할 수 있다. 때때로 그녀는 충동적이어서 의자 잠그는 것을 잊어버리거나 부주의하게 다리를 움직인다. 또한 의자의 올바른 위치를 잊어버려 언어적, 신체적 신호가 필요하다. Crystal은 설정과 안전을 위해 시간을 들이기보다는 소파에 몸을 앞으로 던지는 것을 선호한다. Crystal은 의자를 매우 잘 밀고 여러 환경에서 스스로 의자를 조종할 수 있다. 그녀는 버스에서, 건물 안팎으로, 점심시간과 야외 쉬는 시간에 이동할 때 반 친구들을 쉽게 따라잡는다.

수동 관절가동범위(Passive range of motion)

작년에 크리스탈은 양측 햄스트링이 파열되어 6주 동안 긴 다리 깁스를 하고 있었다. 깁스를 풀었을 때 오른쪽 무릎은 15도 무릎 굴곡 구축이 남아 있었고 왼쪽 무릎은 중립으로 펴진 상태였다. 여름 방학이 끝나고 학교로 돌아왔을 때 양쪽 엉덩이는 완전한 수동적 ROM이 있었지만 오른쪽 무릎은 30도, 왼쪽은 15도가 펴지지 않았다.

도수근력검사(Manual muscle testing)

팔과 몸통이 튼튼하고 양측 하지의 활동성 근육 기능이 다음과 같다: "엉덩관절 굽힘 및 모음, 무릎 폄, 무릎 굽힘 'fair', 발목 발등 굽힘 'poor', 발목 발등 굽힘 'poor'. 다른 활동적인 움직임은 기록되지 않았다.

직립보행(Upright mobility)

깁스를 풀고 나서는 엉덩관절과 무릎 관절에 버터플라이 골반 밴드와 드롭 잠금장치가 있는 HKAFO를 착용해 다리를 뻗을 수 있도록 했다. 발목은 단단하게 고정되어 있고 90도로 설정되어 있다. 무릎 패드는 무릎을 구부릴 수 있도록 느슨하게 조절할 수 있다. 그녀는 후방 보행기를 사용하여 모든 관절을 고정하고 Hop-to 패턴을 수행하는 방법을 배웠다. 그녀의 조부모는 척추이분증 클리닉에서 보조기 착용 및 해제를 교육받았다. 그녀는 보행기, 보조기, 운동화를 가방에 넣어 학교에서 보행 훈련을 할 때 착용하고 학교에 다닌다. 가족에게 여러 번 전화했지만 이 일과에는 아무런 변화가 없었다. 크리스탈과 그녀의 가족은 저녁이나 주말에는 집에서 보조기를 착용하지 않는다고 말한다. 크리스탈의 할머니는 시간이 부족하기 때문에 아침에 보조기를 착용하는 것이 어렵다고 설명했다. 또한 교직원이 매일 교정기를 착용하게 하는 것도 불가능하다. 가족이 교정기를 착용하고 학교에 보내면 학교 간호사가 늦은 아침 카테터 삽입을 위해 교정기를 벗기고 오후 카테터 삽입 후 다시 교정기를 착용할 의향이 있지만, 가족은 이 책임을 분담하지 않으려는 것에 분개하고 있다. 또한 크리스탈의 조부모로부터 방과 후 또는 주말에 일어서서 걷는 연습을 도와주겠다는 약속을 받기도 어렵다.

Crystal은 학교에서 매주 물리치료를 받고 있으며, 프로그램은 이동 훈련, 보행 훈련, 몸통 및 상지 강화 프로그램으로 구성되어 있다. 무릎 확장에 중점을 둔 능동적이고 활동적인 보조 관절가동범위도 수행된다. 그녀는 지치기 전에 약 500야드 정도를 밀착 보호하며 보행할 수 있게 되었다. 그녀는 교실로 돌아가기 전에 학교 간호사에게 걸어가서 진찰을 받는 것을 좋아한다. 크리스탈이 직립보행을 할 때 가장 큰 어려움은 과도한 오른쪽 무릎 굽힘 구축으로 인해 오른쪽 다리가 왼쪽보다 상대적으로 짧아지고 지지 기반이 고르지 않다는 점인 것으로 보인다. 똑바로 서 있을 때 체중은 주로 왼쪽 다리에 실린다. 그녀는 추가적인 지지를 위해 팔을 과도하게 사용해야 한다. 또한 후방 보행기와 함께 서 있을 때 접촉 보호와 많은 언어적 안심을 받지 않으면 두려움을 느낀다.

조치(Action taken)

전향식 보행기를 사용해 본 결과, 보행 능력의 저하 없이 자신감을 되찾았다. 또한 보행기 위에서 상체를 똑바로 세울 수 있었다. 보행기를 교체했다. 학교 물리치료사, 크리스탈이 다니는 척추이분증 클리닉의 물리치료사, 크리스탈의 정형외과 의사 사이에 전화 회의가 열렸다. 모두 실험에 동의했고 보조기의 골반 밴드가 제거되었다. 정형외과 의사는 또한 오른쪽 무릎 굽힘을 보완하기 위해 오른쪽 신발 아래에 2인치 웨지형 신발 받침대를 추가하여 할머니가 서 있을 수 있는 평평한 표면을 제공했다. 크리스탈의 할머니는 전화를 받고 클리닉 예약에 참석하여 크리스탈이 새로 수정한 보조기를 착용하고 벗는 방법에 대한 교육을 다시 받았으며, 클리닉 치료사와 의사는 크리스탈에게 매일 착용할 것을 반복해서 제안했다. 할머니는 긴 다리 보조기(KAFO)가 훨씬 관리하기 쉬워 보인다고 설명했다. 또한 몇 년 후에는 크리스탈의 직립 보행 기능이 크게 개선되지 않으면 새로운 직립 보행 기술을 습득하기 어려울 것이라는 조언을 들었다. 크리스탈의 할머니는 보행 프로그램에 참여하겠다는 새로운 다짐을 하며 진료실을 떠났다.

결과(Results)

Crystal은 이제 매일 교정기를 착용하고 학교에 등교한다. 교직원의 도움으로 오른쪽 무릎 굽힘근을 펴고 왼쪽 무릎이 더 조이는 것을 방지하기 위해 양쪽 무릎을 고정하고 수업에 앉는다. 휠체어에는 다리 받침대가 없기 때문에 작은 상자에 다리를 받치고 있다. Crystal은 매주 치료사와 함께 계속 걷고 있으며 거리는 차트에 기록된다. Crystal은 매일 최대 1시간 동안 교실 직원에 의해 스탠딩 박스에서 똑바로 세워져 있다. 직원이 무릎을 고정하는 것이 훨씬 더 쉽고 빠르며, 크리스탈이 일어서기 위해 일어설 때 설정과 감독만 하면 된다. 직원들은 그녀와 함께 좌석에서 스탠딩 테이블까지 걸어갔다가 다시 돌아온다. 짧은 거리이지만 직원들에게 경험을 쌓게 하여 앞으로 더 먼 거리를 걷도록 격려하는 데 도움이 될 수 있다. 스탠딩 박스에는 트레이가 있어 Crystal이 서서 수업 활동에 참여하고 데스크톱 작업을 수행할 수 있다. 엉덩관절 굽힘근이 활동적이기 때문에 다리를 왕복하는 패턴을 사용할 수도 있지만, Hop-to 패턴을 사용하면 속도가 빨라지고 다리를 적극적으로 모음하는 것을 제어할 필요가 없으므로 속도가 느려질 수 있다. 그녀는 다리를 모으고 이륙한다.

목표는 휠체어를 사용하지 않고 하루에 두 번씩 걸어서 간호사에게 가서 카테터 삽입을 받는 것이다. 이제 학교 간호사는 크리스탈의 보조기를 제거하지 않고도 카테터 삽입을 할 수 있어 더 효율적으로 일할 수 있게 되었다. 마지막으로, 작은 그림 카드를 개발하여 휠체어에 쉽게 접근할 수 있도록 의자에 부착하여 휠체어에서 안전하게 이동하는 올바른 순서를 상기시켰다. 또한 이 카드는 그녀를 도와주는 직원들에게도 알림 역할을 한다. 이러한 적응을 통해 그녀의 안전하고 독립적인 이동 수준이 크게 향상되었다. 그녀는 학교에서 서서 피벗 이동을 연습하기 시작했으며, 이를 통해 다양한 유형의 표면과 높이로 이동할 수 있게 되었다.

논의(Conclusion)

처음에는 골반 밴드가 병변 수준과 하지의 강점과 약점에 적합했지만, 골반 밴드를 제거한 것이 치료 프로그램의 서기 및 보행 구성 요소에서 진전을 이루는 데 중요한 역할을 한 것으로 나타났다. 골반 밴드를 제거해도 속도, 지구력 또는 정렬에 부정적인 영향을 미치지 않았다. 교실 직원들은 더 활기차게 참여하게 되었고, 도움을 주기도 더 쉬워졌다. 가족들도 교정기를 착용하고 학교에 보내면서 참여도와 순응도가 높아졌다. Crystal은 보행 장애가 있어 휠체어가 주된 이동 수단이다. 하지만 그녀의 목표 중 하나는 체중 조절, 다리, 몸통, 팔의 근력 유지 및 증가, 심혈관 기능 개선을 위해 현재 직립 보행 능력을 유지하는 것이다. 더 일찍 적절한 보조기를 이용한 보행 프로그램을 시작했더라면 더 높은 수준의 직립 보행이 가능했을지도 모른다. 가족이 더 많은 도움을 제공할 수 있었다면 병원에서는 Crystal이 더 적은 힘으로 서서 걸을 수 있는 RGO를 고려했을지도 모른다. RGO는 더 크고 복잡한 장치이기 때문에 현재로서는 고려하지 않고 있다. 장기적인 계획은 학급 교직원, 보건교사, 학교 물리치료사, 클리닉 직원이 보행 프로그램에 지속적으로 노력하면서 크리스탈이 최소한 주말과 방학 및 여름 방학 동안에는 보조기를 착용하고 걸을 수 있도록 가정에서의 참여를 늘리는 것이다. 걷는 기술이 향상되면 더 먼 거리를 걷고 똑바로 서 있는 시간을 늘릴 수 있는 기회를 일상에 추가할 수 있다.

Andrea, 4세

과거력(History)

Andrea는 생후 4개월 때 시카고 아동 기념 병원(현 루리 아동 병원)의 골수수막류 클리닉에서 처음 진찰받았다. 그녀는 지역 병원에서 태어났고, 허리가 닫혀 있었지만 수두증을 수개월 동안 치료하지 않고 방치해 머리가 커지고 수두증의 징후가 나타나자 가족들은 더 적극적으로 치료할 수 있는 다른 병원을 찾았다.

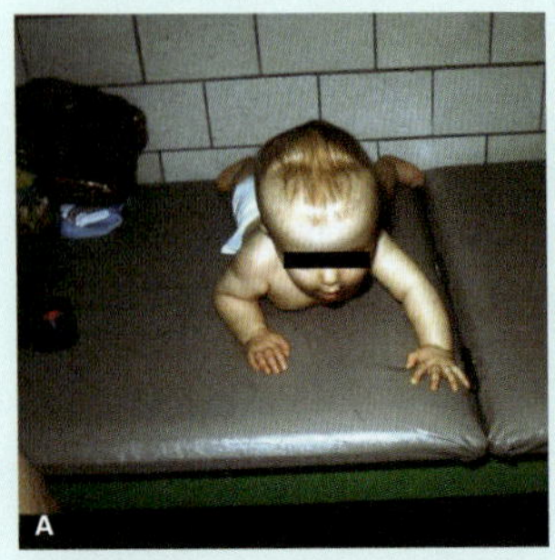
A

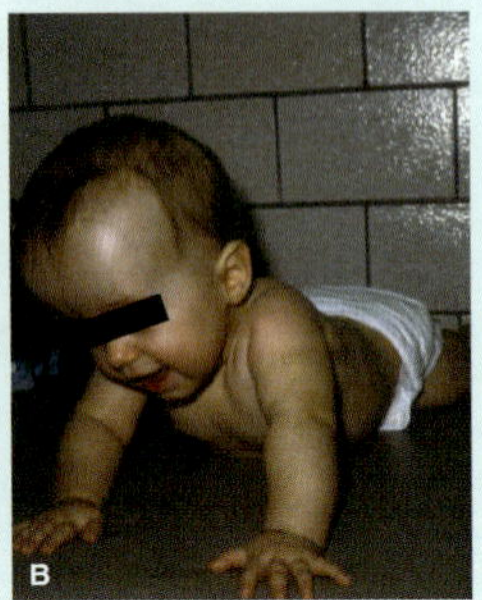
B

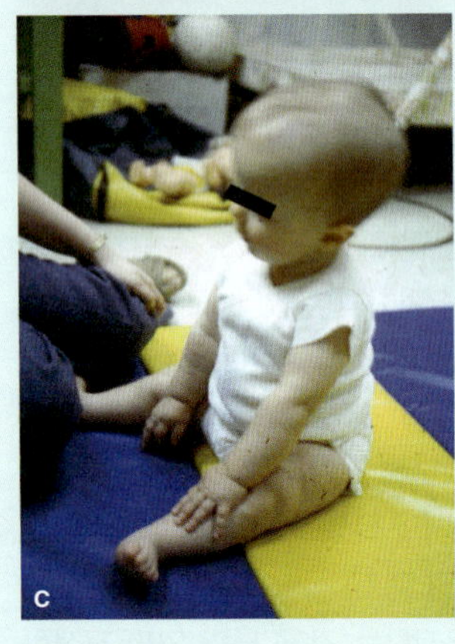
C

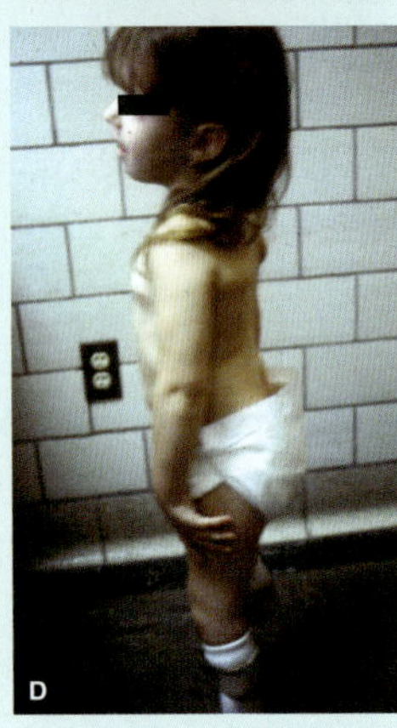
D

Andrea는 병원 방문에서 신경외과 전문의, 비뇨기과 전문의, 정형외과 전문의, 물리치료사에게 진찰을 받았고, 이들은 그녀를 위한 치료 방침에 동의했다. 그날 오후에 입원했고 이틀 후 수두증 완화를 위해 VP 션트 시술을 받았습니다. 수술 후 회복을 위해 7일간 누워서 휴식을 취하고 과도한 수액이 천천히 배출되도록 한 후, 천천히 똑바로 누워서 PT 프로그램을 시작할 수 있었다. Andrea의 도수근력검사 결과 엉덩관절 굽힘근, 모음근, 넙다리네갈래근, 안쪽 햄스트링이 능동적이고 강한 L5-S1 운동 수준으로 나타났다. 또한 중간볼기근은 "poor+"였다. 앞 또는 뒤 정강근도 능동적으로 수축했다. 그러나 머리 조절과 몸통 균형이 지연되고 약했으며, 손으로 머리를 들어 올릴 수는 있지만 지지대에 앉았을 때 고개를 잘 들거나 안정시키지 못했다. 또한 고개를 들지 않고 팔을 사용하여 구르고 있었다. 치료사는 머리가 크기 때문에 기계적인 문제라고 생각했고, 목과 몸 전체에 근긴장 저하가 나타났지만 다른 신경학적 병리는 발견되지 않았다.

Andrea는 조기 개입에 의뢰되었고, 클리닉 치료사에게 전화를 걸어 정보를 공유하고 Andrea가 취학 연령이 될 때까지 함께할 관계를 시작했다.

클리닉 PT는 Andrea의 부모에게 홈 프로그램을 위한 일련의 운동법을 가르치기 시작했고, 이를 EI 치료사와 공유했다.

1. 특히 엉덩이와 발목의 유연성을 유지하는 데 중점을 두고 운동범위를 시연했다. 발목이 발등 굽힘으로 조여지는 것을 방지하기 위해 양발에 야간 부목을 착용했다.
2. 엄마 무릎 위에 엎드려 놓기 시작했고, 팔에 기대지 않고 고개를 들어 장난감을 찾으려고 손을 뻗기 시작했다.
3. 누워서 앉기, Andrea가 다리를 공중에 들어 장난감 탬버린과 방울을 차게 하는 동작은 다리뿐만 아니라 목과 몸통 굽힘근을 강화하는 데 효과적이었다.
4. 앉아서 사방으로 천천히 몸을 기울여 머리와 몸통을 바로 세우고 해당 부위의 근육을 강화하는 동작을 배웠다.
5. 양쪽 다리에 체중을 싣고 몸통을 잘 정렬한 채 어머니의 품에 안긴 채 서 있는 것은 이전에 체중을 지탱해 본 적이 없었지만 하지 근육이 활발하게 발달한 덕분에 쉬웠다.
6. 마지막으로, 클리닉의 철학에 따라 가족은 Andrea의 운동기술 습득을 더 지연시킬 수 있는 보행기, 졸리 점퍼 및 기타 위치 지정 장치를 모두 사용하지 않도록 요청받았다.

그녀는 클리닉에서 계속 치료를 받았고 발달은 빠르게 개선되었다. 8개월이 되자 목과 몸통이 튼튼해졌고, 물리치료와 가족들의 도움으로 손과 무릎으로 기어 다닐 수 있게 되었다. 첫 번째 생일이 다가오자 그녀는 야간 부목을 차고 침대에서 일어나기 시작했다. 그녀를 위해 최종적인 AFO가 제작되었고, 그녀는 순항하기 시작했고 일반적인 아이에게 기대되는 거의 같은 시간에 부축을 놓기 시작했다. 걸음걸이는 큰볼기근이 없어 허리 앞굽음만 약간 보였지만, 큰볼기근 강화 운동을 통해 골반이 안정되고 보조기 없이 걸을 수 있을 정도로 중간볼기근이 개선되었다.

Andrea의 빠른 총 운동 능력 성취와 보행 능력 수준은 처음 클리닉에서 보여준 인상만으로는 예측할 수 없었을 것이다. 하지만 가족, 클리닉 직원, 지역사회 자원을 포함한 지속적이고 조율된 계획을 통해 Andrea는 높은 수준의 운동 기능에 도달했다.

참고문헌

1. Morrisey RT. Spina bifida: a new rehabilitation problem. Orthop Clin North Am. 1978;9:379-389.
2. Myers GJ. Myelomeningocele: the medical aspects. Pediatr Clin North Am. 1984;31:165-175.
3. Adzick NS, Thom EA, Spong CY, et al. A randomized trial of pre- natal versus postnatal repair of myelomeningocele. N Engl J Med. 2011;364:993-1004.
4. Duff EM, Cooper ES. Neural tube defects in Jamaica following Hur- ricane Gilbert. Am J Public Health. 1994;84(3):473-476.
5. Seller M. Risks in spina bifida: annotation. Dev Med Child Neurol. 1994;36:1021-1025.
6. Share with women: folic acid—what's it all about. J Midwifery Wom- ens Health. 2003;48(5):365-366.
7. MMWR Editorial Note. Center for disease control and prevention. MMWR Editorial Note. 2004;53(17):362-365.
8. Ray JG, Meier C, Vermeulen MJ, et al. Association of neural tube defects and folic acid food fortification in Canada. Lancet. 2002;360(9350):2047-2048.
9. Frey L, Hauser WA. Epidemiology of neural tube defects. Epilepsia. 2003;44(suppl 3):4-13.
10. Centers for Disease Control and Prevention. Trends in wheat-flour fortification with folic acid and iron—worldwide, 2004 and 2007. MMWR Morb Mortal Wkly Rep. 2008;57:8-10. Accessed November 2012. http://www.cdc.gov/mmwr/preview/mmwrhtml/mm5701a4.htm
11. Centers for Disease Control and Prevention. Periconceptual use of multivitamins and the occurrence of anencephaly and spina bifida. MMWR Morb Mortal Wkly Rep. 1988;37(47):727-730. Accessed November 2012. http://www.cdc.gov/mmwr/preview/ mmwrhtml/00001309.htm
12. Mathews TJ, Honein MA, Ericckson JD. Spina bifida and an- enceph- aly prevalence—United States, 1991-2001. MMWR Recomm Rep. 2002;51(RR-13):9-11. Accessed February 11, 2021. https://www.cdc
13. .gov/Mmwr/preview/mmwrhtml/rr5113a3.htmFinnell RH, Gould A, Spiegelstein O. Pathobiology and genetics of neural tube defects. Epilepsia. 2003;44(suppl 3):14-23.
14. Dias MS, Partington M. Embryology of myelomeningocele and an- encephaly. Neurosurg Focus. 2004;16(2):E1.
15. Searby L. Folic acid fortification: the current global state of play. Nutrain- gredients.com. Newsand Supplements. April 2016. Accessed February 11, 2021. https://www.nutraingredients.com/Article/2016/04/22/ Folic-acid-fortification-The-current-global-state-of-play
16. Alwan S, Reefhuis J, Rasmussen A, et al. Use of selective serotonin reuptake inhibitors in pregnancy and the risk of birth defects. N Engl J Med. 2007;356:2684-2692.
17. Lunsky AM, Ulcicus M, Rothman KJ, et al. Maternal heat exposure and neural tube defects. JAMA. 1992;268:882-885.
18. Bowman RM, McLone DG. Neurosurgical management of spina bifida: research issues. Dev Disabil Res Rev. 2010;16(1):82-87.
19. Centers for Disease Control and Prevention. Estimating the prevalence of spina bifida. Accessed September 2012. http://www.cdc.gov/ ncbddd/spinabifida/research.html
20. Smith K, Freeman KA, Neville-Jan A, et al. Cultural considerations in the care of children with spina bifida. Pediatr Clin North Am. 2010;57(4):1027-1040.
21. Canfield MA, Ramadhani TA, Shaw GM, et al. Anencephaly and spina bifida among Hispanics: maternal, sociodemographic and ac- culturation factors in the national birth defects prevention study, birth defects research (Part A). Clin Mol Teretol. 2009;85(7):637-646.
22. Arizona Department of Health Services. Facts about Spina bifida, 1995-2009. Accessed February 11, 2021. https://www.azdhs.gov/ documents/preparedness/public-health-statistics/birth-defects- monitoring/fact-sheets/SpinaBifida.pdf
23. Johnson CY, Honien MA, Flanders DW, et al. Pregnancy termina- tion following prenatal diagnosis of anencephaly or spina bifida: asystematic review of the literature. Birth Defects Res A Clin Mol Tera- tol. 2012;44(1):857-863.
24. Scarff TB, Fronczak S. Myelomeningocele: a review and update. Rehab Lit. 1981;42:143-147.
25. Tachdjian MO. Pediatric Orthopedics. Vol 3. 2nd ed. WB Saunders; 1990:1773-1880.
26. Behrman RC, Vaughn VC, eds. Nelson's Textbook of Pediatrics. 11th ed. WB Saunders; 1979.
27. Fidas A, MacDonald HL, Elton RA, et al. Prevalence of spina bifida occulta in patients with functional disorders of the lower urinary tract and its relation to urodynamics and neurophysiological mea- surements. BMJ. 1989;298:357-359.
28. Warder DE. Tethered cord synd관절가동범위e and occult spinal dysraphism. American Association of Neurological Surgeons. Neurosurg Focus. 2001;10(1):e1.
29. Tubbs RS, Wellons III JC, Grabb PA, et al. Chiari II malformation and occult spinal dysraphism. Case reports and a review of the lit- erature. Pediatr Neurosurg. 2003;39(2):104-107.
30. Kanev PM, Lemire RJ, Loeser JD, et al. Management and long-term follow-up review of children with lipomyelomeningocele. J Neuro- surg. 1990;73:48-52.
31. Moore KL. The Developing Human: Clinically Oriented Em-

bryology. WB Saunders; 1974.
32. Robbins SL. Pathologic Basis of Disease. WB Saunders; 1974.
33. Umphred DA. Neurological Rehabilitation. CV Mosby; 1985.
34. Sharrard WJ. Neu관절가동범위otor evaluation of the new-born. In: Symposium on Myelomeningocele. CV Mosby; 1972.
35. Peach B. The Arnold-Chiari malformation. Arch Neurol. 1965;12:165.
36. Peach B. The Arnold-Chiari malformation. Arch Neurol. 1965;12:109.
37. McCullough DC. Arnold-Chiari malformation—theories of develop- ment. Paper presented at: The 2nd Symposium on Myelomeningo- cele; 1984; Cincinnati, OH.
38. McLone DG, Knepper PA. The cause of Chiari II malformation: a unified theory. Pediatr Neurosci. 1989;15:1-12.
39. McLone DG, Dias MS. The Chiari II malformation: cause and im- pact. Childs Nerv Syst. 2003;19(7-8):540-550.
40. Lutschg J, Meyer E, Jeanneret-Iseli C, et al. Brainstem auditory evoked potential in myelomeningocele. Neuropediatrics. 1985;16:202-204.
41. Hesz N, Wolraich M. Vocal cord paralysis and brainstem dysfunction in children with spina bifida. Dev Med Child Neurol. 1985;27:528-531.
42. Hoffman HJ, Hendrick EB, Humphreys RP, et al. Manifestations and management of Arnold-Chiari malformation in patients with my- elomeningocele. Childs Brain. 1975;1:255-259.
43. Staal MJ, Melhuizen-de Regt MJ, Hess J. Sudden death in hydroce- phalic spina bifida aperta patients. Pediatr Neurosci. 1987;13:13-18.
44. Biggio JR, Wenst관절가동범위 KD, Owen J. Fetal open spina bifida: a natural history of disease progression in utero. Prenat Diagn. 2004;24(4):287-289.
45. Palomaki GE, Williams JR, Haddow JE. Prenatal screening for open neural-tube defects in Maine. N Engl J Med. 1999;340(13):1049-1050.
46. Thomas M. The lemon sign. Radiology. 2003;228(1):206-207.
47. Pilu G, 관절가동범위ero R, Reece A, et al. Subnormal cerebellum in fetuses with spina bifida. Am J Obstet Gynecol. 1988;158:1052-1056.
48. Benacerraf BR, Stryker J, Frigotto FD. Abnormal ultrasound ap- pearance of the cerebellum (banana sign): indirect sign of spina bi- fida. Pediatr Radiol. 1989;171:151-153.
49. Nyberg DA, Mack LA, Hirsch J, et al. Abnormalities of cranial con- tour in sonographic detection of spina bifida: evaluation of the "lemon" sign. Radiology. 1988;167(2):387-392.
50. Thiagarajah S, Henke J, Hogge WA, et al. Early diagnosis of spina bifida: the value of cranial ultrasound markers. Obstet Gynecol. 1990;76:54-57.
51. Bensen J, Dillard RG, Burton BK. Open spina bifida: does cesarean section delivery improve prognosis? Obstet Gynecol. 1988;71:532-534.
52. Luthy DA, Wardinsky T, Shurtleff DB, et al. Cesarean section be- fore the onset of labor and subsequent motor function in infants with myelomeningocele diagnosed antenatally. N Engl J Med. 1991;324:662-666.
53. Hogge WA, Dungan JS, Brooks MP, et al. Diagnosis and manage- ment of prenatally detected myelomeningocele: a preliminary re- port. Am J Obstet Gynecol. 1990;163:1061-1064.
54. Johnson MP, Sutton LN, Rintol N, et al. Fetal myelomeningocele repair: short term clinical outcomes. Am J Obstet Gynecol. 2003;189(2):482-487.
55. Sutton LN, Adzick NS, Bilaniuk LT, et al. Improvement in hind- brain herniation demonstrated by serial fetal magnetic resonance imaging following fetal surgery for myelomeningocele. JAMA. 1999;282(19):1826-1831.
56. Buner JP, Tulipan N, Paschall RL, et al. Fetal surgery for myelome- ningocele and the incidence of shunt-dependent hydrocephalus. JAMA. 1999;282(19):1819-1825.
57. Houtrow AJ, Thom EA, Fletcher JM, et al. Prenatal repair of my- elomeningocele and school-age functional outcomes. Pediatrics. 2020;145:2.
58. Danzer E, Johnson MP, Adzick NS, et al. Fetal surgery for myelo- meningocele: progress and perspectives. Dev Med Child Neurol. 2012;54(1):8-14.
59. Verbeek RJ, Heep A, Maurits NM, et al. Fetal endoscopic myelome- ningocele closure preserves segmental neurologic function. Dev Med Child Neurol. 2012;54(1):15-22.
60. Shurtleff D. Fetal endoscopic myelomeningocele repair. Dev Med Child Neurol. 2012;54(1):4-5.
61. Raimondi AJ, Soare P. Intellectual development in shunted hydroce- phalic children. Am J Dis Child. 1974;127:664-671.
62. McLone DG, Czyzewski D, Raimondi AJ, et al. Central nervous sys- tem infections as a limiting factor in the intelligence of children with myelomeningocele. Pediatrics. 1982;70:338-342.
63. Ellenbogen RG, Goldmann DA, Winston KW. Group B streptococ- cal infections of the central nervous system in infants with myelo- meningocele. Surg Neurol. 1988;29:237-242.
64. Murdoch A. How valuable is muscle charting? Physiotherapy. 1980;66:221-223.
65. Schafer M, Dias L. Myelomeningocele: Orthopedic Treatment. Williams & Wilkins; 1983.
66. Kaplan G. Editorial: with apologies to Shakespeare. J Urol. 1999;161:933.

67. Tanaka H, Katizaki H, Kobayashi S, et al. The relevance of urethral resistance in children with myelodysplasia: its impact on upper uri- nary tract deterioration and the outcome of conservative manage- ment. J Urol. 1999;161:929-932.
68. McLone DG. An Introduction to Hydrocephalus. Children's Memorial Hospital; 1982.
69. Raimondi AJ. Complications of ventriculoperitoneal shunting and a critical comparison of the 3-piece and 1-piece systems. Childs Brain. 1977;3:321-342.
70. Bell WO, Sumner TE, Volberg FM. The significance of ventricu- lomegaly in the newborn with myelodysplasia. Childs Nerv Syst. 1987;3:239-241.
71. Bell WO, Arbit E, Fraser R. One-stage myelomeningocele closure and ventriculo-peritoneal shunt placement. Surg Neurol. 1987;27:233-236.
72. Lindseth RE. Treatment of the lower extremities in children para- lyzed by myelomeningocele (birth to 18 months). Am Acad Orthop Surg Inst Course Lec. 1976;25:76-82.
73. McDonald CM, Jaffe KM, Shurtleff DB, et al. Modifications to the traditional description of neurosegmental innervation in myelome- ningocele. Dev Med Child Neurol. 1991;33(6):473-481.
74. Daniels L, Williams M, Worthingham C. Muscle Testing: Techniques of Manual Examination. WB Saunders; 1956.
75. Strach EH. Orthopedic care of children with myelomeningocele: a modern program of rehabilitation. BMJ. 1967;3:791-794.
76. Asher M, Olson J. Factors affecting the ambulatory status of patients with spina bifida cystica. J Bone Joint Surg Am. 1983;65(3):350-356.
77. Bunch W. Progressive neurological loss in myelomeningocele patients. Pa- per presented at: The American Academy of Cerebral Palsy and De- velopmental Medicine Conference; 1982; San Diego, CA.
78. Coon V, Donato G, Houser C, et al. Normal ranges of hip motion in infants. Clin Orthop. 1975;110:256-260.
79. Haas S. Normal ranges of hip motion in the newborn. Clin Orthop Relat Res. 1973;91:114-118.
80. Banta JV, Lin R, Peterson M, et al. The team approach in the care of the child with myelomeningocele. J Prosthet Orthot. 1989;2:263-273.
81. Lie HR, Lagergren J, Rasmussen F, et al. Bowel and bladder control of children with myelomeningocele: a Nordic study. Dev Med Child Neurol. 1991;33:1053-1061.
82. Brem AS, Martin D, Callaghan J, et al. Long-term renal risk factors in children with myelomeningocele. J Pediatr. 1987;110:51-55.
83. Anagnostopoulos D, Joannides E, Kotsianos K. The urological management of patients with myelodysplasia. Pediatr Surg Int. 1988;3:347-350.
84. Mazur JM. Hand function in patients with spina bifida cystica. J Pedi- atr Orthop. 1986;6:442-447.
85. Anderson P. Impairment of a motor skill in children with spina bi- fida cystica and hydrocephalus: an exploratory study. Br J Psychol. 1977;68:61-70.
86. Dahl M, Ahlsten G, Carlson H, et al. Neurological dysfunction above cele level in children with spina bifida cystica: a prospective study to three years. Dev Med Child Neurol. 1995;37:30-40.
87. Bobath B. Motor development, its effect on general development and application to the treatment of cerebral palsy. Physiotherapy. 1971;57:526-532.
88. Bobath B. The treatment of neu관절가동범위uscular disorders by improving patterns of coordination. Physiotherapy. 1969;55:18-22.
89. Bobath B. The very early treatment of cerebral palsy. Dev Med Child Neurol. 1967;9:373-390.
90. Caplan F. The First Twelve Months of Life. Grosset and Dunlap; 1973.
91. Turner A. Upper-limb function in children with myelomeningocele. Dev Med Child Neurol. 1986;28:790-798.
92. Turner A. Hand function in children with myelomeningocele. J Bone Joint Surg Br. 1985;67:268-272.
93. Cronchman M. The effects of babywalkers on early locomotor de- velopment. Dev Med Child Neurol. 1986;28:757-761.
94. Williams EN, Broughton NS, Menelaus MB. Age-related walking in children with spina bifida. Dev Med Child Neurol. 1999;41(7):446-449.
95. Menelaus M. The evolution of orthopedic management of myelo- meningocele. J Pediatr Orthop. 1999;18:421-422.
96. Beaty JH, Canale ST. Current concepts review. Orthopedic aspects of myelomeningocele. J Bone Joint Surg Am. 1990;72:626-630.
97. Dias L. Orthopedic care in spina bifida: past, present, and future. Dev Med Child Neurol. 2004;46(9):579.
98. Stauffer ES, Hoffer M. Ambulation in thoracic paraplegia [Abstract]. J Bone Joint Surg. 1972;54A:1336.
99. Hoffer MM, Feiwell EE, Perry R, et al. Functional ambulation in pa- tients with myelomeningocele. J Bone Joint Surg. 1973;55(1):137-148.
100. Swaroop VT, Dias L. Orthopedic management of spina bifida. Part I: hip, knee and rotational deformities. J Child Orthop. 2009;3(6):441-449.
101. Swaroop VT, Dias L. Orthopedic management of spina bifida.

Part II: foot and ankle deformities. J Child Orthop. 2011;5(6):403-414.
102. Stallard J, Lomas B, Woollam P, et al. New technical advances in swivel walkers. Prosthet Orthop Int. 2003;27(2):132-138.
103. Yngve D, Douglas R, Roberts JM. The reciprocating gait orthosis in myelomeningocele. J Pediatr Orthop. 1984;4:304-310.
104. Dias L, Tappit-Emas E, Boot E. The reciprocating gait orthosis: the Children's Memorial experience. Paper presented at: The American Academy of Developmental Medicine and Child Neurology; 1984; Washington, DC.
105. Douglas R, Larson PF, D'Ambrosia R, et al. The LSU reciprocating gait orthosis. Orthopedics. 1983;6:834-839.
106. Stallard J, Henshaw LH, Lomas B, et al. The Orlau VCG (variable centre of gravity) swivel walker for muscular dystrophy patients. Prosthet Orthop Int. 1992;16(1):46-48.
107. Fillauer. Reciprocating Gait Orthosis: Patient Component Se- lec- tion Guide. Accessed February 14, 2021. https://fillauer.com/wp- content/uploads/2020/03/m009b-rgo-selection-1.pdf
108. Katz DE, Haideri N, Song K, et al. Comparative study of conventional hip-knee-ankle-foot orthoses versus reciprocating-gait orthoses for children with high level paraparesis. J Pediatr Orthop. 1997;17(3):377-86.
109. Williams L. Energy cost of walking and of wheelchair propulsion by children with myelodysplasia. Dev Med Child Neurol. 1983;25:617-624.
110. Wright JG. Hip and spine surgery is of questionable value in spina bifida: an evidence based review. Clin Orthop Relat Res. 2011;465(5):1258-1264.
111. McDonald CM, Jaffe KM, Mosca VS, et al. Ambulatory outcome of children with myelomeningocele: effect of lower extremity muscle strength. Dev Med Child Neurol. 1991;33:482-490.
112. Torosian CM, Dias LS. Surgical treatment of severe hindfoot valgus by medial displacement osteotomy of the os calcis in children with myelomeningocele. J Pediatr Orthop. 2000;20(2):226-229.
113. Neto J, Dias L, Gabriel A. Congenital talipes equinovarus in spina bifida: treatment and results. J Pediatr Orthop. 1996;16:782-785.
114. Schopler SA, Menelaus MB. Significance of the strength of the quadriceps muscles in children with myelomeningocele. J Pediatr Orthop. 1987;7:507-512.
115. Arkin C, Ihnow S, Dias L, et al. Midterm results of the Ponseti method for treatment of clubfoot in patients with spina bifida. J Pe- diatr Orthop. 2018;8(10):e588-e592.
116. Gerlach DJ, Gurnett CA, Limpaphayon N, et al. Early results of the Ponseti method for the treatment of clubfoot associated with my- elomeningocele. J Bone Joint Surg Am. 2009;91(6):1350-1359.
117. Sherk HH, Uppal GS, Lane G, et al. Treatment versus non-treatment of hip dislocations in ambulatory patients with myelomeningocele. Dev Med Child Neurol. 1991;33:491-494.
118. Duffy CM, Graham HK, Cosgrove AP. The influence of ankle-foot orthosis on gait and energy expenditure in spina bifida. J Pediatr Or- thop. 2000;20(3):356-361.
119. Hunt KG. The effects of fixed and hinged ankle-foot orthoses on gait myoelectric activity in children with myelomeningocele. Meet- ing Highlights of AACPDM. J Pediatr Orthop. 1994;14(2):269.
120. Knutson LM, Clark DE. Orthotic devices for ambulation in chil- dren with cerebral palsy and myelomeningocele. Phys Ther. 1991; 71:947-960.
121. Vankoski S, Dias L. Children with spina bifida benefit f관절가동범위 gait anal- ysis. Standard. 1997;1:4-5.
122. Vankoski S, Sarwark J, Moore C, et al. Characteristic pelvis, hip and knee kinematic patterns in children with lumbosacral myelomenin- gocele. Gait Posture. 1995;3(1):51-57.
123. Ounpuu S, Davis R, Bell K, et al. Gait analysis in the treatment decision making process in patients with myelomeningocele. In: 8th Annual East Coast Gait Laboratories Conference; May 5-8, 1993; Rochester, MN.
124. Duffy CM, Hill A, Cosgrove A, et al. Three-dimensional gait analysis in spina bifida. J Pediatr Orthop. 1996;16:786-791.
125. Williams J, Graham G, Dunne K, et al. Late knee problems in my- elomeningocele. J Pediatr Orthop. 1993;13:701-703.
126. Thompson JD, Ounpuu S, Davis RB, et al. The effects of ankle-foot orthosis on the ankle and knee in persons with myelomeningocele: an evaluation using three dimensional gait analysis. J Pediatr Orthop. 1999;19(1):27-33.
127. Porsch K. Origin and treatment of fractures in spina bifida. Eur J Pe- diatr Surg. 1991;1(5):298-305.
128. Drummond D. Post-operative fractures in patients with myelome- ningocele. Dev Med Child Neurol. 1981;23:147-150.
129. Rosenstein BD, Greene WB, Herrington RT, et al. Bone density in myelomeningocele: the effects of ambulatory status and other fac- tors. Dev Med Child Neurol. 1987;29:486-494.
130. Lock TR, Aronson DD. Fractures in patients who have myelomenin- gocele. J Bone Joint Surg Am. 1989;71:1153-1157.
131. Bartonek A, Saraste H, Samuelson L, et al. Ambulation in patients with myelomeningocele: a 12 year follow-up. J Pediatr Orthop. 1999;19(2):202-206.
132. Hall P, Lindseth R, Campbell R, et al. Scoliosis and hydrocephalus in myelomeningocele patients: the effect of ventricular shunting. J Neurosurg. 1979;50:174-178.

133. Mazur JM, Stillwell A, Menelaus M. The significance of spasticity on the upper and lower limbs in myelomeningocele. J Bone Joint Surg Br. 1986;68:213-217.

134. Mazur JM, Menelaus MB. Neurologic status of spina bifida pa- tients and the orthopedic surgeon. Clin Orthop Relat Res. 1991; 264:54-64.

135. Jeelani NO, Jaspan T, Punt J. Tethered cord synd관절가동범위e after myelo- meningocele repair. BMJ. 1999;318:516-517.

136. Petersen M. Tethered cord synd관절가동범위e in myelodysplasia: correlation between level of lesion and height at time of presentation. Dev Med Child Neurol. 1992;34:604-610.

137. McLone DG, Herman J, Gabriele A, et al. Tethered cord as a cause of scoliosis in children with a myelomeningocele. Pediatr Neurosurg. 1990;91(16):8-13.

138. Banta JV. The tethered cord in myelomeningocele: should it be unte- thered? Dev Med Child Neurol. 1991;33:167-176.

139. Flanagan RC, Russell DP, Walsh JW. Urologic aspects of tethered cord. Urology. 1989;33:80-82.

140. Kaplan WE, McLone DG, Richards I. The urological manifestation of the tethered spinal cord. J Urol. 1988;140:1285-1288.

141. Grief L, Stalmasek V. Tethered cord synd관절가동범위e: a pediatric case study. J Neurosci Nurs. 1989;21:86-91.

142. Hochleiter BW, Menardi G, Haussler B, et al. Spina bifida as an independent risk factor for sensitization to latex. J Urol. 2001;166(6):2370-2373.

143. Nieto A, Mazon A, Pamies R, et al. Efficacy of latex avoidance for primary prevention of latex sensitization in children with spina bi- fida. J Pediatr. 2002;140(3):370-372.

144. Centers for Disease Control. Anaphylactic reaction during general anesthesia among pediatric patients, United States. Jan 1990-Jan 1991. MMWR Morb Mortal Wkly Rep. 1991;40:437-443.

145. U.S. Food and Drug Administration. Recommendations for Labeling Medical Products to Inform Users that the Product or Product Container is not Made with Natural Rubber Latex: Guidance for Industry and Food and Drug Administration Staff; December 2014. Accessed February 14, 2021. https://www.fda.gov/regulatory-information/search-fda- guidance-documents/recommendations-labeling-medical-products- inform-users-product-or-product-container-not-made-natural

146. Meeropol E, Frost J, Pugh L, et al. Latex allergy in children with myelomeningocele. J Pediatr Orthop. 1993;13:1-4.

147. D'Astous J, Drouin M, Rhine E. Intraoperative anaphylaxis second- ary to allergy to latex in children who have spina bifida. J Bone Joint Surg. 1992;74(7):1084-1086.

148. Meehan P, Galina M, Daftari T. Intraoperative anaphylaxis due to allergy to latex. J Bone Joint Surg. 1992;74-A:1103-1109.

149. Lu L, Kurup V, Hoffman D, et al. Characterization of a major la- tex allergen associated with hypersensitivity in spina bifida patients. J Immunol. 1995;155:2721-2728.

150. Willis KE, Holmbeck GN, Dillon K, et al. Intelligence and achieve- ment in children with myelomeningocele. J Pediatr Psychol. 1990; 15(2):161-176.

151. Horn DG, Pugzles Lorch E, Lorch RF, et al. Distractibility and vo- cabulary deficits in children with spina bifida and hydrocephalus. Dev Med Child Neurol. 1985;27:713-720.

152. Wolfe GA, Kennedy D, Brewer K, et al. Visual perception and upper extremity function in children with spina bifida. Paper presented at: The American Academy of Cerebral Palsy and Developmental Medi- cine; 1989; San Francisco, CA.

153. Cull C, Wyke MA. Memory function of children with spina bifida and shunted hydrocephalus. Dev Med Child Neurol. 1984;26:177-183.

154. Dise JE, Lohr ME. Examination of deficits in conceptual reason- ing abilities associated with spina bifida. Am J Phys Med Rehab. 1998;77(3):247-250.

155. Lennerstrand G, Gallo JE. Neuro-ophthalmological evaluation of patients with myelomeningocele and Chiari malformations. Dev Med Child Neurol. 1990;32:415-422.

156. Rothstein TB, 관절가동범위ano PE, Shoch D. Meningomyelocele. Am J Oph- thalmol. 1974;77:690-693.

157. Ruff HA. The development of perception and recognition of ob- jects. Child Dev. 1980;51:981-992.

158. Butler C. Effects of powered mobility on self-initiated behaviors of very young children with locomotor disability. Dev Med Child Neurol. 1986;28:325-332.

159. DeLateur B, Berni R, Hanglada관절가동범위 T, et al. Wheelchair cush- ions designed to prevent pressure sores. Arch Phys Med Rehabil. 1976;57:129-135.

160. Borjeson MC, Lagergren JL. Life conditions of adolescents with my- elomeningocele. Dev Med Child Neurol. 1990;32:698-706.

161. Selber P, Dias L. Sacral level myelomeningocele: long term outcome in adults. J Pediatr Orthop. 1998;18:423-427.

162. Buran CF, McDaniel AM, Brej TJ. Needs assessment in a spina bifida program: a comparison of the perceptions of adolescents with spina bifida and their parents. Clin Nurse Spec. 2002;16(5):256-262.

163. Sawin KJ, Brei TJ. Health risk behaviors in spina bifida: the need for clinical and policy action. Dev Med Child Neurol. 2012;54(11): 974-975.

164. Dias LS, Fernandez AC, Swank M. Adults with spina bifida: a review of seventy-one patients. Paper presented at: The American Academy of Cerebral Palsy and Developmental Medicine;

1987; Boston, MA.

165. Dunne KB, Shurtleff DB. The medical status of adults with spina bifida. Paper presented at: The American Academy of Cerebral Palsy and Developmental Medicine; 1987; Washington, DC.
166. Moore C, Kogan BA, Parekh A. Impact of urinary incontinence on self-concept in children with spina bifida. J Urol. 2004;171(4): 1659-1662.
167. Lobby NJ, Ginsburg C, Harkaway RC, et al. Urinary tract infections in adult spina bifida. Infect Urol. 1999;12(2):51-55.
168. Campbell JB, Moore KN, Voaklander DC, et al. Complications asso- ciated with clean intermittent catheterization in children with spina bifida. J Urol. 2004;171(6, pt 1):2420-2422.
169. McLone DG. Spina bifida today: problems adult face. Semin Neurol. 1989;9:169-175.
170. Iddon JL, Morgan DJR, Loveday C, et al. Neuropsychological profile of young adults with spina bifida with or without hydrocephalus. J Neurol Neursurg Psychiatry. 2004;75:112-118.
171. Barf HA, Verhoef M, Jennekens-Schinkel A, et al. Cognitive status of young adults with spina bifida. Dev Med Child Neurol. 2003;45(12):813-820.

ADDITIONAL RESOURCES

Developing child. Harvard.Edu/topics/understanding intervention (re- search and topics of interest about the benefits of early intervention).

- Scherzer A, Tscharnuter I. Early Diagnosis and Therapy in Cerebral Palsy. Marcel Dekker; 1982 (handling strategies for young children).
- Williamson GG. Children with Spina Bifida: Early Intervention and Pre-School Programming. Brooks Publishers; 1987 (family concerns and PT/OT interventional strategies).
- Zabel TA, Linroth R, Fairman AD. The Life Course Model Website: an online transition-focused resource for the Spina Bifida community. Pediatr Clin North Am. 2010;57(4):911-917.

SOURCES FOR LATEX INFORMATION

American Latex Allergy Association. https://www.allergy-home.org/ blogger/the-american-latex-allergy-association-and-latex-allergy/

Food and Drug Administration. www.fda.gov

Spina Bifida Association of America. www.spinabifidaassociation.org

CHAPTER

11

외상성 뇌손상

Alison Kreger

챕터 개요

정의

발생률

손상 원인

- 낙상
- 자동차 사고
- 총상
- 학대/폭행
- 스포츠/여가 활동

손상 기전

- 가속-감속 부상
- 타격 손상

외상으로 인한 일차적 뇌 손상

- 뇌진탕
- 뇌타박상
- 머리뼈 골절
- 두개 내 출혈
- 미만성 축삭 손상

외상으로 인한 이차적 뇌 손상

- 뇌부종
- 뇌압
- 탈출 증후군
- 저산소-허혈성 손상
- 신경 화학적 변화

뇌 손상으로 인한 기타 결과

- 뇌수종
- 발작
- 감염
- 자율신경 실조증
- 내분비 장애

손상의 정도와 결과의 예측 인자

- 혼수상태 척도
- 혼수상태의 기간
- 혼수상태의 깊이
- 지남력 및 기억상실증 평가
- 외상 후의 기억장애
- 랜초-로스 아미고스 인지 기능 척도
- 소아 랜초(Rancho) 척도
- 연령
- 기능
- 환경적 영향

외상성 뇌 손상 아동의 물리치료 검사

- 주관적 검사: 환자병력
- 시스템 검토
- 객관적 검사: 검사 및 측정

평가, 진단, 예후 및 치료 계획

- 평가
- 진단 및 예후
- 치료 계획

관리 및 중재

- 급성기의 의학적 관리
- 급성기의 물리치료 관리: 예방
- 낮은 인지 수준의 물리치료 관리: 자극
- 중등도 인지 수준의 물리치료 관리: 구조화
- 높은 인지 수준의 물리치료 관리: 학교/지역사회 재통합

예방

- 헬멧
- 놀이기구
- 교통 행동
- 차량 안전장치

사례 연구

>> 정의

외상성 뇌 손상(TBI)은 외부의 기계적 힘이 우발적으로 또는 고의로 머리에 충격을 가할 때 발생한다.[1-4] 선천적 손상이나 퇴행성 뇌 손상과는 관련이 없다. TBI는 짧은 혼수상태로부터 장기간 의식불명, 뇌사에 이르기까지 의식이 저하되거나 변화된 상태가 지속되는 것이 특징이다.[1,2,4] 증상은 병변의 위치와 뇌 손상의 정도에 따라 크게 달라진다. TBI를

입은 아동의 약 97%는 가벼운 손상만 경험하고 별다른 문제없이 회복되지만, 일부는 부분적 또는 전체 기능 장애 및/또는 심리사회적 장애를 남기기도 한다.[5] TBI는 후천성 뇌손상, 두부 손상 또는 폐쇄성 두부 손상이라고 한다.

발생률

최근 몇 년 동안 두부 손상이 의심되는 아동이 응급실(ER)을 방문한 건수는 매년 약 28억 7천만 건으로 증가했다.[4] 대체로 뇌 손상은 1세에서 19세 사이의 아동 사망 및 영구 장애의 주요 원인이다.[6] 또한 1세 미만 아동 사망의 세 번째 주요 원인이다. 그럼에도 불구하고 TBI를 입은 아동의 생존율은 비슷한 손상을 입은 성인의 생존율보다 높다.[7,8]

현재 모니터링해야 하는 소아 TBI의 발생이 많은 시기는 두 가지이다. 첫 번째는 유아기(4세 미만)에 발생하고 두 번째는 청소년기 중후반(15-19세)에 발생한다.[7,9] 모든 연령대에서 남아의 발병률이 여아보다 2배 높으며, 0-4세 남아의 입원 및 TBI 관련 사망 건수가 높다.[1,7,10,11–13] 손상받기 전 아동의 성격과 행동을 보면 뇌 손상을 일으키기 쉽다는 것을 알 수 있다.[14] 충동적이고 과잉 행동이 많고 주의 집중에 어려움을 겪는 아동은 손상 위험이 높다.[14,15] 또한 아동이 가벼운 외상성 뇌손상을 입으면 또 다시 손상 받을 위험이 증가하고 뇌 손상 역치가 낮아진다는 증거가 있다.[16,17]

뇌 손상과 사망률은 인종과 사회경제적 지위에 따라 크게 달라진다. TBI 관련 사망률은 아프리카계 미국인에서 높고 백인, 그 다음으로 기타 인종 순으로 높다.[5,18] 모든 인종에서 사망률은 사회경제적 상태와 반비례한다.[18] 따라서 저소득 가정의 자녀는 중산층, 부유층 가정의 자녀보다 사망률이 높다.

손상 원인

낙상(Falls)

낙상은 입원이 필요하거나 사망을 초래하는 모든 소아 외상성 뇌손상의 주요 원인이다.[1,4,7,18–20] 12개월 미만의 아동이 낙상으로 인한 손상 위험이 높았으며, 0-6개월의 아동은 보호자의 팔에서 떨어지는 등 낙상으로 인한 중등도 손상의 비율이 높았다.[21] 미취학 아동의 경우, 낙상으로 인한 외상성 손상의 51%가 놀이터 놀이기구에서 놀다가 발생한다.[18] 나이가 많은 아동은 10피트 미만의 높이에서 넘어져도 심각한 손상을 피할 수 있다.[18,22] 대부분의 낙상은 사고로 발생하지만, 10피트 미만의 낙상은 아동 학대에 대한 조사가 필요하다.[18,22]

자동차 사고(Motor vehicle accidents)

자동차 사고(MVA)는 14세에서 44세 사이의 청소년과 아동이 병원에 입원하는 가장 큰 원인이다.[4] 4세에서 14세 사이의 아동은 자동차 사고로 인한 손상의 대부분이 자전거를 타거나 보행 중일 때 발생한다.[9] 이와는 대조적으로 청소년기에 발생하는 자동차 손상의 대부분은 자동차에서 안전벨트를 착용하지 않을 때 일어난다.[9] 자동차 사고는 아동에게 심각한 손상과 다발성 외상의 대부분을 유발하며, 약 70%의 아동이 한동안 다양한 수준의 혼수상태에 빠지게 된다.[18]

총상(Gunshot wounds)

총기 손상은 우발적인 총기 난사, 살인, 자살로 인해 발생하며, 학령기 아동과 청소년의 외상 사망 원인 중 자동차 사고(MVA)에 이어 두 번째로 높은 비율을 차지한다.[23] 도심의 청소년의 총상 발생률은 우려스러운데, 아이들이 피해자이면서 동시에 가해자인 경우가 많기 때문이다.[24] 사망률보다 두 배 이상 많은 아동이 손상을 입고도 생존하지만, 약 25%는 영구적인 후유증을 남긴다.[25]

학대/폭행(Abuse/Assault)

영유아의 신체적 학대는 0-4세 사이에 많다.[7–9,19] 17세 미만의 아동 응급실 방문 중 약 28%는 아동이 물체에 부딪혀서 발생하는 외상성 뇌손상(TBI)으로 인한 것이다.[4] 학대는 흔들린 아기 증후군(shaken baby syndrome)과 같이 미성숙한 뇌의 취약성과 약한 목 근육으로 인해 머리 손상을 초래하는 경우가 많다. 학대로 인한 TBI는 손상의 발생 경위에 대한 설명과 손상의 성격 및 심각성 사이에 현저한 차이가 있다는 특징이 있다. 학대를 조기에 발견하는 것은 반복되거나 진행되는 손상을 예방하는 데 중요하다.

스포츠/여가활동(Sports/Recreational activities)

스포츠 및 여가활동이 학령기 아동 및 청소년 뇌 손상의 약 29%를 차지한다.[18,20] 하키, 럭비, 레슬링, 축구, 복싱, 태권도 등 고위험 접촉 스포츠가 손상의 최대 절반을 차지한다.[18,20,26,27] 다이빙, 야구, 자전거, 승마, 럭비 등 머리 보호대를 사용하지 않거나 잊어버리는 상황에서 하게 된 여가 활동에서도 TBI가 발생할 수 있다.[13]

>> 손상 기전

가속-감속 손상

가속-감속 손상은 움직이는 머리가 지면이나 앞 유리와 같이 비교적 고정된 물체에 부딪히거나 가속에서 감속으로 고속 변화를 지속할 때 발생한다. 이로 인해 머리뼈에 진탕(coup) 또는 반진탕(contrecoup) 뇌 타박상이 발생할 수 있다. 어린 유아는 근골격계 발달로 인해 목의 운동 제한이 적기 때문에 가속-감속 부상에 특히 취약하다.[28,29] 따라서 유아기의 가속-감속 부상은 머리뼈와 머리뼈 내부 구조물의 변위가 커져 전단 손상을 유발할 수 있다.[28] 가속 방향 손상은 병진(선형) 또는 회전(각진) 손상일 수 있다. 대부분의 TBI는 병진 손상과 회전 손상의 복합적인 결과로 발생한다.

병진 손상(Translational injury)

병진 손상에서는 움직이는 머리가 고정된 물체에 부딪히면 머리뼈와 뇌가 옆으로 치우치는 반응을 한다. 머리뼈가 뇌에 가해지는 초기 충격으로 인해 발생하는 손상을 진탕(coup)라고 한다. 초기 힘과 반대 방향으로 발생하는 손상을 반진탕(contrecoup)이라고 한다. 반진탕은 뇌가 머리뼈의 뼈 구조에 부딪혀 감속하기 때문에 발생한다.

회전 손상(Rotational injury)

회전 손상은 뇌가 고정된 상태에서 머리뼈가 회전할 때 발생한다. 그 결과 뇌에 가해지는 각진 힘(angular forces), 표면 타박상, 열상, 전단 외상 등이 발생한다. 회전 손상은 국소 또는 확산성 뇌 손상을 초래할 수 있다. 이러한 손상은 회전을 동반한 편타성 손상(whiplash)과 관련된 자동차 사고(MVA)에서 발생할 수 있다.

타격 손상(Impression injuries)

타격 손상은 바위나 둔기와 같은 단단한 물체가 정지된 머리에 충격을 가할 때 발생한다. 타격 손상은 머리뼈 골절과 충격 부위에 국소 병변을 일으킨다. 머리뼈 골절이 있으면 두개 내 손상 위험이 증가하지만, 머리뼈 골절이 없다고 해서 심각한 두개 내 손상을 확실하게 배제할 수는 없다.[30,31]

>> 외상으로 인한 일차적 뇌 손상

외상으로 인한 일차적 뇌 손상은 초기 충격 시 머리에 가해지는 힘의 직접적인 결과이다.[28,30–32]

뇌진탕(Concussion)

뇌진탕은 뇌에 영향을 미치는 복잡한 병리 생리학적 과정으로, 외상 직후 두통, 의식 및 인지 기능의 변화, 균형 장애가 특징이다.[33] 의식 장애는 일반적으로 몇 초에서 몇 시간 동안 지속되며, 뇌가 머리뼈 안에서 앞뒤로 흔들리면서 뇌간으로 스트레칭 힘이 전달되는 것과 관련이 있다.[34] 뇌진탕은 뇌에 명백한 병리학적인 변화 없이도 나타날 수 있지만, 경미한 확산성 백질 병변이나 신경 화학적 손상과 함께 나타날 수도 있다.[34] 뇌진탕 후 아동은 집착 행동, 수면 장애, 과민성, 타인에 대한 반응 지연 또는 서 있지 못함, 빛에 대한 민감성, 메스꺼움, 평소보다 산만함 등의 증상을 보일 수 있다. 이러한 행동 변화는 며칠에서 몇 달 동안 지속될 수 있다.[33–35] 아동과 청소년은 뇌진탕 후 회복하는 데 성인보다 오랜 시간이 걸릴 수 있다.[17]

뇌타박상(Contusion)

뇌타박상은 대뇌 반구의 볏이나 이랑에 멍이 들거나 출혈이 생긴 것을 말한다. 뇌타박상은 충돌이나 둔기에 의한 외상 또는 머리뼈 내 뇌의 가속-감속과 같은 관성의 힘을 받아 나타날 수 있다.[36] 뇌타박상은 머리뼈의 불규칙한 골격으로 인해 뇌의 전두엽과 측두엽에서 흔하게 발생한다.[34]

머리뼈 골절(Skull fractures)

머리뼈 골절은 폐쇄성 및 개방성 두부 손상과 복합성 두부 손상 모두에서 볼 수 있다. 선형 분쇄 골절은 저속 물체와의 충격으로 인해 발생하고, 함몰 골절은 일반적으로 고속 물체와의 충격으로 인해 발생한다. 선형 골절은 타박상, 출혈, 뇌신경 손상을 일으킬 수 있다.[28,37] 5 mm 이상의 함몰성 머리뼈 골절은 심각한 것으로 간주된다.[28] 함몰 골절은 탈출증후군, 타박상, 열상 및 뇌신경 손상을 일으킬 수 있다.[28]

두개 내 출혈(Intracranial hemorrhages)

두개 내 손상은 즉각적인 의식 상실이나 머리뼈 골절이 동반되거나 동반되지 않고 발생할 수 있다.[30,31] 소아 뇌출혈 후 흔히 나타나는 두개 내 출혈의 두 가지 유형은 경막 외 출혈과 경막 내 혈종이다. 두개 내 출혈의 징후는 임상 검사에서 초기에 나타나지 않을 수 있다.[31] 혈액 채취 속도와 혈종의 위치는 심각성 및 결과와 관련이 있다.[38] 두개 내 출혈은 손상 직후 의식을 잃은 환자에서 임상적 악화 및 사망의 흔한 원인이다.

경막 외 혈종(Extradural hematomas)

경막 외 혈종은 뇌의 동맥, 주로 중간수막 동맥(middle meningeal artery)과 그 분지가 찢어져서 발생한다. 소아에서 경막 외 혈종은 일반적으로 머리뼈 골절 또는 머리뼈가 뇌로 구부러진 후 발생한다.[29,38] 편측성 경막 외 혈종의 경우 관자엽의 탈출이 있다.[39] 혼수상태에 빠질 수 있으며 심정지가 발생할 수 있다. 다른 징후와 증상으로는 혼란, 두통, 메스꺼움, 구토 등이 있다.

경막 내 혈종(Intradural hematomas)

경막 내 혈종에는 경막하 혈종과 뇌내 혈종이 포함된다. 급성 경막하 혈종은 경막하 정맥 손상으로 인해 이차적으로 발생하여 혈액이 공간 점유 병변으로 축적된다. 이후의 회복은 출혈이 배출되기까지의 시간과 기저 뇌 조직의 손상 정도에 따라 달라진다.[29,38] 경막하 혈종은 흔히 관성 손상과 함께 자주 나타나며 측두엽과 전두엽에서 흔히 발생한다.[34] 경막하혈종은 높은 사망률과 나쁜 기능적 결과와 관련이 있다. 두개 내 혈종은 외상이나 선천성 혈관 기형의 파열로 인해 발생할 수 있다.[40] 심한 손상은 뇌실 내로 파열되어 뇌실내 출혈을 일으킬 수 있는 큰 뇌실내 혈종을 유발할 수 있다.[29,34]

미만성 축삭 손상(Diffuse axonal injury)

미만성 축삭 손상(DAI)은 백질에 전단 손상을 일으키는 가속-감속 운동으로 인해 컴퓨터 단층 촬영(CT) 스캔에서는 일반적으로 보이지 않는 미세현상이다.[41] DAI는 두개강내 회전 손상 후에 나타난다.[28] 전단 외상은 TBI 후 세포 구조의 확산 장애를 초래한다. DAI는 갑작스러운 의식 상실, 양측 사지의 폄 경직, 겉질제거 자세 또는 대뇌제거 자세, 자율 기능 장애 등 TBI에서 나타나는 심각한 뇌 손상의 대부분과 관련이 있다.[34]

외상으로 인한 이차적 뇌 손상

외상으로 인한 이차 뇌 손상은 일차 외상에 의해 시작된 병리 생리학적 변화의 결과로 발생한다.[28,32] 연구에 따르면 외상으로 인한 이차적 뇌 손상은 몇 시간 또는 며칠에 걸쳐 발생한다고 한다.[34] 이차적 손상은 TBI에서 발생하는 전체 손상의 상당 부분을 차지하며, 이차적 뇌 손상을 예방하는 것은 TBI 아동의 급성기 관리의 주요 목표이다.[38]

뇌부종(Cerebral edema)

이차적 손상의 흔한 원인은 아마 뇌부종일 것이다. 두개내압(ICP) 상승을 동반하는 뇌부종을 방치하면 다발성 뇌경색, 뇌출혈, 뇌간 괴사, 돌이킬 수 없는 혼수상태로 이어질 수 있다.[29,39] 뇌 부종을 조절하는 것은 어려운 경우가 많으며 마약성 진정제, 이뇨제, 바르비투르산염, 전신 신경근 마비 또는 과호흡 등의 방법을 복합적으로 사용해야 할 수 있다.[38,39]

뇌압

TBI 후 혈종이나 뇌부종과 같은 종괴가 있으면 뇌에 가해지는 압력에 반응하여 두개내압력(intra cranial pressure, ICP)이 증가한다. 초기 ICP의 증가는 뇌실 시스템의 기전에 의해 수용된다.[39,42] 그러나 보상 기전이 더 이상 효과적이지 않을 때 ICP가 상승한다.

유아기에는 ICP가 증가하면 천문이 부풀어 오르고 봉합사가 분리될 수 있다. 5세 이상의 소아에서는 ICP가 상승함에 따라 머리 천장(cranial valt)의 내용물이 큰 구멍(foramen magnum)을 통해 아래쪽으로 밀려 내려간다.

이로 인해 뇌간이 압박되어 졸음, 호흡 곤란, 심하면 심정지로 이어질 수 있다.[28] ICP가 장기간 증가하면 요실금, 경련, 식욕 부진, 발작을 동반하는 외상 후 수두증이 발생할 수 있다.[28,43,44]

탈출 증후군(Herniation syndromes)

탈출 증후군은 병변의 확장으로 뇌가 밀리고 뇌부종으로 인해 발생한다. 병변의 위치에 따라 탈출은 폐쇄성 수두종, 정중선을 넘어선 뇌의 이동 또는 뇌간 압박을 유발할 수 있다.[34,45] 탈출은 결과적으로 의식 수준 저하, 호흡 변화, 과긴장성, 편마비, 겉질제거자세 등 심각한 신경학적 악화를 초래할 수 있다.[34]

저산소-허혈성 손상(Hypoxic-Ischemic injury)

뇌에 산소와 영양분을 공급하는 것은 적절한 대뇌 관류에 달려 있다. 대뇌 관류의 변화, 뇌압 상승 또는 뇌의 산소 부족은 저산소 허혈성 뇌 손상을 초래할 수 있다.[34] 허혈은 뇌 타박상이나 혈종 주변 조직에서 자주 발생하며 궁극적으로 추가적인 뇌 손상으로 이어진다. 심각한 저산소 손상과 미만성 축삭 손상은 장기간의 의식 불명 등 심각한 장애를 유발할 가능성이 높다.[29,34,46]

신경 화학적 변화(Neurochemical events)

뇌에 외상이 발생하면 혈액-뇌 장벽이 파괴되고 흥분성 신경 전달 물질과 활성산소가 혈액계로 방출된다.[34] 활성산소는 뇌에 독성이 강한 영향을 미치며 세포막과 혈관벽을 손상시킨다.[47] 활성산소로 인한 손상은 신경 세포 기능의 내부 장애와 추가적인 뇌 손상을 유발한다.[47]

뇌 손상으로 인한 기타 결과

뇌수종(Hydrocephalus)

뇌수종은 교통성과 비교통성으로 구분할 수 있다. 교통성 뇌수종에서는 뇌실의 모든 구성 요소가 비대해지며, 두개내압력(ICP)은 간헐적으로만 상승할 수 있다. 교통성 뇌수종은 대부분의 외상 후 뇌수종 사례에서 나타난다.[48,49] 비교통성 뇌수종은 뇌척수액의 흐름이 막히고 흡수 장애로 인해 뇌실이 비대해지는 것을 말한다.[49] 뇌수종이 있는 아동은 정신 상태의 변화, 무기력, 구역/구토, 두통, 보행 실조증, 요실금 등의 증상을 보일 수 있다.[48] 뇌수종이 있는 아동에게 뇌척수액의 흐름과 흡수를 개선하기 위해 신경외과적 뇌실복막 단락술을 시행한다.[48,49]

발작(Seizures)

외상 후 조기 발작의 발생은 성인보다 아동에게 흔하며, 중증 TBI를 앓은 아동에서 약 25%의 발생률을 보인다.[50] 아동의 외상 후 조기 발작은 대발작 및 강직성-간대성 발작과 같은 유전적 발병 유형인 경우가 많다.[51] 부분 발작 또는 국소 발작과 후기 발병 발작은 소아에서 드물게 발생한다.[51] TBI 발병 첫해에 발작이 발생하는 빈도는 향후 재발을 예측할 수 있다.[51] 따라서 손상 후 첫 2년 이내에 발작을 경험하지 않은 아동은 나중에 발작이 발생할 가능성이 적다.

감염(Infections)

총상이나 함몰 골절과 같은 관통 손상은 신경 조직이 외부 환경에 노출되기 때문에 뇌 감염의 위험이 내재되어 있다. 또한 뇌척수액 증가를 위해 ICP 모니터와 단락관(shunt)을 삽입하는 신경외과적 시술도 뇌 감염의 위험을 수반한다. 관통 상처 후 흔히 발생하는 두 가지 감염은 뇌수막염과 뇌농양이다.[48] 뇌수막염은 발열, 두통, 발작, 혼동 등의 증상을 유발할 수 있다. 뇌농양은 뇌천공이 부풀어 오르고, 과민성, 발작, 구토를 유발할 수 있다. 물리치료사(PT)는 발열, 두통, 혼란, 목 경직, 두개내압 상승 징후 같은 감염 징후를 모니터링하여 의료진을 도울 수 있다.

자율신경 실조증(Dysautonomia)

자율신경계의 기능 장애인 자율신경 실조증은 아동의 13%에서 뇌 손상 후에 발생한다.[52] 발열, 빈호흡, 고혈압, 빈맥, 발한, 근긴장 이상 등이 복합적으로 나타나는 것이 자율신경 실조증의 지표이다.[52] 물리치료사는 자율신경 실조증의 징후가 있는지 주의 깊게 관찰하여 의료진에게 알리고 발견된 증상을 관리해야 한다. 자율신경 실조증는 안 좋은 결과와 장기간의 재활이 필요할 수 있다.[52]

내분비 장애(Endocrine disorders)

드물지만, 뇌하수체 기능 저하증과 성조숙증은 모두 TBI 소아에서 보고되고 있다.[51] 뇌하수체 기능 저하증은 무월경, 근육 피로, 에너지 감소, 골밀도 감소 등 성장 지연과 사춘기 발달 지연 또는 사춘기 발달 억제를 나타낼 수 있다.[53] 선형 성장(Linear growth)과 체중을 면밀히 추적하여 의학적 중재의 필요성을 판단할 수 있도록 한다. 물리치료사는 지나친 체중 증가 또는 이차 성징의 조기발달 등이 있으면 담당 의사에게 보고해야 한다.

>> 손상의 정도와 결과의 예측 인자

임상 평가 척도는 설명을 표준화하고, 진행 상황을 모니터링하고, 적절한 의료 중재를 위한 일반적인 계획을 결정하고, 결과를 예측하고, 임상 연구에 도움이 되기 위해 사용된다.

소아 TBI의 회복과 결과를 예측하는 것은 복잡하다. TBI 후 회복 속도는 처음 몇 개월 동안 빠르게 나타나지만 손상 후 2년 동안 지속될 수 있다. 첫 해가 지난 후에도 경미한 TBI 소아에서 지속적으로 호전을 보이는 경우가 많지만, 중증 손상 소아에서는 손상 후 2년과 3년에도 일부 향상이 나타난다.[54]

결과는 손상의 위치 및 형태학적 특성, 손상 후 의학적 안정화 과정에서 발생하는 합병증, 손상 당시 아동의 나이, 혼수 상태의 기간, 외상 후 기억상실(PTA) 기간, 손상의 심한 정도, 손상발생 전 아동의 심리학적, 인지적 적응 능력, 손상에 대한 가족의 반응 등 여러 가지 요인에 의해 영향을 받는다. 입원 시 동공 반응과 저체온증 발생 여부도 TBI 후 결과를 결정하는 중요한 요인으로 밝혀졌다.[29]

혼수상태 척도(Coma scales)

혼수상태는 아이가 눈을 뜨지 않고, 지시를 따르지 않으며, 말을 하지 않고, 고통스러운 자극에 반응하지 않는 완전한 무의식 상태로 정의된다.[55] 글래스고(Glasgow)의 신경외과 의사인 티즈데일(Teasdale) 과 제넷(Jennett)은 의식 상태를 판단하는 데 도움을 주기 위해 글래스고(Glasgow Coma Scale, GCS)로 알려진 혼수상태 평가 척도(표 11.1)를 개발했다.[55,56] 이 척도는 외상 환자의 신경학적 상태를 평가하기 위한 표준화된 도구로, 운동 활동, 언어 반응, 눈 뜨기 등 세 가지 범주에 대한 환자의 최고 반응을 기준으로 한다. 2세 미만의 아동을 위한 소아 글래스고 혼수상태 척도(Pediatric Glasgow Coma Scale, PGCS)가 개발되었다.[57] 소아 혼수 상태 척도(Pediatric Coma Scale, PCS)[58]도 소아의 결과를 평가하는 데 유용한 것으로 밝혀졌으며(표 11.1), 생후 9-72개월의 소아에게 사용된다.[58] 또한 애들레이드 소아 혼수상태 척도(Adelaide Pediatric Coma Scale)는 출생부터 5세 사이의 여러 연령대에 대한 해석 기준을 개발했다(표 11.2).[28] 혼수상태 점

표 11.1. 글래스고 혼수상태 척도(GCS)와 애들레이드 소아 혼수상태 척도(PCS) 비교

	글래스고 혼수상태 척도(GCS)	애들레이드 소아 혼수상태 척도(PCS)
눈 뜨고 보기	자발적으로 뜬다 4 말하면 뜬다 3 통증 자극에 뜬다 2 뜨지 않는다 1	성인과 같음
최고 운동 반응	지시에 따른다 6 아픈 부위를 안다 5 아픈 자극을 피한다 4 아픈 자극에 굽힌다 3 아픈 자극에 편다 2 무반응 1	지시에 따른다 5 아픈 부위를 안다 4 아픈 자극에 굽힌다 3 아픈 자극에 편다 2 무반응 1
최고 언어 반응	지각력 있다 5 혼란한 반응 4 단어 반응 3 소리 반응 2 무반응 1	지각력 있다 5 단어 반응 4 목소리 반응 3 울음 2 무반응 1

Teasdale G, Jennett B. 혼수상태 및 의식 장애 평가에서 발췌. 실용적인 척도. Lancet. 1974;2 (7872):81-84 및 Reilly PL, Simpson DA, Sprod R 등. 영유아의 의식 수준 평가: 소아 버전의 글래스고 혼수 척도. Childs Nerv Syst. 1988;4(1):30-33.

표 11.2. 연령 기준	
0-6개월	= 9
6-12개월	= 11
12-24개월	= 12
2-5년	= 13
>5년	= 14

애들레이드 소아 혼수 척도 점수의 경우.
출처: 카우프만 BA, 데이시 RG. 소아기의 폐쇄성 두부 손상에 대한 급성 치료 관리. Pediatr Ann. 1994;23:18-28.

수가 연령에 비해 표준 이하인 소아는 결과가 좋지 않은 경향이 있다.

혼수상태의 기간(Duration of coma)

혼수상태의 기간은 결과와 직접적인 관련이 있으며, 혼수 상태가 길어질수록 결과가 악화된다.[59-61] 의식 소실이 하룻밤 이하로 지속되는 경미한 TBI를 입은 대부분의 아동은 인지, 성취 및 행동의 장기 결과 등의 측정 결과가 다치지 않은 아동과 차이가 없다.[62,63] 반면, 혼수상태가 며칠 이상 지속되고 중등도에서 중증 TBI까지 뇌손상을 입은 아동은 손상 후 개선되거나 영구적인 장애를 초래할 수 있는 다양한 신체적, 인지적, 언어적, 심리적 후유증을 경험한다.

혼수상태가 1주일 이상 지속 후 생존한 TBI 아동의 경우, 일반적으로 학업으로의 다시 돌아가기가 불가능하다. 아동이 지속적으로 혼수상태에 머무르는 경우는 드물다. 90%는 3년이 지나면 중증도 이상의 장애를 회복하는 것으로 나타났다.[51]

혼수상태의 깊이(Depth of coma)

혼수상태의 기간 외에도 PGCS와 GCS로 측정한 혼수상태의 깊이는 평가하기 쉽고 예후 및 기능적 결과와 상관관계가 높다.[61] PGCS를 사용하면 혼수상태 점수가 3점 또는 4점일 경우 예후가 좋지 않음을 예측할 수 있고, 7점 이상이면 예후가 좋을 것으로 예측할 수 있다.[31,64]

경미한 뇌 손상을 입은 대부분의 아동은 혼수상태 척도로 판단할 때 몇 주 이내에 완전히 회복될 것으로 예상된다. 그러나 새로운 증거에 따르면 경미한 TBI 아동은 퇴원 후에도 균형, 반응 속도, 달리기 민첩성 등의 문제가 지속되는 것으로 나타났다.[65] 중등도 및 중증의 손상을 입은 아동의 경우, 혼수상태 척도에서 초기 장애 정도는 회복 정도 및 잔존 장애와 관련이 있다.[66] 특히 지능, 학업 성취도, 운동 능력 분야에서 혼수상태의 깊이와 결과의 심각성 사이에 강한 상관관계가 있는 것으로 나타났다.[63]

지남력 및 기억상실증 평가

외상 후 기억상실(post traumatic amnesia, PTA)은 손상 후 개인이 즉각적인 환경에서 일어난 일에 대해 지속적으로 기억할 수 있는 시점 사이의 기억이 상실된 것으로 정의한다.[67] 기존의 평가 방법은 피험자의 언어적 반응에 의존하기 때문에 아동의 PTA를 평가하는 것은 어려운 일이다. 표준적 지남력에 관한 질문은 인지 및 언어 능력이 제한적인 아동에게는 부적절하기 때문에 아동용 지남력 및 기억상실증 검사(chidrens orientation and amnesia test, COAT)[66]가 개발되었다. COAT는 4세에서 15세 사이의 아동에게 신뢰할 수 있다.[66] COAT는 정해진 연령대에서는 유용하지만 4세 미만 아동의 PTA를 평가하는 신뢰할 수 있는 방법은 아직 마련되지 않았다.[68] 시드니 PTA 척도는 4-7세 아동을 평가하기 위해 개발되었으며, TBI 중증도를 평가하고 재활 계획을 세우는 데 유용한 것으로 밝혀졌다.[69]

외상 후의 기억장애

소아에서는 혼수상태 척도보다 PTA 지속 기간이 향후 기억 기능을 예측하는 것으로 밝혀졌다.[66,70] 또한 PTA 기간은 TBI의 중증도를 분류하는 데에도 사용되었다. 3주 이상의 PTA를 겪은 아동의 경우, 손상 후 6개월과 12개월 모두에서 언어 및 비언어적 기억력이 현저히 손상된 것으로 나타났다.[66]

랜초-로스 아미고스 인지 기능 척도

랜초 로스 아미고스 인지기능척도(Rancho Scales)[71]는 인지 및 행동 기능을 서술적으로 표현한 척도이다. 주로 입원 환자의 재활 치료 중에 사용된다. 랜초(Rancho) 척도는 신경행동 기능을 요약하고 직원 간의 의사소통을 향상시키는 역할을 한다. 또한 랜초(Rancho) 척도는 물리치료사가 현재 인지 기능 수준을 기반으로 치료 가능성을 파악하고 치료 전략을 세우기 위한 기초를 제공해 주는 유용한 도구이다. 랜초(Rancho) 척도의 큰 한계는 회복 단계와 퇴원 기능 등급 예측이 맞지 않다는 것이다. 또한 인지 기능과 행동은 환경과 그날의 피로 또는 스트레스에 따라 변동될 수 있다(그림 11.1 참조). 환자가 어느 단계에서든 어느 시점에 정체될 수 있기 때문에 예측 결과를 결정하기는 어렵다.

소아 랜초 척도(Pediatric Rancho Scale)

소아 랜초 척도(Pediatric Rancho Scale)[72]는 영유아부터 7세 사이의 아동을 평가하는 데 사용할 수 있는 랜초 로스 아미고스(Rancho Los Amigos) 척도를 변형한 버전이다. 랜초 척도와 마찬가지로 소아 랜초 척도는 직원 간의 회복에 대한 의사소통을 강화하고 아동의 인지 수준에 따라 치료 관리를 위한 체계를 개발하는 데 도움이 된다(표 11.2 참조).

연령(Age)

외상을 예방하고 대응하는 뇌의 능력은 연령에 따라 변화한다.[29,58] 한때 어린 아이들은 TBI로 인한 기능 장애를 크게 걱정하지 않아도 된다고 생각했지만, 최근의 연구에 따르면 어린 아이들은 TBI의 영향에 취약한 것으로 나타났다.[29,73–75]

손상 당시 아동의 연령 또한 특정 장애의 위험 증가와 상관관계가 있는 것으로 보인다.[76] 아동은 연령이 많은 아동들보다 기억력에 대한 광범위한 손상의 영향에 취약하다. 발달중인 뇌의 가소성은 운동 기능의 극적인 회복을 허용할 수 있지만 TBI로 인한 미만성 손상의 영향은 궁극적으로 성숙한 뇌보다 발달 중인 뇌에서 큰 인지장애를 초래할 수 있다.[73,76] 5세 이전에 TBI를 경험한 아동은 아동기 후반에 손상된 것보다 심각한 인지 결손을 보인다.[21,76]

또한, 아동이 높은 수준의 학업 활동에 참여해야 하는 시기까지 결손이 숨겨져 있을 수 있다.

기능(Function)

시간이 지남에 따라 기능이 향상되었음에도 불구하고 TBI 아동은 건강한 또래와 비교했을 때 균형, 보행 속도, 보폭, 분당 걸음수(cadence)에서 지속적인 차이를 보인다.[75,77] 경미한 TBI를 입은 아동도 손상 후 12주 후에 브루인크스

보기 11.1 랜초-로스 아미고스 인지 기능 척도

I. 반응 없음: 환자가 깊은 수면 상태에 있는 것으로 보이며 어떤 자극에도 전혀 반응하지 않는다.

II. 전신 반응: 환자가 비특이적인 방식으로 제시된 자극에 대해 목적 없고 일관성 없이 반응한다. 반응은 생리적 변화, 대근육 신체 움직임 및/또는 발성일 수 있으며, 이러한 반응은 제한적이고 지연된다. 먼저 다시 반응하는 것은 깊은 통증이다.

III. 국소 반응: 환자가 자극에 대해 구체적이지만 일관성 없이 반응한다. 반응은 제시된 자극의 유형과 직접적으로 관련이 있다. 고통스러운 자극을 받으면 사지를 빼거나 소리를 낼 수 있다. 눈을 감거나 손을 쥐는 등의 간단한 명령을 일관되지 않고 지연된 방식으로 수행할 수 있다. 또한 비위관, 카테터를 잡아당기거나 억제에 저항하는 등 자신의 불편함을 막연하게 인식하는 모습을 보일 수 있다. 익숙한 사람에게 편향된 반응을 보일 수 있다. 외부 자극이 제거되면 조용히 누워있을 수 있다.

IV. 혼란-과잉행동상태: 환자는 활동성이 고조된 상태이며, 일반적으로 자신의 내적 혼란에 대한 반응으로 과잉행동상태이다. 행동은 주변 환경에 비해 기괴하고 목적이 없다. 언어 표현이 일관성이 없거나 환경에 부적절한 경우가 많다. 자극에 상관없이 울거나 비명을 지르며, 제거 후에도 공격적인 행동을 보이거나 다시 끈이나 튜브를 제거하려고 시도하거나 침대에서 기어 나오기도 한다. 환경에 대한 총체적인 주의는 짧고 선택적인 주의는 지속되지 않는다. 환자가 기억을 전혀 하지 못함. 정보 처리 능력이 심각하게 저하되어 사람이나 사물을 구별하지 못하며 치료 노력에 직접 협조하지 못한다. 최대한의 도움 없이는 자기 관리를 수행할 수 없다. 요청에 따라 앉기, 손 뻗기, 보행 등 운동 활동을 수행하는 데 어려움을 겪을 수 있다.

V. 혼란-부적절한 상태: 환자는 간단한 명령에 일관되게 반응할 수 있다. 그러나 명령의 복잡성이 증가하거나 외부 구조가 제시되지 않으면 반응이 목적이 없거나 무작위적이거나 부분적이다. 환경에 대한 전반적인 주의를 보이지만 주의가 산만하고 특정 작업에 주의를 집중하는 능력이 부족하다. 명령에 구조가 있으면 짧은 시간 동안 자동적으로 대화할 수 있다. 언어 표현이 부적절하고 난해하다. 기억력이 심각하게 손상되고, 사물을 부적절하게 사용하며, 이전에 학습한 과제는 구조적으로 수행할 수 있지만 새로운 정보를 학습하지 못한다. 자기 자신, 신체, 편안함, 가족에게 반응한다. 불편함이나 불쾌한 자극에 반응하여 불안한 행동을 보일 수 있다. 일반적으로 도움을 받아 자기 관리 활동을 수행할 수 있다. 무작위

로 또는 "집에 가고 싶다"는 막연한 의도를 가지고 방황할 수 있다.

VI. 혼란-적절한 상태: 환자가 외부 입력이나 방향에 의존하여 목표 지향적인 행동을 보인다. 불편함에 대한 반응은 적절하며 필요성을 설명하면 불쾌한 자극을 참을 수 있다. 간단한 지시를 일관되게 따르고 자기 관리와 같이 재학습/새롭게 학습한 과제에 대한 지속성을 보인다. 기억력 문제로 인해 반응이 부정확할 수 있지만 상황에 적절하다. 과거의 기억이 최근의 기억보다 깊이 있고 세밀하게 나타난다. 더이상 방황하지 않고 시간과 장소에 대한 일관된 방향성을 잃지 않는다. 작업에 대한 선택적 주의력이 손상될 수 있다. 직원에 대한 인식이 모호할 수 있다; 자신, 가족, 기본적인 욕구에 대한 인식이 증가한다.

VII. 자동-적절한 상태: 환자가 병원 및 가정 환경에서 적절하고 방향감각이 있으며, 일상을 자동으로 수행하지만 로봇처럼 행동한다. 환자가 혼란을 최소화하거나 전혀 보이지 않으며 활동에 대한 기억력이 낮다. 자기, 신체, 가족, 음식, 사람, 주변 환경에서의 상호작용에 대한 인식이 증가한다. 상태에 대한 피상적인 인식은 있지만 통찰력이 부족하고 판단력과 문제 해결 능력이 떨어진다. 미래에 대한 현실적인 아이디어/계획이 부족하다. 새로운 학습에 대한 지속성을 보이지만 속도가 느리다. 학습 및 안전 목적으로 감독이 필요하다. 명령에 구조화가 있으면 환자는 사회 활동이나 여가 활동을 시작할 수 있다.

VIII. 목적 있는-적절한 상태: 환자는 과거와 최근의 사건을 기억하고 통합할 수 있으며 환경을 인식하고 반응할 수 있다. 새로운 학습에 대한 지속성을 보이며 활동을 학습한 후에는 감독이 필요하지 않다. 이전 활동, 추상적 추론, 스트레스에 대한 내성, 응급 상황이나 비정상적인 상황에서의 판단력에 비해 지속적으로 능력 저하를 보일 수 있다. 사회적, 정서적, 지적 능력은 계속 저하된 수준이지만 사회에서 기능할 수 있다.

말크무스 D, 부스 B, 코디머 C. 머리 손상 성인의 재활: 포괄적인 인지 관리. 다우니, 캘리포니아: 로스 아미고스 연구 및 교육 연구소; 1980:2.

소아 균형 감각 통합 임상 검사(Bruininks Pediatric Clinical Test of Sensory Inegration for Balance)와 자세 스트레스 검사(postural stress test)에서 균형 감각에 문제가 있는 것으로 나타났다.[78] 정교한 균형 기술이 필요한 스포츠 및 신체 활동의 복귀를 예측할 때는 이러한 정보를 고려해야 한다.

보기 11.2 소아 랜초 척도

V. 자극에 대한 반응 없음: 시각, 청각 또는 고통스러운 자극에 대한 행동이 완전히 없거나 관찰 가능한 변화가 없는 상태이다.

IV. 감각 자극에 대한 전신 반응: 비특이적인 방식으로 자극에 반응하며, 반응은 일관성이 없고 제한적이며 자극에 관계없이 동일한 경우가 많다. 반응이 지연될 수 있다. 나타나는 반응으로는 생리적 변화, 대근육 동작, 발성 등이 있다. 첫 번째 반응은 통증에 대한 반응이다. 큰 소리에 일반적으로 깜짝 놀란다. 반복되는 청각 자극에 활동량 증가 또는 감소로 반응한다. 고통스러운 자극에 대해 일반화된 반사 반응을 보인다.

III. 감각 자극에 대한 국소 반응: 자극에 특정하게 반응한다. 반응은 제시된 자극의 유형과 직접적으로 관련이 있다. 강한 빛이 시야를 가로지르면 눈을 깜박이고, 시야를 지나가는 움직이는 물체를 따라가고, 시끄러운 소리를 향해 고개를 돌리거나 멀어지거나, 고통스러운 자극에서 물러나는 등의 반응이 있다. 반응이 일관되지 않고 지연될 수 있다. "눈 감아" 또는 "팔을 움직여"와 같은 간단한 명령을 일관성 있게 따르지 않을 수 있다. 튜브나 억제 장치를 잡아당겨서 자신에 대한 막연한 인식을 보일 수 있다. 다른 사람에게는 반응하지 않고 가족에게만 반응하는 편향성을 보일 수 있다.

II. 환경에 대한 반응.: 깨어 있고 이름에 반응한다. 부모 또는 다른 가족 구성원을 인식한다. 검사자의 몸짓이나 표정을 모방한다. 연령에 맞는 간단한 음성 놀이/발성에 참여한다. 집중력은 높지만 산만하다. 작업에 집중하기 위해 자주 주의를 환기시켜야 한다. 연령에 적합한 방식으로 명령을 따르고 이전에 학습한 과제를 구조적으로 수행할 수 있다. 외부 구조가 없으면 반응이 무작위적이거나 목적이 없을 수 있다. 외부 자극에 흥분할 수 있다. 자기, 가족, 기본적인 욕구에 대한 인식이 증가한다.

I. 환자는 자신과 주변에 대해 지남력을 보인다: 환경에 대한 적극적인 관심을 보이고 사회적 접촉을 시작한다. 연령에 맞게 자기 자신, 주변 환경 및 현재 상황에 대한 정확한 정보를 제공할 수 있다.

랜초 로스 아미고스 병원 전문 직원 협회 제공 I. 두부 손상 아동 및 성인의 재활: 소아 의식 수준, 선별된 문제. Downey, CA: Rancho Los Amigos 의료 센터, 소아 뇌 손상 서비스 및 Los Amigos 연구 및 교육 연구소; 1982:5-7.

기능적 제한 및 장애는 또한 TBI를 앓고 있는 아동의 퇴원 상태를 예측하는 데 사용될 수 있다.[79,80] 소아 장애 평가 도구(pediatric evaluation of disability inventory, PEDI)은 TBI 후 기능 회복을 분류하는 데 사용되며, 최적의 서비스 제공을 촉진하는 데 도움이 될 수 있다. 재활 병동에 입원하는 동안 TBI 아동은 보행 회복이 주요 목표이다.[81] 퇴원 시 아동의 보행 가능 여부를 파악하는 것은 퇴원 환경과 퇴원 시 필요한 장비에 관한 결정에 영향을 미친다. 퇴원 시 보행이 불가능한 상태와 관련된 네 가지 요인으로는 장기간의 의식 상실, 하지(LE) 손상, 반응 장애, 하지 경직이 있다.[81] 또한 PEDI 이동 기능 기술 척도의 낮은 점수와 긴 입원 기간도 퇴원 시 보행불능 상태와 관련된 요인이다.[81]

환경적 영향(Environmental influences)

TBI가 있는 아동은 가족 역학 관계의 변화에 특히 취약할 수 있다. 6세에서 12세 사이의 아동이 있는 가정에서 부모의 고통과 부담이 클수록 소근육 운동 능력, 행동 통제력, 학업 성취도가 떨어지는 것으로 나타났다.[77,82] 높은 수준의 가족 기능 장애와 결합된 TBI의 부정적인 결과는 가족이 아동의 회복을 지원하는 것을 어렵게 만든다. 물리치료사는 TBI 아동의 회복 과정에서 가정 환경의 영향을 고려해야 하며, 이 과정에서 가족 평가 장치 일반 기능(Family Assessment Device General Functioning, FAD-GF) 척도를 사용하는 것이 도움이 될 수 있다.[77]

>> 외상성 뇌 손상 아동의 물리치료 검사

TBI 아동이 치료를 위해 내원하면 적절한 물리치료 관리를 보장하기 위해 철저한 물리치료 검사가 필요하다. 검사(그림 11.3)에는 과거 병력, 손상의 원인, 사회력 및 생활 환경, 인지/행동 상태, 기본 감각 운동 상태, 감각 내성 및 기능 상태에 대한 정보가 포함되어야 하지만 이에 국한되지는 않는다. 검사를 실시하는 동안 아동의 신체적 및 인지 입력과 주의 집중력이 부족하면 한 세션에서 검사를 완료하는 데 한계가 있을 수 있기 때문이다. 또한 물리치료사는 협동심을 향상시키고 TBI 아동에 대한 보다 정확한 정보를 얻기 위해 놀이를 평가에 포함시켜야 할 수도 있다.

보기 11.3 물리치료 평가 서식

의학 병력
손상의 발병 시기와 기전(기간 포함)
진단 검사 결과(CT 스캔, MRI, 방사선 검사)
의학적 주의점(체중 부하 또는 ROM 주의점)
활력 징후
자율 신경계 기능(기립성 고혈압 또는 자율신경 이상 병력)

사회력 및 생활 환경
가족 및 지원 체계
교육/직업 상태

인지/행동 상태
각성 수준
지남력
주의력
행동/정서

기본 감각 운동 상태
청력/청각정보처리
시각, 지각 및 시공간 능력
감각(가벼운 촉각, 진동 감각, 통증 감각, 온도 감각)
관절가동범위
근력
근긴장도
비정상적인 움직임 양상, 자세 및 반사(병적 반사, 심부 힘줄 반사)
균형 및 균형 전략(앉기 및 서기)
실행 및 협응
움직임 속도
지구력

기능 상태
침대/바닥 이동성
이동/전환
앉기 및 서기 기술(정적 및 동적)
지면 수준에 따른 보행(지원 필요)
계단 오르기/내리기(지원 필요)
실외 보행/험한 지형 보행(지원 필요)
고난도 대근육 기술/스포츠
기능적 능력의 일반화
피부의 온전한 상태
호흡 상태
장 및 방광 상태
연하곤란 상태

약물
문화적 이슈
퇴원 환경
기억

언어/의사소통(생산적, 수용적)
실행 기능
신경심리학적 또는 심리적 평가

주관적 검사: 환자병력

의학적 병력(Medical history)

물리치료사는 신체 검사를 시작하기 전에 아동의 과거 의료/수술 기록과 현재 상태를 면밀히 검토해야 한다. 손상 기전, 손상의 심한 정도, 시간 경과에 따른 임상상의 중요한 변화에 관한 정보를 수집해야 한다. 아동이 이전에 뇌진탕이나 기타 인지 문제를 겪은 병력이 있는지 확인해야 한다. CT 스캔, 자기공명영상(MRI) 스캔, 방사선 그래프 및 기타 진단 검사 결과에 특히 주의를 기울여야 한다.

사회력 및 생활 환경

성공적인 치료 중재는 가족과 아동 중심이어야 하므로 TBI 아동의 부모, 형제자매 및/또는 보호자와의 면담이 중요하다.[83] 가족은 자녀를 아는 전문가이며 치료사에게 치료 중 아동에게 동기를 부여하는 좋은 방법에 대해 유용한 조언을 해줄 수 있는 경우가 많다. 또한 가정에서 이용할 수 있는 지원과 가정의 물리적 접근성 등 가정 환경의 조건과 한계에 대한 정보도 얻을 수 있다. 가족은 적절한 치료 계획을 수립하고 퇴원 시 필요한 장비를 파악하는 데 있어 재활팀과 협력하도록 권장해야 한다. 사회복지사와의 상담을 통해 가족 또는 심리사회적 정보를 얻을 수도 있다.

시스템 검토(Systems review)

모든 신체 시스템에 대한 철저한 검토는 물리치료사가 추가 검사가 필요한 시스템을 결정하는 데 도움이 되며, 후속 검사 선택을 지시하기도 한다(그림 11.4 참조). 이 검토 과정에서 초기 병력에서 언급되지 않은 정보를 획득하여 우려 사항에 대한 추가 검토를 알리는 데 사용할 수 있다.

보기 11.4 시스템 검토 질문 예시: 일련의 질문에 대한 예/아니오 답변

환자가 다음 중 하나라도 경험하고 있는가?
- 전신적: 피로, 수면 장애, 식욕 변화, 인격 변화
- 심폐: 불규칙한 심박수 또는 리듬, 혈압 변동, 부종, 호흡곤란, 인공호흡기 사용, 가래 생성, 기립성 저혈압.
- 피부: 색 변화, 찰과상, 타박상, 욕창 궤양, 감염
- 근골격계: 통증, 뻣뻣함, 부종, 관절 제한
- 신경 근육계: 두통, 발작, 경직, 과긴장, 저긴장, 이완, 약화, 떨림, 보행 장애, 균형 소실
- 의사소통, 언어, 정서 및 인지: 요구 사항을 알리지 못함, 의식 변화, 방향 감각 상실, 기억상실, 정동 변화, 행동 변화, 말이나 지시를 이해하지 못함

객관적 검사: 검사 및 측정

TBI 아동은 신체 구조와 기능, 정서 발달, 인지/행동 기능에 복합적인 결함을 경험할 수 있다(보기 11.5).[77,82]

인지/행동 상태(Cognitive/Behavioral status)

종합적인 인지 검사는 물리치료사의 진료 범위를 벗어난다. 그러나 현실적인 치료 목표와 적절한 중재를 결정하는데 도움을 주기 위해 인지 검사는 물리치료사가 전반적으로 실시해야 한다. 물리치료사의 인지 검사에는 각성/지남력, 주의 집중 시간 및 집중력, 행동/정서, 장단기 기억력, 의사소통, 정신적 유연성, 문제 해결력, 판단력, 통찰력 등의 항목이 포함될 수 있다.

각성/지남력 수준 전두엽과 뇌간을 손상시키는 외상은 TBI 아동에게 각성 및 지남력 장애를 초래할 수 있다. 또한 근육 경직, 발작 또는 통증을 줄이기 위해 사용하는 약물은 각성을 감소시킬 수 있다.[39] 이러한 각성 장애는 무기력, 졸음 또는 혼수상태로 나타날 수 있다. 각성 수준이 감소하면 아동이 적절한 자극에 주의를 기울이고, 명령을 따르고, 치료의 피드백을 받는데 방해가 될 수 있다. 소아 Rancho 척도는 각성을 평가하고 재활을 통한 변화를 추적하는 데 사용할 수 있다. 아동이 척도의 어느 단계에서든 정체될 수 있다는 점을 인식하는 것이 중요하다.

주의력 전두엽 외상은 TBI 아동의 주의력을 손상시킬 수 있다. 주의력 장애는 특정 자극에 집중하는 능력과 시간이 지나도 주의력을 유지하는 능력 모두에 영향을 미칠 수

보기 11.5 신체 구조 및 기능의 일반적인 임상적 결함

신체적	감정적	인지/행동	기능적
두통	기분 변화	각성 감소	침대 이동성 제한
현기증	거부	지남력 이상	이동의 제한
시각장애	불안	산만함	앉기 조절이 잘 안됨
시공간 장애	우울	부주의	서기 조절이 잘 안됨
청각 소실	과민성	집중력 저하	보행 장애
감각 소실	죄책감/자책감	혼란	위생 기술 부족
뇌신경 손상	감정적 불안정	불안	옷 입기 기술 장애
경직	낮은 자존감	기억력 결핍/기억상실	섭식 기술 장애
운동 실조증/협응력 저하	자기 중심성	순서 어려움	미세 운동장애
균형 장애	불안정	처리속도 저하	성기능 장애
피로	무관심	판단력 장애	수면 장애
발작	문제 해결 장애	말하기/언어 문제	학업 능력 저하

From Taylor HG, Yeates KO, Wade SL, et al. Influences on first-year recovery from traumatic brain injury in children. Neuropsychology. 1999;13(1):76-89.

있다. 주의력에 문제가 있는 TBI 아동은 명령을 따르고 운동 과제를 재학습하는 데 어려움을 겪으며, 따라서 이러한 장애는 산만함이나 부주의로 표현될 수 있다. 이는 특히 주의가 산만하고 바쁜 환경에서 치료를 진행할 때 두드러진다. 환경을 구조화하고 외부 자극을 적절히 제거하도록 주의를 기울여야 한다. 활동을 여러 부분으로 세분화하여 전체 기능적 과제로 연결하기 전에 여러 가지 기술을 결합하면 아동이 피로하거나 좌절하는 것을 방지하는 데 도움이 될 수 있다. 아이의 인내심과 인내력 내에서 활동하면 학습과 참여를 촉진하는 데 도움이 된다.

행동/정서 TBI 아동은 행동과 정서에 다양한 문제를 보일 수 있다(표 11.5 참조). 재활 기간 동안 나타나는 두 가지 일반적인 행동 변화는 흥분과 착란이다. 흥분은 활동 상태가 고조되고 환경의 자극을 유용한 방식으로 처리하는 능력이 심하게 저하되는 것이 특징이다. 흥분하는 아이는 안절부절 못하고 짜증을 내며 공격적일 수 있다. 아이가 생각하기 전에 행동하고 주변 환경에 주의를 기울이지 않기 때문에 충동적이고 안전하지 않은 행동이 관찰될 수 있다. 다행히도 TBI 아동의 흥분은 TBI 성인만큼 오래 지속되지 않는다.[84]

행동 관리 착란은 전반적인 지남력 이상과 주변환경을 이해하지 못하는 것이 특징이다. 착란은 대부분의 재활 과정에서 지속될 수 있으며, 기억상실로 인해 악화될 수 있다. 행동 문제가 지속되어 치료 참여를 방해하는 경우 재활 팀이협력하여 행동 수정 프로그램을 시행하는 것이 중요하다. 처음에 팀은 원치 않는 행동과 행동 문제의 원인이 되는 환경적 요인을 포함한 모든 유발 요인을 파악해야 한다. 흥분은 통증, 잠재 골절, 억제, 요로 감염, 변비, 직원, 가족, 친구의 과도한 자극 등의 요인에 의해 유발될 수 있다. 행동 수정 프로그램을 시행하기 전에 유발 요인을 해결하고 가능하면 제거해야 한다.

다음으로 원하는 행동에 대한 보상 및 강화와 보상 일정을 결정해야 한다. 아동의 가족은 동기를 부여하고 만족감을 줄 수 있는 보상을 파악하는 데 도움이 될 수 있다. 보상 일정은 재활팀과 합의하여 만족도를 극대화하고 바람직한 행동을 촉진해야 한다. 보상과 일정이 결정되면 팀은 바람직한 행동에 근접하면 이를 칭찬하여 아동이 적절한 행동을 하도록 유도하는 방향으로 나아간다. 팀이 일관된 방식으로 행동 문제를 해결하기 위해 함께 노력하기 때문에 부적절한 행동의 발생률이 서서히 감소할 수 있다. 어떤 경우에는 환경을 수정할 수 없어 행동 관리가 효과적이지 않을 수도 있다. 이러한 경우 의사가 약물 관리를 병행할 수 있다.

기억 기억장애는 TBI 아동에게 흔한 인지장애이다.[85] 측두엽 외상은 일반적으로 TBI 아동의 기억력에 영향을 미친다. 기억력에는 새로운 정보를 학습하고 기억하는 능력과 이전에 학습한 정보를 회상하는 능력이 포함된다. 기억상실은 뇌진탕이 발생했음을 나타낸다. 기억상실은 사고 전의 시간을 기억하지 못하는 후향성 기억상실일 수도 있고, 사고 이후 시간을 기억하지 못하는 전향성 기억상실일 수도 있다.

명령을 따르는 데 걸리는 시간과 외상 후 기억상실증의 조합은 기능적, 행동적, 신경인지적 결과를 예측할 수 있는 것으로 밝혀졌다.[86]

기억력 결함은 언어적 회상 및 시각적 인식과 관련이 있다. 한 치료에서 다른 치료로 넘어가는 운동 과제 순서를 기억하지 못하거나 기능적 기술을 안전하게 수행하지 못하는 것으로 나타날 수 있다. 이동 및 보행과 같은 기능적 운동 기술을 수행할 때 안전과 관련된 행동이 생략되면 독립성이 제한될 수 있다.

아동의 새로운 자료 학습 능력과 관련된 기억력은 특히 물리치료사의 관심을 끄는 분야다. TBI 이전에 학습한 정보를 다시 기억하는 데는 문제가 없을 수 있지만, 새로운 정보를 학습하는 기억력에는 문제가 있을 수 있다. 아동의 기억력과 새로운 학습 능력에 대한 신경심리학적 평가 결과는 현실적인 기능적 목표를 설정하고 적절한 재활 프로그램을 개발하는 데 도움이 될 것이다.[40] 기억력과 학습 능력에 관한 정보도 학교 참여 복귀 계획에 중요한 역할을 한다. 물리치료사는 아동의 가족, 교사 및 심리학자와 협력하여 교육 환경에서 보상 전략, 지원 및 환경 수정의 필요성을 결정하는 데 도움을 줄 수 있다.

언어 TBI 아동의 언어 결손은 언어 및 언어 병리학자가 심도 있게 다룬다. 아동의 언어 능력이 TBI로 인해 어느 정도 영향을 받을지 판단하기는 어렵고, 일부 장애는 아동이 학업적 기대치를 충족하기 위해 학교에 다닐 때까지 뚜렷하게 드러나지 않는다.[87] 측두엽 손상은 표현 또는 수용 언어 결손을 초래할 수 있으며, 이는 물리치료사와 아동 간의 의사소통을 방해하여 치료 세션을 복잡하게 만들 수 있다. 수용 언어 결손은 대운동 과제 수행을 위한 언어적 지시를 이해하는 아동의 능력을 손상시킬 수 있다. 수용 언어 장애가 있는 경우, 최선의 의사소통 수단을 결정하면 아동과 치료사의 좌절감을 줄일 수 있다. 표현 언어 장애는 아동이 다른 사람과 의사소통하는 능력을 손상시킨다. 표현 언어 장애가 있는 아동은 구두로 전달된 정보를 충분히 이해하고 정신적으로 적절한 반응을 형성할 수 있지만, 반응의 공식화와 의도한 바를 언어적 또는 몸짓으로 실행하는 것 사이에 장애가 발생할 수 있다. 다시 한 번 말하지만, 물리치료사가 아동의 효과적인 의사소통 방식을 알고 있다면 생각과 감정을 전달하지 못하는 상황에서 오는 좌절감을 줄일 수 있다.[38]

기능의 실행 전두엽의 전전두엽 영역에 외상을 입으면 실행 기능에 장애가 생길 수 있다. 실행 기능은 자발적이고, 활동을 계획하고, 개념을 변경하고, 문제를 해결하고, 사회적 환경에서 행동을 조절하고, 피드백을 사용하여 행동 변화를 시작하고 성공을 모니터링하는 능력을 말한다.[38,88]

실행 기능의 결함은 충동적인 행동으로 나타나 안전 예방 규칙을 준수하지 않거나 사회적으로 부적절한 행동을 인지하지 못하는 결과를 초래할 수 있다.[38] 의사 결정의 실행 기능으로 의사 결정을 내리는 능력은 아동이 환경으로부터 받은 정보를 처리하는 방법을 포함하여 다양한 방식으로 영향을 받을 수 있다.[88] 정신적 융통성 부족은 과제에 대한 끈기 또는 혼란스러워하지 않고 활동을 변경하는 능력으로 나타날 수 있다.[38] 개념 전환의 어려움은 교대 패턴이나 상반된 동작으로 작업을 수행하는 능력에도 영향을 미칠 수 있다.[88]

감각운동상태(Sensorimotor state)

비정상적인 근긴장도(Abnormal muscle tone)

근육 경직 대뇌피질 손상으로 인해 TBI를 앓는 아동은 근육 경직이 나타날 수 있다.[89] 미국 신경외과 의사협회(American Association of Neurological Surgeons)에 따르면 경직은 "근육이 경직되거나 조여져 정상적인 체액 이동을 방해하는 상태"로 정의된다.[90] 긴장도의 증가는 속도와 관련이 있다. 이러한 비정상적인 긴장도 증가는 TBI, 척수손상, 뇌졸중 및 기타 신경학적 진단과 관련이 있을 수 있다.[91] 경직의 정도는 경증에서 중증까지 다양하며, 편측 또는 양측으로 분포할 수 있다. 편측성 경직을 보이는 아동은 편마비성 뇌성마비 아동과 유사한 운동장애 및 기능 장애를 보인다. 양측성 장애를 보이는 소아는 비대칭적인 분포와 원시반사 활동에 의해 지배되는 움직임을 보인다. 경직은 애쉬워스 척도(Ashworth Scale)와 수정된 애쉬워스 척도(Modified Ashworth Scale)로 평가하는 경우가 많다. 연구에 따르면 특정 근육과 관절의 특성에 따라 평가자 간 및 평가자 내 신뢰도 차이가 있는 것으로 나타났다.[9]

경직이 있는 아동은 팔다리 또는 전신의 자세가 비정상적으로 나타날 수도 있다. 팔에는 일반적으로 굽힘근 협동(synergy) 자세가 나타난다. 굽힘근 협동 자세는 놀이, 학업, 자기 관리를 위한 팔의 위생 및 기능적 사용을 방해할 수 있다. 하지에는 일반적으로 폄근 협동 자세가 나타난다. 폄근 협동 자세는 침대 이동, 위생, 이동 및 보행에 방해가 될 수 있다.

심한 TBI 아동은 전신 자세를 보일 수 있다. 전신 자세는 본질적으로 겉질제거(상지의 굽힘과 하지의 폄) 또는 대뇌제거(모든 사지의 폄)일 수 있으며 회복 초기에 흔히 볼 수 있다. 아동이 호전됨에 따라 비정상적인 시너지 패턴을 활용한 움직임을 포함하여 전신 자세는 많은 자발적 움직임으로 대체된다.

운동 실조증 소뇌와 기저핵의 손상으로 인해 TBI 아동은 움직임과 균형 감각의 불균형인 운동 실조증을 경험할 수 있다. 운동 실조증의 분포는 편측성 또는 양측성일 수 있다. 운동 실조증은 초기 회복 기간에는 경직으로 인해 가려질 수 있다. 움직임의 타이밍과 실행이 어려울 수 있으며, 의도하는 동안 진동이 나타날 수 있으며 작업의 어려움으로 악화될 수 있다. 운동 실조증 아동의 보행은 넓은 기저면, 균형 감각 상실 증가, 정적 자세 유지의 어려움 등의 특징이 있다. 운동 실조증은 일반적으로 경직과 동반되지 않는 한 운동범위(ROM) 상실과 관련이 없다.

근육 수행 장애(Muscle performance impairment)

근력 소실 TBI와 의식을 잃은 후 아동은 오랜 기간 침대에 누워 있을 수 있다. 그 기간 동안 사용하지 않는 위축으로 인한 근육 약화가 예상될 수 있다.[92] 근력 약화는 경직성 사지의 주동근과 길항근 그룹 모두에서 나타난다. TBI 아동은 검사 지침을 따르지 못할 수 있으므로 표준화된 도수근력검사(MMT)를 수행하기 어려울 수 있다. 따라서 물리치료사는 다양한 작업에서 활동적인 움직임을 관찰하고 중력에 대항하여 동적으로 움직이고 정적으로 체중을 지지하는 아동의 능력을 판단한다. 인지 기능이 회복되기 시작하면 치료사는 간단한 명령을 내리고 침대 가장자리에 앉기, 앉은 자세에서 일어나기, 머리 위로 뻗기 등의 기능적 작업을 수행하는 동안 움직일 수 있는 능력을 평가할 수 있다. 마지막으로, 7세 이상이고 지시를 따를 수 있는 TBI 아동의 경우, 휴대용 동력계를 사용한 MMT는 하지의 근력 검사의 신뢰성이 뛰어나며, 정밀 악력 검사는 5세 이상의 아동에게 정확하게 사용할 수 있다.[93,94]

지구력 장애 TBI 아동은 전반적인 무기력 상태를 보인다. TBI 아동의 피로는 운동 계획과 관련된 신체적 및 정신적 활동으로 인한 것일 수 있다. 두 가지 모두 기능적 이동성 활동과 자기 관리 활동에 참여하는 아동의 능력을 손상시킨다. 세션 중 휴식 시간을 계획하고 다른 치료 사이에 휴식을 취하면 TBI 아동이 참여를 지속하고 지구력을 키우는 데 도움이 될 수 있다. 에너지 소비 절약 기법을 교육하고 활용하면 치료 중이나 집으로 돌아갈 때 지구력 문제를 해결하는 데 도움이 될 수 있다.

관절가동범위 상실 협동 패턴과 같은 고정화 및 정형화된 비정상적인 운동 패턴으로 인해 경직을 보이는 TBI 아동은 능동적 가동 범위 상실 및 관절구축이 발생할 위험이 있다. 특히 위험한 관절로는 팔꿈치, 손목, 손가락, 무릎, 발목-발 복합체 등이 있다. ROM 상실은 빠르게 발생할 수 있으므로 조기 관리가 효과적인 예방의 핵심이다.

균형 및 자세 조절 능력 상실 TBI를 겪은 후 균형 감각 상실은 대부분의 아동에게 나타난다. 자세 조절은 신경학적 장애, 감각 장애 또는 생체 역학적 제약에 의해 영향을 받을 수 있다. 연구에 따르면 경미한 TBI[78] 아동이라도 균형을 상실하면 손상 후 12주 이상 손상 전 활동에 안전하게 참여하지 못할 수 있다고 한다.[95] 아동이 안전하게 활동에 복귀할 수 있도록 하려면 자세 조절 능력과 신체 동요에 대해 견딜 수 있도록 철저히 재평가 해야 한다. 일반적인 기능 검사 도구로는 부르인크스-오세레츠키(Bruininks–Oseretsky) 운동 능력 검사,[78] 소아 균형 감각 상호 작용 임상 검사(pediatric clinical test of sensory interaction for balance),[78] 자세 스트레스 검사(postural stress test),[78] 수정된 기능 도달 검사(modified functional reach test),[96] 버그 균형 척도(Berg balance test),[97] 및 TUG(timed up and go) 검사 등이 있다.[98-100]

감각 결핍(Sensory deficits)

청력 청력소실은 TBI 아동에게 흔하다.[101] 중등도에서 중증의 TBI 모든 아동은 청력 소실 여부를 확인하기 위해 철저한 청각적 평가를 받아야 한다. 청각 전문의는 TBI 아동에게 귀 통증, 이명, 소리 민감성, 청각 장애가 있음을 발견할 수 있다. 청력 손실이 있는 경우 보청기, 주파수 변조(FM) 송신기 또는 교실에서는 선호하는 의자에 앉을 수 있게 배려한다.[68]

시각 TBI 아동에게 시각 장애는 흔하다. 이러한 결함에는 시력 저하, 시각 추적 및 조절 장애, 시야 결손, 깊이 있는 지각 감소, 복시, 일시적 피질 실명, 망막 출혈 등이 포함될 수 있다.[68] 시각적 문제가 있는 경우 안대, 안경 또는 교실에서는 선호하는 의자에 앉을 수 있게 배려하여 어려움을 완화하는 데 도움이 될 수 있다.[68] 또 다른 옵션으로는 프리즘, 안경, 고대비 환경 등을 사용하여 시력을 보조할 수 있는 눈 근육과 시각 입력 처리와 관련된 기술을 개발하는 데 도움이 되는 시력 치료를 시행할 수 있다.

피질 실명은 신경 후두엽이 손상된 건강한 눈에서 발생한다. 30일 이상 지속되지 않는 일시적인 피질 실명은 거의 완전한 시력 회복이 될 수 있다.[68] 그러나 30일 이상 지속되는 피질 실명은 일반적으로 TBI 아동의 예후가 좋지 않다. 어린 아동의 망막 출혈은 아동 학대를 강하게 의심할 수 있다.[102]

시공간 기술 시각 문제는 지각 및 시공간 기능의 변화와 관련이 있다. 이러한 결손은 뇌의 측두엽 또는 후두엽의 병변과 관련이 있다. 시공간 및 지각 결손은 대근육 운동수행과 기능적 이동 기술을 손상시켜 기능적 독립성을 제한할 수 있다. 지형 지물 인식 결함 또는 주어진 형태와 배경을 구별하지 못하면 보행 훈련 중 지형 깊이의 변화를 알아차리는 것이 어려워질 수 있다. 시공간 결손은 또한 보조기 착용과 같은 일상 생활 활동을 어렵게 만들 수 있다. 시각 공간 기억에 결손이 있는 아동은 익숙한 환경에 대해 머릿속으로 지도를 만드는 데 어려움을 보일 수 있으며, 그 결과 독립적으로 장소를 이동하는 데 어려움을 겪을 수 있다.[38]

정형외과적 합병증(Orthopedic complications)

이소성 골화 연부조직에 성숙한 층상 뼈가 형성되는 이소성 골화(Heterotopic Ossification, HO) TBI 아동과 청소년에게 발생할 수 있다.[103] HO의 발생 위험은 20%로 보고되고 있으며, 11세 이상의 연령과 혼수상태가 오래 지속되는 것이 위험 요인으로 알려져 있다.[103] HO는 일반적으로 팔꿈치, 어깨, 엉덩관절, 무릎 관절 부위에서 발생한다. HO의 초기 징후로는 관절 가동 범위 감소와 움직임에 따른 통증, 부종, 홍반, 관련 관절 근처의 열감 증가 등이 있다.

HO 치료에 물리치료를 사용하는 것은 논란의 여지가 있다. 일부 연구에서는 물리치료와 공격적인 ROM 운동이 국소 미세 외상 및 조직 출혈의 결과로 HO 형성과 관련이 있다고 한다.[104] 일반적으로 부드럽지만 지속적인 ROM 운동과 투약 또는 신경 차단술으로 경직을 관리하는 것이 필수적이다.[104] HO가 심각한 기능 장애를 초래하는 경우, 연골에서 뼈를 수술로 절제해야 한다. HO는 어린 소아에게 기능 장애를 초래하는 경우는 드물다.[103] 나이가 많은 아동과 성인의 HO는 나쁜 기능적 결과와 연관되어 있다.[105]

골절 골반과 하지의 골절은 일반적으로 소아 TBI를 유발하는 외상성 사건과 관련이 있지만, 골절의 수술적 치료는 아동이 의학적으로 안정될 때까지 지연될 수 있다. 특히 아동이 의식이 명료하지만 혼란스러워 특정 지침을 따르지 못하는 경우, 아동의 인지 상태 저하로 인해 수술 후 치료가 복잡해질 수 있다. 따라서 아동이 기능적인 활동을 하는 동안 적절한 정렬과 체중을 지지하는 상태를 유지할 수 있도록 면밀히 모니터링해야 한다.

방사선 사진으로 주요 외상이 확인되더라도 초기 검사에서 확인되지 않았던 경미한 외상 및 잠복 골절이 급성 회복 단계에서 확인될 가능성이 있으므로 물리치료사는 추가적인 근골격계 문제를 평가할 때 주의를 기울여야 한다. 지속적인 문제와 잘 견디지 못하는 활동에 특히 주의를 기울여야 한다.

기능적 측정(Functional measures)

TBI 아동은 인지 상태가 저하되어 있기 때문에 조기 기능 검사가 어렵다. 아동이 진료실에서 주의력이 높아지고 상호작용이 적절해지면 특히 기능 변화를 측정하는 데 민감성을 보이는 표준화된 측정법을 사용하는 것이 도움이 될 수 있다. 영아의 경우 앨버타 영아 운동 척도(AIMS)는 0-18개월 아동의 총 운동 기능을 평가할 수 있으며[106], 피바디 발달 운동 척도(Peabody Developmental Motor Scales)는 유아와 미취학 아동의 기능을 평가할 수 있다.[107] WeeFIM (기능적 독립성 척도)[108]은 6개월에서 7세 사이의 TBI를 포함한 장애 아동의 기능적 독립성 발달을 평가할 수 있다. WeeFIM은 자기 관리, 괄약근 조절, 이동성, 운동, 의사소통, 사회적 인지 등 6가지 기능 영역을 측정한다. 성인용 FIM은 나이가 많은 아동과 함께 사용할 수 있다. 브루인크스-오세레츠키(Bruininks–Oseretsky) 운동 능력 검사[109]는 대근육 및 소근육 기능을 평가하는 데도 사용된다. 이 검사는 4.5세에서 14.5세 사이의 아동을 대상으로 표준화되어 있지만 그보다 어린 아동에게 사용하는 것은 의문이다.

대동작기능평가(GMFM)은 시간에 따른 운동 능력의 변화를 평가하기 위해 고안되었다. 뇌성마비 및 다운증후군이 있는 아동에게 일반적으로 사용되지만, TBI 아동에게도 유효하다는 증거가 있다.[110] 초기 연구에 따르면 8-17세 아동을 대상으로 하는 GMFM의 대안으로 후천성 뇌손상-도전 평가(ABI-CA)[111]는 GMFM이 검사하는 것 이상의 대근육 활동의 어려움을 보여주며 7세 이상의 아동에게 사용할 수 있다고 한다.[111] 그러나 구체적인 사용법은 아직 검증되지 않았다.

PEDI[112]는 아동을 위한 기능 평가 도구로도 개발되었다. 이 도구는 자기 관리, 이동성, 사회적 기능 영역의 능력과 성과를 모두 측정한다. PEDI는 생후 6개월에서 7.5세 사이의 아동에게 사용할 수 있다. ABI 전용 PEDI 하위 척도는 PEDI의 이동성, 자기 관리 및 간병인 지원 척도에서 구성되었으며, TBI 아동의 기능 변화를 측정하는 데 사용되고 있다. 간병인 지원 자기 관리 하위 척도는 일반 PEDI보다 변화를 측정하는 데 더 민감했다.[113] PEDI를 사용하여 점수의 변화를 상호 비교할 때 약 11%의 변화 점수가 의미 있는 임상적 차이를 나타내는 것으로 나타났으며 PEDI에서 그룹 또는 개인 점수의 긍정적 변화를 해석하는 데 사용할 수 있다.[114]

중증 TBI 아동은 일반적으로 발달하는 또래(초당 54-193 cm)에 비해 보행 속도 범위가 현저히 감소(초당 73-154 cm)하는 것으로 보고되었다.[115] 보행 속도를 주기적으로 검사하여 재활 진행 상황을 모니터링하고 보행에 드는 에너지 비용을 더 잘 이해해야 한다. 2분 걷기 테스트[116] 및 셔틀 걷기-달리기[117] 테스트와 같은 특정 측정은 특히 보행 중 지구력 등 기능 수준이 높은 아동을 검사하는 데 도움이 된다.

평가, 진단, 예후 및 치료 계획

평가(Evaluation)

검사가 완료된 후 물리치료사는 수집된 모든 데이터를 고려하고 치료 계획 수립으로 이어질 판단을 내려야 한다. 치료사는 뇌 손상의 병리생리학적 상태와 외상과 관련된 기타 생리적 과정을 고려하면서 관찰된 신체 구조 및 기능 장애와 활동 제한의 증거를 비교 검토해야 한다. 또한 치료사는 아동의 사회적 지원, 학교 환경, 가정 환경 등 참여에 영향을 미치는 환경적, 개인적 요인을 고려해야 한다. 가족 지원이 좋으면 회복과 결과에 긍정적인 영향을 미칠 수 있다는 증거는 이를 뒷받침한다.[56] 마지막으로, 치료사는 손상 이후 경과한 시간, 받은 중재 및 경과를 고려해야 한다.

진단 및 예후(Diagnosis and prognosis)

TBI가 있고 급성 및 재활 입원 기간이 길고 기능적 회복이 낮은 아동은 높은 수준의 장애와 관련이 있다.[118] 하지의 과긴장, 뇌 손상 중증도, 하지 손상의 결합이 TBI 후 보행 능력의 중요한 예측 인자인 것이 밝혀졌다.[119] 또한 TBI 아동의 자율신경 이상증(발열, 고혈압, 빈맥, 근긴장 이상 및/또는 발한증에 근거한 진단)은 장기간의 재활이 필요하고 회복 중 운동 점수가 덜 개선되는 것과 관련이 있다.[52]

치료 계획(Plan of care)

물리치료사는 물리치료 진단을 바탕으로 TBI 아동에 대한 치료 계획을 결정해야 한다. 치료 계획에는 처방된 치료 중재와 아동이 원하는 결과를 달성하도록 돕기 위해 고안된 장단기 목표가 포함된다. 목표는 확인된 장애와 한계를 바탕으로 작성해야 한다. 목표는 측정 가능하고 기능적인 용어로 표현되어야 한다. 각 단기 목표는 장기 목표의 달성으로 이어지는 구성 요소로 작성해야 한다. 목표가 달성되는 기간은 아동의 인지 및 행동 상태, 예상 입원 기간 및 치료 환경을 고려해야 한다. 입원 기간은 재활 강도, 입원 시 FIM 점수, 급성 치료 입원 기간, 정형외과적 손상이나 뇌출혈과 같은 의학적 합병증 등 다양한 요인에 따라 달라진다.[120]

관리 및 중재

TBI 아동의 재활은 적절한 인지 기능 수준에서 연령에 맞는 대근육 운동과제를 통합해야 한다는 점에서 TBI 성인의 재활과 다르다. 뇌졸중 후 성인이나 뇌성마비 아동에게 사용되는 것과 같은 여러 가지 재활 접근법을 TBI 아동에게도 적용할 수 있다. 다양한 재활 프로그램의 효과는 알려져 있지 않지만, 연구에 따르면 재활 서비스의 효과가 긍정적인 경향을 보이는 것으로 나타났다.[121]

급성기의 의학적 관리

TBI 아동의 초기 의료 관리는 생명 보존, 손상 중증도 판단, 2차 뇌 손상 예방에 중점을 둔다.[33] 활력 징후가 안정되면 아동은 잠재적 손상에 대한 일반적인 평가와 신경학적 검사를 받게 된다. 이러한 검사에는 머리뼈와 경추의 방사선 검사, 머리의 CT 스캔 및 GCS 사용이 포함될 수 있다. TBI 아동에 대한 급성기 의학적 중재에는 응급 수술, 기계식 인공호흡기 사용, 약제 사용 등이 포함될 수 있다.[122] 경막하 또는 뇌내 혈종이 있는 경우, 즉각적인 신경외과적 수술이 필요하다.[34] 수술이 지연되면 생명을 위협할 수 있기 때문에 두개내압을 낮추고 압력과 관련하여 이차 뇌 손상을 감소시키는 것이 필요하다.[4] 외과적 중재에는 개두술과 감압 머리뼈 절제술이 포함될 수 있다.[123]

일시적으로 두개 내압을 낮추기 위해 정상 또는 과호흡보다 빠른 속도로 기계적으로 보조 환기를 실시한다.[38] 과호흡 외에도 뇌부종을 감소하고 이차적인 뇌 손상을 최소화하기 위해 약물이 사용된다. 부종 관리에 일반적으로 사용되는 약물로는 만니톨(mannitol)과 코르티코스테로이드(corticosteroids)가 있다.[38] 아동의 신체 움직임이 활력 징후의 안정성과 추가 의학적 중재를 방해하는 경우 마비를 유도하기 위해 약물을 사용할 수도 있다.[38,122]

급성기 물리치료는 아동이 의학적으로 안정될 때까지 연기할 수 있다. 아동이 안정되면 물리치료사는 아동의 현재 인지 기능 수준을 중재 계획의 기초 자료로 사용할 수 있다. 인지 기능 회복 수준은 회복을 위한 일반적인 기초 자료로만 사용된다는 점을 기억하는 것이 중요하다. 모든 아동이 인지 기능이 회복되는 것은 아니며, 엄격한 단계적 순서로 회복되는 것은 아니다. 랜초(Rancho) 척도 또는 소아 랜초(Rancho) 척도는 현재 인지 상태를 파악하고, 인지 상태의 경과와 변화를 파악하며, 향후 발생할 수 있는 잠재적 문제를 파악하는 데 도움이 될 수 있다.

급성기 물리치료 관리: 예방

낮은 인지 수준(Rancho 레벨 1-3 및 소아 레벨 5-3)의 TBI 아동을 위한 물리치료 관리는 장기간의 비활동과 감각 상실로 인한 합병증을 예방하는 데 목적이 있다. 장기간의 비활동으로 인한 일반적인 합병증으로는 피부 손상, 호흡기 합병증, 관절구축 발생 등이 있다.

관절구축 관리(Contracture management)

급성기 회복기에 연부조직 구축 예방의 중요성은 아무리 강조해도 지나치지 않는다. 근긴장 이상은 "비정상적이고 반복적인 움직임 및 자세 또는 두 가지 모두를 유발하는 지속적 또는 간헐적인 근육 수축을 특징으로 하는 운동장애"로 정의된다.[124] 근긴장성 폄근 과활동은 진행성 발목 구축의 주요 원인이며, 구축이 발생하면 기능적 독립이 지연되고 재활 단계 후반에 추가 치료나 수술이 필요할 수 있다.[54] 최근 연구에 따르면, 기립기(standing frame)에서 체중을 지탱하며 장시간 스트레칭을 하거나 경사침대(tilt table)를 사용하여 기능적 움직임 패턴을 재교육하는 것이 구축 감소에 효과적이라고 한다.[54] 자세설정 프로그램을 사용하는 것 외에도 ROM과 부목 및 깁스를 적용하면 다리 기능을 개선하고 연부조직 구축을 예방하는 데 도움이 될 수 있다.[54]

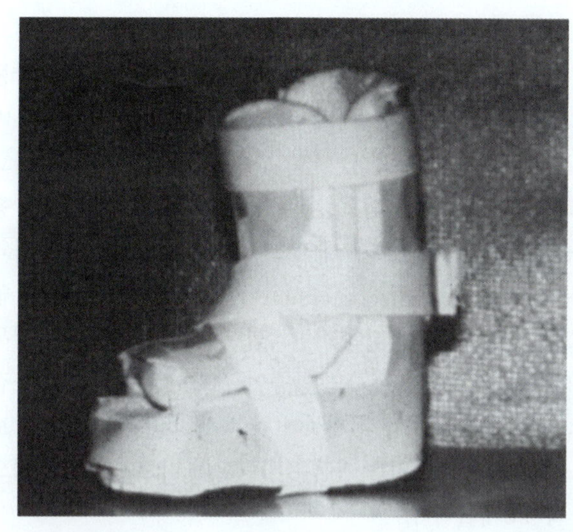

그림 11.1. 양발성 억제 깁스의 예

자세를 무리하게 취하지 않는 사춘기 전 아동의 구축은 아동의 체구가 작고 상대적으로 약하기 때문에 자세 설정 및 부목 착용만으로 성공적으로 관리할 수 있다.[66] 부목의 효과를 높이기 위해서는 착용 기간을 조정하는 것이 중요하다. 부목 착용에 대한 내성은 점진적으로 나타날 수 있으며, 아동의 피부가 손상되는 징후가 있는지 모니터링해야 한다. 자세를 무리하게 취하지 않는 체구가 큰 아동의 경우, 구축 관리를 위해 연속 깁스를 한 후 양면 유리섬유 주물 부목(bivalved fiberglass cast splints)을 사용할 수 있다.

자세설정, 부목 또는 양깁스에 회복되지 않는 심한 폄 자세를 가진 아동의 경우 연속 깁스를 해야 한다(그림 11.1).[66] 이러한 깁스는 피부 손상을 방지하고 ROM을 모니터링 하기 위해 처음에 3-5일마다 교체해야 한다.[54,125] 아동이 피부 손상 없이 깁스를 견딜 수 있다고 판단되면, 자세가 안정되고 자발적 조절 능력이 향상될 때까지 최대 3-4주 간격으로 깁스를 착용할 수 있다. 그런 다음 밤에는 양면 유리섬유 부목을 사용하여 ROM을 유지할 수 있다. 낮에 사용하는 경우, 사용을 중단하기 전에 일정 기간 교대로 사용하는 것이 도움이 될 수 있다.[54,125] 의식이 명료하고 활발하게 움직이는 아동에게 연속 깁스를 계속 사용하는 것은 아동의 이동성 및 자가 관리 능력을 저해하지 않도록 2개월을 넘기지 않아야 한다.

경직을 관리하기 위해 경구 또는 주사 약물과 함께 깁스를 사용할 수 있다. 단트롤렌(단트리움)과 같은 경구용 약물은 경련을 감소시키는 데 유용하지만 진정 작용이 있어 바람직하지 않은 경우가 많다.[72] 다이제팜(발륨)도 경직 치료에 사용할 수 있지만 혼수상태에서 깨어나는 아동의 경우 흥분을 증가시킬 수 있다.[72] 대안으로 페놀 및 보톡스 A 주사와 같은 신경 및 운동점 차단 주사는 진정 및 인지 부작용이 없으므로 아동 경직 관리에 바람직할 수 있다.[72,89] 주사를 전통적인 물리치료와 병행하면 통증이 감소하고 보행, 이동, 잡기, 풀기 등에서 기능적 개선이 나타나는 경우도 있다.[125] 보톡스 주사의 효과 지속 기간은 사람마다 다르지만 평균적으로 약 3-6개월이다.[89]

자세설정(Positioning)

자세설정 프로그램은 호흡기 위생 개선, 주의력 향상, 피부 온전성 유지, 구축 예방, 신체 정렬 및 움직임 지원 등에 도움이 된다. 자세설정은 간호사와 가족의 도움을 받아 시행해야 한다. 침대에 누워있는 아동의 체위 변경은 2시간마다 이루어져야 한다. 아이가 앉아있을 때는 30분마다 신체 위치를 재조정하거나 휠체어 시트를 뒤로 기울이거나 의자 등받이를 뒤로 젖히는 등의 압력 완화 조치를 수행해야 한다.

자세설정 프로그램을 설계할 때 물리치료사는 정형외과 및 신경학적 자세설정 주의사항과 비정상적인 근긴장도 및 원시 반사가 자세에 미치는 영향을 고려해야 한다. 옆으로 누운 자세(그림 11.2)는 비정상적인 원시 반사의 영향을 줄이는 데 도움이 되므로 바로누운 자세나 엎드린 자세보다 선호될 수 있다. 바로누운 자세는 긴장성 미로 반사와 폄근의 영향을 줄이기 위한 전략을 세워야 한다. 엎드린 자세는 허용

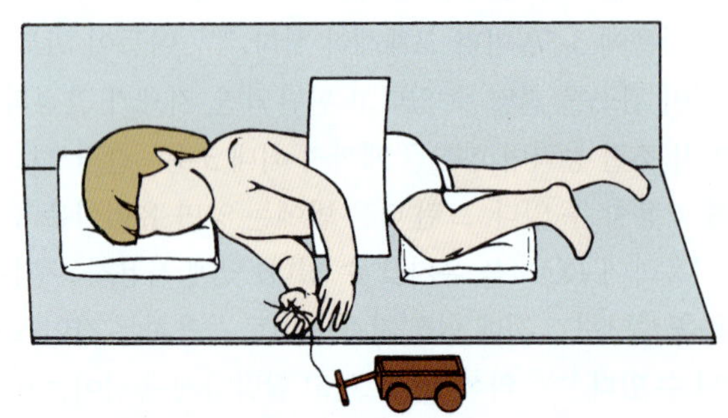

그림 11.2. 옆으로 누운 아동. 머리는 몸통과 일직선을 유지하고, 팔은 중앙선에 위치하며, 하지는 분리된 상태를 유지한다. 중력이 제거되고 원시 반사의 영향이 최소화된다.

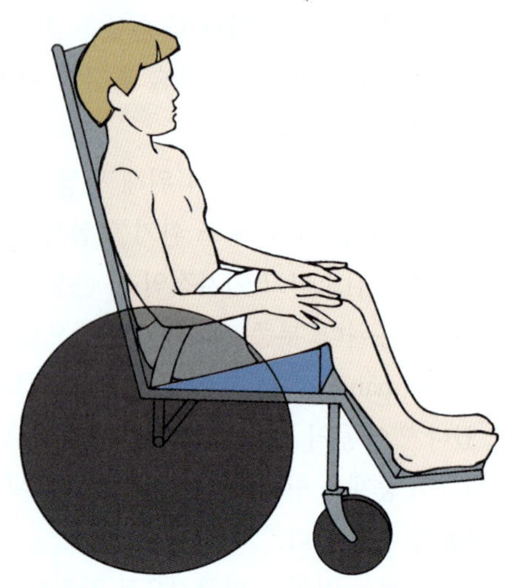

그림 11.3. 아동은 등받이가 높고 엉덩관절 굽힘을 유지하기 위해 시트 웨지가 있는 휠체어에서 지지된다. 등받이는 아동의 피로를 완화하기 위해 똑바로 앉거나 기대거나 기울일 수 있도록 설계할 수 있다.

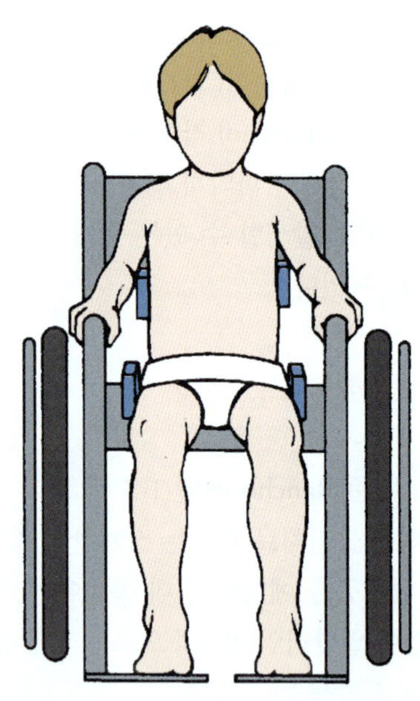

그림 11.4. 자세 조절을 돕기 위해 엉덩이 블록과 측면 몸통 지지대가 있는 휠체어에 앉아 있는 아동

되지만 아동의 활력 징후와 건강 상태를 적절히 모니터링하기 위한 접근성을 방해하기 때문에 이 회복 단계에서는 거의 시행하지 않는다.

회복 초기 단계에서도 맞춤형 휠체어를 사용하면 직립 자세를 취할 수 있다(그림 11.3 및 11.4). 맞춤형 휠체어는 지지대(측면 몸통 지지대 및 골반 스트랩 포함)가 있는 공간에 따라 기울어지거나 뒤로 젖혀지는 좌석 시스템을 적용하여 아동이 직립 자세를 유지하면서 과도한 피로를 방지할 수 있도

보기 11.6 감각 자극의 원천

청각	시각적	후각	촉각	전정
언어 지남력	사진	식초	손잡기	회전
음악	펜라이트	향신료	로션 문지르기	관절운동범위
종소리	친숙한 사물	향수	열/냉	의자에 앉기
친숙한 목소리	얼굴들	말린 꽃	면봉	경사대
조음기	플래시카드	오렌지/레몬	거친 표면	
박수	그림책		친숙한 사물	

From Sosnowski C, Ustik M. Early intervention: coma stimulation in the intensive care unit. J Neurosci Nurs. 1994;26:336-341.

록 도와줄 수 있다. 탈착식 머리 받침대는 아동이 주의력이 있을 때 머리를 조절하고 피곤할 때 지지할 수 있다.

낮은 인지 수준의 물리치료 관리: 자극

혼수상태 자극 프로그램(Coma stimulation program)

혼수상태 자극 프로그램은 구조화된 자극이 감각 저하를 예방하고 회복을 가속화할 수 있다는 가정하에 개발되었다. 그러나 혼수상태의 아동을 돌보는 데 사용되는 자극의 효과에 대해서는 논란이 있다.[126] 첫 번째 단계는 적절한 감각 자극을 선택하는 것이다. 감각 입력은 전정, 시각, 촉각, 청각 및 후각 시스템을 통해 제공될 수 있다(보기 11.6).[127] 재활팀은 프로그램을 개별화하기 위해 자극에 사용할 의미 있는 도구를 선정할 때 가족을 참여시켜야 한다. 아동의 연령과 발달, 문화, 성격, 좋아하는 것/싫어하는 것, 취미, 중요한 관계, 반려동물 등을 반영하는 도구를 선정하는 데 중점을 두어야 한다. 또한 선정된 도구는 주기적으로 재평가하여 비효율적인 자극을 제거할 수 있도록 해야 한다.

프로그램 개발의 다음 단계는 적절한 자극 일정을 결정하는 것이다. 치료사는 치료를 진행하기에 각성도가 높은 시간을 파악하고 필요에 따라 아동의 일정을 변경해야 한다. 이것이 가능하지 않은 경우, 물리치료사는 주어진 세션 내에서 치료 목표를 수정하고 현재 각성 및 주의력 수준에서 아동의 참여를 유도해야 한다.[38]

시행하기 전에 물리치료사는 가족에게 적절한 수준의 감각 자극에 대해 교육해야 한다. 자극적이지만 생리적으로 지나치게 자극적이거나 유해하지 않은 환경이 이상적이다. 아동의 방이나 치료 영역에서 불필요한 청각 및 시각 활동(예: 형광등이나 삐 소리 나는 모니터)을 줄이면 특정 치료 자극과 관련된 반응을 유도하는 데 도움이 될 수 있다.

세션을 시작할 때 물리치료사는 TBI 아동에게 세션을 진행하는 사람, 주변 환경, 현재 날짜와 시간을 알려줘야 한다. 자극은 짧게, 한 번에 한두 가지 감각 유형을 사용하여 시행하되 의미 있는 항목을 천천히 제시해야 한다. 반응이 없거나 통증에만 반응하는 아동의 경우, 입력의 초기 목표는 자극에 대한 모든 유형의 반응을 이끌어내는 것이다. 감각 입

보기 11.7 자극에 대한 일반적인 반응

청각	시각적	후각	촉각	전정
놀람 반응	눈 깜박임	찡그림	자세	경직성/움직임
국소화	시각적 국소화	눈물	회피	보조적 관절운동범위
소리 쪽으로 돌리기	추시	머리 돌림	국소화	머리 바로 세우기
지시 따르기	시각적 주의	냄새 맡기	전신 반응	

From Sosnowski C, Ustik M. Early intervention: coma stimulation in the intensive care unit. J Neurosci Nurs. 1994;26:336-341.

력 처리가 지연될 수 있으므로 치료사는 인내심을 갖고 아동이 다시 반응할 수 있는 시간을 가져야 한다. 사용된 자극에 따라 다양한 반응이 나타날 수 있다(그림 11.7).[127] 자극 후 아동의 건강 상태가 안정적으로 유지될 수 있도록 예방 조치를 취해야 한다. 자극에 대한 바람직하지 않은 반응으로는 흥분, 발작 활동의 발생, 심박수, 혈압 및 호흡수의 지속적인 증가 등이 있다.[127]

아동이 각성도가 높아지면 치료사는 아동 반응의 일관성, 지속 시간 및 질을 높이는 데 집중해야 한다. 활력 징후가 안정되면 각성 상태를 개선하기 위해 앉거나 서 있는 자세로 프로그램을 진행해야 한다. 기립성 저혈압으로 인한 합병증을 예방하기 위해 처음 직립에 적응할 때는 혈압 모니터링이 필요할 수 있다. 활력 징후가 안정화되면 모든 팀원과 가족은 사용된 자극과 아동의 반응을 문서화하여 진행 상황을 기록하고 지속될 수 있도록 도와야 한다.

아동이 치료에 계속 참여하고 근력과 지구력을 키우면서 물리치료사는 머리와 몸통의 조절 능력을 발달시킬 수 있다. 치료 과정에는 한 단계 운동 명령을 통해 뻗기와 걸음마와 같은 자발적인 팔 및 하지 운동 패턴을 익히는 것이 포함될 수 있다. 물리치료사는 치료 중 아동의 생리적 과부하 징후가 있는지 모니터링하고 그에 따라 조정해야 한다. 그런 다음 침상 이동성 및 이동과 같은 목적 있는 활동과 기능적 기술로 대처해야 한다. 향후 회복 단계와 가능한 치료 기술에 대한 가족 교육을 치료에 포함되어야 한다.

식물인간 상태(Vegetative state)

식물인간 상태는 외부 자극에 대한 반응이 없고 타인에게 필요한 사항을 전달하려는 시도가 없는 것이 특징이다. 식물인간 상태의 아동은 눈을 뜨고, 수면-각성 주기를 반복하며, 팔다리를 원시적이고 반사적으로 움직일 수 있지만 통증에 대한 반응을 보이지 않거나 자각은 보이지 않는다.[128,129] 겉으로 보이는 증상이 비슷하기 때문에 가족들은 혼수상태와 지속성 식물인간 상태를 구별하는 데 어려움을 겪는 경우가 많다. 지속성 식물인간 상태는 일차적인 뇌 손상으로 인한 것이므로 급성 치료 관리에서 앞서 언급한 것처럼 치료의 초점이 기능적 움직임 촉진에서 경직 및 구축 관리로 이동한다.

중등도 인지 수준의 물리치료 관리: 구조화

아동이 혼수상태(랜초 레벨 4, 5 및 소아 레벨 2)에서 깨어나 기능적 활동에 참여하기 시작하면 다른 인지적 결함이 분명해질 수 있다. 물리치료사는 인지 및 신체 기능의 진행 속도가 다를 수 있다는 점을 염두에 두고 인지 및 신체적 요구에 따라 적절한 활동을 선택해야 한다. 아동은 회복 중에 진행되거나 정체되어 예후를 판단하기 어려울 수 있다. 이러한 가변성 때문에 TBI 후 아동을 자주 재평가하고 인지 능력과 기능적 수행이 적절히 일치하도록 서비스를 제공해야 한다.

흥분 상태의 환자(The agitated patient)

초기에 흥분은 자극 조절이 제대로 이루어지지 않고 내적 착란에 대한 반응이다. 직원, 보호자, 친구의 과도한 자극, 억제, 기억상실로 인한 혼란, 잠복성 골절, 통증, 변비, 요로 감염 등이 흥분을 유발할 수 있는 일반적인 요인이다. 흥분은 기괴하거나 공격적인 행동으로 표현될 수 있다. 의사는 어떤 자극이 불안을 증가시키는지 파악하고 가능한 경우 해당 자극을 줄이거나 제거해야 한다. 착란상태나 흥분 상태의 아동은 행동 폭발 횟수를 줄이고 과도한 자극과 주의 산만을 방지하기 위해 고도로 구조화된 환경을 사용해야 한다. 일부 불안한 행동은 공포와 관련이 있을 수 있으므로 물리치료는 TBI 아동에게 언어적 안심을 제공해야 할 수도 있다.

흥분을 관리할 때는 가족을 포함한 팀 접근 방식을 활용하는 것이 중요하다. 일반적인 관리 전략에는 TV나 전화가 없는 조용한 방, 방문자 제한, 필요에 따라 계획된 휴식 시간 등 주의 산만과 소음을 제한하는 것이 포함된다. 아동의 가족은 큰 소리로 이야기하고 조명, TV, 전자 기기를 켜는 것이 아동의 주의력과 치료 참여도를 높이는 데 도움이 될 수 있다고 믿고 방문객과 자극을 줄이자는 제안에 반대할 수 있다. 직원은 가족 교육 중에 적절한 수준의 자극을 강화하여 그 과정에서 가족을 교육해야 한다.

흥분되어 있는 아동을 잠재적인 손상으로부터 보호하는 것이 중요하다. 아동에게 안전한 환경을 보장하기 위해서는 환경 평가가 중요하다. 억제 장치는 아동이 흥분할 수 있으므로 적절한 경우 제거해야 한다. 억제 장치를 사용하지 않는 아동이 침대에서 떨어질 위험이 있는 경우 매트리스를 바닥에 놓거나 밀폐형 보호 침대로 전환하는 등 방을 변경해야 할 수도 있다. 기타 보호 장치로는 압력 감지 시트 쿠션, 도어 매트와 같은 경보 장치와 보행이 가능하고 감독에서 벗어날 수 있는 아동 또는 청소년에게 사용하는 모니터 팔찌가 있다.

흥분 상태 동안에는 참여와 협력을 향상시키기 위해 아동에게 친숙한 활동을 치료에 포함시켜야 한다. 적절한 과제와 활동에는 아동의 견딜 수 있는 관절 운동범위 운동과 구르기, 앉기, 일어서기, 걷기와 같은 대근육 운동이 포함된다. 아동의 연령 적합성을 고려하면 블록 쌓기부터 간단한 장애물 코스 통과에 이르기까지 간단하고 복잡한 활동을 선택하여 연습하는 데 도움이 될 수 있다. 물리치료사는 이전에 학습한 기술에 대해 아동의 허용 수준 내에서 실시하고 이 회복 단계에서 새로운 학습에 대한 지속성이 거의 또는 전혀 없을 것으로 예상하는 것이 중요하다.

TBI 아동은 흥분된 시기에 예측하기 어려운 경우가 많으므로 치료사는 다양한 활동 선택항목을 준비해야 한다. 가능한 경우 아동에게 활동 선택권을 제공하여 아동이 재활 과정에서 주인의식을 가질 수 있도록 도와야 한다. 아동이 익숙하거나 일상적인 활동에 비협조적인 경우, 물리치료사는 아동을 다른 치료 활동으로 전환하도록 시도해야 한다. 실패할 경우, 물리치료사는 아동이 기꺼이 참여할 수 있는 활동에 아동을 참여시켜야 할 수도 있다. 이러한 유형의 치료는 주의력, 주의 집중력, 활동 수준을 높이는 데 도움이 될 수 있으므로 외상성 뇌손상 아동에게 여전히 유익하다.

관리가 어려운 아동의 경우, 다른 팀원과의 공동 치료 및 치료 세션 단축을 통해 아동의 불안이 증가하는 것을 제한해야 할 수 있다. 주의 집중력과 지구력이 점차 향상되면, 물리치료를 통해 오랜 시간 동안 주의력을 강화할 수 있으며, TBI를 가진 아동을 어려운 과제로 다시 이끌 수 있다.

착란상태의 환자(The confused patient)

더이상 내적으로 흥분하고 있지 않더라도 혼란한 상태의 TBI 아동이 최적의 수행을 하려면 치료 세션 동안 지속적인 행동 관리와 구조화가 필요하다. 구조화에는 지시의 복잡성 감소, 제한적인 방해 요소로 환경 단순화, 운동 과제 단순화 등이 포함될 수 있다(그림 11.5 및 11.6). 혼란스러운 회복기의 치료의 주요 목표는 기능적 과제에 성공적으로 참여할 수 있도록 하는 것이다.

또한, 물리치료사는 아동이 성공할 수 있도록 필요한 만큼의 구조와 도움을 제공해야 한다. 심각한 결손이 있는 아동의 경우, 부분 체중 부하 보행은 보행 훈련의 초기 단계에서 직립 자세를 확립할 수 있는 가능성을 보여준다.[130] 수행능력이 향상됨에 따라 구조가 감소할 수 있으며, 아동은 복

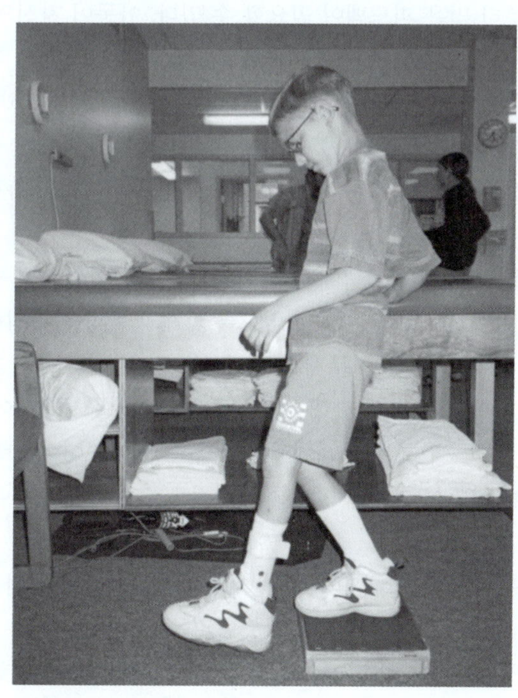

그림 11.5. 작은 벤치에서 내려오면 무릎을 펴는 동안 하지의 편심 조절을 개선할 수 있다.

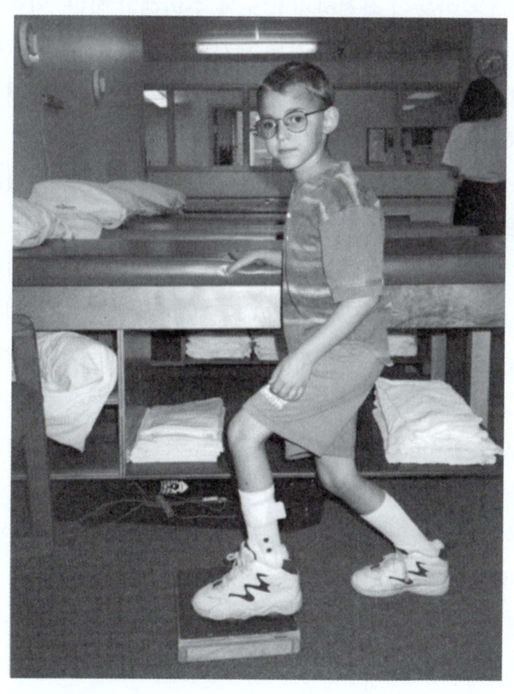

그림 11.6. 하지의 런지는 균형을 향상시키고 엉덩관절과 무릎 조절을 개선하는 데 도움이 될 수 있다.

잡한 환경에서 수행하도록 도전할 수 있다.

아이가 혼란스러워할 때는 익숙한 활동을 통해 언어적 지시의 필요성을 다시 한 번 상기시키는 것이 도움이 된다. 언어적 지시를 할 때 물리치료사는 지시를 단순하게 해야 한다. 물리치료사는 구두 지시를 처리하는 데 시간이 걸릴 수 있도록 잠시 멈춰야 한다. 또한 물리치료사는 아동의 이해를 높이기 위해 구두로 설명하는 대신 새로운 과제를 실제로 보여주거나 직접 손으로 지도해야 할 수도 있다.

착란상태의 회복기에는 지남력이 매우 중요하다. 물리치료사는 아이에게 주변 환경을 자주 인식시켜 주고 익숙한 일상을 만들어 주는 것을 잊지 말아야 한다. 이를 통해 아이는 회상 기술을 연습하기 시작하고 하루 중 다음에 일어날 일을 예상하기 시작할 수 있다. 친숙함과 일상은 안정과 안심을 주며 행동 관리에도 도움이 될 수 있다. 달력, 시계, 그림 일정표와 같은 물품은 지남력에 도움이 될 수 있다. 또한 치료사는 환경 스캔 및 평가를 포함하여 아동이 주변 환경에 대한 국소적인 방향 감각을 갖출 수 있도록 도와야 할 수도 있다.

아동이 이동 순서나 안전 규칙을 자신의 기억에 의존하도록 장려하면 아동이 독립적이 될 수 있다. 치료 일지를 사용하거나 언어적, 정신적 연습을 하면 아동의 기억력을 향상시키는 데 도움이 될 수 있다. 그러나 치료사는 기억에 어려움을 겪는 아동이 좌절하지 않도록 주의해야 한다. 치료사는 계속 질문하는 대신 선택지를 제시하고 아동이 올바른 답변을 인식할 수 있는지 확인할 수 있다. 예를 들어 휠체어에서 이동하는 법을 배우는 아동에게 의자를 앞으로 밀어야 하는지 아니면 브레이크를 먼저 잠가야 하는지 물어볼 수 있다.

새로운 학습은 여전히 제한적이지만, 물리치료사는 운동 조절 및 운동 학습의 원리를 치료 운동의 원리와 통합하여 초점 결함, 신체 구조 장애 및 활동 제한을 치료하기 시작할 수 있다. 피드백의 유형과 일정 잡기, 활동의 구조(조작, 가변성, 전신 움직임 포함 여부)는 운동 학습 옵션을 치료에 통합한다. 아동의 능력에 대한 공간적, 시간적 요구 사항과 함께 동기를 부여하며 도전적이며 발달에 적합한 기능적 기술을 선택하고 파악하는 것은 물리치료사의 책임이다. 또한 물리치료사는 인지 및 신체 기술을 모두 사용하는 기능적 활동을 선택하는 데 중점을 두어야 한다. 예를 들어, 보행기를 장애물 코스를 통과하는 활동은 언어적 명령에 대한 기억력, 운동 계획 및 이동 기술을 다룬다.

운동 학습에서 필수적인 요소는 연습할 수 있는 기회이다. TBI 아동은 필요에 따라 도움을 받아 움직임을 경험하고, 실수를 하고, 자신의 능력 수준에 따라 수정할 수 있도록 해야 한다. 연습은 아동의 현재 능력 범위 내에서 의미 있는 놀이활동에 적극적으로 참여하도록 장려해야 한다. 아동이 새롭거나 이전에 익힌 대근육 과제를 배우기 위해서는 반복 연습이 필요하다. 연습이 아동에게 과도한 좌절감의 원인이 되지 않도록 모니터링해야 한다. 현재 연구에 따르면 훈련의 강도는 움직임의 회복과 PEDI 이동성 점수의 증가라는 긍정적인 결과를 달성하는 데 중요한 고려 사항이라고 한다.[131] 강도가 높은 프로그램일수록 빠른 회복과 높은 점수를 얻을 수 있지만, TBI 아동은 신체적으로나 인지적으로 강도 높은 훈련으로 인해 지구력이 저하되고 피로가 증가할 수 있다는 점을 인식하고 균형을 맞춰야 한다. 치료사는 학습 효과를 극대화하기 위해 치료 세션과 치료 중간에 아동에게 휴식 시간을 제공해야 할 수도 있다.

치료 중에 사용할 피드백 유형을 결정하는 것은 학습을 촉진하는 데 있어 또 다른 중요한 고려 사항이다. 물리치료사는 피드백의 타이밍, 정확성, 빈도에 대해 선택해야 한다. 또한 아동의 인지 및 감각 기능은 적절한 피드백 유형을 결정하기 위한 지침을 제공한다. 피드백 및 일정 잡기의 유형은 결과에 대한 지식, 과정에 대한 지식 또는 차단된 피드백이다. 아동이 운동 학습 과정에서 많은 교정을 받을수록 외부로부터 많은 피드백이 필요할 수 있다. 아동이 자신의 신체 한쪽을 인지하지 못하는 경우, 운동 감각 피드백은 학습 향상에 도움이 되지 않을 수 있으며 시각 및 언어 피드백이 적절할 수 있다(그림 11.7). 마찬가지로 아동이 실어증인 경우 치료사는 시각 및 운동 감각 정보를 사용하여 학습을 촉진해야 한다.

TBI 아동이 호전됨에 따라 치료사는 아동이 계속해서 치료에 적극적으로 참여할 수 있도록 과제와 환경을 수정해야 한다. 지속적인 행동 문제가 존재하는 경우, 치료사는 치료 순응도를 높이기 위해 행동 수정 기술을 계속 사용해야 할 수도 있다. 이 회복 단계에서는 아동의 판단력이 손상되기 때문에 아동이 다치지 않도록 지속적으로 보호하는 것이 중요하다.

흥분과 착란상태의 회복 단계에서 물리치료사는 관절구축을 예방하고 완전한 관절가동범위를 유지하기 위해 필요에 따라 자세설정, 고정 부목, 깁스를 계속 사용해야 한다. 기립 및 보행 활동을 위한 보조기도 균형 및 보행 조절에 도움이 될 수 있다. 물리치료사는 근력 발달을 방해할 수 있는

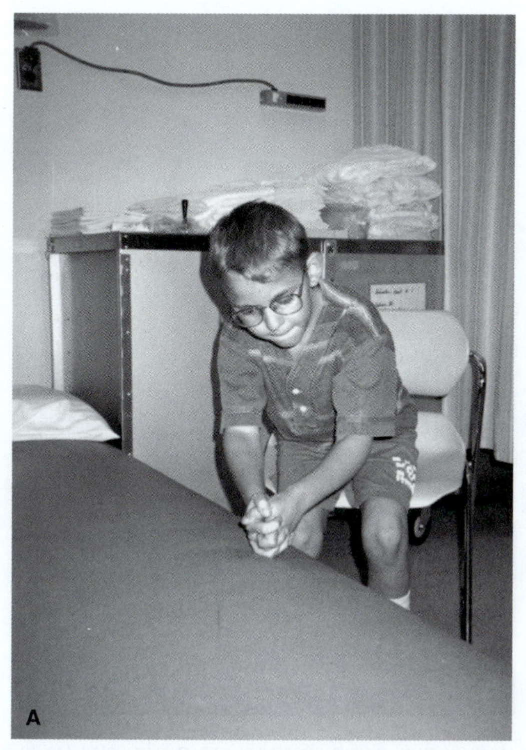

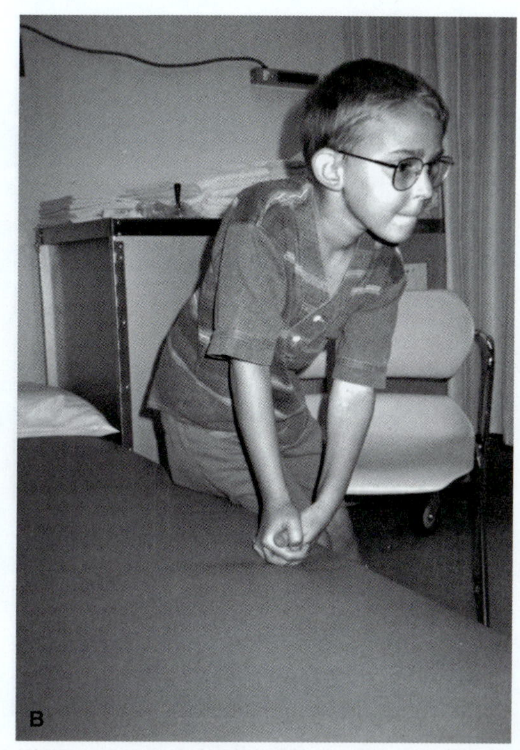

그림 11.7. A, **B:** 이동 중 중앙선에서 손을 사용하라는 언어적 및 시각적 신호를 보내면 관련된 쪽의 인식을 향상시키고 이동 중 안전을 개선할 수 있다.

과도한 지지를 하지 않도록 주의해야 한다.

높은 인지 수준의 물리치료 관리: 학교/지역사회 재통합

연구에 따르면 회복 초기 단계에서 달성한 이동성 성과가 지속되고 집으로 돌아온 후 6개월 이내에 추가적인 기능 향상이 이루어질 수 있다고 하지만, 모든 아동이 높은 수준의 인지 기능(랜초 레벨 5에서 8, 소아 레벨 1)에 도달하고 완전한 신체 회복을 이루는 것은 아니라는 점을 기억하는 것이 물리치료사에게 중요하다.[131] 입원 재활 단계가 끝날 무렵에는 인지 및 신체 기능의 지속적인 손실이 분명해지며, 지속적인 치료를 통해 TBI 아동을 가정 및/또는 학교 환경으로 다시 복귀하기 위한 계획을 세워야 한다. 가족, 의료 재활팀, 교육청이 협력하여 학교 환경으로의 복귀를 위한 계획을 공동으로 수립해야 한다. 물리치료사는 아동의 가정과 학교에서 활동하는 데 필요한 보조기, 보조 장치 및 이동 장치에 대해 아동을 평가해야 할 수도 있다. 아동의 가족과 교사에게 권장되는 보조 장치 및 이동 장치의 사용법에 대한 교육을 실시해야 한다. 또한 물리치료사는 아동이 최대한 독립적으로 기능할 수 있는 안전한 환경을 조성하기 위해 아동의 집이나 학교에 대한 환경 개선에 관한 권장 사항을 지원할 수 있다.

인지 회복의 높은 단계에 도달한 TBI 아동의 경우, 물리치료사는 치료 중에 아동에게 인지적인 단서를 주는 것을 줄여가며, 이전에 가정 및/또는 학교에서 의존성을 높이기 위해 사용했던 환경적 구조화를 줄이기 시작한다. 시각과 청각, 기억력, 집중력, 충동 조절, 정리 정돈 능력에 영향을 미치는 TBI의 경향으로 인해 교실 환경은 TBI 아동에게 특히 어려울 수 있다.[66] 기억력 유지와 새로운 환경에서의 학습 일반화는 느린 속도로 이루어지므로 복잡한 환경에서 일찍 구조화를 제거하지 않도록 주의해야 한다.

또한 물리치료사는 가정이나 학교에서 아동의 전형적인 운동기술 발달과 기능적 독립을 방해하는 잔존 운동 결손을 치료하는 데 계속 집중해야 한다. 일부 아동의 경우, 이는 이동 및 보행과 같은 기본 운동기술을 위한 보조 장치 및 신체적 지원을 통한 지속적인 훈련을 의미할 것이다[132](그림 11.8 및 11.9). 다른 경우에는 체중 지지 트레드밀 훈련(BW-STT)[132,133],또는 TBI 아동의 팔 기능 개선에 대한 가능성을 보여주는 억제 유도 운동 치료와 같은 최신 치료법을 고려할

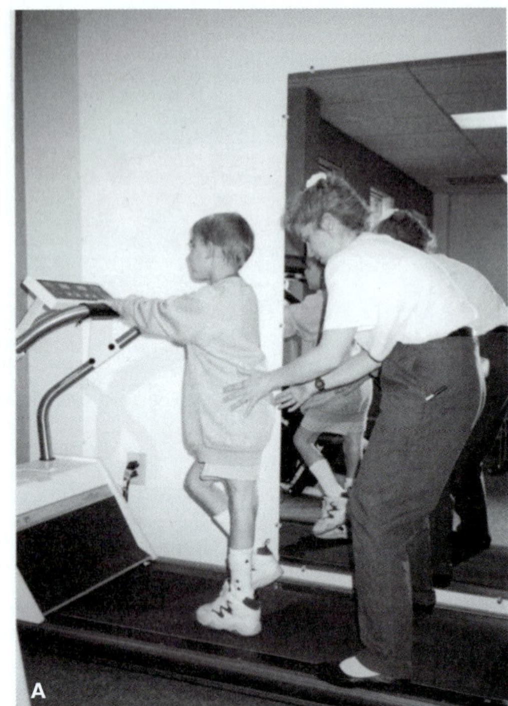

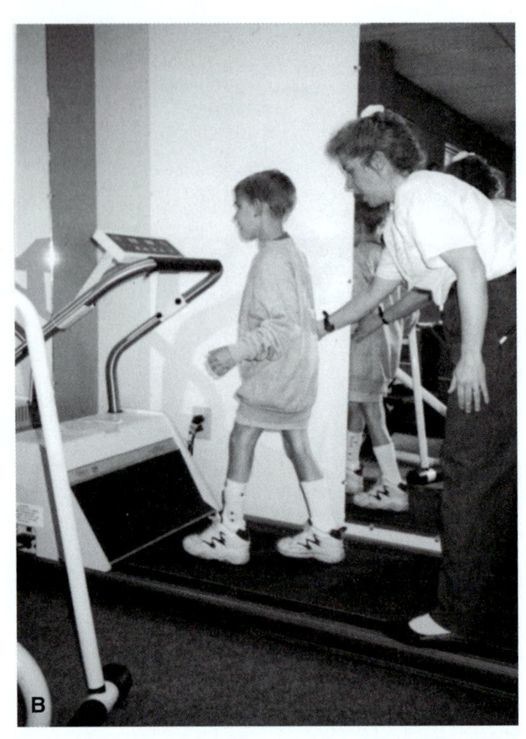

그림 11.8. 보행 훈련에 트레드밀을 사용하면 다양한 속도에서 조절이 용이해질 수 있다. 동적인 표면에서 균형을 잡기 위해 **(A)** 팔 지지대를 사용하거나 **(B)** 지지대를 사용하지 않고 훈련을 수행할 수 있다.

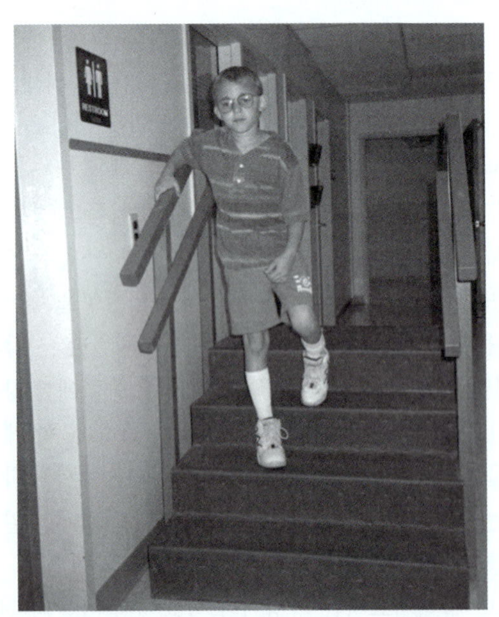

그림 11.9. 계단에서 보행 훈련을 할 때 오른쪽 전완의 지지력 증가와 내려올 때 오른쪽 엉덩이의 약간 안쪽돌림에 주목한다. 팔 지지를 위한 언어적 신호와 하지 정렬을 위한 시각적 신호는 기술을 향상시킬 수 있다.

수 있다.[134]

마지막으로, 균형과 속도, 조절, 타이밍, 움직임의 리듬에 미묘한 문제만 경험하는 아동의 경우 균형 보드 또는 치료용 공(그림 11.10 및 11.11)에서의 균형 운동, 장애물 코스 탐색, 물건 나르기, 달리기, 점프, 뛰기, 줄넘기 또는 여가 활동과 같은 난이도가 있는 신체 활동에 참여하는 것이 활동 수준을 개선하는데 도움이 될 수 있다. 운동 조절 및 기능 문제 외에도 중등도 또는 중증 뇌 손상을 경험한 아동은 적절한 수준의 체력을 유지하는 데 어려움을 겪는 경우가 많다(그림 11.12 및 11.13). 물리치료사는 퇴원 후에도 건강을 위해 계속할 수 있는 체력 프로그램을 설계해야 한다. 물리치료사는 체육 교사와 협력하여 TBI 아동을 위한 적응형 체육 교육 프로그램을 설계할 수도 있다(그림 11.14). 적응형 체육 프로그램은 아동이 또래 친구들과 함께 참여하도록 장려하고 사회성 발달에도 도움이 될 수 있다.

학교 문제(School Issues)

장애인 교육법(IDEA)은 뇌 손상을 아동의 장애 범주에 속하는 별도의 장애로 인정하고 있으며, 학교 교육과정은 자격을 갖춘 TBI 아동을 위해 조정되어야 한다. 또한 아동이 받는 교육 서비스는 아동의 학업 성취를 돕기 위해 일상 생활, 이동성, 쓰기와 같은 운동 과제에 대한 편의와 신체적 지원을 제공할 수 있다. 섹션 504 계획은 공립학교에 다니는 장애 아동이 정규 교육에서 성공하고 일반적인 교육 환경에

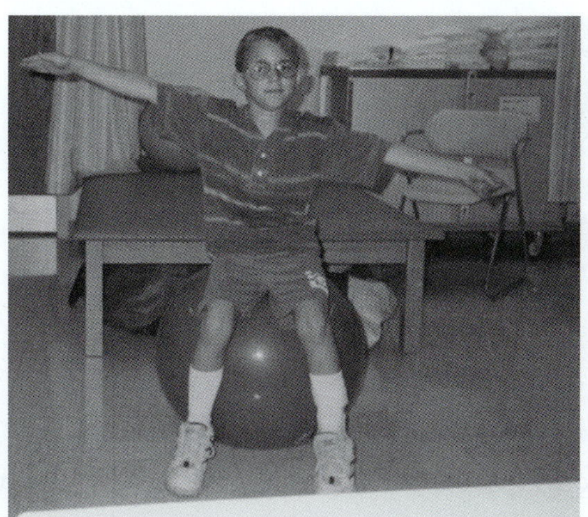

그림 11.10. 치료용 볼을 사용하여 동적인 앉은 자세 균형과 협응력을 기를 수 있다. 아이는 팔을 움직이는 것 외에도 발을 앞으로 번갈아 가며 배치하는 연습을 하거나 공 위에 앉은 상태에서 골반을 기울이는 연습을 하거나 팔과 다리를 교대로 리듬감있게 움직이는 연습을 할 수 있다.

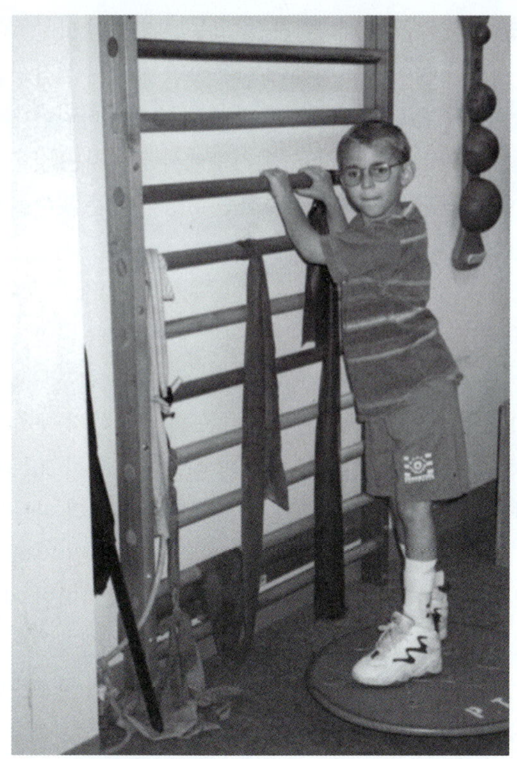

그림 11.11. 생체역학적 발목 플랫폼 시스템(BAPS) 보드는 하지의 균형과 협응력을 향상시켜 균형을 유지하는 데 사용할 수 있다. BAPS 보드는 앉은 자세와 서 있는 자세 모두에서 사용할 수 있다.

접근하는 데 필요한 지원을 받을 수 있도록 하기 위해 수립된다.[135] 504 계획은 IDEA에 따라 추가 지원 및 특수 교육 서비스가 필요한 아동을 위해 개별화된 목표를 설정하는 개별

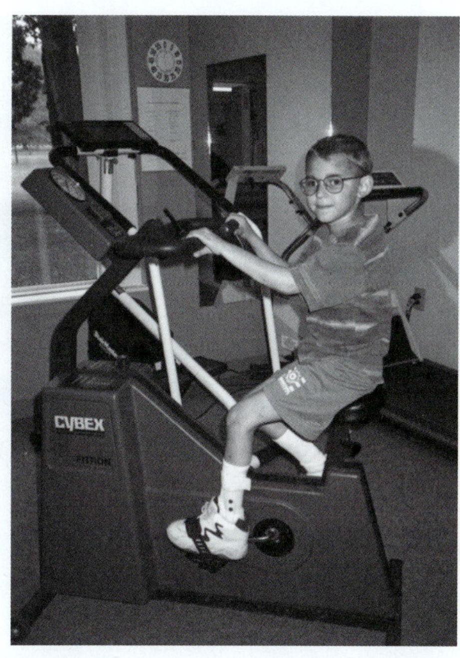

그림 11.12. 표준 운동기구에서 자전거를 타는 것은 유산소 운동과 하지 운동범위(ROM)를 증진하는 데 사용할 수 있다. 또한 표준 아동용 자전거를 다시 타기 전에 훈련의 일부로 사용할 수도 있다.

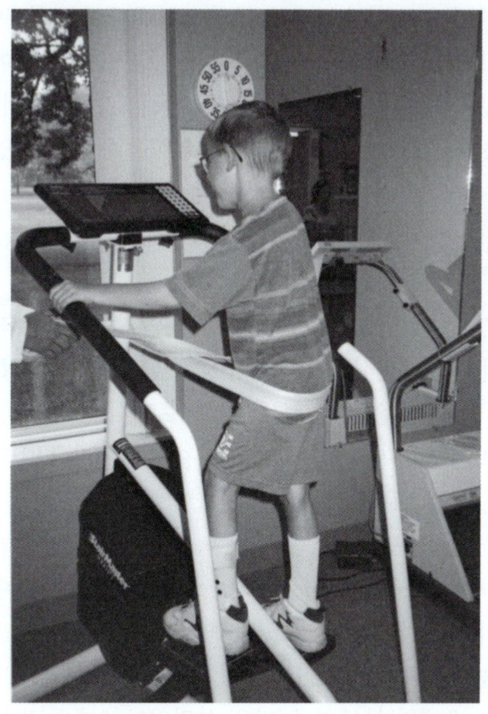

그림 11.13. 표준 운동 기구로 운동하면 근력, 관절가동범위(ROM) 및 지구력이 향상된다. 또한 계단 스테퍼는 엉덩관절 폄근과 벌림근, 무릎 폄근 및 발목 발바닥 굽힘근의 조절력을 향상시킨다. 엉덩관절에 있는 스트랩은 엉덩관절 폄을 유지하고 체중을 많이 지지하는 쪽에 체중을 많이 실을 수 있는 신호를 제공한다.

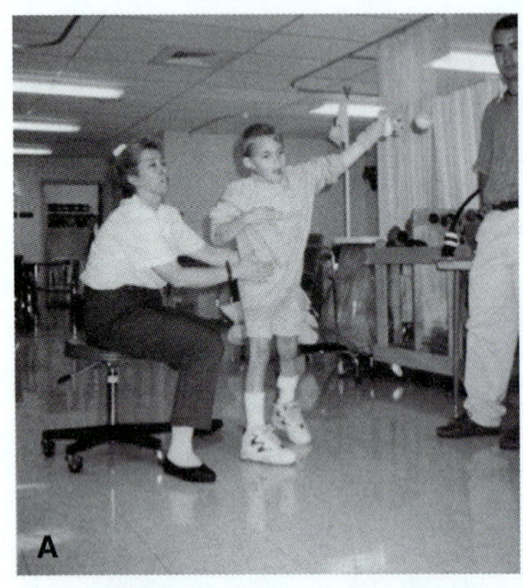

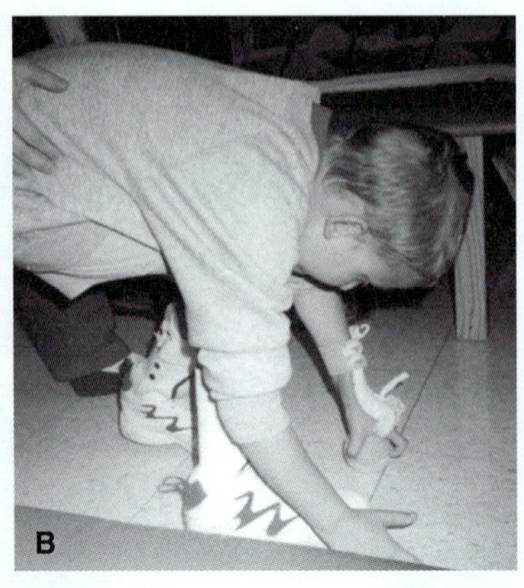

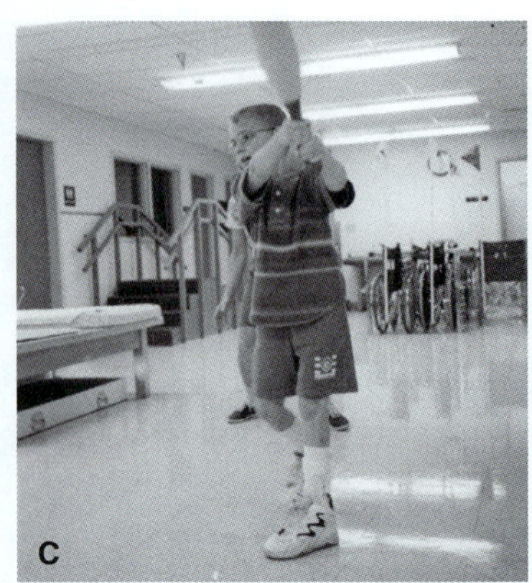

그림 11.14. 스포츠를 치료 활동이나 적응 체육에 통합하여 협응력, 균형감, 운동 계획을 향상시킬 수 있다. 야구 경기에는 **(A)** 관련 팔로 던지기, **(B)** 땅볼 잡기, **(C)** 타격하기와 같은 대동작 과제가 포함될 수 있다.

교육 계획(IEP)과는 다르다.[135]

예방

예방은 연간 외상성 뇌손상 발생률을 낮추는 열쇠이다. 효과적인 예방을 위해서는 충돌 시 뇌에 가해지는 충격의 강도를 줄이기 위한 기술 개선, 안전 조치에 대한 인식 및 사용 확대, 보호법 의무화 등이 필요하다. 12개월 미만의 아동은 머리 손상의 위험이 크며, 부모의 감독을 강화하거나 가정 내 안전 장치를 개선하면 대부분의 위험을 예방할 수 있다.[4]

헬멧(Helmets)

헬멧을 착용하지 않은 자전거 이용자는 헬멧을 착용한 이용자보다 뇌 손상을 입을 가능성이 높기 때문에 헬멧을 꾸준히 착용하면 손상 발생률을 줄일 수 있다.[136,137–139] 헬멧을 제대로 착용하지 않으면 특히 남자 아동의 경우 TBI 위험이 증가하는 것으로 알려져 있으므로 헬멧 착용이 중요하다.[140] 헬멧을 사용하면 야구, 축구, 승마, 롤러블레이드, 스케이트보드, 하키, 롤러스케이트, 스키, 썰매 등 스포츠 및 여가 활동에서 발생하는 뇌 손상을 잠재적으로 예방할 수 있다.[484] 헬멧을 착용하지 않은 이유는 레져에서 뇌손상 위험과 헬멧의 효과에 대한 인식 부족, 비용, 부정적인 또래의 압력 등이 있다. 헬멧 사용을 늘리기 위해서는 교육 프로그램, 할인 쿠폰, 헬멧 보조금, 부모의 역할 모델링, 운동 규정 변경, 의무적 법률 개정 등을 통해 헬멧 착용을 장려할 수 있다.

놀이기구(Playground equipment)

또한 놀이기구에서 딱딱한 표면으로 떨어지는 것을 방지하는 것도 예방에 포함되어야 한다. 놀이기구의 높이가 5피트를 넘지 않고 모래, 콩 자갈, 고무멀치 또는 나무 조각과 같은 재료를 놀이기구 아래에 사용하면 손상의 심각성을 현저히 줄일 수 있다.[84] 표면 재료가 효과를 발휘하려면 지속적으로 유지 관리해야 한다. 놀이기구에서 떨어지는 것을 방지하기 위해 난간과 방벽을 추가하면 부상을 입는 횟수를 줄일 수 있다.

교통 행동(Traffic behavior)

11세 미만의 아동은 거리와 속도를 판단하지 못하는 미성숙하고 충동적인 성향이 강하기 때문에 위험한 교통 행동을 하게 된다. 교육 프로그램 이후에도 대부분의 아동은 여전히 위험한 행동을 보이고 있으며, 부모는 어린 자녀가 혼자 길을 건너는 것을 주의해야 한다. 보다 효과적인 지역사회 접근 방식은 주로 교통 속도를 줄이고, 보행자와 자동차의 상호작용에 관한 법률을 시행하며, 보행자를 차로부터 분리하는 데 초점을 맞춰야 한다[84](사례 연구 참조).

차량 안전장치(Car restraints)

안전벨트 착용은 충돌 시 손상을 예방하는 효과적이다. 아동을 차량 뒷좌석에 앉히고 적절한 안전장치가 있는 카시트를 올바르게 사용하면 5세 미만 아동의 중상 및 치명적인 손상을 최대 90%까지 예방할 수 있다.[68] 안타깝게도 카시트

오사용은 여전히 흔한 문제이다. 나이가 많은 아동과 청소년의 경우 무릎 및 어깨 벨트를 사용하면 심각하고 치명적인 손상 중 약 45%를 예방할 수 있다.[68] 적절한 안전 법규는 주마다 다르다. 미국 자동차 협회(AAA)에 따르면 애리조나주에서는 16세 미만의 아동은 안전띠를, 5-8세 및 57인치 이하의 아동은 부스터 시트를, 5세 미만의 아동은 아동용 안전띠를 착용해야 한다.[141] 예를 들어 델라웨어주에서는 키가 65인치 이하 또는 12세 미만의 아동은 에어백이 장착된 차량의 조수석에 탑승할 수 없으며, 8세 미만 및 65파운드 미만의 아동은 반드시 아동용 안전 시트 또는 부스터 시트에 앉혀야 한다.

사례 연구

Justin: 환자 고객 관리

환자/고객 관리의 요소	후천성 TBI 아동을 위한 신청서
검사	병력의 예: 아동 연령, 과거 병력, 이전 기능 상태, 복용 중인 약물 시스템 검토의 예: 혈압 변동, 타박상, 찰과상 또는 기타 피부 온전성 문제, 요구사항을 알릴 수 없는 경우 검사 및 측정의 예: 자세 관찰, FIM, WeeFIM, PEDI, ROM, 근력 검사, 보행 분석
평가	관찰된 장애와 FIM 및 PEDI와 같이 일반적으로 사용되는 기능적 검사 도구의 해석을 종합
진단	장애 및 기능적 제한에 따른 물리치료 진단
예후 및 치료 계획	예후 및 치료 계획은 확인된 문제, 동반 질환 및 원인을 포함한 물리치료 평가를 기반으로 한다.
중재	조정, 의사소통 및 문서화의 예: 사례 관리, 환자/고객 가족 회의, 결과 데이터 환자/고객 관련 교육에 대한 주제 예시: 현재 상태, 치료 계획, 체력 프로그램, 위험 요인, 환경 간 전환 절차적 중재의 예시: 균형 훈련, 유연성 운동, 자세 안정화, 신경 운동 발달 훈련, 보행 훈련, 기기 및 장비 사용, 바이오피드백, 수동적 관절가동범위
결과	예상 목표와 예상 결과를 사용하여 진행 상황 모니터링 및 문서화를 지원한다.

저스틴은 8세 남아로, 보행자와의 교통사고로 2차 외상성 뇌손상(TBI)을 입었다. 사고 현장에서 의식이 없는 상태였으며 가까운 소아 외상 센터로 구급차로 이송되었다. 응급실에 도착했을 때 저스틴의 GCS는 2였고 동공은 고정되어 확장되어 있었다. 저스틴은 혼수상태였다. 진단 결과 우측 두개내 출혈, 우측 기흉, 좌측 안와 골절, 다발성 타박상이 발견되었다. 급성 관리를 위해 ICP 모니터, 흉관 및 기관 절개 튜브가 필요했다.

저스틴은 부모님, 6살 여동생과 함께 5계단, 2층까지 12계단이 있는 2층 주택에 살고 있다. 그의 침실과 욕실은 2층에 있다. 그의 과거 병력은 별다른 것이 없다. 저스틴은 존스 초등학교 2학년 학생이다.

입원 3일 후 재활팀과 상담을 받았고, 저스틴은 평가 당시 랜초 로스 아미고스 척도 레벨 2로 판정되었다. 팀은 혼수 상태 자극 프로그램을 시행했다. 저스틴의 여러 손상, 모니터, 튜브 삽입으로 인해 프로그램을 시행할 때 주의를 기울여야 했다. 또한 물리치료사는 45도로 측정된 저스틴의 왼쪽 발목 발바닥 굽힘을 관리하기 위해 억제 깁스 프로그램을 시작했다.

저스틴은 2주 동안 천천히 혼수상태에서 깨어났다. 이후 치료는 경사대(tilt table)의 오른쪽 위 자세에 대한 내성을 높이고, 지지대에 앉았을 때 목과 몸통의 운동 조절/근력 강화, 관절구축 관리에 중점을 두었다. 그 후 2주 동안 저스틴의 건강 상태는 안정되었고, 랜초 로스 아미고스 척도 레벨 5까지 호전되었다. 뇌 손상의 심각성과 여러 장애의 존재로 인해 팀은 장기적으로 급성 재활 환경, 외래 환자 환경 및 학교 환경에서의 추가 서비스를 포함한 추가 치료가 필요할 것으로 예상했다. 저스틴이 깨어나자 호흡 상태가 안정되고 기관절개를 제거한 후 소아 재활 센터로 옮겨졌다. 입원 당시 저스틴의 상태를 파악하고 입원 기간 동안 예상되는 개선 목표를 결정하기 위해 WeeFIM과 PEDI가 사용되었다. 왼쪽 발목 발바닥 굽힘 구축에 대해 매주 변화를 주면서 억제 깁스를 계속했으며, 현재 발바닥 굽힘은 20도로 측정되었다.

저스틴은 자세 제어를 위한 맞춤형 모듈식 좌석 시스템과 함께 이동성을 위한 하이백 휠체어를 받았다. 저스틴은 누운 자세에서 앉은 자세로, 휠체어에서 중등도 도움을 받아 매트로 이동하는 연습을 시작했다. 그는 또한 서 있는 활동과 보행 훈련을 받았다. 저스틴이 점점 복잡한 활동을 하면서 활동 수준이 높아짐에 따라 운동 조절 능력 저하와 왼쪽 편마비가 뚜렷해졌다. 저스틴은 왼쪽 상지와 하지 모두에서 협력 효과를 내는 패턴으로 움직였다. 오른쪽 신체의 전반적인 근력은 양호했다. 똑바로 선 자세에서 균형과 조정력이 손상되어 서 있는 활동을 할 때 최대한의 도움이 필요했다.

재활이 진행되면서 저스틴의 상태가 호전되어 명령을 일관되게 따르기 시작했고 새로 배운 과제를 어느 정도 기억하는 모습을 보였다. 저스틴의 부모는 가족 회의와 가족 교육에 정기적으로 참여했다. 저스틴의 부모는 기능적 이동 과제를 수행하는 동안 저스틴을 돕는 방법과 처방된 운동을 수행하는 방법에 대해 체계적으로 교육받았다. 재활치료에서 퇴원할 당시 저스틴은 오른쪽 사지를 사용하여 경량 휠체어에서 스스로 이동할 수 있었다. 그는 감독하에 휠체어에서 매트로 옮길 수 있었고, 왼쪽 전완 목발을 사용하여 짧은 거리를 걸을 수 있었다. 하지만 왼쪽 경직으로 인해 여전히 이동에 제한이 있었다. 저스틴은 보조기 평가를 받았고 왼쪽 동적 발목-발 보조기(AFO)를 착용하기로 했다. 퇴원 전 신경심리검사를 받은 결과 단기 기억력, 주의 집중력, 판단력 등에 문제가 있었으며 새로운 내용을 학습할 때 민첩성하게 따라가지 못했다.

손상 후 4개월이 지나자 저스틴은 다시 학교로 복귀했다. 그의 학교 프로그램은 반나절은 일반 교실에서, 반나절은 특수 교실에서 수업을 받도록 조정되었다. 저스틴은 학교를 통해 물리치료, 작업 치료, 언어 치료를 계속 받을 수 있었다. 그는 이동 시 독립적으로 움직일 수 있게 되었고 왼쪽 전완 목발과 동적 AFO를 꾸준히 사용했다. 저스틴은 지역사회 이동을 위해서만 경량 휠체어를 사용했다.

참고문헌

1. Keenan HT, Bratton SL. Epidemiology and outcomes of pediatric traumatic brain injury. Dev Neurosci. 2006;28(4-5):256-263.
2. Atabaki SM. Pediatric head injury. Pediatr Rev. 2007;28(6):215-224.
3. Greenwald BD, Burnett DM, Miller MA. Congenital and acquired brain injury. 1. Brain injury: epidemiology and pathophysiology. Arch Phys Med Rehabil. 2003;84(3)(suppl 1):S3-S7.
4. Centers for Disease Control and Prevention. Traumatic brain injury & concussion. 2019. Accessed July 18, 2020. https://www.cdc.gov/traumaticbraininjury/get_the_facts.html
5. Langlois JA, Rutland-Brown W, Thomas KE. The incidence of traumatic brain injury among children in the United States: differences by race. J Head Trauma Rehabil. 2005;20(3):229-238.
6. Kraus JF. Epidemiology of head injury. In: Cooper PR, Golfinos J, eds. Head Injury. 4th ed. McGraw-Hill Companies, Inc; 2000:1-25.
7. Faul M, Xu L, Wald MM, et al. Traumatic brain injury in the United States: national estimates of prevalence and incidence, 2002–2006. Injury Prev. 2010;16(suppl 1):A268.
8. Mazzola CA, Adelson PD. Critical care management of head trauma in children. Crit Care Med. 2002;30(11)(suppl):S393-S401.
9. Gedeit R. Head injury. Pediatr Rev. 2001;22(4):118-124.
10. Schneier AJ, Shields BJ, Hostetler SG, et al. Incidence of pediatric traumatic brain injury and associated hospital resource utilization in the United States. Pediatrics. 2006;118(2):483-492.
11. Marik PE, Varon J, Trask T. Management of head trauma. Chest. 2002;122(2):699-711.
12. Koepsell TD, Rivara FP, Vavilala MS, et al. Incidence and descriptive epidemiologic features of traumatic brain injury in King County, Washington. Pediatrics. 2011;128(5):946-954.
13. Bazarian JJ, McClung J, Shah MN, et al. Mild traumatic brain injury in the United States, 1998–2000. Brain Inj. 2005;19(2):85-91.
14. Brehaut JC, Miller A, Raina P, et al. Childhood behavior disorders and injuries among children and youth: a population-based study. Pediatrics. 2003;111(2):262-269.
15. Gerring JP, Grados MA, Slomine B, et al. Disruptive behaviour disorders and disruptive symptoms after severe paediatric traumatic brain injury. Brain Inj. 2009;23(12):944-955.
16. Ponsford J, Willmott C, Rothwell A, et al. Cognitive and behavioral outcome following mild traumatic head injury in children. J Head Trauma Rehabil. 1999;14(4):360-372.
17. Guskiewicz KM, Valovich McLeod TC. Pediatric sports-related concussion. PMR. 2011;3(4):353-364, quiz 364.
18. Kraus JF, Rock A, Hemyari P. Brain injuries among infants, children, adolescents, and young adults. Am J Dis Child. 1990;144(6): 684-691.
19. Guerrero JL, Thurman DJ, Sniezek JE. Emergency department visits associated with traumatic brain injury: United States, 1995–1996. Brain Inj. 2000;14(2):181-186.
20. Kraus JF, Fife D, Cox P, et al. Incidence, severity, and external causes of pediatric brain injury. Am J Dis Child. 1986;140(7):687-693.
21. Crowe LM, Catroppa C, Anderson V, et al. Head injuries in children under 3 years. Injury. 2012;43(12):2141-2145.
22. Chadwick DL, Chin S, Salerno C, et al. Deaths from falls in children: how far is fatal? J Trauma. 1991;31(10):1353-1355.
23. Centers for Disease Control (CDC). Factors potentially associated with reductions in alcohol-related traffic fatalities—United

States, 1990 and 1991. MMWR Morb Mortal Wkly Rep. 1992;41(48):893-899.

24. Kraus JF. Epidemiological features of brain injury in children: occurrence, children at risk, causes and manner of injury, severity, and outcomes. In: Bromon SH, Michel ME, eds. Traumatic Head Injury in Children. Oxford University Press; 1995.
25. Rivara FP. Epidemiology of violent deaths in children and adolescents in the United States. Pediatrician. 1983;12(1):3-10.
26. Koh JO, Cassidy JD. Incidence study of head blows and concussions in competition taekwondo. Clin J Sport Med. 2004;14(2):72-79.
27. Yue J, Winkler E, Burke J, et al. Pediatric sports-related traumatic brain injury in United States trauma centers. Neurosurg Focus. 2016;40(4):E3.
28. Kaufman BA, Dacey RG Jr. Acute care management of closed head injury in childhood. Pediatr Ann. 1994;23(1):18-20, 25-28.
29. Araki T, Yokota H, Morita A. Pediatric traumatic brain injury: characteristic features, diagnosis, and management. Neurol Med Chir. 2017;57(2):82-93.
30. Bonadio WA, Smith DS, Hillman S. Clinical indicators of intracranial lesion on computed tomographic scan in children with parietal skull fracture. Am J Dis Child. 1989;143(2):194-196.
31. Hahn YS, McLone DG. Risk factors in the outcome of children with minor head injury. Pediatr Neurosurg. 1993;19(3):135-142.
32. Griffith ER, Rosenthall M, Bond MR, et al, eds. Rehabilitation of the Child and Adult with Traumatic Brain Injury. 2nd ed. F.A. Davis; 1990.
33. Almasi SJ, Wilson JJ. An update on the diagnosis and management of concussion. WMJ. 2012;111(1):21-27, quiz 28.
34. Marion D. Pathophysiology and initial neurosurgical care: future directions. In: Horn LJ, Zasler ND, eds. Medical Rehabilitation of Traumatic Brain Injury. Hanley & Belfus, Inc; 1996.
35. Blinman T, Houseknecht E, Snyder C, et al. Postconcussive symptoms in hospitalized pediatric patients after mild traumatic brain injury. J Pediatr Surg. 2009;44(6):1223-1228.
36. Kaufmann P, Hofmann G, Smolle KH, et al. Intensive care management of acute pancreatitis: recognition of patients at high risk of developing severe or fatal complications. Wien Klin Wochenschr. 1996;108(1):9-15.
37. McGrath A, Taylor R. Pediatric Skull Fractures. StatPearls. StatPearls Publishing; 2020. Accessed July 18, 2020. https://www.ncbi.nlm.nih.gov/books/NBK482218/
38. Kautz-Leurer M, Rotem H. Acquired brain injuries: trauma, near-drowning, and tumors. In: Campbell S, ed. Physical Therapy in Children. W.B. Saunders; 2012:679-701.
39. Graham DI, Gennarelli TA. Pathology of brain damage after head injury. In: Golfinos J, Cooper PR, eds. Head Injury. 4th ed. McGraw-Hill Companies, Inc; 2000.
40. Mysiw JW, Fugate LP, Clinchot DM. Assessment, early rehabilitation intervention, and tertiary prevention. In: Horn LJ, Zasler ND, eds. Medical Rehabilitation of Traumatic Brain Injury. Hanley & Belfus, Inc; 1996.
41. Mesfin F, Gupta N, Hays Shapshak A, et al. Diffuse Axonal Injury (DAI). StatPearls. StatPearls Publishing; 2020. Accessed July 22, 2020. https://www.ncbi.nlm.nih.gov/books/NBK448102/
42. Kukreti V, Mohseni-Bod H, Drake J. Management of raised intracranial pressure in children with traumatic brain injury. J Pediatr Neurosci. 2014;9(3):207-215.
43. Bonow R, Oron A, Hanak B, et al. Post-traumatic hydrocephalus in children: a retrospective study in 42 pediatric hospitals using the pediatric health information system. Neurosurgery. 2018;83(4):732-739.
44. Hu Q, Di G, Shao X, et al. Predictors associated with post-traumatic hydrocephalus in patients with head injury undergoing unilateral decompressive craniectomy. Front Neurol. 2018;9:337.
45. Munakomi S, Das J. Brain Herniation. StatPearls. StatPearls Publishing; 2020. Accessed July 15, 2020. https://www.ncbi.nlm.nih.gov/books/NBK542246/
46. Robertson CS, Contant CF, Narayan RK, et al. Cerebral blood flow, AVDO2, and neurologic outcome in head-injured patients. J Neurotrauma. 1992;9(suppl 1):S349-S358.
47. Konotos HA. Oxygen radicals in central nervous system damage. Chem Biol Int. 1989;72:229-255.
48. Fullerton LD. Diagnosis and management of intracranial complications in TBI rehabilitation. In: Horn LJ, Zasler ND, eds. Medical Rehabilitation of Traumatic Brain Injury. Hanley & Belfus, Inc; 1996.
49. National Institute of Neurological Disorders and Stroke. Hydrocephalus fact sheet. 2020. Accessed July 1, 2020. https://www.ninds.nih.gov/Disorders/Patient-Caregiver-Education/Fact-Sheets/Hydrocephalus-Fact-Sheet#3125_2
50. Statler Bennett K, DeWitt P, Harlaar N, et al. Seizures in children with severe traumatic brain injury. Pediatr Crit Care Med. 2018;18(1):54-63.
51. Weiner HL, Weinberg JS. Head injury in the pediatric age group. In: Golfinos J, Cooper PR, eds. Head Injury. Vol 4. McGraw-Hill; 2000.
52. Kirk KA, Shoykhet M, Jeong JH, et al. Dysautonomia after

pediatric brain injury. Dev Med Child Neurol. 2012;54(8):759-764.

53. Acerini C, Tasker R, Bellone S, et al. Hypopituitarism in childhood and adolescence following traumatic brain injury: the case for prospective endocrine investigation. Eur J Endocrinol. 2006;155(5):664-669.
54. Conine TA, Sullivan T, Mackie T, et al. Effect of serial casting for the prevention of equinus in patients with acute head injury. Arch Phys Med Rehabil. 1990;71(5):310-312.
55. Teasdale G, Jennett B. Assessment of coma and impaired consciousness. A practical scale. Lancet. 1974;2(7872):81-84.
56. Ghaffarpasand F, Razmkon A, Dehghankhalili M. Glasgow Coma Scale Score in pediatric patients with traumatic brain injury; limitations and reliability. Bull Emerg Trauma. 2013;1(4):135-136.
57. Calculated Decisions. Pediatric Glasgow Coma Scale/PECARN pediatric head injury-trauma algorithm. Pediatric emergency medicine practice. CD1-CD5. 2018. Accessed June 29, 2020. https://www.ebmedicine.net/media_library/files/Management-of-Multiply-Injured-Pediatric-TraumaPatients-in-the-Emergency-Department-Trauma-CME-Calculators.pd
58. Reilly PL, Simpson DA, Sprod R, et al. Assessing the conscious level in infants and young children: a paediatric version of the Glasgow Coma Scale. Childs Nerv Syst. 1988;4(1):30-33.
59. Asikainen I, Kaste M, Sarna S. Predicting late outcome for patients with traumatic brain injury referred to a rehabilitation programme: a study of 508 Finnish patients 5 years or more after injury. Brain Inj. 1998;12(2):95-107.
60. Macpherson V, Sullivan SJ, Lambert J. Prediction of motor status 3 and 6 months post severe traumatic brain injury: a preliminary study. Brain Inj. 1992;6(6):489-498.
61. Wilson B, Vizor A, Bryant T. Predicting severity of cognitive impairment after severe head injury. Brain Inj. 1991;5(2):189-197.
62. Bijur PE. Cognitive outcomes. J Dev Behav Pediatr. 1996;17(3):186.
63. Jaffe KM, Fay GC, Polissar NL, et al. Severity of pediatric traumatic brain injury and neurobehavioral recovery at one year—a cohort study. Arch Phys Med Rehabil. 1993;74(6):587-595.
64. Lieh-Lai MW, Theodorou AA, Sarnaik AP, et al. Limitations of the Glasgow Coma Scale in predicting outcome in children with traumatic brain injury. J Pediatr. 1992;120(2, pt 1):195-199.
65. Gagnon I, Forget R, Sullivan SJ, et al. Motor performance following a mild traumatic brain injury in children: an exploratory study. Brain Inj. 1998;12(10):843-853.
66. Ewing-Cobbs L, Levin HS, Fletcher JM, et al. The Children's Orientation and Amnesia Test: relationship to severity of acute head injury and to recovery of memory. Neurosurgery. 1990;27(5):683-691, discussion 691.
67. Katz DI, Alexander MP. Traumatic brain injury. Predicting course of recovery and outcome for patients admitted to rehabilitation. Arch Neurol. 1994;51(7):661-670.
68. Cockrell J. Pediatric brain injury rehabilitation. In: Horn LJ, Zasler ND, eds. Medical Rehabilitation of Traumatic Brain Injury. Hanley & Belfus, Inc; 1996:171-196.
69. Lah S, David P, Epps A, et al. Preliminary validation study of the Sydney Post-Traumatic Amnesia Scale (SYPTAS) in children with traumatic brain injury aged 4 to 7 years old. Appl Neuropsychol Child. 2019;8(1):61-69.
70. Konigs M, Kieviet J, Oosterlaan J. Post-traumatic amnesia predicts intelligence impairment following traumatic brain injury: a meta-analysis. J Neurol Neurosurg Psychiatry. 2012;83:1048-1055.
71. Malkmus D, Booth B, Kodimer C. Rehabilitation of Head Injured Adult: Comprehensive Cognitive Management. Los Amigos Research and Education Institute, Inc; 1980:2.
72. Professional Staff Association of Rancho Los Amigos Hospital. Rehabilitation of the Head Injured Child and Adult: Pediatric Levels of Consciousness, Selected Problems. Rancho Los Amigos Medical Center, Pediatric Brain Injury Service and Los Amigos Research and Education Institute, Inc; 1982:5-7.
73. Anderson V, Jacobs R, Spencer-Smith M, et al. Does early age at brain insult predict worse outcome? Neuropsychological implications. J Pediatr Psychol. 2010;35(7):716-727.
74. Kuhtz-Buschbeck JP, Stolze H, Gölge M, et al. Analyses of gait, reaching, and grasping in children after traumatic brain injury. Arch Phys Med Rehabil. 2003;84(3):424-430.
75. Kuhtz-Buschbeck JP, Hoppe B, Gölge M, et al. Sensorimotor recovery in children after traumatic brain injury: analyses of gait, gross motor, and fine motor skills. Dev Med Child Neurol. 2003;45(12):821-828.
76. Crowe LM, Catroppa C, Babl FE, et al. Executive function outcomes of children with traumatic brain injury sustained before three years. Child Neuropsychol. 2013;19(2):113-126.
77. Stancin T, Drotar D, Taylor G, et al. Health-related quality of life of children and adolescents after traumatic brain injury. Pediatrics. 2002;109(2):e34.
78. Gagnon I, Swaine B, Friedman D, et al. Children show decreased dynamic balance after mild traumatic brain injury. Arch Phys Med Rehabil.2004;85(3):444-452.
79. Dumas HM, Haley SM, Ludlow LH, et al. Functional recovery in pediatric traumatic brain injury during inpatient reha-

bilitation. Am J Phys Med Rehabil. 2002;81(9):661-669.

80. Williams GP, Schache AG. Evaluation of a conceptual framework for retraining high-level mobility following traumatic brain injury: two case reports. J Head Trauma Rehabil. 2010;25(3):164-172.
81. Haley SM, Dumas HM, Rabin JP, et al. Early recovery of walking in children and youths after traumatic brain injury. Dev Med Child Neurol. 2003;45(10):671-675.
82. Taylor HG, Yeates KO, Wade SL, et al. Influences on first-year recovery from traumatic brain injury in children. Neuropsychology. 1999;13(1):76-89.
83. Rivara JB. Family functioning following pediatric traumatic brain injury. Pediatr Ann. 1994;23(1):38-44.
84. Rivara FP. Epidemiology and prevention of pediatric traumatic brain injury. Pediatr Ann. 1994;23(1):12-17.
85. Levin HS, Eisenberg HM. Neuropsychological outcome of closed head injury in children and adolescents. Childs Brain. 1979;5(3):281-292.
86. Davis K, Slomine B, Salorio C, et al. Time to follow commands and duration of post-traumatic amnesia predict GOS-E Peds scores 1-2 years after TBI in children requiring inpatient rehabilitation. J Head Trauma Rehabil. 2017;31(2):E39-E47.
87. Lang B. Pediatric traumatic brain injury: language outcomes and their relationship to the arcuate fasciculus. Brain Lang. 2013;127(3):388-398.
88. Levin H, Hanten G. Executive functions after traumatic brain injury in children. Pediatr Neurol. 2005;33(2):79-93.
89. Enslin J, Rohlwink U, Figagji A. Management of spasticity after traumatic brain injury in children. Front Neurol. 2020;11(126).
90. AANS. Spasticity. 2020. Accessed July 1, 2020. https://www.aans.org/Patients/Neurosurgical-Conditions-and-Treatments/Spasticity
91. National Institute of Neurological Disorders and Stroke. Spasticity information page. 2019. Accessed July 1, 2020. https://www.ninds.nih.gov/Disorders/All-Disorders/Spasticity-Information-pag
92. Bloomfield SA. Changes in musculoskeletal structure and function with prolonged bed rest. Med Sci Sports Exerc. 1997;29(2):197-206.
93. Katz-Leurer M, Rottem H, Meyer S. Hand-held dynamometry in children with traumatic brain injury: within-session reliability. Pediatr Phys Ther. 2008;20(3):259-263.
94. Golge M, Muller M, Dreesmann M, et al. Recovery of the precision grip in children after traumatic brain injury. Arch Phys Med Rehabil. 2004;85(9):1435-1444.
95. Aitken ME, Jaffe KM, DiScala C, et al. Functional outcome in children with multiple trauma without significant head injury. Arch Phys Med Rehabil. 1999;80(8):889-895.
96. Bartlett D, Birmingham T. Validity and reliability of a pediatric reach test. Pediatr Phys Ther. 2003;15(2):84-92.
97. Franjoine MR, Gunther JS, Taylor MJ. Pediatric balance scale: a modified version of the berg balance scale for the school-age child with mild to moderate motor impairment. Pediatr Phys Ther. 2003;15(2):114-128.
98. Williams EN, Carroll SG, Reddihough DS, et al. Investigation of the timed "up & go" test in children. Dev Med Child Neurol. 2005;47(8):518-524.
99. Zaino CA, Marchese VG, Westcott SL. Timed up and down stairs test: preliminary reliability and validity of a new measure of functional mobility. Pediatr Phys Ther. 2004;16(2):90-98.
100. Baque E, Barber L, Sakzewski L, et al. Test-re-test reproducibility of activity capacity measures for children with an acquired brain injury. Brain Inj. 2015;9:1143-1149.
101. Fligor BJ, Cox LC, Nesathurai S. Subjective hearing loss and history of traumatic brain injury exhibits abnormal brainstem auditory evoked response: a case report. Arch Phys Med Rehabil. 2002;83(1):141-143.
102. Forbes BJ, Rubin SE, Margolin E, et al. Evaluation and management of retinal hemorrhages in infants with and without abusive head trauma. J AAPOS. 2010;14(3):267-273.
103. Hurvitz EA, Mandac BR, Davidoff G, et al. Risk factors for heterotopic ossification in children and adolescents with severe traumatic brain injury. Arch Phys Med Rehabil. 1992;73(5):459-462.
104. Djergaian RS. Management of musculoskeletal complications. In: Horn LJ, Zasler ND, eds. Medical Rehabilitation of Traumatic Brain Injury. Hanley & Belfus, Inc; 1996.
105. Johns JS, Cifu DX, Keyser-Marcus L, et al. Impact of clinically significant heterotopic ossification on functional outcome after traumatic brain injury. J Head Trauma Rehabil. 1999;14(3):269-276.
106. Piper MC, Pinnell LE, Darrah J, et al. Construction and validation of the Alberta Infant Motor Scale (AIMS). Can J Public Health. 1992;83(suppl 2):S46-S50.
107. Darrah J, Magill-Evans J, Volden J, et al. Scores of typically developing children on the Peabody Developmental Motor Scales: infancy to preschool. Phys Occup Ther Pediatr. 2007;27(3):5-19.
108. Rice SA, Blackman JA, Braun S, et al. Rehabilitation of children with traumatic brain injury: descriptive analysis of a nationwide sample using the WeeFIM. Arch Phys Med Rehabil. 2005;86(4):834-836.
109. Deitz JC, Kartin D, Kopp K. Review of the Bruininks-Oser-

etsky Test of Motor Proficiency, second edition (BOT-2). Phys Occup Ther Pediatr. 2007;27(4):87-102.

110. Linder-Lucht M, Othmer V, Walther M, et al. Validation of the Gross Motor Function Measure for use in children and adolescents with traumatic brain injuries. Pediatrics. 2007;120(4):e880-e886.

111. Wong R, McEwan J, Finlayson D, et al. Reliability and validity of the acquired brain injury challenge assessment (ABI-CA) in children. Brain Inj. 2014;28(13-14):1734-1743.

112. Feldman AB, Haley SM, Coryell J. Concurrent and construct validity of the Pediatric Evaluation of Disability Inventory. Phys Ther. 1990;70(10):602-610.

113. Kothari DH, Haley SM, Gill-Body KM, et al. Measuring functional change in children with acquired brain injury (ABI): comparison of generic and ABI-specific scales using the Pediatric Evaluation of Disability Inventory (PEDI). Phys Ther. 2003;83(9):776-785.

114. Iyer LV, Haley SM, Watkins MP, et al. Establishing minimal clinically important differences for scores on the pediatric evaluation of disability inventory for inpatient rehabilitation. Phys Ther. 2003;83(10):888-898.

115. Katz-Leurer M, Rotem H, Keren O, et al. The effect of variable gait modes on walking parameters among children post severe traumatic brain injury and typically developed controls. NeuroRehabilitation. 2011;29(1):45-51.

116. Katz-Leurer M, Rotem H, Keren O, et al. The relationship between step variability, muscle strength and functional walking performance in children with post-traumatic brain injury. Gait Posture. 2009;29(1):154-157.

117. Vitale AE, Jankowski LW, Sullivan SJ. Reliability for a walk/run test to estimate aerobic capacity in a brain-injured population. Brain Inj. 1997;11(1):67-76.

118. DeWall J. Severe pediatric traumatic brain injury. Evidence-based guidelines for pediatric TBI care. EMS Mag. 2009;38(9):53-57.

119. Dumas HM, Haley SM, Ludlow LH, et al. Recovery of ambulation during inpatient rehabilitation: physical therapist prognosis for children and adolescents with traumatic brain injury. Phys Ther. 2004;84(3):232-242.

120. Arango-Lasprilla JC, Ketchum J, Cifu D, et al. Predictors of extended rehabilitation length of stay after traumatic brain injury. Arch Phys Med Reabil. 2010;91:1495-1504.

121. Kramer ME, Suskauer SJ, Christensen JR, et al. Examining acute rehabilitation outcomes for children with total functional dependence after traumatic brain injury: a pilot study. J Head Trauma Rehabil. 2013;28(5):361-370.

122. Shah S, Taylor Kimberly W. The modern approach to treating brain swelling in neuro ICU. Semin Neurol. 2016;36(6):502-507.

123. Karibe H, Hayashi T, Hirano T, et al. Surgical management of traumatic acute subdural hematoma in adults: a review. Neurol Med Chir (Tokyo). 2014;54(11):887-894.

124. Illowsky KB, Alter K. Muscle selection for focal limb dystonia. Toxins.2018;10(1):20.

125. Verplancke D, Snape S, Salisbury CF, et al. A randomized controlled trial of botulinum toxin on lower limb spasticity following acute acquired severe brain injury. Clin Rehabil. 2005;19(2):117-125.

126. Lombardi F, Taricco M, De Tanti A, et al. Sensory stimulation for brain injured individuals in coma or vegetative state. Cochrane Database Syst Rev. 2002(2):CD001427.

127. Sosnowski C, Ustik M. Early intervention: coma stimulation in the intensive care unit. J Neurosci Nurs. 1994;26(6):336-341.

128. Ashwal S. The persistent vegetative state in children. Adv Pediatr. 1994;41:195-222.

129. Latour JM. Caring for children in a persistent vegetative state: complex but manageable. Pediatr Crit Care Med. 2007;8(5):497-498.

130. Dumas HM, Haley SM, Carey TM, et al. The relationship between functional mobility and the intensity of physical therapy intervention in children with traumatic brain injury. Pediatr Phys Ther. 2004;16(3):157-164.

131. Dumas HM, Haley SM, Rabin JP. Short-term durability and improvement of function in traumatic brain injury: a pilot study using the Paediatric Evaluation of Disability Inventory (PEDI) classification levels. Brain Inj. 2001;15(10):891-902.

132. Brown TH, Mount J, Rouland BL, et al. Body weight-supported treadmill training versus conventional gait training for people with chronic traumatic brain injury. J Head Trauma Rehabil. 2005;20(5):402-415.

133. Damiano DL, DeJong SL. A systematic review of the effectiveness of treadmill training and body weight support in pediatric rehabilitation. J Neurol Phys Ther. 2009;33(1):27-44.

134. Karman N, Maryles J, Baker RW, et al. Constraint-induced movement therapy for hemiplegic children with acquired brain injuries. J Head Trauma Rehabil. 2003;18(3):259-267.

135. U.S. Department of Education. Protecting students with disabilities. 2020. Accessed July 2, 2020. https://www2.ed.gov/about/offices/list/ocr/504faq.html#interrelationship

136. Kaushik R, Krisch IM, Schroeder DR, et al. Pediatric bicycle-related head injuries: a population-based study in a county without a helmet law. Inj Epidemiol. 2015;2(1):16.

137. Kiss K, Pinter A. Are bicycle helmets necessary for children?

Pros and cons. Orv Hetil. 2009;150(24):1129-1133.

138. Coffman S. Bicycle injuries and safety helmets in children. Review of research. Orthop Nurs. 2003;22(1):9-15.

139. Cassidy JD, Carroll LJ, Peloso PM, et al. Incidence, risk factors and prevention of mild traumatic brain injury: results of the WHO Collaborating Centre Task Force on Mild Traumatic Brain Injury. J Rehabil Med. 2004;(43)(suppl):28-60.

140. Rivara FP, Astley SJ, Clarren SK, et al. Fit of bicycle safety helmets and risk of head injuries in children. Inj Prev. 1999;5(3):194-197.

141. American Automobile Association. Child passenger safety. 2020. Accessed February 23, 2021. https://drivinglaws.aaa.com/tag/childpassenger-safety/

CHAPTER 12

척수손상

Alison Kreger

챕터 개요

소개
물리치료 검사
과거력
장기시스템 검토
검사 및 측정
물리치료 평가, 진단 그리고 예후
중재
의학적 중재
치료 및 기능적 중재
교정기 및 보행
협력, 의사소통 및 문서화
교육
퇴원 계획
학교로의 복귀
질병 예방 및 건강
체력
순환
반사이상증/과반사
성장이상
예상계획
결과
직업적 성과
심리적 결과
삶의 만족도 결과
향후 치료 방향
예방
연구
요약
사례 연구

소개

외상성 또는 비외상성 척수손상(SCI)을 입은 아동을 치료하는 것은 어려운 일이며, 치료 과정에서 아동의 연령별 요구사항뿐만 아니라 신체적, 인지적, 정서적 발달 상태를 모두 고려해야 한다. 척수손상은 평생 지속되는 장애로, 아동과 가족 모두에게 큰 영향을 미친다. 물리치료사(PT)는 교사, 가족, 양육자와 함께 협력하며, 환자가 자신의 잠재력을 발휘하고 보다 나은 삶을 살아갈 수 있도록 돕는 멘토로서 중요한 역할을 한다. 척수손상을 입은 아동은 평생 동안 지속적이고 부위별로 맞춤화된 치료가 필요하다. 치료사는 아이들의 성장과 생활의 발전에 겪게 될 다양한 장애를 예측해야 할 책임이 있다.

미국척수손상협회(NSCIA)는 소아 척수손상을 신생아부터 15세까지의 아동에게 발생하는 척수 및 신경근의 급성 외성성 병변으로 정의한다.[1] NSCIA에 따르면 미국에서는 인구100만 명당 54건의 새로운 척수손상 사례가 발생하여 연간 17,730건의 새로운 사례가 발생하는 것으로 추정하고 있다.[2] 미국에 거주하는 척수손상 환자수는 291,000명으로 249,000명에서 363,000명 사이로 추정된다. 평균 부상연령은 43세로 증가했으며, 새로운 척수손상 사례의 78%가 남성에게서 발생한 것으로 보고되었다. 미국 내 소아 척수손상의 전체 발생률은 어린이 10만 명당 1.99건이다.[3]

척수손상을 입은 사람은 외상성 척수손상과 비외상성 척수손상 두 그룹으로 나눌 수 있다. 외상성 척수손상의 손상 메커니즘은 소아 인구와 성인 인구에 따라 다르다. 성인의 외상성 척추 손상의 일반 메커니즘은 굽힘/폄, 축에 가해진 힘, 파열 및 압박 골절이다. 어린이 골격의 미성숙성과 유연성은 다양한 손상 메커니즘을 초래한다. 이러한 미성숙한 특징으로 인해 11세 미만의 어린이는 C-3 이상의 상부 목뼈 부상을 입을 수 있다.[4] 인대 이완, 상대적으로 큰 머리 크기, 상대적 수평으로 정렬되어 있는 후관절로 인하여 시상면으로 힘이 가해지는 지렛대를 형성하여 큰 회전동작을 허용하는 구조이기 때문이다. 11세 이상의 어린이는 성인과 달리 하부 목뼈(C-3 이하)에 손상을 입는 경향이 크다.[4] 성장기 소아 척추의 고리모양의 추간판은 축 방향의 외상성 힘으로 인해 척추관으로 미끄러지거나 분리되어 원반탈출증 같은 증상을 일으킨다.[4] 마지막으로, 소아 척추인대의 이완은 척추나 머리에 힘이 가해지는 동안 척추가 늘어났다가 다시 원래대로 돌아간다. 이러한 움직임은 상대적으로 유연하지 않은 척수 내부를 늘어나게 한다.

이러한 스트레칭은 섬세한 신경 경로를 방해하거나 허혈을 유발할 수 있으며, 골절이나 탈구가 없는 경우 방사선 검사에서 확인되지 않는 척수손상을 일으킬 수 있다. 이러한 현상을 방사선학적 이상이 없는 척수손상(SCIWORA)이라고 하며 완전 또는 불완전한 손상으로 나타날 수 있다. SCIWORA는 척수손상 어린이의 13-19%에서 보고된 흔한 증상이다.[5] 외상을 경험한 모든 아동은 신경학적 손상이 발생할 가능성이 높기 때문에 머리 손상과 SCIWORA가 있는지 모두 확인해야 한다. SCIWORA는 나중에 드러나기도 하므로 물리치료사를 포함한 모든 의료진은 아동의 현재 증상을 주의깊게 모니터링해야 한다.

외상성 척수손상의 원인으로는 교통 사고, 폭행, 낙상, 스포츠 등이 있다. 소아의 특이한 척수손상의 원인으로는 출생 시 외상, 아동 학대, 자동차 안전벨트로 인한 부상이 있다.[5] 자동차 안전벨트는 충돌 시 부상을 방지하기 위해 신체의 골격 부위로 힘을 분산시키도록 설계되었다. 어린이는 안전벨트가 골반보다 높게 착용된 상태에서 차량에 부적절한 자세로 탑승하면 등뼈 또는 허리뼈에 힘이 가해져 복부에 심한 압력이 가해질 수 있다.[5] 이러한 유형의 부상을 입은 어린이는 복부에 화상 자국이 있으며 심각한 내장 손상도 입을 수 있다.[4,6]

비외상성 척수손상은 척수병증, 암, 뇌졸중과 같은 기타 모든 척수 기능 장애를 포함한다. 임상적으로 비외상성 척수손상은 완전 또는 불완전 척수손상과 유사한 양상을 보이는 경우가 많다. 척수병증에는 압박성 척수병증과 염증성 질환이 모두 포함된다. 압박성 척수 병증은 낙상이나 교통사고와 같은 선행 유발 요인과 함께 구조적 이상(협착증, 척추전방전위증)이 척수를 압박하여 발생하는 경우가 많다. 키아리기형과 추간판 돌출도 척수 압박을 유발할 가능성이 있다.[7] 염증성 척수병증에는 길리안-바랭 증후군(GBS), 다발성 경화증(MS), 급성 횡단성 척수염(ADEM), 시신경척수염(NMO) 등 다양한 신경 염증성 질환이 포함된다.[8]

급성 횡단성 척수염은 어린이와 성인 모두에게 영향을 미치며 심각한 장애를 초래할 수 있다.[9] 횡단성 척수염의 원인은 명확하게 밝혀지지 않았지만, 신경 병리 및 가능한 치료법에 대한 정보가 점점 더 많이 밝혀지고 있다. 기저 전신 염증이나 자가 면역 장애는 횡단성 척수염을 포함한 모든 염증성 척수병증의 발병 원인으로 작용할 수 있다.[8-10] 또한 이러한 질환에서는 감염 또한 고려되며 척수 기능 장애를 초래할 수 있다. 일부 연구에서는 예방 접종이 횡단성 척수염 발병과 연관될 수 있다고 제기하지만, 예방 접종의 이점이 여전히 위험보다 훨씬 크다.[8,10] 또한 횡단성 척수염이 발병하기 전에 선행 감염(호흡기계, 소화기계, 전신성)의 발생률도 높다. 이러한 선행 감염이 일련의 세포 및 면역 매개 사건을 시작하여 궁극적으로 척수를 공격하는 결과를 초래한다. 이 세포 반응의 특정 단백질 부산물(interleukin-6)은 척수에 대한 독특한 친화력을 가지고 있으며 척수 세포를 죽이는 것으로 밝혀졌다. 또한 척수 자체는 자가 면역 기능 장애에 반응하는 방식에 있어 다른 내부 기관과 다르게 반응한다.[8-10] 척수의 특정 횡단 부분이 표적이 되는 이유는 아직 밝혀지지 않았지만, 횡단성 척수염의 면역 발병기전에 대한 지식이 증가함에 따라 치료 방법이 개선되고 있다.

비외상성 척수손상은 암에 의해서도 발생할 수 있다. 이는 국소 기능 장애를 동반한 원발성 종양일 수도 있고 보다 확산된 기능 장애를 동반한 전이 형태일 수도 있으며, 중추신경계 신생물의 0.5-1%가 척수 내에 있을 수 있다.[11] 그럼에도 불구하고 신체적 영향으로는 점진적인 운동 약화, 진행성 척추 측만증, 보행 장애, 감각 변화, 근긴장도 변화 등이 나타날 수 있다.[11] 이러한 경우 임상 증상이 모호하고 다양한 양상을 보이기 때문에 진단이 어려울 수 있다.

비외상성 척수손상의 또 다른 형태는 뇌졸중이다. 이는 동맥 또는 정맥 허혈, 경계 영역 뇌경색, 동정맥 기형(AVM) 또는 경질막 동경맥 샛길로 인해 발생할 수 있다. 출혈의 유형에 따라 갑작스럽거나 점진적으로 발병할 수 있다. 전반적인 회복 과정도 역시 다를 수 있다.[12]

외상성과 비외상성 손상은 비슷한 양상을 보일 수 있으나, 손상의 정확한 기전을 이해하는 것은 물리치료 검사, 평가, 진단, 예후, 중재뿐만 아니라 아동이 궁극적으로 달성할 수 있는 결과를 예측하는 데 필수적이다.

물리치료 검사

과거력(History)

치료사는 환자의 병력에 대한 과거 정보를 최대한 활용해야 한다. 여기에는 다음 중 일부 또는 전부를 포함할 수 있다.

현재 질병의 병력(History of present llness)

- 손상 메커니즘과 발생 날짜
- 손상 당시 의식 소실 여부 및 잠재적인 뇌 손상
- 손상 당시 입은 기타 모든 부상
- 급성 치료(척추 안정화, 스테로이드 등)를 받은 경우
- 비외상성 손상의 경우 증상의 시작 및 진행에 대한 설명
- 부상과 관련된 모든 의료 검사, 검사실 결과, 절차 또는 필름[특히 예후와 관련이 있는 자기공명영상(MRI)과 같은 신경 영상 검사]
- 입원 기간 중 합병증 또는 동반 질환이 있는 경우
- 현재 또는 기타 질환에 대한 약물 치료

과거 의학정보(Medical history)

- 입원과 그 과정에 관한 모든 기타의 의학적 정보
- 손상 메커니즘과 관련있거나 혹은 손상을 일으켰던 출생력

발달력(Developmental history)

- 이전 기능 수준 및 발달 이정표 달성 기록
- 이전에 소유하고 있던 적응형 장비 및 사용 이유

사회력(Social history)

- 문화적 신념과 행동
- 주요 간병인, 가족 구성원 및 지역사회 지원 체계
- 아이와 보호자의 학습 스타일
- 생활 환경, 지역사회 특성, 예상 퇴원 목적지 등 포함한 현재 생활 상황
- 사회적 상호 작용, 활동 및 지원 시스템
- 현재 및 이전 학교 상황(받은 서비스, 개별화된 교육 계획, 개별 가족 서비스 계획)
- 레저 활동/스포츠/장래희망
- 접근 가능한 교통 수단 이용 가능 여부

> **보기 12.1 자율신경계 반사이상**
>
> 자율신경계 반사이상은 유해한 자극이 있을 때 교감신경계 입력부족에 대한 신체의 반응이다. 유해한 자극에는 꼬인 카테터튜브, 변비, 근육경련, 내향성 발톱 또는 가동범위 운동이 포함될 수 있다. 증상은 다양하지만, 일반적으로 혈압상승, 발한, 두통, 서맥 등이 나타나며, 이러한 증상이 발생할 경우 즉각적인 조치가 필요하다. 치료는 유해한 자극을 제거하고, 혈압을 낮추는 자세를 취하고, 필요한 경우 약물을 투여해야 한다. 치료하지 않고 방치하면 자율신경계 반사 이상은 생명을 위협하는 상황으로 진행될 수 있다.

장기시스템 검토(Systems review)

병력과 초기 정보에 따라 물리치료사는 환자의 장기시스템을 차례차례 검사한다.

심폐계(Cardiovascular/pulmonary)

침대 이동, 이동 및 전환을 포함하여 활동 전, 활동하는 동안, 활동 후에 혈압, 심박수, 호흡수 등의 활력 징후를 측정한다. 척수손상 환자는 기립성 저혈압의 위험이 높으므로, 직립 자세에 대한 지구력 검사는 천천히 진행해야 한다. 압박 스타킹과 복대는 혈관계 지지에 도움이 된다. T-6 이상의 병변이 있는 어린이는 교감 신경계와 관련된 척수손상의 심각한 합병증인 자율신경계 반사이상의 위험도 있다(보기 12.1). 척수손상 이후 어린이는 신경근 약화를 보일 수 있으며, 이는 호흡 효율 저하로 이어질 수 있다. 기침의 질에 주목해야 하며, 호흡 양상과 흉부 및 가로막 움직임 측정을 실시해야 한다. 의료, 간호, 호흡기 담당 직원과의 협력은 호흡기 잠재력을 평가하는 데 도움이 될 수 있다. 폐활량 및 강제날숨량과 같은 폐 기능 검사가 도움이 된다. 인공호흡기를 사용하는 경우 매개변수 설정에 유의해야 한다. 특히 아이가 인공호흡기를 떼는 경우 측정을 반복해야 할 수도 있다. 일부 진료 환경에서는 물리치료사가 체위 배액, 타진, 진동 등 기도 확보 중재에 적극적인 역할을 하기도 한다. 폐 시스템에 대한 완전한 검사가 필요하다.

피부(Integumentary)

척수손상이 있는 어린이의 피부를 충분하게 평가 및 검사해야 한다. 여기에는 피부색, 피부손상, 멍, 흉터 형성 여

보기 12.2 영양

새로운 척수손상 환자에게 현재의 에너지 소모량에 맞는 칼로리가 섭취되고 있는지, 소모와 섭취 간의 균형이 건강하게 유지되고 있는지 확인하기 위하여 영양학적 평가가 필요하다. 척수손상 환자는 면역력이 저하되고 영양상태가 좋지 않을 수 있다.[64] 안타깝게도 이 두 가지 문제는 상처 치유를 지연시킬 수 있으므로 치료사는 상처가 벌어진 부위가 있으면 의사 및 영양사와 영양상태에 대해 논의하는 것이 중요하다. 물리치료사는 각 아동의 개별적인 필요에 따라 균형 잡힌 영양 계획을 위해 물리치료 과정 중 언제든 영양사에게 의뢰할 수 있다.

보기 12.3 라텍스 알러지

척수막 탈출증 또는 척수손상 어린이와 같이 라텍스 제품에 대한 노출이 많은 환자는 라텍스에 알레르기가 생길 수 있다. 라텍스에 대한 노출을 줄이려면 가능한 라텍스가 없는 제품을 사용해야 한다. 평생 동안 카테터 삽입 용품과 장갑이 필요하기 때문에 많은 기관에서 의료 종사자와 간병인이 라텍스 대체재를 사용하여 간호를 제공하는 '라텍스 프리' 환경을 권장하고 있다. 가정과 병원에서 흔히 볼 수 있는 많은 제품에는 라텍스가 함유되어 있어 어린이에게 반응을 일으킬 가능성이 있다. 어린이가 이미 라텍스 알러지가 있는 경우 라텍스에 노출되지 않도록 하거나 알러지가 발생하지 않도록 주의를 기울여야 한다. 라텍스가 포함된 제품에는 세라밴드, Ace wraps, 카테터, 각종 장난감, 풍선, 반창고 등이 있다. 많은 회사에서 라텍스가 없는 치료용 대체품을 제공한다.

부 등이 포함된다. 맥박, 피부 온도, 부종과 같은 신경 혈관 징후도 정기적으로 평가해야 한다. 욕창은 척수손상 어린이에게 만성적인 문제가 될 수 있다. 이를 예방하기 위해서는 꾸준한 압력 완화와 적절한 피부 관리가 필수적이다. 체위 변경, 압력 완화 및 피부 검사에 관한 교육은 물리치료 검사 초기부터 시작해야 한다(보기 12.2 및 12.3).

근골격계 시스템(Musculoskeletal system)

운동범위(ROM), 근긴장도, 근력, 해부학적 대칭성 및 자세를 평가한다. 급성기에는 척추 쇼크에 의해 이차적으로 근긴장이 완화되어 관절가동범위가 일시적으로 증가할 수 있다. 유연성 감소를 방지하기 위해 특별한 예방 조치가 필요하다. 강직은 빠르게 시작되어 아동의 유연성을 방해할 수 있다. 가동범위 평가는 전반적인 진단과 예후를 염두에 두고 실시해야 한다. 기능적 목표에 따라 어떤 영역에서는 유연성이 요구되는 반면, 어떤 영역에서는 비유연성이 이상적일 수 있다.

보기 12.4 좋은점이 있는 근육 불균형

긴손가락굽힘근의 단축이 있으면 능동적으로 잡을 수 없는 환자가 손목을 신전할 수만 있다면 tenodesis 패턴의 잡기가 가능할 수도 있다. 또한 손목을 펼 수 없는 사람이 손을 갈고리처럼 사용할 수 있다. 허리폄근을 강화하면 하반신 마비 환자의 앉은 자세 안정성을 개선하고 하체를 움직이는데 도움이 될 수 있다. 과도한 어깨 폄 및 외회전 운동은 상실된 위팔세갈래근을 대신할 수 있으며, 120°로 다리를 들 수 있는 기능은 바닥에서 휠체어로 자리이동을 할 때 필수적이다.

보기 12.5 수정된 애쉬워드척도[93]

0 = 근긴장도 증가 없음
1 = 빠르게 움직일 때 약간의 근긴장도 증가가 느껴지거나, 가동 범위 끝에서 최소한의 저항으로 나타남
1+ = 잡을 때 약간의 근긴장도 증가가 있고, 가동범위 나머지부분(1/2 이하)에 걸쳐 최소한의 저항이 나타남
2 = 대부분의 가동범위에서 근긴장도가 더 뚜렷하게 증가하지만 영향을 받는 부위를 검사자는 쉽게 움직임
3 = 근긴장도가 상당히 증가하여 수동적인 움직임이 어려움
4 = 영향을 받는 부위에 강직이 나타남

강직은 상부 운동 뉴런 손상으로 인해 근육 신장 반사가 속도에 따라 증가하며 근긴장도가 증가한다.[13] 강직성 검사는 가장 널리 사용되는 수정된 애쉬워드척도를 사용하며, 간대성 경련이나 경련 여부도 함께 평가한다(보기 12.4 및 12.5).[14,15] 다른 검사 도구로는 시각 아날로그 척도, Wartenberg Pendulum 검사, Penn SpasmFrequency 척도 등이 있다. 표면 근전도 검사 및 등속성 동력 측정법도 척수손상 환자의 강직을 검사하는 데 사용된다.[15] 강직은 환자의 전반적인 건강 상태, 스트레스 수준 또는 기후에 따라 하루 종일 달라질 수 있다는 점을 기억하는 것이 중요하다. 강직이 일부 기능적 상황에서는 유용할 수 있다는 점을 기억하는 것이 중요한다. 예를 들어, 하지의 힘이 약한 사람은 이동이나 보행을 위해 체중을 안정적으로 지탱하기 위해 강직에 의존할 수 있

다. 일부 어린이는 특정 방식으로 하지의 움직임을 돕기 위해 강직과 함께 움직임을 만들어낼 수 있다. 반면 과도한 강직은 관절 가동범위 제한, 자세 불균형, 또는 불편함을 초래할 수 있다. 엉덩관절 모음근의 과도한 강직은 개인 위생 관리에 어려움을 초래할 수 있다.

불완전한 척수손상을 가진 어린이는 감각과 운동기능이 불균형하게 나타날 수 있다. 불완전 척수손상이 있거나 신경 회복이 되고 있는 환자에서는 강직성 때문에 신경근육학적 회복이 되고 있는지 잘 모를 수 있지만 강직이 기능적 활동에 필요 할 수도 있다. 치료사는 아동의 강직과 움직임 패턴을 이해함으로써 회복 과정을 더 잘 파악할 수 있다. 의학적 관리는 아동의 목표와 기능적 요구를 기반으로 강직을 증가시킬지, 줄일지 적절한 균형을 유지하는 데 초점을 맞춰야 한다. 치료사는 강직의 의학적 관리에 대한 철저한 이해를 바탕으로 아동의 기능을 최대화하기 위해 의사에게 교육적인 권고를 제공할 수 있어야 한다.

소아 근력 검사는 어린이가 검사에 충분히 참여할 수 있는 경우 수동 근육 검사를 통해 유용한 정보를 제공할 수 있다. "SimonSays"와 같은 게임은 아이가 검사를 이해하는 데 도움이 될 수 있다. 어린 아동이나 인지장애가 있는 아동의 경우, 관찰을 통해 중력 또는 저항에 대항하여 움직일 수 있는지(예: 다른 운동 평면에서 장난감을 잡거나 힘으로 물건을 들어 올리거나 차는 등) 기능적 근력 검사를 할 수 있다. 척수손상 환자인 경우 치료사는 대근육과 개별 근력을 평가하며, 환자가 보상 패턴을 통해 움직임을 대체하지 않도록 주의해야 한다. 이 정보는 물리치료 진단 및 예후에 중요한 영향을 미치므로 물리치료사가 모든 척추 수준에서 운동 능력을 검사하는 것이 중요하다. 척추 쇼크의 기간에 따라 회복 결과가 달라질 수 있으므로 회복 초기부터 근력 검사를 주기적으로 실시해야 한다.

감각 검사에는 모든 척수 수준에 대한 철저한 검사와 필요한 경우 개별화된 추가 검사가 포함된다. 가벼운 촉각, 온도, 찌르는 듯한 느낌, 고유수용성은 척추 기능의 중요한 지표이다. 치료사는 척추 레벨을 나타내는 피부 분절 차트를 사용하여 문제가 되는 위치를 정확히 찾아낼 수 있다. 가장 아래쪽 엉치 분절의 감각 또는 운동기능의 유무는 예후의 한 측면이며 검사 과정에서 간과해서는 안 된다. 대개 이 정보는 검진하는 의사가 얻지만, 일부 진료 환경에서는 물리치료사도 이 검사를 수행할 수 있다. 감각 정보는 근력 검사와 함께 정기적으로 평가하여 회복 상태와 변화를 기록해야 한다.

척수손상이 있는 어린이는 위치, 자세, 정렬을 평가해야 한다. 근력이 약하고 신체 균형이 맞지 않는 어린이는 척추 변형 및 척추 측만증의 발생 위험이 높다. 올바른 자세를 잡아주는 것은 올바른 정렬을 유지하는 데 중요한 요소이다. 어린이의 자세와 정렬을 평가할 때는 중심근육과 골반 및 척추의 위치를 검사하는 것이 중요하다. 근육 불균형은 유연성 척추 측만증의 발병으로 이어질 수 있다. 뼈와 관절의 방사선 사진은 치료사가 아동의 골격 정렬을 판단하는 데 도움이 될 수 있다(보기 12.6).

보기 12.6 이소성 골화

척수손상과 같이 상부 운동 신경 병변이 있는 환자는 이소성 골화(HO)가 발생할 위험이 있다.

주로 영향을 받는 부위는 엉덩, 어깨, 무릎, 팔꿈치 관절과 같은 큰 관절이다. 환자는 부상 후 첫 1-4개월 동안 이소성 골화가 발생할 위험이 가장 높다. 성인의 이소성 골화 예방에 사용되는 약물은 소아에게 사용하도록 승인되지 않았기 때문에 소아를 위한 급성 치료법은 실질적으로 없다.

이소성 골화는 수술로 절단할 수 있지만 이는 비정상적인 뼈 형성이 완전히 성숙된 후인 보통 발병 후 1-2년 후에야 가능하다. 현재 모범 사례는 영향을 받은 관절에 대해 부드러운 가동범위 운동을 시행하되, 고정하거나 과도한 가동범위 운동은 피할 것을 권장한다.[21,22]

이소성 골화는 아이에게 큰 장애가 될 수 있으므로 의료진 전체가 이소성 골화의 발병여부에 대해 주의 깊게 살펴봐야 한다.

신경근육계(Neuromuscular system)

신경근육계 검사에서 치료사는 모든 기능적 움직임을 평가한다. 기능적 움직임은 가동범위, 근긴장도 및 근력과 관련이 있다. 치료사는 아동이 가능한 정상적인 움직임 패턴을 달성하도록 도울 수 있지만, 더 중요한 것은 기능적 독립성을 위해 다양한 방법으로 활동을 수행할 수 있도록 지원하는 것이다. 신경근육계 평가에는 기능적 이동성, 자리옮김, 운동, 균형 및 협응 등 전반적인 협응 운동도 포함된다. 척수손상의 급성기에는 의사가 결정한 의학적 제한으로 인해 기능적 움직임이 침상에서의 동작과 침대 가장자리에 걸터앉는 정도일 것이다. 더이상 급성기가 아닌 경우, 환자는 정밀한 검사를 받을 수 있다. 기능적 운동 평가는 회복 과정을 모니

보기 12.7 외상성 뇌손상

척수손상은 고속 충격이나 외상과 관련되어 외상성 뇌손상의 위험을 증가시키며, 발생률은 24%에서 59%까지 높아질 수 있다.[25] 따라서 경미한 인지결함을 배제하기 위해 항상 인지검사를 받아야 하며, 척수손상을 겪은 모든사람에게 신경심리학 검사를 실시할 수 있다.

터링하고 환자가 보상 움직임을 사용하는지를 기록하기 위해 정기적으로 시행해야 한다. 휠체어 이동성, 추진 기술, 바퀴 활용 능력 등도 평가에 포함된다. 이러한 경우 휠체어는 신체의 연장선으로 간주되어 이동성과 독립성을 가능하게 한다.

또한 치료사는 아동의 의사소통 능력, 정서 상태, 인지 기능, 언어 발달, 그리고 학습 방법을 종합적으로 평가한다. 아동의 학습 스타일을 이해하면 치료사는 아동의 고유한 학습 특성에 가장 적합한 교육 활동을 구성할 수 있다. 여기에는 의식 수준, 사람, 장소, 시간에 대한 지남력, 자신의 욕구를 알리는 능력, 예상되는 감정 및 행동 반응, 학습 선호도(아동과 보호자 모두) 등이 포함된다. 아동이 사고로 인해 외상성 뇌 손상을 입은 경우, 치료사는 해당 집단에 일반적으로 사용되는 검사 기법도 고려해야 한다(보기 12.7). 정상적인 인지 발달에 대한 지식은 척수손상 이전에 있었던 인지 장애인지 새로운 인지 장애인지 치료사로서 판단하는 데 도움이 될 것이다. 아동의 학습 스타일(및 보호자의 학습 스타일)에 대한 치료사의 인식은 교육 자료와 지침을 보호자에게 가장 적합한 방식으로 설계하고 전달할 수 있게 해준다.

검사 및 측정(Tests and measures)

물리치료사는 평가 중에 수집된 정보를 특성화하고 정량화하기 위한 다양한 검사와 측정이 있다. 여기에는 다음이 포함되지만 이에 국한되지 않는다:

- 유산소 능력 및 지구력
- 신체 특성
- 보조 및 적응형 장치 및 사용 방법
- 각성, 주의력 및 인지력
- 순환
- 중추신경계 및 말초신경계의 완전한 기능
- 환경, 가정, 일(직업/학교/놀이) 환경 설정 및 장벽
- 인체공학 및 신체역학
- 보행, 이동 및 균형(휠체어 사용 포함)
- 피부의 완전함
- 관절통합성 및 이동성
- 운동기능(운동 조절 및 운동 학습)
- 근육 수행(근력, 힘, 지구력 포함)
- 신경 운동 발달 및 감각 기능
- 보조기, 보호대 및 보조 장치
- 자세
- 가동범위(근육 길이 포함)
- 반사 기능(일반 반사 및 병적 반사 모두)
- 자가 간호 및 자택 관리(일상 생활 활동[ADL] 및 도구적 일상생활 활동[IADL] 포함)
- 감각통합
- 환기 및 호흡
- 일(직업/학교/놀이), 지역사회 및 여가의 통합 및 재통합(IADL 포함)

물리치료 평가, 진단 그리고 예후

평가 과정에서 치료사는 병력, 장기시스템 검토, 검사 및 측정 과정에서 발견된 정보를 종합한다. 그런 다음 물리치료 진단과 예후를 추정한다. 척수손상의 경우 손상의 정도와 발생 시점은 예후를 결정하고 치료 계획을 세우는 핵심 요소이다.

척수손상의 신경학적 및 기능적 분류에 대한 표준은 1982년 미국 척추 손상 협회(ASIA)에 의해 확립되었다.[16] 의료 분야의 공통 용어와 표준 분류 체계를 확립했다. 2019년에 '미국 척추 손상 협회'에서 척수손상의 신경학적 분류에 대한 국제 표준(ISNCSCI)"이라는 제목으로 최종 개정되었다.[17] 이 문서는 임상의들의 근육 분절 및 피부분절 검사를 표준화하는 역할을 한다. 임상의는 검사에서 얻은 정보와 ISNCSCI 양식에 명시된 지침을 사용하여 신체의 좌우 감각 및 운동기능 수준을 결정할 수 있다. 또한 이 분류 체계는 부상이 완전한지 불완전한지를 명시한다. 그런 다음 임상의는 분류를 위해 ASIA 장애 수준과 ASIA 척도(보기 12.8)를 지정할 수 있다.

일부 척수 병변은 보기 12.9에 설명된 것처럼 임상 증후군의 형태로 나타날 수 있으며, 이 용어는 의료 전문가 간 아동

보기 12.8 아시아 장애 척도[17]

A = 완전손상. 엉치분절 S-4에서 S-5에는 감각 및 운동기능이 보존되지 않는다.

B = 불완전 손상. 운동기능은 없고 척수손상 레벨 이하부터 엉치분절 S-4에서 S-5까지 감각이 보존되어 있음. 또한 양쪽의 운동수준보다 3단계 이상 아래에서 운동기능이 보존되지 않는다.

C = 불완전 손상. 운동기능이 자발적 수축(VAC)을 위해 엉치분절에서 보존되거나 환자가 감각 불완전상태의 기준을 충족하며[가벼운터치(LT), 핀찌르기(PP)심부항문압력(DAP)에 의해 엉치분절(S4-S5)에서 보존된 감각기능] 신체 양쪽의 동측 운동수준보다 3단계 이상 낮은 운동기능의 일부가 남아있는 경우이다. 여기에는 운동 불완전 상태를 판단하기 위한 주요 또는 비주요 근육기능이 포함된다.

D = 불완전 손상. ASIA D는 ASIA C로 정의되며, 절반 이상 또는 근육등급이 3 이상인 단일 신경학적 손상 수준보다 더 많은 주요 근육기능이 손상된 경우.

E = 정상. ISNCSCI로 검사한 감각 및 운동기능이 모든 부문에서 정상으로 판정되고 환자가 이전에 결손이 있었던 경우, ASIA 등급은 E이다.

보기 12.9 아시아 임상 증후군[17]

중심 척수증후군은 하지보다 상지에서 근력 약화가 더 두드러지며, 엉치 분절 기능은 보존된다.

브라운-세쿼드증후군은 동측고유감각 및 운동상실과 반대측의 핀찌르기 및 체온상실을 나타낸다.

전방척수증후군은 다양한 운동기능 및 감각상실과 찌르는 듯한 느낌과 온도를 느끼며 고유수용성감각이 저하되는 증상을 보인다.

척수원뿔증후군은 방광, 장 및 하지의 무반사 증상이 나타나고 망울해면체반사와 배뇨반사가 보일 수 있다.

말총증후군은 방광, 장 및 하지의 무반사 증상이 나타난다.

의 증상을 논의할 때 보편적으로 활용될 수 있다. 아시아에서는 아직 어린이와 청소년을 위한 구체적인 워크시트를 발표하지는 않았지만, 현재 연구에 따르면 뺨에 핀으로 찌르고 가볍게 만지라는 지시를 따를 수 있는 6세 이상의 어린이에게 이 도구를 사용하는 것이 적합하다.[18,19]

이 집단에 대한 물리치료 진단에는 근력 감소, 가동 범위 감소, 지구력 감소, 기도 확보 어려움 및 호흡 효율 저하, 기능적 이동성 감소, 척수손상으로 인한 가정, 학교 또는 지역사회에서의 독립성 저하 등이 포함될 수 있다. 진단을 내리는 과정에는 아동의 장애와 기능적 제한을 파악하는 것이 포함된다. 물리치료 진단을 내린 후 물리치료사는 아동이 달성할 수 있는 최적의 기능 수준을 예측할 수 있다. 해당 기능 수준을 달성하는 데 필요한 물리치료 서비스의 양과 강도는 물론 아동의 일생 동안 필요할 수 있는 향후 치료에 대해서도 논의할 수 있다. 물리치료 예후를 공식화할 때는 검사에서 얻은 정보를 통합하고 최신 과학 문헌의 증거를 포함해야 한다. 또한 물리치료사는 의학적 예후에 따라 아동이 달성할 수 있는 목표를 설정한다. 완전한 부상을 입은 사람과 불완전한 부상을 입은 사람의 예후는 신경학적 회복 가능성에 따라 매우 다를 수 있다. ASIA 장애 척도를 사용하여 아동을 지속적으로 재평가하는 것은 환자의 현재 상태와 잠재적 능력을 이해하는 것뿐만 아니라 가능한 변화를 모니터링하는 데에도 중요하다. 부상 후 첫 해에 가장 큰 회복이 예상되지만 일부 어린이는 최대 5년까지 개선되는 경우도 있다.[20] 연구에 따르면 일부 척수손상 환자는 신경학적 회복 기간 동안 ASIA 장애 척도에서 다음 단계로 넘어갈 수 있다고 한다.[20-23]

물리치료 검사, 평가 및 진단의 원칙은 외상성 척수손상을 입은 어린이와 유사하지만, 비외상성 척수손상 환자의 경우 결과를 예측하기 어려울 수 있다. 예를 들어, 횡단성 척수염에는 척수의 염증을 일으키며 다양한 기능적 결과를 초래할 수 있다.[24]

약 30%의 환자는 완전히 회복되고, 30%는 부분적으로 회복되며, 나머지 30%는 거의 또는 전혀 회복되지 않는다.[25] 발병 속도, 마비의 정도, 첫 달의 회복 속도 등 회복 예후를 예측하는 데 도움이 되는 의학적 요인이 몇 가지 있지만 확실하지 않다. 코르티스테로이드를 사용한 조기 치료는 1차 치료로 간주되며, 다발성 경화증 환자를 대상으로 한 사례 연구 및 연구에서 기능적 결과를 개선하는 것으로 나타났다.[26] 또한 연구에 따르면 뇌척수액(CSF)에서 인터루킨-6 수치가 높을수록 기능적 예후가 좋지 않았다.[10,16] 물리치료의 초점은 신경학적 회복 가능성을 최대화하기 위해 근육 회복과 학습을 목표로 두며, 상실된 기능을 보완하거나 회복하는 데 중점을 둘 수 있다.

종양으로 인한 비외상성 척수손상은 외상성 척수손상과 유사한 임상 증상을 보일 수 있지만 방사선 및 화학 요법과 같은 암 치료는 아동의 기능, 물리치료 및 가족 전체에 중대한 영향을 미칠 수 있다. 방사선은 척추 정렬을 변화시켜 척추측만증이나 척추 후만증이 발생할 수 있다.[27] 이는 아이의 예후에 큰 영향을 미칠 수 있다.

아이의 예후를 고려할 때 물리치료사는 신경학적 회복 가능성과 현실적으로 달성 가능한 기능적 결과를 모두 염두에 두어야 한다. 성인 척수손상 환자를 대상으로 하는 결과 측정 도구로는 수정 바텔 지수(MBI), 기능적 독립성 측정(FIM), 사지마비 기능 지수(QIF), 척수 독립성 측정(SCIM)이 있다.[28] 이러한 결과 측정은 소아 인구에서 표준화되지 않았다. 소아 척수손상 활동 측정(PEDI-SCI AM)은 일반적인 이동성, 일상 생활, 휠체어 이동성 및 보행 능력을 평가한다.[29] 소아 삶의 질 인벤토리 척수손상(PedsQL SCI)은 일상 활동, 이동성, 방광 기능, 배변 기능, 근육 경련, 압력 손상, 통증, 기립성 저혈압, 자율신경 반사이상, 사회적 참여, 걱정 및 감정 상태를 포함한 다양한 영역을 평가하기 위해 개발되고 있다.[30] 치료사는 성인 척수손상 문헌과 골수 이형성증 문헌을 바탕으로 예상되는 기능적 결과를 파악할 수 있다. 관여 정도에 따른 일반적인 기능적 기대치는 표 12.1에 설명되어 있다.

아동의 기능적 예후에 대한 이해를 바탕으로 치료사는 특정 중재와 빈도, 강도, 지속시간을 포함하는 치료계획을 수립한다. 또한 예상목표, 기대 결과, 퇴원 계획도 포함된다. 다영역 전문가 간 협력팀과 같이 일할 때 전문영역간 목표를 설정하고 그것을 이룰 중재를 제공함에 있어서 다른 전문가도 포함하여 계획을 세운다. 예를 들어, 병원에서 자리이동을 훈련하는 아동은 가족, 간호사, 그리고 다른 치료사와 함께 다양한 상황에서 이러한 자리 이동 기술을 연습할 수 있는 기회가 있어야 하고 이것은 퇴원 후 마주하게 될 상황과 비슷하므로 도움이 될 것이다. 아동과 함께 일하는 다양한 전문가들의 권장사항을 통합하면 퇴원 후에도 목표 달성을 위한 작업을 지속하는 데 도움이 될 수 있다.

물리치료 전후에 실시하는 표준화된 결과 측정은 치료과정 동안 아동의 진전을 측정하는 데 유용하다. 소아 환자에

표 12.1. 손상 레벨에 따른 예견되는 기능

손상레벨	이동성	기능	일상생활활동
C-1-C-4	• 전동휠체어, 전동기립기 메커니즘 및 환경제어 장치를 독립적으로 제어하기 위해 마시거나 불어서 조작 가능	• 모든 자리이동을 의존함	• 옷 갈아입기, 목욕하기, 배변 및 방광 관리에서 의존적
C-5: 위팔두갈래근과 삼각근까지	• 평평한 표면에서 짧은 거리를 이동할 수 있도록 테두리에 돌출부가 있는 수동휠체어를 조작 • 장거리 이동을 위한 전동휠체어	• 이동 및 침대 이동 시 보조 가능	• 보조 장비와 준비된 환경을 활용하여 식사 및 개인 위생 관리를 보조 가능 • 옷입기 및 목욕 시 의존적
C-6: 가슴근까지	• 손 테두리에 돌출부가 있는 수동휠체어를 독립적으로 사용	• 장비를 이용한 자가관리로 독립적 • 상지 옷입기 독립 • 하지 옷입기 보조 필요 • 배변프로그램 독립, 방광 프로그램 필요 • 특수 개조된 벤으로 운전 가능	• 슬라이딩 보드 사용하여 이동 보조 가능
C-7-T-1: 위팔세갈래근	• 평평한 표면에서 수동 휠체어를 독립적으로 조작 가능	• 적응형 장비로 바로 독립 가능 • 핸드 컨트롤로 자동차 운전 가능	• 슬라이딩 보드 유무에 관계없이 독립적인 이동 가능
T-4-T-6: 상복부까지	• 보행기를 사용하여 짧은 거리의 경우 RGO로 이동 가능	• 몸치장, 배변 및 방광, 옷입기 및 목욕에 독립적	• 슬라이딩 보드 유무에 관계없이 독립적인 이동 가능
T-9-T-12: 하복부까지	• RGO 또는 HKAFO 및 보조장치를 사용한 가정 내 보행 가능	• 몸치장, 배변 및 방광, 옷입기 및 목욕에 독립적	• 슬라이딩 보드 유무에 관계없이 독립적인 이동 가능
L-2-L-4: 두덩정강근, 허리엉덩근, 허리네모근까지	• 목발이 있는 KAFO를 이용한 기능적 보행 가능	• 몸치장, 배변 및 방광, 옷입기 및 목욕에 독립적	• 슬라이딩 보드 유무에 관계없이 독립적인 이동 가능
L-4-L-5: 뒤넙다리근, 넙다리네갈래근 및 앞정강근까지	• 보조장치 유무에 관계없이 AFO를 사용하여 보행 가능	• 몸치장, 배변 및 방광, 옷입기 및 목욕에 독립적	• 슬라이딩 보드 유무에 관계없이 독립적인 이동 가능

게 사용되는 주요 결과 측정 도구에는 아동을 위한 기능적 독립성 측정(WeeFIM), 소아장애 항목 측정(PEDI), 대동작 기능 평가(GMFM) 등이 있다.[31] 표준방식으로 검사 또는 측정을 수행할 수 없는 경우, 마비 아동의 기존결과 측정을 수정하는 데 창의력을 발휘할 수 있다. 예를 들어, 지구력을 측정하기 위해 9분걷기/달리기를 9분 '휠체어 달리기'로 변형할 수 있다. 치료사는 특정 아동에게 가장 적합한 평가를 선택하기 위해 가능한 많은 측정방법을 숙지하고 있어야 한다. 표준화된 결과 측정은 치료사가 아동의 약점을 정확히 찾아내고 치료 계획을 집중하고 수정하는데 도움이 될 수 있다. 반복 측정으로 사용되는 표준화된 결과측정은 치료 전반에 걸쳐 진행 상황과 변화를 추적하는 데 도움이 될 수 있다.

>> 중재

의학적 중재(Medical intervention)

수술(Surgery)

근육이식 최근 수술 기술의 발전으로 근육 기능의 향상이 높아졌다. 한 개 또는 두 개 그룹의 근육들에서 남아있는 힘이 충분하다면 함께 작용하여 한 동작을 수행할 수 있는데 한 근육을 또 다른 동작을 위해서 생역학적으로 전환시킬 수 있다. 원래의 동작에는 거의 영향이 없다. 대부분의 일반적인 팔꿈치 관절 폄은 후방삼각근을 위팔세갈래근으로 옮김으로써 이루어진다. 그러나 팔꿈치 관절 폄을 위해 위팔두갈래근에서 위팔세갈래근으로 이동하여 오버헤드기능을 달성할 수 있는 좋은 수술 결과가 있다.[32] 마찬가지로 손목관절 폄은 위팔노근을 노쪽손목폄근으로 이동시켜 움직인다. 능동적 그립은 위팔노근을 이동시켜 엄지 손가락굽힘근으로 사용함으로써 달성된다.[33]

힘줄고정술, 관절고정술, 힘줄연장술, 힘줄절개술, 방향전환술 등과 같은 수술방법은 사지마비인 환자들의 기능을 회복하는 수술이다. 이러한 모든 수술에는 세심한 수술기술뿐만 아니라 수술 후 종합적인 물리치료 및 재활치료가 필요하다. 성인 환자에 대한 이러한 수술에 관한 문헌은 풍부하다. 어린이를 대상으로 한 연구는 적지만 결과는 비슷하다.[33]

근육강직 근육강직은 상부 운동 신경 세포 병변에 동반되는 임상증상이다. 근육을 수동적으로 움직일 때 저항이 증가하는데 이는 억제되지 않은 척수반사와 뇌간반사로 인한 것이다. 척수손상에서는 초기에 보통 근육 이완이 나타나고 굽힘근 강직이 나타난 다음 폄근 강직이 나타난다. 근육긴장도는 이 과정의 어느시점에서든 나타날 수 있으며, 다양한 정도의 강직이 나타난다.

강직을 해결하기 위한 보존적 개입에는 유해한 자극 제거, 근육 스트레칭, 신체 위치 조정, 보조기 사용, 바이오피드백 또는 전기자극 등이 있다. 하지만 이 모든 방법은 단기적인 효과만 있다. 보존적 개입으로 충분하지 않은 경우 근육강직을 줄이는 것으로 확인된 다른 방법이 있다.[34] 경구용 바클로펜, 척수강내바클로펜, 보툴리늄독소, 신경 및 정형외과적 수술이 있다. 약리학적으로 바클로펜은 척수부위에서 γ-아미노낙산(GABA) 유사체로 작용한다. 경구용 바클로펜 사용 시 흔히 나타나는 부작용은 기면, 피로, 간독성이 있다.[35] 부작용을 최소화하면서 약물의 효능을 극대화하려면 적절한 용량을 투여하는 것이 중요하다. 수술로 이식된 척수강 내 펌프를 통해 투여하는 바클로펜은 경구용 바클로펜보다 졸음과 쇠약 위험이 적고 척수에 직접 작용한다. 펌프 삽입 시 감염 위험이 있다.[34] 단트롤렌나트륨은 근육에 작용하여 소포체에서 칼슘 방출되는 것을 억제하는 약물이다. 이 약물은 졸음과 피로를 유발하며 간기능을 손상시킬 수 있다. 클로니딘은 경구경로 또는 패치를 통해 α-작용제로서 중추적으로 작용한다. 클로니딘은 저혈압을 유발할 수 있지만, 부작용은 보통 구강건조와 졸음이다. 디아제팜(발륨)은 변연계에 작용한다. 부작용으로는 졸음과 피로가 있을 수 있으며, 이 약을 사용하면 약물 의존성이 생길 수 있다.[34]

다른 약리학적인 개입으로는 운동 시에 작용하는 화학적 신경차단이 있다. 개인마다 원하는 결과에 따라 다른 화학물질이 사용된다. 리도카인은 단기 작용제인 반면 페놀은 최대 6개월까지 지속될 수 있지만 고농도의 페놀은 근육강직과 관련된 신경에 영구적인 손상을 일으킬 수 있다. 보툴리눔 독소(보톡스)는 근육에 직접 작용하여 국소 강직을 완화하며, 효과는 약 3-4개월 동안 지속된다.[35]

통증 성인 척수손상 환자에 대한 연구에 따르면, 환자들은 다양한 유형의 통증을 경험한다.[34,36,37] 소아 척수손상 환자의 만성 통증에 대한 연구는 제한적이지만, 기존 연구에서도 유사한 결과가 보고되고 있다. 소아 척수손상 환자에서 통증은 흔히 발생한다고 보고된다. 통각성 통증에 대한 보고는 신경병증성 통증보다 더 많았다.[38] 데이터에 따르면 아동기 척수손상의 만성통증은 흔하지만 성인 발병 척수손상에 대한 문헌에서 보고된 것보다 일상활동에 미치는 영향이 덜하다.[38]

약물치료, 물리치료, 심리치료, 척수자극기 등 통증에 대한 여러 가지 중재방법을 연구한 결과, 급성기 이후에도 통증이 지속되는 것으로 나타났다. 척수손상을 가진 성인의 통증 재발에는 일관성이 있으며, 통증에 대한 보고는 급성기 이후에도 지속되어 척수손상을 가진 사람의 60%가 부상 후 6-12개월에 통증을 보고했다.[34] 국제통증연구협회에서는 척수손상을 특성화하기 위한 체계를 제안했다. 통증은 신경병증성 통증과 통각수용성 통증으로 두 가지 유형으로 분류한다. 통각수용성 통증은 근골격계 및 내장통증이다. 둔하고 아프며 움직임과 관련된 통증으로 휴식을 취하면 완화되고 유사 아편제에 반응한다. 신경병증성 통증은 부상 수준 이상, 수준 내, 또는 수준 이하로 분류된다. 신경병증성 통증은 일반적으로 날카롭고, 쏘는 듯한 통증, 작열감, 전기적 통증과 함께 비정상적인 감각반응(감각과민, 통각과민)으로 묘사된다. 일반적으로 항우울제와 항경련제가 척수손상 환자 관리에 사용되지만, 두 가지 모두 척수손상 통증에 특별히 효과적이지는 않다. 최근 보고에 따르면 근육강직이 기능을 방해하는 경우 오피오이드와 α-아드레날린길항제, GABA-b 작용제인 바클로펜이 효과가 있는 것으로 나타났다.[39]

리도카인과 테트라카인 염산염과 같은 나트륨 채널 차단제는 이질통(일반적으로 아프지 않은 자극에 의한 통증)을 감소시키는 것으로 나타났다. 오피오이드는 신경병증성 통증뿐만 아니라 통각억제성 통증에도 도움이 되는 것으로 나타났다.[39] 척수강내클로니딘과 모르핀을 함께 사용하면 척수손상 환자에게 진통효과가 있는 것으로 나타났다.[34]

수술방법 척수절단, 척수 시상로 절단술, 척수 절개술과 같은 수술방법은 자연적으로 발생하거나 쏘는 듯한 통증에 가장 효과적이다. 타는 듯한 통증이나 쑤시는 통증에는 효과적이지 않다. 이러한 시술과 관련된 합병증으로는 반대쪽 통증, 장 및 방광 기능장애, 성기능상실, 경련 발생 등이 있다.[34]

척수자극기 척수자극기는 1970년대에 반사성 교감신경위축증(RSD)과 같은 중증 통증을 관리하기 위해 처음 사용되었다. 척수자극기는 게이트 조절이론에 의한 전기자극을 통해 통증의 척추전달을 억제한다. 척수의 경막외 공간에 1-2개의 리드를 배치하고 전극을 통해 작은 전류를 보낸다. 수신기 또는 배터리팩을 복부 피부 아래에 삽입한다.[40] 연구에 따르면 신경자극은 통증관리, 기능적 운동/감각회복, 방광/장기능, 심혈관 자율신경 조절장애에 도움이 될 수 있다.[41] 불완전 통증 또는 제왕절개 후 통증이 있는 경우 가장 효과적이며[34] 완전한 척수손상이 있는 환자에게는 효과가 떨어지는 것으로 나타났다. 합병증으로는 감염, 알레르기 반응, 전극이동, 뇌척수액 누출 및 출혈이 있을 수 있다. 1970년대와 1980년대에도 심부 뇌자극이 사용되었지만, 미국식품의약국(FDA)에서 통증 적응증에 대해 승인하지 않아 최근에는 사용되지 않는다.[34]

치료 및 기능적 중재

아동이나 청소년을 대상으로 하는 물리치료 개입은 성인에게 사용하는 물리치료와 유사하지만 접근방식은 다를 수 있다. 치료사는 아동의 목표를 염두에 두고 각 아동에게 맞춤형 절차와 기법을 사용하여 중재를 제공한다. 이를 통해 아동의 전반적인 기능에 변화를 유도하고 독립성과 기능을 극대화하는 데 도움을 준다. 치료사는 항상 아동의 참여에 대한 반응을 재평가하고 근력, 움직임, 감각의 변화를 평가하면서 필요에 따라 치료계획을 수정해야 한다. 척수손상이 있는 아동과 운동할 때 몇 가지 차이점이 있는데, 척수손상이 지속되는 몇몇 아동은 계속해서 성장하고 새로운 운동 기술을 배우고 있을 수 있다는 점에 유의해야 한다. 치료개입은 일반적인 접근법을 기반으로 논의하되, 척수손상의 유형과 수준에 대한 몇 가지 구체적인 사항도 언급할 것이다.

치료적 운동(Therapeutic exercise)

치료적 운동에는 제한이 있는 부위는 관절가동 운동을 해야 한다(그림 12.1). 근긴장도가 비정상적인 부위에 특별히 주의를 기울여야 한다. 뒤넙다리근, 뒤꿈치 및 엉덩관절 모음근은 종종 조기에 구축이 발생한다. 그러나 어떤 경우에는 구축이 기능을 이끌 수 있다. 예를 들어 손목관절을 펼 때 손가락을 구부릴 수 있도록 긴손가락굽힘근이 짧아진다. 몇몇 어린이는 기능적인 그립을 위해 이 능동적 테노데시스 그립을 사용할 수 있다. 과도한 가동범위가 필요한 다른 상황도 있다. 뒤넙다리근 유연성이 증가하면 척수손상이 있는 어린이가 하지드레싱을 독립적으로 수행할 수 있다. 하지만 뒤넙다리근을 과도하게 늘리면 허리가 과도하게 늘어나 휠체어 위치에 영향을 줄 수 있으므로 이동 시 약간의 감독이 필요하다.

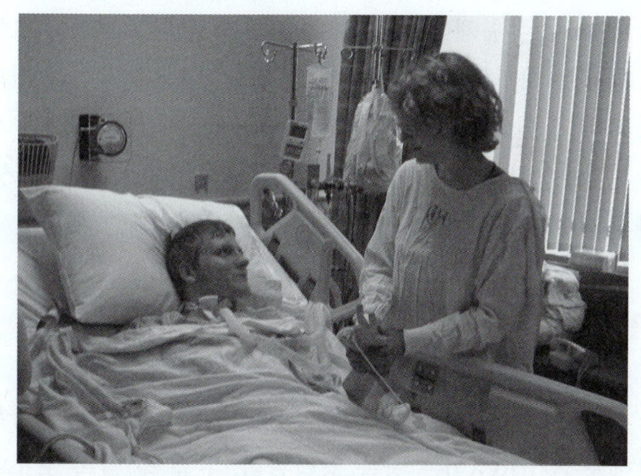

그림 12.1. 물리치료는 중환자실에서 체위변경, 수동 및 능동 운동 범위 증진, 가족교육으로 시작된다.

어린이에게 치료적 운동을 시행하는 것은 다른 연령대와 유사하다. 일부 근육군은 척수손상의 완전한 탈신경화로 인해 강화 또는 개선이 불가능할 수 있다. 반대로 일부 근육군은 더 이상 기능하지 않는 다른 근육을 보상하기 위해 정상보다 더 큰 강도가 필요할 수 있다. 어린이를 고려할 때 연령에 맞는 중재 및 활동(예: 놀이기반 치료)이 더 동기부여가 되고 큰 성공을 거둘 가능성이 높다. 예를 들어, 4세 어린이가 단순히 위팔두갈래근 강화 운동을 수행하는 것은 드물지만, 줄다리기 활동에서 저항에 맞서 당기는 동작을 할 수는 있다. 놀이기반 치료를 사용하면 목표에 집중하면서 치료적 운동을 놀이에 통합할 수 있다. 다른 상황에서는 아동이 근력운동을 수행하지만 손목에 커프웨이트를 부착한 농구공을 던지는 것과 같이 재미있고 치료효과가 있는 놀이활동으로 치료 할 수도 있다. 그밖에 놀이기반 치료를 할 수 있는 치료적 개입에는 다음과 같이 포함될 수 있다:

- 유산소 및 지구력 강화 또는 재활(예: 술래잡기, 자전거 타기, 수동휠체어 이동)
- 균형, 조정 및 민첩성 훈련(예: 장애물 코스 통과하기, SimonSays 게임하기)
- 신체역학 및 자세 안정화(예: SimonSays 게임, 짐볼에서 균형잡기)
- 유연성 운동(예: 요가)
- 보행 및 이동훈련(예: 다양한 표면 위를 걷기, 장애물 코스 통과하기)
- 휴식(예: 요가, 이완 호흡)
- 머리, 목, 팔다리, 골반기저근, 몸통 및 호흡근을 위한 근력, 힘 및 지구력 훈련[42,43](예: 비눗방울 불기, 게걸음 걷기)

설명된 치료적 운동은 지상 또는 수중 환경에서 수행할 수 있다. 수중치료는 물의 부력과 온도가 신경 장애가 있는 어린이의 근육이완, 근육촉진, 신경 근육 재교육에 도움이 될 수 있으므로 유용하다.[44] 몇몇 어린이의 경우 물속에서 부력을 지원받으면 지상에서는 할 수 없는 독립적인 이동과 놀이를 할 수 있다. 수중환경은 아이들에게도 재미있을 수 있으며, 아이들은 즐겁게 놀면서 더 많은 동작을 수행하는 경우가 많다.

자가 관리 및 가정 관리 기능 훈련(ADL 및 IADL 포함)

척수손상 아동을 위한 장치 및 적응장비에는 휠체어, 기립기, 좌석보조장치, 보조기 및 일상생활 활동(ADL) 장치 등이 있다. 치료사가 제공할 수 있는 중재의 예는 다음과 같다.

- 보조장치 유무에 따른 일상생활 활동훈련
- 장비착용 및 탈착, 올바른 자세, 장비사용법을 포함한 기기 및 장비사용 교육
- 가정, 학교, 지역사회 등 다양한 환경에서의 이동성 및 기능을 포함한 기능 훈련프로그램
- 보조장치 유무에 따른 도구적 일상생활 활동교육
- 부상예방 또는 감소, 에너지절약 교육 및 추가 부상방지를 위한 올바른 자세교육을 포함함.

성인의 경우 도구적 일상생활 활동에는 부양가족 돌보기, 집안일, 쇼핑, 마당일 등이 포함된다. 어린이에게는 학교, 가족, 놀이활동 참여가 도구적 일상생활 활동에 포함된

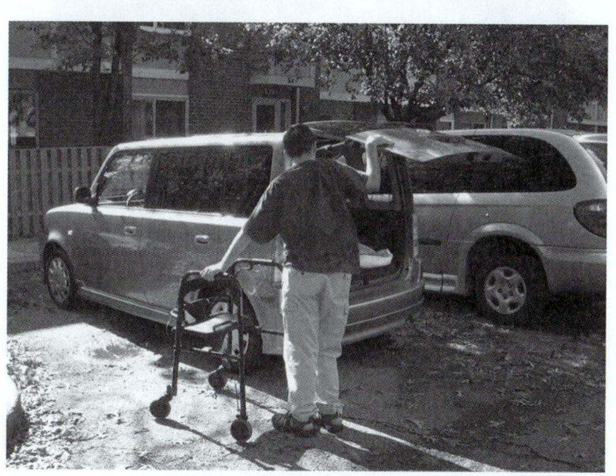

그림 12.2. 청소년은 장애인을 위한 자동차 운전 수업에 참석하여 안전한 차량 운전을 위해 필요한 개조사항을 배울 수 있다.

다. 놀이는 아동의 삶에서 없어서는 안될 부분이며 신체적, 인지적 발달과 성숙에 필수적인 요소이다. 연령에 맞는 게임이나 스포츠를 하면서 새로운 움직임을 활용하도록 훈련하는 것은 아동의 삶에서 매우 중요한 부분이다. 다른 도구적 일상생활 활동에는 기본적인 집안일 수행과 궁극적으로는 직업 전 훈련 및 직업 훈련이 포함될 수 있다.

운전에 대한 적응을 통해 일부 척수손상 환자는 차량을 운전할 수 있다. 운전을 할 수 있는 청소년은 재활센터에 의뢰하여 운전 평가 및 훈련을 받아야 한다(그림 12.2). 적응을 통해 운전을 배우면 청소년은 지역사회에서 자립하고 생활에서 더 많은 자유를 누릴 수 있다. 다른 서비스 제공자(예: 작업치료사) 및 간병인과의 협업은 목표를 달성하기 위해 계획이 적절하고 일관성을 유지하는 데 중요하다.

이동성 휠체어는 척수손상을 가진 어린이에게 중요한 이동 수단이다. 12-18개월의 어린이는 휠체어를 독립적으로 조작할 수 있다. 초기 휠체어 이동은 Bella's Bumbo or Scoot와 같은 적응형 장치로 시작할 수 있다. 초기에 이동성을 제공하고 부상을 입은 아동이 독립적인 이동성을 회복할 수 있도록 하면 다양한 방식으로 아동에게 도움이 될 수 있다. 이동성은 환경탐색, 사회화, 인지 발달을 촉진하는 데 도움이 된다.[45] 적절한 휠체어 사용은 팀평가의 한 부분이 되어야한다. 팀에는 아동, 아동의 부모, 치료사, 보조공학 전문가가 포함되어

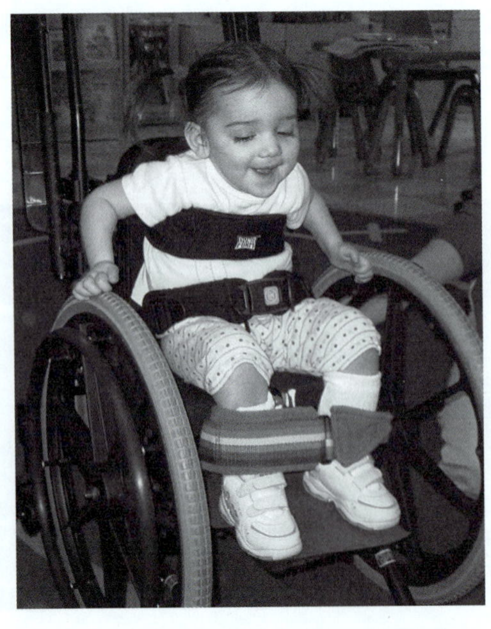

그림 12.3. 가능한 일찍 휠체어 이동 훈련을 시작하면 아동이 자유를 경험하고 학습 기회를 얻기 위해 주변환경을 탐색할 수 있다.

야 한다. 수동휠체어는 경량프레임, 접이식 프레임, 견고한 프레임 등 다양한 종류가 있다. 리클라이닝백 휠체어는 직각으로 앉기 어려운 경우 보조기를 부착할 수 있다. 휠체어 사용 시 체중 분산, 추진력, 심혈관 지구력, 자세 유지, 안전성, 환경 제어와 같은 착석 원칙도 중요한 요소이다(그림 12.3).

교정기 및 보행(Braces and ambulation)

왕복보행보조기 엉덩관절-무릎-발목-발보조기 왕복보행보조기(RGO)는 양측 엉덩관절, 무릎 및 발목 보조기(HKAFO)로 구성되어 있으며 좌 우측이 케이블로 연결되어 있다. 케이블 없이 설계된 버전도 있다(isocentric RGO [IRGO]).[46]

케이블이 없는 연결부를 통해 보조기의 한쪽이 구부러지면 다른 한쪽이 펴진다. 사용자는 몸통을 펴는 동안 체중이 한쪽으로 쏠리면서 생체역학적으로 한쪽을 펴진다. 이러한 체중이동 메커니즘을 통해 반대쪽의 엉덩관절이 구부러져 다리를 앞으로 뻗을 수 있다. 반대쪽에서도 이 동작을 반복하면 보행패턴이 재현된다. 일부 IRGO 모델은 엉덩관절 벌림 기능이 있어 자가 카테터 삽입에 유리하다. RGO를 위한 물리치료 및 재활 훈련에는 적정성을 위한 평가가 포함된다.[47]

RGO를 사용하도록 제안할 때는 고려해야 할 사항이 많다. RGO를 사용하려면 무릎과 엉덩이를 조절할 수 없는 하지 약화가 심한 어린이여야 한다. 또한 체중을 지탱하고 목발이나 보행기/보행보조기와 같은 보조장치를 사용할 수 있을 만큼 사지근력과 협응력이 충분해야 한다. 어린이는 하지의 심한 구축이 없어야 하며 엉덩이와 무릎을 90도 이상 구부린 상태로 편안하게 앉을 수 있어야 한다. 또한 어린이는 지시를 따를 수 있어야 하며 RGO 시스템을 사용할 수 있는 활동을 하도록 동기를 부여받아야 한다. RGO 사용하기 전에는 특히 직립자세에서 상지 강화 및 안정화 활동에 특별한 주의를 기울여야한다. RGO를 사용하면서 하지를 적절하게 앞으로 내딛게 하는 가장 중요한 요소는 체중이동이다. 이러한 체중이동은 대각선으로 체중이동, 팔로 내리누르기, 몸통을 펴면서 반대쪽의 체중을 줄이는 것으로 구성된다. RGO를 사용하기 위해 엉덩관절을 과하게 굽힐 필요는 없다.

RGO 사용을 위한 훈련은 평행봉에서 시작된다. 거울은 동작에 대한 시각적 피드백을 제공하는 데 도움이 될 수 있다. 치료사는 체중이동을 직접적으로 도와줌으로써 아동이 동작을 배우도록 기계적 및 촉각적 피드백을 제공할 수 있

다. 치료사는 아동이 RGO를 사용하는 동안 몸통의 측면 움직임과 복부를 사용하여 팔다리를 당기고 싶은 행동과 같은 대체 움직임을 인지하고 있어야 한다. RGO를 사용하기 전에 스윙쓰루(swing through)를 학습한 아동이나 독립적으로 보행한 후 척수손상을 입은 아동에게 일반적으로 나타난다. 보행 이외에도 신고 벗기, 선 자세에서 앉는 자세로, 앉은 자세에서 선 자세로, 가능한 모든 높이에서의 연습, 평평하지 않은 바닥에서의 연습, 경사진 곳에서의 연습 등 다른 기능적 기술도 학습해야 한다(그림 12.4 및 12.5, 12.10).

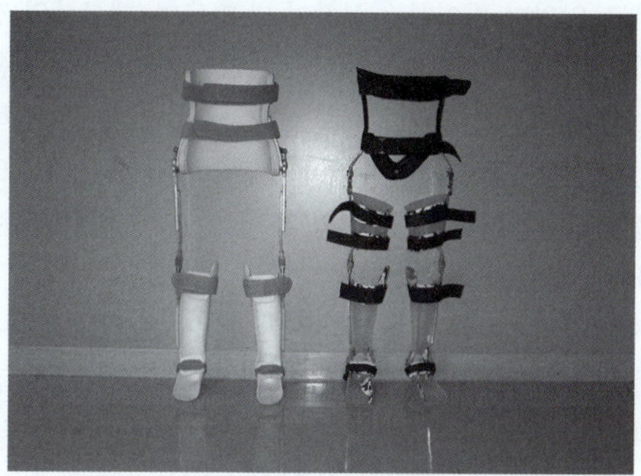

그림 12.4. 보조기. A: 왕복보행보조기. B: 엉덩관절-무릎-발목-발보조기

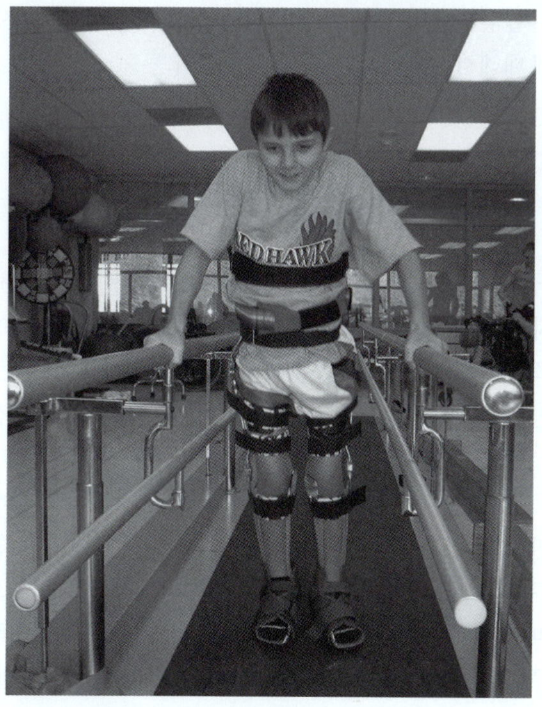

그림 12.5. 보행 훈련은 뛰어난 상체근력과 지구력을 필요로 하며, 아동이 보조기구를 사용할 준비가 될 때까지 평행봉에서 시작해야 한다.

보기 12.10 걸을 것인가 혹은 걷지 못할 것인가, 가족중심케어

척수손상을 처음 접한 아동이나 보호자가 가장 먼저 묻는 질문 중 하나는 "다시 걸을 수 있을까요?"이다. 많은 물리치료사가 이 어려운 주제에 대해 의사에게 미루는 경우가 있지만, 치료사는 반드시 어느 시점에서 아동과 걷기에 대해 이야기할 준비를 해야 한다. 일부 척수손상 아동의 경우 보행이 가능할 수 있다. 이러한 "보행"에는 긴다리 보조기, 이식형 전기자극 또는 보조장치가 필요할 수 있지만, 아동이 기대하는 보행과는 다를 수 있다. 물리치료사는 항상 현재의 최선의 방법으로 달성할 수 있는 목표가 무엇인지 솔직하게 알려야 하며, 아동과 가족이 정보에 기반한 결정을 내릴 수 있도록 돕는 것이 중요하다. 보조기나 보조기구를 사용하더라도 운동으로서의 걷기는 신체적 이점뿐만 아니라 정서적 이점도 있다.[88] 보행을 통해 아동은 또래친구들과 눈높이를 맞출 수 있어야 이들의 삶의 질도 향상시킬 수 있다. 척추이분증 환자의 보행과 휠체어 사용에 따른 에너지 소비를 조사한 연구는 많이 있지만, 소아 척수손상 논문에서는 소아를 대상으로 한 연구가 거의 없다. 보통 아동이 성장하고 몸집이 커지면 보행 중 또래 친구들을 따라잡기가 점점 더 어려워진다. 결국 휠체어를 주요 이동수단으로 선택하는 경우가 많다. 가장 중요한 개념은 아이가 스스로 이동수단을 선택한다는 것이다.

물리치료사는 재활 과정에서 아동이 현재 신체 상태를 이해하고 다룰 수 있도록 돕는 동시에, 가능한 한 높은 수준의 독립성을 달성할 수 있도록 지원해야 한다. 또한 자립을 위해 노력하는 것은 지역사회에 다시 통합하고 아동을 지역사회의 다른사람들과 연결해야 한다. 치료사는 아동이 문제를 스스로 생각하고 해결하도록 격려하며, 과거의 모습에 대한 상실감을 극복할 수 있도록 지지해야 한다.

치료사는 미래에 대한 희망도 줄 수 있다. 불완전하거나 외상성 부상을 입은 어린이의 경우 회복기간이 최대 5년까지 지속될 수 있다. 희망을 허용하면서 현실적인 태도를 취하면 환자에게 집중력과 동기를 부여하고 어려운 시기를 견뎌내는 데 도움이 될 수 있다. 아이는 비록 어떤 일이 일어났더라도, 가능성이 없다고 해서 항상 불가능하다는 의미는 아니다. 완전한 부상을 입은 어린이는 휠체어를 주 이동 수단으로 사용하는 법을 배우고, 필요한 기술을 습득해야 한다. 환자와 가족이 원하고 가능성이 있는 경우 보조 장치를 통해 보행 기회를 제공해야 한다. 걷기를 결정하는 것은 쉬운 문제가 아니다. 아동의 진단과 예후, 문헌에 근거하여 알려진 기능적 잠재력, 아동과 가족의 의견을 신중하게 고려해야 한다. 현실적인 태도를 유지하면서도 희망을 갖고 아동과 가족이 함께 목표를 설정하는 것이 가족중심치료의 핵심이다.

운동훈련 척수손상 아동을 위한 운동훈련은 최근 몇 년 동안 재활 커뮤니티에서 관심과 호응을 얻고 있다. 운동훈련은 활동 기반 가소성과 자동성의 개념을 활용하여 병변 수준 아래의 척수네트워크에 반복적인 감각 입력을 경험하도록 자극을 주어 척수회로에서 학습된 반응을 일으켜 보행을 할 수 있도록 한다.[48-50] Christopher &DanaReeve 재단신경회복네트워크®(NRN)[51]는 척수손상 환자를 대상으로 운동훈련의 효과를 탐구하는 대규모 다기관 임상시험을 주도해왔으며, 지금까지의 결과는 매우 설득력 있었다.[43,44] 체중지지 시스템은 고정된 트레드밀 위에 매달아 사용하거나 지면 위에서 자유롭게 움직일 수 있다. 체중을 지지하는 트레드밀에서 반복적으로 밟는 연습과 지상훈련으로 진행하면서 수동 보조장치를 사용하여 일부 척수손상 환자는 보행속도와 균형을 포함한 기능적 능력에 변화를 보인 것으로 나타났다.[50,52-54] 체중지지 트레드밀훈련이 심혈관 및 폐 시스템에 긍정적인 영향을 미친다는 연구 결과도 있다.

하반신 마비가 있는 어린이를 위한 또 다른 방법은 이동식 기립기를 사용하는 것이다. 이러한 장치를 사용하면 어린이의 엉덩이, 무릎, 발목을 서있는 자세로 유지할 수 있다. 보조장치를 사용하면 아이가 안정적으로 설 수 있으며, 환자가 앞으로 나아갈 때 사용하는 바퀴가 있다. 이 자세에서는 독립적으로 서있을 수 있는 충분한 근력이 없는 어린이가 체중을 지탱하고 독립적으로 움직일 수 있다. 이동식 기립기는 어린이가 가정과 학교에 참여할 수 있는 방법을 제공한다.[55]

이동 가능한 전동의자를 움직일 수 없는 어린이를 위한 또 다른 방법이 있다. C-4 사지마비를 초래하는 척수손상 환자의 경우, 상지의 기능적 움직임은 어깨를 으쓱하는 것으로 제한된다. 조이스틱, 빨대 및 퍼프, head arrays와 같은 보조기술은 이러한 아동의 의사소통 및 신체이동을 통해 제한된 독립성을 지원한다. 이러한 수준의 장애를 가진 어린이는 자기 관리 능력이 제한적이다. 로봇 팔과 같이 이러한 환자들을 돕기 위한 로봇 장치가 출시되고 있지만, 가격이 비싸고 경제적 지원이 어렵다. 어깨들임 움직임이 가능한 일부 어린이는 이동식 팔지지대를 사용할 수 있지만, 오목위팔관절의 조절능력이 저하된 목뼈 손상환자에게는 거의 효과가 없는 것으로 나타났다.[56]

기능적전기자극 기능적전기자극(FES)은 표면 전극자극을 사용하여 상지 및 하지의 특정 근육의 기능적 움직임을 유도한다.[57] 잡기, 손목굽힘 및 폄, 팔꿈치 폄 등은 목소리 활성화 시스템과 함께 사용되었다.[58] 빨고 부는 조절활성기구를 사용하는 근육 내 자극 시스템은 굽힘과 폄을 하는 데 사용한다.[58] Shriners Hospital의 연구원들은 실험실 설정에서 FES와 외과적 재건술 결합하여 손바닥과 측면의 능동적 잡기 및 풀기를 제공한다는 것을 보여주었다. 이 연구는 FES 시스템이 FES 하기 전 손기능에 비해 집는 힘이 증가하고, 물체 조작이 향상되었으며, 일반적으로 6가지 표준 ADL에서 독립성이 향상되었음을 보여주었다. 또한 참가자들은 테스트한 대부분의 ADL에서 FES 시스템을 선호한다고 보고했다.[56] 연구에 따르면 FES는 일반적으로 긴다리 보조기에 비해 7가지 이동성 활동에서 비슷하거나 더 큰 독립성을 제공하고, 앉았다 일어서는 시간이 더 빠르며, 대부분의 경우 다리보조기보다 선호되는 것으로 나타났다.[59] FES를 사용하면 보행의 유각기 단계에서 보조기 사용을 시뮬레이션하여 앞정강근 수축을 촉진하여 다리가 앞으로 나아갈 수 있도록 발을 정리하는데 사용할 수 있다. 이는 보다 자연스러운 보행패턴을 만든다.

싸이클링 운동의 FES 부착은 만성 척수손상을 가진 어린이를 위한 치료적 중재로 연구되고 있다.[60,61] 예비연구 결과에 따르면 전기 자극 운동을 한 척수손상 어린이는 근력 및 근육비대의 변화를 경험할 수 있으며, 이는 심혈관 건강 개선 및 당뇨병 위험 감소와 같은 다양한 건강상의 이점으로 이어질 수 있다.[60] FES 사이클링 운동의 다른 잠재적 이점으로는 골밀도 손실 속도가 느려지는 것 등이 있을 수 있지만, 이에 대해서는 더 많은 연구가 필요하다.[62]

협력, 의사소통 및 문서화

급성 및 급성 후 회복기에 있는 아동을 치료할 때는 협력, 의사소통, 문서화가 중요하다. 특히, 치료 계획 수립 시 아동의 학교환경과 특수교육 요건을 고려해야 한다. 치료사는 의료팀에서 필수적인 역할을 하며 여러 분야와 치료환경 간의 치료를 조율하는 데 도움을 줄 수 있다. 가족 중심 치료의 목표 중 하나는 전문가와 기관 간에 아동과 가족이 원활하게 전환할 수 있도록 하는 것이다. 치료사는 케이스 회의, 환자 치료 회진, 가족 및 학교 회의에 자주 참여하므로 의사소통이 매우 중요하다. 치료사는 다학제 프로그램에서 실습하는 경우 다른 기관에 의뢰하고 다른 의료진과 소통해야 할 수도 있다. 물리치료사는 입원 및 퇴원 계획과, 필요한 경우 다른 전문가와의 조율에 적극적인 역할을 수행한다. 퇴원 계획

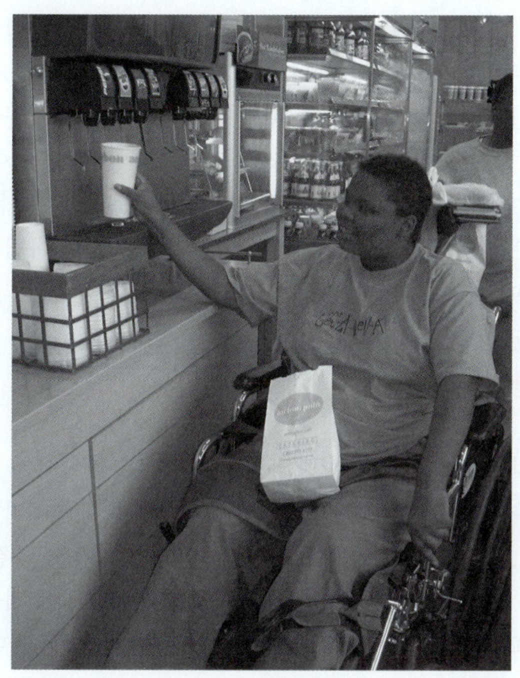

그림 12.6. 치료사는 치료계획에 집중하여 아동이 부상 전에 즐겼던 활동으로 복귀할 수 있도록 지원할 수 있다.

에는 장비 공급업체, 지역사회자원 및 기타 적절한 의료 전문가에게 환자의 치료 및 요구사항을 전달해야 할 필요성이 포함된다. 퇴원 계획에는 필요한 보조기술을 얻기 위한 가용 자금의 확인 및 활용이 포함된다. 재활팀은 가족에게 추가 자금원을 찾거나 이용할 수 있는 방법을 안내해야 할 수도 있다. 학교 및 지역사회로의 복귀를 위해 팀전체와 지속적으로 열린 소통과 치료 조율이 필요하다(그림 12.6).

문서화는 미국물리치료사협회의 물리치료 문서화 가이드라인을 따라야 한다. 환자의 상태, 치료에 대한 반응, 기능의 변화, 중재의 변화, 환자/고객관리의 요소, 중재의 결과를 문서화할 수 있는 일관되고 신뢰할 수 있는 수단을 확보하는 것은 전문직 전체에 필수적이다.

교육(Education)

간병인 교육은 척수손상 아동을 치료할 때 환자 교육만큼이나 중요하다. 간병인은 치료적 운동실시, 아동의 독립성을 돕기 위한 적절한 가정환경 변화 등 가정프로그램의 모든 측면에 대해 능숙해야 한다.

모든 물리치료 과정의 핵심요소는 환자와 가족교육이다. 치료사는 치료계획에 아동과 가족의 목표를 반영하여 아동과 가족의 학습 스타일에 따라 교육하는 계획을 수립한다. 궁극적인 목표는 지역사회로의 재통합이며, 목표를 향해 진전할 수 있도록 돕는다.

교육은 재활 초기 단계에서 시작되며 아동의 진단, 물리치료 및 기타 관련 건강 전문가의 역할, 아동의 예후, 치료계획, 아동의 목표 달성을 위해 가족에게 필요한 것 등에 대한 기본교육이 포함된다. 가동 범위 유지, 침대 및 휠체어 위치 설정, 압력 완화 동작, 부목 및 장비 착용 및 벗기와 같은 작업은 치료 급성기에 시작된다. 가족들은 자녀를 위해 무언가를 할 수 있고 자녀의 치료에 참여할 수 있다는 사실에 감사해한다. 아이와 가족은 입원기간 동안 피부 건강, 자율신경계 반사이상, 자세, 보조기술, 치료적 운동 및 스트레칭에 대한 교육을 반복적으로 받는 것이 중요하다. 아동이 재활단계를 거치면서 아동과 가족은 치료 활동에 적극적으로 참여하게 된다. 가족은 아동 돌봄의 모든 측면을 배우고 실천해야 하며, 아동은 다른 사람들에게 자신을 돌보는 방법을 가르치는 방법을 배워야 한다. 척수손상 아동의 보호자는 평생 동안 돌봄과 도움이 필요하기 때문에 번아웃을 예방하기 위한 지원이 필요한 경우가 많다. 물리치료사는 간병인을 지원, 간호 또는 정신건강 전문가에게 소개하는 의료 전문가가 될 수 있다. 어떤 어린이는 가족이 함께 있을 때 물리치료를 더 잘 수행하지만 다른 어린이는 그렇지 않을 수 있다. 아동이 적극적으로 참여할 수 있도록 보호자가 나가도록 요청하고, 치료사는 간단한 교육과정을 통해 후속조치를 취하고 아동이 할 수 있었던 것과 가정에서 실천할 수 있는 것을 설명해야 한다. 어린이는 운동과 관련된 보상이 있을 경우 운동프로그램에 대한 동기가 높아지는 경우가 많다. 아동의 동기를 파악하고 이 정보를 치료 계획에 반영하면 설계된 치료 계획에 대한 아동의 참여도를 높이는 데 도움이 될 수 있다.

부모와 소아 심리학자는 물리치료 목표를 돕기 위해 아동의 바람직한 행동과 적극적인 참여를 높이기 위한 계획을 결정하는 데 유용한 도움을 줄 수 있다.

퇴원 계획(Discharge planning)

퇴원 계획에 앞서 아동, 부모, 아동의 교사에 대한 교육이 중요하다. 재활팀이 학교를 방문하면 학교 접근성 및 보조기술에 관한 정보를 제공하는 데 도움이 될 수 있다. 신경인성 방광, 장 및 피부 상태, 자율신경계 반사이상, 기립성 저혈압, 체온조절 등의 학적문제를 학교직원에게 강조해야 한다. 담당 교직원에게 아동의 의학적 상태, 제한 사항, 예방 조치 및 능력에 대해 교육을 받도록 하면 아동에게 안전한 환경을 조성하는 데 도움이된다.

학교로의 복귀(School reentry)

모든 아동은 가족교육권리 및 개인정보보호법(FERPA)에 따라 무료로 교육을 받을 권리가 있다.[63] 관련 서비스에는 아동이 교육을 배우고 혜택을 받을 수 있도록 지원하는 교통편 발달, 교정 및 기타 지원서비스가 포함된다. 척수손상 및 이동장애가 있는 아동은 학급 간 이동에 추가 시간이 필요하거나 학교 환경 관리를 돕기 위해 또래 친구 시스템을 활용할 수 있다. 아동과 가족이 이용할 수 있는 지역사회 자원에는 상담, 임시간호, 재정지원, 법적권리 및 옹호 등이 있다. 지원과 정보를 제공하는 국가, 주 및 지방 정부기관이 있으며, 여기에는 미국척수손상협회(NSCIA), 미국 장애인부모협회, 미국장애인 가족자원센터 등이 포함된다.

>> 질병 예방 및 건강

체력(Fitness)

척수손상이 있는 어린이는 지속적인 신체 활동이 중요하다(그림 12.7). 활동량이 부족하면 과체중이 될 위험이 높으며, 척수손상이 있는 어린이는 이 위험에 더 취약하다.[64] 심폐상태를 개선하기 위해 유산소 및 지구력 운동을 해야 한다. 하지 마비가 있는 어린이는 에르고미터, 상지 자전거, 앉아서 하는 요가 및 댄스, 휠체어 스포츠를 통해 상지 활동을 할 수 있다. 육상, 농구, 테니스 등 다양한 휠체어 스포츠가 있다. 연구에 따르면 신체 훈련은 사지마비 환자의 호흡근력과 흉추 가동성, 삶의 질에 긍정적인 영향을 미친다.[65] 휠체어 스포츠 참여는 사회화의 기회를 제공한다. 활동적인 상태를 유지하면 재활팀이 권장하는 치료계획을 강화하여 독립성과 기능에 필요한 적절한 가동범위와 근력을 유지할 수 있다.

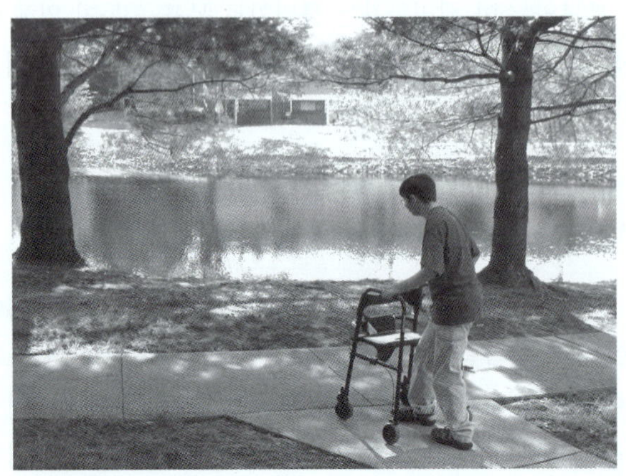

그림 12.7. 척수손상을 입은 청소년은 자신이 좋아하는 것에 접근하는 방법을 배워야 하는 경우가 많다.

순환(Circulation)

심부정맥혈전증(DVT)과 폐색전증은 소아에서는 드문 편이지만, 척수손상이 있는 소아는 순환계 문제를 예방하기 위해 항응고제를 투여하기도 한다. 이로 인해 멍이 생길 위험이 있어 부상에 대한 예방대책이 필요하다. 수시로 자세를 바꾸고 신체 활동 참여는 심부정맥혈전증을 예방하는 데 도움이 된다.

반사이상증/과반사(Dysreflexia/hyperreflexia)

척수손상이 T-6 이상인 어린이의 경우, 자율신경계 반사이상을 계속 모니터링하고 예방하는것이 아주 중요하다. 자율신경계 반사이상증의 위험에 처한 어린이에게 징후와 증상을 파악하도록 가르치고 보호자에게 치료법에 대해 교육하는것이 중요하다. 증상으로는 심한 두통, 시각장애, 메스꺼움 및 구토, 수준이상의 과도한 발한, 수준이상의 발기 부전 등이 있다.[66] 이는 방광이나 카테터 주머니가 가득차거나 요로감염, 욕창 등 유해한 자극에 의해 유발될 수 있다. 치료에는 유해한 자극의 즉각적인 해결이 포함된다. 연구에 따르면 소아에서 발병한 과민성 방광은 성인에서 발병한 과민성 방광과 비슷한 유병률을 보이는 것으로 나타났다. 영유아와 미취학 아동의 경우 반사이상증은 드물게 진단되며, 이 두 집단은 더 미묘한 징후와 증상을 보일 수 있다.[67]

성장이상(Growth abnormalities)

엉덩관절아탈구(Hip joint subluxation)

엉덩관절 아탈구/탈구는 척수손상 어린이에서 높은 발생률을 보인다.[68,69] 이 비율은 10세 이전에 부상을 입은 어린이에서 훨씬 더 높다. 하반신 마비가 시작되면서 발생하는 근육 긴장도 저하로 인해 연조직 지지력이 부족하여 엉덩관절이 아탈구/탈구가 발생하기 쉽다. 어린이와 가족은 움직임을 동반한 사타구니 통증, 엉덩관절 큰돌기 비정형 돌출 등 엉덩관절 아탈구/탈구의 징후와 증상을 인식하도록 교육받아야 한다.[70]

척추 측만증(Scoliosis)

후천성 척추측만증에 이은 진행성 마비성 척추측만증의 발생률은 청소년기 성장기 이전에 다친 어린이의 경우 46%에서 98% 정도 된다.[71] 부상 당시의 나이가 마비성 척추측만증의 발병에 영향을 미치는 중요한 요인이다. 일부 연구에 따르면 만곡이 20도 미만인 어린이의 경우 조기 보조기를 착용하면 만곡의 진행을 늦추고 수술 전 보조기를 착용하는 것이 도움이 된다고 한다. 최근 연구는 척추 측만증 치료에서 보조기와 함께 경미한 만곡을 교정하거나 자세 근육을 강화하는 슈로스 방법의 효과를 살펴보고 있다.[72] 만곡범위가 20도에서 40도 사이인 어린이는 수술 시기를 늦추는 것을 목표로 보조기 치료를 시도해야 한다. 41도 이상의 큰 만곡을 가진 어린이의 경우, 보조기 사용은 효과가 없으며 오히려 피부손상 및 일상 생활 동작 장애를 초래할 수 있으므로 척추정렬 교정을 위한 수술을 권장한다.[69,71] 만곡이 이 범위에 속하는 어린이는 골유합술과 성장막대를 이용한 만곡 수술적 교정을 고려할 수 있다.

장 및 방광 관리(Bowel and bladder management)

장과 방광을 잘 관리하는 것은 척수손상 어린이의 신장 질환을 예방하는 데 중요하다.[73] 비뇨기 위생 교육도 중요하다. 장 및 방광 요실금을 치료하는 보존적 방법에는 여러 가지가 있다. 방광에 외부 압력을 높여 배뇨 시간을 조절하고 수동으로 배뇨를 촉진하는 반사적 배뇨와 압력 배뇨가 있다. 카테터 삽입은 방광을 비우는 또 다른 방법이다. 카테터에는 유치카테터, 콘돔카테터, 직선카테터 등 다양한 종류가 있다. 또 다른 방법은 패드나 흡수성 언더팬츠를 착용하는 것이다. 이러한 방법의 전반적인 목표는 감염을 피하고 내성균의 발생으로 인해 항생제를 적게 사용하는 것이다.

재활 전문가들은 어린이와 청소년이 최대한 독립할 수 있도록 함께 노력한다. 아동은 자가 카테터 삽입을 위한 장비를 독립적으로 사용할 수 있고, 언제 어떻게 장비를 사용해야 하는지 이해하고, 합병증이 발생했을 때 이를 인지할 수 있는 이해 능력과 소근육 운동 능력이 있어야 한다. 아이가 이해하기 시작하는 일반적인 연령은 2-3세 정도이다. 대소변을 가릴 수 있는 완전한 독립성은 척수손상 유무에 관계없이 만 5세가 되면 기대할 수 있다.

배변 조절의 목표는 배변을 조절하고, 편리하게, 개인 위생을 독립적으로 관리하도록 하는 것이다. 이러한 목표를 달성하기 위해서는 섬유질이 풍부한 식단과 충분한 수분섭취 및 운동이 가장 좋다. 장 훈련은 습관적인 배변(예: 격일 배변)을 통해 이루어진다. 디지털 자극과 좌약 및 관장제를 사용하는 것도 도움이 될 수 있다. 장 및 방광 요실금의 경우 보조기가 배뇨 또는 자가 카테터 삽입을 방해하지 않는 것이 중요하다. 일부 보조기 옵션은 엉덩관절 벌림을 허용하여 카테터 삽입을 위해 보조기를 착용하고 벗을 필요가 없다.

피부(Skin integrity)

감각이 저하된 사람에게는 피부검사 및 압력완화가 중요하다. 어린이는 휠체어 기울이기, 좌석에서 팔굽혀펴기, 휠체어 양 옆에 체중을 싣지 않고 앉기 등 독립적인 압력완화를 할 수 있도록 가르쳐야 한다. 압력완화는 평균 15-30분마다 주기적으로 실시하는 것이 좋다. 어린이와 가족은 정기적으로 피부검사를 받고 피부색 변화, 멍, 각질 등 피부 손상 징후를 인식하는 방법을 배우는 것이 중요하다.

골밀도(Bone density)

체중 감소로 인해 척수손상을 입은 어린이, 특히 등과 허리 부상을 입은 어린이는 골감소증에 걸릴 위험이 높다. 척수 종양이 있는 어린이도 화학요법으로 인해 골감소증이 발생할 수 있다. 지지된 서기 프로그램은 뼈건강을 유지하기 위해 사용되는 중재 중 하나이다. 척수손상 어린이는 하반신을 통해 체중을 지탱하여 지지된 서기를 할 수 있다. 골밀도 문제를 해결하기 위해 체중을 지탱할 수 있는 보조 기술로는 왕복보행보조기, 엉덩관절-무릎-발목-발보조기, 이동식 기립기, 엎드린 기립기, 누운기립기 등 다양한 보조기구를 사용할 수 있다. 또한 골감소증 및 골다공증으로 인해 골절 가능성이 있으므로 가동범위, 자세변화, 때로는 이동 및 보행 시 주의를 기울여야 한다. 또한 전기자극을 사용하거나 사용하지 않고 하지사이클링을 할 때 장애가 있는 어린이와 없는 어린이의 골밀도가 개선된다는 일부 연구 결과가 있다.[74]

예견되는 계획 세우기(Anticipatory planning)

아동이나 청소년이 인생에서 겪을 수 있는 일들에 대한

계획을 세우고 성인으로의 전환을 준비하는 것이 포함된다. 이러한 것들은 척수손상이 없어도 아동과 청소년이 겪을 수 있는 정상적인 일이다.

성교육/출산(Sex education/reproduction)

척수손상을 가진 청소년은 종종 자신의 생식 능력과 성 기능에 대해 궁금해하므로 이 주제에 대해 적절히 교육 받아야야 한다. 남학생은 생식능력에 대해 배워야 한다. 척수손상 후 남성의 생식능력은 사정을 할 수 없고 정자의 질이 좋지 않기 때문에 현저히 감소한다. 불완전하고 낮은 수준의 부상을 입은 남성은 에로틱한 생각이나 환상으로 인한 심인성 발기를 경험할 수 있다.[51] 척수손상을 입었지만 S2에서 S4 경로가 온전한 남성은 신체접촉에 의해 이차적으로 반사 발기를 경험할 수 있다.[51] 남성의 약 70%는 불완전한 하부 손상 후, 17%는 완전한 하부 손상 후 사정이 발생하는 것으로 밝혀졌다.[51] 아이를 갖고자 하는 남성에게는 질내 및 자궁내 수정, 체외수정 등 다양한 방법이 있다. 척수손상을 입은 여성의 경우 생식능력에는 영향을 미치지 않는다. 여성은 적절한 치료를 받으면 아이를 임신하고 출산할 수 있고 임신이 미치는 영향에 대해 이해해야 한다.

고등 교육/직업 훈련(Higher education/job training)

청소년이 자신의 인생 목표를 생각하기 시작하면 고려해야 할 사항이 많다. 수동 휠체어를 사용해 대학 생활을 하는 경우, 상지 기능이 정상적으로 유지되더라도 장기간 사용 시 상지 과사용 증후군의 위험이 증가할 수 있다. 청소년은 대학 캠퍼스 접근성 및 설계, 기관의 장애인 사무실 및 서비스 이용에 대해 고려해야 한다. 또한 취업 준비생은 미국장애인법 및 주정부의 직업재활 프로그램을 통해 제공되는 기타서비스에 따른 자신의 권리를 이해해야 한다. 접근성 및 기회균등과 관련하여 자신의 권리를 이해하는 것은 자기옹호 및 자기결정 능력을 강화하는 데 중요하다.

» 결과

성인으로서의 적절한 결과를 판단할 때는 성인의 삶에서 중요한 이정표를 고려한다. 현재 문화에서는 이러한 이정표로 부모로부터 독립, 교육이나 훈련 이수, 직업 취득, 재정적 독립, 중요한 관계 형성, 가족 형성 등이 포함된다.[76] 일반적으로 청년들은 또래 친구들과 보조를 맞추며 같은 속도로 이러한 성과를 달성하는 것이 목표이다. 이는 개인의 삶의 질에 영향을 미친다. 치료사가 개인 목표를 이해하면, 해당 개인에게 적합한 잠재적인 동기부여 방법과 개입 전략을 설계하는 데 도움을 줄 수 있다.

소아기에 발병한 척수손상의 결과를 조사한 한 연구에 따르면 소아 척수손상을 가진 성인은 또래와 동등하지 않은 것으로 나타났다.[77] 같은 연령대의 일반 인구와 비교했을 때 척수손상을 가진 사람들은 교육 수준은 비슷하지만 지역사회 참여, 고용률, 소득, 독립생활 수준 및 결혼율이 낮다. 또한 삶의 만족도와 체감하는 신체 건강 수준이 낮게 나타났다. 비슷한 교육 수준에도 불구하고 척수손상을 가진 성인들이 직업을 구하기 어려운 경우가 많으며, 고용된 경우에도 또래보다 상대적으로 낮은 급여를 받는 경우가 많다.[77] 이는 의료팀이 청년을 성인 역할로 전환하는 데 있어 직면한 과제를 보여준다. 자기권리 교육은 사회의 평등과 공정성을 증진하는 데 중요한 역할을 한다.

어렸을 때 부상을 입은 청소년이 성인이 되었을 때 성인기에 손상을 입은 사람들보다 더 나은 결과를 보인다는 연구도 있다. 어린 나이에 부상을 입은 사람들은 직업 목표를 개발하고 교육적 준비를 통해 직업을 갖는 데 수월하다고 가정한다. 긍정적인 결과와 높은 상관관계를 보이는 요인으로는 교육 수준, 기능적 독립성, 의학적 합병증 감소가 포함되었다.[76,77]

직업적 성과(Vocational outcomes)

어린 시절이나 청소년기에 척수손상을 겪은 성인에 대한 장기추적 연구에 따르면 일반 인구에 비해 실업률이 높은 것으로 나타났다. 실업을 예측하는 요인으로는 교육 수준, 지역사회 이동성, 기능적 독립성, 의학적 합병증 감소 등이 포함된다. 고용과 긍정적인 연관성을 보이는 변수로는 지역사회 통합, 독립적인 운전, 독립적인 생활, 높은 소득 및 삶의 만족도 등이 있다. 여러 연구에서 척수손상 후 직장복귀의 중요성과 긍정적인 영향을 확인했지만, 척수손상 후 직장에 복귀하는 비율은 38%에 불과하다.[78] 이는 재활과정에서 목표로 삼아야 할 영역에 대한 통찰력을 제공한다.[76,79]

직업재활 과정을 개선하고, 배치 및 후속 조치를 포함하며, 적합한 직업의 수를 늘리는 것은 고용 결과를 향상시키는 방법 중 하나이다.[80] 기능적 독립을 촉진하고 접근성을 개선하기 위해 적절한 보조기술을 제공하면 성인으로서 참여

가능 목표를 달성하는 데 도움이 된다.

심리적 결과(Psychological outcomes)

외상 후 스트레스 장애를 가진 사람들이 좌절감, 상실감, 우울증을 경험하는 경우가 많다. 특히 척수손상 아동은 인격이 발달하고 가족과 지역사회에서 자신의 위치와 역할을 탐색하는 과정에 있기 때문에 이점을 기억하는 것이 중요하다. 청소년기의 통제력 상실, 분노, 두려움, 존엄성 상실은 외상 후 스트레스 장애 아동의 심리적 상태에 부정적인 영향을 미친다.[81]

삶의 만족도 결과(Life satisfaction outcomes)

소아 척수손상을 앓은 성인의 장기적인 결과와 삶의 만족도에 대한 연구에서 삶의 만족도는 교육, 고용에 대한 소득 만족도, 사회 및 여가 기회와 관련이 있는 것으로 나타났다. 삶의 만족도는 일부 의학적 합병증과도 관련이 있다. 삶의 만족도는 부상 정도, 부상 당시 연령, 부상 기간과는 유의미한 관련이 없다.[81]

향후 치료 방향

예방(Prevention)

현재 외상성 또는 비외상성 척수손상을 치료할 수 있는 방법은 없다. 예방과 대중의 인식 개선이 척수손상과 관련된 평생 장애를 피할 수 있는 최선의 수단임이 분명하다. 척수손상과 관련된 많은 사고는 지식과 교육을 통해 예방할 수 있다. 영유아를 위한 카시트 지침과 함께 미국 고속도로 교통안전국(NHTSA)은 만 4세에서 8세, 키 57인치 미만의 어린이가 조수석 안전벨트를 제대로 착용할 수 있을 때까지 부스터 시트에 앉힐 것을 권장한다.[82] 어깨 안전띠와 무릎 안전띠는 어린이를 안전하게 보호하고 무릎 벨트만으로 발생하는 척수손상의 발생률을 낮췄다. 다른 예방조치로는 스포츠에서 보호장비를 착용하고 척수손상의 위험이 높은 '스피어링spearing'과 같은 완전한 신체 접촉 동작을 금지하는 것 등이 있다. 어린이에게 척수손상이 흔히 발생하는 스포츠에는 다이빙, 럭비, 승마, 스키, 축구, 자전거, 체조, 야구 등이 있다.[83] 어린이 낙상 예방에는 창문과 계단, 난간을 설치해야 한다. 폭력예방은 지역사회와 연방차원의 법률뿐만 아니라 공교육에서 다양한 형태로 이루어지고 있다. 예방에 관한 교육은 인터넷에서 광범위하게 찾을 수 있으며 어린이, 청소년, 부모, 교사에게 초점을 맞출 수 있다. 차량안전, 수상 및 다이빙안전, 자전거안전, 놀이터 및 스포츠안전, 총기안전은 모두 부상을 방지하는 데 큰 역할을 한다(보기 12.11).

보기 12.11 예방 웹사이트

www.thinkfirst.org
www.safekids.org
www.nhtsa.dot.gov

연구(Research)

현재로서 치료법이 없지만 미래에 대한 희망은 있다. 척수손상 논문에는 결과를 개선할 수 있는 여러 가지 인체 임상실험이 있다. 여기에는 미노사이클린, 릴루졸, 마그네슘과 같은 치료제의 빠른 투여가 포함된다. 또한 전신 저체온증이 대중의 관심을 받고 있다.[84] 마찬가지로 횡단성 척수염의 신경병리에 대한 지식이 많아지면서 의사들은 특정시점에 어떤 약물을 투여해야 하는지에 대한 단서를 얻게 되었다. 아직 치료법은 아니지만 최종결과에 도움이 될 수 있다. 이러한 임상시험의 대부분은 성인을 대상으로 한다는 점에 유의해야 한다.

가장 흥미로운 연구분야 중 하나는 외상성 및 비외상성 손상에서 척수 재생을 위해 줄기세포를 사용하는 것이다.[85,86] 운동신경세포가 손상된 성체 쥐에서 줄기세포는 척수에서 생존할 뿐만 아니라 척수백질을 통해 축삭돌기를 근육을 향해 보내는 것으로 나타났다.[87,88] 특정요인과 신호단서를 추가하면 이러한 축삭이 근육에 도달할 뿐만 아니라 신경 근육 접합부를 형성하고 생리학적으로 활성화되어 마비가 온 성체 쥐가 부분적으로 회복될 수 있음을 보여준다.

이 획기적인 연구는 과학자들이 줄기세포 축삭이 생체의 전체 신경회로 내에서 신경 근육 접합부와 시냅스를 형성할 수 있다는 사실을 처음으로 밝혀낸 것이다.[89] 이러한 원리를 바탕으로 추가 연구가 계속 진행되어 언젠가 마비환자를 성공적으로 치료하는 것을 궁극적인 목표로 삼고 있다.[66] 신경계의 복잡성이 완전히 재현되지는 않겠지만 새로운 성장 축삭이 보다 원시적인 방식으로 근육에 도달할 것이다. 따라서 신경계의 가소성과 자기조절은 기능을 발휘할 수 있는 유리한 운동경로를 잘라내고 선택할 것이다. 선택 과정에는 지시된 활동 및 운동과 같은 적절한 외부 자극이 필요하다.[90] 물리치료는 줄기세포 연구가 인간대상 임상시험으로 발전함에 따라 핵심적인 역할을 할 것이며 지식, 치료 및 회복의 발전에 중요한 역할을 할 것이다.

요약

이 장은 척수손상 아동을 위한 물리치료 검사, 중재, 평가, 예후 및 치료 계획에 대해 자세히 설명한다. 치료 및 평가 과정에서는 기능적 의미에 대해 설명했다. 모든 환자에게 적용되는 흔한 주제들이지만 각 아동과 그 가족은 개별적이라는 것을 염두에 두는 것이 중요하다. 가족 중심의 치료를 지향함으로써 각 아동에서 가장 최적의 결과를 얻을 수 있을 것이다.

사례 연구

Mark

Mark는 C2-5에 횡단성 척수염이 있는 15세의 완전 사지마비 환자로 발병 초기 24시간 동안 인공호흡기에 의존하였다. 입원 첫 한달 동안 거의 회복되지 않았고 오른쪽 손목과 발목에서 trace에서 poor 정도의 움직임이 있었다. 안전한 퇴원을 하기 위해 가족교육을 실시하는 것을 목표로 호흡기 재활 입원실로 옮겨졌다. 발병 전에는 2층짜리 빌라에서 어머니와 함께 살았다. 아버지는 최근 암으로 사망하였으며 주변에 도움을 줄 가족이 없었다. 우등생이었던 Mark는 미 공군 조종사가 되고 싶어 했지만, 과거의 우울증 병력이 중요한 요인으로 작용했다.

물리치료 검사

Mark를 처음 검사하였을 때 우측 손목의 최소한의 폄과 발목에서의 최소의 발목굽힘 외에 어떠한 움직임도 없었다. 목 아래쪽으로는 감각이 없었고 모든 거동이 의존적이었다. 걱정과 불편함으로 침상에서 벗어나 의자에 앉지 못했고, 머리를 똑바로 들 수 없었다. 목 아래쪽의 근긴장도는 이완되고 전체 관절의 ROM은 정상범위였다. 모든 호흡을 인공호흡기에 의존하고 기침도 할 수 없었다.

물리치료 평가

Mark는 근력저하, 감각저하, 이동성 감소, 기도 분비물을 잘 제거하지 못함, 호흡부전 등의 문제를 호소했다. 그의 처음 물리치료 목표는 학교복학을 위해서 침상 밖으로 나와 휠체어에 8시간 앉아있는 것을 견디고, 감독 지도하에 평평한 바닥위에서 전동 휠체어 조작하기와 모든 면에서의 관리를 위한 보호자 교육이 포함되었다.

물리치료 진단

횡단성 척수염으로 인한 근력 저하 및 기능적 동작 감소

물리치료 예후

보호자 도움으로 위의 지료목표를 달성할 가능성이 높다. 빠른 발병속도와 그 정도가 심하고 회복 정도가 느리다. 인공호흡기에 의존해야 하는 의학 합병증 같은 의학적 예후인자 때문에 보행 가능성은 낮다. Mark는 빨고 내뿜는(sip-and-puff) 기전이나 머리조절을 이용하여 지역사회에서 전동휠체어를 사용할 가능성이 높다.

물리치료 중재 및 재검사

중재의 초기목표는 ROM 유지와 자세 잡아주기, 압력완화, 그리고 가족교육을 통한 피부손상의 예방에 두었다. 다리 받침대가 있는 기립형휠체어, 복대, 혈관관리를 위한 압박스타킹을 사용하여 침상 밖에서 보내는 시간이 늘었다. 전통적 방식뿐 아니라 바이오 피드백과 근육신경 전기자극(NMES)을 사용하여 회복 가능한 근육 그룹에 대해 근력을 강화해주었다. 몇 주가 지나면서 Mark는 신경학적으로 회복되기 시작했고, 이러한 회복으로 목표와 중재를 재검토하고 재평가하고 수정하는 것이 중요했다. 아래에는 Mark의 재활치료 과정 중 의료 및 물리치료의 중요 내용을 보여주는 일정표이다:

9월: 발병, 완전사지마비, 발병 초기 24시간 동안 인공호흡기에 의존

10월: 기립기를 사용하여 똑바로 서기 시작, 최대한의 도움을 받으며 매트 가장자리에 앉기, 오른쪽 손으로 쥐기를 할 수 있음, 모든 사지 근긴장도 증가(수정된 애쉬워드 척도 2-3)

11월: 중간에서 최대 도움을 받으며 일어서서 몸을 돌려 자리 옮겨앉기 시작; 오른쪽 다리의 무릎굽힘과 폄 나옴, 약간의 오른쪽 팔꿈치굽힘(위팔근) 및 양측 팔꿈치폄 근력 발달

12월: 부분 체중지지 워커로 보행훈련 시작(무릎관절 고정과 좌측 발목에 발목-발보조기를 본을 떠서 착용): 오른쪽 위팔두갈래근 근력발달, 인공호흡기 떼기 시작, 이동을

위한 전동휠체어 사용시작.

1월: 플랫폼 바퀴 달린 워커로 보행훈련 시작함, 바로 누운 자세부터 스스로 엎드린 자세로 함; 처음으로 왼쪽 다리를 움직임(무릎관절의 굽힘과 폄, 엄지발가락 폄): 낮동안 기관지 절개한 부위 막기, 낮에는 기관절개술, 밤에는 담도양압기(BiPAP) 사용

2월: 외부 도움 없이 호흡 가능해짐, 이동과 보행에서의 좀 더 독립성을 목표로 호흡재활 파트에서 신경재활로 옮겨짐

3월: 침상에서의 이동을 시작함, 앉았다가 일어서기, 감독하에서만 이동보드 이용한 자리옮김; 워커를 이용한 보행, 이때 보조기 없이 하며 감독만 받음; 수동휠체어를 최소한의 도움만 받고 밀기 시작함 양측 엉덩관절 모음근과 왼쪽 넙다리뒤근에 보톡스주사 맞음.

4월: 팔뚝목발로 보행, 네발지팡이로 30초 동안 서기, 처음으로 왼쪽 발목 움직이기, 입원환경에서 외래환자 환경으로 퇴원.

현재: 지역사회에서 조이스틱을 사용하여 조작하는 전동휠체어 사용, 집과 가까운 거리이동 시 보행기 사용, MARK는 이제 지역사회에서 독립적인 보행이라는 장기목표를 향해 노력하고 있음.

기대하지 않았지만 Mark의 뚜렷한 신경학적 회복으로 인해 목표와 치료의 효과를 지속적으로 재검토하고 재평가하는 것이 매우 중요했다. 또한 마크의 변화를 가족 및 의료팀과 소통하고 집중재활에 더 많은 시간을 보낼 수 있도록 지지하는 것도 중요했다. 마지막으로 Mark와 그의 어머니, 그리고 의료팀원들은 학기가 끝나기 전에 Mark가 가정과 학교로 돌아가 지역사회에 다시 참여하고 여름이 오기전에 또래 관계를 회복하는 것이 매우 중요해졌다.

Mark의 물리치료 프로그램에서는 상지와 하지, 목과 몸통의 근력을 주기적으로 재평가하는 것이 항상 포함되었다. 이를 위해서는 Mark의 경직에 대한 세심한 평가와 충분한 임상지식이 필요했고, 필요에 약물을 처방하는 의료진과의 소통도 이어져야 했다. Mark의 현재 강점을 보완하고 약화를 개선하기 위한 중재를 진행했다. 보행훈련과 보조기 및 보조장치 평가도 수시로 이루어 졌으며, 왼쪽 무릎의 정렬과 조절을 교정하기 위해 다양한 보조기장치를 사용했다. Mark는 왼쪽 엉덩관절과 무릎을 구부리고 펼 수 있었지만 보행의 후반 입각기 단계에서 불안정함을 느꼈다. 관절형보조기로는 필요한 안정성을 얻을 수 없었기 때문에 현지 업체에서 대여한 자세조절 무릎-발목-발보조기를 체험해 보았다. 하지만 제대로 적용하는데 어려움이 있어 운동하면서 왼쪽 발목에는 동적 발목발보조기를 계속 사용했다. 물리치료과

보기 12.12 척수손상 환자를 위한 ICF 틀 사용

WHO는 ICF를 사용하여 건강과 기능을 설명한다.[91] ICF는 기능에 대한 신체, 개인 및 사회적 관점을 통합하고 장애에서 긍정적인 능력으로 초점을 이동한다. 건강상태, 신체구조/기능(장애), 활동(능력 및 제한), 참여(능력 및 제약)의 상호작용을 통합하고 개인의 전반적인 기능에 영향을 미치는 개인의 내부 및 외부환경의 촉진 요인과 장벽도 고려한다. 이러한 모든 요소를 평가하고 통합하면 환자와 가족 중심의 목표를 세우고 우선순위를 정하는 데 도움이 된다. 대부분의 물리치료 중재는 장애와 활동 제약을 겨냥하지만, 전체적인 접근 방식은 의미 있는 참여와 환경적 요인도 고려한다. 장애와 활동 제한을 개선하는 것도 KEITH의 자립을 돕는 데 중요하지만, 썰매 하키와 같은 활동에 참여하는 것은 직면한 몇 가지 참여 제한을 극복하는 데 도움이 되었다. 그와 그의 어머니는 지역에서 팀을 시작할 수 있는 도구와 지역사회 자원을 제공받음으로써 평생 동안 계속 사용할 수 있는 지원 활동에 대한 귀중한 교훈을 얻었다. Mark는 사회에 기여할 수 있는 방법을 찾는 것이 가장 중요한 목표였다. 휠체어 이동에서 독립하는 것이 첫 번째 단계였으며, 자신이 좋아하는 활동을 통해 의미 있는 참여를 촉진할 수 있고, 이는 지속적인 협력 관계가 될 수 있다. ICF 모델의 모든 측면을 고려하면 치료사가 모범 사례와 가족 중심 치료를 보장할 수 있다.

정의 또 다른 주제는 세계보건기구(WHO)의 국제기능, 장애 및 건강분류(ICF) 건강프레임워크와 관련된 요소를 고려하는 것이다(그림 12.12).[91] Mark의 장애와 기능적 한계를 해결하는 것이 목표달성에 매우 중요했지만, 장애가 삶의 다른 측면에 미치는 영향을 고려하는 것도 Mark에게 매우 중요했다. 치료사는 Mark와 그의 어머니가 학교와 지역사회에서 스스로를 지지하는 사람이 될 수 있도록 돕는 데 결정적인 역할을 했다.

업데이트: 첫 진단을 받은지 18개월이 지난 지금도 Mark는 지역사회에서 전동휠체어를 주로 사용하며 집과 가까운 거리는 보행기를 사용한다. 이제 지역사회에서 독립적인 보행이라는 장기적인 목표를 향해 노력하고 있으며, 네발 지팡이를 사용하여 독립적인 걸음을 내딛기 시작했다.

교내 활동에도 적극적이며 학교에서 우등생 역할을 맡고 있다. 현재 그는 비행기 박물관에서 일하며 항공에 대한 애정을 마음껏 누리고 있다. 그는 계속해서 열심히 공부하고 있

으며 대학에 진학하여 공학을 공부하기를 기다리고 있다.

이 사례는 치료사가 환자집단에서 마주치는 다양성을 보여준다. 모든 요인이 좋지 않은 결과를 가리켰지만 Mark의 결단력과 노력으로 누구도 상상하지 못했던 목표를 달성할 수 있었다. 치료사는 환자가 최대한의 잠재력을 발휘할 수 있도록 도전하는 동시에 예상되는 결과에 대해 현실적인 균형을 유지해야 할 책임이 있다. 환자 및 가족들과 한 팀으로 협력하면 놀랍고 삶을 변화시키는 일을 성취할 수 있다.

KEITH

KEITH는 자동차 사고를 당한 11세 소년이다. 뒷좌석에 안전띠를 매지 않은 채 탑승한 그는 차량이 나무에 부딪히면서 차 밖으로 튕겨져 나갔다. 사고 직후 그는 의식을 잃었고 현장에서 기관내삽관을 받았다. 응급실에서 양쪽 하지 움직임이 없는 것으로 확인되었고, 컴퓨터단층촬영 결과 척수경색을 동반한 T-6 골절이 발견되었다. 그 외에도 좌측 후두부 골절, 후두부 골절, 양측 폐타박상, 후복막 혈종을 동반한 우측 엉덩뼈 골절등의 부상을 입었다.

이 기간 동안 가동범위 운동, 자세, 압력완화/피부보호, 침대에서의 자세 지구력 기르기, 간병인 교육 등을 위한 급성 물리치료를 받았다. 기관삽관을 제거하고 안정을 되찾은 KEITH는 입원재활 프로그램을 시작했다. KEITH는 어머니와 두 명의 동생과 함께 2층에 침실과 욕실이 있고 2층까지 12 계단으로 올라가는 주택에서 살았다. 그의 아버지는 운전수로 일하고 부모님은 이혼소송 중이었다. 그는 지역 공립학교에 다니며 운동에 매우 관심이 많았다.

물리치료 검사

KEITH는 T6 이상에서는 4/5의 근력을 보이고 그 이하 레벨에서는 감각이 없었다. 골절 안정화를 위해 흉추-요추-천골 보조기(TLSO)를 착용하고 있었으며 하지 체중지지는 아직 허락되지 않았다. 그의 근긴장도는 하지 전체에 걸쳐 수정된 애쉬워드 척도에서 2에 불과했으며, 각 발목에서 3번의 간대성경련이 발생하고 왼쪽 하지에서 가끔 굽힘 경련이 만졌을 때 나타났다. 양측 다리를 90도까지 올릴 수 있는 수동적 가동범위는 전체적으로 정상범위 내에 있었다. 그는 침대 레일을 사용하여 최소에서 중간 정도의 도움으로 구를 수 있었고, 이동보드, push-up blocks 및 중간 정도의 도움을 받아 휠체어를 평평한 표면으로 옮길 수 있었다. 똑바로 앉기 위해서는 최소한의 도움이 필요했고, 지지대 밖으로 나가기 위해서는 중간 정도의 도움이 필요했다.

평가

KEITH는 근력 감소, 지구력 감소, 유연성 감소, 침대 이동성 감소, 거동 감소, 기능적 이동성 감소, 가족 교육 필요 등의 문제를 보였다. 당시 재활 입원 기간 동안 달성하기 위해 설정한 목표에는 다음이 포함되었다:

1. 침대 레일 없이 누운 자세에서 엎드린 자세로 독립적으로 구르기
2. 옆으로 누워 하반신 최소한의 도움으로 앉을 수 있도록 이동
3. 이동보드 및 보호자 도움으로 평평한 표면 간 이동 가능
4. 이동보드와 최소한의 도움으로 고르지 않은 표면으로 이동
5. 하반신만 보조를 받아 바닥에서 휠체어로 이동하기
6. 필요에 따라 버팀대가 있는 평행봉에 서서 활력 징후가 안정된 상태에서 5분 동안 보호자와 접촉하기
7. 필요에 따라 바퀴달린 보행기와 보조기를 사용하여 25피트 이동하고 보호자에게 도움 요청하기
8. 피로감 없이 평평한 표면에서 3000피트 동안 독립적으로 휠체어 이동 가능
9. 보호자와 함께 휠체어를 타고 2인치 경사로 오르내리기
10. 휠체어 팔굽혀펴기로 30분마다 독립적으로 압력 완화
11. 자가 가동범위 운동 실시
12. 수동적 가동범위, 피부검사에 대한 지식, 모든 수준의 기능적 이동성에 대한 보호, 모든 적응형 장비 관리를 통해 간병인에게 독립하기

물리치료 진단

ASIA A T-5 척수손상으로 인한 근력 및 기능적 이동성 감소.

물리치료 예후

현재 신체상태, 동기부여, 가족 지지로 인해 위의 목표를 달성할 가능성이 매우 높음. KEITH는 집안에서 먼 거리를 이동할 수 있는 잠재력을 가지고 있지만 지역사회에서 주로 휠체어를 사용할 가능성이 높음.

중재

직립 내성 증가

기립성 저혈압을 예방하기 위해 압박스타킹, 복대를 활용했다. 체중을 지지하는 자세에서 하지 안정성을 위해 무릎 고정장치와 견고한 AFO를 사용하여 평행봉에 서기 위해 틸트테이블에서 휠체어를 타고 침대밖으로 나가는 시간을 늘렸다.

근력증가

상지 근력 강화를 위해 다학제팀과 협력했다. 점진적 저항운동, 몸통강화, 상지 동적 활동 등의 운동이 포함되었다.

유연성향상

간호 직원의 감독하에 가족들이 침상 운동 프로그램으로 하지의 가동범위 및 스트레칭 운동을 수행했다. 결국 KEITH는 자가 가동범위를 수행할 수 있게 되었다. 향후 바닥에서 의자로 이동할 수 있도록 뒤넙다리근 유연성을 확보하고 엉덩관절 굽힘근과 발뒤꿈치 길이를 유지하여 기립 및 보조보행이 안정적으로 이루어질 수 있도록 특별한 주의를 기울였다.

균형증가

KEITH는 처음에는 TLSO를 사용하여 앉은 자세의 균형을 개선하고 지지대 밖으로 손을 뻗는 연습을 했지만, 나중에 골절안정과 회복으로 TLSO를 벗으면서 TLSO 없이 앉는법을 배웠다.

지구력증가

동적 활동, 휠체어 사용, 상지 에르고미터(UBE) 작업, 여가활동 등 유산소 활동 시간을 늘리기 위해 노력했다.

피부

KEITH는 적절한 압력 완화를 위해 휠체어 팔굽혀펴기를 하도록 교육받았다. 또한 매일 감각이 없는 모든 부위에 대한 피부 점검을 실시하도록 했다. 또한 침대 자세 유지와 휠체어 젤 쿠션 사용을 통해 피부 보호를 했다.

침대 이동 및 이동성 증가

머리와 엉덩이 위치를 올바르게 유지하며 마찰력을 줄여 움직이는 방법을 학습했다. 처음에는 이송보드를 사용하여 이동했지만, 결국에는 장비없이 이동할 수 있게 되었고 차량이동시에만 이송보드를 사용할 수 있게 되었다. 또한 바닥에서 의자로 이동, 바닥을 따라 스쿠터 타기, 계단 오르내리기 등의 기술도 훈련받았다.

보행

처음에는 무릎 고정 장치와 임시 발목 보조기, TLSO를 사용하여 평행봉에 서기 시작했다. 그는 Y인대에 의존해 서는 방법을 배웠으나 TLSO를 착용한 상태에서는 어려움이 있었다. 이후 TLSO 착용이 필요하지 않게 되면서 평행봉에서 자세 정렬과 서기가 가능해졌다. 그는 보행이 어렵다는 것을 알면서도 필요한 보조기구나 보조기를 사용하여 걷고자 하는 의지가 강했다. 그는 한쌍의 왕복보행보조기(RGO)로 시작했고, 많은 연습끝에 속도가 느리고 피로를 가중시키는 왕복 메커니즘을 사용하는 것보다 스윙하는 것을 더 선호했다. 그는 한 쌍의 가벼운 단일직립형 THKAFO (몸통-엉덩이-무릎-발목-발목보조기)로 전환하여 착용, 탈착, 보행 훈련을 받았다.

휠체어 기술 향상

추진력, 휠체어 조작, 오르막 및 내리막 경사로 이동, 휠체어 수리와 관리에 대한 교육을 받았다.

장비

침대에서 사용하는 멀티포두스 부츠, 휠체어에 앉았을 때 신는 몰드형 AFO, 서기 및 보행 시 사용하는 THKAFO, 팔뚝목발, 단단한 프레임의 경량 휠체어, 이동보드, 변기, 목욕용품을 받았다.

가족교육

어머니는 모든 수준의 기능적 이동성 보조, 모든 적응 장비관리, 가정 운동 프로그램을 통해 KEITH를 지도하는 등 교육을 훈련받았다. 압력완화, 피부점검, 가정 운동 프로그램, 필요할 때 다른 사람이 안전하게 도와줄 수 있는 방법을 교육하는 데 있어 독립적이었다. 다학제적 팀의 도움으로 KEITH와 그의 가족은 척수손상에 대한 기본 지식과 장애를 가지고 기능하고 생활하기 위한 방법을 교육받았다.

재평가

KEITH 입원기간 중 여러 차례 재평가를 받았지만, 특히 건강상태에 변화가 생겼을 때 주기적으로 재평가를 받았다. 척추골절이 치유되어 더이상 골절안정화를 위해 TLSO를 사용할 필요가 없게 되자, KEITH의 무게중심이 완전히 바뀌었고 다른 방식으로 몸을 사용하는 방법을 배워야 했다. 그는 입원실에서 퇴원할 때 재평가를 받았고, 외래에서 해야 할 필요사항을 확인했다.

다영역 전문가팀

대부분의 입원환자 재활환경이 그러하듯, KEITH는 퇴원이라는 가족목표를 달성하기 위해 전문가들로 구성된 팀이 긴밀하게 협력했다. 다양한 분야가 척수손상을 가진 아동을 돌보는 데 특정한 역할을 하지만, 의료팀은 서로 긴밀하게 소통하고 협력해야 한다. 전문가들 간에 업무가 중복되는 경우가 많으며, 모든 팀원은 가족중심의 최적의 치료를 제공하기 위해 다른 전문가들의 교육을 공유해야 한다.

KEITH는 정형외과와 비뇨기과 등 필요에 따라 맞춤의료 서비스를 제공하면서 의료과정을 관리하는 소아과 의사와 함께 있었다. 또한 피부, 교육, 장 및 방광 프로그램을 주로 담당하고 일상생활 동작 및 이동과 같은 일상적인 기능을 담당하는 간호사가 있었다. 심리사회적 지원은 심리학자, 아동생활 담당직원, 사회복지사, 병원목사가 담당했다. 교육적 요구는 교육 관리자, 교사, 신경심리학자가 담당했다. 처음에는 언어치료를 통해 말의 양을 늘리고 집중적인 작업치료를 통해 독립적인 일상생활 동작 목표를 달성하기 위해 노력했다. 물리치료, 작업치료, 간호 분야가 긴밀히 협력하여 KEITH는 다양한 환경에서 새로운 기술을 연습할 수 있는 기회를 가졌다. 의료팀과 KEITH, 그리고 그의 어머니는 함께 가정, 학교, 지역사회로 성공적으로 복귀한다는 가족 목표를 달성할 수 있었다.

퇴원 계획

가정, 학교, 지역사회로의 성공적인 복귀를 위해 입원 첫날부터 퇴원 계획이 시작되었다. 가족의 학습 스타일과 요구사항을 평가하고 지역사회로의 성공적인 재통합을 방해하는 요인들을 파악했다. 먼저, 경미한 외상성 뇌손상을 입은 KEITH에게 병원 교육 담당자와 신경심리학자가 학교 복귀 시 새로운 인지 또는 학습 요구사항을 파악하기 위해 충분한 평가를 실시했다. 학교 교직원들과 여러 차례 회의를 열어 문제를 해결하고 적절한 교육 계획을 결정하고 신체적 장벽을 제거했다. 물리치료사와 작업치료사는 KEITH가 집으로 돌아갈 준비를 하기 위해 KEITH와 어머니가 모두 참석한 가운데 가정 평가를 실시했다. 집 개조를 위해 치수를 측정하고 기본 구조를 평가하고, KEITH와 어머니는 치료사의 지시에 따라 이동 연습을 할 수 있는 기회도 가졌다. 그 후 치료사들은 퇴원전에 새로운 신체적 또는직업적 요구사항과 병원환경에서 더 많은 연습이 필요한 부분을 파악할 수 있었다. 아동생활 및 심리서비스는 지역사회로의 복귀와 관련된 KEITH의 심리사회적 문제를 해결하는 데 중요한 역할을 했고, 물리치료사는 어떤 유형의 여가활동을 즐길 수 있는지 파악하는 데 도움이 되었다. 이전에 운동선수였던 KEITH는 휠체어 농구를 비롯한 적응형 스포츠에 관심이 많았다. 물리치료사는 그에게 썰매 하키를 소개했고, KEITH는 곧 자신이 가장 좋아하는 활동이라는 것을 알게 되었다. 치료사는 입원 기간 동안 롤러 썰매를 사용해 대여해주었고, 퇴원 후 썰매하키 팀에 합류할 수 있도록 어머니와 함께 지역사회 자원팀과 연결해주었다. 그는 다시 스포츠를 할 수 있다는 생각에 좋아했고, 또래 및 척수손상을 가진 성인 선수들과 접촉하며 미국 패럴림픽 대표팀에서 썰매하키를 하는 것이 새로운 목표가 되었다. 이는 환자를 전체적으로 치료하기 위해서는 장애 스펙트럼을 고려하는 것이 중요하다는 것을 보여준다. 추적진료로, KEITH는 생애 전반에 걸쳐 척수손상 환자의 요구사항을 따르도록 숙련된 의사와 일련의 예약된 진료를 받았다. KEITH와 그의 어머니는 의료 및 학교 시스템에서 스스로를 지키는 데 필요한 도구와 그 과정에서 도움을 제공할 수 있는 지역사회 자원을 제공받았다.

치료의 연속성

KEITH는 자택에서 가까운 곳에서 외래 물리치료를 받으며 휠체어 및 보행능력을 향상시켜 궁극적인 장기목표인 독립적인 사람이 되기 위해 계속 노력할 것이다. 최근 연구에 따르면 높은 수준의 독립성을 달성한 척수손상 환자는 삶의 질이 향상되고 성인기로의 전환이 더 원활하다고 한다.[92] KEITH는 평생 동안 성장하고 발달하면서 새로운 질병, 손상, 기능적 제한 또는 장애가 나타날 수 있으며 향후 물리치료사의 치료가 필요할 수 있다. 이러한 새로운 문제를 해결하고 환자가 자급자족, 건강한 라이프스타일로 복귀하는 데 중점을 둬야 한다(그림 12.8).

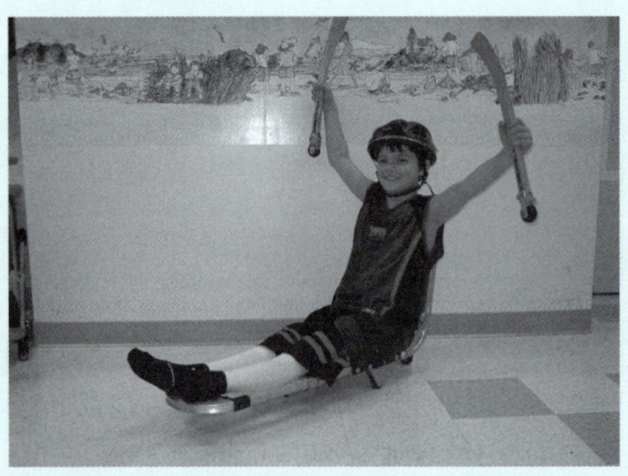

그림 12.8. 썰매하키와 같은 적응형 스포츠는 또래와의 상호작용 및 사회 참여에 대한 아동의 욕구를 충족시키는 데 큰 도움이 된다.

참고문헌

1. The National Spinal Cord Injury Association (NSCIA). Spinal cordinjurystatistics. http://www.spinalcord.org/. Accessed March 27,2013.
2. NationalSpinalCordInjuryStatisticalCenter.SpinalCordInjury: FactsandFiguresataGlance. Birmingham, England: The UniversityofAlabamaatBirmingham;2018.
3. ParentS,Mac-ThiongJM,Roy-BeaudryM,etal.Spinalcordinjury inthepediatricpopulation:asystematicreviewoftheliterature. JNeurotrauma.2011;28(8):1515-1524.

4. Segal LS. Spine and pelvis trauma. In: Dormans JP, ed. Pediatric Or-thopedics and Sports Medicine: The Requisites in Pediatrics. St. Louis,MO:Mosby;2004.

5. AtesokK,TanaknN,O'BrienA,etal.Posttraumaticspinalcordinjurywithoutradiographicabnormality.AdvOrthop.2018. doi:10.1155/2018/7060654.

6. Shepherd M, Hamill J, Segedin E. Paediatric lap-belt injury: a 7 yearexperience.EmergMedAustralas.2006;18(1):57-63.

7. National Institute of Neurological Disorders and Stroke. ChiariMalformation Fact Sheet. 2020. https://www.ninds.nih.gov/disorders/ patient-caregiver-education/fact-sheets/chiari-malformation-fact-sheet.AccessedAugust14,2020.

8. Kerr DA, Ayetey H. Immunopathogenesis of acute transverse my-elitis.CurrOpinNeurol.2002;15(3):339-347.

9. Tavasoli A, Tabrizi A. Acute transverse myelitis in children, litera-turereview.IranJChildNeurol.2018;12(2):7-16.

10. Kerr DA, Calabresi PA. 2004 Pathogenesis of rare neuroimmuno-logic disorders, Hyatt Regency Inner Harbor, Baltimore, MD, Au-gust 19th 2004–August 20th 2004 [Congresses]. JNeuroimmunol.2005;159(1-2):3-11.

11. Huisman T. Pediatric tumors of the spine. Cancer Imaging.2009;9(SpecialIssueA):S45-S48.

12. Sheikh A, Warren D, Childs A, et al. Pediatric spinal cord infarc-tion—a review of the literature and two case reports. Childs NervSyst.2016;33(4):671-676.

13. Elbasiouny S, Moroz D, Bakr M, et al. Management of spasticityafter spinal cord injury: current techniques and future directions.NeurorehabilNeuralRepair.2010;24(1):23-33.

14. Harb A, Kishner S. Modified Ashworth Scale. Treasure Island, FL:StatPearlsPublishing; 2020. https://www.ncbi.nlm.nih.gov/books/NBK554572/.AccessedAugust14,2020.

15. Alexander MS, Anderson K, Biering-Sorensen F, et al. Outcomemeasures in spinal cord injury: recent assessments and recommen-dationsforfuturedirections.SpinalCord.2009;47(8):582-591.

16. Kirshblum S, Burns SP, Biering-Sorensen F, et al. International stan-dards for neurological classification of spinal cord injury (revised2011).JSpinalCordMed.2011;34(6):535-546.

17. American Spinal Injury Association. (New) ISNCSCI 2019 revisionreleased.2020.https://asia-spinalinjury.org/isncsci-2019-revision-released/.AccessedAugust14,2020.

18. Chafetz R, Gaughan JP, Vogel LC, et al. The international stan-dards for neurological classification ofspinal cord injury: intra-rateragreement of total motor and sensory scores in the pediatric popu-lation.JSpinalCordMed. 2009;32(2):157-161.

19. Mulcahey MJ, Gaughan JP, Chafetz RS, et al. Interrater reliability ofthe international standards for neurological classification of spinalcord injury in youths with chronic spinal cord injury. Arch Phys MedRehabil.2011;92(8):1264-1269.

20. Kirshblum S, Millis S, McKinley W, et al. Later neurologic recovery after traumatic spinal cord injury. Arch Phys Med Rehabil.2004;85(11):1811-1817.

21. Linan E, O'Dell MW, Pierce JM. Continuous passive motion in themanagement of heterotopic ossification in a brain injured patient.AmJPhysMedRehabil.2001;80(8):614-617.

22. VanKuijkAA,GeurtsAC,VanKuppeveltHJ.Neurogenicheterotopicossificationinspinalcordinjury.SpinalCord.2002;40(7):313-326.

23. Smith JA, Siegel JH, Siddiqi SQ. Spine and spinal cord injury in mo-tor vehicle crashes: a function of change in velocity and energy dis-sipation on impact with respect to the direction of crash. J Trauma.2005;59(1):117-131.

24. National Institute of Neurological Disorders and Stroke. Trans-verseMyelitisFactSheet.2020.https://www.ninds.nih.gov/Disorders/Patient-Caregiver-Education/Fact-Sheets/Transerse-Myelitis-Fact-Sheet.

25. Sommer JL, Witkiewicz PM. The therapeutic challenges of dual di-agnosis:TBI/SCI. BrainInj. 2004;18(12):1297-1308.

26. Fronmon E, Dean W. Transverse myelitis. N Engl J Med. 2010;363:564-572.

27. GawadeP,HudsonM,KasteS,etal.Asystematicreviewofselectedmusculoskeletal late effects in survivors of childhood cancer. CurrPediatrRev.2016;10(4):249-262.

28. Anderson K, Aito S, Atkins M, et al. Functional recovery measuresfor spinal cord injury: an evidence based review. J Spinal Cord Med.2008;31(2):133-144.

29. Slavin M, Mulcahey M, Calhoun C, et al. Measuring activity limi-tation outcomes in youth with spinal cord injury. Spinal Cord.2016;54(7):546-552.

30. Hwang M, Zebracki K, Vogel L, et al. Development of the pediatric quality of life inventory spinal cord injury (PedsQL SCI) module: qualitative methods. SpinalCord.2020. doi:10.1038/s41393-020-0450-6.

31. Lollar DJ, Simeonssonn RJ, Nanda U. Measures of outcomes for chil- dren and youth. Arch Phys Med Rehabil. 2000;81(12 suppl 2):S46-S52.

32. Kozin SH, D'Addesi L, Chafetz RS, et al. Biceps top triceps trans-fer for elbow extension in persons with tetraplegia. J Hand Surg Am.2010;35(6):968-975.

33. Mulcahey MJ, Betz R, Smith B. A prospective evaluation of upperextremity tendon transfers in children with cervical spinal cord in-jury.JPediatrOrthop.1999;19(3):319-328.

34. Burcheil KJ, Hsu FP. Pain and spasticity after spinal cord injury:mechanisms and treatment. Spine(PhilaPa1976).

2001;26(24suppl):S146-S160.

35. ChangE,GhoshN,YanniD,etal.Areviewofspasticitytreatments: pharmacological and interventional approaches. Crit Rev Phys Reha-bilMed.2013;25(1):11-22.
36. WarmsC,TurnerJ,MarshallH.Treatmentsforchronicpainasso-ci-atedwithspinalcordinjuries.Manyaretried,fewarehelpful. ClinJPain.2002;18(3):154-163.
37. Yap EC, Tow A, Menon EB, et al. Pain during in-patient reha-bilitation after traumatic spinal cord injury. IntJReha-bilRes.2003;26(2):137-140.
38. Jan F, Wilson P. A survey of chronic pain in the pediatric spi-nal cordinjurypopulation.JSpinalCordMed.2004;27(suppl1): S50-S53.
39. Wooler A, Hook M. Opioid administration following spinal cordinjury: implications for pain and locomotor recovery. Exp Neurol.2013;247:328-341.
40. Forest DM. Spinal cord stimulator therapy. JPerianesth-Nurs.2006;11(5):349-352.
41. Chari A, Hentall I, Papadopoulos M, et al. Surgical neuro-stimula-tion for spinal cord injury. BrainSci.2017;7(2):18.
42. Sheel AW, Reid WD, Townson AF, et al. Effects of exercise trainingand inspiratory muscle training in spinal cord injury: a systematicreview.JSpinalCordMed.2008;31(5):500-508.
43. Roth EJ, Stenson KW, Powley S, et al. Expiratory muscle trainingin spinal cord injury: a randomized controlled trial. Arch Phys MedRehabil.2010;91(6):857-861.
44. KellyM,Darrah J.Aquaticexercise forchildrenwithcerebralpal-sy. DevMedChildNeurol.2005;47(12):838-842.
45. Lobo M, Harbourne R, Dusing S, et al. Grounding early in-terven-tion: physical therapy cannot be about motor skills anymore. PhysTher.2013;93(1):94-103.
46. ArazpourM,SamadianM,MardaniM,etal.EffectofOrthoticRe-ha-bilitationwithIsocentricReciprocatingGaitOrthosison-FunctionalAmbulation in Patients with Spinal Cord Injury. Journal ofProstheticsand Orthotics. 2017;29(2):80-87. doi: 10.1097/JPO.0000000000000122.AccessedJanuary19,2021.
47. Vogel LC, LubickyJP. Ambulation in children and adolescents withspinalcordinjuries.JPediatrOrthop.1995;15(4):510-516.
48. Behrman AL, Harkema SJ. Locomotor training after human spinalcordinjury:aseriesofcasestudies.PhysTher.2000;80: 688-700.
49. RoyRR,HarkemaSJ,EdgertonVR.Basicconceptsofactivity-basedinterventions for improved recovery of motor function after spinalcordinjury.ArchPhysMedRehabil.2012;93(9): 1487-1497.
50. HarkemaSJ,HillyerJ,Schmidt-ReadM,etal.Locomotortrain-ing: as a treatment of spinal cord injury and in the pro-gres-sionofneurologicrehabilitation.ArchPhysMedRehabil.2012; 93(9):1588-1597.
51. Christopher & Dana Reeve Foundation. About the NeuroRe-covery Net-work.https://www.christopherreeve.org/research/our-rehabilita-tion-network/about-nrn.AccessedAugust30, 2020.
52. Harkema SJ, Schmidt-Read M, Lorenz DJ, et al. Balance and ambu-lation improvements in individuals with chronic incom-plete spinalcord injury using locomotor training-based reha-bilitation. Arch PhysMedRehabil.2012;93(9):1508-1517.
53. Buehner JJ, Forrest GF, Schmidt-Read M, et al. Relationship betweenASIA examination and functional outcomes in the NeuroRecov-ery Network Locomotor Training Program. Arch Phys Med Rehabil.2012;93(9):1530-1540.
54. Alajam R, Abdulfatah A, Liu W. Effect ofbody weight-sup-portedtreadmilltrainingoncardiovascularandpulmonaryfunc-tioninpeo-ple with spinal cord injury: a systematic review. Top Spinal Cord InjRehabil.2019;25(4):355-369.
55. Yu Covert S. Promoting pediatric participation: the right stander,gaittrainer,orstrollercanhelpchildrentobetterfulfillthei rrolesinthefamilyandcommunity.RehabManag.2019;32(7): 20-23.
56. Smith B, Mulcahey MJ, Betz RR. Development of an upper extrem-ity FES system for individuals with C-4 tetraplegia. IEEE Trans Reha-bilEng.1996;4(4):264-270.
57. Gater D, Dolbow D, Tsui B, et al. Functional electrical stimu-lationtherapiesafterspinalcordinjury.NeuroRehabilitation. 2011;28:231-248.
58. Mulcahey MJ, Betz R, Smith BT. Implanted functional electri-calstimulation hand system in adolescents with spinal injuries: an eval-uation.ArchPhysMed.1997;78(6):597-607.
59. Moynahen M, Mullin C, Chohn J, et al. Home use of a func-tionalelectricalstimulationsystemforstandingandmobilityin adolescents with spinal cord injury. Arch Phys Med Reha-bil.1996;77(10):1005-1013.
60. Johnston TE, Modlesky CM, Betz RR, et al. Muscle changes follow-ing cycling and/or electrical stimulation in pediatric spinal cord in-jury.ArchPhysMedRehabil. 2011;92(12):1937-1943.
61. Mayson T, Harris S. Functional electrical stimulation cycling inyouthwithspinalcordinjury:areviewofinterventionstudies.JS-pi-nalCordMed.2014;37(3):266-277.
62. Lai CH, Chang WH, Chan WP, et al. Effects of functional electricalstimulationcyclingexerciseonbonemineraldensity-lossintheearlystagesofspinalcordinjury.JRehabilMed. 2010;42(2):150-154.
63. IndividualswithDisabilitiesEducationAct(IDEA).20U.

S.C.1400.

64. Liusuwan A, Widman L, Abresch RT, et al. Altered body composi-tion affects resting energy expenditure and interpre-tation of bodymassindexinchildrenwithspinalcordinjury. JSpinalCordMed.2004;27(suppl 1):S24-S28.

65. MorenoMA,SamunerAR,ParisJV,etal.Effectsofwheelchairs-ports on respiratory muscle strength and thoracic mobility ofindi-vidualswithspinalcordinjury.AmJMedRehabil. 2012;91(6):470-477.

66. AllenK,LeslieS.AutonomicDysrefiexia.TreasureIsland,FL:Stat-PearlsPublishing;2020.https://www.ncbi.nlm.nih.gov/books/NBK482434.AccessedAugust14,2020.

67. Hickey K, Vogel L, Willis K, et al. Prevalence and etiology of auto-nomic dysreflexia in children with spinal cord injuries. J Spinal CordMed.2004;27(suppl1):S54-S60.

68. McCarthyJ,ChavetzR,BetzR.Incidenceanddegreeofhipsublux-ation/dislocation in children with spinal cord injury. J Spinal CordMed.2004;27(suppl1):S80-S83.

69. Powell A, Davidson L. Pediatric spinal cord injury: a review by or-gansystem.PhysMedRehabilClinNAm.2015;26(1):109-132.

70. Dawson-Amoah K, Raszowki J, Duplantier N, et al. Disloca-tionof the hip: a review of types, causes, and treatment. Och-sner J.2018;18(3):242-252.

71. MehtaS,BetzR,MulcaheyMJ.Effectofbracingonparalyticsco-lio-sis secondary to spinal cord injury. J Spinal Cord Med. 2004;27(suppl1):S88-S92.

72. Weizz H. The method of Katharina Schroth—history, principles,and current development. Scoliosis. 2011;6:17.

73. Merenda L, Brown JP. Bladder and bowel management for the-child with spinal cord dysfunction. J Spinal Cord Med. 2004;27(suppl1):S16-S23.

74. Lauer RT, Smith BT, Mulcahey MJ, et al. Effects of cycling and/orelectrical stimulation on bone mineral density in chil-dren with spi-nalcordinjury.SpinalCord.2011;49(8):917-923.

75. Deforge D, Blackmer J, Garrity C. Fertility following spinal cord in-jury:asystematicreview.SpinalCord.2005;43(12): 693-793.

76. Anderson CJ, Vogel LC, Betz RR, et al. Overview of adult outcomesin pediatric-onset spinal cord injuries: implications for transition toadulthood.JSpinalCordMed.2004;27(suppl1): S98-S106.

77. Anderson CJ, Vogel LC. Employment outcomes of adults who sus- tain spinal cord injuries as children or adolescents. Arch Phys Med Re- habil. 1998;79(12):1496-1503.

78. Lidal IB, Huynh TK, Biering-SØrensen F. Return to work fol-lowing spinal cord injury: a review. DisabilRehabil. 2007;29: 1341-1375.

79. Lemley K, Bauer P. Pediatric spinal cord injury: recognition of in- jury and initial resuscitation, in hospital management, and coordina- tion of care. J Pediatr Intensive Care. 2015;4(1):27-34.

80. Sinden KE, Ginis KM; SHAPE-SCI Research Group. Identi-fying occupational attributes of jobs performed after spinal cord in- jury: implications for vocational rehabilitation. Int J Rehabil Res. 2013;36(3):196-204.

81. Vogel LC, Klaas SJ, Lupicky JP. Long-term outcomes and life satis- faction of adults who had pediatric spinal cord injury. Arch Phys Med Rehabil. 1998;79(12):1496-1503.

82. United States Department of Transportation. Car seats and booster seats. 2020. https://www.nhtsa.gov/equipment/car-seats-and-booster- seats. Accessed August 14, 2020.

83. Chan C, Eng J, Tator C, et al; Spinal Cord Injury Research Team. Epidemiology of sport-related spinal cord injuries: a systematic re- view. J Spinal Cord Med. 2016;39(3):255-264.

84. Kwon BK, Sekhon LH. Emerging repair, regeneration, and translational research advances for spinal cord injury. Spine. 2010;35(215):263-270.

85. Mothe AJ, Tator CH. Advances in stem cell therapy for spinal cord injury. J Clin Invest. 2012;122(11):3824-3834, 3867.

86. GazdicM,VolarevicV,HarrellC,etal.Stemcellstherapyforspinal-cordinjury.IntJMolSci.2018;19(4):1039.

87. Harper JM, Krishnan C, Darman JS, et al. Axonal growth of-embryonic stem cell-derived motoneurons in vitro and in mo-to-neuron-injured adult rats. ProcNatlAcadSciUSA. 2004;101(18):7123-7128.

88. KerrDA,LladoJ,ShamblottMJ,etal.Humanembryonicgerm-cellderivatives facilitate motor recovery of rats with diffuse mo-tor neu-roninjury.JNeurosci.2003;23(12):5131-5140.

89. DeshpandeDM,KimYS,MartinezT,etal.Recoveryfromparaly-sis in adult rats using embryonic stem cells. Ann Neu-rol.2006;60(1):32-44.

90. Ramer LM, Ramer MS, Steeves JD. Setting the stage for func-tionalrepair of spinal cord injuries: a cast of thousands. Spinal Cord.2005;43:134-161.

91. World Health Organization. International Classification of-Function-ing, Disability and Health (ICF). https://www.who.int/standards/classifications/international-classification-of-functioning-disability-and-health.AccessedNovem-ber27,2020.

92. Anderson CJ, Vogel LC, Willis KM, et al. Stability of transi-tion toadulthood among individuals with pediatric-onset spi-nal cord inju-ries.JSpinalCordMed.2006;29(1):46-56.

93. BohannonRW,SmithMB.Inter-raterreliabilityofamodi-fied Ashworth scale of muscle spasticity. Phys Ther. 1987;67:206-207.

CHAPTER 13

근이영양증

Allan M. Glanzman, Jennifer Jones, and Jean M. Flickinger

챕터 개요

소개
듀센형 근이영양증
- 진단
- 병리생리학
- 임상증상 및 진행상황
- 치료
- 물리치료 검사
- 장기 시스템검토
- 평가 및 측정
- 물리치료 중재
- 요약

근긴장성 근이영양증
사지 근이영양증
선천성 근병증
선천성 근이영양증
척추성 근위축증
- 유전학
- 병리생리학
- SMA 유형 I(베르드니히-호프만병)
- SMA 유형 II
- SMA 유형 III(쿠겔버그-웰란더병)

샤리코마리투스 질병
요약
사례 연구

소개

신경근 장애가 있는 어린이는 평생 동안 자신의 기능을 유지하는 데 어려움을 겪는다. 이러한 문제는 지식이 풍부한 물리치료사의 도움을 받으면 해결할 수 있다. 이 장에서 신경근 질환이라는 용어는 앞뿔세포에서 근육에 이르기까지 운동 단위의 모든 부위에 일차적으로 병리적 침범이 된 경우를 의미한다. 이러한 모든 질환의 공통점은 근력 약화로, 운동 단위의 어느 부위에서든 병리에 의해 유발될 수 있다. 신경근 장애와 그 병리를 특성화할 때 이 다양한 운동 단위의 해부학적 구분인; 즉 앞뿔세포, 말초신경, 신경근 접합부 및 근육으로 나누어 설명하는 것이 편리하다.

근육의 신경근 질환은 유전성 또는 후천성일 수 있으며 근력 약화의 원인이 근육 자체에 국한된 병리에 기인하는 근육병 또는 근이영양증으로 다양하게 분류된다. 근력 약화가 앞뿔세포, 말초신경 또는 수초의 이상으로 인해 이차적으로 발생하는 신경병증은 하위 범주에 따라 축삭 또는 탈수초로 구분할 수 있다.

근이영양증이라는 용어는 유전적으로 결정되고 근육의 현미경 검사에서 점진적인 퇴행성과 퇴행 과정을 나타내는 근육 질환을 설명한다. 근이영양증의 추가 분류는 약화 정도, 유전 양상 및 병리학적 소견을 포함한 임상 양상을 기반으로 한다. 지난 20년 동안 분자생물학 분야에서 많은 진전이 있어 소아 근이영양증을 더 잘 이해하고 분류하는 데 도움이 되었다. 1987년 듀센형 근이영양증(DMD) 유전자가 복제된 후[1,2], 여러 근이영양증 간의 관계와 근육 세포막에서 발견되는 디스트로핀-당단백질 복합체(DGC) 간의 관계가 밝혀졌다(그림 13.1). DGC는 골격근과 심장근 세포막에 안정성을 제공하고 골격근과 심장근 세포막의 수축 장치와 세포 외 기질을 연결하는 단백질 그룹이다.[3] DGC의 여러 단백질이 결핍되거나 잘못 만들어지면 근육의 구조적 이상이 확인되고, 그에 따른 다양한 근이영양증이 표현형적으로 나타난다. 예를 들어, 근육 디스트로핀이 결핍되면 듀센형 근이영양증 또는 베이커형 근이영양증(BMD)이 발생한다. 사

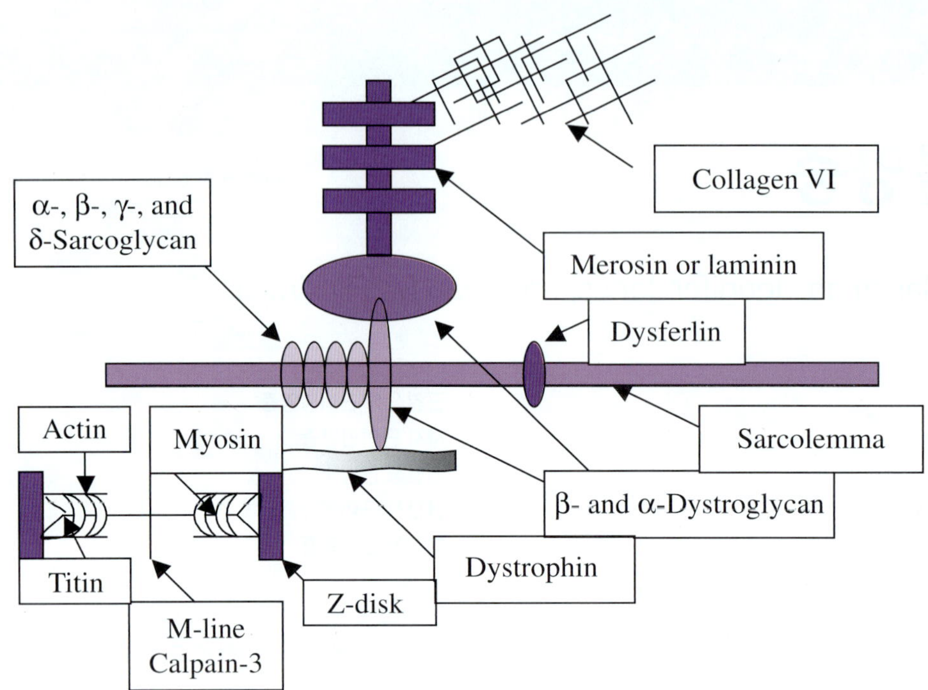

그림 13.1. 근육질환에 관여하는 근육세포막 및 관련 단백질복합체

코글리칸 단백질 중 하나가 결핍되면 다른 사지 근이영양증(LGMD)이 발생한다. 메로신이 결핍되면 한 가지 특정 유형의 선천성 근이영양증(CMD)이 발생한다.

이러한 근이영양증 중 일부는 해당 질환의 특징과 이름을 나타내는 단백질의 결핍에 따라 분류된다. 디스트로핀병증으로도 알려진 듀센형 근이영양증과 베이커형 근이영양증은 디스트로핀 결핍으로 인해 발생한다. 사지 근이영양증 중 일부는 사코글리칸 단백질의 결핍으로 인해 발생하기 때문에 사코글리칸병증으로도 불린다. 마찬가지로 메로신 음성 선천성 근이영양증은 메로신 결핍의 결과로 발생한다.

척수성 근위축증(SMA)의 근본적인 원인은 척수 내 척수신경 병리로 인한 결과로 앞뿔세포에 영향을 미치는[4,5] 신경성 장애를 말한다. 샤리코마리투스(CMT) 질병은 근본적인 병리가 말초신경에 영향을 미치는 신경성 장애를 말한다. 샤리코마리투스 질병의 추가 분류는 임상 증상과 유전 양상에 따라 나눠진다.

신경근 장애는 증상, 병리, 질환 진행 양상이 다양하지만 근력 약화로 인한 기능 상실과 신체 변형을 동반하기 때문에 물리치료 중재가 중요하다. 이러한 질환을 이해하는 물리치료사는 불필요한 합병증을 사전에 파악하고, 예측하고, 중재하고, 개선하는 데 도움을 줄 수 있다. 이 장의 목적은 임상 양상, 병리, 진단, 질병 진행, 치료 및 물리치료 중재를 포함하여 일부 신경근 질환에 대한 개요를 제공하는 것이다.

듀센형 근이영양증은 어린이에게 가장 흔하고 잘 알려진 근이영양증 중 하나로, 이 장의 대부분은 듀센형 근이영양증에 대해 얘기한다. 듀센형 근이영양증 아동의 근력 약화와 신체 변형을 관리하는 데 적용되는 물리치료 중재와 원칙은 근력 강화 전략을 제외하고는 유사한 증상과 합병증을 보이는 다른 신경근 질환에도 적용된다. 다양한 장애에 대한 지식은 다양한 물리치료 개입의 시기와 적정성에 대한 적절한 판단을 내릴 수 있게 한다.

이 장에서 검토하는 다른 신경근 질환으로는 베커형 근이영양증, 근이영양증(DM), 사지 근이영양증, 선천성 근이영양증, 척수성 근위축증 및 샤리코마리투스 질병이 있다.

듀센형 근이영양증(Duchenne muscular dystrophy)

가성 비대성 근이영양증 또는 진행성 근이영양증으로도 알려진 듀센형 근이영양증은 흔하고 심각한 장애를 초래하는 소아 신경근 질환 중 하나로, 출생하는 남아 신생아 약

3,500명 중 1명꼴로 발생한다.[6] 이 질환은 근육이 약해지고 보통 생후 2-3년에 심근 침범으로 인한 호흡 부전 또는 심부전으로 사망한다.[6] 듀센형 근이영양증에는 X-연관 유전 패턴이 있어 남자 자손은 대부분 무증상인 어머니로부터 질환을 물려받는다. 분자 생물학의 발전으로 단백질 디스트로핀을 코딩하는 유전자의 Xp21에서의 변이로 인한 결손으로 밝혀졌다.[1,7]

진단(Diagnosis)

임상 증상은 진단에 대한 첫 번째 단서를 제공하며, 이는 연구 결과를 통해 확인된다. 검사 결과에는 정상 수치의 50-200배인 비정상적으로 높은 혈청 크레아틴 키나아제(CK) 수치가 포함되며[8], 보통 L당 15,000-35,000 IU (정상은 L당 160 IU 미만) 범위이다.[9]

근전도(EMG) 검사 결과 운동 및 감각 신경 속도가 정상이고 탈신경이 없는 비특이적 근병증 특징을 보인다. 진단을 확인하기 위해 근육 생검을 시행할 수 있으며, 정상 근육과 비교했을 때 퇴행 및 재생 섬유, 염증 침윤, 주름진 결합 조직 및 지방 세포(그림 13.2)를 볼 수 있다(그림 13.3). 근육조직에 면역 조직학적 염색을 하면 근육 세포막을 따라 디스트로핀의 결핍을 확인할 수 있다.[10]

유전자 검사의 발달로 듀센형 근이영양증과 베이커 근이영양증의 변이의 종류를 좀 더 특수하게 진단이 가능해졌다.

유전자 분석 비용이 감소함에 따라 표현형 발현과 높은 크레아틴키나제가 듀센형 근이영양증 또는 베이커형 근이영양증의 표현형과 일치할 때 초기 진단 도구로 사용되는 경우가 많다. 듀센형 근이영양증 및 베이커형 근이영양증 소아의 약 65%는 디스트로핀 유전자가 전반적으로 결핍되어 있으며, 이로 인해 듀센형 근이영양증에서는 디스트로핀이 완전히 결핍되고 베이커형 근이영양증에서는 부분적으로 디스트로핀 단백질이 없다.[11] 듀센형 근이영양증 1/3은 아주 작은 점 돌연변이로 인해 발생한다.[11] 또한 듀센형 근이영양증 약 1/3에서 새로운 돌연변이가 발생하는 빈도가 높은데, 이는 부분적으로는 디스트로핀 유전자가 매우 크기 때문일 수 있다.[2] 유전체 분석이 가능해짐에 따라 모든 남성 가족 구성원은 이 질환에 대한 검사를 받을 수 있으며, 모든 여성 가족 구성원은 돌연변이가 확인되면 보인자 여부에 대한 검사를 받을 수 있다.

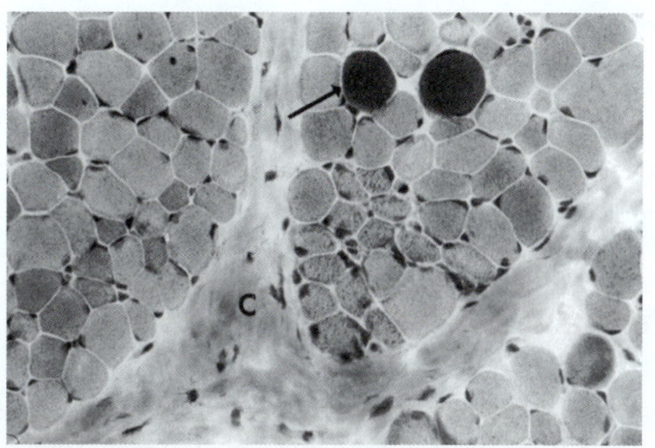

그림 13.2. 근이영양증 변화에는 섬유 크기가 다양하다. 어둡고 "불투명한" 섬유(화살표), 섬유 결합 조직이 비정상적으로 많다. (C)(삼색, ×300)가 포함된다. (Maloney FP, Burks JS, Ringel SP, eds. Interdisciplinary Rehabilitation of Muscular Dystrophy and Neuromuscular Disorders. J.B. Lippincott; 1984:203.)

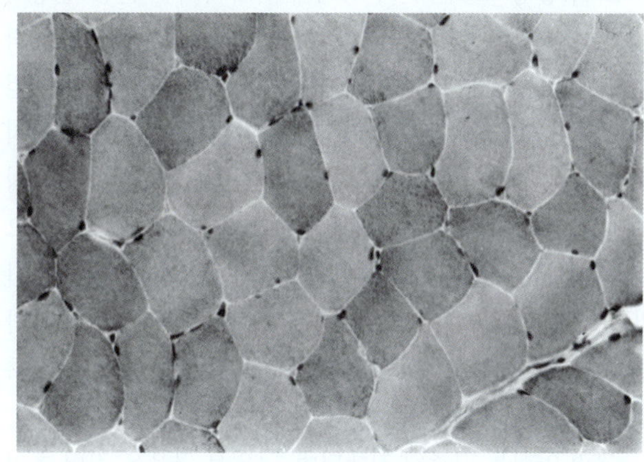

그림 13.3. 정상적인 성인 근육. 근섬유는 장축을 가로지르는 평면에서 절단되어 다발성으로 단단히 밀집된 것처럼 보인다. 대부분의 섬유가 가장자리에서 하나 이상의 짙은 염색핵이 보인다(삼색, ×300). (Maloney FP, Burks JS, Ringel SP, eds. Interdisciplinary Rehabilitation of Muscular Dystrophy and Neuromuscular Disorders. J.B. Lippincott; 1984:203.)

병리생리학(Pathophysiology)

디스트로핀이 결핍되면 근육 세포막의 모든 디스트로핀 관련 단백질이 감소하고 근세포 골격과 세포 외 기질 사이의 연결에 장애가 생긴다. 근육 세포 괴사의 정확한 원인은 알려져 있지 않다. 그러나 디스트로핀이 부족하면 가로무늬근 형질막의 불안정성과 막 미세 파열에 대한 감수성이 높아져 근육 수축에 의해 악화될 수 있다고 생각된다. 이로 인해 칼슘 채널이 누출되고 산소가 활성화된다. 막 스트레스로 인해

이 신호 경로가 활성화되면 세포 내 칼슘 수치가 증가하여 근육 세포 괴사로 이어진다.[2,12]

다음은 듀센형 근이영양증의 임상적 특징에 대해 설명한다. 베이커형 근이영양증도 근육 퇴행과 비슷한 패턴을 따르지만 훨씬 느리고 진행속도가 다양하다.

임상 증상 및 진행상황

이 질환의 발병은 점진적으로 나타나며, 보통 2-5세 사이에 운동 증상이 시작되고 7세 전후로 더 빠르게 진행된다. 수개월, 수년 동안 드러나지 않을 수 있으며 발달 지연으로 잘못 진단될 수 있다.[8] 근력 약화가 더 뚜렷해지고 아이가 바닥에서 일어나기 시작할 때 가우어징후가 관찰될 때까지 증상이 명확하지 않을 수 있다.

초기 증상으로는 근육 약화가 나타나지만 운동 신경과 감각 신경은 손상되지 않으며 대개 장과 방광의 조절 능력은 그대로 유지된다. 근력 약화가 진행됨에 따라 아이의 걷기, 달리기 및 점프 동작에 이상이 나타날 수 있다. 마찬가지로, 아동은 적절한 운동 기술 습득이 지연될 수 있다. 보상성 트렌델렌버그, 넘어짐, 바닥에서 일어나기 어려움, 발가락으로 걷기, 서투름 또는 장딴지근의 크기 증가는 모두 치료사가 주목해야 할 초기 징후일 수 있다. 장딴지근의 이러한 "가성 비대"는 촉진했을 때 근육이 단단하게 뭉쳐 있는 것이 특징이다(그림 13.4).

근력 약화는 꾸준히 진행되며, 근위부 근육은 질병 초기에 더 빠르게 약해지는 경향이 있다. 엉덩관절과 무릎 폄근의 약화는 종종 질병의 초기 단계에서 특징적인 허리뼈 앞굽음증을 초래한다. 앞굽음증은 무게 중심을 무릎 관절의 지렛대 앞쪽과 엉덩관절의 지렛대 뒤쪽으로 정렬하여 안정성을 최대화하기 위한 보상 기전으로 발생한다. 아이는 걷는 동안 지지 기반을 넓히기 위해 뒤뚱거리는 것과 유사한 보상된 트렌델렌 버그 걸음 걸이를 사용한다. 아이는 장딴지근, 엉덩허리근 및 엉덩정강근막띠(ITB) 구축이 발생할 수 있으며, 이는 자세를 유지하려는 보상 자세로 인해 더 악화될 수 있다. 근력 약화가 진행됨에 따라 아이는 바닥에서 일어날 때 무릎을 짚고 일어나는데 이 동작은 가우어징후로 알려져 있으며 근위부 근육 약화를 나타낸다(그림 13.5).

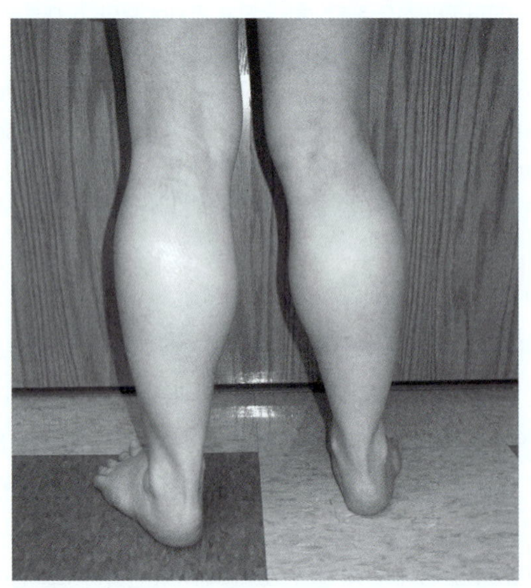

그림 13.4. 듀센형 근이영양증을 앓고 있는 10세 소녀. 종아리 가성비대

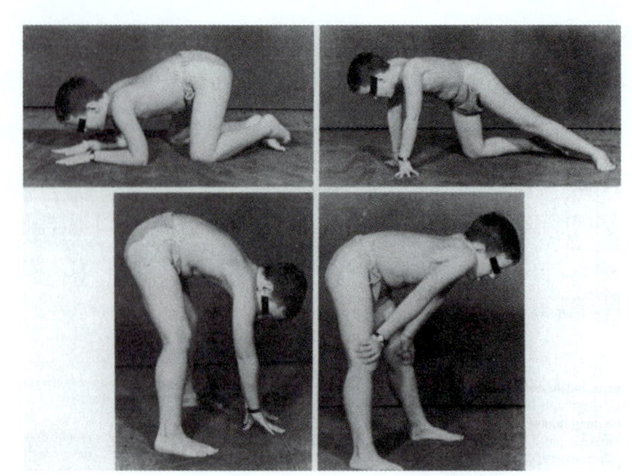

그림 13.5. 가우어징후. 이 동작은 일어서기 위해 필요한 일련의 방식이며 모든 유형의 골반 및 몸통 약화에서 발생한다. 아이는 바닥에서 일어날 때 "다리를 짚고 일어서는" 양식을 보인다. (From Lovell WW, Winter RB, eds. Pediatric Orthopaedics. 2nd ed. J.B. Lippincott; 1986:265.)

질병이 진행됨에 따라 구축이 발생한다. 이러한 구축은 일반적으로 발목의 발바닥 굽힘이 나타나며, 발의 안쪽 번짐이 가장 먼저 구축이 발생하고 휠체어에 의존하게 되면서 엉덩이와 무릎관절의 굽힘 구축이 두드러지게 나타난다.

근위부 근력 약화와 함께 더불어 빠른 가동 범위(ROM) 상실은 먼저 발뒤꿈치에서 나타나고 나중에 뒤넙다리근, 엉덩관절 굽힘근 및 엉덩정강근막띠에서 나타나며 자세와 보행에 제한을 준다. 그 결과, 아이들은 약한 근육 구조로 인해 체중을 무릎 앞쪽으로 실어 직립자세를 유지하기가 어렵다.[13] 앉아있는 시간이 길어지면서 엉덩이와 무릎관절에 구축이 증가하고 상지에서 팔꿈치 관절, 어깨관절, 긴 손가락 굽힘근에 구축이 발생하기 시작한다.

듀센형 근이영양증 아동은 일반 아동에 비해 기능적 활

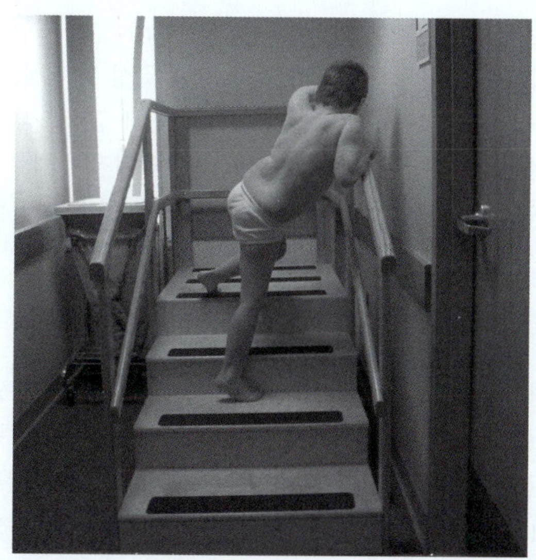

그림 13.6. SMA III형을 가진 10세 어린이. 계단을 오르기 위해 상지를 사용하는 것을 주목하라. 이 자세와 무릎을 펴기 위해 손을 사용하는 것은 근위부 약화에서 나타나는 두 가지 전형적인 모습이다.

동이 느리게 수행될 수 있지만, 대부분의 경우 6-7세까지는 어려움 없이 걷고, 계단을 오르고(그림 13.6), 바닥에서 일어설 수 있다. 이 시기에는 상대적으로 빠른 기능 저하가 나타나며, 일반적으로 9-10세가 되면 자연적으로 보조 없이 보행할 수 없게 되며, 다양한 의학적 개입을 통해 2-3년 후에는 코르티스테로이드 보행이 흔하게 나타난다. 일반적으로 듀센형 근이영양증 분류에 부합하려면 보행상실은 13세까지여야 하며, 그 이후에는 베이커형 근이영양증 또는 중간형 표현형을 가진 것으로 분류된다.

일부 어린이는 긴 다리 보조기를 사용하고 1년 정도는 운동용 보행기로 계속 걸을 수 있지만, 서 있는 데는 도움이 필요하다.[14] 이 단계에서는 부분 체중지지 보행기나 기립보행기를 사용할 수도 있다. 이러한 기능적 활동 이정표는 질병 진행의 중요한 지점을 나타내며 치료 계획의 이정표로 사용할 수 있다. 팔 기능에 대한 단계적 등급은 Brooke와 동료들에 의해 개발되었으며[15,16](표 13.1), 다리에 대한 등급은 Vignos 등이 제안한 척도를 기반으로 한다(표 13.2).[17]

디스트로핀의 이상으로 인해 발생하는 X-연관 진행성 근이영양증 중 가장 경미한 질환을 베이커형 근이영양증(BMD)이라고 부른다. 이 분류는 16세까지 독립적인 보행을 유지하는 개인에게 적용된다. 일반적으로 베이커 근이영양증을 유발하는 디스트로핀 유전자의 돌연변이 유형에 따라 약간의 디스로핀을 만드는 것이 가능하다.

생성된 디스트로핀의 양과 질이 불충분하여 근육 분해가

표 13.1. 기능적 단계: 팔과 어깨

점수	기능적 능력
1	아이는 양팔을 옆으로 벌리고 서서 팔이 머리 위로 닿을 때까지 팔을 완전히 원을 그리며 벌릴 수 있다.
2	아이는 팔꿈치를 구부리거나 (즉, 동작의 범위를 줄임으로써) 보조근육을 사용해야만 팔을 머리 위로 올릴 수 있다.
3	손을 머리 위로 올릴 수는 없지만 8온즈짜리 물컵을 입까지 올릴 수는 있다(필요한 경우 양손을 모두 사용).
4	손을 입에 올릴 수는 있지만 8온스짜리 물컵을 입에 올릴 수는 없다.
5	손을 입으로 올릴 수는 없지만 펜을 잡거나 테이블에서 동전을 줍는 데는 손을 사용할 수 있다.
6	손을 입에 올릴 수 없으며 손의 유용한 기능이 없다.

표 13.2. 기능적 단계: 엉덩관절 및 다리

점수	기능적 능력
1	도움 없이 계단걷기 및 오르기
2	난간의 도움을 받아 계단걷기 및 오르기
3	난간의 도움을 받아 천천히 계단을 걷고 올라감(표준 계단 4개를 기준으로 12초 이상 경과)
4	도움 없이 걷고 의자에서 일어나지만 계단을 오르지 못함
5	도움 없이 걷지만 의자에서 일어나거나 계단을 오를 수 없음
6	도움을 받아야만 걷거나 긴다리보조기를 사용하여 독립적으로 걸음
7	긴다리보조기를 착용하고 걷지만 균형을 잡기 위해 도움이 필요함
8	긴다리보조기를 착용하고 서 있지만 도움을 받아도 걸을 수 없음
9	휠체어를 사용함
10	침대에만 있음

듀센형 근이영양증보다 느린 속도로 일어난다. 베이커형 근이영양증을 가진 남아는 보통 5세에서 15세 사이에 증상이 나타나지만, 발병 시기는 다양하며 경우에 따라 늦게는 3-4세까지 증상이 나타나지 않을 수 있다.[2] 베이커형 근이영양증 경과를 예측하기는 듀센형 근이영양증보다 훨씬 어렵지만, 베이커형 근이영양증 환자는 적어도 30대 또는 40대까지 생존한다.[2]

Brooke와 동료들은[18] 듀센형 근이영양증 환자의 일반적인 질병 진행 패턴과 비교할 때 예외적인 중간형 근이영양증을 가진 아동에 대해 설명하였다. 이러한 예외는 관례에 따라 13세까지는 보행 능력을 유지하지만 16세가 되면 보행 능력을 상실한다는 사실에 따라 분류된다.[2] 또한 치료받지 않은 듀센형 근이영양증에서 목 굽힘근의 약화가 근력 약화 중에서 가장 먼저 나타나는 반면에 베이커형 근이영양증뿐만 아니라 이러한 예외인 환자들에서는 항중력적인 목 굽힘은 상대적으로 보존된다. 연구자들은 듀센형 근이영양증의 다양한 임상적 증상을 설명하기 위해 디스트로핀 발현을 포함한 유전자적 변이를 연구하고 있다.[17-19]

척추옆굽음증(Scoliosis)

척추옆굽음증은 치료받지 않은 듀센형 근이영양증 아동의 나이가 들수록 발생하며, 일반적으로 11세 이후 휠체어 의존도가 높아진 후 약 2년이 지나야 심각한 만곡이 발견된다.[20] 이러한 척추옆굽음증은 등 근육이 약해지고 아이가 서 있는 시간이 줄어들고 앉아 있는 시간이 늘어나면서 진행되는 경향이 있으며, 시간이 지나면서 자세적 척추옆굽음증이 나타난다. 코르티스테로이드 치료는 척추옆굽음증이 수술적 교정을 필요로 할 만큼 심각해지는 가능성을 줄이거나 지연시킨다. 그러나 보조기 치료는 이 집단에서 효과가 없는 것으로 나타났다.[21-23]

호흡기 관련(Respiratory involvement)

듀센형 근이영양증은 자발적 근육 외에도 다른 신체 시스템에도 영향을 미친다. 호흡근이 약해지면 기침 능력이 비효율적이고 폐 감염이 자주 발생하며 폐 기능 저하로 인해 강제 폐활량(FVC)이 매년 5%씩 감소한다.[24] 코르티스테로이드 치료는 이러한 감소를 다소 지연시킬 수 있다.[25,26] 듀센형 근이영양증 환자의 최종 사망 원인은 진행성 폐 기능 저하와 관련이 있을 수 있지만, 현재는 심부전과 관련된 경우가 더 흔한 원인으로 나타난다.[27,28] 듀센형 근이영양증에서 호흡기 합병증의 주요 원인은 호흡 근육의 점진적인 약화 및 수축이다. 호흡 부전의 첫 징후와 증상은 일반적으로 20대에 밤에 일어나는 호흡 저하가 시작될 때 나타난다. 이러한 증상에는 과도한 피로, 낮 동안 졸음, 아침 두통(이산화탄소 수치 증가로 인한 이차적 증상) 수면 장애(악몽) 또는 밤 동안에 "산소를 들이마시려는" 강박적 요구 등이 포함된다.

소화기계 문제(Gastrointestinal system)

위장관 근육 또한 영향을 받아 변비, 급성 위 팽창, 또는 장 가성 폐쇄의 위험이 높아지고, 이로 인해 갑작스러운 구토, 복통, 복부 팽만감을 유발할 수 있다. 적절히 치료되지 않으면, 이것은 의학적 주의를 요구하고 사망으로 이어질 수 있다.[2]

심장 문제(Cardiac issues)

심장 근육도 디스트로핀 결핍의 영향을 받아 확장성 심근병증, 부정맥, 울혈성심부전을 유발한다.[27] 듀센형 근이영양증에서는 좌심실의 기저부 후부가 심장의 다른 부위보다 더 많이 영향을 받는다. 듀센형 근이영양증에서 심장 근육 침범은 일반적으로 골격근 침범보다 늦게 발생하며, 20대 후반까지 나타나지 않을 수 있다.[28] 디스트로핀 돌연변이가 있는 여성 보인자의 경우 심장 침범이 나중에 발생할 수 있으며 때로는 심장 이식이 필요할 수 있다.[28] 이러한 소아에 대한 모니터링은 듀센형 근이영양증와 베이커형 근이영양증의 경우 20대 초기에, 20대 후반이나 30대 초반에 시작하는 것이 권장된다.[28]

인지(Cognition)

높은 비율의 지적 장애[29] 및 정서적 장애는 듀센형 근이영양증과 관련이 있다.[30] 지적 장애, 자폐스펙트럼장애, 주의력 결핍 장애는 어린이의 약 30%에서 나타난다.[31]

지능지수(IQ) 점수는 평균보다 표준편차가[32] 낮고 수행 점수보다 언어 점수에 더 큰 영향을 미치며, 일부는 지적 장애가 없는 학습장애를 가지고 있다. 이러한 차이에도 불구하고 많은 아동은 인지 지연이 없고 연령에 적합한 수준의 기능을 발휘한다.[2] 인지 지연이 발견되더라도 이는 점진적으로 진행되는 것은 아니지만, 이러한 지적 결함은 아동의 발달을 방해하고 아동에 대한 신체적 평가를 어렵게 만들 수 있다.[33]

치료(Treatment)

확실한 치료법은 없지만 적절한 관리[34]를 통해 아동의 기능적 능력을 최대한 발휘할 수 있다. 이러한 관리 프로그램은 진단 확정 시점에서 바로 시작되며, 부모가 원할 경우 부모가 흔히 겪는 죄책감, 적대감, 두려움을 완화하기 위해 부모 상담 의뢰와 동시에 시작된다.

임상의는 다음을 근거로 긍정적인 접근법을 제안할 수 있다: (1) 듀센형 근이영양증의 기능 장애를 악화시키는 일부 합병증은 예측 가능하고 예방할 수 있다. (2) 적극적인 물리치료 프로그램을 통해 보행이 가능해지고 후기 아동기의 정상적인 보행에 더 가깝게 근접하고, (3) 새로운 치료가 가능해지면 최적의 신체 상태를 가진 사람이 치료 효과를 극대화할 수 있다.[35]

의학적 치료(Medical treatment)

듀센형 근이영양증에 대한 최초의 확립된 약물 치료는 프레드니손과 데플라자코트를 포함한 코르티스테로이드[35,36]였다. 근력증가는 듀센형 근이영양증 아동의 보행 기능이 6개월에서 최대 2년까지 개선되는 것으로 나타났다.[37,38] 추가 조사에 따르면 프레드니손은 많은 부작용에도 불구하고 듀센형 근이영양증 환자들의 기능을 더 오래 유지하고 더 강하게 유지하는 것으로 나타났다.[39,40] 프레드니손의 부작용으로는 과도한 체중 증가, 쿠싱증후군, 행동 이상, 과도한 모발 성장 등이 있다.[36] 데플라자코트는 비슷한 효과를 나타내지만 부작용이 약간 다르며 체중 증가가 적고 뼈의 미네랄 손실이 적은 대신 백내장 위험은 프레드니손과 동등하고 기능적 이점은 더 높을 수 있다.[41]

자연 발생 물질인 크레아틴 모노하이드레이트는 보디빌더들이 근육 능력을 높이기 위해 자주 사용하는 물질로, 듀센형 근이영양증을 앓고 있는 남아에게 권장되기도 한다.[42] 건강한 피험자가 1-4주 동안 경구 크레아틴을 복용하면 근육의 크레아틴 수치가 증가하고 최대 운동 능력과 운동 후 회복이 개선된다.[43] 듀센형 근이영양증 남아는 크레아틴 섭취 후 체지방량(FFM), 근력, 체력 개선 효과가 증가했다.[42]

디스트로핀 단백질과 관련된 유전적 결함이 밝혀지면서, 듀센형 근이영양증 아동을 위한 치료법 개발이 활발히 이루어지고 있다. 유전자 치료, 세포 치료, 돌연변이 특이적 약물 치료, 유트로핀 발현 조절, 근육으로 혈류 조절, 섬유증 치료 등 여러 가지 다양한 그룹으로 분류할 수 있다.[44] 에테플리르센(엑손디스 51)은 엑손 51이 없는 짧은 형태의 디스트로핀을 생성하도록 설계된 최초의 돌연변이 특이적 엑손 약물 중 하나이다. 그 결과 디스트로핀 발현은 더 가벼운 발현형태를 유발한다. 현재까지 완치할 수 있는 승인된 치료법은 없지만, 유전자 치료 접근법을 통한 미세 디스트로핀은 추가적인 엑손 제품과 치료를 통한 돌연변이 판독과 마찬가지로 후기 단계의 임상시험에 있다. 아탈루렌은 유럽 연합에서 조건부 승인을 받았다.[45,46]

정형외과 치료(Orthopedic treatment)

일반적으로 척추옆굽음증이 빠르게 진행되기 시작하고 척추 곡선이 30도 이상이 되는 경우, 일반적으로 아동이 더 이상 보행이 불가능해지면 척추 고정술을 권장한다.[47] 척추 수술의 목표는 척추 안정화, 척추옆굽음증 최대한 교정, 골반 경사 교정, 시상면 정렬을 통해 편안함과 기능을 개선하는 것이다.[48,49] 척추 안정화는 상단의 T2 또는 T3에서 하단의 엉덩뼈 또는 엉치뼈의 몸체에 부착해서 골반 경사를 교정하고 허리 앞굽음 상태가 되도록 해줘야 한다.[49] 위에서 언급한 수술은 수술 후 보조기 없이도 즉시 거동이 가능한 경우가 많다. 옆굽음증이 더 진행되면 수술 위험이 커지기 때문에 수술 시기는 매우 중요하다. 척추 고정술을 하기 위한 판단은 수술의 역경을 이겨내는 환자의 능력과 관계가 있기 때문에 환자의 호흡기계의 기능을 고려해야 한다. 강제 폐활량이 30% 또는 35% 미만이면 합병증 발생률이 높아진다.[22] 삽입되어 있는 관을 제거하는 수술이 실패하는 것은 수술 후의 위험성을 나타내고, 일부 기관에서는 필요한 경우 수술 직후 필요하다면 즉시 관 제거 후에 전환하는 방법으로 이중형 양압호흡기(BiPAP)를 사용한다.

다른 정형외과적 수술로는 아킬레스건 또는 위근막 연장술, Yount 근막절개술, 경골 전방 전위술, 보행을 위한 관절 가동범위를 늘리기 위한 경피적 근막절개술 등이 있다. 골절이 발생한 경우 수술 외에도 정형외과적 개입이 필요하다. 듀센형 근이영양증 및 베이커형 근이영양증 진단을 받은 아동, 그리고 척수성 근위축증(SMA) 유형 II 및 III을 가진 소아는 저강도 골절 위험이 높다. 하지 골절은 영구적인 기능 상실로 이어져 보행 장애를 초래한다. 일부에서는 보행이 취약한 하지 골절의 경우 조기 정복과 함께 개방 정복 및 내부 고정을 포함한 적극적인 치료를 권장하고 있다.[50] 스트레칭, 부목을 통한 유연성 유지, 기립 및 보행의 초기 재활이 필수적이다.[51] 재활 과정에서 부분 체중지지용 트레드밀과 보행보조기, 수중치료 등을 활용하여 정형외과 의사의 체중지지 허가를 받은 후 안전한 환경에서 일찍 거동이 가능하도록 할 수 있다.

폐 치료(Pulmonary Treatment)

듀센형 근이영양증이 있는 어린이는 폐 상태를 정기적으로 모니터링하기 위해 진단부터 호흡기 전문의의 추적 관찰

이 필요하며, 처음에는 밤에 일어나는 호흡 저하 평가에 중점을 둔다.[52]

병력과 폐 기능 검사 결과 폐가 충분히 환기되지 않는 것으로 판단되면 호흡기 전문의와 호흡 보조에 대한 방법을 논의해야 한다. 밤에는 호흡을 돕고 과로한 호흡 근육에 휴식을 제공하기 위해 코를 통한 이중 양압기를 사용할 수 있다.[53] 이러한 유형의 인공호흡을 사용할 때는 종종 적응 기간이 필요하지만, 일정 기간이 지나면 수면이 개선되고 낮에 에너지와 각성도가 높아지는 이점을 얻을 수 있다. 호흡 부전이 진행된 어린이는 낮과 밤 모두 인공호흡기가 필요할 수 있다.[54] 호흡기구는 크기가 작고 배터리로 작동하므로 휠체어에 적절히 개조하여 장착할 수 있다. 호흡은 기관절개술이나 필요한 경우에 마우스 피스를 사용하여 숨을 쉴 수 있게 된다. 또한 호흡기 전문의와 치료사는 폐 건강을 개선하기 위해 다양한 기도 확보 기술과 약물을 추천할 수 있으며, 여기에는 타진 및 자세 배액, 기도 확보 및 흉곽과 폐 유연성 유지를 위한 기침 유발기 사용 등이 포함된다.

심장 치료(Cardiac treatment)

듀센형 근이영양증 또는 베이커형 근이영양증를 가진 아동의 경우 심장 전문의의 정기적인 심장 자기공명영상(MRI), 심장초음파(ECHO), 심전도 모니터링이 필요하다.[55] 여성 보인자도 심장질환 위험이 높기 때문에 주기적인 모니터링이 필요하다.[56] 부정맥 및 심실 기능 저하를 관리하기 위해 심장 약물이 필요할 수 있다. 베이커형 근이영양증을 가진 소아는 확장성 심근병증으로 인해 심장 이식이 필요할 수 있다.

소화기계/영양(Gastrointestinal/nutrition)

소화기 전문의는 변비 및 장폐색증과 같은 문제를 모니터링하고 관리하는 데 도움을 줄 수 있다. 초기에는 체중 증가를 예방하고 적절한 식단을 추천하며, 후기에는 환자가 스스로 먹기 어렵거나 흡인의 위험이 높아질 경우 체중 관리와 영양 보충을 도울 수 있다.

골다공증 관리(Osteoporosis management)

골다공증은 특히 글루코코르티코이드 치료를 받는 아동에게 흔하다. 이는 척추 및 엉덩뼈 골절의 발생률이 높다.[57] 골절은 변형과 기능 상실로 이어질 수 있으므로 조기 진단과 관리가 매우 중요하다. 듀센형 근이영양증 환자의 척추 영상촬영을 통해 골밀도 손상을 모니터링해야 한다. 골밀도 문제를 해결하기 위해 Bisphosphonate 요법을 고려할 수 있다.[58]

물리치료 중재(Physical therapy examination)

듀센형 근이영양증 및 베이커 근이영양증 환자 치료에서 물리치료사의 역할은 중요하며, 진행성 및 치명적인 장애와 관련된 문제에 대한 섬세한 접근과 더불어 장애의 고유한 특징과 질병의 자연사에 대한 확실한 이해가 필요하다. 듀센형 근이영양증 아동의 검사 및 치료를 논의할 때 일반적인 생애를 3주기로 나누는 것이 도움이 된다: 초기 또는 보행기, 보행 기능이 상실해 가는 전환기, 그리고 후기/휠체이 사용기이다.[59,60] 이 휠체어기는 아동 또는 성인기 초기에서 대부분의 기능적 활동을 휠체어에 앉아서 하는 상태를 말한다.

듀센형 근이영양증 어린이는 물리치료 검사를 받아야 한다. 이러한 검사에는 치료 계획 수립에 도움이 되는 정보 수집이 포함된다.[61] 이러한 치료계획은 질병의 자연사 내에서 치료사의 검사 소견인 기능적 중요성에 주로 바탕하여 만들어질 것이다.

과거력(History)

가족력, 출생 및 발달력, 심장, 폐, 소화기, 외피 및 근골격계를 포함한 시스템 검토, 기능적 이동성, 사회력 및 환경적 장벽, 현재 내구성 있는 의료 장비 등 철저한 병력을 파악해야 한다. 아동을 검사하기 전에 아동과 가족의 일차적인 관심사도 이해해야 한다.

가족력(Family history)

아이의 가족력을 이해하는 것이 중요하다. 아이와 가족은 이미 이 질환을 앓고 있는 가족을 알고 있을 수 있으며, 아이의 어머니나 자매가 보인자인 경우, 심근병증의 위험과 향후 가족 계획에 미치는 영향을 모두 이해해야 한다.

발달력(Developmental history)

물리치료사는 아이의 출생과 발달에 관한 정보를 수집해야 한다. 듀센형 근이영양증 있는 아동은 늦게 걷고, 점프할 수 있는 능력을 갖추지 못하며, 전체적인 운동 능력이 또래보다 뒤처지는 경우가 많다. 부모는 종종 아동이 허약해지면서 자주 넘어지거나 서투른 모습을 보인다고 말한다. 아이의 경우 IQ가 낮고 학교에서 해결해야 할 학습장애가 있는 경우가 흔하지만, 이는 전체 인구의 일부에 불과하며 많은 아동이 인지적으로 정상이다.

장기 시스템 검토(Review of systems)

폐(Pulmonary)

폐와 관련된 병력에 대한 자세한 정보는 해당 아동에게 물리치료가 필요한지, 혹은 호흡기 전문의에게 의뢰해야 하는지 판단하기 위해 필수적이다. 아이가 기침이 심하고 가래가 나오는 기침인가? 아동이 스스로 가래를 뱉을 수 있는가? 현재 가족 이 타진과 체위 배액을 수행하고 있는가? 아니면 기도를 깨끗이 하기 위한 어떤 보조기구를 사용하고 있는가? 호흡부전의 어떤 증상이라도 보이고 있는가? 또는 밤에 호흡 기능이 떨어지는가? 만약 아동이 이러한 증상들을 나타내고 있다면 그 아동은 야간 저환기 증상을 평가하기 위해 호흡기 전문의에게 보내야 한다.

전문의에게 의뢰할 필요성이 있는지 없는지 판단하기 위하여 다른 신체 부위인 심장, 소화기계, 피부계, 근골격계도 검토할 필요가 있다.

평가 및 측정(Tests and measures)

기능적 능력(Functional ability)

표준화된 연구에서 체계적이고 연속적으로 기록함으로써 듀센형 근이영양증 아동이 일반적 두 단계 중 하나에 속해 있다는 것을 알게 된다. 안정적인 수행단계 또는 수행이 감소되고 있는 단계 중 하나이다. 안정단계는 수년 동안 지속될 수 있는데 아동의 근력은 이때 지속적으로 감소되고 있음에도 불구하고 다양한 과제를 정상으로 수행할 수 있고 일련의 평가 상 정상 수행을 보인다. 병원 환경에서 평가할 때 시간 제한 검사를 하는 것은 보행 기능의 상실을 예견하는 것뿐만 아니라 환자의 기능을 모니터링하는 데 유용하다. 시간 제한 과제의 예로 흔히 하게 되는 활동에는 다음이 포함된다. 바로 누운 자세에서 일어서기, 10 m의 거리에서 뛰기 또는 걷기, 앉은 자세에서 일어서기, 그리고 4계단 오르기. 시간뿐만 아니라, 질적인 패턴도 같이 서술해 놓으면 기능 수준과 피로도에 대한 유용한 정보를 제공할 수 있다. 예를 들어, 바닥에서 일어서기 시 가우어징후가 있는지, 이동을 수행하기 위해 한 손 또는 양손을 무릎에 올려야 하는지 여부를 기록해 두면 도움이 된다. 계단을 오를 때 얼마나 많은 난간이 필요한지 기록해두면 도움이 될 것이며, 계단 오르는 방법의 패턴 또는 발의 순서(발을 교대로 올라가는지, 한 계단에 두발을 올리는 패턴인지), 또는 계단을 오르는 데 난간을 끌어당기면서 올라가는지 기록해둔다(보기 13.1 참조).

보기 13.1 시간 제한 기능 테스트 및 기능적 방법 채점 방법

소요시간

1. 누운 자세에서 일어서기
2. 10 m 달리기/걷기
3. 표준 크기의 계단 4개 오르기
4. 표준 크기의 계단 4개 내려가기

누운 자세에서 일어서기

1. 의자를 사용해도 누운 자세에서 일어설 수 없음
2. 보조 가우어징후- 누운 자세에서 완전히 직립한 자세로 일어날 때 도움을 주는 가구가 필요함
3. 몸을 구르고 양손으로 다리를 짚으며 "기어 올라가는" 동작을 통해 직립 자세를 취함
4. 하프가우어-되집기, 한손으로 다리를 지탱하고 일어서기
5. 옆으로 구르거나 한손 또는 양손으로 바닥을 짚고 일어서서 일어나기 시작함
6. 구르거나 손을 사용하지 않고 일어서기

10 m 달리기 또는 걷기

1. 독립적으로 걸을 수 없음
2. 독립적으로 걸을 수 없지만 다른 사람의 도움을 받거나 보조기[full-leg calipers (무릎-발목보조기, KAFO) 또는 보행기]를 사용하여 걸을 수 있음
3. 고도로 적응된 보행, 넓은 범위 전만 보행, 보행속도 조절 불가
4. 적당히 적응된 보행, 속도를 낼 수는 있지만 달릴 수 없음
5. 속도를 낼 수 있지만 동시 입각기 단계로 달림(즉, 양발을 땅에서 떼지 못함)
6. 달리면서 두 발을 땅에서 떼지 못함(동시 입가기 단계 없이)[18]

시간 제한 기능 검사는 보행 능력 기능을 예측하는 데 유용할 수 있다. 10 m를 보행하는 데 걸리는 시간이 9초 이상 걸리면 2년 이내에 보행 기능 상실 가능성이 높다. 10 m 보행하는 데 12초를 초과하면 1년 이내에 보행 기능 상실 가능성을 예측할 수 있다. 아이가 더 이상 바닥에서 스스로 일어서지 못하면 2년 이내에 보행 장애 발생할 가능성이 높다고 예측된다.[61]

이러한 연구에서는 정상적인 데이터와 비교하였을 때 많은 듀센형 근이영양증 아동의 기능적 능력이 그대로인 것

같이 보이지만 실제적인 근력은 감소하고 걷는 속도는 지속적으로 안정된 상태로 유지된다는 것을 보여 주었다.[62-65] Brooke와 동료들[66]은 근력, 폐 기능, 기능적 과제를 함께 측정하는 듀센형 근이영양증 임상 평가 프로토콜을 발표했으며, 듀센형 근이영양증 아동의 질병 경과를 기록하는 데 있어 신뢰할 수 있는 것으로 입증되었다.[67] 또한 약물 치료의 효과뿐만 아니라 이러한 치료의 시간 경과와 다양한 용량 수준의 차이도 파악할 수 있다.[67,68] 그러나 많은 임상에서 6분 걷기 테스트도 사용하며, 10 m 시간 제한 테스트도 신뢰할 수 있는 것으로 나타났다. North Star Ambulatory Assessment와 같이 듀센형 근이영양증을 위한 고안된 운동 능력평가와 함께 휴대용 근력 측정(HHM)과 같은 계측식 근력 측정은 듀센형 근이영양증에게 신뢰할 수 있는 도구로 확인되었다.[69,70]

근력 검사(Muscle testing)

도수근력검사(MMT)를 통한 근력 측정은 듀센형 근이영양증 어린이의 질병 진행을 평가하는데 유효한 접근 방식이다.[71] 도수근력검사는 신뢰할 수 있고[72] 듀센형 근이영양증 아동의 근력 변화에 민감하게 반응한다.[72]

근력 약화는 근육병의 특징이기 때문에 근이영양증이나 근병증이 있는 어린이의 물리치료에서 도수근력검사는 반드시 해야 하는 부분이다. 주기적으로 도수근력검사를 시간 경과에 따라 시행한 데이터를 보면 듀센형 근이영양증 아동들은 근력이 계속 감소한다는 것을 알 수 있다.

아이가 7세가 될 때까지 또는 1년간 지속적으로 기록된 근력 점수를 통해 진행 속도를 급속(연간 10% 악화), 평균(연간 5-10% 악화) 또는 느림(연간 5% 악화)으로 추정할 수 있다. 진행 속도에는 차이가 있다. 도수근력검사는 기능적 작업 수행 능력과 함께 보조기 또는 휠체어가 필요한 시기를 결정하는 데 도움이 된다.

휴대용 근력측정은 듀센형 근이영양증을 가진 남아의 근력을 정량화하는 데 사용되었다.[73,74] 휴대용 근력측정과 잡기 및 쥐기 동력계는 보다 객관적이고 구체적인 근력 데이터를 얻는 데 유용할 수 있다. 휴대용 근력측정과 동력계는 근력이 약한 사람들에게도 신뢰할 수 있고 유효하다.[73-75]

관절가동범위(Range of motion)

주기적으로 각도계를 사용하여 관절 동작을 표준화하여 평가한다. 발목관절 발등 굽힘, 발목관절 가쪽번짐, 무릎관절 폄 및 엉덩관절 폄의 기능 제한과 그에 따른 구축은 듀센형 근이영양증 소아에서 흔히 발생한다. 발목관절 발등 굽힘, 무릎관절 폄, 엉덩관절 폄 및 단축된 엉덩정강근막띠 측정은 각도계 검사의 가장 중요한 측면이다. 슬와각도 측정은 뒤넙다리근 유연성을 모니터링 하는 데 유용하다. 토마스 테스트와 오버 테스트[76]를 포함한 특정 테스트도 엉덩관절 굽힘근 및 엉덩정강근막띠 단축상태를 보는 데 유용하다.

물리치료 중재(Physical therapy intervention)

듀센형 근이영양증 어린이가 겪는 주요 문제는 다음과 같다:

1. 근력 약화
2. 능동 및 수동 가동범위 감소
3. 보행 상실
4. 기능적 능력 저하
5. 폐 기능 저하
6. 환자와 가족이 겪는 정서적 트라우마
7. 진행성 척추 측만증
8. 통증

환자에게 물리치료 검사를 한 후에 치료사는 현재 문제를 확인할 수 있고, 질환의 과정을 전반적으로 이해함으로써 다음에 나타날 주요한 어려움을 예측할 수 있다. 모든 듀센형 근이영양증 아동에게 공통적으로 적용되는 5가지 주요 치료 목표를 파악할 수 있다:

1. 변형을 예방한다.
2. 기능적 능력이 향상된다.
3. 폐 기능을 개선한다.
4. 발달을 촉진하고 가족의 도움과 다른 사람의 지원이 증가하도록 해준다.
5. 필요한 경우 통증을 조절한다.

앞의 다섯 가지 목표가 달성되면 모든 질환을 가진 모든 환자들의 일반적인 목표인 장애의 한계 내에서 가능한 독립적이고 편안하게 생활할 수 있도록 돕는 것도 할 수 있다.

가동범위 운동 및 스트레칭, 보조기 및 부목, 보조기구 점검 및 관리, 적절한 자세 유지 등이 있다. 특정 보조기나 적응 장비 처방이 필요할 수 있으며, 변형 예방과 기능 연장이라는 목표를 달성하는 데 도움이 될 수 있어 신경근 장애 어린이에게 중요한 개입이다.

최적의 치료를 위해서는 가족에 대한 지지를 포함하는 다학제적 접근이 필수적이다. 질병 진행과 그 영향에 대한 가족 교육, 비슷한 문제를 겪고 있는 다른 가족을 만날 수 있는 근이영양증 협회(MDA)소개, 근이영양증 협회에서 제공하는 교육, 사회, 재정 및 의료 서비스 기회 등이 해당한다. 정형외과 전문의, 작업 치료사, 영양사, 적응 장비 클리닉, 사회복지사, 호흡기 전문의, 소화기 전문의, 심장 전문의 등 기타 관련 의료 관계자에게 적절한 시기에 의뢰하여 아동과 가족에게 도움을 줄 수 있다.

통증 조절은 질환 초기의 전략들이 얼마나 성공적으로 스트레칭과 보조기를 착용하는가에 따라 달라질 수 있는 데 필요할 수도 있고, 그렇지 않을 수도 있다. 적절한 스트레칭, 휠체어에서의 자세와 잘 맞음의 여부, 쿠션, 번갈아 압박을 가하게 한 패드, 특수한 메트리스와 병원침대는 이러한 아동에서 불편함의 조절에 도움이 되는 장기적 플랜에 포함된다.

가정 프로그램(Home program)

일상적인 치료의 많은 부분을 듀센형 근이영양증 아동의 가족이나 친구가 담당해야 하므로 가정에서 효과적인 치료 프로그램이 필수적이다. 비록 가정프로그램을 지속적으로 수행하는 것이 어렵지만, 간단한 지침을 제공하고 매일 일정한 수의 운동과 반복연습을 요구하며 지원 시스템의 사람들에게 광범위한 피드백과 긍정적인 강화를 제공함으로써 성공 가능성을 높일 수 있다. 가족에게 적절한 가정 프로그램을 지도하고, 안전한 운동 지침을 제공하며, 보조기나 부목이 필요한지 모니터링하는 것을 주요 목표로 매주 한두 번 물리치료를 실시할 수 있다. 골절이 발생한 경우 외래 물리치료와 수중 치료도 필요할 수 있다. 조기 진단을 받은 경우 어린 아이에게는 조기 개입 물리치료가 필요할 수 있으며, 아이가 학령기에 들어서면 물리치료는 학교 환경에서 제공될 수 있도록 전환이 이루어져야 한다. 부모를 대상으로 주기적인 재평가, 재교육, 동기 부여 세션이 권장된다.

변형 예방(Preventing deformity)

일반적으로 가장 초기에 발생하는 문제는 발목관절의 발바닥 굽힘 구축이다.[77] 아킬레스건을 매일 스트레칭하면 변형의 발생을 늦출 수 있다. 야간 부목과 발뒤꿈치 스트레칭을 함께 사용하면 듀센형 근이영양증과 관련된 내반첨족을 예방하는 데 중요한 역할을 한다.[18] 야간 부목 사용은 스트레칭만 하는 것보다 아킬레스건의 변형을 예방하는 데 효과적이다.[77] 초기에 야간 부목을 사용한 듀센형 근이영양증 아동은(보행 능력을 상실하기 전에) 부목을 사용하지 않은 아동보다 독립적으로 더 오래 걸었다.[78,79]

수동적 스트레칭 처방을 뒷받침하는 연구는 아직 없지만, 몇 가지 스트레칭 방법은 다음과 같다. 등을 지지대에 기대고 쐣지 위에 서기, 보폭을 넓힌 자세로 러너 스트레칭하기, 또는 최소 15초 동안 유지하는 정적 스트레칭을 손으로 직접 수행하는 방법이다. 이러한 스트레칭은 하루에 최소 한 번, 가능하다면 두 번 이상 수행하는 것이 좋다.[80] 물리치료사가 정기적인 평가 중에 뒤넙다리근의 길이 변화를 발견하면 즉시 가정프로그램에 뒤넙다리근 스트레칭을 추가해야 한다. 엉덩정강근막띠, 엉덩관절 굽힘근 및 발목 내전근은 근력 약화 또는 정적인 자세로 인해 발생하는 가동범위 상실을 주의 깊게 관찰해야 하는 근육이다.

발바닥굽힘 구축과 그로 인한 무릎관절, 엉덩정강근막띠 및 엉덩관절 굽힘구축을 계속 방치하면 아동은 좀 더 빨리 후반 보행기로 필요 이상으로 진행이 더 빨라질 것이며, 중재에 들어가기에 앞서 벌써 조기에 보행 능력을 상실하게 될 것이다. 구축을 예방하기 위해 스트레칭과 야간부목착용과 더불어 매일 최소 2-3시간 서 있거나 걷는 것이 도움이 된다.[81] 따라서 보행이 어려워지면 구축 예방에 도움이 되는 기립대 사용을 고려할 수 있다.

발바닥 굽힘 구축을 관리하기 위한 지속적인 석고 고정은 듀센형 근이영양증 소아에게 보행을 할 때 기능의 소실 없이 성공적으로 사용되어져 왔다.[82] 이러한 성공에는 보행 능력(바닥에서 일어날 수 있음)이 좋고 중등도 이상의 구축이 없는 적절한 아동을 신중하게 선택하는 것이 필수적이다. 깁스 교체 사이에 관찰되는 기능적 작업을 평가하며, 항상 깁스 상태에서도 편안하게 걸을 수 있어야 한다.

척추 변형 최소화(Minimizing spinal deformity)

아이가 앉아 있는 시간이 길어질수록 척추뒷굽음, 옆굽음증도 증가한다. 이전의 임상 관찰에 따르면 만곡은 우세한 다리 쪽에 발생할 가능성이 높다.[83] 휠체어 내에 있는 에어쿠션, 또는 겔 쿠션 또는 측면 지지대는 환자가 휠체어에 앉아 있는 동안 적절하게 압력 완화를 제공하고, 척추 자세를 적절하게 해주려는 목적으로 사용되어 왔다. 그러나 임상적으로 효과가 있다는 보고는 없다.

일반적으로 척추 보조기는 척추 곡선의 발달을 지연시

키거나 호흡을 증가시킨다는 사실이 입증되지 않았기 때문에 듀센형 근이영양증 아동에게는 사용되지 않는다.[74,84] 정형외과 분야에서 척추 안정화 기구가 정교해짐에 따라 듀센형 근이영양증 어린이에게 척추 고정술이 선책적 치료 방법이 되었다. 물리치료는 어린이의 건강 상태에 따라 수술 후 며칠 내에 "일어나서 움직일 수 있도록" 하는 데 중요한 역할을 한다. 물리치료사가 수술 후 고려해야 할 추가적인 사항은 유합술 후 몸통의 경직과 관련된 것이다. 어린이는 성장함에 따라 승합차에 탑승하는 것은 물론 다른 공간에 들어가는 것도 영향을 미칠 수 있다. 몸통의 유연성 제한으로 인한 식사의 어려움도 고려해야 한다. 많은 어린이가 수술 후에도 자가 식사를 계속할 수 있도록 이동식 팔 지지대를 사용하도록 평가하는 것이 도움이 된다. 또 다른 문제는 앉기와 자세 취하기이다. 수술 후 늘어난 몸통 길이에 맞게 휠체어의 머리 받침과 등받이를 조정해야 하며, 골반 경사나 비대칭 체중 부하가 발생하는 경우에는 휠체어 쿠션을 조정할 필요가 있다. 쿠션의 각 부위에 압력을 조절할 수 있는 공기 충전식 쿠션이 이상적이지만, 특정 경우에는 안정성을 확보하고 비대칭적인 압력 분산을 위해 유체 충전식 쿠션이 선호될 수 있다. 일반적으로 폼 또는 젤 충전재의 쿠션은 충분한 압력 분산 효과를 제공하지 못한다.

처음에는 이미 약해진 호흡근에 척추굽음증의 기계적 제약이 가해짐으로써 호흡 기능에 잠재적으로 더 나쁜 영향을 미치는 것을 예방하여 아동의 호흡 기능을 안정화 또는 향상시킬 목적으로 척추 고정술을 시도하였다. 최근 연구에 따르면 단기 또는 장기간 추적 관찰을 통해 분절 척추 안정화가 호흡 기능에 미치는 유익한 효과는 입증되지 않았지만, 모든 연구에서 앉은 자세의 편안함, 체형, 안정화 또는 척추옆굽음증, 뒷굽음증에서 개선이 있었다.[79,85,86]

활동 수준/능동 운동(Activity level/active exercise)

듀센형 근이영양증 아동에게는 연령에 맞는 정상적인 활동을 권장한다. 가족들은 아동이 스스로 활동을 조절하고 필요할 때 휴식을 취할 수 있도록 지도받아야 한다. 근육 과사용으로 인한 피로를 방지하는 것이 중요하다. 근육 과사용의 징후로는 운동 후 30분이 지나도 근력이 약화된 상태가 지속되거나 운동 후 24-48시간이 지나도 과도한 통증이 지속되는 경우가 있다.[87] 다른 증상으로는 심한 근육통, 사지가 무겁게 느껴짐, 장기간의 호흡 곤란 등이 있다.[87] 일반적으로 걷기나 내리막길 달리기와 같은 원심성 근육 활동과 스쿼트와 같은 닫힌 사슬 운동은 근육통을 더 심하게 유발하는 경향이 있으므로 가능하면 피하는 것이 좋다. 듀센형 근이영양증 아동의 경우 수축 유발성 근육손상의 위험이 있으므로 저항성 근육 강화 운동은 권장되지 않는다.

근력 강화 운동(Strengthening)

듀센형 근이영양증 아동에게 근력 강화 훈련은 논란의 대상이 되어 왔다. 이 질환을 대상으로 한 근력 훈련 및 운동 프로그램에 대한 연구는 제한적이었으며, 그 결과도 일관되지 않다. 통제된 무작위 연구는 거의 없으며, 병리와 임상양상이 매우 다른 형태의 근이영양증을 포함하는 다양한 피험자 그룹을 대상으로 한 연구가 대부분이었다. 대부분의 연구는 개별 근육의 단기적인 근력 증가를 조사했지만, 운동 후 장기적인 효과와 기능적 이점을 조사한 연구는 거의 없었다.

1966년 초기 연구에서 Vignos와 Watkins는 다양한 형태의 근이영양증을 가진 피험자가 1년간의 훈련 후 무게를 들어올리는 능력이 향상되었음을 발견했다. 그러나 듀센형 근이영양증 아동의 경우 근력 향상 효과는 약 4개월 후 정체되었고, 다른 유형의 근이영양증이 있는 어린이에 비해 지속성이 짧았다.[88,89] 사지 근이영양증과 안면-견갑-위팔형 근이영양증에서는 기능적 향상과 근력 획득이 더 많이 보고되었으나 듀센형 근이영양증 환자들에서 기능적 이점은 거의 발견되지 않았다고 하였다.[88] 1979년, de Lateur와 Giaconi는 최대하 등속성 근력 강화 훈련으로 4명의 듀센형 근이영양증 환자에서 별다른 부작용 없이 최소한의 근력이 강화되었다고 하였다.[90] Scott 등도[90] 단기간에 경증에서 중등도 운동을 해도 증상이 악화되지 않는다는 사실을 발견했다. 대부분 연구자들은 근육 손상이 가장 적은 사람이 운동프로그램의 효과가 가장 크기 때문에 질병 초기에 운동프로그램을 시작해야 한다고 권장했다.[92,93] 보행 기능을 상실한 듀센형 근이영양증 환자에서 운동 효과에 대한 연구는 거의 없다.[94]

사람을 대상으로 한 연구에서 활동량을 늘리거나 저항성 운동을 하여 신체적 악화의 원인이 된다는 증거는 없지만[94], 디스트로핀 결핍 생쥐를 대상으로 한 연구에서는 운동 중에 근육 세포막이 손상되는 것으로 나타났기 때문에 인간을 대상으로 하여 실험을 하는 것은 윤리적 문제가 있다.[95] 특히 원심성 운동에서 근육 세포의 손상이 유발되었으며, mdx 쥐를 경사 트레드밀에서 운동시킨 결과 근세포가 손상되는 것으로 증명되었다.[96] Connolly 등은 mdx 생쥐를 대상으로 한 실험에서 힘을 반복적으로 측정했을 때 처음 두 번과 마지막 두 번의 악력을 비교했을 때 40%에서 45%의 피로를 나타냈다.[97] 그 외에도 다양한 mdx 생쥐 연구에서 수축으로 인한 근육 세포 손상 이론이 강화되었다. 디스트로핀이 부족하면 근육 세포는 손상에 더 취약해진다. 근육 수축에 따라 근육 세포막의 미세 파열이 증가하고 칼슘 출입하는 채널 활동이 증가하여 세포 내 칼슘이 증가한다. 이러한 증가는 칼슘 의존성 단백질 분해를 유발하여 결국 세포 괴사로 이어진다.[95,98]

수영과 같은 지구력 운동은 I형(느린 산화성) 섬유 비율을 증가시켜 근육의 피로에 대한 저항력을 높이는 데 효과적인 것으로 밝혀졌다. mdx 생쥐 연구에서는 에르고미터 훈련이 가동범위운동에 비해 초기단계 듀센형 근이영양증의 기능 유지에 더 효과적이었다.[99,100]

mdx 쥐를 실험하여 얻은 데이터들을 해석하여 사람에게 적용해 보는 것은 주의를 해야 한다. 사람과 쥐는 근육 크기와 힘이 다르며, 입각기 및 보행 패턴에서도 큰 차이가 있다. 그 이외에도 mdx 생쥐의 질병 자연 경과는 인간 듀센형 근이영양증의 경과와 다르다.[99] 근력 운동에 대해서는 더 많은 연구가 필요하지만, 현재 생쥐와 인간을 대상으로 한 연구를 고려할 때 일반적인 권고 사항을 제시할 수 있다. 듀센형 근이영양증 아동의 경우 최대한의 저항성 근력 강화 훈련과 원심성 운동은 피하는 것이 좋다. 수영이나 자전거 타기와 같은 지구력 훈련은 특히 듀센형 근이영양증에게 도움이 될 수 있다.[101,102]

보행을 연장하기(Prolonging ambulation)

듀센형 근이영양증 아동은 근력이 약해짐에 따라 걷는 동안 안정성을 높이기 위해 보행 패턴이 변화한다. 보폭이 줄어들고, 안정적인 지지대를 제공하기 위해 지지 기반을 넓게 한다. 새롭게 넓어진 지지 기반에 적응하기 위한 자세를 취하고자 엉덩정강근막띠가 단축된다. 중간볼기근 약화가 두드러지고, 아이는 보상된 트렌델렌버그와 관련된 전형적인 뒤뚱거리는 걸음걸이를 취하게 된다.

큰볼기근의 점진적인 약화에 따라 허리뼈 앞굽음 커브가 증가한다. 큰볼기근이 약해지면 아이는 팔을 뒤로 빼고, 허리뼈 앞굽음을 증가시키면서 엉덩관절 뒤로 무게 중심이 떨어지도록 해서 안정성을 높이려고 시도한다. 서 있을 때 엉덩관절의 안정성은 엉덩관절 앞쪽의 구조물, 주로 엉덩넙다리 인대에 의해 수동적으로 유지된다. 경미한 무릎관절 굽힘 구축이 있거나 과도한 발목 발등 굽힘이 있는 발목-발보조기(AFO)를 착용하면 아이의 체중선과 관절 축의 위치로 인해 보행이 어렵거나 불가능해질 수 있다. 보행단계에서는 발목관절 위의 보조기는 생체역학적으로 보행 효율에 불리하기 때문에 권장되지 않는다. 수동 스트레칭과 하지 보조기를 결합한 치료 프로그램은 하지 구축의 진행속도를 줄이고 보행기간을 늘리는 것으로 입증되었다.[81,103] 아킬레스건 연장술 및 Yount 근막절개술[104], 뒤정강근의 전이술[105], 경피적 힘줄 절개술[106,107] 등 다양한 수술적 개입과 적극적인 물리치료 및 보조기 착용[양측 무릎-발목-발보조기(KAFO)]을 함께 시행하면 보행이 개선되고 연장된다.[108–110] 수술 방법에 관계없이, 수술 후 활발한 물리치료 프로그램은 가능한 빨리 아이가 일어서서 걸을 수 있도록 하는 것을 목표로 해야 한다. 관절의 능동적 스트레칭은 수술받은 근육의 가동범위를 증가시키거나 유지하는 데 도움이 될 것이다. 수술 후 물리치료 프로그램의 목표는 하루에 최소 3-5시간 이상 서 있거나 그리고 보행하는 데 있다. 걸을 수 없는 경우에도 하루에 최소 1시간 이상 서 있도록 한다(필요한 경우 입식의자에 앉아서). 올바른 자세는 무게중심이 엉덩관절 뒤쪽에 떨어지도록 등을 펴고 서는 것이다.

연장 수술을 고려하기 전에 가족은 수술로 인한 이점과 위험을 철저히 비교 검토해야 한다. 아직 보행이 가능한 어린이의 경우, 아킬레스건의 구축을 과도하게 교정하면 보행이 불가능하거나[79,81] 긴 다리 보조기로만 보행할 수 있어 번거롭고 거추장스러운 보행패턴이 될 수도 있다. 코르티스테로이드의 사용이 증가하면서 많은 아동들이 수술 위험 없이 장기간 보행의 이점을 누리고 있지만, 임상에서는 모든 듀센형 근이영양증 아동에게 정형외과적 개입을 일관되게 권장하지 않는다.[38] 발목에 구축이 있어 보행에 제한이 있는 어린이를 위한 수술적 교정의 대안은 연속적인 기브스를 하기를 권한다. 이 방법은 초기 구축이 발생했지만 보행이 가능하고 독립적으로 바닥에서 일어날 수 있는 어린이에게 적합하다. 기브스는 일주일에 한 번, 또는 두 번 바꾸어 주는 것이 필요한데 가능하면 기브스하는 기간을 짧게 하여야 한다.[82]

휠체어 사용(Wheelchair use)

듀센형 근이영양증 아동이 보행이 더 어려워지고 넘어지는 일이 잦아지고 피로 없이 원하는 장소로 이동하기 어려운 시점이 되면 휠체어 사용을 고려해야 한다. 이상적으로는 보행 기능을 완전히 상실하기 전에 휠체어를 사용하는 것이 좋으며, 처음에는 거리를 늘리기 위해 의자를 사용할 것이다.

기능이 급격히 감소하고 수동 휠체어의 운전으로 인한 피로감 때문에 전동 휠체어 또는 스쿠터가 일반적으로 주된 이동 수단으로 권장된다. 전동 휠체어를 처방하고 보험이 승인하는 데 시간이 걸리므로, 치료사는 이 아동이 더 이상 보행할 수 없을 때가 언제인지 예측해야 할 필요가 있을 것이다. 보행상실을 예측하기 위해 Brooke 등이 개발한 임상지침[18]에 따르면 아동이 더 이상 표준 계단(6인치 높이) 4개를 5초 이내에 오르지 못하는 시점으로부터 2.4년(1.2-4.1년), 12초 이상이 걸려서 4개의 계단을 오를 경우 평균 1.5년(0.6-2.2년) 후에는 보행을 할 수 없다고 한다.[11]

일부 환자와 그 가족은 전동 휠체어를 처음에는 거부하고, 전동 스쿠터가 좀 더 사회적으로 낫다고 느끼지만, 그러나 대부분의 스쿠터는 질병이 진행되는 동안 충분한 좌석 지지를 제공하지 못하며 전동 휠체어에 비해 버스로의 운송이 어려울 수 있다. 대부분의 스쿨버스는 휠체어를 운송할 수 있지만, 스쿠터는 그렇지 않은 경우가 많다. 스쿠터는 아이가 아직 보행할 수 있을 때 사용할 수 있는 좋은 임시 장비가 될 수 있지만 장거리 이동 시에는 도움이 필요하다. 하지만 대부분의 보험회사는 3-5년마다 전동 이동 수단에 대해서만 보험금을 지급하므로 구매 시기를 고려하는 것이 중요하다. 듀센형 근이영양증 아동은 기능과 근력이 빠르게 저하될 수 있으며, 다시 보험금을 지원받기 전에 더 많은 지지가 가능한 휠체어가 필요할 수 있다. 이러한 요소를 고려하여 아동과 그 가족이 의사 결정 과정에서 도움을 받을 수 있도록 하는 것이 중요하다.[112]

처음 휠체어를 사용하게 된 환자들은 조절 가능한 조이스틱과 편안한 좌석이 있는 전동 휠체어가 대부분의 환자의 요구를 충족할 수 있다. 척추옆굽음증이 진행됨에 따라 척추옆굽음증 커브의 튀어나온 쪽의 옆을 지지해 주는 것이 좋다. 하지만 양쪽에 모두 지지대를 설치하면 체중 이동이 제한되어 의자에 앉아 있는 동안 기능적인 과제를 수행하기 어려워질 수 있다. 듀센형 근이영양증 아동은 일상 활동에서 몸통의 약화를 보완하기 위해 목과 몸통을 움직이는 경우가 많으므로 너무 안정적인 좌석 장치는 이러한 동작을 수행하는 능력을 제한할 수 있다.[111] 적절한 압력 완화 시트 쿠션도 권장된다. 척추 변형의 형태에 따라 잠재적인 압력 부위 및 통증이나 불편함을 느끼는 부위가 다를 수 있다.[111] 척추옆굽음증 또는 척추 뒷굽음증이 있는 어린이는 보통 통증을 호소하는 곳은 커브의 볼록한 쪽의 가슴뼈의 옆부분과 궁둥뼈 결절 부위이다. 척추가 늘어난 소아에서는 양측 허벅지 뒤쪽과 양측 궁둥뼈 결절 부위에 통증이 있었다. 척추 뒷굽음증 어린이의 경우 엉치뼈에 압력이 느껴졌다.[111] 압력 완화 시트 쿠션을 선택할 때 이 점을 고려해야 한다.

어린이가 척추 유합술을 받으면 사실상 키가 커지고 항중력 상지 움직임을 보상할 수 없게 되므로 휠체어와 좌석의 수정이 약간 필요하다. 수술 후에 척추변형이 부분적으로 교정될 것이며, 압박받는 부위도 그 결과 달라질 것이다. 의자의 수정은 좌석쿠션의 수정뿐만 아니라 크기, 측면의 위치, 머리 기대는 위치, 발판 위치 등 대대적으로 수정하여야 한다. 아이가 더 이상 몸통 굽힘으로 약한 근육을 보완할 수 없기 때문에 이러한 종류의 기구는 종종 아동이 항중력적인 자세를 극복하는 것에 의존하고 팔을 아래로 당기게 되므로 먹거나 또는 이빨을 닦을 때와 같은 활동을 보조하기 위하여 중력이 제거된 방향으로 팔꿉이 움직일 수 있도록 상지 자세를 보조해 주기 위해 조절이 가능한 이동식 팔 지지대가 권장된다.

질환이 진행됨에 따라 목과 몸통 근육이 약해짐에 따라 압력을 완화하고 이완시키기 위해 공간 내 전동기립기 기능이 필요하다. 또한 골반 경사가 남아 있는 경우 척추 유합술 후 압력 완화를 위해 다시 필요할 수도 있다. 호흡 기능이 저하되면 인공호흡기 적응과 같은 기능을 추가해야 한다. 손의 힘이 눈에 띄게 약해지면서 힘 조절의 변화는 처음에 비례적으로 미니 조이스틱에 적응하는 것을 나타날 것이다.

Pellegrini 등의 최근 연구에 따르면, 듀센형 근이영양증 성인들을 대상으로 한 최근 연구에서 그들이 전동 휠체어를 운전하는 능력을 상실하였을 때 일반적인 조이스틱을 사용하는 데 제한이 없다면, 대체적인 조절시스템 즉, 미니 조이스틱, 등장성 미니 조이스틱, 손가락 조이스틱 또는 패드를 사용하는 등의 보완대체적인 조절시스템으로 변화를 주면 제한되지 않는 운전능력을 다시 획득할 수 있었다고 한다.[109] 일부 사용자는 턱이나 입술로 등척성 조이스틱을 조작하거나, 조작 위치와 장치를 변경해야 했다. 이 연구는 또한 전동 휠체어 운전 능력의 제한이 열쇠를 집는 힘의 감소와 유의미한 상관관계가 있음을 발견했다.[109]

전동휠체어는 처음에는 거부감을 느낄 수 있지만, 듀센형 근이영양증 아동에게 긍정적인 자립감과 독립적인 이동수단을 제공할 수 있다. 질환 경과 초기에 전동휠체어 대해 신중하게 논의하고 장거리 이동에 적합한 이동수단을 제공하면, 아직 보행이 가능할 때 듀센형 근이영양증 아동과 그 가족이 이러한 지원이 필요할 때 자신감을 가지고 전동휠체어의 긍정적인 측면을 받아들이는 데 도움이 될 수 있다.

체중 조절(Weight control)

듀센형 근이영양증 환자에서 코르티스테로이드 사용이 증가하면서 체중 증가와 같은 심각한 부작용이 자주 나타나므로, 비만 예방 지침이 특히 중요하다. 이제 보행이 가능한 아동의 체중 관리는 휠체어에 의존하는 아동의 체중 관리만큼이나 중요하다. 이동 기술을 잘 사용하고 적절한 신체 역학을 사용하더라도 과도한 체중 증가는 아동의 이동 능력을 저하시키고 이동 및 사회 활동을 모두 제한할 수 있다. 또한 신경근 질환이 있는 아동의 과도한 체중 증가는 이동을 감소시킬 뿐만 아니라 자긍심, 자세, 호흡 기능에도 해로운 영향을 미칠 수 있다.

Edwards는 듀센형 근이영양증 있는 비만아동의 체중을 조절하는 것이 이동 및 자긍심을 개선하는 안전하고 실용적인 방법임을 입증했다.[112] 어리고 아직 보행이 가능한 아동에게 비만을 예방하는 것이, 앉아만 있어야 하는 비만한 청소년에서 심하게 다이어트를 시작하는 것보다는 쉽다. 이러한 체중 조절 철학은 신경근 질환을 앓고 있는 어린이에게 조기에 시행하는 것이 좋다(발달 초기에 지방 섭취가 필요하다는 점을 고려할 때). 정상적인 성장 차트는 듀센형 근이영양증에서 근육의 점진적인 손실을 허용하지 않으므로 아이가 정상 기준에 따라 체중이 계속 증가하면 듀센형 근이영양증 있는 아동의 근육 소모로 인해 지방 조직 축적이 발생할 수 있다. 일반적으로 듀센형 근이영양증 아동은 10대 초반에 과체중이며, 10대가 끝날 무렵에는 섭식 및 위장 장애로 인해 상당수가 저체중이다.[113] Griffiths와 Edwards는 체성분과 근육의 분해 산물 사이의 관계를 연구하여 듀센형 근이영양증을 가진 아동의 이상적인 체중 조절 지침에 대한 데이터를 제공했다.[114] 물리치료사는 아동 및 가족과 함께 이러한 체중 조절을 촉진하는 데 중요한 역할을 할 수 있다. 체중 조절에 초점을 맞춘 노력에도 불구하고 부모가 아이를 들어 올리기에 너무 무거운 경우 유압식 리프트 사용이 필요할 수 있다. 한 명 이상의 가족 구성원이 리프트의 안전하고 적절한 사용법을 교육받아야 하며, 이동 후 휠체어 쿠션의 압력 완화를 위해 슬링을 제거하는 것이 이상적이다.

수면 유도 촉진(Facilitating sleep)

밤에 몸을 가누거나 자세를 바꾸는 데 어려움을 겪는 중증 아동인 경우, 종종 수면을 편안하게 도와주기 위하여 공기나 메모리 폼 매트리스 또는 시판용 유동 패드가 도움이 될 때가 있다. 이러한 장치는 아이를 돌보기 위해 밤에 3-5번씩 깨어나는 가족 구성원들에게도 도움이 된다. 질병이 진행된 후반기에는 병원 침대를 사용하면 침대에서 머리를 올리는 것뿐만 아니라 이동과 자세에 도움이 된다.

일상 생활 활동(Activities of daily living)

물리치료사는 주기적으로 환자의 일상생활 동작 수행 능력(ADLs)을 평가하여야 한다. 아이가 스스로 식사하고, 스스로 밥 먹기, 책의 책장 넘기기, 그리고 필요한 개인 위생 등 얼마나 잘 수행하는지 확인해야 한다. 물리치료사는 작업치료 상담을 요청할 수도 있다. 가정 방문은 적응 장비의 필요성과 접근성을 결정하는 데 가장 도움이 된다.

호흡기 관리(Respiratory considerations)

듀센형 근이영양증 아동의 호흡관리상에서 물리치료사의 역할은 개별 진료 환경에 따라 달라질 수 있다. 그러나 듀센형 근이영양증 아동을 치료하는 모든 물리치료사는 호흡 건강 유지의 중요성을 이해하고 이를 고려해야 한다.

가로막, 몸통 및 복부 근육이 약해지면 1회 호흡량이 줄어들고, 가래를 뱉어내는 기능이 감소한다. 한숨과 하품과 함께 발생하는 자발적인 주기적 심호흡은 무기폐 부위를 다시 팽창시키고 계면 활성제를 퍼뜨리는 데 도움이 된다.[115] 병력을 잘 듣고 앉은 자세와 누워 있는 자세에서 주기적으로 폐기능을 잘 검사하는 것은 호흡부전을 모니터링하는 효과적인 방법이다. 또한 가족 구성원은 기관지 배액, 흉부 타진 및 기침 보조 기술에 대한 교육을 받아야 한다.[116]

흡기 및 호기 보조 장치를 사용하면 집중 치료받을 때 생존율을 높이고 입원기간을 줄일 수 있다.[117] Bach 등은 비침습적 주기적 양압 환기(IPPV), 손으로 도와주는 기침, 그리고 기계적으로 도움을 받는(공기흡입-배출) 기침 등의 프로토콜을 사용하는 듀센형 근이영양증 아동 대상으로 연구했다. 연구진은 산소포화도 측정기를 통해 산소포화도(SaO_2)를 95% 이상으로 유지하기 위해 필요할 때 이러한 기법을 사용했다. 프로토콜 피험자들은 기관절개술과 주기적 양압 환기만으로 관리한 피험자들에 비해 입원 횟수 및 입원 일수가 더 적었다.[117] 흡기 근육 훈련 후 폐 기능은 듀센형 근이영양증 있는 아동의 경우 개선되는 것으로 나타났다.[118] Wanke 등은 듀센형 근이영양증 앓고 있는 아동 15명 중 10명의 호흡 근력이 개선되었으며, 흡기 근육 훈련이 끝난 6개월 후에도 효과가 유지되는 것을 발견했다. 훈련 1개월 후에도 개선이 나타나지 않은 5명의 피험자는 기대 폐활량이 25% 미만이었기 때문에 흡기 근육 훈련이 듀센형 근이영양증 초기 단계에서 도움이 된다.[119] 21명의 듀센형 근이영양증과 SMA III형 환자에서 호흡근육 훈련의 장기효과(RMT)를 연구한 논문에서 호흡근육 훈련으로부터의 이점이 빠르게 원래대로 돌아감에도 불구하고, 12개월 이후까지 자기가 자각하는 호흡의 어려움은 덜하여 이 부분에서의 향상은 길게 유지되고 있다고 결론지었다.[120]

가족 지원 활성화(Faciltating family support)

물리치료사는 듀센형 근이영양증 아동과 그 가족의 훈련, 지지, 동기 부여를 제공하는 중요한 역할을 한다. 성공적인 가족 지원은 물리치료사의 초기 참여로 가능하며, 이를 통해 가족은 질병의 진행과정을 이해하고 적절히 모니터링하며 가정 프로그램을 통해 지원받을 수 있다. 매번 방문 시에는 가족의 사회적 상황과 준수 여부에 대한 평가가 포함되어야 한다.

일부 아동에게서 발견되는 경증에서 중등도의 인지장애는 듀센형 근이영양증에 동반되는 명백한 신체적 변화 외에도 교육적, 정서적 스트레스 요인이 되는 경우가 많다. 아동은 이 질환으로 계속 자신의 존재와 기능에 대해 질적으로 양적으로 제약을 받게 되어 결과적으로 다른 사람에게 의존하게 되리라는 생각을 가짐으로써 가족에 흔히 스트레스를 주기도 한다. 심리 치료사는 아니지만 물리치료사는 질병과 관련된 정서적 요인을 알고 있어야 하며 아동의 기능과 삶의 질을 최적화하는 것을 목표로 아이와 가족이 한 팀으로 기능할 수 있도록 정서적 지지를 제공해야 한다. 가족과 듀센형 근이영양증 아동의 건강한 정서적 환경은 적어도 구축 예방만큼이나 아동에게 중요하다.

통증 관리(Management of pain)

이러한 질환에서 발생하는 대부분의 통증은 세 가지 유형이 있다. 첫째, 근육 과사용이나 지연성 근육통으로 인한 통증을 호소하는 경우가 많다. 둘째, 이동을 위해 몸을 들어 올리기를 할 때 어깨충돌 증후군이 생긴다. 마지막으로, 독립적인 압력 분산 능력이 떨어지면 일부 어린이는 휠체어 또는 밤에는 침대에서 압력과 관련된 통증을 경험한다. 통증이 문제가 되는 경우 통증의 원인을 해결하기 위한 일상적인 치료 방법이 도움이 될 수 있다. 때로는 아이에게 근육통의 원인을 알려주면 스스로 통증을 줄일 수 있다. 다른 경우에는 크레아틴을 이용한 약물 치료가 도움이 될 수도 있다. 휠체어에서 들어올리는 기술과 올바른 손의 위치를 가르치는 것은 어깨에 과도한 스트레스가 생기지 않게 하거나 휠체어에서 팔을 올바르게 지지하는 데 도움이 될 수 있다. 마지막으로, 적절한 휠체어와 침상 자세는 압력을 적절하게 분산시키고 통증을 감소시키는 데 도움을 줄 수 있다.

요약(Summary)

성공적인 치료 프로그램은 여러 해 동안 아동을 독립적으로 보행할 수 있도록 해주며 자아 충족감, 최대의 기능적 독립성 유지를 향상시킨다. 이는 아동의 근력수준에 의해 결정이 된다(사례 연구 A.M., 10세 백인 듀센형 근이영양증 참조).

>> 근긴장성 근이영양증(Myotonic dystrophy)

근긴장성 근이영양증 1형(DM1)은 2,500명 중 1명에게 발생하는 상염색체 우성 질환이다. 유전자 위치[근이영양증 단백질키나아제(DMPK)]는 19번 염색체에 있으며, 근긴장성 근이영양증 II형 유전자는 3번 염색체에서 발견된다.[121] 근긴장성 근이영양증은 선천적으로 중증으로 나타나는 경우부터 자녀가 쇠약한 증상을 보여서야 진단을 받는 부모에 이르기까지 다양한 중증도가 나타난다.[122] 가장 전형적인 형태의 근긴장성 근이영양증 1형의 경우 청소년기에 증상이 처음 발견되며 근이완 시간 지연, 근력 약화, 백내장 등이 특징이다.[123] 환자가 병원을 찾을 때 전형적으로 호소하는 증상은 근력 약화와 근육의 뻣뻣함이다. 흔히 주요 증상인 뻣뻣함은 근긴장성의 특징이다. 아이들은 종종 길고 갸름한 얼굴에 관자근과 깨물근이 빠진 모습, 전두탈모, 목빗근의 약화와 말라 있는 모습 등의 특징적인 신체적 외모를 보인다. 근긴장성 근이영양증 1형의 근력약화 패턴은 먼저 원위부 근력약화가 나타나며, 발처짐이 나타나고 병뚜껑을 잘 열지 못하는 증상이 나타나는 반면 II형 MTD (근긴장성 근이영양증)는 주로 근위부 근력약화가 나타난다. 제1형에서는 근위부 근력 약화가 질병 후기에 발생한다. 가장 심각한 형태의 근긴장성 근이영양증 1형은 선천적으로 발병하며 전신 근육 형성 부전과, 정신 지체 및 높은 신생아 사망률과 관련이 있다. 선천성 근긴장성 근이영양증 1형을 가진 아동은 일반적으로 같은 질환이 있는 산모에게서 태어난다. 근긴장성 근이영양증 1형은 각 세대가 이전 세대보다 더 심각하게 영향을 받는 것으로 나타났다. 근긴장성 근이영양증 1형은 상염색체 우성 패턴으로 유전되기 때문에 환자의 자손이 이 질환을 가질 확률은 50%이다. 중증 선천성 형태의 근긴장성 근이영양증 1형은 모계 유전이 특징이다. 가장 심각한 선천성 증상은 지적 장애, 언어 장애, 운동 발달 지연, 원위부 쇠약, 척추 변형 등이 특징이다. 성인이 될 때까지 생존하는 경우, 백내장과 심장 전도 이상이 흔한 전형적인 질병 경과 패턴을 따른다. 골격근뿐만 아니라 가로무늬근도 침범하며, 심장 전도 결함(1도 심장 차단)으로 인해 심장 박동 조절이 필요할 수 있다. 불임, 호흡기 운동 능력 저하, 내분비 이상이 동반될 수 있다. 원인이 되는 유전적 결함은 삼중 반복 확장 중 하나로, RNA 결합 단백질의 격리로 인해 광범위한 스플라이싱 이상을 유발한다. 이러한 스플라이싱 이상은 다양한 조직에 걸쳐 광범위한 단백질의 잘못 스플라이싱이 되거나 태아기의 스플라이싱 패턴을 유지하여 제대로 기능하지 못하는 결과를 초래한다.[123] 치료전략으로 MTD의 스플라이싱 이상을 유발하는 RNA를 표적으로 삼아 이를 분해하는 임상시험이 진행 중이다.[123]

이러한 어린이의 사망은 대개 심장 정지나 호흡기 기능 저하로 인한 이차적인 문제로 인해 발생한다. 호흡 합병증은 심각할 수 있으며, 일단 인공호흡기를 달기 시작하면 떼기가 매우 어렵다. 선천성 근긴장성 근이영양증 1형은 심각한 발달 지연을 동반할 수 있으며, 이에 대한 다양한 운동 발달 치료와 개별화된 중재가 도움이 될 수 있다.

» 사지 근이영양증(Limb-girdle muscular dystrophy)

사지 근이영양증(LGMD)은 주로 근위부 근육에 영향을 미치는 진행성 근이영양증을 말한다. 초기 증상은 유아기부터 성인기까지 다양하게 나타날 수 있다. 듀센형 근이영양증과 달리 사지 근이영양증의 근본적인 병리는 매우 이질적이다. 현재까지 확인된 사지 근이영양증 유전자의 목록은 계속 늘어나고 있다. 이들은 열성 형태를 나타내는 1A부터 H까지, 우성 형태를 나타내는 2A부터 Q까지로 분류되어 있다.[124] 사지 근이영양증을 유발할 수 있는 근본적인 유전적 및 생화학적 결함이 밝혀지면서 이러한 각 결함이 특정 발현 패턴과 연관되어 있음이 분명해졌다. 발현 공통점에 대한 생각을 정리하는 방법으로 단백질 결함이 국한될 수 있는 근육세포 또는 세포 외 환경의 기능 또는 영역별로 패턴을 그룹화하는 것을 고려하는 것이 도움이 된다.[125] 그러나 13장에서 모든 형태의 사지 근이영양증에 대해 논의하는 것은 아니며, 아동기에 특히 나타나는 양상들과 소아 임상과 관련한 물리치료에 대해서 이야기하려고 한다.

사코글리칸병증(LGMD C, D, E, F)은 듀센형 근이영양증과 유사한 진행 경과를 보인다. 사코글리칸병증은 열성으로 유전되며, 많은 경우 가족력이 없는 상태에서 발생한다.[126] 이 네 가지 형태의 사지 근이영양증은 근육세포막 단백질 그룹의 결손으로 인해 발생한다(그림 13.1). 사코글리칸 단백질은 다음과 같은 각각 다른 4개의 염색체에 코드화되어 있다: 13q12의 γ- sarcoglycan, 17q21.1의 α-sarcoglycan, 4q12의 β-sarcoglycan, 그리고 5q33의 δ-sarcoglycan이다. 이러한 단백질 중 하나라도 결함이 생기면 전체 복합체 또는 복합체의 일부가 막에 통합되는 데 문제가 생긴다. 그 결과, 약 절반의 경우에서 이로 인해 막에 디스트로핀이 불완전하게 통합된다.[127] 그 결과 이러한 근이영양증과 표현형이 많이 겹치게 되고 사르코글리칸 병증과 듀센형 근이영양증 사이에 유사성을 갖게 된다.

의학적 검사 소견에서 혈청 크레아틴키나아제 수치가 정상보다 5배에서 100배까지 상승한다.[127] 근전도 소견에서는 듀센형 근이영양증에서 보이는 것과 유사한 근병증 소견이 나타난다. 과거에는 진단을 결정하기 위해 근육 생검이 필요했지만, 저렴한 유전자 검사가 등장하면서 상황이 바뀌었다. 근육 생검 결과는 섬유 크기, 퇴화 및 재생 섬유, 중심핵의 변화를 보여준다. 특정 사코글리칸 단백질에 대한 단일클론 항체를 사용하여 면역 조직 화학적 기법으로 염색하면 장애의 특정 병리학적 근거를 확인할 수 있는 경우가 많다. 생검을 통해 단백질 이상을 확인할 수 있는 경우 유전자 검사를 통해 진단을 확정할 수도 있다.[128]

사르코글리칸 병증이 있는 소아는 확장성 심근병증의 위험이 높다. Politano 등[129]은 이러한 소아에서 저산소성 심근 손상 징후와 더불어 발현 전단계의 심근병증의 비율이 40%에 달한다는 사실을 발견했다. 확장성 심근병증이 있는 어린이는 주로 감마와 델타형 사코글리칸 병증이 있었고, 허혈성 손상을 가진 환자들은 베타, 감마 그리고 델타형 사르코글리칸 병증이 있었다.[130]

이 네 가지 단백질인 알파, 베타, 감마, 델타 사코글리칸은 듀센형 근이영양증의 결함 단백질인 디스트로핀과 밀접한 관련이 있으며 임상 표현형의 대부분을 공유한다. 일반적으로 사지 근이영양증와 특히 사코글리칸 병증은 듀센형 근이영양증과 비교할 때 좀 더 다양한 표현형을 보임에도 불구하고 비슷한 양상으로 드러난다. 근력 약화의 분포는 근위부부터 원위부쪽으로 점차 뚜렷해지며, 사르코글리칸 병증에서는 엉덩관절의 모음근과 폄근이 가장 먼저 심하게 침범된다. 관여하는 다른 근육으로는 어깨세모근, 큰가슴근, 마름근, 가시아래근등이 있으며, 많은 수의 환자에서 진행성 척추 앞굽음증과 골반의 전방 경사를 보인다.[121]

사지 근이영양증의 두 번째 형태인 2A형 또는 칼파인병증도 열성으로 유전되며, 15q15.1-15.3 염색체의 결손으로 인한 칼파인-3의 부재로 인해 발생한다.[123] 칼파인-3는 근육 재생 중 칼슘 의존적 육종 리모델링을 통해 원인 결함이 확인된 최초의 효소이다.[131,132] 칼파인-3은 막 복구 과정에서 디스페린 및 커넥틴(티틴)과 함께 작용하고 운동 후 미오신과 상호작용하며 이러한 형태의 사지 근이영양증에서 주요 단백질 결함인 것으로 추정되기 때문에 칼파인-2B 및 2J 소아에서도 감소될 수 있다(그림 13.1).[123,133]

사지 근이영양증 2A의 임상 양상에는 근육 생검 소견 상 퇴행성 및 재생성 섬유, 중심 핵, 섬유 크기 변화와 함께 일반적으로 크레아틴 키나아제 수치 상승이 있다. 근전도에는 전형적인 근병증적 특징이 있다. 소아에서는 정신지체는 보이지 않으며, 심장 장애의 비율이 증가하지 않는다고 보고되었다.[134] 다른 근이영양증과 달리 임상 소견의 심한 정도와 근육 생검 시 확인된 단백질량 사이에는 직접적인 상관관계가 없는 것으로 보인다.[135] 발현 연령은 소아기부터 중년에 이르기까지 다양하며, 이는 보행 상실 시기를 명확히 예측하지 못한다.[136] 그러나 양측 대립 유전자에서 유전 결핍이 있는 환자들은 이형 접합성 또는 동형 접합성 결함 돌연변이가 있는 아동에 비해 증상이 늦게 시작되고 진단이 늦어지는 경향이 있다. 아동기 내내 걸을 수 있으며 평균 보행 상실 시기는 청소년 후반기나 20대 초반이다. 그러나 환자 간의 차이가 커, 일부는 중년까지 걸을 수 있는 경우도 있는 반면, 일부는 소아기 초기에 보행을 상실하기도 한다.[136]

사지 근이영양증 2A는 증상의 정도와 질병의 진행 경과에 따라 다양한 양상을 보인다. 일반적으로 10대에 증상이 나타나며, 처음에는 근위부 위축이 나타난다. 이는 익상견갑으로 흔하게 나타난다. 팔꿈관절 굽힘근의 약화도 나타날 수 있다. 손목관절 폄근은 일반적으로 굽힘근보다 약하고, 엉덩관절 모음근은 많은 영향을 받는 반면 상대적으로 벌림근은 질병이 진행되는 동안 오랫동안 보존된다. 무릎관절 폄근은 보통 굽힘근보다 더 강하게 유지되며, 발목관절 가쪽 번짐근은 일반적으로 안쪽 번짐근보다 더 약하다. 대부분의 유럽 어린이는 종아리 근육의 위축과 함께 구축이 발견되지만, 브라질 어린이는 종아리에서 비대증이 발견될 수 있다. 손가락 굽힘 및 팔꿈 굽힘 구축도 질병 진행 초기에 나타날 수 있다. 이러한 근육 불균형은 엉덩관절 벌림, 무릎관절 과신전 및 발목관절의 안쪽 번짐이라는 전형적인 기립 자세와 일치하며, 이는 질병이 진행되는 동안에도 오랫동안 유지된다. 이러한 구축 및 근육 침범으로 인해 사지 근이영양증 2A 아동은 일반적으로 질병이 진행되는 동안에도 지지대의 도움을 받아 서 있을 수 있다.[136,137]

여기서 설명하는 마지막 형태의 사지 근이영양증은 사지 근이영양증 2I이다. 열성으로 유전되며 후쿠틴 관련 단백질(FKRP) 유전자 돌연변이로 인해 발생한다. 이 유전자는 나중에 설명하는 일부 형태의 선천성 근이영양증 원인이기도 한다.

이 유전자는 19q 13.3 염색체에서 발견되며(표 13.3)[138], 코딩된 단백질인 후쿠틴 관련 단백질은 α-디스트로글리칸의 O-당화를 돕는 당화 전환 효소이다.[139] 이것의 결핍으로 α-디스트로글리칸이 제대로 형성되지 않는다.[139] α-디스트로글리칸은 세포 외 공간에 위치하며 세포막을 구성하는 디스트로핀 복합체와 관련이 있으며, 라미닌-α2와의 결합을 위해서는 적절한 당화가 필요하다.[138]

진단은 임상 증상으로 확립되며, 약화가 특징적이다. 근전도 검사에서는 전형적인 근육병 패턴을 보이며 혈청 크레아틴 키나아제 수치는 수천 단위로 상승한다. 근육 생검 소견은 근육 세포 크기의 다양함과 특히 타입 I이 많으며, 근섬유의 변성과 재생, 그리고 중심핵형의 증가, 결합조직의 증가로 특징지어진다.[139] 이러한 소아에서 면역 조직학적 검사는 다양할 수 있으며, 라미닌 α-2와 α-디스트로글리칸의 감소가 흔히 발견된다.[140]

사지 근이영양증 2I 어린이의 임상 증상은 매우 다양할 수 있으며, 초기 증상은 대개 10대 이전에 나타난다. 많은 어린이가 듀센형 근이영양증과 비슷한 표현형을 가진다. 이러한 아동의 경우 일반적으로 미취학 아동기에 발병한다. 근위부 쇠약이 우세하고 종아리/가자미근 구축 및 비대가 가장 두드러지게 나타난다. 그러나 더 심하게 침범된 어린이의

표 13.3. 사지근이영양증

질병 이름	유전자	단백질
LGMD2A 척추통증병증	15q15.1 열성	칼파인-3
LGMD2B 이상페린병증	2p13.2 열성	다이스린
LGMD2C γ-사코글리칸병증	13q12.12 열성	γ-사르코글리칸
LGMD2D α-사코글리칸병증	17q21.33 열성	α-사르코글칸
LGMD2E β-사코글리칸병증	4q12 열성	β-사르코글칸
LGMD2F δ -사코글리칸병증	5q33.3 열성	δ-사르코글칸
LGMD2G 텔레토닌병증	17q12 열성	텔레토닌
LGMD2H	9q33.1 열성	TRIM32
LGMD2I KRP	19q13.32 열성	후쿠틴관련단백질 (FKRP)
LGMD2J 티티노병증	2q24.3 열성	Titin
LGMD2K 당화장애	9q34.13	O-만노실트랜스퍼라제 1
LGMD2L	11p14.3	아녹타민 5
LGMD2M 당화장애	9q31.2 열성	후쿠틴
LGMD2N 당화장애	14q24.3 열성	O-만노실트랜스퍼라제 2
LGMD2O 당화장애	1p34.1 열성	O-만노스베타-1,2-N-아세틸글루코사미닐전이효소
LGMD2P	3p21.31 열성	디스트로글리칸 1
LGMD2Q	8q24.3 열성	플렉틴1f
LGMD1A 근섬유병증	5q31.2 지배적	미오틴
LGMD1B 라미노피증	1Q22 지배적	라민 A/C
LGMD1C 동맥류병증	3p25.3 지배적	카베올린-3
LGMD1D(OMIM) (HUGO:LGMDE)	2q35 지배적	데스민
LGMD1E (HUGO: LGMD E)	7q36.3 지배적	DNAJ/HSP40 상동체, subfamilyB, member6
LGMD1F	7q32.1-32.2 지배적	
LGMD1G	4p21 지배적	
LGMD1H	3p25.1-p23 지배적	

Mitsuhashi S, Kang PB. Update on the genetics of limb girdle musculardystrophy. Semin Pediatr Neurol. 2012;19(4):211-218; Neuromuscular Disease Center. Limb-Girdle Muscular Dystrophy (LGMD) syndromes. Accessed February 22, 2013.

경우 골반 복합체보다 어깨 복합체의 근약화가 심하다. 경미한 경우에는 그 반대이다. 더 심하게 침범된 소아에서는 질병이 진행됨에 따라 호흡 기능이 문제가 될 수 있다. 대부분 사지 근이영양증 2I형 소아는 보통 10대 후반까지 호흡 기능이 양호하게 유지된다.[141,142] 심장 장애는 사지 근이영양증 2I 공통적인 특징이다.[143] 이형 접합 변이를 가진 남성은 여성이나 동형 접합 변이를 가진 남성에 비해 확장성 심근병증 발병 위험이 높으므로[144,145], 이러한 소아는 의사가 더욱 면밀히 관찰해야 한다.

사지 근이영양증 아동의 임상치료는 구축의 발생을 예측하고 근육길이를 유지하기 위해 동적 또는 정적 부목을 사용하는 보존적 관리가 중심이 된다. 가동범위 운동 및 수영과 같은 근지구력을 최적화하는 운동을 고려할 수 있지만, 이는 퇴행성 과정이므로 특히 원심성 운동과 같은 강화 운동은 피해야 한다.

선천성 근병증(Congenital myopathy)

선천성 근병증은 네말린 근병증, 중심핵 근병증, 근세관성 근병증을 포함한다. 이 세 가지 질환은 근육의 현미경적 외관을 기준으로 분류되는데, 근세관성 근육병증은 정상적인 근육세포는 중심핵이 바깥에 위치하고 있는 것과 비교하여 중심핵에 비정상적인 우세에 의한 것이 특징이고, 중심핵 근육병증은 세포질 내에 중심이 빈 곳 또는 중심 핵이 존재하는 것이 특징이며, 네말린 근육병증은 전자 현미경에서 네말린 막대가 보이는 것이 특징이다. 이러한 선천성 근병증은 일반적으로 근육 단백질의 이상으로 인해 발생한다. 이러한 질환은 일반적으로 태어날 때 나타나는 근력약화와 근육 위축이 특징이다. 그러나 출생 이후 나중에 드러나는 형태들도 있다. 선천성 근병증은 지금까지 설명한 다른 질환과 비교했을 때 특징이 잘 드러나지 않는다. 광범위한 진단 분류는 근육 생검에서 발견되는 형태학적 특성을 기반으로 하며, 임상적 특징에 따라 하위 유형으로 분류한다. 각각의 광범위한 분류 안에는 수많은 유전적 변이가 예측요인으로서 자리잡고 있지만 임상적 양상은 매우 다양함을 볼 수 있다. 여기에서는 가장 흔한 선천성 근병증인 네말린 근병증과 중심핵 근병증에 대해 설명한다.

네말린 근병증은 유전적 원인이 다양하고 임상 증상의 심각성도 매우 다양하다.[146] 네말린 근병증은 액틴, 네불린 또는 트로포마이오신(β-2, -3) 및 기타 단백질을 코딩하는 유전자에 변이가 있는 경우 발생한다. 유전패턴은 가계력 없이 발생하거나, 우성 또는 열성으로 나타날 수도 있다. 병리학적으로 근육 생검에서 광학현미경으로 볼 수 있고 전자현미경으로 볼 때 막대기 같은 네말린체라고 불리는 세포질 내포물이 있으며, 이는 z-라인 단백질의 침착을 나타낸다.[147–149]

네말린 근병증은 유럽 신경근 센터에서 중증도 및 기타 요인에 따라 7가지 형태로 분류했다. 이러한 유형에는 전형적 형태, 중증 형태, 중간 형태, 경증 형태 및 성인 발병 형태가 포함된다. 또한 신생아기에 발병하는 중증 Amish type과 기타 형태가 있다. 전형적인 형태의 네말린 근병증은 출생 또는 영아기에 나타나며 특히 밤에 호흡 부전이 문제가 된다. 이러한 어린이는 종종 보행이 가능하지만 휠체어 이동만 가능한 환자들도 있다. 중증은 태어날 때부터 근력약화가 특징이다. 이러한 유형의 네말린 근병증에서는 종종 자발적인 움직임이 나타나지 않는다. 이 아이들은 다발성 선천성 관절 굽음증과 골절을 출생 시에 보이기도 한다. 호흡하려는 힘이 없고 그로 인한 호흡 부전이 있어 인공호흡기에 의존하다가 종종 생후 1년 내에 사망으로 이어진다. 중간 형태는 영아기 또는 출생 시 나타난다. 생후 1년에 이르기까지는 자발적으로 호흡할 수 있지만 보행을 전혀 할 수 없거나 시간이 경과하면서 구축이 발생하고 진행하며, 11세까지는 보행능력이 상실되기도 한다. 경증은 아동기에 나타나며 정상적인 발달 단계를 거치는 경우가 많다. 이 형태는 종종 서서히 진행되며, 후기 단계에서는 임상적으로 전형적인 증상과 구별할 수 없다. 성인형은 좀 더 진행성이며, 근육생검 상 염증변화를 볼 수 있고 심근병증의 소견도 볼 수 있다.[150,151] 가장 흔한 형태는 고전적형으로 43%를 차지한다.[150] 중간형 및 중증 선천성 형태는 각각 20%와 16%를 차지하며, 소아기 및 성인 발병의 덜 심한 형태가 나머지 사례를 나타낸다.

중심핵 근병증은 근육 생검에서 핵이 발견되기 때문에 붙여진 이름이다. 핵이 중앙에 나타나고 크기가 큰 경우 중심핵 근병증, 작은 핵이 여러 개 있는 경우 다중미세중심핵 근병증이라고 한다. 이 두 가지 용어는 병리학적인 설명일 뿐이며 경우에 따라 같은 질환인데 진행단계만 다른 것일 수도 있다. 아마도 동일한 질병 과정을 가진 가족 구성원은 중심핵과 다중미세중심핵을 모두 가질 수 있으며, 다중미세중심핵을 가진 사람은 질병 과정의 후반부에 중심핵이 나타날 수 있다.[152] 이러한 핵은 미토콘드리아가 없고 산화 효소가 없으며 다른 근육병에서 발견되는 단백질뿐 아니라 기타 다른 많은 단백질들이 모여 있기도 한다. 중심핵 근병증의 원인으로 밝혀진 가장 흔한 유전자 중 하나는 19q13에서 발견되며, 라이노딘 수용체 1 단백질(RYR1)을 코딩하고 소포체에서 칼슘 방출을 조절한다.[148,152,153] RYR1 관련 중심핵 근병증은 결함의 특성에 따라 우성 또는 열성 돌연변이의 결과일 수 있다.

임상적으로 중심핵 근병증은 상대적으로 경미하게 진행하는 병이고, 특정 돌연변이가 초래하는 특정 칼슘채널 이상을 둘러싼 표현형/유전자형 상관관계가 밝혀지고 있으며, 우성 유전과 열성 유전의 존재 여부에 따라 약간의 변동성도 존재한다.[154] 일반적으로 열성으로 나타나는 패턴에는 안면, 목 굽힘 및 근위부 약함이 있으며, 팔보다 다리가 더 많이 관련되어 있다.[152] 우성 돌연변이는 종아리 근육의 약화와 같은 원위부 표현형을 보일 수 있다.[155] 우성 RYR1 돌연변이를 가진 어린이의 다른 임상적 특징은 마취에 대한 심각한 반응인 악성 고열과 횡문근 융해증에 민감하며, 둘 다 약화 없이도 나타날 수 있다.[155,156] 중심핵 근병증을 앓는 어린이는 다양한 스펙트럼이 있으며, 더 심각한 형태도 발견되었다.[157]

근세관 근병증은 선천성 근병증의 또 다른 주요 범주이며 주로 X-연관 질환으로 미오튜뷸라린 단백질을 코딩하는 MTM1 유전자의 이상으로 인해 발생한다. 그러나 다른 유전자도 일부 영향을 미친다. 이 질환은 종종 인공호흡기와 휠체어에 의존하는 심각한 형태로 나타난다. 기능적으로, 소아는 안구 마비를 동반한 근병증성 안면 근육을 가지고 있으며, 상대적으로 넙다리네갈래근의 근력이 보존되는 경향이 있다.[145] 전형적인 형태는 열성으로 나타나며, 보인자는 종종 골격 및 근육 표현형의 비대칭과 증상의 다양한 중증도를 보인다.[158]

선천성 근이영양증(Congenital muscular dystrophy)

선천성 근이영양증은 중추신경계 침범이 있는 선천성 근이영양증과 중추신경계 침범이 없는 선천성 근이영양증으로 나눌 수 있다. 후쿠야마 선천성 근이영양증, 워커-월버그 증후군, 근육-눈-뇌 질환은 중추신경계 침범이 있는 선천성 근이영양증 그룹에 속하며, 일반적으로 근육, 뇌, 눈의 이상을 나타낸다. 대표적인 뇌 이상으로는 조약돌 형태의 뇌이랑 없음증과 대뇌와 소뇌 피질 이형성증과 같이 있으며, 이형성증은 신경이주 이상으로부터 이차적으로 기인된 것이다. 눈과 시력 이상은 범위가 넓고 질환마다 다르지만 근시, 망막 박리 등과 같은 구조적 이상을 포함될 수 있다.[159] 근육 이상은 당화 과정을 촉진하는 다양한 효소의 부재로 인한 α-디스트로글리칸의 비정상적인 당화 과정을 기반으로 한다. 당화라는 것은 단백질에 당그룹이 부착되어 당단백을 형성하는 과정이다. 공통적인 병리 생리학의 결과로 이러한 질환의 임상 증상과 진단 검사 중에 발견되는 병리학적 소견이 상당 부분 겹친다. 일반적으로 모두 선천적으로 발생하지만, 경미한 사지 거들 표현형도 있다. 워커-워버그 증후군은 선천성 근이영양증 중 가장 심각한 질환으로, 일반적으로 3세 이전에 사망한다. 근육-눈-뇌 질환은 임상 양상이 다양하며 영아기에 나타난다. 경증인 어린이는 아동기에 일정 기간 동안 보행이 가능할 수 있지만, 근육 약화뿐만 아니라 뇌 이상으로 인한 경련과 보행 실조로 인해 기능적 능력이 제한된다. 후쿠야마 선천성 근이영양증을 앓는 대부분의 어린이는 서는 데 성공하며, 일부는 아동기에 걸음마를 할 수 있다. 보통 10대에 호흡 부전이 문제가 되기 시작하며, 특히 밤의 저호흡 상태가 문제가 된다. 이러한 증상이 진행되어 기대 수명이 30세로 제한될 수 있다. 심근병증도 흔히 나타나며, 심장병 전문의의 정기적인 추적 관찰을 받아야 한다.

메로신(라미닌)-음성 CMD(LAMA2 관련 선천성 근이영양증 또는 MDC1A라고도 함)는 가장 흔한 선천성 근이영양증으로, 전체 선천성 근이영양증의 절반을 차지한다. 이 질환에서는 6q2 염색체에서 발견되는 LAMA2 유전자의 비정상으로 메로신이 생성되지 않는다(그림 13.1).[160] 메로신 음성 CMD는 또한 후두 다발성 경화증 및 피질 이형성증을 포함한 뇌실 주위 및 피질하 백질의 이상 형태로 중추신경계 침범을 보인다. 임상 경과를 더 잘 예측하려면 메로신의 존재 유무와 부분적 부재에 따라 그룹을 세분화하는 것이 중요하며, 완전 부재는 더 심각한 표현형을 예측한다. 이 장애의 임상 과정은 출생 또는 영아기 초기에 심한 약화와 특히 발목관절에서 시작하여 무릎과 팔꿈까지 구축이 발생한다. 심한 근력 약화는 시간이 지나면서 개선될 수 있으며, 대부분의 어린이는 2-3세가 되면 앉을 수 있고 25% 이상은 보조기를 착용하고 서거나 걸을 수 있다. 근력은 시간이 지나면서 안정될 수 있지만, 안구 외 근육 침범이 보일 수 있으며 천천히 진행된다. 일반적으로 20대나 30대에 전형적으로 많은 환자에서 밤 동안의 저호흡이 문제가 될 수 있고, 30대에는 발작 또는 심장 이상이 있을 수 있다.[159,160]

Ulrich 선천성 근이영양증은 콜라겐의 이상으로 인해 발생한다. 콜라겐 VI는 삼중 나선을 형성하는 세 가지 관련 단백질로 구성되어 있다. 세포 외 기질의 구성요소인 콜라겐 VI 이상은 세 가지 하위 단위인 COL6A1, A2 또는 A3 중 하나의 돌연변이로 인해 발생할 수 있다. COL6A1 와 COL6A2는 21번 염색체와 21q 23.3에, COL6A3는 2q37 염색체에 위치한다.[160] 콜라겐 VI는 세포 외 기질에서 발견되며(그림 13.1), 근육에서 뼈와 힘줄로 힘을 전달하는 역할을 하는 것으로 추정된다. Ulrich 선천성 근이영양증은 일반적으로 열성으로 유전되지만, 우성 음성 유전은 이들 중 상당수를 차지한다.[161,162] 우성 음성 유전이란 것은 침범된 대립유전자가 음성적으로 침범되지 않은 대립 유전자에 영향을 주는 것을 말한다. 경미한 형태의 콜라겐 VI 이상인 베틀렘 근병증은 일반적으로 우성으로 유전되며, 별개의 질환으로 여겨졌지만 표현형은 연속적인 스펙트럼 중 하나이다. 이러한 질환을 COL6 관련 근병증으로 지칭하는 움직임이 있다. 근육 생검에서 경증 근병증부터 심한 경우 근이영양증까지 다양한 소견을 보이지만, 괴사 및 재생 섬유가 관찰되는 경우는 드물다. 일반적으로 섬유 크기의 변화와 지방 및 섬유 조직에 의한 근육 침윤이 관찰된다. Ulrich 선천성 근이영양증 어린이는 경미한 경우를 제외하고는 태어날 때부터 근력약화를 가지고 있다. 선천성 엉덩관절 탈구 및 사경과 관절염의 위험이 증가하며, 후자의 두 증상은 일반적으로 스트레칭을 통해 개선된다. 대동작 능력은 일반적으로 지연되지만, 생후 몇 년 동안 운동 능력이 향상되며, 아이들은 일반적으로 독립적으로 앉거나 보조기를 착용하고 서 있을 수 있는 능력을 얻게 된다. 또한 상당수의 어린이가 독립적으로 보행할 수 있는 능력을 갖추게 된다. 엉덩관절, 무릎관절, 팔꿈관절 외에도 가슴 근육과 어깨 내회전근의 구축이 전형적이며 원위부 관절은 느슨하다. 보행이 가능한 어린이의 경우, 진행성 무릎 굽힘 구축 또는 발목 관절에서의 편평 안쪽 번짐 구축으로 인해 보행 능력이 제한되는 경우가 가장 많다. 호흡 부전은 나이가 들어감에 따라 더 심하게 영향을 받는 어린이에게 문제가 될 수 있으며, 아직 보행이 가능한 어린이에게서도 발견될 수 있다.[162]

선천성 근이영양증 및 선천성 근병증에 대한 물리치료 개입은 특정 질환의 자연스러운 진행 경과를 고려해야 하며, 질환의 자연사를 바탕으로 현실적인 목표를 계획해야 한다. 스트레칭과 필요에 따라 적절한 보조기 또는 깁스를 통해 유연성을 유지하는 데 중점을 두는 것이 중요하다. 잘 때 자세 유지, 기립 또는 보행 시, 그리고 보행이 불가능한 환자에게도 보조기가 필요할 수 있다. 기립기와 휠체어, 화장실 개조는 실질적인 도움을 줄 수 있다. 가정에서 어느 정도 보행이 가능한 아동의 경우에도 지역사회 이동이나 학교 및 지역사회에서 장거리 이동을 위해 전동 휠체어가 필요할 수 있다.

>> 척수성 근위축증(Spinal muscular atrophy)

척수성 근위축증은 사이신경 세포 이상과 앞뿔세포의 소실로 인해 나타나는 질환이다. 이 소실 정도에 따라, 기능적 분류에 바탕한 SMA의 3가지 타입의 표현양상의 스펙트럼이 나타난다.

아동기에는 세 가지 유형의 척수성 근위축증이 발생한다:

1. SMA 1형(베르드니히-호프만병)
2. SMA II 형
3. SMA III형(쿠겔버그-웰란더병)

척수성 근위축증 아동을 이러한 유형 중 하나로 분류하는 것은 아동의 최대 기능적 능력에 근거한다. 근육이 약하고 앉는 법을 배우지 못한 아이는 SMA 1형으로, 앉는 법을 배웠지만 보조 장치 없이는 걷는 법을 배우지 못한 아이는 SMA 2형으로, 독립적으로 걷는 아이는 SMA 3형으로 진단한다. 또한 출생 시부터 약화가 시작되는 더 심한 0형과 성인이 되어서 약화가 시작되는 덜 심한 그룹도 포함된다. 다른 저자는 모든 운동성 신경병증을 이 범주에 포함시키는 반면, 다른 저자는 이를 샤리코마리투스 질환에 포함시킨다.[163] 최근에는 스핀라자[164]와 졸겐즈마[165]의 도입으로 약리학적인 치료법이 등장하여 척수성 근위축증의 발병의 진행을 느리게 하고 시간이 지나면서 지속적으로 근력 증가가 일어나고 운동 신경 질환으로 변화시켰으며, 발병 초기부터 치료받은 환아의 운동 능력을 향상시킨다. 조기에 치료를 받으면 운동 능력이 더 강해지고 수축으로 인한 제한이 덜하다.

유전학(Genetics)

척수성 근위축증은 상염색체 열성 질환으로 유전되며, 원인이 되는 유전자 결핍은 5q13 염색체에 존재하고 있으며, 이 염색체는 생존 운동신경세포(SMN) 유전자가 위치하고 SMN 단백질이 발현되는 위치이다.[166–168] 이 염색체 영역에는 SMN 단백질을 코딩하는 두 개의 유사 유전자, SMN1과 SMN2가 있다. 보통 SMNI의 한 개의 복제와 SMN2의 여러 개 복제들이 있다. SMN1은 신체가 사용하는 대부분의 단백질을 생산하며, 동형접합 결실이 있는 경우 SMN1 유전자는 단백질을 생산하지 못하고 SMN2 유전자에 의존하여 SMN 단백질을 생산해야 한다. SMN2가 생성하는 SMN 단백질의 대부분(85-90%)은 엑손 7이 결손되어 있어 기능을 하지 못한다. 따라서 척수성 근위축증 환아에서 생성되는 총 SMN의 양은 환아가 얼마나 많은 SMN2 복제본을 가지고 있는지에 따라 달라진다. SMN2 복제본 수는 질병의 중증도와 밀접한 관련이 있다.[167]

병리 생리학(Pathophysiology)

SMN은 모든 세포의 기능에 중요한 역할을 하며, RNA와 결합하여 모든 세포에서 스플라이싱 일부로 기능하는 일련의 단백질의 조립을 중재한다. 알파 운동신경과 사이신경세포는 SMN 양의 감소로부터 가장 많은 영향을 받는다. 미토콘드리아 생체 생성의 이상도[166] 척수성 근위축증의 피로를 유발한다.

운동신경세포 소실의 결과로 근전도 소견은 지속 시간이 짧은 복합근 활동전위(CMAP)가 감소하는 것이 특징이며, 감소된 CMAP는 질병의 진행 과정을 추적한다. 양성 예파와 섬유 자발 전위를 볼 수 있으며, 보통 신경 전달 속도 및 감각신경 전달 속도는 정상이다.[166] 척수성 근위축증 소아에서는 운동 활동전위 수도 감소한다. 남아있는 운동 활동전위의 수는 근전도 검사를 이용하여 운동단위의 수를 측정(motor unit number estimation, MUNE)하면 알 수 있다. MUNE는 특정 근육에 신경을 전달하는 하부 운동 신경의 세포 수를 반영한다. CMAP 이외에도 MUNE를 운동신경세포를 침범하는 병리적 과정의 진행상황을 모니터링하는 데 사용할 수 있다.[170]

일반적으로 근육생검에서 발견되는 조직병리학은 작고 위축된 근육 섬유가 비대해진 근육 섬유 사이에 흩어져 있는 것이 특징이다(그림 13.7). 위축되어 있는 근육섬유들은 신경병증적 과정의 특징이며 그 부위를 지배하는 운동신경이 없어서 초래된 결과이다. 척수성 근위축증 어린이는 일반적으로 보통 심부 건반사가 없으나 이것이 모든 환자에서 일정하게 나타나지는 않는다. 약 절반의 어린이는 혀 섬유속 자발수축이 관찰되며[170], 초음파를 통해 확인할 수도 있다. 단지 하부운동 신경세포들이 침범되기 때문에 감각은 보통 인지 기능과 마찬가지로 손상되지 않는다. 하부운동신경세포 질

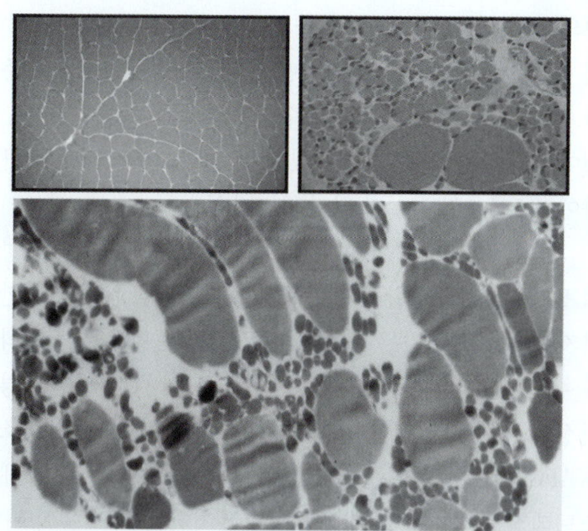

그림 13.7. 정상(왼쪽위)과 비교한 척수성 근위축증(SMA)과 관련된 신경병증 변화. 비대해진 세포와 위축된 세포그룹이 특징이다.

환이므로 이 질환에서는 상부운동신경세포 침범의 증후는 관찰되지 않아야 한다.

SMA 유형 I(베르드니히-호프만병)(Werdnig-Hotiman disease)

SMA 유형 I은 거의 대부분 생후 첫 3개월 내에 발견된다. 그러나 일부 환아에서는 몇 개월 이상 진단이 지연되기도 한다. 임신 중 또는 출생 후 몇 주 또는 몇 달 내에 움직임 감소가 나타내는 것은 심한 정도와 관계가 있다. 저긴장증이 종종 첫 번째 증상으로 나타나고 근약화의 발생 후에 수유의 어려움이 있을 수도 있다. 근육 손실이 심하고 자발적인 움직임은 드물고 근육 크기가 작다. 검사 시 견인 반응에서 머리가 뒤로 처지고, 란다우검사에서는 축 늘어진 모습이 관찰된다. 영아는 중력에 저항하여 움직이지 않고 똑바로 누운 자세에서 다리는 벌림, 굴곡될 것이다. 팔은 바닥에서 팔꿈치를 떼지 못하고 움직이며, 팔을 가슴 쪽으로 모으는 것도 어렵다. 좀 더 심하게 침범된 영아에서는 몸통 근력도 감소되어 있어서 똑바로 누운 자세에서 머리를 중앙으로 유지할 수 없을 것이다. 호흡 제한으로 인해 엎드린 자세는 잘 견디지 못하며, 엎드린 상태에서 머리를 좌우로 돌리는 것도 어렵다. 수직 자세에서 일부 영아는 미세하게 머리조절 능력을 보이지만, 대부분의 영아는 고개를 똑바로 세우지 못한다.

SMA 1형 영아는 일반적으로 구강 근육 약화로 인해 수유가 점점 더 어려워진다.[171] 이러한 영아는 체중 증가와 성장에 필요한 충분한 영양을 섭취하는 데 어려움을 겪는다. 이 시기에 섭식의 보조를 위해 할 수 있는 의학적 선택에는 코-위 영양관 삽입 또는 위 식도 역류의 가능성을 줄이기 위해 위바닥 주름술과 위창냄술 같은 수술적인 보조가 있다.

SMA 1형 소아는 들숨은 횡격막 주도로 시작된다. 흉곽에서 음압이 발생함에 따라 보통 늑간골과 다른 흉곽 근육들이 흉곽을 안정화하는 데 이것이 잘 안 되어 흉곽이 매 호흡마다 찌부러진다. 일반적으로 횡격막이 내려가면서 배도 상승하여 흉강 내 음압과 들숨이 발생하게 된다. 아주 심하게 약한 영아에서 가슴과 배는 호흡상 부조화스러울 것이다. 조금 더 힘이 있는 영아의 경우, 가슴은 안정이 되거나 쭈그러들기 전에 배와 함께 잠시 팽창할 것이다. 이것은 가슴과 배가 거의 동시에 움직이는 정상상태와는 반대되는 현상이다. 폐감염은 SMA 1형 영아에게 흔히 발생하며, 폐관리는 이러한 영아를 치료하는 데 있어 중요한 부분이다. 효과적인 심호흡과 기침을 할 수 없는 것이 무기폐와 폐렴 같은 심각한 호흡기계 합병증을 유발한다. 유아에게 상기도 감염이 있는 경우 세기관지에서 분비물을 이동시키기 위해 타진 및 체위배액을 사용하는 것이 좋다. 이러한 영아들을 기계를 사용하여 기계적인 양압으로 강제 흡입-내쉼 또는 기침을 유발하는 기계로 치료할 수도 있다.[172] 이는 기도를 깨끗이 하는 추가적인 방법으로서 기침을 유발하고 폐와 흉곽의 유연성을 유지하는 방법으로도 이용된다. 대부분 영아기 SMA 환자인 아동의 절반 정도는 인공호흡기의 도움 없이는 2세 이상까지 살 수 없다.[173] 기관지 절개술 또는 비침습적인 인공호흡기를 선택하는 환자들은, 적극적인 호흡기 관리와 영양 공급이 일반적으로 적용된 실험에서 SMA 1형 아동의 절반이 10세까지 생존했다.[8,174] 하지만 이제 척수성 근위축증의 새로운 자연사가 등장하고 있다. SMN 생성을 조절하는 약물로 치료하면 가장 심각한 그룹에서도 질병의 진행을 근본적으로 변화시킬 수 있다.[174]

SMA 1형 어린이는 치료 없이는 놀이 활동에 참여하기 어려울 정도로 심하게 약해지므로 가벼운 장난감이 적합할 수 있다. 더 어린 영아들은 슬링 & 스프링 장치가 되어 있는 세라밴드 튜빙(Thera-Band tubing)과 벨폼 커프(Velfoam cuff)로 만들어진 장치를 유모차에 부착하여 항중력으로 어깨 움직임이 나오도록 도와주고 장난감을 가지고 놀 수 있도록 하면 많은 어린이가 치료 시작 후 운동 능력이 향상된다. 치료 시 고려해야 할 사항에는 보조기 사용을 통한 무릎과 발목의 유연성 유지와 상지 및 하지에 대한 가동범위/스트레칭이 포함된다. 어린이가 일반적으로 설 수 있는 나이가 되면 기립기와 보조기를 사용할 수 있으며, 다양한 이동성 방법을 고려해야 한다. 이러한 아동을 위한 물리치료의 접근 방식은 아동과 가족 모두의 삶의 질을 목표로 해야 한다.[175]

SMA 유형 II (SMA Type II)

SMA II형은 영아기에 영향을 미치지만, SMA I형보다는 덜 심각하다. 그러나 의학적 치료로 인해 현재 척수성 근위축증 유형 간에 상당한 중복이 있으며, SMN 조절 요법이 없는 경우 발현 연령과 궁극적인 기능 도달 사이의 상관관계는 덜 명확해졌다. 이 유형은 보통 생후 첫 1년 후반부에 아이가 물건을 잡고 일어서지 못하는 것으로 처음 관찰된다. 이 때 근위부 약화가 특징이다. 이러한 아동의 혀를 검사하면 섬유속 자발 수축이 흔히 나타난다. 또한 아이가 팔다리를 사용하려고 할 때 안정떨림이 종종 나타난다. 이는 의도적인 떨림은 아니지만 미니다발 간대성 근경련증으로도 알려져 있다.[8]

SMA II를 어린이는 운동 기술 습득이 지연되며, 이는 어린이마다 다소 차이가 있다. SMA II형 어린이의 약 1/3은 생후 6개월이 되면 정상적으로 앉을 수 있으며, 90%는 첫 돌이 되면 앉을 수 있다.[176] 일부 어린이는 SMN 조절 치료가 없어도 생후 2년 동안 지속적으로 운동 능력을 발전시키지만, 일반적으로 정점을 찍은 후 천천히 운동 능력이 감소하며 그 속도는 척수성 근위축증의 심한 정도에 따라 다르다. 신속한 조기 치료가 최적의 기능적 결과를 보장하므로 치료를 늦춰서는 안 된다. 독립적으로 앉을 수 있게 된 아동 중 SMA II형 진단을 받은 아동의 75%는 7세까지 독립적으로 앉을 수 있으며, 절반은 14세에도 SMN 조절 중재 없이 앉을 수 있다.[176] 긴 지렛대를 원리를 사용하는 운동능력은 이러한 아동에게 가장 어렵고, 결과적으로 이러한 자세에서 머리조절을 유지하기 어렵기 때문에 엎드린 자세와 네발로 걷는 기술이 가장 늦어진다. 앉았다 일어서는 동작도 하는 동안 머리의 무게로 인해 어려워진다. 치료를 받으면 이러한 아동이 성장함에 따라 전반적인 기능 개선이 느리게 나타난다.[177] 치료를 받지 않는 경우, 학령기 아동은 눈에 띄는 근력 손실은 없지만 수년에 걸쳐 서서히 기능 저하가 발생한다.[177]

사지에서 나타나는 근력 약화는 근위부 근육에 비해 원위부 근육의 상대적인 근력 저하가 가장 두드러진다. 평균적으로 SMA II형 및 III형 어린이의 근력은 같은 연령대 정상인의 20-40% 정도이다. 넙다리네갈래근의 근력이 가장 많이 감소하는 경향이 있으며, 평균적으로 정상의 5% 수준이다. 그러나 보행이 가능한 척수성 근위축증 아동의 경우, 보행이 불가능한 아동과 비교했을 때 넙다리네갈래근의 근력 차이가 3배까지 차이가 날 수 있다.[178,179]

구축 또한 SMA II형 소아 관리에서 문제이다. 엉덩관절 및 무릎관절 굽힘근과 발목관절 발바닥굽힘근의 제한은 하지에서 두드러지는 구축이며, 팔에서는 팔꿈관절 굽힘근과 손목관절 굽힘근의 구축이 가장 두드러진다. 손의 경우 안정 스플린트가 적합하며, 다리의 경우 무릎발목발보조기(KAFO)가 가동범위를 유지하는 데 도움이 된다. 또한 매일 스트레칭을 하면 아이의 유연성을 유지하는 데 도움이 된다.

정의에 따르면 이러한 아동은 독립적으로 보행할 수 없지만, 일부 아동은 보조기나 보조 장치를 사용하여 보행하는 법을 배울 수 있다.[180] 그러나 이러한 보행은 기능적으로 유용하지 않을 수 있다. 그럼에도 불구하고 SMA II형 어린이를 자주 세우는 것은 중요하다. 세우는 것은 관절 동작의 유지, 골밀도 유지, 장기간 휠체어에 앉아 있음으로써 발생하는 문제 예방, 가능한 긴 시간 동안 환자의 등을 똑바르게 유지하려는 시도로써 중요하다. 이러한 어린이는 처음에 서 있을 때 무릎발목발보조기가 필요한 경우가 많으며, SMN 조절을 통해 더 강해지면 보조기의 높이를 낮출 수 있다. 무릎발목발보조기의 윗부분의 형태는 궁둥뼈로 편하게 체중을 지지하여 편안함을 증가시키고 넙다리뼈의 근위부 조절이 좋아지도록 만든다(그림 13.8). 아동을 들어서 세우기에 너무 무거운 학령기 동안은 구축이 심하지 않다면 좀 더 고전적인 기립대에 세우는 것이 적절하며 보조기는 발과 발목관절을 안정화할 때만 필요할 수도 있다. 세우는 프로그램을 할 수 있는 아동들에게는 많은 선택사항들이 있는데 무릎관절 구축에 적응할 기구들과 이동을 도와주는 기구, 부모의 힘든 것을 경감시켜 주는 도구들을 선택할 수 있다.

섭식 및 삼킴 문제를 초기에는 경험하지 않을 수 있지만, 시간이 지나면서 체중 증가가 더뎌지고 보조적 영양 공급이 필요할 수 있다.

이러한 소아는 SMN 조절 치료를 받지 않더라도 성인이 될 때까지 생존하는 경우가 많지만 폐 감염에 취약하며 밤 동안 또는 하루 종일 호흡이 잘 안되어 나타나는 2차적인 문제로 인공호흡기가 필요할 수도 있다. 이러한 취약함은 입원 치료와 마찬가지로 SMN 조절 치료를 통해 크게 개선된다. 질병과 함께 발생하는 강한 기침과 분비물을 제거할 수 있는

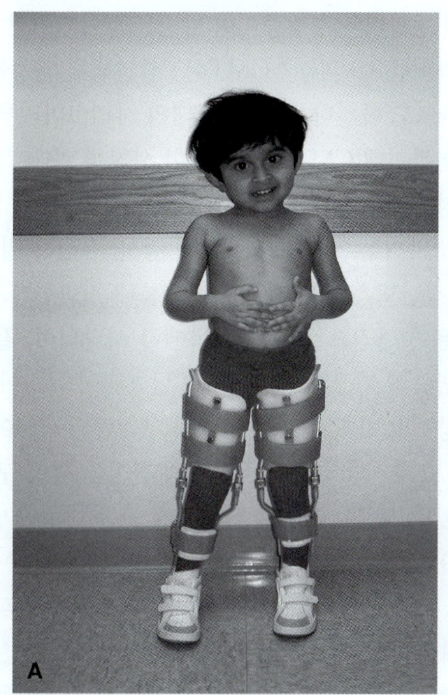

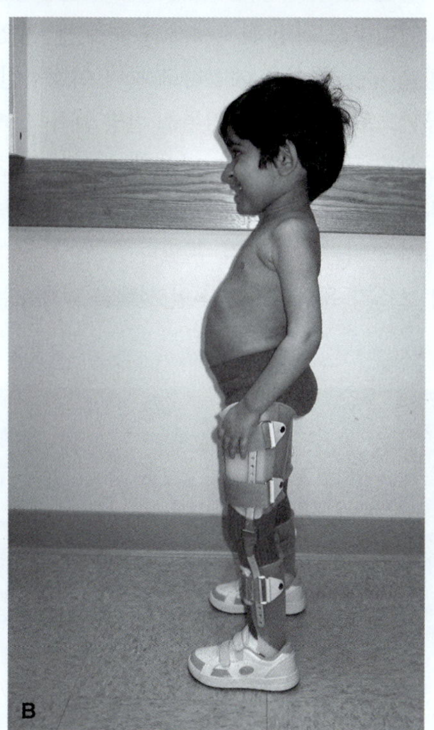

그림 13.8. 궁둥뼈 체중지지 무릎발목발보조기를 착용한 SMAII형이 있는 3세 아동의 앞뒤(A) 및 측면(B) 모습.

근력이 부족하기 때문에 기계적인 강제 흡입 배출을 사용하는 것도 기도 확보에 도움이 되며, 타진 및 체위 배액도 마찬가지이다.[172]

SMA II형 어린이는 신경근 약화가 있는 다른 어린이와 마찬가지로 척추 뒷굽음증이 발생하기 쉽다. 척추 보조기는 척추 커브의 진행을 막지 못하는 것으로 알려져 있으며[181], 척추 보조기를 착용하면 외부 제한으로 인해 폐 기능이 제한될 수 있다.[182] 그러나 통증이나 자세 불안정성 및 척추옆굽음증이 함께 있는 어린이에게는 실질적으로 부드러운 척추 보조기가 몸통을 지지하고 척추 융합술을 받지 않은 환자들의 앉는 지구력을 좀 더 증가시켜 준다.[183–186] SMA II형 및 III형 가진 소아 척추옆굽음증은 골격적으로 성숙하면 분절 척추 유합술로 수술적 치료를 받고, 어린 소아에게는 수직 확장형 인공 티타늄 늑골(VEPTR) 또는 자가 제어 성장 막대를 사용하여 치료한다.[187,188] 이는 환자가 휠체어에 온종일 앉아 있게 되었을 때 좀 더 빠르게 커브를 이 방법으로 예방한다.[189] 하지만 척추 유합술에는 단점도 있다. 유합술은 기능적 능력의 일부 상실과 관련이 있을 수 있다. 척추의 유연성이 사라졌을 때 일부 과제들은 수행하기가 어려워지는데 특히 약한 환자들에서 더욱 그렇다. 보행이 가능한 소아(SMA III형)도 척추 및 골반 유연성이 감소하기 때문에 유합술 후 기능 저하가 발생할 위험이 있으며, 이 경우 골반 이동성을 유지하는 유합술이 바람직할 수 있다.[190] 그럼에도 불구하고 일반적으로 척추옆굽음증의 불가피한 진행과 그에 따른 폐 및 기능 저하를 예방하는 이점이 수술과 관련된 위험보다 크며, 수술 후 어린이들은 편안함과 앉은 자세의 균형이 개선되었다.[191]

SMA 유형 III (쿠겔버그-웰란더병)(Kugelberg-Welander disease)

SMA III형은 점진적인 근력 약화, 근육 소모, 그리고 반사의 소실과 섬유 속 자발 수축으로 특징지어지는 질환이다. 증상의 발현 연령은 유아기부터 성인까지 다양하며, 후자의 경우 IV형으로 분류되기도 한다. 일반적으로 근위부 근육이 먼저 침범하며, 연령과 발현 패턴으로 인해 이 질환은 근이영양증과 혼동될 수 있다. 심부 힘줄 반사는 감소하지만 구축은 드물며, 아이가 보행할 수 있는 한 진행성 척추 변형은 흔하지 않다. 진단은 임상 양상과 진단적 검사 소견 즉, 근전도와 근육생검의 결과를 바탕하여 내리는데 근육생검에서는 척수성 근위축증 타입에서와 같이 탈신경 소견을 보인다. 또한 유전자 검사를 통해 다섯 번째 염색체에서 SMN 유전자의 결실을 확인할 수 있다.

SMA III 소아의 예후는 발달력이 좋다는 데에서 추측할 수 있다. 2세 이전에 증상이 시작된 어린이는 2세 이후에 증상이 시작된 어린이에 비해 상대적으로 예후가 좋지 않다. Russman 등[178]은 159명의 척수성 근위축증 어린이를 대상으로 조사한 결과, SMA III형인 경우 2세 이후에 증상이 시작된 어린이는 평균 44세까지 보행을 계속하는 반면, 2세 이전에 증상이 시작된 어린이는 평균 12세까지 보행이 유지되었다.[189] Montes는 보행속도를 1년에 걸쳐 측정하여 보행속도를 정량화 하여 가능한 천천히 보행속도가 감소함을 보여준다.[192] SMA I 및 II형과 마찬가지로 SMN 조절 치료는 이러한 경과가 개선되고, 보행 능력과 피로도가 개선된다.[191–193]

물리치료 관점에서 치료는 주로 근력, 기능 및 유연성 유지에 중점을 둔다.[194,195] 어린이는 보행 중에는 적절한 보조기를 착용해야 하며, 보행하지 않을 때는 서 있을 수 있도록 보조기를 착용해야 한다. 보조기로 서 있는 것이 더 어려워지면 앉은 자세에서 일어설 수 있도록 도와주는 좌식 기립기를 사용할 수 있다. 이는 긴 뼈를 통해 체중을 지탱할 수 있도록 하여 유연성과 골격을 유지하는 데 도움이 될 수 있다.

» 샤리코마리투스 질병(Charcot-Marie-Tooth disease)

유전성 운동감각 신경병증(HMSN)으로도 알려진 샤리코마리투스 질병은 말초신경에 영향을 미쳐 주로 발, 하지, 손, 팔뚝의 말단 근육에 감각 상실, 근력 약화, 근육 소모를 일으키는 천천히 진행되는 신경병증이다. 2,500명 중 1명이 앓는 가장 흔한 유전성 말초신경병증이다.[196] 샤리코마리투스 질병은 특정 유전자 결함, 유전 패턴, 발병 연령, 원발성 결함이 신경의 말이집 또는 축삭에 이상을 초래하는지에 따라 4가지 유형과 현재 100가지 이상의 하위 유형으로 나뉜다. 탈수초성 형태인 CMT1은 가장 흔한 형태의 샤리코마리투스 질병으로 상염색체 우성 유전이 특징이며, 전형적인 증상발현 시기는 아동기 또는 청소년기이다.[197,198] 가장 흔한 하위 유형인 CMT1A는 PMP22 유전자의 중복 또는 염색체 17번의 말초 말이집단백질 22에 존재한다.[198] CMT2는 CMT1의 유전 패턴과 발병 시기와 유사하지만 다소 더 심한 경과를 보이는 경우가 많다. CMT1은 주로 신경의 축삭에, CMT2는 신경의 수초에 영향을 미친다.[145] 데제린-소타스(DS) 질환으로도 알려진 CMT3는 분류된 카테고리로 사용되지 않고[98], 상염색체 우성으로 선천성으로 말이집이 부족하게 형성된 신경병증이며 발병은 영아기이며 좀 더 심한 근력약화를 보인다.[196] CMT4는 상염색체 열성이며 AR-CMT2라고도 불린다.[196] 다른 형태의 샤리코마리투스 질병에는 X-연관형태(CMTX)와 경미한 선천성 형태, 그리고 일부 척수성 근위축증과 함께 분류되었다.

샤리코마리투스 질병에는 신체 검사, 유전자 검사, 근전도 및 신경전도속도(NCV) 검사를 통해 진단한다. 근력 약화 증상은 일반적으로 발과 발목에서 시작되며, 길이 의존성 신경병증의 특징과 마찬가지로 발처짐이 특징이다. 질병에게 영향을 미치며, 나중에는 손과 아래팔의 쇠약이 나타날 수 있다. 많은 샤리코마리투스 질병 환자는 발에 구축이 발생하여 앞발, 뒷발, 중간발, 발가락에 공동 변형이 발생한다 (그림 13.9).[199] 긴 손가락 굽힘근의 구축도 발생할 수 있다. 열감, 촉감, 통증, 그리고 가장 두드러지게는 진동감각 저하도 원위부에 나타난다.

물리치료는 근력, 가동 범위 및 기능적 활동성을 개선하여 샤리코마리투스 질병 환자에게 도움이 될 수 있다.[200] 보조기 처방은 구축 형성을 예방하고 보다 안정적인 보행 기반을 제공함으로써 샤리코마리투스 질병 환자의 보행 및 기능적 이동성을 크게 개선할 수 있다.[201–203] 또한 맞춤형 보조기는 샤리코마리투스 질병 아동의 유산소 운동 능력을 개선하고 에너지 소비를 감소시킬 수 있다.[204,205] 샤리코마리투스 질병에서 보조기 유형의 구체적인 선택을 안내하는 정보는

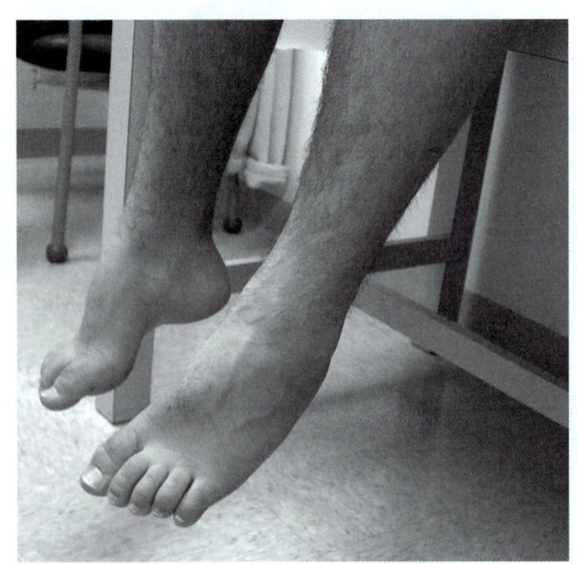

그림 13.9. 샤리코마리투스(CMT)를 가진 16세 소녀. 양쪽 발의 높은 아치와 발의 망치모양 발가락뿐만 아니라 발목관절이 안쪽 번짐되어 있다.

제한적이지만, 치료사는 적절한 보조기를 선택할 때 몇 가지 기본 원칙에 따라 안내해야 한다. 어린이의 근력이 약하다는 점을 고려할 때 보조기 무게는 중요한 문제이며, 보조기가 가벼울수록 유각기가 끝날 때 하체 감속이 불충분하게 나타나는 보행패턴을 줄일 것이다. 발처짐을 방지하기 위해 발목 플라스틱 보조기(posterior leaf spring, PLS)와 함께 탄소 섬유로 만들어진 보조기는 고정 변형이 심하지 않은 경미한 경우에 충분한 발등굽힘 보조를 제공하는 경우가 많다. 그러나 이러한 보조기는 변형이나 조절이 제한적이며, 탄소섬유보조기는 발보조기 삽입물을 사용해야 할 수도 있고, 더 큰 조절이 필요한 경우 관절형 발목발보조기를 사용하고 안쪽 번짐 조절스트랩을 추가할 수 있다. 스트레칭, 야간부목, 연속적인 깁스도 가동범위를 개선할 수 있지만, 고정변형이 발생하면 정형외과적 수술을 통해 변형된 발을 교정할 수 있다.

근력 강화 프로그램은 샤리코마리투스 아동의 근력[206] 및 일상생활 활동을 향상시킬 수 있다. 운동보조제로 크레아틴모노하이드레이트를 사용한다.[207,208] 근력 강화 프로그램은 또한 근력과 기능에 도움이 되고, 가정 기반 강화 프로그램 후에 개선효과가 나타났다.[209–211] 치료사는 운동 프로그램을 설계할 때[201,212] 항상 질병의 자연 경과와 다양한 기능적 작업 및 장애의 관계를 고려해야 한다.

>> 요약

13장에서 설명하는 장애는 모두 골격근의 약화 및 위축, 진행성 변형, 장애의 증가를 특징으로 한다. 물리치료사는 이러한 장애를 관리하는 데 중요한 역할을 한다. 치료사의 역할은 진행성 경과에 대한 관리와 기능적인 제한을 보상하기 위한 보조공학을 통한 기능 유지 중심에 맞춰져 있다. 이동을 더 쉽게 할 수 있도록 보조 장비를 추천하는 것처럼 간단할 수도 있고, 보행 상실을 보완하기 위해 전동휠체어를 처방하는 것처럼 복잡할 수도 있다. 또한 치료사는 질병의 자연적 과정에 대한 교육을 제공하고 아동의 모니터링과 임상 시험 팀의 일원으로서 결과 측정을 위한 역할로 활동할 수 있는 위치에 있다. 마지막으로, 치료사는 팀의 심리사회적 구성원들과 협력하여 아동과 가족에게 필요한 정서적 지원을 제공할 수 있다.

사례 연구

A.M., 듀센형 근이영양증을 앓고 있는 10세 백인 남자 환자

A.M.은 10세의 백인 남자아이로, 듀센형 근이영양증 진단을 받았다. 그는 4살 때 유치원에서 바닥에서 일어나는 속도가 느리고 학교 친구들을 따라잡지 못한다는 교사의 관찰로 처음 문제를 제기받았다. 그 이후로 정기적으로 물리치료를 받으며 가동범위와 적극적인 스트레칭 운동에 대한 가족 교육을 받고 근력, 기능 및 관절 구축 상태를 모니터링했다.

4살 때부터 가족은 매일 아킬레스건 스트레칭을 하도록 교육받았고, A.M.은 수면 중 발목의 중립 자세를 유지하기 위해 야간 부목을 착용했다(그는 밤새 '우주인 부츠'를 착용하도록 권장되었지만, 중립 자세로 2–3시간만 유지해도 효과가 있는 것으로 판단되었다.). 신경과 전문의의 처방으로 프레드니손을 복용하기 시작했고, 다소 힘이 강해지고 더 잘 달릴 수 있게 되었다. 그러나 이러한 기능적 이점에는 부작용이 따랐다. A.M.은 처음에 체중이 약간 늘었지만, 부모님이 이를 잘 알고 있었기 때문에 체중 증가 폭이 크지 않았다. 그 대신 A.M.은 학교에서 다소 활동적이고 부주의해졌다. 부작용에도 불구하고 부모님은 부작용보다 이점이 더 크다고 판단하여 약을 계속 복용하기로 결정했다. 5–6세가 되었을 때 경미한 굽힘 및 벌림 구축이 발생하여 매일 엉덩관절 굽힘근과 엉덩정강근막띠 스트레칭이 추가되었다.

현재 A.M.의 주요한 문제는 더 자주 넘어지고(하루에 약 4회), 의자에서 일어나거나 계단을 오르내리는 데 어려움 증가, 더 이상 '가구'를 사용하지 않고는 바닥에서 일어설 수 없다는 주된 호소와 가우어징후가 보임으로써 물리치료를 받으러 왔다.

상지 근력은 좋은 상태(4/5)였으며, 하지의 근력은 근위부 근육에서 fair (3/5)에서 poor (2/5) 정도였다. 관절 구축 측정 결과, 엉덩관절 굽힘근은 양측 −10도, 엉덩정강근막띠는 양측 0도, 무릎관절은 중립, 오른쪽 발목은 −10도, 왼쪽은 −8도로 측정되었다. 상지 가동범위는 양측 모두 정상 범위 내에 있었고 기능적으로도 여전히 독립적이었다.

가족과 함께하는 스트레칭 운동을 강조했다. 구축 완화도 가족과 함께 논의했으며, 향후 정형외과 전문의에게 의뢰하는 방안도 논의했다. A.M.과 그의 가족은 수술을 선택할 경우 정형외과 전문의에게 긴다리보조기를 장착하는 것과 함께 물리치료를 다시 시작하라는 지시를 받았다. 장거리 이동과 고르지 않은 지형에서 사용할 수 있는 휠체어의 필요성이 언급되었고, 이전 방문에서 휠체어에 대해 논의한 경험이 있어 전동 휠체어를 주문할 준비가 되어 있었다. 기존에 장거리 이동용 유모차를 사용했지만, 특히 야외에서 친구들과 함께 있을 때 A.M.이 원하는 독립성을 제공하지 못한다는 것이 분명했다. 해당 학교의 물리치료사에게 연락하여 전동휠체어에 관한 의견을 구하고, 가정 및 학교 접근성과 관련된 문제를 교통수단 및 접근성 측면에서 논의했다.

12살에 본격적으로 휠체어를 사용했고 의자의 측면 지지대에도 불구하고 척추옆굽음증이 진행되었고, 40도에 도달하자 유합술이 필요했다. 유합술 후 스스로 식사하는 데 어려움을 겪어 이동식 팔 지지대를 주문했고, 수술 후 키가 3인치나 자라면서 압력 완화를 위한 조정뿐만 아니라 개조된 밴 탑승과 문 개방에 있어 전동 휠체어의 경사지지 기능을 사용하기 시작했다.

나이가 들면서 치료의 초점이 손 기능 유지로 바뀌었고, 고정 손 스플린트와 손가락 긴굽힘근과 팔꿉 굽힘근의 가동범위 운동법을 가르쳐 주었다.

22세가 되자 휠체어를 운전하는 데 점점 어려움을 겪었다. 후진을 할 수 없었고 방지턱을 넘을 때 더 이상 팔의 위치를 바꿀 수 없었다. 또한 추가 상담을 통해 그가 컴퓨터 작업에서도 어려움을 겪고 있었으며 이전 외래 방문에서 이를 언급하지 않았다. 휠체어를 조종할 수 있는 미니 조이스틱과 휠체어 컨트롤로 컴퓨터 할 수 있는 마우스 에뮬레이터를 주문했다. 또한 스크린상에서 할 수 있는 자판 낱말 예측 소프트웨어와 받아쓰기 프로그램 사용 가능성을 평가하기 위해 추가 평가를 의뢰했다.

참고문헌

1. Koenig N, Hoffman EP, Bertelson CJ, et al Complete cloning of the Duchenne muscular dystrophy (DMD) cDNA and preliminary genomic organization of the DMD gene in normal and affected in- dividuals Cell 1987;50:509-517
2. Tsao CY, Mendell JR The childhood muscular dystrophies: making order out of chaos Semin Neurol 1999;19:9-23
3. Parvatiyar MS, Brownstein AJ, Kanashiro-Takeuchi RM, et al Stabilization of the cardiac sarcolemma by sarcospan rescues DMD-associated cardiomyopathy JCI Insight 2019;5:e123855
4. Behrman RG, Kleigman R, Jenson HB Nelson Textbook of Pediatrics 16th ed WB Saunders; 2000
5. Brooke MH Clinicians' View of Neuromuscular Disease 2nd ed Wil- liams & Wilkins; 1986:117-159
6. Mercuri E, Bönnemann CG, Muntoni F Muscular dystrophies Lan- cet 2019;394(10213):2025-2038 doi:10.1016/S0140-6736(19)32910-1
7. Hoffman EP, Brown RH, Kunkel LM Dystrophin: the protein prod- uct of the Duchenne muscular dystrophy locus Cell 1987;51:919
8. Crisp DE, Ziter FA, Bray PF Diagnostic delay in Duchenne's muscu- lar dystrophy JAMA 1982;247:478-480
9. Blake DJ, Weir A, Newey SE, et al Function and genetics of dys- trophin and dystrophin related proteins in muscle Physiol Rev 2002;82:291-329
10. Khairallah RJ, Shi G, Sbrana F, et al Microtubules underlie dysfunc- tion in Duchenne muscular dystrophy Sci Signal 2012;5(236):ra56
11. Roselli F, Caroni P A circuit mechanism for neurodegeneration Cell 2012;151(2):250-252
12. Wendy I SMN is required for sensory-motor circuit function in Drosophila Cell 2012;151(2):427-439
13. Sutherland DH, Olshen R, Cooper L, et al The pathomechanics of gait in Duchenne muscular dystrophy Dev Med Child Neurol 1981;23(1):3-22
14. Magri F, Govoni A, D'Angelo MG, et al Genotype and phenotype characterization in a large dystrophinopathic cohort with extended follow-up J Neurol 2011;258(9):1610-1623
15. Brooke MH, Fenichel GM, Griggs RC, et al Clinical investigations in Duchenne dystrophy: Part 2 Determination of the "power" of therapeutic trials based on the natural history Muscle Nerve 1983;6:91-103
16. Tuffery-Giraud S, Béroud C, Leturcq F, et al Genotype-phenotype analysis in 2,405 patients with a dystrophinopathy using the UMD-DMD database: a model of nationwide knowledgebase Hum Mutat 2009;30(6):934-945
17. Vignos PJ, Spencer GE, Archibald KC Management of progressive muscular dystrophy of childhood JAMA 1963;184:89-96
18. Brooke MH, Fenichel G, Griggs R, et al Duchenne muscular dys- trophy: patterns of clinical progression and effects of supportive therapy Neurology 1989;39:475-481
19. Bello L, Pegoraro E The "Usual Suspects": genes for inflammation, fi- brosis, regeneration, and muscle strength modify duchenne muscular dystrophy J Clin Med 2019;8(5):649 https://www-ncbi-nlm-nih-gov proxy.library.upenn.edu/pubmed/3108342 doi:10.3390/jcm8050649
20. Dooley JM, Gordon KE, MacSween JM Impact of steroids on sur- gical experiences of patients with Duchenne muscular dystrophy Pediatr Neurol 2010;43(3):173-176
21. Colbert AP, Craig C Scoliosis management in Duchenne muscular dystrophy: prospective study of modified Jewett hyperextension brace Arch Phys Med Rehabil 1987;68(5 pt 1):302-304
22. Cambridge W, Drennan JC Scoliosis associated with Duchenne muscular dystrophy J Pediatr Orthop 1987;7(4):436-440
23. Karol LA Scoliosis in patients with Duchenne muscular dys-

trophy J Bone Joint Surg Am 2007;89(suppl 1):155-162

24. Sonia K, Ramirez A, Aubertin G, et al Respiratory muscle decline in Duchenne muscular dystrophy Pediatr Pulmonol. 2013. doi:10.1002/ ppul.22847
25. Villanova M, Brancalion B, Mehta AD Duchenne muscular dystro- phy: life prolongation by noninvasive ventilatory support Am J Phys Med Rehabil 2014;93(7):595-599
26. Machado DL, Silva EC, Resende MB Lung function monitoring in patients with Duchenne muscular dystrophy on steroid therapy BMC Res Notes 2012;5(1):435
27. Judge DP, Kass DA, Thompson WR, et al Pathophysiology and therapy of cardiac dysfunction in Duchenne muscular dystrophy Am J Cardiovasc Drugs 2011;11(5):287-294
28. McNally EM, Towbin JA Cardiomyopathy in muscular dystrophy workshop 28−30 September 2003, Tucson, Arizona Neuromusc Dis- ord 2004;20:1-7
29. Nardes F, Araújo AP, Ribeiro MG Mental retardation in Duchenne muscular dystrophy J Pediatr (Rio J) 2012;88(1):6-16
30. Leibowitz D, Dubowitz V Intellect and behavior in Duchenne mus- cular dystrophy Dev Med Child Neurol 1981;23:577-590
31. Vicari S, Piccini G, Mercuri E, et al Implicit learning deficit in chil- dren with Duchenne muscular dystrophy: evidence for a cerebellar cognitive impairment? PLoS One 2018;13(1):e0191164 doi:10.1371/ journal.pone.0191164
32. Prosser JE Intelligence and the gene for Duchenne muscular dystro- phy Arch Dis Child 1969;44:221-230
33. Battini R, Chieffo D, Bulgheroni S, et al Cognitive profile in Duch- enne muscular dystrophy boys without intellectual disability: the role of executive functions Neuromuscul Disord 2018;28(2):122-128 doi:10.1016/j.nmd.2017.11.018
34. Bushby K, Finkel R, Birnkrant DJ, et al Diagnosis and management of Duchenne muscular dystrophy, part 2: implementation of multi- disciplinary care Lancet Neurol 2010;9:177-189
35. Ziter FA, Allsop K The diagnosis and management of childhood muscular dystrophy Clin Pediatr 1976;15(6):540-548
36. Brooke MH, Fenichel G, Griggs R, et al Clinical investigation of Duchenne muscular dystrophy Interesting results in a trial of pred- nisone Arch Neurol 1987;44:812-817
37. Angelini C, Peterle E Old and new therapeutic developments in steroid treatment in Duchenne muscular dystrophy Acta Myol 2012;31(1):9-15
38. Manzur AY, Kuntzer T, Pike M, et al Glucocorticoid corticoste- roids for Duchenne muscular dystrophy Cochrane Database Syst Rev 2004;(2):CD003725
39. Drachman DB, Tokya RV, Meyer E Prednisone in Duchenne mus- cular dystrophy Lancet 1974;2:1409-1412
40. DeSilva S, Drachman D, Mellits D, et al Prednisone treatment in Duchenne muscular dystrophy Long-term benefit Arch Neurol 1987;44:818-822
41. Fenichel G, Florence J, Pestronk A, et al Long-term benefit from prednisone therapy in Duchenne muscular dystrophy Neurology 1991;41:1874-1877
42. Banerjee B, Sharma U, Balasubramanian K, et al Effect of creatine monohydrate in improving cellular energetics and muscle strength
43. Chetlin RD, Gutmann L, Tarnopolsky MA, et al Resistance training exercise and creatine in patients with Charcot-Marie-Tooth Disease Muscle Nerve 2004;30:69-76
44. Fairclough RJ, Bareja A, Davies KE Progress in therapy for Duch- enne muscular dystrophy Exp Physiol 2011;96(11):1101-1113
45. Alfano LN, Charleston JS, Connolly AM, et al Long-term treatment with eteplirsen in nonambulatory patients with Duchenne muscular dystrophy Medicine (Baltimore) 2019;98(26):e15858
46. Shimizu-Motohashi Y, Komaki H, Motohashi N, et al Restoring dys- trophin expression in Duchenne muscular dystrophy: current sta- tus of therapeutic approaches J Pers Med 2019;9(1):1 doi:10.3390/ jpm9010001
47. Bushby K, Bann CM, Apkon SD, et al; for the DMD Care Consider- ations Working Group Diagnosis and management of Duchenne muscular dystrophy, part 1: diagnosis, and neuromuscular, rehabili- tation, endocrine, and gastrointestinal and nutritional management Lancet Neurol 2018;17(3):251-267
48. Bentley G, Haddad F, Bull TM, et al The treatment of scoliosis in muscular dystrophy using modified Luque and Harrington-Luque instrumentation J Bone Joint Surg Br 2001;83(1):22-28
49. Miller F, Moseley CF, Koreska J Spinal fusion in Duchenne muscular dystrophy Dev Med Child Neurol 1992;34:775-786
50. Huber H, Andre G, Rumeau F, et al Flexible intramedullary nail- ing for distal femoral fractures in patients with myopathies J Child Orthop 2012;6:119-123
51. Yildiz S, Glanzman AM, Estilow T, et al Retrospective analysis of fractures and factors causing ambulation loss after lower extremity fractures in Duchenne Muscular Dystrophy Am J Phys Med Rehabil 2020;99(9):789-794
52. Huberclaut V, Haroun D, Bezzou K, et al Motor and respiratory heterogeneity in Duchenne patients: implications in clinical trials Eur J PaediatrNeurol 2012;16:149-160
53. Leger P, Jennequin J, Gerard M, et al Home positive pressure ven- tilation via nasal mask for patients with neuromuscular weakness or restrictive lung or chest-wall disease Respir Care 1989;34:73-79

54. Bach J, O'Brien J, Krotenberg R, et al Management of end-stage respiratory failure in Duchenne muscular dystrophy Muscle Nerve 1987;10:177-182
55. James KA, Gralla J, Ridall LA, et al Left ventricular dysfunction in Duchenne muscular dystrophy Cardiol Young 2020;30:171-176
56. Florian A, Rosch S, Bietenbec M, et al Cardiac involvement in female Duchenne and Becker muscular dystrophy carriers in comparison to their first-degree male relatives: a comparative cardiovascular mag- netic resonance study Eur Heart J Cardiovasc Imaging 2016;17:326-333
57. Alqahtan FF, Offiah AC Diagnosis of osteoporotic vertebral frac- tures in children Pediatr Radiol 2019;49(3):283-296
58. Larson CM, Henderson RC Bone mineral density and fractures in boys with Duchenne muscular dystrophy J Pediatr Orthop 2000;20:71-74
59. Birnkrant DJ, Bushby K, Bann CM, et al Diagnosis and management of Duchenne muscular dystrophy, part 2: respiratory, cardiac, bone health, and orthopaedic management Lancet Neurol 2018;17(4): 347-361 doi:10.1016/S1474-4422(18)30025-5
60. Birnkrant DJ, Bushby K, Bann CM, et al Diagnosis and management of Duchenne muscular dystrophy, part 1: diagnosis, and neuromus- cular, rehabilitation, endocrine, and gastrointestinal and nutritional management Lancet Neurol 2018;17(3):251-267
61. Florence J, Brooke M, Carroll J Evaluation of the child with muscu- lar weakness Orthoped Clin North Am 1978;9(2):421-422
62. Henricson E, Abresch R, Han JJ, et al Percent-predicted 6-minute walk distance in Duchenne muscular dystrophy to account for mat- urational influences Version 2 PLoS Curr 2012;4:RRN1297
63. McDonald CM, Abresch RT, Carter GT, et al Profiles of neuromus- cular diseases Duchenne muscular dystrophy Am J Phys Med Rehabil 1995;74(5)(suppl):S70-S92
64. Ziter FA, Allsop KG, Tyler FH Assessment of muscle strength in Duchenne muscular dystrophy Neurology 1977;27:981-984
65. Allsop KG, Ziter FA Loss of strength and functional decline in Duchenne dystrophy Arch Neurol 1981;38:406-411
66. Brooke MH, Griggs R, Mendell J, et al Clinical trial in Duchenne dys- trophy I The design of the protocol Muscle Nerve 1981;4:186-197
67. Florence JM, Pandya S, King W, et al Clinical trials in Duchenne dystrophy Standardization and reliability of evaluation procedures Phys Ther 1984;64:41-45
68. Griggs R, Moxley RT 3rd, Mendell JR, et al Prednisone in Duch- enne dystrophy A randomized, controlled trial defining the time course and dose response Arch Neurol 1991;48:383-388
69. Scott E, Eagle M, Mayhew A, et al Development of a functional assessment scale for ambulatory boys with Duchenne mus- cular dys- trophy Physiother Res Int 2012;17(2):101-109
70. Alfanoa NL, Miller NF, Berry KM, et al The 100-meter timed test: Normative data in healthy males and comparative pilot outcome data for use in Duchenne muscular dystrophy clinical trials Neuro- muscul Disord 2017;27:452-457 doi:10.1016/j.nmd.2017.02.007
71. Stuberg W, Metcalf W Reliability of quantitative muscle testing in healthy children and in children with Duchenne mus- cular dystrophy using hand held dynamometers Phys Ther 1988;68(6):977-982
72. Brussock C, Haley S, Munsat T, et al Measurement of isometric force in children with and without Duchenne's muscular dystrophy Phys Ther 1992;72(2):105-114
73. Kilmer DD, McCrory MA, Wright NC, et al Hand-held dynamom- etry reliability in persons with neuropathic weakness Arch Phys Med Rehabil 1997;78:1364-1368
74. Hyde SA, Steffensen BF, FlØytrup I, et al Longitudinal data anal- ysis: an application to construction of a natural history profile of Duchenne muscular dystrophy Neuromuscul Disord 2001;11(2): 165-170
75. Mathur S, Lott DJ, Senesac C, et al Age-related differences in lower-limb muscle cross-sectional area and torque production in boys with Duchenne muscular dystrophy Arch Phys Med Rehabil 2010;91(7):1051-1058
76. Magee DJ Orthopedic Physical Assessment 2nd ed WB Saunders; 1992
77. Kiefer M, Bonarrigo K, Quatman-Yates C, et al Progression of ankle plantarflexion contractures and functional decline in Duch- enne muscular dystrophy: implications for physical therapy management Pediatr Phys Ther 2019;31(1):61-66 doi:10.1097/ PEP.0000000000000553
78. Hyde SA, Floytruuup I, Glent S, et al A randomized comparative study of two methods for controlling Tendo Achilles contracture in Duchenne muscular dystrophy Neuromusc Disord 2000;10:257-263
79. Scott OM, Hyde SA, Goddard C, et al Prevention of deformity in Duchenne muscular dystrophy Physiotherapy 1981;67: 177-180
80. Nishizawa H, Matsukiyo A, Shiba N, et al The effect of wearing night splints for one year on the standing motor function of patients with Duchenne muscular dystrophy J Phys Ther Sci 2018;30(4):576- 579 doi:10.1589/jpts.30.576
81. McDonald CM Limb contractures in progressive neuromus-

cular disease and the role of stretching, orthotics, and surgery Phys Med Rehabil Clin N Am 1998;9:187-209

82. Glanzman AM, Flickinger JM, Dholakia KH, et al Serial casting for the management of ankle contracture in Duchenne muscular dys- trophy Pediatr Phys Ther 2011;23(3):275-279
83. Johnson E, Yarnell S Hand dominance and scoliosis in Duchenne muscular dystrophy Arch Phys Med Rehabil 1976;57:462-464
84. Miller F, Moseley C, Koreska J, et al Pulmonary function and scolio- sis in Duchenne dystrophy J Pediatr Orthop 1988;8:133-137
85. Miller R, Chalmers A, Dao H, et al The effect of spine fusion on respiratory function in Duchenne muscular dystrophy Neurology 1991;41:37-40
86. Alexander WM, Smith M, Freeman BJ, et al The effect of posterior spinal fusion on respiratory function in Duchenne muscular dystro- phy Eur Spine J 2013;22(2):411-416
87. Carter GT Rehabilitation management in neuromuscular disease J Neurol Rehabil 1997;11:69-80
88. Vignos P, Watkins M The effect of exercise in muscular dystrophy JAMA 1966;197:121-126
89. Ansved T Muscle training in muscular dystrophies Acta Physiol Scand 2001;171:359-366
90. de Lateur B, Giaconi RM Effect on maximal strength of submaxi- mal exercise in Duchenne muscular dystrophy Am J Phys Med 1979;58:26-36
91. Scott OM, Hyse SA, Goddard C, et al Effect of exercise in Duch- enne muscular dystrophy Physiotherapy 1981;67(6):174-176
92. Eagle M Report on the muscular dystrophy campaign workshop: exercise in neuromuscular diseases Newcastle, 2002 Neuromusc Dis- ord 2002;12:975-983
93. McCarter GC, Steinhardt RA Increased activity of calcium leak channels caused by proteolysis near sarcolemmal ruptures J Mem- brane Biol 2000;176:169-174
94. Brussee V, Tardif F, Tremblay J Muscle fibers of mdx mice are more vulnerable to exercise than those of normal mice Neuromusc Disord 1997;7:487-492
95. Connolly AM, Keeling RM, Mehta S, et al Three mouse models of muscular dystrophy: the natural history of strength and fatigue in dystrophin-, dystrophin/utrophin-, and laminin α2-deficient mice Neuromusc Disord 2001;11:703-712
96. Alderton JM, Steinhardt RA How calcium influx through calcium leak channels is responsible for the elevated levels of calcium-dependent proteolysis in dystrophic myotubes Trends Car- diovasc Med 2000;10:268-272
97. Hayes A, Lynch GS, Williams DA The effects of endurance exercise on dystrophic mdx mice I Contractile and histochemical properties of intact muscles Proc Biol Sci 1993;253:19-25
98. Alemdarog'lu I, Karaduman A, Yilmaz ÖT, et al Different types of upper extremity exercise training in Duchenne muscular dystrophy: effects on functional performance, strength, endurance, and ambu- lation Muscle Nerve 2015;51:697-705 https://doi-org.proxy.library upenn.edu/10.1002/mus.24451
99. Markert CD, Ambrosio F, Call JA, et al Exercise and Duchenne muscular dystrophy: toward evidence-based exercise prescription Muscle Nerve 2011;43:464-478
100. Markert CD, Case LE, Carter GT, et al Exercise and Duchenne muscular dystrophy: where we have been and where we need to go Muscle Nerve 2012;45(5):746-751
101. Harris SE, Cherry DB Childhood progressive muscular dystrophy and the role of physical therapy Phys Ther 1974;54:4-12
102. Archibald DC, Vignos PJ Jr A study of contractures in muscular dys- trophy Arch Phys Med Rehabil 1959;40:150-157
103. Spencer GE Orthopaedic care of progressive muscular dystrophy J Bone Joint Surg Am 1967;49:1201-1204
104. Roy L, Gibson DA Pseudohypertrophic muscular dystrophy and its surgical management: review of 30 patients Can J Surg 1970;13:13-20
105. Siegel IM Management of musculoskeletal complications in neuro- muscular disease Enhancing mobility and the role of bracing and surgery In: Fowler WM Jr, ed Advances in the Rehabilitation of Neu- romuscular Diseases: State of the Art Reviews Vol 4 Hanley & Belfus; 1988:553-575
106. Ziter FA, Allsop KG The value of orthoses for patients with Duch- enne muscular dystrophy Phys Ther 1979;59:1361-1365
107. Heckmatt JZ, Dubowitz V, Hyde SA, et al Prolongation of walk- ing in Duchenne muscular dystrophy with lightweight orthoses Re- view of 57 cases Dev Med Child Neurol 1985;27: 149-154
108. Vignos PJ Management of musculoskeletal complications in neuromuscular disease: limb contractures and the role of stretch- ing, braces and surgery In: Fowler WM Jr, ed Advances in the Rehabilitation of Neuromuscular Diseases: State of the Art Reviews Vol 4 Hanley & Belfus; 1988:509-536
109. Pellegrini N, Guillon B, Prigent H, et al Optimization of power wheelchair control for patients with severe Duchenne muscular dys- trophy Neuromusc Disord 2004;14:297-300
110. Bach JR, Campagnolo DI, Hoeman S Life satisfaction of individu- als with Duchenne muscular dystrophy using long-term mechanical ventilatory support Am J Phys Rehabil 1991;70: 129-135
111. Liu M, Kiyoshi M, Kozo H, et al Practical problems and manage- ment of seating through the clinical stages of Duchenne's

muscular dystrophy Arch Phys Med Rehabil 2003;84:818-824
112. Edwards RHT Weight reduction in boys with muscular dystrophy Dev Med Child Neurol 1984;26:384-390
113. Martigne L, Salleron J, Mayer M, et al Natural evolution of weight status in Duchenne muscular dystrophy: a retrospective audit Br J Nutr 2011;105(10):1486-1491
114. Griffiths R, Edwards R A new chart for weight control in Duchenne muscular dystrophy Arch Dis Child 1988;63:1256-1258
115. Perez A, Mulot R, Vardon G, et al Thoracoabdominal pattern of breathing in neuromuscular disorders Chest 1996;110:454-461
116. Birnkrant DJ, Bushby KM, Amin RS, et al The respiratory manage- ment of patients with Duchenne muscular dystrophy: a DMD care considerations working group specialty article Pediatr Pulmonol 2010;45(8):739-748
117. Bach JR, Ishikawa Y, Kim H Prevention of pulmonary morbidity for patients with Duchenne muscular dystrophy Chest 1997;112(4):1024-1028
118. Topin N, Matecki S, Le Bris S, et al Dose-dependent effect of individualized respiratory muscle training in children with Duchenne muscular dystrophy Neuromuscul Disord 2002;12(6): 576-583
119. Wanke T, Toifl K, Merkle M, et al Inspiratory muscle training in patients with Duchenne muscular dystrophy Chest 1994;105:475-482
120. Gozal D, Thiriet P Respiratory muscle training in neuromuscular disease: long-term effects on strength and load perception Med Sci Sports Exerc 1999;31(11):1522-1527
121. Udd B, Krahe R The myotonic dystrophies: molecular, clinical, and therapeutic challenges Lancet Neurol 2012;11(10):891-905 doi:10.1016/S1474-4422(12)70204-1
122. Kirschner J, Bonnemenn CG The congenital and limb-girdle mus- cular dystrophies: sharpening the focus, blurring the boundaries Arch Neurol 2004;61:189-199
123. Johnson NE Myotonic muscular dystrophies Continuum (Minneap Minn) 2019;25(6):1682-1695 doi:10.1212/CON.0000000000000793
124. Wicklund MP The limb-girdle muscular dystrophies Continuum (Minneap Minn) 2019;25(6):1599-1618 https://neuromuscular wustl.edu/ doi:10.1212/CON.0000000000000809
125. Khadilkar SV, Patel BA, Lalkaka JA Making sense of the clinical spectrum of limb girdle muscular dystrophies Pract Neurol 2018;18(3):201-210 doi:10.1136/practneurol-2017-001799
126. Khadikar SV, Singh RK, Katrak SM Sarcoglycanopathies: a report of 25 cases Neurol India 2002;50:27-32
127. Ferreira AF, Carvalho MS, Resende MB, et al Phenotypic and im- munohistochemical characterization of sarcoglycanopathies Clinics (Sao Paulo) 2011;66(10):1713-1719
128. Reddy K, Jenquin JR, Cleary JD, et al Mitigating RNA toxicity in myotonic dystrophy using small molecules Int J Mol Sci 2019;20(16):4017 doi:10.3390/ijms20164017
129. Politano L, Nigro V, Passamano L, et al Evaluation of cardiac and respiratory involvement in sarcoglycanopathies Neuromusc Disord 2001;11:178-185
130. Fayssoil A, Nardi O, Annane D, et al Left ventricular function in alpha-sarcoglycanopathy and gamma-sarcoglycanopathy Acta Neurol Belg 2014;114(4):257-259 doi: 10.1007/s13760-013-0276-5
131. Garc í a D í az BE, Gauthier S, Davies PL Ca^{2+} dependency of calpain 3 (p94) activation Biochemistry 2006;45(11):3714-3722
132. Angelini C, Fanin M Calpainopathy In: Adam MP, Ardinger HH, Pagon RA, et al, eds GeneReviews® [Internet] University of Washington, Seattle; 1993-2019
133. Richard I, Roudaut C, Saenz A, et al Calpainopathy—a survey of mutations and polymorphisms Am J Hum Genet 1999;64: 1524-1540
134. Han R Muscle membrane repair and inflammatory attack in dys- ferlinopathy Skelet Muscle 2011;1(1):10 doi:10.1186/2044-5040-1-10
135. Zatz M, de Paula F, Starling A, et al The 10 autosomal recessive limb-girdle muscular dystrophies Neuromusc Disord 2003;13:532-544
136. Angelini C, Nardetto L, Borsato C, et al The clinical course of cal- painopathy (LGMD2A) and dysferlinopathy (LGMD2B) Neurol Res 2010;32:41-46
137. Pollitt C, Anderson LVB, Pogue R, et al The phenotype of calpain- opathy: diagnosis based on a multidisciplinary approach Neuromusc Disord 2001;11:287-296
138. Driss A, Amouri R, Hamida B, et al A new locus for autosomal-recessive limb-girdle muscular dystrophy in a large consanguineous Tunisian family maps to chromosome 19q3. 3. Neuro- musc Disord 2000;10:240-246
139. Brockington M, Blake DJ, Prandini P, et al Mutations in the fukutin-related protein gene (FKRP) cause a form of congenital muscular dystrophy with secondary laminin α-2 deficiency and abnormal glycosylation of α-dystroglycan Am J Hum Genet 2001;69:1198-1209
140. Alhamidi M, Kjeldsen Buvang E, Fagerheim T, et al Fukutin-related protein resides in the Golgi cisternae of skeletal muscle fibres and forms disulfide-linked homodimers via an N-terminal interaction PLoS One 2011;6(8):e22968 doi:10.1371/journal.pone.0022968
141. Poppe M, Cree L, Bourke J, et al The phenotype of limb-girdle

muscular dystrophy type 2I Neurology 2003;60:1246-1251
142. Mercuri E, Brockington M, Straub V, et al Phenotypic spectrum associated with mutations in the fukutin-related protein gene Ann Neurol 2003;53:537-542
143. Poppe M, Bourke J, Eagle M, et al Cardiac and respiratory failure in limb-girdle muscular dystrophy 2I Ann Neurol 2004;56:738-741
144. Pane M, Messina S, Vasco G, et al Respiratory and cardiac func- tion in congenital muscular dystrophies with alpha dystroglycan deficiency Neuromuscul Disord 2012;22(8):685-689 doi:10.1016/j nmd.2012.05.006
145. Nance JR, Dowling JJ, Gibbs EM, et al Congenital myopathies: an update Curr Neurol Neurosci Rep 2012;12(2):165-174 doi:10.1007/ s11910-012-0255-x
146. Clarkson E, Costa CF, Machesky LM Congenital myopathies: dis- eases of the actin cytoskeleton J Pathol 2004;204:407-417
147. Goebel HH Congenital myopathies at their molecular dawning Muscle Nerve 2003;27:527-548
148. Bönnemmann CG, Laing NG Myopathies resulting from mutations in sarcomeric proteins Curr Opin Neurol 2004;17:1-9
149. Sanoudoud D, Beggs AH Clinical and genetic heterogeneity in nemaline myopathy—a disease of skeletal muscle thin filaments Trends Mol Med 2001;7:362-368
150. Wallgren-Pattersson C, Laing NG Report of the 70th ENMC Inter- national Workshop: Nemaline Myopathy 11–13 June 1999, Naarden, the Netherlands Neuromusc Disord 2000;10:299-306
151. Ryan MM, Schnell C, Strickland CD, et al Nemaline myopathy: a clinical study of 143 cases Ann Neurol 2001;50:312-320
152. Zhang Y, Chen HS, Khanna VK, et al A mutation in the human ryanodine receptor gene associated with central core disease Nat Genet 1993;5(1):46-50
153. Quane KA, Healy JM, Keating KE, et al Mutations in the ryanodine receptor gene in central core disease and malignant hyperthermia Nat Genet 1993;5(1):51-55
154. Jokela M, Tasca G, Vihola A, et al An unusual ryanodine receptor 1 (RYR1) phenotype: mild calf-predominant myopathy Neurology 2019;92(14):e1600-e1609 doi:10.1212/WNL. 0000000000007246
155. Knuiman GJ, Küsters B, Eshuis L, et al The histopathological spectrum of malignant hyperthermia and rhabdomyolysis due to RYR1 mutations J Neurol 2019;266(4):876-887 doi:10.1007/ s00415019-09209-z
156. Helbling DC, Mendoza D, McCarrier J, et al Severe neonatal RYR1 myopathy with pathological features of congenital muscular dystro- phy J Neuropathol Exp Neurol 2019;78(3):283-287 doi:10.1093/jnen/ nlz004
157. Cocanougher BT, Flynn L, Yun P, et al Adult MTM1-related my- opathy carriers: classification based on deep phenotyping Neurology 2019;93(16):e1535-e1542 doi:10.1212/ WNL.0000000000008316
158. Jungbluth H, Sewry CA, Muntoni F Core myopathies Semin Pediatr Neurol 2011;18(4):239-249 doi:10.1016/j.spen.2011. 10.005
159. Mohassel P, Foley AR, Bönnemann CG Extracellular matrix-driven congenital muscular dystrophies Matrix Biol 2018;71-72:188-204 doi: 10.1016/j.matbio.2018.06.005
160. Muntoni F, Voit T The congenital muscular dystrophies in 2004: a century of exciting progress Neuromusc Disord 2004;14:635-649
161. Demir E, Ferreiro A, Sabatelli P, et al Collagen VI status and clini- cal severity in Ullrich congenital muscular dystrophy: phenotype analysis of 11 families linked to the COL6 Loci Neuropediatrics 2004;35:103-112
162. Baker NL, Morgelin M, Peat R, et al Dominant collagen VI muta- tions are a common cause of Ullrich congenital muscular dystrophy Hum Mol Genet 2005;14:279-293
163. Morales RJ, Pageot N, Taieb G, et al Adult-onset spinal muscu- lar atrophy: an update Rev Neurol (Paris) 2017;173(5):308-319 doi:10.1016/j.neurol.2017.03.015
164. Finkel RS, Mercuri E, Darras BT, et al; ENDEAR Study Group Nusinersen versus sham control in infantile-onset spinal muscu- lar atrophy N Engl J Med 2017;377(18):1723-1732 doi:10.1056/ NEJMoa1702752
165. Mendell JR, Al-Zaidy S, Shell R, et al Single-dose gene-replacement therapy for spinal muscular atrophy N Engl J Med 2017;377(18):1713- 1722 doi:10.1056/NEJMoa1706198
166. Calucho M, Bernal S, Alías L, et al Correlation between SMA type and SMN2 copy number revisited: an analysis of 625 unrelated Span- ish patients and a compilation of 2834 reported cases Neuromuscul Disord 2018;28(3):208-215 doi:10.1016/ j.nmd.2018.01.003
167. Voit T Congenital muscular dystrophies: 1997 update Brain Dev 1998;20:65-74
168. Bertini E, D'Amico A, Gualandi F, et al Congenital muscular dys- trophies: a brief review Semin Pediatr Neurol 2011;18(4):277-288 doi:10.1016/j.spen.2011.10.010
169. Guillian T, Brzustowicz L, Castilla L, et al Genetic hemogeneity be- tween acute and chronic forms of spinal muscular atrophy Nature 1990;345:823-825
170. Hamilton G, Gillingwater TH Spinal muscular atrophy: going beyond the motor neuron Trends Mol Med 2013;19(1):40-50 doi:10.1016/j.molmed.2012.11.002
171. van der Heul AMB, Wijngaarde CA, Wadman RI, et al Bulbar

prob- lems self-reported by children and adults with spinal muscular atro- phy J Neuromuscul Dis 2019;6(3):361-368 doi:10.3233/JND190379

172. Chatwin M, Simonds AK Long-term mechanical insufflation-exsufflation cough assistance in neuromuscular disease: patterns of use and lessons for application Respir Care 2020;65:135-143 doi:10.4187/respcare.06882
173. Lomen-Hoerth C, Slawnych MP Statistical motor unit number es- timation: from theory to practice Muscle Nerve 2003;28(3):263-272
174. Mercuri E, Finkel RS, Muntoni F, et al; SMA Care Group Di-agno- sis and management of spinal muscular atrophy: part 1: recom- mendations for diagnosis, rehabilitation, orthopedic and nutritional care Neuromuscul Disord 2018;28(2):103-115 doi:10.1016/j.nmd .2017.11.005
175. Iannaccone ST, Brown RH, Samaha FJ, et al; DCN/SMA Group Prospective study of spinal muscular atrophy before age 6 years Pediatr Neurol 1993;9:187-193
176. Oskoui M, Levy G, Garland CJ, et al The changing natural history of spinal muscular atrophy type 1 Neurology 2007;69(20):1931-1936
177. Rudnik-Schoneborn S, Hausmanowa-Petrusewicz I, Bro-kowska J, et al The predictive value of achieved motor mile-stones assessed in 441 patients with infantile spinal muscular atrophy types II and III Eur Neurol 2000;45:174-181
178. Russman BS, Bucher CR, Shite M, et al; DCN/SMA Group Func- tion changes in spinal muscular atrophy II and III Neu-rology 1996;47:973-976
179. Iannaccone AT, Russman BS, Browne GH, et al; Prospective analysis of strength in spinal muscular atrophy DCN/Spinal Muscular Atro- phy Group J Child Neurol 2000;15:97-101
180. Merlini L, Bertini E, Minetti C, et al Motor function-muscle strength relationship in spinal muscle atrophy Muscle Nerve 2004;12:561-566
181. Di Pede C, Salamon E, Motta M, et al Spinal bracing and lung function in type 2 spinal muscular atrophy Eur J Phys Rehabil Med 2019;55(4):505-509 doi:10.23736/S1973-9087.18.05046-3
182. Morillon S, Thumerelle C, Cuisset JM, et al Effect of thoracic brac- ing on lung function in children with neuromuscular disease [Article in French] Ann Readapt Med Phys 2007;50(8):645-650
183. Tangsrud SE, Carlsen KC, Lund-Petersen I, et al Lung function measurements in young children with spinal muscle atro-phy; a cross sectional survey on the effect of position and brac-ing Arch Dis Child 2001;84(6):521-524
184. Doany ME, Olgun ZD, Kinikli GI, et al Health-related quality of life in early-onset scoliosis patients treated surgically: EOSQ scores in tradi- tional growing rod versus magnetically con-trolled growing rods Spine (Phila Pa 1976) 2018;43(2):148-153 doi:10.1097/BRS.0000000000002274
185. Nossov SB, Curatolo E, Campbell RM, et al; Children's Spine Study Group VEPTR: are we reducing respiratory assistance requirements? J Pediatr Orthop 2019;39(1):28-32 doi:10.1097/BPO.0000000000000986
186. Granata C, Cornelio F, Bonfiglioli S, et al Promotion of am-bula- tion of patients with spinal muscular atrophy by early fit-ting of knee-ankle-foot orthoses Dev Med Child Neurol 1987;29(2):221-224
187. Shapiro F, Specht L Current concepts review The diagnosis and or- thopaedic treatment of childhood spinal muscular at-rophy, periph- eral neuropathy, Friedreich ataxia, and arthro-gryposis J Bone Joint Surg Am 1993;75A:1699-1714
188. Tangsrud SE, Lodrup Carlsen KC, Lund-Petersen KC, et al Lung function measurements in young children with spinal muscle atro- phy: a cross sectional survey on the effect of posi-tion and bracing Arch Dis Child 2001;84:521-524
189. DP, Roye DP, Farcy JPC, et al Surgical treatment of scoliosis in a spinal muscular atrophy population Spine 1990;15:942-945
190. Tsirikos AI, Chang WN, Shah SA, et al Preserving ambulatory potential in pediatric patients with cerebral palsy who undergo spinal fusion using unit rod instrumentation Spine (Phila Pa 1976) 2003;28(5):480-483
191. Montes J, McDermott MP, Mirek E, et al Ambulatory func-tion in spinal muscular atrophy: age-related patterns of pro-gression PLoS One 2018;13(6):e0199657 doi:10.1371/journal.pone.0199657
192. Montes J, Dunaway YS, Mazzone ES, et al; CS2 and CS12 Study Groups Nusinersen improves walking distance and re-duces fatigue in later-onset spinal muscular atrophy Muscle Nerve 2019;60(4):409- 414 doi:10.1002/mus.26633
193. Montes J, Garber CE, Kramer SS, et al Randomized, con-trolled clin- ical trial of exercise in ambulatory spinal muscular atrophy: why are the results negative? J Neuromuscul Dis 2015;2(4):463-470
194. Salazar R, Montes J, Dunaway YS, et al Quantitative evalua-tion of lower extremity joint contractures in spinal muscular atrophy: im- plications for motor function Pediatr Phys Ther 2018;30(3):209-215 doi:10.1097/PEP.0000000000000515
195. Rodillo E, Marini ML, Heckmatt JZ, et al Scoliosis in spinal muscular atrophy: review of 63 cases J Child Neurol 1989;4: 118-123
196. Muscular Dystrophy Association Charcot-Marie-Tooth dis-ease and Dejerine-Sottas disease Accessed May 1, 2005 www.mdausa.org

197. Patzkó A, Shy ME Update on Charcot-Marie-Tooth disease Curr Neurol Neurosci Rep 2011;11(1):78-88
198. Shy ME, Patzkó A Axonal Charcot-Marie-Tooth disease Curr Opin Neurol 2011;24(5):475-483 doi:10.1097/WCO.0b013e32834aa331
199. Azmaipairashvili Z, Riddle EC, Scavina M, et al Correction of ca- vovarus foot deformity in Charcot-Marie-Tooth Disease J Pediatr Orthop 2005;25:360-365
200. Shy ME, Blake J, Krajewski K, et al Reliability and validity of the CMT neuropathy score as a measure of disability Neurology 2005;64:1209-1214
201. El Mhandi L, Millet GY, Calmels P, et al Benefits of interval-training on fatigue and functional capacities in Charcot-Marie-Tooth disease Muscle Nerve 2008;37(5):601-610 doi:10.1002/mus.20959
202. Ramdharry GM, Day BL, Reilly MM, et al Foot drop splints improve proximal as well as distal leg control during gait in Charcot-Marie-Tooth disease Muscle Nerve 2012;46(4):512-519
203. Guillebastre B, Calmels P, Rougier PR Assessment of appropriate ankle-foot orthoses models for patients with Charcot-Marie-Tooth disease Am J Phys Med Rehabil 2011;90(8):619-627 doi:10.1097/ PHM.0b013e31821f7172
204. Bean J, Walsh A, Frontera W Brace modification improves aerobic performance in Charcot-Marie-Tooth disease: a single subject de- sign Am J Phys Med Rehabil 2001;80:578-582
205. Sackley C, Disler PB, Turner-Stokes L, et al Rehabilitation interven- tions for foot drop in neuromuscular disease Cochrane Database Syst Rev 2009;8(3):CD003908
206. Chetlin RD, Mancinelli CA, Gutmann L Self-reported follow-up post-intervention adherence to resistance exercise training in Charcot-Marie-Tooth disease patients Muscle Nerve 2010;42(3):456 doi:10.1002/mus.21705
207. Chetlin RD, Gutmann L, Tarnopolsky M, et al Resistance train- ing effectiveness in patients with Charcot-Marie-Tooth disease: recommendations for exercise prescription Arch Phys Med Rehabil 2004;85:1217-1223
208. Burns J, Raymond J, Ouvrier R Feasibility of foot and ankle strength training in childhood Charcot-Marie-Tooth disease Neuromuscul Disord 2009;19(12):818-821 doi:10.1016/j.nmd.2009.09.007
209. Lindeman E, Spaans F, Reulen J, et al Progressive resistance training in neuromuscular patients Effects on force and surface EMG J Elec- tromyogr Kinesiol 1999;9(6):379-384
210. Kilmer DD The role of exercise in neuromuscular disease Phys Med Rehabil Clin N Am 1998;9(1):115-125
211. Cornett KMD, Menezes MP, Shy RR, et al; CMTPedS Study Group Natural history of Charcot-Marie-Tooth disease during childhood Ann Neurol 2017;82(3):353-359 doi:10.1002/ana.25009
212. Estilow T, Glanzman AM, Burns J, et al; CMTPedS Study Group Balance impairment in pediatric Charcot-Marie-Tooth disease Mus- cle Nerve 2019;60(3):242-249 doi:10.1002/mus.26500

CHAPTER 14

복합 및 국소 통증장애

Lori Kile and Jamie Bradford

챕터 개요

명칭
발생률 및 원인
병태 생리학
중추 감작
신경 화학적 요인
신경 내분비 요인
기타 잠재적 지속 요인
심리사회적 요인
병태생리학의 핵심 사항
특정 진단 정보
섬유근육통
복합 부위 통증 증후군
확산성 및 국소 특발성 근골격계 통증
검사
과거력/현재 질병의 병력에서 공통적으로 발견되는 사항
사회력에서 공통적으로 발견되는 결과
통증 영향
통증 검사하기
체계적 검토
평가 및 측정
결과 평가
치료
중재
복합 부위 통증 증후군
섬유근육통/국소/확산성 통증
시간 제한 활동
이질통
대처 전략
인지 행동 치료
결과
사례 연구

어느 날 아침 설명할 수 없는 극심한 전신 통증으로 잠에서 깬 적이 있을 것이다. 처음에 얼마나 겁이 났을지, 그리고 의사를 찾아가 검사를 했는데 모든 결과가 음성으로 나왔다고 생각해 봐라. 의사는 고통을 설명할 수 없다.

이는 다양한 형태의 근골격계 통증 증후군(AMPS)과의 싸움을 시작하는 어린이와 청소년에게 매우 흔한 과정이다. 어린이와 성인의 AMPS 유병률이 꾸준히 증가하면서 학교, 과외 활동, 친구 및 가족과의 시간을 놓치는 청소년이 점점 더 많아지고 있다. AMPS를 앓고 있는 사람들은 최소한의 기능 장애부터 통증으로 인해 완전히 회복되지 않는 경우까지 다양한 증상을 보인다.

증상이 다양하게 나타날 수 있고 이에 대한 확실한 검사법이 없기 때문에 AMPS를 앓고 있는 많은 사람들은 가족, 친구, 의료 전문가를 포함해 아무도 자신을 이해하거나 믿어주지 않는다고 느낀다. 이는 개인의 사회적 고립뿐만 아니라 장기간의 과잉 치료로 이어지기도 한다.

명칭

국제 통증 연구 협회에 따르면 통증은 실제 또는 잠재적 조직 손상을 동반한 불쾌한 감각 및 정서적 경험으로 정의하거나 그러한 손상과 관련하여 설명할 수 있다. 그러나 이 정의는 통증이 주관적이라는 점과 통증이 구체적이고 식별 가능한 외상성 사고 없이도 나타날 수 있다는 사실을 강조한다.

또한 만성 통증은 정상적인 조직 치유 시간보다 오래 지속되는 재발성 또는 지속성 통증으로 정의되며, 일반적으로 3개월 이상 지속되는 것으로 알려져 있다.[1]

AMPS는 중추 및/또는 말초 감각 증폭과 관련된 통증 장애 그룹을 포괄적으로 지칭하는 용어이며 모든 유형의 소아

만성 근골격계 통증을 다룬다.

AMPS는 다음과 같이 몇 가지 하위 유형으로 분류된다: 자율신경계 징후가 있는 경우(복합부위통증증후군[CRPS] 유형 I 및 II라고도 함), 자율신경계 징후가 없는 경우(특발성 및 국소 통증), 압통점 또는 광범위한 통증과 소아 섬유근육통으로 분류되는 관련 증상이 있는 경우.[2] AMPS 진단에서 통증이 3개월 미만 동안 나타날 수 있지만 아동의 병력과 검진이 진단과 일치한다면 주의하는 것이 중요하다.

>> 발생률 및 원인

전 세계 어린이와 청소년의 약 20-30%가 어떤 형태의 만성 통증을 보고하고 있으며, 청소년의 5.1%는 신체적 및 정신 사회적 기능 저하를 동반한 중등도 통증을 보고하고 있다.[3-5]

극심한 통증의 경우, 평균 발병 연령은 12-17세이며 진단을 받은 환자의 약 75-80%가 여성이며[2,6], 이 중 대다수(86%)가 백인이다.[5,7] 개인은 다양한 사회경제적 배경을 가지고 있으며 가족 중에 통증 질환을 앓고 있는 경우가 많다.

또한, 극심한 통증 진단을 받은 사람들은 불안, 우울, 자존감 저하로 고통받으며, 성취도가 높거나 완벽주의자인 경우가 많다.[4] 정확한 원인은 밝혀지지 않았지만, 극심한 통증을 진단받은 사람들 사이에는 공통점이 있다.

일부 어린이는 골절이나 수술과 같은 큰 부상, 질병 또는 염좌나 부딪힘/타박상과 같은 가벼운 부상 후 통증을 경험한다.

또 다른 사람들은 부상이 없었으며 통증이 갑자기 시작되었다고 말하기도 하고 위에서 언급한 신체적 원인 외에도 심리적 스트레스 요인, 성격 성향, 가족력과도 밀접한 상관관계가 있는 것으로 널리 알려져 있다.

이는 부상, 수술 또는 질병 후 극심한 통증이 있는 사람과 그렇지 않은 사람을 구분하는 데 중요한 역할을 하며, 관절염, 겸상 적혈구 및 기타 염증성 질환과 같이 그 자체로 통증을 유발할 수 있는 다른 동반 질환을 앓고 있는 사람에게도 AMPS가 나타날 수 있다.[8]

>> 병태 생리학

AMPS의 메커니즘을 더 잘 이해하려면 통각 수용과 중추 신경계에서 통증이 어떻게 처리되는지에 대한 이해가 필요하다. 통각은 통각 섬유의 활성화에 반응하여 말초 및 중추 신경계가 신체 내부 및 외부 환경에 대한 정보를 처리하는 것을 말한다.

유해한 자극이 있으면 말초 시스템에 존재하는 통각 수용체가 활성화되어 척수의 등쪽 뿔을 통해 구심성 정보를 뇌간과 대뇌 피질로 보낸다.

통증에 대한 인식은 대뇌 피질에서 발생한다. 신호가 처리되면 중추 신경계에서 유해한 자극을 경험하는 부위로 구심성 신호가 전송되며 이러한 신호는 도피 반사, 에피네프린과 노르에피네프린의 방출, 혈관 수축 등 조직 손상을 피하기 위한 직접적 결과이다.[9]

극심한 통증 증후군에서는 반사 기능이 비정상적으로 작동한다. 문헌에 따르면 소아에서는 원인과 발병 기전이 널리 알려져 있지 않지만, 이 질환의 병태 생리학은 중추 및 말초 신경계와 관련된 복합적인 요인일 가능성이 높으며 유전적 요인과 관련이 있을 것으로 보인다.[10-1]

그러나 대부분의 문헌은 성인 인구를 대상으로 한 것이기 때문에 소아과에서도 병태 생리와 근거가 동일한지 판단하기는 어렵다.

중추 감작(Central sensitization)

중추 감작이란 중추 신경계의 부적응성 신경 가소성 변화로, 뉴런의 과흥분성을 특징으로 하며 급성 부상이나 질병으로 손상되거나 염증이 생긴 조직은 성장 인자 및 기타 염증성 신경 매개 물질을 방출하며, 이는 척수에서도 유사하게 발생한다. 이는 척수 신경교세포의 특정 표현형을 활성화하고 상향 조절하여 활동을 변화시키고 흥분성을 증가시킨다.

이러한 통각 조절 장애 상태는 고통스러운(통각과민) 및 비통증(이질통) 자극에 대한 과도한 반응의 추정 과정이다.

신경 화학적 요인(Neurochemical factors)

통각 전달 물질로 알려진 글루타메이트 및 물질 P와 같은 신경 전달 물질의 수치가 증가하면 극심한 통증 증후군에서 통증 민감도가 높아질 수 있다. 세로토닌과 노르아드레날린과 같은 억제성 신경전달물질의 감소는 통증 반응을 감소시키는 신체의 능력을 제한하는 것으로 보이며 이러한 요인들이 복합적으로 작용하여 통증이 증가하는 것으로 보

인다.[11,13]

신경 내분비 요인(Neuroendocrine factors)

보상, 동기 부여, 학습, 하향 조절 조절을 담당하는 뇌 네트워크의 변화로 인해 급성 또는 만성 통증의 위험이 커질 수 있다. 특히 외상이나 스트레스에 노출된 어린이의 경우 이러한 영향을 받을 수 있다. 하행성 통증 조절 시스템은 척수의 등쪽 후각에서 통각 전달을 조절하여 통증 경험에 영향을 미친다. 편도체, 시상하부, 전대상회 등은 하행성 통증 조절 시스템의 일부이다. 이러한 시스템은 정서적 및 인지적 변수가 구심성 통각 입력과 상호 작용하도록 연결하여 결과적으로 통증을 경험하고 기억할 수 있도록 한다.

여러 연구에 따르면 생애 초기 부상, 외상 또는 스트레스에 노출되면 통증 조절 시스템의 불균형이 초래되어 통증 신호가 부적절하게 억제되거나 촉진될 수 있다.[11,13]

기타 잠재적 지속 요인

만성 및 극심한 통증 증후군에 대한 기존 문헌은 통증의 복잡성을 계속해서 밝혀내고 있으며 지금까지 논의된 것 외에도 교감신경계, 유전학, 염증성 사이토카인, 사회심리적 요인의 역할이 광범위하게 검토되었다. 교감신경계 통증은 CRPS와 가장 밀접한 관련이 있지만, 다른 통증 질환에도 동일한 원리를 적용할 수 있다.

우리의 투쟁-도피 시스템인 교감신경계는 스트레스가 많은 상황에서 작동하며, 만성 스트레스(통증의 전조이든 통증의 직접적인 영향이든)는 이러한 사람들에게 존재한다. 명확하게 밝혀지지는 않았지만 교감신경 기능 항진 또는 기능 저하가 통증 증폭에 영향을 미칠 수 있다. 유전학은 이 집단에서 광범위하게 연구되어 왔으며, 쌍둥이 및 인구 기반 연구에서 가족 구성원 간에 강한 연관성이 발견되었다. 그러나 명확한 유전 방식은 아직 밝혀지지 않았다. 후성유전학은 통증 경험과 약물 또는 불안한 사회적 경험에 대한 노출 사이의 연관성을 이해할 수 있는 잠재력에 주목하면서 많은 관심을 받고 있는 분야이다.[11,13]

심리사회적 요인(psychosocial factors)

아마도 이러한 통증의 발생과 지속에 중요한 역할을 하는 심리사회적 요인이 AMPS의 메커니즘에서 가장 중요할 것이다. 인지적, 정서적, 행동적 요인이 통증에 큰 영향을 미친다.

이러한 요인에는 통증에 대한 두려움과 회피, 부적응적인 대처 전략, 우울 및 불안 증상, 통증에 대한 부모의 행동 등이 있다. 또한, 극심한 통증 증후군 진단을 받은 많은 어린이는 만성 통증 증후군을 앓고 있는 친척이 있는 경우가 많기 때문에 통증 관리에 부적응적인 대처 전략을 배운 것으로 밝혀졌다.

통증이 많은 어린이는 우울증 및/또는 불안증이라는 혼란스러운 진단을 받기도 하는데, 이것이 통증의 전조 증상인지 아니면 통증의 이차적인 증상인지에 대해서는 논란이 있다. 외상성 사고에 대한 조기 노출은 극심한 통증의 발생에 영향을 미칠 수 있다. 외상 후 스트레스 장애(PTSD)를 앓고 있는 어린이를 대상으로 한 연구에 따르면, 외상 후 스트레스 장애를 앓고 있는 어린이는 성인에 비해 통증이 증폭될 위험이 더 높은 것으로 나타났다. 이는 아마도 스트레스의 지속 시간을 증가시키는 뇌의 발달 변화 때문일 수 있다.[11,13]

병태생리학의 핵심 사항

분명한 것은 소아 만성 및 극심한 통증 증후군은 복합적이고 다차원적이라는 점이다. 성인과 소아에 존재하는 다양한 통증 관련 문헌을 모두 이해하는 것은 어려울 수 있지만, 아이들에게 이해하고 가르치는 데 가장 중요한 것은 통증과 AMPS에서 일어나는 현상에 대한 이해이다.

압정을 밟을 때와 같은 일반적인 통증 반응에서 신경 섬유는 통증을 나타내는 메시지를 뇌에 보내고, 뇌는 반사적으로 반응하여 척수를 통해 조직과 근육에 메시지를 보내 조직의 손상을 피하거나 고통스러운 자극에서 벗어나기 위해 수축하고, 같은 신경이 혈관에 과도한 출혈을 방지하기 위해 수축하라는 메시지를 보내지만 이는 조직으로 가는 산소가 감소하고 젖산이 증가하여 통증으로 직접 이어진다고 설명하는 것이 가장 좋은 방법이다.

그러나 AMPS에서는 신경계가 컴퓨터처럼 단락되어 신경 섬유가 과발화되어 직접적인 조직 손상 없이 통증 반응이 발생하며, 누군가 피부를 스치는 것만으로도 통증이 발생할 수 있다. 이러한 통증 증폭을 치료하기 위해서는 신경계를 고통스러운 자극에 노출시켜 실제로 조직을 손상시키는 것과 그렇지 않은 것을 이해하도록 시스템을 재구성해야 한다.

특정 진단 정보

섬유근육통(Fibromyalgia)

이전 소아 섬유근육통 진단 기준은 성인에 대한 기준이었고 소아에 대한 기준은 아니었지만, 압통점이 5개가 아닌 11개와 만성적 광범위 통증 병력이 필요하다는 점에서 기준 자체가 소아에 맞게 조정되었다.

소아 및 청소년에서 압통점의 신뢰성이 떨어지기 때문에 2010년 미국 류마티스 학회는 압통점 검사를 없애고 41가지 관련 증상 체크리스트, 광범위 통증 지수(WPI) 진단 척도, 증상 중증도(SS) 척도를 추가하는 진단 기준을 개정했다. 2016년에 추가 변경이 이루어져 진단을 위한 WPI 및 SS 척도의 최소 척도가 변경되었다. 또한 좌우 상지, 좌우 하지, 신체의 축 부분을 포함한 4/5 부위의 통증을 확인한다. 또한 다른 통증을 유발하는 다른 동반 질환과 함께 섬유근육통이 나타날 수 있음을 인식하여 다른 통증 진단을 배제하지 않았다. 또한 2016년에 섬유근육통 증상(FS) 또는 다발성 손상(PSD) 척도가 기준으로 추가되었다. 2016년의 마지막 변경 사항은 자가 기준을 없애고 의사 전용 기준을 사용한 것이다.[14]

복합 부위 통증 증후군

CRPS의 통증은 일반적으로 신체의 한 부위 또는 사지에 나타나며 일반적인 피부나 신경 분포를 따르지 않는 특징이 있다.

흔히 CRPS는 "차갑고 푸른 발이나 손"으로 생각하기 쉽지만, 실제로는 그렇게 나타나지 않으며, 이를 진단할 때 현재의 진단 기준을 사용하여 진단과 치료를 안내하는 것이 중요하다. CRPS의 진단 기준도 시간이 지남에 따라 약간의 변화를 겪었으며, 현재 가장 널리 사용되는 것은 부다페스트 기준(표 14.1)에 명시된 기준이다. 여전히 진단이 배제될 수 있지만, CRPS 진단을 받기 위해 반드시 있어야 하는 결정적인 징후와 증상이 있다.[15-17]

확산성 및 국소 특발성 근골격계 통증

이 용어는 한 가지 이상의 통증 또는 전신 통증이 있지만 청소년 섬유근육통 또는 CRPS의 기준을 충족하지 않는 개인에게 사용된다. 무작위로 또는 스트레스가 높거나 낮을 때 간헐적으로 통증이 왔다가 사라지는 극심한 간헐적 통증도 포함될 수 있다. 이러한 유형의 급성 통증으로 진단받기 위해서는 고려해야 할 기준이 있다. 이러한 통증의 발달과 지속에 영향을 미치는 사회심리적 요인이 AMP의 가장 중요한 기전일 수 있다.

국소 통증의 경우, 소아는 다음 세 가지 기준을 충족해야 한다: 한쪽 팔다리에 국한된 통증이 의학적으로 지시된 치료로 1주 이상 지속되거나 치료 없이 1개월 지속될 것, 증상을

표 14.1. 부다페스트 심사 기준

어느 자극적인 사건과도 불균형적이며 지속적인 통증; 징후와 증상을 더 잘 설명할 수 있는 다른 진단명이 없는 경우		
증상: 다음 범주 중 하나 이상에 해당	감각	감각 이상 및/또는 이질통에 대한 보고
	혈관운동	체온 비대칭 및/또는 피부색 변화 및/또는 피부색 비대칭
	수전증/부종	부종 및/또는 발한 변화 및/또는 발한 비대칭에 대한 보고
	운동/영양	운동 범위 감소 및/또는 운동 기능 장애에 대한 보고 (쇠약, 떨림, 근긴장 이상) 및/또는 영양 변화(모발, 손톱, 피부) 보고
표시자: 두 가지 또는 그 이상의 카테고리에 하나 이상의 기호를 표시해야 한다.	감각	통각 과민증(찌르는 듯한 통증) 및/또는 이질통(가벼운 접촉에 대한 및/또는 체온 감각 및/또는 심부 체압 및/또는 관절 움직임)
	혈관운동	체온 비대칭(>1℃) 및/또는 피부색 변화의 증거 및/또는 비대칭
	수전증/부종	부종 및/또는 발한 변화 및/또는 발한 비대칭의 근거
	운동/영양	운동 범위 감소 및/또는 운동 기능 장애의 근거(쇠약, 떨림, 근긴장 이상) 및/또는 영양 변화(모발, 손톱, 피부)의 증거

합리적으로 설명할 수 있거나 이전에 외상이 없을 것 등이 있다.[18]

위의 10가지 유형의 AMPS는 서로 겹치는 부분이 있으며, 시간이 지남에 따라 두 가지 이상의 유형을 경험할 수도 있다는 점에 유의해야 한다. 10가지 중복되는 통증 유형 외에도 함께 나타나는 다른 진단 가능성은 기능성 신경 장애(FND; 이전에는 전환 장애로 알려짐)이다.

확산성, 국소성, 간헐적 통증이 있는 어린이는 과민성 대장 증후군(IBS), 기분 장애, 인지장애, 만성 피로, 현기증, 뇌 인지장애와 같은 다른 관련 증상도 경험하는 경향이 있다.[19,20]

>> 검사

모든 형태의 AMPS를 가진 아동의 초기 검사는 진단, 치료 및 예후에 중요한 역할을 한다.

연구에 따르면 조기 진단은 이러한 환자군에서 전반적으로 더 나은 결과를 가져온다고 하며, 평가 결과는 직접적인 환경에서 통증의 기질적 원인에 비해 극심한 통증 증후군을 진단하는 데 도움이 될 수 있다. 이 섹션에서는 물리치료 검사의 일반적인 소견과 중요한 측면에 대해 설명한다.

과거력/현재 질병의 병력에서 공통적으로 발견되는 사항

차트를 검토하고 검사의 일부로 질문할 내용을 정리하는 동안에도 어린이는 시간이 지남에 따라 통증이 증가하는 것을 흔히 발견할 수 있다. 일반적인 발목 염좌는 우선적으로 고정을 하고 치료를 진행하면 시간이 지나면서 호전되지만, 종종 고정 시 통증이 증가하는 경우가 보고되고 있다. 또한 이러한 어린이는 이전에 부상이나 질병으로 인해 치유가 잘 되지 않았던 과거력이 있을 수 있다.

마지막으로, 휴식, 얼음찜질, 점진적 운동과 같은 전통적인 치료중재를 시행했다가 실패했다고 보고할 가능성이 높다. 이러한 문제에 대하여 문의하는 것은 임상의가 극심한 통증 증후군을 진단하는 데 도움이 된다.[21]

사회력에서 공통적으로 발견되는 결과

아동의 사회 이력으로 넘어가면, 이 집단에서 몇 가지 공통적인 점을 찾을수 있다.

어린이는 통증의 발달과 생활 환경이 공존한다고 보고되었다. 이러한 생활 환경에는 가족의 변화(사망, 이혼 등), 학교의 변화, 새로운 장소로의 이사 등이 포함될 수 있지만 이에 국한되지는 않는다. 이러한 아동의 상당수는 만성 요통을 앓고 있는 부모와 같이 가정이나 생활 속에서 통증의 롤모델을 보고 자라게 된다. 이차적으로, 이러한 아이들은 통증을 관리하기 위한 효과적인 대처 전략과 방법을 발견한다.

통증영향(Impact of pain)

일반적인 초기 검사와 마찬가지로 임상의는 아동의 가정, 학교 및 지역사회 환경에 대해 질의한다. 특히 이 집단은 통증이 일상생활에 미치는 영향을 조사하는 것이 필수적이다. 다음은 일반적인 “누구와 함께 살고 있습니까?”라는 사회력 질문과 함께 질문할 수 있는 질문의 예이다. 또한 아동 답변으로 다시 전달할 수 있는 몇 가지 일반적인 사례가 있다.[21]

- 계단을 어떻게 오르내리거나 계단을 피할 수 있는 집 구조는 어떤가요? 제 침실/욕실은 2층에 있습니다. 통증이 심한 날에는 계단을 오르내리지 않거나 엉덩방아를 찧으며 방으로 이동합니다.
- 하루를 준비할 때 앉아서 옷을 입는지, 서서 옷을 입는지, 샤워를 하는지, 몸단장을 하는지, 누가 도와주는 사람이 있는지 등 다른 행동을 하고 있나요? 샤워는 서서 하지만 날씨가 좋지 않은 날에는 앉아서 합니다. 저는 보통 앉아서 옷을 입는 것이 덜 고통스럽기 때문에 앉아서 옷을 입습니다.
- 어떤 학교에 다니고 있나요? 결석일, 지각/조기 하교, 학교 내 편의 제공(504, IEP, 체육관 없음 등), 통증으로 인해 학교 환경이 바뀐 적이 있나요? 저는 공립학교 9학년에 재학 중이며, 통증으로 인해 체육관을 빠지고 엘리베이터를 이용하며 필요할 때 조퇴할 수 있는 504코드를 받았습니다. 아마 10일에서 15일 정도 결석한 것 같습니다.
- 재미로 하는 일 중 통증 때문에 바뀐 것이 있나요? 지금은 별다른 활동을 하지 않아요. 예전에는 여러 가지 스포츠를 즐기고 친구들과 어울리며 매우 활동적이었어요.

통증 때문에 지금은 집에 머물면서 방에서 많은 시간을 보내는 것을 선호합니다. 질문할 수 있는 몇 가지 예에 불과하지만, 아동의 반응에 따라 임상의는 전반적인 치료에 도움이 될 수 있는 추가 질문을 개발할 수 있다.

이 집단에 대한 통증의 영향을 평가하는 궁극적인 목표는 이전 기능 수준, 현재 제한되는 기능, 목표가 무엇인지 파악하는 것이다. 일부 어린이는 과외 활동에서 이전 수준의 활동 강도로 돌아가고 싶지 않을 수도 있기 때문에 이는 매우 중요하다.

그러나 물리치료사(PT)의 목표는 아이가 학교, 집안일, 정상화된 움직임 형태 등 그 나이에 맞는 일상으로 돌아가도록 돕고 궁극적으로 통증을 완전히 줄이기 위해 통증을 극복할 수 있는 방법을 개발하는 것이다. 물리치료사는 아이에게 무엇이 중요한지 파악하여 이를 달성하기 위해 아이와 함께 노력해야 한다.[21]

통증 검사하기(Examining pain)

통증 검사는 시간이 오래 걸리지만 추후 전반적인 치료에서 중요한 절차이다. 다른 표준 평가와 마찬가지로 어린이의 통증 위치, 현재 수준, 최저/최고 수준, 통증의 질, 통증의 빈도 및 지속 시간, 통증을 악화시키고 완화시키는 요인을 파악하는 것이 중요하다. 그림 14.1에 표시된 것처럼 어린이에게 통증 다이어그램을 작성하게 하는 것도 도움이 될 수 있다. 이 그룹의 어린이는 "모든 것이 아파요"라고 말할 수 있지만 다이어그램을 작성할 때는 통증이 어디에 있는지 더 구체적으로 설명한다. 이 도구는 치료가 진행됨에 따라, 특히 퇴원 시 통증이 정확히 어떻게 변화했는지 확인하기 위해 어린이에게 유용한 시각 자료이기도 하다. 또한, 통증을 측정하기 위해 통증 아날로그 척도(VAS)를 사용하면 일부 어린이는 통증에 대한 수치에 집착하기 때문에 통증 척도에 차이가 있을 수 있다.[21] 이 아이들은 종종 이질통이 나타나며, 중추 민감성이 커지면 일반적으로 감각 이상이라고도 하는 감각 변화가 나타나며 통각 과민증이 동반되는 것이 특징 중 하나이다. 이는 척수 후각의 이질성감각 촉진으로 인한 것으로 생각된다. 이러한 변화에는 이질통, 통각 과민, 감각 과민 등이 포함된다.[23]

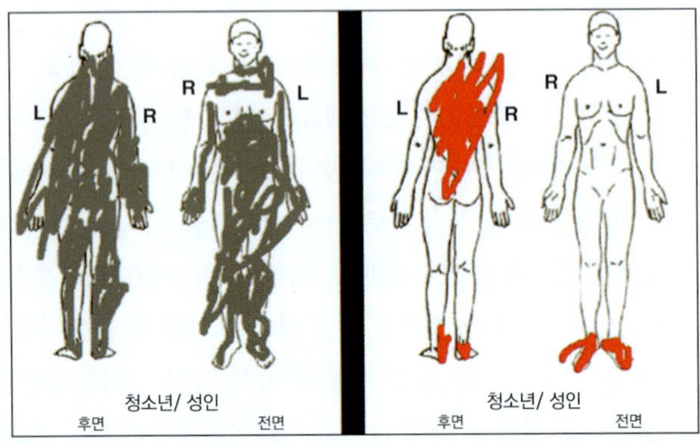

그림 14.1. 통증 진단도표

이질통은 다양한 형태의 근골격계 통증이 증폭된 어린이에게서 흔히 볼 수 있는 유형이다. 이질통은 증폭된 통증 증후군의 영향을 받는 신체 부위에 나타날 수 있으며 가볍거나 깊은 촉감, 온도, 심지어 소리나 빛에 이르기까지 다양한 형태로 나타날 수 있다. 이질통의 정확한 경계는 가변적인 경우가 많으며, 치료 과정에서 위치나 강도가 변하는 경우도 드물지 않다. 이질통이 있는지 어린이를 검사할 때 임상의는 가벼운 접촉, 깊은 접촉, 진동 감각을 통해 이질통의 존재 여부를 확인해야 할 수 있다.

체계적 검토(Systems review)

대부분의 경우 근골격계 검사 템플릿을 사용하여 심층적인 정보를 얻는 것이 가장 적절하다. 하지만 모든 신체 시스템에 대한 간단한 문진을 완료하면 아이의 진단에 대한 추가적인 정보를 얻을 수 있다. 각 시스템에서 다루어야 할 몇 가지 중요한 측면이 아래에 나열되어 있다.

1. 심폐
   a. 천식의 존재 - 어린이는 운동으로 인한 천식을 보고할 수 있지만 불안으로 인한 것일 수도 있으므로 원인을 파악하면 세션 내에서 약물 치료의 필요성을 안내할 수 있다.
   b. 심박수/혈압 - 일부 어린이는 자세 변화에 따라 어지러움이나 빈맥을 호소할 수 있지만, 이는 불안과 관련이 있거나 컨디션 저하로 인한 이차적인 증상일 수 있으며, 반드시 진정한 심장 문제가 아닐 수도 있다.
2. 외피
   a. 흉터의 존재 - 일부 어린이는 자해 행동의 과거력이 있거나 현재 그러한 행동을 하고 있을 수 있으며, 피부를 확인하면 안전을 지킬 수 있다.
   b. 피부의 자율적 변화 - 피부의 색, 성숙도 또는 영양

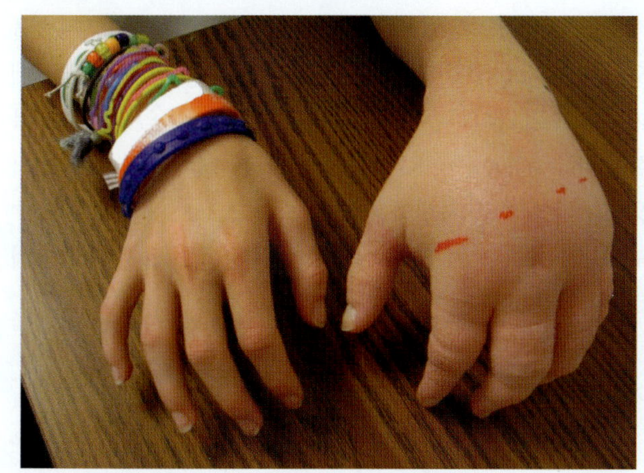

그림 14.2. 왼손의 만성 국소 통증 증후군

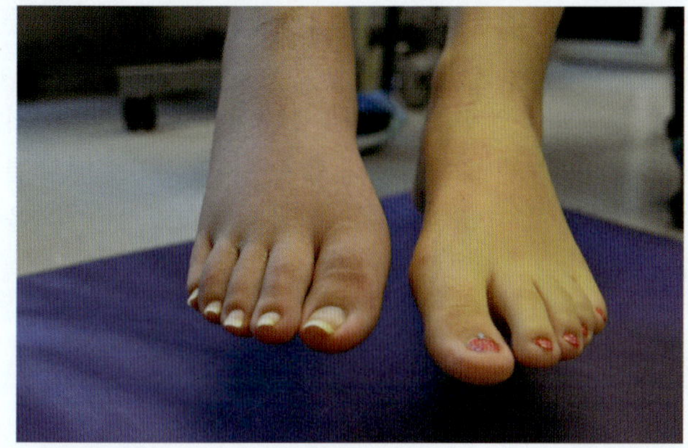

그림 14.3. 오른발의 만성 국소 통증 증후군. 발의 색 변화, 영양 피부 변화 및 부종 등이 있다.

변화는 CRPS를 나타낸다(그림 14.2 및 14.3).

3. 신경 근육
   a. 조정 및 운동 제어의 빠른 검사 - 통증이나 전환 증상에 의해 움직임이 제한되는가?

평가 및 측정

아동의 신체 검사를 할 때 임상의는 검사에서 우선순위를 정해야 할 사항에 대해 머릿속에 그림을 그려야 한다. 어린이가 신체 한 부분의 접촉이나 움직임에 특별히 민감한 경우 해당 부위까지, 즉 하지(LE)가 주된 증상인 경우 상지(UE)를 검사하는 것부터 시작하는 것이 중요할 수 있다. 그러나 궁극적으로 신체의 모든 움직임을 간략하게 또는 심층적으로 검사하여 장애와 치료에 장애가 될 수 있는 가능성을 파악하는 것이 필요하다.

가동범위(Range of motion)

활동 범위(AROM)부터 시작하여 모든 UE (상지) 및 LE (하지) 관절에 대한 검사를 완료해야 한다. 아동이 초기에 능동적으로 움직일 수 있도록 하면 임상의는 통증을 극복하려는 움직임을 파악할 수 있다. 또한 AROM에 제한이 있는지 여부에 관계없이 수동 ROM도 측정해야 한다. 수동적 ROM 검사를 통해 임상의는 근육 긴장, 근육 보호 또는 캡슐 제한으로 인해 이차적으로 제한되는 부위를 확인할 수 있다. 치료사는 촉각에 대한 민감도가 높은 어린이의 경우, 피부의 압력에 대한 어린이의 수용력에 따라 ROM 검사가 제한될 수 있음을 인지하고 이를 제한 사항으로 명확히 문서화해야 한다. 또한 특히 머리, 목, 등, 복부 통증이 보고된 환자의 경우 경추 및 몸통 ROM 검사를 실시하고 완료해야 한다. 얼굴 찡그리기, 의료진에게서 멀어지기, 울기, 비명 지르기 등의 통증 행동은 초기 및 퇴원 시 모두 기록하여 검사 상황을 파악하는 데 도움이 되도록 해야 한다.

근력(strength)

UE 및 LE 근력 테스트에 표준화된 수동 근육 테스트(MMT)를 활용하면 열린사슬 자세에서 아이들의 근력과 힘든동작을 견뎌낼 수 있는 의지를 파악하는 데 도움이 된다. 참고로, 어린이는 실제 근력 약화보다는 통증으로 인해 이차적으로 자세를 "깨뜨릴" 수 있다. 보고된 통증 부위에 따라 근력에 대한 빠른 검사와 심층적인 검사를 진행할 수 있다(예: LE 통증을 호소하는 어린이의 경우, PT는 UE 근력에 대한 빠른 검사를 실시한 후 모든 항중력 자세를 통해 LE 근력 검사를 진행할 수 있다).

어린이가 손목이나 손에 통증을 호소하는 경우 악력, 집기 등의 소근육 운동 능력을 검사해야 한다. 다시 한 번 강조하지만, 초기 및 퇴원 검사 시에는 진행 상황을 파악하기 위해 얼굴을 찡그리거나 의료진으로부터 멀어지거나 울거나 비명을 지르는 등의 통증 행동에 대한 기록을 작성해야 한다.

관절이완(Joint laxity)

이 집단에서 흔히 동반되는 동반 질환은 과운동성 또는 엘러스-댄로스 증후군(EDS)으로, 진단이 제대로 이루어졌을 수도 있고 그렇지 않았을 수도 있다. 표 14.2에 표시된 베

표 14.2. 베이튼스케일

기준(수행할 수 없는 경우 0점, 수행 가능하면 1점)	왼쪽	오른쪽
1. 다섯 번째 중수골 신전 90° 이상(앉은 상태에서 팔꿈치를 펴고 및 전완회내)		
2. 엄지 손가락을 대립 전완측 측면굴곡 전완(앉은 상태에서 팔꿈치를 펴고 전완회내)		
3. 팔꿉관절 과신전 >10°(어깨를 90°로 벌림, 전완신전 손 회외)		
4. 무릎의 수동적 과신전 >10 ° 이상(서있는 환자, 수동적 무릎 신전)		
5. 몸통을 적극적으로 앞으로 구부리면서 무릎을 완전히 펴고 손바닥을 바닥에 평평하게 엎드린 자세		

이톤 척도를 활용하여 아동의 관절 이완 정도를 파악할 수 있다. 이는 과운동성 또는 EDS의 잠재적 진단을 확인하거나 거부하는 데 필요한 것이 아니라 임상의가 어린이를 위한 안전한 치료 계획을 수립할 때 고려해야 할 잠재적 수정 사항을 결정하는 데 도움을 주기 위해 사용된다.

균형(Balance)

이러한 자세에 대한 질문과 함께 아동의 앉거나 서 있을 때 균형감각에 대한 검사를 완료해야 한다. 학교 책상에 앉거나 줄을 서는 등 정적인 자세를 유지하는 것은 이러한 아동에게 어려움이 될 수 있으므로 이러한 자세에 대한 내성에 대해 문의하면 치료 목표를 설정하는 데 도움이 될 수 있다. 또한 이러한 자세를 취하는 아이의 자세를 살펴보는 것도 중요하다. 다음 질문에 대한 답변은 이 검사에 도움이 될 수 있다:

- 지속적인 두통을 호소하는 아이가 고개를 앞으로 숙이고 어깨를 둥글게 하고 앉아 있나요?
- 오른쪽 다리가 약하다고 호소하는 아이가 왼쪽 다리에 체중을 모두 싣고 서 있습니까?
- 아이가 아픈 다리로 한 다리 자세로 서 있으려고 하나요?

가동성(Mobility)

이 집단의 움직임 패턴을 조사하면 임상의에게 중요한 정보를 제공할 수 있다. 아동이 이동하고, 보행하고, 계단을 오르내리는 방식을 관찰하면 임상의는 통증 및/또는 쇠약에 이차적으로 나타나는 보상 작용을 파악할 수 있다. 특히, 복합부위통증증후군(CRPS)이 있는 어린이는 아픈 사지를 사용하거나 체중을 지탱하는 것을 피하고 보조기를 사용할 수도 있다. 보조 장치 없이 어린이가 움직이도록 시도하면 치료 준비 상태에 대한 정보를 얻을 수 있다.

기능적 근력검사(Functional strength testing)

스쿼트, 런지, 플랭크, 팔굽혀펴기, 민첩성 활동과 같은 기능적 움직임에서 아동의 근력을 적절히 검사하면 임상의는 아동의 현재 능력과 장애가 통증의 이차적인 원인인지 파악할 수 있다. 아동이 닫힌사슬활동에서 적절한 자세를 취하는지 확인하면 기질적 원인으로 인한 통증이 없으며 치료 중에도 통증을 완화할 수 있다는 것을 확인할 수 있다.

브루인크스-오세레츠키 운동 능력 검사, 2판(BOT-2), 기능 장애 인벤토리(FDI) 등 표준화된 평가와 자가 보고식 결과 측정을 활용하면 객관적인 결과를 바탕으로 치료 계획을 수립하고 기능적 목표를 수립하는 데 도움이 될 수 있다.

결과 평가(Evaluation of findings)

증폭성 통증 증후군 아동의 초기 검사에서 얻은 정보를 종합하여 치료에 필요한 가장 적절한 치료 수준을 결정할 수 있다. 이 집단을 위한 상담형 PT 서비스부터 일일 집중 프로그램까지 다양한 개입 옵션이 존재한다. 필요한 서비스 수준에 관계없이 검사 결과의 우선 순위를 정하고 장애 및 기능적 제한을 치료하기 위한 물리치료 계획을 개발하는 것이 필수적이다. 이 집단의 어린이 치료는 심도 있게 논의될 것이지만, 여기서 가장 효과적인 치료를 받은 어린이는 물리치료, 운동 치료 및 인지 행동 치료(CBT)의 권고를 따르는 어린이라는 점에 유의하는 것이 중요하다. 이러한 결과를 종합하면 개인의 기능 회복을 기반으로 한 명확한 치료 계획이 수립된다.

>> 치료

AMPS를 앓고 있는 어린이와 청소년을 치료하는 것은 복잡한 알고리즘이며 논란과 다양한 접근 방식이 없는 것은 아니다. 아동이 어떤 유형으로 나타나는지에 관계없이 AMPS 치료는 치료 기관에 따라 다양한 형태로 이루어지며, 여러 가지 진통제, 척수 자극기, 이식형 통증 펌프를 사용하여 엄격하게 의학적 치료 방식을 취하는 병원이 많이 있다.

이러한 보다 침습적이고 의학적 기반 기술에 대한 대부분의 연구는 일부 제한적인 개선 효과를 보여주며, 대부분의 데이터는 소아 대상 데이터가 거의 없는 성인과 관련된 것이다.[24,25] 지난 20년 동안 표준화된 치료법을 제시하는 많은 연구 논문이 발표되었다.[26] 여기에는 현재 문헌과 2001년부터 2016년 사이에 발표된 문헌에 대한 체계적 문헌고찰 및 코크란 문헌고찰이 포함되지만, 아직 정확한 치료법을 제시하는 것에는 도달하지 못했다.[26] 대부분의 논문은 최상의 기능적 결과를 제공하기 위해 물리치료를 치료 처방에 통합해야 한다는 데 동의한다.[6,11,13,26] 물리치료는 필수적인 부분이지만, 특정 치료 접근법을 제시한 사람들은 물리치료만으로는 AMPS 치료에 효과적이지 않다고 제안했다. 대신 기능적, 통증에 대한 변화, 통증에 대한 아동의 두려움 해결에 초점을 맞춘 다각적이고 다학제적인 접근 방식을 취하는 것이 중요하다.[6,12,26-29] 이 접근 방식에는 생물학적, 심리적, 환경적, 사회적 문제에 대한 치료와 그 영향을 다루는 것이 포함된다.[6] 연구에 따르면 가정 내 어린이가 통증이 있으면 형제자매와 가정의 전반적인 기능에 부정적인 영향을 미치는 것으로 나타났다.[6] 또한, 연구에 따르면 장애 수준이 높을수록 진통제 복용 횟수가 증가하는 상관관계가 있는 것으로 나타났다.[24] AMPS를 가진 사람들은 스스로를 더 장애가 있는 사람으로 여기는 것이 일반적이며, 통증으로 인해 능력이 저하되고 움직이려는 의지가 감소했다. 미로 등의 연구에 따르면 어린이는 통증과 부상에 대한 두려움 때문에 몸을 움직이려 하지 않으며, 이는 통증의 치명적 악화, 통증 강도 증가, 장애 증가로 이어질수 있다고 보고했다.[30] 연구에 따르면 중등도 이상의 유산소 및 기능적 활동 강도를 가진 운동 치료는 휴식 및 수동적 방식보다 더 많은 기능적 개선과 통증 감소 효과를 보고하였다.[31,32] 보조 및 도수 치료는 통증 강도와 장애를 유지하거나 증가시키는 역할을 할 뿐 장기적인 기능 개선을 제공하지 않는다.[6,31,32] 이 집단에서 성공적인 치료를 위해서는 아동의 적극적인 참여가 중요하며, 적절한 장소와 의료 제공자에게 적시에 치료를 받는 것이 중요하다는 점에 유의해야 한다.[6] 아동은 목표 개발, 몸을 움직이고, 통증이 있는 부위 및/또는 활동을 피하지 않고, 자신의 건강을 위한 주인의식, 운동 프로그램 등 치료에 적극적으로 참여해야 한다.[30,33]

이상적인 치료 조합은 움직임에 대한 두려움, 통증 및 생활 관련 스트레스 요인을 해결하기 위해 적극적인 움직임 기반 물리치료와 CBT를 결합하는 것이다. 대부분의 경우 통증이 완화되기 전에 기능이 회복된다는 연구 결과가 있으므로 치료 중에는 통증 수준이나 통증 완화가 아닌 기능 개선에 초점을 맞추는 것이 중요하다.[27] 또한, Low 등[34]은 CRPS의 경우 특히 빠른 진단과 조기 치료가 회복 시간을 단축하고 전반적인 결과를 개선한다는 사실을 입증했다. 대부분의 연구는 특정 PT 중재에 대한 설명이 제한적이지만, 기능 활동 및 신경근 재훈련, 전반적인 강화, 체중 부하, 유산소 조절, 둔감화, 플라이오메트릭 및 스포츠별 훈련을 포함하여 전반적으로 발생하는 주제가 있다.[11,13,28,29,35]

중재

복합부위 통증 증후군

이러한 형태의 복합부위 통증 증가는 치료와 관련하여 자체적인 어려움을 수반하는데, 이는 CRPS 환자가 사지 사용을 피하거나, 척수신경이 침범된 경우 침범되지 않은 팔로 작업을 수행하거나, 척수신경이 침범된 상태에서 보조기구를 사용하는 것이 일반적이기 때문이다. 아이가 체중을 완전히 지탱하고 사지를 전체적으로 사용할 수 있게 되면 국소 치료 섹션에서 제시한 초점과 아이디어를 치료에도 적용할 수 있다.

하지(Lower extremity)

CRPS가 있으면 일반적으로 통증과 부종이 나타나기 때문에 많은 어린이가 보조기 사용, 보조기 착용, 사지 기피로 인해 사용하지 않는 위축 증상을 보인다. 따라서 치료의 주요 원칙은 ROM, 체중 부하, 근력 강화 및 보행 훈련이다. CRPS 치료를 시작할 때는 통증 완화가 나타나기 전에 항상 기능이 다시 회복되는지 확인하는 것이 중요하다. 또한, 둔감화 및 운동이 시작되면서 처음에 통증이 증가하는 경우가 드물지 않다. 기능 회복의 중요성 때문에 조기에, 그리고 체중 부하를 하는 것이 CRPS 치료의 진행과 성공적인 치료에 매우 중요하다.

표 14.3. LE의 CRPS에 대한 보조 기기 진행 상황

휠체어에서 시작	워커에서 시작	지팡이에서 시작	보조 도구 없이 시작
• 도움을 받아 서기 • 바닥에 발 닿기 • 앉을 때 바닥에 발 올려놓기 • 신발과 양말 착용 • 체중계로 체중 감당하기 • 보행기 및 가능한 경우 목발 또는 휴대용 보조기를 사용하여 일어서서 걸음마하기 • 상지 지지대 없이 시도 가능 • 아동이 세션을 떠날 때 최소 제한 보조 장치로 세션을 종료	• 발을 바닥에 완전히 접촉한 채 걷기 • 서 있거나 앉을 때 발을 바닥에 대고 앉기 • 신발과 양말 착용 • 상지 지지대 없이 서기 • 목발 또는 핸드헬드 지원 또한 상지 없이 시도 도움 • 체중계에 체중을 싣는 작업, 체중 이동 활동 및 일반적인 체중 지지 • 최소한의 세션 종료	• 바닥에 발을 완전히 접촉한 채 걷기 • 항상 바닥에 발을 올려놓기 • 체중 이동 및 체중 부하 활동 • 신발과 양말 착용 • 상지 지지대 없이 서기 • 목발 하나 또는 목발 없이 보행 훈련하기 • 보행 역학 • 발목 배측 굴곡/발바닥 굴곡 운동을 시작 • 목발 하나 또는 목발 없이 세션 종료	• 발 전체 접촉 • 발뒤꿈치 타격, 발가락 때기 및 정상적인 배측 및 발바닥 굴곡 • 체중 이동 및 체중 부하 활동 • 걸음걸이 정상화 • 난간이 없는 왕복 계단 걷기 • 치료 외에는 신발 착용 • 맨발로 많은 운동을 수행하여 보상과 올바른 자세를 관찰 • 보조 장치 기능이 감소하는 경우

CRPS, 복합부위통증증후군; LE, 하지.

보조 장치나 보조기를 오래 사용할수록, 완전한 기능을 발휘하지 못하고 결국 통증 완화에 도달할 때까지 더 오랜 시간이 걸릴 수 있다.[7,36]

보조 장치 및 활동 진행에 대한 개요는 표 14.3을 참조하라. 치료 시작 장소는 초기 평가 시 아동의 상태와 치료에 대한 참여 의지에 따라 결정된다.

모든 어린이는 가능한 한 빨리 발목, 발, 발가락 ROM을 활성화하는 가정 프로그램을 시작하고 저항 운동으로 진행해야 한다. 특히 비복근 강화가 중요한데, 이는 보행이 가능해졌을 때 발가락을 떼는 데 도움이 되기 때문이다.

처음에 아이가 발을 땅에 딛지 않는다면 압력에 대한 내성을 키우는 것이 중요한 첫 단계이다. 처음에는 앉거나 서 있는 상태에서 할 수 있지만, 빠르게 서서 두드리기만 하거나 평평한 바닥에 발을 올려놓고 발을 땅에 대고 체중을 싣고 서는 단계로 진행해야 한다.

초기 체중 지지의 진행 상황을 추적하기 위해 비디지털 체중계를 사용하면 아이가 발에 가하는 압력을 모니터링하고 정량화할 수 있는 도구와 치료사가 세션의 각 후속 시도에서 아이가 도달해야 할 목표를 설정할 수 있는 방법을 제공한다. 시간과 압력의 양을 모두 늘리는 것이 중요하며 동일한 세션에서 시간이 지남에 따라 할 수 있다.

아이가 더 오랜 시간 동안 땅에 발을 붙이고 있을 수 있게 되면 다른 체중 이동 운동이 더 중요해진다. 환측으로 기본적인 체중 이동을 유도하는 활동부터 시작하여 환측의 체중 증가를 돕기 위해 영향을 받지 않은 사지를 표면 위에 올려놓는 활동 수행을 진행한다.

체중 이동 활동을 할 때는 몸의 자세를 바꾸거나 손에 기대는 등 영향을 받은 사지에 체중이 가해지지 않도록 주의하는 것이 중요하다. 보상 능력을 제한하기 위해 운동을 구조화하는 몇 가지 예시가 있다:

(1) UE의 지지를 전혀 또는 손가락 몇 개로 제한하고, UE에 체중을 모두 실을 수 없도록 더 높은 높이에서 지지를 받도록 한다. (2) 양측 LE를 사용할 때는 체중이 사지, 특히 엉덩이 위치로 이동하는 신체 보정을 주의해라. 어린이가 사지에 가해지는 체중을 줄이기 위해 영향을 받은 다리의 엉덩이를 뒤쪽으로 돌린 자세로 잡는 경우가 있다. (3) 영향을 받지 않은 사지에 지지대를 사용하는 경우, 더 높거나 동적인 지지대를 사용하여 앞쪽 또는 옆쪽으로 배치하여 압력을 줄일 수 있도록 한다.

보행은 조기에 시작하여 가능한 한 빨리 진행해야 한다. 보조 장치 없이 보행이 정상적으로 이루어질 때까지 기다리지 않는 것이 중요하다. 보조 장치 없이 보행능력이 저하될 수 있지만, 보조 장치를 다시 사용하면 영향을 받은 사지에 가해지는 체중을 줄이는 역할을 할 뿐이므로 보조 장치를 계속 사용하지 않고 보행 훈련과 체중 부하를 계속하는 것이 중요하다.

보조 장치를 제거 후 보행이 더 어려워지는 경우가 많다. 영향을 받은 사지에 체중이 증가하면 발뒤꿈치 치기와 발끝 내딛기 등 보다 정확한 보행 메커니즘을 연습하면서 걸음걸이를 정상화하는 것이 완전한 보행을 향한 첫걸음이라는 점을 다시 한 번 상기시킬 수 있다. 보행 중 발바닥 굴곡과 발가락 내딛기는 종종 가장 마지막으로 기능적으로 회복되는 부분이다. 아이가 발가락을 떼고 있다가 멈추는 경우도 있다. 치료 중 일정 기간 동안 이런 일이 일어나면 근력 강화 및 발바닥 굴곡 강화 운동을 계속하라. 일시적인 정체기에 도달하면 근력에만 집중하고 기능적 운동 능력 중 특정 역학에 대한 집중도를 낮추는 것도 도움이 될 수 있다. 환측으로의 체중 이동이 더 이상 주된 문제가 되지 않는다면, 추가적으로 몇 번의 치료 세션 후에 민첩성, 플라이오메트릭 훈련, 준비되면 스포츠별 훈련뿐만 아니라 강화 및 전신 지구력과 같은 운동과 활동에 초점을 맞추어야 한다.[6,26] 남은 치료 과정 동안 동작을 모니터링하고 약한 힘이 아니라 습관이나 통증 회피로 인한 보상이 있는지 관찰하는 것이 중요하다.[30,32,33]

물리치료 퇴원을 결정할 때는 몇 가지 고려해야 할 사항이 있다. 기능적 목표를 달성했는지 여부뿐만 아니라 목표를 달성하지 못했는지, 즉 치료 정체기에 도달했는지 여부도 검토해야 한다.

어린이에게 남아있는 기능적 약점이나 보행 편차가 시간이 지나도 계속 진행되어 퇴원해야 하는 경우가 있다. 이러한 경우, 남아 있는 기능적 이동성과 근력을 회복하기 위해서는 아동이 자신의 기능에 대한 책임감을 갖고 지속적으로 일상생활에 참여하는 것이 중요하다.

모든 치료가 그렇듯 이 치료 과정의 또 다른 중요한 부분은 심리 치료를 지속하는 것이다. 치료의 마지막 단계에서 스스로 완전히 회복하는 경우가 많다. 간혹 어린이가 더 높은 수준의 스포츠를 하는 경우 세밀한 교정이나 스포츠별 훈련을 위해 물리치료를 다시 받아야 하는 경우도 있지만, 이런 경우는 많지 않다.

상지(Upper extremity)

UE의 CRPS는 개별적인 문제를 동반하며, 마찬가지로 장애의 정도는 사지의 위치에 따라 달라진다. UE에 대한 추가 고려 사항은 우세한 쪽인지 비우세한 쪽인지 여부이며, 이는 보상 및 회피의 용이성에도 영향을 미칠 수 있다.

척골신경통이 UE에 존재하는 경우, 지속적으로 의존적인 자세와 회피하기 쉽기 때문에 적당한 양의 부종과 위축이 나타나는 것이 일반적이다. 부종을 해결하기 위해 가능한 경우 튜브형 스트레치 밴딩으로 시작하거나 치료 세션이 없을 때 ACE™ 랩핑으로 조절할 수 있지만, 부종을 조절하고 제거하는 가장 좋은 방법은 사지의 정상적인 사용과 운동을 통해 적극적인 근육 움직임과 근육 수축을 통해 부종을 제거하는 것이다.

종종 기능적 작업을 위해 반대쪽 사지를 사용할 수 있기 때문에 영향을 받은 UE의 보상 운동과 회피를 더 쉽게 익힐 수 있다. 치료 과정 안팎에서 영향을 받은 사지를 사용하는 것은 매우 중요하며, 치료 과정을 길게 만드는 역할을 하므로 피하지 않아야 한다. 이는 아이의 일상생활 활동뿐만 아니라 낮 동안과 밤에 자는 동안 팔의 자세를 잡을 때도 마찬가지이다. 이는 아이의 우세한 손인지 비우세한 손인지에 따라 다양한 활동을 의미할 수 있으며, 몇 가지 예를 들면 물건 나르기, 문 열기, 운동 중 역기 들기 등이 있다.[7,36]

닫힌사슬에서의 운동과 활동은 UE CRPS 환자에게도 중요하다. 이는 사지에 고유 수용성 피드백을 제공하는 데 도움이 될 뿐만 아니라 체중 부하가 수반되는 기능적 활동에 대비하여 사지를 강화하는 데도 도움이 된다. 이질감각 이상증 환자의 이질 통증을 완화하기 위해 다양한 질감의 소매가 있는 옷을 입거나, 질감이나 바람에 닿으면 이질 통증을 악화시키는 경우 반소매 옷을 입는 것을 고려할 수 있다.[1]

섬유근육통/국소/확산성 통증

다른 형태의 복합부위 통증은 모두 유사하게 치료되지만, 개인의 통증 부위와 목표에 따라 차이가 있다. 청소년 섬유근육통은 치료에 더 잘 반응하고 치료/관리가 가능하다는 점에서 성인 섬유근육통과 다른 경향이 있다는 점에 유의하는 것이 중요하다.[2]

이 그룹을 위한 활동, 운동 및 권장 사항을 계획할 때는 통증의 위치, 통증을 유발하는 요소(느리거나 빠르게 움직일 때, 특정 동작, 움직임 후 가만히 있을 때 또는 일반적으로 가만히 있을 때), 일상생활에서 기능에 지장을 주는 요소 등 검사에서 알게 된 내용을 고려해야 한다. 또한 이질통이 있는지, 가벼운 접촉인지 깊은 접촉인지, 어지럼증, 뇌 안개 및/또는 소음 민감성이 있는지 파악하는 것이 중요하며, 이러한 질문에 대한 답변은 치료 외의 중재 및 권장 사항을 확인하고 가능한 최상의 결과를 보장한다.[21] 검사 결과에 따라

표 14.4. AMPS 타겟팅을 위한 비전통적 개입

복부 통증	• 코어 강화 • 간식, 회피 식품 섭취 • 플라이오메트릭 활동 • 운동 중 감각 둔화를 통합하기 위해 질감 위에 엎드리기
현기증/ 어지러움	• 매트 테이블이나 바닥에서 빠르게 오르내리기 • 다양한 운동 자세: 바닥에 앉았다가 서고, 다시 바닥에 앉았다가 서기 • 구르기, 회전 또는 몸을 구부리는 운동을 수행하기 • 운동을 기억력 과제, 단어 검색 또는 기타 인지 과제와 결합하기
움직인 후 가만히 있기 어려움	• 장시간 운동하기보다는 짧은 시간 동안 운동하기 • 근력 운동 또는 지구력 운동을 번갈아 가며 (한두 가지 운동 또는 2–5 분의 지구력) 짧은 시간(3–5 분) 동안 앉거나 서거나 누워있는 것
천천히 움직이기 어려움	• 환자에게 운동을 통해 천천히 움직이게 한다. • 느리고 과장된 움직임 • 운동의 여러 부분을 몇 초 동안 유지하여 속도를 늦추는 데 도움을 준다.
소음/빛에 민감함	• 치료 공간 또는 헤드폰에서 시끄러운 음악 재생 • 휴대폰에서 알람, 사이렌, 정적 등의 소음 앱 사용 • 탬버린, 응답 버튼, 종 등의 소음기를 치료의 일부로 사용

AMPS, 증폭 근골격계 통증 증후군.

치료는 특정 통증 부위를 목표로 하는 강화 운동과 지구력 강화, 전신 강화, 닫힌 및 열린사슬운동, 플라이오메트릭 활동, 민첩성 및 스포츠 복귀를 원하는 경우 스포츠별 운동에 중점을 두어야 한다.[2,11,21,27]

일반적인 운동만으로는 도움이 되지 않을 수 있는 증상 및 장애에 대한 권장 활동은 표 14.4를 참조하라.

시간 제한 활동(Timed activities)

앞서 설명한 바와 같이, 증폭된 통증의 형태에 관계없이 치료의 초점은 일반적으로 가장 먼저 회복해야 할 부분이며 아이가 일상생활에서 완전히 기능하기 전에는 통증 완화가 거의 나타나지 않기 때문에 완전한 기능 회복에 초점을 맞춰야 한다.

종종 치료 초기에 운동 및 기능 기반 접근 방식을 취할 때 아동의 통증이 증가하거나 새로운 통증, 신체 증상 및/또는 FND와 일치하는 증상을 보이거나 호소하는 것은 흔하다. 새로운 통증이 정형외과적 성격이 아닌지 검사해야 하지만, 일단 통증이 사라지면 원래 치료 계획으로 돌아가는 것이 필요하다. 신체 통증과 FND 증상은 충분히 해결해야 하며, 가능한 한 치료를 중단하거나 변경할 이유가 되지 않는다. 가장 흔한 신체 증상으로는 현기증, 메스꺼움, 구토, 시각 장애 등이 있으며, 더 흔한 FND 증상으로는 몸이나 사지를 움직이기 어렵거나 앞이 보이지 않거나 하나 이상의 사지가 떨리는 증상이 있다.[37]

아동이 이러한 증상을 극복하고 직면할 수 있는 어려움에도 불구하고 지속적인 진전을 이루도록 돕기 위해 개별화된 시간 제한 활동을 활용하는 것이 도움이 되는 경우가 많다. 아동이 외래 환경에서 또는 재활 환경에서 매일 매 세션마다 정해진 시간을 채우도록 함으로써 지속적인 기능적 진전이 이루어지도록 하는 데 도움이 된다. 또한 아동에게 격려 및/또는 대처 전략을 사용하여 다른 증상을 극복하도록 선택할 수 있음을 교육한다(대처 전략의 구체적인 내용은 다른 섹션에서 설명한다).

통증이 심한 아이들은 대부분 완벽주의 경향을 보이며 주변 사람들로부터 인정을 받으려는 경향이 있는데, 이는 적당히 있으면 긍정적인 특성이 될 수 있지만, 이것이 지나치게 심할 경우 일상적인 어려움에 대처하기가 더 어려워질 수 있다. 필요한 경우 반복적인 시도를 통해 지속적으로 기능을 향상시켜야 한다는 생각을 아이에게 갖게 함으로써 다양한 대처 전략이 형성되어 삶의 모든 측면에 도움이 될 수 있다. 이러한 아동 중 상당수는 어려움을 겪을 때 가족, 교사, 친구로부터 도움을 받거나 어려움을 극복하는 데 어려움을 겪은 경험이 있기 때문에 완벽하지 않거나 문제를 해결해야만 성공할 수 있는 상황에서 다양한 대처 전략을 쌓아본 적이 없다. 이러한 상황을 극복하는 방법을 배우는 것은 아동이 감정, 신체, 삶에 대한 힘과 통제력을 회복하는 데 도움이 되며, 통증에 관계없이 삶을 기능하는 능력에 중요한 해결책을 제공할 수 있다.[30,33] 어떤 활동을 얼마나 많은 시간 동안 수행하도록 할지는 유연하게 결정할 수 있으며, 치료 환경, 치료 빈도, 세션 시간, 통증 및 결손 부위, 동반 질환이나 제한 사항 등을 고려해야 한다.

표 14.5. 시간 제한이 있는 활동

동물 산책	
캥커루	양쪽 하지에 서서 손을 엉덩이에 얹고 똑바로 선다. 양쪽 다리를 함께 사용하면서 앞으로 점프한다. 한쪽 다리에 기대거나 전력 질주를 통해 보상한다.
지렁이	손과 발을 모으고 엉덩이를 공중에 띄운 상태에서 시작. 그런 다음 엉덩이를 완전히 편 상태에서 양손을 앞으로 내밀어 플랭크 자세가 될 때까지 손을 앞으로 내밀고 엉덩이를 완전히 편 채로 걷기. 그런 다음 발이 손에 가까워질 때까지 다리를 한 번에 한 발씩 앞으로 내딛고 엉덩이를 공중에 띄우기. 원하는 거리까지 이 동작을 계속 반복.
세 발 달린 강아지	양측 상지와 한쪽 하지를 바닥에 대고 손과 발을 서로 6-12인치 정도 벌린 상태에서 시작한다. 그런 다음 손을 앞으로 6-12인치(가능하면 동시에 움직이지만 거동이 불편한 경우 한 번에 하나씩 움직여야 할 수 있음) 가져온 다음 발을 앞으로 뻗으면서 어깨가 손보다 앞으로 나오지 않도록 주의. 이 전방 자세는 하체의 무게를 덜어주며 하체 통증이 있는 사람들에게서 흔히 볼 수 있는 보상 동작이다. 일반적으로 일정 거리를 이동한 후 반대쪽 다리로 돌아온다.
게 산책	바닥에 앉은 상태에서 상체를 뒤로 뻗어 바닥에 놓는다. 다음으로 무릎을 구부리고 발을 바닥에 평평하게 놓는다. 이제 팔과 왼쪽 팔로 체중을 지탱하면서 몸을 바닥에서 들어 올린다. 앞뒤로 움직인다. 가능한 한 '걷는' 방식으로 움직인다.
개구리	서 있는 자세에서 발뒤꿈치를 닫고 발가락/무릎을 벌린 상태에서 풀 스쿼트 자세로 몸을 낮춘다.양쪽 상지를 바닥에 놓고 양손은 평평하게, 팔은 무릎 사이에 놓는다. 다음 단계는 양측 상지를 앞으로 내밀고 앞으로 내밀고 기대어 복부 수축과 발 사용을 유도하는 방식으로 앞으로 점프. 대퇴사두근보다 더 많이 사용하여 점프하는 동안 엉덩이가 높이 올라가지 않도록 한다. 설정된 거리까지 계속 진행.
복도 질주	단거리 달리기를 할 수 있는 복도가 있다면, 아이들이 달리게 하고 달리기 속도를 높이는 연습을 할 수 있는 좋은 방법이다.
레그 스텝업	난간을 사용하지 않고 표준 크기의 계단에서 한 발로 올라간 다음 다른 발로 내려간다. 스텝을 먼저 밟은 발이 먼저 내려온다. 한쪽 다리로 특정 수(일반적으로 20-40개)를 완료 이어서 반대쪽 다리도 각 다리마다 시간을 달리하여 반복.
팔 스텝업	4인치 스텝을 사용하여 변형된 푸시업 자세(의자에 무릎을 올려도 되지만 허벅지의 절반 이하만 지탱할 수 있음)를 취함. 그런 다음 위의 레그 스텝업 설명과 비슷하게 스텝업하지만, 일반적으로 20-30회 등 횟수를 줄이고 다리보다는 팔을 사용. 코어에 힘을 주고 등이 처지지 않도록 주의.
박스 운반	5-10파운드의 무게가 들어있는 상자나 바구니를 들고 아이가 2-3피트 앞으로 나아가게 한 다음 쪼그려 앉기. 상자를 바닥에 내려놓고 일어서서 다시 쪼그려 앉아서 상자를 집어 올리기. 3-8회 반복하고, 원뿔을 사용하여 멈추고 쪼그리고 앉는 표시
세탁운반	치료 공간에 실물 크기의 계단이 있는 경우, 아이가 다음을 들고 계단을 오르내릴 수 있다. 세탁 바구니를 들고 계단을 오르내리게 할 수 있다. 왕복 패턴을 사용하여 시간 동안 3-5세트를 완료하도록 할 수 있다.
욕조 스텝인	치료 공간에 욕조가 있거나 욕조 높이의 장애물이 있는 경우, 어린이가 이 활동을 시간 내에 완료하도록 할 수 있다. 일반적으로 양측 상지를 벽에 대고 한 번에 한 발씩 욕조 또는 장애물의 다른 쪽을 밟았다가 다시 돌아오는 방식으로 수행. 60초 안에 가능한 한 많이 완료하기
양말 및 신발 신기와 벗기	환자가 한 다리 자세를 취하기 어려운 경우, 일정 시간 동안 바닥에 기대지 않고 서서 양말과 신발을 벗고 신는 동작을 일정 횟수 반복하게 함으로써 기능적으로 훈련할 수 있다.
바닥에서 일어나기	반무릎을 꿇고 서서 바닥에서 서기 전환은 각 다리에서 일정 횟수만큼 반복할 수 있는 또 다른 활동으로, 시간 제한이 있는 활동을 통합할 수 있는 기능적인 방법.

표 14.6. 민감성 완화 활동

중재	운동과 연계	일상생활 중에
• 다양한 종류의 마사지기 • 얼음 마사지 또는 침수 • 따뜻한 물에 담그기 • 다양한 질감으로 피부 문지르기 • 울퉁불퉁한 질감의 패드, 테니스공 등 • 로션 마사지 • 두드리는 소리 • 역방향 마사지	• 다양한 질감의 바닥에서 맨발로 서 있기 • 닫힌사슬운동을 위한 다양한 민감도 실습 연습 • 엎드린 자세에서 운동/텍스쳐 위에서 바로눕기 • 세션 중 선풍기를 통한 바람 • 운동 중 피부에 닿는 부드러운 질감 • 팔/다리에 매달린 끈/깃털 등	• 샤워/목욕 후 타월 문지르기 • 샤워 또는 세안 중 물의 온도 변화 • 샤워 후 로션을 바르면서 로션 마사지 • 샤워 시 질감이 있는 스펀지 사용 • 샤워 헤드의 다양한 압력 • 좋아하는 프로그램의 광고 중 도청 소리 • 가족 구성원의 포옹 • 긴 소매/짧은 소매 • 꽉 끼거나 헐렁한 옷

ADLs, activities of daily living.

다양한 예에 대한 설명은 표 14.5를 참조하라. 하지만 이러한 시간 제한 활동만 사용할 수 있는 것은 아니며, 특정 아동과 상황에 맞는 활동을 창의적으로 찾아내는 것이 중요하다는 점을 기억하라.

시간 제한 활동을 수행할 때는 아이의 통증이 있는 위치에 따라 자세를 모니터링하고 통증으로 인해 컨디션이 저하되지 않았는지 살펴보는 것이 중요하다. 어린이가 처음 시간 제한 활동을 시작할 때 이동 거리와 기능 수준에 따라 휴식 없이 전체 거리를 완료하지 못할 수도 있다. 이는 괜찮으며 휴식을 취할 때에도 타이머는 계속 작동해야 하며, 근력과 지구력, 기능이 다시 향상되면 휴식 시간의 필요성이 줄어들고 전체 기록에도 반영된다. 시간이 점점 길어지고 빨라지면 결국에는 시간 제한이 있는 활동을 중단하고 근력 강화 및 기능 강화 활동을 계속하는 것이 좋다. 통증이 극심한 일부 어린이는 공간을 천천히 이동하는 데 더 어려움을 겪는 반면, 운동이나 시간 제한 활동을 통해 빠르게 이동하는 것은 쉽다. 이러한 어린이 집단은 통증에 계속 맞서기 위해 시간 제한 활동을 포함한 모든 운동의 속도를 늦추는 것이 더 도움이 되는 경우가 많다. 최대 몇 분의 시간에 도달할 때까지 매일 시간 제한 활동을 느리게 진행하다가 중단하고 근력 강화 및 기능적 활동에 더 집중해야 한다.

이질통(Allodynia)

모든 형태의 극심한 통증은 하나 이상의 이질통과 함께 나타날 수도 있고 그렇지 않을 수도 있으며, 일반적으로 민감도가 증가한 부위에 불쾌한 자극을 가하는 다양한 형태의 탈감작을 통해 치료된다. 어떤 사람들은 두피부터 발끝까지 신체의 모든 부위를 포함할 수 있는 피부에 가벼운 접촉 이질감을 느끼며, 어떤 사람들은 중간 정도의 접촉이나 심지어 신체를 깊숙이 만져야 민감성을 느낄 수 있다. 이질통이있는 어린이는 앞서 언급한 유형의 이질통 중 하나 이상이 있을 수 있으며 일부는 이질통이 없을 수도 있다. 통증을 유발하는 자극은 신체가 일상적으로 노출될 수 있는 것들로, 영향을 받지 않는 신체 부위에 가해도 통증 반응을 유발하지 않는 경향이 있다. 이러한 자극 중 일부는 영향을 받지 않는 부위에 약간 불편할 수 있지만 일반적으로 고통스럽지 않으며, 해롭거나 손상되지 않는다는 것을 다시 한 번 인식하는 것이 중요하다. 항상 이질통으로 간주되는 것은 아니지만 소음, 온도, 냄새, 빛과 같은 다른 유형의 과민증도 나타날 수 있다. 이러한 과민증도 다른 유형의 과민증과 동일하게 취급하고 피하기보다는 비슷한 방식으로 대처해야 한다. 둔감화는 아동의 필요와 치료에 할애할 수 있는 시간에 따라 단독으로 실시하거나 운동 및 일상생활 활동에 통합하여 실시할 수 있다. 둔감화에 사용할 수 있는 일반적인 장비로는 크기와 강도가 다양한 마사지기와 마사지 매트, 수술용 스크럽 브러시와 수세미, 질감이 있는 디스크 및 기타 감각 장비, 얼음 마사지 또는 얼음 담그기, 따뜻한 물 담그기, 조영제 목욕 등이 있다.[11] 표 14.6은 둔감화를 단독 개입으로 사용하거나 치료의 보조 수단으로 사용할 수 있는 몇 가지 예를 보여 준다.

대처 전략(Coping strategies)

앞서 설명한 바와 같이, 통증이 증폭되는 대부분의 어린이에게서 가장 큰 역할을 하는 요인 중 하나는 스트레스와 정상적이거나 비정상적인 수준의 생활 스트레스 요인에 대처하지 못하는 능력이다. 통증이 증폭되는 대부분의 어린이는 학교, 가족, 지역사회의 일상적인 스트레스 요인뿐만 아니라 쾌락과 완벽을 추구하는 성격적 성향으로 인해 스스로 부과한 스트레스로 인해 이러한 스트레스가 발생하고 악화된다. 대처 전략의 목표는 고통을 없애는 것이 아니라 고통으로부터 주의를 돌리는 것이다. 연구에 따르면 통증에 더 많은 주의를 집중할수록 아이가 통증을 느끼고 더 높은 수치를 평가할 가능성이 높다고 한다. 그러나 주의를 분산시키고 통증에 집중하지 않으면 통증 점수가 낮아지고 더 평온한 상태를 유지할 수 있는 경향이 있다.[38]

통증이 극심한 아동이 두려움, 불안, 어려운 활동에 맞서는 방법을 배우도록 돕기 위해서는 아동이 대처 전략을 식별하고 사용하는 방법을 배우도록 돕는 것이 중요하다. 이러한 전략은 다양한 형태로 나타날 수 있으며, 한 상황에서 효과가 있는 전략이 다른 상황에서는 효과가 없을 수도 있다. 그렇기 때문에 한 가지 방법만 시도하고 그 한 가지 경험을 바탕으로 대처법이 효과가 있는지 평가하기보다는 다양한 기술을 익히는 것이 중요하다. 다양한 대처 전략을 쌓음으로써 극심한 고통을 겪는 아동은 상황에 따라, 그리고 그 순간에 필요하거나 적절한 것이 무엇인지에 따라 다양한 전략을 꺼낼 수 있는 가상의 '대처 도구 상자'를 만들 수 있다. 이러한 기술을 익히면 증폭된 통증뿐만 아니라 학교, 직업, 인간관계 등 일생 동안 삶의 다른 영역에서도 통증을 극복하는 데 도움이 될 것이다.

가장 인기 있는 기법으로는 대화, 단어 게임, 음악 또는 비디오를 통해 주의를 분산시키는 방법, "손, 손, 발, 발"과 같이 자신이 하고 있는 일을 말하는 주문, "나는 할 수 있어" 또는 "나는 강해, 할 수 있어", "나는 빨리 갈수록 더 빨리 끝낼 수 있어", "이미 X를 해냈으면 Y도 확실히 할 수 있어" 등의 긍정적인 긍정의 말하기 등이 있다; 방에 있는 사물의 이름을 부르거나, 일정 횟수 심호흡을 하거나, 손에 무언가를 쥐고 심호흡을 하는 등의 접지 및 심호흡. 이러한 기술을 사용하고 연습하면 사용하기가 쉬워지고 결국에는 자동적으로 사용하게 되어 기억해야 할 생각 과정이 줄어들 수 있다.

인지 행동 치료(Cognitive behavioral therapy)

치료 세션에서 대처 전략을 배우고 연습하는 것 외에도 심리학자와의 대화 치료를 통해서도 대처 전략을 배울 수 있다. 대화 치료, 특히 물리치료 및 작업 치료(OT)와 함께 인지 행동 접근법(CBT)을 사용하는 것은 극심한 통증을 극복하기 위한 근거에 기반한 치료법이다. 통증을 완전히 회복하고 통증과 기능 상실의 재발 가능성을 줄이려면 이 두 가지 영역에서 모두 열심히 노력해야 한다. 물리치료사나 물리치료 보조원이 CBT를 제공하지는 않지만, CBT의 기본 원칙을 이해하고 그 일부를 치료 세션에 통합하는 것이 중요하다.[39-41]

스트레스는 삶의 정상적인 일부이며, 스트레스 요인이 어디에서 비롯되든 생각과 감정, 행동 사이에는 연관성이 있다. CBT는 이러한 생각, 감정, 행동 간의 관계를 활용하여 부정적인 표현에서 벗어나 사고 패턴을 바꾸고 대신 건강한 표현과 균형 잡힌 사고를 길러 생활에서 보다 좋은 선택을 할 수 있도록 돕는 일종의 대화 요법이다.[42,43] 생각과 행동 사이의 관계를 설명하는 한 가지 예로 공포 회피 모델을 들 수 있다. 이 모델은 통증에 대한 불안이 증가하면 활동과 신체 사용을 기피하게 되고, 이로 인해 사용하지 않을 때 더 많은 통증이 발생하여 움직임에 대한 불안과 기능 저하가 더 커진다고 예측한다. 이는 결국 장애와 우울증으로 이어지는 경우가 많다.[44,45] CBT를 사용하면 아이들이 생각의 유연성을 높이는 데 집중하여 부적응적인 방식이 아닌 적응적인 방식으로 생각을 사용함으로써 이러한 두려움-회피 회로를 끊는 데 도움이 된다. CBT를 통해 아이들은 주의 분산, 부정적인 사고 패턴을 보다 긍정적이거나 행동 지향적인 사고 패턴으로 재구성, 안정, 부정적인 사고 패턴 감소, 문제 해결 능력과 같은 적응적 대처 전략을 활용하는 방법을 배운다. 이러한 사고 패턴을 조기에 발견하고 두려움 회피 단계로 이어지기 전에 이를 바꾸기 위해 노력하면 아이들이 통증에서 회복하는 데 도움이 될 뿐만 아니라 평생동안 끊임없이 변화하는 스트레스 요인에 적응하는 데 사용할 수 있는 자신감과 능력을 키울 수 있다.[43]

연구에 따르면 CBT는 뇌의 여러 영역과 네트워크 연결에 신경학적 변화를 일으키며, 이것이 통증 치료에 효과가 있는 이유 중 하나일 수 있다고 한다. 기능적 자기공명영상(fMRI)에 따르면 CBT를 받은 후 급성 통증과 관련이 있다고 생각되는 뇌 영역인 전두엽 피질의 활성화가 증가하는 것으로 나타났다. 이 뇌 영역은 통증을 처리하고 예측하는 능력과 통증과 관련된 감정을 조절하는 능력에도 관여한다. 후속 영상 촬영에서도 감각 운동 네트워크의 비정상적인 연결이 정상화되고 연결성이 증가하는 것이 관찰되었다. CBT 치료 후, fMRI 재촬영 결과에서도 아동의 등측 대상 피질 활동이 감소한 것으로 나타났다. 이는 통증과 관련된 통증 등급과 불안이 감소하고 통증에 대한 생각이 개선되는 것으로 생각된다.[46] 또한 무작위 대조 연구에서 CBT는 표준 대화 치료를 받은 대조군보다 기능 장애와 우울증에서 임상적으로 유의미한 개선이 있었으며 이러한 개선은 6개월 추적 관찰에서도 여전히 뚜렷하게 나타났다. CBT와 관련된 기술을 배우는 것은 아동이 자폐성 장애 또는 기타 질환 치료를 받는 동안 도움이 될 뿐만 아니라 적응 행동, 자신감 향상, 삶에 대한 통제력 향상으로 이어져 일상생활의 다른 측면과 평생에 걸쳐 활용할 수 있다.[43]

결과(Outcomes)

문헌에 따르면 이 집단에서 가장 최적의 결과는 다학제적 비약물적 치료 접근법에서 비롯된다. CBT는 통증 증상에 효과적인 것으로 밝혀진 최초의 근거 기반 치료 접근법이지만, 기능적 결과 개선과는 관련이 없다. CBT를 신경근육 운동과 결합하면 통증 점수가 크게 감소하고 기능적 결과가 개선되는 것으로 나타났다.[40] 필라델피아 아동병원의 증폭 통증 센터는 2015년 소아과학회지에 이러한 개념을 더욱 뒷받침하는 데이터를 발표했다. 5-6시간의 집중 PT/OT와 주 4시간의 심리사회적 서비스(심리치료, 음악치료, 미술치료, 사회사업)를 받은 아동의 통증 점수가 65/100 VAS에서 25/100 VAS로 크게 감소했으며, 1/3의 아동은 1년 추적 진료에서 통증이 없다고 보고한 것으로 밝혀졌다. 더 중요한 것은 BOT-2 점수와 FDI 점수가 개선되어 기능적 진전이 있었으며, 이는 장애가 없는 기능으로의 복귀를 나타낸다.[27] 다학제적 치료 접근법의 한 부분으로서, 물리치료사는 치료의 모든 측면에 어린이를 참여시키고 다른 의료 전문가에게 AMPS 진단에 대해 교육하여 이 독특한 집단에 최상의 치료를 제공할 수 있다.

사례 연구

사례 연구1

병원 방문 병력: 제니는 치료 약 2년 전까지만 해도 전반적으로 건강한 아이였다. 유럽 여행 중 많이 걷다가 왼쪽 발에 통증이 생긴 것이 통증의 시작이었다. 그녀는 발을 땅에 딛을 수 없었지만 이부프로펜을 복용하고 약 3일 만에 괜찮아졌다. 통증이 심해져 치료를 받던 어느 날, 제니는 친구의 집에 놀러갔다가 뇌진탕을 일으켰다. 뇌진탕 이후, 그녀는 약 8개월 동안 뇌진탕 관련 문제로 외래에서 물리치료를 받았다. 퇴원 다음 날 외래 물리치료를 받은 그녀는 수영 파티에 참석하여 많은 사람들과 함께 수영을 즐겼지만 발에 부상을 입었다고 말하지 않았다. 그러나 이틀 후 왼쪽 발에 통증이 발생했고 다음 날에는 왼쪽 발이 뒤틀린 상태였다. 방사선 사진은 정상이었지만 통증으로 인해 의료진은 발목 움직임 제어(CAM) 부츠를 착용하고 외래 PT로 복귀할 것을 권고했다. 그녀는 5번의 물리치료를 받았지만 발 통증이 더 심해져 다리를 절뚝거리기 시작했다. 당시 방사선 사진을 반복 촬영하고 MRI도 촬영했지만 두 검사 모두 정상이었고, 왼쪽 다리의 약화를 호소하여 의사는 근전도(EMG) 및 신경전도 검사와 허리 MRI를 검사했지만 역시 모든 검사 결과가 정상이었다. 증상이 심해지자 응급실과 지역 어린이 병원을 방문했고, 의사는 통증이 완화되지 않으니 CAM 부츠를 중단하고 물리치료를 계속하며 근골격계 통증 클리닉에 의뢰할 것을 권유했다. 당시 그녀의 통증은 왼쪽 발의 안쪽을 따라 통증이 있었고 촉진과 굴곡을 동반했다. 수영장 파티 후 두 달이 지난 후, 그녀는 목발을 사용했으며 왼쪽 하지에 선택적으로 체중을 싣지 못했다. 제니의 발은 안쪽번짐 및 굽힘 자세로 유지되며 발을 바닥에 놓거나 신발과 양말을 신는 것을 할 수 없었다.

기능 장애 인벤토리(60은 최악을 의미): 환자 FDI: 35/부모 FDI: 35

신체 검사: 왼쪽 발을 땅에 닿을 수 없으며, 발목을 거꾸로 하고 발바닥을 구부린 자세를 유지하지만 발목 배측 굴곡은 중립적으로 할 수 있었다. 무릎에서 발끝까지 이질감이 있고 하반신이 차갑고 푸르스름하며, 물리치료와 상담 치료에 대한 거부감이 있었다. 병원의 권유는 상담 세션에 참석하고, 이질통을 치료하기 위해 앉는 자세를 바꾸고, 목발과 구두를 벗고 학교에 전일제로 다닐 수 있도록 체중 부하 연습을 하라는 것이었다.

물리치료 평가(진료 후 3개월 평가): 현재 통증 점수는 6/10이며, 최고는 4/10, 최악은 10/10이다. 당시 통증의 위치는 왼쪽 발목 뒤쪽, 왼쪽 중간 발에서 왼쪽 종아리까지, 가끔 왼쪽 무릎이었다. 제니는 "무언가에 세게 부딪히는 느낌"

이며 통증이 지속적이었다고 말했다. 제니는 자전거 타기, 압력이나 체중 부담, 꽉 조이는 신발, 20분 이상 앉아 있으면 통증이 더 심해지며 가끔씩 휴식을 취하면 통증이 나아진다고 말한다. 그녀는 감각을 둔화시키기 위해 샤워를 하면서 때때로 얼음찜질을 하고 있다고 말했다.

사회력: 제니는 여동생과 부모님과 함께 계단이 세 개 있는 2층 집에서 살고 있다. 제니의 침실은 2층에 있지만 부모님은 제니가 집 안에서 계단을 사용하지 않도록 아래층에 방을 마련해 두었다. 제니는 5학년이며 학교에 다니고 있지만 방과 후 수업이나 체육 수업에는 참석하지 않았다.

활동 수준: 제니는 양측 겨드랑이 목발로 외래를 다니며, 좌측 하지에 체중을 지탱하지 않은면서 몇 달 동안 그렇게 지냈고 이전처럼 활동적이지 않다고 말했다. 그녀는 현재 통증과 피로 때문에 친구들과 많이 어울리지 못하고, 친구들과 함께 앉지 않으며(대신 서서), 학교에서 재미있는 일에 참여하지 못한다고 느낀다. 외래진료로 물리치료를 받으려 했지만 도움이 되지 않았고, 물리치료가 진행되는 동안 오른쪽 발로 뛰거나 다양한 종류의 자전거를 타거나 다양한 질감으로 발을 문지르는 등의 운동을 시도해 보았지만 도움이 되지 않았다고 말했다.

힘/운동범위: 양측 UE 및 오른쪽 LE: 전체 ROM및 총 5/5 MMT의 강도. 왼쪽 LE: 무릎과 엉덩관절에 대한 전체 ROM과 해당 부위의 근력 4+/5 MMT. 발목 ROM은 중등도의 통증 동작으로 중립 자세를 능동적으로 달성할 수 있는 발목 안쪽번짐 및 발바닥굽힘에 대해 주목했다. 발이 닿았을 때 최대 통증 행동과 잡아당기기로 인한 근육 공동 수축으로 인해 왼발의 수동적 ROM 및 근력을 평가할 수 없었다.

보행: 아동은 양측 팔뚝 목발로 보행하며, 왼쪽에 체중을 싣지 않고 유지하며 스윙 스루 보행을 한다.

계단: 제니는 한 쪽 목발과 난간을 사용하여 두 층의 계단을 오르고 내릴 수 있으며, 왼쪽 다리에 체중을 싣지 않은 상태를 유지한다.

표준화된 테스트: 아동이 왼쪽 다리를 움직일 수 없었기 때문에 수행하지 않았다.

단기PT목표(기간: 3-4주)

1. 제니는 통증이 없거나 최소화되는 중등도 수준의 심혈관 활동을 30분간 지속.
2. 제니는 최소한의 통증 행동과 보상 없이 25분 동안 총 신체 강화 운동에 참여.
3. 제니는 연령에 적합한 보행 속도와 최소한의 통증 행동 및 보상을 보여주면서 고르지 못한(다양한 지지면에서) 지형에서 독립적으로 거리를 보행.
4. 제니는 손잡이 없이 독립적으로 표준 높이의 계단을 완전히 오르며 최소한의 통증 행동과 보상을 실시
5. 제니는 25분 동안 동적 서기균형 활동에 참여하여 통증이 없거나 최소화되는 행동 및 보상을 실시
6. 제니는 20분 동안 스포츠 관련 활동(달리기 및 펜싱)에 참여하며, 통증이 없거나 최소한의 통증 행동 및 보상을 보여줌

치료 첫 주

세션 1: 이 세션에서는 체중 이동 운동을 통해 제니가 발에 더 많은 체중을 싣고 아날로그 저울에 발을 올려 발에 가해지는 압력을 측정하도록 독려하는 시간을 가졌다. 제니는 최대 20파운드의 압력을 견딜 수 있었다. 보행 훈련은 이 세션의 또 다른 관점으로, 발을 바닥에 평평하게 놓고 양쪽 목발로 3점 보행과 체중을 견디는 2점 보행, 그리고 한쪽 목발로 2점 보행을 연습했다. 그녀는 치료 내내 울고, 발 사용을 피하고, 활동을 줄이려고 시도하는 등 최대한의 통증 행동을 보였다. 다음 치료에서 목발 하나를 제거할 준비를 위해 집에서 목발 하나를 사용하도록 격려하면서 그날 두 목발을 모두 집으로 가져갈 수 있도록 허용했다.

세션 2: 왼쪽으로 체중 이동에 계속 초점을 맞추었으며, 사용된 기술 중에는 균형 보드에서 비디오 게임, 반대쪽 발로 높은 표면에 서서 U 활동 완료하기, 양측 발로 서서 왼쪽으로 지지대 바깥쪽으로 뻗기 등이 있었다. 보행 훈련과 목발 훈련은 계속되었고, 목발 없이 걷는 세션에서는 넓은 지지대를 사용하여 대부분의 체중을 오른쪽으로 옮기고, 왼쪽에 최소한의 체중을 지탱하며, 짧은 보폭과 높은 자세로 다리와 상지를 들고 실시했다. 그녀는 다음 세션이 끝나면 목발을 벗을 것이라는 이해 하에 목발을 짚는 것이 가능했다. 때때로 활동 거부, 및 울거나 활동을 줄이기, 왼쪽 다리를 적당히 회피하려는 시도 등 극심한 통증 행동을 계속 보였으므로 통증과 불안에 대처하기 위해 최대한의 지원이 필요했다. 우리는 주의를 분산시키고, 이름 게임을 하고, 활동을 하는 이유의 중요성에 대해 설명하기 위해 노력했다.

세션 4: 치료 참여를 거부하며 최대한의 지지와 발 사용의 중요성에 대한 이야기를 다시 요구했다. 결국 치료 참여에 동의하고 치료 시작 시에는 왼쪽으로 체중을 옮기고 발의 측면 경계에 체중을 싣는 모습을 보였지만 치료가 끝날 무렵에는 하루가 진행되면서 발 전체 사용량을 증가하는 모습을 보여주었다. 치료시기마다 기능적 이득을 유지하는 데 도움을 주기 위해 시간제한이 있는 스텝업과 90피트 걷기 활동이 시작되었다.

세션 5: 활동을 해내는 데 더 많은 투자를 하고 왼쪽으로 체중 이동이 증가했음을 보여주었다. 제니는 간단히 자세를 취할 수 있었고 장딴지근, 가자미근 및 발 고유 근육에 중점을

둔 하지 강화 치료를 시작했다. 이러한 부위는 만성 재부위 통증 증후군 유형의 증폭된 통증을 가진 어린이에게 가장 취약한 경향이 있다. 제니는 주로 얼굴을 찡그리고 가끔씩 활동의 흥정을 통해 통증 행동이 감소하는 것을 보여주었다. 제니는 더 이상 울거나 비명을 지르지 않았다.

두 번째 주 세션: 기능적 요구 사항을 계속 증가시키기 위해 시간 제한이 있는 활동의 횟수를 늘렸다. 발목 및 발 강화, 외다리 자세 및 한 다리 균형 활동에 계속 초점을 맞추었고 각 활동을 성공적으로 수행하기 위해 왼쪽 다리를 사용해야 하는 방식으로 구성되었으며 그녀는 프로그램 참여 수준과 활동에 대처하는 능력에서 계속 변화를 보였다. 그녀는 최소한의 고통에서 최대치의 고통까지 다양한 행동을 보였고, 활동에 참여하고 웃거나 울거나 활동을 피하려고 시도하는 등 그 영향도 다양했다. 우리는 그녀의 다양한 대처 전략을 만드는 데 계속 집중했다.

세션 3주차: 제니는 이번 주에 통증 행동이 감소하고 보상 반응 감소에 더 집중하는 모습을 보였다. 그녀는 적당한 속도로 트레드밀에서 보행할 수 있었고, 더 빠른 속도로 걸을 때 보행 시 보상이 눈에 띄게 감소했다. 그녀는 장딴지근 강화 운동과 함께 앞발로 밀어내는 힘을 키우기 위한 한 다리 자세 활동을 계속했다. 그녀는 둔감화를 위한 뒤꿈치 걷기를, 강화를 위한 발가락 걷기를 연습했고 주말에 달리기 시작했다.

넷째 주 세션: 이번 주에는 제니가 퇴원 준비를 위해 어떤 운동을 하고 싶은지 선택하는 데 도움을 주기 위해 노력했다. 다른 주와 마찬가지로 강화 운동은 계속되었고, 제니는 축구와 펜싱 레슨을 시작하기 위한 준비 운동과 훈련을 위해 스포츠별 운동과 훈련을 했다. 그녀는 달리기와 점프를 위해 노력했고 이 두 가지 작업 중에 계속해서 보상작용을 받았지만 이번 주에는 통증 행동보다는 근력약화 때문이었다. 그녀는 주말에 퇴원하면서 계속 활동적으로 생활하라고 권유받았지만 구체적인 가정 운동 프로그램은 제공되지 않았다. 이는 프로그램 이후에도 일상생활을 정상화하고 자신이 좋아하는 활동에 몰두하고 그런 방식으로 계속 힘을 얻어야 한다는 철학을 지키기 위해서이다. 그것이 그녀에게는 더 의미 있는 일이기 때문에 그녀는 그러한 활동을 선호하고 더 나은 방식으로 계속 힘을 키울 가능성이 더 높다.

퇴원: 통증 정도는 10점 만점에 7점으로 평가되었으며, 최고는 6/10, 최악은 10/10이었다. 점프와 달리기를 할 때 통증이 여전히 증가한다고 했지만, 주의 분산 및 기타 대처 전략이 통증을 줄이는 데 도움이 된다는 것을 확인할 수 있었다. 제니는 통증 행동을 보이지 않았다. 제니의 통증 부위는 왼쪽 무릎과 발이었고, 진동과 추위에만 민감한 이질통이 발에 있었다. 발의 색이나 온도 변화는 없었으며 부종도 관찰되지 않았다.

근력/운동범위: 양측 UE 및 우측 UE: Full ROM; 강도5/5 MMT. Left 하지: Full ROM; 강도5/5 왼쪽 발목 4-/5를 제외한 전체적으로 강도 5/5. ROM은 왼쪽LE에서 정상 범위(WNL)내에 있었다.

보행: 제니는 연령에 맞는 속도로 보행할 수 있으며 최소한의 보완이 필요했다. 왼쪽으로 체중 이동 감소, 발바닥 굴곡 감소, 왼쪽 발가락 내딛기 감소로 구성되었다.

계단: 제니는 난간 없이 왕복 패턴으로 계단 두 층을 오르내릴 수 있으며, 왼쪽으로 체중 이동이 감소하고 왼쪽 발가락으로 앞으로 뻗는 동작이 감소하는 변화된 메커니즘을 보였다(하강 시 발바닥 굴곡이 감소).

평가: 때때로 협조하는 데 어려움을 겪고 대처 전략을 활용하는 데 어려움을 겪었지만, 제니는 최소한의 결점만 남기고 프로그램을 완전히 마쳤다. 현재 기능 단계에서 통증이 감소했다고 보고하지는 않았지만, 연구에 따르면 통증은 일반적으로 완전한 기능이 회복될 때까지 감소하지 않는 것으로 나타났다. 통증 등급은 변하지 않았지만 통증 행동은 극적으로 변화하여 발을 전혀 사용할 수 없고 세션 내내 울고 비명을 지르던 것에서 웃으면서 뛰고 점프하고 직원과 대화에 참여할 수 있게 되었다. 치료의 목적은 아이가 통증이 없어질 때까지 환자로 유지하는 것이 아니라 아이를 아프거나 기능이 없는 아이로 보지 않고 기능적으로 생활에 완전히 참여할 수 있게 만드는 것이다. 연구에 따르면 정상적으로 기능하는 삶에 계속 참여하면 시간이 지남에 따라 통증이 감소하는 것으로 나타났다.[27]

사례 연구 2

최초 병원 방문의 병력: 메리는 약 3.5년 전 스노우 튜브를 타다가 채찍에 맞아 머리가 아프기 전까지는 건강했다. 당시 그녀는 후두 및 삼차 신경통 진단을 받았으며 신경 차단제를 포함한 약물 치료에도 반응하지 않았다. 지난 몇 년 동안 그녀는 평균 1년에 두 번씩 카이로프랙터에게 진료를 받았으며 그 후 일시적으로 통증이 완화되었다. 시간이 지남에 따라 통증이 허리와 관절로 퍼져 나갔고, 이로 인해 계속해서 의학적 평가를 받았고 이후 AMPS 진단을 받은 후 물리치료를 시작했다. Mary는 AMPS 치료 경험이 없는 일반 물리치료 클리닉에서 일주일에 세 번 외래 환자 물리치료를 받고 있었다. 그녀는 치료에도 불구하고 통증은 거의 같고 관절을 건드리면 아프다고 말했다. 이 평가 당시에도 허리, 엉덩이, 무릎, 손에 통증이 계속되고 손가락에 감각이 떨어지며, 때때로 힘이 약해져 들고 있는 물건을 떨어뜨리기도 했다. 때때로, 특히 계단을 오르내릴 때 다리가 마비되며, 계단을 내려갈 때는 종종 앉아야 하고 올라갈 때는 난간을 이용해야 하며, 항상 이것을 통증과 연관시키지는 않지만 설명하기 매우 어렵다고 말했다. 옷과 속옷은 아프기 때문에 집에 있을 때는 큰 스웨트 셔츠나 티셔츠만 입는다. 그녀는 또한 샤워를 할 때 앉아서 해야 한다고 말한다. 그녀는 통증이 간헐적이지만 매일 발생하며 점점 더 빈번해지고 있다고 설명했다. 메리는 때때로 다리가 파랗게 변하고 차갑게 느껴지며 모델처럼 보인다고 말한다. 메리는 땀을 많이 흘리며 특히 샤워를 할 때 이런 증상이 심해지는 것을 불안감과 연관시켜 불안과 우울증을 겪고 있다.

영상: 모두 정상(허리, 좌측 발목 방사선 사진, 요추, 좌측 발목, 뇌 MRI, 목 혈관조영술)

검사 내용: 현재 4/10의 통증이 있음. 그녀의 통증은 8/10까지 높고 0/10까지 낮다. 그녀는 매일 통증이 있지만 통증은 간헐적으로 발생하며 길게는 10분, 짧게는 몇 초 동안 심한 통증이 지속된다(8/10에서 통증이 최고조에 달함). 통증은 접촉, 날씨, 스트레스, 추위, 가만히 있을 때 악화된다. 약물(멜록시캄), 열, 움직임에 의해 통증이 호전된다. 전반적으로 그녀의 통증은 점점 더 심해지고 있다. 그녀는 자신의 통증을 쏘는 것, 찌르는 것, 따끔거리는 것, 뻣뻣한 것, 갉아먹는 것 등으로 묘사한다. 통증 때문에 장거리 걷기, 운동, 글쓰기, 불편한 자세를 취할 수 없으며, 근육 경련, 어지럼증, 시각 장애(예: 여기 솜이 보이거나 페이지를 보지만 단어를 인식하지 못함)를 호소하지만 여전히 좋은 성적을 받고 있다.

기능 장애 인벤토리(60은 최악을 의미): 환자 FDI: 17/부모 FDI: 26

신체 검사: 가슴, 등, 오른쪽 엉덩이, 오른쪽 2번째 손가락과 왼쪽 5번째, 4번째, 2번째 손가락(손가락 끝이 아님)을 촉진할 때 압통, 금단이나 통증 행동 없이 최대 7/10까지 통증이 느껴진다. 색이나 온도 변화 없음. 부조화 영향. 축 방향 하중 및 수동 회전 음성. 똑바로 다리 올리기 테스트 음성. 그녀는 테이블에서 일어날 때 등을 보호하지 않았다. 그녀의 왼발은 약간 부종이 있음. 심박수: 누운상태(5′) 89 bpm; 서 있는 상태-1′: 94 bpm; 3′: 94 bpm; 5′: 103 bpm

2개월 후 클리닉 후속 조치: 메리는 마지막 클리닉 방문 이후 어려움을 겪고 있다. 전반적으로 통증은 감소했지만 어지럼증 정도는 증가했다. 그녀는 누워 있을 때 어지러움을 느꼈고 걱정이 되어 한 달 전에 응급실을 방문했다. 메리는 자신이 다발성 경화증에 걸린 것이 걱정된다고 말했고, 검사에서 안진이 있다고 지적받았지만 당시 안과 전문의는 이를 지적하지 않았고 시력 검사도 정상이었다, 물리치료를 받고 퇴원한 후에도 어지럼증이 심해졌다. 메리는 이제 어지럼증이 크리스마스 이브 약 8개월 전으로 돌아간 것 같다고 말한다. 메리는 여전히 통증이 간헐적으로 발생하고 1-2시간 동안 상당히 심해지지만 일반적으로 중증보다는 낮은 수준이며, 가슴과 오른쪽 엉덩이, 손과 무릎은 여전히 아프지만 나아졌고 왼쪽 발등까지 부어오르는 이질감이 계속된다고 말한다. 메리는 계속 집중하기 어렵다고 호소하지만 여전히 좋은 성적을 유지한다. 그녀는 반점이 보이고 때때로 시각적 이미지가 눈의 움직임보다 뒤처진다고 말한다. 변비와 요실금 등 여러 가지 증상이 있으며 날씨, 특히 비에 따라 증상이 악화된다.

이러한 증상에도 불구하고 결근하지 않고 식품점에서 계산원으로 일할 수 있다. 새로운 상담사와 상담 중이며, 상담사는 불안 및 강박 장애(OCD)와 일치하는 징후와 증상을 보이고 있지만 이전에 생각했던 주의력 결핍/과잉 행동 장애(ADHD)는 아니라고 판단한다. 청결한 공간에 대한 집착이 강하지만 강박 관념은 전혀 없다.

검사: 현재 Mary는 오른쪽 엉덩이의 상부 장골, 가슴(호흡을 제외한), 등 아래 갈비뼈에서 척추까지 이질통과 함께 5/10의 통증이 있으며, 손과 무릎에 통증이 있으며, 과잉행동이 있다. 그녀의 통증은 최고 9/10으로 높고 최저0/10까지 다양하다. 녀는 하루 종일 통증을 느끼며 멜록시캄을 복용하면 호전된다.

기능 장애 인벤토리(60은 최악을 의미): 환자 FDI: 29/부모 FDI: 25

기타 증상: 위의 통증 외에도 피로, 근육 경련, 현기증, 시각장애, 부종, 변비, 요실금, 이명, 피부 건조증, 인지장애가 있다. 롬버그 테스트는 정상, 눈을 감고 손가락을 코에 대고 앞뒤로 걷는 것은 정상, 대부분 눈을 감고 어지럼증을 보고했다. 간헐적이고 경미한 외측 안진, 축 상승 및 패시보행 음성, 직립보행 음성, 다소 압박감 있는 말하기.

인상: 전반적으로 근골격계 무통성 통증이 확산 증폭되었지만 여전히 가슴, 옆 갈비뼈, 오른쪽 엉덩관절에 이질통이 있으며 현재 심한 어지럼증과 인지장애가 있다. 그녀의 검사 결과는 정상이었으며, 이는 전환기 증상과 유사한 증상임을 시사하며, 또한 그녀는 자신의 증상과 신체적 불만에 과도하게 집중하고 있다. 메리는 21가지 증상을 지지하고 중증 장애 범위의 기능 장애 등급을 29로 평가했지만, 정상적으로 기능하고 있으며 그냥 버텨내고 있다고 말했다. 심각한 질병에 대한 불안감을 해소하기는커녕 오히려 불안감을 더 키우고 있으므로 검사를 계속 받지 말아야 한다고 환자와 논의했다.

물리치료 검사(마지막 클리닉 방문 후 6주 후): Mary의 현재 통증 수준은 0점이며, 최고는 0점, 최악은 4점(모두 0-10점 척도)이다. 그녀는 간헐적으로 엉덩이(왼쪽보다 오른쪽이 더 심함), 어깨, 손, 가슴(이질통), 관절(이질통)에서 가장 심하며 마치 화끈거리고, 갉아먹고, 날카롭고, 쏘는 듯한 느낌이 든다고 설명했다. 통증의 빈도와 지속 시간이 불규칙하고 여름에는 매일 발생하지 않지만 겨울에는 발생하며, 장시간 자세를 유지하거나 오래 앉아 있거나 너무 빨리 일어서면 통증이 악화되고 온열과 운동은 통증을 완화시킨다고 말한다. 그녀는 가슴과 관절에 깊은 이질감이 있다.

기타 증상: 반점, 불투명한 부위를 포함한 시력 변화를 호소했다. 사회 역사: 메리는 어머니, 아버지, 남동생 한 명과 함께 침실까지 계단이 있는 복층 집에서 살고 있으며, 몇 달 전에 운전할 수 있고 면허증을 취득했다. 그녀는 공립학교에 다니고 있으며 12학년에 재학 중이며 통증 때문에 결석하는 날은 없었다.

활동 수준: Mary는 활동량이 많고 바쁘게 지내는 것을 즐긴다. 활동으로는 독립적인 이동 기능 유지와 하이킹, 천연 식품점에서 일하고, 자수를 좋아하며, 학교에서 재즈 밴드에서 노래를 부르고, 학교 연극을 위해 기술크루에서 활동하고 있다.

근력/운동 범위: 양측 UE와 LE: 4-5/5 MMT 전체. 경추 AROM: 굴곡/신전, 오른쪽/왼쪽 회전, 오른쪽/왼쪽 측면 굴곡에 총 WNL. 몸통AROM: 굴곡/신전, 오른쪽/왼쪽 회전, 오른쪽/왼쪽 측면 굴곡으로 총 WNL.

보행: 환자는 독립적으로 고른 표면에서 500피트 이상 보행하며, 양측 족저근막염을 제외하고는 보행이 현저하게 눈에 띄지 않음.

계단: 독립적으로 왕복 보행 패턴으로 계단을 완전히 올라가고, 독립적으로 왕복 보행 패턴으로 계단을 완전히 내려간다.

표준화된 테스트

BOT-2 균형 및 조정: 18번째 백분위수

BOT-2 달리기 및 근력 하위 테스트: 50번째 백분위 수브루스 트레드밀 프로토콜: 14분 28초

단기 PT목표(기간:2-3주)

1. Mary는 최소한의 보상과 최소한의 통증 없이 30분 동안 심혈관 활동을 한다.
2. 메리는 최소한의 보상과 최소한의 통증 행동 없이 30분 동안 전신 강화 운동에 참여한다.
3. 메리는 최소한의 보상과 최소한의 통증 행동으로 30분 동안 스포츠/활동별 훈련(하이킹, 테크크루)에 참여한다.
4. 메리는 학교로 돌아가기 위해 최소한의 보상과 최소한의 통증 행동이 없는 상태에서 45분 동안 정적 자세 유지 활동에 참여하며 인지 과제를 수행한다.

치료 첫 주

Mary는 시간 제한이 있는 활동을 시작했지만 완료하는 데 어려움을 보이지 않았으며, 첫 주 세션의 대부분은 전신 강화, 특히 코어와 허리 강화에 중점을 두었다. 그녀는 또한 실내에서 여러 가지 추운 온도에서의 활동을 마치고 물속에서 서서 운동했다. 이 환자는 추운 온도에서 기능하는 데 큰 어려움을 겪었고 노출 후 기능 저하가 몇 시간 동안 지속될 것이라고 말했다. 그러나 PT를 받을 때, 그녀는 추위에 노출된 후 몇 시간 동안 고강도 운동과 활동을 아무런 도움 없이 완수할 수 있었다. 또한 몇 시간 동안 서서 일하는 식료품점에서 다시 일할 준비를 위해 정적으로 서 있는 활동을 연습했는데, 이전에는 중간 정도에서 최대로 어려움을 겪었다고 설명했지만 세션에서 최소한의 통증도 보이지 않았다.

둘째 주

Mary는 최대한의 노력과 속도로 활동을 수행할 수 있었기 때문에 시간 제한 활동을 중단할 수 있었다. 이번 주에 완료한 활동 중에는 전신 강화 운동, 민첩성 및 플라이오메트릭 운동이 포함되었다. Mary는 프로그램 퇴원 후 직장으로 복귀할 준비를 위해 장시간 서서 UE 과제를 완료했다. 그녀는 이러한 활동에서 통증 행동을 보이지 않았다. 주 초반에 Mary는 여전히 브레인포그와 어지럼증을 호소했기 때문에 빠른 자세 전환, 180도 회전, 점프가 포함된 추가 운동을 인지 과제와 번갈아 가며 세션에 포함시켰고 그 결과 어지럼증이 정상 이상의 어지러움증은 나타나지 않았다.

퇴원

근력/운동 범위: 모든 근력은 5/5로 측정되었으나 양측 근력은 4/5로 측정되었고, 모든 운동 범위는 WNL이었으며 입원 평가 시 설정한 모든 목표를 달성했다. 계획은 환자가 풀타임으로 학교에 복귀하여 파트타임으로 일하고 과외 활동도 하는 것이었다. 가정 운동 프로그램은 제공되지 않았으며 환자는 자신이 좋아하는 활동에 참여하도록 지시받았다.

표준화된 테스트

BOT-2 균형 및 조정 하위 집합: 58번째 백분위수 BOT-2 달리기 및 근력: 86번째 백분위수

브루스 트레드밀 프로토콜: 16분

클리닉 후속 조치(퇴원 후 6주)

클리닉에 후속 조치를 취했을 때 Mary는 통증이나 운동 전환이 없었다. 그녀는 더 이상 어지럼증이나 뇌 안개를 호소하지 않았으며 결석 없이 학교와 직장에 출석했다. 그녀는 정상적인 ROM을 보였고 모든 신체 부위의 근력은 5/5였다.

그녀는 상담을 받지 않았고 스트레스가 높다고 보고했기 때문에 의료진을 찾아볼 것을 권유했다. 그녀는 클럽, 활동, 하이킹에 참여하여 정상적으로 활동적인 생활을 하고 있었다.

참고문헌

1. Cohen M, Quintner J, Rysewyk S. Reconsidering the International Association for the Study of Pain definition of pain. Pain Rep. 2018;3(2):1-7.
2. Gmuca S, Sherry DD. Fibromyalgia: treating pain in the juvenile pa- tient. Paediatr Drugs. 2017;19(4):325-338.
3. Gmuca S, Xiao R, Urquhart A. Role of patient and parental resil- ience in adolescents with chronic musculoskeletal pain. J Pediatr. 2019;210:118-126.
4. King S, Chambers CT, Huguet A, et al. The epidemiology of chronic pain in children and adolescents revisited: a systematic review. Pain. 2011;152(12):2729-2738.
5. Neville A, Jordan A, Beveridge J, et al. Diagnostic uncertainty in youth with chronic pain and their parents. J Pain. 2019;20(9):1080-1090.
6. Stinson J, Connelly M, Kamper S, et al. Models of care for address- ing chronic musculoskeletal pain and health in children and adoles- cents. Best Pract Res Clin Rheumatol. 2016;30:468-482.
7. Bialocerkowski A, Daly A. Is physiotherapy effective for children with complex regional pain syndrome type 1? Clin J Pain. 2012;28:81-91.
8. Laxer RM, Sherry DD, Hashkes PJ. Pediatric Rheumatology in Clinical Practice. 2nd ed. Springer-Verlag; 2016:241-255.
9. Dubin A, Patapoutian A. Nociceptors: the sensors of the pain path- way. J Clin Invest. 2010;120(11):3760-3772.
10. Marinus J, Lorimer Moseley G, Birklein F, et al. Clinical features and pathophysiology of complex regional pain syndrome. Lancet Neurol. 2011;10:637-648.
11. Hoffart C, Wallace D. Amplified pain syndromes in children: treat- ment and new insights into disease pathogenesis. Curr Opin Rheuma- tol. 2014;26:592-603.
12. Weissmann R, Uziel Y. Pediatric complex regional pain syndrome: a review. Pediatr Rheumatol. 2016;14(29):1-10.
13. Landry B, Fischer P, Driscoll S, et al. Managing chronic pain in children and adolescents: a clinical review. PM&R. 2015;7(11): S295-S315.
14. Sanctis V, Abbasciano V, Soliman A, et al. The juvenile fibromy- algia syndrome (JFMS): a poorly defined disorder. Acta Biomed. 2019;90(1):134-148.
15. Harden NR, Bruehl S, Perez RS, et al. Validation of proposed diag- nostic criteria (the "Budapest Criteria") for Complex Regional Pain Syndrome. Pain. 2010;150(2):268-274.
16. Bruehl S. An update on the pathophysiology of complex regional pain syndrome. Anesthesiology. 2010;113(3):713-725.
17. Abu-Arafeh H, Abu-Arafeh I. Complex regional pain syndrome in children: incidence and clinical characteristics. Arch Dis Child. 2016;101:719-723.
18. Sherry DD, Malleson P. The idiopathic musculoskeletal pain syndromes in childhood. Rheum Dis Clin North Am. 2002;28: 669-685.
19. Tian F, Guittar P, Moore-Clingenpeel M, et al. Healthcare use pat- terns and economic burden of chronic musculoskeletal pain in chil- dren before diagnosis. J Pediatr. 2018;197:172-176.
20. Caes L, Fisher E, Clinch J, et al. Current evidence-based interdisci- plinary treatment options for pediatric musculoskeletal pain. Curr Treatm Opt Rheumatol. 2018;4:223-234.
21. Clinch J, Eccleston C. Chronic musculoskeletal pain children: assess- ment and management. Rheumatology. 2009;48:466-474.
22. Sorensen K, Chritiansen B. Adolescents' experience of complex per- sistent pain. Scand J Pain. 2016;15:106-112.
23. Maracle E, Hung L, Fell S, et al. A comparison of the sensitivity of brush allodynia and Semmes-Weinstein Monofilament Testing in the detection of allodynia within regions of secondary hyperalgesia in humans. Pain Pract. 2017;17(1):16-24.
24. Guite J, Sherry D, Jarvis E, et al. Medication use among pediatric patients with chronic musculoskeletal pain syndromes at initial pain clinic evaluation. Pain Manag. 2018;8(1):15-25.
25. Rodriguez M, Fernandez-Baena M, Barroso A, et al. Invasive man- agement for pediatric complex regional pain syndrome: literature review of evidence. Pain Physician. 2015;18:621-630.
26. Pons T, Shipton EA, Williman J, et al. A proposed clinical conceptual model for the physiotherapy management of complex regional pain syndrome (CRPS). Musculoskelet Sci Pract. 2018;38:15-22.
27. Sherry DD, Brake L, Tress J, et al. The treatment of juvenile fibro- myalgia with an intensive physical and psychosocial program. J Pedi- atr. 2015;167(3):731-737.
28. Rabin J, Brown M, Alexander S. Update in the treatment of chronic pain within pediatric patients. Curr Probl Pediatr Adolesc Health Care. 2018;47(7):167-172.
29. Logan DE, Carpino E, Chiang G, et al. A day-hospital approach to pediatric complex regional pain syndrome: initial functional out- comes. Clin J Pain. 2012;28(9):2-22.
30. Miro J, Castarlenas E, de la Vega R, et al. Pain catastrophiz-

ing, activ- ity engagement as and pain willingness as predictors of the benefits of multidisciplinary cognitive behaviorally-based chronic pain treat- ment. J Behav Med. 2018;41:827-835.

31. Michaleff ZA, Kamper SJ, Maher CG, et al. Low back pain in chil- dren and adolescents: a systematic review and meta-anal- ysis eval- uating the effectiveness of conservative interventions. Eur Spine J. 2014;23:2046-2058.
32. Chatzitheodorou D, Kabitsis C, Malliou P, et al. A pilot study of the effects of high-intensity aerobic exercise vs. passive inter- ven- tions on pain, disability, psychological strain, and serum cortisol concentration in people with chronic low back pain. Phys Ther. 2007;87:304-312.
33. Simons L, Logan D, Chastain L, et al. Engagement in multi- disci- plinary interventions for pediatric chronic pain: parental expecta- tions, barriers, and childhood outcomes. Clin J Pain. 2010;26:291-299.
34. Low AK, Ward K, Wines AP. Pediatric complex regional pain syn- drome. J Pediatr Orthop. 2007;27(5):567-572.
35. Gmuca S, Xiao R, Weiss P, et al. Opiod prescribing and poly- phar- macy in children with chronic musculoskeletal pain. Pain Med. 2019;20(3):495-503.
36. Katholi B, Daghstani S, Banez G, et al. Noninvasive treatments for pediatric complex regional pain syndrome: a focused re- view. PM&R. 2014;6:926-933.
37. Popkirov S, Hoeritzauer I, Colvin L, et al. Complex regional pain syndrome and functional neurological disorders—time for recon- ciliation. J Neurol Neurosurg Psychiatry. 2019;90:608-614.
38. Walker LS, Williams SE, Smith CA, et al. Parent attention vs distrac- tion: impact on symptom complaints by children with and without chronic functional abdominal pain. Pain. 2006;122(1-2):43-52.
39. Black WR, Kashikar-Zuck S. Exercise interventions for juve- nile fi- bromyalgia: current state and recent advancements. Pain Manag. 2014;7(3):143-148.
40. Kashikar-Zuck S, Black WR, Pfeiffer M. Pilot randomized tri- al of integrated cognitive-behavioral therapy and neuromuscu- lar training for juvenile fibromyalgia: the FIT Teens program. J Pain. 2018;19(9):1049-1062.
41. Lee BH, Scharff L, Sethna NF, et al. Physical therapy and cog- nitive-behavioral treatment for complex regional pain syn- dromes. J Pediatr. 2002;141(1):135-140.
42. Lynch-Jordan AM, Sil S, Peugh J, et al. Differential changes in func- tional disability and pain intensity over the course of psychological treatment for children with chronic pain. Pain. 2014;155(10):1955-1961.
43. Kashikar-Zuck S, Sil S, Lynch-Jordan AM, et al. Changes in pain cop- ing, catastrophizing, and coping efficacy after cog- nitive-behavioral therapy in children and adolescents with ju- venile fibromyalgia. J Pain. 2013;14(5):492-501.
44. Fisher E, Keogh E, Eccleston C. Adolescent's approach-avoid- ance behaviour in the context of pain. Pain. 2016;157(2):370-376.
45. Crombez G, Eccleston C, Damme SV, et al. Fear-avoidance model of chronic pain: the next generation. Clin J Pain. 2012;28(6):475-483.
46. Urits I, Hubble A, Peterson E, et al. An update on cognitive therapy for the management of chronic pain: a comprehensive review. Curr Pain Headache Rep. 2019;23(8):57.

PART

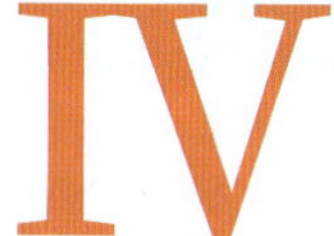

소아 근골격계 질환

정형외과 질환

Karen A. Josefyk and Jessica Laniak

챕터 개요

소개
근골격계 발달
근골격계 평가
병력
자세 검사
관절 가동 범위
근력
다리 정렬(회전과 각도)
근긴장도, 감각, 발달기술
형태학적 발달 이상 분류
기형 및 장애: 선천성 사지 결손
선천성 사지 결손의 수술적 및 비수술적 관리
태아 기형
선천성근육사경
선천성 발허리뼈 모음 및 휜발 기형
선천성 엉덩관절 이형성증
선천성 다발성 관절굽음증
출생 후 변형
회전 기형
이형성증
불완전 골형성
관절 과운동성 증후군
병리과정
레그-칼베-베르테스
넙다리뼈머리 뼈끝분리증
정강뼈 내반(Blount 질환)
다리 길이 불일치
척추옆굽음증(특발성)
요약
사례 연구

소개

물리치료에서 정형외과라는 용어는 특정 소아 진단 그룹을 지칭하는 데 사용한다. 물리치료의 분야에서, 정형외과는 보다 전문 분야를 의미한다. 전문화 및 보드 인증에 대한 관심이 높아지면서 소아 정형외과는 전문 분야 내의 하위 전문 분야로 부상하기 시작했다. 많은 소아과 의료진은 정형외과 장애 아동이나 신경계 장애 아동과 같이 자신의 직업과 진료하는 아동을 신체 시스템별로 구분하는 경향이 있다. 이러한 관행은 잘 정의된 영역에서 전문화하거나 임상 전문성을 개발하는 데 도움이 된다. 그러나 이러한 관행은 아동의 치료와 아동을 치료하는 전문가들의 사고까지 세분화할 수 있다.

신체의 다양한 시스템은 서로 얽혀 있으며, 한 시스템에 대한 정상 또한 비정상적인 영향은 항상 다른 신체 시스템에 영향을 미친다. 특히 근골격계가 미성숙하고 외부 및 내부의 영향을 받기 쉬운 어린아이의 경우 더욱 큰 영향을 미친다. 정상적인 신경계 내에서 작용하는 근육의 활동은 관절의 발달과 어린이의 뼈의 모양과 윤곽을 형성하는 데 필요하다. 신경계 또는 근육계에 변경되거나 손상되면, 이차적인 골격 장애가 발생하는 경우가 많다.

이장에서는 소아 근골격계의 성장과 발달 및 소아 근골격계 검사에 대해 설명한다. 또한 형태 발생에 따른 분류 체계를 소개하고 소아 정형외과 물리치료사가 흔히 접하는 소아 정형외과 진단에 대한 개요를 제공한다. 소아 근골격계 검사의 구성 요소에 대한 논의뿐만 아니라 미숙한 근골격계에 대한 정상적인 힘과 비정형적인 힘의 효과가 발생할 수 있는 2차적인 장애에 미치는 영향이 소아 물리치료에서 볼 수 있는 많은 어린이들에게 적용될 수 있음을 기억해야 한다. 예를 들어, 신경학적 원인으로 일차 진단을 받은 대부분의 어린이는 전반적인 기능에 영향을 미칠 수 있는 근골격계 장애를 나타난다.

근골격계 발달

근골격계의 초기 형성은 배아기(임신 후 2-8주)에 발생한다. 이 시스템은 순차적으로 발달하며 가장 초기 배아 또는 배아층에 의해 정의된 특정 윤곽을 따른다. 팔다리(limb)는 중간엽세포에서 발생하여 4주째에 나타나며, 팔이 다리보다 2일 먼저 발달한다. 중간엽 세포는 팔다리가 형성된 후 4-5일 이내에 연골로 분화하기 시작한다. 연골 골격 모형(template)의 형성은 빠르게 발생하며 태아 첫 달(수태 후 3개월) 동안 완료된다. 그런 다음 연골 골격 모형은 긴 뼈의 골격에 일차 골화 센터가 나타나면서 뼈로 대체되기 시작한다. 이차 골화센터는 태아 발달이 끝날 무렵에 나타나며 골격 성장이 완료되는 사춘기까지 유지된다.[1,2]

관절 형성의 시작은 연골 모형이 형성되면서 시작된다. 평평한 미분화(undifferentiated)세포 영역이 연골의 두 영역 사이에 형성된다. 평평해진 부위는 세 개의 층으로 변화하고 주변 층은 연골과 접촉을 유지하며 관절낭이 된다. 중간층은 공간이 형성되어가면서 관절강을 형성한다. 관절낭의 경계에 있는 원래 연골은 남아서 관절 연골이 된다.[1,2]

발달 중인 근골격계는 출생 전후 발달의 다양한 단계에서 외부 영향에 취약하다. 팔다리가 발달하는 배아 기간 동안 주요 형태학적 이상에 취약하다. 예를 들어, 팔다리의 싹(buds)이 형성되는 동안 배아가 약물에 노출되면 선천성 사지 결핍이 발생할 수 있다. 태아기에는 골격구조가 커지고 연골이 뼈 형성으로 대체되기 시작하지만 뼈의 리모델링은 거의 일어나지 않는다. 이 기간 동안 태아는 위치의 압박(constraints)과 비정상적인 기계적 힘으로 인해 발생하는 경미한 형태학적 기형에 더 민감하다.[2] 예를 들어, 임신 후반기의 자세 압박으로 인해 사경이나 휜발이 발생할 수 있다. 출생 후 뼈의 리모델링은 태아와 영유아기에 매년 50%의 빠른 속도로 일어나며, 점차 성인의 경우 매년 5%의 속도로 느려진다.

성장하는 어린이에게 나타나는 뼈의 성장에는 길이의 뼈 성장과 지름의 뼈 성장의 두 가지 유형이 있다. 뼈는 태아기에 시작된 내연골 골화과정(endochondral ossification)이 계속 진행되면서 길이가 길어진다. 연골 내 골화는 종종 골단판에서 세로 성장이 일어나기 때문에 골단판 성장이라고 한다. 뼈의 직경이나 뼈의 두께의 증가는 부속 성장 또는 오래된 뼈 위에 새로운 뼈가 내려 앉는 것을 통해 발생한다. 이 두 가지 유형의 뼈 성장은 기계적 하중과 체중부하 및 근육의 당김과 관련된 힘에 다르게 반응한다. 보조적 뼈 성장은 압박력 증가에 의해 자극된다. 체중부하가 증가하면 긴뼈의 축의 두께와 밀도가 증가한다.[3,4] 그러나 부동화(immobilization)로 인한 체중부하 감소는 뼈의 위축을 다시 초래한다.[3]

기계적 힘에 대한 골단 성장(epiphyseal growth)의 성장의 반응은 힘의 방향, 크기 및 타이밍에 따라 달라진다. 성장 방향과 평행하게 가해지는 간헐적으로 압축력은 세로방향의 뼈 성장을 유발한다. 그러나 과도하거나 높은 크기의 일정한 압축력은 골 성장을 지연시킨다.[5] 압축력이 골격 전체에 고르지 않게 가해져 한 쪽에서만 성장이 느려질 수 있다. 고르지 못한 성장은 골격의 변형을 일으키고 성장 방향을 바꾼다.[3] 뼈의 세로 성장에 수직으로 가해지는 기계적 하중이나 힘은 뼈의 성장의 방향이 바뀌게된다. 새로운 성장이 방향이 틀어지게 되고 힘을 지속적으로 받는다면 골단부위 방향이 바뀐다. 성장에 대한 비트는 힘은 연골기둥을 시계방향 또는 반시계 방향으로 휘어지게 한다. 그러면 새로운 뼈가 나선형 패턴으로 골격에서 멀어지면서 비틀림 변형이 발생한다.

요약하자면, 근골격계의 성장과 발달은 호르몬, 영양, 체력 등 여러 요인의 정상적인 상호작용에 따라 좌우된다.[5,6] 미성숙한 근골격계는 비정상적인 기계적 힘과 압력에 취약하고, 힘의 시기, 방향 또는 크기의 변화는 근골격계의 성장과 발달에 해로운 영향을 미칠 수 있다. 선천성 기형과 신경학적 진단 유무에 관계없이 어린이에게 나타나는 2차성 근골격계 장애는 미성숙한 근골계가 비정상적인 외력에 쉽게 영향을 받는 것을 보여주는 예다. 그러나 어린이의 근골격계의 미성숙은 이점이 될 수 있으며 이번 장에서 논의할 많은 치료 개입의 근거로 자주 사용되게 될 것이다.

근골격계 평가

철저한 근골격계 평가는 물리치료사가 환아에 대한 종합적인 평가의 일부가 되어야 한다. 병력(history)이나 진단(diagnosis)에 따라 근골격계 평가의 특정 측면을 수행하는 반면 다른 측면은 생략할 수 있다. 그러나 여러 관절 또는 시스템 침범을 포함하는 진단을 받은 어린이의 경우, 초기 검사(initial screening) 결과에 따라 자세 검사(postural screen)로 시작하여 보다 심층적인 검사를 통해 완전한 근골격계 검사를 수행해야 한다. 평가는 아래에 설명된 순서대로 체계적으로 완료해야 한다. 아동의 편안함과 상호작용에 따라 순서는 변경될 수 있다.

병력(history)

아동이 검사자에게 정보를 말할 수 있다면 보호자와 아동으로부터 병력을 들을 수 있다. 병력에는 현재 호소하는 증상의 시작, 통증의 존재 여부, 통증을 악화시키거나 완화시키는 요인, 정렬, 활동 또는 참여의 변화, 일반적인 생활과의 비교에 대한 정보가 포함되어야 한다.

물리치료사는 부모와 대화하는 동안 아동의 자세, 놀이, 신체 움직임, 자세와 관련된 활동, 비대칭성, 연령에 맞게 해야 할 행동에서 어려움이 있는지 등을 관찰해야 한다. 나이가 많은 아동의 경우, 남아와 여아의 테너 병기(Tanner staging), 월경시작 연령을 포함한 성적성숙에 관한 질문을 고려하여 뼈연령 및 발달과 관련된 정보를 제공해야 한다.[7]

자세 검사(Postrual screen)

자세 검사 시 치료사는 아동의 연령에 따라 전방, 상부, 시상면(sagittal views) 등 다양한 위치에서 골격의 정렬을 검사한다. 이 과정에서 머리, 척추, 다리 정렬, 다리 길이, 팔의 위치가 포함된다. 이러한 검사는 검사할 부위를 잘 볼 수 있을 때 가장 잘 이루어지며, 수영복(bathing suit)을 입고 몸통과 골반을 검사하고 다리는 보조기와 신발을 벗고 시행한다. 치료사는 시상면에서 아이의 연령에 따른 일반적인 직립된 머리(typical upright head), 목뼈 앞굽음증(cervical lordosis), 가슴뒷굽음(thoracic kyphosis), 허리앞둡음(lumbar lordosis), 오목가슴(pectus excavatum)또는 새 가슴(carinatum), 전방 또는 후방 골반 기울기(anterior or posterior pelvic tilt)등에 대한 몸통 자세를 평가한다. 물리치료사는 후방 시야(posterior view)에서 어깨(shoulder), 어깨뼈(scapular), 골반 높이(pelvic height)와 척추의 회전변형을 나타내는 갈비뼈의 튀어나온 곳과 같은 측면 갈비뼈 비대칭을 시각적으로 확인해야 한다. 정면(anterior view)은 유두 높이, 측면 갈비뼈 위치 및 골반 높이의 비대칭을 식별하는 데 도움이 된다.

다리 정렬도 전방, 후방, 및 시상면에서 검사한다. 치료사는 골반 높이의 대칭성, 무릎이나 발이 안쪽이나 바깥쪽으로 향하는 등 다리의 회전 변화; 내반슬 또는 외반슬 또는 후족부(hindfoot)를 확인해야 한다. 물리치료사는 시상면에서 골반의 위치와 엉덩관절, 무릎, 발목의 정렬을 평가한다.

다리 길이는 체중을 지탱하는 자세와 체중을 지탱하지 않는 자세 모두에서 위앞엉덩뼈가시(anterior superior iliac spine)와 안쪽 복사뼈(medial malleolus)의 뼈 지표를 사용하여 평가한다. 위뒤엉덩뼈가시(posterior superior iliac spine)도 포함될 수 있으며 이를 통하여 한 쪽 엉덩뼈(innominate bone)의 회전이 있는지 확인할 수 있다. 자세 검사를 바탕으로 물리치료사는 보다 심층적인 근골격계 검사의 다음 부분을 어디에 집중해야 할지 알 수 있다.

관절가동범위(Range of motion)

아동과 성인의 능동 또는 수동 관절 가동 범위(ROM)를 측정하는 데 사용되는 고니에미터 기술(goniometric techniques)은 비슷하지만, 아동의 ROM을 평가할 때는 몇 가지 요소를 염두해야 한다. 성인과 영유아(infant) 또는 골격계의 미성숙한 아동 사이의 ROM 값에는 연령에따른 차이가 존재한다. 아동의 골격발달 단계와 예상되는 환경 또는 자세에 대한 지식은 물리치료사가 ROM이 적절한지 또는 비정상적인지 파악하는 데 도움이된다. 예를 들어, 신생아(newborn)는 자궁내 위치로 인해 이차적으로 엉덩이와 무릎 관절에 굽힘 구축이 나타난다.

고니에미터 측정을 하기 전에 아이가 편안하고 침착한 상태를 유지하도록 해야 한다. 치료사에 의한 아동의 움직임은 불안을 제한하고 근긴장도가 증가하거나 보호자세(guarding postures)를 취하는 아동의 신장반사를 유발하지 않도록 느리고 신중하게 이루어져야 한다. 이는 통증이 있거나 의심이 되는 경우, 뼈가 약하거나 최근에 부상을 입은 아동에게도 적용된다. 아동에게 ROM어 어떻게 보이고 느껴지는지 비침범된 팔다리에 예를 먼저 보여주거나 측정에 사용되는 치료사의 도구를 탐색하고 가지고 놀게 하면 아동이 검사에 더욱 적응할 수 있다.

아동 관절 각도 측정의 신뢰성 연구는 물리치료사가 각도계 측정을 사용하여 ROM을 기록할 때 지침이 될 수 있다. 여러 연구자들은 뇌성마비 아동의 엉덩, 무릎, 발목 관절에 대한 각도계 측정의 신뢰성을 조사했다. 이러한 연구자

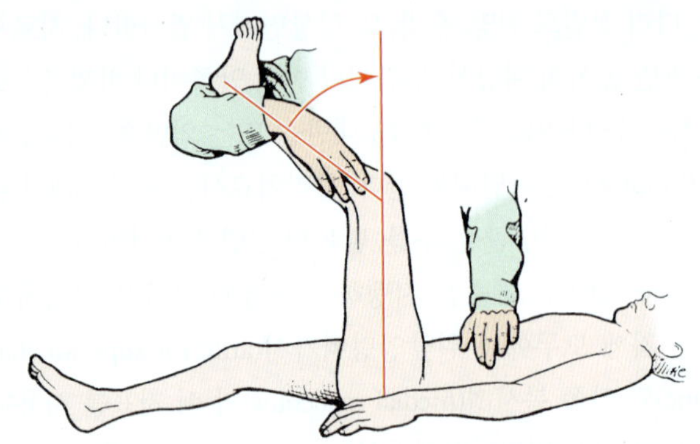

그림 15.1. 슬와각 측정. 아동은 바로 누운 자세로 엉덩관절을 90도 굽히고 저항이 느껴질 때까지 무릎을 천천히 편다. 다리 아래쪽의 전면과 허벅지에 해당하는 수직선 사이의 각도를 뒤넙다리근 구축 측정한다.

들에서 연구자 내 신뢰도는 높았지만 연구자 간 신뢰도는 연구 전반에 걸쳐 보통에서 높은 수준까지 다양했다.[8-11] 엄격한 측정 프로토콜을 사용하고 동일한 치료사가 시간에 따른 ROM 변화를 측정하면 신뢰성이 향상된다.

유연성에 초점을 맞춘 근육 길이 검사도 전반적인 관절 가동검사에 포함되어야 한다. 특정 검사와 그 절차는 성인에게 사용되는 표준 절차와 다르지 않다. 엉덩관절 굽힘근 길이는 토마스테스트(Thomas test) 또는 엎드린 자세에서 엉덩관절 폄 테스트(prone hip extension test)를 사용하여 검사한다. 뒤넙다리근(hamstring)의 길이는 일반적으로 성인에서 뻗은 다리 올림 검사(straight leg raise test)를 사용하여 검사하지만, 아동에서는 슬와각(popliteal angle; PA)측정이 일반적으로 사용된다(그림 15.1). PA측정은 무릎 굽힘 구축이 있는 상태에서는 사용할 수 있으므로 여러관절을 침범하는 아동에게 유용하다.[12] 발목발등굽힘은 무릎을 구부렸다 폈다 한 상태에서 측정하여 가자미근(soleus)와 장딴지근(gastrocnemius)이 제한에 기여하는 정도를 파악해야 한다. 뒷발을 과대하게 측정하는 원인이 되는 중간발의 발등굽힘을 최소화하기 위해 측정하는 동안 목발밑관절(subtalar joint)의 중립을 유지하기 위해 주의를 기울여야 한다.

전반적인 관절과운동성 유무를 판단하기 위해서 Beighton 점수(Beighton score)와 같은 기술을 사용하여 일반화된 관절과 운동성을 측정해야 한다.[13]

근력(Strength)

정확한 근력 검사는 소아 인구에 대한 신중한 고려가 필요하지만 시간 경과에 따른 결함과 변화에 관한 중요한 정보를 얻을 수 있다. 근력을 검사할 수 있는 다양한 방법이 있으며, 아동의 연령과 능력에 따라 사용하는 방법이 달라질 수 있다. 3-4세 미만의 영유아 및 아동의 경우, 근력 검사는 움직임 관찰, 발달 기술 성취도, 연령에 적합한 기능적 기술 평가를 통하여 가장 많이 이루어진다. 기능적 근력 평가의 예로는 아동이 양쪽 무릎을 반쯤 꿇고 바닥에서 일어서서 이동을 할 수 있는 여부를 관찰하는 것을 들 수 있다. 근육의 약화는 보상 움직임, 결여된 동적 정렬 또는 양쪽의 비대칭 움직임으로 나타난다.

아동의 도수근력검사(manual muscle testing; MMT) 또는동력계(dynamometry)를 사용하여 정확한 결과를 얻기 위해 검사 절차의 지시를 따를 수 있어야 한다.[14] Biodex System 4에서 볼 수 있듯이, 작은크기 또는 소아의 사지 부착 장치를 사용을 위해 약간의 위치수정을 거친등속성기계를 사용하여 근력을 안정적으로 측정할 수도 있다.[15,16]

MMT는 성인과 마찬가지로 소아에게도 내재한 약점이 있다. “양호(good)” 및 “정상(normal)” 등급은 매우 주관적이며 시간이 지남에 따라 아동에게 발생할 수 있는 성숙에 따른 이차적인 변화를 고려하지 않는다. Isometric handheld dynamometr (HHD)는 다양한 아동 집단에서 근력을 측정하는 신뢰할 수 있고 민감한 방법인 것으로 밝혀졌다.[15-17] Gajdosik은 2-5세 사이의 전형적인 발달 단계에 있는 아동이 지시를 따르고 밀라는 요구를 이해하고 그 과정에 참여하는데 동의할 수 있는 한 HDD를 안정적으로 사용할 수 있다고 판단했다.[18] 4-17세 어린이의 상지와 하지 모두의 HHD를 사용하여 등척성 테스트에 대한 규범적 기준값을 설정하였으며, 이는 유용한 참조 도구가 될 수 있다.[19] HHD를 완성하기 위한 치료사 교육과 표준화된 절차가 확립되어야 신뢰성이 확립될 수 있다.

Biodex System 4에서 볼 수 있듯이 약간의 위치 변경을 통해 등속성 기계를 사용하여 근력을 안정적으로 측정할 수 있다.[20,21] 6-13세 아동에 대한 등속성무릎폄 및 굽힘강도에 대한 표준값과 백분위수 값은 여러 저자에 의해 발표되었다.[22,23] 문헌에 제시된 표준데이터는 일반적으로 정상발달 중인 아동을 대상으로 한 검사에서 결정되며, 물리치료사는 이러한 측정치를 비정형 신경 계시스템을 가진 아동과 비교하는 데 주의를 기울여야한다. 이러한 근력 측정은 기능적 성능과 함께 아동이 레크리에이션 또는 경쟁 스포츠에 복귀할 준비가 되었는지 판단할 때 고려해야 할 추가적인 객관적

데이터를 제공한다.

다리 정렬(회전과 각도)

정상적인 골격발달에는 뼈와 관절의 회전 또는 비틀림, 각도변화가 포함된다. 아동을 치료하는 모든치료사는 이러한 구조적 이정표에 대한 타임라인을 이해해야 한다. 이러한 지식은 아동의 정렬이 아동의 연령에 맞는 정형적인 것인지 아니면 비정형적인 것인지 판단하는 데 필수적이다. 정상적인 발달과정은 부상, 비정상적인 근육당김 또는 체중부담으로 인해 이차적으로 변경될 수 있다. 결과적으로 발달중인 골격계에 비정상적인 힘이 가해지면 기능적 기술과 발달에 장애를 일으킬 수 있는 정형적인 정렬에 변화가 생기는 경우가 많다. 뼈는 성장이 끝날 때까지 변형에 취약한 상태를 유지하므로 시간이 지남에 따라 장애의 정도가 심해질 수 있다.

회전프로파일(Rotational profile)

소아과에서 정형외과 및 신경과 진단을 받은 많은 아동은 다양한 다리 회전 프로파일을 나타낼 수 있다. 일반적인 발달 구조의 회전 양상을 이해해야 해당 구조에 중첩될 수 있는 선천성 진단을 분석할 수 있다. 회전 프로파일은 수술 계획을 세울 때 항상 중요하며 컴퓨터 단층 촬영(CT) 또는 방사선 사진을 통해서도 도움을 받을 수 있다.[24] 그런 다음 정적 정렬을 보행 평가와 비교하여 아동의 기능을 확인해야 한다.

Staheli 등은 임상환경에서 다리 정렬을 측정하고 다리의 어떤 구성요소가 회전 변화에 기여하는지 판단하는 데 되움이 되는 회전프로파일을 개발했다. 회전프로파일은 6가지 측정값으로 구성된다: (1) 발의 진행각도(foot progression angle; FPA), (2) 엉덩관절안쪽돌림(medial rotation of the hip), (3) 엉덩관절바깥돌림(lateral rotation of the hip), (4) 허벅지-발각도[thigh–foot angle (TFA)], (5) 복숭아뼈 사이의 각도[angle of the transmalleolar axis (TMA)]와 (6) 발의 배열(configuration of the foot)이다. 처음 5가지 측정값에 대한 정상값이 설정되어 있으며, 이를 사용하여 변화가 넓은 범위의 정상에 속하는지 또는 개입이 필요한지 여부를 결정할 수 있다. 다음에 나열된 절차는 임상의가 아동의 전반적인 회전프로파일에 기여하는 요인을 식별하는 데 도움이 된다.

발의진행각도 FPA는 발의 세로축과 아동의 걸음걸이 진행선 사이의 각도로 정의된다. 이는 나중에 설명할 TFA와 혼동해서는 안 된다. FPA는 보행 중 아동의 회전에 대한 전반적인 모양을 제공하지만 원인적 요인은 알 수 없다. 양의부호(positive sign)는 발가락이 바깥쪽으로, 음의부호(nagative sign)는 발가락이 안쪽으로 된 것을 나타낸다. FPA는 발에 잉크나 분필을 묻히거나 시중에서 판매하는 고가의 보행매트 등 다양한 방법을 사용하여 객관적으로 측정할 수 있다. 클리닉에서는 종종 보행 중 아동의 회전을 전반적으로 파악하기 위해 주관적으로 FPA를 측정한다(그림 15.2 A).

엉덩관절회전 넙다리뼈비틀림(femoral torsion)을 결정하기 위해서 엎드린 상태에서 엉덩관절안쪽 및 가쪽돌림을 측정한다. 넙다리뼈비들림은 넙다리뼈목부분이 넙다리뼈 몸통에서 회전하는 것이다. 아동은 엉덩이를 중립에 두고 무릎을 90도 구부린 상태에서 엎드린 자세를 취한 다음 고니오미터로 엉덩관절안쪽 및 가쪽돌림을 측정한다. 연부조직의 제한은 엉덩관절회전의 최종측정값과 엉덩관절비틀림 정도에 영향을 미칠 수 있다. 정상적인 엉덩관절안쪽돌림은 60-65도 미만이다(그림 15.2B와 C).

문헌에서는 또한 일부 자료에서는 라이더방법(Ryder method)이라고 하는 엉덩관절비틀림의정도를 결정하는 테스트와 다른 자료에서는 크레이그테스트(Craig test)에 대해서 설명이 되어 있다. 아동은 테이블 가장자리에 무릎을 90도 굽힌 채 엎드린 자세로 취한다. 엉덩관절큰돌기(greater trochanter)는 다리를 회전시키면 촉진된다. 넙다리뼈목과 검사테이블과 평행한 상태에서 넙다리뼈의 가장 옆쪽 촉진하여 고니오미터로 엉덩관절회전각도(일반적으로안쪽)를 측정한다. 엉덩관절안쪽돌림의 측정값은 넙다리뼈앞경사(femoral anteversion)와 일치해야 하지만 CT와 비교한 데이터에 따르면 이 검사는 최대 20도까지 측정값을 과소평가할 수 있다고 한다.[8,26]

허벅지-발각도 TFA는 허벅지의 세로축과 발의 세로축을 이등분하는 선 사이에 존재하는 각도로 정의한다. 아동은 엉덩이를 중립적으로 구부리거나 펴고 무릎을 90도 굽힘 상태에서 엎드린 자세를 취하고 발은 자연스럽게 쉬는자세를 취한다. 발을 정렬하려고 시도해서는 안 된다. 고니오미터의 고정팔은 뒤꿈치 중앙에 받침점을 두고 허벅지축을 따라 위치한다. 이동팔은 발의 축을따라 움직이는 각도를 측정한다. 이 TFA는 정강뼈와 뒷발의 회전변화를 측정하는 데 사용된다. 발이 바깥위치에 있으면 양수이고, 발이 안쪽에 위치하면 음수값이다(그림 15.2D).

트렌스말레올라축(TRANSMALLEOLAR AXIS) TMA는 아래 다리의 정면과 비교하여 정강뼈비틀림을 측정한 값이다. 아동은 앞서 설명한 대로 엉덩이를 중립에 두고 무릎을 90도 구부린 상태로 엎드린 자세를 취한다. 안쪽과 바깥쪽 복사뼈 사이의 축에 수직선을 설정한다. 이 수직선은 넙다리뼈안쪽과 바깥쪽관절융기(medialand lateral condyles)를 통해 설정된 선 사이에 형성된 각도를 측정한다. 이 각도는 회전 프로파일에 대한 정경이뼈 원위부의 기여도를 검사한다(그림 15.2 E).

발의배열 회전 변형을 검사할 때는 발의 기여도도 포함하고 고려해야 한다. 목말밑관절(subtalar joint)의 중립에서 뒷발과 앞발의 정력을 확인하면 내반 또는 외반의 편차, 발허리뼈 과운동성(midtarsal hypermobility)이 있는 뒷발 첨족(hindfoot equinus) 또는 발허리뼈 모음이 FPA에 기여하는지 여부를 결정할 수 있다. 체중을 지탱하는 자세와 체중을 지태하지 않는 자세의 정렬을 비교할 때는 발의 모양 변화를 고려해야 한다.

각도정렬(Angular alignment)

초기자세검사에서 내반슬(varus) 또는 외반슬(valgus) 자세와 같은 다리정렬평가가 의심되는경우, 객관적인 각도측

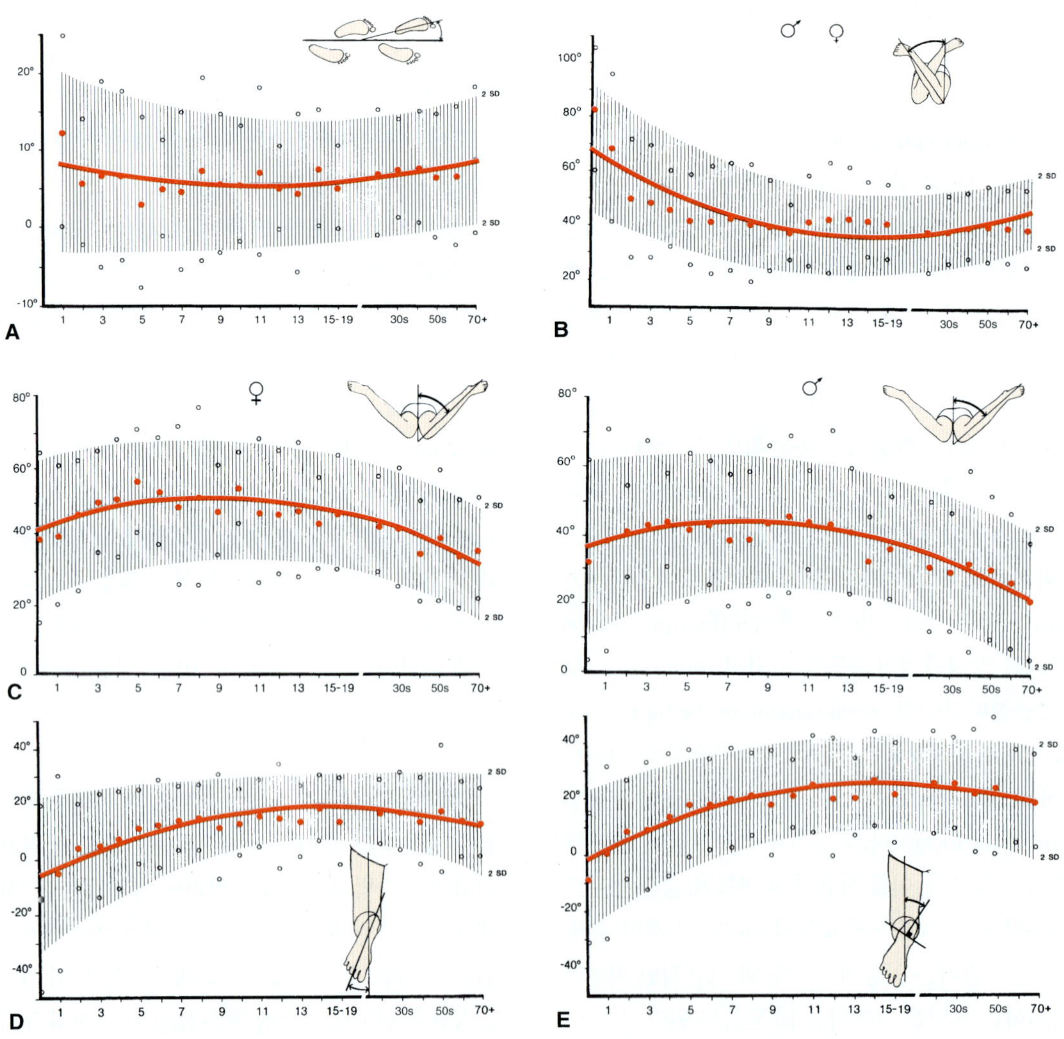

그림 15.2. 각 연령대에 대한 평균값 ±2 표준편차(SDs)로 표시된 Staheli rotational profile의 5가지 측정값. 어두운 선은 연령에 따라 변화하는 평균값을 나타내며 음영처리된 영역은 정상범위를 나타낸다. A: 발진행각도(FPA). B: 남성과 여성의 엉덩관절 가쪽돌림, C:남성과 여성의 엉덩관 절안쪽돌림(별도). D: 허벅지-발각도(TFA). E: 안쪽 바깥 쪽 복숭아뼈를 연결하는 축

정이 이루어져야 한다. 내반슬과 외반슬의 예상수치는 아동의 나이에 따라 달라진다. 내반슬은 아동이 바로 누운 자세에서 다리를 뻗고 무릎뼈가 위를 향하고 안쪽복사뼈를 닿은 상태에서 넙다리뼈관절융기(femoral condyles) 사이의 거리를 측정한다. 외반슬은 같은 자세에서 무릎을 닿은 상태로 측정하고 복사뼈 사이의 거리를 측정한다.[27] 각도변화의 기여도는 회전변화부터 설명되어야 한다.

근긴장도, 감각, 발달기술

근골격계 평가에 포함될 수 있는 추가영역으로는 근긴장도, 감각검사 및 발달기술 수준 등이 있다. 근긴장도검사는 특정 근육 그룹의 과긴장성 또는 저긴장성과 특정 관절주변의 근육힘의 불균형을 나타낼 수 있다. 이러한 불균형한 근육의 힘은 신체정렬에 변화를 일으킬 수 있으며 시간이 지남에 따라 통증을 유발하거나 아동의 기능적 능력을 방해하는 장애를 일으킬 수 있다.

감각검사는 성인과 마찬가지로 아동에게도 시행되며, 검사에 대한 동일한 근거가 적용된다. 감각검사는 골절이나 절단 또는 외부 고정장치 적용 후와 같이 신경침범이 의심되는 경우 실시한다.

정형외과 질환이 운동 발달을 지연시키거나 방해하는 것으로 의심되는 경우 아동의 발달수준평가가 필요하다. 발달능력은 일반적인 임상관찰과 표준화된 검사(기준및규범-참조도구)를 통해 평가할 수 있다. 기능적 힘과 정렬의 변화가 더 분명해지면 검사 및 치료계획에 더욱 집중할 수 있다. 보행이 가능한 아동의 경우 발달평가에는 보행검사도 포함된다. 보행관찰은 이전검사에서 얻은 정적정렬측정값이 기능 및 움직임과 어떻게 상호작용하는지 평가할 수 있는 좋은 기회이다. 보행평가는 성인과 유사하며 체계적인 임상관찰을 통해 수행하거나 비디오분석에서 계측보행실험실에 이르기까지 보다 객관적인 측정을 통해 수행될 수 있다. 보행을 평가할 때는 아동의 연령을 고려해야 하며, 초기보행의 특성에 대한 지식이 평가에 포함되어야 한다.

» 형태학적 발달 이상 분류

이 장에서는 다양한 진단과 그것이 아동의 기능적 능력에 미치는 영향을 논의할 때 세계보건기구(WHO)의 국제 기능분류(International Classification of Functioning), 장애(Disability) 및 건강(Health)(ICF)[28]에서 채택한 용어를 사용한다. 또한 ICF 모델에서는 아동마다 다르며 아동의 진단이나 건강상태와는 무관하지만 활동이나 참여수준에 영향을 미칠 수 있는 환경적 및 개인적 요인도 포함된다.

ICF 모델을 설명하기 위해 불완전골형성(osteogenesis imperfecta, OI)이있는 아동을 예로 설명하겠다. OI가 있는 아동의 경우 병리생리학은 세포수준에서 결합조직(connective tissue)의 이상이다. 이로 인해 발생하는 장애 중 하나는 힘에 의하여 변형되고 골절되기 쉬운 취약한 뼈이다. 아동은 여러 번 다리의 골절로 인해 정렬불량, 작은 키, 허약함, 느린 걸음걸이를 초래할 수 있다. 느린 걸음은 아동이 놀이나 학교에서 친구들과 잘 어울리지 못하게 할 수 있는 활동제한이다. 참여제한에는 골절위험 증가에 대한 두려움 때문에 아동이 또래 친구들과 함께 학교를 다니지 못하거나 쉬는시간에 밖에서 노는 것을 허용하지 않는 것이 포함될 수 있다. 교사의 두려움이나 혼잡한 휴게 공간과 같은 환경적 요인이 아동의 참여능력에 영향을 미칠 수 있다.

형태발생의 스프랭어 분류(Spranger's classification)는 소아 정형외과 범주에 속하는 다양한 진단을 소개하고 논의하는 데 사용된다. 이 분류 체계는 특정 진단을 초래하는 병태생리, 아동의 성장하면서 발생할 수 있는 장애, 장애가 아동의 활동성과 참여 수준에 미치는 영향, 물리치료의 역할을 이해할 수 있는 틀을 제공한다. 병리 생리학을 이해하면 현재 존재하거나 발달할 수 있는 장애를 파악하여 아동의 활동제한과 참여 제한을 최소한 하는 것을 궁극적인 목표로 삼을 수 있다.

스프랭거의 형태 발생 장애 분류(Spranger's classification of disorders of morphogenesis)는 기형(malformations), 방해(disruptions), 변형(deformations), 이형성증(dysplasias)의 네 가지로 구성된다.[29] 기형은 본질적으로 비정상적인 발달 과정으로 인한 장기 또는 신체 부위의 형태학적 결함이다. 임신 순간부터 선천적으로 이상이 있기 때문에 해당 장기나 신체 부위는 정상적으로 발달할 가능성이 전혀 없다. 긴 팔 다리의 결손은 정형외과적 기형의 예이며, 다른 예로는 구순구개열(cleft lip), 심장 중격 결손 등이 있다.[29]

방해(disruptions)는 원래 정상적인 발달 과정이 외부 요인에 의해서 중단되어 발생하는 장기 또는 신체 부위의 형태학적 결함이다. 정상적인 발달은 기형 유발물질, 외상 또는 감염과 같은 외부 요인에 의해 세포 수준에서 중단된다.

과거 탈리도마이드(thalidomide) 사용 시 또는 양막 증후군(amniotic band syndrome)에서 볼 수 있는 사지 횡단 결손이 이러한 장애의 예이다.[29]

변형(deformations)은 기계적 힘에 의해 발생하는 신체 부위의 형태, 모양 또는 위치의 이상이다. 변형의 원인은 자궁내 압박과 같은 태아에 대한 외적인 힘일 수 있고 신경근 결함으로 인한 태아 기형과 같은 태아에 대한 내재적인 힘일 수도 있다. 변형의 예로는 사경(toticollis), 발허리 모음(metatarsus adductus), 내반족(club foot) 등이 있다. 기형은 태아기 및 출생 후 기형과 병리적 과정으로 구분할 수 있다. 출생 후 기형의 예로는 정강뼈 내반(tibial varum)과 블라운트 병(Blount disease)및 회전 변형(rotational variations)이 있다. 병리학적인 과정은 일반적으로 뼈의 성장판(physis) 또는 다른 부위의 손상으로 인해 발생하는 기형이다. 이러한 과정에서 레그-칼베-페르테스 병(Legg-Calve–Perthes disease), 넙다리뼈머리 골단 분리증(slipped capital femoral epiphysis), 성장판에 가해진 충격이나 비정상적인 힘으로 인한 팔다리 길이 불일치 등의 진단에 포함된다. 변형은 의하적 및 치료적 관리를 통해 변형 메커니즘의 반대방향을 힘을 가하면 종종 개선될 수 있다. 정상적인 성장과 리모델링이 이루어지려면 근골격계의 예상성숙에 맞춰 적절한 시기에 힘을 가해야 한다.[29]

스프랭거의 분류의 마지막은 이형성증이다. 이형성증은 세포가 조직으로 비정상적으로 조직화되어 비정상적인 조직으로 분화를 초래한다. OI와 엘러스 단로스 증후군(Ehlers Danlos Syndrome, EDS)이 이형성증의 예이다. 이형성증은 일반적으로 신체 전체 시스템에 여러 장애가 나타나며 활동 제한 및 참여 제한을 초래할 수 있다.[29]

기형 및 장애: 선천성 사지 결손

국제 보철 및 정형외과학회(International Society for Prosthetics and Orthotics, ISPO)의 분류체계를 사용하여 선천성사지결손은 세로 또는 가로로 설명된다(그림 15.3 A와 B). 세로사지결손(Longitudinal limb deficiencies)은 팔다리의 장축내 요소의 감소와 부재로 설명된다. 영향을 받은 원위에는 정상적인 골격요소가 있을 수 있다.[30] 세로방향의 팔

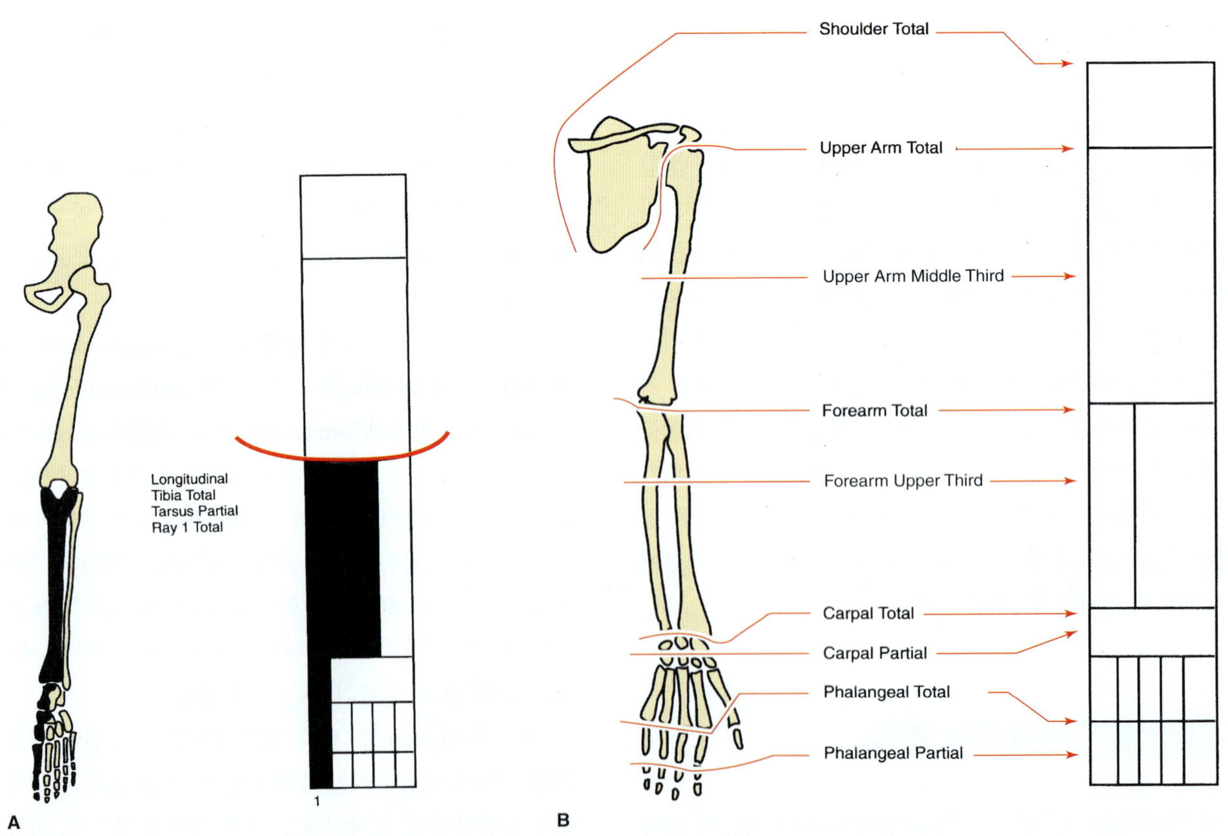

그림 15.3. A: 다리의 세로 결손의 예. B: 다양한 수준의 팔 가로 결손의 예

다리결핍은 정상적인 기관형성이 중단될 때 기관 또는 신체의 더 큰 영역의 형태학적 결함이 발생하는 기형의 예이다. 팔다리골격침범의 모든 조합이 가능하지만 특정 구별되는 개체는 다른 개체보다 더 흔하게 볼 수 있다. 이 장에서는 노뼈클럽손(radial club hand)이라고 하는 노뼈의 선천성 세로사지 결핍을 팔의 침범의 예로 그리고 근위 넙다리 국소 결손(proximal femoral focal deficiency, PFFD)을 다리의 세로사지 결손의 예로 사용한다. 두 가지 모두 선천성 기형의 예이며 발병률이 높다. 이러한 진단은 치료사가 일발적으로 볼 수 있는 사지 결손 아동의 예시이기도 하다,

노뼈의 세로사지결손은 가장 흔한 팔의 기형이다. 이 진단의 발생률은 10,000당 5.25명에서 100,00명당 1명까지 다양하게 보고되고 있다.[31] 노뼈 결손은 67%에서 혈액학적 이상, 심장 또는 신경진단과 같은 의학적 또는 근골격계 이상을 동반한다.[32] 노뼈결손(radial deficiency)은 노뼈, 손목뼈, 손허리뼈 및 첫 번째 손가락과 엄지두덩 근육을 포함하여 팔의 노쪽의 일부가 형성되지 않거나 결손된 경우로 정의할 수 있다.[33,34] 베인과 크럭(Bayne & Klug)뿐만 아니라 하이켈(Heikel)은 노쪽결손을 4가지 유형을 분류했는데, 그 심각도를 제1형(원위부노쪽 성장의 지연)부터 제4형(노뼈의 부재 포함)까지 다양하다.[36,36] 4형이 가장 흔하게 나타난다.[27,37] 임상적으로 4형 노쪽결핌 중 아동은 반대쪽팔뚝 길이의 50% 이하의 짧은팔뚝(forearm), 팔꿈치신전구축, 엄지가 없거나 결손된 손이 나타난다. 제임스(James) 등은 엄지손가락의 발육부전에서 노뼈의 결손과 손에서 위팔뼈의 결손까지 6가지 일반적인 증상을 기준으로 노쪽결핍의 분류를 더욱 업데이트했다.[37]

PFFD의 발생률은 출생아 50,000명당 1명이며, PFFD를 가진 아동의 15%는 양측성이다.[38] Alken은 처음으로 PFFD의 중증도를 4가지 등급으로 분류하여 설명했는데, A등급은 가장 침범이 적고 D등급은 가장 심한 것으로 나타냈다(그림 15.4).[39] PFFD에는 관절구(acetabulum), 넙다리뼈머리(femoral head), 무릎뼈(patella), 정강뼈(tibia), 종아리뼈(fibula), 십자인대 및 발의 다양한 침범과 함께 근위부의 넙다리뼈 부재 또는 형성부전이 포함된다. 임상적으로 PFFD가 있는 영아는 엉덩관절 굽힘, 벌림 및 가쪽돌림 시 허벅지가 비정상적으로 짧게 유지된다(그림 15.5). 엉덩관절과 무릎 굽힘 구축은 종종 무릎의 전후 불안정성과 다리 길이의 상당한 차이를 보이며, 관련 다리의 발은 종종 무릎 반대쪽 무릎 높이에 있다.

이에 비해 가로 결손이 있는 어린이의 경우, 팔다리는 특정 수준까지 정상적으로 발달하고 그 이후에는 골격 요소가 존재하지 않는다.[30] 가로 결손은 스프랭어의 형태 형성분류에 따른 장애의 한 예로, 수술적 절단 후 잔존 사지와 유사하게 나타난다. 대부분 가로 결손은 일측성으로, 종종 가로 팔뚝 결손(transverse forearm deficiency)으로 발생한다(그림 15.6). 이러한 유형의 가로 결손은 여성에게 더 자주 발생하며 2:1의 비율로 왼쪽 우세를 보인다.[40]

선천성 사지 결손의 수술적 및 비수술적 관리

팔다리 결손이 있는 아동은 해당 사지의 기능을 최대한 발휘하기 위해 여러 차례 수술이 필요한 경우가 많다. 팔에 대한 수술 절차에는 힘줄 이식, 손 및/또는 손가락 재 정렬 또는 재배치, 절골술(osteotomies)이 가장일반적으로 포함된다. 사지 말단 모양으로 인해 보철 착용의 문제가 있거나 말단 뼈의 과성장으로 인해 연부조직으로 돌출되어 통증과 피부 파열을 초래하는 경우를 제외하고는 팔다리의 가로 결손이 있는 아동에게 수술적 교정이 필요한 경우는 드물다.

상지: 세로 노쪽 결핍

출생 직후에는 아동의 손을 연속적으로 부목이나 깁스를 하여 짧아진 연부조직을 늘리고 장애가 있는 팔뚝 위에 손을 최대한 중앙으로 정렬해야 한다. 동시에 치료 목표는 팔꿈치 운동범위, 특히 팔꿈치 굽힘을 늘리는 데 초점을 맞추어야 한다.

수술 전 연부조직 스트레칭이 필요하다. 생후 6개월에서 1세 사이에는 정형외과 전문의에 의한 손의 중앙 집중화 수술(surgical centralization of the hand)이 종종 시행된다. 중심화 수술의 목표는 손목의 기능적 움직임을 유지하면서 원위자쪽 중심으로 안정적인 손목을 만드는 것이다.[36]

초기 중앙 집중화 절차가 끝나면 아이의 손은 원위 자쪽의 새로 정렬된 위치에 부목을 대게 된다. 부목착용을 준수하는 것은 수술적 중앙 집중화의 장기적인 성공을 위해 매우 중요하다. 부목은 치유단계 동안 밤낮으로 착용한다. 초기 치유 단계가 완료된 후에는 골격 성숙이 이루어질 때까지 밤에도 부목을 착용해야 한다. 골격이 성숙하면 자뼈은 손목 위치의 안정성을 보장하기 위해 중앙 손목뼈를 수용하도록 골격 적응을 거치므로 더이상 야간 부목을 사용할 필요가 없다.[36]

TYPE		FEMORAL HEAD	ACETABULUM	FEMORAL SEGMENT	RELATIONSHIP AMONG COMPONENTS OF FEMUR AND ACETABULUM AT SKELETAL MATURITY
A		Present	Normal	Short	Bony connection between components of femur Femoral head in acetabulum Subtrochanteric varus angulation, often with pseudarthrosis
B		Present	Adequate or moderately dysplastic	Short, usually proximal bony tuft	No osseous connection between head and shaft Femoral head in acetabulum
C		Absent or represented by ossicle	Severely dysplastic	Short, usually proximally tapered	May be osseous connection between shaft and proximal ossicle No articular relation between femur and acetabulum
D		Absent	Absent Obturator foramen enlarged Pelvis squared in bilateral cases	Short, deformed	(none)

그림 15.4. PFFD의 Aitken 분류

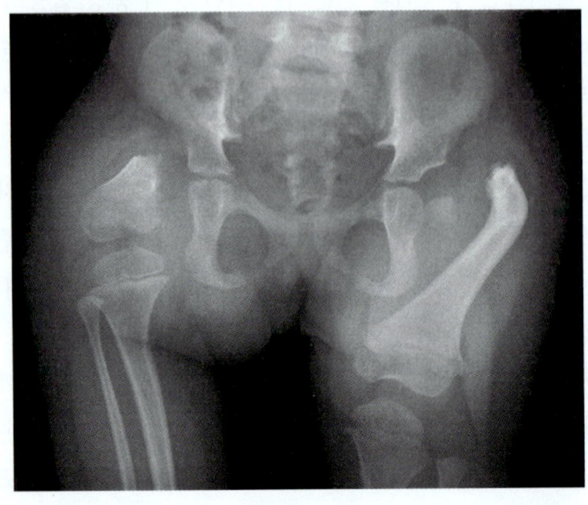

그림 15.5. 넙다리뼈, 정강뼈 종아리뼈의 비대칭적으로 침범한 양측성 PFFD를 가진 아동의 방사선 사진

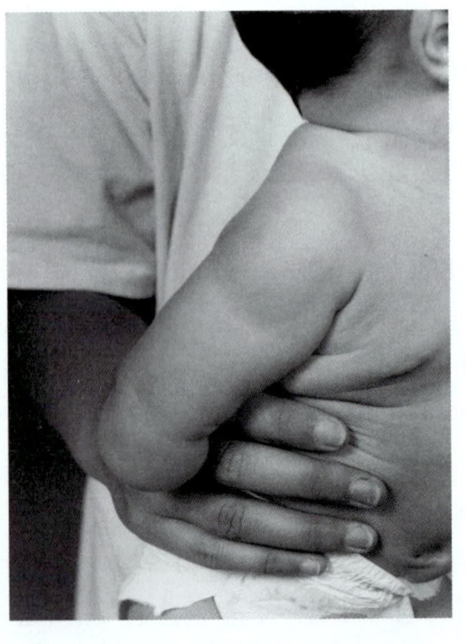

그림 15.6. 선청성 팔꿈치 아래 가로 결손이 있는 아동

손의 중앙 정렬은 손의 기능을 제한하는 심각한 손의 변형이 있을 때와 팔꿈치 굴곡이 90도 미만일 때 손의 위치에 적응한 나이가 많은 아동이나 청소년에게는 금지이다. 수술 전에 팔꿈치를 충분히 구부려야 손이 다시 정렬되었을 때 아동의 손을 입으로 가져갈 수 있다.

다리: 근위부 넙다리의 국소 결손

PFFD 아동을 위한 외과적 개입은 다양하고 개별화되어야 하며 절단, 골반 및 넙다리 절골술을 통한 재건, 유합술 또는 사지 연장술의 모든 조합이 포함될 수 있다. 수술은 아동의 전반적인 기능적 능력을 방해하는 두 가지 문제인 불안정한 엉덩관절과 다리 길이의 불균형을 해결한다. 많은 아동이 여러번 수술이 필요하므로 가족 교육을 위해 장기적인 수술 계획을 세우고 가능한 수술을 한 번으로 압축하는 방안을 조기에 고려해야 한다. 다리 길이가 같거나 거의 같고 연장 보조기을 사용하거나 사용하지 않고 보행할 수 있는 양측성 PFFD 아동에게는 일반적으로 수술이 권장되지 않는다.[27,41,42]

수술 옵션은 최종 보조기 장착을 위해 절단 및 재건을 포함하는 수술과 다리 연장 및 재건 기술을 포함하는 수술로 나눌 수 있다. 세 가지 일반적인 수술 시나리오에는 근위부 재건술을 동반한 발 절단, 회전 성형술(rotationplasty), 사지 연장술이 있다. 근위부 재건을 동반한 족부 발 절단 후, 아동의 다리는 보조기 사용과 개입이 필요한 무릎 위 절단과 유사하고 기능적으로 유사하다. 일측성 침범이 있는 아동의 경우, 기존 잔존 다리에 연장 보조기를 사용하는 것이 절단형 시술보다 만족도가 높은 비 수술적 치료이다.[43] 회전 성형술 또는 턴어라운드 시술은 무릎 이하의 절단이 있는 아동과 유사한 기능할 할 수 있도록 하는 수술 기법이다. 이 수술은 복잡한 수술에는 아래 다리를 180도 재 배치하는 등 상당한 다리 재건이 수반된다. 결과적으로 아이의 발목은 무릎 관절로 가능하며 발목 발바닥굽힘은 무릎 폄, 발목 발등굽힘은 무릎 굽힘으로 작용한다(그림 15.7).[27,44] 예상되는 넙다리 길이의 60% 이상이 존재하거나[41,45] 넙다리 길이의 차이가 15 cm 미만으로 예상되는 경우는 사지 연장이 필요할 수 있다. 사지 연장 절차에 대한 자세한 설명은 이 장 뒷부분 "사지 길이 불일치"세션에서 확인할 수 있다.

수술적 개입에 앞서, 영유아기 초기에 물리치료를 시작하여 관련 엉덩관절의 운동범위를 개선하고, 발달 활동을 촉진하며(연령에 적합한 시기에 대칭적 기술과 체중 지지함), 연령에 적합한 균형 및 이동 기술 발달을 지원해야 한다(그림 15.8).

수술 후 급성 물리치료는 수술에 따라 다르며 ROM, 근력, 적절한 보조기구 사용한 보행훈련, 부목, 자세, 균형, 보조기 훈련의 개선 또는 유지가 포함된다. 예를 들어 회전 성형술 후에는 적절한 보조기 움직임과 기능적 다리 정렬을 보장하기 위해 발목(현재 기능하는 무릎)의 ROM 및 스트레칭 활동이 필수적이다. 보조기의 무릎 확장을 촉진하려면 최대 발바닥굽힘 범위가 필요하다. 앉거나 무릎을 구부리는 기타 활동을 하려면 20도에 가까운 발목의 발등굽힘이 필요하다. 발목의 발바닥굽힘과 발등굽힘의 근력은 보행 시 자세의 안정성을 제공하고 보조기에 힘을 실어주기 때문에 근육 그룹의 강화도 중요하다. 최근 문헌에 따르면 회전 성형술 후 장기적인 기능 및 삶의 질의 결과는 좋지만 보행의 편차가 지속되는 것으로 보고되었다.[46]

>> 태아 기형

스프랭어의 분류에 따르면 변형은 태아의 외적 또는 내재적일 수 있는 비정상적인 기계적 힘에 대한 조직의 정상적인 반응이다. 자궁내 제약은 외인성 힘의 한 예인 반면, 골수수막류와 같은 신경계 손상으로 인한 태아의 운동성저하는 내인성힘의 한 예이다. 변형력이 제거되면 신체부위의 정상적인 발달이나 성숙이 일어날 것으로 예상된다.

이 세션에서는 외적 변형의 예로 선천성 근육 사경(CMT)을 외적 또는 내적 변형의 예로 내반족에 대해 설명할 것이다. 이 두 가지 진단에는 다른 원인 요인도 있을 수 있으며, 비정상적인 기계적 힘은 가능한 원인 중 하나에 불과하다. 엉덩관절의 이형성증은(DDH) 태아기에 발생하고, 변형력을 변경하지 않으면 계속 진행되며, 출생 후 훨씬 늦게까지 인식하지 못할 수 있는 변형의 한 예이다. 마지막으로, 이 세션에서는 태아 발달 초기에 시작되어 결과적으로 출생시와 이후 생애의 전반에 걸쳐 심각한 변형을 초래하는 내재적 변형의 관절굽음증(arthrogryposis)에 대한 논의한다(그림 15.9와 15.10).

선천성 근육 사경(Congenital muscular torticollis)

사경이라는 용어는 라틴어로 목이 비틀어졌다는 뜻

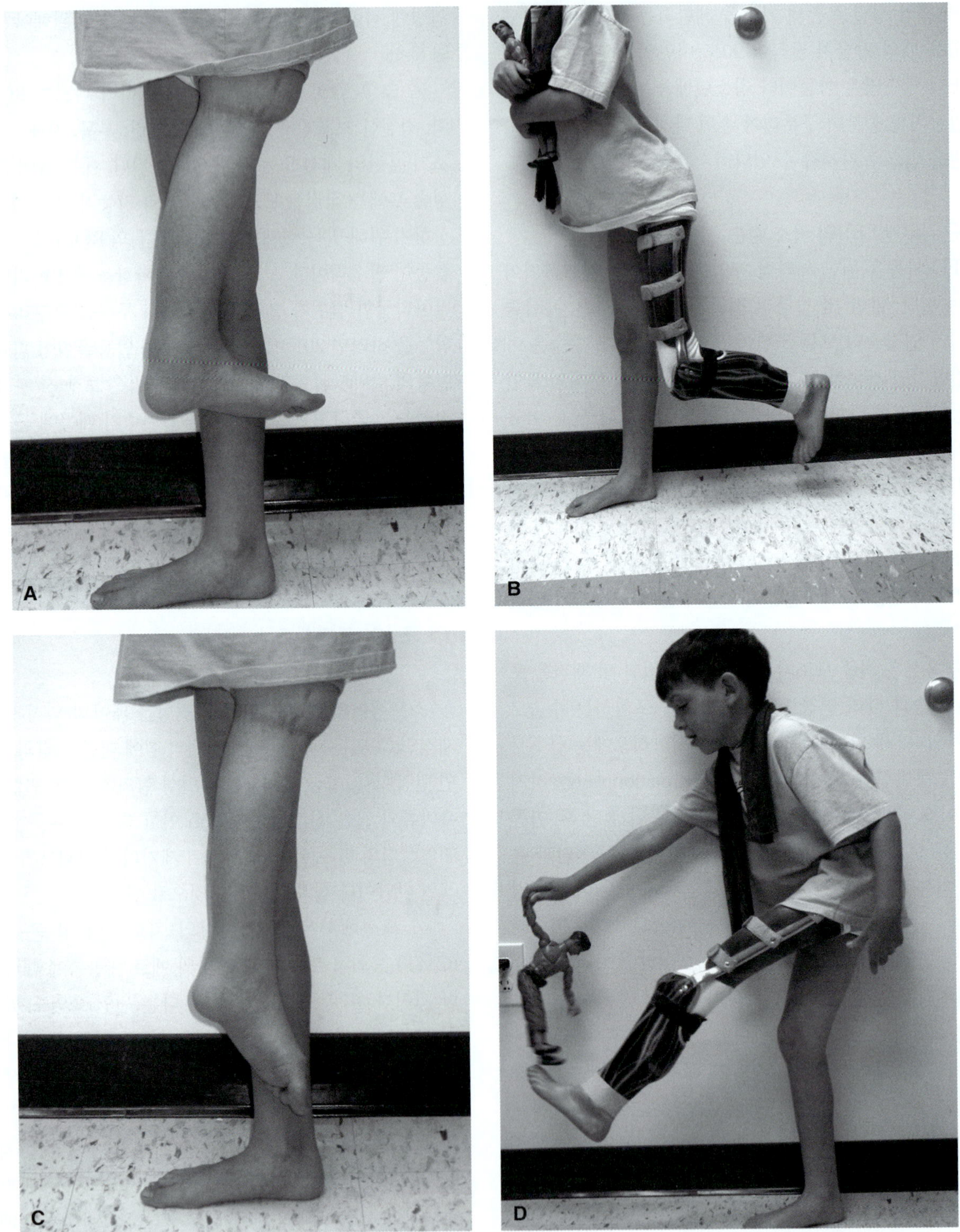

그림 15.7. 회전 선형술을 받은 11세 남아. A: 발목 발등굽힘. B: 발목 발등굽힘은 보조기 무릎의 굽힘을 유도한다. C: 발바닥굽힘. D: 발목의 발바닥굽힘은 보조기 무릎의 폄을 유도한다.

에서 유래했다. 한쪽 CMT는 목빗근(sternocleidomastoid msucsle, SCM)의 단축과 관련된 흔한 진단이다. CMT를 가진 영아는 한쪽의 단축된 SCM 쪽으로 목의 외측 굽힘(lateral flexion)이 나타나, 머리가 기울어지고 반대쪽 목뼈가 단축된 SCM과 멀어지는 경추 회전을 보인다. 사두증(plagiocephaly)(납짝한두개골)으로 인한 두개골 및 안면비대칭

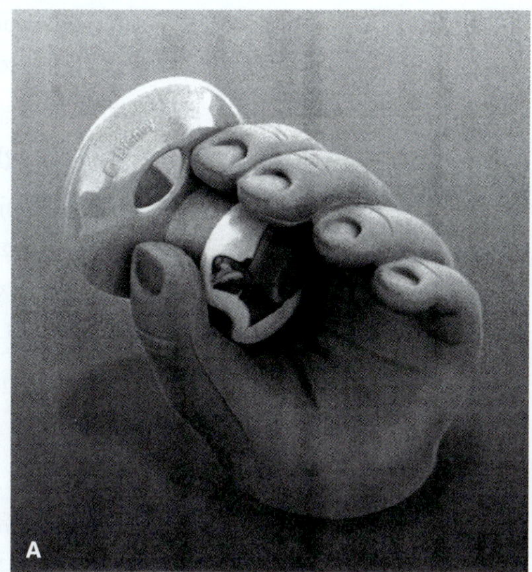

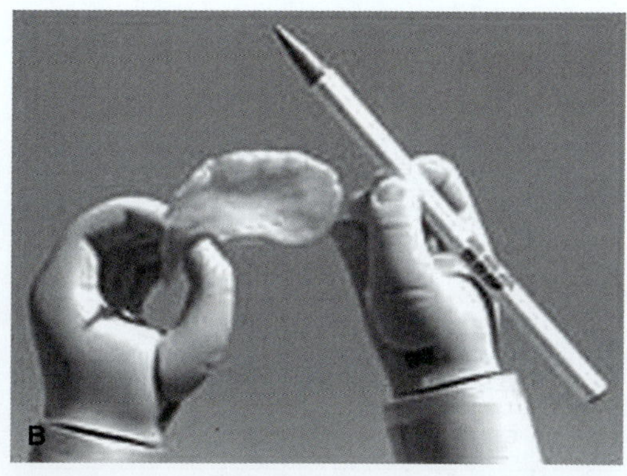

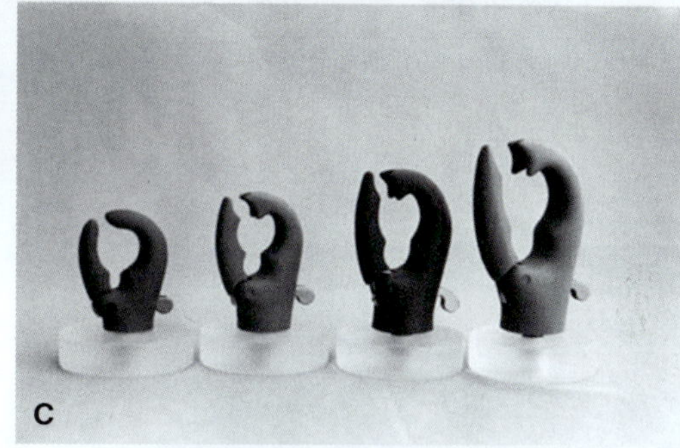

그림 15.8. 터미널 장치 옵셥. A: 영유아의 수동적 알파핸드(TRS, 볼더.CO) B: 엄지손가락을 움직이며 그립을 촉진하는 L'il E-Z Hand(TRS, Boulder, CO). C: ADEPT 자발적 닫는 손(TRS, Boulder, CO).

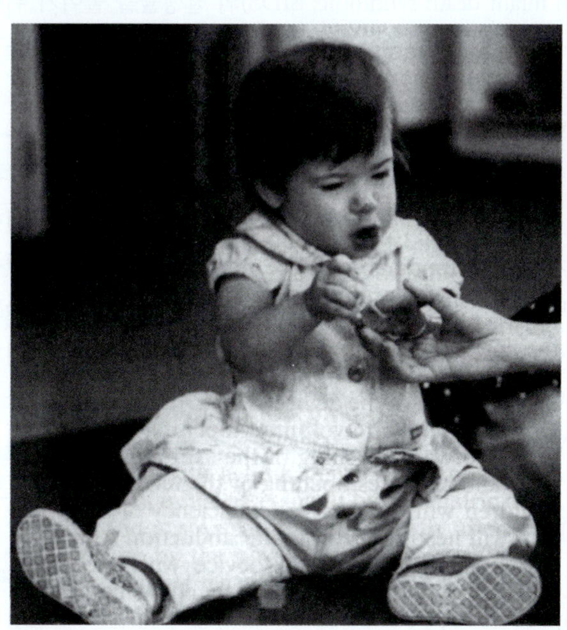

그림 15.9. 아동이 왼쪽팔꿈치 아래 보조기를 착용하고 있으며 ADEPT 자발적 폐쇄후크가 있다. 치료사가 아동의 터미널 장치를 보조하고 있다.

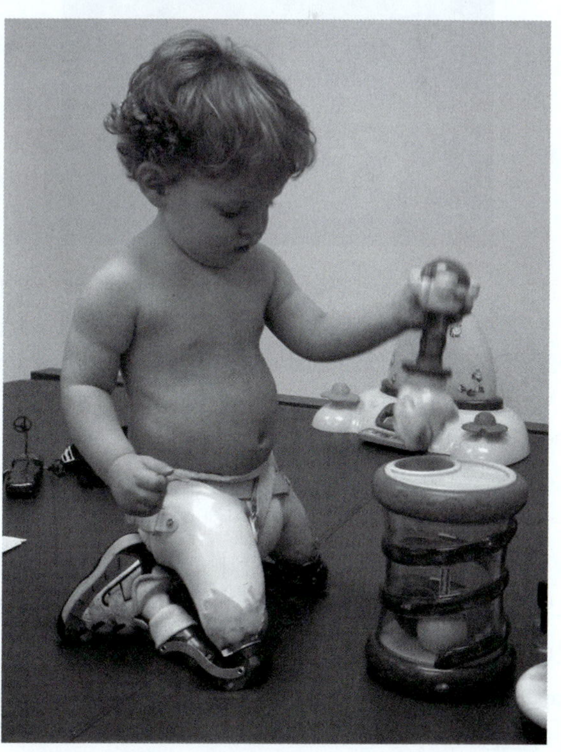

그림 15.10. 연령에 맞는 보행기술과 바닥에서 놀이활동을 촉진하기 위해 무릎관절이 있는 양측넙다리 의족을 착용한 영유아.

표 15.11. CMT의 머리와 목의 특징

왼쪽 SCM 사경		오른쪽 SCM 사경
왼쪽	경추 외측굴곡	오른쪽
오른쪽	경추 회전	왼쪽
오른쪽	이마뼈 돌출	왼쪽
오른쪽	후두부 납짝함	왼쪽
왼쪽	후두부 돌출	오른쪽
왼쪽	턱 뒤 당김	오른쪽
오른쪽	앞쪽 귀 이동	왼쪽
오른쪽	앞쪽 볼과 안와 이동	왼쪽

SCM, sternocleidomastoid muscle.

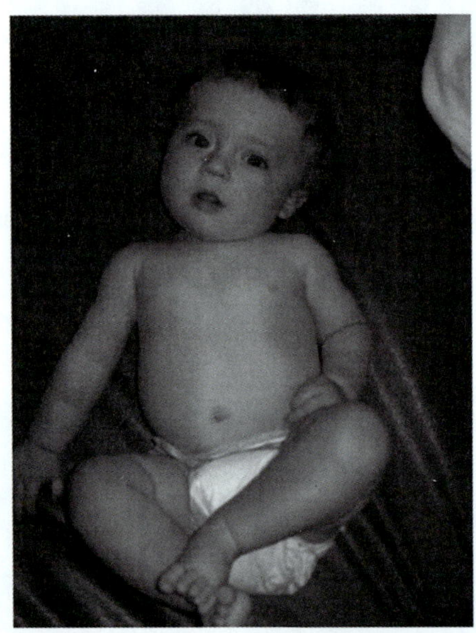

그림 15.11. 왼쪽 선천성 근육 사경이 있는 영아, 아래턱뼈 부위의 안면 비대칭에 주의 깊게 관찰해야 한다.(Taylor JL과 Norton ES의 허가를 받아 사용.Developmental muscular torticollis: outcomes in young children treated by physical therapy. Pediatr Phys Ther. 1997;9(4):173-178.)

은 머리의 지속적인 비대칭으로 인해 이차적으로 발생한다. 표 15.11은 머리, 목, 얼굴에서 나타나는 전형적인 임상양상을 요약한 것이다. SCM은 주요 근육과 관련이 있지만, 목갈비근(scalenes), 어깨올림근(levator scapulae), 위등세모근(upper trapezius)과 같이 다른 목의 근육의 이차적인 단축으로 발생한다(그림 15.11).

CMT는 보통 출생 후 첫 2-3주 동안 나타나며, 0.4-0.9%의 발병률이 보고되었다.[47] CMT의 원인은 명확하지 않다. 종괴(mass) 또는 섬유성 가성 종양(fibrotic pseudotumor)은 SCM 근육의 불룩한 부분에서 관찰되거나 만져질 수 있으며 출생 후 처음 몇 주이내에 나타나고 점차 사라진다. SCM 근육 내 섬유 덩어리의 정확한 원인은 알려져 있지 않다. 연구자들은 SCM 근육에 산소결핍 손상(anoxic injury)을 초래하는 혈관 폐색이 근육 내에서 관찰되는 섬유화 변화를 일으킬 수 있다는 가설을 세웠다. 자궁 내 위치 이상과 출생 시 외상이 원인으로 추정되고 있다.[45] CMT가 있는 영아는 둔위(breech presentations) 발현 발생률이 더 높고[49] 엉덩관절 이형성증 및 발의 기형과 같은 선천성 근골격계 진단의 발생률이 높다.[49,50]

역사상으로, 저자들은 SCM 근육의 섬유화가 모든 CMT를 가진 아동에게 존재하며 만져지지 않는 종괴부터 단단한 종괴까지 연속적인 범위에서 나타난다고 제안했다.[49,50] 따라서 CMT는 세 가지로 분류한다. (1) 목빗근종양(sternocleidomastoid tumor; SMT), SCM 근육 안에 확실한 종괴 또는 종양이 만져지는 경우, (2) 근육사경(muscular torticollis; MT), SCM 근육의 구축이 있지만 만져지는 종괴가 없는 경우, (3)자세사경(positional torticollis; POST), SCM 근육과 만져지는 종괴는 없지만 휴식 시 머리 위치의 변화가 있는 경우이다.[51,52]

1992년 미국 소아과학회에서 영아 돌연사 증후군(sudden infant death syndrome; SIDS)의 발생률을 줄이기 위해 시작한 "Back to Sleep" 프로그램은 영아에게 바로누운자세로 재울 것을 권장하는 프로그램이다. 이 프로그램이 시작된 이래로 SIDS 발생률이 50% 이상 감소했지만 사두증과 POST의 발생률은 급격하게 증가했다.[54-56] 자세성사두증(positional plagiocephaly)과 관련된 사경은 사두증으로 인한 이차적 손상으로 발생한다. 휴식 시 머리위치의 차이가 있을 뿐만 아니라 시간이 지남에 따라 자세단축으로 인해 ROM 제한이 발생할 수 있다. 이는 근육불균형으로 인해 머리의 비대칭위치가 지속되면서 이차적으로 사두증이 발생하는 CMT와는 정반대되는 현상이다. 궁극적으로 POST의 치료는 다른 형태의 CMT의 치료와 매우 유사한 접근방식을 따른다.

가장 최근에 2018년 미국 물리치료 협회(American Physical Therapy Association; APTA)에서 최초 소아 임상진료 지침(Clinical Practice Guideline; CPG)을 개발 및 업테이트했다. 이 가이드라인은 사경의 중증도(severity)를 1에서 8까지의 척도로 설명하고 등급을 나누었다. 중증도를 등급화하기 위해 CPG는 아동의 상태가 인지되었을 때의 아동의 나이, 물리치료 평가시 아동의 나이, 목뼈 ROM 제한정도, SCM 근육의 종괴 유무 등이 종합적으로 고려되어 등급을 매긴다. 가장 최신의 강력한 수준의 연구를 기반으로 하여 최선의 치료와 첫 번째 중재의 개입이 권장된다. 보충중재(Supplemental interventions)도 이러한 기준을 참고하여 설명한다.[57]

사경의 비근육성(nonmuscular) 원인을 배제하기 위해서는 초기 검사동안 전체 시스템 검토와 발달 검사가 필수적이다. 사경의 약 20%는 더 심각한 기저 잘환을 수반하므로 감별 진단을 확대하는 것이 중요하다.[58] 중쇠고리의 회전의 불안정성(atlantoaxial rotatory instability), 반척추뼈(hemivertebrae), 목뼈 아탈구(cervical subluxation), 뒤쪽오목 종양(posterior fossa tumors), 키아리 기형(Chiari malformations) 및 기타 신경학적 질환, 안구 및 전정 이상, 위장장애(gastrointestinal disorders), 재발성 비인두 감염과 관련된 그리젤 증후군(Grisel syndrome)을 배제하기 위해 전문의와 협력과 진단 영상 촬영이 필요할 수 있다.

보존적 관리(Conservative management)

일반적으로 12개월 이하의 영유아에게는 보전적 관리가 권장된다. CPG는 물리치료를 처음 받는 나이가 많은 아동의 복잡성을 인지하고, 필요한 경우 팀 공동 및 다른 전문가에게 의료 개입을 의뢰할 것을 권장한다. APTA가 수집한 연구에 따르면 물리치료사가 제공하는 첫 번째 중재에는 장기간 SCM 근육의 수동 스트레칭을 포함한 목뼈 PROM, 목뼈 및 몸통 ROM을 개선하기 위한 능동운동과 근력운동, 영유아의 머리, 목, 몸통 및 팔다리의 위치를 교정하기 위한 대칭적 발달 활동(수동 및 능동)이 포함된다. 가족교육 시 카시트에서 아동을 정중선 자세로 지지하기 위해 수건을 말아서 지지하는 방법을 교육하는 것이 수동적인 활동의 예이다. 첫 번째 중재는 최종적으로, 지속적인 보호자 교육과 가정운동프로그램(home exercise program; HEP)은 성공에 필수적인 요소이다.[57]

수동 ROM과 SCM 스트레칭은 다양한 자세와 핸들링을 통해서 이루어진다.[49,50] 스트레칭은 미세 외상 및 추가 섬유화를 방지하기 위해 부드럽고 낮은 강도로 서서히 시간을 증가시켜야 한다.[52,59] 울음과 같은 통증 반응은 스트레칭 강도가 너무 높다는 것을 의미한다. 스트레칭 시 다른 목뼈 근육의 연관되는 것을 해결하기 위해 침범된 SCM 측면의 어깨 안정화를 고려해야 한다.

물체를 시각적으로 추적하거나 자극에 반응하여 침범된 쪽을 주시할 수 있는 3-4개월의 아동에게는 해당 쪽으로 회전이 포함된 목뼈 ROM 운동을 시도할 수 있다. 4개월 이상의 아동에게는 평형(equilibrium)및 정위반응(righting reactions)[49,50]과 상지체중지탱, 체중이동 및 뻗기(reaching)을 촉진하는 발달놀이를 통해 적극적으로 목뼈의 ROM 및 강화운동도 포함되어야 한다. 강도는 중력에 대항하는 머리 움직임과 놀이 중 한쪽 상지로 체중을 지지하는 지속시간 또는 양을 점차적으로 증가시켜 진행할 수 있다. 아이가 바로누운자세와 엎드린 자세에서 지지하고 앉은 자세, 독립적 앉은 자세 및 선자세로 자세를 변경하는 과정에서 머리와 몸통이 정중선 위치는 강조된다. 중립어깨복합체(shoulder girdle) 정렬은 팔을 지지한 상태로 독립적으로 엎드린 자세, 네발기기자세(quadruped)와 팔 뻗기 활동을 진행하면서 촉진된다.

각 세션 동안 보호자 교육에 중점을 두어야 하고, HEP 활동을 관찰하고 보호자가 실습하는시간이 포함되어야 한다. 터미타임(Tummy time)의 용어는 엎드린 자세에서 놀이하는 것을 장려하여 목뼈운동과 발달놀이를 촉진하는 데 사용하는 용어이다. 스트레칭은 권장사항뿐만 아니라 적극적으로 동측회전, 반대쪽정위, 정중선방향으로 머리 및 몸통 방향을 촉진하기 위한 자세 활동을 추천한다. 기저귀교환, 수유, 낮잠, 놀이 및 카시트, 영유아 그네 및 수유의자와 같은 장비사용과 같은 일상활동에 통합되어야 한다. 예를 들어, 젖병수유하는 보호자는 침범된 쪽으로 회전시키는 것을 추천하고, 영유아가 잠든 동안에 부드럽게 장시간 스트레칭을 하는 것이 더 효과적일 수 있다.

사경의 치료계획 수립과 회복에 대한 예후는 최신 연구를 통해서 알 수 있다. Cheng의 보고서와 CPG는 도수 스트레칭에 대한 성공적인 결과와 증상 해결의 가장 중요한 예측인자는 임상그룹, 목회전 제한, 초기 증상발현 시 연령이라고 강조하였다.[51] POST 유형, 15도 미만의 목회전 제한, 생후 1개월 미만의 프리젠테이션은 스트레칭 프로토콜의 성공률 증가와 관련이 있다. CPG를 만들기 위해 수집된 문헌을 포함한 여러 다른 연구에서도 첫해 동안 보전적 관리가 성공적임을 증명하였다.[49,50,57,59] 이러한 연구 중 어느 것도 CMT의 해결의 걸리는 시간과 성숙정도를 판단하는 데 도움을 주기 위한 물리치료를 받지 않는 대조군을 포함하지 않았다. 여러 저자들은 자료결과를 개선하고 치료의 일관성을 유지하기 위해 연령과 목뼈 ROM에 기반한 치료전략 알고

리즘을 제안했다.[52,60]

지속적인 안면비대칭, 피로 또는 질병으로 인한 간헐적 머리 기울임, 편마비와 유사한 기능적 비대칭을 가진 아동이 신경학적 검사에서 정상을 보이는 것은 이 질병의 복잡성과 장기간 지속적인 영향을 미치는 것을 암시한다.[49]

보조기장비(Orthotic devices)

사두증과 사경치료는 동시에 진행해야 한다. 머리모양은 사경의 증상 발현과 해결에 영향을 미칠 수 있다. 사두증의 초기 치료에 자세 기술이 성공하지 못하면 두개골-안면 비대칭을 교정하기 위해 두개골 보조기로 두개골 모양의 변화를 치료할 수 있다. 시중에서 판매되는 몇 가지 밴드 및 헬멧 장치는 현지 공급업체와 공인된 보조기 전문가를 통해 구입할 수 있으며, Symmetry Through Active Remolding (STARband) 보조기, Dynamic Orthotic Cranioplasty system (DOC band), 기타 맞춤형 헬멧 등이 있다(그림 15.12). 두개골 재형성 장치는 두개골의 전방 및 후방 돌출부 사두증 교정을 위한 헬멧 또는 두개골 재형성 보조기 사용에 대한 결론을 내리기 어려운 이유는 연구 대상이 항상 정의되어 있지 않고 연구에서도 CMT로 인한 사두증과 자세성 사두증을 구분하지 않는 경우가 많기 때문이다.[61,62] 헬멧 착용 기간과 헬멧 미착용 기간, 결과 측정 및 점수에서 차이가 뚜렷하게 나타난다. 헬멧을 사용하지 않는 보전적 중재에 비해 헬멧은 두개골 재형성을 더 빨리 달성하지만 장기간 사용해야 하는 이점이 보조기의 과도한 비용보다 큰 장점이라고 하기는 어렵다. 두개골 보조기는 일관되게 보험이 적용되지 않으며 가족에게 상당한 본인 부담금이 될 수 있다. 목뼈 보조기는 보존적 치료에 반응하지 않는 사경이 있는 영유아에게 도움이 될 수 있다. 보조기는 목뼈 운동범위를 유지하거나 침범된 쪽으로 기울어지는 것을 제한하는 데 도움을 준다. TOT 칼라(tubular orthosis for torticollis)는 목표 근육을 늘리고 반대 방향으로 움직임을 제한하도록 배치된 다양한 길이의 견고한 버팀대가 있는 부드러운 튜브 모양의 칼라이다(그림

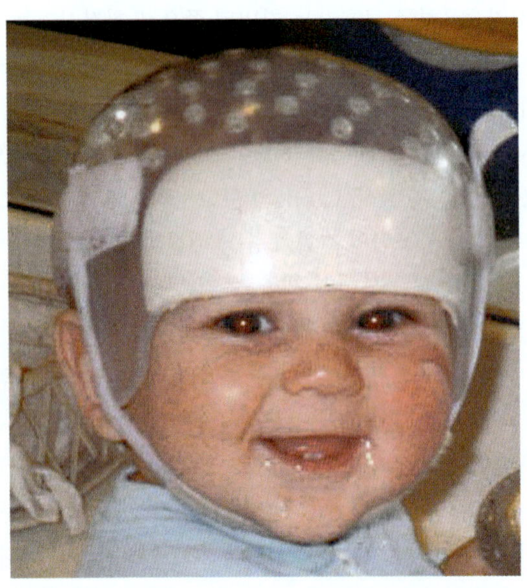

그림 15.12. 사두증 교정을 위해 STARband 두개골 보조기를 착용한 영아(From Kyle T, Carman S. Essentials of Pediatric Nursing, 3rd ed. Philadelphia: Wolters Kluwer, 2017.)

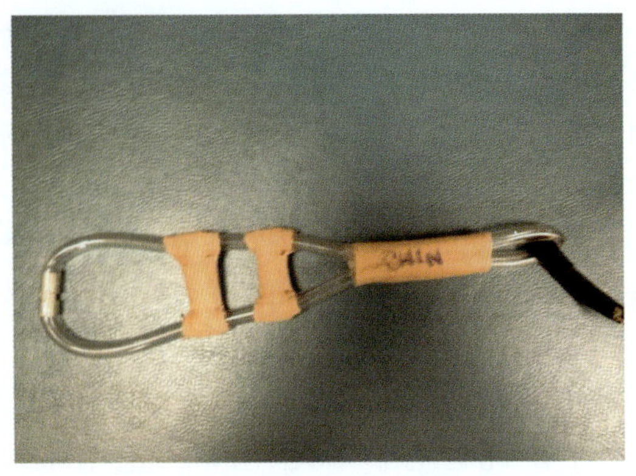

그림 15.13. TOT칼라. 피부 손상을 방지하기 위해 몰스킨(moleskin)을 덧붙인 것을 확인할 수 있다.

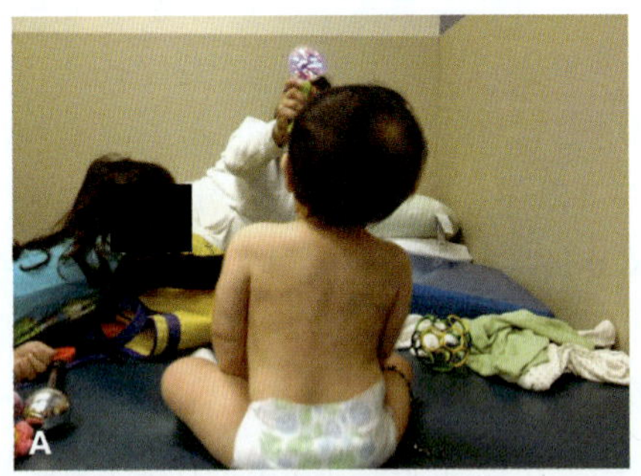

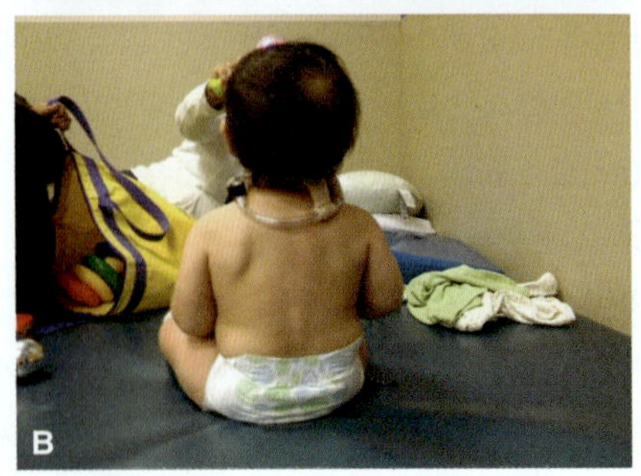

그림 15.14. A: 오른쪽 사경이 있는 아동이 앉은 자세일 때 머리와 몸통의 자세 B: 같은 아동이 TOT 칼라를 착용한 모습. 머리와 몸통의 정중선 정렬이 개선된 것을 확인할 수 있다.

15.13). 하루 중 80% 이상 일관되게 5도 이상 고개를 기울이거나 고개를 기울여 모든 동작을 수행하는 생후 4개월 이상의 아동에게 TOT 칼라를 사용하는 것이 좋다. 또한 TOT 칼라를 사용하기에 적합한 대상자는 침범되지 않은 쪽으로 최소한 10도 목뼈의 외측 굴곡(lateral flexion) 되거나 침범 쪽에서 멀어지는 머리의 외측 굴곡을 할 수 있어야 한다.[63](그림 15.14 A와 B). TOT 칼라를 착용할 수 없는 유아를 위해 제작 또는 소프트칼라를 사용할 수 있다. 목뼈 보조기는 아동이 깨어있고 감독이 가능할 때 사용해야 한다.

수술 및 의료관리

6개월 후에도 보존적 치료에 반응하지 않고 머리 기울어짐이 있고, 몸의 수동 회전과 외측 굽힘이 15도 이상 결손이 있으며 단단한 밴드나 종양이 있는 CMT 영유아는 수술적 치료가 필요하다.[51] 일반적으로 ROM의 제한이 없는 경우는 수술적 치료가 필요하지 않다. 수술적 개입의 필요성은 CMT의 분류, 목회자의 제한, 최초 증상 발현 시 연령에 따라 예측할 수 있다. Cheng과 동료들은 SMT, MT, 자세성 사경(PT)로 분류한 821명의 영유아를 추적 관찰하였다. SMT 그룹에서는 8%, MT 그룹에서는 3%, PT 그룹에서는 아무도 수술이 필요하지 않았다. 목회자의 결손이 15도 이상이고 증상이 나타났을 때의 나이가 많은 영유아는 수술이 필요한 가능성이 높았다.[51]

외과적 중재는 일반적으로 중증도에 따라 한쪽 또는 양쪽 머리에서 근육을 원위 방향으로 이완시켜주며, 근육의 일부를 절제할 수도 있다.[27] 수술 후 스프린트가 필요하다: 핀이 없는 목뼈 보조기(cervical halo) 또는 맞춤형 보조 이 부목(custom orthotic splinting)을 사용하여 사경 자세에 반대되는 자세에서 SCM 근육의 길이를 유지시켜주는 것이 일반적이다. 수술 후 물리치료는 목뼈 ROM을 회복 및 유지하고 머리의 정렬을 유지하기 위해 근육강화를 한다.

제한성 사경(resistant torticollis)에 대한 수술적 치료의 대안으로 물리치료와 함께 보툴리눔 독소(botulinum toxin)주사하는 것도 효과가 있는 것으로 밝혀졌다.[64] 의사가 제한된 SCM에 주사를 놓는다. 이때 아동은 앞서 언급한 치료 전략과 유사한 물리치료 중재를 받게 된다. Limpaphayom연구에서 영아는 6-8주 동안 일주일에 두 번씩 물리치료를 받았고 보호자는 집중적 가정 스트레칭으로 하루에 여러 번 목뼈 스트레칭을 진행하였다. 이 특정 연구에서는 치료 후 외과적 개입이 필요한 영유아는 한 명도 없었다.[64]

전반적으로 사경은 매우 흔한 정형외과적 진단으로 아동치료사는 여러 가지 상황을 고려하여 치료해야 한다. 개선되지 않은 ROM, 두개골 비대칭의 악화, 증상 발현이 9개월 이상 된 아동은 모두 치료 과정에서 고려해야하는 원인이다. CMT를 치료하지 않고 방치하면 SCM 근육과 주변 근막 및 혈관을 포함한 연부조직에 비정상적인 성장으로 인해 이차적으로 안면 및 두개골 비대칭이 증가할 수 있다. CMT가 해결되지 않는 경우 보상성 등뼈 만곡을 동반한 목뼈 측만증과 안구 및 전정(vestibularimpairments)장애가 발생하는 것으로 보고되었다.[27,48]

선천성 발허리뼈 모음 및 휜발 기형

발허리뼈(metatarsus) 모음은 중간발(midfoot)과 뒷발(hindfoot)에 비해 앞발(forefoot)이 모음되는 것이 특징이다. 발의 외측 경계는 볼록하며 다섯 번째 발허리뼈의 기저부에서 곡선이 시작되어 콩(bean) 모양이 된다.[63] 발허리뼈 모음은 자궁 내 위치로 인한 변형의 한 예이며 CMT 및 엉덩관절 이형증과 같은 위치 변형과 관련이 있다.[66]

발허리뼈 모음증은 발이 외측 경계를 넘어 임상적으로 교정되는 경증 1등급, 발이 일직선 외측 경계로 교정되는 중등도 2등급, 정중선까지 교정되지 않는 3등급으로 분류된다.[67] 중중 발허리뼈 모음은 발허리뼈 모음증이라고도 하며 발허리뼈 관절의 내측 아탈구를 포함할 수 있다.[27]

약 95% 차지하는 1과 2등급 발허리뼈 모음증은 생후 4-6개월이 되면 치료 없이 자연적으로 해결이 되며, 일반적으로 모니터링을 다시 권장하는 시기까지 치료한다.[68-70] 중등도 또는 중증의 발허리뼈 모음증이 있는 영유아는 유연한 앞발이 적절하게 정렬을 갖춘 될 때까지 연속적으로 깁스 치료를 한다.[68] 정강뼈 회전을 제한하기 조절하기 위해 깁스의 높이를 무릎 위로 연장해야 할 수도 있다.

휜발(club foot) 또는 선천성 안쪽들린휜발(congenital talipes equinovarus)은 발목의 발바닥굽힘, 뒷발 내반(varus), 앞발의 모음 및 엎침(adduction and pronation)을 포함하는 복합적인 기형이다. 발병률은 출생아 1,000명당 1명골로 발생하지만 원인은 명확하지 않다.[66] 경미한 휜발은 자궁내 위치가 원인이 되거나 척수 수막류(myelomeningocele)또는 관절굽음증(arthrogryposis)과 같은 원발성 신경근 장애(primary neuromuscular impairment)가 원인이 될 수 있다. 후자의 경우 원발성 신경근 장애로 인해 태아의 움직임이 감소되거나 결여되면 태아의 비정상적인 자세가 장기간 지속되어 출생 시 휜발 기형이 나타날 수 있다.

심한 선천성 안쪽들린휜발(congenital talipes equinovarus)은 발의 뼈와 연골 구조의 해부학적 구조와 정렬이 병리학적 기형이 나타난다. 또한 근육이 저형성(hypoplastic)되어 침범된 발과 다리가 전체적으로 작다. 병인은 뒷발 구조의 연골 모델에 대한 템 플릿을 형성하는 중간엽세포(mesenchymal cells)의 결함이며, 이는 변형보다는 이형증(dysplasia)을 의미한다.[27] 최근에는 특발성 휜 발관 관련된 유전적 및 염색체이상이 밝혀지고 있다.[71,72] 휜 발과 관련된 증후군을 가진 아동의 유전적 소견을 비교하는 것은 다른 알려진 원인이 없는 아동의 사례와 비교해 보면 진단의 원인에 대해 더 확실하게 이해할 수 있다.[73]

선천적휜발의 치료목표는 정렬을 다시 회복시키고 가능한 기형을 교정하여 정상적인 기능과체중을 지탱할 수 있도록 발을 움직이게 하는 것이다. 초기치료는 출생 직후에 시작된다. Ponseti treatment 치료법은 광범위한 교정 수술의 필요성을 줄이거나 없애는 데 상당한 성공을 이룬 것으로 입증되었다.[74]

이 치료법은 앞발의 모음과 엎침 및 뒷발의 내반(varus)를 교정하기 위한 조작과 함께 아킬레스건 절개술(Achilles tenotomy)을 통한 연속적 깁스치료로 구성된다. 깁스는 일반적으로 발 변형에 동반되는 정강이 비틀림을 교정하기 위해 무릎 위로 확장한다. 깁스는 발이 약 70도고 벌림(hyper abduction)이 될 때까지 계속하며, 아킬레스건이 치유될 때까지 3주 정도 추가로 깁스를 해야 한다. 교정을 유지하려면 최대 4년 동안 교정 후보 조기를 장기적으로 사용한다.[74] Ponseti 방법으로 치료받는 아동은 보행을 포함한 대근육 운동 이정표(gross motor milestones)에 약간의 지연이 나타나는 것으로 나타났다.[75]

초기 수술 적 교정은 일반적으로 이차적 기형의 발다를 제한하기 위해서 생후 6개월 이전에 시행한다. 다른 수술절차는 아동의 나이와 기형의 심각성, 이전 치료 및 재발 병력에 따라 다르지만 일반적으로 발과 발목의 재배열을 촉진하기 위해 단단한 구조의 연부 조직을 이완시키거나 앞 정강(anterior tibialis)의 이동을 포함한다. 휜 발 치료에서 물리치료사의 역할은 치료사가 근무하는 시설과 훈련 방법에 다라 달라진다. 치료사는 아동의 발에 깁스하는 것을 도와주고, 가족에게 교육을 제공하며, 장단기에 영향을 미치는 보행훈련 및 발달 기술 진행과 같은 치료를 지원한다.

선천성 엉덩관절 이형성증

DDH는 관절의 비정상적인 성장과 발달로 인해 영유아의 엉덩관절에 발생하는 광범위 용어이다. DDH의 병인에는 자궁 내 작은 공간과 같은 기계적인 요인, 호르몬으로 인한 인대의 이완, 유전학적 및 문화적 또는 환경적 요인 등 다양한 요인이 포함된다. DDH의 가장 큰 위험요인은 둔위(breech position), 여아, 첫 번째 출산아, DDH의 가족력이다. DDH의 발병률은 매우 다양하며, 환경적 요인, 진단 연령 및 진단 기준에 따라 달라진다.[27] 그러나 사경이나 발허리뼈 모음증 같은 다른 선천성기형을 가진 영유아에서 DDH의 발생률이 증가한다.[66,67] 물리치료사는 모든 가능한 진단을 고려하고 발생률 증가를 인지하여 적절한 의뢰를 하기 위해 병력조사와 영상검토는 중요하다.

태아의 발달 초기에는 관절 위(accetabulum)는 깊고 넙다리뼈머리는 구형이다. 따라서 넙다리뼈는 관절구에 의해 잘 덮여있고 엉덩관절은 안정적이다. 태아의 성장과 발달에 따라 관절 구는 직경이 커지고 얕아져 넙다리뼈머리를 덜 덮게 된다. 얕은관절구, 넙다리뼈의앞굽음(anterversion)의 증가는 출생 시 영유아에게 정상적으로 나타나며 엉덩관절은 불안정한 상태이다. 출생 직후에는 관절구의 깊이가 직경에 비해 증가하여 보다 안정적인 볼-소켓 관절을 형성한다. 자궁 밖에서 신생아가 움직일 수 있는 공간이 증가하면 성장에 따라 관절구가 깊어지는 모델링의 힘이 생성된다. 관절구의 성장은 첫 18개월 동안 가장 많이 나타나며, 3세 이후 관절구의 성장은 최소화된다.[2]

엉덩관절의 정상적인 발달과 성장을 방해는 DDH를 유발한다. 자세로 인한 비정상적인 힘, 자궁의 제한된 공간, 출생 후 정상적인 발차기를 제한하는 자세, 자궁내 및 출생 후

표 15.2. 신생아 엉덩관절의 분류

분류	기준
정상	엉덩관절의 불안정성 없음
아탈구 가능	넙다리뼈머리가 관절구에 있지만 부분적으로 관절구 아래에서 벗어날 수 있음
탈구 가능	넙다리뼈머리가 관절구에 있지만 바로우 검사를 사용하여 완전한 탈구를 만들 수 있음
아탈구	넙다리뼈머리가 부분적으로 관절구에서 벗어나 있지만 이것을 줄일 수 있음
탈구	넙다리뼈머리가 관절구에서 완전히 벗어남

비정상적인 근육의 당김이나 근육의 당김부재 등이 방해의 요인이다. 이러한 요소가 발생하는 기간에는 관절변화에 심각한 영향을 미친다. 태아기 초기에 엉덩관절 발달에 영향을 받은 영유아의 보다 임신말기에 위치가 잘못되어 발생하는 DDH는 해부학적 변화가 적고 중재에 더 빨리 반응한다. 신생아의 DDH는 아탈구가능(subluxatable), 탈구가능(dislocatable), 아탈구(subluxed), 탈구(dislocated)로 분류한다 (표 15.2 참고).

평가(Examination)

신생아의 DDH의 선별검사에는 Ortolani test와 Barlow maneuvers가 포함된다(그림 15.15A와 B). 이 두 가지 검사는 생후 2개월 이전과 연부 조직이완을 촉진하기 위해 아기가 울지 않고 조용할 때 그 결과를 더 신뢰할 수 있다. 영유아가 성장함에 따라 불안정한 엉덩관절은 정상적인 발달을 통해 관절위 내에 남아있게 하거나 관절위 외부로 이동하지 못하게 한다. 따라서 생후 2-3개월 이상의 영유아에게는 Ortolani test와 Barlow maneuvers의 신뢰성이 떨어진다.[27,28] 신생아기에 나타날 수 있는 추가 징후로는 넙다리 또는 엉덩이 주름의 비대칭성, 엉덩관절의 벌림 ROM의 제한 또는 비대칭 엉덩관절벌림 ROM, Galeazzi sign라고 하는 확실한 넙다리의 길이 차이 등이 있다. 이러한 징후는 Ortolani test와 Barlow maneuvers을 더 이상 신뢰할 수 없는 나이 많은 영유아에서 DDH의 강력한 지표가 된다. 보행이 가능한 나이가 많은 아

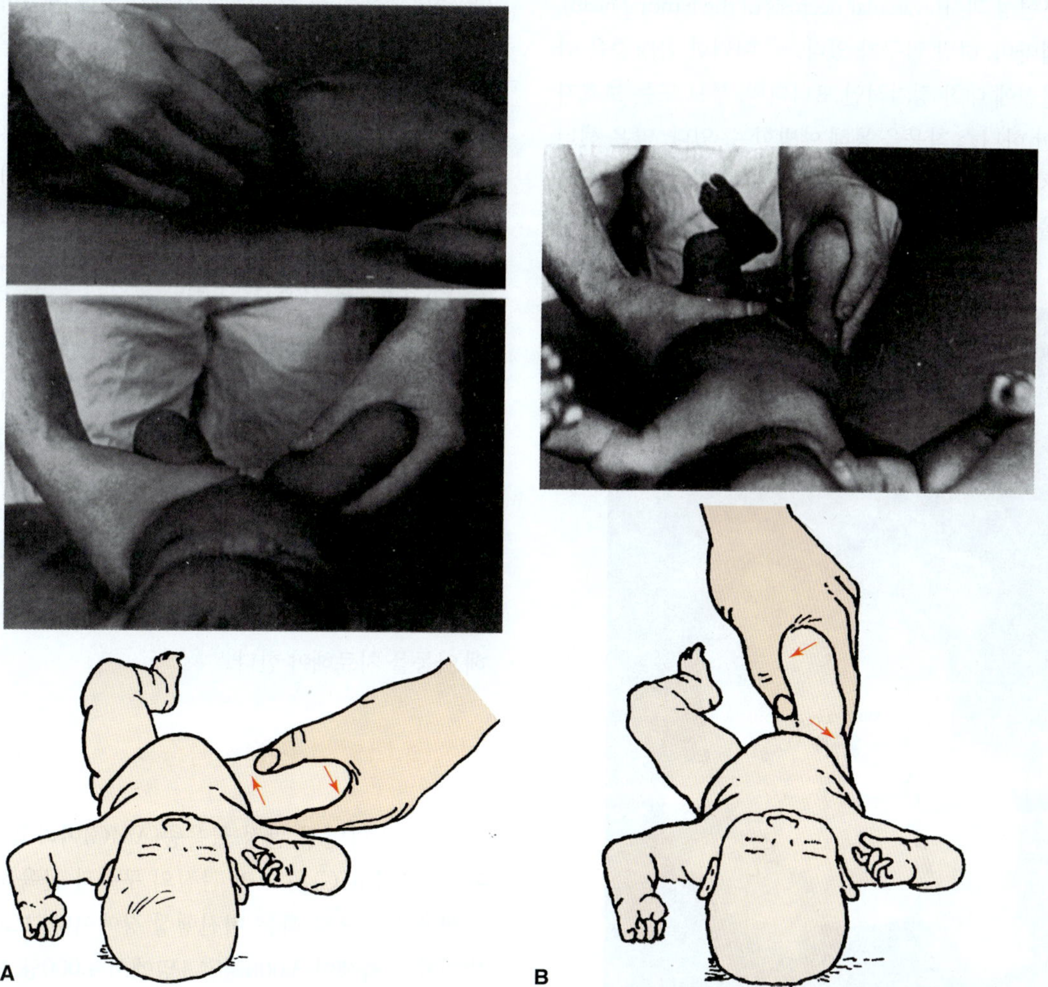

그림 15.15. Ortolani maneuver. A: 엉덩관절의 굽힘과 모음자세에서 엉덩관절을 벌림함. 평가자는 넙다리뼈머리가 소켓으로 이동하는 것과 같은 둔탁한(clunk) 소리를 느낀다. 검사자의 다른손으로는 영유아의 골반을 안정화시킨다. B: Barlow test. 평가자는 영유아의 엉덩관절을 굽힘과 약간 벌림한 상태로 잡는다. 영유아의 엉덩관절에 뒤방향으로 압력을 가하면서 모음한다. 압력을 가할 때 넙다리뼈머리의 탈구가 일어나는 것은 엉덩관절의 불안정성을 보여준다.

동의 경우 DDH는 일반적으로 비정상적인 보행패턴이 진단된다. 한쪽 DDH를 가진 아동은 양성 트렌델렌버그징후(Trendelenburg sign)을 보이며 양쪽 DDH를 가진 아동은 뒤뚱거리면서 걷는다.[27,28] 검사결과 DDH가 의심되는 경우, 영유아의 연령에 따라 초음파 또는 방사선촬영을 위해 의사에게 다시 의뢰해야 한다. 넙다리뼈머리의 골화가 미미하고 방사선 사진에서 발견되지 않는 어린 영유아에게는 초음파를 사용한다. 영유아가 물리치료를 받으러 갈 때마다 진단에 관계없이 엉덩관절 안정성을 검사해야 한다. 둔위 또는 기타 선천성기형과 같은 위험요인이 있지만, 평가가 정상인 경우에도 DDH가 없는지 확인하기 위해 영상 촬영을 의뢰할 수 있다.

Pavlik harness 사용 시 발생할 수 있는 합병증으로는 넙다리뼈머리 무혈성 괴사(avascular necrosis of the femoral head), 넙다리 신경마비, 하방 탈구가 있다.[27,77] 이러한 합병증은 아동의 엉덩관절에 대한 정기적인 모니터링, 부모 또는 보호자 교육, 적절한 하니스 착용을 통해 예방할 수 있다. 많은 센터에서, 물리치료사는 정형외과팀과 협력하여 가족에게 Pavlik harness를 올바르게 착용하고 벗는 방법을 교육한다. 외래환자 시설에서는 다른 장애로 치료 중인 영유아가 Pavlik harness를 착용하고 있을 수 있다. 물리치료사는 이러한 아동을 치료할 때는 Pavlik harness 착용한 것에 대한 지식이 있어야 하며 부적절 징후를 인식할 수 있어야 한다. 이 연령대를 치료하는 아동 물리치료사의 다른 고려할 사항은 하네스 사용이 엎드린 자세의 발달 기술에 영향을 미친다. 이러한 발달 기술을 향상시키기 위해서는 자세와 수정 방법을 가족에게 교육하는 것은 중요하다.

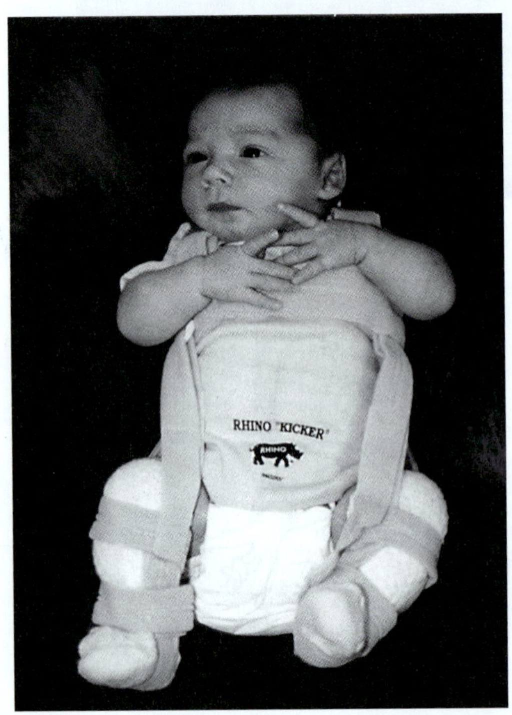

그림 15.16. The Pavlik harness maintains the infant's hips in flexion and allows active movement of the hips into abduction.(Photo courtesy of RhinoPediatric Orthopedic Design, Inc.)

6개월에서 12개월 6개월 이후에, 관절 위에서 넙다리뼈머리를 재배치하기가 더 어려워질 수 있다. 일정기간 동안 견인을 통해 엉덩관절을 재배치한 후 Pavlik harness를 착용을 시도할 수 있다. 아동이 보행이 가능한 경우, 벌림 보조기(abduction orthosis)가 Pavlik harness보다 더 실용적일 수 있다. 엉덩관절을 제 위치에 유지하기 위해 마취하에엉덩관절 깁스를적용하고폐쇄정복술(closed reduction)을 시행할 수 있다.

12개월 이후 아동의 엉덩관절은 수술적 중재 없이 재배치할 수 있는 경우가 거의 없다. 수술 전에 견딘 후 폐쇄 정복술과 같은 보전적 방법을 시도해 볼 수 있다. 수술 적 교정에는 넙다리뼈머리가 관절 위 안으로 이동할 수 있도록 단단해진 연부 조직을 이완시켜주거나 근위부 넙다리뼈 절골술(osteotomy of the proximal femur)을 시행한다. 나이가 많은 아동은 넙다리뼈머리를 관절 구로 안으로 재배치할 때 넙다리뼈머리에 가해지는 힘을 줄이기 위해서 넙다리뼈몸통의 일부를 제거하거나 넙다리뼈 절골술 또는 관절구 절골술(acetabular osteotomy)을 통해 넙다리뼈머리의 재배치를 도와준다.[27,68] 이러한 광범위한 수술 후에는 물리치료사가 수술 후 깁스, 보행훈련 및 근력강화 훈련 후 ROM 회복을 위해 아동을 치료해야 한다.

선천성 다발성 관절굽음증

선천성 다발성 관절 굽음증(AMC)이라고 하는 다발성 관절구축(MCC)은 여러 관절의 구축과 근육 약화 또는 불균형을 특징으로 하는 비진행성 장애이다. 보고된 AMC의 발병률은 출생아 3,000명당 1명에서 4,000당 1명으로 보고되었다.[78,79] 이 장애는 태아 발달 초기의 움직임 부족과 관련이 있으며, 출생 시 다발성 구축으로 이어진다. 정확한 원인이 밝혀지지 않았지만, 현재 밝혀진 원인은 유전적 돌연변이에 따른 다인성 질환일 가능성이 높다. AMC는 전각세포

(anterior horn cell), 뿌리(roots), 말초신경(periperal nerve), 운동종판(motor end plates) 또는 근육을 포함한 운동단위 결함을 나타내는 여러 신경장애(neurogenic disorders) 또는 그런 병증(myopathic disorders)과 연관되며, 발달 초기에 태아의 운동 약화와 감소를 초래한다. 태아가 움직이지 않는 것은 여러 관절의 구축, 근육과 관절 주위 구조에 섬유화를 초래한다.[79,80] AMC를 가진 영유아들 사이에는 개인 차이가 있지만, 일반적으로 다음과 같은 임상적인 특징을 나타낸다. (1) 피부 주름이 없는 원통형(cylindrical) 모양의 팔다리, (2) 심각한 구축이 있는 관절, (3) 관절의 탈구, 특히 엉덩관절, (4) 근육의 위축과 근육군의 결손(absence), (5) 감각은 정상이지만 심부전 반사(deep tendon reflexes; DTRs)는 감소하거나 없을 수 있다.[79] 영유아의 구축은 대부분 대칭적이며 일반적으로 어깨 안쪽 돌림, 팔꿈치 굽힘 또는 폄, 손목 굽힘과 자쪽 편위, 엉덩이 굽힘과 안쪽 돌림 또는 개구리 다리 자세(frog-legged posture), 무릎 굽힘 또는 폄과 발목의 안쪽 말발 변형(equinovarus deformities)이 된다(그림 15.17).[27]

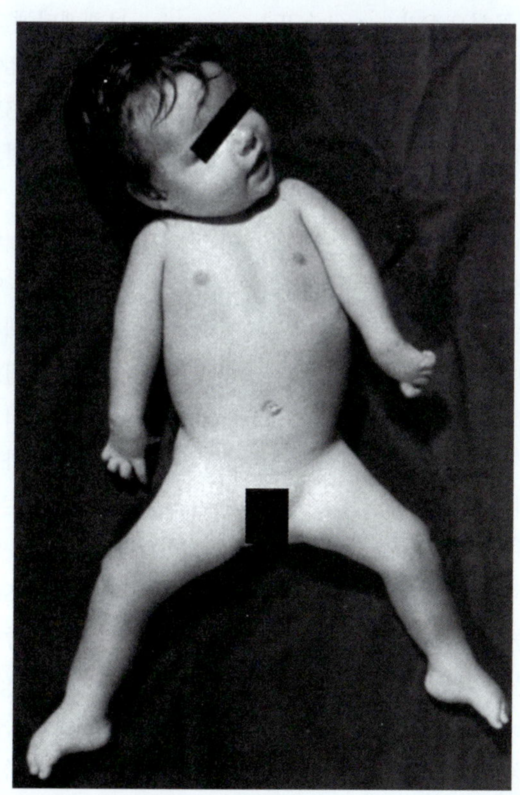

그림 15.17. 영아의 선천성 다발성 관절 굽음증. 어깨는 안쪽 돌림과 모음되고 팔꿈치와 손목은 폄하고 있다. 엉덩관절은 굽힘, 가쪽 돌림과 벌림되고 발은 안쪽들린휘발(talipes equinovarus)을 보인다.

관리(Management)

아동기 전반에 걸친 중재는 팀으로 진행되어야 하며, 동일한 목표와 일정을 공유하는 여러 분야의 전문가가 참여해야 한다. 중재의 목표는 각 아동의 기능적 수준을 최대로 끌어올리는 것이다. 치료적 기술에는 자세 교정을 통한 수동적 신장, 깁스(casting) 및 부목(splinting), 활동 강화(strengthening activities), 발달 기술, 수술절차와 재활장비 사용의 적응 등이 포함된다. 가족은 아동의 장기 목표를 계획하고 활동을 수행하는 데 매우 중요하다.

영아기(INFANCY) 자세 교정 및 수동적 스트레칭 운동은 출생 직후부터 시작한다. 발의 기형(선천적 발허리 뼈 모음과 내반족(club foot) 기형 참고). 무릎 굽힘 구축 및 손목 굽힘 구축의 경우 처음 몇 개월 동안 연속적으로 깁스를 시작한다. 스트레칭은 끝 범위까지만 실행하고 깁스나 부목으로 스트레칭을 유지하도록 주의해야 한다. 경직된 관절에 과도한 스트레칭은 관절낭과 주변 연부 조직이 손상될 수 있다.[27] 부목 또는 자세 유지 장치를 사용하여 ROM을 유지하며, 그렇지 않으면 구축이 다시 발생한다. 보통 생후 6개월에서 12개월 사이에 발과 무릎의 잔존하는 변형은 수술로 교정한다.[68] 수술적 교정에는 단단한 관절낭과 주변 연부 조직을 이완하는 수술이 포함된다. 수술 적 교정은 부목, 강화 운동 및 적극적 기능적 움직임을 통해 유지된다. 예를 들어 안쪽 말발 변형(equinovarus deformity) 교정을 위해 발목의 뒤쪽 구조물을 양측으로 분리한(release) 아동은 ROM을 유지하기 위해 부목을 제작하고 연령에 따라 기립보조기 또는 보행 보조기를 사용하는 기립 프로그램을 시작해야 한다. 아동의 팔에 대한 중재 목표는 잘 계획되어야 한다. 최적의 기능과 독립 적자가 관리 기술(self-care skills)을 위해서는 아동이 팔꿈치를 구부리고 펼 수 있어야 한다. 이것이 불가능하다면 한쪽 팔꿈치는 먹기 활동을 위해 구부릴 수 있고 다른 쪽 팔꿈치는 뻗기와 배변활동을 할 수 있도록 목표를 가지고 치료해야 한다. 이 연령대에서는, 아동은 어느 정도 운동 능력이 발달해야 한다. 다리 구축으로 인해 구르기가 어렵다. 어떤 아동들은 처음에는 엎드려서 또는 등을 대고 바닥을 기어다는 것을 배울 수 있다. 대부분의 아동들은 앉는 법을 배울 수 있지만 독립적인 앉기 자세를 취하는 데 어려움을 겪게 된다. 앉은 자세로 바닥에서 움직이기를 시도할 때부터 아동을 격려해야 한다. 손과 무릎으로 기어(creeping) 가는 것은 어렵고, 아동은 종종 엉덩이로 빠르게 움직이는 것을 배운다. 다리의 구축으로 인하여 잡고 일어서기(pulling to stand)에 제한이 생긴다. 아동이 발달적으로 준비가 되었을 때 서있을 수 있도록 수술적 기법을 시기적절하게 조정해야 한다. 기립 전 활동은 만 1세 이전에 시작해야 한다. 발이 바닥에 완전히 닿을 수 있도록 발목 기형을 조정하기 위한 특별한 전략과 함께 AFO, 발목발보조기(ankle foot orthoses; KAFOs)와 같은 지지 부목이 필요할 수 있다. 예를 들어, 여전히 남아있는 발뒤꿈치 힘줄 구축을 교정하기 위해 보조기(bracing)나 신발에 웨지를 추가할 수 있다.

12개월부터 취학 전 이 연령대의 치료 목표는 이동과 자기관리 기술을 최대한 독립적인 수준으로 발달시키는 것이다. 이동(ambulation)은 많은 AMC 아동에게 가능하며, 다른 것들로 증명하기 전까지는 실현 가능한 목표로 간주해야 한다. 최근 리뷰에 따르면 특정 유형의 AMC의 이동 가능성은 출생 시 다리의 위치와 근력[81]으로 예측할 수 있으며, 이는 치료사가 이 집에 필요한 보조 장비와 지지 장비를 선택하는 데 도움이 될 수 있다. 상지 기술은 먹기와 옷 입기 활동에 중점을 둔다. ROM을 유지하는 것이 중요하며, ROM을 지속적으로 향상시키는 것도 중요하다. 연령에 맞는 활동을 통한 강화 운동(strengthening exercises)과 이동훈련(mobility training)이 프로그램에 통합되어야 한다.

학령기 학령기는 종종 AMC가 있는 아동에게 존재할 수 있는 기능적 장애를 강조한다. 아동의 이동의 속도가 또래에 비해 느리고, 소근육 운동장 애로 글씨를 쓰는 속도와 선명도에 지장을 받는다. 아동이 학교 환경에서 독립적으로 기능하고 또래 친구들과 사회적 상호작용을 유지하도록 돕기 위해 적응 및 재활장비가 필요할 수 있다.

>> 출생 후 변형

성장하고 발달하는 아동의 근골격계의 미성숙으로 인해 출생 후 이차적으로 변형이 발생할 수 있다. 근골격계 시스템 대한 성장 효과는 CMT 또는 발허리 뼈 모음증에 대한 치료 근거에서 볼 수 있는 것과 같이 출생 전 기형을 교정하는 데 사용될 수 있다. 그러나 성장의 효과는 비정상적이거나 저항이 없는 경우 출생 후 추가적인 기형을 유발할 수도 있다.

회전 기형(Rotational deformities)

정상적인 성장과 발달과정에서 발생하는 아동의 회전 프로파일(rotational profile)의 변화는 부모에게 많은 의문을 가지게 만들고 이후 정형외과 전문의나 물리치료를 방문하게 된다. 회전 변형이 있는 아동은 안짱걸음(in-toed) 또는 바깥 발가락(out-toed) 걸음걸이를 보인다. 정상적인 회전 변형이 무엇인지, 언제회 전기형이 되는지 부모의 질문에 답하고 실제 문제를 인식하고 해당 문제에 영향을 미칠 수 있는 적절한 검사와 중재가 필요하다. in-toeing 또는 out-toeing의 원인을 평가하고 이장의 앞부분에서 설명된 Staheli 회전 프로파일(Staheli rotational profile)을 사용하여 회전 구성요소를 측정해야 한다. Staheli 회전 프로파일에는 전체 측정치인 FPA, 넙다리 비틀림(femoral trotion)을 검사하는 Ryder 방법(Ryder method) 또는 Craig 테스트(Craig test)와 함께 엉덩관절 회전의 ROM, 넙다리뼈의 비틀림과 뒷발(hindfoot)을 검사하는 TFA 윈윈 정강뼈를 검사하는 TMA 각도 및 발의 구성(configuration)이 포함된다. 그런 다음 측정값을 표준값과 비교하여 아동이 연령에 따른 정상 범위에 속하는지, 다리의 어떤 구성요소가 in-toeing 또는 out-toeing 보행패턴에 기여하고 있는지 파악할 수 있다(그림 15.2 참조). FPA는 영유아기에 가장 큰 변동성을 보이다가 소아기(childhood)에 –3도에서 20도 범위에서 평균 10도까지 평준화된다. 엉덩관절회전 ROM은 엉덩관절의 안쪽과 바깥쪽돌림으로 나뉘며 넙다리뼈비틀림을 검사하는 데 도움이 되는 임상척도이다. 엉덩관절의 안쪽 가족 돌림의 합은 약 100도이며 영유아는 약간 더 증가한다.[82] 자궁 내 자세로 인해 연부 조직이 단단해지기 때문에 영유아에서는 엉덩관절 가족 돌림이 안쪽 돌림보다 더 크다. 넙다리 앞 경사(femoral anteversion)은 일반적으로 어린 아동에게는 눈에 띄지 않지만 영유아기부터 소아기까지 지속적으로 감소한다. 앞경사(Femoral anteversion)는 안쪽 돌림이 70-80도, 가족 돌림이 0-10도인 경우 경증, 안쪽 돌림이 80-90도, 가족 돌림이 0-10도인 경우는 중증도, 안쪽 돌림이 90도 이상이고 가족 돌림이 없는 경우는 중증으로 분류할 수 있다.[25,82] TFA는 영유아의 음의 각도(negative angle)에서 소아기 내내 안의 각도(positive angle)로 증가한다. 정강뼈는 영유아의 자궁 내 위치 설정에 따라 안쪽으로 회전한다. 성인기의 정상적인 외측 경골 비틀림(lateral tibial torsion) 값을 향한 경골의 탈 화전(de-rotation)은 성장과 발달을 통해 정상적으로 변화한다.

영유아와 어린 아동은 넙다리의 앞 경사(Femoral anteversion)와 안쪽 정강뼈 비틀림(medial tibial torsion)이 더 심하지만 정상적인 성장과 발달을 통해 점차 감소한다. 안짱걸음은 아동이 걷기 시작한 후 2년째에 가장 흔하게 나타난다. 측정값이 정상에 대한 두 개의 표준편차 값을 벗어나면 회전 변형이 존재하는 것이다. 아동이 발에 걸려 넘어지는 등 기형이 기능을 방해하거나 발달이나 기능에 지장을 줄 가능성이 있는 경우에만 치료가 필요하다.[82] 그러나 회전 기형(rotational deformity)이 아동, 청소년 또는 부모에게 미용적으로 보기 좋지 않을 경우에도 의학적으로 필요하지 않은 중재라고 고려할 수 있다.[82]

이전에는 운동, 보조기(bracing), 신발변경(shoemodifications), 정형외과적 교정을 통해 치료했다. 신발변경은 발가락 문제를 교정하는 데 효과적이지 않으며, Denis Browne bar 또는 트위스트케이블(twister cables)과 같은 장치는 실제로 무릎에 이차적 변형을 일으킬 수 있다.[25,69] 최신 경량 폴리머 소재 셸(light polymer material shell)과 다면 운동관절로 구성된 엉덩관절, 무릎, 발목보조기(Hip, knee, ankle foot orthoses, hip, knee, anklefoot orthoses, HKAFO)와 무릎, 발목보조기(knee, ankle, foot orthoses, KAFO)는 임상적 이점이 있을 수 있지만 지금까지 근거는 입증되지 않았다. 넙다리와 정강의 회전골절술(osteotomy)로 구성된 정형외과 수술은 정상수치에서 3 표준편차 이상의 기형[즉, 넙다리의 앞 경사(femoral anteversion)> 50도]을 보이는 아동과 기형이 기능에 지장을 주거나 미용상 문제가 있는 아동에게 필요할 수 있다.

>> 이형성증

이 형성증은 세포가 비정상적으로 조직화되어 비정상적인 조직분화를 초래하는 질환이다. 이 형성증을 가지고 태어난 아동은 조직이 있는 모든 곳에서 비정상적인 조직분화가 나타나기 때문에 광범위하게 침범한다.

불완전 골형성(Osteogenesis imperfecta)

OI는 신체의 모든 결합조직에 영향을 미치는데 1형 콜라겐 합성의 선천성 장애이다. 발병률은 OI에 사용되는 기준에 따라 다르며 15,000명 중 1명, 10,000명 중 1명 사이

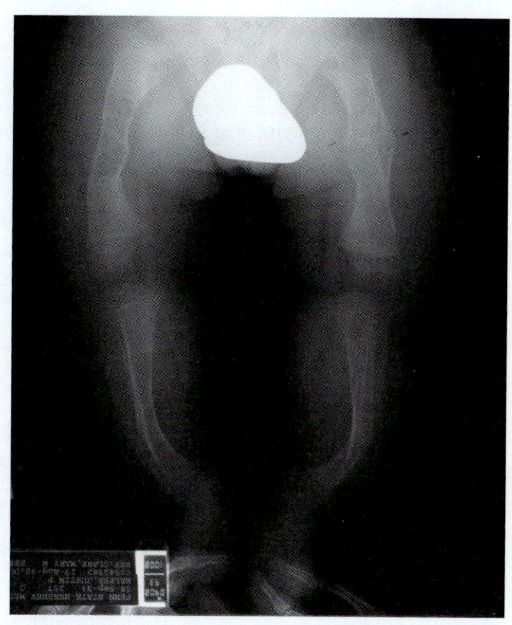

그림 15.18. Ⅲ형 OI를 가진 생후 13개월 아동의 방사선 사진. 낮은 골밀도, 이전 골절부위, 뼈의 휘어짐, 정강뼈에 대한 넙다리뼈의 길이를 확인할 수 있다.

로 보고되었다.[83,84] 근골격계 침범은 광범위하며 출생 시에도 과도한 골절을 동반한 골다공증, 장골(long bones) 굽음(bowing), 척추기형, 근력 약화, 인대이완 등이 포함된다.[89-86] 근골격계 침범 외에도 OI 아동의 다른 임상적인 특징으로는 눈의 청색 공막(blue sclera), 치아형성 불완전, 청력손실, 성장 결핍, 심장 및 폐 이상, 쉽게 멍이 듦, 땀을 많이 흘림, 관절이 느슨하거나 탈구가 될 수 있다(그림 15.18).[83,84]

1979년 Sillence는 분자의 개입을 고려하지 않고 유전적, 임상적, 방사선학적 소견에 근거하여 OI의 1형부터 4형까지 처음으로 설명했다.[83,87] 최근 OI의 유전적 복잡성이 더욱 투명해지고 있으며, 약 2,000개의 서로 다른 I형 콜라겐 돌연변이가 확인되었다.[87] 국제 골격이 형성증 협회(International Skeletal Dysplasia)는 O 또는 표면형 발현(phenotypic presentation)의 중증도를 분류하기 위해 Sillence의 분류를 활용할 것을 권장했다. 또한 이러한 분류에는 임상에서 구별되는 특징이 거의 없는 새로 발견된 유전자 변이만을 반영하는 타입을 제거하기 위해 직접적인 분자상의 근거(molecular reference)가 포함되어서는 안된다.[88] 표 15.3에는 OI 유형 Ⅰ-Ⅶ타입의 구체적인 특징이 요약되어 있다. Binder 등[66]은 신체 크기와 사지의 비율 및 예상되는 기능적 결과를 기반으로 분류 시스템을 개발했다(표 15.4). 따라서 물리치료는 현재 아동의 예상되는 기능적 능력을 방해하는 잠재적 근골격계

표 15.3. 불완전 골형성 분류				
유형	심각도	유전	특성	이동상태
1	가장 경한 OI	상염색체 우성	청색 공막, 상아질 형성 부전증, 적은 골절 및 진행성 기형, 경미한 저신장 또는 정상 키	보행가능-보조장비 사용가능
2	주산기에 치명적	상염색체 우성	출생 시 여러 개의 갈비뼈와 장골(long bone) 골절이 있는 심각한 뼈 취약성. 뼈가 "구겨져"있음; 갈비뼈가 구슬처럼 보인다.	해당 없음
3	중증 형태	상염색체 우성 또는 열성	상염색체 우성 또는 열성 청색 또는 정상 공막, 상아질 형성 부전, 다양한 뼈 취약성(종종 심각함), 진행성 골격 기형, 척추 측만증, 매우 짧은 키	변동가능; 보조 장치 및 교정 장치를 사용하여 보행할 수 있으며 전체 또는 부분 이동을 위해 휠체어를 사용할 수 있음
4	중등도	상염색체 우성	회색 또는 정상 공막증, 상아질 형성 부전증, 중등도의 뼈 취약성, 척추 측만증, 중등도의 저신장	보조 장치 유무에 관계없이 집과 지역 사회에서 독립적인 경우가 많음
5	중등도	상염색체 우성	정상적인 공막과 치아, 요골두의 빈번한 탈구 및 팔뚝 골간막의 석회화, 중등도 내지 중증의 뼈	이동 가능
6	중등도	상염색체 열성	정상적인 공막과 치아, 척추압박골절이 자주 보임, IV형에 비해 골절이 많으나 출생 시 척추 측만증, 중등도 저신장	보행이 가능하거나 휠체어를 사용할 수 있음
7	중등도	상염색체 열성	백색 공막, 정상적인 치아, 출생 시 골절이 있는 중등도의 뼈 취약성, 동축 내반이 있는 매우 짧은 상완골 및 대퇴골, 경미한 저신장	보행이 가능하거나 휠체어를 사용할 수 있음
8	주산기에 심각하고 치명적	상염색체 열성	심각한 성장 결핍 및 뼈의 탈회	적용할 수 없는 변수

*유형 I 형부터 IV형은 Sillence의 분류체게를 기반으로 한다. V 형부터 VIII형은 골조직학 또는 열성유전에 의해 임상적으로 구분할 수 있는 확작된 유형이다. OI, 불완전 골형성증

표 15.4. 골형성 불완전성에 대한 기능적 분류 및 재활의 초점			
유형	물리적 특성	기능적 기대치	재활 중재의 중점
A	그룹 신체에 비해 머리가 크고, 키가 매우 작으며, 관절 구축과 약화로 긴 뼈가 구부러져 있다. 심한 척추 측만증 및 / 또는 척추 압박 골절이 있을 수 있다.	수유를 제외한 ADL에 의존적 수동 휠체어 사용 가능; 전동 휠체어 사용 가능성 높음	성형 좌석 시스템을 포함한 위치변화가능, 수중 치료 중 연조직 가동성을 높이기 위한 어깨 및 MCP 관절 가동범위 및 연부조직 가동 요통 완화를 위한 기술
B	심한 저신장, 대퇴골 굴곡, 척추 측만증, 고관절 굴곡 수축의 높은 발생률 일반적으로 최소 강도 3/5	보조 장치 및 보조기를 사용하여 일어서거나 보행 보조기를 사용하여 보행 부분적으로 독립적인 일상생활 동작(ADL) 수행 엉덩이와 어깨의 구축 및 제한된 전완 회외로 인해 기능에 지장이 있음	구축 제한을 목표로 하는 자세 및 능동적 ROM 운동 복부, 고관절 신근 및 외전근, 대퇴사두근에 중점을 둔 강화운동, 수영과 자전거를 통한 지구력, 정상 발달 활동을 하지 않고 많은 아이들이 기어다니지 않고 앉아서 기어 다닌다.
C	성장 결핍 감소, 고관절 외전 및 외회전 구축을 포함한 LE 정렬 불량 회전 구축 LE로 인한 관절 이완 발의 외반 및 내전 근력 3/5 이상, 지구력 부족	보조기 유무에 관계없이 지역사회 보행 독립적 일상생활 동작(ADL)을 통한 독립적 보행	사지 근위부 근력 강화 운동 개선을 위한 컨디셔닝 운동 지구력 및 장거리 보행 정렬을 위해 보조기를 사용하되, 모든 보조기는 관절이 있는 것이어야 함.

ADLs, activities of daily living; LE, lower extremity; MCP, metacarpophalangeal; ROM, range of motion.
From Binder H, Conway A, Gerber LH. Rehabilitation approaches to children with osteogenesis imperfecta: a ten-year experience. Arch Phys Med Rehabil. 1993;74:386-390.

기형을 목표로 하거나 이러한 기형이 발생하지 않도록 예방하는 데 초점을 맞출 수 있다.

관리(Management)

약물 과민성대장 증후군 아동의 뼈의 취약성을 줄이기 위해 여러 가지 약리학 및 비타민 보충제가 연구되었다. 칼시토닌 불소, 호르몬, 비타민 C 및 D와 같은 약제는 모두 골절 예방에 효과가 없는 것으로 나타났다.[89] 칼슘과 비타민 D는 단독으로 효과가 없을 수 있지만 비스포스포네이트(bisphosphonate) 약물 요법과 함께 사용하면 더 큰 효능을 볼 수 있었다.[87]

파미드로네이트(pamidronate), 알렌드로네이트(alendronate), 졸레드로산(zoledronic acid)와 같은 비스포스포네이트 계열의 약물은 골밀도 개선을 위해 아동 및 성인 골다공증 환자에게 투여되고 있다. 비스포스포네이트는 파골세포(ostoclast)활동을 억제하며 폐경 후 여성의 골다공증 감소를 위해 사용되어 왔다. 비스포스포네이트는 주기적으로 경구 또는 정맥으로 투여할 수 있다. 정맥(IV) 투여는골밀도, 특히척추의골밀도개선, 골절률감소, 요통감소, 웰빙감각개선(improving sense of well-being), 악력, 움직임(mobility), 자가관리능력, 이동능력(ambulation) 개선에효과적인것으로밝혀졌다.[90-93] 파미드로네이트는 치료 첫 2-4년 동안 최대 골밀도효과를 얻을 수 있지만 골 성장이 완료될 때까지 유지요법이 권장된다.[87] 경구투여는 정맥 투여만큼 효과적이지 않을 수 있다. 그러나 비스포스포네이트 경구투여의 골밀도 개선 효과에 대한 상당한 증거가 있다.[91,94,95] 골절률 감소, 일부 피험자의 기능 상태 개선, 아동 OI의 Ⅰ, Ⅲ, Ⅳ 타입의 삶의 질 개선에 대한 경구용 비스포스포네이트 효능은 중등도-강력한 증거(Moderate-to-strong evidence)로 뒷받침된다.[81,91,94] 비스포스포네이트에 대한 향후 연구에는 약물을 얼마나 오래 투여해야 하는지, 약물을 중단하면 결과가 역전되는지, 어떤 그룹이 어떤 약물을 투여해야 하는지에 대한 추가 분석이 포함되어야 한다. 현재 연구 중인 다른 새로운 접근법으로는 대립 유전자돌연변이를 침묵시키는 유전자 치료의 효능, 골수이식, 선택적 중간엽줄기세포 이식을 통한 OI 치료 등이 있다.

정형외과 골절은 부드러운 부목이나 유리섬유 깁스(fiberglass)로 고정하여 관리한다. 고정 기간은 일반적으로 활동하지 않을 때 발생하는 뼈의 탈염(demineralization)을 최소화하기 위해 짧게 유지한다. 잦은 골절은 추가적인 탈염, 재 골절, 뼈의 변형, 특히 긴 뼈의 휨과 골절 부위의 불어 합으로 이어질 수 있다. 긴 뼈에 근육이 당겨지면서 다리의 긴 뼈가 앞쪽으로 크게 휘게 될 수도 있다. 절골술(Osteotomy), 유연한 골수강 내 못(nails) 및 신축성 골수강 내막 대고 정을 사용하여 굴곡 변형(bowing deformities)이나 안정 골절(stabilize fractures)을 교정할 수 있다.[83,87] 이러한 변형의 수술적 교정은 정렬을 개선하여 보조 긴 사용 및 기립 프로그램을 가능하게 하고 뼈를 지지하여 골절률을 감소시킨다.

재활(Rehabilitation)

아동 병원 메디컬, 워싱턴 DC 및 국립보건원(National Institutes of Health)의 여러 전문가들이 OI 아동을 위한 재활 프로토콜을 개발하고 개정했다.[85,86,89] 이 정보의 대부분은 이제 영유아부터 청소년이 독립할 때까지의 운동에 대한 명확한 설명과 함께 책으로 출판되었다.[97] 소아 과민성대장 증후군 아동은 개인차가 매우 크기 때문에 이 프로토콜은 가이드라인 역할을 하며 각 아동과 가족에게 맞게 개별화되어야 한다. 중증 과민성대장증후군 아동의 목표는 (1) 머리, 척추, 팔다리기형 (2) 바로 누운 자세에서 피함으로써 심폐 기능 저하 방지와 (3) 아동의 능동적인 움직임을 극대화하는것이다.[85] 이러한 목표는 팔과다리의 근육강화 및 체중부하 프로그램이 팔다리의 적극적인 조기 사용을 촉진하고 골무기질화를 증가시키고 근골격계 기형을 덜 유발할 수 있다는 이론에 근거한다.[85,96] 모든 부모와 보호자에게 OI가 있는 영유아를 다루는 방법을 교육하는 것이 중요하다. 영유아는 머리, 몸통과 팔다리를 완전히 지지한 상태로 안아야 한다. 중증 OI가 있는 영유아의 경우 보호자는 처음에는 베개 위로 아이를 안는 것이 더 편할 수 있다. 전문지식을 갖춘 물리치료사의 지시에 따라 출생 후 처음 며칠 동안 OI가 있는 영유아를 조심스럽게 자세를 잡아야 한다. 자세는 영유아의 머리, 몸통과 팔다리를 정렬하고 영유가가 활동할 때 딱딱한 표면에 부딪히지 않도록 보호하는 것을 목표로 한다. 머리와 몸통의 정중선 방향과 자세 변화에 중점을 두어 목뼈부정렬과 두개골의 기형발생을 방지한다. 근력 강화 운동을 시작할 때 능동적인 움직임이 권장된다. 정면 또는 시상면으로 똑바로 움직이면서 조심스럽게 핸들링을 수행할 수 있다. 회전 골절을 예방하기 위해 회전 동작을 피해야 한다. 놀이 또는 옷 갈아입기, 기저귀 갈기 등 일상적인 돌봄 활동 중 극단적인 ROM을 통해 팔다리를 잡거나 견인력을 가하여 수동적으로 움직이지 않도록 주의를 기울여야 한다.

활동강화(strengthening activities)는 능동적인 움직임에서 가벼운 장난감과 딸랑이를 가지고 노는 것으로 진행된다. 목욕시간이나 부모와 함께하는 수영 프로그램은 물속에서 능동적인 움직임을 더욱 장려할 수 있다. 아동이 조금 더 성장하면 표준 능동-보조운동(active-assistive exercises)과 저항운동(active-assistive exercises)을 통합될 수 있다. 또한 OI 아동은 머리가 매우 큰 경우가 많기 때문에 다양한 자세에서 머리 조절과 머리의 정위 발달에 중점을 두어야 한다. 엎드리기 기술(prone skill) 및 구르기와 같은 발달 활동을 권장한다. 바닥 이동(floor mobility)의 일부 타입처럼 발달적으로 적합할 때 독립적인 앉기를 권한다. 독립 앉기 기술을 개발할 수 없는 아동은 머리와 몸통의 정렬을 촉진하기 위해 맞춤형 시트를 사용하고 아이가 바른 자세로 놀 수 있는 기회를 제공해야 한다. 적절한 자세를 취하면 척추정렬 불량으로 인한 척추체 쐐기(vertebral body wedging), 압박골절 및 합병증 발생의 위험으로 인해 척추에 가해지는 압력을 피하는 데 도움이 된다. 발달이 진행되는 동한 특히 골반대(pelvic girdle)의 ROM과 근력을 증가시키거나 유지하는 것이 활동에 통합된다.

아동이 독립적으로 앉기 기술과 균형이 발달하고 서기 위해서 당기기를(pull to stand)를 시작하면 다리 보조기를 착용해야 한다. 독립적으로 앉을 수 없지만 머리 조절 능력이 발달한 아동은 스탠딩 프레임(standing frame)을 사용한다. 최근 기립보조기 디자인이 발전함에 따라 맞춤 제작 프레임이 필요하지 않을 수도 있다. 권장하는 보조기는 containment or 클램셜(clamshell)엉덩이 무릎 발목 발 보조기(HKAFO)이다. 클램셜(clamshell) 보조기는 허벅지와 아래다리를 지지하기 위해 윤곽이 있는 앞쪽 쉘이 있다는 점을 제외하면 표준 HKAFO와 유사하다. 보행훈련은 보조장치로 시작하여보조장치없이 독립적인 보행으로 발전할 수도 있고 그렇지 않을 수 도있다. 보행 및 직립자세(uprightpositioning)를 취할 때 골반대에 주의를 기울여야 한다. 엉덩관절 굽힘 구축이 종종 발생하며, OI 있는 아동은 지속적으로 엉덩관절 폄근과 벌림근의 강화가 필요하다.[97]

독립적인 기능적 보행(ambulation)이 발달하지 않은 아동은 수동 또는 전동 휠체어를 적절하게 사용한다. 앉기 시스템에서 자세는 여전히 중요하며 머리와 몸통의 정렬에 주의를 기울여야 한다. Binder와 동료들은 10년에 걸친 추적(follow-up) 보고서에서 아동의 기능적 요구에 초점을 맞춘 재활의 요구를 강조했다.[86] 이러한 주요 재활 전략은 표 15.4에 요약되어 있다. Binder 등은 OI 아동의 모든 그룹에서 머리 조절 능력 향상부터 지역사회 보행에 이르기까지 모든 아동의 기능적 기술에서 향상이 있었다고 보고했다. 향상의 정도는 질병의 중등도와 관련이 있는 것으로 보이지만, 목표가 기능적 요구사항을 다루는 경우 모든 OI 아동에게 향상을 기대할 수 있다. 독립성을 방해하는요인으로는 중증 형태의 OI 아동의 경우관절 구축과 근력약화, 덜심각한 OI 아동의 경우 지구력 저하 등이 있다.

최근 연구에 따르면 OI 아동이 물리치료사 감독하는 운동프로그램에 침여하면 피로도가 감소하고 유산소 및 근육 수행력이 개선되는 것으로 나타났다.[98] 이러한 프로그램 완료 여부를 관찰하는 것은 치료사가 매주 루틴의 한 부분으로 개발한 운동프로그램을 안전하게 모니터링해야 할 필요성이 있음을 강조한다. 전신진동(WBV) 시스템의 사용은 건강한 성인과 운동장애가 있는 성인 근력 파워를 향상시키기 위해 훈련 프로그램에 통합되었으며, 이는 WBV 없이 훈련하는 것 이상의 효과를 보여주었다.[99,100] WBV는 이동성과 기능을 개선하고 OT 아동에게 필요한 보조 기구를 줄이는데 기대하는 결과를 보여주었다.[100] Högler 등 연구에서는 물리치료 중재와 별도로 동일한 유형의 진동 장비를 사용하여 기준선(base line)에서 운동(mobility)에 제한이 있는 아동에게 5개월 동안 진동 중재 요법을 실시했음에도 불구하고 뼈 강도의 변화가 관찰되지 않았다.[101] 현재 장비 비용 때문에 임상이나 연구환경 밖에서 치료하는 것은 불가능하지만, 물리치료기술이나 가정용 게임 시스템 개발이 이를 바꿀 수 있을 것이다.

관절 과운동성 증후군

EDS는 콜라겐 합성의 또 다른 장애로, 10,000당 1명의 발병률을 보이는 V형 타입이다.[102,103] 이는 관절의 과 운동성, 피부의 과 신전성, 조직의 취약성을 특징으로 하는 임상적, 유전적으로 이중 결함 조직 장애이다.[102-104] 이전에는 14가지 유형으로 분류되었던 EDS는 이제 7가지 유형으로 분류된다(표 15.5). 그러나 전형적인(classic) 타입과 과운동성 타입은 전체 사례의 90%를 차지하며 대부분 정형외과적 합병증을 동반한다.[104]

1967년 Kirk 등은 근육 뼈 대계 합병증을 동반한 전신 관절이 완이 특징인 관절과 운동성 증후군(Hypermobility syn-

표 15.5. EDS 분류

현재 분류	이전 분류	임상적 표현
전형적(classic)	EDS I and EDS II	관절과운동성 피부과신장성 위축성 반흔 부드러운 벨벳 질감
과운동성	EDS III	관절과운동성 경도의 피부과신장성 ±부드러운 벨벳 질감
혈관성	EDS IV	얇은 피부 쉽게 멍듦 꼬집힌 코(Pinched node) 조기노화징후 자궁과 장안에 중간동맥과 큰 동맥파열
척추뒤굽음성	EDS VI	관절과운동성 진행성 척추옆굽음증 파열로 인한 공막취약성 조직약함 대동맥확장 승모판탈출증(MVP)
관절이완성	EDS VII A EDS VII B	심한 관절과운동성 관절아탈구 선천성 엉덩관절탈구 피부과신전성 조직약함
피부파열증	EDS VII C	심한 피부약화 피부탄력성 감소 쉽게 멍듦 탈장 태아 양막의 조기파열
미분류	EDS V EDS VIII EDS X, EDS XI EDS IX EDS, Progeroid form	전형적 특징 전형적 특징과 치주질환 경미한 전형적 특징, MVP관절의 불안정성 전형적 특징, 사두증, 조기노화 전형적 특징 전형적 특징과 치주질환 경미한 특징, MVP관절의 불안정성 사두증, 조기노화

EDS, Ehlers Danlos Syndrome

drome (BJHS)이라는 비슷한 질환을 처음 설명했다. 특별한 유전적, 근육 뼈 대계 또는 류머티즘 장애가 없기 때문에 이것은 “benign”으로 불린다.[105] EDS와 BJHS에 대한 검사와 치료 접근 방식은 구분할 수 없다.

표 15.6. 관절과 운동성의 Beighton기준

주요 기준	Beighton점수 4/9 또는그 이상(현재또는 과거) 4개 이상의 관절에 3개월 이상 지속되는 관절 통증
경미한 기준	Beighton점수 1,2 또는 3/9 점(50세 이상인 경우 0,1,2 또는 3) 1-3개 관절의 관절 통증(3개월 이상), 척추증(spondylosis), 척추증/ 척추전방전위증(spondylolisthesis) 한 관절 이상 탈구/마탈구 또는 한 관절에서 한 번 이상 발생 3곳 이상 연부조직감염[예상과염(epicondylitis)], 건초염(tenosynovitis), 활액낭염(bursitis) Marfan과 같은 증상(키가 크고, 날씬, span/height 비율〉 1.03), 팔 다리분절 비율〉0.89, 거미손가락증(arachnodactyly)(엄지와 손목징후양성) 비정상적인 피부: 과신장성, 얇은 피부, 파피루스 흉터 눈징후: 눈꺼풀 처짐, 근시, 반몽골형(antimongoloid) 눈경사
Beighton 점수	1, 2 – 5차 MCP 연장 > 90도(우측 및 좌측) 3, 4 – 수동으로 엄지손가락을 전완(오른쪽과 왼쪽)에 붙이기 5, 6 – 팔꿉관절 과신전 > 10도(오른쪽 및 왼쪽) 7, 8 – 무릎 과신전 > 10도(오른쪽과 왼쪽) 9 – 무릎을 펴고 선 자세에서 몸통을 굽혀 손바닥을 바닥에 닿게 하기
양성진단 기준	2가지 주요기준 포함 1가지 주요기준과 1가지 경미한 기준 포함 4가지 경미한 기준 포함

검사(Examination)

EDS와 BJHS아동의 검사 절차에는 ROM 측정뿐만 아니라 과운동성 척도와 다리의 회전 프로파일이 포함되어야 한다. 여러 과운동성 척도가 존재하지만, 임상에서는 Beighton 점수가 자주 사용된다. Beighton 점수는 과운동성 증후군을 진단하는 데 사용되는 전체 Beighton 기준의 구성요소이다(표 15.6).[106] 그 밖에 특별히 걱정되는 부위에는 어깨, 발목과 발이 있는데, 이는 Beighton 점수에 구체적으로 포함되지 않는다. 과운동성의 합병증은 근육과 관절이 만성통증과 손 통증에 따른 전신피로, 및 장기간 손글씨로 인한 피로를 동반한다.

관리(Management)

중재의 초점과 전략은 아동의 연령과 관절의 중증도에 따라 달라진다. 대부분의 프로그램에는 다음 4가지의 영역의 조합이 포함된다: 목표로 잡은 치료 운동, 자조활동(self-care)와 가정관리, 관절 보호 훈련, 학교 또는 직장과 레크리에이션을 위한 기능적 훈련과 보조기 또는 적용할 수 있는 장비.[13]

치료운동(Therapeutic exercise)

치료운동 프로그램에는 근력 강화, 신경근육 교육, 신경근육 안정화와 일반적으로 오직 발의 후족부의 스트레칭만이 복합적으로 포함되어야 급격한 성장기에는 넙다리 뒷근육, 장딴지/가자미근의 복합 근육, 엉덩관절 굽힘근과 같이 다리근육의 집중적인 스트레칭이 필요할 수 있다. 이러한 복합 근육을 스트레칭할 때는 관절 끝 운동범위를 벗어나지 않도록 주의해야 한다. 오목 위팔 관절과 어깨뼈 안정화와 강화는 아탈리의 재발을 예방하는 데 중요하다. 이러한 아탈리의 감소는 근위부 안정성을 개선하여 재발성 통증 없이 손과 팔의 기능적 사용을 용이하게 한다. 그러나 이러한 수준의 성취는 어린 아동에게는 어려울 수 있으며, 아동이 더 복잡한 지시를 다를 수 있을 때까지 향상을 위한 목표는 지연될 수 있다. 발과 발목 강화는 안정성을 증진하고 발이 능을 보존한다. 발과 발목 복합체의 인대이완으로 인해 보통 중 족보(midfoot)와 후족부(hindfoot)가 무너지면서 아킬레스건의 압박이 발생하므로 완전한 후 족부 ROM이 달성된다. 허리 통증은 흔한 호소 사항이기 때문에 전반적인 근위부와 허리 안정화를 위한 복부 및 몸통 근력 강화가 자주 필요하다. 손목과 손 운동은 특히 학교와 직장에서 소근육 과제에서 손 사용을 촉진하기 위해서 관절과 신전 없이 작은 내채근 강화에 중점을 두어야 한다.

자조관리(Self-care)

아동은 관절의 안정성 가보호의 필요성에 대해 교육을 받아야 한다. 팔꿈치를 과도하게 뻗는 자세로 기대거나 엉덩이와 무릎을 과도하게 편 채로 장시간 서 있는 등의 극단적인 자세는 피해야 한다.[13] 과운동성이 있는 아동은 흔히 어깨를 비틀거나 튕기는 등의 관절 "tricks"를 보이기도 한다. 그러나 이런 움직임은 관절과 인대 구조에 미세한 외상을 일으켜 통증 증상을 더욱 악화시킬 수 있다. 체육수업의 제한사항에는 휴식시간이 허용해야 하며, 대규모 수업에서 자주 시행하는 공중제비(somersaults), 팔굽혀펴기, 팔매 달리기, 시간제한 운동 또는 감독이 없는 스트레칭이 금지되어야 한다. 이 이외에도 활동의 배제하기보다 활동의 수정을 고려해야 한다.

기능적 훈련(Functional training)

근육은 관절의 안정성과 운동성의 두 가지 임무를 지속적으로 수행하기 때문에 EDS와 BJHS 아동은 인대와 반복사용 부상의 위험이 높다. 훈련은 아동의 연령에 따라 다르지만 레크리에이션 또는 체계적인 놀이, 학교 또는 작업 활동을 포함할 수 있다. 수정 권고사항이 포함된 특별 기능과제의 평가, 신체역학의 최적화와 부상 예방을 위한 운동처방이 필요하다.

보조기 및 적용장비

주요보조기와 장비들은 손, 무릎, 발목과발과 관련되어 필요하다. 어린이에게는 잡는 부분이 넓은 펜과 연필 또는 잡는 부분을 넓히는 폼이 부착된 연필이 도움이 된다. 일부 아동에게는 노트 필기를 위해 컴퓨터나 노트북을 일찍 시간하는 것도 도움이 된다. 전자 테블릿이 학업용으로 더 널리 보급되면 손 증상이 더 많이 완화될 수 있다.

과도한 엎침(pronation)으로 인한 구조적 변형을 예방하기 위해 가능한 빨리 발과 발목을 보호해야 한다. 보조기 처방하기 전에 후발(hind foot)의 운동성을 정확하게 측정하기 위해 발의 목말밑관절 중립상태로 생체역학적 발 검사를 실시해야한다. 보조기는 근육 활동과 뼈 발달을 최대한 촉진하기 위해 해부학적 조정을 최소화하여 최대한의 지지력을 제공해야 한다. EDS와 BJHS 아동의 경증에서 중등도의 발 과운동성에는 맞춤형 및 반 맞춤형 신발 보조기를 심한 경우에는 캘리포니아대학교 생체역학 연구소(UCBL) 유형의 보조기를, 중증에는 가벼운 무게의 발목(pramalleolar)보조기를 사용하는 것이 좋다.

>> 병리과정

병리과정은 광범위한 비정상적인 상태의 범주이며 어린이의 근육뼈대계 발달과 성장에 영향을 미칠 수 있다. 이러한 과정은 다양한 원인으로 발생하며 혈관, 감염, 대사, 내과적, 외상 또는 구조적 원인이 포함될 수 있다.

레그-칼베-베르테스(Legg-Calvé-Perthes)

Legg-Calvé-Perthes병은 넙다리뼈머리의 무혈성 괴사로 시작되는 엉덩관절 자기 제한(self-limiting)질환이다. 넙다리뼈머리로 가는 혈류를 방해하는 무혈성 괴사의 정확한 원인은 알려지지 않았다. 미세외상, 일시적 활막염 감염, 인슐린 유사 성장인자 I 경로 이상, 선천성 또는 발달성 혈관이상, 혈전성 혈관 손상 등이 무혈성 괴사를 일으키는 것으로 알려져 있지만 최근에는 혈관이상 및 기능 장애의 역할에 대한 강력한 증거가 제시되고 있다.[108, 109] 이 질환은 일반적으로 3-13세 사이에 발생하며, 남아가 여아보다 3-5배 더 자주 발생한다. 그러나 Legg–Calvé–Perthes병은 또래에 비해 활동적이지만 체구가 작은 4-10세 남아에게서 가장 흔하게 나타난다. 이 질환을 앓고 있는 아동의 10-20%에서 양측성 증상을 보인다.[27]

Legg–Calvé–Perthes병은 (1) 초기, (2) 균열 (3) 재골화 (4) 치유라는 명확하게 4가지 단계를 거쳐 진행된다.[110] 초기 단계에서는 넙다리뼈머리의 일부 또는 전체가 괴사하고 뼈의 성장이 멈춘다. 괴사된 뼈는 재흡수되고 균열이 생긴다. 이때 넙다리뼈머리의 혈관이 재생이 시작된다. 두 번째 단계에서는 넙다리뼈머리가 변형되고 이에 대한 반응으로 볼기뼈절구가 납작해진다. 재골화가 진행되면 넙다리뼈머리가 재골화되기 시작한다. 넙다리뼈머리가 성장함에 따라 넙다리뼈머리와 볼기뼈절구 모두 리모델링이 발생한다.[108,110] 진단 당시 질병의 단계, 아이의 성별, 발병 연령은 엉덩관절의 일치성과 최종 결과와 영향을 미친다.

Legg–Calvé–Perthes병을 앓고 있는 아동의 결과를 예측하기 위한 몇 가지 분류 체계가 있다. Kim과 Herring은 넙다리뼈머리의 외측 측면을 기준으로 한 분류 시스템을 개발했다. 그들은 이 외측 기둥(lateral pillar) 분류가 사용자들 사이에서 좋음(good)에서 우수(excellent)까지의 신뢰성을 입증한다는 것을 발견했다.[110] 측면기둥의 손상이 가장 적은 것부터 가장 큰 것까지 진행되는 원래의 A, B, C 분류가 가장 널리 사용된다. 네 번째 B/C 경계 범주를 포함하도록 수정된 분류는 동일한 재현성을 입증하지 못했다.[111]

임상적으로 Legg–Calvé–Perthes병을 앓고 있는 아동은 다리를 절고 사타구니, 넙다리 또는 무릎으로 통증이 뻗치게 된다. 이 질환을 발견하지 못하고 엉덩관절 안쪽돌림 및 벌림이 제한되고 엉덩관절 굽힘 구축이 나타날 수 있으며 트렌델렌버그형 보행(Trendelenburg-type gait)이 자주 관찰될 수 있다.[112] 엉덩관절 모음근과 허리엉덩근(iliopsoas)의 경련(spasm)도 관찰될 수 있다. 앞서 언급한 증상과 원인을 알 수 없는 증상으로 물리치료사에 내원하는 아동은 소아 정형외과 전문의에게 의뢰해야 한다.

관리(Management)

치료의 목표는 통증 및 근육의 경련(spasm) 증상 완화, 넙다리뼈머리 탈구 예방 또는 최소화, 뼈 재형성이 일어나는 동안 넙다리뼈를 볼기뼈절구 안으로 정복시키고 ROM를 회복하는 것이다. 통증 완화를 위한 치료에는 항소염제약, 견인, 목발을 사용하는 부분적 체중지지가 포함된다, 견인을 사용하여 변형을 최소화하고 넙다리뼈머리를 고정할 수 있다; Petrie 비브스, Scottish-Rite 보조기 또는 A-Frame 보조기(그림 15.19에서 15.21)와 같은 보조기, 대퇴골 회전 절골

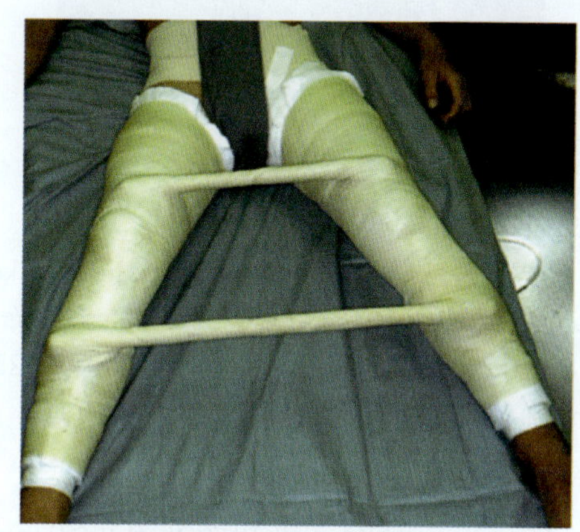

그림 15.19. Petrie 기브스

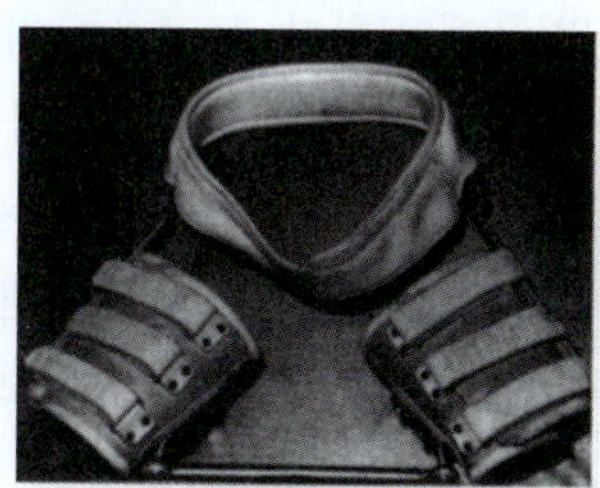

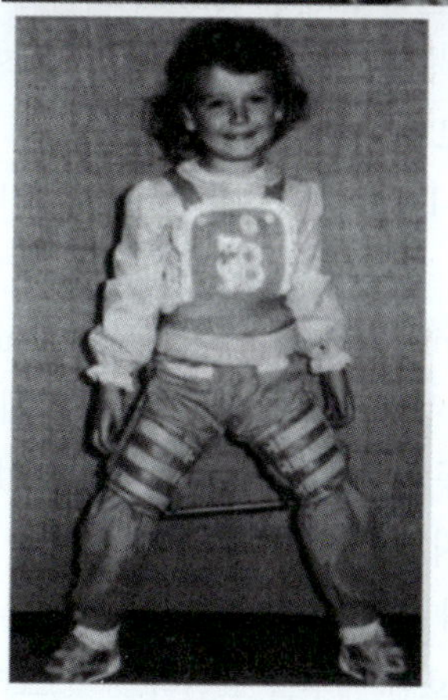

그림 15.20. Scottish-Rite 보조기. 벌림 막대(bar)에는 다리의 교대로 움직임을 허용하는 회전 관절이 포함되어 있다.

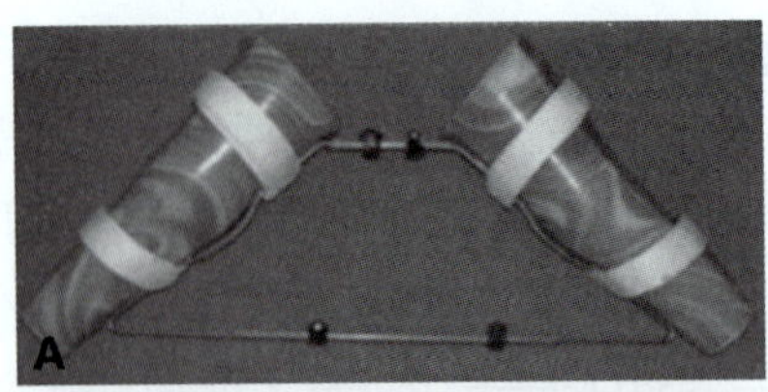

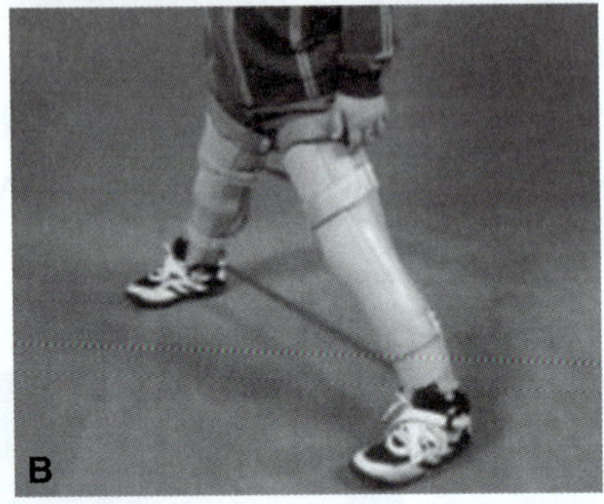

그림 15.21. A-Frame 보조기, 맞춤형
A: 약 30도 양쪽 엉덩관절 벌림과
B: 약간 무릎을 굽힘 (From Rich MM, Schoenecker PL. Management of Legg-Calvé-Perthes disease using an A-frame orthosis and hip range of motion: a 25-year experience. *J Pediatr Orthop*. 2013;33:112-119.)

술(femoral osteotomy)이나 골반 및 좌골 절골술(innominate osteotomy) 등의 수술이 넙다리뼈머리의 정복을 위해 넙다리뼈머리의 정복을 위해 보조기를 사용하는 경우 최대 1-2년 동안 장기간 착용해야 한다. 보고기를 착용하는 동안과 치료가 끝난 후에는 ROM 제한과 근력 결핍을 해결하기 위해 물리치료를 권장한다. 보조기를 제거한 후에도 아동은 엉덩관절의 폄근과 벌림근의 약화로 트렌델렌버그형 걸음으로 계속 걸을 수 있다. 수술 후 물리치료는 보행훈련과 엉덩관절 운동범위, 근육 유연성 및 근력 회복에 중점을 둔다. 무릎과 발목의 근력 및 운동범위도 장기간 움직이지 못하기 때문에 지속적으로 관리해야 한다.

Legg–Calvé–Perthes병의 치료 방법은 여러 가지가 있지만 의사 결정과 결과는 발병 연령, 침범된 넙다리뼈머리의 전체 범위, Herring의 외측 기둥(lateral pillar) 분류, 진단 당시의 질환 단계 등 특정 요인과 더 밀접하게 연관되어 있다. 6세 미만의 아동은 치료 프로토콜에 관계없이 잘 치료되며 수술이 필요하지 않을 수 있다.[112-114] 발병 당시 8세 미만이고 넙다리뼈머리의 측면 침범이 최소인 아동은 치료 유형에 관계없이 매우 양호한 예후를 보인다.[113,114] 그러나 발병 당시 8세 이상이고 넙다리뼈머리의 측면에 중간 정도의 침범이 있는 아동의 외과적 개입을 통해 예후가 개선된다.[113] 넙다리뼈머리 측면이 완전히 무너졌거나 넙다리뼈머리 전체가 침범되었거나 진단 당시 질명의 말기 단계에 있는 아동은 일반적으로 예후가 좋지 않다.[112-114]

최근 문헌에 따르면 25년 동안 우수한 결과를 입증한 특정 프로토콜이 제시되었다.[115] 이 프로토콜에는 35-40도의 엉덩관절 벌림을 달성하기 위해 필요에 따라 모음근 절개술, 6주 동안 Petrie 기브스, 맞춤형 A-Frame 보조기 착용, 하루 2회 엉덩관절 ROM HEP 시행이 포함되었다. 연구 대상 240명의 엉덩관절 중, 전체 93% 비율로 양호한 구형 엉덩관절로 잘 발달되었다. 여기에는 더 많이 침범된 B and C Herring 분류의 엉덩관절의 78%가 포함되어 있다. 보조기 착용 기간 동안 아동은 보조기를 착용한 상태에서 보행이 허용되었으며 정상적인 학교 일정을 유지하여 일상생활 참여에 대한 제한이 최소화되었음을 보여주었다.

넙다리뼈머리 뼈끝분리

넙다리뼈머리 뼈끝분리(SPFC)는 일반적으로 넙다리뼈머리가 넙다리뼈 목과 정상적인 정렬에서 분리되거나 변위될 때 발생하는 것으로 설명된다. 그러나 실제로는 넙다리뼈머리의 전방 및 상반 변위로 인해 발생한다.[116] 성장판의 약화 및 과도한 스트레스가 넙다리뼈머리의 변위에 기여하는 것으로 생각된다. 전단력의 증가는 일반적으로 비만과 넙다리뼈의 뒤방향경사(retroversion) 및 성장판 경사(physeal obliquity)와 같은 구조적인 문제로 발생한다.[116,117] 남아의 경우 테스토스테론, 남아 및 여아의 경우 호르몬 불균형, 성장 급증이 성장판 약화 또는 불안정성을 유발할 수 있다.[116,117] SCFE는 청소년기에 가장 흔한 엉덩관절 문제이지만, 연령, 성별, 인종에 따라 발생률이 다르다. 남성과 아프리카계 미국인 인구에서 발병률이 더 높으며 사춘기 시작과 관련이 있는 경우가 많다.[116,117] 어린 청소년의 50% 이상에서 양측성 발생이 발생한다고 재 보고되었다.[116-118]

SCFE는 체중지지 능력, 증상 지속 기간, 방사선 사진 소견에 따라 분류된다. Loder 분류에 따르면 안정형 SCFE를 가진 청소년(전체 사례의 90% 이상)은 보조 장치 없이도 체중을 지지할 수 있지만 불안정형 SCFE를 가진 청소년은 통증으로 인해 보조장치를 사용해도 체중지지를 할 수 없다.[116,117] 증상이 지속기간에 따라 분류할 때 급성 SCFE는 3주 미만의 통증 증상이 갑자기 시작되는 반면, 만성 SCFE는 3주 이상 점진적으로 증상이 시작되는 것이 특징이다. 세 번째 유형은 급성-만성 SCFE로 3주 이상 경미한 통증의 병력이 있고 최근에 갑자기 증상이 악화된다.[117] 넙다리뼈머리의 변위 정도에 따른 분류는 다음과 같이 정의된다.

a. 1등급 넙다리뼈목 폭의 최대 1/3까지 넙다리뼈머리의 변위
b. 2등급 1/3 이상 1/2 미만의 변위
c. 3등급 1/2 이상 변위(그림 15.22) [27,116]

사타구니, 넙다리 안쪽 또는 무릎 통증, 절뚝거림, 다리의 바깥 회전, 엉덩관절의 운동범위 제한 특히 굽힘, 벌림 및 안쪽회전이 SCFE를 가진 어린 청소년의 임상 증상으로 나타난다.[69,116] 엉덩관절의 가쪽 돌림은 침범된 엉덩관절을 굽히려고 시도할 때 나타난다. 급성 발병의 경우 통증이 심한 경우가 많으며, 청소년은 침범된 다리에 체중을 지지할 수 없게 된다. 병력에는 외상성 또는 점진적 발병이 포함될 수 있다. 진단을 받지 않은 어린 청소년의 전조증상으로는 물리치료를 받으러 오는 경우 치료사는 추가 검사를 위해 소아 정형외과 전문의에게 즉시 의뢰하는 것을 고려해야 한다.

관리(Management)

치료의 목표는 성장판 안정화를 통해 추가 변위를 방지하고 무혈성 괴사(avascular necrosis), 연골 용해(chondrolysis), 조기 골관절염 등의 합병증을 예방하는 것이다.[27,116,117] 골격 안정화는 제자리에서 외과적 핀 고정을 통해 이루어진다.[118,119] 이는 특히 어린 아동에게 엉덩관절염이 없는 엉덩관절의 예방적 고정에도 사용될 수 있다.[116,118] 부가적으로 관절경적 골연골 성형술(arthroscopic osteochondroplasty)은 SCFE가 있는 모든 엉덩관절에 발생하는 넙다리 볼기뼈절구 찝힘(femoral acetabular impingement)을 치료하기 위해 사용된다.[119] 더 진행되거나 복잡한 경우에는 절골술과 같은 더 중요한 절차가 다시 필요하다. 침상안정, 견인 및 기브스를 포함한 비수술적 치료는 성공적이지 않으며, 장기적인 결과로 엉덩관절 운동범위 제한, 통증 및 초기 골관절염으로 인한 필요한 수술이 포함될 수 있다.

물리치료에는 수술 후 보조장치를 사용한 보행 훈련이 포함되며, 일반적으로 급성회복기간에는 체중을 싣지 않는 상태가 권장되지만 4-6주 체중을 증가하는 경우가 많다. 다리의 양쪽근력과 ROM은 체중을 싣지 않은 상태에서 각각 열린사슬운동과 스트레칭을 통해 무릎과 움직임을 개선한다. 다리의 부동 및 이전 수술로 인해 감소할 수 있는 무릎과 발목의 운동범위를 완전히 유지하기 위해 주의를 기울여야 한다. 비만과 연관성을 고려할 때, 복부 및 몸통 근육 강화는 급성기 이후 양측 체중부하 활동 및 보행 훈련으로 복귀하기 전에 중요한 준비 작업이다. 체중부하가 진행된 후에는 적절한 보행 패턴과 기능적 활동을 회복하기 위해 다리 근력 강화에 중점을 두고 중재를 진행해야 한다. 과체중 또는 병적으로 감소된 활동 수준으로 인해 근력 강화 진행이 느리고 복잡할 수 있다. 수중 치료나 Zero-G®와 같은 중력 완화 오버헤드 슬링 시스템 사용과 같이 중력이 감소된 환경에서 닫힌 사슬 활동과 보행 훈련을 고려할 수 고려할 수 있다. 이렇

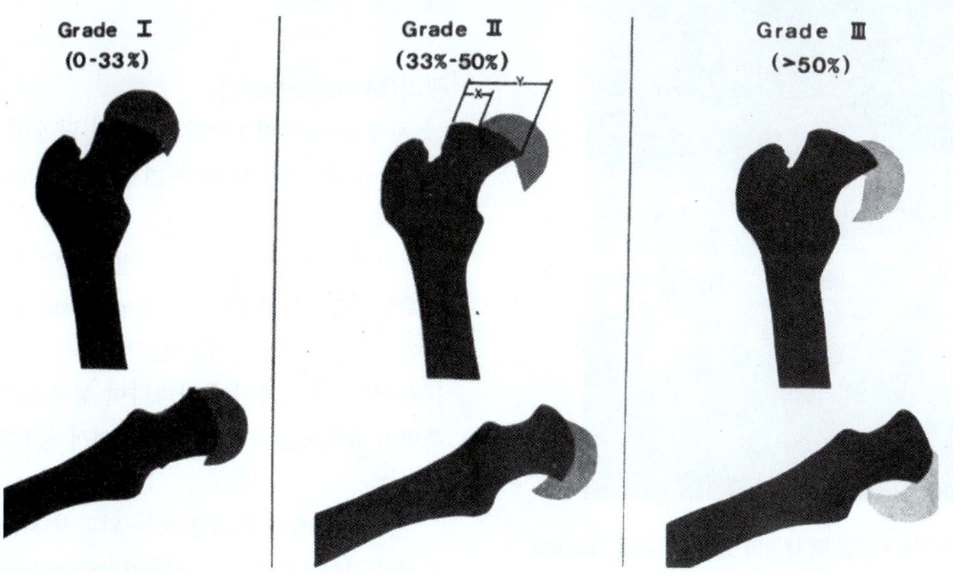

그림 15.22. SCFE 세 가지 등급 분류

게 하면 수술 부위에 가해지는 스트레스를 줄이면서 닫힌사슬 활동을 할 수 있다.

정강뼈 내반(Blount 질환)

정강뼈 내반 또는 Blount 질환은 뼈끝, 성장판과 뼈몸통을 포함한 근위부 정강뼈의 안쪽면으로 더 자라는 장애이다.[27,120] 정강뼈 내반은 발병 연령에 따라 3가지 유형으로 분류된다.

1. 영아형-3세 미만의 유아가 가장 흔하다.
2. 청소년형-6세에서 13세 사이의 청소년은 외상이나 감염 후 부분적인 성장판 폐쇄와 관련이 있는 경우가 많다
3. 6세에서 15세 사이에 늦게 발병하며, 비만인 흑인 남성에게 주로 나타난다.[121]

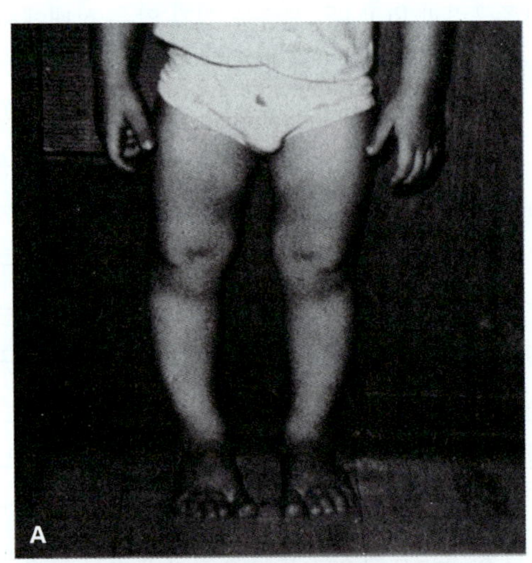

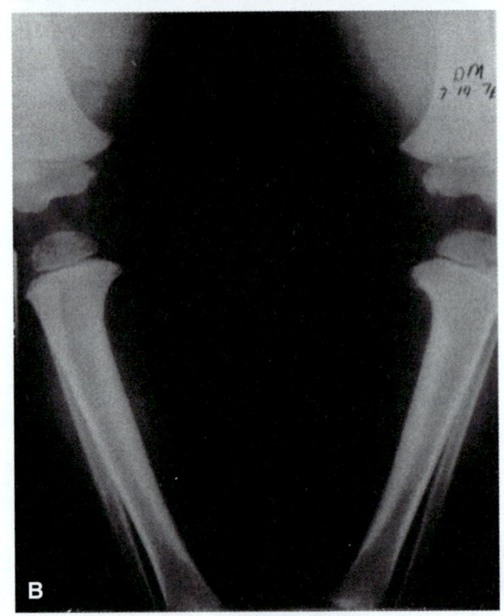

그림 15.23. A: 체중을 지탱할 때 내반이 있는 2세 아동. B: 같은 2세아동에서 Blount 병이 진행: 내반 각도와 안쪽 정강뼈 몸통 끝부분의 뵤족(beaking)하고 내반각에 부목

진단 방사학적 변화에는 뼈 몸통 끝(metaphysis)의 날카로운 내반 각도, 안쪽 정강뼈 몸통 끝(metaphysis)이 뾰족해짐, 안쪽 뼈끝(epiphysis)의 쐐기모양, 성장판 확장, 뼈 몸통끝 튀어나온 부위 또는 연골로 형성된 섬 부위가 존재한다 (그림 15.23A와 B).[122,123] 이러한 성장 장애는 근위 정강뼈 성장판이 비대칭적이고 과도한 압박과 전단력의 결과라 생각된다.[27]

정강뼈 내반이 있는 아동의 다리는 활처럼 구부린 자세를 취한다. 일반적으로 양측성인 영아형 정강뼈 내반(Infantile tibia vara)은 정상적인 생리적 내반(varum) 및 안쪽 정강뼈 비틀림과 구별해야 한다. 생리적 내반은 2.5세에서 3세 사이에 외반(genu valgus)정렬이 나타날 때까지 서서히 감소한다. 유아(Toddlers)의 정강뼈 내반은 비만인 경우, 일찍 걷는 경우가 많으며 선 자세에서 무릎이 옆으로 밀리는 증상이 보일 수 있다.[27,123,124] 아동이 성장하고 발달함에 따라 생리적 내반슬은 감소하는 반면 정강뼈 내반의 중증도는 증가한다. 배제해야할 다른 진단으로는 다양한 골격 이형성증, 구루병 또는 비타민 D 결핍증, 근위부 안쪽 정강뼈 성장판과 관련된 골절 등이 있다. 소아와 청소년 정강뼈 변형은 안쪽 정강뼈 성장을 방해하는 감염이나 외상으로 인해 발생할 수도 있다.

관리(Management)

치료는 아이의 나이와 질병의 단계에 따라 달라진다. Langenskiöld 정강뼈 내반 변형을 6 단계로 구분하고 예후 및 중재에 대한 가이드라인을 제시했다.[122] 1기는 생후 18개월에서 3세 사이에 발생하며, 정강뼈 안쪽 뼈몸통 끝부분이 뾰족(beaking)하고 안쪽 뼈끝(epiphysis)의 성장이 지연되는 것이 특징이다. 이 단계는 심각한 6기까지 진행된다. 6기는 10세에서 13세 사이에 나타나며 성장하는 동안 뼈몸통 안쪽면이 융합되고 외측면은 계속해서 성장하는 것이 특징이다.[27,122]

치료옵션에는 보조기 또는 외과적 시술이 포함된다. 방사선 소견이 1기 또는 2기와 일치하는 2-3세 미만의 아동에게는 보조기 개입이 권장된다.[123,125] 이 그룹 중 각 변형이 작

고 일측성 질환이 있는 아동은 보조기에 더 잘 반응하는 경우가 많다.[125] 아동이 체중을 지탱하는 동안에는 주로 무릎을 완전히 펴는 데 사용되는 HKAFO 또는 KAFO를 사용하는 것이 좋다.[123,125] 적절한 착용감과 내반 교정 조정은 2-4개월마다 평가해야 한다. 물리치료 중재에는 보조기 착용하기, 벗기기, 착용 일정에 대한 가족 교육과 보조기 사용 중 피부 검사가 포함될 수 있다. 보조기를 착용 또는 미착용한 보행 훈련이 필요하다.

4세 이후에는 수술적 옵션이 보조기보다 더 나은 결과를 가져온다.[120,123,124] 질병의 중증도, 병기 및 발현 연령에 관계없이, 궁극적으로 정강뼈 절제술은 2가지 분류가 있다.[124] 내부 또는 외부 고정장치를 사용하여 각도를 완전히 교정하는

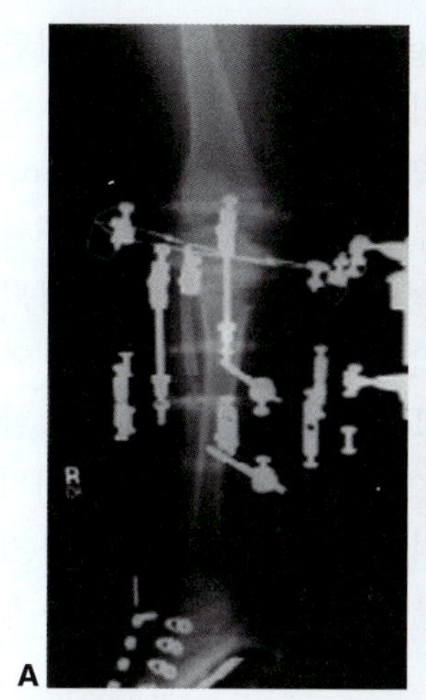
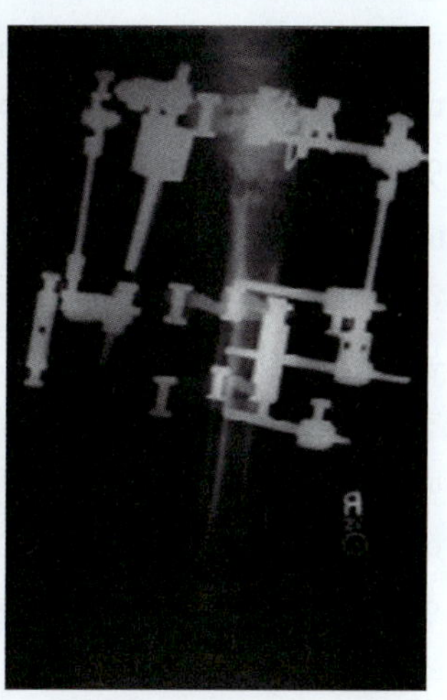
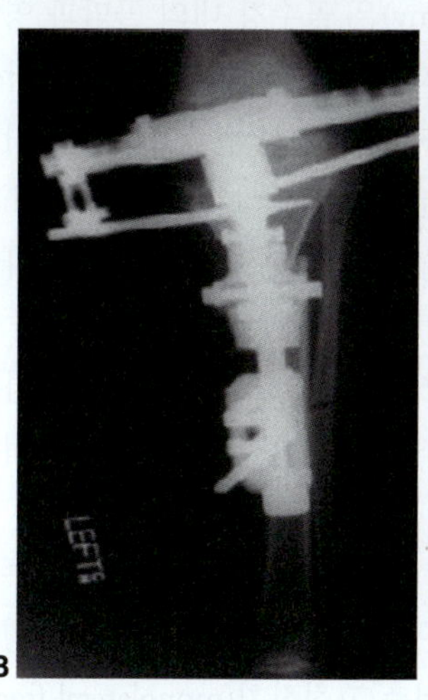
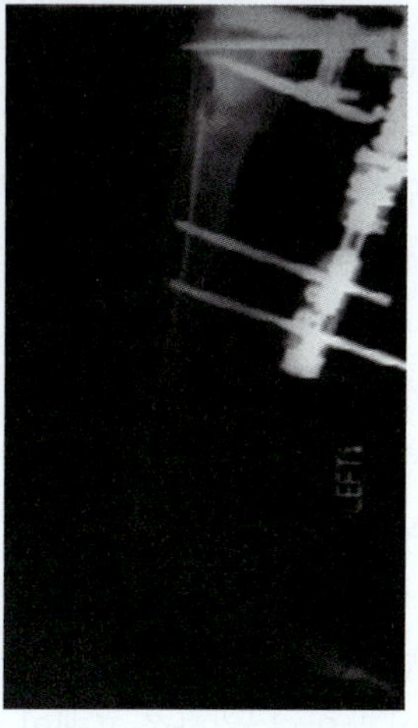

그림 15.24. A: 오른쪽 다리의 Ilizarov placement. B: 왼쪽 정강뼈의 MAC 장치. (Used with permission from Clarke SE, McCarthy JJ, Davidson RS. Treatment of Blount disease: a comparison between the multiaxial correction system and other external fixators. J Pediatr Orthop. 2009;29:103-109.)

정강뼈 절제술 수술은 다축교정(MAC) 한쪽외측(monolateral) 외부 고정장치 또는 Taylor Spatial 또는 Iizarov frame과 같은 원형장치를 사용하여 각도를 점진적으로 교정하는 정강뼈 절제술이다(그림 15.24).[120,124] 점진적 교정은 아동과 가족이 실제 매일 정해진 속도로 외부 고정장치의 나사를 돌려 각도 변형을 교정하는 방식으로 수행된다. MCA장치는 원행 프레임 장비와 비슷한 결과를 보였지만 적용이 더 쉽고, ROM이 개선되었으며 일반적인 이동성에 대한 간섭이 줄어든 것으로 입증되었다.[120] 외측 반뼈끝유합술(lateral hemiepiphysiodesis), 봉합, 도는 장력밴드 플레이트("8-plate") 배치와 같은 유도 성장 절차는 Blount병과 관련한 각 변형의 수정을 나타내지 않는다.[126]

수술적 교정 후 물리치료에는 다리 강화 무릎 및 발목의 관절운동범위, 스트레칭, 보행 훈련이 포함된다. 무릎 굽힘, 폄의 끝(terminal extension)과 발목의 발등굽힘의 관절운동범위의 제한은 점진적 교정 절차 중에 지속적인 스트레칭을 수행하지 않으면 기능적 활동의 진행이 느려질 수 있다. 핀(pin)부위 감염은 외부 교정장치 적용 후 흔하게 발생하는 합병증 중 하나다.[120] 외부 교정장치를 사용하는 경우 핀 부위 감염과 조직 이동성을 예방하기 위해 아동과 가족에게 피부 및 핀 관리의 교육이 필요하다. 피부관리에 대한 권장사항은 의사의 선호도와 현재 가족이 이용할 수 있는 자원에 따라 달라질 수 있다. 병전 관절운동범위 및 근력이 제한적인 비만 아동의 경우, 관절운동과 강화의 중재가 복잡할 수 있다.

다리 길이 불일치(Limb length discrepancy)

다리 길이 불일치는 하나 또는 그 이상의 다리 뼈가 짧아지거나 과도하게 성장하여 발생할 수 있다. 다리 길이의 불균형은 사지 결손 또는 편측 비대증(hemihypertroph), 선천성 질환, 감염이나 골절로 인한 신체 손상, 신경근육 장애, 종양 또는 외상으로 인한 과성장 및 질병 과정으로 발행할 수 있다. 신체 손상은 비대칭인 경우가 많으며 영향을 받은 다리 길이가 짧아지는 것 외에도 발목기형을 초래한다. 다리 길이 차이는 1 cm에서 10 cm까지 다양하다.

다리 길이 차이가 의심되는 경우 측정을 실시해야 한다. 골반 변형이 없다는 가정하에 양족 골반의 랜트마크가 수평이 될 때까지 짧은 다리 아래에 높이를 알고 있는 블록을 배치하여 기능적 측정을 할 수 있다. 임상측정은 아동이 바로

누운상태에서 위앞엉덩뼈가시에서 안쪽 복숭아뼈까지 길이를 측정한다. 이 측정 신뢰성은 연부조직 비대칭, 과도한 지방조직 및 뼈의 랜드마크 식별에 의해 영향을 받는다.[127] 성숙기에 나타날 다리 길이의 불일치를 예측하고 치료 옵셥을 평가하여 필요한 경우 수술 시기를 예측하려면 보다 정확한 측정이 필요하다. 정형외과 의사는 향후 성장 및 치료 옵션의 예측을 돕기 위해 방사선 촬영법을 사용하여 정확한 측정값을 얻고, 뼈 나이를 결정하며, 성장 차트 또는 수학적 예측 모델을 사용하여 아이의 향후 골격 성장을 예측한다.[128] 다리 길이는 일반적으로 일반 필름, 컴퓨터 방사선 촬영 또는 CT 스캔 사진 사용하여 검사한다.[27]

다리 길이가 2 cm 이상 차이가 나는 경우는 기능적 문제뿐만 아니라 미용적으로 문제가 있다. 보행이 덜 효율적이고 어색하며 다리, 골반, 척수의 자세 보상이 발생한다. 자세 보상은 구조적 변형으로 이어지지는 않지만 성인이 된 후 불편함을 유발할 수 있다. 기능적 보상 메커니즘은 발끝 걷기(toe walking) 또는 짧은 쪽 발과 발목의 뒤침(supination), 또는 도약(vaulting), 회선, 영구적인 무릎 굽힘, 긴쪽 다리의 발과 발목의 엎침(pronation)이 포함된다.

관리(Management)

치료는 아동의 나이, 남아 있는 사지의 성장 기대치, 다리 길이 차이의 심각성, 가족과 아이의 선호도에 따라 달라진다. 일반적으로 다리 길이의 차이가 2 cm 미만인 경우에는 중재가 필요하지 않다.[27] 1-2 cm 차이가 있는 경우 신발 안쪽을 들어 올리거나 맞춤 제작된 외부 힐-솔 리프트(heel-sole lift)를 사용한다. 2-2.5 cm 이상의 차이가 있는 경우 수술적 치료 옵션이 권장된다.[128] 이러한 시술은 두 가지 범주 중 하나에 속한다: 성장을 유도하기와 긴 다리의 성장을 억제 또는 짧은 다리의 길이 연장이며 두 가지 방법을 병행할 수도 있다.

성장유도 시술은 다리 길이가 2-5 cm 차이가 나는 경우에 적합하다.[24,69,128] 일반적으로 더 긴 사지의 골단절제술(epiphysiodesis)을 통해 불일치를 줄일 수 있다. 영구적인 골격 절제(physeal ablation) 방법에는 성장판을 통한 피부를 통한 드릴링과 소파술이 포함된다. "임시" 방법은 원위 넙다리 및/근위 정강뼈의 성장판 안쪽과 바깥쪽에 양쪽을 통과하는 뼈몸통 끝부분(metaphysis)과 뼈 끝부분(epiphysis)에 스테이플 또는 장력밴드("8 plate")를 고정하여 시행할 수 있다. 안쪽-바깥쪽 8판("8 plate") 접근법은 각도 조건에 대해 안쪽-바깥쪽 사용만큼 효과적인 것으로 나타나지 않았다. 성장판 통과 나사못 고정술은 표준 접근법으로 자리 잡고 있는 최신기술이다.[128] 대부분의 의사는 불일치가 5 cm보다 큰 경우 짧은 다리를 길게 늘리는 방법을 선택한다.

청소년이 골격 성숙에 도달하는 경우, 골단유합술(epiphysiodesis)은 선택사항이 아니다. 이러한 경우 뼈의 일부를 제거하여 다리 길이를 균등하게 하는 절골술을 통해 긴 다리를 짧게 만든다. 최대 제거량은 넙다리뼈의 경우 5-6 cm, 정강뼈의 경우 2-4 cm이다. 절골술을 통한 단축술의 단점은 개인의 전체 키가 줄어들고, 신체 비율이 미용적으로 보기 좋지 않을 수 있으며, 균등화할 수 있는 양이 제한되고, 수술하지 않은 다리의 근육 수행과 효율성에 영향을 미칠 수 있다는 것이다.

팔다리 연장 기술(limb-lengthening techniques)은 관련 다리를 대상으로 하며 5 cm 이상의 불일치를 균등화할 수 있다.[27] 팔다리 연장 기술은 신연 골형성 개념(distraction osteogenesis)을 기반으로 하며, 이 두 개의 뼈 세그먼트가 천천히 멀어지면서 새로운 뼈가 형성되는 것을 의미한다. 사용되는 수술 기법이나 장치에 관계없이 Ilizarov 생물학적 원리와 긴장 스트레스의 법칙(Law of Tension Stress)을 기반으로 할 때 시술이 가장 성공적이다.[129] 이러한 원칙을 제한한 의사의 이름을 따서 명명되었으며 뼈의 어긋남을 최소화, 신연의 지연, 신연의 속도와 빈도와 절골술(osteotomies)의 부위와 개수 등을 포함한다.

피질골 절제술(corticotomy)은 골수강 내의 골막과 영양동맥을 그대로 유지하면서 피질만 절단하여 뼈의 어긋남을 최소화한다. 절골술이 완료되고 5-10일 신연을 지연시키고 연장장치를 적용하면 뼈의 분절이 분리되기 전에 골 형성 과정을 충분히 시작될 수 있다. 신연의 지연되는 일수는 나이에 따라 다르다. 신연의 속도는 하루 약 1 mm이지만 골 형성 과정을 촉진하기 위해서 6시간마다 0.25 mm씩 증가하는 빈도로 세분화한다. 가족은 의사가 제공한 일정에 따라 적용되는 연장장치를 조정한다.

한때 미국에서 유행했던 original Wagner technique수술법은 이러한 원칙을 대부분 따르지 않았고 합병증 발생률이 높았다.[129] 한쪽 프레인 외측 고정장치(monolateral frame external fixator)를 삽입하여 완전한 골간 절골술(diaphyseal steotomy)을 시행하였다. 즉시 하루에 1.5-2.0 mm 속도로 신연을 시작한다. 완전히 신연이 완료된 후, 엉덩뼈능선(iliac crest) 뼈 자가이식과 뼈의 간격을 유지하기 위해 판금을 하

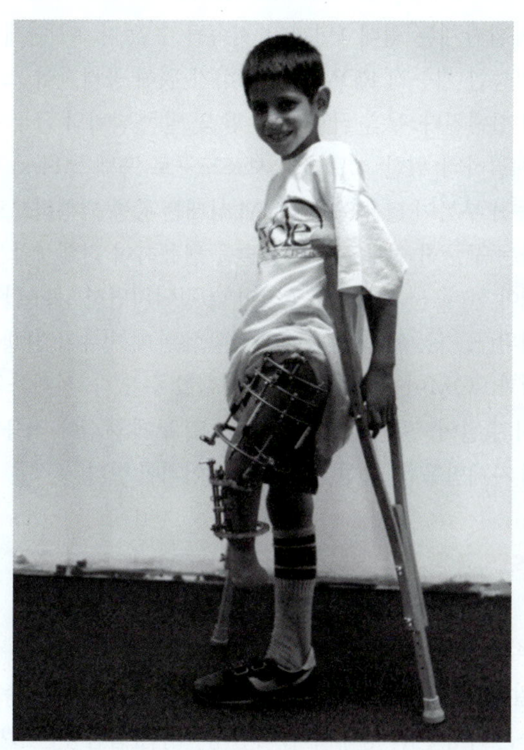

그림 15.25. 현재 Ilizarov 연장술을 받고 있는 PFFD 진단을 받은 9세 소년. 연장을 통해 보철물을 착용할 때 레버 암이 길어지고 무릎 높이가 더 가까워진다.

고, 외부 고정장치를 제고한다. 이식편이 뼈에 유착된 후 판금을 제거한다. 전체 과정에서 세 가지 수술 절차가 포함되고 각도 교정 또는 회전 기형을 교정하는 데 사용할 수 없다.

Ilizarov는 뼈몸통의 끝(metaphyseal) 부분 연장 시술 중에 자신의 생물학적 원리를 적용하기 위해 telescoping 막대가 있는 원형 프레임의 외부 고정기를 도입하였다(그림 15.25).[129] Ilizarov의 원리는 이전 Blount 질병과 관련하여 논의한 Taylor Spatial Frame (TSF), 사지 재건 시스템(Orthofix®), 다축 교정 시스템(Biomet®) 등 새로운 장채를 사용할 때 성공적으로 적용되었다. 이러한 원리는 Precise® 척골 내 사지 연장 시스템 및 Fitbone®과 같은 모터식 내부 연장 못을 사용하는 최신 사지 연장 기술에도 적용된다. 원하는 길에 도달 후에는 골 유합의 단계가 완료될 때까지 약 1개월 동안 1 cm씩 경인할 때마다 외부 고정장치를 제자리에 유지한다.[129] 일반적으로 내부 연장 못은 약 1년 후 제거한다. 외부 프레임은 길이 연장과 회전 및 각도 교정을 모두 수행할 수 있는 반면 내부 못은 길이 연장용 도로만 사용된다. 외부 프레임의 핀은 외래 시술에서 제거할 수 있다. Ilizarov와 TSF 단점은 여러 개의 핀 부위와 장치의 부피가 크다는 것이다. 원하는 길이에 도달하고 픽스처를 제자리에 유지하는 데 시간이 길다는 것은 모든 길이 연장 시스템의 단점이다.

내부 사지 연장은 최근 진화를 거듭하고 있다. 원래 골수강내 Skeletal Kinetic Distractor (Orthofix®)는 사지 연장에 사용되는 내부 이식형 보조기였다. 아동은 다리의 회전운동을 통해 연장 과정을 제어한다. 이러한 시스템은 외부 프레임의 공간적 문제와 기간 연장을 제거할 수 있지만, 원하는 길이를 달성하지 못하거나 사용하기 어려운 등 자체적인 문제가 많다는 우려가 있다. Paley는 기존의 외고정장치와 골수 내 못을 결합하여 외 고정 장치 삽입 기간과 뼈 치유 시간을 단축하는 lengthening on nail (LON) 시술을 도입했다.[130] 이 시술은 단축된 길이로 인해 치료 가능한 뒷발 무지외반증의 발생률을 높이는 것으로 나타났다.[130] 가장 최근에는 Precise® Nail및 Fitbone® 과 같은 전동 골수 내 연장술이 사용이 팔다리 연장 시술에 혁명을 일으켰다. 내부 연장 못(nail)에는 리시버가 부착된 소형 모니터가 있으며, 아동은 리시버의 특정 위치에 외부 컨트롤러를 배치한다. 컨트롤러를 켜면 프로그래밍에 따라 못은 연장되거나 단축될 수 있다. 이러한 유형의 연장 시술의 장점은 외부 프레임에 비해 부피 감소, 외부 핀 부족으로 인한 감염 위험 감소, 연장 과정 중 미용적 외관 등을 들 수 있다. 단점으로는 못(nail) 안에서 근육의 기능 부전으로 인한 연장 불가, 골절, 각도 변형 관리 능력 부족, 신연 단계동안 못의 강도 부족으로 인한 체중지지 제한 등이 있다.[131]

팔다리연잘 시술은 아동과 가족 그리고 소아를 돌보는 전문가에게 각각 문제점을 제공한다. 가족은 일정시간에 걸쳐 여러 번 예약을 잡고 매일 핀 관리를 수행하고 운동 프로그램을 수행할 수 있어야 한다. 연장 시술과정에서 발생할 수 있는 문제로는 핀 부위의 감염, 관절 강직, 아탈구 또는 탈구(특히 근위부 정강이뼈), 불유합, 골절 등이 있다. 관절 운동범위 제한은 연부조직의 단축과 뼈에 비해 연부조직의 성장속도가 느리기 때문에 이차적으로 발생한다.

물리치료(Pysical therapy)

물리치료 강도는 잠복(latenc), 신연(distraction), 경화(consolidation), 고정제거와 치유과 재활단계의 5가지 과정에 따라 다양하다. 잠복 또는 지연된 신연 기간동안 수술 직후에는 물리치료사가 보행 훈련 활동에 참여하고 의학적 및 수술적 예방 조치에 따라 허용되는 경우 조기 체중부하를 촉진한다. 체중 지지는 연장술을 받은 대부분의 아동의 뼈 성장을 촉진한다. 감염을 예방하기 위해 수술 직후부터 핀 관리 교육을 시작해야 한다. 핀을 거즈로 감싸서 연부조직을 압박하면 핀 부위 주병의 조직 이동이나 미세 찢어짐으로 인한 통증을 줄일 수 있다. 스트레칭을 시작하여 수술 후 즉각적인 관절운동범위 제한을 최소화할 수 있다.

신연 시기에는 물리치료를 자주 받아야 하며, 관절운동범위 및 스트레칭과 함께 강화활동(strengthening activity)에 집중해야 한다. 무릎과 발목관절의 가동 범위 감소는 흔한 문제이므로 지속적으로 해결해야 한다. 특히 발목의 경우 이 시기에 부목을 활용할 수 있다. 엉덩관절 운동 범위는 어느 정도 제한될 수 있다. 신연 기간 동안 동일한 ROM 측정을 유지하는 것은 실제로 근육과 연부조직 길이의 증가를 의미하며 이는 성공적인 ROM 중재 진행으로 간주되어야 한다는 점을 치료사가 인식하고 있는 것이 중요하다. 치료사는 특히 넙다리와 무릎 주위에 고정 핀을 배치할 때 주의해야 한다. 일반적으로 측면 핀 배치, 특히 넙다리의 원위쪽 핀 배치는 십자인대 및 장경인대 복합체의 연부조직을 관통에 기여하여 무릎 ROM의 제한을 가져올 수 있다. 그 결과 신연 단계에서 점진적으로 ROM이 제한이 발생할 수 있다. 하지만 무릎을 늘리는 과정에는 여전히 적극적인 재활이 필요하다. 강화에서는 전기 자극 및 수중치료와 같은 방법이 안전한 치료방법으로 포함된다. 제한된 움직임과 근육의 위축도 근육의 유착에 기여할 수 있다. 연부조직의 움직임을 촉진하고 관절의 움직임을 개선하기 위해 조직가동술(tissue mobilization)을 시행해야 한다.

경화 단계에서 강화와 조직가동술을 계속하며, 이전에 달성한 ROM은 최소한 유지해야 한다. 이단계의 적절한 물리치료 목표는 신연기간 동안 소실된 ROM을 회복하는 것이다. 내부 연장을 받는 아동의 경우 보행 훈련을 통한 체중부하 진행을 늘리고 기타 다른 활동들을 PT 프로그램에 포함시킨다. 이 단계에서는 치료사의 공식적인 프로그램 감독 또는 주간 모니터링이 포함되어야 한다. 그러나 보험의 제한으로 인해 치료사의 감독이 아닌 포괄적 HEP를 사용해야 할 수도 있다. 골화가 적절한 수준에 도달하면 정강이뼈 고정장치를 제가한 후 기브스 또는 CAM 부츠를 착용하고, 넙다리뼈 고정장치를 제거한 후 무릎 고정장치를 사용하여 치유가 계속되는 동안 새로운 뼈를 보호한다. 이 단계에서는 고정되지 않은 관절의 지속적인 스트레칭과 강화를 위해 HEP로 충분하다.

재활단계는 최대 1년까지 지속될 수 있다. 이 단계에서는 가능한 기능적 ROM을 달성하기 위해 공격적이 스트레칭이 진행된다. 무릎 굽힘 또는 폄 및 발목 발바닥 굴국 구축을 해결하기 위한 스트레칭 보조도구로 프렉스(Flex) 깁스 및 동적 부목이 활용된다. ROM 상태는 종종 퇴행하므로 치료사는 꾸준히 연부조직 가동술을 활용하여 진행상활을 유지해야 한다. 근육과 연부조직이 더 길어지면서 강화 활동이 진행된다. 기능적 활동과 보행 정상화는 뼈 치유가 진행되고 근력과 ROM이 증가함에 따라 시행할 수 있다. 신체가 새로운 사지 길이, 안정성 한계, 기저면 및 무게 중심에 적응함에 따라 자세반응 및 균형 훈련이 이루어져야 한다.

척추옆굽음증(특발성)[Scoliosis (Idiopathic)]

척추옆굽음증은 척추가 10도 이상 옆으로 휘어진 상태를 말한다. 특발성은 원인을 알 수 없다는 것으로 척추옆굽음증은 가장 흔한 형태이다. 특발성 척추옆굽음증은 발병 연령에 따라 출생부터 3세까지의 영아기, 3세에서 10세사이의 아동기, 10세 이후의 청소년기로 더 세분화할 수 있다.[132] 이 장의 이 세션에서는 청소년 특발성 척추옆굽음증(AIS)에 초점을 맞춘다. 그러나 소아 치료사는 모든 척추옆굽음증이 특발성이 아니며; 선천성 또는 신경학적 원인을 배제해야 한다는 점을 염두해야 한다. 10도 이상의 특발성 척추옆굽음증의 발생률은 약 2%, 20도 이상은 약 1%, 40도 이상은 0.4%로 큰 만곡은 흔하지 않는 특성을 보여준다.[133,134]

척추옆굽음증은 구조적 또는 비구조적 척추측만증으로 정의된다. 구조적 만곡은 고정되어 있어 몸통이 옆으로 구부러지거나 견인이 되어도 교정되지 않는다. 구조적 커브에는 몸통을 앞으로 구부렸을 때 볼 수 있는 회전요소가 있다. 비구조적 만공은 몸통을 옆으로 구부릴 때 교정되며, 그 원인은 골반경사, 다리 길이 불일치 또는 종양이나 근육경련(spasm)과 같은 의학적 요인인 경우가 많다. 구조적 척추옆굽음증은 곡선의 정점 위치와 방향으로 더 자세히 구분할 수 있다. 예를 들어, 정점이 등뼈 부위에 있고 오른쪽으로 볼록한 곡선은 오른쪽 흉부 곡선으로 분류된다. 대부분의 커브에는 기본 커브와 보상 커브가 모두 있다. 보상 커브는 머리와 몸통을 수직으로 정렬하면 신체의 시도에 의해서 일어난다. 앞의 오른쪽 흉추곡선의 경우 경추 또는 요추부위에 왼쪽으로 볼록한 더 작은 보상 곡선이 있을 수 있다(그림 15.26A). AIS의 90% 이상이 오른쪽 흉추 또는 왼쪽 요추이며 비정현

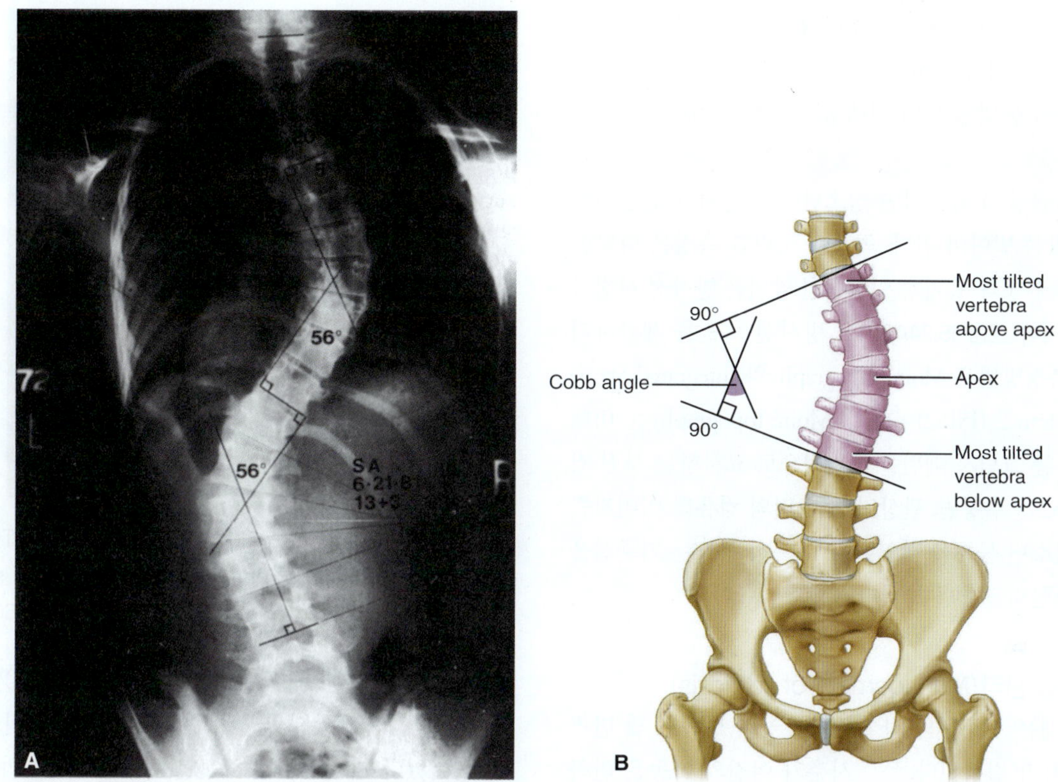

그림 15.26. A: 오른쪽 흉추, 좌측 요추 척추옆굽음증. B: 커브의 각도는 Cobb 방법으로 측정한다. 척추의 끝 도는 오목한 쪽으로 가장 많이 기우어진 척추가 확인된다. 각 곡선에 대해 위쪽과 아래쪽 척추의 끝을 연장하는 선을 그린다. 그런 다음 말단(end plate)부위에 수직선을 그린다. 커브의 정도는 말단과 수직선의 교차 각도로 정의된다.

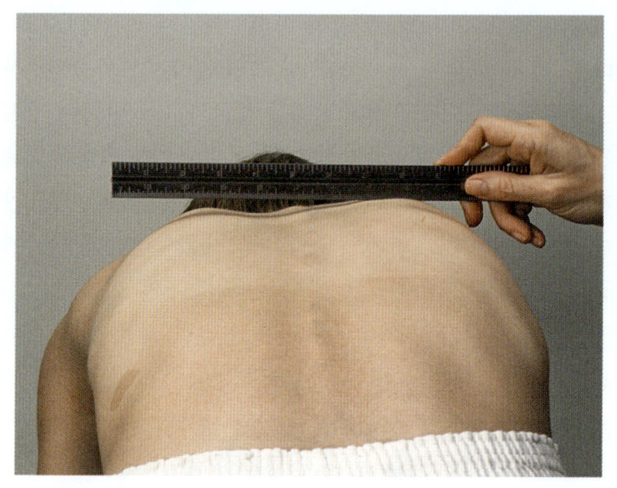

그림 15.27. 전방-굽힘 검사, 앞으로 구부릴 때 갈비뼈의 혹이 보인다.

적인 양상을 보이는 경우 추가 조사가 필요하다.[132]

척추옆굽음증에는 여러 가지 구조적 변화가 발생하며 중증도 만곡의 정도와 관련이 있다.[27] 만곡이 있을 때 변화하는 압박과 신연력에 반응하여 성장하는 척추에 변화가 발생한다. 척추뼈는 쐐기 모양으로 되어 볼록한 쪽은 높아지고 오목한 쪽은 압축되며 오목한쪽의 근육은 짧아진다. 척추체는 볼록한 쪽을 향해 회전하며 극돌기가 오목한 쪽을 향해 회전한다. 갈비뼈는 흉추에 붙어있고, 추체를 회전시키기 때문이다. 갈비뼈의 회전은 후방 갈비뼈 혹(hump)을 만들고, 이는 전방으로 굽힘 검사에서 나타난다(그림 15.27), 흉추 척추옆굽음증은 또한 정상적인 뒤굽음증(kyphosis)을 감소시며, 3차원적 특성을 더 잘 보여줄 수 있다.

선별검사(Screening)

척추옆굽음증에 대한 학교 기반 검진은 많은 주에서 의무화가 되어 있지만 최근 두 주요 건강정책 단체의 상반된 권고로 논란의 대상이 되고 있다.[132] 여아는 10세에 검진을 받고 12세에 재검을 받으며, 남아는 13세 또는 14세에 검진을 받는다. 선별검사는 셔츠를 벗은 몸통의 앞-뒤를 보고 앞으로 구부리는 Adams 테스트가 포함된다(그림 15.25)[132] 앞면과 뒷면에서 어깨 유두 어깨뼈, 골반의 높이의 비대칭, 비대칭 사타구니 또는 둔부주름, 척추 만곡을 확인한다. 그런 다음 청소년에게 무릎을 펴고 팔을 바닥쪽으로 내리도록 요청한다. 전방-굽힘 검사를 하는 동안 검사자는 커브의 회전요소를 포함하여 등의 윤곽의 비대칭(전형적 갈비뼈 혹)을 찾아낸다.

척추옆굽음증이 발견되면 청소년은 정형외과 전문의에게 다시 진찰을 받아야 한다. 곡선의 정확한 측정은 다양한 방법을 통해 수행되며, 가장 일방적인 방법은 방사선 사진과 Cobb 각도이다(그림 15.24A와 B). 방사선 노출을 제한하기 위한 다른 측정방법은 Moiré topography와 Integrated Shape Imaging System 2 (ISIS2)이다.[135] Moiré topography는 비대칭을 식별하는 그림자 패턴을 시각적으로 묘사하는 사진 기법이다. ISIS2는 수평면, 관상면, 시상면의 컴퓨터 이미지를 이용하여 청소년 몸통을 촬영한다.[135] 측정 목표는 기준선을 결정하고 곡선의 진행을 모니터링하는 것이다.

척추옆굽음증 관리(Management of scoliosis)

치료 중재는 청소년의 성별, 나이, 골격 성숙도 및 만곡의 정도에 따라 결정된다.[135,136] 사춘기 이전의 아동은 만곡이 진행될 가능성이 거의 확실하며, 특히 처음 20도 이상의 만곡이 있는 경우 더욱 그렇다. 골 연령이 15세인 여성과 골 연령이 17세인 남성의 만곡이 30도 미만인 경우 일반적으로 수술적 치료가 필요하지 않다.[132] 25도 미만의 만곡은 정기적으로 관찰하여 만곡의 진행을 모니터링 할 수 있다. 25도에서 40도 사이의 만곡은 비술술적 방법으로 치료해야 한다. 40도 이상의 만곡을 가진 청소년은 수술적 개입을 고려할 수 있다.[132,136]

비술술적 관리 비수술적 중재의 목표는 만곡을 교정하는 것이 아니라 성장하는 동안 만곡을 유지하는 것이며, 정렬이 개선될 수는 있지만 만곡을 교정하는 것이 아니다.[136] 비수술적 중재 방법에는 운동, 전기자극, 보조기 등이 있다. 만곡의 진행을 줄이거나 변화시키는 데 있어 치료운동이나 전기자극의 유익한 효과를 뒷받침하는 증거는 적거나 일관성이 없고 대조군 연구가 부족하다.[132] 보조기 사용한 경우에도 근육의 힘을 유지하기 위해 운동이 필요하다.

보조기 관리는 수년 동안 척추옆굽음증 치료에 사용되어 왔다. 최근에 발표된 무작위 대조실험은 보조기의 효과로 인해 조기 중단되었다.[137] 대부분의 보조기는 곡선의 정점에 대한 3점 압력의 원리로 작용하며 견인 요소가 포함될 수도 있다. 경추요추 밀워키보조기(Milwaukee brace)는 척추옆굽음증을 위해 개발된 최초의 보조기 중 하나이다. 맞춤 성형된 몸통 쉘과 턱, 후두부를 받쳐주는 칼라에 부착된 금속 기둥에 붙어있다. 효과적이긴 하지만 미용상의 문제와 개인의 취향 때문에 더 이상 선택되지 않는 보조기이다.

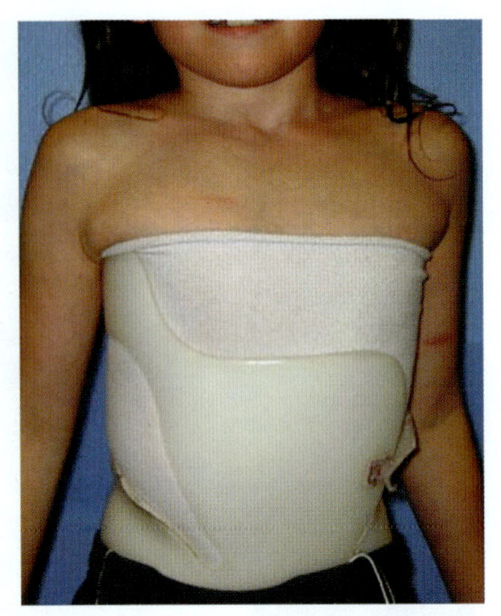

그림 15.28. Boston 보조기(가슴-허리-엉치 보조기(TLSO)(From Sponseller PD. Bracing for adolescent idiopathic scoliosis in practice today. J Pediatr Orthop. 2011;31:S53-S60.)

밀워키 보조기의 턱과 후두 부분을 제거한 더 슬림하고 가벼운 가슴-허리-엉치 보조기(TLSO)(그림 15.28)가 대부분의 커브에 적합함 보조기이다. Boston 보조기 또는 이와 유사한 변형이 북미에서 가장 일반적으로 사용되는 TLSO이다.[137] TLSO에는 골반 안정화 및 측면 압력 패드가 있다. 청소년은 일반적으로 골격이 성숙할 때까지 또는 만곡이 계속 진행되어 수술이 필요하지 않는 한 이 보조기를 착용하도록 지시를 받는다. 권장 착용 시간은 최소 18시간이다. 발표된 대조 데이터에 따르면 성공률과 평균 착용시간 증가 사이에 긍정적인 상관관계가 있는 것으로 나타났다.[137]

물리치료사가 보조기 착용 및 벗는 방법, 착용 일정, 피부관리, 보조가 착용 중 ROM, 유연성 및 근력 유지를 위한 프로그램등을 교육한다. 운동은 몸통과 사지의 유연성과 근력을 유지하는데 중점을 둔다. 엉덩관절 굽힘 구축이 보조기 사용한 동안 나타날 수 있다; 보조기 착용을 시작하면서 엉덩관절 굽힘근의 일상적 스트레칭을 실시한다. 보조기 착용하는 동안 근력을 유지하고 궁극적으로 보조기사용을 중단하기 위한 몸통근육을 준비한다. 운동에는 복부강화, 스쿼트와 같은 엉덩근육 강화, 페, 전통적인 척추주변근육 강화와 허리 안정성 운동 프로그램이 포함된다.

수술적 관리 만곡이 40도 이상이거나 보존적 관리로 만곡이 진행 중이거나 척추 또는 흉강의 보상 능력이 저하된 경우 수술적 개입이 필요하다.[132,136] 수술의 목표는 가능한 많은 교정을 얻고 척추를 안정화하여 시간이 지나도 교정을 유지하는 것이다. 곡선 유형, 요추와 천추 정렬관계, 시상면 곡선 프로파일을 고려한 Lenke분류는 정형외과 의사의 수술적 치료를 결정을 안내하기 위해서 개발되었다.[136]

두 가지 수술적 방식이 있다: 전방과 후방 접근 방식. 전방 접근법은 흉강을 통해 폐 기능 저하로 인한 사망률(morbidity)의 증가와 관련이 있다.[136] 후방 접근법은 AIS에서 선택되는 옵션이 되고 있다. 이 옵션은 pedicle 나사(pedicle screws) 기술의 개발과 발전으로 더욱 용이해졌다. Pedicle 나사는 대부분 척추뼈를 통해 견고하게 고정을 제공한다. 그런 다음 나사는 막대로 연결되어 세 평면 모두에서 변형을 고정할 수 있다. 관상면(frontal plane)에서 일차 곡선, 수평면에서 척추의 회전, 시상면에서의 후만과 전만의 회복 또는 안정화가 가능하다. 최근 접근방식은 1차 구조 곡선의 외과적 교정을 목표로 하여 시간이 지남에 따라 유연한 보상 곡선이 스스로 교정될 수 있도록 한다.[136] 이 접근법은 가능한 자연스러운 척추 움직임을 보존하여 불필요한 요추 고정으로 인한 이전 해로운 영향을 제한한다. Pedicle 나사와 더 짧은 세그먼트 막대(rod) 고정은 대부분의 후크, 와이어 및 Harrington 막대(rod) 시술을 대체하여 좋은 결과와 합병증을 줄였다.

물리치료(Pysical therapy)

이상적으로 수술 전 물리치료를 통해 관절 운동 범위 및 몸통 강화운동과 함께 침대이동 및 이동 훈련을 하는 것이 좋다. 심호흡 및 기침 운동에 대한 교육은 수술 전에 시작하여 수술 후 즉시 준수해야 한다. 청소년은 치유와 회복을 촉진하기 위해 항상 이동(transfer) 및 보행 훈련을 포함한 조기에 움직임(mobilization)을 시작하도록 권장한다. 척추 교정 후 척추가 곧아져 머리 위치와 키가 즉시 변경되고 올라갈 수 있으므로 보행 훈련 중에는 균형, 전정, 시야의 변화를 고려해야 한다. 조기 움직임과 보행의 시작은 수술 기법, 의사의 선호도, 보조기 필요 여부에 따라 다르지만 경우에 따라서는 수술 후 첫날부터 시작할 수도 있다. 물리치료는 보존적 치료 또는 수술적 치료 여부와 관계없이 AIS 아동에게 중요한 중재 중 하나이다.

>> 요약

이 장에서는 아동의 근뼈대계 성장과 발달 및 장애에 대하여 설명했다. 아동의 미성숙한 근육뼈대계는 비정상적인 힘과 스트레스에 취약하다. 물리치료사는 이러한 힘과 근육뼈대계 발달에 미칠 수 있는 결과에 주의를 기울여야 한다. 이장에서 논의한 많은 정형외과적 진단은 태아 발달 과정에서 발생하는 비정상적인 힘과 형태학적 결함이 발달 중인 아동에게 미치는 영향의 결과이다. 그러나 논의된 검사 및 중재 원칙과 설명된 평가 철차는 정형외과적 진단을 받은 아동뿐만 아니라 물리치료 진료하는 모든 아동에게 적용될 수 있다. 근복적인 원인을 파악하고 추가적인 기형이나 질병 진행의 위험을 예측하며, 완전한 검사를 바탕으로 근거에 기반한 치료계획을 수립하는 것이 소아 물리치료의 어렵지만 보람있는 측면이다.

사례 연구

오른쪽 선천성 근성 기운목을 가진 4살 된 백인 여아, M.D.

M.D.는 생후 4개월에 오른쪽 기운목으로 물리치료를 받았다. 그녀는 생후 3개월에 소아과 의사로부터 기운목 진단을 처음 받았는데, 여전히 머리 위치가 변형된 상태였다. 초기 평가에서 그녀의 어머니는 이번이 첫 임신이라고 말했고, 임신 39주까지 역아(breech)였다가 M.D.가 머리를 숙인 자세로 뒤집혔다. M.D. 임신 41주에 24시간 진통 끝에 vacuum분만으로 태어났다. 초기 Apgar 점수 1분에 10점, 5분에 10점이였다. M.D.는 병원에 장기간 입원할 필요가 없었다.

아이의 엄마는 M.D.의 발달이정표와 아동의 일상을 이야기했다. M.D.는 장난감을 가지고 시각과 청각 큐에 적절하게 반응하였다. 주간 보육 프로그램에서 그네와 카시트 안에서 낮잠을 잤지만 집에서는 유아용 침대(crib)에서 잠을 잤다. 바닥에 있을 때는 엎드린 자세를 견디지 못했기 때문에 보통 베개를 베고 바로누운 자세를 취했다. 모유 수유를 하고 있지만 주간 보육 프로그램에서는 젖병을 사용했으며 아기는 돌봄인들이 그들의 오른 팔로 안고 아기의 머리를 왼쪽으로 돌리는 것을 선호했다.

M.D.는 활동 매트 위에서 바로 누운 자세로 노는 것을 선호했다. 엎드린 자세에서 노는 것에 대한 내성이 제한되어

있었고 그 자세로 눕히면 울곤 했다. 부모님은 기저귀를 갈고 아기를 안을 때 머리를 받쳐주었다. M.D.가 선호하는 자세는 오른쪽 옆구리를 구부리고 머리를 왼쪽으로 돌린 누운 자세였다. 왼쪽 후두부가 약간 납작한 것이 관찰되었다. 장난감과 시각적 신호로 격려했을 때 아기는 시각적으로 적절하게 추적할 수 있었지만 경추를 오른쪽으로 회전하는 데 어려움을 겪고 있었다. 경추의 수동적 운동범위는 정중선에서 25도 정도인 오른쪽 회전을 제외하고는 양쪽으로 정상적인 회전과 측면 굴곡이 보였다. 엉덩관절 검사 결과 오른쪽 엉덩관절에서 Ortolani 검사에서 양성 반응이 나왔고, 정형외과적에 의뢰하여 추가 검사를 받았다.

아기의 이동성을 검사한 결과, 누운 자세에서 왼쪽 옆으로 돌아누울 수 있었지만, 누운 자세에서 오른쪽으로 옆으로 돌아 누울 때 중간정도의 도움이 필요했다. 옆으로 누운 상태에서 엎드린 상태로 움직일 때 아기는 체중을 지탱하고 있는 어깨를 움직여 무게를 줄이고 엎드리기 위해 최대한의 도움이 필요했다. 아기는 엎드린 자세를 잘 견디지 못했고 엎드린 상태에서 장난감을 추적하지 못했다. 엎드린 자세에서 어깨를 최대한 지지하는 30도 웨지 위에 올려 놓으며 10초 동안 고개를 뻗은 채로 버틸 수 있었다. 앉기 위해 당겨는 힘은 제한적이였으며, 아기의 어깨뼈를 지지한 채 반쯤 기울어진 자세에서 턱을 당기는 동작(chin tuck)을 수행하려면 도움이 필요했다. 이 프리젠테이션은 생후 4개월의 구르기 및 앉기의 발달이정표의 발달 지연을 보여주었으며, 이는 제한된 경추 근력과 관절운동범위인 것으로 나타났다.

물리치료는 일주일에 한 번씩 의사와 함께 시작하여 관절운동범위의 장애와 발달 이정표상 발달을 개선하기 위해 시작되었다. 치료는 바로누운 자세에서 수동 스트레칭으로 경추 왼쪽 외측굴곡과 오른쪽 회전뿐만 아니라 '축구공 잡기'자세를 중재에 포함하였다. 시각적 신호를 사용하여 능동적 관절운동범위를 촉진했다. 돌봄자가 추가 지지 없이 누웠을 때 오른쪽 옆으로 구부러지는 경향이 있기 때문에 낮잠을 잘 때 카시트나 그네를 사용하도록 지시를 받았다. 바로누운 상태에서 옆으로 누운 상태로, 옆으로 엎드린 상태로 아기의 구르기 능력을 촉진하고 그때 아기의 머리가 폄된 상태를 유지하고 기능적 놀이활동을 한다. 부모와 돌봄자의 지침서에 매일 스트레칭을 하고 경추의 적극적인 움직임을 장려하도록 했다.

한 달 만에 아기는 엎드린 자세에서 머리를 세우고 1분을 유지할 수 있었고, 앞에 놓인 장난감을 잡기 시작했다. 아기는 당겨앉기에서 적절한 chin tuck자세를 유지하는 것을 보였다. 정형외과에 의뢰한 결과 엉덩관절이형성증은 발견되지 않았고, 더 이상 뒤통수가 납작하지 않았다. 아기는 피곤하면 오른쪽 외측굴곡 자세를 유지하려는 경향을 보였다. 지속적으로 아기가 선호하는 머리자세를 해결하기 위해 격주 세션으로 서비스 빈도를 줄이기로 결정했다.

7개월째 진료받는 날, 의사는 경추의 수동적 및 능동적 관절운동범위가 완전히 회복되었다고 이야기했다. 아기는 옆으로 누운 자세, 엎드린 자세, 독립적으로 양반다리 앉기(ring sitting)과 정중선에서 장난감을 가지고 놀기가 가능했다. 바로 선자세에서도 오른쪽 외측굴곡된 머리자세가의 문제도 해결되었다.

토의 질문

1. 기운목 증상으로 흔하게 볼 수 있는 다른 진단은 무엇인가? 어떤 특수검사를 사용할 수 있는가?

엉덩관절 이형성증–Ortolani/Barlow; 사두증(Plagiocephaly)–둘레측정

2. 기운목 아동을 보다 종합적으로 평가하기 위해 어떤 발달검사/평가를 활용할 수 있는가?

Alberta 영유아 운동척도(Alberta Infant Motor Scale), Peabody 운동발달척도(Peabody Developmental Motor Scale)

3. 아이가 적절한 발달 이정표를 충족하지 못했다면 치료계획이 어떻게 바뀌었을까? 아기의 머리 자세는 해결되지 못했다면?

이정표–발달 이정표 실천을 위해 매주 또는 주 2회 아동을 계속 참여시키고, 주간 보육 프로그램에서 아동에게 서비스를 제공할 수 있도록 조기 개인 서비스를 다시 제공하고, 다른 발달 지연을 선별하기 위해 신경과에 의뢰할 수 있다. 머리 자세– 잠재적 수술 옵션을 위해 반척수증(hemivertebrae)과 목빗근(sternocleidomastoid) 조직의 검사를 위해 정형외과에 의뢰하고, 장시간 자세 보정을 위해 TOT 칼라 등 보조기 사용, 사두증이 지속되면 헬멧을 위해 정형외과 전문의에게 의뢰하는 것을 고려한다.

참고문헌

1. Crelin ES. Development of the musculoskeletal system. Clin Symp. 1981;33:2–36.
2. Walker JM. Musculoskeletal development: a review. Phys Ther. 1991;71:878–889.
3. Arkin AM, Katz JF. The effects of pressure on epiphyseal growth. J Bone Joint Surg Am. 1956;38:1056–1076.
4. Storey E. Growth and remodeling of bone and bones. Dent Clin North Am. 1975;19:443–454.
5. LeVeau BF, Bernhardt DB. Developmental biomechanics: ef-

fect of forces on the growth, development and maintenance of the human body. Phys Ther. 1984;64:1874-1882.

6. Dunne KB, Clarren SK. The origin of prenatal and postnatal defor- mities. Pediatr Clin North Am. 1986;33:1277-1297.
7. Puberty and the Tanner Stages. Accessed November 10, 2013. www.childgrowthfoundation.org/CMS/FILES/Puberty_and_theTanner_Stages.pdf
8. Stuberg WA, Metcalf WK. Reliability of quantitative muscle testing in healthy children and in children with Duchenne muscular dys- trophy using a hand-held dynamometer. Phys Ther. 1988;68:977-982.
9. Allington N, Leroy N, Doneux C. Ankle joint range of motion mea- surements in spastic cerebral palsy children: intraobserver and in- terobserver reliability and reproducibility of goniometry and visual estimation. J Pediatr Orthop Part B. 2002;11:236-239.
10. McWhirk LB, Glanzman AM. Within-session inter-rater reliability of goniometric measures in patients with spastic cerebral palsy. Pedi- atr Phys Ther. 2006;18(4):262-265.
11. Glanzman AM, Swenson AE, Kim H. Intrarater range of motion reliability in cerebral palsy: a comparison of methods. Pediatr Phys Ther. 2008;20(4):369-372.
19. Hébert LJ, Maltais DB, Hébert LJ, et al. (2015). Hand-held dyna- mometry isometric torque reference values for children and adoles- cents. Pediatr Phy Ther. 27(4):414-423.
20. Merlini L, Dell'Accio D, Granata C. Reliability of dynamic strength knee muscle testing in children. J Sports Phys Ther. 1995;22:73-76.
21. Tsiros MD, Grimshaw PN, Shield AJ, et al. The Biodex isokinetic dynamometer for knee strength assessment in children: advantages and limitations. Work. 2011;39(2):161-167.
22. Holm I, Fredriksen P, Fosdahl M, et al. A normative sample of iso- tonic and isokinetic muscle strength measurements in children 7 to 12 years of age. Acta Paediatr. 2008;97(5):602-607.
23. Wiggin M, Wilkinson K, Habetz S, et al. Percentile values of iso- kinetic peak torque in children six through thirteen years old. Pediatr Phys Ther. 2006;18(1):3-18.
24. Radler C, Kranzl A, Manner HM, et al. Torsional profile versus gait analysis: consistency between the anatomic torsion and the result- ing gait pattern in patients with rotational malalignment of the lower extremity. Gait Posture. 2010;32(3):405-410.
25. Staheli LT, Corbett M, Wyss C, et al. Lower-extremity rotational problems in children. J Bone Joint Surg. 1985;67A:39-47.
26. Cusick BD, Stuberg WA. Assessment of lower-extremity alignment in the transverse plane: implications for management of children with neuromotor dysfunction. Phys Ther. 1992;72:3-15.
27. Tachdjian MO. Pediatric Orthopedics. 2nd ed. WB Saunders Co.; 1990.
28. World Health Organization. International Classification of Function- ing, Disability, and Health. World Health Organization; 2001.
29. Spranger J, Benirschke JG, Hall W, et al. Errors of morphogenesis: concepts and terms. J Pediatr. 1982;100:160-165.
30. Day HJB. The ISO/ISPO classification of congenital limb deficiency. Prosth Orthot Int. 1991;15:67-69.
31. Koskimies E, Lindfors N, Gissler M, et al. Congenital upper limb deficiencies and associated malformations in Finland: a population-based study. J Hand Surg. 2011;36(6):1058-1065.
32. Goldfarb CA, Wall L, Manske PR. Radial longitudinal deficiency: the incidence of associated medical and musculoskeletal conditions. J Hand Surg Am. 2006;31(7):1176-1182.
33. Wright PE, Jobe MT. Congenital anomalies of the hand. In: Canlae ST, Beaty JH, eds. Operative Pediatric Orthopedics. Mosby-Year Book; 1991:253-330.
34. Swanson AB, Barsky AJ, Entin MA. Classification of limb malfor- mations on the basis of embryological failures. Surg Clin North Am. 1968;48:1169-1179.
35. Heikel HVA. Aplasia and hypoplasia of the radius. Acta Orthop Scand. 1959;39(Suppl):1.
36. Bayne LG, Klug MS. Long-term review of the surgical treatment of radial deficiencies. J Hand Surg. 1987;12(2):169-179.
37. James MA, McCarroll HR Jr, Manske PR. The spectrum of radial longitudinal deficiency: a modified classification. J Hand Surg Am. 1999;24(6):1145-1155.
38. Morrissy RT, Giavedoni BJ, Coulter-O'Berry C. The limb-deficient child. In: Lovell WW, Winter RB, eds. Pediatric Orthopedics. 5th ed. Lippincott Williams & Wilkins; 2001:1217-1272.
39. Aitken GT. Proximal femoral focal deficiency: definition, classifica- tion and management. In: Proximal Femoral Focal Deficiency: A Con- genital Anomaly. National Academy of Sciences; 1969:1-22.
40. Shurr DG, Cook TM. Prosthetics and Orthotics. Appleton & Lange; 1990:183-193.
41. Herzenberg JE. Congenital limb deficiency and limb length discrep- ancy. In: Canale ST, Beaty JH, eds. Operative Pediatric Orthopedics. Mosby-Year Book; 1991:187-252.
42. Kruger LM. Lower-limb deficiencies: surgical management. In: Bowker JH, Michael JW, eds. Atlas of Limb Prosthetics: Surgical, Pros- thetic, and Rehabilitation Principles. Mosby-Year Book; 1981:795-834.

43. Kant P, Koh SH, Neumann V, et al. Treatment of longitudinal de- ficiency affecting the femur: comparing patient mobility and satis- faction outcomes of Syme amputation against extension prosthesis. J Pediatr Orthop. 2003;23:236-242.
44. Krajbich JL. Rotationplasty in the management of proximal femoral focal deficiency. In: Herring JA, Birch JG, eds. The Child with a Limb Deficiency. American Academy of Orthopedic Surgeons; 1998:87.
45. Gillespie R. Principles of amputation surgery in children with longitudinal limb deficiencies of the femur. Clin Orthop Rel Res. 1990;256:29-38.
46. Ackman J, Altiok H, Flanagan A, et al. Long-term follow-up of Van Nes rotationplasty in patients with congenital proximal focal femo- ral deficiency. Bone Joint J. 2013;95-B:192-198.
47. Suzuki S, Yamamura T, Fujita A. Aetiological relationship between congenital torticollis and obstetrical paralysis. Int Orthop. 1984;8:175-181.
48. Bredenkamp JK, Hoover LA, Berke GS, et al. Congenital muscular torticollis. Arch Otolaryngol Head Neck Surg. 1990;116:212-216.
49. Binder H, Eng GD, Gaiser JF, et al. Congenital muscular torticollis: results of conservative management with long-term follow-up in 85 cases. Arch Phys Med Rehabil. 1987;68:222-225.
50. Emery C. The determinants of treatment duration for congenital muscular torticollis. Phys Ther. 1994;74:921-929.
51. Cheng JCY, Wong MWN, Tang SP, et al. Clinical determinants of the outcome of manual stretching in the treatment of congenital muscular torticollis in infants. J Bone Joint Surg. 2001;83A(5):679-687.
52. Van Vlimmeren LA, Helders PJM, Van Adrichem LNA, et al. Tor- ticollis and plagiocephaly in infancy: therapeutic strategies. Pediatr Rehabil. 2006;9(1):40-46.
53. American Academy of Pediatrics. Changing concepts of sudden in- fant death syndrome: implications for infant sleeping environment and sleep position. Pediatrics. 2000;105:650-656.
54. Kane AA, Mitchell LE, Craven KP, et al. Observations on a re- cent increase in plagiocephaly without synostosis. Pediatrics. 1996;97:877-885.
55. Persing J, James H, Swanson J, et al. Prevention and management of positional skull deformities in infants. Pediatrics. 2003;112:199-202.
56. De Chalain TM, Park S. Torticollis associated with positional plagiocephaly: a growing epidemic. J Craniofac Surg. 2005;16(3): 411-418.
57. Kaplan SL, Coulter C, Sargent B. Physical Therapy Management of congenital muscular torticollis: a 2018 evidence-based clinical prac- tice guideline from the APTA academy of pediatric physical therapy. Pediatr Phys Ther. 2018;30(4):240-290.
58. Ballock RT, Song KM. The prevalence of nonmuscular causes of torticollis in children. J Pediatr Orthop. 1996;16(4):500-504.
59. Taylor JL, Norton ES. Developmental muscular torticollis: out- comes in young children treated by physical therapy. Pediatr Phys Ther. 1997;9(4):173-178.
60. Christensen C, Landsettle A, Antoszewski S, et al. Conservative management of congenital muscular torticollis: an evidence-based algorithm and preliminary treatment parameter recommendations. Phys Occup Ther Pediatr. 2013;33(4):453-466.
69. Staheli LT. Fundamentals of Pediatric Orthopedics. Lippincott-Raven; 1992.
70. Hart ES, Grottkau BE, Rebello GN, et al. The newborn foot: di- agnosis and management of common conditions. Orthop Nurs. 2005;24(5):313-321.
71. Weymouth KS, Blanton SH, Bamshad MJ, et al. Variants in genes that encode muscle contractile proteins influence risk of isolated clubfoot. Am J Med Genet A. 2011;155:2170-2179.
72. Alvarado DM, Aferol H, McCall K, et al. Familial isolated clubfoot is associated with recurrent chromosome 17q23.1q23.2 microduplica- tions containing TBX4. Am J Hum Genet. 2010;87(1):154-160.
73. Sadler B, Gurnett CA, Dobbs MB. The genetics of isolated and syn- dromic clubfoot. J Child Orthop. 2019;13(3):238-244.
74. Morcuende JA, Dolan LA, Dietz FR, et al. Radical reduction in the rate of extensive corrective surgery for clubfoot using the Ponseti method. Pediatrics. 2004;113:376-380.
75. Sala DA, Chu A, Lehman WB, et al. Achievement of gross motor milestones in children with idiopathic clubfoot treated with the Pon- seti method. J Pediatr Orthop. 2013;33(1):55-58.
76. Hensinger RN. Congenital dislocation of the hip, treatment in in- fancy to walking age. Orthop Clin North Am. 1987;18:597-616.
77. Mubarak MD, Garfin S, Vance R, et al. Pitfalls in the use of the Pav- lik harness for treatment of congenital dysplasia, subluxation, and dislocation of the hip. J Bone Joint Surg Am. 1981;63:1239-1247.
78. Darin N, Kimber E, Kroksmark A, et al. Multiple congenital contrac- tures: birth prevalence, etiology, and outcome. J Pediatr. 2002;140:61-67.
79. Thompson GH, Bilenker RM. Comprehensive management of arthrogryposis multiplex congenita. Clin Orthop Rel Res. 1985;194:6-14.

80. Banker BQ. Neuropathic aspects of arthrogryposis multiplex con- genita. Clin Orthop Rel Res. 1985;194:30–43.
81. Donohoe M, Pruszczynski B, Rogers K, et al. Predicting ambulatory function based on infantile lower extremity posture types in amyo- plasia arthrogryposis. J Pediatr Orthop. 2019;39(7):E531–E535.
82. Staheli LT. Torsional deformity. Pediatr Clin North Am. 1986;33(6):1373–1383.
83. Forlino A, Cabral WA, Barnes AM, et al. New perspectives on osteo- genesis imperfecta. Nat Rev Endocrinol. 2011;7(9):540–557.
84. Basel D, Steiner RD. Osteogenesis imperfecta: recent findings shed new light on this once well-understood condition. Genet Med. 2009;11(6):375–385.
85. Binder H, Hawks L, Graybill G, et al. Osteogenesis imperfecta: re- habilitation approach with infants and young children. Adv Pediatr. 1984;65:537–541.
86. Binder H, Conway A, Gerber LH. Rehabilitation approaches to chil- dren with osteogenesis imperfecta: a ten-year experience. Arch Phys Med Rehabil. 1993;74:386–390.
87. Amor MB, Rauch F, Monti E, et al. Osteogenesis imperfecta. Ped En- docrinol Rev. 2013;10(S2):397–405.
88. Cundy T. Recent advances in osteogenesis imperfecta. Calcif Tissue Int. 2012;90:439–449.
89. Seikaly MG, Kopanati S, Salhab N, et al. Impact of alendronate on quality of life in children with osteogenesis imperfecta. J Pediatr Or- thop. 2005;25(6):786–791.
90. Plotkin H, Rauch FH, Bishop NJ, et al. Pamidronate treatment of se- vere osteogenesis imperfecta in children under 3 years of age. J Clin Endocrinol Metab. 2000;85:1846–1850.
91. Castillo H, Samson-Fang L. Effects of bisphosphonates in children with osteogenesis imperfecta: an AACPDM systematic review. Dev Med Child Neurol. 2008;51:17–29.
92. Vuorimies I, Toiviainen-Salo S, Hero M, et al. Zoledronic acid treat- ment in children with osteogenesis imperfecta. Horm Res Paediatr. 2011;75:346–353.
93. Land C, Rauch F, Montpetit K, et al. Effect of intravenous pami- dronate therapy on functional abilities and level of ambulation in children with osteogenesis imperfecta. J Pediatr. 2006;148:456–460.
94. Ward LM, Rauch F, Whyte MP, et al. Alendronate for the treat- ment of pediatric osteogenesis imperfecta: a randomized placebo-controlled study. J Clin Endocrinol Metab. 2011;96:355–364.
95. Sakkers R, Kok D, Engelbert RH, et al. Skeletal effects and func- tional outcome with olpadronate in children with osteogenesis imperfecta: a 2 year randomized, placebo-controlled study. Lancet. 2004;363:1427–1431.
96. Gerber LH, Binder H, Weintrob J, et al. Rehabilitation of children and infants with osteogenesis imperfecta. Clin Orthop Rel Res. 1990;251:254–262.
97. Cintas HL, Gerber LH. Children with Osteogenesis Imperfecta: Strate- gies to Enhance Performance. Osteogenesis Imperfecta Foundation Inc; 2005.
98. Van Brussel M, Takken T, Uiterwaal CSPM, et al. Physical training in osteogenesis imperfecta. J Pediatr. 2008;152:111–116.
99. Osawa Y, Oguma Y, Ishii N. The effects of whole-body vibration on muscle strength and power: a meta-analysis. J Musculoskelet Neuronal Interact. 2013;13(3):342–352.
100. Semler O, Fricke O, Vezyroglou K, et al. Results of a prospective pilot trial on mobility after whole body vibration in children and adolescents with osteogenesis imperfecta. Clin Rehab. 2008;22:387–394.
101. Högler W, Scott J, Bishop N, et al. The effect of whole body vibra- tion training on bone and muscle function in children with osteo- genesis imperfecta. J Clin Endocrinol Metab. 2017;102(8):2734–2743.
102. Mitchell AL, Schwarze U, Jennings JF, et al. Molecular mechanisms of classical ehlers-danlos syndrome. Hum Mutat. 2009;30:995–1002.
103. Childs SG. Musculoskeletal manifestations of Dhlers-Danlos syn- drome. Orthop Nursing. 2010;29(2):133–139.
104. Voermans NC, van Alfen N, Pillen S, et al. Neuromuscular involve- ment in various types of Ehlers-Danlos syndrome. Ann Neurol. 2009;65:687–697.
105. Kirk JA, Ansell BM, Bywaters EG. The hypermobility syndrome. Musculoskeletal complaints associated with generalized joint hyper- mobility. Ann Rheum Dis. 1967;26:419–425.
106. Grahame R. The revised (Beighton 1998) criteria for the diagno- sis of benign joint hypermobility syndrome (BJHS). J Rheumatol. 2000;27:1777–1779.
107. Wolf JM, Cameron KL, Owens BD. Impact of joint laxity and hy- permobility on the musculoskeletal system. J Am Acad Orthop Surg. 2011;19:463–471.
108. Kim HKW. Legg-Calve-Perthes disease: etiology, pathogenesis and biology. J Pediatr Orthop. 2011;31(2 suppl):S141–S146.
109. Perry DC, Green DJ, Bruce CE, et al. Abnormalities of vascular structure and function in children with Perthes disease. Pediatrics. 2012;130:e126–e131.
110. Kim HKW, Herring JA. Pathophysiology, classifications, and natural history of Perthes disease. Orthop Clin North Am. 2011;42:285–295.
111. Rajan R, Chandrasenan J, Price K, et al. Legg-Calve-Perthes

disease: intraobserver and intraobserver reliability of the modified herring lateral pillar classification. J Pediatr Orthop. 2013;33:120–123.

112. Nguyen NT, Klein G, Dogbey G, et al. Operative versus nonopera- tive treatments for legg-calve-Perthes disease: a meta-analysis. J Pedi- atr Orthop. 2012;32:697–705.

113. Herring JA, Kim HT, Browne R. Legg-Calve-Perthes disease. Part II: prospective multicenter study of the effect of treatment on out- come. J Bone Joint Surg. 2004;86A(10):2121–2134.

114. Terjesen T, Wiig O, Svenningsen S. The natural history of Perthes' disease: risk factors in 212 patients followed for 5 years. Acta Orthop. 2010;81(6):708–714.

115. Rich MM, Schoenecker PL. Management of Legg-Calve-Perthes dis- ease using an A-frame orthosis and hip range of motion: a 25 year experience. J Pediatr Orthop. 2013;33:112–119.

116. Gholve PA, Cameron DB, Millis MB. Slipped capital femoral epiphy- sis update. Curr Opin Pediatr. 2009;21:39–45.

117. Loder RT, Aronsson DD, Dobbs MB, et al. Slipped capital femoral epiphysis. Instr Course Lect. 2001;50:555–570.

118. Riad J, Bajelidze G, Gabos PS. Bilateral slipped capital femoral epiphysis: predictive factors for contralateral slip. J Pediatr Orthop. 2007;27:411–414.

119. Millis MB, Novais EN. In situ fixation for slipped capital femoral epiphysis: perspectives in 2011. J Bone Joint Surg Am. 2011;93(suppl 2):46–51.

120. Clarke SE, McCarthy JJ, Davidson RS. Treatment of Blount disease: a comparison between the multiaxial correction system and other external fixators. J Pediatr Orthop. 2009;29(2):103–109.

121. Langenskiold A. Tibia vara: a critical review. Clin Orthop Relat Res. 1989;246:195–207.

122. Langenskiöld A. Tibia vara: osteochondrosis deformans tibiae: a survey of 23 cases. Acta Chir Scand. 1952;103:1–8.

123. Zionts LE, Shean CJ. Brace treatment of early infantile tibia vara. J Pediatr Orthop. 1998;18(1):102–109.

124. Gilbody J, Thomas G, Ho K. Acute versus gradual correction of id- iopathic tibia vara in children: a systematic review. J Pediatr Orthop. 2009;29:110–114.

125. Richards BS, Katz DE, Sims JB. Effectiveness of brace treatment in early infantile Blount's disease. J Pediat Orthop. 1998;18(3):374–380.

126. Wiemann JM, Tryon C, Szalay EA. Physeal stapling versus 8-plate hemiepiphysiodesis for guided correction of angular deformity about the knee. J Pediatr Orthop. 2009;29:481–485.

127. Sabharwal S, Kumar A. Methods for assessing leg length discrep- ancy. Clin Orthop Relat Res. 2008;466:2910–2922.

128. Friend L, Widmann RF. Advances in management of limb length discrepancy and lower limb deformity. Curr Opin Pediatr. 2008;20:46–51.

129. Birch JG, Samchukov ML. Use of the Ilizarov method to correct lower limb deformities in children and adolescents. J Am Acad Orthop Surg. 2004;12:144–154.

130. Sun XT, Easwar TR, Manesh S, et al. Complications and outcome of tibial lengthening using the Ilizarov method with and without a supplementary intramedullary nail: a case-matched comparative study. J Bone Joint Surg Br. 2011;93-B:782–787.

131. Dinçyürek H, Kocaog'lu M, Eralp IL, et al. Functional results of lower extremity lengthening by motorized intramedullary nails. Acta Orthop Traumatol Turc. 2012;46(1):42–49.

132. Hresko MT. Idiopathic scoliosis in adolescents. N Engl J Med. 2013;368:834–841.

133. Yawn BP, Yawn RA, Hodge D, et al. A population-based study of school scoliosis screening. JAMA. 1999;282:1427–1432.

134. Rogala EJ, Drummond DS, Gurr J. Scoliosis: incidence and natural history, a prospective epidemiological study. J Bone Joint Surg Am. 1978;60:173–177.

135. Berryman F, Pynsent P, Fairbank J, et al. A new system for mea- suring three-dimensional back shape in scoliosis. Eur Spine J. 2008;17(5):663–672.

136. Hoashi JS, Cahill PJ, Bennett JT, et al. Adolescent scoliosis: classifica- tion and treatment. Neurosurg Clin N Am. 2013;24:173–183.

137. Weinstein SL, Dolan LA, Wright JG, et al. Effects of bracing in adolescents with idiopathic scoliosis. N Engl J Med. 2013;369:1512–1521.

CHAPTER 16

스포츠 부상

Elliot M. Greenberg and Eric T. Greenberg

챕터 개요

소개
골격적으로 미성숙한 운동선수의 해부학적 및 생리적 차이점
- 뼈의 구성
- 근육의 특성

검사 원칙
- 병력
- 신체 검사

상지
- 검사 및 중재 원칙
- 소아 공 던지기 운동선수
- 팔꿈치 부상
- 기타 어깨 병리
- 기타 팔꿈치 부상
- 앞팔, 손목 및 손 부상

골반, 엉덩관절, 넙다리 부상
- 검사 원칙
- 골반, 엉덩관절 및 넙다리 손상

무릎 부상
- 검사 원칙
- 인대 부상
- 관절 내 부상
- 과사용 부상

하지 부상
- 정강이 부목

발목 부상
- 발목 염좌
- 발목 골절
- 발목 충돌

발 부상
- 과사용 부상
- 외상성 부상
- 뼈 이상
- 앞발 부상

척추 부상
- 일반 검사
- 척추분리증 및 척추전방전위증
- 기타 척추 병리
- 일반적인 치료 원칙

스포츠 관련 뇌진탕
- 병리 생리학
- 징후 및 증상
- 위험 요인
- 진단 및 평가 도구
- 관리 및 경기 복귀
- 특별 고려 사항
- 예방

여성 운동선수
- 특별 고려 사항
- 여성 운동선수 삼중고

요약

소개

현재 미국에서는 매년 약 3,800만 명의 어린이와 청소년이 청소년 스포츠에 참여하고 있다.[1] 스포츠에 참여함으로써 아이들은 팀워크, 경쟁심, 스포츠맨십에 대해 배울 수 있다. 동시에 체력을 키우고 자존감을 향상시키며 건강하고 활동적인 삶의 토대를 마련하는 데 도움이 되며, 가장 중요한 것은 아이들이 재미있게 즐길 수 있다는 점이다. 모든 스포츠 참여에는 부상의 위험이 있으며, 청소년 스포츠의 참여 비율이 높아짐에 따라 청소년 스포츠 부상도 함께 증가하고 있다. 매년 350만 명 이상의 어린이가 스포츠 관련 부상으로 치료를 받고 있다.[1] 소아 및 청소년 운동선수는 성인 운동선수와 여러 가지 면에서 다르며 전문적인 치료 접근법이 필요하다. 이 장의 목표는 독자들에게 이러한 차이점을 숙지시키고, 청소년 운동선수에게 흔히 발생하는 특정 부상을 설명하고, 이러한 부상에 대한 일반적인 재활계획을 개괄적으로 설명하며, 이러한 집단에서 부상 예방을 촉진하는 전략을 파악하는 것이다.

골격적으로 미성숙한 운동선수의 해부학적 및 생리적 차이점

뼈의 구성(Bone composition)

어린이와 성인의 뼈 성장과 발달은 해부학적 또는 생리적 차이로 인해 부상 패턴이 달라진다. 골격적으로 미성숙한 어린이에게는 골격 성장판 또는 골격이 존재하며, 골격의 고유한 취약성 때문에 골절이 흔히 발생한다(그림 16.1 참조).[2] 골단 골절은 일반적으로 낙상으로 인해 발생하지만 과사용으로 인해 발생할 수도 있다. 이러한 골절은 일반적으로 다섯 가지 유형의 골절을 설명하는 살터-해리스 체계를 사용하여 분류한다. 시각적 도식과 자세한 서면 설명은 그림 16.2와 보기 16.1에 요약되어 있다.

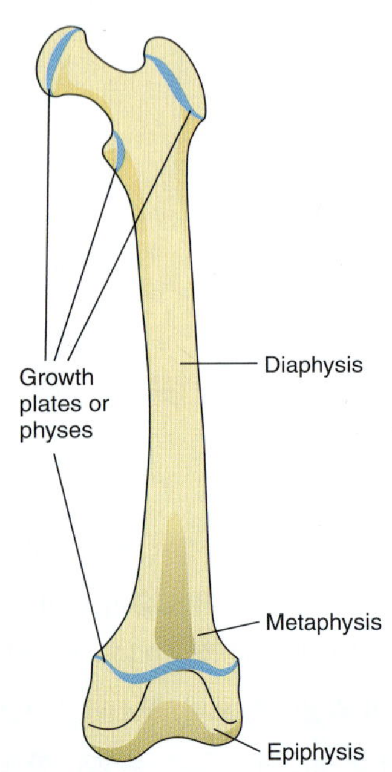

그림 16.1. 소아 뼈의 모식도

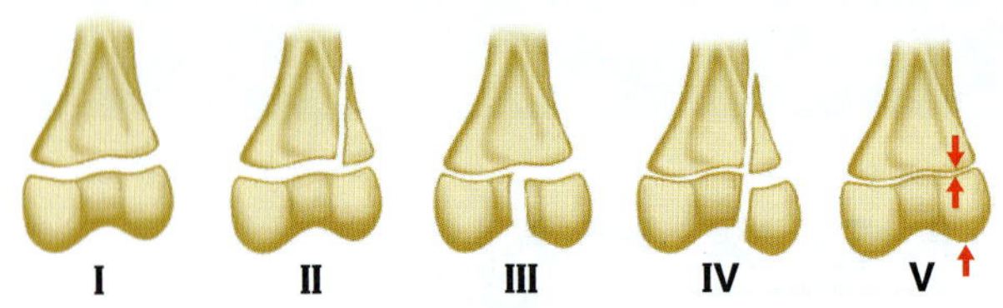

그림 16.2. 골절의 살터-해리스 분류

보기 16.1 솔터-해리스 분류

유형	설명
유형 I	골절선이 성장판까지 있다.
유형 II	골절선이 성장판과 뼈몸통 끝까지 있다.
유형 III	골절선이 뼈끝으로부터 관절을 통과하여 성장판까지 뻗어있어 뼈끝의 일부분이 변위되어 있다.
유형 IV	골절선이 뼈끝으로부터 관절을 통과하여 성장판 그리고 뼈몸통 끝까지 확장되어 있어 조각난 골절의 원인이 된다.
유형 V	성장판까지 으깨진 손상이 있다.

From Perron AD, Brady WJ, Keats TA. Principles of stress fracture manage- ment—the whys and hows of an increasingly common injury. Stress Fract Manage. 2001;110(3):115–124.

성장판 골절은 골격이 조기에 닫힐 위험이 있으며, 골격 성숙이 진행됨에 따라 사지가 짧아지거나 각진 사지 기형을 초래할 수 있다. 제1형 및 제2형 골절은 일반적으로 성장 방해의 위험이 낮아지므로, 일반적으로 모든 골절에 대해 정형외과 의사의 면밀한 관찰이 권장된다.

골격적으로 미성숙한 어린이에게는 골돌기라고 하는 이차 성장점이 존재하는 것도 특징이다. 골돌기는 뼈에 위치하며 근육 힘줄의 부착 부위 역할을 하는 성장 돌기를 포함하는 돌출부이다.[3] 근육이 뼈 복합체에 가하는 큰 견인력으로 인해 골돌기 손상이 발생한다. 골격적으로 미성숙한 어린이의 경우, 뼈의 접합부는 근골격계의 약한 연결 고리이므로 부상을 입기 쉽다.

골돌기는 반복되는 이러한 성장점의 미세외상의 누적된 영향으로 발생하며, 연골 접합점의 만성적인 자극과 감염을 유발한다.[3] 청소년 성장기에 흔히 발생하는 근육-힘줄 유연성 감소는 골돌기 손상 위험 증가와 관련이 있다.[4] 인장력이 충분히 크면 골돌기 전체가 기저 뼈에서 분리되는 박리 골절이 발생할 수 있다.

생리학적인 차이로 인해 어린이는 성인에 비해 뼈 치유에 유리하다. 어린이의 뼈는 혈관이 더 잘 발달되어 있어 부상 후 치유요인의 가능성 향상된다. 또한 어린이의 뼈 골막은 성인보다 두껍고 튼튼하기 때문에 부상을 입어도 완전히 파괴될 가능성이 적다. 이 두 가지 요인은 골절 후 뼈의 치유 속도를 향상시킨다.

청소년 골연골염 박리증(OCD)은 연골하 뼈의 병변으로 관절 연골 연화, 섬유성 연축, 분열을 유발하고 관절 내부가 헐거워질 수 있는 질환이다. 골격 성숙에 도달한 청소년에 비해 OCD 병변이 있는 청소년은 치유 가능성이 더 높은 것으로 나타났다.[5] OCD 병변의 병인은 완전히 이해되지 않았지만, 연골하 뼈에 대한 반복적인 스트레스가 혈액 공급이 원활하지 않은 부위에 누적된 미세 외상을 일으켜 손상을 초래한다는 데 많은 사람이 동의하고 있다.[6,7] 이러한 병리 가설은 활동성이 높은 인구에서 청소년 OCD 병변의 발생률이 증가한다는 연구 결과에 의해 뒷받침된다.[5] 남성이 여성보다 더 많이 영향을 받고 무릎이 가장 일반적으로 영향을 받는 관절이다.[8] OCD의 치료는 병변의 중증도, 위치 및 골격 성숙 정도에 따라 달라진다. 보존적 치료는 일반적으로 장기간의 휴식 또는 고정 후 재활을 거쳐 3-6개월에 걸쳐 점진적으로 스포츠로 복귀하는 과정으로 이루어진다. 일반적으로 불안정한 병변과 보존적 치료에 실패한 병변에는 수술적 치료가 권장된다.[5] 또한 골격이 거의 성숙된 청소년기 환자는 치유 능력이 감소하므로 관절의 완전성을 유지하기 위해 조기 수술 치료가 권장된다.[8] 관절 연골 손상을 대체하기 위해 다양한 수술 기법이 개발되었다. 구멍내기, 마모성 관절 성형술 및 미세 골절술은 골수로부터 만능 세포를 모집하려고 시도한다. 모집된 세포는 결국 관절 표면을 복원하는 섬유 연골로 분화되지만 일반적으로 관절에서 발견되는 유리질 연골보다 약하다. 영향을 받은 관절에 특정한 재활 원칙은 이 장의 뒷부분에서 자세히 다룬다.

근육의 특성(Muscular properties)

한때는 남성호르몬의 순환 결핍 때문에 사춘기 전의 남자아이들은 저항 훈련 프로그램에 대한 반응으로 근력이 증가하지 않는다고 생각했다. 그러나 최근의 보고에 따르면 적절한 훈련 프로그램을 통해 어린이도 근력이 향상될 수 있다는 사실이 입증되었다. 어린이의 근력 증가에 대한 생리적 메커니즘은 성인과 다르다. 사춘기 이전의 어린이에게서 관찰되는 근력 증가는 신경근 비대보다는 운동 단위 활성화와 조정력과 같은 신경근 조절 능력 향상과 더 관련이 있는 것으로 보인다.[9] 요약하면, 과학 문헌은 아동에게 시행되는 근력 훈련이 성인에 의해 적절히 관리되기만 한다면 이러한 훈련의 안정성과 효력이 있다고 지지해주고 있는 것이다.

청소년기의 성장기에는 근육 유연성이 감소하여 부상 가능성이 높아질 수 있다.[4] 규칙적인 정적 스트레칭 프로그램은 근육 유연성을 향상시키는 데 효과적이다. 운동선수는 운동 활동 전에 심박수와 전신 혈류를 증가시키는 일반적인 움직임으로 구성된 동적 워밍업과 함께 동적 스트레칭을 실시하여 신체를 스포츠 요구에 대비하고, 활동 후에는 기본 유연성을 향상시키고 고위험군의 부상 가능성을 줄이기 위해 정적 스트레칭을 통합할 수 있다고 주장되어 왔다.[10]

>> 검사 원칙

소아 또는 청소년 운동선수의 검사는 병력 청취, 계통별 고찰, 촉진, 근육 수행 검사, 운동범위(ROM), 유연성 및 특수 검사로 이루어진다. 이러한 검사는 대부분의 정형외과 검사와 공통된 부분이지만, 어린이 운동선수 검사는 일반적인 성인 검사와는 다르다. 소아 특유의 부상은 대체 검사 및 측정 방법을 선택해야 하며, 정서적 성숙도의 차이도 검사에 영향을 미친다.

병력(History)

병력 청취 과정은 매우 중요하며 많은 기능을 제공한다. 부상의 메커니즘과 부상에 대한 급성 반응에 관한 세부 사항은 검사자에게 부상의 본질(과사용 대 외상), 관련 조직에 관한 많은 단서를 제공하고 일차적인 치료 계획에 도움을 줄 수 있다. 또한 병력 청취 과정은 아이가 긴장을 풀고 치료사에게 더 친숙해질 수 있도록 도와주는 시간이 될 수 있다. 이는 불안감을 줄이고 보다 효과적인 신체 검사를 제공하는 데 도움이 될 수 있다. 병력 질문을 하는 동안 아동이나 청소년은 일반적으로 검사자에게 중요할 수 있는 세부 사항을 잊어버리거나 대충 넘어갈 수 있다. 연령별 용어를 사용하여 매우 구체적인 질문을 활용하면 일반적으로 완전한 병력을 파악하는 데 도움이 된다. 가능한 경우 부모에게 구체적인 부상 내용을 기억하도록 요청해야 한다.

운동선수의 스포츠별 병력을 파악하는 것도 과도한 훈련의 원인 요인을 판단하고 치료 결과에 대한 목표 계획을 세우는 데 중요하다. 임상의는 선수가 어떤 스포츠에 참가하는지, 어떤 포지션에서 뛰었는지, 숙련도(오락 또는 엘리트), 현재 시즌 중인지, 연습량, 특정 스포츠에 참가한 기간, 연중 내내 운동하는지, 현재 다른 외부 훈련 요법에 참여하고 있는지 등을 피악해야 한다.

신체 검사(Physical examination)

모든 신체 검사 절차에 대한 완전한 검토는 본 교재의 범위를 벗어난다. 의료종사자는 ROM, 유연성 평가, 도수 근력 검사(MMT), 휴대용 동력계 및 일반적으로 사용되는 부상별 특수 검사와 같은 표준화된 검사 절차에 익숙해야 한다. 이 16장에서는 소아 스포츠 인구에 특화된 검사 요소에 초점을 맞출 것이다. 소아 부상에 특화된 특수 검사는 해당 부상에 대한 논의 중에 다룰 것이지만, 이러한 검사에 대한 자세한 설명은 특수 검사 관련 내용을 참조하시기 바란다.

전신성 인대 이완증은 대부분의 활액막 관절이 정상보다 더 많이 이완된 상태이다.[11] 이 상태는 소아 인구에서 흔히 발생하며 연령이 증가함에 따라 감소한다. 가족력 소인이 있는 경향이 있으며 여성이 더 흔하게 영향을 받는다.[11] 인대 이완의 측정은 임상적 의사 결정에 영향을 미치고 슬개 대퇴 통증, 슬개골 탈구 및 어깨 불안정성과 같은 특정 조건에서 부상 병인에 중요한 역할을 할 수 있기 때문에 중요하다. 베이튼-호란 인대 이완 척도는 가장 자주 활용되는 평가 척도이다. 이 지수에는 새끼손가락 늘이기, 엄지손 가락을 팔과 반대로 하기, 몸통과 엉덩관절 유연성 검사를 포함한다. 이러한 작업의 수행에 따라 1점이 부여되며 총 9점이 만점이다. 합산 점수는 현재 존재하는 느슨함의 정도를 파악할 수 있으며, 일반적으로 5-9점은 높은 느슨함의 정도를 나타내는 데 사용된다.[11] 각 검사에 대한 자세한 설명은 보기 16.2를 참조하면 된다.

운동선수를 대상으로 하는 근력 검사에는 MMT나 동적 근력 측정만으로 얻을 수 있는 것보다 더 자세한 정보가 필요하다. 한발 스쿼트 또는 한발 내리기 검사의 기능적 움직임 관찰은 검사자에게 신경근골격계가 하나의 단위로 어떻게 작동하는지에 관한 많은 필요한 정보를 제공한다.

보기 16.2 베이튼-호란 인대 이완 척도

인대 이완이 양성일 때마다 1점씩 총 9점이 부여된다:
오른쪽 및 왼쪽 팔꿈치 과신전 >15도(2점)
오른쪽 및 왼쪽 무릎 과신전 >15도(2)
오른쪽 및 왼쪽 엄지손가락이 손목쪽으로 닿음(2)
오른쪽 및 왼쪽 다섯 번째 손가락 과신전 90도 이상(2)
다리를 곧게 편 상태에서 손바닥이 바닥에 닿음(1)

From Beighton P, Grahame R, Bird H. Assessment of hypermobility. In: Hypermobility of Joints. 3rd ed. Springer Verlag; 1999:9–22.

넙다리뼈 안쪽돌림(IR)의 생체역학적 기여, 넙다리뼈 모음, 전경골 안쪽돌림, 발 엎침 등이 전방십자인대 파열(ACL)이나 대퇴관절 기능장애와 같은 무릎부상과 연관된 동적 외반슬로 이어지고 있다.[12,13] 기능 검사 중에 임상의는 몸통, 골반 및 하지 위치가 운동 중에 적절히 유지되는지 관찰한다(그림 16.3). 피험자는 몸통을 똑바로 세운 상태에서 안정적으로 균형을 유지할 수 있어야 한다. 시상면에서 무릎은 두 번째 발허리뼈과 일직선을 유지해야 한다(즉, 동적 외반이 없어야 함). 구체적인 설명적 분류 체계가 개발되었으며 적절한 신뢰성이 입증되었다.[14] 그러나 저자의 경험에 따르면 보상 전략에 대한 설명은 종종 적절하며 구체적인 개선을 평가하기 위한 반복 테스트 측면에서 더 유용할 수도 있다. 임상의는 또한 움직임과 관련된 통증과 기계적 증상이 있는지 여부에 관한 정보를 구해야 한다. 이 데이터는 재활 과정 전반에 걸쳐 개선 여부를 판단하는 데 도움이 되는 비교 지표가 될 수 있다.

통증과 과민 반응이 적은 부상을 입은 운동선수의 경우, 장애를 파악하기 위해 각 부위에 충분한 스트레스를 주기 위해 보다 적극적인 기능 검사가 필요할 수 있다. 이러한 운동선수들은 일반적으로 과사용 증후군을 앓고 있으며 몇 분 이상 활동을 수행한 후 통증이 시작된다고 보고하고 있다. 수직 낙하 점프는 운동 특유의 활동을 하는 동안 병적인 하지 정렬을 식별할 수 있는 임상 검사 중 하나이다.[15] 이 검사를 위해 선수는 약 12인치 높이의 상자 위에 서서 상자에서 바로 뛰어내리고 즉시 양팔을 머리 위로 올리는 최대 수직 점프를 수행하라는 지시를 받는다. 임상의는 대칭적인 체중 수용, 무릎 외반의 정도, 골반 또는 몸통 제어의 부족, 전반

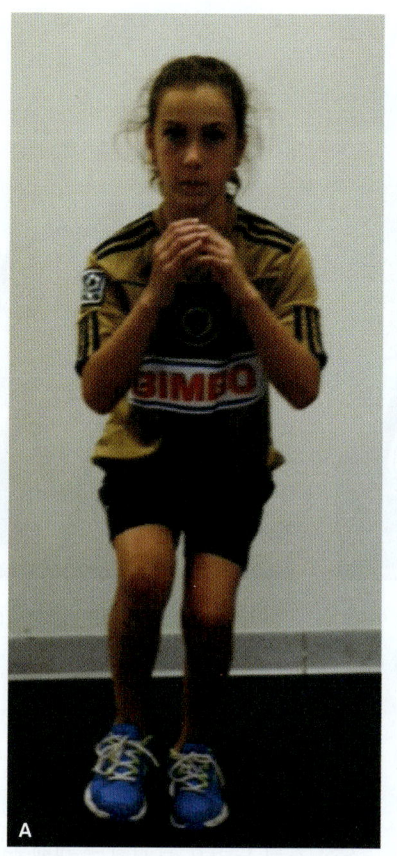
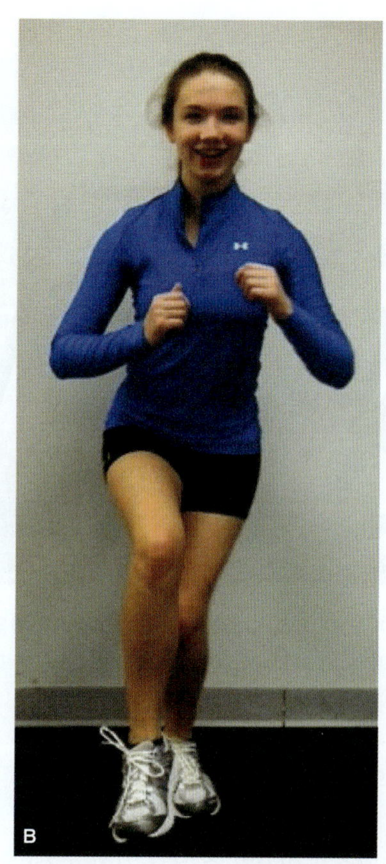

그림 16.3. 한발 스쿼트의 기능 검사. A: 한발 스쿼트 시 하지 정렬과 신경근 조절이 양호하다. B: 넙다리 모음, 넙다리 안쪽돌림, 무릎 동적 외반 및 발목 엎침으로 하지 조절이 저하되어 있다.

적인 움직임을 평가한다(그림 16.4). 착지 오류 점수 시스템(LESS)은 이러한 활동 중 생체역학적 오류를 확인하는 데 도움이 되는 유효하고 신뢰할 수 있는 도구이다.[16] 이러한 움직임의 평가는 ACL 부상 위험이 있는 여성 운동선수를 식별하는 데 예측력이 있으며, 과사용 부상에 기여할 수 있는 생체역학적 결함을 식별하는 도구로도 사용될 수 있다.[15]

달리기 선수는 특수한 환자 그룹을 대표하며 달리기 역학에 대한 자세한 분석이 필요하다. "완벽한" 달리기 스타일은 없지만, 연구에 따르면 특정 부상을 유발할 수 있는 생체역학적 요인이 확인되었다. 달리기 분석은 트레드밀에서 가장 쉽게 수행할 수 있다. 프레임 속도가 100 Hz 이상인 비디오 캡처 장치를 사용하면 슬로우 모션 리플레이를 활용하여 달리기 걸음걸이를 정확하게 평가할 수 있다. 운동선수는 앞, 뒤, 옆에서 관찰해야 한다. 측면에서 임상의는 선수의 걸음 수(분당 걸음 수), 보폭, 발 닿기 패턴(전족부, 중족부, 후족부), 몸통 위치, 하중 시 무릎 굴곡 정도, 입각기 중 최대 무릎 굴곡 및 배측 굴곡, 경골 및 발 경사각, 신체 질량 중심과

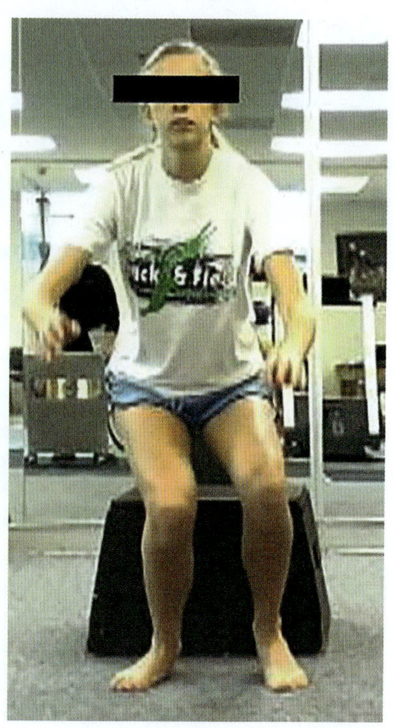

그림 16.4. 수직 낙하 점프. 낮은 운동사슬로 인하여 신경근 조절 저하, 비대칭 체중 수용, 우측 동적 외반 하지 전반에 걸쳐 무너짐.

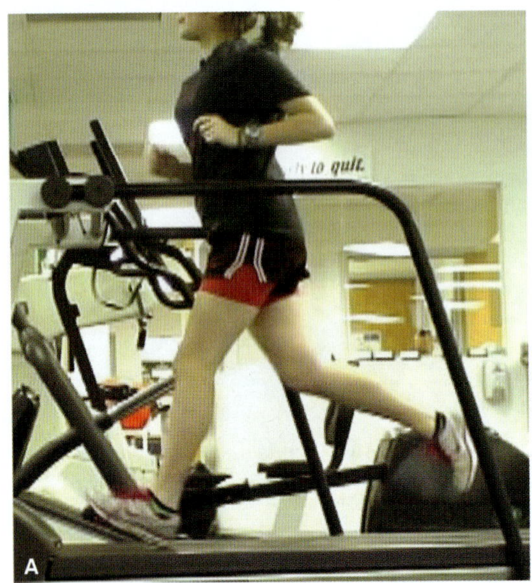
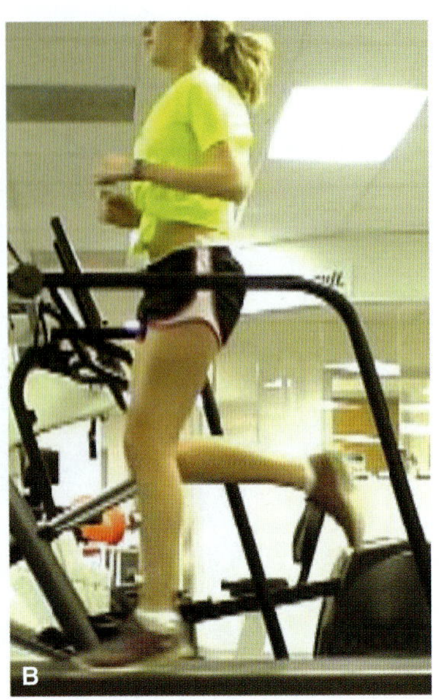

그림 16.5. 달리기 검사 측면도. A: 뒤쪽 발 닿기 패턴, 무릎을 펴고 발을 앞쪽으로 길게 내딛어 땅에 닿는 모습. 엉덩이에서 앞으로 숙인 자세. B: 앞쪽발 닿기 패턴, 기저면 바닥에 더 가깝게 접촉하고 무릎 굴곡 각도가 더 큼; 직립 자세.

관련한 지면 접촉 시 발의 거리를 기록해야 한다(그림 16.5). 뒤쪽에서 임상의는 비정상적인 몸통 기울기, 입각기 중 골반 불안정성, 동적 무릎 외반(중간 입각기 중 무릎 사이 공간), 과도한 교차, 지면 접촉 시 발의 위치(외전 정도 및 신체 정중선과의 관계), 입각기 중 발생하는 발 회내의 양과 타이밍을 확인해야 한다(그림 16.6).

상지 기능 검사를 통해 임상의는 특정 움직임에 대한 선수의 수행 능력을 분석하고 생체 역학적 결함이 존재하는지 여부를 판단할 수 있다. 상지 검사는 일반적으로 문헌에 잘 정의되어 있지 않다. 일반적으로 설명되는 테스트 중 하나는

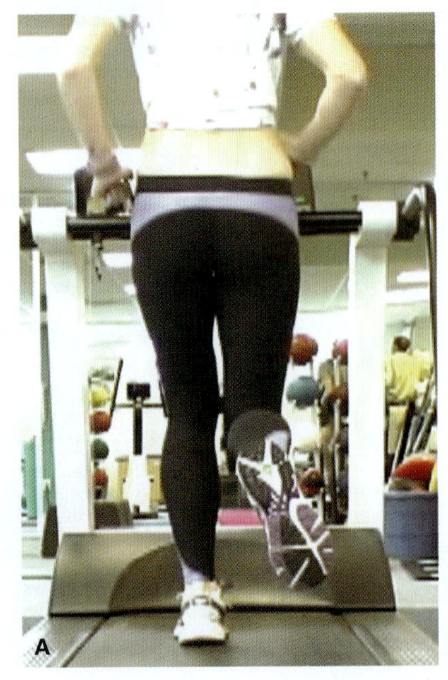
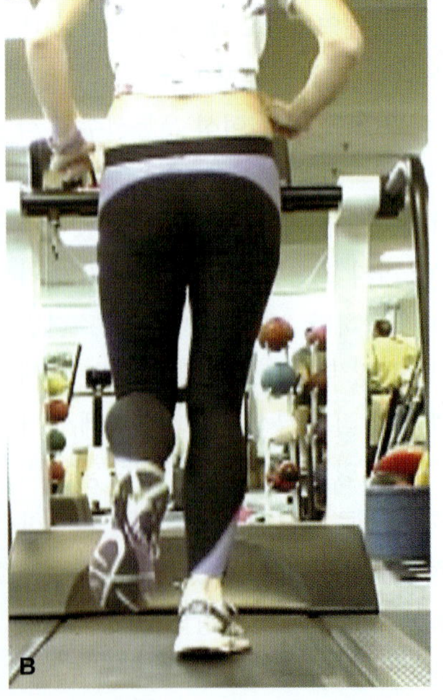

그림 16.6. 달리기 검사 후방 모습. A: 왼쪽 입각기에서 골반이 수평을 유지하며 하지 정렬이 양호하다. B: 우측 입각기 시 반대측 좌측 골반이 내려가고 발가락이 과도하게 빠져 있으며 하지 정렬이 좋지 않다.

등장성 운동 상지 안정성 테스트이다.[17] 이 테스트에서는 두 줄을 36인치 간격으로 바닥에 놓는다. 선수는 한 손으로 각 테이프 조각을 잡고 팔굽혀펴기 자세를 취한다. 선수는 15초 동안 자신의 몸을 가로질러 반대편 어깨 아래에 있는 테이프를 최대한 많이 터치해야 한다. 터치 횟수는 비슷한 연령과 종목의 참가자에 대한 표준 데이터와 비교할 수 있지만, 소아 인구에 대한 표준 데이터의 양은 많지 않다. 임상의는 이 검사를 활용하여 운동 사슬의 약점을 나타낼 수 있는 보상 패턴을 찾을 수도 있다. 팔굽혀펴기 자세에서 척추를 정자세로 유지하지 못하는 것은 코어 약화와 관련이 있을 수 있다. 날개 어깨뼈나 어깨 위치의 비대칭도 흔히 볼 수 있는 보상 패턴이다. 야구 선수의 던지기와 같은 스포츠별 기능 능력 검사의 일부로 포함될 수 있다. 이러한 동작은 속도가 빠르기 때문에 슬로우 모션 리플레이 또는 동작 분석 소프트웨어를 활용한 비디오 평가가 필요하고 유용할 수 있다.

스포츠 물리치료사가 치료하는 거의 모든 부상에는 전체 운동 사슬에 대한 검사가 필요하다. 대부분의 스포츠 활동을 살펴보면 에너지 가 하지 쪽으로 전달된다. 대부분의 스포츠 활동들은 몸통을 다른 원위부위를 통해 손으로 공을 던지거나 발로 공을 차도록 되어있다. 운동 사슬 기능의 결함은 상지, 하지, 몸통의 다양한 과사용 및 외상성 부상과 관련이 있다. 선수에게 겉으로 보기에 관련이 없어 보이는 부상, 특히

과사용이 원인인 부상이 있는 경우라도 종합적인 검사에는 한 다리 균형, 코어 안정성, 엉덩관절 근육 기능 평가가 포함되어야 한다. 운동 사슬 결함에 대한 재활이 불완전하면 부상을 반복하거나 최적의 결과가 나오지 않을 수 있다.

>> 상지

검사 및 중재 원칙

일반적으로 운동선수의 어깨 검사는 자세에 대한 상세한 검사로 시작해야 한다. 특히, 검사자는 휴식 시 어깨뼈 위치, 흉곽 후만증의 정도, 일반적인 근육량이나 외형에 주목해야 한다. 과도한 흉곽 후만증은 일반적으로 어깨뼈 내밈 및 아래쪽 회전과 관련이 있다. 이러한 요인은 어깨 가동성 감소, 어깨 병리 가능성 증가, 근육 활성화 장애와 관련이 있다.[18] 근육량을 검사할 때 임상의는 근육 위축 부위를 식별할 수 있으며, 특정 근육 성능 검사 중에 추가 검사가 필요할 수 있다. 선수의 주측 어깨가 반대쪽 팔다리에 비해 약간 수축되는 경우가 드물지 않다는 점에 유의하는 것이 중요하다. 앞서 설명한 바와 같이, 선수는 일반적인 인대 이완에 대한 검사를 받아야 하며, 병리학적 특수 검사를 통해 특정 진단을 배제할 수 있어야 한다. 이러한 검사는 부록 B에 설명되어 있다.

어깨뼈 기능 장애는 많은 운동선수에게 흔한 임상 문제이며, 정상적인 어깨뼈 운동과 안정성은 어깨의 최적 기능을 위해 매우 중요하다.[19] 임상의는 운동선수가 양쪽 어깨를 적극적으로 올리고 내리는 동안 뒤에서 관찰해야 한다. 어깨뼈를 관찰하여 비정상적인 운동 정도나 변화된 운동 패턴이 있는지 판단해야 한다. 어깨뼈 운동 이상증을 판단하는 몇 가지 육안 관찰 방법이 설명되어 있으며 정상 운동과 비정상 운동을 구별하는 데 신뢰할 수있는 것으로 나타났다.[20-22] 어깨뼈 운동 이상증이 있으면 원인을 파악하기 위해 통증 또는 증상과의 상관관계를 기록하고 주변 해부학적 구조를 평가해야 한다. 여기에는 흉추의 가동성 및 작은가슴근, 넓은등근, 큰원근의 유연성 검사가 포함되어야 한다. 또한 어깨뼈 안정화 근육(앞톱니근, 중간 및 아래 등세모근)과 회전근개 기능에 대한 단독 근육 성능 검사를 실시해야 한다.

어깨 ROM 검사도 반드시해야 하는 핵심 요소이다. 머리 위로 어깨를 움 직이는 운동선수들, 특히 투수같은 운동선수들의 경우 특정한 어깨 ROM 징후를 보이기도 한다. 90도 벌림 상태에서 측정할 때, 공 던지는 선수는 일반적으로 던지지 않는 어깨와 비교했을 때 과도한 가쪽돌림(ER)으로 제한된 안쪽돌림을 보인다. 이러한 독특한 ROM은 정상적인 것으로 간주되며 던지기의 스트레스로 인해 발생한 조직의 적응 변화를 반영한다. 그러나 양쪽의 안쪽돌림 손실이 20도 이상 상대적인 차이가 있는 경우, 선수는 어깨 부상을 유발할 수 있는 병적 상태, 즉 상완골 내회전 결손(GIRD)이 발생한 것으로 간주된다. GIRD는 어깨 후방 조직 길이의 결손과 뼈 정렬의 변화와 관련이 있다. 임상의는 전체 몸의 외전, 척추의 상태 그리고 오목위팔관절 이완정도를 통하여 해당 병리와 관련이 있을 수도 있는 후면 조직 긴장도를 검사해 야 한다.[18] 또한 전체 회전 운동(TRM)과 수평 내전 가동성의 개념이 중요하다. 던지지 않는 어깨와 비교했을 때, 5도 이상의 전체 운동합(IR+ER) 결손과 15도 이상의 수평 내전 결손은 던지기 관련 부상 위험 증가와 관련이 있다.[23,24] 이보다 큰 차이는 비대칭의 원인을 파악하기 위해 해부학적 구조를 다시 한 번 더 평가해야 한다.

팔꿈치, 손목, 손의 검사에는 일반적인 ROM, 근력 측정, 관련 구조물에 대한 세심한 촉진이 포함되어야 한다. 부상 관련 특수 검사는 의심되는 진단을 확인하는 데 도움이 될 수 있으며, 이러한 절차의 자극적인 특성을 고려하여 신체 검사가 끝날 무렵에 실시해야 한다.

임상의는 외상성 및 과사용을 포함한 많은 상지 병리가 신체 기능을 변화시키고 선수의 증상을 유발할 수 있는 해부학적 위치의 기능 장애를 수반할 수 있음을 알고 있어야 한다. 이러한 개념을 일반적으로 부위별 상호 의존성이라고 한다.[25] 예를 들어, 공 던지기의 역학은 하체와 몸통에서 상지로 에너지가 전달되는 과정을 포함한다. 이러한 활동의 통합적인 특성으로 인해 생체 역학을 변화시키고 부상을 유발할 수 있는 전체 운동 사슬의 한계도 포괄적인 평가에서 다루어야 한다. 균형, 코어 안정성, 엉덩이/다리 근력 및 ROM을 모두 평가하고 포괄적인 치료 계획에서 다뤄야 한다.

물리치료 관리의 다른 모든 영역과 마찬가지로 초기 평가 결과는 치료 방향 결정의 기초가 된다. 운동선수에게 운동 기술을 지도하고 운동을 제대로 수행하고 있는지 지속적으로 모니터링하는 것이 중요하다. 시각적 시범, 촉각적 단서, 거울 피드백은 모두 올바른 자세를 유지하는 데 도움이 되는 훌륭한 방법이다.

어깨뼈 안정화 근육은 어깨뼈의 적절한 정렬을 통해 오목위팔관절 기능을 최적화하는 지구력 역할을 한다. 치료사는 재활 프로그램을 개발할 때 이러한 근육의 신체적 역할을 염두에 두고 고부하 운동이 아닌 더 긴 유지 시간과 반복을 강조하는 어깨뼈 안정화 프로그램을 시행해야 한다. 검사 중에 후방 조직 조임의 결함이 확인되면 임상의는 강화된 조직을 대상으로 하는 운동을 시행해야 한다. 그림 16.7에서 볼 수 있듯이 침상 스트레칭, 등 뒤 타월 안쪽돌림 스트레칭, 몸통 교차 내전은 모두 후방 연부 조직의 유연성을 높이는 데 효과적인 방법이다.

어깨는 여러 스포츠에서 팔을 머리 위로 움직이는 데 중

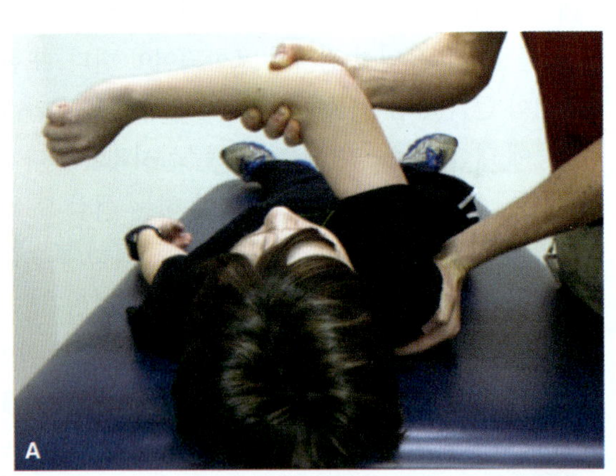

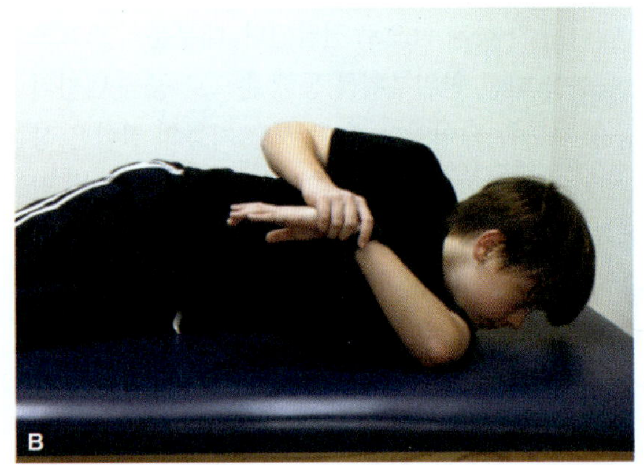

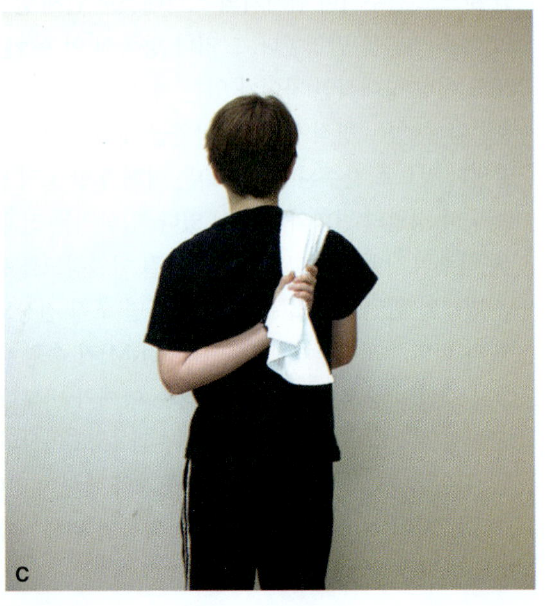

그림 16.7. 어깨 후방 연부 조직을 스트레칭하는 방법. A: 어깨뼈 제한을 이용한 어깨 수평 내전, B: 침상 스트레칭, C: 타월 내회전 스트레칭

요한 역할을 한다. 이를 염두에 두고 임상의는 90° 이 상 어깨를 올리지 않는 상태에서부터 시작하여 머리 위로 손을 올리는 동작까지 점차적으로 운동선수의 재활을 진행해야 한다.

마찬가지로 운동 프로그램도 선수의 스포츠에 가해지는 스트레스에 따른 근육 긴장도를 충족하도록 조정해야 한다. 예를 들어, 회전근개는 공을 던진 후 어깨 움직임의 감속을 담당한다. 재활 프로그램에는 유사한 자세에서 편심 제어에 중점을 둔 운동이 포함되어야 한다. 어깨 재활의 후기 단계에서는 선수와 협력하여 해당 스포츠 또는 포지션의 생체역학적 요구 사항에 대한 실질적인 지식을 습득하는 것이 중요하다.

던지기 운동선수가 기능을 회복하면 공 던지기 연습 프로그램을 시작할 수 있다. 일반적으로 이러한 프로그램은 포지션에 따라 다르며 여러 단계로 구성되며 몇 주에 걸쳐 진행된다. 일반적으로 준비운동, 긴 거리로 점차적으로 늘려가며 공 던지기 그리고 공 던지는 시간 사이사이 쉬는 시간 등으로 구성된다. 복귀 프로그램에 대한 자세한 설명은 Axe 등[26]을 참조하면 된다.

소아 공 던지기 운동선수

야구는 미국에서 어린이와 청소년에게 가장 인기 있는 스포츠 중 하나이다. 야구는 본질적으로 매우 안전한 스포츠이지만, 던지는 동작의 반복적인 특성과 던지는 팔에 가해지는 생체역학적 스트레스로 인해 이러한 선수들은 특정 과사용 부상을 입기 쉽다. 이제 소아 공 던지기 선수에게 가장 자주 발생하는 진단을 요약하여 설명할 것이다. 던지기 운동선수를 대상으로 하지만 테니스, 배구 또는 수영과 같은 활동에 참여하는 다른 머리 위로 손을 올리는 움직임을 하는 운동선수에게도 이러한 진단이 나타날 가능성이 높다는 점에 유의해야 한다.

리틀 리그 어깨(Little league shoulder, 근위부 상완골 골단분리)

리틀 리그 어깨는 근위 상완골 골격의 회전 토크와 스트레스로 인한 과사용 손상으로, 일반적으로 근위 상완골 골막 파열 또는 근위 상완골 골막의 회전 스트레스 골절로 설명한다.[1-3,4,7,27-29] 일반 필름에서 근위 상완골의 확장이 보일 수 있지만 진단을 위해 이 소견이 반드시 필요하지는 않다. 임상적으로 운동선수는 던지기 또는 활동과 관련된 어깨 통증을 호소한다. 휴식 후에는 통증이 사라지지만 활동을 재개하면 금방 재발한다. 선수는 일반적으로 어깨를 만졌을 때 압통이 있다. 리틀리그 어깨의 초기 치료는 6-12주 동안 공 던지지 않고 휴식을 취하는 것이다.[30] 상대적 휴식 기간 동안 물리치료를 시작할 수 있다. 재활은 앞서 설명한 바와 같이 플라이오메트릭 운동 및 투구 복귀 모의 훈련을 포함한 재활의 후반 단계와 함께 연속성을 따라 구조화되어야 한다. 적절

표 16.1. 청소년 투수를 위한 투구 수 권장 사항

나이	1일 최대 투구 수
7–8	50
9–10	75
11–12	85
13–16	95
17–18	105

2012 Little League Pitch Count Limits and Mandatory Rest Rules. Source: https://www.littleleague.org/playing-rules/pitch-count/

표 16.3. 청소년 투수를 위한 권장 투구 유형

투구 유형	나이
속구	8 ± 2
슬라이더	16 ± 2
채인지업	10 ± 3
포크볼	16 ± 2
커브볼	14 ± 2
너클볼	15 ± 3
스크류볼	17 ± 2

Source: https://www.littleleague.org/playing-rules/pitch-count/

표 16.2. 청소년 투수를 위한 권장 휴식 시간

투구수		다시 투구 하는 사이에 반드시 쉬는 날짜
14세 이하	15–18세	일수
1–20	1–30	0
21–35	31–45	1
36–50	46–60	2
51–65	61–75	3
66 이상	75 이상	4

2012 Little League Pitch Count Limits and Mandatory Rest Rules. Source: https://www.littleleague.org/playing-rules/pitch-count/

한 투구 역학, 권장 투구 유형, 적절한 휴식 간격, 투구량 제한에 대한 검토 및 교육은 청소년 투구 선수의 어깨 부상 위험 요인으로 확인되었으므로 검토해야 한다.[7] 투구 수, 투구 유형 진행 및 휴식 간격에 대한 최신 권장 사항은 표 16.1부터 16.3에 요약되어 있다.

앞뒤 위관절테두리 병변

청소년의 경우 외상 및 과도한 사용으로 인해 앞뒤 위관절테두리의 병변(SLAP) 병변이 발생한다. 외상성 부상은 일반적으로 팔을 뻗었다가 넘어지거나 견인 부상과 관련이 있다. 던지기 운동선수는 반복적인 머리 위로 던지는 동작이 어깨에 가해지는 스트레스가 크기 때문에 특히 과사용으로 인한 SLAP에 취약하다. 던지기 선수의 SLAP 병변의 병태 생리에 관한 몇 가지 이론이 제안되었으며, 다음과 같은 요인들이 복합적으로 작용할 가능성이 높다: (1) 공을 던지고 팔을 거두어 들일 때 윗팔두갈래근을 수축하면 서 나타나는 부상 (2) 위팔뼈머리 후면 어깨 근육 수축으 로 인한 구축, (3) 윗팔두갈래근이 앞뒤 위관절테두리와 관련하여 공을 던지는 순간 팔을 젖히면서 발생하는 "접질름"과 관련된 부상도 포함하고 있다.[31] SLAP 병인의 경우 어깨의 구조적 완전성이 손상되기 때문에 어깨가 완만해질 수 있다. 일반적으로 운동선수는 머리 위나 몸을 교차하는 동작을 할 때 어깨 통증을 호소한다. 또한 던지는 속도와 정확도가 떨어졌다는 보고와 함께 어깨가 툭툭, 딸깍, 걸리는 듯한 통증을 호소하는 경우도 흔하다. SLAP 병변을 발견하기 위한 수많은 신체 검사가 설명되어 있으며 여기에는 오브라이언 능동 압박 검사, 이두근 부하 I 및 II 검사, 전방 미끄러짐 검사, 저항성 회외 외회전 검사, 크랭크 검사 등이 있다. 대부분의 연구에서 가설을 뒷받침하거나 반박하기 위한 클러스터링 진단 테스트가 민감도와 특이도를 모두 향상시킨다는 사실이 밝혀졌기 때문에 SLAP 병변의 임상 진단은 어려운 과제이다.

SLAP 병변의 초기 치료는 일반적으로 휴식과 재활로 이루어진다. 재활 프로그램은 일반적으로 정상적인 어깨뼈 역학 회복, 어깨뼈 안정화 근육 및 회전근개 근육 강화, 동적 안정화 및 고유 수용성 인식에 중점을 둔다. GIRD는 일반적으로 SLAP 병변과 함께 나타나므로 그에 따라 치료해야 한다. 적절한 보존적 치료 후에도 선수가 이전 수준의 활동을 재개할 수 없는 경우, SLAP 병변으로 인해 지속적인 제한이 발생할 가능성이 있으므로 수술적 중재가 필요하다. 간단한 박리술부터 어깨뼈 재접합술까지 여러 가지 수술 기법이 설명되어 있다.[31] 수술 후 재활은 부상 정도와 시행한 수술에 따라 달라진다. 그러나 모든 SLAP 재활 프로그램에 적용되는 가장 중요한 원칙은 치유 조직을 보호하는 것이다. ROM은 초기 고정 기간 이후 천천히 진행되며, 포괄적인 재활 활동은 단계적으로 진행된다.

팔꿈치 부상(Elbow injuries)

특히 투수의 팔꿈치 부상이 증가하고 있는 것으로 보인다. 최근 소아 스포츠 팔꿈치 부상에 대한 검토에 따르면 매년 청소년 야구 선수의 50-70%가 팔꿈치 통증을 경험하며, 과사용이 주요 원인으로 지목되었다.[32] 잘못된 투구 메커니즘과 불충분한 휴식 없이 너무 자주 던지는 투구가 소아 팔꿈치 부상의 주요 위험 요인으로 지목되었다.[7] 과도한 투구는 한 경기 중에 발생하는 것이 아니라 연습 중, 집에서 또는 같은 시즌 여러 팀에서 뛰면서 던진 투구를 합산한 결과인 경우가 많다. 던지는 동작의 역학 때문에 팔꿈치에 상당한 스트레스가 가해진다. 팔을 거두어들이고 던지게 될 때 팔에 속도를 올리게 되는데 이때 외반 긴장이 팔꿈치에 전해지게 된다. 그리고 이때 팔꿈치 후면이 전체 힘을 받게 되는 것이다. 감속하는 동안 힘전단력은 앞팔이 완전히 앞으로 나가고 팔꿈치가 펴질 때 발생한다. 소아 던지기 선수에게 흔히 발생하는 안쪽 팔꿈치 부상에는 리틀 리그 팔꿈치, 안쪽 위팔뼈 수축 그리고 안쪽 위팔 뼈 전위 골절 등이 있다. 외측 팔꿈치 부상에는 위팔뼈소두의 박리성 골연골염 OCD이 포함된다.

리틀 리그 팔꿈치(Little league elbow)

리틀 리그 팔꿈치는 팔을 거두어들일 때 및 공을 던지기 위하여 팔의 속도를 올리는 초반 안쪽 상과부측이 외반족의 수축으로 인한 부상이다. 선수들은 일반적으로 던지기 활동 중에 안쪽 팔꿈치 통증을 호소한다. 선수나 코치는 증상이 나타나기 전에 던지는 속도나 정확도가 감소하는 시기를 발견할 수 있다. 팔꿈치가 좋지 않을 경우 글씨를 쓰거나 물건을 들어 올리는 등의 일상적인 활동 중에도 통증이 나타날 수 있다. 방사선 사진을 찍어보면 여러 범위에서 수축이 일어났고 심각한 경우 전위 골절이 나타나기도 하였다.

개인마다 일반적으로 성장하는 지점의 크기가 다르기 때문에 일반적으로 반대쪽 팔다리를 비교하는 것이 좋다.[3] 치료는 통증이 없어질 때까지 던지지 않고 휴식을 취하며 활동을 조정하는 것으로 구성되며, 3-6주가 소요될 수 있다. 재활은 어깨뼈와 회전근개 강화 및 지구력, 어깨 가동 범위의 제한 해결, 국소 통증 없는 손목 및 팔뚝 근육 강화, 복부 및 엉덩이 근육 강화, 던지기 역학 최적화에 중점을 둔다. 모든 장애가 해결된 후 간헐적 복귀 프로그램을 시작할 수 있다. 이 기간 동안 선수는 증상이 재발하는지 면밀히 관찰해야 하며, 그에 따라 프로그램을 조정해야 한다. 많은 던지기 횟수가 반복적인 팔꿈치 과사용 부상의 가장 주된 위험 요소이므로 선수와 부모는 퇴원 전에 각 시즌 동안 던지기를 제한하는 것에 대해 상담을 받아야 한다. 또한 물리치료사는 반복적인 부상 가능성을 줄이기 위해 격렬한 팔을 올리고 던지는 활동으로부터 3-4개월간 휴식을 취하라는 전문가의 권고를 준수하도록 선수를 독려해야 한다.

투구 유형이 부상에 미치는 영향은 중요한 논쟁의 주제이다. 최근 연구에 따르면 던지는 투구 유형보다는 투구량, 잘못된 생체 역학, 투구 속도가 팔꿈치 부상 위험 증가와 더 높은 상관관계가 있는 것으로 나타났다.[7] 치료사는 선수, 부모, 코치에게 적절한 투구 역학 및 투구량에 대한 조기 교육의 중요성을 강조해야 한다. 투구 속도를 측정하기 위해 레이더 건을 사용하는 것은 부상의 위험을 줄이기 위해 권장하지 않아야 한다. 빠른 볼은 모든 어린 투수들에게 기초가 되어야 하며, 이 투구의 역학은 투수 경력 초기에 습득해야 한다.[33] 브레이킹 피치를 던지면 던지는 팔에 더 많은 부상을 입힌다는 일반적인 오해가 있지만, 최근 연구에 따르면 이러한 유형의 투구에서 발생하는 힘은 실제로 빠른 볼 던질 때보다 낮으므로 부상 가능성이 더 높지 않을 수 있다고 한다.[34,35] 그럼에도 불구하고, 어린 나이에 브레이킹 피치를 배울 때 발생할 수 있는 연습량 증가와 역학의 붕괴는 선수를 과사용 부상의 위험에 더 많이 노출시킬 수 있으므로, 투구를 배우는 어린 선수들은 빠른 볼 투구 시 올바른 역학을 확립하는 데 중점을 두어야 한다. 체인지업은 빠른 볼 역학이 숙달된 후에 추가할 수 있는 안전한 보조 투구로서 권장된다.

안쪽 위팔뼈 골단염(Medial epicondyle apophysitis)

안쪽 팔꿈치 근육에 계속해서 반복적으로 인장력을 가할 경우 나타나는 부상이다. 증상은 일반적으로 활동 시 통증, 저항성 근육 검사 시 통증, 촉진 시 통증으로 구성된다. 안쪽 위필뼈 골단염의 경우 임상 검사는 리틀리그 엘보와 유사하며 감별 진단을 위해 영상 검사가 필요할 수 있다. 치료는 앞서 제시한 활동의 변화를 주는 프로그램과 평가에 제시된 바와 같이 모든 징후들이 완쾌되고 난 후 점진적으로 적용하는 프로그램들과 동일하다.

안쪽 위팔뼈 골단염 골절

안쪽 위팔뼈에 가해지는 외반족 통증의 경우 골단염 골절로 이어지기도 한다.[36] 이 부상은 야구 투수와 체조 선수에게 가장 흔하게 나타난다. 가장 상태가 심각하지 않은 골절의 비수술적 관리는 일정 기간 고정 후 재활을 하는 것으로 구성된다. 최근 안쪽 팔꿈치 불안정성이 고강도 스포츠에 미칠 수 있는 해로운 영향에 대한 이해가 증가함에 따라 이러한 부상에 대한 수술적 관리를 선호하는 보고서도 있다.[36]

팔꿈치 자뼈 곁인대 손상

팔꿈치 자뼈 곁인대 손상(UCL)은 골격상으로 잘 발달한 투수들에게서 발생하는 부상이다.[36] 그러나 최근 보고에 따르면 젊은 선수들에게서 UCL 파열과 수술적 재건술의 빈도가 증가하고 있다.[3,37,38] 이러한 추세에 대한 증거는 청소년 투수들의 던지는 팔의 과도한 사용으로 인한 누적된 외상이다. 높은 투구량, 팔의 피로를 동반한 투구, 비효율적인 투구 메커니즘은 선수를 UCL 부상 발생의 가장 큰 위험에 처하게 하는 것으로 보인다.[7,39] 선수는 일반적으로 투구 중 또는 투구 직후 팔꿈치 안쪽 통증을 호소하게 된다. 팔꿈치 관절에 대한 외반 스트레스 테스트는 특히 20도 굴곡에서 진행되며 반대쪽 팔다리에 비해 관절 간격이 증가하면서 발생할 수 있다. 장기간 휴식을 취하면 초기에는 증상이 해결될 수 있지만, 빠른 속도의 던지기를 재개하면 통증이 즉시 재발한다. 일반적으로 "토미 존" 수술로 알려진 수술적 재건술은 최소 6개월의 보존적 치료에 실패한 경우에만 고려된다.[36] 수술 절차는 성인에서 사용되는 것과 유사하며 수술 후 약 6개월 후 던지기 복귀를 목표로 한다. 소아에 대한 결과 연구는 제한적이지만 성인과 고등학생 운동선수에서도 비슷한 성공률이 보고되었다.[40]

패너병(Panner disease)

패너병은 일반적으로 4세에서 8세 사이의 어린 소아에서 발생하며, 발달 중인 위팔뼈작은머리의 골핵의 무혈관 괴사이다.[36] 위팔뼈작은 머리가 퇴화하고 괴사하는 것이다. 비외상성으로 자기 제한 장애이다. 치료는 외반에 대한 스트레스를 피하면서 휴식을 취하고 통증 완화를 위해 부목을 대는 것으로 이루어진다. 치료 결과는 일반적으로 양호하며 치료 후 완전한 활동을 재개하는 것이 일반적이다.

해리성(이단성) 골연골염(Osteochondritis dissecans)

위팔작은뼈의 OCD는 일반적으로 고강도, 반복적인 머리 위로 손을 올리거나 또는 체중부하 활동을 하는 어린 청소년 운동선수에게 발생한다.[6] OCD는 야구, 체조, 라켓 스포츠, 축구 또는 역도를 하는 12-17세 청소년에게 가장 흔하다.[6,7] OCD의 발병 기전은 완전히 이해되지 않았지만, 혈액 공급이 부족한 부위에 반복적인 압박력과 그로 인한 미세 외상으로 인한 부상이 누적되어 발생하는 것으로 보인다.[6,7] 팔을 다시 거두어들이거나 초기 공을 던지면서 팔의 속도를 올릴때면 측면 노뼈작은머리 관절에 무리한 힘이 가해지고 계속될 경우 준연골 뼈에 피로골절이 일어나기도 한다. 선수는 일반적으로 신체 검사에서 국소적인 외측 팔꿈치 통증과 부종, 가동 범위 감소, 노뼈작은머리 관절의 압통 등을 호소한다.

보존적 치료에는 최대 6개월 동안 팔꿈치를 완전히 쉬게 하는 것이 포함된다. 재활은 선수가 증상이 없을 때 가벼운 ROM 및 강화 운동으로 시작할 수 있다. 반복적인 영상 검사와 임상 검사는 운동 복귀 준비 상태를 판단하는 데 도움이 된다.[6] 6-12개월 후에 점진적으로 완전한 활동으로 복귀할 수 있다.[36]

보존적 조치에 좋아지지 않는 OCD 병변에는 여러 가지 수술 기법이 존재한다. 미세 골절 또는 병변의 천공을 동반하거나 동반하지 않는 느슨한 파편 제거가 가장 흔히 볼 수 있는 시술이다.[6,36] 미세 골절을 시행하는 경우, 수술 후 재활은 일반적으로 6주간의 고정 또는 보호된 상태에서 사용 후에 시작된다. 스포츠 복귀는 빠르면 3-6개월부터 시작될 수 있지만 필요한 근력, 가동 범위 및 근지구력 목표 달성 여부에 따라 지연될 수 있다.

기타 어깨 병리(Other shoulder pathologies)

다방향 불안정성(Multidirectional instability)

젊은 운동선수의 만성 다방향 어깨 불안정성(MDI)은 급성 외상성 탈구 또는 근본적인 관절낭 이완으로 인해 발생할 수 있다. MDI는 일반적으로 인대 이완과 관련이 있으며, 양측이 모두 관여하는 것이 일반적이다. 증상은 일반적으로 머리 위로 물건을 들어 올리거나 수영, 테니스, 던지기 등의 활동 시 느슨하거나 불안정한 느낌과 함께 양측 어깨 통증이 나타난다. 또한 침대에서 몸을 뒤척이거나 배낭을 드는 등의 일상적인 활동 중에도 어깨 아탈구가 나타날 수 있다.

임상 검사 결과 수동적 가동성 검사에서 오목상완골 전위가 증가하며, 하중 및 이동 검사에서 양성 열구 징후와 전방-후방 미끄러짐이 증가하는 것으로 나타났다. 일반적으로 영상 검사는 SLAP 같은 다른 가능한 진단을 배제하기 위한 경우를 제외하고는 MDI에 필요하지 않다.[3] MDI 환자는 어깨뼈 안정화 근육과 회전근개 근육의 어깨뼈 운동 이상증과 근육 기능 결손을 보이는 경우가 많다. 종합적인 재활 치료가 MDI의 초기 관리 전략으로 선호된다.[41]

자극적인 자세와 그에 따른 탈구를 피하기 위한 선수 교육은 성공적인 재활을 위한 핵심 요소이다. 운동은 어깨뼈 역학 정상화, 회전근개 근력 및 지구력 회복, 동적 어깨 안정화 활동에 중점을 두어야 한다. 이러한 운동은 위팔작은뼈의 관절와내 중심을 능동적으로 제어하기 위해 개방형 및 폐쇄형 자세로 수행해야 한다. 운동선수는 팔을 스트레스가 적은 자세로 체중부하를 제한한 상태에서 이러한 활동을 시작해야 하며, 치료사는 어깨뼈가 원하는 위치에 있는지 확인해야 한다. 진행 과정에는 국소 근지구력을 최대화하기 위한 운동 원리를 통합하면서 고난이도 머리 위로 물건 들어올리기 자세와 폐쇄 사슬의 부하 증가가 포함되어야 한다. 스포츠 복귀 훈련에는 스포츠 활동 중에 어깨가 견뎌야 하는 힘과 자세를 재현하는 운동이 포함되어야 한다. 예를 들어, 던지기 운동선수에게는 개방 사슬 플라이오메트릭 활동이 도움이 될 수 있지만 레슬링 선수의 프로그램에는 보다 공격적인 폐쇄 사슬 상지, 체중부하 활동이 포함되어야 한다.

외상성 어깨 탈구(Traumatic shoulder dislocation)

급성 외상성 어깨 탈구는 전방 방향으로 가장 흔하게 발생하며, 접촉 스포츠에 종사하는 남성 운동선수가 가장 위험에 노출되어 있다. 일반적인 부상 메커니즘은 벌림 및 외회전 자세에서 팔로 넘어지거나 어깨에 전방으로 힘이 가해지는 것이다. 일반적으로 비관혈적 정복술을 시행하고 방사선 사진을 통해 관련 골절을 처리하고 재배치를 확인한다. 혈관이나 신경 구조에 이차적인 부상이 발생할 수 있으므로 재배치 전후에 신경 혈관 검사를 실시해야 한다. 힐-삭스 병변, 관절와연 골절, 관절테두리 찢김 또는 박리골절(Bankart 병변), 탈구 등 관련 부상의 위험이 높은 것으로 나타났다. 이러한 부상이 의심되는 경우 자기공명영상(MRI), 자기공명

혈관조영술(MRA) 또는 컴퓨터 단층촬영(CT) 스캔을 통한 고급 영상 촬영이 필요할 수 있다. 젊은 운동선수들은 재발성 탈구의 위험이 높은 것으로 알려져 있으며, 일부 연구에서는 그 비율이 90%에 달한다는 보고도 있으므로 관련 병리를 파악하고 적절한 초기 치료를 지시하는 것이 중요하다.[42]

비수술적 관리에는 1-3주 동안의 휴식 또는 슬링 고정이 포함된다. 재활은 초기에는 통증 관리, 완만한 ROM 및 근육 활성화에 중점을 두어야 한다. 재활 후기까지 90도 벌림 및 가쪽돌림과 같은 자극적인 자세는 피해야 한다. 치료는 증상과 안정성을 기준으로 진행된다. 진행 및 스포츠 복귀 훈련의 원칙은 MDI에서 논의한 것과 유사하다.

첫 탈구 후 2차 부상과 재발성 불안정성이 흔하기 때문에 선수의 특정 관절 내 병리에 따라 여러 가지 개방적 및 관절경적 시술이 맞춤화될 수 있다. 수술 후 치료는 수행된 특정 절차에 따라 다르지만 대부분의 프로토콜은 4-6주 동안의 고정 기간이 필요하다. 재활은 점진적인 ROM 회복, 근력, 어깨뼈 운동 정상화 및 어깨의 동적 안정화에 중점을 두고 진행된다. 고난이도 ROM 기법은 수행된 안정화 절차를 위반하고 재발하는 불안정성을 초래할 수 있으므로 금기이다. 선수는 재활 과정에서 이미 논의한 원칙을 사용하여 90/90 만큼 머리위로 손을 올리는 동작 자세로 천천히 진행한다. 스포츠 복귀는 일반적으로 6개월 후 적절한 근력, 가동 범위 및 동적 안정화를 보장하는 만족스러운 임상 검사를 통해 이루어진다.

봉우리빗장 관절 분리

봉우리빗장(AC) 관절 분리도 공을 던지는 사람에게서 발생하며 어깨 탈구로 발생하는 경우가 많다. 이러한 부상은 일반적으로 비수술적 치료로 좋은 결과를 얻을 수 있다.[43] AC 관절은 부상 후 완전 회복으로 돌아가지 않을 수 있으며, 눈에 띄는 '돌출부'가 생길 수 있다. 이 이상은 미용상의 문제이며 기능에는 영향을 미치지 않는다. 때때로 축구 어깨 패드와 같은 장비의 직접적인 자극으로 인해 이 돌출부가 통증이 있을 수 있다. 간단한 도넛 패드를 제작하여 압력을 완화할 수 있다. 재활은 복잡하지 않으며 저하된 어깨 가동성을 회복하고 점진적으로 팔 전체를 강화하는 데 초점을 맞춰야 한다.

빗장뼈골절(Clavicle fractures)

빗장뼈 골절은 보통 어깨로 넘어지면서 발생한다. 소아의 빗장뼈 골절은 완전히 골절이 되지 않거나 또는 어린아이들의 두꺼운 골막에 가장 적게 골절이 되기 때문에 수술없이도 치료가 가능하다.[44] 빗장뼈 골절의 치료는 여전히 논란이 있지만, 최근 문헌 보고에 따르면 외과의들은 완전 골절, 분쇄 또는 개방형 골절의 경우 수술적 고정을 선호하고 있다.[44,45] 비수술적 치료는 어깨 슬링이나 8자 부목으로 2-4주 고정 후 ROM 및 강화 운동으로 구성된다. 재활은 일반적으로 최소한으로 진행되며 스포츠 활동 복귀는 보통 6-8주 정도 걸린다. 수술 후 선수는 3주 동안 슬링에 고정되어 있으며, 그 후 점진적인 ROM 및 강화 운동을 시작할 수 있다. 임상적 및 방사선학적 치유 증거가 있는 경우 12주가 지나면 스포츠 활동이 재개된다.[45]

기타 팔꿈치 부상(Other elbow injuries)

소아 운동 팔꿈치 부상에는 외상성 골절 및 탈구뿐만 아니라 이미 설명한 과사용 부상이 포함된다. 외상성 부상은 일반적으로 넘어져서 발생하며 체조, 스노보드, 축구와 같은 스포츠에서 흔히 발생한다. 팔꿈치 골절이나 탈구는 관련 신경 또는 혈관 손상 가능성을 고려할 때 응급 상황으로 간주될 수 있다. 다음에서 흔히 발생하는 부상이 요약되어 있다.

팔꿈치 상과 골절(Supracondylar elbow fractures)

상과 골절은 어린이에게 흔히 발생하며 이차적인 신경혈관 손상의 위험이 있다. 이러한 손상은 상지의 장기적인 기능 결손으로 이어질 수 있으므로 신속한 치료가 필요하다.[46] 치료는 골절의 심각성과 관련 부상의 확인에 따라 결정된다. 비수술적 고정은 일반적으로 탈골되지 않은 골절에 권장되는 반면, 대부분의 다른 부상 패턴은 수술적 고정이 필요하다.[46] 상과 골절의 초기 관리 후 팔꿈치 강직과 팔꿈치 신전 손실은 중요한 문제이며 팔꿈치 ROM이 정상에 도달하는 데 최대 1년이 걸릴 수 있다. 부상이 더 심하고, 골절이 외과적으로 관리되고, 나이가 어린 운동선수는 동작을 회복하는 데 가장 큰 어려움을 겪는다.[47] 치료사는 외과의의 지시가 있으면 점진적인 팔꿈치 ROM 및 상지 강화 운동을 시작해야 한다. 골화성 근염의 발병 위험이 내재되어 있으므로 과도한 스트레칭을 피하도록 주의해야 한다. 대신 팔꿈치를 기능적으로 사용하고 저부하 장시간 스트레칭을 하는 것이 팔꿈치 ROM을 회복하는 데 더 효과적이다. 어려운 경우에는 동적 부목이나 연속된 깁스와 같은 방법을 사용하여 동작을 회복해야 할 수도 있다.

넙다리뼈 외측과 골절(Lateral condyle fractures)

넙다리뼈 외측과 골절은 상완골 상과 골절보다 덜 흔하게 발생하지만 부상 메커니즘은 비슷하다. 안정적이고 최소한의 골절은 깁스 고정으로 성공적으로 치료할 수 있지만, 대부분의 경우에는 외과적 고정이 필요하다.[48] 외측과 골절은 상과 골절보다 치유가 느리고 고정 시간이 더 오래 걸릴 수 있다. 상과 골절과 마찬가지로 초기 관리 후 팔꿈치 경직이 심각한 문제이며 물리치료도 비슷하다.

몬테지아 골절(Monteggia fracture)

몬테지아 골절 탈구는 자뼈 골절이 수반된 노뼈머리 탈구를 말한다. 이 드문 부상은 소아 팔꿈치 골절의 1% 미만을 차지한다.[49] 몬테지아 골절의 합병증으로는 후방 골간 신경 마비, 노뼈 신경 마비, 자뼈 기형이 발생할 수 있다. 몬테지아 골절의 수술적 치료와 비수술적 치료와 관련하여 합의된 최적의 관리 전략은 아직 없다. 비관혈적 정복 및 고정을 통한 보존적 관리가 좋은 결과를 보였으나, 해부학적 정복이 불가능한 경우 관혈적정복(ORIF)이 필요할 수 있다.[49] 재활 기간은 치료 방법과 회복 반응에 따라 외과의가 지시한다.

앞팔, 손목 및 손 부상

앞팔 골절은 낙상으로 인해 발생하며 노뼈 또는 자뼈의 먼쪽, 근위 또는 중간부분에서 발생할 수 있다. 어린이의 앞팔 골절은 일반적으로 비관혈적 정복 및 깁스 고정으로 치료한다. 수술 적응증에는 개방성 골절, 불안정 골절, 비관혈적 정복에 실패한 골절, 때로는 나이가 많은 청소년의 관리가 포함된다.[50]

먼쪽 앞팔 골절(Distal forearm fractures)

먼쪽 앞팔 골절은 손목과의 관절 부위의 뼈 구조로 인해 먼쪽 노뼈에서 가장 흔하게 발생한다. 먼쪽 노뼈 골간단 골절은 수술이 거의 필요하지 않으며 4-6주 동안 깁스 고정으로 치료한다.[51] 대부분의 먼쪽 노뼈 관련된 손상은 Salter-Harris 유형 II로 분류되며 비수술적 치료가 일반적으로 성공적이다. 성장판 손상은 각 변형으로 인한 성장 정지를 유발할 수 있으므로 의사의 면밀한 관찰이 필요하다. 원형융기 또는 버클 골절은 골간-골간단 접합부에서 발생하며 노뼈의 등쪽 측면에 해면질골이 충격을 받아 방사선 사진에서 특징적인 돌출을 만든다.[52] 앞팔 관련 부상과 마찬가지로 보존적 관리가 선호되는 치료 방법이다.

짐네스트 손목(Gymnast wrist)

손목 통증은 체조 선수들 사이에서 흔히 호소하는 증상이며, '짐네스트 손목'은 먼쪽 노뼈에 기계적 과부하로 인한 과사용 부상을 말한다.[53] 손목은 핸드 스탠드, 텀블링 등의 활동 중에 체중을 지탱하기 위해 상지를 많이 사용하기 때문에 체조에서 많은 양의 정적 및 동적 스트레스에 노출된다. 증상으로는 손목을 신전할 때, 특히 체중을 지탱하는 자세에서 먼쪽 노뼈 부위의 통증이 있다. 골단판 손상이나 조기 골단판 폐쇄로 인한 손목 변형을 예방하기 위해서는 조기 발견이 중요하다.[53] 일반적으로 최소 4주 동안 통증이 있는 활동을 제한하는 활동 조정이 필요하다. 정상적인 일상 생활 활동에서 통증이 발생하는 경우 보조기가 통증 해결에 도움이 될 수 있다. 재활 치료는 손목에 스트레스를 증가시킬 수 있는 어깨 높이의 제한과 같은 국소 및 전신적 결함을 해결하는 데 중점을 두어야 한다. 체조 선수는 점진적인 체중부하 활동 복귀와 재부상 위험을 줄이기 위한 훈련의 변형에 대해 상담을 받아야 한다.

손배뼈 골절(Scaphoid fractures)

손배뼈 골절은 가장 흔하게 발생하는 손목뼈 골절이지만 전체 소아 상지 골절의 0.45%에 불과하다.[54] 가장 흔한 부상 메커니즘은 손을 뻗은 채로 넘어지는 것이다. 손배뼈 골절은 드물지만, 부적절한 치료 시 불유합 또는 무혈성 괴사의 가능성을 고려할 때 정확한 진단과 치료가 중요하다.[55] 손배뼈 골절 환자는 일반적으로 손목 외측 통증을 호소하며, 이는 노뼈 편위와 손목 신전에 따라 증가한다. 긴엄지벌림근과 짧은엄지벌림근 힘줄 사이에 위치한 해부학적 코담배갑(snuff box) 내의 손배뼈를 만져보면 점 압통이 전형적이다. 치료는 일반적으로 6주 동안 엄지손가락 스피카 깁스로 고정하고 재활을 하는 것으로 이루어진다. 골절이 불안정하거나 불유합이 발생하면 수술적 고정이 필요할 수 있다.[56] 손배뼈 골절은 초기 방사선 사진에서 골절이 분명하지 않을 수 있기 때문에 진단이 어려운 경우도 있다. 오진으로 인한 심각한 결과 때문에 손배뼈 골절이 의심되는 경우 일반적으로 2주간

부위 고정한 후 재검사를 실시한다.[55]

갈고리뼈 갈고리돌기 골절

갈고리뼈 갈고리돌기 골절은 야구, 골프 또는 하키와 같은 스포츠 중에 발생할 수 있다. 부상의 일반적인 메커니즘은 단단한 물체에 접촉하는 잘못된 스윙으로 인해 갈고리뼈 통해 과도한 힘이 전달되는 것이다.[56] 갈고리뼈 갈고리돌기 부위에 급성 압통이 나타나고 라켓이나 클럽을 잡을 때 일반적으로 통증이 발생한다. 보존적 치료는 6주 동안 깁스 고정으로 이루어지며, 골절 조각의 외과적 절제가 필요할 수 있다.[56]

복서 골절(Boxer's fracture)

복서 골절은 다섯 번째 손바닥뼈의 목부분을 포함하며 일반적으로 주먹을 쥐고 움직이지 않는 물체에 부딪혀서 발생한다. 근육 부착의 영향으로 인해 다섯 번째 손바닥뼈 머리부분에 손바닥 모서리가 발생한다.[57] 치료는 일반적으로 3-6주 동안 깁스 고정을 통한 비관혈적 정복으로 이루어진다.

손가락 골절(Finger fractures)

손가락 골절과 손가락 힘줄 부상은 스포츠 활동 중에도 발생할 수 있다. 일반적으로 어린이 손가락 골절의 대부분은 성공한 결과를 기대할 수 있는 비관혈적정복으로 치료할 수 있다.[58] 망치 손가락은 먼쪽손가락폄근 힘줄이 먼쪽 손가락부터 찢겨지게 되면서 손가락의 DIP 관절을 펴지 못하는 부상을 말한다. 이는 일반적으로 손가락이 공에 걸리거나 바닥에 미끄러지는 등 예기치 않은 순간의 힘으로 인해 발생한다. 유도복 손상은 먼쪽손가락뼈부터 깊은손가락굽힙근이 찢겨지는 것을 말한다. 이 부상은 넷째손가락에서 가장 흔하게 발생하며 손가락이 다른 선수의 유니폼에 걸렸을 때 FDP가 무리하게 수축하여 발생할 수 있다. 이러한 말렛 또는 유도복 손가락 부상의 치료는 일반적으로 지속적인 부목 고정으로 이루어진다.

>> 골반, 엉덩관절, 넙다리 부상

검사 원칙(Examination principles)

청소년 운동선수의 골반, 엉덩관절 및 넓적다리 부상은 외상, 과도한 사용, 특발성 질환의 결과일 수 있다. 골반은 궁둥뼈, 엉덩뼈, 두덩뼈, 엉치뼈 및 넙다리뼈와 그 관절을 포함한 여러개의 뼈로 구성되어 있다. 이러한 뼈는 여러 근육과 인대의 부착 부위 역할을 한다. 이러한 해부학적 구조에 대한 지식은 부상을 이해하고 진단하는 데 있어 가장 중요하다. 엉덩관절, 골반, 넙다리 또는 무릎 통증을 호소하는 경우 병적 질환 과정과 기타 정형외과적 및 비정형외과적 상태를 확인하기 위해 세심한 검사를 수행해야 한다(보기 16.3).

엉덩관절 및 골반 부상의 진단과 치료에는 자세한 병력이 중요하다. 부상의 메커니즘, 통증의 위치 및 설명, 악화시키는 활동은 적절한 진단과 검사 방향을 결정하는 데 도움이 된다. 확산성 또는 국소성 부종과 멍을 검사하면 외상 위치를 파악하는 데 도움이 된다. 국소 부종, 통증, 압통에 주의하여 주의 깊게 촉진하는 것이 중요하며 뼈, 근육 부착 부위, 주변 연부조직을 포함해야 한다. 모든 평면에서 엉덩관절의 능동적 및 수동적 ROM 검사는 반대쪽 사지와 비교했을 때 문제와 제한을 파악하는 데 도움이 된다. 선택적 조직 근육 긴장도 검사 및 근육 성능 검사는 수축 조직의 관여와 적절한 기능 능력을 식별하는 데 도움이 된다. 엉덩관절 통증의 잠재적인 원인을 확인하기 위해 하부 등, 허리, 무릎 등 주변 관절을 검사하는 것이 중요하다.

보기 16.3 엉덩관절 통증의 감별 진단

운동선수 엉덩관절 통증의 원인

- 골단부상/골절
- 피로 골절
- 넙다리부 골단분리증, 패혈성/염증성 관절염, 대퇴무혈성 괴사
- 넙더리부 절구부상, 관절와순 파열, 느슨한 몸체
- 발음성 엉덩관절 증후군, 건염, 활액낭염
- 근육 좌상
- 외상성 엉덩관절 탈구
- 두덩뼈염, 골수염, 스포츠 탈장
- 신경 포착
- 허리 신경근 병증

2012 Little League Pitch Count Limits and Mandatory Rest Rules. Source: https://www.littleleague.org/playing-rules/pitch-count/

골반, 엉덩관절 및 넙다리의 특정 부상

골반 골단염(Pelvic apophysitis)

급격한 성장기에는 소아 선수의 미성숙한 골격이 과사용으로 인한 부상의 위험에 노출된다. 뼈의 성장은 근육 조직이 충분히 길어지고 늘어나는 능력을 초과하여 성장하는 선수의 근육-건 단위에서 가장 약한 지점인 골반 골단에 인장력을 증가시킨다.[59] 골단을 따라 근육이 반복적으로 수축하고 당겨지면 미세 외상과 연골 근육 부착에 점진적인 약화 및 염증을 유발할 수 있다. 부상이 진행됨에 따라 골단은 약간 넓어지고 선수는 찰과상 부상의 위험이 더 커질 수 있다.

골반 골단염의 가장 흔한 부위는 전하장골극(AIIS), 전상장골극(ASIS) 및 궁둥뼈 결절이다. 소전자, 엉덩뼈능선, 대전자에 골단염이 발생할 수 있지만 발생 빈도는 낮다.[3] 골단염이 발생하는 부위는 선수의 골격 연령과 성숙도에 따라 달라지는데, 특정 연령대에서는 골단이 융합되어 더 이상 병리에 취약해지지 않기 때문이다(표 16.4 참조). 수행되는 활동의 유형에 따라 운동선수는 특정 부위의 골단염에 미리 노출될 수 있다. 예를 들어, 축구 선수는 계속 공을 발로 차면서 곧은넙다리근 수축으로 인해 AIIS 골단염을 경험하는 경우가 많다.

관련 부위의 활동과 함께 특정부위 둔한 통증이 골단염의 일반적인 증상이다. 통증은 활동량이 증가하면 악화되고 휴식을 취하면 완화되는 경우가 많다. 충분한 휴식 없이 걷기, 계단 오르내리기 등 일상 활동을 할 때 다리를 절거나 안절부절 못하는 통증으로 진행될 수 있다. 검사에서 염증 가능성이 있는 골단의 압통을 발견할 수 있다. 골단의 근육 부착에 자극시키면 선수의 증상이 가중시킬 수 있다. 이는 해당 근육을 스트레칭하거나 강제로 수축시켜서 할 수 있다.

표 16.4. 엉덩관절 골단염 위치

골단염 부위	근육 부착	골화 연령
ASIS	넙더리빗근, 넙다리근막긴장근	14-16
AIIS	넙다리곧은근	14-16
좌골결절	넙다리두갈래근	21-25
장골능	넙다리근막긴장근, 심부 복부 근육	16-18
대전자	큰엉덩근, 작은엉덩근, 엉덩관절바깥돌림근	14-16
소전자	엉덩허리근	14-16

빠른 성장으로 인해 관련 쪽의 제한된 ROM과 함께 전신의 양측 근육의 비유연성이 나타난다. 단순 골단염이 있는 경우 방사선 사진은 일반적으로 정상이기 때문에 신체 검사 및 진단 영상에서 견열 골절의 구별을 알 수 있다.

골반 골단염의 치료는 휴식, 활동 조정, 통증 및 염증 관리로 시작된다. 선수, 부모, 코치에게 과도한 훈련과 과도한 스포츠 참여에 대해 교육하는 것이 가장 중요하다. 선수가 통증이 없고 통증이 없는 걸음걸이를 보이는 한 체중부하가 허용된다. 통증이 심한 경우에는 목발로 체중을 지탱하는 짧은 기간 동안 보호대를 착용해야 할 수도 있다. 통증이 소절되면 치료의 초점은 근육 유연성과 가동 범위(ROM) 개선으로 바뀐다. 골반 균형과 하지 조절력을 회복하기 위해서는 허리 주변 근육과 하지 근육을 강화하는 것이 가장 중요하다. 스포츠 복귀는 증상과 운동의 질에 따라 점진적인 방식으로 이루어져야 하며, 제한 없이 완전히 참여하려면 최대 6주가 소요될 수 있다.[60]

골반 견열 골절(Pelvic avulsion fractures)

근육찢김과 관련된 골절은 골반 쪽의 융기를 제대로 관리하지 않을 경우 발생하며 비슷한 부위에서 발견된다. 14세에서 25세 사이의 청소년 운동선수에게 가장 흔하게 발생하며, 뚜렷한 부상 메커니즘이 있는 급성 부상의 결과로 발생한다. 융기 쪽 근육이 붙어 있는 부분에서 과도하게 근 육을 수축할 경우 그리고 특히 스포츠 활동을 하면서 자세 가 이상하게 뒤틀어질 경우 강도 높은 힘을 요구하게 되는 데 이때 해당 동작에 실패할 경우 근육찢김이 발생한다.[61]

선수는 사건과 부상 시간을 기억하고 “펑”하는 느낌이나 소리를 들었다고 보고한다. 증상으로는 견열 부위의 압통과 부종이 있다. 체중을 지탱하면 일반적으로 통증이 발생하고 보행 패턴이 불안정해진다. 관련 명도 견열 골절의 특징이다. 부상 중에 발생한 것처럼, 통증은 연관된 근육 그룹의 강한 근육 수축에 의해 유발된다. 방사선 사진은 대부분의 경우 견열의 의심에 대한 진단을 확인할 수 있다. 일반 필름에서 보이지 않는 일부 작은 견열은 CT 스캔으로 진단할 수 있다. 연부조직 손상 및 부분적인 견열에도 MRI를 사용할 수 있지만 또 다른 증상이 있는 경우에 사용할 수 있다.[3,62]

골반 견열 골절의 치료는 골단의 넓어짐과 골절 정도에 따라 달라진다. 2 cm 미만의 골절 있는 부상은 보존적인 관리 과정이 적합하다. 선수는 처음 3주 동안 활동을 자제하고 상대적인 휴식을 취하며, 짧은 기간 동안 체중을 지지하는 보호대를 착용할 수 있다. 통증이 가라앉고 뼈가 치유될 수 있는 시간이 확보되면 통증 없는 완전한 동작을 회복하는 것이 다음 과제이다. 짧은 과정의 근육 강화를 시작하고, 일단 회복되면 다른 합병증이 없는 한 부상 후 6-8주 후에 스포츠 관련 활동으로 점진적으로 복귀할 수 있다.[61]

파편이 2 cm 이상 또는 완전히 변위된 증거가 있거나 허혈성 결절이 동반된 경우에는 보존적 치료보다 수술적 정복술이 더 효과적이다.[61]

엉덩관절 소음 증후군(Snapping hip syndrome)

엉덩관절 소음 증후군은 힘줄이 뼈의 돌출부 위로 움직이면서 엉덩관절에서 들리거나 만져지는 "삐걱"하는 소리가 나는 것이 특징이다. 일반적으로 통증이 동반되며 엉덩관절의 특정 움직임에 따라 지속적으로 반복된다. 엉덩관절 소음 증후군은 외부 및 내부로 분류된다. 관절 내 엉덩관절 병리의 정확성, 설명 및 진단이 향상됨에 따라 "관절 내" 발음성 엉덩관절 증후군은 더 이상 적절한 명명법으로 간주되지 않는다.[63] 엉덩관절 소음 증후군은 공연 예술가, 장거리 달리기 선수, 허들 선수에게 자주 나타난다.

엉덩정강근막띠 끊어지거나 큰 전자 쪽을 넘어 대둔근의 앞 쪽이 움직일 경우 외부 엉덩관절 엉덩이 증후군을 초래하 게 된다. 대전자 뒤쪽에 위치한 엉덩정강근막띠의 두꺼워진 부분이 엉덩관절을 구부릴 때 대전자 앞쪽을 지나가게 된다. 엉덩관절이 펴지면 엉덩정강근막띠가 후방 위치로 돌아가면서 반복적으로 딸깍거리는 소리가 나게 된다.[63] 엉덩정강근막띠와 대전자 사이에는 대전자 윤활낭이 있으며, 반복적으로 딸깍거리는 소리가 나면 염증이 생겨 대전자 윤활낭염이 발생할 수 있다. 중둔근 힘줄의 건병증, 변성 및 파열도 뼈 부착 부위의 기계적 자극으로 인해 발생할 가능성이 높다.[63]

외부 엉덩관절 소음 증후군은 운동선수에게 두 가지 방식으로 나타날 수 있다. 진성 발음성 엉덩관절 증후군은 대전자 주위의 측면 엉덩관절 통증과 압통이 특징이며 반복적인 엉덩관절 굽힘과 폄으로 발생한다. 의자에서 일어설 때, 계단 오르기, 운동 활동 시 대전자 주위에 통증이 발생하며 종종 만져질 수 있다. 운동선수는 "엉덩관절 탈구"라는 설명과 함께 엉덩관절 소음 증후군을 보고할 수도 있다. 감각은 골반을 기울이는 활동에서 반복되는 경우가 많으며 일반적으로 통증은 없다. 이러한 엉덩관절 소음 증후군은 일반적으로 운동 참여나 수행 능력에 영향을 미치지 않는다.[63] 동적 초음파는 발음성 엉덩관절 소음 증후군을 식별하고 확인하는 데 도움이 된다.[59]

외부 엉덩관절 소음 증후군의 치료는 일반적으로 보존적 치료이며 과민성 정도에 따라 달라진다. 엉덩관절 소음 증후군의 통증이 없는 경우, 대퇴 근막 장근 및 둔근에 대한 연부 조직 기법을 통해 통증을 줄이고 근긴장도를 조절하는 데 도움이 된다. 증상이 있는 외부 엉덩관절 소음 증후군에서는 활동 조정과 통증 조절이 가장 중요하다. 조직의 과민성 수준이 감소하면 엉덩관절 굴곡근 스트레칭과 연부 조직 기법을 진행할 수 있다. 두 경우 모두 완전한 회복을 위해서는 몸통 조절, 골반 안정성 및 균형의 정상화가 필요하다. 초기 관리가 성공적이지 않은 경우, 증상 완화를 돕기 위해 초음파 유도하에 점액낭 조직에 주사하는 것을 고려할 수 있다.[64] 보존적 관리가 실패한 경우, 수술적 조치가 필요할 수 있습니다.[65]

내부 엉덩관절 소음 증후군은 무용수 및 기타 공연 예술가에게 흔히 발생한다. 엉덩허리근 힘줄이 만성적으로 외측에서 내측으로 아탈구되는 동안 엉덩관절이 굴곡되고 외전된 외회전 위치에서 내회전으로 신전되면서 스냅 현상이 발생한다.[66] 내부 엉덩관절 소음 증후군은 인구의 약 10%에서 증상이 나타날 수 있지만 무증상일 수 있다.[63]

내부 엉덩관절 소음 증후군을 호소하는 운동선수는 앞쪽 사타구니에서 깊고 종종 통증이 있으며 소리가 나는 둔탁한 감각을 느낀다고 설명한다. 증상은 엉덩관절 굴곡과 신전을 반복하거나 엉덩관절 굴곡, 벌림 및 외회전 자세에서 엉덩관절 신전 및 내회전 자세로 이동할 때 쉽게 재현된다.[67] 가능성은 낮지만 허리뼈의 엉덩허리근 힘줄의 기원으로 인해 엉덩이와 천장관절(SI) 부위의 후방 통증으로 증상이 보고될 수도 있다. 검사 결과, 엉덩관절 전방 촉진 시 '뚝'하는 소리가 들리는 것을 확인할 수 있다. 스냅이 발생하면 선수는 통증이 재현될 것을 예상하여 불안해할 가능성이 높다. 엉덩허리근 힘줄을 직접 압박하면 스냅 현상이 감소하고 내부 발음성 엉덩관절 증후군의 진단에 도움이 될 수 있다. 엉덩허리근의 동적 초음파는 스냅 현상과 장요근과 그 윤활낭의 관련 병리학적 변화를 식별할 수 있다.[68] MRA는 동적 스냅 현상을 감지할 수는 없지만 관절 내 엉덩관절 병리를 확인하는 데 유용할 수 있다. 이는 내부 엉덩관절소음 증후군을 호소하는 환자의 거의 절반이 관절 내 손상을 동반하기 때문에 중요할 수 있다.[69] 내부 엉덩관절소음 증후군의 치료는 외부 발음성 엉덩관절 증후군과 범위가 유사하다. 과민성을 줄이기 위한 활동 조정 및 통증 조절이 주요 목표이다. 물리치료, 약물 치료, 주사가 필요할 수 있다. 엉덩허리근 또는 엉덩관절 전방 구조물에 대한 스트레칭과 연부 조직 가동술은 가동성을 정상화하기 위해 활용된다. 운동은 몸통 조절, 안정성 및 하지 위치를 개선하는 방향으로 진행되어야 한다.[63] 보존적 조치에 실패한 경우, 수술적 조치 및 근육 길이 확보 중재가 긍정적이다.[70]

넙다리 피로 골절(Femoral stress fracture)

넙다리 피로 골절 골절은 신체 활동이 많은 운동선수나 장거리 달리기 선수와 관련이 있는 경우가 많다. 넙다리 부근에 가해지는 비정상적인 압박 및 측면부의 무리한 긴장이 바로 넙다리뼈 골절의 두 가지 증상이 다. 장거리 달리기 선수의 연속적인 발 닿기로 인한 반복적인 스트레스 중 미세 외상이 일반적으로 이러한 유형의 스트레스 골절의 메커니즘이다. 열악한 훈련 요법, 뼈 구성, 혈관 공급, 해부학적 정렬과 같은 요인이 대넙다리 피로 골절 골절과 관련이 있다. 여성 운동선수는 남성 운동선수보다 뼈 스트레스 골절 위험이 최대 4배 더 높다.[71] 무월경, 초경 지연, 섭식 장애, 골다공증과 같은 월경 이상이 있는 여성은 더 큰 위험에 처한다.[72,7]

넙다리 피로 골절 골절이 있는 운동선수는 체중부하 활동에 따라 허벅지, 무릎 또는 사타구니 통증이 증가한다. 활동하지 않고 휴식을 취하면 증상이 감소하거나 완화되는 경우가 많다. 보상 보행 전략은 종종 관련 사지의 체중 수용 감소와 함께 관찰된다. 넙다리뼈 근위부와 사타구니의 압통은 엉덩관절 가동 범위, 특히 엉덩관절 굴곡 및 내회전의 제한과 함께 나타난다. 일반 방사선 사진에서는 처음 2주간은 스트레스 골절을 발견하지 못할 수 있지만, 후속 촬영에서 경화증이나 골절의 증거를 확인할 수 있다. 조기 진단에는 MRI가 더 민감하다.

넙다리 피로 골절 골절이 의심되는 경우 방사선 사진 증거와 관계없이 즉시 체중부하와 목발을 이용한 치료를 시행해야 한다. 압박 측면 골절은 보호 체중부하를 통해 보수적으로 치료한다. 느리고 점진적인 치료 경과가 예상되므로 자주 반복 촬영하여 모니터링해야 한다. 장력 측 골절은 변위 위험이 높으므로 외과적 중재과 고정이 필요하다. 조기에 치료를 시작하지 않으면 불유합, 넙다리뼈머리 무혈성 괴사, 조기 관절염 및 변형의 합병증이 발생할 수 있다. 또한 식이 장애로 인한 영양 결핍이 의심되는 경우 완전한 혈액 검사, 영양 상담 및 심리적 중재가 권장된다.[74] 선수가 통증이 없고 방사선학적 뼈 치유 증거가 있으며 만족스러운 임상 검사를 유지해야만 점진적인 달리기 진행 또는 스포츠별 활동을 시작할 수 있다. 이 과정은 보통 몇 개월이 걸린다.

넙다리 절구 충돌 및 절구테두리 파열

넙다리절구충돌(FAI) 증후군은 최근 젊은 운동선수의 엉덩관절 통증 및 엉덩관절 병리 후유증의 원인으로 인식되고 있는 진단명이다. FAI 증후군은 증상, 임상 징후 및 영상 소견의 세 가지를 동반하는 엉덩관절의 운동 관련 임상 장애이다.[75] 넙다리뼈머리 또는 관골구 경부와 기계적으로 맞닿아 있는 것이 특징이다. 이 병리는 남성에게서 더 많이 발견되며 엉덩관절염, 넙다리뼈머리 골단분리증(SCFE) 및 대퇴 경부 골절과 관련이 있다.[76] FAI는 캠 병변, 핀서 병변 또는 이 두 가지가 결합된 병변의 결과일 수 있다. 캠 병변은 틀어진 뼈의 구조를 더이상 지탱하지 못하여 넙다리뼈 경부가 절구 쪽에 반복적으로 힘을 가하게 되면서 모양이 비정상적으로 들어져 나타나는 증상이다. 젊은 운동선수 남성에서 더 흔하게 발견되며, 이로 인한 절구테두리 및 연골 쪽 병변을 일으켜 앞 쪽 관골구에도 이상을 일으킨다.[77] 핀서 병변은 절 구 쪽에 계속해서 무리한 힘을 가할 경우 발생하며 엉덩이에 힘을 줄 때 넙다리뼈머리 및 경부에 아치대를 사용해야 될 수도 있다. 이 병변은 운동 경험이 많은 중년 여성에게서 가장 흔하게 발견되며, 결국 앞쪽 또는 뒤쪽 관절테두리에 따라 병변이 발생할 수 있다. 엉 덩이 쪽 관절테두리 무릎의 반월판과 같은 기능을 하며 부상을 입으면 충격 흡수, 관절 윤활, 압력 분배 및 엉덩관절 안정성이 저하된다.

진단 영상에서 구조적 소견의 증거와 함께 관련 증상 및 관련 임상 검사 소견이 FAI 진단에 필요하다.[75]

엉덩관절 및 사타구니의 가려움, 통증, 엉덩이만 또는 엉덩이와 함께 다른 부위를 움직일 경우 또는 안쪽돌림에 따라 딸깍 소리가 계속해서 나기도 한다. 운동선수들은 일반적으로 손으로 C자를 만들면서 어느쪽이 아픈지를 설명하고 뒤쪽으로 엄지를 가져다 놓고 나머지 손가락을 앞으로 가져다 놓으면서 엉덩이 측면부를 감싼다. 선수는 장시간 체중을 지탱하고, 돌리고, 충격이 가해지는 활동, 앉는 자세와 같이 엉덩관절을 구부리는 자세를 지속할 때 통증을 호소할 수 있다. 상태가 진행됨에 따라 고통은 사그들지 않고 계속 유지되며, 관절테두리, 관절 표면 및 주변 근육을 포함한 주변 조직에 더 많은 영향을 미친다. 임상 검사에서 특히 엉덩이를 움직일 경우 ROM이 안쪽돌림에 미치는 영향의 한계를 드러내면서 엉덩이에 미치는 충격과 관련하여 좀 더 세밀한 검사를 필요로 하고 있다. 엉덩이를 움직이고 안쪽돌림과 함께 운동선수들의 고통이 지속될 경우 이는 앞쪽 엉덩이의 충격으로 간주할 수 있다. 아래쪽 엉 덩이 충격의 경우 엉덩이를 펴거나 가쪽돌림을 통해 고통이 지속되는지의 여부를 확인할 수 있다.[78] 이러한 힘든 검사도 엉덩이쪽 관절테두리 파열을 암시하는 것으로 여겨져 왔지만, 특정 관절테두리 스트레스 검사가 존재한다. 앞부분 관절테두리의 경우 엉덩이를 구부릴 경우, 가쪽돌림 그 리고 신장시키거나 안쪽돌림 또는 모음시킬 경우 긴장을 느끼게 된다. 엉덩이를 구부리거나 모음 또는 안쪽돌림상태에서 신장시키고 외전 및 가쪽돌림을 수행할 경우 이는 후면 관절테두리가 파열되었는지 진단해 볼 수 있도록 한다.[79] 일반 방사선 사진은 뼈의 이상과 적응 변화를 감지할 수 있지만 MRI는 FAI의 진단에 더 일반적으로 사용된다.[80,81] 관절테두리 파열 또는 연골 손상이 의심되는 경우, MR 관절조영도는 민감도와 특이도가 각각 90%와 91%로 선택되는 진단 검사이다.[82,83]

증거는 다양하지만, 일반적으로 보존적 치료는 FAI의 1차 치료로 권장된다. 연구에 따르면 수술과 유사한 단기 및 장기 증상 완화 및 기능 개선 효과가 있는 것으로 나타났지만, 보존적 치료와 수술적 관리 중 어느 것이 더 효과적인지 완전히 이해하려면 추가 연구가 필요하다.[84-86] 보존적 치료에는 휴식, 활동 조정, 통증 및 염증 조절 방식, 몸통 운동 조절 및 강화 운동이 포함된다.[87] 관절 가동술 및 스트레칭 활동으로 ROM을 회복하려고 시도하지만 통증의 기계적 원인이 있는 경우에는 보존적 조치에 회복하지 않는 높은 활동, 운동선수의 기능 회복에 수술적 조치가 더 효과적인 것으로 나타났다. 외과적 치료의 경우 관련된 병변의 관절경 구조 변화를 통해 이루어질 수도 있고 관절테두리 괴사조직 제거 및 직접 치료, 골수염 치료 또는 연골성형술과 함께 시행될 수도 있다. 외과적 중재 후 재활은 수행된 절차에 따라 달라진다. 관절테두리 괴사조직 제거와 같은 좀 더 단순한 관절경 절차를 살펴볼 경우 운동선수들은 그 즉시 견딜 수 있는 만큼 무게를 들어올릴 수 있다. 초기에는 통증 조절, 염증 조절, 보행 정상화에 중점을 둔다. 아급성기에는 ROM 회복, 근육 기능 및 잘못된 운동 교정을 목표로 하는 운동 및 중재로 진행한다. 똑바로 다리 들기, 윗몸 일으키기, 런지 등 엉덩관절 전방 근육에 스트레스를 주는 운동은 재활 초기에는 피하면서 엉덩이를 구부리거나 건염에 걸릴 확률을 줄이도록 한다.[88] 임상 검사에서 심각한 손상, 비대칭 또는 통증이 더 이상 나타나지 않으면 점진적이고 천천히 운동 복귀를 시작해야 한다.

근육 염좌(Muscle strains)

근육 염좌는 젊은 운동선수에게는 흔히 나타나지 않으며, 대신 운동선수들은 뼈돌기 골절 부상을 더 많이 입는 경향이 있다. 그러나 골단이 골화되기 시작하는 나이가 많은 청소년의 경우 근육 염좌를 감별 진단의 가능성으로 고려해야 한다. 근육 염좌는 골단 손상과 같은 부위에서 발생할 수 있다. 엉덩관절과 허벅지의 가장 흔한 근육 염좌에는 모음근, 엉덩관절 굽힘근, 뒤넙다리근 염좌가 있다. 염좌는 일반적으로 관련 근육군이 극단적으로 늘어나거나 편심 근육이 강하게 수축하여 과부하와 미세 파열을 일으켜 발생한다.[89] 이러한 부상은 육상, 축구, 풋볼 등 빠른 속도의 스포츠와 춤이나 공차기 등 큰 동작이 필요한 활동에서 흔히 볼 수 있다. 부상은 근육 배 안쪽이나 근건 접합부에서 발생할 수 있다. 부상의 위치는 예상 회복 시간과 관계가 있다. 예를 들어 뒤넙다리근 근육의 원위부 염좌는 근위부 건 손상보다 회복 과정이 더 짧고 예측 가능한 경향이 있다.[89] 근육 염좌의 분류는 부상의 심각도를 결정하는 데 도움이 되며 통증, 쇠약, 운동 능력 상실을 기준으로 한다. 근육 염좌는 1등급(최소한의 근육 통증), 2등급(어느 정도 고통을 수반한 미세 근육찢김) 또는 3등급(완전한 근육 파열)으로 분류된다. 이 분류는 부상 예후와 관리에 도움이 된다.

급성 근육 염좌가 있는 운동선수는 특정 활동이나 사건으로 인한 갑작스러운 통증이 시작된다고 보고한다. 파열된 근육-힘줄 위치에서 잡아당기는 느낌이나 "펑"하는 소리가 난다고 보고할 수 있다. 통증은 근육 내 또는 근건 접합부를 따라 나타나며 일반적으로 운동선수가 스포츠를 계속하는데 제한을 받는다. 급성기 및 아급성기에는 손상된 근육에 멍과 확산성 부종이 나타날 수 있다. 또한 손상된 사지를 떼려고 할 때 통증이 있는 보행이 나타날 수 있다. 근육 조직의 신체 검사 및 촉진을 통해 근육 경련과 근육 내 만져지는 결함을 확인할 수 있다. 수축과 완전히 길이를 늘려가면서 조직에 긴장을 주면 진단을 확인하는 데 도움이 된다. ROM 및 근력 제한은 근육 긴장으로 인해 흔히 발생한다. MRI는 진단을 돕고 근육 긴장의 정도를 정의하는 데 도움이 될 수 있지만 일반적으로 더 심각한 부상의 경우에만 사용된다.[89,90] 일반 방사선 사진은 잘 나타나지 않지만, 뼈 부착 부위에 통증이 있는 경우 견열 손상과 실제 근육 염좌를 감별하는 데 도움이 될 수 있다. 허벅지, 엉덩관절 및 골반 근육의 근육 긴장이 의심되는 경우 통증의 추가 원인을 고려해야 한다. 예를 들어, 반복되는 뒤넙다리근 부상으로 궁둥 신경을 따라 신경 자극과 민감성이 발생하면 허벅지 뒤쪽 통증이 발생하고 실제 뒤넙다리근 긴장의 증상이 재현될 수 있다. 뒤넙더리근과 모음근과 같은 여러 근육 그룹은 서로 가깝고 관련 기능이 있기 때문에 복합적인 부상이 발생할 수 있다.[89] "엉덩관절 포인터"라고 불리는 엉덩뼈능선 또는 대전자에 대한 타박상은 직접적인 충격으로 인해 발생하며 골격 성숙이 다가오는 청소년에게 흔히 발생한다. 따라서 선수가 호소하는 증상의 본질을 파악하기 위해서는 정밀한 평가가 필요하다.

운동선수에서 근육 염좌 재발률이 높다. 재발은 손상된 근육의 지속적인 약화, 근육-힘줄이 나머지 반흔 조직으로 인해 제기능을 못할 경우, 부상 이후 스포츠 동작의 생체역학 및 운동 패턴의 적응적 변화로 인해 발생하는 것으로 생각된다.[89] 근육 염좌 치료의 주요 목표는 재부상 가능성을 줄이면서 선수를 이전 수준의 기능으로 되돌리기 위한 것이다.

더 심한 3등급 완전 파열의 경우 수술적 치료 또는 재접합이 필요하다. 하지만 대부분의 1, 2등급 뒤넙다리근 염좌는 보존적 치료로 회복을 한다. 급성 근육 염좌의 초기 치료는 유사한 과정을 따라야 한다. 과거에는 근육 염좌와 같은 대부분의 연부조직 손상을 급성적으로 관리하기 위해 PRICE(보호, 휴식, 얼음찜질, 압박, 회복)의 원칙이 활용되었다. 그러나 최근의 권장 사항은 회복 초기 단계에서 신중하게 통제된 활동을 통해 점진적인 조직 부하의 이점을 활용하여 회복을 개선하고자 한다.[91,92] POLICE라는 약어는 PRICE를 대체하여 보호, 최적의 부하, 얼음찜질, 압박 및 회복을 나타낸다. 이 시기에는 손상된 근육을 보호하는 것이 가장 중요하다. 근육 재생을 촉진하고 흉터 발생 가능성을 줄이기 위해 부상 부위의 근육 스트레칭은 피해야 한다. 대신 관련 관절 부위에 통증이 없는 ROM 활동을 권장한다. 초기 기능적 가동성과 보행을 촉진하면 최적의 부하를 달성할 수 있지만, 조직에 과부하가 걸리고 통증을 유발하지 않도록 목발을 사용하거나 보행 변화를(뒤넙다리근에 무리가 가는 짧은 보폭) 줄 수도 있다. 뒤넙다리근, 허리-골반, 엉덩관절 및 무릎 근육을 강화하기 위해 치료 운동을 시작하고 통증을 피하기 위해 부하와 활동을 모니터링할 수 있다. 운동이 진행됨에 따라 ROM과 근력의 정상화에 주의를 기울여야 한다. 신경근 조절, 균형 및 몸통 안정성 활동에도 중점을 두어야 한다. 근육을 늘리는 활동 중 신경근 조절 및 보호를 강화하기 위해 편심 근육 훈련도 권장해야 한다.[89] 예를 들어, 노르딕 뒤넙다리근 운동을 부상 예방 프로그램에 포함하면 축구 선수의 뒤넙다리근 염좌 위험을 줄이는 데 효과적이다.[93] 선수가 근육 스트레칭 중 통증 없이 만족스러운 신체검사를 받고, 반대쪽 팔다리와의 대칭성을 기반으로 한 정상적인 힘을 가지며 기능 활동을 통한 적절한 조절이 이루어지면 스포츠별 진행을 시작할 수 있다.

코르티코스테로이드 주사는 장기적인 부작용 없이 근육 염좌를 관리하기 위해 성인에서 활용되어 왔다. 이 치료법은 주로 프로 운동선수에게 사용되지만 청소년에게는 일차적인 치료 방법이 되어서는 안 된다.[94]

외상성 엉덩관절 탈구(Traumatic hip dislocation)

외상성 엉덩관절 탈구는 축구, 스키, 모터크로스 등 빠른 속도 및 힘이 가해지는 스포츠를 하다가 발생한다. 엉덩관절 탈구의 대부분은 굴곡된 무릎에 뒤쪽 방향의 고에너지 힘이 가해져 발생한다. 이와 관련된 골절은 뒤쪽 관골부에 반하여 넙다리뼈머리에 발생하는 교대로 인한 탈구와 함께 일어난다. 이 부상을 입은 선수는 팔다리를 굴곡, 모음, 내회전하는 자세에서 극심한 통증을 느끼게 된다. 통증이 심하기 때문에 체중을 지탱하고 사지를 움직일 수 없다. 엉덩관절 탈구는 응급 상황으로 즉각적인 치료가 필요하다. 신경 혈관 구조의 근접성과 잠재적인 손상으로 인해 현장에서는 관절 정복술을 시행하지 않는 경우가 많다. 대신 부상 후 몇 시간 이내에 부목을 대고 신속하게 의료 시설로 이송하는 것이 좋다. 일반적인 방사선 사진을 통해 탈구된 엉덩관절을 확인할 수 있으며, 관련된 기타 다른 부상 가능성을 평가하기 위해 MRI 및/또는 CT 촬영과 동시에 실시해야 한다. 엉덩관절 재배치 및 반복 방사선 촬영 후, 선수는 6주 동안 체중부하를 하지 않는다. 그 후 무혈성 괴사 또는 연골 분해의 발생 위험을 고려하여 반복적인 영상 검사를 실시한다. 엉덩관절의 가동성과 근력의 정상화를 포함하여 복잡하지 않은 회복 과정을 거쳐 신체 검사에서 만족스러운 결과가 나오면 12주 후부터 운동 복귀를 시작할 수 있다.[94]

넓적다리뼈머리 골단분리증

넓적다리뼈머리 골단분리증(SCFE)은 청소년기에 가장 흔하게 나타나는 엉덩관절 질환 중 하나이며 뚜렷한 외상성 사건과 연관되는 경우는 드물다. SCFE는 넙다리뼈머리의 성장판에 기계적 전단력이 증가하여 근위 넙다리뼈머리가 후방으로 미끄러지면서 발생한다. SCFE는 남아, 특히 체질량 지수(BMI)가 높고 최근 급성장한 남아에게 더 많이 발생한다. 여성의 경우 9세 전후에 가장 많이 발생하는 반면, 남성의 경우 11세에 가장 많이 발생한다. SCFE의 초기 발병은 일반적으로 내분비 장애와 연관되어 나타난다.[95] SCFE의 위험 요인과 증상을 잘 알고 있음에도 불구하고 진단이 간과되거나 지연되는 경우가 많다. SCFE를 조기에 진단하면 연골분해, 넙다리뼈머리 무혈성 괴사, 골관절염 등의 엉덩관절 병리가 발생할 가능성을 줄이는 데 도움이 된다.[96]

다리를 심하게 절뚝거리는 청소년의 경우 SCFE를 감별진단으로 고려해야 한다. 통증은 사타구니, 허벅지 또는 무릎 내측으로 점진적으로 시작되어 신체 활동에 따라 증가한다. 그러나 엉덩관절이나 허벅지 통증이 더 확산되거나 통증이 전혀 없는 경우도 SCFE일 수 있다. 급성인 경우, 해당 사지는 폄, 모음 및 가쪽돌림의 휴식 자세를 취할 수 있다. 더 만성적인 SCFE의 경우, 사지가 고통스러운 상태에서 구부리거나 또는 안쪽돌림 상태에서 엉덩관절 가쪽돌림 상태로 될 수도 있다. 양측 침범의 발생률이 20%에서 80%에 이르는 것으로 보고되었기 때문에 반대쪽 사지에 대한 방사선 사진 또는 임상 평가도 필요할 수 있다.[97]

SCFE의 치료는 진단 직후 미끄러진 골단을 개방 고정하는 수술로 이루어진다. 미끄러짐이 안정적일수록 수술 후 변형과 동반 질환이 적고 예후가 좋은 경향이 있다. 고정 후 선수는 6-8주 동안 목발로 체중을 지탱하며 치료를 받는다. ROM, 근력 및 지구력, 균형 감각, 고유 수용성 감각을 극대화하는 것을 목표로 재활을 시작한다. 대부분의 운동선수는 통증이 없고 대칭적인 사지 힘과 기능을 회복하면 점진적인 스포츠 복귀가 허용된다. 그러나 일부 문헌에서 골단이 완전히 융합될 때까지 접촉 스포츠 복귀를 제한해야 한다고 주장한다. 운동 상실, 경직, 통증이 동반되는 더 심한 SCFE의 경우 관절고정이나 골절술과 같은 회복 절차가 필요할 수 있으며 더 높은 수준의 스포츠 참여로 복귀하는 데 어려움을 겪을 수 있다.[98]

레그-칼베-페르테스병(Legg-Calve-Perthes disease, 넙다리뼈머리 무혈성 괴사)

레그-칼브-페르테스병(LCPD) 또는 페르테스는 넙다리뼈머리의 골단에 특발성 골괴사증으로 보통 4-8세 남성에게 나타난다. 그러나 양방향 진단은 여성에게 더 흔하며 전체 사례의 8-24%를 차지한다.[96] 넙다리뼈머리로의 혈류 부족과 그에 따른 괴사는 엉덩관절의 성장과 발달에 장애를 초래한다. 조기 발병, 조기 진단, 조기 중재는 뼈의 성장과 재형성의 도움이 된다.

LCPD를 가진 어린이는 일반적으로 관련 통증 없이 다리를 절게 된다. 그러나 운동을 하면 엉덩관절, 사타구니, 허벅지 또는 무릎에 경미한 통증이 나타날 수 있다. 엉덩관절 내회전 및 외전 가동성의 제한은 고전적으로 LCPD와 관련이 있다. 완전한 혈액 검사와 방사선 사진은 감염의 존재 여부와 질병 진행 정도를 파악하는 데 도움이 된다.

LCPD 관리의 주요 목표는 엉덩관절 가동성 유지, 체중부하 시 통증 감소, 절구 쪽 넙다리뼈 골단을 포함한다. 이 치료법은 여전히 논란의 여지가 많다. 그러나 중증 질환이 있는 소아에서는 수술이 넙다리뼈머리의 모양과 구형을 개선하여 절구 부분을 잘 덮혀주기 때문에 비수술적 치료에 비해 수술적 중재가 더 효과적이다.[96] 가장 일반적인 두 가지 수술 방법에는 넙다리뼈 골절술과 salter 무명 골절술이 있다. 넙다리뼈머리가 회복 징후를 보이면 운동선수는 해당 활동과 스포츠로 복귀할 수 있지만 제한적으로 이를 수행해야 한다.

>> 무릎 부상

검사 원칙(Examination principles)

대부분의 다른 신체별 검사 절차와 마찬가지로, 자세한 병력은 검사자에게 부상을 파악하고 감별 진단을 올바른 방향으로 안내한다. 외상성 또는 점차적인 발병을 통한 부상 메커니즘과 부상 중 관절에 전달되는 힘은 어떤 무릎 구조가 관련되어 있을 수 있는지에 대한 단서를 제공한다. 부종의 정도와 시간도 확인해야 하며, 부종이 심할수록 혈관이 많이 분포된 구조에 손상이 있음을 나타낸다. 점차적으로 진행될 경우 활동에 대한 증상 반응을 자세히 조사해야 한다. 어린이는 일반적으로 질문에 많은 세부 사항을 제공하지 않기 때문에 성인보다 활동으로 인한 통증에 대해 더 구체적인 질문이 필요할 수 있다. 통증이 있는 부위를 확인해야 하며, 아이가 통증의 정도를 말로 표현하지 못하는 경우에는 손가락으로 가장 아픈 부위를 가리키게 하는 것이 도움이 될 수 있다. 부모와 아이에게 현재 기능에 영향을 줄 수 있는 이전의 정형외과적 부상이나 어렸을 때의 W자형 앉기와 같은 질문을 해야 한다.

신체 검사에는 특정 병리를 배제하기 위한 특수 검사, ROM 및 근육 검사가 포함되어야 한다. 이 장의 앞부분에서 설명한 대로, 하지의 기능 검사를 통해 사지 조절력 저하와 균형 또는 기능적 근력 장애를 확인하고 보행 평가도 유용한 정보를 제공한다. 어린이는 지켜보는 동안 '자연스럽게' 걷지 않을 수 있으므로 어린이가 인지하지 못한 상태에서 보행 패턴을 관찰하는 것이 도움이 될 수 있다. 또 다른 유용한 기법은 걷는 동안 거꾸로 숫자를 세거나 이야기를 들려달라고 요청하는 등 대화에 참여시켜 아이의 주의를 분산시키는 것이다. 몸이 쏠린다던가 무게중심이 흐트러 질 때, 골반 움직임, 체중부하 감소, 과도한 넙다리뼈 안쪽돌림, 무릎 외반, 비정상적인 발 움직임과 같은 보행 이상은 모두 주목하고 추가 검사를 안내해야 한다.

인대 부상(Ligamentous injuries)

전방 십자 인대 부상

전방십자인대(ACL) 손상은 어린이들이 스포츠를 즐기다가 발생할 수 있는 가장 심각하고 빈번한 활동 관련 부상 중 하나이다.[4] 골격적으로 미성숙한 어린이의 경우, 여러 부위에서 ACL 복합체의 부상이 발생할 수 있다. 관절 내 파열이 발생할 수도 있지만 경골 극의 ACL 정지 부위에서 박리 골절이 발생할 수도 있다. 경골 극 박리 골절은 골격 성숙 이후에는 거의 나타나지 않는다. 일부에서는 경골 극 부위의 연골이 인대보다 약하고 뼈와 힘줄의 경계가 약한 경우 인대보다는 뼈가 손상된다고 주장한다.[99] ACL을 계속해서 활용하지 못할 경우 이에 대한 부상은 불안정한 무릎 복합체를 초래한다. 부상의 메커니즘은 ACL 파열과 유사하며, 일반적으로 무릎에 외반, 과신전 또는 회전력이 가해지는 감속 또는 회전 동작 중에 파열이 발생한다.[100] 선수는 일반적으로 크고 빠르게 진행되는 관절 분출(관절혈증), 무릎 ROM 감소 및 체중부하 능력 저하를 나타낸다. ACL이 제기능을 하 지 못하게 됨에 따른 결과로 인하여 넙다리뼈상의 정강이 뼈의 이식이 늘어남에 따라 관절이 이완되기도 하고 이는 Lachman 또는 전방 전위 검사를 통해 검사할 수 있다. 부상을 분류하고 2차 손상의 정도를 파악하기 위해 방사선 사진이나 MRI가 필요할 수 있다.[100]

치료는 골절 또는 탈골 정도에 따라 결정된다. 가장 적게 골절이 된 경우 6-8주 동안 깁스 고정으로 비수술적 치료가 가능하다.[99,100] 관절경 또는 개방 수술적 고정에는 여러 가지 방법이 있으며 부상 특성과 의사의 선호도에 따라 다르다. 재활 목표는 스포츠 복귀를 준비하기 위해 무릎 가동 범위, 근력, 균형, 조정력 및 동적 무릎 안정성을 회복하는 것이다.

골격적으로 미성숙한 인구에서 ACL 파열의 발생 빈도가 증가하고 있다.[101] ACL 손상은 일반적으로 달리기, 점프 또는 회전 동작이 포함된 스포츠 또는 활동 중에 발생한다. ACL 부상 위험이 높은 스포츠에는 축구, 농구, 배구, 미식축구 등이 있다. ACL 파열을 경험한 청소년은 성인과 비슷한 병력 및 신체 검사 결과를 보인다. 일반적으로 무릎이 '꺾이는' 느낌과 부상 당시 '파열음' 소리가 들릴 수 있다고 설명한다. 또한 라크만 검사나 전방 전위 검사에서 관절출혈, 무릎 가동 범위 감소, 이완성 증가가 나타나는 경우도 흔하다. KT-1000 관절 측정기와 같은 특수 기기는 정강이뼈와 넙다리뼈 사이의 전방 이동 정도를 정량화하는 데 도움이 될 수 있다. 어린이는 성인보다 관절 변위가 더 많이 일어나는 경향이 있으므로 정확한 검사를 위해서는 다치지 않은 쪽과 비교하는 것이 필요하다.

어린 선수의 ACL 부상 무릎의 후유증에는 일반적으로 재발성 무릎 불안정성, 누적된 관절 내 손상(반월상 연골판 파열 또는 골연골 부상), 활동 수준 감소가 포함된다.[99,102] ACL이 먼쪽 넙다리뼈와 몸쪽 정강이뼈의 물리 조직에 근접해 있기 때문에 일반적인 성인 ACL 재건 수술 기법을 수행할 때 손상될 위험이 있다. 이에 대한 부상은 상지와 하지의 길 이가 차이가 난다거나 또는 뼈가 계속해서 자라게 됨에 따 라 각 변형이 나타나게 된다. 소아 전용 ACL 재건 기법은 이러한 위험을 최소화하고 안정적인 무릎 복합체를 복원하는 데 성공했다. 이러한 혁신적인 기술의 발달로 외과의들은 보존적 관리보다 수술적 재건을 선호할 가능성이 높아졌다.[103-106]

수술 후 초기 재활은 유출 관리, 무릎 최대 신전 유지, 굴곡 가동 범위 회복, 넙다리네갈래근 활성화 회복에 중점을 두어야 한다. 재활의 진행에는 열린 사슬 및 닫힌 사슬 하지 강화가 포함된다. 초기에는 열린 사슬 무릎 신전을 90-40도까지 안전한 범위에서 구부리면서 과도한 힘으로부터 ACL가 접목된 부분을 보호하지만 8주에서 10주 정도 지나면 전체 범위를 적 용해볼 수 있다. 신경근 전기 자극(NMES)은 수술 후 넙다리네갈래근 근력 회복을 개선하는 것으로 나타났지만[107], 일부 어린이는 이 방식을 잘 견디지 못할 수 있으므로 개별적으로 사용해야 한다. 균형 운동, 변화 훈련, 고유수용성 운동을 이용한 통합적인 하지 활동을 통합해야 한다. 또한 포괄적인 재활 프로그램의 일환으로 코어 안정화 및 엉덩관절 강화가 포함되어야 한다.

조깅 및 양측 점프 활동으로의 진행은 일반적으로 수술 후 약 3-4개월 후에 시작된다. 이 기간 이후에는 한다리 플라이오메트릭, 민첩성 활동 및 일반적인 컨디셔닝을 진행해야 하며, 수술 후 6-12개월이 지나면 스포츠 복귀가 가능하다.[99,108] 고강도 훈련 및 스포츠 복귀 통합을 위한 선수의 준비 상태를 결정하기 위해 시간 관련 기준과 기능적 성능 테스트의 통합이 주장되었다.[109] 일반적인 요구 사항은 넙다리네갈래근 강도 검사에서 근력의 90%에 해당하는 대칭 지수 및 한다리 도약 검사의 90%에 해당하는 대칭 지수가 필요하다.[99,106,108,110,111]

최근 연구에서는 스포츠 복귀 전 재부상에 대한 두려움, 운동에 대한 자신감, 정서적 안녕과 관련하여 선수의 심리적 상태를 파악하는 것이 중요하다는 점이 강조되었다. 청소년 선수를 위해 특별히 고안된 심리 측정 도구는 없지만, 저자는 전방십자인대-부상 후 스포츠 복귀(ACL-RSI) 단문 척도를 사용할 것을 권장한다. ACL-RSI는 기준 타당도, 신뢰도 및 반응성이 우수한 것으로 나타났다. 이 척도는 사용자 친화적이며 임상의가 경쟁 스포츠 복귀에 어려움을 겪거나 반복 부상 위험이 높은 운동선수를 식별하는 데 도움이 될 수 있다.[112,113]

ACL 부상 위험 감소(ACL injury risk reduction)

여성 청소년 운동선수는 비접촉식 ACL 부상의 위험이 가장 높은 집단으로, 부상률이 남성보다 2배에서 9배까지 높다.[109,114,115] 마찬가지로, 성별에 관계없이 모든 청소년 운동선수의 ACL 부상 위험은 10세부터 청소년기까지 꾸준히 증가하고 있다.[116] 동적인 무릎 외반, 넙다리뼈 내회전, 점프 및 자르는 동작 시 엉덩관절과 무릎 굴곡 제한과 같은 변화된 하지 운동 패턴은 ACL에 대한 스트레스를 증가시키고 파열 가능성을 높이는 것으로 나타났다.[12,114] 성장기 청소년, 특히 여성의 근력 또는 신경근 조절 결핍은 이러한 병리학적인 패턴과 부상 위험을 높이는 요인으로 작용할 수 있다. 이러한 인식은 동적 사지 관리를 개선하여 선수를 재훈련하도록 설계된 부상 위험 감소 프로그램의 개발로 이어졌다. 이러한 프로그램의 효과는 여러 고위험 스포츠에 종사하는 운동선수들을 대상으로 연구되어 성공적으로 입증되었다.[115,117,118] FIFA 11+, 스포츠 메트릭스 또는 부상 예방 및 경기력 향상(PEP) 프로그램과 같이 잘 설계된 여러 ACL 부상 위험 감소 프로그램을 쉽게 이용할 수 있다.

안쪽곁인대 부상(Medial collateral ligament injuries)

안쪽곁인대(MCL) 부상은 보통 무릎에 외반 스트레스로 인해 발생한다. 일반적으로 보고되는 부상 메커니즘은 선수가 무릎의 측면으로 넘어지는 것으로 미식축구, 축구, 농구와 같은 스포츠에서 자주 발생한다. 선수는 일반적으로 MCL을 따라 무릎 내측에 국한된 작은 삼출액과 압통이 나타난다.[119] 성장판이 열려 있는 젊은 선수의 경우 정강뼈 부착 부위에서 MCL의 찢겨질 가능성을 의심해야 한다. 일반적으로 젊고 골격이 미성숙한 운동선수일수록 견열 손상을 의심해야 하지만, 나이가 많은 청소년은 연부조직 MCL 손상 가능성이 높다.[119] 임상 검사는 이 두 가지 부상을 구별하는 데 도움이 되지만 영상 촬영이 필요할 수 있다. MCL 손상을 입은 선수는 인대를 따라 촉진 시 압통이 있는 반면, 견열 손상을 입은 선수는 정강이뼈의 먼쪽 부착부 근처에서 압통이 더 심할 수 있다.

30도 부터 0도 굴곡에서의 외반 스트레스 검사와 같은 특수 검사도 이완 정도, 관련 구조 및 부상의 심각성을 파악하는 데 도움이 된다. MCL 부상은 이완 정도, 끝 범위 느낌, 섬유 손상 정도에 따라 1, 2, 3등급으로 분류된다. 이 분류 체계는 일반적으로 신체의 대부분의 인대 염좌에 등급을 매기는 데 사용되며, 보기 16.4에 자세히 설명되어 있다. 단일 MCL 손상은 일반적으로 보존적 관리에 잘 회복한다.[120] 외반 외력에 대한 보호를 위해 부상 후 조기에 경첩이 달린 무릎 보조기를 사용할 수 있다. 조기 재활은 ROM, 조기 및 통증 없는 체중부하, 강화, 균형 및 동적 안정성 활동에 중점을

보기 16.4 인대 염좌 등급 척도

등급	설명
1	관절 이완 없이 스트레스 검사를 할 경우 통증이 찾아옴
2	스트레스 검사를 할 경우 관절 쪽에 무리가 가면서 관절 끝부분이 튀어나오기도 하는 등의 통증 수반
3	완전히 인대가 파열되는 경우. 끝부분 없음

두는 것이 좋다. 1급 및 2급 부상은 일반적으로 장기간의 재활이 필요하지 않으며, 스포츠 복귀까지 걸리는 평균 시간은 각각 1-3주, 4-6주이다.[121] 3급 부상은 더 복잡하며 9-12주의 재활이 필요할 수 있다.[122]

뒤십자 인대 부상(Posterior cruciate ligament injuries)

뒤십자인대(PCL)는 넙다리뼈에서 정강이뼈로의 후방 후방으로 이동하는 것을 제한하는 주요 역할을 한다. 이 인대는 일반적으로 활동 중 굴곡된 무릎으로 넘어지거나 자동차 사고로 무릎이 대시보드에 닿는 등 무릎의 앞쪽에 직접적인 충격을 받아 손상된다.

PCL의 단일 손상은 흔하지 않다. PCL이 파열된 선수는 신체 검사에서 후방 이완이 나타난다. 후방 전위 또는 처짐(갓프리) 징후와 같은 특수 검사는 불안정성을 식별하는 데 도움이 되며, 다이얼 검사는 단일 PCL 또는 여러인대가 관련된 부상을 판단하는 데 유용하다.[123]

대부분의 PCL 손상은 보존적 치료를 한다. 활동을 피해야 하며 짧은 기간 동안 고정하는 것이 권장될 수 있다. 초기 재활은 통증, 삼출액, 보행 이상 등 급성 손상과 관련된 장애를 해결하는 데 중점을 둔다. 굴곡을 과도하게 하는 ROM 운동은 PCL에 스트레스를 증가시키므로 부상 후 몇 주까지는 피해야 하며, 이러한 동작은 회복을 지연시킬 수 있다. 마찬가지로, 열린 사슬 뒤넙다리근 운동은 무릎 관절에 후방 변환력을 가하여 PCL 복합체에 스트레스를 줄 수 있으므로 금기이다.[123] 넙다리네갈래근 강화와 동적 안정화 또는 고유수용성 훈련에 중점을 둔다. 재활 기간은 2개월에서 6개월까지 다양하다. ACL 재활과 마찬가지로 넙다리네갈래근 근력 및 기능적 뛰기 테스트와 같은 기능적 성능 측정을 사용하여 스포츠 참여 준비 상태를 결정해야 한다.[124]

외측인대 부상결(Lateral collateral ligament injuries)

외측곁인대(LCL) 손상은 소아 운동선수에게는 거의 나타나지 않는다. 외측 곁인대 부상은 무릎 PLC 전체에 해당되는 부상과 함께 발생하며 많은 양의 에너지가 무릎을 쫙 폈을 때 중앙부로 전달된다.[119] 다시 한 번 강조하지만, 인대는 소아 운동선수에게 가장 약한 부위이며, 종아리뼈에서 LCL의 뼈 부위가 견열되는 것은 LCL 부상과 관련하여 이완을 최소할시킬 수 있다. 이러한 성격의 탈골 골절을 고정하려면 수술이 필요할 수 있다.

관절 내 부상(Intra-articular injuries)

반달연골 손상(Meniscus injury)

10세 이하의 어린이들에게서 나타나는 대부분의 반달연골 손상은 원반모양의 반달연골이라고 알려진 선천적인 기형과 관련하여 발생한다.[125,126] 원반 모양의 반달연골의 경우 반달모양 대신 원반모양을 하고 있고 파열로 이어 지기도 한다. 원반 모양의 반달연골의 경우 측면 반월염에 자주 발생한다. 미국의 전체 유병률은 3%에서 5% 사이로 보고되었으며, 남성과 여성의 발생률은 비슷하다.[126,127] 미취학 연령의 어린 아동의 경우 증상이 없을 수 있으며 무릎이 뚝뚝 끊기는 느낌만 호소할 수 있다. 통증을 동반하는 증상이 있는 찢어지는 현상은 일반적으로 나이가 많은 초등학생에게 나타난다. 이 통증은 간헐적인 삼출액, 무르게된 관절, 맥머레이 검사 양성, 비정상적인 보행 등을 동반할 수 있다. 전체 반달연골의 경우 불안정할 수 있지만 이때 관절 쪽에서 감지할 수 있는 증상은 무릎을 구부릴 때나 펼 때 모두 나타나게 된다.

원반 모양의 반달연골과 관련된 증상이 없을 경우 해당 치료법은 그저 지켜보는 것밖에 없다. 반달연골 파열이 발생할 가능성은 더 높지만, 이러한 환자군에서 외과적 중재가 이러한 위험을 줄일 수 있는지는 현재 확실하지 않다.[125] 증상이 있는 반달연골 손상에는 외과적 중재가 권장된다. 반달연골의 관절경 검사의 경우 일반적으로 배상성형술이라는 절차를 거치게 된다.[126] 반달연골 파열과 관련된 질환의 경우 부분적인 반달 연골 절제술 또는 치료를 동반한다. 불안정한 원반형 변형의 경우 안정화 시술을 시행한다. 재활 프로그램과 완전한 회복을 위한 예상 시간은 수행된 절차에 따라 달라진다. 체중부하 제한 또는 ROM 제한 기간이 필요할 수 있으며 이는 담당 외과의가 지시한다.

선천성 반월상 연골 기형이 없는 외상성 반달 연골 파열은 일반적으로 스포츠 중 뒤틀림 부상으로 인해 나이가 많은 어린이 또는 청소년에게 발생한다. 성장기 어린이의 반달연골은 성인보다 혈관이 더 발달하여 회복 능력이 더 좋은 것으로 알려져 있다.[125] 임상 진단은 신체 검사 및 특수 검사로 진단 신뢰도가 다소 제한되어 있다.[128] 반달 연골 파열 신체 검사에서 가장 일관된 발견은 비틀림 부상 병력, 관절 삼출 및 관절 근육 약해짐이다. 맥머레이 검사, 에이플리 압박 또는 견인 검사, 테살리 또는 에그 검사와 같은 다른 특수 검사도 진단에 도움이 될 수 있다. 자세한 부상 이력과 여러 특수 검사를 통한 양성 또는 음성 소견의 군집분류는 반달 연골 파열에 대한 신체 검사의 진단 정확도를 향상시킨다. 환자의 경우 반달연골이 정강이뼈와 넙다리뼈 사이의 움직임을 막기 때문에 무릎이 "접질려지거나" 또는 "부딪치는" 현상을 호소할 수도 있다. 진단을 돕기 위해 MRI를 찍는 경우가 많지만, 성인에 비해 어린이의 반달 연골 파열을 진단하는 데는 MRI의 정확도가 떨어진다는 점에 유의해야 한다.[125]

반달연골 파열의 치료는 반달연골 내 파열의 위치, 파열 방향, 파열된 조각 부분들에에 따라 달라진다. 앞서 언급했듯이 골격적으로 미성숙한 어린이 반달 연골의 특정 특성으로 인해 성인보다 회복 가능성이 더 높기 때문에 대부분의 어린이 파열은 반달 연골 절제술보다는 치료를 통해 관리한다. 수술 후에는 일반적으로 4-6주 동안 체중을 싣지 않거나 부분적으로 싣고 경첩이 달린 무릎 보조기를 사용하여 치료를 받는다. 무릎 굴곡 ROM도 일반적으로 처음 4-6주 동안은 0-90도로 제한되며, 그 이후에는 점진적인 굴곡이 허용된다. 재활은 근력, 협응력, 사지 조절 능력의 저하를 해결하기 위해 계속되어야 한다. 일반적으로 수술 후 3-4개월 정도 지나면 스포츠 복귀가 가능하며, 대칭적인 사지 근력과 기능적 성능이 회복된다.

무릎의 이단성 골연골염

앞서 설명한 바와 같이, OCD는 연골뼈의 손상으로 인해 그 위에 있는 관절 연골에 이차적인 손상이 발생하는 질환이다. 무릎은 가장 흔하게 발생되는 관절이며, 넙다리뼈 내측과의 측면이 가장 흔하게 영향을 받는 부위이다.[8] OCD가 있는 어린이는 일반적으로 활동과 관련된 전방 무릎 통증을 호소한다. 무릎넙다리 통증, 무릎뼈연골연화증, 추벽 증후군은 모두 유사한 증상을 보일 수 있으므로 감별 진단을 해야 한다. 무릎을 다양한 각도로 구부린 상태에서 검사자는 병변이 위치한 넙다리뼈 어느 부분이 약해져 있는지 발견할 수 있다. 윌슨 징후는 특별한 검사이지만 진단적 가치가 제한적일 수 있다.[129] 병변이 불안정한 상태로 진행된 경우, 마찰음, 무릎 삼출, 보행 이상과 같은 기계적 증상이 나타날 가능성이 더 높다.[130] 일반 방사선 사진은 일반적으로 OCD 병변이 의심되는 아동의 초기 진단 검사의 일부이다. 양성인 경우, 일반적으로 더 많은 정보를 얻고 치료를 위한 의사 결정을 개선하기 위해 MRI 또는 기타 다른 한단계 위의 영상 촬영을 활용한다.[131]

치료는 선수의 나이와 병변의 범위와 위치에 따라 달라진다. 안정된 병변의 경우 비수술적 치료가 권장된다. 전통적인 치료 프로토콜에서는 6주 동안 무릎을 보조기에 고정하고 체중부하를 하지 않는다.[130] 최근 일부 외과의사들은 고정 및 체중부하 제한이 필요하지 않다고 주장하고 있다. 이러한 경우, 운동선수는 최대 체중을 견딜 수 있지만 6-8주 동안 스포츠나 충격이 가해지는 활동은 피해야 한다.[131] 두 가지 모두 어떤 식으로 치료를 유지해야 하는지가 관건이고 장기간 부적절한 OCD를 치료해야 할 경우 이에 대한 교육이 필요할 수도 있다. 무릎을 움직이지 않거나 활동에 변형을 주는 기간 이후, 재활을 시작하고 근력 향상, ROM 그리고 기타 하지 쪽에 영향을 주는 운동사슬에 집중해야 한다. 달리기, 점프 및 스포츠 활동으로의 복귀는 병변 회복에 대한 방사선 검사에 달려 있으므로 담당 정형외과 전문의와 긴밀한 소통이 필요하다. 하지만 많은 운동선수들은 일반적으로 진단 후 3개월 정도 지나면 점진적으로 이러한 활동을 시작할 수 있다. 플라이오메트릭 훈련을 시작할 때는 점프 착지 시 엉덩관절, 무릎, 발목을 통한 적절한 하지 정렬과 충격 흡수를 강조해야 한다. 또한 물리치료사는 이 충격 부하 및 스포츠 활동 재개 기간 동안 선수의 증상 재발 여부를 면밀히 모니터링해야 한다.

일반적으로 불안정한 병변이나 보존적 조치로 회복되지 않는 병변에는 수술적 치료가 권장된다. 여러 가지 수술적 치료가 있으며, 여기에는 전방 또는 후방 훈련 절차, 파편 제거, 내부 고정, 미세골절, 자가 조직 연골세포 이식 술 그리고 골연골 접합 또는 동종 이식편 적용 등이 포함된다.[130,131] 재활 프로토콜은 수행되는 절차에 따라 다르지만 일반적인 프로토콜은 초기에는 부위 고정 기간과 체중부하 제한을 필요로 한다. 재활은 무릎의 국소적 결손 및 기타 운동 연쇄 결손을 다루는 대부분의 다른 수술 후 무릎 시술과 범위가 유사하다. 스포츠 복귀는 일반적으로 수술 후 6-9개월이 지나야 해당 사지에서 필요한 운동 능력을 회복할 수 있다.

급성 무릎뼈 탈구 및 골연골 골절

대부분의 급성 무릎뼈 탈구는 스포츠 중 급격한 방향 전환 중에 발생하는 착지 또는 비틀기 동작으로 인해 발생한다. 운동선수는 무릎이 "빠지는" 느낌을 받게 되며 때때로 무릎뼈가 무릎의 측면에 위치한 것을 기억할 수 있다. 무릎뼈의 재배치는 자연적으로 발생하거나 일반적으로 관련 다리를 곧게 펴는 것만으로 이루어질 수 있다. 무릎이 부어오르고 일반적으로 압통이 있으며 보호대로 인해 일반적으로

ROM이 제한된다. 무릎뼈의 외측 변위는 불안 증상을 유발할 수 있다. 방사선 촬영이나 MRI의 경우 해당 골연골 골절을 치료하는데 사용된다. 만약 아무런 골연골쪽 부상에 대한 표시가 없을 경우, 급성 무릎뼈 탈골은 그저 해당 부위를 고정시키고 4주 동안 있게 함으로써 치료가 가능하며 그 후 점차적으로 ROM을 회복하고 재활에 들어가도록 한다. 운동선수에게 무릎뼈 탈구가 계속 재발하는 경우 수술적 중재가 필요할 수 있다. 안쪽무릎넙다리 인대(MPFL) 재건술은 일반적인 수술이며 좋은 기능적 결과와 관련이 있다.[132] 체중지지는 무릎을 신전 상태에서 고정하여 조기에 보호된다. 조기 ROM 및 넙다리네갈래근 활성화가 강조된다. MPFL 재건술 후 포괄적인 재활은 약 6-12개월 후 스포츠 복귀를 목표로 하는 ACL 재건술 후 논의된 원칙과 상당 부분 겹친다.

골연골 골절은 일반적으로 가쪽 무릎뼈가 갑자기 탈골될 경우 발생하며 안쪽 무릎뼈 및 외측 넙다리뼈와 가장 흔하게 위치한다. 무릎뼈가 탈구되는 동안 내측 무릎뼈 표면이 외측 넙다리뼈와 활차를 가로질러 절단되어 관절 표면이 손상된다.[133] 이 손상의 빈도를 정량화하기는 어렵지만 일부 보고에 따르면 무릎뼈 탈구에서 발생률이 25-75%까지 높다.[133] 골연골 골절이 있는 어린이의 증상은 급성 무릎뼈 탈구와 유사하게 나타날 수 있다; 그러나 움직임 중에 만져지는 마찰음이 있거나 느슨해진 것으로 인해 움직임에 기계적인 뼈의 장애가 있을 수 있다. 단순 촬영으로는 병변이 항상 발견되지 않을 수 있으며 일반적으로 MRI가 선택되는 검사이다.[133] 대부분의 경우 관절경 고정이나 조각을 제거하는 수술적 치료가 필요하다.[133] 골 연골 골절의 경우 수술적 치료가 필요하다. 미세 골절과 같은 재건술은 파편을 제거할 때 시행한다.[133] 미세 골절 시술은 골수를 자극하여 출혈을 일으키고 그 결과 섬유소 응고가 형성되어 결국 섬유연골로 분화하여 손상을 복구한다.[134] 회복 조직을 보호하기 위해 대부분의 외과의는 병변 위치와 시행한 시술에 따라 수술 후 보호 체중지지 및 ROM 제한 기간을 권장한다. 재활은 앞서 설명한 다른 무릎 질환과 유사하다. 스포츠 복귀까지 예상되는 기간은 4-6개월이다.[133]

과사용 부상(Overuse injuries)

무릎 앞쪽 통증은 골격이 미성숙한 운동선수들이 흔히 호소하는 증상이며 다양한 원인으로 인해 발생할 수 있으며, 그중 대부분은 과사용과 관련이 있다. 무릎넙다리 통증 증후군(PFPS), 오스굿-슐라터병(OSD), 신딩-라센-요한슨병(SLJ), 염증성 활액막염, 건염 병증 등이 전방 무릎 통증을 유발하는 흔한 진단명이다.

무릎넙다리 통증 증후군

PFPS는 무릎넙다리 관절 및 주변 구조물의 통증을 지칭하는 광범위한 진단명이다. PFPS는 모든 무릎 과사용 부상의 가장 흔한 원인이다.[3] 하지 기능의 생체역학적 변화는 무릎넙다리 관절에 비정상적인 스트레스와 조직 과부하를 초래하여 무릎 앞쪽 통증을 유발한다. 여러 가지 내적 및 외적 요인 간의 상호 작용이 PFPS를 유발하는 것으로 생각된다. 넙다리뼈 앞경사, 대퇴골 활차 이형성증, 이중으로 구성된 무릎뼈와 같이 구조적으로 이상을 보이는 경우 PFPS의 발병에 기여할 수 있다. 넙다리네갈래근, 뒤넙다리근, 엉덩관절 굽힘근, 엉덩정강근막띠, 장딴지근 복합체의 유연성 제한과 작은엉덩근, 큰엉덩근, 넙다리네갈래근의 근력과 신경근 조절 결함도 모두 PFPS와 관련된 요인으로 알려져 있다.[135] PFPS와 관련된 외적 요인으로는 부적절한 휴식, 훈련량의 빠른 진행, 부적절한 신발 착용 등이 있다. 최근 일부 연구자들은 불안, 우울, 공포, 파국적 상황과 같은 심리적 구조가 PFPS에 영향을 미칠 수 있다고 강조하고 있다; 그러나 이는 소아 또는 청소년 인구에 대해서는 구체적으로 연구되지 않았다.[136]

선수는 일반적으로 쪼그려 앉기, 계단 오르내리기, 달리기, 장시간 앉아있기 등의 활동으로 인해 무릎뼈 아래 또는 주변에서 둔한 통증을 호소한다. 앞서 언급했듯이 근위 및 원위 요인이 PFPS의 발병에 기여할 수 있으므로 종합적인 신체 검사가 필요하다. 작은엉덩근 및 큰엉덩근 근력과 닫힌 사슬 모양의 사지 관리를 하는 동안 해당 증상에 대해 검사를 할 때 주의를 기울여야 한다. 이러한 결함이 PFPS의 발달에 큰 역할을 하기 때문이다.[135,137,138] 과도한 발 엎침 및 제한된 발목 발등굽힘과 같은 원위 요인도 PFPS와 관련된 병리학에 기여할 수 있으므로 그에 따라 검사해야 한다.[139] 사지 관리의 경우 편심성 계단내려오기검사를 활용하여 평가할 수 있고 그에 따라 사지에 있는 문제를 파악해볼 수 있다. 국소적으로 무릎뼈 정렬과 가동성을 검사하여 무릎뼈 가동성이 제한되거나 과도한지, 비정상적인 기울어짐이 있는지 확인해야 한다. 무릎뼈의 관절 표면은 일반적으로 PFPS에서 통증이 있기 때문에 촉진해야 한다. 무릎넙다리 관절의 압박으로 인한 통증도 주목해야 한다(그라인드 테스트). 방사선 사진은 PFPS 진단에 반드시 필요한 것은 아니지만, 다른 가능한 진단이나 관련 문제를 배제하는 데 도움이 될 수 있다.[3]

치료는 먼저 일상 활동 중에 통증을 유발하는 힘을 제거하는 데 중점을 두어야 한다. 운동 중 통증이 있는 활동은 상대적인 휴식을 취해야 하며, 심한 경우에는 완전한 휴식이 필요할 수 있다. 물리치료의 모든 운동은 면밀히 모니터링해야 하며 통증이 없는 상태를 유지해야 한다. 점진적인 부하와 생체 역학적 문제의 교정을 통해 무릎넙다리 관절의 부하 내성을 높이는 것이 모든 중재의 주요 목표가 되어야 한다.[140] 기능 운동 중에는 적절한 하지 정렬을 보장하기 위해 면밀한 감독과 피드백이 필요하다. PFPS의 다인성 특성으로 인해 다양하고 광범위한 치료 계획이 필요하다. 근력 운동, 유연성, 균형, 코어 강화, 신경근 조절 운동은 모두 PFPS 치료에 도움이 되는 것으로 밝혀졌다.[135,141] 보조기 중재, 무릎넙다리에 테이핑 또는 보조기 착용과 같은 보조 치료는 통증 완화에 효과적이며 운동선수가 치료 운동에 참여하는 능력을 향상시키는데 사용될 수 있다. 보존적 치료에 회복하지 않고 증상이 계속하여 기능을 제한하는 경우 수술적 치료를 고려할 수 있다. PFPS를 바로잡기 위하여 측면 이완 및 무릎뼈 재조정 과정이 제시되어 왔다. 이러한 시술을 통한 재활은 일반적으로 광범위하며 장기간 스포츠를 중단해야 한다.

골단염(Apophysitis)

무릎 전방 통증으로 나타나는 일반적인 과사용 부상으로 OSD와 SLJ가 있다. 두 가지 모두 근육 수축으로 인한 견인력으로 인해 골단에 스트레스가 증가하여 발생한다. 이러한 반복적인 힘은 누적된 미세 외상, 염증 및 통증으로 이어진다.[3] OSD는 정강뼈 결절의 부상을 나타내며, SLJ는 무릎뼈 하부의 골단염을 나타낸다. 일반적으로 9세에서 15세 사이에 과도한 달리기나 점프를 하는 활동을 하는 어린이에게 증상이 나타난다. 증상으로는 무릎을 꿇는 등의 활동이나 직접적인 압력에 의해 악화되는 무릎 앞쪽의 통증이 있다. 골단염(정강뼈 결절 또는 무릎뼈 하부)의 위치에서 압통이 나타나면 감별 진단에 도움이 된다. 넙다리네갈래근의 수축성 검사도 통증을 유발한다. 방사선 사진은 근육파열과 같은 기타 다른 진단증상 등을 해결하는 데 도움이 된다.

OSD와 SLJ는 골격 성숙기에 골단이 융합되면 증상이 해결되기 때문에 자가 제한적인 과정으로 간주된다. 급성 관리에는 악화되는 활동으로부터의 휴식, 얼음찜질, 비스테로이드성 항염증제(NSAID)가 포함된다. 치료는 하지 유연성, 특히 넙다리네갈래근과 뒤넙다리근 근육의 유연성을 정상화하는 데 중점을 두어야 한다. 넙다리네갈래근, 엉덩관절 벌림근 및 가쪽돌림근을 강화하면 하지 정렬, 효율성 및 기능적 활동 중 하중 내성을 개선하는 데 도움이 될 수 있다. 운동이 증상을 유발해서는 안된다. 무릎뼈 보호대와 보조기는 증상을 완화하고 운동 참여를 촉진하여 컨디션 저하를 예방하는 데 도움이 될 수 있다.

무릎뼈 건병증(Patellar tendinopathy)

성장판에 문제가 있는 나이가 좀 있는 청소년들의 경우 속뼈와는 다르게 과사용에 의하여 건염이 생길수가 있고, 골단염과는 반대로 무릎뼈 건병증이 발생할 가능성이 높다. 무릎뼈 건병증 또는 "점프하는 사람 무릎"은 농구, 배구, 달리기를 하는 청소년에게 흔히 볼 수 있다. 는 계속해서 미세 외상이 무릎뼈건에 가해질 경우 운동과다로 인하여 발생한다.[3] 운동선수들은 활동으로 인해 무릎 앞쪽에 통증을 호소한다. 넙다리네갈래근의 수축성 검사에서 통증이 나타나고 무릎뼈건을 따라 압통이 느껴지는 것이 일반적이다.

모든 하지 건병증 치료의 중심은 점진적인 건 부하이며 운동선수의 과민성과 반응성에 따라 결정된다. 통증과 반응성이 심한 건의 경우, 악화되는 활동을 자제하고 짧은 기간 동안 상대적인 휴식을 취하는 것이 필요할 수 있다. 등척성 수축을 사용하면 건 약화 및 컨디셔닝 저하를 방지하기 위해 통제된 방식으로 건에 지속적으로 스트레스를 가하는데 도움이 된다. 수축 유형에 관계없이, 건이 덜 반응하거나 과민해지기 때문에 긴장 상태에서 시간에 초점을 맞춘 무거운 부하 프로그램이 지지되었다.[142-144] 한다리 스쿼트는 무릎뼈건에 부하를 전달하는데 일반적으로 사용되는 운동이다.[145] 스포츠와 관련된 힘으로 인해 무릎뼈건 병증이 있는 운동선수의 재활에는 결국 달리기, 플라이오메트릭 및 민첩성 훈련과 같이 건 에너지 저장 및 방출을 강조하는 활동이 통합되어야 한다. 이와 함께 하지 유연성, 근력 및 신경근 조절 능력을 향상시키는 것도 종합적인 치료 계획의 구성 요소가 되어야 한다. 넙다리네갈래근과 뒤넙다리근의 유연성 부족은 하지 과사용 증후군의 위험 요인으로 알려져 있으므로 부상 예방을 위해 장기적인 유연성 프로그램을 권장해야 한다.[146]

추벽 증후군(Plica syndrome)

추벽은 무릎의 활액막에 있는 조직 띠로, 발생학적 무릎 발달의 과정에서 발생한다.[147] 추벽은 여러 위치에서 발견될 수 있지만, 가장 흔하게 증상이 나타나는 것은 내측 추벽이다. 내측 추벽은 해부학적으로 정상적인 변형으로 간주해야 하는데, 그 존재가 항상 증상을 유발하는 것은 아니기 때문이다. 추벽은 움직임에 따라 내측 넙다리뼈융기가 문지르면서 염증과 그에 따른 무릎 앞쪽 통증을 유발할 때 증상이 나타날 수 있다. 환자는 "마치" 무엇인가가 걸린듯한 느낌이나 구부리거나 무릎을 펼 때마다 소리가 나는 것과 같은 증상을 호소하기 때문에 진단을 어렵게 만들고 있다.[148] 증상이있는 추벽의 촉진은 임상 검사에 중요하지만 어려울 수 있다. 추벽은 일반적으로 무릎뼈 내측에서 넙다리뼈 안쪽까지 이어지며 무릎뼈에 수직으로 향하는 통증이 있고 팽팽한 띠로 느껴진다. 치료는 활동 조정, 염증 조절, 무릎뼈 테이핑 기법, 유연성 회복, 통증 없는 강화, 동적 사지 조절에 중점을 두는 등 PFPS에 대해 설명한 것과 유사하다. 보존적 조치가 실패하면 관절경 절제술을 권장할 수 있다.

>> 하지 부상

하지는 정강이뼈, 종아리뼈 및 그 주변 조직을 모두 포함하는 부위를 말한다. '정강이 부목'이라는 용어는 하지 통증을 설명하는 포괄적인 용어이지만 하지 조직의 다양한 부상을 지칭할 수 있다. 하지는 운동선수에게 외상성 부상과 과사용으로 인한 부상이 모두 발생하기 쉽다. 하지 통증의 일반적인 감별 진단에는 내측 정강이뼈 스트레스 증후군, 정강이뼈 및 종아리뼈 스트레스 골절, 만성 운동 구획 증후군, 급성 구획 증후군, 근육 염좌 및 건병증, 외상성 정강이뼈 및 종아리뼈 골절이 포함된다.

정강이 부목(Shin splints)

안쪽 정강이뼈 압박 증후군(Shin splints)

안쪽 정강이뼈 압박 증후군(MTSS)은 하지 통증의 가장 흔한 원인이다. 달리기나 점프를 하는 활동으로 인하여 원위의 앞내측면부터 중앙쪽 3분의 1만큼의 정강이뼈를 따라 가해지는 통증 및 염증이 나타난다. 완전히 이해되지는 않았지만, 처음에는 후방 정강이뼈근 및 가자미근의 과도한 사용으로 인해 정강이뼈의 내측 경계를 따라 골막이 다시 작용하여 MTSS가 발생하는 것으로 생각되었다. 높고 반복적인 하중과 빠른 발 엎침은 연부조직과 골막 부착물의 미세 파열에 기여한다. 그러나 다른 메커니즘으로는 골 과부하로 인해 골막염이 아닌 골다공증성 피질과 골수 부종이 발생하여 MTSS가 발생한다는 것이다.[149] 엉덩관절 안쪽돌림 가동범위 감소, 과도한 발바닥 굽힘, 과도한 중간발바닥 가동성, 충격 흡수 저하, 운동 강도의 급격한 변화, 하지에 대한 근력약화 또는 불균형, 높은 BMI 등이 MTSS의 원인으로 작용한다.[59,149]

MTSS가 있는 운동선수는 정강이뼈의 후내측 경계를 따라 하지의 원위에서 중앙 1/3에 통증과 압통을 호소한다. 처음에는 운동 시작과 함께 통증을 호소하다가 줄이게 되면 통증이 감소한다. 그러나 증상이 악화되면 통증은 달리는 내내 지속되고 기타 다른 활동에도 지장을 줄 수 있다. 신체 검사를 통해 하지 근육, 즉 뒤정강근과 짧은종아리근의 약화와 불균형을 확인할 수 있다. 과도한 보상성 발 엎침을 유발하는 하지 운동 사슬의 생체 역학적 변형도 있을 수 있다. MRI는 MTSS와 피로 골절을 진단하고 구별하는 데 가장 민감하고 구체적인 검사이다. 일단, 단순촬영법을 수행하는 것이 일반적이다. 뼈를 스캔할 경우, 피로골절로 의심되는 중심쪽 가로줄과는 반대로 위쪽으로부터 수직으로 퍼지는 현상을 발견할 수 있다. MRI의 경우 MTSS와 피로골절을 구별하는 진단에 있어서 가장 효과적이고 정확한 검사라고 알려져 있다.

MTSS 치료는 달리기나 점프와 같은 고통스러운 활동에서 적극적인 휴식을 취하는 것으로 시작된다. 수영, 자전거 타기 및 기타 심혈관 훈련과 같은 충격이 적은 활동은 체력 수준을 유지하고 컨디션 저하의 영향을 줄이기 위해 권장된다. 얼음찜질, 압박 테이핑 또는 붕대 사용, NSAID 비스테로이드성 소염진통제)등의 통증 조절 방법이 증상 완화에 도움이 될 수 있다. 재활 프로그램은 종아리 근육에 특히 중점을 둔 하지 근육의 유연성 및 근력 운동으로 구성되어야 한다. 또한 치료는 발과 하지 운동 사슬 및 몸통의 균형과 동적 제어를 회복해야 한다. 또한 철저한 기능 평가를 실시하여 스포츠별 움직임에 영향을 미치는 요인을 파악해야 한다. 치료 초기에는 적절한 발 지지력이 있는 신발 및 보조기 중재가 통증이 있는 구조의 부하를 덜어주는 데 도움이 될 수 있다. 적절한 관리를 받으면 달리기 및 충격이 가해지는 활동으로 복귀하는 데 6-8주가 소요될 수 있다. 달리기 복귀는 점진적인 달리기 프로그램을 통해 이루어진다. 달리기 거리, 빈도 및 강도를 늘리는 것은 점진적으로 이루어져야 하며, 현재와 같은 속도로 진행하지 말고 운동선수의 체력 수준,

통증 반응 및 목표를 고려해야 한다.

정강뼈 피로 골절(Tibial stress fracture)

정강뼈 피로 골절은 달리기, 농구, 체조, 댄스 등 다리에 반복적인 하중이 가해지는 활동에서 흔히 발생한다. 피로 골절은 반복적인 뼈의 과부하와 그에 따른 힘의 요구를 충족시키지 못하여 발생하는 골절이다. 정강이뼈 피로 골절의 원인으로는 구조화되지 않은 훈련 요법, 뼈 건강 악화, 높은 BMI, 비정상적으로 높거나 낮은 수직 원호 높이, 과도한 발 엎침 등이 있다.[150] 장거리 달리기 선수의 발병률이 높기 때문에 달리기 역학의 특정 특징이 연구되어 정강뼈 피로 골절과 관련이 있는 것으로 밝혀졌다. 위와 같은 증상의 경우 높은 무게 지탱, 지면에 발뒤꿈치를 부딪치는 경우, 도약 거리가 높은 경우, 규칙적인 움직임이 줄어들 경우 그리고 높은 정강뼈 가속도를 포함한다.[151-153]

정강뼈 피로 골절은 정강뼈 표면에 국소적이고 급성이며 날카로운 통증을 유발한다. 정강뼈의 길이를 따라 어디에서나 발생할 수 있지만 일반적으로 전방 피질의 중앙에서 위쪽 1/3에 위치한다. 골절 부위를 따라 국소 압통과 통증이 보고되며 만져지는 두꺼워짐과 관련이 있을 수 있다. 통증은 일반적으로 활동을 시작할 때는 나타나지 않지만 활동이 계속되면서 점차 악화되고 결국에는 휴식 중에도 발생할 수 있다. 진단 영상으로 확인할 수 있다. 초기에는 일반 방사선 사진이 정상일 수 있지만 결국 뼈의 치유를 나타내는 부위에 골막 치유 또는 석회화가 형성될 수 있다. 뼈 스캔은 구체적이지는 않지만 앞쪽 정강뼈를 따라 국소 흡수를 보여줄 수 있다. MRI는 보다 구체적이며 정강뼈 피로 골절의 진단을 더 잘 돕고 심각도를 판단할 수 있다.

정강뼈 피로 골절의 초기 치료는 뼈의 재형성을 위해 상대적 휴식과 활동 제한을 하는 것이다. 통증이 없는 체중부하, 근육 활성화 및 유연성 활동을 시작할 수 있다. 체중부하가 고통스러운 경우에는 단기간 동안 워킹 부츠를 착용하거나 목발을 이용한 체중부하 제한이 필요할 수 있다. 방사선 사진상 치유가 확인되면 점진적인 체중부하와 더 발전된 강화 및 유연성 프로그램을 시행할 수 있다. 근력 강화가 진행되고 선수가 더 많은 부하를 견딜 수 있게 되면, 운동의 질과 점진적인 복귀에 중점을 둔 스포츠별 훈련을 시작할 수 있다. 수직 및 비틀림 하중을 제한하는 것을 목표로 하는 보행 재훈련도 정강뼈 피로 골절 관리에 효과적이다.[151,153] 선수가 회복되지 않거나 여러 번의 피로 골절 병력이 있거나 뼈 건강이 오랫동안 손상된 병력이 있는 경우, 보다 철저한 의학적 검사가 필요할 수 있다. 여기에는 혈액 검사 및 영양 상담이 포함된다.

구획 증후군(Compartment syndrome)

하지는 네 개의 구획으로 구성되어 있다: 앞부분, 가쪽, 뒤쪽표면 그리고 뒤쪽 깊숙한 부분이다. 각 구획은 근육, 혈관 및 신경 조직으로 구성되어 있으며 모두 피포성의 조직으로 둘러싸여 있다.

급성 구획 증후군은 하지의 급성 외상으로 인해 발생하는 응급 질환이다. 구획 내 압력의 증가는 연부조직 부종으로 인해 발생하며 국소 통증, 마비 및 쇠약감을 유발한다. 급성 구획 증후군이 의심되는 경우 즉각적인 조치가 필요하다. 구획 압력을 완화하고 영구적인 조직 손상을 예방하기 위해 근막절개술을 시행한다.

만성 운동 구획 증후군(CECS) 또는 운동으로 인한 구획 증후군은 장거리 달리기 선수에게 흔히 나타나는 일시적인 상태이지만 모든 운동선수에게 기능 장애를 일으킬 수 있다. 운동 중 근육 허혈로 인해 구획 내 압력이 크게 상승하여 통증이 발생한다. 운동 중 근육 수축이 증가하면 영향을 받는 하지 구획 내의 혈류량과 부피가 증가할 수 있다. 일반적으로 주변 근막은 증가된 근육량의 수요를 충족하기 위해 적응하고 확장된다. 그러나 CECS에서는 근막이 이를 수용하지 못하여 혈류가 조여지고 허혈이 발생한다. 신경 혈관 손상 유무에 관계없이 통증과 압박감을 호소한다. 증상의 위치와 증상은 영향을 받는 구획에 따라 달라진다. 앞쪽과 옆쪽 구획이 가장 흔하게 영향을 받는다; 그러나 하지의 네 구획 중 어느 구획이든 관련될 수 있다.

CECS를 앓고 있는 운동선수는 일반적으로 감염된 구획의 분포에서 하지 통증, 압박감 및 쥐어짜는 듯한 감각을 호소한다. 일반적으로 선수는 처음에 근긴장과 경련을 보고하지만 감각 변화와 운동 약화로 진행될 수 있다. 증상은 일반적으로 예측 가능하며, 주어진 운동 강도와 지속 시간에 따라 악화되며 활동을 중단하면 곧 완화된다. 이 증후군의 진단은 구획 내 압력 검사로 확인할 수 있다. 활동 조정, 연부조직 동원 및 마사지, 근육 스트레칭 및 강화, 보조기 처방의 보존적 치료는 CECS 관리에 그다지 성공적이지 않았다.[154] 그러나 전면 구획의 CECS 치료를 위한 보행 재훈련 기법의 사용에 관한 연구가 나오고 있다 .[155] 보존적 치료에 실패하는 경우, 관련 구획의 수술적 근막절개술을 권장하며 8-12

주 이내에 선수가 완전한 활동으로 돌아갈 수 있도록 한다.[59]

>> 발목 부상

발목은 전체 근골격계 부상의 20-30%를 차지하는 가장 흔한 운동 부상 부위이다.[156] 발목 관절은 세 가지 주요 관절로 구성되어 있다. 정강목말관절은 정강뼈, 종아리뼈 그리고 목말뼈의 근위면 사이에 있고 발바닥 굽힘과 발등굽힘을 담당한다. 목말밑관질은 목말발꿈치관절과 목말발꿈치발배관절로 구성되어 있으며 이 목말밑관절에서 대부분의 안쪽번짐과 바깥번짐이 발생한다. 특정 관절에서 한 가지 움직임이 지배적이더라도, 관절 축의 방향으로 인해 모든 세 가지 운동 평면에서 이동이 동시에 발생한다는 점을 주목하는 것이 중요하다. 따라서 발목 주위의 삼중 운동은 종종 뒤침- 발바닥쪽굽힘, 안쪽번짐, 모음의 복합 그리고 엎침-발등굽힘, 가쪽번짐 그리고 벌림의 복합으로 묘사된다.

발목 통증의 더 일반적인 감별 진단은 외측 발목 염좌, 인대 결합 부위 염좌, 원위 성장판 골절, 긴종아리근 어탈구, 목말뼈 원개의 골연골 골절, Maisonneuve 골절 또는 원위 정강종아리인대결합찢어짐과 종아리뼈 근위부 골절의 조합 그리고 발목뼈굴 충돌이 있다.

발목 염좌(Ankle sprains)

외측 발목의 안정성은 주로 앞목말종아리인대(ATFL), 발꿈치종아리 인대(CFL), 뒤목말종아리 인대(PFL)로 구성된 외측 인대 복합체에 의해 발생한다. 세 인대 모두 과도한 발목 안쪽번짐을 제한하는 데 도움을 주며, ATFL은 목말뼈의 전방전위까지 보호한다. 내측 발목 인대는 더 두껍고 강한 삼각 인대로 구성되어 있으며 발목 가쪽번짐, 엎침 및 목말뼈 전방 변위를 억제한다. 정강뼈와 종아리뼈는 앞쪽정강종아리관절, 뒤쪽정강종아리관절 그리고 원위근간인대에 의해 이어져 있다. 이들은 함께 정강뼈와 종아리뼈의 전체 길이를 가로지르는 골간 막의 원위 부분을 구성하며 하지의 안정성과 힘 전달에 기여한다.

모든 발목 병리의 85%는 급성 발목 염좌로 인해 발생하며 대부분 외측 인대 손상을 동반한다. 부상의 메커니즘은 일반적으로 과도한 안쪽번짐 및 발바닥굽힘이다. 삼각 염좌는 부상 메커니즘 때문에 바깥번짐 염좌라고도 한다. 흔히 '높은 발목 염좌'라고 불리는 인대결합부위 염좌는 내측 발목 염좌와 함께 발생할 수 있으며 발목의 강제 외반 및 가쪽돌림으로 인해 원위 정강종아리 관절이 넓어지는 것을 유발한다. 내측 발목 또는 정강종아리 인대결합에 대한 부상은 내재된 안정성 때문에 덜 흔하다.[157]

발목 부상을 검사할 때 부상 당시 발의 위치, 압통의 위치, 가동성 검사를 주의 깊게 관찰하면 손상된 인대를 파악하는 데 도움이 된다. 선수는 갑작스러운 통증이나 "퍽"하는 소리와 함께 뚜렷한 부상을 보고한다. 더 심한 염좌의 경우 통증으로 인해 운동 활동에 계속 참여할 수 없다. 선수는 처음에 발목 전체와 발과 발가락에 통증, 부종, 반상출혈 증상을 보인다. 발의 의존적인 위치 때문에 부종과 멍이 항상 부상 부위와 일치하지 않을 수 있다는 점에 유의해야 한다. 또한 체중 지탱이 제한되고 통증이 있을 수 있다.

신체 검사에는 발목 인대를 따라 주의 깊게 촉진하여 관련 인대를 식별하는 데 도움이 되도록 해야 한다. 특히 관련 인대에 스트레스를 주는 동작에서는 운동범위가 제한될 수 있다. 발목 불안정성 진단에는 단일 인대 압박 검사도 도움이 될 수 있다. 외측 인대 압박 검사에는 전방 끌림 검사 및 목말뼈 경사 검사가 포함된다. 전방 끌림 검사는 ATFL의 안정성을 검사하는 반면, 목말뼈 경사 검사는 CFL의 안정성을 목표로 한다. 클라이거 테스트 또는 강제 발 외반 및 외회전, 압박 테스트는 각각 내측 발목의 삼각 인대 및 인대 결합 부위에 스트레스를 가한다. 모모든 테스트는 운동량, 고통 유발 지점, 발목의 미손상지점까지의 최종점을 비교하기 위해 양방향으로 진행되어야 한다. 급성기에는 발목이 너무 부어오르고 통증이 심해 검사를 정확하게 수행하기 어려운 경우가 많다. 중간 범위에서 수행되는 저항성 근육 검사는 일반적으로 통증이 없지만, 외측 발목 부상과 동반된 종아리뼈건

표 16.5. 급성 부상 관리를 위한 POLICE 원칙

원칙	관리 옵션
보호(Protection)	부목, 보조기, 워킹 부츠, 테이핑
최적의 하중 (Optimal loading)	체중 지지, 활동 수정, 교차 훈련, 보호 이동성 변경
얼음찜질(Ice)	국소 얼음 목욕, 냉찜질, 얼음 마사지
압박 (Compression)	에이스 랩, 열린 바구니 모양의 테이프 적용, 펠트 덧대, 압박용 천
거상 (Elevation)	부상 부위를 심장 높이보다 높게 올리기

긴장과 같은 근건 단위의 부상이 있는 경우를 제외하고는 통증이 없는 경우가 많다.

다른 급성 부상과 마찬가지로 발목 염좌의 치료는 초기에 보호, 최적의 하중, 얼음찜질, 압박 및 관련 사지의 거상이라는 POLICE 원칙을 따른다(표 16.5). 통증과 부기가 가라앉을 때까지 며칠 동안 적극적인 휴식과 고정이 필요할 수 있지만, 조기에 관절을 움직이고 체중을 지탱하는 것이 장기간의 고정에 비해 기능 회복에 더 유리한 것으로 나타났다.[158]

인대 파열의 정도에 따라 치료 계획 수립에 영향을 미친다. 1급 발목 염좌는 2급 또는 3급 염좌보다 더 빨리 회복될 수 있다. 이전 부상 이후 발목 염좌가 재발할 가능성이 높기 때문에,[158] 모든 발목 염좌에는 가동성, 고유 감각 및 근육 기능의 회복을 돕기 위한 재활 프로그램이 권장된다. 발목 발등 굴곡과 발바닥굽힘부터 시작하여 부상 급성기에 ROM 활동을 시작할 수 있다. 이마면에서의 안쪽번짐과 바깥쪽 번짐으로의 진행은 통증이 없고 제한된 범위에서 시작될 수 있고 조직 반응 및 인대 치유를 용이하게 하기 위해 통증 반응에 의해 모니터링될 수 있다. 직선면 체중부하 활동도 비슷한 과정을 거쳐야 하며, 결국에는 다양한 표면에서 다중면 및 편측 활동을 해야 한다. 외측 발목 염좌 후 근육 잠복기가 증가하기 때문에 근육 활성화, 동원 및 타이밍에 세심한 주의를 기울여야 한다.[159] 재활 과정 후에도 발목 불안정성과 기능 장애가 지속되는 경우, 특히 완전한 인대 파괴가 있는 3등급 부상의 경우 발목 안정기의 외과적 재건이 보장될 수 있으며 좋은 결과를 얻을 수 있다.

발목 골절(Ankle fractures)

급성 부상 후 소아 발목을 평가할 때는 신체가 약하기 때문에 인대 염좌와 성장판 손상을 구별하는 것이 중요하다. 스포츠에서 발목 골절은 고정된 발에 대한 감속 또는 회전력으로 발생한다. 골격계가 미성숙한 12세 미만 어린이의 경우, 외측 발목 부상 메커니즘으로 원위 종아리뼈 골절이 발생할 가능성이 높다.[160] 솔티-해리스(Salter-Haris) 타입1 비전위 골절은 원위 종아리뼈 성장판 골절의 가장 흔한 골절이다. 촉진 시 통증은 외측 복사뼈의 원위 부위에서 손가락 한 너비 정도 위에 위치한 골육 성장판 위에 있다(그림 16.8). 치료는 3주 동안 깁스 고정 후 외측 발목 염좌와 유사한 재활 프로그램을 시행한다. 일반 방사선 사진은 발목 골절의

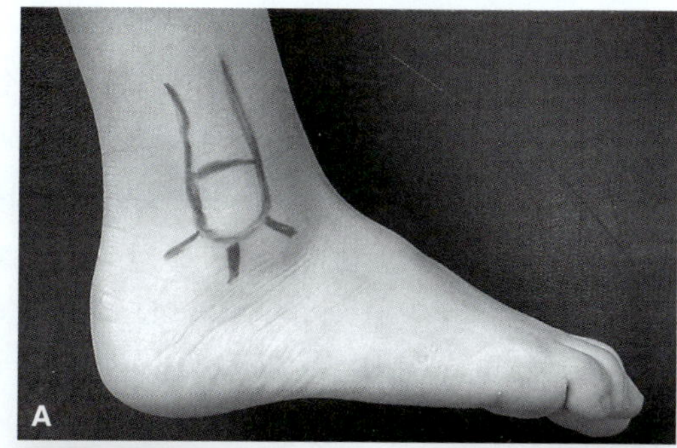

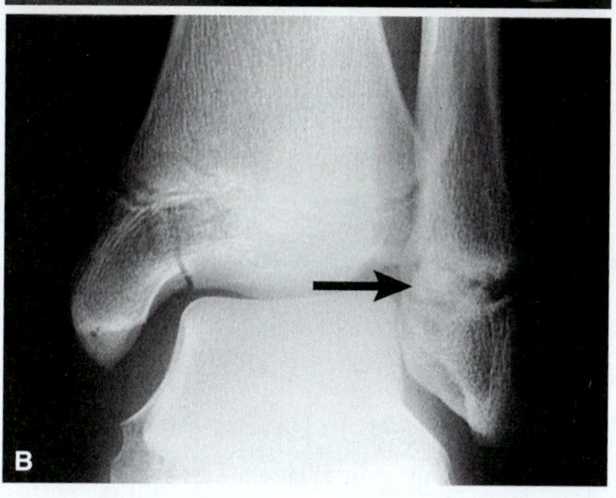

그림 16.8. A: 원위 종아리뼈 골절과 외측 발목 인대의 위치, B: 원위 정강뼈의 살터-해리스 II 골절이 동반된 원위 종아리뼈 성장판의 위치(화살표)

진단에 도움이 될 수 있다. 오타와 앵클 룰은 5세 이상의 골절을 감지하는 데 민감한 것으로 나타났으며, 소아 외상성 발목 부상의 임상적 결정 과정 및 진단에 활용되어야 한다[161,162](보기 16.5).

세 면의 정강뼈 측면 말단에 발생하는 삼면 골절과 illaux 골절은 선수가 골격 성숙에 가까워지면서 발생하며, 보통 여아와 남아의 경우 각각 15세와 17세 전후에 발생한다. 두 골절 모두 부분적으로 닫힌 성장판으로 인해 발생한다. 성장판은 먼저 중앙에서 융합된 후 내측과 외측이 닫히면서 측면 부분이 부상에 취약한 상태로 남게 된다. 삼면 골절은 세 개

보기 16.5 오타와 앵클 룰

발목 엑스레이 촬영은 복사뼈 부위에 통증이 있고 이러한 소견 중 하나라도 있는 경우에만 필요하다:

1. 외측 복사뼈의 후방 가장자리 또는 끝 부분의 뼈 압통
2. 내측 복사뼈의 후방 가장자리 또는 끝 부분의 뼈 압통
3. 응급실에서나 그 자리에서 체중을 견딜 수 없음

의 평면에서 발생한다: 이마면, 시상면, 수평면 틸로우 골절은 원위 정강뼈 골단의 융합되지 않은 전외측 분절의 살터-해리스 3형 골절로, ATFL에 의한 골단 분절의 견열로 인해 발생한다.[160] 발의 강제 외회전이 일반적인 부상 메커니즘이다. 두 골절 모두 3-4주 동안 긴 다리 깁스를 한 후 짧은 다리 보행 깁스를 하고 3-4주 동안 체중을 싣지 않는 상태로 관리한다. 깁스를 풀고 나면 재활을 시작하여 하지 전체에 정상적인 힘과 이동성을 회복할 수 있다.

목말뼈원개 골연골 골절은 손상 중에 목말뼈 내측 또는 외측 복사뼈와 인접해있을 경우 발목 염좌로부터 비롯될 수 있다. 뼈와 그 위에 있는 연골이 손상되면 관절 공간에 자유롭게 떠다니는 통증이 있는 조각이 생길 수 있으며 움직임이 제한될 수 있다. 골연골 골절은 발목 염좌의 급성기에는 주변 조직의 대부분에 염증이 생겨 진단하기 어렵다. 염좌 후 지속적인통증과 함께 부종이 지속되고 간헐적으로 딸깍 소리가 나거나 잠기는 증상이 나타나면 골연골 골절을 의심할 수 있다.[160] 깁스 및 보조기 치료는 연골 치유를 위한 통제된 환경을 제공하기 위해 젊은 선수의 덜 심한 병변에 대한 치료법이다. 그러나 심한 병변 은 관절경 수술, 관절 내 유리체 제거 수술, 핀 삽입 수술, 연골 이식 수술 등 외과 수술을 요할 수도 있다.

발목 충돌(Ankle impingement)

발목 충돌은 전방, 전외측 또는 후방 통증의 원인이 될 수 있다. 전방 충돌은 축구, 농구, 댄스 등에서 흔히 볼 수 있으며 발목 관절의 비정상적인 역학으로 인해 정강뼈 원외부 골중식체 형성이 원인이 된다. 강제로 발목이 최대로 발등굽힘을 하게 되면 골극이 목말뼈 접촉하여 통증을 유발한다. 전외측 발목 충돌은 발목 염좌 후에도 지속되는 만성 통증의 영역이다. 가능한 원인으로는 정강종아리 인대 충돌, 활막 충돌 또는 골 연골 골절이 있다.[160] 종아리뼈와 외측 목말뼈 사이, 발목뼈굴 내 또는 ATFL 근처에서 통증이 보고된다. 치료에는 휴식, 비스테로이드성 소염진통제(NSAIDs), 보조기, 관절 가동술, 관절경적 박리술 등이 포함된다.

후방 충돌은 발이 발바닥굽힘 할 때 발목 뒤쪽에 통증이 발생하는 것으로, 반복적으로 발을 뻗는 발레 무용수나 운동선수들이 흔히 경험하는 증상이다. 통증은 발목 관절 뒤에 있는 작고 둥근 뼈인 삼각부골과 같은 뼈 돌출로 인해 발생한다. 삼각부골은 증상이 없는 정상 발목의 약 5-15%에서 목말뼈 후방 근처에 위치한다. 삼각부골이 목말뼈와 융합하지 못하면 강제 발바닥굽힘 시 연부 조직에 충돌할 수 있다.[160] 치료는 휴식, 비스테로이드성 소염진통제(NSAIDs), 뼈의 외과적 절제로 이루어진다.

발 부상

과사용 부상(Overuse injuries)

세버병(Sever disease)

젊은 운동선수의 발과 발뒤꿈치 통증의 원인은 골격 성숙도에 따라 달라진다. 아킬레스건 병증과 족저근막 병증은 골격적으로 성숙한 운동선수에게서 더 자주 관찰된다. 그러나 골격이 성숙하지 않은 어린 운동선수들에게는, 발꿈치 뼈 골단에 의해 정강뼈 뒤쪽의 비외상성 통증이 발생한다. 세버병은 아킬레스건, 족저근막 및 발 내재근이 부착되는 부위에 발생하는 발꿈치뼈의 견인성 골단염이다. 이는 9-12세 운동선수의 골격이 빠르게 성장하는 시기에 발생한다.[163] 발뒤꿈치를 따라 통증이 보고되며 축구, 체조, 농구와 같은 반복적인 달리기와 점프를 하는 운동을 하는 동안 통증이 증가한다. 통증은 대개 양측에 발생하지만, 아킬레스건 병증과 함께 발생할 수도 있다.

세버병에 걸린 젊은 운동선수는 발꿈치뼈 골단을 따라 날카롭거나 둔한 통증을 호소한다. 최근 활동 수준의 급격한 변화, 훈련 오류, 최근 신발 마모의 변화, 급격한 골격 성장의 병력이 있는 경우 세버병과 일치할 수 있다. 발꿈치뼈의 측면 테두리를 살짝 누르면 종종 통증이 있는 증상이 재현된다. 근골격계 평가를 통해 종아리 근육 복합체의 근육 길이 제한, 과도한 발 엎침 및 부종 가능성을 발견할 수 있다. 더 심한 경우에는 체중을 지탱하고 걷는 데도 비대칭적이고 고통스러울 수 있다.[3]

세버병의 치료는 활동 수정, 얼음찜질, 비스테로이드성 소염진통제(NSAID) 등의 통증 조절 방법으로 시작된다. 이 질환은 양성이며 장기적인 결과 없이 저절로 호전된다. 따라서 견딜 수 있다면 정상적인 운동 활동을 계속하는 것이 허용되어야 한다. 그러나 보행 및 달리기 비대칭, 휴식 시 통증, 운동 후 지속적인 쇠약성 통증이 있는 경우 추가 부상의 위험이 있으므로 일시적으로 통증이 있는 활동의 참여를 제한해야 한다. 재활 치료는 종아리 및 발 근육의 유연성과 근력 회복을 목표로 한다. 운동화에 젤 힐 리프트를 장착하여 아킬레스건을 풀어주고 뒤꿈치를 쿠션으로 받쳐주는 것도 도움이 될 수 있다. 내측 세로 아치가 과도하게 내려간 경우 조립식 보조기를 일시적으로 사용하면 아킬레스건과 아치의 하중을 줄이는 데 도움이 될 수 있다. 이 상태는 보통 적절한 치료를 통해 몇 주 또는 몇 달 내에 해결된다. 드물지만 지속적인 경우에는 깁스 및 고정이 필요할 수 있다.

이셀린 병(Iselin disease)

이셀린병은 세버병과 유사하게 견인성 골단염이지만 근위 5번째 발허리뼈에 발생한다. 이 질환은 10-12세 어린이에게 나타난다. 5번째 발허리뼈 근위부의 발 측면에 있는 짧은 종아리근의 정지 부위에 대한 견인은 반복적인 달리기와 점프를 하는 스포츠에 참여하는 청소년에게 염증, 자극 및 통증을 유발할 수 있다.[3]

검사 결과, 선수는 5번째 발허리뼈의 근위 골격을 따라 국소적인 부종과 압통이 나타나고 체중부하 시 부종이 증가할 수 있다. 저항성 검사를 통해 짧은종아리근을 외반으로 압박하면 족저굴곡의 끝범위, 배측 굴곡 및 내반 위치에서 증상이 재현된다.

이셀린병의 치료는 세버병의 치료와 유사하다. 단기간의 활동 수정과 통증 조절이 초기 치료 옵션으로 선택된다. 치료에는 발목 외반근의 유연성 및 발바닥굽힘근 강화, 일반적인 발목 강화, 고유 수용성 활동도 포함되어야 한다. 경미한 경우에는 3-6주 이내에 제한 없는 활동으로 복귀할 수 있다. 그러나 선수가 회복하지 않고 통증으로 인해 기능적 활동이 계속 제한되는 경우에는 짧은 기간의 고정이 필요할 수 있으며, 이로 인해 회복 시간이 늘어날 수 있다.[3]

건병증 및 족저근막병증

골격이 미성숙한 젊은 운동선수에게 흔하지는 않지만 건병증 진단을 받으면 통증과 장애를 유발할 수 있다. 아킬레스건 병증은 일반적으로 발레 무용수, 달리기 선수, 농구 선수 및 기타 필드 운동선수에게 흔히 나타나는 발꿈치뼈의 상부 가장자리 근위부의 아킬레스건을 따라 통증이 나타나는 것으로 보고된다. 원인 요인으로는 훈련 기간 및 강도의 급격한 증가, 빠른 골격 성장, 과도한 발 안쪽번짐 등이 있다.[164] 검사에는 건의 전체 길이를 따라 근위부에서 시작하여 뒤꿈치 패드 하부로 이어지는 촉진이 포함되어야 하며, 최대 압통 부위에 주목해야 한다. 부종, 발등굽힘 가동 범위의 감소, 발바닥 굴곡 저항에 따른 통증이 흔한 증상이다. 한쪽 다리로 뒤꿈치를 들고 뛰면 아킬레스건의 통증이 재현된다.

치료는 상대적 휴식, 얼음찜질, 비스테로이드성 소염진통제(NSAIDs), 장딴지근 및 가자미근의 부드러운 활성화로 시작해야 한다. 일시적으로 뒤꿈치를 들어 올리거나 보조기를 착용하는 것이 건을 풀어주는 데 도움이 될 수 있으며 통증이 가라앉으면 서서히 중단해야 한다. 아킬레스건 스트레칭은 뼈에 정지된 건을 압박하여 스트레스를 증가시키고 통증을 유발할 수 있으므로 주의해서 시행해야 한다. 아킬레스건 병증 치료의 초점은 점진적인 건 부하이며 운동선수의 과민성 및 반응성에 따라 결정된다. 통증이 심하고 반응이 심한 경우에는 악화되는 활동을 자제하고 짧은 기간의 상대적 휴식이 필요할 수 있다. 건이 덜 반응하거나 과민해지기 때문에 긴장 상태에서 시간에 초점을 맞춘 느리고 무거운 부하 프로그램이 지지되었다.[142-144] 무릎을 펴고 무릎을 구부린 상태에서 수행되는 편측 뒤꿈치 올리기는 건에 점진적으로 부하를 주는 운동이다.[165,166] 운동량 및 활동 진행에 관한 결정은 일반적으로 통증 모니터링 모델에 따라 결정한다. 통증 모니터링 모델에 따르면 운동 또는 활동 중 또는 활동 후 통증은 시각적 아날로그 척도(VAS)에서 5단계까지 허용되지만 다음 날 아침에는 기준 통증 수준으로 돌아간다. 또한 아킬레스건 통증과 뻣뻣함이 주마다 증가해서는 안된다.[167] 과도한 보상성 발 역학을 조절하기 위해 균형 운동, 고유 수용성 감각, 하지 및 코어 강화 운동도 권장된다. 충격이 가해지는 활동은 점진적으로 달리기 및 스포츠별 훈련으로 복귀하면서 천천히 추가한다.

발과 발목의 다른 부위도 건병증에 걸리기 쉽다. 통증이 있는 건의 치료는 활동 수정, 통증 조절, 가동성 정상화, 점진적인 건 부하 전략 등 비슷한 과정을 따른다. 증상이 해결되면 운동의 질과 통증의 정도에 따라 점진적으로 활동량을 늘릴 수 있다. 뒤정강근 건 통증은 달리기 선수, 스케이터, 체조 선수에게 나타날 수 있다. 통증은 내측 복사뼈의 후방 측면에 국한된다. 긴 엄지굽힘근 건병증은 '정위치'에서 일하는 무용수, 체조 선수, 달리기 선수와 같이 발가락을 반복적으로 뻗는 운동선수에게 흔히 나타난다. 통증은 발의 발바닥 측면 및 내측 복사뼈의 후방 측면을 따라 나타날 수 있다. 종아리뼈 건병증은 스케이터, 댄서, 달리기 선수에게 나타난다. 통증은 일반적으로 외측 복사뼈의 후방에 위치한다.

외상성 부상(Traumatic injuries)

리스프랑(발중간부) 부상[Lisfranc (midfoot) injury]

발목발허리 관절 복합체는 더 일반적으로 리스프랑 관절로 알려져 있다. 이 관절은 발의 내재적 뼈의 안정성에 기여한다. 가운데 세 개의 발허리뼈 기저부와 쐐기뼈는 발의 가로 아치를 형성한다. 이 관절 복합체의 부상에는 인대 염좌 및 골절 탈구가 포함되며, 두 번째 발허리뼈 기저부에서 내측 경상골까지 이어지는 인대가 가장 흔하게 손상된다. 리스프랑 부상은 일반적으로 고에너지 사동차 사고와 관련이 있지만, 스포츠에서도 무릎을 바닥에 고정하고 발목이 발바닥 굽힘된 상태에서 낮은 에너지의 축 방향 하중으로 인해 발생할 수 있다. 이는 축구에서 한 선수가 바닥에 엎드린 상태에서 다른 선수가 선수의 발뒤꿈치에 넘어질 때 종종 볼 수 있다. 리스프랑 부상은 종종 전족부가 고정된 후족부 주위로 외전되는 중족부의 과도한 외전 스트레스로 인해 발생할 수 있다. 이 메커니즘은 승마 및 윈드서핑과 같이 발걸이를 사용해야 하는 스포츠와 일반적으로 연관되어 있다.[168]

리스프랑 부상은 종종 미묘한 불안정성으로 인해 식별하기 어려울 수 있다. 골절 탈구와 같은 더 심각한 부상은 눈에 띄는 발 변형을 동반한다. 리스프랑 부상을 입은 운동선수는 특정 부상 메커니즘에 따라 발등에 통증을 호소하는 경우가 많다. 발바닥 아치를 따라 전족부 부종과 멍이 생기는 것이 리스프랑 부상의 가장 중요한 증상이다. 체중을 지탱하는 것이 고통스럽고 발끝으로 서 있으라고 하면 통증이 증가한다.[169] 신체 검사에서 발목발허리 관절을 따라 촉진 시 압통이 있고 반대쪽 사지와 비교할 때 엄지발가락과 둘째 발가락 사이의 간격이 나타난다. 가동성 검사는 후족부를 고정시킨 상태에서 전족부의 벌림 및 회내 시 통증이 재현된다. 모든 평면에서 첫 번째 및 두 번째 발허리뼈의 가동성과 서로의 연관성을 검사하여 통증 및 관절 아탈구가 있는지 확인해야 한다. 안정된 인대 염좌와 중족부 불안정성을 유발할 수 있는 완전 파열을 구별하는 것이 중요하다.[168] 운동선수가 서 있는 상태에서 촬영한 방사선 사진은 발목발허리 관절을 강조하므로 진단에 도움이 되고, 체중을 실지 않은 상태에서 촬영한 방사선 사진은 약간의 불안정성을 포착하지 못할 수 있으며, 정상으로 보일 수 있다.[170]

안정된 리스프랑 부상은 보존적인 방법으로 관리한다. 선수는 6-10주 동안 워킹 부츠로 고정하고 통증 내성에 따라 체중부하를 받도록 한다. 정상적인 보행, 균형, 이동성 및 근력 회복을 돕기 위해 재활치료를 권장한다. 워킹 부츠에서 보조 신발로 전환하는 동안 전장 삽입물이 도움이 되는 경우가 많다. 완전한 회복에는 약 4개월이 걸리지만, 일부 부상은 이전 수준의 스포츠 참여로 돌아가지 못할 수도 있다. 불안정한 리스프랑 부상은 미세한 부상이라도 수술로 치료한다.[168]

뼈 이상(Bony abnormalities)

발목뼈 결합(Tarsal coalition)

발목뼈 결합은 두 개 이상의 족근 뼈가 분화하지 못하여 연골, 섬유 또는 뼈가 결합하는 선천성 기형이다. 주로 양측으로 발생하며, 목말발꿈치 관절과 발꿈치발배뼈 관절을 포함한다. 발목뼈가 골화되기 시작하는 이십대 또는 삼십대에 중족부와 후족부의 이동성을 제한하는 증상이 나타나기 시작한다. 발목뼈 융합 부위에 골절이 발생하면 관련 관절이 융합된 후 통증이 발생한다.

발목뼈 결함을 가진 운동선수는 일반적으로 서서히 시작되는 발 또는 발목 통증을 호소한다. 통증은 종종 절단, 회전, 방향 전환, 고르지 않은 표면에서 달리기를 해야 하는 스포츠에서 악화된다. 발을 자유롭게 움직이지 못해 주변 조직에 스트레스를 주기 때문에 재발성 및 만성 발목 염좌도 보고되고 있다. 신체 검사를 통해 고정된 과회내 발형태가 나타난다. 중족부 및 후족부에 대한 제한된 보조 관절 가동성은 발뒤꿈치가 올라갈 때 내측 세로 아치를 재구성할 수 없는 것과 일치하는 발목뼈 결합에서 가장 중요한 발견이다. 발목뼈 결합이 의심되는 경우 CT 촬영을 통해 가장 정확하게 확인할 수 있다.

발목뼈 결합 치료는 발의 움직임을 조절하여 융합 관절에 가해지는 스트레스를 줄이는 데 중점을 둔다. 보조기는 발을 지지하고 통증을 완화하는 데 도움이 된다. 내재근 및 외재근을 강화하는 것은 발과 발목 복합체의 동적 지지와 발목 관절 유연성 활동에 도움이 되며, 보상성 목말밑관절 가동성을 감소시키는 데 도움이 된다. 진행된 통증은 깁스를 통한 적극적인 고정에 더 좋은 반응을 보일 수 있다. 보존적 치료가 실패하면 관절 골화 전에 수술을 의뢰하는 것이 좋으며, 통증 완화와 가동성 회복에 성공할 수 있다.

부발배뼈(Accessory navicular)

부발배뼈는 발배뼈에 인접하거나 후정강근건 내에 선천

적으로 작은 골극이 형성되는 것을 말한다. 두 번째 발배뼈라고도 하는 이 질환은 진단 시 항상 무증상인 것은 아니다. 그러나 문제가 발생할 경우, 운동선수는 발배뼈 결절과 내측 아치 주변에 국소적인 통증과 염증을 호소하게 된다. 특히, 꽉 끼는 신발이나 옷을 입을때 고강도 스포츠와 활동이 고통스러울 수 있다. 후정강근의 부착 지점 중 하나로 발을 저항하여 내반할 때 통증이 재현될 수 있다. 일반 방사선 사진과 CT 스캔은 진단을 확인하는 데 도움이 된다.

부발배뼈는 보존적 치료와 수술적 치료 옵션이 있다. 활동 수정, 비스테로이드성 소염진통제, 중족부를 지지하는 보조기 중재가 주요 비수술적 옵션이다. 그러나 통증이 심한 경우에는 워킹화나 깁스를 통해 보다 적극적으로 고정하는 것이 필요할 수 있다. 신발 안의 발배뼈 결절을 따라 천을 덧대면 뼈의 돌출부를 따라 직접적으로 가해지는 압력을 완화하여 통증을 조절하는 데 도움이 된다. 보존적 치료를 시도한 후에도 통증으로 인해 활동이 계속 제한되는 경우에는 뼈 조각의 외과적 절제를 권장한다.

앞발 부상(Forefoot injuries)

앞발 골절(Forefoot fractures)

아이들에게서 나타나는 발허리뼈의 경우 직접적인 외 상에 대한 결과로 일어나며 다섯 번째 발허리뼈에서 가장 자주 나타난다.[171] 발허리뼈 피로 골절은 소아에서는 드물지만 반복적인 부하로 인해 무용수나 달리기 선수에게 나타날 수 있다.[172] 골절 부위로는 발허리뼈 2-5번의 원위에 위치한 성장판, 발허리뼈 근위부, 다섯 번째 발허리뼈 막대를 들 수 있다. 골절 부위의 국소적인 통증, 압통, 부종이 보고되며 골절이 변위되면 변형이 나타날 수 있다. 발의 일반 방사선 사진은 급성 골절의 진단에 도움이 된다. 오타와 앵클 룰은 5세 이상의 소아에서 발 골절을 발견하는 데 민감하며, 소아

보기 16.6 오타와 앵클 룰

발 엑스레이 촬영은 발 중간 부위에 통증이 있고 이러한 소견이 있는 경우에만 필요하다:

1. 다섯 번째 발허리뼈 기저부 뼈 압통
2. 발배뼈 압통
3. 그 즉시 및 응급실 모두에서 체중을 견딜 수 없음

외상성 발 부상의 임상 결정 과정 및 진단에 활용해야 한다[161,162](보기 16.6).

비전위성 골절은 4-6주 동안 짧은 다리 보행용 깁스, 부츠 또는 수술 후 보행용 신발을 착용하고 고정하는 보존적 치료로 치료한다. 탈구 골절의 관리에는 수술이 필요할 수 있다. 뼈가 치유되었다는 증거가 있으면 재활을 통해 보행을 정상화하고 균형을 개선하며 장기간의 고정으로 인한 부작용을 관리할 수 있다.

축선 골절과 성장판 골절 외에도 다섯 번째 발허리뼈의 근위부에서 발생하는 골절을 존스 골절이라고 한다. 이 부위의 혈액 공급이 감소하기 때문에 불유합과 재골절의 위험이 커진다.[173] 골격 성숙에 가까운 15세에서 21세 사이의 운동선수가 가장 큰 영향을 받는다. 농구 선수와 육상 선수에게 자주 나타나는 이 부상은 발의 과내반 또는 다섯 번째 발허리뼈에 가해지는 강한 충격으로 인해 발생한다. 증상으로는 다섯 번째 발허리뼈 근위 축선의 압통, 국소 부종, 체중 지지 능력 저하 등이 있다. 운동선수의 존스 골절 관리는 많은 논쟁이 있어 왔으며 골절의 안정성, 치유 과정, 운동선수의 기능적 목표에 따라 달라질 수 있다. 보존적 관리는 일반적으로 기본 골절에 대한 관리보다 더 오래 걸린다. 선수는 6주 동안 체중을 지탱하지 않는 깁스를 한 후 체중을 지탱하는 깁스, 보조기 또는 보조기를 6주 동안 더 착용한다. 불유합 또는 고수준 운동선수의 경우, 다양한 기법을 사용한 수술적 정복술이 필요할 수 있다.[173,174] 골절 부위의 방사선학적 치유가 입증되고 종합적인 재활 프로그램을 통해 회복이 진행된 후 스포츠 복귀가 허용되어야 한다.

잔디 발가락(Turf toe)

잔디 발가락은 제1발허리발가락관절의 과신전 손상으로 인해 발바닥 캡슐인대 구조가 손상되는 것을 말한다. 부상의 메커니즘은 특히 축구, 농구, 풋볼과 같이 딱딱하고 인공적인 표면에서 플레이하는 동안 엄지발가락이 무리하게 과신전되는 것이다. 이는 인대 염좌이며, 앞서 설명한 대로 중증도는 1-3등급으로 분류된다. 발가락의 발바닥 표면을 따라 통증이 나타나며 멍과 붓기가 생길 수 있다. 통증은 엄지발가락을 능동적 또는 수동적으로 펴는 동작으로 재현된다.

치료는 POLICE 방식으로 시작되며 부상의 심각도에 따라 진행된다. 경미한 염좌는 테이핑을 하는 경우가 많으며, 휴식 기간의 유무에 관계없이 스포츠에 계속 참여할 수 있다. 더 심한 3급 부상은 엄지발가락 과신전을 제한하고 보호

하기 위해 며칠 동안 목발을 짚고 강철 스프링 플레이트 신발 삽입물을 사용하는 것으로 치료하는 경우가 많다. 장기적인 가동성 상실(무지 강직증)의 발생률이 높기 때문에 첫 번째 MTP 관절의 조기 가동성이 권장된다. 엄지발가락이 통증 없이 완전히 신전되고 엄지발가락에 부하가 걸리는 활동으로 기능적 회복이 이루어진 후 6주 이내에 경기에 복귀할 수 있다.

>> 척추 부상

요통은 어린 운동선수들이 자주 호소하는 증상이다. 척추 발달의 특성으로 인해 이러한 운동선수들은 성인과는 다른 부상 패턴을 보인다. 디스크 관련 병리는 성인에게서 흔히 볼 수 있지만, 청소년 운동선수에게는 상대적으로 드물게 나타난다. 마찬가지로, 어린이는 병리와 관련된 반복적인 스트레스 손상으로 관절간극(척추분리증)이 나타날 가능성이 더 높으며 성장 중심이 존재하기 때문에 골단 손상 발생에 취약하다.[175] 요통을 호소하는 어린 운동선수는 구조적 부상이 있을 가능성이 높으므로 영상 연구를 포함한 전체 조사가 필요할 수 있다.[175,176]

일반 검사(General examination)

검사는 외상성 발병 여부, 구체적인 부상 메커니즘, 이전 부상 및 증상 양상을 확인하기 위해 개방형 질문을 통한 철저한 병력 청취로 시작된다. 또한 임상의는 선수가 참여하는 스포츠, 참여 수준, 연습량, 특정 스포츠에 참여한 기간, 연중 운동 여부, 외부 훈련 요법 등 스포츠별 병력에 대해 질문해야 한다. 증상 발현 시기, 지속 기간, 특정 활동에 대한 반응, 훈련/스포츠 참여 이력은 임상의가 가능한 진단을 구분하고 치료를 위한 임상적 의사 결정을 개선하는 데 도움이 된다. 근골격계 통증의 원인과 다른 병리를 감별하기 위해서는 철저한 검사가 필수적이다. 위험 신호가 나타나면 적절한 의료 전문가에게 즉시 의뢰해야 한다.

자세는 앞, 뒤, 옆에서 검사해야 한다. 임상의는 기능 중 생체 역학적 힘의 변화를 일으킬 수 있는 자세 이상에 주목해야 한다. 여기에는 척추옆굽음증, 둥근 어깨, 과도한 흉추 후만증, 요추 과전만 또는 골반 전방 경사가 포함될 수 있다. 또한 모든 운동 평면(굴곡, 신전, 외측 굴곡, 회전)에서 ROM을 측정해야 하며, 임상의는 사용 가능한 운동범위뿐만 아니라 각 운동 중 또는 운동 후 운동의 질과 증상 반응에 대해서도 기록해야 한다. 하지 및 상지 유연성을 측정하는 것이 중요한데, 이러한 구조의 가동성이 감소하면 운동 중 척추에 스트레스가 증가할 수 있기 때문이다. 임상의는 엉덩관절 및 어깨 가동 범위, 엉덩관절 굽힘근, 넙다리네갈래근, 뒤넙다리근 및 모음근의 유연성을 측정해야 한다.

촉진은 척추 또는 SI 관절의 국소 압통 부위와 인접 연조직의 압통 또는 근육 경련 부위를 확인해야 한다. 흉추와 요추의 부분별 가동성을 검사하여 과운동성 또는 저운동성 부위와 관련 반응성을 찾아야 한다. 요추, SI 관절 또는 엉덩관절에 존재할 수 있는 특정 병리를 배제하거나 배제하는 데 도움이 되는 특수 검사를 활용해야 한다.

척추분리증(Spondylolysis) 및 척추전방전위증(Spondylolisthesis)

척추분리증(Spondylolysis)

척추분리증은 요추의 추간판 골절로, L5 분절이 가장 흔하게 관련된다.[177] 한 연구에 따르면 요통을 호소하는 젊은 운동선수 중 47%가 척추분리증이 있는 것으로 나타났다.[175] 척추분리증은 종종 피로 골절이라고도 하며 일반적으로 과신전 및 회전 중에 척추 부위에 반복적인 스트레스가 가해져서 발생한다. 체조 선수, 피겨 스케이터, 무용수와 같은 특정 운동선수들은 운동의 요구가 이러한 전형적인 부상 패턴에 노출되기 쉽기 때문에 척추분리증에 걸리기 쉽다. 척추분리증의 평균 발병 연령은 15-16세이다. 정확한 진단을 위해 일반적으로 진단 영상이 사용된다. 방사선 촬영을 먼저 시행하며 경사영상에서 "스코티 도그 골절"이라고하는 관절 간부를 통해 골절을 시각화 할 수 있다.[178] 그러나 방사선 촬영은 척추 손상을 감지하는 데 있어 민감도가 낮으므로 일반적으로 추가 진단 영상이 권장된다.[179] 단일 광자 방출 컴퓨터 단층 촬영(SPECT)은 매우 민감하지만 비특이적 영상 절차로, 스트레스 반응이나 골절과 같이 뼈 대사가 증가한 영역에서 높은 흡수를 보여준다.[179] CT 스캔은 골격 해부학적 구조를 잘 보여 주며, SPECT가 양성인 경우 정확한 진단을 위해 사용할 수 있다. CT 스캔은 척추분리증을 진단하는 데 가장 정확한 영상 촬영 방식이다; 그러나 방사선 노출량이 많고 골절선이 없는 경우 조기 스트레스 반응을 감지하는 능력이 떨어진다는 단점이 있다. 최근 연구에 따르면 척추분리증에 대한 MRI 사용 시 진단 정확도가 향상되었으며, 많은 전문의가 척추분리증에 대한 주요 첨단 영상 검사로 MRI 사용을 선호하고 있다. MRI는 CT보다 많은 장점을 제공하는데, 방사선 노출이 없고, 명확한 골절선이 CT 스캔에서 보이지 않을 때도 뼈 스트레스 반응을 시각화할 수 있는 능력으로 인해 초기 병변 식별이 가능하다는 점이다.[180,181]

척추전방전위증(Spondylolisthesis)

척추전방전위증은 한 척추체가 다른 척추체에서 전방으로 미끄러지는 것을 말한다. 이는 일반적으로 L5-S1 수준에서 발생하며 척추체 너비에 대한 전방 변위량을 나타내는 I-IV 등급으로 분류된다(보기 16.7). I등급과 II등급 척추전방전위증은 보존적 관리에 잘 반응하며, 스포츠 참여가 미끄러짐 정도를 증가시키는 것으로 나타나지 않았다.[182] 스포츠 참여는 III 또는 IV등급 척추전방전위증에서는 논란의 여지가 더 많다.

임상 검사 결과는 선수의 치료 지침이 되며, 앞서 설명한 일반적인 검사 원칙이 적용된다. 또한 척추분리증 또는 척추전방전위증이 있는 대부분의 운동선수는 일반적으로 척추 신전 및 신전-회전 동작을 할 때 통증을 호소한다는 점에 유의해야 한다. 이러한 통증은 활동, 특히 척추를 펴는 자세를 취하는 활동으로 인해 악화되는 경우가 많다. 척추전방전위증이 있는 경우 인접한 극돌기의 "스텝 오프" 징후가 촉진될 수 있다. 통증은 종종 한쪽 다리로 서서 뒤로 뻗으면 동측으로 재현된다.

척추분리증과 척추전방전위증 치료의 중심은 통증이 없는 상태가 될 수 있도록 가해하는 힘을 줄이는 것이다. 부분 고정, 척추 신전 방지 또는 과전만 자세로부터 보호하여 통증을 완화하기 위해 맞춤형 TLSO (흉요추 천추 보조기) 또는 부드러운 코르셋형 보조기를 사용할 수 있다. 보조기 착용은 논란의 여지가 있지만 일부 연구에서는 조기 치료 시 보조기 착용으로 뼈 치유율이 개선된 것으로 나타났다.[183,184]

보기 16.7 척추전방전위증 등급 시스템

I 등급	척추체 너비 0-25%
II 등급	척추체 너비 25-50%
III 등급	척추체 너비 50-75%
IV 등급	척추체 너비 75-100%

앞서 설명한 대로 치료사는 척추를 검사하여 운동 스트레스가 단일 부위에 집중될 수 있는 과운동성 또는 저운동성 부위를 확인해야 한다. 하지 근육 길이 제한이 요추 골반 운동에 미치는 영향 때문에 유연성에 대한 면밀한 검사도 필요하다. 또한 임상의는 선수의 스포츠 활동에 필요한 기능적 움직임을 분석하고 기능 장애 움직임이 척추의 병적 스트레스와 관련이 있는지 확인해야 한다. 재활 중에는 몸통 근육 강화와 지구력 훈련이 필요하며, 이러한 원칙은 이 장의 뒷부분에서 설명한다.

기타 척추 병리(Other spine pathologies)

후방 요소 과사용 증후군

후방 요소 과사용 증후군은 허리 통증을 유발하는 근육건, 인대, 후관절 및 관절낭과 관련된 일련의 질환을 말한다.[177] 증상은 척추분리증과 유사할 수 있으며 감별 진단에는 영상 촬영이 중요하다. 치료는 일반적으로 휴식, 활동 수정, 유연성, 근력 및 운동 조절 결손을 해결하기 위한 재활로 이루어진다. 짧은 기간의 보조기 착용은 통증 완화에 도움이 될 수 있다.

골단염(Apophysitis)

골단염은 젊은 운동선수의 척추 통증의 또 다른 흔한 원인이다. 임상적으로는 척추의 반복적인 움직임으로 자극을 받고 휴식을 취하면 개선되는 기계적 통증이 특징이다. 척추에서 골단염은 척추 끝판의 고리이며 만져지지 않는다. 장골능에도 골단염이 발생할 수 있다. 이 경우 운동선수들은 일반적으로 이 부위를 만져보면 압통이 느껴지며, 복사근의 수축에 저항하는 통증이 있을 수 있다.

스팅거(Stingers)

경추 부상은 스포츠 참여로 인해 발생할 수 있다. "찌르기" 또는 "버너"는 상완 신경총의 견인 손상으로, 일반적으로 C-5 및 C-6 신경근을 포함하며 충돌이 발생하는 운동선수에게 가장 흔하게 나타난다.[185] 선수는 종종 영향을 받은 상지의 감각 이상과 함께 찌르는 듯한 통증이나 타는 듯한 통증을 호소한다. 어깨 벌림, 가쪽돌림, 굽힘근의 약화가 나타날 수 있다. 이러한 증상은 대개 빠르게 해결되며 선수는 경기 시간을 크게 잃지 않고 경기에 복귀할 수 있다. 증상이 24시간 이상 지속되면 영상 검사를 포함한 추가 진단 검사를 받는 것이 좋다. 더 심한 부상의 경우, 증상이 완화될 때까지 슬링을 이용한 지지와 통증 완화 치료로 치료한다. 증상이 해결된 후에는 근력 손실에 대한 재활이 필요하다. 스포츠 복귀 결정은 정상적인 영상 검사와 만족스러운 임상 근력 검사를 바탕으로 이루어진다. 근전도 검사의 역할은 일반적으로 최소한의 것으로, 이는 스팅거 진단에 유효한 도구나 경기 복귀 결정을 위한 회복 지표가 아니기 때문이다.[185]

일반적인 치료 원칙(General treatment principles)

척추의 많은 부상은 일반적인 재활 원칙을 공유한다. 척추의 기능적 요구 사항은 다소 역설적이다. 척추는 기능적 작업을 수행하기 위해 높은 수준의 가동성이 필요하지만 동시에 동적 안정성도 필요하다. 척추를 치료할 때 치료사는 이러한 요구 사항을 기억하면서 두 영역의 기능을 저해할 수 있는 결함을 해결해야 한다.

척추 재활에서는 부위별 상호 의존성이 분명하며, 상지 또는 하지의 유연성, 근력 또는 신경근 조절의 결함이 선수의 요통을 유발할 수 있다. 마찬가지로, 부상 부위 위나 아래 척추 분절의 저운동성 부위를 검사하여 척추 전체에 걸쳐 적절한 운동이 이루어지고 있는지 확인해야 한다.

몸통 안정화는 어린 선수의 척추 재활에 필수적인 요소이다. 뭇갈래근, 기립근, 배가로근, 배바깥빗근, 배속빗근, 엉덩근 등과 같은 중요한 안정화 근육을 목표로 하는 포괄적인 운동 프로그램을 개발해야 한다. 치료사와 운동선수는 몸통 안정화 훈련의 개념을 운동선수에게 요구되는 스포츠 활동을 재현하는 기능적 활동에 통합해야 한다. 윌라드슨은 근력이 아닌 몸통 근육 지구력 개발이 재활의 주요 목표가 되어야 한다고 주장했다.[186] 요추 안정화 근육은 주로 1형 근섬유로 구성되어 있으며, 그 성능을 향상시키기 위해서는 상대적으로 낮은 부하만 필요하다.[187] 따라서 임상의는 무거운 중량, 낮은 반복 훈련과 달리 장시간 '유지' 또는 더 높은 반복 운동이 포함된 운동을 통합해야 한다. 운동 활동으로 힘을 모방하여 스포츠 참여를 준비하기 위해 더 높은 부하 활동으로 발전하는 것이 필요하다. 마지막으로, 많은 스포츠 활동이 서 있는 상태에서 이루어지거나 한쪽 다리를 지탱해야 하므로 균형 훈련은 포괄적인 재활 프로그램의 일부로 통합되어야 한다.

척추 부상 후 활동 재개를 위한 지침은 운동 활동의 매우 다양한 특성으로 인해 일반화하기 쉽지 않다. 일반적으로 활동 재개는 스트레스가 적고 통증이 없는 활동부터 시작하여 단계적으로 진행해야 한다. 활동은 점진적으로 진행하면서 증가하는 스포츠 수요에 대한 반응을 모니터링하면서 진행할 수 있다. 많은 척추 부상의 장기적인 특성으로 인해 선수는 완전한 스포츠 참여를 재개할 준비가 되기 전에 기준 수준의 건강 상태로 돌아가는 데 더 많은 시간이 필요할 수 있다.

스포츠 관련 뇌진탕

미국에서 매년 170-380만 건의 스포츠 관련 뇌진탕 부상이 발생하며, 이는 전체 스포츠 부상의 5-9%를 차지한다.[188,189] 전체 뇌진탕의 약 50%가 보고되지 않고 진단되지 않는다.[189] 스포츠 뇌진탕은 모든 연령대의 운동선수에게 영향을 미치는 문제이며, 인식이 높아지면서 그 수가 증가할 가능성이 높다. 5세에서 19세 사이의 청소년 운동선수의 뇌진탕 부상이 증가하고 있으며 전체 스포츠 관련 뇌진탕의 30%를 차지한다. 축구, 럭비, 미식축구, 하키와 같은 접촉 스포츠에서 더 흔하지만 모든 운동선수는 잠재적으로 뇌진탕의 위험에 노출될 수 있다.

병리 생리학(Pathophysiology)

미국 스포츠 의학 협회(AMSSM)에서는 뇌진탕을 경미한 외상성 뇌손상(mTBI)이라고도 하며 "복잡한 병태생리학적 과정에 의해 유발되는 외상으로 인한 일시적인 뇌 기능 장애"라고 정의한다.[189] 이는 덜 심각한 형태의 뇌 손상이며 일반적으로 기간과 증상 해결에 있어 자체적인 제한이 있다. 뇌진탕은 머리, 얼굴, 목 또는 신체의 다른 부위에 직접적인 타격이 가해져 과도한 직선 및 회전력이 뇌에 전달되어 발생한다. "타격(coup)" 부상은 고정된 두개골이 빠른 속도로 움직이는 물체(야구공에 머리를 맞은 경우)에 부딪혀 발생하는 부상을 정의한다. 반대로 "반타격(countercoup)" 부상은 빠른 속도로 움직이는 두개골이 갑자기 감속(머리가 지면/바닥 또는 골대에 닿는 경우)하여 발생하는 부상이다.

뇌진탕이 발생하면 미세한 축삭 손상이 이온, 대사 및 병리 생리학적 사건의 복잡한 연쇄와 함께 발생한다.[189] 이온 균형과 정상적인 뇌 대사를 회복하기 위해 뇌는 더 많은 에너지를 필요로 한다. 그러나 미토콘드리아의 손상과 대뇌 뇌 흐름의 감소는 에너지 부족을 초래하여 전반적인 뇌 기능을 저하시킨다.[189] 완전히 회복되기 전에 기능이 저하되는 이 시기에 두 번째 부상이 발생하면 뇌는 세포 대사 변화와 심각한 인지 결함의 위험이 훨씬 더 커진다. 이러한 발견은 뇌가 아직 미성숙하게 발달하는 청소년에게서 더 두드러지게 나타나며, 따라서 증상이 완전히 회복되기 전에 뇌진탕이 반복될 위험이 더 크다.[189]

징후 및 증상(Signs and symptoms)

뇌진탕의 징후와 증상은 개인마다 다른 경우가 많다(표 16.6). 뇌진탕의 가장 흔한 증상은 두통이며, 어지럼증이 그 뒤를 잇는다.[189] 뇌진탕의 10%에서 의식 상실이 발생하지만, 중증도를 예측할 수 있는 확실한 지표는 아니다. 대부분의 증상은 뇌진탕에만 국한되지 않으며 심장 손상, 급성 위장염, 주의력 결핍 장애, 우울증 등 다른 질환을 유사하게 나타날 수 있다. 따라서 증상 해결 여부를 보다 정확하게 판단하기 위해서는 뇌진탕 부상 이전에 증상이 있었는지 여부를 파악하는 것이 도움이 된다. 뇌진탕의 80-90%에서 성인의 경우 부상 후 10-14일, 어린이의 경우 최대 1개월 이내에 증상이 해결된다.[189,190] 주관적인 뇌진탕 증상이 해결되었음에도 불구하고 추가적인 신경심리(NP) 검사를 통해 완전한 인지장애가 여전히 남아있을 수 있다.

위험 요소(Risk factors)

이전 뇌진탕 병력이 있는 선수는 또 다른 뇌진탕이 발생할 위험이 2-5배 더 높다.[189] 뇌진탕 횟수가 많을수록 뇌진탕의 중증도가 더 커진다. 증상 지속 기간도 장기 회복의 예측 인자이다. 비슷한 규칙을 가진 스포츠에서 여성은 남성보다 뇌진탕 위험이 더 높다. 스포츠의 종류와 포지션도 위험 증가와 관련이 있다. 예를 들어, 쿼터백, 러닝백, 와이드 리시버, 수비수 등 고속 접촉이 잦은 운동선수는 라인맨과 같은 다른 포지션 선수보다 부상 위험이 더 높다. 편두통, 학습장애, 주의력 결핍 장애, 기분 장애의 병력은 인지 기능 장애 증가 및 뇌진탕 후 회복 지연과 관련이 있을 수 있으며 진단 및 관리를 잠재적으로 복잡하게 만들 수 있다.[189]

성인과 청소년의 뇌에는 생리적 차이가 존재한다. 미성숙한 뇌를 다룰 때는 치명적인 부상과 함께 뇌진탕이 발생할 위험이 높고 회복 시간이 길어진다는 점을 이해하는 것이 중요하다. 예를 들어, 한 연구에 따르면 13-16세 운동선수는 18-22세 운동선수에 비해 기준선 수준의 증상과 정상적인 신경 인지 기능으로 회복하는 데 더 오래 걸린다고 한다.[188]

표 16.6. 뇌진탕 징후 및 증상

신체적	인지적	감정적
두통 피로, 메스꺼움, 구토 현기증, 균형 장애 시각적 문제 빛, 소음에 대한 민감도 저림, 따끔거림 졸음 수면 장애	정신적으로 "흐릿함" "종소리가 들린다" 기분이 다운됨 집중력 저하 기억력 장애 혼란 느린 반응 의식 상실	짜증 슬픔 더 감정적 신경질

진단 및 평가 도구

뇌진탕의 인식 및 평가에 대해 특별히 훈련받고 지식이 풍부한 의료진이 임상 진단을 내릴 수 있는 가장 적합한 자격을 갖춘 의료진이다. 뇌진탕은 증상이 해결된 후 후향적으로 등급을 매긴다. 따라서 부상 당시 뇌진탕 등급을 매기는 것은 신뢰할 수 없는 것으로 간주되어 더 이상 시행되지 않는다. 진단에는 철저한 생리적, 신경학적, 전정/균형 감각, 안구 운동 및 인지 평가가 포함되어야 한다. 등급이 매겨진 증상 체크리스트는 뇌진탕과 관련된 증상을 평가하는 객관적인 평가 도구로 사용되어야 하며, 연속적인 재평가를 통해 심각성, 지속 기간 및 변화를 추적할 수 있어야 한다. 다른 평가 도구로는 기준 증상 점수, 균형 검사, 부수적인 평가 도구, 컴퓨터화된 NP 검사 등이 있다. 일반적으로 사용되는 부수적인 평가 도구로는 증상 점수, 스포츠 뇌진탕 평가 도구(아동 SCAT5 및 SCAT 5), 매덕스 질문, 뇌진탕 표준화 평가(SAC), 균형 오류 점수 시스템(BESS) 등이 있다.[189] 회복 기간 중 시기별로 특정 검사가 더 적절하다는 점을 이해하는 것이 중요하다. 균형 검사는 일반적으로 3일이 지나면 정상으로 돌아오므로 운동선수의 부수적인 관리에는 유용하지만 이후 추적 관찰에는 덜 유용하다. 스포츠 참가 전 기초 검사는 고위험군을 식별하는 데 도움이 될 수 있으며 부상 후 비교 목적으로도 활용할 수 있다. 부상 전 기준선 검사의 역할이 불분명하고 아직 검증되지 않았기 때문에 이 접근법은 다소 논란의 여지가 있다.[189] 그러나 뇌진탕 병력, 혼동 질환, 고위험 스포츠 병력이 있는 경우 기준선 검사가 가장 유용할 수 있다. 선수의 나이, 피로 수준, 기분, 검사 환경 등 특정 변수를 통제하기 위해 일상적으로 검사를 실시해야 한다.

신경심리 검사(Neuropsychologic testing)

운동선수를 대상으로 한 NP 테스트는 1980년대에 시작되었으며, 최근 컴퓨터의 보급과 함께 그 역할이 더욱 커졌다. NP 테스트는 뇌 행동의 객관적인 척도이며 미묘한 인지장애에 대한 임상 검사보다 더 민감하다. 그러나 NP 검사는 임상 평가의 보조 수단이자 종합적인 인지장애 관리 계획의 한 구성 요소로 사용되어야 하며 단독으로 사용해서는 안 된다. NP 검사는 기억력, 인지 처리 속도, 반응 시간 등 인지 기능의 여러 영역을 평가한다.[189,191] 일반적으로 사용되는 검사 형식에는 두 가지가 있다: 종이와 연필과 컴퓨터이다. 관리의 용이성과 비용 효율성으로 인해 컴퓨터 테스트를 사용하는 추세로 바뀌고 있다.

NP 검사는 뇌진탕 후 인지 결손을 감지하는 데 있어 중간 정도의 민감도를 보이는 것으로 나타났으며[192] 뇌진탕 경험 유무에 관계없이 고위험군 운동선수에게 여전히 권장되고 사용되고 있다. NP 검사는 특히 증상을 부인하면서 조기에 활동으로 복귀하고 싶어 하는 운동선수들의 스포츠 복귀 의사 결정 과정에 도움이 된다. 그러나 이 도구의 유효성은 아직 결정되지 않았으며, 운동선수가 증상을 보이는 기간보다 인지 결손이 더 오래 지속될 수 있으므로 뇌진탕 발생 시 모니터링 도구로 사용해야 한다.[189]

관리 및 경기 복귀

뇌진탕 관리의 첫 번째 단계는 일반적으로 부상 시점에 이루어진다. 의식 수준을 평가해야 한다. 반응이 없는 선수의 경우 기도, 호흡, 심장 기능을 평가하는 것이 가장 중요하다. 일단 경추 및 기타 심각한 부상이 확인되면 신체 평가를 실시해야 한다. 경추 부상이 조금이라도 의심되는 경우, 선수를 고정하고 응급실로 이송하여 고급 영상 촬영 및 치료를 받아야 한다. 즉각적인 응급 이송이 필요한 다른 이유로는 정신 상태 악화, 국소 신경학적 소견, 증상 악화 등이 있다. 심각한 인지 및 응급 의료 상황이 배제된 경우에만 증상, 신경 기능, 인지, 균형 등 2차 뇌진탕 검사를 시작할 수 있다.

부수적인 검사 결과가 정상으로 나타나고 뇌진탕이 의심되지 않는 경우, 선수는 경기를 재개할 수 있다. 결정이 올바른지 확인하기 위해 경기 중과 경기 후에 연속적인 평가를 실시해야 한다. 뇌진탕이 의심되는 경우, 해당 선수는 당일 경기에 복귀해서는 안 된다. 선수는 일정 기간 동안 정신 상태, 인지 및/또는 의식의 악화를 인지하면서 점진적으로 모니터링 해야 한다. 이전에는 뇌진탕을 일으킨 선수의 의식을 확인하기 위해 밤새 자주 깨우는 것이 권장되었다. 그러나 수면은 뇌의 휴식과 회복에 중요하므로 더이상 권장되지 않는다.[189] 이론적으로 출혈 위험이 있기 때문에 아스피린과 NSAID는 일반적으로 피하는 것이 좋다. 증상을 가리는 다른 약물도 피해야 한다.

뇌진탕이 발생한 운동선수는 의사의 진찰을 받아야 한다. 일차 치료에는 짧은 기간의 신체적, 인지적 휴식이 포함된다. 증상을 악화시키는 활동과 환경은 피하고 조절해야 한다. 어둡고 조용한 환경은 두통과 음향공포증 및 광선공포증 증상을 완화하는 데 도움이 된다. 청소년 운동선수는 학교에서 업무량 감소, 시험 시간 연장 등의 조치가 필요할 수 있다. 대부분의 경우, 급성기 초기에는 결석하거나 하루 중 일부만 출석하도록 허용해야 한다.

뇌진탕 치료는 여러 분야에 걸쳐 이루어지며 인지 능력, 균형, 안구 운동 기능, 경추 운동 기능 장애, 유산소 운동에 대한 내성 회복을 목표로 하는 중재가 포함될 수 있다.

경기 복귀는 개별화되고 점진적으로 진행되어야 한다. 이 과정은 선수가 휴식 시 증상이 없고 균형 및 인지 기능을 포함한 기준치 측정과 비교했을 때 정상적인 신경학적 검사 결과가 나오면 시작해야 한다. 그 후에 선수는 의료진의 감

보기 16.8 뇌진탕 이후 활동 진행

단계별 경기 복귀 절차	
활동 수준	**예시**
활동없음/휴식	어두운 환경, 학교 숙박 시설, 텔레비전이나 라디오 없음
가벼운 유산소 활동	고정식 자전거, 일립티컬 트레이너, 빠르게 걷기
종목별 운동	농구공 슛쏘기, 배트 휘두르기, 달리기, 준최대치 저항 훈련
비접촉 훈련	연습 훈련, 복잡한 스포츠 움직임
전체 접촉 훈련/접촉 연습	완전한 훈련 움직임을 연습에 적용
경기 복귀	게임활동 연습경기

독 하에 단계적 복귀를 시작해야 한다(보기 16.8). 뇌진탕의 심각성과 신체적 요구에 대한 개별적인 반응에 따라 회복에 며칠에서 몇 주가 걸릴 수 있다. 진행 중 어느 시점에서든 선수에게 증상이 나타나면 악화되는 활동을 중단하고 증상이 가라앉을 때까지 기다린 후 이전 단계의 진행을 재개해야 한다. 제한 없는 활동을 재개하기 전에 뇌진탕 관리에 대해 특별히 훈련받은 면허를 소지한 의료진과 상의하여 의학적 허가를 받아야 한다.

특별 고려 사항(Special considerations)

2차 충격 증후군(Second impact syndrome)

증상이 있는 상태에서 경기에 복귀하는 어린 선수는 지속적인 증상, 더 심각한 뇌진탕, 뇌 부종, 2차 충격 증후군(SIS)의 위험에 노출될 수 있다. SIS는 뇌 혈액 공급의 자가 조절 기능이 상실되어 혈관 비대, 두개 내압 상승, 뇌 탈출, 혼수 및/또는 사망으로 이어질 수 있다.[189] SIS는 완전히 이해되지는 않았지만 일반적으로 18세 미만에서 나타난다. 따라서 청소년 선수의 뇌진탕은 경기 복귀를 허용하기 전에 증상이 해결되고 모든 뇌 기능이 기준선으로 회복되었는지 확인하여 신중하게 관리해야 한다.

뇌진탕 후 지속되는 증상

뇌진탕 후 지속적 증상은 뇌진탕의 징후와 증상이 예상 기간보다 오래(예: 몇 주 또는 몇 달) 지속되는 것을 말한다. 뇌진탕 후 증상은 뇌진탕 초기의 증상과 유사하지만 모호하고 비특이적인 경우가 많아 진단이 복잡해진다. 뇌진탕 후 지속되는 증상과 관련된 요인은 완전히 명확하지는 않지만 장기간의 의식 상실, 장기간의 외상 후 기억상실, 정신과 질환의 병력 등이 있을 수 있지만 다른 형태의 뇌진탕에 비해 스포츠 관련 뇌진탕은 이러한 증상이 발생할 가능성이 낮다.

뇌진탕 후 지속적인 증상에 대해서는 단계적인 활동 복귀가 가장 중요한 치료법이다. 최근 안전한 유산소 운동 치료 프로그램을 확립하고 만성적으로 증상이 있는 운동선수의 둔감도를 낮춰 회복과 활동 복귀 속도를 높이기 위해 증상이 없는 역치에서 시행하는 버팔로 뇌진탕 트레드밀 검사와 같은 감독된 유산소 운동 프로그램을 사용하는 것이 지지되고 있다.[193] 역치 재검사는 정기적으로 시행해야 하며, 증상에 따라 천천히 그리고 꾸준히 진행해야 한다. 시간이 경과하고 증상이 지속되면 다른 다인자 치료 옵션을 모색할 수 있다. 여기에는 인지 치료, 통합 신경 재활 프로그램, 감독하에 진행되는 점진적 운동 프로그램, 수면 장애 프로그램 등이 포함된다.

예방(Prevention)

뇌진탕 예방의 핵심은 교육과 인식 제고이다. 뇌진탕 위험을 줄이기 위해 축구에서 허용되는 주당 헤딩 횟수 등의 규칙 변경을 엄격하게 준수해야 한다. 페어플레이와 상대 선수 및 코치에 대한 존중은 하키와 같은 스포츠에서 뇌진탕 가능성을 낮추는 것으로 나타났다.[189] 코치, 학부모, 교육자, 심판은 뇌진탕의 징후와 증상에 대해 교육을 받아 부상을 더 잘 발견하고 식별할 수 있도록 해야 한다. 또한 올바른 스포츠별 기술을 가르치고, 신체 조절과 적절한 움직임을 강조하며, 적절한 운동 행동에 대한 교육을 실시하고, 연습 시 접촉 노출 횟수를 제한함으로써 청소년 선수의 안전을 도울 수 있다.

경기 중에는 항상 적절한 보호 장비를 착용해야 하며, 선수는 올바른 크기와 착용감을 모니터링해야 한다. 여기에는 헬멧, 어깨 패드, 마우스피스가 포함된다. 이러한 장비의 사용이 뇌진탕과 mTBI의 위험을 최소화할 수 있다는 데이터는 부족하지만, 두피 열상, 두개골 골절, 두개 내 출혈, 치아 부상을 제한하는 효과적인 수단인 것으로 밝혀졌다.[189]

목 근육 강화는 뇌진탕 유병률에 미치는 영향을 알아보기 위해 연구되어 왔다. 일부에서는 목 근육의 근력이 강화되면 운동선수가 머리에 강한 타격을 가할 때 발생하는 가속력을 더 잘 감쇠할 수 있다고 믿었다. 그러나 스포츠 뇌진탕의 예측할 수 없는 특성으로 인해 목 근력과 뇌진탕 사이의 연관성은 확인되지 않았다.[189]

>> 여성 운동선수

특수 고려 사항(Special considerations)

여성 운동선수는 성적 성숙이 진행됨에 따라 생리적, 해부학적 변화가 발생하여 부상에 취약해진다. 이 장의 앞부분에서 여성 청소년 운동선수는 남성 운동선수보다 비접촉식 십자인대 파열에 걸릴 확률이 2-9배 더 높다고 언급했다.[109] 또한 여성 운동선수는 무릎넙다리 증후군이나 무릎뼈 탈구와 같은 다른 무릎 질환을 겪을 가능성이 더 높다. 여성의 무릎 부상 발생률 증가와 관련된 요인으로 골반의 넓어짐, 넙다리뼈 전위 증가, 인대 이완 증가, 무릎 외반 위치 증가, 신경근 발화 패턴의 변화 등이 제시되고 있다. 점프 동작 중 동적 무릎 외반의 측정은 무릎 부상을 예측하는 것으로 나타났다.[12] 동적 무릎 외반을 줄이고, 착지 시 무릎과 엉덩관절 굽힘을 개선하며, 지면 충격력을 줄이는 데 중점을 둔 신경근 재훈련 프로그램은 이러한 부상 위험을 줄이는 데 효과적이다.[115] 임상의는 생역학적으로 위험한 움직임 패턴을 보이는 여성 선수를 식별하고 부상 가능성을 줄이기 위한 교육과 훈련을 제공하는 데 중점을 두어야 한다.

여성 운동선수 삼중고(Female athlete triad)

여성 운동선수 삼중고는 월경 기능 장애, 열량 섭취 감소(섭식 장애 유무에 관계없이)로 인한 에너지 가용성 저하, 골밀도 감소라는 세 가지 임상적 요소의 조합을 말한다.[194] 3가지 요소와 관련된 개별 요인의 유병률은 매우 다양하지만 연구에 따르면 여성 운동선수의 23%에서 70%가 영향을 받을 수 있다.[194] 일반적으로 체중 등급이 필요한 스포츠와 발레, 체조 등 미학을 강조하는 종목에서 발병률이 높은 것으로 나타났다. 스포츠에서의 상대적 에너지 결핍(RED-S)이라는 용어가 이를 설명하기 위해 사용되기도 했는데, 이는 남성 운동선수가 부정적인 건강 후유증을 겪기 위해 세 가지 요소를 모두 입증할 필요는 없기 때문이다. 또한, 병적인 뼈 건강 및 기타 부정적인 결과를 초래하는 상대적 에너지 결핍은 남성 운동선수에게도 나타날 수 있다.[195]

운동선수의 월경 기능 장애에는 다양한 질환이 포함되지만 무월경이 가장 일반적으로 논의되는 질환이다. 무월경은 3개월 이상 월경이 없는 것으로 정의되며, 일차성 또는 이차성으로 세분화할 수 있다. 일차성은 초경 시작 연령이 지연되는 것을 말하며, 이차성은 초경 시작 후 월경이 없어지는 것을 말한다. 초경이 지연되거나 변경되면 여성 운동선수 삼중고와 관련된 골밀도가 감소할 수 있다. 일반적으로 청소년기에 골량이 가장 많이 축적되지만, 이 시기에 뼈 발달이 손상되면 평생 심각한 결과를 초래할 수 있다. 단기적으로는 골밀도가 낮으면 스트레스 골절의 위험이 높아지는 반면, 장기적으로는 최적 이하의 최대 골량 획득과 조기 골다공증 위험이 높아질 수 있다.[194]

에너지 가용성이란 운동선수의 칼로리 소비를 지원하기 위해 필요한 식이 섭취량을 말한다. 낮은 에너지 가용성은 신경성 식욕부진증, 신경성 폭식증 또는 기타 특정되지 않은 섭식 장애(EDNOS)와 같은 진단된 섭식 장애로 인해 발생할 수 있다.[194] 그러나 잘못된 식이 선택이나 영양 지식 부족으로 인해 칼로리 결핍이 발생하는 경우 진단된 장애 없이도 낮은 에너지 가용성이 발생할 수 있다. 무질서한 식습관의 부작용으로는 심장 기능 장애, 위장 문제, 탈모, 운동 능력 저하, 집중력 저하 등이 있다.

여성 운동선수 삼중고 치료에는 의사, 영양사, 정신과 의사, 팀 코치, 선수의 가족 등이 참여하는 다학제적 팀 접근 방식이 필요하다. 물리치료사나 운동 트레이너가 장애 해결을 위한 치료 팀의 일원으로 참여하여 선수가 안전하게 스포츠로 복귀할 수 있도록 도울 수 있다. 치료의 주요 목표는 정상적인 생리 주기를 회복하고 골밀도를 높이며 신체 이미지 및 스포츠 수행 능력과 관련된 심리적 건강을 개선하는 것이다.

표 16.7. 스포츠에서의 상대적 에너지 결핍(RED-S), 여성 운동선수 삼중고 및 섭식 장애의 징후와 증상

스포츠에서 상대적 에너지 결핍(RED-S)	여성 운동선수 삼중고	섭식 장애
근력 감소 지구력 감소 운동 부상 위험 증가 훈련 반응 감소 판단력 저하 조정력 저하 집중력 저하 과민성 우울증	체중 감량 생리가 없거나 불규칙한 경우 피로 및 집중력 저하 심각한 부상을 동반하거나 동반하지 않은 스트레스 골절 더 긴 치유 시간 근육 부상	체중 감량에도 불구하고 계속되는 다이어트 음식, 체중에 대한 집착 및/또는 식사 중 및 식사 후 화장실에 자주 가는 경우 완하제 사용 항상 헐렁한 옷을 입는 경우 머리카락이나 손톱이 부서지기 쉬운 경우 손과 발이 차가운 경우 잦은 구토로 인한 충치 및 치아 에나멜 침식 심박동수 불규칙 및 가슴 통증

여성 운동선수 삼중고를 예방하는 것이 무엇보다 중요하다. 여성 운동선수 삼중고를 조기에 인지하면 적시에 중재할 수 있고 그로 인한 피해를 줄일 수 있다. 정기적인 스포츠 참가 전 신체 검사에서 증상을 선별하는 것은 조기 발견을 위한 좋은 기회이므로 이를 권장해야 한다. 여성 운동선수 삼중고와 RED-S의 위험에 처한 운동선수를 식별하는 데 도움이 되는 구체적인 평가 도구가 개발되었다.[196] 또한 코치, 선수, 가족을 대상으로 징후와 위험 요인을 인식하도록 교육하면 문제 보고와 조기 치료가 늘어날 수 있다(표 16.7).

>> 요약

어릴 때부터 좋은 운동 습관을 기르면 성인이 되어서도 건강한 삶을 유지할 수 있다. 최근 몇 년 동안 청소년의 레크리에이션 및 경쟁 스포츠 참여가 급격히 증가했다. 체조, 춤, 수영, 필드 스포츠, 달리기, 스케이트보드, 암벽 등반, 자전거 타기, 줄넘기 등 대부분의 어린이에게 선택의 폭은 무궁무진하며, 이 모든 것이 신체 활동의 한 형태로 작용한다. 스포츠는 아이들에게 심리적, 사회적, 신체적 이점을 제공할 수 있다; 하지만 부상의 위험이 높아질 수도 있다. 청소년의 운동 부상 증가, 부적절한 훈련 방법, 조기 스포츠 전문화는 모두 청소년의 운동 부상의 원인으로 지목되고 있다. 부모, 코치, 의료진의 적절한 예방 전략과 교육을 통해 어린이와 청소년이 보다 안전하고 즐거운 방식으로 스포츠 및 레크리에이션 활동에 참여할 수 있다.

청소년 선수는 성인 선수와 비슷하게 스포츠에 참여하지만 성인과 어린이 사이에는 해부학적, 생리적, 심리적 차이가 존재한다. 스포츠 종목의 성격은 비슷하지만 골격적으로 미성숙한 운동선수는 다양한 유형의 근골격계 부상을 입기 쉽다는 점을 이해하는 것이 중요하다. 이러한 어린이들과 함께 일하는 물리치료사는 유소년 선수의 재활 과정에서 이러한 차이점을 고려해야 한다. 유소년 선수의 특별한 요구 사항을 인식하면 의료진이 적절한 치료를 진단하고 시행할 수 있어 부상 후 제한 없는 완전한 스포츠 참여로 안전하게 복귀할 수 있는 가능성이 높아진다.

참고문헌

1. Mickalide A, Hansen L. Coaching Our Kids to Fewer Injuries: A Report on Youth Sports Safety. Safe Kids World Wide; 2012.
2. Musgrave DS, Mendelson SA. Pediatric orthopedic trauma: prin- ciples in management. Crit Care Med. 2002;30(11)(suppl):S431-S443.
3. Hoang QB, Mortazavi M. Pediatric overuse injuries in sports. Adv Pediatr. 2012;59(1):359-383.
4. Caine D, Maffulli N, Caine C. Epidemiology of injury in child and adolescent sports: injury rates, risk factors, and prevention. Clin Sports Med. 2008;27(1):19-50, vii.
5. Wall E, Von Stein D. Juvenile osteochondritis dissecans. Orthop Clin North Am. 2003;34(3):341-353.
6. Baker CL 3rd, Romeo AA, Baker CL Jr. Osteochondritis dissecans of the capitellum. Am J Sports Med. 2010;38(9):1917-1928.
7. Ray TR. Youth baseball injuries: recognition, treatment, and preven- tion. Curr Sports Med Rep. 2010;9(5):294-298.
8. Kocher MS, Tucker R, Ganley TJ, et al. Management of osteochon- dritis dissecans of the knee: current concepts review. Am J Sports Med. 2006;34(7):1181-1191.
9. Ozmun JC, Mikesky AE, Surburg PR. Neuromuscular adaptations following prepubescent strength training. Med Sci Sports Exerc. 1994;26(4):510-514.
10. Carter CW, Micheli LJ. Training the child athlete for prevention, health promotion, and performance: how much is enough, how much is too much? Clin Sports Med. 2011;30(4):679-690.
11. Boyle KL, Witt P, Riegger-Krugh C. Intrarater and interrater reli- ability of the Beighton and Horan joint mobility index. J Athl Train. 2003;38(4):281-285.
12. Hewett TE, Myer GD, Ford KR, et al. Biomechanical measures of neuromuscular control and valgus loading of the knee predict an- terior cruciate ligament injury risk in female athletes: a prospective study. Am J Sports Med. 2005;33(4):492-501.
13. Powers CM. The influence of altered lower-extremity kinematics on patellofemoral joint dysfunction: a theoretical perspective. J Or- thop Sports Phys Ther. 2003;33(11):639-646.
14. Chmielewski TL, Hodges MJ, Horodyski M, et al. Investigation of clinician agreement in evaluating movement quality during uni- lateral lower extremity functional tasks: a comparison of 2 rating methods. J Orthop Sports Phys Ther. 2007;37(3):122-129.
15. Myer GD, Ford KR, Khoury J, et al. Development and validation of a clinic-based prediction tool to identify female athletes

at high risk for anterior cruciate ligament injury. Am J Sports Med. 2010;38(10):2025-2033.

16. Padua DA, Marshall SW, Boling MC, et al. The Landing Error Scor- ing System (LESS) is a valid and reliable clinical assess-ment tool of jump-landing biomechanics: the JUMP-ACL study. Am J of Sports Med. 2009;37(10):1996-2002.
17. Roush JR, Kitamura J, Waits MC. Reference values for the Closed Kinetic Chain Upper Extremity Stability Test (CK-CUEST) for col- legiate baseball players. N Am J Sports Phys Ther. 2007;2(3):159-163.
18. McClure P, Greenberg E, Kareha S. Evaluation and management of scapular dysfunction. Sports Med Arthrosc. 2012;20(1):39-48.
19. Ludewig PM, Reynolds JF. The association of scapular kine-mat- ics and glenohumeral joint pathologies. J Orthop Sports Phys Ther. 2009;39(2):90-104.
20. Kibler WB, Uhl TL, Maddux JW, et al. Qualitative clinical evalua- tion of scapular dysfunction: a reliability study. J Shoulder Elbow Surg. 2002;11(6):550-556.
21. McClure P, Tate AR, Kareha S, et al. A clinical method for identifying scapular dyskinesis. Part 1: reliability. J Athl Train. 2009;44(2):160-164.
22. Uhl TL, Kibler WB, Gecewich B, et al. Evaluation of clini- cal assessment methods for scapular dyskinesis. Arthroscopy. 2009;25(11):1240-1248.
23. Wilk KE, Meister K, Andrews JR. Current concepts in the re-habilitation of the overhead throwing athlete. Am J Sports Med. 2002;30(1):136-151.
24. Shanley E, Kissenberth MJ, Thigpen CA, et al. Preseason shoul- der range of motion screening as a predictor of injury among youth and adolescent baseball pitchers. J Shoulder El-bow Surg. 2015;24(7):1005-1013.
25. Wainner RS, Whitman JM, Cleland JA, et al. Regional inter-depen- dence: a musculoskeletal examination model whose time has come. J Orthop Sports Phys Ther. 2007;37(11):658-660.
26. Axe M, Hurd W, Snyder-Mackler L. Data-based interval throwing programs for baseball players. Sports Health. 2009;1(2):145-153.
27. Adams JE. Little league shoulder: osteochondrosis of the proxi- mal humeral epiphysis in boy baseball pitchers. Calif Med. 1966;105:22-25.
28. Carson WG Jr, Gasser SI. Little Leaguer's shoulder. A report of 23 cases. Am J Sports Med. 1998;26:575-580.
29. Tullos HS, Fain RH. Little league shoulder: rotational stress fracture of proximal epiphysis. J Sports Med. 1974;2:152-153.
30. Wasserlauf BL, Paletta GA Jr. Shoulder disorders in the skele-tally im- mature throwing athlete. Orthop Clin North Am. 2003;34(3):427-437.
31. Knesek M, Skendzel JG, Dines JS, et al. Diagnosis and man-agement of superior Labral Anterior Posterior tears in throwing athletes. Am J Sports Med. 2012;41:444-460.
32. Greiwe RM, Saifi C, Ahmad CS. Pediatric sports elbow inju-ries. Clin Sports Med. 2010;29(4):677-703.
33. Fortenbaugh D, Fleisig GS, Andrews JR. Baseball pitching bi-ome- chanics in relation to injury risk and performance. Sports Health. 2009;1(4):314-320.
34. Nissen CW, Westwell M, Ounpuu S, et al. A biomechanical compari- son of the fastball and curveball in adolescent base-ball pitchers. Am J Sports Med. 2009;37(8):1492-1498.
35. Grantham JW, Iyengar JJ, Byram IR, et al. The curveball as a risk factor for injury: a systematic review. Sports Health. 2015;7(1):19-26.
36. Kramer DE. Elbow pain and injury in young athletes. J Pediatr Or- thop. 2010;30(2):S7-S12.
37. Fleisig GS, Weber A, Hassell N, et al. Prevention of elbow inju- ries in youth baseball pitchers. Curr Sports Med Rep. 2009;8(5): 250-254.
38. Hodgins JL, Vitale M, Arons RR, et al. Epidemiology of me-dial ul- nar collateral ligament reconstruction: a 10-year study in New York state. Am J Sports Med. 2016;44:729-734.
39. Fleisig GS, Andrews JR. Prevention of elbow injuries in youth base- ball pitchers. Sports Health. 2012;4(5):419-424.
40. Petty DH, Andrews JR, Fleisig GS, et al. Ulnar collateral liga-ment reconstruction in high school baseball players: clinical results and injury risk factors. Am J Sports Med. 2004;32(5):1158-1164.
41. Guerrero P, Busconi B, Deangelis N, et al. Congenital instabil-ity of the shoulder joint: assessment and treatment options. J Orthop Sports Phys Ther. 2009;39(2):124-134.
42. Dumont GD, Russell RD, Robertson WJ. Anterior shoulder instabil- ity: a review of pathoanatomy, diagnosis and treat-ment. Curr Rev Musculoskelet Med. 2011;4(4):200-207.
43. Shah RR, Kinder J, Peelman J, et al. Pediatric clavicle and acro- mioclavicular injuries. J Ped Orthop. 2010;30:S69-S72. doi:10.1097/ BPO.1090b1013e3181ba1099e1094
44. Caird MS. Clavicle shaft fractures: are children little adults? J Pediatr Orthop. 2012;32(suppl 1):S1-S4.
45. Pandya NK, Namdari S, Hosalkar HS. Displaced clavicle frac-tures in adolescents: facts, controversies, and current trends. J Am Acad Or- thop Surg. 2012;20(8):498-505.
46. Howard A, Mulpuri K, Abel MF, et al. The treatment of pedi-atric supracondylar humerus fractures. J Am Acad Orthop Surg. 2012;20(5):320-327.

47. Spencer HT, Wong M, Fong YJ, et al. Prospective longitudinal evalu- ation of elbow motion following pediatric supracondylar humeral fractures. J Bone Joint Surg Am. 2010;92(4):904-910.
48. Song KS, Waters PM. Lateral condylar humerus fractures: which ones should we fix? J Pediatr Orthop. 2012;32(suppl 1):S5-S9.
58. Cornwall R. Pediatric finger fractures: which ones turn ugly? J Pedi- atr Orthop. 2012;32(suppl 1):S25-S31.
59. Patel DR, Lyne ED. Overuse injuries of the hip, pelvis and thigh. In: Patel DR, Greydanus DE, Baker RJ, eds. Pediatric Practice Sports Medicine. The McGraw-Hill Companies; 2009.
60. Soprano JV, Fuchs SM. Common overuse injuries in the pediatric and adolescent athlete. Clin Pediatr Emerg Med. 2007;8(1):7-14.
61. Porr J, Lucaciu C, Birkett S. Avulsion fractures of the pelvis—a qualitative systematic review of the literature. J Can Chiropr Assoc. 2011;55(4):247-255.
62. Anderson K, Strickland SM, Warren R. Hip and groin injuries in ath- letes. Am J Sports Med. 2001;29(4):521-533.
63. Ilizaliturri VM Jr, Camacho-Galindo J, Evia Ramirez AN, et al. Soft tissue pathology around the hip. Clin Sports Med. 2011;30(2):391-415.
64. Yen YM, Lewis CL, Kim YJ. Understanding and treating the snap- ping hip. Sports Med Arthrosc Rev. 2015;23(4):194-199. doi:10.1097/ JSA.0000000000000095.
65. Provencher MT, Hofmeister EP, Muldoon MP. The surgical treat- ment of external coxa saltans (the snapping hip) by Z-plasty of the iliotibial band. Am J Sports Med. 2004;32(2):470-476.
66. Byrd JWT. Snapping hip. Oper Tech Sports Med. 2005;13(1): 46-54.
67. Allen WC, Cope R. Coxa saltans: the snapping hip revisited. J Am Acad Orthop Surg. 1995;3(5):303-308.
68. Cardinal E, Buckwalter KA, Capello WN, et al. US of the snapping iliopsoas tendon. Radiology. 1996;198(2):521-522.
69. Byrd JWT. Evaluation and management of the snapping Iliopsoas tendon. Tech Orthopaedic. 2005;20(1):45-51.
70. Taylor GR, Clarke NM. Surgical release of the "snapping iliopsoas tendon." J Bone Joint Surg Br. 1995;77(6):881-883.
71. Brunet ME, Cook SD, Brinker MR, et al. A survey of running inju- ries in 1505 competitive and recreational runners. J Sports Med Phys Fitness. 1990;30(3):307-315.
72. Lassus J, Tulikoura I, Konttinen YT, et al. Bone stress injuries of the lower extremity: a review. Acta Orthop Scand. 2002;73(3):359-368.
73. Bennell K, Matheson G, Meeuwisse W, et al. Risk factors for stress fractures. Sports Med. 1999;28(2):91-122.
74. Goolsby MA, Barrack MT, Nattiv A. A displaced femoral neck stress fracture in an amenorrheic adolescent female runner. Sports Health. 2012;4(4):352-356.
75. Griffin DR, Dickenson EJ, O'Donnell J, et al. The Warwick Agree- ment on femoroacetabular impingement syndrome (FAI syn- drome): an international consensus statement. Br J Sports Med. 2016;50:1169-1176.
76. Fraitzl CR, Kafer W, Nelitz M, et al. Radiological evidence of femo- roacetabular impingement in mild slipped capital femoral epiphysis: a mean follow-up of 14.4 years after pinning in situ. J Bone Joint Surg Br. 2007;89(12):1592-1596.
77. Imam S, Khanduja V. Current concepts in the diagnosis and management of femoroacetabular impingement. Int Orthop. 2011;35(10):1427-1435.
78. Philippon MJ, Stubbs AJ, Schenker ML, et al. Arthroscopic manage- ment of femoroacetabular impingement: osteoplasty technique and literature review. Am J Sports Med. 2007;35(9):1571-1580.
79. Huffman GR, Safran M. Tears of the acetabular labrum in athletes: diagnosis and treatment. Sports Med Arthrosc Rev. 2002;10(2):141-150.
80. Crawford JR, Villar RN. Current concepts in the management of femoroacetabular impingement. J Bone Joint Surg Br. 2005;87(11):1459–1462.
81. Ito K, Minka MA II, Leunig M, et al. Femoroacetabular impingement and the cam-effect. A MRI-based quantitative anatomical study of the femoral head-neck offset. J Bone Joint Surg Br. 2001;83(2):171-176.
82. Ferguson TA, Matta J. Anterior femoroacetabular impingement: a clinical presentation. Sports Med Arthrosc Rev. 2002;10(2): 134-140.
83. Czerny C, Hofmann S, Neuhold A, et al. Lesions of the acetabular labrum: accuracy of MR imaging and MR arthrography in detec- tion and staging. Radiology. 1996;200(1):225-230.
84. Griffin D, Dickenson E, Wall P, et al. Hip arthroscopy compared with best conservative care for the treatment of femoroacetabular impingement syndrome: a randomized controlled trial (UK FASH- Ion). Lancet. 2018;391:2225-2235.
85. Wright AA, Hegedus EJ, Taylor JB, et al. Non-operative manage- ment of femoroacetabular impingement: a prospective, randomized controlled clinical trial pilot study. J Sci Med Sport. 2016;19(9):716- 721. doi:10.1016/j.jsams.2015.11.008
86. Mansell NS, Rhon DI, Meyer J, et al. Arthroscopic surgery or physi- cal therapy for patients with femoroacetabular impinge-

ment syn- drome: a randomized controlled trial with 2-year follow-up. Am J Sports Med. 2018;46(6):1306-1314. doi:10.1177/0363546517751912

87. Samora JB, Ng VY, Ellis TJ. Femoroacetabular impingement: a common cause of hip pain in young adults. Clin J Sport Med. 2011;21(1):51-56.
88. Groh MM, Herrera J. A comprehensive review of hip labral tears. Curr Rev Musculoskelet Med. 2009;2(2):105-117.
89. Heiderscheit BC, Sherry MA, Silder A, et al. Hamstring strain inju- ries: recommendations for diagnosis, rehabilitation, and injury pre- vention. J Orthop Sports Phys Ther. 2010;40(2):67-81.
90. Koulouris G, Connell DA, Brukner P, et al. Magnetic reso- nance im- aging parameters for assessing risk of recurrent hamstring injuries in elite athletes. Am J Sports Med. 2007;35(9):1500-1506.
91. Glasgow P, Phillips N, Bleakley C. Optimal loading: key vari- ables and mechanisms. Br J Sports Med. 2015;49:278-279.
92. Bleakley CM, Glasgow P, MacAuley DC. PRICE needs updat- ing, should we call the POLICE? Br J Sports Med. 2012;46:220-221.
93. Attar WSAA, Soomro N, Sinclair PJ, et al. Effect of injury prevention programs that include the nordic hamstring exer- cise on hamstring injury rates in soccer players: a systematic review and meta-analysis. Sports Med. 2017;47:907-916.
94. Cline S. Acute injuries of the hip, pelvis and thigh. In: Patel DR, Greydanus DE, Baker RJ, eds. Pediatric Practice Sports Medicine. The McGraw-Hill Companies; 2009.
95. Wells D, King JD, Roe TF, et al. Review of slipped capital femo- ral epiphysis associated with endocrine disease. J Pediatr Orthop. 1993;13(5):610-614.
96. Kocher MS, Tucker R. Pediatric athlete hip disorders. Clin Sports Med. 2006;25(2):241-253, viii.
97. Riad J, Bajelidze G, Gabos PG. Bilateral slipped capital femoral epiphysis: predictive factors for contralateral slip. J Pediatr Or- thop. 2007;27(4):411-414.
98. Uglow MG, Clarke NM. The management of slipped capital femo- ral epiphysis. J Bone Joint Surg Br. 2004;86(5):631-635.
99. Hinton RY, Sharma KM. Anterior cruciate ligament injuries. In: Micheli LJ, Kocher MS, eds. The Pediatric and Adolescent Knee. Saunders Elsevier; 2006.
100. Anderson CN, Anderson AF. Tibial eminence fractures. Clin Sports Med. 2011;30(4):727-742.
101. Moksnes H, Engebretsen L, Risberg MA. Management of an- terior cruciate ligament injuries in skeletally immature individ- uals. J Or- thop Sports Phys Ther. 2012;42(3):172-183.
102. Lawrence JT, Argawal N, Ganley TJ. Degeneration of the knee joint in skeletally immature patients with a diagnosis of an an- terior cruci- ate ligament tear: is there harm in delay of treat- ment? Am J Sports Med. 2011;39(12):2582-2587.
103. Wojtys EM, Brower AM. Anterior cruciate ligament injuries in the prepubescent and adolescent athlete: clinical and research consider- ations. J Athl Train. 2010;45(5):509-512.
104. Milewski MD, Beck NA, Lawrence JT, et al. Anterior cruciate liga- ment reconstruction in the young athlete: a treatment al- gorithm for the skeletally immature. Clin Sports Med. 2011;30(4):801-810.
105. Vavken P, Murray MM. Treating anterior cruciate ligament tears in skeletally immature patients. Arthroscopy. 2011;27(5): 704-716.
106. Ardern CL, Ekas G, Grindem H, et al. International Olympic Com- mittee consensus statement on prevention, diagnosis and manage- ment of paediatric anterior cruciate ligament (ACL) injuries. Br J Sports Med. 2018;26:989-1010.
107. Kim KM, Croy T, Hertel J, et al. Effects of neuromuscular electrical stimulation after anterior cruciate ligament recon- struction on quad- riceps strength, function, and patient-ori- ented outcomes: a system- atic review. J Orthop Sports Phys Ther. 2010;40(7):383-391.
108. Greenberg EM, Albaugh J, Ganley TJ, et al. Rehabilitation consider- ations for all epiphyseal ACL reconstruction. Int J Sports Phys Ther. 2012;7(2):185-196.
109. Logerstedt DS, Snyder-Mackler L, Ritter RC, et al. Knee sta- bility and movement coordination impairments: knee liga- ment sprain. J Orthop Sports Phys Ther. 2010;40(4):A1-A37.
110. Noyes FR, Barber SD, Mangine RE. Abnormal lower limb symme- try determined by function hop tests after anterior cruciate liga- ment rupture. Am J Sports Med. 1991;19(5):513-518.
111. Yellin JL, Fabricant PD, Gornitzky A, et al. Rehabilitation fol- lowing anterior cruciate ligament tears in children: a systematic review. JBJS Rev. 2016;4(1). doi:10.2106/JBJS.RVW.O.00001
112. Webster KE, Feller JA. Development and validation of a short ver- sion of the anterior cruciate ligament return to sport after injury (ACL-RSI) scale. Orthop J Sports Med. 2018;6(4): 2325967118763763.
113. McPherson AL, Feller JA, Hewett TE, et al. Psychological rea- di- ness to return to sport is associated with second anterior cru- ciate ligament injuries. Am J Sports Med. 2019;47(4):857-862. doi:10.1177/0363546518825258.
114. Myer GD, Chu DA, Brent JL, et al. Trunk and hip control neuromus- cular training for the prevention of knee joint inju- ry. Clin Sports Med. 2008;27(3):425-448, ix.
115. Hewett TE, Ford KR, Myer GD. Anterior cruciate ligament in-

juries in female athletes: part 2, a meta-analysis of neuromuscular interventions aimed at injury prevention. Am J Sports Med. 2006;34(3):490-498.

116. DiStefano LJ, Blackburn JT, Marshall SW, et al. Effects of an age-specific anterior cruciate ligament injury prevention program on lower extremity biomechanics in children. Am J Sports Med. 2011;39(5):949-957.

117. Mandelbaum BR, Silvers HJ, Watanabe DS, et al. Effectiveness of a neuromuscular and proprioceptive training program in prevent- ing anterior cruciate ligament injuries in female athletes: 2-year follow-up. Am J Sports Med. 2005;33(7):1003-1010.

118. Hewett TE, Myer GD, Ford KR, et al. The 2012 ABJS Nicolas An- dry Award: the sequence of prevention: a systematic approach to prevent anterior cruciate ligament injury. Clin Orthop Relat Res. 2012;470(10):2930-2940.

119. Shea KG, Apel PJ, Pfeiffer R. Injury of the medial collateral liga- ment, posterior cruciate ligament, and posterolateral complex in skeletally immature patients. In: Micheli LJ, Kocher MS, eds. The Pediatric and Adolescent Knee. Saunders Elsevier; 2006.

120. Miyamoto RG, Bosco JA, Sherman OH. Treatment of medial col- lateral ligament injuries. J Am Acad Orthop Surg. 2009;17(3):152-161.

121. Derscheid GL, Garrick JG. Medial collateral ligament injuries in football. Nonoperative management of grade I and grade II sprains. Am J Sports Med. 1981;9(6):365-368.

122. Indelicato PA, Hermansdorfer J, Huegel M. Nonoperative man- agement of complete tears of the medial collateral ligament of the knee in intercollegiate football players. Clin Orthop Relat Res. 1990;(256):174-177.

123. McAllister DR, Petrigliano FA. Diagnosis and treatment of pos- terior cruciate ligament injuries. Curr Sports Med Rep. 2007; 6(5):293-299.

124. Senese M, Greenberg E, Todd Lawrence J, et al. Rehabilitation following isolated posterior cruciate ligament reconstruction: a literature review of published protocols. Int J Sports Phys Ther. 2018;13(4):737-751.

125. Kramer DE, Micheli LJ. Meniscal tears and discoid meniscus in children: diagnosis and treatment. J Am Acad Orthop Surg. 2009;17(11):698-707.

126. Stanitski CL. Discoid meniscus. In: Micheli LJ, Kocher MS, eds. The Pediatric and Adolescent Knee. Saunders Elsevier; 2006.

127. Jordan MR. Lateral meniscal variants: evaluation and treatment. J Am Acad Orthop Surg. 1996;4(4):191-200.

128. Konan S, Rayan F, Haddad FS. Do physical diagnostic tests accu- rately detect meniscal tears? Knee Surg Sports Traumatol Arthrosc. 2009;17(7):806-811.

129. Conrad JM, Stanitski CL. Osteochondritis dissecans: Wilson's sign revisited. Am J Sports Med. 2003;31(5):777-778.

130. Ganley TJ, Flynn JM. Osteochondritis dissecans of the knee. In: Micheli LJ, Kocher MS, eds. The Pediatric and Adolescent Knee. Saunders Elsevier; 2006.

131. Pascual-Garrido C, Moran CJ, Green DW, et al. Osteochondritis dis- secans of the knee in children and adolescents. Curr Opin Pediatr. 2013;25(1):46-51.

132. Buckens CF, Saris DB. Reconstruction of the medial patellofemoral ligament for treatment of patellofemoral instability: a systematic review. Am J Sports Med. 2010;38(1):181-188.

133. Kramer DE, Pace JL. Acute traumatic and sports-related osteochondral injury of the pediatric knee. Orthop Clin North Am. 2012;43(2):227-236, vi.

134. Lewis PB, McCarty LP 3rd, Kang RW, et al. Basic science and treat- ment options for articular cartilage injuries. J Orthop Sports Phys Ther. 2006;36(10):717-727.

135. Davis IS, Powers CM. Patellofemoral pain syndrome: proximal, distal, and local factors, an international retreat, April 30-May 2, 2009, Fells Point, Baltimore, MD. J Orthop Sports Phys Ther. 2010;40(3):A1-A16.

136. Richard WW, Lisa TH, Christian JB, et al. Patellofemoral pain: clini- cal practice guidelines linked to the International Classification of Functioning, Disability and Health from the Academy of Orthopae- dic Physical Therapy of the American Physical Therapy Association. J Orthop Sports Phys Ther. 2019;49(9):CPG1-CPG95.

137. Robinson RL, Nee RJ. Analysis of hip strength in females seeking physical therapy treatment for unilateral patellofemoral pain syn- drome. J Orthop Sports Phys Ther. 2007;37(5):232-238.

138. Dierks TA, Manal KT, Hamill J, et al. Proximal and distal influ- ences on hip and knee kinematics in runners with patellofemoral pain during a prolonged run. J Orthop Sports Phys Ther. 2008;38(8):448-456.

139. Barton CJ, Bonanno D, Levinger P, et al. Foot and ankle character- istics in patellofemoral pain syndrome: a case control and reliability study. J Orthop Sports Phys Ther. 2010;40(5):286-296.

145. de Michelis Mendonça L, Ocarino JM, Bittencourt NFN, et al. The accuracy of the VISA-P questionnaire, single leg decline squat and tendon pain history to identify patellar tendon abnormalities in adult athletes. J Orthop Sports Phys Ther. 2016;46(8):673-680.

146. Witvrouw E, Bellemans J, Lysens R, et al. Intrinsic risk factors

for the development of patellar tendinitis in an athletic population. A two-year prospective study. Am J Sports Med. 2001;29(2):190-195.

147. Bellary SS, Lynch G, Housman B, et al. Medial plica syndrome: a review of the literature. Clin Anat. 2012;25(4):423-428.
148. De Carlo M, Armstrong B. Rehabilitation of the knee following sports injury. Clin Sports Med. 2010;29(1):81-106, table of contents.
149. Moen MH, Bongers T, Bakker EW, et al. Risk factors and prognostic indicators for medial tibial stress syndrome. Scand J Med Sci Sports. 2012;22(1):34-39.
150. Beck BR. Tibial stress injuries. An aetiological review for the pur- poses of guiding management. Sports Med. 1998;26(4): 265-279.
151. Crowell HP, Davis IS. Gait retraining to reduce lower extremity loading in runners. Clin Biomech (Bristol, Avon). 2011;26(1):78-83.
152. Lieberman DE, Venkadesan M, Werbel WA, et al. Foot strike pat- terns and collision forces in habitually barefoot versus shod runners. Nature. 2010;463(7280):531-535.
153. Heiderscheit BC, Chumanov ES, Michalski MP, et al. Effects of step rate manipulation on joint mechanics during running. Med Sci Sports Exerc. 2011;43(2):296-302.
154. Diebal AR, Gregory R, Alitz C, et al. Effects of forefoot running on chronic exertional compartment syndrome: a case series. Int J Sports Phys Ther. 2011;6(4):312-321.
155. Diebal AR, Gregory R, Alitz C, et al. Forefoot running improves pain and disability associated with chronic exertional compartment syndrome. Am J Sports Med. 2012;40(5):1060-1067.
156. Sharma P, Maffulli N. Tendon injury and tendinopathy: healing and repair. J Bone Joint Surg Am. 2005;87(1):187-202.
157. McCollum GA, van den Bekerom MP, Kerkhoffs GM, et al. Syndes- mosis and deltoid ligament injuries in the athlete. Knee Surg Sports Traumatol Arthrosc. 2013;21(6):1328-1337.
158. Tiemstra JD. Update on acute ankle sprains. Am Fam Physician. 2012;85(12):1170-1176.
159. Knight AC, Weimar WH. Effects of previous lateral ankle sprain and taping on the latency of the peroneus longus. Sports Biomech. 2012;11(1):48-56.
160. Chambers HG. Ankle and foot disorders in skeletally immature ath- letes. Orthop Clin North Am. 2003;34(3):445-459.
161. Runyon MS. Can we safely apply the Ottawa ankle rules to children? Acad Emerg Med. 2009;16(4):352-354.
162. Plint AC, Bulloch B, Osmond MH, et al. Validation of the Ottawa ankle rules in children with ankle injuries. Acad Emerg Med. 1999;6(10):1005-1009.
163. Pontell D, Hallivis R, Dollard MD. Sports injuries in the pediatric and adolescent foot and ankle: common overuse and acute presen- tations. Clin Podiatr Med Surg. 2006;23(1):209-231, x.
164. Rowe V, Hemmings S, Barton C, et al. Conservative management of midportion Achilles tendinopathy: a mixed methods study, in- tegrating systematic review and clinical reasoning. Sports Med. 2012;42(11):941-967.
165. Alfredson H, Cook J. A treatment algorithm for managing Achilles tendinopathy: new treatment options. Br J Sports Med. 2007;41(4):211-216.
166. Malliaris P, Barton CJ, Reeves ND, et al. Achilles tendinopathy load- ing programmes: a systematic review comparing clinical outcomes and identifying potential mechanisms for effectiveness. Sports Med. 2013;43(4):267-286.
167. Silbernagel KG, Thomeé R, Eriksson BI, et al. Continued sports ac- tivity, using a pain-monitoring model, during rehabilitation in pa- tients with Achilles tendinopathy: a randomized controlled study. Am J Sports Med. 2007;35(6):897-906. doi:10.1177/0363546506298279
168. Watson TS, Shurnas PS, Denker J. Treatment of Lisfranc joint in- jury: current concepts. J Am Acad Orthop Surg. 2010;18(12):718-728.
169. Mantas JP, Burks RT. Lisfranc injuries in the athlete. Clin Sports Med. 1994;13(4):719-730.
170. Nunley JA, Vertullo CJ. Classification, investigation, and manage- ment of midfoot sprains: Lisfranc injuries in the athlete. Am J Sports Med. 2002;30(6):871-878.
171. Zwitser EW, Breederveld RS. Fractures of the fifth metatarsal; diag- nosis and treatment. Injury. 2010;41(6):555-562.
172. Niemeyer P, Weinberg A, Schmitt H, et al. Stress fractures in the juvenile skeletal system. Int J Sports Med. 2006;27(3):242-249.
173. Hunt KJ, Anderson RB. Treatment of Jones fracture nonunions and refractures in the elite athlete: outcomes of intramedullary screw fixation with bone grafting. Am J Sports Med. 2011;39(9):1948-1954.
174. Murawski CD, Kennedy JG. Percutaneous internal fixation of proxi- mal fifth metatarsal jones fractures (Zones II and III) with Charlotte Carolina screw and bone marrow aspirate concentrate: an outcome study in athletes. Am J Sports Med. 2011;39(6):1295-1301.
175. Micheli LJ, Wood R. Back pain in young athletes. Significant differ- ences from adults in causes and patterns. Arch Pediatr Adolesc Med. 1995;149(1):15-18.
176. Rodriguez DP, Poussaint TY. Imaging of back pain in chil-

dren. AJNR Am J Neuroradiol. 2010;31(5):787-802.

177. Purcell L, Micheli L. Low back pain in young athletes. Sports Health. 2009;1(3):212-222.

178. Leone A, Cianfoni A, Cerase A, et al. Lumbar spondylolysis: a re- view. Skeletal Radiol. 2011;40(6):683-700.

179. Kim HJ, Green DW. Spondylolysis in the adolescent athlete. Curr Opin Pediatr. 2011;23(1):68-72.

180. Rush JK, Astur N, Scott S, et al. Use of magnetic resonance imaging in the evaluation of spondylolysis. J Pediatr Orthop. 2015;35(3):271- 275. doi:10.1097/BPO.0000000000000244

181. Yamaguchi K Jr, Skaggs D, Acevedo D, et al. Spondylolysis is fre- quently missed by MRI in adolescents with back pain. J Child Orthop. 2012;6(3):237-240.

182. Muschik M, Hahnel H, Robinson PN, et al. Competitive sports and the progression of spondylolisthesis. J Pediatr Orthop. 1996;16(3):364-369.

183. Sairyo K, Sakai T, Yasui N, et al. Conservative treatment for pedi- atric lumbar spondylolysis to achieve bone healing using a hard brace: what type and how long?: clinical article. J Neurosurg Spine. 2012;16(6):610-614.

184. Sys J, Michielsen J, Bracke P, et al. Nonoperative treatment of ac- tive spondylolysis in elite athletes with normal X-ray findings: lit- erature review and results of conservative treatment. Eur Spine J. 2001;10(6):498-504.

185. Weinberg J, Rokito S, Silber JS. Etiology, treatment, and prevention of athletic "stingers". Clin Sports Med. 2003;22(3):493-500, viii.

186. Willardson JM. Core stability training: applications to sports condi- tioning programs. J Strength Cond Res. 2007;21(3):979-985.

187. Arokoski JP, Valta T, Airaksinen O, et al. Back and abdominal mus- cle function during stabilization exercises. Arch Phys Med Rehabil. 2001;82(8):1089-1098.

188. Zuckerman SL, Lee YM, Odom MJ, et al. Recovery from sports-related concussion: days to return to neurocognitive baseline in adolescents versus young adults. Surg Neurol Int. 2012;3:130.

189. Harmon KG, Drezner JA, Gammons M, et al. American medical so- ciety for sports medicine position statement: concussion in sport. Br J Sports Med. 2013;47(1):15-26.

190. McCrory P, Meeuwisse WH, Dvorak J, et al. 5th International conference on concussion in sport (Berlin). Br J Sports Med. 2017;51(11):837.

191. Ellemberg D, Henry LC, Macciocchi SN, et al. Advances in sport concussion assessment: from behavioral to brain imaging measures. J Neurotrauma. 2009;26(12):2365-2382.

192. Fazio VC, Lovell MR, Pardini JE, et al. The relation between post concussion symptoms and neurocognitive performance in con- cussed athletes. NeuroRehabilitation. 2007;22(3):207-216.

193. Leddy JJ, Baker JG, Willer B. Active rehabilitation of concussion and post-concussion syndrome. Phys Med Rehabil Clin N Am. 2016;27:437-454.

194. Nazem TG, Ackerman KE. The female athlete triad. Sports Health. 2012;4(4):302-311.

195. Mountjoy M, Sundgot-Borgen JK, Burke LM, et al. IOC consensus statement on relative energy deficiency in sport (RED-S): 2018 up- date. Br J Sports Med. 2018;52:687-697.

196. Koltun KJ, Strock NC, Southmayd EA, et al. Comparison of female athlete triad coalition and RED-S risk assessment tools. J Sports Sci. 2019;37(21):2433-2442

CHAPTER 17

어린이 특발성 관절염 및 기타 류마티스 질환

Courtney L. Ginter and Leslie F. Vogel

챕터 개요

소개
어린이 특발성 관절염의 의학적 관리
- 어린이 특발성 관절염의 정의, 발생률 및 유병률
- 병리 생리학
- 의사의 진단
- 연구실 평가
- 방사선 사진 평가
- 질병 활동성 검사 도구
- 약물 치료

어린이 특발성 관절염의 분류 및 하위 유형
- 전신성 어린이 특발성 관절염
- 소수관절형 관절염
- 다관절 류마티스 인자 음성 소아 특발성 관절염
- 다관절 류마티스 인자 양성 소아 특발성 관절염
- 부착부염 연관 관절염
- 건선성 관절염
- 미분화 관절염

기타 류마티스 질환
- 청소년 근염 및 청소년 피부근염
- 만성 재발성 다발성 골수염
- 홍반 루푸스
- 경피증

물리치료 관리
- 활동 및 참여 검토

물리치료 검사 및 평가
- 관절 검사
- 가동 범위
- 근력
- 자세 정렬
- 보행
- 운동 발달 및 기능적 움직임
- 유산소 능력 및 성능
- 통증

물리치료 중재
- 통증 관리 및 편의 조치
- 치료적 운동
- 수술 및 수술 후 물리치료
- 활동 및 참여 개선
- 활동적인 라이프스타일 유지: 오락 및 스포츠
- 학교 참여
- 아동 및 가족 교육
- 성인 건강 관리로의 전환

요약
사례 연구

>> 소개

어린이 특발성관절염(JIA)은 류마티스 질환 중 가장 흔한 질환이다. 어린아이에게 발생하는 흔한 진단으로는 어린이 피부근염(JDM), 만성 재발성 다발성 골수염(CRMO), 전신성 홍반성 루푸스(SLE), 경피증 등이 있다. 이러한 진단을 의학적으로 관리하지 않으면 여러 신체 시스템에 영향을 미쳐 성장 중인 어린이에게 신체적 장애, 활동 제한, 참여 제한을 초래할 수 있다.

이 장의 목적은 물리치료사가 어린이 류마티스 클리닉에서 추적 관찰하는 어린이에게 치료 및 관리에 참여할 수 있도록 하는 것이다. 이 장의 첫 번째 영역에서는 JIA의 병태생리, 진단, 약리학적 관리 및 분류에 대해 자세히 설명한다. 이장에서는 물리치료 계획(POC) 및 수정이 필요한 병태생리의 차이점을 파악하기 위해 JDM, CRMO, SLE 및 경피증에 대한 간략한 소개도 제공한다. 이 장의 두 번째 영역에서는 아동의 기능을 극대화하고 지역사회 내 참여를 높이기 위한 평가 및 관리에서 물리치료의 역할에 중점을 둔다. 의료발전으로 대부분의 JIA 및 기타 류마티스 질환 아동의 기능적 결과가 크게 개선되었다. 사례 연구를 통해 물리치료사가 JIA를 앓고 있는 어린이를 어떻게 관리했는지 설명한다.

어린이 특발성 관절염의 의학적 관리

어린이 특발성 관절염의 정의, 발생률 및 유병률

현재 류마티스 관절염은 16세 미만의 어린이에게 발생하여 최소 6주 이상 지속되는 원인 불명의 관절염으로 정의된다.[1] 그러나 최근 어린이 류마티스 국제 임상시험 기구(PRINTO)는 다른 알려진 질환을 배제한 후 18세 이전에 시작하여 최소 6주 이상 지속되는 만성 염증성 질환을 포함하도록 정의를 확대할 것을 권고했다.[2] 추가적 정의는 JIA가 성인기까지 이어지는 여러 유형에 별개의 장애 그룹이라는 점을 강조한다. 관절염은 열감, 통증, 발적, 부종을 특징으로 하는 관절의 염증을 나타내는 의학적 질환이다. 염증은 흔히 아침에 일어났을 때나 일정 시간 움직이지 않은 후에 자주 발생하는 관절 강직을 유발한다. 이러한 강직은 겔화라고도 하며 오전 일상을 더욱 어렵게 만든다. 만성적인 관절 강직과 근위축은 운동범위(ROM) 제한, 근력 약화로 이어질 수 있으며, 치료하지 않고 방치하면 기능을 상실할 수도 있다. 33개의 논문을 체계적으로 검토한 결과, 전 세계적으로 연간 JIA 발병률은 어린이 10만명 당 1.6-23명인 것으로 나타났다. 백인에서 발병률이 증가하여 10만명당 8.2명의 통합 비율을 보였다. 남성(통합 비율 5.7/10만명)에 비해 여성(통합 비율 10.0/10만명)의 발병률이 더 높다. JIA의 유병률은 10만명당 70.2명과 어린이 1천 명당 1명으로 보고되고 있다.[3,4]

병리 생리학(Pathophysiology)

JIA의 정확한 원인과 병태 생리학적 원인은 완전히 밝혀지지 않았다. 그러나 바이러스, 박테리아, 환경적 요인에 의해 유발될 수 있는 유전적 소인이 일부 있는 것으로 나타났다.[5] 주요 조직 적합성 복합체(MHC)는 자가 면역 및 염증성 질환과 관련된 염색체 6번 위치한 다양한 유전적 대립 유전자로 구성되어 있다. 인간의 MHC 영역은 인간 백혈구 항원(HLA) 영역이라고도 한다.[6] 이 HLA 영역에는 다양한 유전적 표식이 존재하며, JIA형 및 질병 중증도와 관련이 있는 HLA-DRB1 및 HLA-B27을 포함한다.[7] 특정 약리학 치료에 대한 어린이의 반응을 예측하는 데 도움이 될 수 있는 다른 유전자도 확인되었다.[8] 대규모 피험자 그룹을 연구할 때 가족력도 연관성이 있다. JIA 아동의 13%는 형제자매와 사촌을 포함한 가족력이 있는 것으로 밝혀졌다.[9] 관절염이 있는 3,000명 이상의 어린이를 대상으로 한 연구에 따르면 형제자매 간에 발병 연령, 임상 증상 및 질병 경과가 일치하는 것으로 나타났다.[10] JIA 아동의 어머니는 아버지(11.4%)에 비해 자가면역질환 유병률(32.3%)이 더 높게 나타났다. 모계2촌은 부계친척보다 자가면역질환에 걸릴 위험이 더 높다.[11] 다른 연구에 따르면 일부 JIA아동의 장내 미생물 군집에 변화가 있는 것으로 나타났다.[12] 이질적인 염증 경로는 두 가지 이상이 있다. 자가면역은 면역 체계가 자신의 항원을 표적으로 삼아 신체의 면역 반응에 불균형을 일으킬 때 발생한다. 관절 조직 내의 자가 항원은 인터루킨(IL)-1, IL-6, 종양괴사인자-알파(TNF-α)를 포함한 전염증성 사이토카인을 분비하는 T 세포를 활성화한다. 다른 조절 T 세포는 이러한 사이토카인을 억제하여 염증성 세포와 항염증성 세포 사이의 균형을 맞추는 역할을 한다. 전염증성 세포의 증가는 윤활막 염증 및 관절염을 유발한다. 자가면역은 남성보다 여성에서 더 자주 발생한다. 이러한 유형의 염증 경로는 특정 MHC 대립 유전자와 유전적으로 연결되어 있으며 순환하는 자가항체를 특징으로 한다.[13,14] 다른 JIA 형에서는 정상적인 자가 억제 경로의 결함으로 인해 염증 반응이 활성화되는 자가 염증 과정이 있다. 단핵구, 대식세포, 호중구의 활성화는 전 염증성 사이토카인과 단백질을 방출하여 염증성 연쇄반응을 일으킨다.[13] 이러한 질병은 발진 및 발열과 관련이 있다. 남성과 여성에서 동일하게 발생하며 어린 나이에 나타난다.[14] 활액 관절은 유리질 관절 연골로 덮여있고 근육과 인대로 안정화된 관절낭으로 둘러싸인 두 개의 뼈 표면으로 구성되어 있다(그림 17.1). 관절낭 내에는 관절 내 구조물에 윤활유를 공급하고 영양분을 공급하는 활액을 생성하는 활액막이 있다. 활액은 B형 활액 세포에 의해 생성되며 염증, 외상, 박테리아, 곰팡이, 바이러스 감염에 반응하여 과도하게 생성될 수 있다. 활액에는 히알루로난, 루브리신, 프로테아제, 콜라게나아제, 프로스타글란딘이 포함되어 있다.[15] 염증이 있으면 판누스(panus)라고 불리는 활액막이 두꺼워지고 염성 사이토카인이 포함된 활액 분비가 증가한다. 이렇게 증가된

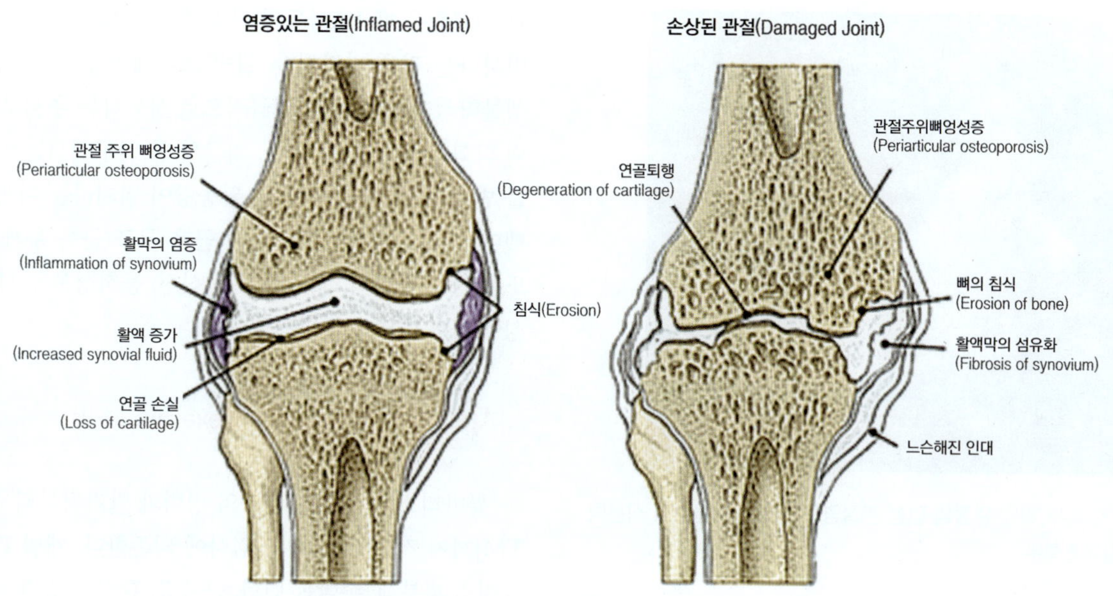

그림 17.1. 활액막 관절 내부와 주변의 염증 과정으로 인한 변화

활액은 관절 부종이나 삼출을 유발한다. 관절의 심한 부기는 관절낭의 팽창으로 이어질 수 있다. 혈관 혈액 공급이 증가하여 관절이 따뜻해지고 때때로 홍반이 생길 수 있다. 관절 내 삼출액은 압력을 증가시켜 통증 수용체를 자극한다. 이 압력은 관절을 많이 사용하면 증가된다. 관절에 염증이 생기면 통증을 줄이기 위해 손상된 부분의 주변 근육을 수축시켜 움직임을 제한하는 근위축과 경련이 발생할 수 있다. 어린이는 질병 활성도에 따라 몇 분에서 몇 시간 동안 지속될 수 있는 오전 관절 강직을 보고한다. 염증을 치료하지 않고 방치하면 어린이는 관절 구축이 발생할 수 있다. 이러한 구축은 근육 경련과 연관되어 관절의 완전한 확장을 제한하고 통증을 감소시킬 수 있다. 그러나 치료하지 않고 방치하면 염증과 굴곡 자세로 인해 관절낭 압박, 관절 내 유착, 힘줄 및 인대의 섬유화, 연부 조직 단축이 발생할 수 있다.

JIA는 뼈 건강에 부정적인 영향을 미쳐 건강한 어린이에 비해 낮은 뼈밀도(BMD)와 뼈 강도의 감소를 유발한다. 모든 어린이에게서 뼈가 얇아지고 뼈아교질 뼈밀도가 감소하며, 처음에는 4개 이상의 가동관절에서 나타났다. 지속성 관절염은 골절 위험을 높이고 청소년기와 젊은 성인기에 최대 골량을 달성하지 못할 위험을 높인다. 사춘기 성숙 지연, 영양실조, 근육 위축, 부적절한 신체 활동, 글루코코르티코스테로이드의 장기 사용 등이 JIA의 뼈 발달에 대한 추가적인 위험 요인이다.[16] 염증이 오래 지속되면 관절 연골과 뼈 표면이 침식될 수 있다. 염증 세포와 효소는 관절 연골을 분해한다. 뼈세포는 뼈 표면을 분해하여 방사선 사진에서 볼 수 있는 침식 및 낭종을 유발한다. 매끄러운 관절 표면이 불규칙해지고 관절의 일치성, 정렬 및 안정성이 손상된다. 지속적인 관절 파괴는 만성 통증과 기능 장애를 유발한다. 중증 관절염의 경우 엉덩관절은 염증성 뼈 침식 및 무혈성 괴사의 위험에 노출된다. 무릎이나 손목을 포함한 관절은 아탈구 위험이 있다. 작은 손가락 관절의 경우 심한 만성 염증은 인대와 힘줄 파괴(즉, 백조 목 변형)로 이어질 수 있다. JIA가 있는 어린 아이들은 골격 기형의 위험에 노출되어 있다. 어린이의 뼈끝은 혈관이 형성되어 있다. 뼈끝 성장판 장애는 부어오른 관절로 혈관 혈류의 증가로 인해 발생한다. 무릎의 경우, 비대칭 성장판 장애는 무릎뼈 안굽이 또는 밖굽이의 증가로 이어질 수 있다. 성장판 전체에 장애가 생기면 다리 길이 불일치(LLD)가 발생할 수 있다.[17] 어린 아이는 통증을 줄이기 위해 무릎을 구부린 상태로 유지하는 경우가 많다. 영향을 받은 팔다리가 더 길어지는 것을 보상하기 위해 어린이는 정강이뼈 비틀림과 같은 비대칭적인 회전 기형을 보일 수도 있다. 손목, 발목 또는 목말 밑 관절의 경우 성장 장애로 인해 영구적인 손과 발 기형이 발생할 수 있다. 심한 관절염은 뼈막 연골 파괴와 성장판의 조기 폐쇄를 유발할 수 있다. 이것은 성장의 중심이 관절 공간 근처의 하악 과두에 있는 턱관절(TMJ)에서 흔히 관찰된다.[18] 턱관절의 관절염성 변화는 씹을 때 비대칭적인 턱 정렬과 교합 불량을 유발할 수 있다. 조기 성장판 폐쇄는 JIA를 가진 젊은 성인에게 흔히

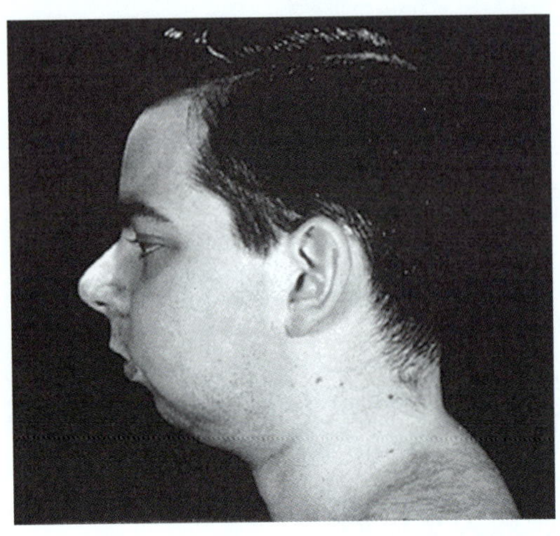

그림 17.2. 측두 하악 관절의 만성 관절염으로 인한 눈물뼈의 작은턱증 또는 발육불충분

나타나는 작은턱증 또는 더 작은 아래턱의 원인이 된다(그림 17.2). 성장판 폐쇄는 다른 관절에서도 발생하여 팔다리가 짧아지고 비대칭을 유발할 수 있다. 어린이 JIA 환자는 일반적으로 질병이 활발하게 일어나는 동안 근력 약화를 보인다. Lindehammar와 Backman은 염증성 관절 근처에 위치한 근육의 최대 등척성 힘의 값이 정상 값에 비해 45-65% 감소한 것으로 보고되었다.[19] 염증이 있는 관절과 관련이 없는 근육을 검사한 경우, 최대 등척성 힘은 정상의 80-90% 또는 정상 범위 내에 있었다. 관절 주위 근육은 외상이나 염증으로 인한 근육 부종이 근력 약화를 유발하는 관절성 근육 억제(AMI)를 나타낼 수 있다. 이는 관절 수술 후 성인의 넙다리네갈래근에서 관찰되었으며, 수술 후 처음 며칠 동안 최대 신전근 토크가 80-90% 감소한 것으로 나타났다.[20]

AMI의 메커니즘은 잘 알려져 있지 않지만 척추 반사 경로에 의해 나타나는 것으로 보인다. 성인의 경우 관절 내 부종이 20-60 mL가 되면 넙다리네갈래근 최대 토크의 최대 효과가 30-40% 감소하는 것으로 나타났다.

관절 천자 및 코르티코스테로이드 주사는 성인 류마티스 관절염(RA) 환자의 넙다리네갈래근 최대통증호를 30%까지 개선할 수 있다. Lindehammar와 Sandstedt는 넙다리네갈래근 근력에 대한 2년간의 장기 추적 연구를 통해 질병 악화 기간 동안 무릎과 엉덩관절의 관절 심각도 점수 및 개선과 상관관계가 있는 것으로 보고했다.[21] 저자들은 성인 RA 환자에서 보고된 제2형 섬유의 위축이나 신경병증은 확인하지 못했다.[22] 2008년에 Saarinen 등은 비활성JIA 질환 환자의 등척성 무릎 및 발목 강도에 대해 보고했다.[23] 그들은 대조군과 비교했을 때 JIA아동의 근력 수치가 낮아지는 경향이 미미하다는 점을 지적했다. 질병 초기에 염증을 줄이기 위해 생물학적 제제를 보다 적극적으로 사용하는 추세로 인해 근력 약화가 줄어들 수 있다. 최근의 한 연구에서는 약물 치료를 받는 JIA아동을 연령 및 활동량이 일치하는 아동과 비교했다. 저자들은 두 그룹 간에 근육 구조(근육 두께, 단면적 또는 근육 다발의 각도)나 무릎 신전, 등척성운동 시 힘의 생성에 차이가 없음을 발견했다.[24]

의사의 진단(Physician's examination)

류마티스 전문의는 환자의 병력과 발가락부터 시작하여 TMJ까지 각 관절의 임상 검사에 의존한다. 개별 관절과 팔다리의 피부색, 손발톱 변화, 근육량, 관절 변형 또는 팔다리 길이의 비대칭 여부를 육안으로 검사한다. 의사는 촉진에 의존하여 관절의 온기, 부종, 압통을 확인한다. 관절의 부종은 관절 내 삼출액, 관절낭 두께 또는 뼈 비대와 관련될 수 있다. 임상의는 힘줄과 인대의 삽입 부위를 촉진하여 관절염이 있는지 확인한다. 발허리뼈 관절과 같은 작은 관절을 압박하여 발허리뼈 통증으로 알려진 압통을 확인할 수도 있다. 마지막으로 류마티스 전문의는 통증, 경련, 근육 보호 또는 구축으로 인한 제한을 평가하여 관절을 움직인다.[25] 류마티스 전문의는 일반적으로 전반적인 기능을 평가하기 위해 제한된 근력 및 보행 평가를 수행한다.

연구실 평가(Laboratory assessments)

JIA 진단에 결정적인 역할을 하는 특정 연구실이나 유전자 검사는 하나도 없다. 그러나 류마티스 전문의는 여러 검사 결과에 의존하여 JIA를 진단하고 어린이를 치료한다.[26] 현재 새로운 유전자 바이오마커가 확인 및 연구되고 있지만, 아직 임상의가 사용하는 일상적인 연구실 패널에 포함되지 않는다.[27] 적혈구 침강 속도(ESR)는 체내에 존재하는 염증의 양을 측정하는 데 사용된다. 이 검사는 혈액 샘플에서 적혈구 또는 적혈구의 침강 속도를 측정한다. 적혈구는 염증 중에 존재하는 C-반응성 단백질(CRP) 및 피브리노겐과 같은 단백질이 많을 때 더 빨리 침강한다. 다른 검사와 마찬가지로 ESR은 JIA를 진단하는 것은 아니지만, 임상 징후와 함께 진단을 뒷받침하기 위해 사용될 수 있다. 질병 활성도를 모니터링하는 데 사용될 수 있고, 검증된 여러 질병 활성도 점

수에 포함될 수 있다. CRP는 간에서 생성되는 단백질로 염증이 있는 상태에서 분비된다. ESR과 마찬가지로 이 검사는 JIA를 진단하는 것은 아니며 다른 자가면역 질환이나 패혈증 또는 감염이 있을 때 높아질 수 있다. CRP 검사는 질병 활성도와 약물에 대한 반응을 모니터링하는 데에도 사용할 수 있다. 적혈구, 백혈구 및 혈소판 세포의 수를 평가하기 위해 전혈구 수(CBC)가 사용된다. 이러한 세포 수는 염증으로 인해 증가할 수 있지만 감염, 빈혈 또는 백혈병으로 인한 다른 질환을 배제하는 데에도 사용된다. 항핵항체(ANA)는 자가 면역 질환이 있을 때 면역 체계에서 생성되는 자가 항체 그룹이다. 이러한 자가 항체는 세포 핵 내의 다양한 구성 요소에 결합한다. ANA는 건강한 어린이의 15%에서도 발견되므로 ANA가 있다고 해서 JIA를 진단할 수 있는 것은 아니다.[28] 하지만 만성 전방 포도막염에 걸릴 위험이 높은 JIA 어린이를 식별할 수 있다. ANA는 SLE 및 쇼그렌 증후군을 포함한 다른 류마티스 질환에서도 양성으로 나타난다. 류마티스 인자(RF)는 면역계에서 생성되는 면역글로불린(IG)-M이다. 이 자가항체가 존재하면 종종 침식성 만성 관절염을 암시하는 경우가 많다. RF 검사 결과가 양성인 어린이는 나이가 많고 성인에서 나타나는 것과 유사한 질환을 앓고 있는 경우가 많다. RF 양성 소견은 JIA를 진단하는 것은 아니며, SLE, 경피증 및 기타 결합 조직 장애가 있는 어린이에서도 나타날 수 있다. 항 시트룰린화 단백질 항체(ACPA)는 면역 체계에서 생성되는 자가 항체로, 순환 시트룰린화 펩타이드(CCP)에 대항하는 항체이다. 시트룰린은 아미노산인 아르기닌의 대사의 일부로 체내에서 생성된다. 시트룰린 수치가 증가하면 다음과 같은 증상이 나타날 수 있다. 면역 반응을 일으켜 관절 단백질에 대한 자가 항체를 생성한다. RF 소견이 양성이고 ACPA 수치가 높은 어린이는 더 공격적인 질병 활동을 보일 가능성이 높다.[28] HLA-B27은 세포 표면에서 발견되는 단백질이다. 이 용어는 단백질을 코딩하는 유전자를 설명할 때 사용되기도 한다. 이 연구실 테스트는 단백질이 사람의 백혈구 표면에 있는지 여부를 결정한다. HLA는 신체의 면역 체계가 자신의 세포와 외부 세포를 구별하는 데 도움이 될 수 있다. 관절염의 특정 패턴이 있는 경우 HLA-B27에 대한 양성 검사 결과는 뼈부착부염 관련 관절염(ERA)을 의심할 수 있다.[27] 그러나 건강한 어린이도 HLA-B27 검사에서 양성 반응을 보일 수 있고, 이 경우 향후 관절염 질환을 예측할 수는 없다. HLA-B27의 존재는 종종 다른 가족 구성원에게서도 발견된다. 대사 패널[기본 대사 패널(BMP) 또는 종합 대사 패널(CMP)]은 다른 진단을 배제하고 약물로 인한 부작용을 모니터링하는 데 사용된다. 대사 패널은 간, 신장 및 대사 기능의 이상을 확인하기 위한 여러 가지 검사로 구성된다. 이 검사는 혈중 당과 단백질 수치는 물론 체액과 전해질 균형을 모니터링한다. 관절 감염이나 패혈성 관절염이 의심되는 경우 활액 분석을 실시할 수 있다. 관절 천자는 일반적으로 관절 내 주사와 함께 시행되며, 코르티코스테로이드 주사 전에 활액 샘플을 채취한다. 부종이 심한 경우 과도한 체액을 제거하면 통증을 줄이고 움직임을 개선하는 데 도움이 될 수 있다. 관절 흡인액은 백혈구 수, 다형성 핵세포를 육안으로 검사하거나 분석할 수 있고, 다른 감염성 유기체의 존재 여부를 확인할 수 있다.

방사선 사진 평가(Radiographic assessments)

방사선 사진은 류마티스 전문의가 외상, 종양, 골격 이형성증 등 잠재적인 질환을 배제하기 위한 감별 진단을 내리는 데 도움이 된다. 기존에는 회복 불가능한 연골 및 뼈 손상을 식별하는 데 기존의 방사선 그래프를 사용했다. 염증을 누르기 위한 조기 치료가 강조되면서 관절 염증과 초기 연부조직 변화를 식별할 수 있는 방사선 촬영 도구가 사용되었다. 어린이의 방사선 이미지를 평가하는 것은 어렵고 정상적인 성장과 관련된 관절 변화에 대한 이해가 필요하다. 미성숙 골격은 골화 중심부의 나이와 관련된 변화, 성장판이 닫히는 시기, 뼈 모양과 윤곽의 변화로 특징적인 부분을 확인할수있다. 이러한 골격 변화는 급성 및 만성 염증의 영향을 받을 수 있다.[29,30] 기존 방사선 사진은 진단 시 가장 자주 사용되는 영상 도구이며 향후 골격 변화를 평가하는 데 좋은 기준선을 제공한다. 방사선 필름은 관절 주위 뼈엉성증, 뼈막 비후, 뼈끝 및 골화 중심의 발달과 성숙, 척추의 강직증을 포함한 골격 구조와 윤곽을 확인할 수 있다. 관절염과 관련된 뼈의 변화는 질병 과정의 후반부에 나타나며 일반적으로 되돌릴 수 없다.[31] 일반 방사선 사진은 활성 염증과 연부조직 구조의 변화를 식별하는 것이 국한되어 있다.[29] 관절 연골의 평가는 두 관절 뼈 사이의 빈 공간(관절 공간 좁아짐)을 측정하여 간접적으로 이루어진다. 방사선 사진을 통해 염증 과정을 암시할 수 있는 관절 주위 연부조직의 밀도 증가를 확인할 수 있다. 무릎의 무릎뼈 아래 및 무릎뼈 위 부위의 활액과 활액낭의 밀도가 증가한 것으로 볼 수 있다.[29] 어린이는 뼈의 뼈끝이 혈관화되어 있어 뼈끝 연골의 염증이 골화 중심부까지 퍼질 수 있기 때문에 성인에게 검증된 방사선 사진 평가 방법을 사용하기가 어렵다.[32] 일반 방사선 사진으로 뼈에 힘줄, 인대 또는 캡슐이 삽입된 부위의 골화 및 침식 부위를 확인할 수 있으며, 이는 관절염을 암시할 수 있다.[33] 어린이의 경우, 척추와 엉치엉덩(SI)관절의 표면은 질병 초기에는 침식성 변화가 거의 나타나지 않기 때문에 방사선 사진상 변화를 확인하기가 어렵다. 많은 뼈의 이상은 양쪽 팔다리를 동시에 시각화할 때 더 쉽게 식별할 수 있으며, 이는 일반 방사선 사진을 사용할 때 더 쉽다. 근골격계 초음파(MSUS)는 병원의 류마티스 전문의에 의해 더 많이 사용되고 있다. 이 절차는 병원 방문 시 여러 관절을 평가하는 데 사용할 때 비용 효율적이고 안전하다. 방사선이 없는 경우, 이 영상 기법을 자주 반복하여 치료 효과를 모니터링할 수 있다. MSUS는 임상 관절 평가와 비교했을 때 무증상 염증을 식별하는 데 더 정확한 것으로 나타났다.[30,34] 도플러 초음파는 관절 삼출액의 양을 파악하고 혈관 활성, 활막염과 섬유성 활막염을 감별할 수 있다.[29] 연골의 수분 함량이 높기 때문에 연골 두께를 측정하는 것이 쉽다. 여러 관절의 연골 두께에 대한 연령과 관련된 정상적 기준수치가 발표되었다.[35] MSUS는 활액막염과 건초염을 진단하는 데에도 사용할 수 있다. 최근 연구에서 MSUS는 무릎 가동 관절의 삼출액 검출에 90%의 민감도와 100%의 특이도를 보였다.[31] 발목의 삼출액을 식별하는 데는 덜 민감하다. 자기공명영상(MRI)은 임상적으로 평가하기 어려운 관절(턱관절, 엉덩관절, 엉치엉덩관절)을 포함한 모든 관절 구조를 평가하는 데 사용할 수 있다. 불행하게도 움직이지 못하는 어린 아이에게 사용할 경우 진정제가 필요하다. 비용이 많이 들고 평가를 제한해야 한다. 가돌리늄으로 강화하면 조직 혈관성과 모세혈관 투과성을 정량화하여 활성 활막염과 섬유성 활막염을 감별하는 데 사용할 수 있다.[30] MRI는 관해 기준을 충족하는 어린이에서 무증상 활막염을 발견했다. MRI의 장점 중 하나는 골수 부종을 식별할 수 있다는 점인데, 이는 성인 류마티스관절염 환자의 심각한 관절 손상과 장애의 예측 인자로 확인된 바 있다. 골수 내 염증은 해면질골의 중심 침식성 변화를 유발할 수 있다. MRI는 조기 침식성 손상을 발견하는 데 탁월하지만 소아과에서 모든 뼈 침식이 병적 증상은 아니다.[29]

질병 활동성 검사 도구(Disease Activity Examination Tools)

과거에는 관절 다이어그램이나 호문쿨루스(그림 17.3)와 종이 차트 메모를 사용하여 검사 결과를 기록했다. 이 도표

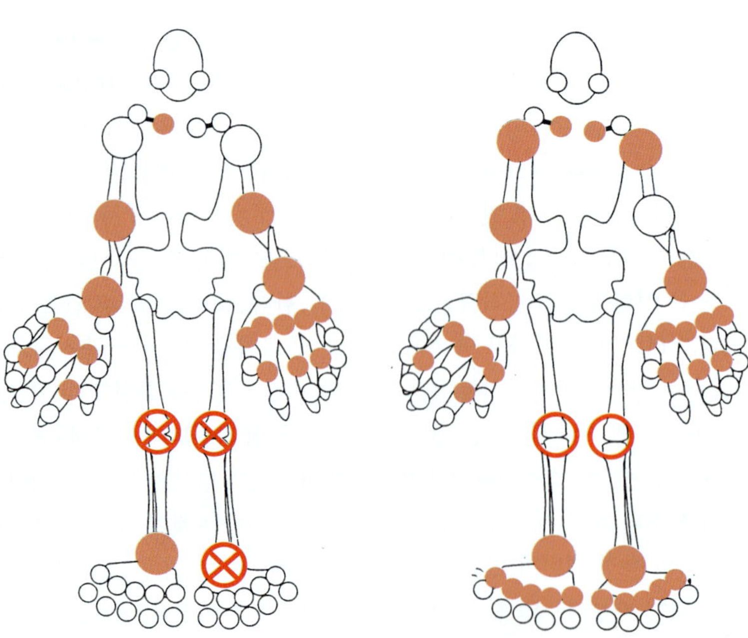

그림 17.3. 어린이 특발성 관절염 환자의 활동성 관절 수를 기록하는 데 사용되는 호문쿨루스 형식의 예다. 왼쪽 그림은 삼출액(실선 원) 또는 연부 조직 부종(X)이 있는 관절을 보여준다. 오른쪽 그림은 통증이나 압통이 있는 관절(실선)을 보여준다. From Wright V, Smith E. Physical therapy management of the child and adolescent with arthritis. In Walker J, Helewa A, eds. Physical Therapy in Arthritis. W.B. Saunders; 1996:211-244 with permission..)

는 종이 차트가 전자 형식으로 바뀌면서 사용하기가 어려워졌다. 임상 및 연구 목적 모두에서 질병 개선을 추적하고 정량화해야 할 필요성으로 인해 검증된 결과 측정의 개발이 빌전 되었다. 장애 활동, 기능 및 아동/부모가 보고한 JIA 관련 결과에 대한 검증된 측정치가 있다.[36]

청소년 관절염 질병 활동 점수(Juvenile Arthritis Disease Activity Score)

어린이 관절염 질병 활동 점수(JADAS)는 임상 및 연구 환경에서 사용하기 위해 질병 활동을 추적하기 위한 종합 점수로 2009년에 개발되었다.[37] 이 종합 점수에는 0-10점 시각적 아날로그 척도(VAS)를 사용하여 측정한 의사의 질병 활성도에 대한 전반적인 평가, 0-10점 VAS로 측정한 부모 건강에 대한 전반적인 평가, 0-10점으로 정규화된 ESR, 활성 질환이 있는 관절의 수 등 네 가지 측정값이 포함된다. 다양한 질병 수를 포함하는 여러 버전의 JADAS가 있다. JADAS10은 최대 10개 관절까지 관련된 모든 관절의 수를 포함한다. JADAS27은 질병을 잘 나타내는 것으로 선택된 27개 관절의 수를 포함한다. JADAS71은 71개의 관절을 포함하며 덜 제한적으로 개발되었지만 등뼈와 허리뼈 또는 엉치엉덩관절은 포함되지 않는다. 이 도구는 검증을 마쳤으며, JIA 간행물에서 결과 측정으로 자주 인용된다. 이 JADAS-CRP는 ESR 점수를 CRP 점수로 대체하도록 수정되었다.[38] 임상 사용을 위한 또 다른 수정은 ESR 또는 CRP를 제외하며 임상 어린이 관절염 질환 활동 점수(cJADAS) 또는 JADAS3-관절 수라고 한다. 이러한 수정은 클리닉 방문 시마다 ESR 또는 CRP를 측정하지 못할 수 있기 때문에 이루어졌다.[39] JADAS 종합 점수를 낮은 질병 활성도와 높은 질병 활성도 상태로 분류하는 기준이 개발되었다. 예를 들어, JADAS10 종합 점수를 사용하는 어린이 다관절성 관절염의 경우 질병 활성도는 비활동성 질환(≤1), 낮은 질병 활성도(1.1-2.0), 중간 정도의 질병 활성도(2.1-4.2), 높은 질병 활성도(>4.2)로 정의된다. 다발성 관절염을 앓고 있는 어린이에서 JADAS10 양성 점수를 사용하는 경우, 질병 활동성은 비활동성(≤1), 낮은 질병 활동성(1.1-3.8), 중간 정도의 질병 활동성(3.9-10.5), 높은 질병 활동성(>10.5)으로 정의된다. 다른 질병 활성도 범위는 다른 JADAS에 대해 게시되어 있다.[36] 임상시험에 사용하기 위해 임상적으로 의미 있는 질병 활성도 개선을 정의하는 데도 JADAS가 사용되었다. 절대 및 백분율 개선은 아동의 기준 질병 활성도에 따라 다르다. 예를 들어, 질병 활성도가 낮은 그룹의 어린이는 절대 점수가 4점 또는 41% 개선되어야 임상적으로 의미 있는 것으로 정의할 수 있다. 중등도 및 고질병 그룹의 경우, 각각 10점 및 17점 또는 53% 및 57%의 개선율이 증가하면 임상적으로 의미 있는 변화로 간주된다.[36]

미국 류마티스 학회 기준-어린이 점수(American College of Rheumatology Criteria—Pediatric Score)

미국 류마티스 학회(ACR)는 1997년에 질병 활동성을 보고하는 데 사용되는 일련의 기준을 개발했다.[40] 이 기준에는 질병 활성도에 대한 의사의 종합 평가(10점 VAS), 전반적인 건강에 대한 부모/자녀의 평가(10점 VAS), 기능적 능력, 활동성 관절염이 있는 관절 수, ROM이 제한된 관절 수, ESR이 포함된다. ACR 어린이(Pedi)[30]은 6개 변수 중 3개 변수에서 기준치 대비 30% 이상 개선된 것으로 정의되며, 30% 이상 악화된 변수는 하나도 없다. ACR 어린이 50%, 70%, 90% 및 100% 개선에도 유사한 정의가 사용된다. JIA 질환 "플레어"는 한 가지 이상의 변수가 30% 이상 개선되지 않고 두 가지 변수가 40% 이상 악화되는 것으로 정의된다.[41] ACR Pedi 30 기준은 미국 식품의약국(FDA)에서 임상 3상 시험에서 치료에 대한 반응을 돕기 위한 결과 측정으로 인정하고 있다.

청소년 척추 관절염 질병 활동 지수(Juvenile Spondyloarthritis Disease Activity Index)

어린이 척추관절염 질병 활성도(JSpADA) 지수는 2014년에 척추관절염이 있는 어린이를 대상으로 사용하기 위해 개발되었다. 이 장의 뒷부분에 설명된 국제 류마티스 연맹(ILAR) 기준을 사용하여 ERA, 건선성 관절염 또는 미분화 관절염 그룹으로 분류된 어린이를 포함한다. 종합 점수는 활동성 관절염, 활동성 관절염, 통증 등급, 아침 강직, 임상 천장관절염, 포도막염, 등 운동성 제한(쇼버 검사 20 cm 미만) 비정상적인 염증 표지자 등 8가지 항목으로 구성된다. 각 비정상 항목에는 1의 값이 할당되어 0 (활성 질환 없음)에서 8 (중증 질환)까지의 점수 범위가 만들어진다.[42]

질병 완화를 위한 월리스 기준(Wallace Criteria for Disease Remission)

Wallace 등은 다관절성, 전신성 어린이 특발성 관절염(sJIA; 보기 17.1)을 앓고 있는 어린이에서 비활동성 질환과 정

보기 17.1 비활동성 질병 및 질병 완치 기준

1. 활동성 관절염이 있는 관절 없음
2. 전신 증상(발열, 발진, 혈청염, 비장염, 림프절 병증) 없음
3. 활동성 포도막염 없음
4. 정상 ESR 및/또는 CRP
5. 의사가 질병에 대해 종합적으로 평가한 결과 질병 활동이 없는 것으로 나타났다.
6. 15분 미만 지속되는 아침 뻣뻣함

질병 완치 기준

7. 약물을 통한 임상적 관해: 비활동성 완화 기준은 환자가 약물을 복용하는 동안 최소 6개월 연속으로 충족되어야 한다.
8. 약물을 복용하지 않는 임상적 관해: 비활동성 질환의 기준은 환자가 모든 항관절염제를 복용하지 않는 동안 최소 12개월 연속 충족되어야 한다.

Wallace CA, Giannini EH, Huang B, et al. American College of Rheumatology provisional criteria for defining clinical inactive disease in select categories of juvenile idiopathic arthritis. Arthritis Care Res. 2011;9 juvenile idiopathic arthritis Arthritis Care Res 2011;63:929-936

상화를 정의하는 일련의 기준을 발표했다.[43] 활동성 관절염이나 전신 증상(발열, 발진, 혈청염, 비장 비대, 림프절 병증 또는 포도막염)이 없는 어린이는 비활동성 질환으로 정의한다. 이러한 어린이는 ESR 및/또는 CRP 수치가 정상이어야 한다. 의사의 질병 활성도에 대한 전반적인 평가에서 질병 활동이 없는 것으로 나타나야 한다(최고 점수 획득 가능). 저자들은 임상적 관해에 대한 두 가지 정의를 제안했다. 약물 치료 중 임상적 관해는 약물을 복용하는 동안 최소 6개월 동안 지속적으로 질병이 활동하지 않는 것으로 정의했다. 약물을 중단한 임상적 관해 상태의 어린이는 모든 항관절염 또는 포도막염 약물을 중단한 상태에서 최소 12개월 동안 지속적으로 비활동성 질환의 기준을 충족해야 했다. 이 기준은 2011년에 포도막염과 ESR의 정의를 개선하고 비활동성 질환의 추가 기준으로 15분 미만의 아침 강직이 포함되도록 수정되었다.[44]

청소년 관절염 부모 평가 지수 및 청소년 관절염 자녀 평가 지수(Juvenile Arthritis Parent Assessment Index and Juvenile Arthritis Child Assessment Index)

어린이 청소년 관절염 부모 평가 지수(JAPAI) 및 어린이 청소년 관절염 자녀 평가 지수(JACAI)는 부모와 자녀로부터 JIA 질환 활성도에 관한 더 많은 정보를 수집하기 위해 개발되었다. 두 도구 모두 10점 척도의 시각적 아날로그 글로벌 질병 평가 척도를 포함한다. 각 척도에는 10점 만점의 시각적 아날로그 통증 등급도 포함되어 있다. 부모는 아동 건강 활동 설문지(CHAQ) 또는 청소년 기능 척도(JAFS), 아동 건강 설문지 또는 어린이 류마티스 삶의 질(PRQL) 척도를 사용하여 신체 기능을 보고할 수 있는 반면, 어린이는 JAFS 및 PRQL 척도에 대해 보고할 수 있다. 점수는 하나 또는 두 개의 신체 기능 도구를 사용했는지 여부에 따라 0-30점부터 0-40점까지 다양하다.[45]

청소년 관절염 손상 지수

어린이 청소년 관절염 손상 지수(JADI)는 관찰 점수표를 사용하여 어린이 청소년 관절염 환자의 관절 및 관절 외 관절 손상을 평가하기 위해 개발되었다.[46] 손상은 최소 6개월 이상 지속되는 해부학, 생리, 병리 또는 기능의 변화로 정의되며, 이는 활성 질환 또는 약물 부작용으로 인해 발생한다. 이 지수에는 관절 손상(JADI-A)과 관절 외 손상(JADI-E)에 대한 평가가 포함된다. JADI-A는 턱관절, 목뼈 및 팔다리 관

보기 17.2 의사의 질병 활동 평가 도구

- 어린이 관절염 질환 활성도 점수(ESR)(JADAS)
- 어린이 관절염 질환 활성도 점수(JADAS-CRP)를 통한 CRP(어린이 관절염 질환 활성도 점수)
- 미국 류마티스 학회 기준(ACR Ped#)
- 청소년 척추관절염 질병 활동 지수(JSpADA)
- 청소년 관절염 부모 평가 지수(JAPAI)
- 어린이 관절염 아동 평가 지수(JACAI)
- '완화' 및 '매우 심각'이라는 단어로 고정된 10cm VAS에서 질병 활성도에 대한 의사의 글로벌 평가(MD 글로벌)
- '매우 좋음'과 '매우 나쁨'으로 표시된 10cm VAS에서 전반적인 웰빙에 대한 부모 또는 환자의 글로벌 평가(부모/환자 글로벌)
- 활동성 관절염이 있는 관절 수(관절 수)
- 청소년 기능 척도(JAFS)

절의 정의된 기형을 사용하여 최대 72점이다. JADI-E는 최대 17점이며 안구, 비관절 근골격계, 피부 및 내분비계에 대한 정의된 손상을 포함한다. Singh와 Aggarwal은 ERA 환자에서 보이는 손상을 포함하도록 지수를 수정했다.[47] 그들은 JADI-AM에 발목관절과 허리뼈 손상을 포함시키고 JADI-EM의 일부로 증상을 보이는 심장 기능 장애를 포함시킬 것을 제안했다(보기 17.2).

약물 치료(Pharmacologic treatmen)

최근 의학적 치료의 발전으로 JIA아동의 예후와 삶의 질(QOL)이 개선되었다. 염증을 조절하고질병의 완화를 촉진하기 위해 조기에 적극적인 의학적 관리가 강조되고 있다. 이 섹션에서는 JIA아동의 치료에 사용되는 약물의 일반적인 분류를 간략히 설명하고 몇 가지 일반적인 예를 설명한다. 모든 관절염 치료제가 FDA의 승인을 받은 것은 아니다. 특정 JIA 하위 그룹을 검토할 때 특정 약물의 사용과 치료 결과에 대해 더 자세히 설명한다.

비스테로이드성 항염증제(Disease-Modifying Anti-rheumatic Drugs)

비스테로이드성 항염증제(NSAID)는 염증을 유발하는 프로스타글란딘을 생성하는 사이클로옥시게나제(COX)-1 및 COX-2 효소를 차단하는 약물의 일종이다. NSAID는 통증, 발열 및 염증을 줄이기 위해 처방된다. NSAID의 예로는 이부프로펜, 나프록센, 멜록시캄 등이 있다. 과거에는 이러한 약물이 특히 관절에 염증이 거의 없는 어린이에게 1차 치료제로 자주 사용되었다. 이제 연구에 따르면 진단 직후에 질병 조절 약물이나 생물학적 제제를 사용하여 염증을 조절하고 질병의 완화를 유도할 수 있는 기회가 있다. NSAID를 단독 요법으로 사용할 경우 치료 효과는 미미하며, 만성적으로 사용하면 약간의 위험이 따른다.

코르티코스테로이드(Corticosteroids)

코르티코스테로이드는 질병이 심하게 발병한 어린이에게도 사용된다. 그러나 이 약물은 특히 장기간에 걸쳐 사용할 경우 심각한 부작용을 일으킬 수 있다. 코르티코스테로이드는 관절 내 주사, 경구 알약, 정맥 주사(IV) 등 여러 형태로 전달된다. 코르티코스테로이드는 전신 부작용을 피하고 적시에 염증을 조절하기 위해 염증이 있는 관절에 주사할 수 있다. 어린 어린이의 경우 관절 염증이 시작될 때 관절 내 코르티코스테로이드를 투여하면 LLD를 예방하는 데 도움이 될 수 있다.[48] 연구에 따르면 트리암시놀론 헥사세토나이드(Aristospan)는 트리암시놀론 아세토나이드(Kenalog)보다 염증 조절 효과가 더 오래 지속된다고 한다.[49] 어린이의 경우, 특히 여러 번 주사를 맞을 때는 진정제가 필요할 수 있다. 엉덩관절이나 턱관절에 주사할 때 임상의는 중재적 방사선 촬영을 통해 관절 공간으로 주사를 유도한다. 주사 직후에는 약물이 관절 밖으로 밀려나지 않도록 어린이가 팔다리를 과도하게 움직이지 않도록 해야 한다. 관절 내 주사는 주사 부위의 색소침착 저하 및 피하지방 위축을 유발하여 눈에 띄는 경계가 남을 수 있다. 드물게 발생하는 다른 부작용으로는 관절 주위 석회화 및 대퇴골두 무혈성 괴사가 있을 수 있다.[50] 관절 주사 후 대부분의 어린이는 통증과 부기가 빠르고 현저하게 감소하는 것을 느낀다. 이러한 치료 효과는 최소 4개월 이상 지속되어 다른 질병 조절 약물이 효과를 발휘할 수 있는 시간을 벌 수 있다.[51] 프레드니솔론이나 프레드니손과 같은 경구용 코르티코스테로이드의 만성 사용은 여러 가지 부작용으로 인해 권장되지 않는다. 이러한 부작용으로는 쿠싱증후군 및 체중 증가, 성장 장애, 뼈감소증, 고혈압, 인슐린 저항성, 행동 문제 등이 있다. 경구 스테로이드는 통증과 부기를 즉각적으로 완화하기 위해 심한 염증이 있는 경우에 가장 자주 사용된다. 이 약은 부신 위기를 피하기 위해 치료 기간에 따라 복용량을 줄이거나 중단해야 한다. 대부분의 류마티스 전문의는 어린이에게 가장 낮은 용량으로 약을 감량하고 다른 약물이 효과를 보이면 즉시 스테로이드를 중단하려고 노력한다. 부작용을 완화하는 다른 방법은 메틸프레드니솔론을 주기적으로 투여하는 것이다. 이는 이미 다른 정맥주사 요법을 받을 예정인 중증 질환이 있는 어린이에게서 가장 자주 나타난다. 포도막염이 있는 어린이는 다른 전신 치료를 받는 동안 눈의 염증을 줄이기 위해 코르티코스테로이드 안약으로 치료를 받는 경우가 많다.

질병 조절 항류마티스 약물(Disease-Modifying Anti-rheumatic Drugs)

JIA의 모든 하위 그룹에 가장 일반적으로 사용되는 치료법은 메토트렉세이트(MTX)이다.[52] 이 약물은 염증성 T세포 활성화를 억제하고 B세포를 하향 조절하며 인터루킨 1 (IL-1) 수용체 결합을 억제하여 면역 체계를 억제하기 위해 소량으로 사용되는 화학 요법 약물이다. MTX는 질병 완화를 목표로 30년 이상 어린이 JIA 환자에게 사용되어 왔다. 이 약이 효과를 발휘하는 데 2-3개월이 걸리며, 더 오래 복용하면 더 많은 효과를 볼 수 있다. 따라서 MTX가 효과를 발휘할 때까지 코르티코스테로이드 또는 NSAID를 병용하여 염증을 어느 정도 조절할 수 있다. 이 약은 경구 또는 피하 주사로 투여한다. 주사는 생체 이용률이 더 높고 치료 효과가 큰 것으로 보이지만 어린 아이들에게는 내약성이 없는 경우가 많다.[53,54] 부모는 일반적으로 아이의 허벅지나 복부 피부 아래에 주사를 놓도록 지시받는다. 부작용으로는 위장 장애가 있을 수 있으며, 어린이는 메스꺼움 약을 추가로 복용해야 할 수도 있다. 어린이는 MTX를 복용하는 동안 억제되는 엽산 생성을 대체하기 위해 엽산을 처방받아야 한다. 심각한 부작용을 최소화하려면 혈구 수와 효소를 자주 모니터링해야 한다. 추가 연구에 따르면 유전적 SLCO1B1*14 대립 유전자를 가진 어린이는 MTX에 덜 반응할 수 있다고 한다.[8] 이는 유전적 요인이 어린이 JIA의 발병에 영향을 미칠 뿐만 아니라 특정 치료에 반응할 수 있는 어린이를 결정할 수 있음을 시사한다. JIA 치료에 사용되는 다른 항류마티스 약물(DMARD)로는 설파살라진이 있으며, MTX보다 덜 자주 사용되며 저용량에서 더 효과적이다. 레플루노미드는 MTX와 유사한 효과와 안전성 프로파일을 보이는 것으로 나타났으며, 후자의 경우 내약성이 좋지 않을 때 자주 사용된다. 어린이 JIA 환자의 경우 약물의 반감기가 길다는 우려가 있다. 하이드록시클로로퀸(플라케닐), 사이클로스포린, 아자티오프린을 포함한 다른 DMARDS는 효과적일 수 있지만 부작용 위험이 높다.[52]

생물학적 제제(Biologics)

생물학적 제제는 특정 사이토카인이나 면역 세포의 효과를 차단하여 염증 경로에 직접적인 영향을 미치는 약물이다. 이 계열의 약물은 어린이 및 청소년 JIA 환자의 장애를 줄이는 데 상당한 효과가 있다. 이러한 약물은 매우 효과적이며 안전하다고 여겨진다. 어린이는 생물학적 약물을 시작하기 전에 결핵 검사를 받아야 할 수도 있다. 생물학적 제제 복용에 대한 다른 금기 사항으로는 박테리아, 바이러스 또는 곰팡이 감염, B형 간염, HIV, 당뇨병 또는 심장질환이 있다. 생물학적 제제는 신체의 면역력을 낮추기 때문에 심각한 감염에 노출되거나 수술을 받을 때는 일시적으로 복용을 중단해야 할 수 있다. 이러한 약물은 악성 종양 발생 등 일부 위험이 없는 것은 아니다.[55] 가장 일반적으로 사용되는 생물학적 제제는 TNF 억제제인 에타너셉트 또는 ETN (Enbrel)이다. 이는 1999년에 2세 이상의 어린이에서 중등도에서 중증의 다관절 질환 치료를 위해 승인된 최초의 생물학적 치료법이다. 초기 연구에서는 치료 저항성 질환을 가진 69명의 어린이를 대상으로 약물 중단 설계를 사용했다.[56] ETN은 매주 피하 주사로 투여되며, 이후 다른 형태의 JIA 치료제로도 승인되었다. 연구에 따르면 ETN을 MTX와 함께 복용하면 더 효과적일 수 있다고 한다.[57,58] 시판되는 다른 TNF 억제제로는 아달리무맙(Humira)과 인플릭시맙(Remicade)이 있다. 아달리무맙은 TNF-α에 결합하는 인간화 IgG1 단일 클론 항체이다. 2008년에 2세 어린이 치료제로 승인되었다. 위의 억제제는 다관절성 관절염 환자에게 투여한다.[59] 이 약은 격주로 피하 주사를 통해 전달된다. ETN과 마찬가지로 아달리무맙은 MTX와 병용할 경우 더 효과적이라는 연구 결과가 있다.[60] 인플릭시맙은 TNF-α에 결합하여 작용을 차단하는 키메라형 인간/마우스 단일 클론 항체이다. 인플릭시맙은 FDA에서 다음에 대해 승인되지 않았다.[59] 이 약물은 2-8주마다 최소 2시간에 걸쳐 정맥주사로 투여한다.[61] 인플릭시맙은 나은 효능을 위해 MTX와 함께 사용된다. 아바타셉트(오렌시아)는 2008년에 6세 이상의 어린이 JIA 치료제로 승인된 또 다른 생물학적 제제이다. 그 이후로 2세 이상의 어린이에게도 승인되었다. CD80과 CD86에 결합하여 T세포 활성화를 억제하는 인간 융합 단백질이다. 초기 연구에서는 생물학적 치료 경험이 없는 환자에게서 유익한 반응을 보였으며, 항TNF 요법으로 치료에 실패한 어린이에서는 효과가 적었다. 이 약은 MTX와 함께 복용할 수 있으며, 2-4주마다 주입하여 투여한다.[62] 항TNF 치료에 반응하지 않는 어린이에게 토실리주맙(Actemra)은 매우 효과적인 것으로 나타났다. 2011년에는 sJIA에, 2013년에는 다발성 관절염에 정맥주사로 사용하도록 승인되었다.[59] 최근에는 2018년에 피하주사가 승인되어 더 쉽게 투여할 수 있게 되었다. 이 약은 인간화 항-인간 IL-6 수용체 단클론 항체이므로 항-TNF 약물과는 다른 경로를 사용하여 염증을 감소시킨다.[63,64] IL-1 사이토카인은 염증을 매개하는 물질로, sJIA 어린이에서 유의미하게 증가한다. sJIA 치료를 위해 두 가지 항 IL-1 수용체 약물이 개발되었다. Ilaris (Canakinumab)는 IL-β 억제제로 2013년 5월에 2세 이상의 어린이 sJIA 환자에게 사용하도록 승인되었다. 이 약물은 매주 피하 주사로 투여한다. 아나킨라(Kineret)는 IL-1 수용체 길항제로, 어린이 sJIA 및 성인 발병 스틸병 환자에게 효과가 있다. 2011년 FDA에서 성인 RA

를 앓고 있는 18세 이상의 어린이를 위해 승인되었다.[59] 아직 소아과에서 사용하도록 승인되지는 않았지만, 연구 시험이나 중증 sJIA의 경우 오프라벨 치료제로 사용되었다. 매일 피하 주사로 투여하며 다른 생물학적 제제와 유사한 부작용이 있다. 두 약물 모두 어린이 sJIA 환자에게 고용량의 글루코코르티코스테로이드 투여를 줄일 수 있는 것으로 나타났다.[65]

표 17.1. 국제 류마티스 학회 연맹의 어린이 특발성

JIA 질병 유형	진단 기준	빈도	발병 연령	성비
전신 관절염	2주 이상 열이 있거나 열이 동반된 관절염이 하나 이상의 관절에서 3일 이상 매일 발생하고 다음 중 하나 이상이 동반된 것으로 기록된 경우: 1. 사라지는 홍반성 발진 2. 전신 림프절 병증 3. 간 또는 비장 비대 4. 장막염 제외*: a–d	5–15%	<16년	F=M
소수성관절염	발병 후 6개월 동안 1–4개 관절에 관절염이 발생했다. 완화; 두 가지 범주가 인정된다: 1. 지속성: 질병이 진행되는 동안 4개 이상의 관절에 영향을 미치지 않음 2. 연장: 발병 첫 6개월 후 총 4개 이상의 관절에 영향을 미치는 경우 제외*: a–e	30–50%	최고점: 2–4년	F>M (3:1)
다발성 관절염 2:1 (RF 양성)	첫 6개월 동안 5개 이상의 관절에 영향을 미치는 관절염 유년기 후기부터 초기까지 질병; 최소 3개월 이상 2회 이상의 검사에서 IgM RF 검출 질병 발생 후 첫 6개월 동안은 제외: a–c,e	2–7%	청소년기	F>M
다발성 관절염 2:1 (RF 음성)	첫 6개월 동안 5개 이상의 관절에 영향을 미치는 관절염 질병; RF 검사 결과는 음성이다. 제외: a–e	11–28%	초기 최고치: 2–4년 이후 절정: 6–12년	F>M
건선성 관절염	관절염 및 건선 관절염과 다음 중 최소 두 가지 이상의 건선: 1. 유두염 2. 손발톱 패임 또는 손발톱 용해 이상 3. 1급 친척의 건선 제외: b–e	2–11%	초기 최고치: 2–4년 나중에 정점: 9–11세	F>M
부착부염-연관 관절염	관절염 및 치주염, 또는 관절염 또는 치주염과 다음 중 최소 두 가지 이상의 질환이 있는 경우 1. 엉치엉덩관절 압통의 존재 또는 병력 및/또는 염증성 허리엉치 통증 2. HLA-B27 항원의 존재 3. 6세 이상의 남성에서 관절염이 발병한 경우 4. 급성 앞 포도막염© 5. AS, ERA, 염증성 장염을 동반한 엉치엉덩관절염 병력, 라이터 증후군, 또는 급성 앞 포도막염을 앓고 있는 1촌 친척 제외: a, d, e	15–20%	후기 아동기 또는 청소년기	M: 2 대 1
미분화	위에 언급된 범주 중 하나의 기준을 충족하지 않거나 두 가지 이상의 범주에 기준을 충족하는 관절염	11–21%		

*제외 기준은 모든 어린이 특발성 관절염(JIA) 범주는 상호 배타적이라는 국제 류마티스 학회 연맹(ILAR)의 분류 원칙을 반영한다.

[a] 환자 또는 1촌 친척의 건선 또는 건선 병력

[b] 인간 백혈구 항원(HLA)-B27 양성 남성의 관절염은 여섯 번째 생일 이후에 시작된다.

[c] 강직성 척추염(AS), 부착부염-연관 관절염(ERA), 염증성 장 질환을 동반한 엉치엉덩관절염, 라이터 증후군 또는 급성 앞 포도막염 또는 1촌 친척 중 이러한 질환의 병력이 있는 경우

[d] 최소 3개월 간격으로 최소 두 차례 이상 면역글로불린 M(IgM) 류마티스 인자(RF)가 존재해야 한다.

[e] 환자에게 전신성 JIA가 있는 경우

출처: Zeft A, Shear ES, Thompson SD, et al. Familial autoimmunity: maternal parent-of-origin effect in juvenile idiopathic arthritis. Clin Rheumatol. 2008;27:241-244

어린이 특발성 관절염의 분류 및 하위 유형 (Classification and juvenile idiopathic)

1995년, ILAR은 전문가 의견을 바탕으로 8개의 하위 그룹으로 구성된 분류 시스템을 만들었다. 이는 이질적인 질병 패턴을 정의하고 그룹화한 최초의 국제 분류 체계였다.[1] 분류 기준의 궁극적인 목표는 각 질병 유형이 다음과 같도록 하는 것이다. 가능한 한 동질적이며 다른 카테고리와 상호 배타적이어야 한다. FDA와 유럽 당국은 현재 이러한 ILAR 하위 그룹을 재분류하고 있다. 이러한 하위 그룹이 현재 사용되고 있지만, 임상의와 과학자들은 유전형 데이터와 바이오마커, 성인과 어린이 질환의 유사성을 더욱 주의 깊게 살펴보기 시작했다. 현재 PRINTO는 체계적인 검토와 델파이 패널을 통해 최신 과학에 기반한 새로운 분류 체계를 개발하고 있다.[2] 먼저 표 17.1에 요약된 현재의 ILAR 분류를 검토하는 것으로 시작한다. 향후 재분류를 위한 작업을 추진하는 과학적 이슈에 대해서도 설명한다.

전신성 소아 특발성 관절염(Systemic Juvenile Idiopathic Arthritis)

sJIA는 관절염이 발생하기 전에 재발성 고열을 포함한 전신 증상이 나타나는 것이 특징이다. 다른 형태의 JIA 와 달리 자가면역 질환이 아닌 자가염증성 질환으로 여겨진다. 유전적 및 표현형적 특성은 다른 하위 유형의 JIA 와 유사하지 않고 오히려 성인 스틸병과 일치한다.[2,65]

sJIA는 JIA 진단을 받은 어린이의 5-15%를 차지한다. 특정 발병 연령은 정해져 있지 않지만 6세 미만의 어린이에게서 흔히 발생한다.[66] 발병 평균 연령은 4.7세로 보고되고 있으며, 남아와 여아 사이에 고르게 분포되어 있다.[67] sJIA는 비히스패닉계 백인에서 자주 발생하지만, 아프리카계 미국인의 경우 관절염이 심하고 활동성 질환의 유병 기간이 길어지는 경향이 있다. 전신성 관절염이 있는 어린이는 하루에 한두 번 39°C 이상으로 열이 치솟는 증상이 나타난다. 이러한 발열 후에는 아이의 체온이 정상 이하로 떨어질 수 있는 기간이 이어진다. ILAR 기준에 따르면 이러한 발열이 최소 2주 동안 3일 연속으로 재발해야 한다. 어린이는 관절염이 발병하기 전 또는 발병과 함께 수 주에 걸쳐 한 번 고열이 발생하거나 열이 반복적으로 발생할 수 있다. 어린이는 몸통이나 사지에 몇 시간 동안 지속되고 사라지는 홍반성 발진이 나타

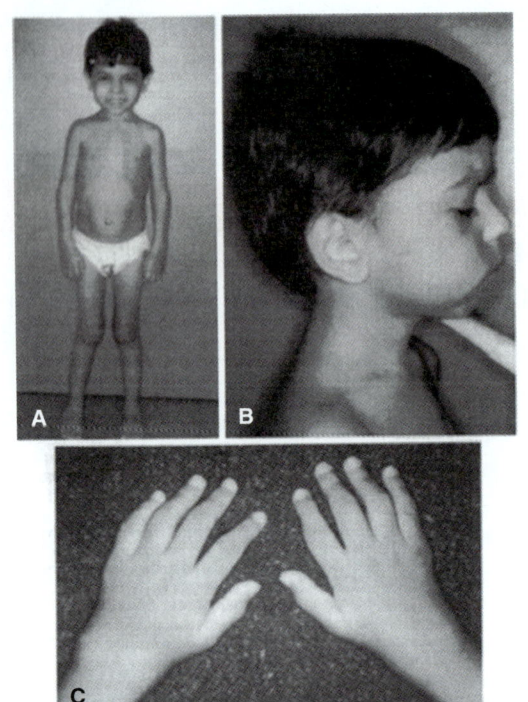

그림 17.4. A: 전신성 소아 특발성 관절염(sJIA)의 일반적인 모습. B: 측두하악 관절염. C: 다관절 관절염을 앓고 있는 어린이의 손.

날 수도 있다. 이 발진은 열이 치솟다가 사라지는 동안 재발하는 경우가 많다. 어린이가 발진을 동반하지 않는 경우 림프절 비대, 간 비대, 비장 비대 또는 장막염이 있어야 ILAR 진단 기준을 충족한다.[1] 관절염은 이러한 전신 증상에 따라 발생하는 경우가 많으며, 최소 6주 동안 지속되는 하나 이상의 관절을 포함할 수 있다. 관절염은 대개 경추, 손목, 고관절, 발목 등 여러 관절을 침범하고 대칭적인 패턴으로 진행되는 경향이 있다. sJIA를 앓는 소아는 전반적인 불편함을 느낀 후 호전되는 기간을 보인다(그림 17.4). sJIA에 대한 결정적인 연구실 검사는 없지만, CRP 가 현저하게 상승하는 경우가 많다. 다른 일반적인 연구실 검사 소견으로는 헤모글로빈과 알부민 수치가 감소하면서 ESR과 페리틴 수치가 상승하는 것이 있다. RF, ANA 및 HLAB27은 일반적으로 음성 결과가 나온다. 류마티스 전문의는 초기 평가 시 전신 감염, 악성 종양 및 기타 자가 면역 질환을 배제해야 한다. 질병의 경과가 다양하며 네 가지 하위 그룹으로 설명된다.[67] 일부 어린이는 지속적인 활동성 전신 질환과 관절염이 있다(7.5%). 다른 어린이는 관절염 없이 전신 증상이 지속된다(5.1%). 전신 증상은 몇 달 후에 가라앉을 수 있으며, 어린이는 지속적인 다관절 관절염을 앓게 된다(32%). 적극적인 치료를 통해

어린이는 전신 및 관절염 질환 없이 증상을 나타낼 수 있다(56%). 연구에 따르면 IL-6 사이토카인의 증가는 심각한 관절 질환을 암시할 수 있는 반면, IL-18의 증가는 대식세포 활성화 증후군(MAS)을 포함한 심각한 전신 합병증을 암시할 수 있다.

sJIA를 앓고 있는 소아는 T 림프구와 대식세포의 활성화로 인해 조절되지 않는 면역 반응인 MAS 가 발생할 위험이 있다. 이는 생명을 위협하는 질환으로, sJIA 어린이의 7-13%에서 발생할 수 있다. 이 증후군은 지속적인 열을 동반하며 식균 작용과 혈관 내 응고를 일으켜 간과 중추 신경계 기능 장애를 유발하는 높은 페라틴 수치를 초래한다.[69] 바이러스 감염, 약물 치료의 변화, 약물 독성 등 다양한 유발 요인이 제시되고 있다. 연구에 따르면 IL-18 사이토카인 수치가 높은 소아는 이 심각한 합병증에 걸릴 위험이 높을 수 있다고 한다.[68] sJIA 와 MAS를 앓는 어린이의 사망률은 6%에 달한다.[70] sJIA를 앓는 어린이의 장기적인 결과는 다양하며, 어린이는 세 가지 그룹 중 하나에 속하는 경향이 있다. 일부 어린이는 최대 24개월까지 지속되는 한 번의 질병 에피소드 후 대증치료를 거치거나 치료 후 완화된다. 또 다른 어린이 집단은 수개월 또는 수년간의 비활동성 질환과 함께 재발성 질환 발발이 반복된다. 마지막 그룹은 만성적이고 지속적인 관절염이 나타나 관절 공간이 좁아지고 신체적 장애를 초래한다.[71] 치료하지 않고 방치하면 관절 침식이 심해져 많은 장애를 초래하는 등 예후가 좋지 않다. 2세 이전에 진단받았거나 전신 질환 기간이 6개월 이상인 어린이의 예후가 가장 나쁘다. 이러한 어린이는 염증 과정, 영양, 스테로이드 치료의 효과와 관련될 수 있는 성장 장애를 겪는 경우가 많다. 앞서 설명한 바와 같이 어린아이의 염증은 골단판 장애와 골격 기형을 유발한다. 관절 공간이 좁아지고 침식되면 10대나 젊은 성인의 경우 조기 관절 치환술이 필요할 수 있다. 생물학적 치료제가 개발되기 전에는 약 75%의 소아 sJIA 환아가 성인이 되어 인공 관절을 이식해야 했다.[72] 2012년, 소아 관절염 및 류마티스 연구 협회(CARRA)는 소아 sJIA 치료에 대한 합의를 발표했다. 글루코코르티코스테로이드, MTX, IL-1 길항제(anakinra), IL-6 길항제(tocilizumab)를 사용하는 네 가지 임상 경로를 제안했다.[73] IL-1과 IL-6을 표적으로 하는 치료법은 전신 질환 치료에 매우 효과적인 것으로 나타났다. 독일 생물학적 레지스트리(BIKER) 연구에서는 초기 글루코코르티코스테로이드 치료 후 생물학적 제제로 치료받은 245명의 소아 sJIA 환자를 추적 관찰했다. 연구자들은 항 IL 약물 치료 6개월 후 약 50%의 어린이가 완화상태에 있었다고 보고했다. 대부분의 피험자(약 66%)는 활동성 질환이 거의 없거나 전혀 없었다. 길항제(tocilizumab)를 복용한 소아는 길항제(anakinra) 또는 카나키눔을 복용한 소아보다 많은 부작용을 보고했다. ETN은 효과가 적었으며, 항 IL 요법으로 치료받은 어린이보다 활동성 관절의 수가 많은 것으로 관찰되었다.[74] IL 길항제를 사용한 초기 연구에서는 다른 형태의 치료에 실패한 만성 sJIA 환자를 대상으로 사용했다. 그 이후로 여러 연구에서 아나킨라를 단독 요법으로 사용하는 것을 검토했다. 아나킨라로 처음 치료받은 46명의 소아를 대상으로 한 연구에서는 60%의 소아에서 비활성 질환이 보고되었으며, 11%만이 만성 활막염을 앓고 있었다.[75] 이 연구에서 질병이 시작될 때 anakinra를 사용하면 만성 비활성 관절염을 앓는 어린이의 비율이 50%에서 10-30%로 감소하는 동시에 글루코코르티코스테로이드의 필요성과 부작용을 제한하는 것으로 나타났다.[76] 2013년에 ACR은 문헌을 검토하고 권장 사항을 업데이트하여 anakinra가 적어도 한 가지 이상의 급성 관절염이 있는 환자에게 초기 치료제로서 역할을 할 수 있다고 제안했다.[77] ACR 검토에서는 anakinra 또는 글루코코르티코스테로이드 치료에 반응하지 않는 활동성 질환을 가지는 소아에게 토실리주맙을 사용할 것을 권장하고 있다. 토실리주맙의 3상 무작위 대조 시험(RCT)에서 글루코코르티코스테로이드에 반응하지 않은 소아에 치료 효과가 입증되었다.[64] 1년 후, 이들 중 48%는 활동성 관절염이 없었으며 많은 어린이가 스테로이드 치료를 중단했다. 저자들은 이 중 80%의 어린이가 장애 점수가 70% 이상 개선되었다고 보고했다. 토실리주맙 그룹은 대조군에 비해 감염이 많이 발생했다. 토실리주맙을 투여한 독일 BIKER 연구에서도 많은 부작용이 보고되었다.[74] 2005년부터 2010년까지 추적 관찰한 소아 sJIA 환자의 관해율은 첫해에 22%, 5년째에 87%였다. 저자들은 질병 발병 후 5년 이내에 모든 치료를 중단할 확률을 0.613으로 계산했다.[78] sJIA는 자가염증 과정으로 설명되어 왔지만, 최근 옴브렐로 등은 sJIA의 유전적 위험과 6번 염색체의 특정 MHC II 일배체형, 그리고 두 개의 특정 대립유전자 HLA-DRB1*11과의 연관성을 밝혀냈다.[79] 이러한 유형의 연관성은 일반적으로 자가 면역 경로와 관련이 있다. 니그로비치는 sJIA가 발열과 발진을 유발하는 자가 염증 과정에 의해 질병이 발병하는 2상 메커니즘을 가질 수 있다고 제안한다(전신성 단계).[14,76] 그는 사이토카인 수치가 높아지면 결국 T 세포 조절 시스템의 균형이 깨져 자가면역 반응과 만성 관절염(관절기)이 발생할 수 있다는 가설을 세웠다. 이 가설은 초기 자가 염증 경로를 억제하여 자가 면역 및 만성 관절염의 발병을 예방할 수 있는 항 IL 약물의 조기 사용을 뒷받침하다. 유전학과 질병 병리를 잘 이해하면 소아 관절염 환자의 치료 전략이 개선될 것이다.

골관절염(Oligoarticular arthritis)

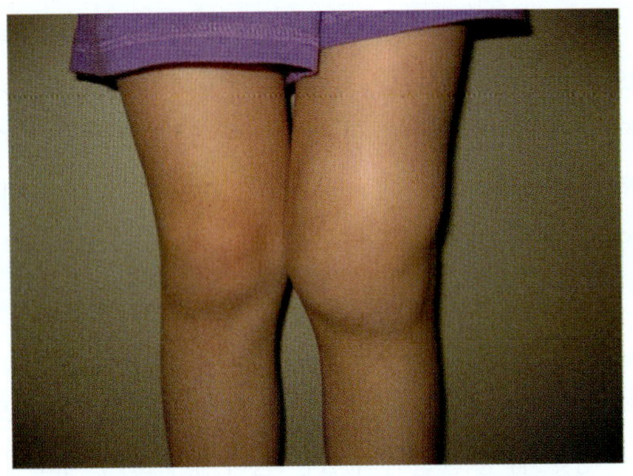

그림 17.5. 비대칭성 소아특발성 관절염을 앓고 있는 성장한 어린이.

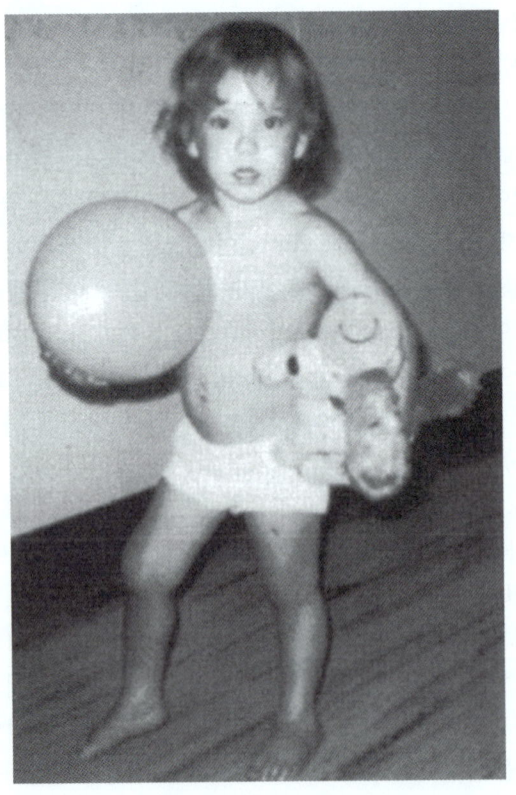

그림 17.6. 다리 길이 불일치(LLD)를 초래하는 비대칭성 소수 관절형 소아 특발성 관절염(JIA)을 앓고 있는 어린 아이

소아 특발성 관절염(소수 관절형 JIA)은 ILAR에 의해 발병 첫 6개월 동안 4개 이하의 관절에 관절염이 발생한 경우로 정의된다. 이전 분류에서는 하위 그룹을 슬관절 관절염이라고 불렀다. 대부분의 소아(27-56%)는 JIA 진단을 받았을 때 하지 관절염의 비대칭 패턴을 가진 다관절성 관절염이 발병한다고 보고하였다. 무릎이 가장 흔한 관절(85%)이지만 (그림 17.5), 발목(33%), 손목(9%), 손(7%)에도 관절염이 나타날 수 있다. 어린이는 일반적으로 여성이 많으며 평균 발병 연령은 4.9세이다.[80] ILAR 기준은 지속성 및 확장성 소아특발성 관절염를 두 개의 별도 그룹으로 분류했다. 6세 미만이고 한쪽 무릎에 관절염이 있는 어린이는 일반적으로 치료에 잘 반응하지만 안과 질환도 검사해야 한다(그림 17.6). 이러한 소아는 소아특발성 관절염 환자의 30-50%를 차지하며, 외상이나 감염을 배제해야 하는 소아 정형외과 전문의에게 내원하는 경우가 많다.[81] 소아는 일반적으로 류마티스 전문의에게 의뢰되기 전에 비스테로이드성 소염진통제를 복용하기 시작한다.

관절 내 코르티코스테로이드 주사와 NSAID 중재가 하위 그룹에서 첫 번째 치료법이다. 스테로이드 주사를 조기에 사용하면 관절 염증을 감소시키고 골막의 성장 효과를 억제하며 관절구축의 진행을 줄일 수 있다.[50] 관절 내 주사 후 67-82%의 소아에서 관절염이 완화되었으며, 6개월 후 추적 관찰한 결과 염증 완화 효과가 10-28개월 동안 지속되는 것으로 보고되었다.[50] 관절 주사에 반응하지 않는 어린이는 질환이 지속될 수 있으며 MTX 또는 ETN으로 추가 치료를 받아야 할 수 있다. 다관절성 발병을 보이는 소아(10-50%)는 첫 6개월 이후 관절질병이 여러 관절로 '확장'되는 양상을 보인다. 대칭적인 관절 패턴을 보이거나 손목, 손 또는 발목 관절에 관절염이 있는 어린이는 다관절염으로 진행될 위험이 높다. 이러한 어린이는 염증 지표(ESR)가 상승하고 ANA 양성인 경우가 많다. 다관절염으로의 확장은 발병 후 몇 년 후에 발생할 수 있다. 질병 경과가 지속된 소아는 예후가 좋지 않으며, MTX와 함께 TNF 억제제를 투여받기 시행한다. 이러한 아이의 예후는 다관절 RF 음성 하위 그룹과 유사하다. ANA 양성은 포도막염 발병 위험이 있는 어린이를 식별하는 데 사용할 수 있다. 이러한 어린의 안과 질환인 만성 전방 포도막염은 고위험군 어린이의 30%에서 발견되며 무증상인 경우가 많다. 이러한 형태의 포도막염을 치료하지 않으면 백내장, 녹내장 또는 시력 상실을 초래할 수 있다. 고위험군에는 ANA 양성이고 발병 당시 7세 미만인 다관절성 및 다관절성 RF 음성 관절염을 앓고 있는 어린이가 포함된다. ACR 은 고위험군 어린이는 3개월마다 안과 검사를 받을 것을 권고하고 있다.[82] 저위험군에 속하는 어린이는 6-12개월마다 검진을 받을 수 잇으며 포도막염 치료에는 MTX 및 TNF 억제제를 포함한 소아의 질병 조절 요법 외에 프레드니솔론 아세테이트 국소 점안액 사용이 포함된다.[52] 2005년부터 2010년까지 추적 관찰한 소아특발성 관절염 환자의 질병 유병률은 첫해에 32%, 5년째에 94%였다. 저자들은 질병 발병 후 5년 이내에 모든 치료를 중단할 확률이 0.807이라고 보고했다.[78] 이 분류는 임상에 기반한 것으로, 현재 유전학 및 바이오마커에 대한 지식이 발전함에 따라 이 분류에 대한 연구가 계속되고 있다. HLA-DRB1의 유전적 HLA 연관성은 소아특발성 관절염과 RF 음성 다관절형 하위 그룹 모두에서 유사하다. 두 그룹 모두 포도막염과 ANA 양성 위험에 노출되어 있다. 초음파 사용이 증가함에 따라 무증상 염증이 있는 관절을 추가로 식별하여 관절염 분류에 따라 소아특발성 관절염의 발생률을 낮출 수 있다.[30]

다관절 류마티스 인자 음성 소아 특발성 관절염

다관절 RF 음성 소아 특발성 관절염(Polyarticular Rheumatoid Factor–Negative Juvenile Idiopathic Arthritis, PolyRF-JIA)은 ILAR 분류에 따라 발병 첫 6개월 동안 5개 이상의 관절에 관절염이 있는 것으로 정의된다. 이 그룹의 어린이는 RF 검사 결과가 음성이어야 한다. 기타 제외 사항으로는 건선, 엔테스염, 천장관절염, 강직성 척추염, 염증성 장 질환, 라이터 증후군, 급성 전방 포도막염의 병력 또는 1 촌 친척 중 이러한 질환의 병력이 있는 경우 등이 있다.[1] 6세 이상의 HLA-B27 남성의 관절염도 제외된다. 하위 그룹은 전체 JIA 아동의 11-28%를 차지한다. PolyRF-JIA 그룹에는 ANA 양성 또는 음성에 따라 두 개의 하위 그룹이 있다. 이 두 그룹은 상당히 다른 것으로 보고되고 있다.[83] ANA 역가가 양성인 PolyRF 음성 그룹은 기존 소아특발성 관절염 질환을 앓고 있는 그룹과 유사하다. 이러한 질환의 대상은 대부분 소아에서 일반적으로 여성, 6세 미만이며 만성 전방 포도막염에 걸릴 위험이 높고 비대칭적인 관절염 패턴을 보이며, 10개 미만의 관절에 관절염이 나타난다. 흔한 관절로는 무릎(90%), 발목(59%), 몸쪽손가락뼈사이 관절(PIP)(30%), 손목(25%) 등이 있다. 이 ANA 양성 하위 그룹은 조기 발병 소아특발성 관절염 에서도 나타나는 HLA-DRB1과 유전적 연관성이 있다.[84] PRINTO는 ANA가 양성인 소아를 재분류할 것을 권고했다. ANA 음성형을 가진 폴리 RF-JIA 소아는 여아일 가능성이 적고 발병 연령이 6세보다 약간 높다. ANA 양성 그룹과 마찬가지로 이러한 소아는 일반적으로 비대칭적인 질병 패턴을 보인다. ANA 음성 소아는 무릎(81%), 발목(57%), 손목(47%), 손허리손가락관절(41%), 손허리뼈(41%) 등 많은 관절에 질환이 발생하는 경우가 많다. (MCP; 31%), 고관절(30%), 팔꿈치(26%)에 주로 발생한다. 이들 중 40%는 방사선 사진상 관절 변화가 있다.[83] 이러한 ANA 음성 소아는 혈청 음성 성인 RA 환자와 유사한 질환을 앓고 있다.[84] CARRA는 질환 활성도가 낮은 경우 관절 내 주사제를 사용하여 MTX로 치료를 시작할 것을 권장했다. 중등도/고도 질환을 앓고 있는 소아 중 초기에 MTX에 반응하지 않는 경우 생물학적 제제를 추가할 것을 권장했다. TNF 억제제에 반응하지 않는 소아는 아바타셉트와 토실리주맙으로 전환할 수 있다.[85] 2005년부터 2010년까지 추적 관찰한 폴리 RF-JIA 소아 환자의 질병 관해율은 첫해에 25%, 5년째에 86%였다. 완치 후 5년 이내에 치료를 중단할 확률은 0.549였다.[78]

다관절 류마티스 인자 양성 소아 특발성 관절염

다관절 RF 양성 소아 특발성 관절염(Polyarticular RF–positive juvenile idiopathic arthritis, PolyRF+JIA)은 ILAR 분류에서 첫 6개월 동안 5개 이상의 관절에 관절염이 발생한 것으로 정의한다. 이 그룹의 어린이는 3개월 이상 간격으로 최소 두 번 이상 RF 양성 반응을 보여야 한다. 어린이는 공격적인 질환과 상관관계가 있는 성인 및 어린이 RF 양성 관절염 환자에게 매우 민감한 테스트인 ACPA 양성 반응을 보인다.[28] 다관절 RF 양성 관절염은 전체 JIA 소아 환자의 2-7%를 차지한다. 이러한 소아는 일반적으로 16-29세의 어린 나이에 발병하는 RF 환자와 유사한 임상 표현형을 가진 청소년 여성이 대상이다.[7] 이 질환은 손과 발의 작은 관절에 영향을 미치는 대칭성 다관절 관절염과 함께 약 33%에서 팔뚝과 팔꿈치에 류마티스 결절이 나타나는 것이 특징이다.[81] 큰 관절과 경추 및 TMJ도 공격적이고 침식성 질환과 관련될 수 있다. CARRA는 폴리 RF 양성 질환을 앓고 있는 소아에게 적극적인 치료를 권장하고 있다. ACPA를 가진 소아는 생물학적 제제와 DMARD 병용 치료를 권장할 수 있다.[85] 과거에 이 하위 그룹에서 약물을 사용하지 않은 관해는 거의 보고되지 않았으며, 소아는 일반적으로 성인 치료

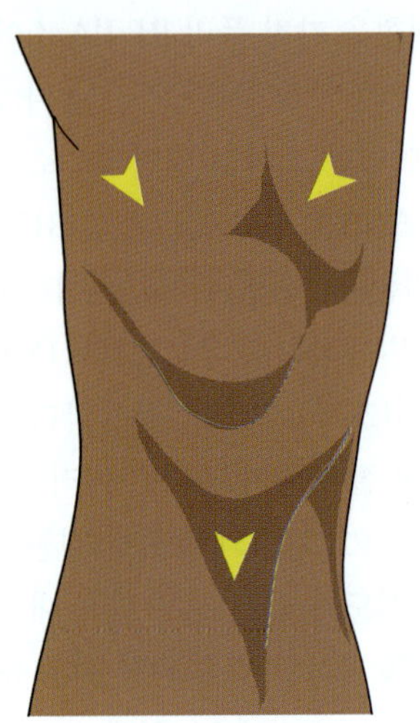
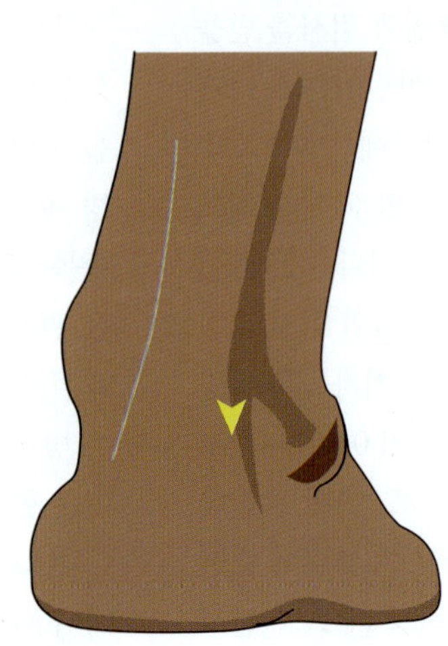
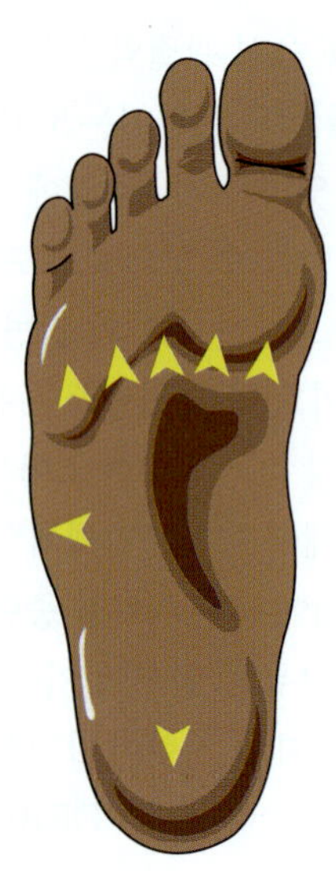

그림 17.7. 무릎, 발목 및 발에서 관절염과 관련된 가장 흔한 압통 부위

로 전환되었다.[84] 2005년부터 2010년까지 추적 관찰한 소아 다발성 RF+JIA 환자의 질병 관해율은 첫해에 31%, 5년째에 93%였다. 질병 발병 후 5년 이내에 모든 치료를 중단할 확률은 0.078이었다.[78]

부착부염 연관 관절염(Enthesitis-related arthritis)

ILAR 분류에서는 다음 중 두 가지 증상이 있는 경우 활막염을 동반한 관절염 증상 중 하나로 정의한다: (1) SI 압통과 염증, (2) HLA-B27 항원의 존재, (3) 6세 이상 남성의 관절염 발병, (4) 급성 전방 포도막염, (5) 강직성 척추염, ERA, 염증성장 질환을 동반한 천장관절염, 라이터 증후군과 1촌 친척의 급성 전방 포도막염 병력이 있는 경우로 정의한다.[1] 이 질병의 하위 유형에는 이전에 "소아 척추 관절 병증"으로 분류되었던 어린이가 포함된다. 큰 소아 척추 관절염 그룹에는 ERA, 미분화 관절염, 건선성 관절염 및 염증성 장 질환 관련 관절염이 있는 어린이가 포함된다. 이 그룹은 성인 척추 관절염과 유전적으로 유사하다.[84,86] ERA는 미국은 JIA 아동이 15-20%를 차지한다. 아시아에서 가장 흔한 JIA의 하위 유형(40%)이다.[87] 소아는 일반적으로 남아(60-86%)이며, 발병 연령은 8-13세 사이이다.[86,87] 소아는 힘줄, 인대와 관절낭의 뼈 부착 부위에 염증이 생기는 관절염이 있다고 보고한다. 그림 17.7에는 슬개골 하극의 슬개 인대 삽입 부위(50%)와 아킬레스(22%) 및 족저 근막(38%)이 종골에 부착되는 부위가 포함된다. 족저염은 초음파를 사용하여 확인할 수 있다. 치료하지 않으면 뼈 삽입 부위의 염증이 침식, 골반, 연조직 석회화 및 뼈 돌기를 유발할 수 있다.[88] ERA가 있는 소아는 엉덩이, 무릎, 발목 등 5개 미만의 관절에 비대칭성 관절염이 나타난다. 다른 아형에서는 드물게 보고되기는 하지만 중족부의 작은 관절에 염증이 생기는 경우도 흔하다. 천장관절염의 방사선학적 근거는 진단 당시 소아의 30-50%에서 보고되며, 질병이 지속되는 동안 발 병률이 증가한다. 천장관절염은 요통과 뻣뻣함을 호소하며 활동 동안 호전되는 것으로 보고되었다. 신체검사를 통해 직접 만져보거나 패트릭 검사 결과에서 압통을 확인할 수 있다. 어린이는 엉덩이와 척추의 관절 운동과 조직 폄 능력에 손상이 있는지 모니터링해야 한다. 임상의는 허리뼈 앞쪽, 가쪽굽힘 평가를 시행하여 질병 활동성을 모니터링할 수 있다. 수정된 쇼버 검사는 허리 굽힘의 변화를 측정하며, 21 cm 미만(허리뼈 아래 굽힘이 6 cm 미만)이면 비정상으로 간주한다. 엉덩엉치관절 및 척추 질환의 진단과 장기적인 추적 관찰을 위해 초음파 및 MRI를 권장한다. 염증은 시간이 지남에 따라 척추염과 척추 강직증으로 발전할 수 있다.[86] HLA-B27 항원에 대한 양성 검사 결과는 ERA를 가진 어린이의 70-80%에서 나타난다. 그러나 건강한 소아에서 이 항원이 존재한다고 해서 향후 질병을 예측할 수 있는 것은 아니다. 이들 중 약 20%는 HLA-B27 관련 질환의 가족력이 있다. ERA가 있는 소아는 통증 등의 증상을 보이는 급성 전방 포도막염에 걸릴 위험도 있다. 이러한 형태의 포도막염은 ERA를 가진 어린이의 약 30%에서 재발한다.[89]

시간이 지남에 따라 급성 전방 포도막염은 백내장, 녹내장 및 시력 상실로 이어질 수 있다. 장내 미생물 이상에 의한 영향도 ERA를 증상이 있는 어린이를 대상으로 연구 중이다.[90,91]

CARRA는 활동성 천장관절염 소아 치료에 대한 권장 사항을 발표했다. NSAID의 초기 사용을 권장했다. NSAID에 반응하지 않는 소아에게는 TNF 억제제를 추가할 것을 권장한다. ERA는 MTX 보다 설파살라진의 사용이 DMARD로 권장되는 진단이다. 경우에 따라 천장관절과 고관절에 관절 내 글루코코르티코스테로이드 주입이 치료로 고려될 수 있다.[4] ERA를 가진 소아는 다른 하위 유형에 비해 통증의 강도와 기능적 제한이 크다.[12] 생물학적 제제를 사용하기 전에는 ERA 환자의 20% 미만에 도달한 것으로 보고되었다.[86] Shih 등은 ERA 코호트연구에서 33%의 관해율을 보고했는데, 이 코호트에서 78%의 어린이가 TNF 억제제로 치료받은 것으로 나타났다.[88] 2005년부터 2010년까지 추적 관찰한 ERA 소아 환자의 질병 관해율은 첫해에 37%, 5년째에 96%였다. 질병 발병 후 5년 이내에 모든 치료를 중단할 확률은 0.712 였다.[78]

건선성 관절염(Psoriatic arthritis)

건선성 관절염은 ILAR 분류에서 건선을 동반한 관절염과 다음 중 두 가지를 포함하는 관절염으로 정의한다: (1) 건선 관절염(그림 17.8), (2) 손발톱 패임과 손발톱 용해, (3) 1촌 친척의 건선 가족력이 있는 경우이다.[1] 건선은 관절염이 발병하기 최대 15년 전에 선행하는 경우가 많다. 소아 건선 관절염(JPsA) 진단을 받은 소아는 전체 소아 건선 환자의 2-11%를 차지한다. 이 하위 그룹의 동질성에 대한 논쟁이 있으며, JpsA 아동을 분류하는 방법에 대해 연구가 미비한 실정이다. 이전 연구자들은 질병 발병 연령에 따라 6세 미만과 10세 이후에 정점을 이루는 두 개의 하위 그룹을 확인했다.[92] 젊은 코호트는 6세 이전에 진단받은 여성(76%)으로 구성되어 있다. 어린이는 관절염과 건초염이 복합적으로 나타나는 유착성 관절염(63%)을 앓고 있다. 이 질환은 관절 너머로 뻗어 있는 손가락이 부어오르는 증상으로 나타난다. 소아는 다관절성 발병(20%)을 보이며 ANA 역가가 양성(64%)인 경우가 많다. ANA 양성 역가는 만성 관절염의 위험을 높인다. 전방 포도막염을 앓고 있는 하위 그룹의 어린이는 ANA 양성 역가가 있는 소아특발성 관절염 및 폴리 RF-JIA 하위 그룹의 어린이와 비교 연구되었다.[93,94] 또 다른 연구에 따르면 JPsA 하위 그룹은 나이가 많고 손목과 손을 자주 침범하는 것으로 나타났다.[95] 두 번째 JPsA 하위 그룹은 남성과 여성 사이에 고른 분포로 느리게 발병한다. 건선(31%), 치열염(57%), 손발톱 패임(38%), 축성 질환(26%)이 나타날 가능성이 높았다.[92] JPsA를 앓고 있는 소아는 초기에 MTX로 치료하며, 질병 조절을 위해 필요한 경우 TNF 억제제를 추가한다. CARRA 1년 추적 연구에서 피험자의 48%는 활동성 관절염이 나타나지 않은 반면, 다발성 관절염이 있는 피험자(62%)는 활동성 관절의 수가 10%로 감소했다. 피험자들은 손발톱 패임, 손발톱염, 척추염, 관절염, 천장관절염, 포도막염 등 다른 변수도 개선되었다. 2005년부터 2010년까지 추적 관찰한 JPsA 아동의 질병 관해율은 첫해에 37%, 5년째에는 94%였다. 연구진은 질병 발병 후 5년 이내에 모든 치료를 중단할 확률은 0.739로 보고했다.[78]

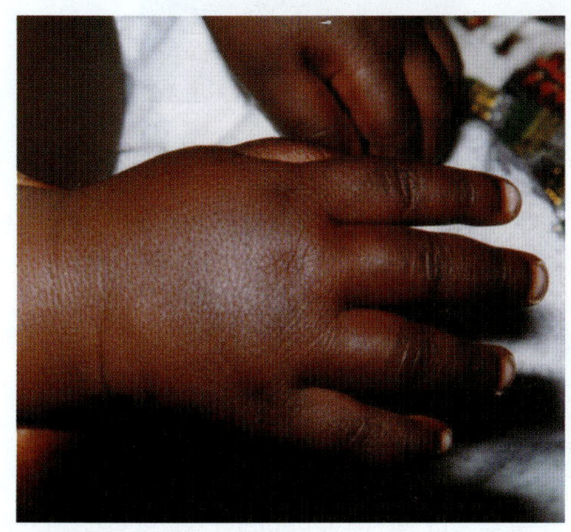

그림 17.8. 건초염은 관절염과 건초염이 복합적으로 나타나는 것으로, 관절 가장자리를 넘어 하나 이상의 손가락이 부어오르는 것이 특징이다. (Thomas D. Thacher, MD 제공)

미분화 관절염(Undifferentiated arthritis)

ILAR 기준은 앞서 설명한 하위 그룹의 기준을 충족하지 않으면 미분류 어린이로 지정한다. 이 그룹에는 11%에서 21%의 소아 관절염 환자가 포함된다.[1,81] 2005년부터 2010년까지 추적 관찰한 미분류 관절염 어린이의 질병 관해율은 첫해에 24%, 5년째에 91%였다. 질병 발병 후 5년 이내에 모든 치료를 중단할 확률은 0.587이었다.[78]

기타 류마티스 질환

청소년 근염 및 청소년 피부근염

청소년 근염(JM), JDM과 청소년 다발성 근염(JPM)은 근육과 피부의 근육 조직과 혈관에 염증이 생기는 진단이다. 일반적인 증상은 여러 유형의 피부 발진과 근위부 근육(복부, 엉덩관절 굽힘근, 목 굽힘근, 어깨 굽힘근)의 근력 약화를 특징으로 한다.[96-98] 일반적인 피부 증상에 대한 설명은 그림 17.9를 참조 바란다. 2차 증상으로는 발열, 석회화, 위장관 합병증, 구축, 관절통, 지방 위축 등이 있다. 이 질병은 매년 미국에서 백만 명당 2-4명의 어린이에게만 진단되며, 여아에게 남아보다 두 배 발생한다. 진단 방법에는 신체 검사, 근육 효소[크레아틴 키나아제(CK), 알돌라제, 젖산탈수소효소(LDH), 아스파르테이트 아미노전달효소(AST), 알라닌 아미노전달효소(ALT)]를 검사하는 혈액 검사가 포함된다.

뿐만 아니라 ANA, 면역 활성화 및 혈관 손상을 확인할 수 있다. 근육 조직 손상을 찾기 위해 MRI 와 근육 조직검사를 실시할 수도 있다. 최근에는 근염증의 특이 항체가 JM 어린이의 60-70%에서 확인되었다. 현재 다발성 경화증은 완치할 수 있는 치료법은 없지만 적절한 치료를 통해 완치될 수 있다. 사회경제적 지위와 인종에 따라 예후가 좋거나 나쁘고 기능적 이환율을 높이는 것과 관련이 있는 것으로 밝혀졌다.[99] 첫 번째 치료는 글루코코르티코스테로이드와 MTX를 사용하는 경우가 많다. 피부 질환이 있는 경우 하이드록시클로로퀸(플라케닐)을 추가한다. 지속적인 질환이 있는 경우 정맥 내 면역글로불린(IVIG), 사이클로스포린과 마이코페놀레이트 모페틸(MMF)이 치료제로 사용될 수 있다.[100] 햇빛, 특히 자외선 B(UVB)에 노출되면 면역 반응이 유발되고 질병이 활성화되며 발진이 악화될 수 있으므로 햇빛으로부터 보호하는 것이 필수적이다.[98] JM 아동을 평가하는 물리치료사는 근력, 지구력 및 ROM을 면밀히 살펴봐야 한다. JM 집단에서 구체적으로 검증된 두 가지 표준화된 측정법이 있다. 첫 번째는 수동 근육 테스트-8 (MMT8)로, 가장 자주 영향을 받는 8개의 근육을 선택하여 0-10점 척도로 등급을 매기는 것이다.[101] 두 번째는 14개 항목으로 구성된 아동기 근염 평가 척도(CMAS)로, 항중력 운동의 질에 따라 등급이 매겨진 시간 측정이 포함되어 있다.[102] 제한시간 내에 달리기, 두 발로 뛰기, 한발로 뛰기 등의 다른 기능적 평가는 근력 차이를 포함할 수 있다. ROM은 근 긴장이나 구축이 있는지 검사해야 한다. 물리치료사는 류마티스 팀에 질병 활동의 변화를 알리고 어린이와 가족에게 PA를 강화하는 데 유용한 도구를 제공하는 데 중요한 역할을 한다. 운동은 염증을 줄이고, 쇠약과 구축에 대처하며, 만성 질환을 앓는 데

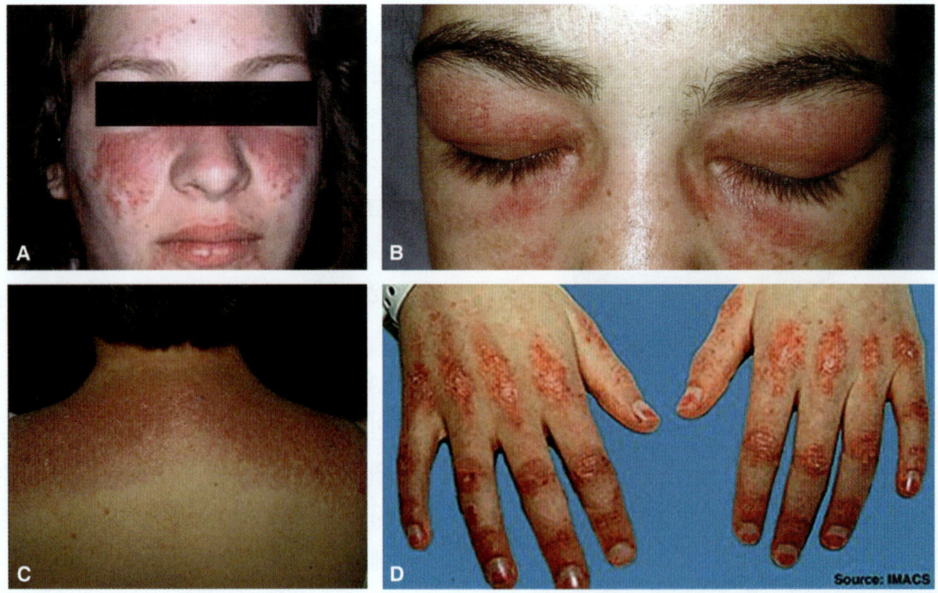

그림 17.9. 발진은 특히 소아 피부근염이나 전신성 홍반성 루푸스에서 염증의 첫 징후가 될 수 있다. 발진은 또한 이러한 질환의 발적을 나타낼 수도 있다. 발진은 아프거나 가렵고 햇빛에 노출되면 악화될 수 있다. **A:** 구진성 발진 과 나비 발진은 뺨과 콧등에 붉은색과 자줏빛을 띠는 발진이다. **B:** 헬리오트로프 발진은 눈꺼풀에 주로 발생하는 붉은색과 자주색 발진으로 때때로 부종을 동반한다. **C:** 헬리오트로프 발진은 가슴이나 등에도 나타날 수 있으며 숄 사인과 V 사인이라고 한다. **D:** 고트론 구진은 때때로 비늘 모양의 융기된 돌기이다. 일반적으로 손가락, 팔꿈치, 때로는 무릎에 나타난다.

따르는 스트레스를 관리하는 데 도움이 되는 것으로 밝혀졌다.[103–105] JIA와 마찬가지로 JM을 앓고 있는 어린이는 활동적인 기간과 비활동적인 기간 모두에 신체적으로 활동할 수 있다.[106] 근력, 기능, 유산소 운동 능력, 골량, 질병 활동성, 건강 관련 삶의 질(HRQOL)이 개선될 수 있다.

만성 재발성 다발성 골수염

만성 재발성 다발성 골수염(Chronic Recurrent Multifocal Osteomyelitis, CRMO)과 만성 비박테리아성 골수염(CNO)은 세균 감염이나 악성 종양의 결과가 아닌 하나 이상의 뼈에 통증과 염증이 나타나는 드문 자가 염증성 질환이다. 통증, 압통, 때로는 부종이 가장 흔한 징후와 증상이며, 이는 건강한 뼈 조직을 손상시키는 파골세포의 과잉 활동으로 인한 결과이다. 이차적인 증상은 뼈 손상의 결과로 발생하며 골절, LLD 및 뼈 변형의 위험이 높다. 만성 재발성 다발성 골수염은 아직 잘 알려지지 않은 비교적 드문 질환이다. 이전에는 발병률이 연간 10만 명 중 0.4명으로 추정되었지만, 의료 전문가들이 많은 것을 알게 되면서 발병률이 증가하고 있는 것으로 보인다.[107] 진단을 위해서는 신체 검사, 혈액 검사 및 여러 가지 검사가 필요하다. 영상과 조직검사의 출처 여아가 남아보다 자주 발생하며, 평균 진단 연령은 9세에서 10세 전후다. 만성 재발성 다발성 골수염은 정강이뼈 및 넙다리뼈와 같은 긴 뼈와 흉추 및 빗장뼈에서 가장 흔하게 발생한다.[108] 임상 검사를 통해 정강이뼈와 빗장뼈에서 징후와 증상을 확인하는 경우가 가장 많다. 완치법은 없지만 만성 재발성 다발성 골수염은 염증을 줄이고 통증을 최소화하며 뼈 손상을 예방하기 위해 치료한다. 류마티스 전문의는 보통 비스테로이드성 소염진통제로 치료를 시작하지만 MTX, 설파살라진, 코르티코스테로이드 또는 TNF 억제제를 처방할 수도 있다. 척추가 관련된 경우에는 비스포스포네이트로 치료할 수도 있다.[109] 물리치료사의 역할은 장애를 최소화하고 기능을 극대화하는 것이다. 다른 만성 질환과 마찬가지로 HRQOL, 장애의 중증도 및 탈조건화 정도는 개인의 활동성 질환 기간과 밀접한 관련이 있다.[110] 만성 재발성 다발성 골수염이 있는 어린이는 병변 발적 기간 동안 독립적이고 활동적인 상태를 유지하기 위해 보행기나 휠체어와 같은 이동 보조기구가 필요할 수 있다. 관절의 움직임을 모니터링하고 근육 보호로 인한 이차적인 구축을 예방하기 위해 가정 스트레칭 프로그램을 처방하는 것도 효과적일 수 있다. 병변이 치유된 후에는 뼈를 강화하는 활동이 필수적이지만 골절 위험을 줄이기 위해 특별한 주의를 기울여야 한다.

홍반 루푸스(Lupus erythematosus)

홍반 루푸스(SLE)는 신체가 자신의 장기를 공격하여 전신 염증과 기관 기능 장애를 일으키는 자가 면역 질환을 말한다.[111] 루푸스는 후성유전적 및 환경적 노출과 위험 요인의 조합으로 발생하며 다양한 신체 시스템에 영향을 미칠 수 있다. 일반적 증상으로 피로, 발열, 관절 통증 및 부종, 구진 발진, 피부 병변, 레이노 현상, 호흡곤란, 두통 등이 있다.[112,113] 루푸스는 소아에서 연간 10만 명당 0.3-0.9명의 비율로 진단되며, 발병 연령의 중앙값은 11-12세이다. 홍반 루푸스는 주로 백인을 제외한 어린이에게 영향을 미치며, 주로 여성에게서 많이 나타난다.[111] 다양한 증상과 전신 침범으로 인해 홍반 루푸스 진단을 확인하기 위해 신체 검사, 및 기타 검사가 필요할 수 있다. 글루코코르티코스테로이드는 여전히 홍반 루푸스의 1차 치료제로 사용되며, 소아에게는 효과적이지만 망막 독성이 있는 하이드록시클로로퀸을 처방할 수도 있다. 아자티오프린은 MTX 보다 홍반 루푸스에 자주 사용되는 DMARD이다. 중증 질환은 MMF, 사이클로포스파마이드, 리툭시맙(Rituximab)으로 치료한다.[114] 홍반 루푸스 환자에게서 낮은 운동 수준, 체력 측정치 감소, 낮은 삶의 질이 관찰되었다. Margiotta 등의 연구에 따르면 홍반 루푸스 어린이의 PA 수준을 조사한 결과, 40%만이 세계보건기구(WHO)의 PA 권장량(주당 중등도에서 격렬한 강도의 활동 150분 또는 격렬한 강도의 활동 75분)을 충족하는 것으로 나타났다.[115] Sule과 Fontaine은 홍반루푸스 어린이의 89%가 체지방 비율이 높다는 사실을 발견했다. 체지방율은 일반어린이에 비해 권장치인 30%보다 낮았으며, 전체 참가자의 40%가 근육량이 낮은 것으로 나타났다.[116] Pinto 등은 홍반 루푸스 환자를 건강한 대조군과 비교하여 비활동 수준에 따라 비교한 결과, 홍반 루푸스 환자는 유산소 능력이 낮고 HRQOL이 낮다는 사실을 발견했다.[117] 반면 O'Dwyer 등의 체계적 검토에 따르면 운동은 루푸스 환자의 심혈관 질환, 정신 건강, 피로 및 기능 관리에 있어 중요하고 안전한 중재로 제안되었다.[118] 물리치료사는 신체 기능을 개선하고 전반적인 신체적 향상시키기 위한 운동과 PA의 역할에 대해 어린이와 가족을 교육하는 데 중요한 역할을 한다.

경피증(Scleroderma)

모페아라고도 알려진 국소 경피증(LoS)은 면역 체계가 오작동하여 섬유아세포의 기능 장애를유발하는 결합 조직 질환이다. 이로 인해 피부와 기저 조직에 염증, 비정상적인 콜라겐 침착, 섬유화가 발생한다. 국소 경피증에는 5가지 하위 유형이 있으며, 소아과에서 가장 흔하게 나타나는 유형은 선형 경피증이다(65-85%).[119] 선형 경피증에서 경화성 플라크는 팔다리와 머리에 가장 자주 나타난다. 이러한 플라크는 통증, 홍반, 가려움증을 유발할 수 있으며, 휴면 병변이 활성화되면 탈모, 색소 침착, 피하 위축을 초래할 수 있다.[120] 경화성 피부는 건강한 피부처럼 잘 낫지 않으며 피부암 발병 위험이 높아지므로 각별한 주의가 필요하다.[121] 경화반의 위치에 따라 이차적인 증상이 발생할 수 있다. 일반적인 합병증으로는 관절 구축, 관절염, 통증 등이 있다. 염증과 혈관 병증은 위장관 역류, 신장 위기, 치아 기형과 같은 신체의 다른 시스템에도 영향을 미칠 수 있다.[121] 국소 경피증은 매년 어린이 10만 명당 0.4-3명 정도 진단되며, 여아가 남아보다 2배 이상, 백인 어린이가 다른 인종에 비해 훨씬 자주 진단된다.[122] 어린이는 5세에서 9세 사이에 처음 진단을 받게 되며, 자세한 병력 청취, 신체 검사, 피부경 검사와 피부 내시경 검사 등을 통해 진단을 내린다.[120] 국소 경피증을 완치할 수 있는 치료법은 없으며 염증을 최소화하고 손상을 줄이는 데 초점을 맞춘다. 국소 경피증 치료에는 다른 염증성 질환과 유사한 전신 약물(코르티코스테로이드, TX, 하이드록시클로로퀸)이 사용될 수 있지만, 국소 약물과 자외선 또는 레이저 치료가 자주 사용된다. 일반적인 질병 경과 기간은 2년에서 5년이지만 재발률이 비교적 높은 편이다.[121] 물리치료는 일반적으로 관절을 교차하는 병변이 있는 사람에게 처방되며, 근력 약화, 통증, 가동범위 감소를 해결하여 기능적 손상을 최소화하는 데 도움이 된다.[122] 물리치료사는 정형외과와 성형외과 수술을 받은 어린이를 치료할 수도 있으며, 심한 경우 관절 구축이나 팔다리 길이 불일치 등의 이차적 장애를 관리하기 위해 물리치료가 필요할 수 있다.

>> 물리치료 관리

세계보건기구 국제 기능, 장애 및 건강 분류(ICF)는 물리치료사가 물리치료 평가와 병력을 종합하여 기능적 문제와 장애를 파악하고 우선순위를 정하며 가족 중심의 치료 목표를 개발하는 데 도움이 되는 프레임워크를 제공한다. 질병 유형의 경과, 현재 예상되는 문제, 개인적 및 환경적 요인이 고려된다. 특정중재의 효과에 대한 근거를 제공하는 연구는 거의 없기 때문에 물리치료사는 다른 분야의 문헌을 참고하여 POC를 개발해야 한다. 아동의 활동과 참여부터 시작하는 하향식 접근 방식을 통해 치료사는 가정, 학교 및 지역사회 환경에서 아동의 참여에 큰 영향을 미치는 영역에 신체 검사를 할 수 있다. 치료사는 관절의 이동성 및 안전성의 변화나 질병 확장이나 관절 손상을 나타내는 근육의 부피 및 근력 감소에 주의를 기울여야 한다. 아동의 나이, 인지 발달, 정서 발달과 가족이 이용할 수 있는 지원과 제도도 고려해야 한다. 그림 17.10은 ICF 모델의 맥락에서 검사 결과의 예를 보여준다.

활동 및 참여 검토

JIA 어린이의 일상 활동과 참여에 미치는 영향은 질병의 유형, 경과 및 질환 정도에 따라 다르다. 하지 관절염은 전환 움직임, 계단 오르기, 학교 및 지역사회 보행, 레크리에이션 활동 참여에 어려움을 초래할 수 있다. 어린 나이에 발병한 어린이는 균형감각, 조절력, 민첩성, 속도에 운동 결함을 보일 수 있다.[123] 경추와 상지의 만성 관절염, 통증, 경직으로 인해 옷 입기, 몸단장, 필기 등 기본적인 일상 생활 활동(ADL)에 어려움을 겪을 수 있다. 어린이의 성격과 독립하려는 의지, 보호자와 친구들의 기대는 어린이의 기능적 수행과 만성 질환에 대한 적응에 영향을 미친다.

표준화된 결과 측정(Standardized outcome measures)

표준화된 결과 측정은 아동의 기능적 측면이나 여가 활동 참여 능력을 정량화하는 데 도움이 되는 검증된 도구이다. 아동기 건강 평가 질문지(CHAQ), 소아 결과 데이터 수집 도구(PODCI), 아동용 활동 척도(ASK) 등 본인과 부모가 보고하는 질문지는 정해진 기간(예: 지난 1-2주) 동안 아동의 능력을 측정한다. ASK는 또한 아동의 성과(정의된 기간 동안 아동이 실제로 수행한 일)를 측정한다. 소아 관절염 기능 평가 척도(JAFAS)는 표준화된 조건에서 아동의 기능적 능력을 평가하는 하나의 척도이다. JIA 에만 해당되지 않을 수 있는 다른 결과 도구도 기능 변화를 모니터링하고 적절한 치료 POC를 개발하는 데 유용할 수 있다(표 17.2).

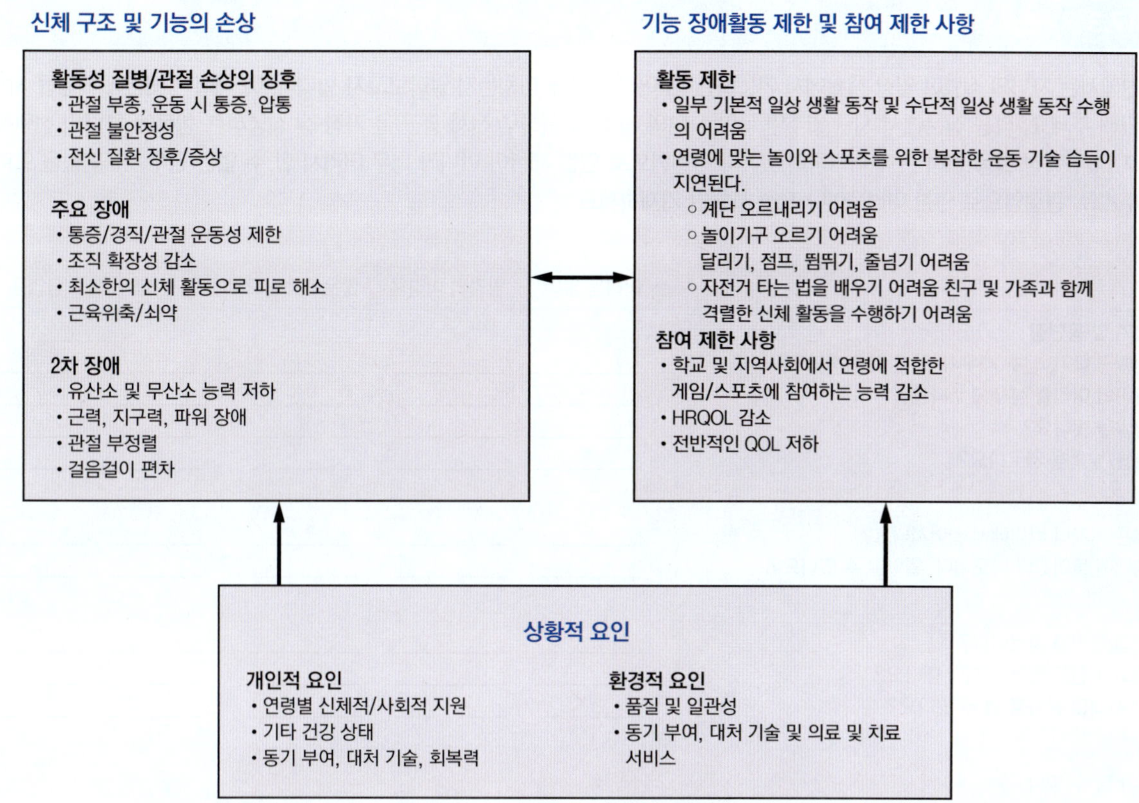

그림 17.10. 치료사는 검사 결과와 병력 및 당사자 및 아동과의 면담에서 얻은 정보를 종합하고 데이터를 분석하여 질병 상태, 장애 및 활동 제한 사이의 관계에 관한 가설을 세운다. ADL, 일상 생활 활동, HRQOL, 건강 관련 삶의 질, QOL, 삶의 질.

표 17.2. 소아 특발성 관절염의 표준화된 평가 도구

ICF 수준	도구	측정된 결과	참조
A&P, I	CHAQ	BADLs, IADLs, 통증, 전반적인 건강 상태	Singh et al.[125]
A&P	ASK	BADLs, IADLs, 놀이, 이동	Young et al.*
A	JAFAS	BADL, IADL(표준화된 조건에서 관찰된 활동 수행)	Lovell et al.[132]
A&P, I	JAQQ	BADL, IADLs, 통증, HRQOL	Degotardi[133]
A&P, I	PedsQL	BADL, IADLs, HRQOL	Varni et al.[134]
QOL	QOML	종합, HRQOL	Gong et al.[135]
A&P, QOL	PROMIS	BADL, IADL, 통증, 불안, 피로, HRQOL	Brandon et al.[129]

*http://www.activitiesscaleforkids.com/ 에서 확인 가능
A, 활동; ASK, 어린이 활동 척도; BADL, 일상생활의 기본 활동; CHAQ, 소아 관절염 건강 설문지; HRQOL, 건강 관련 삶의 질; I, 장애; IADL, 일상생활의 도구적 활동; ICF, 세계보건기구 국제 기능, 장애 및 건강 분류; JAFAS, 청소년 관절염 기능 평가 척도; JAQQ, 청소년 관절염 삶의 질 설문지; P, 참여; PedsQL, 소아 삶의 질 설문지; PROMIS, 환자 보고 결과 측정 정보 시스템; QOML, 내 삶의 질 설문지.

아동 건강 평가 설문지

CHAQ (Childhood Health Assessment Questionnaire)는 JIA에서 가장 자주 사용되는 검증된 장애 측정도구로, 40개 이상의 언어로 번역되어 있으며 문화적 차이에 맞게 조절되었다.[124] 기존에는 스탠포드 건강 평가 설문지(보기 17.3)[125]에서 사용되었다. 테스트의 한계에는 높은 천장 효과를 포함하지만, 개정된 CHAQ38 은 이를 개선한 것으로 밝혀졌다.[126](보기 17.4). 기존 CHAQ는 1세에서 19세 사이의 어린

보기 17.3 건강 평가 설문지

이 섹션에서는 자녀의 질병이 일상 생활에서 기능하는 데 어떤 영향을 미치는지 알아보고자 합니다. 이 페이지 뒷면에 의견을 자유롭게 추가해 주세요. 다음 질문에서 지난 일주일 동안 자녀의 평소 활동(하루 전체 평균)을 가장 잘 설명하는 항목에 하나씩 선택해 주세요. 자녀가 특정 활동을 하는 데 어려움이 있거나 관절염으로 인한 제한이 아니라 너무 어려서 할 수 없는 경우 "해당 없음"으로 표시해 주세요. 관절염으로 인한 어려움이나 제한 사항만 기재하세요.

	어려움 없이	약간의 어려움	많은 어려움으로	할 수 없음	해당없음
옷 입기 및 몸단장					
• 신발끈 묶기, 단추 채우기, 옷 입기를 하나요?	____	____	____	____	____
• 아이의 머리를 샴푸해 주나요?	____	____	____	____	____
• 양말을 벗나요?	____	____	____	____	____
• 손톱/발톱을 자르나요?	____	____	____	____	____
발달					
• 낮은 의자나 바닥에서 일어서나요?	____	____	____	____	____
• 침대에 들어갔다 나오거나, 일어날 수 있나요?	____	____	____	____	____
식사					
• 직접 고기를 자르나요?	____	____	____	____	____
• 컵이나 잔을 입에 가져다 대나요?	____	____	____	____	____
• 새 시리얼 상자를 열 수 있나요?	____	____	____	____	____
걷기					
자녀가 할 수 있나요?					
• 평지에서 야외에서 걷나요?	____	____	____	____	____
• 다섯 계단을 오르나요?	____	____	____	____	____

*자녀가 이러한 활동을 할 때 평소 사용하는 보조 도구나 기기가 있는지 확인하세요

____ 지팡이
____ 워커
____ 목발
____ 휠체어

____ 드레싱에 사용되는 장치(버튼 후크, 지퍼 당김, 손잡이가 긴 구두뿔 등)
____ 내장형 연필, 특수 도구
____ 내장형 의자
____ 특수 도구 기타(지정하세요:________)

*자녀가 평소 관절염으로 인해 다른 사람의 도움이 필요한 항목에 체크해 주세요:

____ 옷 입기 및 몸단장
____ 발생

____ 식사
____ 걷기

	어려움 없이	약간의 어려움	많은 어려움으로	할 수 없음	해당없음
위생					
자녀가 할 수 있나요?					
• 전신을 씻고 말리나요?	____	____	____	____	____
• 욕조 목욕(욕조에 들어갔다 나오기)을 하나요?	____	____	____	____	____
• 변기나 변기 의자를 타고 내리나요?	____	____	____	____	____
• 양치질을 하나요?	____	____	____	____	____
• 머리를 빗나요?	____	____	____	____	____
도달					
자녀가 할 수 있나요?					
• 머리 바로 위에서 큰 게임이나 책과 같은 무거운 물체에 손을 뻗어 내려오나요?	____	____	____	____	____
• 바닥에 있는 옷이나 종이 조각을 집기 위해 몸을 구부리나요?	____	____	____	____	____
• 머리 위로 스웨터를 입나요?	____	____	____	____	____
• 목을 돌려 어깨 너머로 뒤를 돌아보나요?	____	____	____	____	____

(계속)

보기 17.3 건강 평가 설문지 (계속)

그립

Is your child able to:

• 펜이나 연필로 글씨를 쓰거나 낙서를 하나요?	____	____	____	____	____
• 차 문을 여나요?	____	____	____	____	____
• 이전에 개봉된 병을 여나요?	____	____	____	____	____
• 수도꼭지를 켜고 끄나요?	____	____	____	____	____
• 문손잡이를 돌려야 할 때 문을 밀어서 여나요?	____	____	____	____	____

활동

Is your child able to:

• 심부름과 쇼핑을 하나요?	____	____	____	____	____
• 자동차나 장난감 자동차, 스쿨버스를 타고 내리나요?	____	____	____	____	____
• 자전거 또는 세발자전거를 타나요?	____	____	____	____	____
• 집안일(예: 설거지, 쓰레기 버리기, 청소기, 마당 일, 침대 정리, 방청소 등)을 하나요?	____	____	____	____	____
• 달리며 노나요?	____	____	____	____	____

*자녀가 이러한 활동을 할 때 평소 사용하는 보조도구나 기기가 있는지 확인하세요:

____ 변기 높이 조절 ____ 욕조 바
____ 욕조 시트 ____ 손이 닿는 긴 손잡이 기기
____ 병따개(이전에 개봉한 병뚜껑용) ____ 오래 다루어야 하는 가전제품

*자녀가 평소 관절염으로 인해 다른 사람의 도움이 필요한 항목에 체크해 주세요:

____ 위생 ____ 물건 잡기 및 열기
____ 뻗기 ____ 심부름 및 집안일

고통

우리는 또한 자녀가 질병으로 인해 통증에 영향을 받았는지 여부에 대해서도 관심이 있다.

• 지난 한 주 동안 자녀가 질병으로 인해 얼마나 많은 고통을 겪었다고 생각하시나요? 아래 선에 통증의 정도를 표시하세요

통증없음 매우심한통증

0 ______________________________ 100

건강상태

1. 관절염이 자녀에게 미치는 모든 영향을 고려하여 자녀의 상태를 다음 척도에 표시하여 평가하세요.

0 ______________________________ 100

매우 잘 매우 미흡

2. 아이가 아침에 몸이 뻣뻣한가요? ________예 ________아니오

그렇다면, 뻣뻣함이 보통 얼마나 오래 지속되나요(지난 일주일 동안)? 시간/분 ________

Adapted from Singh G, Athreya B, Fries JF, et al. Measurement of health status in children with juvenile rheumatoid arthritis. Arthritis Rheum. 1994;37:1761 – 1769.

이를 대상으로 하며 8개의 카테고리로 구성된 30개의 활동을 포함한다. 일주일 동안의 통증 강도도 평가하여 총 9가지 범주로 분류한다.

9세 이상의 자녀와 어린 자녀의 대리인인 부모가 지난 한 주 동안의 항목 난이도에 따라 각 문항에 점수를 작성한다(0 = 어려움 없음, 1 = 약간 어려움, 2 = 매우 어려움, 3 = 할 수 없음). 자녀가 너무 어려서 과제를 수행하기 어려운 경우 해당 항목은 '해당 없음'으로 채점된다. 각 항목에서 가장 높은 점수를 받은 항목이 해당 범주의 점수로 결정되며, 응답자가 수행을 위해 보조 장치나 다른 사람의 도움이 필요하다고 보고한 경우 다음을 수행한다. 해당 카테고리의 모든 과제에 대한 최소 점수는 2점이다. 8가지 기능 범주 점수의 평균으로 계산되는 글로벌 장애 지수(DI)의 범위는 0-3점이며, 점수가 높을수록 장애가 심함을 나타낸다. 일부 연구에서는 0 = 장애 없음, 0-0.5 = 경증, 0.6-1.5 = 중등도, 1.5 이상 = 중증 등 다양한 범위의 DI 점수를 사용하여 장애 수준을 분류

보기 17.4 CATCHAQ38 및 VASCHAQ38에 포함된 8가지 추가 항목

1. 혼자서도 등반 활동을 할 수 있었을 것 같아요.
2. 같은 반 친구들과 팀 스포츠를 할 수 있었을 것 같아요.
3. 혼자서도 몇 가지 운동을 할 수 있었을 것 같아요.
4. 경쟁 리그에서 팀 스포츠를 할 수도 있었을 것 같아요.
5. 거친 게임을 하면서도 균형을 유지할 수 있었던 것 같아요.
6. 평소 즐기던 활동을 지치지 않고 오랫동안 할 수 있었던 것 같아요.
7. 경주를 할 수도 있었을 것 같아요.
8. 손으로 조심스럽게 작업할 수 있었을 것 같이요.

From Shimzu M, Nakagishi Y, Inoue N, et al. Interleukin-18 for predicting the development of macrophage activation syndrome in systemic juvenile idiopathic arthritis. Clin Immunol. 2015;160:277-281

한다.[125] CHAQ-DI 점수는 활동성 플레어 동안 질병 활동과 높은 상관관계가 있는 것으로 나타났다.

완화 기간 동안에는 낮은 상관관계가 있는 것으로 나타났다.[127] Dempster 등은 DI의 최소 0.13 감소는 아동의 기능적 능력에 대한 부모의 임상적 개선 평가와 상관관계가 있는 반면, 최소 0.75 증가는 기능 저하에 대한 부모의 평가와 상관관계가 있다는 것을 발견했다.[128]

환자 보고 결과 측정 정보 시스템

환자 보고 결과 측정 정보 시스템(PROMIS, Patient-Reported Outcomes Measurement Information System)은 신체적, 정신적, 사회적 건강 영역에 걸친 일반 설문지 모음으로 최근 미국 국립보건원(NIH)에서 개발되었다. 문항은 5세에서 17세 사이의 어린이에게 적합하며, 8세 미만의 어린이는 부모가 대리로 참여할 수 있다. 불안/공포, 인지, 우울증, 피로, 이동성, 통증, 상지 기능 관계 등의 영역이 포함된다. 양식은 각 영역당 4-10개 항목으로 구성된다. JIA 아동을 대상으로 한 최초의 임상 검증은 Brandon 등이 수행했다.[129] 활동성 질환과 비활동성 질환을 구분하지 못한 유일한 영역은 JIA와 관련이 있는 상지 기능이었다. Morgan 등은 임상적 관련성이 중증도, 영역, 보고자에 따라 다르다고 보고했다.[130] PROMIS가 JIA의 결과를 이해하는 데 유용한 도구가 될지 여부를 결정하기 위해서는 많은 연구가 필요하다.

청소년 관절염 기능 평가 척도(Juvenile Arthritis Functional Assessment Scale)

JAFAS (Juvenile Arthritis Functional Assessment Scale)는 관절염이 있는 어린이의 신체 능력을 측정하는 유일한 척도이다.[131] 아동을 관찰하고 일반적인 일상 업무(셔츠나 블라우스 단추 채우기, 머리 위로 셔츠 입기, 양말 신기, 칼과 포크로 음식 자르기, 침대에 앉았다 일어나기, 바닥에 앉았다 일어나기, 바닥에서 물건 집기, 50피트 걷기, 계단 오르기). 아동이 각 과제를 완료하는 데 걸린 시간은 건강한 대조군을 기준으로 한 표준과 비교한다. 시간이 기준보다 같거나 적으면 0점, 기준보다 많으면 1점, 아동이 과제를 완료하지 못하면 2점으로 채점한다. 채점에는 10분이 소요되며 최소한의 교육과 장비가 필요하다. 평가의 척도 및 시행 지침은 원본 문서에 나와 있다.[132]

삶의 질(Quality of life)

관절염이 있는 어린이의 건강 상태와 삶의 질을 평가하기 위해 여러 가지 측정법이 개발되었다. 가장 많이 사용되는 세 가지 설문지는 청소년 관절염 삶의 질 설문지(JAQQ)[133], 소아 삶의 질 목록(PedsQL) 류마티스 모듈 3.0[134], 및 내 삶의 질(QOML) 설문지이다.[135] QOML 설문지는 어린이와 청소년의 전반적인 QOL과 HRQOL을 측정하는 두 가지 개별 VAS로 구성되어 있다. QOL 척도는 "전반적으로 내 삶은"이라고 묻고, HRQOL 척도는 "내 건강을 고려할 때 내 삶은"이라고 질의한다. 응답자(아동과 부모 대리인)는 각 문항에 대한 응답을 각 문항 줄기에 대해 0 점("최악")에서 100점("최고")까지의 100 mm VAS에 기록한다. 또한 어린이와 부모는 마지막 방문 이후 QOL의 변화를 5점 척도(훨씬 나빠짐, 다소 나빠짐, 동일함, 다소 좋아짐, 훨씬 좋아짐)로 측정한다. Gong 등의 연구에 따르면 효과를 나타내는 최소 임상적으로 중요한 차이(MCID)는 전체 QOL의 경우 7 mm, HRQOL 척도의 경우 11 mm였다. 악화를 나타내는 MCID는 QOL의 경우 -33 mm, HRQOL의 경우-38 mm였다.[135]

표준 참조 모터 평가

모든 아동이 또래와 비교하여 자신의 운동 기능을 평가할 수 있도록 개발된 두 가지 표준 참조 평가는 JIA에 유용할 수 있는 피바디 발달 운동 척도-2 (PDMS-2)와 브루인크스-오세츠키 운동 능력 검사-2 (BOT-2)가 있다. 학교 기능 평가

(SFA[136])(장애 초등학생의 학교 기능 평가의 타당성과 신뢰성)와 부록 A에 제시된 비공식 학교 체크리스트는 아동의 학교 기능에 대한 정보를 제공할 수 있다.

>> 물리치료 검사 및 평가

관절 검사(Joint examination)

보기 17.5는 물리치료 검사에 포함되는 부위를 보여준다. 관절 염증이 있는 경우 물리치료사는 관절 부종이나 삼출액을 평가할 수 있다. 무릎, 발목, 손목, 손가락을 육안으로 검사하면 비대칭적인 관절 부종을 확인할 수 있는 경우가 많다. 관절 삼출은 활액의 변동을 통해 확인할 수 있다.

보기 17.5 소아 특발성 관절염의 물리치료사 검사 구성 요소

- 병력
- 임상 관찰
- 표준화된 설문지, 비공식 인터뷰 또는 아동의 활동 수행 관찰을 통해 일반적인 생활 환경(가정, 학교, 지역사회)에서 아동의 활동과 참여를 조사한다.
- 일상 활동, 놀이 및 스포츠에 대한 아동의 총 운동 능력 검사
- 시스템 검토
  - 외피 시스템
    - 피부에 발진, 결절이 있는지 검사한다.
    - 손톱에 구멍, 손발톱 용해가 있는지 검사한다.
  - 근골격계
    - 공동 상태 및 무결성
    - 관절 가동 범위
    - 연조직 확장성
    - 근육량
    - 근력 및 지구력
    - 자세 정렬
  - 심폐 시스템
    - 휴식 및 운동 HR
    - 현장 테스트에서의 유산소 능력 또는 성능
  - 여러 시스템
    - 고통
    - 걸음걸이 패턴 및 매개변수
    - 자세 제어

관절의 한 부위에서 다른 부위로 부종을 측정할 수 있지만, 이러한 유형의 신체 검사 척도는 신뢰도가 낮다. 관절 부종은 엉덩관절, 어깨, 척추, 장요추 관절의 경우 영상 기술을 통해 가장 잘 관찰할 수 있다. 관절 압통은 관절선을 세게 누르면 느낄 수 있으며, 아킬레스건, 발바닥널힘줄과 무릎뼈 힘줄의 힘줄 삽입 부위에서 압통이 만져질 수 있다. 각 개별 손허리손가락관절 또는 발허리발가락관절을 부드럽게 압박하면 발허리뼈 통증을 확인할 수 있다. 마지막으로 치료사는 손등을 관절에 대고 미묘한 온도 변화를 확인할 수 있다.[137]

가동 범위(Range of motion)

수동 가동 범위(PROM) 검사는 통증, 근육 보호, 근육 긴장 및 관절 구축에 대한 중요한 기준 정보를 제공한다. 모든 상지 및 하지 관절에 대해 기준선으로서 표준 고니오메트릭 측정값을 기록해야 한다. 어린이는 가동범위 규범의 변동성이 크기 때문에 비교할 개별 고니오메트릭 데이터 포인트가 없으면 관절 움직임의 변화를 모니터링하기가 어렵다. 가동범위를 검사 시 천천히 조심스럽게 움직이면 시간이 지남에 따라 사용 가능한 범위가 증가하는 경우가 많다. 엉덩관절 또는 천장 관절 염증이 있는 어린이는 엉덩관절 회전, 특히 내부 회전이 제한되는 경우가 많다. 고관절의 내전 및 내회전상태에 중심면에서의 엉덩관절 굽힘은 질환이 심할수록 가동범위가 제한되는 경우가 많다. 무릎에 급성 부종이 있는 어린이는 엎드린 자세로 누워 있을 때 무릎을 가장 잘 펴는 경우가 많다. 서 있을 때는 통증을 줄이기 위해 많이 구부리는 경향이 있다. 발목 염증이 있는 어린이는 발등굽힘과 발바닥굽힘에 제한이 있을 수 있다. 그러나 목말발꿈치관절염이 있는 어린이는 뒷발 동작(안쪽번짐/가쪽번짐)에 제한이 있다. 발가락 관절염의 어린이는 엄지발가락 폄에 제한이 있을 수 있으며, 보행 중 흔듦기 시에 발 위, 앞으로 나아가고 발때기 능력에 영향을 미칠 수 있다. 어깨 복합체의 관절염은 회전 시 통증과 동작 제한을 만든다. 팔꿈치 굽힘 구축은 흔하며 질병 진행 초기에 발생하고 제한된 팔꿈치 가쪽돌림을 동반한다. 손목의 경우 급성 염증으로 인해 굽힘 및 폄이 제한된다. 그러나 만성 관절염의 경우 아탈구 또는 자뼈 탈구가 발생하는 경우가 많다. 고니오메트릭 측정은 관절 염증에 대한 약물의 효과를 모니터링하는 데 도움이 될 수 있는데, 이는 관절염의 제한이 캡슐 압박 및 구축이 아닌 염증 및 근육 보호와 관련된 경우 단기간에 유의미한 결과를 얻을

표 17.3. 소아 특발성 관절염의 관절 및 연조직 장애의 일반적인 패턴

목뼈
- PoJIA 및 SoJIA에서 가장 일반적이다.
- 폄, 회전 손실
- 정상적인 앞굽음 상실
- 비대칭인 경우 기운 목이 발생할 수 있다.
- 만성 염증은 신경근 자극으로 관절 공간이 좁아질 수 있다.
- 돌기 사이 관절의 융합은 C-2, C-3에서 먼저 발생하지만 다른 단계로 진행될 수 있다.
- 척추의 이형성증
- C-1에서 C-2 관절의 불안정성이 발생할 수 있지만 성인 류마티스보다는 덜 흔하다.

턱관절
- PoJIA에서 가장 흔함, 소아특발성 관절염 에서는 덜 흔함
- 입을 벌리는 데 제한이 있고 씹을 때 통증이 있다.
- 목뼈 신장이 제한되면 기능 손실이 커진다.
- 일방적으로 침범한 경우 아래턱 비대칭
- 아래턱뼈의 저성장(작은턱증)
- 치아 부정교합
- 교정 치료가 필요할 수 있다.

어깨 복합체
- PoJIA에서 가장 일반적
- 제한적인 위팔뼈 벌림 및 안쪽돌림이 먼저 지적됨; 제한된 어깨 굽힘
- 가슴과 어깨벼 벌림근의 단축
- 불규칙한 모양의 위팔뼈머리의 과성장
- 아탈구 위험이 높은 얕은 관절오목
- 팔꿈치와 손목 관절염이 있는 경우 기능 손실이 증가한다.

등허리
- ERA에서 가장 흔한 엉치엉덩관절염, JAS에서 흔한 엉치엉덩관절염
- 척추 폄근 수축이나 짧은 엉덩관절 굽힘근 수축으로 인해 움직임이 제한될 수 있다.
- 장기간 지속되는 다리길이차이로 인한 척추옆굽음증 이차성
- 목 및 어깨 관절염과 관련된 후만증
- 엉덩관절 굽힘 구축으로 인한 이차적인 과도한 허리 앞굽음증
- 장기적인 전신 스테로이드 요법은 골다공증, 척추체 쐐기, 작은 압박 골절에 기여한다.

골반
- 장애의 주요 원인인 PoJIA 및 SoJIA에서 발생한다.
- 폄, MR 및 ABD 손실
- 중간볼기근근 및 심부 엉덩관절관절 바깥회전 약화; 트렌델렌버그 보행 편차를 유발할 수 있다.
- 굽힘 수축은 허리앞굽음증 증가로 인해 가려질 수 있다.
- 체중을 지탱할 때 사타구니, 엉덩이, 허벅지 안쪽, 무릎에 통증이 있을 수 있다.
- 넙다리뼈머리 과성장

뼈엉성증
- 어린 아이의 체중부하가 제한되면 얕은 비구 및 넙다리뼈 성장 이상이 있는 고관절이 제대로 발달하지 못한다.
- 짧은 엉덩관절 내전근에 의해 악화되는 넙다리뼈머리의 바깥쪽 아탈구
- 지속적인 중증 질환에서 아세툴리 돌출 및 AVN의 가능성
- 질병이 완화되는 동안 섬유연골로 관절 연골을 복구하여 체중부하와 이동성을 개선할 수 있는 가능성

팔꿈치
- 모든 유형에서 발생
- 질병 진행 초기에 관여
- 폄 상실, 팔뚝 외전
- 방사형 헤드의 과도한 성장은 ROM을 제한한다.
- 몸쪽 노뼈 관절 관련
- 자뼈 신경 포획 가능성

손목
- 모든 유형에서 발생하며 질병 진행 초기에 발생한다.
- 손목 성숙 가속화
- 자뼈의 저성장; 자뼈가 등쪽으로 이동할 수 있다.
- 방사형 및 손목뼈사이 융합
- 빠른 폄 상실, 손목 굽힘근 단축, 손바닥 아탈구
- 손목굽힘 및 자뼈 기울임 상태시 손목 받침
- 발병 연령이 높거나 RF 양성인 PoJIA의 경우 손목이 방사형으로 휘어질 수 있다.
- 먼쪽 노뼈 질환은 아래팔 엎침 및 뒤침 상실을 유발한다.
- 굽힘근 건활막염

손
- 소아특발성 관절염 보다 PoJIA와 SoJIA에서 늦게 침범, JAS에서 가장 흔하게 영향을 받는 손의 작은 관절
- 조기 뼈끝 융합 및 성장 이상
- 손허리손가락관절 및 손목손허리관절 아탈구
- 굽힘근 건활막염
- 손허리손가락관절 굽힘 손실
- 먼쪽손가락뼈사이관절 보다 몸쪽손가락뼈사이관절 수축
- 그립 강도의 현저한 감소
- 백조 목 변형보다 덜 흔한 단추구멍 변형

무릎
- 모든 질병 유형에서 초기에 가장 흔하게 관여하는 관절
- 넙다리네갈래근의 급격한 약화 및 위축, 무릎뼈 이동성 상실
- 굽힘 구축; 이차 엉덩관절 굽힘 구축을 유발할 수 있다.
- 엉덩관절 굽힘 상실
- 먼쪽 넙다리뼈의 과성장은 다리길이차이를 유발한다.
- 짧은 넓적다리뒤근육, 넙다리근막긴장근 및 엉덩정강띠로 인해 악화되는 무릎 밖굽이
- 장기간의 관절염과 단축된 넓적다리뒤근육의 강한 스트레칭으로 인한 뒤쪽 정강이뼈 아탈구
- 골다공증과 관련된 넙다리뼈 골절 위험

발목 및 발
- 모든 질병 유형에서 발생
- 성장에 변화가 생기면 발목뼈에 변화가 생기고 융합될 가능성이 있다.
- 뼈끝의 조기 폐쇄로 인한 성장 이상
- 발목 안쪽번짐, 가쪽번짐의 조기 상실; 특히 서 있거나 걷는 것이 제한되는 경우, 나중에 발등굽힘, 발바닥굽힘 상실
- 과도한 뒷발 밖굽이와 안굽이
- 과도한 앞발 엎침과 뒤침
- 발허리발가락관절 관절에서 폄, 후기 디딤기에 추진 손실 발생
- 발허리발가락관절 아탈구
- 엄지발가락가쪽휨; 망치발가락
- 발뒤꿈치나 무릎의 피부염은 뼈부착염 관련 관절염에서 흔히 발생한다.

ABD, 벌림; AVN, 무혈성 괴사; CMC, 손목뼈; D-FL, 발등굽힘; DIP, 먼쪽손가락뼈사이; ERA, 뼈부착염 관련 관절염; IP, 손가락뼈사이; ITB, 엉덩정강근막띠; JAS, 청소년 강직성 척추염; LR, 가쪽 회전; MCP, 손허리뼈; MR, 내회전; MTP, 발허리발가락관절; 소아특발성 관절염, 소수 관절형 소아 특발성 관절염; PIP,먼쪽손가락뼈사이관절 ; PF, 발바닥굽힘; polyJIA, 다관절 발병 소아 특발성 관절염; RF 양성, 류마티스 인자 양성; ROM, 가동 범위; sJIA, 전신 발병 소아 특발성 관절염; TFL, 넙다리근막긴장근.
이 표의 데이터는 캐시디 제이티, 페티 레, 편집자에서 요약한 것이다. 소아 류마티스학 교과서. 4th ed. W. B. Saunders; 2001. 이 목록은 모든 관절염 어린이에게 나타나는 모든 특성을 포함하는 것은 아니며, 나열된 모든 특징이 나타나는 것도 아니다.

수 있기 때문이다. 넙다리뒤근과 장딴지근이라는 두 개의 관절 근육이 짧아지면 JIA를 앓는 어린이의 유연성이 감소한다. 이러한 근육은 일반적으로 치료에 반응하여 길어지지 않으며, 기능적인 움직임을 회복하기 위해 부드러운 스트레칭, 자세 교정 또는 적극적인 움직임이 필요한 경우가 많다. 만성 관절염이 있는 어린이는 관절 내 구조물의 손상으로 인해 제한적 ROM이 나타날 수 있다. 염발음, 관절 아탈구 및 구축은 만성 염증과 관련이 있다. 물리치료사는 방사선 전문의의 보고서를 검토하거나 가능한 경우 아동의 방사선 사진을 확인해야 한다. 관절 손상 정도에 대한 지식은 적절한 POC를 만드는 데 중요하다. ROM을 평가할 때는 골격 구조가 비정상적이거나 비대칭적인 변화를 평가하는 것도 중요하다(특히 어린 아동의 경우). 다리 길이, 넙다리 안쪽돌림/가쪽돌림, 안굽이/밖굽이, 허벅지-발 각도, 뒷발 엎침/뒤침을 기록하면 치료사에게 비대칭 관절 변형에 관한 정보를 제공할 수 있다. 이러한 측정은 치료사가 관찰된 자세 및 보행 편차의 원인 요인을 파악하는 데 도움이 된다. 예를 들어, 발가락 안쪽번짐은 통증으로 인한 발앞부 뒤침, 넙다리뼈 전방경사, 정강이뼈 비틀림 또는 엉덩관절 약화와 관련이 있을 수 있으며, 뼈대 검사를 잘 받으면 이러한 편차의 원인을 파악하는 데 도움이 될 수 있다. 관절 장애의 일반적인 패턴과 그에 따른 활동 제한은 표 17.3에 나와 있다.

근력(Muscle strength)

근육량, 근력 및 지구력은 초기나 재방문 시 평가해야 한다. 사지 둘레(종아리 및 허벅지) 측정은 근육 부피의 비대칭과 시간에 따른 변화를 기록한다. MMT는 다음을 측정하는 데 사용할 수 있다.

등척성 근력을 측정할 수 있지만, 신뢰성에 대해서는 의문이 제기될 수 있다. 저항을 가하기 전에 어린이가 전체 ROM을 움직일 수 있는지 평가하는 데 주의를 기울여야 한다. 활성 염증이 있는 어린이는 말단 범위까지 움직이는 데 어려움을 겪을 수 있다. 이는 부은 무릎을 펴기 위해 평가할 때 볼 수 있다. 향후 개선 정도를 측정하기 위해 근육 지연(움직임 부족)의 양을 기록하는 것이 중요하다. 활성 염증이나 관절 불안정성이 우려되는 경우 관절에 가까이 저항을 가해야 한다. 치료사는 불편함을 관찰하면서 천천히 저항을 가해야 한다. 등속성 동력계는 관절염이 있는 어린이의 특정 근육 그룹에 대해 보다 객관적이며 신뢰할 수 있는 근력 측정을 제공한다.[138,139] 엉덩관절 폄 및 벌림, 무릎 폄, 발목 안쪽번짐 및 발등굽힘, 어깨 굽힘, 벌림 및 돌림, 팔꿈치 굽힘 및 폄, 손목 폄 및 악력이 약화되는 일반적인 움직임이 포함된다. JIA 가 있는 어린이는 연령, 성별, 체격이 일치하는 건강한 대조군 및 연령과 성별에 따른 기준에 비해 몸통 굴곡 근력의 표준화된 측정값이 낮다.[140,141] Lindehammmar와 Backman은 활동성 관절염의 유무와 관계없이 무릎 폄근과 팔꿈치 굽힘근의 근력 약화를 보고했다.[19] 손목굽힘근과 발목 발등 굽힘근(DF)의 약화는 관절염이 있을 때 증가했다. 등속성 동력계를 사용한 Brostrom 등의 연구에 따르면 JIA 여아는 연령과 성별이 일치하는 건강한 대조군에 비해 PF가 40%, DF 강도가 50% 낮았다.[142] PF와 DF 근력의 비율은 두 그룹에서 비슷하게 나타났는데, 이는 이 질환이 두 근육 그룹에 똑같이 영향을 미친다는 것을 시사한다. 발목 근력 약화는 JIA의 보행에 부정적인 영향을 미친다.[23,141] 최근 두 건의 연구에서 JIA의 무산소성 능력을 조사했다. Van Brussel 등은 표본의 94% (N = 62, 7-16세)가 사전 측정값에 비해 평균 및 최대 무산소성 능력이 현저히 낮았다고 보고했다(각각 65% 및 67%).[143] 여아에서 무산소성 결손이 컸으며, 약을 복용하지 않는 임상적 상태의 어린이와 활동성 질환을 앓고 있는 어린이에게서 발견되었다. 가장 큰 장애는 RF 양성 폴리 JIA를 가진 소아에서 나타났다. 소아특발성 관절염을 가진 소아는 예측값과 크게 다르지 않았다. Lelieveld 등은 나이가 많은 청소년에서도 이러한 결과를 확인했다. 무산소성 능력, 신체 기능 및 전반적인 건강 사이의 강한 음의 상관관계는 근육이 높을수록 기분이 좋아지고 일상 활동을 쉽게 수행할 수 있다는 것을 시사한다.[144] 동적 움직임을 이용한 기능적 근력 측정은 아동의 일상 활동에 대한 정보를 제공한다. 30초 동안 의자에서 일어나기, 정해진 시간에서 바닥-일어서기, 계단 오르기 등 진료실에서 재현할 수 있는 객관적인 측정치를 제공할 수 있다. 활동성 관절염이나 관절 손상이 없는 어린이의 경우, 멀리뛰기, 뜀뛰기 테스트를 통해 미묘한 근육 약화를 확인할 수 있다. 항중력 근육과 관절염이 있는 어린이에게 약한 근육에 특별한 주의를 기울여야 한다. 어린 아이의 경우 쪼그리고 앉기, 발가락으로 일어서기, 계단 오르기, 걷기, 달리기, 점프 등 연령에 맞는 운동 기술을 관찰하여 근력을 평가한다. 유아는 쪼그려 앉기를 완료하고 짧은 시간 동안 그 자세를 유지할 수 있어야 한다. 무릎이나 발목 관절염이 있는 어린이는 쪼그려 앉는 것을 피하거나 한쪽 다리로 체중을 이동하면서 관련 팔다리를 외전하는 경우가 많다. 관절염이 있는 미취학 아동은 계단을 오르내릴 때 교대로 걷는 패턴의 발달이 지연되는 경우가 많다. 대신, 관절염이 없는 발로 먼저 올라가고 관절염이 있는 다리로 먼저 내려간다. 어린 아이들은 신근 약화를 보완하기 위해 계단을 내려올 때 몸을 비틀거나 옆으로 돌릴 수 있다. 또 다른 어린이의 경우 프리 웨이트를 사용하여 근력을 평가하여 특정 근육 그룹에 대해 사용 가능한 ROM [최대 반복 횟수(1 RM)]을 통해 들어 올릴 수 있는 최대 무게를 결정할 수 있다. 악력 측정기, 수직 점프, 멀리뛰기와 같은 다른 평가도 1 RM과 상관관계가 있는 것으로 밝혀졌다.[145] 6-10 RM (6-10 회 반복 시 최대 무게)은 기준선을 설정하고, 훈련 프로토콜을 결정하고, 진행 상황을 평가하기에 충분한 근력 측정치이다.[146] 여러 관절 각도에서 수행되는 등척성 평가는 강도의 추정치를 제공하며 ROM 내의 특정 지점에서의 약화를 나타낼 수 있다. 근지구력은 어린이가 6-10 RM의 특정 비율(일반적으로 60-80%)을 들어올려 가능한 한 많은 반복을 수행하도록 하여 측정한다. 근력 및 지구력 평가는 피로를 피하기 위해 다른 날에 실시한다. 평가전에 가벼운 몸풀기 활동을 수행한다.

자세 정렬(Postural alignment)

키, 체중, 체성분, 자세를 후속 물리치료 평가에 포함시켜 질병이 성장과 골격 정렬에 미치는 영향을 모니터링해야 한다.[147] 자세 검사는 머리 자세를 기록해야 한다. 만성 질환이 있는 어린이는 고개를 앞으로 내미는 자세와 소두증(아래턱이 후퇴하는 증상)을 보일 수 있다. 사경은 비대칭 경추 관절염이 있는 어린이에게서 발생할 수 있다. 어린이는 모든 평면에서 목을 최대 가동범위까지 움직일 수 있어야 한다. 학령기 아동 중 JIA가 있는 어린이는 흉추가 후만화 되고 가슴 근육이 팽팽한 둥근 어깨가 될 위험이 있다. 견갑골 정렬이

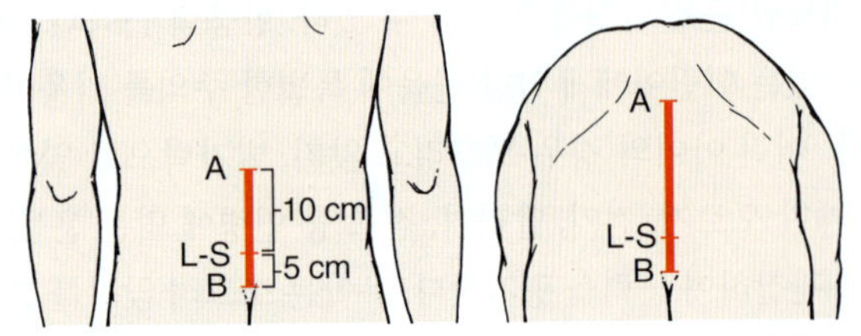

그림 17.11. 요추 이동성에 대한 수정된 쇼버 검사. (Oatis CA에서 수정됨. Kinesiology: 인간 운동의 역학 및 병리역학. Lippincott Williams & Wilkins; 2004.)

흉곽에서 비대칭일 수 있다. 척추를 평가하면 척추 측만증, 척추 후만증 또는 골반 전방 경사를 동반한 전만증을 확인할 수 있다. 요추의 가동성은 수정된 쇼버 검사(그림 17.11)를 사용하여 ERA를 통해 소아에서 검사해야 한다. 아이가 서서 발을 모으고 병동을 향하게 한 상태에서 후상 장골(PSIS) 사이에 선을 그려 요천골 접합부를 표시한다. 이 선에서 5 cm 아래, 10 cm 위에 척추에 표시를 한다. 아이가 무릎을 약간 앞으로 숙이게 한다.

허리를 구부리고 두 마크 사이의 거리를 측정한다. 이 측정값은 21 cm 이상이어야 한다. 기준선에서 최대 앞굽힘 위치까지 마크 사이의 거리 증가는 척추 이동성을 나타내는 지표로 사용된다. 6 cm 미만으로 증가하면 비정상으로 간주된다.[148] 위뒤엉덩뼈가시(PSIS)의 수평 대칭은 팔다리 구축이 없는 경우 다리 길이 차이를 빠르게 평가하는 데에도 사용할 수 있다. 방사선 사진은 팔다리를 분리하여 실제 길이를 파악하는 가장 정확한 방법이다. 다리 길이는 누운 상태에서 위앞엉덩뼈가시(ASIS)에서 안쪽 엉덩뼈까지 측정하여 검사할 수도 있다. 어린이에게 엉덩관절과 무릎 굽힘이 있는 경우 넙다리뼈와 정강이뼈의 길이를 별도로 측정해야 한다. 차이가 발견되면 골반의 수평을 맞추기 위해 짧은 다리 아래에 두께의 작은 베게를 놓은 후 척추 정렬을 다시 확인한다. 서 있을 때는 지지대의 바닥과 아이가 양쪽 다리에 똑같이 체중을 지탱하고 있는지 확인한다. 어린 아이들은 놀이를 계속하기 위해 하지에서 체중을 이동하여 한다. JIA가 있는 어린이는 엉덩관절과 무릎을 과도하게 구부려 비대칭으로 서 있을 수 있다. 엉덩관절과 발에 대한 무릎의 위치에 주의해야한다. 어린이는 넙다리뼈 앞경사 또는 정강이뼈 비틀림으로 인해 발가락이 바깥쪽 또는 안쪽으로 휘어지는 패턴을 보일 수 있다. 치료사는 발과 발목에 중점을 두고 하반신을 주의 깊게 검사해야 한다. 발등굽힘이 제한되면 어린이는 뒤꿈치를 바닥으로 내리기 위해 발 엎침으로 하여 이동한다. 발 엎침은 아이의 발허리뼈를 풀어주며, 이는 보행의 한 발 자세 단계에서 증가하는 세로발활(편평외반족)이 무너질 수 있다.[149] 일부 어린이는 앞발에 편평외반족이 있는 엄지발가락 가쪽 휨을 보이기도 한다. 세로 아치 아래를 촉진하면 발바닥널힘줄염 압박이나 근막염을 확인할 수 있다. 소아청소년 관절염이 있는 어린이는 엄지발가락 가쪽 휨, 망치발가락, 발가락 변형의 위험도 있다. 청소년 관절염 발 장애 지수(JAFI)를 사용한 결과, 참가자의 88%가 발 문제를, 82%가 활동 제한을, 62%가 발 장애와 관련된 학교 및 사회 참여의

제한을 보고했다.[150] 앉는 자세를 검사하는 것은 학교 및 숙제 활동 중 근육통과 피로의 잠재적 원인을 제거하는 데에도 중요하다. 골반 뒤 기울임, 등뼈 뒤굽음증, 고개를 앞으로 숙이는 자세를 습관적으로 취하면 가슴이 팽팽해지고 어깨뼈가 과도하게 늘어나게 된다. 어깨뼈 약화는 머리 위로 손을 뻗는 활동에 어려움이나 피로를 초래할 수 있다.

보행(Gait)

건강한 대조군에 비해 JIA 아동은 분속수와 걸음 길이가 감소하고 양하지 지지기를 사용하는 기간이 길기 때문에 보행 속도가 느리다.[151–153] 보행에서 관절 내 스테로이드 주사를 통한 치료에 영향을 미치는것으로 관찰되었다.[151,154] Hendry 등은 관절 활막염의 감소에도 불구하고 5년 동안 추적 관찰한 대상자의 25%에서 경증에서 중등도의 보행 장애가 지속되었다고 보고했다.[155] 운동학적 결함에는 보행 주기 동안 전방 골반 기울기 증가가 포함되며, 이는 말단 자세에서 제한된 고관절 신장에 대한 보상일 수 있다.[152,153] 러닝머신에서 보행 속도를 조절하는 어린이에게서 제한된 먼쪽 엉덩관절 폄이 관찰되었다.[153] Hartmann 등은 제한된 엉덩관절 폄이 짧은 걸음 길이와 보행 속도에 기여할 수 있다고 추측했다. JIA를 가진 어린이는 보행 주기 동안 무릎 운동학에도 변화가 나타난다.[152] Kuntze 등은 관절 통증을 못느끼는 환자에서도 무릎 관절 부하를 제한하기 위한 보상작용으로 무릎 운동의 변화를 보고했다.[153] 활동성 무릎 관절염의 경우, 자세 단계에서 무릎 굽힘이 증가하는 것은 넙다리뒤근과 넙다리네갈래근의 과긴장증으로 인한 근육 보호와 관련이 있을 수 있다.[152] 비정상적인 발목 운동학은 JIA가 있는 어린이에게도 관찰되며 치료에 잘 반응할 수 있다. 보행 주기 전반에 걸쳐 DF가 증가하고 최종 자세에서 발바닥굽힘이 감소하는 것으로 보고되었다. JIA의 보행 중 지면반발력에 대한 데이터는 뒤꿈치가 밀어내는 힘이 낮음을 나타낸다.[152,156] 장기간의 관절염으로 인한 발 통증과 변형은 보행 패턴과 활동에 부정적인 영향을 미친다.[157] 하지만 치료가 최적화되면 발의 변형과 기능 장애가 현저히 감소한다.[156] JIA 아동의 보행 편차는 다리 길이 차이와도 관련이 있을 수 있다. 보행 운동학의 변화는 전형적인 10대 청소년에서 5-10 mm의 다리 길이 차이로 확인되었다.[158] 팔다리 길이 차이로 인한 일반적인 보행 변화에는 앞쪽 골반 기울임 증가와 짧은 쪽의 골반 뒤 기울임이 포함되지만 반드시 흉부 몸통의 흔들림이 동반되지는 않는다.[159] 또한 청소년은 긴 쪽 팔다리에서 엉덩관절, 무릎, 발목 굽힘이 증가했으며 짧은 쪽 팔다리에서는 무릎 폄 및 발바닥굽힘이 증가했다. 표준화된 기록 양식을 사용한 보행 검사는 유용한 정보를 제공할 수 있다. 아이의 걸음걸이를 촬영한 동영상은 영구적인 기록을 남기며 보행변화를 모니터링하는 데 유용하다. 비디오 녹화 속도를 늦추거나 일시 정지하면 보행 운동학을 쉽게 평가할 수 있다. 맨발로 걷는 것은 일부 어린이에게 고통스러운 경우가 많지만 신발을 신었을 때와 신지 않고 걷는 것을 관찰해야 한다. 걸음걸이 대칭, 스텝 및 보폭, 뒤꿈치 타격, 중간 자세, 종단 자세, 스윙 시 하지의 정렬이 기록된다. 계측 보행 매트의 데이터는 아동의 보행 패턴에 대한 영구적인 기록을 제공한다. 걷는 시간을 측정하여 속도와 분속수를 계산할 수 있다. 전체 검사에는 평평한 표면, 경사, 계단, 연석, 그리고 달리는 동안의 보행이 포함되어야 한다. 이동을 위한 보조 장치의 사용 여부와 그 장치가 아동의 보행 패턴에 미치는 영향도 기록해야 한다.

운동 발달 및 기능적 움직임

예상 연령에 시기에 맞게 서기, 순항하기, 걷기를 촉진해야 한다. 여러 연구에서 JIA를 앓는 어린 아이들의 운동 발달이 지연된다고 보고했다.[160,161] 반 데르 네트(van der Net) 등이 수행한 한 연구에서는 표준화된 평가툴을 사용하여 미취학 아동과 학령기 아동의 운동 발달과 기능적 숙련도를 연구했다.[123] 그 결과, 미취학 아동 그룹의 45%가 모두 다발성 JIA를 가지고 있었으며, 베이리 영유아 운동 발달 척도에서 평균보다 2 SD 이상 낮은 점수를 받았다. 아동용 운동 평가에서 학령기 초반 그룹의 평균 점수는 정상 범위 내에 있었지만, 12%는 심각한 지연이 있었고 20%는 발달 지연의 위험이 있는 것으로 나타났다. 소아 장애 평가 인벤토리에서 평가한 기능적 숙련도에서는 학령기 초기 그룹의 70%가 운동성 척도에서 -2 SD 이상의 점수를 받았으며, 이는 운동 능력에 대한 요구가 증가함에 따라 운동 기술 결함이 분명해짐을 확인하였다.[123] 하지 관절염이 있는 어린이는 근력, 가동범위, 고유 수용성 감각이 기능이 필요한 어린이는 균형 활동에 어려움을 겪을 수도 있다. 근력이 정상이더라도 만성 관절염이 있는 어린이는 관절 고유 수용기에 영향을 줄 수 있는 만성 활막염으로 인해 고유 감각에 결함이 있을 수 있다. 만성적인 근육 약화는 높은 수준의 균형과 평형 반응의 발달을 제한할 수 있다. 균형 감각은 한발로 서거나 깡충깡충 뛰는 활동을 수행하여 쉽게 검사할 수 있다. Houghton과 Guzman은 하지 관절에 최근 관절염이 발생한 아동의 40%가 20초 동안 한 다리로 서 있는 것을 유지하지 못하는 반면, 모든 대조군은 세 번의 실험 중 적어도 한 번은 완료할 수 있었다는 사실을 발견했다.[162] 운동 능력이 부족하면 연령에 맞는 스포츠에 참여하는 데 제한이 있을 수 있으며, 또래보다 신체적으로 불안정성을 느낌을 받을 수 있다.

유산소 능력 및 성능

많은 근거에 따르면 JIA가 있는 어린이는 또래에 비해 유산소 운동 능력이 낮다.[141,143,144]

활동성 관절염 질환이 있는 어린이는 비활동성 질환이 있는 어린이보다 유산소 능력의 손상이 크지만, 건강한 또래에 비해 유산소 및 대사 기능 모두에서 여전히 기능이 저하되어 있다.[163,164](보기 17.6). Van Brussel 등은 사이클 에르고미터에서 점진적으로 등급이 매겨진 운동 평가 중에 최대 산소 섭취량(VO_{2peak})을 측정했다.[143] VO_{2peak}는 JIA 대상의 하위 그룹의 95%에서 유의하게 감소했다. 여러 연구에서 연령과 성별이 일치하는 건강한 대조군 및 기준값과 비교했을 때 JIA 아동의 평균 VO_{2peak} /킬로그램 체질량이 22% 낮았다는 이전 메타분석 결과를 뒷받침한다. 141 VO_{2peak}의 가장 큰 결함은 RF 양성 폴리 JIA를 가진 어린이에게서 발견되었으며, 소아특발성 관절염을 가진 어린이에게는 장애가 발견되지 않았다.[143,144] Giannini 와 Protas는 또한 JIA 가 있는 어린이는 그렇지 않은 대조군에 비해 운동 중 최대 운동량과 최대 심박수(HR)가 낮고 운동 시간이 짧다고 보고했다.[165] 최대 이하 운동 중 HR도 JIA아동이 높았는데, 이는 건강한 아동보다 최대 운동 능력의 높은 비율로 운동한다는 것을 시사한다. 이는 JIA 어린이가 자주 보고하는 피로를 부분적으로 설명할 수 있다. Helders 등의 연구에 따르면 사이클 에르고미터에서 점진적 운동 평가를 하는 동안 JIA 아동의 최대 작업량(Wpeak)과 VO_{2peak} 간에 유의미하고 강력한 상관관계($r = 0.95$, $p < 0.001$)가 있다고 보고했다.[166] 이는 이 방정식을 사용하여 Wpeak, 체중 및 성별을 통해 VO_{2peak}를 예측할 수 있음을 시사한다: VO_{2peak} (L/min) = (0.008 × Wpeak [와트]) + (0.005 × 체중 [kg]) + (-0.138 × 성별 [1 = 남성, 2 = 여성]) + 0.588 1 마일 또는 9 분 걷기/달리기 평가와 같은 현장 평가를 통해 연령 및 성별에 따른 건강 체력 기준과 비교하여 아동의 유산소 운동 능력을 파악할 수 있다. Klepper 등의 연구에 따르면 폴리 JIA가 있는 어린이는 9 분 걷기/달리기 평가에서 건강한 대조군보다 현저히 낮은 점수를 받았다.[167] 대조군과 달리 JIA 아동은 달리기 속도를 일정하게 유지하지 못했다. 평가척도는 관절 중증도 점수와 유의미한 상관관계가 없었으며, 이는 낮은 유산소 및 근력, 낮은 동기 부여, 거리 또는 시간 제한 달리기 평가의 경험 미숙 등 다른 장애로 인해 수행 능력이 제한되었을 수 있음을 시사한다. 6분 걷기 테스트(6MWT)는 심폐 질환이 있는 성인의 지구력을 평가하기 위해 개발된 다른 운동 능력 관련 테스트이지만, 만성적으로 건강 장애가 있는 어린이의 기능적 보행 능력을 평가하는 데 점점 많이 사용되고 있다. 미국흉부학회에서 검사 시행에 대한 표준 가이드라인을 발표했다.[168] 미국에 거주하는 건강한 어린이의 6분 보행 거리(6MWD)에 대한 참조 값 또는 예측 방정식이 발표되었다.[169] Paap 등은 JIA를 가진 어린이가 이 검사에서 최고 VO2 및 HR의 80-85%에서 일했다고 보고하여, 이 검사가 JIA를 가진 어린이에게 집중적인 최대하 운동 검사라는 것을 나타낸다.[170] 그러나 이 검사는 이 인구 집단에서 VO_{2peak} 좋은 비교척도는 아니다.[171] 병원에서는 보행 전 및 보행 후 HR을 사용하여 검사 중 운동 강도를 측정할 수 있다. 유산소 운동 능력 저하의 원인은 여러 가지가 있다. 통증, 경미한 빈혈, 근육 위축, 쇠약, 관절 경직으로 인한 기계적 효율 저하 등 질병 과정과 관련된 생리적 요인이 어린이의 활동 의지와 능력에 영향을 미칠 수 있다. 이러한 장애는 특히 어린 나이에 JIA 가 발병한 어린이와 지속적인 활동성 질환을 앓고 있는 어린이에게 영향을 미친다.

보기 17.6 관절염이 있는 어린이와 없는 어린이의 생리적 및 수행 능력 변수 비교

변수	건강한 어린이와 관절염 어린이 비교
최고산소 섭취량	↓
최고 심박수(HR_{peak})	↓
최대 이하 심박수	↑
최대 작업량	↓
최대 무산소성 파워	↓
성과 기반 피트니스	↓
근력 및 크기	↓

학령기 아동을 대상으로 한 여러 연구에 따르면 활동성 관절염 어린이나 관절 중증도 점수는 유산소 운동 능력과 유의미한 상관관계가 없는 것으로 나타났다. 약물을 복용하지 않고 임상적으로 질병이 완치된 어린이와 활동성 질환이 있는 어린이에게서 유의미한 결핍이 나타났다.[165,167,171] JIA의 유산소 체력은 질병 상태의 개선에도 불구하고 직접적인 개입 없이는 개선되지 않는 것으로 확인되었다.

통증(Pain)

통증은 질병에 대한 의학적 관리가 개선되었음에도 불구하고 흔하게 발생하며, 최대 86%의 어린이에서 보고된 바 있다.[172] 급성 통증은 발병 초기에 관절 부종과 관련이 있지만 관절 내 주사 및 약물 치료로 감소시킬 수 있다. 만성 통증은 급성 통증에서 발전할 수 있으며 질병 활성도 점수가 낮은 경우에도 나타날 수 있다. Rashid 등은 질환 발병 당시 급성 통증이 있었던 어린이를 5년 동안 추적 관찰했다.[173] 이 중 50%의 어린이는 VAS 통증 척도에서 1 cm를 중심으로 진동하는 "지속적으로 낮은" 통증을 경험했다. 어린이 중 3분의 1은 진단 초기에 심한 통증을 경험했으며, 1년 후 급격히 감소한 후 4년 동안 정체기를 보였다. 소수의 어린이 코호트(17%)는 연구 기간 내내 5 cm VAS 점수를 따라 "지속적으로 높은" 통증을 호소했다. 장염이 있는 어린이(30%)는 다른 JIA 가 있는 어린이보다 "지속적으로 높은" 통증을 다시 호소할 가능성이 높았다. 진단 당시 통증은 소아과에서 만성 통증의 가장 강력한 예측 인자 중 하나로 밝혀졌다. 만성 통증은 높은 수준의 스트레스, 불안 및 우울증, 수면과 관련이 있다.[172,174] JIA를 앓는 어린이는 건강한 또래에 비해 통증 역치와 내성이 낮은 것으로 확인됐다. 한 가지 설명은 말초 및 중추 통각 시스템의 장기간 활성화로 인해 통증 처리의 변화와 유해한 자극에 대한 민감도가 증가하기 때문일 수 있다.[175] Leegaard 등은 통증 역치의 변화가 실제로 질병 지속 기간과 상관관계가 없다는 것을 발견했다.[176] 어린이의 통증 평가에 영향을 미칠 수 있는 다른 요인으로는 가족 통증 과거력, 기분 변화, 스트레스성 사건, 대처 메커니즘, 전반적인 건강 상태 등이 있다.[172,175] 통증 검사는 통증 과거력, 4세 이상 어린이의 자가 보고, 부모 보고, 행동 관찰을 포함하여 포괄적으로 이루어져야 한다. 어린 소아의 경우, 치료사는 버팀대, 근육 보호, 문지르기, 경직, 구부리기 등 JIA에서 검증된 통증 행동에 주의를 기울여야 한다.[177] 보기 17.7에는

보기 17.7 소아 특발성 관절염 환아에게 유용한 소아 통증 평가 도구

악기(참조)	설명
오처 스케일[108]	• 만 3-12세 • 통증 강도 측정 • 6가지 얼굴과 0에서 100까지, 행복에서 매우 슬픔까지, 0-5 점 척도가 포함되어 있다.
얼굴	• 3세 이상 어린이에게 적합
평가 척도[109]	• 척도에는 행복의 6가지 얼굴이 포함된다. • 매우 슬프게, 0-5로 점수 매김; • 아이가 선택한 얼굴 번호 기록 • 아이가 현재 느낌을 가장 잘 • 표현하는 얼굴을 선택한다. • 통증 강도 및 영향 측정 • 각각 "상처의 조각"을 나타내는 4 개의 빨간색 칩
포커 칩 도구[110]	• 상처의 강도를 1 개에서 4 개까지 측정한다. • 3-4 세 어린이용 • Oucher 와 관련

Oucher, Wong-Baker 얼굴 통증 평가 척도, 포커 칩 도구 등 어린 아동에게 유용한 자가 보고 도구가 나와 있다.[178-180] 또한 어린이는 다양한 색상을 사용하여 신체 지도에 통증 분포와 강도를 표시하여 통증 강도의 수준을 재현할 수 있다. 5세 이상의 어린이는 숫자 척도, 그래픽 평가 척도 또는 VAS로 통증 강도를 보고할 수 있다.

물리치료 중재

물리치료 POC는 검사 결과와 아동/가족 중심의 목표를 바탕으로 개발되어야 한다. 치료는 아동의 연령과 인지 및 심리사회적 발달에 적합한 것이어야 하며 신체 활동과 운동은 질병의 활동성과 정도에 따라 등급을 분류해야 한다. 발달에 기반한 놀이는 어린이의 활동을 장려하는 데 유용할 수 있지만, 활동성 질환이 있거나 움직임이 제한된 관절은 직접적인 주의가 필요하다(보기 17.8).

보기 17.8 물리치료가 개입의 일반적인 목표

일반적인 목표

- 관절 가동범위 유지/개선
- 근육량,근력 및 지구력 유지/향상
- 건강 관련 체력 유지/향상
  - 피로 감소,신체 활동을 위한 체력 향상
  - 자세 편자 감소/자세 정렬 개선

가정, 학교, 지역사회에서 자녀의 활동 및 참여 유지/개선

- 기본 및 도구적 ADL
- 기능적 이동성
- 연령에 적합한 놀이, 레크레이션 활동 및 스포츠를 위한 총체적 운동 기술
- 아동과 보호자에게 정보와 지원을 제공
- 관절염이 신체 시스템에 미치는 영향에 대한 정보를 제공
- 매일 운동의 이점을 설명하고 명확한 구조와 그림을 제공
- 아이가 통증과 뻣뻣함을 관리하는 데 도움이 되는 정보를 제공
- 자녀의 완전한 참여를 보장하기 위해 학교 담당자와 상의
- 자녀와 가족이 달성 가능하고 의미 있는 목표를 설정할 수 있도록 도움
- 아동과 보호자가 의료 및 치료 요법에 적극적으로 참여하도록 권장

통증 관리 및 편의 조치

JIA의 통증을 관리하기 위한 첫 번째 중재는 앞서 설명한 한 가지 이상의 전신 약물을 사용하여 질병을 적절히 조절하는 것이다. 적절한 질병 조절에도 불구하고 만성 통증이 있는 소아는 일시적인 통증 완화를 제공하는 비약물적 치료를 통해 아이와 부모가 질병 증상을 어느 정도 통제할 수 있는 이점을 얻을 수 있다.[172] Meng과 Huang, Cameron과 Chrubasik의 연구에 따르면 온찜질과 냉찜질의 치료 효과에 대한 증거는 미미하지만, 비교적 적은 위험으로 아이의 선호도에 따라 사용할 수 있다고 보고한다.[181,182] 온열 담요를 사용하거나 따뜻한 목욕이나 샤워를 하면 아침강직을 줄일 수 있다. 따뜻한 수영장에서 운동하면 통증을 완화하고 움직임을 개선할 수 있다.

가정용 파라핀은 성인의 감독 하에 관절염이 있는 손에 장시간 온기를 공급하는 데 사용할 수 있다. 국소 냉찜질은 관절 내 온도를 낮추고 관절 통증과 근육 경련을 줄이는 데 사용할 수 있다.[183] 수술 직후 휴식, 얼음찜질, 압박, 거상(RICE)과 함께 냉찜질을 하면 염증, 부기, 통증을 줄일 수 있다. 냉찜질 부위와 피부 사이에 건조하거나 젖은 따뜻한 수건을 대면 냉기가 따끔거림 없이 천천히 스며들도록 도와준다. 통증을 관리하고 관절의 가동성과 기능을 유지하려면 균형 잡힌 휴식과 운동이 필요하다. 최근 쿤체(Kuntze) 등의 체계적 문헌고찰 및 메타분석에 따르면 육상 근력 운동, 필라테스, 수중 운동 프로그램에 참여한 소아 관절염 환자의 통증이 현저히 감소한 것으로 나타났다. 반면, 반복적인 점프와 충격이 큰 과제가 포함된 프로그램은 통증으로 인한 중도 탈락률이 높았다.[153] 수면 부족과 피로는 주간 기능에 부정적인 영향을 미치기 때문에 적절한 통증 완화를 위해서도 회복 수면은 필수적이다.[174,184,185] 2016년에 체계적 검토에 따르면 피로는 모든 소아과 환자의 60-75%에 영향을 미치는 것으로 확인되었다. 통증은 피로와 가장 높은 상관관계가 있는 것으로 밝혀졌다.[186] 수면을 개선하고 아침강직을 줄이기 위한 간단한 방법으로는 잠자리에 들기 전에 능동적인 ROM 운동을 하고, 이불을 사용하여 밤 동안 체온을 유지하며, 관절을 기능적인 자세로 지지하기 위해 휴식 부목을 착용하는 것 등이 있다. 보조 장갑은 손목과 손의 경직과 통증을 완화하는 데 도움이 될 수 있다. 목 베개는 목 통증을 줄이는 데 도움이 된다. 통증 및 자가 관리에 대한 교육은 다른 통증 및 편안함을 촉진하는 것으로 나타났다. 체계적인 검토를 통해 매우 효과적인 것으로 밝혀진 바이오피드백을 병행할 수도 있다. 다른 비약물적 통증 관리 기법으로는 인지행동치료(CBT), 점진적 이완 요법, 의료진과의 전화 상담 등이 있다. 소아 JIA 환자에 대한 이러한 중재의 효과를 뒷받침하는 근거는 아직 부족하다.[172] 견인 및 놀이는 어린 아이들에게 유용하다. 통증이 심한 어린이는 다학제적 통증 프로그램이 필요할 수 있다. Connelly 등은 청소년이 온라인 질병 교육과 결합된 온라인 자기 주도적 자기 관리 교육을 통해 통증과 HRQOL 모두에서 개선 효과를 경험했다는 사실을 발견했다.[187]

치료적 운동(Therapeutic exercise)

운동을 하면 심혈관 질환 위험 감소, 제2형 당뇨병 위험 감소, 체중 조절, 암 위험 감소, 정신 건강 및 기분 개선, 수명 연장을 통해 전반적인 건강에 도움이 되는 것으로 널리 알려져 있다. JIA 및 기타 류마티스 질환을 앓는 어린이를 위한

운동도 이와 다르지 않을 가능성이 높지만, 이러한 정도를 뒷받침하는 경험적 근거는 제한적이다.[188,189] 그럼에도 불구하고 JIA 및 기타 류마티스 질환을 앓고 있는 어린이는 미국 질병통제예방센터(CDC)의 권장 사항을 준수하는 것이 중요하다. 관절 건강을 유지하고, 장애를 개선하며, 건강 관련 체력을 달성하기 위한 운동에 대한 WHO 권장 사항을 참고해야한다. 보기 17.9는 질병 활성도에 따라 등급이 매겨진 신체 컨디셔닝프로그램의 구성 요소를 보여준다.

가동 범위 운동 및 스트레칭

관절의 가동성과 연부 조직의 확장을 유지하거나 증가시키는 중재로는 ROM 운동, 자세 유지, 부목 착용 등이 있다. 관절염이 있는 모든 관절은 가능한 범위 내에서 3-5회 반복하여 움직여야 하며, 하루에 2회 이상 하는 것이 좋다. 근육 기능과 관절 가동성을 보존하기 위해서는 능동적 운동 범위(AROM)를 사용하는 것이 좋다. 능동적 보조 운동범위(AAROM)는 어린이가 완전한 AROM을 수행할 수 없을 때 사용한다. 활동성 질환이 있는 동안에는 과도한 스트레칭과 조직 외상을 방지하기 위해 PROM 중에 주의를 기울여야 한다. 사지 및 몸통 움직임 패턴을 유도하는 게임은 어린 아이들에게 유용하다. 관절염이 적절히 조절되면 짧아진 연골을 늘리기 위한 부드러운 수동 스트레칭을 시작할 수 있다. 관절염의 효과에 대한 근거는 거의 없지만 특정 스트레칭 중재, 다른 어린이를 대상으로 한 연구에 따르면 동적 스트레칭이 정적 스트레칭보다 효과적이라고 보고되었다.[190] 또 다른 연구에 따르면 30초 스트레칭 후 30초 휴식, 총 90초 동안 반복하는 간헐적 스트레칭 프로토콜은 정적 스트레칭만 하는 것보다 단기 및 장기적으로 조직 범위가 개선되는 것으로 나타났다.[190] 이렇게 하면 팔다리를 부목에 고정하기 전에 조직을 늘릴 수 있다. 단축된 근육의 자가 또는 상호 억

보기 17.9 소아 특발성 관절염의 신체 활동 및 운동 단계별 권장 사항

	질병 상태		
운동유형	급성질환	아급성 및 만성 질환	비활동성 질병/임상완화 온/오프 약물 치료
ROM/유연성	모든 활성 관절 및 인접 관절의 일일 AROM 또는 AAROM • 1-2회 반복, 하루 1-2회	모든 활성 관절 및 인접 관절의 일일 AROM • 1-2회 1×/일 반복 • 능동적 유연성 운동 • 수정된 요가 자세	모든 활성 관절 및 인접 관절의 일일 AROM
유산소 활동	저강도, 저충격 운동으로 활동적인 관절을 위한 균형잡힌 휴식을 통해 신체 상태를 유지하고 염증이 있는 관절에 가해지는 부하를 줄인다. • 따뜻한 수영장에서 운동하기 • 세발자전거 또는 자전거	체중 부하 PA를 늘려 뼈 건강과 하지 근력을 증진한다. • 걷기, 저강도 춤 • 관절 지지대, 부목, 보조기를 권장대로 사용한다.	60분/d의 중증도에서 격렬한 PA를 누적한다. • 에어로빅 댄스, "스텝" 에어로빅, 태극권, 자전거 타기, 수영, 줄넘기
신경 근육 훈련 • 근육 위축 최소화 근력 • 근지구력 • 근력 • 신경 근육 제어 • 고유 수용성 감각 • 자세 제어 • 조정 • 민첩성 • 속도	통증이 없는 ROM 내에서 여러 지점에서 수행되는 최대밑 등척성 근육 접촉을 1-6회 반복하는 1세트(하루에 여러 번 수행)를 수행한다. • 한 번의 반복에는 2초 동안 '램프' 업 수축, 6초 동안 유지, 2초 동안 '램프' 다운 수축이 포함된다. • 반복 사이에 20초 휴식	동적 운동 • 저항을 추가하기 전에 좋은 자세로 통증 없이 중력에 대항하여 8-10회 반복할 수 있어야 한다. • 기능적 움직임 사용 • 근지구력 ↑의 경우, 추가 저항 없이 15-20회 반복한다. • 0.5-2.5kg의 가벼운 무게추(물이나 모래를 채운 병, 휴대용 또는 커프 웨이트, 고무 밴드)를 사용한다.	저항 훈련 • 6-10 RM 또는 목표로 하는 횟수를 기준으로 시작 웨이트를 결정한다. • 뼈 건강을 증진하고 고유 수용성 감각을 개선하기 위한 닫힌 사슬 활동 포함 연령에 맞는 안전한 신체 놀이와 스포츠를 위한 조정력, 속도, 민첩성 훈련을 통해 운동 능력을 증진한다.

제, 폐쇄성 수축-이완, 작용 수축 및 이 둘의 조합을 촉진하는 신경근 스트레칭 기술은 제한된 관절 운동을 치료하는 데 유용하다. 적용되는 저항의 양은 어린이의 내성에 따라 다를 수 있다. 스트레칭 중재와 ROM 중재는 관절의 질환 상태에 따라 분류해야 한다. 통증을 최소화하고 근 경련을 완화하기 위해 어린이의 협조를 얻는 것이 중요하다. 강한 수동 스트레칭은 힘줄과 뼈의 경계 부위에 손상을 줄 수 있으므로 피해야 한다. 경직된 햄스트링을 스트레칭할 때 먼 사지 부위로 스트레칭을 하면 경골의 후방 아탈구가 발생한다.

새로운 휴식 기간 동안 근육의 적극적인 사용을 장려하고 새로운 ROM 전반에 걸쳐 관절을 적극적으로 사용한다. 매일 30분 이상 엎드린 자세를 유지하면 엉덩관절과 무릎 굽힘근에 낮은 하중으로 장시간 스트레칭을 할 수 있다. 아이는 침대나 단단한 바닥에 엎드려 골반을 수평으로 맞추고 다리를 쭉 뻗고 발을 가장자리에 걸친 채로 누울 수 있다. 가슴이나 복부 아래에 베개를 놓으면 편안함을 높일 수 있다. 목뼈에 관절염이 있는 경우 머리 위치에 주의를 기울여야 한다. 보조기 또는 부목 사용을 뒷받침하는 근거는 일관되지 않지만, 시판 또는 맞춤형 휴식 부목은 염증이 있는 관절을 지지하고 적절한 관절 정렬을 유지하며 연부조직에 부드러운 낮은 부하 스트레칭을 적용할 수 있다(그림 17.12).[192,193] 그림 17.13은 손과 무릎을 위한 맞춤형 휴식 부목을 보여준다. 후방 받침대는 밤 동안 무릎을 펴고 넙다리뒤근의 길이를 유지하여 경직을 줄이고 아이가 일어날 때 쉽게 설 수 있도록 도와준다. 정적 점진적 낮은 부하 스트레칭을 제공하는 접근법에는 직렬 부목 또는 깁스, 동적 부목이 있다. 맞춤형 직렬 부목은 치료사가 필요에 따라 부목을 성형하고 수정하여 아동의 ROM에 맞출 수 있기 때문에 편리하다. 그러나 이러한 부목은 쉽게 제거할 수 있기 때문에 아이의 순응도에 따라 그 효과가 달라지는 반면 직렬 깁스는 적용하는 데 상당한 시간과 기술이 필요하며 변형이 불가능할 뿐만 아니라 어린이가 제거할 수도 없다. 연속된 깁스는 일반적으로 무릎이나 팔꿈치 굽힘 구축을 줄이고 손목이나 발목의 가동 범위를 개선하는 데 효과적이다. 프로토콜은 병원마다 다르지만 일반적으로 48-72 시간 동안 깁스를 착용한 후 제거한다. 관절의 움직임이 제한적인 경우에는 새로운 깁스를 하고, 완전한 기능적 ROM이 달성될 때까지 이 과정을 반복한다. 원하는 범위가 달성되면 최종 깁스를 양분하여 부목으로 만들 수 있다. 이후 1-2주 동안 깁스는 하루 18-24시간 동안 부목처럼 착용하고, 운동 세션이나 목욕할 때만 제거하여 새로운 범위를 유지한다. 장기적인 가동범위를 위해 맞춤형 보조기를 제작할 수 있다. 따뜻한 수영장에서 활동적인 운동을 하면 아이가 새로운 가동범위에서 관절을 움직이는 데 도움이 된다.[194] 시중

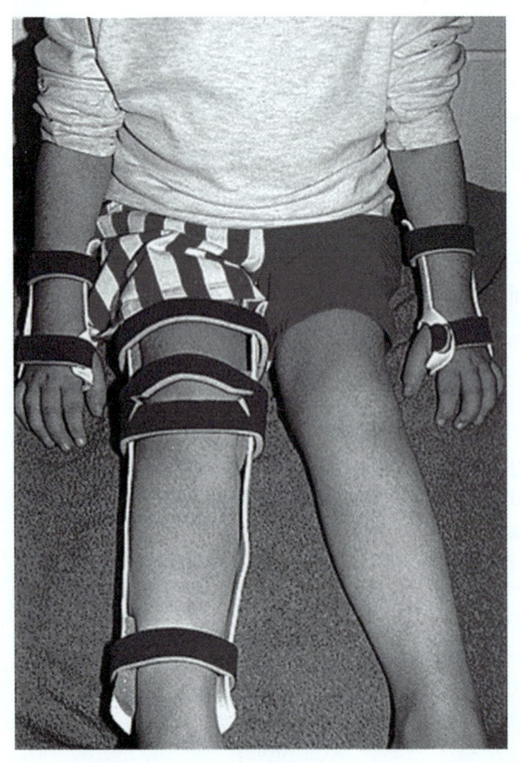

그림 17.12. 엎드린 어린이에게 성형된 열가소성플라스틱 무릎 부목.

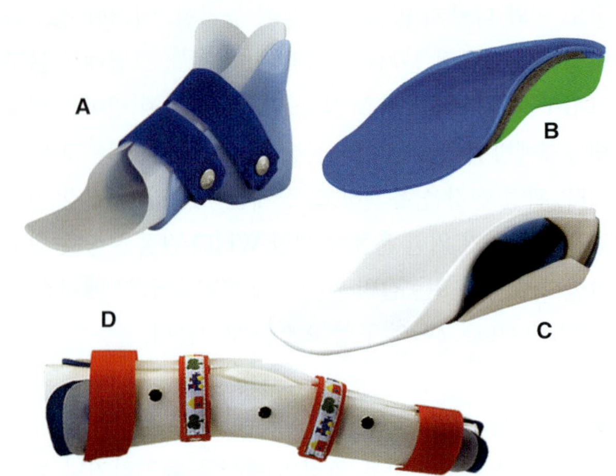

그림 17.13. 워싱턴주 펀데일 소재 캐스케이드 다포에서 소아 특발성 관절염(JIA) 환아를 위해 제작한 보조기 샘플. A: 복사위 보조기-Fast Fit Leap Frog. B: 기성품 신발 인서트. C: 맞춤형 UCBL-DAFO 5.0. D: 바나나 껍질 모양 무릎 폄 부목. (DAFO® 이미지 제공: 캐스케이드 다포, Inc.)

에서 판매되는 동적 부목은 특정 관절에 맞게 주문할 수 있다. 이러한 유형의 부목은 일반적으로 급성 관절염, 불안정성 또는 뼈 침식이 있는 관절에는 사용하지 않는다. 이 유형의 부목을 꾸준히 사용하면 착용자가 평균 23.5도의 능동관절가동범위를 얻는 데 도움이 될 수 있다. 장력은 물리치료사가 조절할 수 있으며 어린이의 내성에 맞게 설정할 수 있다. 대부분의 어린이는 하루 중 1시간 동안 동적 부목을 견딜 수 있으며, 사용 시간이 늘어날수록 가동범위가 증가한다.[195]

근력 향상을 위한 운동

근력운동은 모든 소아 관절염 환자에게 유의하다. 근육이 일상 활동 중에 관절염이 있는 관절을 적절히 지지하는 것은 필수적이다. 근력 강화 프로그램의 목표는 JIA가 있는 어린이가 연령에 맞는 레크리에이션 및 피트니스 활동으로 복귀할 수 있도록 하는 것이다. JIA 아동을 위한 근력 강화 요법을 뒷받침하는 증거는 제한적이다. 운동 방식과 강도 및 지속 시간은 어린이의 연령, 질병 상태, 개인의 상태에 맞게 조정해야 한다. 관절 및 근육 기능. 근력 운동이나 스포츠에 대한 자녀의 경험도 고려해야 한다.[145] 통증이 있는 활성 염증 기간 동안 운동의 주요 목표는 ROM 증진, 근육량 및 근지구력을 유지하는 것이다. 필요한 경우 중력을 제거한 등척성 및 능동적 ROM 운동은 내성이 생길 때까지 하루에 여러 번 낮은 반복 횟수로 수행해야 한다. 하지 관절염이 있는 경우 운동은 일반적으로 체중을 지지하지 않는 자세에서 수행한다. 등척성 운동을 통한 근력 증가는 관절 각도에 따라 달라지므로 등척성 수축은 말단 ROM 주변을 포함한 다양한 자세에서 수행해야 한다. 매일 5-10회 반복하면 근력을 충분히 유지할 수 있다.[196] 이 시기에는 팔다리의 체중을 지지하면서 모든 관절을 넓은 범위의 ROM으로 움직일 수 있기 때문에 수중 활동이 도움이 된다. 평평한 표면에서 자전거를 타거나 저항을 최소화하는 에르고미터를 사용하면 다관절 움직임을 촉진할 수 있다. 근전도(EMG) 바이오피드백 또는 초음파 바이오피드백은 어린이가 근육 그룹을 분리하고 수축 강도를 조절하는 방법을 배우는 데 도움이 될 수 있다.[197] 아이의 통증과 염증이 감소하고 중력에 대하여 팔다리를 8-10회 반복하여 통증 없이 움직일 수 있게 되면 동적 저항 프로그램을 시작할 수 있다.[196] 훈련에는 동측 및 편측 접촉이 포함되어 관절 전체에 걸쳐 주동근과 길항근 근육 그룹 간의 적절한 균형을 이룬다. 어린이와 근골격계 장애가 있는 사람은 근력과 근지구력을 키우기 위해 각 운동을 8-12회씩 1-2세트씩 반복하는 것으로 시작해야 한다.[145] 세트 또는 반복 횟수는 늘릴 수 있지만, 관절의 손상시킬 수 있는 보상 패턴 없이 어린이가 수행할 수 있는 횟수를 초과해서는 안 된다. 적절한 기술과 전체 ROM이 중요하다. 근력 강화 프로그램을 진행하기 위해 외부도구를 이용한 저항을 추가할 수 있다. 웨이트 또는 탄력 밴드는 관절 근위부에 위치해야 하며 탄력 밴드를 사용하는 경우, 관절 통증이나 기타 활동성 질환의 징후가 없는 경우 가벼운 밴드를 먼저 사용하고 강도가 증가함에 따라 저항력이 강한 밴드로 저항운동을 진행할 수 있다. 웨이트를 사용하는 경우, 1 RM의 약 60% 이하에서 시작하여 1 RM의 80% 이하로 진행한다. 운동 강도는 아이가 적절한 운동 자세를 유지하면서 불편함 없이 6-10회 반복할 수 있는 체중의 양을 기준으로 한다.[145] 건강한 사춘기 전 어린이가 근력을 키우려면 일주일에 두 번 저항 운동을 하는 것으로 충분하다.[146] 그러나 소아과 질환이 있는 어린이는 일주일에 세 번으로 세션을 짧게 하고, 세션 사이에 하루나 이틀 정도 휴식 시간을 두어 회복하는 것이 좋다. 최근 연구에 따르면 23주 이상 지속되는 근력 강화 훈련 프로그램이 근력 관련 결과를 얻는 데 가장 효과적이라고 보고되었다.[145] 올바른 자세와 기술을 극대화하기 위해 처방전에는 수행해야 할 모든 운동의 도표가 포함될 수 있다. 활동성 관절염이 있는 어린이가 체중을 지탱하는 자세를 유지할 수 있을 때 체중을 지탱하는 자세 강화 운동이 포함될 수 있다. 적절한 체중을 지탱하는 자세를 취하고 무리하지 않게 움직여야 한다. 활동성 질환 중에는 구심성 근력이 관절 안정성에 여전히 불충분할 수 있으므로 저항을 위해 몸무게를 사용할 때 주의해야 한다. 어린 아동의 경우, 적절한 인체공학적 장치를 사용하여 작업을 완료할 수 없는 경우 반복적인 쪼그리고 앉기, 계단 오르기 등의 동작을 사용하는 것이 포함될 수 있다. 관절 변형이 없는 대부분의 어린이는 생물학적 제제나 DMARD 약물로 잘 관리되고 있으며, 좋아하는 스포츠와 레크리에이션 활동으로 목표보다 적극적인 물리치료 프로그램을 다시 시작할 수 있다. 연구에 따르면 의학적으로 조절되는 관절염을 가진 어린이는 개별화된 점진적 저항 훈련을 통해 질병 증상을 거의 또는 전혀 악화시키지 않으면서 근육 기능을 개선할 수 있다.[198–201] 어린이의 저항 운동이 골격 성장을 저해할 것이라는 오해는 근거가 없다.[202] 강화 운동은 관절염이 있는 관절을 지탱하는 근육과 사용하지 않아 약해진 근육을 대상으로 해야 한다. 강화 프로그램에는 신경 운동 조절을 개선하기 위한 활동도 포함되어야 한다. Kuntze 등의 연구에 따르면 균형 지각 변화와 함께 근력 강화 운동이 포함된 운동 프로토콜이 6-MWT, 10 계단 오르기, 기능적 도달 평가와 같은 기능적 활동 능력에 가장 큰 영향을 미치는 것으로 나타났다.[200] Myer 등은 이러한 프로그램을 농구로 복귀하고자 하는 10세 소녀의 사례 연구에서 설명했다.[203] 이 요법에는 하지 근육 기능의 대칭성을 개선하기 위한 트레드밀 걷기, 자세 제어를 개선하기 위한 점진적인 코어 및 하지 강화, 점프 및 착지 시 운동 감각을 향상시키는 운동이 포함되었다. 다방향 움직임을 하는 동안 저항 밴드를 사용하여 게임과 연습 세션 중에 예상치 못한 문제를 시뮬레이션했다. 그 결과 한발 자세에서의 제어력 향상, 보행 및 착지 시 하지 대칭성 개선, 하지 굽힘근과 폄근 사이의 등속성 근력 비율 개선 등의 결과가 나타났다. 어린이가 적절한 근력, 가동범위, 균형감각, 협응력을 갖추게 되면 근력과 체력을 유지하기 위해 구조화된 PA에 참여하도록 권장해야 한다. 증거 기반 진료 지침에 따르면 필라테스, 가라테, 가정 및 수중 운동과 같은 구조화된 PA는 모두 유익하고 필라테스가 건강 결과에 가장 큰 영향을 미치는 것으로 나타났다.[204] 유아와 어린이는 댄스, 체조, 축구 활동에 안전하게 참여할 수 있다. 그러나 어린이가 나이가 들고 이러한 스포츠에 대한 요구가 증가함에 따라 해당 활동이 여전히 적절한지 여부를 결정하기 위해 개별적인 접근 방식을 취해야 한다. 근력 운동에 참여하는 어린이는 운동 능력 향상, 속도와 힘의 증가, 심혈관 기능 및 BMD 개선, 부상 위험 감소 등의 효과를 볼 수 있다. 피로, 에너지, 건강이 개선되었다는 연구도 보고되고 있다.[202]

골밀도에 영향을 미치는 운동

어린이의 뼈 성장과 근력을 돕는 운동은 모든 어린이에게 권장되는 PA의 핵심 요소이다. JIA 어린이는 뼈가 약해질 위험이 높기 때문에 운동이 더욱 중요하다. 소아 JIA 환자에게는 일반적으로 코르티코스테로이드가 처방되는데, 이는 골밀도를 감소시키고 골절 위험을 증가시키는 것으로 잘 알려져 있다. Huber와 Ward의 검토에 따르면 JIA 소아는 코르티코스테로이드 노출에 따라 골밀도가 낮아지는 경향이 있으며, 질병이 오래 지속될수록 골절 위험이 높아질 수 있다.[205] 뼈에 변화를 일으키려면 많은 힘이 필요하다. BMD를 촉진하는 대표적인 운동으로는 점핑 잭, 달리기, 역도 등이 있다. 이러한 '체중부하' 활동은 대부분 고강도이며 충격이 커서 활동성 질환이 있는 어린이가 견디지 못할 수 있다. 다행히도 Sandstedt 등은 줄넘기, 코어 강화, 웨이트 팔과 다리 운동을 12주 동안 완료한 어린이들의 내성이 좋고 BMD가 개선되었음을 발견했으며, 이는 앞서 설명한 많은 근육 강화 운동이 뼈 건강에도 긍정적인 영향을 미칠 수 있음을 시사한다.[206]

유산소 컨디셔닝(Aerobic conditionin)

2008년에 발표된 코크란 리뷰에 따르면 유산소 운동의 효과를 조사한 RCT는 단 3건에 불과했다.[207] 이 연구들은 육상 물리치료와 수중 및 육상 운동의 결합, 수중 훈련과 표준 의료 치료, 고강도 육상 운동과 태극권과 유사한 부드러운 이완 프로그램인 기공을 비교했다.[184,208,209] 세 연구 모두 운동으로 인한 부작용이 없다고 보고했지만, 유산소 운동 후 VO_{2peak}가 유의미하게 개선된 사례는 발견되지 않았다. 저자들은 낮은 운동 빈도, 불충분한 강도, 센터 기반 세션을 제대로 준수하지 않거나 가정 운동을 수행하지 않은 것 등을 원인으로 꼽았다. 8주간의 수중 운동의 효과를 조사하기 위한 비임상시험에서 사이클 에르고미터 테스트를 통해 운동 전과 후의 운동 능력을 측정했다. 무산소 운동 능력은 수중 프로그램 후 개선된 것으로 나타났다. 그러나 운동 그룹의 유산소 운동 능력은 개선되지 않았다.[210] 여러 비무작위 연구에서 유산소 기능의 다른 지표에서 유의미한 개선이 발견되었으며, 여기에는 높은 거리 달리기 점수(육상 운동), 낮은 최대산소섭취량[2], 운동 시간 증가(수중, 수중 및 육상 복합 운동), HR 회복 시간 감소(수중) 등이 포함되었다. 또한 대부분의 연구에서 훈련 후 질병 징후와 증상이 감소했다고 보고되었다. 류마티스 질환을 가진 소아를 위한 운동 연구와 권장 사항에 대한 개요를 제공하는 몇 가지 검토 논문은 임상의가 환자군을 위한 운동 프로그램을 계획하는 데 유용할 수 있다.[211–214] 문헌에 따르면 유산소 운동 능력이 저하된 소아 류마티스 관절염 환자에게 권장되는 운동 강도는 일주일에 최소 2회, 60%에서 85%의 강도로 다음과 같이 운동하는 것이다. HRmax에서 최소 6-12주 동안 세션당 45-60분간 운동해야 한다.[211] 30분 세션을 견디지 못하는 어린이는 단기간 활동부터 자주 시작하여 지구력이 향상됨에 따라 운동 시간을 늘릴 수 있다. 어린이는 휴대용 HR 모니터를 사용하여 6-10초 동안 맥박수를 세어 운동 강도를 모니터링하거나 RPE (지각된 운동량) 척도로 운동 강도를 추정할 수 있다. 새로운 운동 프로그램과 마찬가지로, 프로그램 초기에 지연성 근육통이 발생할 수 있지만 시간이 지나면 해결된다. 훈련 프로그램을 시작할 때 아이에게 올바른 운동 자세를 가르치고 자주 모니터링하는 것은 부상이나 통증 증가를 예방하는 데 필수적이다. 어린이의 통증은 특정 원인이 있는지 주의 깊게 평가해야 한다. 관절 통증이 경미하게 증가할 수 있지만 몇 시간 내에 해결된다. 관절 부종과 통증을 동반하는 과사용 부상은 냉찜질, 거상, 휴식으로 치료하고 운동 프로그램을 수정하여 잠재적인 부상을 줄여야 한다.

수술 및 수술 후 물리치료

조기에 보다 적극적인 약물 치료로 치료 방식이 바뀌면서 소아 관절염 환자의 수술적 개입은 점점 줄어들고 있다. 보존적 조치가 실패했을 때 적절한 시기에 선택적으로 수술을 시행하면 통증을 완화하고 어린 아이들의 관절 건강과 기능을 회복할 수 있다.[215,216] 관절 손상이 있는 어린이는 통증을 완화하고 기능을 회복하기 위해 재건 수술이 필요할 수 있다. 수술 여부는 위험과 이점에 대한 분석을 바탕으로 다학제적 팀이 결정한다. 물리치료사는 수술 전 검사 및 계획은 물론 수술 후 재활에도 관여한다. 수술 후 관리와 프로토콜은 외과의사마다, 어린이마다, 심지어 양측에 따라 다를 수 있다. 수술 후 누군가와 함께 일하는 경우 항상 수술 팀과 소통하여 예방 조치를 확인해야 한다. 수술 전 물리치료에는 근력, 가동 범위 및 전반적인 체력 향상을 위한 컨디셔닝 프로그램과 목발 또는 보행기를 이용한 보행 훈련이 포함된다. 또한 아이와 부모는 일상 활동 중 수술 부위를 보호하기 위해 수술 후 주의사항에 대한 교육을 받는다. 모든 수술 후 POC와 마찬가지로 체중부하 또는 ROM 예방 조치에 관해 집도의와 소통하는 것이 필수적이다.

일반적인 수술 절차(Common surgical procedures)

보존적 조치에 반응하지 않는 관절 구축을 관리하기 위해 연부조직 이완술(STR)을 시행한다. 이 시술은 단단한 조직을 외과적으로 절개하여 길이를 늘리고 이완시키는 과정을 포함한다. 동맥 내 압력이 감소하고 관절 이동성이 증가하면 섬유연골에 의한 관절 연골의 신경 전달과 치유가 개선된다. 수술 후 치료는 부목과 가동범위 운동을 통해 근육 길이와 관절 운동을 보존하는 것을 목표로 한다.[217] 과상부 절골술은 무릎에 심한 굽힘 구축이 있거나 밖굽이 변형이 있고 관절 손상의 증거가 있는 경우 연부조직이완술과 함께 시행할 수 있다. 이 수술에는 넙다리뼈를 절단하고 위치를 변경하는 과정이 포함된다. 건막 절제술 또는 관절낭 내막 절제술은 수술 후 통증과 경련의 위험이 있고 장기적인 결과가 좋지 않기 때문에 JIA에서는 거의 시행되지 않는다. 하지만 엉덩관절 굽힘 구축을 치료하기 위해 연부조직이완술과 함께 시행할 수 있다. 또한 무릎의 급성 건막염에 대해 관절경으로 시행할 수 있으며, 염증성 건막의 삼출과 과성장이 인접한 뼈막을 자극하여 팔다리가 길어지는 경우 시행할 수 있다. 심한 손 관절염이 있는 어린이에게는 힘줄 파열을 예방하거나 윤활액 증식으로 인한 신경 포획을 줄이기 위해 건초절개술을 시행할 수 있다. 관절염 또는 관절 유합술은 손목, 손가락뼈 사이 관절, 발목 또는 목말밑 관절의 진행성 관절염과 같이 어린이에게 장애를 유발하는 통증이 있고 무혈성 괴사의 위험이 높은 경우 고려할 수 있다. 수술 후 관리에는 깁스 고정, 운동, 이동성 유지를 위한 인접 관절의 위치 조정 등이 포함된다. 성장판의 에피피지오데시스는 뼈가 과도하게 성장하여 다리길이차이를 유발하는 일부 어린이에게 유용할 수 있다.[215] 완전 관절 손상이 있는 어린이는 인공관절전치환술(TJA)을 받을 수 있다. 아동의 연령, 골격 성숙도, 신체 상태, 상지 기능, 아동과 가족이 수술 후 길고 집중적인 재활을 완료할 수 있는 잠재적 능력 등여러 가지 요인을 고려하여 JIA 아동에게 TJA를 시행할지 여부를 결정한다. 관절 손상이 심하고 통증이 심하며 기능 상실이 있는 어린 아동의 경우 TJA 가 필요할 수 있지만, 골절이 유합되거나 사지의 추가 성장 가능성이 거의 없을 때까지 수술을 연기하는 것이 가장 이상적이다.[215] 석고로 고정된 보철물은 몇 년이 지나면 느슨해지기 쉽기 때문에 일반적으로 JIA 어린이의 작은 뼈에 맞도록 맞춤 설계된 엉덩관절 보철물이 사용되며 생물학적 고정이 가능하다. 여러 번 관절을 교체해야 하는 어린이에게는 시술 시기가 매우 중요하다. 상지 관절염이 심한 어린이의 경우, 엉덩관절 또는 무릎 수술 후 목발을 사용할 수 있도록 손상되거나 통증이 있는 손목을 먼저 수술할 수 있다. 엉덩관절과 무릎을 교체해야 하는 경우 일반적으로 엉덩관절을 먼저 한다. 양쪽 엉덩관절에 심한 손상이 있는 경우 양쪽 엉덩관절을 동시에 교체할 수도 있다.[218]

활동 및 참여 개선

질병이 조절되지 않거나 관절 퇴행이 진행된 어린이는 최적의 기능을 유지하기 위해 생활 방식을 개선해야 할 수 있다. 질병이 있는 동안과 같이 일시적으로 또는 관절 퇴행이 진행된 어린이에게는 장기적으로 개선이 필요할 수 있다.

관절 보호(Joint protection)

질병이 활동하는 기간 동안 부모와 자녀는 통증을 줄이고 취약한 관절에 가해지는 변형 가능한 기계적 힘을 제한하기 위해 관절 보호에 대한 정보가 필요하다. 어린이는 작은 관절보다 스트레스를 잘 견디기 때문에 가능하면 큰 관절을 사용하여 작업을 수행해야 한다. 예를 들어, 어린이는 큰 물건을 손으로 잡는 대신 팔뚝에 올려놓고 운반할 수 있다. 몸의 무게중심에 가깝게 배치된 배낭이나 롤링 백팩을 사용하여 교과서를 넣을 수 있다. 관절 보호 기술의 도표, 시범 및 연습은 순응도를 높일 수 있다.[219] 기능성 손목 및 손 부목은 잡기, 쥐기 또는 조작 활동 시 통증을 줄일 수 있다. 부목이나 보조기는 손을 사용하는 동안 변형되는 기계적 힘을 최소화하는 데도 유용할 수 있다.

보조기 및 내구성 있는 의료 장비

아이들은 집, 학교, 지역사회 내에서 관절이 허용하는 한도까지 걷도록 해야한다. 걷기는 근력, 골밀도, 유산소 체력 유지에 도움이 된다. 어린이는 발에 잘 맞고 발 관절에 쿠션과 지지력을 제공하는 신발을 착용하도록 해야 한다. 하이힐, 플랫폼, 웨지힐은 발목과 발허리뼈에 추가적인 스트레스를 줄 수 있으므로 권장하지 않는다. 이러한 신발을 자주 신으면 아킬레스건이 조여지는데, 이는 이미 족저근막염의 위험 요인이 된다. 대부분의 어린이가 걷기나 놀이 활동을 할 때는 밑창이 유연하고 아치를 잘 받쳐주며 뒤꿈치 컵이 깊은 운동화를 신는 것이 좋다. 무지외반증, 망치발가락 또는 엄지발가락이 있는 어린이에게는 발가락 상자가 넓고 깊은 신발이 필요할 수 있다. 어린이의 신발 안쪽과 바깥쪽, 발바닥을 모두 검사하면 체중부하 또는 부적절한 정렬로 인한 압력 지점을 파악하는 데 도움이 된다. 일부 어린이는 신발 안쪽을 추가로 수정해야 할 수도 있다. 발허리뼈 통증이 있는 어린이는 보행 시 발허리뼈 관절에 가해지는 압력을 줄이기 위해 발허리뼈 관절 바로 근위부에 패드를 부착하는 것이 좋다. 경미한 발허리뼈 통증이나 망치 발가락이 있는 어린이도 신발 안쪽에 젤 깔창을 사용하면 편안함을 느낄 수 있다. 아킬레스건이나 발바닥 근막의 발꿈치뼈 삽입 부위에 통증과 관절염이 있는 어린이의 경우 젤 힐 컵이나 힐 리프트를 추가하면 통증을 줄이고 걸음걸이를 개선할 수 있다. 발바닥 굽힘근의 조임을 방지하기 위해 약물로 통증이 잘 관리되면 뒤꿈치 리프트를 제거해야 한다. 신발 바깥쪽을 일반적으로 수정하는 방법은 LLD를 교정하기 위한 전장 일측 리프트이다. 리프트 높이를 평가할 때는 어린이의 나이, 성장 잠재력, 서 있는 자세를 고려해야 한다. 어린이의 경우 짧은 팔다리의 성장을 촉진하기 위해 불일치 높이의 절반에서 4분의 3까지 높이를 추가하는 것이 도움이 되는 경우가 많다. 그러나 긴 쪽 팔다리에 무릎 굽힘 구축이 있는 어린이는 서기 및 보행 시 무릎을 활발하게 펴도록 하기 위해 전체 높이로 들어 올리는 것이 좋다. 신발 높이 권장 사항을 자주 재평가해야 한다. 접히지 않는 밀도가 높은 폼을 사용하여 신발 내부에 1/4 인치의 리프트를 추가할 수 있다. 1/4 인치 이상의 전체 리프트가 필요한 경우, 정형외과 의사가 신발 외부에 추가하여 발가락을 적절히 움직일 수 있도록 해야 한다. 마지막으로 엄지발가락이나 발목이 딱딱한 어린이는 신발 밑창에 발허리뼈 바를 추가하여 보행 시 발을 굴릴 수 있는 기계적 수단을 만들면 도움이 될 수 있다. 체중을 지탱하는 활동 중에는 신발이나 개조만으로는 발목이나 아랫부분 관절을 지지하기에 충분하지 않은 경우가 많다. 발꿈치뼈를 중립적인 위치에서 완전히 지지하려면 높은 내측 또는 발꿈치뼈 경계가 필요하다. 캘리포니아대학교 버클리 연구소(UCBL) 스타일의 보조기는 발목의 완전한 움직임을 허용하면서도 트림 라인이 높다. 특히 기성 제품을 사용하는 경우, JIA가 있는 어린이는 목말뼈 또는 발허리뼈 성장 장애가 있을 수 있으므로 추가 착용이 필요할 수 있다. 발꿈치뼈를 중립 위치로 유지하기 위해 앞발 포스팅이 필요한지 평가하는 것이 중요하다. 보행 중 발목의 움직임을 촉진하는 것이 중요하지만, 아이가 통증과 근육 이상을 보이는 경우 활동 중에 추가적인 부목을 제공해야 하는 경우가 있다. 관절 기형을 동반한 심한 관절염이 아니라면 발목-발 보조기가 필요한 경우는 드물다. 하지만 보행 패턴의 변화가 관찰되거나 아이가 걷기를 거부하는 경우, 그 원인을 파악하고 해결해야 한다. 한쪽 다리에 통증이 있거나 힘이 약한 반대쪽 지팡이를 사용하여 해당 다리의 힘을 빼고 걸을 수 있다. 양측 하지 장애가 심한 어린이에게는 보행기가 필요할 수 있다. 상지 움직임이 제한된 어린이를 위해 플랫폼 보조 장치를 추가할 수 있다. 일부 어린이는 에너지 절약을 위해 학교나 지역사회에서 장거리 이동 시 바퀴 달린 이동 수단을 사용해야 할 수 있다. 세발자전거나 보조바퀴가 달린 자전거는 어린 자녀에게 좋은 선택이다. 나이가 많은 어린이는 경량 스포츠 휠체어 또는 전동 스쿠터를 사용하여 학교, 대학 캠퍼스 또는 지역사회를 이동할 수 있다. 근육 기능을 보존하고 골절을 예방하기 위해 가능한 한 휠체어에서 내려서서 걷도록 권장해야 한다. 전동 휠체어는 일반적으로 중증 장애 아동을 위해 사용된다.

자기 관리 활동(Self-care activities)

자폐성 장애 아동의 주요 목표는 모든 환경에서 연령에 맞는 활동을 독립적으로 수행하는 것이다. 어린 아동의 경우 기본적인 일상 생활 수행 능력과 놀이를 위한 운동 능력에 중점을 둔다. 청소년의 독립적인생활은 운전 능력, 대학 기숙사에서 능력, 직업 취득을 중심으로 이루어질 수 있다. 치료사의 역할은 (1) 앞서 설명한 표준화된 평가 중 하나를 사용하여 아동의 기능적 능력을 평가하고, (2) 자기 관리 활동, 이동성 및 운동 기술에 대한 교육 및 직접 훈련을 제공하며, (3) 적절한 보조 장치, 환경 수정 및 적응 장비를 제안하고 아동에게 사용법을 교육하는 것이다. (4) 학교 직원과 상의하여 독립을 지원하기 위해 환경을 바꿀수있다. 신체적 제약이 적은 아동은 효율적인 작업 수행 방법에 대한 조언만 필요할 수 있지만, 심한 제약이 있는 아동은 독립성을 증진하기 위해 적응 장비 사용 또는 환경 변화에 대한 교육이 필요할 수 있다. 옷과 신발의 벨크로 여밈, 신축성 있는 신발끈, 드레싱 스틱, 단추고리, 손잡이가 긴 구두주걱, 목욕용 브러시 등이 유용한 옷 입기 및 위생 보조 도구가 될 수 있다. 몸단장 용품, 식사 도구, 그림 그리기 및 쓰기 도구에 손잡이가 달려 있으면 아동이 이러한 활동에서 독립적으로 활동할 수 있다. 목을 가누지 못하는 아동은 빨대를 사용하여 유리잔에 물을 마실 수 있도록 한다.

인테리어 환경 개선(Home modifications)

집안을 조금만 개조해도 아이의 의존성을 높일 수 있다. 여기에는 기존의 손잡이와 수도꼭지를 레버로 교체하고, 변기 높이를 높이고, 욕조나 샤워실에 안전바를 설치하고 계단에 손잡이를 추가 설치하는 것이 포함된다. 어린이가 욕조, 변기, 세면대에 쉽고 안전하게 접근할 수 있어야 한다. 집 안에서 휠체어를 사용하는 아동의 경우 출입구를 넓히고 집 입구에 경사로 또는 휠체어 리프트를 추가하는 등 보다 실질적인 개조가 필요할 수 있다.

활동적인 라이프스타일 유지: 오락 및 스포츠

여러 연구에 따르면 JIA를 앓고 있는 어린이와 청소년은 건강한 또래보다 약한 운동을 하고 조직적인 스포츠에 덜 참여한다.[221–223] PA 수준과 VO_{2peak} 사이의 유의미한 연관성(질병 활동과는 무관)은 개입 방향을 제시하는 인과 관계 가능성을 시사한다.[223,224] CDC는 모든 어린이가 최적의 건강을 달성하고 유지하기 위해 매일 60분간 중간 강도에서 격렬한 운동을 할 것을 권장한다.[225] 이러한 권장 사항은 JIA가 있는 어린이에게도 적용되지만, 어린이의 질병 상태와 신체 능력에 따라 활동의 유형과 강도를 수정해야 할 수 있다. 웨어러블 활동량 추적기를 사용하면 나이가 많은 어린이와 청소년이 하루 종일 활동량을 늘리도록 장려할 수 있다.[226] 체중을 지탱하는 관절에 관절염이 있는 어린이에게는 수영, 걷기, 댄스, 변형 요가, 태극권, 자전거 타기 등 충격이 적은 활동이 가장 적합한 운동이다. 자전거는 아이의 발이 내리막길의 정점에 있을 때 무릎이 30도 정도 구부러지도록 안장 높이를 조절하여 하지 관절에 가해지는 스트레스를 줄일 수 있다.[227] 온수(88°-92°F) 수영장은 외부에서 거동이 제한적이거나 통증이 있는 어린이에게 권장된다. 관절 경직이 염려되지 않는 경우에는 낮은 수영장 온도(82°-86°F)가 유산소 운동에 적합하다. 학령기 아동은 체육(PE) 수업에 참여하도록 권장해야 한다. 2018년 Risum 등의 연구에 따르면 대부분의 JIA 아동은 참여할 수 있지만 25%는 수정이 필요한 것으로 나타났다. 물리치료사는 강사와 상의하여 아동에게 적합한 활동을 조정할 수 있다. 경추 부상을 방지하기 위해 공중제비와 물구나무서기는 활동은 금지되며 손목과 손 관절염이 있는 어린이는 손바닥으로 체중을 지탱하는 동작을 피해야 한다.[222] 아이들이 학령기에 접어들면서 스포츠는 중요해진다. 안전하고 성공적인 참여는 어린이의 운동 능력과 체력에 따라 달라진다. 경증에서 중등도의 관절염이 있는 어린이는 질병 악화 없이 스포츠에 참여할 수 있지만, 충격이 큰 운동은 피해야 한다.[200] 축구, 하키, 권투 등 충돌 가능성이 높은 스포츠는 참여하지 않는 것이 좋다. 물리치료사는 아동과 가족이 선호하는 스포츠 또는 레크리에이션 활동이 아동의 신체 능력과 운동 능력에 적합한지 여부를 판단하는 데 도움을 줄 수 있다. 해당 활동을 분석하여 아동의 운동 능력 또는 접촉 가능성, 유산소 및 근력 운동 요구량, 가동 범위, 신경 근육 기술을 파악해야 한다. 특정 문제를 해결하기 위해 고안된 운동 프로그램은 아동의 부상 위험을 줄일 수 있다. 아동이 스포츠 팀에서 뛰기로 한 경우, 코치는 아동의 진단과 안전에 대한 고려 사항을 코치에게 알려야 하며, 아동은 연습과 경기 중에 휴식을 취할 수 있어야 한다. 물리치료사는 프리시즌과 시즌 중 컨디셔닝 요법이 없는 경우 이를 개발할 수 있다.

학교 참여(School participation)

Chomistek 등은 JIA 아동이 보고한 학교에서의 자가 보고 한계를 조사한 결과 대상자의 43.1%에서 신체적 한계를 확인했다.[160] 관절염 증상으로 인해 체육 및 스포츠 참여가 제한되거나 일관성이 없을 수 있다. 진료 예약이나 약물 복용을 위한 간호사 방문으로 인해 아동의 학교 수업이 자주 중단되면 아동의 교육에 부정적인 영향을 미칠 수 있다.[161] 그러나 23%의 아동만이 편의 시설을 이용했으며, 교사 및 또래 친구들과의 질병 관련 의사소통도 저조한 것으로 나타났다. 경추 관절염이 있는 어린이는 학교 프로그램을 약간만 개선해도 성공할 수 있는 경우가 많다. 가정에서 사용할 두 번째 책 세트, 필기 도구, 필기를 위한 노트북 컴퓨터, 경추 관절염이 있는 어린이를 위한 이젤형 책상 등이 조정에 포함될 수 있다. 약 복용을 위한 간호사 방문, 교실 전환을 위한 추가 시간, 낮 동안의 휴식 시간 등을 위해 아동의 일정을 수정해야 할 수도 있다. 어린이는 강직을 예방하기 위해 주기적으로 서서 움직이거나 층간 이동을 위한 엘리베이터 사용 등 가족은 아동이 독립적으로 식사를 쉽게 할 수 있도록 점심 용기를 변경해야 할 수도 있다. 학교 체크리스트(부록 A)는 학교 내 문제를 파악하는 데 사용할 수 있다. 일부 학교에서는 자발적으로 프로그램 수정 및 지원을 제공하기도 하지만, 계획을 공식화하기 위해서는 교직원의 공식적인 평가가 필요한 경우가 많다. 제한된 질병을 가진 아동은 504계획(직업재활법 504조)에 따라 서비스를 제공받으며, 여기에는 교실 내 편의시설이 명시되어 있다. 학교 활동에 참여할 수 있는 능력을 현저히 제한하는 중증 질환이 있는 아동은 개별 교육 계획(IEP)의 혜택을 받을 수 있다. 장애인 교육법(IDEA)에 따라 어린이는 학교 치료를 포함한 전문 서비스를 받을 수 있는 자격이 주어질 수 있다. 교육 및 직업 상담은 청소년에게 유익하며 고등 교육이나 직장으로의 전환을 준비하기 위해 빠르면 14세부터 시작할 수 있다.[228] 물리치료사는 학교 직원에게 JIA가 학교 성적에 미칠 수 있는 잠재적 영향에 대한 정보를 제공하고 교육 프로그램에 대한 적응을 제안할 수 있다.

아동 및 가족 교육 및 지원

아이가 아플 때 가족에게 요구가 많아진다. JIA의 성공적인 관리는 아이와 보호자가 의료 및 치료 중재를 따라갈 수 있는 능력에 따라 크게 좌우된다. 자녀의 통증에 대한 부모의 태도는 자녀의 치료 순응도에 큰 영향을 미치는 것으로 밝혀졌다.[229] 치료사는 부모와 아이가 질병의 영향과 약물, 운동 및 기타 치료 절차의 이점을 이해하도록 돕는 데 중요한 역할을 한다. 치료의 효과는 어린이와 보호자의 계획 준수 여부에 따라 크게 달라진다. 연구에 따르면 약물 치료 순응도가 운동 순응도보다 높고 질병 활성도가 낮은 것과 관련이 있는 것으로 나타났다. 중등도에서 높은 수준의 운동 순응도는 신체 기능 개선, 통증 감소, 전반적인 개선에 대한 부모의 인식과 관련이 있다. 부모의 운동 순응도는 어린 자녀일수록 높은 것으로 나타났다.

시간이 부족하고 활동의 이점을 보지 못하면 나이가 많은 어린이와 청소년의 운동 순응도가 낮아진다고 보고되었다.[230–232] 부모와 자녀 모두 질병의 영향과 약물, 운동 및 기타 치료 절차의 이점을 이해하면 자녀의 건강 관리에 대한 적극적인 참여가 향상될 수 있다. 가족을 위한 교육 자료는 문화적으로 적합하고 부모가 선호하는 언어로 제작되어야 한다. 어린이를 위한 자료는 어린이의 인지 및 정서 발달에 적합한 것이어야 한다. 보기 17.10은 관절염 어린이와 가족, 어린이를 돌보는 의료 전문가를 위한 자료를 보여준다. 가정 운동 프로그램(HEP)은 아동상태와 필요에 맞게 개별화되어야 하며, 20-30분 정도 소요되는 간단한 운동 7가지 이내로 제한해야 한다.

관절염이 있는 아이 키우기: 부모용 가이드는 ROM 및 자세 운동에 대한 그림과 지침을 제공한다.[233] 운동은 어린 자녀의 일상 활동에 포함될 수 있다. 나이가 많은 어린이는 개인적인 목표를 전달하고 운동 프로그램 개발에 참여하도록 권장해야 한다. 운동 처방의 주기적인 재검토와 진행 상황은 아이와 부모에게 격려의 피드백을 제공한다.

성인 건강 관리로의 전환

청소년기 후반에 건강 관리에 대한 효과적인 자가 관리가 특히 중요한데, 이는 JIA를 앓는 청소년의 50-60%가 경

보기 17.10 관절염 어린이와 그 가족, 관절염 건강 전문가를 위한 재원

단체

관절염 재단

1330 West Peachtree Street
Atlanta, GA 30309 1-800-238-
7800 www.arthritis.org

청소년 관절염 연합

부모, 자원봉사자, 의료 전문가 및 청소년 관절염(JA)에 걸린 모든 사람으로 구성된 이 가상 커뮤니티는 관절염 재단(AF) 웹사이트를 통해 연결되며, 회원들이 다른 사람들과 연결하고 공유할 수 있는 재원과 기회를 제공한다. 매년 열리는 학회에서는 가족과 의료 전문가들이 모여 교육과 레크리에이션을 진행한다.
http://www.arthritis.org/juvenile-arthritis.php

미국 류마티스 학회/류마티스 건강 전문가 협회

류마티스 건강 전문가 협회(ARHP)는 ACR의 다양한 영역 학문을 종합한 부서로, 류마티스 질환 환자를 돌보는 모든 의료 전문가에게 교육 과 자료를 제공한다. 교육 제품 및 프로그램에는 슬라이드 강의, 온라인 재활 사례 연구, 교육 프로그램 등이 있다. 연례 과학회의는 류마티스 질환을 앓고 있는 어린이 및 성인 환자 치료와 관련된 최신 연구 및 임상 정보를 공유하기 위해 국제 연구자, 임상의, 교육자들이 한자리에 모이는 자리다. 어린이 류마티스 심포지엄(PRSYM)은 3년 마다 개최되며, 어린이 류마티스 임상의와 연구자만을 위한 행사로, 어린이 류마티스 임상의와 연구자들의 니즈에 전적으로 집중한다.
www.rheumatology.org

어린이 관절염 및 류마티스 연구 연합

어린이 류마티스 커뮤니티는 어린이 류마티스 환아의 가족들이 설립했으며 류마티스 전문의와 연구자들로 구성되어 있다. 가족 및 환자와 긴밀히 협력하여 모든 어린이 류마티스를 치료하고 궁극적으로 예방 또는 완치할 수 있는 최선의 방법을 찾기 위해 노력한다. 환아의 가족들이 모여 교육, 인식 제고, 연구를 지원한다.
https://www.curejm.org/

미국 루푸스 재단

교육, 지원, 보호를 통해 루푸스에 걸린 모든 사람의 삶의 질을 개선한다는 사명을 가진 단체이다. https://www.lupus.org/resources/lupus-and-children
어린이 관절염 및 루푸스 재단(PAL 재단)
어린이 류마티스 전문의, 연구자, 가족들이 함께 협력하여 관절염과 루푸스를 앓는 어린이를 위한 연구와 치료를 지원하는 단체다.
https://pal-foundation.org/

만성 재발성 다발성 골수염에 대한 인식 제고

어린이 류마티스 전문의가 정보와 자료를 제공하기 위해 만든 웹사이트이다. http://crmoawareness.org/
만성 재발성 다발성 골수염 재단
CRMO 환자와 그 가족의 건강과 행복을 향상시키기 위한 연구, 재원 이용, 교육을 지원하기 위해 설립된 비영리 단체이다.
https://crmofoundation.org/

캠프

여러 주 AF 지부에서 관절염이나 기타 류마티스 질환을 앓고 있는 어린이를 위한 여름 합숙 캠프를 후원하고 있다. 자세한 내용은 해당 지역 AF 지부에 문의. CureJM은 3세에서 12세 사이의 JM 환아와 형제자매를 위한 캠프인 '키즈 펀 캠프'를 개최했다.
페인트 터틀 캠프는 2004년부터 어린이와 그 가족을 위한 의료 상태에 맞는 주말 캠프를 무료로 개최하고 있다. https://www.thepaintedturtle.org/

보기 17.10 관절염 어린이와 그 가족, 관절염 건강 전문가를 위한 재원 (계속)

캠프 선샤인은 일 년 내내 어린이와 그 가족을 무료로 초대한다. 질병에 대한 세션을 제공하며 의료 및 유족 프로그램을 포함한다. https://www.campsunshine.org/

어린이를 위한 운동 프로그램

올바른 운동 홈 운동 동영상 및 리소스. https://exerciseright.com.au/homeworkouts/

관절염 기초 운동 프로그램(육상 기반)
수중 운동 프로그램-온수 운동 프로그램
운동으로 조절하기-테라-밴드 콤보
태극권(DVD)

어린이가 좋아하는 303가지 운동 및 활동적인 게임(스마트펀 활동 북)
저자: Wechsler K, Sleva M, McLaughlin DS. 알라메다: Hunter House Inc., 출판사, 2013

부모와 자녀를 위한 간행물

관절염이 있는 아이 키우기: 유아기부터 청년기까지
저자: Charlotte Huff. 편집자: Richard Vehe MD. 관절염 재단, 2008

어린이도 관절염에 걸린다 뉴스레터
관절염 재단 정기 간행물

관절염이 있는 자녀-간병을 위한 가족 가이드
저자: Tucker Lori B, DeNardo Bethany A, Stebulis Judith A, Schaller Jane G. Baltimore: 존스 홉킨스 대학 출판부, 1996

단순한 성장통이 아니다
저자: Thomas JA Lehman, MD: 옥스포드 대학 출판부, 2004

어린이 류마티스 관절염에 관한 공식 환자 자료집
인터넷 시대 편집자를 위한 개정 및 업데이트된 디렉토리:
Editors: James N Parker, MD Philip M Parker, PhD ICON
Health Publications, 2002 ICON Group International, Inc.
4370 La Jolla Village Drive, 4th Floor San Diego, CA 02122

근염과 당신: 환자, 가족, 의료진을 위한 어린이 피부근염에 대한 안내서
저자들: Rider LG, Pachman LM, Miller FW, Bollar H. Cure JM Foundation, 2007.

임상의를 위한 간행물
Kutcha G, Davidson I. Occupational and Physical Therapy for Children with Rheumatic Diseases: A Clinical Handbook. New York: Radcliffe Publishing; 2008
http://www.radcliffehealth.com/shop/occupational-and-physical-therapy-children-rheumatic-diseases-clinical-handbook.

미한 질병 활동으로 성인이 되는 것으로 추산되기 때문이다. 더 많은 사람들이 JIA로 인한 통증과 활동 제한을 계속 보고할 수 있다.[234] Hilderson 등은 16세 이상이고, 소아과 치료를 중단했으며, 체계적인 전환 치료 프로그램(PTC)에 참여하지 않은 44명의 JIA 환자를 추적 관찰했다.[235] 지속적인 질환 및 관련 활동 제한이 있는 피험자의 대다수(56.8%)는 여전히 전문 류마티스 치료를 받고 있었고, 13.6%는 일반의의 추적 관찰을 받고 있었으며, 29.6%는 더이상 의학적 추적 관찰을 받지 않고 있었다. 이 후자의 그룹 중 16.7%는 장애를 겪었고 42%는 지속적인 통증을 호소했다. 저자들은 JIA 아동을 추적 관찰하고 소아과에서 성인 의료 서비스로의 체계적인 전환을 통해 다학제 간 치료 프로그램의 필요성을 강조한다.[235] McDonagh 등이 수행한 다기관 연구에서는 청소년의 발달 단계를 반영하도록 설계된 개별화된 PTC의 사용을 지지한다.[236] 이 연구에 따르면 청소년과 부모의 HRQOL, 관절염 관련 지식, 류마티스 치료에 대한 만족도가 크게 개선된 것으로 나타났다. 통계적으로 유의미하지는 않았지만, 12개월 평가에서 독립적인 건강 행동(약물 관리 및 독립적인 의료 상담)도 개선된 것으로 나타났다.[236] 자신의 건강 관리에 대한 목표를 설정하고 결정을 내리는 데 참여하는 나이가 많은 어린이와 청소년은 더 큰 책임감을 느낀다. Stinson과 동료들의 연구에서는 청소년이 자신의 건강 관리를 관리하는 성인의 '놓아주기'와 자신의 질병 관리에 대한 '통제력 획득'을 포함하는 이중 과정을 통해 효과적인 자기 관리 기술을 개발하는 방법을 설명했다.[237] 참가자들이 공통적으로 표현한 소주제에는 "질병에 대한 지식과 인식, 의료진의 말에 귀 기울이고 도전하기, 의사와의 의사소통, 통증 관리, 감정 관리"가 포함되었다.[237] 청소년들은 보편적으로 더 많은 정보 제공의 필요성에 동의했으며, 웹 기반 개입이 이러한 정보에 대한 접근성을 개선할 수 있다고 믿었다. Le-lieveld 등의 연구는 이러한 믿음을 뒷받침한다. 연구진은 일일 운동량이 적은 8-12세의 어린이청소년과 어린이 당뇨병 환자를 대상으로 한 인터넷 기반 프로그램이 안전하고 실행 가능하며 운동량, 지구력, 운동 권장 사항 준수를 개선하는 데 효과적이라는 사실을 발견했다.[238]

>> 요약

이 챕터에서는 포괄적 용어인 JIA에 포함되는 다차원 질환에 대한 정보와 다른 류마티스 질환에 대한 간략한 소개를 제공한다. 물리치료사로서 실습하는 동안 마주칠 수 있는 질환이다. 이러한 자가 염증 및 자가 면역 질환의 정확한 원인은 아직 완전히 밝혀지지 않았지만, 계속해서 큰 발전이 이루어지고 있다. 대부분의 어린이는 조기 진단과 적절한 치료를 통해 염증 과정을 잘 관리할 수 있다. 그러나 일부 중증 및 지속성 질환을 앓는 어린이는 관절 통증과 부종, 운동 범위 제한, 근육 위축 및 쇠약 등 심각한 장애를 경험하기도 한다. 유산소 운동 능력과 운동 내성에 대한 이차적인 장애가 흔히 발생하며 활동 제한 및 참여 제한의 원인이 될 수 있다. 장기 예후는 질병 발병 당시 아동의 연령, 질병 유형 및 경과, 건강 관리의 질과 일관성에 따라 달라진다. 관리의 목표는 아이가 가능한 한 정상적인 생활을 영위하는 것이다. 물리치료사는 다학제 팀에서 아동과 가족이 이 목표를 달성하도록 돕는 중요한 역할을 한다.

사례 연구

사라

사라는 13세 소녀로 8년 동안 RF 음성 폴리JIA를 앓고 있다. 몇 년 동안 가벼운 질환을 앓아온 사라는 여러 관절, 특히 양쪽 무릎과 오른쪽 발목에 부종이 생겼다. 그녀는 30-60분 동안 지속되는 통증과 아침 뻣뻣함, 낮 동안의 목 통증을 호소한다. 부모님, 오빠, 여동생과 함께 살고 있으며 지역 공립학교 8학년에 재학 중이다.

병력

사라는 5살 때 다관절성 관절염 진단을 받았다. 그녀의 부모는 자고 일어났을 때 뻣뻣함과 과민 반응, 팔꿈치와 정강이의 '혹', 보행 패턴의 변화 등 이 질환의 징후가 진단 전 최소 1년 전부터 뚜렷하게 나타났다고 말했다. 어린이 류마티스 전문의를 처음 방문했을 때, 그녀는 대부분의 팔다리 말단 관절과 목에 활동성 질환이 있었다. 류마티스 결절은 양측 자뼈과 정강이뼈의 폄근 표면에서 발견되었다. 그녀는 원래 나프록센으로 치료했지만 6개월 후에도 계속 활동성 질환이 지속되자 주 1회 경구용 MTX를 투여하기 시작했다. 당시에는 전신 질환의 징후가 뚜렷하지 않았다. 그 후 몇 년 동안 사라는 양쪽 무릎, 양쪽 엉덩이, 오른쪽 발목에 통증이 계속 발생했고, 스테로이드 주사로 관리했다. 주사를 맞을 때마다 유효한 통증 완화를 경험하고 다시 정상적인 활동을 할 수 있었다. 11살이 되던 해, 사라의 JIA는 약물 치료로 임상적 완화 상태에 있는 것으로 판정되었다. 하지만 6개월 전 관절 통증, 아침 뻣뻣함, 피로감이 심해지면서 학교 출석과 체육 및 스포츠 참여에 영향을 미치는 등 질환이 재발했다.

현재 불만 사항

사라는 오늘 병원에서 약물 복용과 HEP를 검토하기 위해 진료를 받으러 왔다. 그녀는 MTX를 복용하지만 매주 처방된 나프록센 복용량의 30% 이상을 놓치고 있다. 그녀는 HEP가 도움이 되지 않는다며 약을 제대로 복용하지 못했음을 인정했다. 사라의 어머니에 따르면, 사라가 질병 증상으로 인해 몇 달 동안 일주일에 한 번 이상 학교에 결석하거나 지각한 적이 있다고 한다. 그녀는 JIA로 인해 학교의 체육 또는 스포츠에 필요 한 조건을 충족하지 못한다. 그녀는 학교에서 일주일에 한 번 물리치료와 작업 치료를 받고[504] 플랜에 따라 여러 가지 편의를 제공받는다. 여기에는 학교 양쪽 끝에 있는 사물함, 집에 가져갈 책 세트, 수업 필기를 위한 노트북, 필기 시험을 위한 추가 시간, 체육 시간에 참여할 수 없는 경우 체육 시간에 대한 사유서 등이 포함된다. 사라는 학교의 출석 정책에 얽매이지 않는다.

류마티스 전문의는 사라의 양쪽 손목, 무릎, 오른쪽 발목에 활동성 관절염이 있다는 사실을 확인했다. 목, 손목, 엉덩이, 오른쪽 무릎, 발목에 관절염이 있고 양쪽 발가락에 기형이 있다.

그는 사라의 약물 요법에 주 1회 ETN을 추가하여 주 1회 MTX와 하루 2회 나프록센을 계속 투여했다. 1주일 후 다음 방문 시에는 스테로이드 주사를 맞을 예정이었으며, 물리치료사에게 HEP 평가 및 검토를 의뢰하고 작업 치료사(OT)에게 손목 부목 수정 및 손 기능 개선을 위한 보조기구 제안을 의뢰했다. 사라는 아동 생활 전문가에게 자신의 건강 관리 필요 사항을 관리하는 데 도움을 받을 수 있도록 요구했다.

사라의 목표

사라는 크게 두 가지 관심사를 전달했다. (1)이 병에 걸려서 항상 친구들과 같은 활동을 할 수 없을 것 같고, (2)고등학교의 요구 사항을 체력적으로 따라잡을 수 없을 것 같다. 그녀는 다른 아이들처럼 농구나 축구와 같은 스포츠 팀에서 뛰고 가족과 함께 하이킹과 스키를 타는 것이 목표라고 말했다.

물리치료사 진단

진단을 안내하는 질문

1. 사라의 참여와 전반적인 삶의 질에 부정적인 영향을 미치고 현재 목표를 달성하지 못하게 하는 특정 활동 제한이 있나요?
2. 이러한 문제를 일으키는 특정 장애가 있나요?

Activity and Participation Findings

첫 번째 질문에 답하기 위해 JIA 아동을 대상으로 검증된 몇 가지 표준화된 평가가 사용되었다. QOML 질문에는 전반적인 QOL과 HRQOL을 측정하는 두 개의 100 mm VAS가 포함되어 있으며, 점수가 높을수록 더 나은 QOL을 나타낸다.[73] 사라는 자신의 전반적인 QOL과 HRQOL을 모두 40/100 mm로 평가했다. 5점 척도(매우 좋음에서 매우 나쁨)를 사용하여 사라는 3개월 전 마지막 진료소 방문 시보다 자신의 삶이 "훨씬 나빠졌다"고 평가했으며, 이는 JIA가 QOL에 부정적인 영향을 미치고 있음을 나타낸다. 38개 항목의 평균 점수로 계산되는 DI의 범위는 0–3점이며, 점수가 높을수록 장애가 심함을 나타낸다.[69] 그녀의 DI는 1.50으로 중등도 장애를 나타낸다. 그녀는 지난 한 주 동안 다음 과제에 '할 수 없음'으로 점수를 매겼다: "같은 반 친구들과 팀 스포츠하기", "달리기 경주하기", "지치지 않고 장시간 활동하기". 지난 주 동안의 통증은 VAS에서 60/100 mm로 점수화했다(점수가 높을수록 통증이 심함).

두 번째 질문에 답하기 위해 시스템 검토, 관찰, 보행 분석, BOT2의 두 가지 구성 요소인 신체 협응(균형, 양측 협응) 및 근력, 민첩성(달리기 속도, 민첩성, 근력) 등 여러 가지 측정이 이루어졌다. 제시된 표는 사라의 BOT-2 점수를 보여준다. 종합 점수 프로필(표준 점수의 정상 평균 = 50, SD = 10)

	표준점수	90% CI	다음과 비교 규범적 서술형 종합
신체협응	36	32–40	≥1 SDB평균 이하
힘과 민첩성	37	33–41	≥1 SDB평균 이하

하위 테스트 프로필(척도 점수의 표준 평균 = 15, SD = 5)

Subtest	Scale Score	90% CI	Compared with Normative Values	Descriptive Category
Bilateral coordination	14	12–16	21 SD	Average
Balance	3	0–5	>22 SD	Well below average
Running speed and agility	8	6–10	>21 SD	Below average
Strength	8	5–11	>2 SD	Below average

신체 구조 및 기능 결과

1. 활동성 관절 질환의 징후
   - 양쪽 손목, 무릎, 발목에 삼출액이 있었고 관절 윤곽이 사라졌다. 오른쪽 아킬레스건 주변에도 부종이 있었다.

- 위에서 언급한 관절과 오른쪽 아킬레스 건에서 압통과 가벼운 위축이 나타났다.

2. ROM: PROM시 모든 관절이 정상 범위(WNL) 내에서 보였으나, 다음과 같은 예외가 있었다:
   - 목을 양쪽으로 회전하고 옆으로 구부린다: 50% 제한
   - 오른쪽 어깨 굴곡: -20도(0-160)
   - 팔꿈치 폄: -20도(R), -30도(L)
   - 손목 DF: (R) -25도(0-45도), (L) -25도(0-55도)
   - 오른쪽 손목/손의 안정 위치: 척측 굴곡, MCP 및 PIP 굴곡(수동 동작으로 정렬 보정)
   - 골반이 앞으로 기울어진 자세, 허리가 과도하게 앞굽음된 경우
   - 엉덩관절 폄(수정된 토마스 테스트): (R) 및 (L) -10도
   - 오버 테스트: 짧은 넙다리근막긴장근(R)
   - 무릎 폄, 엎드린 상태에서 측정: -10도(R), -5도(L)
   - 햄스트링 길이 테스트(바로 누운 자세): 45도(R): -45도, -35도(L)
   - 푸르덴셜 피트니스그램 앉았다 일어나기 점수: 8점, 나이와 성별에 맞는 최소 건강 체력 기준(HFS)인 10점보다 낮음[178]
   - 발과 발목
   - (R) 발목 PF: 0도 - 30도; (R) 무릎을 편 상태에서 발목 DF: 0도
   - 후족부 외전: 0도 (R) 및 (L), 내전 WNL
   - 요족 (R) 및 (L)

3. 근력
   - 총 근력(MMT): 하지 = 4/5, 상지 = 3+/5
   - 기능적 발목 PF 근육 지구력: 8번의 양측 뒤꿈치 들기 수행가능
   - 수정된 혈압 커프로 측정한 악력: 60/20 mmHg(R) 및 80/20 mmHg(L). Smythe와 Helewa에 따르면(74), 기준선인 20 mmHg에서 20 mmHg 상승은 약 5파운드(2.27 kg)에 해당한다. 파운드 단위로 측정한 사라의 악력은 10파운드(R)와 15파운드(L)로, 일반적으로 건강한 13세 여성의 악력 범위[39-79파운드(R), 25-76파운드(L)]에 상당히 못 미치는 수치였다.[168]
   - PF 컬-업 테스트(복부 근력 및 지구력)
     점수: 8점, 최소 HFS 18점 미만; PF 수정 풀-업 테스트(상체 근력 및 지구력) 점수: 1점, 최소 HFS 4점 미만.[169]

4. 유산소 운동 능력/운동 부하
   - 6MWD: 550 m, 12-15세 여성의 평균 거리 663 ± 50.8 m (95% CI:651.0-675.0) 미만 보고됨[170]
   - 걷기 후 HR (170 bpm)은 연령 관련 HR (max)의 약 82%로, 운동 훈련의 목표 HR을 제시하고 좋은 노력을 나타낸다.
   - 지난 한 주 동안의 자가 평가 피로도: 100 mm VAS 기준[50]

5. 체성분: 체질량 지수 및 피부 두께 그녀의 나이에 맞는 WNL 측정

6. 걸음걸이 패턴: 동영상을 통한 보행 패턴 분석
   - 보행 속도 감소: 75 cm/초 대비 12.6세, 남성과 여성을 합쳐서 138.8 ± 4.7 cm/sec로 보고되었다.[171]
   - 왼쪽에 비해 오른쪽 스텝 길이가 짧아졌다.
   - 입각기 전체에 걸쳐 체중의 대부분이 발의 측면에 지탱됨.
   - 말기 입각기에서의 밀어내기 부족: 발목 발바닥굽힘 가동범위 감소 및 엉덩관절 폄 감소

평가 및 진단

안내 질문

1. 사라의 현재 활동 및 참여 문제에 영향을 미치는 장애는 무엇인가요?
2. 2차 문제를 예방하거나 최소화하려면 어떤 장애를 해결해야 하나요?
3. 사라는 전반적인 QOL을 지원할 수 있는 어떤 강점과 재원을 가지고 있나요?

참여 제한 사항	활동 제한 사항	장애
- 잦은 결석 및 지각 - 일관성 없는 체육 활동 참여 - 친구 또는 가족과 함께 스포츠에 참여할 수 없음	- 바닥에 앉은 자세와 서 있는 자세 전환의 어려움 - 문제해결의 어려움 - 손 뻗기, 잡기, 조작 활동의 어려움 - 체육 및 스포츠 활동(복합 운동 기술) 수행의 어려움	*근골격계* - 활동성 관절염(관절 부종 및 통증) - 제한된 관절 ROM / ↓ 연조직 신장성 - 근력 약화(악력, 코어 몸통, 하지 근육) *심폐* - 유산소 운동 능력 저하 - 무산소성 체력 저하(속도/파워) *신경근/ 멀티시스템* - 걸음걸이 편차: 느린 보행 속도, 고르지 않은 걸음걸이, 보폭 길이 • 걸을 때 하지 및 발통증 • 자세 제어 불량(좁은 지지대 위에서 안정된 상태, 유추) • 양방향 협응/이동 속도 저하

주어진 표의 처음 두 열에는 CHAQ, JAQQ 및 인터뷰 정보를 바탕으로 사라와 그녀의 부모가 확인한 우선 순위 활동 및 참여 문제, 세 번째 열에는 이러한 문제를 유발하는 것으로 생각되는 장애가 나열되어 있다.

- 활동성 관절염은 통증, 압통, 제한된 AROM 및 PROM을 유발한다.
- 관절 운동이 제한되고 연부 조직이 짧아지면 신체 활동 중 움직임 패턴이 손상되고 피로와 통증이 발생한다.
- 근력 약화, 피로, 힘 부족은 총체적인 운동 부족의 원인이 된다.
- 관절 이동성 및 근육 기능 장애는 비정상적 보행패턴을 유발한다.
- 고유 수용성 감각, 협응 및 속도 장애는 힘든 신체 활동 중 근육 조절 및 자세 안정성을 저하시킬 수 있다.
- 처방된 약을 제대로 복용하지 않고, HEP와 사라의 건강관리 참여가 제한되어 질병 관리 및 기능적 결과가 좋지 않다.

강점 및 리소스

사라는 의료 및 치료 요법을 잘 따르지 않았지만, 이제는 자신의 질병을 극복하고 건강 상태와 기능 능력을 개선하는 데 많은 관심을 보이고 있다. 그녀의 부모님은 매우 지지적이며, 학교는 그녀의 교육 프로그램에 대한 수정요청을 함으로써 그녀의 필요를 기꺼이 수용하는 것으로 보인다.

예후

안내 질문

1. 사라가 건강관리에 적극적인 참여를 향상시킬 수 있는 방법?
2. 약물 및 재활과 관련하여 가장 좋은 POC는 무엇입니까?

질문 1: 류마티스 팀은 불충분한 질병관리와 치료 요법에 대한 잘못된 준수가 사라의 현재 문제에 영향을 미쳤다고 생각했다. 그들은 사라가 자신의 건강 관리에 더 많이 참여하면 치료 순응도가 개선될 것이라고 생각했다. 사라는 가족 및 친구들과 함께 체육과 스포츠에 참여하고 싶다고 말했다. 내년에 고등학교에 진학하게 될 신체적, 학업적 어려움에 적응하는 것도 걱정하고 있다. 아동 생활 전문가는 규칙적인 약물 복용과 운동 요법 준수를 통해 JIA를 더 잘 조절할 수 있다면 어떻게 목표를 달성할 수 있는지 알려주었다.

질문 2: 의료진은 사라의 관절염과 기능 상태가 IA 주사, ETN(엔브렐™) 추가, NSAID 처방 및 매일 운동 요법의 순응도 향상으로 개선될 것으로 믿었다.[31] 사라는 6개월 계약에 동의하면서 자신의 목표, 치료 목표, 이를 달성하기 위한 POC를 기재했다. 3개월 후 중간 재평가가 예정되어 있었다. 계약에는 (1) 전체 약물 요법을 따르는 것이 포함되었다, (2) 홈 ROM 수행 및 강화 운동, 그리고 (3) 물리치료사가 고안한 유산소 운동 프로그램에 참여했다. 매일 밤 잠자는 동안 휴식용 부목을 착용하는 데 동의했다. 사라와 부모님은 다음과 같이 동의했다.

ROM과 근력 향상을 목표로 일주일에 두 번 물리치료사와 작업 치료사(OT)에게 직접 3개월간 치료를 받기로 했으며, 부모님은 클리닉 물리치료사와 OT가 학교 체육 강사와 상의하여 사라가 안전하게 체육에 참여할 수 있도록 활동 수정에 대해 논의할 수 있도록 허락했다.

예상 결과(3개월 후속 방문에서 관찰된 목표에 대한 진전 사항과 함께 6개월 내에 달성할 목표):

- 복약 순응도가 개선되면 질병 관리가 개선되고 관절 통증이 감소하며 신체 기능이 개선되고 삶의 질이 향상된다.[162–164]
  - 목표: 사라의 광고 효율이 75% 이상 향상된다. 부모 중 한 명이 확인한 항목이 포함된 일일 로그를 기반으로 복약 스케줄을 관리한다.
  - 목표: 사라가 자가 보고한 CATCHAQ38 DI. 67에서 0.13 이상의 감소를 바탕으로 필요하고 원하는 활동을 수행하기 위한 향상된 역량을 입증한다.
  - 목표: 사라의 자가 보고 HRQOL 점수가 QOML VAS 점수에서 11 mm 이상 증가하여 개선이 입증된다.[72]
- 사라의 보행 패턴은 관절 주사와 보조 요법을 통해 개선될 것이다.
  - 목표: 사라가 걷는 속도가 빨라지고 관찰 보행 분석 및 발자국 기록을 기반으로 걸음걸이와 보폭의 대칭성을 확인한다.
- 이용 가능한 증거에 따르면 사라는 일주일에 두 번 실시하는 신체 컨디셔닝 요법을 통해 포먼스 관련 체력을 향상시킬 수 있다.[23,172]
  - 목표: 사라의 6MWD는 48 m 이상 증가한다. 6MWT에서 건강한 어린이의 경우 최소 감지 가능한 변화(MDC)가 보고되었다.[96]
  - 목표: 100 mm VAS (수치가 높을수록 피로도가 높다는 의미)를 사용하여 자가 보고를 기반으로 PA를 통해 피로가 감소했음을 입증한다.
- 매일 관절 가동 범위와 유연성 운동을 하면 관절 가동 범위와 연조직의 신축성이 향상되어 뻣뻣함과 통증이 감소한다.
  - 목표: 사라가 향상된 수동관절가동범위 운동을 시연한다. 어깨, 엉덩이, 무릎, 발목의 고니오메트릭 측정을 기반으로 한다.
- 신체 상태가 개선되면 사라는 가족 및 친구들과 함께 신

체 활동에 더 많이 참여할 수 있을 것이다. 사라는 매일 일기를 써서 진행 상황을 기록한다.

- 목표: 모든 체육 활동의 75% 이상에 적극적으로 참여한다. 활동을 수정하거나 수정하지 않고 매주 진행한다.
- 목표: 사라가 매주 가족이나 친구와 함께 최소 한 번 1시간 이상 레크리에이션 PA에 참여한다.

개입 계획

무릎, 오른쪽 손목, 오른쪽 발목에 IA 주사를 맞은 후 사라는 하루 동안 체중을 싣지 않고 있었다. 1주일 동안 모디파이드 PA를 받은 후 모든 일상적인 활동을 재개했다.

조정, 커뮤니케이션 및 문서화

류마티스 팀은 사라 및 부모와 협력하여 치료 계획의 순응도를 높일 수 있는 기술을 결정했다. 간호사는 사라와 부모에게 매주 ETN 주사를 올바르게 투여할 수 있도록 교육을 제공하고 NSAID 복용에 대한 정확한 처방을 따라야 하는 이유를 설명했다. 물리치료사는 서면 및 구두 교육, 시범 및 삽화를 통해 사라의 운동법을 설명했다. 작업치료사는 새라에게 새로운 휴식용 손목/손 부목을 만들어 주고, 사라의 일상생활동작 수행 능력을 향상시키기 위한 보조기구를 제공했다. 아동 생활 전문가는 사라가 약물 복용 일정을 정하고 매일 일기를 작성하여 약물 복용, 부목 사용, HEP, 체육, 레크리에이션 활동을 기록할 수 있도록 도왔다. 일기장의 각 섹션에는 사라의 의견을 적을 수 있는 공간이 포함되어 있었다. 그녀는 자신의 프로그램이나 증상에 대해 궁금한 점이 있으면 팀에 연락하도록 권장되었다. 팀은 사라와 부모의 허락을 받아 물리치료사 및 작업치료사 평가서 사본을 학교에 보내고 체육 강사에게 클리닉 물리치료사와 상의하여 사라의 참여도를 높일 수 있도록 활동을 조정해 달라고 요청했다.

환자 교육

클리닉 물리치료사는 사라 및 부모님과 함께 신체 검사 결과에 대해 논의했다. 그녀는 관절염이 관절과 근육에 미치는 영향, 통증과 뻣뻣함의 잠재적 원인, 운동 내성 저하 및 운동 능력 장애와 같은 이차적인 문제에 대해 논의했다. 그녀는 현재 사라의 기능적 문제는 관절의 이동성 및 연부조직의 신축성 제한, 통증, 유산소 및 근력 저하와 관련이 있을 가능성이 높다고 설명했다. 그녀는 이러한 장애를 줄이기 위한 개입이 이루어질 것이라고 설명했다. 치료 프로그램에는 사라에게 어려운 활동의 연습도 포함될 것이다.

절차적 개입

- 주 2회 30-45분 직접 물리치료 및 HEP 교육

관절 이동성 및 근육 기능 장애에 대한 개입

직접 치료: 모든 활동 중에 복부 근육을 사용하여 몸통과 허리를 제어하는 초기 교육.

1. 어깨 굽힘, 어깨뼈 평면의 벌림, 안쪽, 가쪽 돌림에 대한 AAROM, 어깨뼈 위치, 움직임 및 어깨위팔뼈 리듬에 주의하십시오.
2. 엎드려서 어깨뼈 진행 운동, 벽에 기대어 서서 어깨뼈 운동으로 진행, 사라가 통증이나 보상 운동 없이 운동을 수행할 수 있을 때 가벼운 핸드헬드 웨이트 사용으로 진행.
3. 앞톱니근 앞쪽에 대한 AAROM 및 AROM; 저항에 대한 운동으로의 진행
4. 목 안정성 향상을 위한 등척성 운동 교육
5. 단축된 배반근, 외측 어깨 회전근 및 후낭, 엉덩관절 굽힘근, 뒤넙다리근 및 우측 종아리근의 자가 및 상호억제를 이용한 스트레칭
6. 오른쪽 넙다리근막긴장근 스트레칭
7. 엉덩관절 신근, 심부 외회전근, 외전근을 위한 근력 운동
   - AROM으로 시작하여 각 근육그룹에 대한 올바른 기술을 가르친다.
   - 가벼운 웨이트나 탄력 밴드를 사용하여 단계별 저항 운동으로 진행한다.
   - 하지 근육의 근력, 지구력 및 제어력을 향상시키기 위한 등급별 스쿼트, 런지 및 "스텝" 훈련을 포함한 닫힌 사슬(CKC) 운동.
8. 하지 체중부하, 걸음 수 및 보폭을 개선하는 보행 훈련

운동 능력 장애를 해결하기 위한 개입

1. 관절 가동범위와 근력이 개선되고 통증이 감소하면 고유 수용성 감각, 민첩성 및 협응력을 향상시키는 활동을 한다.
2. 시간 제한 걷기를 사용하여 걷는 속도를 높이기 위한 보행 훈련
3. 신체 활동 및 레크리에이션 스포츠에 안전하게 참여할 수 있도록 활동별 또는 스포츠별 교육을 제공한다.

홈 트레이닝 프로그램

1. 『관절염을 앓고 있는 아이 키우기』의 삽화를 활용한 목, 어깨, 손목, 엉덩이, 무릎, 발목에 집중하는 일일

능동관절기동 운동법

2. 매일 유산소 활동(사라의 선택), 하루 30분 이상, 강도는 연령 기준 HR의 75% 이상까지 점차적으로 늘림

추천/추천

1. 엄지발가락 가쪽 휨 변형에 대응하고 발허리발가락 관절의 통증을 줄이기 위해 정형외과 전문의에게 맞춤형 깔창을 의뢰한다.
2. 스쿨버스나 자동차를 탈 때 반강체 목걸이를 추천하며, 독서 시 목의 부담을 줄이기 위해 책상용 이젤 탑을 추천한다.

재검토

사라는 3개월 추적 류마티스 진료 예약을 위해 클리닉 물리치료사에게 진찰을 받았다. 그녀는 수업 시작 전 학교에서 일주일에 두 번 물리치료를 받고, 학교 시간에는 일주일에 한 번 OT를 받는다고 보고했다. 매주 모든 체육 수업에 참석하고 일부 수정된 활동을 통해 약 50%의 활동에 참여하고 있다. 학교 체육 강사와 물리치료사는 사라의 대근육 운동 능력을 향상시키고 어려운 활동을 조정하여 반 친구들과 함께 어울릴 수 있도록 함께 노력하고 있다.

재검토 결과

활동 및 참여

1. 사라의 CATCHAQ38 DI는 1.50에서 1.30으로 감소하여 임상적으로 중요한 최소 개선치인 0.13 이상을 초과했다.
2. 자가 보고한 HRQOL은 40에서 70으로 개선되었으며, 마지막 클리닉 방문 이후 삶이 다소 나아졌다고 보고했다.

신체 구조 및 기능

1. 활동성 관절 질환의 징후
   - 오른쪽 무릎에 가벼운 부종, 수동적 움직임에 압통이나 통증 없음
2. 가동범위, 유연성 및 관절 정렬
   - 목뼈 AROM에는 변화가 없으나 c/o PROM에는 변화가 없다.
   - (R) 어깨 PROM: 0-170도, 끝 범위에서 스트레스 통증이 있는 경우
   - 손목 DF: 0-60도(R), 0-60도(L)
   - 수동 엉덩관절 폄 제한: 5도
   - 무릎 폄(엎드린 상태에서 검사): -5 (R); WNL (L)
   - (R) 발목 PROM: PF = 0-40도, 무릎이 구부러진 DF = 0-5도
   - 수동 발꿈치 가쪽번짐이 증가했다: 0-5도
3. 서 있는 자세
   - 사라는 요청에 따라 복부 근육을 사용하여 이를 교정할 수 있었지만, 골반 앞기울임과 허리 앞굽음증이 증가한 상태로 계속 서 있었다.
   - 맨발로 서 있을 때는 체중의 대부분을 발의 측면 테두리에 실었지만, 맞춤형 신발 안 보조기와 운동화를 신었을 때는 발바닥 표면에 체중이 더 고르게 분산되었다.
4. 근력 및 유연성
   - 그립 강도: 100/20 mmHg (20 lb)(R), 140/20 mmHg (30 lb)(L)
   - 사라의 학교 체력 테스트 점수가 향상되었다.
   - 컬업 테스트: 8개에서 12개로 증가(HFS = 18)
   - Modified pull-up test: increased from 1 to 5 (HFS ≥ 4)
   - Sit-and-reach test: increased from 8″ to 9″ (HFS = 10″)
5. 6MWD는 550 m에서 610 m로 증가하여 MDC 48 m를 초과했다.
6. 보행 속도가 초당 75 cm에서 110 cm로 증가했다. 보행 패턴은 발뒤꿈치 접촉이 개선되었고, 중간 단계에서 발바닥 표면에 체중이 더 고르게 분포 되었으며, 앞발과 엉덩관절 폄 자세의 내측 발떼기가 개선되었으며, 걸음 길이가 증가했다.

결과

1. 사라의 약물 및 활동 일지에 대한 리뷰는 다음과 같다.
   사라의 부모님뿐만 아니라 활동성 관절염의 징후 감소와 대부분의 관절에서 ROM이 개선되어 약물 요법과 HEP에 대한 순응도가 향상되었다.
2. 자가 보고된 최악의 통증이 60 mm에서 40 mm로, 피로가 50 mm에서 20 mm로 개선된 것은 VAS에서 지난 한 주 동안 개선된 질병 관리를 반영한다.
3. PF 점수, 보행 속도 및 6 MWD의 개선은 운동 프로그램에 대한 순응도가 향상됨에 따라 체력이 향상되었음을 시사한다.
4. 임상적으로 의미 있는 신체 기능의 개선과 삶의 질(QOL)은 그녀의 향상된 건강 상태와 상태 관리 능력을 뒷받침한다.

계획

사라의 향상된 신체 상태를 바탕으로, 클리닉 치료사는 유산소 운동 능력, 근력 및 총 운동 능력을 향상시키는 데 중점을 두고 학교에서 직접 물리치료를 계속할 것을 권장했다. 그녀는 또한 학교 물리치료사와 체육 강사가 사라와 함께 농구를 위한 구체적인 훈련을 통해 학교에서 교내 리그에 참여할 수 있도록 할 것을 제안했다. 재평가는 3개월 후에 그녀의 다음 진료 예약으로 예정되었다.

참고문헌

1. Petty RE, Southwood TR, Manners P, et al. International League of Associations for Rheumatology classification of juvenile id- iopathic arthritis: second revision, Edmonton 2001. J Rheumatol. 2004;31:390–392.
2. Martini A, Ravelli A, Avcin T, et al. Toward new classification criteria for juvenile idiopathic arthritis: first steps Pediatric Rheumatology International Trials Organization international consensus. J Rheuma- tol. 2019;46:190–197.
3. Thierry S, Fautrel B, Lemelle I, Guillemin F. Prevalence and inci- dence of juvenile idiopathic arthritis: a systemic review. Joint Bone Spine. 2014;81:112–117.
4. Ringold S, Angeles-Han ST, Beukelman T, et al. 2019 American Col- lege of Rheumatology/Arthritis Foundation guideline for the treat- ment of juvenile idiopathic arthritis: therapeutic approaches for non-systemic polyarthritis, sacroiliitis, and enthesitis. Arthritis Care Res. 2019;71:717–734.
5. Hersh AO, Prahalad S. Immunogenetics of juvenile idiopathic ar- thritis: a comprehensive review. J Autoimmun. 2015;64:113–124.
6. Fernando MM, Stevens CR, Walsh EC, et al. Defining the role of the MHC in autoimmunity: a review and pooled analysis. PLoS Genet. 2008;4:e1000024.
7. Hinks A, Marion MC, Cobb J, et al. The genetic profile of rheu- matoid factor-positive polyarticular juvenile idiopathic arthri- tis resembles that of adult rheumatoid arthritis. Arthritis Rheum. 2018;70:957–962.
8. Ramsey LB, Moncrieffe H, Smith CN, et al. Association of SL- CO1B1*14 allele with poor response to methotrexate in juvenile id- iopathic arthritis patients. ACR Open Rheumatol. 2019;1:58–62.
9. Prahalad S, Zeft AS, Pimentel R, et al. Quantification of the fa- milial contribution to juvenile idiopathic arthritis. Arthritis Rheum. 2010;62:2525–2529.
10. Clemens LE, Albert E, Ansell BM. Sibling pairs affected by chronic arthritis of childhood: evidence for a genetic predisposition. J Rheu- matol. 1985;12:108–113.
11. Zeft A, Shear ES, Thompson SD, et al. Familial autoimmunity: ma- ternal parent-of-origin effect in juvenile idiopathic arthritis. Clin Rheumatol. 2008;27:241–244.
12. Majumder S, Aggarwal A. Juvenile idiopathic arthritis and the gut microbiome: where are we now? Best Pract Res Clin Rheumatol. 2019;33:101496.
13. Lin YT, Wang CT, Gershwin ME, Chiang BL. The pathogenesis of oligoarticular/polyarticular vs systemic juvenile idiopathic arthritis. Autoimmun Rev. 2011;10:482–489.
14. Nigrovic PA. Autoinflammation and autoimmunity in systemic juvenile idiopathic arthritis. Proc Natl Acad Sci USA. 2015;112:15785–15786.
15. Seidman AJ, Limaiem F. Synovial fluid analysis. [Updated January 22, 2019]. In: StatPearls [Internet]. Treasure Island, FL: StatPearls Publishing; January 2020. https://www.ncbi.nlm.nih.gov/books/NBK537114/
16. Burnham JM, Shults J, Dubner SE, et al. Bone density, structure, and strength in juvenile idiopathic arthritis: importance of disease sever- ity and muscle deficits. Arthritis Rheum. 2008;58:2518–2527.
17. Simon S, Whiffen J, Shapiro F. Leg-length discrepancies in monoar- ticular and pauciarticular juvenile rheumatoid arthritis. J Bone Joint Surg Am. 1981;63:209–215.
18. Stoll ML, Kau CH, Waite PD, et al. Temporomandibular joint ar- thritis in juvenile idiopathic arthritis, now what? Pediatr Rheumatol Online J. 2018;16:32.
19. Lindehammar H, Backman E. Muscle function in juvenile chronic arthritis. J Rheumatol. 1995;22:1159–1165.
20. Rice DA, McNair PJ. Quadriceps arthrogenic muscle inhibition: neural mechanisms and treatment perspectives. Semin Arthritis Rheum. 2010;40:250–266.
21. Lindehammar H, Sandstedt P. Measurement of quadriceps muscle strength and bulk in juvenile chronic arthritis: a prospective, longi- tudinal, 2 year survey. J Rheumatol. 1998;25:2240–2248.
22. Lindehammar H, Lindvall B. Muscular involvement in juvenile idio- pathic arthritis. Rheumatology. 2004;43:1546–1554.
23. Saarinen J, Lehtonen K, Malkia E, Lahdenne P. Lower extremity isometric strength in children with juvenile idiopathic arthritis. Clin Exp Rheumatol. 2008;26:947–953.
24. Bourdier P, Birat A, Rochette E, et al. Muscle function and archi- tecture in children with juvenile idiopathic arthritis. Acta Paediatr. 2021;110(1):280–287
25. Singer NG, Ravelli A. Evaluation of musculoskeletal complaints in children: clinical evaluation. In: Hochberg MC,

Smolen JS, Weisman MH, et al, eds. Rheumatology. 6th ed. Elsevier Ltd; 2015:815–819.

26. Herman MJ, Martinek M. The limping child. Pediatr Rev. 2015;36:184–195.

27. Swart JF, de Roock S, Prakken BJ. Understanding inflammation in juve- nile idiopathic arthritis: how immune biomarkers guide clinical strate- gies in the systemic onset subtype. Eur J Immunol. 2016;46:2068–2077.

28. Mahmud SA, Binstadt BA. Autoantibodies in the pathogenesis, diag- nosis, and prognosis of juvenile idiopathic arthritis. Front Immunol. 2019;9:3168.

29. Hemke R, Tzaribachev N, Barendregt AM, et al. Imaging of the knee in juvenile idiopathic arthritis. Pediatr Radiol. 2018;48:818–827.

30. Lanni S, Martini A, Malattia C. Heading toward a modern imag- ing approach in juvenile idiopathic arthritis. Curr Rheumatol Rep. 2014;16:416–425.

31. Shire NJ, Bardzinski BJ. Picture perfect: imaging techniques in juve- nile idiopathic arthritis. Imaging Med. 2011;3:635–651.

32. Breton S, Jousse-Joulin S, Finel E, et al. Imaging approaches for eval- uating peripheral joint abnormalities in juvenile idiopathic arthritis. Semin Arthritis Rheum. 2012;41:698–711.

33. Sudol-Szopinska I, Gietka P, Znajdek M, et al. Imaging of juvenile spondyloarthritis, part I: classifications and radiographs. J Ultrason. 2017;17:167–175.

34. Janow GL, Panghaal V, Frinh A, et al. Detection of active disease in juvenile idiopathic arthritis: sensitivity and specificity of the physical exam vs ultrasound. J Rheumatol. 2011;38:2671–2674.

35. Spannow AH, Pfeiffer-Jensen M, Andersen NT, et al. Ultrasonic mea- surements of joint cartilage thickness in healthy children: age- and sex-related standard reference values. J Rheumatol. 2010;37:2595–2601.

36. Consolaro A, Giancane G, Schiappapietra B, et al. Clinical outcome measures in juvenile idiopathic arthritis. Pediatr Rheumatol Online J. 2016;18:23.

37. Consolaro A, Ruperto N, Bazso A, et al. Development and valida- tion of a composite disease activity score for juvenile idiopathic ar- thritis. Arthritis Rheum. 2009;61:658–666.

38. Nordal EB, Zak M, Aalto K, et al. Validity and predictive ability of the juvenile arthritis disease activity score based on CRP ver- sus ESR in a Nordic population-based setting. Ann Rheum Dis. 2012;71:1122–1127.

39. Mcerlane F, Beresford MW, Baildam EM, et al. Validity of a three-vari- able juvenile arthritis disease activity score in children with new-onset juvenile idiopathic arthritis. Ann Rheum Dis. 2013;72:1983–1988.

40. Giannini EH, Ruperto N, Ravelli A, et al. Preliminary definition of improvement in juvenile arthritis. Arthritis Rheum. 1997;40:1202–1209.

41. Brunner HI, Lovell DJ, Finck BK, Giannini EH. Preliminary defini- tion of disease flare in juvenile rheumatoid arthritis. J Rheumatol. 2002;29:1058–1064.

42. Weiss PF, Colbert RA, Xio R, et al. Development and retrospec- tive validation of the juvenile spondyloarthritis disease activity (JSpADA) index. Arthritis Care Res. 2014;66:1775–1782.

43. Wallace CA, Ruperto N, Giannini EH. Preliminary criteria for clini- cal remission for select categories of juvenile idiopathic arthritis. J Rheumatol. 2004;31:2290–2294.

44. Wallace CA, Giannini EH, Huang B, et al. American College of Rheumatology provisional criteria for defining clinical inactive dis- ease in select categories of juvenile idiopathic arthritis. Arthritis Care Res. 2011;63:929–936.

45. Consolaro A, Ruperto N, Pistorio A, et al. Development and ini- tial validation of composite parent- and child-centered disease as- sessment indices for juvenile idiopathic arthritis. Arthritis Care Res. 2011;63:1262–1270.

46. Viola S, Felici E, Magni-Manzoni S, et al. Development and valida- tion of a clinical index for assessment of long-term damage in juve- nile idiopathic arthritis. Arthritis Rheum. 2005;52:2092–2102.

47. Singh YP, Aggarwal A. A modified juvenile arthritis damage in- dex to improve articular damage assessment in juvenile idiopathic arthritis-enthesitis-related arthritis (JIA-ERA). Clin Rheumatol. 2012;31:767–774.

48. Sherry DD, Stein LD, Reed AM, et al. Prevention of leg length dis- crepancy in young children with pauciarticular juvenile rheuma- toid arthritis by treatment with intraarticular steroids. Arthritis Rh eum.1999;42:2330–2334.

49. Zulian F, Martini G, Gobber D, et al. Comparison of intra-articular triamcinolone hexacetonide and triamcinolone acetonide in oligoar- ticular juvenile idiopathic arthritis. Rheumatology. 2003;42:1254–1259.

50. Gotte AC. Intra-articular corticosteroids in the treatment of juvenile idiopathic arthritis: safety, efficacy, and features affecting outcome.

51. Beukelman T, Patkar NM, Saag KG, et al. 2011 American College of Rheumatology recommendations for the treatment of juvenile idiopathic arthritis: initiation and safety monitoring of therapeutic agents for the treatment of arthritis and systemic features. Arthritis Care Res. 2011;63:465–482.

52. Stoll ML, Cron RQ. Treatment of juvenile idiopathic arthritis: a rev- olution in care. Pediatr Rheumatol Online. 2014;12:13.

53. Tukova J, Chladek J, Nemcova D, et al. Methotrexate bioavailability after oral and subcutaneous administration in children with juvenile idiopathic arthritis. Clin Exp Rheumatol. 2009;27:1047–1053.

54. Alsufyani K, Ortiz-Alvarez O, Cabral DA, et al. The role of subcu- taneous administration of methotrexate in children with juvenile idiopathic arthritis who had failed oral methotrexate. J. Rheumatol. 2004;31:179–182.

55. Beresford MW. New insights into classification, measures of out- come, and pharmacotherapy. Pediatr Drugs. 2011;13:161–173.

56. Lovell DJ, Giannini EH, Reiff A, et al. Etanercept in children with polyarticular juvenile rheumatoid arthritis. Pediatric Rheumatology Collaborative Study Group. N Engl J Med. 2000;342:763–769.

57. Horneff G, De Bock F, Foeldvari I, et al. Safety and efficacy of com- bination of etanercept and methotrexate compared to treatment with etanercept only in patients with juvenile idiopathic arthritis (JIA): preliminary data from the German JIA registry. Ann Rheum Dis. 2009;68:519–525.

58. Emery P, Breedveld FC, Hall S, et al. Comparison of methotrexate monotherapy with a combination of methotrexate and etanercept in active, early, moderate to severe rheumatoid arthritis (COMET): a randomized, double-blind, parallel treatment trial. Lancet. 2008;372:375–382.

59. FDA approved drugs. Accessed September 1, 2020. https://www .accessdata.fda.gov/scripts/cder/daf/index.cfm?event=reports Search.process&rptName=1&reportSelect Month=9&reportSelect Year=2020&nav

60. Lovell DJ, Ruperto N, Goodman S, et al. Adalimumab with or with- out methotrexate in juvenile rheumatoid arthritis. N Engl J Med. 2008;359:810–820.

61. Gerloni V, Pontikaki I, Gattinara M, et al. Efficacy of repeated in- travenous infusions of an anti-tumor necrosis factor α monoclonal antibody, infliximab, in persistently active, refractory juvenile idio- pathic arthritis. Arthritis Rheum. 2005;52:548–553.

62. Ruperto N, Lovell DJ, Quartier P, et al. Abatacept in children with juvenile idiopathic arthritis: a randomized, double-blind, placebo-controlled withdrawal trial. Lancet. 2008;372:383–391.

63. Brunner HE, Ruperto N, Zuber Z, et al. Efficacy and safety of tocili- zumab in patients with polyarticular-course juvenile idiopathic ar- thritis: results from a phase 3, randomized, double-blind withdrawal trial. Ann Rheum Dis. 2015;74:1110–1117.

64. De Benedetti F, Brunner H, Ruperto N, et al. Catch-up growth during tocilizumab therapy for systemic juvenile idiopathic ar- thritis: results from a phase III trial. Arthritis Rheumatol. 2015;67: 840–848.

65. Toplak N, Blazina S, Avcin T. The role of IL-1 inhibition in systemic juvenile idiopathic arthritis: current status and future perspectives. Drug Des Devel Ther. 2018;12:1633–1643.

66. Behrens EM, Beukelman T, Gallo L, et al. Evaluation of the presen- tation of systemic onset juvenile rheumatoid arthritis: data from the Pennsylvania systemic onset juvenile arthritis registry (PASOJAR). J Rheumatol. 2008;35:343–348.

67. Janow G, Schanberg LE, Setoguchi S, et al. The systemic juvenile idiopathic arthritis cohort of the childhood arthritis and rheumatology research alliance registry: 2010-2013. J Rheumatol. 2016;43:1755–1762.

68. Shimzu M, Nakagishi Y, Inoue N, et al. Interleukin-18 for predicting the development of macrophage activation syndrome in systemic juvenile idiopathic arthritis. Clin Immunol. 2015;160:277–281.

69. Ravelli A, Grom AA, Behrens EM, et al. Macrophage activation syndrome as part of systemic juvenile idiopathic arthritis: diag- nosis, genetics, pathophysiology and treatment. Genes Immun. 2012;13:289–298.

70. Bennett TD, Fluchel M, Hersh AO, et al. Macrophage activation syndrome in children with systemic lupus erythematosus and children with juvenile idiopathic arthritis. Arthritis Rheum. 2012;64:4135–4142.

71. Singh-Grewal D, Schneider R, Bayer N, et al. Predictors of disease course and remission in systemic juvenile idiopathic arthritis. Arthri- tis Rheum. 2006;54:1595–1601.

72. Packham JC, Hall MA. Long-term follow-up of 246 adults with juvenile idiopathic arthritis: functional outcome. Rheumatology. 2002;41:1428–1435.

73. DeWitt EM, Kimura Y, Beukelman T, et al. Consensus treatment plans for new-onset systemic juvenile idiopathic arthritis. Arthritis Care Res. 2012;64:1001–1010.

74. Horneff G, Schulz AC, Klotsch J, et al. Experience with etanercept, tocilizumab and interleukin-1 inhibitors in systemic onset juvenile idiopathic arthritis patients from the BIKER registry. Arthritis Res Ther. 2017;19:256.

75. Nigrovic PA, Mannion M, Prince FH, et al. Anakinra as first-line disease-modifying therapy in systemic juvenile idiopathic arthritis. Arthritis Rheum. 2011;63:545–555.

76. Nigrovic PA. Is there a window of opportunity for treatment of systemic juvenile idiopathic arthritis? Arthritis Rheum. 2014;66:1405–1413.

77. Ringold S, Weiss PF, Beukelman T, et al. 2013 Update of the 2011 American College of Rheumatology recommendations

for the treat- ment of juvenile idiopathic arthritis. Arthritis Rheum. 2013;65:2499-2512.

78. Guzman J, Orn K, Tucker LB, et al. The outcomes of juvenile id- iopathic arthritis in children managed with contemporary treat- ments: results from the ReACCh-Out cohort. Ann Rheum Dis. 2015;74:1854-1860.
79. Ombrello MJ, Remmers EF, Tachmazidou I, et al. HLA-DRB1*11 and variants of the MHC class II locus are strong risk factors for systemic juvenile idiopathic arthritis. Proc Natl Acad Sci USA. 2015;112:15970-15975.
80. Al-Matar MJ, Petty RE, Tucker LB. The early pattern of joint in- volvement predicts disease progression in children with oli-goarticu- lar (pauciarticular) juvenile rheumatoid arthritis. Arthritis Rheum. 2002;46:2708-2715.
81. Ravelli A, Martini A. Juvenile idiopathic arthritis. Lancet. 2007; 369:767-778.
82. Angeles-Han ST, Ringold S, Beukelman T, et al. 2019 American College of Rheumatology/Arthritis Foundation guideline for the screening, monitoring, and treatment of juvenile idiopathic arthritis-associated uveitis. Arthritis Care Res. 2019;71:703-716.
83. Ravelli A, Varnier GC, Oliveira S, et al. Antinuclear antibody-positive patients should be grouped as a separate category in the classifica- tion of juvenile idiopathic arthritis. Arthritis Rheum. 2011;63:267-275.
84. Nigrovic PA, Raychaudhuri S, Thompson SD. Genetics and the classification of arthritis in adults and children. Arthritis Rheumatol. 2018;70:7-17.
85. Ringold S, Weiss PF, Colbert RA, et al. Childhood arthritis and rheumatology research alliance consensus treatment plans for new-onset polyarticular juvenile idiopathic arthritis. Arthritis Care Res. 2014;66:1063-1072.
86. Selvang AM, Lien G, Sorskaar D, et al. Early disease course and predictors of disability in juvenile rheumatoid arthritis and juve- nile spondyloarthropathy: a 3-year prospective study. J Rheumatol. 2005;32:1122-1130.
87. Weiss PF. Evaluation and treatment of enthesitis-related arthritis. Curr Med Lit Rheumatol. 2013;32:33-41.
88. Shih YJ, Yang YH, Lin CY, et al. Enthesitis-related arthritis is the most common category of juvenile arthritis in Taiwan and presents persistent active disease. Pediatr Rheumatol Online J. 2019;17:58.
89. Weiss PF, Klink AJ, Behrens EM. Enthesitis in an inception cohort of enthesitis-related arthritis. Arthritis Care Res. 2011;63:1307-1312.
90. Mistry RR, Patro P, Agarwal V, et al. Enthesitis-related arthritis: cur- rent perspectives. Open Access Rheumatol. 2019;11:19-31.
91. Stoll ML, Weiss PF, Weiss JE, et al. Age and fecal microbial strain-specific differences in patients with spondyloarthritis. Arthritis Res Ther. 2018;20:14.
92. Stoll ML, Nigrovic PA. Subpopulations within juvenile psoriatic ar- thritis: a review. Clin Dev Immunol. 2006;13:377-380.
93. Aviel YB, Tyrrell P, Schneider R. Juvenile Psoriatic Arthritis (JPsA): juvenile arthritis with psoriasis? Pediatr Rheumatol Online J. 2013;11:11.
94. Zisman D, Gladman DD, Stoll ML, et al. The juvenile psoriatic ar- thritis cohort in the CARRA registry: clinical characteristics, classifi- cation, and outcomes. J Rheumatol. 2017;44:342-351.
95. Huemer C, Malleson PN, Cabral DA, et al. Patterns of joint involve- ment at onset differentiate oligoarticular juvenile psoriatic arthri- tis from pauciarticular juvenile rheumatoid arthritis. J Rheumatol. 2002;29:1531-1535.
96. Mathiesen P, Orngreen M, Vissing J, et al. Aerobic fitness after JDM-a long-term follow-up study. Rheumatol. 2013;52:287-295.
97. Munters LA, Loell I, Ossipova E, et al. Endurance exercise improves molecular pathways of aerobic metabolism in patients with myosi- tis. Arthritis Rheum. 2016;68:1738-1750.
98. Feldman BM, Rider LG, Reed AM, et al. Juvenile dermatomyositis and other idiopathic inflammatory myopathies of childhood. Lan- cet. 2008;371:2201-2212.
99. Philippi K, Hoeltzel M, Byun Robinson A, et al. Race, income and disease outcomes in juvenile dermatomyositis. J Pediatr. 2017;184:38-44.
100. Varnier GC, Pilkington CA, Wedderburn LR. Juvenile dermatomyo- sitis: novel treatment approaches and outcomes. Curr Opin Rheuma- tol. 2018;30:650-654.
101. Rider LG, Koziol D, Giannini EH, et al. Validation of manual mus- cle test and a subset of eight muscles (MMT8) for adult and juve- nile idiopathic inflammatories and myopathies. Arthritis Care Res. 2010;62:465-472.
102. Rennebohm RM, Jones K, Huber AM, et al. Normal scores for nine maneuvers of childhood myositis assessment scale. Arthritis Rheum. 2004;51:365-370.
103. Munters LA, Dastmalchi M, Andren V, et al. Improvement in health and possible reduction in disease activity using endurance exercise in patients with established polymyositis and dermatomyositis: a multicenter randomized controlled trial with a 1-year open exten- sion follow-up. Arthritis Care Res. 2013;65:1959-1968.
104. Alexanderson H. Physical exercise as a treatment for adult and juve- nile myositis. J Intern Med. 2016;280:75-96.

105. Alexanderson H, Munters LA, Dastmalchi M, et al. Resistive home exercise in patients with recent-onset polymyositis and dermatomyositis—a randomized controlled single-blinded study with a 2-year follow up. J Rheumatol. 2014;41:1124–1132.
106. Omori CH, Silva CA, Sallum AM, Rodrigues Pereira RM, et al. Ex- ercise training in juvenile dermatomyositis. Arthritis Care Res (Hobo- ken). 2012;64(8):1186-94. doi: 10.1002/acr.21684. PMID: 22505288.
107. Zhao Y, Ferguson PJ. Chronic nonbacterial osteomyelitis and chronic recurrent multifocal osteomyelitis in children. Pediatr Clin North Am. 2018;65:783–800.
108. Roderick MR, Shah R, Roger V, et al. Chronic recurrent multifocal osteomyelitis (CRMO) advancing the diagnosis. Pediatr Rheumatol Online J. 2016;14:47.
109. Zhao Y, Wu EY, Oliver MS, et al. Consensus treatment plans for chronic nonbacterial osteomyelitis refractory to nonsteroidal anti-inflammatory drugs and/or with active spinal lesions. Arthritis Care Res. 2018;70:1228–1237.
110. Julia N, Katharina R, Hermann G, et al. Physical activity and health-related quality of life in chronic non-bacterial osteomyelitis. Pediatr Rheumatol Online J. 2019;17:45.
111. Levy DM, Kamphuis S. Systemic lupus erythematosus in children and adolescents. Pediatr Clin North Am. 2012;59:345–364.
112. Mayo Clinic: Lupus. February 5, 2021. https://www.mayoclinic.org/ diseases-conditions/lupus/symptoms-causes/syc-20365789
113. Lambers WM, Westra J, Jonkman MR, et al. Incomplete systemic lupus erythematosus: what remains after application of American College of Rheumatology and systemic lupus international collaborating clinics criteria? Arthritis Care Res. 2020;72:607–614.
114. Smith EM, Lythgoe H, Midgley A, et al. Juvenile-onset systemic lu- pus erythematosus: update on clinical presentation, pathophysiol- ogy and treatment options. Clin Immunol. 2019;209:108274.
115. Margiotta DPE, Basta F, Dolcini G, et al. Physical activity and seden- tary behavior in patients with Systemic Lupus Erythematosus. PLoS ONE. 2018;3:1–16.
116. Sule S, Fontaine K. Abnormal body composition, cardiovascular endurance, and muscle strength in pediatric SLE. Pediatr Rheumatol Online J. 2016;14:50.
117. Pinto AJ, Miyake CNH, Benatti FB, et al. Reduced aerobic capac- ity and quality of life in physically inactive patients with systemic lupus erythematosus with mild or inactive disease. Arthritis Care Res. 2016;68:1780–1786.
118. O'Dwyer T, Durcan L, Wilson F. Exercise and physical activity in sys- temic lupus erythematosus: a systematic review with meta-analysis. Semin Arthritis Rheum. 2017;47:204–215.
119. Pena-Romero A, Garcia-Romero MT. Diagnosis and management of linear scleroderma in children. Curr Opin Pediatr. 2019;31: 483–490.
120. Florez-Pollack S, Kunzler E, Jacobe HT. Morphea: current concepts. Clin Dermatol. 2018;36:475–486.
121. Li, S. Scleroderma in children and adolescents: localized sclero- derma and systemic sclerosis. Pediatr Clin N Am. 2018;65:757–781.
122. Christen-Zaech S, Hakim MD, Afsar S, et al. Pediatric morphea (lo- calized scleroderma): review of 136 patients. J Am Acad Dermatol. 2008;59:385–96.
123. Van der Net J, van der Torre P, Engelbert R, et al. Motor perfor- mance and functional ability in preschool- and school-aged children with Juvenile Idiopathic Arthritis: a cross-sectional study. Pediatr Rheumatol Online J. 2008;6:2.
124. 124. Ruperto N, Ravelli A, Pistorio A, et al. Cross-cultural adaption and psychometric evaluation of the Childhood Health Assessment Questionnaire (CHAQ) and the Child Health Questionnaire (CHQ) in 32 countries. Review of the general methodology. Clin Exp Rheu- matol. 2001;19:S1–9.
125. Singh G, Athreya B, Fries J, et al. Measurement of health status in juvenile rheumatoid arthritis. Arthritis Rheum. 1994;37:1761–1769.
126. Norgaard M, Thastum M, Herlin T. The relevance of using the Childhood Health Assessment Questionnaire (CHAQ) in revised versions for the assessment of juvenile idiopathic arthritis. Scand J Rheumatol. 2013;42:457–464.
127. Sontichai W, Vilaiyuk S. The correlation between the Childhood Health Assessment Questionnaire and disease activity in juvenile idiopathic arthritis. Musculoskeletal Care. 2018;16:339–344.
128. Dempster H, Porpera M, Young N, et al. The clinical meaning of functional outcome scores in children with juvenile arthritis. Arthri- tis Rheum. 2001;44:1768–1774.
129. Brandon TG, Becker BD, Bevans KB, et al. Patient Reported Out- comes Measurement Information System (PROMIS) tools for col- lecting patient-reported outcomes in children with juvenile arthritis. Arthritis Care Res. 2017;69:393–402.
130. Morgan E, Mara CA, Huang B. Establishing clinical meaning and defining important differences for Patient Reported Outcomes Mea- surement Information System (PROMIS) measures in juvenile id- iopathic arthritis using standard setting with patients, parents, and providers. Qual Life Res. 2017;26:565–586.

131. Klepper SE. Measures of pediatric function. Arthritis Care Res. 2011;63:S371–S382.
132. Lovell DJ, Howe S, Shear E. Development of a disability measure- ment tool for juvenile rheumatoid arthritis: the Juvenile Arthritis Functional Assessment Scale. Arthritis Rheum. 1989;32:1390–1395.
133. Degotardi P. Pediatric measure of quality of life. Arthritis Rheum.
134. Varni J, Seid M, Smith Knight T, et al. The PedsQL in pediatric rheu- matology: reliability, validity, and responsiveness of the pediatric quality of life inventory generic core scales and rheumatology mod- ule. Arthritis Rheum. 2002;46:714–725.
135. Gong GUK, Young NI, Dempster H, et al. The quality of my life questionnaire: minimal clinically important difference for pediatric patients. J Rheumatol. 2007;34:581–587.
136. Davies PL, Pepper LS, Young M, et al. Validity and reliability of the school function assessment in elementary school students with dis- abilities. Phys Occup Ther Pediatr. 2004;24:23–43.
137. Smythe H, Helewa A. Assessment of joint disease. In Walker J, Helewa A, eds. Physical Therapy in Arthritis. W.B. Saunders; 1996.
138. Baschung Pfister P, de Bruin ED, Sterkele I, et al. Manual muscle testing and hand-held dynamometry in people with inflammatory myopathy: an intra-and interrater reliability and validity study. PLoS ONE. 2018;13:3.
139. Cuthbert S, Goodheart G Jr. On the reliability and validity of manual muscle testing: a literature review. Chiropr Osteopat. 2007;15:4.
140. Kwon HJ, Kim YL, Lee HS, et al. A study on the physical fitness of children with juvenile rheumatoid arthritis. J Phys Ther Sci. 2017;29:378–383.
141. Takken T, Hemel A, van der Net JJ, et al. Aerobic fitness in children with juvenile idiopathic arthritis. J Rheumatol. 2002;29:2643–2647.
142. Brostrom E, Norlund MM, Cresswell AG. Plantar-and dorsiflexor strength in prepubertal girls with juvenile idiopathic arthritis. Arch Phys Med Rehabil. 2004;85:1224–1230.
143. Van Brussel M, Lelieveld OT, van der Net JJ, et al. Aerobic and an- aerobic capacity in children with juvenile idiopathic arthritis. Arthri- tis Care Res. 2007;57:898–904.
144. Lelieveld OT, van Brussel M, Takken T, et al. Aerobic and anaerobic capacity in adolescents with juvenile idiopathic arthritis. Arthritis Care Res. 2007;57:898–904.
145. Stricker PR, Faigenbaum AD, McCambridge TM, et al. Resistance training for children and adolescents. Pediatrics. 2020;145(6): e20201011.
146. Faigenbaum AD, Milliken LA, Laud RI, et al. Comparison of 1 and 2 days per week of strength training in children. Res Q Exerc Sport. 2002;73(4):416–424.
147. Bechtold S, Ripperger P, Dalla PR, Musculoskeletal and functional muscle-bone analysis in children with rheumatic disease us- ing peripheral quantitative computed tomography. Osteoporos Int. 2005;16:757–763.
148. Houghton K. Review for the generalist: evaluation of low back pain in children and adolescents. Pediatr Rheumatol. 2010;8:20.
149. Merker J, Hartmann M, Kreuzpointer F, et al. Pathophysiology of juvenile idiopathic arthritis induced pes planovalgus in static and walking condition—a functional view using 3D gait analysis. Pediatr Rheumatol Online J. 2015;13:21.
150. Hendry G, Gardner-Medwin J, Watt GF, et al. A survey of foot problems in juvenile idiopathic arthritis. Musculoskeletal Care. 2008;6(4):221–232.
151. Brostrom E, Hagelberg S, Haglund-Akerlind Y. Effect of joint injections in children with juvenile idiopathic arthritis: evaluation of 3-D gait analysis. Acta Paediatr. 2004;93:906–910.
152. Hartmann M, Kreuzpointner F, Haefner R, et al. Effects of juvenile idiopathic arthritis on kinematics and kinetics of the lower extremi- ties call of consequences in physical activities recommendations. Int J Pediatr. 2010;835984.
153. Kuntze G, Nesbitt C, Nettel-Aguirre A, et al. Gait adaptations in youth with juvenile idiopathic arthritis. Arthritis Care Res. 2020;72(7):917–924.
154. Montefiori E, Modenese L, DiMarco R, et al. Linking joint impair- ments and gait biomechanics in patients with juvenile idiopathic ar- thritis. Ann Biomed Eng. 2019;47:2155–2167.
155. Hendry GJ, Shoop-Worrall SJ, Riskowski JL, et al. Prevalence and course of lower limb disease activity and walking disability over the first 5 years of juvenile idiopathic arthritis: results from the childhood arthritis prospective study. Rheumatol Adv Pract. 2018;2:1–11.
156. Hendry GJ, Rafferty D, Barn R. Foot function is well preserved in children and adolescents with juvenile idiopathic arthritis who are optimally managed. Gait Posture. 2013;38:30–36.
157. Dekker M, Hoeksma AF, Dekker JHM, et al. Strong relationships be- tween disease activity, foot-related impairments, activity limitations and participation restrictions in children with juvenile idiopathic ar- thritis. Clin Exp Rheumatol. 2010;28:905–911.
158. Khamis S, Carmeli E. The effect of simulated leg length discrepancy on lower limb biomechanics during gait. Gait Posture. 2018;61:73–80.

159. Bangerter C, Romkes J, Lorenzetti S. What are the biomechanical consequences of a structural leg length discrepancy on the adoles- cent spine during walking? Gait Posture. 2019;68:506–513.
160. Chomistek K, Johnson N, Stevenson R, et al. Patient-reported barri- ers at school for children with juvenile idiopathic arthritis. ACH Open Rheumatol. 2019;1:182–187.
161. Bouaddi I, Rostom S, Badri D, et al. Impact of juvenile idiopathic arthritis on school. BMC Pediatr. 2013;13:2.
162. Houghton KM, Guzman J. Evaluation of static and dynamic pos- tural balance in children with juvenile idiopathic arthritis. Pediatr Phys Ther. 2013;25:150–157.
163. Rochette E, Bourdier P, Pereira B, et al. Impaired muscular fat me- tabolism in juvenile idiopathic arthritis in inactive disease. Front Physiol. 2019;10:528.
164. Van Pelt PA, Takken T, van Brussel M, et al. Aerobic capacity and disease activity in children, adolescents, and young adults with juve- nile idiopathic arthritis (JIA). Pediatr Rheumatol. 2012;10:27.
165. Giannini MJ, Protas EJ. Aerobic capacity in juvenile rheumatoid arthritis patients and healthy children. Arthritis Care Res. 1992;4:131–135.
166. Helders PJ, Klepper SE, Takken T, et al. Juvenile idiopathic arthritis. In Campbell SK, Palisan RJ, Orlin MN, eds. Physical Therapy for Chil- dren. Elsevier Saunders; 2012:239–270.
167. Klepper S, Darbee J, Effgen S, et al. Physical fitness levels in children with polyarticular juvenile rheumatoid arthritis. Arthritis Care Res. 1992;5:93–100.
168. American Thoracic Society. ATS statement: guidelines for the six-minute walk test in children with juvenile idiopathic arthritis. Arthritis Care Res. 2005;53:351–356.
169. Klepper SE, Muir N. Reference values on the 6-minute walk test of children living in the United States. Pediatr Phys Ther. 2011;23:32–40.
170. Paap E, van der Net JJ, Helders PJ, et al. Physiologic response of the six-minute walk test in children with juvenile idiopathic arthritis. Arthritis Care Res. 2005;53:351–356.
171. Lelieveld OT, Takken T, van der Net JJ, et al. Validity of the 6-minute walking test in juvenile idiopathic arthritis. Arthritis Care Res. 2005;53:304–307.
172. Nijhof LE, Nap-van der Vlist MM, van de Putte EM, et al. Non-pharmacological options for managing chronic musculoskel- etal pain in children with pediatric rheumatic disease: a systematic review. Rheumatol Int. 2018;38:2015–2025.
173. Rashid A, Cordingley L, Carrasco R, et al. Patterns of pain over time among children with juvenile idiopathic arthritis. Arch Dis Child. 2018;103:437–443.
174. Aviel YB, Stremler R, Bensler SM, et al. Sleep and fatigue and the relationship to pain, disease activity and quality of life in juve- nile idiopathic arthritis and juvenile dermatomyositis. Rheumatol. 2011;50:2051–2060.
175. Munro J, Singh-Grewal D. Juvenile idiopathic arthritis and pain— more than simple nociception. J Rheumatol. 2013;40:7.
176. Leegaard A, Lomholt JJ, Thastum M, Herlin T. Decreased pain threshold in juvenile idiopathic arthritis: a cross-sectional study. J Rheumatol. 2013;40:1212–1217.
177. Jaworski TM, Bradley LA, Heck LW, et al. Development of an observational method for assessing pain behaviors in chil- dren with juvenile rheumatoid arthritis. Arthritis Rheum. 1995;38:1142–1151.
178. Beyer JE, Denyes MJ, Villarruel AM. The creation, validation, and continuing development of the Oucher: a measure of pain intensity in children. J Pediatr Nurs. 1992;7:335–346.
179. Wong DL, Baker CM. Pain in children: comparison of assessment scales. Pediatr Nurs. 1988;14:9–17.
180. Hester NO, Foster R, Kristensen K. Measurement of pain in chil- dren: generalizability and validity of the pain ladder and the poker-chip tool. In: Tyler DC, Kane EJ, eds. Advances in Pain Research and Therapy. Raven Press; 1990.
181. Meng Z, Huang R. Topical treatment of degenerative knee osteoar- thritis. Am J Med Sci. 2018;355:6–12.
182. Cameron M, Chrubasik S. Topical herbal therapies for treating os- teoarthritis. Cochrane Database Syst Rev. 2014;5:CD010538.
183. Oosterweld FG, Rasker JJ. Treating arthritis with locally applied heat and cold. Semin Arthritis Rheum. 1994;24:82–90.
184. Zamir G, Press J, Tal A, et al. Sleep fragmentation in children with juvenile rheumatoid arthritis. J Rheumatol. 1998;25:1191–1197.
185. Eyckmans L, Hilderson D, Westhovens R, et al. What does it mean to grow up with juvenile idiopathic arthritis? A qualitative study on the perspectives of patients. Clin Rheumatol. 2011;30:459–465.
186. Armbrust W, Siers NE, Lelieveld OT, et al. Fatigue in patients with juvenile idiopathic arthritis: a systematic review of the literature. Se- min Arthritis Rheum. 2016;45:587–595.
187. Connelly M, Schanberg L, Ardoin S, et al. Multisite randomized clinical trial evaluating an online self-management program for adolescents with juvenile idiopathic arthritis. J Pediat Psychol. 2019;44:363–374.
188. Feldman BM. Exercise as medicine for children with arthritis. J Rheu- matol. 2017;44:1103–1105.
189. Gualano B, Bonfa E, Pereira RMR, et al. Physical activity for paedi- atric rheumatic diseases: standing up against old para-

digms. Nat Rev Rheumatol. 2017;13:368–379.

190. Chatzopoulos D, Doganis G, Lykesas G, et al. Effects of static and dynamic stretching on force sense, dynamic flexibility and reaction time of children. Open Sports Sci J. 2019;12:22–27.

191. Donti O, Papia K, Toubekis A, et al. Flexibility training in preado- lescent female atheletes: acute and long-term effects of intermittent and continuous static stretching. J Sports Sci. 2018;36:1453–1460.

192. Brosseau L, Toupin-April K, Wells G, et al. Ottawa panel evidence-based clinical practice guidelines for foot care in the man- agement of juvenile idiopathic arthritis. Arch Phys Med Rehabil. 2016;97:1163–1181.

193. Fellas A, Coda A, Hawke F. Physical and mechanical therapies for lower-limb problems in juvenile idiopathic arthritis. J Am Podiatr Med Assoc. 2017;107:399–412.

194. Melvin J, Wright FV. Procedure for serial casting of contractures from juvenile arthritis. In: Melvin J, Wright FV, eds. Rheumatologic Rehabilitation: Pediatric Rheumatic Diseases. AOTA; 2003.

195. Furia JP, Willis FB, Shanmugam R, et al. Systematic review of con- tracture reduction in the lower extremity with dynamic splinting. Adv Ther. 2013;30:763–770.

196. Minor MA, Westby MD. Rest and exercise. In: Robbins L, Burck- hardt C, Hannan M, et al, eds. Clinical Care in the Rheumatic Diseases. 2nd ed. American College of Rheumatology; 2001.

197. Choi YL, Kim BK, Hwang YP, et al. Effects of isometric exercise using biofeedback on maximum voluntary isometric contraction, pain, and muscle thickness in patients with knee osteoarthritis. J Phys Ther Sci. 2015;27:149–153.

198. Catania H, Fortini V, Cimaz R. Physical exercise and physical activ- ity for children and adolescents with juvenile idiopathic arthritis: a literature review. Pediatr Phys Ther. 2017;29:256–260.

199. Baydogan SN, Tarakci E, Kasapcopur O. Effect of strengthening versus balance-proprioceptive exercises on lower extremity function in patients with juvenile idiopathic arthritis. Am J Phys Med Rehabil. 2015;94:417–428.

200. Kuntze G, Nesbitt C, Whittaker J, et al. Exercise therapy in juvenile idiopathic arthritis: a systematic review and meta-analysis. Arch Phys Med Rehabil. 2018;99:178–193.

201. Emmanuelle R, Pascale D, Christophe H, et al. Single bout exercise in children with juvenile idiopathic arthritis: impact on inflammatory markers. Mediators Infiamm. 2018:2018:9365745. doi:10.1155/2018/9365745.

202. Sule SD, Fontaine KR. Slow speed resistance exercise training in children with polyarticular juvenile idiopathic arthritis. Open Access Rheumatol Res Rev. 2019;11:121–126.

203. Myer G, Brunner HI, Melson PG, et al. Specialized neuromuscular training to improve neuromuscular function and biomechanics in a patient with quiescent juvenile rheumatoid arthritis. Phys Ther. 2005;85:791–802.

204. Cavallo S, Brosseau L, Toupin-April K, et al. Ottawa panel evidence-based clinical practice guidelines for structured physical activity in the management of juvenile idiopathic arthritis. Arch Phys Med Rehabil. 2017;98:1018–1041.

205. Huber A, Ward L. The impact of underlying disease on fracture risk and bone mineral density in children with rheumatic disorders: a review of current literature. Semin Arthritis Rheum. 2016;46:49–63.

206. Sandstedt E, Fasth A, Fors H, et al. Bone health in children and adolescents with juvenile idiopathic arthritis and the influence of short-term physical exercise. Pediatr Phys Ther. 2012;155–162.

207. Takken T, Van Brussel M, Engelbert RH, et al. Exercise therapy in juvenile idiopathic arthritis: a Cochrane Review. Eur J Phys Rehabil Med. 2008;44:287–297.

208. Epps H, Ginnelly L, Utley M, et al. Is hydrotherapy cost-effective? A randomized controlled trial of combined hydrotherapy programmes compared with physiotherapy land techniques in children with juvenile idiopathic arthritis. Health Technol Assess. 2005;9:1–5.

209. Singh-Grewal D, Schneiderman-Walker J, Wright V, et al. The effects of vigorous exercise training on physical function in children with arthritis: a randomized controlled, single-blinded trial. Arthritis Care Res. 2007;57:1202–1210.

210. Bayraktar D, Savci S, Altug-Gucenmez O. The effects of 8-week water-running program on exercise capacity in children with juvenile idiopathic arthritis: a controlled trial. Rheumatol Int. 2019;39:59–65.

211. Klepper SE. Exercise in pediatric rheumatic diseases. Curr Opin Rheumatol. 2008;20:619–624.

212. Gualano B, Sa Pinto AL, Perondi B, et al. Evidence of prescribing exercise as treatment in pediatric rheumatic diseases. Autoimmum Rev. 2010;9:569–573.

213. Long AR, Rouster-Stevens KA. The role of exercise therapy in the management of juvenile idiopathic arthritis. Curr Opin Rheumatol. 2010;22:213–217.

214. Takken T, van der Net JJ, Kuis W, et al. Physical activity and health-related physical fitness in children with juvenile idiopathic arthritis. Ann Rheum Dis. 2003;62:885–889.

215. Bovid KM, Moore MD. Juvenile idiopathic arthritis for the pediatric orthopedic surgeon. Orthop Clin North Am. 2019;50:471–488.

216. Mitrogiannis L, Barbouti A, Theodorou E, et al. Surgical treat- ment of juvenile idiopathic arthritis: a review. Bull Hosp Jt Dis. 2019;77:99–114.
217. Arthritis Foundation: When Your Child with JIA Needs Surgery. February 5, 2021. https://www.arthritis.org/health-wellness/treatment/ joint-surgery/preplanning/when-your-child-with-jia-needs-surgery
218. Emery HM, Bayer SL, Sisung CE. Rehabilitation of the child with a rheumatic disease. Pediatr Clin North Am. 1995;42:1263–1285.
219. Carmen D, Browne R. Joint protection education for children with arthritis: can handouts replace professional instruction? Arthritis Rheum. 1996;39:S1714.
220. Powell M, Seid M, Szer IS. Efficacy of custom foot orthotics in im- proving pain and functional status in children with juvenile idio- pathic arthritis. J Rheumatol. 2005;32:943–950.
221. Norgaard M, Herlin T. Specific sports habits, leisure-time physical activity, and school-educational physical activity in children with ju- venile idiopathic arthritis: patterns and barriers. Arthritis Care Res. 2019;71:271–280.
222. Risum K, Hansen BH, Selvaag AM, et al. Physical activity in patients with oligo- and polyarticular juvenile idiopathic arthritis diagnosed in the era of biologics: a controlled cross-sectional study. Pediatr Rheumatol. 2018;16:64.
223. Tarakci E, Yelden I, Mutlu EK, et al. The relationship between physical activity level, anxiety, depression, and functional ability in children and adolescents with juvenile idiopathic arthritis. Clin Rheu- matol. 2011;30:1415–1420.
224. Lelieveld OT, Armbrust W, van Leeuwen MA, et al. Physical activity in adolescents with juvenile idiopathic arthritis. Arthritis Care Res. 2008;57:898–904.
225. Centers for Disease Control and Prevention. How much physical ac- tivity do children need? June 8, 2020. Accessed September 13, 2020. https://www.cdc.gov/physicalactivity/basics/children/index.htm
226. Heale LD, Dover S, Goh I. A wearable activity tracker interven- tion for promoting physical activity in adolescents with juve- nile idiopathic arthritis: a pilot study. Pediatr Rheumaol Online J. 2018;16:66.
227. Wanich T, Hodgkins C, Columbier JA, et al. Cycling injuries of the lower extremity. J Am Acad Orthop Surg. 2007;15:748–756.
228. Farre A, Ryan S, McNiven A, et al. The impact of arthritis on the education and early work experiences of young people: a qualitative secondary analysis. Int J Adolesc Med Health. 2019:1–11.
229. Brandelli Y, Chambers CT, Tutelman PR, et al. Parent pain cogni- tions and treatment adherence in juvenile idiopathic arthritis. J Pedi- atr Psychol. 2019;44:1111–1119.
230. Feldman DE, deCivita M, Dobkin PL, e al. Effects of adherence to treatment on short-term outcomes in children with juvenile idio- pathic arthritis. Arthritis Rheum. 2007;57(6):905–912.
231. Feldman DE, deCivita M, Dobkin PL, et al. Perceived adherence to prescribed treatment in juvenile idiopathic arthritis over a one year period. Arthritis Care Res. 2007;57:226–233.
232. April KT, Feldman DE, Zunzunequi MV, et al. Association between treatment adherence and health-related quality of life in children with juvenile idiopathic arthritis: perspectives of both child and par- ent. Patient Prefer Adherence. 2008;2(31):121–128.
233. Arthritis Foundation: Raising a Child with Arthritis. 2012. Ac- cessed February 5, 2021. https://www.singlecare.com/blog/living- with-juvenile-idiopathic-arthritis/.
234. Vidqvist KL, Malin M, Varjolahti-Lehtinen T, et al. Disease ac- tivity of idiopathic juvenile arthritis continues through ado- lescence despite the use of biologic therapies. Rheumatology. 2013;52:1999–2003.
235. Hilderson D, Corstjens F, Moons P, et al. Adolescents with juve- nile idiopathic arthritis: who care after age 16? Clin Exp Rheumatol. 2010;28:790–797.
236. McDonagh JE, Southwood TR, Saw KL, et al. The impact of a co- ordinated transitional care programme on adolescents with juvenile idiopathic arthritis. Rheumatology (Oxford). 2007;46:161–168.
237. Stinson JN, Toomey PC, Stevens BJ, el al. Asking the experts: explor- ing the self-management needs of adolescents with arthritis. Arthri- tis Care Res. 2008;59:65–72.
238. Lelieveld OT, Armbrust W, Geertzen JH, et al. Promoting physi- cal activity in children with juvenile idiopathic arthritis through an Internet-based program: results of a pilot randomized controlled trial. Arthritis Care Res. 2012;62:697–703.

부록 A

학교 활동 및 참여 체크리스트

관절염이나 기타 근골격계 질환이 있는 아동은 학교에서 꼭 필요한 일부 활동을 수행하는 데 어려움을 겪을 수 있으며, 이러한 활동 제한은 아동의 학교 프로그램 참여에 부정적인 영향을 미칠 수 있다. 주어진 목록에는 학교에서 수행되는 일반적인 과제가 많이 포함되어 있다. 귀하/자녀에게 어려운 활동이 있으면 체크하도록 한다.

학교 출석

_____ 제시간에 학교에 도착하는 것은 어렵다. 왜냐하면:

- 아침에 몸이 뻣뻣하거나 아프다.
- 학교 갈 준비를 하기에 너무 피곤하다.
- 옷 입는 데 도움이 필요하다.

_____ 종종 아래와 같은 이유로 자주 결석하거나 지각하거나 학교를 떠나야 한다:

- 몸이 좋지 않다.
- 병원 예약이 있다.
- 피곤하다.

교실활동

_____ 나는 코트, 모자, 장갑, 부츠 등을 벗거나 입는 데 어려움을 겪는다.

_____ 나는 학교에서 펜, 연필, 또는 크레용을 사용하는 데 어려움이 있다. 왜냐하면:

- 팔이나 손(손가락 또는 손목)이 아프거나 피곤하다.
- 펜, 연필, 크레용은 너무 작아서 잡을 수 없다.

_____ 칠판에 글씨를 쓰는 데 어려움을 겪고 있다.

_____ 손을 들어 질문하거나 대답하는 데 어려움이 있다.

_____ 의자에 오래 앉아있으면 몸이 뻣뻣해진다.

_____ 선생님은 제가 몸이 뻣뻣할 때 일어서거나 걸어다니지 못하게 했다.

_____ 낮에는 피곤해서 쉬어야 한다.

_____ 제 시간에 학교 과제를 끝내는 데 어려움을 겪고 있다.

_____ 시험이나 수업 노트를 볼 때 빠르게 작성하는 데 어려움을 겪는다.

_____ 우리 학교에는 집에서 일을 할 수 있도록 도와주는 것들(부목, 글쓰기용 이젤, 의자 쿠션 등)이 없다.

체육/휴식

_____ 헬스장 사물함을 여는 데 어려움이 있다.

_____ 헬스장에서 옷을 갈아입는 데 어려움이 있다.

_____ 체육 수업 후 샤워하는 데 어려움이 있다.

_____ 다른 아이들만큼 빨리 운동장으로 걸어가는 데 어려움이 있다.

_____ 헬스장/운동장에서 같은 반 아이들과 같은 일을 하는 데 어려움이 있다.

_____ 체육 선생님은 나에게 다른 아이들과 같은 일을 하게 하는 것을 두려워한다.

_____ 체육 선생님은 다른 아이들이 하는 일 중 일부를 내가 할 수 없다는 것을 이해하지 못한다(하기 어려운 일을 나열하세요).

학교돌아다니기

_____ 다음 활동에 자주 지각하기 때문에 학교를 돌아다니는 데 어려움을 겪는다:

- 수업 장소가 너무 멀리 떨어져 있다.
- 카페테리아나 헬스장은 너무 멀다.

_____ 나는 카페테리아나 집회 중에 오랫동안 줄을 서 있는 데 어려움을 겪는다.

_____ 학교에서 걸을 때 책이나 도시락 쟁반 등을 들고 다니는 데 어려움을 겪는다.

_____ 점심시간에 우유 상자, 도시락을 열거나 칼과 포크를 사용하는 데 어려움을 겪는다.

_____ 무거운 문을 여는 데 어려움을 겪는다.

_____ 계단을 오르락내리락하는 데 어려움을 겪는다.

_____ 학교에서 화장실을 사용하는 데 어려움을 겪는다.

_____ 소방 훈련, 지진 훈련 및 기타 비상 훈련 중에 문제가 발생한다.

_____ 나는 장거리를 걷는 데 어려움을 겪어서 현장 학습을 자주 놓친다.

다른 문제점

_____ 선생님은 나의 상태 때문에 내가 겪고 있는 문제들을 이해하지 못한다.

_____ 선생님께서 내 상태를 중요하게 생각하셔서 기분이 달라진다.

_____ 다른 아이들은 나를 놀리거나 기분 나쁘게 하는 말을 한다.

_____ 나는 아무에게도 내가 관절염(다른 질환)을 앓고 있다는 사실을 알리고 싶지 않다.

_____ 손 부목이 있지만 학교에서는 착용하고 싶지 않다.

_____ 간호사 사무실에 있어서 가끔 약을 먹는 것을 잊어버리기도 한다.

관절염이나 기타 건강 상태로 인해 자녀가 겪는 기타 학교 관련 문제를 추가해 주시기 바랍니다.

____

____

____

____

Klepper S, Lopez R, Winn R, 2004

청소년을 위한 류마티스 전환기 체크리스트

이 체크리스트는 성인 치료로 넘어갈 준비를 돕기 위한 것이다. 건강과 미래에 대한 문제에서 독립성을 얻으려면 치료에 적극적으로 참여하고 다음 단계로 넘어가야 한다: 성인 류마티스 전문의 및 센터와 함께 돌봄을 계획하자.

	계획시작	필요연습	이미 독립적으로 할 수 있다	의견 및 연락처
만성 질환을 설명하고 이해한다.				
치료 이전에 대한 우려 사항, 문제점을 논의한다.				
지원 그룹, 캠프, 청소년 프로그램에 참여한다.				
청소년, 청년 성인 "롤 모델"과 상호 작용한다.				
소아과와 성인 치료의 차이점을 이해하고, 계속 나아갈 것에 대한 기대를 말로 표현한다.				
진료 시 질문을 준비하고 말한다.				
"청소년 방문"에 참여한다. 부모 없이 부분적으로 방문한다. 약물 복용, 운동, 치료를 올바르게 수행한다.				
"일기" 정보(약물, 복용량, 제공자 이름, 전화번호)를 보관하고 관련 의료 정보를 추적한다.				
처방전 재충전, 검사 결과 및 약속 일정을 위해 전화를 건다. 연락처 번호를 휴대전화에 보관한다.				
질병, 새로운 증상, 우려 사항의 변화를 보고하기 위해 전화를 건다.				
보험에 대해 알고 있으며 이전 후 지속적인 의료 보장에 대한 계획이 있다.				
1차 진료 방문을 계속한다.				
이전 후 1차 진료 계획 생식 건강 정보와 약속을 이해하고 얻는다.				
자기 관리, 집안일, 필요한 경우 ADL을 위한 장치 사용, 자원봉사, 파트타임 근무에 독립적이다.				
약물, 알코올, 담배가 질병, 임신 및 약물 독성에 어떤 영향을 미치는지 논의한다.				
자원/기관에 연락한다. 예: 직업 재활, 운전, 장애가 있는 학생을 위한 대학 사무실, 재정 지원,				
기타: ______________________				
치료를 이전할 시간을 논의하고 계획한다.				
성인 의사를 선택하여 약속을 잡는다.				

성인 류마티스 전문의: ____________________ 주소: ______________________________

전화번호: 팩스 번호 첫 번째 약속 날짜:

의견: ____

Patricia A. Rettig, MSN, RN, CRNP, The Children's Hospital of Philadelphia, revised 10/1/10

PART

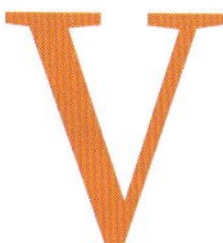

소아 심혈관 및 폐 질환

CHAPTER 18

심장질환

Heather Lever Brossman

챕터 개요

소개
심장의 발달
정상적 태아의 순환
출생과 관련된 변화
출생 후의 정상적 순환
선천성 심장
비청색성 선천성 심장질환
청색성 심장질환
심장 이식
물리치료 검사
과거력
검사 소견
활력 징후
일반적인 모습
통증
장비 및 장치
피부
흉부 및 호흡기 검사
근골격계 검사
근력
기능적 이동
유산소 능력 및 지구력
물리치료 평가, 진단 및 예후
협력, 의사소통 및 문서화
물리치료 중재
아동 및 가족 관련 교육
절차적 중재
선천성 심장질환의 신경발달학적 결과
요약
사례 연구

서론

선천성 심장질환(congenital heart disease, CHD)은 경증부터 중증까지 다양하게 발생한다.[1] 중증 CHD는 출생 1,000명당 약 2.5-3명으로 발생하는 반면, 경증 CHD는 1,000명당 최대 10명까지 발생할 수 있다.[1] 매년 25,000명의 신생아가 CHD를 가지고 태어나고 있으며, 1,000,000명 이상이 성인이 되어서도 기능적으로 심각한 CHD를 가지고 살아간다(미국기준).[2] CHD를 앓고 있는 영아의 사망률은 내외과적 치료의 발전으로 인해 급격히 감소했으며, CHD를 가지고 태어난 영아의 최대 85%가 성인이 될 때까지 생존한다.[2] 더 많은 아동이 생존하고 있기 때문에 인지, 언어 능력, 대근육 및 소근육 운동 능력, 삶의 질 등 다양한 유형의 CHD를 가진 아동의 신경 발달 결과에 관한 연구가 더 많이 이루어지고 있다.[3-11] 소아 물리치료사는 치료하는 모든 환경에서 심장질환이 있는 영유아, 아동, 청소년을 만날 가능성이 높다. 물리치료사는 수술 전 및 수술 후 급성 치료 환경, 재활 환경, 학교 및 가정 간호 또는 외래 환자 환경에서 CHD 아동을 볼 수 있다. CHD 아동을 치료할 때 물리치료사는 CHD의 해부학적 구조, 운동이 아동의 심혈관계에 미치는 영향, 그리고 이들에게 자주 발생하는 CHD의 합병증에 대해 알고 있어야 한다. 또한 CHD는 일반적으로 발달 지연과 관련된 다른 유전 질환을 동반하며, 이에 대한 중재가 있어야 한다는 점을 숙지해야 한다.[9]

대부분의 선천성 심장 이상은 심장이 콩보다 작은 임신 8-12주 사이에 발견할 수 있지만, 일부는 영상 기술과 성장으로 인해 임신 후반까지 발견되지 않을 수도 있다.[12,13] 대부분의 CHD에서 유전적 요인이 결함에 큰 요소로 작용하는

표 18.1. 출생 당 선천성 심장병변의 발병률

심실중격결손	1/1,000
동맥관개존(조산아 제외)	1/2,000
대동맥의 축착	1/2,500
심방중격결손	1/3,000
팔로네징후	1/3,500
대혈관의 전위	1/3,500
폐동맥의 협착	1/4,000
대동맥판협착	1/4,500
형성저하성 좌심증후군	1/5,500
전폐정맥 환류이상	1/15,000
삼첨판폐쇄	1/15,500
동맥간	1/16,000
폐동맥폐쇄	1/16,500

Wernovsky G, Gruber P. Common congenital heart disease: presentation, management and outcomes. In: Taeusch H, Ballard R, Gleason C, eds. Avery's Diseases of the Newborn. 8th ed. Philadelphia, PA: Elsevier Saunders; 2004:827-872.

것으로 알려져 있지만, 유전의 패턴이 항상 명확하지는 않으며 다인성일 가능성이 높다.[9,14] CHD를 포함한 몇몇 유전 증후군은 확인된 유전자 돌연변이 유형이 몇 가지 있다(예: DiGeorge/22q11.2 미세결손, CHARGE/CHD7 결손/돌연변이).[9] 다양한 유형의 CHD에는 각각 고유한 발병률이 있다. 표 18.1은 가장 흔한 선천성 심장 결함과 기타 심장질환 발생률이 나타나고 있다.

다양한 유형의 CHD를 이해하려면 정상적인 심장 발달, 해부학 및 생리학에 대한 명확한 이해가 중요하다.

이 책에서는 심폐 생리학을 자세히 살펴보기 위해 심폐 구조와 기능의 이해에 참고할 수 있는 심폐 관련 자료를 첨부하였다.[15,16]

심장의 발달

심장은 다음 네 가지 구성요소인 (1) 심장관, (2) 심장의 앞 영역, (3) 3차 영역 세포, (4) 심장 신경능선 세포 순으로 형성된다.[12] 이 구성 요소가 모듈 방식으로 결합하여 태아의 기본 심장 구조로 발달한다. 1차 심장관은 좌심실의 대부분을 형성하고, 2차 앞 영역 세포는 우심실과 심실 유출로로, 3차 영역 세포는 심방과 각 심실의 일부로 발달한다. 심장 신경능선 세포는 관상동맥과 대동맥활에 기여한다.

구성하는 세포가 부풀어 오르고 분열하며 서로 연결되어 심장을 형성한다. 처음에는 하나의 심실이 동맥줄기(동맥간)라는 커다란 단일 혈관으로 구성되고, 결국 구성 요소들이 구부러지고 순환하여 두 개의 심실을 형성하고 중격이 수직으로 자라면서 분리되고 동맥줄기가 대동맥과 허파동맥으로 분리된다. 대동맥 판막과 허파동맥 판막이 닫히고 허파동맥은 대동맥 앞쪽으로 돌아가 우심실에 부착된다. 난원공은 혈액이 두 심방 사이를 통과할 수 있도록 열려 있으며,

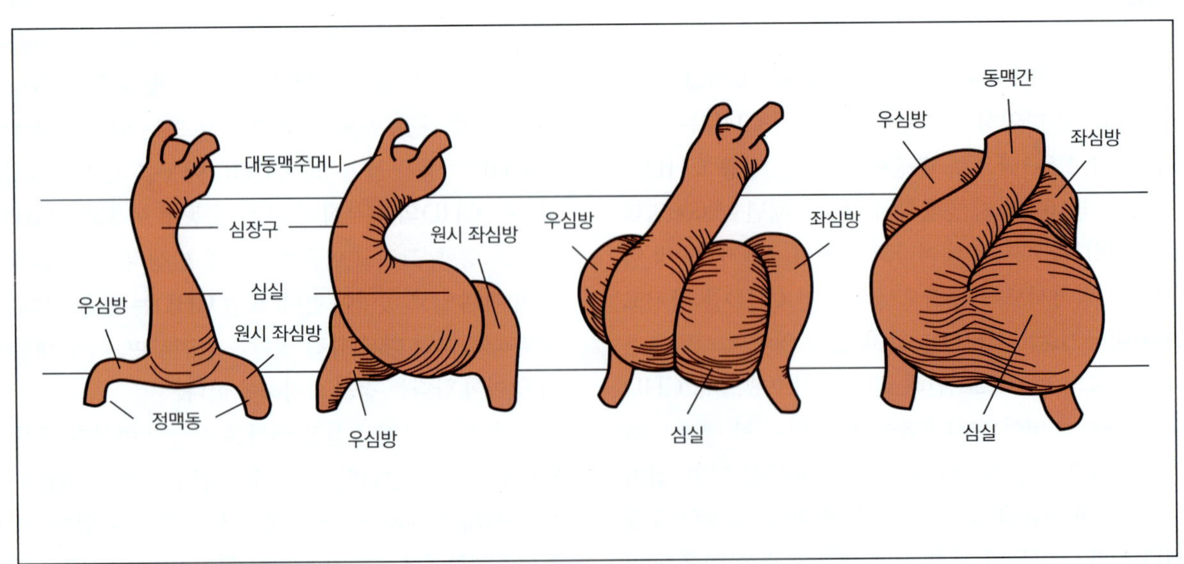

그림 18.1. 태아의 심장 발달(Brossman Design Inc. 허가 하에 사용된 이미지)

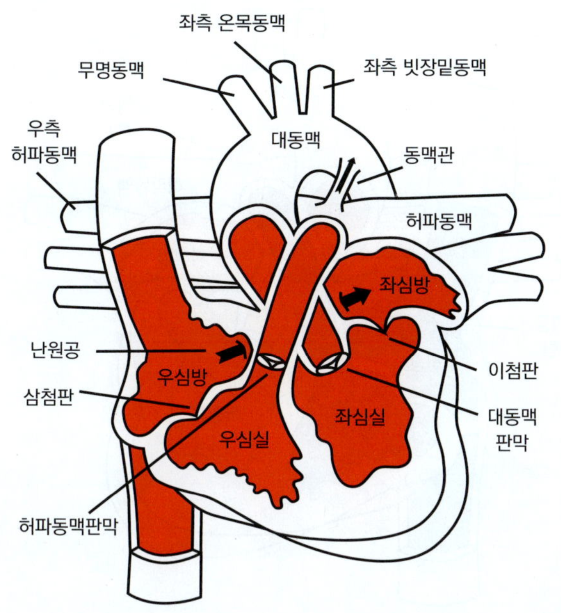

그림 18.2. 정상적 태아의 순환(Brossman Design Inc.의 허가 하에 사용된 이미지)

동맥관(ductus arteriosus, DA)은 대동맥과 허파동맥 사이를 연결한다. 네 구역으로 나뉜 심장은 임신 8주가 되면 완전히 형성되며, 이때 심방은 태아의 머리 쪽에, 심실은 발 쪽에 위치하게 된다.[12] 12주가 되면 심장은 태아의 가슴에 정상적으로 위치하며 길이가 약 8 mm가 된다.[12] 심장은 주로 임신 10주에서 12주 사이에 발달이 완료되므로 이 첫 몇 주가 심장 발달의 중요한 시기이다. 임신 12주에서 17주 사이에는 심장의 크기가 두 배로 커지고, 임신 21주에는 3배로 커진다.[12] 자궁에 있는 동안 우심실이 우세하며, 대부분의 태아 혈액은 허파를 우회하여 난원공 또는 대동맥을 통해 좌심실에 도달한다(그림 18.1).[17]

정상적 태아의 순환

태아의 심장은 허파 저항이 높기 때문에 호흡을 위해 허파에 의존하지 않는다.[17] 오히려 태아는 태반의 낮은 저항 순환 경로를 사용하여 산소를 흡수하고 이산화탄소를 배출한다(그림 18.2). 태아의 우심실과 좌심실은 병렬 회로로 존재한다. 혈액은 배꼽 정맥을 통해 대정맥을 거쳐 하대정맥을 통해 우심방으로, 난원공을 통해 좌심방으로 이동하여 태아의 심장으로 이동한다. 위대정맥은 우심방, 우심실, 허파동맥, 허파 또는 로 연결되어 허파를 우회하여 대동맥으로 들어가 양측 하지와 신체에 흐른 다음 배꼽동맥을 통해 태반으로 돌아간다.[17]

좌심실을 통해 대동맥으로 이동한 혈액은 뇌와 상지로 혈액을 공급한다.[17] 심장의 여러 방과 동맥과 정맥을 통해 흐르는 모든 혈액에는 산소가 풍부하다. 태아에서는 허파 순환의 혈관이 혈관 수축을 일으켜 허파 혈관 저항이 높아진다.[17] 산소가 풍부한 폐로 이동하는 모든 혈액은 허파조직을 발달시키고 영양을 공급하는 데 활용된다.

심장과 폐를 통과하는 이 혈류는 심장과 허파꽈리의 크기, 모양, 기능에도 영향을 미친다.

출생과 관련된 변화

출생 시 순환계에는 여러 가지 변화가 일어난다. 그림 18.3은 출생 전후의 정상적인 심장의 해부학적 구조를 보여준다. 출생 시 첫 호흡을 할 때 허파는 공기와 함께 확장되고 허파압력이 낮아져 혈액이 폐로 더 쉽게 흐르게 된다.[17] 폐에 도달한 혈액은 좌심방으로 되돌아가고, 이로 인해 심방중격의 왼쪽 압력이 오른쪽보다 높아진다. 이러한 압력 차이와 산소 수준의 증가로 인해 난원공, 동맥관, 정맥관이 출생 직후 기능적으로 닫히게 된다.[17] 난원공은 해부학적으로 생후 9-30개월에, 동맥관은 2-3개월에, 정맥관은 생후 7-14일에 닫힌다.[17] 이제 신체는 산소를 얻고 이산화탄소를 배출하기 위해 허파에 의존하여 가스교환을 하게 된다.

출생 후의 정상적 순환

심장은 본질적으로 두 개의 펌프가 함께 작동하여 혈관을 통해 혈액을 몸으로 보내는 역할을 한다. 심장의 오른쪽은 몸에서 탈산소화된 혈액을 받아 허파동맥을 통해 허파로 혈액을 보낸다. 왼쪽은 폐에서 산소가 공급된 혈액을 받아 대동맥을 통해 몸으로 혈액을 보낸다. 혈액은 아래대정맥과 위대정맥을 통해 우심방으로 들어가고 삼첨판을 통해 우심실로 이동한 다음 허파동맥판막을 통과하여 허파로 들어간다. 허파동맥의 판막은 세 개의 반월모양으로 구성되어 허파동맥에서 우심실로 혈액이 역류하는 것을 방지한다.

그런 다음 혈액은 허파동맥을 통해 허파로 이동한 후 4개의 허파정맥을 통해 다시 좌심방 뒤쪽 벽으로 들어가며, 이 과정에서는 판막이 열리지 않는다. 좌심방 판막 또는 이첨판은 좌심방과 심실 사이에 위치하며, 좌심방에서 산소가 공급된 혈액이 좌심실로 통과할 수 있도록 한다. 좌심실은 대

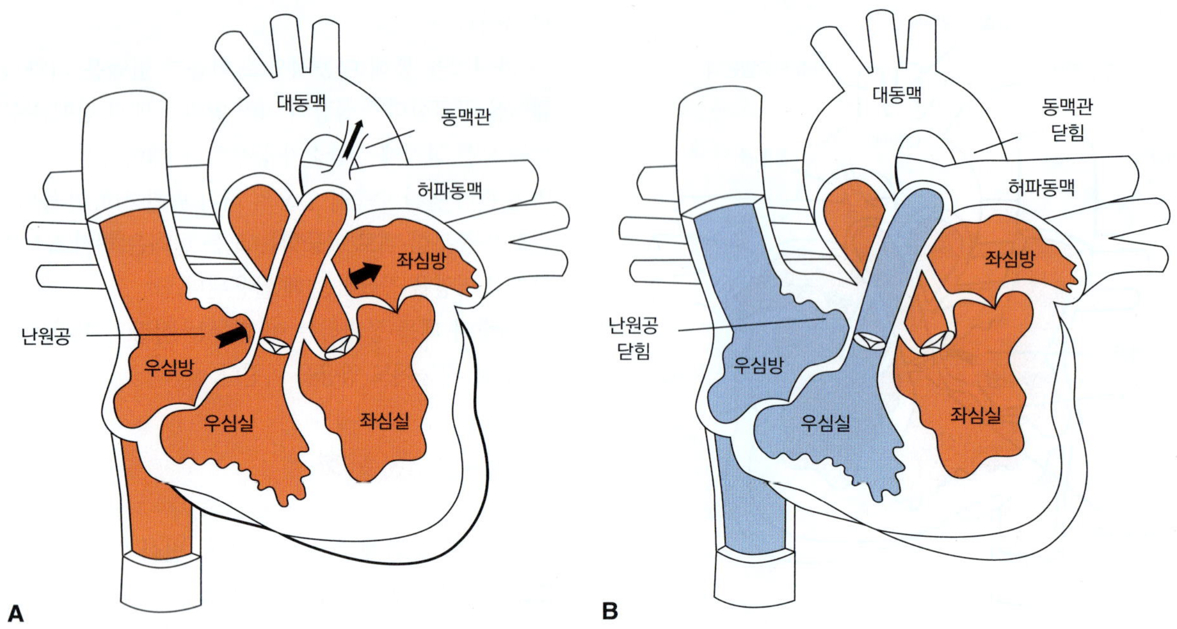

그림 18.3. 출생 전후의 정상적인 심장 구조. **(A)** 출생 전, **(B)** 출생 후(Brossman Design Inc.의 허가 하에 사용된 이미지)

동맥으로 이어지는 세 개의 반달 모양의 대동맥 판막을 통해 혈액을 흘려보낸다. 대동맥 판막은 막이 더 두껍고 위치가 약간 다르다는 점을 제외하면 허파동맥의 판막과 유사하다. 좌심실은 허파에 비해 전신 압력이 높기 때문에 우심실보다 더 많은 압력을 받는다. 그림 18.3B는 정상적인 심장 해부학을 나타낸다.

선천성 심장

심장 시스템 발달의 어느 시점에서든 문제가 발생하여 CHD로 이어질 수 있다. 이는 태아 특유의 순환 체계가 아직 남아있거나 심장 발달 자체에 문제가 있는 것일 수 있다. 선천성 심장질환은 혈류의 변이된 방향(좌-우 전환, 관류 의존성 전신 흐름, 관류 의존성 허파동맥 흐름 또는 기타[14])에 따라 분류되거나, 경증, 중등도, 중증 등 결함[1]의 정도에 따라 분류되거나, 산소화 과정의 영향 여부에 따라 분류된다. 병변으로 인해 혈액의 산소포화도가 감소하면 청색증 병변으로 분류되고, 혈액 산소포화도가 영향을 받지 않으면 비청색증 병변으로 분류한다. 비청색증 병변은 심실로 가는 혈액의 흐름을 막거나(압력 문제) 심장을 통해 이동하는 혈액의 양을 변화시킬 수 있다(용량 문제).

비청색성 선천성 심장질환

용량과 관련된 비청색증 병변에는 동맥관 개존(patent ductus arteriosus, PDA), 심방중격결손(atrial septal defects, ASD), 심실중격결손(ventricular septal defects, VSD) 및 방실중격결손(atrioventricular septal defects, AVSD)이 있다. ASD와 VSD는 모두 그림 18.4에 나와 있다. 허파로 흐르는 혈액

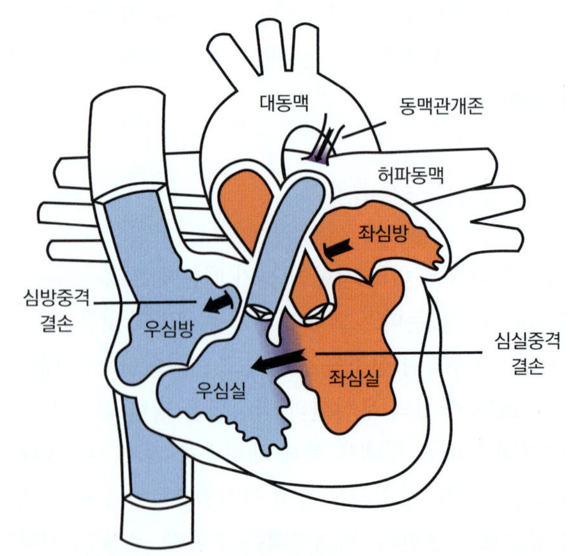

그림 18.4. 심방 및 심실중격결손과 동맥관 개존(PDA). (Brossman Design Inc.의 허가 하에 사용된 이미지)

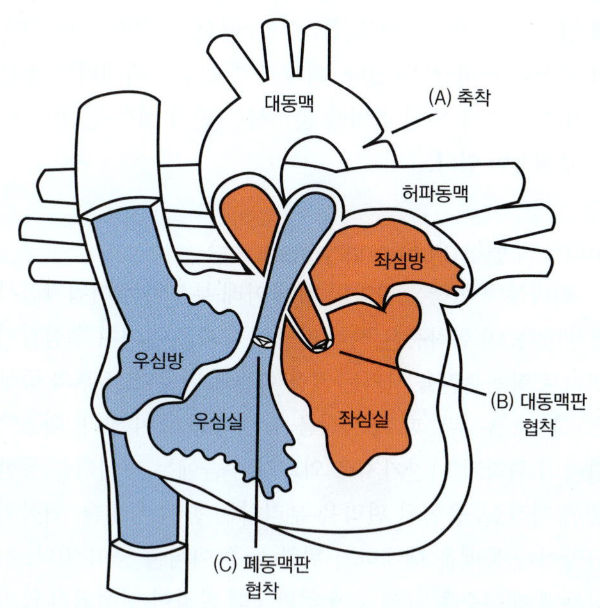

그림 18.5. 호발하는 선천성 심장질환의 종류(Brossman Design Inc.의 허가 하에 사용된 이미지)

의 양이 증가하면 심장에서 보내는 전신 순환과 허파동맥 순환 사이의 소통이 원활하지 않아 산소를 많이 포함한 혈액이 다시 허파로 역류할 수 있다. 이러한 유형의 혈류는 좌우단락(left-to-right shunt)이라고 하며 허파로 가는 혈액은 너무 많고 동맥혈 산소포화도에는 변화가 없다는 것을 나타낸다. 허파로의 혈류 증가로 이어지는 증상으로는 허파 울혈로 인해 수면 중에도 호흡이 빨라지고, 호흡 활동의 증가로 인해 추가 칼로리가 소모되므로 성장이 지연되며, 발한, 심부전, 중증 수유 곤란 등이 있다.[14] 압력과 관련된 비청색증 병변에는 대동맥의 축착, 대동맥 협착, 허파동맥 협착이 있으며 혈액이 양쪽 심실에서 빠져나가며 압력이 높아진다. 이러한 병변은 그림 18.5A-C에 설명되어 있다.

동맥관개존(Patent ductus arteriosus)

PDA는 산모의 풍진(루베라 바이러스 감염) 및 조산과 관련이 있다. 대동맥과 허파동맥(앞서 설명한 DA) 사이가 출생 후에도 열려 있고 두 혈관 사이의 혈류가 흐를 때 발생한다. 동맥관이 제대로 닫히지 않으면 이를 PDA라고 하며, 심장의 왼쪽과 오른쪽 사이의 압력 차이로 인해 너무 많은 혈액이 허파로 이동하게 된다. 증상은 구멍의 크기와 조산의 정도에 따라 다르다. 구멍이 크면 울혈성 심부전(congestive heart failure, CHF) 및 부종이 발생할 수 있다.

미숙아의 경우 프로스타글란딘(prostaglandin) 생성을 감소시키기 위해 인도메타신(indomethacin)을 투여하여 PDA를 닫을 수 있다. 만삭아의 경우 프로스타글란딘의 투약으로 DA를 닫지 못할 경우 수술이 필요할 수 있다(그림 18.4 참조).

심방중격결손(Atrial septal defects)

ASD는 심방을 분리하는 벽에 구멍이 생긴 것을 말한다. 이는 출생 직후 닫혀야 하는 심방 벽의 타원형 구멍인 난원공이 닫히지 않는 것이 가장 흔한 원인이다. 대부분의 경우에는 생후 몇 년 안에 자연적으로 닫힌다. 닫히지 않을 경우 수년에 걸쳐 심방의 압력을 낮춰 우심방과 심실이 점차 커지게 된다. 증상으로는 심잡음, 우심실의 과부하, 허파동맥의 확장 등을 초래하게 된다. 일반적으로 2-3세까지 ASD가 닫히지 않으면 수술을 시행한다.[14] 수술법에는 일반적으로 데크론 패치(Dacron patch)를 부착하거나 카테터를 통해 클램셀 장치(clamshell device)를 삽입하는 방법이 있다. 일부는 혈전을 방지하기 위해 수술 후 최대 6개월까지 항응고제를 투여하기도 한다.

심실중격결손(Ventricular septal defects)

심실중격은 세 영역이 융합하여 하나의 단일 근육벽으로 형성된다. 심실중격결손은 이 융합에 장애가 있을 때 발생한다. VSD가 발생하면 대동맥을 통해 뿜어져야 하는 좌심실의 산소포화도가 높은 혈액 중 일부가 심실중격의 구멍을 통해 우심실로 흘러 들어간다. 크기가 작은 VSD의 경우 최대 50%는 자연적으로 닫히며 증상이 나타나지 않는다.[14] 결손이 크면 과도한 혈액이 허파로 이동하여 허파의 울혈을 유발하여 호흡 곤란을 일으킨다. 많은 양의 혈액이 허파에서 왼쪽 심장으로 되돌아가고, 시간이 지남에 따라 심장에 과부하가 발생하여 비대하게 자라난다. 또한 심부전이 발생하여 허파 및 기타 신체 조직에 울혈을 유발할 수 있다. VSD의 크기가 큰 경우 호흡곤란, 수유 곤란, 성장 부진, 발한, 재발성 허파감염, 영아 초기의 심부전, 호흡계의 기능장애, 성장 부전 등의 징후와 증상이 나타날 수 있다. 심실중격결손의 증상이 나타나면 심실중격의 결손을 막기 위해 데크론 패치(Dacron patch)를 적용하는 ASD와 유사한 수술이 필요하다.

방실중격결손(Atrioventricular septal defects)

완전한 AVSD는 심방중격과 심실중격이 만나는 심장 부위뿐만 아니라 이첨판 및 삼첨판의 결손을 포함하는 개념이다. 그 결과 중격을 가로지르는 큰 구멍이 생기고 양쪽에 하나의 큰 판막만 존재하게 된다. 중격 전체에 결함이 있는 경우, 완전방실결손(complete common atrioventricular canal, CAVC)으로 간주한다. 좌측 심근에서 더 큰 힘이 발생하기 때문에 혈류가 왼쪽에서 오른쪽으로 흐르게 된다. 징후와 증상으로는 허파의 울혈, 허파의 혈압 증가, 호흡 곤란, 수유 불내성 등이 있다. 또한 AVSD는 다운증후군과도 연관이 있는데, CAVC를 가진 영아의 70%가 다운증후군도 가지고 있는 모습을 보인다.[14] 이 질환이 발생할 경우 생후 몇 개월 내에 수술이 필요하다.

대동맥의 축착(Coarctation of aorta)

대동맥의 축착은 심장에서 나온 부분의 대동맥이 집혀 있거나 좁아지는 것을 의미한다. 이 경우에는 심장, 머리, 팔과 가장 가까운 동맥의 압력을 증가시켜 상반신의 고혈압을 유발하고 하지의 혈액 순환이 감소하여 맥박이 약해진다. 신생아에서는 동맥관이 닫힐 때까지는 발생하지 않고, 발생 시 좌심실의 혈류에 이상이 생기며 심부전과 쇼크가 발생하여 호흡보조와 함께 프로스타글란딘 E_1를 사용하여 관을 다시 열어야 한다.[14] 문제가 발생하는 이유는 동맥관이 닫히면서 가느다란 끈의 형태로 수축하게 되는데, 이것이 올가미처럼 대동맥을 꼬집어 동맥관이 있던 자리를 좁게 만들기 때문에 동맥관이 닫힌 후에 발생하게 되는 것이다. 그러면 좌심실이 좁아진 부위를 통해 혈액을 뿜어내야 하므로 좌심실 부전이 발생하고 호흡 곤란, 발한, 천명음 등의 증상이 나타나는 경우가 많다. 나이가 많은 어린이의 경우 두통, 다리 경련, 얼굴이 창백해 보이는 등의 증상이 있을 수 있다. 혈압은 상지(고혈압)와 하지(저혈압)에 따라 다르다. 대부분의 경우에는 수축된 부분을 제거하고 대동맥을 다시 연결하기 위해 수술이 필요하다.[14] 소아의 10-15%는 재발하여 풍선확장술과 같은 혈관성형술이 필요하고, 추가적인 중재가 필요한 경우가 많다.[14]

대동맥 협착(Aortic Stenosis)

대동맥 협착은 대동맥의 판막이 융합하거나, 두꺼워지거나 좁아질 때 발생한다. 이는 좌심실에서 대동맥으로 혈액을 이동시키는 것을 어렵게 하여 전신으로 이어지는 혈액공급을 제한시킨다. 대동맥 협착은 주로 신생아 출생 시 좌심실 부전 및 쇼크로 중태에 빠졌을 때 발견되는 경우가 많다.[14] 대동맥 폐쇄는 임신 중에 대동맥 판막이 형성되지 않거나 막히는 경우 발생한다. 이는 자궁 내에서 식별할 수 있다. 이후에 발견되면 피로감, 심잡음, 흉통, 실신, 부정맥 등의 징후와 증상이 나타날 수 있다. 외과적 수술에는 카테터를 통한 풍선 확장술, 융합된 판막을 분리하는 판막 성형술, 인공 판막 교체술이 있다.

허파동맥 협착(Pulmonary stenosis)

허파동맥 협착은 판막의 위나 아래 부분이 두꺼워지면서 발생한다. 이 협착증은 허파 판막의 폐쇄로 이어져 우심실이 허파로 혈액순환을 시키는 것을 힘들게 만든다. 징후와 증상으로는 호흡곤란, 피로, 심잡음 또는 흉통 등이 있다. 대동맥 판막의 협착과 마찬가지로 외과적 수술에는 카테터를 통한 풍선 확장술, 융합된 판막을 분리하는 판막 성형술, 협착된 판막이나 동맥을 대체하기 위한 동종 이식술 등이 있다. 허파동맥 폐쇄증은 임신 중에 허파동맥 판막이 형성되지 않거나 막힌 경우 발생하며 자궁 내에서 진단할 수 있다. 치료는 수술이 완료될 때까지 대동맥을 열어두는 것이다.[14]

청색성 심장질환

청색증은 심장의 결함으로 인해 산소포화도가 감소하여 입술, 발가락, 발톱뿌리, 손톱이 파랗게 보인다(청색증 cyanosis은 그리스어로 파랗다는 뜻이다). 그 결과 만성 동맥혈 산소포화도의 감소는 적혈구 생성을 자극하고 증가시켜 적혈구증가증을 초래한다. 이 상태는 혈액 점도를 증가시켜 뇌졸중과 모세혈관 문제의 위험을 증가시킨다.[14] 청색성 심장질환에는 그림 18.6-9에서 보여주는 것처럼 팔로네징후(Tetralogy of Fallot, TOF), 이중출구우심실(double-outlet right ventricle, DORV), 대혈관 전위(transposition of the great arteries, TGA), 형성저하성 좌심증후군(hypoplastic left heart syndrome, HLHS) 등이 있다.

팔로네징후(Tetralogy of Fallot)

팔로네징후(Tetralogy of Fallot, TOF)는 가장 흔한 청색성 선천성 심장질환이며 네 가지의 현상을 보인다.[14] 첫째로 심실 사이에 혈액이 섞이게 하는 크기가 큰 VSD를 가진다. 둘째는 우심실에서 허파동맥으로 혈액을 뿜어내는 것을 제한하는 허파동맥의 협착이다. 셋째는 VSD 위에 대동맥이 얹어지는 것이다(대동맥기승). 마지막으로 우심실 유출의 제한으로 인해 압력이 증가하여 우심실이 비대해지는 것이다. 허파동맥으로의 혈류가 제한되면 산소가 부족한 혈액이 허파동맥보다 대동맥으로 들어가기 쉬워진다. 그 결과 동맥과 신체 조직의 산소 수치가 감소하여 쉽게 피곤하고 실신하게 되는 쇼크 증상을 동반하는 청색증이 발생한다.[14] 수술은 일반적으로 가능한 빨리 시행하는 것이 좋다.[14] 그림 18.6은 TOF를 나타낸다.

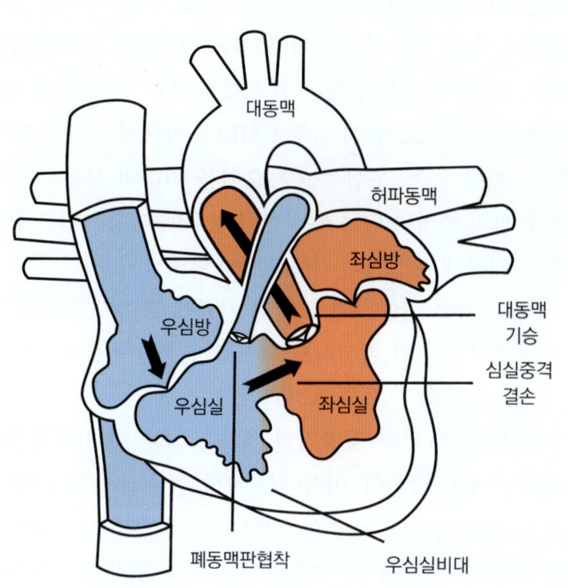

그림 18.6. 팔로네징후(Brossman Design Inc.의 허가 하에 사용된 이미지)

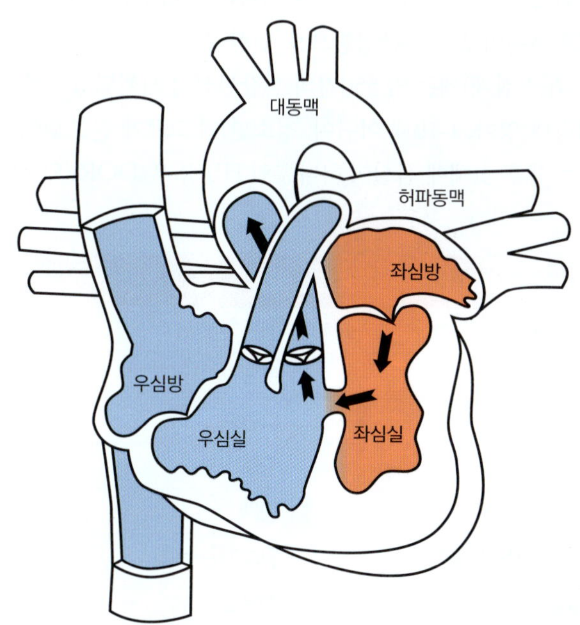

그림 18.8. 이중출구우심실(Brossman Design Inc.의 허가 하에 사용된 이미지)

대혈관의 전위 및 이중 출구 우심실

대혈관 전위(transposition of the great arteries, TGA)(그림 18.7 참조)는 대동맥이 우심실에서, 허파동맥이 좌심실에서 발생하는, 위치가 뒤바뀐 것이다.[14] 이러한 문제로 인하여 탈산소화 된 혈액이 몸을 순환하고 이미 산소가 공급된 혈액이 허파로 되돌아온다. 이중출구 우심실(double-outlet right

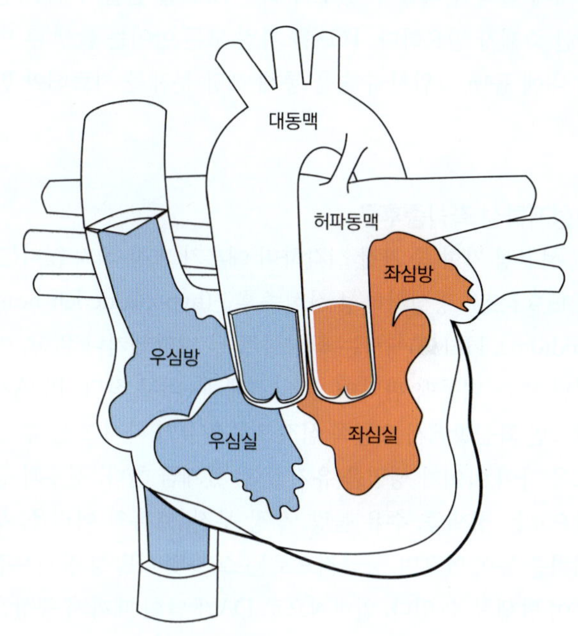

그림 18.7. 대혈관의 전위(Brossman Design Inc.의 허가 하에 사용된 이미지)

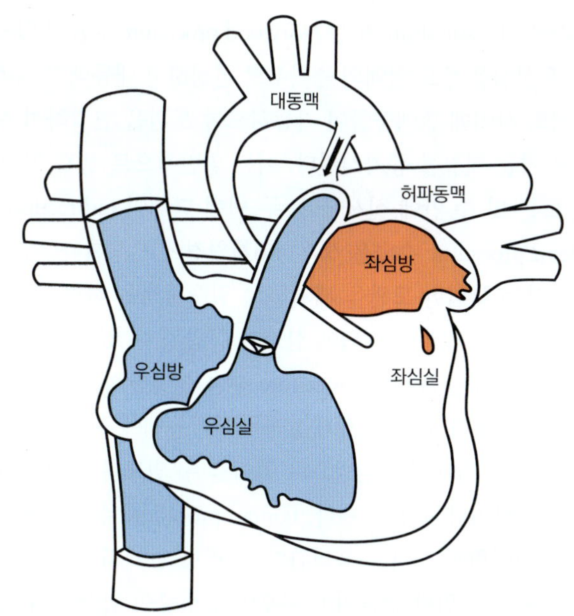

그림 18.9. 형성저하성 좌심증후군(Brossman Design Inc.의 허가 하에 사용된 이미지)

ventricle, DORV)(그림 18.8 참조)은 대동맥과 허파동맥이 모두 우심방에서 발생하게 되는 것이다. 좌심실의 유일한 출구인 VSD를 통해 우심실로 혈액이 빠져나가면서 산소가 공급된 혈액과 탈산소화된 혈액이 섞이게 된다.[14] 청색증, 식사량의 감소, 성장 부진, 식욕 감소, 호흡량 증가 등의 징후와 증상이 나타난다. TGA를 가진 아이의 1/3은 출생 후 몇 시간 이내에 혈액이 섞일 수 있도록 하는 ASD를 만들기 위한 긴급한 중재가 필요하다. TGA를 가진 모든 아이는 출생 후 며칠 내에 동맥 스위치 수술을 통해 해당 문제를 치료해야 한다.[14]

형성저하성 좌심증후군

선천성 기형 중 가장 심각하며 예후가 가장 좋지 않다(그림 18.9 참조). 형성저하성 좌심증후군(hypoplastic left heart syndrome, HLHS)에서는 좌심실이 덜 발달했거나 없고, 이첨판 또는 대동맥 판막이 없거나(폐쇄) 너무 작다. PDA가 있으면 좌심방에서 오른쪽 심장으로 혈류가 다시 흐를 수 있도록 하여 아이가 생명을 유지할 수 있게끔 한다. 징후와 증상으로는 청색증, 수유 불량, 성장 부진, 호흡의 어려움, 무기력증 등이 있으며, 궁극적으로는 쇼크 및 다발성 장기부전 등이 발생할 수 있다. 일반적으로 DA가 닫힐 때까지 증상은 미미하다. 수술을 할 수 있을 때까지 프로스타글란딘 E_1로 DA를 열어두면 생존이 가능하다. HLHS를 가진 소아는 일반적으로 3단계의 수술을 받게 된다.[18] 첫 번째 단계에서는 Blalock–Taussig shunt 또는 Norwood procedure 수술이 있으며, 우심실을 주요 혈액의 출력부로 설정하고 대동맥과 허파동맥의 사이에 혈액공급이 가능하도록 도관을 연결하여 허파로 가는 혈류를 증가시킨다. 이는 일반적으로 생후 첫 며칠 또는 몇 주 안에 실시한다. 두 번째 단계인 bidirectional Glenn procedure 수술은 생후 4-6개월경에 시행한다. 이 수술에서는 삽입한 도관을 제거하고 위대정맥을 허파동맥에 연결하여 더 많은 정맥혈에 산소가 공급될 수 있도록 한다. 마지막 단계인 Fontan procedure 수술은 일반적으로 3-6세 사이에 시행한다.[18,19] 아래대정맥을 허파동맥에 직접 연결하고, 여분의 혈액이 우심방으로 돌아갈 수 있도록 하기 위하여 개방하거나 구멍을 낸다. Fontan procedure 수술 후에는 모든 정맥혈이 허파로 흘러간다. 이러한 단계적 수술은 증상의 완화를 위한 수술이며 이후에 합병증이 발생할 수 있다.[18,19] 증상이 완화되지 않으면 심장 이식을 고려해 보아야 할 수 있다.[18]

심장 이식

CHD와 관련된 심부전 또는 심근병증으로 인해 예상 생존 기간이 2년 미만인 아이에게는 심장 이식을 고려할 수 있다. 울혈성 심부전(congestive heart failure, CHF)은 심실에서 나와 중요한 장기로 흐르는 정상적인 혈액순환을 유지하기 위한 것에 따라 나타나는 병리학적, 보상적 기전을 가진 증후군이다. 우측 심부전은 간 비대, 말초 부종, 청색증 등을 유발한다. 좌측 심부전은 허파부종과 관류 불량 등의 증상을 보인다. CHF의 임상 증상은 표 18.2에 나와 있다. 인공적인 순환계의 특성으로 인해 일부 CHD 소아에서 심부전이 발생한다. 예를 들어, 우심실을 체순환을 위하여 사용하게 된다면 원래의 목적과 다르게 전신의 압력에 대항하여 작동해야 하기 때문에 우심실의 기능부전이 나타날 수 있다.[19]

심장 이식은 일반적인 의학적 치료에 효과가 없거나 기존의 외과적 수술이 현실적으로 어렵거나 실행 불가능한 중증 심장질환이 있는 경우 고려된다.[20,21]

이식은 좋지 못한 치명적인 상황을 다른 일련의 상황으로 바꾸는 것을 말한다. 이식에는 이식 손실(급성 및 만성 거부반응), 이식 관상동맥 질환, 비특이성 이식 부전, 감염으로 인한 사망, 종양 발생 및 기타 장기 부전 등 평생동안의 위험이 수반된다.[21] 소아 심장이식의 90%는 복합성 선천성 심장질환과 심근병증으로 인한 것이고, 그중 영아 심장이식의 3분의 2는 선천성 심장질환으로 인한 것이고, 청소년 심장이식의 3분의 2는 심근병증으로 인한 것이다.[21,22] 2009년(가장 최근 집계)에는 약 550건의 심장이식이 시행되었으며, 세 연령대(영아, 1-10세 어린이, 청소년)에 고르게 분포되어 있다.[22] 생후 첫해에 심실이 하나뿐인 HLHS 및 DORV와 같은

표 18.2. 울혈성 심부전의 임상 양상

가쁜 호흡	행동의 변화
부종	분노감
피로감	다한증
식욕 감퇴	구토
소변량 감소	빈맥
허파/체정맥 울혈	말초혈관수축
출혈	천명음
빈호흡	코벌렁임
가슴 당김	성장장애

소아 심실질환의 경우 이식이 필요할 위험성이 가장 높다.[21]

심장 이식 수술은 기존의 심장을 절제하고 기증자의 심장을 삽입한 다음 심방과 대혈관을 기증자의 심장에 재결합하는 과정을 거친다. 이 과정에서 미주신경이 제거되고 심장의 교감 신경이 절단된다. 이것은 이식된 심장이 탈신경화된다는 것을 의미한다. 미주신경이 없으면 심장의 교감 신경 조절 기능이 상실되어 심박수 반응이 변하고 안정 시 심박수가 높아지며 운동 시 심박수 증가율이 낮아진다.[20,23]

생존율은 수술 기술과 수술 후 관리 기술이 개선됨에 따라 매년 계속 향상되고 있다.[21] 소아 심장 이식 환자의 5년 동안의 생존율은 약 70%이다. 이식을 받은 아이의 중앙 생존율(수혜자의 50%가 생존하는 연령)은 영아기 18.4년, 소아기 16.4년, 청소년기 12.0년이다.[22]

심장 이식에는 고유한 특성이 있으며, 물리치료사는 이를 반드시 알고 있어야 한다. 탈신경화로 인한 심장 이식 직후의 아이는 안정 시 심박수가 높고, 운동 시 심박수가 낮으며, 심박수 회복이 느리다.[23] 물리치료사는 주로 이식 후 심장의 탈신경화와 거부 반응, 감염, 이식편대숙주질환 등의 징후와 증상에 대해 알고 있어야 한다. 이전 연구에 따르면 이식 후 매년 아이의 안정 시 심박수는 감소하고 운동 시 심박수와 심박수 회복은 증가하여 소아 심장 이식 수혜자가 장기간에 걸쳐 신경재분포의 능력을 가질 수 있다고 밝혔다.[23] 이는 물리치료사에게 준비 운동과 마무리 운동이 중요하다는 것을 의미하며, 이에 대해서는 이 장의 뒷부분에서 자세히 설명한다.

>> 물리치료 검사

과거력(History)

물리치료 검사는 인구 통계학적 정보, 의료/수술 이력, 가족 및 사회력, 발달 병력, 주요 호소 사항을 포함한 철저한 병력 조사로 시작해야 한다. 아동과 가족의 인구 통계에는 나이, 출생일, 모국어, 인종 등이 포함된다. 가족은 다음과 같은 사항을 인식하는 것이 중요하다.

전 세계에서 선천성 심장질환 수술과 심폐 이식을 시행하는 센터를 찾아온다. 가족은 물리치료적 중재의 필수적인 부분이 되어야 한다는 점을 기억해야 한다. 가족 구조, 문화, 배경을 이해하면 아이의 치료에 관한 전반적인 부분에 가족을 참여시키는 데 도움이 된다.[24]

다음으로, 여러 차례의 수술, 의학적 합병증 또는 동반 질환을 포함한 CHD 아동의 다양한 의료 및 수술 병력을 수집한다. 병력은 아이의 치료 경과를 파악할 수 있는 중요한 자료이므로 철저하고 정확한 병력을 확보하는 것이 중요하다. 항응고제(예: 로베녹스/에녹사파린, 쿠마딘/와파린), 항부정맥제, 면역 억제제 등 아이가 복용 중인 약물도 기록해야 한다. 이러한 약물은 지혈에 어려움이 보이는 등의 부작용이 있으므로 물리치료 시 주의해야 한다. 아이가 만삭 또는 미숙아로 태어났는지, 출생 전 또는 후 CHD 진단을 받았는지 등 출생 이력을 파악해야 하며 사회력도 수집해야 한다. 사회력에는 집 구조(계단 등), 집에 함께 사는 가족 구성원, 돌봄에 참여할 사람, 학교나 탁아소 등 아동의 기타 환경을 포함한 생활 상황이 포함되어야 한다. 이 정보는 아동의 돌봄에 누가 참여할지, 퇴원 권고 또는 교육/훈련 필요성을 결정하는 데 도움이 될 수 있다. 가족력도 중요한 정보로, 출생 순서, 형제자매 또는 친척 중 CHD가 있는 경우, 기타 병력 등이 포함된다. 예를 들어, 죽상경화증으로 사망한 삼촌과 CHD를 앓고 있는 아이는 매우 다르다는 점을 가족에게 이해시키는 것이 중요할 수 있다. 발달 이력에는 발달 기술 성취도 및 아동이 다양한 발달 수준에 도달한 연령에 대한 정보 수집이 포함된다. 발달 병력에는 하루 일과, 수면 패턴, 이전 기능 수준, 일상생활활동(ADL) 수행 능력에 관한 질문도 포함되어야 한다.

병력 수집의 마지막 요소는 아동과 가족의 주요 호소 사항이다. CHD가 있는 영아의 주요 호소 사항은 일반적으로 섭식장애, 성장장애, 발달지연이다. 청소년의 주요 호소 사항은 무기력, 피로, 전신권태, 운동 불내성이다. 가족이 입원, 외래 치료 또는 조기 중재 서비스의 주된 이유가 무엇이라고 생각하는지 이해하는 것이 중요하다. 현재 징후와 증상에 대한 철저한 병력조사는 물리치료사가 적절한 검사를 결정하는 데 도움이 된다.

검사 소견(Laboratory values)

물리치료사에게는 수많은 검사 소견이 중요하다. 이 중 가장 기본적인 것은 일반혈액검사(complete blood count, CBC)이다. CBC는 헤모글로빈 수치, 백혈구 및 기타 기본 기능에 대한 정보를 제공한다. CBC와 함께 일부 소아는 혈액이 얼마나 묽거나 진해졌는지를 나타내는 국제표준화비

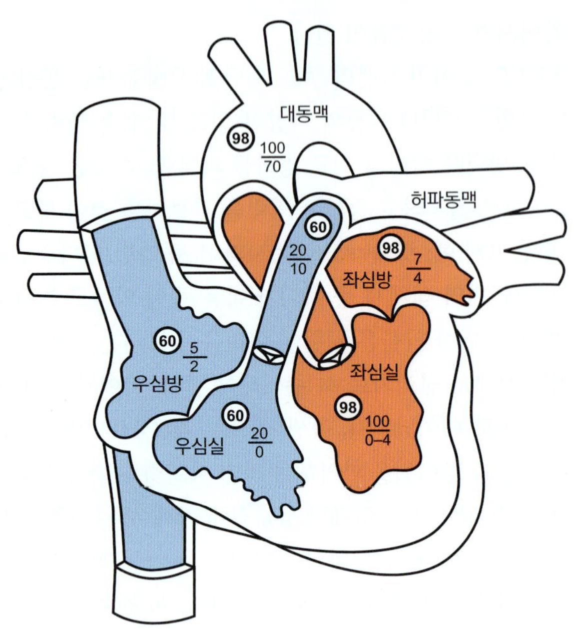

그림 18.10. 정상 심장의 심장 도관 삽입 수치(Brossman Design Inc.의 허가 하에 사용된 이미지)

율(international normalized ratio, INR) 또는 anti-Xa level이 있을 수 있다. 수치가 높을수록 혈액이 묽어지고 출혈 위험이 높다는 것을 의미하며, 수치가 낮을수록 혈전 위험이 높다는 것을 나타낸다. 최근에 심장 도관 삽입술을 받은 경우, 해당 수치를 통해 중심 압력과 산소포화도를 확인할 수 있다. 이 값은 산소가 공급된 혈액과 산소가 제거된 혈액이 얼마나 혼합되는지, 그리고 중심 압력이 어느 정도인지에 대한 기준선을 제공한다. 산소포화도가 감소하면 피로, 현기증, 무기력, 전신권태를 호소하는 경우가 많아진다. 그림 18.10은 심장의 여러 부분에 대한 정상적인 심장 도관 삽입 수치를 보여준다. 원 안의 값은 산소포화도이고, 다른 값은 심장의 여러 구역과 혈관에 대한 정상 압력이다.

심장 도관 조영술은 사타구니의 정맥에 카테터를 삽입한 후 투시경을 통해 심장에 삽입하는 침습적 검사다. 카테터는 전신 정맥 및 동맥 시스템으로 들어가 혈류역학적 압력과 산소포화도를 측정한다. 카테터를 통해 조영제를 주입하여 심장과 그 구조의 방사선 영상을 촬영할 수 있다. 우심실과 허파동맥의 압력은 일반적으로 좌심실과 대동맥의 5분의 1 정도인데, 이는 왼쪽 심장이 대동맥을 통해 전신으로 혈액을 뿜어내야 하기 때문에 압력이 더 높게 나타난다. 오른쪽 심장은 탈산소화된 쪽이며 일반적으로 산소포화도가 60%대이고, 왼쪽은 산소를 공급받은 쪽이며 산소포화도가 90%대(98-100%)에 이른다.

표 18.3. 연령별 동맥혈 가스 분석

	pH	PCO_2	PO_2
1-5시간 조산아	7.29 – 7.37	39 – 56	52 – 67
5시간의 만삭아	7.31 – 7.37	32 – 39	62 – 86
5일 조산아 및 만삭아	7.34 – 7.42	32 – 41	62 – 92
어린이, 청소년, 성인	7.35 – 7.45	35 – 45	80 – 100

연령별 동맥혈 가스 분석

동맥혈은 산소 공급을 측정하는 가장 신뢰할 수 있는 방법이다(표 18.3). 저호흡은 정상적인 산소-헤모글로빈 해리곡선이 오른쪽으로 이동하며, CO_2가 증가하고 pH가 감소하여 호흡성 산증을 유발한다. 과호흡은 CO_2의 감소와 함께 산소-헤모글로빈 해리곡선이 왼쪽으로 이동하며, pH가 증가하여 호흡성 알칼리증을 유발한다. 60-80 mmHg의 동맥혈산소분압(PaO_2)은 90-95%의 동맥혈산소포화도(SaO_2)와 일치하며, 이는 경미한 저산소증에 해당한다. PaO_2 40-60 mmHg은 SaO_2 60-90%, 즉 중등도 저산소증에 해당한다. PaO_2 40 mmHg 미만은 SaO_2 60% 미만에 해당하며 중증 저산소증으로 간주된다.

활력 징후(Vital signs)

동맥혈 가스 분석에는 종종 침습적 방식이 필요하지만 반드시 필요한 것은 아니다. 맥박 산소 측정기(pulse oximeter)는 산소포화도를 대신 측정할 수 있다. 고려해야 할 다른 활력 징후로는 심박수, 혈압, 호흡수가 있다. 안정 시 아이의 경우 이러한 수치를 고려하고 자세 변화와 활동에 따라 어떻게 변화하는지 관찰하여 활동에 대한 아이의 심혈관 반응을 파악해야 한다. 활력 징후의 흐름은 매우 중요하다. 가능하다면 안정 시의 심장 박동 기록을 통해 부정맥이 있는지 검사하고 기록해야 한다. 동성빈맥은 낮은 심박출량에 대한 반응으로 나타난다. 앞서 언급한 대로 심박수나 리듬에 영향을 줄 수 있는 이식 등 다른 질환에 유의해야 한다. 또한 근력, 기능적 이동성 및 운동 내성을 검사할 때 활력 징후를 모니터링해야 한다.

일반적인 모습(General appearance)

검사를 하는 동안 아이에게 접근하는 가장 좋은 방법에

대해 부모와 논의해야 한다. 검사실에 들어가기 전에 모니터링을 통해 활력 징후를 기록한다. 어린 아이의 경우, 치료사와 함께 놀거나 보호자가 함께 놀아주면 아이가 치료사 앞에서 편안함을 느끼는 데 도움이 된다. 청진기나 혈압계와 같은 장비를 탐색하게 하는 것도 도움이 된다. 청소년의 경우 치료 목적에 대해 설명하고 아이와 보호자에게 무엇을 할 것인지 설명해야 한다. 연령과 인지 수준에 맞게 수행될 검사에 대해 설명하는 것이 적절하다. 이러한 설명은 검사 전에 선행적으로 실시되어야 한다. 치료사를 소개하고 역할을 설명하는 동안 아동의 의식 상태를 살펴보아야 한다.

일부 CHD 아동은 초기 검사 시 매우 아플 수 있다. 어떠한 아이는 심혈관계가 움직임이나 흥분을 견디지 못해 경직 상태에 있는 반면, 어떠한 아이는 쉽게 진정되거나 성실히 참여할 수 있다. 아이의 의식상태는 연령에 맞는 간단한 요구를 수행할 수 있는 지에 따라 판단할 수 있다. 또한 보조 장치 혹은 수단의 사용 여부를 기록해야 한다. 제공된 의학적 중재의 유무 또는 변경 사항을 기록해 놓으면 아이의 현재나 과거 건강 상태와 자세 및 흉터 관리에 대하여 고려해야할 사항을 파악할 수 있다. 이러한 장치와 방식은 상태와 정밀도에 따라 다르며 이 장의 뒷부분에서 자세히 설명한다. 심장이 적절한 심박출량을 유지할 수 없을 때 나타나는 체액관류의 저하나 복부 체액 과부하로 인해 발생할 수 있는 부종이나 복수가 있는지 확인해야 한다. 빈혈은 창백함을, 적혈구증가증은 얼굴의 붉어짐을, 산소 결핍은 청색증을 유발하는 등 외관적인 색상 변화를 참고해야 한다. 개인의 체형이 저체중인지 비만인지 연령에 적합한지 또한 확인해야 한다.

통증(pain)

통증은 연령에 맞는 통증 척도로 잘 기록해야 한다. 자신의 통증을 말로 표현하여 구두로 평가할 수 있는 소아의 경우, 시각적 아날로그 척도(visual analog scale, VAS) 또는 웡-베이커 페이스 척도(Wong–Baker FACES scale)를 사용하여 통증을 자가 보고하는 것이 좋다.[25,26] 관찰/행동 통증 척도(observational/behavioral pain scale)를 사용할 수도 있다. 여기에는 영유아[27], 수술 후 심장 관리[28], 중환자실 환경의 중증 환아[29,30]를 대상으로 검증된 '얼굴face, 다리legs, 활동activity, 울음cry, 진정consolability' (FLACC) 척도와 COMFORT 척도가 포함된다.

단순 평가 척도 또는 VAS는 아이가 통증을 0에서 10까지의 척도로 평가하거나 10 cm 선을 따라 표시하도록 하며, 0은 통증이 전혀 없는 것이고 10은 심한 통증을 나타내는 것이다.[26] 웡-베이커 페이스 척도는 인지 연령이 3-7세인 어린이를 대상으로 하며, '전혀 아프지 않다'부터 '가장 아프다'까지 VAS를 사용한다.[25] FLACC 척도는 평가자가 얼굴, 다리, 활동, 울음, 진정의 다섯 가지 범주를 평가하는 행동 척도이다. 각 항목은 0점에서 2점까지 점수를 매기는데, 0점은 편안하고 차분한 행동, 1점은 통증 행동의 증가, 2점은 각 항목에서 가장 통증이 심하다는 것을 의미한다. 따라서 총점 10점은 가장 심한 통증을 의미하며, 점수 범위는 0-10점이다.[27] 또다른 행동 척도인 COMFORT 척도는 관찰자가 각성, 평온함, 호흡 반응, 울음, 신체 움직임, 근육 긴장, 안면 긴장 등 7가지 영역을 검사하고 평가하도록 한다. 각 영역은 1부터 5까지 평가되며, 1은 통증이 가장 적고 5는 가장 심한 통증으로 최고 점수는 35점이다.[29] 통증은 움직임과 호흡 기능에 모두 영향을 미치기 때문에 통증 관리는 매우 중요하다. 통증이 잘 조절되면 치료사는 더 나은 중재를 제공할 수 있다. 이는 진통제의 투약일정과 치료 일정을 맞춰 설정하면 더 좋은 중재를 제공할 수 있다는 것을 의미한다.

장비 및 장치(Equipment and devices)

입원 중인 대부분의 소아 선청성 심장질환 환자는 심폐 모니터와 맥박 산소 측정기를 통해 활력 징후를 지속적으로 모니터링 한다. 많은 소아가 말초정맥관, 동맥관, 중심정맥관 등의 주사선을 사용하고 있다. 동맥관은 동맥에 직접 삽입하여 혈압과 혈액 가스를 연속적으로 모니터링하는 데 사용한다. 브로비악 카테터(Broviac catheter) 또는 포트(port)와 같은 중심정맥관은 중심순환에 삽입되어 약물이나 수액을 투여하거나 채혈하는 데 사용된다. 말초중심정맥관은 심장에서 더 먼 곳에, 일반적으로 팔에 삽입하는 중심 정맥관이다. 수술 후 체액 배출을 돕기 위해 흉관을 삽입하는 경우도 있다. 일부 소아는 산소 마스크, 코삽입관 또는 산소 후드를 통해 산소를 보충할 수 있다. 영양 보충이 필요한 어린이는 코위영양관이나 위루관을 삽입할 수도 있다.

소아는 더 많은 도움이 필요하므로 심박조율기, 인공호흡기, 체외막 산소 공급 장치(extracorporeal membrane oxygenation, ECMO) 또는 심실 보조 장치(ventricular assist devices, VAD) 등의 다른 장비나 장치가 필요할 수 있다. 심박 조율기는 심장에 전기적 개입이 필요한 응급 상황에서 심장에 중앙에 위치하며, 보통 수술 후 7일 이내에 제거한다. 이러한 장비의 선은 세심한 관찰과 주의를 기울여야 하며, 심박조율기를 삽입한 어린이는 침대 밖에서 안정적으로 활동하지 못할 수 있다.

ECMO는 몸의 밖에서 작동하는 인공 심장과 허파와 같은 심장-허파 장치이다. 이 기계는 혈액에 산소를 공급하고 이산화탄소를 제거하여 아이의 심장과 허파가 휴식을 취하고 치유할 시간을 준다. ECMO는 질병을 치료하는 것이 아니라 아이가 회복하는 동안 생리적 지원을 제공하는 것이다. ECMO의 적응증에는 급성 이식 거부 반응과 호흡 부전이 포함된다. ECMO는 일반적으로 단기 치료에 사용되며 이식 또는 회복을 위하여 거쳐가는 정도로 간주된다.[31] 그림 18.11는 한 아이가 ECMO 치료를 받고 있는 모습이다. ECMO 치료 중 물리치료사는 사지의 정중선 정렬, 특히 구축 방지를 목적으로 하는 하지의 자세에 대한 위치 설정 프로그램을 알려준다. 혈류관이 꼬이지 않도록 하는 것이 중요하기 때문에 관절의 수동가동운동은 금기일 수 있다. ECMO로 인한 후유증은 뇌졸중과 사지(특히 말단부)의 괴사를 유발할 수 있는 혈전증을 포함한 많은 후유증이 있다. ECMO를 제거한 후 기능을 재검사할 수 있으므로 이러한 후유증에 대해 인지하는 것이 중요하다.

인공 심실 보조 장치는 우심실 또는 좌심실의 혈액 순환을 보조하는 외부 장치이다. 좌심실 보조 장치(LVAD)는 전신 순환을 보조하고, 우심실 보조 장치(RVAD)는 허파 순환을 보조한다. 성인들은 지금까지 수년 동안 VAD를 사용해 왔으며, 여기에는 내부 장치 옵션이 있다. 지난 몇 년 동안, 1년 생존율이 80% 이상인 소아(평균 연령 11세)의 경우 이식을 위한 준비로, 때로는 치료로 이어지는 가교역할로 VAD를 활용해 왔다.[31] 여기에는 장치 오작동, 신경학적 후유증, 출혈, 감염 등의 부작용이 발생할 수 있다.[31]

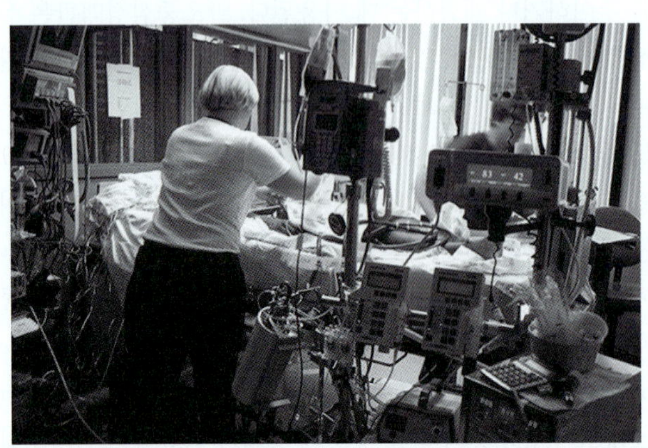

그림 18.11. 체외막 산소화 장치(ECMO)를 사용 중인 모습.

VAD는 이식을 기다리는 동안 운동 조절과 훈련을 하는 역할을 하는 등 장기간에 걸쳐 사용하는 경우도 있다.[32] VAD는 심박수, 1회박출량, 심박출량을 모니터링하지만 혈압과 산소포화도는 수동으로 모니터링해야 한다. 운동, 통증, 호흡곤란 등에 대한 주관적인 보고를 고려하는 것도 중요하다.[32] 연구에 따르면 소아는 인공심장박동기 착용 후 의학적으로 안정되는 즉시 조기 운동을 실시해야 한다.[32] 운동은 VAD를 장착한 상태에서 견딜 수 있는 범위 내에서 진행해야 한다. 그림 18.12에서 외부 LVAD를 착용한 아이가 보행하는 모습을 볼 수 있다. VAD를 착용한 어린이는 직립 활동을 할 때 복부 바인더를 사용하는 것이 도움이 될 수 있다.

기계식 인공호흡기는 CHD 아동에게 수술 전후에 모두 사용된다. 수술 전에는 호흡곤란 시 호흡을 보조하기 위해 인공호흡기를 사용한다. 수술 후에는 인공호흡기에 의존하여 호흡을 회복하는 동안 사용한다. 인공호흡기는 기관 내 튜브 또는 기관 절개술 튜브에 연결할 수 있다. 기관 내 튜브는 호흡을 돕기 위해 코나 입에 삽입할 수 있다. 그림 18.13은 수술 후 코기관 튜브를 삽입한 영아이다. 기도 삽관 시 분비물을 제거하기 위한 기도 흡입이 가장 중요하다. 분비물로 인해 실제 소리가 왜곡될 수 있으므로 호흡 소리를 듣기 전에 항상 인공호흡기 튜브의 분비물을 제거해야 한다. 물리치

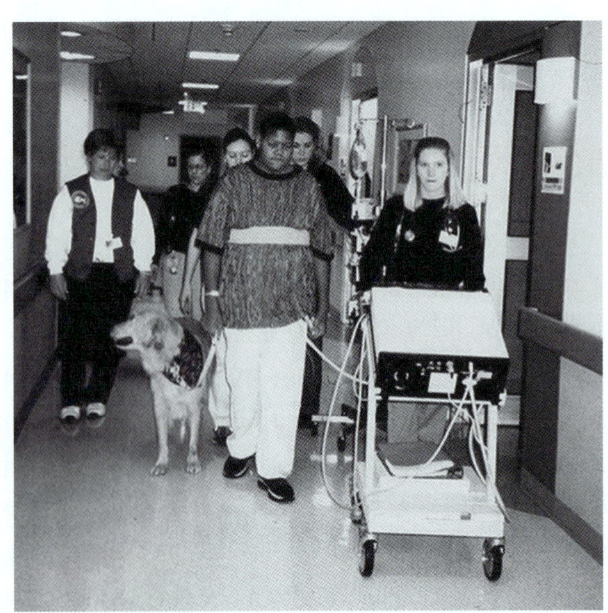

그림 18.12. 좌심실 보조 장치(LVAD)를 착용한 아이가 물리치료사에게 치료를 받고 있다.

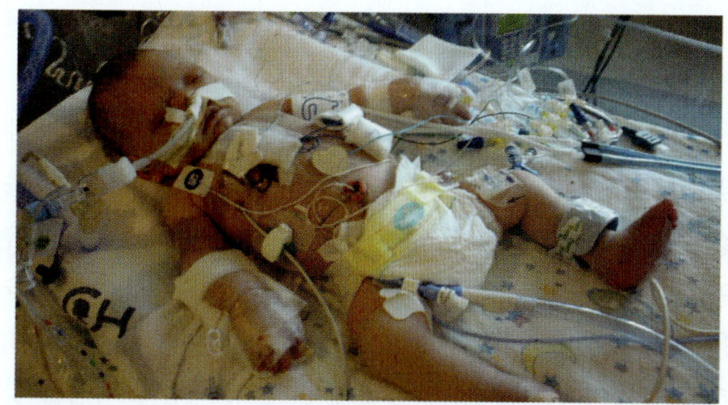

그림 18.13. 수술 후 코기관튜브를 삽입한 영아.

료사가 현장에서 흡입을 진행하지 못할 경우, 치료 중 흡입이 필요한 경우, 흡입을 진행할 수 있는 사람에게 도움을 요청할 방법을 알고 있어야 한다. 기도가 확보되지 않으면 전체 운동 능력이 최적화되지 않을 가능성이 높다. 또한 머리의 중심선을 유지하는 것이 매우 중요하다. 일부 아이는 인공호흡기 반대쪽으로 머리 두는 것을 선호하기도 하며, 일부 어린이는 튜브가 움직이거나 당겨지는 것을 두려워하여 인공호흡기를 향해 가만히 있는 경우도 있다. 덜 침습적인 인공호흡 방법으로는 고정형 기도 양압(continuous positive airway pressure, CPAP), 이중 기도 양압(bilevel positive airway pressure, BiPAP), 산화질소 인공호흡 또는 코삽입관을 통한 산소 공급 등이 있다. 아이가 수면 중이거나 활동 중에 이러한 인공호흡이 지속적으로 또는 간헐적으로 필요할 수 있다. 인공호흡기를 사용하는 어린이와 함께 일하는 동안 의료진과 소통하여 인공호흡의 이유를 이해하고 활력 징후를 모니터링하는 것이 중요하다.

피부(Integument)

피부의 일반적인 외관부터 시작하여 피부의 전체적인 상태를 검사해야 한다. 피부가 윤기가 없거나, 푸석푸석하거나, 탄력이 없거나, 멍이 들거나, 상처가 있는지 확인한다. 항응고제의 작용으로 멍과 피부 손상이 발생할 수 있으며, 체액 저류로 인해 피부가 윤기가 없거나 뻣뻣해질 수 있다. 개흉술, 정중 흉골절개술, 개흉술, 흉관, 중심정맥관 또는 기타 관 삽입을 위한 작은 절개 등 수술 부위와 절개 부위도 확인해야 한다. 이러한 부위는 봉합하거나 스테이플러로 처리하지만 때로는 개방된 상태로 드레싱해 두는 경우도 있다. 흉터의 가동성은 모든 방향에서 검사해야 한다. 흉터가 잘 움직이는지 또는 아래 조직에 유착이 있는지, 흉터에 통증이 있는지 등을 기록해야 한다. 그림 18.14는 심장 수술 후 전형적인 아동의 흉부를 보여준다.

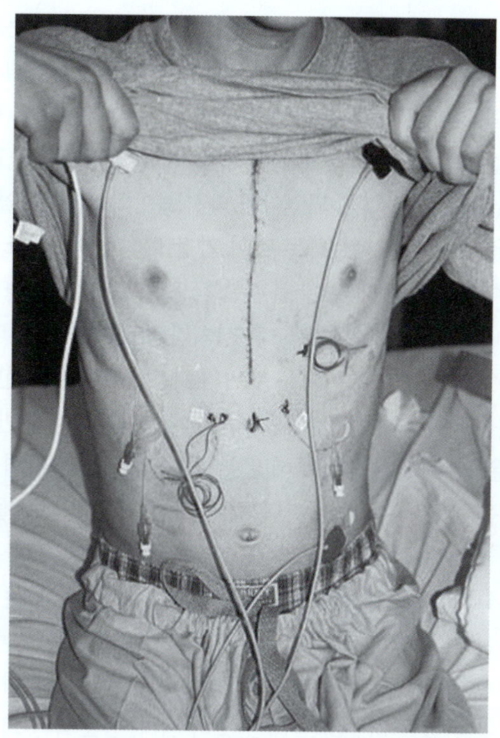

그림 18.14. 이식 후 많은 전선과 수술 절개 부위가 있는 청소년.

장기간의 저산소증의 증상이 있는지 사지를 검사하고, 먼쪽손가락뼈 끝이 둥글게 되고 손가락의 손톱이 각도가 커지는 곤봉지 증상이 나타나는지 확인하고 기록한다. 곤봉지

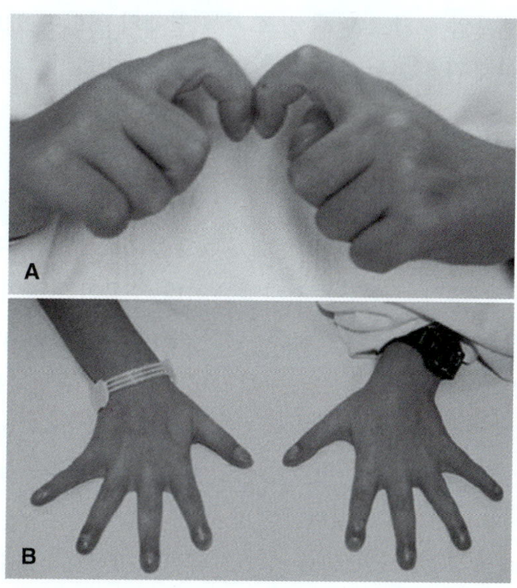

그림 18.15. (A) 집게 손가락 사이에 공간이 없는 것은 손봉지를 의미한다. (B) 곤봉지와 사지 청색증이 있는 어린이.

는 저산소증을 유발하는 청색성 선천성 심장질환 또는 만성 폐질환 환자에게 흔하게 나타난다. 곤봉지의 예는 그림 18.15에 나와 있다. 사지의 모세혈관 울혈을 검사해야 한다. 이 검사는 손발톱 밑을 눌러서 실시하며, 압력이 완화되고 1-2초 후에 손발톱이 하얗게 되었다가 다시 돌아와야 한다. 엄지발가락을 압박하여 검사하는 것이 가장 이상적이다. CHD가 있는 아이는 수술대 위에 불편한 각도로 누워 긴 수술 시간을 보내야 하기 때문에 수술 후 상처가 생길 위험이 있다. 아이는 수술 후 뼈가 튀어나온 부위의 피부를 검사해야 한다.

부종도 평가해야 한다. 부종을 측정하는 가장 일반적인 방법은 한 두 손가락으로 해당 부위에 몇 초 동안 압력을 가한 다음, 해당 부위가 얼마나 깊이 패이고 정상으로 돌아오는 데 얼마나 걸리는지 시간을 관찰하는 것이다. 결과는 1+에서 4+까지 등급이 매겨지며, 여기서 1+는 가장 낮은 것이고 4+는 가장 좋지 않은 것이다. 부종은 해당 부위의 둘레를 측정하여 측정할 수도 있다. 이 방법은 시간 경과에 따른 부종의 양 변화를 비교하는 데 도움이 된다. 말초 부종과 중심부 부종은 소아 CHD 환자에게서 뚜렷하게 나타날 수 있다. 말초 부종은 심장이 적절한 심박출량을 유지하지 못하기 때문에 발생한다. 자율 신경계는 신장에서 체액을 유지하여 심박출량을 증가시키려는 신호를 받는다. 이로 인해 심장은 더 열심히 뛰게 되고 체액은 말단에 축적된다. 중추성 부종 또는 목정맥 부종은 심장의 펌프 기능이 손상되어 체액이 허파와 정맥계로 역류하여 체액 과부하로 인해 체액이 중앙에 저류되어 발생한다. 폰탄(Fontan) 순환 장애가 있는 청소년은 허파 림프압 증가로 인해 림프 기능 장애의 위험이 있으며, 이로 인해 말초 또는 중추 부종이 발생할 수 있다.[19]

흉부 및 호흡기 검사

흉부 변형으로 오목가슴, 새가슴, 술통가슴, 갈비뼈 돌출, 몸통 중간부의 주름 등을 검사해야 한다. 오목가슴은 가슴이 안쪽으로 함몰되어 가슴 위쪽 근육이 조여지는 질환이다. 새가슴은 가슴이 바깥쪽으로 구부러져 복장뼈가 변형되는 경우이다. 오목가슴과 새가슴은 모두 외과적 수술이나 호흡기 질환으로 인한 흉부 압박으로 인해 발생할 수 있다.[33] 술통가슴은 허파 조직의 과도한 팽창으로 인해 발생할 수 있으며, 갈비뼈의 돌출은 가로막과 복부 근육의 불균형으로 인해, 몸통 중간부의 주름은 가로막에 대항하는 가슴벽의 근육 불균형으로 인해 발생할 수 있다.

연령 적합성과 가동성을 위해 갈비뼈 각도와 갈비사이 공간을 검사하는 것이 중요하다.[33–35]

CHD 아동의 가슴우리를 평가하려면 치료사는 연령에 맞는 가슴우리 구조에 대한 지식이 있어야 한다. 신생아는 갈비뼈사이 공간이 좁고, 갈비뼈가 수평으로 배열되며, 가슴이 삼각형 모양이며, 최소한의 목 공간, 복부와 분리된 가슴을 가지고 있다.[35] 생후 3-6개월의 소아는 정상적인 갈비뼈, 가슴 모양이 더 사각형에 가깝게 변하며, 수평 갈비뼈를 갖는다. 정상적인 상방 호흡을 하며 앞쪽으로만 확장된다. 생후 6-12개월의 아이는 가슴 모양이 이전보다 더욱 뚜렷하게 직사각형으로 변하며, 호흡 과정에 옆면 확장이 추가되어 갈비뼈 공간이 열리고 목의 길이가 길어진다. 이 시기는 가슴우리의 호흡기 발달에서 중요한 단계이다.[35] 가슴이 좀 더 술통 모양으로 보이게 된다. 가슴우리는 똑바로 선 자세에서 지속적으로 흉부에 중력의 영향을 받아 아래쪽으로 당겨지기 시작한다. 이러한 변화는 아이에게 가로막과 갈비사이 근육의 길이-긴장(length–tension) 관계를 더 잘 만들어 준다. 이 단계에서는 가로막과 모든 보조 근육을 사용한 호흡 패턴을 사용하게 된다. 이러한 경향은 가슴우리가 점차 아래쪽으로 회전하고 갈비사이 공간이 넓어지면서 가슴우리 발달에 몇 년 더 영향을 끼치게 된다.[35] 그림 18.16A-C는 정상적으로 가슴벽이 구성된 신생아, 생후 3개월, 생후 8개월의 모습을 보여준다. CHD가 있는 영아는 호흡기 기능 장애가 있을 수 있으며, 이는 가슴우리의 전형적인 근육 기능을 변화시킬 수 있으며, 이를 해결하지 않으면 가슴벽의 변형을 초래할 수 있다.

가슴우리 가동성을 검사한다는 것은 갈비뼈의 움직임을 확인하는 것을 의미한다. 아이가 몸을 옆으로 구부릴 수 있는가? 호흡에 따라 갈비뼈가 움직이는가? 복부와 윗가슴의 움직임은 어떠한가? 근육 발달은 호흡 보조 근육의 비대 없이 대칭적으로 이루어져야 한다. 가슴벽의 움직임은 촉진과 측정으로 검사할 수 있다. 손꿈치를 네 번째 갈비뼈에, 손가락 끝을 상부 등세모근에, 엄지를 복장뼈각에 대고 허파의 위엽 위에 손을 올려놓으면 대칭, 운동 범위 및 일반적인 움직임을 검사할 수 있다. 겨드랑이, 3번 갈비뼈, 복장뼈, 복장뼈에서 배꼽까지의 중간지점의 세 가지 수준에서 줄자를 이용하여 가슴둘레를 측정한다. 줄자를 겹칠 때까지 감은 다음 정상적인 들숨과 날숨 동안 가슴벽의 둘레 변화를 측정한다. 성인의 측정치에 따르면 편하게 숨을 쉴 때는 가슴벽이 윗가슴에서 약 2-3 mm, 아랫가슴에서 3-4 mm, 복부에서 6-7

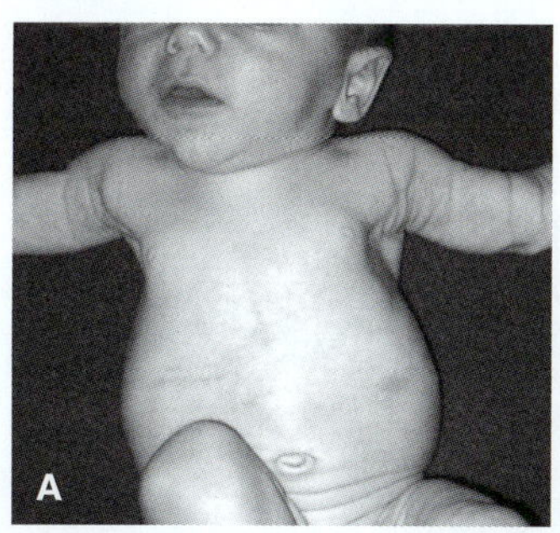

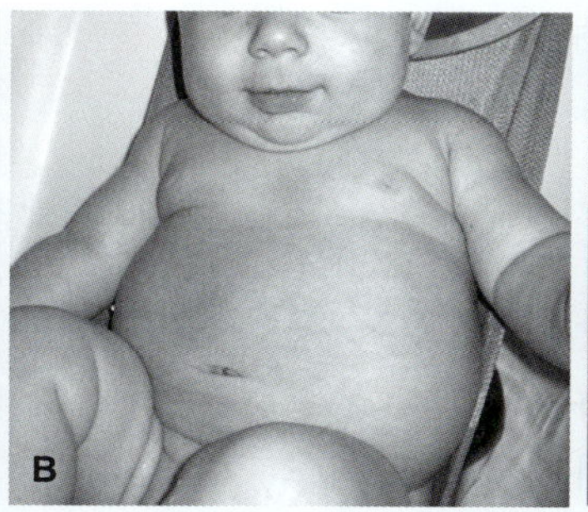

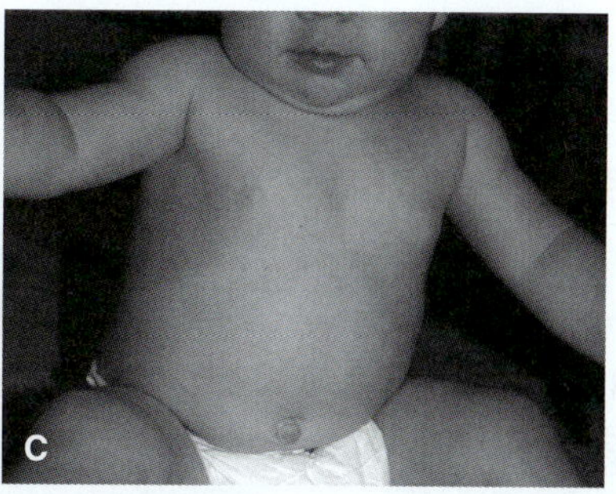

그림 18.16. **(A)** 신생아의 정상적인 가슴벽 모양. **(B)** 3개월 된 아이의 정상적인 가슴벽 모양. **(C)** 8개월 된 아이의 정상적인 가슴벽 모양.

mm 움직여야 하며, 심호흡 시에는 윗가슴에서 19-18 mm, 아랫가슴 쪽에서 16-20 mm, 복부에서 17-25 mm 움직여야 한다고 한다.[36] 이 수치는 성별에 따라 약간씩 다르다. 소아에서 측정된 값은 아직까지 없다.

심장과 허파는 밀접하게 관계되어 있기 때문에 CHD 아동이 호흡기 문제를 주요 증상으로 보일 수 있다. 19장에 설명된 호흡기 검사를 포함하면 아동의 상태를 검사하는 데 도움이 된다.

근골격계 검사(Musculoskeletal examination)

관절가동범위, 자세 정렬 및 감각에 대한 검사도 필요하다. 척추 측만증, 후만증 또는 근골격계의 증후군성 편차가 있을 수 있으며, 이는 CHD 수술 전, 수술 중 또는 수술 후 어린이의 자세, 호흡 및 통증에 영향을 미칠 수 있다. 그림 18.17은 CHD 아동의 일반적인 자세 편차를 보여준다. 유연성은 기능적 관절가동범위, 앉았다 일어나기 검사, 몸통 가쪽 굽힘의 측정을 통해 검사할 수 있다. 겨드랑이에서 갈비뼈 아래까지, 갈비뼈 아래에서 골반까지 측정하며 1:2의 비율로 측정해야 한다. 신경 마비 및 혈전증 증상은 수술 후, 장기간의 자세 유지 또는 항응고제 복용으로 인하여 발생할 수 있으므로 이를 선별하는 것도 중요하다.

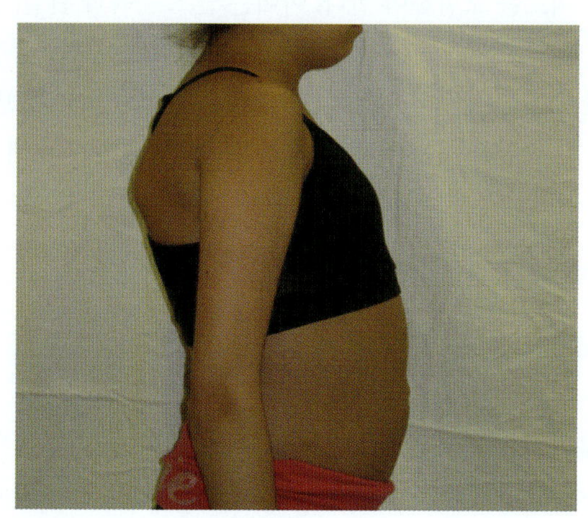

그림 18.17. 선천성 심장병(CHD)과 연관된 일반적인 자세 편차를 가진 어린이.

근력(Strength)

근력 측정은 수술 전 또는 이식 후 스테로이드 사용의 이차적인 문제로 근육병증, 골감소증, 골다공증에 걸릴 위험이 있는 아이에게 실시한다. 도수근력검사 및 동력계 측정으로 실시한다. 도수근력검사는 아이의 근력을 정확하게 측정하지 못할 수 있지만, 동력계는 객관적 평가가 가능하고 강도를 구체적으로 측정하는 것이 가능하다.

운동 중 발살바 호흡을 피하기 위해 근력을 측정하면서 운동할 때 숨을 내쉬는 호흡 기술을 가르쳐야 한다. 근지구력의 초기 수준을 결정하기 위해 최대 1회 반복 횟수보다는 최대 8회 반복 횟수를 적용하여 피로도까지 측정해야 한다.

기능적 이동(Functional mobility)

기능적 이동성 검사에는 침상에서의 이동, 자리이동, 균형, 보행, 계단 오르기, 발달에 적합한 활동 등이 포함된다. 대부분 수술 후 첫날에 평가할 수 있으며, 의료 상태가 호전되고 급성기 치료에서 외래 및 조기 중재 환경으로 이동함에 따라 더 많은 활동을 평가할 수 있다. 이동, 지정된 거리 걷기, 계단 오르기 등의 기능적 활동은 지정된 시간 동안 진행 상황을 측정하는 데 유용한 평가-재평가 데이터를 제공한다. 발달 운동 능력은 대근육 운동 능력을 객관적으로 검사할 수 있는 표준화된 평가 도구를 활용하여 평가해야 한다.

유산소 능력 및 지구력

유산소 능력은 전형적인 운동 평가 또는 시간 제한을 둔 보행(timed walk) 평가를 통해 검사할 수 있다. 6분 걷기 테스트는 기능적 운동의 최대치 이하 수준을 측정하기 위해 고안된 자가 속도 보행 테스트로, 미국 운동학회에서 기능적 운동 능력 평가의 표준으로 승인한 평가이다.[37] 이 평가는 3세의 건강한 아이를 대상으로 표준값을 구하여[40,41] 선청성 심장질환 아이[39]를 대상으로 검증했으며, 소아에서 검증되었다.[38] 6분 보행 평가는 총 6분 동안 뛰지 않고 가능한 한 빨리 걸으라는 구체적이고 연령에 맞는 지시가 주어진다. 아이는 자신의 속도에 맞춰 걷되, 할당된 시간 내에 최대한 먼 거리를 걸을 수 있도록 한다. 휴식은 허용되지만 시간을 멈추지는 않는다.

아이는 가슴부 불편감, 어지러움, 심한 호흡곤란, 불안정, 시야 흐림이 있는 경우 평가 전에 알려야 한다. 검사 전, 검사 중, 검사 후 걷는 거리, 운동자각도(rate of perceived exertion, RPE), 호흡곤란 지수(dyspnea index, DI), 활력 징후를 기록해야 한다. 6분 보행 거리는 최대 운동 시 산소 섭취량 (VO_{2max})[38,39]과 상관관계가 있으며, CHD 아동의 경우 예측치의 50% 미만일 경우 심부전, 입원 및 사망 위험 증가와 상관관계가 있는 것으로 나타났다.[42–44] 따라서 6분 보행 평가는 또래와 비교했을 때 기능적 능력과 예후에 대한 정보를 제공하고 목표 설정에 도움을 줄 수 있다.

유산소 능력을 검사하는 동안 숨가쁨과 운동 수준을 관찰해야 한다. 숨가쁨은 호흡곤란지수(DI)를 사용하여 평가할 수 있다(표 18.4).

아이가 특정 활동을 수행할 때 숨이 차는 정도를 평가하고, 표시된 차트에서 숫자로 응답한다. 또한 숨을 쉴 때마다 몇 음절을 말할 수 있는지(숨을 쉴 때마다 8-10 음절은 정상) 또는 숨을 쉬지 않고 모음 소리를 얼마나 오래 유지할 수 있는지(10-15초는 정상)를 세어 호흡곤란을 검사할 수도 있다. 이러한 측정치는 시간이 지남에 따라 등급, 음절 또는 시간의 변화 여부를 관찰하기 위해 재평가할 수 있는 기준값으로 사용할 수 있다. 지각된 운동량은 Borg RPE 척도를 사용하여 모니터링할 수 있다(표 18.5).

아이에게 "얼마나 열심히 활동하고 있다고 생각하는지?"라고 질문해야 한다. 여기에는 전반적인 활동, 호흡, 근육 운동 및 피로를 포함해야 한다. 아이는 말초 근육과 관절, 심혈관계 및 호흡계, 중추 신경계에서 형성되는 정보를 통합해야 한다. 6점은 전혀 일을 하지 않는 것과 비슷하며, 20점은 가장 힘든 일을 하는 것과 같다. 0점부터 10점까지의 새로운 보그 척도도 일반적으로 사용된다.

표 18.4. 호흡곤란 지수

	점수
호흡곤란이 거의 없음	1
중등도 호흡곤란, 불편감 있음	2
심한 호흡곤란, 매우 불편함	3
경험한 것 중 가장 심한 호흡곤란	4

표 18.5. 보그 운동 자각 척도

6	
7	매우 매우 가버움
8	
9	매우 가벼움
10	
11	약간
12	
13	약간 힘듦
14	
15	힘듦
16	
17	매우 힘듦
18	
19	매우 매우 힘듦
20	

물리치료 평가, 진단 및 예후

물리치료 검사 후 치료사는 검사 결과와 임상 경험을 통합하여 전체 평가를 종합하고 개인의 물리치료 진단 및 예후를 결정해야 한다. 이 과정은 치료 계획과 예상되는 결과를 결정하는 데 도움이 된다. 물리치료의 목표는 검사 결과와

표 18.6. 물리치료 목표 영역 및 예시 목표

지구력 지구력 향상을 통해 6분간 보행거리를 최소 450 m로 증가시켜 동료들과 보조를 맞출 수 있도록 함.	**관절가동범위/유연성** 환자는 서거나 걷기 위한 똑바른 자세를 유지하기 위해 토마스 검사를 통해 나타나는 고관절 굽힘근의 유연성을 개선하게 됨.
근력 환자가 독립적으로 계단을 오를 수 있도록 양측 큰볼기근과 넙다리네갈래근의 동력계측에서 최소 5파운드 이상 근력을 향상시킴.	**흉터 및 흉벽 가동성** 밴쿠버 흉터 척도 점수가 최소 3점 이상 감소하면 통증 없이 완전한 몸통 회전이 가능하여 복장부분 흉터의 가동성이 증가할 것임.
호흡/호흡기 상태 환자는 산소포화도를 90% 이상으로 유지하면서 앉았다 일어설 때 숨을 들이쉬고 내쉬는 것을 조정하는 능력으로, 기능적 이동 중에 호흡 조정이 향상됨.	**가슴부 확장** 환자는 가로막 수준에서 0.5 cm 이상 둘레 이동이 증가하면 산소공급 수치가 증가하며 앉은 상태에서 가슴우리 확장이 증가함.
균형 낙상 없이 안전한 기능적 이동성을 유지하기 위해 소아 균형 척도의 점수가 56/56으로 증가함에 따라 환자는 균형이 향상됨.	**기도 확보** 환자는 언어적 지시 없이 3/3 검사로 입증된 적절한 기술로 가정용 기도 확보 장치를 사용하여 독립적이어질 수 있음.
기능적 이동성 및 대근육 운동 기술 환자는 표준화된 대근육 운동 테스트에서 대근육 운동 기술이 37% 이상으로 향상되어 연령에 맞게 환경과 적절하게 상호작용하게 됨.	**환자 및 가족 교육** 환자의 가족은 지시없이 100% 귀가 시연을 통해 입증된 홈 포지셔닝 프로그램으로 독립적이어질 수 있음.
자세 환자는 언어적 지시 없이 앉아 있는 동안 견갑골 수축, 턱 당김, 어깨 뒤로 젖히기를 5분 이상 유지할 수 있는 능력으로 자세가 개선됨.	

직접 관련이 있어야 하며 개인의 지구력, 근력, 관절가동범위/유연성, 균형, 기능적 이동성 또는 대근육 운동 기술, 자세, 흡기-환기 상태, 흉터 및 가슴벽 가동성, 가슴 확장, 기도 확보, 아동 및 가족 교육 제공 등을 포함할 수 있다(표 18.6). 치료 계획에는 물리치료의 예상 빈도와 지속 시간, 치료할 부위가 명시되어 있어야 한다. 빈도와 기간은 개인의 필요와 환경(예: 급성기 치료, 외래 또는 지역사회 환경)에 따라 달라진다.

협력, 의사소통 및 문서화

물리치료사는 심장학, 유전학, 신경학, 이비인후과, 정형외과, 사회사업, 수유 전문가, 작업 치료 또는 언어 치료 등 다른 서비스와 협력하고, 자신의 분야가 아닌 부분은 필요에 따라 다른 전문가에게 상담을 권유해야 한다. 아동이 마땅히 받아야 할 서비스를 이용할 수 있도록 조언하는 것이 중요하다. 입원 환자 환경에서는 의료팀과 회진에 참여하여 협진이 이루어질 수 있도록 한다. 외래 또는 지역사회 환경에서는 아동의 의료팀과 관계를 구축하면 중요한 의료 정보나 상태 변화를 파악하는 데 도움이 된다. 몇몇 3차 병원 센터에서는 CHD 아동을 위한 팀 기반 신경발달 추적 프로그램을 시작하여 여러 분야가 협력하고 정기적으로 문제를 추적할 수 있도록 하고 있다. 또한 아동의 연령에 따라 조기 중재(0-3세) 및 학교 기반 서비스(3-21세)에 대한 의뢰가 권장된다.

>> 물리치료 중재

아동 및 가족 관련 교육

가족 및 간병인 교육은 아동의 특정 요구 사항을 포함하여 가족 전체에 초점을 맞춰야 한다. CHD와 성인 관상동맥 질환의 차이점을 설명하는 것이 중요하다. 아이는 어른 기준에 근거한 것이 아니라 자신의 특정 CHD에 근거하여 활동과 놀이를 할 수 있어야 한다.

아이 및 가족 교육에는 복장뼈 변형의 예방, 연령에 따른 최적의 자세조절 설정, 치료 결과 및 조기 중재의 역할, 신체 활동의 중요성, 자기 제한에 대한 이해가 포함되어야 한다.

아이와 가족은 운동이 평생의 습관이 되어야 한다는 것을 이해해야 한다. 심장 재활 프로그램과 YMCA 프로그램을 포함한 건강, 웰빙, 피트니스 프로그램은 평생 건강 습관을 형성하는 데 중요한 요소이다. 또한 운동량과 운동 능력이 증가하면 장기적인 심장질환, 사망률, 자존감, 정서 상태가 모두 개선된다는 연구 결과도 있다.[42–46]

절차적 중재(Procedural interventions)

자세조절(Positioning)

물리치료사는 다양한 자세를 제공하고 장려함으로써 근골격계 이상 사전 예방, 허파 기능 개선, 연령에 적합한 기술 증진 등의 목표를 달성할 수 있다. 적절한 자세는 정중선을 유지하도록 하고, 구축 예방, 발달 촉진, 허파의 상태 개선에 도움이 될 수 있다. 자세조절에는 체위변경 시간, 특수 장치 또는 장비, 자세 및 위치 권장 사항이 포함될 수 있다. 입원 환자이고 신경근 차단이나 진정제 투여, 이동성 저하, 기관 및 튜브 삽입을 받은 경우, 체위변경을 통해 피부 압박 및 손상 가능성을 줄일 수 있다. 치료사는 불필요한 자극을 피하기 위해 다른 간호 절차와 함께 영아의 자세 변화를 조정해야 한다. 멀티-포더스 부츠(Multi-Podus boots)와 같은 자세 유지 장치는 발바닥 굽힘 수축을 조절하고 엉덩관절 회전을 향상시키며 뒤꿈치를 압력으로부터 보호하는 데 도움이 된다. 발 및 발목 보조기, 타월 롤, 젤 베개는 거동이 불편한 CHD 아동의 2차 피부 문제를 예방하는 데 도움이 된다. 흉터 마사지는 피부 치유 후 흉터가 뭉치는 것을 방지하고, 피부 움직임을 개선하여 운동 범위의 제한을 줄이고, 수술 흉터로 인한 변형을 제한하는 데 도움이 될 수 있다. 흉터 마사지는 복장뼈가 치유될 수 있도록 절개 후 6주 후부터 시작할 수 있다.

자세조절은 또한 산소 수송과 허파 기능을 향상시킬 수 있다. 기관 내 튜브가 있는 영아라도 다른 자세, 특히 바로 누운 자세에 비해 엎드린 자세를 취하면 산소 공급이 증가한다.[47]

인공호흡과 관류의 불일치는 동맥 저산소혈증의 흔한 원인이다. 아이는 가장 위쪽 허파로 환기가 더 잘 된다. 큰 아이는 성인의 경우와 유사한 형태로 환기가 더 잘 이루어진다. 특정 신체 위치는 허파의 특정 엽에 환기와 관류를 일치시킬 수 있다.[48] 허파의 허파확장부전와 과팽창을 주의해야 한다. 표 18.7에 표시된 것과 같은 차트를 사용하여 아동을 다양한 자세로 배치하고 SpO_2를 높이고 심박수, 혈압, 호흡수를 낮출 수 있는 최상의 환기-관류 연결 위치를 확인해야 한다. CHD가 있는 영아의 엎드린 자세는 엉덩관절 운동 범위, 가슴 확장, 몸통 및 머리 힘, 대근육 운동 능력 달성을 유지하는 데 도움이 될 수 있다.[49,50] 또한 외래 또는 조기 중재 치료 계획에서 최적의 허파 기능, 정상 발달을 촉진하고 환경과의 접촉을 허용하기 위해 자세 설정이 중요한 역할을 한다. 이러한 자세에는 앞서 설명한 대로 엎드린 자세와 중력이 제거된 자세로 손을 뻗을 수 있도록 옆으로 누운 자세가 포함될 수 있다. 다른 자세는 아동의 필요에 따라 구체적으로 결정해야 한다.

자세 교육 및 인식(Postural education and awareness)

대부분의 치료적 운동과 활동은 자세 훈련과 교육으로 시작할 수 있다. 여기에는 바로 선 자세에서 등뼈의 후만증과 굽은 어깨를 감소시키기 위해 촉각자극과 탄력밴드 등의 기타 도구를 사용할 수 있다. 다른 기법으로는 자세 조절을 개선하고 자세 근육을 강화하는 운동, 자세 교육을 위한 실습 등이 있다.

표 18.7. 활력 징후 동향

호흡 패턴/활력 징후 동향		RR		SpO_2%		HR		BP	
자세	순서	1분	3분	1분	3분	1분	3분	1분	3분
누운 자세									
옆으로 누운 자세									
앉은 자세									
엎드린 자세									

BP, blood pressure; HR, heart rate; RR, respiratory rate

유연성(Flexibility)

유연성 운동도 일찍 시작해야 하며, 아이의 증상에 따라 큰가슴근, 아킬레스/장딴지근/가자미근, 엉덩관절 굽힘근, 뒤넙다리근, 상지 등의 근육 스트레칭과 흉곽 가동성을 위한 가슴 확장 등이 일반적으로 실시해야 한다. 가슴우리 스트레칭을 위한 볼스터, 공, 타월 롤은 스트레칭의 범위를 늘리는 데 도움이 될 수 있다. 스트레칭은 장시간 유지해야 할 수 있으며, 아이가 텔레비전을 보거나 책을 읽는 동안 가정 프로그램의 일부로도 수행할 수 있다. 모든 유연성 활동은 수술 후 6주 동안 복장뼈 예방 조치를 주의해야 한다.

호흡 운동(Breathing exercises)

호흡 활동을 중재에 통합하여 심호흡을 촉진하고, 환기를 유지하고, 통증 조절을 돕고, 호흡 패턴을 조정하도록 도와야 한다. 비눗방울 불기, 에어하키, 풍차 불기, 스티커 냄새 맡기 등의 호흡 게임은 아이의 호흡 상태를 개선하는 데 훌륭한 시작이 될 수 있다. 가로막 호흡 훈련, 들숨 근육 훈련, 강화폐활량계, 심호흡 기법은 18개월의 어린 아이에게도 활용할 수 있다. 아이의 발달 수준에 맞는 전략과 아이가 '재미있다'고 느끼는 전략을 찾는 것이 목표이다. 호흡 운동에 대한 더 자세한 정보는 19장에서 확인할 수 있다.

유산소 및 지구력 훈련

유산소 운동 처방은 물리치료 중 이전 검사를 바탕으로 개별적으로 이루어져야 한다. 운동 요법에는 운동방법, 빈도, 시간, 강도의 원칙[51]과 사전 주의 사항이 포함되어야 한다. 운동방법은 자전거, 러닝머신, 일립티컬 머신, 상체 에르고미터(upper body ergometer, UBE) 또는 걷기와 같은 지상 운동이 될 수 있다. 운동 횟수는 일주일에 최소 3회 이상, 최대 7회까지 해야 한다. 어린이가 매우 아플 때는 2-5분 정도의 짧은 시간 동안 운동하고 운동 사이에 휴식을 취할 수 있다. 휴식 시간에는 낮은 강도의 스트레칭이 허용될 수 있다. 아동이 호전되거나 외래 또는 조기 중재 환경으로 전환함에 따라 지속 시간을 30-45분으로 늘려야 한다. 강도는 훈련 전에 실시하는 스트레스 또는 기능적 운동 평가를 통해 결정할 수 있다. 일반적으로 운동 강도는 최대 운동량의 60-65%에서 시작해야 한다. 강도는 20점 척도에서 11-15점 사이에 해당하는 보고 척도를 사용한 RPE를 기준으로 실시할 수도 있다. 신체 기능이 매우 저하된 아동은 낮은 강도의 활동으로 시작하거나, 짧은 시간 동안 높은 강도의 활동과 낮은 강도의 활동을 번갈아 가며 실시하는 방법도 있다. 활동하는 동안 치료사는 심박수, 혈압, RPE, DI, 호흡수 및 SpO_2를 포함한 활력 징후를 모니터링해야 한다.[2] 일부의 경우 유산소 활동 중 심전도(electrocardiogram, ECG) 모니터링을 실시해야 할 수도 있다. 훈련 중에 치료사는 일부 아이에게 자신의 심박수, 호흡수, RPE 및 DI를 측정하도록 지시할 수 있다. 자신의 활력 징후를 파악하는 것은 자율 활동으로 넘어갈 준비가 되었을 때 독립적으로 운동을 계속하는 데 필요한 자립심을 키우는 데 도움이 된다. 심장이식 후에는 미주신경의 상실로 인해 정상적인 운동 반응이 일어나지 않으므로 혈액 내 순환하는 카테콜아민(catecholamine)의 효과를 얻기 위해 심박수를 높이기 위한 준비운동과 마무리운동이 필요하다는 점을 기억하는 것이 중요하다.

근력 운동(Strength training)

근력 운동은 적절한 연령의 아이를 위한 물리치료의 중요한 구성 요소 중 하나이다. 심장 수술 후 아이는 일반적으로 6-8주 동안 복장뼈를 보호해야하며 이 때는 10파운드가 넘는 물건을 들어올리는 것에는 주의해야한다.

이러한 주의 사항과 함께 근력 운동은 수술 전후의 소아 선천성 심장질환 환자의 치료에서 중요한 역할을 한다. 아이에게 발살바 동작과 불필요한 혈압 상승을 방지하기 위해 항상 들어 올릴 때 적절한 호흡 기술을 가르쳐야 한다. 그림 18.18은 근력 운동에 참여하는 아이를 보여준다.

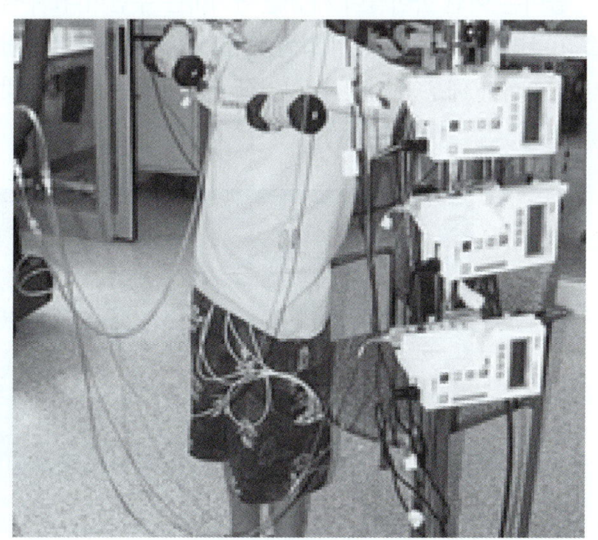

그림 18.18. 선천성 심장질환이 있는 어린이가 근력 운동에 참여하는 모습.

기도 청결 기술(Airway clearance techniques)

이러한 주제는 19장에서 자세히 다룬다. 앞서 설명한 바와 같이 자세 유지와 객담의 체위 배출법은 수술 후 즉시 활용해야 한다. 타진, 진동, 흔들기, 고주파 흉부 진동과 같은 기계적 기도 청결 기법은 수술 후 바로 시행하지 못할 수 있지만, 아카펠라 또는 객담 자가배출법과 같은 다른 기도 청결 기법은 필요에 따라 활용할 수 있다.

기능적 이동(Functional mobility)

이동 훈련, 보행 훈련, 균형 훈련, 계단 오르기 등은 물리치료 중재에 필수적으로 포함되어야 하는 기능적 과제이다. 이동 훈련에는 불편함을 줄이고 독립성을 향상시킬 수 있는 이동 방법이 포함되어야 한다. 예를 들어 수술 후 심호흡 방법을 교육하거나 수술 부위에 베개를 껴안고 통나무처럼 구르는 등의 방법을 교육하는 것이다. 영아의 경우, 가족 구성원에게 가능한 한 편안하게 방식으로 아이를 안아 올리는 방법을 가르쳐야 한다. 보행 훈련, 균형 훈련, 계단 오르기 훈련은 아이가 의학적으로 안정되는 대로 즉시 시작해야 한다. 이러한 훈련은 간호, 호흡을 포함한 의료진과의 조율을 통해 안전하게 실시할 수 있도록 해야 한다. 어린이가 외래 또는 조기 중재 프로그램으로 퇴원하면 보행 훈련, 균형 훈련 또는 계단 훈련을 통해 속도, 안정성 또는 기술을 계속 향상시켜야 할 수 있다.

발달 활동(Developmental activity)

놀이는 어린 아이들이 세상을 탐색하는 수단이다. 수술을 기다리거나 매우 아파서 입원 중인 CHD 아동은 환경 탐색의 기회가 매우 적어진다. 이러한 아동에게는 연령에 맞는 대근육 및 소근육 놀이가 매우 중요하다. 급성 치료 환경에서는 주의해야 할 튜브와 와이어가 많을 수 있지만, 영아는 엎드린 자세를 포함한 모든 자세에 노출되어야 한다. 또한 부모 교육과 함께 조기 중재 담당자가 가정 내 참여하여 자세 변경, 엎드린 자세, 운동 기술 발달을 가능한한 촉진시켜야 한다. 이러한 노력은 수건을 말아놓은 것 위에 반 엎드린 자세로 시작하거나 간병인의 어깨에 엎드린 자세로 시작하여 영아가 엎드린 자세에 익숙해지도록 하는 것부터 시작할 수 있다. 엎드린 자세는 배밀이, 네발기기, 상지 체중 지탱하기 등 많은 초기 발달 기술의 선행적 기술이며 유아의 발달을 촉진하는 데 도움이 된다.[49,50] 이 자세는 수유, 역류, 호흡기 문제가 있는 아이에게 중요하다. 가족은 유아가 낮 동안 깨어 있고, 의식이 명료할 때, 안정된 시간 동안 엎드린 자세를 취하도록 권장하여 유아가 머리를 조절하고 엎드린 자세에서 편안함을 느낄 수 있도록 도와야 한다. 훈련 후에도 아이가 엎드리기를 어려워한다면 또 다른 문제가 있다고 볼 수 있다. 가슴 부위 상처가 봉합되지 않았거나 복장뼈 절개 후 처음 2주간을 제외하고는 엎드린 자세가 금기인 경우는 거의 없다. 그림 18.19는 코기관 튜브를 삽입한 영아가 엎드린 자세로 있는 모습과 두 번의 심장 수술을 받은 영아가 가정에서 엎드린 자세로 활동하는 모습을 보여준다. 기기는 CHD를 교정하거나 완화하기 위해 시행한 수술로 인해 영향을 받는 모든 근육군을 향상시키기 때문에 CHD 아동에게 네발기기를 권장해야 한다. 보행이 가능한 어린이는 수술 후 의학적으로 안정되는 즉시 보행하도록 권장해야 한다. 기계식 인공호흡기를 사용하는 아이는 인공호흡기와 기도의 안전을 유지하기 위해 외래로 치료받을 수 있다. 가슴관을 삽입한 아이도 거의 제한 없이 보행할 수 있으며, 보행

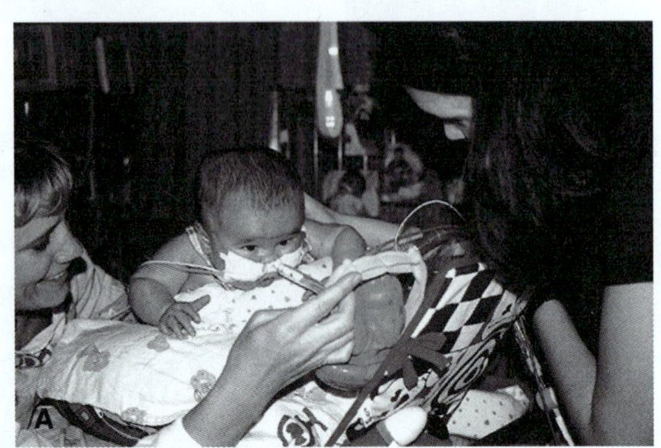

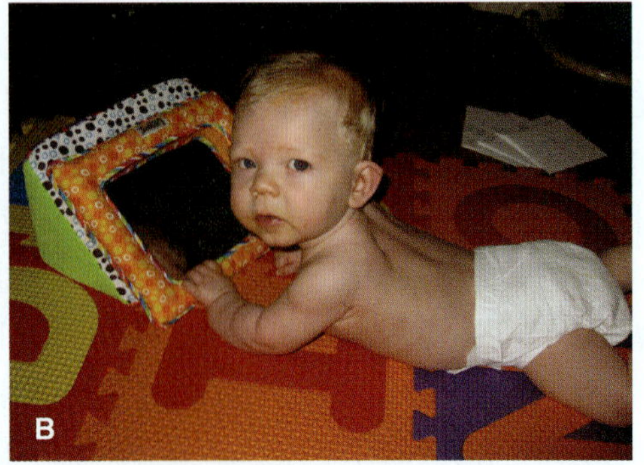

그림 18.19. **(A)** 기관 삽관을 하고 심장 수술을 기다리는 영아가 물리치료사 및 어머니와 함께 엎드린 자세로 과제수행을 하고 있다. **(B)** 두 번의 수술을 받은 선천성 심장질환이 있는 영아가 가정 환경에서 엎드린 자세로 기술 훈련을 하고 있다.

을 실시하면 가슴관을 빨리 제거하는 데 도움이 될 수 있다. CHD가 있는 소아는 높은 수준의 운동 능력이 지연될 수 있으므로 치료 기간 중에 이를 촉진해야 한다.[3-6,10]

가정활동프로그램(Home programming)

자녀의 필요와 연령에 따라 가정 운동 프로그램을 권장해야 한다. 위의 모든 활동은 감독 없이도 안전하고 안정적으로 완료할 수 있으므로 가정 프로그램 활동으로 전환할 수 있다. 부모는 프로그램에 참여하도록 권장하고 가정 활동을 도와야 한다.

선천성 심장질환의 신경발달학적 결과

CHD 아동은 수많은 신경 발달 장애를 겪을 위험이 높으며, 그 원인은 아직 완전히 밝혀지지 않은 복합적인 요인에 의해 발생한다. 인지, 언어, 운동 능력을 포함한 초기 발달 단계가 지연되는 경우가 많다. 한 보고서에 따르면 모든 유형의 단일 심실 결손을 가진 영아의 54%가 6개월, 62%가 12개월, 67%가 2년까지 발달 영역에 대한 조기 중재를 받고 있고, 두 개의 심실 결손을 가진 영아의 45%가 6개월, 43%가 12개월, 52%가 2년까지 발달 치료를 받고 있는 것으로 나타났다.[6] 또 다른 연구에서는 폰탄(Fontan) 완료 후 아동의 전체 발달 지연율이 25%로 보고되었다.[10] Uzark 등은 심장 이식 후 아동의 46%가 언어 지연을, 63%가 시각 운동장애를 보이는 것으로 나타났다.[52] 또한 지능 지수(IQ)가 감소하는 것으로 나타났으며, 가장 낮은 IQ를 보인 아동은 CHD로 인한 이식이 주된 이유였다.[52] 단일 심실 결손을 가진 아동의 74%와 두 개의 심실 결손을 가진 아동의 29%가 6개월 후 특정 대근육 운동 검사에서 5백분위수 이하의 점수를 받았다.[6] TGA 아동의 최대 50%가 1세 때 정신운동 능력 저하를 보이고[3], 최대 40%가 4세 때 운동 또는 보행 이상을 보이며[5], 8세가 되면 54%가 보행 이상, 63%가 운동 이상을 보인다.[4] 신경 발달 지연을 일으키는 요인은 완전히 밝혀지지는 않았지만, 수술 전, 중, 후의 상태가 영향을 미칠 가능성이 높다.

단일 심실 복구의 첫 번째 단계 이후의 산소화 수준은 종합 발달 점수와 관련이 있는 것으로 밝혀졌다.[53] 수술 중 순환 정지 또는 저유량 심폐 우회술을 받았는지 여부도 결과에 영향을 미칠 수 있는데, 순환 정지를 받은 TGA 아동은 1세, 4세, 8세에 최대 30% 더 지연되는 것으로 나타났다.[3-5] 또한, 여러 연구에 따르면 외과적 수술 후 입원 기간이 신경 발달 결과에 영향을 미칠 수 있으며, 입원 기간이 하루 늘어날 때마다 전체 IQ는 1.4점, 수학 IQ는 1.6점 감소하는 것으로 나타났다.[54,55] 입원 기간의 증가는 HLHS 아동의 1년 후 운동 능력 저하를 예측하는 가장 큰 요인 인자로 밝혀졌다.[7]

요약

CHD 아동의 신경 발달에 미치는 영향에 대한 우려는 이러한 아동의 심장 관리에서 중요한 초점이 되고 있다. 미국 심장 협회의 최근 과학적 성명서에서는 CHD 아동의 신경 발달 지연에 대한 정기적인 관찰과 함께 지연이 우려되는 경우 전체 평가 및 치료를 위한 의뢰를 권고하고 있다.[9] 초기 관찰은 종종 심장내과 또는 소아과 방문에서 이루어질 수 있지만, 물리치료사는 CHD 아동의 조기 중재, 외래 및 병원 기반 환경에서 운동 능력 평가 및 모니터링을 위해 참여해야 한다.

물리치료는 입원, 외래 및 지역사회 기반 환경에서 CHD 아동을 치료하는 데 필수적인 요소이다. 물리치료사가 자세, 이동성, 발달을 개선하고 궁극적으로 또래와 맞춰 성장하게끔 하고 가족, 학교 및 지역사회 환경에 참여할 수 있는 능력을 길러주는 것은 모든 심장 장애 아동 치료의 필수 요소이다.

사례 연구

두 번의 심장 수술 후 형성저하성 좌심증후군을 가진 유아

현재 질병 이력 및 주요 사항

아이 X는 다영역 외래 발달 평가를 받은 형성저하성 좌심증후군을 가진 13개월 된 남아이다. X는 대근육 운동 발달 지연이 있고, 부모님은 그가 발을 딛고 서지 않는다고 걱정한다.

출생 및 진료 이력

X는 출생 전 형성저하성 좌심증후군 진단을 받고 어린이병원 특수분만실에서 만삭으로 태어나 즉시 심장중환자실

로 옮겨져 안정을 취하였다.

수술력

X는 생후 3일째(그림 18.20)에 좌측 성대 마비와 정맥동의 혈전으로 인한 복잡한 상태에서 Blalock-Taussig 션트로 첫 번째 수술을 받았다. 그는 4.5개월에 양방향성 글렌법 수술을 받았다.

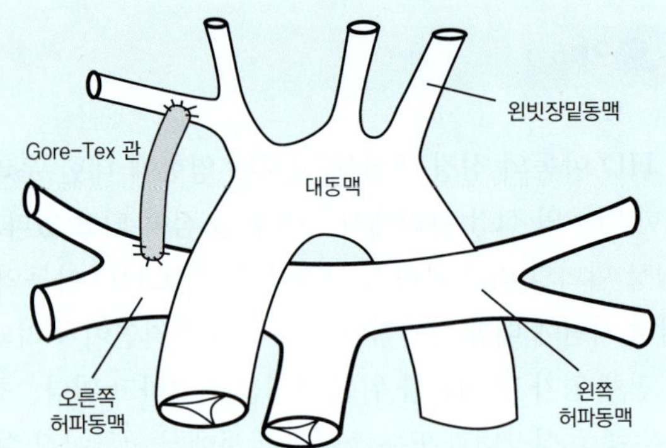

그림 18.20. 수정된 Blalock-Taussig 션트

현재 복용 중인 약물

라식스 0.8 mg 1일 1정, 로베녹스 0.7 mg 1일 1정, 베네피버 1일 1티스푼.

사회력

X의 부모는 아기의 치료에 매우 협조적이며, 어머니는 아기와 함께 집에 머물고 있다. 아기는 생후 8개월부터 매주 조기 중재 물리치료를 받고 있다.

물리치료 검사

일반적인 외관/라인/튜브: X는 경증 청색증을 보이며 외부 보조 장치나 선은 없다.

의식 상태: 깨어 있고, 주의력이 있으며, 검사실에 있는 부모와 상호작용하고 있다.

통증: FLACC 점수 10점 만점에 0점.

안정 시 활력 징후: 심박수 = 130, SpO_2 = 87%, 오른팔 혈압 = 92/59, 호흡수 = 30.

피부 외관: 가동성이 좋게 복장부분 흉터가 잘 아물었다. 모세혈관 재충혈: 3초 미만.

흉곽 및 호흡기 검사

X는 호흡수가 분당 30회 정도이며 뚜렷한 통증은 보이지 않는다. 가로막 이탈이 약간 있지만 주로 가슴 호흡을 한다. 힘들 때는 청색증이 증가하고 갈비사이 수축이 경미하게 나타난다. 기침과 재채기를 통한 객담 배출을 독립적으로 하며 연령에 적합한 갈비사이 간격과 양호한 흉벽 가동성을 가지며 약간의 가슴뼈 돌출 변형이 있다. 연령으로 인해 가슴 둘레 측정은 진행하지 않았다.

근골격계 검사

X는 양측 상지 및 하지의 수동관절가동범위에 제한을 보이지 않으며 양측 하지에 경미한 저긴장 상태를 보인다. 연령으로 인하여 근력 평가는 시행하지 않았지만, 선 자세를 유지하기 어려운 정도의 하지 근력 감소를 보인다. 기능적 상태는 다음의 발달 평가에서 서술되어 있다.

발달 평가

바로 누운 자세: 발을 입으로 가져오고, 정중선을 가로질러 팔을 뻗으며 양쪽으로 이동시킨다.

엎드린 자세: 엎드려 손바닥을 밀어 올리고, 한 쪽씩 팔을 뻗으며, 네발기기로 움직이기 시작한다.

구르기: 양쪽으로 엉덩이를 끌어올려 구르기를 실시한다.

끌어당겨 앉기: 턱 당김 나타남.

앉기: 독립적으로 앉고, 지지면에서 손을 뗄 수 있으며, 앉은 상태에서 장난감을 조작한다.

자세변경: 앉은 자세에서 엎드린 자세로 변경할 수 있지만, 누운 자세나 엎드린 자세에서 앉지는 못한다.

서기: 서거나 발을 땅에 딛지 않으며, 하지에 가해지는 체중 부하를 매우 거부한다.

Peabody 운동 발달 척도 2판에서 정적/균형 기술, 이동 기술, 물체 조작 기술에 대해 각각 16%, 2%, 37%를 보였다. 대근육 동작 지수는 79(8%)이다.

물리치료 평가 및 진단

X는 생후 13개월 된 남아로 형성저하성 좌심증후군 status post (s/p) 2단계 수술을 받았다. 다리의 힘이 감소하고 체중을 지탱하는 힘이 감소하여 서기 및 보행 능력에 영향을 미치고 대근육 운동 능력이 지연되어 물리치료를 받고 있다. Peabody 운동 발달 척도 2판에서 전반적인 대근육 운동 능력은 8%이며, 정적/균형 기술, 운동 기술, 물체 조작 기술에서 각각 16%, 2%, 37%에 해당한다. 이는 7-12개월 수준에 해당한다. 운동 능력 지연은 연령에 맞게 주변 환경과 상호작용하는 능력에 영향을 미친다.

치료 계획

일어서기에 중점을 둔 주 1회 조기 중재 물리치료. 서기 기술 및 신발 착용에 대한 부모 교육.

목표(12주 동안)

1. X는 5분간 균형을 잃지 않고 지지대에서 서 있을 수 있다.
2. X는 독립적으로 지지대를 당겨 일어설 수 있다.
3. X는 각 방향으로 5피트씩 옆으로 걸을 수 있다.
4. X는 한 손을 잡고 10피트 앞으로 나아갈 수 있다.

중재 절차

부모 교육: 신발 착용의 기능, 일어서고 걷는 것을 유도하는 법, 흉터 마사지 지속

발달 기술: 서기를 유도하는 놀이 활동; 서기, 옆으로 걷기, 걷기

근력증진: 반복적으로 서고 걷는 것을 통하여 유도

참고문헌

1. Hoffman JI, Kaplan S. The incidence of congenital heart disease. J Am Coll Cardiol. 2002;39(12):1890–1900.
2. Green A. Outcomes of congenital heart disease: a review. Pediatr Nurs. 2004;30(4):280–284.
3. Bellinger DC, Jonas RA, Rappaport LA, et al. Developmental and neurologic status of children after heart surgery with hypother- mic circulatory arrest or low-flow cardiopulmonary bypass. N Engl J Med. 1995;332(9):549–555.
4. Bellinger DC, Wypij D, duPlessis AJ, et al. Neurodevelopmental sta- tus at eight years in children with dextro-transposition of the great arteries: the Boston circulatory arrest trial. J Thorac Cardiovasc Surg. 2003;126(5):1385–1396.
5. Bellinger DC, Wypij D, Kuban KC, et al. Developmental and neuro- logical status of children at 4 years of age after heart surgery with hypothermic circulatory arrest or low-flow cardiopulmonary by- pass. Circulation. 1999;100(5):526–532.
6. Hoskoppal A, Roberts H, Kugler J, et al. Neurodevelopmental out- comes in infants after surgery for congenital heart disease: a com- parison of single-ventricle vs. two-ventricle physiology. Congenit Heart Dis. 2010;5(2):90–95.
7. Knirsch W, Liamlahi R, Hug MI, et al. Mortality and neurodevelop- mental outcome at 1 year of age comparing hybrid and Norwood procedures. Eur J Cardiothorac Surg. 2012;42(1):33–39.
8. Majnemer A, Limperopoulos C, Shevell M, et al. Long-term neu- romotor outcome at school entry of infants with congenital heart defects requiring open-heart surgery. J Pediatr. 2006;148(1):72–77.
9. Marino BS, Lipkin PH, Newburger JW, et al. Neurodevelopmental outcomes in children with congenital heart disease: evaluation and management: a scientific statement from the American Heart As- sociation. Circulation. 2012;126(9):1143–1172.
10. McCrindle BW, Williams RV, Mitchell PD, et al. Relationship of patient and medical characteristics to health status in children and adolescents after the Fontan procedure. Circulation. 2006;113(8):1123–1129.
11. Newburger JW, Sleeper LA, Bellinger DC, et al. Early developmen- tal outcome in children with hypoplastic left heart syndrome and related anomalies: the single ventricle reconstruction trial. Circula- tion. 2012;125(17):2081–2091.
12. Cook AC, Yates RW, Anderson RH. Normal and abnormal fetal car- diac anatomy. Prenat Diagn. 2004;24(13):1032–1048.
13. Godfrey ME, Messing B, Cohen SM, et al. Functional assessment of the fetal heart: a review. Ultrasound Obstet Gynecol. 2012;39(2):131–144.
14. Wernovsky G, Gruber P. Common congenital heart disease: pre- sentation, management and outcomes. In: Taeusch H, Ballard R, Gleason C, eds. Avery's Diseases of the Newborn. 8th ed. Elsevier Saunders; 2004:827–872.
15. Frownfelter D, Dean E, eds. Cardiovascular and Pulmonary Physical Therapy: Evidence and Practice. 5th ed. Elsevier Mosby; 2005.
16. Hillegass E, ed. Essentials of Cardiopulmonary Physical Therapy. Saunders; 2011.
17. Blackburn S. Placental, fetal, and transitional circulation revisited. J Perinat Neonatal Nurs. 2006;20(4):290–294.
18. Feinstein JA, Benson DW, Dubin AM, et al. Hypoplastic left heart syndrome: current considerations and expectations. J Am Coll Car- diol. 2012;59(1 Suppl):S1–S42.
19. Fredenburg TB, Johnson TR, Cohen MD. The Fontan procedure: anatomy, complications, and manifestations of failure. Radiograph- ics. 2011;31(2):453–463.
20. Mendeloff EN. The history of pediatric heart and lung transplanta- tion. Pediatr Transplant. 2002;6(4):270–279.
21. Webber SA, McCurry K, Zeevi A. Heart and lung transplantation in children. Lancet. 2006;368(9529):53–69.
22. Kirk R, Edwards LB, Kucheryavaya AY, et al. The registry of the In- ternational Society for Heart and Lung Transplantation: fourteenth pediatric heart transplantation report—2011. J Heart Lung Trans- plant. 2011;30(10):1095–1103.
23. Singh TP, Gauvreau K, Rhodes J, et al. Longitudinal changes in heart rate recovery after maximal exercise in pediatric heart transplant re- cipients: evidence of autonomic re-innervation? J Heart Lung Trans- plant. 2007;26(12):1306–1312.

24. Kuhlthau KA, Bloom S, VanCleave J, et al. Evidence for family-centered care for children with special health care needs: a systematic review. Acad Pediatr. 2011;11(2):136-143.

25. Garra G, Singer AJ, Taira BR, et al. Validation of the Wong-Baker FACES Pain Rating Scale in pediatric emergency department pa- tients. Acad Emerg Med. 2010;17(1):50-54.

26. Howard R, Carter B, Curry J, et al. Pain assessment. Paediatr An- aesth. 2008;18(suppl 1):14-18.

27. Merkel S, Voepel-Lewis T, Malviya S. Pain assessment in infants and young children: the FLACC scale. Am J Nurs. 2002;102(10): 55-58.

28. Bai J, Hsu L, Tang Y, et al. Validation of the COMFORT Behavior scale and the FLACC scale for pain assessment in Chinese children after cardiac surgery. Pain Manag Nurs. 2012;13(1):18-26.

29. Johansson M, Kokinsky E. The COMFORT behavioural scale and the modified FLACC scale in paediatric intensive care. Nurs Crit Care. 2009;14(3):122-130.

30. Voepel-Lewis T, Zanotti J, Dammeyer JA, et al. Reliability and validity of the face, legs, activity, cry, consolability behavioral tool in assessing acute pain in critically ill patients. Am J Crit Care. 2010;19(1):55-61; quiz 62.

31. Potapov EV, Stiller B, Hetzer R. Ventricular assist devices in chil- dren: current achievements and future perspectives. Pediatr Trans- plant. 2007;11(3):241-255.

32. Corra U, Pistono M, Mezzani A, et al. Cardiovascular prevention and rehabilitation for patients with ventricular assist device from ex- ercise therapy to long-term therapy. Part I: exercise therapy. Monaldi Arch Chest Dis. 2011;76(1):27-32.

33. Massery M. Musculoskeletal and neuromuscular interventions: a physical approach to cystic fibrosis. J R Soc Med. 2005;98(suppl 45):55-66.

34. Massery M. The Linda Crane Memorial Lecture: the patient puzzle: piecing it together. Cardiopulm Phys Ther J. 2009;20(2):19-27.

35. Massery M. Chest development as a component of normal motor development: implications for pediatric physical therapists. Pediatr Phys Ther. 1991:3-8.

36. Ragnarsdottir M, Kristinsdottir EK. Breathing movements and breathing patterns among healthy men and women 20-69 years of age. Reference values. Respiration. 2006;73(1):48-54.

37. ATS Committee on Proficiency Standards for Clinical Pulmonary Function Laboratories. ATS statement: guidelines for the six-minute walk test. Am J Respir Crit Care Med. 2002;166(1):111-117.

38. Li AM, Yin J, Yu CC, et al. The six-minute walk test in healthy chil- dren: reliability and validity. Eur Respir J. 2005;25(6):1057-1060.

39. Moalla W, Gauthier R, Maingourd Y, et al. Six-minute walking test to assess exercise tolerance and cardiorespiratory responses dur- ing training program in children with congenital heart disease. Int J Sports Med. 2005;26(9):756-762.

40. Geiger R, Strasak A, Treml B, et al. Six-minute walk test in children and adolescents. J Pediatr. 2007;150(4):395-399, e391-e392.

41. Li AM, Yin J, Au JT, et al. Standard reference for the six-minute-walk test in healthy children aged 7 to 16 years. Am J Respir Crit Care Med. 2007;176(2):174-180.

42. Diller GP, Dimopoulos K, Okonko D, et al. Exercise intolerance in adult congenital heart disease: comparative severity, correlates, and prognostic implication. Circulation. 2005;112(6):828-835.

43. Fredriksen PM, Therrien J, Veldtman G, et al. Lung function and aerobic capacity in adult patients following modified Fontan proce- dure. Heart. 2001;85(3):295-299.

44. Inuzuka R, Diller GP, Borgia F, et al. Comprehensive use of cardio- pulmonary exercise testing identifies adults with congenital heart disease at increased mortality risk in the medium term. Circulation. 2012;125(2):250-259.

45. Fredriksen PM, Kahrs N, Blaasvaer S, et al. Effect of physical train- ing in children and adolescents with congenital heart disease. Cardiol Young. 2000;10(2):107-114.

46. Rhodes J, Curran TJ, Camil L, et al. Sustained effects of cardiac re- habilitation in children with serious congenital heart disease. Pediat- rics. 2006;118(3):e586-e593.

47. Balachandran R, Nair SG, Sivadasan PC, et al. Prone ventilation in the management of infants with acute respiratory distress syn- drome after complex cardiac surgery. J Cardiothorac Vasc Anesth. 2012;26(3):471-475.

48. Bhuyan U, Peters AM, Gordon I, et al. Effects of posture on the dis- tribution of pulmonary ventilation and perfusion in children and adults. Thorax. 1989;44(6):480-484.

49. Kennedy E, Majnemer A, Farmer JP, et al. Motor development of infants with positional plagiocephaly. Phys Occup Ther Pediatr. 2009;29(3):222-235.

50. Kuo YL, Liao HF, Chen PC, et al. The influence of wakeful prone positioning on motor development during the early life. J Dev Behav Pediatr. 2008;29(5):367-376.

51. American College of Sports Medicine. ACSM's Guidelines for Exer- cise Testing and Prescription. 6th ed. Lippincott, Williams & Wilkins; 2000.

52. Uzark K, Spicer R, Beebe DW. Neurodevelopmental outcomes in pediatric heart transplant recipients. J Heart Lung Transplant. 2009;28(12):1306-1311.

53. Hoffman GM, Mussatto KA, Brosig CL, et al. Systemic venous oxygen saturation after the Norwood procedure and child- hood neurodevelopmental outcome. J Thorac Cardiovasc Surg. 2005;130(4):1094–1100.
54. Mahle WT, Visconti KJ, Freier MC, et al. Relationship of surgical approach to neurodevelopmental outcomes in hypoplastic left heart syndrome. Pediatrics. 2006;117(1):e90–e97.
55. Newburger JW, Wypij D, Bellinger DC, et al. Length of stay after infant heart surgery is related to cognitive outcome at age 8 years. J Pediatr. 2003;143(1):67–73.

CHAPTER 19

폐 및 호흡기 질환

Heather Lever Brossman

챕터 개요

소개
폐의 성장과 발달
소인성 호흡부전
호흡기 장애 아동의 물리치료 검사
- 병력
- 시스템 검토
- 평가 및 중재

폐 질환 및 호흡기 장애가 있는 아이들을 위한 물리치료
- 기도 확보
- 호흡 운동 및 재훈련
- 신체 발달

무기폐
- 의료 정보
- 의료 관리
- 물리치료 검사
- 물리치료 절차적 중재

호흡기 근육 약화
- 의료 정보
- 의료 관리
- 물리치료 검사
- 물리치료 중재

천식
- 의료 정보
- 의료 관리
- 물리치료 검사
- 물리치료 중재

낭포성 섬유증(CF)
- 의료 정보
- 의료 관리
- 물리치료 검사
- 물리치료 관리

요약
사례 연구

소개

폐 질환과 호흡기 질환은 미국과 전 세계에서 어린이 사망률과 이환율의 주요 원인으로 계속되고 있다. 호흡기 바이러스와 박테리아는 영유아와 아이들에게 급성 호흡기 감염을 일으키며, 때로는 치명적인 감염을 초래한다. 박테리아와 바이러스에 대한 백신은 급성 호흡기 감염의 발생률을 감소시켰으며, 호흡기 질환의 위험이 있는 아이들에게 일반적으로 사용되고 있다.

미국에서는 18세 미만 아이들의 최대 20% 이상이 천식, 쌕쌕거리는 소리, 기관지 과민성, 낭포성 섬유증, 기관지폐 이형성증과 같은 만성 호흡기 질환을 앓고 있는 것으로 보고되었다.[1] 아이들의 만성 폐 질환은 믿기 어려울 정도로 이환율 통계가 높다. 미국에서 약 550만 명의 어린이(7.5%)가 천식 진단을 받았으며[2], 이 중 2명은 매년 1,400만 일의 결석 일수를 책임지고 있다.[3] 또한 소아 천식은 흑인과 다인종 민족 사이에서 가장 흔하게 발병한다는 사실에 주목하는 것이 중요하다.

호흡기 질환은 중증 신경 장애 아동의 가장 흔한 입원 이유이며, 가장 흔한 사망 원인이다.[4,5] 이러한 통계는 놀랍게 보일 수 있지만, 원발성 폐 질환이나 다른 질환에 따른 호흡기 문제가 있는 어린이들을 치료하는 데 많은 시간을 보내는 의료 전문가들에게는 놀랍지 않은 수치일 수 있다.

이 장의 정보를 통해 독자는 신생아와 소아 호흡기의 취약성, 폐 시스템의 발달 과정, 시스템 장애에 대한 적극적인 치료의 필요성을 이해할 수 있다. 소개에서의 주제들은 영유아의 호흡기의 성장과 발달, 급성 호흡 부전 소인이 포함된다. 이어서 폐 질환이 있는 영유아를 위한 물리치료 검사와 구체적인 중재로 제시된다. 무기폐, 호흡근 약화, 천식, 낭포성 섬유증 등 아이들의 주요 호흡기 질환 4가지에 대한 의료 정보와 물리치료에 대한 논의가 이어지며, 향후 연구를 위한 질문이 제시된다.

폐의 성장과 발달

폐 발달의 주요 시기에 대한 간단한 검토는 폐와 기도 성장과 특정 소아 질환 간의 상호 관계를 논의하는 데 유용하다. 폐 발달에 대한 설명은 폐포의 성장, 특히 폐포의 수적 성장의 몇 가지 독특한 측면에 대한 통찰력도 제공한다.

폐 성장의 4가지 특정 시기가 확인되었으며, 각각 임신 후 0-6주, 6-16주, 16-24주, 24-40주(기간)의 배아기, 가선기, 도관기, 낭포기가 포함된다.[6] 출생 후에도 폐포 성장이 계속되므로 다섯 번째 시기인 폐포기도 주목할 만하다. 폐 발달의 가장 초기 징후는 임신 0주에서 6주 사이의 배아기에 발생한다. 배아의 길이가 4 mm가 되면 원시 앞가슴의 내배엽 조직이 앞쪽 폐 주머니로 확장된다. 기관과 식도가 분리되는 이 시기에는 발달에 이상이 생기면 기관식도 샛길의 여러 구성 중 하나, 즉 두 구조 사이에 비정상적인 통신이 발생할 수 있다(그림 19.1). 4일 후, 기관은 각 폐의 전구 기관인 오른쪽 기관지와 왼쪽 기관지로 분화한다. 기관지 싹을 둘러싼 중간엽 세포 조직은 나중에 분화하여 기관지 벽의 근육, 결합 조직 및 연골이 된다. 중간엽에서 발달하는 혈관 조직은 원시 폐동맥과 폐정맥을 연결하는 혈관 조직이 된다. 비세포 조직은 폐 구조를 지지하는 탄성과 콜라겐 섬유를 제공한다.[7] 혈관 발달은 기관지 싹과 기도 분지와 일치한다.[8]

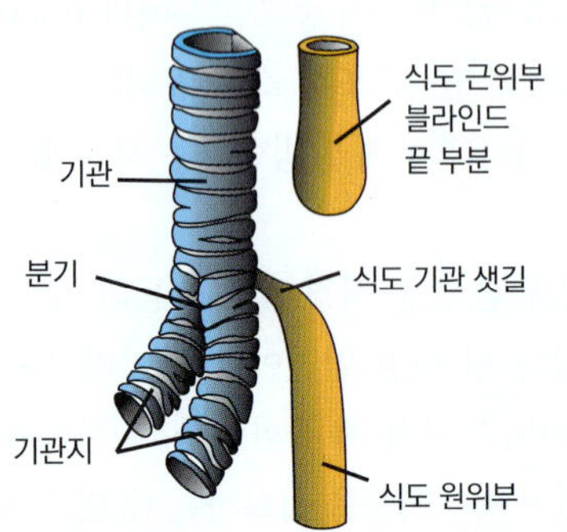

그림 19.1. 기관식도 샛길(fistula). (From Sadler TW. Langman's Medical Embryology. 9th ed. Lippincott Williams & Wilkins; 2002.)

폐 조직이 선세포와 비슷하게 보이기 때문에 거짓샘시기라고 불리는 임신 5-16주 동안 폐 싹은 계속 성장하고 작은 기도로 세분화된다. 이 기간 동안 많은 초기 세포들이 특정 유형의 기도 세포로 분화한다. 원시 기도에는 키가 큰 기관지 상피가 줄지어 있으며, 10주에서 14주 사이에 급격한 성장이 일어난다. 점액 분비샘과 지지 연골은 거짓샘시기에 늦게 나타나며 세관시기(canalicular period)까지 성장을 계속한다.

분지와 세분화된 것은 8-32개의 기관지 세대를 생성하며, 가장 많은 분열은 폐의 뿌리인 문(hilum)과 가장 떨어진 폐 부위에서 발생한다. 기관지의 나무모형의 형태는 성문에서 말단 세기관지까지 가성샘시기가 끝날 무렵부터 횡격막(가로막)이 생성되기 시작한다. 폐 혈관계의 유사한 발달이 동시에 일어난다.[8]

16주에서 26주, 즉 세관시기(canalicular period)에 일어나는 주요 사건은 I 형 폐렴구 또는 폐포 세포가 될 상피가 얇아지고 납작해지는 것이다. II형 세포도 이 시기에 나타나기 시작하며 궁극적으로 계면활성제를 생성하는 것은 라멜라 세포이다. 또한 중요한 것은 폐 모세혈관의 출현이다. 상피로 돌출된 모세혈관은 기도에 혈액을 가깝게 공급하는 역할을 한다. 상피가 얇아지고 모세혈관이 발달하면 호흡을 위한 장치(apparatus), 즉 공기-혈액 경계면이 제공된다. 가스 교환은 세관시기가 끝날 때까지 일어날 수 있다.[8]

약 26주가 되면, 발달 중인 폐의 에너지가 기관지 말단부에 소낭(saccule)이라고 불리는 기관지 돌출부를 형성하기 시작한다. 이 "말단 낭" 또는 "소낭" 기간은 폐포기가 시작되는 출생 무렵까지 계속되며, 이때 소낭은 많은 폐포 주머니 또는 관으로 분기되기 시작한다. 이 관들은 세관시기 동안 형성된 작은 모세혈관과 계속 근접해 있다. 충분한 수의 폐포/모세혈관 단위가 존재하고 폐포 내에 생화학 물질인 계면활성제가 존재한다면 생명은 지속될 수 있다.

앞서 언급한 바와 같이 계면활성제는 폐포를 구성하는 II형 세포에서 분비되는 인지질 물질이다. 계면활성제는 폐포 내의 표면 장력을 감소시켜, 계면활성제가 결핍된 폐포를 부풀리는 데 필요한 것보다 더 적은 압력과 영아의 적은 노력으로 폐포를 부풀릴 수 있게 해준다. 계면활성제는 임신 약 34

주에 성숙한 화학적 수준으로 나타나며 지속적인 호흡을 유지할 수 있게 함으로써 폐의 성숙을 나타낸다.[9]

생후 18-24개월 동안은 폐포 관의 지속적인 세분화를 통해 폐포 주머니(즉, 진짜 폐포)를 형성하여 가스 교환을 위한 폐 조직의 표면적과 부피가 모두 빠르게 성장하는 시기이다. 현재 연구에 따르면 폐포 수는 생후 6개월이 되면 대부분 완성되지만, 일부에서는 24개월까지 계속 발달할 수 있다.[8]

주목할 점은 생후 초기에는 혈관이 공기 공간보다 훨씬 더 크게 성장한다는 것이다. 출생 후 2번째 단계에서는 폐포와 모세혈관이 더 평행하게 성장한다. 출생 시 2,500만 개였던 폐포는 8-10년 사이에 12배 증가하여 약 3억 개에 이르는 성인의 폐포 수가 된다. 폐포 증식 기간 동안의 파괴적인 과정은 성인의 폐포 수에 도달할 가능성을 제한할 수 있다.[10]

>> 소인성 호흡부전

다음 정보는 아이들과 영유아에서 소인성 호흡부전의 여러 메커니즘과 급성 호흡 부전의 빠른 진행을 보다 자세히 설명하기 위해 제공된다. 급성 호흡 부전은 질병은 아니지만, 발달 중인 호흡기에 영향을 미치는 많은 질병의 최종 공통 경로가 되는 경우가 많다.

소아 인구의 몇 가지 구조적 및 대사적 요인은 완전히 정상이지만 급성 호흡 부전에 걸리기 쉽다. 호흡 부전은 폐 내 가스 교환 장애로 인해 생명에 즉각적인 위협이 되는 상태로 정의할 수 있다. Downes 등의 연구에서는 영유아의 급성 호흡 부전 발생을 모니터링하기 위해 임상 징후와 동맥혈 가스 측정을 사용해야 한다고 최초로 주장했다.[11] 호흡 부전과 호환되는 동맥혈 가스 수치는 영유아의 산소 농도가 100%일 때 이산화탄소 75 mmHg, 산소 100 mmHg이다. 호흡 부전은 이러한 동맥혈 가스 농도 중 하나에 도달한 상태에서 다음과 같은 임상 징후(흡기 호흡음 감소 또는 부재, 부속 근육 사용과 함께 심한 흡기 수축, 40% 산소 흡입을 동반한 청색증, 의식 저하와 통증에 대한 반응 저하, 골격근 긴장도 저하)가 있을 때 발생한다.

영유아가 급성 호흡 부전에 걸리기 쉬운 가장 중요한 일반적인 요인은 높은 호흡기 감염 발생률이다. 생후 첫 몇 년 동안 면역 방어가 발달하면 아이는 감염에 노출될 위험이 높다. 이러한 위험은 유아의 환경이 확장됨에 따라 증가하며, 특히 어린이집, 유치원에 조기 등록하는 등 급우, 교사와 기타 직원에 의해 전염되는 다양한 감염원에 대한 노출이 증가한다. 최근 수십 년 동안 보육 프로그램에 참여하는 아이들의 수가 증가함에 따라 호흡기 감염 발생률의 지속적인 증가는 예측 가능한 일이었다. 실제로 최근의 연구는 이러한 감염성 에피소드의 경제적 영향과 감염 관리 프로그램 개발 및 도입에 따른 경제적 이점에 초점을 맞추고 있다.[12]

2가지 주요 구조적 요인, 즉 기도 크기와 호흡 근육의 열악한 근력이 어린아이의 호흡 부전에 영향을 미친다. Effmann의 연구에 적용된 계산에 따르면, 1세 미만 아이들의 기관 내강 직경은 납 연필의 직경보다 작다.[13] 어린아이의 말초 세기관지의 상당수는 직경이 1 mm보다 작다. 소량의 점액, 기관지 경련 또는 부종도 말초 기도를 효과적으로 폐쇄할 수 있을 뿐만 아니라 더 크고 근위 기관지를 막을 수도 있다. 또한 기도가 충분히 막히면 호흡 부전이 빠르게 이어질 수 있다.

영유아와 아이들이 호흡 부전에 걸리기 쉬운 추가적인 주요 구조적 문제는 어린이 가슴의 호흡 풀무(bellows)에 기계적 이점을 누적적으로 저하시키는 여러 항목과 관련이 있다:

1. Ⅰ형 피로 저항성 근육 섬유는 생후 8개월까지 영아의 가로막이나 기타 호흡 근육에 성인 비율로 존재하지 않는다.[14] 피로 저항성 섬유가 부족하면 영아의 호흡 근육이 빨리 피로해져 폐포 저호흡이 발생하고 호흡 부전으로 이어질 수 있다.
2. 조산아가 스트레스가 많은 호흡 시기에 가로막을 사용하여 흉곽을 비틀어 호흡을 해야 하는 경우 호흡 비용이 기초 대사율의 10%에 달할 수 있다. 영아에게 폐 질환이 있는 경우 가로막의 신진대사 요구량 증가로 인해 조산아는 피로를 쉽게 느끼고 호흡 부전으로 이어질 수 있다.[15]
3. 자발적으로 또는 후두를 직접 자극하여 기침하는 능력이 제대로 발달하지 않으면 영아의 기도가 점액에 의해 막히기 쉽다.[16]
4. 영아의 가슴우리가 수평으로 정렬되어 있고 가슴이 타원형이 아닌 원형으로 구성되어 있으면 갈비사이근과 보조 호흡 근육의 기계적 이점이 떨어진다. 이러한 근육은 갈비뼈와 복장뼈를 들어올려 가슴직경과 허파 부피를 증가시킨다.[5]
5. 영아기 동안 가슴벽 순응도가 증가하면 질병이 발생할 때 흡기 노력이 증가하여 가슴뼈 수축이 발생할 수 있다. 영아 가슴우리의 상대적 경직도는 동요 가슴처

럼 보일 수 있다. 긴장된 흡기 노력은 역설적으로 정반대의 반응이 필요한 시기에 가슴 부피를 감소시킬 수 있으며, 저호흡의 가능성으로 인해 환기가 더욱 악화될 수 있다. 생후 2년 동안 가슴벽의 발달 변화로 인해 가슴벽 순응도는 성인과 비슷해진다.[17]

6. 아기의 위치가 가로막 운동에 영향을 줄 수 있다. 누운 자세의 아기는 복부 내장이 가슴막의 완전한 하강을 방해할 수 있으므로 환기를 더 강하게 한다.

물리치료사에게 세 번째로 중요한 문제는 호흡기 대사이다. 아이들의 대사율이 높으면 산소 소비가 증가하고 열 손실이 증가하며 호흡 속도가 빨라져 수분 손실이 증가한다. 아이들의 정상 호흡수 범위는 그림 19.2에 나와 있다.

앞서 언급했듯이 어린아이나 영아는 조기 피로에 취약한 근육 섬유를 가지고 있을 뿐만 아니라 근육 연료 공급이 상대적으로 열악하다. 영아의 경우 근육 조직의 글리코겐 공급량이 적고, 호흡곤란이 발생할 때와 같이 근육 활동이 증가하면 빠르게 고갈된다.[18]

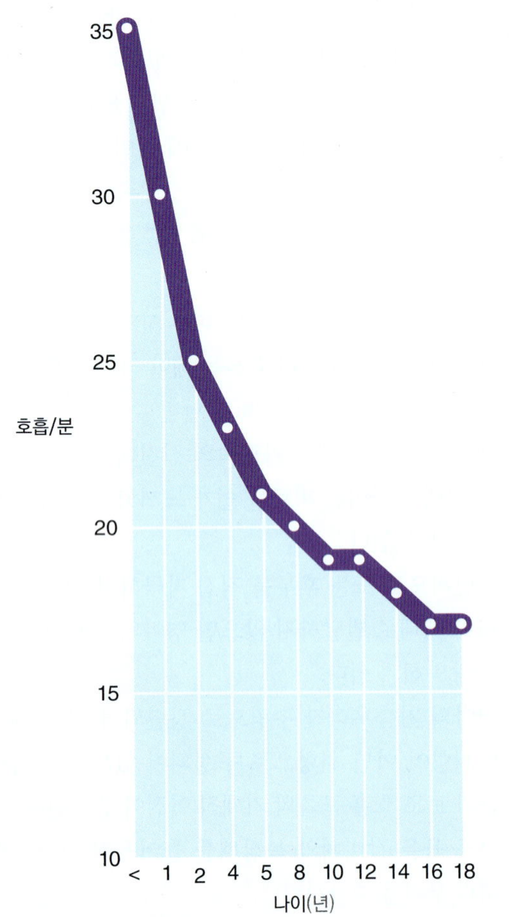

그림 19.2. 아이들의 호흡률. 이 그래프는 성인의 정상 호흡률보다 높은 아이들의 정상 호흡률을 보여준다. 따라서 아이들의 느린호흡과 빠른호흡은 아이들의 나이에 따라 정의된다.

설명한 일반적, 구조적, 대사적 요인들은 발달적, 시간적으로나 적절하지 않더라도 호흡기 질환에서 흔히 볼 수 있는 스트레스 기간 동안 어린 호흡기를 약하게 만들고 장애를 일으키기 쉬운 상태로 만드는 요인으로 작용할 수 있다.

호흡기 장애 아동의 물리치료 검사

호흡곤란이 있는 영유아를 주의 깊게 진찰하면 유용한 정보를 얻을 수 있다. 영유아가 어릴수록 가슴 검사에 적극적으로 참여할 수 없기 때문에 치료사는 세심한 관찰에 더 많이 의존해야 할 수 있다. 실제 신체 검진에 앞서 수행할 활동에 대한 연령에 맞는 치료사의 설명이 선행되어야 한다. 다음 검사의 조직화는 물리치료사 실습 가이드를 기반으로 한다.[19]

병력(History)

완전한 의료 차트 검토는 아동의 물리치료 검사의 첫 번째 측면이 되어야 한다. 검토에는 아동의 병력, 즉 현재 질병의 임상 경과, 징후와 증상 및 그 유발 요인에 관한 정보가 포함되어야 한다; 질병에 대한 이전 치료 여부; 물리치료를 의뢰한 이유. 차트에 있는 정보 외에도 아동의 의료팀 구성원은 아동의 현재 상태에 관한 귀중하고 즉각적인 정보를 제공할 수 있다. 가슴 방사선 사진 및 기타 형태의 영상은 폐 또는 가슴의 특정 부위를 식별하는 데 유용하다. 완전한 방사선 사진 판독은 물리치료의 범위를 벗어난다.

다음은 물리치료사가 과거력을 작성하는 동안 아이와 가족에게 물어봐야 할 구체적인 질문이다.

생활환경(Living environment)

가정 또는 기타 배출 장소에서 산소, 인공호흡기, 흡인 장치 등의 호흡기 용품을 보관할 공간과 자원을 제공하나?

일반 건강 상태(General health status)

영유아가 정상적인 발달 이력을 보였나? 적절한 시기에 운동 이정표에 도달했나? 현재 진행 중이거나 재발한 의학적 문제의 병력이 있나?

의료/수술 병력(Medical/surgical history)

최근 입원, 질병 또는 수술 등 주목할 만한 일이 있었나? 자녀 또는 부모가 현재 상태에 영향을 미칠 수 있는 동반 질환이나 과거 질병을 보고했나? 가족 중에 유전 질환에 대한 지식이 있나?

현재 상태/주요 불만 사항

물리치료를 요청하게 된 최근의 우려 사항은 무엇인가? 이전 문제가 재발한 것인가? 아동이 집에서 기도 확보를 포함한 물리치료를 받고 있나? 이 돌봄 에피소드에 대한 아동/가족의 기대치는 무엇인가?

기능 상태/활동 수준(Functional status/activity level)

아동이 연령에 맞는 수준의 기능을 하고 있나?

약물 복용(Medications)

아동이 어떤 약을 복용하고 있으며 물리치료 중재에 잠재적인 영향이 있나? (기관지 확장제, 점액 용해제, 고장식염수 등의 에어로졸 약물은 종종 기도 확보 치료보다 먼저 시행된다.)

기타 임상 검사(Other clinical tests)

폐 기능 검사, 동맥혈 가스 수치, 맥박 산소 측정, 모든 노화 정보, 운동 검사 및 기타 잠재적으로 유익한 연구 결과를 포함한 모든 검사실 수치를 검토해야 한다.

시스템 검토(Review of systems)

시스템 검토는 추가 정보를 수집하고 진단, 예후 및 치료 계획에서 고려해야 할 다른 건강 문제를 발견하는 데 사용되는 간략하고 총체적인 검사로, "빠른 검사"이다.

심혈관/폐 시스템

아동에 대한 이 간단한 검토에는 혈액 검사, 맥박 및 호흡수 측정, 부종의 심각한 징후에 대한 문서화가 포함되어야 한다.

피부(Integument)

피부의 색과 통합은 정상인가? 오래된 흉터나 새로운 흉터가 눈에 띄나? 현재 상처가 제대로 치유되고 있는가?

근골격계(Musculoskeletal system)

아동의 키와 몸무게를 측정하고 기록한다. 명백한 신체 비대칭이 있는지 확인한다. 아동의 연령과 협동 능력에 따라 가능한 범위까지 대근육 힘과 관절 가동 범위를 검사한다.

신경근계(Neuromuscular system)

전체적으로 조절되고 연령에 적합한 움직임 또는 움직임 양상이 보이는지 확인한다.

평가 및 중재(Tests and measures)

환기 및 호흡/가스 교환

폐 질환이 있는 아동에게 시행되는 모든 검사 및 조치 중에서 인공호흡과 호흡보다 더 중요한 것은 없다. 환기 및 가스 교환과 관련된 많은 징후와 증상은 치료사가 선택할 중재와 직접적인 관련이 있다. 전통적인 흉부 검사에는 시진, 청진, 촉진, 간접 타진의 네 가지 고전적인 접근법이 포함된다.

물리치료사는 흉부 검사와 관련된 몇 가지 목표를 가지고 있다:

발견된 폐 문제와 증상을 확인한다. 공존하는 폐 질환의 징후를 검사한다. 적절한 경우 운동 테스트와 같은 추가 검사 및 조치의 필요성을 판단한다. 예후와 치료 계획을 수립한다. 치료 목표를 파악한다.

검사(Inspection)

가슴 검사의 검사 단계에서는 나타나는 증상의 임상적 특성을 문서화하며, 이는 검사의 다른 구성 요소가 무엇인지를 나타낼 수 있다.

검사에는 다음이 포함된다:

- 아동의 일반적인 외모 살펴보기
- 머리와 목 검사하기
- 가슴 관찰하기
- 아동의 호흡, 말, 기침, 가래 고려하기

일반적인 외모 먼저, 치료사는 아동의 의식 상태와 아이가 간단한 명령에 협조할 수 있는 수준을 기록해야 한다.

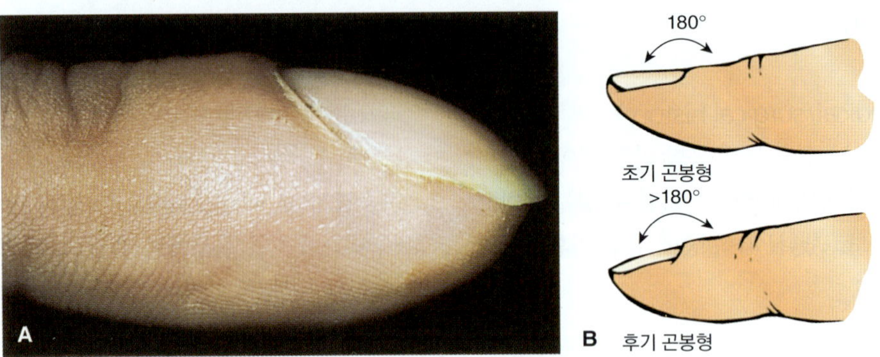

그림 19.3. A: 낭포성 섬유증 및 기타 호흡기 및 심혈관 질환이 있는 환자에서 손가락의 곤봉형이 나타난다. B: 곤봉형 시 손톱판과 근위 손톱 주름 사이의 각도가 180도 이상으로 증가한다.

아동의 신체 습관이 정상인가, 비만인가, 악액질(cachectic)인가? 후만증, 척추 측만증 또는 비정상적인 자세와 같은 명백한 자세 문제가 있는가? 호흡곤란이 있는 아이들은 종종 앞으로 구부린 자세를 취한다.

사지 검사 중에 치료사는 가락곤봉증, 통증이 있는 부은 관절, 떨림 및 부종에 주목한다. 그림 19.3A 및 B에 표시된 것처럼 손가락이나 발가락의 곤봉증은 낭포성 섬유증과 관련이 있다.[20] 통증이 있는 부은 관절은 물리치료사에게 더 익숙한 골관절염이나 류마티스 관절염이 아닌 가성 비대성 폐 골관절증[21]을 나타낼 수 있다. 양측 발 부종은 저산소혈증을 동반한 만성 폐질환 및 장기간의 낭포성 섬유증 환자들에게 폐심장증 또는 우측 심장기능상실을 나타낼 수 있다.[22]

또한 치료사는 아동 관리에 사용되는 모든 장비 및 모니터링 장치와 이러한 장치가 계획된 중재에 미치는 영향(예: 기계식 인공호흡기, 산소 덮개 또는 마스크, 정맥 또는 동맥관)을 기록한다.

머리와 목의 검사 10세 아동의 얼굴에는 호흡곤란과 산소 결핍의 징후가 나타난다. 이러한 징후 중 콧방울의 벌렁거림과 점막의 청색증은 급성 호흡곤란 환자에게서 흔히 볼 수 있는 증상이다. 호흡 주기와 일치하는 머리 상하운동은 머리와 목을 안정시킬 힘이 충분하지 않은 영아가 호흡의 보조 근육을 사용하려고 시도한 결과일 수 있다. 가청 날숨 그렁거림은 영유아가 기도 개통을 유지하고 날숨 중 기도 붕괴를 방지하기 위한 노력으로 생각된다. 그렁거림은 호흡 아래 기도 장애가 있을 때 가장 흔하게 들린다.

가슴 구조 검사 신체 검사의 부분에서는 발진, 흉터 및 절개를 포함한 피부의 특이한 특징과 함께 가슴의 모양과 대칭을 확인한다. 영아의 가슴은 성인 가슴보다 모양이 더 둥글고 갈비뼈가 척추뼈에 거의 90도로 붙어 있어 더 올라가는 것은 거의 불가능하다.[23] 영아의 가슴의 앞뒤 직경은 가로직경과 같지만, 성인 가슴은 일반적으로 가로직경이 훨씬 더 크다. 영아는 3개월에서 6개월 사이에 발달하면서 환경으로 손을 뻗기 시작하고, 상지 근육의 주동근 및 길항근 관계가 발달한다. 가슴의 모양은 갈비뼈는 여전히 수평이지만 앞쪽 면이 더 직사각형이다. 6개월에서 최대 1년이 지나면 아이들은 중력에 대항하여 똑바로 선 자세를 취하게 되고, 더 이상 지지면과의 접촉으로 인해 환기가 억제되지 않는다. 중력의 저항에 따라 몸을 움직이면서 몸통의 굽힘과 폄의 균형이 발달한다. 발달 이정표를 충족하는 아이들의 경우 머리 조절 능력이 잘 발달하여 머리가 몸통과 독립적으로 움직일 수 있다. 가슴의 가장 흔한 이상으로는 선천성 결함인 오목가슴(또는 깔때기가슴)과 새가슴(또는 비둘기가슴), 일반적으로 폐의 과팽창과 연관되어 가슴의 앞뒤 측정값이 옆면 측정값보다 큰 술통가슴, 척추 측만증과 관련된 여러 가슴 기형 등이 있다. 또한 가슴의 근육 발달이 대칭적인지, 만성 호흡곤란을 시사하는 들숨 보조 근육의 비대가 있는지 검사해야 한다.

가슴우리 움직임 검사 호흡수는 움직이는 가슴을 검사할 때 가장 먼저 측정하는 항목이다. 호흡수를 세는 것은 눈에 띄지 않게 이루어져야 하며 맥박수를 세는 경우가 많다.

심호흡 모니터링 중인 아이들과 영아의 경우, 개인과 접촉하기 전에 수치를 기록해 두면 도움이 될 수 있다. 앞서 언급했듯이 그림 19.2에서는 나이가 어릴수록 정상 안정 시 호흡수가 더 높다. 빠른호흡은 비정상적으로 높은 호흡수를, 느린호흡은 낮은 호흡수를 의미하며, 영유아 호흡수의 정상적인 변화를 염두에 두어야 한다.

특히 신생아와 신경 근육 장애가 있는 아이들의 경우 호흡의 패턴과 규칙성도 평가해야 한다. 짧은 기간의 무호흡은 특별히 드문 일이 아니며 신생아에서는 주기적 호흡이라고 할 수 있다. 진정한 무호흡은 무호흡 기간이 20초 이상 지속될 때 존재한다. 무호흡은 호흡곤란, 패혈증, 중추신경계 출혈과 관련이 있을 수 있다. 호흡의 속도와 규칙성 외에도 들숨 대 날숨의 비율(I:E)을 측정해야 한다. I:E 비율은 일반적으로 약 1:2이다. 천식이나 세기관지염과 같은 기도 폐쇄성 질환이 있는 영유아의 경우 날숨 시간이 현저하게 증가하여 I:E 비율이 1:4 또는 1:5가 될 수 있다. 배와 가슴의 동시적인 움직임을 관찰해야 한다. 들숨 시 가슴 팽창과 배 팽창을 모두 관찰해야 한다. 이러한 동시성이 사라지면 들숨 시 가슴 팽창과 배 팽창의 '시소' 움직임이 나타나고 날숨 시에는 반대 움직임이 나타난다. 가슴벽 수축이 있는지 확인해야 한다. 가슴벽 수축 또는 들이마심은 복장위, 복장밑, 갈비 또는 갈비사이 부위에서 발생된다. 소아과에서 더 자주 볼 수 있는 수축은 영유아의 가슴이 단단해지고 호흡 노력이 증가하기 때문에 발생한다. 호흡 곤란 중에는 들숨 또는 날숨 근육 또는 둘 다의 근육이 아직 연골이 거의 없는 가슴을 충분히 당겨서 여러 부위에 함몰을 일으킨다. 수축이 심하면 효과적인 들숨을 감소시킬 수 있다.

호흡 중에 가청 소리는 들리거나 두드러질 수 있다. 들숨 시 까마귀 소리인 그렁거림은 위기도 폐쇄 또는 후두 경련 가능성을 시사한다. 특히 호흡곤란이 있는 영아의 경우 숨을 내쉴 때 그렁거림 소리가 들릴 수도 있다. 날숨 중 그렁거림 소리는 조기 기도 폐쇄를 방지하려는 생리적 시도일 수 있다. 두 환기 단계에서 들리는 그렁거림 소리는 일반적으로 큰 기도에 분비물이 많다는 것을 나타낸다.

기침 및 재채기 평가 영아는 기도를 보호하는 동시에 기도를 청소하는 수단으로 기침보다 재채기를 더 많이 사용한다. 나이가 많은 영유아는 기도에 있는 분비물이나 기타 이물질을 제거하기 위해 효과적으로 기침을 할 수 있어야 한다. 신경근육 질환이 있는 아이들은 기침하는 능력을 억제하는 것이 중요하다. 신경근육 질환 및 이와 관련된 배 근육 약화가 있는 경우 분비물 잔류 및 영양 흡인의 위험이 있을 수 있으며, 분비물 제거를 위해 기계적 도움이 필요할 수 있다.

청진(Auscultation)

청진(청진기로 폐의 소리를 듣는 것)은 유용한 검사 방법이다. 영아의 청진에 사용되는 청진기는 성인용 청진기의 작은 버전이다. 치료사는 청진기를 사용하기 전에 청진기를 예열해야 하며, 아동의 연령에 따라 치료사는 청진기 사용법을 어린이 인형이나 꼭두각시에게 시범으로 보여줄 수 있다. 어린이 기도는 가슴 표면과 아동과 영아의 얇은 가슴벽에 근접하기 때문에 소리가 쉽게 전달되나 해부학적 특이성이 떨어질 수 있다.

따라서 특정 소리는 가슴의 한 부위에서 들리더라도 소리가 들리는 부위 바로 아래의 폐 부위와 일치하지 않을 수 있다. 특히 신생아나 조산아의 청진은 나이가 많은 아동이나 성인만큼 정확하지 않을 수 있다. 그럼에도 불구하고 치료사는 폐 전체에 걸쳐 정상 및 비정상 호흡음이 있는지 확인해야 한다. 또한 치료사는 쌕쌕거리는 소리, 딱딱거리는 소리, 문지르는 소리, 바스락거리는 소리 등 돌발적인 소리도 확인해야 한다.

쌕쌕거리는 소리는 좁아진 기도를 통해 공기가 흐르면서 발생하는 것으로 추정되는 음악 소리이다. 쌕쌕거리는 소리는 들숨성 또는 날숨성일 수 있으며 단성 또는 다성일 수 있다. 날숨성 쌕쌕거리는 소리는 더 흔하며 기관지 경련이나 분비물로 인한 기도 폐쇄를 나타낸다.

딱딱거리는 소리(때때로 딸깍거리는 소리라고도 함)는 들숨 또는 날숨 중에 들리는 비음악적 소리이다. 이전에 수축되었던 기도가 갑자기 열리는 것을 나타낼 수 있다. 날숨성 딱딱거리는 소리는 보통 더 큰 기도에 액체가 있음을 나타낸다.

문지르는 소리는 거칠고 갈린 가죽 같은 소리로, 보통 염증 조직이 서로 마찰하는 것을 나타낸다.

바스락거리는 소리는 해당 부위에 공기가 새어 들어갔을 때 종종 들리는 딱딱한 소리이다.

앞서 그렁거림(stridor) 소리와 날숨성 그렁거림(grunting) 소리가 들린다고 언급했다. 영아의 가슴을 통한 소리는 전달이 쉽기 때문에 치료사는 검사 및 치료 계획 단계에서 청진 소견과 방사선학적 변화 및 기타 신체적 소견의 상관관계를 파악해야 한다.

촉진(Palpation)

영유아의 가슴을 촉진하면 다음과 같은 상황을 파악하는 데 도움이 될 수 있다: 기관 촉진을 통한 가슴세로칸의 위치 수포음 진동감(분비물 주변의 난기류 느낌)에 대한 촉진 또한 더 큰 기도의 분비물을 국소화하는 데 유용한 수단이다.

가슴 운동의 국소 부위에 대한 촉진과 가슴 팽창에 따른 가슴 운동의 심전도 측정도 나이가 많은 아이들에게 유용하다.[24] 가슴 운동은 측정할 수 있지만 이 글을 쓰는 현재로서는 많이 연구되지 않았으며 표준값이 발표되지 않았다.

환기는 매우 개인차가 클 수 있으며 개인 내 변화는 의미 있는 것일 수 있다. "소아 가슴벽 절개 분야 전문가 과정[24]의 '모범 사례' 수치는 1세 이상의 아이들에게 사용할 것을 권장한다.

측정위치	1세 미만 아이들	3세 미만 아이들
3번째 갈비뼈	1/8인치	2/8인치
칼돌기	2/8인치	3/8인치
칼돌기와 배꼽의 중간지점	3/8인치	4/8인치

동원 양상은 위아래로 이동함에 따라 더 커져야 한다. 10대에는 가슴우리가 직사각형의 이마면과 타원형의 앞뒤 평면 모양으로 몸통강의 절반 이상을 차지하는 성인 모양을 갖게 된다. 위가슴의 정점은 넓고 볼록하며 아래가슴은 배와 완전히 통합되어 있다. 갈비사이 공간은 갈비뼈가 개별적으로 움직일 수 있도록 넓어야 한다. 옆면 굽힘 검사를 통해 각 갈비뼈 사이, 갈비뼈와 골반 사이의 분리 상태를 확인할 수 있어야 한다. 갈비뼈는 납작한 선이 없어야 하며 가슴우리 전체를 관통하는 곡선이 뚜렷해야 한다. 날숨 근육의 활성은 직접적인 촉진을 통해서도 확인할 수 있다. 또한 촉진은 아이의 가슴통증 부위를 식별하고 국소화하는 데 도움이 될 수 있다.

간접 타진(Mediate percussion)

전통적인 호흡 검사의 네 가지 기술 중 마지막 기술인 이 기술을 통해 치료사는 비정상적인 폐 밀도 영역을 식별하고 가로막 운동의 정도를 평가할 수 있다. 이 기술은 한 손의 손가락을 갈비뼈 사이 공간에 단단히 위치시킨 손가락의 손톱에 대고 두드려야 한다. 실제 소리 또는 타진음은 공기가 채워진 폐 조직과 공기가 채워지지 않은 폐 조직을 나타낼 수 있다. 소리가 공허하거나 공명할수록 공기가 채워진 폐일 가능성이 높다. 소리가 둔하거나 평평할수록 특정 부위의 폐에 공기가 제대로 공급되지 않을 가능성이 높다.

또한 타진은 가로막의 움직임도 식별할 수 있다. 타진음은 가로막이 있는 폐 기저부에서 공명음(공기가 채워진 음)에서 둔한 음(공기가 없는 음)으로 바뀐다. 치료사는 폐 정점부터 기저부까지 갈비뼈 간 공간을 타진한다. 호흡이 둔해지면 치료사는 아동이 숨을 완전히 내쉬게 하여 가로막이 위로 올라가도록 한다. 치료사는 타진하며 가장 높은 수준의 상승을 표시한다. 그런 다음, 아동이 완전히 숨을 내쉬고 하강 한계가 확인될 때까지 타진하여 하강하는 가로막을 추적한다. 가로막 운동은 최대 상승과 최대 하강 사이의 이동 거리를 말한다.

유산소 능력 및 지구력

유산소 능력과 지구력은 일반적으로 최대 산소 섭취량이라는 용어로 정의된다.

이 측정은 (1)심혈관계가 작동하는 근육에 산소를 공급하는 능력과 (2)근육이 에너지 생성을 위해 산소를 추출하는 능력을 나타낸다. 이러한 검사는 다음과 같이 환자에 대한 많은 유용한 정보를 제공할 수 있다:

- 기본 능력을 파악한다.
- 기능적 활동 중 유산소 능력을 결정한다.
- 활동이 증가하거나 스트레스가 많은 기간 동안 생리적 요구에 대한 반응을 예측한다.

업무량 증가에 따른 한계를 인식해야 한다.

표준 운동 과제 중 증상 반응 관찰부터 운동 검사실에서 기술적으로 정교한 침습적 유산소 검사에 이르기까지 다양한 검사 방식이 사용된다. 검사실에서의 운동 검사는 일반적으로 아동이 트레드밀 위를 걷거나 자전거 근육힘기록기를 타는 동안 운동 강도를 점진적이고 서서히 증가시키는 방식으로 진행된다. 운동 검사 장소에는 지속적인 심전도 그래프 감시, 주기적인 심박수 및 혈압 측정, 피부 산소 측정 및 동맥혈 가스 제거, 날숨 가스 분석이 가능해야 하며 산소 공급 장치도 있어야 한다. 또한 심장 제세동기, 기타 응급 장비 및 소모품과 이를 사용할 수 있는 적절한 인력이 심폐 응급 상황에 대비하여 즉시 사용할 수 있어야 한다. 최대 및 최대하 검사를 실시할 수 있다.

공식적인 검사실을 이용할 수 없거나 실용적이지 않은 경우, 6분 또는 12분 시간 걷기 검사[25,26] 왕복 걷기 검사[27] 또는 스텝 검사(step test)[28]는 간단하고 잘 연구된 대안들로, 이 장의 뒷부분에서 설명한다.

인체 측정학의 특성(Anthropometric characteristics)

신장 및 체중 백분위수, 체질량 지수, 말초 부종 측정은 모두 폐 질환이 있는 아이들의 인체 측정학 특성에 대한 중요한 척도이다. 키와 몸무게는 체질량 지수 값과 함께 아이들의 신체 성장, 키, 영양 상태를 결정하는 데 중요하다. 영양 상태는 폐 기능에 중요한 영향을 미치므로 아이들의 운동 능력에 중요한 영향을 미친다.[29] 만성 폐 질환, 특히 낭포성 섬유증과 중증 천식이 있는 아동에게 부종을 측정하는 중요한 이유는 오른쪽 울혈성심장기능상실인 폐심장증을 감시하기 위해서이다. 폐활량은 종종 장기간의 동맥 저산소혈증, 고탄산혈증 및 호흡기 산증으로 인해 발생하며, 이 모든 것이 오른심실 후부하를 증가시켜 오른심실 비대를 유발한다.[30] 오른심실 기능상실은 말초 부종과 관련이 있으며, 발과 발목 부종으로 나타날 가능성이 높다. 물리치료사는 말초 부종의 초기 발생과 진행을 감시하기 위해 간단한 둘레 측정, 부피 전위, 8자 둘레 측정을 사용할 수 있다.[31] 또한 갑작스러운 총 체중 증가는 폐심장증이 빠르게 발병할 수 있으므로 주기적으로 체중을 측정하는 것이 유용하다.

각성 및 인지(Arousal and cognition)

아동은 시간과 공간을 지향해야 하며 발달 연령의 한계를 고려할 때 인지적 성격의 질문과 다양한 환경 자극에 모두 반응할 수 있어야 한다. 치료사는 일반적인 의식 상태와 질문 및 요청에 응답할 수 있는 능력을 파악해야 한다.

보조 및 적응 장치(Assistive and adaptive devices)

목발, 보행기, 휠체어, 부목, 높은 변기, 환경 제어 장치와 같은 보조 및 적응 장치는 급성 또는 만성 폐 질환이 있는 대부분의 아이들에게 반드시 필요한 것은 아니다. 아이들이 사용할 수 있는 폐 관련 장치로는 분무기, 비강 삽관 또는 마스크를 통한 산소 보충, 기계식 인공호흡기, 기관 절개 튜브, 경우에 따라 보충 영양 공급을 위한 문(port) 등이 있다. 이 패턴의 주요 예외는 호흡기 장애가 근골격계 또는 신경근육 질환으로 인해 이차적으로 발생하여 보행기, 휠체어 등의 장치가 적합한 아이들과 관련된 경우이다.

환경, 가정, 직장(직업/학교/놀이) 장벽

폐 질환이 있는 아이들에게 중요한 주요 환경적 장벽은 다양한 환경에서 학교를 다니고 놀아야 하는 신체적 요구와 관련이 있다. 또한 치료사는 가정이나 학교 환경에 먼지, 증기, 알려진 또는 있을 수 있는 알레르겐 또는 기타 흡입 위험 요소가 있는지 여부를 문의해야 한다. 이는 가정, 학교 및 놀이 환경에 대한 아동과 부모 또는 보호자의 인터뷰를 통해 평가할 수 있다.

외피 통합(Integumentary integrity)

언급된 체계적 고찰은 실무자가 기존 또는 잠재적 피부 장애를 식별하는 데 유용하다. 주요 소견으로는 저산소혈증 환자의 경우 창백함이나 청색증이 나타날 수 있다. 낭포성 섬유증을 앓고 있는 아이들은 가락곤봉증을 보일 가능성이 높다.[20]

근육 수행(Muscle performance)

총 근육 수행은 체계적 고찰 시 문서화해야 한다. 그러나 말초 근육 기능 장애가 환기 제한과 무관하게 낭포성 섬유증 환자에게 존재한다는 근거가 증가하고 있으므로 물리치료사는 근력 측정을 기록하는 데 특히 주의를 기울여야 한다. 연구에 따르면 만성 폐 질환은 근력 약화를 초래하여 자발적 최대 근력 측정치가 만성 폐 질환이 없는 유사한 사람의 약 80%에 그치는 것으로 나타났다. 이러한 근력 결핍을 유발하는 기전은 비활동성, 영양실조, 근병증 과정으로 이어지는 것으로 밝혀졌다.

원인이 무엇이든 말초 근력 결핍이 운동 제한과 과민증을 유발한다는 것은 분명하다.[32,33] 최근에는 집중 치료를 받는 아동의 신체 재활과 중환자실 후천성 쇠약의 발달에 많은 관심이 집중되고 있다.[34,35] 이 최근 연구는 성인 치료에 관한 것이지만, 어린이도 장기간의 집중 치료를 받은 후 유사한 결핍을 겪을 가능성이 높다.

근육 수행은 도수 근력 검사, 휴대용 기기 또는 보다 정교한 기술 지원 장치를 사용한 동력 측정법, 기능적 근육 검사 등 다양한 방법으로 측정할 수 있다. 기능적 근육 검사는 시간 제한 걷기 검사, 왕복 걷기 검사 또는 스텝 검사(step test)를 주로 사용한다.[25-28] 이러한 여러 접근 방식은 개별적인 근육 수행보다는 아동의 일상 활동 중에 발생하기 때문에 근육 수행을 보다 실용적으로 검사할 수 있다.

기타 추가 검사 및 중재

이 장에서는 폐계통의 장애를 다루지만, 치료사는 아이들을 검사할 때 모든 계통을 고려해야 한다. 운동과 호흡곤란을 고려하여 여러 계통의 기능적 조합을 검사할 수 있다.

운동 및 호흡곤란(Exertion and dyspnea)

지각된 운동은 일반적으로 수정된 10점 보고 척도로 정량화되며, 호흡곤란의 정량화는 이 장에서 이전에 언급하지 않았던 심폐 기능의 잠재적 문제를 나타내는 두 가지 중요한 지표이다. 인지된 운동의 보고 척도는 원래 6점부터 20점까지의 점수 범위로 설계된 척도이다. 이 척도는 나중에 0점에서 10점 사이의 10점 척도로 수정되었으며, 0점은 전혀 힘이 들지 않는 것을 의미하고 10점은 매우 강한 힘이 드는 것을 나타낸다. 보고 척도는 성인의 최대 산소 섭취량 및 심박수에 대한 생리적 측정과 상관관계가 있다. 그러나 최근 연구에 따르면 보고 척도는 7세 이상의 아이들이 가장 잘 이해할 수 있는데, 그 이유는 성인보다 아이가 지각운동량 척도와 관련된 운동강도를 이해할 능력이 부족하기 때문이다.[36] 따라서 그림 척도는 아이들을 위해 특별히 개발되었지만, 그 사용에 대한 연구는 일반적인 아이들을 대상으로 이루어졌다. Dalhousie 호흡곤란 및 지각된 운동 척도[37], 그림 아동 노력 평가표(P-Cert), OMNI 걷기 척도는 아이들을 위해 특별히 개발된 그림의 지각운동 척도이다.[38,39] 다른 호흡곤란 검사는 아이들이 숨을 깊게 들이마시고 내쉬는 동안 15까지 큰 소리로 세는 15세기(count) 호흡곤란 검사이다. 이 검사는 설명과 수행이 쉬우며 어떤 언어로든 15까지 유창하게 셀 수 있는 모든 아이들에게 사용할 수 있다.

주관적 점수와 함께 사용하는 것이 가장 좋으며, 보고 척도 또는 시각적 아날로그 점수가 적절하다.[40-42] 어린이용 시각적 호흡곤란 척도 그룹은 2005년에 McGrath 등이 발표했다.

이 설명 그림은 천식, 낭포성 섬유증, 폐 질환이 없는 아이들을 포함한 79명의 어린이 그룹을 대상으로 목구멍 폐쇄, 가슴 압박감 및 노력(effort)을 시연하고 측정했다. 저자들은 이 측정이 시각 보조 도구에 내장된 세 가지 구조를 측정하는 것으로 보인다고 말했다.[43]

폐 질환과 함께 발생하는 급성 또는 만성 저산소혈증을 경험한 아이들에게는 신경 운동 발달 및 감각 통합 검사가 필요한 경우가 많다. 일정 기간 동안 산소 공급이 불충분하면 경미하거나 중대한 중추신경계(CNS) 결핍이 발생하여 발달 지연을 초래할 수 있다.

통증의 원인과 지각된 정도를 모두 검사하는 것은 검사의 중요한 부분이다. 가슴의 통증 부위는 촉진과 아동 또는 부모에 대한 문진을 통해 확인하는 경우가 많다. 통증 부위가 확인되면 임상의는 통증 척도나 통증 일기를 사용하여 아동의 통증 수준, 통증의 특성, 통증이 일상 활동에 미치는 영향, 통증 자극을 줄이거나 수정하는 방법을 파악하는 것이 적절하다. 아이들의 통증에 대한 연령 및 발달에 적합한 평

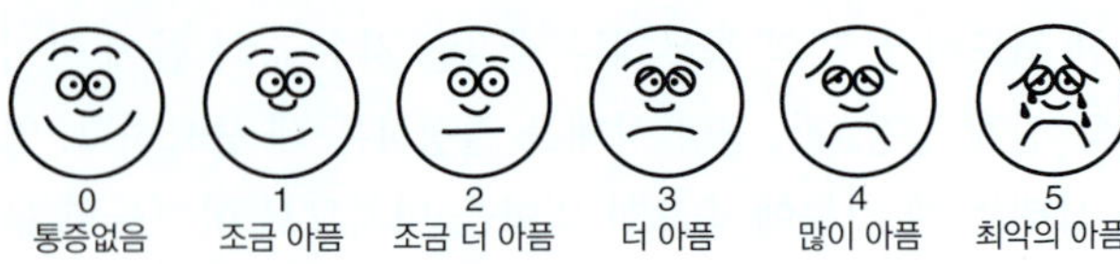

그림 19.4. Wong-Baker 안면 통증 평가 척도. (Reprinted with permission from Wong-Baker FACES Foundation. Wong-Baker FACES® Pain Rating Scale. 2020. Retrieved March 15, 2021, with permission from http://www.WongBakerFACES.org)

가 척도 문제는 지난 20년 동안 해결되어 왔다. Bieri가 개발한 얼굴 통증 척도는 아이들에게 적합한 척도를 사용하려는 초기의 중요한 시도였지만, 척도에 7개의 얼굴이 포함되어 있고 일반적으로 사용되는 5점 또는 10점 아날로그 통증 척도와의 상관관계가 어렵다는 문제가 있었다.[44] 최근에 Hicks와 동료들은 5점 또는 10점 아날로그 통증 척도와 더 쉽게 비교할 수 있는 방식으로 Bieri의 척도를 수정했다. 수정된 안면 통증 척도는 앞서 언급한 두 아날로그 척도와 크게 다르지 않았다.[45] 그림 19.4는 안면 통증 척도를 보여준다.

자세 이상은 호흡기 질환의 원인이 되거나 호흡기 질환을 유발할 수 있다. 60도 이상의 일차 만곡을 동반한 척추측만증은 흔히 가슴 제한과 폐 용적 감소를 초래하며, 심한 오목가슴도 마찬가지이다.[46] 중증 재발성 천식 및 낭포성 섬유증와 같은 일부 만성 폐 질환은 견갑골이 내밈되고 벌어진 과도하게 팽창된 술통 모양의 가슴을 유발한다. 폐 질환이 있는 아동을 검사할 때는 이러한 가능성을 반드시 고려해야 한다.

마지막으로, 퇴원을 계획할 때는 가족의 가정치료의 지식과 자녀의 치료접근을 참여할 수 있는 능력을 평가하는 것이 중요하다. 대부분 소아 폐 질환은 만성 질환이므로 가정에서 지속적이고 효과적인 치료가 필요하다.

물리치료사는 중요한 가정 교육자이자 해결사이며 공식적이고 비공식적인 교육에 참여해야 한다.

폐 질환 및 호흡기 장애가 있는 아이들을 위한 물리치료

폐 질환 또는 호흡기 장애가 있는 영아 또는 아이들을 위한 물리치료는 일반적으로 세 가지 영역으로 분류할 수 있고 때로는 중복되는 경우가 많다.

1. 타진과 진동을 이용한 전통적인 자세 배출(PDPV) 또는 좀 더 현대적인 기술을 이용한 분비물 제거를 위한 기도 확보(AC)
2. 호흡 운동 및 재훈련
3. 유산소 운동, 근력 운동 및 기타 유형의 가슴 운동을 포함한 신체 회복

물론 이 세 가지 영역이 사용되는 정도와 사용되는 구체적인 중재는 질병 과정뿐만 아니라 아동의 나이와 능력 및 협조 수준에 따라 달라진다. 신생아와 영아는 환기 및 관류를 변경하는 자세를 포함하여 거의 전통적인 기도 확보(AC) 절차로 치료한다. 아동이 유아가 되면 필요에 따라 간단한 호흡 게임과 활동을 치료법에 포함시킬 수 있다. 아동이 성장함에 따라 호흡 재훈련, 신체 회복, 자세 교정 운동이 가능해진다. 또한 자가 배출(AD), 활성 호흡 주기, 날숨 양압(PEP) 장치와 같이 호흡 조절에 의존하는 기도 확보(AC)에 대한 조치는 나이가 많은 아동이 필요한 호흡 동작을 조정할 수 있게 되면서 더 적용하기 쉬워진다. 이 장의 다음 부분에서는 다양한 유형의 중재의 효과를 입증하는 데 도움이 된 과거의 연구들을 소개한다.

기도 확보(Airway clearance)

아동의 기도에서 분비물을 제거하는 것이 기도 확보(AC)의 주요 목표이다. 호흡기 문제가 있는 아이들을 위한 모든 유형의 물리치료 중에서 다양한 형식과 접근 방식의 기도 확보(AC)가 가장 광범위하게 연구되어 왔다. 통제된 연구에 기반한 설득력 있는 근거는 제한적이지만, 기도 확보(AC)는 널리 수용되고 보편적으로 사용되고 있다. 기도 확보(AC)의 보편적인 사용은 "근거가 부족하다고 해서 효과가 없다는 뜻은 아니다"라는 것을 시사한다. 기도 확보(AC)에는 중력을 이용한 기도 배출을 위한 자세 잡기, 분비물을 풀어주는 도수 기법, 기침과 기도 흡인으로 분비물을 제거하는 전통적인 방법이 모두 포함된다. 기도 확보(AC)에는 활성 주기 호흡 기법(ACBT), 날숨 양압(PEP) 장치, 진동 날숨 양압(PEP)(Flutter® and Acapella®), 고주파 가슴벽 진동(HFWCO), 폐내 타진 환기(IPV)도 포함되었다.

이러한 각 기법은 이 장에 설명되어 있다.

타진 및 진동을 이용한 자세 배출(Postural drainage with percussion and vibration)

중력 보조 배출을 위한 자세 잡기

기관지폐 분절 해부학에 대한 실무 지식을 바탕으로 치료사는 가슴 검사 중 분비물이 발견된 폐 부위에서 배출할 수 있도록 영아 또는 아동의 자세를 정할 수 있다. 이 자세는 배출할 폐의 분절 또는 엽을 가장 위쪽에 배치하고 기관지가 해당 폐 부위를 최대한 거꾸로 된 위치에 가깝게 공급하도록 한다. 성인과 아이들의 경우, 분절 배출을 위한 특정 자세는 치료 테이블이나 기울어지는 침대를 사용하는 경우가 많다. 영유아의 경우 치료사의 무릎과 어깨가 "치료 테이블" 역할을 한다. 각 배출 자세를 취하는 동안 영유아를 안고 편안하게 해줄 수 있다(그림 19.5A and B). 아이가 3-4세가 되면 무릎에서 치료 테이블로 전환할 수 있지만, 많은 치료사와 부모는 4-5세까지의 아동에게는 무릎을 계속 사용한다. 나이가 많은 어린이나 청소년은 적절한 자세를 위해 운동 테이블이나 베개를 사용할 수 있다. 영아를 전통적인 고개 숙인 자세로 눕히는 것에 대해 한 가지 주의를 기울여야 한다. Button 등은 8년에 걸쳐 잘 설계된 일련의 연구를 통해 낭포성 섬유증 영아에게 심각한 위식도 역류와 그에 따른 장기적인 폐 기능 저하가 전통적인 자세 배출 시 고개를 숙인 자세와 관련이 있음을 알려주었다.[47,48] 이러한 명확한 근거로 인해 전 세계 낭포성 섬유증 센터에서 전통적인 자세 배출 시 고개 숙인 자세를 사용하는 것이 금기시되고 있다.

타진 및 진동 도수 치료 기법

타진와 진동을 이용한 도수 치료 기법으로 기관지 벽의 분비물을 느슨하게 하거나 제거하여 아동이 기침, 재채기를 하거나 흡인 카테터로 기도 흡인을 할 때 쉽게 제거할 수 있도록 한다. 몇 가지 차이점이 있긴 하지만, 사용되는 기술은 성인에게 시행하는 것과 매우 유사하다. 가장 큰 차이점 중 하나는 타진이나 진동에 사용되는 힘의 양이다. 상식적으로 체중이 1-2 kg 이하인 미숙아의 가슴에는 최소 힘만 사용해야 한다. 아동이 성장하고 흉곽의 뼈와 근육이 강해지면 더 많은 양의 타진와 진동을 안전하게 가할 수 있다.

성인과 마찬가지로 타진와 진동은 분비물이 있는 폐와 기도에 해당하는 가슴 부위에 적용해야 한다. 소아 그룹의 또 다른 차이점은 치료사의 타진이나 진동 손이 영유아의 가슴 전체를 덮는 경우가 많다는 것이다. 따라서 영아에게 타

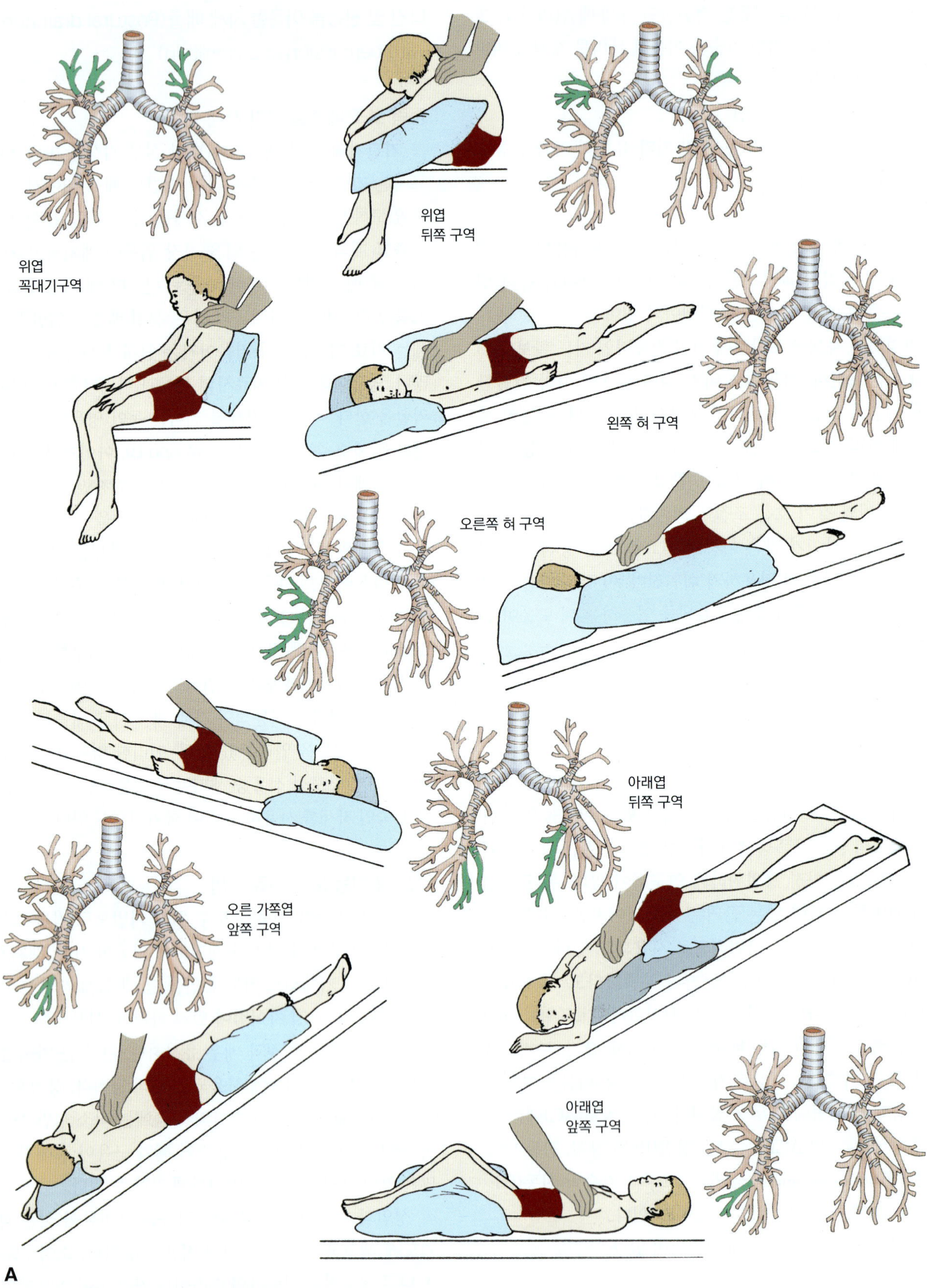

그림 19.5. **A:** 나이가 많은 아이들의 중력 보조 체위 배출을 위한 자세.

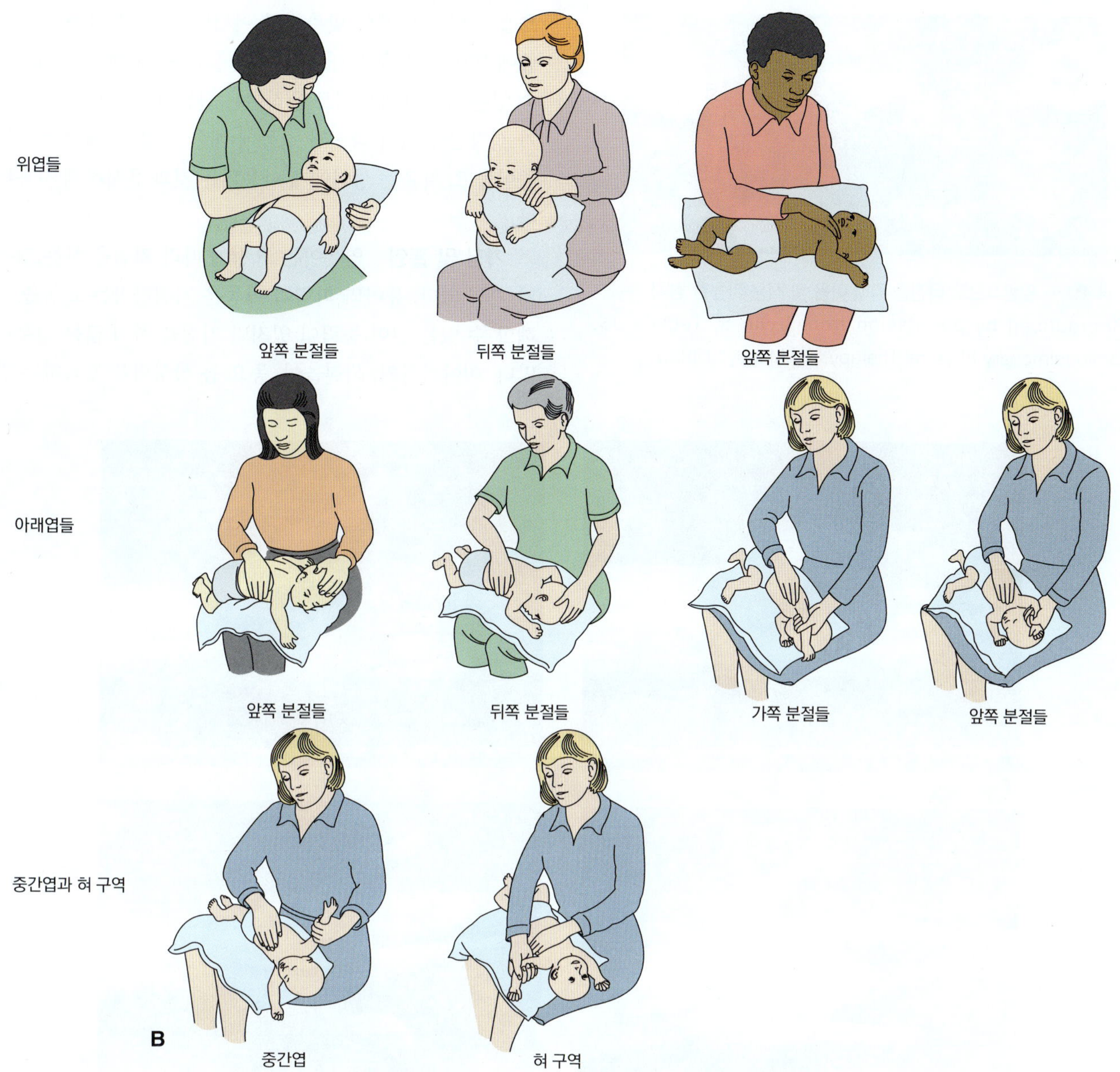

그림 19.5. (계속) **B:** 영유아의 모든 엽의 주요 부분에 대한 기관지 배액을 위한 자세이다. 위식도 역류가 있는 아이들에게는 고개를 숙이는 자세가 금기일 수 있다. 이 절차는 영아를 무릎에 눕히고 컵핑한(cupped) 손을 놓거나 진동시킬 부위의 가슴에 손을 얹은 상태에서 가장 쉽게 수행할 수 있다. (From Pillitteri A. Maternal and Child Nursing. 4th ed. Lippincott, Williams & Wilkins; 2003.)

진과 진동을 위한 다른 도구가 제안되었다.

타진에 사용되는 몇 가지 항목은 그림 19.6에 나와 있으며, 영아의 타진을 위한 다양한 손 구성은 그림 19.7A–E에 나와 있다. 신생아 가슴 타진의 금기 사항에는 일반적으로 타진 사용 중 경피(또는 동맥) 산소 수준의 현저한 저하, 갈비뼈 골절 또는 기타 가슴 외상, 객혈이 포함된다.[49]

또한 영아의 피부 상태가 좋지 않은 경우, 응고병증, 골다공증 또는 구루병, 심장 부정맥, 무호흡 및 느린맥, 치료 중 과민성 증가, 피부밑공기증, 뇌실막밑 또는 뇌실내출혈 등 다양한 조건에서 타진을 신중하게 사용해야 한다.[50] 타진과 함께 사용하거나 타진 대신 사용할 수 있는 진동은 타진보다 강도가 약하다.

치료 중 객혈과 산소 공급 감소를 제외하고는 진동에 대한 진정한 금기 사항은 거의 없다. 진동은 일반적으로 호흡의 날숨 단계에서 이루어지며 호흡기 질환이 있는 유아는 분당 호흡수가 40회 이상인 경우가 많기 때문에 도수 진동을

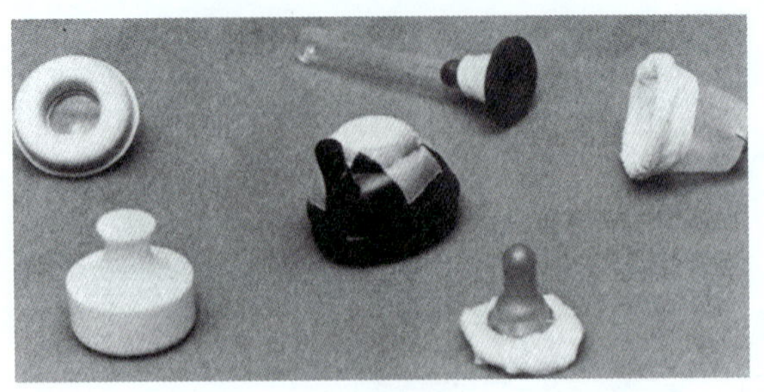

그림 19.6. 일반적으로 타진을 위해 이용 및 적용 가능한 장치.
(Reproduced by permission from Irwin S, Tecklin JS. Cardiopulmonary Physical Therapy. CV Mosby; 1985.)

호흡의 날숨 단계와 맞추기가 어렵다. 어떤 사람들은 날숨 중에 영아의 가슴에 대고 있다가 들숨 중에 빠르게 제거할 수 있는 다양한 배터리로 움직이는 진동기를 사용한다. 영아가 성장함에 따라 타진과 진동에 대한 수정 및 예방 조치는 줄어들고, 치료는 성인에게 사용되는 것과 유사하게 사용된다.

기침 및 흡인 영유아는 요청에 따라 기침을 하는 경우가 거의 없다. 유아와 학령기 아동은 기침하라는 요청을 이해할 수 있는 언어 능력이 있지만 기침을 하지 않는 경우가 많다. 이야기하기, 색칠놀이, 동요 등 상상력을 자극하는 방

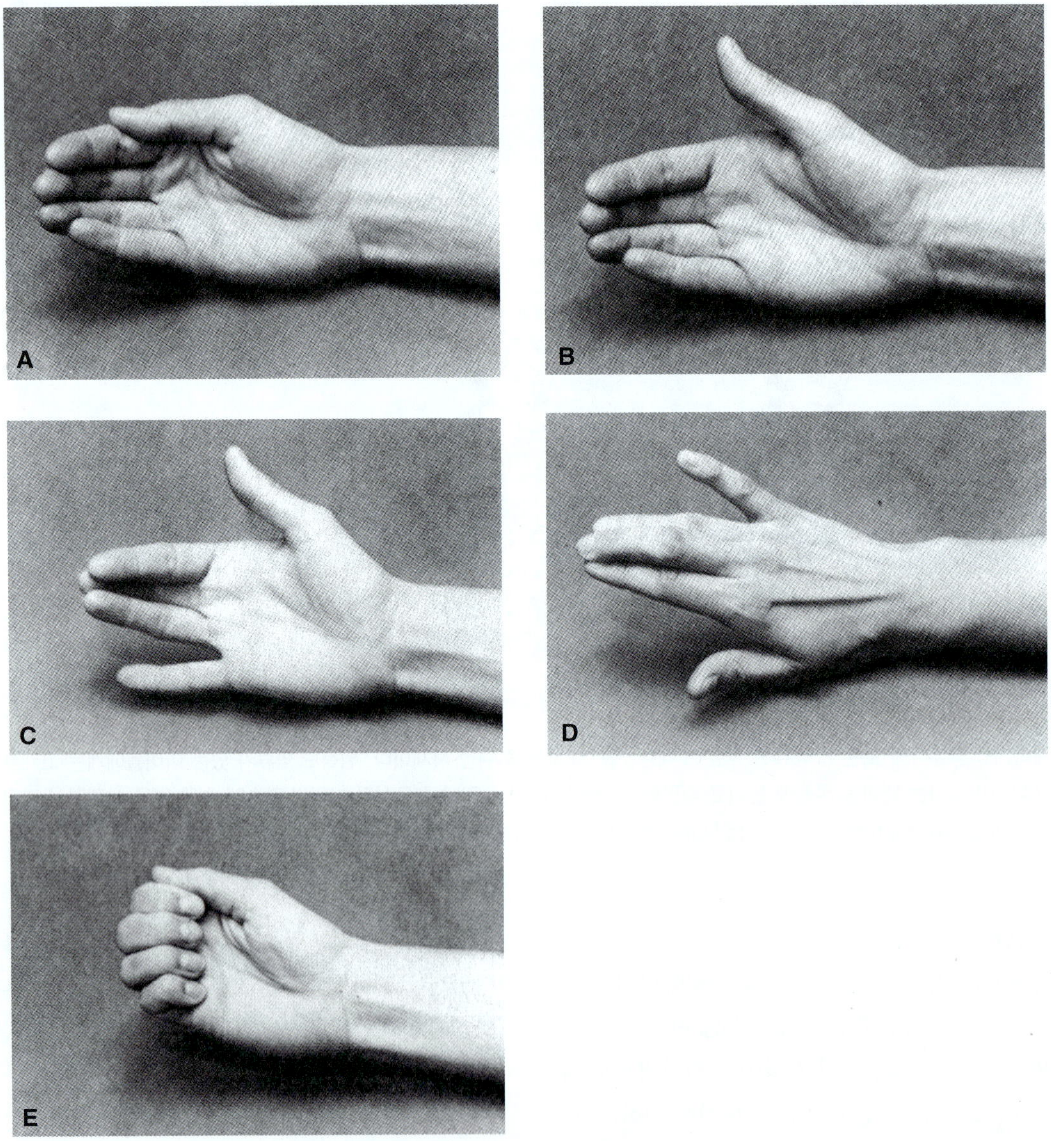

그림 19.7. **A:** 타진을 위해 완전히 컵핑한(cupped) 손. **B:** 타진을 위해 네 손가락을 컵핑한 손. **C:** 타진을 위해 세 손가락을 컵핑하고 가운데 손가락은 "텐트"(앞쪽 보기).**D:** 타진을 위해 세 손가락을 컵핑하고, 가운데 손가락은 "텐트"(뒤쪽 보기). **E:** 타진을 위한 엄지두덩과 새끼두덩의 표면.
(Reproduced by permission from Irwin S, Tecklin JS. Cardiopulmonary Physical Therapy. CV Mosby; 1985.)

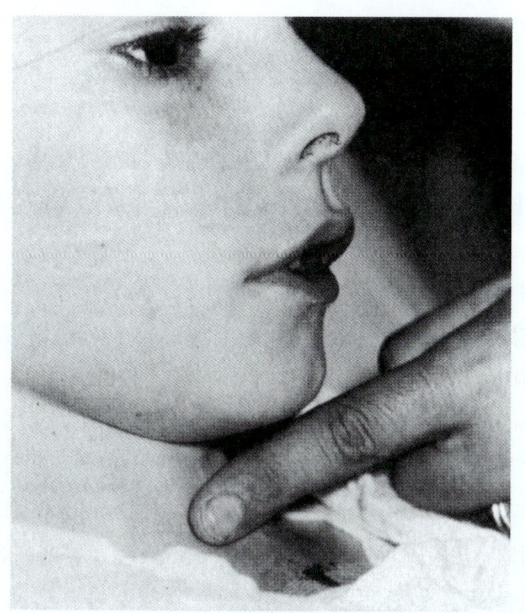

그림 19.8. 기관 "간지럼" 동작을 위한 손가락의 위치. (Reproduced by permission from Irwin S, Tecklin JS. Cardiopulmonary Physical Therapy. CV Mosby; 1985.)

법을 통해 어린 아이들의 협조를 유도하는 것이 좋다.[51] 저자는 이러한 어린 아이들에게 웃거나 울도록 유도하면(가급적 전자를 선호) 유용하고 생산적인 기침을 유도할 수 있다는 사실을 발견했다. 기관이 복장 패임 뒤쪽으로 흐르면서 손가락으로 기관을 원형 또는 진동하는 방식으로 기관을 외부 자극("기관 간지럼")하는 것도 느슨해진 분비물을 제거하는 데 유용한 기술일 수 있다(그림 19.8). 그러나 이 기술과 관련된 구조의 상대적으로 작은 크기와 취약성을 고려할 때 부상을 방지하기 위해 세심한 주의를 기울여야 한다. 특히 가슴 수술을 받은 아동은 기침을 하기 어렵다. 절개 부위를 손으로 부목하거나 인형이나 봉제 동물을 아이의 가슴에 가까이 대고 눌러주면 효과적인 기침을 촉진할 수 있다(그림 19.9). 특히 신생아의 경우 분비물을 제거하기 위해 흡인(suctioning)을 통한 기도 흡인(aspiration)이 필요한 경우가 많다. 흡인은 최상의 상황에서 수행하더라도 상당한 위험이 있으므로 항상 신중하게 수행해야 한다.

사용 가능한 많은 프로토콜이 있음에도 불구하고, 기관내 흡인은 특히 소아 및 신생아 집단에서 항상 잠재적인 위험이 있다.[52]

기도 확보에 대한 최신 접근법

지난 20-30년 동안 기도 확보에 대한 몇 가지 새로운 접근 방식이 개발되었다. 새로운 접근법 중 초기에 점액을 풀고 운반하는데 사용되는 호흡 조작을 공통적인 특징으로 포

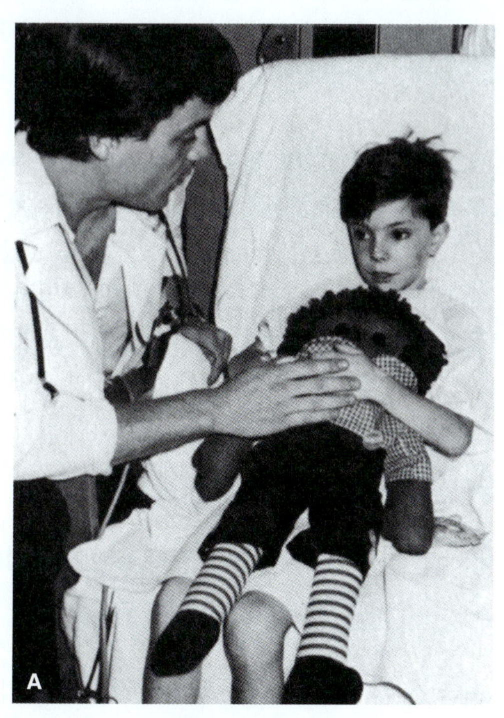

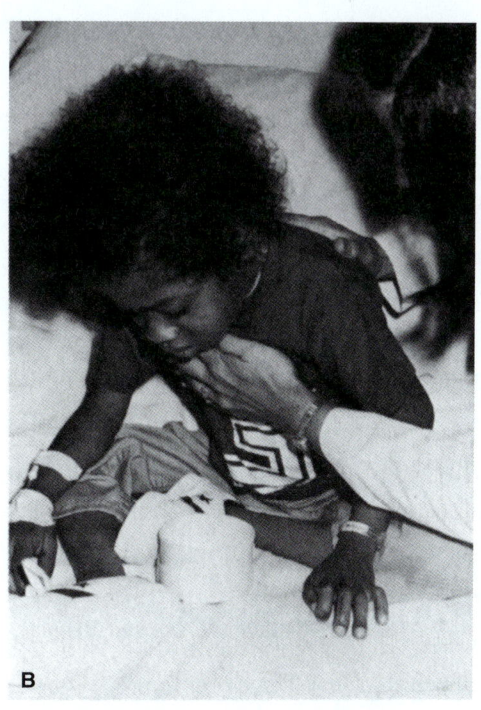

그림 19.9. A: 좋아하는 봉제 장난감을 사용하여 기침할 때 절개 부위에 부목 대기. B: 가래의 객담 배출을 촉진하기 위해 복장뼈 중앙을 수동으로 압박한다. (Reproduced by permission from Irwin S, Tecklin JS. Cardiopulmonary Physical Therapy. CV Mosby; 1985.)

함했다. 이 기술들은 아동이 아닌 다른 사람이 필요한 기도 확보를 수행할 필요가 없도록 설계되었다. 이러한 접근법은 주로 만성폐쇄성폐질환을 앓고 있는 아이들과 청소년을 위해 개발되었지만, 많은 가래를 생성하는 만성폐질환을 앓고 있는 모든 개인에게 적합하다. 1990년대에는 가슴벽이나 기도에 다양한 진동 모드를 사용하는 몇 가지 새로운 기도 확보 기술이 개발되었다. 여기에는 진동성 날숨 양압(Flutter® and Acapella®), IPV, HFWCO (Vest® and SmartVest®)가 포함된다. 이러한 각 기도 확보 기법에 대해 설명한다.

자가 배출(AD)

이 접근 방식은 Chevalier가 도입하고 Dab과 Alexander가 설명했다:

1. 아동은 똑바로 세우거나 앉은 자세로 앉는다.
2. 아동은 "정상 또는 비교적 느린" 리듬으로 심호흡을 한다.
3. 호흡의 결과로 분비물이 위로 이동한다.
4. 분비물이 기관에 도달하면 부드러운 기침이나 약한 강제 날숨법으로 배출된다.

저자는 기침 중에 발생하는 높은 벽경유압이 기도 붕괴를 효과적으로 유발하여 기침 노력을 비효율적으로 만든다고 믿기 때문에 약한 강제 날숨법을 사용할 것을 권장한다.[53,54]

현재 자가 배출(AD)에서는 심호흡보다는 다양한 폐활량을 이용한 평상 호흡을 권장한다. 즉, 아이는 정상 폐활량으로 숨을 쉬지만 이전에 대부분의 휴식 폐활량을 배출한 상태에서 조절 호흡을 시작한다. 낮은 폐활량으로 몇 번의 호흡을 한 후, 아이는 평상 호흡을 중간 폐활량으로 옮긴 다음 몇 번의 추가 호흡을 통해 더 높은 폐활량으로 옮긴다. 작은 기도에서 큰 기도로 공기가 이동하면 더 작고 말초적인 기도의 분비물이 느슨해져 근위부로 이동하는 것으로 보인다. 아이들은 가쁜 기침(성문을 열어 기침을 조절하는 기침)으로 호흡기에서 분비물이 제거될 때까지 활동적인 기침을 억제하도록 가르쳐야 한다. 통제된 연구는 미미하지만, 최소 2건의 연구에서 자가 배출이 효과적이며 다른 기도 확보 중재와 동등한 것으로 나타났다.[50,55] 자가 배출이 기도 확보의 잘 알려진 방법으로 뒷받침하는 근거가 존재한다.[55] 저자는 자가 배출을 통해 다량의 진한 분비물이 있는 기도를 깨끗하게 하는데 성공해 많은 어린이들을 치료해왔다.

자가 배출은 가르치고 배우기 어려운 기술이라는 인식이 퍼져 있다. 이는 매우 과장된 생각이며 근본적으로 잘못된 생각일 수 있다. 자가 배출은 동기부여가 강하고 호흡을 잘 조절할 수 있을 만큼 나이가 많은 아이들에게 가장 일반적으로 사용된다.

강제 날숨 기법(FET)

강제 날숨 기법(FET)은 뉴질랜드에서 개발되었지만 1970년대 후반부터 1980년대까지 런던 Brompton 병원의 Pryor, Webber, Hodson, 그리고 Batten에 의해 대중화되었다.[56] 자가 배출과 마찬가지로 강제 날숨 기법의 주요 장점은 보조자 없이도 수행할 수 있다는 점이다. Brompton 그룹은 원래의 설명이 잘못 해석되었다고 생각되는 부분에 대해 큰 우려를 표명했기 때문에 여기에서는 강제 날숨 기법에 대한 설명을 원문에서 직접 인용하여 제공한다.

> 강제 날숨 기법은 폐의 중간 부피에서 폐의 작은 부피까지 한두 번의 가쁜 기침(강제 날숨)을 한 다음 이완되고 조절된 가로막 호흡을 하는 것으로 구성된다. 그런 다음 위 기도로 이동한 기관지 분비물을 객담으로 뱉어내고 최소한의 기관지 여유 공간이 확보될 때까지 이 과정을 반복한다. 아이들은 위팔의 빠른 모음 운동을 사용하여 가슴벽의 자가 압박을 통해 강제 날숨을 강화할 수 있다.[56]

강제 날숨 기법의 다양한 구성 요소를 명확히 설명하는 후속 연구에서 저자는 말초 분비물을 제거하기 위해 폐활량을 낮추는 가쁜숨(huffing)에 특히 중점을 두었다. 또한 "중간 폐활량에서"라는 문구를 가쁜숨을 시작하기 전에 중간 크기의 호흡을 하는 것을 의미하는 것으로 명확히 했다. 저자는 어린이가 중력 보조 자세를 취할 때 강제 날숨 기법을 사용할 것을 권장하며, 호흡 조절을 위한 일시 정지 및 이완 기간이 전체 기술의 일부라고 제안한다.[57]

강제 날숨 기법에 대한 해석의 차이가 계속되면서 Brompton 그룹은 이를 능동적 호흡 주기 기법(ACBT)이라는 일련의 활동으로 재구성했다. 능동적 호흡 주기 기법은 조절된 호흡, 강제 날숨 기법, 가쁜 기침, 가슴 팽창 운동 등 여러 가지 개별 기술을 사용한다. 강제 날숨 기법의 경우와 마찬가지로, 기법을 개발한 개인이 능동적 호흡 주기 기법에 대한 통제된 연구를 시도한 적은 없지만, 기법을 뒷받침할

근거는 존재한다.[56,57]

날숨 양압(PEP) 호흡

호흡은 기도 개방성을 유지하고 부수적 환기 채널을 사용하여 축적된 분비물 원위부로 기류를 공급하기 위해 덴마크에서 개발되었다. 기도 원위부의 공기 흐름은 분비물을 제거하여 더 큰 기도를 향해 근위부로 이동시키는 것으로 보인다. 또한 날숨 양압 호흡은 날숨 저항을 제공하여 작은 기도를 안정화시켜 날숨 및 헛기침 중에 기도가 조기에 무너지는 것을 방지하는 것으로 보인다.

날숨 양압 호흡은 공기 걸림을 줄이고 분비물 제거를 향상시키는 데 효과적인 것으로 알려져 있다. 원래의 기술은 마취 마스크를 통한 호흡에 의존했지만, 최근에는 마우스피스를 사용하는 기기가 등장했다.

날숨 양압 호흡을 사용할 때 치료사는 아이가 약 15 cm H_2O의 날숨압으로 숨을 쉬도록 시도한다. 날숨 양압 호흡을 제공하는 장치는 일반적으로 다양한 저항을 제공하며 15 cm의 압력에 도달했을 때를 식별하는 일종의 표시기가 있다. 아동은 10-15회 호흡 시 날숨 단계 동안 이 수준의 압력을 유지하려고 노력한 후 분비물을 제거하기 위해 가쁜 기침을 하는 능동적 호흡 주기 기법(ACBT)을 시도한다. 일부에서는 아동이 여러 기관지 배출 자세를 취하는 동안 날숨 양압 호흡을 사용하도록 권장한다.[58] 그림 19.10은 시중에서 판매되는 날숨 양압 호흡 장치(Smith's Medical, St. Paul, MN)를 보여준다.[58]

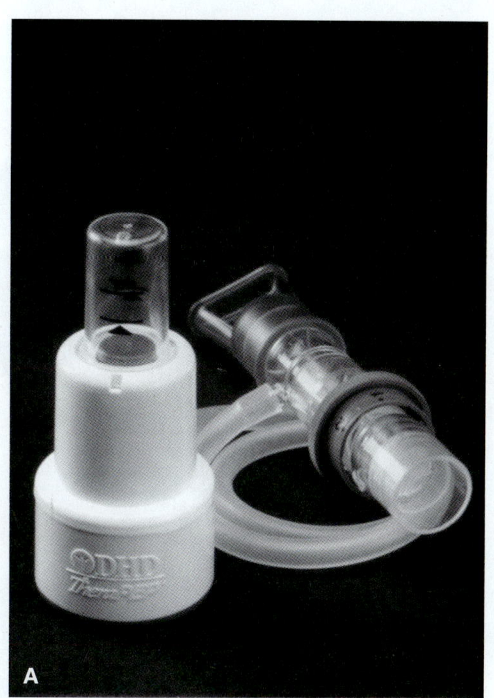

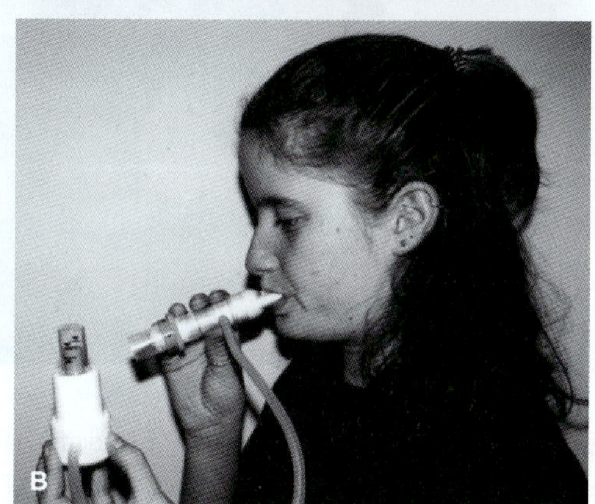

그림 19.10. A: 날숨 양압기 예시(TheraPEP, DHD Healthcare, Canastota, NY). B: 사용 중인 Thera-PEP 장치(compliments of A. Tecklin).

플러터(FLUTTER)®

플러터는 한 손에 쏙 들어오는 작은 파이프 모양의 장치로 날숨 중에 진동 저항을 생성한다. 진동은 장치 내부의 작은 공이 날숨 중에 제자리 밖으로 이동했다가 중력의 영향을 받아 다시 제자리로 빠르게 이동하면서 만들어진다. 그런 다음 공은 날숨 기류의 지속적인 힘에 의해 다시 시트 밖으로 이동한다. 이렇게 반복되는 공의 움직임은 기기의 구멍을 빠르게 열고 막아서 기도로 전달되는 빠른 진동(oscillations)이나 진동(vibrations)을 유발한다. 이러한 빠른 진동은 분비물을 느슨하게 하여 쉽게 제거할 수 있도록 하는 것으로 보인다. 날숨 양압 호흡과 마찬가지로 기도의 붕괴는 장치에서 생성되는 날숨 양압에 의해 감소한다. 플러터 사용 후에는 능동적 호흡 주기 기법(ACBT) 또는 가쁜 기침으로 분비물을 제거하려고 시도한다. 그림 19.11A-E는 플러터 장치(Vario Raw SA; distributed by Scandipharm, Inc., Birming- ham, AL)를 보여준다. 연구에 따르면 플러터는 입원한 소아 낭포성 섬유증 환자에게 전통적인 자세 배출와 비교했을 때 효과적인 기도 확보 치료법으로 나타났다.[59]

아카펠라(ACAPELLA)® 이것은 날숨 양압 호흡과 구강 진동을 모두 제공할 수 있는 또 다른 소형 손바닥 크기의 장치이다. 플러터와 달리 아카펠라는 특수 밸브를 사용하여 진동을 생성한다. 아카펠라의 장점은 어떤 위치에서든 진동을 제공할 수 있어 플러터보다 기술 의존도가 낮다는 것이다. 이 장치에는 두 가지 버전이 있다. 보다 완벽한 소독과 세척

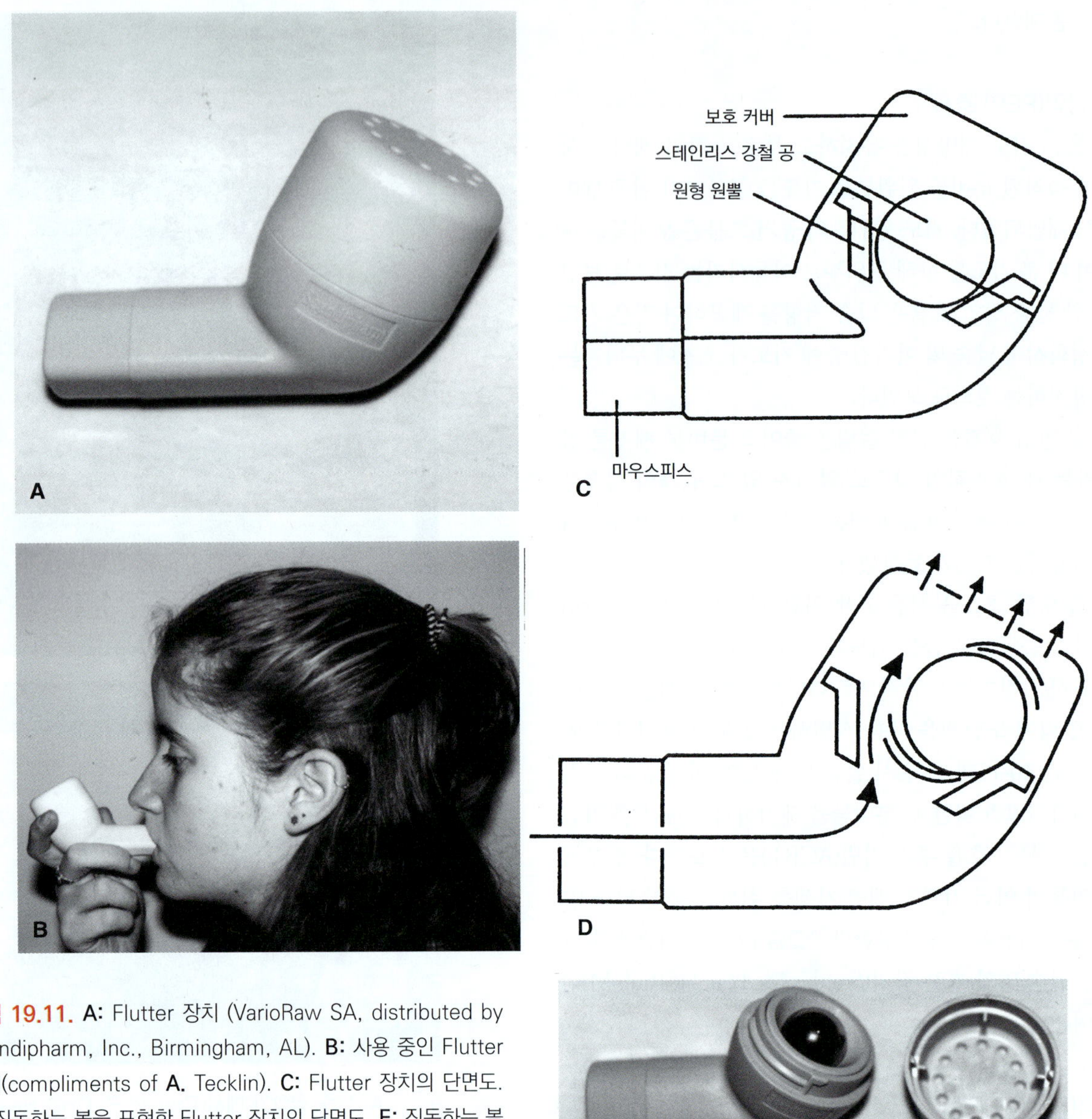

그림 19.11. A: Flutter 장치 (VarioRaw SA, distributed by Scandipharm, Inc., Birmingham, AL). B: 사용 중인 Flutter 장치(compliments of A. Tecklin). C: Flutter 장치의 단면도. D: 진동하는 볼을 표현한 Flutter 장치의 단면도. E: 진동하는 볼이 있는 Flutter 장치.

을 위해 분해할 수 있는 Acapella Choice® 모델을 추천한다. 그림 19.12는 Acapella Choice (Smith Medical, St. Paul, MN)를 보여준다.

고주파 가슴벽 진동(HFCWO)

고주파 가슴벽 진동은 공기파 발생기와 크고 유연한 튜브로 압축기에 연결된 팽창식 방광이 있는 옷(조끼)을 사용하는 새로운 기도 확보 수단이다. 공기파 발생기는 다양한 주파수(5-20 Hz)와 다양한 압력파를 팽창식 방광에 공급한다. 방광으로 들어가는 공기파는 가슴벽에 전달되는 진동을 일으킨다. 개를 대상으로 한 King의 연구에 따르면 공기 터짐(air bursts)이 기도 내 분비물에 엇밀림힘을 발생시키고 실제로 기도로 들어오고 나가는 공기 흐름을 증가시킨다.[60] 적어도 한 명의 연구자는 이러한 공기 움직임을 "스타카토 기침"이라고 한다.[61] 빠르게 반복되는 공기 터짐 또는 스타카토 기침은 기도 벽에서 분비물을 찢어내는 엇밀림힘을 제공한다. 엇밀림힘 외에도 공기 터짐은 분비물의 점도를 낮추고[62] 분비물을 기침이나 흡입이 가능한 위로 이동시킨다.[63] 폐의 모든 엽을 동시에 치료하며, 아이들은 전통적인 자세 배출에 필요한 10-12가지 자세를 취할 필요 없이 치료 내내 똑

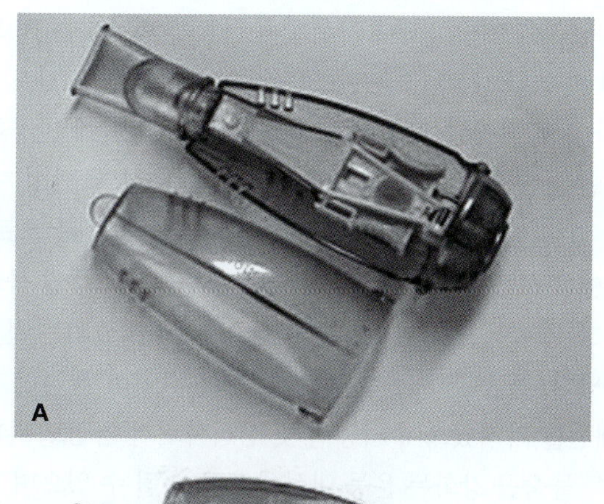

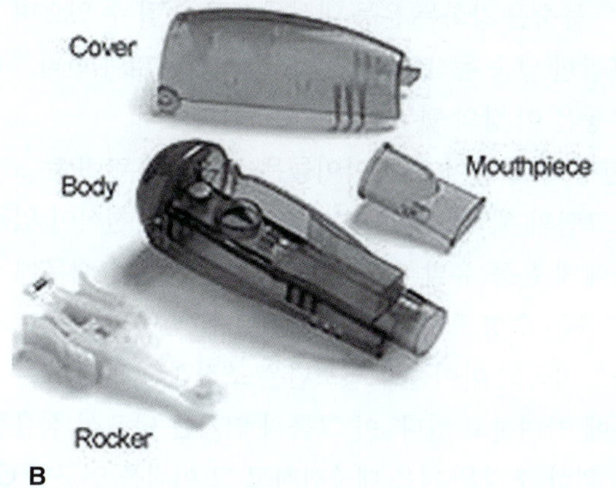

그림 19.12. A: Acapella Choice 기도 청소 장치. B: 세척을 위해 분리된 Acapella Choice 장치.(Smith's Medical, Watford, UK.)

바로 앉아있을 수 있다. 그림 19.13은 MedPulse Smart Vest® (Electromed-USA, New Prague, MN)이다.

호흡 운동 및 재훈련

일반적으로 사용되는 호흡 운동의 대부분은 아동의 자발적인 참여가 필요하기 때문에 가로막 하강, 가슴 확장, 입술 내밀기 호흡을 가르치는 고전적인 방법은 영유아에게 적합하지 않을 수 있다. 일부 치료사는 가로막과 갈비사이 근육의 수축을 촉진하기 위해 가슴을 빠르게 스트레칭하는 등의 신경생리학적 기법을 사용하여 영유아의 호흡을 증가시키기도 한다.

유아는 심호흡과 호흡 조절이 필요한 게임에 참여할 수 있다. 아동에게 음악이나 메트로놈의 박자에 맞춰 숨을 쉬도록 요청하면 속도에 맞춰 호흡하는 기술을 배울 수 있다. 비눗방울 막대에서 비눗방울을 불거나 바람개비를 불면 호흡을 조절하고 숨을 오래 내쉬는 것을 강조하는 데 도움이 되며, 이는 폐쇄성 질환이 있는 아동에게 유용할 수 있다. 다양한 유형의 인센티브 폐활량계는 의료 또는 수술 후 심호흡을 향상시키는 데에도 유용하다. 유발폐활량측정법은 광범위하게 연구되어 왔으며 일반적으로 수술 후 폐 치료에 유용한 보조 도구이자 호흡 근육을 강화하는 수단으로 간주한다. 가로막 호흡과 옆면 갈비뼈 확장을 사용하여 아래엽으로의 환기를 개선하면 수술 후 폐 합병증을 줄이는 데 도움이 될 수 있지만, 다른 호흡법과 마찬가지로 성인 및 소아 치료 모두에서 효과에 대한 근거가 부족하다.

호흡 운동에 대한 참여와 협조는 아동이 성장함에 따라 좋아진다. 적절한 경우, 치료사는 수기 접촉을 사용하여 가로막 호흡, 옆면 갈비뼈 확장 및 분절 확장을 가르칠 수 있다. 움직이는 가슴의 검사 결과에 따라 치료사는 이러한 유형의 호흡 운동 중 하나 이상을 선택한다. 중증, 사계절 천식을 앓고 있는 아이들과 진행성 낭포성 섬유증을 앓고 있는 어린이 또는 청소년은 만성 폐쇄성 폐질환(COPD)을 앓고 있는 성인과 동일한 특징을 많이 보이는 경우가 많다. 이러한 아이들과 청소년에게는 빠른 가로막 호흡이 매우 유용할 수 있다. 호흡 에너지 소비 감소는 흔히 가로막 호흡의 이점으로 간주된다. 운동 과민증은 천식 및 낭포성 섬유증이 있는 아이들에게 문제가 될 수 있으므로, 빠른 가로막 호흡은 아동이 걷기, 계단 오르기 및 기타 격렬한 신체 활동을 수행하는 능력을 향상시킬 수 있다. 입술호흡(pursed-lip breathing)은 만성 폐 질환이 있는 아동의 호흡 조절에도 유용할 수 있다.

천식 아동을 위한 이완 운동은 흔히 호흡곤란을 줄이기 위한 수단으로 제안된다. 이완 운동을 하는 아동의 폐 기능에 변화가 있다는 과학적 근거는 많이 부족하지만, 호흡곤란과 관련된 불안이 감소한다는 강력한 경험적 근거는 있다.

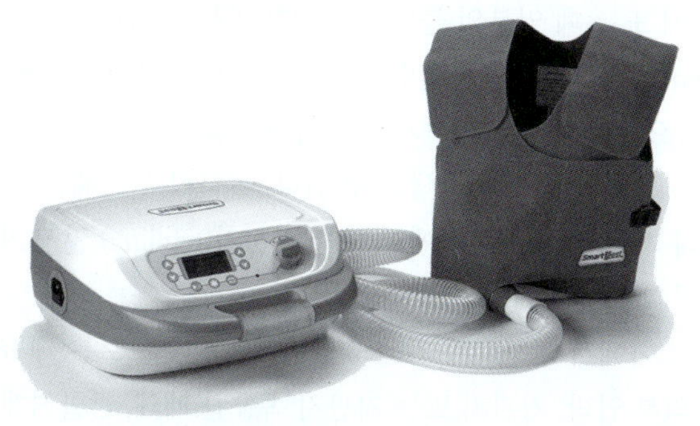

그림 19.13. The MedPulse 스마트 조끼 기도 청소 시스템 (Electromed, New Prague, MN).

신체 발달(Physical development)

폐 질환이 있는 영유아의 신체 기능을 개선하기 위한 활동은 신생아실에서 시작할 수 있다. 생리적 조건이 허락하는 경우, 물리치료 중재는 영아를 침상이나 온열 침대를 제거한 상태에서 실시해야 한다. 기도 확보 기간에서 제공하는 핸들링과 촉각 자극은 누운 자세로 많은 시간을 보내는 영아의 감각 운동 발달에 도움이 될 수 있다. 물론 이러한 유형의 움직임이 항상 가능한 것은 아니며, 특히 신생아 중환자실의 환아의 경우 더욱 그렇다. 폐 상태가 호전되면 영아는 호흡기 물리치료와 더불어 운동 발달 지연을 평가하고 필요한 경우 치료하기 위한 적절한 중재를 받기 시작해야 한다.

신체 훈련(Physical training)

천식과 낭포성 섬유증이 있는 아이들과 신경근육 또는 근골격계 문제로 인한 이차성 호흡기 질환이 있는 아이들은 신체 훈련이 중요한 두 가지 다른 그룹에 해당한다. 이 장에서는 각 그룹의 사례에 대해 설명한다. 신체 훈련 프로그램에는 일반적으로 근력 및 관절 가동 범위, 자세, 심혈관 지구력 향상을 위한 운동이 포함된다.

근력 운동은 두 그룹의 어린이 모두에게 도움이 된다. 중증 천식 및 중등도 진행성 낭포성 섬유증을 앓는 아이들은 활동량이 적고 만성 또는 주기적인 저산소혈증으로 인해 근력이 제한되는 경우가 많다. 또한, 지난 10년간의 연구 결과에 따르면 낭포성 섬유증 아동은 폐나 영양 상태의 저하 없이도 최대 운동량 감소와 관련된 말초 근육의 약화가 있는 것으로 나타났다.[33] Darbee와 Cerny는 높은 수준의 저항보다는 반복 횟수가 많은 등장성 저항 운동의 강화 프로그램을 지지했다.

또한 호흡 펌프를 촉진하는 수단으로 어깨이음구조(shoulder girdle)와 가슴 근육에 스트레스를 주는 운동을 권장했다.[64] Orenstein 등은 낭포성 섬유증 아동을 대상으로 1년간의 훈련 프로그램을 통해 상체 근력 및 신체 작업 능력이 증가했음을 입증했다.[65]

관절 가동 범위 감소는 천식 및 낭포성 섬유증 환자보다 신경근육/근골격계 문제가 있는 환자에게 더 흔한 문제이다. 천식과 낭포성 섬유증이 있는 아이들은 만성 과팽창과 관련된 가슴우리 운동이 감소하는 것으로 밝혀졌고, 어깨 움직임의 상실과 척추 후만증의 발병 위험이 있을 수 있다. 심호흡, 가슴 확장, 분절 확장 및 상지 기능을 위한 운동은 움직임 상실을 예방하거나 상실된 움직임을 회복하는 데 도움이 될 수 있다.

다른 골격근이 지구력과 근력을 위한 훈련에 반응하는 것처럼 들숨 및 날숨 근육도 비슷하게 반응한다. 만성 폐 질환이 있는 아이들과 특정 호흡근 약화 그룹을 대상으로 한 연구에 따르면 지구력이나 근력 또는 두 가지 모두를 목표로 하는 호흡 활동을 하면 호흡근 기능이 크게 개선되는 것으로 나타났다. 들숨근 지구력 훈련 및 강화는 여러 생리적 지표의 개선을 가져왔으며 기능적 및 심리사회적 이점도 나타났다.[66,67] 들숨근 강화는 운동 내성에 도움이 될 수 있으며 기침을 포함한 날숨 동작의 힘을 확실히 향상시켜야 한다.[68] 이러한 운동은 이 장의 뒷부분에서 설명한다.

만성 폐 질환이 있는 아이들은 심혈관 훈련 또는 조건화 프로그램의 혜택을 받을 수 있다. 달리기는 천식이 있는 아이들에게 운동 유발 기관지 경련을 유발하기 때문에 어린이 그룹은 수영 프로그램에 훨씬 더 잘 반응하는 것으로 보인다.[69] 미국의 아이들과 청소년은 조직적인 걷기 또는 조깅 그룹에 참여하고 있다. 이 그룹의 인기는 낭포성 섬유증 아동을 위한 조깅을 처음 대중화하고 그 이점을 연구한 Orenstein과 동료들에게서 찾을 수 있다.[70]

특정 운동이나 신체 재조건화 프로그램에 관계없이, 소아 폐 질환에 관계없이 물리치료사는 폐 질환을 앓고 있는 아이들을 치료하는 데 중요한 역할을 한다.

이 장의 다음 부분에서는 아이들에게 흔히 발생하는 네 가지 호흡기 질환과 물리치료 평가 및 치료에 대해 설명한다.

무기폐(atelectasis)

폐 또는 폐 일부의 불완전한 팽창 또는 무기폐는 1819년 Laennec에 의해 처음 설명되었다.[71] 일차성 무기폐는 폐 미성숙으로 인해 신생아에서 발생하며, 호흡 노력이 불충분할 경우 모든 연령에서 발생할 수 있다. 이차성 무기폐는 폐 분절의 가스가 해당 분절에 다시 채워지지(refilling) 않고 재흡수될 때 발생한다.

소아에서 이차성 무기폐의 일반적인 원인으로는 폐 조직의 외부 압박, 기관지 또는 기관지 속공간 폐쇄, 근골격계 또는 신경근 장애로 인한 이차성 호흡기 손상 등이 있다.[72]

신생아 폐의 작은 부위에서 나타나는 원발성 무기폐는

생후 며칠 동안 흔히 볼 수 있는 증상이다. 호흡이 잘 안 되고 전신 쇠약이 있는 아픈 신생아는 몇 주 동안 폐의 모든 부위가 완전히 팽창되지 않을 수 있다. 이차성 무기폐의 주요 부위는 폐 조직이나 기도를 압박하는 심장이나 대혈관 비대, 선천성 또는 후천성 폐 낭종, 가로막 탈장, 선천성 폐엽 공기증과 같은 비정상적인 가슴 내용물로 인해 발생할 수 있다. 물리치료사가 보는 무기폐는 태변, 양막 내용물, 이물질, 흡인된 위장관 내용물 등 점액이나 기타 이물질의 축적으로 인한 기도 폐쇄로 인해 이차적으로 발생하는 경우가 많다. 수술 전 준비 과정의 일부인 다양한 기도 확보 기술과 가동성은 급성 질환으로 움직이거나 자세를 바꿀 수 없는 환자들에게 중요한 문제인 무기폐를 치료하는 데 중요한 특징인 것으로 나타났다.[73]

의료 정보(Medical information)

무기폐의 징후와 증상은 폐의 침범 정도에 따라 다르다. 작은 부위는 무증상일 수 있지만, 넓은 부위의 무기폐에서 흔히 나타나는 증상은 영향을 받은 한쪽 가슴의 가슴벽 운동 감소, 빠른호흡, 들숨 수축, 무기폐가 큰 경우 청색증 등이 있다. 촉진할 수 있는 기관은 부피 손실로 인해 관련 폐 쪽으로 편향되며, 공기가 없는 폐를 나타내는 둔탁한 타진음이 들린다. 청진을 통해 호흡음이 감소하거나 들리지 않을 수 있다. 급성 기도 감염에서 드물지 않게 고르지 않은 무기폐 부위가 나타나지만, 방사선 사진에서는 종종 뚜렷하게 경계가 구분된 경화 부위를 볼 수 있다.

의료 관리(Medical management)

폐쇄성 무기폐의 의학적 관리는 방해하는 물질이나 상태를 제거하는 방향으로 이루어진다. 무기폐가 급성 감염과 관련된 경우, 감염을 치료하는 치료로 무기폐를 근절하는 경우가 많다. 충분한 수분 공급은 점액의 점도를 낮추어 점액 제거에 도움이 될 수 있다. 기관지확장제는 기관지를 넓혀 폐쇄된 곳에 공기를 통과하도록 허용하여 전통적인 자세 배출(PDPV), 날숨 양압(PEP) 호흡 및 다양한 형태의 진동-내부 및 가슴벽, 자가 배출(AD)을 포함한 기도 확보(AC) 기술을 향상시킬 수 있다. 마지막으로, 침대에 누워 있는 동안 조기 가동술은 중요한 고려사항이다.[73]

기도를 막거나 폐 실질에 압력을 가하는 종양이나 다른 구조물에 의해 기도가 폐쇄된 경우, 해당 물체를 외과적으로 제거해야 할 수 있다. 흡인 카테터를 이용한 기관지 내 흡인은 기도 부스러기를 제거하는 데 도움이 될 수 있으며, 잘못 배치된 기관 내 튜브의 위치를 재배치하면 무기폐를 교정할 수 있다.

이러한 보존적 조치에도 효과가 없는 경우, 특히 급성인 경우 전신 또는 국소 마취를 시행하고 단단하거나 유연한 기관지경(bronchoscope)을 사용하여 기관지경술을 시행하여 기관지 내 점액이나 부스러기를 제거해야 한다.[74]

기초 질환 과정이 생명을 위협하지 않고 무기폐 기간이 길지 않은 경우 예후는 일반적으로 양호하다. 기관지 구조와 폐 실질의 영구적인 손상은 무기폐의 해결이 지연되거나 불완전할 때 발생할 수 있으며 수술 후 폐 합병증이 발생할 수 있다.

물리치료 검사(Physical therapy examination)

환자 상태의 병태생리학를 완전히 이해하고 무기폐의 유형과 병인(일차적 또는 이차적)을 파악하려면 아동의 차트를 면밀히 검토해야 한다. 각 유형에 대한 치료에는 호흡 노력을 증가시키기 위한 노력이 포함되지만 이차성 무기폐에만 기도 확보가 필요하다.

방사선 소견을 검토하여 무기폐의 위치를 파악한다. 치료사는 무기폐 아동을 치료할 때 X선 사진을 임상 도구로 사용해야 한다. 옆면 및 뒤앞면의 노출은 폐 영역의 3차원적 시야를 제공하여 무기폐 부위를 보다 정확하게 찾을 수 있다. 그림 19.14는 서로 다른 유형의 무기폐가 있는 두 장의 방사선 사진을 보여준다. 아이의 가슴 구성과 호흡 패턴에 주목해야 한다. 무기폐가 크면 갈비뼈 간 간격이 좁아지고 관련 한쪽 가슴의 편위가 감소한다. 호흡의 근육 패턴(가로막 대 보조 호흡근)을 주목해야 하며, 아이의 호흡수를 확인해야 한다. 촉진은 그림과 같이 관련 폐의 부피 손실로 인해 기관이 무기폐 쪽으로 이동하는 것을 보여준다. 공기가 없는 폐 부위에는 치료사가 무기폐를 찾는 데 도움이 되는 둔탁한 타진음이 있다. 청진 소견은 다양하다. 가장 흔한 변화는 관련 부위의 호흡음이 감소하는 것이다.

무기폐와 관련된 큰 기관지 또는 주요 기관지가 완전히 막히면 호흡음이 완전히 들리지 않을 수 있다. 고르지 않거나 불완전한 무기폐의 경우, 처음 몇 번의 깊은호흡에서는 딱딱거리는 소리가 들릴 수 있지만 이후 깊은호흡을 하면 폐

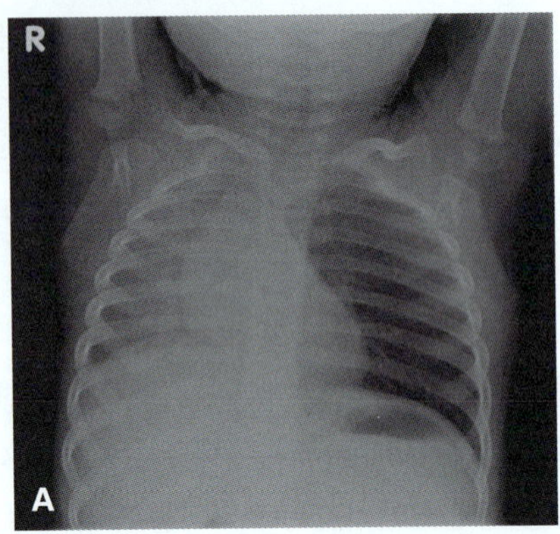

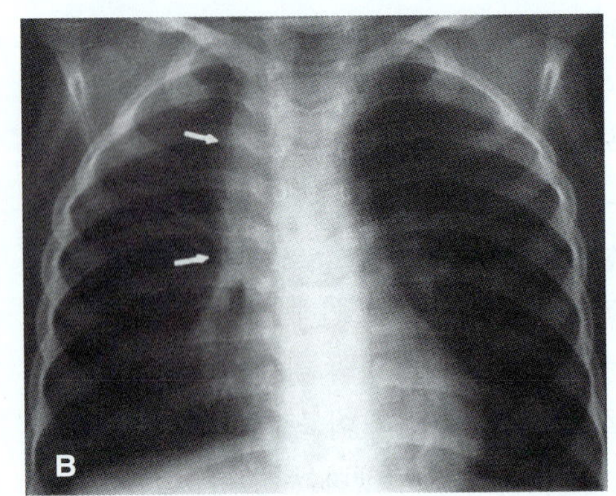

그림 19.14. A: 가슴 필름은 기관 치우침과 세로칸 이동, 그리고 오른쪽 폐를 압박하는 왼쪽 폐의 과팽창으로 인한 오른쪽 폐의 압박성 무기폐를 보여준다. B: 엽아래 무기폐. 급성 천식 발작이 있는 천식 어린이. 오른쪽 기관지 부위(화살표)의 명백한 경화 부위에 주목하라. 이것은 오른쪽 위엽의 한 부분이 붕괴된 것을 나타낸다.

포가 열리고 딱딱거리는 소리가 줄어들 수 있다.

아이들을 평가할 때 고려해야 할 다른 사항은 다음과 같다:

1. 이동성-아동이 오랫동안 침대에 누워 있었나?
2. 통증-아동이 통증의 수준에도 불구하고 깊은호흡과 기침을 할 수 있나?
3. 기침-아동이 기침을 할 수 있나, 아니면 기침을 효과적으로 할 수 있는 힘이나 신경학적 능력이 부족한가?

물리치료 절차적 중재

여러 연구에서 수술을 받은 성인과 아이들의 수술 후 무기폐 예방을 위한 물리치료 중재를 지지하고 있다. 이러한 연구에서 사용된 치료 방법에는 기관지 배출, 타진, 진동, 깊은호흡[73,75,76] 최대 들숨 노력[77], 그리고 직류로 가슴에 전기자극이 포함되었다.[78] 각 치료 중재의 성공 여부는 분명했다.

Finer와 동료들은 기관지 배출, 진동 및 구강 흡인으로 치료받은 영아에서 기관지 배출만 받은 유사한 대조군과 비교했을 때 발관 후 무기폐 발생률이 유의하게 감소한다는 것을 발견했다.[75] Flenady와 Gray의 최근 Cochrane 검토에서는 기도 확보 기술이 발관한 소수의 영아 그룹에서 발관 후 무기폐를 감소시키는 것으로 나타났다.[76] Wong의 방법론적으로 타당한 연구는 전통적인 가슴 물리치료 중재와 폐를 짜내는(sqeezing) 접근법을 비교했다. 폐 짜내기 이후 무기폐가 기존 치료보다 감소했다는 분명한 근거가 있었다.[77] 발관 후 무기폐는 영아에서 흔히 발생하며 기관지 분비물이 과도하게 분비되어 발생하는 것으로 추정된다.

이 연구들은 무기폐의 치료는 평가하지 않았지만, 최선의 치료인 예방에 대해서는 평가했다.

수술 후 무기폐는 종종 일차성 무기폐와 이차성 무기폐의 조합이다. 마취 가스와 튜브 조작에 의한 기도 자극으로 인해 분비물이 더 많이 분비된다. 절개 통증과 가슴 또는 배 수술에 수반되는 전신 쇠약으로 인해 아이는 기침의 효과가 떨어지고 들숨의 부피가 감소한다. 최대 들숨을 위해 깊은호흡을 하면 작은 부위의 무기폐를 해결하는 데 충분할 때가 많다. 이러한 노력은 가능하면 수술 후 회복실에서 초기에 시작하여 무기폐를 예방해야 한다. 아이가 깊은호흡을 하도록 지도하고, 절개 부위를 부목으로 고정하여 통증을 줄이고, 고유수용성 물리치료 중재 기술을 사용하여 들숨 근육을 촉진하면 호흡 깊이를 늘리는 데 도움이 될 수 있다. 폐의 주요 영역를 배출할 수 있는 자세를 취하고 기침을 시도한 후 타진/진동을 사용하면 폐 합병증 예방에 도움이 된다. 호흡 게임으로 사용되는 유발폐활량측정법은 더 깊은 흡입을 자극한다. 예방 조치에도 불구하고 아이에게 무기폐가 발생하면 타진과 기침이 치료의 중요한 요소가 된다. 무기폐 부위에 가슴을 강하게 타진하고 기침을 하면 막힌 점액을 청소하고 기계적으로 제거할 수 있다. 타진이 너무 공격적이어서 통증이 심해지면 가슴을 진동시키는 것도 좋은 대안이다.[79] 축적된 점액을 제거하고 기침을 더 자극하기 위한 기관 내 흡인은 수술 후 무기폐에 종종 사용된다. 수술 후 아이에게 조기 가동술과 그에 따른 환기 증가의 필요성은 아이가 깊은 호흡을 하게 하여 분비물을 이동시키는 데 도움이 될 수 있다.

분비물 잔류로 인해 무기폐가 발생된 의학적 가슴 상태

의 아이들은, 여러 유형의 기도 확보(AC) 중 하나를 사용할 수 있다. 절개 통증이 없는 소아는 종종 더 공격적인 중재법을 자유롭게 사용할 수 있다. 국소 타진을 이용한 기관지 배출은 종종 막힌 분비물을 제거하고, 기침을 하면 기도가 깨끗해진다. 능동적 호흡 주기 기법(ACBT), 날숨 양압(PEP) 호흡, 기도 내 진동, 고주파 가슴벽 진동(HFCWO)과 같은 다른 기법도 막힌 이물질을 풀어주는 데 효과적일 수 있다. 또한 많은 의사들은 분비물을 묽고 촉촉하게 하고 기관지확장제를 전달하기 위해 분무형 점액 용해제와 기관지확장제 및 순한 에어로졸을 사용할 것을 권장한다. 이러한 흡입 치료의 근거는 묽고 촉촉한 분비물이 최대로 확장된 기관지에서 더 쉽게 배출될 수 있기 때문이다. 호흡근 약화로 인한 일차성 무기폐는 깊은호흡과 호흡근 강화 및 자세 변경을 통해 환기가 잘 되지 않는 폐 부위에 더 나은 환기를 제공함으로써 해결할 수 있다.

호흡기 근육 약화

아이들의 호흡근 약화는 성인과 마찬가지로 호흡근 수축을 일으키는 일련의 신경근육 병인이 영향을 미치며 모든 장애로 인해 발생할 수 있다.

호흡근의 약화 또는 마비는 경미하고 일시적이거나 심각하고 돌이킬 수 없는 것일 수 있다. 근본적인 병리학적 과정이 약화의 지속 기간과 심각성을 결정하는 주요 요인이다. 물리치료사는 장애로 인한 제한 내에서 근력 약화를 치료하고 그로 인한 폐 증상을 예방 또는 치료하기 위한 치료 중재법을 개발해야 한다.

지난 20년 동안 만성 환기기능상실에 대한 기술과 치료가 개선되면서 지역사회에서 생활하며 인공호흡기에 의존하는 아이들의 인구가 증가했다.[80,81] 아이들을 가정에서 돌보는 가족과 간병인의 능력이 크게 향상된 것은 비침습적인 환기와 분비 조절 개선을 통한 치료의 수용과 상대적 용이성 덕분이었다.[82,83] 아이들 중 다수는 병원, 주거 시설 또는 가정에서 제공되는 침습적 또는 비침습적 인공호흡기 등 기계식 인공호흡기에 대한 의존으로 인해 운동 기술 발달 지연과 호흡 펌프 부전과 관련된 결핍 및 장애로 인해 물리치료가 필요하다.

의료 정보(Medical information)

중추신경계의 확산성 병리(예: 바이러스성 뇌염 또는 바르비투르산염 중독)는 호흡근 펌프의 일부를 마비시켜 호흡부전으로 이어질 수 있다. 비정상적인 신경 조절 기전과 반사는 화학적 및 기계적 자극에 대한 생리적 반응을 없애거나 감소시킬 수 있다. 이러한 자극은 폐, 뇌간, 혈액 및 뇌척수액(CSF) 내에서 발생할 수 있다. 호흡기 자극에 대한 반응이 감소하는 소아기 장애의 예로는 가족성 자율신경기능이상, 수면 무호흡증, 비만-저환기 증후군 등이 있다. 국소 병변은 들숨 추진력을 생성하는 숨뇌 중추와 같은 많은 신경계 부위에 영향을 미칠 수 있으며 환기 패턴에 현저한 변화를 일으킬 수 있다.

위쪽 목 부위의 척수 병변은 전체 환기 마비를 초래할 수 있다. 가로막에 신경을 공급하는 가로막 신경은 척수 C3에서 C5 수준에서 나오기 때문에 이 수준 이상의 병변은 많은 호흡 근육에 영향을 미칠 가능성이 높다. 위등 또는 아래목의 손상은 종종 가슴 근육조직의 손상으로 인해 폐 용적 감소와 가슴벽 순응도 감소를 초래한다. 복부 근육들이 마비되면 기도의 부스러기를 제거하는 데 매우 중요한 기침이 제대로 이루어지지 않는다. 이러한 요인들은 호흡기능부전을 유발하여 호흡기능상실으로 진행될 수 있으며, 신경근육 질환의 초기 징후일 수 있다.[84] 급성 호흡기 치료와 장기 재활은 척수 병변 또는 부상을 입은 아동의 치료 계획에서 필수적인 요소이다.

신경근계 질환은 아이들에게 흔하다.

급성 염증 다발신경염(길리안-바레 증후군)으로 인해 호흡기 결손이 발생할 수 있다. 길리안-바레 증후군은 회복되는 경우가 많으므로 호흡 약화는 적극적으로 치료해야 하며, 재활에는 급성 및 장기적인 조치가 포함되어야 한다. 척수근위축증(SMAs)에서 보이는 앞뿔세포의 점진적인 손실은 호흡근 기능을 감소시키고, 호흡기능상실로 인해 이차적으로 마비와 사망으로 이어질 수 있다. 근육의 퇴행성 질환(예: 뒤시엔느 근위축증)은 질병의 진행 과정에서 폐 기능이 점진적으로 악화되는 것이 특징이다. 적절한 동맥 산소와 이산화탄소 수치는 적극적인 노력을 통해서만 유지된다. 사망은 종종 호흡기능상실의 직접적인 결과이며, 이는 폐렴 발병에 뒤따른다. 이러한 증후군이 치명적인 경우 일반적으로 호흡기능상실로 인한 것이다.

가슴우리는 일반적으로 호흡 근육조직에 적절한 기능을

제공한다. 특발성 척추측만증, 신경근 질환으로 인한 이차성 척추측만증 및 기타 특정 선천성 이상과 같은 흉곽의 이상은 호흡 근육의 기계적 이점을 상실하게 할 수 있다. 특정 질환 이외도 만성 신경근육 질환을 가진 개인의 가슴벽 순응도는 일생 동안 감소하는 것으로 보이며, 이로 인해 호흡량이 증가한다.[85,86]

의료 관리(Medical management)

방금 언급한 예는 호흡근 약화 또는 기계적 단점을 유발할 수 있으며, 앞서 언급한 바와 같이 기계적 환기를 통한 장기적인 관리가 필요할 수도 있다. Mallory와 Stilwell은 물리치료사를 기술 의존 아동을 위한 전형적인 간병인 팀의 일원으로 인지한다.[87] 또한 인공호흡기 의존 아동을 위해 확인한 7가지 재활 목표 중 6가지가 물리치료 지식, 기술 및 진료 범위와 직접적으로 관련되어 있다. 이 7가지 목표는 다음과 같다:

1. 근력 증가
2. 주의력 및 인지력 증가
3. 경직(spasiticity)감소
4. 가슴벽 움직임 증가
5. 곧게 선 상태(upright)에서 보조근 호흡
6. 가로막 호흡
7. 기침 보조

두 번째 목표를 제외한 모든 목표는 물리치료를 통해 얻을 수 있는 직접적인 장점이다.[86,87]

물리치료 검사(Physical therapy examination)

호흡근 약화가 있는 아동의 물리치료 검사는 앞서 제시

표 19.1. 낭포성 섬유증의 다양한 운동 유형에 대한 권장 사항

일반적인 운동 및 훈련 권장 사항		
	경증에서 중증도 CF 폐 질환 환자	중증 CF 폐 질환 환자
추천활동	사이클링, 걷기, 하이킹, 에어로빅, 달리기, 조정, 테니스 걷기, 하이킹, 에어로빅, 달리기, 조정, 테니스, 수영, 근력 운동, 등산, 롤러스케이트, (트램폴린)	인체공학적 사이클링, 걷기, 강화 운동, 체조 및 일상 활동
방법	간헐적이고 꾸준한 상태	간헐적
빈도	주 3-5회	주 5회
지속시간	30 – 45분	20 – 30분
강도	최대심박수의 70-85%; 최대산소소비량의 60-80%; 젖산 역치; 가스 교환	최대심박수의 60-80%; 최대산소소비량의 50-70%; 젖산 역치; 가스 교환
산소보충	운동 중 산소포화도(SaO_2)가 90% 미만으로 떨어지면 표시됨	운동 중 산소포화도가 90% 미만으로 떨어지면 표시됨
피해야 할 행동	번지점프, 고공 다이빙, 스쿠버 다이빙	(공간: 안정 저산소증) 번지점프, 고공 다이빙, 스쿠버 다이빙 및 고공 하이킹
운동 및 훈련과 관련된 잠재적 위험	저산소혈증 기관지 수축 공기가슴증 저혈당* 객혈 식도 출혈 심장부정맥 간 및 비장 파열 자연골절†	

HRmax: 최대심박수; peak VO_2: 최대산소소비량; LT: 젖산 역치; GET: 가스교환 역치; SaO_2: 산소포화도.
* 포도당견딤 장애 유무에 따라 달라질 수 있다.
† 치료되지 않은 CF 관련 뼈 질환의 존재 여부에 따라 달라질 수 있다.
From Williams CA, Benden C, Stevens D, et al. 낭포성 섬유증을 앓는 아이들과 청소년의 운동 훈련: 이론에서 실제까지. Int J Pediatr. 2010;2010:670640..

한 권장 순서를 따라야 한다.[23]

호흡 패턴, 호흡근력, 가슴 및 어깨 가동성, 기도 확보에 특히 주의를 기울여야 한다(사례 연구, H. E. 및 표 19.1 참조). 호흡 패턴을 파악하는 것은 검사의 주요 부분이다. 호흡 속도와 폐활량의 곱인 분당 환기량은 동맥 산소포화도($PaCO_2$)를 결정한다. 호흡수는 30초 또는 1분 동안 계산할 수 있으며, 아동의 안정 시 정상 호흡수는 연령에 따라 다르다는 점을 기억해야 한다(어린 아이일수록 호흡수가 더 높다). 그림 19.2는 아동의 호흡수를 나타낸다. 폐활량은 침대 옆에서 사용하는 기계식 또는 전자식 휴대용 폐활량계로 쉽게 측정할 수 있다. 그림 19.15는 폐활량계를 사용하는 아동을 보여준다. 호흡수와 마찬가지로 일회호흡량은 아이들의 키에 따라 달라진다. 키가 큰 아이일수록 예상되는 폐활량이 더 크다. 근력 운동의 패턴과 대칭성을 확인해야 한다. 아동이 주로 가로막, 갈비사이 근육, 보조 근육 또는 설인두 근육을 사용하고 있나? 각 반쪽 가슴(hemithrax)의 근육 패턴이 비슷한가?

치료사는 호흡 근력을 평가할 수 있는 여러 가지 방법을 사용할 수 있다. 최대 정적 들숨 및 날숨 압력 측정은 간단하고 비용이 저렴하지만 아이들의 협조가 필요하다. 이러한 압력은 적절한 압력계로 측정할 수 있으며, 필요한 만큼 자주 반복해서 측정할 수 있다. 소아 및 청소년의 최대 정적 호흡 압력에 대한 기준값은 Domenech-Clar 등에 의해 확립되었으며, 이들의 결론에 따르면 최대 들숨 및 날숨 압력은 모두 연령에 따라 증가하며 남성에서 일관되게 더 높다.[88] 영아도 연구되었다.

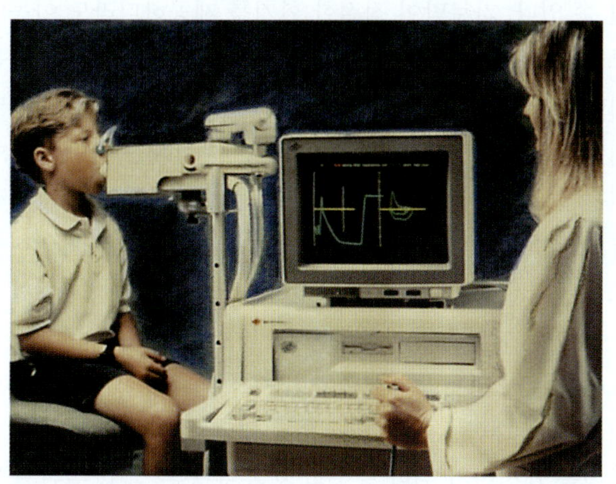

그림 19.15. 폐활량계를 사용하여 폐 기능을 평가한다. 검사 대상자는 숨을 깊이 들이마시고 폐활량계 마우스피스에 입술을 밀착한 다음 최소 6초 동안 최대한 세게, 최대한 빠르게 숨을 내쉰다. 코를 통해 공기가 빠져나가지 않도록 코 클립을 사용할 수 있다. (Nath JL. Programmed Learning Approach to Medical Terminology, 3rd ed. Philadelphia: Wolters Kluwer, 2019.)

울음을 수행할 때에도 기도 압력은 수년 동안 영아의 호흡근 기능의 지표로 사용되어 왔으며, 정상 영아와 신경근 장애가 있는 영아의 차이가 명확하게 구분된다.[89,90]

흉벽 가동성 평가에는 들숨 중 가슴벽의 앞뒤, 가로, 수직 방향의 확장을 확인하는 것이 포함된다. 가슴 움직임을 기록하기 위해 들숨 및 날숨 시 줄자 또는 가슴 캘리퍼스로 가슴 치수를 측정해야 한다. 위팔어깨관절, 봉우리빗장관절 및 복장빗장관절을 포함하여 척추와 어깨이음구조(shoulder girdle)의 능동적 관절가동범위를 검사해야 한다. 이러한 관절 중 어느 한 곳의 움직임이 감소하면 가슴 팽창이 감소할 수 있다.

호흡기가 약한 아동의 폐 청진은 여러 가지 기능을 수행한다. 호흡음이 감소하면 환기가 잘 안 되는 부위를 식별하는 데 도움이 된다. 소리가 감소하거나 없는 폐 부위는 가슴의 움직임이나 근육의 노력 감소와 관련이 있을 수 있다. 호흡음은 환기가 잘 되는지 확인할 수 있는 가장 신뢰할 수 있는 임상 도구이다. 호흡음은 치료사가 기도 확보의 필요성을 평가하는 데 도움이 될 수 있다. 딱딱거리는 소리와 쌕쌕거리는 소리가 들리면 기도 확보와 분비물 제거가 필요할 수 있다. 호흡음은 폐렴이나 무기폐와 같은 폐 합병증의 해결 또는 진행을 나타낼 수 있으며, 치료사는 이에 따라 치료법을 수정할 수 있다.

치료사는 아동의 기침을 평가해야 한다. 기침의 필수 구성 요소에는 몇 가지 단계가 포함된다. 기침의 자극 또는 유발은 기관지 시스템의 일부 자극제와 관련이 있으며, 이는 깊은 들숨을 활성화한다. 일반적으로 증가된 들숨량은 분비물이나 이물질 뒤에 있는 작은 기도로 흘러들어간다. 조절된 성대문 폐쇄에 이어 날숨 근육이 갑자기 수축하여 가슴공간 내 압력이 현저하게 증가하여 300 mmHg 압력에 도달할 수 있다. 성대문이 열리고 압력이 방출되며 분비물 및 기타 이물질이 기도 벽에서 깎여 기관지 근위로 이동한다. 신경근 기능 장애가 있는 아동은 기침 관련 기능이 일부 또는 전부가 부족할 수 있다. 기침을 검사할 때는 들숨 노력과 양, 복부 근력을 평가하는 것이 중요하며, 최대 들숨 및 날숨 전 측정을 통해 객관적으로 수행할 수 있다. 또한 아이들은 들숨, 성대문 폐쇄, 날숨 노력의 세 가지 요소를 효과적으로 조율하여 가래를 생성하는 기술을 익혀야 한다.[91]

기침 효과는 기침 최대 유량 측정으로 확인할 수 있다. 아동은 최대 들숨 후 기침을 시도한다. 기침의 힘은 마우스피스나 마스크로 아동에게 부착한 최대 유량계를 통해 측정한다. 호흡기 악화 중 기침 최대 유량이 160 L/min 미만이면 분비물 잔류 및 호흡기능상실으로부터 보호하기에 부적절한 것으로 간주한다.[92]

현실적인 재활 프로그램을 계획하려면 아동의 전반적인 근력, 이동성, 협응력, 발달 수준을 평가해야 한다. 어떤 식으로든 활발하게 움직일 수 있는 아동은 폐 합병증을 겪을 가능성이 적고 재활치료 노력의 산물로 폐 기능이 향상될 수 있다.

조기에 가동성(mobility)을 제공하고 호흡기 근육을 강화하여 환기 기능을 개선하기 위해 적극적인 치료 중재가 필요하다.

구강 운동 기능 평가(삼키기 및 수유)는 물리치료의 영역을 넘어 의사, 물리치료사, 작업치료사, 언어병리학자, 기타 치료사 및 간호사의 다학제적 노력이 필요한 경우가 많다. 삼킴은 두 가지 근거(reasons)로 평가해야 한다: 먹는 것은 아이가 영양적으로 성장하는 가장 좋은 방법이며, 발달 지연 및 신경 장애 아동의 호흡기 문제의 주요 원인은 음식 흡인이다.[93] 근육 약화가 진행됨에 따라 삼킴 기능 장애와 침 및 음식 흡인이 문제가 될 수 있다.[94]

물리치료 중재(Physical therapy interventions)

신경 장애가 있는 아동의 신체 재활에는 호흡 기능을 개선하거나 유지하기 위한 운동 프로그램이 포함되어야 한다. 운동은 들숨 및 날숨 근육, 특히 효과적인 기침에 필요한 복부 근육을 강화해야 한다. 또한 운동, 기도 확보 및 관련 기술은 영국흉부학회에서 신경근 약화가 있는 아동의 호흡기 관리를 위한 가이드라인의 권장 사항 중 하나이다.[95]

복부 무게를 사용하여 가로막을 "강화"하는 전통적인 방법은 과학적 근거가 부족하다.[96] 현재 들숨 근력과 지구력을 개선하는 더 생리적으로 적절한 방법이 사용되고 있다. 들숨 및 날숨 근력을 향상시키기 위한 저항성 호흡은 최대 호흡 압력을 개선한다. 지구력 연구에서도 마찬가지로 들숨 및 날숨 운동의 반복 시간과 저항 부하를 증가시키는 운동의 이점을 보여주었다. 호흡근 훈련은 뒤시엔느 근위축증과 척수성 근위축증(SMA)을 앓는 아동의 호흡 기능의 점진적인 저하를 줄이기 위한 접근법으로 인정받고 있다. 연구에 따르면 최대 6개월의 훈련 기간 동안 지속적인 개선 효과가 나타났으며, 정식 운동 중재를 중단한 후 6개월이 지난 시점에서도 개선 효과가 지속되는 것으로 나타났다.[93] 훈련 효과는 용량에 따라 다르지만 신경근육 질환이 더 천천히 진행되는 아동에게 가장 효과적이다.[97] 호흡 근력과 지구력에 적어도 단기적인 이점을 보여주는 수많은 연구가 있지만, 장기적으로 이 운동의 기능적 이점에 대한 근거는 거의 없다.

목에 대한 능동 운동과 저항 운동은 들숨의 보조 근육(즉, 목빗근과 목갈비근)을 강화한다. 보조 근육을 사용하면 호흡에 드는 에너지 비용이 증가하지만, 보조 근육은 신경근육 질환이 있는 아동의 호흡 기능 부전을 예방하기 위해 들숨량을 증가시킬 수 있다. 복부 강화를 위한 능동 운동과 저항 운동이 강하고 효과적인 기침을 유발하는 데 도움이 될 수 있다고 물리치료사들에 의해 잘 알려져 있다.

신경근육 질환이 있는 아동의 호흡 패턴을 개선하면 두 가지 이점을 얻을 수 있다. 첫째, 느리고 깊은 호흡 패턴이 빠르고 얕은 호흡 방식을 대체할 때 폐포 환기와 죽은폐포공간 환기의 비율이 개선된다. 치료사는 숫자 세기, 메트로놈, 호흡곡선 등 다양한 임상 신호를 사용하여 아동이 느리고 깊은 호흡 패턴을 시도하도록 할 수 있다. 비효율적이거나 비생산적인 근육 사용을 피하는 것이 호흡 패턴 변경의 두 번째 가능한 이점이다. 호흡곤란이 있는 아동은 보조 근육을 적절히 사용하여 들숨을 돕고 복부 근육을 사용하여 완전 날숨을 향상시킬 수 있다. 그러나 이러한 근육 패턴은 습관화될 수 있다. 가로막이 적절한 환기를 제공하더라도 아동이 보조 근육을 계속 사용하면 불필요한 근육이 사용되기 때문이다. 이완 운동과 감각신경 기술을 포함한 다양한 훈련 방법이 제안되었지만 이러한 노력을 뒷받침하는 과학적 데이터는 없으며, 치료 세션 중 근육 패턴의 단기적인 변화가 잔류 효과가 있거나 비효율적인 패턴을 대체한다고 제안하지도 않는다.

소아에서 가슴의 가동성을 유지하거나 개선하는 것이 중요하다는 사실이 밝혀지고 관련 치료 계획이 제시되었지만, 이 기술에 대한 통제된 연구는 수행되지 않았다. 가슴의 가동성을 개선하기 위한 능동적 호흡 운동은 국소 부위 또는 가슴 전체에 대해 제안되었다. 가슴벽의 수동 스트레칭 중재는 지지되고 있지만 과학적 근거 역시 부족하다. 마비 아동의 어깨이음구조 가동성을 개선하기 위한 능동 또는 수동 운동도 가슴 운동을 개선할 수 있다. 호흡 운동이라는 이름으로 사용되는 시간 소모적인 절차를 정당화하기 위해서는 임상 연구가 수행되어야 한다. Cochrane 검토[98]와 호흡 운동에 대한 독립적인 체계적 고찰에 의해 근거가 거의 없다는 개념이 뒷받침되었다.[99] Cochrane 검토의 저자들은 다음과 같이 말했다:

체계적 고찰의 결과는 포함하기에 적합한 임상시험이 확인되지 않았기 때문에 임상 진료에 대한 정보를 제공할 수 없다. 따라서 중재가 그룹에 효과를 제공하는지 또는 특정 유형의 호흡 운동이 다른 유형보다 우월함을 입증하는지 여부는 현재 알려지지 않았다.[98]

호흡기가 약하고 전반적으로 활동량이 적은 많은 아이들에게 분비물이 축적되기 때문에 기도 확보는 병원, 거주 시설 및 가정 치료 프로그램에서 중요한 치료 중재이다. 부모가 호흡기 감염으로 인한 분비물 증가가 의심되는 경우, 설명된 기도 확보 기술을 통해 폐렴이나 무기폐의 발병을 예방할 수 있다. 아동이 기침을 잘 하지 못하고 분비물에 문제가 있는 경우, 기도를 깨끗하게 유지하기 위해 구강 또는 비강 흡인이 필요할 수 있다. 부모는 흡인 기술에 대한 교육을 받아야 하며 가정에 적절한 흡인 장비가 있어야 한다. 신경근이 약한 아동이 기침을 효과적으로 할 수 없는 경우 두 가지 추가 접근법이 분비물을 배출하는 데 도움이 될 수 있다. 수동 보조 기침은 아동이 "공기 누적(air-stacking)" 동작을 수행하여 최대 용량까지 숨을 들이마실 수 있도록 돕거나, 가방과 마스크로 공기를 주입하거나, 기계식 인공호흡기로 숨을 불어넣어주는 방식으로 이루어진다.

그런 다음 간병인은 아동이 성문을 이완할 때 하임리히법(abdominal thrust) 또는 가슴 압박(squeeze)을 수행한다. 갑작스러운 분출 또는 압박은 약해진 근육 구조에서 가능한 것보다 더 높은 날숨 흐름을 촉진하여 기침을 모방하려고 시도한다. 두 번째 접근 방식은 기계적 흡입/강제호흡(exsufflation)(MIE)을 사용한다. 1950년대 초 소아마비가 유행할 때 처음 사용된 이 기계 장치는 양압을 생성하여 폐에 공기를 주입한 후 기침과 유사한 날숨 압력으로 압력을 역전시킬 수 있다.[100] MIE는 뒤시엔느 근위축증 및 척수성 근위축증(SMA)을 포함한 수많은 연구에서 신경 근육 질환 및 기침 장애가 있는 아이들에게 유용한 것으로 밝혀졌다.[93,101,102] 가슴의 신경근육 약화가 있는 아이들을 위한 상세한 물리치료 프로그램을 설명하는 많은 논문과 교과서가 있지만, 제안된 많은 치료 절차를 뒷받침하는 근거가 부족하다.

>> 천식(Asthma)

천식에 대한 설명은 미국흉부학회/유럽호흡기학회 공식 성명서에서 직접 인용한 것이다.[103]

천식은 이질적인 질환(condition)이다. 천식의 자연 병력에는 만성 지속성 염증 및/또는 지속적인 증상 및 폐 기능 감소와 관련될 수 있는 구조적 변화를 배경으로 급성 일시적 악화(격화)가 포함된다. 유발 인자 노출은 기저 표현형, 과민성 및 기류 폐쇄의 정도, 기도 염증의 심각성과 결합하여 개인마다 천식 증상에 큰 편차를 유발한다.

의료 정보(Medical information)

천식은 미국에서 가장 흔한 만성 소아 질환 중 하나로, 전체 아이들의 9.6%에 해당하는 약 700만 명의 아이들에게 영향을 미친다. 천식은 비히스패닉계(non-Hispanic) 흑인 아이들에게 더 많이 발생하며, 이 그룹의 비율은 16%이다.[104] 천식으로 인한 결석일수, 응급실 방문, 입원, 의료 비용 등 천식과 관련된 이환율은 막대하다. 미국에서는 모든 연령대에서 급성 천식과 관련하여 매년 약 200만 명이 응급실을 방문한다.[105] 또한 천식 악화 환자의 6%에서 13%는 병원 입원이 필요하다.[13,14,104.]

아이들의 천식은 여러 가지 요인으로 특징지어진다. 남아가 여아보다 2:1 정도의 비율로 우세한 것으로 보인다. 운동으로 인한 기관지 수축은 대부분의 천식 아이들에게 흔하며, 일부 아이들에게는 특정 표현형일 수 있으며 발병률이 최대 90%까지 보고되었다.[106]

천식을 가지고 있는 아이들은 흡입 또는 섭취한 알레르겐이 Ⅰ형 면역글로불린 E(IgE) 매개 반응을 유발하는 알레르기가 있는 경우가 많다. 일부에서는 바이러스 감염과 건조하고 차가운 공기에 의해서도 증상이 유발될 수 있다. 마지막으로, 소아 천식과 관련된 사망률 증가와 높은 이환율 지속은 부분적으로는 도심 인구의 천식 발병률 증가에 기여한다.[105]

천식의 징후와 증상을 일으키는 생리적 변화는 감작된 아이들의 IgE가 비만 세포의 수용체 부위와 결합할 때 시작되는 것으로 생각된다. IgE 결합은 기도의 비만 세포에서 히스타민과 트립신분해효소를 방출한다. 히스타민은 기관지 수축, 기관지 벽 내 혈관 확장 및 점액 분비를 유발한다. 트립신분해효소는 비슷한 효과가 있지만 매우 강력한 기관지 수축제인 브라디키닌도 생성한다. 활성화된 비만 세포는 프로스타글란딘과 류코트리엔을 포함한 수많은 염증 매개 물질을 생산하기 시작한다. 히스타민, 프로스타글란딘 D2, 류코트리엔 C4 등 이러한 염증 매개 물질은 기관지 민무늬근육 수축, 기도에서 점액 분비, 기관지 부종을 유발하는 반응을 자극한다.[107] 이 세 가지 과정의 결과로 종종 기도가 막히게 된다. 기도 폐쇄가 진행됨에 따라 날숨 기류가 감소하고 폐 용적과 기도 저항이 증가하며 기도 전도도가 감소하고 환기/관류 불평등으로 인해 동맥 저산소혈증이 발생한다. 천식의 다양한 병태생리학적 측면에는 유전적 요소가 주요하게 작용하는 것으로 보인다. 그러나 천식은 명확한 유전 패턴이 없는 복잡한 유전적 모델을 가지고 있는 것으로 보인다.

아이들 천식의 흥미로운 측면은 운동으로 인한 유발 요소이다. 보통 5-10분 동안 격렬한 운동을 하면 천식의 여러 증상(예: 호흡곤란, 쌕쌕거림, 기도 폐쇄)이 자연적으로 또는 치료를 통해 호전될 수 있다.[108] 이러한 운동 요소는 물리치료사가 천식 아동의 운동 내성을 높이기 위한 조건화 프로그램을 개발하는 데 중요한 역할을 한다. 천식 반응은 운동 세션 전에 적절한 입 또는 흡입 약물을 미리 복용하게 하여 천식 반응 가능성에 대응함으로써 관리할 수 있다.

의료 관리(Medical management)

천식 아동의 의료적 관리는 급성 발작 치료와 만성 천식 조절이라는 두 가지 주요 단계로 이루어진다.

응급실에서 급성 발작의 치료 목표는 저산소혈증 있는 경우의 회복, 기도 폐쇄의 감소, 기도 염증의 치료이다. 흡입, 피하 그리고 정맥 내에 투여 등 다양한 방식으로 투여할 수 있는 β2 작용제는 기관지 민무늬근육을 이완시킨다. 단기 작용 β2 작용제는 급성 천식 악화에 대한 1차 치료제로 권장된다. 알부테롤 황산염은 급성 천식에 가장 일반적으로 사용되는 β2 작용제이다.[109]

항콜린성 약물, 가장 일반적으로 이프라트로피움 브로마이드는 기도의 부교감 자율 신경계에 대한 아세틸콜린의 영향을 차단하여 기관지 확장을 일으킨다.

부교감신경 반응에는 기관지 민무늬근 수축이 포함된다. β2 작용제는 최상의 효과를 위해 항콜린제와 함께 여러 용량을 사용하는 경우가 많다.[109] 응급실에서 중등도 또는 중증 천식 환자에게는 기도 내 염증 변화를 줄이기 위해 전신 코르티코스테로이드가 권장된다. 약 900명을 대상으로 한 연구에 따르면 응급실 내원 후 1시간 이내에 코르티코스테로이드를 투여했을 때 병원 입원율이 감소한 것으로 나타났다.[110] 산소포화도를 약 95%로 유지하기 위해 보충 산소를 사용한다.

만성 천식을 조절하기 위한 장기적인 의학적 관리에는 약리학, 환경 및 면역학 등 여러 가지 요소가 있다. 사용되는 약리학적 약제로는 경구 또는 분무약제로 전달되는 β2 교감신경 모방제, 테오필린 경구 제제, 흡입 및 경구 코르티코스테로이드를 포함한 항염증제, 흡입으로 전달되는 크로몰린 나트륨 등이 있다. 천식의 장기 치료를 위한 두 가지 새로운 약물 그룹에는 류코트리엔 수용체 길항제(LTRA)와 지속성 β2 작용제(LABA)가 있다. LTRA는 특정 류코트리엔(염증 매개 물질)이 수용체 부위에 부착하는 것을 방해하여 기관지 수축을 촉진하는 능력을 감소시킨다. LABA는 거의 20년 동안 사용되어 왔지만, 그 안전성과 효능은 아직 확실하지 않다. 최근 Cochrane 검토에서는 다음과 같이 말한다: "현재의 체계적 고찰은 흡입용 코르티코스테로이드와 병용할 경우 안전하다는 것을 보여주기는 하지만, 소아에서 LABA의 이점에 대해 심각한 의문을 제기한다."[111]

환경 요인의 제어는 천식 치료에서 중요한 역할을 한다. 아이들에게는 먼지가 없는 환경이 필수적이며, 아이들의 방에 특수 공기 여과 장치가 필요할 수 있다. 다각적인 무작위 대조 연구에 따르면 환경 통제를 통해 초기 알레르기 유발 물질 노출을 줄이면 천식 위험이 감소하는 것으로 나타났다.[112] 어린이 환경에서 제거해야 할 주요 알레르기 유발 물질로는 집먼지 진드기, 애완동물, 바퀴벌레, 쥐, 곰팡이, 담배 연기, 내독소 및 대기 오염이 있다. 아이들이 운동선수로 활동하는 경우 기관지 경련을 유발할 수 있는 수준의 활동을 피하거나 천식을 유발하는 수준의 신체 활동에 참여하기 전에 적절한 약물을 사용하도록 주의를 기울여야 한다.

면역 중재(알레르기 주사)은 알레르기 천식에 대한 장기 치료의 또 다른 방법이다. 피부 테스트를 통해 알러지가 확인되면 주기적인 피하 주사를 통해 점차적으로 강도를 높여가며 알레르기 유발 물질의 추출물을 투여한다. 그 이유는 아이들의 면역 체계가 순환 항체를 생성하여 소량의 알러지에 반응하기 때문이다. 충분한 수준의 항체가 생성되면 획득한 항체가 아이의 알레르기 반응을 완화하기 때문에 알레르겐에 환경적으로 노출되어도 천식 증상이 나타나지 않는다. 최근 피부밑 면역 중재과 혀밑 면역 중재의 효능을 입증한 연구 결과가 발표되었다.[113]

물리치료 검사(Physical therapy examination)

의학적 치료와 마찬가지로 천식 아동의 물리치료 검사 및 관리도 당시의 임상 상황(즉, 아동이 급성, 아급성 또는 만성 단계에 있는지 여부)에 따라 크게 달라진다. 천식 상태(난치성 급성 천식)로 입원한 아이들은 운동이나 신체 훈련을 견디지 못한다. 급성 천식에 대한 주목할 만한 예외는 어린이가 기도 삽관 및 기계식 인공호흡을 하고 기도 분비물 조절이 치료의 일부인 경우이다.

물리치료사는 기계식 인공호흡을 받는 아이들을 검사할 때 기관지 분비물의 위치를 파악하고 폐의 환기가 잘 안 되는 부위가 있는지 확인하기 위해 폐 청진을 포함해야 한다. 환기 패턴과 보조 근육의 사용에 주목해야 한다. 가슴 가동성을 파악하기 위해 들숨 및 날숨 시 가슴 지수를 포함하여 가슴을 측정해야 한다. 이러한 평가 항목 중 일부 또는 전부가 비정상일 수 있다. 치료사는 가슴 지수, 호흡음 및 호흡 패턴이 개선될 때까지 치료할 때마다 이러한 항목을 재평가해야 한다.

천식 아이들을 위한 장기 재활 계획에는 운동 내성, 근력 및 자세에 대한 검사도 포함되어야 한다. 운동 내성은 잘 연구되고 쉽게 수행할 수 있는 몇 가지 검사를 통해 평가할 수 있다. 여기에는 일반적으로 6분 걷기 검사[114], 스텝 검사(step test)[115], 20분 왕복 달리기 검사가 포함된다.[116] 물리치료실에서 쉽게 구할 수 있는 장비를 사용하여 주요 근육 그룹의 정량적 근력을 측정할 수 있다. 자세는 격자 장치를 사용하여 평가할 수 있다.

물리치료 중재(Physical therapy interventions)

앞서 물리치료 검사에서 언급했듯이 천식 상태 아동의 물리치료에 대한 근거가 거의 없다.[117] 천식 상태는 호흡 곤란, 불안, 두려움, 신체적으로 치료사에게 협조할 수 없는 상태로 만들어 기도 확보, 호흡 활동, 자세 및 관절 가동 범위 평가 또는 재활 노력에 어려움을 겪게 한다. 심한 기관지 경련이 역전되기 시작하면 이전에 좁아진 기도에 축적된 분비물이 발생한다. 이 아급성기에는 공격적인 기도 확보가 필수적이지만 내성 범위 내에서 투여해야 한다. 기도에 남아 있는 분비물은 아이가 무기폐와 기관지 감염에 걸리기 쉽게 한다. 이 시기의 기도 확보는 아이들의 내성과 지구력의 한계 내에서 투여해야 한다. 분비물의 양, 색깔, 농도, 그리고 치료 전, 치료 중, 치료 후 맥박 산소 측정을 포함한 소아의 활력 징후를 기록해야 한다.

천식을 가지고 있는 어린이들 장기적으로 돌보는 경우 분비물이 있을 때 간헐적 기도 확보 치료가 유용할 수 있지만, 낭포성 섬유증과 같은 다른 질환에서처럼 일상적으로 치료법을 사용하지는 않는다. 부모는 호흡기 감염 또는 점액 생성 증가의 첫 징후가 나타나면 기도 확보 기술을 사용해야 하며, 가정에서 아이를 치료하기 위해 배출 자세와 수기 기술 및 최신 기도 확보 중재 기술들을 알고 있어야 한다.

기관지 배출 및 타진을 통한 기도 확보의 효과에 대해 보고된 유일한 대조군 연구 중 하나는 천식 소아 외래 환자 21명을 대상으로 한 연구이다. 경증에서 중등도 천식을 앓고 있는 이 아이들은 치료 그룹과 대조군으로 나누었다. 치료 그룹의 평균 강제 호기량(FEV1)은 치료 30분 후 10.5% 증가했다. 대조군은 같은 기간 동안 평균 1초간 강제호기량(FEV1)이 약간 감소했다. 평균 1초간 강제호기량(FEV1) 값의 차이는 0.05 수준에서 유의미했다.[118]

이 장의 이전 부분에서는 천식이 있는 아이들을 위한 다양한 전통 호흡 운동에 대해 설명했다. 이번 개정판에서는 그 효과에 대한 근거가 완전히 부족하여 생략했다.

천식 발작과 관련된 불안과 신체적 스트레스를 줄이기 위해 이완 기법도 옹호되어 왔다. 많은 일화나 구두 보고가 천식 아이들에게 이완 기법이 도움이 된다는 것을 뒷받침하고 있지만, 대조군 연구는 부족하다. 천식에 대한 이완 운동에 관한 두 개의 체계적 고찰과 천식 아동을 위한 심리학적 개입에 관한 두 번째 고찰이 최근에 발표되었다. Huntley 등은 근육 이완 운동이 폐 기능을 개선한다는 일부 근거를 발견했지만, 방법론이 부실하고 이러한 유형의 연구에 내재된 어려움으로 인해 다른 이점은 발견되지 않았다.[119]

두 번째 체계적 고찰에서는 이완 중재가 유익하다는 일부 자료를 발견했지만, 접근법이 매우 다양하고 충분한 근거가 부족한 것으로 나타났다.[120]

유산소 지구력, 작업 능력 및 근력을 향상시키기 위한 신체 재활은 천식 아동의 장기 관리에서 주요 목표이다. 만성 천식이 있는 아이들은 그렇지 않은 또래에 비해 신체 활동이 적은 경우가 많다. 운동으로 인한 기관지 경련은 천식 어린이가 격렬한 운동에 참여하는 것을 제한할 수 있으며, 일상생활에서 신체적 요구에 대응하지 못하게 만들 수 있다. 격렬한 운동 전에 적절한 약물을 투여하면 기관지 경련 반응을 약화시킬 수 있으며, 아이들은 운동의 즐거움, 사회적 상호

작용 및 생리적 이점을 얻을 수 있다.[121,122] 격렬한 운동에 대한 아이들의 반응을 정량적으로 평가하여 공식적인 신체 훈련 프로그램을 진행해야 한다. 초기 평가는 근력과 지구력을 향상시키는 데 필요한 운동 수준을 결정하고 후속 연구 결과를 비교하여 개선 또는 악화를 결정할 수 있는 기준이 된다. 가장 일반적으로 사용되는 신체 훈련 방법으로는 자유 달리기, 러닝머신 달리기, 자전거 타기, 수영 등이 있다.

천식 환자의 신체 훈련과 운동을 뒷받침하는 결정적인 근거가 있다. 가장 중요한 것은 신체 훈련/활동이 천식 증상이나 질병 관리를 악화시키지 않는다는 것이다.[123,124] Mancuso 등은 최근 1년간의 신체 활동 증가 프로그램을 통해 삶의 질이 개선되었음을 입증했다. 천식 삶의 질 지수는 활동 기간 동안 5.0에서 5.9로 개선되었으며, 이는 임상적으로 중요한 차이이다.

특별히 아이들을 대상으로 한 것은 아니지만 12세 이상의 아이들도 이 프로그램에 참여했다.[125] 천식의 신체 운동에 대한 Cochrane 검토에 따르면 달리기, 걷기, 자전거, 수영 등 다양한 운동 방식이 증상에 해로운 영향 없이 잘 견딜 수 있는 것으로 나타났다. 심폐 및 유산소 체력 수준과 삶의 질도 함께 개선되었다. 그러나 성인 만성 폐쇄성 폐질환(COPD) 환자에게서도 발견되는 바와 같이, 신체 훈련은 휴식기 폐 기능에 큰 영향을 미치지 않았다.[126]

천식 환자의 신체 상태와 삶의 질을 개선하는 데 도움이 되는 전통적인 지상 운동 외에도 수영은 천식 아이들에게 유익한 효과가 있는 것으로 나타났다. Sly 등은 아이들을 치료 그룹과 대조 그룹으로 나누어 수영의 효과를 연구했다. 치료 그룹은 13주 동안 일주일에 세 번 2시간씩 수영 프로그램에 참여했다. 폐 기능이나 기본적인 성격 특성에는 변화가 기록되지 않았지만, 앞서 인용한 지상 운동 연구에서와 마찬가지로 치료 그룹에서 천명음 발생 일수가 현저히 감소한 것으로 나타났다. 치료 그룹의 평균 천명음 발생 일수는 훈련 프로그램 전 13주 동안 31.3일이었으나, 수영 프로그램을 진행하는 동안에는 5.7일로 감소했다. 천식 어린이로 구성된 유사한 대조군의 경우, 3주간의 대조 기간 전과 기간 동안 각각 평균 10.1일과 13.2일의 천명음이 있었다.[127]

Fitch등은 천식 아동 46명을 대상으로 5개월간 수영 프로그램을 진행한 후 비천식 아동 10명으로 구성된 대조군과 비교한 결과를 발표했다. 결과 측정에는 천식 점수(천명, 기침, 가래 기준), 심박수 170의 신체 작업 능력, 약물 점수(약물 복용량 기준), 1초간 강제 호흡량, 트레드밀에서의 운동 과제에 대한 반응이 포함되었다. 훈련 기간 후 천식 점수, 약물 점수, 신체 작업 능력이 현저히 개선되었다. 자세도 동시적으로 개선된 것으로 나타났다. 1초간 노력성 날숨량이나 운동 유발 천식의 중증도에는 변화가 보고되지 않았다. 저자들은 수영이 천식 아이들에게 효과적인 신체 훈련 방법이라고 결론지었다.[128]

최근 연구로는 2009년 Wang과 Hung이 발표한 보고서가 있는데, 이 연구에서는 천식 아이들 30명을 무작위로 수영 그룹과 일반 치료 그룹에 배정하여 6주 동안 추적 관찰했다. 실험군의 최대 날숨 유속이 대조군에 비해 유의하게 개선되었다[330 L/min, 95% 신뢰 구간(CI): 309-351 대 252 L/min, 95% CI: 235-269] 수영 중재 후 실험군이 대조군에 비해 유의하게 개선되었다. 또한 실험군의 천식 중증도가 대조군에 비해 유의하게 감소했다. 저자들은 수영이 천식이 있는 아이들 또는 청소년에게 효과적인 비약물적 중재가 될 수 있다고 제안했다.[129] 5,738명의 아이들 자료를 전향적으로 종단 조사한 2011년 연구에서는 7세와 10세의 오락 수영장 출석과 천식 및 알레르기에 대한 정보를 찾으려고 했다.

연구 결과, 7세까지 50% 이상의 아이들이 일주일에 한 번 이상 수영을 한 것으로 나타났다. 수영 누적 횟수가 많은 아이들은 7세와 10세 모두에서 천식 발병 가능성이 감소했으며, 강제 날숨 중간 유량도 0.2 표준편차만큼 크게 개선된 것으로 나타났다. 지상 신체 훈련과 마찬가지로 수영은 천식 발병과 관련하여 대규모 아이들 집단에 임상적, 생리적 이점을 제공했다.[130] 최근의 체계적 고찰은 천식 아이들을 위한 안전하고 효과적인 신체 훈련 수단으로서 수영을 지지했다. 저자들은 수영이 "안정된 천식을 가진 아이들과 청소년에게 내성이 우수하며 폐 기능(중간 강도 근거)과 심폐 체력(높은 강도 근거)을 증가시킨다."[131]라고 말했다.

천식이 있는 아이들은 수영뿐만 아니라 트레드밀, 자전거, 달리기 또는 조깅보다 전통적인 방식의 신체 훈련이 효과가 있다는 것은 매우 분명하다.

>> 낭포성 섬유증(Cysticfibrosis)

의료 정보(Medical information)

낭포성 섬유증은 주로 백인에게 영향을 미치는 가장 흔한 생명을 제한하는 유전 질환이다. 이 질환은 상염색체 열성 패턴으로 유전된다. 미국에서는 출생아 3,500명 중 1명에서 발생하는 것으로 추정되며, 보균자 비율은 약 29명 중 1명이다. 두 명의 보균자가 자녀를 낳을 경우, 자녀가 낭포성 섬유증에 걸릴 확률은 25%, 자녀가 유전자 보균자일 확률은 50%, 자녀가 낭포성 섬유증 유전자로부터 완전히 자유로울 확률은 25%이다. 현재 낭포성 섬유증이 의심되거나 질환의 가족력이 있어 유전 위험이 높은 경우 정확한 유전자 검사를 받을 수 있다. 낭포성 섬유증은 외분비샘의 일반적인 장애로, 완전히 발현된 상태에서는 땀 전해질 농도 상승, 췌장 효소 결핍, 만성 염증성 및 화농성 폐질환을 일으킨다. 낭포성 섬유증의 임상 증상은 다양하지만 일반적으로 젖은 기침, 비정상적으로 빈번하고 큰 변, 성장장애, 재발성 폐렴, 곧창자 탈출증, 코 폴립증, 손가락곤봉증 등이 복합적으로 나타난다. 낭포성 섬유증은 증상이 다양하기 때문에 천식, 알레르기, 복강질환, 만성 설사 등으로 잘못 진단되는 경우가 많다. 이러한 증상이 나타나면 충분한 지식을 갖춘 의료 전문가가 낭포성 섬유증을 의심해야 한다.

낭포성 섬유증의 유전자인 낭포성 섬유증 막전도 조절인자(CFTR)는 1989년 7번 염색체의 긴 팔에서 발견되었다.132 하나의 돌연변이가 전체 CF-F508del 사례의 약 85%를 차지하지만 1,000개 이상의 낭포성 섬유증 막전도 조절인자 유전자 돌연변이가 확인되고 있다. 낭포성 섬유증 막전도 조절인자 기능 장애의 주요 가설은 낭포성 섬유증 막전도 조절인자의 부재가 기도 상피 및 점막밑 세포의 염화물 및 수분 분비와 수송을 감소시켜 점액을 두껍고 탈수된 상태로 만든다는 것이다.[133] 그러나 낭포성 섬유증에 관여하는 장기 시스템의 다양성은 다른 메커니즘도 낭포성 섬유증 막전도 조절인자와 연관되어 있음을 시사한다.

특정 기전에 관계없이 모든 외분비선이 어느 정도 손상되고 다양한 기능 장애로 인해 낭포성 섬유증에서 광범위한 증상과 합병증이 발생한다는 데 동의한다.

미국에서의 발병률이 언급되었다. 흑인 인구에서는 낭포성 섬유증 증상이 적으며, 아프리카계 미국인 출생아 약 17,000명 중 1명에서 발생한다. 낭포성 섬유증은 아시아 인구에서는 흔하지 않다. 증상과 마찬가지로 질병의 경과도 다양하다. 중증 폐 및 위장 질환은 낭포성 섬유증 환아에게 치명적일 수 있지만, 지난 수십 년 동안 생존율은 꾸준히 향상되어 선진국에서는 40세 이상 생존하는 비율이 증가하고 있다.[134]

낭포성 섬유증과 관련된 폐 질환은 가장 큰 사망률을 유발한다. 낭포성 섬유증의 폐 침범은 기도 내에서 두껍고 점성이 있으며 수분이 부족한 분비물이 생성되고 유지되는 것으로 시작된다. 이러한 분비물은 박테리아 병원균이 번식하는 매개체가 된다. 이로 인한 감염은 염증, 더 많은 분비물, 추가적인 폐쇄를 일으키며 악순환이 시작된다. 초기 병리학적인 변화는 적극적인 치료로 되돌릴 수 있다. 지속적인 재감염으로 세기관지염과 기관지염은 세기관지확장증과 기관지 확장증으로 진행된다. 후자의 두 과정은 되돌릴 수 없으며 기도 벽 내의 요소를 파괴한다.

파괴적인 과정 외에도 점액 분비샘과 세포의 증식이 폐 내에서 발생한다. 다량의 진하고 화농성 점액이 생성되어 낭포성 섬유증에서 흔히 나타나는 기도 폐쇄를 유발한다. 기도 폐색이 부분적인 경우, 들숨 시 넓어진 기도가 폐로 공기가 유입되는 볼밸브 과정이 발생할 수 있다. 숨을 내쉴 때 같은 기도가 좁아지면 공기가 갇히게 되어 폐색 부위 먼쪽의 폐가 과도한 통기를 일으킨다. 기도가 완전히 폐쇄되면 폐쇄 부위 먼쪽의 흡수 무기폐가 발생한다. 인접한 부위에 작은 영역의 과호흡 및 무기폐가 종종 존재하며 가슴 방사선 사진에서 벌집 모양의 패턴을 보인다. 폐 진행의 속도와 치료의 효과 여부는 낭포성 섬유증 아동의 생존을 결정하는 데 중요한 역할을 한다.

폐 합병증에는 종종 대량 객혈, 공기가슴증, 폐엽 무기폐, 폐동맥을 동반한 폐 고혈압이 포함된다. 이러한 문제는 다른 사람들에 의해 자세히 논의되었다.[135-138]

의료 관리(Medical management)

낭포성 섬유증의 관리는 폐 감염과 기도 폐쇄를 줄이고, 췌장 효소를 보충하여 영양 결핍을 회복하며, 아이와 가족에게 적절한 심리 사회적, 정서적 지원을 제공하는 방향으로 이루어진다. 폐 감염을 통제하는 것이 주요 치료 목표이다. 병원균을 식별하고 적절한 항균제를 결정하기 위한 가래 배양과 민감도 검사를 통해 의사는 합리적인 약물 치료 과정을 계획할 수 있다.

낭포성 섬유증을 앓는 아이들에게 가장 흔하게 발생하는 박테리아 감염은 연령에 따라 다르다. 황색 포도알균, 녹농균, 헤모필루스 인플루엔자균은 생후 초기에 가장 자주 확인되는 병원균이다. H. 인플루엔자 감염은 아이가 나이가 들면서 감소한다. 항균제는 적극적으로 사용되며 경구, 비경구 및 흡입으로 투여할 수 있다. 지난 20년 동안 버크홀데리아 세파시아라는 박테리아가 CF 환자의 감염을 일으키는 원인으로 인식되었다. B. 세파시아는 대부분 항생제 내성이 있으며 전염병과 같은 방식으로 전염될 수 있다. 일부 B. 세파시아 균주는 폐 질환이 빠르게 진행되어 수개월 내에 사망에 이르는 증후군과 관련이 있다. 그러나 모든 B. 세파시아 감염이 이러한 방식으로 반응하는 것은 아니라는 점에 유의해야 한다. 2013년 낭포성 섬유증 재단(CFF)은 교차 감염의 가능성을 예방하거나 줄이기 위해 낭포성 섬유증 재단(CFF) 행사에서 낭포성 섬유증 환자를 격리할 것을 권장했다.[139]

기도 폐쇄를 줄이는 것은 낭포성 섬유증의 포괄적인 치료에서 가장 많은 시간이 소요되는 부분이다. 에어로졸 또는 경구용 약물을 사용하여 가래 점도를 낮추면 기도의 점액을 느슨하게 하고 배출하는 물리적 노력이 강화되는 것으로 생각된다. 물리치료는 치료의 주요 부분이며 나중에 자세히 설명하겠다.

췌장 기능 장애가 있는 아이들의 85%는 췌장 효소를 보충하는 것이 필수적이다. 전통적으로 낭포성 섬유증 환자에게 권장되는 식단에는 고단백, 고탄수화물, 저지방 식품이 포함되었다. 보다 효과적인 췌장 제제가 개발되면서 많은 아이들이 지방 섭취를 자유롭게 하게 되었다. 효소로 췌장 기능 부전을 명백하게 조절하더라도, 소아 낭포성 섬유증 환자는 연령과 체중이 비슷한 또래보다 최대 50% 더 많은 칼로리가 필요할 수 있다. 지속적으로 저체중이거나 질병이 진행되면서 체중 감소를 경험하는 아이들은 시중에서 판매하는 건강 보조 식품을 섭취하는 것이 도움이 될 수 있다. 보충제는 신중하게 선택하고 식단에 추가해야 하며 영양사의 상담이 필요하다.

낭포성 섬유증 아동과 그 가족을 위한 심리사회적, 정서적 지원은 이 집단과 함께 일하는 모든 전문가의 책임이다. 직면해야 하는 문제에는 생명을 단축시키는 만성 질환, 유전 질환, 약물 및 치료 비용, 시간이 많이 소요되는 치료, 아동의 죽음, 부정, 죄책감 등이 있다. 자녀가 성인이 되면 결혼, 직업, 치료를 위한 타인 의존 등 다른 문제도 발생한다. 상담사나 사회복지사는 낭포성 섬유증 팀에서 중요한 역할을 담당한다. 낭포성 섬유증 아동과 그 가족의 심리사회적 측면에 관한 많은 문헌이 존재한다.

폐기능 치료에 대한 두 가지 새로운 접근 방식에는 폐 이식과 유전자 치료가 있다. 말기 질환 환자를 위한 폐 이식은 성공적으로 이루어지고 있다. 안타깝게도 이식에는 장기를 기증하는 시간과 과정이 불확실하고, 이식 후 세기관지염의 발생 등 주요 문제가 있다. 2007년에 뉴잉글랜드 의학 저널에 발표된 연구와 관련 사설은 이 매우 어려운 치료에 대한 다양한 관점을 제공한다.[140,141]

Thabut 등의 최근 연구에 따르면 폐 이식 후 약 68%의 피험자가 이식 후 3년 동안 생존하여 폐 이식 후 상당한 생존 이점을 보여준다.[142] 낭포성 섬유증 폐 이식은 낭포성 섬유증의 진행된 폐 질환의 주요 치료 옵션으로 계속 발전해 나갈 것이다.

유전자 치료 시험은 1989년 낭포성 섬유증 막전도 조절인자(CFTR)의 발견 이후 이어졌다. 연구자들은 낭포성 섬유증 막전도 조절인자를 기도에 도입하려고 시도했지만 성공은 제한적이었다. 유전자 치료의 가장 큰 문제 중 하나는 정상 유전자를 환자의 기도에 도입하는 방법을 찾는 것이었다. 가장 일반적으로 시도된 접근법은 바이러스 벡터를 유전자 전달체로 사용하여 유전자를 폐로 전달하는 것이었다. 지금까지는 여러 가지 요인과 효과적인 유전자 전달제의 부족으로 인해 결과가 제한적이었다.

전국적인 센터 네트워크가 낭포성 섬유증 치료를 전담하고 있다. 이러한 센터는 낭포성 섬유증 재단(CFF)의 후원을 받으며 미국 내 거의 모든 인구 밀집 지역에 위치해 있다. 낭포성 섬유증 재단은 낭포성 섬유증을 앓고 있는 아이들과 성인에게 최상의 치료를 제공하기 위해 연구 사업, 단체, 집담회, 기금 모금 및 기타 활동을 후원하고 있다(CFF.org 참조). 낭포성 섬유증 재단 약물 개발 파이프라인의 결과, 버텍스 파마슈티컬스가 개발한 약물이 미국 식품의약국으로부터 낭포성 섬유증 막전도 조절인자 유전자의 특정 돌연변이(낭포성 섬유증 환자의 약 4%에 해당하는 G551D)를 가진 환자에게 사용하도록 승인받았다. 칼리데코®(iva- caftor)라고 불리는 이 약물은 이 그룹의 특정 낭포성 섬유증 막전도 조절인자 기능을 개선하고 폐 기능 수치를 개선하며 염화 땀 수치를 감소시킨다.[143] 이 약물은 칼리데코 및 유사한 약물에 대한 연구가 계속되고 있는 개념 증명 단계의 획기적인 약물로 간주된다.

물리치료 검사(Physical therapy examination)

낭포성 섬유증 아동에 대한 물리치료 검사는 물리치료사 진료 지침에 따라 이 장의 앞부분에 설명된 과정과 유사하다.[19] 낭포성 섬유증에서는 수많은 폐 문제와 합병증을 유발하는 기관지 분비물에 중점을 두어야 한다.

분비물 청진은 분비물과 관련된 공명 쌕쌕거리는 소리, 거친 호흡 소리, 딱딱거리는 소리(모두 비정상적인 호흡음)가 있는 부위를 많이 발견할 수 있을 것으로 예상하고 수행해야 한다. 물론 아이의 폐 손상 정도에 따라 소견은 달라질 수 있다. 질환이 진행된 환자의 경우 며칠 동안 소리가 변하지 않을 수 있으며, 매일이 아닌 간헐적으로 청진하는 것이 도움이 될 수 있다.

아이의 기침과 분비물 배출 능력을 파악하는 것은 매우 중요하다. 기침을 효과적으로 할 수 없는 급성 낭포성 섬유증 환아는 기도 기능이 더욱 악화될 위험이 있다. 가슴 방사선 사진 및 기타 영상은 폐 질환 및 감염의 특정 해부학적 부위를 식별하는 데 유용하다. 많은 사람들은 뒤앞 및 옆면 가슴 필름이 제공하는 폐의 3차원적 시야가 직접적인 치료에 도움이 되는 구체적인 정보를 제공한다고 믿는다.

또한 근력 및 유산소 운동 능력을 포함한 아동의 신체 능력도 검사의 초점이 되어야 한다. 낭포성 섬유증 아동은 폐 기능이 양호하더라도 건강한 비 낭포성 섬유증 아동에 비해 신체 활동량이 적다.[144] 따라서 근력 검사 및 심폐 운동 검사를 적절한 시기에 실시하여 아동의 내성에 맞는 운동 회복 프로그램을 개발해야 한다.

공식적인 운동 테스트를 위한 가장 유효하고 정확한 방법은 심폐 기능의 가장 좋은 지표로 간주되는 최대 산소 소비량(최대 VO2)을 측정하기 위해 트레드밀을 이용한 검사실 최대 운동 검사이다.[145] Orenstein은 1970년대 후반에 낭포성 섬유증을 가진 달리기 선수 그룹을 만들었다. 그는 3개월간의 심폐 피트니스 프로그램의 안전하고 유익한 결과를 보고했으며, 이는 낭포성 섬유증 환자에서 심폐 또는 유산소 '피트니스'의 중요성이 점점 더 커지는 것을 예고했다.[65] 운동, 체력 및 삶의 질을 향상시키는 것 외에도 운동 능력의 개념은 낭포성 섬유증에서 생존 예후에 영향을 미치는 것으로 나타났다.[146,147] 검사실 운동 검사와 관련된 시간, 공간 및 재정적 문제로 인해, 낭포성 섬유증 아동을 치료하는 물리치료사들 사이에서 널리 사용되는 몇 가지 운동 "임상 검사"가 대중화되어 운동 평가에 포함되었다. 다음은 낭포성 섬유증의 운동 평가에 일반적으로 사용되는 세 가지 임상 검사이다.

1. 6분 걷기 검사는 물리치료사들에게 잘 알려져 있다. 아동은 6분 동안 가능한 한 멀리 걷도록 요청받으며, 걸은 거리가 주요 결과이다. 다른 값도 측정할 수 있지만 시간이나 거리를 방해해서는 안된다. 아동은 반환점을 위해 코스 양쪽 끝에 작은 교통 콘이 있는 30 m 이상의 직선 평평한 코스를 자기 속도에 맞춰 혼자서 걷는다. 아동이 보충 산소를 공급받는 경우 이를 사용해야 한다.[148]
2. 스텝 검사를 수행하는 피험자에게 15 cm 높이의 계단을 오르내리라는 지시를 내린다. 스텝 주파수는 메트로놈으로 제어되는 속도로 일정하게 유지된다. 테스트 시간은 3분이며, 피험자는 스톱워치로 3분 동안 분당 30보의 속도를 유지한다. 피험자는 3분간의 테스트 기간 동안 앞쪽 다리를 교체하도록 권장된다. 근육 피로 또는 호흡 곤란으로 인해 검사를 조기에 중단하는 경우, 걸음 수를 계산해야 한다.
3. 수정된 왕복 걷기 검사는 12단계 또는 15단계 형식으로 실시할 수 있다. 아동은 미리 녹음된 테이프에서 "삐"하는 신호음에 맞춰 10 m 코스에 있는 두 개의 마커 주위를 이동해야 한다. 각 레벨(12단계 또는 15단계)에서 1분 동안 작업이 계속되며, 1분마다 속도가 0.61 km/h씩 증가한다. 최대 15개의 레벨이 있다. 피험자가 필요한 작업을 완료하거나, 계속할 수 없다고 말하거나, 신호음이 두 번 연속으로 울려도 코스 마커를 달성하지 못하면 테스트가 종료된다. Selvadurai 등은 낭포성 섬유증을 가진 아이들을 대상으로 10 m 수정된 왕복 걷기 검사를 검증했다.[150]

아이의 자세를 평가하는 것은 가슴벽의 가동성을 포함하여 여러 가지 이유로 결정해야 한다. 낭포성 섬유증 소아는 폐가 과도하게 팽창되어 있는 경우가 많으므로 가슴벽이 통에 든 모양으로 고정되어 있는 것처럼 보일 수 있으며, 이는 만성 폐쇄성 폐질환(COPD) 성인과 매우 유사하다. 그림 19.16은 진행성 폐질환으로 인한 가슴 변화가 있는 어린 아이의 모습을 보여준다. 비순응성 가슴은 호흡 작업을 증가시킨다. 가슴벽의 변화가 발생하면 아이들은 기침을 효과적으로 하고 신체적 스트레스를 받는 동안 환기를 증가시키는 데 필요한 들숨 및 날숨 압력과 유속을 발달시키는 데 어려움을 겪을 수 있다. 가슴 지수, 가슴 둘레, 갈비뼈 움직임은 완전 들숨 및 완전 날숨 중에 측정해야 한다.

과다돌출된 가슴의 술통 모양 구성은 정상적인 등뼈 뒤굽음증을 증가시킬 가능성이 높다. 어깨뼈 돌출도 분명해진다. 과도통기에 수반되는 위 가슴의 해부학적 변화로 인해

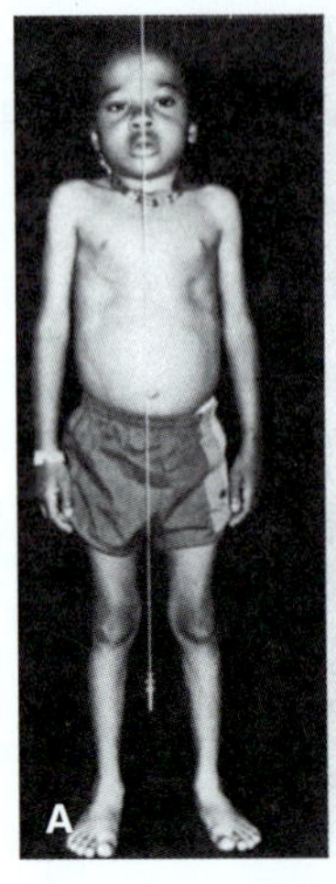

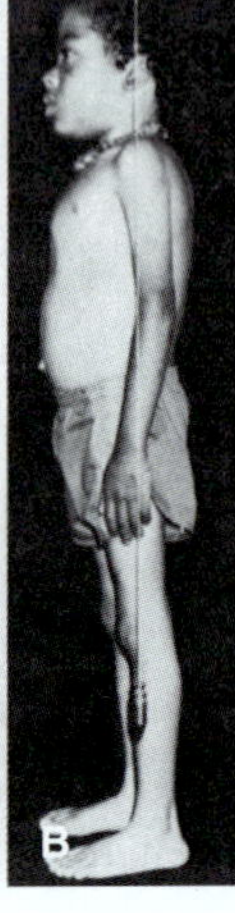

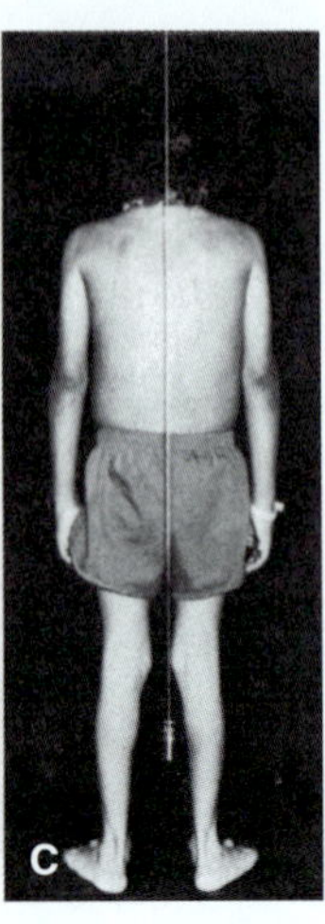

그림 19.16. 낭포성 섬유증 아이들의 자세 이상.
A: 앞면 모습. 특히 오른쪽의 어깨가 높게 유지되는 것을 볼 수 있다. 이 자세는 호흡을 위한 보조 근육에 더 나은 기계적 이점을 제공하는 것으로 보인다. 아래 갈비뼈가 벌어져 있고 폐의 과팽창으로 인해 가슴이 술통 모양으로 길쭉하게 보인다. 전체 자세를 평가하면 덜 분명한 다른 이상 소견을 발견할 수 있다. **B**: 옆면 모습. 여기에서 보이는 등뼈 뒤굽음증과 술통 가슴은 폐쇄성 폐 질환과 폐 과팽창이 있는 소아에서 흔히 볼 수 있는 소견이다.**C**: 뒷면 모습. 어깨뼈가 돌출되어 어깨가 높게 보인다. 이 환자의 나머지 신체 부위와 비교하여 가슴이 커진 것을 확인할 수 있다. 내전된 발도 눈에 띈다. (Reproduced by permission from Irwin S, Tecklin JS. Cardiopulmonary Physical Therapy. CV Mosby; 1985.)

팔이음뼈의 관절 가동 범위도 측정해야 한다. 종합적인 검사에는 기능 및 미용에 영향을 미칠 수 있는 자세 항목이 포함되어야 한다.

물리치료 관리(Physical therapy management)

낭포성 섬유증을 앓고 있는 영유아를 위한 물리치료는 항상 새로 진단받은 아이의 부모에게 기도 확보 기술을 가르치는 것으로 시작된다.

이 장에서는 일반적으로 중력을 이용한 배출을 위한 자세와 타진 및 진동을 이용한 수기 기법이 포함되며, 앞서 언급한 머리 아래로 배출 자세에 대한 우려를 염두에 두어야 한다. 아이가 나이가 들어감에 따라 연령에 맞는 시기에 다른 기도 확보 중재들을 시작할 수 있다. 유산소 운동과 근력 강화 운동은 폐 질환의 구체적인 진행 상황과 개인의 활동 수준에 따라 아이들의 생애에서 서로 다른 시기에 시작해야 한다.

기도 확보(Airway clearance)

기관지 배출, 가슴 타진, 진동 및 석션(필요한 경우)을 포함한 기도 확보와 지난 30년 동안 개발되고 대중화된 새롭고 효과적인 많은 기법들을 적극적으로 사용하는 것이 낭포성 섬유증 아동을 위한 물리치료의 주요 역할이다. 점액은 폐의 모든 부위에서 생성되므로 필요에 따라 일반화하여 치료해야 하지만, 검사에서 질병이 진행되었거나 점액 생성이 증가한 것으로 보이는 특정 엽이나 부위가 확인되면 해당 부위를 중심으로 치료를 집중적으로 시행해야 한다. 1960년대와 1970년대 낭포성 섬유증의 전통적인 기관지 배출, 타진 및 진동에 대한 초기 연구는 그 효능을 문서화하는 데 도움이 되었다. 예를 들어, Lorin과 Denning은 중력 배출, 타진, 진동의 복합 치료 중재를 기침만 하는 경우와 비교했을 때 기침당, 치료당 두 배의 가래 양을 얻을 수 있음을 입증했다.[151] Tecklin과 Holsclaw는 26명의 낭포성 섬유증 소아에서 기관지 배출, 타지, 진동 후 강제 폐활량과 최대 날숨 유속의 개선을 발견했다.[152] Feldman과 동료들은 9명의 낭포성 섬유증 환자를 대상으로 치료 45분 후 낮은 폐 용적에서 유속이 현저하게 개선되었음을 입증했다.[153] Feldman의 연구에서 강제 폐활량의 25%에 가까운 등척성 유속이 치료 45분 후 기준치보다 70% 증가했다.[154] 이러한 소기도 유속의 변화는 Motoyama연구 결과와 일치한다.[155]

Desmond 등은 물리치료를 보류한 3주 동안 폐 기능의 감소 여부를 확인하기 위해 교차 설계를 사용했다. 소기도 기능을 반영하는 유량, 강제 날숨량(FEF 25-75%), Vmax60 [전체 폐활량(TLC)]이 통계적으로 유의미한 감소를 보였으며, 치료를 받지 않은 3주 후에는 각각 20%씩 감소했다. 이러한 수치는 물리치료를 재개한 직후 이전 수준으로 회복되었다.[156]

현재 기도 확보 기술

낭포성 섬유증 환자의 평균 생존 연령이 40세에 가까워질 정도로 고령화됨에 따라 독립적인 치료의 중요성이 대두되고 있다.

최신 치료법은 보조자의 도움 없이도 스스로 치료할 수 있는 독립성을 제공하기 때문에 전 세계적으로 광범위하게 사용되고 있다.

자가 배출(AD), 앞서 설명한 자가 배출은 다른 여러 기도 확보 중재과 비교할 때 폐 기능과 분비물 제거를 개선한다.[157-160] 자가 배출은 호흡 조절이 잘되어야 하고 개인적인 동기부여가 필요하기 때문에 청소년과 성인 낭포성 섬유증 환자에게 가장 일반적으로 사용된다. 자가 배출의 단점 중 하나는 물리치료사의 개별 훈련이 필요하며 일부 개인은 중재를 배우고 수행하는 데 어려움을 겪는다는 것이다. 참여할 수 있는 사람들은 절차를 잘 받아들여 독립적으로 자가 배출을 할 수 있다고 보고하고 있다.

날숨 양압(PEP) 마스크

이 장의 앞부분에서 설명한 날숨 양압(PEP) 마스크는 낭포성 섬유증 아이들의 과도한 분비물을 독립적으로 제거할 수 있다는 점에서 가장 큰 가능성을 가지고 있으며 전 세계적으로 사용되고 있다. 날숨 양압 호흡에 대한 두 가지 장기 연구가 보고되었다. 날숨 양압의 오랜 지지자인 McIlwaine 등은 최근 무작위로 날숨 양압 그룹 또는 고주파 가슴벽 진동(HFCWO) 그룹에 배정된 두 그룹의 낭포성 섬유증 환자를 비교했다. 12개월 후 날숨 양압 그룹은 폐 악화 빈도가 더 낮았지만 폐 기능, 건강 관련 삶의 질 점수 또는 치료에 대한 개인 만족도에는 차이가 없었다.[161] Darbee 등은 낭포성 섬유증 환자에서 저 날숨 양압 또는 고 날숨 양압 치료 후 폐 기능이 눈에 띄게 개선된 것을 발견했다. 산소포화도를 포함한 폐 기능이 향상되었을 뿐만 아니라, 날숨 양압을 사용한 환자들은 높은 날숨 양압으로 가래 배출이 증가했다. Darbee는 날숨 양압의 생리적 근거에 대해서도 논의했다.[162]

플루터와 아카펠라 플루터®(FLUTTER and ACAPELLA)는 낭포성 섬유증을 가진 젊은 성인에게 독립성의 척도를 제공하기 위해 개발되었으며 날숨 양압에 진동 측면을 포함했다. 플루터에 대한 여러 연구에서 이 장치와 다른 방식의 기도 확보 간에 차이가 없는 것으로 나타났다. 플루터는 많은 아이들에게 잘 받아들여지고 있으며 다른 유형의 기도 확보의 가래 제거 및 폐 기능에 미치는 영향과 동등한 것으로 나타났다.[163] 플루터의 부정적인 측면은 적절한 사용을 위해 중력에 의존한다는 것이다. 아카펠라는 위치에 관계없이 진동할 수 있는 특정 밸브가 있는 장치로, 이러한 이유로 플루터보다 사용하기가 더 쉬울 수 있다. 다른 많은 기도 확보 장치와 마찬가지로 아카펠라는 대부분의 다른 기법과 유사한 기도 확보 효과를 제공한다.[163]

고주파 가슴벽 진동(HFCWO)

고주파 가슴벽 진동(HFCWO)은 적용의 용이성 때문에 미국 및 전 세계의 많은 낭포성 섬유증 센터에서 널리 사용되고 있다. Warwick과 Hansen은 16명의 낭포성 섬유증 환자를 대상으로 한 장기간의 비대조 연구에서 고주파 가슴 압박(HFCC)의 효능을 조사했다.

그 결과 한 명을 제외한 모든 피험자가 임상시험 기간 동안 호흡 장애가 개선된 것으로 나타났다. 고주파 가슴벽 진동(HFCWO)에 대한 후속 평가 결과, 이 중재는 단기 및 장기 연구에서 모두 기존의 물리치료 및 날숨 양압 호흡만큼 낭포성 섬유증 환자에게 유익하다는 것이 입증되었다.[164,165] 아이들이 고주파 가슴벽 진동이라고 부르는 '조끼'는 아이들과 성인 낭포성 섬유증 환자 모두 수기 기술을 제공하는 보조자 없이 매일 기도 확보를 수행할 수 있는 유용하고 독립적인 수단을 제공했다. 조끼의 유일한 단점은 높은 비용이지만, 많은 보험사에서 이 장치에 대해 우수한 수준의 지원을 제공한다.

요약하면, 다른 많은 중재법이 똑같이 효과적인 것으로 확인되었기 때문에 더 이상 중력 보조 기관지 배출이 소아 낭포성 섬유증 환자에게 '표준'으로 여겨지지 않는다. 소아 및 성인 낭포성 섬유증 환자를 치료할 때 치료사는 기도 확보 및 분비물 제거를 위한 여러 가지 대안을 고려해야 한다. 수많은 기도 확보 기법에 대한 수백 건의 비교 논문이 발표되고 공개되었지만, Jennifer Pryor와 Eleanor Main의 의견은 여전히 유효하다. Pryor는 1999년에 다음과 같이 말했다:

> 객관적인 차이가 작다면, 개인의 선호도와 문화적 영향이 치료 순응도를 높이고 개인에게 적합한 중재를 선택하는 데 중요한 영향을 미칠 수 있다.[166]

Main은 2013년에 수많은 Cochrane 검토와 최근의 장기 비교 연구 시도가 여러 차례 실패했음에도 불구하고 낭포성 섬유증에서 기도 확보에 관한 결정적인 근거가 부족하다는 점을 지적했다:

> 환자의 강한 선호도, 맹검의 부재, 장기간에 걸친 까다로운 참여 요구는 향후 임상시험에서 해결되지 않는 한 낭포성 섬유증에 가장 적합한 기도 확보 중재를 찾으려는 노력을 계속 방해할 것이다.[167]

현재의 근거를 고려할 때, 본 저자는 시술 선택은 연령, 질병 중증도, 간병인의 가용성, 독립의 필요성, 아동/가족의 선호도에 따라 이루어져야 한다고 생각한다. 결정은 주로 이 일상적인 절차를 궁극적으로 책임지는 아동과 가족에게 달려 있다.

기도 확보 절차 수정

급성 질환이 있거나 특정 합병증이 있는 아이들에게는 일반적인 치료 절차를 변경해야 하는 경우가 있다. 한 기법을 다른 기법과 비교하여 뒷받침하는 근거는 거의 없다. 대량 객혈이 있는 소아의 경우, 가슴 타진과 진동은 피덩이를 제거하여 출혈을 연장시킬 수 있으므로 일시적으로 중단해야 한다. 기도에 쌓인 혈액을 제거하기 위해 호흡을 사용하는 기도 확보 중재(심폐소생술, 복식호흡, 플러터, 아카펠라)가 유용할 수 있다.

공기가슴증은 낭포성 섬유증의 합병증으로, 주로 가슴막내 가슴관을 삽입하여 흡인으로 치료한다. 중력 배출이 적절하지만 튜브 삽입 부위의 타진과 진동은 금기이다.

날숨 양압 및 기타 호흡법을 통해 과도한 분비물을 지속적으로 치료할 수 있다. 폐 질환이 진행된 경우, 어린이가 사용할 수 있고 견딜 수 있고 수용 가능한 모든 기술을 사용할 수 있다.

신체 활동(Physical exercise)

낭포성 섬유증 아이들에게 운동과 신체 조건화의 이점에 대해서는 의문의 여지가 거의 없다. 30여 년 전 Cropp과 그의 동료들은 진행성 폐 질환을 제외한 낭포성 섬유증 아이들은 운동에 대해 정상적인 심혈관 반응을 보인다는 사실을 밝혀냈다. 진행성 질환이 있는 아이들은 환기 제한으로 인해 운동 중 동맥 산소포화도가 떨어질 가능성이 높았다.[168] Marcus와 동료들은 날숨 산소(FiO_2)가 30%인 상태에서 운동한 진행성 낭포성 섬유증 아이들이 실외에서 운동할 때보다 더 오래 운동하고 최대 산소 소비량이 높으며 산소포화도가 낮다는 사실을 입증했다. 이는 진행성 질환이 있는 어린이도 운동 중 산소를 보충하여 운동 내성을 개선할 수 있음을 시사한다.[169] 근육 피로로 인해 운동을 중단해야 한다고 보고한 낭포성 섬유증 환자 104명 중 78명을 대상으로 한 Moorcraft 등의 연구에서 운동의 제한 요인으로서 근육 피로를 확인했다.[170]

트레드밀 걷기 또는 달리기, 사이클 근육힘기록기 훈련, 자유 달리기 또는 걷기, 근력 강화 운동은 심혈관 건강, 지구력 및 전반적인 근력을 향상시키는 데 유용한 방법이다(표 19.1).[171]

이러한 연구 결과의 의미는 공식 또는 비공식 프로그램을 통한 신체 훈련 및 재활이 중증 폐 질환을 앓고 있는 아이들을 제외한 모든 아이들에게 안전하고 유익하다는 것이다. 중증 질환이 있는 아이들도 보충 산소가 제공되면 운동 프로그램의 혜택을 받을 수 있는 것으로 나타났다.

요약

이 장에서는 아이들 폐 질환의 고유한 특징, 호흡기의 성장과 발달, 아이들과 영유아가 급성 호흡기능상실에 걸리기 쉬운 이유에 대해 요약하려고 노력했다. 폐 질환이 있는 어린이에 대한 검사와 영유아의 폐 질환의 중증도를 줄이기 위한 치료법을 검토했다. 적절한 물리치료 검사 및 관리에 대한 논의와 함께 네 가지 주요 호흡기 질환에 대해 설명했다. 물리치료 방법에 대한 발표된 근거를 검토했다. 폐 질환이 있는 아이들을 위한 물리치료는 사용된 치료법과 해결된 문제에 따라 효과가 있는 것으로 나타났다.

사례 연구

14세 백인 남자아이로 4세 때 뒤시엔느 근위축증(DMD) 진단을 받은 병력이 있는 H.E.는 폐 물리치료 평가를 위해 의뢰되었다. 이 사례 연구는 이 환자의 심혈관/폐에 대한 요구 사항에 초점을 맞춘다.

검사(Examination)

병력(History)

만삭의 영아로 3세 정도까지 정상적으로 발달하는 것처럼 보였던 H.E.는 바닥에서 쉽게 일어나지 못하고 계단을 쉽게 오르지 못한다는 사실을 부모가 알게 되었다. 부모는 소아과 의사에게 우려를 표명하고 검사실 검사와 근육 생검을 위해 보내졌다. 검사 결과 혈청 크레아티닌 키나아제 수치가 비정상적으로 높게 나타났고 근육 생검을 실시했다. 그 결과 뒤시엔느 근위축증(DMD)이라는 진단이 내려졌다. 그는 후속 조치와 지속적인 치료를 위해 대형 어린이 병원에 의뢰되었다. 몇 년이 지나면서 H.E.의 쇠약은 더욱 두드러졌고, 점점 더 심한 허리척주앞굽음증, 발바닥 굴곡을 포함한 여러 구축, 고관절 및 무릎 굴곡 구축 등 전형적인 신체적 특징이 나타나기 시작했다. 그와 그의 어머니는 보행 거리가 점점 줄어들고 속도가 느려지고 있다고 보고했지만, 그는 여전히 보행이 가능했다.

시스템 검토(Review of Systems)

외피*(Integument)*

이 영역에서는 명백하거나 명시된 문제가 없었다.

근골격*(Musculoskeletal)*

심한 허리척주앞굽음증과 함께 하지의 수많은 구축이 뚜렷했다. 하지만큼 심하지는 않았지만 팔꿈치 구축도 관찰되었다. 특히 어깨와 고관절 근육의 약화가 뚜렷했다.

신경근육*(Neuromuscular)*

보행, 균형 잡기, 이동이 모두 현저히 비정상적이고 제한적이었다. 현재 전동 휠체어를 이용하고 있다.

심혈관/폐*(Cardiovascular /pulmonary)*

심박수, 호흡수, 혈압은 모두 정상 범위 내에 있었다. 의사소통, 정서, 인지, 언어 및 학습 스타일은 손상되지 않은 것으로 보인다.

검사 및 측정(Testsand measurements)

일반적인 기능 요약*(General summaryof function)*

의뢰 당시 전반적인 신체 기능을 검사한 결과, 20초 동안 25피트를 보행하고, 엎드린 자세에서 누운 자세로, 다시 엎드린 자세로 구를 수 있었으며, 앉아서 균형을 적절히 잡을 수 있는 것으로 나타났다. 달리기, 계단 오르내리기, 바닥이나 의자에서 일어나기, 누운 자세에서 일어나기, 네 발로 서기 자세를 취하는 것은 불가능했다.

수정된 도수 근력 검사에서는 "보통"에서 "좋음"으로 등급이 매겨진 손목 신근을 제외한 모든 분리된 근육 그룹에 대해 근력이 "나쁨"에서 "없음"으로 등급이 매겨졌다. 전동 휠체어에서 활동할 수 있었고, 보행기를 사용하여 감독 하에 천천히 보행할 수 있었다.

환기, 호흡/가스 교환(Ventilation, respiration/gas exchange)

H.E.의 호흡 패턴을 검사한 결과, 안정 시와 운동 시 적절한 갈비사이 근육을 사용하는 가로막 패턴을 보였으며, 들숨과 날숨 시 보조 호흡 근육이 활성화되는 것으로 나타났다. 최대 정적 흡기 압력(MSIP), 흡기 용량(IC), 느린 흡기활량(IVC)을 사용하여 호흡근력을 측정했다. MSIP는 예측 값의 60%, IC는 예측 값의 45%, IVC는 예측 값의 45%였다. 날숨 근력의 척도인 최대 정적 날숨압은 예측값의 35%였다.

가슴벽 확장을 줄자로 측정한 결과, 최대 흡기 노력 시 약 2.5 cm로 확인되었다. 오목위팔 관절의 수동적 움직임은 적절했다. 기침은 약하고 기능이 의심스러운 것으로 평가되었다. 앞서 언급했듯이, 제한된 IC와 감소된 날숨압이 기침 장애의 주요 원인이었다.

평가, 진단 및 예후*(Evaluation, diagnosis, and prognosis)*

현재 폐 문제와 관련하여 수집된 자료를 기반으로 심혈관/폐 패턴 6E 환기 펌프 기능 장애 또는 부전으로 분류된다. 이는 호흡기 근육 장애와 관련된 패턴으로, 그가 의뢰된 이유이다. 그의 예후는 처음 몇 주 동안은 일주일에 두 번씩 8-10주 동안 물리치료를 받고 그 이후에는 주 1회로 줄어드는 것이었다.

중재들*(Interventions)*

협조, 의사소통 및 문서화는 H.E.가 추적 관찰을 받는 어린이 병원의 근육퇴행위축 센터와의 상호작용에 초점을 맞출 것이다. 환자 교육은 호흡근력을 향상시키고 기침을 개선하며 필요에 따라 기도 확보를 제공하기 위한 가정 운동 프로그램에 대해 환자와 부모 및 기타 간병인을 교육하는 데 중점을 둔다. 또한 적절한 기침법과 기침을 보조하는 다양한 기구를 포함한 기침 보조 기법에 대한 교육을 받게 된다.

절차적 중재들(Procedural interventions)

치료적 운동*(Therapeutic exercise)*

가로막 이완, 최대 흡기 및 강제 날숨 기법을 향상시켜 하엽으로의 환기를 개선하고 가슴 확장을 유지/개선하며 분비물 제거를 돕기 위한 활동적인 호흡 주기

가슴 순응도를 유지하기 위해 가슴과 어깨이음구조에 중점을 둔 지속적인 근력 훈련과 관절 가동 범위 운동을 계속하기

호흡 근력을 유지/증가시키기 위해 간단한 휴대용 기기를 이용한 들숨 및 날숨 근육 강화 운동하기

기도 확보는 필요에 따라 SmartVest와 함께 고주파 가슴벽 진동을 사용하거나 아카펠라 또는 플루터 장치를 사용한 기도 진동; 분비물 제거에 문제가 있는 경우 기도 흡인 또는 흡입-강제호흡을 위한 장비를 권장한다.

참고문헌

1. Yeatts K, Davis KJ, Sotir M, et al. Who gets diagnosed with asthma? Frequent wheeze among adolescents with and without a diagnosis of asthma. Pediatrics. 2003;111(5, pt 1):1046-1054.

2. Centers for Disease Control and Prevention. National Health Inter- view Survey (NHIS) Data: 2018. Lifetime and Current Asthma. US Department of Health and Human Services. 2016-2018. https:// www.cdc.gov/asthma/most_recent_national_asthma_data.htm. Accessed August 13, 2020.
3. Nurmagambetov T, Kuwahara R, Garbe P. The economic burden of asthma in the United States, 2008-2013. Ann Am Thorac Soc. 2018;15(3):348-356.
4. American Lung Association. (2012). Trends in asthma morbidity and mortality. https://www.lung.org/research/trends-in-lung-disease/ asthma-trends-brief
5. Westbom K, Bergstrand K, Wagner P, et al. Survival at 19 years of age in a total population of children and young people with cerebral palsy. Dev Med Child Neurol. 2011;53:808-814.
6. Boyden E. Development and growth of the airways. In: Hodson AW, ed. Development of the Lung. Marcel Dekker Inc; 1977:3-35.
7. Haddad GG, Fontan JJP. Development of the respiratory system. In: Berman RE, Kliegman RM, Jensen HB, eds. Nelson's Textbook of Pedi- atrics. 17th ed. Saunders; 2004:1357-1359.
8. Smith LJ, McKay KO, van Asperen PP, et al. Normal development of the lung and premature birth. Pediatr Respir Rev. 2010; 11:135-142.
9. Avery ME. Hyaline membrane disease. Am Rev Respir Dis. 1975; 111:657-688.
10. Polgar G, Weng TR. The functional development of the respiratory system. Am Rev Respir Dis. 1979;120:625-695.
11. Downes JJ, Fulgencio T, Raphaely RC. Acute respiratory failure in infants and children. Pediatr Clin North Am. 1972;19: 423-445.
12. Ackerman SJ, Duff SB, Dennehy PH, et al. Economic impact of an infection control education program in a specialized preschool set- ting. Pediatrics. 2001;108(6):E102.
13. Effmann EL, Fram EK, Vock P, et al. Tracheal cross-sectional area in children: CT determination. Radiology. 1983;149(1): 137-140.
14. Siren PMA, Siren MJ. Critical diaphragm failure in sudden infant death syndrome. Ups J Med Sci. 2011;116(2):115-123.
15. Guslits BG, Gaston SE, Bryan MH, et al. Diaphragmatic work of breathing in premature human infants. J Appl Physiol. 1987;62(4):1410-1415.
16. Leith DE. The development of cough. Am Rev Respir Dis. 1985; 131(5):S39-S42.
17. Papastamelos C, Panitch HB, England SE, et al. Developmental changes in chest wall compliance in infancy and early childhood. J Appl Physiol. 1995;78:179-184.
18. Pagliara AS, Karl IE, Haymond M, et al. Hypoglycemia in infancy and childhood. J Pediatr. 1973;82:365-379.
19. Guide to Physical Therapist Practice 3.0. Alexandria, VA: American Physical Therapy Association; 2014. Available at http://guidetopt- practice.apta.org/
20. Nakamura CT, Ng GY, Paton JY, et al. Correlation between digital clubbing and pulmonary function in cystic fibrosis. Pediatr Pulmonol. 2002;33(5):332-338.
21. Nathanson I, Riddlesberger MM Jr. Pulmonary hypertrophic osteo- arthropathy in cystic fibrosis. Radiology. 1980;135(3):649-651.
22. Boat TA. Cystic fibrosis. In: Berman RE, Kliegman RM, Jensen HB, eds. Nelson's Textbook of Pediatrics. 17th ed. Saunders; 2004:1447.
23. Gaultier C. Respiratory muscle function in infants. Eur Respir J. 1995;8:150-153.
24. Massery M. Chest development as a component of normal motor development: implications for pediatric physical therapists. Pedi- atr Phys Ther. 1991;3(1):3-8. doi:10.1097/00001577-199100310- 00002
25. Li AM, Yin J, Yu CC, et al. The six-minute walk test in healthy chil- dren: reliability and validity. Eur Respir J. 2005;25(6):1057-1060.
26. Gulmans VA, van Veldhoven NH, de Meer K, et al. The six-minute walking test in children with cystic fibrosis: reliability and validity. Pediatr Pulmonol. 1996;22(2):85-89.
27. Tomkinson GR, Leger LA, Olds TS, et al. Secular trends in the per- formance of children and adolescents (1980-2000): an analysis of 55 studies of the 20m shuttle run test in 11 countries. Sports Med. 2003;33(4):285-300.
28. Holland AE, Rasekaba T, Wilson JW, et al. Desaturation during the 3-minute step test predicts impaired 12-month outcomes in adult pa- tients with cystic fibrosis. Respir Care. 2011;56(8):1137-1142.
29. Steinkamp G, Wiedemann B. Relationship between nutritional sta- tus and lung function in cystic fibrosis: cross sectional and longitudi- nal analyses from the German CF quality assurance (CFQA) project. Thorax. 2002;57(7):596-601.
30. Palevsky HI, Fishman AP. Chronic cor pulmonale. Etiology and management. JAMA. 1990;263:2347.
31. Mawdsley RH, Hoy DK, Erwin MP. Criterion-related validity of the figure-of-eight method of measuring ankle edema. J Orthop Sports Phys Ther. 2000;30:149.
32. de Meer K, Jeneson JA, Gulmans VA, et al. Efficiency of oxidative work performance of skeletal muscle in patients with cystic fibrosis. Thorax. 1995;50:980-983.
33. de Meer K, Gulmans VA, van Der Laag J. Peripheral muscle weak- ness and exercise capacity in children with cystic fibro-

sis. Am J Respir Crit Care Med. 1999;159(3):748-754.

34. Engel HJ, Tatebe S, Alonzo PB, et al. Physical therapist–established intensive care unit early mobilization program: quality improve- ment project for critical care at the University of California San Francisco Medical Center. Phys Ther. 2013;93:975-985.
35. Nordon-Craft A, Moss M, Quan D, et al. Physical rehabilitation of patients in the intensive care unit requiring extracorporeal mem- brane oxygenation: a small case series. Phys Ther. 2012;92:1494-1506.
36. Marinov B, Mandadjieva S, Kostianev S. Pictorial and verbal category-ratio scales for effort estimation in children. Child Care Health Dev. 2008;34:35-43.
37. Pianosi H. Dalhousie pictorial scales measuring dyspnea and per- ceived exertion during exercise for children and adolescents. Ann Am Thor Soc. 2015;12(5):718-726. doi:10.1513/AnnalsATS.201410-477OC
38. Yelling L. Validity of a pictorial perceived exertion scale for effort estimation and effort production during stepping exercise in adoles- cent children. Eur Phys Educ Rev. 2002;8(2):157-175. doi:10.1177/135 6336X020082007
39. Roemmich B. Validity of PCERT and OMNI walk/run ratings of perceived exertion. Med Sci Sports Exerc. 2006;38(5):1014-1019. doi:10.1249/01.mss.0000218123.81079
40. Prasad R. Fifteen-count breathlessness score: an objec- tive measure for children. Pediatr Pulmonol. 2000;30(1):56-62. doi:10.1002/1099-0496(200007)30:1<56::AID-PPUL9>3.0.CO;2-R
41. Chen MJ, Fan X, Moe ST. Criterion-related validity of the Borg ratings of perceived exertion scale in healthy individuals: a meta-analysis. J Sports Sci. 2002;20(11):873-899.
42. Peiffer KA, Pivarnik JM, Womack CJ, et al. Reliability and validity of the Borg and OMNI rating of perceived exertion scales in adoles- cent girls. Med Sci Sports Exerc. 2002;34(12):2057-2061.
43. McGrath PJ, Pianosi PT, Unruh AM, et al. Dalhousie dyspnea scales: construct and content validity of pictorial scales for measuring dys- pnea. BMC Pediatr. 2005;5:33.
44. Bieri D, Reeve R, Champion G, et al. The Faces Pain Scale for the self-assessment of the severity of pain experienced by children: de- velopment, initial validation and preliminary investigation for ratio scale properties. Pain. 1990;41:139-150.
45. Hicks CL, von Baeyer CL, Spafford PA, et al. The Faces Pain Scale-Revised: toward a common metric in pediatric pain measure- ment. Pain. 2001;93(2):173-183.
46. Koumbourlis AC, Stolar CJ. Lung growth and function in children and adolescents with idiopathic pectus excavatum. Pediatr Pulmonol. 2004;38(4):339-343.
47. Button BM, Heine RG, Catto-Smith AG, et al. Postural drainage in cystic fibrosis: is there a link with gastro-oesophageal reflux? J Peadi- atr Child Health. 1998;34(4):330-334.
48. Button BM, Heine RG, Catto-Smith AG, et al. Chest physiotherapy in infants with cystic fibrosis: to tip or not? A five-year study. Pediatr Pulmonol. 2003;35(3):208-213.
49. Crane L. Physical therapy for the neonate with respiratory disease. In: Irwin S, Tecklin JS, eds. Cardiopulmonary Physical Therapy. 3rd ed. CV Mosby; 1995.
50. Savci S, Ince DI, Arikan H. A comparison of autogenic drainage and the active cycle of breathing techniques in patients with chronic ob- structive pulmonary diseases. J Cardiopulm Rehabil. 2000;20(1):37-43.
51. DeCesare J. Physical therapy for the child with respiratory dysfunc- tion. In: Irwin S, Tecklin JS, eds. Cardiopulmonary Physical Therapy. 3rd ed. CV Mosby; 1995.
52. Morrow BM, Futter MJ, Argent AC. Endotracheal suctioning: from principles to practice. Intensive Care Med. 2004;30(6):1167-1174.
53. Dab I, Alexander F. Evaluation of a particular bronchial drainage procedure called autogenic drainage. In: Baran K, Van Bogaert K, eds. Chest Physical Therapy in Cystic Fibrosis and Chronic Obstructive Pulmonary Disease. European Press; 1977:185-187.
54. Dab I, Alexander F. The mechanism of autogenic drainage studied with flow volume curves. Monogr Paediat. 1979;10:50-53.
55. Miller S, Hall DO, Clayton CB, et al. Chest physiotherapy in cys- tic fibrosis: a comparative study of autogenic drainage and the ac- tive cycle of breathing techniques with postural drainage. Thorax. 1995;50(2):165-169.
56. Pryor JA, Webber BA, Hodson ME, et al. Evaluation of the forced expiratory technique as an adjunct to postural drainage in treatment of cystic fibrosis. Br Med J. 1979;2:417-418.
57. Partridge C, Pryor J, Webber B. Characteristics of the forced expira- tory technique. Physiotherapy. 1989;75:193-194.
58. Hofmyer JL, Webber BA, Hodson ME. Evaluation of positive ex- piratory pressure as an adjunct to chest physiotherapy in the treat- ment of cystic fibrosis. Thorax. 1986;41:951-954.
59. Gondor M, Nixon PA, Mutich R, et al. Comparison of Flutter device and chest physical therapy in the treatment of cystic fibrosis pulmo- nary exacerbation. Pediatr Pulmonol. 1999;28(4):255-260.
60. King M, Zidulka A, Phillips DM, et al. Tracheal mucus clearance in high-frequency oscillation: effect of peak flow bias. Eur Respir J. 1990;3:6.

61. Warwick W. High frequency chest compression moves mucus by means of sustained staccato coughs. Pediatr Pulmonol. 1991;(suppl 6):283, A219.
62. Tomkiewicz RP, Biviji A, King M. Effects of oscillating air flow on the rheological properties and clearability of mucous gel simulants. Biorheology. 1994;31(5):511-520.
63. King M, Phillips DM, Zidulka A, et al. Tracheal mucus clearance in high-frequency oscillation. II: chest wall versus mouth oscillation. Am Rev Respir Dis. 1984;130(5):703-706.
64. Darbee J, Cerny F. Exercise testing and exercise conditioning for children with lung dysfunction. In: Irwin S, Tecklin JS, eds. Cardio- pulmonary Physical Therapy. 3rd ed. CV Mosby; 1990:570.
65. Orenstein DM, Hovell MF, Mulvihill M, et al. Strength vs aerobic training in children with cystic fibrosis: a randomized controlled trial. Chest. 2004;126(4):1204-1214.
66. Keens TG, Krastins IRB, Wannamaker EM, et al. Ventilatory muscle endurance training in normal subjects and patients with cystic fibro- sis. Am Rev Respir Dis. 1977;116:853-860.
67. Enright S, Chatham K, Ionescu AA, et al. Inspiratory muscle train- ing improves lung function and exercise capacity in adults with cys- tic fibrosis. Chest. 2004;126(2):405-411.
68. Weiner P, Magadle R, Beckerman M, et al. Comparison of specific expiratory, inspiratory, and combined muscle training programs in COPD. Chest. 2003;124(4):1357-1364.
69. Weisgerber MC, Guill M, Weisgerber JM, et al. Benefits of swimming in asthma: effect of a session of swimming lessons on symptoms and PFTs with review of the literature. J Asthma. 2003;40(5):453-464.
70. Orenstein D, Franklin BA, Doershuk CF, et al. Exercise conditioning and cardiopulmonary fitness in cystic fibrosis. Chest. 1981;80:392.
71. Laennec RTH, Forbes J, trans. Diseases of the Chest. 4th ed. Thomas Cowperthwaite and Co.; 1819.
72. Sharma A. Respiratory Distress. In: Kliegman RM, Toth H, Bordini BJ, Basel D, eds. Nelson Pediatric Symptom Based Diagnosis. 1st ed. Elsevier; 2018:39-60.
73. Felcar JM, Guitti JCS, Marson AC, et al. Preoperative physiotherapy in prevention of pulmonary complications in pediatric cardiac sur- gery. Rev Bras Cir Cardiovasc. 2008;383-388.
74. Ferreyra G, Long Y, Ranieri VM. Respiratory complications after major surgery. Curr Opin Crit Care. 2009;15(4):342-348.
75. Thoren L. Postoperative pulmonary complications: observations on their prevention by means of physiotherapy. Acta Chir Scand. 1954;107:193-205.
76. Stein M, Cassara EL. Preoperative pulmonary evaluation and ther- apy for surgery patients. JAMA. 1970;211:787-790.
77. Bartlett RH, Gazzinga AB, Graghty JR. Respiratory maneuvers to prevent postoperative complications. JAMA. 1973;224:1017-1021.
78. Hymes AC, Yonehiro EG, Raab DE, et al. Electrical surface stimula- tion for treatment and prevention of ileus and atelectasis. Surg Fo- rum. 1974;25:222-224.
79. Finer MN, Moriartey RR, Boyd J, et al. Postextubation atelectasis. A retrospective review and a prospective controlled study. J Pediatr. 1979;94:110-113.
80. Flenady VJ, Gray PH. Chest physiotherapy for preventing morbid- ity in babies being extubated from mechanical ventilation. Cochrane Database Syst Rev. 2002;(2):CD000283.
81. Wong I, Fok TF. Randomized comparison of two physiotherapy regimens for correcting atelectasis in ventilated pre-term neonates. Hong Kong Physiother J. 2003;21:43-50.
82. Chen YC, Wu LF, Mu PF, et al. Using chest vibration nursing inter- vention to improve expectoration of airway secretions and prevent lung collapse in ventilated ICU patients: a randomized controlled trial. J Chin Med Assoc. 2009;72(6):316-322.
83. Graham RJ, Fleegler EW, Robinson WM. Chronic ventilator need in the community: a 2005 pediatric census of Massachusetts. Pediatrics. 2007;119:e1280-e1287.
84. Kennedy JD, Martin AJ. Chronic respiratory failure and neuromus- cular disease. Pediatr Clin North Am. 2009;56:261-273.
85. Wolfe LF, Joyce NC, McDonald CM, et al. Management of pulmo- nary complications in neuromuscular disease. Phys Med Rehabil Clin N Am. 2012;23(4):829-853.
86. Yang ML, Finkel RS. Overview of paediatric neuromuscular disor- ders and related pulmonary issues: diagnostic and therapeutic con- siderations. Paediatr Respir Rev. 2010;11(1):9-17.
87. Mallory GB, Stillwell PC. The ventilator-dependent child: issues in diagnosis and management. Arch Phys Med Rehabil. 1991;72:43-55.
88. Domènech-Clar R, López-Andreu JA, Compte-Torrero L, et al. Max- imal static respiratory pressures in children and adolescents. Pediatr Pulmonol. 2003;35(2):126-132.
89. Shardonofsky FR, Perez-Chada D, Carmuega E, et al. Airway pres- sures during crying in healthy infants. Pediatr Pulmonol. 1989;6:14-18.
90. Shardonofsky FR, Perez-Chada D, Milic-Emili J. Airway pressures during crying: an index of respiratory muscle strength in infants with neuromuscular disease. Pediatr Pulmonol. 1991;10:172-177.
91. Finder JD. Airway clearance modalities in neuromuscular disease.

Paediatr Respir Rev. 2010;11:31-34.

92. Gauld LM, Boynton A. Relationship between peak cough flow and spirometry in Duchenne muscular dystrophy. Pediatr Pulmonol. 2005;39:457-460.
93. Wanke T, Toifl K, Formanek D, et al. Inspiratory muscle train- ing in patients with Duchenne muscular dystrophy. Chest. 1994;105:475-482.
94. Aloysius A, Born P, Kinali M, et al. Swallowing difficulties in Duch- enne muscular dystrophy: indications for feeding assessment and outcome of videofluroscopic swallow studies. Eur J Paediatr Neurol. 2008;12:239-245.
95. Hull J, Aniapravan R, Chan E, et al. British Thoracic Society guideline for respiratory management of children with neuromuscular weakness. Thorax. 2012;67(suppl 1):i1-i40. doi:10.1136/ thoraxjnl-2012-201964
96. Merrick J, Axen K. Inspiratory muscle function following abdominal weight exercises in healthy subject. Phys Ther. 1981;61:651-656.
97. Winkler G, Zif ko U, Nader A, et al. Dose-dependent effects of in- spiratory muscle training in neuromuscular disorders. Muscle Nerve. 2000;23(8):1257-1260.
98. Barker NJ, Jones M, O'Connell NE, et al. Breathing exercises for dysfunctional breathing/hyperventilation syndrome in children. Co- chrane Database Syst Rev. 2013;12:CD010376. doi:10.1002/14651858. CD010376.pub2
99. Cup EH, Pieterse AJ, ten Broek-Pastoor JM, et al. Exercise ther- apy and other types of physical therapy for patients with neu- romuscular diseases: a systematic review. Arch Phys Med Rehabil. 2007;88:1452-1461.
100. Miske L, Hickey E, Kolb S, et al. Use of the mechanical in exsuffla- tor in pediatric patients with neuromuscular disease and impaired cough. Chest. 2004;125:1406-1412.
101. Barach AL, Beck GL, Bickerman HA, et al. Physical methods simu- lating mechanisms of the human cough. J Appl Physiol. 1952;5:85-90.
102. Bach JR. Amyotrophic lateral sclerosis: prolongation of life by non- invasive respiratory aids. Chest. 2002;122:92-98.
103. Reddel HK, Taylor DR, Bateman ED, et al. Asthma control and ex- acerbations. Am J Respir Crit Care Med. 2009;180:59-99.
104. Adams PF, Kirzinger WK, Martinez ME. Summary health sta- tistics for the U.S. population: National Health Interview Sur- vey, 2011. National Center for Health Statistics. Vital Health Stat. 2012;10(255).1-110
105. Moorman JE, Rudd RA, Johnson CA. National surveillance for asthma–United States, 1980-2004. MMWR Surveill Summ. 2007;56:1-54.
106. Rowe BH, Bota G, Clark S. Comparison of Canadian versus Ameri- can emergency department visits for acute asthma. Can Respir J. 2007;14:331-337.
107. Haslett C. Asthma: cellular and humoral mechanisms. In Seaton D, Leitch AG, Seaton D, eds. Crofton and Douglas's Respiratory Diseases. Wiley Publishers; 2008:916-917.
108. National Asthma Education and Prevention Program. Expert Panel Report III: Guidelines for the Diagnosis and Management of Asthma. Na- tional Heart, Lung, and Blood Institute; 2007 (NIH publication no. 08-4051).
109. Craven D, Kercsmar CM, Myers TR, et al. Ipratropium bromide plus nebulized albuterol for the treatment of hospitalized children with acute asthma. J Pediatr. 2001;138(1):51-58.
110. Rowe BH, Spooner CH, Ducharme FM, et al. Early emergency de- partment treatment of acute asthma with systemic corticosteroids. Cochrane Database Syst Rev. 2001;1:CD002178.
111. Ni Chroinin M, Lasserson TJ, Greenstone I, et al. Addition of long-acting beta-agonists to inhaled corticosteroids for chronic asthma in children. Cochrane Database Syst Rev. 2009;3: CD007949.
112. Rao D, Phipatanakul W. Impact of environmental controls on child- hood asthma. Curr Allergy Asthma Rep. 2011;11(5): 414-420.
113. Kim JM, Lin SY, Suarez-Cuervo C, et al. Allergen-specific immuno- therapy for pediatric asthma and rhinoconjunctivitis: a systematic review. Pediatrics. 2013;131(6):1155-1167.
114. Andrade LB, Silva DA, Salgado TL, et al. Comparison of six-minute walk test in children with moderate/severe asthma with reference values for healthy children. J Pediatr (Rio J). 2014;90(3):250-257. doi:10.1016/j.jped.2013.08.006
115. Jinzhou Y, Fu Y, Zhang R, et al. The reliability and sensitivity of indices re- lated to cardiovascular fitness evaluation. Kinesiology. 2008;40(2):139-146.
116. Liu L, Plowman S, Looney M. The reliability and validity of the 20-metre shuttle test in American students 12-15 years old. Res Q Exerc Sport. 1992;63:360-365.
117. Schechter MS. Airway clearance applications in infants and children. Respir Care. 2007;52(10):1382-1390; discussion 1390-1391.
118. Huber AL, Eggleston PA, Morgan J. Effect of chest physiotherapy on asthmatic children (abstract). J Allergy Clin Immunol. 1974;53:2.
119. Huntley A, White A, Ernst E. Relaxation therapies for asthma: a sys- tematic review. Thorax. 2002;57(2):127-131.
120. Yorke J, Fleming SL, Shuldham C. A systematic review of psy- cho- logical interventions for children with asthma. Pediatr Pulmonol. 2007;42(2):114-124.

121. Milgrom H, Taussig LM. Keeping children with exercise-induced asthma active. Pediatrics. 1999;104:e38.
122. Bonini M, Di Mambro C, Calderon MA, et al. Beta2-agonists for exer- cise-induced asthma. Cochrane Database Syst Rev. 2013;10:CD003564.
123. Mendes F, Cukier A, Stelmach R, et al. Which asthmatic patients ben- efits most from aerobic training program? Paper presented at: Euro- pean Respiratory Society Annual Congress; September 18-22, 2010; Barcelona, Spain. http://www.incor.usp.br/sites/incor2013/docs/ imprensa/congresso-euro-respiratory/set-2010/Which-Asthmatic- Patients-Benefits.pdf
124. Moreira A, Delgado L, Haahtela T, et al. Physical training does not increase allergic inflammation in asthmatic children. Eur Respir J. 2008;32(6):1570-1575.
125. Mancuso CA, Choi TN, Westermann H, et al. Improvement in asthma quality of life in patients enrolled in a prospective study to increase lifestyle physical activity. J Asthma. 2013;50(1):103-107.
126. Carson KV, Chandratilleke MG, Picot J, et al. Physical training for asthma. Cochrane Database Syst Rev. 2013;9:CD001116.
127. Sly RM, Harper RT, Rosselot I. The effect of physical conditioning upon asthmatic children. Ann Allerg. 1972;30:86-94.
128. Fitch KD, Morton AR, Blanksby BA. Effects of swimming training on children with asthma. Arch Dis Child. 1976;51(3):190-194.
129. Wang JS, Hung WP. The effects of a swimming intervention for chil- dren with asthma. Respirology. 2009;14(6):838-842.
130. Font-Ribera L, Villanueva CM, Nieuwenhuijsen MJ, et al. Swim- ming pool attendance, asthma, allergies, and lung function in the Avon Longitudinal Study of Parents and Children cohort. Am J Respir Crit Care Med. 2011;183(5):582-588.
131. Beggs S, Foong YC, Le HC, et al. Swimming training for asthma in children and adolescents aged 18 years and under. Cochrane Database Syst Rev. 2013;(4):CD009607.
132. Rommens JM, Iannuzzi MC, Kerem B, et al. Identification of the cystic fibrosis gene: chromosome walking and jumping. Science. 1989;245:1059-1065.
133. Pilewski JM, Frizzell RA. Role of CFTR in airway disease. Physiol Rev. 1999;79(1)(suppl):S215-S255.
134. Simonds NJ. Ageing in cystic fibrosis and long-term survival. Paedi- atr Respir Rev. 2013;14(supp 1):6.
135. Flume PA, Yankaskas JR, Ebeling M, et al. Massive hemoptysis in cystic fibrosis. Chest. 2005;128:729-738.
136. Flume PA, Strange C, Ye X, et al. Pneumothorax in cystic fibrosis. Chest. 2005;128:720-728.
137. Slattery DM, Waltz DA, Denham B, et al. Bronchoscopically admin- istered human DNase for lobar atelectasis in cystic fibrosis. Pediatr Pulmonol. 2001;31:383-388.
138. Bright-Thomas RJ, Webb AK. The heart in cystic fibrosis. J R Soc Med. 2002;95(suppl 41):2-10.
139. Cystic Fibrosis Foundation. Infection prevention and control policy. https://www.cff.org/Care/Clinical-Care-Guidelines/Infection- Prevention-and-Control-Care-Guidelines/ accessed 2/4/2021
140. Liou TG, Adler FR, Cox DR, et al. Transplantation and survival in children with cystic fibrosis. N Engl J Med. 2007;357:2143-2152.
141. Allen J, Visner G. Lung transplantation in cystic fibrosis—primum non nocere? N Engl J Med. 2007;357:2186-2188.
142. Thabut G, Christie JD, Mal H, et al. Survival benefit of lung trans- plant for cystic fibrosis since lung allocation score implementation. Am J Respir Crit Care Med. 2013;187(12):1335-1340.
143. Ramsey BW, Davies J, McElvaney NG, et al. A CFTR potentiator in patients with cystic fibrosis and the G551D mutation. N Engl J Med. 2011;365:1663-1672.
144. Nixon PA, Orenstein DM, Kelsey SF. Habitual physical activity in children and adolescents with cystic fibrosis. Med Sci Sports Exerc. 2001;33(1):30-35.
145. Radtke T, Stevens D, Benden C, et al. Clinical exercise testing in children and adolescents with cystic fibrosis. Pediatr Phys Ther. 2009;21(3):275-281.
146. Nixon PA, Orenstein DM, Kelsey SF, et al. The prognostic value of exercise testing in patients with cystic fibrosis. N Engl J Med. 1992;327:1785-1788.
147. Moorcroft AJ, Dodd ME, Webb AK. Exercise testing and prognosis in adult cystic fibrosis. Thorax. 1997;52:291-293.
148. ATS Committee on Proficiency Standards for Clinical Pulmonary Function Laboratories. ATS Statement: guidelines for the six-minute walk test. Am J Respir Crit Care Med. 2002;166:111-117.
149. Narang I, Pike S, Rosenthal M, et al. Three-minute step test to as- sess exercise capacity in children with cystic fibrosis with mild lung disease. Pediatr Pulmonol. 2003;35:108-113.
150. Selvadurai HC, Cooper PJ, Meyers N, et al. Validation of shuttle tests in children with cystic fibrosis. Pediatr Pulmonol. 2003;35(2): 133-138.
151. Lorin MI, Denning CR. Evaluation of postural drainage by mea- surement of sputum volume and consistency. Am J Phys Med. 1971;50:215-219.
152. Tecklin JS, Holsclaw DS. Evaluation of bronchial drainage in pa- tients with cystic fibrosis. Phys Ther. 1975;55:1081-1084.
153. Feldman J, Traver GA, Taussig LM. Maximal expiratory flows

after postural drainage. Am Rev Respir Dis. 1979;119:239-245.

154. Warwick WJ, Hansen LG. The long-term effect of high frequency chest compression therapy on pulmonary complications of cystic fibrosis. Pediatr Pulmonol. 1991;11:265-271.
155. Motoyama EK. Lower airway obstruction. In: Mangos JA, Talamo RD, eds. Fundamental Problems of Cystic Fibrosis and Related Diseases. Intercontinental Medical Book Corp; 1973.
156. Desmond KF, Schwenk F, Thomas E, et al. Immediate and long-term effects of chest physiotherapy in patients with cystic fibrosis. J Pedi- atr. 1983;103:538-542.
157. McIlwaine PM, Davidson AGF. Cystic fibrosis, basic and clinical re- search. Comparison of expiratory pressure and autogenic drainage with conventional percussion and drainage therapy in the treatment of cystic fibrosis. In: Proceedings of the 17th European Cystic Fibrosis Conference, Copenhagen, Denmark. Amsterdam, Netherlands: Elsevier Science BV; 1991:54.
158. Pfleger A, Theissl B, Oberwalder B, et al. Self-administered chest physiotherapy in cystic fibrosis: a comparative study of high-pressure PEP and autogenic drainage. Lung. 1992;170:323-330.
159. Miller S, Hall D, Clayton CB, et al. Chest physiotherapy in cystic fibrosis: a comparative study of autogenic drainage and active cy- cle of breathing technique (formerly called FET). Pediatr Pulmonol. 1993;(suppl 9):267.
160. Butler-Simon N, McCool P, Giles D, et al. Efficacy and desirability of autogenic drainage vs. conventional postural drainage and percus- sion. Pediatr Pulmonol. 1995;(suppl 253):179.
161. McIlwaine MP, Alarie N, Davidson GF, et al. Long-term multicentre randomized controlled study of high frequency chest wall oscilla- tion versus positive expiratory pressure mask in cystic fibrosis. Tho- rax. 2013;68(8):746-751.
162. Darbee JC, Ohtake PJ, Grant BJ, et al. Physiologic evidence for the efficacy of positive expiratory pressure as an airway clearance tech- nique in patients with cystic fibrosis. Phys Ther. 2004;84(6):524-537.
163. West K, Wallen M, Follett J. Acapella vs. PEP mask therapy: a ran- domised trial in children with cystic fibrosis during respiratory exac- erbation. Physiother Theory Pract. 2010;26(3):143-149.
164. Arens R, Gozal D, Omlin KJ, et al. Comparison of high frequency chest compression and conventional chest physiotherapy in hos- pitalized patients with cystic fibrosis. Am J Respir Crit Care Med. 1994;150(4):1154-1157.
165. Tecklin JS, Clayton RG, Scanlin TF. High frequency chest wall oscil- lation vs. traditional chest physical therapy in CF- a large, one-year, controlled study. Pediatr Pulmonol. 2000;459(Suppl. 20).
166. Pryor JA. Physiotherapy for airway clearance in adults. Eur Respir J. 1999;14:1418-1424.
167. Main E. What is the best airway clearance technique in cystic fibro- sis? Pediatr Respir Rev. 2013;14(suppl 1):10-12.
168. Cropp GJA, Pullano TP, Cerny FJ, et al. Adaptation to exercise in cystic fibrosis. CF Club Abstr. 1979;20:32.
169. Marcus CL, Bader D, Stabile MW, et al. Supplemental oxygen and exercise performance in patients with cystic fibrosis with severe pul- monary disease. Chest. 1992;101:52-57.
170. Moorcraft AJ, Dodd ME, Howarth C, et al. Muscular fatigue, venti- lation, and perception of limitation at peak exercise in adults with cystic fibrosis. Pediatr Pulmonol. 1996;(suppl 13):306.
171. Williams CA, Benden C, Stevens D, et al. Exercise training in chil- dren and adolescents with cystic fibrosis: theory into practice. Int J Pediatr. 2010;2010:670640.

CHAPTER 20

피트니스 및 예방

Kathleen Coultes

챕터 개요

비만 아동
문제의 범위
정의
소아 비만에 대한 물리치료사의 역할
비만의 건강 결과
비만 치료가 ICF 프레임워크에 부합하는 방법
비만 아동의 병력 및 검사
테스트 및 조치
비만 아동의 기능적 결과 기대치 결정하기
소아 인구의 비만을 해결하기 위한 치료적 개입
요약

비만 아동(Children with obesity)

소아 물리치료사(PT)는 다양한 진료 환경에서 찾을 수 있다. 조기 개입, 급성 치료, 교육 분야, 지역사회 및 외래 환자의 환경에서 소아 비만의 유행을 쉽게 파악할 수 있다.

2018년, 미국 물리치료 협회(APTA)는 "물리치료의 전문성을 발전시키는 커뮤니티 구축"이라는 사명 선언문을 제정했다.

소아 비만은 분명히 건강 위기가 되었기 때문에 이 장에서는 소아 비만의 정의, 유병률, 추세 및 건강에 미치는 영향에 대한 소아 물리치료사의 지식 기반을 넓히고 이 전염병을 막기 위해 취할 수 있는 임상 경로를 제안하여 APTA의 사명과 "인간 경험을 개선하기 위해 움직임을 최적화하여 사회를 변화시킨다"는 비전을 달성할 수 있는 도구를 제공하는 데 전념하고 있다.[1] 비만이 2013년 6월 미국의학협회(AMA)에 의해 공식적으로 진단명으로 채택된 이후, 국제 기능, 장애 및 건강 분류(ICF) 프레임워크와 APTA 물리치료사 실무 가이드는 소아 물리치료사가 건강 증진 및 웰니스의 주요 서비스 제공자가 되기 위한 행동 지침으로 고려되고 있다.

문제의 범위(Scope of the issue)

보건 정책 입안자, 업계 및 미디어가 비만이 건강에 미치는 주요 영향을 밝히기 위해 포괄적인 노력을 기울이고 있지만, 연구 결과에 따르면 비만은 여전히 전염병 수준의 문제로 남아 있다. 미국 스포츠의학회(ACSM)는 비만을 "질병 위험이 증가하는 체지방률"로 정의했다.[4] 미국 질병통제예방센터(CDC)는 2015-2016년에 실시된 국민건강영양조사(NHANES)는 미국의 비만에 관한 놀라운 통계를 계속 제시하고 있다고 보고했다. 미국에서는 성인의 39.6%, 어린이와 청소년의 18.5%가 비만인 것으로 나타났다. 전반적으로 청소년(12-19세)의 비만 유병률은 20.6%, 학령기 아동(6-11세)의 비만 유병률은 18.4%로 미취학 아동(2-5세)의 13.9%보다 높았다. 학령기 남아(20.4%)의 비만 유병률이 미취학 아동(14.3%)보다 더 높았다. 사춘기 여아(20.9%)는 미취학 연령 여아(13.5%)보다 비만 유병률이 더 높았다(그림 20.1). 의료 서비스 제공자들이 우려하는 또 다른 영역은 현재 비만으로 확인되는 3-5세 사이의 어린 아이들의 수가 증가하고 있다는 점이다. 2005-2006년에는 이러한 아동의 10.7%가 비만인 것으로 추산되었으나, 2015-2016년에는 그 비율이 13.9%로 증가했다. 조기 개입 팀의 필수적인 구성원인 PT

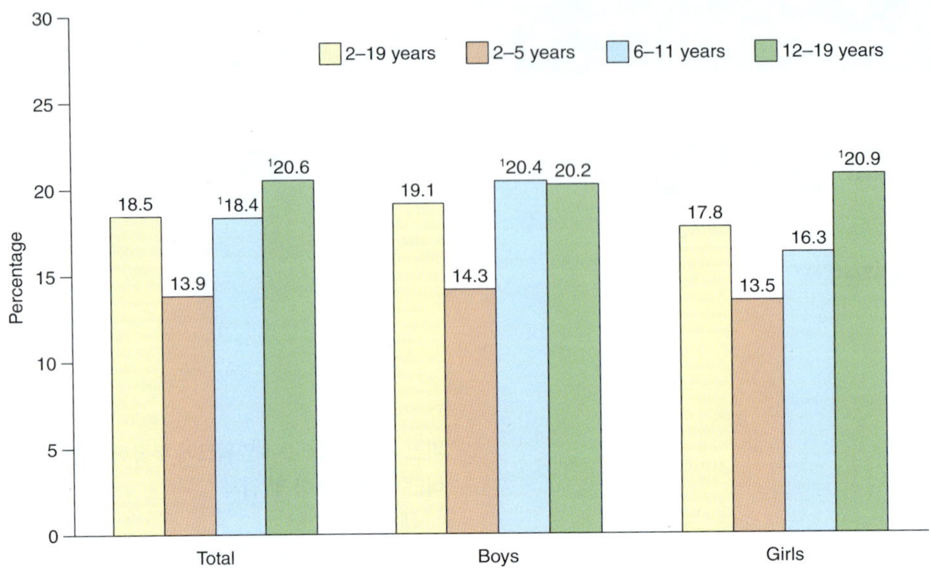

그림 20.1. 미국 2-19세 청소년의 성별 및 연령별 비만 유병률, 2015-2016년. 유의미한 차이 2-5세와 크게 다르다. NCHS, 전국 건강 및 영양 검사 설문조사, 2015-2016.

는 이 연령대의 아동을 돌보는 가정에 있는 경우가 많다. 이러한 정보를 부모에게 전달하는 것은 이러한 아동을 위한 치료 계획의 일부가 되어야 한다. 이 조사에 따르면 1980년대와 1990년대의 아동 비만은 급격한 증가가 계속되고 있지는 않지만, 현재 AMA의 추정에 따르면 지난 30년 동안 아동 비만의 비율이 3배 이상 증가한 것으로 나타났다. 표 20.1은

표 20.1. 2-19세 어린이와 청소년의 과체중, 비만 및 고도 비만 유병률, 성별: 미국, 1971-1974년, 2015-2016년

		백분율(표준 오차)								
		모든 사람*			남자			여자*		
조사기간	샘플 (n)	과체중	비만	중증 비만	과체중	비만	중증 비만	과체중	비만	중증 비만
1971-1974	7,041	10.2(0.6)	5.2 (0.3)	1.0 (0.1)	10.3 (0.8)	5.3(0.5)	1.0 (0.2)	10.1 (0.8)	5.1(0.4)	1.0 (0.2)
1976-1980	7,351	9.2(0.4)	5.5 (0.4)	1.3 (0.2)	9.4 (0.6)	5.4(0.4)	1.2 (0.3)	9.0 (0.5)	5.6(0.6	1.3 (0.3)
1988-1994	10,777	13.0(0.7)	10.0 (0.5)	2.6 (0.4)	12.6 (0.9)	10.2(0.7)	2.7 (0.5)	13.4 (0.9)	9.8(0.8)	2.6 (0.4)
1999-2000	4,039	14.2(0.9)	13.9 (0.9)	3.6 (0.5)	15.0 (1.9)	14.0(1.2)	3.7 (0.7)	13.4 (0.8)	13.8(1.1)	3.6 (0.6)
2001-2002	4,261	14.6(0.6)	15.4 (0.9)	5.2 (0.5)	14.2 (0.7)	16.4(1.0)	6.1 (0.8)	15.0 (0.9)	14.3(1.3)	4.2 (0.6)
2003-2004	3,961	16.5(0.8)	17.1 (1.3)	5.1 (0.6)	16.6 (1.0)	18.2(1.5)	5.4 (0.8)	16.3 (0.9)	16.0(1.4)	4.7 (0.7)
2005-2006	4,207	14.6(0.9)	15.4 (1.4)	4.7 (0.6)	14.7 (1.2)	15.9(1.5)	4.9 (0.8)	14.6 (1.0)	14.9(1.6)	4.5 (0.7)
2007-2008	3,249	14.8(0.7)	16.8 (1.3)	4.9 (0.6)	14.3 (0.7)	17.7(1.4)	5.5 (0.8)	15.4 (1.5)	15.9(1.5)	4.3 (0.8)
2009-2010	3,408	14.9(0.8)	16.9 (0.7)	5.6 (0.6)	14.4 (1.0)	18.6(1.1)	6.4 (1.0)	15.4 (0.9)	15.0(0.8)	4.7 (0.6)
2011-2012	3,355	14.9(0.9)	16.9 (1.0)	5.6 (0.7)	15.4 (1.3)	16.7(1.4)	5.7 (0.9)	14.5 (1.4)	17.2(1.2)	5.5 (0.8)
2013-2014	3,523	16.2(0.6)	17.2 (1.1)	6.0 (0.6)	16.4 (0.8)	17.2(1.3)	5.6 (0.6)	16.0 (1.0)	17.1(1.6)	6.3 (0.9)
2015-2016	3,340	16.6(0.8)	18.5 (1.3)	5.6 (0.8)	15.7 (1.0)	19.1(1.7)	6.3 (1.0)	17.6 (1.2)	17.8(1.2)	4.9 (0.9)

과체중은 성별에 따른 2000년 CDC 성장 차트에서 85번째 백분위수 이상 95번째 백분위수 이하의 체질량지수(BMI)를 의미한다.
비만은 95번째 백분위수 이상의 BMI이다. 심각한 비만은 95번째 백분위수의 120% 이상의 BMI이다.
* 임산부를 제외한다.
NCHS, 국민건강영양조사.
질병통제예방센터에서. NCHS Health E - 통계, 2019년 10월에 접속. www.cdc.gov/NCHS/data/hestat/obesity_ Child_15_16/obesity_ child_15_16.htm

표 20.2. 2-19세 아동 및 청소년의 비만율

인종 및 히스패닉[†] 출신 및 빈곤 수준 비율	1988 – 1994	2003 – 2006	2009 – 2012	2013 – 2016
남녀 모두[‡]	10.0	16.3	16.9	17.8
히스패닉 또는 라틴계가 아님				
백인만 해당	9.2	14.7	14.0	14.7
흑인 또는 아프리카계 미국인만 해당	12.5	20.7	22.1	20.4
아시아계만 해당	–	–	–	9.8
히스패닉 또는 라틴계	–	–	21.8	23.6
멕시코 출신	14.3	20.9	21.9	24.2
빈곤 수준 비율[§]:				
100% 미만	12.6	18.9	20.9	21.0
100% – 199%	10.2	17.4	18.5	20.7
200% – 399%	9.4	17.1	15.9	16.9
400% 이상	4.7*	11.0	11.5	12.2

* 추정치는 신뢰할 수 없는 것으로 간주된다.

[†] 히스패닉과 멕시코 출신의 사람들은 모든 인종에 속할 수 있다. 1999년 데이터를 시작으로, 인종별 추정치는 1997년 개정된 인종 및 민족성 연방 데이터 분류 기준에 따라 표로 작성되며 이전 연도의 추정치와 엄격하게 비교되지 않는다. 표에 표시된 비히스패닉 인종 범주는 1997년 기준을 따른다. 1999년 데이터를 시작으로, 인종별 추정치는 단 하나의 인종 그룹만 보고한 사람들을 대상으로 한다. 1999년 데이터 연도 이전에는 1977년 기준에 따라 추정치가 표로 작성되었다. 1999년 이전의 단일 인종 범주에 대한 추정치에는 하나의 인종을 보고한 사람들이 포함되었으며, 두 개 이상의 인종을 보고한 경우 하나의 인종이 자신의 인종을 가장 잘 대표하는 것으로 확인되었다. 부록 II, 히스패닉 기원; 인종을 참조하라.

[‡] 별도로 표시된 사람뿐만 아니라 모든 인종과 히스패닉 출신의 사람들도 포함된다.

[§] 빈곤율은 가족 규모에 맞춘 미국 보건복지부의 빈곤 지침과 적절한 연도 및 주에 따라 가족 소득을 나누어 계산했다. 빈곤율이 알려지지 않은 사람들은 제외되었다(2013-2016년 기준 6%). 부록 II, 가족 소득; 빈곤. —, 데이터 없음.

엑셀 버전(사용 가능한 경우 더 많은 데이터 연도와 표준 오류 포함): https://www.cdc.gov/nchs/hus/contents2018.htm.Table_027.9

NHANES에 따른 아동 비만의 증가를 보여준다. 이 수치는 한 시점의 수치일 뿐이며, 유병률 수치는 이 건강 위기로 인해 지속적으로 변화하고 있다.

비만의 연령별 차이에 관한 유병률 정보 외에도 의료 서비스 제공자는 비만 유병률의 인종, 민족, 사회경제적 격차를 인식하는 것이 중요하다. 2015-2016년 NHANES를 다시 살펴보면, 비히스패닉계 백인 및 비히스패닉계 아시아계 아동보다 비히스패닉계 흑인 및 히스패닉계 아동의 비만율이 가장 높다는 사실이 밝혀졌다.

표 20.2는 이러한 격차를 더 자세히 설명한다. 이 정보는 발달, 정형외과 또는 아동의 전반적인 활동 수준을 저하시킬 수 있는 기타 진단을 위해 진료할 때 위험군에 속하는 고객의 프로필을 PT에게 제공할 수 있다.

성인 인구에서 비만율은 여성의 경우 소득 및 교육 수준과 반비례하는 것으로 나타났으며, 소득과 교육 수준이 낮은 성인일수록 체질량 지수(BMI)가 높은 것으로 나타났다. 그러나 아동의 경우 소득과 비만의 관계는 일관성이 떨어지며, 일부에서는 반대의 관계가 있는 것으로 나타났다. 이로 인해 2010년 백악관 아동비만 태스크포스에서는 "비만의 인종적 격차를 줄이기 위한 노력은 소득과 교육 이외의 요인 즉 환경적, 사회적, 문화적 요인을 목표로 삼아야 한다"고 발표했다. 미국 내에는 인종, 민족, 사회경제적 격차 외에도 지역적 격차가 존재한다. NHANES는 실제 신체 검사 데이터에서 얻은 데이터를 보고하지만, 행동 위험 요인 감시 시스템(BRFSS)은 자가 보고된 건강 정보에 대한 전국적인 설문조사이다. BRFSS 추세는 그림 20.2를 참조하라. 어린이와 성인 모두의 비만은 국가적 건강 위기로 명확히 확인되었기 때문에 의료 시스템에 막대한 재정적 타격을 입혔다.

구체적인 건강 장애에 대해서는 이 장의 뒷부분에서 다루지만, 비만으로 인해 미국에서 매년 112,000명이 사망하

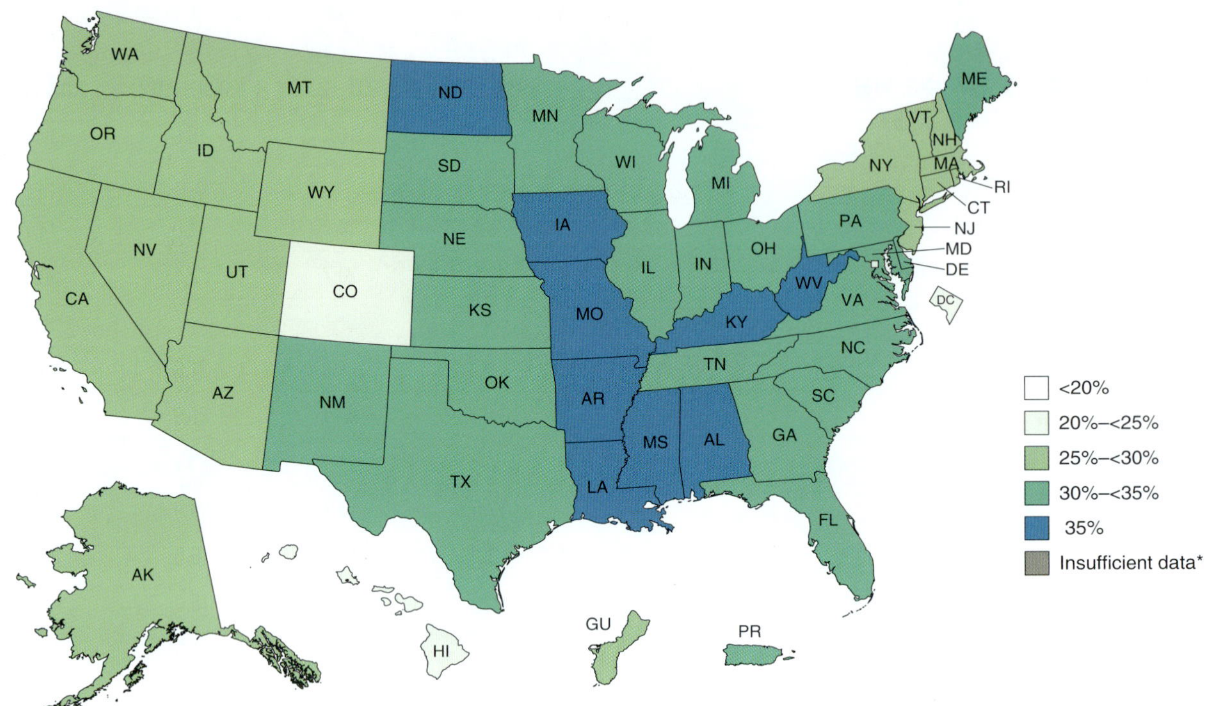

그림 20.2. 지도: 전체 비만. 미국 성인의 주 및 테리토리별 자가 보고 비만 유병률, BRFSS, 2018. 유병률 추정치는 2011년부터 시작된 행동위험요인감시시스템(BRFSS)의 방법론적 변화를 반영한다. 이러한 추정치를 2011년 이전의 유병률 추정치와 비교해서는 안 된다. *표본 크기가 50 미만 또는 상대 표준 오차(표준 오차를 유병률로 나눈 값)가 30% 이상이다.

는 것으로 추정된다는 점의 지적이 중요하다. 2010년 백악관 아동비만 태스크포스에서 대통령에게 보고한 보고서에 따르면 비만인 성인은 정상 체중의 또래에 비해 연간 1,429달러의 의료비를 더 지출하는 것으로 추정되는 등 의료 시스템에 대한 재정적 부담이 심각한 것으로 알려져 있다. 비만으로 인한 성인 의료비 지출 추정치는 1998년에 400억 달러를 넘어섰으며, 2008년에는 1,470억 달러로 증가했다. 과체중 아동의 직접 의료비는 연간 30억 달러로 추산되었다. 또한 과체중 및 비만 아동은 성인이 되어 비만이 될 가능성이 높다는 놀라운 통계도 보고되었다. 6-8세의 비만 아동의 성인 비만이 될 확률이 BMI가 낮은 어린이보다 약 10배 높다는 연구 결과가 발표되었다. 또한 이러한 연관성은 어린 아이들보다 비만 청소년에게 더 강하게 나타날 수 있다고 한다.

발달 장애의 존재는 아동 비만의 유병률 증가와도 분명한 연관성이 있다. 표 20.3은 조기 개입, 학령기 서비스 또는 외래 환자 환경에서 물리치료를 받고 있는 아동에게 정기적으로 나타나는 다양한 질환의 유병률에 미치는 영향을 보여준다. 2000년에 APTA 대의원회는 물리치료의 미래에 대한

표 20.3. 발달 장애와 비만 유병률	
주의력 결핍 과잉 행동 장애	17.6%
지적 장애가 있는 경우	19.8%
학습장애/기타 발달 장애와 함께 있는 경우	20.3%
학습 행동 발달 장애가 있는 경우	20.4%
자폐증이 있는 경우	31.8%
다운 증후군	47.8%

From Phillips KL, Schieve LA, Visser S, et al. Prevalence and impact of unhealthy weight in a national sample of US adolescents with autism and other learning and behavioral disabilities. Matern Child Health J. 2014;18:1964- 1975; Basil JS, Santoro SL, Martin LJ, et al. Retrospective study of obesity in children with downs syndrome. J Pediatr. 2016;173:143-148.

공식 비전 성명서인 비전 2020을 채택했다. 다음 발췌문은 이러한 비만 유행이 물리치료사의 진료 범위 내에 있는 것과 관련이 있다: "2020년까지 물리치료사는 소비자와 의료 전문가들에게 물리치료 의사로 인정을 받을 수 있고, 물리치료는 소비자의 운동, 기능 및 건강의 장애, 활동 및 참여 제한, 환경 장벽을 진단과 중재 및 예방에 직접 접근할 수 있는

물리치료사에 의해 제공될 것이다." 소아 비만 치료에서 물리치료사의 역할에 대한 논의에서 중요한 것은 예방과 건강 증진에 대한 헌신이다. 비전 선언문은 다음과 같이 말했다: "2020년까지 물리치료는 물리치료 의사이며 보드 인증을 받은 전문의인 물리치료사가 제공하게 될 것이다. 소비자는 고객 관리, 예방 및 건강 서비스를 위해 모든 환경에서 물리치료사에게 직접 접근할 수 있다. 물리치료사는 고객의 의료 네트워크에서 선택된 의료인이 되며 자율적인 진료에 대한 모든 권한을 보유하게 된다. 물리치료사는 지시와 감독 등의 개입 요소를 제공할 수 있도록 교육과 면허를 받은 물리치료사 보조원의 도움을 받을 수 있다. 물리치료사와 물리치료사 보조원은 청렴성, 평생 학습, 모든 사람을 위한 포괄적이고 접근 가능한 건강 프로그램에 대한 헌신에 따라 치료의 연속성과 전반에 걸친 증거 기반 서비스를 제공하고 사회의 삶의 질을 개선할 것이다. 이들은 신뢰와 존중, 개인적 차이에 대한 이해를 바탕으로 문화적으로 민감한 치료를 제공할 것이다. 물리치료사는 기초 및 임상 연구뿐만 아니라 새로운 기술을 충분히 활용하면서 높은 수준의 직접 치료를 계속 제공할 것이다. 물리치료사들은 물리치료 직업의 발전과 사람들의 건강을 위해 적극적인 책임을 다할 것이다."

비만 및 과체중 아동의 운동, 기능 및 건강과 관련된 장애, 활동 제한, 참여 제한 및 환경적 장벽을 최대한 예방하기 위해 물리치료사가 선택받는 실무자가 되기 위해서는 건강과 웰니스의 영역으로 나아가야 한다. 또한 지지자들은 물리치료의 중요한 역할로 "물리치료 개입에 예방 및 건강 전략을 통합하는 것"을 정의했다(물리치료사 실습 가이드).

» 정의

소아 비만의 분류는 키와 몸무게뿐만 아니라 나이와 성별에 따라 달라지며, 성숙하는 신체의 변화로 인해 성인 비만의 분류와는 구별된다. 일반적으로 성인 비만의 척도로 사용되는 BMI는 CDC에서 개인의 키와 몸무게를 측정하여 계산한 수치로 정의한다. BMI는 체중(킬로그램)을 키의 제곱(미터)으로 나눈 비율로 이 관계를 표현한다. 건강 지표로 사용할 수 있는 체중 범주를 비교적 쉽고 저렴하게 살펴볼 수 있는 선별 도구로서 체지방의 신뢰할 수 있는 척도로 간주된다. 또한 가장 뚱뚱한 사람을 정확하게 식별하는 것으로 밝혀졌으며, "분포의 상단에서 허용 가능한 정확도"를 보이는 것으로 나타났다.

어린이와 청소년의 경우 BMI를 계산하고 같은 연령대의 다른 사람들과 비교하여 연령별 백분위수를 결정한다. 어린이 영양 상태를 판단하는 지표로 체질량지수-연령별 백분위수(BMI-for-age) 값을 활용하는데, 이의 장점은 성장함에 따라 정상 체지방이 남아와 여아에서 다르기 때문에 연령에 따라 해석이 달라지는 점을 고려하여 체중과 키를 기준으로 한 가이드라인을 제공한다는 점이다. 2012년 4월 기준, CDC는 2세에서 18세 사이의 어린이를 과체중으로 정의하고, 같은 연령대와 성별의 어린이를 기준으로 체질량지수(BMI)가 백분위수 85 이상, 95 미만인 경우를 과체중으로 정의했다. 아동 비만은 CDC 성장 차트를 사용하여 같은 연령대 및 성별 아동의 BMI가 95 백분위수 이상인 경우로 정의했다(그림 20.3 및 20.4 참조). 2013년에는 연령별 BMI 95 백분위수의 120% 이상인 어린이를 설명하기 위해 새로운 체중 상태 범주가 확인되었다. 이 범주는 연령에 따른 BMI의 극단적인 값을 더 세분화할 필요성에서 비롯된 것이다. CDC 성장 차트에는 고도비만 체중 상태 범주가 반영되어 있지 않다는 점에 유의해야 한다.

진정한 웰니스 전문가가 되려면 물리치료사는 예방 및 웰니스 전략을 개입에 통합하는 방법을 배워야 한다. 또한 물리치료사는 비만이 있는 소아 고객과 함께 일할 때 미칠 수 있는 영향력을 높이기 위해 건강 관련 피트니스 및 웰니스 용어의 다양한 측면에 대한 실무 지식을 갖춰야 한다. ACSM은 체력을 "신체 활동을 수행하는 능력과 관련된 사람들이 소유하거나 달성하는 일련의 속성"으로 구성된 "다차원적 개념"으로 명확하게 정의하며, 기술 관련, 건강 관련, 생리적 구성 요소로 이루어져 있다. 물리치료사는 종종 스포츠 부상 후 재활과 같이 체력의 기술 관련 요소로 복귀하는 데 관여한다. 민첩성, 균형감, 조정력, 속도 등은 치료에서 자주 다루는 기능적 기술 중 일부에 불과하다. 건강 관련 체력 측정에는 개인이 일상 활동을 수행할 수 있는 능력이 포함된다. 이는 전반적인 컨디션 저하 상태와 같은 비활동의 영향을 방지한다. 소아비만 어린이는 같은 연령대의 또래가 즐길 수 있는 많은 활동을 수행하지 못하기 때문에 이러한 유형의 체력이 가장 큰 영향을 받을 수 있다.

건강 관련 체력에는 체성분, 근력, 지구력, 심혈관 지구력, 유연성 등이 포함된다는 점을 이해하고 장단기 목표를 설계할 때 이를 고려해야 한다. 물리치료사는 소아의 체력, 건강 및 웰빙을 증진하는 역할을 수행하려면 비만의 다른 구

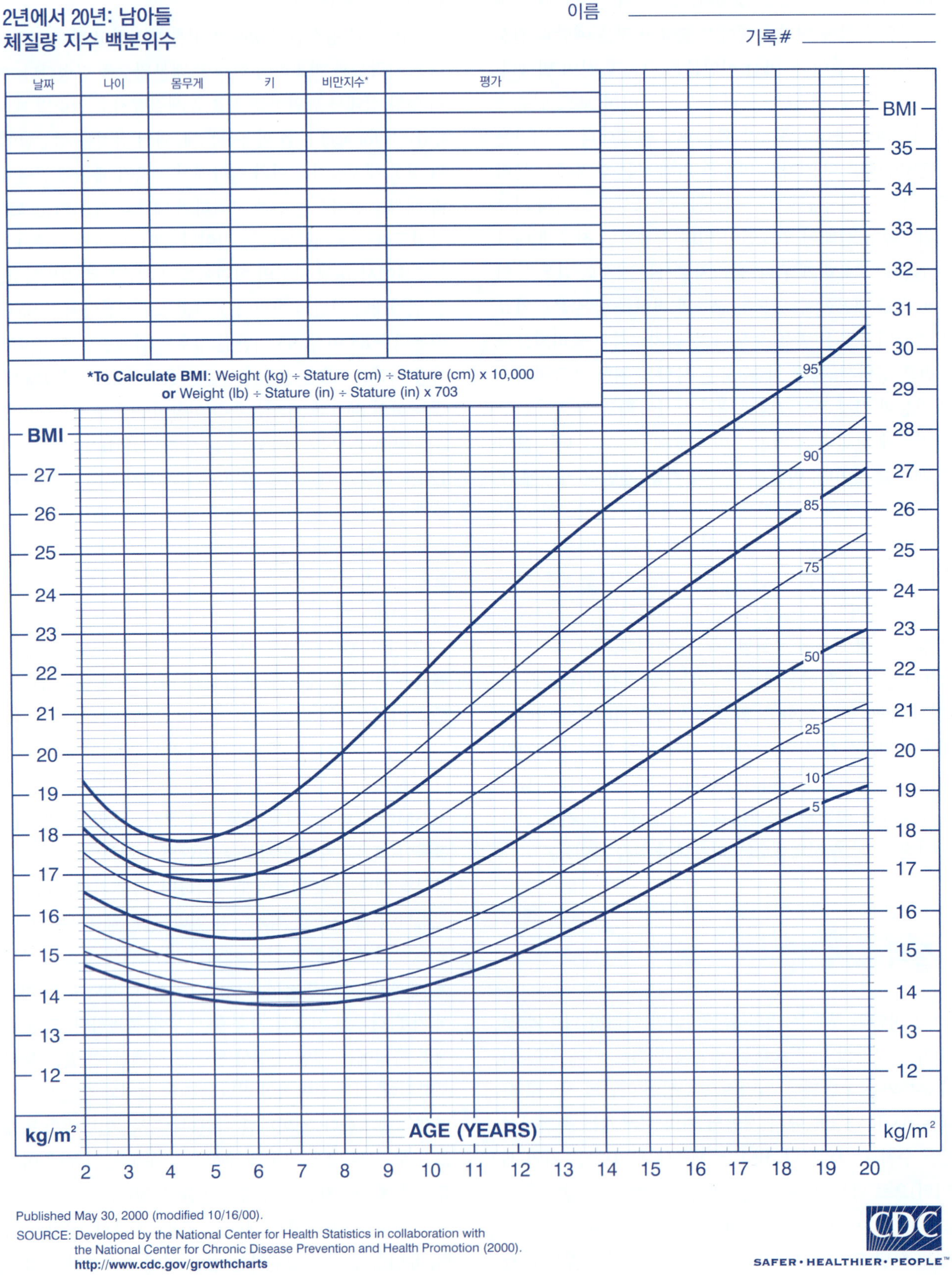

2년에서 20년: 남아들
체질량 지수 백분위수

이름 ______________________

기록# ______________

날짜	나이	몸무게	키	비만지수*	평가

***To Calculate BMI**: Weight (kg) ÷ Stature (cm) ÷ Stature (cm) x 10,000
or Weight (lb) ÷ Stature (in) ÷ Stature (in) x 703

BMI

35 34 33 32 31 30 29 28 27 26 25 24 23 22 21 20 19 18 17 16 15 14 13 12

95 90 85 75 50 25 10 5

kg/m²

AGE (YEARS)

2 3 4 5 6 7 8 9 10 11 12 13 14 15 16 17 18 19 20

Published May 30, 2000 (modified 10/16/00).

SOURCE: Developed by the National Center for Health Statistics in collaboration with the National Center for Chronic Disease Prevention and Health Promotion (2000).
http://www.cdc.gov/growthcharts

그림 20.3. 미국 질병통제센터의 2-20세 남아의 연령별 체질량지수(BMI) 성장 차트.
연령별 BMI 성장 차트는 https://www.cdc.gov/growthcharts/clinical_charts.htm에서 확인할 수 있다.

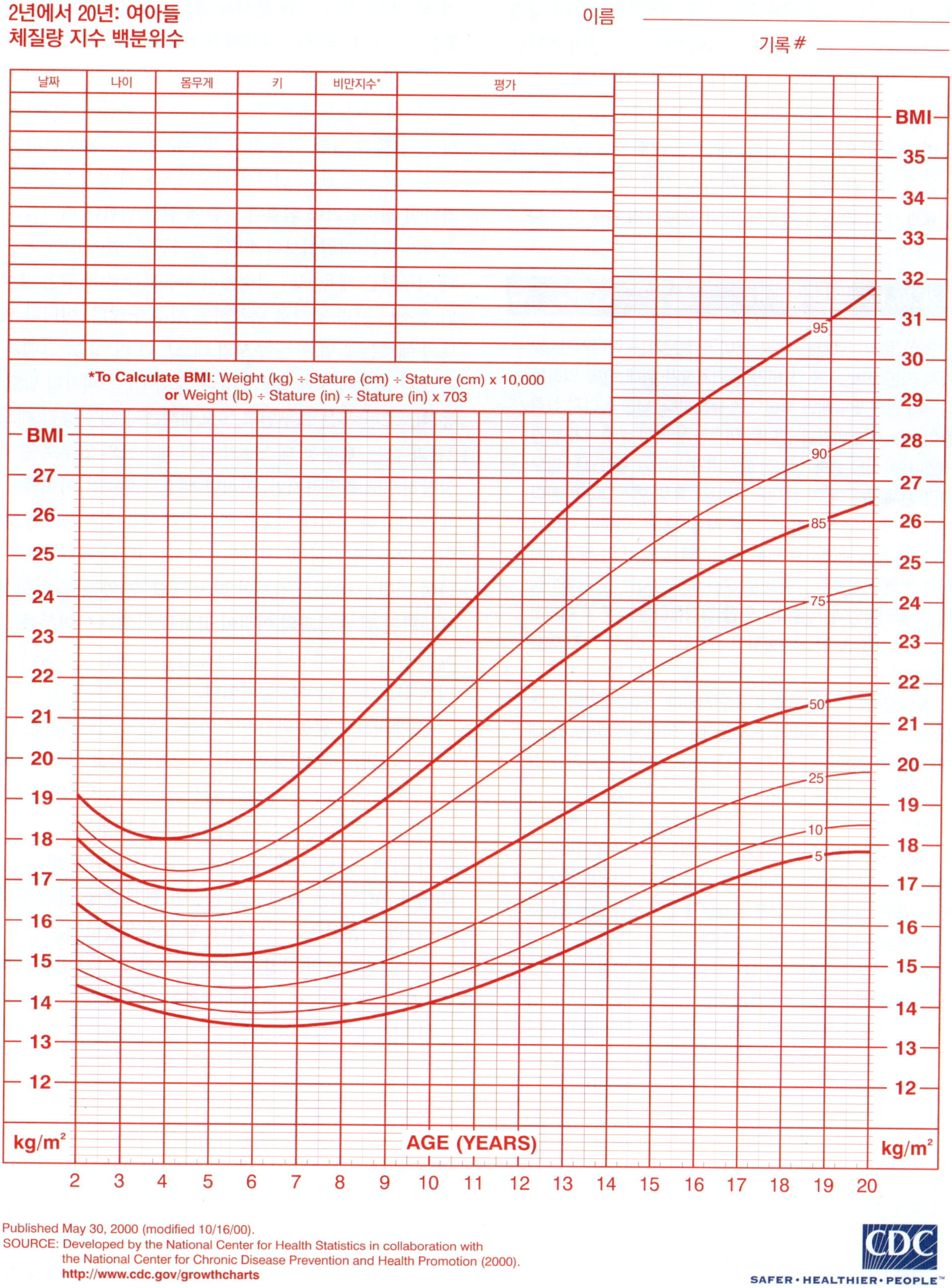

2년에서 20년: 여아들
체질량 지수 백분위수
이름
기록 #
날짜
나이
몸무게
키
비만지수*
평가
*To Calculate BMI: Weight (kg) ÷ Stature (cm) ÷ Stature (cm) x 10,000
or Weight (lb) ÷ Stature (in) ÷ Stature (in) x 703
BMI
35
34
33
32
31
30
29
28
27
26
25
24
23
22
21
20
19
18
17
16
15
14
13
12
95
90
85
75
50
25
10
5
kg/m²
AGE (YEARS)
2 3 4 5 6 7 8 9 10 11 12 13 14 15 16 17 18 19 20
Published May 30, 2000 (modified 10/16/00).
SOURCE: Developed by the National Center for Health Statistics in collaboration with
the National Center for Chronic Disease Prevention and Health Promotion (2000).
http://www.cdc.gov/growthcharts
CDC
SAFER • HEALTHIER • PEOPLE™

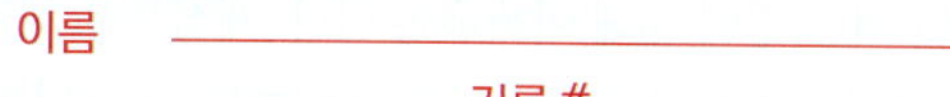

그림 20.4. 미국 질병통제센터의 2-20세 여아 연령별 체질량지수(BMI) 성장 차트. 연령별 BMI 성장 차트는 https://www.cdc.gov/growthcharts/clinical_charts.htm에서 확인할 수 있다.

성 요소와 측정에 대해 이해해야 한다. 체성분은 체지방량과 무지방 체질량의 상대적인 양을 의미한다. 청소년의 건강한 체성분은 후에 심혈관계 프로필의 개선과 이환율의 감소와 관련이 있는 것으로 밝혀졌다. 체성분은 칼로리 섭취와 에너지 소비의 균형으로 결정된다. 최근 연구에 따르면 특정 유형의 음식 섭취가 칼로리 연소와 체중 감량 및 유지 중 어느 것에 효과가 더 좋은지 여부에 따라 칼로리의 가중치가 다르게 적용되는지에 대한 문제가 조사되었다. 체중 감량에 더 좋은 것으로 나타났다(자세한 내용은 보기 20.1 참조).[17]

보기 20.1 영양 업데이트

소아 물리치료사는 영양 분야의 전문가는 아니지만, 몇 가지 기본 정보는 소아 비만을 퇴치하기 위해 함께 일하는 다학제 팀의 필수적인 부분으로 유용하다. 최근 에너지 섭취량이 에너지 소비량과 같다는 이론을 반박하는 증거가 발견되었다. 음식을 통해 섭취한 칼로리가 체내에 저장되지 않으려면 신체 활동과 기초 대사 기능을 통해 연소되어야 한다는 것은 여전히 부인할 수 없는 사실이지만, 이것이 어떻게 일어나는지에 대해서는 의문이 제기되고 있다. 이 분야에서 상당한 연구를 수행한 로버트 루스티그 박사는 칼로리의 질이 연소되는 양과 저장되는 양을 결정한다는 이론을 제시하고 있다. 이를 좀 더 세분화하여 칼로리 범주의 네 가지 예를 설명한다:

섬유질–칼로리의 흡수를 지연시키며, 160칼로리의 아몬드를 먹으면 130칼로리만 흡수된다는 예로 설명하면 장 내 박테리아가 칼로리의 일부를 사용하여 나머지 칼로리가 혈류로 흡수되는 것을 지연시키는 것으로 추정된다.

단백질–음식의 열 효과로 인해 탄수화물보다 단백질 대사에 두 배의 에너지를 투입해야 한다. 이로 인해 단백질은 처리 과정에서 더 많은 에너지를 사용하므로 칼로리가 소모된다. 또한 단백질은 배고픔 호르몬을 감소시켜 탄수화물보다 배고픔을 더 잘 줄여준다고 한다.

지방–지방은 연소될 때 그램당 9칼로리를 방출하는 것으로 알려져 있다. 그러나 동맥을 막는 트랜스 지방과 같이 "나쁜" 지방으로 간주되는 것도 있지만, 심장 건강에 좋은 오메가-3 지방과 같이 "건강한" 지방으로 간주되는 것도 있다.

당분–과당과 포도당이라는 두 가지 화학물질로 구성되어 있다. 신체의 모든 세포는 포도당을 에너지로 사용하지만, 과당은 간에서 지방으로 대사되어 포도당처럼 에너지로 사용되지 않는다. 과당은 탄산음료, 사탕, 그리고 가공식품의 주요 성분이다.

영양학 증거와 연구에 발맞춰 PT는 소아와 그 가족이 더 건강한 식단을 개발하는 데 있어 가질 수 있는 오해를 불식시킬 수 있다.

허리둘레 측정은 나이에 대한 BMI와 함께 건강 지표로 사용되어 왔다. 둘레 측정으로 측정되는 중심부 지방은 고지혈증, 심혈관 질환 위험 요인 및 제2형 당뇨병과 관련이 있는 것으로 밝혀졌다. 연구에 따르면 8세 때 중심지방도가 증가하면 청소년기에 심혈관 질환에 걸릴 위험이 허리둘레 측정치가 작은 어린이보다 4배나 높아질 수 있다고 한다. 근력과 지구력은 체육 교과 과정에서 사용되는 것과 같은 표준화된 청소년 체력 검사로 측정하는 경우가 많다. 이러한 테스트의 예로는 컬업 또는 푸시업 테스트와 피트니스그램과 같은 보다 포괄적인 테스트가 있다. 소아 PT는 피바디 발달 운동 척도 2판 혹은 브루인크스-오세레츠키 운동 능력 테스트 2판과 같은 총 운동 테스트의 하위 테스트의 일부로 근력을 일상적으로 측정하지만, 이러한 테스트 항목은 아이들이 과제를 완료하기 위해 체중을 극복해야 하는 점프를 사용한다. 이와 같은 "일반적인" 시나리오에서는 PT가 판단력을 발휘하여 비만인 아동을 검사할 때 발생할 수 있는 부상 위험과 표준화된 검사 결과의 이점이 균형을 이루는지 여부를 결정해야 한다. 심폐지구력은 신체가 활동에 적합한 수준으로 조직에 산소를 공급하는 능력이다.

신체적으로 활동적인 어린이는 고밀도 지단백질은 더 많고, 중성지방은 더 낮으며, 저밀도 지단백질은 더 적고, BMI는 더 낮고, 인슐린 감수성은 개선되고, 수축기 혈압은 더 낮은 것으로 밝혀졌다. 유연성은 전반적인 체력 수준을 파악하기 위해 어린이에게 자주 테스트되는 체력의 또 다른 측면이다. ACSM은 유연성을 관절이 전체 운동 범위를 움직일 수 있는 능력으로 정의한다. 관절의 유연성에는 근육, 힘줄, 인대, 관절낭의 신전성 등 여러 가지 요인이 영향을 미친다. PT 교육에는 고니오미터나 줄자 사용과 같은 유연성 측정이 일상적으로 포함된다. 피트니스 분야에서는 앉아서 팔 뻗기 테스트와 V- 앉아서 팔 뻗기 테스트가 현장 테스트에 포함된다. 두 테스트 모두 여러 관절의 유연성을 측정하므로 관절별 고니오메트릭 테스트보다 개인의 유연성에 대한 보다 일반적인 상태를 파악할 수 있는 더 많은 정보를 제공한다.

또한 현장 테스트에는 어린이를 또래와 비교할 수 있는 표준 데이터가 있다. ACSM은 생리적 체력의 요소를 "습관적 활동의 영향을 받는 생물학적 시스템과 관련된 비수행적 요소를 포함한다는 점에서" 건강 관련 체력 요소와는 구별된다고 설명한다. 대사적 피트니스, 형태적 피트니스, 뼈의 완전성 등이 이 범주에 포함될 수 있다. 건강 증진 및 웰니스를 실천의 필수 요소로 포함하는 APTA 비전 선언문을 보면, 청소년 비만 치료에서 성장이 필요한 것은 바로 이 생리적 체력 영역이다. 물리치료 평가의 검사와 측정은 비만이 치료의 주된 진단이 아니더라도 비만 아동의 모든 체력 측정치를 최대화하기 위한 목표를 파악하는 데 도움이 된다. 이제 물리치료는 재활 과정에서의 체력 극대화에 필수적 요소이다. 비만 아동의 치료 프로그램에 체력에 대한 다인자 개념을 적용하고 이러한 프로그램을 설계할 때 증거 기반 연구에 계속 집중하면 소아 비만 발생률 감소라는 목표에 초점을 맞춘 다학제 팀 내에서 PT의 역할을 정립하는 데 도움이 될 것이다.

소아 비만에 대한 물리치료사의 역할

APTA는 PT를 “모든 연령대의 개인이 최적의 기능과 삶의 질을 가질 수 있도록 운동, 활동 및 건강을 유지, 회복 및 개선하는 건강 관리 전문가”로 정의하고 “위험을 줄이고, 기능 저하 및 장애의 진행을 늦추거나 예방하기 위한 위험 요인 식별 및 서비스 실행을 통해 건강, 웰빙 및 피트니스 증진에 관여”하는 사람이라고 정의했다. 이 정의에 따라 소아 비만에 대한 PT의 역할이 정의된다. 증가하는 소아비만 발병률과의 싸움은 활동적인 생활과 건강한 라이프스타일이라는 개념에서 시작된다. “활동적인 생활”의 정의를 일상 생활의 신체 활동을 통합하는 삶의 방식이라고 생각하면, 교육 환경, 지역사회 또는 의료 기반 시설에서 소아 PT로서 이러한 건강한 생활을 장려할 수 있는 특별한 기회가 될 것이다. 물리치료사는 근골격계와 대근육 운동 발달의 전문가이며 건강 증진과 장애 예방을 돕는 전문가이므로 소아 비만 치료에서 그 역할이 분명하다. 독립적인 운동 잠재력과 삶의 질을 극대화하는 것이 소아 비만 치료에서 물리치료사의 역할의 핵심이기 때문에 비만 아동의 치료에서 물리치료사의 기능은 다각도로 이루어진다. 물리치료사는 신체적 장애에 대한 개입 외에도 의료 분야, 지역사회, 교육 환경에서 동반 장애의 교육 및 예방을 위해 가족과 함께 일하는 다학제 팀의 일원이 되어야 한다. 2008년 미국 보건복지부는 건강한 성장과 발달을 극대화하기 위해 아동과 청소년의 신체 활동 가이드라인을 매일 60분 이상의 중등도에서 격렬한 신체 활동으로 설정했다. 건강 관련 체력의 개념을 통합하여 신체 활동 시간에는 유산소, 근육 강화, 뼈 강화의 구성 요소가 포함되도록 제안하고 있다. 이 가이드라인에서는 유산소 활동의 권장 사항으로 일주일에 3일은 중등도에서 격렬한 수준의 활동을, 나머지 날은 격렬한 수준의 활동을 포함하도록 상세히 설명한다. 근육 및 뼈 강화 활동도 일주일에 3일 이상 권장된다. 이는 모든 어린이와 청소년, 특히 체중이 증가한 어린이와 청소년을 위한 종합적인 가정 운동 프로그램을 개발할 때 고려해야 할 지침이다. 적당한 신체 활동은 5 또는 6의 운동 수준으로, 격렬한 운동은 7 또는 8의 운동 수준으로 설명된다. 수정된 보그 척도 또는 어린이의 연령에 적합한 다른 시각적 척도와 같은 객관적인 척도를 사용하는 것이 중요하다.

신체 활동은 골격근에 의한 신체의 움직임으로 에너지 소비를 초래하는 것을 말한다. 이를 구분하기 위해 운동은 계획적이고 구조적이며 반복적인 신체 활동으로, 하나 이상의 체력 구성 요소를 개선하거나 유지하는 것을 목적으로 한다. PT는 재활 치료 절차의 핵심 구성 요소로서 치료 운동의 전문가로 간주될 수 있지만, 2011년 Schlessman 등이 발표한 연구 보고서에 따르면 “PT 3명 중 1명만이 웰니스 증진을 실무에 통합할 생각이나 준비를 하고 있으며 54%만이 웰니스를 실무에 통합하고 있다.”[23] 학위 후 프로그램에서 건강 예방의 역할에 대한 관심이 증가함에 따라 이 분야의 리더로서 PT에 대한 인식이 커지고 있는 것으로 나타났다.

일반 대중은 아직 건강 증진 및 웰니스 분야의 리더로서 PT의 역할을 제대로 인식하지 못하고 있다. 미취학 아동의 부모를 대상으로 한 연구에 따르면 부모는 자녀의 체중 문제를 인식하지 못하거나 문제가 발생했을 때 어떤 조치를 취해야 할지 모르는 것으로 나타났다. 이는 소아 건강 증진에서 PT의 역할에 대한 대중의 지식이 부족하며, PT가 이 분야에 더 많이 참여할 수 있는 기회를 모색해야 할 필요성을 시사한다. 조기 개입 팀의 필수 구성원인 물리치료사는 자신이 서비스를 제공하는 아동과 가족의 총체적 운동 기술 습득을 향상시키는 역할을 담당한다. 2011년에 Nervik 등이 제안한 바와 같이, 3-5세 아동의 총체적 운동 발달은 높은 BMI의 영향을 받을 수 있다. 3세에서 7세 사이에는 지방 조직이 발달하기 때문에 이 시기가 비만 예방에 중요한 시기라고 한다. 이 시기는 일반적으로 어린이의 BMI가 가장 낮은 지점에 도달한 후 청소년기까지 상승하기 시작하는 시기이다. 지방 조직이 발달하는 시기로 인해 미취학 시기가 비만 예방에 중요한 시기인 것으로 밝혀졌기 때문에 PT는 부모와 유치원 및 어린이집의 조기 교육 전문가 모두에게 이 소아를 위한 신체 활동의 중요성에 대한 교육을 시작할 수 있다. 웰니스 증진을 실천하는 데에는 장벽이 존재한다. 자원, 시간, 자금이 부족하고 가족과 어린이가 프로그램에 계속 참여하도록 하는 데 어려움이 있다는 점이 이러한 장벽 중 하나이다. 비만의 동반 질환에 대한 재활 과정에서 어린이와 그 가족에게 PT를 소개하는 경우가 많으므로, 건강한 라이프스타일 선택을 장려하고 어린이를 위한 건강 관련 피트니스 지침을 가족에게 교육하는 최전선에 설 수 있는 특별한 기회가 존재한다.

비만이 건강에 미치는 영향

과체중 및 비만 아동의 수가 놀라운 속도로 증가함에 따라 전국의 병원과 클리닉에서 장단기적으로 건강에 미치는 영향도 증가하고 있다. 비만의 영향은 의료 분야뿐만 아니라 교육 시스템 전반에서도 볼 수 있다. 소아기 비만은 고혈압, 제2형 당뇨병, 호흡 장애, 수면 장애, 만성 저급 전신 염증, 정형외과적 근골격계 문제, 심리사회적 영향의 증가와 관련이 있다는 것은 잘 알려져 있다. 이미 언급했듯이 비만이 있는 어린이는 운동 기술 습득에 어려움을 겪을 수 있다는 연구 결과가 있다. 성인 비만 발생률 증가와 같은 장기적인 결과의 위험이 증가한다.

과체중 청소년의 50% 이상이 대사 증후군(인슐린 저항성, 고혈압, 고지혈증, 복부 비만), 사회경제적 악영향, 심혈관 질환 및 조기 이환율의 기준을 충족하는 성인 비만의 증가와 같은 장기적인 결과의 위험이 증가한다. 미국 인구의 최대 1/3이 일생 동안 제2형 당뇨병에 걸릴 것으로 추정된다. 비만 청소년의 사망 위험은 빠르면 40대에 두 배로 증가하며, 이 전염병은 고혈압, 고지혈증, 흡연에 대한 임상 치료의 개선으로 인한 기대 수명 증가를 역전시킬 수 있는 위협으로 보고되고 있다. 즉, 데이터에 따르면 이 세대의 아이들이 부모보다 오래 살지 못하는 첫 번째 세대가 될 것이라고 한다. 또한 2014년 미국 국립보건원에서 발표한 연구에 따르면 성인의 고도 비만은 기대 수명에 큰 영향을 미쳐 최대 14년까지 감소할 수 있다고 한다.

소아 비만으로 인한 이차적 장애의 대부분은 PT 진료 범위를 벗어나지만, 정형외과 및 근골격계 기능 장애 영역은 종종 물리치료사가 검사하고 치료한다. 블런트병, 넙다리뼈 및 넙다리뼈 머리 탈구, 척추 기능 장애 및 골절은 과체중 또는 비만과 직접적으로 관련이 있을 수 있는 진단 중 일부에 불과하다. 연구에 따르면 과체중은 신체 활동의 일부인 체중 부하 활동에 대한 신체 반응에 영향을 미칠 수 있다고 한다. 속도, 케이던스, 에너지 사용량의 변화, 비정상적인 무릎 하중과 발의 불편함을 유발하는 생체역학적 변화를 포함한 보행 변화도 과체중 또는 비만인 어린이와 관련이 있는 것으로 나타났다.

소아 물리치료사는 비만과 관련된 동반 질환 외에도 치료에서 가장 자주 볼 수 있는 어린이에 일차적 기능 장애가 신체 활동 능력에 미칠 수 있는 영향에 대해서도 알고 있어야 한다. CDC에 따르면 2017년 실시한 설문조사에서 장애가 없는 청소년의 47%만이 주 5일 60분의 신체 활동 권장 지침을 충족하고 있다고 한다. 신체 활동의 긍정적인 효과는 전반적인 건강과 웰빙에 도움이 되는 것으로 잘 알려져 있지만, 장애가 있는 사람들에게는 활동적인 생활 방식이 훨씬 더 유익한 것으로 밝혀졌다. 뇌성마비(CP), 척수척수증(MMC), 뇌 손상과 같이 어린 시절에 발병한 신체 장애를 가진 사람들이 더 오래 살게 되면서 건강 관리의 초점이 이차 질환을 예방하고 성인기의 삶의 질을 개선하는 건강 증진 및 웰빙으로 옮겨가고 있다. Buffart 등의 연구에 따르면 MMC를 앓고 있는 청소년의 전반적인 건강 관련 체력이 좋지 않은 것으로 나타났다.

이는 특히 MMC 환자의 기대 수명이 늘어나고 심혈관 질환 및 당뇨병과 같은 생활 습관 관련 질병에 대한 관심이 높아지는 것을 고려할 때 더욱 우려되는 부분이다. 팬과 프레이는 자폐스펙트럼장애(ASD) 아동의 신체 활동 수준을 둘러싼 정보가 부족하다는 내용의 연구를 발표했다. 이들은 자폐스펙트럼장애를 가진 청소년은 사회적, 행동적 결함과 또래와의 상호작용의 어려움으로 인해 신체 활동의 기회가 적을 수 있다는 사실을 발견했다. 연구진은 자폐성 장애 청소년의 신체 활동에서 일관된 패턴을 발견하지는 못했지만, 특히 청소년기의 과외 신체 활동 문제를 해결하기 위해 더 많은 기회가 필요하다는 것을 시사했다. McCoy 등이 실시한 최근 연구에서 자폐성 장애를 가진 청소년은 일반 또래보다 비만이 될 가능성이 72% 더 높은 것으로 나타났다. 이들은 자폐가 없는 또래에 비해 일주일에 3일 이상의 규칙적인 신체 활동을 할 확률이 60% 낮은 것으로 나타났다.[32] 이는 교육 환경의 PT가 서비스를 제공하는 학생들의 신체 활동 기회 참여를 개선하기 위한 지원과 적응을 제공할 수 있는 또 다른 기회를 제시한다. 자폐성 장애를 가진 청소년을 둘러싼 주변 환경에서는 이 아이들이 소아 장애를 가진 아이들 중 가장 오랜 시간 동안 좌식생활을 하는 것으로 나타났다. 뇌성마비를 앓고 있는 청소년의 자가 보고 활동 수준을 조사한 연구에서 신체 활동 참여는 총 운동 기능 수준과 관련이 있으며 나이가 증가할수록 신체 활동이 감소하는 것으로 나타났다. 신체 활동 수준과 연령 사이의 반비례 관계는 비장애 또래의 신체 활동 데이터와 일치한다. 주목할 만한 점은 같은 연령의 또래와 비교했을 때 뇌성마비를 가진 사람들이 사용하는 신체 활동의 변화와 강도 수준이 감소했다는 것이다. 치료 접근 방식, 가정 운동 프로그램, 물리치료의 퇴원 계획을 평생 체력과 신체 활동 전략에 초점을 맞추는 것은 CP 아동의 잠재력을 극대화하는 데 필수적이다. 신체 활동 증가를 장려하는 것은 건강 증진에 중요하며, 아동기에 발병한 신체 장애의 유무와 관계없이 모든 아동의 전반적인 기능적 독립성, 사회적 통합 및 삶의 만족도를 향상시키는 것으로 알려져 있다. 모든 어린이가 건강한 체중과 활동 수준을 달성하는 데 있어 중요한 장애물은 스마트폰이나 스크린과 같은 기술을 사용하며 앉아서 보내는 시간이라고 널리 보고되고 있다. 8세에서 18세 사이의 청소년 1,600명을 대상으로 한 설문조사에서 청소년들은 평균 7시간 22분을 스마트폰에 소비한다고 자진 보고했다. 8세에서 12세 사이의 청소년은 평균 4시간 44분의 사용 시간을 보고했다. 스마트폰 사용 시간은 비디오와 텔레비전 시청, 게임, 소셜 미디어 접속 등으로 보고되었다.[35] 모든 수준의 아이들의 활동 수준을 높이기 위하여 실행 가능한 옵션으로 액티브 비디오 게임을 포함한 PT가 홍보할 수 있는 새로운 영역이 있다.

어린 시절에 발병한 신체 장애를 가진 청년들이 신체 활동에 참여하는 데 있어 개인적, 환경적 장벽을 살펴보는 질적 연구가 수행되었다. 일반 인구와 마찬가지로 태도 및 동기 부여와 관련된 장벽이 존재했으며, 피로, 질환과 관련된 부상, 정보 및 전문적인 지원 부족이 신체 활동의 장벽으로 인식되었다. 자폐 아동은 또한 사회적 기술, 좌절감 내성, 행동과 관련된 장벽으로 인해 또래와의 신체 활동 참여가 제한될 수 있다. 또래에 비해 운동 기술 수준의 결함, 순서 정하기 문제, 순서 정하기의 어려움 등 자폐 아동에게만 국한되지 않는 장벽은 모두 아동기 내내 놀이 참여의 감소로 이어질 수 있다. 이는 모든 어린이의 신체 활동을 촉진할 수 있도록 코치 및 직원과 협력하는 의료 서비스 제공자로서 PT가 할 수 있는 또 다른 역할을 시사한다. 장애를 완화하고, 고객과 가족에게 CDC의 신체 활동 권장 사항에 대해 교육하고,

보기 20.2 포용을 위한 모델: 스페셜 올림픽

1968년부터 시작된 스페셜 올림픽은 모든 사람들, 특히 지적 장애를 가진 사람들을 경쟁의 장에 포함시켜 스포츠와 신체 활동의 경쟁이라는 맥락에서 포용과 동료애를 증진하기 위해 노력해 왔다. 스페셜 올림픽의 사명은 "지적 장애를 가진 어린이와 성인에게 다양한 올림픽 유형의 스포츠 종목에서 연중 스포츠 훈련과 운동 경기를 제공하여 체력을 개발하고 용기를 발휘하며 기쁨을 경험하고 가족, 다른 스페셜 올림픽 선수 및 지역사회와 재능, 기술 및 우정을 나누는 데 참여할 수 있는 지속적인 기회를 제공하는 것"이다. 이와 같은 프로그램에 참여함으로써 물리치료사는 모든 분야에서 건강 증진과 웰빙을 위해 수행하는 역할에 대한 대중의 인식을 지속적으로 높일 수 있다.

Special Olympics, Inc. Our mission. Accessed October 10, 2013. www.specialolympics.org/mission.aspx

피로를 줄이기 위해 활동과 휴식 사이의 올바른 균형을 결정하는 데 도움을 줌으로써 PT는 신체 장애 아동의 활동 수준 격차를 해소하기 시작할 수 있다. 후천적 장단기 신체 장애를 가진 사람들의 신체 활동 수준이 개선되었다는 연구 결과가 보고되었지만, 재활 전문가가 신체 활동에 대한 상담과 조언을 제공하는 것이 효과적인지, 그리고 그러한 개입이 아동기 신체 장애를 가진 청소년의 신체 활동 수준에 영향을 미치는지에 대한 향후 연구가 필요하다는 점에 유의할 필요가 있다(특별한 도움이 필요한 사람들을 위한 신체 활동 기회 확대의 예는 보기 20.2 참조).

비만 치료가 ICF 프레임워크에 부합하는 방법

세계보건기구(WHO)의 ICF 프레임워크는 소아 비만과 관련된 장애를 치료할 때 임상 경로와 비판적 사고를 개발하는 지침으로 활용할 수 있다(그림 20.5). 물리치료사 진료 가이드 3과 달리, ICF는 장애 모델이 아닌 건강 및 기능 모델을 제공한다. 이 분류 체계는 건강 상태를 가진 개인의 일상 생활에서 인간의 기능을 설명한다. 일반적으로 비만이 있는 개인은 일상생활과 지역사회 기능의 활동 참여 능력 측면에서 장애를 경험한다는 데 동의한다. 소아 인구의 경우, 이러한 활동에는 교육 환경 안팎에서의 이동성, 레크리에이션 활동

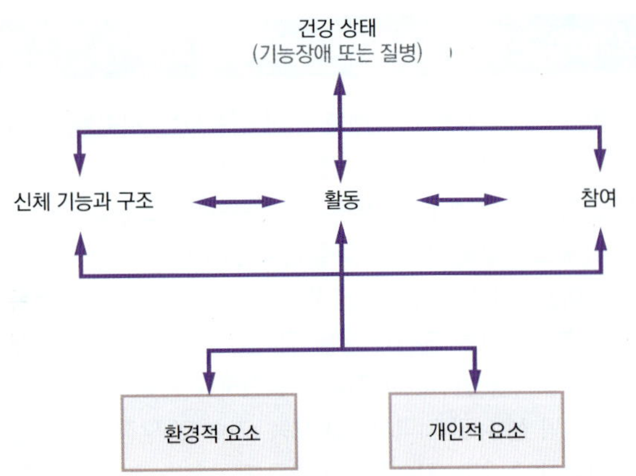

그림 20.5. 국제 기능, 장애 및 건강 분류(ICF)의 다양한 구성 요소의 상호 작용에 대한 현재 이해도 시각화.

또는 자기 관리 활동의 진행 능력까지 포함될 수 있다. 신체 활동에 대한 내성은 사회성 발달을 저해하고 더 큰 문제로 이어질 수 있다. 일차 진단이든 이차 진단이든 비만의 존재 여부만 보는 것은 임상의에게 아동의 일상 활동 참여에 어떤 영향을 미칠 수 있는지에 대한 충분한 정보를 제공하지 못한다. ICF는 비만이 기능, 활동 및 참여에 미칠 수 있는 동적 영향을 평가하는 데 사용할 수 있으며, 두 가지 요소를 살펴볼 수 있다. 첫째, 비만으로 인한 장애가 신체 구조와 기능에 미칠 수 있는 장애와 이것이 활동 수행과 참여에 미칠 수 있는 영향을 평가한다. 둘째, 비만의 맥락적 요소는 건강과 웰빙에 대한 심리사회적 관점에서 검토되며, 개인적 및 환경적 요인을 포함한다. 건강 상태와 환경 및 개인적 요인 간의 이러한 역동적인 상호작용은 진단에 의해 개인이 장애인이라는 점을 강조하는 장애 모델에서 벗어나게 한다(그림 20.6). APTA는 ICF가 의료 분야 안팎의 사람들이 이해할 수 있는 기능과 건강의 언어를 사용하는 수단으로써 다음과 같은 의사소통을 향상시키는 데 활용될 수 있음을 분명히 밝혀왔다; 의료 서비스 제공자와 환자, 정책 입안자 및 지불자. 이 언어를 사용함으로써 의료 커뮤니티 내의 의사소통이 향상되어 비만 아동의 재활이라는 광범위한 개념에서 물리치료사가 수행할 수 있는 역할에 대한 명확한 그림이 그려질 수 있다. 또한, 연구 분야에서 학제 간 협업에 관한 대화가 촉진되어 전반적인 임상 치료가 개선될 수 있다.

비만 아동의 병력 및 검사

소아 비만의 경우, 아이가 비만의 진단과 치료를 위해 물

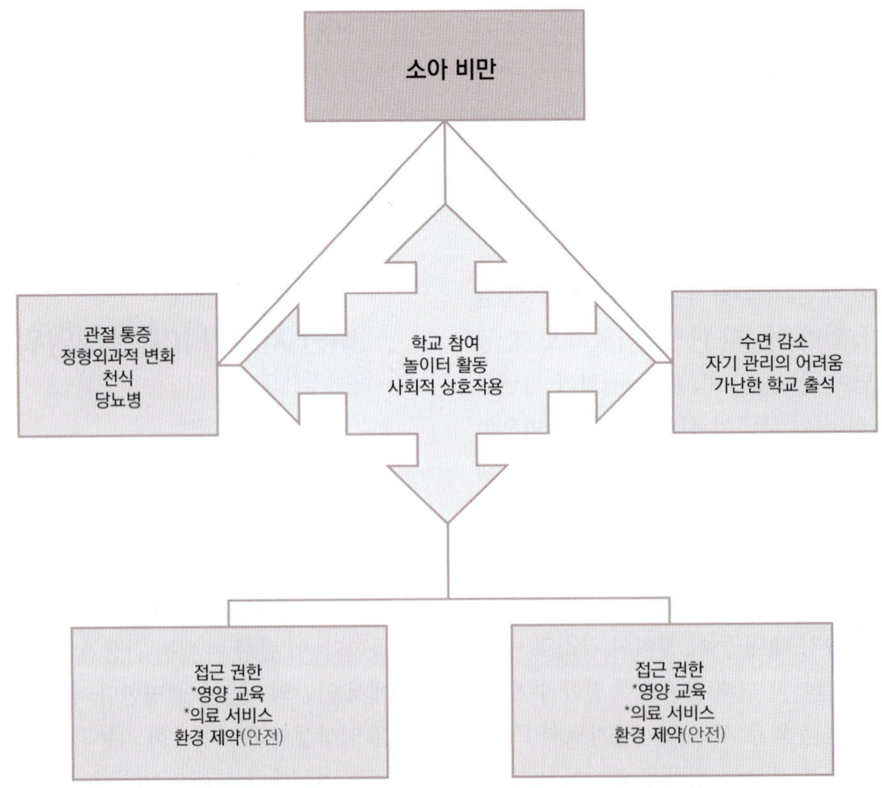

그림 20.6. 소아 비만이 소아 환자의 건강 및 기능에 미치는 영향에 대한 국제 기능, 장애 및 건강 분류(ICF)의 모델.

리치료를 받는 것이 아니라 허리나 무릎 통증과 같은 다른 신체적 장애가 동반 질환으로 존재할 수 있다는 점을 인식하는 것이 매우 중요하다. 현재 진단의 기능적 제한과 관련이 있을 수 있는 전신의 구조 및 기능에 대한 고려를 포함하여 검사의 병력 및 신체적 측면을 포괄적으로 파악하는 것이 필수적이다. 인종, 문화적 신념, 가족/간병인 자원, 교육, 사회적 상호작용, 활동, 지원 시스템 등 위험 요인에 특히 주의를 기울여야 한다. 일반적인 건강 상태 질문은 신체 기능, 심리적 기능, 체력 수준 및 일반적인 건강 인식에 관한 정보로 이어진다. 신체 기능에는 인지된 이동성 문제나 수면 패턴 또는 문제가 포함된다. 심리적 기능에서는 우울증, 불안, 기억력 또는 체중 상태와 관련된 사회적 문제와 같은 기존 질환을 살펴볼 수 있다. 또한 전반적인 가정 환경 및 건강 관련 체력과 관련이 있을 수 있으므로 가족을 평가하는 것도 중요하다. 동반 질환으로 현재 어린이가 복용 중인 약물에 대한 섭취 정보도 어린이의 체중 상태에 관한 중요한 정보를 제공할 수 있다. 주의력 결핍 과잉 행동 장애 또는 자폐증 치료에 사용되는 일부 항정신병 약물, 기분 안정제, 항우울제, 천식 치료에 사용되는 경구 스테로이드의 부작용으로 체중이 증가할 수 있다는 사실을 아는 것도 소아 PT에 중요하다. 경우에 따라서는 부모나 교육 직원이 아동의 체중 상태 변화에 영향을 미칠 수 있는 이러한 부작용에 대한 교육이 필요할 수 있다.

건강 관련 피트니스 측정에 대한 논의에서 앞서 설명한 것처럼 시스템 검토 시 심폐 관련 측정에 주의를 기울여야 한다. 혈압, 안정 시 심박수, 호흡수는 비만 아동을 위한 운동 계획을 제안할 때 모니터링해야 할 중요한 요소이다. 체중 관련 문제가 있는 어린이는 일차적인 진단이 아니더라도 키, 몸무게, 연령별 BMI 등 인체 측정값을 기록해야 한다. 앞서 언급했듯이 이러한 측정은 소아 고객의 최대 건강과 웰빙의 회복에 영향을 미친다. 연령별 BMI는 건강 위험에 대한 객관적인 척도로 사용할 수 있으며, 사용해야 한다. 체중 상태 범주에 대해 부모와 논의하면 비만의 잠재적 건강 위험에 대한 교육을 제공할 수 있는 대화가 시작될 수 있다.

어린이의 체중 증가와 관련된 관절 장애가 발생할 수 있으므로 근골격계와 신경근계에 대한 종합적인 검토가 이루어져야 한다. 이는 일차적인 진단과 전반적인 건강 관련 체력 수준과 관련이 있으므로 앞서 설명한 수작업 근육 검사 및 기타 측정을 통해 근육 기능도 측정하는 것이 중요하다. 체중 상태는 자세와 정렬에도 영향을 미칠 수 있으므로 검사 시 반드시 측정해야 한다. 비만인 경우, 치료 계획 내에서 유산소 및 근력 강화 활동을 안전하게 수행할 수 있도록 환기 및 호흡 조치도 검사해야 할 수 있다. 앞서 언급했듯이 비만 아동의 경우 대근육 운동 능력과 협응 운동에도 영향을 미칠 수 있다. 목표 달성 전략을 결정하기 위해서는 아동과 가족의 변화 동기와 결과에 대한 기대치도 측정해야 한다.

테스트 및 조치(Tests and measures)

PT는 특정 진단을 위해 소아 고객을 검사할 때 다양한 특정 검사 및 측정을 사용할 수 있지만, 체중 상태가 전반적인 예후와 결과에 미칠 수 있는 영향을 정량화하는 측정을 다루는 것이 중요하다. 앞서 언급했듯이 일부 인구집단에서 유용할 수 있는 건강 및 기술 관련 체력 측정을 구체적으로 살펴볼 수 있는 다양한 검사가 있다. 물리치료사 실습 가이드를 참고하면 비만 아동을 구체적으로 측정할 수 있는 프레임워크를 얻을 수 있다. 유산소 능력 및 지구력 영역에서는 팔, 사이클 또는 휠체어 에르고미터 테스트, 걸음 수 테스트(예: 하버드 걸음 수 테스트) 또는 6분 걷기 테스트와 같은 걷기/달리기 테스트와 같은 표준화된 테스트 프로토콜을 활용할 수 있다. 이러한 모든 측정은 결과를 비교할 수 있는 표준을 제공한다. 시간 정하고 올라가기, 시간 정하고 바닥에서 일어서기, 30초 걷기 테스트는 교육 환경에서 기능적 수행 능력 측정으로 쉽게 사용할 수 있다. 아동의 적절한 운동 강도를 결정하기 위해 수정된 보그 지각된 운동 강도 등급 또는 기타 자가 보고를 활용해야 한다. 적절한 운동 강도를 결정하기 위해 활용해야 한다.

체성분과 치수를 포함한 인체 측정 특성을 측정하는 방법은 이미 논의된 바 있다. 각성, 주의력, 인지 영역에서는 아동 건강 설문지와 같은 자가 평가 도구를 사용하여 동기 부여 및 기대 수준과 전반적인 삶의 질 평가를 평가하는 것이 도움이 될 수 있다. 고도 비만 아동의 경우 건강 관련 삶의 질이 낮다고 보고된 바 있기 때문에 이러한 유형의 평가가 필요할 수 있다. 소아 인구에서 체중 상태는 낙인과 연관될 수 있기 때문에 비만 아동은 종종 자존감이 낮고, 일반적인 체중 또래보다 슬프고 외롭고 긴장감을 더 많이 느낀다고 보고한다. 물리치료 검사에 항상 포함되는 것은 아니지만, 특히 과체중 청소년의 삶의 질 측정은 전반적인 건강 상태를 개선할 수 있는 또 다른 결과 영역을 제공할 수 있다.

순환계를 검사할 때는 표준 혈압, 심박수, 호흡수를 측정해야 하며, 비만이 심해 지구력 활동에 참여하기 위해 추가 의학적 허가가 필요할 경우 심전도(ECG)를 추가해야 한다. 맥박 산소 측정, 호흡수, 리듬 및 패턴, 보그 지각 운동 척도, 호흡곤란 시각 아날로그 척도는 물리치료사가 기본 심폐 상태를 기록하고 물리치료 과정 동안의 개선 사항을 기록할 수 있는 수단이다. 건강 관련 체력 테스트에서 설명한 것처럼, 근력 테스트는 다양한 방식으로 이루어질 수 있다. 예를 들어, 수동 근육 테스트 외에도 앉았다 일어서기 테스트, 윗몸 일으키기 테스트 또는 스쿼트 테스트와 같은 다른 기능 테스트가 활용될 수 있다. 또한 브루인크스-오세레츠키 운동 능력 테스트-2 하위 테스트와 같은 표준화된 테스트의 근력 부분도 주목할 만하다.

비만 아동을 검사할 때는 자세와 정렬에 특히 주의를 기울여 무릎의 외반 모지 증가 또는 활동 시 통증을 유발하는 거골하 관절의 문제 등 체중 상태와 관련된 추가 위험 요인을 확인해야 한다. 또한 체중이 가장 높은 백분위수에 속하는 아동을 대상으로 자가 관리 문제를 검사하여 체중 때문에 아이를 안전하게 들어 올릴 수 없는 경우 가정 관리 영역에서 가족의 문제 해결에 도움을 줄 수 있도록 해야 한다.

비만 아동의 기능적 결과 기대치 결정하기

PT는 비만 및 과체중 아동의 심혈관, 폐 및 근골격계 질환 위험을 줄이는 데 중점을 두고 개입해야 한다. 치료 운동, 유산소 운동, 기능 훈련, 아동과 그 가족에 대한 교육 및 훈련, 전반적인 생활 습관 수정은 모두 건강 상태와 웰빙 개선이라는 중요한 목표를 달성하는 데 사용되는 전략이 될 것이다. 활동 참여 측면에 영향을 미치는 데에 예상되는 기능적 결과에는 다음이 포함될 수 있다:

- 점프 활동과 같은 신체 동작 수행 능력이 향상된다.
- 커뮤니티 자원에 대한 인식과 활용도가 향상된다.
- 건강한 습관, 건강 및 예방 전략을 촉진하는 행동이 자가 평가를 통해 습득되고 문서화된다.
- 가정과 학교에서 아동과 가족의 건강 및 의료 자원 사용에 관한 의사 결정이 향상된다.
- 체중 상태 및 비만과 관련된 개인적, 환경적 요인 및 장벽에 대한 아동과 가족의 지식이 증가한다.
- 자기 관리, 학교, 놀이, 지역사회 또는 여가 활동의 수행 수준이 자가 보고 측정을 통해 개선된다.
- 학교 출석률이 향상된다.

비만과 관련된 신체 구조 및 기능과 관련된 더 많은 결과에는 다음이 포함될 수 있다:

- 근육 성능, 근력 및 관절 운동 범위 증가
- 유산소 능력 및 지구력 향상
- 가정, 학교 및 지역 사회에서 자세와 활동에 대한 내성 향상
- 설문지 또는 설문조사를 통해 문서화된 웰빙 감각 향상
- 기술 관련 체력 측정 개선
- 위험 요인 감소

더 넓은 범위의 다른 이차적 성과로는 의료 서비스 이용률 및 비용 감소, 물리치료 서비스 이용 최적화 등이 있다. 다른 주요 장애를 가진 아동의 체중 상태에 관심을 기울이기 위해 물리치료를 활용하면 의료 비용을 보다 효율적으로 사용할 수 있다.

소아 인구의 비만을 해결하기 위한 치료적 개입

비만 아동이 의료 환경에서 물리치료를 받든 교육 환경에서 물리치료를 받든, 목표를 달성하기 위해 안전하고 효과적인 방식으로 치료 개입을 구성하는 데 특별한 주의를 기울여야 한다. 이 집단에서는 안전한 작업 영역을 유지하기 위해 인지된 운동 수준, 호흡수, 혈압 및 심박수에 대한 모니터링을 강화해야 할 수 있다. 심박수 모니터링에 대한 자녀 및 가족 교육이 필요하다. 어린이의 안정 시 심박수 변화로 인해 18세 미만 어린이의 목표 심박수는 성인만큼 신뢰할 수 있는 측정치가 아니다. 지각된 운동 강도를 평가하는 것은 운동 강도를 모니터링하는 안전한 방법이다. 어린이의 운동량을 평가하는 데는 보그 외에도 다양한 옵션이 있다. 그림 아동 노력 평가표(PCERT)와 옴니 아동 척도는 소아를 대상으로 운동 강도를 평가할 수 있는 또 다른 자가 평가 척도이다.[45,46] 건강 관련 피트니스 측면에서 유산소 능력과 지구력 강화는 특별한 주의가 필요한 영역이다. 심혈관 지구력 향상을 위한 중재에는 수중 운동, 걷기 또는 휠체어 추진 프로그램, 러닝머신에서의 보행 훈련, 사이클 에르고미터, 일립티컬 트레이닝 등이 포함될 수 있다.

유연성 영역에서는 수동 및 자가 스트레칭과 같은 일반

보기 20.3 어린이와 가족에게 운동 동기를 부여하기 위한 권장 사항

격려	좌절
가족을 위한 피트니스 교육 활동과 함께 즐거운 시간 보내기 저강도 운동부터 시작 목표에 자녀/가족 포함 삶의 질을 향상시키는 달성 가능한 목표 개발 적절한 양의 보강을 제공	신체적으로 활동적인 또래와 아이 비교하기 활동적인 동료들 참여가 승리하는 것보다 더 중요 운동 프로그램의 점진적 진행 적절한 수준의 보강 유지 운동은 그 자체로 보상임

맥워터 JW, 월만 HW, 알퍼트 PT에서 각색. 비만 아동: 운동 도구로서의 동기 부여. J 소아과 건강 관리. 2003;17:11-17.

적인 개입을 넘어 요가와 같은 그룹 활동이 교육 환경과 커뮤니티 모두에서 어린이들에게 제공되고 있다. 비만이 있는 어린이를 위한 중재에서는 더 많은 기술과 관련된 체력을 위한 근력과 지구력도 고려해야 한다. 능동적 보조 운동, 활동적 운동, 저항 운동 외에도 필라테스나 파워 요가와 같은 보다 포괄적인 운동 접근법이 사용되고 있다.

동기 부여는 비만 아동과 함께 일하는 물리치료사가 반드시 이해해야 하는 치료 개입의 또 다른 핵심 측면이다. 운동과 중재에 대한 최적의 노력을 장려하기 위해서는 이미 신체 활동에 대해 부정적인 시각을 가지고 있을 수 있는 청소년에게 적절한 동기를 부여하는 것이 필요하다. 그림 20.3은 아동의 치료 운동 참여를 높이기 위한 가이드라인을 제공한다.[47] 비만 아동을 치료하는 물리치료사들은 다양한 접근 방식을 취한다. 많은 어린이와 마찬가지로, 개입은 각 고객에 대해 개별화되어야 한다는 것은 분명하다. 또한, 비만은 전염병 수준의 건강 문제가 되었기 때문에 이러한 아동을 치료하는 학제 간 접근 방식은 일반적으로 비만 발생률을 줄이는 목표를 달성하는 데 포괄적인 수단을 제공한다는 것이 분명하다. 주치의, 물리치료사 등 의료 서비스 제공자는 교육팀을 통해 지역사회와 협력해야 하며, 건강한 라이프스타일을 장려하기 위한 전략의 범위를 넓힐 수 있는 위치에 있는 지방 및 주 정부, 건강 보험사 등 '환경적' 이해관계가 있는 기관과도 협력해야 한다. 보기 20.4는 체중 측정과 관련된 펜실베니아주 성장 검진 프로그램의 일부를 설명한다. 소아 비만 치료의 일차적 개입가로서 PT는 더 큰 웰니스 커뮤니티의 일원이 될 수 있는 특별한 기회를 활용할 수 있다. 학교 웰니스 위원회의 일원이 되거나 학교 건강 지수 수행을 지원하는 것은 PT가 지역사회의 웰니스 개선에 필수적인 부분이 될 수 있는 학교 기반 건강 이니셔티브의 예이다. 보기 20.5는 PT가 주도하는 지역 학군과의 파트너십 프로젝트에 대한 보고서를 보여준다. 이 장의 저자는 PT이다.

보기 20.4 펜실베니아의 성장 선별 프로그램 표시

증가하는 비만 유행에 대응하여 일부 주에서는 이 문제를 통제하기 위해 학교 보건 이니셔티브를 개발했다. 2003년 펜실베이니아주 보건부는 비만 및 관련 만성 질환을 예방하기 위한 영양 및 신체 활동 계획을 시작했다. 이 프로그램의 목표 중 하나로 성장을 측정하는 도구로서 연령별 BMI 측정에 대한 학부모의 인식을 높이는 것이 설정되었다. 이 프로그램은 3년 동안 유치원부터 12학년까지의 모든 학생에게 연령별 BMI를 기록하도록 의무화했으며, 측정값이 연령별 표준을 벗어날 경우 부모에게 알림을 제공했다. 주에서 정한 절차에는 정상 성장의 척도로서 평균 성장 속도에 주의를 기울여 매년 키와 몸무게를 검사하고, CDC 성장 차트를 사용하여 학군 내 각 학생의 연령별 BMI 통계를 결정하는 것이 포함된다. 결과의 해석은 세 가지 범주 중 하나에 속한다:

허용 범위 내 체중–검사 결과가 정상 범위 내에 있는 경우에도 과체중으로 분류될 가능성을 줄이기 위해 부모에게 결과를 통지하는 것이 좋다.

5 백분위수 미만 체중–5 백분위수 미만 연령의 BMI와 5 백분위수 미만 연령의 키를 모두 포함하며, 영양 문제에 대한 주치의의 후속 조치와 지역사회 기반 식품 보충 프로그램에 대한 정보를 적시에 부모/보호자에게 통지하고 추가 권장 사항을 가정으로 보내는 것을 권장한다.

85 백분위수 이상의 체중–85 백분위수 이상의 연령에 대한 BMI를 포함하며, 부모 통지, 건강한 식습관과 규칙적인 신체 활동 장려, 혈압, 총 콜레스테롤, 가족력, 과체중의 외인성 원인 평가 및 제2형 당뇨병 검진을 위한 1차 의료 서비스 제공자의 후속 조치 권장 등의 권고사항이 포함되어 있다.

또한 펜실베이니아주 보건부(DOH)는 매년 각 학군에 해당 데이터를 제출하도록 요청한다. 웹사이트에서는 건강한 영양과 활동적인 라이프스타일에 대한 지식 기반을 높이기 위해 학군과 가족 모두가 이용할 수 있는 다양한 유인물과 리소스를 제공한다.

보건부 펜실베니아의 학령기 인구를 위한 성장 검진 프로그램 절차 https://www.health.pa.gov/topics/ school/Pages/Growth-Screen.aspx

보기 20.5 더 큰 웰니스 커뮤니티를 향해: 물리치료사가 지역 초등학교와 협력하여 연방 보조금을 확보하기 위해 노력한다.

미국 교육부는 캐롤 M. 화이트 체육 프로그램(PEP)을 통해 "유치원부터 12학년까지의 학생들을 위한 방과 후 프로그램을 포함한 체육 프로그램을 시작, 확장 또는 강화하기 위해 LEA[지역 교육청] 및 지역사회 기반 조직(CBO)에 보조금을 제공한다. 보조금 수혜자는 학생들이 주 표준을 충족하는 데 도움이 되는 프로그램을 시행해야 한다." 2007년에 한 물리치료사가 지역 초등학교 간호사 및 체육부와 협력하여 2년간 175,000달러의 보조금을 확보했다. 이 물리치료사는 이 보조금의 프로젝트 책임자 겸 수석 연구원으로 활동하며 웰니스 분야에서 새로운 역할을 개척했다. 다음은 보조금 보고서에서 발췌한 내용이다: "건강한 어린이/건강한 지역사회 프로그램의 목적은 고위험군에 속하는 학생들이 더 건강하게 학습할 수 있도록 하고, 펜로즈 초등학교의 교직원들이 건강한 학교 환경을 조성할 수 있도록 적절한 교육과 지원을 받는 것이다. 이는 (학교)와 (보건 시스템), 다른 지역사회 파트너 간의 협력적인 노력으로, 소외된 인구의 필요에 초점을 맞추고 이미 성인 비만의 위험에 처한 아동의 특정 요구가 충족되도록 하는 데 특히 주의를 기울였다. 구체적으로 세 가지 영역이 확인되었다. 이 프로젝트의 초점으로 삼았다.

1. 학생들은 교실 기반 커리큘럼과 방과 후 웰빙 프로그램의 구성 요소로서 영양 교육을 받게 된다.
2. 연령별 BMI가 85 백분위수 이상인 CDC 가이드라인에 따라 과체중 또는 과체중 위험이 있는 것으로 확인된 어린이는 활동적이고 건강한 생활 방식을 가르치는 데 중점을 둔 방과 후 프로그램에 참여할 자격이 주어지고 참여가 권장된다. 특별한 도움이 필요한 아동의 경우, 별도의 프로그램을 통해 현재의 체육/피트니스 프로그램을 조정하거나 개별화된 피트니스 계획을 수립하여 활동 수준을 높이는 데 초점을 맞출 것이다. 피트니스그램의 구성 요소를 사용하여 무작위 학생 그룹의 활동 수준과 관련된 체력 변화를 평가한다.
3. 모든 학생이 이용할 수 있는 운동장 활동의 수를 늘리고 쉬는 시간 마당의 구성을 개선하여 수업 시간 내내 중간 정도에서 격렬한 활동을 포괄적으로 늘리도록 장려한다. 체육 프로그램의 일부인 피트니스 프로그램 측정은 점심 쉬는 시간에 활동 옵션이 증가함에 따라 전반적인 체력 변화를 평가하는 데 사용된다. 또한 건강한 학교 환경을 조성하기 위한 교직원의 전문성 개발도 이루어질 것이다. 포용적인 프로그램을 달성하기 위한 마지막 구성 요소로 학부모를 피트니스의 밤에 초대하여 웰니스에 대한 지식과 경험을 쌓을 수 있도록 할 것이다.

협력적 접근 방식을 사용하여(교육구), 방과 후 프로그램, 영양 교육 전문가로부터 사용 가능한 자원을 탐색하고 사용 가능한 저비용/무료 프로그램(예: 전문 학생 자본)에 대해 현재 직원을 활용하고 교육함으로써 지역 사회와 긴밀한 관계를 맺고 있는 커뮤니티 기반 보건 시스템인(보건 시스템)은 (초등학교)가 건강, 안전 및 체육에 대한 현재 기준을 충족하기 위해 건강 및 웰빙 전문성을 활용할 수 있도록 지원할 수 있다. 올해 PEP 프로그램의 가장 중요한 목표는 유치원부터 5학년 학생들의 활동 수준을 주당 150분으로, 6-8학년 학생들의 활동 수준을 주당 225분으로 늘리는 것이다."

>> 요약

PT는 건강 증진 및 웰니스 전문가인 의료 전문가 자격을 취득하기 위해 노력하기 때문에 임상의는 비만 아동 및 청소년의 평가 및 중재에 관한 지식을 습득하는 것이 필수적이다. 아동 비만의 유행전으로 되돌리기 위한 과정을 시작하기 위해 구성된 대규모 다학제 팀 내에서 PT의 역할은 계속해서 정의되고 있다. 총 운동 발달 분야의 전문가로서, 그리고 비만 아동의 기능을 최적화하고 움직임을 향상시키기 위한 대규모 대응의 일환으로, PT는 이러한 아동의 전반적인 삶의 질을 향상시킬 수 있는 기회를 갖게 된다. PT가 소아 건강 증진 및 웰니스 문제를 해결하는 데 있어 가족과 더 큰 커뮤니티를 위한 교육자가 될 수 있는 추가적인 사례가 있다.

참고문헌

1. American Physical Therapy Association. APTA Mission statement adopted. 2018. Accessed September 2019. www.apta.org/mission
2. American Physical Therapy Association. APTA guide to physical therapist practice 3.0. Accessed November 19, 2020. Guidetoptpractice.apta.org
3. AMA adopts new policies on second day of voting at annual meeting. Released June 18, 2013. Accessed September 2013. www.amaassn.org/AMA/pub/news/news/2013/2013-06-18-new-AMA-policiesannual-meeting.page
4. American College of Sports Medicine. *ACSM's Guidelines for*

Exercise Testing and Exercise Prescription. Williams and Wilkins; 1995.

5. Centers for Disease Control and Prevention. National Health and Nutrition Examination Survey, 2015-2016. Accessed October 2019. www.cdc.gov/nchs/products/databriefs/db288.htm
6. Ogden CL, Carroll MD, Kit BK, et al. Prevalence of obesity and trends in BMI among US children and adolescents, 1999–2010. *JAMA*. 2012;307(5):483-490.
7. Nervik D, Martin K, Rundquist P, et al. The relationship between body mass index and gross motor development in children aged 3 to 5 years. *Pediatr Phys Ther*. 2011;23:144-148.
8. Centers for Disease Control and Prevention. NCHS Health E – Stat. Accessed October 2019. www.cdc.gov/NCHS/data/hestat/obesity_Child_15_16/obesity_child_15_16.htm
9. Centers for Disease Control and Prevention. Obesity among children and adolescents aged 2–19 years, by selected characteristics: United States, selected years 1988–1994 through 2013–2016. Accessed October 2019. www.cdc.gov/nchs/data/hus/2018/027.pdf
10. White House Task Force on childhood obesity report to the president: solving the problem of childhood obesity within a generation. May 2010. Accessed March 2013. www.letsmove.goc/sites/letsmove.gov/files/TaskForce_on_Childhood_Obesity_May2010_FullReport.pdf
11. Centers for Disease Control and Prevention. Prevalence of self-reported obesity among U.S. adults. BRFSS, 2018 State Obesity Map. Accessed November 2019. http://www.cdc.gov/obesity/data/prevalence-maps.html
12. American Physical Therapy Association. Vision 2020. Accessed March 2019. http://www.apta.org/vision2020/
13. Krebs NF, Himes JH, Jacobson D, et al. Assessment of child and adolescent overweight and obesity. *Pediatrics*. 2007;120(4):S193-S228.
14. Centers for Disease Control and Prevention. Overweight and obesity. Accessed January 20, 2021. https://www.cdc.gov/obesity/childhood/index.html
15. Gulati AK, Kaplan DW, Daniels SR. Clinical tracking of severely obese children: a new growth chart. *Pediatrics*. 2012;130(6):1136-1140.
16. Centers for Disease Control and Prevention. Clinical growth charts. Accessed October 2019. http://www.cdc.gov/growthcharts/clinical_charts.htm#set2
17. Ebbeling CB, Swain JF, Feldman HA, et al. Effects of dietary composition on energy expenditure during weight-loss maintenance. *JAMA*. 2012;307(24):2627-2634.
18. Ganley KJ, Paterno MV, Miles C, et al. Health related fitness in children and adolescents. *Pediatr Phys Ther*. 2011;23:208-220.
19. FITNESSGRAM. Accessed January 20, 2021. https://fitnessgram.net/
20. Lustig RH. Still believe "A Calorie is Just a Calorie"?. Huffington Post Healthy Living. Accessed October 2013. www.huffingtonpost.com/rober-lustig-md/sugar-toxic_b_2759564.html
21. Gelman L. 3 Reasons a calorie is not a calorie. *Reader's Digest*. July 26, 2013.
22. U.S. Department of Health and Human Services. Physical activity guidelines for Americans. Accessed November 2019. www.health.gov/paguidelines/pdf/paguide.pdf
23. Schlessman AM, Martin K, Ritzline PD, et al. The role of physical therapists in pediatric health promotion and obesity prevention: comparison of attitudes. *Pediatr Phys Ther*. 2011;23:79-86.
24. Whitaker RC, Pepe MS, Wright JA, et al. Early adiposity rebound and the risk of adult obesity. *Pediatrics*. 1998;101(3):e5. Accessed October 2013. http://pediatrics.aappublications.org/content/101/3/e5.full
25. Lynn CH, Miller JL. Bariatric surgery for obese adolescents: should surgery be used to treat the childhood obesity epidemic? *Pediatr Health*. 2009;3(1):33-40.
26. National Institutes of Health. NIH study finds extreme obesity may shorten life expectancy up to 14 years. Accessed November 2019. https://www.nih.gov/news-events/news-releases/nih-study-findsextreme-obesity-may-shorten-life-expectancy-14-years
27. Pathare N, Haskvitz EM, Selleck M. Comparison of measures of physical performance among young children who are healthy weight, overweight, or obese. *Pediatr Phys Ther*. 2013;25:291-296.
28. Centers for Disease Control and Prevention. Youth risk behavior surveillance—United States, 2017. *Morbidity and Mortality Weekly Report*. 2018;67(8). 1-114
29. Buffart LM, Westendorp T, van den Berg-Emons H, et al. Perceived barriers and facilitators of physical activity in young adults with childhood-onset physical disabilities. *J Rehabil Med*. 2009;41:881-885.
30. Buffart LM, van den Berg-Emons RJG, van Wijlen-Hempel MS, et al. Health related physical fitness of adolescents and young adults with myelomeningocele. *Eur J Appl Physiol*. 2008;103:181-188.
31. Pan CY, Frey GC. Physical activity patterns in youth with autism spectrum disorders. *J Autism Dev Disord*. 2006;36:597-606.
32. McCoy SM, Jakicic JM, Gibbs BB. Comparison of obesity, physical activity, and sedentary behaviors between adolescents with autism spectrum disorders and without. *J Autism Dev*

Disord. 2016;46:2317-2326

33. Longmuir PE, Bar-Or O. Factors influencing the physical activity levels of youths with physical and sensory disabilities. *Adapt Phys Activ Q*. 2000;17:40-53.
34. Maher C, Williams MT, Olds T, et al. Physical and sedentary activity in adolescents with cerebral palsy. *Dev Med Child Neurol*. 2007;49(6):450-457.
35. Rideout V, Robb MB. *The Common Sense Census: Media Use by Tweens and Teens*. Common Sense Media; 2019. Accessed October 2019. www.commonsensemedia.org/sites/default/files/uploads/research/2019-census-8-to-18-full-report-updated.pdf
36. Rowland JL, Malone LA, Fidopiastis CM, et al. Perspectives on active video gaming as a new frontier in accessible physical activity for youth with physical disabilities. *Phys Ther*. 2016;96:521-532.
37. Srinivasan SM, Pescatello LS, Bhat AN. Current perspectives on physical activities and exercise recommendations for children and adolescents with autism spectrum disorders. *Phys Ther*. 2014;94:875-889.
38. Winstein C, Pate P, Ge T, et al. The Physical Therapy Clinical Research Network (PTClinResNef), methods, efficacy, and benefits of a rehabilitation research network. *Am J Phys Med Rehabil*. 2008;87:937-950.
39. World Health Organization. *International Classification of Functioning, Disability, and Health*. World Health Organization; 2001.
40. Forhan M. An analysis of disability models and the application of the ICF to obesity. *Disabil Rehabil*. 2009;31(16):1382-1388.
41. American Academy of Child and Adolescent Psychiatry. Weight Gain from Medication: Prevention and Management. Accessed January 20, 2021. www.aacap.org/AACAP/Families_and_Youth/Facts_for_Families/FFF-Guide/Preventing-and-Managing-Medication-Related-Weight-094.aspx
42. UCLA Department of Medicine. When Your Weight Gain Is Caused by Medicine. Accessed January 20, 2021. https://healthinfo.uclahealth.org/Library/Wellness/WeightControl/56,DM300
43. CHQ. Child Health Questionnaire TM. Accessed October 2013. www.healthactchq.com/chq.php
44. Kasai D, Parfitt G, Tarca B, et al. The Use of Ratings of Perceived Exertion in Children and Adolescents: A Scoping Review. *Sports Med*. 2021;51:33–50.
45. Lagally KM. Using rating of perceived exertion in physical education. *J Phys Educ Recreat Dance*. 2013;84(5):35-39.
46. Roemmich JN, Barkley JE, Epstein LH, et al. Validity of PCERT and OMNI walk/run ratings of perceived exertion. *Med Sci Sports Exerc*. 2006;38(5):1014-1019.
47. McWhorter JW, Wallmann HW, Alpert PT. The obese child: motivation as a tool for exercise. *J Pediatr Health Care*. 2003;17:11-17.
48. Procedures for the growth screening program for Pennsylvania's school-aged population. https://www.health.pa.gov/topics/school/Pages/Growth-Screen.aspx
49. Carol M. White physical education program. Accessed September 2013. www2.ed.gov/programs/whitephysed/index.html

PART

VI

기타 의학적/외과적 장애

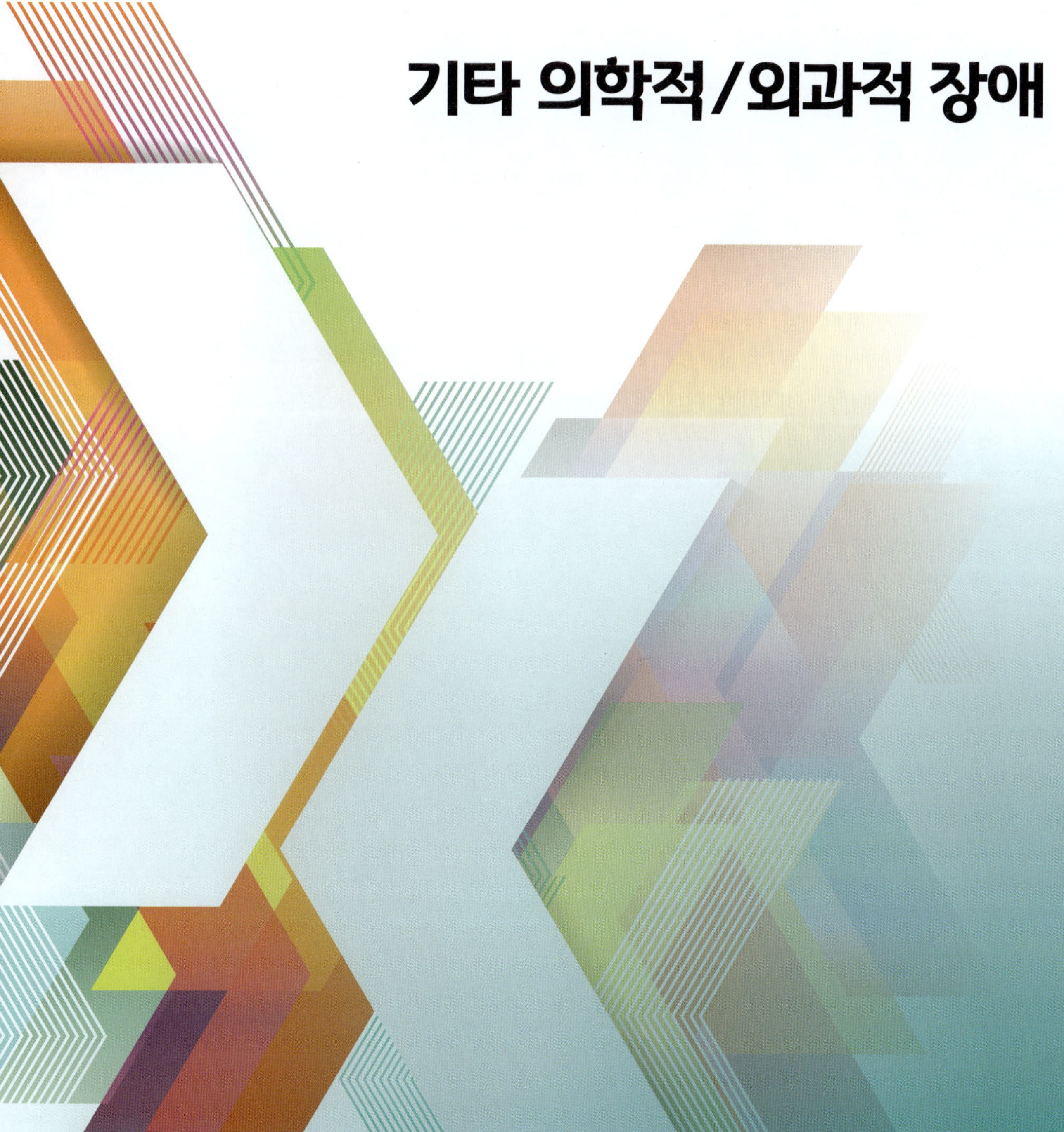

CHAPTER 21

종양학 장애

Stacey DiBiaso Caviston, Megan Ryninger, and Lauren B. Ward

챕터 개요

소개
일반적인 소아암의 종류
- 백혈병
- 중추신경계 종양
- 림프종
- 신경아세포종
- 육종
- 망막모세포종
- 윌름즈 종양

물리치료에 영향을 미치는 질병 및 의학적 치료
- 화학 요법
- 방사선 치료
- 수술
- 골수 이식 및 말초 줄기세포 이식

물리치료 검사 및 평가
- 병력 및 사회력
- 시스템 점검
- 검사 및 측정
- 신체 기능 및 구조(장해)
- 활동(활동 제한)
- 참가(참가 제한)

진단, 예후 및 치료 계획
- 물리치료 개입
- 중재조절 및 의사소통 문서화
- 아동/가족 교육
- 절차적 개입

생존자
사례 연구

소개

매년 미국에서는 11,000명 이상의 아동과 청소년이 암 진단을 받는다.[1] 진단적 검사 및 의학치료의 향상으로 아동기에 소아암을 앓은 청년의 생존율은 84%에 달하며[1] 미국에는 429,000명의 소아암 생존자가 살고 있는 것으로 추산된다.[2] 따라서 그 어느 때보다 많은 젊은 성인들이 암의 장단기적 영향과 생명을 구하기 위한 의료적 치료를 받으며 살아가고 있다. 소아암 아동과 생존자의 수가 증가함에 따라 물리치료사(PT)는 암의 조기 발견, 일반적인 소아암 유형에 대한 치료 중재, 암과 치료로 인한 장단기 부작용에 대해 좀 더 배울 필요가 있다. PT는 이러한 아동의 연속적인 치료 과정을 이해해야 할 책임이 있다. 여기에는 암 진단 시점부터 치료 전반에 걸친 적절한 유형의 물리치료 중재, 근골격계, 신경근육계, 피부계 및 심폐계 영역에서 물리치료의 범위와 관련하여 발생할 수 있는 장단기 합병증에 대한 아동과 가족 교육이 포함된다.

물리치료사는 질병과 치료에 가장 큰 영향을 받는 기능 영역에 대한 교육과 훈련을 통해 아동들의 암 치료를 돕고 연구 분야를 발전시키는 역할을 한다. 이러한 영역에는 관절 가동범위(ROM), 근력, 운동 계획, 균형 및 조절, 피로, 보조장치, 보철 및 보조기, 기능적 이동성 등 다양한 장애에 초점을 맞춘 질병 예방, 교육 및 중재가 포함된다. 소아암 아동을 위한 물리치료의 궁극적인 목표는 삶의 질(QOL)을 개선하고 가족 및 지역사회 활동에 참여할 수 있는 능력을 향상시키는 것이다.

암은 제대로 기능하지 못하는 세포의 조절되지 않는 성장을 말한다. 이러한 세포의 수가 증가함에 따라 정상적인 건강한 세포를 밀어내거나 단단한 덩어리로 발전하여 질병의 징후와 증상이 나타나게 된다. 일반적으로 암은 원발 부위에서 발생하지만 신체의 다른 부위로 전이되거나 퍼질 수 있다. 암이라는 용어는 다양한 유형의 암을 지칭하는 데 사용된다. 소아에서는 백혈병, 뇌종양, 림프종, 윌름즈 종양(Wilms tumors), 신경모세포종, 망막모세포종, 횡문근육종, 골육종, 유잉육종 계열의 종양이 가장 흔하다.[3] 반면 성인의 경우 전립선암, 유방암, 폐암, 결장암, 직장암이 가장 흔하게 발생한다.[1]

>> 일반적인 소아암의 종류

백혈병(Leukemia)

백혈병은 가장 흔한 소아암 유형으로, 15세 미만 아동에게 발생하는 모든 암의 28%를 차지한다.[1] 이 질병의 이름은 백혈구와 혈액의 상태를 나타내는 그리스어 어미 emia에서 따온 것이다. 정상적인 백혈구는 바이러스, 박테리아, 곰팡이 등의 이물질을 제거하는 데 필수적인 역할을 한다. 백혈병은 혈액과 골수의 혈액 형성 조직에 발생하는 악성 질환으로, 비정상적인 백혈구가 과다하게 생성되는 것이 특징이다. 백혈병에는 여러 가지 유형이 있으며, 일반적으로 암세포를 일으키는 세포의 유형(림프성 또는 골수성)과 세포가 빠르게(급성) 또는 천천히(만성) 복제되는 속도에 따라 분류된다. 급성 백혈병과 달리 만성 백혈병은 아동에게 흔치 않으며 전체 소아 백혈병의 5% 미만을 차지한다.[4]

가장 흔한 소아 백혈병은 급성 림프모구 백혈병(acute lymphoblastic leukemia, ALL)이다. ALL은 15세 미만 아동 백혈병의 75%를 차지한다.[3] 2세와 3세 아동에게 가장 흔하다. ALL은 미성숙 림프구가 빠르게 증식하고 치료하지 않으면 치명적이기 때문에 급성 림프구성 백혈병으로 간주된다. 그러나 적절한 의학적 치료를 통해 현재 ALL 소아 환자의 생존율은 90% 이상이다.[3]

두 번째로 흔한 소아 백혈병은 급성 골수성 백혈병(acute myeloid leukemia, AML)이다. 15세 미만 아동 백혈병의 15-20%를 차지한다.[5] AML은 미성숙한 골수 세포의 급속한 증식이다. AML 소아의 생존율은 ALL 소아의 생존율보다 낮지만, 최근에 생존율이 65-70%까지 상승했다.[3]

급성 백혈병을 일으키는 데는 유전적 요인이 작용하는 것으로 추정된다. 예를 들어 다운증후군, 클라인펠터 증후군, 리-프라우메니 증후군, 신경섬유종증이 있는 아동은 이러한 질환이 없는 아동보다 백혈병에 걸릴 확률이 더 높다.[1] 급성 백혈병의 또 다른 발병 요인은 전리 방사선과 특정 독성 화학물질에 노출되는 것이다.[3] 백혈병의 징후와 증상은 특정 세포 종류의 과잉 생산으로 인해 건강한 세포를 밀어내고 빈혈, 혈소판 감소증, 호중구 감소증을 유발하며 피로, 멍, 출혈, 감염, 뼈 통증, 발열, 림프절 및 비장 비대와 같은 우리가 알고 있는 백혈병 부작용들을 일으킨다.[1]

백혈병 아동을 위한 의학적 치료에는 백혈병의 유형과 프로토콜에 따라 2-3년 동안 투여할 수 있는 다제 화학 요법이 포함된다. 일반적으로 모든 재발, 즉 암세포가 재발하는 경우에만 아동이 줄기세포 이식을 받는다. AML 아동도 화학 치료를 받지만 일반적으로 치료 강도가 더 강하고 기간이 더 짧다. 일부 암 센터에서는 암이 관해 상태에 접어든 직후에 줄기세포 이식(기증자가 있는 경우)을 받는 소아암 환아도 있다. 다른 센터에서는 암이 재발할 경우 첫 번째 치료 수단으로 선택한다.[3]

중추 신경계 종양

중추신경계(CNS) 종양은 두 번째로 흔하게 진단되는 소아암이자 가장 흔하게 진단되는 아동기의 고형 종양이다(표 21.1).[6] 이 종양은 소아 악성 종양의 26%를 차지하며, 생후 첫 10년간 소아에게 가장 자주 발생한다.[6] 소아 종양의 가장 흔한 위치는 후두와이며, 뇌에 발생하는 모든 종양의 60%를 차지한다(CHOP.edu). 이 위치에서 발견되는 일반적인 종양 유형으로는 수모세포종, 청소년 성상교세포종(JPA), 미만성 내재성 폰틴 신경교종(DIPG), 비정형 기형아/융모막 종양(ATRT) 등이 있다. 소아 뇌종양의 나머지 40%는 대뇌 반구에 위치한다(CHOP.edu). 이 뇌 부위에서 발견되는 가장 흔한 유형의 종양은 성상세포종, 신경절종, 두개인두종이다. 소아 뇌종양의 징후와 증상은 종양의 크기와 위치에 따라 매우 다양하다. 두통, 발작, 졸음, 언어, 시각 또는 청각의 변화, 행동 변화, 메스꺼움 또는 구토, 협응력 저하, 쇠약, 균형 감각 장애 등이 나타날 수 있다. 뇌종양 아동에 대한 의료적 치료는 종양의 유형과 위치에 따라 다르며 수술, 방사선 요법, 화학 요법 등이 포함될 수 있다. 중추신경계 종양 아동의 생존율은 종양의 유형, 크기, 위치에 따라 다르다. 중추신경계 암에 걸린 아동과 청소년의 전체 생존율은 74%이다.[6]

표 21.1. 흔한 소아 중추신경계 종양

종양 종류	조직학	위치	CNS 발생률(%)	최대발생 연령
별아교세포종(소아기 털모양 별세포종, 역형성 별세포종, 다형성아교모세포종)	별아교세포	소뇌, 대뇌, 시상 또는 시상하부	52	5
속질모세포종	신경상피세포	소뇌	20	1-10
원시신경외배엽종양(대뇌신경모세포종, 대뇌속질모세포종)	신경상피세포	대뇌	20	1-10
뇌간신경아교종	신경아교세포	중뇌/교뇌/연수	10	5-10
뇌실막세포종	뇌실막 세포	4번째 뇌실	6	5세 이하

CNS, central nervous system.

림프종(Lymphoma)

아동에게 세 번째로 흔한 암 유형은 호지킨병과 비호지킨 림프종(NHL)을 포함한 림프종이다. 림프종은 전체 소아암의 8%를 차지한다.[1,3] 이 암은 림프조직에서 발생하며 자체로 생물학적 하부 타입을 가지고 있다.[3] 호지킨병은 나이가 많은 아동과 청소년에게 더 흔한 반면, NHL은 어린 아동에게 더 흔하다.[3] 증상 및 징후는 통증없는 빗장위(supraclavicular) 또는 경추의 림프병증, 가래가 없는 기침, 피로감, 식욕감퇴, 약간의 체중감소, 그리고 가려움증이 있다.[8] NHL은 다음의 네 범주로 분류된다.[8]

1. 버킷 및 버킷 유사 림프종(소포 비호지킨 세포 림프종)
2. 림프모구 림프종(T세포 림프종)
3. 확산된 큰 B세포 림프종(diffuse large B-cell lymphoma)
4. 역형성 대세포 림프종(anaplastic large cell lymphoma)

NHL의 임상 징후 및 증상으로는 배변 습관의 변화, 메스꺼움, 구토, 복부, 얼굴, 목 또는 상지의 부종, 연하곤란, 호흡곤란 등이 있다.[8] 호지킨 림프종에 걸린 아동과 청소년의 생존율은 98%, 비호지킨 림프종에 걸린 아동과 청소년의 생존율은 91%이다(암 사실과 수치). 림프종의 치료에는 일반적으로 화학 요법과 방사선 요법이 포함된다.[8]

신경아세포종(Neuroblastic tumors)

신경모세포종에는 신경모세포종, 신경절모세포종, 신경절신경종이 포함된다.[9] 이러한 종양은 소아에서 발생하는 가장 흔한 두개골 외 고형 종양으로, 평균 연령은 16개월이다. 이 종양은 원시 신경능선세포에서 발생하며 부신(48%), 부신 외 복막(25%), 흉부(16%) 등 가장 흔한 발생 부위이다. 신경모세포종은 1세 미만의 영아에게 가장 흔하게 발생하는 암이다. 전체 소아암의 6%를 차지하며, 미국에서는 매년 약 800건의 새로운 사례가 발생한다. 거의 90%가 5세 이전에 진단되며, 평균 진단 연령은 1-2세이다. 신경모세포종은 일반적으로 부신, 교감신경계, 복부의 신경절, 가슴이나 목의 교감신경절에서 발생한다. 신경모세포종의 징후와 증상은 종양의 위치에 따라 크게 달라진다. 목이나 복부 부위에 고정된 단단한 덩어리가 만져지고, 종양이 척수나 말초신경을 침범한 경우 통증과 마비가 나타날 수 있다. 영유아의 경우 림프절, 뼈, 골수, 간, 피부로 전이되는 경우가 가장 흔하며, 진단되기 전에(3분의 2에서) 전이되는 경우가 많다.

신경모세포종 진단을 위해 생검을 실시한다. 컴퓨터 단층 촬영(CT) 스캔과 자기 공명 영상(MRI)을 통해 종양이 신체 어디에 있는지 확인할 수 있다. 방사성 물질을 체내에 주입하여 아이의 신체 다른 부위로 전이되었는지 확인하기 위해 메타이오도벤질구아니딘(MIBG) 스캔이 사용된다. 특정 요인은 예후와 치료 옵션, 회복 가능성에 영향을 미친다. 단계 및 위험 그룹은 치료 및 예상되는 치료 반응에 대한 중요한 정보를 제공한다. 신경모세포종의 단계를 결정하는 데는 국제 신경모세포종 단계 시스템(INSS)과 국제 신경모세포종 위험 그룹 단계 시스템(INRGSS)이 사용된다. 이 단계 시스템은 각각 수술 또는 영상 검사 결과를 사용하여 신경모세포종의 단계를 결정한다.[3] 소아 종양학 그룹(COG)은 종양의 단계와 연령, 종양 조직학 및 생물학을 포함한 예후 요인에 따라 아동을 위험 그룹(저, 중, 고)으로 분류한다. 치료는 위험 그룹에 따라 결정된다. 신경모세포종은 수술, 화학 요법, 방사선 요법, 줄기세포 이식, 면역 요법 등을 통해 의학적으로 관리한다.[3]

신경모세포종 아동의 생존율은 진단 당시의 연령, 질병 단계, 종양 조직학에 따라 달라진다.[2,9] 진단 당시 나이가 어릴수록 생존 확률이 높아진다. 저위험군에 속하는 아동의 5년 생존율은 95% 이상이다. 중간 위험군에 속하는 아동의 5년 생존율은 90-95%이다. 고위험군에 속하는 아동의 5년 생존율은 40-50% 정도이다.[1]

육종(Sarcoma)

육종이라는 단어는 중간엽 유래 세포에서 나오는 악성 종양을 의미한다. 육종 세포는 일반적으로 골격근, 평활근, 지방, 섬유 조직, 뼈 및 연골로 성숙한다.[11] 육종에 대한 의학적 치료에는 신보조제(수술 전 화학 요법) 및 보조제(수술 후) 화학 요법, 수술 및/또는 방사선 요법이 포함될 수 있다. 치료의 주요 목표는 아이의 생존율을 높이고 영향을 받은 사지의 기능을 가능한 한 많이 보존하는 것이다. 의료 개입 유형을 결정하는 데 사용되는 요인에는 종양의 크기, 위치, 수술 전 화학 요법에 대한 반응 및 원발 부위에 대한 질병의 억제 등이 포함된다.

골육종(Osteosarcoma)

골육종은 청소년에게 가장 흔한 뼈 종양으로, 진단 연령은 10-30세 사이가 가장 흔하다. 10대 청소년이 가장 많이 걸린다. 이 종양은 주로 원위 대퇴골, 근위 경골 또는 근위 상완골의 형이상학적 부위인 긴 뼈에서 가장 흔하게 발생한다. 골육종의 주요 증상은 관련 부위의 통증, 진행성으로 잠에서 깰 정도의 통증이다. 감염된 사지에 만져지는 덩어리가 있을 수 있다. 다른 증상으로는 ROM 감소 또는 보행 이상 등이 있을 수 있다. 일부 아동은 종양 부위 또는 그 근처에서 병적 골절이 나타날 수 있다. 골육종에 대한 표준 치료법에는 신보조 화학 요법, 국소 조절, 보조 화학 요법 등이 있다. 국소 조절 수술 옵션에는 절단 및 사지 보존 수술이 포함된다. 두 가지 모두 이 장의 뒷부분에서 설명한다. 수술 형태를 결정하는 데 사용되는 요소에는 종양의 크기, 위치 및 수술 전 화학 요법에 대한 반응이 포함된다. 또한 의료진은 아동/가족에게 수술 옵션을 제공할 때 아동의 나이와 골격 성숙도, 전반적인 예후를 고려한다. 전이성 골육종 아동의 생존율(30%)은 국소성 골육종 아동의 생존율(75%)에 비해 더 낮다.[10]

유잉육종(Ewing's sarcoma)

유잉육종은 아동과 청소년에게 두 번째로 흔한 골 악성 종양으로, 진단 당시 평균 연령은 15세이다.[14] 유잉육종은 뼈나 주변 연조직에서 발생하는 작고 둥근 청색 세포 종양이다. 유잉육종의 흔한 발생 부위는 하지 장골(41%), 골반(26%), 흉벽(16%), 척추(6%), 손/발(3%), 두개골(2%) 등이다. 징후와 증상으로는 종양 부위의 통증 및/또는 부종이 있다. 종양 부위에 덩어리가 만져질 수도 있다.[14] 유잉육종 아동을 위한 의학적 치료에는 신보조 화학요법, 종양 부위의 국소 조절, 보조 화학요법 등이 있다.[14] 유잉육종에 대한 국소 조절 방법에는 수술 및/또는 방사선 치료가 포함된다. 국소 조절 방법은 종양의 위치, 크기, 외과적 절제로 인한 이환율 또는 기능 저하 위험에 따라 결정된다. 소아 유잉육종의 예후는 종양의 위치에 따라 매우 다양하다. 국소 유잉육종 소아의 전체 5년 생존율은 약 70%이다.[3] 전이가 발생한 아동의 경우 생존율은 더 낮다(15-30%).[3]

횡문근육종(Rhabdomyosarcoma)

신생아부터 14세 아동에게 가장 흔한 연조직 육종인 횡문근육종은 아동과 청소년에게 여섯 번째로 흔한 암이다.[3,11] 횡문근육종이 가장 많이 발생하는 부위는 머리와 목이며, 비뇨생식기, 사지, 몸통이 그 뒤를 따른다.[10,11] 횡문근육종의 징후와 증상으로는 종괴가 나타나거나 비인두 종양과 같은 정상적인 신체 기능에 장애를 일으켜 폐색 및 분비물을 유발한다.[11] 횡문근육종 아동을 위한 치료에는 종양의 외과적 제거, 화학 요법 및 방사선 치료가 포함된다.[11] 다른 육종과 마찬가지로 횡문근육종 소아의 생존율은 종양의 크기, 위치, 세포 구성, 수술적 제거의 성공 여부, 종양이 한 부위에 국한되어 있는지 여부에 따라 달라진다. 진단 당시 15세 미만 아동의 5년 생존율은 65%로 15-19세 아동의 생존율인 47%와 대조적이다.[2,3]

망막모세포종(Retinoblastoma)

가장 흔한 소아안암인 망막모세포종은 다능성 전구세포에서 발생하는 망막의 악성 종양이다. 전체 소아암의 2%에 불과하다. 미국에서는 매년 200-300명의 아동이 망막모세포종 진단을 받는다. 영유아에게 가장 흔하며 6세 이상의 아동에게는 거의 발생하지 않는다.[3] 이 질환은 유전성 또는 비유전성일 수 있으며, 유전성은 주로 유아에게 나타난다.[15] 비

유전적 형태는 유전자가 새로운 돌연변이를 자발적으로 일으킬 때 발생하며 유아보다 소아에서 더 흔하다.[15] 망막모세포종의 평균 연령은 2세이다.[3] 아동 4명 중 3명은 일방적으로 침범하는 반면, 4명 중 1명은 양측으로 침범한다.[3] 망막모세포종의 가장 흔한 두 가지 징후와 증상은 백반증(눈의 정상적인 적색 반사 결여)과 사시(눈이 교차하는 현상)이다.[15] 망막모세포종 아동을 위한 치료는 매우 다각적으로 이루어지며 외부 빔 방사선 치료, 세기 변조 방사선 치료(IMRT) 및 양성자 방사선 레이저 광응고, 냉동 치료, 온열 치료, 전신 화학 요법(종양 수축을 위해 최대 6개월), 동맥 내 화학 요법(눈에 혈액을 공급하는 동맥에 투여하는 화학 요법) 및 유리체내 화학 요법(눈에 주사하는 화학 요법) 등이 포함될 수 있다. 이러한 치료가 실패하면 적출술(안구 제거)을 시행한다. 고용량 화학 요법과 함께 줄기 세포 이식은 눈 밖으로 퍼진 망막 모세포종을 가진 아동에게 적용할 수 있다. 전반적으로 미국에서 망막모세포종에 걸린 아동 10명 중 9명은 암이 눈 밖으로 퍼지지 않는 한 완치된다. 현재 망막모세포종 영유아의 5년 생존율은 95%를 넘어섰다.[3,10]

윌름즈 종양(Wilms Tumor)

신모세포종이라고도 불리는 윌름즈 종양은 소아에서 가장 흔한 신장의 악성 종양이다.[16] 전체 소아암의 약 5%가 윌름즈 종양이며, 미국에서는 매년 500-600건의 새로운 사례가 진단되고 있다.[3] 주로 어린 아이들에게서 발생하며 평균 진단 연령은 3-4세 사이이다.[3,16] 윌름즈 종양의 주요 징후와 증상은 복부 부종 또는 종괴, 발열, 빈혈, 고혈압이다.[16] 대부분의 아동은 한쪽 신장에만 질환이 발생하며, 양측 신장에 발생하는 경우는 5-10%에 불과하다. 윌름즈 종양 10명 중 약 9명은 완치 가능성이 높은 양호한 조직을 가지고 있다. COG 단계 시스템은 윌름스 종양의 확산 정도를 설명하는 데 가장 자주 사용된다. 이 시스템은 종양을 5단계로 나눈다.

COG 스테이징 시스템[16]:

- 1기: 신장에 포함되어 있으며 수술로 제거됨
- 2기: 신장을 넘어 인근 지방 조직이나 혈관으로 전이되었으나 수술로 완전히 제거됨
- 3기: 수술로 완전히 제거되지 않았으며 암이 복부에 남아 있음
- 4기: 혈액을 통해 폐, 간, 뇌, 뼈 또는 기타 림프절과 같이 신장에서 떨어진 장기로 퍼짐
- 5기: 진단 당시 양쪽 신장에서 종양이 발견됨

윌름즈 종양에 대한 치료는 외과적 절제, 화학 요법 및 방사선 치료로 구성된다. 개입 유형은 단계에 따라 다르다. 목표는 다음과 같다.[16]

수술로 원발성 종양을 제거하는 것이다. 때때로 수술 전에 종양을 축소하기 위해 화학 요법과 방사선을 사용할 수 있다. 수술 후 남은 종양 세포를 제거하기 위해 방사선이 필요할 수도 있다. 가장 자주 사용되는 화학 요법 약물에는 빈크리스틴, 악티노마이신 D, 독소루비신, 사이클로포스파마이드, 에토포사이드, 이리노테칸 및 카보플라틴이 포함된다. 윌름스 종양 아동의 4년 생존율은 1기부터 3기 및 5기까지 95%에서 100%이며 4기의 경우 85-90%이다.[3]

물리치료에 영향을 미치는 질병 및 의학적 치료

아동에게 암을 암시하는 징후와 증상이 나타나면 의사는 특정 진단 검사를 처방한다. 골수 기능을 평가하기 위해 혈액 검사를 실시한다. 표 21.2에 나열된 정상 혈구 수치는 아동의 성별과 나이에 따라 약간씩 다르므로 일반적인 범위이다.[25] 암 치료를 받는 아동은 일반적으로 혈구 수가 낮다. 물리치료사는 이러한 기준과 수치 변화의 징후 및 증상에 대한 전문 지식을 갖추고 있어야 한다. 최신 문헌에 따르면 암 치료를 받고 있는 아동을 치료하는 물리치료사가 이전에 인정된 가이드라인을 숙지 후 증상에 따라 평가하고 치료할 때 부작용이 없는 것으로 나타났다.[21]

골수 흡인 또는 골수 생검은 뼈, 일반적으로 장골에 바늘을 직접 삽입하여 실시한다. 그런 다음 샘플을 현미경으로 검사하여 암세포의 존재 여부를 확인한다. 요추 천자는 요추 부위에 바늘을 삽입하여 시행하며, 뇌척수액을 채취하여 암이 뇌척수액에 침범했는지 여부를 확인한다. 물리치료사는 골수 흡인 또는 요추 천자를 받은 아동이 며칠 동안 해당 부위에 움직임이 불편하거나 통증을 느낄 수 있음을 이해하고 물리치료 검사 및 해당 세션의 중재 프로그램을 계획할 때 이를 고려해야 한다. 예를 들어, 아이가 앉은 자세에서 서 있는 자세로 전환하는 데 어려움을 겪는다면 하지의 힘이 약해져서가 아니라 엉덩이나 허리 부위의 불편함 때문일 수 있으

표 21.2. 혈구 수와 증상

	적혈구	혈소판	혈색소	백혈구
기능	CO_2와 O_2운반	혈액응고	CO_2와 O_2 운반	감염방어
정상 수치	남자: 4.7–5.5 × 10^6/μL 여자: 4.1–4.9 × 10^6/μL	150,000–350,000/μL	10–13 g/100 mL	4,500–11,000/mm^3
낮은 수치	빈혈	혈소판 감소증	빈혈	박테리아, 바이러스, 진균 감염
낮은 수치일 때의 증상	창백 피로감	멍 점상출혈	창백 피로감	감염

며 이러한 문제는 며칠 내에 해결될 것이다.

아동에게 사지에 통증이나 부종이 있는 경우 방사선 촬영, 초음파, CT 또는 MRI를 실시한다. 영상 검사 결과는 종양의 위치를 파악하는 데 도움이 된다. 세포의 형태학적 특성에 따라 종양의 유형을 결정하기 위해서는 세침 생검 샘플과 같은 추가 검사가 필요하다. 종양의 위치는 관절 구축을 유발하거나 아동의 하지 체중 지탱 상태를 변화시키는 등 주변 조직에 영향을 미쳐 보행 및 기능적 이동을 제한할 수 있다.

의학적 치료를 시작하기 전에 암전문의는 종양의 진행 단계와 등급을 세포수준 내에서 암의 특정형태, 정확한 위치, 다른 부분으로 전이되었는지에 따라 치료를 결정한다. 종양의 악성 정도를 나타내는 종양의 등급은 종양 세포의 현미경적 모양, 종양의 확산 경향 및 성장 속도에 따라 결정된다. 암 등급 결정에 자주 사용되는 시스템은 세계보건기구(WHO)의 시스템이다.[17] 이 시스템은 1등급(천천히 자라며 약간 비정상적인 외관을 가진 종양)부터 4등급(가장 빠르게 번식하며 미분화 세포를 가진 종양)까지로 나뉜다.[17] 단계 분류는 질병이 원발 부위에 국한 여부와 그렇지 않은 경우 확산 정도를 설명하는 데 사용된다. 암의 정확한 원인은 밝혀지지 않은 경우가 많지만, 유전적 요인과 환경적 요인이 많은 소아암과 관련이 있는 것으로 알려져 있다. 종양 전문의는 이러한 유전적 요인을 이해하는 것이 중요한데, 이는 아동을 위해 선택한 치료 방법에도 영향을 미칠 수 있기 때문이다. 또한 물리치료사는 등급 및 스테이징 시스템을 이해하여 아동의 특정 요구 사항에 맞게 물리치료 중재 프로그램과 치료 계획을 조정해야 한다. 예를 들어, 하지 골육종을 앓고 있는 아동의 보행 훈련 중 호흡량이 증가하여 숨이 가빠지는 경우, 치료사는 아동에게 폐 전이가 있는지 확인하고 그에 따라 세션을 수정해야 한다. 소아암은 일반적으로 수술, 화학 요법, 방사선 요법, 줄기세포 이식 등 다양한 방법으로 치료한다. 의학적 치료는 암의 종류와 질병의 정도에 따라 결정된다. 치료에는 유도, 강화, 유지 등 여러 단계가 있다. 유도 단계에서는 가능한 한 빨리 관해(암세포가 없는 상태)에 도달하는 것을 목표로 고용량의 화학 요법과 방사선 치료와 같은 다른 치료법을 받는다. 남아 있는 암세포를 제거하기 위해 아동은 공고화 단계에서 고용량의 화학 요법을 계속 받는다. 유지 단계에서는 질병 재발을 예방하기 위해 저용량의 화학 요법을 받는다. 면역 요법은 소아 인구에서 성공적으로 사용되고 있는 새로운 유형의 암 치료법이다. 이러한 유형의 치료는 신체 자체의 면역 세포를 유전적으로 변경하여 백혈구가 암세포를 찾아서 제거하도록 훈련시킨다. "B세포 ALL에 대한 키메라 항원 수용체(CAR) T세포 치료는 FDA 승인을 받은 최초의 세포 치료법"이며, 현재 많은 암 센터에서 재발성 또는 난치성 질환에 대한 치료 방법으로 사용되고 있다(그림 21.1). 심각한 부작용으로는 생명을 위협할 수 있는 사이토카인 방출 증후군(CRS)이 발생할 수 있다. CAR T 세포 치료를 받는 아동은 의료진이 이 부작용에 대해 면밀히 모니터링한다. 단일 클론 항체는 인공 항체를 사용하여 신체의 특정 암세포를 표적으로 삼아 파괴하는 또 다른 형태의 면역 요법이다.[1] 베바시주맙과 세툭시맙이 그 예이다. 정맥으로 투여하며 일반적으로 화학 요법보다 부작용이 적다. 현재 소아암 치료를 위한 새로운 면역 요법 치료법이 연구되고 승인되고 있다.

화학 요법(Chemotherapy)

화학 요법제는 빠르게 분열하는 암세포를 방해하여 세포 사멸을 유도하는 데 사용되는 화학 물질이다. 다제 화학 요법은 한 가지 약물에 대한 내성을 예방하고 더 많은 용량

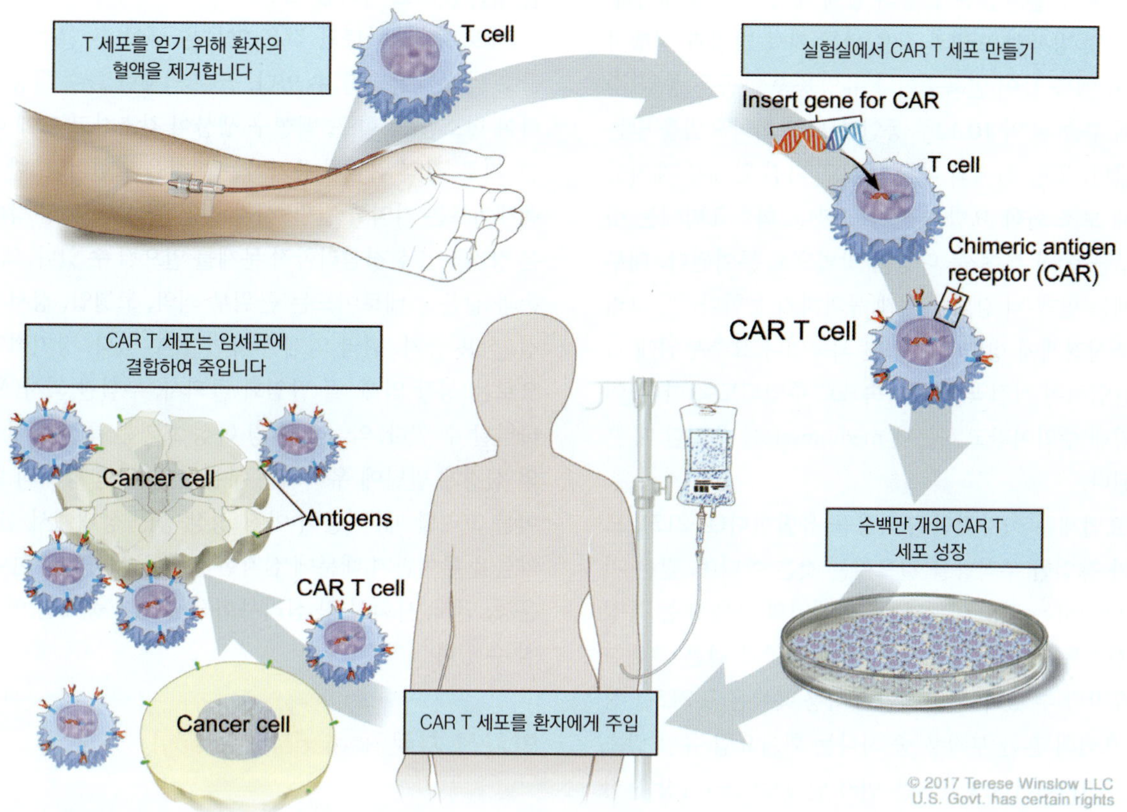

그림 21.1. 키메라 항원 수용체(CAR) T 세포 요법을 이용한 치료법을 설명하는 다이어그램. (출처: 국립보건원 국립암연구소, https://www.cancer.gov/publications/dictionaries/cancer terms/def/car-t-cell-therapy. 2018년 12월 액세스. © 2017 Terese Winslow LLC, 미국 정부에 특정 권리가 있다.)

표 21.3. 특정 화학요법제와 흔한 부작용(물리치료와 관계있음)

화학요법제	흔한 부작용		
	단기	장기	흔한 암의 종류
Vincristine	고혈압, 운동장해, CNS억제, 말초신경병증 탈모, 변비, 식욕부진, 턱통증, 다리통증, 근약증, 이상감각, 저림, 근육통 쥐가 남	말초신경병증, 대근육 및 소근육, 운동기술의 감퇴	백혈병, Hodgkin병, 신경모세포종, 림프종, Wilm씨 종양, 횡문근육종
Cisplatin	서맥, 구역질, 구토, 골수 억제, 청신경독성, 말초신경병증	청신경 독성, 콩팥 독성	골육종, 호지킨과 비호지킨 림프종, 뇌종양
Methotrexate	쇠약감, 피로, 어지러움, 탈모, 광민감성, 구역질, 구토, 설사, 식욕없음, 점막염, 설염, 골수억제	골다공증, 골절, 불임, 신장독성, 간독성, 신경심리인지장해	백혈병, 골육종, 비호지킨 림프종
Dexamethasone	고혈압, 감염취약, 근병증, 식욕증가, 정신변화	성장억제, 뼈의 미네랄 감소, 골괴사	백혈병, 뇌종양, 기타, 악성종양
Ifosfamide	기면, 어지러움, 다발성 신경병증, 탈모, 피부염, 구역질, 구토, 식욕없음, 설사, 변비, 골수억제	심장독성, 콩팥독성	호지킨과 비호지킨 림프종, 급만성 림프구성, 백혈병, 육종
Doxorubicin	탈모, 구역질, 구토, 점막염, 설사, 골수억제	심장독성, 심근염	림프종, 백혈병, 연부조직 육종, 신경모세포종, 골육종

을 투여할 수 있도록 하기 위해 사용된다. 화학 요법은 백혈병 및 림프종과 같은 많은 유형의 암에 대한 주요 중재이다. 종종 수술 및 방사선 요법과 같은 다른 치료 방법과 병행하기도 한다. 예를 들어 골육종이나 유잉육종 아동은 종양 축소를 위해 수술 전 약 10-12주 동안 신보조 화학요법을 받는 경우가 많다. 또한 신체의 다른 부위로 퍼진 암세포 제거를 돕기 위해 보조 화학 요법을 받기도 한다. 화학요법제는 정맥, 경구, 근육 내 투여 등 다양한 방법으로 투여된다. 대부분의 약제는 혈액-뇌 장벽을 쉽게 통과하지 못한다.[18,19] 그러므로 중추신경계에 병변이 있으면 뇌속이나 요추부위에 카테터를 삽입하여 직접 뇌척수액 속으로 주입되도록 한다. 이것을 경막내 주입이라고 하는데 methorexate를 주입할 때 흔히 사용된다.

화학요법제는 이차적인 부작용을 유발한다(표 21.3). 모든 약제가 동일한 부작용을 일으키는 것은 아니며, 같은 기간 내에 발생하는 것도 아니다. 특정 계열의 약물 또는 특정 약제는 신경독성, 심장독성 또는 폐 합병증과 같은 유해한 효과를 유발할 수 있다. 일반적인 부작용 목록은 표 21.3을 참조. 화학요법의 흔한 부작용 중 하나는 화학요법 유발 말초신경병증(CIPN)이다. CIPN은 빈카 알칼로이드(가장 흔한 빈크리스틴) 및 백금 제제(가장 흔한 시스플라틴)를 포함하여 자주 사용되는 화학 요법제의 신경 독성 효과로 인해 이차적으로 발생한다.[21,22] CIPN은 중추신경계 암과 비중추신경계 암 치료를 받는 아동에게서 발생하며, 비중추신경계 암 아동의 20-85%에서 발생한다. CIPN은 감각, 운동 및/또는 자율 신경 기능 장애로 이어질 수 있다. 장애는 주로 투여 후 몇 주 이내에 말초 사지, 손과 발에 영향을 미친다.[22] CIPN과 관련된 가장 초기적이고 가장 흔한 임상 징후는 아킬레스건 반사 감소로, 화학 요법 후 한 달 이내에 발생할 수 있다. 말초신경병증의 주요 징후는 말단 사지의 쇠약 및/또는 감각 변화이다.

하지의 가장 흔한 장애는 발목 배측 굴곡(DF) 강도 및 활동성 DF ROM 감소, 신경병증성 통증 또는 감각 상실이다.[22] 임상 증상이 나타나는 순서는 다양할 수 있으며, 소아에게 손과 발의 고유 근육 약화가 관찰된 후 전경골의 약화가 나타나거나 근력 약화 징후 없이 신경병증성 통증이 나타날 수 있다. 일반적으로 화학 요법제의 용량을 줄이거나 약물 투여를 중단하면 신경 독성 증상이 감소한다. 그러나 최근 연구에 따르면 발목 근력, 가동 범위, 보행 및 대동작 운동능력의 일부 잔여 결손이 지속될 수 있다고 한다. 연구 데이터에 따르면 CIPN을 경험한 아동의 30%가 나중에 장애를 겪는 것으로 나타났다.[21,22]

메토트렉세이트와 같은 약물은 투여 후 일주일 이내에 골수 억제를 유발할 수 있다. 골수 억제란 골수 활동이 감소하여 혈소판, 적혈구, 백혈구 생산이 감소하고 그에 따라 출혈, 피로, 감염 위험이 증가하는 현상을 말한다. 또한 메토트렉세이트는 기억력 결핍, 시각-공간 및 운동 조정 장애와 같은 장기적인 신경심리학적 문제를 일으킬 수 있다. 덱사메타손과 같은 스테로이드는 근위부 쇠약, 고혈압, 정서적 불안정, 식욕 증가, 면역 억제를 유발할 수 있다. 장기적인 영향으로는 성장 억제, 골 탈염화 골괴사, 무혈관 괴사(AVN)가 나타날 수 있다. 약물의 신경 독성 효과는 특히 어린 아이들의 신경계 발달에 우려되는 부분이다. 진단 당시의 어린 나이를 고려할 때, 아동이 아직 성장 중인 상태에서 신경독성 약물을 투여받기 때문에 심각한 발달 문제가 발생한다. 이는 운동, 인지, 사회성 및 심리사회적 발달에 중대한 영향을 미칠 수 있다.

방사선 치료(Radiation therapy)

방사선 치료는 이온화 방사선을 사용하여 종양 세포의 DNA 구조를 파괴하여 세포의 추가 번식 능력을 제한하는 치료법이다. 화학 요법과 달리 방사선은 몸 전체에 세포 손상을 일으키지 않으며, 방사선을 받은 신체 부위의 세포에만 손상을 입힌다(COG).

방사선 치료는 외부에서 방사선을 쬐거나 방사선 물질을 종양 가까운 부위의 내부에 삽입하여 치료한다. 방사선 치료만 단독으로 사용하거나 수술 및 화학 요법과 같은 다른 치료와 함께 사용하기도 한다. 종양을 수술로 제거하기 전에 방사선 치료를 시행하면 종양 덩어리를 축소하여 주변의 건강한 조직에 대해 손상 정도를 줄일 수 있다. 수술 후에는 원발 부위에서 퍼졌을 수 있는 세포를 파괴하기 위해 방사선을 사용한다. 아동의 골수가 조혈모세포이식을 받아들일 준비가 되도록 하기 위해서 전신에 방사선 조사를 화학치료와 병행하기도 한다. 방사선 치료는 주로 방사선을 받은 부위 및 주변 조직에 다양한 장단기 부작용을 일으킬 수 있다(표 21.4). 방사선의 부작용으로는 피로/졸음 증후군, 피부에 미치는 영향, 뼈 성장 둔화 등이 있다. 척추 측만증은 흉벽 방사선으로 인한 후유증일 수 있다. 방사선 부작용은 아직 성장 중인 영유아에게 특히 심각한다. 방사선 치료는 아동의

표 21.4. 방사선 치료의 장·단기 부작용

단기 부작용	장기 부작용	물리치료와 관련 현상
피부	섬유화	통증
발적	병적 골절	관절가동범위 감소
수포	뼈 성장 이상	근력감소
탈모	골 괴사/무혈성 괴사	지구력 감소
섬유화	골다공증	기능적 이동 감소
피로	심장합병증	균형감소
인지 결함	고혈압 갑상선 기능 장애	신경 심리적 기능감소: 운동의 정확성, 감각통합, 기억, 집중력
		지역과 가족활동에서의 차여와 삶의 질 감소

ROM, range of motion.

신경심리 및 근골격계에 큰 영향을 미친다. 두개골 방사선은 뇌의 섬유화를 유발하므로 3세 미만의 아동은 발달 중인 뇌에 미치는 신경심리학적 영향의 심각성 때문에 뇌에 대한 방사선을 피해야 한다.

수술(Surgery)

일반적으로 아동 암 환자에게 시행되는 수술 절차에는 종양 생검, 중심선 및 션트 삽입, 종양 절제술(광범위한 수술적 재건 포함 또는 포함하지 않음)이 포함된다.

종양의 조직생검(Tumor biopsy)

일반적으로 의학적 치료가 이루어지기 전에 종양의 일부에 대한 생검 또는 골수 흡인을 통해 암의 세포 유형과 단계를 확인한다. 이러한 절차는 전신 마취, 의식 진정 또는 국소 마취 하에 시행된다. 안타깝게도 일부 뇌종양, 주로 뇌간 종양의 경우 주변 조직이 손상될 위험이 높기 때문에 생검을 시행할 수 없다.

중심라인 잡기와 션트 수술

대부분의 아동은 장기간에 걸쳐 정맥 내 화학 요법을 받기 때문에 심장 근처의 주요 혈관으로 직접 연결되는 유치 카테터를 수술로 삽입해야 한다. 이러한 카테터는 흔히 중심정맥관 또는 Broviac 또는 Hickman 카테터라고 부른다. Broviac 카테터는 외경정맥 또는 내경정맥과 같은 주요 혈관으로 연결되는 외부 카테터이다. 내부 카테터(포트)는 동일한 주요 혈관에 삽입되지만 피부 아래에 남아 있으며 아이가 약물을 투여받거나 채혈을 해야 할 때마다 바늘을 사용한다. 실수로 중심정맥관을 뽑는 것은 감염과 출혈의 위험으로 인해 응급상황에 해당한다. 따라서 카테터 주변을 깨끗하고 건조하게 유지하며 부상으로부터 보호하기 위해 특별한 예방 조치를 취해야 한다. 뇌종양으로 인해 두개 내압이 높아지면 심실복막 션트의 외과적 배치가 필요한 경우가 많다. PT는 뇌종양 또는 션트 오작동으로 인한 두개압 상승의 다음과 같은 징후와 증상을 파악하는 것이 중요하다. 여기에는 두통, 구토, 복시, 우울한 정신 상태, 유두부종, 운동 기능의 변화 등이 포함된다.

수술적 제거(Surgical resection)

대부분의 고형 종양은 수술적 제거가 필요하다. 그러나 일부 종양은 너무 커서 절제할 수 없거나 수술적 제거가 위험한 위치에 있는 경우도 있다. 예를 들면 뇌간 신경교종이나 척수까지 전이된 신경모세포종 등이 있다. 그러나 악성 종양의 경우 일반적으로 수술적 제거가 최적의 선택이다. 종양이 재발하거나 신체의 다른 부위로 퍼지지 않을 가능성을 높이기 위해 외과의는 암세포가 없는 깨끗한 조직 가장자리로 종양을 완전히 절제하기 위해 모든 노력을 기울인다. 세포가 원발 종양 부위 밖으로 퍼졌는지 여부를 항상 알 수 없기 때문에 모든 암세포를 제거하기 위해 화학 요법과 방사선 치료가 필요할 수 있다.

기타 수술 치료(Other surgical procedures)

상지, 하지 뼈 또는 연부 조직 종양이 있는 아동의 경우 절단, 회전 성형술, 사지 보존술 등이 있다. 각 수술 방법에는 위험과 이점이 있다. 아동과 가족은 정형외과 전문의, 물리치료사 및 작업치료사, 종양 전문의, 방사선 전문의, 사회복지사 등 다학제 팀과 상의하여 각 아동에게 가장 적합한 방법을 결정할 것을 권장한다.

사지 보존 수술(Limb-sparing surgeries)

사지 보존 수술은 인공 보철물 재건과 생물학적 재건이라는 두 가지 범주로 나뉜다. 인공보철 재건술은 종양을 수술로 제거한 후 여백을 남기고 맞춤형 인공보철 장치를 사용하여 팔다리를 재건하는 수술이다. 이 방법의 장점은 수술 후 즉시 체중지지를 할 수 있어 조기 재활과 기능적 활동 복귀가 가능하다는 점이다. 골격 성숙이 이루어지지 않은 아동의 경우, 확장형 인공보철물 또는 반대측 하지 외피를 사용하여 하지 재건술을 시행할 수 있다. 확장형 보철물을 이식한 후 외과의는 수술 부위를 열지 않고도 아이의 다리를 늘릴 수 있다. 이 비침습적 절차를 사용하면 감염의 위험과 치유에 필요한 시간을 줄일 수 있다. 사지 보전적 시술의 단기 제약점은 상처가 화학치료제 사용과 감염 또는 제한된 관절 가동범위로 인하여 상처 치유가 느려질 수 있다는 점이다. 또한 수술한 관절 주위의 운동 범위가 감소하여 아동의 기능적 활동 능력에 영향을 미치는 경우도 흔하다. 다른 합병증으로는 다리 길이의 불균형을 유발하거나 절단이 필요할 수 있다. 따라서 물리치료사는 가능하면 운동으로 관절 구축을 예방하고, 보철이 덜 닳도록 하는 운동을 추천해야 하고 달리기와 몸을 부딪치는 운동 보다는 자전거 타기, 수영 같은 운동을 추천할 수 있다.

생물학적 재건 수술(Biologic reconstruction)

생물학적 재건 수술은 뼈 동종 이식 또는 자가 이식을 사용하여 제거된 뼈의 일부를 재건하는 데 도움을 줄 수 있다. 혈관이 형성된 자가 이식은 비골이나 장골에서 채취하는 경우가 많다. 이 범주에는 여러 가지 수술 방법이 있으며 연령, 종양 크기, 위치 등이 고려해야 한다. 아동의 신체 활동 수준과 활동 및 스포츠 복귀를 위한 장기적인 목표도 고려해야 한다. 이러한 수술의 단기적인 한계로는 지속적인 화학 요법으로 인해 뼈 치유가 지연되어 체중지지를 못하는 기간이 길어질 수 있다는 점이 있다. 경우에 따라서는 수술 후 1년 가까이 체중지지를 못 할 수도 있다. 그러나 장기적인 이점은 향후 수술 횟수가 줄어들고 신체의 부상 위험 없이 스포츠, 달리기, 점프와 같은 고강도 활동에 참여할 수 있다는 점이다.

절단(Amputation)

이 수술은 사지의 일부를 제거하는 수술이다. 절단되는 사지의 범위는 종양의 위치, 유형 및 크기에 따라 달라진다. 절단은 일반적으로 깨끗한 가장자리를 얻을 수 있을 만큼 충분히 넓게 절제할 수 없거나 수술이 너무 광범위하여 사지가 더 이상 기능할 수 없을 때 시행된다. 아동에게 절단이 필요하다고 결정한 후 외과의는 의족을 기능적으로 사용할 수 있는 잔존 사지를 제공하기 위해 모든 노력을 기울인다. 절단으로 인한 단기적인 합병증으로는 신체 이미지의 급격한 변화와 관련된 심리적 고통, 화학 요법을 받고 있는 경우 수술 부위의 느린 치유, 부적절한 상처 케어, 신경병증성 통증, 환각 사지 감각, 기능적 활동을 위한 에너지 소비 증가 등이 있을 수 있다. 장기적인 합병증으로는 신체 이미지의 급격한 변화와 관련된 심리적 고통, 성장 또는 체중 변화로 인한 잔존 사지의 피부 물집, 발적 또는 멍, 환각 사지 통증 및 감각, 근골격계 통증, 일상 생활 활동(ADL)을 위한 에너지 소비 증가 등이 있다. 아동의 경우 성장에 따라 다른 크기의 보철물이나 더 무겁고 확장 가능한 보철물이 필요한 경우도 고려 대상이다.

회전 성형술(Rotationplasty)

이 수술은 때때로 절단 대신 시행되기도 하지만, 여전히 절단의 한 형태로 간주된다. 회전 성형술은 미국 내 많은 아동 병원에서 표준적 치료가 아니다. 회전 성형술은 신경 혈관 다발과 하지 및 발의 원위부를 보존하면서 대퇴부 종양을 제거한다(그림 21.2). 아래 다리를 180도 돌려서 근위 대퇴골에 부착하여 발이 기능적인 무릎 관절과 보철물의 체중을 지탱하는 표면 역할을 할 수 있도록 한다. 그 결과 잔존 사지는 여러 번의 수술적 수정이 필요하지 않으며 무릎 아래 절단술을 시행했을 때보다 더 길어진다. 이렇게 길어진 팔다리는 아이에게 더 높은 기능적 능력을 발휘할 수 있는 기회를 제공한다.

또한 회전성형술을 받은 아동은 절단 수술을 받은 아동과 마찬가지로 레크리에이션 활동과 스포츠에 참여할 수 있다. 단기적으로는 상처가 잘 낫지 않으며, 장단기적으로 다른 수술 방법에 비해 사지의 외관이 좋지 않다. 회전성형술을 받은 아동의 삶의 질을 연구한 결과, 건강한 인구에 비해 심리사회적 적응이 저하되지 않는 것으로 나타났다.

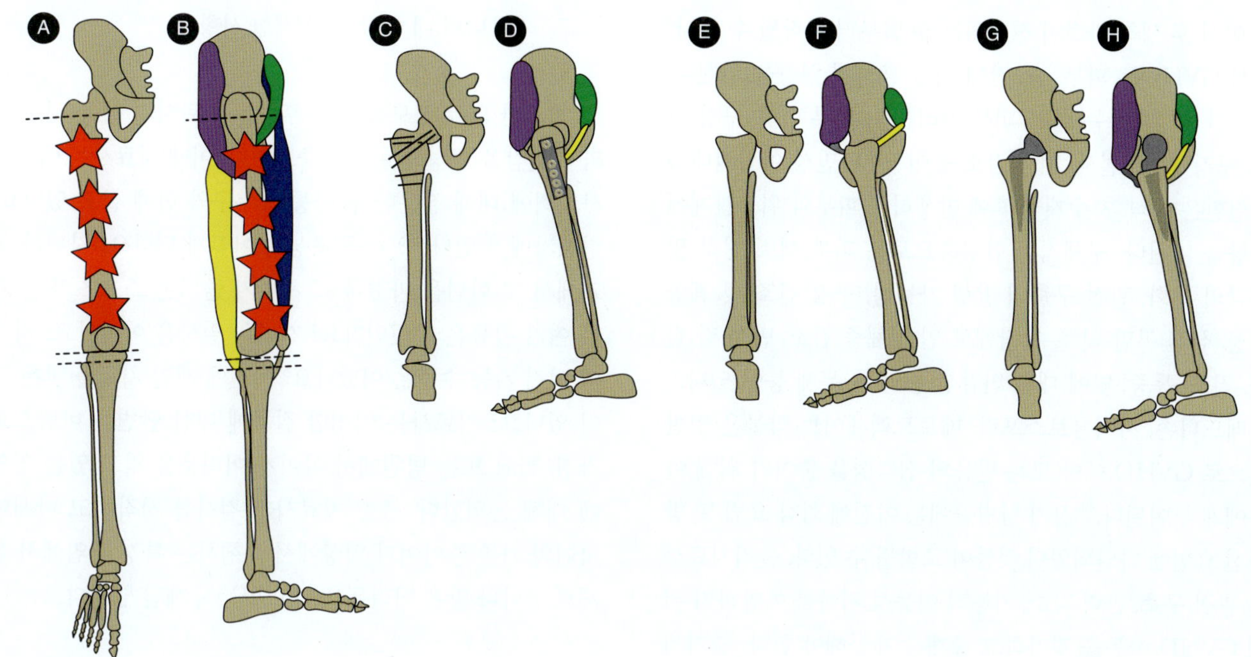

그림 21.2. 회전 성형술

골수 이식 및 말초 줄기세포 이식

백혈병(재발성 ALL 또는 만성 골수성 백혈병) 또는 골수와 관련된 기타 혈액 질환(예: 재생 불량성 빈혈, 중증 복합 면역 결핍증[SCID], 겸상 적혈구 질환)이 있는 아동에게 골수 이식(BMT) 또는 말초 혈액 줄기 세포 이식(PSCT)을 시행한다. 이 치료의 목적은 아이의 골수를 건강한 세포의 생성이 가능한 자신의 골수 또는 기증자의 골수로 대체하는 것이다. 골수는 일반적으로 기증자의 뼈(예: 장골)에 큰 바늘을 반복적으로 삽입하고 골수를 빼내는 방식으로 채취한다. 성숙한 세포로 분화되는 세포 중 가장 미성숙한 세포인 줄기세포는 기증자의 혈액을 채취하는 과정을 통해 얻을 수 있다. 세 가지 일반적인 형태가 있다.

1. 조직이 맞는 공여자로부터의 동종 이식
2. 아동 자신의 세포로부터의 자가 이식
3. 일란성 쌍둥이로부터의 동종 이식

사용 중인 프로토콜과 이식이 이루어지는 기관의 정책에 따라 아동이 BMT를 받을지 PSCT를 받을지 결정된다. 현재 더 일반적으로 시행되는 절차는 PSCT이다. 일부 기관에서는 제대혈 이식도 시행하고 있다.

BMT 또는 PSCT를 받은 아동은 먼저 관해 상태(체내에서 식별 가능한 암세포가 없는 상태)를 달성하기 위해 병용 화학 요법을 받는다. 그런 다음 아동은 컨디셔닝 단계를 위해 병원에 입원한다. 약 1주일 동안 아동은 나이와 치료 프로토콜에 따라 화학요법제(예: 티오테파)와 전신 방사선 조사를 받는다. 컨디셔닝 단계의 목표는 완전한 골수 억제를 제공하는 것이다. 아이의 백혈구, 적혈구, 혈소판 수치가 떨어지기 때문에 이 기간 동안 감염과 출혈을 예방하기 위해 특별한 관리가 필요하다. 이식 당일, 아이는 골수 또는 말초 줄기세포를 주입받게 된다. 약 6주 동안은 감염을 예방하기 위해 양압 및 공기 여과 시스템을 갖춘 격리된 공간에 머물게 된다. 기증자의 골수가 건강한 세포를 생성하기 시작하는 생착 과정은 일반적으로 10-17일이 소요된다. 신체가 자체 세포를 생산할 때까지 아이는 적혈구와 혈소판의 감염과 수혈을 예방하기 위해 항생제가 필요하다. 아동은 최대 6개월 동안 적혈구 및 혈소판 수혈이 필요할 수 있으며, 6-12개월 동안 감염과 싸우기 위한 백혈구가 충분하지 않을 수 있다.[48] 따라서 물리치료사는 물리치료 세션을 계획하기 위해 아동의 혈구 수치에 대해 잘 알고 있어야 한다. 이식 수혜자는 일정 기간 동안 건강한 골수 세포를 생성하지 못한다. 따라서 수혜자는 감염, 출혈, 심한 피로의 위험이 증가한다. 동종 이식을 받은 아동은 이식된 골수(이식편)가 아동(숙주)의 장기를 공격하기 시작하는 과정인 이식편대숙주질환(GVHD)이 발생할 위험이 있다. 이식편대숙주질환에는 급성 및 만성의 두 가지 유형이 있다. 급성 이식편대숙주질환은 이식 후 생착 과정이 진행되는 첫 달부터 시작될 수 있다. 급성 GVHD는 피부, 장, 간에 가장 흔하게 영향을 미친다. 이러한 증상으로는 발진, 피부 가려움증, 피부 변색, 구강 건조, 구강 궤양, 설사, 체중 감소 등이 있다. 만성 이식편대숙주질환은 이식 후 수개월 후에 발생하며 피부와 위장관계에 영향을 미친다. 구체적인 합병증으로는 피부 색소 침착 및 질감의 변화, 관절 구축의 발생 가능성, 구강 건조 및 궤양 형성, 삼킴 곤란 및 흡수 장애로 인한 체중 감소, 만성 간 질환, 건조, 통증, 빛에 대한 민감성 등의 눈 문제 등이 있다.[49] 프레드니손, 사이클로스포린, 메토트렉세이트 약물은 일반적으로 GVHD 예방 또는 반응의 심각성을 줄이기 위해 아동에게 투여된다.[49] 장기 합병증에는 이전에 화학 요법 및 방사선 요법에 나열되었던 것들이 포함될 수 있다. 물리치료사는 관절 구축, 근력 감소, 기능적 이동성 저하를 예방하기 위해 GVHD 아동을 평가하고 중재를 제공해야 한다. 줄기세포 구조는 아동 자신의 줄기세포를 추출하여 보관하는 과정이다. 그런 다음 아동은 고용량의 화학 요법제를 투여받은 후 자신의 세포를 수혈받을 수 있다. 이 절차를 통해 수모세포종 및 신경모세포종과 같은 암에 걸린 아동은 여러 차례에 걸쳐 고용량의 화학 요법을 받을 수 있다.

>> 물리치료 검사 및 평가

병력 및 사회력(Medical and social history)

병력 및 사회력을 파악하는 것은 모든 물리치료 검사의 핵심 요소 중 하나이다. 이 과정을 통해 물리치료사는 아이에게 물어볼 질문 유형을 선택하고 궁극적으로 치료 계획을 안내하는 데 도움이 된다.

아동의 차트가 있는 경우, 아동을 만나기 전에 다음 정보를 얻는 것이 가장 이상적이다:

1. 관련 과거 병력을 포함한 진단서
2. 질병 등급 및 단계
3. 아동의 성장 및 발달을 포함한 병력
4. 아동이 현재 받고 있는 화학요법제의 종류 및 기타 치료법을 포함한 현재 치료 내용
5. 현재 혈액 수치, 즉 헤모글로빈 농도, 백혈구 및 적혈구 수, 혈소판 수
6. 최근 촬영한 영상 결과
7. 커뮤니티 내 예방 조치/제한 사항

필요한 의료 정보를 얻은 후에는 치료사가 아동 및 가족과 친밀감을 형성하는 것이 중요하다. 이때 치료사는 아동의 사회력에 대해 질문한다. 아동은 누구와 함께 살고 있나요? 형제자매가 있나요? 가구 구성은 어떻게 되나요? 자녀가 학교에서 몇 학년을 마쳤나요? 자녀가 즐기는 스포츠 또는 기타 여가 활동은 무엇인가요? 자녀의 일상은 어떤가요? 자녀의 이전 기능 수준은 어땠나요? 이전에 재활 치료를 받은 적이 있나요? 치료사는 이러한 질문에 대한 답변을 바탕으로 가정, 학교 또는 병원에서 아이가 어려움을 겪고 있는 영역에 대해 논의한다. 종종 치료사가 검사를 시작하고 나서야 아이와 가족은 아이가 일상에서 수행하는 특정 작업에서 실제로 얼마나 많은 어려움을 겪고 있는지 깨닫게 된다.

시스템 점검(Systems Review)

다양한 유형의 암으로 인한 특정 장애는 암 자체 또는 암 치료에 필요한 의학적 개입으로 인해 발생할 수 있다. 이러한 장애는 아동의 신체적 이동성, 인지, 심리 및 사회적 기능, 의사소통, 자기 관리 및 일상 생활 참여 수준에 중대한 영향을 미칠 수 있다. 따라서 치료사는 우려되는 영역을 즉시 파악하고 해당 목표 영역에 검사를 집중하는 것이 중요하다. 시스템 검토는 물리치료 검사를 안내하는 데 유용한 방법이다. 치료사는 병실, 클리닉, 아동의 교실 또는 가정 등 어느 곳에서든 아동을 보자마자 현재 주요 문제를 파악할 수 있다. 필수 목록을 염두에 두면 효율성과 철저함에 도움이 된다:

1. 근골격계: 근력 약화, ROM 제한, 관절 구축, 발바닥 강하
2. 신경근육: 통증성 보행 패턴, 얼굴 찡그리기, 특정 부위 지키기, 감각 신경병증, 근긴장도 증가 또는 감소, 안면 마비, 듣기, 보기, 의사소통의 어려움, 균형 감각 장애, 지시를 따르는 아동의 능력을 제한하는 신경 인지 결함 등의 통증 징후
3. 심혈관 및 폐: 코가 빨개지고 호흡 또는 호흡수가 증가한다.
4. 외피: 이전 수술로 인한 흉터, 저혈색소 또는 간 기능 문제를 나타내는 얼굴 피부색(예: 혈소판 수 감소를 나타내는 멍), 방사선으로 인한 피부 변화

검사 및 측정(Tests and measurements)

철저하고 포괄적인 검사를 수행하기 위해 치료사는 신체 기능/구조, 활동, 참여 등 WHO의 국제 기능, 장애 및 건강 분류(ICF)와 같은 프레임워크를 사용할 수 있다. WHO에 따르면 신체 기능 및 구조라는 용어는 신체의 심리적 기능과 장기, 사지 및 그 구성 요소와 같은 해부학적 부분을 포함한 신체 시스템의 생리적 기능을 의미한다. 활동은 개인이 과제나 행동을 수행하는 것을 의미하며, 참여는 생활 상황에 참여하는 것을 말한다. WHO 모델은 모델의 세 가지 구성 요소와 아동의 개별 환경 및 개인적 요인 간의 상호 작용을 모두 고려한다. 각 아동은 받았거나 받고 있는 의료 개입의 특정 진단과 일반적인 부작용에 따라 개별화된 검사가 필요하다.

국제 기능, 장애 및 건강-소아암 분류(ICF-CC) 모델은 최근 발표되었으며, 소아암 환아 및 청소년의 신체 장애, 활동 제한, 참여 제한을 파악하여 이 집단의 "재활 목표 및 중재 정의"를 지원하는 데 초점을 맞추고 있다. 그림 21.3은 소아암 및 청소년 암의 건강 상태를 위해 작성된 이 모델을 보여준다. 또한 표 21.5에는 각 범주의 주요 초점 영역과 이를 객관적으로 측정하기 위해 권장되는 임상 평가가 요약되어 있다(Tanner 등). 개별 아동의 경우 일부 영역은 더 적용 가능하며 추가 검사가 필요할 수 있다.

신체 기능 및 구조(장해)

근골격계(Musculoskeletal)

근골격계 검사는 소아암 환아에게 중요한데, 그 이유는 소아암 환아들은 종종 ROM, 근력 및 자세 정렬에 문제가

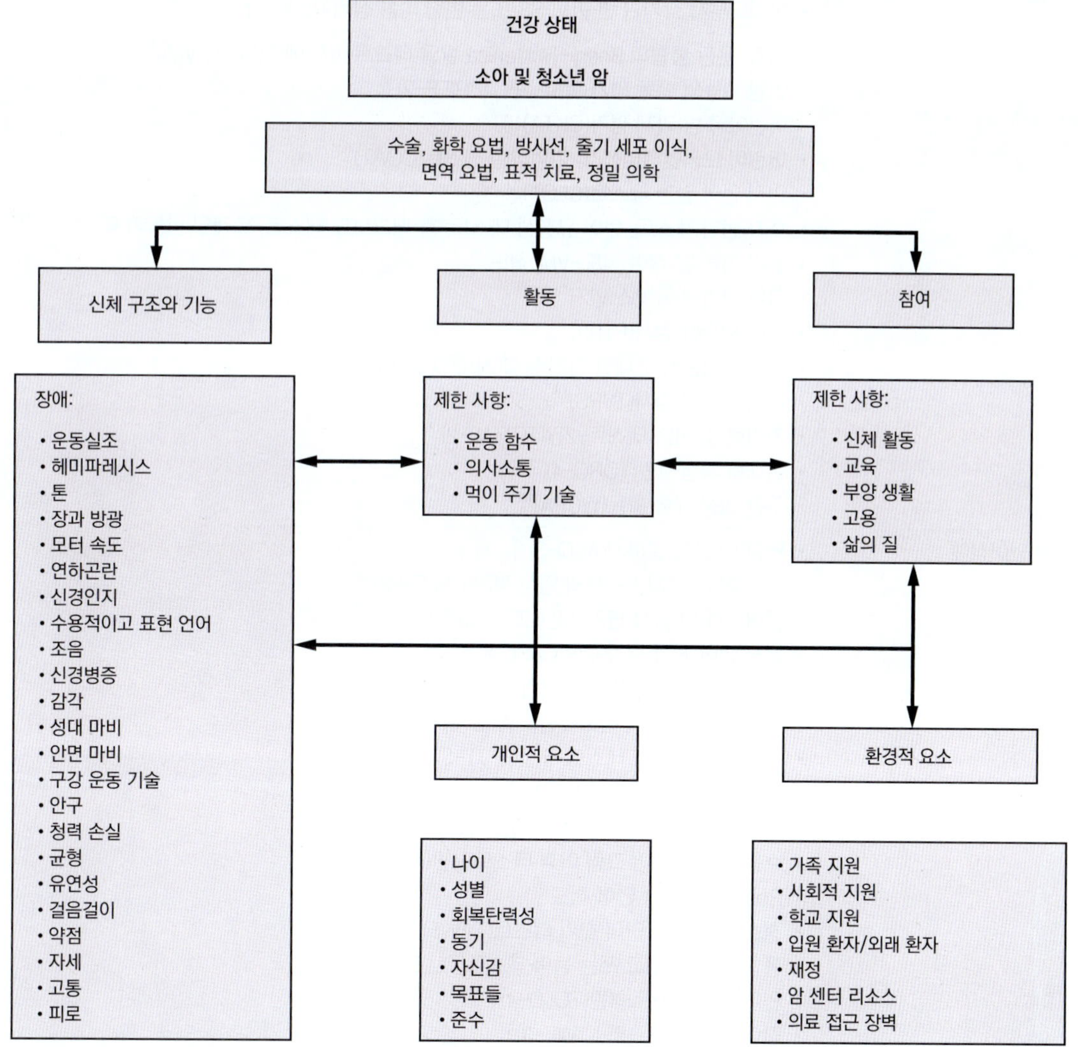

그림 21.3. 세계보건기구의 국제 기능, 장애 및 건강 분류(ICF).

표 21.5. 암에 걸린 아동, 청소년 및 청년의 기능 장애, 활동 제한 및 참여 제한에 대해 권장되는 임상 평가

장애	임상 평가
운동실조	• 박스 앤 블록 테스트(BBT)[97] • 실조증 평가 척도 국제 협력 평가(ICARS)[98] • 실조증 평가 및 평가 척도(SARA)[99]
근긴장도	• 저긴장 평가 도구(HAT)[100] • 수정된 Ashworth 척도(MAS)[101]
구음 장애	• 구음 장애검사 배터리(DEB)[102] • Frenchay 구음 장애 평가-2판. (FDA-2)[103] • 음성 샘플
실행증	• ApraxiaProfile[104] • Kaufman 아동 언어 실습 테스트[105] • 음성 샘플
삼킴장애	• 임상 침상 삼킴 평가 • 연하의 유연한 내시경 평가(FEES) • Marshalla 구강 감각 운동 테스트(MOST)[106] • 비디오투시 삼키기 연구[VFSS 또는 변형 바륨 삼키기(MBS)]
신경인지	• 시각-운동 통합의 Beery-Buktenica 발달 테스트-6차 에드(Beery VMI)[107] • 임원 기능의 행동 평가 목록-2판. (BRIEF-2)[108] • 어린이 주방 과제 평가(CKTA)109 • 어린이 오리엔테이션 및 기억상실 테스트(COAT)[110] • 인지 언어 간편 테스트(CLQT)[111] • 숫자 범위 테스트, 언어 유창성 테스트, 홈 페그보드 테스트, 트레일 만들기 테스트[112-114] • 밀러 기능 및 참여 척도-VMI 척도[115] • 국립 보건원 툴박스 인지[116] • 소아 뇌손상 검사(PTBI)[117] • 외상성 뇌손상에 대한 인지 능력 척도(SCATBI) • 시지각 능력 검사(TVPS)[119] • 기억력 및 학습 테스트-2판(TOMAL-2)[120] • 독해력 시험-4판(TORC-4)[121] • 주간 일정 계획 활동(WCPA)[122]
수용/또는 표현 언어장애	• 연령 및 단계 설문지(ASQ-3)[123] • 언어 기초-유치원-2판의 임상 평가(CELF-P2)[124] • 언어 기초의 임상 평가-5판(CELF-5)[125] • 음성 언어 종합 평가-2판(CASL-2)[126] • 표현형 한단어 그림 단어 시험-4판(EOWPVT-4)[127] • 구두 및 서면 언어 척도-2판(OWLS-2)[128] • 피바디 그림 단어 테스트-5판(PPVT-5)[129] • 유아원 언어척도-5판(PLS-5)[130] • 수용-표현 신흥 언어 테스트-3판(REEL-3)[131] • 수용적인 한 단어 그림 어휘 테스트-4판(ROWPVT-4)[132] • Rossetti 영유아 언어 척도[133] • 청소년 및 성인 단어 찾기 테스트(TAWF)[134] • 통합 언어 및 읽고 쓰는 능력 테스트(TILLS)[135] • 언어 발달 테스트-4판(TOLD-4)[136] • 단어찾기 테스트-3판(TWF-3)[137]

관절	• 조음 및 음운론의 임상 평가-2판(CAAP-2)[138] • Goldman-Fristoe 조음 테스트-3판(GFTA-3)[139] • 구조화된 사진 관절 테스트-3판(SPAT-D III)[140]
말초 근육 약화	• 동력측정법 • 도수 근육 검사(MMT) • 소아 수정 총 신경병증 점수(Ped-mTNS)[141] • 총 신경병증 점수-소아 빈크리스틴(TNS-PV)[142]
감각 장애	• Ped-mTNS[141] • TNS-PV[142] • 모노필라멘트 테스트 • 점/무딘 테스트 • 진동 테스트
성대 마비	• 내시경/후두경 검사
안면 마비	• House-Brackmann Scale[143] • 구강운동검사
수유 및 말하기를 위한 구강 운동 능력	• 구강운동검사
시력 장애	• 기능적 기술 관찰(예: 읽기, 필기, 환경 탐색) • 시력 검사(LEA 기호 또는 연령에 맞는 눈 차트)[144] • 시야 및 안구 운동성 검사 • 시각 장애 및 맹인 미취학 아동을 위한 오레곤 프로젝트[145]
청력 상실	• 청력검사 • 청각 뇌간 반응(ABR) • OAE(이음향 방출)
균형	• 아동 균형 척도(PBS)[146] • Bruininks-Oseretsky 모터 성능 테스트-2판. 저울(BOT-2)[147] • 균형 감각 통합에 대한 수정된 임상 테스트(mCTSIB)[148]
구축	• 능동 및 수동 운동 범위(ROM)
섬유증	• 능동 및 수동 운동 범위(ROM)
보행	• 에딘버러 시각 보행 척도(EVGS)[149] • 전산화된 보행 분석 • 30초 걷기 테스트(30sWT)[150]
약화	• 동력측정[151] • 수동 근육 검사(MMT)[152] • 기능 강도 테스트[153] • BOT-2 강도 하위 테스트[147]
자세	• 아담의 전방 굽힘 테스트[154] • 발 자세 지수(FPI-6)[155]
통증	• 울음소리 척도[156] • 얼굴 통증 척도 개정(FPS-R)[157] • 수치평가척도(NRS)[158] • FLACCr (Face Legs Activity Cry and Consolability) 수정[159] • 시각적 아날로그 척도(VAS)[160]
피로	• 청소년 피로 척도(FS-A)[161] • 아동 피로 척도(FS-C)[162] • 부모 피로 척도(FS-P)[162] • 환자 보고 결과 측정 정보 시스템(PROMIS) 피로 항목 뱅크[163]

활동 제한	
대근육, 소근육 운동 능력	• 연령 및 단계 설문지(ASQ-3)[123] • Battelle 발달 목록[164] • 베일리 영유아 발달 검사-4판(베일리-4)[165] • Bruininks-Oseretsky 운동 능력 테스트-2판(BOT-2)[166] • 밀러 기능 및 참여 척도 • 9홀 페그 테스트[167] • 피바디 발달 모터 저울-2판(PDMS-II)[168] • 그림 도구[169] • 퍼듀 페그보드 테스트[170] • 필기 능력 시험 개정판(THS-R)[171] • TUG 보행검사(TUG)[172] • 시간 내에 계단 오르 내리기 검사(TUDS)[173]
의사소통	• 수용 및/또는 표현 언어 장애를 확인하세요. • 언어 샘플 • 의사소통 상호작용 관찰
음식 섭취	• 구강 운동 영양 평가
참여 제한	
부양 생활	• 추천할 수 없음
교육	• 학교 기능 평가
고용	• 추천할 수 없음
신체활동 수준	• 6분 걷기 테스트(6MWT) • FitnessGram PACER 테스트[176]
삶의 질	• 어린이 참여 및 즐거움 평가(CAPE)[177] • 아동 활동에 대한 선호(PAC)[177] • 소아 삶의 질 목록(PedsQL) 일반 핵심 척도,[178] 다차원 피로척도,[178] 암 모듈,[178] 또는 뇌종양 모듈[179] • 프로미스[180]

있기 때문이다. 이러한 영역의 결함은 화학 요법이나 방사선 요법의 부작용, 골격계의 수술적 변화 또는 장기간의 비활동으로 인해 쇠약을 경험한 아동에게 흔히 유발한다. ROM을 평가할 때 치료사는 최근에 수술이 시행된 부위의 위아래 관절에 특히 주의를 기울여야 한다. 아이들은 통증이나 두려움 때문에 수술 부위 주변을 보호하는 경우가 많다. 예를 들어, 뇌종양 절제술 직후 아동은 경추 가동범위가 감소하거나 시각적 결손을 보완하기 위해 고개를 옆으로 기울일 수 있다. 중심정맥관 삽입 후 며칠 동안 아동은 어깨를 완전히 구부리거나 몸통을 구부리는 동작을 원하지 않을 수 있다. 가슴 부위가 아프기 때문이다. 공격적인 원위 대퇴골 또는 근위 경골 사지 보존술 후 아동의 고관절, 무릎 및 발목 가동 범위가 제한될 수 있다. BMT 후 이식편대숙주질환은 관절의 ROM을 제한할 수 있으므로 이러한 환자군에서는 ROM을 빈번하고 정확하게 측정하는 것이 중요하다. 아동의 ROM과 근력을 검사할 때 고려해야 할 또 다른 중요한 요소는 아동이 받고 있거나 받은 화학 요법의 유형이다. 앞서 설명한 바와 같이 일부 신경독성 약제, 특히 빈크리스틴은 CIPN을 유발하여 원위부 근력 및 활동성 운동 범위(AROM)를 감소시킬 수 있다. 따라서 치료사는 빈크리스틴이나 기타 화학요법제를 투여받는 아동의 발목과 손 근력에 초점을 맞추어 수동 근육 검사(MMT) 또는 동력계와 근력 기능 측정을 통해 CIPN을 유발하는 요법을 시행해야 한다. 아동이 적극적으로 화학 요법 치료를 받는 동안에는 근력과 가동 범위를 자주 재평가하는 것이 중요하다. 스테로이드는 스테로이드 근병증을 유발하여 근위부 약화를 초래할 수 있으므로 코어 근력을 평가하는 것도 중요하다.

이 집단에서도 자세 정렬을 검사해야 한다. 수술, 편마비, 척추측만증의 결과일 수 있는 비대칭을 찾는 것은 특히 암의 후유증을 검사할 때 중요하다. 발 고유 근육의 약화로 인해 족저근막염이나 종골 외반증으로 이어지는 CIPN이 있는 경우 발 자세를 검사하는 것이 중요하다. 검사의 근력 요소를 수행할 때 치료사는 아동의 혈구 수치와 MMT에 대한 지시 사항을 이해하는 능력을 고려해야 한다. 또한 치료사는 걷기, 계단 오르기, 앉았다 일어서기와 같은 과도기적 동작 수행 등의 활동을 수행하는 동안 아동의 기능적 근력 능력을 안전하게 관찰해야 한다.

신경 근육(Neuromuscular)

아동의 신경근육계를 검사할 때(즉, 통증, 근긴장도, 균형, 운동 조절, 시각, 감각 및 감각 통합 검사 실시) 치료사는 신경근육계와 신체의 다른 모든 시스템, 환경 및 과제와의 복잡한 상호 작용을 고려하는 것이 중요하다. 뇌간 신경교종 아동이 오른쪽 하지 및 상지의 근긴장도 또는 경직이 증가하거나 감소하는 경우, 치료사는 이러한 장애가 아동의 능동 및 수동 ROM, 고립 근력, 고유 감각, 기능 능력 및 ADL에 미치는 영향을 고려하는 동시에 아동의 인지 능력, 나이, 가족 지원 및 동기를 고려해야 한다. 감각 변화는 CIPN에서 흔히 나타난다. 근력 및 기능과 함께 감각 시스템을 자주 검사하는 것이 CIPN의 정도를 결정하는 데 중요하다. 소아 수정 총 신경병증 척도(ped m-TNS)를 사용하여 가벼운 촉감, 날카롭고 둔한 변별력, 진동 감각, 원위 근력, 반사 신경을 평가하고 통증과 기능에 대한 주관적인 측정도 고려하는 CIPN을 측정할 수 있다. 소아 m-TNS는 아동의 치료 과정 내내 자주 실시해야 한다.

중추신경계 또는 말초신경계 종양을 앓았거나 화학 요법 또는 방사선 요법, 수술의 부작용 및/또는 장기간의 비활동으로 인한 쇠약을 경험한 아동에게 균형 및 협응력 결핍이 흔히 발생한다. 앞서 언급했듯이 치료사는 아동의 균형 및 조정 능력을 검사할 때 다른 시스템(예: 시각, 청각, 감각, 근긴장, 인

표 21.6. 의학적 진단에 근거한 물리치료 상태 판단

의학적 진단	물리치료 상태판단	가능한 원인
백혈병/림프종	통증	말초신경병증, 골수의 모세포 증식으로 인한 뼈통증, 골 괴사로 인한 관절, 벼통증
	감각 감소	말초신경병증, 신경근 압박
	근력 감소	말초신경병증, 스테로이드, 비활동
	관절가동범위 감소	말초신경병증, 골 괴사
	지구력 감소 및 피로	비활동, 화학치료, 방사선 치료, 조혈모세포 이식
	기능적 이동 감소	근력과 지구력 감소, 통증
	지역활동의 참여제약	자긍심 감소, 두려움, 우정문제와 앞서 언급한 장해 항목과 같은 사회적 관점 핸디캡이 있는 사람의 접근성 제약
중추신경계 및 말초	통증	종양에 의한 압박(척수 또는 말초신경근신경계 종양) 말초신경병증 또는 수술 통증
	감각 감소	말초신경병증, 중추신경계 손상
	근력 감소	종양 압박, 수술 통증, 두려움, 고정, 비활동
	동작범위 감소	수술절개 부위, 운동조절 감소, 비정상적 근긴장도
	균형과 협응감	운동조절불량, 보행실조, 마비/부전마비, 시각 감소, 전정계 기능 이상
	기능적 이동 감소	시각결손, 근력 약화, 지구력 약화
	지역활동참여 제약	앞서 언급된 장해와 핸디캡이 있는 사람의 접근성이 떨어지는 시설
뼈와 연부조직 종양	통증	종양 압박, 수술 통증, 신경병증 통증, 화학 치료, 골다공증
	감각 감소	수술로 신경 손상, 화학치료
	근력 약화	고정, 신경손상, 중추신경계로 전이
	동작범위 감소	고정, 신경손상, 상처유착
	개방 상처	봉합 실패, 감염

CNS, central nervous system; ROM, range of motion.

지)과 환경적 요인을 고려해야 한다. 아동의 균형 및 협응력을 검사하는 데 사용되는 몇 가지 일반적인 검사(표 21.6)에는 눈 뜨거나 감기, 외다리 자세, 계단 오르내리기, 시간 정하고 올라가기, 이중 작업 활동, 직렬 보행 등이 있다. 전정 시스템은 특정 유형의 뇌종양과 백금 제제와 같은 화학요법제로도 영향을 받을 수 있다. 따라서 균형 감각 장애가 있는 경우 전정 검사가 필요하다.

물리치료사는 아동이 통증을 경험하고 있는지 확인하고, 통증이 있다면 통증의 위치, 강도, 질, 시작/지속 시간, 악화 및 완화 요인을 파악하는 것이 중요하다. 통증은 연령에 관계없이 모든 개인에게 측정할 수 있다. 아동의 연령과 인지 능력에 따라 (1) 영아부터 5세 아동을 위한 FLACC (얼굴, 다리, 활동, 울음, 위로) 척도, (2) 5-13세 아동을 위한 FACES 척도, (3) 13세 이상 아동을 위한 자가 보고 숫자 척도(0-10) 또는 시각 아날로그 척도 등 다양한 도구를 사용할 수 있다. 아동은 통각성 통증 및/또는 신경병증성 통증을 경험할 수 있다. 일반적으로 쑤시거나 욱신거리는 통증으로 묘사되는 통각 수용성 통증은 일반적으로 질병 자체, 스테로이드와 같은 약물 또는 수술로 인한 뼈, 관절, 근육, 피부 또는 결합 조직 손상으로 인해 발생한다. 이와는 대조적으로 신경병증성 통증은 일반적으로 작열감, 따끔거림, 찌르는 듯한 통증으로 묘사되며 수술, 화학요법제 또는 방사선 치료로 인한 신경 손상으로 인해 발생한다. 신경병증성 통증은 빈크리스틴과 같은 화학요법제를 투여할 때 흔히 발생하는데, 빈크리스틴은 CIPN을 유발하는 약제이다. 연구에 따르면 49-62%의 아동이 치료 중 통증을 호소하는 것으로 나타났다.

외피(Integumentary)

외피 계통의 검사는 치료사에게 아이에 대해 많은 것을 알려준다. 피부의 색과 질감만으로도 치료사에게 추가 검사로 이어질 수 있는 몇 가지 정보를 제공할 수 있다. 예를 들어 창백하면 빈혈, 황달, 간 기능 장애, 건조하고 가려운 피부, 이식편대숙주질환, 차가운 피부, 혈액 순환 장애, 뜨거운 피부, 감염, 악취가 나는 배액, 감염, 물집, 제대로 맞지 않는 보조기, 붉거나 물집이 생긴 피부, 방사선 화상, 궤양, 욕창 등을 암시한다. PT는 흉터의 이동성을 검사하고 흉터 유착 여부를 확인해야 한다. 물리치료사는 소아암 환아에게 발생할 수 있는 외피 문제를 파악하고 관리하는 데 중요한 역할을 한다. 물리치료사는 시간을 들여 외피계를 면밀히 검사하고 결과를 문서화하며 치료 계획을 의사와 소통하고 조율해야 한다.

심폐 Cardiopulmonary

암에 걸린 아동은 종양, 수술 또는 방사선 치료로 인한 화학 요법, 방사선, 장기간의 침상 안정, 전신 피로 또는 골격 이상으로 인해 심폐 합병증이 발생할 수 있다. 특정 화학요법제는 심폐 부작용을 일으킬 수 있다(예: 독소루비신은 심장 독성 효과를, 사이클로포스파마이드는 폐 합병증을 일으킬 수 있음). PT는 종합적인 호흡기, 골격(흉곽) 및 지구력 검사를 수행해야 한다. 좋은 출발점은 아동을 관찰하여 심호흡기에 영향을 미치는 호흡, 비강 플레어, 호흡수 및 골격 비대칭의 증가를 확인하는 것이다. 보다 자세한 측정에는 지구력 검사를 수행하기 전에 맥박 산소 측정기를 사용하여 아동의 안정 시 심박수를 측정하고 치료사가 목표 심박수 범위를 계산하는 것이 포함된다.

아이의 나이와 능력에 따라 치료사가 선택하는 지구력 테스트의 유형이 결정된다. 영유아의 경우 지구력 테스트에는 아이가 놀고 있는 동안 피부색, 활력 징후, 호흡 패턴을 관찰하는 것이 포함될 수 있다. 나이가 많은 아동 및 청소년의 경우 다양한 레벨의 러닝머신 테스트, 걸음 수 테스트, 2분, 6분, 9분 테스트를 포함한 달리기/걷기 테스트 등 보다 구조화된 방법을 사용할 수 있다. 아동이 지구력 테스트를 수행하는 동안 치료사는 아동의 심박수와 호흡수를 모니터링할 수 있다. 특정 작업을 수행하는 데 필요한 에너지를 검사할 수 있는 도구를 사용할 수 있다. 생리적 비용 지수는 아동의 에너지 소비를 계산하는 객관적인 방법이다. 지각된 노력 척도는 아동이 자신이 얼마나 열심히 일하고 있는지에 대한 주관적인 척도이다.

활동(활동 제한)

운동 기능

암에 걸린 아동은 대근육 및 소근육을 포함한 운동 기능에 어려움을 겪을 수 있다. 치료 및 질병 관련 영향은 운동 기능 발달에 영향을 미치며 일상 활동 참여, 사회화 및 삶의 질에 중대한 영향을 미칠 수 있다. 연구에 따르면 암 진단 후 암 치료 기간과 생존 기간 동안 총 운동 능력과 미세 운동 능력에 제한이 있는 것으로 나타났다. ALL 생존자는 총 운동 및 미세 운동 평가에서 5%에서 54%까지 낮은 점수를 받았다. 총 운동 능력 검사는 표준화된 평가를 사용하여 수행할 수 있다(표 21.5). 점수는 일반 인구와 비교하거나 개인별 시간 경과에 따른 변화를 보여주는 데 사용할 수 있다. 운동 기능을 개선하기 위한 개입에는 장애 기반 물리치료와 개인 또는 그룹 기반 운동 훈련 프로그램이 포함된다. 물리치료는 조기에 시작하면 운동 기능을 개선하는 것으로 나타났으며, 재활 치료는 ALL, CNS 및 골종양 소아에서 개선 효과가 있는 것으로 나타났다.

보행/이동 Ambulation/Locomotion

소아암 환자는 질병과 치료 효과로 인해 보행 및 이동에 어려움을 겪을 수 있다. 이러한 결손은 빈크리스틴과 같은 약물의 효과로 인해 발이 떨어지거나 신경근 충돌로 인한 쇠약, 골수에 세포가 축적되어 생기는 뼈 통증, 사지 보존 또는 절단 시술로 인한 구조적 변화로 인해 발생할 수 있다. 치료사는 먼저 걷기, 기어 다니기, 휠체어 사용 등 아동의 주요 이동 수단을 파악한다. 둘째, 치료사는 아동이 작업을 수행하는 데 필요한 도움의 양이나 보조 장치의 유형을 파악한다. 셋째, 치료사는 보행 패턴 또는 기타 이동 수단의 질을 검사한다. 발 보조기 및 보조기(예: SMO, 발목-발 보조기)는 CIPN 또는 뇌종양으로 인한 편마비로 인한 보행 장애가 있는 개인의 정렬 및/또는 보행 패턴을 개선하는 데 자주 사용된다.

참가(참가 제한)

검사의 중요한 구성 요소는 아동의 신체 구조/기능 및 활동 제한이 가정, 직장, 학교 또는 놀이에서 아동과 가족에게 어떤 영향을 미치는지 파악하는 것이다. 가족과 함께 식탁에서 식사하기, 목욕하기, 여가 활동이나 친구와의 놀이 참여, 학교 가기, 스포츠 참여와 같은 활동에 대한 아동의 참여 수준을 아동 및 보호자와 논의하는 것이 중요하다. 이는 구두 의사소통, 관찰, 구조화된 설문지 또는 자가 보고 결과 측정을 통해 이루어질 수 있다. 일반적으로 사용되는 소아 전용 설문지로는 PedsQL, Short Form 36, PROMIS 피로 및 PROMIS 신체 기능 및 이동성 설문지가 있다. 이러한 참여 제한을 파악하는 것은 소아암 아동, 청소년 및 생존자가 놀이, 가정에서의 가족과의 관계, 학교, 직장, 성인으로의 전환 등 일생 동안 주요 생활 이벤트에 참여하는 데 있어 소아암 환자의 QOL에 매우 중요하다.

신체 활동 수준은 일상 활동 참여의 주요 구성 요소이다. 피로 및 에너지 수준과 관련된 질문을 해야 한다. PROMIS 피로는 개인의 피로 수준을 파악하는 데 사용되는 효과적인 자가 보고 결과 측정법이다. 피로는 소아암 아동과 청소년에게 가장 큰 고통을 주는 증상이며, 50-76%가 피로를 경험한다. 여기에는 암 또는 암 치료와 관련된 신체적, 정서적, 인지적 피로 또는 피로가 포함된다.[21] 암 유형에 관계없이 신체 활동을 하면 피로가 현저히 감소한다는 증거가 있다. 임상 가이드라인에서는 소아암 환자의 주요 피로 중재 방법으로 신체 활동, 휴식, 마음챙김을 권장한다. 아동을 위한 신체 활동 권장량은 하루 60분이며, 이를 충족할 수 없는 경우 장애 요인을 논의하고 해결해야 한다. 신체 활동 권장량은 개인의 특정 요구에 맞게 조정되어야 한다.

>> 진단, 예후 및 치료 계획

소아암의 물리치료 진단과 예후는 암의 특정 유형(등급, 단계 및 전반적인 의학적 예후 포함), 의료적 개입 및 가족 역학 관계에 따라 달라진다. 소아암 환자에게 흔히 나타나는 물리치료 진단은 다음과 같다. 통증(신경병증성/통각성), 피로, ROM 감소, 근력 감소, 균형 및 협응력 감소, 지구력 감소, 발달 지연, 상처 봉합 불량, 기능적 이동성 감소, 지역사회 활동 참여 감소(표 21.6). 각 아동의 치료 계획과 목표는 아동의 고유한 상황에 따라 개별적으로 고려해야 한다. PT의 역할은 소아암 환아의 이차 합병증 예방 및 의료적 개입, 건강, 웰빙, 체력, 정상 발달 촉진, 장애 정도 제한, 재활 촉진, 만성 및 비가역적 질환을 앓고 있는 소아의 기능 회복을 돕는 것이다. 이러한 역할을 수행하기 위해 물리치료사는 신체 구조/기능 장애, 활동 제한 및 참여 제한에 동등하게 중점을 두고 소아암 환아에게 물리치료 중재를 제공해야 한다. 물리치료 개입 일정과 아동 및 보호자의 목표는 개별 아동과 의학적 진단 및 예후에 따라 달라진다.

물리치료 개입

소아암 아동을 위한 물리치료 서비스의 필요성을 뒷받침하는 증거가 점점 더 많아지고 있다. 소아암은 아동의 신체가 성장하고 변화하는 중요한 발달 시기에 발생한다. 암 치료의 신경 독성 효과는 아동의 발달 시스템에 중대한 영향을 미칠 수 있으므로 조기에 개입하는 것이 중요하다. 소아암 환아를 위한 물리치료는 신체 기능/구조 제한부터 활동 제한, 참여 제한에 이르기까지 모든 수준의 치료에 도움이 된다. 물리치료는 기능 상실을 예방하고, 기능을 회복하고, 상실을 보상하거나, 회복이 불가능한 경우 적응하는 데 도움이 될 수 있다. 문헌에 따르면 성인 암 환자에게 운동은 헤모글로빈 농도 개선, 호중구 감소증 및 혈소판 감소증 기간 감소, 설사 및 통증의 중증도 감소, 입원 기간 감소, 메스꺼움 보고 감소, 정서적 고통 감소, 제지방 체중 증가, 신체 기능 향상, 기능 능력 향상, QOL 지수 개선, 유연성 향상, 피로 감소, 집중력 향상, 골격량 증가 등의 이점을 제공한다. 연구에 따르면 재활 서비스는 암에 걸린 아동과 청소년의 기능 상실 및/또는 발달 지연을 줄일 수 있는 것으로 나타났다. 소아암의 장기적인 합병증을 줄이기 위해 조기 재활이 권장되고 있다. 최근 국가 암 재활 이니셔티브 전문가 그룹은 재활을 종양학 치료에 통합하면 암 생존자의 기능적 능력을 극대화하는 데 도움이 될 수 있다고 권고했다. 이 국립보건원(NIH)의 이니셔티브는 여러 분야의 전문가들이 소아암 진단부터 치료 과정, 생존 기간 동안 전반적인 기능과 삶의 질을 최적화하기 위한 서비스를 제공하도록 요구한다.

진단 초기, 치료 기간, 생존 기간 동안 신체 활동을 포함하는 이동성 문화를 장려하는 것은 암 인구의 질병 및 치료 관련 합병증을 해결하는 데 도움이 되는 것으로 나타났다.[81] 소아암 환자를 위한 물리치료 개입과 관련된 연구는 주로 백혈병 아동에 집중되어 왔으며, 고형 종양 및 CNS 종양 인구에 대한 증거도 증가하고 있다. ALL에 대한 의료 개입을 받는 아동은 물리치료 프로그램에 참여할 때 하지 근력과 발목 DF ROM이 크게 개선되는 것으로 나타났다. 물리치료 개입에 대한 체계적인 검토에 따르면 ALL 환자군의 근력뿐만 아니라 총 운동 기능도 개선된 것으로 나타났다. 입원 환자 재활은 중추신경계 종양 아동의 이동성과 ADL을 개선하는 것으로 나타났다.[84] 성인 암의 재발률과 사망률을 전반적으로 낮추고 소아암 생존자의 재발 사망률을 낮추는 등 신체 활동의 항암 효과가 밝혀지기 시작했다.[85,86] 전반적으로 신체 및 인지 결함을 치료하는 재활 개입은 암 환자의 삶의 역할과 활동 참여를 개선하여 QOL 개선으로 이어졌다. 소아암 재활 중재, 암, 치료 및 장기 생존에 미치는 영향에 대한 추가 연구가 절실히 필요하다.

재활 서비스를 제공하는 방법에는 사전 예방적 접근 방식과 사후 대응적 접근 방식이 있다. 전향적 감시 모델(PSM)은 일반적인 장애와 제한에 대한 감시, 이러한 장애의 조기 발견, 부작용 예방을 위한 교육, 장애가 확인된 경우 재활, 치료 및 그 이후의 신체 활동 장려를 기반으로 한다. 증상 기반 모델은 의료진의 빈번한 검사를 통해 장애를 파악하고 필요한 경우 재활 치료를 의뢰한다. 두 모델 모두 에피소드 물리치료, 특정 목표를 달성하기 위해 정해진 물리치료 기간, 정체기에 도달하거나 목표가 달성되면 중간에 휴식을 취하고 재검사를 위한 기간을 포함해야 한다.

중재조절 및 의사소통 문서화

소아암 환자의 요구 사항이 급변하기 때문에 물리치료사는 물리치료의 모든 측면을 적절히 조정하고, 의사소통하고, 문서화하는 데 시간을 할애하는 것이 중요하다. 물리치료 조정, 의사소통 및 문서화에는 입원, 외래, 학교 기반 서비스 등 서비스 위치에 따라 서로 다른 접근 방식이 필요하다. 서비스 장소에 관계없이 아이의 수면 일정, 진정제가 필요한 시술 및 기타 진료 일정에 맞춰 예약 시간을 조정하고, 물리치료 전에 아이의 혈구 수를 확인하고, 변화가 관찰되는 경우 의사 또는 간호사와 상담하는 것은 종종 어려운 일이다. 물리치료 세션을 극대화하려면 물리치료사가 이 세 가지 영역 모두에서 책임을 다하는 것이 중요하다. 소아암 아동의 효과적인 관리를 위해서는 여러 분야의 협력이 중요하다. 다학제팀에는 의사(MD), 간호사(RN), 이비인후과 전문의, 언어치료사, 심리학자, 신경심리학자, 사회복지사, 사례 관리자, 아동 생활 전문가, 정형외과 전문의/보철 전문의가 포함될 수 있다. 소아암 아동의 지속적인 평가와 가장 효과적인 치료를 위해서는 의료진, 가족, 아동 간의 의사소통이 매우 중요하다. 예를 들어, 물리치료사는 빈크리스틴을 투여 중인 소아의 보행 패턴과 기능적 이동성에 영향을 미치는 발목 근력의 현저한 변화를 발견할 수 있다. 이를 종양학 전문의에게 즉시 보고하면 화학요법제의 용량을 줄여 추가적으로 발생할 수 있는 약화 및 운동 기능 저하를 예방할 수 있다.

아동/가족 교육

PT의 주요 역할은 정보를 제공하고, 교육하고, 동기를 부여하고, 영감을 주고, 자녀, 보호자 및 형제자매를 지도하는 것이다. 이 역할을 충실히 수행하는 것은 물리치료 서비스의 혜택을 최적화하는 데 필수적이다. 따라서 물리치료사의 책임은 아동과 가족이 아동의 건강과 웰빙을 개선하는 데 적극적인 역할을 할 수 있도록 권한을 부여하는 것이다. 물리치료사는 아동과 가족이 관심을 가질 만한 활동에 대해 논의하고 아동이 할 수 있는 활동에 대해 긍정적인 격려를 제공해야 한다. 물리치료의 역할, 신체 활동의 중요성과 가정 운동 프로그램 수행, 치료 중 예상되는 징후와 증상, 물리치료 또는 의료진에게 부작용이나 거동이 불편한 경우 언제 알려야 하는지에 대해 진단 초기 또는 치료 첫 달에 가족과 아동에게 교육하는 것이 중요하다.

물리치료는 연령에 적합해야 하며, 가장 중요한 것은 아동과 보호자에게 의미 의미가 있어야 한다는 점이다. 소아암 아동을 위한 물리치료 교육은 수술 후 처음으로 침대에서 일어나는 방법을 알려주거나 보조기, 보조기 또는 보철물을 올바르게 사용하는 방법을 배우도록 돕거나 특정 치료 운동을 수행하도록 돕는 것으로 구성될 수 있다. PT는 구두 또는 수동 안내, 시각적 시연 또는 서면 유인물을 통해 지침을 전달할 수 있다. 아동, 가족, 치료사의 협업을 통해 아동과 가족이 함께 활동에 참여할 수 있는 방법에 대한 아이디어를 도출하여 아동의 수행 능력, 기능 및 궁극적으로 삶의 질을 향상시키는 것을 목표로 한다.

절차적 중재

치료사와 소아암 아동 사이의 각 중재 세션은 질병의 복잡성, 의학적 개입, 아동과 가족의 개별적인 요구 사항으로 인해 고유한다. 아동이 혈구 수 감소, 발열, 통증, 두통, 구토, 설사, 전신 피로, 상처로 인한 배액 등으로 인해 물리치료 세션에 수정이 필요할 수 있으며, 아동의 특정 요청이 있는 경우 물리치료 세션이 변경될 수 있다. 따라서 물리치료사는 치료의 단기 및 장기 목표를 염두에 두고 그 순간 아동의 필요에 따라 중재 세션을 수정할 준비를 해야 한다. 물리치료 중재(표 21.7)에는 비약물적 통증 관리, 치료 운동, 유산소 운동, 보행 훈련 또는 보조 장치, 휠체어, 보조기 또는 보철물 피팅이 포함될 수 있다. 가장 중요한 것은 소아 물리치료사가 창의적으로 아이의 흥미를 끌 수 있어야 한다는 점이다.

표 21.7. 물리치료 제안

관심영역	중재	빈도
통증	냉, 열 마사지, 자세 잡아주기, 보조기구, 신경병증적 통증, 압박 스타킹, 심부 압박, 의사 처방 약물	필요시
근력강화	운동 치료, 기능적 활동, 계단 오르기, 쪼그리고 앉기, 수동 관절운동기계(CPM), 스플린트, 보조기	3-5회/주
스트레칭	도수 스트레칭, 자가 스트레칭	5회/주-매일
유산소/지구력	걷기, 트레드밀, 자전거, 스테퍼(밟기운동), 수영, 춤	5일/주
도수테크닉	도수지도, 신경발달치료, 자가 도수테크닉	필요시
운동학습원리	수행에 대한 지식, 결과에 대한 지식, 블록훈련, 무작위 훈련	필요시

CPM, continuous passive motion.

생존자

미국에는 약 42만 명의 소아암 생존자가 있으며, 매년 15,000명의 아동과 청소년이 소아암 진단을 받고 있다. 지난 40년 동안 소아암의 의료 관리가 크게 개선되면서 소아암 생존율은 전반적으로 크게 향상되었다. 모든 소아암의 5년 상대 생존율은 암의 종류와 단계, 환자 연령 및 기타 특성에 따라 크게 다르지만 현재 84%에 달한다. 암 치료 중은 물론 치료 후 몇 년이 지난 후에도 암이 재발하거나 완치될 수 있다. 기대 수명이 늘어남에 따라 소아암 성인 생존자들은 후기 후유증을 흔히 경험한다. 후기 효과는 치료 완료 후 수개월 또는 수년 후에 발생하는 합병증 또는 부작용으로, 신체의 모든 장기 시스템에 영향을 미칠 수 있다. 국립암연구소 및 기타 기관의 지원을 받는 소아암 생존자 연구(CCSS)는 이러한 후기 효과를 더 잘 이해하고 생존율을 높이며 건강에 해로운 영향을 최소화하기 위해 1994년에 시작되었다.

생존자들은 종종 경증에서 중증의 장기적인 근골격계(근력 약화, 골괴사, 골다공증, 다리 길이 불일치), 신경근육계(말초신경병증, 통증, 운동 조절 장애), 심폐계(심근증, 폐섬유증, 피로, 운동 내성 감소, 비만) 및 외피계(섬유증, 방사선 피부염), 신경 인지 기능 장애(기억 및 처리 지연) 등의 장애를 겪게 된다. 소아암 생존자 중 60-90%는 한 가지 이상의 만성 질환을 경험하고, 20-80%는 성인기에 생명을 위협하는 합병증을 경험하게 된다. 후유증을 조기에 인지하면 적절한 치료를 제공할 수 있는 최상의 기회가 제공되므로 고용, 생활 참여, 삶의 질에 큰 영향을 미칠 수 있는 후유증과 관련된 장애를 최소화할 수 있다.

소아암 생존자의 건강과 삶의 질을 최적화하는 데 필요한 치료를 제공하려면 다학제적 팀의 장기 추적 관찰이 필수적이다. 안타깝게도 이러한 생존자들은 장기 추적 치료를 제공받거나 이용할 수 없는 경우가 많다. 의사와 물리치료사는 이러한 생존자를 정기적으로 모니터링하여 후기 부작용의 시작을 확인하고 적절한 치료 개입을 시작해야 한다. PT는 암 관련 치료 중 받은 진단, 치료 및 약물에 관한 자세한 병력을 아동, 가족 또는 주치의로부터 확보하여 확인된 후유증을 가장 적절하게 평가하고 치료하는 것이 중요하다.

COG는 소아암 생존자에게 일관된 치료를 제공하고 장기적인 건강 위험을 줄이기 위해 증가하는 소아암 생존자를 적절히 선별하고 관리하는 방법에 대한 PT의 조언을 제공하는 가이드라인을 개발했다. 이 가이드라인과 '건강 링크'(가이드라인별 주제에 대한 환자 교육)는 www.survivorship-guidelines.org에서 확인할 수 있다. 연구에 따르면 조기 개입과 교육의 효과가 입증되었으며, 운동 및 물리치료 개입이 생존자들이 보고한 많은 후기 효과를 완화할 수 있는 것으로 나타났다. 이 집단에서 재활 중재는 암과 치료의 영향을 줄이고, 삶의 질을 개선하며, 기능을 최적화하고, 이환율과 사망률을 낮추는 데 중요한 역할을 하는 것으로 나타났다. 요약하면, 소아암 생존자와 그 가족은 진단에서 적극적인 치료를 거쳐 생존자로 전환하는 과정에서 물리치료 중재의 혜택을 받을 수 있다. 그러나 이 특별한 집단에 대한 재활의 효과에 대해서는 아직 더 많은 연구가 필요하다.

사례 연구

급성 림프모구 백혈병

역사

세 살배기 에밀리는 과도한 멍이 든 상태로 소아과 의사를 찾아왔고, 걷기보다는 부모가 안아주고 싶다는 말을 했다. 에밀리는 특별한 과거 병력이 없었으며 3주 전까지만 해도 연령에 맞는 모든 기술을 수행했다. 백혈구 수치가 높았다. 요추 천자를 통해 얻은 골수 흡인액과 뇌척수액을 분석한 결과, 모세포의 과잉 생산과 중추신경계 침범이 나타났다. 에밀리는 ALL 진단을 받고 집에서 약 60분 거리에 있는 병원으로 이송되어 치료를 받았다. 에밀리는 표준 위험 프로토콜에 따라 화학요법(프레드니손, 덱사메타손, 빈크리스틴, 다우노루비신, 독소루비신, 엘아스파라기나제, 메토트렉세이트, 사이클로포스파마이드, 시타라빈)을 병용 투여받기 위해 등록되었다. 화학 요법은 약 2.5년 동안 지속되며 유도, 강화, 중간 유지, 강화 및 유지 요법의 단계로 시행된다.

에밀리는 어머니, 아버지, 두 명의 오빠와 함께 집에서 살고 있다. 그녀는 인형을 가지고 놀고, 자전거를 타고, 놀이터에 가는 것을 즐긴다. 진단을 받기 전 에밀리는 일주일에 3일 반나절씩 유치원에 다녔다. 에밀리의 부모님은 보통 재택근무를 한다. 현재 부모님은 교대로 재택근무를 하며 에밀리를 돌보고 있으며, 에밀리는 진단 이후 유치원에 가지 않고 있다. 에밀리는 진단 당시 병원에 입원해 있는 동안 걷는 속도가 느려져 종양학 팀으로부터 물리치료를 의뢰받았다. 에밀리의 초기 물리치료 목표는 환자와 가족 교육에 중점을 두었다. 그리고 기능적 이동성을 높이는 데 중점을 두었다.

물리치료 시스템 검토

처음 인사를 나눴을 때 에밀리는 밝았고 아버지가 안고 있을 때 매우 편안하게 PT와 이야기를 나누었다. 그녀는 움직임을 두려워하는 것처럼 보였다. 근긴장도는 정상 범위(WNL) 내에서 약간 낮은 수준으로 나타났다. 시각, 청각, 감각은 온전해 보였다. 아버지가 안고 있는 동안에는 통증이 없는 것으로 보였다. 얼굴은 약간 창백했고 약간의 타박상이 있었다. 그녀의 호흡수와 호흡 패턴은 정상으로 보였다.

물리치료 검사 및 조치

에밀리는 목, 몸통, 상지, 하지 모두에 아로마가 가득했다. 장난감을 가지고 노는 동안 근력을 검사한 결과 4/5 (0–5 척도)였다. 에밀리는 장난감을 오른쪽/왼쪽/위/아래로 추적하고 방 안의 모든 청각 자극에 반응했다. 추가 검사 결과, 가벼운 촉각으로 측정한 에밀리의 감각은 WNL이었고 근육 긴장도도 WNL이었다. 앉아서 놀고 있을 때는 FLACC 척도로 측정한 결과 통증이 없었지만, 서 있는 자세에서는 FLACC 통증 점수가 5점이었다. 에밀리는 서 있을 때 자신의 하지를 가리켰다. 보고된 바와 같이 에밀리의 피부색은 약간 창백했고 세 군데에 큰 멍이 들었지만 치유되고 있었다. 에밀리의 중심정맥관 주변 피부는 깨끗하고 건조했다. 앉았다 일어서기, 보행 등 기능적인 작업을 수행하는 동안 호흡량이 증가하고 심박수 및 호흡수가 증가한 것으로 보아 지구력이 감소한 것으로 보였다.

물리치료사와 아빠의 격려로 에밀리는 짧은 보폭으로 천천히 2피트 정도 독립적으로 보행한 후 울기 시작했다. 놀이를 할 때 에밀리는 벤치에 손을 얹고 독립적으로 서서 3피트 동안 좌우로 이동할 수 있었다. 에밀리는 벤치에 앉았다가 적당한 도움으로 서기 시작했고, 서서 무릎을 반쯤 꿇고 바닥에 앉았다가 균형을 잡기 위해 최소한의 도움으로 바닥에 앉을 수 있었다. 손과 무릎으로 4피트 거리를 혼자서 기어다니고, 계단을 오르려고 시도하지 않았다.

물리치료 진단

- 고용량 메토트렉세이트 및 척수강 내 시타라빈으로 인한 골수 및 관절통의 모세포 생성 증가로 인한 통각성 통증
- 전반적인 근력 감소-유도 요법 중 스테로이드 부작용 및/또는 진단 이후 활동성 감소로 인한 근력 감소
- 지구력 감소-약물의 부작용 및/또는 최근 활동 감소로 인한 지구력 감소
- 통증, 근력 제한, 지구력 감소, 메스꺼움으로 인한 기능적 이동성 감소
- 놀이 참여 감소 및 학교 출석 불참

물리치료 예후

에밀리는 완전하고 독립적인 거동으로 돌아올 것으로 예상된다. 몇 주 동안 화학 요법을 더 받으면 초기 질환으로 인한 뼈 통증이 해결될 것이다. 향후 3개월 동안 에밀리는 추가 화학 요법 및 스테로이드 치료와 암의 단계 결정 및 치료를 위한 기타 의료 개입(척수 천자 등)을 받게 된다. 이 기간 동안 에밀리는 독립적인 거동이 가능할 것으로 예상되지만 간헐적인 쇠약, 피로, 통증 및 기능적 이동성 저하를 보이는 기간도 있을 것으로 예상된다.

에밀리 및 가족과 함께 정한 목표

- 1주째, 에밀리는 놀이 활동 중 독립적으로 안정된 바닥에서 한쪽 상지로 바닥에서 일어서기를 수행하며 한 손으로 100피트 이동을 할 수 있다.
- 4주가 되면 에밀리는 도움 없이 독립적으로 보행하고, 고리 앉기에서 상지 도움 없이 독립적으로 서기로 전환하며, 연령에 맞는 감독하에 한 손으로 레일을 잡고 세 계단을 오르내릴 수 있게 된다.
- 6주가 되면 에밀리는 난간을 사용하지 않고 독립적으로 세 계단을 오르내리고, 두 발로 바닥에서 1인치 떨어진 상태에서 독립적으로 점프하며, 앉아서 쉬지 않고 한 번에 20분 동안 형제자매와 함께 집에서 놀이에 참여할 수 있게 된다.
- 지속적인 목표는 에밀리의 가족이 입원 환자에게 제공되는 운동 프로그램을 독립적으로 돕는 것이다. 에밀리가 기분이 좋을 때 물리치료를 받고 활동적인 놀이를 장려한다.

치료 계획

에밀리는 이동성 및 자녀/부모 교육 목표를 해결하기 위해 입원 환자로서 일주일에 세 번 물리치료를 받게 된다. 퇴원 시에도 에밀리가 매주 숙련된 물리치료의 필요성을 계속 입증하는 경우, 지역사회 또는 암 센터의 외래 환자 물리치료로 의뢰된다. 에밀리가 퇴원 시 거동 및 연령에 적합한 총 운동 능력이 개선된 것으로 나타나면 말초신경병증, 스테로이드 근병증, 거동 및/또는 총 운동 능력 감소 등의 징후를 모니터링하기 위해 클리닉 방문과 함께 종양학 클리닉에서 상담에 따라 후속 물리치료를 받도록 의뢰될 것이다. 에밀리와 함께하는 물리치료 서비스 계획에는 기능 회복을 위한 활동, 정상적인 발달, 공원 나들이나 가족이 함께 자전거 타기 등 에밀리와 가족에게 중요한 활동 재개, 말초신경병증이나 골괴사와 같은 향후 우려 사항에 대한 교육이 포함된다. 물리치료사는 에밀리에게 연령에 적합한 발달 기술에 중점을 둔 소근육 운동 기술 또는 일상 생활 수행 능력(ADL)을 지원하기 위해 작업 치료를 의뢰하는 것이 도움이 될 수 있다고 판단할 수 있다.

물리치료 환자 관련 교육

활동 빈크리스틴으로 인한 말초신경병증의 징후 및 증상(발바닥 낙상, 넘어짐, 악력 저하)에 대한 발목 DF 능동/수동 ROM 및 가족 교육-빈도: 일주일에 5회. 강도: 가벼운 발뒤꿈치 코드 스트레칭. 지속 시간: 30초간 유지하며 3회 반복한다. 하루 종일 발목 DF를 활성화한다.

활동-강화 운동-빈도: 일주일에 5회. 강도: 쪼그려 앉아 바닥에 떨어진 장난감 집기, 머리 위, 가슴 중앙, 언더핸드에서 공 던지기, 식탁에 서서 그림 그리기, 쪼그려 앉아 다른 색 마커 집기, 음악을 들으면서 발목 펌프하기 등 재미있고 기능적이며 강화 효과가 있는 활동이

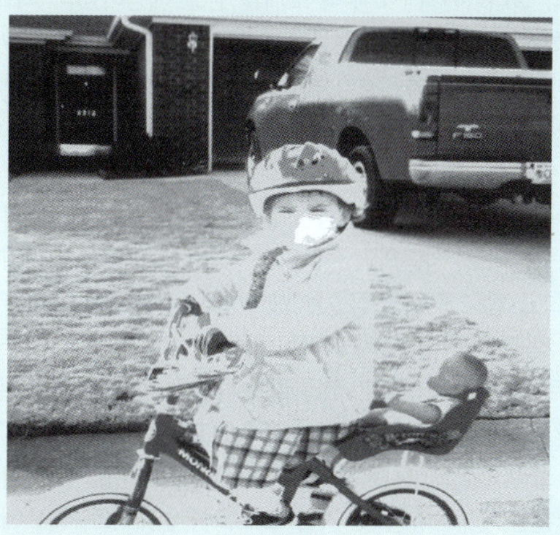

그림 21.4. 자전거를 타고 밖에서 노는 에밀리.

다. 지속 시간 하루 종일, 한 번에 장시간 운동하는 것을 견디지 못하므로 10회씩 3세트를 반복하는 것이 좋다.

활동–보행 빈도: 하루 종일, 한 활동에서 다른 활동으로 전환해야 할 때. 강도/지속 시간: 짧은 거리부터 시작하여 시간이 지남에 따라 운동량을 늘릴 수 있다.

활동–유산소 운동, 세발자전거 타기–빈도: 주 7일. 강도: 느리고 조절. 지속 시간: 5분간 시작하여 10분까지 늘릴 수 있다. 헬멧을 착용해야 한다(그림 21.4).

물리치료 절차적 개입

물리치료사는 에밀리와 부모님이 발목 DF 운동과 발목 DF 스트레칭을 적극적으로 할 수 있도록 돕고, 적절한 정렬을 위해 부모님과 함께 절차를 검토한다. 치료사는 에밀리에게 서 있다가 쪼그리고 앉아서 공을 집어 들고, 바구니로 걸어가서 바구니에 공을 던져야 하는 농구와 같은 게임을 하도록 권장할 것이다. 이 활동은 에밀리의 상지 및 하지 근력과 보행 능력에 도움이 될 것이다. 에밀리가 세발자전거를 타는 동안 치료사는 맥박 산소 측정기로 심박수를 모니터링하고 호흡수, 피부색, 호흡 패턴을 시각적으로 관찰한다. 물리치료 세션 동안 치료사는 에밀리의 ROM, 근력, 지구력, 기능적 이동성의 개선 정도를 파악한 후 에밀리와 가족에게 가정 또는 입원 환자 운동 프로그램을 수정하는 방법을 추천할 수 있다. 숙련된 후속 세션에서 치료사는 보행 패턴, 발자세, 활동성 발목 ROM을 평가하여 CIPN을 모니터링한다.

치료 에피소드

에밀리는 ALL 초기 진단을 받은 지 3개월 후, 이전에 설정한 모든 목표를 달성하고 자전거 타기, 놀이터에서 보내는 시간 등 가족 활동에 적극적으로 참여했다. 그녀는 2–3개월마다 클리닉에서 PT 후속 조치를 받을 예정이었다. 치료의 심화 단계인 다음 PT 검사에서 에밀리는 걷거나 뛰다가 자주 넘어지는 말초신경병증이 발생했다. 클리닉의 물리치료 검사 결과, 에밀리는 발과 손의 고유 근력이 약하고 발목 DF의 활동성 근력이 감소한 것으로 나타났다. 에밀리의 종양학팀은 말초신경병증의 영향을 줄이기 위해 빈크리스틴의 용량을 줄이고, 정형외과 전문의와 함께 에밀리에게 낙상을 예방하고 발목 구조의 정렬을 보호하기 위해 양측 고체 AFO를 제공했으며, 에밀리의 미세 운동 능력 검사를 위해 작업치료사에게 의뢰했다. 에밀리는 이전에 권장된 대로 발목 DF 스트레칭과 강화 운동을 계속했고, 6주 동안 매주 종양학 클리닉의 물리치료사로부터 새로운 보조기를 사용한 보행 훈련, 근력 측정 및 가정 프로그램 업데이트, 필요에 따라 자녀 및 가족 교육을 제공받으며 후속 조치를 받았다. 이치료 후 에밀리는 1–2개월마다 종양학 클리닉의 물리치료사에게 후속 치료를 받았으며, 시간이 지나면서 CIPN 증상이 해결되는 것을 확인했다. 결국 에밀리는 AFO를 끊을 수 있었다.

약 1년 후 에밀리는 암 치료를 마쳤을 때 더 이상 보조기를 사용할 필요가 없었고 걸음걸이 이상 없이 독립적으로 걸을 수 있게 되었다. 학교와 놀이터에서 활동적인 놀이 환경에서 또래 친구들을 따라잡을 수 있었다. 에밀리는 암으로 인한 근골격계, 심폐, 외피, 신경인지 부작용의 위험과 치료로 인해 암 센터의 서바이버십 클리닉을 통해 PT를 포함한 다학제적 팀으로부터 평생 동안 추적 관찰을 받게 된다.

골육종

병력

특별한 병력이 없는 12세 소년 존은 왼쪽 허벅지 원위부에 간헐적이지만 점진적인 통증을 호소하며 지역 정형외과 의사를 찾아왔다. 진단용 X–레이 결과 대퇴부 원위부 병변이 발견되었다. 이후 존은 지역 소아병원의 암 센터에 의뢰되었고 MRI 촬영이 의뢰되었다. MRI 결과 옆쪽 연부 조직과 골두까지 확장된 파괴적인 뼈 병변이 발견되었다. 뼈 생검 결과 골육종과 일치하는 세포가 발견되었다. 양전자 방출 단층촬영(PET) 검사 결과 원발 병변 이외의 전이는 음성으로 나타났다. 존과 그의 가족, 암 센터의 다학제 팀원들과 함께 가족 회의가 열렸다. 종양학팀은 포트 삽입과 일주일 이내에 신보조 화학요법을 시작할 것을 권장했다. 또한 예상되는 영양 요구량을 위해 G 튜브를 추천했다. 정형외과 팀은 종양으로 인해 뼈의 완전성이 손상되었으므로 발가락에 체중을 싣는 보행기(TTWB)로 보행할 것을 권했다.

존은 진단 당시 입원 기간 동안 물리치료를 받았는데, 주로 겨드랑이 목발을 이용한 이동성에 중점을 두고 TTWB를 유지하면서 TTWB 유지의 중요성, 목발을 이용한 이동성 안전, 전반적인 강화, 균형 및 지구력을 위한 가정 프로그램 교육 및 완료에 대한 아동 및 가족 교육을 받았다. 퇴원 후 물리치료사는 존에게 향후 종양의 국소 조절을 위한 수술에 대비하여 지속적인 신보조 화학요법에 맞춰 외래 물리치료를 시작할 것을 권했다. 14주간의 화학 요법 후 정형외과 의사와 종양 전문의의 재평가를 받은 존은 국소 조절 수술을 위해 입원했다. 존과 가족, 의사는 존이 왼쪽 원위 대퇴골 골육종을 절제하고 대퇴부 확장형 보철물과 경첩형 무릎 인공관절로 재건하는 수술을 받기로 합의했다. 존은 큰 합병증 없이 수술 후 몇 시간 후부터 무릎 굴곡 매개변수 –10~30도의 지속적 수동 운동(CPM) 장치를 사용하기 시작했다.

존은 수술 후 첫날부터 기능적 이동성 훈련, 왼쪽 무릎 AROM 및 수동적 ROM, 치료 운동, 가족 교육에 중점을 둔 물리치료를 시작했다.

사회 역사

존은 어머니와 두 명의 남동생과 함께 집에서 살고 있다. 초등학교 8학년인 그는 축구와 농구, 오토바이 타기를 즐긴다. 존의 어머니는 집 밖에서 풀타임으로 일하기 때문에 아버지는 몇 달에 한 번만 본다.

물리치료 시스템 검토

물리치료사가 존의 병실에 도착했을 때 그는 폴리 카테터, 중심정맥관, 통증 펌프를 연결한 채 침대에 누워 있었다. 그는 하지 통증 관리를 돕기 위해 요추 부위의 경막외 카테터를 통해 진통제를 투여받고 있었다. 그의 어머니와 두 형제가 함께 있었다. 존은 주의력과 방향감각은 있었지만 낙상과 통증에 대한 우려 때문에 낙상과 통증에 대한 우려 때문에 물리치료를 시작하기를 꺼려했다.

물리치료 검사 및 조치

존은 목, 상지, 우측 하지에서 완전한 AROM을 보였다. John의 CPM은 의사의 지시에 따라 -10~30도로 설정되어 있었고, 어머니와 RN은 존이 권장 사항에 따라 하룻밤 동안 장치를 사용했다고 보고했다. 치료사는 존의 왼쪽 다리를 CPM 장치에서 분리하고 부드러운 수동적 ROM 운동을 실시했으며, 왼쪽 엉덩이와 발목은 완전한 ROM과 40도의 왼쪽 무릎 굴곡을 보여주었다. 경막외 카테터 삽입으로 인해 몸통의 이동성이 감소했다. 양측 상지와 우측 하지의 근력은 MMT로 측정한 결과 5/5였다. 존은 통증과 움직임에 대한 두려움으로 인해 왼쪽 하지(LLE)의 근력이 제한적이었다. 그의 햄스트링 근력은 2/5였고 발목 DF는 3/5였다.

존은 보통 구두 지시를 따랐다. 경막외 마취의 영향으로 양측 하지의 가벼운 촉감에 대한 감각을 잃었다. 존은 0-10점 자가 보고 척도 중 3점인 요추부 통증을 보고했다. 그의 절개 부위는 수술용 드레싱으로 덮여 있었고, 정형외과 팀과 함께 나중에 교체할 예정이었다. 존은 누운 자세에서 침대에 앉은 자세로 옮기는 동안 경막외 마취를 보호하기 위해 최소한의 도움이 필요했다. 그는 침대 가장자리로 이동하기 위해 LLE를 지탱하기 위해 최대한의 지원이 필요했다. 물리치료사는 침대에서 일어나기 전에 경첩이 달린 무릎 보조기를 존의 LLE에 고정했다. 보조기가 무릎을 완전히 펴도록 잠긴 상태에서 존은 목발과 한 사람의 적당한 도움을 받아 침대 가장자리에 앉았다가 서 있는 자세로 옮겼다. 존은 5피트를 걸어 방의 의자로 이동한 후 한 사람의 적당한 도움을 받아 서 있는 자세에서 앉는 자세로 옮겼다.

물리치료 진단

- 수술 부위의 통각 통증
- 근육 당김의 정렬 변화로 인한 근력 감소
- 걷기와 같은 기능적 활동으로 인한 에너지 소비 증가
- 통증, 제한된 힘과 균형감, 마취로 인한 메스꺼움으로 인한 기능적 이동성 감소
- 학교, 스포츠, 사교 활동 참여 감소 친구들과의 관계

물리치료 예후

존의 근력과 기능적 이동성은 개선될 것으로 예상된다. 무릎 구조의 생체역학적 정렬 변화로 인해 무릎을 완전히 펴는 것이 계속 부족할 수 있다.

존 및 가족과 함께 결정한 목표 입원 기간은 약 1주일이다.

- 존은 누운 자세에서 침대 가장자리로 독립적으로 이동한다.
- 존은 목발을 사용하여 앉은 자세에서 일어선 자세로 옮기고, 허용되는 한 체중을 지탱하며, 어머니의 감독하에 도움을 받을 수 있다.
- 존과 어머니는 독립적으로 CPM 장치를 사용하고 존의 하지 보조기를 착용하고 벗을 수 있게 된다.
- 존은 목발을 사용하여 50피트까지 독립적으로 보행할 수 있으며, LLE에서 허용되는 체중을 지탱할 수 있다.
- 존은 한 손은 레일을 잡고 한 손은 목발을 짚고, 체중을 지탱하며, 안전을 위해 어머니의 도움을 받아 12개의 계단을 오르내린다.

치료 계획

존은 입원 병동에 있는 동안 매일 물리치료를 받게 된다. 집으로 퇴원한 후에는 1개월 동안 일주일에 두 번씩 외래 물리치료를 받고, 일주일에 한 번씩 후속 조치를 통해 가정 운동 프로그램을 수정할 것이다.

물리치료 고객 관련 교육

물리치료사는 존과 그의 어머니에게 장비 사용, 운동 및 안전에 대한 교육을 제공한다.

활동: CPM 기기 사용법과 의사의 지시에 따라 매일 ROM을 10도씩 올리는 방법에 대한 교육 제공

활동: 존이 침대에서 일어날 때와 보행 시 착용해야 하는 하지 보조기 착용 및 탈착 방법 교육

활동 활동적인 LLE ROM 운동에 대한 지침
활동 이동 훈련
활동: LLE에서 허용되는 체중을 지탱하는 보행 훈련

물리치료 절차적 개입

물리치료사는 존에게 수동 안내, 촉각 신호 및 구두 교육을 제공하여 목표를 달성할 수 있도록 한다.

치료 에피소드

존은 수술 후 5일째 되는 날 퇴원했다. 퇴원 2일 후부터 외래 물리치료를 시작했고 권장 사항에 따라 일주일에 두 번씩 계속 출석했다. 존은 수술 절개 부위가 아물 때까지 기다릴 수 있도록 수술 3주 후 종양학 팀에 따라 화학 요법을 재개했다.

근력 강화 및 스트레칭 운동을 포함한 6주간의 외래 물리치료를 받은 후 존은 왼쪽 무릎 수동 굴곡 100도, 왼쪽 무릎 능동 굴곡 92도를 달성했다. 무릎 신전 지연은 약 20도였다. 존의 왼쪽 무릎의 최대 AROM은 20-92도의 무릎 굴곡이었다. 그의 LLE 근력은 고관절 굴곡/신전 및 외전/내전 5/5, 고관절 내회전 4-/5, 고관절 외회전 4/5, 무릎 신전 3+/5, 무릎 굴곡 4-/5, 발목 DF/발바닥 굴곡/반전/회전 5/5.

존은 6주 동안 밤에만 CPM 기기를 사용했다. 낮에 운동을 하지 않을 때는 무릎 보호대를 풀고 무릎 굴곡 ROM을 늘리기 위한 운동을 계속했다. CPM 기기 사용을 마친 후에도 존은 밤에는 무릎 보호대를 완전히 펴서 착용하여 무릎 굴곡 구축의 발생을 예방했지만, 여전히 무릎 굴곡 ROM이 완전히 활성화되지 않았기 때문에 무릎 보호대를 잠근 상태로 유지했다. 2개월 동안 주 2회 물리치료를 받은 존은 운동 프로그램을 스스로 할 수 있게 되었고 진전의 조짐을 보였기 때문에 물리치료 횟수를 주 1회로 줄였다. 이 기간 동안 정형외과에서 후속 방문을 위해 진찰을 받았고 보조 장치 없이 체중을 완전히 지탱할 수 있다는 허가를 받았다. 존은 무릎을 110도까지 구부릴 수 있었지만 무릎을 완전히 펴기에는 10도가 부족했다. 몸통이 왼쪽으로 약간 기울어진 상태로 보행했지만, 구두 신호를 통해 몸통을 정중선 위치에 두고 보행할 수 있었다. 그는 12개의 계단을 오르내릴 수 있었으며, 최소한의 지원을 위해 손으로 난간을 잡고 발을 번갈아 가며 천천히 걸을 수 있었다. 존은 이제 하지 보조기를 밤에만 착용하고 낮에는 작은 무릎 보조기를 착용하여 촉각적 단서를 제공하고 LLE에 편안함을 제공했다.

존은 수술 후 8개월이 지난 후 화학 요법을 마쳤다. 존과 물리치료사는 몸통이 왼쪽으로 구부러진 것을 발견했다. 존은 지난 8개월 동안 성장했고, 그 결과 오른쪽 다리가 왼쪽 다리보다 길어져 보상 조치로 옆으로 기울어졌다. 존은 정형외과 의사에게 다시 의뢰되어 의족의 길이를 늘려야 하는지 여부를 결정하기 위한 평가를 받았다. 외과의는 John과 물리치료사의 진단 결과에 동의하고 존의 인공관절을 연장하는 시술을 예약했다. 연장 시술 후 존은 무릎이 아파서 이틀 동안 부드러운 무릎 ROM 운동과 목발 사용이 필요했다. 그 후 그는 연장 전의 정상적인 기능으로 돌아갔다. 수술 후 12개월이 지난 후, 존은 3개월에 한 번씩 PT를 방문하여 근력, ROM, 보행 평가를 포함한 검진을 받았고 필요에 따라 홈 프로그램을 업데이트했다. 존은 풀타임으로 학교로 복귀했고 다음 겨울에는 고등학교 수영팀에서 수영을 할 계획이었다.

참고문헌

1. American Cancer Society. Cancer Facts & Figures 2020. American Cancer Society; 2020.
2. National Cancer Institute. www.cancer.gov. Accessed 2020.
3. American Cancer Society. www.cancer.org. Accessed 2020.
4. Altman AJ, Fu C. Chronic leukemias of childhood. In: Pizzo PA, Poplack DG, eds. Principles and Practices of Pediatric Oncology. 6th ed. Lippincott Williams & Wilkins; 2011:611-637.
5. Cooper TM, Hasle H, Smith FO. Acute myelogenous leukemia, myeloproliferative and myelodysplastic disorders. In: Pizzo PA, Poplack DG, eds. Principles and Practices of Pediatric Oncology. 6th ed. Lippincott Williams & Wilkins; 2011:566-610.
6. Blaney SM, Haas-Kogan D, Pussaint TY, et al. Tumors of the central nervous system. In: Pizzo PA, Poplack DG, eds. Principles and Practices of Pediatric Oncology. 6th ed. Lippincott Williams & Wilkins; 2011:717-808.
7. Children's Hospital of Philadelphia. www.chop.edu. Accessed October 2020.
8. Leukemia & Lymphoma Society. www.lls.org. Accessed 2020.
9. Brodeur BM, Hogarty MD, Mosse YP, et al. Neuroblastoma. In: Pizzo PA, Poplack DG, eds. Principles and Practices of Pediatric Oncology. 6th ed. Lippincott Williams & Wilkins; 2011:886-922.
10. St. Jude Children's Research Hospital. www.stjude.org. Accessed October 2020.
11. Wexler LH, Meyer WH, Helman LJ. Rhabdomyosarcoma. In: Pizzo PA, Poplack DG, eds. Principles and Practices of Pediatric Oncology. 6th ed. Lippincott Williams & Wilkins;

2011:923-953.

12. Hosalkar HS, Dormans JP. Limb sparing for pediatric musculoskeletal tumors. Pediatr Blood Cancer. 2004;42:295-310.
13. Gorlick R, Bielack S, Teot L, et al. Osteosarcoma: biology, diagnosis, treatment and remaining challenges. In: Pizzo PA, Poplack DG, eds. Principles and Practices of Pediatric Oncology. 6th ed. Lippincott Williams & Wilkins; 2011:1015-1044.
14. Hawkins DS, Bolling T, Dubois S, et al. Ewing's sarcoma. In: Pizzo PA, Poplack DG, eds. Principles and Practices of Pediatric Oncology. 6th ed. Lippincott Williams & Wilkins; 2011:987-1014.
15. Margolin JF, Rabin KR, Seuber CP, et al. Retinoblastoma. In: Pizzo PA, Poplack DG, eds. Principles and Practices of Pediatric Oncology. 6th ed. Lippincott Williams & Wilkins; 2011:809-837.
16. Fernandez C, Geller JI, Ehrlich PDF, et al. Renal tumors. In: Pizzo PA, Poplack DG, eds. Principles and Practices of Pediatric Oncology. 6th ed. Lippincott Williams & Wilkins; 2011:861-885.
17. American Brain Tumor Association. www.abta.org. Accessed February 2020.
18. Meyers PA, Schwartz CL, Krailo M, et al. Osteosarcoma: a randomized,prospective trial of the addition of ifosfamide and/or muramyl tripeptide to cisplatin, doxorubicin, and high-dose methotrexate. J Clin Oncol. 2005;23(9):2004-2011.
19. Womer RB, West DC, Krailo MD, et al. Randomized controlled trial of interval-compressed chemotherapy for the treatment of ewing sarcoma: a report from the Children's Oncology Group. J Clin Oncol. 2012;30(33):4148-4154.
20. Adamson PC, Bagatell R, Balis FM, et al. General principles of chemotherapy. In: Pizzo PA, Poplack DG, eds. Principles and Practices of Pediatric Oncology. 6th ed. Lippincott Williams & Wilkins; 2011:279-355.
21. Tanner L, Keppner K, Lesmeister D, et al. Cancer rehabilitation in the pediatric and adolescent/young adult population. Semin Oncol Nurs. 2020;36:150984.
22. Gilchrist LS, Tanner L. The pediatric-modified total neuropathy score: a reliable and valid measure of chemotherapy induced peripheral neuropathy in children with non-CNS cancers. Support Care Cancer. 2013;21:847-856.
23. Wheeler DL, Vander Griend RA, Wronski TJ, et al. The short- and long-term effects of methotrexate on the skeleton. Bone. 1995;16:215-221.
24. Harten G, Stephani U, Henze G, et al. Slight impairment of psychomotor skills in children after treatment of acute lymphoblastic leukemia. Eur J Pediatr. 1984;142:189-197.
25. Mattano L. The skeletal remains: porosis and necrosis of bone in the marrow transplantation setting. Pediatr Transplant. 2003;7:71-75.
26. Ness KK, Mertens AC, Hudson MM, et al. Limitations on physical performance and daily activities among long term survivors of childhood cancer. Ann Intern Med. 2005;143:639-647.
27. Ness KK, Hudson MM, Scrimm S, et al. Neuromuscular impairments in adult survivors of childhood acute lymphoblastic leukemia; associations with physical performance and chemotherapy doses. Cancer. 2012;118:828-838.
28. Krasin MJ, Rodriguez-Galindo C, Billups CA, et al. Definitive irradiation in multidisciplinary management of localized Ewing's sarcoma family of tumors in pediatric patients: outcome and prognostic factors. Int J Radiat Oncol Biol Phys. 2004;60:830-838.
29. Oberlin O, Rey A, Anderson J, et al. Treatment of orbital rhabdomyosarcoma: survival and late effects of treatment—results of an international workshop. J Clin Oncol. 2001;19:197-204.
30. Davis AM, O'Sullivan B, Turcotte BR, et al. Function and health status outcomes in a randomized trial comparing preoperative and postoperative radiotherapy in extremity soft tissue sarcoma. J Clin Oncol. 2002;20:4472-4477.
31. Grossi M. Management and long-term complications of pediatric cancer. Pediatr Clin N Am. 1998;45:1637-1651.
32. Cooper JS, Fu K, Marks J, et al. Late effects of radiation therapy in the head and neck region. Int J Radiat Oncol Biol Phys. 1995;31:1141.
33. Jentzsch K, Ginder H, Cramer H, et al. Leg function after radiotherapy for Ewing's sarcoma. Cancer. 1981;47:1267-1278.
34. Williams KY, Cox RS, Donaldson SS. Radiation induced height impairment in pediatric Hodgkin's disease. Int J Radiat Oncol Biol Phys. 1993;28:85-92.
35. Nysom K, Holm K, Michaelsen KF, et al. Bone mass after allogeneic BMT for childhood leukaemia or lymphoma. Bone Marrow Transplant. 2000;25:191-196.
36. Thapar K, Taylor MD, Laws ER, et al. Brain edema, increased intracranial pressure, and vascular effects of human brain tumors. In: Kaye AH, Laws ER, eds. Brain Tumors: An Encyclopedic Approach. Churchill Livingston; 2001:189-215.
37. Neel MD, Wilkins RM, Rao BN, et al. Early multicenter experience with a noninvasive expandable prosthesis. Clin Orthop Relat Res. 2003;415:72-81.
38. Rougraff BT, Simon MA, Kneisl JS, et al. Limb salvage compared with amputation for osteosarcoma of the distal end of the femur. A long-term oncological, functional, and quality-of-life study. J Bone Joint Surg Am. 1994;76:649-656.

39. Tunn PU, Schmidt-Peter P, Pomrenke D, et al. Osteosarcoma in children. Clin Orthop Relat Res. 2004;421:212-217.
40. Nagarajan R, Neglia JP, Clohisy DR, et al. Limb salvage and amputation in survivors of pediatric lower-extremity bone tumors: what are the long-term implications? J Clin Oncol. 2002;20:4493-4501.
41. Renard AJ, Veth RP, Schreuder HWB, et al. Function and complications after ablative and limb-salvage therapy in lower extremity sarcoma of bone. J Surg Oncol. 2000;73:198-205.
42. Jeys LM, Grimer RJ, Carter SR, et al. Risk of amputation following limb salvage surgery with endoprosthetic replacement, in a consecutive series of 1261 patients. Int Orthop. 2003;27:160-163.
43. McClenaghan BA, Krajbich JI, Prone AM, et al. Comparative assessment of gait after limb-salvage procedure. J Bone Joint Surg Am. 1989;71:1178-1182.
44. Fuchs B, Sims FH. Rotationplasty about the knee: surgical technique and anatomical considerations. Clin Anat. 2004;17:345-353.
45. Fuchs B, Kotajarvi BR, Kaufman KR, et al. Functional outcome of patients with rotationplasty about the knee. Clin Orthop Relat Res. 2003;415:52-58.
46. Veenstra KM, Sprangers MAG, Van Der Eyken JW, et al. Quality of life in survivors with Van Ness-Borggreve rotationplasty after bone tumour resection. J Surg Oncol. 2000;73:192-197.
47. Hillman A, Hoffman C, Gosheger G, et al. Malignant tumor of the distal part of the femur or the proximal part of the tibia: endoprostheticreplacement or rotationplasty: functional outcome and quality-of-life measurements. J Bone Joint Surg. 1999;81:462-468.
48. Horwitz EM. Bone marrow transplantation. In: Steen G, Mirro J, eds. Childhood Cancer: A Handbook from St. Jude Children's Research Hospital. Perseus Publishing; 2000:155-165.
49. Bain LJ. A Parent's Guide to Childhood Cancer (The Children's Hospital of Philadelphia). Dell Publishing; 1995:89-100.
50. World Health Organization. International classification of functioning, disability, and health. http://www.who.int/classifications/icf/en/. Accessed January 2005.
51. Habib Z, Westcott S. Assessment of anthropometric factors on balance tests in children. Pediatr Phys Ther. 1998;10:101-108.
52. Zaino CA, Gocha Marchese V, Westcott SL. Timed up and down stairs test: preliminary reliability and validity of a new measure of functional mobility. Pediatr Phys Ther. 2004;16:90-98.
53. Prayuenyong P, Taylor JA, Pearson SE, et al. Vestibulotoxicity associated with platinum-based chemotherapy in survivors of cancer: a scoping review. Front Oncol. 2018;25(8):363.
54. Schechter NL, Berde CB, Yaster M. Pain in Infants, Children, and Adolescents. 2nd ed. Lippincott Williams & Wilkins; 2003.
55. Jensen MP, Karoly P, Braver S. The measurement of clinical pain intensity: a comparison of six methods. Pain. 1986;27:117-126.
56. Wong DL, Hockenberry-Eaton M, Wilson D, et al. Wong's Essentials of Pediatric Nursing. 6th ed. Mosby; 2001.
57. The American Alliance for Health, Physical Education, Recreation and Dance. Health Related Physical Fitness: Test Manual. 1980.
58. Butler P, Engelbrecht M, Major RE, et al. Physiological cost index of walking for normal children and its use as an indicator of physical handicap. Dev Med Child Neurol. 1984;26:607-612.
59. Nene A. Physiological cost index of walking in able-bodied adolescents and adults. Clinical Rehabilitation. 1993;7(4):319-326.
60. Chin T, Sawamura S, Fujita H, et al. The efficacy of physiological cost index (PCI) measurement of a subject walking with an Intelligent Prosthesis. Prosthet Orthot Int. 1999;23:45-49.
61. Marchese VG, Ogle S, Womer RB, et al. An examination of outcome measures to assess functional mobility in childhood survivors of osteosarcoma. Pediatr Blood Cancer. 2004;42:41-45.
62. Grant S, Aitchison T, Henderson E, et al. A comparison of the reproducibility and the sensitivity to change of visual analogue scales, Borg scales, and Likert scales in normal subjects during submaximal exercise. Chest. 1999;116:1208-1217.
63. Tanner LR, Hooke MC. Improving body function and minimizing activity limitations in pediatric leukemia survivors; the lasting impact of the Stoplight Program. Pediatr Blood Cancer. 2019;66:e27596.
64. Tanner LR, Hooke MC. The Stoplight Program: a proactive physical therapy intervention for children with acute lymphoblastic leukemia. J Pediatr Oncol Nurs. 2017:34-347-357.
65. Marchese VG, Chiarello LA, Lange BJ. Effects of physical therapy intervention for children with acute lymphoblastic leukemia. Pediatr Blood Cancer. 2004;42:127-133.
66. American Physical Therapy Association. Guide to physical therapist practice. 2nd ed. Phys Ther. 2001;81:9-746.
67. Marchese VG, Chiarello LA. Relationships between specific measures of body function, activity, and participation in children with acute lymphoblastic leukemia. Rehabil Oncol. 2004;22:5-9.

68. Dimeo FC, Tilmann MHM, Bertz H, et al. Aerobic exercise in the rehabilitation of cancer patients after high dose chemotherapy and autologous peripheral stem cell transplantation. Cancer. 1997;79:1717-1722.

69. Dimeo FC, Stieglitz RD, Novelli-Fischer U, et al. Effects of physical activity on the fatigue and psychological status of cancer patients during chemotherapy. Cancer. 1999;85:2273-2277.

70. Dimeo FC, Fetscher S, Lange W, et al. Effects of aerobic exerciseon the physical performance and incidence of treatmentrelatedcomplication after high-dose chemotherapy. Blood. 1997;90:3390-3394.

71. Winningham ML, MacVicar MG, Bondoc M, et al. Effects of aerobic exercise on body weight and composition in patients with breast cancer on adjuvant chemotherapy. Oncol Nurs Forum. 1989;16:683-689.

72. MacVicar MG, Winningham ML, Nickel JL. Effects of aerobic interval training on cancer patients' functional capacity. Nurs Res. 1989;38:348-351.

73. Young-McCaughan S, Sexton D. A retrospective investigation of the relationship between aerobic exercise and quality of life in women with breast cancer. Oncol Nurs Forum. 1991;18:751-757.

74. Courneya KS, Keats MR, Turner AR. Physical exercise and quality of life in cancer patients following high dose chemotherapy and autologous bone marrow transplantation. Psychooncology. 2000;9:127-136.

75. Courneya KS, Friedenreich CM, Sela RA, et al. The group psychotherapy and home-based physical exercise (group-hope) trial in cancer survivors: physical fitness and quality of life outcomes. Psychooncology. 2003;12:357-374.

76. Hayes S, Davies PSW, Parker T, et al. Quality of life changes following peripheral blood stem cell transplantation and participation in a mixed-type, moderate-intensity, exercise program. Bone Marrow Transplant. 2004;33:553-558.

77. Hayes S, Davies PSW, Parker T, et al. Total energy expenditure and body composition changes following peripheral blood stem cell transplantation and participation in an exercise program. Bone Marrow Transplant. 2003;31:331-338.

78. Mock V, Burke MB, Sheehan P, et al. A nursing rehabilitation program for women with breast cancer receiving adjuvant chemotherapy. Oncol Nurs Forum. 1994;21:899-907.

79. Courneya KS, Friedenreich CM. Relationships between exercise during treatment and current quality of life among survivors of breast cancer. J Psychosoc Oncol. 1997;15:35-56.

80. Stout NL, Silver JK, Alfano CM, et al. Long term survivorship care after cancer treatment: a new emphasis on the role of rehabilitation services. Phys Ther. 2019;99:10-13.

81. Spina NM, Augustine L. Creating a culture of mobility: hospital based pediatric oncology considerations. Rehabil Oncol. 2017;35(1):48-50.

82. Wright MJ, Hanna SE, Halton JM, et al. Maintenance of ankle range of motion in children treated for acute lymphoblastic leukemia. Pediatr Phys Ther. 2003;15:146-152.

83. Wright MJ, Halton JM, Barr RD. Limitation of ankle range of motion in survivors of acute lymphoblastic leukemia in childhood: a cross-sectional study. Med Pediatr Oncol. 1999;32:279-282.

84. Wacker K, Tanner L, Ovans J, et al. Improving functional mobility in children and adolescents undergoing treatment for non-central nervous system cancers: a systemic review. PM R. 2017;9(9S2):S385-S397.

85. Cormie P, Zopf EM, Zhang X, et al. The impact of exercise on cancer mortality, recurrence, and treatment related adverse effects. Epidemiol Rev. 2017;39(1):71-92.

86. Scott JM, Li N, Liu Q, et al Association of exercise with mortality in adult survivors of childhood cancer. JAMA Oncol. 2018;4(10):1352-1358.

87. Siegel RI, Miller KD, Jemal A. Cancer statistics 2018. Cancer J Clin. 2018;68:7-30.

88. The National Cancer Institute. The childhood cancer survivor study: an overview. http://www.cancer.gov/cancertopics/coping/ ccss. Accessed February 2013.

89. Marchese VG, Miller M, Niethamer L, et al. Factors affecting childhood cancer survivors' choice to attend a specific college: a pilot study. Rehabil Oncol. 2012;30(1):3-11.

90. Landier W, Bhatia S. Cancer survivorship: a pediatric perspective. Oncologist. 2008;13(11):1181-1192.

91. Ness KK, Morris EB, Nolan VG, et al. Physical performance limitations among adult survivors of childhood brain tumors. Cancer. 2010;116(12):3034-3044.

92. Children's Oncology Group. Long-term follow-up guidelines for survivors of childhood, adolescent, and young adult cancers. www.survivorshipguidelines.org. Accessed February 2013.

93. Ness KK, Leisenring WM, Huang S, et al. Predictors of inactive lifestyle among adult survivors of childhood cancer: a report from the childhood cancer survivor study. Cancer. 2009;115(9):1984-1994.

94. Wampler MA, Galantino ML, Huang S, et al. Physical activity among adult survivors of childhood lower-extremity sarcoma: a report from the Childhood Cancer Survivor Study. J Cancer Surviv. 2012;6:45-53.

95. Järvelä L, Niinikoski H, Lähteenmäki P, et al. Physical activity and fitness in adolescent and young adult long-term survivors

of childhood acute lymphoblastic leukemia. J Cancer Surviv. 2010;4(4):339-345.

96. Mulrooney DA, Dover DC, Li S, et al. Twenty years of follow-up among survivors of childhood and young adult myeloid leukemia: a report from the Childhood Cancer Survivor Study. Cancer. 2008;112(9):2071-2079.
97. Mathiowetz V, Federman S, Wiemer D. Box and block test of manual dexterity: norms for 6-19 year olds. Can J Occup Ther. 1985;52:241-245.
98. Storey E, Tuck K, Hester R, et al. Inter-rater reliability of the International Cooperative Ataxia Rating Scale (ICARS). Mov Disord. 2004;19:190-192.
99. Weyer A, Abele M, Schmitz-Hubsch T, et al. Reliability and validity of the scale for the assessment and rating of ataxia: a study in 64 ataxia patients. Mov Disord. 2007;22:1633-1637.
100. Knights S, Datoo N, Kawamura A, et al. Further evaluation of the scoring, reliability, and validity of the Hypertonia Assessment Tool (HAT). J Child Neurol. 2014;29:500-504.
101. Bohannon RW, Smith MB. Interrater reliability of a modified Ashworth scale of muscle spasticity. Phys Ther. 1987;67:206-207.
102. Drummond S. Dysarthria Examination Battery. Pearson Assessments; 2003.
103. Enderby P, Palmer R. Frenchay Dysarthria Assessment. 2nd ed. Pro-Ed; 2008.
104. Hickman L. Apraxia Profile. Communication Skills Builders; 1997.
105. Kaufman N. Kaufman Speech Praxis Test for Children. Northern Speech Services; 1995.
106. Marshalla P. Marshalla Oral Sensorimotor Test. Super Duper Publications; 2007.
107. Beery KE, Beery NA. The Beery-Buktenica Developmental Test of Visual-Motor Integration (Manual). 6th ed. Pearson Assessments; 2010.
108. Sherman E, Strauss E, Spreen O. Behavior Rating Inventory of Executive Function (BRIEF): A Compendium of Neuropsychological Tests, Administration, Norms, and Commentary. 3rd ed. Oxford University Press; 2006.
109. Rocke K, Hays P, Edwards D, et al. Development of a performance assessment of executive function: the Children's Kitchen Task Assessment. Am J Occup Ther. 2008;62:528-537.
110. Ewing-Cobbs L, Levin HS, Fletcher JM, et al. The Children's Orientation and Amnesia Test: relationship to severity of acute head injury and to recovery of memory. Neurosurgery. 1990;27:683-691;discussion 691.
111. Helm-Estabrooks N. Cognitive-Linguistic Quick Test. Psychological Corp; 2001.
112. Wechsler D. WISC-III: Wechsler Intelligence Scale for Children: Manual. 3rd ed. Psychological Corporation; 1991.
113. Benton AL, Hamsher KD, Sivan A. Multilingual Aphasia Examination. In: Lutz FL, ed. 3rd ed. Psychological Assessment Resources, Inc.; 1994.
114. Trites RL. Neuropsychological Test Manual. Royal Ottawa Hospital; 1977.
115. Miller LJ. Miller Function and Participation Scales: Examiner's Manual. Pearson; 2006.
116. Weintraub S, Dikmen SS, Heaton RK, et al. Cognition assessment using the NIH Toolbox. Neurology. 2013;80(suppl 3):S54-S64.
117. Hotz G, Helm-Estabrooks N, Nelson N, et al. Pediatric Test of Brain Injury. Brookes Publishing; 2010.
118. Adamovich B, Henderson J. Scales of Cognitive Ability for Traumatic Brain Injury (SCATBI). Riverside Publishing; 1992.
119. Martin NA. Test of Visual Perceptual Skills. 4th ed. Academic Therapy Publications; 2017.
120. Reynolds CR, Voress JK. Test of Memory and Learning. 2nd ed. Pro-Ed; 2007.
121. Brown VL, Wiederfolt JL, Hammill DD. Testing of Reading Comprehension. 4th ed. Pro-Ed; 2009.
122. Toglia J. Weekly Calendar Planning Activity: A Performance Test of Executive Function. AOTA Press; 2015.
123. Squires J, Bricker D, Twombly E, et al. Ages and Stages Questionnaires. 3rd ed. Brookes Publishing; 2009.
124. Semel E, Wiig EH, Secord WA. Clinical Evaluation of Language Fundamentals-Preschool. 2nd ed. Psychological Corp; 2004.
125. Wiig EH, Semel E, Secord WA. Clinical Evaluation of Language Fundamentals. 5th ed. NCS Pearson, Inc.; 2013.
126. Carrow-Woolfolk E. Comprehensive Assessment of Spoken Language. 2nd ed. Western Psychological Services; 2017.
127. Martin NA, Brownell AR. Expressive One-Word Picture Vocabulary Test. 4th ed. Pro-Ed; 2010.
128. Carrow-Woolfolk E. Oral and Written Language Scales. 2nd ed. Western Psychological Services; 2011.
129. Dunn DM. Peabody Picture Vocabulary Test. 5th ed. NCS Pearson, Inc.; 2018.
130. Zimmerman IL, Steiner VG, Pond RE. Preschool Language Scale. 5th ed. NCS Pearson, Inc.; 2011.
131. Bzoch KR, League R, Brown VL. Receptive-Expressive Emerging Language Test. 3rd ed. Pro-Ed; 2003.
132. Martin NA, Brownell AR. Receptive One-Word Picture Vocabulary Test. 4th ed. Pro-Ed; 2011.
133. Rossetti L. The Rossetti Infant-Toddler Language Scale. LinguiSystems; 2006.

134. German DJ. Test of Adolescent and Adult Word Finding. 2nd ed. Pro-Ed; 2016.
135. Nelson N, Plante E, Helm-Estabrooks N, et al. Test of Integrated Language and Literacy Skills (TILLS). Brookes Publishing; 2016.
136. Hammill DD, Newcomer PL. Test of Language Development. 4th ed. Western Psychological Services; 2008.
137. German DJ. Test of Word Finding. 3rd ed. Pro-Ed; 2015.
138. Secord WA, Donahue JS. Clinical Assessment of Articulation and Phonology. 2nd ed. Super Duper Publications; 2014.
139. Goldman R, Fristoe M. Goldman Fristoe Test of Articulation. 3rd ed. NCS Pearson, Inc.; 2015.
140. Dawson J, Tattersall P. Structured Photographic Articulation Test. 2nd ed. Janelle Publications; 2016.
141. Gilchrist LS, Tanner L. The pediatric-modified total neuropathy score: a reliable and valid measure of chemotherapy-induced peripheral neuropathy in children with non-CNS cancers. Support Care Cancer. 2013;21:847-856.
142. Smith EM, Li L, Hutchinson RJ, et al. Measuring vincristine-induced peripheral neuropathy in children with acute lymphoblastic leukemia. Cancer Nurs. 2013;36:E49-E60.
143. House JW, Brackmann DE. Facial nerve grading system. Otolaryngol Head Neck Surg. 1985;93:146-147.
144. Hyvärinen L, Näsänen R, Laurinen P. New visual acuity test for preschool children. Acta Ophthalmol. 1980;58:507-511.
145. Anderson S, Boigon S, Davis K, et al. The Oregon Project for Visually Impaired and Blind Preschool Children. 6th ed. Southern Oregon Education Service District; 2007.
146. Franjoine MR, Gunther JS, Taylor MJ. Pediatric balance scale: a modified version of the Berg Balance Scale for the school-age child with mild to moderate motor impairment. Pediatr Phys Ther. 2003;15:114-128.
147. Dietz JC, Kartin D, Kopp K. Review of the Bruininks-Oseretsky test of motor proficiency, second edition (BOT-2). Phys Occup Ther Pediatr. 2007;27:87-102.
148. Cohen H, Blatchly CA, Gombash LL. A study of the clinical test of sensory interaction and balance. Phys Ther. 1993;73:346-351.
149. Wright M, Twose D, Gorter JW. Multidimensional outcome measurement of children and youth with neuropathy following treatment of leukemia: cross-sectional descriptive report. Rehabil Oncol. 2019;37:160-166.
150. van Brussel M, Helders PJ. The 30-second walk test (30sWT) norms for children. Pediatr Phys Ther. 2009;21:244.
151. Beenakker E, Van der Hoeven J, Fock J, et al. Reference values of maximum isometric muscle force obtained in 270 children aged 4-16 years by hand-held dynamometry. Neuromuscul Disord. 2001;11:441-446.
152. Cuthbert SC, Goodheart GJ Jr. On the reliability and validity of manual muscle testing: a literature review. Chiropr Man Therap. 2007;15:4.
153. Secomb JL, Nimphius S, Farley OR, et al. Relationships between lower-body muscle structure and, lower-body strength, explosiveness and eccentric leg stiffness in adolescent athletes. J Sports Sci Med. 2015;14:691-697.
154. Côté P, Kreitz BG, Cassidy JD, et al. A study of the diagnostic accuracy and reliability of the scoliometer and Adam's forward bend test. Spine (PhilaPa 1976). 1998;23:796-802; discussion 803.
155. Redmond AC, Crosbie J, Ouvrier RA. Development and validation of a novel rating system for scoring standing foot posture: the Foot Posture Index. Clin Biomech. 2006;21:89-98.
156. Krechel SW, Bildner J. CRIES: a new neonatal postoperative pain measurement score. Initial testing of validity and reliability. Paediatr Anaesth. 1995;5:53-61.
157. Hicks CL, von Baeyer CL, Spafford PA, et al. The Faces pain scale_revised: toward a common metric in pediatric pain measurement. Pain. 2001;93:173-183.
158. Tsze DS, von Baeyer CL, Pahalyants V, et al. Validity and reliability of the verbal numerical rating scale for children aged 4 to 17 years with acute pain. Ann Emerg Med. 2018;71:691-702. e693.
159. Malviya S, Voepel-Lewis T, Burke C, et al. The revised FLACC observational pain tool: improved reliability and validity for pain assessment in children with cognitive impairment. Paediatr Anaesth. 2006;16:258-265.
160. Bailey B, Gravel J, Daoust R. Reliability of the visual analog scale in children with acute pain in the emergency department. Pain. 2012;153:839-842.
161. Mandrell BN, Yang J, Hooke MC, et al. Psychometric and clinical assessment of the 13-item reduced version of the Fatigue Scale-Adolescent instrument. J Pediatr Oncol Nurs. 2011;28:287-294.
162. Hinds PS, Yang J, Gattuso JS, et al. Psychometric and clinical assessment of the 10-item reduced version of the Fatigue Scale-Child instrument. J Pain Symptom Manage. 2010;39:572-578.
163. Lai JS, Stucky BD, Thissen D, et al. Development and psychometric properties of the PROMIS® pediatric fatigue item banks. Qual Life Res. 2013;22:2417-2427.
164. Newborg J. Battelle Developmental Inventory. 2nd ed. Riverside Publishing; 2008.
165. Bayley N, Aylward GP. Bayley Scales of Infant and Toddler Development. 4th ed. NCS Pearson, Inc.; 2019.
166. Bruininks RH. Bruininks-Oseretsky Test of Motor Proficien-

cy. AGS Publishing; 2005.

167. Smith YA, Hong E, Presson C. Normative and validation studies of the Nine-hole Peg Test with children. Percept Mot Skills. 2000;90:823-843.
168. Folio MR, Fewell RR. Peabody Developmental Motor Scales. 2nd ed. Pro-ed; 2000.
169. Olsen JZ, Knapton EF. The Print Tool. Handwritingwithout Tears; 2008.
170. Buddenberg LA, Davis C. Test-retest reliability of the Purdue Pegboard Test. Am J Occup Ther. 2000;54:555-558.
171. Gardner MF. Test of Handwriting Skills. Western Psychological Services; 1998.
172. Katz-Leurer M, Rotem H, Lewitus H, et al. Functional balance tests for children with traumatic brain injury: within-session reliability. Pediatr Phys Ther. 2008;20:254-258.
173. Zaino CA, Marchese VG, Westcott SL. Timed up and down stairs test: preliminary reliability and validity of a new measure of functional mobility. Pediatr Phys Ther. 2004;16:90-98.
174. Coster W, Coster W, Deeney TA, et al. School Function Assessment. Psychological Corporation; 1998.
175. ATS Committee on Proficiency Standards for Clinical Pulmonary Function Laboratories. ATS Statement: guidelines for the six-minute walk test. Am J Respir Crit Care Med. 2002;166: 111-117.
176. Chun DM, Corbin CB, Pangrazi RP. Validation of criterion-referenced standards for the mile run and progressive aerobic cardiovascular endurance tests. Res Q Exerc Sport. 2000;71:125-134.
177. King GA, Law M, King S, et al. Measuring children's participation in recreation and leisure activities: construct validation of the CAPE and PAC. Child Care Health Dev. 2007;33:28-39.
178. Varni JW, Burwinkle TM, Katz ER, et al. The PedsQL in pediatric cancer: reliability and validity of the Pediatric Quality of Life Inventory Generic Core Scales, Multidimensional Fatigue Scale, and Cancer Module. Cancer. 2002;94:2090-2106.
179. Palmer SN, Meeske KA, Katz ER, et al. The PedsQL Brain Tumor Module: initial reliability and validity. Pediatr Blood Cancer. 2007;49:287-293.
180. DeWalt DA, Gross HE, Gipson DS, et al. PROMIS® pediatric selfreport scales distinguish subgroups of children within and across six common pediatric chronic health conditions. Qual Life Res. 2015;24:2195-2208.

화상부상

Alison Hayward and Joseph Ableman

챕터 개요

서론
병인학
아동학대 및 방임
예방
피부의 구조와 기능
화상의 분류
화상의 깊이
화상의 크기
부상 메커니즘
화상 센터에 의뢰해야 하는 징후
병태 생리학
부상 화상의 크기
상처의 치유
흉터 비대 및 위축
화상 센터
화상 팀
화상 치료사 자격증
초기 치료 및 의료 관리
체계적 검토
호흡기계
심혈관계
신장
순환계
근골격계
영양 섭취
통증 관리
화상 상처 관리
비수술적 중재
수술적 관리
조직 자가 이식 및 피부 대체물
물리치료 검사
검사/ 평가
중재
통증관리
상처 관리
부목 및 고정깁스
깁스
가동범위
마사지
보행
운동
흉터 관리
아동 및 가족 관련 지침
삶의 질에 미치는 영향
아동과 가족을 위한 사회적 지원
요약
사례 연구

서론

매일 미국에서 300명 이상의 아동(0-19세)이 화상 관련 부상으로 응급실에서 치료를 받고 있으며, 그 중 2명은 이러한 부상으로 인해 사망한다.[1] 어린 아동은 뜨거운 액체나 증기로 인한 화상 부상을 입을 가능성이 더 높은 반면, 나이가 많은 아동은 불에 직접 접촉하여 화상을 입을 가능성이 높다 (예: 불꽃놀이).[1] 화상 부상은 의도치 않은 부상(익사, 자동차 사고, 질식 등)의 범주에 속하며, 4세 미만 아동의 일반적인 사망 원인이며 19세 미만의 모든 아동의 사망 원인 중 세 번째로 큰 원인이다.[2]

이러한 유형의 외피계 부상은 상해에 대한 신체의 반응을 안정시키고 건강과 기능의 회복을 촉진하기 위해 여러 분야의 의료 전문가로 구성된 팀의 협력이 필요하다. 이러한 부상이 인체의 가장 큰 기관에 미치는 신체적 영향을 이해하려면 해당 부위의 부상에 대한 반응, 급성 및 급성 후 회복 단계의 환자 관리에 대한 이해가 필요하다. 여러 분야의 의료진이 협력하고 피부와 신체 움직임을 회복하고 회복하기 위한 침습적 및 비침습적 중재의 사용을 파악하여 이러한 유형의 부상을 입은 아동이 최적의 기능을 회복하고 사회에 참여할 수 있도록 치유를 촉진하는 치료를 지원한다.

병인학(Etiology)

화상은 주택 화재, 자동차 사고, 성냥놀이, 부적절한 폭죽 취급, 주방이나 욕실 사고로 인한 화상 등 다양한 원인으로 발생할 수 있다. 화학 화상은 산, 알칼리성 또는 발포제의 접촉, 섭취, 흡입 또는 주사로 인해 발생한다. 전기 화상은 결함이 있는 전기 배선, 전기 코드 또는 고압 전력선에 접촉할 때 발생한다.[3]

열 손상의 메커니즘은 아동의 나이와 밀접한 관련이 있다. 예를 들어, 유아는 뜨거운 액체를 건드려서(예: 스토브에서 끓는 물, 테이블에서 뜨거운 차) 화상을 입는 경우가 많으며, 집의 온수기 온도가 너무 높게 설정되어 있는 욕조 사고로 인해 의도치 않은 화상을 입는 경우도 있다. 뜨거운 수돗물은 아동에게 화상을 입히는 흔한 원인이며 다른 어떤 뜨거운 액체 화상보다 더 많은 사망 및 입원과 관련이 있다.[4,5] 수돗물은 140°F에서 5초 이내에 전신 화상을 입힐 수 있으며 커피, 차, 수프 또는 코코아와 같은 뜨거운 액체는 화상을 입을 정도로 뜨거운 온도에 이른다.[4] 유아는 뚜껑이 없는 전기 콘센트에 물건을 넣거나 전선을 물어뜯어 발생하는 전기 화상 위험에 노출되어 있다. 성냥을 가지고 놀다가 화염 화상을 입거나 뜨거운 물체(예: 다리미, 오븐 문, 가스레인지 상단, 고데기, 작동 중인 벽난로의 문)를 만져서 발생하는 접촉 화상도 학령기 아동에게 많이 발생한다. 아동이 성장하고 호기심이 증가함에 따라 화상 부상의 메커니즘은 이러한 아동 및 청소년이 겪는 위험과 관련이 있다.

남자 아동은 여자 아동보다 화상 관련 사망 및 부상 위험이 더 높다. 4세 미만의 아동과 장애가 있는 아동은 화상 위험이 더 높다. 아메리카 원주민과 아프리카계 미국인의 화상 부상 사망률은 백인 아동보다 2-3배 더 높다.[5]

2011년 Lorch 등은 응급실에 치료를 받으러 온 유아의 화상 부상의 원인을 연구했다. 그 결과 남성이 여성보다 많았고(각각 55%, 45%), 아프리카계 미국인이 전체 환자의 47%를 차지하는 것으로 나타났다. 이 연구에서 관찰된 화상의 대부분은 가정에서 발생했으며, 가장 흔하게는 부엌에서 발생했다. 화상 중 가장 흔한 것은 뜨거운 액체(욕조나 주방의 뜨거운 액체)에 의한 화상이었으며, 스토브 상단, 다리미 또는 히터와 같은 뜨거운 기기에 접촉한 접촉 화상이 그 뒤를 이었다.[6]

2011년 Shah 등은 국가 화상 등록 시스템에서 화상을 입은 아동의 인과 및 프로필 데이터를 연구했다. 그들도 화상이 뜨거운 액체, 식용유 또는 목욕물로 인한 가장 흔한 부상 메커니즘이라는 사실을 발견했다. 단일 식품으로는 뜨거운 면류(전자레인지)가 대부분의 화상의 원인이라는 사실을 발견했다. 또한 휘발유 화상, 전기 화상, 자동차 사고로 인한 화상은 10세 이상의 아동에게서 더 많이 발생하는 것으로 나타났다. 비사고성 또는 아동 학대는 조사된 전체 화상의 6.7%를 차지했다.[7]

아동학대 및 방임(Child abuse and neglect)

보건복지부에 따르면 2018년 미국에서 아동 학대의 피해자로 확인된 아동은 67만 8,000명이 넘는다.[8] 아동 학대는 모든 사회경제적 계층, 교육 수준, 종교적, 인종적, 문화적 배경에 걸쳐 발생한다.[8] 매일 거의 5명의 아동이 사망하는 원인이며, 가해자는 부모 중 한 명 또는 둘 다일 가능성이 가장 높고 피해자는 1세 이하의 영유아일 가능성이 가장 높다. 이러한 아동의 대부분은 방임의 희생자이며, 46%는 일종의 신체적 학대를 당하고 있다. Shah 등의 연구에 따르면 1세 미만의 아동은 사고 외적인 원인으로 화상을 입을 가능성이 더 높으며, 이는 신생아를 돌보는 미혼모 또는 미혼부 부모의 어려움에 의한 것으로 밝혀졌다.[7]

화상으로 병원에 입원한 영유아의 최대 8%가 학대 피해자이다. 부상이 물 튀김과 관련이 없거나, 경계선이 선형적이거나(예: 장갑/스타킹 분포 또는 딥 패튼), 엉덩이에만 화상을 입고 다른 신체 부위에는 화상이 없는 경우 학대를 의심할 수 있다. 대칭적인 모양의 접촉 화상도 고의적 화상을 나타낼 수 있다(예: 스토브 버너와 일치하는 원형 선). 화상을 입은 어린이는 손, 발, 다리 모두에 화상을 입을 가능성이 높으며, 전신 표면적(TBSA)이 더 넓을 수 있다.[9] 사고 화상과 고의 화상을 구별하기 위해 화상의 패턴, 위치, 깊이 등을 문서로 기록해야 한다. 예를 들어 회음부, 엉덩이, 하지의 화상, 특히 화상을 입은 피부와 화상을 입지 않은 피부 사이에 뚜렷한 경계선이 있는 경우 등 특정 화상 패턴이 의심될 수 있다.[10] 병원 환경에서는 의사, 간호사, 사회복지사, 심리학자, 물리치료사 등 여러 분야의 전문가가 학대 또는 방임이 의심되는 경우 조사에 나선다. 다음은 아동의 사례에서 학대 또는 방임을 나타낼 수 있는 몇 가지 요인이다:

- 아동과 관련이 없는 성인이 치료를 위해 아동을 데려온 경우
- 설명할 수 없는 이유로 12시간 이상 치료가 지연되는 경우
- 부모의 부적절한 애정 표현: 부모가 아동에게 부주의하거나, 공감 능력이 부족하거나, 알코올 또는 약물에 취한 것처럼 보이는 경우
- 아동의 형제자매 또는 본인에게 부상에 대한 책임을 돌리는 경우
- 설명과 일치하지 않는 부상
- 아동의 발달 능력과 일치하지 않는 부상
- 환자 또는 형제자매에 대한 우발적 또는 비우발적 상해 병력
- 성장하지 못한 병력
- 인터뷰마다 다른 부상에 대한 과거 설명
- 생식기, 회음부 및 엉덩이에 국한된 부상(배변 훈련과 관련하여 부상이 발생하는 빈도 때문)
- 사지의 "거울 이미지" 손상(그림 22.1)
- 아동의 부적절한 영향; 위축되어 보이는 아동
- 관련 없는 부상의 흔적(예: 흉터, 타박상, 상처, 골절)

주 법률에 따라 물리치료사를 포함한 전문가는 아동 학대가 의심되는 사례를 신고해야 한다. 물리치료사는 특히 엉덩이와 등의 피부를 육안으로 관찰하는 등 아동을 면밀히 검사하여 학대의 징후와 증상을 확인하고 보고된 부상 메커니즘과 부상의 위치, 크기, 깊이를 기록하여 아동의 현재 건강과 안전을 판단하고 보호 서비스 의뢰가 필요 여부를 결정한다.

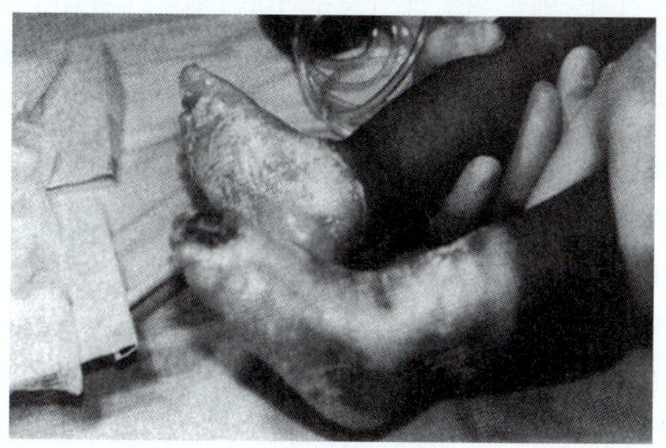

그림 22.1. "거울 이미지" 양측 발과 아래쪽 다리에 화상을 입는 것으로, 뜨거운 물에 몸을 담그는 학대와 일치하는 패턴이다.

예방(Prevention)

다양한 연령대의 아동에게서 화상 부상의 발생률이 높고 일반적인 패턴을 보이기 때문에 부모, 아동 및 기타 사람들에게 이러한 부상이 어떻게 발생하고 어떻게 예방할 수 있는지를 교육하는 데 노력이 집중되어 왔다. 내셔널 세이프 키즈 캠페인은 아동 상해 예방에 전념하는 최초의 국가 기관이다. 1988년에 설립되었으며 미국 전역에 600개 이상의 SAFE KIDS 연합 및 지부를 보유하고 있다. 열 손상 분야의 부상 예방 노력에는 화재 경보기 배포, '안티스케일' 기술 및 최대 온수기 온도 120°F를 포함하는 배관법 개정 지원 등이 포함된다. 다른 예방 요령으로는 스토브의 후면 버너 사용, 어린 아동이 손잡이를 잡아당기지 않도록 냄비 손잡이 안쪽으로 돌리기 등이 있다. 나이가 많은 아동의 경우 전자레인지를 적절하고 안전하게 사용하는 등 조리 시 안전 수칙을 반드시 지켜야 한다. 부모의 안전 교육에는 아동이 키가 충분히 클 때까지 전자레인지를 사용하지 못하게 하고, 오븐 장갑을 사용하여 제품을 꺼내고, 오븐에서 제품을 꺼낸 후 용기를 천천히 열도록 하는 것이 좋다. 가정 내 공간의 경우, 부모는 벽난로나 야외 화덕 주변에 튼튼한 스크린을 사용하고, 양초를 타는 물건에서 멀리 떨어뜨리고, 성냥과 인화성 액체를 아동의 손이 닿지 않는 곳에 두는 것을 권장한다.[11]

부상 예방을 흔히 3E(교육, 엔지니어링(환경 변화 포함), 법 집행)라고 부른다. 이러한 예방 활동으로 아동용 잠옷 착용, 연기 감지기 사용, 온수기를 120°F 미만으로 설정하는 법 개정이 이루어졌다.[12]

어린이 화상 부상을 예방하기 위한 몇 가지 제안 사항은 다음과 같다:

- 온수기 온도 설정을 120°F 이하로 낮추기
- 뜨거운 액체가 담긴 커피 포트와 컵의 코드를 아동의 손이 닿지 않는 곳에 보관하기
- 음식을 준비하고 서빙하는 동안 어린 아동을 안전한 장소에 머물게 하기

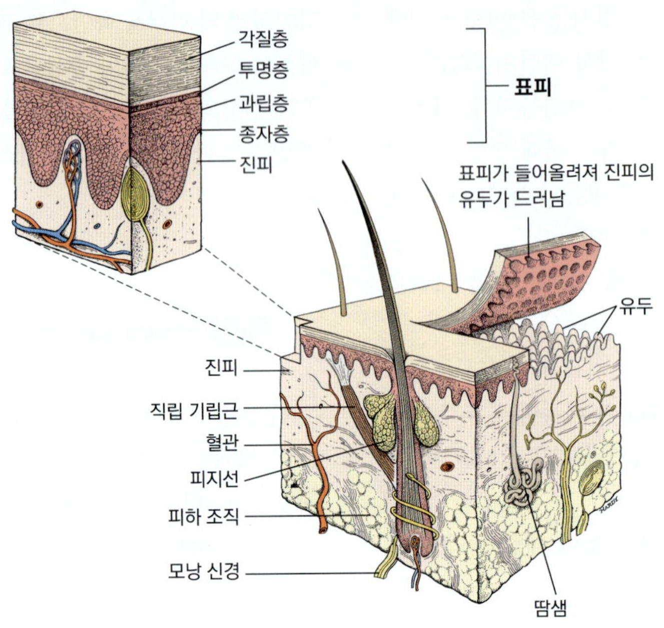

그림 22.2. 피부의 구조

- 냄비 손잡이를 스토브 뒤쪽으로 돌리고 가능하면 후면 버너에서 조리하기
- 욕조에서 아동을 지켜보고 아동을 욕조에 넣기 전에 온도계로 욕조 물을 테스트하기
- 의류 다리미나 고데기와 같은 가전제품을 사용할 때는 아동을 안전한 장소에 앉히고 아동의 손이 닿지 않는 곳에 두어 식히기
- 유아용 보행기 사용 금지하기
- 전기 콘센트에 안전 캡 설치하기
- 아동에게 성냥은 장난감이 아닌 도구라는 것을 가르치기
- 나이가 많은 아동과 청소년에게 (1) 고압 전선의 위험성과 (2) 휘발유 및 기타 인화성 액체의 위험성과 안전한 사용에 대해 가르치기
- 아동에게 불꽃놀이의 위험성에 대해 가르치기
- 가족 화재 대피 계획 수립 및 실천하기
- 집안에 연기 감지기 및 경보기 설치 및 유지 관리하기

또한, 아동용 잠옷과 매트 등의 물품에 난연성 직물 및 소재 사용을 의무화하는 연방 규정에 따라 이러한 물품의 발화로 인한 화상의 수와 심각성을 줄이기 위한 예방 노력에도 중점을 두고 있다. 1996년 4월, 미국 소비자제품안전위원회는 아동용 잠옷의 가연성 기준을 완화하여 1997년 1월 1일부터 시행했다. 그러나 2000년 6월부터 모든 제조 또는 수입 잠옷은 난연성 또는 밀착성이 있어야 하며, 각 품목에 경고 라벨을 부착해야 한다.[13]

피부의 구조와 기능

피부는 심장이나 폐와 마찬가지로 신체의 중요한 장기이며, 실제로 눈꺼풀의 두께가 0.5 mm, 손바닥과 발바닥의 두께가 4 mm까지 다양한 가장 큰 조직이다.[14] 이러한 피부는 얇은(20-400 μm) 층인 표피와 더 깊고 두꺼운(440-2500 μm) 층인 진피로 구성되어 있다.[14] 진피는 다시 표면적인 유두 진피와 더 깊은 망상 진피의 두 층으로 나눌 수 있다. 표피의 기저층에는 피부에 색을 부여하는 멜라닌 과립이 있다. 진피는 혈관이 있고 표피는 무혈관이지만 진피의 체액에 의해 더 깊은 층에 영양을 공급한다(그림 22.2). 피부에는 땀샘, 모낭, 피지선이 있으며 손가락과 발가락에는 손톱이 있다. 피부에는 혈관, 기립근, 땀샘으로 가는 감각 신경과 교감 섬유가 풍부하다.[14]

피부는 체온을 조절하고, 체액을 보존하며, 감염을 예방하고(장벽 역할을 하고 특정 살균 능력을 가짐으로써), 방사선으로부터 보호하며, 외부 물체와 체액으로부터 중요한 장기와 기타 신체 구조를 보호하는 장벽 역할을 한다. 피부는 촉각, 통증, 온도를 감지하는 신경 종말이 있어 보호 감각과

차별 감각을 모두 지원한다. 또한 비타민 D 생성을 돕는다. 피부는 부속기관과 함께 개인의 인종, 나이, 성별, 건강을 드러내는 데 도움이 될 수 있다. 손가락 끝의 피부 융기는 사람마다 고유한 지문을 만들어낸다. 얼굴의 피부는 혈류의 변화(예: 홍조)와 기저 근육의 작용에 따라 개인의 감정을 표현할 수 있다. 피부가 심하게 손상되거나 손상되면 이러한 기능에 장애가 생길 수 있다. 피부는 장기이기 때문에 손상이나 파괴는 국소적 및 전신적 영향을 미친다.[14]

>> 화상의 분류

화상은 조직 침범 깊이와 TBSA 비율을 통한 크기 및 손상 메커니즘에 따라 분류할 수 있다. 초기 분류를 위해 화상은 경증, 중등도 또는 중증으로 분류하기도 한다.

화상의 깊이(Burn depth)

화상은 피부가 손상되거나 파괴된 깊이에 따라 분류할 수 있다(그림 22.3). 표피 화상(이전에는 1도 화상으로 재분류)은 가장 흔한 일광화상이다.

표피화상은 흉터나 색소 변화 없이 치유된다. 더 깊은 화상은 부분 화상(2도 화상) 또는 전체 화상(이전에는 3도 화상이라고 함)으로 분류된다. 부분 두께 화상은 표피 또는 깊은 화상이 될 수 있다. 표피 부분 화상은 표피와 유두 진피에 화상을 입는다. 손톱, 머리카락, 기름샘과 땀샘, 신경은 손상되지 않는다. 통증이 심하고 붉게 나타나며 종종 물집이 생기기도 한다. 표피 부분 화상은 흉터 없이 약 2주 이내에 치유된다.[15]

부분적으로 깊은 화상은 망상 진피 깊숙한 곳의 구조물에 손상을 입힌다. 영향을 받는 구조물로는 손톱, 모낭, 피지선 기능 등이 있다. 이러한 화상은 하얗게 왁스처럼 보이며 유연하다. 이러한 화상은 가벼운 접촉에는 무감각하지만 깊은 압력에는 통증을 느낄 수 있다. 감염되거나 건조해지거나 혈액 순환에 장애가 생기면 깊은 부분 화상은 전층 화상으로 전환될 수 있다. 깊은 부분 두께 화상은 남은 피부 부속 조직의 상피 세포에 의해 자연 치유되지만 치유에 필요한 시간이 3-6주 이상 걸릴 수 있으며, 이러한 화상은 흉터 조직이 비대해지고 수축하면서 치유될 수 있다. 부분적으로 깊은 화상은 피부 이식 없이 자연 치유되지만, 많은 외과의사는 치유 시간이 길고 기능적 및 미용적 결과가 좋지 않은 경우가 많기 때문에 가능하면 이러한 상처에 피부 이식편을 절제하고 적용하는 방법을 선택한다.

전층 화상은 정의상으로 피부의 전체 두께가 파괴되는 화상이다. 이러한 화상은 선홍색, 흰색 또는 갈색의 가죽처럼 보일 수 있으며 혈전이 생긴 정맥이 보일 수 있다. 모낭이 죽어 머리카락이 쉽게 뽑힐 수 있다.[15] 전층 화상은 말초 신경이 파괴되기 때문에 부분층 화상보다 통증이 덜하다. 하지만 그렇다고 해서 전층 화상과 관련된 통증이 없다는 의미는 아니다.

부분 화상은 말초신경의 파괴로 인해 발생한다. 그러나 이것이 전층 화상과 관련된 통증이 없다는 것을 의미하지는 않는다. 화상 주변 신경이 활성화되거나 죽은 조직을 제거하여 상처가 공기에 노출되거나 상처를 조작하면 극심한 통증을 유발할 수 있다. 전층 화상은 피부 이식 없이는 치유되지 않는다. 피부 이식을 하더라도 이러한 화상은 흉터 수축과

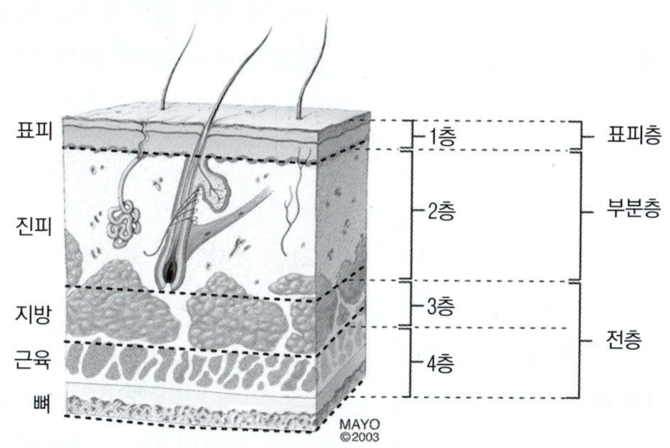

그림 22.3. Depth of burn injury.

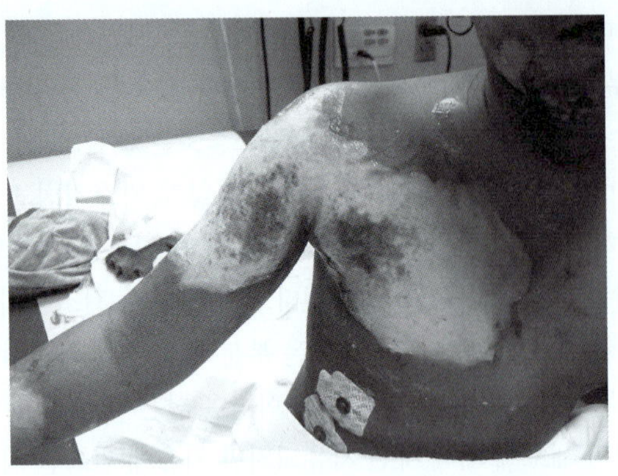

그림 22.4. 우측 상지와 몸통에 깊은 부분 및 전층 화상을 입은 경우. 모세혈관이 없고 통증 감각이 없는 어두운 부위는 전층 화상의 징후.

비대를 초래할 수 있다. 그림 22.4는 어깨와 가슴의 깊은 부분 화상과 전층 화상을 모두 보여준다.

실제 부상의 깊이는 아무리 숙련된 의료진이라도 첫날에는 정확하거나 쉽게 판단하기 어려울 수 있다. 화상 부상은 다양한 깊이로 나타나는 경우가 많고 일반적으로 부상의 깊이가 일정하지 않으며, 부상이 발생한 방법, 화상 부위의 피부 두께, 부상자가 옷을 입고 있었는지 여부 등의 요인이 부상 깊이에 영향을 미친다. 영유아의 피부는 성인보다 얇기 때문에 성인에게는 표면적이고 부분적인 두께의 화상을 입힐 수 있는 뜨거운 액체가 영유아에게는 더 깊은 부상을 입힐 수 있다. 화상의 깊이를 아는 것은 아동의 소생 및 안정, 급성 치료, 상처 관리, 화상 봉합 옵션 등 즉각적으로 필요한 조치를 결정하고 예후와 합리적인 결과를 제공하는 데 중요하다.

화상의 크기(Burn size)

화상 부상은 화상 부위의 크기 또는 화상 부위에 따라 분류된다. TBSA는 최대 100%까지 백분율로 계산되며, 100%는 신체 전체가 손상되었음을 나타낸다. 관련된 신체 표면적의 범위를 추정하는 데는 여러 가지 방법이 있다. 첫 번째는 손바닥으로 측정하는 방법으로, 개인의 손바닥이 TBSA의 약 1%를 차지하는 것으로 추정한다. 두 번째 방법은 전통적으로 성인의 분류에 더 많이 사용되는 "9의 법칙"이다. 이 규칙에 따르면 성인의 경우 머리는 TBSA의 9%, 각 상지는 9%, 몸통은 36%, 각 하지는 18%, 생식기는 1%를 차지한다. 그러나 아동의 머리(특히 아기의 머리)는 성인 머리보다 신체에 비례하여 더 크고, 아동의 하지는 성인 하지에 비해 신체에 비례하여 더 작다. 예를 들어, 1세 미만 아기의 머리는 18%로 계산되는 반면, 각 하지는 13.5%를 차지한다. 이러한 차이로 인해 "9의 규칙"의 수정된 버전이 아동의 TBSA 화상을 계산하는 데 사용된다. 모든 연령대에 걸쳐 가장 정확한 측정치이며 소아 인구에 맞게 수정된 것은 룬드 및 브라우더 차트이다.[15] 이 차트는 아동의 연령에 따라 신체 부위에 다른 비율을 할당한다. 신체 도표와 연령에 맞는 적절한 비율을 사용하면 보다 정확한 3세 및 초기 응급 처치가 가능하다.[16] 그림 22.5의 검사 양식은 룬드 및 브로우더 차트와 관련된 신체 도표와 표면적 비율을 보여준다. 이러한 2차원 측정 방법은 개인의 체형, 성별, 연령, 체질량 또는 부상의 불규칙한 모양을 고려하지 않는다. 초기 화상 검사의 정확성을 높이기 위해 컴퓨터를 이용한 방법이 개발되어 활용되고 있다.[17]

화상 크기 추정의 정확성은 화상 센터로의 의뢰, 급성 치료 시 적절한 수액 재소생술, 큰 염증 및 과대사 반응으로 인한 전반적인 사망률과 사망률에 영향을 미친다. 성장하는 아동의 신체 비율 크기 변화에 대한 주의를 기울여야 한다.[18]

부상 메커니즘(Mechanism of injury)

화상은 또한 부상 메커니즘에 따라 화상, 접촉, 섬광, 화염, 화학, 방사선, 전기 등으로 분류된다. 화상의 원인 물질이나 방법을 아는 것은 적절한 치료법을 결정하는 데 중요하다. 예를 들어, 화학 화상을 입은 경우 올바른 해독제를 적용하고 다량의 물 세척이 필요한지 여부를 결정하기 위해서는 화상의 원인이 된 화학 물질을 알아야 하지만 전기 화상이나 화염 화상의 경우에는 반드시 그렇게 할 필요는 없다. 전기 화상의 경우 일반적으로 화상의 입구와 출구 지점에 상처가 있으며, 이는 화염 화상에서는 발견되지 않는다. 부상의 메커니즘을 인식하고 화상의 양상을 파악하면 치료 계획을 수립하고 아동 학대를 판단하는 데 도움이 된다.

화상 센터에 의뢰해야 하는 징후

화상은 분류를 위해 미국 화상 협회(ABA)에서 정한 가이드라인에 따라 경미, 중등도, 중증으로 분류할 수 있다. 예를 들어, 성인의 경미한 화상은 TBSA의 10% 미만을 포함하는 부분적인 두께의 화상으로, 외래 환자로 치료할 수 있다. 아

BURN ASSESSMENT

(PATIENT PLATE IMPRINT)

CAUSE OF BURN: ____________________

DATE OF BURN: ____________ TIME OF BURN: ____________

WEIGHT: ________________

5+ Years

1-5 Years

Lund & Browder Chart

Area: *For all body parts except trunk, buttocks, and genitalia, the number in the table represents only the anterior or posterior surface of the body. Need to double number if both anterior and posterior are burned.	Age/Years					% of Body Surface Area Burned: ____		
	0-1	1-4	5-9	10-15	ADULT	PARTIAL THICKNESS	FULL THICKNESS	TOTAL
*Head	9.5%	8.5%	6.5%	5%	3.5%			
*Neck	1%	1%	1%	1%	1%			
Anterior Trunk	13%	13%	13%	13%	13%			
Posterior Trunk	13%	13%	13%	13%	13%			
Right Buttock	2.5%	2.5%	2.5%	2.5%	2.5%			
Left Buttock	2.5%	2.5%	2.5%	2.5%	2.5%			
Genitalia	1%	1%	1%	1%	1%			
*Right Upper Arm	2%	2%	2%	2%	2%			
*Left Upper Arm	2%	2%	2%	2%	2%			
*Right Lower Arm	1.5%	1.5%	1.5%	1.5%	1.5%			
*Left Lower Arm	1.5%	1.5%	1.5%	1.5%	1.5%			
*Right Hand	1.25%	1.25%	1.25%	1.25%	1.25%			
*Left Hand	1.25%	1.25%	1.25%	1.25%	1.25%			
*Right Thigh	2.25%	3.25%	4.25%	4.25%	4.75%			
*Left Thigh	2.25%	3.25%	4.25%	4.25%	4.75%			
*Right Leg	2.5%	2.5%	2.75%	3%	3.5%			
*Left Leg	2.5%	2.5%	2.75%	3%	3.5%			
*Right Foot	1.75%	1.75%	1.75%	1.75%	1.75%			
*Left Foot	1.75%	1.75%	1.75%	1.75%	1.75%			
				TOTAL				

Signature: ______________________________

Date: ______________________________

그림 22.5. 화상 크기 추정을 위한 룬드와 브라우더 차트

동의 경미한 화상은 TBSA의 5% 미만을 포함하는 부분적인 두께의 화상을 말한다. 중등도 화상은 TBSA가 성인의 경우 20% 미만, 아동의 경우 10% 미만이거나 5%의 전층 화상으로 입원이 필요한 경우이다. 중증 화상은 TBSA가 성인의 경우 20% 이상, 아동의 경우 10% 이상인 경우이며 화상 센터에 의뢰해야 한다. ABA는 다음과 같은 부상을 입은 개인은 화상 센터에 의뢰할 것을 권장한다:

- TBSA 10% 이상의 부분적 두께 화상
- 얼굴, 손, 발, 생식기, 회음부 또는 주요 관절의 화상
- 모든 연령대의 전층 화상

- 전기 화상
- 화학적 화상
- 흡입 부상을 동반한 화상
- 관리를 악화시킬 수 있는 기존 의학적 장애가 있는 아동의 화상 부상
- 자격을 갖춘 인력이나 장비가 없는 병원에서 아동에게 발생한 화상
- 특별한 사회적, 정서적 또는 재활적 개입이 필요한 아동의 화상 부상.[19]

병태 생리학(Pathophysiology)

부상 화상의 크기(Dimensions of Injury)

부상의 메커니즘에 관계없이 각 화상 상처는 부상의 중앙 부분을 중심으로 확인되는 세 개의 영역으로 구성된다. 화상의 가장 중앙 영역은 열원과 가장 많이 접촉한 응고 영역이다. 이 영역의 세포는 영구적으로 손상된다. 바깥쪽으로 확장되는 영역은 정체 영역으로, 세포의 혈류가 감소하고 소생술에 반응하여 생존 가능한 조직을 살리는 영역이다. 화상 부상의 가장 바깥쪽 영역은 충혈 영역이다. 이 세포는 손상이 가장 적으며 10일 이내에 회복된다.[15]

상처의 치유(Burn wound healing)

피부가 손상되면 피부는 기저 조직과 장기를 보호하고 체온과 체액 수준을 조절하며 감염으로부터 신체를 보호하는 기본적인 기능을 수행하지 못하게 된다. 일단 부상이 발생하면 신체는 국소 및 전신 수준에서 일련의 사건으로 반응한다. 화상 상처 치유는 염증, 증식, 성숙/재형성의 세 단계로 분류할 수 있다.

염증단계(Inflammatory phase)

일단 부상이 발생하면 표피와 진피 구조의 파괴는 치유 과정이 시작된다는 신호이다. 혈소판이 손상된 조직과 접촉하여 피브린이 침착되고 더 많은 혈소판이 갇히며 혈전이 형성된다. 또한 국소 혈관 수축이 일어나고 혈전과 함께 손상된 조직이 전신 순환을 차단하여 손상 부위의 지혈이 이루어진다. 염증 단계의 주요 목표는 이러한 지혈과 세포, 세포외, 병원균 파편을 분해 및 제거하는 것이며, 이를 통해 회복 과정이 시작될 수 있도록 신호를 보내는 것이다. 사이토카인과 성장 인자는 대응 세포를 끌어들여 회복 과정을 조절하는 데 도움을 준다.

증식단계(Proliferative phase)

섬유아세포 활동이 지배하는 증식 단계는 염증 단계에 이어서 진행된다. 증식 단계의 목표는 상처 치유를 돕고 피부를 원상태로 회복하는 것이다. 이 두 번째 단계의 주요 과정은 혈관 신생, 콜라겐 합성 및 상처 수축이다. 콜라겐은 화상 후 48시간 이내에 상처 부위에 침착된다. 제1형 콜라겐은 부상 후 4-7일째에 나타난다. 과립 조직은 내피 세포가 상처로 이동하면서 형성되며 상처가 완전히 재상피화될 때까지 계속된다. 세포는 상처의 주변부에서 중심부로 이동한다(즉, 상처는 바깥쪽에서 가운데로 치유된다).[20] 표피 부분 두께 화상처럼 표피의 과립층이 온전한 경우 재상피화가 더 빠르게 진행된다. 화상 상처는 상피화가 완료되거나 상처를 외과적으로 치료할 때까지(예: 피부 이식 등으로 덮을 때까지) 이 단계에 머물러 있다.

성숙단계/리모델링 단계

성숙 또는 재형성 단계는 상처 치유의 마지막 단계이다. 이 단계는 실제로 초기 증식 단계에서 형성된 과립 조직으로 시작된다. 화상 상처 치유의 재형성 단계에서는 콜라겐 합성과 용해가 일어나 흉터 조직이 만들어진다. 재형성 단계에서는 콜라겐이 더 조밀한 영역으로 재구성된다. 콜라겐 합성의 불균형은 비대성 또는 켈로이드 유형의 흉터를 남긴다.[20]

흉터 비대 및 위축

깊은 부분 화상 및 전체 화상에는 흉터 비대와 흉터 수축이라는 두 가지 일반적인, 그러나 잠재적으로 피할 수 있는 부작용이 있다. 흉터 비대와 흉터 수축은 신체적, 정신적 기능을 모두 방해할 수 있다. 흉터 비대는 콜라겐 합성 및 콜라겐 용해의 불균형으로 인해 발생하는 흉터 조직의 융기되고 두껍고 일반적으로 단단하며 종종 뭉쳐 보이는 부위이다(그림 22.6). 비대성 흉터는 융기되지만 상처의 원래 경계를 넘지 않는다. 켈로이드 흉터는 융기되어 원래 상처의 경계를 넘어 확장된다(그림 22.7). 흉터 형성을 예측할 수 있는 요인

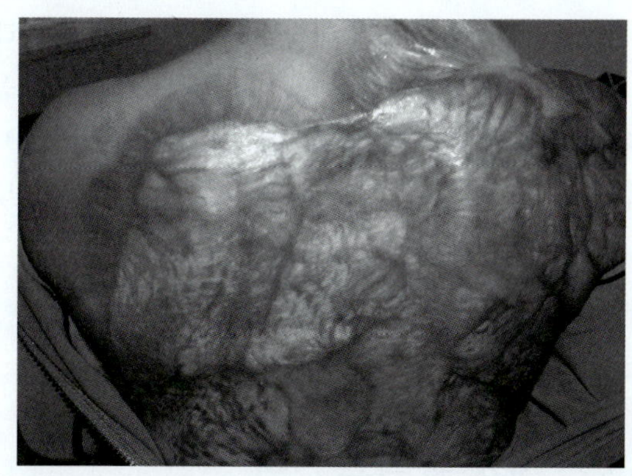

그림 22.6. 분할 두께 피부 이식 후 환자의 등을 따라 비대성 흉터가 생김

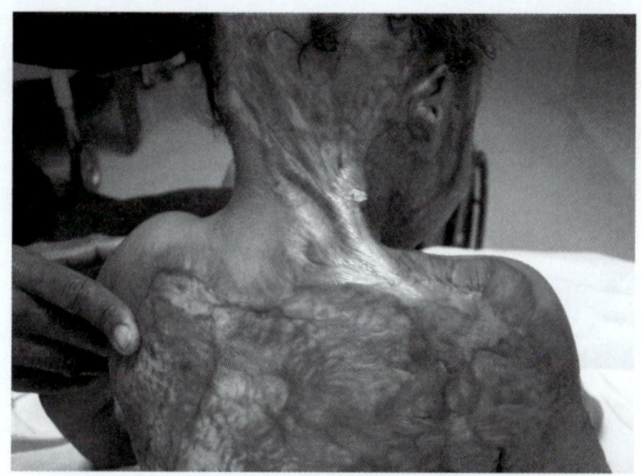

그림 22.7. 목 오른쪽에 띠 모양으로 켈로이드 흉터가 형성된 것을 확인할 수 있다.

으로는 유전적 경향, 상처의 깊이, 치유 시간 연장, 피부 색소가 많은 사람의 상처, 노인보다 흉터가 더 잘 생기는 젊은 사람 등이 있다.[21,22]

Hunt 등[23]은 콜라겐 침착을 촉진하고 콜라겐 용해를 감소시키는 긴장 증가가 비대성 흉터 형성에 영향을 미칠 수 있으며, 이는 관절과 같이 움직임이 많은 부위에서 비대성 흉터가 나타나는 것으로 입증된다고 말했다.

2012년 Chan 등은 피부 이식과 비대성 흉터의 상관관계를 조사했다. 그들은 아동의 나이와 화상 부상의 메커니즘 외에도 비대성 흉터 형성에 영향을 미치는 요인으로 인종, 유전적 소인, 화상 부위 및 깊이를 포함한다는 사실을 알고 있었다. 장기간의 염증 단계 또는 상처 대장화와 같은 다른 합병증도 흉터 형성을 증가시켰다. 연구팀은 돼지 모델에서 피부 두께를 분할하여 이식한 결과, 깊은 피부 화상의 조기 이식이 조직학적으로나 임상적으로 더 나은 흉터 결과를 가져온다는 결론을 내렸다. 연구팀은 현대의 수술 관행은 부상 후 14-21일까지 이식을 미루는 것이지만, 연구팀은 부상 후 14일 이내에 시행한 피부 이식에서 가장 좋은 흉터 결과가 관찰되었기 때문에 조기 이식을 권장했다.[24]

흉터 수축은 흉터 조직이 당겨지거나 짧아지는 것으로, 특히 얼굴에 위치한 경우 관절 운동이나 피부 이동성 상실, 흉터 변형 등을 초래할 수 있다. 흉터 구축은 흉터 조직이 고정적으로 짧아지는 것으로, 수술로만 치료할 수 있다. 흉터 수축은 치유 중인 화상 상처에서 발견되는 수축성을 가진 세포인 근섬유아세포에 의해 발생할 수 있다.[22] 관절의 흉터 수축은 관절 운동 범위(ROM) 손실 또는 자세 및 보행 편차를 발생시킬 수 있다. 흉터 조직의 수축력으로 인해 피부 이동성이 상실되고, 관절을 덮고 있지는 않지만 관절에 인접한 흉터 조직의 수축으로 인해 관절 ROM 상실이 발생할 수도 있다.[22] 2009년 Richard 등은 피부 기능 단위(CFU)라는 개념을 개발했다. CFU는 관절이 움직일 때 움직이는 피부 영역이다. 피부 움직임은 관절 가동범위와 양의 상관관계가 있는 것으로 밝혀졌다.[25] 관절 운동에 필요한 피부가 관절 주름의 피부를 지나 확장된다는 것이 제안되었다. 처음에는 수축 흉터로 인한 운동 손실로 시작하지만 교정하지 않고 방치하면 관절낭, 주변 근육, 힘줄, 인대가 점차 짧아질 수 있다.

흉터 수축과 비대 과정은 화상 상처가 치유되기 시작하자마자 시작되지만 처음에는 쉽게 눈에 띄지 않을 수 있다. 콜라겐 형성은 화상 부상 후 24시간 이내에 시작된다. 상처에서 콜라겐 합성 속도가 빨라지고,[26] 이러한 활동은 6-12개월이 지나면 정상 속도로 회복된다.[27] 흉터는 처음에는 혈액 공급이 증가하여 붉은 색을 띠지만 시간이 지나면 보통 희미해진다. 흉터가 더 이상 활발하게 비대하거나 수축하지 않으면 흉터가 성숙했다고 한다. 대부분의 아동의 흉터 성숙 기간은 약 12-18개월이다. 성인의 경우 이 기간이 더 짧을 수 있다. 특히 처음 6개월 동안 흉터가 활동하는 동안에는 압박, 부목, ROM 운동과 같은 비수술적 접근으로 비대 및 수축 과정을 조절하거나 교정할 수 있다. 흉터 성숙이 진행됨에 따라 이러한 치료법은 흉터를 변화시키는 데 효과가 떨어진다. 흉터가 성숙된 후에는 대부분의 비수술적 치료법이 더 이상 효과가 없으며, 필요한 경우 수술이 유일한 치료 대안이 될 수 있다.

화상 센터

ABA는 1999년에 화상 센터의 개발과 운영을 위한 가이드라인을 발표하고 2006년에 화상 센터에 대한 검증 지침을 개정했다. 이러한 검증 기준은 매년 봄에 위원회에서 계속 검토되며, 변경 사항이 있을 경우 다음 해 1월 1일부터 시행된다. 화상 센터로 인증을 받으려면 엄격한 기준을 충족해야 하며, ABA의 현장 및 지속적인 재점검에 참여해야 한다. 특히 물리치료 서비스의 유무 및 제공과 관련된 몇 가지 기준은 지속적인 소아 관련 교육과 연령에 적합한 치료 장비를 제공할 수 있는지 여부와 관련이 있다. 2020년 현재 미국에는 62개의 인증된 화상 센터가 있다.[28]

화상 팀

화상 센터에 대한 가이드라인에서 ABA는 화상 센터에 어떤 인력을 배치해야 하는지, 어떤 전문의와 인력이 대기 중이며 상담을 받을 수 있어야 하는지 명시하고 있다(이 기준에는 "화상 센터 직원에는 물리치료와 작업 치료가 모두 포함되어야 한다"고 명시되어 있다.). ABA 가이드라인에 따라 각 화상 센터는 자체 화상 팀을 구성한다. 화상 팀을 구성하는 인력과 구체적인 역할은 기관마다 또는 특정 아동의 개별적 요구나 치유 단계에 따라 다를 수 있지만 일반적으로 핵심 팀이 있다.[29] 소아 화상 팀에는 외과의사, 간호사, 작업치료사, 물리치료사, 사회복지사, 호흡기 치료사, 영양사, 아동 생활 치료사, 병원 원목, 책임 계획가, 다양한 전문가(예: 소아과 전문의, 정신과 전문의, 성형외과 전문의, 감염 관리 전문가, 약사, 언어 병리학자, 학교 교사) 그리고 가장 중요한 것은 아동과 가족이 포함되는 경우가 흔하다. 많은 아동이 기존의 핵가족이 아니기 때문에 아동의 관점에서 누가 가족을 구성하는지를 파악해야 하는 경우가 많다.

화상 치료사 자격증

2011년, 미국 화상 협회 재활 위원회는 급성 입원 및 초기 재활 기간 동안 화상을 입은 아동을 치료하는 물리치료사 및 작업치료사에게 필요한 핵심 지식과 기술을 정의하기 위해 화상 재활 치료사 역량 도구(BRTCT)를 개발했다.[30] 이는 이후 2017년에 업데이트 및 확장되어 장기 재활 및 외래 치료 단계에서 아동을 치료하는 화상 재활 치료사의 역량을 규정하여 치료 전반에 걸쳐 이러한 분야의 참여를 반영한다.[31] 이러한 환경에서 일하는 것과 관련된 전문 지식, 기술 및 경험을 인정하기 위해 ABA는 화상 치료사를 위한 전문 자격증인 화상 전문 자격증을 만들었다.

초기 치료 및 의료 관리

화상을 입은 아동의 초기 치료 및 의료 관리는 부분적으로는 화상의 깊이, 크기 및 위치, 연기 흡입과 같이 동반되는 부상의 유무, 아동의 연령 및 아동의 이전 건강 상태에 따라 달라진다. 부상 자체는 생리적 반응을 유발하여 치료 과정에 영향을 미친다.

체계적 검토

호흡기계(Pulmonary system)

열 손상 아동을 치료할 때는 적절한 기도와 호흡을 확보하고 유지하는 것이 가장 먼저 고려해야 할 사항이다. 아동이 증기나 유해 가스를 흡입한 경우 기관지 경련과 상기도 부종으로 인해[33] 몇 시간 내에 기도 폐쇄가 발생할 수 있으며 인공호흡이 필요할 수 있다. 아동이 높은 수준의 일산화탄소를 흡입한 경우 산소를 공급한다. 기관 내 튜브는 부종이 가라앉으면 제거할 수 있으며, 보통 며칠 이내에 제거한다.[33] 기도 또는 폐 손상이 더 진행된 아동은 수술 또는 그 이상의 치료가 필요하다.

심혈관계(Cardiovascular system)

화상 부상 후 발생하는 순환계 변화는 앞서 설명한 바 있다. 이러한 변화를 화상 쇼크라고 한다. 체액 손실, 모세혈관 투과성 증가, 혈관 확장은 모두 순환량 감소와 심박출량 감소의 원인이 된다. 정상적인 심박출량을 회복하기 위해서는 적절한 수액 소생술이 중요하다. 부적절한 체액 교체는 조직 관류 불량, 장기 기능 장애 및 사망으로 이어질 수 있다.[15]

수액 요법(Fluid resuscitation)

깊은 부분 또는 전체 두께 화상을 입은 아동의 염증 과정과 모세혈관 투과성 증가로 인해 체액이 혈액에서 빠져나와 간질 공간으로 분산된다. 다른 고려 사항에 따라 TBSA의 10%에서 20% 미만의 화상을 입은 아동은 혈관 수축 및 소변 유지와 같은 조치를 통해 이러한 체액 이동을 생리적으로 보완할 수 있다.[33] 따라서 작은 화상은 화상 상처와 바로 주변 조직에만 부종이 생기는 경향이 있다. 큰 TBSA 화상(>20%)은 전신 또는 전신 염증 반응을 일으킨다. 더 많은 비율의 TBSA를 포함한 화상을 입은 아동은 저혈량성 쇼크가 발생하며 치료하지 않으면 사망할 수 있다. 순환 체액 손실을 보충하는 것을 수액 소생술이라고 한다. 쇼크에 이차적으로 발생하는 장폐색(장폐색)으로 인해 넓은 부위의 화상을 입은 아동에게는 경구 수액을 투여할 수 없다. 혈청과 유사한 전해질과 콜로이드가 포함된 수액을 정맥으로 투여한다. 작은 화상을 입은 아동은 경구로 수액을 섭취할 수 있다. 그러나 특히 아동의 경우 마시는 것을 꺼려할 수 있으므로 정맥 내 수액이 필요할 수 있다. 며칠 내에 적절한 수액 보충이 이루어지면 간질 공간의 체액이 혈관 내 공간으로 돌아오고 아동은 이뇨 증상을 보이며 수액 소생술이 성공적으로 이루어졌다는 징후를 보인다.[33] 수액 소생술 후에도 화상 상처를 통해 체액이 손실되고 아동이 경구로 충분한 수액을 섭취하기를 원하지 않거나 섭취할 수 없기 때문에 아동은 여전히 수액 보충을 필요로 할 수 있다.

큰 화상을 입은 아동에게는 소생술 중 소변 배출을 모니터링하기 위해 요도 카테터를 삽입한다. 회음부 화상을 입은 아동의 경우 화상 부위를 건조하게 유지하거나 피부 이식 단계에서 새로 이식한 피부 이식편을 보호하기 위해 카테터 삽입이 필요할 수도 있다.

신장(Renal system)

혈관 내 공간에서 체액이 손실되면 신장 혈관 수축이 발생할 수 있으며 신장 혈류 감소와 사구체 여과 감소로 인해 신부전을 일으킬 수 있다. 전기 화상 부상은 조직에 광범위한 손상을 일으켜 미오글로빈이 방출되어 신장의 여과 시스템을 막아 신부전으로 이어질 수 있다.

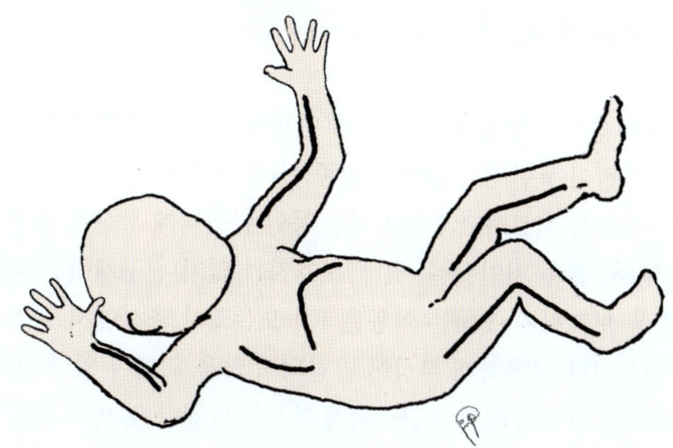

그림 22.8. 이 그림은 수술 절개 부위를 보여준다. 절개술은 원위부 전층 화상으로 인해 혈류가 손상된 아동에게 시행된다. 그림과 같이 해부학적 자세에서 측면/또는 내측으로 절개한다.

순환계(Circulatory system)

전체 두께의 화상을 입은 피부는 탄력이 없다. 부상과 수액 소생술에 대한 신체의 반응으로 인해 아동은 부종이 생길 수 있다. 20% 이상의 TBSA 화상을 입은 아동의 경우, 부종은 신체의 타지 않은 부분에서도 발생하는 전신 증이다. 사지 둘레 화상의 경우, 피부의 탄력이 떨어지고 부종이 증가하면 지혈 효과가 발생하여 말단 사지까지 혈액 순환이 손상될 수 있다. 치료를 시작하지 않으면 허혈과 조직 손상 또는 괴사가 발생할 수 있다. 혈액 순환 장애의 징후로는 창백함, 피부 온도 저하, 모세혈관 재충전 지연, 마비/저림, 도플러를 통한 원위 맥박 소실, 몸통 화상의 경우 흉벽 돌출 감소 등이 있다. 구획 압력이 30 mmHg를 초과하는 경우에도 외과적 개입이 필요하다. 외과의는 화상 조직을 절개하는 외과적 절개술인 개흉술을 시행하여 압력을 완화하려고 시도한다.

이러한 절개는 일반적으로 영향을 받은 사지의 측면과 내측을 따라 이루어진다. 흉부에서는 앞 겨드랑이 선을 따라 세로 절개하고 늑골 수준에서 가로 절개한다.[15] 그림 22.8은 개흉술의 일반적인 부위를 보여준다.

2009년, Orgill과 Piccolo는 화상 치료 임상의를 위한 절개술 및 감압 요법에 관한 진료 지침을 발표했다. 이들은 화상 치료 문헌을 검토한 결과 화상 부상 후 감압 요법을 시행하여 조직 괴사를 완화하고 신경 기능을 보존하는 것이 효과적이라고 밝혔다. 개복술로도 압력이 완화되지 않으면 절개 부위를 확장하고 근막절개술을 통해 근막을 풀어주어야 할 수 있다.[34]

근골격계(Musculoskeletal system)

화재와 외상성 부상 사이의 연관성으로 인해 화상 부상과 골절이 동반되는 경우가 종종 있다. 생명을 위협할 수 있는 부상을 치료하고 안정시키는 동안 근골격계 부상에 대한 검사는 종종 지연될 수 있다. 보호자가 없거나 구체적인 통증을 보고하지 못하는 아동은 1차 또는 2차 조사에서 골절이나 기타 근골격계 부상이 발견되지 않을 위험이 있다. 치료사는 진단되지 않은 근골격계 부상을 발견한 첫 번째 의료진일 수 있다. 근골격계 부상을 입을 가능성이 높은 아동은 화재가 발생한 자동차 사고에 연루된 아동이나 불타는 건물에서 뛰어내린 아동이다. 화상과 골절은 모두 연조직 부종을 유발할 수 있으므로 혈액 순환에 문제가 있는 경우 절개술이 필요하다. 골절의 비수술적 관리에는 부목이나 견인을 사용하는 것이 포함된다. 원통형 깁스를 사용하는 것은 부종과 상처를 제대로 관찰할 수 없기 때문에 권장되지 않는다. 내부 고정은 골절 치유 속도를 높이기 때문에 도움이 된다. 내부 고정을 위한 수술은 부상 후 48시간 이내에 시행해야 하며, 그렇지 않으면 박테리아에 감염될 수 있다. 골절의 외과적 고정을 통해 골절 부위의 통증을 줄이고 물리치료를 할 수 있다.[35]

영양 섭취(Nutrition)

화상 부상에 대한 반응으로 아동은 과대사 상태에 빠지고 칼로리 및 영양 요구량이 크게 증가한다. 화상으로 인한 과대사 및 염증 반응은 단백질, 전 염증성 사이토카인 및 이화 작용 호르몬 수치의 증가로 나타난다. 이러한 결과는 에너지 요구량을 증가시켜 이화 작용으로 인한 근육 소모로 이어질 수 있다. 이러한 외상 후 반응이 장기화되면 여러 장기 기능 장애와 사망으로 이어질 수 있다. 실내 온도를 높이고 영양을 보충하는 것이 과대사 반응을 조절하는 데 효과적이다.[36] 적절한 영양 공급은 손상을 예방하고 적절한 상처 치유를 촉진하는 데 필요하다. 화상을 입은 아동은 부상과 낯선 환경 때문에 식사를 꺼려할 수 있다. 화상의 정도나 위치에 따라 먹기가 어렵거나 불가능할 수도 있다. 화상의 정도가 심한 아동은 충분한 칼로리를 섭섭취하기 어려울 수 있다. 또한 수술이 예정된 날에는 아동의 식사가 금지될 수 있다. 이러한 요인으로 인해 아동은 장 튜브 수유 또는 말초 정맥 주입을 통해 많은 양의 영양을 공급받을 수 있다. 경장 영양은 위장관으로 영양분을 전달하여 위장관 점막의 완전성을 유지할 수 있기 때문에 선호되는 영양 지원 수단이다. 경장 튜브 영양 공급의 또 다른 장점은 아동이 엎드린 자세가 아닌 한 수술 중에도 계속할 수 있다는 점이다.[37]

열 손상으로 인한 입원 시 영양 평가를 실시해야 한다. 여기에는 의료, 영양, 약물 복용 이력, 실험실 데이터 검토 및 검사가 포함된다. 임상의는 혈장 프로테인 수치, 특히 알부민과 프리알부민을 평가한다. 혈청 알부민의 정상 범위는 3.5-5 g/dL이다. 알부민 수치가 낮으면 치유 가능성이 낮다는 것을 의미할 수 있다. 프리알부민은 갑상선 호르몬의 운반 단백질이다. 정상적인 혈청 프리알부민 수치는 16-40 mg/dL이며, 16 mg/dL 미만이면 영양실조와 관련이 있다. 프리알부민의 반감기는 2-3일이므로 영양 상태를 예측하는 좋은 지표가 된다.[38]

통증 관리

화상 관련 통증은 화상을 입은 아동이 가장 많이 호소하는 증상 중 하나이다. 화상 통증의 강도는 염증 반응과 염증 매개체의 수치 변화에 따라 달라질 수 있다. 부분 화상의 경우 신경 종말이 여전히 살아있어 심각한 통증을 유발하는 반면, 전체 화상의 경우 신경 종말이 손상되어 통증이 덜하다. 드레싱 교체, 상처 세정, 물리치료와 같은 의료 및 치료적 처치는 통증을 유발할 수 있다. 2010년에 Tengvall 등은 화상 부상 후 통증에 대한 피험자의 기억에 대해 후향적 연구를 수행했다. 그들은 초기 부상에서 회복할 때까지, 병원이나 화상 센터에서 치료를 받을 때까지, 그리고 집으로 돌아갈 때까지, 그리고 새로운 신체적 제한이 있을 때까지 통증을 기억한다는 사실을 발견했다.[39]

2010년에 Bayat 등은 화상 상처 치료를 받는 아동을 위한 진통 및 진정을 연구했다. 그들은 아동이 경험하는 다양한 유형의 화상 통증을 확인했다. 여기에는 부상 시점부터 초기 치유 기간까지 비교적 일정하게 나타나는 배경 통증이 포함되었다. 다음으로는 상처를 씻고 드레싱을 교체하는 동안 화끈거리거나 따끔거리는 것으로 묘사되는 절차적 통증이 있었으며, 종종 심각한 불안과 고통을 동반하는 경우가 많았다. 다음으로 돌파성 통증은 혈중 진통제 농도 감소로 인해 배경 통증이 악화되는 것으로, 추가 약물 치료나 자가 조절

표 22.1. 비 약물적인 통증관리

연령대	참여동기 부여자/주의분산 테크닉
2세 미만	부모가 돕도록 한다: 딸랑이, 비눗방울 불기, 노래부르기. 비디오
2-7세	노래하기, 책보기, 비디오, 마술 지팡이
7-11세	계획에 따라 그들을 참여시킴: 헤드폰으로 음악듣기, 비디오 스티커 차트
11세 그 이상	중재에 대해 자세한 설명해주기: 음악, 비디오, 비디오게임, 보상 차트

진통제(PCA) 펌프 사용이 필요할 수 있다. 마지막으로 살펴본 통증 유형은 수술 후 통증으로, 시술 통증보다 오래 지속되지만 덜 심각했다.[43] 시술 진통제 또는 진정제에 사용되는 약물은 효과가 빠르게 나타나고 부작용이 적으며 시술 후 활동 및 경구 섭취를 재개할 수 있어야 한다. 일반적인 약물로는 비스테로이드성 항염증제(NSAID), 오피오이드(모르핀, 옥시코돈, 펜타닐), 벤조디아제핀(진정 및 불안 완화), 아산화질소, 케타민(진정 및 기억상실/진통)이 있다.[43,44]

시술 통증을 해결할 때 아동 생활 전문가 및/또는 음악치료사의 서비스는 비약물적 접근 도움이 될 수 있다. 또한 음악 치료사는 아동이 시술을 받을 수 있도록 도움을 줄 수 있다. 치료의 모든 단계에서 아동의 고통과 불안을 고려하고 적절하게 치료해야 한다. 연령별 주의 분산 기법은 표 22.1에서 확인할 수 있다.

가려움증은 불편함과 고통의 원인이 될 수 있으며 아동의 치료 내성을 제한할 수 있으므로 가려움증에 대한 약물치료도 고려해야 한다. 항히스타민제는 가려움증에 흔히 처방되는 약물이다. 오피오이드 자체도 가려움증을 유발할 수 있으므로 가려움증의 발생과 화상 상처 치유 또는 약물 치료와 관련이 있는지 여부를 주의 깊게 기록하는 것이 중요하다.[42]

>> 화상 상처 관리

특정 약물과 통증 관리 기술 외에도 시설과 각 전문가는 화상 아동의 통증을 최소화하는 방식으로 돌보는 것을 목표로 하는 치료 접근 방식을 가지고 있어야 한다.

상처 관리의 주요 목표는 상처 치유를 위한 최적의 환경을 제공하고, 피부 이식을 받을 수 있는 건강한 조직층을 제공하며, 치유 중인 조직이나 최근에 이식한 피부를 보호하는 것이다. 이러한 목표는 주로 적절한 영양 공급, 죽은 조직 제거, 상처 청결 유지 및 세균 침입 최소화, 상처 또는 새 피부 이식이 건조해지는 것을 방지하고 새로 치유되는 조직 또는 최근에 이식한 피부를 기계적 마모로부터 보호함으로써 달성할 수 있다. 전반적인 화상 상처 관리를 구성하는 비수술적 및 수술적 개입이 있다. 상처를 세척하거나 드레싱을 변경하기 전에 아동에게 사전 약물을 투여해야 한다.

비수술적 중재(Nonsurgical interventions)

상처 세척(Wound cleansing)

수치료는 일부 화상 센터에서 상처 관리의 일부로 사용된다. 샤워, 침수(목욕) 또는 스프레이 테이블을 사용할 수 있다. 수치료의 목적은 오래된 국소 항균제를 제거하고, 상처를 깨끗하게 하고, 상처의 표면적 박리를 돕고, 혈액 순환을 증가시켜 상처 치유를 촉진하고, 연령에 맞는 자가 관리 활동과 운동에 참여할 수 있는 환경을 제공하는 것이다. 화상 치료에 허바드 탱크나 월풀을 사용하는 것과 같은 기존의 수치료는 대부분 구식이다. 이 방법의 단점은 감염을 확산시키고, 드레싱 교체에 필요한 시간을 늘리고(시술과 장비 세척에 추가 인력이 필요하기 때문에), 비용을 증가시키며, 부종을 증가시킬 수 있다는 것이다(특히 팔다리를 누운 자세로 놓는 경우). 또한, 많은 아동은 물속에 있는 것 자체에 트라우마를 느낄 수 있다. 수치료의 단점 때문에 일부 화상 센터에서는 특정 상처나 상처 치유 단계에 국한하여 사용하거나 휴대용 샤워 헤드를 사용하여 상처를 세척하는 데 도움을 준다.

2010년에 Davison 등은 북미 화상 센터의 수 치료법을 검토했다. 연구 결과에 따르면 1990년 최고 95%에 달했던 화상 센터의 수치료 사용률이 연구 당시 83%로 감소한 것으로 나타났다. 죽은 조직을 조기에 절제하는 추세와 병원 내 감염의 증가로 인해 침수 수치료의 사용률이 81%에서 45%로 감소하고 샤워 치료법이 선호되었다.[45]

드레싱 교체(Dressing changes)

화상을 입은 대부분의 아동은 사용하는 드레싱에 따라 며칠에 한 번씩 붕대(드레싱이라고도 함)를 교체해야 한다. 드레싱 교체를 시작하기 전에 고려해야 할 사항에는 해당 활동에 대한 적절한 사전 투약, 아동의 병실을 안전한 공간으로 유지하기 위해 병실 밖의 환경에서 드레싱 교체가 이루어지도록 하고, 아동 생활 서비스 등 팀원이 참여하여 아동이 겪을 수 있는 상황과 통증 관리를 돕기 위한 비약물적 개입에 참여하는 과정에 대해 준비할 수 있도록 하는 것이 포함된다. 아주 어린 아동도 드레싱 제거에 참여할 수 있으며, 이는 통증을 최소화하고 무력감을 느낄 수 있는 상황에서 어느 정도 통제력과 의존감을 제공하는 데 도움이 될 수 있다. 드레싱을 교체하는 동안 경험하는 통증의 일부는 상처가 공기에 노출되어 발생하므로 이러한 노출 시간을 제한해야 한다. 공기에 노출되는 시간을 제한하면 조직이 건조해지는 것을 방지하고 박테리아에 대한 노출도 줄일 수 있다. 드레싱 교체에 필요한 시간을 최소화하려면 붕대를 미리 준비하여 신속하게 교체할 수 있도록 해야 한다. 아동의 상처를 관찰하고자 하는 의료진은 드레싱을 교체할 때 아동이 드레싱을 벗은 채로 기다리지 않도록 함께 있어 아동이 도착할 때까지 기다리지 않도록 해야 한다. 부모가 원하고 적절하다면 드레싱을 교체하는 동안 부모가 입회하는 것이 부모와 아동 모두에게 도움이 될 수 있다. 그러나 경우에 따라 아동은 부모가 드레싱을 갈아주는 동안 부모가 자신을 구해줄 것이라는 기대감 때문에 부모가 있을 때 더 많이 울 수 있다.

일부 화상 센터에서는 치료사가 입원 환자와 외래 환자 모두의 일상적인 상처 치료를 책임지거나 보조할 수 있다(외래 치료를 시작하기 전 또는 치료 중에 치료사가 아동의 붕대를 교체해야 하는 경우도 있다.). 드레싱을 교체하는 동안 기존 붕대를 제거하고 상처를 표면적으로 박리(생존할 수 없는 조직 제거)할 수 있다. 상처를 세척하고 검사하는 동안 드레싱을 붙이지 않은 상태에서 ROM을 측정하여 아동이 남은 치료일 동안 얼마나 많은 ROM을 달성해야 하는지 확인한다.

국소 도포제(Topical agents)

화상을 입으면 피부의 보호 장벽이 소실되고 화상 상처는 박테리아의 숙주가 된다. 국소 항균제는 상처의 박테리아 군집을 최소화하고 수증기 손실을 줄이며 건조를 방지하고 통증을 조절하는 데 중요한 역할을 한다.[46] 특정 상처와 관리해야 할 조직에 따라 여러 가지 국소 항균제를 사용할 수 있다. 끊임없이 변화하는 화상 상처 치료에 기여하는 새로운 제품이 정기적으로 시장에 재출시되고 있다. 오늘날 최고 품질의 상처 치료에는 표준 제품뿐만 아니라 새로운 첨단 제품도 포함될 수 있으며, 아동의 상처에 적합한 제품을 선택하는 것이 포함된다. 다음 사례는 우수한 상처 치료를 위한 다양한 방법 중 일부이다.

실버 설파디아진(실바덴)은 가장 일반적으로 사용되는 국소 도포제이다.[3] 실바덴은 흰색의 불투명한 크림으로 도포 시 통증이 없고 피부 침투력이 좋으며 항균 스펙트럼이 넓다.[46] 실바덴은 설파 알레르기가 있는 환자는 사용할 수 없다.[3] 실바덴은 또한 넓은 면적의 화상에 바르면 호중구 감소증을 유발하는 것으로 나타났다.[46] 마페나이드 아세테이트(설파밀론)는 액체 또는 크림 형태로 제공되는 또 다른 국소제제로, 도포 시 통증이 적고 피부 침투력이 우수하며 광범위한 항균 스펙트럼을 가지고 있다. 마페나이드 아세테이트는 화농성 연골염을 줄이기 위해 외이 화상에 사용된다.[46] 설파밀론은 실바덴에 내성이 있는 부분적인 두께의 화상에 사용할 수 있으며 진피 침투/분리를 증가시키는 데 사용할 수 있다. 설파밀론은 대사성 산증이 있는 아동에게는 사용이 금기이다.[3] 화상 상처 관리에 사용되는 다른 국소 도포제로는 광범위한 항균 작용을 하며 화상 상처나 이식 부위에 용액으로 바르는 질산은이 있다. 겐타마이신 및 바시트라신과 같은 석유 기반 제품은 표재성 화상이나 피부가 매우 얇은 부위(예: 눈꺼풀, 음낭)에 사용된다.[46]

액티코트 드레싱은 국소 항미생물 크림의 또 다른 대안이다. 실바덴과 질산은보다 그람 음성균과 그람 양성균에 대해 더 효과적인 것으로 나타났다. 액티코트는 흡수성 레이온과 폴리에스테르 코어가 있는 3겹 거즈이다. 액티코트 코팅은 상처에 달라붙지 않고 신축성이 있다. 아동은 액티코트를 부착하기 전에 상처 부위의 딱지를 제거해야 한다. 부피가 큰 젖은 거즈로 액티코트를 감싼 다음 마른 거즈로 덮는다. 매일 거즈 드레싱을 제거하고, 액티코트가 상처 부위에서 미끄러지는지 검사하고, 젖은 거즈와 마른 거즈를 다시 적용하는 등 드레싱을 교체해야 한다. 일단 부착된 액티코트는 재상피화가 일어날 때까지 그대로 둔다. 이 과정을 통해 매일 상처 세척시에 생기는 감염 위험과 드레싱 교체와 관련된 불편함을 줄일 수 있다.[47]

아쿠아셀 Ag 하이드로파이버는 화상의 급성 관리에 사용되는 수분 유지성 국소 드레싱이다. 카복시메틸셀룰로오스로만 구성되어 있으며, 화상 삼출물과 접촉하면 젤 형태로 변한다. 이 젤은 적당한 양의 화상 삼출물을 관리하면서 촉촉한 상처 치유 환경을 조성한다.[48] 1.2% 이온 은이 함유된 이 하이드로파이버는 최대 2주 동안 드레싱 내에서 은을 방출한다. 급성 화상에 적용하여 치유될 때까지 그대로 두면 통증과 입원 기간을 줄일 수 있다.[49] 카루소 등은 부분 화상 관리를 위해 아쿠아셀 Ag와 설파디아진 은을 비교하는 무작위 임상 연구를 수행했다. 실버 설파다이아진에 비해 아쿠아셀 Ag는 드레싱 교체 시 통증과 불안감이 덜한 것으로 나타났다. 기존 설파다이아진 은 드레싱을 사용한 아동은 아쿠아셀 Ag를 사용한 아동에 비해 유연성과 움직임이 더 쉬웠다. 전반적으로 이 연구에서 아쿠아셀 Ag 그룹은 드레싱 교체 횟수, 간호 시간, 수술 전 아편제 투약 횟수가 더 적은 것으로 나타났다.[50] 이러한 이점은 통증 감소와 입원 기간 단축이 전반적인 목표인 소아 환경에서 아쿠아셀 사용의 효과를 분명히 뒷받침한다. Ahdab and Al-Omawi는 화상을 입은 신생아에게 아쿠아셀 Ag를 사용했다고 보고했다. 이들이 아쿠아셀 Ag를 선택한 이유는 드레싱 교체 횟수가 적어 통증이 적었기 때문이다. 신생아 사례 연구에서 부분적인 두께의 화상이 빠르게 치유되고 상처 감염이 발생하지 않아 드레싱의 효과를 확인할 수 있었다.[41]

기능적 드레싱(Functional dressings)

드레싱은 움직임을 불필요하게 제한해서는 안 된다. 예를 들어 엄지손가락을 손바닥에 감아서는 안 되며 붕대로 가슴 확장을 제한해서는 안 된다. 그러나 아동의 자세를 잡는 데 도움이 되는 붕대는 사용할 수 있다. 예를 들어, 영유아의 손가락과 손목을 지지하기 위해 부목 대신 부피가 큰 붕대를 사용할 수 있다.

또, 국소 항균제를 거즈에 바른 다음 거즈를 상처에 붙이면(국소 항균제를 상처에 직접 바른 다음 거즈를 붙이는 대신) 드레싱을 교체하는 동안 통증을 최소화하는 데도 도움이 된다. Exu-Dry, Adaptic 또는 Xeroform과 같은 비밀착성 거즈는 드레싱 제거와 관련된 통증을 줄여준다. 부피가 큰 붕대를 사용하여 국소 도포제와 비접착성 드레싱을 제자리에 고정한다. 그런 다음 부피가 큰 붕대 위에 관형 그물망을 씌워 제자리에 고정한다. 관형 그물망은 특정 신체 부위에 맞게 다양한 스타일(예: 소매, 셔츠, 스타킹)로 절단/제작할 수 있다. 그림 22.9는 아동이 놀거나 일상생활동작(ADL)을 하는 동안 더 자유롭게 사용할 수 있는 손 기능성 드레싱을 보여준다.

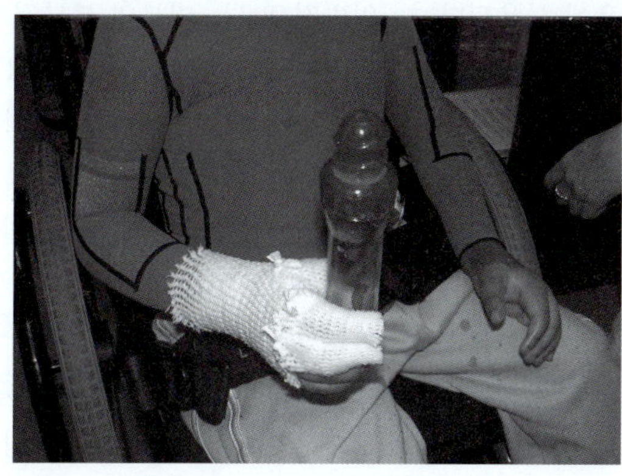

그림 22.9. 손 화상에 대한 기능성 랩핑. 개별 손가락 드레싱을 사용하면 일상 생활 활동을 더 쉽게 움직이고 수행할 수 있다.

드레싱을 적용하는 포지셔닝을 확인해야 한다. 관절이나 손이나 발에 화상을 입은 경우에는 드레싱을 적용할 때 특별한 주의가 필요하다. 포지셔닝은 화상 상처를 보호하고 부종을 줄이며 조직을 일자로 된 위치에 놓아 상처와 흉터 수축을 방지하는 데 사용된다. 예를 들어, 전두와에 화상을 입었을 때는 감싸고 부목을 대어 확장시켜야 한다. 발바닥/발등 및 종아리 화상은 중립 배굴 자세로 감싸고 부목을 대야 한다.[40]

생물학적 및 합성 드레싱

화상 상처 관리의 발전은 생물학적 또는 합성 드레싱의 개발과 개선으로 이루어졌다. 바이오브레인은 표피 부분 두께 화상, 자가 이식, 기증 부위 및 독성 표피 괴사(TEN) 치료에 사용할 수 있는 합성 드레싱이다. 콜라겐이 결합된 실리콘 필름과 결합된 나일론 원단이다. 나일론 원단이 화상 상처에 닿아 재유합이 일어날 때까지 부착된다. 수술실에서 화상 상처에 붙이고 스테이플러나 봉합사로 고정하며, 일단 상처에 부착되면 다른 드레싱이 필요하지 않다.

가장 일반적인 생체 드레싱으로는 동종 이식 피부와 이종 이식 피부가 있다. 동종 이식은 사망 후 24시간 이내에 채취하여 냉동 보존(피부 은행)을 통해 보존된 시체에서 피부를 이식하는 것이다. 이종 이식은 수혜자와 다른 종에서 채취한 피부이다. 흔히 이종 이식이라고만 불리는 돼지 이종 이식은 돼지에서 채취한 것으로, 부분적 두께 화상을 보호하고 치유를 촉진하며 삼출성 상처를 제거하는 데 도움이 될 수 있다. 브라질에서는 이 지역에서 더 쉽게 구할 수 있는 틸라피아 피부를 표피 부분 화상 상처를 입은 아동의 치료에 사용할 또 다른 이종 이식으로 활용하는 연구가 진행되었다. Júnior 등의 파일럿 연구에서 틸라피아 피부는 표준 치료와 비교하여 비슷한 치유 시간을 보였으며 드레싱 교체 횟수가 적다는 이점이 있었다.[52] 표피 부분 두께 화상에 사용되는 이종 이식은 인공 딱지처럼 작용하여 치유를 촉진하고 상처가 아래에서 치유될 때 벗겨진다. 이종 피부 이식과 동종 피부 이식은 모두 절제된 조직에 적용할 수 있는 전처리된 생체 드레싱이다. 드레싱을 제거하면 치유가 시작되고 상처 부위가 자가 이식을 준비할 수 있을 만큼 충분히 혈관이 형성된다.

수술적 관리(Surgical management)

화상 크기와 깊이를 예측하고 초기 화상 상처 관리가 시작되면 수술을 포함한 추가적인 상처 관리가 이루어질 수 있다.

표피 부분 화상은 정상 피부의 경우 약 2주 정도면 치유되기 때문에 이러한 경우 외과적 치료의 목표는 상처가 감염되지 않도록 하고, 적절한 영양과 수분을 공급하며, 상처가 치유될 때까지 통증을 관리하는 것이다. 표피 부분 두께 화상의 크기와 위치, 아동의 나이, 보호자의 능력에 따라 이러한 화상의 대부분은 수술 없이 외래에서 치료할 수 있다.

부분적으로 깊은 화상은 적절한 치료와 상처 관리가 제공되면 외과적 개입 없이도 치유될 수 있다. 깊은 부분화상의 진행은 일반적으로 두 가지 경로 중 하나를 따른다. 첫 번째는 상처 가장자리에서 막상피가 분리되어 상피 새싹이 상처 부위로 다시 올라온다. 두 번째는 상피가 분리된 후 과립 조직에 의해 상처가 치유된다. 과립 조직이 존재하면 비대성 흉터의 위험이 증가한다. 이러한 상황은 부분적으로 깊은 두께의 화상을 입은 큰 TBSA와 함께 이식을 통한 외과적 개입의 필요성을 더욱 높인다. 외과의는 심부 부분 두께 화상에 대해 괴저 절제 및 이식술을 시행할 수 있다.[3] 이러한 절제 및 이식술은 화상 부상 후 1주일 이내에 시행할 수 있으며, 화상 부상 후 2-5일 이내에 시행하는 것이 가장 이상적이다(조기 절제 및 이식술이라고 함). 조기 절제 및 이식은 다른 상처, 특히 근막까지 절제할 수 있는 전체 두께의 상처에도 적용될 수 있다. 첫 주 동안 깊은 부분 두께 상처의 접선 절제 및 이식은 입원 기간을 단축하고 통증을 줄이며 감염 발생률을 낮추고 비대성 흉터 조직의 발달과 흉터 수축을 최소화하여 미용 및 기능적 결과를 개선한다.[53]

그러나 깊은 부분 두께 화상의 조기 접선 절제 및 이식과 관련된 단점이 있으며 모든 아동이 이 시술에 적합한 것은 아니다. 심부 부분 두께 화상의 조기 절제 및 이식은 일반적으로 수술 중 상당한 출혈을 수반하여 상당한 수혈이 다시 필요할 수 있으므로 의학적으로 불안정한 사람이나 흡입 부상을 입은 환자에게는 권장되지 않을 수 있다.[54] 화상에 TBSA가 상당 부분 포함된 경우, 특히 화상 부위가 피부 이식을 위한 기증 부위가 제한된 심부 부분 두께 화상과 전체 두께 화상으로 구성된 경우 숙련된 상처 관리 하에 치유를 기대하면서 심부 부분 두께 화상 절제와 이식을 늦출 수 있다. 이러한 상황이 발생하지 않을 경우, 피부 이식 수술은 기증 부위의 치유를 위해 여러 번 다시 채취할 수 있도록 단계적으로 진행되는 경우가 많다.

피부 이식과 기증 부위 (Skin graft and donor site)

피부의 출처에 따라 여러 가지 유형의 이식이 있다. 자가 이식은 화상을 입지 않은 아동의 신체 부위(기증 부위라고 함)에서 외과적으로 적출한 피부를 화상 부위에 이식하는 것이다. 이식에 사용할 피부를 제거하는 것을 적출이라고 한다. 감염이 있거나 TBSA가 큰 경우 자가 이식이 불가능할 수 있으며, 이종 이식 및 동종 이식을 포함한 대체 이식을 임시 생체 드레싱으로 사용할 수 있다. 이는 종종 자가 이식을 준비할 때 자가 이식에 대한 창상층의 수용성을 테스트하기 위해 사용된다.[55] 결론적으로, 중대한 정상 참작 사유가 없는 한 모든 동종이식과 이종 이식은 아동에게서 배제되고, 상처를 봉합하기 위한 수술 중재로서 자가 이식이 최종적으로 사용된다.

자가이식을 통해 전체 두께 또는 부분적으로 두꺼운 피부를 적출할 수 있다. 화상을 입지 않은 기증 부위에서 전체 두께의 피부를 채취하여 화상 부위에 이식하면 화상은 치유되지만 기증 부위에는 화상과 비슷한 크기의 상처가 남게 된다. 전체 두께 피부 이식(FTSG)(0.025-0.030인치 두께)은 주로 재건 수술, 특정 부위 또는 추가적인 피부 두께가 필요한 경우에 사용된다. 더 일반적으로는 피부의 부분적 또는 분할된 두께(약 0.008인치 두께)의 부분만 채취한다(STSG). 신체의 일부 부위는 피부의 두께, 질감 또는 색상, 잘 아물기 쉬운 부위, 수술 중 적출하기 쉬운 부위, 일반적으로 잘 보이지 않는 부위 등의 이유로 선호되는 기증 부위이다. 일반적으로 선호하는 기증 부위로는 허벅지 옆쪽과 엉덩이가 있다. 그러나 이러한 부위가 화상을 입었거나 광범위한 화상 중 발생한 경우에는 신체의 거의 모든 피부를 사용할 수 있다. 분할 두께 기증 부위는 표피 부분 화상과 유사하며, 재상피화를 통해 14일 이내에 치유가 이루어진다. 아동을 마취한 후, 더마톰이라고 알려진 전기 나이프를 사용하여 기증 부위에

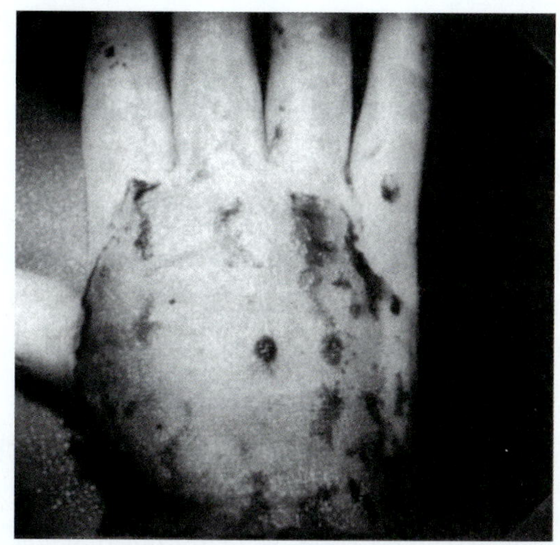

그림 22.10. 손등에 시트 이식을 한 예이다.

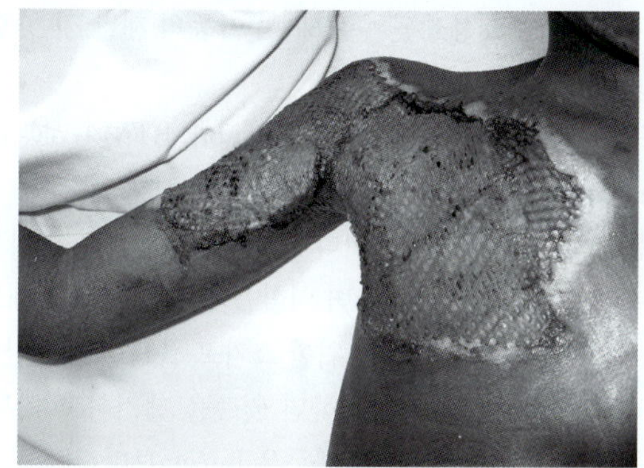

그림 22.11. 메쉬 분할 두께 피부 이식

서 피부를 면도하고 절제된 피부의 두께를 조절할 수 있도록 설정한다. 피부가 절제된 화상 부위(수혜자 또는 이식 부위라고도 함)에 "있는 그대로" 놓이는 절차를 시트 이식이라고 한다(그림 22.10). 피부는 수용 부위에 적용하기 전에 피부 메쉬기에 넣을 수도 있다. 메셔는 이식 피부에 작은 슬릿을 만든 후 이식피부를 늘리거나 확장하여 수혜자 부위에 배치할 수 있다. 이러한 이식피부를 확장 메쉬 이식피부라고 한다(그림 22.11).

메쉬의 주요 목적은 이식 피부가 시트 이식피부 커버할 수 있는 면적보다 더 넓은 면적을 커버할 수 있도록 하는 것이다. 이식피부가 확장되는 양은 확장된 크기와 확장되지 않은 크기의 비율로 표현된다. 예를 들어, 원래 또는 메시가 없는 크기의 1.5배를 커버하는 확장된 메시 이식피부를 1.5:1 메시 이식피부라고 한다. 시트 이식피부에 비해 메시 이식피부의 한 가지 장점은 이식피부 아래에 혈종이나 장액이 모여서 이식피부가 밀착되지 않을 가능성이 적다는 것이다. 메시 이식피부, 특히 큰 비율의 메시 이식피부의 단점은 틈새 또는 구멍 내에 발생하는 흉터로, 비대 및 수축이 발생할 수 있다. 영구적인 메시 이식피부는 미관상 좋지 않을 수 있다.[56] 시트 이식은 수축과 비대가 적고 외관상 더 나은 결과를 제공하기 때문에 박테리아 및 기타 미생물이 과도하게 서식하지 않는 TBSA 30% 미만의 화상에 선택되는 이식이기도 하다. 시트 이식은 얼굴, 목, 손에도 사용해야 하며 발이나 겨드랑이와 같은 신체의 다른 기능적 부위에도 선호된다. 외과의는 수술용 스테이플, 봉합사, 피브린 실란트, 스테리 스트립 또는 이러한 기술을 조합하여 이식피부를 고정할 수 있다.[57] 이식피부가 부착되거나 "흡수"되기까지 보통 3-7일이 걸린다. 이 기간 동안 이식된 부위는 부피가 큰 드레싱으로 보호된다. 이식 부위가 관절 위에 있는 경우, 일반적으로 이 초기 기간 동안 관절을 부목으로 고정하고 같은 기간 동안 관절 운동을 중단한다. 움직임이나 전단력으로 인해 이식피부가 손실될 수 있다. 감염, 부적절한 영양 섭취, 혈종 발생, 열악한 이식층, 부적절한 박리 등은 이식피부 손실 또는 최적의 이식피부 획득에 영향을 미칠 수 있는 다른 요인이다.

일단 치유되면 기증 부위를 다시 적출할 수 있으며, 큰 TBSA 화상의 경우 최대 서너 번까지 적출할 수 있다. 불규칙한 표면의 피부 적출은 식염수를 주입하여 해당 부위의 윤곽을 잡는 방식으로 이루어질 수 있다.[58]

피부 이식을 하려면 먼저 화상을 입은 괴사된 피부, 즉 딱지를 제거해야 한다. 일반적으로 외과적으로 제거하지만 부분적으로 두꺼운 상처에는 효소 박리제를 사용할 수도 있다. 외과적 절제는 일반적으로 생존 가능한 조직 수준까지 이루어진다. 진피 절제는 이식 피부 이식 직전에 시행하거나 상처의 깊이와 정도에 따라 별도의 수술로 더 일찍 시행할 수 있다. 절제된 전체 두께의 상처를 동일한 시술 중에 이식하지 않는 경우, 해당 부위에 피부 이식을 준비하기 위해 상처층이 혈관을 발달시킬 수 있도록 피부 대체물이나 생체 드레싱으로 덮어두는 경우가 많다.

TBSA가 많이 포함된 화상의 경우, 여러 개의 기증 부위를 사용할 수 있더라도 외과의사는 특히 아동이 이미 의학적으로 약하거나 불안정한 경우 수술로 인한 스트레스로 인해 전체 화상을 한 번에 이식하지 않기로 선택할 수 있다. 이식을 받지 못하면 여전히 큰 TBSA 화상이 남을 뿐만 아니라 기증 부위는 치유해야 하는 추가적인 상처가 되고, 기증 부위는 약 10일 동안 재사용할 수 없다.

조직 자가 이식 및 피부 대체물

화상을 입은 환자의 생존율을 높이고 결과를 개선하기 위해 상처 치유 및 수술 기술이 발전했다. 이러한 발전 중에는 기증 부위가 부족한 중증 화상 환자의 생존율을 높이는 배양된 자가 이식피부와 피부 대체물 두 가지가 있다.

1980년대에는 배양 상피 자가 이식(CEA) 또는 각질 세포가 중증 화상 환자의 상처 봉합에 있어 가장 최근의 혁신적인 치료법이었다. CEA의 경우, 아동에게서 약 1평 방 인치 크기의 타지 않은 작은 피부 조각을 채취하여 실험실에서 배양한다. 몇 주 이내에 몸 전체를 덮을 수 있는 충분한 피부가 만들어지며, 이 피부는 원래 샘플을 채취한 아동에게 이식할 수 있다. 그러나 배양된 자가 이식 피부에는 단점과 문제가 있다. 피부가 성장할 때까지 상처 봉합을 지연시켜야 하며, 이식 부위 감염 발생 여부에 따라 이식 피부의 유착률이 15%에서 80%까지 다양하다.[59] 표준 물리치료 요법, 특히 ROM 및 이동과 관련된 치료는 많은 경우 변경하거나 시행을 늦추어야 한다. 2009년 Sood 등은 선천성 모반과 화상을 입은 아동 중 상처 부위 커버를 위해 CEA가 필요한 아동을 대상으로 후향적 연구를 수행했다. 이들은 18년 동안 29명의 아동을 연구했으며, 모든 참가자가 생존했고 화상을 입은 아동은 평균 50% 이상의 TBSA를 사용했다. 최종 CEA '복용' 성공률은 75% 이상이었으며, 평균 입원 기간은 99일이었다. 대부분의 아동에게 장기적으로 발생한 주요 합병증은 구축이었다. CEA는 큰 TBSA 화상에서 내구성 있는 상처 커버 방안으로 입증되었다.[59]

현재 여러 가지 피부 대체물 또는 피부 유사체가 시판되고 있다. 이러한 대체물 중 하나인 Integra (Integra Life- Sciences Corp, NJ)는 소 힘줄 콜라겐의 진피 대체층과 실리콘의 표피 대체층 두 층으로 구성된 인공 진피이다.[40] Integra는 절제된 상처에 이식된다. 다공성 진피 대체층은 신피질을 구성하는 상처 층의 요소들이 침투하는 매개체 역할을 한다. 아동의 신피질이 형성되는 동안 소 콜라겐은 용해된다. 약 2주 동안의 신피질 형성 기간 동안 실리콘 표피층은 상처에서 수분 손실을 조절하는 역할을 한다. 신피질 구축이 완료되면 외과의는 실리콘 층을 제거하고 아동의 매우 얇은 자가 이식 피부로 대체한다. Integra의 주요 장점 중 하나는 흉터 형성이 없다는 것이다. 다른 장점은 다음과 같다.

- 즉시 사용 가능
- 수술 후 즉시 상처를 덮음
- 조기 보행 및 재활
- 필요한 경우 신피의 지연된 자가 이식
- 초박형 자가이식 사용으로 인해 기증자 부위의 더 빠른 치유와 더 나은 미용 결과, 그리고
- 미용적으로 민감한 부위에 사용하기 위해 특정 기증자 부위를 보존 가능[60]

Integra의 단점은 모낭과 땀샘이 부족하다는 것이다. 그러나 감각 기능은 일반 STSG 이식과 동일한 수준과 시간 경과에 따라 회복된다.[61] Integra는 고가이지만 이환율과 사망률을 낮추고 결과를 개선할 수 있다면 합당한 가치가 있을 수 있다. 또한 이 제품의 높은 비용은 상처 봉합 중재와 관련된 낮은 비용으로 상쇄될 수 있으며 아동의 재활 및 향후 재건 필요성을 감소시킬 수 있다.

또 다른 피부 대체품으로는 Novosorb BTM (Poly- novo Biomaterials Pty, Ltd)이 있다. 이 제품은 절제 후 상처에 적용하는 2중 합성 매트릭스이다. 상처 부위에 놓으면 바깥층이 수분 손실을 방지하여 장벽 역할을 한다.[62] 두꺼운 매트릭스 층은 세포와 혈관 재생을 위한 스카프 폴딩을 제공한다.[63] 일반적으로 2-3주 후에 성숙하면 윗층을 제거하고 피부 이식재를 적용할 수 있다.[64] 이 제품은 Integra보다 저렴하면서도 미용 성과가 개선되는 것으로 알려져 있다.

ReCell Spray on Skin™ 시스템과 같은 신기술은 현재 18세 이상의 급성 화상을 입은 아동에게 적용된다.[65]

AlloDerm (LifeCell Corp., The Woodlands, TX)은 다른 피부 대체 제품으로, 특허 공정을 통해 사람의 사체 피부에서 항원 표피와 진피의 항원 세포를 제거한 후 적용하는 제품이다. AlloDerm은 초박형 STSG를 수용할 수 있는 진피 매트릭스를 남긴다. AlloDerm과 초박형 STSG를 함께 사용하면 STSG만 사용할 때보다 흉터와 수축이 적고, 기증 부위의 치유가 더 빠르고 흉터가 적다.[40] AlloDerm과 STSG가 결합된 피부의 색은 주변 피부와 매우 흡사하다. Integra의 경우와 마찬가지로, 입원 기간의 감소와 재활 필요성 또는 향후 재건 수술의 감소로 인한 비용 절감으로 AlloDerm의 높은 비용이 상쇄될 수 있다.

물리치료 검사

물리치료사는 화상을 입은 어린이의 재활에 중요한 역할을 한다. 화상을 입은 어린이를 위한 치료사의 목표는 다음과 같다.

- 화상 상처 관리에 도움을 줌
- 능동적 및 수동적 ROM을 유지하거나 증가시키기
- 연조직 외형 관리에 도움을 줌
- 근력 및 지구력 유지 및 증가
- 정상적인 발달과 기능 촉진
- 운동 손실, 기형, 비대성 흉터 및 구축 억제
- 활동으로 인한 통증을 최소화하고 연령에 맞는 관리 전략의 사용을 촉진
- 또래와 함께 놀거나 학교 참여와 같은 의미 있는 사회적 역할로의 복귀를 촉진

물리치료사는 급성기부터 재활 및 재건 단계에 이르기까지 열 손상을 입은 아동을 위한 지속적인 치료 과정에 참여한다. 물리치료사는 화상 치료팀의 일원으로서 치료 계획을 수립하고 중재할 시 아동 및 부모를 포함한 다른 팀원들과 상의한다.

검사/평가(Examination/evaluation)

물리치료사가 근무하는 환경에 따라 화상 부상의 치유 단계(예: 염증, 증식, 성숙)가 다를 수 있다. 새로운 화상, 절제 및 이식을 받은 화상, 이식 후 치유 중인 화상 또는 최초 부상 후 수개월이 지나 흉터가 나타나기 시작한 화상을 검사할 수 있다.

과거력(History)

아동의 차트를 검토하거나 아동/부모와 자세한 면담을 진행할 때는 주요 정보가 필요하다. 여기에는 부상 날짜, 부상 메커니즘, 아동이 입고 있던 옷, 응급 서비스가 도착하기 전 현장에서 즉시 취한 조치, 아동이 받은 의료 또는 수술적 처치 등이 포함된다. 부상 상황과 화상 패턴은 아동 학대를 조사하는 데 도움이 된다. 아동이 무엇을 입고 있었는지 알면 화상의 양상을 더 잘 파악할 수 있다. 예를 들어, 아동이 방염 처리되지 않은 옷을 입고 있었는지, 사타구니 부위를 덮는 기저귀를 착용하고 있었는지를 알면 치료사가 전체적인 평가를 하는 데 도움이 된다. 옷을 입고 있었다면 벗겨졌나요? 화상에 대한 가정 요법이 아직 많이 있으므로 가족에게 현장에서 어떤 응급처치가 이루어졌는지 물어보는 것이 중요하다. 해당 부위에 물을 뿌렸나요? 화상 부위에 연고나 기타 물질을 발랐나요? 이러한 치료법이 대대로 전해져 내려오기 때문에 아직도 많은 사람들이 얼음, 오일, 연고, 심지어 버터까지 화상에 바르는 경우가 있는데, 이는 치유 과정에 영향을 미치고 화상 검사에 영향을 미칠 수 있다. 사회적 및 환경적 병력을 파악해야 한다. 아이가 어떤 유형의 주택에 살고 있는지, 집에 누가 살고 있는지, 아이가 다니는 학교와 학년, 아이가 이용하는 교통수단 등은 모두 조기 치료 계획을 세우는 데 도움이 되는 정보이다. 아동이 주택 화재로 화상을 입은 경우, 집이 거주 가능한 상태인지, 다른 가족 구성원이 다쳤는지, 퇴원 전에 안전한 주거지를 확보하기 위해 가족이 도움이 필요한지 등을 질문한다. 재활 환경에 있는 아동의 경우, 학교 환경으로의 복귀 및 적응을 위해서는 교사와 학생이 복귀 시 무엇을 준비해야 하는지 조기에 계획해야 한다. 아동의 회복 또는 물리치료 개입에 영향을 미칠 수 있는 과거 병력, 교육 이력, 발달 이력도 문서화하는 것이 중요하다.

시스템 검토(Review of systems)

심혈관계 열 손상 후 순환계 변화를 화상 쇼크라고 한다. 체액 손실, 혈관 확장, 순환량 감소로 인해 심박출량이 감소한다. 수액 소생술은 정상적인 활동 시 심박출량을 회복하는 데 필수적이다.[15] 얼굴이나 헤어라인에 머리카락이 빠지고 구강 부종과 물집, 쉰 목소리, 탄소성 가래가 있는 어린이는 흡입 손상의 징후와 증상이 있으므로 호흡 상태를 면밀히 모니터링해야 한다. 기도를 보호하고 적절한 호흡 지원을 제공하기 위해 100% 산소 또는 기관 삽관이 필요한 경우가 많다.[15] 급성 치료 환경의 물리치료사는 정상적인 활력 징후, 산소포화도, 이러한 매개변수에 대한 중재의 영향을 알고 있어야 한다. 심각한 열 손상은 폐 기능 저하를 초래하며, 이는 몇 년 동안 지속될 수 있다. 초기 폐쇄성 호흡 단계는 종종 폐 기능 검사에서 보이는 제한적 패턴으로 발전한다.[66] 폐 기능에 영향을 미칠 수 있는 다른 요인으로는 흉벽 화상 및 기관 절개술의 필요성 등이 있다. Suman 등[66]은 운동 내성 중재를 받은 어린이의 폐 기능이 증가했다고 보고하면서, 열 손상 후 어린이를 위한 포괄적인 외래 환자 중재 프로그램의 구성 요소로 운동 내성 중재를 권장했다.

신경근육계 화상 깊이에 따라 부종 형성으로 인해 순환계 손상이 발생할 수 있다. 아동은 신경과 근육 생존에 영향을 줄 수 있는 구획 증후군의 위험이 있다.[15] 또한 아동은 움직이지 못하고 부적절한 자세로 인한 말초신경 압박(예: 외부로 회전된 하지와 관련된 복막 신경 압박)의 위험에 처할 수 있다.

근골격계 아동이 차량 화재와 함께 교통사고를 당했거나 불이 난 집에서 뛰어내린 경우 골절 위험이 있다. 아동이 반응이 없고 초기 외상 검사가 열 손상에 집중된 경우 골절이 초기에 발견되지 않을 수 있다. 손에 깊은 화상을 입은 경우 굴곡근이나 신전근이 노출될 수 있으므로 힘줄 파열을 방지하기 위해 세심한 주의가 필요하다.

이소성 골화는 열 손상 후 아동의 팔꿈치에서 가장 자주 발생하는 합병증이다. 열 손상의 직접적인 영향을 받지 않더라도 부동으로 인해 영향을 받는 다른 관절로는 고관절과 어깨가 있다. 급성기에는 이소골 골화의 파급 효과로 통증이 발생하지만, 아동이 회복할수록 기능이 제한된다. 수유 및 자기 관리와 같은 ROM 및 ADL을 개선하기 위해 외과적 개입이 필요한 경우가 많다.[67]

중증 화상을 입은 아동은 중증 질환 근병증(CIM)과 중증 질환 다발성 근병증(CIP)이 발생할 위험이 높다. 이는 중증 화상을 입은 아동의 전신 기능 장애 발생률이 높고 중환자실 및 인공호흡기 의존 일수가 길기 때문일 수 있다. Banwell 등은 소아 중환자실에서 1.7%의 발생률로 CIM/CIP가 발생한다고 제안했다.[68] 일부 병원에서는 소아 중환자실에서 화상을 입은 아동을 돌보는 반면 다른 병원에서는 전문 화상 중환자실에서 화상을 입은 아동을 돌보기 때문에이 집단에서 화상을 입은 아동이 적절하지 않은 치료를 받고 있을 가능성이 있다. 쿠크레티 등은 CIM과 CIP의 두 가지 진단을 구별하기 어렵다고 지적했다. 그들은 이러한 진단을 예방하거나 회복시키는 입증된 치료법이 없다고 보고했다.[69] 다른 중환자 아동과 마찬가지로 물리치료사는 아동의 일상적인 변화에 주의를 기울이고 그 결과를 팀에 보고하여 적시에 적절한 중재가 제공될 수 있도록 해야 한다.

외피계 외피계 검사에는 화상 깊이와 TBSA 내피의 추정치가 포함되어야 한다. 물리치료사는 신체 다이어그램을 활용하여 화상 부위와 이식 부위 또는 흉터를 표기할 수 있다. 룬드 및 브라우더 차트를 활용하여 TBSA를 결정할 수 있다. 피부의 구조와 조직 유형, 모세혈관 구조, 손상 메커니즘을 파악하면 화상 깊이를 결정하는 데 도움이 된다.

피부를 이식받은 아동의 경우, 수술 후 드레싱을 제거할 때 이식 피부의 유착 여부를 이식 "take" 백분율로 설명할 수 있다. 예를 들어, 완전히 유착되고 상처가 열린 흔적이 없는 STSG의 경우 이식 조직이 100% 유착된 것이다.

흉터 평가 도구는 화상 흉터를 보다 종합적으로 검사/평가하는 데 도움이 될 수 있다. 주관적 도구와 객관적 도구가 모두 존재한다. 밴쿠버 흉터 척도(VSS)는 널리 사용되는 주관적 흉터 평가 도구이다(그림 22.12). 이 시각적 검사 도구는 흉터의 색소침착, 혈관성, 유연성, 높이에 따라 흉터를 평가하여 각각에 점수를 부여한다. 그런 다음 점수는 시간에 따라 비교할 수 있다.[70] 여러 연구에 따르면 VSS 또는 mVSS는 평가자 내 신뢰도가 부족한 것으로 나타났다.[71,72] 여러 객관적인 흉터 검사 도구가 존재하지만, ABA에서 표준으로 인정한 단일 도구는 없다. 객관적인 도구는 통증 및 가려움증과 같은 일반적인 흉터 관련 문제를 다루지 않는다.[73] 이러한 도구 외에도 흉터에 대한 아동의 인식 또한 고려해야 한다.[74]

화상을 입지 않은 피부의 검사는 외피 검사의 또 다른 구성 항목이다. 급성 화상을 입은 아동은 신체적 불안정성으로 인해 움직이지 못할 수 있으며, 움직이지 못하는 아동은 욕창의 위험이 있으므로 매일 비화상 부위를 세심하게 검사하는 것이 필수적이다. 움직이지 못하는 것 외에도 구획 증후군의 경우 영양 부족, 의식 변화, 감각 지각의 변화 등이 욕창을 유발하는 요인이다. 욕창이 발생할 위험이 있는 부위로는 후두부, 천골 또는 발뒤꿈치와 같은 뼈가 돌출된 부위가 있다. 부목은 관절의 위치와 형태를 유지하기 위해 사용된다. 부목의 부적절한 위치나 적용, 부종으로 인한 부피 변화로 인해 궤양이 발생할 수도 있다. 매일 피부를 검사하고 부목을 적절히 착용하는 것은 급성 치료 치료사의 검사 및 후속 중재의 일부이다. 브래든 Q 척도는 소아 인구에서 사용되는 피부 위험 평가 척도이다. 이 척도는 욕창 위험에 처한 성인을 판별하기 위해 개발된 브래든 척도에서 수정된 것이다. 이 척도는 종종 병상 간호사가 수행하지만 의료팀의 모든 구성원이 시행할 수 있다.[75]

사진은 피부 내 검사의 또 다른 중요한 요소이다. 화상 부위를 드레싱으로 덮은 후에는 신체 도표와 더불어 사진을 통해 추가 평가를 할 수 있다. 또한 드레싱 교체 시기를 놓친 다른 의료진도 사진을 통해 상처를 확인할 수 있다. 이러한 접근 방식은 아동이 불필요하게 드레싱을 교체하는 것을 방

VANCOUVER GENERAL HOSPITAL
OCCUPATIONAL THERAPY DEPARTMENT

BURN SCAR ASSESSMENT
PATIENT NAME:

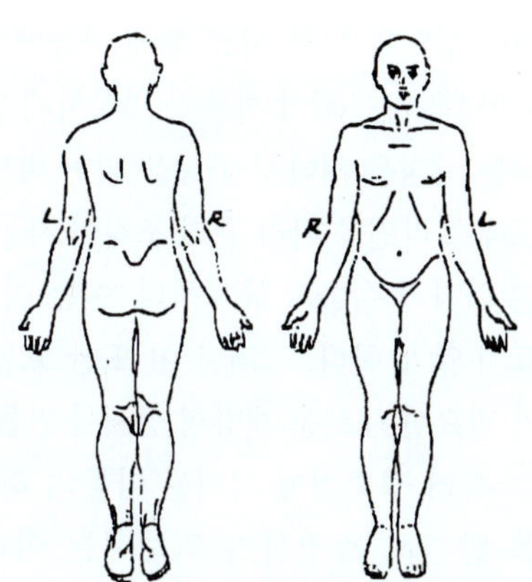

PIGMENTATION (M)
0 normal—color that closely resembles the color over the rest of one's body
1 hypopigmentation
2 hyperpigmentation

VASCULARITY (V)
0 normal—color that closely resembles the color over the rest of one's body
1 pink
2 red
3 purple

PLIABILITY (P)
0 normal
1 supple—flexible with minimal resistance
2 yielding—giving way to pressure
3 firm-inflexible, not easily moved, resistant to manual pressure
4 banding—rope-like tissue that blanches with extension of scar
5 contracture—permanent shortening of scar producing deformity or distortion

HEIGHT
0 normal—flat
1 < 2 mm
2 < 5 mm
3 > 5 mm

Scale in mm

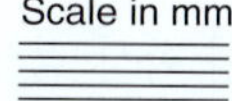

Date	Scar #	Pigmentation	Vascularity	Pliability	Height	Total	OT init

그림 22.12. 밴쿠버 흉터 평가 척도

지한다. 디지털 사진(35 mm 필름보다)의 장점은 이미지 확인, 즉각적인 인쇄, 변화를 기록하기 위해 일련의 사진을 쉽게 수집할 수 있다는 점이다. 현재 아동의 전자 기록을 작성하는 데 사용되는 많은 시스템은 디지털 사진 저장을 지원하므로, 의료진이 아동이 치료의 지속적인 과정을 거치면서 상처가 어떻게 변화하는지를 편리하게 확인할 수 있다. 특정 드레싱이나 부목 적용의 경우 치료사와 간호사 간의 의사소통 수단으로도 사진을 활용할 수 있다.[76]

평가 및 측정(Tests and measures)

통증 아동의 통증 관리가 우선시되어야 한다. 급성 화상을 입은 아동은 원래의 부상뿐만 아니라 드레싱 교체 및 치료를 포함한 일상적인 절차에서도 통증을 경험한다. 이러한 절차는 회복하는 동안 매일 통각 수용성 섬유를 자극한다.[42] 아동을 신체적으로 검사하기 전(또는 중재 중)에 통증을 평가해야 한다. 소아를 위한 통증 척도는 쉽게 구할 수 있으며 유효한 척도이다. 웡-베이커 얼굴 척도는 아동이 6가지 얼굴(전혀 아프지 않다부터 상상할 수 있는 만큼 아프다까지) 중에서 선택할 수 있는 자가 보고 척도로 0-10.77점이며, 7세 이상의 아동의 경우 0-10점의 자가 보고 숫자 척도를 사용할 수 있다. 응답이 없거나 자가 보고 척도를 사용할 수 없는 아동의 경우 행동 척도를 사용해야 한다. 어린 아동을 위한 통증 관찰 척도(POCIS)와 컴포트 행동 척도(COMFORT- B)는 화상을 입은 어린 아동에게 사용하기에 좋은 신뢰도와 구성 타당도를 보인 통증 행동 관찰 도구이다.

두 가지 범주로 분류된 각 항목의 유무에 따라 0 또는 1로 점수가 매겨지는 POCIS에는 0에서 7점까지 가능한 7가지 행동 항목이 있으며, 0은 통증이 없음을, 7은 심한 통증을 나타낸다. 6개의 행동 항목과 각 항목에 대해 1점부터 5점까지 점수가 증가하는 5개의 특정 답변 범주로 구성된 COMFORT-B의 총 점수는 6점부터 30점까지이며, 6점은 통증이 없음을, 30점은 가장 심한 통증을 나타낸다. 각 도구에는 장단점이 있으며, POCIS는 더 빠르고 사용하기 쉬운 반면, COMFORT-B는 측정된 행동 범주 내에서 더 많은 정도의 중증도를 허용한다.[78] 통증 점수 기록은 치료사가 중재 전, 도중 및 후에 매일 수행하고 급성 치료 환경에서는 간호사가 주기적으로 수행한다.

감각 감각 검사는 급성 화상 검사의 일종이다. 아동이 화상 부위의 촉감이나 통증을 감지하는 능력은 화상의 깊이를 나타낸다. 화상을 입었음에도 불구하고 통증이 없는 무감각 부위는 전체 부위의 화상을 나타낼 수 있다. 화상의 급성기에는 부종이 빠르고 광범위하게 형성될 수 있다. 부종이 심하면 말단 부위의 혈류가 손상되고 구획 증후군과 감각 장애가 발생할 수 있다. 피부색, 체온, 저림/따끔거림의 유무에 대한 세심한 검사가 필요하다.[15] 하지 또는 사타구니 부종이 증가한 아동은 하지 외회전 자세를 취할 수 있다. 이 자세는 복막 신경을 압박하여 저림과 따끔거림을 유발하고 보행 중 낙상을 유발할 수 있다. 치료 후기 단계 또는 흉터 성숙 단계에 있는 아동의 경우 감각을 주의 깊게 검사하면 중재 치료를 계획하는 데 도움이 된다. 화상의 깊이가 깊거나 발바닥 표면에 이식을 한 후 정상적인 감각이 없는 발 화상을 입은 아동은 맨발로 다니는 것에 대한 안전 문제를 교육해야 한다. 아동과 부모는 맨발 보행의 위험성을 인식하고 피부에 상처, 구멍, 감염이 있는지 주의 깊게 검사해야 한다.

움직임 범위 급성 화상을 처음 검사할 때는 영향을 받은 관절과 영향을 받지 않은 관절 모두의 ROM을 주의 깊게 측정해야 한다. 아동이 참여할 수 있는 경우, 능동적 보조 운동 범위는 아동에게 어느 정도의 통제력을 부여하는 동시에 운동 범위의 제한을 파악하는 데 도움이 된다. 수동적 운동 범위(PROM)는 급성기, 특히 반응이 없는 아동의 경우 주의해서 실시할 수 있다. 파열 위험이 있는 힘줄/관절에 대한 과도한 PROM은 금기 사항이다. 관절 또는 상완 신경총 부상을 방지하기 위해 어깨 관절에도 주의를 기울여야 한다.

치료의 리모델링 단계에서는 붕대를 제거한 상태에서 매일 ROM을 검사하는 것이 중요하다. 치료사는 드레싱을 제거한 상태에서 ROM을 관찰하고 측정하여 치유 단계를 관찰하고 상처 조직을 제거할 수 있다. 표피 조직은 피부를 찢어내기 전에 ROM의 끝을 나타낸다.[40] 표피 조직이 확인되면 임상의는 모든 치료 중에 아동에게 남은 하루 동안 어떤 ROM을 제공해야 하는지 명확하게 알 수 있다. 표피가 벗겨지는 시점을 지나서 아동을 밀면 피부가 찢어질 수 있다. 스트레스 라인을 따라 흉터 조직이 자동으로 방출되는 이 과정은 외과적 수술과 유사하다. 이는 아동을 수술적 치료를 필요치 않게 한다. 그러나 이 또한 고통스럽고 드레싱과 관리가 필요한 새로운 개방형 상처를 만들 수 있다.

흉터 성숙기에 접어든 아동의 경우, 흉터 관절의 ROM을 완전히 측정하기 위해서는 여러 평면의 움직임에서 ROM과 흉터 박리를 측정해야 한다. 예를 들어, 어깨 앞쪽 부위에 흉터가있는 아동은 직선 평면 운동에는 제한이 없지만 공을 던지는 것과 같은 머리 위 활동에는 제한이있을 수 있다. 다평면 동작을 통해 어깨 관절과 그에 따른 흉터를 촬영하면 보다 정밀한 검사가 가능하다.

움직임/보행 아동이 움직이려면 의자와 침대에서 앉고 일어날 수 있는지 독립 보행이 가능한지 검사해야 한다. 하지 화상의 경우, 아동은 보행 장애가 있을 수 있으며 보조 기구가 필요할 수 있다. 이식 후 아동은 이식 부위(주로 허벅지)에 통증/제한이 있을 수 있으며, 이로 인해 이동과 보행에 영향을 미칠 수 있다. 흉터가 성숙하는 단계에서는 몸통과 다리의 흉터가 정상적인 걷기나 달리기 패턴을 방해할 수 있다.

일상생활활동 철저한 검사를 통해 아동이 ADL에 참여할 수 있는 능력을 파악한다. 아동의 연령에 따라 기본 참여 수준이 달라진다. 예를 들어, 유아는 옷/신발을 옮길 수는 있지만 신는 데는 도움이 필요할 수 있다. 아동의 ADL 참여 능력에는 급성기에는 옷 갈아입기, 흉터 성숙기에는 흉터 관리 및 압박복 착용 등이 포함될 수 있다. 청소년은 모든 ADL을 독립적으로 수행할 수 있어야 한다. 6-16세 아동을 대상으로 하는 WeeFIM과 같은 적절한 표준화 검사는 시간에 따른 기능 변화를 평가하는 데 적절할 수 있다.[81]

열 손상 아동을 위한 중재에 앞서, 표준화되고 연령에 적합한 측정 시스템을 사용하여 통증을 평가해야 한다. 통증의 유형과 원인은 부상 자체, 상처 관리 기술, 박리, 이식 및 치료적 중재와 관련된 통증을 포함하여 여러 가지가 있을 수 있다. 중재 유형과 시기에 따라 통증 평가는 약리학적 접근, 비약리학적 접근 또는 이 둘의 조합을 사용할지 결정할 수 있다.[82] 중재 전략에는 고통스럽거나 불안을 유발하는 시술 전에 아동에게 약물을 제공하는 것이 포함된다. 약물에는 통증을 줄이고 전신 염증 반응을 조절하는 비스테로이드성 항염증제가 포함될 수 있다. 아편제는 화상 통증 완화에 유용한 것으로 입증되었다. 벤조디아제핀은 불안 조절에 효과적이다. 해리성 마취제인 케트아민은 또한 편안함을 제공하기 위해 널리 사용되며 기억 상실 효과가 있어 아동이 고통스러운 시술에 대한 기억이 없도록 한다.[82]

중재(Interventions)

통증관리(Pain management)

비약물적 개입에는 인지 행동 치료, 이완 훈련, 최면 및 상상, 바이오피드백, 주의 분산, 미술, 음악, 놀이 치료, 가상 현실 및 증강 현실 장치 사용이 포함된다.[82-84] 2011년 Miller 등은 표준 주의 분산 기술(TV, 비디오 게임, 이야기, 장난감, 간병인 지원)을 사용한 아동과 다중 모드 주의 분산 장치(MMD)를 사용한 아동의 통증 경험의 차이를 연구한 바 있다. MMD는 움직임, 터치스크린, 다감각 피드백을 통해 상호작용하는 맞춤형 휴대용 장치(콘솔 및 콘텐츠)이다. 이 장치에는 두 가지 구성 요소가 있는데, 하나는 절차 준비용이고 다른 하나는 주의 분산용이다. MMD 그룹은 화상 치료 절차 중 통증 경험이 감소하고 치료 시간이 단축된 것으로 나타났다.[85]

아동 생활 전문가가 시술을 위해 아동을 사전 준비시키거나 시술 중 주의를 분산시키는 데 도움을 줄 수도 있다. 아동 생활 전문가나 음악 치료사가 없는 경우, 의료진은 중재를 제공하기 전에 연령에 맞는 주의 분산 활동을 준비해야 한다. 여기에는 어린 환자에게는 비눗방울, 책, 마술 지팡이를, 나이가 많은 환자에게는 휴대용 라디오/콤팩트 디스크 플레이어, 비디오 게임, DVD 등이 포함될 수 있다.

상처 관리(Wound care)

급성기 관리(Acute management)

기관에 따라 상처 세척 및 드레싱 적용 방식이 정해져 있다. 물리치료사가 주로 상처관리를 할 수도 있고 간호사가 상처 세척과 드레싱을 해줄 경우에는 보조적인 역할을 할 수 있다. 화상 상처 관리의 초기 단계에서는 매일 또는 하루에 두 번 드레싱을 교체한다.

상처 세척 및 드레싱 교체를 위한 준비에는 아동에게 중재 전에 적시에 약을 제공하고, 아동을 진찰해야 하는 직원을 조정하고, 방과 용품을 준비하는 것이 포함된다. 실내 온도는 열 손실을 최소화하고 아이의 대사율을 낮추기 위해 화씨 86도 이상이어야 한다.[15] 상처는 부드럽게 세척하여 오래된 국소 도포제와 생체 조직을 제거하고 통증을 줄여야 한다.[86] 치유 상피에서 출혈이 발생할 수 있지만 상처 부위를 출혈이 날 정도로 문질러서는 안 된다. 온전한 물집의 제거는 논란의 여지가 있다. 어떤 사람들은 물집 아래 부위는 무균 상태이므로 매우 팽팽하거나 홍반이 생기지 않는 한 그대로 둘 수 있다고 생각한다. 다른 사람들은 물집이 남아 있으면 진행 중인 검사 과정을 방해할 수 있다고 생각한다. 외상, 성형외과 또는 화상 외과의의 지침에 따라 해당 기관의 방침이 결정된다.

상처가 깨끗해지면 국소 연고와 건조 드레싱을 적시에 바르면 상처가 공기 중에 오랫동안 노출되어 있을 경우 아이의 통증을 줄이는 데 도움이 된다.

올바른 화상 드레싱은 다양한 효과를 발휘한다. 상처에 달라붙지 않아야 하고, 진물을 흡수하고, 치유를 위한 따뜻하고 습한 환경을 제공하고, 상처가 더 손상되는 것을 방지하고, 통증을 줄이고, 환부를 기능적으로 사용하도록 해야 한다.[86] 환부를 기능적으로 감싸는 것은 물리치료사 또는 작업치료사가 하는 것이 가장 좋다. 치료사는 사지 또는 영향을 받은 관절의 배치 또는 위치를 제안하고 기능을 최대화할 수 있도록 붕대를 감을 수 있다. 이러한 접근법의 예로는 화상이 전완골을 덮은 경우 팔꿈치를 펴서 감고, 손가락과 발가락을 개별적으로 감고, 발목을 중간 배측 굴곡으로 배치하여 발바닥 굴곡 구축을 방지하여 움직임을 억제하는 것 등이 있다.

좋은 화상 드레싱에는 여러 겹의 레이어가 있다. 접촉층은 화상 부위와 접촉하며 밀착력이 낮거나 없는 층이다. 국소 도포제(가장 일반적으로 실바덴)는 일반적으로 피부에 직접 붙일 수 있는 큰 거즈 조각에 내장되어 있다. 안장이나 엉덩이 부위에 화상을 입은 경우 실바덴으로 덮인 기저귀를 사용할 수 있다. 시중에서 판매되는 접촉층 드레싱의 다른 예로는 Exu-Dry, 컨포만트, 제로폼, 어댑틱 등이 있다. 다음 층은 중간 흡수층으로, 일반적으로 마른 거즈 또는 흡수 패드(Exu-Dry)를 사용한다. 가장 바깥쪽 층은 다른 두 층을 제자리에 고정하는 역할을 하며 거즈 롤이나 튜브형 탄성 망을 포함한다. 그물망은 옷처럼 만들어서 붕대가 미끄러져 화상 부위가 노출되지 않도록 고정할 수 있다. 테이프는 드레싱 제거를 더 어렵게 만들고 양호한 조직이나 화상 조직으로 옮겨갈 수 있어 드레싱 제거 시 통증과 불안을 유발할 수 있으므로 피해야 한다.[86] 지속적인 상처/피부 관리에는 보습 크림, 자외선 차단제, 때때로 열린 상처에 대한 드레싱이 포함된다.

부목 및 고정깁스(Splinting and positioning)

급성 회복기에 부목을 대고 자세를 잡는 목적은 부종 조절, 부종 사지 지지, 관절 보호, 노출된 힘줄 고정, 수술 후 관절을 고정하여 이식 조직의 흡수를 개선하고 상처 수축 및 운동 상실을 억제하기 위한 것이다. 이 치료 단계에서 어린이에게 부목을 대는 것은 나이가 많은 소아 및 청소년과 광범위하게 화상을 입은 경우를 제외하고는 불필요한 경우가 많다. 이러한 어린이는 습기가 많고 거동이 불편하기 때문에 욕창이 생길 위험이 높으므로 욕창 예방에 주의를 기울여야 한다. 화상 환자의 욕창은 저혈량증, 산소 공급 감소, 장기간의 침상 안정, 부목이 잘 맞지 않거나 부적절하게 착용된 경우 발생할 수 있다. 욕창의 원인은 전단, 마찰, 완화되지 않은 압력에 의해서 발생한다. 욕창이 가장 흔하게 발생하는 부위는 천골/미골과 발뒤꿈치이며 발목, 엉덩이, 후두부도 취약한 부위이다. 수술이 필요한 어린이도 적절한 압력 완화 장치를 사용하지 않으면 수술 중 장시간 고정되어 있기 때문에 위험하다.[75] 입원 후 처음 며칠 동안 침상에 누워 있는 어린이는 반드시 적절한 장치를 사용해야 한다. 발뒤꿈치 및 팔꿈치 보호대와 뼈가 튀어나온 부위를 위한 젤 베개를 사용할 수 있다. 이 문제를 관리하기 위해서는 적절한 자세에 대한 종합적인 접근이 중요하다. 적절한 포지셔닝 프로그램과 장치는 올바르게 구현되어야만 효과적이다. 치료사와 간호사 간의 교육과 소통이 이 과정에 도움이 된다. 아동실의 화이트보드는 종종 시각적 및 서면 커뮤니케이션 도구로 사용되며, 아동의 차트에 문서화되어 아동/가족 교육 및 안내문에 포함되기도 한다.

부목을 사용할 때 치료사는 피부 온전성, 부종 형성, 기기의 적절한 착용감을 고려해야 한다. 정체 부위는 화상 부위 바로 아래에 있으며 혈액 순환이 원활하지 않은 상태로, 이 부위는 압박에 민감하다. 부목이나 탄력 붕대를 너무 꽉 조이면 정체 부위가 더 깊은 상처로 변할 수 있다. 화상을 입지 않은 부위에 기기를 사용할 때도 피부가 손상될 수 있으므로 주의해야 한다. 상처 치유 초기 단계에서 구축 방지 또는 조직 보호를 위해 만든 부목은 매일 모니터링하여 적절한 착용 여부를 확인해야 한다. 부종 형성이나 드레싱 변경에 따라 매일 부목을 조정해야 할 수도 있다. 부종이 증가하면 부목을 고정하는 부목이나 탄력 붕대가 압박을 증가시켜 욕창을 유발할 수 있다. 드레싱을 교체할 때는 부종이 형성되는 단계와 화상이 치유되는 동안 피부를 세심하게 검사하여 적절한 착용감을 제공해야 한다.[75]

중환자실이나 일반 병실에 입원하는 즉시 적절한 침대 자세를 취해야 한다. 침상 안정을 취하는 어린이의 경우 전단력을 피하기 위해 주의를 기울여야 한다. 미국 의료 연구 및 품질 기관에서는 침대 머리를 장시간 30도 이상 높이지 않도록 하는 등 전단력을 최소화하기 위한 권장 사항을 발표했다. 몸통의 피부와 근막은 고정된 상태를 유지하는 경향이 있는 반면, 깊은 근막과 골격은 머리를 들어 올리면 침대 바닥 쪽으로 미끄러진다. 그러면 견갑골과 엉덩이의 피부가 견인되어 전단력이 발생한다. 충분한 견인력이 가해지면 혈액 공급이 손상되어 욕창이 발생할 수 있다. 어린이가 엉덩이와 허벅지 윗부분에 화상을 입었거나 피부가 손상된 경우, 치료사는 이미 손상된 피부에 전단력이 가해질 위험을 줄이기 위해 슬라이딩 보드를 사용하여 이송 대신 기계식 리프트를 사용할 것을 권장할 수 있다.

아이가 의학적으로 안정된 상태라면 적어도 1-2시간마다 침대에서 위치를 바꿔야 한다. 조직마다 압력에 의한 허혈에 대한 내성이 다르기 때문에 이 시간을 준수하는 것이 도움이 된다.[75] 화상을 입은 어린이는 부목을 대거나 수축력을 상쇄할 수 있는 자세를 취해야 한다.

목은 중립 위치 또는 약간 확장된 자세를 취해야 한다. 머리 밑에 베개를 베는 것은 경추 굴곡을 촉진하므로 금지한다. 어깨는 약 90도 외전된 상태에서 약간 돌출된 상태로 위치해야 한다. 팔꿈치는 신전 및 외전 자세로 배치해야 한다 (그림 22.13). 손목/손은 그림 22.14와 같이 약간의 손목 신전,

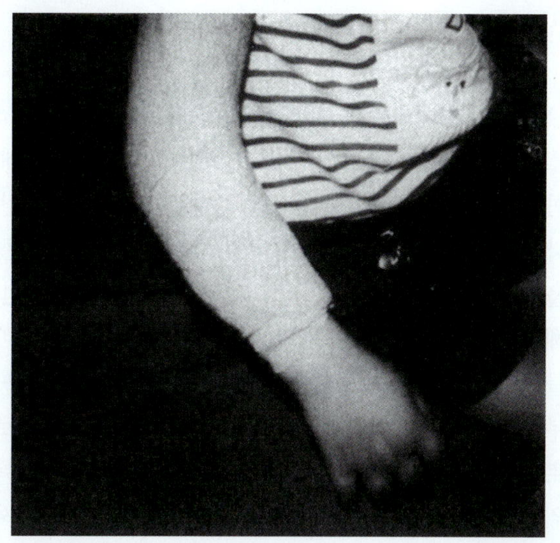

그림 22.13. 팔꿈치 굽힘 구축을 예방하거나 교정하기 위한 팔꿈치 확장부목

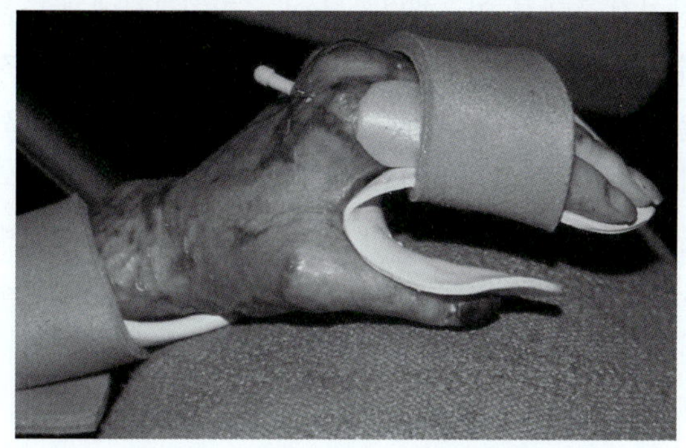

그림 22.14. 구축 예방을 위한 손 부목의 예시

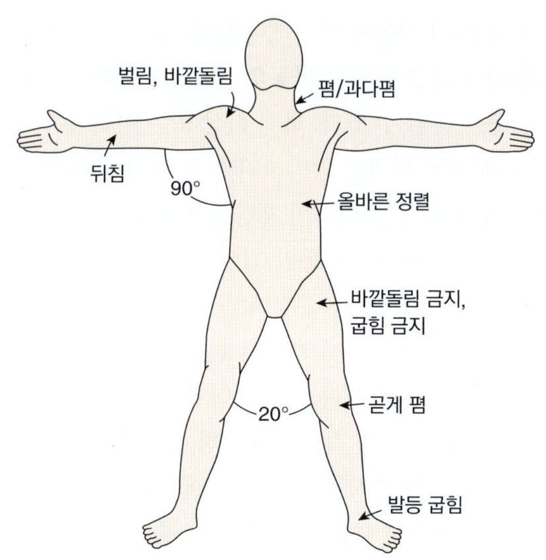

그림 22.15. 구축 예방을 위한 자세

약간의 중수골 관절 굴곡, 근위 지골 내/원위 지골 간 신전, 엄지손가락 외전으로 위치해야 한다. 엉덩이는 신경 신전 및 약간의 외전, 중립 회전에 위치한다. 무릎은 완전히 펴고 발목은 중립 배측 굴곡(발바닥 굴곡 없음) 상태로 배치한다. 그림 22.15는 권장되는 탈구 방지 자세를 보여준다. 이러한 모든 골절 방지 자세는 타월 롤, 부목 또는 시중에서 판매되는 기타 포지셔닝 장치를 사용하여 적용할 수 있다.[40]

부목은 일상적인 착용감을 보장하기 위해 균일한 드레싱 층 위에 제작되며 부종 문제로 인해 면밀히 모니터링된다.

특정 신체 부위에 맞는 특수 부목을 제작할 수 있다. 비행기 부목은 겨드랑이 화상을 위해 제작되었다. 미세 구내염 예방 기구(MPA)는 입/입술 스트레칭을 보조하는 특수 장치이다. 멀티링 칼라는 목에 둘레 압력을 가하여 ROM을 증가시키는 데 도움을 주는 유연한 목 보조기로, 기존의 열가소성 플라스틱 부목보다 제작이 쉽다.[87]

깁스(Casting)

부목 자세를 유지하기 어려운 아동의 경우 급성기 및 재활기 모두에서 특정 자세를 유지하기 위해 깁스를 사용할 수 있다. 예를 들어, 원위 관절의 적극적인 사용을 줄이면서 MCP 관절을 굴곡 상태로 고정하는 것이 효과적이다. 연쇄 부목은 다른 운동 회복 방법이 효과가 없는 소아 및 성인 화상 환자, 부적응 소아[88], 부목이 쉽게 미끄러지거나 제거되는 소아, 동적 부목과 같은 다른 방법을 사용할 수 없는 소아 모두에서 구축 교정에 효과적이다. 연속 깁스를 통해 움직임을 회복한 후에는 지속적인 깁스 또는 부목 고정과 ROM 운동을 통해 움직임을 유지해야 한다. 깁스 재료에 따라 깁스를 이중으로 하고 필요에 따라 패드를 덧대어 부목으로 사용할 수 있다. 아이의 상태와 치유 단계에 따라 석고 또는 합성 소재로 만든 깁스를 사용할 수 있다. 합성 깁스 재료는 더 빨리 굳을 수 있고 깁스 톱을 사용하는 대신 가위로 풀거나 잘라 제거할 수 있어 아이가 겁을 먹거나 연약한 피부에 진동으로 인해 피부가 손상될 수 있으므로 아동 치료 시 특히 유용하다.

가동범위(Range of motion)

응급 단계의 능동적 ROM(AROM) 운동은 부종을 조절하고 조기 움직임을 시작하는 데 도움이 된다. 근육 수축

은 정맥 및 림프 순환을 돕는 펌핑 메커니즘 역할을 한다.[89] ROM 운동은 붕대가 움직임을 제한하지 않고, 치료사가 부종으로 인한 움직임의 제한을 확인할 수 있고, 상처를 볼 수 있으며, 아이가 진통제를 투여받은 경우 드레싱을 교체하는 동안 수행해야 한다.

적극적인 ROM 운동은 입원 시부터 시작하여 재활 및 흉터 관리 단계 내내 계속해야 한다. 활동적인 운동은 부종을 줄이고 근육, 힘줄 및 관절 기능을 보존하는 데 도움이 된다.[89] 특히 어려운 운동을 시도하기 전에 아이 및 가족과의 친밀감을 형성하는 것이 중요하다. 아이가 흥미를 느끼는 활동을 선택하면 아이가 적극적인 운동에 참여하도록 동기를 부여할 수 있다. 이러한 활동에는 상지/어깨 화상의 경우 머리 위로 공 잡기/던지기, 야구(몸통 회전), 자전거 타기(하지 화상) 등이 포함된다. 활동적 가동 범위를 확보하기 위해 ADL을 시행한다. 욕조에 들어갔다 나오려면 엉덩이/무릎 가동 범위를 늘려야 하고, 카운터나 캐비닛에 손을 뻗으려면 적절한 어깨 가동 범위가 필요하다. 컨디션 저하 또는 신경 손상으로 인한 진정한 근력 약화가 있는 어린이는 능동적 ROM 운동에 도움이 필요하다. 능동적 운동과 능동적 보조 운동 모두 감각 피드백을 제공하고, 혈액 순환을 증가시키며, 근육 기능을 유지하고, 소근육, 대근육 운동 능력을 유지할 수 있게 해준다.[40]

PROM 운동은 스스로 움직일 수 없는 어린이를 위해 시행된다. 중환자이거나 진정제/약물을 많이 복용 중인 어린이는 AROM 운동에 참여하지 못할 수 있으며, 이 경우 PROM 운동이 시행된다. PROM 운동은 관절 구조, 근육 및 힘줄의 탄력을 유지하고 구축 형성을 최소화하는 데 도움이 되므로 화상 후 치료 프로그램에서 중요하다.[89] 스트레칭 운동은 치료사가 PROM을 통해 수행하거나 아동이 자가 스트레칭을 전제로 하여 수행할 수 있다. 자가 스트레칭은 어깨 ROM을 위한 오버헤드 풀리 또는 발목 배굴을 위한 수건 스트레칭을 사용하여 달성할 수 있다. 스트레칭은 항상 천천히, 부드럽게, 지속적으로 해야 한다. 적절한 연령대의 부모나 자녀에게 스트레칭을 할 때 '낮은 하중으로 오래 유지하는 것'을 가르치는 것도 좋은 방법이다. 조직/흉터가 붉게 변하는 것이 적절한 스트레칭의 신호이다. 아이가 수술 중이라면 수술실에서 PROM을 시행할 수도 있다. 스트레칭 및 ROM을 거부하는 아동의 경우에는 마취 상태에서 ROM을 검사하기 수월하다. 그러나 이 검사 중에는 관절이 아탈구 또는 탈구되지 않도록 주의를 기울여야 한다.[40]

마사지(Massage)

흉터 조직과 피부 이식 부위의 마사지는 제한적인 조직을 풀어주고 혈액 순환을 증가시켜 움직임을 유지하는 데 도움이 된다.[90] 마사지는 가려움증을 줄이는 데도 도움이 될 수 있다. 초기에는 새로 치유된 조직이 너무 연약하여 많은 마찰을 견디지 못하는 경우가 많으므로 부드러운 마사지만 사용해야 한다. 많은 아동이 가려움증을 줄여주기 때문에 마사지를 좋아하지만, 어떤 아동은 마사지가 고통스럽다고 느껴 거부한다. 모든 화상의 흉터 조직과 피부 이식 부위는 로션으로 매일 2-3회 케어하고 치료사는 마사지가 필요한 특정 부위를 정하여 부모에게 해당 부위를 마사지하도록 지시할 수도 있다. 마사지는 수동적 ROM 운동 전에 실시해야 한다.

네델렉 등은 성인 비대성 흉터에 대한 마사지의 즉각적 및 장기적 효과를 연구했다.[91] 소아 물리치료사에게 도움이 될 수 있는 몇 가지 사항이 있다. 첫째, 마사지는 치료적으로 일시적으로 가려움증과 통증을 감소시키고 움직임을 증가시킬 수 있다. 둘째, 이러한 효과는 장기적으로 지속되지 않는다. 이 연구에 따르면 마사지 요법은 기존 치료와 비교했을 때 흉터 탄력성 증가, 홍반 감소 또는 흉터 두께 감소에 있어 기존 치료보다 추가적인 이점을 제공하지 않는다.

보행(Ambulation)

화상 후 급성기 및/또는 자가 이식 후 의사의 허가 아래 가능한 한 빨리 이동을 시작해야 한다. 급성 화상 부상 또는 다리에 이식 부위가 있는 아동의 경우, 사전 약물 치료로 이동중 통증을 줄일 수 있다. 하지 화상 또는 이식 부위가 있는 경우, 보행 전에 혈관을 압박하기 위해 탄력 붕대 압박이 필요하다. 하지 이식 후 의사의 재량에 따라 이식 조직이 잘 붙을 수 있도록 최대 3-7일 동안 침상 안정을 취할 수 있다. 최근 추세는 관절 경직과 심부정맥 혈전증 및 폐색전증과 같은 부동 위험을 피하기 위해 가능한 한 빨리 화상을 입은 환자를 움직이게 하는 것이다.[89] 2012년에 네델렉 등은 관련 문헌을 검토하고 문헌의 격차를 파악하기 위한 공식적인 협의 과정을 거쳐 하지 이식 후 조기 보행에 대한 진료 지침을 발표했다.[92] 이 지침은 다음과 같다: (1) 수술 후 조기 보행 프로토콜의 시작, (2) 보행 전 외부 압박 적용, (3) 이식조직이 관절을 가로질러 배치된 경우 첫 번째 드레싱 교체까지 관절을 지속적으로 고정하고 가능한 한 빨리 시작해야 한다. 선택적으로, 전체 체중 부하가 즉시 견딜 수 없는 경우 점진적인 체중 부하를 도입하는 것이 권장된다. 조기 보행을 연기해야 하는 기준으로 골절의 존재, 부상 전 보행 불능, 사회적 또는 정신과적 질환, 거동을 금지하는 의학적 상태, 발바닥 표면의 이식 등이 모두 언급되었다.

거동을 시작하려면 물리치료사는 병상 간호사, 아동 및 아동의 가족과 협력하여 사전 약물 치료를 포함한 거동 계획을 세워야 한다. 부상의 크기, 위치 또는 부상이 급성기인지 수술 후인지에 따라 아동은 보행 시 도움이 필요하다. 치료사는 거동에 대한 제한점을 확인해야 한다. 침대에서 거동을 시작하기 전에 상처 부위 원위에서 근위까지 압박을 가해야 한다. 필요한 부목이나 부목을 적절히 사용하여 자가 이식이 있는 관절을 고정해야 한다. 아이가 침대에서 일어나지 않았거나 똑바로 누워 있지 않은 경우, 기립성 저혈압이 있는지 확인해야 한다. 기립성 저혈압이 지속될 경우, 침대 가장자리에 잠시 앉거나 점차적으로 직립 자세를 유도하는 틸트 테이블이나 침대 기능을 사용할 수 있다.

거동이 가능한 경우, 침대 가장자리로 다리를 뻗어 자가 이식 부위에 전단이 생기지 않도록 주의하여 아이를 침대 가장자리까지 부축하고 구르면서 앉은 자세로 변경하거나, 아이가 충분히 작은 경우 들어 올려 앉은 자세로 옮겨야 한다. 이때 스탠딩 프레임 또는 틸트 테이블과 같은 단계별 체중 지지 기능과 하반신 떨림의 적극적인 움직임이 결합된 장치인 Moveo XP (DJO Global, 텍사스주 루이스빌)를 사용하면 장기간 누워 있던 아동이 부축 없이 일어나는 데 도움이 된다. 서기로 전환할 때 중요한 고려 사항은 서기에 대한 조절 능력이 저하된 경우 안전하게 앉기로 돌아갈 수 있도록 아이가 서기를 시도할 앉은 자세의 높이를 고려해야 한다. 아이의 키에 맞지 않을 수 있는 침대 대신 부모의 무릎을 대거나 리프트를 통해 옮긴 후 휠체어를 사용하거나 침대 옆에 스텝 스툴을 사용할 수 있다. 아이가 서게 된 후에는 체중을 안전하게 버틸 수 있는지 확인하기 위해 옆으로 체중을 옮기는 것에서 제자리 걸음 단계로 넘어갈 수 있다. 이때 환자가 체중을 잘 견디지 못하거나 보조 없이 보행하는 것이 안전하지 않은 경우 보행기나 목발과 같은 보조 장치를 도입할 수 있다. 급성 화상 부상 후 초기 보행 단계 또는 수술 후 초기 거동이 어려운 시기에는 이동하는 것에 중점을 두어야 한다. 통증과 부종이 해결되고 드레싱을 최소화하면서 보다 정상화된 보행 패턴을 확립하기 위한 노력을 기울여야 한다. 보행 후에는 하지의 높이를 높이고 일시적인 압박을 제거해야 한다.

운동(Exercises)

Sakurai 등은 화상을 입은 아동을 대상으로 운동의 효과를 연구했다. 그들은 신체 기능, 근육량, 근력 및 심혈관 지구력이 증가한다는 사실을 발견했다.[93] 사지를 반복적으로 움직이고 심부 체온을 높여 혈류를 증가시키는 운동은 흉터의 탄력을 변화시키고 ROM을 증가시킬 수 있다. Celis 등[94]의 운동 프로그램은 열상을 입은 아동들에게 유익한 결과를 가져온다는 사실을 발견했다. 이들은 대조군에 비해 기능 개선에 필요한 흉터 방출 횟수가 감소했다고 보고했다.

열 손상뿐만 아니라 흡입 손상을 입은 아동은 폐 기능 저하로 인해 운동 능력 저하가 우려된다. 어린이는 초기 폐쇄성 질환 양상을 보일 수 있으며, 이는 초기 부상 후 최대 2년까지 지속될 수 있다. 이러한 폐쇄성 패턴은 화상 후 최대 8년 동안 제한적인 양상으로 발전한다. Suman 등[66]은 중증 화상을 입은 아동을 대상으로 운동 프로그램의 효과를 조사했다. 피험자들은 일주일에 3일씩 저항 운동과 유산소 운동을 했으며, 폐 기능의 증가와 그에 따른 운동 능력이 개선된 것으로 나타났다.[66]

Cucuzzo 등은 화상을 입은 아동을 대상으로 입원 환자 운동 프로그램의 효능과 효과를 기존의 외래 치료와 비교했다.[95] 입원 환자 프로그램에는 운동에 대한 일반적인 컨디셔닝 처방이 포함되었다. 이 프로그램에는 일주일에 세 번 1시간씩 유산소 운동과 일반 컨디셔닝 운동이 포함된 중간 강도의 점진적 저항 운동이 포함되었다. 근력 운동은 프리 웨이트를 활용했고 유산소 운동은 전동 러닝머신, 고정식 자전거 또는 독립적인 걷기 운동을 포함했다. 연구 그룹이 기록한 근력 및 기능적 결과의 증가를 바탕으로 한 결과, 중증 화상 아동도 이러한 유형의 감독 운동 프로그램에 안전하게 참여할 수 있는 것으로 나타났다.[95]

보다 정교한 컴퓨터 소프트웨어의 등장으로 비디오 게임이 화상 재활에 활용되기 시작했다. 2012년에 Yohannon 등은 치료 세션 중 닌텐도® Wii™의 보조 활용을 조사했다.[96] 이 연구에 참여한 아동들은 전통적인 PROM과 운동, 지정된 Wii™ 게임 또는 치료사가 선정한 치료 중재를 받았다. Wii™ 그룹은 통증 반응이 적고, 불안감이 감소했으며, 즐거움이 더 큰 것으로 나타났다.[96]

흉터 관리(Scar management)

화상 상처 치유 또는 피부 이식 후 흉터가 생길 수 있다. 피부 및 흉터 관리는 상처가 아물면서 초기 개방성 상처 단계에서 흉터 성숙 단계로 진행된다. 상처나 이식조직이 아물고 나면 피부에 수분을 충분히 공급하는 것이 중요하다. 화상을 입은 피부는 자가 윤활 능력이 손상되어 있다는 점을 기억해야 한다. 하루 종일 보습제를 바르면 피부 갈라짐의 위험을 줄이고 가려움증을 줄일 수 있다. 로션에 충분한 압력을 가하여 마사지를 하면 흉터 조직을 다시 재생시키고 ROM을 증가시키는 데 도움이 된다.[40] 흉터에 너무 강한 압력을 가하면 물집이 생길 수 있으므로 피해야 한다. 마사지는 콜라겐 섬유를 분해하여 흉터를 부드럽게 하는 데 도움이 될 수 있다.[97]

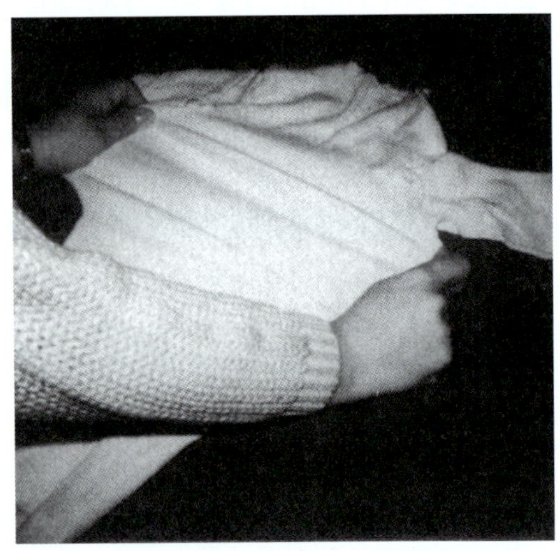

그림 22.16. 튜브형 탄성 그물망으로 만든 압축 조끼의 예

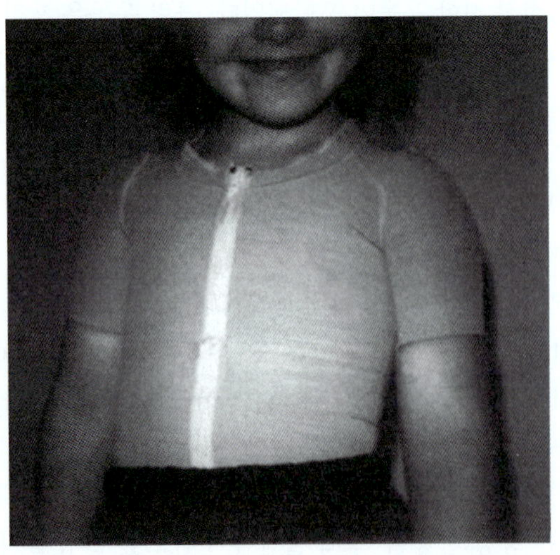

그림 22.17. 그림 22.16의 임시 압박 조끼를 착용한 아동

압박은 비대성 흉터 형성을 예방하는 데도 사용된다. 조기 압박은 상처나 이식 부위가 아물면 시작할 수 있다. 압박은 에이스 랩, 탄력 있는 면관형 스타킹 또는 접착식 랩의 형태로 시작한다(그림 22.16 및 22.17). 부종이 안정화되고 이식 부위나 화상이 완전히 치유되면, 아동의 체형을 측정하여 맞춤형 압박복을 제공한다.

압박복은 기능 회복, 증상 완화, 흉터 재발 방지, 미적 외관 개선이라는 네 가지 주요 기능이 있다. 압박은 콜라겐 간 섬유를 감소시켜 치유 과정에서 증식 단계에 쌓인 과도한 콜라겐을 평평하게 만드는 데 도움이 된다. 이러한 압박복의 압력 수준은 24 mmHg 이상이어야 하며, 최소 12개월 동안 착용해야 한다. 압박복은 하루 23시간 동안 착용하며, 목욕/피부 관리를 위해 압박복을 벗어야 한다. 24 mmHg 이상의 압력은 혈관을 막아 저산소증과 섬유아세포 변성을 유발하고 콜라겐 합성에 변화를 일으킨다. 이 과정은 흉터를 평평하게 만드는 데 도움이 된다.[97] 최대한의 결과를 얻으려면 조기에 압력을 적용하는 것이 필요하다. 재상피화가 일어나자마자 압력을 가하고 성숙 단계까지 계속한다. 아동은 계속 착용하고 세탁해야 하기 때문에 두 세트의 압박복을 지급받는다. 사용, 성장 또는 외과적 개입으로 인한 마모로 인해 더 빨리 성장하지 않는 한, 일반적으로 3개월마다 주기적으로 적절한 착용감을 평가해야 한다.[98] 시중에는 어린이를 위한 여러 가지 제품이 있으며, 더 다양한 색상과 적용 방법을 통해 사용을 늘리려고 노력한다(그림 22.18).

볼록하거나 오목한 부위에 균일한 압력을 가하기 위해 폼, 고무 소재 또는 열가소성 부목 소재를 의복 아래에 삽입물로 사용할 수 있다. 맞춤 압력이 더 필요한 부위로는 손가

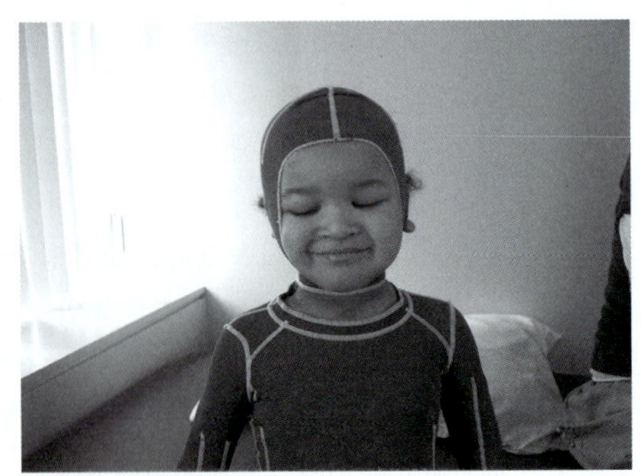

그림 22.18. 맞춤형 압축 마스크와 재킷의 예

락 사이, 손바닥, 견갑골 사이, 중앙 얼굴 등이 있다.[40] 실리콘 라이닝과 인서트는 압박 치료의 보조제로도 사용된다. 실리콘의 작용 메커니즘은 흉터의 수분 공급과 폐색이다. 실리콘 엘라스토머(퍼티)는 특히 오목 부위의 문제를 해결하기 위해 만들어졌다. 실리콘 콘 시트 사용의 장점은 편안한 착용감과 움직임에 지장이 거의 없다는 점이다. 단점으로는 시트를 자주 교체해야 하고, 관절 부위에 사용할 경우 활동성이 떨어지며, 땀이 많이 난다는 점 등이 있다.[99] 대부분의 압박복 제조업체는 특정 부위에 직접 재봉할 수 있는 실리콘 안감 형태를 제공한다. 2009년 Harte 등은 화상 흉터 관리를 위해 압박복과 실리콘을 함께 사용하는 것에 대해 연구했다.[100] 이들의 무작위 대조 시험에는 화상 흉터 관리를 위해 실리콘 시트와 함께 압박복을 사용하거나 압박복만 사용하는 피험자가 포함되었다. 두 그룹 간의 VSS 점수에는 통계적으로 유의미한 변화가 없었지만, 두 그룹 모두 두 가지 유형의 의복을 모두 사용했을 때 점수가 감소한 것으로 나타났다.[100]

안면 화상은 화상 후 외관상 중요한 영향을 미치기 때문에 특별한 주의가 필요하다. 안면 화상을 입은 아동은 외모가 다르다는 사회적 인식 때문에 장기간 심리적인 영향을 받는다. 얼굴에 대한 압박 요법은 세 가지 방법으로 시행한다. 맞춤형 압박복은 얼굴에 착용할 수 있지만 일반적으로 얼굴과 머리 전체를 덮어 기형을 '숨기는' 방식이다. 투명 플라스틱 마스크는 임상의가 마스크 바로 아래 흉터에 가해지는 압력을 확인할 수 있지만, 아이의 얼굴과 흉터가 완전히 보인다. 세 번째 옵션은 안면 압박복으로 고정된 실리콘 마스크이다.[101]

투명 플라스틱 안면 마스크는 1979년 Rivers 등이 안면 흉터를 줄이기 위한 탄성 마스크의 대안으로 도입했다(그림 22.19).[102]

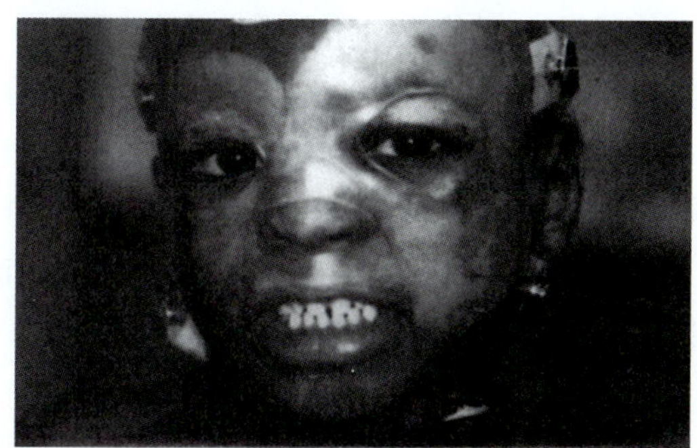

그림 22.19. 안면 화상 압박을 위한 투명 안면 마스크

투명 안면 마스크는 딱딱하고 투명한 플라스틱 조각을 스트랩으로 얼굴에 고정하는 맞춤형 안면 마스크 형태이다. 이 마스크는 어린이 얼굴의 변형된 포지티브 몰드 위에 가열된 플라스틱을 성형하여 제작된다. 과거에는 석고를 사용했기 때문에 마취한 상태에서 수술실에서 몰드를 만들어야 했고 아이가 움직이지 않아야 했다. 디지털 스캐닝 기술 덕분에 이러한 절차가 필요 없게 되었다. 토탈 컨택트(www.totalcontact.com)의 토탈 컨택트 스캐너는 비접촉식 스캔이 가능한 디지털 표면 스캐너이다. 기존 시스템은 움직이는 스캐너 헤드에서 아이의 얼굴에 저전력 헬륨 네온 레이저를 투사하는 방식을 사용했다. 이 때문에 아동은 의자나 휠체어에 의지하지 않은 채 가만히 앉아 있어야 했다. 하지만 최근 Total Contact Inc의 최신 휴대용 스캐너가 출시되어 아이가 아직 침대에서 일어나지 못하는 경우에도 스캔을 수행할 수 있다. 스캔은 컴퓨터로 전송되어 모든 표면 데이터를 캡처한다. 그런 다음 이 데이터는 플라스틱/실리콘 페이스 마스크의 네거티브 몰드를 만드는 회사로 전송되어 포지티브 몰드를 제작한다. 그런 다음 치료사는 포지티브 몰드에 필요한 변경을 가하고 마스크를 재가열하여 마스크의 핏을 조정할 수 있다. 이러한 마스크 제작을 가능하게 하는 스캐너와 컴퓨터 기술이 많이 존재하기 때문에 현지 보철 및 보조기 제공업체와 협력하는 것도 완전 접촉식 안면 마스크를 구하는 대안이 된다. 화상 치료사와 정형외과 의사/보철사 간의 협업에는 일반적으로 정형외과 의사/보철사의 마스크 제작과 공동 피팅이 포함된다. 마취가 필요없게 되면서 시간과 돈이 절약된다.

투명 마스크와 신축성 마스크의 장점은 다음과 같다:

- 마스크 제작 시설과 마스크 착용 후 필요한 조정 유형에 따라 72시간 이내에 마스크를 제작하여 어린이에게 착용시킬 수 있다.

- 치료사는 흉터가 희어지는 것을 관찰하여 어느 부위에 압력이 균등하게 가해지는지 정확히 확인할 수 있다. 투명 마스크는 치료사가 특정 부위의 압력을 높이거나 낮추기 위해 적절히 조절할 수 있다.

- 아이의 얼굴이 다른 사람들에게 보인다.
- 투명 마스크는 일반적으로 인서트의 구조와 정확한 배치가 필요하지 않다.
- 투명 안면 마스크는 신축성 있는 마스크보다 머리 성장과 부정교합 문제를 덜 유발할 수 있다.

투명 안면 마스크에는 다음과 같은 몇 가지 단점도 있다:

- 아이가 성장하고 마스크가 마모되면 두 가지 유형의 마스크를 모두 교체해야 하지만, 새 투명 마스크의 비용이 더 많이 든다.
- 투명 마스크 제작에 사용되는 플라스틱은 딱딱하고 안면 근육의 움직임이 거의 허용되지 않으며 하악의 움직임이 제한되는 경우가 많다.
- 투명 마스크는 신축성 있는 마스크만큼 머리의 많은 부분을 가리지 못할 수 있다(하지만 투명 마스크는 턱끈과 함께 사용하거나 신축성 마스크와 번갈아 사용할 수 있다).
- 투명 마스크 아래에서 땀이 많이 나기 때문에 신축성 있는 마스크보다 플라스틱이 더 불편하다.

물리치료사가 제공하는 방법은 아니지만, 레이저 치료는 이제 화상 부상 후 비대성 흉터 치료에 더 일반적으로 사용되고 있다. 화상 흉터 치료에 가장 많이 사용되는 두 가지 레이저 유형은 펄스 염료 레이저(PDL)와 절제 프랙셔널 CO2 레이저(AFCL)이다. 각 레이저 유형은 흉터의 다른 부위를 목표로 하며, PDL은 발적과 가려움증을 줄이고 AFCL은 전반적인 질감과 두께를 개선한다.[103-105] Zuccaro 등은 레이저 치료로 비후성 화상 흉터가 있는 어린이를 대상으로 후향적 전후 연구를 수행했는데, 대부분 PDL과 AFCL을 함께 사용하여 시술을 받았다.[106] 결과 측정에는 5세 미만 아동의 화상 후 가려움증을 측정하기 위해 검증된 도구인 밴쿠버 흉터 척도(VSS)와 토론토 소아 가려움증 척도(TPIS)가 포함되었다.[107] 연구 기간 동안 총 125명의 피험자가 치료를 받았으며 첫 치료 시 5세 미만이 50%를 넘었고 평균 연령은 6.62세(SD, 5.36)였다. 치료 대상자 중 51명은 총 71개의 흉터 부위에 대해 최소 한 번의 시술로 VSS 전후 점수를 받았다. 한 번의 치료 후 VSS 총 점수는 7.37점(SD, 2.46)에서 5.76점(SD, 2.29)으로 감소했다($P < 0.005$). 또한 5세 미만 피험자의 하위 집합은 첫 번째 레이저 세션 전 1.2(SD, 0.70)에서 두 번째 레이저 세션 전 0.35(SD, 0.74)로 TPIS 점수가 개선된 것으로 나타났다($P < 0.005$).

아동 및 가족 관련 지침

화상 부상 후 지속적인 치료 과정에서 아이와 보호자에게 지속적인 교육이 필요하다. 초기에 부모는 화상 드레싱 교체, 부목 착용, 운동 등을 도울 수 있다. 아이가 집과 학교로 돌아가면 피부 및 이식 부위 관리, 흉터 관리, 야간 부목, 주간 부목, 압박복, 마사지, 그리고 때로는 다른 형제자매의 부모 역할을 포함한 모든 돌봄을 간병인이 맡아야 한다. 가능하면 부모가 직접 자녀에게 개입하는 것보다 체계적인 환경에서 개입을 연습하는 것이 더 도움이 될 수 있다. 부모가 마네킹이나 서로를 대상으로 연습하고 자신감을 얻은 다음 자신의 아이와 함께 작업할 수 있는 교실형 환경이 이에 해당한다. 지시와 일정을 따를 수 있을 만큼 나이가 든 아동은 자기 관리를 배울 수 있으며, 종종 일부에 대한 주도권을 갖는 것을 선호한다. 운동, 부목 착용, 압박복 착용 스케줄에 대한 서면 가정 프로그램은 간병인의 업무 수행에 도움이 될 것이다.

>> 삶의 질에 미치는 영향

화상, 특히 광범위한 TBSA를 입은 아동은 완전히 치유되지 않을 수 있는 미용 및 기능적 장애를 입게 된다. 아동에게 심리사회적 영향으로는 가족, 또래, 학교 친구들의 신체 이미지와 수용도 변화, 그리고 화상 부상으로 인한 외모 변형과 장애 등이 있다. 2000년 Sheridan 등의 연구에 따르면 광범위하게 화상을 입은 아동(신체 표면의 70% 이상)이 반드시 삶의 질이 나쁘다고 보고하지는 않는다.[108] 화상 이전의 상태, 외모, 기능으로 돌아갈 수는 없지만 급성 치료팀, 퇴원 후 지원, 가족 지원으로 장기적으로 만족스러운 결과를 가져올 수 있다.[108]

화상을 입은 아동은 장기 입원, 고통스러운 수술과 재활, 평생의 장애를 겪게 된다. 2002년에 Landolt 등은 소아 화상 생존자의 삶의 질에 영향을 미치는 사전 요인을 조사했다. 그 결과 건강 관련 삶의 질과 관련하여 거의 정상적인 결과를 보여주었다. 가족 환경은 삶의 질 결과를 예측하는 주요 요인 중 하나였다. 전반적인 삶의 질과 심리적 적응은 가족 결속력이 높고, 표현력이 높으며, 가족 내 갈등이 적을수록 가장 잘 예측되었다. 삶의 질을 예측하는 데 있어 두 번째로 중요한 요소는 부상 당시의 나이였다. 어린 나이에 화상을 입은 아동은 추적 관찰 시 삶의 질이 더 좋았다. 어린 아동은 흉터를 더 쉽게 다루고 장애를 발달하는 신체 이미지에 통합하는 반면, 나이가 많은 아동은 청소년기를 거치면서 신체 이미지에 더 어려움을 겪을 수 있다.[109] 2015년 Murphy 등의 연구에서 화상을 입은 50명(16-21.5세, 부상 후 2-12년)을 대상으로 조사한 결과 남성, TBSA가 큰 사람, 학교 입학 후 화상을 입은 사람, 성인기로 전환하는 사람에게는 장기적인 심리 사회적 중재가 더 필요하다는 것이 확인되었다.[110]

2003년에 Mancuso 등은 열상이 가족과 형제자매에게 미치는 영향을 검토했다.[111] 형제자매에 대한 연구에 따르면 형제자매 간의 관계는 자녀가 성인이 될 준비를 하는 데 가장 중요한 요소 중 하나이다. 연구 결과에 따르면 형제 자매는 대조군보다 내면화 문제의 징후가 적고 덜 위축되어 있으며 우울 증상과 신체적 문제가 더 적은 것으로 나타났다. 중등도에서 중증의 부상을 입은 아동의 형제자매는 대조군에 비해 사회적 능력에 더 많은 어려움을 겪었다. 이 결과는 부상의 심각성으로 인해 돌봄 기간이 길어지고, 부모의 부재 기간이 길어지며, 부상당한 형제자매에 대한 가족의 관심이 더 많아진 것과 일치한다. 형제 자매는 학교에서 잘 지내는 것으로 보였으며, 사회적 역량 부분은 형제 자매의 장애를 고려할 때 집에 친구가 있는 것과 연관이 있다. 스트레스가 많은 상황에서도 형제 자매는 사회적, 정서적, 행동적으로 잘 적응하고 있다.[111]

아동과 가족을 위한 사회적 지원

아동이 화상을 입으면 급성 회복기뿐만 아니라 그 후에도 수년 동안 가족 전체에 영향을 미칠 수 있다. Duke 등의 연구에 따르면, 의도하지 않은 화상을 입은 아동(18세 미만)은 화상을 입지 않은 대조군에 비해 기분 및 불안 장애, 정신병적 장애, 약물 또는 알코올 남용과 관련된 정신 및 행동 상태와 같은 정신 건강 문제로 인해 화상 발생 후 병원 입원율이 상당히 높았다.[112] 아동의 재활에 영향을 미치는 다양한 요소를 이해하는 것은 아동과 가족에게 필요하고 개별화된 지원을 제공하기 위해 중요하다(고의적 화상 부상을 입은 아동은 급성 및 장기 치료에 영향을 미치는 추가 요인이 있다.). 발생할 수 있는 정신과적, 학업적, 심리적 또는 사회적 문제를 모니터링하고 해결하기 위한 지속적인 서비스는 아동과 가족의 부상 후 기능 및 급성 회복을 최적화하는 데 적절하다. 화상을 입은 어린이를 위한 여름 캠프나 부모 지원 그룹과 같은 적절한 심리 서비스 및 사회 단체와의 연계는 자원의 가용성과 가족의 필요에 따라 도움이 되고 적절할 수 있다. 재활법 504조에 따라 교육과 같은 주요 생활 활동을 실질적으로 제한하는 질환이 있는 학생은 평가를 받고 적절하다고 판단되는 경우 504조 계획을 수립할 수 있다.[113] 이 계획에는 물리치료 서비스 제공이 포함될 수 있으며, 학생이 학교의 정규 교육 과정에 참여할 수 있도록 합리적인 편의를 제공하는 것이 목적이다.

물리치료사의 '환자'는 아동뿐만 아니라 부모나 기타 중요한 보호자까지 포함하는 경우가 많다. 다각적인 관점으로 접근하면 화상을 입은 어린이와 그 가족을 위한 최적의 회복과 적절한 지원 서비스를 제공할 수 있다.

요약

물리치료사는 여러 분야의 화상 치료 팀에서 중요한 역할을 담당한다. 물리치료사는 급성 화상 상처 관리부터 자세, 부목, ROM, 기능적인 이동성, 흉터 관리, 가정 및 학교 복귀에 이르기까지 다양한 역할을 수행한다. 소아 물리치료사는 치료의 연속성 전반에 걸쳐 모든 환경에서 이러한 아동을 위한 중재를 제공할 준비가 되어 있어야 할 뿐만 아니라 지역사회 복귀 시 심리사회적 필요를 옹호할 수 있어야 한다. 지속적인 교육과 멘토링을 통해 열손상 아동 치료 영역에서 임상 역량을 쌓을 수 있는 최고의 경험을 쌓을 수 있다.

사례 연구

JADE

Jade는 집에서 사고를 당해 지역 병원에 입원한 6세 소녀이다. 제이드는 엄마의 침실에서 촛불에 기대어 있다가 머리 끈에 불이 붙어 셔츠에 불이 붙었다. 어머니는 담요로 불을 끄고 즉시 Jade의 셔츠를 벗기고 911에 신고했다. Jade는 몇 분 만에 응급 치료를 받고 병원으로 이송되었다. Jade는 화상 후 1일차에 물리치료를 받았다. 초기 검사에서 Jade는 얼굴에 표재성 부분 화상과 팔과 가슴에 깊은 부분 화상을 입은 것으로 보였으며, 오른쪽 위쪽 가슴과 팔에 의심스러운 부분의 깊은 화상을 입었다(그림 22.4). 그녀는 국소 상처 치료를 받고 구조가 진행됨에 따라 지속적으로 화상 깊이를 측정 받았다. 화상 후 2일차에 오른쪽 가슴 위쪽과 오른쪽 팔 위쪽 부위는 갈색으로 착색되고 모세혈관이 다시 채워지지 않았으며 촉진 시 통증을 유발하지 않는 것으로 나타났다. 당시 성형외과 의사는 이 부위를 전층 화상

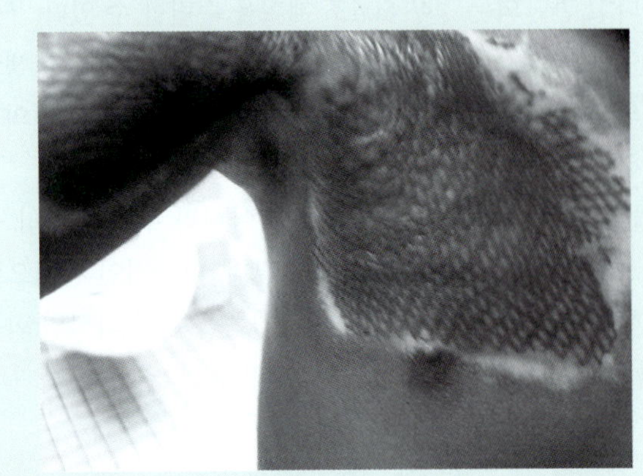

그림 22.20. 치유된 메쉬형 분할 두께 피부 이식조직

이라고 판단하고 피부 이식을 결정했다. 화상 후 6일째 되는 날, 그녀는 오른쪽 허벅지를 이식 부위로 하여 에스차 절제술과 분할 두께 이식을 받았다(그림 22.11). 그녀는 수술실에서 이식조직이 전단되지 않도록 보호하고 수술 전 ROM을 유지하기 위해 부목으로 고정했다.

수술 후 5일째에 드레싱은 100% 이식 조직을 제거하고 분리하였다(그림 22.20). 그녀는 수술 후 5일째에 거동이 가능했지만 통증으로 인해 이식 부위에서 오른쪽 하지 ROM이 제한되었다. 그녀는 짧은 거리를 이동할 때 보행 보조기가 필요했다. 그녀는 수술 후 7일까지 부목을 착용한 채로 지내다가 수술 7일째부터 가벼운 활동 보조 ROM 운동을 시작했다. 수술 후 8일째 되는 날 퇴원하여 집으로 돌아갔고, ROM 및 흉터 관리를 위한 후속 치료를 받았다. 또한 ROM, 부목, ADL을 위한 작업 치료와 압박복 착용을 위해 작업 치료를 받았다.

FRANKIE

Frankie는 3세 남아로 주택 화재로 얼굴, 몸통, 상지, 하지에 60%의 TBSA 화상을 입었다. Frankie는 심한 화상과 더불어 중증 구획 증후군, 패혈증, 호흡기 합병증을 앓았다. 그는 지역 화상 센터에서 치료를 받았다. 급성 입원 기간 동안 프랭키는 양쪽 발의 혈액 순환이 저하되어 양측 무릎 아래 의족을 착용해야 했다. 그는 국소 상처 치료와 여러 번의 이식 수술을 받아 상처를 봉합했다. 장기간 입원한 후, 그는 추가 치료를 위해 재활 병원으로 옮겨졌다.

처음에 Frankie는 매일 드레싱을 교체하고 이식 조직을 케어해야 하는 여러 개의 개방성 상처가 있었다. 그는 양쪽 무릎 관절(신전 상태)의 가동 범위가 상당히 손실되었고 상지의 가동 범위도 제한적이었다. 그는 양쪽 무릎 관절의 연속 깁스를 받았으며, 기능적 ROM을 확보하는 데 성공했다.

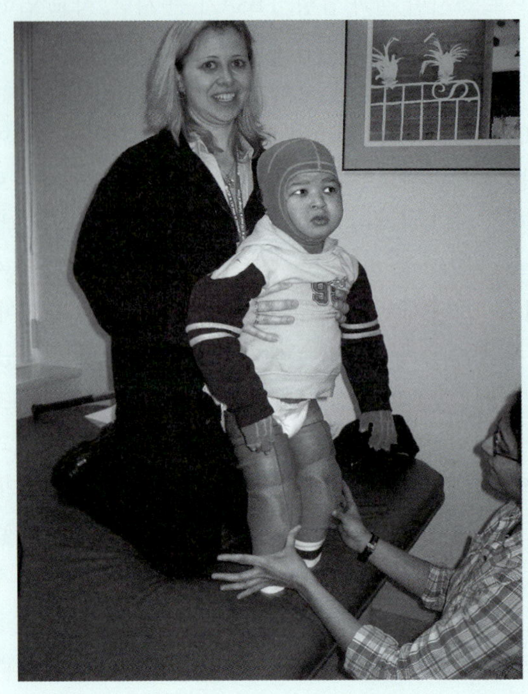

그림 22.21. 의족을 보조기로 사용하여 일어서기를 시도중인 아동

그는 손의 사용, 일상생활동작, 침대 이동성, 의족 훈련 준비를 위해 작업 치료와 물리치료가 필요했다. 의족 훈련을 시작했지만 한쪽 잔존 사지 끝에 개방성 상처가 생기고 다른 쪽 잔존 사지의 경골보다 비골의 성장이 빨라지면서 장애를 겪었다. 이는 몇 달 동안 보행 훈련에 영향을 미쳤다.

Frankie의 열린 상처가 아물자 두 부위의 압력을 완화하기 위해 새로운 라이너와 소켓을 개발했고, 그는 서기 시작했다. Frankie는 매트 가장자리에서 고정된 자세로 서기 프로그램과 이동식 기립 스탠드 프레임에서 서기 프로그램을 시작했다. 그는 짧은 보철물을 착용했지만 잘 견뎌냈고, 서기 시작한 지 약 4일 후에 보행을 시작했다(그림 22.21).

그는 의족과 Soild Ankle Cushion Heel (SACH) 발로 이동했다. 그는 롤링워커와 감독을 받으며 200피트 보행까지 진행했다(그림 22.22). 무릎 관절을 완전히 구부릴 수 없기 때문에 계단을 오르내리는 것뿐만 아니라 전환하는 능력에도 제한이 있다. 왼손의 신경 손상으로 인해 그는 로프스트랜드 목발을 사용할 수 없었고 보조 장치 없이 독립적인 보행을 위해 노력했다. 그는 작업 치료를 통해 미세 운동 기술을 계속 연습하고 있다(그림 22.23).

Frankie는 얼굴, 목, 상지, 몸통, 하지 등 여러 부위에 비대성 및 켈로이드형 흉터가 생겼다(그림 22.7). 그는 마스크, 재킷, 바지로 구성된 맞춤형 압박옷을 활용하고 있다. 그의 새로운 프로텍션 라이너는 실제로 맞춤 제작되어 착용하는

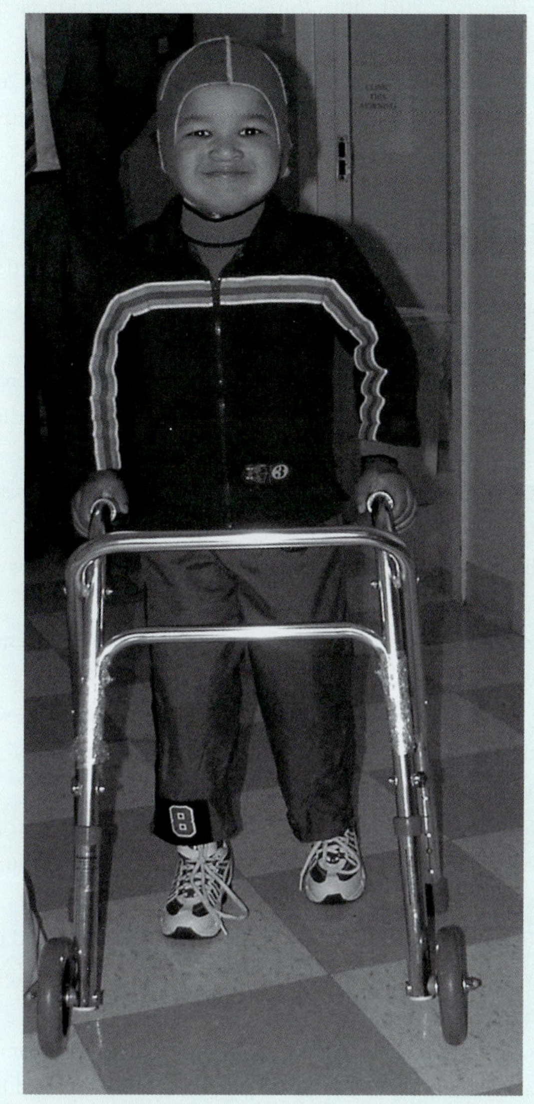

그림 22.22. 아동은 pylon과 SACH발로 진전되어 감독하에 바퀴달린 워커로 보행 할 수 있게 되었다.

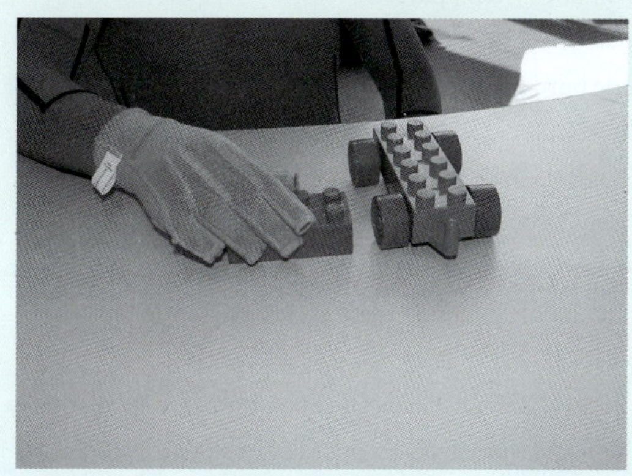

그림 22.23. 놀이를 통해 손 기능을 향상시키고 있는 아동

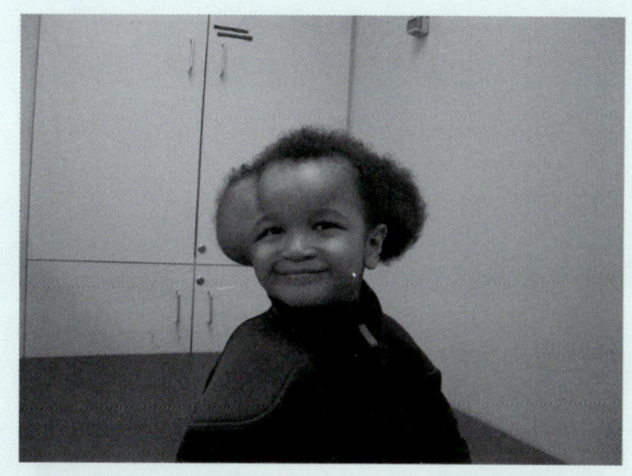

그림 22.24. 두피에 조직 확장기가 있는 아동

동안 하지에 탁월한 압박을 제공하고 있다. 보철물에서 벗어난 상태에서도 그는 맞춤형 압박옷을 잘 견뎌내고 있다(그림 22.18). 그는 목의 켈로이드 흉터에 스테로이드 주사를 맞았고, 목 흉터를 없애기 위해 Z-성형술을 받았다. 그는 5개월 동안 병원의 주간 재활 프로그램에 참여한 후 통원 치료로 전환했다. 그는 머리/목의 뒷면과 측면에 대한 흉터 교정 수술이 필요했다. 이를 위해 그는 두피에 조직 확장기 이식술(그림 22.24)을 받았다. 이를 통해 외과의는 이전 결손 부위를 덮을 수 있는 충분한 화상/흉터 조직을 확보할 수 있었다(그림 22.7). 조직 확장기를 제거한 후 흉터 조직을 절제하고 흉터가 없는 조직을 그 자리로 옮겼다(그림 22.25).

프랭키는 이제 Ohio Wil-low Wood의 새로운 의족을 사용하여 지역사회에서 독립적으로 보행할 수 있게 되었다(그림 22.26). 이 에너지 저장형 의족을 통해 보행 시 발뒤꿈치 타격과 밀어내기를 더 잘 할 수 있게 되었다. 이제 그는 계단을 오르내릴 수 있고 지도하에 버스 계단도 연습할 수 있다. 그는 지속적인 흉터 관리, 기능 및 직업적 필요를 해결하기

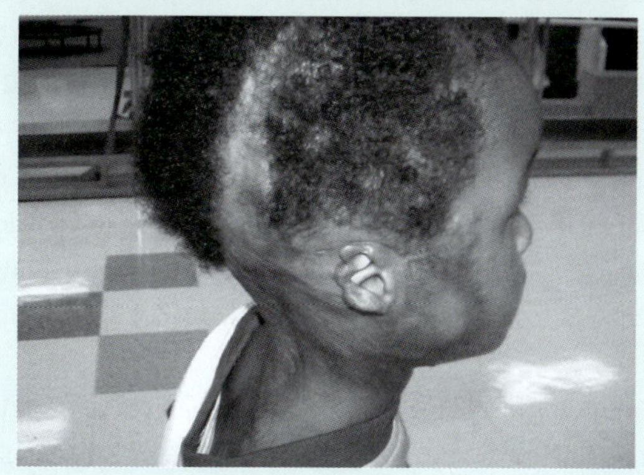

그림 22.25. 조직 확장기 제거 및 교정 수술 후 환자 상태

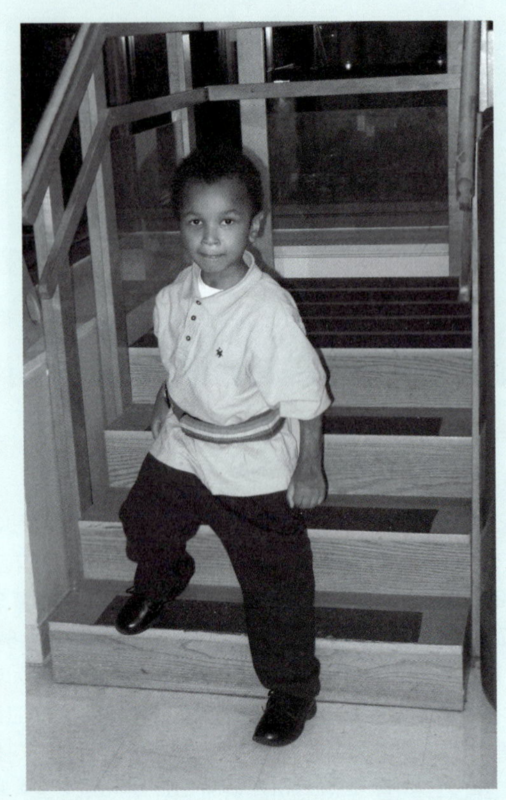

그림 22.26. 양측 보조기로 독립보행을 하고있는 아동

위해 학교 기반 물리치료 서비스와 외래 환자 서비스를 받고 있다.

참고문헌

1. Centers for Disease Control and Prevention, National Center for Injury Prevention and Control. Burn prevention. Child Safety and Injury Prevention. 2019. Accessed July 27, 2020. https://www.cdc.gov/ safechild/burns/index.html
2. Centers for Disease Control and Prevention, National Center for Injury Prevention and Control. 10 Leading causes of death, United States. All Races, Both Sexes. 2018. Accessed July 27, 2020. https://www.cdc.gov/injury/wisqars/LeadingCauses.html
3. Johnson RM, Richard R. Partial thickness burns: identification and management. Adv Skin Wound Care. 2003;16(4):178-187.
4. Firefighters Burn Institute Youth Fire Setters Program. Scald Burn Facts and Figures. Firefighters Burn Institute. Accessed February 1, 2021. https://firesetter.org/scald-burn-facts-and-figures/
5. Fast Facts. Fire and Burn Injuries Among Children in 2018. SafeKids Worldwide. 2020. Accessed February 1, 2021. https://www.safekids.org/sites/default/files/documents/2020_fast_facts_fire_burn_v1.pdf
6. Lorch M, Goldberg J, Wright J, et al. Epidemiology and disposition of burn injuries among infants presenting to a tertiary-care pediatric emergency department. Pediatr Emerg Care. 2011;27(11):1022-1026.
7. Shah A, Suresh S, Thomas R, et al. Epidemiology and profile of pediatric burns in a large referral center. Clin Pediatr. 2011;50(5):391-395.
8. U.S. Department of Health and Human Services. Administration for children and families. Child Maltreatment 2018. Published January 2020. Accessed March 6, 2021. https://www.acf.hhs.gov/sites/default/files/ documents/cb/cm2018.pdf
9. Zenel J, Goldstein B. Child abuse in the pediatric intensive care unit. Crit Care Med. 2002;30(11 Suppl):S515-S523.
10. Gornor G. Medical evaluation for child physical abuse: what the PNP needs to know. J Pediatr Health Care. 2012;26(3):163-170.
11. Safe Kids Worldwide. Burn and scald prevention tips. Accessed February 1, 2021. https://www.safekids.org/tip/burns-and-scalds-prevention-tips
12. Dowd MD, Keenan HT, Bratten SL. Epidemiology and prevention of childhood injuries. Crit Care Med. 2002;31(11 Suppl):S385-S392.
13. Consumer Product Safety Commission. Office of Compliance. Children's Sleepwear Regulations. 2001. Accessed February 1, 2021. https://www.cpsc.gov/s3fs-public/pdfs/blk_pdf_regsumsleepwear.pdf
14. Lockhard RD, Hamilton GF, Fyfe FW. Anatomy of the Human Body. JB Lippincott; 1969.
15. Merz J, Schrand C, Mertens D, et al. Wound care of the pediatric burn patient. AACN Clin Issues. 2003;14(4):429-441.
16. Lund CC, Browder NC. The estimation of areas of burns. Surg Gynecol Obstet. 1944;79:352.
17. Sheng WB, Zeng D, Wan Y, et al. BurnCalc assessment study of computer-aided individual three-dimensional burn area calculation. J Transl Med. 2014;12:242. doi:10.1186/s12967-014-0242-x
18. Chan Q, Barzi F, Cheney L, et al. Burn size estimation in children: still a problem. Emerg Med Australas. 2012;24:181-186.
19. American Burn Association. Burn center referral criteria. Accessed July 2020. http://ameriburn.org/wp-content/uploads/2017/05/ burncenterreferralcriteria.pdf

20. Sussman C, Bates-Jensen B. Wound healing physiology: acute and chronic. In: Sussman C, Bates-Jensen B, eds. Wound Care: A Collaborative Practice Manual. Wolters Kluwer/Lippincott Williams & Wilkins; 2007:26-33.
21. Wallace HJ, Cadby G, Melton PE, et al. Genetic influence on scarheight and pliability after burn injury in individuals of European ancestry: a prospective cohort study. Burns. 2019;45(3):567-578. doi:10.1016/j.burns.2018.10.027
22. Ward RS. Management of scar. In: Sussman C, Bates-Jensen B, eds. Wound Care: A Collaborative Practice Manual. Wolters Kluwer/Lippin cott Williams & Wilkins; 2007:309-318.
23. Hunt TK. Fundamentals of Wound Management in Surgery—Wound Healing: Disorders of Repair. Chirurgecom; 1976.
24. Chan Q, Harvey J, Graf N, et al. The correlation between time to skin grafting and hypertrophic scarring following an acute contact burn in a porcine model. J Burn Care Res. 2012;33(2):e43-e48.
25. Richard RL, Lester ME, Miller SF, et al. Identification of cutaneous functional units related to burn scar contracture development. J Burn Care Res. 2009;30:625-631.
26. Diegelmann RF, Rothkop LC, Cohen LK. Measurement of collagen biosynthesis during wound healing. J Surg Res. 1975;19:239-243.
27. Barnes MK, Morton LF, Bennett RC, et al. Studies on collagen synthesis in the mature dermal scar in the guinea pig. Biochem Soc Symp. 1975;3:917-920.
28. American Burn Association. Verification criteria. Accessed February 1, 2021. http://ameriburn.org/quality-care/verification/
29. American Burn Association. Rehabilitation. Resources. 2020. Accessed February 2, 2021. http://ameriburn.org/quality-care/rehabilitation/
30. Parry I, Esselman PC; Rehabilitation Committee of the American Burn Association. Clinical competencies for burn rehabilitation therapists. J Burn Care Res. 2011;32(4):458-467.
31. Parry I, Forbes L, Lorello D, et al. Burn Rehabilitation Therapists Competency Tool—Version 2: an expansion to include long-term rehabilitation and outpatient care. J Burn Care Res. 2017;38(1):e261-e268.
32. American Burn Association. Certification. Accessed August 2020. http:// ameriburn.org/quality-care/certification/
33. Kim L, Martin H, Holland A. Medical management of paediatric burn injuries: best practice. J Paediatr Child Health. 2012;48:290-295.
34. Orgill D, Piccolo N. Escharotomy and decompressive therapies in burns. J Burn Care Res. 2009;30(5):759-768.
35. Blasier RD. Treatment of fractures complicated by burn or head in juries in children. J Bone Joint Surg. 1999;81(A7):1038-1043.
36. Barret JP, Herndon DN. Modulation of inflammatory and catabolic responses in severely burned children by early burn wound excision in the first 24 hours. Arch Surg. 2003;138(2):127-132.
37. Jenkins ME, Gottschlich MM, Warden GD. Enteral feeding during operative procedures in thermal injuries. J Burn Care Rehabil. 1994;15(2):199-205. doi:10.1097/00004630-199403000-00019
38. Huckleberry Y. Nutritional support and the surgical patient. Am J Health Syst Pharm. 2004;61(7):671-684.
39. Tengvall O, Wickman M, Wengstrom Y. Memories of pain after burn injury-the patient's experience. J Burn Care Res. 2010;31(2):319-327.
40. Ward RS. Physical rehabilitation. In: Carrougher GJ, ed. Burn Care and Therapy. Mosby; 1998:293-327.
41. Al-Ahdab M, Al-Omawi M. Deep partial scald burn in a neonate: a case report of the first documented domestic neonatal burn. J Burn Care Res. 2011;32(1):e1-e6.
42. Martin-Herz SP, Patterson DR, Honari S, et al. Pediatric pain control practices of North American Burn Centers. J Burn Care Rehabil. 2003;24(1):26-36.
43. Bayat A, Ramaiah R, Bhananker S. Analgesia and sedation for children undergoing burn wound care. Expert Rev Neurother. 2010;10(11):1747-1759.
44. Luhmann JD, Kennedy RM, Porter FL, et al. A randomized clinical trial of continuous-flow nitrous oxide and midazolam for sedation of young children during laceration repair. Ann Emerg Med. 2001;37(1):20-27.
45. Davison PG, Loiselle F, Nickerson D. Survey on current hydrotherapy use among North American burn centers. J Burn Care Res. 2010;31(3):393-399.
46. Patel P, Vasquez S, Granick M, et al. Topical antimicrobials in pediatric burn wound management. J Craniofac Surg. 2008;19(4):913-922.
47. Tredget EE, Shankowsky HA, Groeneveld A, et al. A matched-pair, randomized study evaluating the efficacy and safety of Acticoat silver-coated dressing for the treatment of burn wounds. J Burn Care Rehabil. 1998;19(6):531-537.
48. AQUACEL® Ag. The dual-purpose antimicrobial dressing: absorbency with the power of silver. Accessed February 2, 2021. https:// www.convatec.com/advanced-wound-care/aquacel-dressings/ hydrofiber-technology/
49. Caruso DM, Foster KN, Hermans MH, et al. Aquacel® Ag in the management of partial-thickness burns: results of a clinical trial. J Burn Care Rehabil. 2004;25(1):89-97.

50. Caruso DM, Foster KN, Blome-Eberwein SA, et al. Randomized clinical study of hydrofiber dressing with silver or silver sulfadiazine in the management of partial-thickness burns. J Burn Care Res. 2006;27(3):298-309.
51. Barre JP, Dziewulski P, Ramzy PI, et al. Biobrane versus 1% silver sulfadiazine in second-degree pediatric burns. Plast Reconstr Surg. 2000;105:62-65.
52. Júnior EML, de Moraes Filho MO, Forte AJ, et al. Pediatric burn treatment using tilapia skin as a xenograft for superficial partial-thickness wounds: a pilot study. J Burn Care Res. 2020;41(2):241-247. doi:10.1093/jbcr/irz149
53. Xiao-Wu W, Herndon DN, Spies M, et al. Effects of delayed wound excision and grafting in severely burned children. Arch Surg. 2002;137(9):1049-1054.
54. Sheridan FL. Burns. Crit Care Med. 2002;30(11S):S500-S514.
55. Carrougher GJ. Burn wound assessment and topical treatment. In: Carrougher GJ, ed. Burn Care and Therapy. Mosby; 1998:133-165.
56. Parks DH, Wainwright DJ. The surgical management of burns. In: Carvajal HF, Parks DH, eds. Burns in Children: Pediatric Burn Management. Year Book Medical Publishers; 1988:158, 166.
57. Gibran N, Luterman A, Herndon D, et al. Comparison of fibrin sealant and staples for attaching split-thickness autologous sheet grafts in patients with deep partial-or full-thickness burn wounds: a phase 1/2 clinical study. J Burn Care Res. 2007;28(3):401-408.
58. Mozingo DW. Surgical management. In: Carrougher GJ, ed. Burn Care and Therapy. Mosby; 1998:233-248.
59. Sood R, Balledux J, Koumanis D, et al. Coverage of large pediatric wound with cultured epithelial autografts in congenital nevi and burns: results and technique. J Burn Care Res. 2009;30(4):576-583.
60. Integra LifeSciences Corp. Medical economics of Integra artificial skin. Accessed October 2013. www.integralife.com
61. Burk JF. Observations on the development and clinical use of artificial skin: an attempt to employ regeneration rather than scar formation in wound healing. Jpn J Surg. 1987;17:431-438.
62. Dearman BL, Li A, Greenwood JE. Optimization of a polyurethane dermal matrix and experience with a polymer-based cultured composite skin. J Burn Care Res. 2014;35(5):437-448.
63. NovoSorb BTM. PolyNovo Limited. 2020. Accessed August 21, 2020. https://usa.polynovo.com/product-btm/
64. Greenwood JE, Schmitt BJ, Wagstaff MJD. Experience with a synthetic bilayer Biodegradable Temporising Matrix in significant burn injury. Burns Open. 2018;2(1):17-34.
65. Kowal S, Kruger E, Bilir P, et al. Cost-Effectiveness of the Use of Autologous Cell Harvesting Device Compared to Standard of Care for Treatment of Severe Burns in the United States. Adv Ther. 2019;36:1715–1729. Accessed February 1, 2021. https://doi.org/10.1007/s12325-019-00961-2
66. Suman O, Mlcak RP, Herndon DN. Effect of exercise training on pulmonary function in children with thermal injury. J Burn Care Rehabil. 2002;23(4):288-293.
67. Gaur A, Sinclair M, Caruso E, et al. Heterotopic ossification around the elbow following burns in children: results after excision. J Bone Joint Surg. 2003;85(A8):1538-1543.
68. Banwell BL, Mildner RJ, Hassall AC, et al. Muscle weakness in critically ill children. Neurology. 2003;61:1779-1782
69. Kukreti V, Shamim M, Khilnani P. Intensive care unit acquired weakness in children: critical illness polyneuropathy and myopathy. Indian J Crit Care Med. 2014;18(2):95-101. doi:10.4103/0972-5229.126079
70. Baryza MJ, Baryza GA. The Vancouver Scar Scale: an administration tool and its inter-rater reliability. J Burn Care Rehabil. 1995;16:535-538.
71. Lee KC, Bamford A, Gardiner F, et al. Investigating the intra- and inter-rater reliability of a panel of subjective and objective burn scar measurement tools. Burns. 2019;45(6):1311-1324. doi:10.1016/j. burns.2019.02.002
72. Nedelec B, Correa JA, Rachelska G, et al. Quantitative measurement of hypertrophic scar: interrater reliability and concurrent validity. J Burn Care Res. 2008;29(3):501-511. doi:10.1097/BCR.0b01 3e3181710881
73. Lee KC, Dretzke J, Grover L, et al. A systematic review of objective burn scar measurements. Burns Trauma. 2016;4:14. doi:10.1186/ s41038-016-0036-x
74. Martin D, Umraw N, Gomez M, et al. Changes in subjective vs. objective burn scar assessment over time: does the patient agree with what we think. J Burn Care Rehabil. 2003;24(4):239-244.
75. Gordon M, Gottschlich MM, Helvig EI, et al. Review of evidence-based practice for the prevention of pressure sores in burn patients. J Burn Care Rehabil. 2004;25(5):388-410.
76. Van LB, Sicotte KM, Lassiter RR, et al. Digital photography: enhancing communication between burn therapists and nurses. J Burn Care Rehabil. 2004;25(1):54-60.
77. Wong D, Baker C. Pain in children: comparison of assessment scales. Pediatr Nurs. 1988;14(1):9-17.
78. de Jong A, Baartmans M, Bremer M, et al. Reliability, validity, and clinical utility of three types of pain behavioural observation scales for young children with burns aged 0 to 5 years. Pain. 2010;150:561-567.
79. de Jong AEE, Bremer M, Schouten M, et al. Reliability and

validity of the pain observation scale for young children and the visual analogue scale in children with burns. Burns. 2005;31:198-204.

80. de Jong AEE, Tuinebreijer WE, Bremer M, et al. Construct validity of two pain behaviour observation measurement instruments for young children with burns by Rasch analysis. Pain. 2012;153:2260-2266.

81. Serghiou MH, Rose MW, Pidcock FS, et al. The WeeFIM [R] instrument—a paediatric measure of functional independence to predict longitudinal recovery of paediatric burn patients. Dev Neurorehabil. 2008;11(1):39-50. doi:10.1080/17518420701520644

82. Stoddard FJ, Sheridan RL, Saxe GN, et al. Treatment of pain in acutely burned children. J Burn Care Rehabil. 2002;23(2):135-156.

83. Luo H, Cao C, Zhong J, et al. Adjunctive virtual reality for procedural pain management of burn patients during dressing change or physical therapy: a systematic review and meta-analysis of randomized controlled trials. Wound Repair Regen. 2019;27(1):90-101.

84. Mott J, Bucolo S, Cuttle L, et al. The efficacy of an augmented virtual reality system to alleviate pain in children undergoing burns dressing changes: a randomised controlled trial. Burns. 2008;34(6):803-808.

85. Miller K, Rodger S, Kipping B, et al. A novel technology approach to pain management in children with burns: a prospective randomized controlled trial. Burns. 2011;37:395-495.

86. Taylor K. The management of minor burns and scalds in children. Nurs Stand. 2001;16(11):45-52.

87. Hurlin FK, Doyle B, Paradis P, et al. Use of an improved Watusi collar to manage pediatric neck burn contractures. J Burn Care Rehabil. 2002;23(3):221-226.

88. Ridgway CL, Daugherty MB, Warden GD. Serial casting as a technique to correct burn scar contractures: a case report. J Burn Care Rehabil. 1991;12:67-72.

89. Whitehead C, Serghiou M. A 12-year comparison of common therapeutic interventions in the burn unit. J Burn Care Res. 2009;30(2):281-288.

90. P. Ault P, Plaza A, Paratz J. Scar massage for hypertrophic burns scarring—A systematic review. Burns. 2018: 44; 24-38. https://doi.org/10.1016/j.burns.2017.05.006

91. Nedelec B, Couture MA, Calva V, et al. Randomized controlled trial of the immediate and long-term effect of massage on adult postburn scar. Burns. 2019;45(1):128-139. doi:10.1016/j.burns.2018.08.018

92. Nedelec B, Serghiou M, Niszczak J, et al. Practice guidelines for early ambulation of burn survivors after lower extremity grafts. J Burn Care Res. 2012;33:319-329.

93. Sakurai Y, Aarsland A, Herndon DN, et al. Stimulation of muscle protein synthesis by long-term insulin infusion in severely burned patients. Ann Surg. 1995;222:283-297.

94. Celis MM, Suman OE, Huang TT, et al. Effect of a supervised exercise and physiotherapy program on surgical interventions in children with thermal injury. J Burn Care Rehabil. 2003;24(1):57-61.

95. Cucuzzo NA, Ferrando A, Herndon DN. The effects of exercise programming vs. traditional outpatient therapy in the rehabilitation of severely burned children. J Burn Care Rehabil. 2001;22(3):214-220.

96. Yohannon S, Tufaro P, Hunter H, et al. The utilization of Nintendo® Wii™ during burn rehabilitation: a pilot study. J Burn Care Res. 2012;33(1):36-45.

97. Edwards J. Scar management. Nurs Stand. 2003;17(52):39-42.

98. Williams F, Knap D, Wallen M. Comparison of the characteristics and features of pressure garments used in the management of burn scars. Burns. 1998;24:329-335.

99. Van den Kerckhove E, Stappaerts K, Boeckx W, et al. Silicones in the rehabilitation of burns: a review and overview. Burns. 2001;27(3):205-214.

100. Harte D, Gordon J, Shaw M, et al. The use of pressure and silicone in hypertrophic scar management in burns patients: a pilot randomized controlled trial. J Burn Care Res. 2009;30(4):632-642.

101. Serghiou MA, Holmes CL, McCauley RL. A survey of current rehabilitation trends for burn injuries to the head and neck. J Burn Care Rehabil. 2004;25(6):514-518.

102. Rivers EA, Strate RG, Solem LD. The transparent facemask. AmJ Occup Ther. 1979;33:109-113.

103. Anderson RR, Donelan MB, Hivnor C, et al. Laser treatment of traumatic scars with emphasis on ablative fractional laser resurfacing: consensus report. JAMA Dermatol. 2014;150:187-193.

104. Hultman CS, Friedstat JS, Edkins RE, et al. Laser resurfacing and remodeling of hypertrophic burn scars: the results of a large, prospective, before-after cohort study, with long-term follow-up. Ann Surg. 2014;260:519-529.

105. Donelan MB, Parrett BM, Sheridan RL. Pulsed dye laser therapy and z-plasty for facial burn scars: the alternative to excision. Ann Plast Surg. 2008;60:480-486.

106. Zuccaro J, Muser I, Singh M, et al. Laser therapy for pediatric burn scars: focusing on a combined treatment approach. J Burn Care Res. 2018;39:457-462.

107. Everett T, Parker K, Fish J, et al. The construction and implementation of a novel postburn pruritus scale for infants and

children aged five years or less: introducing the Toronto Pediatric Itch Scale. J Burn Care Res. 2015;36:44-49.

108. Sheridan RL, Hinson MI, Liang MH, et al. Long-term outcome of children surviving massive burns. JAMA. 2000;283(1):69-73.

109. Landolt MA, Grubenmann S, Meuli M. Family impact greatest: predictors of quality of life and psychological adjustment in pediatric burn survivors. J Trauma. 2002;53(6):1146-1151.

110. Murphy ME, Holzer CE 3rd, Richardson LM, et al. Quality of life of young adult survivors of pediatric burns using World Health Organization Disability Assessment Scale II and Burn Specific Health Scale-Brief: a comparison. J Burn Care Res. 2015;36(5):521-533. doi:10.1097/BCR.0000000000000156

111. Mancuso MG, Bishop S, Blakeney P, et al. Impact on the family: psychosocial adjustment of siblings of children who survive serious burns. J Burn Care Rehabil. 2003;24(2):110-118.

112. Duke JM, Randall SM, Vetrichevvel TP, et al. Long-term mental health outcomes after unintentional burns sustained during childhood: a retrospective cohort study. Burns Trauma. 2018;6:32. 2018. doi:10.1186/s41038-018-0134-z

113. Section 504 of the Rehabilitation Act of 1973, 29 USC §794. Accessed July 22, 2020. https://www.dol.gov/agencies/oasam/centers-offices/civil-rights-center/statutes/section-504-rehabilitation- act-of-1973

CHAPTER 23

자폐스펙트럼장애

Anjana Bhat, Deborah Bubela, and Rebecca Landa

챕터 개요

개요
자폐스펙트럼장애의 정의
유병률
발병 원인 및 위험 요인
자폐스펙트럼장애의 신경 병리학
진단과 예후
장애
- 인지장애
- 감각-지각 장애
- 운동장애

검사
- 과거력 작성
- 자유놀이 관찰
- 인지검사
- 감각-지각 검사
- 운동검사
- 평가종합

중재
- 자폐스펙트럼장애 치료를 위한 팀 접근법
- 자폐스펙트럼장애 아동을 위한 감각 운동 치료 접근법
- 조기 중재 물리치료
- 학교 환경에서 물리치료
- 여가활동과 기술 활용

결론
사례 연구

개요

이 장의 전반적인 목표는 운동장애를 포함한 자폐스펙트럼장애(ASD)의 다양한 다중 시스템 장애에 대한 물리치료사(PT)의 인식을 높이고, ASD 아동에 대한 이해를 높일 수 있는 검사를 제안하며, 이용 가능한 증거에 의해 뒷받침되는 ASD 영유아, 아동 및 청소년을 위한 가능한 운동 중재 방법을 제안하는 것이다.

자폐스펙트럼장애의 정의

자폐스펙트럼장애는 신경 발달 장애로, 사회적 의사소통 기술의 다양한 장애와 행동과 관심사에 제한이 있다.[1] 사회적 의사소통 장애에는 타인과의 대화 중 사회적-정서적 상호성 또는 소통 능력 저하, 타인과의 경험, 관심사 및 감정 공유 감소, 사회적 대화의 시작 및 반응 저하 등이 포함된다. 사회적 상호작용 중 제스처나 시선처리를 잘하지 못하는 경우, 자폐성 장애가 나타난다. 자폐성 장애를 가진 개인은 또래 및 보호자와의 관계를 발전시키고 유지하는 데 어려움을 겪는다.

예를 들어, 친구를 사귀는 데 어려움을 겪는다. 제한되고 반복적인 행동의 측면에서, 아동은 상동행동(예: 손가락 튕기기, 팔 펄럭이기, 몸 흔들기)을 보이거나 반복되는 고정된 일과를 고집하거나 매우 제한된 관심사(예: 특정 사물이나 특정 주제에 집착)를 나타낼 수 있다. 또한, 자폐 아동은 감각 입력에 과잉 또는 과소 반응하거나 특정 감각에 대한 비정상적인 관심(예: 통증에 대한 무관심, 특정 소리나 질감에 대한 이상 반응, 과도한 냄새 맡기 또는 물체 만지기, 빛이나 움직임에 대한 시각적 매혹)을 보이기도 한다. 또한, 자폐성

장애 아동의 대다수는 검사 및 개입이 필요한 심각한 운동장애를 가지고 있고, 이 장의 초점은 여기에 맞춰져 있다. 실제로 최근 연구에 따르면 자폐성 장애 아동의 75-87%가 심각한 운동 지연과 운동장애의 위험이 있는 것으로 나타났다.[2,3]

유병률

미국 질병통제예방센터의 최신 보고서에 따르면, 일반 아동 59명 중 1명이 ASD 진단을 받게 되며, 이는 2000년에 보고된 110명 중 1명보다 훨씬 높은 발병률이다.[4] ASD 유병률은 남아(54명 중 1명)가 여아(252명 중 1명)보다 5배 더 흔하다.[4] ASD는 연간 36,500건이 새로 진단되어 총 73만 건에 달하는 미국에서 가장 흔한 소아 질환으로 자리잡았다.[4] ASD 아동의 가족은 평생 평균 320만 달러의 비용이 발생하며, ASD 아동이 있는 모든 가족의 사회적 비용은 348억 달러로 추산된다.[5] 특히, ASD 아동의 평균 의료비 지출은 ASD가 없는 아동에 비해 4.1배에서 6.2배 더 높았다. 의료 비용 외에도 자폐 아동을 위한 집중적인 행동 개입은 아동 1인당 연간 최대 4만 달러에서 6만 달러의 비용이 소요될 수 있다.[6] 종합적으로 고려할 때, 증가하는 발병률과 ASD 치료 비용은 의료진에게 ASD 환자의 예후를 개선하기 위해 조기에 이 장애를 진단하고 치료해야 한다는 필요성을 시사한다.

발병 원인 및 위험 요인

자폐증의 신경병증은 태아기 또는 주산기 발달 기간에 시작된다.[7] 명확한 원인은 밝혀지지 않았지만, 쌍둥이 연구에 따르면 유전이 위험 요인 중 하나로 지적되고 있다. 쌍둥이 연구에 따르면 일란성 쌍둥이 중 한 아이에게 ASD가 발생하면 다른 아이에게 ASD가 발생할 확률이 36%에서 95%까지 증가한다.[8] 형제자매 중 한 아이에게 ASD가 있으면 다른 아이는 31%의 ASD 발병 위험이 있다.[8] 또한 ASD 아동의 형제는 사회, 언어, 감각, 운동 지연이나 이상 등 개입이 필요한 다른 발달 지연이 발생할 위험이 25-50% 높은 것으로 보고되고 있다.[9] 이러한 이유로 연구자들은 ASD 위험에 처한 유아의 초기 발달을 이해하기 위해 ASD 아동의 유아 형제를 대상으로 전향적 추적 조사를 실시하는 경우가 많다.[9] ASD 발병 위험이 있는 다른 집단으로는 조산아,[10] 고령 부모에게서 태어난 유아,[11] 또는 임신 중 발프로산 및 탈리도마이드 같은 처방 약물에 노출된 유아가 있다.[12]

자폐스펙트럼장애의 신경 병리학

ASD의 뇌 발달은 일반적으로 (1) 영유아기의 과성장, (2) 아동기 후반의 성장 둔화 및 정체, (3) 청소년기 및 성인기의 퇴화라는 세 단계를 거친다.[13-15] 나중에 자폐증이 발병한 1-2세 아동의 머리 둘레는 일반적인 발달 아동보다 훨씬 크다.[13-15] 출생 시 머리 크기는 정상에 가까우며, 이는 생후 첫 2년간 뇌 과성장이 발생할 수 있음을 시사한다. 뇌 과성장은 유아기까지 지속되며 평균 연령이 4세인 ASD 아동에게도 관찰된다.[16] 뇌 과성장기는 주로 전두엽, 측두엽, 편도체에 영향을 미친다. 특히 단거리 신경 섬유는 과하게, 장거리 신경 섬유는 부족하게 연결된다.[17] 뇌 내 장거리 연결이 부족하면 감각 운동, 사회적 의사소통, 인지 기능의 통합이 제대로 이루어지지 않는다. 이러한 신경해부학적 발견은 ASD 아동의 경우 기본적인 연상 학습이나 단순 운동 과제는 손상되지 않지만 실행 기능(EF)이나 복잡한 운동 계획과 같은 복잡한 인지 기능은 손상된다는 점에서 자폐의 복합 정보 처리 이론과 일치한다.[18] 또한 최근 기능적 자기공명영상(fMRI) 연구에 따르면 ASD 아동은 손가락 두드리기 과제에서 전두엽 활성화가 지속되고 소뇌 활성화가 감소한다고 나타났다.[19] 이와 대조적으로, 정상 발달하는 아동은 운동 패턴이 학습되고 자동화되면 전두엽 활성화에 비해 소뇌 활성화가 증가했다.[19] 전전두엽 영역에서 소뇌로의 신경 활성화 전환의 부족은 피질과 피질하 영역 사이의 장거리 신경 연결이 부족하기 때문일 수 있으며 ASD 아동에서 관찰되는 부적응 및 관련 운동장애의 신경 기반이 된다.[18,19] 다른 연구자들은 보행 중 더 짧은 보폭과 높은 케이던스를 보이는 것처럼 아스퍼거 증후군 환자의 기저핵 기능 결함을 보고했다.[20] 마지막으로, ASD 아동은 뇌의 전두정엽 피질에서 발견되는 거울 뉴런 시스템에 손상이 있다.[23,24] 거울 뉴런 시스템은 행동 생산 및 행동 관찰 중에 활성화되는 뉴런 그룹으로, 관찰 기반 운동 학습에 관여한다.[23] 이러한 손상은 ASD 아동이 모방 기술이 부족하고 다른 사람을 관찰하여 운동 및 사회 기술을 배우는 데 어려움을 겪는 이유를 설명한다.[24]

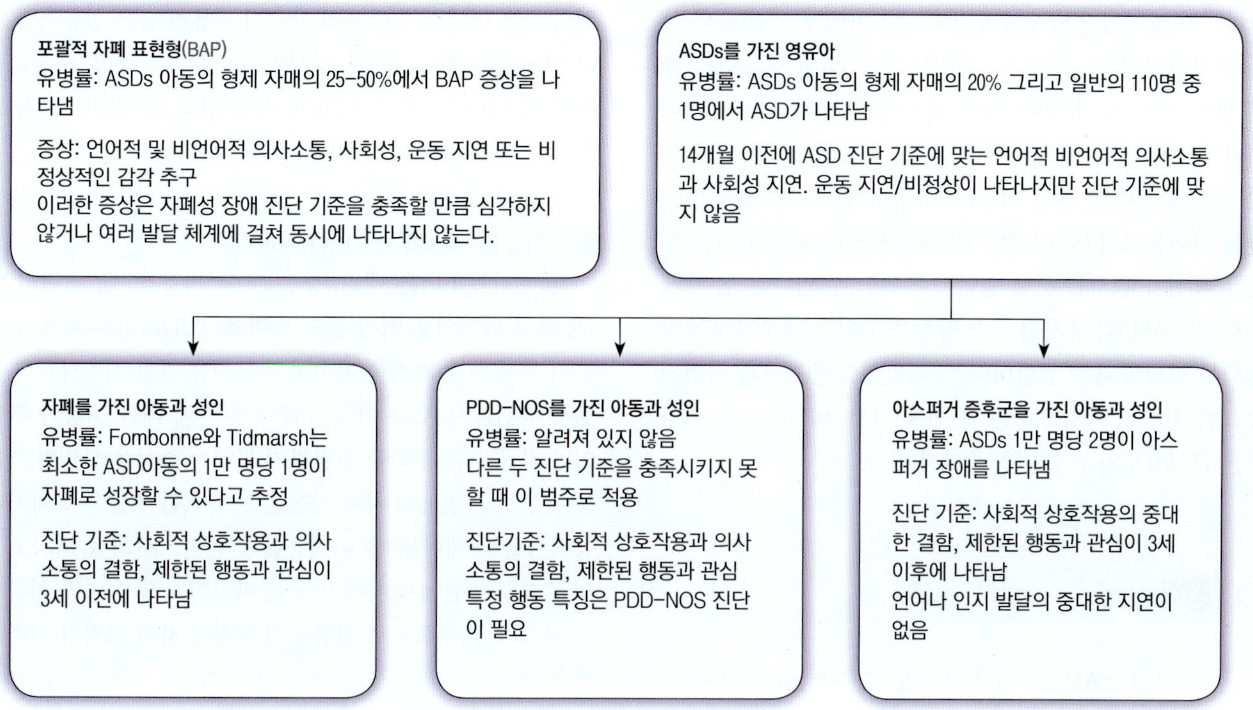

포괄적 자폐 표현형(BAP)
유병률: ASDs 아동의 형제 자매의 25-50%에서 BAP 증상을 나타냄

증상: 언어적 및 비언어적 의사소통, 사회성, 운동 지연 또는 비정상적인 감각 추구
이러한 증상은 자폐성 장애 진단 기준을 충족할 만큼 심각하지 않거나 여러 발달 체계에 걸쳐 동시에 나타나지 않는다.

ASDs를 가진 영유아
유병률: ASDs 아동의 형제 자매의 20% 그리고 일반의 110명 중 1명에서 ASD가 나타남

14개월 이전에 ASD 진단 기준에 맞는 언어적 비언어적 의사소통과 사회성 지연. 운동 지연/비정상이 나타나지만 진단 기준에 맞지 않음

자폐를 가진 아동과 성인
유병률: Fombonne와 Tidmarsh는 최소한 ASD아동의 1만 명당 1명이 자폐로 성장할 수 있다고 추정

진단 기준: 사회적 상호작용과 의사소통의 결함, 제한된 행동과 관심이 3세 이전에 나타남

PDD-NOS를 가진 아동과 성인
유병률: 알려져 있지 않음
다른 두 진단 기준을 충족시키지 못할 때 이 범주로 적용

진단기준: 사회적 상호작용과 의사소통의 결함, 제한된 행동과 관심
특정 행동 특징은 PDD-NOS 진단이 필요

아스퍼거 증후군을 가진 아동과 성인
유병률: ASDs 1만 명당 2명이 아스퍼거 장애를 나타냄

진단 기준: 사회적 상호작용의 중대한 결함, 제한된 행동과 관심이 3세 이후에 나타남
언어나 인지 발달의 중대한 지연이 없음

그림 23.1. 자폐스펙트럼장애를 가진 개인의 다양한 하위 범주에 대한 유병률 및 주요 진단 장애와 자폐스펙트럼장애의 위험이 있는 유아의 초기 증상

Adapted from Bhat A, Landa R, Galloway J. Perspectives on motor problems in infants, children, and adults with autism spectrum disorders. Phys Ther. 2011;91(7):1116-1129 with permission from American Physical Therapy Association. This material is copyrighted, and any further reproduction and distribution requires written permission from APTA.

>> 진단과 예후

최근의 ASD 진단 기준은 과거에 자주 사용되었던 ASD의 하위 범주를 통합했다(그림 23.1). 그러나 현재 ASD 기준을 충족하는 아동은 단일 ASD 진단만 받게 된다. ASD 아동의 발달 이력은 증상의 심각도에 따라 달라진다. 일부 아동은 생후 2세에서 3세 사이에 언어 지연이 나타난다.[25] 그러나 부모는 종종 생후 초기에 다른 지각 운동이나 언어 지연을 보고한다.[26-29] 예를 들어 아스퍼거 증후군 아동(즉, 과거 기준에 따라 진단을 받은 아동)과 같이 가벼운 형태의 ASD를 가진 아동은 일반적으로 5-6세 정도까지 전형적인 발달 또는 거의 전형적인 발달이 나타난다. 부모는 나중에 자녀가 전형적인 언어와 평균 이상의 지적 능력에도 불구하고 사회적 상호작용에 어려움을 겪고 있다고 보고한다.

숙련된 임상의는 자폐증 진단 관찰 스케줄(ADOS)[30]이라는 표준 도구와 자폐증 진단 인터뷰-개정판(ADI-R)이라는 동반 부모 인터뷰를 사용하여 ASD을 진단할 수 있다.[31] ADOS는 성인 검사자와 함께 다양한 놀이 기반 활동을 사용하여 아동의 사회적 상호성, 비언어 및 언어적 의사소통, 상동 행동 및 관심을 평가하는 45분-1시간 표준화된 질적 평가이다. ADOS는 생후 12개월부터 성인까지 시행할 수 있다. 세 가지 영역(사회성, 의사소통, 반복 행동)의 각 코딩 항목에 대해 0-3점 사이의 점수가 부여되며, 0은 정상 또는 거의 정상에 가까운 수행을 의미한다. 진단 알고리즘은 코딩 항목의 하위 집합을 기반으로 개발된다. 예를 들어, 언어장애 아동의 경우 10개의 사회적 의사소통 항목과 4개의 반복 행동 항목의 합이 0-28점 사이의 총점을 제공한다. 9점 이상이면 자폐증, 7-9점이면 자폐 스펙트럼이라고 한다. 0-10점 범위의 비교 점수는 자폐 아동의 증상 중증도를 설명하기 위해 개발되었다. 비교 점수는 치료 후 장기적인 개선을 평가하는 데 도움이 되기 때문에 예후적 가치가 있다.

다양한 사회성, 의사소통 및 감각, 운동장애를 보이는 아동의 경우 고려해야 할 다른 감별 진단으로는 레트 장애, 아동기 붕괴성 장애(CDD), 취약성 X 증후군 등이 있다. 레트 장애는 뇌의 회백질과 관련된 명확한 유전적 기원을 가진 신경학적 장애로 생후 5개월에서 4세 사이에 뇌 성장이 퇴행

한다.[32] 여성에게만 발생하며 생후 1년 이내에 손 기능의 상실과 정형화된 팔 움직임이 나타난다.[1,32] 전신 협응력과 균형 감각, 언어 능력 장애, 심리 운동 발달 저하도 관찰된다. 이와 대조적으로, CDD는 10세 이전에 갑작스러운 언어 능력 상실을 동반한 발달 퇴행이 나타날 때까지 전형적인 발달을 보이는 ASD로 나타난다.[1] 마지막으로, 취약성 X 증후군은 유전자 검사를 통해 원인을 확인할 수 있다는 점을 제외하고는 ASD와 유사한 임상 양상을 보이는 남성에게서 발견되는 명확한 유전 질환이다.[1,33] 취약성 X 증후군과 관련된 중요한 신체적 특징으로는 큰 신체 크기, 이마, 얼굴, 귀와 낮은 근긴장도와 관절 이완 증가가 있다.

>> 장애

이 장에서는 ASD를 가진 영유아에게 나타나는 인지, 사회적 의사소통, 감각 지각 및 운동장애에 대해 설명한다.

인지장애(Cognitive impairments)

집중력과 기타 사회성(Attention and Other Social Skills)

ASD 아동과 성인은 주의 집중이 어렵고 사물에 대한 집중력이 향상하는 등의 주의력 장애가 있다.[34,35] 이러한 장애는 호명 반응이 없거나 지연되고, 공동 주의력(사회적 파트너의 주의 집중에 주의를 전환하는 능력)이 지연되는 등의 사회적 기능 결함을 유발된다.[36] 사회적 장애의 이론에 따르면 ASD 아동은 사회적 자극보다 비사회적 자극을 선호하고 복잡한 사회적 자극 때문에 눈을 맞추고 얼굴을 보는 것을 피한다고 한다.[37,38] 이러한 기본적인 주의 집중 선호는 타인의 정신 상태(감정, 의도, 탈의)를 이해하지 못하고 공감 능력이 부족한 것과 같은 복잡한 사회적 결함을 초래할 수 있다.[39] 발달 과정에서 자폐 아동은 타인의 주의 집중 요청에 반응하는 데 지연을 보인다. 다른 사람과 자발적으로 주의를 공유하는 능력은 아동기 후반까지 계속 결여된다.[39]

언어(Language)

ASD 아동의 언어는 분명히 영향을 받으며 일부 아동은 기능적 언어를 습득하지 못한다.[40-42] 언어 장애에는 다른 사람과의 의사소통 중 응시하기, 표정, 주고받기 및 바디랭기쥐와 같은 비언어적 단서의 잘못된 사용과 같은 실용적인 언어 장애, 열악한 운율(예: 말하기 중 리듬, 강세 및 억양), 열악한 음운론(즉, 단어 조음) 및 반향어(즉, 단어의 즉각적 또는 지연된 모방)와 같은 비정형 언어 형태를 보인다.[41,42]

실행기능(Executive functioning)

실행기능(EF)은 계획, 충동 조절, 반응 억제, 조직적 탐구, 사고 과정의 유연성 등의 능력을 필요로 하는 목표와 관련된 문제 해결 과정을 지속하는 능력을 말한다.[43] 지각적 유연성 측면에서 ASD 아동은 주의 산만에 대한 저항과 활동이나 자극 간에 주의를 전환하지 못하는 증상을 보인다.[34] 운동 유연성 측면에서 자폐 아동은 반복적인 행동을 보이거나 움직임을 억제하는 데 어려움을 겪는다.[1] 사회적 의사소통의 유연성 측면에서 자폐 아동은 비언어적 및 언어적 의사소통 시 상호성 부족으로 일방적인 대화와 차례 지키기 어려움 등을 보인다.[1]

감각-지각장애(Sensory-perceptual impairments)

감각-지각장애는 감각조절장애와 강화된/이형적 감각-지각장애로 분류된다.

감각조절장애(Sensory modulation disorders)

감각조절장애는 촉각, 후각, 시각, 청각, 고유 수용 및 전정 입력을 포함한 특정 감각 입력에 대한 반응의 성격과 강도를 조절하고 조직화하는 데 어려움이 있다.[44] ASD 아동은 "과소 반응"으로 반응이 느리거나, 이름에 반응하지 않고, 또 통증에 반응하지 않을 수 있다.[44] "과잉 반응" 아동은 큰 소리나 주변 소음에 귀를 막는 등 과장된 반응을 보인다.[44] 감각 추구 아동은 몸을 흔들거나 팔을 펄럭이는 등의 전형적인 동작을 반복하며 장시간 감각 입력을 추구할 수 있다.[44] 예를 들어, 감각 프로파일 또는 영유아 감각 프로파일과 같은 다양한 부모 설문지가 감각 조절 문제를 보고하는 데 사용되었다.[45] 감각조절장애의 심각성은 자폐 아동의 전반적인 증상 및 기능 수준과 직접적인 상관관계가 있다.[46] 또한, 3-10세 사이의 자폐 아동에게서는 감각 처리의 혼합된 패턴이 보고된다:

(1) "부주의/과도한 주의력", (2) "비정형 촉각/후각 민감성", (3) "비정형 운동 민감성/저에너지 및 약한 운동 반응"[47] 이러한 하위 그룹에는 특정 감각 영역 내에서 과소 반응 및

과잉 반응하는 자폐성 장애 아동이 포함된다. 세 번째 하위 그룹에는 명확한 운동장애가 있는 자폐성 장애 아동이 포함된다. 예를 들어, "비정형 운동 민감성"을 가진 아동은 일반적으로 고유 수용성 및 전정 입력에 과잉 반응하는 반면, "낮은 에너지/약한 운동 반응"을 가진 아동은 미세하고 심한 운동장애를 보인다.[47] 따라서 감각 프로필 설문지의 "운동 민감성/저에너지" 항목에서 낮은 점수를 받은 아동은 운동 발달 및 장기적인 운동장애의 위험이 더 클 수 있다.

과하거나 일반적이지 않은 시각, 청각 지각(Enhanced/Atypical Visual and Auditory Perception)

ASD 아동은 지각 정보의 전반적인 처리와 관련하여 향상된 국소 처리 능력을 보인다.[48] 이들은 복잡한 자극을 전달하는 부분 간의 상호 관계를 인식하기 어려워서 복잡한 그림이나 음악의 전체적인 맥락과 의미를 이해하지 못한다. 강화된 국소 처리 능력은 시각 및 청각 정보에 대한 지각 능력 향상에 기여한다. 예를 들어, 비슷해 보이는 여러 개의 물체를 포함하는 시각적 검색 과제에서 일반적으로 발달 중인 아동은 이상한 물체를 찾기 위해 직렬 검색 전략을 사용하는 반면, ASD 아동은 각각의 개별 물체를 병렬로 지각하고 즉시 이상치를 식별하는 팝아웃 현상을 경험한다.[49] 마찬가지로 자폐 아동은 음정 지각이 향상되고 음정 변별력이 높으며 음악 음정에 대한 기억력이 더 좋지만, 음악 콘텐츠 내에서 감정 지각이 부족하다.[50,51] 흥미로운 것은 이러한 지각 기술이 나이가 들어도 발달할 수 있고, ASD 성인에서도 그대로 유지된다는 연구 결과가 있다는 점이다. 음악 교육과 음악 치료는 ASD 아동의 발달된 음악적 능력으로 인해 사회적 의사소통 기술을 향상시키는 훈련 도구로 자주 사용된다.[52,53]

운동장애(Motor impairments)

사회적 의사소통 장애는 ASD의 특징으로 간주되지만, 광범위한 유병률과 다른 사회적 의사소통 장애와의 상관관계로 인해 운동장애를 ASD의 핵심 결함으로 간주하는 상당한 근거들이 있다.[3,54,55] 예를 들어, 최근 ASD 환자의 운동 상호작용에 대한 메타분석에서 산출된 큰 결과는 이 그룹이 건강한 대조군에 비해 운동장애가 훨씬 더 크다는 것을 시사한다.[55] 또한, 최근 검토에 따르면 ASD 아동의 팔 운동 기능, 양측 협응, 보행 및 균형, 그리고 연습/운동 계획에서 분명한 장애가 나타난다.[3,54,55] 운동장애에 대한 자세한 목록은 표 23.1에 나와 있다.

상동행동(Motor stereotypies)

ASD 아동 및 청소년은 전신 흔들기, 빙글빙글 돌기, 점

표 23.1. ASDs 아동과 성인의 운동장애

운동장애/운동 지연	ASDs를 가진 학령기 아동과 성인의 장애	ASD 위험 상태에 있는 유아와 ASDs를 가진 소아와 취학전 아동의 지연
대근육운동 협응	부족한 상지와 하지의 협응, 양측협응과 시운동 협응	1세에서 바로 누운 자세, 엎드려 누운 자세, 앉은 자세에서 대근육 운동 지연 2세에서 걷기 시작 지연, ASDs로 진단된 취학 전 아동에서 대근육 지연 보임
소근육운동 협응	손 기민서과제 실행과 같은 소근육 운동협응의 부족, 예를 들어 퍼듀 페그보드 과제	ASDs 위험 상태에 있는 유아에서 손뻗기와 쥐기의 지연, 2-3세까지 소근육 운동 지연이 지속
상동운동	상동행동은 ASDs를 가진 청소년과 성인에서 흔함	물건을 반복적으로 두드리거나 특이한 감각탐색과 같은 상동행동은 1세에 나타날 수 있지만 대부분 2세에 나타남
자세	자세의 피드백뿐만 아니라 앞되먹임 제어는 ASDs를 가진 아동과 성인에 영향을 미침. 전반적으로 자세 조절의 결함은 성인ASDs까지 계속됨	구르기, 앉기와 같은 자세 지연, 늦게 발달한 ASDs유아에서 특이한 자세가 나타날 수 있음
모방과 실행	모방손상은 자세, 몸짓 및 구강모방에서 나타남, 모방, 음성지시, 도구 사용 동안 복잡한 움직임 수선의 수행이 부족, 모방에 국한하지 않고 일반적인 통합운동장애를 제안	

Adapted from Bhat A, Landa R, Galloway J. Perspectives on motor problems in infants, children, and adults with autism spectrum disorders. Phys Ther. 2011;91(7):1116-1129 with permission from American Physical Therapy Association. This material is copyrighted, and any further reproduction and distribution requires written permission from APTA.

프하기, 튕기기, 팔 펄럭이기 등의 반복적인 행동을 포함하여 여러 가지 운동 정형 행동을 보인다. 물체를 찌르거나 문지르거나 돌리는 등의 물체 관련 행동도 ASD 아동에게 흔히 나타난다.[56] 자폐 아동은 아주 어린 나이부터 특정 시각 및 청각 입력에 "과도하게 반응"하므로 눈이나 귀를 가리는 행동을 보인다.[56,57] ASD 아동은 또한 일상 활동 중에 변화에 대한 거부 및 강박적인 행동을 보인다.[31,56] 운동 정형 행동은 기능 수준 및 자폐 중증도와 상관관계가 있고, 더 많은 영향을 받는 아동에서 정형 행동이 더 많이 존재한다.[31,58] 반복 행동은 생후 첫해 영아의 전형적인 운동 정형 행동과 구별하기 어렵지만 2세가 되면 명확하게 나타난다.[55,57] 특히, 나중에 ASD가 발달한 유아는 전반적 발달장애-기타 명시되지 않음(PDD-NOS)과 같은 경미한 형태의 ASD를 가진 유아에 비해 비정형적인 손과 손가락 움직임과 회전하는 물체 또는 물체 일부에 강하게 부딪히거나 집착하는 등의 정형화된 물체 놀이가 더 많이 나타난다.[59] 흥미로운 점은, 자발적인 움직임 탐색이 감소하거나 신체 자세의 변화가 한정적인 유아는 종종 ASD 위험에 노출된다.[60] 또한, 정형 행동은 다양한 형태의 시각 또는 운동 감각 자극을 얻기 위한 아동의 수단으로 간주 되고, ASD 아동에서 발견되는 감각조절장애의 종류이다.[44]

운동 협응 및 상지 기능(Motor Coordination and Arm Function)

학령기 아동 및 청소년 ASD 환자는 다양한 표준화된 운동 측정에 기반하여 달리기 속도와 민첩성, 양측 협응력, 손재주 및 공 다루기에서 장애를 보인다.[61-64] 최근 제1저자가 시행한 인구집단 데이터 베이스 연구 검토에 따르면 5세에서 15세 사이의 ASD 아동의 87%가 운동장애의 위험이 있는 것으로 나타났지만, 이 중 15%의 아동만이 발달 협응 장애(DCD) 진단을 받았으며 이는 상당수의 ASD 아동이 운동 평가와 중재가 필요하다는 점을 강조한다.[61] 과거 연구에서는 평균 및 평균 이상의 IQ 아동에 비해 낮은 지능지수(IQ)를 가진 아동의 운동 결함이 더 크다는 보고가 있다.[63] 그러나 우리 연구실과 다른 연구실에서의 최근 연구에 따르면 운동장애는 IQ가 낮거나 높은 ASD 아동을 포함하여 스펙트럼 전반에 걸쳐 관찰된다.[2,64] 걷기, 뻗기, 쓰기 및 몸짓 의사소통과 같은 기능적 활동 중에도 협응 장애가 관찰된다.[20,22,65-67] 보호자에게 가리키기, 보여주기, 손 내밀기 등 손과 몸짓을 제대로 사용하지 못하는 것은 실제로 자폐증의 핵심적인 사회적 장애 중 하나이다.[1] 이야기하는 동안 손짓과 언어 발화 사이의 부적절한 상호작용을 유발하는 관련 제스처의 부족은 ASD 진단 도구인 ADOS 관리 내에서 코드화되어 있다.[30]

운동 지연(Motor delay)

ASD 아동의 운동 협응 장애는 빠르면 유아기부터 나타난다. 후향적 및 전향적 연구에서 나중에 ASD 또는 언어 지연이 발생한 고위험 영아의 운동 발달을 추적한 결과 생후 6개월부터 대운동 및 소운동 지연이 보고된다.[26,27,68-70] 예를 들어, 나중에 ASD가 발생한 영아는 머리 들기, 구르기, 앉기, 기어가기, 걷기와 같은 대운동 이정표에서 지연을 보인다.[26-28] 나중에 ASD가 발병한 영아들도 손 뻗기, 두드리기, 박수치기, 블록 쌓기, 낙서하기, 가리키기, 문 손잡이 돌리기 등에서 초기 운동 지연이 있는 것으로 보고된다.[70] 또한 ASD 아동의 이러한 초기 소근육 능력은 나중에 학령기에 언어 유창성과 상관관계가 있다.[70] 미세 운동 지연은 비언어 의사소통과의 관계 때문에 총 운동 지연보다 더 철저하게 연구되었다. 최근 ASD 진단을 받은 미취학 아동도 소근육 및 대근육 운동 수행에 비슷한 장애가 있다는 증거가 있다.[70] 따라서 ASD 아동의 영아 형제자매나 미숙아를 포함하여 자폐 위험이 있는 영유아의 초기 운동 수행을 검사하는 것은 매우 중요하다.

보행과 균형(Gait and balance)

자폐 아동의 보행 패턴은 보폭의 불일치 또는 걸음걸이의 "파킨슨성" 뒤섞임과 팔 흔들기 부족으로 인해 "운동 실조"로 설명되었다.[20,22] 발가락 걷기는 잘 연구되지는 않았지만 임상의에게서 보고된다. 표준화된 검사를 기반으로 정적 및 동적 균형은 ASD 아동에게 영향을 미치는 것으로 밝혀졌다.[61,71] 또한 피드백(자세 교란에 반응) 및 피드 포워드(예상 자세 조정) 메커니즘의 결함이 ASD 개인에서 보고되었으며, 이는 임상 검사 중에 관찰 된 균형 부족을 설명 할 수 있다.[72] 또한 나중에 ASD가 발생한 영아는 정상 발달하는 영아에 비해 서기 및 앉기와 같은 고급 자세를 습득하는 데 지연을 보인다.[28,60] 보행 지연은 나중에 언어 지연이 발생한 유아에서 관찰된 대표적인 운동 지연 중 하나이다.[25] ASD 증상 발병 지연을 보인 일부 위험군 유아는 첫해에 운동 지연이 보고되지 않았다.[73] 자폐 증상 발병 지연은 생후 2, 3년에 발달 퇴행으로 나타날 수 있다.[73] 따라서 ASD 위험이 있는 유아의 첫 3년 동안 운동 발달과 사회적 의사소통 발달을 모니터링하는 것이 중요하다.

운동 계획, 실행, 그리고 모방

실행(praxis)이란 복잡한 운동 순서를 계획, 조정하고 수행하는 능력을 말한다.[74] ASD 아동은 대근육, 소근육 활동에 실행 장애(운동 순서 계획, 조정 및 실행의 어려움)를 보이는 경우가 많다.[75] 이러한 결함은 전형적으로 보다 복잡한 처리 과정을 나타내며 단순히 비정상적인 톤이나 근육 약화와 같은 기본적인 운동 이상과 관련이 없다. ASD를 가진 개인은 지연이 있을 수 있지만 일반적으로 기본적인 운동 과제, 걷기, 뻗기와 같은 간단한 운동 과제를 수행하는 능력을 습득한다. 그러나 복잡한 스포츠, 필기, 옷 입기, 신발 끈 묶기 등의 일상생활 기술 또는 더 광범위한 목표와 관련된 기타 동작 순서와 같은 복잡한 운동 과제는 학령기 자폐 아동에게 어려움이 된다. 실행은 제스처 생성, 언어적 명령에 대한 반응, 모방 또는 도구 사용 중에 이루어진다.[76] ASD 아동은 이러한 각 조건 내에서 유사한 오류를 보였고, 이는 동작 모방에 국한되지 않는 일반화된 실행 장애를 나타낸다.[76] 이 집단의 동작 그리고 소근육 및 대근육 운동 모방에 대한 연구에 따르면 ASD 아동은 생애 초기부터 다양한 형태의 모방에 어려움을 겪는다.[75,77-79] 모방 기술이 부족한 ASD 아동은 또래와 보호자로부터 일상생활 기술을 배울 때 어려움을 겪는다.

근력과 긴장도(Strength and tone)

ASD 아동의 근력을 평가한 유일한 연구에서는 ASD 아동의 손 근력이 일반 아동에 비해 떨어진다고 보고된다.[80] 나중에 ASD가 발병한 영아에서 비정상적인 반사 신경이 다시 보고된다.[81] 발가락 걷기를 초래하는 근긴장 이상도 ASD 아동에게서 관찰되었다.[81] 근긴장저하증은 나중에 ASD가 발병한 영아에 대한 후향적 연구에서도 보고되며 학령기 아동에게서 자주 관찰된다.[81,82] 실제로 임상의들은 ASD 아동의 자세 근긴장저하증을 보고한다.

지구력과 신체활동 수준

ASD 아동과 성인은 저조한 신체 활동 수준, 편향된 식이 섭취, 신체 활동 기회 접근에 대한 상당한 장벽을 고려할 때 비만이 발생할 위험이 높다.[83,84] 미국에서 실시한 두 가지 조사 데이터베이스의 후향적 분석에 따르면 ASD 아동 및 청소년의 23.4%가 비만[체질량지수(BMI) 95 백분위수 이상]19%가 과체중(BMI > 85 백분위수), 35.7%가 비만 위험에 있다고 보고했다.[85] ASD 아동은 일반 인구보다 비만이 될 가능성이 같거나 3배 더 높다고 보고된다.[85] ASD 아동의 비만을 유발하는 요인에 대해서는 알려진 바가 거의 없지만, 신체 활동 시간이 적고 컴퓨터 작업과 같은 정적인 활동 시간이 많은 것이 원인으로 추정된다.[84,86-88] 이러한 패턴은 사회적 장애 및 운동장애, 텔레비전 시청이나 비디오 게임과 같은 기술 기반 활동에 대한 선호와 직접적인 관련이 있을 수 있다. ASD 아동의 비정상적인 식이 패턴은 제한된 식습관으로 인해 발생할 수 있으며, 이는 ASD 진단의 기능이기도 하다.[84,85] 발프로에이트와 같은 항경련제의 장기 사용은 발달 장애 아동의 비만과 관련이 있다.[84] 종합하면, 삶의 질을 개선하기 위해 ASD 아동과 성인의 운동 참여, 신체 활동 수준, 심폐 지구력의 향상이 필요하다.

>> 검사

자폐 아동을 위한 검사의 구성 요소는 아동의 연령, 기능 수준 및 장애 범위에 따라 달라진다. 이 섹션에서는 적절한 병력 청취와 비표준화 및 표준화 평가에 대한 아이디어를 제공한다.

과거력 작성(History taking)

생년월일, 나이, 성별, 키, 몸무게, 양손잡이 여부 등 기본적인 신상 정보를 파악한 후 산전 및 산후 병력, 가족력, 발달 병력, 치료 이력, 보호자 및/또는 아동의 현재 기능 수준과 기대치를 포함한 출생 이력을 기록해야 한다. 산전, 주산기 및 출생 후 병력은 진단의 원인에 대한 정보를 제공한다('원인 및 위험 요인' 섹션 참조). 가족력을 파악할 때는 형제자매나 친척 등 다른 가족 구성원 중 자폐증 진단을 받은 사람이 있는지 질문해야 한다. 발달 병력을 파악할 때는 적절한 연령에 운동 및 의사소통 발달 이정표를 달성했는지 등 아동의 전반적인 발달에 대해 질문해야 한다. 특히 손 뻗기, 앉기, 기어가기, 서기, 걷기와 같은 운동 이정표의 시작 연령은 운동 지연의 정도와 기간을 파악하는 데 중요하다. 또한 모음 소리, 자음 소리, 다양한 옹알이, 첫 단어, 두세 단어 구문, 복합 언어 등의 의사소통 이정표의 시작 연령도 중요하다. 병력의 일부로 진단을 받은 시기, 아이가 복용 중인 약물, 운동 고정관념의 존재 여부, 식이 조절 여부 등을 질문해야 한다. ASD가 있는 아동은 글루텐 및 카제인이 없는 식단이 권장된다. 간식의 사용이 보상으로 인정되는지 여부는 특히 중요하다. 치료 이력과 관련하여 자녀가 받았거나 받고 있는 다른 서비스(예: 행동 치료, 사회 기술 훈련, 언어 또는 작업 또는 음악 치료)의 강도, 빈도, 기간 등을 파악하는 것이 중요한데, 이는 물리치료에 참여하는 가족의 능력에 직접적인 영향을 미칠 수 있기 때문이다. 하루 종일 간병인의 지원 수준을 포함하여 일상 생활 활동을 수행하는 데 있어 아동의 현재 기능 수준을 파악하는 것이 중요하다. 아동의 현재 의사소통, 인지 및 감각 운동 능력과 어려움에 대해 물어보는 것도 중요하다. 마지막으로, 자녀가 충분한 의사소통을 할 수 있을 때 자녀에 대한 양육자의 기대치와 자녀 자신에 대한 기대치를 질문해야 한다.

자유놀이 관찰(Observations of naturalistic play)

아이들은 낯선 사람과 친해지는 데 시간이 필요하므로 검진 공간에서 아이가 10-15분 정도 장난감을 탐색하는 시간을 갖는 것이 아이의 긴장감을 낮출 수 있다. 이 시간 동안 검사자는 병력 청취를 완료하고 아동의 놀이를 관찰하여 비언어적 및 언어적 의사소통, 반복 행동, 운동 능력을 관찰할 수 있다. 비언어적 의사소통 기술 측면에서 아동의 제스처 사용, 상호 작용 및 차례 지키기, 보호자 또는 검사자와의 자발적 의사소통과 반응적 의사소통의 사용, 아동과 보호자 간의 라포 등을 관찰한다. 제스처는 보여주기, 가리키기, 주기와 같은 '도구적' 제스처, 문장 내에서 동사나 형용사를 설명하는 동작과 같은 '설명적' 제스처가 있다. 언어적 의사소통 능력의 경우 언어 샘플을 수집하여 언어적 의사소통 수준, 특히 구문 내에서 사용되는 단어 수와 아동의 발달 수준에 따른 언어의 적절성 등을 파악한다. 언어 평가를 검토하면 자녀의 언어 수준에 대한 보다 구체적인 파악이 가능하다.

아동 놀이의 복잡성과 다양성을 고려해야 한다. 아이가 의도한 목적에 맞게 사물을 사용하고 놀이 계획 내에서 모방 행동을 보이는지, 혹은 아동이 놀이 대상의 물리적 특성에만 집중하고 있는지- 예를 들어, 기차를 가지고 노는 정상 발달 아동은 선로를 만들고 화물을 역으로 가져오는 시늉을 하는 반면, ASD 아동은 기차 바퀴가 돌아가는 것에만 집중한다. 또한 평가자는 아동이 주어진 놀이 활동 내에서 호기심과 다양성을 보이는지 여부도 고려해야 한다.

운동 기술 측면에서, 아동의 움직임 조절과 움직임 패턴의 섬세함에 주의하여 해당 연령에 기대되는 운동 과제를 수행할 수 있는 능력을 관찰한다. 손 뻗기, 옮기기, 대칭 및 비대칭 활동을 위한 양손 사용과 같은 미세 운동 기술과 기본적인 보행 패턴, 한쪽 다리로 균형 잡기(정적 균형), 좁은 표면에서 균형 잡기(동적 균형) 등의 대근육 운동 기술을 관찰한다. 박수치기, 행진하기, 점프하기, 건너뛰기, 질주하기, 뛰기 등과 같은 복잡한 운동 기술(이중 및 다지각 협응력)은 아동의 양측 협응력을 파악할 수 있는 정보를 제공한다. 더 많은 보조가 필요한 자폐성 장애 아동의 경우 계단 오르기, 공 차기와 같은 과제를 수행하는 동안 관찰하여 균형 감각과 조정 능력을 유추하는 것이 가장 좋다. 모방 게임 내에서 "할 수 있겠니?"와 같은 간단한 지시를 통해 과제를 완료하는 데 적절한 시각적 단서를 제공할 수 있다. 참고: 일부 활동이 표준화된 평가의 일부인 경우 여기서 반복할 필요가 없다.

인지검사(Cognitive examination)

자폐성 장애 아동의 지적 능력은 일반적으로 임상 심리학자나 교육자가 시행하는 다양한 인지 평가를 통해 평가한다. 예를 들어, 스탠포드-비네 지능 검사(SBIT)는 2세에서 85세 사이의 개인을 대상으로 비언어적 및 언어적 IQ를 검사하기 위해 시행할 수 있다. 코프만 간이 지능 검사(KBIT)는 다양한 전문가가 시행할 수 있기 때문에 4세에서 90세 사이의 개인과 학교 환경에서 자주 시행된다. 6세에서 16세 사이의 어린이를 대상으로 하는 Wechsler 아동용 지능 척도(WISC)도 비슷한 정보를 제공한다. KBIT는 여러 직업군에서 널리 사용되며 빠른 IQ 측정이 가능하지만, 비언어적 아동의 IQ를 측정할 때는 신뢰할 수 없는 것으로 간주된다. 아동의 언어 및 비언어적 능력을 이해하려면 가능한 경우 IQ 측정에 대한 보고서를 얻는 것이 유용하다. 그러나 이러한 측정치가 없는 경우 간단한 1단계 또는 2단계 명령을 듣고 물건을 가져오도록 지시하는 것만으로도 아이의 현재 능력에 대한 정보를 얻을 수 있다. 둘째, 아이가 놀이하는 동안 부주의하고 활동적인지 관찰해야 한다. 이는 검사 및 치료 세션 동안 아이가 적극적으로 참여할 수 있는 시간을 결정할 수 있다.

감각-지각 검사(Sensory-perceptual examination)

먼저, 병력을 기록하는 동안 보호자에게 물어보고 의료 및 언어 평가 보고서를 검토하여 청각 및 시각 장애를 제외한다. 아동의 기록에는 청각학자가 실시한 뇌간 청각 유발 반응(BAER) 청력 측정 또는 순음 청력 검사와 같은 청력 검사가 포함된다. 둘째, 다양한 감각 자극에 대한 저반응 또는 과민 반응과 같은 감각 조절 문제가 있는지에 대한 보호자 보고서를 받는다. 일부 어린이는 주변 소음 수준을 줄이기 위해 노이즈 캔슬링 이어폰을 사용하고 있다. 영유아 감각 프로파일 또는 간이 감각 프로파일과 같은 부모 설문지를 사용한다.[45] 상세한 감각 통합 및 실습 테스트(SIPT)[89]는 일반적으로 팀의 작업치료사(OT)가 담당하며, 해당 보고서를 검토하면 치료 세션 중에 아동의 감각 반응을 이끌어 낼 수 있는 아이디어를 얻을 수 있다.

운동검사(Motor examination)

운동 능력은 운동 설문지를 통해 부모의 답변을 얻고, 표준화되거나 발달에 적합한 운동 능력 측정을 시행하고, 일상생활 기능 활동 중 아동의 현재 운동 기능 수준과 표준화된 기능 평가를 관찰하여 검사한다. 표 23.2에는 ASD 아동을 위한 설문지 및 평가의 전체 목록이 나와 있다.

운동 설문/부모 인터뷰

운동 관련 평가 도구로는 아동용 운동 평가 설문지(MABC) 또는 발달 협응 장애 질문지(DCDQ)가 있다.[61,90] 일반적으로 약 15분에서 30분 정도 소요된다. 이 설문지는 가정과 학교 환경에서 일어나는 정적 및 동적 활동뿐만 아니라 소근육 및 대근육 기술 측면에서 아동이 할 수 있는 것에 대한 부모 및/또는 교사의 평가를 치료사에게 제공한다. 주의력, 불안 등 아동의 운동 능력에 영향을 미칠 수 있는 다른 요인도 이 평가 도구에서 고려된다. DCDQ를 통해 일반 아동의 운동 수행 능력과 발달장애 아동의 운동 수행 능력을 비교하여 운동장애의 중증도를 판단할 수 있다. 아동 참여 및 즐거움 평가(CAPE)[91]는 5세에서 21세 사이의 아동이 의무화된 학교 활동 이외의 일상 활동에 어떻게 참여하는지 조사하는 데 유용한 척도이다. 이 척도는 아동이 55개의 다양한 활동 중 하나에 참여할 기회와 관심이 있는지, (1)주로 누구와 함께 활동을 하는지(예: 부모, 친구), (2)활동을 하는 장소(예: 집, 친구의 집), (3)활동을 얼마나 즐기는지에 대한 정

표 23.2. ASDs를 위한 운동 평가의 신뢰도 및 타당도

운동 평가	
아동 및 청소년	**유아 및 소아**
Movement Assessment Battery for Children (MABC) Bruininks Test와의 동시 타당도: 0.76 평가자 간 신뢰도: 0.96 검사- 재검사 신뢰도: 0.77 Bruininks-Oseretsky Test of Motor Proficiency (BOTMP) MABC와의 동시 타당도: 0.88 신뢰도: 0.90 Peabody Motor Developmental Scales (PDMS)-2 BSID와의 동시 타당도: 높음-매우 높음 검사- 재검사 신뢰도: 0.73-0.89 across subtests	Gross and fine motor subtests of Mullen Scales of Early Learning (MSEL) 타당도: 0.5 또는 높음 신뢰도: 0.65 또는 높음 Alberta Infant Motor Scale (AIMS) PDMS-2와의 통시 타당도 > 0.9 평가자 간 신뢰도: 0.99 검사- 재검사 신뢰도: 0.99
	AOSI에는 3세에 ASDs를 예측하는 운동 조절 요소를 가지고 있다. 평가자 간 신뢰도: 0.7-0.9 검사- 재검사 신뢰도: 0.7
Praxis and Imitation Batteries Modified Florida Apraxia Battery 평가자 간 신뢰도 :0.85-0.95 Sensory Integration and Praxis Testing 동시 타당도: 일부 하위 테스트에서 0.46-0.71 평가자 간 신뢰도: 중간-높음	

Adapted from Bhat A, Landa R, Galloway J. Perspectives on motor problems in infants, children, and adults with autism spectrum disorders. Phys Ther. 2011;91(7):1116-1129 with permission from American Physical Therapy Association. This material is copyrighted, and any further reproduction and distribution requires written permission from APTA.

보를 포함한다. 각 활동은 활동 그림과 활동을 설명하는 문구(단어)가 있는 카드에 아동/청소년에게 제시된다. 전반적으로 운동 설문지는 아동의 운동 능력과 흥미에 대한 보호자의 생각을 반영하며, 아동에게 적합하고 동기를 부여할 수 있는 활동 주제를 결정하는 데 유용한 척도가 된다.

표준화된 평가(Standardized assessment)

피바디 발달 운동 척도(PDMS), MABC 또는 브루인크스-오세레츠키 운동 수행 테스트(BOTMP)와 같은 전반적인 운동 수행 능력을 측정하는 여러 가지 척도가 있으며, 여기에는 소근육, 대근육 운동 조정, 균형, 힘 등 다양한 운동 영역 내에서 아동의 수행 능력을 수치화하는 하위 테스트가 포함된다.[55] 전체 평가를 완료하는 데 일반적으로 약 1시간에서 1시간 30분이 걸린다. 예를 들어, BOTMP-2는 달리기 속도 및 민첩성, 균형, 양측 협응력, 근력, 상지 협응력, 반응 속도, 시각-운동 조절, 상지 속도 및 악력 등 8가지 하위 검사로 구성되어 있다.[92] 전체 평가뿐만 아니라 하위 검사에 대한 원시, 표준 및 백분위수 점수를 제공한다. 전체 평가에 대한 약식 버전도 제공되어 약 30분 만에 운동 능력에 대한 초기 검사를 실시할 수 있다.

운동장애는 다양한 수준의 인지 기능을 가진 자폐 아동에게서 관찰되므로 모든 운동 평가의 한계는 운동 능력 저하가 일차적인 운동장애를 반영하는 것인지 아니면 이해력 저하로 인한 결과물인지 확인할 수 없다는 것이다. 특히 언어적 이해력에 한계가 있을 뿐만 아니라 행동을 모방하는 데 어려움을 겪는 자폐성 장애 아동의 경우 더욱 그렇다. 기능적 과제를 수행하는 동안 관찰 운동 측정을 더욱 발전시켜야 할 필요성이 있다.

기능적 과제를 수행하는 동안 관찰 운동 측정을 추가로 개발할 필요가 있다.

발달 선별(Developmental screening)

만 3세 미만 아동 중 자폐증 선별 검사를 받는 아동은 발달 지연 및 자폐증 관련 징후에 대한 검사를 받는다. 선별 도구를 작성하는데 약 15분 정도 소요되며 연령 및 단계 질문지(ASQ)[93]와 같은 일반적인 부모 설문지 또는 유아 자폐증 수정 체크리스트(MCHAT)와 같은 자폐증 관련 부모 설문지가 포함된다.[94] 최근에는 ASD 위험이 있는 영유아를 대상으로 한 영유아 자폐증 관찰 스케줄(AOSI)이라는 다중 시스템 관찰 도구가 개발되어 운동 요소가 포함되어 있다.[95]

발달 평가(Developmental assessments)

베일리 영유아 발달 검사(BSID)[96] 또는 뮬렌 조기 학습 척도(MSEL)[97]와 같은 다영역 발달 평가는 아동의 전반적인 인지 및 운동 능력을 파악하는 데 사용할 수 있다. 한 영역을 완료하는 데 약 15-20분이 소요될 수 있으며, 전체 평가는 1시간이 훨씬 넘을 수 있다. BSID는 출생부터 3세까지의 아동에게 사용할 수 있고, MSEL은 출생부터 5세까지 표준화되어 있다. 두 검사 모두 대근육 운동, 소근육 운동, 시각 수용, 수용 및 표현 언어에 대한 하위 영역이 있다. 각 하위 검사에 대한 원점수, 척도 점수, 종합 점수, 백분위 점수를 계산할 수 있을 뿐만 아니라 전체 발달도 계산할 수 있다. 앨버타 영아 운동 척도와 같은 단일 영역 평가도 원시 하위 척도 점수 또는 전체 백분위 점수를 사용하여 총 운동 지연을 판별하는 데 사용할 수 있다. Vineland 적응 행동 척도(VABS)[98]는 보호자 인터뷰 및 관찰 측정 또는 부모/보호자 설문지를 통해 유치원부터 18세까지의 기능적 기술 영역에 걸쳐 개인을 평가하는 데 도움이 되는 척도이다. 이 척도는 환경 변화에 대처하는 능력, 새로운 일상 기술을 배우는 능력, 독립성을 발휘하는 능력 등 적응 행동을 측정한다. 이 평가는 의사소통, 일상 생활 기술, 사회화, 운동 기술, 부적응 행동의 다섯 가지 영역을 측정한다. 의사소통 영역은 아동의 수용, 표현 및 서면 의사소통 능력을, 일상 생활 기술 영역은 개인 행동과 가정 및 지역사회 상호작용 기술을, 사회성 영역은 놀이와 여가 시간, 대인 관계, 다양한 대처 기술을, 그리고 운동 기술 영역은 대근육 및 소근육 운동 기술을 측정한다.

실행과 모방 검사(Praxis and imitation examination)

실행과 모방은 수정된 플로리다 아프락시아 배터리[99] 또는 SIPT의 하위 테스트를 사용하여 측정할 수 있다.[89] 이 두 테스트는 일반적으로 모방 중, 언어적 명령에 따라, 도구 사용 중 등 세 가지 수준에서 수행을 측정한다. 제스처나 행동은 미세 운동에서 대근육 운동까지, 단순한 것에서 복잡한 것까지, 의미 있는 것에서 무의미한 것까지 다양하다. 아동의 운동 반응은 공간적, 시간적, 반전 오류에 따라 점수가 측정된다. 또한 SIPT는 4-9세 아동의 운동 조정, 감각 통합(SI), 연습 등 다양한 감각 운동 기술을 검사하기 위한 표준화되고 규범화된 척도이다. 특히 자세 연습, 언어적 명령 연습, 시지각 연습, 양측 운동 조정, 운동 이론의 하위 테스트가 적합하다. 모방에 대한 표준화된 척도 중 표준화된 것은 SIPT가 유일하다는 점에 유의해야 한다.

근력 및 긴장도 검사(Strength and tone examination)

비정상적인 긴장도는 나중에 자폐증이 발병한 영아와 자폐증이 있는 어린이에게서 보고된다. 예를 들어, 근긴장 저하증은 나중에 자폐증이 발병한 어린 영아에게서 보고되며 자폐 아동에게서 자주 발견된다. 자폐 아동의 자세와 균형에 영향을 미치며 아동의 자세와 움직임을 관찰하는 동안 측정된다. 예를 들어 구부정하거나 허리를 구부린 자세, 무릎이나 팔꿈치가 과도하게 펴진 자세, 발가락으로 걷는 자세 등을 관찰한다. 자폐 아동의 근력은 측정이 어렵다. 자폐 아동의 손 근육 근력 약화를 보고한 연구는 한 건에 불과하다.[80] 따라서 손과 손가락 동력계를 사용하여 집기 및 악력 측정을 고려하는 것이 중요하며, 특히 아이가 글씨를 잘 쓰지 못하는 등 심각한 미세 운동장애가 있는 경우 더 필요하다.

신체 활동수준 측정

활동량은 활동 일지나 자가 보고 설문조사를 통해 주관적으로 측정하거나 만보계, 가속도계 등을 사용하여 객관적으로 측정한다. 부모는 아동을 위해 정보를 기록해야 하며, 청소년의 경우 자가 보고가 정확할 수 있다. 주관적 측정은 회상 편향으로 인해 오류가 발생하기 쉽지만, 객관적 측정은 비용이 많이 들고 감각 문제가 있는 자폐성 장애 아동에게는 번거로울 수 있다.

기능 수행 평가(Functional performance examination)

기능적 능력(↔수행)은 소아 장애 평가 목록(PEDI)[100] 또는 학교 기능 평가(SFA)[101]를 사용하여 측정할 수 있다.[101] PEDI는 자기 관리, 이동성 및 사회적 기능 영역에서 기능적 능력과 성과를 파악할 수 있는 표준화된 척도이다. 일반적으로 발달수준 7세 아동보다 낮은 능력을 보이는 6개월에서 7세 사이의 어린 아동 또는 그 이상의 아동을 위해 고안되었다. 점수는 관찰 또는 부모/보호자 보고서를 기반으로 부여된다. PEDI는 표준 점수와 점수화된 수행 점수를 모두 계산할 수 있다. PEDI 결과는 시간 경과에 따른 아동의 성과를 모니터링하고 치료 계획을 수립하는 데 사용가능하다. SFA101은 초등학교 환경(유치원부터 6학년)에서 아동의 비학업 활동 수행을 수치화하고 모니터링하는 데 사용된다. 아동을 잘 아는 교육 팀원이 참여, 과제 지원, 활동 수행의 세 가지 영역에서 점수를 산출한다. 이 도구는 특수 교육 서비스 자격을 결정하고 아동의 성과를 모니터링하는 동시에 팀 협업을 촉진하는 데 도움이 되는 기준인 컷오프 점수를 산출한다.

평가 종합(Evaluation synthesis)

a. 아이가 이해할 수 있는 방식으로 평가 지침을 전달. 그림 시간표를 사용하고, 구두 지시, 손으로 직접 가르치기, 시각적 모델, 휴식 시간, 보상 등을 통해 아동이 지시를 따르고, 지시를 이해하고, 요구되는 것을 보여주도록 한다(구체적인 전략은 표 23.3 참조).
b. 계획한 운동 활동에 영향을 미치는 인지장애를 파악한다. 예를 들어, 집중력 수준(예: 과도한 주의 집중 또는 부주의), 과잉 행동 유무, 지적 수준(예: 비언어적, 언어적이지만 지연, 언어적/과잉 언어, 연령에 적합한지 여부) 등을 파악한다.
c. 아동의 중재 계획 참여에 영향을 미칠 수 있는 감각조절 장애를 파악한다.
d. 아동의 주요 운동장애(협응, 균형, 연습 등)를 파악하고 전체 아동의 치료 활동(예: 사회 운동 또는 인지 운동 필요)을 위한 치료 계획을 세운다. 아동과 가족의 가장 큰 필요에 따라 목표의 우선순위를 정한다. 대부분의 경우, 가족은 여러 치료에 참여하도록 요청받았으며 다양한 운동 활동에 집중할 시간이 거의 없다.

>> 중재

앞 절에 나열된 여러 가지 운동장애는 자폐성 장애 아동의 기능적 제한에 크게 기여할 수 있다. 조기 운동 지연과 이후에도 계속되는 운동 결함, 그리고 장기적인 영향을 받은 자폐 아동은 전반적인 치료 프로그램에 기여할 수 있는 PT와 같은 운동 전문가들의 도움이 필요하다. 아동은 환경 및 보호자와 지속적으로 상호작용하기 때문에 움직임, 감각 처리, 사회적 의사소통의 역동적인 상호작용을 분리하기는 어렵다. Bhat 등은 운동장애가 움직임 탐색 감소, 놀이 시간 동안 또래를 따라잡는 데 어려움, 사회적 상호작용 중 기회를 놓치게 된다고 제안했다.[55] 이는 사회적 관계의 시작과 유지가 제한되고 궁극적으로 사회적 기술 지연과 장기적인 사회적 장애에 영향을 미친다.[55]

운동 능력과 전반적인 발달의 상호 암묵적, 명료한 관계에도 불구하고 대부분의 자폐증 치료는 자폐 아동의 사회적 의사소통과 학업 기술을 향상시키는 데 초점을 맞추고 있다. 수년에 걸쳐 자폐 아동의 감각 및 운동 능력을 향상시키기

표 23.3. 자폐아동을 위해 물리치료 세션을 세우는 전략

1. 환경 구조화	1. 수행할 운동 활동에 적합한 공간을 사용하기 2. 예측 가능성을 고려하여 동일한 공간 사용하기 3. 재료는 세션에 필요한 것들로 제한하기 4. 방에 있는 다른 방해 요소를 제거하거나 가리기 5. 규칙 시트, 활동 목록 또는 그림 스케줄을 게시하여 아동의 기대치와 세션의 구조를 설명하기 6. 예측 가능한 루틴을 따르기. 치료 목표에 따라 아동의 일과에 변화를 줄 수 있음. 작은 것부터 시작하기. 아이에게 미치는 영향에 세심하게 주의를 기울이기 7. 그림 일정표나 예측 가능한 언어적 또는 몸짓적 명령을 사용하여 환기하기(예: "잘했어. 잘했어, 그리고 마지막에 하이파이브")와 같이 한 세션 내에서 활동이 준비 운동, 전신 운동, 걷기 테마로 나뉘는 경우 그림을 사용하여 해당 활동을 정의하고 어린이가 그림 일정표를 칠판 밖으로 옮기고 활동 가능한 목록 체크하기
2. 활동에 대한 지침	자녀가 사용할 수 있는 다양한 의사소통 수단을 활용하기. 예를 들어, 언어 능력이 있는 아동의 경우 구두로 지시하는 것이 적절하다. 그러나 비언어적 아동의 경우 수화/몸짓 의사소통, 시각적 그림 일정표, 그리고 짧은 구두 명령이 필요할 수 있다.
3. 프롬프트/모델링/피드백	1. 대상은 PT, 또래, 보조 전문가 또는 아이와 함께 하는 간병인이 될 수 있다. 아이는 다음과 같은 이점을 얻을 수 있다. 평행 및/또는 미러링 동작, 따라서 아이와 동작에 가장 적합한 것이 무엇인지 정해야 한다. 2. 그룹 활동은 사회적 모니터링을 학습하는 데 유용하므로 가능하면 그룹 활동을 활용하기. 아이의 불안감을 줄일 수 있다. 반면에 주의를 산만하게 하는 또래 친구들은 일부 아동의 불안을 가중시킬 수 있다. 무엇이 아이에게 적합한 활동인지 판단하는 것이 중요하다. 그룹 활동과 개별 활동은 아이에게 서로 다른 중요한 경험을 제공한다. 3. 지시를 시작하기 전에 아동이 집중하고 있는지 확인하기. 아이는 부모에게 집중하기 위해 동공/주변 시력을 사용하여 주의를 기울일 수 있다. 4. 먼저 "아이 이름, 이렇게 해볼래?"라고 말한 다음 동작을 보여주기. 아이가 올바르게 움직이지 않으면 손으로 직접 유도할 수 있다. 아이에게 행동을 반복하도록 요청하여 이것이 아이의 수행에 도움이 되는지 확인한다. 일부 아동은 "직접 손으로 하는" 피드백을 좋아하지 않거나 이러한 피드백을 통해 수행 능력이 향상되지 않을 수 있다. 5. 활동의 목표를 구체화하기 위해 외부 소품을 사용하기
4. 반복하기	1. 반복은 운동 학습에 중요하며 한 세션 내에서뿐만 아니라 여러 세션에 걸쳐 적용해야 한다. 2. 간병인은 두 물리치료 세션 사이에 동일한 활동을 반복해야 한다. 3. 이러한 반복을 통해 다른 공간과 다른 간병인에게 일반화할 수 있다.
5. 적극적인 참여	1. 자유로운 움직임과 즉흥적인 활동을 허용하는 것이 중요하다. 2. 아이가 자발적이고 능동적으로 문제를 해결할 수 있도록 기다리는 것이 중요하다. 초기 지시 후에 아이가 자유롭게 움직일 수 있도록 허용한다(과도한 지시 없이). 3. 프롬프트는 동일한 활동의 두 번째 시도에서 사용할 수 있다. 기능이 낮은 아동의 경우, 더 많은 프롬프트가 필요하다. 4. 아동이 세션의 주제 또는 활동 세트를 선택할 수 있도록 한다. 다른 사람과 다르게 움직이도록 격려하기. 움직임의 창의성과 자발성을 장려하기.
6. 진행	1. 진행에 있어서는 아이에게 딱 맞는 도전을 만들어주는 것이 중요하다. 다음을 허용하는 것이 중요하다. 성공. 주어진 활동에 대해 세션 전체 또는 세션 내에서 활동의 복잡성을 높일 수 있다. 활동. 시행착오를 통한 학습이 중요하므로 아이가 100% 성공할 필요는 없다. 만약 아이가 자신의 운동 능력에 여유가 있는 경우 활동에 복잡성을 추가해도 괜찮다. 하지만 아이가 실패로 인해 쉽게 좌절하는 경우, 아이에게 안전한 환경을 조성하고 성공을 위한 과도한 피드백 및 자극은 피한다. 2. 짜증, 비협조, 자해 행동과 같은 부정적인 행동에 주의하기. 이러한 행동이 관찰되면 아이에게 적절한 방법으로 의사 소통을 하도록 하기(말로 표현하거나 사인을 보내는 등). 중지. 이는 해당 과제가 아이에게 어렵고 단순화해야 한다는 것을 의미한다.
7. 강화/보상	1. 다양한 보상을 제공할 수 있다. 2. "잘했다"와 "하이파이브"와 같은 언어적 및 몸짓적 강화 3. 활동에서 벗어나 좋아하는 감각 활동(회전, 감금 또는 깊은 압박 또는 자유 놀이)을 할 수 있는 휴식 시간 제공 4. 스티커 또는 작은 장난감. 앞서 언급한 아이디어가 효과가 없을시 제공해보기 5. 먹을거리. 앞서 언급한 아이디어가 효과가 없는 것 같으면 제공하기. 더 많은 도움이 필요한 자폐성 장애 아동에게 적합하고 건강한 간식을 사용하는 것이 중요하다.

ASD, autism spectrum disorder; PT, physical therapist.

위한 다양한 중재 방법이 발전해 왔다. 이러한 중재가 자주 시행되고 있지만, 감각 운동 능력, 사회적 참여 및 장기적인 삶의 질을 향상시키기 위해 이러한 중재의 사용을 촉구하기 위해서는 더 많은 경험적 연구가 필요하다.[55,102] 감각 운동 중재 연구의 대부분은 표본 규모가 작거나 단일 사례 또는 사례 연구를 포함하고 있다. 또한, 자폐 아동을 대상으로 한 연구는 자폐 아동의 다양성과 치료 결과에 영향을 미치는 여러 요인의 복잡성으로 인해 어려움을 겪는다.

자폐스펙트럼장애 치료를 위한 팀 접근법

자폐 아동의 복잡한 발달 변화는 팀 접근방식의 치료가 효과적이다. 자폐 스펙트럼 내에서 나타나는 다양한 증상을 고려할 때, 각 자폐 아동의 고유한 특성을 충족하기 위해서는 다양한 유형의 치료법이 포함된 개별화된 프로그램이 필수적이다. 가족 구성원은 아동의 행동, 현재 기능 수준, 관심 분야에 대한 필수 정보를 제공하여 프로그램 개발에 활용할 수 있다. 가족은 전문가와 함께 발달해야 할 능력과 행동을 파악한다. 특수 교육자와 심리학자는 자폐 아동이 보이는 인지 및 행동 문제를 이해하고 해결하는 데 도움을 준다. 언어 및 언어 병리학자는 자폐 아동이 언어적 또는 대체 수단을 통해 가족, 교육자, 간병인과 의사소통하고 비언어적 및 언어적 의사소통 기술을 습득하도록 돕는다. 작업치료사와 물리치료사는 감각 지각 처리 문제를 해결하고 운동 능력을 향상시키기 위한 통찰력과 프로그램을 제공할 수 있다. 기타 의료진은 프로그램 계획에 중요한 아동의 건강에 대한 정보를 제공할 수 있다. 이러한 훈련된 전문가와 가족 및 기타 보호자가 함께 노력하면 자폐아에게 긍정적이고 의미 있는 사회 참여와 중요한 기술 학습을 촉진할 수 있는 체계적이고 일관된 상호작용을 제공할 수 있다.

자폐스펙트럼장애 아동을 위한 감각 운동 치료 접근법

자폐 아동을 위한 대표적인 치료법으로는 응용 행동 분석(ABA)[102,103], 자폐 및 관련 의사소통 장애 아동의 치료 및 교육(TEACCH)[104,105], 그림 교환 의사소통 시스템(PECS)[106], SI 치료[107], 그리고 근거가 부족한 일부 다른 치료법들이 있다.

응용행동분석(Applied behavioral analysis)

ABA는 현재 자폐 아동을 위한 대표적인 중재로, 부정적인 행동을 줄이는 동시에 적절한 의사소통과 친사회적 행동을 개선하고 새로운 기술을 가르치는 데 효과적인 수단으로 인정받고 있다.[102,103] ABA 프로그램의 목표는 긍정적인 행동은 강화하고 부적절한 행동은 줄이는 것이다. 이는 복잡한 과제를 세분화하고 각 단계에 대해 설정된 기준을 성공적으로 충족하는 아동에게 적절한 긍정적 강화를 예측 가능한 방식으로 제공함으로써 달성할 수 있다. 기존의 개별적 시범 훈련의 ABA는 1:1의 통제된 환경에서 성인이 개발한 자료와 과제를 여러 번 반복하는 차단된 연습 형식을 사용하여 수행된다.[108,109] 이러한 기존의 접근 방식은 아동이 선호하고 아동 중심의 활동을 포함하는 자연스러운 상호 행동을 유도하지 않기 때문에 비판을 받아왔다. 우발적 교수 접근법과 같은 보다 현대적인 ABA 모델은 자연주의적 환경 내에서 자연스러운 보상을 포함하는 동기 부여 상황에서 자발성을 촉진하는 방법이다.[110,111] 이러한 접근법은 아동이 선호하고 아동이 선택한 활동을 반복하여 지속적인 참여를 촉진한다. ABA의 원리는 일반적으로 학업, 사회성, 의사소통 및 직업 기술에 적용된다. PT는 특정 운동 기술, 일상 생활 활동 또는 특정 직업 기술 습득을 촉진하기 위해 현대적인 접근 방식을 사용하여 과제 분석, 반복 및 긍정적 강화의 원칙을 통합할 수 있다. 허용 가능한 기준, 지원인력 사용 및 강화 일정을 정하려면 모든 팀원 간의 의사소통이 중요하다.

이 장에서 ABA 전략은 물리치료에서 자주 사용되는 운동 학습 원리와 비교된다. 구체적으로 과제 분석, 반복/연습, 피드백, 강화, 생성의 원리는 치료 접근 방식에서 유사하지만 시행착오 학습과 스스로 생성된 행동에 대한 중요성은 다를 수 있다. 첫째, 과제 분석은 ABA와 운동 학습 모두에서 중요한 요소이다.[102,112] 두 접근법 모두 복잡한 활동을 더 간단한 부분으로 나누고 각 부분과 전체를 연습하도록 장려한다. 자폐성 장애 아동은 '행동으로 배우는' 접근 방식을 통해 단순한 원인과 결과 관계[38] 및 간단한 운동 기술을 암묵적으로 학습할 수 있다.[113,114] 예를 들어, 아동이 점프 잭을 연습하는 경우 활동을 여러 단계로 나누고 부분적으로 연습할 수 있다. 현대의 ABA 프로그램에 내재된 적극적인 참여를 통한 반복은 현재의 운동 학습 이론에서 장려하는 높은 수준의 자기 주도적 연습과 동일하다. 반복은 숙련된 행동을 습득하는 데 매우 중요하다. 또한 두 접근법 모두 성공적인 과제 완료 시 긍정적인 강화법을 사용하도록 장려한다. 운동 학습 이론에서는 강화를 언어 및 제스처로 제한하지만, 기존의 ABA 프로그램에서는 장난감이나 먹을거리와 같은 물질적 강화의 사용도 장려한다. 그러나 현대의 ABA 접근법은 "원하는 활동에 대한 접근"을 강화로 사용하도록 장려하고 물질적 강화의 사용을 억제한다. 예를 들어, 줄넘기를 하는 동안 능숙도가 향상되는 것은 자연스럽게 발생하는 강화이자 아이에게 동기부여가 될 수 있다. 아동이 성공을 경험할 수 있도록 적절한 수준의 도전 과제를 만들어야 한다. 중재 프로그램은 아동의 능력 수준에 따라 점차적으로 더 복잡한 활동을 포함할 수 있으며, 일반화를 극대화하기 위해 다양한 환경에서 연습할 수 있다. 활동은 발달에 적합할 뿐만 아니라 본질적으로 동기를 부여하고 아동과 가족의 기능적 요구를 충족하도록 맞춤화되어야 하며 평생의 목적을 달성할 수 있어야 한다.

프롬프트 또는 피드백 제공은 ABA와 운동 학습 접근법 모두에 공통적으로 적용된다. 운동 학습 이론에서는 즉각적인 시각/운동/언어적 피드백을 통해 최종 목표가 강조될 때 행동이 강화된다고 제안한다.[112] ABA 프로그램은 시각적, 언어적, 직접 손으로 하는 교육 등 단계적 프롬프트 사용을 장려하지만, 운동 학습 이론에서는 내부(스스로 생성한) 및 외부 피드백(환경/보호자가 제공하는) 사용을 모두 장려한다. 자폐 아동은 고유 수용성 피드백과 시각적 피드백을 모두 사용할 수 있지만, 어느 쪽을 더 선호하는지는 불분명하다.[115] Glazebrook 등은 자폐 아동이 고유 수용성 채널보다 시각적 채널을 통해 제시된 정보를 처리하는 데 더 오래 걸린다고 밝혔다.[115] 이러한 결과는 아동이 받아들일 수 있다면 행동을 통한 물리적 지도가 시각적 피드백 제공보다 더 효과적일 수 있음을 시사한다. 각 단계의 2차원 지도나 컴퓨터화된 비디오 피드백을 활용한 시각적 모델링도 기술 개발을 촉진할 수 있다는 증거도 있다.[116] 예를 들어, 점프 잭 동작 시퀀스의 구성 요소를 부분적으로 보여주거나 누락된 구성 요소에 대한 핵심 단서를 제공하거나 아동이 직접 동작을 따라 할 수 있도록 안내할 수 있다. 자폐 아동은 또한 운동 목표를 이해하는 데 어려움을 겪는다.[117] 따라서 운동 학습을 촉진하기 위해 제공되는 피드백을 과제의 적절한 최종 목표와 결합하는 것이 중요하다. 예를 들어, 점프 잭 시퀀스 내의 두 가지 주요 자세에 대해 손을 아래로 하고 발을 모은 자세에는 '연필', 손을 위로 하고 발을 벌린 자세에는 '로켓'과 같은 언어적 단서를 사용할 수 있다. 이렇게 하면 어린이가 자신에게 주어지는 동작에 대한 이해를 높이는 데 도움이 된다.

ABA와 운동 학습 접근법 간에 분명하게 다른 한 가지 원칙은 시행착오 학습에 중점을 둔다는 점이다. 학교 기반 ABA 프로그램을 관찰한 결과, 주로 오류 없는 주입식 교육을 장려하는 것으로 나타났다. 반면, 운동 학습 원리는 오류를 줄이고 자발성을 장려하는 능동적이고 자기 주도적인 탐구를 장려한다. 실제로 시행착오 학습은 운동 기술의 일반화를 위해 필수적인 것으로 간주된다. 따라서 PT는 자폐성 장애가 있는 아동에게 자유롭고 즉흥적인 움직임과 같은 자발적인 움직임 탐색의 기회를 제공해야 한다. 운동 제어의 동적 시스템 이론은 임상의에게 ASD 아동은 고유한 특성을 가지고 있으며, 운동 활동의 복잡성을 줄이거나 늘리기 위해 형성될 수 있는 환경 속에 내재되어 있음을 상기시켜 준다. 환경을 사용하여 아동에게 적합한 도전 과제를 만든 후에는 아동이 자발적으로 반응할 때까지 기다렸다가 프롬프트나 피드백을 제공하고 재교육을 시작해야 한다는 점을 명심해야 한다. 물리치료 세션 내에서 ABA 전략을 실행하기 위한 구체적인 권장 사항은 표 23.3에 나와 있다.

감각통합 치료(Sensory integration therapy)

촉각, 시각, 청각 자극을 포함한 감각 지각 정보는 자폐 아동의 환경에서 발생하며 자폐 아동에게 큰 영향을 미칠 수 있다. 저항 또는 도피 반응을 경험하는 아동은 학습에 개방적이지 않는다. 따라서 아동이 치료 환경 내에서 안전하고 편안하게 느끼는 것이 중요하다. 자폐 아동은 일반적인 발달 아동과 다르게 감각 자극을 처리하는 것으로 알려져 있으며, 비정형적인 패턴이 빠르면 생후 1년 이내에 나타난다.[46,68] 과민 또는 저감도의 감각조절장애는 자폐 아동과 성인에게 종종 나타난다.[46] ASD 아동의 감각 장애를 해결하기 위해 다양한 SI 치료 기법이 제안되었다.[46] 첫째, 분류 SI 치료는 아동이 환경 자극을 더 잘 조절, 조직 및 통합 할 수 있도록 아동이 탐색하고 제어하는 신체 감각 및 전정 활동을 제공함으로써 감각 정보의 신경 학적 처리에 직접 초점을 맞추는 것을 목표로 한다.[118] 이 치료 방법에 대한 경험적 연구는 효능에 대한 근거가 약한 사례 또는 사례 시리즈 설계로 구성되었다.[119] 이러한 형태의 치료는 더 많은 근거 기반 치료에 대한 요구와 함께 비판을 받고 있다.[107] 둘째, "감각 식이"는 아동의 개별 요구를 충족시키기 위해 기존의 SI 치료보다 더 성인 구조화되고 수동적으로 적용되며 동적 집중 감각 기반 활동을 제공한다.[119,120] "감각 식이"에는 수술용 브러시로 닦기, 관절 압박 및 심부 압박과 같은 활동이 포함될 수 있다. 그러나 자폐 아동에게 감각 식이를 사용하는 것을 뒷받침하는 경험적 근거는 부족하다.[119,120] 셋째, 긍정적 행동을 촉진하고 고정 관념을 줄이며 각성을 조절하기 위해 특정 감각 자극 기술이 사용되어 왔다. 깊은 압력은 일반적으로 진정 효과를 이끌어 내기 위해 사용되며, 치료적 터치 또는 허그 머신(깊은 압력 생성 장치), 안전복 또는 무게 조끼와 같은 장치를 통해 전달된다.[121,122] 그러나 이러한 사용을 뒷받침하는 연구는 제한적이다. 4주 동안 주 2일, 하루 15분씩 4주 동안 터치 치료를 받은 아동은 소리에 대한 반응과 사회적 의사소통이 개선된 것으로 나타났다.[121] 6주 동안 매주 2회, 세션당 20분씩 허그 머신을 사용한 조사에서는 긴장 척도 점수가 통계적으로 유의하게 감소하고 불안이 약간 감소한 것으로 나타났다.[122] 이러한 감각 기술, 특히 성인 가이드 기술을 시행할 때는 이러한 프로그램의 효과를 판단하는 수단으로 아동의 스트레스 수준을 모니터링하는 것이 중요하다.[46,119]

자폐아 및 관련 의사소통 장애아동의 치료 및 교육

TEACCH는 예측 가능한 활동 순서와 함께 매우 구조화된 환경 구성을 강조하며, 어느 정도 유연성을 허용한다.[105] 구체적으로 교육 환경의 공간을 독특하게 구성하고, 활동 스케줄을 사용하여 조직화 및 예측 가능성을 높이고, 개별 워크스테이션을 사용하여 독립적이고 목표 지향적인 활동을 촉진하며, 성공적인 과제 완수를 위해 적절한 시각적 단서를 제공한다. 통제된 연구에 따르면 4개월 동안 일반적인 주간 프로그램과 함께 TEACCH 기반 프로그램에 참여한 아동은 주간 프로그램에만 참여한 또래보다 훨씬 더 큰 개선 효과를 보인 것으로 나타났다.[104] 물리치료 세션 내 환경 구조화에 대한 구체적인 아이디어는 표 23.3에 나와 있다.

그림 교환 의사소통 시스템

PECS는 정교한 그림 교환 기법을 사용하여 의사소통을 돕는다. 단어 학습을 위한 시각적 단서를 제공하는 데 자주 사용되며 아동의 하루 일정을 구성하는 데도 도움이 된다.[106] 특히 그림 일정표는 하루 종일 또는 활동 내에서 아동에게 활동 관계와 활동 간의 전환을 알리기 위해 사용할 수 있다. 연구에 따르면 PECS를 사용하면 18개월에서 12세 사이의 아동의 자발적, 비언어적, 언어적 의사소통 기간이 늘어나고 기술 발달이 촉진된다고 한다.[71,123] 물리치료 세션 내에서 그림 스케줄을 통합하는 방법에 대한 자세한 내용은 표 23.3에 나와 있다.

다른 접근법(Other approaches)

감각 운동 기술의 발달을 촉진하는 다른 접근법도 있지만, 그 근거는 약하다.[71,124] Greenspan과 Wieder의 "플로어타임" 놀이는 사회적 정서적 관계와 인지적 성장을 증진하기 위한 것이다.[71] Gutstein과 Shee-ley의 관계 발달 중재(RDI)125 와 Mahoney 등의 반응적 교수법(RT)은 자폐 아동의 청각 처리, 언어, 운동 계획, 순서, 감각 조절 및 시각 처리 장애를 다룬다.[124,126] 현재 이러한 중재에 대한 주장을 뒷받침하는 경험적 연구는 제한적으로 이루어지고 있다.[127]

조기 중재 물리치료

영유아 형제 연구 자문위원회에서는 영유아기에 최적의 프로그램을 안내할 수 있는 증거가 제한적이라는 점을 확인했다. 그들은 양육자가 촉진되고 상호적인 사회적 놀이 맥락, 특히 아동이 양육자와 적극적으로 참여하도록 요구하는 유아 시작 사회적 상호 작용을 사용할 것을 권장한다.[128] 그들은 또한 위험에 처한 유아의 사회적 의사소통과 운동 시스템을 촉진할 것을 권장한다. 또한, 이들은 영아에게 관찰된 지연에 따라 개별화된 개입을 권장한다. 이러한 권장 사항을 고려할 때 간병인을 통한 다중 시스템 접근 방식이 권장된다. 자폐 위험이 있는 영아는 다양한 사회적, 사물 기반 및 자세 경험을 통해 일반적이고 구체적인 움직임 패턴, 긍정적 영향, 사회적 의사소통을 향상시킬 수 있다.[55] 생후 첫 반년 동안 부모는 언어적 강화와 영아의 신체적 접촉을 통해 단서를 제공할 수 있다.[129] 마찬가지로 사물 기반 단서는 인과관계 장난감으로 제공할 수 있다.[129,130] 부모는 영아의 팔이나 다리 근처에 물건을 제공함으로써 손과 발 뻗기뿐만 아니라 연령에 적합한 위치 운동 및 사물 탐색 기술을 장려해야 한다. 객체 기반 상호 작용 중에 돌봄 제공자는 공동 주의, 즉 돌봄 제공자와의 객체 놀이 공유와 같은 관련 사회적 행동이 권장되는 삼차적 맥락을 포함해야 한다.[38] 유아에게 지연되는 것처럼 보이는 자세 내에 수동적으로 또는 능동적으로 아동을 이동시킴으로써 자세 경험을 제공할 수 있다.[131]

자녀가 만 3세 이전에 자폐성 장애 진단을 받거나 진단으로 이어질 우려가 있는 경우 조기 개입이 필요하다. 조기 개입은 일반적으로 개별화된 가족 서비스 계획에 명시된 가족 주도 목표에 따라 가정이나 기타 자연 환경에서 이루어진다. 이러한 개입 방식은 기능적 활동에 중점을 두며, 그중 상당수는 아동이 조정된 행동을 수행하도록 유도하고 자연스러운 상황으로 일반화할 수 있는 가능성을 높인다.

학교 환경에서 물리치료

공교육 시스템은 특수 교육 서비스가 필요한 3세 이상의 자폐성 장애 진단을 받은 아동을 담당한다. 교육 팀은 가족 외에도 아동의 교육 프로그램 참여 필요성에 따라 일반 교육 교사, 특수 교육 교사, 언어 병리학자, 심리학자, OT, PT, 학교 보건교사 등으로 구성될 수 있다. 프로그램의 목표는 해당 학생을 위해 특별히 팀에서 개발되고 개별 교육 계획(IEP)에 기재된다. 직접 및/또는 보조 물리치료 서비스는 많은 자폐성 장애 학생에게 적합하다.

장애인 교육법(IDEA)은 학생들이 최소한의 제한적인 환경에서 교육 프로그램을 받을 것을 다시 한 번 권장한다. 자폐성 장애 아동은 능력과 행동의 범위가 다양하기 때문에 특수 프로그램과 독립된 교실부터 일반 학급에 완전히 통합하는 것까지 적절한 환경이 존재한다. 특수 교육 서비스를 받는 다른 학생들과 마찬가지로 자폐성 장애 학생의 전환 계획은 빠르면 14세부터 공식적으로 시작되며 16세가 되면 IEP에 공식 계획이 포함되어야 한다. 학생, 학부모, 교육자 및 모든 지역사회 기관은 학생의 관심사, 능력 및 행동에 따라 중등 교육 또는 경쟁, 지원 또는 보호 고용 준비를 포함하는 포괄적인 전환 계획을 개발하는 데 참여해야 한다.[127] 교육 팀의 모든 구성원은 ASD 학생이 가능한 한 독립적으로 지역사회에 참여할 수 있도록 준비한다.

여가활동과 기술 활용

음악과 동작[53], 도수치료[132], 수중 치료[133], 요가[134], 스포츠 및 소그룹 기반 신체 놀이와 같은 대체 치료 접근법을 뒷받침하는 임상적 증거가 증가하고 있다.[135] 이러한 활동은 물리치료사가 제공하는 중재 세션에 통합되거나 일부 자폐 아동의 평생 건강 활동을 위한 커뮤니티 참여 및 준비 수단으로 활용될 수 있다. 지역사회 기반 요가, 음악, 무용, 무술은 종종 지역사회에서 이용할 수 있으며 신체 활동의 대안이 될 수 있다.

음악과 동작[53], 도수치료[132], 수중 치료[133], 요가[134], 스포츠 및 소그룹 기반 신체 놀이와 같은 대체 치료 접근법을 뒷받침하는 임상적 증거가 증가하고 있다.[135] 이러한 활동은 물리치료사가 제공하는 중재 세션에 통합되거나 일부 자폐 아동의 평생 건강 활동을 위한 커뮤니티 참여 및 준비 수단으로 활용될 수 있다. 지역사회 기반 요가, 음악, 무용, 무술은 지역사회에서 흔히 이용할 수 있으며 긍정적인 학습 환경을 조성하기 위해 필요한 수정과 조정을 할 수 있다면 신체 활동의 대안이 될 수 있다. 아동의 안전, 흥미, 능력 수준, 환경 자극에 대한 내성 등을 고려해야 한다. 치료사는 이러한 지역사회 대체 체험에서 긍정적인 경험을 촉진하기 위한 권장 사항을 제시하는 데 도움을 줄 수 있다.

자폐 아동은 첨단 기술 사용을 선호하기 때문에 이러한 기술은 자폐 아동의 사회성, 의사소통, 운동 능력을 증진하는 데 의미 있는 방식으로 사용되어 왔다.[136] 특히, Wii 보드[136], 댄스 댄스 레볼루션[136], 및 로봇 기술[137,138]과 같은 컴퓨터 기술은 자폐 아동의 사회성, 운동 능력 및 신체 건강을 촉진하는 데 사용될 수 있다. 현재 이러한 기술의 사용을 뒷받침하는 증거는 제한적이다. 그러나 적절한 경우 이러한 기술을 가정과 학교 환경에서 사용하여 필요한 운동 연습과 다른 환경으로의 일반화를 제공하고, 활동을 표준화하며, 활동 중에 아동에게 동기를 부여할 수 있다.

결론

이 장에서는 자폐성 장애가 있는 아동 및 청소년과 그렇지 않은 아동 및 청소년의 운동 발달의 질적, 양적 차이에 대한 근거를 제공한다. 운동 조정, 자세 조절, 모방 및 연습에 상당한 장애가 있는 자폐성 장애 아동과 청소년이 많다. 이러한 영역은 가족, 간병인, 교육자와의 직접적인 개입 및/또는 상담을 통해 ABA, TE- ACCH, PECS 원칙과 같은 표준 자폐 중재 접근법과 함께 최신 운동 학습 및 동적 시스템 이론의 기본 원칙을 사용하여 해결할 수 있다. 물리치료 세션 내에서 다양한 중재 접근법을 구현하기 위한 전략도 제공되었다. 자폐성 장애를 가진 개인의 표현의 차이를 고려할 때 운동 능력, 감각 반응, 사회적 의사소통 및 인지와 관련하여 각 아동을 개별적으로 고려해야 한다. PT는 아동의 감각 운동 능력에 대한 정보를 제공하고, 아동의 고유한 사회적 운동(예: 타인과의 움직임) 및 인지 운동 요구(예: 계획이 필요한 움직임)를 해결하기 위한 활동을 추천하고, 아동의 일반적인 환경, 학교 및 가정에서 학습 능력을 증진하기 위한 수정을 제안함으로써 ASD 아동과 함께 일하는 팀에 중요한 공헌을 할 수 있다. 이러한 제안은 기대치 변경, 운동 문제 해결, 부정적인 감각 반응을 최소화하기 위한 교실 활동 수정, 보상 전략 교육, 가정, 학교 및 지역사회의 다양한 학습 상황에서 또래 및 보호자와의 보다 적극적인 참여 촉진 등의 형태로 이루어질 수 있다.

사례 연구

CHRIS-자폐증을 앓고 있는 4세 남아

Chris는 교외 지역에 있는 중형 주택에서 부모님과 함께 살고 있는 4살 소년이다. 그는 지역 초등학교의 유치원 프로그램에 다니고 있으며, 그곳에서 특수 교육 지원 서비스를 받고 있다. 그는 생후 30개월에 자폐증 진단을 받았다.

과거력

Chris의 어머니는 별다른 문제없이 출산했다고 보고했다. 하지만 삼촌도 같은 진단을 받았기 때문에 가족력이 있는 자폐증 환자였다. Chris는 9개월에 독립적으로 앉았고 16개월에 도움 없이 걸을 수 있었으며 몇 달 동안 걷다가 자주 넘어지곤 했다. Chris가 20개월이 되었을 때, Chris의 어머니는 Chris가 언어 지연이 있고 친구의 아이들과 '다르게' 행동하는 것이 걱정되어 소아과 전문의의 진찰을 요청하게 되었다. Chris는 사람들이 자신의 이름을 부르거나 말을 걸 때 항상 주의를 기울이지는 않았지만 주방 타이머 소리, 공사 소리 등의 소리에 매우 예민한 반응을 보였고, 그런 소리가 들리면 울음을 터뜨렸다. 또한 선풍기처럼 움직이는 물체를 오랫동안 바라보고 앉아 있곤 했는데, 이러한 행동을 멈추게 하기가 어려웠다. 20개월이 되었을 때는 말을 하지는 못했지만 낑낑거리거나 으르렁거리거나 울면서 고통을 전달했다. 원하는 것을 가리키거나 가지고 노는 장난감을 보여주는 등의 제스처를 통해 자신의 필요나 감정을 전달하지 않았다. 다른 아이들과 놀러 갈 때 Chris는 상호작용을 하지 않았고 다른 아이들이 놀고 있는 곳에서 떨어져서 소파 뒤에 숨는 경우가 많았다. Chris는 번쩍이는 불빛이 있는 장난감을 반복적으로 작동시키곤 했다. Chris는 마카로니와 치즈, 사과 소스만 먹고 다른 음식은 거의 먹으려 하지 않아 어머니는 매우 걱정했다.

진단이 내려진 직후 출생부터 3세까지의 프로그램이 시작되었다. 교육, 언어, 작업 치료 서비스가 Chris의 세 번째 생일이 될 때까지 정기적으로 제공되었다. 다행히도 Chris의 부모는 명백한 대근육 운동장애에 대한 물리치료 서비스를 요구했고, 이후 해당 서비스가 Chris의 프로그램에 추가되었다. 조기 개입 치료사는 가족에게 사회적 의사소통 및 운동 기술을 증진하고, 감각 반응을 조절하고, Chris를 가족의 일상에 참여시키고, 유치원 프로그램으로의 전환을 계획하기 위한 방안을 제공했다.

현재상태

Chris는 현재 지역 초등학교의 오전 프리스쿨 프로그램에 등록되어 있다. Chris는 교육팀의 출생부터 3세까지의 추천과 초기 검사를 바탕으로 일대일 보조 전문가 지원과 함께 일반적인 유치원 활동에 포함된 직접적인 언어, 작업 및 물리치료 서비스를 포함한 전문 교육 지도를 받고 있다. 개별화된 교육 프로그램은 수용 및 표현 언어, 사회적 상호 작용, 감각 운동 발달, 자조 기술을 다룬다. 부모와 교육팀은 매월 한 번씩 만나 Chris의 진행 상황을 논의하고 기대치와 상호작용의 일관성을 극대화하기 위해 협력한다.

언어와 사회적 상호작용

Chris는 반향어 말하기, 즉 어른들이 말하거나 텔레비전 쇼에서 말하는 몇 가지 단어를 반복하는 모습을 보인다. 모든 직원은 상황에 맞는 적절한 언어적 반응을 강조하여 명확하게 모델링하고, Chris가 올바른 반응을 모방할 때 칭찬한다. Chris는 또래와 자발적인 상호작용이 거의 없으며, 다른 사람과의 상호작용이 없는 활동에만 참여하는 경향이 있다. 교사와 치료사는 Chris를 가장 위험이 적은 또래와 짝을 이루어 놀이 및 학업 활동을 진행했고, 좋은 결과를 얻었다. Chris는 다른 아이들과 함께 있는 시간을 즐긴다. 그는 원하는 장소에 머물면서 도움을 받아 당면한 과제에 집중할 수 있다. Chris는 활동과 장소를 전환하는 동안 불안의 징후(고정관념이 증가하고 발성이 높아짐)를 보인다. 그림 스케줄을 사용하여 Chris가 일일 스케줄에 적응하는 데 도움을 준다. 모든 수업 및 관련 서비스가 일정표에 표시된다. 또한 각 센터 내 활동을 나타내고 선택할 수 있도록 그림도 제공된다. 그는 일과에서 다음 단계를 결정하기 위해 지속적으로 그림 스케줄을 보고 있으며, 그림으로 사전 알림을 받으면 경고가 없거나 거의 제공되지 않을 때보다 더 쉽게 전환하는 것 같다. 다른 가정 루틴에도 비슷한 그림 시스템이 사용된다. Chris는 최근 들어 가끔씩 원하는 물건의 사진을 자발적으로 가리키기 시작했다. Chris가 원하는 행동을 성공적으로 수행하면 프로그램에 참여한 사람들은 부모와 교육자가 사전에 동의한 보상을 제공한다. 각 팀원은 계획을 인지하고 있으며, 잘한 일에 대한 강화와 요청된 활동을 성공적으로 완료한 경우 추가 활동 시간(Chris가 선호하는 활동)을 제공한다.

감각운동 발달

Chris는 몸을 흔들고 가끔씩 빙빙 도는 정형화된 행동을 보인다. 때때로 손을 펄럭이며 지켜보기도 한다. 큰 소리에 계속 괴로워하며 종종 귀를 막고 몸을 흔드는 동작을 한다. 이러한 반응은 어른이나 또래가 자신을 만질 때도 나타난다. 컴퓨터와 불빛이 있는 장난감을 가지고 노는 것을 선호한다.

서클 타임에 몇 분만 앉아 있다가 일어나서 교실을 빠르게 돌아다니고 싶어 한다. 운동장에서는 그네, 미끄럼틀, 회전 기구와 같이 움직일 수 있는 활동을 즐긴다. Chris에게 이러한 활동을 끝내는 것은 때때로 어려운 일이다. 체육시간에는 보통 공간을 뛰어다니고 행동이 과격해지며 벽에 쌓인 매트 밑으로 숨으려고 하기도 한다.

Chris는 학교 안팎에서 신체적 도움 없이 보행이 가능하며, 안전과 방향에 대한 감독과 안내가 필요하다. 그의 보행 패턴은 보통 발가락으로 걷는 것이 특징이다. 그는 달리고 방향을 바꿀 수 있지만 운동 계획에 분명한 영향을 받고 있다. 스텝퍼, 스쿠터 또는 자전거를 사용하는 데 필요한 여러 단계를 포함하는 동작을 수행하지 못한다. 질주 및 건너뛰기와 같은 다관절 동작을 보여주지 못하며, 한 다리 자세를 유지하는 데 어려움을 겪는다. PT/OT의 시범을 따라해 달라는 요청에 일반적으로 응답하지 않는다. 난간의 도움 없이는 계단을 오르내리지 못하며, 좁은 지지대가 필요한 상황에서 균형 감각이 부족한 것으로 보인다. 관절 이완과 장시간 반중력 자세 유지의 어려움에서 알 수 있듯이 근긴장도가 저하된 상태이다.

MABC에서 Chris는 손재주 9백분위수, 조준 및 잡기 5백분위수, 균형감각 1백분위수에 속하는 것으로 나타났다. 부모와 교육자는 감각 프로필을 사용하여 감각 자극에 대한 Chris의 반응에 대한 정보를 제공했다. 응답을 바탕으로 촉각 민감도, 미각/후각 민감도, 청각 필터링, 시각/청각 민감도 등의 영역에서 과민증과 뚜렷한 차이를 확인할 수 있었다.

학교 수업 시간 내내 관찰한 내용, 모든 팀원의 의견, 표준화된 테스트 결과를 바탕으로 물리치료사와 작업치료사는 감각 반응을 조절하고 대근육 및 소근육 발달을 촉진하는 데 도움이 되는 전략을 공동으로 권장했다. 작업치료사와 보조 전문가는 Chris가 강한 압력이 가해지면 서클 활동에서 더 오래 앉아 있는 경향이 있다는 사실을 발견했다. 무게가 있는 무릎 담요를 사용하면 조용히 앉아 있는 시간도 길어지는 것으로 보인다. Chris는 체육관보다 작은 공간에서 수업을 진행할 때 체육 활동에 더 많이 참여하는 경향이 있다. 교직원들은 현재 체육 시간에 특별히 주의를 기울여 가중 조끼를 착용했을 때 작업 시간 및 불안 징후에 대한 데이터를 수집하는 중이다.

이제 Chris의 일과에 지정된 시간이 정해져 놀이터의 그네를 이용할 수 있게 되었다. Chris가 전정 자극을 받을 수 있는 기회를 추가한 이후, 흔들거나 펄럭이는 행동이 줄어들었다. 듣기/이야기 센터에는 흔들의자가 마련되어 있으며, Chris는 치료/학습 활동을 마친 후 보상으로 짧은 시간 동안 흔들의자를 사용할 수 있다. 쉬는 시간에는 가끔 흔들 목마가 대근육 운동 옵션으로 포함되어 있다. 그는 집과 학교에서 다양한 물건을 싣고 밀 수 있는 카트를 가지고 다닌다. 부모와 교직원은 방과 후 시간에 Chris가 그네를 타고 놀고 집에 돌아온 직후 감독하에 마당에서 뛰어놀 수 있는 계획을 세웠다.

언어치료사와 작업치료사는 현재 부모와 긴밀히 협력하여 Chris의 식단에 질감과 맛을 체계적으로 도입하여 음식 선택 범위를 넓히고 있다. Chris의 어머니는 훈련된 관련 서비스 제공자의 감독하에 다양한 질감의 간식을 시험해 볼 수 있는 간식을 보내주며 그 뒤를 따르고 있다.

물리치료사는 Chris의 보행 패턴을 개선하기 위해 하이탑 워킹화를 신어보도록 권유했고, 긍정적인 결과를 얻었으며, 지속적으로 발을 평평하게 유지하고 가끔 뒤꿈치를 내딛는 것이 관찰되었다. 물리치료 프로그램에서 균형감각, 협응력, 총체적 운동 계획을 다루고 있다. 그는 질감, 크기, 높낮이, 순응도, 안정성에 따라 다양한 보행 표면을 걷도록 권장받고 있다. 좀 더 까다로운 표면에서는 물리치료사가 Chris를 부드럽게 잡고 보호할 수 있도록 직접 도움을 주면 Chris의 수행 능력이 향상된다. 보조원은 매일 쉬는 시간마다 운동장을 둘러싼 철조망을 따라 Chris와 함께 걸으며 보호와 약간의 도움을 제공한다. 담임 선생님, 음악 선생님, 체육 선생님은 Chris가 노래를 부르면서 움직이고, 또래 친구들과 함께 움직이고, 1-3명의 소그룹 내에서 움직임 게임에 참여할 수 있는 기회를 갖도록 조언을 받았다.

운동 계획은 크기, 질감, 순응도가 다양한 콩주머니와 공을 사용하여 던지고 잡는 활동을 통해 해결된다. 성공적으로 도달하면 불빛이나 동작이 활성화되는 목표가 선택된다. 학교와 집에서 놀 때도 비슷한 활동을 한다. 또한 스텝퍼와 트라이 사이클과 같은 운동 기구 사용법을 배우고 있지만 활동을 완료하려면 상당한 지도와 신체적 보조가 필요하다. 이러한 활동 중에는 일반적으로 보조 전문가가 PT를 지원한다.

자조기술

Chris는 학교와 집에서 옷을 입고 용변을 보는 데 도움이 필요하다. 화장실에 가야 할 때를 알리지 못하기 때문에 소변줄을 사용한다. 손이나 식기를 사용하여 스스로 식사를 할 수 있으며, 주둥이가 있는 컵을 사용하여 독립적으로 물을 마실 수 있다. 식단은 몇 가지 선호하는 음식으로 제한되어 있다.

PEDI는 부모와 교육 직원의 관찰과 보고를 통해 이루어졌으며, 자기 관리 10점 미만(간병인 지원 10 미만), 이동성 20.4(간병인 지원 60.7), 사회적 기능 10점 미만(간병인 지원 < 10)으로 나타났다.

가족은 Chris가 너무 무서워하기 때문에 씻고 목욕하는 것이 특히 어렵다고 말했다. 학교 직원은 Chris가 유치원에 입학할 때 SFA를 실시할 계획이다.

자폐아를 위한 프로그램을 최적화하기 위해서는 가족, 교육자, 간병인, 의료진의 협업과 노력이 필수적이다. 이러한 과정을 통해 아동이 평생에 걸쳐 중요한 기능적 기술을 습득할 가능성이 높아진다:

a. 해당 활동이 아동과 가족에게 의미 있고 장기적으로 도움이 되는 활동이다.
b. 활동은 아동의 능력 수준에 맞게 개별화된다.
c. 프로그램은 아동의 환경 내에서 보호자로부터 정보를 받아들이는 아동의 능력을 고려하고 존중한다.
d. 자폐 아동과 상호작용하는 사람들이 프로그램에 대한 기대와 실행에 있어 일관성을 유지한다.

참고문헌

1. American Psychiatric Association. Diagnostic and Statistical Manual of Mental Disorders. 5th ed. American Psychiatric Association; 2013.
2. Jansiewicz E, Goldberg M, Newschaffer C, et al. Motor signs distinguish children with high functioning autism and Asperger's syndrome from controls. J Autism Dev Disord. 2006;36(5):613-621.
3. Fournier K, Hass C, Naik S, et al. Motor coordination in autism spectrum disorders: a synthesis and meta-analysis. J Autism Dev Disord. 2010;40(10):1227-1240.
4. Centers for Disease Control. Prevalence of autism spectrum disorders-Autism and Developmental Disabilities Monitoring Network (ADDM), United States, 2008. MMWR Surveill Summ. 2012;61(3):1-24.
5. Ganz M. Understanding Autism. Taylor & Francis; 2006.
6. Centers for Disease Control and Prevention. Autism Spectrum Disorders. Accessed January 15, 2021. http://www.cdc.gov/NCBDDD/autism/facts.html
7. Bauman M, Kemper T. Neuroanatomic observations of the brain in autism: a review and future directions. Int J Dev Neurosci. 2005;23(2-3):183-187.
8. Sumi S, Taniai H, Miyachi T, et al. Sibling risk of pervasive developmental disorder estimated by means of an epidemiologic survey in Nagoya, Japan. J Hum Genet. 2006;51(6):518-522.
9. Zwaigenbaum L, Thurm A, Stone W, et al. Studying the emergence of autism spectrum disorders in high-risk infants: methodological and practical issues. J Autism Dev Disord. 2007;37(3):466-480.
10. Guinchat V, Thorsen P, Laurent C, et al. Pre-, peri-, and neonatal risk factors for autism. Acta Obstet Gynecol Scand. 2012;91(3):287-300.
11. Sandin S, Hultman C, Kolevzon A, et al. Advancing maternal age is associated with increasing risk for autism: a review and meta-analysis. J Am Acad Child Adolesc Psychiatry. 2012;51(5):477-486.
12. Narita M, Oyabu A, Imura Y, et al. Nonexploratory movement and behavioral alterations in a thalidomide or valproic acid-induced autism model rat. Neurosci Res. 2010;66(1):2-6.
13. Courchesne E, Redcay E, Kennedy D. The autistic brain: birth through adulthood. Curr Opin Neurol. 2004;17(4):489-496.
14. Dementieva Y, Vance D, Donnelly S, et al. Accelerated head growth in early development of individuals with autism. Pediatr Neurol. 2005;32(2):102-108.
15. Dawson G, Munson J, Webb SJ, et al. Rate of head growth decelerates and symptoms worsen in the second year of life in autism. Biol Psychiatry. 2007;61(4):458-464.
16. Sparks B, Friedman S, Shaw D, et al. Brain structural abnormalities in young children with autism spectrum disorder. Neurology. 2002;59(2):184-192.
17. Casanova M, Buxhoeveden D, Switala A, et al. Minicolumnar pathology in autism. Neurology. 2002;58(3):428-432.
18. Williams D, Goldstein G, Minshew N. Neuropsychologic functioning in children with autism: further evidence for disordered complex information-processing. Child Neuropsychol. 2006;12(4-5):279-298.
19. Mostofsky S, Powell S, Simmonds D, et al. Decreased connectivity and cerebellar activity in autism during motor task performance. Brain. 2009;132(pt 9):2413-2425.
20. Hallett M, Lebiedowska M, Thomas S, et al. Locomotion of autistic adults. Arch Neurol. 1993;50(12):1304-1308.
21. Rinehart N, Bradshaw J, Brereton A, et al. A clinical and neurobehavioural review of high-functioning autism and Asperger's disorder. Aust N Z J Psychiatry. 2002;36(6):762-770.
22. Vilensky J, Damasio A, Maurer R. Gait disturbances in patients with autistic behavior: a preliminary study. Arch Neurol. 1981;38(10):646-649.
23. Cattaneo L, Rizzolatti G. The mirror-neuron system. Arch

Neurol. 2009;66(5):557-560.
24. Dapretto D, Pfeiffer P, Scott A, et al. Understanding emotions in others: mirror neuron dysfunction in children with autism spectrum disorders. Nat Neurosci. 2006;9(1):28-30.
25. Landa R, Garrett-Mayer E. Development in infants with autism spectrum disorders: a prospective study. J Child Psychol Psychiatry. 2006;47(6):629-638.
26. Bhat A, Galloway J, Landa R. Relation between early motor delay and later communication delay in infants at risk for autism. Infant Behav Dev. 2012;35(4):838-846.
27. Flanagan J, Landa R, Bhat A, et al. Head lag in infants at risk for autism: a preliminary study. Am J Occup Ther. 2012;66(5):577-585.
28. Ozonoff S, Young G, Goldring S, et al. Gross motor development, movement abnormalities, and early identification of autism. J Autism Dev Disord. 2008;38(4):644-656.
29. Paul R, Fuerst Y, Ramsay G, et al. Out of the mouths of babes: vocal production in infant siblings of children with ASD. J Child Psychol Psychiatry. 2011;52(5):588-598.
30. Lord C, Rutter M, DiLavore PC, et al. Autism Diagnostic Observation Schedule (ADOS). Western Psychological Services; 1999.
31. Lord C, Rutter M, Le Couteur A. Autism diagnostic interview-revised: a revised version of a diagnostic interview for caregivers of individuals with possible pervasive developmental disorders. J Autism Dev Disord. 1994;24(5):659-685.
32. MedlinePlus. Rett Syndrome, National Library of Medicine. Accessed March 6, 2021. https://medlineplus.gov/genetics/condition/rett-syndrome/
33. Genetics Home Reference. Fragile X syndrome. 2007; Accessed June 8, 2012. http://ghr.nlm.nih.gov/condition/fragile-x-syndrome
34. Townsend J, Harris N, Courchesne E. Visual attention abnormalities in autism: delayed orienting to location. J Int Neuropsychol Soc. 1996;2(6):541-550.
35. Wainwright J, Bryson S. Visual-spatial orienting in autism. J Autism Dev Disord. 1996;26(4):423-438.
36. Mundy P, Thorp D. New Developments in Autism: The Future Is Today. Jessica Kingsley Publishers; 2007.
37. Dawson G, Webb S, McPartland J. Understanding the nature of face processing impairment in autism: insights from behavioral and electrophysiological studies. Dev Neuropsychol. 2005;27(3):403-424.
38. Bhat AN, Galloway JC, Landa RJ. Social and non-social visual attention patterns and associative learning in infants at risk for autism. J Child Psychol Psychiatry. 2010;51(9):989-997. doi:10.1111/j.1469-7610.2010.02262.x
39. Mundy P, Sigman M. Joint attention, social competence, and developmental psychopathology. In D. Cicchetti & D. J. Cohen (Eds.), Developmental psychopathology: Theory and method. 2006:293-332. John Wiley & Sons, Inc.
40. Mundy P, Sigman M, Kasari C. A longitudinal study of joint attention and language development in autistic children. J Autism Dev Disord. 1990;20(1):115-128.
41. Eigsti I-M, de Marchena A, Schuh J, et al. Language acquisition in autism spectrum disorders: a developmental review. Res in Autism Spectr Disord. 2011;5(2):681-691.
42. Tager-Flusberg H, Paul R, Lord C. Language and communication in autism. In: Cohen D, Volkmar F, eds. Handbook of Autism and Pervasive Developmental Disorders. 3rd ed. John Wiley & Sons; 1997:195-225.
43. Ozonoff S, Pennington B, Rogers S. Executive function deficits in high-functioning autistic individuals: relationship to theory of mind. J Child Psychol Psychiatry. 1991;32(7):1081-1105.
44. Ben-Sasson A, Hen L, Fluss R, et al. A meta-analysis of sensory modulation symptoms in individuals with autism spectrum disorders. J Autism Dev Disord. 2009;39(1):1-11.
45. Tomchek S, Dunn W. Sensory processing in children with and without autism: a comparative study using the short sensory profile. Am J Occup Ther. 2007;61(2):190-200.
46. Baranek G, Parham L, Bodfish J. Sensory and motor features in autism: assessment and intervention. In: Volkmar FR, Paul R, Klin A, et al., eds. Handbook of Autism and Pervasive Developmental Disorders. Wiley; 2005:831-857.
47. Lane A, Young R, Baker A, et al. Sensory processing subtypes in autism: association with adaptive behavior. J Autism Dev Disord. 2010;40(1):112-122.
48. Bölte S, Holtmann M, Poustka F, et al. Gestalt perception and local-global processing in high-functioning autism. J Autism Dev Disord. 2007;37(8):1493-1504.
49. Gernsbacher M, Stevenson J, Khandakar S, et al. Why does joint attention look atypical in autism? Child Dev Perspect. 2008;2(1):38-45.
50. Heaton P. Pitch memory, labelling and disembedding in autism. J Child Psychol Psychiatry. 2003;44(4):543-551.
51. Bhatara A, Quintin E, Levy B, et al. Perception of emotion in musical performance in adolescents with autism spectrum disorders. Autism Res. 2010;3(5):214-225.
52. Whipple J. Music in intervention for children and adolescents with autism: a meta-analysis. J Music Ther. 2004;41(2):90-106.
53. Srinivasan S, Kaur M, Park I, et al. The effects of rhythm and robotic interventions on the imitation/praxis, interpersonal synchrony, and motor performance of children with Autism

Spectrum Disorder (ASD): a pilot randomized controlled trial. Autism Res Treat. 2015: 1-18. Article ID 736516.

54. Dzuik M, Gidley Larson J, Apostu A, et al. Dyspraxia in autism: association with motor, social, and communicative deficits. Dev Med Child Neurol. 2007;49(10):734-739.

55. Bhat A, Landa R, Galloway JC. Perspectives on motor problems in infants, children, and adults with autism spectrum disorders. Phys Ther. 2011;91(7):1116-1129.

56. Bodfish J, Symons F, Parker D, et al. Varieties of repetitive behavior in autism: comparisons to mental retardation. J Autism Dev Disord. 2000;30(3):237-243.

57. Loh A, Soman T, Brian J, et al. Stereotyped motor behaviors associated with autism in high-risk infants: a pilot videotape analysis of a sibling sample. J Autism Dev Disord. 2007;37(1):25-36.

58. Walker D, Thompson A, Zwaigenbaum L, et al. Specifying PDD-NOS: a comparison of PDD-NOS, Asperger syndrome, and autism. J Am Acad Child Adolesc Psychiatry. 2004;43(2): 172-180.

59. Chawarska K, Klin A, Paul R, et al. Autism spectrum disorder in the second year: stability and change in syndrome expression. J Child Psychol Psychiatry. 2006;48(2):128-138.

60. Nickel L, Thatcher A, Iverson J. Postural development in infants with and without risk for autism spectrum disorders. Paper presented at: 9th Annual International Meeting for Autism Research; May 20–22, 2010; Philadelphia, PA. 2010.

61. Bhat AN. Is motor impairment in Autism Spectrum Disorder distinct from Developmental Coordination Disorder? A report from the SPARK study. Phys Ther. 2020;100(4):633-644.

62. Green D, Baird G, Barnett A, et al. The severity and nature of motor impairment in Asperger's syndrome: a comparison with specific developmental disorder of motor function. J Child Psychol Psychiatry. 2002;43(5):655-668.

63. Miyahara M, Tsujii M, Hori M, et al. Brief report: motor incoordination in children with Asperger syndrome and learning disabilities. J Autism Dev Disord. 1997;27(5):595-603.

64. Kaur M, Srinivasan S, Bhat A. Comparing motor performance, praxis, coordination, and interpersonal synchrony between children with and without Autism Spectrum Disorder (ASD). Res Dev Disabil. 2018;72:79-95. doi: 10.1016/j.ridd.2017.10.025.

65. Mari M, Castiello U, Marks D, et al. The reach–to–grasp movement in children with autism spectrum disorder. Philos Trans R Soc Lond B Biol Sci. 2003;358(1430):393-403.

66. Glazebrook CM, Elliott D, Lyons J. A kinematic analysis of how young adults with and without autism plan and control goal-directed movements. Motor Control. 2006;10(3):244-264.

67. Fuentes CT, Mostofsky SH, Bastian A. Children with autism show specific handwriting impairments. Neurology. 2009;73(19):1532- 1537.

68. Baranek G. Autism during infancy: a retrospective video analysis of sensory-motor and social behaviors at 9-12 months of age. J Autism Dev Disord. 1999;29(3):213-224.

69. Bryson S, Zwaigenbaum L, Brian J, et al. A prospective case series of high-risk infants who developed autism. J Autism Dev Disord. 2007;37(1):12-24.

70. Gernsbacher M. Infant and toddler oral-and manual-motor skills predict later speech fluency in autism. J Child Psychol Psychiatry. 2008;49(1):43-50.

71. Greenspan SI, Wieder S. Developmental patterns and outcomes in infants and children with disorders in relating and communicating: a chart review of 200 cases of children with autistic spectrum diagnoses. J Dev Learn Disord. 1997;1:87-141.

72. Minshew N, Sung K, Jones B, et al. Underdevelopment of the postural control system in autism. Neurology. 2004;63(11): 2056-2061.

73. Landa R, Gross A, Stuart E, et al. Developmental trajectories in children with and without autism spectrum disorders: the first 3 years. Child Dev. 2013;84(2):429-442.

74. Dewey D. What is developmental dyspraxia? Brain Cogn. 1995;29(3):254-274.

75. Demyer M, Hingtgen I, Jackson R. Infantile autism reviewed: a decade of research. Schizophr Bull. 1981;7(3):388-451.

76. Mostofsky SH, Dubey P, Jerath VK, et al. Developmental dyspraxia is not limited to imitation in children with autism spectrum disorders. J Int Neuropsychol Soc. 2006;12(3):314-326.

77. Charman T, Baron-Cohen S. Brief report: prompted pretend play in autism. J Autism Dev Disord. 1997;27(3):325-332.

78. Rogers SJ, Bennetto L, McEvoy R, et al. Imitation and pantomime in high-functioning adolescents with autism spectrum disorders. Child Dev. 1996;67(5):2060-2073.

79. Stone W, Yoder P. Predicting spoken language level in children with autism spectrum disorders. Autism. 2001;5(4):341-361.

80. Kern J, Geier D, Adams J, et al. Autism severity and muscle strength: a correlation analysis. Res Autism Spectr Disord. 2011;5(3):1011-1015.

81. Teitelbaum P, Teitelbaum O, Nye J, et al. Movement analysis in infancy may be useful for early diagnosis of autism. Proc Natl Acad Sci USA. 1998;95(23):12987-13982.

82. Adrien J, Lenoir P, Martineau J, et al. Blind ratings of early symptoms of autism based upon family home movies. J Am Acad Child Adolesc Psychiatry. 1993;32(3):617-626.

83. Srinivasan S, Pescatello L, Bhat A. Current perspectives on physical activity and exercise recommendations for children and adolescents with Autism Spectrum Disorders. Phys Ther. 2014;94(6):875-889.
84. Curtin C, Anderson SE, Must A, et al. The prevalence of obesity in children with autism: a secondary data analysis using nationally representative data from the National Survey of Children's Health. BMC Pediatr. 2010;10(1):11.
85. Bandini L, Anderson S, Curtin C, et al. Food selectivity in children with autism spectrum disorders and typically developing children. J Pediatr. 2010;157(2):259-264.
86. Matson M, Matson J, Beighley J. Comorbidity of physical and motor problems in children with autism. Res Dev Disabil. 2011;32(6):2304-2308.
87. Chen A, Kim S, Houtrow A, et al. Prevalence of obesity among children with chronic conditions. Obesity. 2009;18(1):210-213.
88. Rimmer J, Yamaki K, Lowry B, et al. Obesity and obesity-related secondary conditions in adolescents with intellectual/developmental disabilities. J Intellect Disabil Res. 2010;54(9):787-794.
89. Ayres J. Sensory Integration and Praxis Tests (SIPT). Western Psychological Services; 1996.
90. Henderson SE, Sugden DA. Movement Assessment Battery for Children. Psychological Corporation; 1992.
91. King G, Law M, King S, et al. Children's Assessment of Participation and Enjoyment (CAPE) Manual. Hartcourt Assessment; 2004.
92. Bruininks R. The Bruininks-Oseretsky Test of Motor Proficiency (BOTMP) Manual. American Guidance Service; 1978.
93. Squires J, Bricker D. Ages & Stages Questionnaires, Third Edition (ASQ3). Brookes Publishing; 2009.
94. Robins DL, Fein D, Barton ML, et al. The modified checklist for autism in toddlers: an initial study investigating the early detection of autism and pervasive developmental disorders. J Autism Dev Disord. 2001;31(2):131-144.
95. Bryson S, Zwaigenbaum L, McDermott C, et al. The autism observation scale for infants: scale development and reliability data. J Autism Dev Disord. 2008;38(4):731-738.
96. Bayley N. Bayley Scales of Infant and Toddler Development. 3rd ed. Pearson Assessment; 2005.
97. Mullen E. Mullen Scales of Early Learning. American Guidance Service; 1995.
98. Volkmar F, Sparrow S, Goudreau D, et al. Social deficits in autism: an operational approach using the Vineland adaptive behavior scales. J Am Acad Child Adolesc Psychiatry. 1987;26(2):156-161.
99. Rothi L, Gonzalez R, Heilman K. Limb praxis assessment. In: Hove E, ed. Apraxia: The Neuropsychology of Action. Psychology Press/Taylor & Francis; 1997:61-73.
100. Haley SM, Coster WJ, Ludlow LH, et al. Pediatric Evaluation of Disability Inventory (PEDI). Psychological Corporation; 1992.
101. Coster W, Deeney T, Haltiwanger J, et al. School Function Assessment (SFA). The Psychological Corporation; 1998.
102. Landa R. Early communication development and intervention for children with autism. Ment Retard Dev Disabil Res Rev. 2007;13(1):16-25.
103. Sallows G, Graupner T. Intensive behavioral treatment for children with autism: four-year outcome and predictors. Am J Ment Retard. 2005;110(6):417-438.
104. Ozonoff S, Cathcart K. Effectiveness of a home program intervention for young children with autism. J Autism Dev Disord. 1998;28:25-32.
105. Mesibov GB, Shea V, Schopler E. The TEACCH Approach to Autism Spectrum Disorder. Kluwer Academic/Plenum; 2005.
106. Bondy A, Frost A. Communication strategies for visual learners. In: Lovaas OI, ed. Teaching Individuals with Developmental Delays: Basic Intervention Techniques. Pro-Ed; 2003:291-304.
107. Bundy AC, Murray EA. Sensory integration: a Jean Ayre's theory revisited. In: Bundy AC, Murray EA, Lane S, eds. Sensory Integration: Theory and Practice. FA Davis; 2002.
108. Lovaas OI. Behavioral treatment and normal educational and intellectual functioning in young autistic children. J Consult Clin Psychol. 1987;55(1):3-9.
109. McEachin JJ, Smith T, Lovaas OI. Long-term outcome for children with autism who received early intensive behavioral treatment. Am J Ment Retard. 1993;97:359-372.
110. Stahmer A, Ingersoll B. Inclusive programming for Toddlers with autism spectrum disorders: outcomes from the children's Toddler school. J Posit Behav Interv. 2004;6(2):67-82.
111. Pierce K, Schreibman L. Increasing complex social behaviors in children with autism: effects of peer-implemented pivotal response training. J Appl Behav Anal. 1995;28(3):285-295.
112. Shumway-Cook A, Woollacott M. Motor Control: Translating Research in Clinical Practice. 3rd ed. Lippincott Williams & Wilkins; 2007.
113. Gidley Larson JC, Bastian AJ, Donchin O, et al. Acquisition of internal models of motor tasks in children with autism. Brain. 2008;131(11):2894-2903.
114. Mostofsky SH, Bunoski R, Morton SM, et al. Children with autism adapt normally during a catching task requiring the cerebellum. Neurocase. 2004;10(1):60-64.

115. Glazebrook C, Gonzalez D, Hansen S, et al. The role of vision for online control of manual aiming movements in persons with autism spectrum disorders. Autism. 2009;13:411-433.

116. Maione I, Mirenda P. Effects of video modeling and video feedback on peer-directed social language skills of a child with autism. J Posit Behav Interv. 2006;8:106-118.

117. Fabbri-Destro M, Cattaneo L, Boria S, et al. Planning actions in autism. Exp Brain Res. 2009;192(3):521-525.

118. Miller L, Anzalone M, Lane S, et al. Concept evolution in sensory integration: a proposed nosology for diagnosis. Am J Occup Ther. 2007;61(2):135-140.

119. Baranek G. Efficacy of sensory and motor interventions for children with autism. J Autism Dev Disord. 2002;32(5):397-422.

120. Stagnitti K, Raison P, Ryan P. Sensory defensiveness syndrome: a paediatric perspective and case study. Aust Occup Ther J. 1999;46:175-187.

121. Field T, Lasko PM, Henteleff T, et al. Brief report: autistic children's attentiveness and responsivity improve after touch therapy. J Autism Dev Disord. 1997;27:333-339.

122. Edelson SM, Goldberg M, Edelson MG, et al. Behavioral and physiological effects of deep pressure on children with autism: a pilot study evaluating the efficacy of Grandin's Hug Machine. Am J Occup Ther. 1999;53:143-152.

123. Yoder PJ, Stone WL. Randomized comparison of two communication interventions for preschoolers with autism spectrum disorders. J Consult Clin Psychol. 2006;74(3):426-435.

124. Mahoney G, Perales F. Relationship-focused early intervention with children with pervasive developmental disorders and other disabilities: a comparative study. J Dev Behav Pediatr. 2005;26:77-85.

125. Gutstein SE, Sheeley RK. Relationship Development Intervention with Children, Adolescents, and Adults. Jessica Kingsley; 2002.

126. Mahoney G, McDonald J. Responsive Teaching: Parent-Mediated Developmental Intervention. Paul H. Brookes; 2003.

127. Zwaigenbaum L, Bauman ML, Choueiri R, et al. Early intervention for children with Autism Spectrum Disorder under 3 years of age: recommendations for practice and research. Pediatrics. 2015;136:S60-S81.

128. Zwaigenbaum L, Bryson S, Lord C, et al. Clinical assessment and management of toddlers with suspected autism spectrum disorder: insights from studies of high-risk infants. Pediatrics. 2009;123(5):1383.

129. Heathcock J, Lobo M, Galloway J. Movement training advances the emergence of reaching in infants born at less than 33 weeks of gestational age: a randomized clinical trial. Phys Ther. 2008;88(3):1-13.

130. Lobo MA, Galloway JC, Savelsbergh GJP. General and task-related experiences affectearly object interaction. Child Dev. 2004;75(4):1268-1281.

131. Lobo M, Galloway J. Postural and object-oriented experiences advance early reaching, object exploration, and means-end behavior. Child Dev. 2008;79(6):1869-1890.

132. Srinivasan S, Cavagnino D, Bhat A. Effects of equine therapy on individuals with autism spectrum disorder: a systematic review. Rev. J. Autism Dev Disord. 2018;5(2)156-175.

133. Pan C. The efficacy of an aquatic program on physical fitness and aquatic skills in children with and without autism spectrum disorders. Res Autism Spectr Disord. 2011;5(1):657-665.

134. Kaur M, Bhat A. Creative yoga intervention improves motor and imitation skills of children with Autism Spectrum Disorder. Phys Ther. 2019;99:1520-1534.

135. Bremer E, Balogh R, Lloyd M. Effectiveness of a fundamental motor skill intervention for 4-year-old children with autism spectrum disorder: a pilot study. Autism. 2015;19(8):980991. doi:10.1177/1362361314557548. Epub 2014 Nov 28. doi:10.1177/1362361314557548

136. Getchell N, Miccinello D, Blom M, et al. Comparing energy expenditure in adolescents with and without autism while playing nintendo—Wii Games. Games Health J. 2012;1(1):58-61.

137. Diehl JJ, Schmitt LM, Villano M, et al. The clinical use of robots for individuals with autism spectrum disorders: a critical review. Res Autism Spectr Disord. 2011;6(1):249-262.

138. Robins B, Dautenhahn K, te Boekhorst R, et al. Effects of repeated exposure to a humanoid robot on children with autism. Paper presented at: Universal Access and Assistive Technology; March 22-24, 2004; Cambridge, UK.

CHAPTER 24

다운증후군 및 지적장애

Christine G. Paris

챕터 개요

소개
역사적 고찰
정의
유병률
진단 및 분류
지적 기능의 평가
적응 기술 수준의 평가
분류
교육적 분류
의학적 분류
원인 및 병리생리
일차적 장애
신경운동장애
학습장애
물리치료 검사 및 중재 원리
검사의 중요 요소
감각검사 및 중재
물리치료 중재의 중요 요소
일반적 원리
학습적 특징
인지장애를 줄이기 위한 중재
신체적, 기능적 장애를 줄이기 위한 중재
집중 중재의 중요성
팀 개념 및 협력
다운증후군 아동을 중재하는 물리치료사를 위한 관리모델
정의
역사 및 발생률
다운중후군 아동의 병리생리 및 동반 장애
신경 병리
감각 장애
심장허파계 병리
근육뼈대계의 차이점
기타 신체적 특징
다운중후군 아동의 물리치료 검사와 중재
학습에서의 차이점
동반된 운동장애
발달지연
물리치료 검사와 중재 결과
근육뼈대계 문제점
근육뼈대계의 물리치료 검사 및 중재 결과
신경근육계 장애 기능적 장애
심장허파계 건강
물리치료 평가와 중재에 대한 함의
지적장애인이 성인이 되어가는 과정: 주요 관리 문제
요약
사례 연구

>> 소개

지적장애(intellectual disability, ID) 아동의 임상 증상에는 신경근육(neuromotor), 근육뼈대계(musculoskeletal), 발달학적(developmental), 인지적(cognitive), 정서적(affective) 영역에서 서로 영향을 미치므로 물리치료사는 지적장애 아동 관리에 중요하고 다양한 역할을 수행한다. 물리치료사는 아동을 정확하게 평가할 수 있어야 하며, 아동의 능력과 참여를 극대화하기 위하여 치료 계획을 혁신적으로 개발, 실행 및 수정하고 치료 계획을 부모 및 서비스 제공자와도 공유해야 한다. 이 장에서는 초급 물리치료사(entry-level physical therapist)가 지적장애 아동을 평가, 중재 관리하는 데 도움이 되는 방법을 제시하고자 한다. 이 전략은 기능적 관점에서, 장애와 관련된 일반적인 장애의 상호작용 효과와 이러한 장

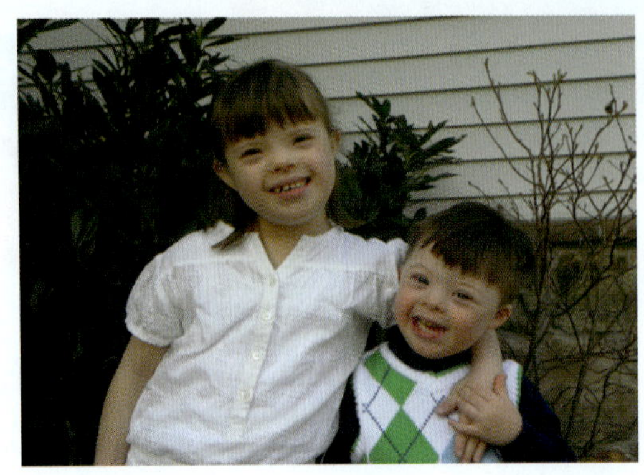

그림 24.1. 안젤로(Angelo)와 줄리아나(Juliana) 남매를 소개한다. 이 아이들은 다운증후군이다. 줄리아나는 안젤로가 3살 때 가족으로 입양되었다.

애를 관리하는 물리치료사의 역할을 설명하고, 이를 통하여 아동이 자신의 환경 내에서 최대한 기능을 발휘하도록 촉진하고자 한다. ID는 다양한 원인으로 인해 발생한다. 이 장에서는 다운증후군(Down syndrome) 아동을 위한 물리치료 관리 전략을 제시한다(그림 24.1).

역사적 고찰

사회 역사와 정신지체인의 치료의 사이에는 흥미로우면서도 여전히 풀리지 않는 상호반응적 관계가 있다. 사회적 흐름에 따라 교육과 이해의 수준이 높아지면서, 이러한 상호작용은 심한 모욕에서 관용과 보호, 소외와 수용의 과정을 거쳐 현재는 완전한 포용과 자기 결정을 촉진하는 과정으로 진화하고 있다. 초기 기록에 기록된 비장애인과 지적장애인의 두 집단 간의 상호작용을 보면, 장애를 가진 사람은 무시를 당하고, 거의 보살핌(care)을 받지 못하거나 심지어 사망하도록 방치되었다.[1] 스파르타 사회는 적자생존을 믿었기 때문에 신체적, 정신적 장애를 가진 사람들을 죽도록 방치하였다.

반면, 중세와 고대 로마에서는 부유한 사람들이 집안 손님에게 즐거움을 선사하는 대가로 '바보(fool)'또는 '궁정의 어릿광대(court jester)'를 도와주는 경우가 드물지 않았다.[1] 중세의 예술작품에는 현재 우리가 다운증후군이라고 부르는 신체적 특징을 가진 광대나 광대 역할을 하는 사람들이 등장한다.[2] 중세 후기, 특히 유럽에서는 미신으로 인해 "마녀와 마법사"라고 여겨지는 많은 사람들이 처형당했다. 지적 및 기타 장애를 가진 사람들도 의심할 여지없이 이 그룹에 포함되었다.[1] 장애인이 사회적 위협이라는 생각은 19세기 동안 지속되었고, 결국 처형보다는 처벌, 감금, 격리라는 방향으로 바뀌었다.

20세기 초, 사회의 오해와 학대, 분노로부터 정신장애인을 보호해야 한다는 인식이 공공연하게 퍼져 나갔다. 그 결과 정신적 결함이 있는 사람들은 정신병원(asylums), 피신처(shelters), 농장 공동체(farm communities) 등에 격리되었다. 그러나 이 커뮤니티들은 빠르게 포화상태에 이르게 되었다. 이러한 공공의 노력의 목표는 서비스 제공이나 교육이 아닌 주거 제공이었다.

지적장애인을 위한 서비스 제공에 대한 관심은 초기부터 어려움이 있었다. 1800년대 초, 프랑스 의사였던 Jean Marc Itard는 프랑스 Aveyron 숲에서 지적장애를 가진 한 소년을 발견하고 흥미를 느꼈다. Itard는 지적 능력이 환경적 자극에 의해 영향을 받을 수 있다는 당시로서는 파격적인 전제를 바탕으로 이 야생소년("Wild Boy of Aveyron.")을 가르치는 데 성공했다. Itard의 노력으로 5년 동안 소년는 향상되었지만, 당시 파리 사회에 적응하기에는 충분하지 않았다. 사회는 이 소년에게 눈살을 찌푸렸고 Itard는 실패했다고 생각했다.[4]

1840년, Johann Jacob Guggenbuhl은 스위스에 센터를 설립하여 ID를 위한 혁신적인 접근방식인 그룹 교육(group teaching)을 실시하였다. 그의 이러한 일들은 전 세계적으로 큰 개혁으로 찬사를 받았다. 이 개혁은 유럽과 미국에서 지적 장애인을 위한 교육 및 주거 서비스 개발의 세계적 리더였던 Edouard Sequin의 작업에 영향을 미쳤다. 1876년, Sequin은 새로 결성된 American Institutions for Idiotic and Feeble-Minded Persons 협회의 회장이 되었다. 이 협회는 이후(1876) American Association of Mental Deficiency (AAMD)가 되었고, 2006년에 American Association on Intellectual and Developmental Disabilities (AAIDD)으로 명칭을 변경하였다.

미국에서는, 산업혁명에 따라 변화된 사회조직이 아동에 대한 집단 보호 개념을 강조하고 사회적 책임 의식을 강화하였다.[1] 1800년대 작은 성과들은 좌절감과 허무함으로 변화되었고, 고립된 지역의 대규모 포화된 시설에 "치료될 수 없는 환자"를 수용하려는 큰 움직임 일어났다.[2] 이와 같이, ID를 포함한 중증장애인을 대상으로 처음 추진된 교육은 일반적으로 장애인을 대중으로부터 보호하는 동시에 장애인을 보호하기 위해 설계된 대규모 기관에서 제공되었다.

19세기 중반, "특수교육(special education)"이라고 불리는 흥미로운 발전이 시작되었다. Samuel Gridley Howe와

Horace Mann 은 메사추세스의 Perkins 연구소에서 맹인 교육을 받는 Laura Bridgman의 교육 경험을 출판하여 이러한 발전을 촉진하였다. Howe가 Bridgman과 함께 연구소에서 사용한 교육 과정에 대한 설명은 Charles Dickens가 쓴 보고서를 통하여 더욱 널리 알려졌다. Dickens의 논문은 당시 그의 인기에 힘입어 널리 읽혔으며 특수교육 운동에 활기를 불어넣는 데 일조하였다.[5,6]

대규모 분리된 환경에서 제공되는 이 치료 모델은 2차 세계대전이 끝날 때까지 지속되었는데, 이 시기에는 ID 치료에 대한 강조가 "프로그램"을 포함하는 것으로 발전했다. 이러한 활동계획(plan of activity)으로의 전환은 주로 National Association for Retarded Citizens (NARC), 부모 또는 전문가 옹호 단체의 노력의 결과였다.[2] 거주 분리의 부정적인 영향과 기존 프로그램의 한계에 대한 인식이 높아짐에 따라 ID가 있는 사람들에게 제공되는 기존 치료 유형에 대한 비판적 재평가가 이루어졌다. 시민 권리운동의 영향을 받은 1960년대는 모든 장애인을 위한 프로그램 법안과 기금 배분이 확대되는 시기였다. 마침내 ID에 대한 차별과 분리는 부정적이고 바람직하지 않는 것으로 인식하게 되었다.[2]

1970년대 초, 스칸디나비아(Scandinavian) 국가를 방문한 미국인들은 비장애인의 "정상" 환경 안에서 가능한 최대 수준으로 장애인을 교육하는 원칙으로 정의된 "정상화"라는 개념을 접하게 되었다. 이 과정은 지역사회의 지원 시스템에 대대적인 개발과 활용이 필요했다. 이 시기는 "탈시설화(deinstitutionalization)"의 시대로 알려지게 되었다. 한 예로, 1972년 지체시민(Retarded Citizens)을 위한 협회는 펜실베니아주를 상대로 ID 아동의 공교육 접근을 보장하는 획기적인 판결을 이끌어 냈다. 이 판결에서는 "각 정신지체 아동(mentally retarded child)을 아동의 능력에 적합한 무료 공립 교육 및 훈련 프로그램에 배치하는 것은 연방의 의무이며 일반학교학급에 배치하는 것이 특수 공립학교학급에 배치하는 것보다 바람직하고, 특수공립 학교에 배치하는 것이 다른 유형의 교육 및 훈련 프로그램에 배치하는 것보다 바람직하다"고 명시하였다.[7] 이와 비슷한 획기적인 사례가 전국 각 주에서 일어났다. 이러한 탈시설화 운동은 1980년대까지 계속되었고 여러 기관의 실태에 대한 일련의 조사와 발표로 대중의 관심이 더욱 고조되었다. 텔레비전에서는 "Staten Island에 있는 주립 장애인 시설인 Willowbrook의 학대, 방임, 프로그램 부족"을 폭로했다.[8] 이를 계기로 뉴욕 주 상원의원인 Jacob Javits는 시설의 관행을 규제하는 법안을 제안하는 등 관심을 가지게 되었다.[7] 그 이후로 공공기관과 교육자들의 관심과 노력으로 많은 변화가 일어났다. ID를 돌보던 대부분의 국가기관이 문을 닫았고 다른 유형의 교육 시설과 주택이 개발되었다. 이제는 지역사회에서 생활하는 것이 ID를 가진 사람들의 장기적 돌봄과 지원을 위한 표준이 되었다. 이러한 변화의 결과로 물리치료사는 이제 다양한 환경에서 지적장애인을 돕고 있다. 여기에는 집(home), 데이-케어 또는 취학 전 환경, 초등학교 및 중고등학교와 관련된 서비스뿐만 아니라 병원이나 외래 진료소 같은 보다 전통적인 환경도 포함된다.

ID 분야의 프로그래밍에 대한 가장 최신 접근 방식은 기능적이고 통합적인 치료 모델이다. 사회 전체, 그리고 오늘날 사회의 수많은 입법부 및 서비스 제공자들은 ID를 보다 기능적인 정의와 함께 변화하는 패러다임을 따라 보고, 사람, 환경 그리고 필요한 지원의 강도와 패턴 간의 상호작용에 초점을 맞춘다. 독자들이 현재 가장 자주 듣게 될 용어는 환경에서 ID를 가진 개인의 최대 기능에 필요한 지원 수준을 포함하는 "지원"이다.

정의

ID는 18세 이전에 시작되어 개념적(conceptual), 사회적(social), 실용적 적응 기술(practical adaptive skills)로 표현되는 지적 기능(intellectual functioning)과 적응 행동(adaptive behavior) 모두에 심각한 제한이 있는 것이 특징이다.[9] 미국정신의학협회에서 발행한 Diagnostic and Statistical Manual, 5th edition (DSM-5)에 따르면, ID를 진단 받기 위해서는 3가지 기준을 충족해야 한다. 첫째, 추론, 이해력, 문제해결 또는 작업기억 사용과 같은 지적 기능에 문서화된 제한이 있어야 한다. 이러한 제한은 일반적으로 표준화된 지능 테스트에서 특정 집단의 평균보다 최소 2 표준편차 이상 낮아야 한다. IQ 점수가 65-75점 이하에 해당한다. 두 번째 기준은 적응 기능에 제한이 있다. 지적 장애(intellectual impairments)로 인해 개인의 나이와 사회 문화적 배경에 따라 기대되는 기능을 수행하기 위해 지속적인 지원이 필요한 경우이다. 예를 들어 학교, 가정 또는 직장과 같은 사회적 역할 중 하나 이상에서 이러한 지원이 필요하다. 이러한 적응 기능의 제한은 행동적, 사회적, 실제적 영역에서 추론하고 기능하는 능력의 어려움에서 비롯된다. 세 번째 기준은 이러한 제한이

만 18세 이전에 시작되는 것이다. DSM-5 기준은 이 진단의 다면적 특성을 고려할 때 학습장애를 분류하는 결정은 임상적 판단에 근거해야 하며 표준화된 지능검사에만 의존해서는 안 된다는 점을 명시하고 있다.[10]

이 정의는 적응 행동 차원에 대한 지속적인 강조를 반영하지만 이러한 제한으로 인해 지속적인 지원이 필요하다는 점을 추가하여 이전 정의와 다르다. 예를 들어, ID가 있는 개인은 일상생활을 유능하게 수행하기 위해 간헐적, 제한적, 광범위하거나 세밀한 지원이 필요할 수 있다. ID는 개인의 특성(certain characteristics)이나 능력(capabilities)에 영향을 받기는 하지만 구체적인 특징(trait)에 비롯된 것이 아닌 개인의 구체적인 수행능력(specific performance)으로 설명되는 개인에게 존재하는 상태로 일반적으로 간주된다. 오히려 ID는 기능 손상된 수행(performance)상태를 설명한다. 이러한 구분은 현재의 정의가 ID의 개념을 어떻게 확장하고, 자신의 사회문화적 맥락 안에서 특성의 측정에서 일상생활 중 개인의 실제 기능을 이해하는 것으로 강조점을 전환하는 방법을 이해하는 데 핵심적 역할을 한다. ID를 가진 개인의 경우 현재 기능적 행동 상태를 설명하려면 개인의 능력에 대한 지식뿐만 아니라 개인적, 사회적, 문화적 환경의 구조와 기대치 내에서 이루어지는 행동에 대한 이해가 필요하다.

>> 유병률

정의의 일부로 평균보다 두 개 또는 그 이상의 표준편차 식별자를 사용하면, 미국 인구의 약 3%가 ID를 가지고 있는 것으로 추정되지만 실제로 1%에서 1.5%만 이 질환으로 진단을 받았다.[10] ID의 원인 중 약 80%는 알려져 있지 않다. ID는 여성보다 남성에게 4배 더 많이 발생한다. 전체 ID 환자의 7.5%는 경증, 20% 중등도, 5% 중증 또는 중증도로 분류된다.[10] 가장 흔한 형태의 ID는 이 장의 뒷부분에 설명하는 다운증후군이다.

>> 진단 및 분류

ID의 진단은 지적 기능 수준(intellectual functioning level), 적응 기술 수준(adaptive skill level), 장애 발병연령(age of onset of the disability) 등을 반영하여 정의에 명시된 기준에 따라 이루어진다.

지적 기능의 평가

아동의 지적 기능은 일반적으로 심리학자가 시행하는 표준화된 지능테스트를 기준으로 평균보다 현저히 낮은 것으로 판단된다. 이 진단 기준의 충족 여부는 "정상"으로 간주되는 IQ 100에서 2 이상의 표준편차 아래 또는 IQ 70또는 75이하를 기준으로 판단한다.[10] 아동의 지적 기능을 평가하는 데 가장 일반적인 도구는 Stanford-Binet Intelligence Scale[9,11]; 웩슬러 검사인 Wechsler Intelligence Scale for Children-IV[9,12] 또는Wechsler Preschool and Primary Scale of Intelligence III[13], 그리고 and the Kaufman Assessment Battery for Children이 있다.[14] 비언어적 장애가 있는 경우, Comprehensive Test of Nonverbal Intelligence, second edition (C-TONI-2)이 유용한 진단 도구가 될 수 있으며 때때로 심각한 지적 장애가 있는 아동의 지능 검사 대신 Bayley Scales of Infant Development를 사용하기도 한다.[9] 이러한 검사는 일반적으로 훈련된 학교 또는 임상 심리학자가 시행하며, 진단을 내릴 때는 임상적 판단과 함께 사용해야 한다.[9]

적응 기술 수준의 평가

적응 기능의 장애는 일반적으로 낮은 IQ보다는 ID를 가진 사람들에게 나타나는 증상이다.[10] 적응 기술은 성공적인 생활기능의 핵심으로 간주되는 기술이며, ID을 가진 사람을 위한 지원의 필요성과 관련이 있다. 구체적으로 제한이 나타나는 적응 기술은 의사소통, 자기관리, 가정생활, 사회적 기술, 지역사회 이용, 자기 주도성, 건강 및 안전, 기능적 학업, 여가 및 업무 등의 영역이다. ID 진단 기준을 충족하려면 하나 이상의 적응 기능 영역에서 결함이 나타나야 하며, 따라서 적응 기술 수준에서 일반적인 제한이 나타나야 한다.[10] 적응 행동의 수준을 검사하기 위해 의사는 모든 환경에서 아동의 행동에 대한 표준화된 기능평가를 수행해야 한다. Vineland Adaptive Behavior Scales[15]와 American Association on Intellectual Disabilities Adaptive Behavior Scale 등 적응 기능을 측정하는 데 사용할 수 있는 여러 척도가 있다.[16] 표준화된 척도를 사용하여 내린 모든 결정은 임상적 추론에 근거해야 하며, 개인의 최고 또는 최대 수행능력이 아닌 일반적인 기능을 고려해야 한다.[9] 적응 기술 수준에 관한 추가 정보

표 24.1. 지적장애인의 적응행동 특성 지적장애인의 생활연령

IQ	취학 전	학령기	성인
50-55에서 70	종종 지체가 없는 것으로 보임; 기능적 사회성과 의사소통 기술 발달	초등학교 6학년 수준의 학습능력 가능; 중학교에서 특수교육 지원필요	사회적 및 직업적 기술 학습 기능
35-40에서 50-55	사회성 기술장애; 의사소통가능; 감독이 필요할 수 있음	특수교육/수정을 통해 최대 초등하교 4학년 학업 능력 개발 가능	기술이 필요 없거나 준 숙련의 직업
20-25에서 35-40	심각한 의사소통장애; 운동 기술 장애	의사소통 배울 수 있음; 기본적인 개인 건강습관, 제한된 학업기술 습득 가능	모든 자조활동에 대한 완전한 지원과 감독이 필요
20-25 이하	전적인 지원필요; 간병에 의한 의존, 감각운동발달 제한	일부 운동발달; 간병에 의한 계속적 의존; 훈련에 의한 성공이 제한적임	제한된 운동능력과 의사소통; 지속적인 의존상태

저자에 의한 원본 업데이트 됨.[16]

출처는 부모 보고서 또는 발달, 교육 및 정신 건강 평가에서 얻을 수 있다.[10] 표 24.1에는 다양한 수준의 ID를 가진 아동과 성인의 일반적인 적응 행동 특성이 설명되어 있다.[16]

분류

현대의 장애모델에 따라[17-19], ID 장애의 핵심 요소에는 능력(capabilities), 환경(environment), 기능제한(functional limitations)과 참여제한(participation restriction)이 포함된다. 현재 분류에는 지원 필요성과 직접적으로 연관된 새로운 진단 기준이 적용된다. 필요한 지원은 여러 측면에 따라 달라진다. 첫째 일부 적응 기술(adaptive skills) 분야에서 지원이 필요하지만 다른 분야에서는 필요하지 않을 수 있다. 둘째, 지원 요구는 일시적일 수 있거나 계속적으로 필요할 수도 있다. 셋째, 필요한 지원의 강도, 지원 자원의 형태, 지원 기능은 개인과 생애주기에 따라 달라진다. 지원의 필요성은 환경과 생애 주기에 따라 달라질 수 있다는 점을 유의해야 한다. 기본적으로 지원은 4가지로 강도를 분류하며 간헐적(intermittent), 제한적(limited), 광범위(extensive) 및 영구적(pervasive)으로 나눈다. 마찬가지로 ID에게 제공되는 지원 서비스는 아동 본인(예: 선택 능력), 다른 사람(예: 부모, 교사), 기술(예: 증강 커뮤니케이션 장치 또는 알람 및 일정이 있는 태블릿) 또는 재활서비스(예: PT, OT, 언어치료)의 네 가지로 구분한다.[9]

교육적 분류(Educational classification)

현재 특수교육의 관행은 ID의 정의와 지원서비스의 필요성에 따라 형성된다. 현대의 교육배치 용어보다 기능적 접근 방식을 따르며, 지원의 필요성을 강조하고 이를 통하여 교육적 성공을 위한 아동의 요구(need)로 설명할 수 있다. 아동의 우선순위 요구 사항에 따라 많은 ID 아동에게 서비스를 제공할 수 있는 교육 프로그램을 설명하는 용어에는 다음과 같은 지원이 포함된다:

- 자폐 지원(Autistic support)
- 학습 지원(Learning support)
- 생활기술 지원(Life skills support)
- 정서적 지원(Emotional support)
- 시각적 지원(Visual support)
- 청각 지원(Hearing support)
- 말과 언어 지원(Speech and language support)
- 신체적 지원(Physical support)
- 복합 장애 지원(Multiple disabilities support)[20]

교육 환경에서 물리치료는 특수교육과 관련된 서비스로 간주되며 다른 장에서 논의한다.

의학적 분류(Medical classification)

Diagnostic and Statistical Manual of Mental Disorders, 5th ed. (DSM-5)[10]에 따른 의학적 분류는 아동의 표현을 더욱 포괄적으로 반영하도록 발전했으며 이전 버전의 경우처럼 IQ 수준을 기반으로 하지 않는다.

세계보건기구의 ICD[10] 코드 시스템에서도 IQ 점수를 사용하여 ID의 중증도를 분류하지만, 분류를 지정할 때 IQ를 보완하기 위해 적응기능을 사용한다.[9] 그러나 지적기능에 대한 가장 최근의 관점은 IQ 점수에만 의존하지 않고 다차

원적인 접근 방식을 사용한다.[9,10] DSM-5에서 개인의 환경 내에서 기능하는 능력을 세 가지 영역으로 분류하여 장애의 중증도를 경증, 중등도, 중증 또는 심각(profound)으로 분류한다. 이 개념은 개념적, 사회적, 실제적 요구이다.

원인 및 병리생리

ID의 원인으로는 350가지가 넘게 밝혀졌다. ID를 유발할 수 있는 위험 요인에는 생의학적, 사회적, 행동적, 교육적 요인 등 네 가지 범주가 있다.[9] 이러한 요인은 서로 상호작용하며 시간이 지남에 따라 변화할 수 있다. ID의 원인은 크게 두 가지로 나눌 수 있다. 빈곤, 학대 또는 방임과 같은 심리사회적 불이익으로 인한 장애와 생물학적 원인으로 인한 장애이다.[9] 표 24.2에 예시와 함께 병인론적 원인이 나와 있다. 운동장애는 다른 원인보다 일부 원인과 더 관련이 있다. 또한 많은 아동이 시각, 청각 또는 기타 의학적 문제와 같은 다양한 관련 장애를 동반한다. 교육 또는 임상 환경에서 만나는 ID의 약 30-40% 광범위한 평가 노력에도 불구하고 명확한 원인을 파악할 수 없다.[10] 지적 장애 아동을 치료할 때 물리치료사는 장애의 원인이 무엇인지 이해하고 그 원인과 관련된 특별한 문제와 장애가 무엇인지 숙지하는 것이 중요하다. 현대의 유전자 검사를 통해 많은 새로운 염색체 이상이 확인되고 있으며, 이것이 개인에게 미치는 영향에 대한 우리의 이해는 계속 발전하고 있다.

일차적 장애

신경운동장애(Neuromotor impairments)

많은 유형의 ID는 신경근육, 근육뼈대계, 심장허파 장애와 관련이 있다. 표 24.3에서 가장 흔한 ID 질환과 이와 관련된 신경운동장애가 자세히 나와 있다.[23-38] 대부분의 신경근

표 24.2. 지적장애의 원인 분류

태아 발병	예시
1. 염색체 이상	다운, 터너, 클라인펠터 증후군
2. 증후군장애	신경섬유종, 근육긴장퇴행위축, 프라더-윌, 결절성 경화증
3. 선천적 신진대사 장애	페닐케톤뇨증, 탄수화물 대사이상, 점액성 다당류장애(예: 헐러형) 핵산 장애(예: 레쉬-니한 증후군)
4. 뇌형성의 발달장애	신경관 폐쇄 결함(예: 무뇌증), 수두증, 뇌수종, 소두증
5. 환경적 영향	자궁 내 영양실조, 약물, 독소, 알코올, 마약, 산모의 질환
주산기 원인	
6. 자궁내 장애	태반 기능 부전, 산모 폐혈증, 비정상적 진통 또는 분만
7. 신생아 질환	두개내 출혈, 뇌실 주위 백질연화증, 발작, 감염, 호흡기 장애, 두부 외상, 대사장애
출생 후 원인	
8. 머리 부상	두개내 출혈, 뇌좌상, 뇌진탕
9. 감염	뇌염, 수막염, 바이러스 감염
10. 탈수추성 장애	주사 후 장애와 예방접종 후 장애
11. 퇴행성 장애	증후군 장애(예: 레트 증후군), 다발성근위축증(예: 프리드리히 운동실조), 기저핵 장애, 백색질연화증
12. 발작장애	영아연축, 근간대성 간질
13. 독성 대사장애	라이 증후군, 납 중독, 대사이상(예: 저혈당증)
14. 영양실조	단백질-칼로리, 장기간 정맥내 영양공급
15. 환경 박탈	심리사회적 불이익, 아동 학대/방임

미국 지적장애 협회(AAID) 제공, 1719Kalorama Road, NW, Washington, DC, 20009-2683; 및 국제 기능, 장애 및 건강분류(International Classification of Functioning, Disability and Health; ICF). 스위스 제네바, 세계보건기구; 2001

육장애는 중추신경계(CNS)의 일차적 병리로 인해 발생한다. 이차적 장애는 운동조절, 협응, 자세 조절, 힘 생성, 유연성, 균형 등 물리치료사가 일반적으로 우려하는 결함이 포함된다.[39]

ID 장애 아동의 물리치료 평가(evaluation) 및 치료는 모든 소아 환경에서 사용되는 절차와 유사하다. 표 24.3을 사용하면 소아 물리치료가 일반적인 ID 장애와 관련된 전형적인 인간 행동 문제를 예측하는 데 도움이 될 수 있다. ID 자체는 동반장애나 혼란스러운 장애로 간주되며, 아동이 나타내는 특정한 인지적 한계로 인해 평가 및 치료 적용에 약간의 적응이 필요하다.

학습장애(Learning impairment)

ID 아동은 학습장애가 있다. ID 아동은 고차원적 인지과정을 활용하고, 동시 또는 다중 요구를 관리하며, 복잡한 정

표 24.3. 특정 지적장애와 관련된 신경근육, 근육뼈대계 및 심장허파 장애

질환	신경근육계	근육골격계	심장허파계
Cri-du-chat 증후군[23]	아동 초기 저긴장, 때때로 나중에 저긴장	경미한 팔 이상, 척추옆굽음증	선천성 심장질환 흔함
Cytomegalovirus[24] (prenatal infection)	과긴장, 경기, 소두증	이차적 신경근육 문제	승모판 협착, 폐 판막 협착, 심방 중격 결손
De Lange 증후군[25,26]	경직, 경기, 의도적 떨림, 소두증	골연령감소, 작은 체격, 작은 손과 발, 짧은 손가락, 엄지 손가락 위치 이상, 다섯 번째 손가락, 다른 손과 손가락 결함, 팔꿉관절 폄 제한	신생아 호흡기 질환, 심장기형, 재발성 상기도 감염
Down 증후군[27,28]	저긴장, 약한 근력 생성, 느린 자세반응, 느린 반응시간, 연령 증가에 따른 운동 지연	관절의 과유연성, 인대 이완, 발 기형, 척추옆굽음증, 중쇠고리관절 불안정성(20%)	선천성 심장질환(40%), 허파 형성 부전
Fetal alcohol 증후군[26,29]	소근육 기능장애, 시각-운동 결핍, 약한 쥐기, 안검하수	비정상적인 위치 또는 기능을 가진 관절이상, 상악골 저형성증	심장 잡음- 1세 이후 사라짐
Fragile X 증후군[30,31]	저긴장증, 협응과 운동 실행계획 저하, 발작	과신전성 손가락 관절, 주걱턱, 척추옆굽음증	승포판 탈출증
Huyrler's 증후군[22,26]	수두증	관절 구축, 갈퀴모양의 손, 짧은 손가락, 흉요추의 뒤굽음증, 얕은 절구오목과 관절오목, 불규칙한 뼈 모양	우심실 고혈압으로 인한 심장 비대 비대와 같은 심장 기형, 심부전으로 인한 사망이 흔함.
Lesch-Nyhan 증후군[32]	저긴장증에 다른 강직, 무도병, 무정위성/근육긴장이상; 충동적 자해 행동 동반	이차적 신경근육문제	
Prader-Willi 증후군[33,34]	영아기 심한 저긴장 및 수유문제, 아동기의 과식, 비만, 소근육과 대근육의 운종 협응 저하	작은 키, 손과 발이 작음	허파심장증 동반(가장 흔한 사망 원인)
Rett 증후군[35-38]	영아기 저긴장증 점차 증가하는 근 긴장과 습득된 기술 부족, 운동실조증, 실행증, 무도병과 근긴장이상, 나이가 들어가면서 과잉 운동과 느리운동으로 진행, 느린 반응시간, 상동적 손 움직임(박수치기, 손가락 꼬기, 주먹쥐기), 침 흘림, 불수의적이고 리드미컬한 혀 움직임, 경기	척추옆굽음증, 척추뒤굽음증, 관절구축, 엉덩관절 아탈구 또는 탈구, 내반첨족 변형	미성숙한 호흡패턴, 과호흡, 무호흡과 같은 불규칙한 호흡
Williams 증후군[26,29] (elfin facies)	경미한 신경기능장애, 운동협응 저하	무지외반증	다양한 선천적 심장질환

McEwen I, 지적 장애(Intellectual Disabilities)에서 저자 승낙하에 수정. In: Campbell SK, 편집. 아동을 위한 물리치료, 4판. 필라델피아: WB Saunders, 2011

보를 성공적으로 구성하는 능력이 손상되어 과제 수행과 과제 숙달에 영향을 미친다.[40] 기억력저하, 제한된 일반화(학습한 과제를 다른 환경에서 수행하지 못하는 것), 낮은 동기 부여도 ID 아동의 학습장애를 일으킬 수 있다.[41] 기억력 장애는 과제를 완수하기 위한 여러 단계의 지시나 단계를 기억하는 데 어려움을 겪을 때 나타난다. 일반화할 수 없는 경우 설정을 변경하는 것이 매우 어려울 수 있다. 마지막으로, 학습 속도가 느리고 학습 실패를 자주 경험하는 ID는 필요한 여러 생활 기술을 습득하는 데 있어 동기 부여와 자기 결정력이 낮을 수 있다.

물리치료사는 지적기능 장애에 맞게 평가와 중재를 조정할 수 있어야 한다. 분명한 것은 ID 아동의 인지적 결함과 능력의 범위는 다양한 수준의 수행, 기능 및 잠재력에 따라 달라 질 수 있다는 것이다.[42] 아동이 여러 환경에서 최적의 기능과 참여를 할 수 있게 하여 잠재력을 극대화하도록 돕는 것이 치료사의 임무이자 과제이다.

>> 물리치료 검사 및 중재 원리

검사의 중요 요소(Key elements of examination)

의미 있는 검사는 항상 아동의 기능에 초점이 맞추는 것이 핵심이다. ID 아동의 성공적이고 효과적인 물리치료 검사는 치료사가 아동에 대한 접근 방식에 따라 크게 달라진다. 네가지 중요한 요소가 검사 과정을 쉽게 만드는 데 도움이 된다.

첫째, 검사 전반에 걸쳐 치료사는 아동이 할 수 있는 것뿐만 아니라 관찰된 기술과 행동 아래 있는 과정도 분석해야 한다.[43] 따라서 치료사는 아동이 할 수 있는 작업, 할 수 없는 작업 및 특정 작업만 할 수 있는 이유도 파악해야 한다. 동작은 구성 요소로 세분화되어야 하며, 이러한 작업과 관련하여 정신적, 생리적, 신체적 과정을 분석해야 한다.

둘째, 아동, 특히 ID 아동에게 사용되는 검사 절차는 성인에게 사용되는 엄격한 임상 절차와 다른 경우가 많다. 아동에게는 관찰과 놀이를 통한 아동과의 상호작용으로써 많은 정보를 수집할 수 있다. 지남력, 주의력 또는 행동 문제가 있는 아동을 대상으로 표준화된 검사를 실시하는 것은 어려울 수 있지만, 표준화된 검사 및 측정 결과는 물리치료 중재에 필요성을 파악하고 목표를 향한 진행 과정을 설정하고 모니터링하며, 중재의 효과를 평가하는 데 중요한 도구가 된다. 아동과의 신뢰와 친밀감이 형성될 때까지 여러 세션에 걸쳐 평가(examination)와 검사(testing)를 완료할 수 있다. 커리큘럼과 중재 계획에 대한 기능적 접근 방식에 따라 물리치료사는 연령에 적합한 도구를 사용하여 가능한 많은 기능적 측면에서 평가를 수행해야 한다.

적절한 검사에 필요한 세 번째 중요한 요소는 치료사의 기본 방향과 관련이 있다. 다른 물리치료 영역과 마찬가지로, 중복장애가 있는 아동에게는 더욱 중요하다. 치료사는 장애뿐만 아니라 아동 능력도 아주 미미하더라도 파악할 수 있어야 한다. 숙련된 치료사는 아주 작은 능력이라도 파악하고 그 능력의 중요성을 아동, 부모, 아동과 함께 하는 다른 전문가에게 효과적으로 전달할 수 있어야 한다. 중재의 주요 초점은 이러한 능력을 향상시키기 위한 시도이다. 이러한 '긍정적인' 태도(orientation)와 접근 방식은 아동의 자아상과 아동과 함께 일하는 사람들에게 유익한 영향을 미칠 것이다.[44] 우리의 행동이 발전(progress)에 대한 진정한 관심과 기대를 제시한다면, 발전이 아무리 제한적일지라도, 이러한 태도의 효과는 아동, 교사 및 가족이 목표를 향해 노력하도록 격려해야 한다.[44]

평가에 있어 네 번째로 중요한 요소는 치료사가 항상 감각 정보처리 과정(sensory porecess)과 주의력(attention)을 동시에 평가해야 한다는 것이다. 아동은 감각과 감각으로부터 받은 피드백뿐만 아니라 정보의 상호작용을 통해 세상을 경험한다. 아동은 정보를 조합하고, 행동하고, 다음의 행동을 조절한다. ID 아동은 감각 정보를 활용하는 데 어려움이 겪으며 반응 시간이 길어지고 운동과제를 완료하는 데 걸리는 시간이 늘어나는 것으로 나타났다.[45] 치료사는 평가를 계속하기 전에 아동이 검사자를 포함하여 세상을 어떤 수단으로 또는 어떤 방식으로 인지하는지 이해해야 한다.

감각검사 및 중재

치료사는 나머지 검사를 위한 적절한 상호작용 전략을 결정하기 전에 아동의 기본적인 반응을 파악해야 한다. 초기 교육자인 Kinnealy는 다양한 감각 자극이나 환경적 입력에 대한 반응을 기준으로 ID 아동의 전형적인 행동을 크게 두 가지 범주로 구분했다.[46] 그녀는 한 그룹은 감각 입력의 강도를 모니터링하는 데 어려움을 겪어 반응 조절에 어려움을 겪는다고 설명했다. 다른 그룹은 들어오는 자극에 대한 지각이 떨어지고 각성이나 반응을 유도하기 위해 더 강한 입력이 필요하다고 설명했다. 이러한 감각 자극에 대한 초기 지각의 차이는 치료사가 아동과의 첫 상호작용을 시도하는 동안 확인해야 하는 중요한 요소이다.

시각(Visual)

아동의 시각적 감각을 검사할 때, 치료사는 아동의 시각 자극의 방향을 잡고, 초점을 맞추고 추적하는 능력에 주목해야 한다. 주목할 만한 반응으로 정중선을 가로지르는 추적의 어려움과 안구 운동(안진)의 유무가 있다. 교실 활동에 중재를 하고 통합하는 동안 시각적 자극 활동을 사용하여 집중하고 추적하는 연습을 제공할 수 있다. 머리 조절 능력이 떨어지는 아동은 안구 운동에 대한 지지 기반이 충분하지 않을 수 있다. 자세 메커니즘 개선을 위한 중재는 시각 기술을 향상시킬 수 있다.[43] ID 아동은 시각 정보를 활용하여 운동 과제를 준비하고 실행하는 능력이 제한적이므로 필요에 따라 신체적 프롬프트(prompts)나 개별 과제를 가이딩하고 적절한 신체 위치를 보장하기 위한 적응 보조 도구를 사용해야 한다.[45] 전정 반사(vestibular reflex)는 시신경과 강직성 목 반사(tonic neck reflex)와 함께 머리와 몸이 움직이는 동안 망막에 안정적인 이미지를 유지하기 때문에 시각적 초점과 처리 과정을 개선할 수 있다.[43] 전정-안구 운동 경로는 읽기 및 쓰기를 포함한 교육적 기술에 사용될 수 있는 눈의 숙련된 움직임에 기여한다(그림 24.2).

청각(Auditory)

청각 자극에 대한 아동의 반응은 반응이 없는 경우부터 자극에 대한 단순한 방향 감지 및 움직임, 놀라는 반응까지 다양하다.[43] ID 또는 복합장애가 있는 아동의 청력 손실을 검사하기는 어렵지만, 청력 손실 가능성이 있는 경우 청각적 평가를 의뢰해야 한다. 청각 검사는 청력 손실을 확인하고, 전도성 난청(conductive loss)과 감각신경성 난청(sensorineural loss)을 구별하고, 손실 정도를 정량화하는 데 사용할 수 있다. 고막운동검사(tympanometry)(고막 기능을 객관적으로 측정하는 척도)는 청력검사를 신뢰할 수 없는 경우 전도성 난청을 식별하는 데 도움이 된다. 뇌간유발전위(brain stem–evoked)검사는 귀에서 뇌줄기로 청각 자극이 전달되는 경로를 추적한다. 중추성 또는 피질성 난청은 뇌 손상으로 인해 청각정보를 해석하지 못하는 상태를 말한다.

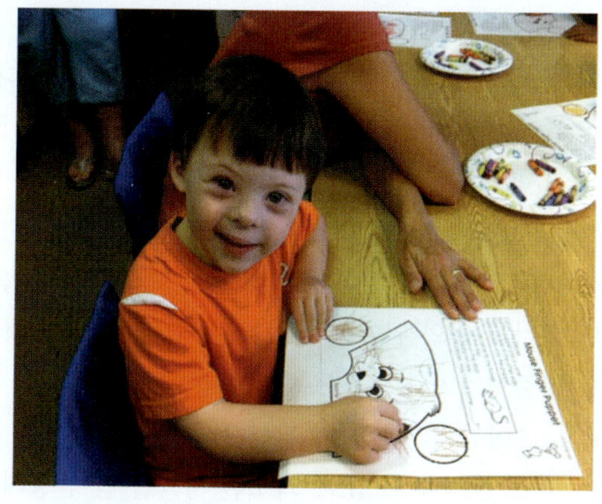

그림 24.2. 안젤로는 시각 운동과 미세 운동 활동에 참여했다.

전정 자극(vestibular stimulation)은 청각 통합을 향상시키기 위한 중재의 한 구성 요소이다. 비록 전정와우신경(제8뇌신경)은 두 개의 개별 개체(전정 및 청각)로 구성되며 계통발생학적으로 하나의 단위로 발달하고 그 부분의 기능적으로 관련되어 있는 것으로 보인다.[43] 청각장애가 평형(equilibrium)반응을 방해한다는 분명한 임상적 증거가 있다. 탑승형 장난감, 그네 또는 치료용 공의 사용과 같은 전정 입력은 평형반응을 개선할 뿐만 아니라 청각 주의력(auditory attention)과 통합력을 향상시킬 수 있다.[47]

촉각(Tactile)

촉각은 가장 큰 시스템으로, 신체적 행동과 정서적 행동 모두에서 중요한 역할을 한다.[48,49] 촉각 시스템은 자궁에서 가장 일찍 발달하며, 촉각 입력을 처리하는 능력은 신경조직화(neural organization)에 중요한 역할을 한다. 사실 촉각은 "가장 오래되고 가장 원초적인 표현 채널"이며 외부 환경과 접촉을 위한 주요한 시스템이다.[49,50] 위협을 받으면 주로 각성(alertness) 상태가 높아지고 감정이 증가하는 두드러진 반응이 나타난다. 그러나 안정적인 상태에서는 자유롭게 환경을 탐색하고 조작할 수 있다.[51,52] 많은 발달장애(developmental disorders) 아동은 촉각에 장애가 있다. 신경학적 장애가 있는 많은 아동들은 특정 촉각 자극에 대한 회피하는 반응을 보인다. 촉각적 방어라고 하는 이러한 촉각 자극에 대한 회피는 종종 과잉행동이나 산만한 행동으로 나타난다.[51] 촉각적 방어를 보이는 아동의 손, 발, 얼굴부위에서 회피반응을 볼 수 있다. 이러한 행동은 아동의 환경을 탐색하고 촉각을 인식하며 학습하는 방식에 분명한 영향을 미친다. 구강부위의 촉각방어로 인하여 아동은 질감이 있거나 향이 나는 음식을 거부하고 부드럽고 갈아진 음식(blander foods)을 선호한다.

촉각 방어(tactile defensiveness)는 아동이 자극을 "위험"으로 인식하는 신경계의 일반화된 "세트"의 일부라고 제안되어져 왔다.[51] 촉각 기능은 아동이 적절하게 적응하기 위해 환경에 대한 정보를 받아들이는 첫 번째 수단 중 하나이다. 발달장애의 결과는 종종 정상보다 덜 정교하고 덜 구별된(discriminatory) 행동으로 나타난다. 이러한 맥락에서 촉각 방어 또는 과잉 반응(overresponsiveness)은 정보 해석 메커니즘이 제대로 발달하지 않은 것으로 여겨질 수 있다. 임상적으로 아동은 불안해하거나 정서적으로 불안정하거나 위협에 대처하지 못할 수 있다. 보상행동은 위축(withdrawal), 과민성(irritability) 또는 주의 산만(distractibility)을 특징으로 할 수 있다.[51] Ayres는 촉각 시스템의 조직화를 촉진하고 이 하위 시스템을 효과적인 환경적 상호작용으로 통합할 수 있도록 설계된 다양한 중재 접근법을 제안했다. 고유수용성 시스템(proprioceptive system)은 이러한 기능적 계획에서 협력적인 역할을 한다.[51] 물리치료사는 촉각과 고유수용성 시스템 체계 모두를 적절한 활동 중재를 통하여 쉽게 통합할 수 있다. 무거운 물건을 만지거나 체중을 지탱하는 것은 촉각의 과민성을 감소시키고 근위부의 안정성을 촉진하는 데 탁월한 활동이다. 가벼운 접촉 또는 아동을 간지럽히거나 자극하는 가벼운 접촉은 피하고 깊은 압력을 가하는 활동을 선호해야 한다.

촉각 입력에 대한 ID아동의 반응은 평가와 중재 중에 관찰하고 모니터링해야 한다. 치료사는 아동이 자극(치료사의 손에 의한 터치)에 다시 반응하는지 여부를 기록해야 하며, 반응이 있는 경우 치료사는 반응의 유형을 파악해야 한다. 입력이 유해한 경우 "아이가 찡그린 얼굴로 반응하나요, 아니면 자극을 피하기 위해 적극적으로 움직이나요?" 유해한 자극을 적극적으로 제거하거나 회피하는 아동은 자극을 인식하고 있을 뿐만 아니라 자극을 찾아서 제거할 수 있는 고유수용감각도 있다고 추측할 수 있다. 반대로 치료사는 감각 입력을 완전히 인식하지 못하여 치료사가 어떤 방법으로도 아동에게 감각을 전달하지 못하는 아동이 있다는 것을 알고 있어야 한다. 아동의 의식수준 아는 것은 치료사가 평가 및 중재 과정의 후속 단계를 안내하는 데 도움이 된다.[52]

안뜰계(Vestibular)

안뜰계는 촉각계와 함께 가장 일찍 발달하는 시스템 중 하나이다. 안뜰계의 신경은 임신 20주가 되면 완전히 말이집화가 된다.[51] 안뜰기관의 정보는 중력과 관련된 우리의 몸의 위치, 움직임의 여부, 움직임의 속도와 방향을 정확하게 알려준다.[48] 안뜰계는 매우 민감하여 위치와 움직임의 변화가 뇌에 강력한 영향을 미치며, 이 효과는 움직이나 자세를 아주 미세하게 조정해도 달라진다.[51]

안뜰계는 근육의 긴장도와 움직임에 강력한 영향을 미친다. 이러한 영향은 안쪽 바깥쪽 안뜰핵을 통해 추내근 섬유와 추외근 섬유의 원심성 전달에 영향을 미친다. 안뜰계는 일반적으로 근방추(muscle spindle)에 대한 감마운동 뉴런을 촉진하는 효과가 있으며 이것은 뼈대근육을 지배하는 알파 운동신경에 영향을 미치게 된다. 근방추로 가는 감마 구심성 섬유가 활성화되면 근방추의 구심성 전달이 유지되고 조절되어 운동기능에 도움이 된다. 근육 기능과 운동성에 대한 이러한 기본적인 역할은 안뜰계의 움직임의 해석에 의존하는 신체인식(body scheme)의 발달과 유지에 중요한 역할을 한다.[50,51] 뇌줄기(brain stem)와 겉질 수준으로 올라가는 자극은 촉각, 고유수용감각, 시각, 청각 자극과 시냅스를 형성하여 공간에 대한 지각과 그 공간 안에서 신체의 방향성을 모두 제공한다.[46] 안뜰 자극이 너무 강렬하여 어지러움을 느낄 수 있는 경우를 제외하고 의식적으로 생각하거나 인식하는 경우는 드물다. 아동이 움직임에 과민하게 반응하거나 움직임에 대하여 위협을 느끼는지 또는 움직임에 주의를 기울이고 이해하는 데 어려움이 있는지 파악하는 것은 중요하다.[53] 안뜰 자극에 대한 아동의 반응을 알고 있으면 균형 증진, 움직임의 경험을 자극, 근육 수축을 활성화, 눈맞춤(eye contact)과 인식의 촉진, 시공간 인식과 지각 향상을 위한 활동을 선택할 수 있다. 이러한 활동에 사용되는 장비의 예로는 그네, 배럴(barrels,)과 스쿠터 보드(scooter boards)가 있다.

자기 자극(Self-stimulation)

일부 정신지체 아동들은 자기 자극에 관심을 보인다. 이러한 유형의 행동은 자기 학대를 포함하는 다양한 형태로 나타날 수 있다. 자기 자극의 예로는 물건이나 손을 계속 입으로 빨기, 계속 돌기, 머리 박기, 손이나 팔을 흔들기, 이를 갈기, 몸을 흔들기, 깨물기 등이 있다. 아동의 감각 상태를 평가하면 자기 자극의 원인을 파악할 수 있다. 이러한 행동은 주의를 집중시키거나 요구를 회피하는 등의 기능이나 목표일 수 있고, 아동의 기본적인 감각 욕구를 충족시키기 위해 자극을 하고 있을 수도 있고, 과도한 자극을 받아 장해물로 느끼거나 감각 과부하에 대한 대처할 수 없는 상태의 반응일

수 있다.[42,54]

교육 프로그램에서는 특히 자극이 자기 학대이거나 사회적으로 용납할 수 없는 자기 자극을 하지 못하게 하는 경향이 있다. 적절한 감각 입력으로 대체되거나 아동은 다른 형태의 자기 자극으로 대체할 수 있어야 한다. 환경의 감각자극에 대처하지 못하고 과도하게 자극을 받고 있는 아동은 감각적 입력을 내성으로 등급을 매겨야 한다.[42,54] 다른 모든 평가 및 중재 영역에서와 같이 치료사는 행동을 넘어 그 행동을 유발하는 과정까지 살펴봐야 한다. 행동 변화를 기대하기 전에 근본적인 감각 이상이나 결핍을 인식하고 중재를 해야 한다.

아동이 자기 자극을 제공하는 방식에 따라 해당 행동을 개선하거나 제거하는 데 효과적인 전략을 제안할 수 있다. 느리고 리드미컬한 흔들기(rocking)는 산만한 아동을 스스로 진정시키는 방법일 수 있고, 격렬하고 불규칙한 흔들기는 저 긴장 아동의 근육 활성과 각성을 높이는 감각적 입력 방식으로 제공할 수 있다. 아동의 발달 연령을 고려하여 행동 유형도 고려해야 한다. 학령기 아동이 지속적으로 물건이나 손을 입으로 가져가는 것은 사회적으로 용납되지 않는다. 그러나 연령에 비해 발달 및 기능 수준이 낮은 아동의 경우 구강 탐색은 학습 과정의 주요 구성 요소이다.[42,54] 구강 탐색과 자극을 제한하기보다는 씹을 수 있는 장난감이나 튜브와 같은 적절한 대체물품 사용, 다양한 질감의 음식 등 구강 자극 수단을 제공하여 다음 발달 및 기능 수준으로 발달을 촉진할 수 있도록 도와주어야 한다.[54,55]

요약하면, ID를 검사하는 물리치료사는 다양한 기술을 갖추고 있어야 하며 유연하면서도 체계적인 전략으로 평가에 접근해야 한다. 평가에는 발달, 기능, 근육뼈대계, 자세, 근력 검사와 측정뿐만 아니라 감각 시스템에 대한 평가도 포함되어야 한다. 중재의 주요 목표는 발달 기술 성취를 높이고 기능을 개선하는 것이기 때문에, 발달의 모든 감각 및 운동 요소에 대한 철저한 검사가 있어야 한다. 이렇게 복잡한 기술 영역을 평가하면서도 아동 전체를 간결하게 파악하는 것은 어렵지만 보람 있는 일이다.

>> 물리치료 중재의 중요 요소

일반적 원리(General principles)

ID 아동에 대한 중재와 관리는 운동, 인지, 정서 등 모든 학습영역에서 아동의 잠재력을 최대한 개발하는 방향으로 이루어져야 한다. 운동, 지적 기능, 태도(attitudes) 및 감정(feelings) 측면에서 적절하고 효과적으로 반응하는 아동의 능력이 중재의 주요한 장기 목표이다. 이러한 중재의 개념은 아동의 전체 기능적 측면에 적용된다. 한 가지 행동(behavior) 유형의 결핍은 다른 유형의 행동 전체에 영향을 미칠 수 있다. 운동 안정(motor stability)이 필요한 아동은 심리적 안정(psychological stability)이 도움이 될 수 있다. 전자를 변화시키는 데 사용되는 영향력은 후자에게도 영향을 미칠 수 있으며 그 반대의 경우도 마찬가지다.[44,56]

ID 아동을 위한 효과적인 중재 프로그램을 설계할 때는 몇 가지 중요 요소를 기억해야 한다. 치료사는 아동의 인지 능력뿐만 아니라 가능한 연령에 적합한 활동을 선택하는 것이 중요하다는 점을 인식해야 한다. 중재 프로그램 활동은 흥미롭고 재미가 있어야 하며 의미가 있어야 한다. ID 아동은 주의 집중력이 떨어지는 경우가 많으므로 확인된 목표를 가장 효과적이고 효율적으로 달성할 수 있는 치료 활동을 선택해야 한다. 아동에게 근력 강화를 위해 일반적인 물리치료 운동보다 필요한 치료 활동을 과제나 사회적 게임으로 변경할 수 있고 때에 따라 다른 가족 구성원이 참여할 수 있다. 이러한 접근 방식은 흥미(interest), 협력(cooperation), 열의(enthusiasm)가 지속될 뿐만 아니라 일상생활 활동으로 이행을 될 수 있다. 또한 사회적, 감정적(emotion), 자조(self-help) 및 인지 능력과 같은 다른 영역의 목표 달성을 촉진할 수도 있다. ID 아동은 한 활동에서 배운 기술을 다른 상황, 환경 또는 장소에서 일반화하는 데 어려움을 겪는다. 학교나 집과 같이 일반적으로 자연스럽게 수행되는 장소에서 기술(skill)을 연습하는 것이 가장 이상적이다. 이것이 불가능하다면 치료사는 연습하는 기술이 기능적으로 사용될 상황과 최대한

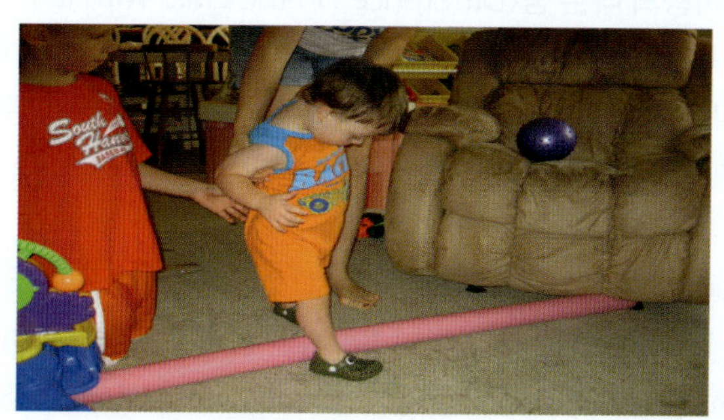

그림 24.3. 두 살 안젤로가 장애물 주변을 탐색하고 자세와 균형을 조절하고 있다.

유사하도록 노력해야 한다. 아동이 임상 환경에서 치료를 받는 경우, 가정이나 다른 장소에서 기술을 연습하도록 가족 및 보호자에게 지시하여 이러한 환경으로 옮겨갈 수 있도록 장려해야 한다. 치료사는 특정 상황에서 특정 아동을 위한 효과적인 중재방법을 개발하기 위해 상상력을 발휘하고 다양한 접근법을 통합해야 한다(그림 24.3).

어떠한 프로그램의 필수적인 측면을 일관되게 반복하면 학습된다는 것을 기대할 수 있다. 반복은 모든 과제를 학습하는 데 중요하므로 치료사는 동일한 구성 과제를 가르치되 다른 방식으로 수행하는 여러 활동을 설계해야 한다. 예를 들어, 몸통의 폄 근육을 향상시키는 것이 목표인 경우, 치료사는 농구공 떨어뜨리기, 스쿠터 보드 게임과 같은 활동을 할 수 있다. 이러한 활동은 다양하고 같은 목표를 달성할 수 있는 즐거운 방법들이다. 프로그램 계획의 이러한 접근 방식은 필요한 활동을 반복할 뿐만 아니라 이해(comprehension)나 주의력(attention)이 제한된 아동에게 흥미와 재미를 제공한다.

치료사가 습득해야 할 가장 중요하고 어려운 기술 중 하나는 우선순위를 정하고, 효과적이고 적절한 장기 계획을 수립하는 능력이다. 치료사는 여러 발달영역에 결함이 많은 아동의 문제에 직면했을 때 지나치게 위축되기 쉽다. 중재 계획을 세울 때는 아동을 전인적으로 고려하는 것이 중요하다. 평가한 퍼즐의 모든 조각들이 합쳐져서 치료사에게 아동이 자신의 세계에서 어떻게 기능하는지 또는 기능을 하지 못하는지에 대한 종합적인 그림을 제공한다. 프로그램의 우선순위는 아동의 기능적인 면에서 전반적인 발달을 살펴봄으로써 명확해진다.

학습적 특징(Learning characteristics)

ID 아동의 다른 점(Differences in the child with ID)

ID 아동의 인지적 한계를 이해하고 이를 극복하기 위한 효과적인 치료 프로그램을 설계하기 위해서는 인지 발달에 대한 개요가 필요하다.

Piaget의 인지 발달 이론

Jean Piaget는 정상과 비정상적인 인지발달을 설명하기 위해 발달과정을 감각 운동기(sensorimotor period, 0-18개월), 전조작기(preoperational stage, 2-7세), 구체적 조작기(concrete operations, 7-12세), 형식적 조작기(formal operations, 12세 이상)의 4단계로 구분하였다.[57] Piaget의 단계에 따른 설명은 정상발달 순서와 인지 발달(cognitive development)의 각 단계에서 나타나는 정형적인 한계를 이해하는 데 기초를 제공한다. Piaget 발달이론은 ID에서 보이는 다양한 수준의 인지장애를 이해하는 데 유용하다.

Piaget가 평형화 과정(equilibration process)이라고 설명한 감각운동 단계에서는 주로 감각을 탐색하고 움직임을 통해 학습한다. 설명할 수 없고 이해하기 어려운 것과 같이 알 수 없는 것과 직면했을 때 아동은 조절(accomodation)이라고 불리는 새로운 이해를 만드는 전략으로 환경을 조작하려는 시도를 통하여 학습한다. 감각운동(sensorymotor) 활동을 조정하여 목표에 달성하지 못하는 것은 심각한 인지능력 장애를 반영하는 행동을 보이는 아동에게 나타나고, 이들 중 상당수는 신체(physical) 및 감각장애(sensory impairments)가 공존하는 경우가 많다. 기능적으로 초기 단계에 있는 아동은 많은 시행을 통하여 환경을 탐색하며, 이러한 시도는 계속해서 반복될 수 있다. 일상적이지 않은 환경을 이용하기 위한 조절(accomodation)은 새로운 환경에 일반화될 수 없다. 실제로 대부분의 학습에서는 시행착오를 통해 알 수 있다. 조작 전 단계(preoperational stage)의 특징은 언어의 발달과 추상적 사고(abstract thought)의 시작이다. 이 단계 아동은 상징을 사용하여 존재하지 않는 사물을 표현할 수 있으며, 능숙하지 않지만 사물을 분류하고 그룹화할 수 있다. IQ 35-55인 아동은 이 단계를 넘어서지 못할 수 있다.[57]

구체적 조작기(concrete operations) 동안 경험을 순서화하고 분류하고 체계적으로 전체와 연관시키는 능력이 발달하기 시작한다.[57] 아동은 몇 가지 수학문제를 풀 수 있고 글을 잘 읽을 수 있다. 학습한 내용을 새로운 상황으로 일반화할 수 있고 다른 사람의 관점을 인식하기 시작할 수 있다. 하지만 여전히 가정적이거나 추상적인 문제는 처리하지 못한다. 경미한 인지장애를 가진 사람은 이 수준에 발달이 머물러 있을 수 있다.[57]

Piaget의 마지막 단계인 형식적 조작기는 보통 12세에 시작되어 평생 동안 지속된다. 추론하고 가설을 세우는 능력이 이 단계의 특징이다. ID 아동은 이 발달 수준에 거의 도달하지 못한다. 인지적으로는 기억력, 일반 지식, 추상적 사고력이 특징적으로 제한되며 학습 속도도 느리다.[58]

인지장애를 줄이기 위한 중재

구체적 개념과 추상적 개념비교

ID 아동은 구체적인 개념보다 추상적인 개념을 이해하는 능력이 떨어진다. ID 아동과 함께할 때 치료사는 의미 있고 구체적인 지침을 사용하여 개념을 제시해야 한다. 활동은 시범을 보이거나 수동적으로 먼저 수행하거나 일상생활과 관련된 친숙한 기능적 활동으로 변화시킬 때 가장 잘 이해가 된다. 단계별 예시와 그림을 사용하여 활동을 표현하면 활동 수행에 대한 이해를 높이는 데 도움이 된다. 아동은 말하고, 다시 말하고, 시범을 보이고, 연습하고, 궁극적으로 '실제' 환경에서 수행함으로써 학습한다. 치료사는 중재계획을 계획하고 지시하기 위해 수행 수준을 이해해야 한다.

기억(memory)

ID 아동의 기억 능력은 보유해야 하는 과제의 종류와 관련이 있다. ID 아동은 단기기억(short-term memory)을 사용하는 데 지속적으로 어려움을 겪는다.[56,59] 이러한 단기기억 결핍과 관련된 불필요한 자극은 외부에서 오는 자극에 의하여 주의가 매우 산만하게 된다. 그러나 단기기억의 문제를 극복하기 위해 반복을 통해 장기기억의 사용을 향상시킬 수 있으며, 이는 ID 아동에게 상대적으로 강점을 보이는 부분이다. 이러한 점을 고려하여 물리치료 중 다음과 같은 전략을 일부 사용할 수 있다.

- 활동 공간에서 관련성이 없고 주의를 산만하게 하는 물건을 치운다. 산만한 주변환경에서 아동과 활동하지 말고 칸막이나 커튼을 사용하여 작은 공간으로 분리한다.
- 과제를 각 구성 요소를 명확하고 개별적으로 제시한다.
- 간단한 과제부터 시작하여 어려운 과제로 진행한다.
- 중재의 각 단계에서 아동에게 기대하는 점을 설명한다.
- 시각적 보조자료를 사용하거나 과제를 반복하도록 한다.
- 즉각적이고 일관성 있는 긍정적 강화를 제공한다.
- 필요할 때마다 자주 지시를 반복한다.
- 정확하게 수행되고 있는지 점검한다.
- 아동에게 진행 상황을 알려주고 아이 스스로 새로운 기술을 시연하거나 연습할 수 있는 기회를 제공한다.

대부분의 교육자들은 연습, 복습과 반복 학습이 ID아동의 기술을 장기간 유지하는 데 도움이 된다는 것에 동의한다. 치료사는 의도하는 기술을 완성하는 데 필요한 지시와 단계를 반복하여 학습과 보유(retention)를 촉진할 수 있다. 새로 배운 기술을 연습하고 사용할 수 있는 기회를 제공하는 것은 중요하다. 물리치료사는 부모와 교사에게 아동의 진행 과정을 설명하고 학교나 집에서 새로운 학습과제를 연습할 수 있도록 격려해야 한다. 물리치료 세션이 아동의 하루 일상생활과 분리된 것이라면 학습과 보유는 이루어지지 않는다. 여기서는, 학습을 확장하기 위하여 그림과 예시를 사용하여 아동이 가정이나 지역사회에서 사용할 수 있도록 개발이 가능하다. 확장된 연습과 다른 팀들과의 의사소통은 중요하다.

학습 전이(Transfer of learning)

학습 전이는 새로 학습한 자료와 유사한 구성 요소를 가지고 새로운 상황에 새로운 학습한 자료를 적용하는 능력이다.[60] Piaget의 용어에서는 이 과정을 동화(assimilation)라고 한다. 학습 과제를 이해한 아동은 환경 내에서 수행할 때 유용한 것으로 밝혀진 새로운 전략을 만들어낸다. 학습 전이에 관한 문헌에서는 중재 계획을 수립할 때 특히 두 가지 요소를 고려할 것을 제안한다.

의미(meaningfulness)는 인지장애 아동의 학습 전이에서 중요한 요소이다. 의미 있는 과제는 학습자에게 의미가 없는 과제보다 처음에 배우기 쉽고 두 번째 환경으로도 옮기기 쉽다. 이 개념은 의미 없는 "고립된 기술(splinter skills)"이 아닌 물리치료 중에 기능적 활동을 사용하는 것을 강력하게 뒷받침한다.

초기과제와 이전과제가 모두 유사할 때 학습이 가장 잘 전이된다. 예를 들어, 치료사가 보조기구를 당기기보다 밀기를 훈련할 경우, 엎드린 자세에서 밀기, 앉아서 팔 굽혀 펴기 등의 모든 치료과제를 보조기구 밀기 과제로 더 쉽게 전이할 수 있다. 일관성(consistency)은 아동이 치료도구와 그 기능 사이의 연관성을 파악하는 데 도움이 된다.

기본적인 학습 개념에 대한 지식과 인지 발달에 이해는 지적장애 아동을 치료하는 물리치료사에게는 매우 중요하다. 재활기술의 유용성이 입증으로, 학습은 반복과 시각적 보조 도구의 사용을 통해 향상된다. 이 모든 것은 조절(accommodation)과 이해를 돕고 기술의 일반화를 촉진한다. 물리치료는 학습 상황이며, ID 아동에게 나타나는 수행 능력의 차이를 조절하기 위해 접근방식에 약간의 수정이 필요하다.

운동학습 연구와 ID(Motor learning research and ID)

운동학습은 연습과 경험을 통해 "행동(action)을 만들어 내는 능력에 영구적인 변화"를 일으키는 과정으로 설명할 수 있다.[61,62] 이는 치료사가 기능적 운동과제(functional motor task)를 수행하기 위한 효과적인 교육 방법을 설계하는 데 도움이 될 수 있다는 점에서 소아 물리치료사가 숙지해야 할 중요한 연구 분야이다. ID 환자는 복잡한 정보를 처리하고 새로운 기술을 배우는 능력이 제한적이라는 사실은 이미 밝혀져 있다.[9] 물리치료사는 이러한 제한이 기능적 운동과제를 학습하는 능력에 어떤 영향을 미치는지, 중재를 가장 잘 설계하는 방법을 이해하는 것이 중요하다.

간접적 피드백(implicit feedback)과 직접적 피드백(explicit feedback). ID 아동은 외부적인 피드백(extrinsic feedback)을 사용하는 것보다 간접적 피드백(Implicit Feedback) 사용을 장려하는 연습이 도움이 되는 것으로 밝혀졌다. 예를 들어 기본적인 던지기 과제(throwing task)를 학습할 때 ID 아동은 손의 위치와 같은 운동학(kinematics)에 대한 피드백을 받는 것보다는 움직임의 성공 또는 실패에 집중하는 것이 효과적이다. 이는 던지기 중 손의 위치와 같은 내부요인(interal facters)을 사용하는 것보다 자동적인 모드 조절(automatic mode of control)이 아닌 움직임에 대한 의식적인 조절(conscious control)에 의존하기 때문이다.[63] 치료사는 몸의 위치나 움직임의 질에 대한 구체적인 지침을 제공하기 보다는 연습 중 개별 동작의 성공 여부에 대한 피드백을 사용해야 한다.

결과에 대한 지식의 빈도(frequency of knowledge of results)- 더 자주 피드백을 받으면 특정 운동과제 수행 능력이 향상되지만 기술에 대한 학습, 보유(retention) 및 다른 활동으로 전이는 방해가 될 수 있다.[61]

오류감소 연습(error reduced practice)- 오류가 없는 연습 또는 오류 감소 연습은 ID가 있던 없던 하위과제에서 운동 학습을 향상시키는 것으로 나타났다. 개개인이 대부분 초기 시도에서 성공하도록 치료 및 연습 세션을 설계한 다음 점차적으로 과제의 난이도를 높이는 것이 더 효과적이라는 것을 시사한다. 이러한 오류 없는 학습은 더 적은 인지적 자원(cognitive resources)이 필요하므로 작업 기억력(working memory) 기술이 저하된 ID 아동의 수행을 향상된다.[64,65]

치료사는 이 정보를 사용하여 지적 지연이 있는 대상자의 운동학습을 향상시킬 수 있다.

- 초기 성공을 촉진하고 시간이 지남에 따라 점차 난이도를 높이는 것으로 연습세션을 구성한다.
- 과제의 운동학적 코칭의 제공보다 과제의 전반적인 목표와 성공에 초점을 맞춘 피드백을 제공한다.
- 동기를 부여하기 위해 과제결과에 대한 충분한 피드백을 제공하나, 과제 유지를 제한할 수 있는 실행하는 모든 부분의 피드백 제공은 자제해야 한다.

신체적, 기능적 장애를 줄이기 위한 중재

소아 물리치료사는 전통적으로 근육뼈대계, 신경근육계 및 심장허파 장애를 감소시키고 기능적 제한을 줄이고 이차 장애를 예방하기 위한 중재에 집중하였다.[39] 근육뼈대계, 신경근육계 및 심장허파 문제를 조기에 발견하고 특정 진단과 관련된 문제들에 대한 예상이 가능하다면 치료사는 ID 아동의 적절한 수명 관리에 대한 통찰력을 얻을 수 있다. 표 24.3을 다신 한번 살펴보면 치료사는 일반적인 ID 타입의 근육뼈대계, 신경근육계 및 심장허파의 위험에 대하여 알 수 있다. 이 장에서는 다운증후군 아동의 물리치료 관리에 중점을 두어 설명하며 이것은 초급 치료사가 모든 유형의 지적장애 진단을 받은 아동의 관리 모델 적용할 수 있는 전략으로 제공될 수 있다. 아동의 요구(need)는 전 생애에 걸쳐 변화하며 물리치료에서 필요한 지원 중재 수준을 결정한다. 이 책은 소아 물리치료를 대상으로 하지만 저자는 발달장애가 있는 클라이언트가 성인이 되어가는 과정에서 발생하는 생애관리 문제(life span management issues)에 대하여 논의할 것이다.

집중 중재의 중요성

치료사가 설계하는 중재는 다면적 검사(multifaceted examination)를 바탕으로 기능검사(functional examination)의 결과에 따라 진행되어야 한다. 이러한 결과를 종합하여 치료사와 중재 팀은 기술(skill)뿐만 아니라 아동이 접하는 다양한 환경에서의 적용에 초점을 맞춘 중재로 방향을 제시해야 한다. 중재 계획의 설계에 따라 여러 작업 분석을 통하여 구체적인 중재 전략을 제공한다.

원하는 학습을 보장하기 위해 치료사는 현재 환경 안에서 아동의 참여도를 반영하는 개별 과제를 설정하고 참여도를 높이는 목표를 설정하도록 권장한다. 목표를 물리치료사가 아동 및 아동의 가족과 협력하여 설정한다. 이는 학습 동기를 보다 자연스럽게 제공하기 위하여 의미 있고 목적이 있으며, 구체적인 활동에 대한 아동의 요구(need)를 다룬 것이다. 앞서 언급했듯이 인지장애(cognitive impairment)가 있는 아동은 복합 교수법(multimodal teaching)을 통해 더 잘 학습한다. 치료사는 새로운 과제를 가르치고 이전에 소개한 과제를 연습할 때 이러한 기법을 사용하도록 권장한다. 이를 위해 계획(plan), 제시(present), 그림(picture), 연습(practice), 수행(perform)의 "실무자의 Ps" 방법론("Practitioner's P's" methodology)을 사용하는 것이 좋다. 첫째 학습 절차를 구체적인 개별 단계로 계획하는 것이 중요하다. 다음으로 치료사는 평가 단계에서 발견되지 않은 의사소통 요구 사항을 인식하면서 아동이 이해할 수 있는 방식으로 제시해야 한다. 세션 중에 학습과제를 제시한 다음에는 수행해야 할 과제의 그리도 함께 제시해야 한다. 이는 구체적 기술 수행을 촬영한 사진을 사용하거나 상업적으로 제작된 막대도형 도표를 사용하거나 제작한 영상을 보여줌으로써 수행할 수 있다. 또 다른 형태는 치료사가 단계별로 과제를 보여주는 것이다. 네 번째 단계는 아동이 과제를 연습하도록 하는 것이다. 이 단계에서는 치료사가 직접 손을 옮겨 가며 아동에게 과제의 단계를 안내한다. 다섯 번째인 동시에 마지막인 P는 아동이 과제를 수행하는 것이다. 이 P를 통해 치료사는 일상적으로 복합교수법 사용하도록 권장한다.

>> 팀 개념 및 협력

ID 아동을 치료할 때 물리치료사는 중재 목표를 전체 관리 계획(total management plan)의 일부로 바라보아야 한다. 특별한 요구 가진 아동을 접근하는 일반적인 방식은 다양한 전문가로 구성된 팀을 활용하는 것이다. 아동의 부모 또는 보호자는 아동의 발달과 생애 주기에 따른 요구 사항을 가장 잘 알고 있기 때문에 이 팀의 중요한 구성인이 된다. 현재 포용 모델(inclusion model)은 팀 개념을 강하게 지지한다. ID 아동을 위한 종합적인 서비스를 제공은 어느 한 전문 분야의 범위를 넘어서는 것이다. 다학제적 접근의 주요 가치 중 하나는 복합적이고 관련성 있는 조치를 취할 수 있도록 지식을 모으는 것이다. 발달장애 아동은 여러 영역의 발달이 지연되기 때문에 여러 전문가의 기술을 활용할 수 있어야 한다. 한 명의 전문가가 장애아동의 전 생애에 걸쳐 관리와 교육을 효과적으로 제공하는 데 필요한 전문 지식이나 자원을 모두 갖추고 있는 것은 아니다.

효과적인 치료를 위해서는 팀의 각 전문가는 시기별, 발달 단계별로 권한(authority)과 강조점(emphasis)이 주기적으로 이동하는 것을 이해해야 한다. 물리치료사의 의견이 가장 중요한 때가 있는 반면, 다른 치료영역에 우선순위가 있는 경우도 있다. 이러한 후자의 경우는 물리치료사는 상담(consultative) 또는 자문(advisory) 역할을 수행할 수 있다. 아동이 최대한의 잠재력을 발휘할 수 있도록 돕는다는 것이 주된 목적인 팀의 성공 여부는 아동의 전반적인 사항을 고려하는 각 전문가에게 달려있으며, 특정 문제를 완화하는 데 필요한 전문지식을 제공해야 한다. 팀원 간의 의사소통과 서로 고유한 지식과 기술을 존중하는 것은 협력적이고 효과인 팀을 만드는 열쇠이다.

모든 팀원을 효과적으로 활용하면 아동의 전체 프로그램에서 일관성과 강화(reinforcement)가 나타날 수 있다. 예를 들어 언어치료에서 특정 소리를 가르치는 경우 물리치료 세션 중에 해당 소리를 사용하여 해당 소리에 대한 학습을 강화할 수 있다. 물리치료사와 특수교육 교사는 아동과 함께 파트너로 협력해야 한다. 치료사는 감각운동기능의 장애가 인지적 이정표 달성에 미치는 영향을 교사가 이해하도록 도울 수 있는 특별한 자격을 갖추고 있다. 예를 들어, 운동조절(movement control)이 심하게 손상되고 머리 조절은 평균수준이며, 운동조절 패턴이 좋지 않고 강직성 반사 패턴(tonic reflex pattern)이 강한 아동이 선호하는 운동패턴을 가지고 있다고 가정해 보자. 이와 같은 경우, 단순한 인과관계 활동을 수행하는 등 아동과 함께 인지 기술 수행 시 정상적인 움직임 조절 발달(normal movement control)의 기초에 대한 지식은 교사에게 매우 중요하다. 치료사가 아동에게 바로 누운 자세가 아닌 옆으로 누운 자세를 제한하는 것만으로도 아동은 장난감이나 기구를 잡고 조작할 수 있다. 이러한 협력적 접근 방식은 아동의 교육 목표달성을 촉진하고 교사의 좌절감을 줄여준다. 물리치료사는 간호사, 작업치료사, 심리학자, 의사, 교사, 체육교사, 언어치료사, 부모를 포함한 모든 팀원들과 소통하고 협력해야 한다. 오늘날 포용 모델(inclusion model)은 이러한 협력적 팀 개념을 확실히 촉진한다.

효과를 극대화하려면 프로그램이 가정과 일상으로 전이되는 것이 중요하기 때문에 물리치료사는 부모를 치료 팀의 한 구성원으로 인식해야 한다. 부모는 아동과 효과적으로 협력하는 방법을 배워야 하며 프로그램의 목표를 달성하는 데 도움을 줄 수 있어야 한다. 이 개념은 물리치료뿐만 아

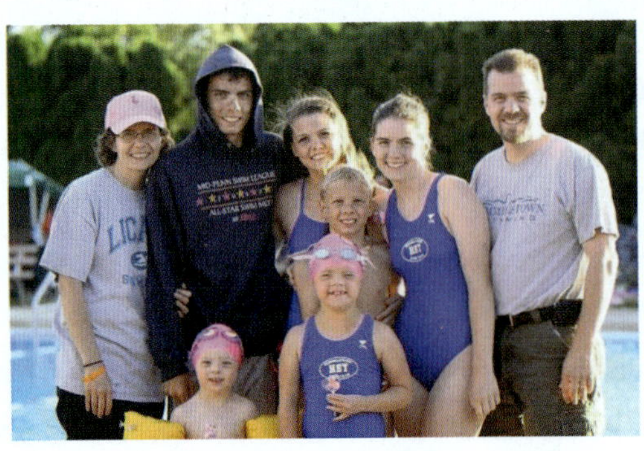

그림 24.4. 안젤로와 줄리아나의 흥미와 능력을 고려한 가족의 재미있는 신체 활동

니라 모든 중재와 교육 영역에 적용된다. 부모에게 가정치료 프로그램에 참여하도록 요청할 때 물리치료사는 가족의 능력을 평가할 수 있어야 하고, 가족의 가치와 문화적 신념 및 관행을 존중해야 하며, 프로그램의 성공적인 참여를 제한하는 가정 내 문제나 조건을 파악해야 한다. 가족에 대한 제안(suggestion)과 훈련(training)은 혁신적이고 의미 있는 것이어야 하며 가족의 일상에 포함될 수 있어야 한다. 적절한 기관에 의뢰하면 가족이 아동 발달을 지원하는 데 방해가 되는 문제나 상태를 부모가 완화하거나 해결하는데 도움을 줄 수 있다. ID와 관련된 문제는 장기적인 특성을 가지며 이러한 문제점들에 대한 관리는 가족의 큰 헌신이 필요하다(그림 24.4).

다운증후군 아동을 중재하는 물리치료사를 위한 관리모델

정의(Definition)

다운증후군은 염색체가 46개가 아닌 47개가 존재하는 염색체 장애이다.[66] 흔히 21번째 삼염색체(trisomy)라고 불리는 다운증후군은 21번째 염색체 쌍에 영향을 미치는 세포분열 결함으로 인하여 발생하며, 비 분리(95%). 전위(3-4%), 가장 흔하지 않은 섞인 형태(1%)가 있다.[66]

역사 및 발생률(History and incidence)

ID 중 가장 흔한 원인이 다운증후군이며, 소아 물리치료사가 자주 접하는 진단명이다. 미국에서 한 해에 약 4,000명의 다운증후군 신생아가 태어나며, 이 숫자는 산모의 연령에 따라 증가하는데 산모가 20세일 때 2,000명중 1명, 49세가 되면 10명 중 1명으로 증가하여 전체 출생의 800명중 1명에서 1,000명중 1명으로 증가한다.[67]

다운증후군에 대한 인식하고 있다는 증거는 고대 시대로 거슬러 올라가는데, 가장 오래된 인류학적 기록은 7세기 색슨족 두개골(saxon skull)에서 비롯된 것으로 다운증후군과 관련된 많은 구조적 변화를 가지고 있는 두개골이었다.[68] 중세 시대의 예술 작품에는 현재 알려진 다운증후군의 신체적 특징을 가진 아동의 모습이 묘사되어 있다. 이러한 초기 역사적 추측에도 불구하고 19세기까지 다운증후군에 대한 문서화된 보고는 없다. 이는 전염병과 영양실조가 만연하여 유전적 문제에 대한 연구가 소홀하게 된 것으로 이해할 수 있다. 19세기 중반 이후까지 실제로 다운증후군을 가지고 태어난 많은 아동들이 영유아기 초기에 사망했을 가능성이 높다.[68]

1846년 Edouard Sequin는 다운증후군을 암시하는 특징을 가진 환자를 기술하였다. 1866년 John Langdon Down은 당시 인식이 가능한 증후군의 특징을 설명하는 논문을 발표했고, 그 이후 그의 이름을 따서 다운증후군이라고 부르게 되었다.[68] 1950년대 중반이 되어서야 염색체를 시각화하는 방법론의 발전으로 인간 염색체에 대한 보다 정확한 연구가 가능해졌고, Lejeune은 21번째 염색체 쌍의 변형이 다운증후군의 특징이라는 사실을 발견하게 되었다.[69]

다운증후군 아동의 병리 생리 및 동반 장애

다운증후군은 신경운동, 근육뼈대계와 심장허파 병리를 초래하며, 이 모두는 소아 물리치료사의 관리가 필요하다. ID의 병인(etiology)에 따라, 특정 병인의 내재된 병리(pathologies)와 장애에 대한 인식은 임상 치료사에게 아동의 생에 전반의 관리 모델을 제공할 것이다.

신경 병리(Neuropathology)

다운증후군은 중추신경계(CNS) 장애의 근본이 되는 주요 신경 병리는 잘 알려진 몇 가지 뇌 이상(brain abnormalities) 때문이다. 다운증후군 대상자의 전체 뇌 무게는 정상의 76%이며 소뇌와 뇌줄기를 합친 무게는 정상의 66%로 더 작다. 또한 소두증(microcephaly) 있으며, 뇌는 비정상적으로 둥글고 짧으며, 앞과 뒤(A-P) 직경이 감소하여 특히 소두증이라고 한다.[65] 이차 고랑(sulci)의 수가 감소하여 다운증후군 아동의 뇌에 구불구불한 패턴이 단순화 된다.[70] 다운증후군에서 뇌의 몇 가지 세포학적 특징으로는 작은 뉴런(small neurons)이 부족, 작은 뉴런과 관련된 이온 이동의 결함, 시냅스 형태의 변화로 인한 신경사이의 시냅스 형성의 감소 등이 있다.[70] 운동 겉질의 피라미드로(pyramidal tracts)의 가지돌기(dentritic spine)의 구조적 이상이 발생하는데 이는 다운증후군에서 흔히 볼 수 있는 운동 부조화(motor incoordination)의 원인이 될 수 있다.[66] 연구에 따르면 말이집화(myelination)가 부족할 뿐 아니라 생후 2개월에서 6개월 사이에 말이집의 완성이 지연되어, 다운증후군 아동의 전반적인 발달지연을 설명할 수 있는 증거가 된다.[71] 일부 연구에 따르면 다운증후군 아동의 8%가 이상 발작장애(seizure disorder)를 보인다고 한다.[72]

감각 장애(Sensory deficits)

시각 및 청각 장애와 언어장애는 다운증후군에게 흔하며 물리치료 검사(examination) 및 중재에 직접적인 영향을 미친다. 시각 결핍(visual deficits)에는 선천성과 성인 때 발생하는 근시(20%), 원시(20%), 사시 그리고 안진(nystagmus)이 포함된다.[72] 임상적 의미가 적은 안과적 소견으로는 홍채에 브러시필드 반점(Brushfield spots)가 있고 전형적인 눈구석 주름이 있는 경우가 있다.

다운증후군을 가진 아동(60-80%)은 경증에서 중등도 청력 손실을 겪는 것으로 밝혀졌다.[72] 중이염은 다운증후군아동에게 자주 발생하는 의학적 문제로 간헐적 또는 지속적 청력 손실의 원인이 될 수 있다.[66]

심장허파계 병리(Cardiopulmonary pathologies)

다운증후군 아동의 40%는 선천성 심장결함을 가지고 태어나며, 가장 흔함 결함은 방실결손(atrioventricular canal defects)과 심실중격 결손(ventriculoseptal defects)이다.[57] 일반적으로 영아기에 치료가 가능하지만, 3세까지 교정되지 않은 심장결손은 운동 기술 발달에 더 큰 지연을 가져오는 것과 관련이 있다.[73]

근육뼈대계 차이점(Musculoskeletal differences)

다운증후군 아동은 물리치료사가 우려하는 많은 근육뼈대계 차이를 보인다. 신장의 정상적인 성장 속도의 감소를 포함하여 선형 성장 결손(linear growth deficits)이 관찰되며, 가장 큰 결핍은 생후 6개월에서 24개월 사이이고[74,75], 다리길이 감소[76], 손허리뼈(metacarpal)와 손가락 길이가 10%에서 30% 감소한다. 긴손바닥근(palmaris longus)과 아래팔 굽힘의 보조근의 부재를 근육의 변화도 나타날 수 있다. 큰광대근(zygomaticus major), 작은광대근(zygomaticus minor)과 윗입술 올림근(levator labii superior)의 근육의 분화가 부족하며, 이는 다운증후군의 전형적인 얼굴 모습이 된다.[77]

가장 중요한 근육뼈대계 차이는 이 질환의 특징인 근력저하와 인대 이완으로 인해 주로 발생한다. 인대 이완은 콜라겐 결핍에 기인하는 것으로 생각되며 일반적으로 평발(pes planus), 슬개골 불안정성(patellar instability), 척추옆굽음증(scoliosis)(52%) 및 중쇠고리관절 불안정성(atlantoaxial instability)을 초래한다.[78,79] 중쇠고리관절의 장애의 위험을 가지고 있는 중쇠고리관절의 아탈구는 치아인대의 이완으로 발생하며, 이로 인하여 C2에서 C1의 과도한 움직임(12-20% 발생률)이 일어날 수 있다.[80] 엉덩관절 아탈구(hip subluxation)는 다운증후군 아동에게 흔하게 나타난다.

팔다리, 목, 몸통의 모든 근육 그룹에서 발견되는 일반적인 저긴장증은 다운증후군 아동의 전형적인 특징이며 발달운동(developmental motor) 지연의 주요 원인이다.[27] 학령기 다운증후군 아동을 대상으로 한 연구에서 악력, 등척성 근력(isometric strength), 발목 근력 모두 부족한 것으로 밝혀졌다.[81,82]

기타 신체적 특징

머리 뒤쪽이 약간 납작하고(납작머리증, brachycephaly), 숫구멍(fontanels)이 정상보다 크고 닫히는 데 시간이 오래 걸리는 경우가 많다. 탈모 부위가 있을 수 있으며 영유아기에는 피부가 건조하고 얼룩덜룩한 경우가 많고 나이가 들수록 거칠어진다. 다운증후군 아동의 얼굴은 주로 얼굴 뼈와 얼굴 근육이 발달하지 못하고 코가 작기 때문에 얼굴 윤곽이 다소 평평하다. 일반적으로 콧대가 함몰되어 있고 콧구멍이 좁을 수 있다. 눈은 좁고 약간 기울어진 눈꺼풀이 특징이며 눈구석 주름(epicanthal folds)이 특징이다. 다운증후군 아동의 입은 작고 입천장이 좁으며 혀는 아동기 후반에 깊은 주름 모양으로 만들 수 있다. 치아 발육은 지연되고 드문드문 나기도 한다. 복부는 선천성 장장결손으로 인해 약간 돌출되어 있을 수 있으며 가슴은 비정상적인 모양을 보일 수 있다. 다운증후군 아동의 90% 이상 배꼽 헤르니아(umbilical hernia)가 발생한다. 손과 발이 작고 다섯 번째 손가락이 안쪽으로 구부러지는 경향이 있다. 다운증후군 아동의 약 50%에서 한쪽 또는 양쪽 손바닥에 하나의 주름(simian crease)이 관찰된다. 발가락은 일반적으로 짧고 대부분의 경우 첫 번째 발가락과 두 번째 발가락 사이에 넓은 공간이 있으며 발바닥에는 그 사이에 주름이 있다.

>> 다운증후군 아동의 물리치료 검사와 중재

다운증후군 아동의 물리치료 검사는 다양한 관점에서 아동을 바라보는 총체적인 접근이 필요하다. 치료사는 공존하는 의학적 문제를 인지하고 있어야 하며 특히 심장상태, 중쇠고리 안정성(atlantoaxial stability), 청각 및 시각적 상태, 발작장애 등 다운증후군과 연관된 문제에 주의를 기울여야 한다. 언어장애가 있을 수 있으며, 치료사는 검사 및 후속 중재 과정에서 효과적인 의사소통에 어려움을 겪을 수 있다. 치료사는 아동의 인지능력(cognitive capabilities)을 평가(evaluation) 과정에 통합시켜야 하고, 적절한 팀원들과 공식적인 지능검사(intelligence tests)에 대한 논의와 부모의 인터뷰, 그리고 종합적인 발달 테스트 배터리(comprehensive developmental test battery)의 일부로 간단한 인지평가(cognitive assessment)를 수행하는 것을 포함한다. 검사에는 연령과 임상과 또는 교육 환경에 적합한 종합적인 발달검사(comprehensive developmental testing), 움직임의 정성적(qualitative) 관찰 검사가 포함된 대근육과 소근육 운동 기술 구성 검사, 근육뼈대계 검사, 자동반사(automatic reactions) 검사, 자세반응과 궁극적으로 기능검사의 일부 또는 전부가 포함된다. 이러한 소아 평가 절차는 이 책의 다른 곳에 자세히 설명되어 있다. 다운증후군을 포함한 모든 유형의 ID 아동의 평가에는 특정 진단과 관련된 근육뼈대계 신경운동 및 심장허파 장애 검사가 포함되어야 하며(표 24.3), ID와 관련된 인지 결함의 공존에 대한 지식을 갖추고 이것이 물리치료 평가 및 중재에 어떻게 영향을 미치는지 알아야 한다.

학습에서의 차이점(Learning differences)

일반적으로 다운증후군과 같은 ID를 가진 아동은 다음 것들이 발견된다.

1. 학습 능력
2. 학습을 위해서 자주 반복하는 것이 좋음
3. 기술을 일반화하는 데 어려움이 있음
4. 학습 기술을 유지하기 위해서 더 자주 연습하는 것이 필요함
5. 답변하기 위해 더 많은 시간이 필요
6. 반응에 대한 레파토리가 더 제한적임

동반된 운동장애(Associated motor deficits)

다운증후군과 관련된 인대 이완과 일반적인 근육 저긴장은 소아 물리치료사들이 가장 우려하는 운동 지연과 이차적 근육뼈대계 장애에 가장 큰 영향을 미친다. 근육의 저긴장의 정도는 다양하지만, 대부분의 연구자들은 저긴장이 다운증후군 아동에게 가장 빈번하게 관찰되는 특징이라는 점은 동의한다.[27] 근육의 저긴장은 목, 몸통과 사지 포함한 모든 주요 근육 그룹에 분포한다.

발달지연(Developmental delay)

임상적으로 근육의 저긴장은 대근육과 소근육 운동 이정표 도달의 지연[73,88] 언어습득 및 인지발달과 같은 다른 발달 영역의 지연을 포함한 발달 지연과 높은 상관관계가 있음이 잘 알려져 있다.[89,90] 다운증후군 아동의 경우 자세반응의 발달 속도가 더 느린 것으로 나타났다.[91] Harris, Rast와 Shumway-Cook의 연구에서도 다운증후군 아동이 자세조절, 항중력 조절, 균형에 동요가 일어났을 때 자세 반응전략의 결핍이 소개되었고, 결과적으로 스스로 움직임을 안정화하려는 방법을 배우려고 할 때 보상운동 전략의 발달하는 데 어려움이 있음을 보여주었다.[84-86] 이 연구자들은 다운증후군에게 나타나는 운동결함을 주로 자세 조절과 균형 장애로 보고 있다. 운동능력의 또 다른 차이점은 다운증후군 아동은 일반적으로 움직임을 시작과 움직이는 속도도 느린 경향이 있다.[92] 다운증후군 아동은 한쪽 사지 부분에 안정화가 필요한 움직임에서 쌍을 이루는 반대쪽 근육에 동시에 흥분을 일으키거나 동시수축과 관련된 운동패턴을 사용할 가능성이

더 높으며, 이는 아마도 뇌 구조와 기능의 차이로 인해 적응된 변화의 결과로 나타날 수 있다.[92]

다운증후군 아동을 평가할 때 발달지연을 예상할 수 있을 뿐만 아니라, 다운증후군 아동에서 자주 관찰되는 운동 차이 중 일부는 근육 저긴장, 인대 이완 및 자세 결함이 원인임을 시사하는 몇 가지 증가가 있다. 예를 들면, 엎드린 상태에서 다리를 180도 완전히 벌림 다음 손으로 밀어 앉는 자세로 변화해 'W'자형 앉기가 특징적으로 아동에게 나타난다.[93] 보행의 습득이 지연되고 미숙하며, 지속적으로 넓은 지지면(base)과 팔자걸음(out-toeing)이 특징이다.[93,94] 이러한 운동 특성의 차이는 근육의 저긴장, 인대 이완 및 몸통의 회전 부족으로 인해 발생하는 것으로 추정되고 있다. 근육의 저긴장은 느린 반응시간(reaction time)과 저하된 운동감각 피드백(kinesthetic feedback)에 기여하는 것으로 생각된다. 운동장애가 있는 아동은 환경을 탐색하는 능력이 제한되어 인지 능력, 의사소통과 심리사회적 발달(psychosocial development)에 영향을 미치기 때문에 이차적 장애가 발생할 위험이 높다.[95,96]

물리치료 검사와 중재 결과

검사는 발달지연을 측정하고 추적하기 위한 종합검사 또는 구성요소 검사의 시행에 포함되어야 한다.[97] 움직임에 대한 질적 관찰은 치료사에게 움직임의 차이와 가능한 즉각적 보상 전략을 알려줄 것이다. 중재는 기능적이고 동적 시스템(dynamic systems) 관점에서의 이해가 포함되어야 한다. 이것은 운동전략 발달에 영향을 미치려고 할 때 조절변수(control parameters)는 즉각적인 변화를 일으킬 가능성이 높기 때문이다.[97] 목표는 대근육과 소근육 발달지연을 예측하고 다음을 최소화하기 위해 중재를 한다.

- 영유아와 아동기 전반에 걸쳐 항중력 조절 및 체중지지를 촉진하기 위해 보호자에게 적절한 자세와 핸들링 활동을 교육
- 모든 자세에서 항중력 근육 강화를 촉진하는 활동 설계한다.
- 축성 근육긴장(axial muscle tone)을 증가시키는 몸통 폄과 팔다리의 체중지지를 강조한다.
- 움직이는 동안 움직임 안에서 회전을 사용하여 정위반응과 자세반응의 출현을 촉진한다.
- 움직임의 정적 탐색보다 동적 탐색을 촉진한다.

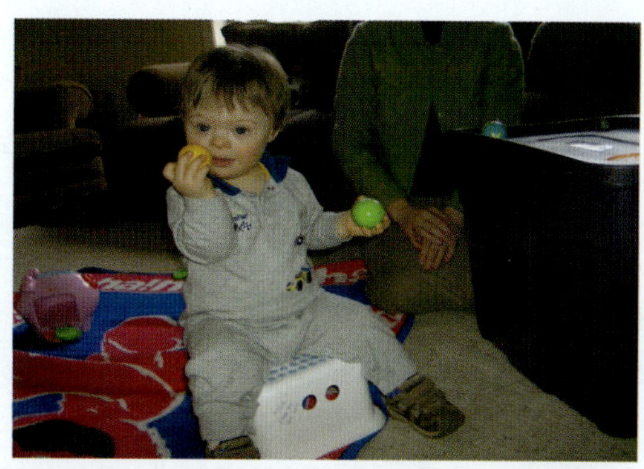

그림 24.5. 안젤로가 균형과 자세조절을 발달시키고 연습하면서 자연스럽게 가정 환경에서 놀이를 통합한다.

- 시기에 맞는 발달 이정표의 출현을 촉진한다.
- 지지를 해주는 런닝머신 훈련은 조기 독립보행을 촉진하는 효과가 있는 것으로 알려졌고[98-100], 몸통조절과 정렬을 수행할 수 있을 때 보조를 해주는 앉기와 서기를 포함하는 것과 같이 연령에 적합한 발달이정표가 나타날 수 있도록 촉진한다.
- 자세 조절 반응(postural control responses)의 지연을 예측하고 인지, 언어 및 사회성 영역의 발달을 향상시킬 수 있는 기능적 기회를 제공한다.
- 부모와 다른 팀원에게 아동의 전반적인 발달을 향상시킬 수 있는 활동과 위치를 선택하도록 교육한다(그림 24.5).[101]

근육뼈대계 문제점

일반적인 근육 저긴장 인대 이완은 다운증후군의 근육뼈대계의 특성이며 평발, 슬개골 불안정성, 척수옆굽은증(52%)과 중쇠고리관절 불안정성의 원인이다.[79] 경추 시상면 방사선 사진에서 굽힘자세, 중립 폄자세의 세 가지 위치에서 앞에서 언급했던 중쇠고리관절 관계를 확인할 수 있었다.[102-104] 관절 간격이 6-10 mm이면 증상이 있는 것으로 간주한다. 관절 간격이 4.5 mm 이상이면 주의가 필요하다. 중쇠고리관절의 초기 징후는 보행변화, 소변정체(urinary retention) 목을 움직이기 싫어하고, 심부힘줄반사(DTR)의 항진이 있다. 중쇠고리관절의 불안정성 증상이 있는 탈구의 경우에는 후방 관절고정술(arthrodesis) 또는 C1과 C2의 유합술이 권장된다.[102] 중쇠고리관절의 불안정성 이외에도, 흉요추부위의 척추옆굽음증(scoliosis)은 다운증후군 아동과 청소년에게

흔하게 나타나는 척추 근뼈대계장애로, 보통 경증, 중등도 정도로 정의된다.[79]

다리에서는, 엉덩관절 불안정성, 슬개골 불안정성과 발의 기형이 다운증후군 아동을 관리하는 물리치료사에게 가장 흔한 근육뼈대계 문제이다. 엉덩관절 아탈구는 비구 형성부전(acetabular dysplasia)과 길고 점점 가늘어지는 좌골(ischia)에 이차적으로 발생하며, 이로 인해 비구(acetabular)와 엉덩뼈 각도(iliac angles)가 감소하고 인대의 지지가 느슨해진다. 평발(pes planus)과 원발성 중족내반증(metatarsus primus varus)변형은 다운증후군에게 나타나는 주요 발 기형이다.

근육뼈대계의 물리치료 검사 및 중재 결과

인대가 느슨해지면 관절은 외상, 부정렬, 고르지 못한 힘에 대한 저항력이 약해진다. 정렬과 지지는 매우 중요하다. 이미 관절간격이 넓어진 경우, 중쇠고리관절의 느슨함(laxity)은 특히 과하게 굽힐 때 관절의 저항력이 떨어진다. 물리치료사는 목을 과도하게 굽힘, 폄, 회전하거나 비틀거나 과도한 힘을 유발할 수 있는 자세나 동작을 피해야 한다. 치료사는 아이의 머리가 거꾸로 된 자세나 머리 위로 넘어지는 위험이 높은 다른 자세에서는 주의를 기우려야 한다.[80] 영유아와 3세 미만의 영유아의 경우 방사선 사진에서 중고리관절의 불안정성을 확실하게 감지할 수 없다.[105] 극도의 주의가 필요하고, 경추손상을 유발할 수 있는 활동은 대부분의 다운증후군 아동에게는 금기일 수 있다. 물리치료사는 다운증후군의 목 통증, 기운목(torticollis), 보행변화, 장과 방광기능의 변화, 척추 충돌(spinal impingement)을 암시하는 기타 증상과 같은 신경학적 상태변화를 면밀하게 관찰해야 하고 모든 아동에게 즉시 의학적 평가를 의뢰해야 한다.[105] 부모교육에서 신경학적 손상 증상, 위험(risk)이 증가할 수 있는 기간 및 활동, 불안정성이 확인된 경우 피해야 하는 활동 등 중쇠고리관절의 불안정성 문제가 포함되어야 한다.[74]

목의 통증이나 신경학적 증상과 같은 중쇠고리관절의 불안정성의 증상이 없는 아동은 미국소아학회에서 정기적인 경추 방사선 촬영을 권장하지 않는다. 그 이유는 3세 이전에는 방사선 사진을 사용하여 경추를 정확하게 관찰하기에는 골화 및 골단발달이 불충분하고 일반 방사선 사진은 나중에 어떤 어린이에게 불안정성이 발생할지 예측하는 데 효과적이지 않은 것으로 나타났기 때문이다.[105] 따라서 부모에게 접촉이 많은 스포츠가 다운증후군 아동에게 척수 손상 위험을 초래할 수 있음을 설명할 필요가 있다.[105] 중쇠고리관절 간격이 4.5 mm이상인 아동의 경우 체조(재주넘기, somersaults), 다이빙, 높이뛰기, 축구, 수영의 접형, 머리와 목에 압력을 가하는 운동, 머리와 목에 외상을 입을 가능성이 있는 고 위험 활동은 제한해야 한다.[102-107]

척추옆굽음증 선별검사(screening)는 다운증후군 아동의 생의 주기 관리에 보통 포함되어 있고 특히 성장기, 사춘기, 청소년기 등 위험도가 높아지는 시기에 실시한다. 부모에게는 척추옆굽음증 선별검사를 정기적으로 실시하도록 교육해야 한다. 활동과 운동은 정렬과 대칭에 도움을 줄 수 있다.

근육뼈대계 검사에는 다리의 생역학적 검사(biomechanical examination)와 평발에 관한 보조기 관리가 포함되어야 한다. 영유아의 엉덩관절 안정성 평가는 물리치료 검사의 일반적인 부분이며 엉덩관절의 불안정성이 의심되는 경우 정형외과에 의뢰한다. 엉덩관절 안정성과 적절한 정렬이 형성되지 않는 스탠더 안에서 서기자세를 시도하지 않는다.

일반적인 목표는 정렬을 유지하고 정상적인 운동력을 촉진하고 최적의 생체역학적 힘을 발휘하여 근육뼈대계의 발달을 촉진하고 예상되는 부정렬과 불안정성을 예방하는 것이다. 권고사항은 다음과 같다.

1. 뼈와 뼈몸통의 두께와 골밀도뿐만 아니라 장뼈(longitudinal bone)를 자극하기 위해여 정렬된 압박 또는 체중지지를 사용한다.
2. 관절의 안정성과 형성을 촉진하기 위해 정렬 유지된 체중 부하를 촉진한다. 아동이 걷는 법을 배운 후 정렬을 개선하기 위해 과상보조기(supramalleolar orthosis)와 같은 정형외과적 보조기의 사용을 고려한다.
3. 근력, 힘의 생성 및 근 긴장도 증가를 촉진시킨다.

요약하면, 다운증후군이 이러한 모든 관련 운동 결함이 물리치료에 미치는 영향은 아동의 발달과 전반적인 기능에 미치는 영향으로 볼 수 있다. 이러한 움직임의 문제의 대부분은 DNS 병리학(pathology) 또는 근육뼈대계의 차이에 기반을 두고 있으며, 이는 유연성, 안정성, 힘 생산, 협응(coordination), 자세조절, 균형, 지구력 및 전반적 효율성에서 이차장애로 이어진다. 사용되어지는 구체적인 중재는 식별된 문제와 예측 및 예방할 수 있는 결과에 따라 달라진다.

신경근육계 장애 기능적 장애

• 저긴장증, 낮은 힘의 생성, 운동부족	운동지연, 근 수축 저하
• 느린 자동 자세반사, 느린 반응 시간, 속도 저하	균형제한
• 관절의 과 운동성	불안정성, 움직임에 대한 불안
• 중쇠고리관절의 불안성, 척추 옆굽음증, 발의 기형	활동에 대한 접근을 방해하거나 활동참여 수준 제한

심장허파계 건강(Cardiopulmonary fitness)

ID아동의 경우, 특히 다운증후군 아동 일반적이 원하는 수준보다 낮은 경우가 많다.[108] 다운증후군 아동은 몸통과 팔다리의 쇠약으로 인하여 저하된 폐용적과 약한 기침을 동반한 제한성 폐질환(restrictive pulmonary disease)에 걸릴 위험이 높다.[109-111] 효과적으로 기침을 못하면 호흡기 감염의 높은 발생률로 이어질 수 있다. 폐활량과 총폐용량의 감소를 포함하는 폐의 부피 감소는 혼합정맥혈(mixed venous blood)에 산소를 공급하거나 같은 혈액에서 이산화탄소를 제거하는 폐 시스템의 결핍을 초래할 수 있다.[112] 수송할 수 있는 최대 산소의 양이 감소하면 활동할 수 있는 에너지가 감소하여 결과적으로 체력수준이 저하된다.

물리치료 평가와 중재에 대한 함의

다운증후군 아동의 수명관리의 암시는 분명하다.

심폐지구력과 근력 향상시킬 수 있는 체력증진에 더 중점을 두어야 한다. 활동성 둔화와 그에 따른 비만 및 장기적인 죽상경화성 위험을 예방하기 위해 초등학생부터 프로그램을 시작해야 한다.[108] 다운증후군 아동을 위한 훈련 프로그램에서 보고된 개선에 대한 지식은 이러한 아동의 조기 중재에 대응할 수 있는 능력을 뒷받침한다.[113,114] 물리치료사의 직접 중재나 특수교육 또는 체육 레크리에이션 교육자와 상담을 통해 다운증후군 아동의 건강에 영향을 미칠 수 있는 좋은 기회를 가질 수 있다. 일반적 목표는 심폐 지구력, 전반적 체력증진, 부모/보호자/클라이언트 교육을 통해 건강을 위한 노력을 장려하는 것이다. 수영, 춤, 무술(martial arts)과 같은 스포츠 및 레크리에이션 활동에 참여는 초기 아동기부터 장려하고 지원해야 한다(그림 24.6).

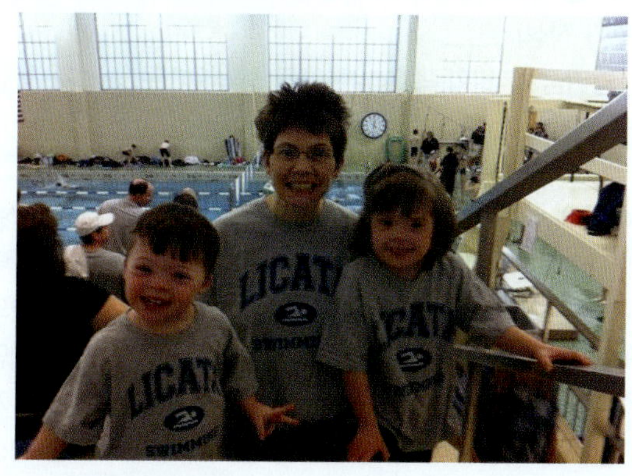

그림 24.6. 엄마는 체력과 사회성의 다양한 이점의 위해 수영과 같은 그룹 레크레이션 활동에 참여하도록 권장한다.

» 지적 장애인이 성인이 되어가는 과정: 주요 관리 문제

ID와 다운증후군은 모두 발달장애의 한 유형으로 폭넓게 정의할 수 있다. 1987년 Developmental Disabilities Assistance와 Bill of Rights Amendment에서 발달장애를 22세 이전에 나타나고 정신과 또는 신체장애를 기인하며, 3가지 이상의 주요 생활 활동에서 상당한 기능적 제한을 초래하고, 장기간 또는 평생 지속해야 하는 특수하고 개별화된 서비스가 중복적 그리고 연속적으로 필요한 중증만성 장애로 정의하고 있다.[115,116] 수명(life span)에 대한 민감도가 높아지고 최근 후향적 논문(retrospective reviews)과 좋은 임상사례 보고서가 제공됨에 따라 이제는 일반적인 수명관리 문제를 문서화한 문헌을 이용할 수 있게 되었다. 동시에 현재 물리치료의 관행은 건강과 예방관리에 초점을 맞추고 있다. 치료사는 기본적인 환자관리 계획안에 사전 예방적이고 건강에 초점을 맞춘 예방책을 통합하는 것이 필수적이다. 다운증후군을 포함한 발달장애인은 일반적으로 아동기에 중재를 시작하기 때문에 소아 물리치료사는 아동기 내내 해당 환아와 접촉하게 될 임상가일 가능성이 높으며, 발달장애 성인에 관심이 있고 이를 다룰 수 있는 성인 서비스 제공자와의 관계를 발전시켜 성인 서비스로의 전환을 지원할 준비가 되어 있어야 한다.[117]

다운증후군을 포함한 ID와 기타 발달장애를 가진 사람들은 수명이 길어지고 있으며 일반 인구에서 발생하는 것과 동일한 노화와 관련된 변화를 경험하게 된다.[118-120] 그러나 발달장애인의 노화 과정은 빠르면 35세부터, 일반적으로 55

세 정도에 더 일찍 시작된다.[105-108] 연령과 관련된 변화의 시작과 영향은 기존 장애의 심각성에 의해 영향을 받으며, 여러 개의 장애를 가지고 있는 경우 더 중대한 영향을 미칠 가능성이 있다.[121]

문헌을 검토한 결과, 노화 과정의 몇 가지 특징이 평생 물리치료 관리 접근 방식에 통합하는 것과 관련이 있는 것으로 나타났다. 치료사는 골다공증, 갑상선 기능장애, 비만, 당뇨병, 발작장애의 늦은 발병, 시각 또는 청각 장애 증가, 심장질환, 우울증, 치매, 알츠하이머 병과 같은 간접적 영향(secondary effects)이 있는 조기 폐경을 주의해야 한다.[117,122-129] 물리치료 검사 및 중재에는 이러한 장애의 조기 발병 가능성에 대비한 사전 예방관리가 포함되어야 한다. 검사방법은 인지장애가 있는 사람에게 사용하기 위해서 표준화된 검사를 수정할 수 있다.[115]

성인 ID의 물리치료 관리는 비만이나 골다공증과 같은 2차 장애 예방에도 중점을 두어야 한다. 근력과 인터벌 트레이닝을 포함한 운동 및 피트니스 활동은 심혈관 건강, 근력 및 기능적 이동[130,131]을 개선하고 사회적 기회를 향상시키는 것으로 나타났다. 물리치료사는 성인 ID를 위한 체력 프로그램을 개발하고 모니터링을 하는 것은 물론, 클라이언트와 돌봄자에게 건강 유지와 2차 장애예방에 있어 활동의 중요성에 대한 교육하는 것에 중추적인 역할을 할 수 있다.

이 장에서 강조했듯이, 검사와 중재의 주요한 초점은 항상 안전하고 독립적인 기능 또는 돌봄자를 지원하는 것이다. 치료사는 발달장애가 있는 성인의 광범위한 요구를 충족시키기 위해 총제적이고 다차원적인 접근 방식을 사용해야 한다.[132]

요약

ID 아동을 관리할 때 물리치료사는 다양한 기술을 사용해야 하는 어려움이 있다. ID 아동이 겪는 복잡하고 지속적인 어려움은 혁신적인 물리치료 검사와 중재 방법이 요구되기도 한다. 물리치료사는 이러한 어려움에 처할 수 있다는 것을 쉽게 이해할 수 있다.

이 장에서는 ID 진단을 받은 모든 아동을 위하여 치료사에게 검사 및 중재를 포함한 물리치료 관리를 위한 "사용하기 쉬운" 전략을 제공하려고 노력했다. 치료사는 ID 그 자체를 해당 아동의 학습장애에 대한 일부분으로 간주해야 하며 해당 아동의 기능적인 학습 능력에 미치는 영향은 경미한 것부터 심각한 것까지 다를 수 있다는 점을 기억해야 한다. 시각, 청각, 감각, 지각 문제 등 다른 수반되는 감각 결함으로 인애 학습장애가 더욱 악화될 수 있다. 물리치료 검사 및 중재는 소아 물리치료의 기본적인 원칙뿐만 아니라 ID 아동과 관련된 교육 및 학습 원칙에 대한 이해도 포함되어야 한다.

또한, 적어도 350가지 이상의 알려진 원인이 있지만, 치료사는 이러한 특정 원인을 쉽게 조사하고 일반적으로 관련된 신경근육, 근육뼈대계 또는 심장허파 장애를 파악할 수 있다. 이러한 조사 접근 방식은 치료사의 검사 기술을 분명하게 하고 치료사에게 동반 장애 또는 연관된 의학적 문제의 존재 가능성을 알려줄 뿐만 아니라 향후 계획을 세우는 데 도움이 되는 예후를 형성할 수 있게 해준다. 주요 병리 및 관련 운동결손에 대한 이해는 치료사가 치료 목표와 우선순위를 설정하는 데 큰 도움이 된다. 그런 다음 아동의 효과적인 평생 물리치료 관리는 해당 아동의 2차 장애 및 위험에 대한 예상이 포함될 수 있으며, 이를 부모 및 다른 팀원들과 공유할 수 있다. 이 장에서는 이러한 조사(investigative)전략은 소아물리치료에서 발생하는 모든 ID 진단에 활용할 수 있다.

ID 아동의 변화하는 요구를 부모와 다른 전문가에게 전달하려면 치료사의 기술적 전문성뿐만 아니라 세심한 경청과 창의적인(creative) 교사가 될 수 있는 능력도 필요하다.

사례 연구

이 사례 연구는 한 가정에서 다운증후군을 앓고 있는 두 자녀의 물리치료 사례를 요약한 것이다. (Ann Marie Licata 박사, 앨버니아 대학교 교육학과 조교수, 다운증후군 자녀의 부모가 작성)

"발뒤꿈치, 발가락, 출발" 아들 빈센트(Vincent)가 동생 안젤로(Angelo)를 도와서 우체통으로 가는 길을 따라 걸음을 옮기며 외치는 이 말은 우리 가족의 막내인 안젤로와 줄리아나(Julianna)를 돕기 위해 함께 하는 우리 가족의 전형적인 장면이다. 안젤로와 줄리아는 흔히 다운증후군으로 알려진 21번째 삼염색체 결손증을 가지고 태어났다. 여섯 명의 자녀 중 두 명이 같은 의학적 진단을 받은 것은 사실이지만 각자는 가족과 만나는 사람들의 마음을 사로잡는 매력을 지닌 넘치는 개성이 있다. 안젤로와 줄리아나의 독특한 성장 스토리는 그들의 성격과 같이, 매우 다르며, 풍부한 비교와

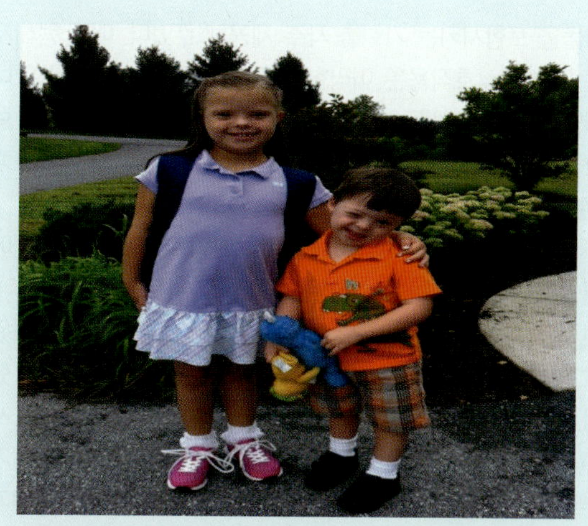

그림 24.7. 줄아아나와 안젤로, 특별한 두 사람

기분 좋은 이야기를 할 수 있으며, 우리 가족에게 더 깊은 감정을 제공하고, 다운증후군이 있던 없던 모든 사람의 개성을 보여주는 것이다(그림 24.7).

우리의 이야기는 다섯 번째 아이, 안젤로라는 이름을 가진 남자 아이가 태어난 10월의 어느 아름다운 날 정오 무렵에 시작된다. 나이든 엄마로서 나는 아이의 열 발가락과 손가락을 세어보며 "완벽해"라고 말했다. Apgar score는 높았고 우리는 이제 아들 셋과 딸 둘의 부모가 된 것에 기뻐했다. 그날 늦게서야 우리는 "완벽한" 아들이 다운중후군을 앓고 있다는 사실을 알게 되었고 매우 놀랐다. 커리어 내내 다양한 분야에서 일하며 많은 장애아동과 그 가족을 지원해 온 전문 교육자로서 나는 특별한 도움이 필요한 아이의 엄마가 되리라고는 상상도 못했다.

이러한 놀라운 사실이 주는 초기 놀라움이 지나가고, 나는 알젤로에게 필요한 지원이 무엇인지 즉시 파악하기 시작했다. 다운증후군을 가지고 태어난 아이들은 심장, 눈, 귀와 관련된 건강 문제를 더 많이 겪는 경향이 있다. 행수 24시간 이내 안젤로의 심장을 측정한 결과 정상으로 판명되었다. 며칠 후 안젤로의 청력도 정상 범위 내에 있는 것으로 확인되었다. 안젤로의 시력 문제를 해결해야 한다는 것을 알고 있었지만, 생후 3개월 만에 다시 정상 시력이라는 긍적적인 확인을 받았다. 이러한 초기 신체 문제가 해결된 후, 우리는 안젤로에게 필요한 전반적인 발달 지원을 고려하는 단계로 빠르게 넘어갔다. 생후 2주가 되었을 때, 지원 서비스의 필요성을 결정하기 위한 평가를 받기 위해 조기 중재(early intervention) 사무실에 전화를 걸었다. 당시에는 안젤로가 다운증후군이라는 의학적 진단을 받으면 자동으로 필요한 치료를 받을 수 있다는 사실을 몰랐다.

안젤로가 생후 5주째가 되었을 무렵, 의료팀의 평가를 받은 결과 두 가지 서비스가 필요하다는 진단을 받았고 그중

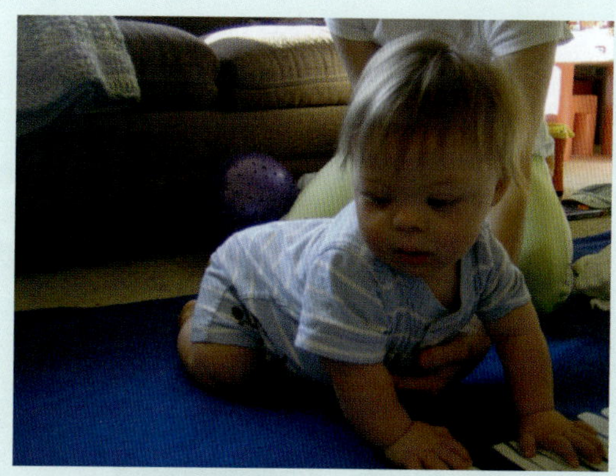

그림 24.8. 치료사가 발달을 촉진하기 위해 환경을 이용하는 동안 안젤로는 능동적으로 자신 집안 환경을 탐색하고 조사한다.

하나가 물리치료였다. 선택 과정을 통해 우리가 신뢰하게 될 사람, 즉 안젤로의 물리치료사인 낸시를 선택할 수 있었다. 우리 가족이 곧 시작하게 될 모험 대한 지식이 매우 제한적이었던 낸시는 안젤로의 발달을 위한 공식적인 계인 개별 가족 서비스계획(IFSO)과 함께 우리집에서 매주 한 시간씩 치료 세션을 시작했다.

안젤로가 뒤집기, 독립적 앉기, 기기(crawling), 걷기 등 우리가 당연하게 여기는 발달 과제를 달성하는 데 많은 노력이 필요했다. 안젤로의 근 긴장도가 낮고 운동지연이 있었기 때문에 물리치료사로부터 근육이 강화되도록 가르치거나 훈련하는 방법에 대한 코칭을 받아 안젤로가 원하는 대로 몸을 지탱하고 움직일 수 있도록 했다(그림 24.8).

운동발달 지연이 인지발달에 영향을 미친다는 것을 알고 있었기 때문에 우리는 안젤로가 이 과제를 완수할 것이라는 확신이 있었다. 낸시는 안젤로가 기고 걷는 것이 지연되면 주변 환경을 탐색하는 능력도 느려진다고 설명했다. 우리는 안젤로가 발달 이정표에 도달할 것이라는 것을 알고 있었고 이것이 안젤로의 전반적인 발달을 뒷받침하는 것을 알고있지만 우리를 괴롭히는 질문은 "언제"였다.

전문적인 교육자이자 정형적인 발달을 보인 네 명의 자녀를 둔 엄마로서 아이들이 어떻게 성장하고 성숙하는지 잘 이해하지 못한다고 생각했다. 안젤로가 기어 다니기 시작하고 나중에 2세가 넘었을 때 처음으로 걷기를 시작했고, 낸시의 섬세한 조언은 전형적인 발달이 기적이라는 것을 깨닫는데 도움을 되었다. 어떻게 나는 이러한 사실을 놓칠 수 있었을까? 이 뜻밖의 사실들은 축하의 원인이고 우리는 축하를 하였다. 안젤로가 발달 이정표를 달성한 것은 큰 승리로 여겨졌고 내가 네 명의 큰 아이들에게 경험하거나 감사했던 것보다 훨씬 더 큰 기쁨을 깨달았다. 5살이 된 지금도 안젤로는 최근 점프하는 기술을 배웠고, 심지어 달리기와 축구를

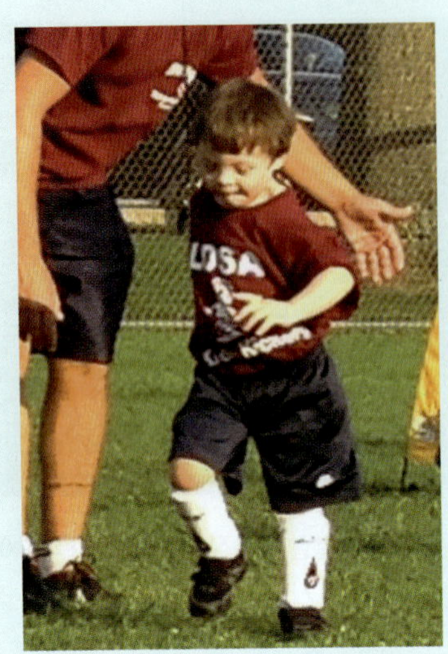

그림 24.9. 축구를 즐기는 팀원 안젤로

할 수 있게 되었고, 우리는 그 과정의 작은 승리를 기념하고 있었다(그림 24.9).

안젤로의 치료사는 안젤로뿐만 아니라 우리 가족 구성원 모두와 관계를 구축함으로써 자연스럽게 성취의 기쁨과 축하를 인식하도록 도와주었고, 낸시는 다운중후군을 가진 아이를 둔 보모로서 우리에게 필요한 자신감을 심어주었다. 낸시는 우리의 상호작용을 격려하고 자원을 연결해 주었으며, 도움이 필요한 다른 가족을 위한 자원으로 우리를 활용했다. 낸시는 안젤로가 가족 개개인과의 지속적인 유대관계를 가지는 것의 중요하다는 것을 인식하면서 안젤로의 형제자매들을 포함시키는 기회를 자주 제공해 주었다. 매주 행해지는 이러한 상호작용은 이러한 목적으로 만들어진 것은 아니지만 가족 구성원들이 서로 더 가까워졌고, 상상했던 것 보다 더 강한 하나의 가족을 형성하는 데 도움이 되었다(그림 24.10).

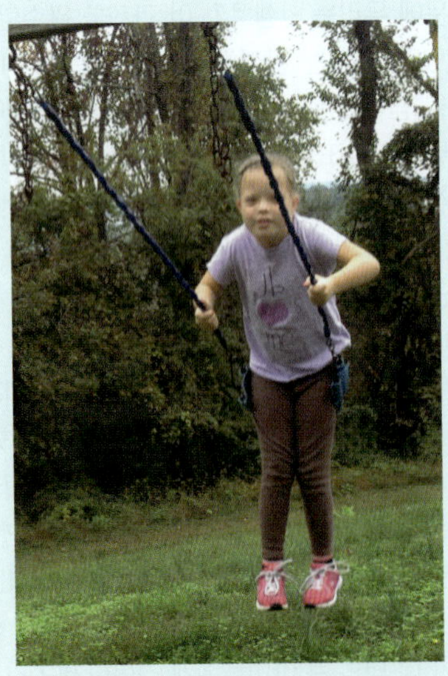

그림 24.10. 줄리아나는 스스로 그네를 타고 추진력을 얻는지 배운다.

낸시의 친절한 태도와 안젤로의 발달, 우리 가족 전체에 대한 진정한 관심으로 예정된 1시간의 치료세션을 넘겼다. 낸시는 큰 아동의 수영성과에 대한 신문 스크랩을 가져왔고, 친밀감을 쌓았고, 오랜 시간 동안 지속될 관계를 구축했다. 낸시는 안젤로의 다른 치료사들과 마찬가지로 부모로서 우리를 지지하고 격려해 주었다. 낸시를 남편 케니와 내가 부모로서 공유해야 하는 것과 가족으로서의 강점을 우리가 인식할 수 있도록 도움을 주었다.

안젤로의 생애 첫 2년 동안 우리는 유능하고 배려심 많은 사람들이 우리를 도와주는 축복을 받았다. 또한 안젤로를 통해 이 세상에는 장애로 인한 엄마, 아빠가 필요한 안젤로와 같은 아이들이 있다는 것을 깨닫게 되었다. 우리 가족이 다른 아이를 입양하는 것을 고려하고 있을 때 안젤로는 우리의 두려움을 극복할 수 있게 도와주었다. 많은 생각과 기도 그리고 수많은 잠 못 이루는 밤을 보낸 후 우리 가족은 안젤로의 두 번째 생일 직전에 다운증후군을 가지고 태어난 딸 줄리아나를 입양하기 위해서 해외 입양 여행을 시작했다. 9개월 후, 우리는 8살 딸과 함께 집으로 왔다. 딸의 귀국은 우리 가족에게 또 다른 축하의 기회였다.

안젤로와 달리 줄리아나는 어렸을 때 아무런 치료 중재를 받지 못했다. 그녀는 처음에는 고아원에서 살다가 나중에 정신병원으로 보내졌다. 줄리아나는 교육 경험이 부족했지만 놀랍게도 신체적 협응력이 뛰어났고, 보통 발달이 더딘 또래 아이들보다 공을 더 잘 차기도 했다. 줄리아나는 계단을 내려갈 때 발을 번갈아 가며 내딛는 법, 손가락 스냅, 스윙 등 놓칠 수 없는 많은 발달 기술을 빠르게 스스로 배웠다. 부모로서 우리는 다운증후군을 가진 대상자들이 똑같지 않고 강점과 요구가 매우 다르다는 것을 직접 관찰했다(그림24.10).

안젤로는 지속적으로 물리치료와 함께 그 시기에 안젤로의 요구를 충족시킬 수 있는 기타 지원 서비스를 받고 있다. 줄리아나 역시 서비스를 받고 있으며 연령대별 클럽 팀에서 축구를 하고 수영을 하는 등 신체 영역에서 계속 잘 자라고 있다. 아이들의 능력은 각자의 성격과 마찬가지로 다르다. 두 아이의 상태가 다르다는 정말 사실이며 이것을 공유할 수 있다.

가족 구성원들이 나이가 들어감에 따라 우리는 서로 더 가까워지고 그 여정을 함께하며 서로 응원한다. 서로의 장점과 차이점을 인정하고, 각자의 교유한 특별함에 주목하는 것이 우리집의 일상이 되었다. 서로에 대한 삶의 경험은 우리에게 끊을 수 없는 연결고리를 만들어 주었다. 처음에는 안젤로와 지금은 줄리아나의 경험을 통해 습득한 치료용어, 전문용어 및 기술은 우리 모두가 인생의 소박한 기쁨에 감사하고, 우리의 삶이 선물일 뿐만 아니라 서로에게 선물이라는 것을 인정하는 데 도움이 된다.

감사의 글

이 장은 ID가 있는 아동과 젊은이에게 바친다. 나는 그들과 함께 할 수 있는 기회를 가졌다. 부모와 보호자는 아동의 잠재력과 기회를 극대화하기 위해 그들의 집이나 생활을 함께할 수 있도록 허락하였다. 이 장의 사례 연구에서 자신의 가족이야기를 공유해 준 Ann Marie Licata에게 특별한 감사를 표한다. 이 가족의 이야기는 수많은 가족과 치료사에게 영감을 제공해 줄 것이다.

참고문헌

1. Nichtern S. Helping the Retarded Child. Grosset and Dunlap; 1974.
2. Historic England. Disability in the medieval period 1050-1485. Accessed March 10, 2021. https://historicengland.org.uk/research/ inclusive-heritage/disability-history/1050-1485/
3. National Institute on Intellectual Disabilities. Orientation Manual on Intellectual Disabilities. York University; 1981.
4. Itard J. The Wild Boy of Aveyron. Prentice-Hall; 1962.
5. Sorrells AM, Rieth HJ, Sindelar PT. Critical Issues in Special Education: Access, Diversity, and Accountability. Pearson Education; 2004.
6. Winzer MA. A tale often told: the early progression of special edu- cation. Remedial Spec Educ. 1998;19(4):212-219.
7. Heward WL. PARC v. Commonwealth of Pennsylvania, 1972. Ex- ceptional Children. Merrill Prentice Hall; 2003.
8. Dalton KF. The horrors of Willowbrook State School. 2017. Accessed March 10, 2021. https://www.silive.com/news/2017/01/ the_horrors_of_willowbrook_sta.html
9. Schalock RL, Yeager MH, Wehmeyer ML, et al. Intellectual Dis- ability: Definition, Classification, and Systems of Supports.11th ed. American Association on Intellectual and Developmental Dis- abilities; 2010.
10. Diagnostic and Statistical Manual of Mental Disorders. 5th ed. Ameri- can Psychiatric Association; 2013.
11. Roid GH. Stanford-Binet Intelligence Scale. 5th ed. Riverside; 2003.
12. Wechsler D. Wechsler Intelligence Scale for Children-IV. Psychological Corp; 2003.
13. Wechsler D. Wechsler Preschool and Primary Scale of Intelligence III. Psychological Corp; 2002.
14. Kaufman AS, Kaufman NL. Kaufman Assessment Battery for Children. American Guidance Service; 2003.
15. Adams GL. Comprehensive Test of Adaptive Behavior. Merrill; 1984.
16. Sloan W, Birch JW. A rationale for degrees of retardation. Am J Ment Defic. 1955;60:262.
17. Jette AM. Toward a common language for function, disability, and health. Phys Ther. 2006;86(5):726-734.
18. World Health Organization. International Classification of Function- ing, Disability, and Health. Geneva, Switzerland: WHO; 2001.
19. National Institutes of Health. Draft V: Report and Plan for Rehabili- tation Research. National Institutes of Health, National Center for Rehabilitation and Research; 1992.
20. Chinn PC, Drew CJ, Logan DR. Intellectual Disabilities: A Life Cycle Approach. CV Mosby; 1979.
21. World Health Organization. International Classification of Diseases (ICD). WHO; 1992.
22. Leonard H, Xingyan W. The epidemiology of mental retardation: challenges and opportunities in the new millennium. Ment Retard Dev Disabil Res Rev. 2002;8:117-134.
23. Nyhan WL, Sakati NO. Genetic and Malformation Syndromes in Clini- cal Medicine. Year Book Medical Publishers; 1976.
24. Kingston HM. ABC of clinical genetics. Dysmorphology and terato- genesis. BMJ. 1989;298(6682):1235-1239.
25. Liu J, Krantz I. Cornelia de Lange syndrome, cohesin, and beyond. Clin Genet. 2009;76(4):303-314.
26. Jones KL, Jones MC, Del Campo M. Recognizable patterns of mal- formation. In Smith's Recognizable Patterns of Human Malformation. 7th ed. WB Saunders; 2013: 118-123.
27. Harris SR, Shea AM. Down syndrome. In: Campbell SK, ed. Pediatric Neurologic Physical Therapy. 2nd ed. Churchill Living- stone; 1991:131-168.
28. Shumway-Cook A, Woollacott MH. Dynamics of postural control in the child with Down syndrome. Phys Ther. 1985;65: 1315-1322.
29. American Association for Pediatric Ophthalmology and Strabismus. Williams syndrome. https://aapos.org/glossary/williams-syndrome
30. Keenan J, Kastner T, Nathanson R, et al. A statewide public and pro- fessional education program on fragile X syndrome. Ment Retard. 1992;30(6):355-361.
31. Rinck C. Fragile x Syndrome: Dialogue on Drugs, Behavior

and Develop- mental Disabilities. University of Missouri; 1992;4(3):1-4.

32. Anderson LT, Ernst M. Self-injury in Lesch-Nyhan disease. J Autism Dev Disord. 1994;24:67-81.

33. Aughton DJ, Cassidy SB. Physical features of Prader-Willi syndrome in neonates. Am J Dis Child. 1990;144:1251-1254.

34. Dykens EM, Cassidy SB. Prader-Willi syndrome: genetic, behavioral and treatment issues. Child Adolesc Psychiatr Clin N Am. 1996;5:913-927.

35. Guidera KJ, Borrelli J, Raney E, et al. Orthopaedic manifestations of Rett Syndrome. J Pediatr Orthop. 1991;11:204-208.

36. Holm VA, King HA. Scoliosis in the Rett syndrome. Brain Dev.1990;12:151-153.

37. Nomura Y, Segawa Y. Characteristics of motor disturbance in Rett syndrome. Brain Dev. 1990;12:27-30.

38. Stewart KB, Brady DK, Crowe TK, et al. Rett syndrome: a literature review and survey of parents and therapists. Phys Occup Ther Pediatr. 1989;9(3):35-55.

39. McEwen I. Children with motor and intellectual disabilities. In: Campbell SK, ed. Physical Therapy for Children. 4th ed. WB Saunders; 2011: 539-576.

40. Detterman DK, Mayer JD, Canuso DR, et al. Assessment of basic cognitive abilities in relation to cognitive deficits. Am J Ment Retard. 1992;97:251-286.

41. Turnbull A, Turnbull R, Wehmeyer ML, et al. Exceptional Lives. Pearson; 2013.

42. Horvat M, Croce R. Physical rehabilitation of individuals with intel- lectual disabilities: physical fitness and information processing. Crit Rev Phys Rehabil Med. 1995;7(3):233-252.

43. Montgomery PC. Assessment and treatment of the child with intel- lectual disabilities. Phys Ther. 1981;61:1265-1272.

44. Shields N, Bruder A, Taylor N, et al. Influencing physiotherapy student attitudes toward exercise for adolescents with Down syn- drome. Disabil Rehabil. 2011;33(4):360-366.

45. Horvat M, Croce R, Zagrodnik J. Utilization of sensory informa- tion in intellectual disabilities. J Dev Phys Disabil. 2010;22(5):463-473. doi:10.1007/s10882-009-9182-4

46. Kinnealy M. Aversive and nonaversive responses to sensory stimula- tion in mentally retarded children. Am J Occup Ther. 1973;27:464-472.

47. Moore J. Cranial nerves and their importance in current rehabilita- tion techniques. In: Henderson A, Coryell J, eds. The Body Senses and Perceptual Deficit. Boston University; 1973:102-120.

48. Ayres AJ. Sensory Integration and the Child, 25th Anniversary Ed. West- ern Psychological Services; 2005.

49. Collier G. Emotional Expression. Lawrence Erlbaum Associates; 1985.

50. Royeen CB, Lane SJ. Tactile processing and sensory defensiveness. In Fisher AG, Murray EA, Bundy AC, eds. Sensory Integration: Theory and Practice. FA Davis; 1991.

51. Ayres AJ. Sensory Integration and Learning Disorders. Western Psycho- logical Services; 1973.

52. Clark RG, Gilman S, Wilhaus-Newman S. Essentials of Clinical Neuro- anatomy and Neurophysiology. 10th ed. FA Davis; 2002.

53. Westcott SL, Lowes LP, Richardson PK. Evaluation of postural sta- bility in children: current theories and assessment tools. Phys Ther. 1997;77:629-645.

54. Minshawi NF. Behavioral assessment and treatment of self-injurious behavior in Autism. Child Adolesc Psychiatr Clin N Am. 2008;17(4):875-886.

55. Scheerer CR. Perspectives on an oral motor activity: the use of rubber tubing as a "chewy." Am J Occup Ther. 1992;46(4):344-352. http://search.ebscohost.com/login.aspx?direct=true&db=ccm& AN=107484341&site=eds-live

56. Harvey B. Down's syndrome: a biopsychosocial perspective. Nurs Stand. 2004;18(30):43-45.

57. Piaget J. Part I: cognitive development in children-Piaget develop- ment and learning. J Res Sci Teach. 2003;40(S1):S8-S18.

58. Algozzine B, Ysseldyke J. Teaching Students with Mental Retardation: A Practical Guide for Every Teacher. Corwin Press; 2006.

59. Bird EKR, Chapman RS. Sequential recall in individuals with Down syndrome. J Speech Hear Res. 1994;37:1369-1381.

60. Hale CA, Borkowski JG. Attention, memory, and cognition. In: Mat- son JL, Mulick JA, eds. Handbook of Intellectual Disabilities. Pergamon Press; 1991:505-528.

61. Rice MS, Hernandez HG. Frequency of knowledge of results and motor learning in persons with developmental delay. Occup Ther Int. 2006;13(1):35-48. doi:10.1002/oti.206

62. Schmidt RA, Lee S. Motor Control and Learning, a Behavioral Emphasis. Human Kinetics; 1999.

63. Chiviacowsky S, Wulf G, Ávila LT. An external focus of attention enhances motor learning in children with intellectual disabilities. J Intellect Disabil Res. 2012;57(7):627-634. doi:10.1111/j.1365-2788 .2012.01569.x

64. Capio CM, Poolton JM, Sit CH, et al. Reduction of errors during practice facilitates fundamental movement skill learning in chil- dren with intellectual disabilities. J Intellect Disabil Res. 2012;57(4): 295-305. doi:10.1111/j.1365-2788.2012.01535.x

65. Capio CM, Poolton JM, Eguia KF, et al. Movement pattern com- ponents and mastery of an object control skill with error-reduced learning. Dev Neurorehabil. 2016;20(3):179-183.

doi:10.3109/1751842 3.2016.1140844

66. Dykens EM, Hodapp RM, Finucane BM. Genetics and Mental Retar- dation Syndromes. Paul H Brookes Publishing; 2000.
67. National Down Syndrome Society. Website for incidence of Down syndrome given by the National Down syndrome Society. Retrieved May 5, 2019. https://www.ndss.org/about-down-syndrome/down- syndrome/
68. Pueschel SM. Cause of Down syndrome. In: Pueschel SM, ed. A Parent's Guide to Down Syndrome: Toward a Brighter Future. Paul H Brookes Publishing; 1990:9-16.
69. Lejeune J, Gauthier M, Turpin R. Les chromosomes humain en cul- ture de tissus. C R Acad Sci (D). 1959;248:602.
70. Scott BS, Becker LE, Petit TL. Neurobiology of Down's syndrome. Prog Neurobiol. 1983;21:199.
71. Wisniewski KF, Schmidt-Sidor, B. Postnatal delay of myelin forma- tion in brains from Down's syndrome. Clin Neuropathol. 1989;6(2):55.
72. Pueschel SM. Medical concerns. In: Pueschel SM, ed. A Parent's Guide to Down Syndrome: Toward a Brighter Future. Paul H Brookes Publishing; 1990:59-74.
73. Zausmer EF, Shea A. Motor development. In: Pueschel SM, ed. The Young Child with Down Syndrome. Human Sciences Press; 1984:143-226.
74. Castells S, Beaulieu I, Torrado C, et al. Hypothalamic versus pitu- itary dysfunction in Down's syndrome as a cause of growth retarda- tion. J Intellect Disabil Res. 1996;40:509-517.
75. Cronk CE, Crocker AC, Pueschel SM, et al. Growth charts for chil- dren with Down syndrome; 1 month to 18 years of age. Pediatrics. 1988;81:102-110.
76. Rarick GG, Seefeldt V. Observations from longitudinal data on growth and stature and sitting height of children with Down syn- drome. J Ment Defic Res. 1974;18:63-78.
77. Bersu ET. Anatomical analysis of the developmental effects of an- euploidy in man: the Down syndrome. Am J Med Genet. 1980;5:399.
78. Dummer GM. Strength and flexibility in Down's syndrome. In American Association for Health, Physical Education and Recreation: Re- search Consortium Papers: Movement Studies. Vol. 1, Book 3. American Association for Health, Physical Education and Recreation; 1978.
79. Diamond LS, Lynne D, Sigman B. Orthopedic disorders in patients with Down's syndrome. Orthop Clin North Am. 1981;12:57.
80. Gajdosik CG, Ostertag S. Cervical instability and Down syndrome: review of the literature and implications for physical therapists. Pe- diatr Phys Ther. 1996;8(1):31-36.
81. Morris AF, Vaughan SE, Vaccaro P. Measurements of neuromuscu- lar tone and strength in Down syndrome children. J Ment Defic Res. 1982;26:41-47.
82. MacNeill-Shea SH, Mezzomo JM. Relationship of ankle strength and hypermobility to squatting skills of children with Down syn- drome. Phys Ther. 1985;65:1658-1666.
83. Orelove FP, Sobsey D. Designing transdisciplinary services. In: Ore- love FP, Sobsey D, Silberman RK. Educating Children with Multiple Disabilities: A Transdisciplinary Approach. Paul H Brooks; 1991:9-27.
84. Marcel MM, Armstrong V. Auditory and visual sequential memory of Down syndrome and non-retarded children. Am J Ment Defic. 1982;87:86.
85. Edwards JM, Elliott D, Lee TD. Contextual interference effects dur- ing skill acquisition and transfer in Down's syndrome adolescents. Adapt Phys Act Quart. 1986;3:250.
86. Elliott D, Weeks DJ. A functional systems approach to movement pathology. Adapt Phys Act Quart. 1993;10:312.
87. Griffiths MI. Development of children with Down's syndrome. Physiotherapy. 1976;62:11-15.
88. Harris SR. Relationship of mental and motor development in Down's syndrome infants. Phys Occup Ther Pediatr. 1981;1:13.
89. Canning CD, Pueschel SM. Developmental expectations: an over- view. In: Pueschel SM, ed. A Parent's Guide to Down Syndrome: Toward a Brighter Future. 2nd ed. Paul H Brookes Publishing; 2001:83-96.
90. Cicchetti D, Sroufe LA. The relationship between affective and cognitive development in Down's syndrome infants. Child Dev. 1976;47:920.
91. Haley SM. Postural reactions in children with Down syndrome. Phys Ther. 1986;66(1):17-31.
92. Latash ML. Learning motor synergies by persons with Down syndrome. J Intellect Disabil Res. 2007;51(12):962-971. doi:10.1111/j.1365-2788.2007.01008.x
93. Lydic JS, Steele C. Assessment of the quality of sitting and gait patterns in children with Down's syndrome. Phys Ther. 1979;59(12):1489-1494.
94. Parker AW, Bronks R. Gait of children with Down syndrome. Arch Phys Med Rehabil. 1980;61:345-351.
95. Affoltier FD. Perception, Interaction and Language: Interaction of Daily Living: The Root of Development. Springer; 1991.
96. Kermonian R, Campos JJ. Locomotor experience: a facilitator of spatial cognitive development. Child Dev. 1988;59:908-917.
97. Ulrich BD, Ulrich DA, Collier DH, et al. Developmental shifts in the ability of infants with Down syndrome to produce tread-

mill steps. Phys Ther. 1995;75:20-29.

98. Looper J, Ulrich DA. Effect of treadmill training and supra-malleo- lar orthosis use on motor skill development in infants with Down syndrome: a randomized clinical trial. Phys Ther. 2010;90(3):382-390. doi:10.2522/ptj.20090021

99. Looper J, Ulrich D. Does orthotic use affect upper extremity support during upright play in infants with Down syndrome? Pediatr Phys Ther. 2011;23(1):70-77. doi:10.1097/pep.0b013e318208cdea

100. Paleg G, Romness M, Livingstone R. Interventions to improve sensory and motor outcomes for young children with central hy- potonia: a systematic review. J Pediatr Rehabil Med. 2018;11(1):57-70. doi:10.3233/prm-170507

101. Long TM, Cintas HL. Handbook of Pediatric Physical Thera-py. 2nd ed. Williams & Wilkins; 2001.

102. American Academy of Pediatrics, Committee on Sports Medi-cine. Atlantoaxial instability in Down syndrome. Pediatrics. 1984;74: 152-154.

103. Pueschel SM, Scola FH. Atlantoaxial instability in individuals with Down syndrome: epidemiologic, radiographic, and clini-cal studies. Pediatrics. 1987;80:555-560.

104. Singer SJ, Rubin IL, Strauss KJ. Atlantoaxial distance in pa-tients with Down syndrome: standardization of measurement. Radiology. 1987;164:871-872.

105. Bull MJ. American academy of pediatrics. Health supervision for children with Down syndrome. Pediatrics. 2011;128(2):393-406. doi:10.1542/peds.2011-3113

106. Giblin PE, Micheli, LJ. The management of atlanto-axial sub-lux- ation with neurological involvement in Down syndrome. Clin Or- thop. 1979; 5(140):66-71.

107. Cooke RE. Atlantoaxial instability in individuals with Down syn- drome. Adapt Phys Activ Q. 1984;1:194-196.

108. Dichter CG, Darbee JC, Effgen SK, et al. Assessment of pul-monary function and physical fitness in children with Down syndrome. Pedi- atr Phys Ther. 1993;5(1):3-8.

109. Polacek JJ, Wang PY, Eichstaedt CB. A Study of Physical and Health Related Fitness Levels of Mild, Moderate, and Down Syndrome Students in Illinois. Illinois State University Press; 1985.

110. DeCesare J. Physical therapy for the child with respiratory dys-func- tion. In: Irwin S, Tecklin JS, eds. Cardiopulmonary Physical Therapy. 3rd ed. Mosby-Yearbook; 1995:516-562.

111. Connolly BH, Michael BT. Performance of retarded children, with and without Down syndrome, on the Bruinicks Oser-etsky test of motor proficiency. Phys Ther. 1986;66:344-348.

112. Ruppel G. Manual of Pulmonary Function Testing. 3rd ed. CV Mosby; 1982.

113. Skrobak-Kaczynski J, Vavik T. Physical fitness and trainability of young male patients with Down syndrome. In: Berg K, Er-iksson BO, eds. Children and Exercise IX. University Park Press; 1980:300-316.

114. Weber R, French R. The Infiuence of Strength Training on Down Syndrome Adolescents: A Comparative Investigation. Texas Women's University.

115. Herge E, Campbell JE. The role of the occupational and physi-cal therapist in the rehabilitation of the older adult with mental retarda- tion. Top Geriatr Rehabil. 2004;13(4):12-22.

116. Amadio AN, Lakin KC, Menke JM. Chartbook Services for People with Developmental Disabilities. Center for Residential and Community Services; 1990.

117. Orlin MN, Cicirello NA, O'Donnell AE, et al. The continuum of care for individuals with lifelong disabilities: role of the physical therapist. Phys Ther. 2014;94(7):1043-1053. doi:10.2522/ ptj.20130168

118. Lubin RA, Kiley M. Epidemiology of aging in developmental dis- abilities. In: Janicki MP, Wisniewski HM, eds. Aging and Developmen- tal Disabilities: Issues and Approaches. Paul H. Brookes Publishing; 1985:95-113.

119. Connolly BH. General effects of aging on persons with devel-op- mental disabilities. Top Geriatr Rehabil. 1998;13(3):1-18.

120. Campbell JE, Herge E. Challenges to aging in place: the elder adult with MR/DD. Phys Occupat Ther Geriatr. 2000;18:75-90.

121. Nochajski SM. The impact age-related changes on the func-tioning of older adults with developmental disabilities. Phys Occupat Ther Geriatr. 2000;18:5-21.

122. Seltzer MM, Seltzer GB. The elderly mentally retarded: a group in need of service. J Gerontol. 1985;8:99-119.

123. Gill CJ, Brown AA. Overview of health issues of older women with intellectual disabilities. Phys Occupat Ther Geriatr. 2000;18:23-36.

124. Rapp C. Improved lifespan for persons with Down syndrome: im- plications for the medical profession. Except Parent. 2004;34:70-71.

125. Finesilver C. Down syndrome. RN. 2002;65:43-49.

126. Platt LS. Medical and orthopaedic conditions in special Olym-pics athletes. J Athl Train. 2001;36:74-80.

127. Post SG. Down syndrome and Alzheimer disease: defining a new eth- ical horizon in dual diagnosis. Alzheimer Care Quart. 2002;3:215-224.

128. Barnhart RC, Connolly B. Aging and Down syndrome: impli-cations for physical therapy. Phys Ther. 2007;87(10):1399-1406. doi:10.2522/ ptj.20060334

129. Foley JT, Lloyd M, Temple VA. Body mass index trends

among adult U.S. Special Olympians, 2005-2010. Adapt Phys Activ Q. 2013;30(4):373-386. doi:10.1123/apaq.30.4.373

130. Sugimoto D, Bown S, Meehan WP. Stracciolinie, a effects of neuro- muscular training on children and young adults with Down syndrome: systemic review and meta-analysis. Res Dev Disabil. 2016;55:197-206.

131. Boer PH, Moss SJ. Effect of continuous aerobic vs. interval train- ing on selected anthropometrical, physiological and functional parameters of adults with Down syndrome. J Intellect Disabil Res. 2016;60(4):322-334. doi:10.1111/jir.12251

132. Hotaling G. Rehabilitation of adults with developmental disabilities: an occupational therapy perspective. Top Geriatr Rehabil. 1998;13:73-83.

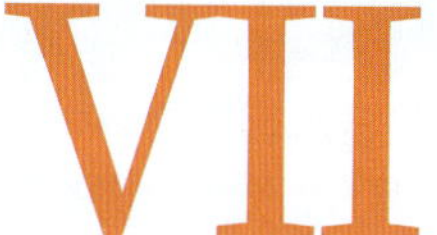

소아 물리치료 서비스 제공 시 고려 사항

성인기로의 전환

Mark Drnach

챕터 개요

소개
성인의 정의
장애인을 위한 평등
장애인에게 영향을 미치는 미국의 주요 법률
고등학교 졸업 후 전환
생활 형태 선택
고용 선택
재정 지원
운전
성인 장애인을 위한 서비스 제공
발달 장애가 있는 성인의 검사/평가
개인 재활 계획
요약
사례 연구

소개

미국 의회는 장애인 교육법(IDEA) 및 1990년 장애인법(ADA)과 같은 장애 아동 및 성인에 대한 국가의 약속을 반영하는 법률을 주기적으로 재승인하고 있다. IDEA의 재승인에서 "장애는 인간 경험의 자연스러운 일부이며 결코 개인이 사회에 참여하거나 기여할 수 있는 권리를 감소시키지 않는다. 장애 아동의 교육 성과를 개선하는 것은 장애인의 기회 평등, 완전한 참여, 독립적인 생활, 경제적 자립을 보장하는 국가 정책의 필수 요소다."라고 명시했다.[1]

물리치료는 아동이 성인이 되는 과정에서 가족들이 자주 이용하는 서비스이다. 장애 아동의 경우, 출생부터 성인이 될 때까지 서비스가 제공되며, 청년이 된 후에는 가능한 한 독립적으로 사회에 참여할 수 있어야 한다. ADA의 제정으로 수백만 명의 장애인을 위한 고용 기회와 공공 서비스의 장벽에 대한 대중의 인식이 높아졌다. 이러한 분야에 대한 대중의 인식이 높아졌지만, 장애인의 고용, 자립생활, 경제적 자급률(연간 가구소득)은 비장애인과 비교할 때 여전히 상당한 격차가 존재한다.[2]

이 장에서는 성인이 된 장애인이 사회에 완전히 참여할 수 있도록 물리치료 서비스를 제공하는 일반적인 틀에 대해 살펴본다.

성인의 정의

성인기의 정의는 어린 시절에서 성인기로의 전환과 마찬가지로 복잡하다. 전통적으로 성인은 자신뿐만 아니라 지역사회에 대한 책임이 있는 사회의 완전한 구성원이 되는 시기로 여겨져 왔다.[3] 이러한 책임에는 가정에서 독립, 결혼, 취업, 투표와 같은 역할과 의식이 포함된다. 나이 외에도 신체적 성숙도, 문화적 및 사회적 고려 사항, 정신적 능력은 성인의 특성을 정의하는 데 사용되는 일반적인 요소이다.[4] 한 사회가 성인을 정의하는 방식은 그 사회가 채택하고 따르는 법과 규칙에 영향을 미친다.

'생활연령'은 생리학적 관점에서 성인을 설명하는 데 사용된다. 많은 문화권에서 사춘기 이후의 시기를 성인이 시작되는 시기로 본다. 여아는 17-18세경에 성인 신체 체격에 도달한다. 남아는 18세에서 21세 사이에 성인 체격에 도달한다.[5] 근육 분포, 지방, 순환계, 호흡기 계통의 변화로 인해 청소년기에는 체력과 지구력이 증가하고 인지, 시각, 청각, 근력 수준이 최고조에 이르게 된다.[6] 이러한 능력을 갖춘 청년은 성인의 일반적인 특성인 자동차 운전, 결혼, 투표, 자녀 돌보기, 독립 생활 선택, 경제적 이익을 위해 일하는 등의 사회 활동에 참여할 수 있게 해준다.

성인의 문화적 또는 사회적 정의에는 재정적, 구조적, 인지적으로 부모로부터 독립하는 것이 포함된다.[4] 독립적으로 생활하고, 청구서를 지불하고, 부모의 집이 아닌 다른 곳에서 생활하며, 자율적인 의사결정을 내릴 수 있는 것은 성인의 특성이자 부모가 자녀에게 바라는 공통된 목표이다. 인지 능력은 젊은 성인이 독립적인 생활, 유급 고용, 이성적으로 안전하고 합리적인 선택을 할 수 있는 능력의 주요 요소이다. 중요한 것은 독립적으로 살아갈 수 있는 가능성을 갖추는 것이다. 많은 성인 자녀가 부모와 함께 살면서 재정적 책임을 분담하는 것을 선택할 수도 있지만, 그러한 체제나 지원 없이도 살아갈 수 있는 잠재력은 성인기를 반영하는 핵심 특성이다.

역사적으로 결혼은 성인이 되었다는 표시이자 성인이 되는 과정에서 기대되는 부분이었다. 문화적, 사회적 영향은 다양하기 때문에 결혼은 성인으로서 가치를 인정받는 데 필수적이거나 좋은 선택이 되기도 한다. 결혼은 법적 구속력이 있는 계약을 맺기로 결정한 사람의 정신적 능력을 반영하는 것이다. 두 사람이 서로 사랑한다고 해도 성인으로서의 지위에 따라 이러한 유형의 결혼을 하기 위한 법적 요건이 달라진다. 부모는 성인이 된 자녀의 배우자 선택을 반대할 수 있지만, 장애인의 경우 부모가 자녀의 그러한 결정을 내릴 수 있는 능력에 의문을 제기함으로써 결혼을 법적으로 중단시킬 수 있다는 점이 중요한 차이점이다.[4]

동의는 특정 활동에 참여하기로 하는 고의적이고 지능적이며 자발적인 동의로 것으로 정의된다.[7] 성적 동의 연령을 규정하는 법적 요건은 아동을 보호하기 위해 정해져 있다. 대부분의 주에서 성적 동의 연령은 만 16세이다. 인지 능력에 장애가 있다고 해서 성적으로 장애가 있다는 의미가 아니다. 장애가 있는 것은 동의에 기반한 성적 만남으로 이어지는 사회적 의식이다. 같은 나이 또래의 구성원들과 사회적 집단을 형성하여 그룹 교제, 개인적 교제, 그리고 궁극적으로 사춘기에 볼 수 있는 독점적인 교제로 이어지지만, 발달장애가 있는 사람에게는 그렇지 않은 경우가 많다.

투표할 수 있다는 것은 권리이자 성인이라는 또 다른 증거다. 이러한 행동은 투표하는 사람은 잠재적인 법률이나 정부에서 자신의 이익과 의견을 대변할 다른 인물에 대해 판단할 수 있다는 사회적 의견을 반영하고 있다.

이는 인종, 종교, 성별, 지능지수(IQ)에 관계없이 18세 이상의 미국 시민으로서 중범죄를 저지르지 않은 모든 사람에게 부여되는 권리이다.[4] 일부 성인은 투표하지 않기로 선택할 수 있지만, 그 선택으로 인해 성인의 자격을 떨어뜨리는 것은 아니다.

성인이 된다는 것은 자기 결정이라는 특성을 포함한다. Wehmeyer와 Schalock[8]은 자기 결정권이란 자신의 삶의 주체가 되어 부당한 외부의 영향이나 간섭 없이 자신의 삶의 질과 관련된 선택과 결정을 내리는 것이라고 정의하고 있다. 자기 결정 행동의 네 가지 주요 특성으로는: 행동이 자율적이고, 행동이 자기 통제적이며, 심리적으로 힘을 얻은 방식으로 사건을 시작하고 대응하며, 자기 실현적인 방식으로 행동한다고 정의한다. 중증 인지장애가 있는 사람과 같이 무능력자로 판정되는 사람은 자신의 삶과 관련하여 합리적인 선택을 할 수 없는 사람으로 여겨진다.[8]

자기 결정은 하루아침에 이루어지는 것이 아니다. 자기 결정의 특성은 어린 시절부터 시작되어 평생에 걸쳐 발달한

보기 25.1 청소년의 기본 특징 및 능력

청소년의 다음과 같은 특징과 능력을 평가한다:

1. 자신의 꿈과 미래에 대한 포부를 명확하게 표현한다.
2. 미래에 대한 현실적인 목표가 있다.
3. 자신의 능력과 역량을 파악하고 한계점을 이해한다.
4. 자가용, 차량 또는 대중교통을 통한 최적의 의사소통 및 개인 이동성 수준을 보여준다.
5. 미래에 대한 확인된 목표를 달성하는 데 필요한 근력, 지구력 및 기술을 개발할 수 있는 능력이 있다.
6. 건강 관리, 재정 및 일상적인 활동에 대한 의사 결정과 관련하여 최적의 수준의 자율성을 보여준다.
7. 최적의 ADL 및 IADL 수준을 보여준다.
8. 일반 의약품(OTC) 또는 처방약을 관리할 수 있는 능력이 있다.
9. 일일 식이 섭취량에서 최적의 자율성 수준을 보여준다.
10. 최적의 커뮤니티 참여 수준과 공공 서비스 접근성을 보여준다.
11. 가정, 직장 또는 학교, 지역 사회에서 기본적인 안전 행동을 일관되게 준수하는 모습을 보여준다.

Drnach M. 청소년의 기본 특징과 능력. 미발표. 2020.

다. 장애를 가진 사람들은 장애 자체의 선천적 요인이나 사회적 태도와 신념에 의해 강요된 요인으로 인해 사회가 성인에게 기대하는 의식과 역할을 수행하는 능력이 손상되었을 수 있다. 선천적 능력과 외부적 제약으로 인한 차이를 이해하고 식별하는 것은 모든 사람에게 동등한 기회를 제공하기 위한 첫 걸음이다. 보기 25.1은 모든 청년 성인의 기본적인 특징과 능력 중 일부를 보여준다.

장애인을 위한 평등

세계 장애 보고서에 따르면, 가장 최신의 데이터에 근거하여 전세계 인구의 15%가 장애를 가지고 있는 것으로 추정된다.[9] 미국 인구조사국의 미국 장애인 보고서에 따르면, 미국 인구의 27%가 장애를 가지고 있으며, 그 중 17%는 중증 장애를 가지고 있는 것으로 추정된다.[10] 장애인은 비장애인에 비해 고용될 확률이 낮다. 장애가 있는 성인 중 절반 미

표 25.1. 장애인에게 영향을 미치는 미국의 주요 법률

제정 연도	1911-1948
법률 제목	주 산재 보상법
영향	산업재해 및 업무상 재해에 대한 사회 보험 제도. 부상과 관련된 의료 및 임금손실에 대한 경제적 혜택을 제공하고, 근로자가 부상 전 직업으로 복귀할 수 없는 경우 직업 재활 비용을 지불한다.
제정 연도	1935
법률 제목	사회보장법
영향	공중보건 및 복지지원, 모자보건, 장애 아동 서비스, 연방 직업 재활 프로그램, 국민건강보험, 공공의료보험, 생활보조금(SSI), 사회보장장애보험(SSDI)에 대한 연방지원을 확립했다.
제정 연도	1965
법률 제목	공공의료보험 SSA 개정안(제19조)
영향	공공의료보험은 연방 및 주정부가 공동으로 자금을 지원하고 주에서 관리하는 프로그램으로, 자격이 되는 사람들에게 의료서비스를 제공한다. 장애가 있는 사람은 두 가지 기준(하나는 기능적, 다른 하나는 경제적)을 충족하면 공공의료보험지원을 받을 수 있다.
제정 연도	1968
법률 제목	건축장애물법
영향	건설을 위해 연방기금을 받는 건물은 물리적 접근성에 대한 연방표준을 준수해야 한다. 장애인의 물리적 환경접근을 보장하기 위한 연방정부의 첫 번째 노력 중 하나이다.
제정 연도	1973년(2015년 개정)
법률 제목	직업재활서비스. 재활법개정안(제1조)
영향	직업 재활 프로그램은 장애인의 필요에 따라 개별화된 다양한 훈련, 교육, 의료 및 기타 서비스를 제공하거나 주선한다.
제정 연도	1980년
법률 제목	시설 수용자 인권법
영향	미국 법무부장관에게 공공 운영 요양원 및 장애인 기관을 포함한 주 및 지방정부 기관의 감금상황을 조사할 수 있는 권한을 부여했다.
제정 연도	1984
법률 제목	고령자 및 장애인 투표 접근성법
영향	연방 선거를 위해 미국 전역의 투표소에 장애인이 물리적으로 접근할 수 있는 시설을 갖추도록 의무화한다.
제정 연도	1988년 개정. 원래 1968년 제정
법률 제목	발달장애지원 및 권리장전법
영향	인종, 피부색, 종교, 성별, 장애, 가족 상태, 출신 국가를 이유로 한 주거 차별을 금지한다. 또한 주택시설 소유주는 장애가 있는 사람들에게 동등한 주거기회를 제공하기 위해 그 정책이나 운영에 있어 합리적인 예외를 두도록 의무화한다.
제정 연도	2000
법률 제목	공정 주택법

(계속)

표 25.1. 장애인에게 영향을 미치는 미국의 주요 법률 (계속)

영향	21세 이하의 발달 장애인에게 자기 결정, 독립성, 생산성, 지역사회 생활의 모든 측면에서의 통합과 포용을 촉진하는 종합적인 서비스 및 옹호 지원을 제공하기 위해 주정부에 자금을 제공한다. 발달 장애 위원회와 보호 및 옹호단체를 설립
제정 연도	2004
법률 제목	2004년 지원 기술법. 1973년 재활법 508조에 개정
영향	연방 기관이 건물, 웹사이트 및 서비스를 장애인이 쉽게 이용할 수 있도록 의무화하고, 2004년 개정안은 각 주에 장애인과 그 가족이 보조 공학기기 및 서비스를 최대한 활용할 수 있도록 지원하는 프로그램을 지원하는 재정지원을 제공한다.
제정 연도	2009년 개정. 1990년에 처음 제정
법률 제목	미국 장애인법
영향	고용, 주 및 지방 정부, 공공숙박시설, 상업시설, 교통 및 통신에서 장애를 이유로 한 차별을 금지한다.
제정 연도	2014
법률 제목	더 나은 삶의 실현법 또는 ABLE법 달성하기
영향	주정부가 적격 장애인을 위한 저축 프로그램을 설립하여 교육, 주택, 교통, 고용 훈련 및 지원, 보조 기술, 건강, 재정 및 개인의 장애와 관련된 기타 비용에 대한 자금을 포함할 수 있는 적격 장애 비용을 지원할 수 있도록 허용한다.

Drnach M. 12~31장에서 발췌한 법률 참조 요약. 2020년에 편찬.

만(47%)만이 고용되어 있다.

장애 정도가 심하다고 응답한 사람들의 고용률은 장애 정도가 경미하거나 장애가 없다고 응답한 사람들에 비해 가장 낮았다(77% 취업). 그리고 흥미롭게도 장애가 있는 성인들은 장애로 인해 일자리를 찾거나 직장을 유지하는 것보다 수행할 수 있는 일의 종류와 양이 제한되는 경우가 더 많다고 답했다.[10] 가장 흔한 기능적 제한은 1/4 마일(약 400 미터) 걷기, 침대나 의자에서 일어나기, 심부름을 하기 위해 집 밖으로 나가기, 10 파운드(약 4.5 킬로그램) 무게의 물건을 들어 올리기 등이었다. 모두 물리치료나 작업 치료를 통해 해결할 수 있는 일반적인 활동과 기술이다. 2019년 장애인(16세 이상)의 취업 참여율은 20.7%로 비장애인의 68.3%보다 낮았다.[11]

연방 정부와 주 정부는 장애인의 필요를 충족하는 다양한 법률과 프로그램을 통과시키고 시행함으로써 장애인의 직장 내 포용을 촉진하기 위해 노력해왔다. 이러한 외부 요인에 대한 일반적인 인식과 이해는 물리치료사(PT)가 장애인이 이용할 수 있는 선택지와 권리를 이해하는 데 도움이 될 수 있다.

장애인에게 영향을 미치는 미국의 주요 법률

연방 정부는 장애인의 요구를 반영하는 여러 법률을 제정하여 사회개혁의 필요성에 대응해 왔다(표 25.1).

연방법에 따라 시민들은 법으로 규정된 서비스 또는 지원을 받을 권리가 있다. 의료서비스 제공자로서 물리치료사는 장애를 가진 성인의 생활에 영향을 미치는 이러한 법률에 대한 기본적인 인식을 가지고 있어야 한다. 1973년 재활법(PL 93-112)과 1975년 장애 아동 교육법(PL 94-142; 현 IDEA)에 더해, 장애를 가진 사람들이 성인이 되어 사회에 더 완전하게 참여할 수 있도록 돕기 위해 다음과 같은 법이 제정되었다.

1935년 사회보장법(SSA; PL 74-271)은 미국 정부가 제정한 가장 중요한 사회법으로, 이 법안은 공공 보건 및 복지 지원, 모자 보건, 장애 아동 서비스에 대한 연방 정부의 지원을 확립했다.[12] 또한 연방 직업 재활 프로그램의 최초의 영구적인 승인을 부여했다. SSA는 이후 몇 년 동안 국민 건강 보험, 공공의료보험 및 생활 보조금(SSI) 지원 프로그램을 만들었다.

1956년 사회보장법 개정안(PL 84-880)은 사회보장법 제2조에 따라 장애 보험 신탁 기금을 설립하고 사회보장장애보험(SSDI) 프로그램에 따라 장애인 근로자에게 급여를 지급하도록 규정했다.[13,14] 이후 재 승인을 통해 장애인 근로자의 부양가족까지 혜택이 확대되었다.

SSA의 제19조(PL 89-97)는 공공의료보험제도로 알려져 있으며 1965년에 채택되었다. 이 의료 지원 제도는 연방 정부의 매칭펀드를 통해 각 주에서 관리되고 있다. 공공의료보험제도 공공 부조 조항(제1조, 제4조, 제10조 및 제14조)에 따라 지원을 받는 모든 사람과 의료비를 충당하기에는 소득과 자원이 부족한 사람이 이용할 수 있다.[14]

SSA 제16조(PL 92-603)은 65세 이상, 시각장애인, 장애인 또는 빈곤층 또는 18세 미만의 장애나 실명을 가진 아동에게 현금 수당을 지급한다. 장애가 있음에도 불구하고 일하는 사람들을 위한 혜택도 있다. 이 제도는 의식주의 기본적인 필요를 충족시키기 위한 현금수당이 지급된다.[15] SSI의 재원은 사회보장세가 아닌 일반 세수로 충당한다.

1968년 건축장벽법(ABA)은 연방정부의 자금으로 설계, 건설 또는 연방 기관이 임대하는 건물과 시설은 물리적 접근성에 관한 연방 표준을 준수하도록 규정하고 있다.[16] ABA의 요구사항은 신축 및 개조 건물과 새로 임대되는 시설의 건축 표준에 국한되어 있다. 이 법은 장애인의 물리적 환경 접근성을 보장하기 위한 연방 정부의 첫 번째 노력 중 하나이다.

1980년 제정된 시설 수용자 인권법(Civil Rights of Institutionalized Persons Act of 1980, CRIPA)은 미국 법무부 장관에게 주 및 지방 정부 시설, 공공 운영 요양시설, 정신 또는 발달 장애인을 위한 시설의 감금 상황을 조사할 수 있는 권한을 부여하고 있다. 그 목적은 법무부 장관이 시설 거주자의 건강과 안전을 심각하게 위협하는 광범위한 결함을 발견하고 시정하도록 하는 것이다.[16] 특별소송과는 대상 시설을 조사하여 거주자의 연방 권리를 침해하는 경향이나 관행이 있는지 여부를 판단한다. 특별소송과는 개인을 대리하거나 특정 개별 사건을 처리할 권한이 없다.

2000년 발달장애인 지원 및 권리장전법(PL 106-402)은 21세 이하의 발달장애인에게 자기 결정을 촉진하는 종합적인 서비스 및 옹호 지원을 제공하기 위해 도움을 주고 독립성, 생산성, 지역사회 생활의 모든 측면에 대한 통합과 참여를 위해 연방정부가 각 주에 자금을 제공할 수 있도록 허용하고 있다.[17] 각 주의 발달 장애인 위원회는 발달 장애인이 최소한의 제약이 없는 환경에서 생활하고 지역 사회에 적극적으로 참여할 수 있도록 지원하기 위한 프로젝트를 계획하고 실행한다. 주의회는 발달장애인의 자립, 자기 결정권, 생산성, 통합 및 지역 사회 생활의 모든 측면에 대한 참여를 촉진하기 위해 시스템 변화(예: 발달 장애인과 그 가족이 더 나은 서비스를 받을 수 있도록 복지 서비스 기관의 운영 방식 개선), 지지(예: 정책입안자에게 발달장애인의 충족되지 않은 요구에 대해 교육 및 혜택 제공), 역량 개발(예: 주정부 서비스 기관과 협력하여 돌봄 종사자에게 교육 및 혜택을 제공하는 것)을 촉진한다.[18] 주의회 위원은 주지사가 임명하며 발달장애인, 발달장애인의 부모 및 가족, 장애인 관련 연방법에 따라 기금을 관리하는 주정부기관의 대표, 지방 및 비정부 기관의 대표로 구성된다. 또한 발달 장애인법은 각 주에 발달장애인의 권리를 증진하고 보호하는 업무를 담당하는 보호 및 지지 기관을 설립했다. 이러한 단체는 발달 장애인이나 그 가족에게 법적 지원을 제공하고 있다.[17]

1984년 제정된 '노인 및 장애인투표접근성에 대한 법률(Voting Accessibility for the Elderly and Handicapped Act of 1984)'은 연방 선거에서 미국 전역의 투표소는 일반적으로 장애인이 이용할 수 있는 물리적 접근성을 갖추도록 의무화하고 있다. 투표소로 사용할 수 있는 접근 가능한 장소가 없는 경우, 선거 당일에 투표를 할 수 있는 대체 수단을 제공해야 한다. 또한 이 법에 따라 주정부는 고령자나 장애가 있는 유권자를 위해 전신 타자기(TTYs)라고 하는 청각 장애인용 통신 장치(TDD)를 통한 정보 제공과 같은 등록 및 투표 보조 도구를 제공해야 한다.[16]

1988년 개정된 공정주거법은 인종, 피부색, 종교, 성별, 장애, 가족 상태, 출신 국가를 이유로 한 주거 차별을 금지하고 있다. 이 법의 적용 범위에는 개인 주택, 연방 재정 지원을 받는 주택, 주 및 지방 정부 주택이 포함된다. 이 법은 주택 판매 또는 임대의 모든 측면에서 차별을 하거나 구매자 또는 임차인의 장애, 구매자 또는 임차인과 관련된 개인 또는 해당 주택에 거주하려는 개인의 장애를 이유로 거주를 거부하는 것을 불법으로 규정하고 있다.[16]

공정 주택법은 주택 시설 소유주가 장애인에게 동등한 주거 기회를 제공하기 위해 정책과 운영에 있어 합리적인 예외를 두도록 규정하고 있다. 예를 들어, '애완동물 금지' 정책을 시행하는 임대인은 이 규칙에 대한 예외를 인정하고 시각장애인이 안내견을 기르는 것을 허용해야 한다. 또한, 공정주택법은 장애가 있는 세입자가 개인 생활공간 및 공용 사용공간에 대한 합리적인 개조를 할 수 있도록 허용해야 한다고 규정하고 있다. 단, 임대인이 그 비용을 부담할 필요는 없다. 이 법은 또한 4가구 이상의 다가구 주택을 신축할 경우 장애인의 접근이 가능하도록 설계 및 시공할 것을 의무화하고 있다. 여기에는 접근 가능한 공동 사용 공간, 휠체어가 들어갈 수 있을 만큼 넓은 문, 휠체어를 사용하는 사람이 움직일 수 있는 주방과 욕실, 기타 세대 내 적응 가능한 기능 등이 포함된다.[16]

ADA는 고용, 주 및 지방 정부, 공공 편의시설, 상업 시설, 교통 및 통신에서 장애를 이유로 한 차별을 금지하고 있다.[16] ADA의 보호를 받으려면 장애가 있거나 장애인과 관계 또는 연관이 있어야 한다. ADA에서 장애인은 하나 이상의 주요 생활 활동을 실질적으로 제한하는 신체적 또는 정신적 장애가 있는 사람, 그러한 장애의 병력이나 기록이 있는 사람, 또는 다른 사람들이 그러한 장애가 있다고 인식하는 사람으로 정의된다. ADA는 보장되는 모든 장애를 구체적으로 명시하지는 않는다.[16] 2008년 미국 의회는 '미국 장애인 수정법(ADAA)'을 통과시켜 '장애'와 '실질적 제한'이라는 용어의 상호관계와 적용, 그리고 원래 문구의 의도와 광범위한 적용을 부분적으로 명확히 했다.

ADA의 제1조(고용 기회 균등)는 15명 이상의 직원을 둔 고용주가 자격을 갖춘 장애인에게 다른 사람들에게 제공되는 모든 고용 관련 기회를 동등하게 누릴 수 있는 기회를 제공하도록 의무화하고 있다. 이 법은 모집, 채용, 승진, 교육, 급여, 사회 활동 및 기타 고용상의 특권에서 차별을 금지하고 있다. 또한 채용 제안이 이루어지기 전에 지원자의 장애에 대해 물어볼 수 있는 질문을 제한하며, 고용주는 과도한 어려움을 초래하지 않는 한 자격을 갖춘 장애인의 알려진 신체적 또는 정신적 한계에 대해 합리적인 배려를 하도록 의무화하고 있다.[16]

제2조는 정부 기관의 규모나 연방정부의 자금 지원 여부에 관계없이 주정부 및 지방정부의 모든 활동을 대상으로 한다. 제2조는 주정부 및 지방정부가 장애인에게 주정부의 모든 프로그램, 서비스 및 활동(예: 공교육, 고용, 교통, 여가, 의료, 사회 서비스, 법원, 마을 모임)의 혜택을 받을 수 있는 동등한 기회를 제공하도록 의무화하고 있다.[16]

주정부 및 지방정부는 건물을 신축하거나 개축할 때 특정 건축 표준을 준수해야 한다. 또한 접근할 수 없는 오래된 건물에서는 이전 프로그램 또는 접근하기 쉬운 장소를 제공해야 하며 청각, 시각 또는 언어 장애가 있는 사람들과 효과적으로 소통할 수 있도록 해야 한다. 공공 기관은 차별을 방지하기 위해 필요한 경우 정책, 관행, 절차를 합리적으로 수정해야 한다. 다만, 수정함으로써 제공되는 서비스, 프로그램 또는 활동의 성격이 근본적으로 변경된다는 점을 증명할 수 있는 경우는 제외한다.[16]

제2호의 교통 조항은 시내 버스 및 공공 철도(예: 지하철, 통근 열차, 암트랙)와 같은 대중교통 서비스를 대상으로 하고 있다. 대중 교통기관은 서비스 제공에 있어 장애인을 차별해서는 안 된다. 또한 새로 구입한 차량의 접근성 요건을 준수하고, 접근 가능한 버스를 구입하거나 임대하고, 접근 가능한 방식으로 개조하기 위해 성실히 노력해야 하며, 과도한 부담을 초래하지 않는 한 고정 노선버스 또는 철도 체제를 운영하는 경우 보조 교통수단을 제공해야 한다. 보조 교통수단은 신체적 또는 정신적 장애로 인해 일반 대중교통 체제를 독립적으로 이용할 수 없는 사람을 목적지까지 데려다 주는 서비스이다.[16]

제3호는 공공시설, 특정 유형의 강좌 및 시험을 제공하는 민간 운영 단체, 민간 운영 교통수단, 상업 시설인 사업체 및 비영리 서비스 제공업체를 대상으로 한다. 공공시설은 식당, 소매점, 호텔, 영화관, 사립학교, 컨벤션 센터, 병원, 노숙자 쉼터, 운송 창고, 동물원, 장례식장, 어린이집, 스포츠 경기장 및 피트니스 클럽을 포함한 여가시설 등의 시설을 소유, 임대 또는 운영하는 민간 단체를 말한다. 제3호는 민간 기업이 제공하는 운송 서비스에도 적용된다.[16]

공공 편의시설은 배제, 분리, 불평등한 대우를 금지하는 기본적인 차별 금지 요건을 준수해야 한다. 또한 신축 및 개축 건축 기준, 정책, 관행 및 절차의 합리적인 수정, 청각, 시각 또는 언어 장애인과의 효과적인 의사소통, 기타 접근 문제와 관련된 특정 요건을 준수해야 한다. 또한, 공공 편의시설은 공공 편의시설의 자원을 고려할 때 큰 어려움이나 비용 없이 쉽게 제거할 수 있는 경우, 기존 건물 내 장애물을 제거해야 한다.[16]

제4호는 청각 및 언어 장애가 있는 사람들을 위한 전화 및 텔레비전 접근에 관한 것으로, 이 법에 따라 통신 사업자(전화 회사)는 주 간 및 주 내 통신 중계 서비스(TRSs)를 주 7일, 24시간 연중무휴로 제공하도록 의무화하고 있다. TRS를 사용하면 TDD를 사용하는 청각 및 언어 장애인과 음성 전화를 사용하는 통화자가 제3자 통신 도우미를 통해 서로 소통할 수 있도록 하는 것이다. 미국 연방 통신 위원회(FCC)는 TRS 서비스의 최소 기준을 정하고 있다. 제4호는 또한 연방정부가 자금을 지원하는 공익 광고에 자막을 넣도록 의무화하고 있다.[16]

1998년 보조공학법은 1973년 재활법 508조를 개정한 것이다. 이 법은 연방정부가 자금을 지원하는 프로그램 및 서비스에 대한 접근을 대상으로 한다. 이 법의 주요 목적은 기존의 재활법 508조와 연방 정부가 제공하는 기술에 대한 접근성을 강화하는 것이다. 전자 정보 기술이 핵심이다. 연방 정부 기관은 장애인이 건물, 웹사이트 및 서비스를 쉽게

이용할 수 있도록 해야 한다.[19]

2004년 보조공학법은 1998년 보조공학법을 개정한 것이다. 이 개정안은 일상생활에서 보조 공학에 의존하는 장애인에게 지원을 제공하는 주와 그 능력에 영향을 미친다. 여기에는 조기 개입, 유치원부터 고등학교까지, 중등 교육, 직업 재활, 지역사회 생활 및 고령화 서비스 프로그램이 포함되지만 이에 국한되지는 않는다. 이 법의 목적은 "장애인과 그 가족 구성원, 보호자, 지지자, 공인된 대리인이 보조공학기기 및 보조공학 서비스를 활용할 수 있는 능력을 최대화하기 위해 고안된 프로그램을 지원하는 재정 지원을 각 주에 제공하는 것"이다.[20]

자문위원회는 프로그램의 계획, 실행 및 평가를 위한 "소비자 반응형, 소비자 주도형 자문"을 수행한다. 주 가용기금의 60% 이상은 주 재정 시스템, 기기 활용, 대출 및 시범 프로그램에 사용된다. 최대 40%의 기금은 주 지도력 활동에 사용된다. 이러한 활동에는 교육 및 기술 지원, 대중 인식 제고, 조정 및 협력이 포함될 수 있다.[20]

장비 대여 프로그램은 개인 또는 단체에 장비를 대여하는 프로그램이다. 장비 교환 프로그램은 교체, 수리, 재활용 또는 재사용되는 장비를 위한 프로그램이다. 장비 시연 프로그램은 개인, 지역사회, 단체에 혜택을 제공하는 프로그램이다.[20] 기금은 개인의 보조 기기에 대한 직접 지불에는 사용되지 않는다.

미국 질병통제예방센터(CDC)가 발표한 보조공학기기 동향 및 사용 현황에 관한 정보에 따르면, 보조공학기기 사용의 가장 큰 이유는 이동 장애이며, 지팡이가 가장 많이 사용되었다.[21] 보조 기기(청각, 이동성, 시각)를 가장 많이 사용하는 연령대는 65세 이상의 고령층이었다. 해부학적 보조 장치(허리, 손, 무릎 보조기 등 신체 부위를 위한 보조기)를 사용하는 사람들의 대부분은 44세 이하인 것으로 나타났다.[21]

주 정부에서도 장애인 고용 및 경제적 지원 문제를 다루는 법률을 제정하고 연방 정부가 요구하는 프로그램을 시행하고 있다. 이러한 주 정부가 운영하는 프로그램 중 가장 일반적인 세 가지는 산재 보상, 직업 재활, 공공의료보험이다.

산재 보상은 일과 장애를 다루는 최초의 법률 중 하나이다. 이는 산업 및 업무 관련 부상에 대한 미국의 사회 보험제도로 정의된다.[22] 산재 보상은 주 정부 차원에서 규제된다. 이 법에 따르면 고용주는 과실 여부와 관계없이 직원이 입은 업무상 부상에 대해 급여를 지급하고 치료를 제공하도록 의무화하고 있다. 또한 고용 중 또는 고용으로 인해 사망한 직원의 유족에게도 급여를 지급하도록 규정하고 있다.

각 주마다 산재 보상법이 어떻게 시작되었는지에 대한 고유한 역사가 있다. 산재 보상법은 소송비용을 줄이고 부상당한 근로자가 자신의 부상을 증명할 필요성을 없애기 위해 제정되었다. 1902년 메릴랜드에서 최초의 고용주의 "과실" 산재 보상법이 제정되었고, 1949년까지 모든 주에서 산재 보상법을 제정했다.[23]

일부 주에서는 고용주가 산재를 신고하거나 산재 보상 신청을 했다는 이유로 직원을 해고하는 것은 불법이다. 또한 대부분의 주에서는 이전에 산재 보상 신청을 한 사람에 대한 재취업을 금지하고 있다. 직장에서 장애를 입고 다른 곳에서 다른 직업을 얻으려는 사람은 ADA에 따라 차별로부터 보호받는다.

업무상 장애를 입은 직원은 장애 정도에 따라 보상이 차등 지급된다. 장애의 수준 또는 범주에는 영구적 전치 장애, 영구적 부분 장애, 일시적 전치 장애가 포함된다. 각 범주마다 지급되는 보상 금액과 지급 기간이 정해져 있다.

산재 보상은 부상과 관련된 의료비와 임금 손실에 대한 재정적 혜택을 제공하며, 근로자가 부상 전의 직업으로 돌아갈 수 없는 경우 직업 재활 비용을 지불한다. 장애인을 일하게 하거나 장애가 발병한 후에도 직업을 유지할 수 있도록 하는 것은 미국 장애인 정책의 핵심 요소 중 하나이다.[24]

직업재활은 1973년 재활법에 따라 운영되는 주 직업 재활 기관에서 실시하는 프로그램을 말한다. 직업 재활 프로그램은 장애인의 필요에 따라 개별화된 다양한 훈련, 교육, 의료 및 기타 서비스를 제공하거나 주선한다. 이러한 서비스는 장애인이 유익한 일자리를 얻고 유지할 수 있도록 돕는 것을 목표로 한다.[25] 이 서비스에는 신체적 또는 정신적 기능 회복, 학업, 비즈니스 또는 직업 훈련, 개인 또는 직업적 적응 훈련, 취업 상담, 직업 소개 등이 포함된다.

직업 재활 프로그램은 자격을 부여하는 프로그램이지 권리를 부여하는 프로그램이 아니다. 대상자는 신체적 또는 정신적 장애가 있어야 하고, 장애로 인해 근로 능력이 크게 손상되어야 하며, 서비스 제공을 통해 취업이 가능할 것이라는 합리적인 기대가 존재해야 한다.[26]

연방 정부에서 운영하는 주정부 프로그램 중 가장 잘 알려진 것은 아마도 공공의료보험제도 일 것이다. 공공의료보험제도는 주에서 관리하는 프로그램으로, 각 주마다 자격 및 서비스에 관한 자체 지침이 있다. 장애인은 기능적 기준과

보기 25.2 사회보장국의 장애 정의

SSA는 장애(성인의 경우)를 "의학적으로 치료 가능한 신체적 또는 정신적 장애로 인해 실질적인 수익 활동을 할 수 없는 상태로서 사망을 초래할 수 있거나 12개월 이상 지속되었거나 지속될 것으로 예상되는 상태"로 정의한다(223[d] [1] 조항). 1967년 법개정에서는 개인의 신체적, 정신적 장애가"... 이전의 일을 할 수 없을 뿐만 아니라 연령, 교육 및 업무경험을 고려할 때, 그러한 일이 살고 있는 가까운 지역에 존재하는지, 그를 위한 특정 직업이 존재하는지 또는 일자리를 신청하면 고용될 수 있는지 여부에 관계없이 국가 경제에 존재하는 다른 종류의 실질적인 수익성 있는 일에 참여할 수 없을 정도로 심각해야 한다"고 추가로 명시했다(법223 및 1614조).

사회보장. 사회보장법 편찬. 장애 혜택. SSA. 223 (d) (1)조항. 2020년 6월 10일 접속. https://www.ssa.gov/OP_Home/ssact/title02/0223.htm#ft282 및 https://www.ssa.gov/OP_Home/ssact/title16b/1614.htm

재정적 기준의 두 가지 기준을 충족하는 경우(선택적 자격 그룹에 따라) 공공의료보험 지원을 받을 수 있다. 첫째, 사회보장국의 장애 정의에 따라 장애인으로 간주되는 것이다 (보기 25.2). 재정적으로 장애 수당을 받으려면 실질적인 수익 활동(SGA)에 참여할 수 없어야 한다. 매월 일정 금액(장애 관련 업무 비용 제외) 이상의 수입이 있는 사람은 일반적으로 SGA에 종사하는 것으로 간주되며, SGA로 간주되는 월 소득 금액은 개인의 장애 특성에 따라 달라진다.[27] 대부분의 주에서 SSI 수급 자격이 있는 사람은 자동으로 공공의료보험 자격을 갖추게 된다.[28] 공공의료보험에서 제공하는 서비스는 광범위하며 일반적으로 무료이다. 각 주에서는 다양한 서비스를 제공할 수 있지만 연방 정부는 각 주에 특정 기본 서비스를 제공하도록 의무화하고 있다. 보기 25.3에는 연방법에서 의무화된 서비스 목록이다.

장애인에게 중요한 선택 서비스에는 처방약 보험, 물리, 작업 및 언어 치료 서비스, 보철 장치, 안경, 재활, 지적 장애인을 위한 중간 보호 시설(ICF/ID) 및 개인 간호 등이 있다.[28] 1971년, 공공의료보험 혜택은 일반적으로 그룹 홈으로 알려진 ICFs에서 제공하는 서비스까지 확대되었다. 이 개정의 목적은 병원 및 전문 간호 시설에서 제공되는 시설 치료나 집중 치료가 필요하지 않은 의료 빈곤층에게 저렴한 비용의 대안을 제공하는 것이었다.[29]

보기 25.3 공공 의료 보험 필수 주정부 계획 서비스

연방법에 따라 극빈층으로 분류되는 공공의료보험 자격 그룹은 다음과 같은 서비스를 받을 수 있다:

- 입원 병원 서비스
- 외래 병원 서비스
- EPSDT: 조기 및 정기 검진, 진단 및 치료 서비스
- 요양시설 서비스
- 재택의료서비스
- 의사 서비스
- 농촌 보건 클리닉 서비스
- 연방 공인 보건소 서비스
- 실험실 및 엑스레이 서비스
- 가족계획서비스
- 간호사-조산사 서비스
- 공인 소아 및 가정 전문 간호사 서비스
- 독립형 출산 센터 서비스(면허 또는 주에서 인정하는 기타자격이 있는 경우)
- 의료기관 이동
- 임산부를 위한 금연 상담

Centers for Medicare & Medicaid Services. Mandatory and optional Medicaid benefits. Accessed May 17, 2020. https://www.medicaid.gov/medicaid/benefits/mandatory-optional-medicaid-benefits/index.html

1981년 포괄적 조정법(PL 97-35)은 공공의료보험에서 제공하는 서비스를 더욱 확대하여 각 주에서 특정 공공의료보험 대상자에게 재택 또는 지역사회기반 서비스 패키지를 제공하기 위해 연방 규정에 대한 면제를 신청할 수 있도록 허용했다.[28] 이러한 면제프로그램(SSA의1915[c]조항)을 통해 공공의료보험 요양원 혜택에 대한 주 요건을 충족하는 사람은 자택이나 지역사회에서 서비스를 받을 수 있다. 면제 프로그램에 따라 서비스를 받는 사람의 수는 주정부가 연방 공무원에게 양로원 치료에 대한 절감액이 면제 지출을 상쇄한다는 것을 증명할 수 있는 주의 능력에 따라 제한된다.[28] 대부분의 주에서는 공공의료보험 서비스 비용을 연방 정부와 약 50:50의 비율로 분담하고 있다.[30]

2014년에 제정된 더 나은 삶의 경험 달성법 또는 ABLE 법에 따라 각주에서는 자격을 갖춘 사람을 위한 저축 프로그램을 설립할 수 있도록 허용하고 있다.[31] 이 법은 장애인이 교육, 주거, 교통, 고용 훈련 및 지원, 보조 기술, 건강, 재정 및 개인의 장애와 관련된 기타 비용을 지원하기 위해 돈

을 저축하도록 장려하고 있다. 자격을 얻으려면 사회보장국에서 정의하는 26세가 이전에 시작된 중대한 장애가 있어야 한다. ABLE계좌는 대학 저축 플랜(529플랜, 내국세법 529조를 참조하여 명명됨)을 모델로 한다.

고등학교 졸업 후 전환

전환은 이벤트가 아니라 지식, 기회, 기술, 용기가 필요한 과정이다. 모든 어린이와 부모가 한 프로그램에서 다른 프로그램으로, 한 단계에서 다음 단계로 이동하는 과정은 부모와 자녀가 모두 자신의 지식과 기술에 익숙하고 직면할 수 있는 기본적인 가능성을 고려하여 다음 환경을 성공적으로 탐색하는 방법을 이해하고 있다면 더 쉬워진다. 출생 후 아기를 병원에서 집으로 데려오는 것, 어린이집에 맡기는 것, 학교에 보내는 것, 성인이 되어 사회에 진출하는 것, 이 모든 것이 아이와 부모의 인생에서 전환이다. 전환의 과정은 아이와 부모 모두에게 항상 성장의 과정이다. 병원 내 의료서비

보기 25.4 기본 전환 작업 계획표

이름:
생년 월일:
오늘 날짜:
이 작업계획서는 성인 생활 및 서비스로의 전환을 계획하는 데 도움을 드리기 위한 것입니다. 시간을 내어 부모님 또는 보호자와 함께 질문에 대해 논의하세요. 아래에서 현재 본인에게 해당되는 항목에 체크하세요.

건강
( ) 나는 나의 약을 관리할 수 있다.
( ) 나는 필요한 경우 일상적인 치료를 수행할 수 있다.
( ) 나는 나의 건강보험 및 보장범위를 이해한다.
( ) 나는 내가 소유한 의료/건강 장비를 사용하고 관리할 수 있다.
( ) 나는 의료서비스 제공자를 신뢰할 수 있다.

생활
( ) 성인이 되면 다음과 같이 살 계획이다(해당되는 항목에 동그라미 표시): 독립 / 부모 / 지원 생활 / 주거 관리 및 ICF
( ) 다음에 대한 도움이 필요하다(해당되는 항목에 동그라미 표시): 셀프 케어 / 쇼핑 / 집 관리 / 식품구입 또는 준비 / 영양 조언
( ) 공공 서비스를 이용하겠다(해당되는 항목에 동그라미 표시): 직접운전 / 누군가의 도움이 필요 / 대중 교통 이용
( ) 나는 필요한 경우 가족, 친구 또는 긴급 지원기관에 연락하기 위해 통신장치를 사용할 수 있다.
( ) 나는 독립적으로 생활하는 데 도움이 되는 공공서비스를 알고 있다.

일
( ) 나는 다음 고용환경에서 일할 계획이다(해당되는 것에 동그라미 표시): 경쟁 / 경쟁 혹은 통합 / 보호
( ) 나는 일할 계획이다(해당되는 것에 동그라미 표시): 정규직 / 시간제 아르바이트 / 필요에 따라 지원
( ) 이력서를 작성했다.
( ) 입사지원서를 작성할 수 있다.
( ) 나는 내가 의도한 업무를 수행하는 데 필요한 편의를 알고 있다.
( ) 나는 ADA에 따른 나의 민법권을 알고 있다.

대학
( ) 교육 프로그램 및 강좌에 등록하는 방법을 알고 있다.
( ) 나는 재활법 제504조에 따른 정당한 편의 제공에 대한 민사권리를 알고 있다.
( ) 본인은 캠퍼스까지 교통편을 이용할 수 있고 캠퍼스 환경을 안전하게 이용할 수 있다.
( ) 나는 교육에 필요한 도구(예: 컴퓨터, 인터넷, 책가방)를 관리할 수 있다.
( ) 나는 숙제 및 기타 수업 과제를 위한 시간을 관리할 수 있다.
( ) 나는 교사, 학교 관리자 및 급우들과 함께 나를 옹호할 수 있다.

보기 25.4 기본 전환 작업 계획표(계속)

재정

( ) 나는 구매를 위해 돈을 관리할 수 있다.

( ) 나는 내 은행 계좌를 관리할 수 있다.

( ) 나는 청구서 납부를 관리할 수 있다.

( ) 나는 예산 책정 방법을 이해한다.

( ) 나는 세금의 개념과 필요한 양식을 제출하는 데 있어 본인의 책임을 이해한다.

( ) 나는 소득 지원을 위한 정부프로그램[예: 생활보조금(SSI), 생활보조금(SSDI), 생활보조금(TANF)]을 알고 있다.

사교/여가활동

( ) 나는 다음과 같은 취미, 주제 또는 활동에 관심이 있다(나열하세요):

____

( ) 나는 내가 속한 커뮤니티에서 나의 관심사를 중심으로 하는 프로그램/그룹을 알고 있다.

( ) 나는 다른 사람들에게 나를 표현할 때 이해받고 있다고 느낀다.

( ) 나는 집을 떠나있을 때 안전하게 지내는 방법을 알고 있다(예: 적절한 선택, 안전하지 않은 상황 이해, 필요시 도움 받기).

( ) 나는 사회적 상황에서 다른 사람들과 함께 나를 옹호할 수 있다.

다음 주제에 대한 자세한 정보를 원한다:

____

다음 분야에서 실력을 키우고 싶다:

____

____

Drnach M. 기본 전환 작업 계획서에 의해 개발되었다. 미편찬. 2020. 시카고 일리노이 대학교의 아동 전문 치료 부서에서 부분적으로 수정함. 전환 도구. 개정판 2017. 2020 년 6 월 10 일 접속. https://dscc.uic.edu/browse-resources/transition-resources/

표 25.2. 취학 연령 아동과 고등 교육에 대한 504조 규정의 다양한 측면 비교

	유치원, 초등, 중등	중등 이후
신원 확인	학교는 504조 보호를 받을 자격이 있는 학생을 식별하고 찾아내야 할 의무가 있다.	이에 상응하는 의무는 없다.
평가	학교는 504조에 해당할 수 있다고 판단되는 학생에 대한 평가를 수행해야 한다.	장애 관련 서류는 학생 책임이다.
교육에 대한 권리	모든 학생에게 적절한 공교육을 무료로 제공해야 한다. 교육 프로그램은 개인의 필요를 충족하도록 설계되어야 한다.	학생은 장애를 이유로 교육 프로그램이나 활동에서 배제되지 않을 권리가 있다.
계획 프로세스	학교는 평가 정보의 문서화 및 고려를 보장하는 정책과 절차를 마련해야 한다.	개인을 위한 종합적인 계획에 대한 유사한 조항은 없다.
불만 사항	학교는 고충 처리 절차를 마련하고 504조 규정 준수를 담당하는 사람을 지정해야 한다.	동일
적접 절차 권리	학교는 학부모에게 통지, 기록 검토 기회, 학부모 참여 및 변호인 대리의 기회가 있는 공정한 청문회, 검토 절차를 제공해야 한다.	유사한 조항은 없다.

504조 교육에서 인용. 보조 기술을 위한 아이오와 프로그램. John Allen(아이오와 대학교 법학 임상 교수), Mary Quigley(보조 기술을 위한 아이오와 프로그램 공동 디렉터), Lisa Heddens(아이오와 학부모 교육 및 정보 센터)가 제공한 교육. 아이오와주 아이오와시, 2000년 9월 20일.

스, IDEA 파트 C에 따른 조기 개입 서비스, IDEA 파트 B에 따른 관련 일원으로서 PT는 모든 전환을 준비하는 데 필수적인 역할을 할 수 있다. PT는 특정 기간, 특정 환경에서 서비스를 제공할 뿐만 아니라 부모와 아동에게 자립할 수 있는 지식과 기술 훈련을 제공하고 아동과 부모 모두의 자기 결정을 촉진하고 있다는 점을 명심해야 한다. PT는 이 점을 염두에 두고 가족이 자녀의 삶에서 충분한 정보를 바탕으로 한 의사 결정자가 될 수 있도록 돕는 것이 중요하다. 정보습득뿐만 아니라 가능한 기회를 파악하고 이해한 상태에서 사려 깊고 시기 적절하며 정보에 입각한 계획을 세우는 것이 전환 과정의 스트레스를 줄여준다. 이 과정을 촉진하는 한 가지 방법은 청년과 가족이 이용할 수 있는 선택을 논의하고 탐색할 수 있는 목록이나 작업 계획표를 사용하는 것이다. 보기 25.4에는 전환 작업 계획표의 예가 포함되어 있다.

고등학교를 졸업하는 전환기는 모든 개인과 가족에게 중요한 시기이다. 장애가 있는 청년에게 전환은 수급 프로그램과 관련 서비스가 종료되고 성인 근로 또는 고등교육 이후의 세계로 진입하여 청년으로서 생활 기반을 마련하는 것을 의미한다. 학생과 가족은 상대적으로 조직화된 교육 서비스 제공 시스템을 떠나 취업과 독립 생활에 필요한 서비스를 파악하고, 얻고, 조정하는 데 전적으로 책임이 있는 시스템으로 진입하게 된다.[26] 지난 수년간의 교육 지침과 계획이 정점에 도달했다.

재활법 504조는 "이 제목의 706(8)호에 정의된 바와 같이, 미국에서 장애를 가진 사람은 장애를 이유로 연방 재정 지원을 받는 프로그램이나 활동의 참여에서 배제되거나, 그 혜택이 거부되거나, 차별을 받아서는 안된다"고 명시하고 있다(29 USC §794[a], 34CFR104.4[a]).[32] 거의 모든 고등 교육 기관은 연방 재정 지원을 받고 있으며 이 민권법의 적용을 받는다. 많은 대학 캠퍼스에는 장애 학생 서비스 또는 특별 서비스를 위한 사무실이 있다.[26] 그러나 교육법(IDEA)과 달리 대학은 개별화 교육 프로그램(IEP)에 따라 서비스를 제공해야 할 의무가 없다. 재활법 및 ADA와 같은 민권법에서 규정하는 정당한 편의가 적용될 수는 있다. 표 25.2에는 재활법 504조에 따라 장애인을 위한 중등 교육과 중등 교육 이후의 요구 사항 간의 일반적인 차이점을 일부 보여준다.

PT는 학생들이 고등학교 졸업 후의 삶을 준비하는 데 중요한 역할을 할 수 있다. 보기 25.5는 PT가 채택할 수 있는 전환의 주요 측면 중 일부를 보여준다. 학생들의 직장이나 일상 생활로 이어질 기능적 기술을 향상시키는 것은 학생 교육의 중요한 측면이다. 이러한 활동에는 옷을 입고 일상적인 위생 작업을 수행하는 데 필요한 근력 발달과 조정 능력, 교육, 직장 및 가정의 도구를 조작하는 능력, 커뮤니티, 건물 및 교실에 접근하는 능력, 운전 또는 대중교통 이용 능력, 하루에 몇 시간 동안 직업 또는 학업 프로그램에 참석할 수 있는 지구력 개발, ADL 또는 IADL을 넘어선 생활 활동에 의미 있게 참여하는 능력이 포함된다(보기 25.6). 의미 있는 참여는 적어도 한 명 이상의 다른 사람과 함께 복합적인 활동에 참여하는 것으로 정의할 수 있으며, 이는 개인의 행복감

보기 25.5 물리치료사에 의한 전환 촉진

1. 전환기 개입과 목표를 가능한 한 빨리 시작해야 한다. 이는 학생의 개별화 교육 계획의 일부이거나 14세 이전에는 외래 환자 프로그램의 요소로 포함되어야 한다.
2. 가능한 한 성인의 특성에 초점을 맞춘다: 부모 대신 본인과 직접 대화하기, 본인에게 직접 질문하기, 본인과 개인적으로 대화할 수 있는지 부모/후견인에게 물어보기, 본인과 학교 시스템을 떠난 후 이용할 수 있는 선택에 대해 자주 논의하기, 당사자를 적절한 수준의 책임 있는 개인으로 대하기, 가능한 한 자기 결정권을 키워주기 등이다.
3. 독립적으로 생활하고 일하기 위한 예측 요인과 기술을 살펴보고 그 목표를 학생의 교육 계획 또는 외래환자프로그램에 포함시킨다.
4. 보조 보행 또는 이동이 가능하도록 한다. 학생이 보행기를 타고 1.5 m 정도 이동할 수 있게 되면 교실이나 집에서 쓰레기 버리기, 학습 또는 가족 일과를 위한 공간 설정 또는 정리, 공간 관리 등 일상적인 활동에 참여하도록 격려한다. 학생이 1.5 m를 이동한 후에는 교실 밖이나 집의 한방에서 다른 방으로 물건을 배달하거나, 보행기에 빗자루를 부착하고 바닥을 쓸거나, 가족 애완동물이나 집안 식물을 돌보게 한다. 3.0 m 이동 후, 학생에게 시간적 여유를 가지고 주변 환경을 돌아다니게 한다. 6.0 m 후에는 우편물 수거, 쓰레기 치우기, 가구 먼지 털기, 교육 또는 가족 일상과 일상의식을 위한 물품 배달 또는 회수 등 학교나 집안일을 시작하게 한다.
5. 성과 향상은 의미 있는 참여와 동일하지 않다. 아이들이 흥미를 느끼고, 즐기고, 의미 있다고 생각하는 활동에 일찍부터 참여시킨다. 아동의 고유한 능력을 고려하여 아동의 선택권을 파악하도록 도와준다. 아이들이 할 수 있고 가능한 다양한 활동을 탐색하도록 격려한다.

물리치료사에 의한 전환을 촉진. Drnach M. 개발. 미편찬. 2020

보기 25.6 고등학교 졸업 후 전환할 때 요구되는 기술

생활
물리적 환경에 안전하게 접근하고 활용.
효과적인 소통.
가족 활동(저녁 식사, 집안일, 가족 행사)에 참여.
일상생활 수행 능력(IADL)에 어느 정도 참여(쇼핑 목록 작성, 식사 준비, 주말 이벤트 예약 등)
이동을 포함한 개인 관리를 지원.

고용
업무 현장을 오가는 교통수단을 이용.
물리적 환경에 안전하게 접근하고 활용.
작업을 완료하는 데 필요한 도구를 사용.
최대한 효과적이고 효율적으로 소통.
업무 과제를 완료할 수 있을 만큼 충분히 작업에 집중.
하루에 최소 4-8시간 동안 업무활동에 참여할 수 있는 지구력.
개인적인 욕구를 처리할 수 있는 능력(옷 입는 기술, 식사, 약물 관리, 개인위생).

대학
캠퍼스로 이동하는 교통편을 이용.
물리적 환경에 안전하게 접근하고 활용.
원격 학습과 학업에 기술을 활용.
최대한 효과적이고 효율적으로 소통.
학업 요구사항을 완료할 수 있을 만큼 충분히 과제에 집중.
하루에 3-5시간 이상 교육활동에 참여할 수 있는 지구력.
개인적인 욕구를 처리할 수 있는 능력(옷입는 기술, 식사, 약물 관리, 개인위생).

고등학교를 졸업할 때 필요한 기술 Drnach M. 개발. 미편찬. 2020.

과 사회적 역할 수행에 기여한다. 안타깝게도 이러한 기술과 활동은 고등학교 졸업 1-2년 전에 쉽게 습득할 수 있는 것이 아니며, 학생의 역량을 파악하고 고등학교 졸업 후 생활에 참여하는 데 필요한 생활 기술을 습득하는 데는 수년이 걸릴 수 있다. 그중 많은 부분이 대부분 유아기에 시작되지만, 적어도 학생이 14세가 되었을 때 파악된 기술을 PT가 다뤄야 한다.

생활 형태 선택(Living options)

고등학교 졸업 후, 많은 청년들이 사회적으로 성숙해지면서 부모와 함께 집에서 계속 살다가 다른 거주지를 원하거나 다시 요청하게 된다. 중증 장애인의 경우, 생활 형태 선택은 간병인의 유무와 지역 자원에 따라 달라진다. 많은 경우, 부모가 주 간병인이며, 부모님의 집이 주거의 첫 번째 선택인 경우가 많다.

미국에서는 약 4,350만 명의 성인이 아동 또는 성인에게 일정 수준의 무급 간병을 제공하고 있으며, 이 중 4%는 발달 또는 지적 장애를 가진 것으로 보고되고 있다.[33]

간병인은 평균적으로 49세 여성(60%)이며 친척(85%)을 돌보고 있는 것으로 나타났다. 장애인이 집에서 부모와 함께 생활하는 것은 사회적으로 용인되고 이해할 수 있는 일이지만, 이 방식에 대한 몇 가지 측면을 명확히 해야 한다. 첫째, 장애인이 부모와 함께 집에서 살기를 원하는가? 청소년은 성장하고 성숙함에 따라 더 많은 자율성과 사생활이 보장되는 자신만의 생활 공간과 환경을 원할 수 있다. 자신의 공간을 관리하는 책임은 독립성과 자기 결정권을 반영하기도 한다. 장애를 가진 많은 아동은 성장하면서 그 가능성을 접할 기회가 적기 때문에 이러한 선택지를 찾지 못할 수도 있다. 또한 성인 자녀의 부모는 자녀와 함께 살기를 원하는가? 대부분의 부모는 자녀가 같은 집에서 사는 것을 환영할 것이기 때문에 이는"부모가 그렇게 할까"와는 다르다.

하지만 장애가 있는 청년의 부모는 비장애 청년보다 더 많이 의존하는 자녀를 새로운 주거 환경으로 전환하는 것에 대한 인식과 편안함을 가지고 있을까? 자녀가 가정이 아닌 다른 유형의 거주지에서 생활할 수 있는 서비스 및 지원 시스템에 대해 잘 알고 있을까? 부모는 이것이 중요하다고 생각하는가? 명백하지만 종종 논의되지 않는 또 다른 문제는 부모가 나이가 들어감에 따라 집에서 성인 자녀를 돌보는 것이 더 어려워질 수 있다는 사실이다. 부모 중 한 명 또는 두 명 모두 사망하는 경우 성인 자녀를 돌보는 것이 긴급한 문제가 되어 지역사회의 서비스나 배치가 필요하다. 본인과 부모는 주정부 프로그램과 지역사회에서 이용할 수 있는 다양한 기회를 알고 있어야 한다. 여기에는 독립생활, 재가 서비스이용, 보조 생활 또는 주거 생활과 같은 준비가 포함될 수 있다.

자립 생활은 자기 결정권과 기회 균등을 위한 철학이다. 그렇다고 해서 다른 사람과 독립적으로 사는 것을 의미하지 않는다. 사회에서 진정으로 독립적으로 사는 사람은 없다. 누구나 가족, 친구, 이웃이 있고 식료품점, 공원, 쇼핑몰이 있는 지역사회에서 살아간다. 장애인의 자립생활은 장애가 없는 사람들과 동일한 기회와 선택권을 가지고 생활하는 것을 의미한다. 많은 장애를 가진 성인들은 자신의 집에서 살면서 다양한 지역사회 자원과 지원을 이용하기로 선택한다. 발달 장애 면제 서비스 기준을 충족하는 성인은 집안일 서비스, 환경 개조, 가정배달 식사 등의 추가 지원을 받을 수 있다. 전국 자립생활 위원회(NCIL)는 1982년에 설립되었으며, 독립생활 센터(CIL), 주별 독립생활 위원회(SILC), 장애인 당사자 및 미국 전역의 장애인 인권 및 시민권을 옹호하는 기타 단체를 포함한 많은 단체와 개인을 대표한다.[34]

활동보조인 서비스는 일상생활활동(ADL)과 기본적인 건강 유지 활동에 대한 재가 지원을 제공한다. 그 목적은 장애인이 자신의 집에서 생활할 수 있도록 지원하는 것이다. 일부 주에서는 공공의료보험 면제생활 보조 서비스를 제공하고 있으며, 이는 공공의료보험 자격이 있는 거주자에게 집안일, 식사 준비, 에스코트 서비스, 필요한 쇼핑, 복약 보조 등의 서비스를 집에서 제공한다.

원호 생활(assisted living)은 일반적으로 혼자서 생활할 수 없지만 전문 요양 시설에서 제공하는 수준의 돌봄을 필요하지 않은 사람들이 이용하는 시설을 말한다. 원호 생활이라는 용어는 대상 인구와 제공되는 서비스에 따라 여러 가지 다른 의미를 가지고 있다. 미국 상원의 원호 생활 실무 그룹은 전국적으로 원호 생활 서비스의 일관된 품질을 보장하기 위한 권장사항을 개발했다. 한 가지 권장 사항은 다음과 같은 원호 생활의 정의이다:

원호 생활은 주에서 규제하고 감독하는 주거형 장기 요양 방안이다. 거주자의 검사, 서비스 계획 및 예기치 않은 요구사항이 발생할 때 이를 기반으로 거주자의 개별화된 예정된 요구 사항을 충족하기 위해 감독 및 서비스를 제공하거나 조정한다. 주 법률 및 규정에서 제공 또는 조정하도록 요구하는 서비스에는 다음이 포함되어야 한다(이에 국한되지 않음):

- 24시간 깨어 있는 직원이 감독을 통해 예정된 요구 사항과 예기치 않은 요구에 대응
- 개인 관리 및 지원 서비스 제공 및 감독
- 건강 관련 서비스(예: 투약관리 서비스)
- 식사, 하우스키핑 및 세탁
- 여가 활동
- 교통 및 사회복지서비스

이러한 서비스는 제공업체와 거주자 간의 계약서에 공개되고 동의한다. 원호 생활에서는 일반적으로 24시간 내내 지속적인 전문 간호 서비스가 제공되지 않는다. 개인의 선택, 존엄성, 자율성, 독립성 및 삶의 질을 극대화하는 것을 목표로 하는 서비스 제공 철학을 바탕으로 허가된 서비스 유형에 따라 다른 거주형 장기 요양과 구별된다.[35]

거주형 케어는 혼자서 생활할 수 없고 재가 커뮤니티 서비스를 통해 제공되는 것보다 더 많은 감독이 필요한 개인을 위한 선택이다. 의료보험 및 공공의료보험 서비스 센터에서 정의한 대로 일반적으로 그룹 홈으로 알려진 ICF는 주로 장애인에게 양육 보호 수준 이상의 건강 관련 치료 및 서비스를 제공하지만 병원이나 전문 간호 시설에서 제공되는 수준의 치료는 제공하지 않는 시설이다.[36] 이는 선택적 공공의료보험 혜택이다. 이러한 거주 시설은 주법에 따라 허가를 받았으며 연방 정부로부터 연방 운영 표준에 따라 ICF/ID에 공공의료보험 서비스를 제공하는 기관으로 인증 받는다. 고용된 직원은 보호된 주거 환경에서 지속적인 평가, 계획, 24시간 감독, 조정, 건강 또는 재활 서비스 통합을 통해 각 개인이 최대한의 능력을 발휘할 수 있도록 돕는다. 입소기준은 주 프로그램에 따라 다르지만 일반적인 기준에는 기본적인 간호, 일상생활 수행 능력 지원, 신체 및 인지 기능 또는 행동 문제 치료가 필요하다. 대부분의 주에서는 24시간 숙련된 간호 감독이 필요한 사람의 입원을 허가하지 않는다. 이들은 전문 간호 시설에 의뢰하는 것이 더 적절하다.

고용 선택(Employment options)

고용은 경쟁고용, 지원고용, 보호고용의 세 가지 수준으로 분류할 수 있다. 경쟁고용은 노동 시장에서 경쟁력 있는 임금과 책임으로 정규직 또는 시간제로 일하며 비장애인 동료와 비교하여 외부의 추가 지원 없이도 직업을 유지하는 것을 말한다.[26] 많은 장애 청소년들이 고등학교를 졸업할 때 경쟁고용을 유지할 수 있는 충분한 학업 또는 직업 준비를 갖추고 있다. 이들은 적절한 일자리를 찾기 위해 외부 기관의 도움만 받으면 된다.[26]

1986년 재활법 개정안에 따르면 지원고용은 가장 심각한 장애를 가진 사람을 위한 통합된 작업환경(비장애 동료와 함께)에서 경쟁적으로 일하는 것으로 정의된다. 지속적인 지원의 제공은 지원고용과 경쟁고용을 구분한다. 개인이 일자리를 유지하는 한 지원이 제공되므로 장애인이 비장애인 동료와 함께 작업 현장에서 임금을 받을 수 있는 기회를 얻을 수 있다. 2014년 노동력 혁신 및 기회법은 재활법 제1장을 개정하여 장애인의 노동력 서비스에 대한 접근성을 높이고 장애 학생에게 취업 전 전환 서비스를 제공함으로써 장

애인을 위한 중요한 변화를 가져왔다.[37] 이는 또한 지원고용에 대한 새로운 정의로 경쟁 통합 고용을 제공한다.

보호고용은 장애인이 비장애인 동료와 함께 일하지 않고 독립된 작업장에서 근무하는 것을 말한다. 이러한 고용 현장은 ADL, 사회적 기술, 직업 전 기술훈련을 받는 성인 주간 프로그램부터 포장, 분류, 기계 조립과 같은 하청 작업을 수행하는 보호 작업장까지 다양하다.[26]

물리치료는 모든 고용 부문에서 개인의 성공을 촉진하는 데 중요한 역할을 할 수 있다. 개인의 욕구를 조기에 파악하고 고등학교를 졸업한 후 취업에 더 잘 대비할 수 있도록 조기 훈련을 실시하는 것이 중요하다. 고등학교 재학 중 일정 수준의 취업을 장려하는 것도 졸업 후 취업을 예측할 수 있는 요인으로 작용하는 것으로 나타났다.[38] 청소년기에 자원봉사를 하거나 특정 집안일을 책임지는 것도 장려해야 한다.

물리치료사는 양손잡기, 머리 위로 물건 들기, 장시간 서 있기 등 해당 직무에 필요한 수작업을 수행할 수 있는 개인의 능력을 평가할 수 있다. 또한, 직무를 구성하는 요소로 분석한 다음 해당 구성 요소를 개별적으로 또는 전체적으로 다루어 업무 수행을 보다 효율적으로 할 수 있도록 직무에 특화된 교육도 제공할 수 있다. 여기에는 작업장 인체공학을 최적화하기 위한 환경 개선, 생산성 최적화를 위한 적절한 업무 조직 또는 지원 기술 활용 등이 포함될 수 있다.

일할 수 있는 능력은 유급이든 무급이든 개인의 행복감을 증진하고 개인의 행복감을 향상시킬 수 있다. 고등학교 졸업 후의 미래 직업은 모든 학생의 교육 계획에서 고려되어야 한다.

재정 지원(Financial assistance)

고용을 통해 발생하는 소득 외에도 성인이 이용할 수 있는 일반적인 재정지원 프로그램에는 연방 정부의 복지 프로그램인 장애인 연금(SSDI)과 고령자 및 장애인을 위한 보조적 보장소득(SSI)이 있다.

Merriam-Webster 사전에서 복지는 도움이 필요한 사람들을 위한 돈이나 생필품의 형태로 제공되는 원조이며 원조가 분배되는 기관 또는 프로그램으로 정의하고 있다.[39] 복지에는 다양한 의미가 있다. 정치인과 일반 대중이 일반적으로 생각하는 복지는 AFDC (Aid for Families with Dependent Children: 부양가족을 위한 지원)이며, 오늘날에는 TANF (Temporary Assistance to Needy Families: 빈곤 가정에 대한 임시지원)로 불리고 있다.[40] 복지의 다른 의미는 도움이 필요한 미국인에게 혜택을 제공하는 정부 프로그램 전반을 지칭하는 넓은 의미의 총칭이다. 이러한 프로그램에는 공공의료보험, 푸드스탬프, 생활보조금(SSI), 주택 및 도시 개발(HUD) 프로그램이 등이 포함된다.[40]

TANF는 주에서 복지 프로그램을 개발하고 시행하기 위한 연방정부 기금을 각 주에 지원함으로써 자격을 갖춘 가정에 재정 지원과 취업 기회를 제공한다. 시민들은 지역 TANF 기관에서 신청할 수 있으며, TANF는 미국 보건복지부 가족지원국을 통해 운영되고 있다.[41] 아동을 가정에서 돌볼 수 있도록 가족을 지원하고, 취업 준비, 취업, 결혼을 촉진하여 부모의 의존도를 낮추고, 혼외 임신의 발생을 예방 및 감소시키고, 양부모 가족의 형성과 유지를 장려하는 등 네 가지 목적을 가지고 있다.[41]

보충적 영양 보조 프로그램(SNAP)도 공공 지원금 중 하나로, 가구 규모와 가구 소득에 따라 공제 후 지급된다. 노인이나 장애인이 있는 가구는 특별한 배려를 받는다. 사람이 소비할 수 있는 식품과 가정에서 식물을 재배하기 위한 종자나 식물 구입에 대한 재정 지원이 제공된다. 특정 가정용품, 미용 제품, 담배, 주류, 애완동물 사료 등 구매할 수 있는 품목에는 제한이 있다.[42] 대부분의 영양 보조 프로그램은 주 또는 지역 수준에서 관리되므로 자격 요건은 주마다 다소 차이가 있을 수 있다.

사회보장국에는 두 가지 장애 프로그램, 즉 SSDI와 SSI가 있다. SSDI는 직원, 고용주, 자영업자의 부담금을 통해 기금이 조성되며, 부상당한 근로자, 미망인 또는 홀아비, 연금수급자, 장애인을 대상으로 한다. 수급 자격을 얻으려면 특정 기준을 충족해야 한다. 소득은 하나의 기준이며 개인의 근무 경력 및 소득과 연계된 급여액을 기준으로 한다. 장애 여부도 또 다른 기준이다.[43] 근로 소득과 관련된 일련의 질문을 사용하는 사회보장국의 기준에 따라 장애의 정의를 충족해야 하며, "기본적인 업무를 수행하는 데 상당한 제한이 있는 상태"여야 한다.[43] 또한 장애가 최소 1년 이상 지속되었거나 지속될 것으로 예상되어야 하며, 자격을 갖추려면 사회보장제도에 따라 충분히 오래 그리고 최근에 일을 한 경력이 있어야 수급자격을 얻을 수 있다.[43] SSDI를 받을 수 있는 다른 가족 구성원으로는 배우자, 자녀, 장애가 있는 자녀가 포함된다.[43]

SSI는 사회보장국에서 장애인, 시각 장애인 또는 65세 이상의 소득 및 자원(소유 재산)이 제한된 적격자(성인 또는 아동)을 대상으로 관리하는 프로그램이다. 이 프로그램은 사회보장세가 아닌 일반 세금으로 재원을 조달한다. SSI는 매월 일정 금액을 지급하며, 일부 주에서는 이 금액을 추가로 지급하기도 한다. SSI의 지원금은 개인의 의식주 등 기본적인 필요를 충족하는 데 사용된다.[44]

운전(Driving)

공공서비스 및 지역사회에 대한 접근은 자립의 핵심 측면이며 대중교통이나 개인택시 서비스를 이용하거나 운전을 통해 스스로 이동하는 것으로 달성할 수 있다. 공공 도로에서 자동차를 운전할 수 있는 면허를 취득하는 것은 청소년기의 주요 활동으로, 청소년의 의존성과 사회성을 높이는 데 도움이 된다. 장애가 있는 사람은 이 필수적인 기술을 습득하기 위해 적응 훈련과 장비가 필요할 수 있다. 장애인이 된 후 운전을 배우거나 다시 배우는 것은 자립, 직장 복귀, 공공시장 접근에 도움이 될 뿐만 아니라 전반적인 자율성과 자기결정권을 제공하는 데도 도움이 될 수 있다.

운전을 배우는 것은 단순히 신체적 기술만이 아니다. 운전은 시각적 처리와 안전 요소가 많이 포함된 멀티태스킹 활동이다. 어떤 시험으로도 공공 도로에서 자동차를 안전하게 운전할 수 있는 능력을 판단할 수 없다. 이러한 판단은 여러 분야의 시험과 "실제" 운전 시험을 거쳐야만 가능하다. 자동차를 조작하는 능력은 운전의 한 측면에 불과하다. 자동차를 운전하는 동안 적절한 정신적 행동과 반응, 고속도로 환경과의 적절한 상호작용은 이 고도로 숙련된 활동의 중요한 측면이다.[45] 주변 환경에 대한 인식과 관찰, 이동 중 시각적 스캐닝, 운전 규칙에 대한 지식, 눈과 발의 협응력은 운전의 가능한 목표를 논의할 때 고려해야 할 핵심 요소 중 일부이다.[46]

>> 성인 장애인을 위한 서비스 제공

IDEA 또는 재활법 504조에 따른 의뢰 및 자격과는 달리, 장애가 있는 성인은 해당 주에 있는 다른 성인과 마찬가지로 해당 주의 진료법에 따라 PT에 의뢰된다. 분명한 차이점은 의뢰의 주된 이유를 조사하고 평가할 때 반드시 고려해야 하는 근본적인 발달 장애이다. 다른 의료 서비스 제공자, 해당되는 경우 보호자, 개인 의료 서비스 제공자와의 상담 및 협력은 모든 환자/고객과 마찬가지로 항상 중요하다. 그러나 자신의 결정과 행동에 대해 완전한 자율성을 가진 개인과 달리 일부 환자는 완전한 자율성을 갖지 못할 수 있으므로 다른 사람의 도움이 필요하다. 목표 설정, 간병인 또는 활동보조인에 대한 교육, 적합한 개입 및 재택 운동 프로그램의 선정은 그룹 차원에서 이루어져야 한다. 장애인은 비장애인과 동등하게 대우받아야 한다.

물리치료사와 물리치료사 보조인력(PTA)의 업무 관계가 잘 형성되어 있고 기술이 적절하다면 물리치료사 보조인력(PTA)의 도움을 받는 것이 유용할 수 있다. 치료 위임은 주법에 따라 다른 환자와 다르지 않을 것이다. 단, 모든 진료 제공자가 기본적인 이해를 가져야 하는 근본적인 발달 장애는 예외이다. 문제는 원하는 결과를 얻기 위한 중재를 제공할 때 적응력과 관찰력을 갖추는 것이다. 이는 환자의 권리이자 전문가의 책임이다.

발달 장애가 있는 성인의 검사/평가

성인 사회 구성원으로서 가능한 한 독립적으로 생활하는 데 필요한 능력과 장애를 파악하기 위해 종합적인 검사가 실시된다. 물리치료 평가는 장애에 영향을 미치는 개인적 요인뿐만 아니라 환경적, 사회적 요인도 다루어야 하는 종합 계획에 추가될 수 있다. 개별화된 가족 서비스 방안(IFSP) 및 개별화 교육 방안(IEP)과 같은 다른 공식 방안과 마찬가지로 물리치료 평가의 결과는 훈육이나 장애의 구체적인 목표를 설정하는 것이 아니라 장애인의 독립성과 자율성을 촉진할 수 있는 의미 있는 개별화된 목표와 결과를 개발하기 위한 것이다. 이러한 목표에는 환경적인 장애 요소를 파악하고 수정하는 것부터 자기 관리 및 기본 ADL을 통한 자립, 적절한 고용 환경 및 활동 파악 등이 포함될 수 있다.

검사에는 모든 물리치료 평가의 공통 요소인 인구통계학적 정보, 의학적 진단, 현재 복용 중인 약물, 현재 불편 사항 또는 문제, 시스템 점검이 포함될 수 있다(사례 연구 참조). 개인의 일상생활 수행 능력, 일상생활 도구 활동(IADL) 및 기능적 활동 수행 능력에 대한 검사는 개인의 능력을 평가하고 독립성을 증진하기 위한 전략을 개발하는 데 필수적이다 (보기 25.7). 이러한 활동을 수행할 수 있는 능력은 직업을 갖고 공공 서비스를 이용하는 능력으로 이어질 수 있으며, 이는 다시 사람들을 만나고 다른 사람과의 관계를 발전시키는 것으로 이어질 수 있다.

개인의 역량 평가의 일부에는 표준화된 검사 사용이 포

보기 25.7 ADL, IADL의 정의와 기능

ADL: 일반적으로 기능적 이동과 개인 관리 및 준비와 관련된 일상 생활[1]

예시:

개인 위생 – 목욕하기, 장 및 방광 관리, 머리 감기, 양치질, 면도하기

옷 입기 – 옷 입고 벗기, 신발, 양말, 코트, 장갑 착용, 패스너 조작(벨크로, 후크, 단추, 지퍼)

수유 및 수분 섭취 – 먹기, 마시기, 고기 자르기, 숟가락, 포크, 칼과 같은 도구 사용하기 IADL: 환경과의 상호작용에 중점을 둔 활동으로, ADL보다 더 복잡하며 선택 사항(때때로) 또는 위임 가능[1]

예시:

재정 관리 – 은행에 가기, 수표 장부 관리, 청구서 지불, 지출 관리

식사 준비 – 음식 준비 및 조리, 자르기, 캔 및 병따기, 음식 씻기, 물건 계량하기, 시간 기록하기

쇼핑 – 음식, 옷, 세면도구, 가정용품 구매

약물 복용- 안전하고 적절한 관리, 용기에서 조제하는 능력, 처방에 따라 적절한 복용량을 복용하는 것을 포함하여 약을 준비, 정리, 구매, 주문 및 관리하기

전화 사용 – 전화기 조작, 전화 통화, 전화로 적절한 대화, 응급 상황 시 전화 및 통화 능력

교통 – 대중교통 이용, 택시 호출 또는 자가 운전 능력

하우스키핑 – 아파트, 집 또는 거실 청소 및 관리 능력

기능: 신체적, 사회적, 심리적 안정을 지원하고 의미 있는 삶을 영위하는 데 필수적이라고 개인이 판단한 활동[1]

기능적 활동에는 서기, 걷기, 옮기기, 쪼그리고 앉기, 물건을 들거나 조작하기 등의 활동 외에도 ADL 및 IADL이 포함될 수 있다.

참고문헌

1. American Physical Therapy Association. Guide to Physical Therapist Practice. 2nd ed. APTA; 2003.

보기 25.8 표준화된 검사

FIM은 돌봄 부담 측면에서 신체 및 인지장애를 측정하는 표준 기반 검사이다.[1] 항목을 완료하는 데 필요한 도움의 양에 따라 1–7점 척도로 점수를 매긴다(1 = 총 도움, 7 = 완전한 독립). FIM에는 18개 항목이 포함되어 있다.

자기 관리, 괄약근 조절, 운동성, 이동성, 의사소통, 사회적 인지 영역으로 분류된다. 등급은 관찰 또는 보고서를 기반으로 한다. 총점 범위는 18점에서 126점까지이며, 점수가 높을수록 해당 영역에서 독립적인 기능이 더 강하다는 것을 나타낸다. FIM의 심리측정 특성은 여러 집단을 대상으로 연구되었으며, 이 검사는 평가자 간 신뢰도(0.86–0.96), 내용 타당도, 바텔 지수(0.84)와의 강한 상관관계가 있는 것으로 나타났다.[2–4]

바텔 지수는 개인별 간호 및 이동성에서 기능적 독립성을 측정한다.[2] 개인별 의료 기록을 검토하거나 직접 관찰하여 측정할 수 있다. 검사 항목의 가중치는 장애 및 장애의 양상을 반영하고 필요한 돌봄과 사회적 수용 가능성 측면에서 해당 항목의 상대적 중요성을 파악한다.[5] 총점 범위는 0–100점이며, 점수가 높을수록 독립성이 높다는 것을 나타낸다.

수정된 바텔 지수에서는 식사와 음주가 별도의 기능으로 포함되었다.[6] 수정된 버전의 총점 범위도 0–100점이다. 총점 60점은 일반적으로 현저한 의존성과 독립성 사이의 임계값으로 사용된다. Shah 등[7]은 0–20점(두 버전 모두)은 총 의존도, 21–60점은 심한 의존도, 61–90점은 중간 정도의 의존도, 91–99점은 약간의 의존도를 나타낸다.

특정 환자 집단, 즉 외상성 뇌 손상 또는 뇌혈관 사고 환자의 입원 재활 및 다음과 같은 성인을 대상으로 한 10개 및 15개 항목 테스트 모두에 대해 신뢰도와 타당도가 확립되었다.

중증 장애(평가자 간 신뢰도 = 0.89).[6,8] 바텔 지수의 두 가지 한계는 낮은 수준의 장애를 감지하지 못할 수 있는 검사 구조와 FIM과 달리 바텔 검사에는 특정 인지 검사 항목이 없다는 점이다.[9]

참고문헌

1. Guide for the Uniform Data Set for Medical Rehabilitation (Adult FIM). Version 4.0. State University of New York at Buffalo; 1993.
2. Hamilton B, Laughlin J, Granger C, et al. Interrater agreement of the seven level Functional Independence Measure (FIM). Arch Phys Med Rehabil. 1991;72:790.
3. Keith R, Granger C, Hamilton B, et al. The Functional Independence Measure: a new tool for rehabilitation. In: Eisenberg M, Grzesiak R, eds. Advances in Clinical Rehabilitation. Vol 1. Springer; 1987:6–18.
4. Rockwook K, Stolee P, Fox RA. Use of goal attainment scaling in measuring clinically important change in the frail elderly. J Clin Epidemiol. 1993;46:1113–1118.
5. Granger C. Outcome of comprehensive medical rehabilitation: an analysis based upon impairment, disability, and handicap model. Int Rehabil Med.

1985;7:45–50.
6. Granger C, Albrecht G, Hamilton B. Outcome of comprehensive medical rehabilitation: measurement of PULSES Profile and the Barthel index. Arch Phys Med Rehabil. 1979;60:145–154.
7. Shah S, Vanclay F, Cooper B. Improving the sensitivity of the Barthel Index for stroke rehabilitation. J Clin Epidemiol. 1989;42:703–709.
8. Houlden H, Edwards M, McNeil J, et al. Use of the Barthel Index and Functional Independence Measure during early inpatient rehabilitation after single incident brain injury. Clin Rehabil.
9. Mahoney F, Wood O, Barthel D. Rehabilitation of chronically ill patients: the influence of complications on the final goal. South Med J. 1958;51:605–609.

함될 수 있다. PT는 기능적 능력에 관한 객관적인 정보를 수집함으로써 시간이 지남에 따라 개인의 기능적 능력을 평가하는 데 도움이 될 수 있는 문서를 확보할 수 있다. 이 과정에서 일반적으로 사용되는 두 가지 표준화된 테스트는 기능적 독립성 척도(FIM)와 바텔 지수(보기 25.8)이다.

개인의 기능적 능력 외에도 물리적 공간 및/또는 접근성, 업무 수행에 필요한 특정 작업 및 신체 기능과 관련하여 해당 개인이 수행해야 하는 업무 유형을 평가할 수 있다.

물리적 공간은 ADA의 물리적 접근성에 관한 가이드라인을 사용하여 검토할 수 있다(워크스루 화면은 보기 25.9에서 확인할 수 있음). 물리적 공간에 대한 조사는 작업 현장으로의 접근과 자동차를 주차하거나 운송 차량에서 내려 건물에 진입하는 능력으로 시작된다. 건물 진입에는 출입문에 접근하여 출입문을 성공적으로 열고 통과하여 건물 안으로 들

보기 25.9 빠른 접근성 검사

건물 접근성

1. 장애인은 다른 사람과 마찬가지로 건물에 도착하고 접근하여 자유롭게 출입할 수 있어야 한다.
2. 장애인 전용 주차 공간이 충분히 확보되어 있는가?(100대 미만의 주차 공간 25개마다 장애인 전용 주차 공간이 하나씩 있어야 한다.)
3. 장애인 주차 공간이 장애인 출입구와 가까운 곳에 있는가?
4. 단차나 계단이 필요 없는 진입 경로가 있는가?
5. 접근을 위한 경사로가 있는 경우 경사도가 1:12 이상인가?
6. 출입문 너비가 32 인치(약 81.3 센티미터) 이상인가?
7. 문 손잡이가 48 인치(약 122 센티미터) 이하인가?(한 손으로 문을 열 수 있는가?)
8. 문턱이 1/4 인치(약 0.64 센티미터) 이하인가?

건물 복도

1. 이상적으로는 장애인이 비장애인보다 더 많은 도움 없이 서비스를 이용할 수 있도록 건물의 배치를 설계해야 한다.
2. 이동 경로의 폭이 36 인치(약 91.4 센티미터) 이상인가?
3. 공공 사용 컨트롤에 접근 가능한가?
   a. 측면 도달의 최대 높이는 54 인치(약 137.2 센티미터)이다.
   b. 앞으로 뻗을 수 있는 최대 높이는 48 인치이다.
4. 엘리베이터 호출 버튼의 높이가 지상에서 42 인치(약 106.7 센티미터)를 제공하는가?
5. 엘리베이터가 청각 및 시각 신호를 제공하는가?
6. 계산대 카운터에 높이가 36 인치를 넘지 않는 부분이 있는가?
7. 주둥이가 바닥에서 36 인치 이하인 식수대가 있는가?
8. 건물 내에 공중전화가 4개 이상 있는 경우, 한 대의 전화기에 문자 전화기(TT 또는 TDD)가 설치되어 있는가?

공중 화장실

공중 화장실은 장애인을 포함한 모든 대중이 이용할 수 있어야 한다.

1. 공공 휴게실을 이용할 수 있는 경우 장애인용 휴게실이 하나 이상 있는가?
2. 화장실 문을 쉽게 열 수 있는가[최대 5 파운드(약 2.3 킬로그램)의 힘으로]?
3. 화장실에 휠체어가 회전할 수 있는 지름 5 피트(약 1.5 미터)의 공간/스톨이 있는가?
4. 변기의 높이가 바닥에서 17–19 인치(약 43.2–48.3 센티미터)인가?
5. 세면대가 바닥에서 34 인치(약 86.4 센티미터) 이하인가?
6. 거울은 반사 표면의 하단 가장자리가 바닥에서 40 인치(약 101.6 센티미터) 이하로 설치되어 있는가?
   바닥에서 40 인치 이하로 설치되어 있는가?
7. 비누 및 타월 디스펜서가 바닥에서 48 인치 이하로 설치되어 있는가?

Adapted from ADA homepage. http://www.usdoj.gov/crt/ada/

어갈 수 있는 능력이 포함된다. 건물 내부로 진입한 후에는 주 작업 현장과 구내식당, 휴게실, 비상 대피로, 직원 휴게실 등 부대 시설에 대한 실질적인 접근성을 검토해야 한다. 또한 실제 업무 수행에 필요한 신체 기능 및 업무에 필요한 장비나 도구의 사용 여부도 조사해야 한다. PT는 작업 공간과 도구를 수정하여 작업의 특정 작업을 인체공학적으로 더 효율적으로 만들고 부상 위험을 줄이는 데 도움이 될 수 있다. 또 다른 검토 사항은 업무 일정이다. 검토해야 할 일반적인 질문은 다음과 같다: 업무 수행에 필요한 시간 동안 앉거나 서 있거나 동작을 수행할 수 있는 지구력이 있는가? 직무와 관련된 업무를 수행하기 위해 적절한 시간 동안 집중할 수 있는 능력이 있는가? 직무를 안전하게 수행하기 위해 적절한 행동을 보이는가? 이러한 질문은 직무를 잘 수행하는 데 필요한 지구력과 집중력 문제를 다룬다. 약물 복용, 식사, 휴식 시간 및 업무와 관련된 작업의 타이밍을 검토하여 일정이 개인에게 적합하고 근로자와 고용주 모두의 요구를 충족하는지 확인해야 한다.

개인 재활 계획(Individual habilitation plan)

당사자, 가정 또는 직장의 물리적 환경, 이러한 환경에 참여하는 데 필요한 활동에 대한 조사가 완료되면 PT는 개인 재활 계획(IHP), 개인 서비스 계획(ISP) 또는 개인 프로그램 계획(IPP) 작성에 참여할 수 있다. IFSP 및 IEP와 마찬가지로 IHP는 ICF에 거주하는 사람의 필요와 욕구를 해결하기 위한 개별화된 계획이다. 장애인 당사자(직접 또는 법적 후견인을 통해)를 포함한 다분야 팀은 "개인이 가능한 한 자기 결정권과 독립성을 가지고 기능하는 데 필요한 행동을 습득하고 현재의 최적 기능 상태의 퇴행 또는 상실을 예방 또는 늦추는 방향으로"(42CFR483.440[a]) IHP 개발에 의견을 제공한다.[47] PT는 다양한 건강 관련 문제에 대한 핵심 정보를 제공할 수 있지만 가장 중요한 것은 일상 생활 및 작업 능력 영역에서 기능 기술을 증진하는 데 중점을 둔다. 보기 25.10은 일반적인 IHP에 포함된 내용의 몇 가지 예를 제공한다.

IHP를 구성하기 위해 팀이 모이면 목표를 확인하고 합의한다. IHP의 목표는 객관적이고 측정 가능해야 하며, 가장 중요한 것은 환자의 생활에서 기능적 활동과 관련이 있어야 한다. Kettenbach에 따르면[48], 물리치료의 적절한 목표에는 대상자, 당사자 또는 간병인에 대한 사항(A), 파악된 행동 또는 당사자가 하려는 행동(B), 행동이 관찰될 조건(C), 행동이 실행될 정도(D)가 포함되어야 한다. 또한 PT는 해당 행동을 수행하기 위해 간병인 또는 당사자에게 필요한 교육(E)과 당사자의 일상생활에서 해당 행동의 기능적 관련성(F)을 염두에 두어야 한다(보기 25.11).

IHP가 설정되면 적절한 서비스가 제공된다. 장애가 있는 성인과 작업할 때 PT가 사용하는 중재 방법은 장애가 없

보기 25.10 개별 재활 계획에 포함된 기본 콘텐츠의 예

- 인구통계학적 정보 진단
- 복용 중인 약물 간호 필요 사항
- 행동 패턴 또는 우려 사항
- 효과적인 의사소통 방식
- 신체적, 정신적, 정서적 건강
- 안전 인식 수준
- 필요한 감독 수준
- 사용 중인 보조 도구
- 관심사 및 활동
- 삶의 목표
- 현재 제공되는 서비스
- 이동 수단을 포함한 이동 현황
- 자기 관리 능력
- 자기주도 능력
- ADL 및 IADL을 통한 독립성 수준
- 사회참여 수준
- 고용상태
- 필요한 편의 시설

Developed by Drnach M. Example of Basic Content Included in a Habilitation Plan. Unpublished. 2020.

보기 25.11 목표 설정

기억할것:

- A: 청중
- B: 행동
- C: 상태
- D: 정도
- E: 필요한 교육
- F: 기능적 관련성

Adapted from Kettenbach G. Writing SOAP Notes with Patient/Client Manage- ment Formats. 3rd ed. FA Davis Company; 2004.

는 성인에게 사용하는 중재 방법과 다르지 않다. 그 목적은 일상생활에서 장애인의 기능을 극대화하는 것이다. 많은 경우 만성 질환을 가진 사람과 함께 일할 때 목표는 기저 질환을 바꾸는 것이 아니라 그 사람이 더 잘 기능할 수 있도록 만드는 것이다. 이는 당사자, 가정이나 직장 환경 또는 사회에서 내재된 특정 능력(다른 사람들이 그가 할 수 있다고 믿는 것)에 대해 이러한 장애 요소를 해결함으로써 달성할 수 있다. 다른 환경과 마찬가지로 조정, 의사소통, 문서화는 중재의 필수 요소이다. 환자/고객 관련 교육과 적절한 경우 간병인 교육은 개인의 일상 생활에 권장되는 중재를 실행하기 위해 필요하다. 구체적인 절차적 중재에는 자가 관리, 가정 관리, 업무 및 여가 활동에 대한 기능 훈련이 포함될 수 있다. 모든 성인과 마찬가지로 신체 활동과 운동은 건강한 라이프스타일과 장기간의 기능 유지에 도움이 될 수 있다.

>> 요약

전환은 종종 고유한 규칙과 규정, PT의 기대 역할에 따라 한 프로그램에서 다른 프로그램으로 이동하는 것으로 설명된다. 이 장에서의 전환을 인생의 한 단계에서 다음 단계로 넘어가는 것을 말한다. 장애 아동은 장애 성인으로 성장하고, 장애 성인은 나이가 들어 장애 노인이 된다. 나이가 들어감에 따라 신체 활동과 능력이 감소하고, 친구와 가족이 떨어져 있거나 사별하는 것은 인간의 자연스러운 과정이다. 부모를 잃는다는 것은 특히 어려운 변화이며, 그 부모가 장애인의 주간병인인 경우에는 더욱 힘들어진다. 이때 중요한 질문이 생긴다: 누가 간병인의 역할을 맡을 것인가? 이러한 질문이 제기되는 것은 비단 죽음뿐만이 아니다. 부모와 부양자녀 모두의 자연스러운 노화는 결국 두 사람의 신체적 능력 저하로 이어질 것이다. 62세의 어머니가 37세의 아들을 더 이상 들어 올릴 수 없게 되면 어떻게 될까? 누가 이 역할을 맡게 될까?

PT는 미래에 대해 매우 감정적이고 때로는 어려운 주제가 될 수 있는 논의를 촉진하는 중요한 역할을 한다. 가능한 한 독립적으로 생활하거나 어떤 형태의 일에 참여하거나 성인기에 일반적으로 나타나는 다른 특성을 습득하는 개인의 능력에 영향을 미치는 요인은 개인과 부모 모두의 성장과 발달에 따라 수년에 걸쳐 쌓인다. PT는 부모에게 청년으로서 자기 결정력과 독립성의 특성으로 발전할 수 있는 자녀의 기술 육성의 중요성에 대해 교육하는 것으로 시작할 수 있다. 적절한 인지 수준에서 자녀와 대화하고, 자녀의 합리적인 결정을 존중하고, 자녀가 선택의 결과를 경험하게 하고, 자녀의 바람과 필요에 귀를 기울이면 성인 행동과 특성 발달에 도움이 될 수 있다.

청년과 가족에게 지역사회에서 이용할 수 있는 서비스와 지원 사항에 대해 교육하는 것은 전환 과정의 중요한 부분이다. 각 가족은 각자의 가치관, 가족 구성원으로서 기능하는 방식이 다르다. 부모, 형제자매, 장애 자녀의 역할에 대해 솔직하게 논의하면 각 가족 구성원의 필요에 대한 상호 이해가 용이해진다. 많은 가족이 자녀의 미래에 대한 문제를 논의하는 것처럼 미래 계획과 포부, 간병인 지원 및 서비스 방안에 대한 주기적인 논의는 인생 계획의 자연스러운 부분으로 간주되어야 한다. 커서 무엇이 되고 싶은가? 어디에서 살고 싶은가? 어디에서 일하고 싶은가? 이러한 목표를 달성하려면 누가, 또는 어떤 지원이 필요할까? 능력에 관계없이 모든 아동에게 보호 시설이나 주거 공간과 같은 합리적인 선택지를 제시해야 한다.

이처럼 중요한 생애 전환기를 계획함으로써 PT와 장애인의 삶에 관여하는 다른 사람들은 "장애인의 기회 평등, 완전한 참여, 독립 생활 및 경제적 자립 보장"을 위해 기여할 수 있다.[1]

사례 연구

물리치료 검사: ICF/ID에 있는 거주자

이름	환자A
주소	1104 Some Road City, Wv 12345
생년월일	05-20-57
평가 날짜	10-05-20
나이	63세
보험	공공의료보험
보호자	Joe. Phone. 123-56-7890
의사	Luke Georgia Luke. phone 234-156-0987
근무지	카운티 워크샵
감독자	Grace. Phone. 345-678-0098

의학적 진단: 경증 지적 장애, 동맥 경화증, 고지혈증, 간헐적 발작 장애, 비만, 위식도 역류 질환, 발작 장애 병력, 골관절염

약물 복용: 리피토 40 mg, 테그레톨 200 mg, 오이스터 쉘 500 mg, 나프록센 500 mg, 졸로프트 100 mg

의뢰 이유: 연례 검토. 환자 A, 보호자 및 시설 직원은 현재 우려 사항이나 필요 사항이 없다고 보고함

계통 점검(Systems review)

키	5 피트 5 인치(약 165.1 센티미터)
체중	197파운드(약 89.4 킬로그램)
시력	안경착용, 근시
청력	온전함
검사 중 행동	협조적; 한 단계 지시에 잘 따름
의사소통	언어; 완전한 문장으로 의사소통 가능
구강 능력	손상없음
심박수	71 bpm, 보통
신발 사이즈	8½ 폭(255 밀리미터)
부종	하지 +1, 말단 사지의 모세혈관 순환 3초 미만
감각	가벼운 접촉 손상 없음
피부	사지와 몸통을 육안으로 검사했을 때 명백한 수술 흉터가 발견되지 않음
보조장치	아치 지지대가 있는 양측 신축 보조기, 미끄럼 방지 플레이스 매트, 판 보호대, 손잡이가 달린 숟가락과 포크를 포함한 식사용 보조기구

검사 결과(Examination findings)

근육뼈대계 상태

상지의 운동 범위는 기능적 제한 범위 내에 있다. 그녀의 척추에는 오른쪽 흉부에 갈비뼈 혹이 있는 척추 후만증이 있다. 곡선은 전방 굴곡에 따라 변하지 않는다. 하지의 수동 운동 범위는 양측 45도 외회전, 좌측 45도 고관절 내회전, 우측 30도의 대칭적인 고관절 외전으로 나타난다. 고관절이 양측으로 중립으로 신장되어 있으며, 부드러운 끝 느낌이 나타난다. 고관절 굴곡은 양측으로 120도이다. 슬와 각도는 양측으로 55도 측정되었다. 능동적인 발목 관절 운동은 기능적 범위 내에 있다. 내전된 발로 보조기를 착용하고 있다. 보조기는 잘 맞는 것으로 보이며 4개월 전에 마지막으로 교체했다.

경골 결절에서 10 cm 떨어진 종아리 둘레를 측정한 결과 오른쪽은 39 cm, 왼쪽은 36 cm로 측정되었다. 이 측정값은 6개월 전 측정값과 변함이 없다. 그녀는 하지 부종의 오랜 병력이 있다.

신경근육계 상태

발목의 간대성 경련 검사에서 음성 판정을 받았다. 지난 6개월 동안 넘어졌다는 보고는 없었다. 발목과 걸음걸이의 균형 반응이 선 자세에서 관찰되었다. 환자는 엉덩이에 통증을 호소하지 않았다. 간병인은 특히 직장에서 돌아온 후 절뚝거림이 증가하고 가끔 고관절 통증이 있는 것 같다고 보고했다.

심폐계 상태

폐 청진에서 돌발성 소리는 들리지 않았다. 환자가 호흡곤란 증상을 호소하지 않았다. 간병인도 호흡곤란 증상을 본 적이 없다고 했다. 현재 환자의 지구력 수준은 활동 수준에 충분하며 일상 활동, 업무 또는 사회적 외출에 참여하는 데 지장이 없다. 지난 1년 동안 호흡기 감염 병력이 없다.

기능적 상태

이동: 앉았다 일어날 때 독립적으로 이동 가능. 욕조에 들어갔다 나올 수 있다. 표준 변기에 앉았다 일어날 수 있다. 손잡이의 도움을 받아 밴에 오르내릴 수 있다.

보행/이동: 환자는 75초 동안 200 피트(약 61미터)를 보행할 수 있다. 보행 패턴은 오른쪽의 자세 단계가 감소하고 걸을 때 고관절과 무릎 관절이 구부러짐을 보여준다. 몸통이 엉덩이에서 구부러짐. 손잡이의 도움으로 5개의 계단을 오르고(계단에서 계단으로) 내려올 수 있다(그녀의 직장에는 5개의 계단이 있다.). 그녀는 내측 아치 지지대가 있는 발 보조기를 착용하고 있다.

일상 생활 활동(직원 보고서 기준): 스스로 옷을 입을 수 있으며, 옷의 방향과 여밈에 최소한의 도움만 필요하다. 목욕(수건 준비 및 언어적 도움 제공)을 충분히 마치려면 도움이 필요하다. 접시 받침대와 미끄럼 방지 매트를 사용하여 혼자서 식사를 할 수 있다. 일반 컵으로 물을 마실 수 있다. 화장실에 가라는 신호를 받으면 화장실을 사용한다. 위생을 위해 최소한의 도움만 필요하다. 한 달에 한 번 정도 방광 요실금 증상을 보이는 것으로 보고되었다. 그녀는 배변조절을 할 수 있다.

FIM 점수: 63/126. 가장 도움이 필요한 영역으로는 괄약근 조절, 자기 관리, 사회적 인지 등이 있다. 가장 독립적인 영역에는 보행, 활동성 및 의사소통이 있다.

일

환자는 카운티 워크샵에 고용되어 근로하고 있다. 그녀의

주된 업무는 상자에 라벨을 붙이는 것이다. 장시간 앉아 있어야 하고, 앉았다 일어설 수 있어야 하며, 양쪽 상지를 사용하여 라벨과 빈 판지 상자를 조작해야 하며, 보통 2 피트 x 1 피트 x 6 인치(61 센티미터 x 30.5 센티미터 x 15.2 센티미터)크기의 상자를 다루어야 한다. 또한 몸통을 회전하고, 상자를 잡고 앞에 놓을 수 있어야 하며, 상자를 세 상자 높이로 쌓을 수 있어야 한다.

여가 활동

자동차 타기, 지역 영화관에서 영화 보기, 카운티 박람회 참석, 약 15분에서 30분 정도의 짧은 산책, 야생화 따기 등을 즐긴다.

권장 사항

보행 편차에 관해 의사와 상담. 오른쪽 고관절 방사선 사진이 필요할 수 있다. 신발의 아치 지지대는 잘 맞지만 일반적인 마모로 인해 6개월 내에 교체해야 할 수 있다.

후기 과제

1. 고객이 자신의 직업을 수행하는 데 필요한 특정 동작을 식별하기. 파악된 동작과 관련된 주요 근육은 무엇인가? 직무를 수행하기 위해 근력, 유연성 또는 지구력을 유지하기 위해 집에서 할 수 있는 운동 세 가지를 처방.
2. 목욕할 때 도움이 필요하므로, 이 작업을 수행하는 동안 고객과 간병인 모두의 안전을 보장할 수 있는 기능확인.
3. 옷을 입는 데 있어 독립성을 높일 수 있는 적절한 보조기술파악

참고문헌

1. Individuals with Disabilities Education Improvement Act of 2004. 20 USC 1400. Title I. Sec. 601(c)(1).
2. Erickson W, Lee C, von Schrader S. 2017 Disability Status Report: United States. Cornell University Yang Tan Institute on Employment and Disability (YTI); 2020.
3. Arnett J. Emerging adulthood—a theory of development from the late teens through the twenties. Am Psychol. 2000;55:469-480.
4. Jordan B, Dunlap G. Construction of adulthood and disability. Ment Retard. 2001;39:286-296.
5. Porter RE. Normal development of movement and function: child and adolescent. In: Scully RM, Barnes MR, eds. Physical Therapy. JB Lippincott; 1989.
6. Culbertson JL, Newman JE, Willis DJ. Childhood and adolescent psychologic development. Pediatr Clin North Am. 2003;50:741-764.
7. Kaeser F. Can people with severe mental retardation consent to mutual sex? Sex Disabil. 1992;10:33-42.
8. Wehmeyer M, Schalock R. Self-determination and quality of life: implications for special education services and supports. Focus Except Child. 2001;33:1-16.
9. World Health Organization, World Bank. World Report on Disability. World Health Organization; 2011
10. Taylor DM. Americans with Disabilities: 2014. Current Population Reports. U.S. Census Bureau; 2018:70-152.
11. U.S. Department of Labor Statistics. The Employment Situation. Table A-6. Employment Status of the Civilian Population by Sex, Age, and Disability Status, not seasonally adjusted. 2019. Accessed January 18, 2021. https://www.bls.gov/news.release/archives/empsit_05032019.htm
12. Young K, Kroth P. Health Care USA. Understanding Its Organization and Delivery. 9th ed. Jones and Bartlett; 2018.
13. University of Iowa. Appendix 2: Major Disability-Related Legislation 1956–1999. Accessed May 22, 2020. http://disability.law.uiowa .edu/csadp_docs/APPENDIX_2_APR.txt
14. Kollmann G, Solomon-Fears C. Major decisions in the House and Senate on Social Security: 1935-2000. CRS Legislative Histories. Social Security Administration. Accessed May 22, 2020. http://www .ssa.gov/history/reports/crsleghist3.html
15. Supplemental Security Income Home Page—2020 Edition. U.S. Social Security Administration. Accessed May 22, 2020. https://www.ssa.gov/ssi/
16. U.S. Department of Justice, Civil Rights Division, Disability Rights Section. A Guide to Disability Rights Laws. 2020. Accessed May 22, 2020. http://www.usdoj.gov/crt/ada/cguide.htm
17. The Developmental Disabilities Assistance and Bill of Rights Act 2000 (PL 106–402). Accessed May 22, 2020. https://acl.gov/ about-acl/authorizing-statutes/developmental-disabilities-assistance-and-bill-rights-act-2000
18. Administration for Community Living. State Councils on Developmental Disabilities. U.S. Department of Health and Human Services. Accessed: May 22, 2020. https://acl.gov/programs/aging- and-disability-networks/state-councils-developmental-disabilities
19. U.S. Department of Health and Human Resources. HHS Policy for Section 508 Compliance and Accessibility of Information and Communication Technology (ICT). Accessed January 18, 2021. https://www.hhs.gov/web/governance/digital-strategy/it-policy-archive /hhs-policy-section-508-compliance -accessibility-information -communications-technology.

html#2

20. Association of Assistive Technology Act Programs. Accessed May 22, 2020. https://www.ataporg.org/
21. Russell JN, Hendershot GE, LeClere F, et al. Trends and differential use of assistive technology devices: United States, 1994. Adv Data. 1997:13(292):1-9. PMID: 10182811.
22. Stedman's Medical Dictionary for the Health Professions and Nursing. 7th ed. Lippincott Williams & Wilkins; 2012.
23. Boggs C. Workers' compensation history: the great tradeoff! Insur J. 2015. Accessed June 6, 2020. https://www.insurancejournal.com/blogs/academy-journal/2015/03/19/360273.htm
24. Kaye HS. Vocational Rehabilitation in the United States. Disabilities Statistics Abstract Number 20. U.S. Department of Education, National Institute on Disability and Rehabilitation Research; 1998.
25. Rehabilitation Act of 1973. As Amended through P.L. 114-95, Enacted December 10, 2015. 29 USC 701. Section 2 (a)(4). Accessed May 26, 2020. https://www2.ed.gov/policy/speced/leg/rehab/rehabilitation-act-of-1973-amended-by-wioa.pdf
26. Rehabilitation Act of 1973. As Amended through P.L. 114-95, Enacted December 10, 2015. 29 USC 701. Section 102 (a)(1). Accessed May 26, 2020. https://www2.ed.gov/policy/speced/leg/rehab/rehabilitation-act-of-1973-amended-by-wioa.pdf
27. U.S. Social Security Administration. Substantial Gainful Activity. Accessed May 26, 2020. https://www.ssa.gov/OACT/COLA/sga.html
28. Tanenbaum S. Medicaid and disability: the unlikely entitlement. Milbank Q. 1989;67(Suppl 2 Pt 2):288-310.
29. Social Security Administration. Social Security History. Accessed May 26, 2020. http://www.ssa.gov/history/nixstmts.html#amend
30. Clifton D. Disability management in long term care. In: Clifton D, ed. Physical Rehabilitation's Role in Disability Management. Unique Perspectives for Success. Elsevier Saunders; 2005:57.
31. Public Law 113-295, Stephen Beck, Jr, Achieving a Better Life Experience Act (ABLE Act) of 2014, Approved December 19, 2014. Accessed May 26, 2020. https://www.ssa.gov/OP_Home/comp2/F113-295.html
32. U.S. Department of Health and Human Services. Section 504 of the Rehabilitation Act of 1973, as amended. Accessed January 18, 2021. https://www.govinfo.gov/content/pkg/USCODE-2010-title29/pdf/USCODE-2010-title29-chap16-subchapV-sec794.pdf
33. National Alliance for Caregiving and AARP Public Policy Institute. Caregiving in the U.S. Executive Summary. Published June 2015. Accessed May 26, 2020. https://www.caregiving.org/wp-content/uploads/2020/05/2015_CaregivingintheUS_Executive-Summary June-4_WEB.pdf
34. National Council on Independent Living. About NCIL. Accessed January 18, 2021. https://ncil.org/about/
35. The Assisted Living Workgroup. Assuring quality in assisted living: guidelines for Federal and State Policy, State Regulation, and Operations. A report to the U.S. Senate Special Committee on Aging. 2003. Accessed May 26, 2020. http://www.aahsa.org/alw/intro.pdf
36. The U.S. Department of Health & Human Services, Centers for Medicare & Medicaid Services. Intermediate care facilities for individuals with intellectual disability. Accessed May 26, 2020. https://www.medicaid.gov/medicaid/long-term-services-supports/institutional-long-term-care/intermediate-care-facilities-individuals intellectual-disability/index.html
37. United States Department of Labor. Workforce Innovation and Opportunity Act of 2014. Accessed May 19, 2020. https://www.dol.gov/agencies/eta/wioa/about
38. Carter EW, Austin D, Trainor AA. Predictors of postschool employment outcomes for young adults with severe disabilities. J Disabil Policy Stud. 2012;23(1):50-63.
39. Merriam-Webster Online Dictionary. Welfare. Accessed May 28, 2020. http://www.m-w.com/dictionary/welfare
40. News Batch. Welfare policy issues. Updated May 2011. Accessed May 28, 2020. http://www.newsbatch.com/welfare.htm
41. Administration for Children and Families. Office of Family Assistance (OFA). Accessed May 28, 2020. https://www.acf.hhs.gov/ofa/about/what-we-do
42. U.S. Department of Agriculture Food and Nutrition Service. https://www.fns.usda.gov/
43. Social Security Administration. Disability benefit. Accessed May 28, 2020. https://www.ssa.gov/planners/disability/
44. Social Security Administration. Understanding Supplemental Security Income (SSI) Overview—2020 Edition. Accessed May 28, 2020. https://www.ssa.gov/ssi/text-over-ussi.htm
45. Heikkila VM, Kallanranta R. Evaluation of the driving ability in disabled persons: a practitioners' view. Disabil Rehabil. 2005;17:1029-1036.
46. Marshall S, Man-Son-Hing M, Molnar R, et al. An exploratory study on the predictive elements of passing on-the-road tests for disabled persons. Traffic Inj Prev. 2005;3:235-239.
47. Govregs.com. U.S. Code of Federal Regulations. Conditions of Participation: Active Treatment Services. Updated January 2021. Accessed January 18, 2021. https://www.govregs.com/regulations/42/483.440
48. Kettenbach G. Writing SOAP Notes with Patient/Client Management Formats. 3rd ed. FA Davis Company; 2004

추가 온라인 리소스

A comprehensive overview of information on a state's Medicaid programs for the aged, blind, and disabled is available at https://www.medicaid.gov/. Accessed May 13, 2020.

Centers for Disease Control and Prevention, National Center for Health Statistics. Classification of diseases, functioning, and disability. Available at https://www.cdc.gov/nchs/icd/index.htm? CDC_AA_refVal=https%3A%2F%2Fwww.cdc.gov%2Fnchs%2Ficd .htm. Accessed May 13, 2020.

For more information on SSI, visit http://www.socialsecurity.gov/ssi/index.htm. Accessed May 13, 2020.

Information on vocational rehabilitation and other services for individuals with disabilities, in order to maximize their employment can be accessed through the U.S. Department of Education, Office of Special Education and Rehabilitation Services at http://www.ed.gov/about/offices/list/osers/rsa/index.html. Accessed May 13, 2020.

More information on the ADA is available at http://www.usdoj.gov/crt/ada/adahom1.htm. Accessed May 13, 2020.

The Centers for Medicare & Medicaid Services has information on the Medicaid programs in specific states available at http://www.cms.hhs.gov/home/medicaid.asp. Accessed May 13, 2020.

The National Center on Secondary Education and Transition (NCSET). Provides technical assistance in four areas: access in the secondary education curriculum; achieving positive results in accessing postsecondary education, meaningful employment, independent living, and participation in all aspects of community life; supporting student and family participation in educational and postschool decision making and planning; and improving collaboration and system linkages. Accessed May 13, 2020. http://www.ncset.org/

The National Council on Independent Living has information on local centers for independent living available at https://ncil.org/. Accessed May 13, 2020.

The Social Security Administration has information on employment support available at https://www.ssa.gov/redbook/eng/main.htm. Accessed May 13, 2020.

색인

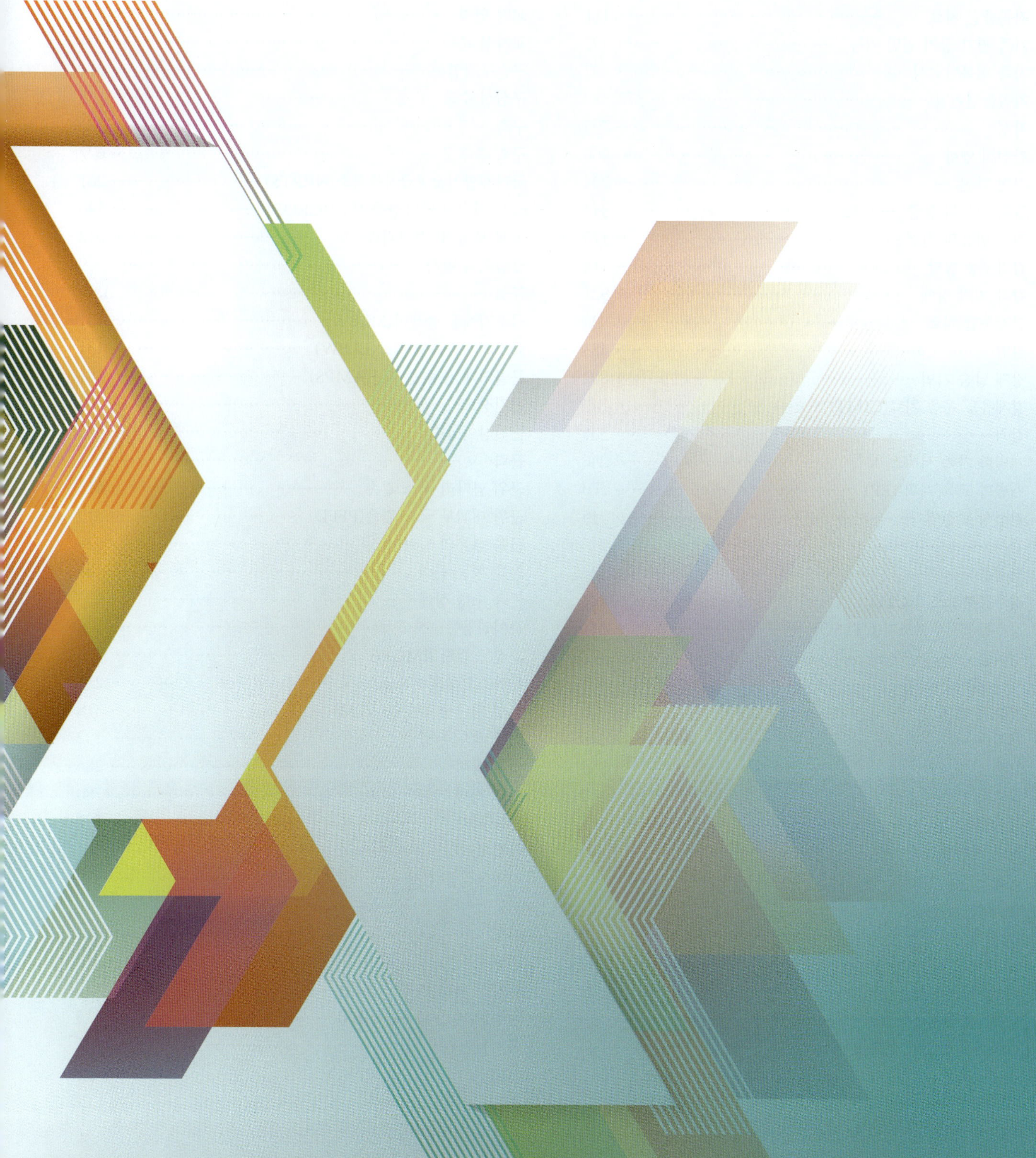

국문 찾아보기

ㄱ

가동성 ··· 588
가로 팔뚝 결손 ··· 613
가상 현실 교육 ··· 370
가속-감속 부상 ··· 483
가족 중심 돌봄 ··· 93
가족중심 치료 ··· 111
가족 평가 장치 일반 기능 ··· 492
가족 회복탄력성 ··· 97
가쪽들린휜발 ··· 358, 389
각성 ··· 795
간접적 영향 ··· 966
간접 타진 ··· 794
감각 기능과 통증 ··· 343
감각 반응의 진전 ··· 125
감각운동 발달 ··· 14
감각-지각 장애 ··· 921
감각통합 치료 ··· 934
감염 ··· 483
강제 날숨 기법 ··· 802
강제유도 운동 치료(CIMT) ··· 247
강직 ··· 335
개별화 가족 서비스 계획 ··· 246
개별화 교육 계획(IEP) ··· 270
건선성 관절염 ··· 715
검사 ··· 4, 215
경직형 ··· 334
경추흉부보조기(CTO) ··· 317
경추흉추천추보조기(CTLSO) ··· 317
경피증 ··· 718
계단 기어오르기 ··· 5
계층적 이론 ··· 6
계획 ··· 216
고용 선택 ··· 989
고주파 가슴벽 진동 ··· 804
골관절염 ··· 712
골반 골단염 ··· 664
골절 ··· 649
곰 걸음 ··· 24
곰 자세 ··· 5
곰 자세 기기 ··· 24
과사용 부상 ··· 649
관절가동범위 ··· 4
관절경적 골연골 성형술 ··· 635
관절 과운동성 증후군 ··· 605, 630
관절굽음증 ··· 621
관절 내 부상 ··· 649
관절 보호 ··· 736
관절 이완 ··· 587
관절 폄 테스트 ··· 608
괴사 ··· 897
괴사성 장염 ··· 141
괴사성 장염(NEC) ··· 138
교정 연령 ··· 8
교차성 운동 ··· 24
구순구개열 ··· 611
구심성 수축 ··· 38
구축 ··· 386
구획 증후군 ··· 677
국가재활기술공급자등록소(NRRTS) ··· 261
국제 미숙아 망막병증 분류(ICROP) ··· 146
국제 보철 및 정형외과학회 ··· 612
굽힘회피 반사 ··· 9
균형 ··· 3, 48
극소저체중 출생아(MLBW) ··· 131
극소저체중출생 체중(ELBW) ··· 131
근골격계 통증 증후군(AMPS) ··· 581
근긴장도 ··· 264
근긴장이상증 ··· 335
근력 ··· 4
근위 넙다리 국소 결손 ··· 613
근위 대퇴부 국소 결손(PFFD) ··· 319
근육 섬유의 길이 성장 ··· 334
근육 성능/근력 ··· 348
근육 수행 장애 ··· 496
근이영양증 ··· 278
근전도 검사(EMG) ··· 428
글라스고우혼수척도 ··· 219
급성 횡단성 척수염(ATM) ··· 518
기관 식도 누공 ··· 152
기기 장비 ··· 284
기도 청결 기술 ··· 780
기도 확보 ··· 797
기립보조기 ··· 374
기억상실증 검사 ··· 489
기울기 반응 ··· 18
기형 ··· 611
긴장 ··· 340
긴장성 미로 반사 ··· 26
길리안-바랭 증후군(GBS) ··· 518
꿈치들린휜발 ··· 337

끌어당겨 앉기 24

ㄴ

낙상 483
날숨 양압(PEP) 호흡 803
낭포성 섬유증 816
내구의료장비 311
내밈 21
내반 636
내반족 612
내분비 장애 483
넙다리뼈 머리 무혈성 괴사 624
넙다리 뼈머리 뼈끝분리증 605
네발기기 5
네발자세 5
노뼈클럽손 613
놀람 반사 435
뇌부종 486
뇌성마비 331
뇌수종 483
뇌실 내 출혈(IVH) 332
뇌실 주위 낭종(PVC) 332
뇌실 주위 뇌실내 출혈(PIVH) 332
뇌실 주위 백질연화증(PVL) 332
뇌실 주위 출혈성 경색(PHI) 144
뇌압 486
뇌진탕 483
뇌척수액(CSF) 420
뇌타박상 483
느림비틀림 운동 335
능동-보조운동 630
능동적 또는 수동적 운동 범위(AROM/PROM) 221

ㄷ

다관절 RF 음성 소아 특발성 관절염 713
다발성 경화증(MS) 518
다운증후군 945
단신마비 334
닫힌 사슬 11
대근육 4
대근육 운동 이정표 622
대뇌이랑결손증 336
대동맥 협착 766
대동작 기능 분류 시스템 65
대동작 기능 측정 65
도약 638
독립 보행 5
동기화 이론 111, 116
동맥관 개존 764
동적시스템 이론 111
동적 체계 이론 3, 6
두개내압력 486
두개 내 출혈 483
뒤십자 인대 부상 672
뒤집기 5
드레싱 897
떨림 335

ㄹ

란초로스아미고스척도 219
랜초-로스 아미고스 인지 기능 척도 483
레그-칼베-베르테스 605
로봇 보조 보행 훈련 368
림프종 851

ㅁ

마사지 883
만삭아 12
만성 재발성 다발성 골수염 717
만성 폐 질환(CLDI) 148
말초 감각 정보 7
망막모세포종 851
머리뼈 골절 483
머리 천장 487
목발 및 지팡이 378
목표 달성 척도(GAS) 249
몸 바로 세우기 반응 30
못걸음증 5
못섬증 5
무기폐 806
무도증 335
무혈성 괴사 635
묶임척수 464
문화적 민감성 95
문화적 욕구 100
미국 국립보건원 138
미국 류마티스 학회(ACR) 705
미국 물리치료 레지던트 111
미국 물리치료사 협회(APTA) 113
미국 보건복지부(HHS) 102

미국 보건의료품질연구소(AHRQ) ··· 104
미국 소아과학회(AAP) ··· 111
미국 식품의약국(FDA) ··· 466
미국 신경외과 의사협회 ··· 495
미국 장애인법 ··· 97
미국 정형외과 학회(AAOS) ··· 86
미국 척추 손상 협회(ASIA) ··· 522
미국 척추이분증협회 ··· 466
미분화 관절염 ··· 715
미숙아 망막병증 조기 치료(ENTROP) ··· 146
미숙아 망막증 ··· 146
미숙아 망막증(ROP) ··· 138

ㅂ

바로 누운 자세 ··· 5
바텔 발달 인벤토리-제2판 ··· 77
반달연골 손상 ··· 672
반무릎 자세 ··· 5
반사성 교감신경위축증(RSD) ··· 526
반사신경 ··· 266
반응 ··· 8
반진탕 ··· 485
발끝 걷기 ··· 638
발달방향 ··· 8
발달의 가변성 ··· 3
발달 이론 ··· 6
발달 조정 장애(DCD) ··· 247
발리즘 ··· 335
발목-발 보조기 ··· 311, 391
발생률 ··· 699
발의 배열 ··· 609
발의 진행각도 ··· 609
발작 ··· 483
발 진행각 ··· 227
방사선 사진 평가 ··· 703
방실 중격 결손 ··· 764
방임 ··· 883
방해 ··· 611
배리-알브라이트 근긴장 이상증 척도 ··· 220
배밀이 ··· 23
배아기질 출혈(GMH) ··· 332
백혈병 ··· 851
버그 균형 척도(BBS) ··· 227
변형 ··· 611
보스턴 등허리엉치 보조기(TLSO) ··· 311
보완대체의사소통(AAC) ··· 302
보조공학(AT) ··· 258
보조 손 평가 ··· 337
보폭 ··· 45
보행 ··· 869
보행 보조기 ··· 376
보행 훈련기와 워커 ··· 296
보호 반응 ··· 49
복사뼈 통과각 ··· 227
복숭아뼈 사이의각도 ··· 609
복합부위통증증후군[CRPS] ··· 582
부동화 ··· 606
부르인크스-오세레츠키 ··· 496
부모 발달 상태 평가 ··· 62
부목 및 고정깁스 ··· 883
북미 소아 정형외과 학회(POSNA) ··· 86
북미 재활 공학 협회(RESNA) ··· 261
분리동작 ··· 9
불완전 골형성 ··· 605, 627
붙잡고 옆으로 이동 ··· 5
브루인크스-오세츠키 운동 능력 검사 ··· 72
브루인크스-오세츠키 운동 능력 검사 2판 ··· 61
브릿징 ··· 29
비대칭성 긴장성 목반사 ··· 8
뻗은 다리 올림 검사 ··· 608
뻣뻣함 ··· 339

ㅅ

사경 ··· 612
사두증 ··· 125
사전 휠체어 장치 ··· 286
사지 마비 ··· 334, 337
삶의 질 ··· 722, 851
삼중 마비 ··· 334
상동행동 ··· 925
상지 기능 평가(QUEST) ··· 349
생리적 굽힘 ··· 10
생활연령 ··· 4
서기 ··· 5
선천성근육사경 ··· 605
선천성 다발성 관절굽음증 ··· 605, 624
선천성 복벽 탈장 ··· 151
선천성 심장질환 ··· 761
선천성 엉덩관절 이형성증 ··· 605, 622
선천성 횡격막 탈장 ··· 150
선천적 결함 ··· 5
선택적 뒤신경 신경뿌리절단술 ··· 380

설명 모델 98
성숙 3
성숙 이론 6
성장 3
세관시기 788
세그웨이 286
세버병 680
션트 425
소근육 운동 발달 3
소낭 788
소아 균형 감각 상호 작용 임상 검사 496
소아 균형 척도(PBS) 227
소아 랜초 척도 483, 490
소아 삶의 질 인벤토리™ 84
소아 삶의 질 측정 도구(PedsQLTM) 227
소아 장애 인벤토리 평가-컴퓨터 적응 검사 78
소아 장애 평가도구 69
소아혼수척도 219
소인성 호흡부전 789
손 기능 분류 시스템(MACS) 334
수동 근육 검사(MMT) 226
수동 무릎 폄 테스트(PKE) 226
수두증 422
수정된 Ashworth 척도 350
수정된 Tardieu 척도 350
수정된 타르디우 220
수중치료 369
슈라이너스 아동 상지평가 337
스쿠터 보드 284
스탠포드-비네 지능 검사 928
스트레스 및 대처(적응) 모델 97
스프랭거의 형태 발생 장애 분류 611
슬와각 608
승마치료 369
시각 기능 분류 시스템(VFCS) 334
시신경척수염(NMO) 518
식사 및 음료 섭취 능력 척도(EDACS) 334
신경 발달 장애 5
신경 발달 치료 250, 366
신경아세포종 851
신경 집단선택 이론 111, 115
신생아 12
신생아 개별 발달 관리 및 평가 프로그램(NIDCAP) 116
신생아 금단증후군 158
신생아 지속성 폐고혈압 157
신생아 집중치료실(NICU) 112
신체 검사 652
신체 도식 28
심방중격결손 765
심부전 반사 625
심실 중격 결손 764
심전도 779, 844

ㅇ

아동 건강 평가 설문지 719
아동기 근염 평가 척도(CMAS) 716
아동기 붕괴성 장애 923
아동용 기능적 독립성 측정 80
아동용 장애 평가 척도 222
아탈구 623
안구 및 전정 장애 621
안굽이 변형 390
안정성 11
알코올 증후군 5
앞경사 340
앞먹임 반응 28
애쉬워스 척도 221
앨버타 영아 운동 척도 64
양하지형 경직성 334
어린이 관절염 질병 활동 점수(JADAS) 705
어린이 척추관절염 질병 활성도(JSpADA) 705
어린이 특발성 관절염 699
엉덩관절-무릎-발목-발 보조기(HKAFO) 449
엉덩관절바깥돌림 609
엉덩관절 소음 증후군 665
엉덩관절 아탈구/탈구 384
엉덩관절안쪽돌림 609
엉덩이-무릎-발목-발(HKAFO) 보조기 311
엎드려 누운 자세 5
엎드린 자세에서의 이동 23
에든버러 시각 보행 점수 351
역돌림 뼈자름술 340
연골 용해 635
연필모양잡기 53
열린 사슬 11
염좌 649
영아 돌연사 증후군 618
영아 운동 평가(MAI) 332
외반 636
외상성 뇌 손상(TBI) 483
외상성 어깨 탈구 660
외상성 척수 손상 278
외상정보 기반치료 111, 120

외상 후 기억상실 ········· 489
외상 후 스트레스 장애(PTSD) ········· 583
외상 후의 기억장애 ········· 483
외측인대 부상결 ········· 672
운동 발달 ········· 4
운동 실조형 ········· 336
운동 이상형 ········· 334
운동 장애 ········· 921
운동 조절 ········· 9
운동 협응 ········· 926
울혈성 심부전 ········· 768
웅크린 자세 ········· 337
워커 ········· 377
원발성 신경근 장애 ········· 621
원심성 수축 ········· 38
월경 후 연령(PMA) ········· 131
웩슬러 유치원 및 초등 지능 척도 ········· 78
위관절테두리의 병변(SLAP) ········· 658
위식도 역류 ········· 140
위염 ········· 152
윌름즈 종양 ········· 851
유병률 ········· 699
유산소 능력/지구력 ········· 345
육종 ········· 851
융모양막염 ········· 147
음성 생성 장치(SGD) ········· 258
응용행동분석 ········· 933
의사소통 기능 분류 시스템(CFCS) ········· 334
이동성 ········· 11
이동성 전문가(SMS) ········· 261
이소성 골화 ········· 497
이형성증 ········· 611
인지 ········· 795
인지 장애 ········· 921
인지행동치료 ········· 595
인지 행동 치료(CBT) ········· 588
일어서서 걷기검사 ········· 228

ㅈ

자동보행 ········· 5
자동차 사고 ········· 483
자세 스트레스 검사 ········· 496
자세 정렬 ········· 726
자세한 관찰 보행 분석 ········· 350
자율신경 실조증 ········· 483
자폐스펙트럼장애 ········· 840
자폐증 진단 관찰 스케줄 ········· 923
장애 및 건강 분류 ········· 69
장애인교육개선법(IDEA) ········· 243, 270
장애인교육법 ········· 243
재태 연령 ········· 8
재활 ········· 4
저긴장형 ········· 336
저체중 출생아(LBW) ········· 131
적응형 장치 ········· 280
전각세포 ········· 624
전동 휠체어 ········· 289
전방굽힘 검사 ········· 641
전방 십자 인대 ········· 670
전신성 소아 특발성 관절염 ········· 710
전정 시스템 ········· 129
전환 ········· 217
점프 무릎 ········· 359
정강뼈 비틀림 ········· 341
정강뼈의 비틀림 변형 ········· 334
정상 출생 체중(NBW) ········· 131
젖힌무릎 ········· 359
제한성 사경 ········· 621
제한을 둔 보행 ········· 776
조산아 ········· 3
조절 ········· 8
좌심증후군 ········· 768
주산기 질식 ········· 154
중추 감작 ········· 582
중추신경계(CNS) ········· 338
중추신경계 종양 ········· 851
중추 유형 발생기 ········· 7
지남력 및 기억상실증 평가 ········· 483
지렛대 엎드린 자세 ········· 21
지속적기도양압(CPAP) ········· 133
지적장애 ········· 945
지향활동 ········· 10
진단 ········· 4
진탕 ········· 485
질병 ········· 98
질병통제예방센터(CDC) ········· 212, 466
질환 ········· 98

ㅊ

척수 ········· 7
척수 반사 ········· 9
척수성 근위축증 ········· 278

척수손상(SCI) 517
척수손상의 신경학적 분류에 대한 국제 표준(ISNCSCI) 522
척수수막류 621
척수수막탈출증 278
척추분리증 684
척추이분증 417
척추이분증 아동의 원발성 및 진행성 결손 468
척추전방전위증 684
척추 충돌 964
척추측만증 318
천식 813
청각 장애인용 통신 장치(TDD) 302
청소년 관절염 기능 평가 척도 722
청진 793
초저체중출생아(VLBW) 112
촉각 28
촉진 793
총상 483
출혈 후 심실 확장(PVHD) 144
충돌 649
치료 4
치료사를 위한 가이드라인 113

ㅋ

캐나다작업수행측정(COPM) 249
코프만 간이 지능 검사 928

ㅌ

타격손상 483
타르디우 척도 221
탈구 623
탈출 증후군 487
태변 흡인 증후군 156
태아 수술 153
태아 알코올 스펙트럼 장애 158
턱 집어넣기 16
토마스테스트 608
트렐델렌버그징후 624

ㅍ

판-마르텐 척도 220
팔꿈치로 지지해서 엎드린 자세 15
팔을 뻗은 상태에서 엎드린 자세 20
패너병 659
펜싱자세 5
펠로우십 교육 위원회(ABPTRFE) 111
편마비 334
편측 비대증 637
평가 4
평형반응 18
피라미드 961
피바디 발달 운동 척도2 61
피부계통 343

ㅎ

하지마비/양측성 보행 357
학교 기능 평가 81
학교 참여 738
학대/폭행 483
한발짝길이 45
항중력 11, 27
해리성(이단성) 골연골염 660
해리스 영아 신경운동 검사 62
행동발달의 상호작용적 조직모델 117
행동 이론 6
허리뼈 천추 보조기(LSO) 317
허벅지-발각도 609
허혈성 뇌병증(HIE) 154
헤일로(HALO)보조기 317
혈관 내피 성장 인자(VEGF) 146
호흡 곤란 증후군 137
호흡 곤란 증후군(RDS) 135
혼수상태의 기간 혼수상태의 깊이 483
혼수상태 척도 483
혼합정맥혈 965
홍반 루푸스 717
화상 883
환자 및 가족 중심 돌봄 연구소 104
환자 보고 결과 측정 정보 시스템 722
활력징후 770
훈련 4
휠체어 281

영문 찾아보기

A

active-assistive exercises ··· 630
Adapted from Syllabus of Instructional Courses ··· 468
Aerobic capacity/endurance ··· 345
AIMS ··· 64
Airway clearance ··· 797
Alberta Infant Motor Scale ··· 64
Ambulation aids ··· 376
American Association of Neurological Surgeons ··· 495
angle of the transmalleolar axis (TMA) ··· 227, 609
Ankle–Foot orthoses ··· 391
anterior horn cell ··· 625
anteversion ··· 340
Aquatics ··· 369
arthrogryposis ··· 621
arthroscopic osteochondroplasty ··· 635
Ashworth scale ··· 221
asphyxia ··· 154
assisting hand assessment ··· 337
Ataxic ··· 336
athetosis ··· 335
avascular necrosis ··· 635
avascular necrosis of the femoral head ··· 624

B

BAD 척도 ··· 221
ballismus ··· 335
Barry–Albright dystonia scale ··· 221
Battelle 발달 인벤토리 ··· 59
Bayley 영유아 발달 척도 ··· 6
Beighton score ··· 608
body scheme ··· 28
BOT-2 ··· 61, 65, 72
BOTMP ··· 72
Bruininks–Oseretsky ··· 496
Bruininks–Oseretsky test of motor proficiency ··· 61, 72

C

Central sensitization ··· 582
Cerebral edema ··· 486
CHAQ (Childhood Health Assessment Questionnaire) ··· 719
chidren ··· 489
chin tuck ··· 16
chondrolysis ··· 635
choreoathetosis ··· 335
Chorioamnionitis ··· 147
Chronic Recurrent Multifocal Osteomyelitis ··· 717
cleft lip ··· 611
closed-chain ··· 11
club foot ··· 612
COAT ··· 489
Cognitive behavioral therapy ··· 595
Colles 골절 ··· 50
Compartment syndrome ··· 677
configuration of the foot ··· 609
Congenital diaphragmatic hernia ··· 150
contracture ··· 386
contrecoup ··· 485
coup ··· 485
cranial valt ··· 487
Crawling devices ··· 284
CRMO ··· 717
crouched ··· 337
Cruising ··· 43
Crutches and canes ··· 378
Cultural desire ··· 100

D

deep tendon reflexes ··· 625
deformations ··· 611
Diplegic/Bilateral gait ··· 357
disease ··· 98
dislocated ··· 623
disruptions ··· 611
DME ··· 311
DTRs ··· 625
durable medical equipment ··· 311
Dyskinetic ··· 334
dysplasias ··· 611

E

Edinburgh Visual Gait Score ··· 351
equinus ··· 337
EVGS ··· 351
Evolution of sensory responses ··· 125
Examination ··· 215
explanatory models ··· 98

F

FAD-GF ··· 492
Fahn – Marsden scale ··· 220
Family Assessment Device General Functioning ··· 492
feedforward reaction ··· 28
femoral derotational osteotomy ··· 340
Fetal surgery ··· 153
foot progression angle ··· 227, 609
FPA ··· 609

G

Gait trainers and walkers ··· 296
Gastroesophageal reflux ··· 140
Gastroschisis ··· 152
genu valgus ··· 636
Geun recurvatum ··· 359
GMFCS ··· 65
GMFCS-E&R ··· 69
GMFM ··· 65
gross motor function classification system ··· 65
gross motor function measure ··· 65
gross motor milestones ··· 622

H

hemihypertroph ··· 637
Herniation syndromes ··· 487
Heterotopic Ossification ··· 497
high guard ··· 21
HINT ··· 62
Hippotherapy ··· 369
hitching ··· 38
HO ··· 497
Hypotonic ··· 336

I

ICF ··· 69
ICP ··· 486
IFSP ··· 246
illness ··· 98
immobilization ··· 606
Individualized Family Service Plan ··· 246
Integumentary system ··· 343
International Society for Prosthetics and Orthotics ··· 612
intra cranial pressure ··· 486
ISPO ··· 612

J

Joint laxity ··· 587
Joint protection ··· 736
Jump knee ··· 359
Juvenile Arthritis Functional Assessment Scale ··· 722

L

Lateral collateral ligament injuries ··· 672
lateral rotation of the hip ··· 609
lissencephaly ··· 336
Locomotion ··· 38
Locomotion in prone ··· 23
longitudinal growth ··· 334
Lupus erythematosus ··· 717

M

malformations ··· 611
Meconium aspiration syndrome ··· 156
medial rotation of the hip ··· 609
Mediate percussion ··· 794
Meniscus injury ··· 672
Mobility ··· 588
modified tardieu scale ··· 220
monoplegia ··· 334
Moro reflex ··· 435
MTS ··· 220
Muscle performance impairment ··· 496
Muscle performance/strength ··· 348
Muscle tone ··· 264
myelomeningocele ··· 621

N

Necrotizing enterocolitis ··· 141
Neonatal abstinence syndrome ··· 158
Neurodevelopmental teatment ··· 366

O

Observational Gait Analysis ··· 350
OGA ··· 350

Oligoarticular arthritis ········ 712
Ompalocele ········ 151
open-chain ········ 11
Osteochondritis dissecans ········ 660
Osteogenesis imperfecta ········ 627

P

PA ········ 608
Palpation ········ 793
Panner disease ········ 659
Parents' Evaluation of Developmental Status ········ 62
Patient-Reported Outcomes Measurement Information System ········ 722
PDMS-2 ········ 61, 65
PEDI ········ 69
pediatric clinical test of sensory interaction for balance ········ 496
Pediatric Rancho Scale ········ 490
PEDI-CAT ········ 78, 222
PEDS ········ 62
Peds-QL ········ 84
Pelvic apophysitis ········ 664
PFFD ········ 613
Physical examination ········ 652
Planovalgus ········ 358, 389
Polyarticular Rheumatoid Factor – Negative Juvenile Idiopathic Arthritis ········ 713
PolyRF-JIA ········ 713
popliteal angle ········ 608
Posterior cruciate ligament injuries ········ 672
post traumatic amnesia ········ 489
Postural alignment ········ 726
postural stress test ········ 496
Powered wheelchairs ········ 289
Pre-wheelchair devices ········ 286
primary neuromuscular impairment ········ 621
PROMIS ········ 722
prone hip extension test ········ 608
protraction ········ 21
proximal femoral focal deficiency ········ 613
Psoriatic arthritis ········ 715
PTA ········ 489
Pull to Sitting ········ 24

Q

Quadriplegia ········ 337
Quality of life ········ 722

R

radial club hand ········ 613
Radiographic assessments ········ 703
Rancho Scale ········ 219
Reflexes ········ 266
resistant torticollis ········ 621
Respiratory dstress sndrome ········ 137
Retinopathy of prematurity ········ 146
Robot-Assisted gait training ········ 368
Rolling ········ 30

S

School function assessment ········ 81
School participation ········ 738
Scleroderma ········ 718
Scoliosis ········ 318
Scooter boards ········ 284
Segways ········ 286
Selective dorsal rhizotomy ········ 380
Sensory functions and pain ········ 343
serotonin and dopamine ········ 7
Sever disease ········ 680
SIDS ········ 618
Sitting ········ 32
Snapping hip syndrome ········ 665
Solid Molded 발목-발 보조기 ········ 391
Spastic ········ 334
Spina bifida ········ 417
Spina Bifida Association of America ········ 466
Spondylolisthesis ········ 684
Spondylolysis ········ 684
Spranger's classification of disorders of morphogenesis ········ 611
Standers ········ 374
standing ········ 39
straight leg raise test ········ 608
subluxed ········ 623
sudden infant death syndrome ········ 618
Synactive theory ········ 116
Systemic Juvenile Idiopathic Arthritis ········ 710

T

tall-kneeling ········ 41

Tardieu scale ······ 221
Tethered spinal cord ······ 464
the Shriners hospital for children upper extremity evaluation (SHUEE) ······ 337
thigh – foot angle (TFA) ······ 609
Thomas test ······ 608
three-jaw chuck ······ 53
Tibial torsion ······ 341
tightness ······ 340
Timed Up and Go ······ 228
TIMP 검사 ······ 65
toe walking ······ 638
torsional malalignments ······ 334
toticollis ······ 612
Tracheal esophageal fistula ······ 152
Transitioning ······ 217
transverse forearm deficiency ······ 613
Trauma-Informed care ······ 120
Traumatic shoulder dislocation ······ 660
Trendelenburg sign ······ 624
TUG 검사 ······ 227

U

Undifferentiated arthritis ······ 715

V

varum ······ 636
Varus deformity ······ 390
vaulting ······ 638
Vestibular system ······ 129
Vineland SEEC ······ 78
Vineland 사회-정서적 유아 척도 ······ 78
Virtual reality training ······ 370

W

Walkers ······ 377
Wechsler 아동용 지능 척도 ······ 928
WeeFIM ······ 80
WPPSI-III ······ 78